新编小方大辞典

XINBIAN XIAOFANG DACIDIAN

主编 孙世发

河南科学技术出版社
· 郑州 ·

内容提要

本书作者通过对逾十万首古今方剂的系统研究,选择收集了四味药以内的方剂编撰而成。其中,一味药方1853首,二味药方4585首,三味药方4436首,四味药方3380首,计14254首方剂。每个方剂以方源、组成、用法、功效、主治等分项说明,适合中医师、西医学中医的临床医师、药剂师及从事中医药研究人员阅读参考。

图书在版编目(CIP)数据

新编小方大辞典/孙世发主编. —郑州:河南科学技术出版社,2019.6
ISBN 978-7-5349-9426-5

Ⅰ.①新… Ⅱ.①孙… Ⅲ.①方剂－汇编 Ⅳ.①R289.2

中国版本图书馆CIP数据核字(2018)第285971号

出版发行:河南科学技术出版社
　　　　　北京名医世纪文化传媒有限公司
　　　　　地址:北京市丰台区丰台北路18号院3号楼511室　　邮编:100073
　　　　　电话:010-53556511　010-53556508
策划编辑:焦　赟
文字编辑:王俪燕　宋建良
责任审读:周晓洲
责任校对:龚利霞
封面设计:中通世奥
版式设计:崔刚工作室
责任印制:陈震财
印　　刷:河南瑞之光印刷股份有限公司
经　　销:全国新华书店、医学书店、网店
开　　本:889 mm×1194 mm　1/16　印张:104.25　　字数:2350千字
版　　次:2019年6月第1版　2019年6月第1次印刷
定　　价:398.00元

编者名单

主　　编　　孙世发

副 主 编　　吴承艳　　杭爱武　　王剑峰　　卫向龙　　唐伟华　　王九龙　　周　静
　　　　　　余侃侃　　聂建华

编　　委　（以姓氏笔画为序）
　　　　　　卫向龙　　王九龙　　王庆敏　　王剑峰　　伍　梅　　任威铭　　孙世发
　　　　　　李崇超　　吴承艳　　佘侃侃　　张　健　　张　蕾　　范崇峰　　杭爱武
　　　　　　周　静　　聂建华　　柴　卉　　唐伟华　　符　磊　　蔡　云　　蔡建伟

编写人员　（以姓氏笔画为序）
　　　　　　卫向龙　　马艳霞　　王　飞　　王　进　　王九龙　　王世衍　　王庆敏
　　　　　　王宏伟　　王剑峰　　王俊壹　　王梦熊　　毛玲娟　　孔　凡　　石松颖
　　　　　　卢佳伟　　田　怡　　白颖锋　　冯静华　　吉　冬　　朱　瑾　　朱智媛
　　　　　　伍　梅　　任威铭　　刘旭辉　　刘嘉琪　　刘瑶瑶　　许　可　　许岳婷
　　　　　　孙　岩　　孙　燕　　孙世发　　孙菀昕　　杨　颖　　杨可君　　杨亚蓉
　　　　　　李　贞　　李　志　　李　芮　　李　越　　李晓建　　李雪梅　　李崇超
　　　　　　吴　坚　　吴承红　　吴承艳　　吴玲玲　　吴思雨　　吴曦桐　　佘侃侃
　　　　　　谷圣龙　　张　健　　张　啸　　张　蕾　　张叶青　　陆　玲　　陆红伟
　　　　　　陈相宜　　陈铃铃　　林怡冰　　范　俊　　范崇峰　　范春兰　　杭爱武
　　　　　　季丹丹　　季庭竹　　金姝茵　　金泰懋　　周　倩　　周　雯　　周　静
　　　　　　周凯伦　　周鹏飞　　查永耆　　聂建华　　顾张莉　　顾蔚文　　柴　卉
　　　　　　钱丽花　　倪晨阳　　徐晓卓　　高璐珏　　唐伟华　　翁婷婷　　黄修显
　　　　　　章　莹　　符　磊　　程　茜　　蒋素洁　　谢秀英　　窦琦璐　　蔡　云
　　　　　　蔡建伟

前　言

中医方剂是中医临床治疗疾病的中药运用形式。针对具体的患者和病证，给予一定的药物并确定给药方法，以期取得最佳治疗效果并尽最大可能避免不良反应，是医生诊疗活动的基本任务。以草木之性，纠人体之偏。在漫长的历史进程中，解除人体病痛的自然物质被不断发现，于是诞生了中华民族与病痛作斗争的历史积累——本草学，也即中药学。随着医药学的发展，人们对疾病和药物的认识逐渐深入，一味药物不能治疗的疾病，可以组合多味药治疗，一些药物的不良反应，可以通过其他药物加以制约、缓解或消除，于是，方剂学得以诞生。

就现有文献而言，最早的方书是1973年湖南长沙马王堆汉墓的出土文物经整理而成的《五十二病方》，该书资料大致成于春秋战国时期。被公认为方剂制作典范的《伤寒杂病论》，成书于东汉之末。"神农尝百草、伏羲制九针、伊尹创汤液。"伊尹乃夏之名相，张仲景撰《伤寒杂病论》，即是论广《伊尹汤液》而成。自伊尹到张仲景，与东汉至今，历史大致相同。我们今天看待张仲景的方剂，已是相当古老，但与伊尹制汤液相比，那也只是路途而已。简单地说，方剂学发展到今天，有文字记载就有4000年左右历史。张仲景方是上溯2000年左右中医药发展的集中体现。张仲景方以用药精练、配伍严谨著称，相对来说，以药味数少为特色。

中医药学置身于现代科学技术之中，迫切需要运用现代的科技手段促进其进步。一味中药具有多种成分，多味中药组成的复方，实验研究更是困难重重。在以现代科学方法和检验技术考查中医药不断遇到挫折之时，难免令人困惑，甚至出现中医药科学性如何的质疑和争论。然而，在临床医疗中，中医常常发挥出难以替代的优势。1956年北京流行性乙型脑炎、2003年春季非典型肺炎，突如其来的疫情使我们先进的医学遇到了极大的挑战，中医药的治疗效果令世人瞩目。事实证明，中医药能够战胜重大疾病，中医药可以应对重大疫情。

今天，对于大自然、对于人体，我们都还有大量的未知世界，对于多味中药组成的复合方剂，我们的知识还很贫穷，以现代科学知识对方剂的认识并不见得比张仲景时代以中医观点认识方剂的水平高明。因此，我们必须由易到难，由简单到复杂，一步步去探索，以最终揭示方剂的配伍规律为目标。

也常有从事相关工作者索求药味少的中药处方，以便于进行实验研究。诚然，从药味数较少的方剂入手，确是我们研究方剂的最佳途径。基于这样的思想，我们编纂了《新编小方大辞典》。所谓小方，我们定义其组成在 4 味药以内。所谓大辞典，是经过对近十万首古今方剂的研究和一定的选择，收集了符合本书编纂要求的全部小方，得一味药方 1853 首，二味药方 4585 首，三味药方 4436 首，四味药方 3380 首，计 14 254 首。

一味药方，即中医所谓之单方。给予一味药一定的剂型以治疗具体的病证，从临床角度而言，当属方剂范畴。单方气死名医，对于病情单一者，一味药常可收到理想疗效，即使某些重症顽疾，单药重量也同样可以取得好的疗效，是谓药专力宏，如独参汤、都梁丸等。在中药学中，也讨论每味中药的临床应用，这些内容与方剂学的单方内容大致相同。

二味药方，是方剂配伍的基础。以方剂学的配伍理论言，方剂当是二味药以上的群体。在方剂学中，多味药的组合应用，考虑药与药之间的配合，首先是两药间的协调，称药对或对药，这是方剂组成的最基本单位，一些经典药对是临床医生习以为用的。

三味药方，是药对应用的发展。其实，《黄帝内经》关于制方论述，涉及三要素，"主病之谓君，佐君之谓臣，应臣之谓使"是也。

四味药方，正合君臣佐使制方思想。

基于对方剂的以上认识，当然也与书稿篇幅所限相关，本书限收四味药以内的方剂。

对方剂中药物的计数，以其是否发挥治疗作用为准，特别是生姜、大枣、酒、童便、葱白等，在部分方剂中不作为必用的组成药物之一，即未计算在药数之内。例如，某种丸剂，用法以酒送服，但又言不胜酒力或不饮酒者，用白滚水送服，这样的方剂，酒不是必需的组成药物。故此，药物计数不必绝对。

从小方入手，为认识、学习、掌握运用中医方剂，以现代科技手段研究中医方剂提供帮助和方便，是本书编纂之初衷，冀希能如愿以偿。书中缺欠甚至错误之处，希望读者不吝指出，以便能在再版时改正。

孙世发

凡 例

一、本书收载由1～4味药组成的方剂14 254首,其中1味药方1853首,2味药方4585首,3味药方4436首,4味药方3380首。

二、全书以方剂组成药味数分四部分,每一部分所收方剂以方名笔画顺序从少到多排列。同名方以收载文献先后为序。

三、每一方剂内容以方源、异名、组成、用法、功用、主治、宜忌、加减、方论、实验、验案、备考分项收入,无内容之项目从缺。

1. 方源:为一方之原始出处。如始载书存在者,注始载书的书名和卷次;始载书已佚者,注现存最早转载书引始载书或创方人。始载书无方名,后世文献补立方名者,注"方出(始载书)某书卷×,名见(转载书)某书卷×"。

2. 异名:为正名以外的不同名称及其出处。如一方有多个异名者,则按所载异名的文献年代先后排列。

3. 组成:为始载书之一方所含药物、炮制、用量等内容,均遵原书不改,炮制内容在药名之前者与药名连写,在药名之后者加括号与后一药分隔,如"炙甘草","甘草(炙)"。

4. 用法:收录方剂的制剂、剂型、服用方法与用量等内容。如原书无用法,后世其他文献有用法者,则收录后世文献内容并注明来源文献;如后世文献用法与始载文献用法有差异且有参考意义者,另起行收录。

5. 功用、主治:分别设项以文献先后为序、去同存异摘收。

6. 宜忌:收录组方用方的注意事项,有关疾病、体质、妊娠宜忌和毒副反应,以及药物配伍、炮制与煎煮药物器皿、服药时的饮食宜忌等。

7. 加减:仅收录始载书的资料。如加减药物占原方用药比例过多者不录;现代方剂加减不严谨者不录;后世转载书的加减一概不录。

8. 方论:收录古今名医对一方之方名释义、组成结构、配伍原理、综合功效、辨证运用、类方比较等论述而有独到见解者。原文精简者,录其全文;文字冗长者,择要选录。

9. 实验：收摘用现代方法与手段对方剂进行实验研究和剂型改革的资料，包括复方药理作用和主要成分的研究，均以摘要或综述方式撰写。对实验资料，摘录其实验结果，不详述实验方法与操作步骤；对剂型改革，不详述制剂的工艺流程。

10. 验案：选录古今医家运用一方治疗疾病的实际案例，文字简短者全文照录，文字较长者择要摘录。对于现代书刊临床大样本报道，择其用药与原方出入较小者，仅文摘其治疗结果。

11. 自功用以下各项，其内容出处与方源相一致者，所录引文不注出处；如上述各项收录有方源以外其他文献引文者，均分别注明出处。凡两条以上引文均根据文献年代排列。

四、引文筛选与整理：所有引文资料，均经过编者去同存异，精心筛选。相同的引文，一般从最早的文献中收录；若后世文献论述精辟者，择用后世文献的资料。引文文义不顺或重复者，在不违背原意之前提下，由编者做适当的加工整理。

五、出处标注：除方源、异名二项标明书名和卷次外，其余诸项均只注书名，不注卷次。期刊注法统一采用：刊年，期：起页。

六、药名统一：凡首字不同的中药异名保持原貌，如"瓜蒌"不改"栝楼"，"薯蓣"不改"山药"，"玄胡索""元胡索"不改"延胡索"。首字相同的中药异名，第二字以下诸字与《中药大辞典》的正名系同音字者，一律改用《中药大辞典》的正名，如"黄耆"改"黄芪"，"芒消"改"芒硝"，"白藓皮"改"白鲜皮"；若非同音字者，仍保留此异名。凡方名中含有药名者，处理方法同此。

七、文字统一：本书所用简化字，以中国文字改革委员会《简化字总表》（1964年第二版）为主要依据，表中未收入者，不加简化；数词有用汉字和阿拉伯字者，须一方内一致，不作全书统一。

八、文献版本：凡一书有多种版本者，选用善本、足本；无善本者，选用最佳的通行本；其他不同的版本作为校勘、补充。若同一方剂在不同的版本中方名有所差异者，以善本、最佳通行本或较早版本之方名作辞目，其他版本的方名作副辞目。

目　录

一味药方

蛇含散 …………………… (147)
蛇床汤 …………………… (147)
蛇蜕散 …………………… (147)
蛇退散 …………………… (147)
蛇黄散 …………………… (147)
蛇蜕拭方 ………………… (148)
蛇皮灰涂方 ……………… (148)
野木瓜片 ………………… (148)
野菊花栓 ………………… (148)
野蔷薇露 ………………… (148)
野马追糖浆 ……………… (148)
野牡丹止痢片 …………… (148)
铛墨散 …………………… (148)
铜鉴鼻饮 ………………… (148)
银杏叶注射液 …………… (148)
移星换斗方 ……………… (149)
第二还真散 ……………… (149)
敛红丸 …………………… (149)
猪心羹 …………………… (149)
猪甲散 …………………… (149)
猪苓散 …………………… (149)
猪胆膏 …………………… (149)
猪脂酒 …………………… (149)
猪脂膏 …………………… (149)
猪脂涂方 ………………… (149)
猪脑酒 …………………… (150)
猪蹄浆 …………………… (150)
猪蹄膏 …………………… (150)
猕猴桃颗粒 ……………… (150)
豚肺散 …………………… (150)
象牙散 …………………… (150)
象豆丸 …………………… (150)
旋覆丸 …………………… (150)
旋覆根散 ………………… (150)
商陆散 …………………… (150)
商陆根贴方 ……………… (150)
鹿角丸 …………………… (151)
鹿茸丸 …………………… (151)
鹿角散(1) ……………… (151)
鹿角散(2) ……………… (151)
鹿茸丸 …………………… (151)
鹿茸散 …………………… (151)

鹿屑散 …………………… (151)
鹿角胶散 ………………… (151)
鹿角霜丸 ………………… (151)
鹿茸口服液 ……………… (151)
鹿蹄肉羹 ………………… (151)
鸾凤散 …………………… (152)
麻仁饮 …………………… (152)
麻仁散 …………………… (152)
麻根汤 …………………… (152)
麻根饮 …………………… (152)
麻黄汤 …………………… (152)
麻黄膏 …………………… (152)
麻根汁酒 ………………… (152)
羚羊角口服液 …………… (152)
清化丸 …………………… (152)
清中丸 …………………… (152)
清宁丸 …………………… (153)
清金丸 …………………… (153)
清金散 …………………… (153)
清肺散 …………………… (153)
清油散 …………………… (153)
清凉水 …………………… (153)
清凉蛋 …………………… (153)
清凉散 …………………… (153)
清凉膏(1) ……………… (153)
清凉膏(2) ……………… (153)
清凉包子 ………………… (153)
清上化痰丸 ……………… (154)
清眩降压片 ……………… (154)
清热消炎宁 ……………… (154)
清脑黄连膏 ……………… (154)
清热除湿止泻合剂 ……… (154)
淋渫药 …………………… (154)
渗雪膏 …………………… (154)
羚羊角散 ………………… (154)
剪金散 …………………… (154)
断根散 …………………… (154)
断血流片 ………………… (154)
寄生汤 …………………… (155)
密陀僧散 ………………… (155)
婆婆奶 …………………… (155)
续添干姜汤 ……………… (155)

绿云散 …………………… (155)
绿豆汤 …………………… (155)
绿豆粥 …………………… (155)
绿消煎 …………………… (155)

十二画

琥珀丸 …………………… (156)
椒目丸 …………………… (156)
棕灰散 …………………… (156)
棕榈汤 …………………… (156)
棕榈子散 ………………… (156)
散青膏 …………………… (156)
款冬花散 ………………… (156)
葫子散 …………………… (156)
葫芦饮 …………………… (156)
葛花散 …………………… (156)
葛根散 …………………… (157)
葛粉汤 …………………… (157)
葱子粥 …………………… (157)
葱白酒 …………………… (157)
葱白熨 …………………… (157)
葱汁油 …………………… (157)
葱白一物汤 ……………… (157)
葶苈丸 …………………… (157)
葶苈子散 ………………… (157)
蒲公英片 ………………… (157)
萹蓄汤 …………………… (158)
葵子汤 …………………… (158)
葵花散 …………………… (158)
葵根汤 …………………… (158)
葵根散 …………………… (158)
葵根敷方 ………………… (158)
煮附丸 …………………… (158)
越桃散 …………………… (158)
硫黄酒 …………………… (158)
硫黄散(1) ……………… (158)
硫黄散(2) ……………… (158)
硫黄膏 …………………… (159)
雄黄丸 …………………… (159)
雄黄油 …………………… (159)
雄黄散 …………………… (159)
提肛散 …………………… (159)
提泡药 …………………… (159)

二味药方

三味药方

四味药方

一味药方

一 画

一子丹

【方源】 《一草亭目科全书》引葛仙翁方。

【组成】 大诃子1枚。

【用法】 以蜜研磨,点目中。

【主治】 赤眼翳膜。

一甲煎

【方源】 《温病条辨》卷三。

【组成】 牡蛎(碾细)60克。

【用法】 上药用水煎,分3次温服。

【主治】 ①《温病条辨》:温病下后,大便溏甚,一昼夜三四次,脉仍数者。

②《中医杂志》(1965,12:19):伤寒肠出血。

【方论】 下法后,当数日不大便,今反溏而频数,非其人真阳素虚,即下之不得其道,有亡阴之虑。若以复脉滑润,是以存阴之品,反为泻阴之用。故以牡蛎一味,单用则力大,既能存阴,又涩大便,且清在里之余热,一物而三用之。

【验案】 伤寒肠出血《中医杂志》(1965,12:19):靖某,病已十六日,经服中西药无效,近两日病情加剧。脉虚大,体温39.5℃,头晕耳聋,口干舌燥,渴而不欲饮,手足心热,甚于手足背,大便稀黑如柏油样。辨证为温病淤血(伤寒肠出血),拟以一甲煎治疗。一剂诸症悉减,连服四剂基本痊愈。继服一甲复脉汤数剂,巩固疗效。

一白散(1)

【方源】 《古今医鉴》卷十六。

【组成】 白矾不拘多少。

【用法】 上药研为细末。香油调搽。

【主治】 汤汤火烧,破痛不可忍。

一白散(2)

【方源】 《证治准绳·疡医》卷六。

【组成】 半夏不拘多少。

【用法】 上药研为末。姜汁调敷。

【主治】 打仆伤痕紫黑,有淤血流注,无热者。

一圣散

【方源】 《痘疹全书》卷上。

【组成】 苦参不拘多少。

【用法】 上药研为细末。每用少许吹点患处。

【主治】 ①《痘疹全书》:痘疮咽喉痛甚者。

②《治痘全书》:疳蚀疮。

一母丸

【方源】 《医方类聚》卷二二四引《管见良方》。

【组成】 知母(洗,焙)30克。

【用法】 上药研为细末,炼蜜为丸,如鸡头子大。温酒嚼下。

【主治】 ①《医方类聚》引《管见良方》:妊娠日

月未足而痛,如欲产者;难产及子烦。

②《卫生宝鉴》:妊娠胎动不安,及产后小户痛不可忍。

一扫光

【方源】　《本草纲目》卷五十引《怪证奇方》。

【组成】　生驴皮1块。

【用法】　以朴硝腌过,烧灰。油调搽之。

【主治】　牛皮风癣。

一抹膏

【方源】　《本草纲目》卷三十九引《陈氏经验方》。

【组成】　蚕沙。

【用法】　用真麻油浸二三宿,研细。以篦子涂患处。

【功用】　去风收湿。

【主治】　烂弦风眼。

【验案】　烂弦风眼《本草纲目》:时珍家一婢,病此(烂弦风眼)十余年,试用之(一抹膏),二三次顿瘥。其功亦在去风收湿也。

一轮雪

【方源】　《魏氏家藏方》卷九。

【组成】　朴硝30克。

【用法】　用热汤泡开,用皮纸滤过,在建盏内火上煅,水干刮出朴硝,入脑子少许,瓷器藏之。每用一绿豆许点之。

【主治】　暴赤眼,肿胀疼痛不可忍者。

一味散

【方源】　《产宝诸方》。

【组成】　乌梅不以多少(捶碎,以竹杖穿于火上炙)。

【用法】　上药研为末。米饮调服6克。

【主治】　产后泻不止。

一金散

【方源】　《类编朱氏集验方》卷七。

【组成】　大蒜。

【用法】　上药研为末。左鼻贴左足心,右鼻贴右足心,两鼻贴两足心。

【主治】　鼻出血,出血过多,昏冒欲死。

一物汤

【方源】　《普济方》卷二〇六引《至道方》。

【组成】　人参(拍破)60克。

【用法】　上药用水煎,乘热顿服,兼以人参汁煮粥食之。

【主治】　呕逆,粥饮入口即吐,困弱无力。

【验案】　反胃　徐郎中患反胃,诸方不愈,只服参而愈。

一枳汤

【方源】　《叶氏女科》卷二。

【组成】　枳实(麸炒)9克。

【用法】　上药用水煎,不拘时候温服。

【功用】　理脾胃,通大肠。

【主治】　妊娠脾燥,大肠经涩,大肠虚急。

一品丸

【方源】　《传信适用方》卷一。

【组成】　香附(去皮毛,用水煮,细切,焙干)。

【用法】　上药研为细末,炼蜜为丸,如弹子大。每次1丸,水煎,通口服;妇人用醋汤煎服。

【主治】　风热上攻,头目昏眩,及偏正头痛。

一胜膏

【方源】　《外科启玄》卷十一。

【组成】　紫荆皮。

【用法】　上药研为末。调酒箍住。

【主治】　发背痈疽,初生未成者。

一笑散

【方源】　《青囊秘传》。

【组成】　玄明粉不拘多少。

【用法】　上药研为末。搽痛处。

【主治】　火牙痛。

一黄散

【方源】　《古今医鉴》卷十六引刘嵩洛方。

【组成】　大黄末。

【用法】　上药用蜜水调搽。

【主治】　汤火伤。

一得散

【方源】 方出《备急千金要方》卷八,名见《世医得效方》卷十三。

【组成】 白术 12 克。

【用法】 上药以酒煎,顿服之。

【主治】 ①《备急千金要方》:中风口噤不知人。

②《世医得效方》:产后中风。

一粒丹

【方源】 《疡科选粹》卷二。

【组成】 牛蒡子。

【用法】 生吞。

【主治】 痈疽无头。

一醉饮

【方源】 方出《宋史·钱乙传》卷四六二,名见《一草亭目科全书》。

【组成】 郁李仁(泡去皮)6 克。

【用法】 用酒一瓶,煮熟饮之。

【主治】 肝胆气结,目张不得瞑者。

【方论】 目系内连肝胆,恐则气结,胆衡不下。郁李去结,随酒入胆,结去胆下,目则能瞑矣。

【验案】 目张不得瞑　一乳妇因悸而病,既愈,目张不得瞑。乙曰:煮郁李酒,饮之使醉。即愈。

一醉膏

【方源】 《妇人良方大全》卷二十三引陈日华方。

【异名】 一醉散(《惠直堂方》卷三)。

【组成】 石膏不拘多少(煅通赤,取于地上,碗覆,出火毒)。

【用法】 上药研为细末。每服 9 克,温酒调下,添酒尽醉。睡觉再进一服。

【主治】 奶痈。

一捻金散(1)

【方源】 《圣济总录》卷一〇五。

【组成】 朴硝 15 克。

【用法】 上药研为细末。调水点之。

【主治】 风赤障眼,四边烂肉,冷泪常出不止。

一捻金散(2)

【方源】 《妇人良方大全》卷十九。

【组成】 荆芥不拘多少(略焙)。

【用法】 上药研为末。每次 9 克,用古老钱煎汤调服。

【主治】 产后中风口噤,牙关紧急,手足痉挛如角弓状;及产后血晕,四肢强直,不省人事,或吐泻欲死。

一味升阳散

【方源】 《古方汇精》卷二。

【组成】 远志 120 克。

【用法】 将 60 克远志用陈酒 400 毫升煎至 200 毫升,又投好酒 100 毫升,临睡时温服。将滓同下存远志 60 克,入火酒腊糟少许,共捣如泥,敷患处周围,裹好。轻者一服痊愈,重者二服,全烂者五七服全好。

【主治】 痈疽,发背,一切疮毒,白色漫肿属阴者。

一味归经饮

【方源】 《古方汇精》卷三。

【组成】 韭汁一小杯。

【用法】 和童便温服。

【主治】 月经逆上,出于口鼻,以及呕血、咯血头晕。

一味厌红散

【方源】 《古方汇精》卷三。

【组成】 陈棕(烧存性)9 克。

【用法】 陈酒调下。

【主治】 血崩不止。

一味百部膏

【方源】 方出《备急千金要方》卷十,名见《不居集》上集卷十五。

【组成】 百部 10 千克。

【用法】 捣取汁,煎如饴。每次服 3 克,1 日 3 次。

【主治】 久嗽。

一味红油散

【方源】　《千金珍秘方选》。

【组成】　大枣不拘多少。

【用法】　瓦上煅存性,为细末。麻油调敷。

【主治】　唇上生羊须疔疮。

一味苍术丸

【方源】　《症因脉治》卷二。

【组成】　苍术(蒸,炒)不拘多少。

【用法】　上药研为细末,水为丸,如梧桐子大。每次 6 克,温开水送服。

【主治】　内伤湿胜,呕吐清水。

一味阿胶饮

【方源】　《胎产心法》卷上。

【组成】　阿胶(上好真者)不拘多少。

【用法】　酒化服,每日数次,随意饮之。

【主治】　孕妇痢疾。

一味金花煎

【方源】　《古方汇精》卷一。

【组成】　金银花 12 克。

【用法】　上药以水浓煎,温服。

【主治】　热毒血痢。

一味铁锈汤

【方源】　《医学衷中参西录》上册。

【组成】　长锈生铁。

【用法】　和水磨取其锈,磨至水皆红色,煎汤服之。

【功用】　善镇肝胆,补养血分。

【主治】　痫风及肝胆之火暴动成胁痛,或头痛目眩,或气逆喘吐,上焦烦热及一切上盛下虚之证。

【方论】　铁锈为铁氧,以铁与氧气化合而成锈也。其善于镇肝胆者,以其为金之余气,借金以制木也。其善治上盛下虚之证者,因其性重坠,善引逆上之相火下行。其能补养血分者,因人血中原有铁锈,且取铁锈嗅之,又有血腥之气,此乃以质补质,以气补气之理。且人身之血,得氧气则赤,铁锈原铁与氧气化合,故能补养血分也。

【验案】　①痫风　一六岁幼女,初数月一发病风,后至一日数发,精神昏昏若睡,未有醒时,且两目露睛,似兼慢惊。遂先用《福幼编》治慢惊之方治之,而露睛之病除。继用本方,其病竟愈。连服数日,痫风永不再发。

②呕吐　族家嫂,年六旬。夜间忽然呕吐,头痛,心中怔忡甚剧,上半身自汗,其家人以为霍乱证。诊其脉,关前浮洪,摇摇而动。俾急磨浓铁锈水,煎汤服下愈。

一味秘精汤

【方源】　《慈禧光绪医方选议》。

【组成】　分心木(洗净)15 克。

【用法】　上药用水煎,临睡以前服之。

【功用】　固肾涩精。

【主治】　遗精,滑泄。

一味通瘀饮

【方源】　《古方汇精》卷三。

【组成】　丹参(酒浸 1 宿,炒)18 克。

【用法】　每次 6 克,水煎,和入童便、淡酒各 10 毫升,更加姜汁 1 滴,每早服 1 次,3 次为度。

【主治】　小产后恶露不行,小腹胀痛。

一味黄连散

【方源】　《胎产心法》卷上。

【组成】　黄连 3 克。

【用法】　上药研为末。粥饮汤调下。

【主治】　孕妇口干不卧。

一味僵蚕散

【方源】　《外科十三方考》。

【组成】　僵蚕 7 枚。

【用法】　放瓦上焙黄,研成极细末,作为一次量。米饮调服,每日 1 次。病重者可加服 1 次。

【主治】　哮喘。

一味薯蓣饮

【方源】　《医学衷中参西录》上册。

【组成】　山药(切片)120 克。

【用法】　上药煮汁两大碗,以之当茶,徐徐温饮之。

【功用】　补肺肾,补脾胃,滋阴利湿。

【主治】　劳瘵发热，或喘或嗽，或自汗，或心中怔忡，或因小便不利致大便滑泻，及一切阴分亏损之证。

【验案】　产后喘嗽　一妇人产后十余日，大喘大汗，身热劳嗽。医者用黄芪、熟地黄、白芍等药，汗出愈多。后愚诊视，脉甚虚弱，数至七至，审证论脉，似在不治。俾其急用山药300克，煮汁徐徐饮之，饮完添水重煮，一昼夜所饮之水，皆取于山药中。翌日又换山药300克，仍如此煮饮之。三日后诸病皆愈。

一物瓜蒂汤

【方源】　《金匮要略》卷上。

【异名】　瓜蒂汤(原书卷中)、一物瓜蒂散(《医略十三篇》)。

【组成】　瓜蒂14个(一本云20个)。

【用法】　上药锉。以水200毫升，煮取100毫升，去渣顿服。

【主治】　①《金匮要略》：太阳中暍，身热疼重，而脉微弱。此以夏月伤冷水，水行皮中所致。

②《医宗金鉴》：身面四肢水肿。

【方论】　①《张氏医通》：此方之妙，全在探吐，以发越郁遏之阳气，则周身汗出表和，而在内之烦热得苦寒涌泄，亦荡涤无余。

②《金匮要略心要》：瓜蒂苦寒，能吐能下，去身面四肢水气，水去而暑无所依，将不治而自解矣。此治中暑兼湿者之法也。

③《医宗金鉴》：瓜蒂治身面浮肿，散皮中水气，苦以泄之耳。

④《温病条辨》：此热少湿多，阳郁致病之方法也。瓜蒂涌吐其邪，暑湿俱解，而清阳复辟矣。

【验案】　①太阳中暍　《伤寒九十论》：毗陵一时官得病，身疼痛，发热，体重，其脉虚弱。人多作风湿，或作热病，则又疑其脉虚弱不敢汗也，已数日矣。予诊视之，曰中暍证也。仲景云：太阳中暍者，身热体疼而脉微弱。此以夏月伤冷水，水行皮中所致也。予以瓜蒂散治之，一呷而愈。

②身重呕吐　《伤寒发微》：予治新北门永兴隆板箱店顾五朗，时甲子六月也。予甫临病者卧榻，病者默默不语，身重不能自转侧，诊其脉则微弱，证情略同太阳中暍，独多一呕吐。考其病因，始则饮高粱大醉，醉后口渴，继以井水浸香瓜五六枚。卒然晕倒。因念酒性外发，遇以凉水浸瓜，凉气内薄，湿乃并入肌腠。此与伤冷水，水行皮中正复相似。予乃使店友向市中取香瓜蒂四十余枚，煎汤进之，入口不吐。须臾尽一瓯，再索再进，病者即沉沉睡，遍身微汗，迨醒而诸恙悉愈矣。

一物李叶汤

【方源】　《外台秘要》卷三十五引《崔氏方》。

【组成】　李叶不拘多少。

【用法】　上药以水煮，去渣，以浴儿。浴时避日向阴处。

【主治】　小儿身热。

一物柏枝散

【方源】　《备急千金要方》卷九。

【组成】　柏枝不拘多少(南向者)。

【用法】　晒令干，为末。每次3克，以黄酒送服。

【功用】　避瘟疫。

一物独活汤

【方源】　《外台秘要》卷三十四引《小品方》。

【组成】　独活90克。

【用法】　上药用水煎服。耐酒者，亦可酒、水等煮之。

【主治】　产后中风，体虚人不可服他药者。

【备考】　本方方名，《证类本草》引作独活汤。

一物前胡丸

【方源】　《外台秘要》卷三十五引《小品方》。

【异名】　前胡丸(《圣济总录》卷一七〇)。

【组成】　前胡不拘多少。

【用法】　上药治下筛，炼蜜为丸，如大豆大。每次1丸，1日3次。加至五六丸，以愈为度。

【主治】　小儿夜啼。

一味莱菔子汤

【方源】　《医学衷中参西录》上册。

【组成】　莱菔子60克(生者30克，熟者60克)。

【用法】　上药共捣碎，煎汤一大茶杯，顿服之。

【主治】　伤寒、温病结胸。其证胸膈痰饮，与外感之邪互相凝结,上塞咽喉,下滞胃口,呼吸不利,满闷短气,饮水不能下行,或转吐出;兼治疫证结胸。

【验案】　结胸证　许某,年二十余,得温病,三四日觉中脘郁结,饮食至其处不下行,仍上逆吐出。其脉沉滑而实,舌苔白而微黄,表里俱觉发热,然不甚剧。自言素多痰饮,受外感益甚,因知其中脘之郁结,确系外感之邪与痰饮相凝滞也。先投以荡胸汤,两点钟后,仍复吐出。为拟此方,一剂结开,可受饮食,继投以清火理痰之品,两剂痊愈。

一物栝楼薄贴

【方源】　《外台秘要》卷二十四引《删繁方》。

【组成】　瓜蒌。

【用法】　上药纳入苦酒中,浸5宿取出,熬毕捣为散。以苦酒和涂纸上,贴肿上。

【主治】　痈肿。

一物黄连泻心汤

【方源】　《此事难知》。

【组成】　黄连6克。

【用法】　上药用水煎服。

【主治】　少阴证,口燥舌干而渴,火热而脉反细小。

【加减】　烦者,加栀子;燥者,加香豉;呕者,加半夏;满者,加甘草;腹痛,加白芍;脉迟者,加附子;下焦寒者,加干姜;大便硬,加酒浸大黄。

【备考】　用干姜、附子,先煎令熟,使热不僭也。后另煎黄连,与姜、附同用。

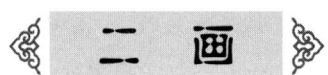

二圣散

【方源】　《普济方》卷二八四。

【组成】　干牛粪不拘多少(烧灰)。

【用法】　上药治下筛。以鸡子白调涂之,干复易。

【主治】　痈疽,发背,阴匿处及通身有数十痈者。

二妙散

【方源】　《万病回春》卷七。

【组成】　蜣螂不拘多少(六七月间,寻牛粪中者,用线串起阴干收贮)。

【用法】　用时,取1个,要全者,放净砖上,四面以炭火烘干,以刀从腰切断。如大便闭,用上半截;小便闭,用下半截;二便俱闭,全用。研为细末。新汲水调服。

【主治】　小儿大小便不通。

二榭散

【方源】　《产宝诸方》。

【组成】　榭叶(半生,半烧存性)。

【用法】　上药研为末。每次6克,温酒调服。

【主治】　血崩。

二百味花草膏

【方源】　《医说》卷四引《癸志》。

【异名】　二百花草膏(《一草亭目科全书》)。

【组成】　羖羊胆(去其中脂)。

【用法】　上药满填好蜜,拌匀蒸之,候干即入瓶,研细为膏,以匙抄少许入口。

【主治】　烂缘血风。病目两睑间赤湿流泪,或痛或痒,昼不能视物,夜不可近灯光。

【方论】　①《医方考》:内热则睑赤,肝热则出泣,微热则痒,热盛则痛,或痛或痒,皆火之故也。气热则神浊昏冒,故令昼不能视物;阳胜者恶火,故令不可近灯光,此《经》所谓天明则日月不明,邪害空窍也。羖羊胆,苦物也,足以胜热;蜜,润物也,足以济火。然曰入口,不曰入眼,则固服食之剂耳!用之者,使频频嗋之,药力相继为良。

②《医方集解》:此足少阳、厥阴药也。羊胆苦寒,益胆泻热,蜂蜜甘润,补中缓肝,曰二百味花草膏者,以羊食百草,蜂采百花也。

【验案】　烂缘血风　福州人病目,两睑间赤湿流泪,或痛或痒,昼不能视物,夜不可近灯光,痴坐。其友赵谦子春语之曰:是为烂缘血风,我有一药,正治此疾,名曰二百味花草膏。病者惊曰:用药品如是,世上方书所未有,岂易遽办?君直相戏耳!赵曰:我适间有药,当以与君。明日携一钱匕至,坚凝成膏,使以匙抄少许入口,一日泪止,二日肿消,三日痛定,豁然而愈。

十全散

【方源】　《普济方》卷一九四。

【组成】　浮萍(晒干)。

【用法】　上药研为末。每服6克,1日2次。

【主治】　小便不利,膀胱水气流滞。

十四枚丸

【方源】　方出《太平御览》卷九四九引葛洪药方,名见《本草纲目》卷四十一。

【组成】　鼠妇虫14枚。

【用法】　各以糟封裹之,凡14丸。临发服7丸,便愈。

【主治】　疟疾。

丁香散(1)

【方源】　《医方类聚》卷一〇八引《王氏集验方》。

【组成】　丁香14枚。

【用法】　上药研为末。开水调和,顿服。不愈再服。

【主治】　干霍乱,不吐不下。

丁香散(2)

【方源】　《医学正传》卷六引朱丹溪方。

【组成】　丁香不拘多少。

【用法】　上药研为末。干敷裂处;如燥,唾津调敷。

【主治】　乳头破裂,或因小儿吹乳,血干,自裂开,多痛。

七叶莲片

【方源】　《部颁标准》。

【组成】　七叶莲叶6000克。

【用法】　上药制成片剂。口服,痛时每次2～4片,或遵医嘱。

【功用】　祛风除湿,活血止痛。

【主治】　各种疼痛,风湿痹痛,神经痛,胃痛,跌打骨折,外伤出血。

七里香汤

【方源】　《鸡峰普济方》卷十二。

【组成】　七里香。

【用法】　上药炼汁。淋洗。一次便无。

【主治】　腿膝肿生疮。

七粒金丹

【方源】　《回生集》卷上。

【组成】　鹁鸽粪不拘多少。

【用法】　将瓦放火上烧红,放鹁鸽粪于红瓦上,自然成灰,研细。每服6～9克,好酒送下,即愈。

【主治】　哮吼。

七宝妙砂丹

【方源】　《仁斋直指小儿方论》卷二。

【组成】　开元通宝钱(背后上下有两月片者,其色淡黑,颇小)1个。

【用法】　放铁匙头,于炭火内烧,少顷,四围上下各出黄白珠子,将出候冷,倾入盏中。只作1服,南木香煎汤送下,人参煎汤亦得。

【功用】　利痰。

【主治】　慢惊、慢脾。

人参散

【方源】　《全生指迷方》卷二。

【异名】　参芦散(《医方集解》)。

【组成】　人参芦不拘多少。

【用法】　上药研为末。每次6克,开水调服。

【主治】　①《全生指迷方》:若呕血服汤后,转加闷乱烦躁,纷纷欲呕,颠倒不安,由胸上有留血,其脉沉伏。

②《医方集解》:虚弱人痰涎壅盛。

【方论】　《医方集解》:此手太阴、足太阳药也,痰涎上壅,法当涌之。病人虚羸,故以参芦代藜芦,瓜蒂,宣犹带补,不致耗伤元气也。

人参膏

【方源】　《丹溪心法·附录》。

【组成】　人参 500 克。

【用法】　用好人参,随意切片,入瓷锅,水浮于药一手背,文武火煎干一半,倾置一瓶盛之;又将渣煎,又如前并之于瓶,凡煎三次,验参渣嚼无味乃止。将三次所煎之汁去渣,仍入瓷锅内,文武火慢慢熬成膏。如 500 克人参,只好熬得一饭碗足矣。即成膏入碗,隔宿必有清水浮上,亦宜去之,只留稠膏。煎膏服。并灸气海穴。

【功用】　《韩氏医通》:回元气。

【主治】　①《丹溪心法》:滞下,昏仆目上视,溲注而汗泄,阴虚阳暴绝;嗽而肺虚者。

②《寿世保元》:诸症因攻击之过,以致元气耗急,用此补之。

【验案】　浦江郑义士,病滞下。一夕,忽昏仆,目上视,溲注而汗泄。翁诊之,脉大无伦。即告曰:此阴虚阳暴绝也。急命治人参膏,而且促灸其气海。顷之手动,又顷而唇动。及参膏成,三饮之,苏矣。其后服参膏尽数斤,病已。

人中白散

【方源】　《杂病源流犀烛》卷三十。

【组成】　人中白(醋淬)。

【用法】　上药研为末。每次 1.5 克,酒送服。

【主治】　闪挫跌仆,伤骨极重者。

人中黄丸

【方源】　《松峰说疫》卷五。

【组成】　人中黄不拘多少。

【用法】　用饭为丸,如绿豆大。每服 50 丸。

【主治】　瘟疫。

人中黄散

【方源】　《古今医鉴》卷十四。

【组成】　人中黄(即粪缸内厚垢)。

【用法】　炭火中煅过通红,取出火毒,研细为末。每次 10 克,酒调服;糯米清汤亦可。

【功用】　解毒排脓。

【主治】　痘六七日不肥满,及陷入,及不灌脓。

九龙丹

【方源】　《伤科汇纂》卷七。

【组成】　粪池内陈年砖头不拘多少。

【用法】　洗净火煅,醋淬九次,为细末。每服 9 克,开水调下。

【主治】　跌打损伤。

九熏丹

【方源】　《种福堂方》卷四。

【组成】　上好铜青(研细)60～90 克。

【用法】　上药以好烧酒拌之,须不干不湿,涂于粗工碗底内,翻转合地上,以砖垫,露一线,下以蕲艾熏之,候干再拌再熏,如此 9 次,少亦要 7 次,约以青色带黑为度,然后再研细,将烧酒拌做成锭子。用时以醋抹擦,每日 3～5 次。3～5 日后,若觉干裂,以菜油少许润之,七日可愈矣。

【主治】　癣,疥。

九制香附丸

【方源】　《部颁标准》。

【组成】　香附。

【用法】　上药制成丸剂。口服,每次 9 克,1日 2 次。

【功用】　理血调经,行气止痛。

【主治】　月经不调,经闭带下,胸闷胀痛,小腹疼痛。

九蒸苍术散

【方源】　《医方考》卷二。

【组成】　苍术(九蒸九晒)不拘多少。

【用法】　上为极细末。每服 3 克,浆水调下。

【主治】　湿痰腹痛。

【方论】　湿痰腹痛,是土实也。经曰:土欲实,木当平之。苍术九蒸九晒,则其气轻清而薄,风木胜湿之品也,故治湿痰腹痛神良。

刀豆散

【方源】　《医级》卷八。

【组成】　刀豆(取老而绽者,切,炒,研用)。

【用法】　每次 6 克,开水送服。

【主治】　气滞呃逆,膈闷不舒。

三　画

三七片

【方源】　《部颁标准》。

【组成】　三七 500 克。

【用法】　上药制成片剂。口服,每次 2～6 片,1 日 3 次。

【功用】　散瘀止血,消肿定痛。

【主治】　咯血,呕血,鼻出血,便血,崩漏,外伤出血,胸腹刺痛,跌仆肿痛。

【宜忌】　孕妇忌服。

三七膏

【方源】　《医级》卷八。

【组成】　土三七不拘多少。

【用法】　捣膏。先用童便洗净伤处,然后敷之。

【主治】　蛇咬伤。

三乌丸

【方源】　《医方类聚》卷二六〇引《吴氏集验方》。

【组成】　草乌(一生,一炮,一烧灰,各去皮脐)。

【用法】　上药研为末,醋面糊丸,如粟米大。每次 50 丸,倒流水送下。

【主治】　小儿夹惊吐泻。

三阳丹

【方源】　《普济方》卷一二〇引《卫生家宝》。

【组成】　大艾叶。

【用法】　五月五日将新瓶 1 只,收大艾叶 1 瓶,按紧不令虚,用好煮酒淋下瓶内,以箬叶并纸扎缚了,次又用泥封却,逐日将去日中晒。至九月重阳日取开,焙干为细末,用煮酒打面糊修为丸,如梧桐子大。每服 30～40 丸,空心用盐汤吞下;妇人醋汤下。

【主治】　男子气弱,丹田冷痛,脏腑泄泻;妇人血海冷痛,一切冷病。

三角散

【方源】　《小儿卫生总微论方》卷十三。

【组成】　蒺藜子(七月七日采)不拘多少(阴干)。

【用法】　上药研为散。每次 1.5～3 克,以米饮调服,1 日 3 次,不拘时候。

【主治】　蛔虫攻心,其痛如刺,吐出清水。

三棱汁

【方源】　《小儿卫生总微论方》卷十三。

【异名】　三棱粥(《仙拈集》卷三引《秘录方》)。

【组成】　京三棱适量。

【用法】　以京三棱取汁,作羹、粥、米面任为,与乳母食之。每日取枣大与儿吃,大者渐加之。

【主治】　小儿诸气积、气聚、气癖;10 岁以下至百日儿无辜疳,痫,诸疢癖。

三棱散

【方源】　《普济方》卷三九九引《全婴方》。

【组成】　京三棱不拘多少(面裹煨焦,去面)。

【用法】　上药研为末。三岁 1.5 克,空腹盐汤调下。

【主治】　小儿阴疝核肿。

三七花冲剂

【方源】　《部颁标准》。

【组成】　三七花 1000 克。

【用法】　上药制成冲剂,每袋 13 克。密封。每次 1 袋,开水冲服,1 日 3 次。

【功用】　清热平肝,利咽。

【主治】　肝阳偏亢,风热痰盛引起的咽喉肿痛,头晕目眩,耳鸣,高血压等症。

三七冠心宁片

【方源】　《部颁标准》。

【组成】　三七根。

【用法】　上药制成片剂,包糖衣,即得。口服,每次2～4片,1日3次。

【功用】　活血益气,宣畅心阳,疏通心脉,蠲除瘀阻。

【主治】　胸痹或心脉瘀阻所致之胸闷、心痛、气促、心悸等症。

【宜忌】　本品不适用于心绞痛急性发作。

干艾煎

【方源】　《松峰说疫》卷五。

【组成】　干艾叶50克。

【用法】　加水300毫升,煮取150毫升,顿服取汗。

【主治】　瘟疫头痛,壮热脉盛。

干柿散

【方源】　《古今医鉴》卷八。

【组成】　干柿不拘多少(焙干、烧存性)。

【用法】　上药研为末。每服9克,米饮调下。

【主治】　肠风脏毒。

干姜丸

【方源】　《圣济总录》卷九十一。

【组成】　干姜(炮)60克。

【用法】　上药研为末,熔黄蜡拌和为丸,如梧桐子大。每服20丸,空腹粥饮送下。未愈,1日2次。

【主治】　冷劳,气痢等疾。

干姜饼

【方源】　《圣济总录》卷一八九。

【组成】　干姜(炮,为末)30克。

【用法】　上用面150克,拌和作饼子。烧熟,空腹食之。

【主治】　冷痢,泻不止,食物不消。

干姜散(1)

【方源】　《圣济总录》卷一一六。

【组成】　干姜(炮)15克。

【用法】　上药研为散。以少许吹入鼻中。

【主治】　鼽鼻。

干姜散(2)

【方源】　《赤水玄珠》卷九。

【组成】　姜(炭)。

【用法】　上药研为末。每次用适量,童便调服。

【主治】　呕血不止。

干姜散(3)

【方源】　《小儿卫生总微论方》卷十。

【组成】　干姜不拘多少。

【用法】　上药研为细散。每次1.5或0.75克,用粥饮调下。

【主治】　小儿水泻无度。

干姜散(4)

【方源】　《赤水玄珠》卷九。

【组成】　干姜不拘多少(烧炭)。

【用法】　上药研为末。每次3～6克,童便调服。

【主治】　呕血不止。

干葛粥

【方源】　《医方类聚》卷二六六引《食医心鉴》。

【组成】　葛根30克。

【用法】　以水1000毫升,煎取汁,去渣,下米200克,煮粥食之。

【主治】　小儿风热呕吐,壮热头痛,惊悸夜啼。

干漆丸

【方源】　《证类本草》卷十二引《简要济众方》,名见《圣济总录》卷五十六。

【组成】　筒子干漆(捣碎,炒烟出)60克。

【用法】　上药研为细末,醋煮面糊为丸,如梧桐子大。每次5～7丸,热酒送下;醋汤亦得,不拘时服。

【主治】　①《证类本草》引《简要济众方》:九种心痛及腹胁积聚滞气。

②《济阳纲目》:妇人淤血作痛。

干漆散

【方源】　《圣济总录》卷一七九。

【组成】　干漆(烧出烟)30克。

【用法】　上药研为散。每服6克,煎葱白汤调下。

【主治】　小儿胃虚,虫动吐逆。

干蟾散

【方源】　《圣济总录》卷一一七。

【组成】　干蟾(炙)1枚。

【用法】　上药研为散。绵裹1.5克,口含。

【主治】　口疮。

土龙散

【方源】　《伤科汇纂》卷七。

【组成】　白颈蚯蚓不拘多少(去土,洗净,焙干,研末)。

【用法】　每次6克,葱、姜汤调下。衣被盖暖,出汗即愈。

【主治】　打伤将死,痛风。

土龙膏

【方源】　《济众新编》卷七。

【组成】　地龙大者10余条。

【用法】　入黄土泥饼中,作团如鹅鸭卵,慢火煨熟,浸香薷煎汤,或车前子、糯米同炒煎汤,澄取用,微温,和些蜜频服。一方真黄土化水,煎数沸,入地龙,旋即倾出,待清取用。

【主治】　小儿暑热入心肺,身热烦渴,吐泻,小便不利。

土瓜膏

【方源】　《圣济总录》卷一〇一。

【组成】　土瓜根60克。

【用法】　上为细散,以浆水和研成膏,入瓷盒中盛。每临卧以浆水洗面后,涂少许。

【主治】　面疮。

土狗散

【方源】　方出《医宗必读》卷七,名见《仙拈集》卷一。

【组成】　土狗(一名蝼蛄)不拘多少。

【用法】　焙干,为末。每次1.5克,开水调服。

【功用】　上半截消上身之水,下半截消下身之水,左可消左,右可消右。

【主治】　①《医宗必读》:水肿。

②《卫生鸿宝》:十种水病,肿满,气喘不得卧,小便闭者。

【备考】　《卫生鸿宝》本方用法:水服半钱。

土鳖酒

【方源】　《仙拈集》卷四。

【组成】　土鳖虫十余个(焙干)。

【用法】　土鳖虫生捣绞汁,用滚黄酒冲服。

【功用】　接骨。

土萆薢汤

【方源】　《景岳全书》卷六十四。

【异名】　茯苓煎剂(《中医皮肤病学简编》)。

【组成】　土萆薢(即茯苓)60～90克。

【用法】　上药用水煎,不拘时候,徐徐服之。

【主治】　杨梅疮,瘰疬,咽喉恶疮,痈漏溃烂,筋骨拘挛疼痛。

土蒺藜散

【方源】　《御药院方》卷九。

【组成】　蒺藜(去角生用)不拘多少。

【用法】　上药研为粗末。每次15克,淡浆水半碗,煎七八沸,入盐末一捻,带热时时漱之。

【主治】　牙痛,龈肿动摇。

土马鬃汤

【方源】　《圣济总录》卷九十五。

【组成】　土马鬃不拘多少。

【用法】　水淘,用新瓦煅过,为粗末。每次6克,水煎,去渣温服。

【主治】　大小便不通。

下乳妙方

【方源】　《良朋汇集》卷四。

【组成】　鲜虾米(去皮须足,用肉)500克。

【用法】　净瓷器内捣烂,酒热服,尽量服。少时乳至,再用猪蹄汤饮之,1日数次。但虾米只服1次,猪蹄汤不拘数可服。

【功用】　催乳。

大夫酒

【方源】　《惠直堂方》卷二。

【组成】　松叶(捣)500克。

【用法】　酒浸7日。每服50毫升,1日2次。

或切细为末,酒下 6 克,或蜜丸服。俱宜久服。

【功用】　祛风。

【主治】　腰足疼痛,不可践地;中风口眼㖞斜及历节痛风。

大圣散(1)

【方源】　《鸡峰普济方》卷十。

【组成】　黄蜀葵(去萼,焙干)。

【用法】　上药研为细末。每次 3 克,食后鸡子清或温酒调下。

【主治】　呕血、咯血。

大圣散(2)

【方源】　《鸡峰普济方》卷十六。

【组成】　乌贼鱼骨。

【用法】　上药研为细末。每服 6 克,如下殷物黑色,用胡姜酒送下;红色,煎木贼汤送下。

【主治】　崩中不止。

大麦面

【方源】　《小儿卫生总微论方》卷十三。

【组成】　大麦生面不拘多少(炒微香)。

【用法】　每次 3 克,水调服。

【主治】　乳食过饱,烦闷腹胀,但欲睡。

大豆饮

【方源】　《圣济总录》卷十四。

【组成】　大豆 100 克(紧小者)。

【用法】　以水 500 毫升煮,去豆,取汁 150 毫升,顿服。汗出佳。

【主治】　中风,惊悸恍惚。

大豆散

【方源】　《备急千金要方》卷二十一。

【组成】　乌豆 1000 克。

【用法】　熬令香,勿令大熟,去皮,为细末,筛下。每次 30 克,加糖水调或粥饮调服。

【主治】　久水,腹肚如大鼓者。

【宜忌】　不得食肥腻,渴则饮羹汁;慎酒、肉、猪、鸡、鱼、生冷、酢滑、房室。

【方论】　《千金方衍义》:黑大豆粥虽有清热解毒之功,毕竟气味壅浊,如何可治水肿腹大?以意

推之,当是百药毒发,乃为合剂。

大豆膏

【方源】　《圣济总录》卷一四四。

【组成】　大豆(略炒,去皮)不拘多少。

【用法】　上药研为细末,生姜汁调如膏。涂肿处,频易之。

【主治】　伤折,皮肉破裂,风伤成肿。

大苍散

【方源】　《普济方》卷六十九。

【组成】　苍术(大者)。

【用法】　切作两片,于中穴一孔,入盐实之,湿纸课,烧存性,取出研细。以此揩之。去风涎即愈,以盐汤漱口。

【主治】　牙床风肿。

大皂丸

【方源】　《解围元薮》卷四。

【组成】　皂角(刮去黑皮,酒炙黄)20 片。

【用法】　上药研为末,另以皂角 10 片捣取汁,炼膏为丸,如梧桐子大。每次 30 丸,空腹酒送下。

【主治】　大风诸恶危证。

大补丸

【方源】　《丹溪心法》卷三。

【组成】　黄柏不拘多少(炒褐色)。

【用法】　炼蜜为丸,如梧桐子大。每服 6 克,空腹醇酒送下。血虚,四物汤送下;气虚,四君子汤送下。如服之不应,每斤加厚肉桂 30 克。

【功用】　①《丹溪心法》:去肾经火,燥下焦湿。

②《景岳全书》:去阴火。

【主治】　①《丹溪心法》:筋骨软。

②《张氏医通》:阴火亢极,足胫疼热,不能久立及妇人火郁发热。

【方论】　《医方考》:柏皮味苦而厚,为阴中之阴,故能制肾经冲逆之火,火去则阴生,故曰大补。王冰曰:壮水之主,以制阳光,此之谓也。

大效散

【方源】　方出《圣济总录》卷一二六,名见《普济方》卷二九二。

【组成】　蜗牛壳不拘多少。

【用法】　上药研为细散。每服 6 克,空腹米饮调下,1 日 2 次,至 49 日自消。

【主治】　瘰疬肿结。

大戟散

【方源】　《医方类聚》卷一二九引《王氏集验方》。

【组成】　京大戟(去粗皮)不拘多少。

【用法】　上药研为细末。每服 3 克,空心温酒调下。利下,四肢水并从小便中去,其肿立消。

【主治】　水溢四肢,水肿。

大戟膏

【方源】　《内外科百病验方大全》。

【组成】　红大戟(用整枝)。

【用法】　温茶洗净,去心,嚼融敷之。立刻止痛而愈,再发再敷收功;不痛者敷之亦愈。

【主治】　一切恶疮及疔毒,痛不可忍者,阴疽尤属相宜。

【宜忌】　嚼药时药汁勿咽下。

大蒜丸

【方源】　《世医得效方》卷九。

【组成】　大蒜不以多少(煨,剥去皮,烂研)。

【用法】　上药同淡豆豉末收丸,如梧桐子大,朱砂为衣。每服 30 丸,大枣、灯心草煎汤送下。

【主治】　阴汗湿痒。

大蒜汤

【方源】　《圣济总录》卷一六二。

【组成】　大蒜 2 瓣。

【用法】　上药用水煎,去渣,灌之。

【主治】　产后中风,角弓反张,口不能言。

大蒜酒

【方源】　《仙拈集》卷一。

【组成】　大蒜 7 枚。

【用法】　捣烂,黄酒冲服。

【主治】　霍乱,心胃并肚腹疼痛。

大蒜膏

【方源】　《中国医学大辞典》。

【组成】　独头蒜数颗。

【用法】　捣烂,麻油拌和。厚敷疮上,干又换敷。

【功用】　消毒止痛。

【主治】　恶疮肿痛不眠。

大蓟饮

【方源】　《不居集》上集卷十四。

【组成】　大蓟 1 握(为末,无生者以干者代)。

【用法】　捣汁,以酒和服之。干者则以冷水调下 9 克。

【主治】　九窍出血。

大蛾散

【方源】　《外科精义》卷下。

【组成】　晚蚕蛾不以多少。

【用法】　上药研为细末。每用药贴于疮口上,用绵裹。不须再动,一上便可。

【功用】　止血定痛生肌。

【主治】　刀斧伤。

大风子油

【方源】　《全国中药成药处方集》(杭州方)。

【组成】　大风子不拘多少。

【用法】　打油,去尽水气为度。用时搽敷患处,油纸裹之。

【功用】　杀虫攻毒,去腐生新。

【主治】　风湿癣疮,疥疮、癞疮、杨梅毒疮。

大黄煎丸

【方源】　《外台秘要》卷十三引《崔氏方》。

【组成】　大黄九两(锦纹新实者,若微朽即不堪用,削去苍皮乃称)。

【用法】　上为散,以上好米醋和之,置铜碗内,于大铛中浮汤上,炭火煮之,火不用猛,又以竹木篦搅药,候堪丸,乃丸如梧桐子大,于小瓷器中密贮。儿年 3 岁,每服 7 丸,1 日 2 次。当以下青赤脓为度;若不下脓,或下脓少者,稍稍加丸;下脓若多,丸又须减;病重者,或至七八剂方尽根本;大小儿不等,以意量之。

【功用】　下脓及宿结。

【主治】　小儿无辜闪癖,或头干瘰疬、头发黄耸分去,或乍痢乍瘥。

【宜忌】　禁牛、马、驴、鸡、猪、鱼、兔肉、生冷、黏滑、油腻、小豆、荞麦。乳母亦同此忌。

大黄蜜煎

【方源】　《圣济总录》卷一一七。

【组成】　大黄(切如指头大)30克。

【用法】　以蜜煎五七沸,候冷取出。每含一块,咽津。

【主治】　口糜生疮。

大麻子酒

【方源】　《外台秘要》卷十九引张文仲方。

【组成】　大麻子100克。

【用法】　上药研为末,清酒300毫升,渍3宿。温服随性;亦可敷用。

【功用】　补益。

【主治】　脚气气上,脚肿,小腹痹;头风。

大蓟根散

【方源】　《圣济总录》卷一二七。

【组成】　大蓟根500克。

【用法】　上药研为散。每服9克,食后温酒调下,1日2次。

【主治】　热结瘰疬。

大天南星散

【方源】　《小儿卫生总微论方》卷五。

【组成】　天南星1枚(重27～30克)。

【用法】　先撅一地坑,用炭火烧通赤,去火,入好酒在内,然后入天南星,却用炭火盖却坑子,候南星微裂,取出锉碎,再炒令匀熟,不可稍生,放冷,为细末。每次0.75～1.5克,浓煎生姜、防风汤调下,不拘时候。

【主治】　吐泻,或服泻药过度,脾虚生风,为慢惊,或作脾风,危急之候。

大麻子涂方

【方源】　《圣济总录》卷一八二。

【组成】　大麻子500克。

【用法】　上药研为末。水和,绞汁涂疮上。

【主治】　小儿头面疮,疥癣。

大黄通便冲剂

【方源】　《新药转正标准》。

【组成】　大黄流浸膏经加工制成的冲剂。

【用法】　上药制成冲剂。口服每次1袋,1日1次,晚睡前开水冲溶口服。

【功用】　清热通便。

【主治】　实热食滞,便秘以及湿热型食欲缺乏。

【宜忌】　孕妇慎用。

万安丸(1)

【方源】　《普济方》卷三三八。

【组成】　知母(洗,焙)30克。

【用法】　上药研为细末,以枣肉为丸,如弹子大。每服1丸,细嚼,秦艽、糯米汤化下。

【主治】　妊娠因服药致胎动不安,有似虚损,不损卧者。

万安丸(2)

【方源】　《医方类聚》卷一一三引《烟霞圣效方》。

【组成】　黑牵牛60克(取36克头末)。

【用法】　上药研为细末,醋浸1宿,蒸饼如糊相似,就药末为丸,如绿豆大。每次7～8丸,水送下。加减服之。

【主治】　癥瘕积聚。

万应膏

【方源】　《本草纲目》卷十五引《集简方》。

【组成】　苍耳根叶不拘多少(五月五日采,洗净晒萎,细锉)。

【用法】　以大锅,入水煮烂,以筛滤去粗滓,布绢再滤;复入净锅,武火煎滚,文火煎稠,搅成膏,以新罐贮封。每以敷贴即愈,牙疼即敷牙上,喉痹敷舌上;或噙化,二三次即效;每日用酒服1匙,极有效。

【主治】　痈疽发背,无头恶疮,肿毒疔疖,风痒,臁疮,杖疮,牙痛,喉痹。

万灵丸

【方源】　《普济方》卷一九九。

【组成】　常山(好者)30克。

【用法】　上药研为细末,以水两碗,砂糖1块如小胡桃大,白砂蜜1匙,令同于砂石器内,慢火熬令水尽,候冷,丸如弹子大。每服1丸,于当发日五更时先用热汤洗漱,着鞋袜,方细嚼,用温酒半盏送下。

【主治】　瘴疟。

【宜忌】　忌三日鱼、肉、生冷、糟腥、荤味、菜蔬。只吃淡粥饭。

万金散(1)

【方源】　《鸡峰普济方》卷十九。

【组成】　独活不拘多少。

【用法】　上药研为末。每服6克,精肉120克,批大片,洗过,入药在内,麻线系定,银石器内,河水煮令熟,令患人吃尽,小肠取下泔糊之状。老人五七日再服。

【主治】　十种水气。

万金散(2)

【方源】　《世医得效方》卷七。

【组成】　槐花不拘多少。

【用法】　上药研为末。每次6克,食后热酒调服。

【主治】　咯血。

万金散(3)

【方源】　《是斋百一选方》卷十六引任和卿方。

【组成】　牛皮胶不拘多少。

【用法】　以汤泡,摊纸上,随大小贴疮上。

【主治】　痈疽,发背,疮肿,便毒。

万圣神应丹

【方源】　《儒门事亲》卷十五。

【组成】　莨菪(一名天仙子。根、枝、叶、花、实全者佳)。

【用法】　用净水洗了,以石臼捣如泥为丸,如弹子大,黄丹为衣,以纸袋封了,悬于高处阴干。用时以绯绢盛此药1丸,放脐中,用绵裹肚系。先用象牙末于疮口上贴之,后用前药。如疮口生合,用刀子利开贴之。

【功用】　①《儒门事亲》:出箭头。

②《卫生宝鉴》:出箭头、鱼骨、针、麦芒等。

寸金散(1)

【方源】　《圣济总录》卷九十九。

【组成】　干漆不拘多少(炒令烟出)。

【用法】　上药研为细散。每次3克,以生油、温水搅匀调下;若治小儿,每500克再入白芜荑仁90克,捣罗取细末,更研雄黄25克,合研匀,量儿大小,亦用生油温水调服;清米饮亦复。

【主治】　大人、小儿诸虫为痛及骨蒸热劳,羸瘦,飞尸、遁尸,室女经脉不行,五心烦热,怠惰少力。

寸金散(2)

【方源】　《疡科选粹》卷五。

【组成】　大蜈蚣(端午日取,阴干)1条。

【用法】　煅存性。桐油调涂。轻则不发,重则次年对周又发,再涂。断根。

【主治】　痔疮。

山栀散

【方源】　《普济本事方》卷三。

【异名】　栀子散(《东医宝鉴·内景篇》卷二)。

【组成】　栀子不拘多少(晒干)。

【用法】　上药研为末。每次3～6克,开水调服。

【主治】　膈中停饮,服苍术丸后觉燥甚。

山药散

【方源】　方出《本草纲目》卷二十七引《普济方》,名见《赤水玄珠》卷二十六。

【组成】　山药不拘多少(半生半炒)。

【用法】　上药研为末。每服6克,米饮调下,1日2次。

【主治】　①《本草纲目》引《普济方》:心腹虚胀,手足厥逆,或饮苦寒之剂多,未食先呕,不思饮食。

②《卫生易简方》:噤口痢。

山药膏

【方源】　《保婴撮要》卷十四。

【组成】　山药不拘多少。

【用法】　研烂。频敷患处,干则易之。

【主治】　小儿两拗及小腹肿痛或痒。

山栀子散

【方源】　《普济本事方》卷五。

【组成】　栀子不拘多少(烧存性)。

【用法】　上药研为末。搐入鼻中。

【主治】　鼻出血。

【验案】　同官无锡监酒赵无疵,其兄衄血甚,已死,入殓血尚未止,偶一道人过门,闻其家哭,询问其由,道人云:是曾服丹或烧炼药,予有药用之,即于囊间出此药半钱匕,吹入鼻中立止,良久得活。并传此方。

山栀子膏

【方源】　《永乐大典》卷一○三七引《医方妙选》。

【异名】　山栀膏(《普济方》卷四○六)。

【组成】　栀子120克。

【用法】　上药用生鲫鱼250克,同药捣如泥。每用少许,看丹发处,以醋化涂患处。

【主治】　小儿殃火丹,发于两胁及脐下。

山楂子散

【方源】　《类证治裁》卷七。

【组成】　山楂不拘多少(炒,研)。

【用法】　每次9克,艾汤调下。

【功用】　消食去瘀。

【主治】　便血及肠风服药不效。

【加减】　血鲜者,加栀子、槐花。

山香圆颗粒

【方源】　《部颁标准》。

【组成】　山香圆叶。

【用法】　上药制成颗粒剂,每袋4克,密封。每次1袋,开水冲服,1日3次。

【功用】　清热解毒,利炎消肿。

【主治】　肺胃热盛,喉痹,乳蛾,咽喉肿痛等病症。

山绿茶降压片

【方源】　《部颁标准》。

【组成】　山绿茶。

【用法】　上药制成片剂。口服,每次2～4片,1日3次。

【功用】　清热解毒,平肝潜阳。

【主治】　眩晕耳鸣,头痛头胀,心烦易怒,少寐多梦及高血压、高脂血症见有上述证候者。

山楂精降脂片

【方源】　《部颁标准》。

【组成】　山楂60克。

【用法】　上药制成片剂。口服,每次1～2片,1日3次。

【功用】　降血脂。

【主治】　高脂血症,亦可作为冠心病和高血压的辅助治疗。

山茄子清凉颗粒

【方源】　《部颁标准》。

【组成】　玫瑰茄。

【用法】　上药制成颗粒剂。密封,置阴凉处。每袋装15克。每次15克,开水冲服,1日1～3次。

【功用】　清热解暑,开胃生津。

【主治】　暑热口渴,可作为高温、刺激性气体作业清凉剂。

千金散(1)

【方源】　《幼幼新书》卷三十七引王兑方。

【组成】　成块赤土(一名羊肝石,取腻者细研如面,其有沙石者不可用)。

【用法】　上药成散剂。每次3克,冷酒调下,1日3次。

【主治】　脾肺风血妄行腠理,发为瘾疹,积久不愈,时发心腹疼痛,浑身顽麻,手足拘挛,或心膈痒闷,痰哕呕逆,吃食减少,头痛目晕,一发遍身,搔之随手瘾起,烦躁燥痒。

千金散(2)

【方源】　《普济方》卷四○四。

【组成】　石榴叶不拘多少。

【用法】　上药研为散。每服0.75～1.5克,温水调下。

【主治】　小儿发斑疮。

千里奔散

【方源】　《医宗金鉴》卷七十五。

【异名】　千里散（《伤科汇纂》卷七）。

【组成】　行远路骡蹄心不拘多少。

【用法】　阴阳瓦煅存性,研为细末。每次9克,热黄酒冲服。

【主治】　破伤风,口噤拘急,寒热。

千锤草散

【方源】　《普济方》卷三五六。

【组成】　凿柄(入孔里者,烧)不拘多少。

【用法】　上药研为末。每次3～6克,酒调服。一方烧灰淋汁服。

【主治】　难产。

千里光洗剂

【方源】　《中医皮肤病学简编》。

【组成】　千里光31～93克。

【用法】　用纱布捆包,加水煎煮5～10分钟,熏洗。

【主治】　湿疹,皮炎。

千金神草熏药方

【方源】　《疡医大全》卷八引袁圣伯方。

【组成】　千金草1握。

【用法】　捣烂,入小口砂锅内熬滚,将病人仰卧于有洞板门上,毒露洞中,以砂锅对洞熏之,少顷疮口毒水如涎流出,病人快意为度。即将搽敷患处缚住,次日另熬,又熏,三次毒水流尽自愈。

【主治】　发背、对口已成,肿痛势甚,或已溃未溃。

川乌煎

【方源】　《普济方》卷一八五引《鸡峰普济方》。

【组成】　川乌不拘多少。

【用法】　上药磨汁煎服。

【主治】　风痹,骨节痛。

川芎丸

【方源】　方出《证类本草》卷七引《经验后方》,名见《奇效良方》卷二十四。

【组成】　川芎不拘多少。

【用法】　用净水洗浸,薄切片,晒干或焙,为末,炼蜜为丸,如小弹子大。每次1丸,茶、酒嚼下,不拘时候。

【功用】　化痰。

【主治】　头风。

川芎散

【方源】　《十便良方》引《鸡峰普济方》(见《永乐大典》卷一三八七九)。

【组成】　老大川芎不拘多少。

【用法】　上药磨汁煎服。一盏二盏即安。

【主治】　风痹,骨节痛。

川姜丸

【方源】　《普济方》卷一五九引《经效济世方》。

【组成】　川姜(炮)。

【用法】　上药研为细末,溶汤为丸,如弹子大。含化之。

【主治】　寒嗽。

川消散

【方源】　《太平圣惠方》卷八十五。

【组成】　川消15克。

【用法】　上药研为细散。每服15克,以鸡子清调下。

【主治】　小儿惊热。

川木通汤

【方源】　《医学正传》卷四。

【组成】　木通60克。

【用法】　长流水煎汁,顿服。

【主治】　因感风湿,白虎历节风症,遍身抽掣疼痛,足不能履地,身体羸瘦骨立。

久嗽不止丸

【方源】　《吉人集验方》。

【组成】　马勃。

【用法】　炼蜜为丸,如梧桐子大。每服20丸,开水送下,自愈。

【主治】　久嗽不止。

门冬粥

【方源】　《寿世青编》卷下。

【组成】 麦冬不拘多少。

【用法】 用麦冬浸汁,和米煮粥服。

【主治】 咳嗽及反胃。

【宜忌】 妊妇食之亦宜。

门冬膏

【方源】 《活人心统》卷下。

【组成】 天冬(捣碎)。

【用法】 取自然汁1碗,入蜜少许,分2次服。

【主治】 呕血、鼻出血,诸药不效者。

女贞子膏

【方源】 《部颁标准》。

【组成】 女贞子。

【用法】 上药制成膏剂。口服,每次15克,1日3次。

【功用】 滋养肝肾,强壮腰膝。

【主治】 肝肾两亏,腰膝酸软,耳鸣目眩,须发早白。

小麦饮

【方源】 《圣济总录》卷六十。

【组成】 生小麦二合。

【用法】 以水浸泡,研磨绞取汁。食后顿服。

【主治】 酒疸。

小豆散

【方源】 《外台秘要》卷三十三引《小品方》。

【组成】 赤小豆500克(湿地种之,令生芽干之)。

【用法】 上药治下筛。怀身数月日,经水尚来,每服6克,以温酒送下,1日3次。得效便停。

【主治】 漏胞,伤胎。

小灵丹

【方源】 《疡医大全》卷二十三。

【组成】 番木鳖不拘多少。

【用法】 用麻油煎枯存性,取起为末,面糊为丸,如萝卜子大。临卧时用茶清调服0.5克。盖暖出汗,切忌不可说话。其油用熊胆为末,冰片少许和匀,留搽外痔。如外痔,先以荆芥、防风、瓦松煎汤熏洗,涂药;如内痔,则只服二方丹药自愈。此油

搽梅花癣痢,三日即好。

【主治】 痔漏;中风,口眼㖞斜;梅花癣痢。

【备考】 内痔所服二方,即本方与原书海州州尊李公方:橡斗子壳120克,黄芪(蜜炙)、枳壳(麸炒)、黄连(酒炒)、地榆(去下半截,只用上头半截,取净末)各60克,共为细末,老米打糊为丸,如绿豆大。每服3克,重者6克,清晨用槐花米9克煎汤送下。

小蓟汤

【方源】 《医方类聚》卷八十五引《王氏集验方》。

【组成】 小蓟30克。

【用法】 上药锉细。水200毫升,煎至150毫升,去渣温服。

【主治】 衄血。

小半夏丸

【方源】 《圣济总录》卷六十四。

【组成】 半夏(热浆水烫7遍,湿透心为度,切,晒干)30克。

【用法】 上药研为细末,姜汁为丸,如绿豆大。每服20丸,食后生姜汤送下。

【主治】 冷痰。

小香胶散

【方源】 《世医得效方》卷十八。

【组成】 白胶香不拘多少。

【用法】 上药研为末。敷之。

【主治】 断筋。

小清空膏

【方源】 《丹溪治法心要》卷三。

【组成】 黄芩(酒浸透,晒干)。

【用法】 上药研为末。或酒或茶清送下。

【主治】 少阳头痛,并偏头痛,或痛在太阳经者。

【宜忌】 《赤水玄珠》:血虚头痛不宜。

小箸头散

【方源】 《医方类聚》卷七十五引《施圆端效方》。

【组成】 白矾不拘多少。

【用法】　上药研为细末。箸头点咽喉内。吐涎妙。

【主治】　急咽喉肿闭。

小儿止泻膏

【方源】　《新药转正标准》。

【组成】　芋头干片等。

【用法】　上药制成膏剂。口服,温开水冲服,1日3次,婴幼儿每次10～15克。儿童酌加,5日为1个疗程。

【功用】　健脾止泻。

【主治】　小儿脾虚湿盛,伤乳伤食,寒暖失调所致的腹泻及久泻。

小儿敷脐止泻散

【方源】　《新药转正标准》。

【组成】　黑胡椒不拘多少。

【用法】　每次用1袋,用前先将塑料薄膜揭去,使其中的药物正对肚脐,使小彩带朝向肚脐上方,贴好固定后,再将小彩带缓慢抽出,24小时换药1次。

【功用】　温中散寒,止泻。

【主治】　小儿中寒、腹泻、腹痛。

【宜忌】　脐部皮肤破损及有炎症者,大便有脓血者忌用。敷药期间忌食生冷油腻。

马兰汤

【方源】　《圣济总录》卷一三六。

【组成】　马兰(切)250克。

【用法】　以水3000毫升,煮取1500毫升,淋肿处。

【主治】　风毒攻肌肉,皮肤浮肿。

马兰膏

【方源】　《古方汇精》卷四。

【组成】　马兰头不拘多少(冬季无叶,取根亦可)。

【用法】　用水洗去泥,捣烂绞汁。以鸡毛蘸汁搽之,干则再换。如颈项腿肋缝中溃烂,以此汁调飞净六一散搽之,即愈。

【主治】　①《古方汇精》:小儿双足红赤,游风流火,如足至小腹,手至胸膛,多至不救,急用此方救之。并治大人两腿赤肿,流火,或湿热伏于经络,皮上不红不肿,其痛异常,病者只叫腿热,他人按之极冷。

②《千金珍秘方选》:口疳。

马齿煎

【方源】　《太平圣惠方》卷六十。

【组成】　马齿苋(洗去土)不拘多少。

【用法】　熟捣,绞取汁,缓火煎成膏,停冷。每日取少许作丸,纳所患处。

【主治】　痔。疮肿下血。

马骨末

【方源】　《小儿卫生总微论方》卷十五。

【组成】　马骨不拘多少。

【用法】　上药研为细末。敷母乳上,令小儿吮服。

【主治】　小儿诸夜啼。

马牙硝散

【方源】　《圣济总录》卷一一七。

【组成】　马牙硝(研末)30克。

【用法】　上药研为末。每服3克,含咽津,1日3～5次。

【主治】　口疮,喉痛及伤寒病后,咽痛闭塞不通,毒气上冲。

马芹涂方

【方源】　《圣济总录》卷一八〇。

【组成】　马芹子不拘多少(绞取汁)。

【用法】　先揩唇上血出,涂药,1日3次。

【主治】　小儿口疮。

马护干散

【方源】　《圣济总录》卷一五二。

【组成】　马护干不拘多少(烧存性)。

【用法】　上药研为细末。每服3克,食前温酒调下,1日3次。

【主治】　妇人带下五色。

马齿苋酒

【方源】　《圣济总录》卷一五九。

【组成】　马齿苋。

【用法】　以马齿苋捣,绞取自然汁 20 毫升,入酒 15 毫升,微暖服之。

【功用】　催产。

马齿苋羹

【方源】　《寿世青编》卷下。

【组成】　马齿苋。

【用法】　煮熟,入咸豉或姜醋拌匀食之。

【主治】　下痢赤白,水谷不化,腹痛。

【主治】　老人下痢赤白及水谷不分,腹痛者。

马齿苋洗方

【方源】　《赵炳南临床经验集》。

【组成】　马齿苋 60 克(鲜马齿苋 250 克)。

【用法】　净水洗净后,用水煎煮 20 分钟(鲜药煮 10 分钟),过滤去渣。用净纱布蘸药水湿敷患处,每次 20~40 分钟,1 日 2~3 次。

【功用】　清热解毒,除湿止痒。

【主治】　急性湿疹,过敏性皮炎,接触性皮炎(湿毒疡),丹毒,脓疱疮(黄水疮)。

马兜铃根汤

【方源】　《圣济总录》卷一四七。

【组成】　马兜铃根 30 克。

【用法】　上锉细,以水 200 毫升,煎至 150 毫升,去渣,空腹顿服。当时吐出蛊,未吐再服,以快为度。

【主治】　五种蛊毒。

马鞭草敷方

【方源】　《圣济总录》卷一四九。

【组成】　马鞭草 30 克。

【用法】　上药研为末。敷疮上。

【主治】　蠼螋尿疮。

马齿实拌葱豉粥

【方源】　《太平圣惠方》卷九十七。

【组成】　马齿实 500 克。

【用法】　上药研为末,每次 10 克,煮葱豉粥和搅食之。

【功用】　明目,除邪气,利大肠,去寒热。

【主治】　青盲白翳。

子芩丸

【方源】　《张氏医通》卷十五。

【组成】　黄芩(酒炒)。

【用法】　上药研为末,酒为丸,如梧桐子大。每次 9 克,空腹乌梅汤送下。

【主治】　风热入犯肝经,崩漏下血,色稠紫者。

四　画

比金散(1)

【方源】　《普济方》卷一八八引《肘后备急方》。

【组成】　黄柏(涂蜜)60 克。

【用法】　于慢火上,炙焦捣末。每次 6 克,温糯米饮调下。一方麦冬熟水调下。

【主治】　呕血热极,并呕血。

比金散(2)

【方源】　《圣济总录》卷一二〇。

【组成】　雄黄不拘多少。

【用法】　上药研为细末。随左右痛处,以剜耳子送入耳中。

【功用】　祛风。

【主治】　牙痛不止。

比金散(3)

【方源】　《圣济总录》卷一二六。

【异名】　紫金散(《普济方》卷二九二)。

【组成】　槟榔不拘多少。

【用法】　上药研为细末。先以温浆洗疮,以软帛拭干,油调涂,1 日 3 次,用时看多少。

【主治】　瘰疬方破。

比金散（4）

【方源】　《普济方》卷一八八引《肘后备急方》。

【组成】　黄柏(涂蜜)60克。

【用法】　于慢火上,炙焦捣末。每次6克,温糯米饮调下。一方麦冬熟水调下。

【主治】　吐血热极,并呕血。

元红散

【方源】　方出《种福堂方》卷三,名见《医学从众录》卷三。

【组成】　荔枝(连皮烧灰存性)7个。

【用法】　上药研为末。开水调服。

【主治】　呃逆不止。

元寿丹

【方源】　《疡科心得集》卷中引张涵谷方。

【组成】　龟壳(只用龟盖,火煅存性)。

【用法】　上药研为细末。热酒调服9克,尽量饮醉即愈。

【主治】　乳痈初起或已溃。

元明醋

【方源】　《喉科紫珍集》卷上。

【组成】　玄明粉。

【用法】　和好醋,灌入喉中,鹅毛探搅。痰出即愈。

【主治】　连珠喉风,喉痰壅塞。

元颖膏

【方源】　《喉科种福》卷三。

【组成】　井底泥。

【用法】　取之涂孕妇脐关元穴,干则再涂。

【功用】　保胎。

【主治】　孕妇瘟疫喉痛,一切火证。

云母石散

【方源】　《医方类聚》卷一四一引《王氏集验方》。

【组成】　云母石不拘多少。

【用法】　上药研为散。每次3克,米饮调服。

【主治】　积年赤白痢不愈。

云芝菌胶囊

【方源】　《部颁标准》。

【组成】　云芝菌。

【用法】　上药制成胶囊。口服,每次3粒,1日3次。

【功用】　调整免疫功能。

【主治】　慢性病毒性肝炎,也可用于早期肝硬化。

无比散

【方源】　《普济方》卷一三九。

【组成】　铜碌30克。

【用法】　上药研为散。取1.5克,痰多者3克,用薄荷汤和服。

【主治】　伤寒胸中有痰,咽中作声,咳不已者。

【加减】　痰积久者,加藜芦30克。

无花汤

【方源】　《洞天奥旨》卷十五。

【组成】　无花果叶不拘多少。

【用法】　上药煎汤,熏洗。

【功用】　止痛。

【主治】　痔。

无忧散

【方源】　《普济方》卷三五四引《卫生家宝》。

【组成】　萝卜子(炒)不拘多少。

【用法】　上药研为末。每服6克,米饮调下。

【主治】　产后疟疾。

无极膏

【方源】　《良朋汇集》卷四。

【组成】　大黄(为细末)30克。

【用法】　用酽醋500克熬成膏为丸,如鸡头子大。每服1丸,热酒化开,卧时温服。大便利一两次后,经脉自下。

【主治】　妇人干血气,经脉不通。

无名异散

【方源】　《杂病源流犀烛》卷三十。

【组成】　无名异(末)。

【用法】　临杖时服 3～15 克,则杖不痛,亦不甚伤。

【功用】　预防杖伤。

无食子散

【方源】　《圣济总录》卷一一七。

【组成】　无食子(烧灰,细研)30 克。

【用法】　每取 3 克,治口疮,敷舌上;治牙痛,绵裹,当牙痛处咬之即定,有涎吐之;1 日 3～5 次。

【主治】　口疮,牙痛。

天仙烟

【方源】　《仙拈集》卷二。

【组成】　天仙子(即韭菜子)1 撮。

【用法】　置韭子于瓷盏底内,点火烧之,烟熏痛牙。

【主治】　虫牙。

【宜忌】　不可多熏,恐致牙动。

天门冬膏

【方源】　《惠直堂方》卷一。

【组成】　天冬不拘多少。

【用法】　上药滚汤泡去皮,取起晒干,半捶去心,捣如泥,入砂锅内,水煮成稀糊,布滤过,再入蜜糖,和匀煮稠,瓷罐收贮。每服 27～45 克,早、晚、日中随意滚水或酒送下。

【功用】　润肺补肺,止咳定喘,消痰退热,久服补五脏,养肌肤。

【主治】　咳喘;兼治肺痈,呕脓血。

【加减】　或加松香,炼过为丸,可以健脾胃,止梦遗精滑,大壮筋骨。

天萝散

【方源】　方出《医学正传》卷五,名见《外科大成》卷三。

【组成】　丝瓜藤(近根,烧存性)。

【用法】　上药研为细末。每次 9 克,黄酒调服。

【主治】　鼻渊。鼻中时流臭黄水,甚者脑亦时痛,俗名控脑砂。

天棚散

【方源】　《鲁府禁方》卷四。

【组成】　干瓦松(经霜者)。

【用法】　上药烧灰为末,不拘多少,用鸡蛋黄,煎取自然油,调搽患处。

【主治】　疥癣诸疮。

天雄散

【方源】　《圣济总录》卷一三三。

【组成】　天雄(去皮)不拘多少。

【用法】　上药用瓷瓦子刮细末。贴疮口。

【主治】　一切水毒及驴涎马汗入疮肿。

天蛾散

【方源】　《证类本草》卷二十一引《胜金方》。

【组成】　晚蚕蛾(生用)不拘多少。

【用法】　上药研为末。掺匀,帛裹之。

【功用】　止血生肌。

【主治】　一切金疮。

天门冬丸

【方源】　《鸡峰普济方》卷十八。

【组成】　天冬(汤浸软,去心,竹刀子切,焙)。

【用法】　上药研为末,炼蜜为丸,如梧桐子大。每服 30～50 丸,临卧熟水送下。

【主治】　劳嗽发热,涕唾稠黏。

天门冬煎(1)

【方源】　《太平圣惠方》卷九十五。

【组成】　天冬 10 千克(去心,纳瓷器中,密盖口,以蜡封其上,埋燥室中,经 1 年开看,如糖色)。

【用法】　上药研为末,入蜜和调如饧。每次 1 大匙,1 日 2 次。

【功用】　久服延年不老。

【主治】　大风。

【宜忌】　忌鲤鱼。

天门冬煎(2)

【方源】　《太平圣惠方》卷九十五。

【组成】　天冬(去心,锉碎)5000 克。

【用法】　以酒和绞取汁,纳铜器中,入白蜜 300 克,重汤煮之如饧。每次 15 克,以温酒调下,1 日 3 次。得地黄相和更佳。

【功用】　①《圣惠方》:益气力,延年不饥。

②《圣济总录》：保定肺气，去寒热，养肌肤，利小便，强骨髓。

【主治】　《圣济总录》：三虫，暴中，偏风，湿痹。

天仙藤散

【方源】　《妇人良方大全》卷二十引《经验妇人方》。

【组成】　天仙藤(炒焦)150克。

【用法】　上药研为细末。每服 6 克，产后腹痛，用炒生姜、小便和细酒调下；常患血气，用温酒调服。

【主治】　产后腹痛不止，及一切血气腹痛。

天南星丸

【方源】　《魏氏家藏方》卷二。

【组成】　天南星(去脐，汤浸 4～6 小时，焙干)150克。

【用法】　上药研为细末，一半用生姜汁打糊，一半为丸，如梧桐子大。每次 50 丸，生姜汤送下。

【主治】　酒后痰饮。

天南星散(1)

【方源】　《保婴易知录》卷下。

【组成】　天南星(去皮脐，研细末)。

【用法】　用醋调涂足心，男左女右，厚皮纸贴；如干，再用醋润之。

【主治】　小儿重腭，上腭层叠肿硬，甚则上腭成疮如黄粟，口中腥臭。

天南星散(2)

【方源】　《圣济总录》卷六十八。

【组成】　天南星 30 克(锉如骰子大)。

【用法】　上药以炭灰汁浸 1 宿，漉出汤洗，焙干，捣罗为散。每次 3 克，酒磨自然铜调下。

【主治】　呕血。

天南星膏

【方源】　《圣济总录》卷一二五。

【异名】　南星膏(《医方类聚》卷一八一引《济生方》)、南星散(《证治准绳·疡医》卷五)、消瘤丹(《青囊秘传》)、南星醋糊剂(《中医皮肤病学简编》)。

【组成】　天南星(洗，切，如无生者，以干者为末)1 枚。

【用法】　上滴醋，研细如膏。先将小针刺病处，令气透，将膏摊纸上，如瘤大小贴之，觉痒即易，1 日换 3～5 次。

【主治】　头面及皮肤生瘤，大者如拳，小者如粟，或软或硬，不疼不痛。

天葵草膏

【方源】　《外科启玄》卷十二。

【组成】　天葵草(又名紫霞杯)采根不拘多少。

【用法】　上药洗净，制成膏剂。每次 9 克，酒水煎服；滓再捣，醋调敷患处。

【主治】　瘰疬。

天马夺命丹

【方源】　《证治准绳·疡医》卷二。

【组成】　青木香(土者，根、梗俱可用)。

【用法】　上药研为末。每次 3 克，蜜水调下。

【主治】　疔疮、蛇伤、犬咬、鼠咬；瘴气。

天生白虎汤

【方源】　《冯氏锦囊·杂证》卷九。

【组成】　西瓜汁。

【用法】　捣西瓜取汁，滤去渣。灌之即醒。

【主治】　中暑。

天生一粒元珠丹

【方源】　《千金珍秘方选》。

【组成】　菜脑子约 3 克(在收过油菜子后干枯的菜根上头，剥出 1 粒，其色黑者即是)。

【用法】　上药研为末。热酒冲服。

【主治】　脑漏。

开关散

【方源】　方出《本草纲目》卷二十九，名见《济阳纲目》卷一。

【组成】　乌梅不拘多少。

【用法】　揩擦牙龈，涎出即开。

【主治】　中风、惊痫、喉痹、痰厥僵仆，牙关紧闭者。

开骨膏

【方源】　《证治准绳·女科》卷四。

【组成】　乳香(研细)。

【用法】　滴水为丸,如芡实大。每服 1 丸,无灰酒吞下。

【主治】　难产。

开瘰神应丹

【方源】　《痘疹仁端录》卷九。

【组成】　直芫花 3 克。

【用法】　炒过,弗令焦,焙干为末。每服 0.3 克,白汤下。

【主治】　痘疹,咽下有疮壅塞者。

木瓜汤

【方源】　方出《证类本草》卷二十三引《食疗本草》,名见《赤水玄珠》卷四。

【组成】　木瓜不拘多少。

【用法】　煮汁饮之。

【主治】　呕哕,风气,又吐而转筋者。

木瓜浆

【方源】　《鸡峰普济方》卷四。

【组成】　木瓜(削去皮片,切)。

【用法】　以汤浸,加姜汁少许沉之井中,冷后服。如新木瓜味涩,入铅白霜少许;如味酸,入蜜少许。

【功用】　防热疾,兴下气,利腰脚。

【主治】　脚气缓弱不得行。

木果粥

【方源】　《济众新编》卷七。

【组成】　木果 30 克。

【用法】　上药研为细末,和水煮,入粟米泔或粳米泔作粥,调姜汁、清蜜用之。

【功用】　强筋骨。

【主治】　足膝无力,霍乱转筋。

木香散

【方源】　《圣济总录》卷一一五。

【组成】　木香。

【用法】　上药研为细散。用葱黄心截了尖,沾鹅脂在上,蘸木香散,深纳耳中,觉痛止。待 2 小时方取出,1 日 3～5 次。

【主治】　耳风疼痛,久聋不通。

木香膏

【方源】　《鸡峰普济方》卷二十二。

【组成】　木香不拘多少。

【用法】　上药研为细末,每用热熟汤调成膏。以少许涂手上,摩痛处,1 日 3～4 次。

【主治】　扑伤、打伤。

木贼散

【方源】　方出《三因极一病证方论》卷十二,名见《仁斋直指方论》卷十四。

【组成】　木贼草(烧存性)不拘多少。

【用法】　上药研为细末。掺肛门上,按之。

【主治】　①《三因极一病证方论》:脱肛历年不愈。

②《普济方》引《瑞竹堂经验方》:小肠疝气。

【备考】　《普济方》引《瑞竹堂经验方》本方用法:为末,空心热酒调下,沸汤调服亦可。

木通汤

【方源】　《济阳纲目》卷七十八。

【组成】　木通(锉细)60 克。

【用法】　以长流水煎汁,顿服。

【主治】　①《济阳纲目》:因感风湿,得白虎历节风,遍身抽掣疼痛,足不能履地。

②《医宗金鉴》:行痹、痛痹、着痹,皆以此方加味服。

【验案】　一男子因感风湿得白虎历节风,遍身抽掣疼痛,足不能履地者三年,百方不效。一日梦服木通汤愈,遂以四物汤加木通服,不效。后以木通 60 克,锉细,长流水煎汁,顿服后,遍身痒甚,体发红丹如小豆粒大,随手没去,汗出至腰而止,上体不痛矣。次日又照前煎服,身体又发红丹,方汗至足底,汗干,遍身舒畅而无痛矣。后以此法治数人皆验。

木槿散

【方源】　《魏氏家藏方》卷七。

【异名】　木槿膏(《仙拈集》卷四)。

【组成】　木槿花(阴干)不拘多少。

【用法】　上药研为末。敷疮口,其疮自合。一方用叶,烂研,罨痔上。

【功用】　封疮口。

【主治】　①《魏氏家藏方》:干痔。

②《仙拈集》:暑疖肿毒。

木鳖膏

【方源】　《仁斋直指方论》卷二十二。

【组成】　木鳖仁2个(用厚纸揩去油,研碎)。

【用法】　上以乌鸡子清调和,瓷盏盛之,甑内蒸熟。每日食后吃1次,服之半月,自然消靡。

【主治】　瘰疬经年,发歇无已。

木舌金丝膏

【方源】　《活幼口议》卷二十。

【组成】　吴茱萸不拘多少。

【用法】　上药研为末。用酽米醋调涂足心,更以纸贴糊粘敷之。次服连翘饮子,仍以金丝膏刷口内舌上。

【主治】　小儿心脾受热,唇口生疮及幕口(唇舌白)、鹅口(舌白)、重舌(舌下硬)、木舌(舌肿硬)。

王不留行散

【方源】　《圣济总录》卷一四○。

【组成】　王不留行150克。

【用法】　上药研为散。每次3克,温酒调下,空腹、日午、夜卧各一服。

【主治】　竹木刺伤肌肉,久在肉中不出。

五叶汤

【方源】　《杨氏家藏方》卷十二。

【组成】　五叶草(即老鹳草)不拘多少。

【用法】　上用水煎三五沸,作浴汤洗之。

【主治】　遍身热疿及疮疡等。

五加酒

【方源】　《医心方》卷十三引《大清经》。

【组成】　五加皮(切,盛绢袋,常用雄不用雌,五叶者雄,三叶者雌,雄者味甘,雌者味苦,夏用茎叶,冬用根皮)1000克。

【用法】　以酒10升,春、秋七日,夏五日,冬十日浸泡。去渣温服,任意勿醉。

【功用】　补中益精,坚筋骨,强志意。久服轻身耐老,耳目聪明,落齿更生,白发更黑,颜色悦泽。

【主治】　五劳七伤,心痛,血气乏竭。男子阴痿不起,囊下恒湿,小便余沥而阴痒,及腰脊痛,两脚疼痹,五缓六急,虚羸。妇人产后余痰百病。

五味膏

【方源】　《摄生众妙方》卷七。

【异名】　五味子膏(《济阳纲目》卷五十六)。

【组成】　北五味子(洗净,水浸1宿)500克。

【用法】　以手剥去核,再用温水将核洗取,余味通置砂锅内,用布滤过,入好冬蜜1000克,炭火慢熬成膏,待数日后,略去火性。每次30克,空心开水调服。

【主治】　遗精。

五行汤

【方源】　《世医得效方》卷十六。

【组成】　黄柏(用刀略去粗皮,取内皮)不拘多少。

【用法】　上以湿纸裹,黄泥包煨,候泥干取出。每用一弹子大,纱帛包,水浸,饭上蒸熟,乘热熏洗。

【主治】　眼暴赤时行,赤肿作痛。

【备考】　此方有金、木、水、火、土,故以名。

五谷丹

【方源】　《疑难急症简方》卷三。

【组成】　五谷虫(焙干,研末)1～2茶匙。

【用法】　米汤调服;或用酒温服。

【主治】　噤口痢,诸药不效者。

五倍丸

【方源】　《永类钤方》卷二十一引《全婴方》。

【组成】　五倍子(焙)。

【用法】　上药研为末,蜜为丸,如小豆大。3岁30丸,米汤化下。

【主治】　小儿大便下血,如肠风脏毒。

五倍丹

【方源】　《奇效良方》卷六十二。

【组成】　五倍子不拘多少。

【用法】　上药研为细末。以冷水调敷颊外。

【主治】　牙肿连喉。

五倍汤

【方源】　《赤水玄珠》卷九。

【组成】　五倍子 30 克。

【用法】　煎汤,露 1 宿,次早取上面清者温服。

【主治】　尿血不止。

五倍散

【方源】　《类编朱氏集验方》卷十。

【组成】　五倍子(半生、半熟)各等份。

【用法】　上药研为末。每服 6 克,空腹冷水调下。

【主治】　血崩。

五倍膏

【方源】　《外科证治全书》卷四。

【组成】　五倍子不拘多少。

【用法】　上药研为末,以陈米醋熬成膏。遇多年顽癣,先抓破,以膏敷上,干则加敷,以不痒为度。

【主治】　年久阴顽恶癣。

【宜忌】　忌动风发物。

五加皮汤

【方源】　《普济方》卷三〇一引《海上名方》。

【组成】　五加皮。

【用法】　煎汤外洗。

【主治】　阴痒有汗。

【备考】　另用密陀僧扑之,百药煎末敷之。

五加皮散

【方源】　方出《元和纪用经》,名见《三因极一病证方论》卷十八。

【组成】　真五加皮不拘多少。

【用法】　上药研为末。每次 3 克,粥饮调,滴酒少许服,1 日 3 次。

【主治】　①《元和纪用经》:小儿受气不足,体力虚怯,腰脊足膝筋骨软,三岁不能行。

②《圣济总录》:中水毒、溪毒,寒热如伤寒状。

五灵脂丸

【方源】　《赵炳南临床经验集》。

【组成】　五灵脂 500 克。

【用法】　上药研为细末,炼蜜为丸,每丸 3 克重。每次半丸至 1 丸半,温开水送下,1 日 2 次。

【功用】　活血破瘀,软坚化滞。

【主治】　瘢痕疙瘩。

【宜忌】　体虚及胃肠功能障碍者减量或慎服。

五灵脂散(1)

【方源】　《圣济总录》卷五十五。

【组成】　五灵脂 60 克。

【用法】　上药研为末,捣罗为细散。每次 3 克,男子热酒调下;女子当归酒调下。

【主治】　心痛。

五灵脂散(2)

【方源】　《普济方》卷二九三引《卫生家宝》。

【组成】　五灵脂(炒)。

【用法】　上药研为细末。油调,涂疮口。

【主治】　瘰疬。

五味子丸(1)

【方源】　《是斋百一选方》卷四。

【组成】　北五味子(拣净,用酒浸,取出或晒或焙,碾为细末)1000 克。

【用法】　将所浸药酒熬成膏,搜药末为丸,如梧桐子大。每次 100 丸,空腹、食前、临卧用盐汤、温酒任下。

【功用】　明目下气,除烦止渴,养气血,活经络。

【备考】　浸药酒不用绿豆曲者,恐解药力。

五味子丸(2)

【方源】　《普济方》卷三十三引《经验良方》。

【组成】　五味子(炒赤)30 克。

【用法】　上药研为末,醋糊为丸。每次 30 丸,醋汤送下;泻用薪艾汤送下。

【主治】　白浊及肾虚,两腰及背脊穿痛。

五倍子散

【方源】　《伤寒总病论》卷三。

【组成】　五倍子(炒)。

【用法】　上药研为末。敷之。涎出吐去,以愈为度。

【主治】　天行口疮。

五倍子膏

【方源】　《本草纲目》卷三十九引《集灵方》。

【组成】　五倍子不拘多少。

【用法】　上药研为末,津调。填脐中,缚定。

【主治】　自汗,盗汗。

五白止血散

【方源】　《实用中西医结合杂志》(1992,8:501)。

【组成】　五倍子、白及各等份。

【用法】　烘干,研磨,过 80 目筛,分装 20 克 1袋。1 袋加水 150 毫升,烧开,待温凉后分 4 次口服,每次间隔 20 分钟至 3 小时不等。

【主治】　上消化道出血。

【验案】　上消化道出血　《实用中西医结合杂志》[1991,(7):397]:所治上消化道出血 110 例,男89 例,女 21 例;年龄 17—82 岁,平均 42.3 岁;胃溃疡 28 例,十二指肠溃疡 14 例,出血性胃炎 27 例,胃癌 10 例,食管静脉曲张破裂出血 31 例;其中重度出血 83 例,轻度出血 27 例。参照 1986 年全国血症、急症研究协作组血症诊断、辨证和疗效评定标准。痊愈 91 例,显效 14 例,有效 3 例,无效 2例,总有效率为 98.18%。《实用中西医结合杂志》[1992,5(8):501]:另治 159 例,男 131 例,女 28 例;年龄 1—82 岁,平均 41.52 岁;用药量 1～6 包,平均 1.72 包;大便隐血阴转时间 8 小时至 6 天,平均2.09 天。结果:痊愈 129 例,显效 21 例,有效 5 例,无效 4 例,总有效率为 97.48%。

五味子冲剂

【方源】　《中成药研究》(1985,7:10)。

【组成】　五味子。

【用法】　上药制成冲剂,常规服。

【主治】　头痛、失眠、神经衰弱等。

五瘿昆布方

【方源】　《圣济总录》卷一二五。

【组成】　昆布(洗去咸,焙)60 克。

【用法】　上切,如指面大,醋渍,含咽汁尽为度。

【主治】　五瘿。

牙皂散

【方源】　《景岳全书》卷五十一。

【组成】　牙皂(烧存性,以烟将尽为度)。

【用法】　上药研为末。每次 3 克,烧酒调服。

【主治】　胃脘痛剧,诸药不效者。

牙疳膏

【方源】　《普济方》卷三八一。

【组成】　麝香(研细)15 克。

【用法】　上用无灰酒于银石器中熬,以槐柳枝不住搅成膏,火须紧慢所得。先以浆水漱口,涂之。

【主治】　小儿走马疳,大人牙齿疳。

牙消散

【方源】　《遵生八笺》卷十八。

【组成】　狗大牙(炒焦黑,研为末)不拘多少。

【用法】　先将葱煎汤洗疮,用炒牙末掺上。

【主治】　发背。

【备考】　方中狗大牙,《青囊秘传》作"猪大牙"。

牙药紫金散

【方源】　《普济方》卷六十九。

【组成】　生地黄不拘多少。

【用法】　煅存性,碾为细末。早、晚用少许擦之,温水漱口。

【功用】　解风热,散积壅,去口气,止牙宣。

【主治】　龈肿及一切疼痛处。

车前子汤

【方源】　《圣济总录》卷二十六。

【组成】　车前子 90 克。

【用法】　上药研为粗末。每服 15 克,水煎,去渣温服。

【主治】　伤寒小便不通,腹胀;热淋。

车前草汤

【方源】　《鸡峰普济方》卷十八。

【组成】　车前草叶不拘多少。

【用法】　上取汁。每服 30 毫升,不拘时候。

【主治】　①《鸡峰普济方》:热淋及小便不通。②《仁斋直指方论》:小肠有热,血淋急痛;沙石淋。

【备考】　《仁斋直指方论》本方用法:若沙石淋,则以煅寒水石为末和之,新水调下。

车前子涂方

【方源】　《圣济总录》卷九十四。

【组成】　车前子不拘多少。

【用法】　上药研为末。汤调,涂肿处。

【主治】　阴疝肿缩。

太白散(1)

【方源】　《寿世保元》卷二。

【组成】　白石膏(火煅)不拘多少。

【用法】　上药研为末。每次 6 克,新汲水调下,以身无热为度。

【主治】　病在脏腑,骨蒸内热之病,时发外寒,寒过内热,附骨蒸盛之时,四肢微痹,足跗肿者。

太白散(2)

【方源】　《圣济总录》卷一四六。

【组成】　山芋 90 克。

【用法】　上药研为散。每服 6 克,新汲水调下,1 日 3 次。

【功用】　解药毒。

太极丹

【方源】　《何氏济生论》卷二。

【组成】　五倍子不拘多少。

【用法】　打碎去虫,煮白元米,如下酱法,干则再添,晒至如面筋状,或切薄片,或研细为丸。每噙少许。

【功用】　生津止渴,宁嗽。

【主治】　咳嗽。

太极霜

【方源】　《遵生八笺》卷十八。

【组成】　黑铅不拘多少。

【用法】　打作圆球盒子,两半个焊作一球,用童男童女尿浸 100 天,久浸不妨。用时将球切开,铅球内白霜刮下,每服 0.6～0.9 克,其痰立下。如

试以霜加吐出痰上,痰化成水为验。

【主治】　痰证。

太乙神浆

【方源】　《解围元薮》卷四。

【组成】　肥蟹 12 只(雌雄各半,去垢净,剁烂,入瓷瓶内),好严漆(入内)36 两。

【用法】　包封埋阴地,49 日取出,每日饮 1 杯。

【主治】　诸风疠大症。

太乙镇金丹

【方源】　《中国医学大辞典·补遗》。

【组成】　生姜(切薄片,晒足三伏为度)1000 克。

【用法】　上药研为末,炼蜜或水为丸,如梧桐子大,瓷瓶密贮。每次 6～9 克,熟汤送下。

【主治】　寒冷咳嗽常发者。

太白蓼胶囊

【方源】　《陕西中医》(1983,5:31)。

【组成】　太白蓼。

【用法】　上药去须根,洗净烘干,粉碎过筛,装入胶囊,每粒含生药 1.5g。每次口服 0.5～2 粒,1 日 3 次。

【主治】　婴幼儿秋季腹泻。

【验案】　婴幼儿秋季腹泻　《陕西中医》(1983,5:31):所治婴幼儿秋季腹泻 100 例患儿,年龄均在 2 岁左右,最小 30 天,最大 2 岁半;4 个月至 1.5 岁的患儿占病例的 91%,10 月中旬至 12 月中旬发病者占 90%。本病多发生在混合喂养儿、佝偻病、营养不良性贫血及支气管炎患儿。主要症状:①发热:100 例中,除 5 例不详外,45 例体温超过 38℃,其余 37.5℃左右,持续 1～3 天。②呕吐:86 例有呕吐,90%患儿发生于病初,80%的患儿呕吐持续 1～2 天。③腹泻:每日便次超过 10 次者 45 例,粪便多为蛋花汤样,黄或黄绿色,个别患儿出现一时性白色便。粪检验:脂肪球少许,腹泻持续时间 2～7 天。④呼吸道症状:59 例初伴有咳嗽,32 例伴有流鼻涕,9 例开始就腹泻。⑤脱水表现:58 例有脱水表现,其中 12 例为中度脱水,其余为轻度脱水。结果提示本方有明显的止泻效果,在 100 例

患儿中,除 5 例因严重呕吐不能进药外,其余均有效,未发现有明显的毒副作用,可认为本品是抗轮状病毒有效药物。

犬骨灰涂方

【方源】　《圣济总录》卷一八二。

【组成】　犬枯骨不拘多少。

【用法】　上药研为末,以青羊脂调如糊。涂之,1 日 3～5 次。

【主治】　小儿神气丹,从项起。

止吐汤

【方源】　《沈绍九医话》。

【组成】　胡椒 30 克。

【用法】　加水和醪糟煎服。

【主治】　孕妇恶阻呕吐。

【备考】　胡椒,成都郊外普产,嫩者可作菜吃,有胡椒香气,本品性微温,治妊娠头晕呕吐。成都草药医师经常使用。

止血丹

【方源】　方出《本草纲目》卷十九引《简便方》,名见《青囊秘传》。

【组成】　蒲黄(炒黑)不拘多少。

【用法】　上药研为末,掺患处。

【主治】　①《本草纲目》引《简便方》:耳中出血。②《药奁启秘》:血出不止。

【备考】　《青囊秘传》本用法:口服。

止血散(1)

【方源】　《魏氏家藏方》卷九。

【组成】　千叶石榴花不拘多少。

【用法】　上药研为细末。吹鼻中。

【主治】　鼻中脓血,非鼻出血者。

止血散(2)

【方源】　《实用正骨学》。

【组成】　参三七不拘多少。

【用法】　上为极细末,玻璃瓶收贮。可内服,也可外敷。内服时,每服 1.5～3 克,温开水送下,每日 2～3 次。

【功用】　去瘀生新,止血镇痛。

止呕汤

【方源】　《鸡峰普济方》卷四。

【组成】　木瓜 15 克。

【用法】　上药用水煎,去渣温服,不拘时候。

【主治】　脚气呕逆及吐利后转筋。

止疟果

【方源】　方出《种福堂方》卷二,名见《串雅外编》卷三。

【组成】　大荸荠(好烧酒自春浸至秋间)。

【用法】　每日服荸荠两个,3 日即愈。

【主治】　不论单、双日疟,发至不贪饮食,食则胀满不下者。

止逆饮

【方源】　方出《文堂集验方》卷三,名见《卫生鸿宝》卷五。

【组成】　陈墨。

【用法】　水磨服之。其血即止。次用当归、红花各 6 克,水煎服;或服韭菜汁,甚效。

【主治】　逆经。月经久闭,血从口鼻出。

止痒汤

【方源】　《外科十三方考》。

【组成】　大粉甘草不拘多少。

【用法】　煎浓汤,洗之。

【功用】　止痒。

【主治】　痔核落后肉痒者。

止痒散

【方源】　《洞天奥旨》卷十五。

【组成】　活虾蟆 1 枚。

【用法】　剥去皮,乘热贴之,连换二三次,其虫自出。

【主治】　有虫痒臁疮。

止血宝片

【方源】　《新药转正标准》。

【组成】　小蓟。

【用法】　上药制成片剂。口服,每次 2～4 片,1 日 2～3 次。

【功用】　凉血止血,祛瘀消肿。

【主治】　鼻出血、尿血、吐血、便血、崩漏下血。

内灸丸

【方源】　《圣济总录》卷一八七。

【组成】　艾叶 500 克。

【用法】　用米醋洒湿,压 1 宿,以文、武火焙干为末;用煮粽汁于锅内熬成膏,捣为丸,如梧桐子大。每次 20 丸,空腹盐汤送下。

【功用】　补下元。

【主治】　脏寒。

内消膏

【方源】　《圣济总录》卷一二六。

【组成】　猬皮(生,锉)1 枚。

【用法】　用瓷合盛,泥固济,木炭烧为灰,酒调顿服之。

【主治】　风毒、气毒不顺,结聚成痈,或破或不破者。

贝母散

【方源】　方出《证类本草》卷八引《本草图经》,名见《外科启玄》卷十二。

【组成】　贝母 15 克。

【用法】　上药研为细末。用醋调稀,填入疮口内,令满塞之,次日即愈;如少愈,再填,不过三次全愈。

【主治】　人面疮。

贝母花片

【方源】　《部颁标准》。

【组成】　贝母 200 克。

【用法】　上药制成片剂。口服,每次 3 片,1 日 3 次。

【功用】　止咳,化痰。

【主治】　咳嗽痰多,支气管炎。

化虫散

【方源】　《梅氏验方新编》卷七。

【组成】　海参(焙燥)不拘多少。

【用法】　上为极细末。频频撒之。

【主治】　疮疡溃久,郁化生蛆。

化毒散

【方源】　《魏氏家藏方》卷十。

【组成】　白芍。

【用法】　上药研为细末。用蒲桃研细,入开水内,去渣,只用开水调服 6 克。其痘子即出。若患腹痛,连进 2 服。若无新蒲桃,以番蒲桃代之亦妙。

【主治】　疮痘出不透,倒靥头焦。

化痰丸

【方源】　《摄生众妙方》卷六。

【组成】　天络丝(即丝瓜,烧存性为细末)。

【用法】　枣为丸,如弹子大。每次 1 丸,好酒送下。

【功用】　化痰。

化痰生津噙化丸

【方源】　《先醒斋医学广笔记》卷二。

【组成】　五倍子(拣粗大者)。

【用法】　安大钵头内,用煮糯米粥汤浸,盖好,安静处,7 日后常看,待发芽金黄色,又出黑毛,然后将箸试之,若透,内无硬,即收入粗瓦钵中擂如酱,连钵日中晒,至上皮干了,又擂匀,又晒;晒至可丸,方丸如弹子大,晒干收用。含化。

【功用】　生津化痰。

【主治】　胶痰。

【宜忌】　不治阴虚痰火。

仓米饮

【方源】　《古今医统大全》卷三十六。

【组成】　陈仓米(水净洗)200 克。

【用法】　上药用水煎,去渣,早、中、晚空腹各服 1 次。

【主治】　痢后大渴不止,欲饮水。

壬癸散

【方源】　《青囊秘传》。

【组成】　坏油船灰(名水龙骨,煅)不拘多少。

【用法】　上药研为末。掺之。

【主治】　足趾湿痒。

牛皮膏

【方源】　《虺后方》。

【组成】　皮胶不拘多少。

【用法】　用生姜与葱白取自然汁,溶胶,摊于布上。以热贴患处,棉花包暖。

【主治】　鹤膝风,并湿气。

牛灰散

【方源】　《圣济总录》卷一四九。

【组成】　牛屎(烧灰)不拘多少。

【用法】　上药研为散。醋调敷之。

【主治】　蜂螫。

牛角散

【方源】　《普济方》卷六十一引《肘后备急方》。

【组成】　沙牛角(烧,刮取灰)。

【用法】　上药研为细散。每次枣许大,酒调下;水调亦可。

【主治】　喉痹。肿塞欲死者。

牛黄散

【方源】　《赤水玄珠》卷二十五。

【组成】　牛黄3克。

【用法】　上药研为末。以竹沥调0.3克灌之,更以猪乳点入口中。

【主治】　初生七日内口噤。

毛姜浸酒

【方源】　《外伤科学》。

【组成】　毛姜。

【用法】　将毛姜浸于75%乙醇内至成糊状。外涂患部皮肤,每日2～3次。

【主治】　白癜风,斑秃。

毛冬青胶囊

【方源】　《部颁标准》。

【组成】　毛冬青。

【用法】　上药制成胶囊。口服,每次3粒,1日3次。

【功用】　心血管疾病用药,有扩张血管及抗菌消炎作用。

【主治】　冠状动脉粥样硬化性心脏病,血栓闭塞性脉管炎,并用于中心性视网膜炎,小儿肺炎。

手拈散

【方源】　《医方类聚》卷一八八引《吴氏集验方》。

【组成】　大萝卜不拘多少。

【用法】　上药研为细末。以绢帛摊敷肿处。

【主治】　打仆磕伤,血聚皮不散。

牛肉羹

【方源】　《圣济总录》卷一九〇。

【组成】　牛鼻肉(洗净,切小片)。

【用法】　上以水煮烂,后入五味如常羹法。任意食之。

【主治】　产后乳无汁。

牛胶散

【方源】　《圣济总录》卷一三四。

【组成】　牛皮胶(烧灰)不拘多少。

【用法】　上药研为细末。以唾调涂之。

【主治】　寒冻足跟开裂,血出疼痛。

牛膝散(1)

【方源】　《圣济总录》卷一二一。

【组成】　牛膝(烧为灰)30克。

【用法】　上药研为末。以少许着齿间含之。

【功用】　解骨槽毒气。

【主治】　牙齿风龋疼痛。

牛膝散(2)

【方源】　《圣济总录》卷一五九。

【异名】　牛膝煎(《仙拈集》卷二引《仁斋直指方论》)。

【组成】　牛膝(去苗)30克。

【用法】　上药锉细,水煎,去渣,分3次服。

【主治】　①《圣济总录》:胞衣不出。

②《仙拈集》引《仁斋直指方论》:出血觉疼,淋血不止。

牛膝膏

【方源】　方出《圣济总录》卷一四〇,名见《普济方》三〇二。

【组成】　牛膝不拘多少。

【用法】　上捣作末。以热水调涂。

【主治】　箭疮,火疮,灸疮不能瘥者。

牛蒡子散

【方源】　《古今医统大全》卷九十一。

【组成】　牛蒡子(炒)不拘多少。

【用法】　上药研为末。每次3克,水煎服。

【功用】　疏风解毒。

【主治】　小儿冬有非时之暖及春月天气暄暖,或肥甘厚味太过,重衣厚帛太多,伤皮肤,蒸血脉,疮疡发黄。

牛蒡叶散

【方源】　《圣济总录》卷一四〇。

【组成】　牛蒡叶(恶实叶,是六七月收者)不拘多少。

【用法】　上药风干,为散。每用量疮口大小,干掺贴之。

【主治】　一切金、木、竹所伤。

【宜忌】　不得犯别药。

牛蒡根汁

【方源】　《小儿卫生总微论方》卷七。

【组成】　牛蒡根不拘多少。

【用法】　杵烂,绞取汁服。看大小多少与之。

【主治】　伤寒汗后,余热不退,烦躁发渴,四肢无力,不能食。

升麻汤(1)

【方源】　《千金翼方》卷二十二。

【组成】　升麻90克。

【用法】　上药用水煎服。

【主治】　痈疽发背。

升麻汤(2)

【方源】　《小儿卫生总微论方》卷八。

【组成】　升麻不限多少。

【用法】　上药用水煎,取汁,以棉蘸洗拭疮瘢。

【功用】　灭瘢消毒。

【主治】　疮疹已愈,余毒未解,疮痂虽落,瘢色黯惨,或凹凸肉起。

升麻含汁方

【方源】　《圣济总录》卷一一七。

【组成】　升麻不拘多少。

【用法】　上一味,含一块咽津。

【主治】　口疮。

长生活命丹

【方源】　《傅青主男女科》(女科)卷上。

【组成】　人参9克。

【用法】　水一盅半,煎半盅,先用参汤一盏,以米饭锅焦研粉三匙,渐渐加参汤。

【功用】　开胃。

【主治】　①《傅青主男女科》(女科):产后伤食。

②《胎产秘书》:消导过多,绝谷难治。

【宜忌】　煎参汤,用新罐或铜杓,恐闻药气要呕也。

【加减】　如服寒药伤者,加姜三大片煎汤。

乌龙散

【方源】　《外科正宗》卷二。

【组成】　猪牙皂角(去皮弦)7条。

【用法】　上药研为粗末。水煎,加人乳15克,冷服。即时非吐即泻。

【功用】　开关利膈。

【主治】　咽喉肿痛,痰涎壅盛,喉风,喉痹,乳蛾。

【宜忌】　惟缠喉风、牙关紧闭者不可与,恐痰上出而口不开,壅塞无路;久病咽痛者忌用。

乌龙膏

【方源】　《全国中药成药处方集》(沈阳方)。

【组成】　老松皮不拘多少。

【用法】　老油松外面老皮,焙焦炭存性,为细面。香油调涂患处。

【功用】　消肿生肌。

【主治】　冻伤红肿,或溃烂日久不愈者。

乌头丸

【方源】　《普济方》卷三九六引鲍氏方。

【组成】　川乌(分1片,一生,一炮,一烧存性)1个。

【用法】　上药研为末,炼蜜为丸,如绿豆大。1日服1粒,2日服2粒,3日服3粒。

【主治】　小儿下痢。

乌头酊

【方源】　《部颁标准》。

【组成】　草乌100克。

【用法】　上药制成酊剂。外用。

【功用】　止痛。

【主治】　神经痛,非神经痛。

【宜忌】　皮肤破损处不宜使用,心脏病患者禁用。

乌头散

【方源】　《太平圣惠方》卷二十一。

【组成】　川乌(去皮脐,生用)30克。

【用法】　上药研为细散。以酽醋调涂于故帛上敷之。须臾痛止。

【主治】　风腰脚冷痹疼痛。

乌芋粉

【方源】　《疡科纲要》卷下。

【组成】　荸荠(俗名地栗,用老而多渣者)不拘多少。

【用法】　去净皮,捣烂绞汁,其滓和水再研,绞去渣,取汁,澄定为粉,清水漂二三次,去甜味,久藏不变。每次9克,开水调服。

【功用】　去腐生肌。

【主治】　目疾,下疳;亦治溃疡。

乌金丸

【方源】　《圣济总录》卷七十六。

【组成】　草乌不拘多少(炭火烧存性)。

【用法】　上药研为末,陈粟米饭为丸,如梧桐子大。每服30丸,米饮送下。

【主治】　泻血,血痢。

乌金散(1)

【方源】　《普济方》卷三三四引《十便良方》。

【组成】　草霜不拘多少。

【用法】　酽醋调球子大,炭火内烧通赤,取出,用碗盖地上,候冷,乳钵内研细。每服3克,醋汤调下。

【主治】　妇人室女月水不止。

乌金散(2)

【方源】　《圣济总录》卷一一七。

【组成】　蜣螂3枚。

【用法】　烧灰,为细散。敷之。

【主治】　口吻疮。

乌金散(3)

【方源】　《圣济总录》卷一四三。

【组成】　木鳖子不拘多少。

【用法】　上药用桑柴烧过,微存性,便用碗器合之,候冷碾为散。每次3克,空腹用煨葱白酒调下。

【主治】　肠风泻血。

乌金散(4)

【方源】　《御药院方》卷六。

【组成】　九肋鳖甲不拘多少(去裙襕,净洗过,烧存性)。

【用法】　上药研为细末。每次3克,用清酒、童便、陈葱白同煎,去葱白和滓,日西时温服之,须臾得黏臭汗为度。次日只进白粟米粥,忌食他物。

【主治】　梦泄,精滑不禁。

乌金散(5)

【方源】　《奇效良方》卷六十二。

【组成】　芭蕉叶不拘多少。

【用法】　阴干烧灰,研为细末,更加烧盐少许,再研匀。早晚揩牙。用一生,齿无动摇。

【功用】　牢牙齿。

乌金膏

【方源】　《痈疽神验秘方》。

【组成】　巴豆(去壳)。

【用法】　炒焦,研如膏。点肿处则解毒,涂瘀肉则自腐化。加乳香、没药少许,亦可。

【功用】　腐化瘀肉,推陈致新。

【主治】　一切疮毒。

乌骨散

【方源】　《小儿卫生总微论方》卷十一。

【组成】　乌鱼骨(去皮)不拘多少。

【用法】　上药研为细末。每服1.5克,米饮调下。或炙黄用之。

【主治】　脏寒泄泻,下利纯白,腹中绞痛,虚气胀满,手足逆冷;亦治妇人漏血。

乌烬散

【方源】　《小儿卫生总微论方》卷十。

【组成】　谷精草不拘多少。

【用法】　烧存性,用器覆之,放冷,研为细末。每服1.5～3克,冷米饮下,不拘时候。

【主治】　小儿中暑发渴,烦躁闷乱,吐泻。

乌梅丸

【方源】　《医方类聚》卷八十五引《济生续方》。

【组成】　乌梅(烧存性)90克。

【用法】　上药研为细末,好醋打米糊为丸,如梧桐子大。每次70丸,空腹、食前用米饮送下。

【主治】　大便下血不止。

乌梅汤

【方源】　方出《外台秘要》卷二十五引《肘后备急方》,名见《圣济总录》卷五十。

【组成】　乌梅20枚。

【用法】　上药用水煎,顿服之。

【主治】　水下积久不愈,肠垢已出者。

乌梅散

【方源】　方出《证类本草》卷二十三引《刘涓子鬼遗方》,名见《圣济总录》卷一二九。

【异名】　乌龙散(《青囊秘传》)、平安散(《外科传薪集》)。

【组成】　乌梅。

【用法】　烧为灰,为末。敷患处。

【功用】　《青囊秘传》:收敛嫩肉,去胬肉。

【主治】　①《证类本草》引《刘涓子鬼遗方》:一切疮肉出。

②《圣济总录》:甲疽多年不愈,胬肉脓血疼痛。

乌梅膏

【方源】　《杂病源流犀烛》卷一。

【组成】　乌梅不拘多少。

【用法】　煎膏。含化。

【主治】　久咳经年,百药不效,余无他症,与劳嗽异者。

乌蛇酒

【方源】　《本草纲目》卷二十五。

【组成】　乌蛇1条。

【用法】　袋盛。同曲置于缸底,糯饭盖之,21日取酒饮。

【主治】　诸风,顽痹瘫缓,挛急疼痛,恶疮疥癞。

乌翎散

【方源】　《卫生宝鉴》卷十三。

【组成】　乌翎(火炙焦)5枚。

【用法】　上药研为末,好醋调成膏。涂疮上,纸盖。

【主治】　针铁误入皮肤。

乌麻散

【方源】　《太平圣惠方》卷九十七。

【组成】　乌麻不拘多少。

【用法】　以水拌令匀,勿使大湿,蒸令气遍,晒干。又蒸又晒,往返九遍讫,捣去皮为末。每服6克,空腹以温水调下,晚食前再服。

【功用】　耐老驻颜。

乌犀膏

【方源】　《博济方》卷五。

【组成】　皂角(烧存性)。

【用法】　上先研皂角子绝细,续入砂糖,和匀如膏。贴于疮立效。

【主治】　皂角及恶水入疮口内,热痛不止。

乌雌鸡羹

【方源】　《太平圣惠方》卷九十五。

【组成】　乌雌鸡1只(治如食法)。

【用法】　上煮令熟,细擘,以豉汁、姜、椒、葱、酱调和作羹。空腹食之。

【主治】　中风湿痹,五缓六急,骨中疼痛,不能踏地。

乌头涂敷方

【方源】　《圣济总录》卷一四八。

【组成】　草乌(去皮脐)不拘多少。

【用法】　上药研为细末。每用少许,以津唾调涂敷。

【主治】　蝎螫疼痛。

丹参片

【方源】　《部颁标准》。

【组成】　丹参1000克。

【用法】　上药制成片剂。口服,每次3～4片,1日3次。

【功用】　活血化瘀,清心除烦。

【主治】　冠心病引起的心绞痛及心神不宁。

丹参膏

【方源】　《部颁标准》。

【组成】　丹参。

【用法】　上药制成膏剂。口服,每次9克,1日2次。

【功用】　祛瘀止痛,活血通经,清心除烦。

【主治】　月经不调,经闭痛经,癥瘕积聚,腹痛刺痛,热痹疼痛,疮疡肿痛,心烦不眠,肝脾大,心绞痛。

【宜忌】　忌食生冷、辛辣、油腻之物。

丹垩散

【方源】　《圣济总录》卷一三八。

【组成】　旧屋梁上旧赤白皮不拘多少。

【用法】　上药研为末。敷之。

【主治】　夏月痱疮。

丹参酮胶囊

【方源】　《部颁标准》。

【组成】　丹参。

【用法】　上药制成胶囊剂。遮光,密封,置阴凉干燥处。每粒装0.25克。口服,每次4粒,1日3～4次。小儿酌减。

【功用】　抗菌消炎。

【主治】　骨髓炎、痤疮、扁桃腺炎、外耳道炎、疖、痈、外伤感染、烧伤感染、乳腺炎、蜂窝织炎等。

凤仙膏

【方源】　《绛囊撮要》。

【组成】　凤仙花连根茎叶不拘多少。

【用法】　洗净风干,捣自然汁,入铜锅内不可加水,将原汁熬稠敷患处,一日一换。

【主治】　①《绛囊撮要》:痈疽发背,杖疮蛇伤。

②《不知医必要》:对口发背,鱼口便毒及瘰疬初起,一切肿毒之症。

【宜忌】　已破者禁用。

六一泥饮

【方源】　《松峰说疫》卷五。

【组成】　六一泥(即蚯蚓粪)不拘多少。

【用法】　新汲水调服。

【主治】　瘟疫八九日,已经汗、下不退,口渴咽干,欲饮水者。

文蛤散(1)

【方源】　《伤寒论》。

【组成】　文蛤150克。

【用法】　上药研为散。每次6克,以开水调服。

【主治】　①《伤寒论》:伤寒病在阳,应以汗解之,反以冷水潠之,其热被劫不得去,弥更益烦,肉上粟起,意欲饮水反不渴者。

②《金匮要略》:渴欲饮水不止者。

【方论】　《医宗金鉴》:渴欲饮水,水入则吐,小便不利者,五苓散证也;渴欲饮水,水入则消,口干舌燥者,白虎人参汤证也。渴欲饮水而不吐水,非水邪盛也;不口干舌燥,非热邪盛也。惟引饮不止,故以文蛤一味,不寒不温,不清不利,专意于生津止渴也。或云:文蛤即今吴人所食花蛤,性寒味咸,利水胜热,然屡试而不效。尝考五倍子亦名文蛤,按法治之名百药煎,大能生津止渴,故尝用之,屡试屡验也。

文蛤散(2)

【方源】　《万病回春》卷四。

【异名】　文蛤膏(《杏苑生春》卷五)。

【组成】　五倍子不拘多少。

【用法】　上药研为末。用津唾调,填满脐中,以绢帛系缚一宿即止。加白矾末尤妙。

【主治】　自汗,盗汗。

文蛤膏

【方源】　《仙拈集》卷四。

【组成】 五倍子(焙干)猪油。

【用法】 五倍子为末,调成膏。填入裂缝内。冻耳,姜汁煎涂;冻足,茄根煎洗;冻手,油胭脂烘热敷之。

【主治】 冻疮。

火炮汤

【方源】 《普济方》卷四十。

【组成】 苎根不拘多少。

【用法】 捣烂,煎汤熏洗。

【主治】 脱肛。

火珠浆

【方源】 《解围元薮》卷四。

【组成】 蛇卵草(取自然汁)不拘多少。

【用法】 冲酒,温服数碗,连服4～5次。

【主治】 疬疮初生。

心达康片

【方源】 《部颁标准》。

【组成】 沙棘。

【用法】 上药制成片剂。口服,每次10毫克,1日3次,3个月为1个疗程。

【功用】 补益心气,化瘀通脉,消痰运脾。

【主治】 心气虚弱,心脉瘀阻,痰湿困脾所致心慌、心悸、心痛,气短胸闷,血脉不畅,咳累等症。

心安胶囊

【方源】 《部颁标准》。

【组成】 山楂叶。

【用法】 上药制成胶囊。口服,每次3粒,1日2～3次。

【功用】 扩张冠状动脉血管,改善心肌供血量,降低血脂。

【主治】 治疗冠心病,心绞痛,胸闷心悸,高血压等。

心脑健片

【方源】 《部颁标准》。

【组成】 茶叶提取物。

【用法】 上药制成片剂。遮光,密封。每片含茶叶提取物0.1克。口服,每次2片,1日3次。

【功用】 清利头目,醒神健脑,化浊降脂。

【主治】 头晕目眩,胸闷气短,倦怠乏力,精神不振,记忆力减退等症。

巴豆丸(1)

【方源】 《备急千金要方》卷十五。

【组成】 巴豆100克。

【用法】 清酒煮,碎,大熟,合酒微火煎令为丸,如胡豆大。欲取吐下者,每次2丸,开水送下。

【主治】 寒癖宿食,久饮饱不消,大秘不通。

巴豆丸(2)

【方源】 《圣济总录》卷九十七。

【组成】 巴豆(去皮心膜)10枚。

【用法】 醋煮,取出研烂,用饭为70丸。每次3丸,空心煎粟米饮送下。良久呷热茶汤投即通。

【主治】 大便不通。

巴豆丸(3)

【方源】 《圣济总录》卷一七二。

【组成】 巴豆17枚。

【用法】 上药冷水浸1宿,去皮研,与蜡为丸,如梧桐子大。每用1丸,含之。仍吐其汁,若误咽在喉中,喉肿闭塞,吐利者,急煎黄连汤及蓝叶汁等解之。

【主治】 小儿急疳,及蚀唇鼻。

巴豆膏

【方源】 《东医宝鉴·杂病篇》卷七。

【组成】 巴豆(去壳,炒焦)不拘多少。

【用法】 研如膏。外涂。

【功用】 肉死涂之即腐,未死涂之生肌。

【主治】 发背中央肉死及恶疮、臁疮内有毒根,久不收敛者。

水仙散(1)

【方源】 《普济方》卷三一一引《太平圣惠方》。

【组成】 未展荷叶(阴干)不拘多少。

【用法】 上药研为末。每服9克,食前以开热童便一小盏调下。以利下恶血为度。

【主治】 打仆坠损,恶血攻心,闷乱疼痛。

【方论】 《本事方释义》:荷叶气味苦辛平,入足少阳、厥阴。未展者,卷而未开,取其升而轻扬也。童便调送,取其咸能下降也。此药先升复降,使恶血下行,闷乱欲昏者,得以心定神安矣。

水仙散(2)

【方源】　《惠直堂方》卷一。

【组成】　五谷虫(洗净,瓦焙干)不拘多少。

【用法】　上药研为末。每服 3～6 克,米汤调下。

【主治】　噤口痢。

水仙膏

【方源】　《温病条辨》卷一。

【组成】　水仙花根不拘多少。

【用法】　剥去老赤皮与根须,入石臼捣如膏。敷肿处,中留一孔出热气,干则易之,以肌肤上生黍米大小黄疮为度。

【主治】　温毒外肿,一切痈疮。

【方论】　水仙花得金水之精,隆冬开花,味苦微辛,寒滑无毒。苦能升火败毒,辛能散邪热之结,寒能胜热,滑能利痰,其妙用全在汁之胶黏,能拔毒外出,使毒邪不致深入脏腑伤人也。

水圣散

【方源】　《幼幼新书》卷二十九引《九籥卫生》。

【组成】　浮萍草不拘多少。

【用法】　上药研为细末。贴之。

【主治】　小儿脱肛。

水沉膏(1)

【方源】　《世医得效方》卷十九。

【组成】　白及末 15 克。

【用法】　水盏内沉下,澄去水,却于皮纸上摊开,贴疮上。

【主治】　①《世医得效方》:疔疮。

②《外科启玄》:时毒暑疖。

【宜忌】　《仙传外科集验方》:如用膏,不可用生肌药。

水沉膏(2)

【方源】　《证治准绳·疡医》卷二。

【组成】　白果根(新鲜生者佳)。

【用法】　上药以米醋磨浓,澄脚。以油纸摊贴,及用酒磨服。

【主治】　疔疮。

水骨丸

【方源】　《圣济总录》卷五十八。

【组成】　汤瓶内水碱 30 克。

【用法】　上药研为细末,烧粟米饭为丸,如梧桐子大。每次 15 丸,人参汤送下,不拘时候。

【主治】　消渴,饮水不止。

水萍散

【方源】　《圣济总录》卷一四九。

【组成】　水萍不拘多少。

【用法】　上药晒干,捣罗为散。每服 6 克,米饮调下,早晨、日午、近晚各 1 次。

【主治】　①《圣济总录》:中水毒,手足指冷至肘膝。

②《活幼全书》:小儿阴囊肿大,色如琉璃。

【备考】　《活幼全书》本方用法:3 岁儿服 3 克,煎葱开水调下。

水牛头方

【方源】　《养老奉亲书》。

【组成】　水牛头(炮,去毛,洗之)1 枚。

【用法】　上煮令烂熟,切。以生姜、醋、五味,空心渐渐食之。

【主治】　老年人足气烦躁,或逆心间惯吐逆。

水杨梅片

【方源】　《部颁标准》。

【组成】　水杨梅。

【用法】　上药制成片剂。口服,每次 4～6 片,1 日 3 次。

【功用】　清热燥湿,止泻止痢。

【主治】　细菌性痢疾,肠炎,泄泻,里急后重。

水蜈蚣颗粒

【方源】　《部颁标准》。

【组成】　水蜈蚣。

【用法】　每次 20 克,温开水冲服或遵医嘱,1

日 3 次,1～2 个月为 1 个疗程。

【功用】　清利湿热。

五　画

艾汁涂方

【方源】　《圣济总录》卷一三七。

【组成】　艾(锉细)30 克。

【用法】　以酽醋半升,煎取浓汁,去渣,涂摩癣上,1 日 3～5 次。

【主治】　一切癣。

平肉散

【方源】　《朱仁康临床经验集》。

【组成】　铜绿(研细末)30 克。

【用法】　直接撒在疮面。

【功用】　平蚀胬肉。

【主治】　疮口肉芽过高。

平肌追脓散

【方源】　《疮疡经验全书》卷四。

【组成】　干姜。

【用法】　上药研为末,鸡子清调搽。如溃烂,用猪蹄汤洗净疮口,拭干,掺之觉热如烘,平肌易愈。

【主治】　发背,疮头冷者。

正胃散

【方源】　《是斋百一选方》卷二。

【组成】　白水牛喉(去两头节并筋膜脂肉,节节取下如阿胶片,黑牛不可用,须就宰牛人买下修事,临病时旋炙修合)1 条。

【用法】　用好米醋浸,频翻令匀,微火炙干,再蘸再炙,醋尽为度,存性,不得见太阳火,为细末。每次 3 克,食前用陈米饮调下。

【主治】　反胃呕逆,药食俱不下,结肠三五日至七八日,大便不通。

玉女粉

【方源】　《医方类聚》卷八十一引《居家必用》。

【主治】　乳糜尿,乳糜血尿。

【宜忌】　服药期间,忌高脂肪及高蛋白饮食。

【组成】　益母草灰不拘多少。

【用法】　糯米粥搜和为团,炭火煅通红,离火俟冷,研细;再粥搜团,煅之,以雪白为度。

【主治】　皮肤斑点风刺。

玉女散

【方源】　《小儿卫生总微论方》卷七。

【组成】　川乌(火炮,去皮脐)30 克。

【用法】　上药研为细末。每次 1.5～3 克,加生姜 7 片,大枣 1 枚,水煎,温服,不拘时候。

【主治】　伤寒汗后,潮热日发,诸药不效。

玉龙丸

【方源】　《增补内经拾遗》卷三引《海上方》。

【组成】　半夏(生用)不拘多少。

【用法】　上药研为细末,生姜自然汁为丸,如梧桐子大。每次 30 丸,于未发之先开水送下。

【功用】　消散暑气。

【主治】　暑疟。

玉龙散

【方源】　《伤科汇纂》卷七。

【组成】　人中白(醋煅 7 次)。

【用法】　酒冲服。

【主治】　跌打损伤,昏晕而骨未碎者。

玉华丹

【方源】　《袖珍小儿方》卷六。

【组成】　矾(净瓦盆合定,用火煅过)240 克。

【用法】　上为极细末,煮醋面糊为丸,如黍米大。食前用木瓜煎汤送服。

【主治】　伏暑泄泻惊搐。

玉灵膏

【方源】　《随息居饮食谱》。

【异名】　代参膏(《随息居饮食谱》)、龙眼膏

（《医学碎金录》）。

【组成】　龙眼肉不拘多少。

【用法】　自剥龙眼肉，盛竹筒式瓷碗内，每肉30克，入白糖3克，碗口缚以丝绵一层，日日于饭锅上蒸之，蒸到百次。每以开水调服一匙。

【功用】　大补气血。

【主治】　衰羸、老弱，别无痰火、便滑之病者。产妇临盆服之尤效。

玉矾汤

【方源】　《魏氏家藏方》卷九。

【组成】　白矾（研化）不拘多少。

【用法】　以竹筒盛，猛灌之。

【主治】　喉闭，不通水谷。

玉树油

【方源】　《赵炳南临床经验集》。

【组成】　桉叶油等。

【用法】　涂油于患处，每日数次。

【功用】　辟秽解毒，消肿止痛。

【宜忌】　皮肤破损处忌用。

玉粉散

【方源】　《普济方》卷二九七。

【组成】　牡蛎（烧煅，入地坑出火气，为末）不拘多少。

【用法】　湿即干掺；如干，即以津调敷。

【主治】　痔漏。

玉屑散

【方源】　《三因极一病证方论》卷十六。

【组成】　石膏（煅）。

【用法】　上药研为细末。每次6克，葱白点茶调下。

【主治】　伤寒发热，涎潮上厥，伏留阳经，头痛眩晕不可忍。

玉锁匙

【方源】　《疡医大全》卷十七。

【异名】　开关玉锁匙（《咽喉经验秘传》）。

【组成】　巴豆（以纸压取油）不拘多少。

【用法】　压油于纸上，拈成条子，点灯灭火，以

烟熏入鼻中。一时鼻若流涕，其关即开。

【主治】　①《疡医大全》：咽痛。

②《咽喉经验秘传》：牙关紧闭。

玉液丸

【方源】　《丹溪心法》卷三。

【组成】　软石膏不以多少（又云：火煅红，出火毒）。

【用法】　上药研为末，醋糊为丸，如绿豆大。服之。

【功用】　泻胃火。

【主治】　食积、痰火。

玉鼠散

【方源】　《重订通俗伤寒论》。

【组成】　新生小鼠不拘多少。

【用法】　新瓦上焙干，研末。用启膈饮加味调下。

【主治】　噎膈。因于气郁挟痰阻塞胃脘者。

玉露膏

【方源】　《中医外科学讲义》。

【组成】　芙蓉叶不拘多少。

【用法】　上为极细末，用凡士林调（凡士林8/10，玉露散2/10）。敷患处。

【功用】　凉血退肿。

【主治】　①《中医外科学讲义》：一切阳毒之症。

②《朱仁康临床经验集》：一切疮、疖、肿毒、痈未破时，丹毒，带状疱疹。

玉竹冲剂

【方源】　《部颁标准》。

【组成】　本品为玉竹制成的冲剂。

【用法】　上药制成冲剂，每袋装20克，密封。开水冲服，每次20克，1日3次。

【功用】　补中益气，润肺生津。

【主治】　热病伤津，咽干口渴，肺萎干咳，气虚食少。

去腐万金丹

【方源】　《发背对口治诀论》。

【组成】　巴豆不拘多少。

【用法】　先洗去白膜,再以好酒煮,取出去油,炙干,为细末。凡毒有坏肉处,以此药将药罗筛筛上,再贴黄金碧玉膏一昼夜,其腐肉尽去矣。

【主治】　发背对口有坏肉者。

古月粉

【方源】　《赵炳南临床经验集》。

【组成】　胡椒适量(研粉)。

【用法】　外扑。

【功用】　杀虫止痒。

【主治】　慢性、亚急性皮肤瘙痒症。

甘草丸

【方源】　方出《医心方》卷二十五引《古今录验》,名见《普济方》卷三九三。

【组成】　甘草50克。

【用法】　上药研为末,炼蜜为丸。1岁儿服如小豆粒20丸,1日3次,不妨食及乳,服尽更合。

【主治】　小儿无辜,面黄发直,时壮热,饮食不生肌肤,积经日月,遂致死。

甘草水

【方源】　《中医皮肤病学简编》。

【组成】　甘草(切碎)40克。

【用法】　加水2000毫升,煮沸过滤,冷后备用。取五六层重迭纱布,浸于2%甘草水溶液,外敷患处,每1～2小时换用湿敷1次。

【主治】　急性湿疹,湿润糜烂,流水淋漓。

【加减】　可加冬桑叶30克,或五倍子10克,水煎作冷湿敷。

甘草饮

【方源】　《圣济总录》卷一四〇。

【组成】　甘草90克。

【用法】　用水煎,绞汁,每服一小盏,温饮,1日3次,仍淋疮上。

【主治】　毒箭伤。

甘草膏

【方源】　方出《是斋百一选方》卷十六,名见《普济方》卷二八六。

【组成】　好粉甘草30克。

【用法】　长流水(井河水不可用)文武火慢慢蘸水炙,约自早炙至午后,炙水令尽,不可急性,擘甘草心觉水润然后为透,细锉;却用无灰酒煎,温服之。

【主治】　悬痈。谷道前后生痈,初发如松子大,渐如莲子,数十日后始觉赤肿,如桃李,即破。

甘菊汤

【方源】　《古今医统大全》卷八十三。

【组成】　甘菊苗叶不拘多少。

【用法】　捣烂,百沸汤淋汁熏洗。

【主治】　阴户肿。

甘乳药捻

【方源】　《赵炳南临床经验集》。

【组成】　甘石粉不拘多少。

【用法】　上为极细末(水飞甘石最适宜),棉纸捻成药线。按需要长度剪成小段,用镊子夹持插入疮口内,于疮口外留0.5～1厘米长为度。

【功用】　收干,生肌。

【主治】　脓痈久不敛口。

东瓜汤

【方源】　《疡科选粹》卷五。

【组成】　冬瓜皮不拘多少。

【用法】　煎汤熏洗。

【主治】　痔疮。

石灰汤

【方源】　方出《证类本草》卷五引《肘后备急方》,名见《产科发蒙》卷四。

【组成】　石灰(熬之)1000克。

【用法】　投水中,适寒温,入水中坐,须臾更作。

【主治】　产后玉门不闭。

石灰酒

【方源】　《备急千金要方》卷十三。

【组成】　石灰3升。

【用法】　细筛,水拌令湿,极熟蒸之,炒令至焦,以木札投之,火即着为候,停冷,绢袋贮之,以酒渍 3 宿。初服 30 毫升,1 日 4～6 次,稍加至 60 毫升。

【主治】　头发落不止。

石灰散

【方源】　《仙拈集》卷四。

【组成】　陈石灰(炒)不拘多少。

【用法】　上药研为细末。搽伤处,干则以香油调涂之。

【主治】　破伤。

石灰煎

【方源】　《仙拈集》卷一。

【组成】　石灰(取古塔、古殿、老屋者,刮去土)不拘多少。

【用法】　上药研为末。每服 9 克,水煎,去渣澄清,灌服。少顷痰下自愈。

【主治】　痰厥气绝,心头温,喉中响者。

石英酒

【方源】　《鸡峰普济方》卷十九。

【组成】　白石英 300 克。

【用法】　碎如大豆,盛瓶中,用好酒浸如泥,封口。以马粪、糠秕火烧之,从卯至午后,常令酒小沸,火尽即便添,烧毕,于平处安置。每日饮 3 次。如不饮酒,亦据器量少饮之。余石英以酒更一度烧煮,依前服。

【主治】　石水。

石英粉

【方源】　《太平圣惠方》卷三十八。

【组成】　白石英(莹静者)任多少。

【用法】　上先以生绢袋盛,于甑中蒸 4～5 遍,然后捣罗,又用玉锤乳内细研,以清水飞过,更以白绢袋盛,于饭甑中又蒸 3 遍。每 120 克为 1 剂,取炼成白蜜和之,分为 21 丸,用瓷盒盛之。每日空腹及晚食前嚼 1 丸,用暖酒送下。服后吃粥少了,宜行百步,以展药力。

【主治】　风虚劳损,眼目不明,神思昏浊。

石莲散

【方源】　《世医得效方》卷十二。

【组成】　莲子(去心,炒)不拘多少。

【用法】　上药研为末。每服 3 克,空腹米饮调下。

【主治】　小儿噤口痢,因服涩住药太过,伤损胃气,闻食口闭,四肢逆冷。

石斛露

【方源】　《中国医学大辞典》。

【组成】　石斛不拘多少。

【用法】　蒸,取露。用以代饮。

【功用】　养胃阴,平胃逆,除虚热,安神志。

【主治】　温热痧痘之后,津液伤残,虚火内炽及真阴素亏,胃热不清者。

石榴汁

【方源】　《圣济总录》卷五十。

【组成】　醋石榴(大者)1 枚。

【用法】　捣研绞取汁,空腹服。

【主治】　①《圣济总录》:久痢不愈,肠垢出。②《小儿卫生总微论方》:小儿泻下五色。

石膏丸

【方源】　《医学正传》卷二。

【组成】　石膏(煅)。

【用法】　上药研为细末,醋为丸,如绿豆大。每次 30～40 粒,清米饮送下。

【功用】　泻胃火并食积痰火。

石膏散

【方源】　方出《外台秘要》卷十三引《崔氏方》,名见《妇人良方大全》卷五引《灵苑方》。

【组成】　石膏 300 克。

【用法】　上药研为细末。每次 6 克,开水泡服,1 日 2 次,以体凉为度。

【主治】　①《外台秘要》引《崔氏方》:虚劳内蒸,外寒内热,骨肉自消,食饮无味,或皮燥而无光,四肢渐细,足跗肿起。

②《医方考》:热劳,附骨蒸热,四肢微瘦,有汗脉长者。

【宜忌】　①《证治准绳·女科》引《灵苑方》:非实,能食,大便实者不可服。

②《医方考》:若新产失血、饥困劳倦之病,合禁

用之。

【方论】　《医方集解》：石膏大寒质重，能入里降火；味辛气轻，能透表解肌；虽寒而甘，能缓脾益气。火劳有实热者，非此不为功。

【验案】　骨蒸内热　《妇人良方大全》引《名医录》：睦州杨寺丞有女事郑迪功。女有骨蒸内热之病，时发外寒，寒过内热附骨。蒸盛之时，四肢微瘦，足附肿者，其病在五脏六腑之中，众医不愈。因遇处州吴医看曰：请为治之，只单用石膏散服之，体微凉如故。

石燕散

【方源】　《普济方》卷二九八引《肘后备急方》。

【组成】　石燕（洗净）不拘多少。

【用法】　每日空腹取 1 枚，放坚硬无釉钵内，温水磨服之，如弹子大者，分 3 次服，晚食前服。或为细末，水飞过，取白汁如泔乳者，澄去水，晒干，以磁石吸去杵头铁屑后，入硬坚瓷钵内，以硬乳捶研。每次 1.5～3 克，清饭饮调下；温水亦得。此方须常服，勿令歇，服及 1 月勿歇即愈。

【主治】　肠风痔漏，三十年不愈，面色萎黄，饮食无味；脏腑伤积泄泻，暑月常泻不止；诸般淋沥，久患消渴；妇人月候不调，赤白带下，多年不愈。

石中黄散

【方源】　《医方类聚》卷一二九引《医林方》。

【组成】　石中黄（火烧，醋蘸 7 次）。

【用法】　上药研为细末。每次 9 克，温酒调下。

【主治】　血蛊。

石吊兰片

【方源】　《部颁标准》。

【组成】　石吊兰 4000 克。

【用法】　上药制成片剂。每次 4 片，1 日 3 次。

【功用】　清热解毒，软坚散结。

【主治】　淋巴结结核。

石菖蒲散

【方源】　《普济方》卷二八〇。

【组成】　石菖蒲不拘多少。

【用法】　上药研为末。油调涂之。

【主治】　疥瘙痒。

石菖蒲酒

【方源】　《串雅外编》卷三。

【组成】　石菖蒲（薄切）3 斤。

【用法】　日内晒干，以绢囊盛之，好酒 1 坛，悬囊在内，封闭 100 日，取视之，如绿菜色，以 300 克熟黍米纳中，14 日开出饮酒。

【主治】　三十六种疯。

石淋通片

【方源】　《中国药典》。

【组成】　广金钱草。

【用法】　上药制成片剂，每片含干浸膏 0.12 克。每次 5 片，1 日 3 次。

【功用】　清湿热，利尿，排石。

【主治】　尿路结石，肾盂肾炎，胆囊炎。

石榴皮散

【方源】　《袖珍方大全》卷四引《经验方》。

【组成】　酸石榴皮（烧灰存性）不拘多少。

【用法】　上药研为细末。每服 6 克，空腹时米饮调下。

【主治】　暴泻不止及痢下赤白。

龙肝散

【方源】　《普济方》卷三五七。

【组成】　伏龙肝不拘多少。

【用法】　上药研为末。每次 6 克，开水调下；童便调尤妙。

【主治】　子死腹中，母气欲绝。

龙衣粉

【方源】　《中医皮肤病学简编》。

【组成】　蛇蜕 100 克。

【用法】　微炒黑后，研细粉外用。

【主治】　下腿溃疡。

龙骨汤

【方源】　方出《肘后备急方》卷二，名见《外台秘要》卷二引《深师方》。

【组成】　龙骨 250 克。

【用法】　捣碎。水煎煮,使极冷,稍稍饮。其间或得汗即愈。

【功用】　《外台秘要》引《深师方》:除热毒,止痢。

【主治】　①《肘后备急方》:热病不解,下痢困笃欲死者。

②《外台秘要》引《深师方》:伤寒已八九日至十余日,大烦渴热盛,而三焦有疮蛋者多下痢。或张口吐舌呵呀,咽烂口鼻生疮,吟语不识人。

龙胆汤

【方源】　《小儿卫生总微论方》卷十三。

【组成】　龙胆 30 克。

【用法】　上药用水煎,去渣,隔宿不食,至五更头顿服。

【主治】　蛔虫攻心,其痛如刺,吐出清水。

龙胆散

【方源】　《仙拈集》卷一引《蕴要》。

【组成】　龙胆草。

【用法】　上药研为末。每次 6 克,鸡子清、白蜜化凉水送下。

【主治】　伤寒发狂。

龙蛇散

【方源】　《普济方》卷三五七。

【组成】　蛇蜕。

【用法】　上药入罐子内,盐泥固济,烧存性,为细末。每次 6 克,榆白皮煎汤调下。凡产不顺,手足先见者,温酒送服 3 克,仍用敷儿手足即顺。

【主治】　横生逆产,吹乳。

龙睛丹

【方源】　《梅氏验方新编》六集。

【组成】　龙眼肉核(炒,去亮黑皮)不拘多少。

【用法】　上研为细末,掺之。

【主治】　金刃等伤,血出不止。

龙胆草擦剂

【方源】　《赵炳南临床经验集》。

【组成】　龙胆草 5000 克。

【用法】　上药用水煎,第一次加水 20 升,开锅后煮 1 小时;第二次加水 10 升,开锅后煮 40 分钟。两次药液合并,过滤,浓缩为 9600 毫升,装瓶。涂于患处。

【功用】　清热解毒,止痒止痛。

【主治】　急性亚急性湿疹,过敏性皮炎,日光性皮炎,小儿痱子,丘疹性荨麻疹,急性荨麻疹,毛囊炎等。

天滴栓

【方源】　《部颁标准》。

【组成】　桃叶干浸膏。

【用法】　上药制成栓剂。阴道给药,每次 1 粒,1 日 1 次。

【功用】　杀虫,消炎。

【主治】　阴道滴虫,滴虫阴道炎,滴虫性尿道膀胱炎等。

归命膏

【方源】　《是斋百一选方》卷十六。

【组成】　野生茄子(熟黑者,取子)不拘多少。

【用法】　烂研取汁,以绢滤滓,入大银盂内,慢火熬成稀膏,以细青竹枝不住手搅,候成稀面糊,收之。如无头无异色,或热不热,从外敷,渐渐敷入;如有赤脉有头,先从赤脉敷之,渐渐敷出,1 日 3～4 次,不可轻易。

【主治】　发背,或赤不赤,有头无头,或痒或痛。

归茸散

【方源】　《痘疹传心录》卷十五。

【组成】　鹿茸 30 克。

【用法】　以好酒瓦瓶煮令皮脱,取出将酒滤过,留用其茸,再煮皮烂为度,以布滤,揉烂,皮化在酒内,其毛去之,再将骨炙为末;用当归 15 克煎汤,调酒胶及末,渐服。

【主治】　痘疮血虚不能成浆。

北芪片

【方源】　《部颁标准》。

【组成】　黄芪。

【用法】　上药制成片剂。口服,每次 4～6 片,

1日3次。

【功用】　补气固表,托毒生肌,利水消肿。

【主治】　气虚所致的倦怠乏力,气短多汗,便溏腹泻,脱肛,子宫脱垂,疮口久不愈合等。

北豆根片

【方源】　《中国药典》。

【组成】　北豆根。

【用法】　上药制成片剂,每片15毫克。口服,每次4片,1日3次。

【功用】　清热解毒,止咳,祛痰。

【主治】　咽喉肿痛,扁桃体炎,慢性支气管炎。

田姜散

【方源】　《串雅补》卷四。

【组成】　香附(去毛,晒干)。

【用法】　上药研为细末。每次3克,小儿1.5克,开水送下;外伤用此人乳调敷;疮肿初起,用醋调敷。

【主治】　诸气,诸郁,诸痛,男女大小,内外不拘,岚瘴痧毒疮疡,跌闷,禽兽蛇虫伤螫。

田螺饮

【方源】　《圣济总录》卷一八八。

【组成】　田螺(活者)250克。

【用法】　上药用水煎煮,滤取汁,不问食前后,稍稍饮。

【主治】　卒患消渴,小便利数。

田七颗粒

【方源】　《部颁标准》。

【组成】　三七。

【用法】　上药制成颗粒或块状冲剂。用开水冲服,每次10克,无糖型颗粒每次3克,1日3～5次。

【功用】　活血定痛,祛瘀生新。

【主治】　各种痛证,血证,高血压,高脂血症,冠心病等。

四季青片

【方源】　《部颁标准》。

【组成】　本品为四季青浸泡片。

【用法】　上药制成片剂,密封。口服,每次5片,1日3次。

【功用】　清热消毒,凉血止血。

【主治】　咽喉肿痛,腹痛泻滞,下痢脓血,肛门灼热,小便淋沥涩痛,短赤灼热。

代赭石散

【方源】　《圣济总录》卷一七二。

【组成】　代赭石(丁头者)不拘多少。

【用法】　上药用炭火烧赤,醋淬7遍,放湿地上,以物盖,出火毒,捣研为散。患者不拘大人小儿,射破唇上下如针眼者,先用温浆水漱口,煎好纸作细条子,薄蘸药,于疮上贴。隔宿即生肌,甚者不过再上。寻常牙宣露,亦用药贴之。

【主治】　小儿走马疳。

仙术丸

【方源】　《圣济总录》卷一九八。

【组成】　苍术(肥者,米泔浸)不计多少。

【用法】　夏、秋浸3日,春、冬浸7日,竹刀刮去皮,水洗净,瓦上蒸半日,作片子,焙干,石白内木杵为末,炼蜜为丸,如梧桐子大。每日早晨、日午各服50丸,酒送下。

【功用】　轻身延年。

仙人杖浸酒

【方源】　《圣济总录》卷七。

【组成】　仙人杖根(刮,洗去土,皮锉,枸杞根白皮是也)60克。

【用法】　用生绢囊贮,以酒浸7日。每日温饮30～50毫升。

【功用】　柔风,脚膝痿弱;久积风毒上冲,肩膊胸背疼痛;妇人产后中风;及一切热毒风。

仙灵脾冲剂

【方源】　《部颁标准》。

【组成】　淫羊藿浸膏100克。

【用法】　上药制成冲剂。口服,每次10克,1日2～3次。

【功用】　补肾强心,壮阳通痹。

【主治】　阳痿遗精,筋骨痿软,胸闷头晕,气短乏力,风湿痹痛等(也用于性功能减退的阳痿遗精,也可用于冠心病,更年期高血压,胸闷气短及风湿症)。

仙茅大益丸

【方源】　《李氏医鉴》卷三。

【组成】　仙茅(竹刀去皮,切,糯米泔浸,去赤汁出毒用)。

【用法】　阴干蜜丸。酒服。

【功用】　助命火,益阳道,明耳目,补虚劳。

【主治】　失溺,无子,心腹冷气,不能食,腰足冷痹,不能行。

【宜忌】　相火盛者忌服;制丸时忌铁;禁食牛乳、牛肉。

冬瓜汤

【方源】　《寿世新编》。

【组成】　冬瓜皮(去皮)不拘多少。

【用法】　水煮清汤,候凉任意饮之。

【主治】　霍乱大渴。

【方论】　冬瓜皮甘淡微凉,极清暑湿,无论病前病后,用以代饮,妙不可言,即温热病用之亦良。

冬花烟

【方源】　《惠直堂方》卷二。

【组成】　款冬花 60 克。

【用法】　于无风处烧之,用芦管吸咽,以食压之。

【主治】　久嗽。

冬荣散

【方源】　《医学纲目》卷十七。

【组成】　夏枯草(烧灰存性)不拘多少。

【用法】　上药研为末。米饮或凉水调下。

【主治】　小便出血,以及肠风下血。

冬凌草片

【方源】　《部颁标准》。

【组成】　冬凌草。

【用法】　上药制成片剂。口服,每次 2～5 片,1 日 3 次。

【功用】　清热消肿。

【主治】　急慢性扁桃体炎、咽炎、喉炎、口腔炎,试用于抗癌。

冬葵根汤

【方源】　《圣济总录》卷一五七。

【组成】　葵根 30 克。

【用法】　上药用水煎服。

【主治】　妊娠患子淋及小便不通。

冬瓜洗面药

【方源】　《御药院方》卷十。

【组成】　冬瓜 1 个(以竹刀子刮去青皮,切作片子)。

【用法】　酒、水同煮烂,用竹绵滤去渣,再以布滤过,熬成膏,入蜜 500 克,再熬稀稠得所,以新绵再滤过,于瓷器内盛。用时取栗子大,用津液调涂面上,用手擦。

【主治】　颜面不洁,苍黑无色。

生肌散(1)

【方源】　《圣济总录》卷一三三。

【组成】　秦艽(净洗,焙干)不拘多少。

【用法】　上药研为细末。贴之。

【功用】　生肌。

【主治】　一切疮口,气冷不合。

生肌散(2)

【方源】　《仁术便览》卷四。

【异名】　渗湿生肌散(《仙拈集》卷四)。

【组成】　寒水石(煅,为末)30 克。

【用法】　洗净疮,敷药。

【功用】　《仙拈集》:生肌。

【主治】　湿热烂疮,并刀斧伤疮。

【加减】　加黄丹 6 克,名桃花散;加龙骨、儿茶各 3 克,名红玉生肌散。

生附散

【方源】　《医方大成》卷十引《汤氏方》。

【组成】　附子不拘多少。

【用法】　上药研为末。面水调贴之。即愈。

【主治】　冻烂脚成疮。

生香膏

【方源】　《三因极一病证方论》卷十六。

【组成】　甜瓜子(去壳)。

【用法】　上药研为细末,蜜熬少许,调成膏。食后含化;或敷在齿间。一方用香附子炒去毛,为末。每早晚揩少许牙上。

【主治】　口气热臭。

生姜丸

【方源】　《济阳纲目》卷二十八。

【组成】　生姜(切作片焙干)。

【用法】　上药研为末,糯米糊为丸,如芥子大。每次 30 丸,空腹米饮下。

【主治】　寒嗽。

生姜汤

【方源】　《普济方》卷二四五。

【组成】　生姜(和皮研)150 克。

【用法】　上绞取汁,煎令熟。每次 10 毫升,开水调匀,空腹服之。中午、近晚各 1 次。

【主治】　脚气。入夏取凉,或饮浆酪,停痰攻脾胃,胸满吐逆不下食,或吐清水涎沫。中风闭证。霍乱呕哕。

生姜粥

【方源】　《证类本草》卷八引《兵部手集方》。

【组成】　母生姜(捣烂)1000 克。

【用法】　绞取汁,加米煮作薄粥,每服适量。

【功用】　《长寿药粥谱》:暖脾胃,散风寒。

【主治】　①《证类本草》引《兵部手集方》:反胃羸弱,不欲动。

②《长寿药粥谱》:中老年人脾胃虚寒,呕吐清水,腹痛泄泻,感受风寒,头痛鼻塞,以及慢性气管炎肺寒喘咳。

【备考】　《长寿药粥谱》有大枣。若用于风寒感冒,去大枣,加葱白同煮粥。

生犀散

【方源】　《普济本事方》卷六。

【组成】　皂角刺不计多少(粗大色紫者)。

【用法】　上藏瓶中,盐泥固济,炭火烧过存性,放冷,碾出为末。每次 3 克,薄酒微温调下;暑月用陈米饮下。

【功用】　托里排脓。

【方论】　《本事方释义》:皂角刺气味辛咸温,入手太阴、阳明、足厥阴经,此方因发背未能有脓,用之托里排脓;薄酒调送,欲药性之直入患处也。暑月不用酒者,恐犯古人所云疮家不可发汗之意。

生鲈泥

【方源】　《中国接骨图说》卷四。

【组成】　鲈鱼 1 条。

【用法】　上药杵成泥,加砂糖研匀。敷痛处。

【主治】　打仆伤。

生地黄汤

【方源】　方出《备急千金要方》卷六,名见《普济方》卷一八八。

【组成】　地黄汁 50 毫升。

【用法】　煮取 40 毫升,空腹服之,且服粳米饮。

【主治】　①《备急千金要方》:鼻出血。

②《圣济总录》:妇人月水连绵不绝。

③《普济方》小儿热病,烦渴头痛,壮热不止。

【宜忌】　忌酒、炙肉。

生地黄煎

【方源】　《医心方》卷三引《经心录》。

【组成】　生地黄(绞取汁)不拘多少。

【用法】　纳汁于铜器中,于炭火上煎令如饴。每次 15 克,开水调服。

【主治】　虚热及血利。

生姜浴汤

【方源】　《小儿卫生总微论方》卷十四。

【组成】　生姜 120 克。

【用法】　煎汤沐浴。

【主治】　小儿咳嗽。

生萝卜粥

【方源】　《普济方》卷二五八。

【组成】　萝卜 5 枚。

【用法】　捣取汁,加水、米熬粥,频吃。

【主治】　消渴,发动无时,饮水不足。

生地黄榆根汤

【方源】　《圣济总录》卷三十三。

【组成】　生地黄 500 克。

【用法】　上药用水煎,去渣,温洗疮上,每日 2 次。

【主治】　热疮。

生姜汁灌耳方

【方源】　《圣济总录》卷一一五。

【组成】　生姜(取汁)不拘多少。

【用法】　少少灌入耳中。立出。

【主治】　百虫入耳。

白及片

【方源】　《部颁标准》。

【组成】　白及。

【用法】　上药制成片剂。嚼碎服,每次 10～30 片。外用研粉敷患处。

【功用】　收敛止血,生肌定痛。

【主治】　久咳伤肺,咯血呕血;外用治创伤止血、皮肤皲裂。

白及散

【方源】　《三因极一病证方论》卷九。

【异名】　白及膏(《类编朱氏集验方》卷十)。

【组成】　白及不拘多少。

【用法】　上药研为末。冷水调,用纸花贴鼻窍中。一法用黄胶,烫令软,贴鼻窍中。

【主治】　鼻出血。

白玉丹

【方源】　《三因极一病证方论》卷十五。

【组成】　凝水石(煅红,研细,水飞,再入煅锅中煅)不拘多少。

【用法】　糯米糊为丸,如梧桐子大。每次 50 丸,陈米饮送下。

【主治】　久年肠痔下血,服百药不效者。

白术膏

【方源】　《摄生众妙方》卷二。

【异名】　白术助胃丹(《医便》卷四)。

【组成】　上好白术(全无一些苍色者)不拘多少。

【用法】　切开,入瓷锅,水浮于药一手背,文武火煎干一半,倾置一瓶盛之。又将滓煎,又如前并

之于瓶,凡煎三次,验术滓嚼无味乃止,去渣,却将三次所煎之汁,仍入瓷锅内文武火慢慢熬成膏。每次 5 克,开水调服,1 日 2 次。

【功用】　①《摄生众妙方》:补养。

②《本草纲目》引《千金良方》:止久泄痢。

③《寿世保元》:善补脾胃,进饮食,生肌肉,除湿化痰,止泄泻。

④《冯氏锦囊·痘疹》:补中气,固自汗。

⑤《北京市中药成方选集》:理脾和胃,温中止泄。

⑥《赵炳南临床经验集》:健脾祛湿。

【主治】　脾胃大虚,自汗乏力,四肢怠倦,饮食不思,或食而不化,呕吐泄痢。

【备考】　《本草纲目》引《千金良方》本方用法:每服二三匙,蜜汤调下。《痘疹全集》:虚极者,人参汤调服。

白米粉

【方源】　《仙拈集》卷三。

【组成】　早白稻粳米不拘多少。

【用法】　上为粉。扑之,肌肉自生。

【主治】　小儿初生,血皮赤色有红筋。

白杨汤

【方源】　《圣济总录》卷一三六。

【组成】　白杨皮(取东南面皮,去地三尺以来,去苍皮,勿令见风,细切)250 克。

【用法】　上药用水煎,去渣,热洗。以肿消为度。

【主治】　风毒攻肌肉,皮肤浮肿。

白芷散

【方源】　《三因极一病证方论》卷十。

【组成】　白芷不拘多少。

【用法】　上药研为末。每次 6 克,开水调下,1 日 2 次。顷刻,咬处出黄水尽,肿消皮合。

【主治】　恶蛇咬伤,顿仆不可疗者。

白茅煎

【方源】　《古今医统大全》卷七十一。

【组成】　白茅根(切)500 克。

【用法】　水煮,分 5 次服。

【主治】　热淋疼痛。

白矾汤

【方源】　《圣济总录》卷一四一。

【组成】　白矾(火上枯)30克。

【用法】　上药研为末。每用1.5克,开水浸,如人体温,淋洗。

【主治】　牝痔。

白矾散(1)

【方源】　《不知医必要》卷二。

【组成】　白矾3克。

【用法】　上药研为末。用阴阳水调服。

【主治】　霍乱欲吐不出,欲泻不行,兼之腹痛。

白矾散(2)

【方源】　《圣济总录》卷七十。

【组成】　白矾(烧令汁尽)15克。

【用法】　上药研为细散。以少许吹鼻中。

【主治】　①《圣济总录》:鼻久衄。

②《不知医必要》:鼻生息肉。

白矾膏

【方源】　《圣济总录》卷一八一。

【组成】　白矾(熬令汁尽)9克。

【用法】　以清水置熟铜器中煎,去渣,加少许白蜜,以绵滤过。每日3次,点如黍米大。

【主治】　小儿目睛有膜。

白虎丸

【方源】　《古今医鉴》卷六。

【组成】　千年古石灰(刮去杂色、泥土,杵为末,水飞过)不拘多少。

【用法】　晒勿令太燥,量可丸即收为丸,如梧桐子大。每次50丸,看轻重加减,烧酒送下。

【功用】　顺气散血,化痰消滞。

【主治】　青筋初觉,头痛恶心,或腹痛,或腰痛,或遍身作痛,不思饮食;又治心腹痛及妇人崩漏、带下;或因气恼致病,或久患赤白痢疾,或打仆内损,血不能散。

白果浆

【方源】　方出《本草纲目》卷三十,名见《卫生鸿宝》卷一。

【组成】　白果仁10枚。

【用法】　研磨取汁饮,每日1次。

【主治】　白浊。

白柿粥

【方源】　《济众新编》卷七。

【组成】　干柿不拘多少。

【用法】　水浸,下筛,取汁,和糯米泔煮成粥,任食之。和蜜用亦好。

【功用】　温补,厚肠胃,健脾胃,消宿食,去面干,除宿血,润声喉。

白药散

【方源】　《普济方》卷二九一引《卫生家宝》。

【组成】　白药子不拘多少。

【用法】　上药研为末。每服3克,临卧冷米饮或冷水调下。

【主治】　瘰疬疮。

白神散

【方源】　《圣济总录》卷六。

【组成】　白梅不拘多少。

【用法】　上药研为细末。揩牙。立开。

【主治】　中风或吐泻,牙关紧噤,下药不能。

白胶煎

【方源】　《医方类聚》卷一六七引《吴氏集验方》。

【组成】　白胶香不拘多少。

【用法】　上药研为末,平铺纱帛上,火上烘干,乘热贴。未可,再用。

【主治】　壁镜咬。

白雪汤

【方源】　《痘疹仁端录》卷十四。

【组成】　干姜末0.9克。

【用法】　人乳调服。

【主治】　痘虚弱不浆不靥,以及痨瘵。

白膏子

【方源】　《医方类聚》卷一八七引《经验良方》。

【组成】　牡蛎少许。

【用法】　上药研为末。用糯米粥调之,涂伤折处,却以杉木板夹之。

【功用】　接骨。

白膏药(1)

【方源】　《普济方》卷二八四。

【组成】　蓖麻子(去皮,研为泥)不拘多少。

【用法】　捣乱,摊成膏药。贴之。

【功用】　消肿散毒。

【主治】　痈疽,恶疮,发背,附骨疽。

白膏药(2)

【方源】　《易简方便》卷四。

【组成】　顶上炉甘石(以轻能浮水者佳,炭火内烧,研末,摊地上1日,冷透火气)。

【用法】　用猪油和匀捣溶。摊贴。

【功用】　拔毒生肌。

【主治】　无名肿毒,小儿胎毒,黄水湿疮无皮,红肉现露,日久不愈。

白糖饮

【方源】　《经验奇方》卷上。

【组成】　白糖120～150克。

【用法】　先用半夏在两腮边擦之,牙关自开。急用热绍酒冲白糖灌入。不饮酒者,水服亦可,愈多愈妙。

【功用】　止瘀血冲心。

【主治】　可免瘀血冲心。

白螺散

【方源】　《本草纲目》卷四十六引《医方摘要》。

【异名】　生肌散(《疡医大全》卷九)。

【组成】　(墙上)白螺蛳壳(洗净,煅研)不拘多少。

【用法】　掺之。

【主治】　痘疮不收。

白及颗粒

【方源】　《部颁标准》。

【组成】　白及。

【用法】　上药制成颗粒剂。口服,每次5～10克,1日3次。

【功用】　收敛、止血、补肺。

【主治】　肺结核,慢性气管炎,百日咳、肺气肿,久咳伤肺,咯血呕血。

【宜忌】　肺胃有实火者忌用。不宜与乌头类药材同用。

白石脂散(1)

【方源】　《备急千金要方》卷五。

【组成】　白石脂不拘多少。

【用法】　上药研为细末。熬令微暖,以粉脐疮,1日3～4次。

【主治】　小儿脐疮赤肿,汁出不止。

白石脂散(2)

【方源】　《小儿卫生总微论方》卷十。

【组成】　白石脂15克。

【用法】　上药研为末。和入白粥中,空腹予服。

【主治】　水泻形羸,不胜大汤药。

白朱砂散

【方源】　《外科百效》卷一。

【组成】　上好白雪瓷器不拘多少。

【用法】　上为极细末。掺疮口上。

【功用】　生肌敛口。

白羊肉汤

【方源】　《普济方》卷二五〇。

【组成】　白羊肉250克。

【用法】　去脂膜,切作片,以蒜齑煮食之,3日1次。

【功用】　益肾气,强阳道。

【主治】　疝。

白芥子散

【方源】　《奇效良方》卷六十五。

【组成】　白芥子不拘多少。

【用法】　上药研为末。水调敷足心。

【主治】　①《奇效良方》:小儿疮疹。
②《痘治理辨》:痘。

白茅根汤

【方源】　《圣济总录》卷九十八。

【异名】　茅根汤(原书卷一八四)。

【组成】　白茅根(细锉)150 克。

【用法】　上药研为粗末。每服 15 克,水煎,去渣温服,不拘时候。

【主治】　热淋,小便赤涩不通。

白鱼灰散

【方源】　《小儿卫生总微论方》卷十。

【组成】　书中白鱼(烧灰)7 枚。

【用法】　上药研为细末。每次 1 克,乳汁调服;或敷在乳上吮之。

【主治】　百日内儿涎壅吐乳。

白扁豆散

【方源】　《医学正传》卷七。

【组成】　白扁豆(生,去皮)。

【用法】　上药研为细末。每服 1.5 克,清米饮调下。

【主治】　妊娠误服草药及诸般毒药毒物。

白荷花露

【方源】　《中国医学大辞典》。

【组成】　鲜白荷花瓣不拘多少。

【用法】　用蒸气蒸馏法,每 500 克吊成露 1500 克。每用 120 克,隔水炖,温服。小儿酌减。

【功用】　清暑,凉脾,消瘀,止血,安胎。

【主治】　喘嗽,烦渴,痰血。

白梅饮子

【方源】　《小儿卫生总微论方》卷十一。

【组成】　白梅(去核)1 枚。

【用法】　盐水研烂,合蜡茶醋汤沃服之。

【主治】　血痢不止。

白雄鸡羹

【方源】　《太平圣惠方》卷九十六。

【组成】　白雄鸡 1 只(治如食法)。

【用法】　水煮令烂熟,漉出,劈肉,于汁中入葱、姜、五味作羹。空腹食之。

【主治】　风邪癫痫,不欲睡卧,自能骄居,妄行不休,言语无度。

白僵蚕散

【方源】　《普济方》卷三七三。

【组成】　僵蚕(炒)15 克。

【用法】　上药研为散。刮开疮头上,敷之。根烂即出。一方水调封之。

【主治】　疔肿。

白艾蒿酿酒

【方源】　《太平圣惠方》卷二十四。

【组成】　白艾蒿 10 束(每束如斗)。

【用法】　以水煮取汁五斗,以曲 7500 克,糯米 60 千克,如常法酿酒至熟。每次暖饮 50 毫升,1 日 3 次。

【主治】　大风癞,身体面目有疮。

瓜蒂散

【方源】　《内外科百病验方大全》第十九章。

【组成】　陈年老南瓜蒂。

【用法】　烧成灰。酒冲服,再用麻油调灰敷之。立愈。

【主治】　毒疽及一切无名恶症,并治乳岩。

瓜蒌汤

【方源】　《济阳纲目》卷三十三。

【组成】　瓜蒌根(薄切,炙)150 克。

【用法】　上药用水煎煮,去渣,随意饮。

【主治】　消渴,小便多。

冬凌草糖浆

【方源】　《部颁标准》。

【组成】　冬凌草 1000 克。

【用法】　上药制成糖浆。口服,每次 10～20 毫升,1 日 2 次。

【功用】　清热解毒。

【主治】　慢性扁桃体炎,咽炎,喉炎,口腔炎。

立止散

【方源】　《普济方》卷二八一。

【组成】　冬瓜皮(烧灰)不拘多少。

【用法】　用香油调,搽疮上。立止。

【主治】　银屑病。

立圣散（1）

【方源】　《杨氏家藏方》卷十三。

【组成】　黄连（去须）500 克。

【用法】　上药研为细末。每次 3 克，空腹、食前浓煎荆芥蜜汤调下。

【主治】　肠风下血，或如鸡肝，日夜无度，全不入食，通体黄肿者；尿血。

立圣散（2）

【方源】　《普济方》卷四十九引《余居土选奇方》。

【组成】　橡斗子（实以盐，烧存性）不拘多少。

【用法】　上药研为细末。早、晚用。

【功用】　乌须发。

立竹汤

【方源】　《圣济总录》卷一二四。

【组成】　立死竹（从地高二尺以上刮去皮，细劈如算子）三七茎。

【用法】　用水二盏，煎 2.1 克，去渣顿服。

【主治】　诸鱼骨鲠在喉中。

立应散（1）

【方源】　方出《证类本草》卷十九引《日华子本草》，名见《杨氏家藏方》卷二十。

【组成】　鹅粪不拘多少。

【用法】　外敷。

【主治】　诸毒蛇虫咬伤。

立应散（2）

【方源】　方出《是斋百一选方》卷八，名见《医方类聚》卷九十二引《济生续方》。

【组成】　延胡索（新瓦上炒微黄，不可焦）不拘多少。

【用法】　上药研为细末。每次 9 克，酒煎服。不能饮者，以陈米饮调下，不拘时候；以酒调亦得。

【主治】　妇人血刺心痛。

立效丸

【方源】　《世医得效方》卷七。

【组成】　百药煎。

【用法】　上药研为末，每服 9 克，煮稀白粥搅匀服之。面糊为丸，米饮送下亦可。

【主治】　痔。

立效散（1）

【方源】　方出《太平圣惠方》卷三十七，名见《普济方》卷一八九。

【组成】　龙骨 30 克。

【用法】　上药研为散。水煎，温服。

【主治】　①《太平圣惠方》：鼻出血。
②《普济方》：呕吐血不止。

立效散（2）

【方源】　《圣济总录》卷一四三。

【组成】　新栀子（去壳）不拘多少。

【用法】　上药焙干，捣破，再焙，又研细，如油出成团，擘开，猛火焙干，手擦细罗取散，瓷器盛之。发时以新汲水调下 6 克。

【主治】　饮酒过度，肠风泻血及风热泻血，出如红线。

立效散（3）

【方源】　《世医得效方》卷七。

【组成】　侧柏叶（焙干，如仑卒难干，新瓦焙）

【用法】　上药研为末。每次 9 克，食后米饮调下。

【主治】　呕血。

立效散（4）

【方源】　《普济方》卷四十五引《德生堂方》。

【组成】　蓖麻子（去壳）不拘多少。

【用法】　上捣烂，纸上摊，贴在左右太阳穴上。

【主治】　偏正头痛。

立效散（5）

【方源】　《普济方》卷三〇六。

【组成】　饿老鹰胆 1 个。

【用法】　温酒调下。

【主治】　疯狗咬伤。

立效散（6）

【方源】　《疡医大全》卷十三。

【组成】　蛇蜕（火烧存性）（一方加冰片）。

【用法】　上药研为末。鹅管吹入耳内。

【主治】　耳内忽作大痛,如有虫在内奔走,殊痛,或出血,或出水,或干痛,不可忍者。

立消散

【方源】　《良朋汇集》卷四。

【组成】　豆腐皮(烧存性)。

【用法】　上药研为末。香油调搽。

【主治】　小儿浑身起罗网蜘蛛疮,瘙痒难忍。

玄剑散

【方源】　《施圆端效方》引张君玉方(见《医方类聚》卷一三六)。

【组成】　皂角(大者,去皮子,炙黄)。

【用法】　上药研为细末,葱蘸纤肛内。立通。或吹亦得。

【主治】　大便后结,服紧张药不通者。

玄霜膏

【方源】　《活幼心书》卷下。

【异名】　玄霜散。

【组成】　好糯米不拘多少。

【用法】　上用坚硬铁器盛贮,见天处以雪水浸一二月,不问腐烂,仍用竹器捞出于大筲箕内,别取净水淋过,晒干焦炒,研为细末,新汲井水调涂患处,如干燥,又以软鸡翎蘸水添拂疮上,使之滋润痛减,药少再添用,自然效速。末久成团,再研细,炒透黑色烟清为度。敷上痛止,更无瘢痕。

【主治】　汤火疮。

玄明粉散

【方源】　《圣济总录》卷九十七。

【组成】　玄明粉15克。

【用法】　上药研为散。每服6克,将冷茶磨木香,入药顿服。即通。

【主治】　大便不通。

玄精石散

【方源】　《圣济总录》卷一三四。

【组成】　太阴玄精石(锅子内大火煅,纸衬子地坑内,出火毒一宿)不拘多少。

【用法】　上药研为细末。每看多少,用冷水

调,鸡翎扫之。疼痛立止。

【主治】　汤火伤,疼痛不可忍。

汉桃叶片

【方源】　《部颁标准》。

【组成】　汉桃叶。

【用法】　上药制成片剂。口服,每次3~5片,1日3次。

【功用】　祛风止痛,舒筋活络。

【主治】　三叉神经痛,坐骨神经痛,风湿关节痛。

必胜散(1)

【方源】　《活幼心书》卷下。

【组成】　白芷不拘多少。

【用法】　上锉,晒或焙,研为细末。抄少许于舌上,令其自化,或用掌心盛之,以舌舐咽。儿小者,温净汤浓调,少与含化,并不拘时候。至六七次即效。

【主治】　小儿、大人病中闻饮食药气,即恶心干呕,不能疗者。

必胜散(2)

【方源】　《普济方》卷三四四。

【组成】　马勃不拘多少。

【用法】　以生布擦为末。浓米饮调下。

【主治】　妊娠吐血、衄血。亦治吐血不止。

必胜膏

【方源】　方出《本草纲目》卷二十六引《圣济总录》,名见《丹台玉案》卷六。

【组成】　老葱。

【用法】　将患处刺破,加生蜜杵贴之。两时疗出,以醋汤洗之。

【主治】　疔疮恶肿。

必效散(1)

【方源】　方出《是斋百一选方》卷十四,名见《普济方》卷三十八。

【异名】　霜柿散(《普济方》卷三十八)。

【组成】　干柿(烧存性)不拘多少。

【用法】　上药研为末。每服6克,空腹米饮调下。一方用糊为丸服。

【主治】　肠风脏毒。

必效散(2)

【方源】　《外科精义》卷下。

【组成】　盐豉(炒干)不拘多少。

【用法】　上药研为细末。每用油调涂之。

【主治】　蜘蛛咬着疼痛。

必消散

【方源】　《医学从众录》卷八。

【组成】　五木大杨树上木耳菌。

【用法】　拭净,净瓦上炙焦存性,为细末。每次9克,砂糖调陈酒送下。即消。

【主治】　妇人乳肿,不论内外。

宁心宝胶囊

【方源】　《部颁标准》。

【组成】　真菌虫草头孢。

【用法】　上药制成胶囊。口服,每次1粒,1日3次或遵医嘱。

【功用】　本品有提高窦性心律,改善窦房结、房室传导功能,改善心脏功能的作用。

【主治】　多种心律失常,房室传导阻滞,难治性缓慢型心律失常,传导阻滞。

半夏丸(1)

【方源】　《类编朱氏集验方》卷十五引南岳魏夫人方。

【异名】　半仙丸(《济阳纲目》卷一○二)。

【组成】　半夏30克。

【用法】　上药研为末,水为丸,如豆大。纳鼻孔中。

【主治】　五绝:自缢、墙压、溺水、魇魅、产乳。

半夏丸(2)

【方源】　《济阳纲目》卷二十四。

【组成】　半夏(香油炒)不拘多少。

【用法】　上药研为末,粥为丸,如梧桐子大。每次30～50丸,生姜汤送下。

【主治】　湿痰喘急,亦治心痛。

半夏曲

【方源】　《全国中药成药处方集》(上海方)。

【组成】　半夏(漂浮)500克。

【用法】　上药研为细末,用麦粉拌和成曲。每次9克,包煎服汤。

【主治】　咳嗽痰涌,痰多作恶。

半夏酒

【方源】　《圣济总录》卷一一九。

【组成】　半夏10枚。

【用法】　以苦酒煎煮,稍稍漱口,热含冷吐。半夏动人咽喉,以生姜汁解之。

【主治】　舌肿满口,气息不通,须臾杀人,急以手指刺破,溃出恶血,亦可用微针决破,次用此药。

半夏散

【方源】　《全生指迷方》卷四。

【组成】　半夏(汤洗7遍,薄切片,姜汁浸3日,炒干)。

【用法】　上药研为末。每次3克,温酒调下。不能饮酒者用汤。

【主治】　胎死腹中,其母面赤舌青者,亦治横生逆产。

圣灰散

【方源】　《杨氏家藏方》卷十九。

【组成】　地龙粪(韭菜地中者)。

【用法】　上药用炭火烧令通赤,放冷地上,用碗覆之,候冷取出,研细,以猪脂调敷。

【主治】　小儿月蚀疮,耳后耳下或鼻内生疮。

圣枣散

【方源】　《杨氏家藏方》卷十六。

【组成】　大枣(烧灰留性)49枚。

【用法】　不拘痈大小,尽用枣灰及粪堆下土,细研和匀,以新汲水调敷。

【主治】　乳痈。

圣烟筒(1)

【方源】　《医学正传》卷五。

【组成】　蓖麻子不拘多少。

【用法】　上取肉捶碎,纸卷作筒。烧烟吸之。

【主治】　喉痹。

圣烟筒（2）

【方源】　《理瀹骈文》。

【组成】　巴豆。

【用法】　巴豆肉烧烟熏鼻；或巴豆压油于纸上，卷皂角末烧熏鼻；或用热烟刺入喉内，吐恶涎及血即醒；或巴豆仁捣烂，棉裹塞鼻；或巴豆、明矾熬，去豆取矾吹鼻，并点喉蛾。

【主治】　一切风痰喉痹。

圣妙寸金散

【方源】　《证类本草》卷十六引《胜金方》。

【异名】　胜妙寸金散（《圣济总录》卷一五九）、寸金散（《妇人良方大全》卷十六）。

【组成】　败笔头（烧灰，为末）1 枚。

【用法】　以生藕汁一盏调下。若产母虚弱及素有冷疾者，恐藕冷动气，即于银器内重汤暖过后服。

【功用】　催产。

【主治】　难产。

皮鞋轻粉散

【方源】　《普济方》卷三六一引《经验良方》。

【组成】　旧皮鞋面不拘多少。

【用法】　烧灰存性，为末。加轻粉少许，湿疮干敷，干疮油敷。

【主治】　小儿胎风疮。

发灰散

【方源】　《普济方》卷三十九引《备急肘后方》。

【组成】　乱发（洗净，烧灰）30 克。

【用法】　上药研为细末。每服 9 克，食前温水调服，1 日 3 次。以通利为度。

【主治】　大小便不通及便血，五淋，小儿惊痫；吹鼻治鼻出血。

六　画

地丁饮

【方源】　《治疗汇要》卷下。

【组成】　鲜紫花地丁。

【用法】　用花、梗、叶捣汁服。毒重者愈多服愈妙，盖被出汗，其毒自解，并用滓敷患处。或加蒲公英、甘草末 9 克调服更效。

【主治】　疔毒、对口、发背，一切红肿。

【宜忌】　疮色白、平坦者忌用。

地龙汤

【方源】　《伤寒温疫条辨》卷一。

【组成】　蚯蚓（捣烂）不拘多少。

【用法】　入新汲水，搅净浮油，饮清汁。

【主治】　温病大热诸证。

地龙酒

【方源】　《张氏医通》卷十五。

【组成】　活地龙 5～7 只（用乌芋捣绞）。

【用法】　入酒浆少许，炖热服之。

【主治】　痘疮，血热毒盛，黑陷不起。

地龙散

【方源】　《圣济总录》卷一四〇。

【组成】　地龙粪不拘多少。

【用法】　上药研为末。每服 3 克，熟水调下，1 日 3 次，不拘时候。

【主治】　毒箭所伤。

地龙膏

【方源】　《普济方》卷三九九引《仁斋直指方论》。

【组成】　干地龙不拘多少。

【用法】　上药研为末。先以葱椒汤于避风处洗，次用津唾调敷其上。外肾热者，鸡子清调敷，或加牡蛎少许亦可。

【主治】　小儿外肾肿硬，或疝，或风热暴肿及阴疮。

【宜忌】　《普济方》：常避风冷湿地。

地耳散

【方源】　《外科方外奇方》卷四。

【组成】　地踏菜不拘多少。

【用法】　晒干,为末,猪油调敷。

【主治】　汤泡伤。

地肤饮

【方源】　《外台秘要》卷三十三(注文)引《小品方》。

【异名】　地肤汤(《圣济总录》卷一五七)、地肤草汤(《医方考》卷六)。

【组成】　地肤草 90 克。

【用法】　上药用水煎取,分 4 次服,日 3 次,夜 1 次。

【主治】　妊娠患子淋,小便数,出少,或热痛酸痛及足肿。

【方论】　《医方考》:子淋之原,本于湿热,地肤草能利膀胱,能疏风热,以之而治子淋,亦单剂之良方也。

地肤煎

【方源】　方出《本草纲目》卷十六引《圣济总录》,名见《仙拈集》卷二。

【组成】　落帚子。

【用法】　同生姜研烂,热酒冲服,取汗即愈。

【主治】　雷头风肿,不省人事。

地黄丸

【方源】　《圣济总录》卷一五五。

【组成】　熟、干地黄(切,焙)不拘多少。

【用法】　上药研为末,炼蜜为丸,如弹子大。每次 1 丸,空心煎当归酒嚼下;温酒亦得。

【主治】　妇人血衰不足,经候艰涩,致子宫不荣,妊娠多病,胎不长成。

地黄饮

【方源】　《养老奉亲书》。

【组成】　生地黄(研如水,取汁)250 克。

【用法】　煎作膏。空腹渐食之,每日 1 次。

【主治】　老人咳嗽烦热,或唾血气急,不能食。

【备考】　本方方名,据剂型当作"地黄膏"。

地黄粥

【方源】　《医学入门》卷三。

【组成】　生地黄不拘多少。

【用法】　上捣自然汁,浸粳米渗透,晒极干,再浸再晒 3 次。每用瓷器煎生地黄汤令沸,入米熬成稀粥,空腹服。

【功用】　降心火,凉肝血。

【主治】　血热入肝,睡起目赤肿,良久无事者。

地黄膏

【方源】　《圣济总录》卷一三八。

【组成】　生地黄(细切,捣绞取汁)1500 克。

【用法】　上于铜器内慢火煎搅成膏。取敷肿处,以故帛涂贴之亦得。每日换 3～5 次即溃。

【主治】　热痛肿结,热振熁痛,欲作脓。

地榆膏

【方源】　《赤水玄珠》卷二十。

【组成】　地榆 500 克。

【用法】　用水 1500 毫升,煎至 750 毫升,去渣,再煎如稠膏。每次 30 克,空腹用开水调服,1 日 2 次。

【功用】　收涩止血。

【主治】　赤白带下。

【方论】　《简明中医妇科学》:地榆凉血涩血,血自归经,安有赤白注溢之患哉。

地榆散

【方源】　《圣济总录》卷一四二。

【组成】　地榆不拘多少。

【用法】　上药研为散。每服 6 克,米饮调下,1 日 3 次。

【主治】　①《圣济总录》:血痔。

②《幼科类萃》:大肠停积热毒,小儿赤痢,或点滴鲜红。

地骨皮露

【方源】　《中药成方配本》。

【组成】　地骨皮 500 克。

【用法】　用蒸汽蒸馏法,每 500 克吊成露 2500 克。每用 120 克,隔水温热饮服。小儿酌减。

【功用】　清热解烦。

【主治】　骨蒸内热。

地扁竹散

【方源】　《古今医统大全》卷九十三。

【组成】　射干。

【用法】　上药研为末。每次 2 克,温酒调下。病在上即微吐,在下即微泻。仍用麒麟竭膏收敛疮口。

【主治】　恶疮。

地锦草片

【方源】　《部颁标准》。

【组成】　地锦草 100 克。

【用法】　上药制成片剂。口服,每次 6～10 片,1 日 3 次。

【主治】　痢疾、肠炎,咯血,尿血,便血,崩漏,痈肿疮疖。

地奥心血康胶囊

【方源】　《中国药典》。

【组成】　山药。

【用法】　上药制成胶囊。口服,每次 1～2 粒,1 日 3 次。

【功用】　活血化瘀,行气止痛,扩张冠状动脉血管,改善心肌缺血。

【主治】　冠心病,心绞痛及淤血内阻之胸痹、眩晕、气短、心悸、胸闷或胸痛等症。

朴硝丸

【方源】　《圣济总录》卷一八三。

【组成】　朴硝(炼)250 克。

【用法】　上药研为末,炼蜜为丸,如梧桐子大。每次 30 丸,食后蜜水送下。

【主治】　金石发热及诸热。

朴硝散(1)

【方源】　《普济方》卷四十六。

【组成】　朴硝不拘多少。

【用法】　上药研为散。用生麻油调,涂头顶上。

【主治】　时气,脑痛不止。

朴硝散(2)

【方源】　《普济方》卷三五七。

【组成】　朴硝不拘多少。

【用法】　上药研为末。每服 6 克,温童便调下。

【功用】　《明医指掌》:下死胎,取胞衣。

【主治】　①《普济方》:死胎不出。

②《明医指掌》:产后败血。

芋艿丸

【方源】　《部颁标准》。

【组成】　鲜芋艿。

【用法】　上药制成丸剂。口服,每次 9 克,1 日 2 次,儿童酌减。

【功用】　消痰软坚。

【主治】　痰核瘰疬。

芒硝汤

【方源】　《外台秘要》卷三十引《延年秘录》。

【组成】　芒硝 90 克。

【用法】　用开水 1000 毫升,纳芒硝令消散,以帛子蘸取拭疹。

【主治】　①《外台秘要》引《延年秘录》:赤疹,心家稍虚,热气相搏,其色赤。

②《备急千金要方》:漆疮。

老鹳草膏

【方源】　《北京市中药成方选集》。

【组成】　老鹳草 500 克。

【用法】　将老鹳草洗净泥土,水煎 3 次,每次过滤去渣,合并滤液,用文火煎熬,浓缩收膏,以不渗纸为度。每 30 克清膏兑炼蜜 60 克,装瓶重 60 克。每次 3～15 克,温开水冲下。

【功用】　①《北京市中药成方选集》:舒筋活络,祛风除湿。

②《中药制剂手册》:活血止痛。

【主治】　风湿麻木,筋骨不舒,手足疼痛,皮内作痒。

耳脓独龙丹

【方源】　《吉人集验方》。

【组成】　川乌(去皮脐)不拘多少。

【用法】　上药研为细末。每取少许,吹入耳中。数次即愈。

【主治】　耳中脓血常流不息。

夺命散

【方源】　《普济方》卷三五七。

【组成】　白扁豆(生,去皮)不拘多少。

【用法】　上药研为末。每服 3 克,米饮调下;未下,煎数服亦可。

【主治】　胎死腹中危甚。

夺命川附汤

【方源】　《普济方》卷十四。

【组成】　附子(去皮脐,炮,切片)2 枚。

【用法】　加生姜 10 片,水煎,滤出,水中沉冷,再露一宿,次早五更,冷服一二口,复歇,看腹有无发热,如无热,再进,作 2～3 次服。其热自退。

【主治】　体虚感冒,伤寒头疼发热,或日轻夜重,或午或早,或晚或终日,单发大热,虽渴不喜冷,脉沉细,气虚者。

夺命将军一枝花

【方源】　《青囊全集》卷下。

【组成】　血山七花(一名七叶灵芝)。

【用法】　阴干,水煎服;或鲜叶挤汁服。

【主治】　疔疮表解后。

灰糖水

【方源】　《仙拈集》卷一。

【组成】　古石灰(老塔庙古城墙取)9 克。

【用法】　入冷水搅浑,澄清去渣,调入砂糖 6 克服。

【主治】　霍乱。

百合汤

【方源】　《内经拾遗方论》。

【组成】　百合 30 克。

【用法】　上药用水煎,不拘时候服。

【主治】　肾虚解㑊。

百合散(1)

【方源】　方出《太平圣惠方》卷三十六,名见《圣济总录》卷一一五。

【组成】　干百合 200 克。

【用法】　上药研为细散。每服 3 克,食后温水调下,1 日 3 次。

【主治】　耳聋疼痛。

百合散(2)

【方源】　《小儿卫生总微论方》卷七。

【组成】　百合(炒黄,为末)15 克。

【用法】　每服 1.5～3 克,米饮调下,不拘时候。

【主治】　伤寒腹中满痛。

百花散

【方源】　《扁鹊心书·神方》。

【组成】　川乌 150 克。

【用法】　上药研为末。凡一切疮毒,以麻油调涂,湿者干掺;耳中出水,吹入。

【主治】　腿肚血风廉疮,小儿蝼蛄疮,或耳底出脓,瘰疬痔漏。

百补丸

【方源】　《本草纲目》卷三十五引《杨诚经验方》。

【组成】　黄柏(刮净,分作 4 份,用酒、蜜、人乳、糯米泔各浸透,炙干,切)500 克。

【用法】　上药研为末,廪米饭为丸。每次 50 丸,空心,温酒送下。

【主治】　诸虚赤白浊。

百灵粉

【方源】　《不知医必要》卷二。

【组成】　锅底烟(要烧草者方好,烧柴者勿用)6 克。

【用法】　上药研为细末。用煮熟猪肝切片,蘸而食之,即愈。

【主治】　鸡蒙眼,夜不见路者。

百药散

【方源】　《杨氏家藏方》卷十三。

【组成】　川百药煎(一半生用,一半炒令黄)不拘多少。

【用法】　上药研为细末。每服 6 克,空腹以温米饮调下。

【主治】　脏毒下血不止。咯血,肺家有热,稍实者。

百祥丸

【方源】　《小儿药证直诀》卷下。

【组成】　红大戟(阴干)不拘多少。

【用法】　浆水煮极软,去骨晒干,复纳汁中煮,汁尽焙干为末,水为丸,如粟米大。每次 10～20 丸

（研），赤脂麻汤送下，不拘时候。

【功用】　《名家方选》：痘疮初发用之，可预防毒气上迫咽喉。

【主治】　①《小儿药证直诀》：痘疮倒压黑陷。

②《普济方》：疮疹倒压黑陷，寒颤噤牙戛齿，身黄紫肿。

③《景岳全书》：痘疹紫黑干陷，热毒便秘里实等症。

【宜忌】　《本草纲目》：不发寒者，不黑者，慎勿下。

百蕊片

【方源】　《部颁标准》。

【组成】　百蕊草。

【用法】　上药制成片剂。口服，每次 4 片，1 日 3 次。

【功用】　清热消炎，止咳化痰。

【主治】　急、慢性咽喉炎，气管炎，鼻炎，感冒发热，肺炎等。

百霜丸

【方源】　《普济方》卷六十四。

【组成】　釜底百草霜不拘多少。

【用法】　上药研为细末，炼蜜为丸，如龙眼大。每次 1 丸，新汲水化开灌下。甚者，不过 3 丸即愈。

【主治】　咽喉中结块核，不通水食，危困欲死。

夹棍神方

【方源】　《奇方类编》卷下。

【组成】　肥皂子。

【用法】　不浸透，去外黑皮，用里白肉并仁，捣如泥。如明日用事，今晚用此敷之，上至脚臁月廷一节，下至脚底板心，并指甲内，处处敷匀，不可有一毫空隙处，以油纸包，外用裹脚缠足。其药与皮肉一样，颜色不变，用事时，一些不碍，毫无干涉。出来时，以黄豆浆温温洗之。其豆浆，须预先 1 日将豆泡烂，磨浆候着用。

【主治】　①《奇方类编》：损伤。

②《疡医大全》：刑杖伤。

扫癫丹

【方源】　方出《备急千金要方》卷二十二，名见《洞天奥旨》卷十六。

【组成】　莨菪子(烧灰存性)不拘多少。

【用法】　上药研为细末。每取少许，敷之。

【主治】　恶疮，十年不愈似癫者。

过岗龙片

【方源】　《部颁标准》。

【组成】　过岗龙。

【用法】　上药制成片剂。口服，每次 5 片，1 日 3 片。

【功用】　祛风除湿，活络止痛。

【主治】　风湿性关节炎，腰腿痛，四肢痹痛，大骨节病等。

至圣丹

【方源】　《纲目拾遗》卷五。

【组成】　鸦胆子不拘多少。

【用法】　用小铁锤轻敲其壳，壳破肉出，其大如米，敲碎者不用，专取全仁用之。取大龙眼肉包之，小儿 1 包 3 粒，大人 1 包 7 粒，紧包，空腹吞下，以饭食压之，使其下行。

【主治】　冷痢久泻，百方无验者。

【宜忌】　服时忌荤酒 3 日，戒鸭肉 1 月。

【方论】　虚人冷积致痢，其积日久，渐至下坠，竟至大肠下口直肠上口交界之处，有小曲折隐匿于此，为肠秽最深之处，药所不到之地。证则乍轻乍重，或愈或发，便则乍红乍白，或硬或溏，总无一定，任是神丹，分毫无济，盖积不在腹内，而在大肠之下，诸药至此，性力已过，尽成秕糠，安能去此沉匿之积？所以冷痢，有至三五年十数年不愈者，由此故也。古方用巴豆为丸下之者，第恐久病人虚，未敢轻用；今以至捷至稳鸦胆子一味治之，更借此圆肉包裹，可以直至大肠之下也。

至灵胶囊

【方源】　《部颁标准》。

【组成】　冬虫夏草。

【用法】　上药制成胶囊。口服，每次 2～3 粒，1 日 2～3 次，或遵医嘱。

【功用】　补肺益肾。

【主治】　肺肾两虚所致咳喘、水肿等，亦可用于各类肾病、慢性支气管哮喘、慢性肝炎及肿瘤的辅助治疗。

当归丸

【方源】　《部颁标准》。

【组成】　当归 1000 克。

【用法】　上药制成丸剂。口服，每次 10～20 丸，1 日 2 次。

【功用】　补血活血，调经止痛。

【主治】　血虚萎黄，月经不调，经行腹痛。

当归散（1）

【方源】　《幼幼新书》卷七引《肘后备急方》。

【组成】　当归（末之）小豆大。

【用法】　以乳汁咽之，日夜 3～4 次。

【主治】　小儿喜啼。

当归散（2）

【方源】　《圣济总录》卷七十。

【组成】　当归（切，焙）不拘多少。

【用法】　上药研为散。每服 3 克，米饮调下。

【主治】　鼻衄不止。

当归流浸膏

【方源】　《中药单味制剂操作工艺》。

【组成】　当归 100 克。

【用法】　上药研为粗末，按渗漉法，用 70％醇湿润 4 小时，再以 70％醇浸渍 48 小时后，以每分钟 35 毫升/50 千克之速度渗漉，收集初滤液 850 毫升，另器保存，继续渗漉使可溶性成分完全漉出，收集漉液，用 60℃以下之温蒸发至软膏状，加入初漉滤液 850 毫升混合，用 70％醇稀释，使每毫升含总提取物 300 毫克时，静置 2～3 天后，取上层清液过滤即得。每次口服 2～8 毫升，1 日 2 次。

【功用】　补血活血，行气止痛，滑肠润燥。

【主治】　妇女胎前产后诸病；痈疽疮疡；淤血作痛；血虚肠燥的便秘。

吊肠丸

【方源】　《医方类聚》卷一八四引《经验秘方》。

【组成】　黄柏不拘多少。

【用法】　上药研为末，烧热，新砖撒药于上，坐久。

【功用】　去虫。

【主治】　痔。

【备考】　本方方名，据剂型当作"吊肠散"。

回生丹

【方源】　方出《本草纲目》卷九引《集玄方》，名见《摄生众妙方》卷六。

【组成】　千年石灰 50 克。

【用法】　上药用水煎滚，去清水，再用一盏煎至极滚，澄清，灌之。少顷痰下自苏。

【主治】　痰厥气绝，心头尚温者。

回生酒

【方源】　《古今医鉴》卷十六引周梅江方。

【组成】　扛板归不拘多少。

【用法】　上药研烂用汁，与生酒调服，随量饮之，用滓贴患处。

【主治】　毒蛇所伤致死。

回生散

【方源】　《疑难急症简方》。

【组成】　皂矾不拘多少（置新瓦上煅红，放地候冷）。

【用法】　上药研为末。掺舌上。如口噤，须撬开牙关，擦舌上即醒。

【主治】　喉痛咽哽，舌忽胀大，渐至如胕，或伸出不能缩者，此名雯舌。

回阳散

【方源】　《证治汇补》卷一。

【组成】　附子（炮制为末）2 枚。

【用法】　生姜酒和匀调服。

【主治】　中寒。

回阳生肌散

【方源】　《仙拈集》卷四。

【组成】　干姜（炒黑）不拘多少。

【用法】　上药研为末。掺患处，觉热如烘，生肌甚速。

【功用】　生肌。

【主治】　冷疮久不收口。

肉苁蓉丸

【方源】　《圣济总录》卷一八五。

【组成】　肉苁蓉（酒浸 3 日，细切，焙干）1000 克。

【用法】　上药研为末。分一半醇酒煮作膏，和一半入臼中为丸，如梧桐子大。每次 20 丸，加至 30 丸，空腹食前温酒或米饮任下。

【主治】　下部虚损，腹内疼痛，不喜饮食。

竹叶汤（1）

【方源】　《魏氏家藏方》卷九。

【组成】　苦竹叶不拘多少。

【用法】　上药用水煎浓汤，漱之。

【主治】　牙龈出血。

竹叶汤（2）

【方源】　方出《太平圣惠方》卷四十七，名见《圣济总录》卷四十。

【组成】　竹叶 1 握。

【用法】　以水 200 毫升，煮取汁 100 毫升，分 2 次温服。

【主治】　①《太平圣惠方》：霍乱吐泻，心烦闷乱。②《圣济总录》：霍乱利后，烦热躁渴，卧不安。

竹皮汤

【方源】　方出《肘后备急方》卷二，名见《外台秘要》卷二。

【组成】　青竹茹 100 克。

【用法】　以水 300 毫升，煮令五六沸，然后绞去渣，温服之。

【功用】　《济阴纲目》：清心凉肝。

【主治】　①《肘后备急方》：时气病交接劳复，阴卵肿，或缩入腹，腹中绞痛或便绝。

②《外台秘要》引《备急千金要方》：瘴气。

③《普济方》引《备急千金要方》：妊娠心痛，因落床或倒地，胎有所伤。

④《普济方》引《太平圣惠方》：妊娠烦躁，或胎不安，或口干。

⑤《圣济总录》：妇人月水不断。

【备考】　本方方名，《外台秘要》卷四引作"竹茹汤"。

竹茹浸膏片

【方源】　《中药制剂汇编》。

【组成】　竹茹外皮 1000 克，倍量水，同法提取 2 小时，滤取液与前液合并；浓缩至生药量 2∶1 时，加 95％乙醇 1.5 倍量沉淀杂质，静置 4～8 小时，取上清液过滤，沉淀用 60％ 醇洗 2～3 次，将可溶性成分洗出，洗液与滤液合并，回收乙醇，放冷，再过滤一次，浓缩成浓膏，测定其含量，按规定的浸膏量，加辅料适量，压制成片，每片内含总抽出物 100 毫克，即得。

【用法】　每次 1～3 片，开水送服，1 日 2 次。

【功用】　凉血除热。

【主治】　血热引起之呕血，出血及崩中，还可用于胃热呕吐及呃逆。

朱砂莲胶囊

【方源】　《部颁标准》。

【组成】　朱砂莲。

【用法】　上药制成胶囊。口服，每次 2 粒，1 日 3～4 次，饭后服用。

【功用】　清热解毒，消肿止痛。

【主治】　热毒蕴结所致的牙痛、咽喉肿痛，泻痢腹痛，痈疖肿痛。

伏龙浆

【方源】　《仙拈集》卷二。

【组成】　伏龙肝（即灶心红土）9 克。

【用法】　上药研为末。水澄清，去渣，冷酒调服。

【主治】　暴热心痛。

伏龙肝汤

【方源】　方出《肘后备急方》卷三，名见《普济方》卷一○一。

【组成】　釜下土 250 克。

【用法】　上药治下筛。以冷水和之，取汁尽服之。口已噤者，强开以竹筒灌之，使得下入便愈。

【主治】　中风，中恶，中蛊毒，衄血，血崩。

①《肘后备急方》：中风，心烦恍惚，腹中痛满，或时绝而复苏者。

②《备急千金要方》：中毒，蛊毒。

③《太平圣惠方》：风痱，卒不能语，手足不能自收。

④《济阳纲目》：出血。

⑤《外科大成》：血崩。

伏龙肝散

【方源】　《伤寒总病论》卷六。

【组成】　伏龙肝不拘多少。

【用法】　上药研为末。水调涂脐下，干时易之，疾愈乃止。

【主治】　妊娠时气，令子不落。

华盖散

【方源】　《外科大成》卷三。

【组成】　糯米不拘多少。

【用法】　糯米煮烂，捣如膏，剃净秃疮，将米膏厚罨之。虫尽入米膏中，俟膏自脱，发自生矣。

【主治】　秃疮。

华山参片

【方源】　《中国药典》。

【组成】　华山参。

【用法】　上药制成浸膏片，每片 0.12 毫克。口服，常用量，每次 1～2 片，1 日 3～6 片；极量，1次 4 片，1 日 12 片。

【功用】　定喘，止咳，祛痰。

【主治】　慢性支气管炎，喘息性气管炎。

【宜忌】　青光眼患者忌服；孕妇和前列腺极度肥大者慎用。

华蟾素片

【方源】　《部颁标准》。

【组成】　干蟾皮。

【用法】　上药制成片剂。口服，每次 3～4 片，1 日 3～4 次。

【功用】　解毒，消肿，止痛。

【主治】　中、晚期肿瘤，慢性乙型肝炎等症。

华蟾素口服液

【方源】　《部颁标准》。

【组成】　干蟾皮 500 克。

【用法】　上药制成口服液。口服，每次10～20 毫升，1 日 3 次，或遵医嘱。

【功用】　解毒，消肿，止痛。

【主治】　中、晚期肿瘤，慢性乙型肝炎等症。

延胡索散

【方源】　《普济方》卷三三八引《仁存方》。

【组成】　延胡索(肥者)60 克。

【用法】　上药研为末。每次 9 克，食前以温酒调下。

【主治】　双身心腹痛不可忍者，以及腰腿痛。

延年却病方

【方源】　《集验良方》卷二。

【组成】　真菟丝子(洗净用好酒入砂锅内，煮吐丝为度，放竹器内晒干，磨粉，再用炒米粉拌和)。

【用法】　加白砂糖调和，滚汤送服，大有补益；或用真怀山打糊为丸，如梧桐子大亦可。

【功用】　补益、延年。

延胡止痛散

【方源】　《赤水玄珠》卷八。

【组成】　延胡索(炒)不拘多少。

【用法】　上药研为末。每服 6 克，米饮调下。

【主治】　血痢疼痛，饮食不进。

血余散(1)

【方源】　方出《太平圣惠方》卷三十五，名见《圣济总录》卷一二四。

【组成】　乱发不拘多少(烧灰)。

【用法】　上药研为细末。每服 3 克，粥饮调下。

【主治】　呕血，鼻出血，妇人崩漏，产后尿血，头发鲠喉。

①《太平圣惠方》：食中发咽不下。

②《仁斋直指方论》：呕血、出血。

③《济阴纲目》：产后小便出血。

④《青囊秘传》：崩漏下血不止。

【备考】　《仁斋直指方论》：衄者，更以少许吹入鼻。

血余散(2)

【方源】　《保婴撮要》卷十。

【组成】　男子乱发(烧存性)不拘多少。

【用法】　上药研为细末。以绢袋盛置，干扑之。

【主治】　小儿汗不止。

血竭散

【方源】　《杨氏家藏方》卷十三。

【组成】　血竭(须真好者)不拘多少。

【用法】　上药研为细末。用自津唾调涂。频用为妙。

【主治】　痔漏疼痛不可忍者。

血竭膏

【方源】　方出《儒门事亲》卷十五,名见《卫生宝鉴》卷十八。

【异名】　血极膏(《医学纲目》卷三十四)、大黄膏(《医学入门》卷八)、将军丸(《济阴纲目》卷二)、醋大黄丸(《胎产心法》卷中)。

【组成】　大黄。

【用法】　上药研为末,醋熬成膏。就成如鸡头子大,作饼子,酒磨化之。

【主治】　①《儒门事亲》:妇人血枯。
②《胎产心法》:胞衣不下,恶血冲心,并腹中血块冲逆作痛;及女人干血有热,脉弦数者;亦治经闭。

血宁糖浆

【方源】　《部颁标准》。

【组成】　花生皮。

【用法】　提取制成糖浆剂。口服,每次10～20毫升,1日3次。

【功用】　止血。

【主治】　血友病、血小板减少、紫癜、鼻出血、牙龈出血等。

血安胶囊

【方源】　《部颁标准》。

【组成】　棕榈。

【用法】　上药制成胶囊。口服,每次10～20毫升,1日3次。口服,每次4粒或遵医嘱,1日3次。

【功用】　止血、收敛、调经。

【主治】　月经不准,经血过量,崩漏,淋漓不止,产后恶露不尽等妇科出血症。

血康口服液

【方源】　《中国药典》。

【组成】　肿节风。

【用法】　上药制成口服液,每支10毫升。口服,每次10～20毫升,1日3～4次,小儿酌减,可连服1个月。

【功用】　活血化瘀,消肿散结,凉血止血。

【主治】　血热妄行,皮肤紫斑;原发性及特发性血小板减少性紫癜。

【宜忌】　服药后个别患者如有轻度恶心、嗜睡现象,继续服药后可自行消失。

合口散

【方源】　《外科百效》卷一。

【组成】　山鳅(黄泥包,煨热后去泥)不拘多少。

【用法】　上药研为末。麻油调搽。

【功用】　生肌敛口。

【主治】　诸疮。

全龟片

【方源】　《部颁标准》。

【组成】　乌龟。

【用法】　上药制成片剂。口服,每次3～5片,1日2～3次。

【功用】　滋阴补肾。

【主治】　肺肾不足,骨蒸劳热,腰膝酸软,流注,流痰。

全蝎散

【方源】　《仙拈集》卷四。

【组成】　活蝎(麻油浸3日,取起晒干)1个。

【用法】　上药研为末。以鹅毛蘸油搽疮上。

【主治】　瘰疬。

全天麻胶囊

【方源】　《新药转正标准》。

【组成】　天麻。

【用法】　上药制成胶囊。口服,每次2～6粒,1日3次。

【功用】　平肝息风止痉。

【主治】　头痛眩晕,肢体麻木,小儿惊风,癫痫抽搐,破伤风。

杀虫丹

【方源】　《麻科活人全书》卷三。

【组成】　生大葱1把。

【用法】　炒食。虫即化为水。

【功用】　杀虫。

杀蛆药

【方源】　《伤科汇纂》卷七。

【组成】　皂矾。

【用法】　煅赤，掺于患处。即化为水。佐以内服柴胡、栀子清肝火。

【主治】　损伤溃烂生蛆者。

刘寄奴散

【方源】　《普济本事方》卷六。

【组成】　刘寄奴不拘多少。

【用法】　上药研为末。掺金疮口，裹。

【功用】　①《普济本事方》：敛金疮口，止疼痛。
②《济阳纲目》：止血生肌。

【主治】　①《普济本事方》：金疮。
②《医学纲目》：汤火疮。

【方论】　《本事方释义》：刘寄奴气味苦温，入足厥阴，能行血止痛，去癥瘕，治金疮极有效验，并治汤火疮尤妙。此虽一味草药，性能行走，使气血不致凝滞，则所伤之处自然止痛生肌耳。

【备考】　《普济本事方》引《经验方》：刘寄奴为末，先以糯米浆用鸡翎扫伤着处，后掺药末在上。并不痛，亦无痕。大凡伤着，急用盐末掺之，护肉不坏，然后药敷之。

衣鱼散

【方源】　《圣济总录》卷一八〇。

【组成】　衣鱼不拘多少。

【用法】　烧作灰。敷舌上。

【主治】　重舌。

灯台叶颗粒

【方源】　《部颁标准》。

【组成】　灯台叶。

【用法】　上药制成颗粒。开水冲服，每次10克，1日3次。

【功用】　止咳，祛痰，消炎。

【主治】　慢性支气管炎，百日咳。

灯盏花素片

【方源】　《部颁标准》。

【组成】　灯盏花素。

【用法】　上药制成片剂。口服，每次2片，1日3次。

【功用】　活血化瘀，通络止痛。

【主治】　中风后遗症，冠心病，心绞痛。

灯盏花颗粒

【方源】　《部颁标准》。

【组成】　灯盏细辛。

【用法】　上药制成颗粒。口服，每次5～10克，1日3次。

【功用】　活血化瘀，通经活络。

【主治】　脑路瘀阻，中风偏瘫，心脉痹阻，胸痹心痛，缺血性脑病、冠心病、心绞痛见以上症候者。

决明散（1）

【方源】　《外台秘要》卷二十一引《深师方》。

【组成】　马蹄决明200克。

【用法】　上药研为末，每服1.5克，以粥饮送下。

【主治】　失明，一岁二岁三岁四岁拭目中无他病，无所见，如绢中视物。

【宜忌】　忌鱼、蒜、猪肉、辛菜。

决明散（2）

【方源】　《古今医统大全》卷五十三。

【组成】　决明子不拘多少。

【用法】　上药研为末。水调贴太阳穴。

【主治】　头痛。

决明子丸

【方源】　《普济方》卷三八三。

【组成】　马蹄决明子60克。

【用法】　上药研为末，炼蜜为丸，如麻子大。每次3丸，食后以熟水送下。

【主治】　小儿冷热无辜疳，或时惊热，或时夜啼，大便青黄，自汗头痛，头发作穗，四肢黄瘦，不多食物。

冰壶散

【方源】　《普济方》卷二〇一引《十便良方》。

【组成】　高良姜(火炙令焦香)90克。

【用法】　打破,以酒煮,顿服。一方加粳米煮高良姜粥食之。一方用水煎服。

【主治】　霍乱吐利不止;亦治腹痛气恶。

守田膏

【方源】　《古今医鉴》卷十六。

【组成】　半夏不拘多少。

【用法】　上药研为末。调敷伤处。

【主治】　打仆有伤,淤血流注。

安胎饮

【方源】　《医方类聚》卷二二七引《仙传济阴方》。

【组成】　附子(去毛,炒)30克。

【用法】　上药研为末。每服9克,以开水送下。

【主治】　漏胎腹痛。

安胎散

【方源】　《杨氏家藏方》卷十六。

【组成】　缩砂(熨斗内盛,慢火炒令热透,后去皮、取仁用)不拘多少。

【用法】　上药研为细末。每次6克,热酒调下;不饮酒者,煎盐艾叶汤调下,食空服。

【主治】　①《杨氏家藏方》:妊娠偶因所触,或从高坠下,致胎动不安,腹中疼痛。

②《古今医鉴》:胎动下血,胃虚气逆呕吐,心腹诸痛。

③《痘疹金镜录》:孕妇出痘动胎。

【宜忌】　《古今医鉴》:此药非八九个月内,不宜多用。

【备考】　服此药后觉胎动处极热,即胎已安。

安脐散

【方源】　《仁斋直指小儿方论》卷四。

【组成】　白石脂末(焙,出火气)不拘多少。

【用法】　敷之。每日3次。

【主治】　小儿脐中汁出,或赤肿。

安胎如圣丹

【方源】　《摄生众妙方》卷十。

【组成】　鲤鱼1条。

【用法】　煮,并汤食之。

【主治】　胎动不安。

羊肉羹

【方源】　《医方类聚》卷二三八引《食医心鉴》。

【组成】　羊肉500克。

【用法】　上切。如常法调和作羹,随意食之。

【主治】　产后虚羸无力,腹肚冷,血气不调,及伤风头痛。

羊角散(1)

【方源】　《赤水玄珠》卷二十六。

【组成】　山羊角(烧存性,为末)不拘多少。

【用法】　每吹0.6～0.9克入内,1日2次。

【主治】　耳内脓汁不干。

羊角散(2)

【方源】　《仙拈集》卷四。

【组成】　羊角(锉碎,炙黄)500克。

【用法】　上药研为末。每早开水调服9克。

【主治】　瘰疬。

羊肾丸

【方源】　《普济方》卷二二一。

【组成】　羊肾1个。

【用法】　煮熟和炼成,拌乳粉半大两。空腹食之。

【功用】　补益。

【主治】　下焦虚冷,腰膝无力,虚弱。

羊肾汤

【方源】　方出《证类本草》卷十七引《食医心鉴》,名见《普济方》卷三十。

【组成】　羊肾(去脂)1双。

【用法】　细切。于豉汁中以五味、米揉,如常法作羹食,作粥亦得。

【主治】　肾劳损精竭。

羊乳饮

【方源】　方出《本草图经》引《传信方》(见《证类本草》卷十七),名见《圣济总录》卷一四九。

【组成】　羊乳100毫升。

【用法】　分5次饮服。

【主治】　蜘蛛咬,遍身生丝。小儿啰不止。小儿口疮赤烂。

【验案】　蜘蛛毒　贞元十一年,刘禹锡偶至奚吏部宅,坐客有崔员外云:目击有人为蜘蛛咬,腹大如有妊,遍身生丝,其家弃之,乞食于道,后遇僧,教饮羊乳,未几而疾平复。

羊屎散

【方源】　《病科全书》。

【组成】　山羊屎(焙,研)120克。

【用法】　菜油调搽患处。

【主治】　真元虚损痨。环颈破烂,臭秽不堪,久不收口,愈发愈众。

羊蹄散

【方源】　方出《备急千金要方》卷二十二,名见《普济方》卷二七六。

【组成】　羊蹄根(净去土)。

【用法】　细切熟熬,以醋和熟捣,净洗疮,敷上,以冷水洗之,每日1次;又阴干作末,痒时搔汁出,以粉之,又以生葱根揩之。

【主治】　久疥湿疮,浸淫日广,痒不可堪,搔之黄汁出,愈后复发。

羊脊骨汤

【方源】　方出《证类本草》卷十七引《食医心镜》,名见《普济方》卷三十一。

【组成】　羊脊骨(嫩者)1具。

【用法】　捶碎,烂煮,和蒜齑空腹食之,兼饮酒少许。

【主治】　肾虚冷,腰脊转动不得。

米　饮

【方源】　《食鉴本草》。

【组成】　杵头糠(炒)30克。

【用法】　煮米饮调匀,空腹服。

【主治】　咽中作梗,下食则塞,反胃不止。

米糖膏

【方源】　方出《景岳全书》卷六十四,名见《仙拈集》卷四。

【组成】　米糖(即胶饴)。

【用法】　以碗盛,于饭锅内蒸化,先用花椒、荆芥、防风等药煎汤洗疮净,乃将胶饴薄摊疮上,外以软竹箸盖定,用绢缚之。

【主治】　烂腿疮久不愈。

异功散

【方源】　《杨氏家藏方》卷二十。

【组成】　浮小麦(拣净,炒令焦,薄纸衬于地上放冷)不拘多少。

【用法】　上药研为细末。每次9克,用煮软猪嘴薄切数片,临睡捏药吃;不食荤者,用开水点服。

【主治】　盗汗不止。

异授金兔丹

【方源】　《救产全书》。

【组成】　兔皮(连毛,烧存性)。

【用法】　上为极细末,米糊为丸,如芡实大,金箔为衣。每次1丸,以无灰黄酒送下。如再不下,再服1丸。

【主治】　妇人难产,及胞衣不下者。

导气丸

【方源】　《圣济总录》卷一八四。

【组成】　牵牛子120克。

【用法】　上药研为末,用生姜自然汁煮面糊为丸,如梧桐子大。每次50丸,以生姜汤送下。

【主治】　乳石发,心腹胀满。

防风丸

【方源】　《张氏医通》卷十五。

【组成】　防风(勿见火)。

【用法】　上药研为末,醋糊为丸,如梧桐子大。每次7.5克,空腹葱白汤送下。

【主治】　风入胞门,崩漏下血,色清淡者。

防风汤

【方源】　《备急千金要方》卷二十四。

【组成】　防风。

【用法】　煎汁饮服。

【功用】　解乌头、附子毒。

防风散

【方源】　《校注妇人良方》卷十二。

【组成】　防风不拘多少。

【用法】　上药研为末。每服 3 克,开水调下。

【主治】　肝经有风,以致血得风而流散不归经,妊娠卒然下血者。

【备考】　本方方名,《景岳全书》引作"一味防风散"。

防风粥

【方源】　方出《医方类聚》卷二十四引《千金月令》,名见《脚气治法总要》卷下。

【组成】　防风 10 克。

【用法】　煮取汁,加米熬作粥服。

【功用】　去四肢风。

【主治】　《脚气治法总要》:四肢风湿。

收汗散

【方源】　《万氏家传点点经》卷一。

【组成】　陈蒲扇(烧灰)不拘多少。

【用法】　每次 6 克,加砂糖,开水冲服。

【功用】　止汗。

【主治】　酒伤肺脏,肺气虚,大汗如雨。

收肛散

【方源】　《杨氏家藏方》卷二十。

【异名】　收肠散(《证治宝鉴》卷八)。

【组成】　鳖头(烧灰)1 枚。

【用法】　上为极细末,候肠头出,以药干掺在上,用纸衬手,轻轻纳入。

【主治】　脱肛。

如圣丸

【方源】　《圣济总录》卷一二二。

【组成】　僵蚕(直者,新瓦上炒)不拘多少。

【用法】　上药研为末,用生姜自然汁为丸,如鸡头子大。含化。急者生姜汁调药末 4 克,以竹筒子灌入喉中。

【主治】　缠喉风,一切喉痹危急。

【验案】　喉痹《普济方》:葛彦恢提举阁中,曾患喉痹,五八主簿,用此治之即安。

如圣散(1)

【方源】　方出《外台秘要》卷四十,名见《普济

方》卷三〇八。

【组成】　麝香不拘多少。

【用法】　上用少许,敷疮上。

【主治】　沙虱毒。

如圣散(2)

【方源】　《圣济总录》卷六十八。

【组成】　枫香脂不拘多少。

【用法】　上药研为细散。每服 6 克,新汲水调下,不拘时候。

【主治】　呕血不止。

如圣散(3)

【方源】　《圣济总录》卷六十九。

【组成】　郁李仁(去皮尖)。

【用法】　上药研为细末。每次 3 克,研鹅梨汁调下。

【主治】　血汗。

如圣散(4)

【方源】　《外科精义》卷下。

【组成】　蚕沙 500 克。

【用法】　上药用水煎,滤去渣,夜卧避风处淋洗,水冷即拭干,便睡。

【主治】　浑身瘙痒,抓之成疮,以及瘾疹之类。

如圣散(5)

【方源】　《普济方》卷二五一。

【组成】　石蟹不拘多少。

【用法】　熟水磨服之。

【主治】　中一切药毒,并虫毒。

如圣膏(1)

【方源】　《圣济总录》卷一四三。

【组成】　芫花根不拘多少。

【用法】　上药洗净阴干,木臼内捣,入水少许绞取汁,于银石器内,慢火煎成膏。将丝线就膏内度过,以线系痔头。初时微痛心躁,候落,以纸捻子膏药纳于窍内。永除根本。未落不得使水。

【主治】　痔瘘有头,或如鼠乳。

如圣膏(2)

【方源】　《普济方》卷三五六。

【异名】 如圣散。

【组成】 蓖麻子(去壳)7粒。

【用法】 上细研成膏。涂脚心。

【功用】 速下胞衣。

【主治】 难产,胞衣不下,及死胎。

如神散(1)

【方源】 《卫生宝鉴》卷十三。

【异名】 如圣散(《普济方》卷三○○引《德生堂方》)。

【组成】 大黄不拘多少。

【用法】 上药研为末。新汲水调,搽冻破疮上。

【主治】 冻疮皮肤破烂,痛不可忍。

如神散(2)

【方源】 《普济方》卷二○八。

【组成】 麻叶(即今人用作布者之麻。五月五日采,阴干)。

【用法】 上药研为细末。每服6克,空腹以冷水调下;若大人病重者,服7.5克。

【主治】 白痢。

【宜忌】 忌食热物。

如神开骨丸

【方源】 《妇人良方大全》卷十七引《经验方》。

【组成】 乳香不拘多少。

【用法】 上为极细末。滴水为丸,如鸡头子大。每次1丸,无灰酒吞下。

【功用】 催生。

如意散

【方源】 《仙拈集》卷四。

【组成】 如意草(又名箭头草,阴干。若急用,瓦上焙干,微炒)。

【用法】 上药研为末。鸡子清调,涂患处。

【主治】 痈疽发背,瘰疬,疔疮,黄白火疱,痒痂皮烂。

观音救生散

【方源】 《医方类聚》卷二二九引《琐碎录》。

【组成】 肉桂(不见火)不拘多少。

【用法】 上药研为细末。每服5克,痛阵密时,暖童便调下。

【主治】 ①《医方类聚》引《琐碎录》:妇人生产不利,或横生倒生,至三四日不生者。

②《本草纲目》:死胎不下。

羽白散

【方源】 《外科大成》卷四。

【组成】 白矾(半生半熟)。

【用法】 上药研为末。黄酒调化,以鹅翎蘸扫患处。

【主治】 面上吹花癣,并钱癣。

【加减】 甚者,白矾末60克,朝脑3克,为末。醋调敷。

羽泽散(1)

【方源】 《古今医鉴》卷十六。

【组成】 生矾不拘多少。

【用法】 上药入水化开,用皮纸蘸矾水,频敷患处。立消。

【主治】 一切肿毒疮疖。

羽泽散(2)

【方源】 《古今医鉴》卷十六。

【组成】 白矾末9克。

【用法】 生姜自然汁调如膏,抹纸上,令患人闭目,将药贴眼上。烧一炷香,痛即止,温水洗去。

【主治】 眼暴发疼痛。

红花丸

【方源】 《普济方》卷三三五。

【组成】 红花子(为末)1000毫升。

【用法】 以好酒拌匀,晒干,再为末,用蜜和丸,如梧桐子大。空腹服40丸,用酒送下。或为散。每次9克,空腹用温酒调下。

【主治】 妇人腹中血气刺痛,月事不通。

红柿粥

【方源】 《济众新编》卷七。

【组成】 红柿不拘多少。

【用法】 下筛取汁,和糯米讨煮粥,和蜜尤好,任食之。或和黏米粉成泥,作粳团饼。

【功用】　润心肺,止消渴,疗肺痿,清心热,开胃气,解酒热,安胃热,止口干,止呕血,补元气,补中益气。

红内消散

【方源】　方出《本草纲目》卷十八,名见《医部全录》卷四一六。

【组成】　红内消不拘多少。

【用法】　上药研为末。用龟尿调,点背上骨节,久久自安。

【主治】　小儿龟背。

红花子汤

【方源】　《普济方》卷三五〇。

【组成】　红花子50克。

【用法】　上药炒微熟,研碎,水煎,每用10毫升,徐徐呷之。

【主治】　产后中风烦渴。

红粉药捻

【方源】　《赵炳南临床经验集》。

【组成】　京红粉不拘多少。

【用法】　按需要长度剪成小段,用镊子夹持插入疮口内,于疮口外留0.5~1厘米长为度。

【功用】　化腐提毒,去瘀杀虫。

红蓝花酒

【方源】　方出《外台秘要》卷三十四引《近效方》,名见《妇人良方大全》卷十八。

【组成】　红蓝花(新者佳)90克。

【用法】　以无灰清酒与童子小便煎,去渣,候稍冷服之。

【主治】　①《外台秘要》引《近效方》:产后血晕厥,不识人,烦闷。

②《妇人良方大全》:产后血晕,言语错乱,恶血不尽,腹中绞痛,或胎死腹中。

七　画

麦芽片

【方源】　《部颁标准》。

【组成】　麦芽。

【用法】　上药制成片剂。口服,每次2~3片,1日3次。

【功用】　助消化药。

【主治】　缺乏淀粉酶所引起的消化不良。

【宜忌】　本品久贮后,糖化力即减弱,85℃以上则失去糖化力,如遇酸或碱,糖化力亦减弱。

麦芽散

【方源】　《圣济总录》卷一〇一。

【组成】　麦芽(秋、冬以小麦,春、夏以大麦)。

【用法】　上药研为细散。以酥和,封瘢痕上。

【主治】　面上瘢痕。

麦芽煎

【方源】　方出《校注妇人良方》卷二十三,名见《医宗金鉴》卷四十九。

【组成】　麦芽(炒熟)90克。

【用法】　上药用水煎服。

【主治】　妇人血气方盛,乳房作胀,或无儿饮,胀痛,憎寒壮热。

麦面散

【方源】　方出《太平圣惠方》卷五十六,名见《普济方》卷二五三。

【组成】　小麦面100克。

【用法】　分为3服,以冷水调下,半日服尽。蛊下即愈。

【主治】　中蛊毒吐血。

麦门冬饮

【方源】　《寿亲养老新书》卷四。

【组成】　麦冬(去心)12克。

【用法】　上药用水煎服。

【功用】　安魂定魄,止渴肥人。

【主治】　心肺虚热,并虚劳客热。

麦门冬煎

【方源】　《太平圣惠方》卷九十五。

【组成】　新麦冬(去心)2500克。

【用法】　上捣令熟,绞取汁,入白蜜250克,于银锅中,以重汤煮,不住手搅,候如饴,即盛不津器中。每次15克,以温酒调下。

【功用】　强阴益精,消谷,调中保神定气,安五脏,令人肥健,美颜色,有子,久服轻身不老不饥。愈痿蹶。

【主治】　结气,腹中伤饱,胃络脉绝,羸瘦短气,身重目黄,心下支满,虚劳客热,口干燥渴。

寿星散

【方源】　《古今医统大全》卷九十三。

【组成】　大天南星不拘多少。

【用法】　上药研为末。如背疮大痛者遍掺于上。即得安卧。不知痛者掺之,至于知痛即可治也。

【主治】　恶疮。

远志散(1)

【方源】　《圣济总录》卷十五。

【组成】　远志(去心)不拘多少。

【用法】　上药研为细散。每用1克,先含水满口,即搐药入鼻中,仍揉痛处。

【主治】　脑风头痛不可忍。

远志散(2)

【方源】　《仁斋直指方论》卷二十一。

【组成】　远志(去心,取肉)不拘多少。

【用法】　上药研为细末,以管子鞭开口,吹药入喉。策令头低,涎出而愈。

【主治】　喉闭。

攻毒丸

【方源】　《万病回春》卷四。

【组成】　有子蜂房(焙干存性)。

【用法】　上药研为末,面糊为丸,如豌豆大。每次20丸,空腹黄酒送下。

【主治】　痔漏。

攻毒散

【方源】　《杨氏家藏方》卷十一。

【组成】　干姜不拘多少。

【用法】　每用6克,以薄绵裹紧,沸汤泡,乘热洗之。如冷,荡令热,再洗1次。

【主治】　风毒上攻,两眼暴赤肿痛,隐涩难开。

杜仲平压片

【方源】　《部颁标准》。

【组成】　杜仲叶。

【用法】　上药制成片剂。每次2片,1日2~3次,或遵医嘱。

【功用】　降血压,强筋健骨。

【主治】　高血压,头晕目眩,腰膝酸痛,筋骨痿软等症。

杉木煎

【方源】　《仙拈集》卷四。

【组成】　杉木(劈碎)不拘多少。

【用法】　煎汤洗。

【主治】　漆疮。

杉木乌金膏

【方源】　《青囊秘传》。

【组成】　杉木炭不拘多少。

【用法】　上药研为细末。用香油调摊纸上,贴患处。

【主治】　脱壳囊痈,烂肉已脱,新肉将生。

杞头汤

【方源】　《解围元薮》卷四。

【组成】　枸杞子1000克。

【用法】　煎浓汤熏洗。二三次愈。内服败毒散三四帖。

【主治】　疠初起。

杨梅散

【方源】　《普济方》卷四十六引《海上方》。

【组成】　杨梅。

【用法】　上药研为末。每次6克,食后薄荷茶清调下。

【主治】　头风。

豆叶饮

【方源】　方出《备急千金要方》卷二十一,名见《普济方》卷二一五。

【组成】　大豆叶1把。

【用法】　上药用水煎,顿服之。

【主治】　血淋。

豆灰散

【方源】　《种痘新书》卷十二。

【组成】　黄豆不拘多少。

【用法】　烧灰为末,掺之。

【主治】　痘疮溃烂。

豆花羹

【方源】　《古今医统大全》卷八十七。

【组成】　小豆花。

【用法】　上药入豉汁煮,以五味和作羹食。

【主治】　寒热泄痢,病酒头痛。

豆粉散

【方源】　《圣济总录》卷一三三。

【组成】　绿豆粉不拘多少。

【用法】　将上药于石器内炒黄,湿地上出火毒,研细。先以温水洗疮,干敷。甚者再敷即愈。

【主治】　下注脚膝生疮,不可垂脚,肿痛。

豆粉膏

【方源】　《类编朱氏集验方》卷十二。

【组成】　绿豆粉(炒赤,放下出火毒)不拘多少。

【用法】　上用井水调敷四围。

【主治】　①《类编朱氏集验方》:发背。
②《济阳纲目》:打仆伤折手足。

【备考】　《济阳纲目》本方用法:将绿豆粉于新铁锅内炒令紫色,用新汲井水调稀,厚敷损处,以纸将杉木片缚定。

豆豉汤

【方源】　《普济方》卷三〇六。

【组成】　好豆豉300克。

【用法】　用清油半盏,拌豉捣烂。厚敷痛上并痒处。经2小时久,豉气透骨,则引出虫毛,纷纷可见,取下豉,埋在土中;煎香白芷汤洗痛处;如肉已烂,用海螵蛸为末敷之愈。

【主治】　春夏月树木墙间,有一等杂色毛虫极毒,凡人触着者,则放小毛入手足上,自皮至肉,自肉入骨,其初则皮肉微痒,以渐生痛,经10数日,痒在外而痛在内,用手抓搔,或痛或痒,必致骨肉皆烂,有性命之忧,此名中射,诸药不能治之者。

豆豉散

【方源】　《圣济总录》卷一一七。

【组成】　豆豉(炒)120克。

【用法】　上药研为散。每用绵裹3克含之,每日5～7次。

【主治】　口疮。

豆蔻丸

【方源】　《妇人良方大全》卷八。

【组成】　肉豆蔻(面裹煨香)不拘多少。

【用法】　上药研为细末,入陈米白饮捣,为丸如绿豆大。每次100丸,空心煮粟米饮吞下。

【主治】　脏寒,泄泻不止,服诸药无效。

豆蔻散

【方源】　方出《证类本草》卷二十三引《备急千金要方》,名见《仙拈集》卷一。

【组成】　草豆蔻(去皮)30克。

【用法】　上药研为末。每次1.5克,以木瓜、生姜汤调下。

【主治】　心腹胀满短气。

克坚酒

【方源】　《外科证治全书》卷四。

【组成】　水红花(净末)9克。

【用法】　上用火酒1000毫升浸之,时时呷服;或用水红花子熬膏,每日取6克酒化下。外用消痞膏贴之。

【主治】　痞气,脾之积也,患居中脘,乃脾虚血瘀气滞所致。

汞升膏

【方源】　《外科大成》卷二。

【组成】　银朱。

【用法】　上药研为末,烧酒调敷;如肿毒,用生桐油调敷。

【主治】　附骨疽痛。

芙蓉散(1)

【方源】　《普济方》卷二。

【组成】　秋芙蓉叶。

【用法】　上药研为细末,炼蜜、醋各少许,调药末,摊纸上,敷患处,如脓已将成,摊膏时须中留一孔,以出毒气。更取汁和酒随量饮。

【功用】　初起者即消,已成者易溃,已穿者易敛。

【主治】　一切痈疽疔疖。

【宜忌】　《医门八法》:阴疮不宜用。

【加减】　加赤小豆末3克,效更速。

芙蓉散(2)

【方源】　《医学入门》卷七。

【组成】　芙蓉叶(有花带花,有子带子)1朵。

【用法】　捣泥烂,将井水滤去渣服。

【主治】　①《医学入门》:男无室,女无夫,思欲动火,以致胃脘诸痛。

②《东医宝鉴·杂病篇》:胃痛,自汗,颊赤,脉乱。

芙蓉膏

【方源】　《中医皮肤病学简编》。

【组成】　木芙蓉(叶、花)不拘多少。

【用法】　晒干,为末,加凡士林调成1∶4软膏。外敷。

【主治】　外科感染。

芙蕖散

【方源】　《杨氏家藏方》卷十六。

【组成】　隔年干莲蓬(烧灰)不拘多少。

【用法】　上药研为细末。每次6克,食前用温酒或米饮调下。

【主治】　血崩久不止。

芙蓉敷方

【方源】　《圣济总录》卷一三二。

【组成】　芙蓉叶不拘多少。

【用法】　上药捣烂,敷患处,以帛系定,日一换。

【主治】　腮颔肿痛,或破成疮。

芙蓉抗流感片

【方源】　《部颁标准》。

【组成】　木芙蓉叶5000克。

【用法】　上药制成片剂。口服,每次4片,1日3次。

【功用】　清肺凉血,散热解毒。

【主治】　流行性感冒。

芫花线

【方源】　《景岳全书》卷六十四。

【组成】　芫花1握。

【用法】　芫花洗净,入木臼捣烂,加水绞汁,于石器中慢火煎成膏,将丝线于膏内度过,晾干。以线系痔,当微痛,候痔干落,以纸捻蘸膏,纳窍内去根。一方只捣汁,浸线一夜用,不得使水。

【主治】　痔漏瘤核。

芫花散

【方源】　《魏氏家藏方》卷九。

【组成】　芫花不拘多少。

【用法】　上药研为末。擦痛处令热。立效。

【主治】　牙痛,诸药不效者。

芫荑散

【方源】　《普济方》卷三三九引《肘后备急方》。

【组成】　石州芫荑仁(面炒令黄色)60克。

【用法】　上药研为末。每服6克,米饮调下,不拘时候。下即愈。

【主治】　脾胃有虫,食即痛,面黄无色,疼痛无时。

花蕊石散

【方源】　《修月鲁般经后录》引《劳证十药神书》(见《医方类聚》卷一五〇)。

【组成】　花蕊石(煅过,研如粉)。

【用法】　每次9克,极甚者15克,用童便煎温调,食后服。如男子病,则和酒一半;女人病,则和醋一半,一处调药。立止,其淤血化为黄水。服此药后,患人必疏解其体,以独参汤补之。

【主治】　劳证五脏崩损,涌吐血出,成升斗者。

【方论】　《血证论》:此药独得一气之偏,神于化血。他药行血,皆能伤气,此独能使血自化,而气不伤,真去瘀妙品。

芥子丸

【方源】　方出《备急千金要方》卷十七,名见《圣济总录》卷六十七。

【组成】　芥子60克。

【用法】　上药研为末,炼蜜为丸,如梧桐子大。每次7丸,寅时井花水送下,1日2次。亦可作散,空腹服之,及可酒浸服。

【主治】　上气呕吐,脐腹绞痛。

芩心丸

【方源】　《瑞竹堂经验方》卷十四。

【组成】　黄芩心(枝条者)60克(用米醋浸7日,炙干,又浸又炙,如此7次)。

【用法】　上药研为细末,醋糊为丸,如梧桐子大。每次70丸,空心温酒送下,1日2次。

【主治】　妇人四十九岁以后,天癸当住,每月却行或过多不止。

苍术膏

【方源】　《医学入门》卷七。

【组成】　苍术(切细)10千克。

【用法】　入砂锅内煮,煮极浓去渣,用绢滤过,再熬成膏,或加蜜2000克。每空腹服之。初服或作热,或泻痰,或作饱,或善饥。

【功用】　①《医学入门》:久服轻身健骨。

②《赵炳南临床经验集》:健脾燥湿和中。

【主治】　①《医学入门》:伤食少食,湿肿,四肢无力,酒色过度,劳逸有伤,骨热痰火。

②《外科大成》:脓湿疥。

苍耳散(1)

【方源】　《备急千金要方》卷八。

【组成】　苍耳叶。

【用法】　当以五月五日午时,洗,晒燥,为细散。每次3克,酒或米饮调下,1日3次。若吐逆,可蜜和为丸,每次3克。

【功用】　①《备急千金要方》:辟恶,杀三虫,进食。

②《医方类聚》引《王氏集验方》:令人省睡,除诸毒螫,杀痔湿䘌,久服益气,耳目聪明,轻健,强志,去狂狗毒。

【主治】　①《备急千金要方》:诸风。

②《医方类聚》引《王氏集验方》:大风癞、痫、头风湿痹,毒在骨髓。

③《普济方》:半身不遂,口眼㖞斜,肢体麻痹。

④《丹溪心法附余》:诸风疮瘾疹,白紫癜风。

【宜忌】　《医方类聚》引《王氏集验方》:忌猪肉、米泔。

苍耳散(2)

【方源】　《圣济总录》卷三十三。

【组成】　苍耳(晒干)90克。

【用法】　上药研为散。每服6克,空腹井花水调下。

【功用】　辟瘴疠瘟疫时气。

苍蝇散

【方源】　《银海精微》卷上。

【组成】　苍蝇翅草及花不拘多少。

【用法】　上药研为细末。用白水煮猪肝,露一宿,空腹煎服。

【主治】　肝受虚邪热所伤,经络凝滞,阴阳不和,荣卫不通。大人、小儿雀目,至申酉时不见物。

苏子粥

【方源】　《外台秘要》卷七引《广济方》。

【组成】　紫苏子(研)不拘多少。

【用法】　作粥食;著葱、豉、姜并得。无所忌。

【主治】　腹内冷气。

苏肝合剂

【方源】　《部颁标准》。

【组成】　雀梅藤根3000克。

【用法】　制成合剂。口服,每次20毫升,1日2次。

【功用】　清热解毒,利湿退黄。

【主治】　湿热黄疸,肝经热毒等。

芭蕉涂方

【方源】　《圣济总录》卷一八二。

【组成】　芭蕉叶根不拘多少。

【用法】　捣汁涂之。以愈为度。

【主治】　小儿火丹,走皮中,发赤如火烧状,须臾浆起。

赤苏汤

【方源】　方出《肘后备急方》卷三,名见《普济方》卷一三八。

【组成】　赤苏1把。

【用法】　上药用水煎,去渣,稍稍饮之。

【主治】　伤寒病哕不止。

赤小豆饮

【方源】　《圣济总录》卷一四〇。

【组成】　赤小豆250克。

【用法】　水煮令烂熟,绞取汁。早晨、中午、夜卧各服1次。

【主治】　箭头入肉不出。

赤石脂散

【方源】　《济阳纲目》卷八十六。

【组成】　赤石脂不拘多少。

【用法】　上药研为细末。敷之。

【主治】　诸般打仆伤损,皮破血出,痛不可忍。

赤龙皮汤

【方源】　《肘后备急方》卷五。

【组成】　槲树皮(切)300克。

【用法】　上药用水煎煮。先洗后敷膏。春夏冷用,秋冬温用。

【主治】　乳疮及诸败烂疮。

赤地利汤

【方源】　《中国接骨图说》。

【组成】　赤地利(金荞麦)。

【用法】　上药用水煎服。一方烧存性,糯米粉中停,温酒送下。

【主治】　打仆伤。

杏仁散(1)

【方源】　《圣济总录》卷九十五。

【组成】　苦杏仁(去皮尖双仁,炒黄)14枚。

【用法】　上药研为细末。米饮调下。

【主治】　卒不得小便。

杏仁散(2)

【方源】　《济生方》卷五。

【组成】　苦杏仁(炒令焦)3克。

【用法】　上药研为末。葱涎搜和,捏如枣核大,绵裹,塞耳中。

【主治】　耳卒痛或有水出。

杏仁粥

【方源】　方出《证类本草》卷二十三引《食医心鉴》,名见《医方类聚》卷一八四。

【组成】　苦杏仁(去皮尖)30克。

【用法】　熬研,和米煮粥极熟。空腹吃。

【主治】　气喘促,水肿,小便涩;五痔下血不止。

杏仁膏(1)

【方源】　方出《太平圣惠方》卷三十六,名见《圣济总录》卷一一五。

【组成】　杏仁(汤浸,去皮,微炒)15克。

【用法】　上捣如膏。拈如枣核大,乱发缠裹,塞于耳内,1日换2次。

【主治】　耳卒中。

杏仁膏(2)

【方源】　《圣济总录》卷一一六。

【组成】　苦杏仁(去皮尖)不拘多少。

【用法】　研如膏。以乳汁和,涂肿处,外以帛敷之,频易。

【主治】　鼻中疳疮。伤折,卒中,头面皆肿。翳膜。

杏仁膏(3)

【方源】　《普济方》卷三〇〇。

【组成】　苦杏仁(细嚼)。

【用法】　用猪膏调,敷唇上破处。

【主治】　唇破裂,口疮。

杏仁膏(4)

【方源】　《普济方》卷三〇八。

【组成】　苦杏仁。

【用法】　烂嚼苦杏仁敷之,或以人尿汁敷。

【主治】　蜈蚣伤。

杏仁霜

【方源】　《丸丹膏散集成》。

【组成】　苦杏仁不拘多少。

【用法】　去油,研末。每次 3 克,开水调服。

【功用】　利胸膈,健脾胃,除肺火,壮声音。

【主治】　欲利气而无须滑泄者。

杏香兔耳风片

【方源】　《部颁标准》。

【组成】　杏香兔耳风。

【用法】　上药制成片剂。口服,每次 4～6 片,1 日 3 次,30 天为 1 个疗程。

【功用】　清热解毒,祛瘀生新。

【主治】　湿热下注之带下病,表现为白带过多,色黄稠黏;慢性宫颈炎见以上证候者。

李叶汤

【方源】　《备急千金要方》卷五。

【组成】　李叶不拘多少。

【用法】　以水煮,去渣,浴儿。

【主治】　少小身热。

李卿换白发方

【方源】　《济阳纲目》卷一〇八。

【组成】　老生姜皮 450 克。

【用法】　刮老生姜皮于铛内,以文武火煎之,不得令过沸,其铛惟得多油腻者尤佳,不须洗刮,便以姜皮置铛中,密封固济,勿令通气,令精细人守之,地色未分时便须煎之,缓缓不得令火急,如其人稍疲,即换人看火,24 小时即成。置于瓷钵中,研极细,使时以小百脚蘸取如麻子大,先于白发下点药讫,然后拔之,再点,令入肉,第 4 日当有黑者生。

【主治】　白发。

克泻敏丸

【方源】　《部颁标准》。

【组成】　铁扫帚。

【用法】　上药制成丸剂,每瓶装 3.6 克(每片相当于总药材 6.3 克)。密封。口服,每次

3.6～7.2 克,1 日 3 次。

【功用】　收敛止泻。

【主治】　腹泻,消化不良,急性肠胃炎。

还阳散

【方源】　《普济本事方》卷九。

【组成】　硫黄不拘多少。

【用法】　上药研为末。每次 6 克,新汲水调下,良久,或寒一起,或热一起,更看紧慢再服,汗出愈。

【主治】　伤寒阴毒,面色青,四肢逆冷,心躁腹痛。

【方论】　《本事方释义》:硫黄气味辛大热,入命门,新汲水调下,欲药性之速也。此阴毒为病,面色青,四肢逆冷,心躁腹痛,非大辛大热之药不能挽回阳气于无何有之乡也。

来苏膏

【方源】　《医方类聚》卷一一九引《瑞竹堂经验方》。

【组成】　皂角(用好肥者,无虫蛀,去皮弦、切碎)500 克。

【用法】　用酸浆水一大碗浸,春、秋 3～4 日,冬 7 日,夏 1～2 日,揉取净浆水,浸透皂角,汁入银器或砂锅,以文武慢火熬,用新柳条、槐枝搅熬似膏药,取出,摊于夹纸上,阴干收顿。如遇病人,取手掌大 1 片,用温浆水化在盏内,用竹筒儿盛药水,将病人扶坐定,头微抬起,将药吹入左右鼻孔内;良久扶起,涎出为验。欲要涎止,将温盐汤令病人服便止。

【主治】　远年日近风痫心恙,风狂中风,涎沫潮闭,牙关不开,破伤风搐。

【宜忌】　忌食鸡、鱼,生硬、湿面。

抑阳乌龙膏

【方源】　《重订通俗伤寒论》。

【组成】　陈小粉(炒黄,研细)120 克。

【用法】　用陈米醋调成糊,熬如黑漆,瓷罐收藏。用时量核大小调抑阳散外贴。

【主治】　瘰病因于肝火痰凝者。

抗菌痢灵片

【方源】　《部颁标准》。

【组成】　丁香蓼 3100 克。

【用法】　上药制成片剂。口服,每次 4 片,1 日 4 次。首次剂量加倍。

【功用】　清热、利湿、解毒。

【主治】　急、慢性细菌性痢疾。

护漏汤

【方源】　《洞天奥旨》卷十五引林天繁方。

【组成】　粪蜣螂(焙脆,为末)1 个。

【用法】　以饭粘展成条,先用猪棕探管之浅深,然后将此药条入管内,其管即退而生肌矣。

【主治】　痔漏。

吹鼻散

【方源】　《太平圣惠方》卷三十七。

【组成】　釜底墨不拘多少。

【用法】　上药研为细末。以少许吹鼻中。

【主治】　鼻卒出血。

吴茱萸丸

【方源】　《类编朱氏集验方》卷三引石信甫方。

【组成】　吴茱萸(作 4 份,1 份酒浸,1 份童子小便浸,1 份醋浸,1 份水浸,合蒸,焙干)不拘多少。

【用法】　上药研为细末,水煮面糊为丸。空心酒送下。

【主治】　膀胱气痛。

吴茱萸饮

【方源】　《圣济总录》卷一六一。

【组成】　吴茱萸(汤洗,焙干,炒)120 克。

【用法】　每服 15 克,水一盏半,煎至一盏,去渣温服,不拘时候。

【主治】　产后中风腹痛。久心痛。

吴茱萸粥

【方源】　《饮膳正要》卷二。

【组成】　吴茱萸(水洗,去涎,焙干,炒,为末)15 克。

【用法】　与米煮作粥,空腹食之。

【主治】　①《饮膳正要》:心腹冷气冲胁肋痛。

②《食鉴本草》:冷气心痛不止,腹胁胀满,坐卧不安。

吴茱萸散

【方源】　方出《是斋百一选方》卷十七,名见《普济方》卷三〇八。

【组成】　吴茱萸不拘多少。

【用法】　嚼烂擦之。

【主治】　蜈蚣伤。蛇蝎螫人。

旱莲膏(1)

【方源】　方出《针灸资生经》卷三,名见《卫生鸿宝》卷一。

【组成】　墨旱莲(捶碎)不拘多少。

【用法】　上药置手掌上,以古文钱压之,以故帛系住,未久起小疱。

【主治】　疟疾。

【备考】　《本草纲目》本方用法:上药捶烂,男左女右,置寸口上。

旱莲膏(2)

【方源】　《惠直堂方》卷一。

【组成】　墨旱莲 10 千克。

【用法】　捣汁滤过,砂锅内熬成膏,入蜜少许收贮,每服 6~9 克,早、晚水、酒任下。

【功用】　乌须黑发,益肾,止吐血泻血,通小肠,明目固齿,滋阴补血。

【主治】　痔病,血痢。

【加减】　虚寒者,加生姜汁少许同煮。

旱莲草散

【方源】　方出《本草纲目》卷十六引《家藏经验方》,名见《杂病源流犀烛》卷十七。

【组成】　墨旱莲子不拘多少。

【用法】　上药瓦上焙,研末。每服 6 克,米饮送下。

【主治】　肠风脏毒,下血不止。

囷　药

【方源】　《先醒斋医学广笔记》卷三。

【组成】　白及 30 克。

【用法】　上药研末,水调,敷患处。候干,再以水润。二三次愈。

【主治】　乳癣。

牡荆片

【方源】　《部颁标准》。

【组成】　牡荆叶 2600 克。

【用法】　上药制成片剂。口服,每次 2 片,1 日 3 次。

【功用】　平喘,镇咳,祛痰。

【主治】　慢性气管炎,支气管哮喘。

牡蛎丸

【方源】　《医学六要·治法汇》卷七。

【组成】　牡蛎。

【用法】　火煅研细,和醋为丸,再煅红候冷,研细出火毒,以醋调艾末,熬成膏,为丸,如梧桐子大。每次 50 丸,调醋艾汤送下。

【主治】　月水不止,众药不应者。

牡蛎散

【方源】　《圣济总录》卷一二八。

【组成】　牡蛎(取脑头厚处生用)。

【用法】　上药研为细散。每次 6 克,1 日 3 次,研淀花、冷酒调下。如痈盛已溃者,以药末敷之,仍更服药。

【主治】　①《圣济总录》:乳痈初发,肿痛结硬,欲成脓者。

②《普济方》:甲疽胬肉裹甲,脓血疼痛不愈。

牡蛎膏

【方源】　《类编朱氏集验方》卷十二。

【组成】　白牡蛎不拘多少。

【用法】　上药研为末。以水调涂,干则更涂。

【功用】　拔毒。

【主治】　痈肿未成脓者。

牡荆油滴丸

【方源】　《部颁标准》。

【组成】　牡荆油。

【用法】　制成油滴丸。口服,每次 1～2 丸,1 日 3 次。

【功用】　祛痰,止咳,平喘。

【主治】　慢性支气管炎。

利速宁片

【方源】　《部颁标准》。

【组成】　岩白菜。

【用法】　上药制成片剂,基片重 0.3 克。密封,置阴凉干燥处。饭后口服,每次 7 片,1 日 4 次,儿童酌减。

【功用】　抑菌止泻。

【主治】　急、慢性痢疾及肠炎。

【宜忌】　本品为肠溶衣片,不宜捣碎服用。

佛手膏

【方源】　《中藏经》卷六。

【组成】　硼砂不拘多少。

【用法】　用硼砂放在盒子内一日,纸封定,至午刻取出硼砂,以冷水浮洗过,研为粉,以筋头点入眼中。浮膜立退。凡点时,先将温水洗眼,然后点,又洗再点,不过三四次立验。

【主治】　眼内瘀肉,浮膜侵睛。

佛桑散

【方源】　《杨氏家藏方》卷十三。

【组成】　木槿花不拘多少。

【用法】　浓煎汤,先熏,通手淋渫。

【主治】　痔漏。

皂矾煎

【方源】　《仙拈集》卷四。

【组成】　皂矾 60 克。

【用法】　砂锅内以水熬滚,将手熏洗,浸渍良久,不致溃烂。

【功用】　活血止痛。

【主治】　拶伤手指。

皂角膏(1)

【方源】　《普济方》卷三七三引《全婴方》。

【组成】　皂角(去皮)不拘多少。

【用法】　上药研为末,水调慢火熬成膏。左斜贴右,右斜贴左,才正急洗去。如大热,先以驱风膏;若大便如常,服续命汤。

【主治】　小儿惊风。中风,口眼㖞斜,语言不正,手足偏废不举。

皂角膏(2)

【方源】 《杨氏家藏方》卷十六。

【组成】 皂角不拘多少。

【用法】 用河水捣绞浓汁,去渣,熬成膏。涂上即愈。

【主治】 产妇吹奶肿痛。

皂荚丸

【方源】 《金匮要略》卷上。

【组成】 皂荚(刮去皮,用酥炙)240 克。

【用法】 上药研为末,炼蜜为丸,如梧桐子大。每次 3 丸,以枣膏和汤送下,日 3 夜 1 服。

【主治】 咳逆上气,时时吐浊,但坐不得眠。

【方论】 ①《金匮玉函经二注》:皂荚性能驱浊,其刺又能攻坚,且得直达患处,用意神巧。

②《金匮要略释义》:方中皂荚以涤痰去垢,佐以蜜丸枣膏兼顾脾胃,使痰除而不过伤正气。

③《金匮要略方论本义》:皂荚驱风理痹,正为其有除淤涤垢之能也。咳逆上气,时时吐浊,胸膈臭恶之痰血已结,荣不急为涤荡使之 洗而不留乎?如今用皂荚洗浴以除垢腻,即此理也。用丸俾徐徐润化,自上而下,而上部方清,若用汤直泻无余,不能治上部之胶凝矣。

④《医宗金鉴》:咳逆上气,惟时时吐浊,痰涎多也。但坐不得卧,气逆甚也。此痰气为病,非寒饮亦非火气,主之以皂荚丸者,宜导其痰,通达其气;佐枣膏之甘,以药性慓悍缓其势也。

⑤《金匮要略方义》:咳喘气逆,而频吐浊痰,以至不得平卧,是谓痰浊内盛,遏阻肺气,且有胶固不拔,痰壅气闭之势。当此之时,必迅扫其胶固之痰浊,开通壅遏之肺气。能胜此任者,首推皂荚也。徐灵胎曾云:稠痰黏肺不能清涤,非此不可。据现代药理学研究,皂荚含三萜皂苷,能刺激胃黏膜而反射性地促进呼吸道的分泌,产生祛痰作用(恶心性祛痰药)。本方仅用皂荚一味,取其药专力猛,专攻胶固之顽痰。然其涤痰利窍,宣壅导滞之力颇峻,故以酥炙、蜜丸,枣膏和药服之。可使祛痰而不伤正,且兼顾脾胃。但此终属快利之药,必以痰涎壅盛,形气俱实者方宜。

【验案】 ①哮喘《浙江中医杂志》(1985,1:

18):患者薛某,女,50 岁,1976 年 10 月 6 日初诊。患支气管哮喘 40 余年,入冬即发,咳嗽气急,咳痰色白黏稠,咳不畅,夜不能平卧,听诊两肺哮鸣音密布,脉细滑,舌苔白腻,用大枣 500 克隔水蒸熟,去皮核,捣成泥,炙皂荚 90 克研细末,和入作丸绿豆大,焙干。每次 3 克,1 日 3 次,温开水送服。1 周后哮喘渐平,咳痰均减,3 个月服完 2 料后诸症皆除。随访 2 年未复发。

②慢性阻塞性肺疾病《中国医药学报》(1997,4:35):将慢性阻塞性肺疾病痰浊阻肺型患者,随机分为治疗组和对照组,对照组以抗感染、解痉平喘、氧气疗法处理并发症,治疗组在此基础上加服本方,结果治疗组 60 例,显效 42 例,好转 15 例;对照组 30 例,好转 13 例,无效 17 例。症状疗效和肺功能变化两组均有显著差异($P < 0.01$)。

皂荚脂

【方源】 《圣济总录》卷一四九。

【组成】 猪牙皂荚不拘多少。

【用法】 上炙令脂出,乘热以脂涂之。

【主治】 蟹瘘尿疮,久不愈者。紧唇。

皂荚酒

【方源】 《圣济总录》卷一四七。

【组成】 皂荚(去皮子,生用)半梃。

【用法】 上锉细。以酒浸 1 宿,去渣空腹服,得利即愈。

【主治】 蛊毒。

皂角鹅散

【方源】 《鸡峰普济方》卷十七。

【组成】 皂角鹅(焙干)不拘多少。

【用法】 上药研为末。每次 5 克,酒调下。气下泄为度。

【主治】 痔疾。

皂荚芽菹方

【方源】 《圣济总录》卷一八八。

【组成】 皂荚嫩芽不拘多少。

【用法】 上先煮熟,绞去汁,炒过,入五味,与红粳米饭随意食之,又不可过多。

【主治】 中风。

彻视散

【方源】　方出《备急千金要方》卷六,名见《圣济总录》卷一〇二。

【组成】　蔓菁花(阴干)不拘多少。

【用法】　上药研为散。每服 1.5 克,空腹井花水调服。

【功用】　久服长生明目,可夜读细书。

【主治】　《圣济总录》:虚劳眼暗。

谷糠油

【方源】　方出《梅氏验方新编》卷七,名见《山东医药》(1972,2:58)。

【组成】　新米糠不拘多少。

【用法】　用火烧取滴下之油搽之。

【功用】　《山东医药》:散风止痒,消炎祛湿,防腐抗菌,促进角质形成。

【主治】　①《梅氏验方新编》:蛇皮癣。

②《山东医药》:多种亚急性、肥厚性皮肤损害。

【备考】　按:《山东医药》本方用法:用厚纸上以针刺许多小孔,密封碗口或盆口,上堆谷糠(新者佳)成山样,顶端用火点着,随时加糠,待糠燃至接近纸面时,将糠及灰扫去,撕去碗口纸,收取其中谷糠油。每用适量,涂搽皮肤患处。

谷楮叶汁

【方源】　《圣济总录》卷七十。

【组成】　谷楮叶不拘多少。

【用法】　上捣揿取汁。每次 10 毫升,1 日 2 次。

【主治】　鼻久衄积年,或夜卧流血,常达数升,众疗不愈者。

肝连丸

【方源】　《银海精微》卷上。

【组成】　白羊子肝(勿令下水)1 副。

【用法】　以线结定总筋,吊起高处,滤干血水,轻轻刮去外膜,可将置于平木板上,以竹刀割下肝,筋膜不用,阴干。研粉和为丸,如梧桐子大。每服五十丸,以茶送下。

【主治】　大眦赤脉传睛,常壅涩,看物不准。

肠痢宁片

【方源】　《部颁标准》。

【组成】　蛇莓 3000 克。

【用法】　将上药 150 克粉碎成细粉,过筛;另取本药 2850 克加水煎煮 2 次,合并煎液,静置,滤过,滤液浓缩至相对密度为 1.20(热测)的清膏,与上述粉末混匀,制成颗粒,干燥,压制成 1000 片,包糖衣,密封贮藏。口服,每次 4～6 片,1 日 3 次。

【功用】　清热止痢。

【主治】　湿热痢疾,热泻。

角蒿散

【方源】　《太平圣惠方》卷三十六。

【组成】　角蒿(烧灰)不拘多少。

【用法】　每取少许,敷于疮上,有汁咽之。不过一宿愈。

【主治】　口生疮久不愈,至咽喉当中者。

应效散

【方源】　《普济方》卷三〇一引《瑞竹堂经验方》。

【异名】　托里散(《外科精义》卷下)。

【组成】　地骨皮(阴干)不拘多少。

【用法】　上药研为末。每用纸拈蘸,点疮内,频用自然生肉,更用米饮调服 6 克,不拘时候,每日 3 次。

【主治】　①《普济方》引《瑞竹堂经验方》:下疳。

②《外科精义》:气瘘痔疮多年不效。

应手散

【方源】　《景岳全书》卷六十。

【组成】　梅花冰片不拘多少。

【用法】　上药研为末。搽舌上,应手而收;重者须用 3 克方收。

【主治】　伤寒舌出寸余,连日不收。

冻青饮

【方源】　《类编朱氏集验方》卷十四。

【组成】　冻青叶不拘多少。

【用法】　揿取自然汁,添井花水服。须泻

下。

【功用】　解砒毒。

冷壶散

【方源】　《鸡峰普济方》卷五。

【组成】　高良姜不拘多少。

【用法】　上药研为粗末。每服 9 克，水煎，沉冷服。

【主治】　伏暑伤冷，暴泻不止。

沐头汤

【方源】　方出《肘后备急方》卷六，名见《普济方》卷五十引《海上方》。

【组成】　桑白皮(锉)不拘多少。

【用法】　以水淹，煮五六沸，去渣，洗须鬓。数数为之，即自不落。

【功用】　《备急千金要方》：润泽头发。

【主治】　①《肘后备急方》：须鬓秃落，不生长。②《备急千金要方》：脉极虚寒，须鬓堕落。

沙苑子颗粒

【方源】　《部颁标准》。

【组成】　沙苑子。

【用法】　上药制成颗粒。开水冲服，每次 1 袋，1 日 2 次。

【功用】　温补肝肾，固精，缩尿，明目。

【主治】　肾虚腰痛，遗精早泄，白浊带下，小便余沥，眩晕头昏。

沙棘颗粒

【方源】　《部颁标准》。

【组成】　新鲜沙棘果 900 克。

【用法】　上药制成冲剂。口服，每次 15 克，1 日 3 次。

【功用】　止咳祛痰，消食化滞，活血散瘀。

【主治】　咳嗽痰多，消化不良，食积腹痛，跌仆瘀肿，淤血经闭。

没药散

【方源】　《类编朱氏集验方》卷十引《鸡峰普济方》。

【组成】　没药 30 克。

【用法】　作丸散皆可服。先将绵塞阴户，只顿服。

【主治】　妇人月信退出，皆为禽兽之状，似来伤人。

羌活酒

【方源】　《圣济总录》卷一六一。

【组成】　羌活(去芦头)。

【用法】　每次 15 克，以醇酒煎，候浓温服。

【主治】　①《圣济总录》：产后中风，腹痛。②《普济方》：产后中风，言语謇涩，四肢拘急；中风子肠脱出。

诃灰散

【方源】　《普济方》卷三八八引《全婴方》。

【组成】　诃子(烧存性)不拘多少。

【用法】　上药研为末。3 岁每服 3 克，食前以米汤调下。

【主治】　小儿因痢，大便中有血。

诃黎勒丸

【方源】　《鸡峰普济方》卷十四。

【组成】　诃黎勒(以面裹煨黄，去面)。

【用法】　上药研为末，粟米饮为丸，如梧桐子大。每次 30 丸，空腹以米饮送下。

【主治】　水痢，心腹胀满，呕逆；上气咳嗽，胸膈气痞。

补肝散(1)

【方源】　方出《外台秘要》卷二十一引《肘后备急方》，名见《证类本草》卷七。

【组成】　蒺藜子(七月七日收，阴干)不拘多少。

【用法】　上药研为散。每服 1.5 克，食后水送下。

【主治】　积年失明，不识人。

补肝散(2)

【方源】　方出《备急千金要方》卷六，名见《证类本草》卷二十七。

【组成】　白瓜子不拘多少。

【用法】　绢袋盛，搅，沸汤中 3 遍，晒干，以醋

浸一宿,晒干,治下筛。每服 1.5 克,1 日 3 次。服
之百日,夜写细书。

【功用】　①《备急千金要方》:明目。

②《普济方》:肥人悦颜,延年不老。

【主治】　男子五劳七伤之目疾。

补肺丸

【方源】　《本草图经》引《传信方》(见《证类本
草》卷二十三)。

【组成】　苦杏仁 90 克。

【用法】　以童子小便浸之,春、夏 7 日,秋、冬
14 日,并皮尖于砂盆中研细,滤取汁,煮令沸,候软
如面糊即成,仍以柳篦搅,勿令着底,后以马尾罗或
粗布下之,日曝,可丸即丸。每次 30～50 丸,食前
后任意茶酒送下。

【主治】　咳嗽。

补肺散

【方源】　《杨氏家藏方》卷二十。

【组成】　成炼钟乳粉。

【用法】　每次 6 克,煎糯米汤调下,立止。如
无糯米,只用粳米,不拘时候。

【主治】　暴吐损肺,吐血不止。

补脾丹

【方源】　方出《是斋百一选方》卷六,名见《瘴
疟指南》卷下。

【组成】　干山药(一半炒黄色,半生用)。

【用法】　上药研为细末。每次 12 克,米饮
调下。

【主治】　①《是斋百一选方》:噤口痢。

②《瘴疟指南》:痢疾,脾胃虚弱,闻食则呕,不
思饮食。

补骨脂裹方

【方源】　《圣济总录》卷一四五。

【组成】　补骨脂(微炒)60 克。

【用法】　上药研为末,用醋煮黄米粥,摊在纸
上,封裹损处。

【主治】　打仆伤损。

补益麋茸煎

【方源】　《太平圣惠方》卷二十六。

【组成】　麋茸(去毛,涂酥炙令微黄)150 克。

【用法】　上药研为末,以清酒于银锅中慢火煎
成膏。每次 15 克,空腹及晚食前以温酒调下。

【主治】　精极,骨髓虚竭。

灵仙丸

【方源】　《简明医彀》卷二。

【组成】　威灵仙(洗净,焙干)。

【用法】　上药研为末,好酒拌润,入竹筒内塞
口,九蒸九晒,炼蜜为丸,如梧桐子大。每次 20 丸,
酒送下。微利不泻。朝服暮效,外用灵仙煎洗。

【功用】　通十二经脉,去宿垢。

【主治】　①《简明医彀》:口眼㖞斜,疬风、头
风、癫风,皮肤瘙痒,手足顽麻、疥癣、腰重阴肿,妇
人月闭。

②《医级》:妇人月水不来,或动经多日,气血冲
心及产后经风闭塞,并治癥瘕疢癣、气块、痛风
诸症。

灵苗汤

【方源】　《医方类聚》卷一三三引《吴氏集验
方》。

【组成】　瓦松(即屋上无根种草是也)不拘
多少。

【用法】　上捣细,浓煎汤,乘热熏洗小腹,约 4
小时即通。

【主治】　沙淋。

灵草丹

【方源】　《丹溪心法附余》卷四。

【组成】　紫背浮萍草。

【用法】　摊于竹筛内,下着水,晒干,为细末,
炼蜜为丸,如弹子大。每次 1 丸,用黑豆淋酒化下。

【主治】　一切风疾及瘾疹、紫白癜风,痛痒顽
麻;及脚气,打仆伤损,浑身麻痹。

灵砂散

【方源】　《普济方》卷三九四。

【组成】　灵砂不拘多少。

【用法】　上药研为细末。每次 6 克,米饮调
下。立效。

【主治】　五种吐,不问冷热,久而不止,胃虚生

风,诸药俱试不效者。

灵姜饮

【方源】　《丹溪心法附余》卷六引《澹寮方》。

【组成】　生姜(和皮捣汁)120克。

【用法】　夜露至晓,空腹冷服。

【主治】　脾胃聚痰,发为寒热。

灵脂酒

【方源】　《魏氏家藏方》卷十。

【组成】　五灵脂不拘多少(新者,烧存三分性,出火毒)。

【用法】　上药研为细末。每次6克,却以炭火烧铁秤锤俟通红,以银盂盛,以无灰酒投之。用酒调药服之。五灵脂须用成块,则力紧易取效,渐进3~6克。

【主治】　①《魏氏家藏方》:血崩。

②《永类钤方》:妇人血山崩及丈夫脾积气。

【验案】　崩漏　有一老媪年八十,崩漏凡数年,得此药,服则病失去。

灵芝颗粒

【方源】　《部颁标准》。

【组成】　灵芝。

【用法】　上药制成冲剂。每次1块,用开水冲服,1日3次。

【功用】　宁心安神,健脾和胃。

【主治】　失眠健忘,身体虚弱,神经衰弱,慢性支气管炎,亦可用于冠心病的辅助治疗。

灵丹草颗粒

【方源】　《部颁标准》。

【组成】　臭灵丹。

【用法】　上药制成冲剂。每次3~6克,开水冲服,1日3~4次,或遵医嘱。

【功用】　清热疏风,解毒利咽,止咳祛痰。

【主治】　风热邪毒,咽喉肿痛,肺热咯;急性咽炎,扁桃体炎,上呼吸道感染见上述证候者。

君子散

【方源】　《小儿卫生总微论方》卷十二。

【组成】　使君子仁不拘多少。

【用法】　上药研为末。每次9克,米饮调服。

【主治】　小儿五疳,小便白浊,泻痢无度。

改容膏

【方源】　《医级》卷八。

【组成】　石灰(醋炒红)。

【用法】　再入醋熬如膏。左歪涂右,右歪涂左。

【主治】　口眼㖞斜。

陆英片

【方源】　《部颁标准》。

【组成】　陆英。

【用法】　上药制成片剂。口服,每次8片,1日3次,7天为1个疗程;连服2~4个疗程或遵医嘱。

【功用】　疏肝健脾,活血化瘀,利尿消肿。

【主治】　急性病毒性肝炎。

【宜忌】　孕妇禁服。

阿胶散

【方源】　《伤寒总病论》卷六。

【组成】　阿胶末3克。

【用法】　竹沥调下。无竹沥,用小麦、竹叶煎汤调下。

【主治】　妊娠伤寒,大热甚,胎不安者。

阿胶颗粒

【方源】　《部颁标准》。

【组成】　阿胶。

【用法】　上药制成冲剂,每块(或袋)重10克。密封。口服或配方兑入药汁中服用,每次半块,1日2~3次。

【功用】　滋阴养血,补肺润燥,止血安胎。

【主治】　虚劳,血虚心烦,崩漏带下,经血不调,胎动不安,咯血,呕血,便血及各型贫血。

陈艾丸

【方源】　《医学心悟》卷六。

【组成】　蕲艾500克(每岁端午日采,愈久愈良)。

【用法】　取叶为炷。或加麝香末、木香末、雄黄搓成丸。安蒜上灸之,名"药艾丸"。

【主治】　①《医学心悟》:发背,初觉肿痛,用药消散不去者。

②《疡医大全》:疮毒纯阴,平塌顽麻。

陈米汤

【方源】　《圣济总录》卷七十八。

【组成】　陈廪米(水淘净)60克。

【用法】　上药用水煎,去渣,空腹温服,晚食前再煎服。

【主治】　吐痢后,大渴饮水不止。

附子汤(1)

【方源】　方出《证类本草》卷十引《孙用和方》,名见《圣济总录》卷七十四。

【组成】　附子(重21克,炮,去皮脐)1枚。

【用法】　上药研为末。每服12克,加盐1.5克,水煎,温服。立止。

【主治】　霍乱,大泻不止。风毒攻肌肉,皮肤水肿,或在足,或在手。

附子汤(2)

【方源】　《圣济总录》卷一五九。

【组成】　附子(端正紧实大者,生,去皮脐,切作10片)1枚。

【用法】　上不得捣碎,加生姜5片,水煎,去渣,将药汁滤清,分2次温服。如经时不下,更服桂心汤。

【功用】　破寒堕胎。

【主治】　①《圣济总录》:子死腹中,产宫气寒,胎血凝涩,死子难下。

②《鸡峰普济方》:中风涎盛,少气不语。

附子散(1)

【方源】　方出《肘后备急方》卷一,名见《圣济总录》卷六。

【组成】　附子不拘多少。

【用法】　上药研为末,置管中。吹口内舌下。

【主治】　①《肘后备急方》:卒忤,口噤不开。

②《圣济总录》:中风,口噤不开。

附子散(2)

【方源】　《圣济总录》卷九十七。

【组成】　附子(炮裂,去皮脐)1枚。

【用法】　削去外面,留中心如枣大,为细散。每次3克,蜜水调下。

【主治】　大便冷秘。

附子回阳散

【方源】　《圣济总录》卷二十七。

【组成】　附子(炮裂,去皮脐)2枚。

【用法】　上药研为细散。每次9克,取生姜自然汁15毫升,冷酒搅匀,共调服,更以冷清酒送下,相次更进1服。良久脐下如火,遍身和暖为度。

【主治】　阴毒伤寒,面青四逆,及脐腹疼痛,身体如冰;并疗一切卒暴冷气。

附子塞虫孔丸

【方源】　《外台秘要》卷二十二引《删繁方》。

【组成】　附子(炮)1枚。

【用法】　上药研为末,以蜡和之为丸,准齿虫孔大小纳之,取愈止。

【主治】　龋。

坚痰丸

【方源】　方出《中藏经·附录》,名见《卫生宝鉴》卷九。

【组成】　天南星(九蒸九晒)。

【用法】　上药研为末,姜汁糊为丸,如梧桐子大。每次20丸,人参、菖蒲汤或麦冬汤送下。

【主治】　风痫。

妙功散

【方源】　《圣济总录》卷一七六。

【组成】　藜芦(洗,焙)不拘多少。

【用法】　上药研为细散。以少许吹入鼻中。嚏二三次,立止。

【主治】　小儿吐奶不止。

陀僧散

【方源】　方出《是斋百一选方》卷十五,名见《普济方》卷三〇一。

【组成】　密陀僧(好者)不拘多少。

【用法】　研令极细。扑使之干。

【主治】　①《是斋百一选方》:阴汗。

②《普济方》：小儿生下遍身如鱼泡,如似水晶,破则成水,流渗又生。

妙安散

【方源】　《普济方》卷六十一。

【组成】　巴豆2粒。

【用法】　纸紧角,可通得入鼻,用刀子切断两头壳子,将针穿作孔子,纳鼻中,久即愈。一方,用绵裹纳鼻中,喉通即取出。一方用7粒,灯上烧存性,绵裹含1粒即止。如痹已死,有余气者,绵裹纳两鼻孔,约至眉间,专把余绵,良久大喘勿怪,吐则拔去之。

【主治】　喉闭,缠喉风及走马咽痹。

妙应丸

【方源】　《魏氏家藏方》卷七。

【组成】　五倍子不拘多少。

【用法】　上药研为细末,酒糊为丸,如梧桐子大。每次40丸,食前米饮送下。

【主治】　肠风脏毒。

妙应散

【方源】　《鲁府禁方》卷一。

【组成】　旧草鞋1只(取中心3厘米许)。

【用法】　男左女右,烧存性,为末。用黄酒调服;或井花水亦可。

【主治】　远近痢疾。

妙应膏

【方源】　《圣济总录》卷一〇二。

【组成】　蝎虎(活者)数枚。

【用法】　用水罐盛黄土,按令实,入蝎虎在罐内,不令损伤,仍爱护其尾,用纸系罐口,于纸面上,扎数眼,令出气,后有粪数粒,不要粪上一头黑者,只要一头白者。如有病,每用津唾研成膏,涂在眼睫毛周回,不得揩拭,候来日早,以温浆水洗过眼。

【主治】　胎赤眼连睫,赤烂昏暗,服药久无应者。

忍冬散

【方源】　《惠直堂方》卷一。

【组成】　金银花15克。

【用法】　上药入铜锅内,焙枯存性。红痢,以白蜜水调服;白痢,以砂糖水调服。

【主治】　痢疾。

鸡子饮

【方源】　《串雅内编》卷四。

【组成】　出过小鸡蛋壳30克。

【用法】　泡汤服。即睡。

【主治】　伤寒狂走。

鸡子酒

【方源】　《圣济总录》卷一五九。

【组成】　鸡子(去清)1枚。

【用法】　投鸡子于苦酒中,饮之立产。

【主治】　妇人难产,二三日不下。

鸡子膏

【方源】　方出《太平圣惠方》卷四十,名见《圣济总录》卷一〇一。

【组成】　鸡子5枚。

【用法】　上熟煮取黄,于铛中炒如黑脂成膏。以布先揩破疮瘢,然后涂膏,1日2～3次,自然瘢灭,与旧肉无别。

【主治】　疮痕无问新旧。

鸡茎散

【方源】　《良方集腋》卷下。

【组成】　雄鸡茎5枚。

【用法】　焙干为末。分作3次,空腹用酒服。

【主治】　产妇小便不通。

鸡翎酒

【方源】　《普济方》卷三四一。

【组成】　鸡翎(烧灰末)不拘多少。

【用法】　每服1.5克,温酒调下。

【主治】　妊娠胎漏,尿不知出时;妊娠下血,疼痛不止。

鸡蛋油

【方源】　《仙拈集》卷二。

【组成】　鸡蛋不拘多少。

【用法】　炒出油搽之。

【功用】　《寿世良方》:杀虫。

【主治】　①《仙拈集》:肾囊风。

②《寿世良方》:诸疮破烂,痒不可忍,或不收口者;及癣疥诸疮。

鸡腊丸

【方源】　《活幼心法》卷八。

【组成】　黄蜡1块如指大。

【用法】　上药入杓内,火上熔化,次入生鸡子黄白1个炒熟,空腹服。

【主治】　小儿瓜瓢休息痢。

鸡内金散

【方源】　《三因极一病证方论》卷十二。

【组成】　鸡内金1具并肠(净洗烧为灰,男用雌者,女用雄者)。

【用法】　上药研为细末。每服1.5克,酒饮调下。

【主治】　①《三因极一病证方论》:尿床失禁。

②《校注妇人良方》:气虚尿床。

③《证治准绳·女科》:产后尿床失禁。

④《幼科金针》:小儿食积。

鸡子沐汤

【方源】　《外台秘要》卷三十二引《集验方》。

【组成】　新生乌鸡子3枚。

【用法】　上以5000毫升开水沸起,破鸡子纳中,搅令匀,分为3次沐。

【功用】　令发生,去白屑风痒。

【主治】　头风,搔之白屑起。

鸡子涂方

【方源】　方出《外台秘要》卷二十九引《肘后备急方》,名见《普济方》卷二七七。

【组成】　鸡子黄不拘多少。

【用法】　涂患处。干即易之,不过三五次即愈。

【主治】　卒得漆疮。

鸡血涂方

【方源】　《圣济总录》卷六。

【组成】　雄鸡血不拘多少。

【用法】　上煎热涂之,正则止。或新取血涂之亦佳。涂缓处一边为良。

【主治】　中风口面歪不正。

鸡血藤颗粒

【方源】　《部颁标准》。

【组成】　鸡血藤不拘多少。

【用法】　上药制成颗粒或糖浆。每次12克,用开水冲服,1日3次。

【功用】　补血,活血,通络。

【主治】　月经不调,血虚萎黄,麻木瘫痪,风湿痹痛。

驱风痛片

【方源】　《部颁标准》。

【组成】　黑老虎。

【用法】　上药制成片剂。口服,每次4片,1日3次。

【功用】　行气活血,祛风止痛。

【主治】　急、慢性风湿性关节痛,肩背痛。

驴　膏

【方源】　方出《医说》卷四,名见《类编朱氏集验方》卷九。

【组成】　驴生脂不拘多少。

【用法】　上药和生姜熟捣,绵裹塞耳。

【主治】　积年耳聋。

驴肉汤

【方源】　《饮膳正要》卷二。

【组成】　乌驴肉(切)不拘多少。

【用法】　上件于豆豉中烂煮熟,入五味,空腹食之。

【功用】　安心气。

【主治】　风狂,忧愁不乐。

驴乳汁

【方源】　《小儿卫生总微论方》卷十五。

【组成】　驴乳汁不拘多少。

【用法】　少少与服。

【主治】　婴儿热黄胎疸。

驴乳灌耳方

【方源】　《圣济总录》卷一一五。

【组成】　驴乳150毫升。

【用法】　侧灌入耳中。其虫从左耳入,即右耳出。

【主治】　蚰蜒入耳。

纳脐膏

【方源】　《古今医鉴》卷五引何晴岳方。

【组成】　黄瓜藤(连茎叶,经霜者,晒干,烧灰存性,出火毒)不拘多少。

【用法】　上用香油调,纳脐中。

【主治】　噤口痢,危急之症。

八　画

玫瑰膏

【方源】　《饲鹤亭集方》。

【组成】　玫瑰花蕊(初开者,去心蒂)300朵。

【用法】　新汲水砂铫内煎取浓汁,滤去渣,再煎白冰糖500克收膏,瓷瓶密收,切勿泄气。早、晚开水冲服。如专调经,可用红糖收膏。

【主治】　肝郁呕血,月汛不调。

青皮汤

【方源】　方出《格致余论》,名见《医学正传》卷六。

【组成】　青皮12克。

【用法】　细切,水煎服,每日2次。

【主治】　乳硬。

青灰散

【方源】　《三因极一病证方论》卷十六。

【组成】　青布(烧灰)不拘多少。

【用法】　上药研为细末。以猪脂调,夜敷,睡。

【主治】　唇紧,燥裂生疮,面无颜色。

青阳丸

【方源】　《产论》。

【组成】　黄柏180克(熬60克,烧60克,生60克)。

【用法】　面糊为丸。每服3克,一昼夜数服。以大便利黑为度。

【主治】　妊娠大便下利。

青苔散

【方源】　《洞天奥旨》卷十六。

【组成】　地上青苔不拘多少。

【用法】　以手抓之,按于犬咬处。

【功用】　止痛。

【主治】　犬咬。

青金散

【方源】　《圣济总录》卷一〇七。

【异名】　青蒿散(《普济方》卷七十二引《十便良方》)。

【组成】　青蒿花不拘多少(三月三日采,阴干)。

【用法】　上药研为散。每服9克,空腹井花水调下。

【功用】　久服长生明目。

【主治】　五脏积热,眼干涩难开。

青空汤

【方源】　《普济方》卷一七二引《集验方》。

【组成】　青陈皮(汤浸,去瓤)30克。

【用法】　入盐四铢炒,为末。每服6克,熟汤下。

【主治】　伤酒食饱满。

青桑膏

【方源】　《三因极一病证方论》卷十八。

【组成】　嫩桑叶不拘多少。

【用法】　上药研为细末。米饮调,摊纸花,贴病处。

【主治】　乳硬作痛。

青铜散

【方源】　《医心方》卷二十五引《产经》。

【异名】　青钱散(《幼幼新书》卷三十三引《婴孺方》)。

【组成】　大铜钱 100 文。

【用法】　以好酒煎钱,令干爆,刮取屑,下筛。稍以纳眼眦。

【主治】　小儿伤风,眦间赤烂痒,经年不愈。

青麻汤

【方源】　《普济方》卷二一四。

【组成】　青麻根 7 根。

【用法】　上药用水煎服。

【主治】　淋淤血,及下血不止。

青蒿饮

【方源】　《洞天奥旨》卷十三。

【组成】　青蒿 30 克。

【用法】　捣碎,以冷水冲之,取汁饮之。将滓敷疮上数日即愈,如不愈,另用柏代散敷之。

【主治】　日晒疮。

青蒿露

【方源】　《中药成方配本》。

【组成】　干青蒿 500 克。

【用法】　用蒸气蒸馏法,每斤吊成露六斤。每用 120 克,隔水炖温服,小儿酌减。

【功用】　清暑解热。

【主治】　内外蒸热。

青黛散

【方源】　《太平圣惠方》卷八十四。

【组成】　青黛 15 克。

【用法】　上药研为细散。每服半钱,磨刀水调下,每日三次。

【主治】　小儿斑疮,及疹豆疮,心神烦躁,睡卧不安。

青鱼胆方

【方源】　《奇效良方》卷五十七。

【组成】　青鱼胆汁不拘多少。

【用法】　滴目中。

【主治】　目暗。

青藤膏

【方源】　《古今医统大全》卷八引《易简》。

【组成】　青藤(出太平府之荻港,二三月间采)不拘多少。

【用法】　锉入釜内,用微火熬七日夜,成膏,收于瓷器内。若用治病,先备梳三四枚,量病虚实加减服 1 茶匙,温酒调下,不拘时候。服毕,将患人身上拍一掌,其后发痒遍身,以梳梳之,要止,饮冷水一口解之,痒止病愈。

【主治】　①《古今医统大全》引《易简》:诸风证。

②《串雅内编》:风湿流注,历节鹤膝,麻痹瘙痒,损伤疮肿等症。

【宜忌】　《本草纲目》引《濒湖集简方》:宜避风数日。

青大将丸

【方源】　《部颁标准》。

【组成】　乌梢蛇。

【用法】　上药制成丸剂。口服,每次 2 克,1 日 2 次。

【功用】　祛风湿,通经络。

【主治】　风湿痹痛,湿疹顽癣。

青阳参片

【方源】　《部颁标准》。

【组成】　青阳参。

【用法】　上药制成片剂。口服,每次 4～8 片(小儿减半),每日 1 次。连服 2 天停 1 天或隔日服每次。

【功用】　平肝补肾,豁痰镇痉,定痫。

【主治】　癫痫,头晕头痛,眩晕,耳鸣,腰膝酸软等。

青果颗粒

【方源】　《部颁标准》。

【组成】　青果浸膏 100 克。

【用法】　上药制成冲剂。开水冲服,每次 10～20 克,1 日 2 次。

【功用】　清热,利咽,生津。

【主治】　咽喉肿痛,口渴。

青蒿涂方

【方源】《圣济总录》卷一四九。

【组成】青蒿(生者,细切)30克。

【用法】上捣研,厚涂螫处。

【主治】蜂螫。

青松叶浸酒

【方源】《圣济总录》卷六。

【组成】青松叶(细锉,如大豆)500克。

【用法】于木石臼中捣令汁出,用生绢囊贮,以清酒1000毫升,浸2宿,近火煨1宿。初服50毫升,渐加至100毫升。头面汗出即止。

【主治】中风,口面喝斜。

青木香一物汤

【方源】方出《外台秘要》卷三,名见《伤寒图歌活人指掌》卷五。

【异名】青木香煎(《松峰说疫》卷二)。

【组成】青木香60克。

【用法】上药用水煎,顿服。

【主治】天行发斑,疮色赤黑,发如疥大。

枇杷叶膏

【方源】《中国医学大辞典》。

【组成】鲜枇杷叶(刷去毛)不拘多少。

【用法】清水煎浓汁,去渣滤清,加冰糖收成膏。

【功用】①《中国医学大辞典》:止咳,润肺。

②《全国中药成药处方集》(南京方):清热。

【主治】①《中国医学大辞典》:肺热久嗽、顿嗽。

②《全国中药成药处方集》(南京方):干呕气逆,咽痛声嘶及痰中带血。

枇杷叶露

【方源】《中国医学大辞典》。

【组成】鲜枇杷叶。

【用法】制成露剂服。

【功用】清肺和胃,下气降火,消痰止嗽。

【主治】肺有伏热,久嗽不止,呕逆口渴。

枇杷叶糖浆

【方源】《部颁标准》。

【组成】枇杷叶。

【用法】上药制成糖浆。口服,每次10～20毫升,1日2次。

【功用】清肺润燥,止咳化痰。

【主治】肺热燥咳,痰少咽干。

板蓝根糖浆

【方源】《部颁标准》。

【组成】板蓝根700克。

【用法】取上药加水煎煮2次,第一次2小时,第二次1小时,滤过,合并滤液,静置,取上清液浓缩至适量,加入蔗糖400克与苯甲酸钠3克,溶解后,滤过,加水调节至1000毫升,密封,置阴凉处贮藏。

【功用】清热解毒,凉血利咽,消肿。

【主治】扁桃腺炎,腮腺炎,咽喉肿痛,防治传染性肝炎、小儿麻疹等。

松膏

【方源】方出《备急千金要方》卷八,名见《千金方衍义》卷八。

【组成】松脂15千克。

【用法】炼50遍,酒煮10遍;炼酥3千克,温和松脂3千克,熟搅令极调匀。每次3克,平旦空腹以酒送下,1日3次。数数食面粥为佳。

【功用】《千金方衍义》:治风逐湿,坚骨强筋。

【主治】历节诸风,百节酸痛不可忍。

【宜忌】慎血腥生冷物、酢果子。

【方论】《千金方衍义》:松质坚劲,岁寒不凋,故能治风逐湿、坚骨强筋;但松脂性燥,必极力炼煮,方可服食。

松子粥

【方源】《寿世青编》卷下。

【异名】松子仁粥(《中国医学大辞典》)。

【组成】松子30克。

【用法】同米煮粥食。炒面入粥同食,止白痢;烧碱入粥同食,止血痢。

【功用】润心肺,和大肠,止白痢、血痢。

松节汤

【方源】《普济方》卷六十六引《肘后备急方》。

【组成】 松节(细锉如麻豆)50克。

【用法】 以水300毫升,煎药200毫升,去渣,漱牙。

【主治】 牙痛。

松节散

【方源】《太平圣惠方》卷六十七。

【组成】 黄松木节(细锉)150克。

【用法】 上用童便、醋于砂盆内以慢火炒令干,为细散。每次6克,以热童便调下,1日3～4次。

【主治】 从高坠损,恶血攻心,胸膈烦闷。

松叶汤

【方源】《圣济总录》卷一三四。

【组成】 松叶500克。

【用法】 上烂捣,以水5000毫升,煮至3000毫升,和滓温洗。

【主治】 寒冻手足破裂。

松叶酒

【方源】《备急千金要方》卷七。

【组成】 松叶30千克。

【用法】 煮松叶汁,以渍50千克米,蒸饭,泥酿封头,7日成,澄清。饮之取醉。

【主治】 脚弱,十二风痹,不能行,服更生散数剂及众治不得力者。

【方论】《千金方衍义》:松质坚劲,叶擅祛风,用以酿酒,专治脚弱,乃强筋骨之应也。

松皮散

【方源】 方出《备急千金要方》卷十五,名见《杨氏家藏方》卷十三。

【组成】 赤松皮(去上苍皮,切)10千克。

【用法】 上药研为散。每次30克,面粥和服之,1日3次。

【主治】 ①《备急千金要方》:积久三十年,常下痢。

②《杨氏家藏方》:肠风下血过多。

【宜忌】《千金方衍义》:苍瘦之人,津血不充而多火者,切禁。

【方论】《千金方衍义》:松皮燥涩,善辟湿热,除胀满,而方书罕用。《备急千金要方》:独取以治久痢,以痢久诸药罔效,故别出手眼,乃以医所不用、病所未尝之品以疗之。而前论中又云暴痢服之,何有不愈?以其燥而能通,涩而不滞,故久痢、暴痢无不宜之。然须用根去外粗皮,方有健脾之功。

松皮膏

【方源】《纲目拾遗》卷六。

【组成】 松皮(厚者)不拘多少。

【用法】 熬为膏。每服9克,空腹白水调下。

【主治】 一切虚怯劳瘵,妇女血枯、血闭诸症。

松花散(1)

【方源】《医林纂要探源》卷九。

【组成】 松花粉(微炒,退冷,然后用)不拘多少。

【用法】 敷席上,使儿安卧。

【主治】 小儿痘疮,成片作烂,脓水不干者。

松花散(2)

【方源】《松峰说疫》卷二。

【组成】 松花6～9克。

【用法】 煎薄荷滚汤,入蜜调服。以愈为度。

【主治】 瘟疫热痢。

【备考】 取松花法:于4月初,看松梢所抽黄穗如麦穗者,趁硬摘取,摊在布被单上,晒干即有面落下如蒲黄,瓷器收贮,伏天必晒,否则穿发。取黄穗不可早,早则嫩而少黄面;又不可迟,迟则花蕊飞而穗成空壳矣。看其穗硬而带黄色,大如稻粒则取之。

松香油

【方源】《绛囊撮要》。

【组成】 松香(研细)不拘多少。

【用法】 裁尺余青布条裹之,以线扎条子,蘸香油烧旺,其滴下之油,以碗接之。搽疮。

【主治】 小儿秃疮。

松脂丸

【方源】　《太平圣惠方》卷二十四。

【组成】　炼成松脂(白色者)不拘多少。

【用法】　上药捣熟研,炼蜜为丸,如梧桐子大。每次 20 丸,食前以蜜汤送下。服 1 日后有效。

【主治】　中大风癫疾。

松花浸酒

【方源】　《奇效良方》卷二十五。

【组成】　松花并台(春三月取 15～20 厘米如鼠尾者)不拘多少。

【用法】　蒸,细切,用生绢囊贮,以酒 1500 毫升浸 5 日。每日服 150 毫升,空腹暖饮,晚食前再服。

【主治】　风头旋,脑皮肿痹。

枫子膏

【方源】　《内外科百病验方大全》。

【组成】　大风子(去壳取仁)不拘多少。

【用法】　放铜锅内,炒至三分红色、七分黑色为恰好,太过无力,不及伤眼,炒后研成细膏,如红砂糖一样,用铜锅器盛,向火上熬四五滚,倒在纸上,放地上面,以物盖之,听用;如上面霉变,拭去,仍照常用。

【主治】　疠风。

【宜忌】　一年内切忌房事、食盐,并忌酱、醋、酒及一切鸡、鱼发气动风等物。

取虫膏

【方源】　《眼科阐微》卷三。

【组成】　覆盆子叶不拘多少。

【用法】　上药研为末。水调成膏,摊纱绢上,贴眼。片时其虫即出。

【主治】　烂眼有虫,其痒不可当。

取疔膏

【方源】　方出《柳州救死三方》引贾方伯方(见《证类本草》卷二十二),名见《医方类聚》卷一七九引《吴氏集验方》。

【组成】　蜣螂心不拘多少。

【用法】　贴疮半日许,可再易。血尽根出遂愈。

【主治】　疔疮。

【宜忌】　禁食羊肉。

【验案】　疔疮　元和十一年得疔疮,凡十四日益笃,善药敷之皆莫能知。长乐贾方伯教用蜣螂心,一夕而百苦皆已。明年正月食羊肉又大作,再用亦如神验。

苦瓜膏

【方源】　《疡医大全》卷十九引陈伯迪方。

【组成】　苦瓜(即癞葡萄)不拘多少。

【用法】　捣烂,以盐卤浸收,不可太稀,愈久愈好。凡遇蛇头毒,取 1 匙敷患上,外以绢缚过一夜,痛止即愈。

【主治】　蛇头毒。

苦参丸

【方源】　《外科发挥》卷二。

【组成】　苦参不拘多少。

【用法】　上药研为末,水糊为丸,如梧桐子大。每次 6～9 克,温酒送下。

【主治】　一切痈疽疮毒,焮痛作渴,或烦躁。

苦参片

【方源】　《部颁标准》。

【组成】　苦参 167 克。

【用法】　上药制成片剂。口服,每次 4～6 片,1 日 3 次。

【功用】　清热燥湿,杀虫。

【主治】　湿热蕴毒蓄下焦所致之痢疾,肠炎,热淋及阴肿阴痒,湿疹,湿疮等。

苦参饮

【方源】　《普济方》卷一一一引《太平圣惠方》。

【组成】　苦参根白皮 2500 克。

【用法】　上锉细,生绢袋贮。以好酒冬浸 7 日,夏浸 4 日。每次温饮 50～100 毫升,渐加至五七合,日 2 次,夜 1 次。

【主治】　乌癞,疮疹。

苦瓠汤

【方源】　方出《肘后备急方》卷七,名见《圣济总录》卷一四七。

【组成】　苦瓠 1 枚。

【用法】　上药用水煎服。立即吐愈。

【主治】　中蛊毒,吐血,或下血,皆如烂肝。

苦楝汤

【方源】　方出《外台秘要》卷二十六引《肘后备急方》,名见《景岳全书》卷五十五。

【组成】　有子楝木根不拘多少。

【用法】　以水煮取浓赤黑汁,用米煮作糜,宿勿食,且先吃肥香脯 1 片,令虫闻香举头,稍从一口为度,始少进,渐加,便下蛔虫。

【主治】　蛔虫,或攻心痛如刺,口中吐清水。

苦胆草片

【方源】　《部颁标准》。

【组成】　坚龙胆 200 克。

【用法】　上药制成片剂。口服,每次 4 片,1 日 3 次。

【功用】　清热燥湿,泻火。

【主治】　目赤口燥,咽喉肿痛。

苦楝子汤

【方源】　《赤水玄珠》卷二十七。

【组成】　苦楝子不拘多少。

【用法】　煎汤浴儿。

【主治】　痘疮不出,出亦稀少。

苦参子仁酊

【方源】　《中医皮肤病学简编》。

【组成】　苦参子仁 31 克。

【用法】　以 75% 乙醇 100 毫升浸。外用。

【主治】　青年扁平疣。

茄子角方

【方源】　《圣济总录》一三三。

【组成】　生茄子 1 枚。

【用法】　将茄割去二分,令口小,去瓤,似一罐子,将合于肿上角即消。如已出脓,再用,取愈为度。

【主治】　热疮。

茄蒂灰散

【方源】　《普济方》卷三十八引《肘后备急方》。

【组成】　茄蒂(烧存性)30 克。

【用法】　上药研为末。每服 9 克,食前米饮调下。

【主治】　①《普济方》引《肘后备急方》:肠风下血,久不止。

②《本草纲目》引吴瑞方:血痔。

茅花汤

【方源】　《外台秘要》卷二引《小品方》。

【异名】　茅根汤(《伤寒大白》卷二)、茅花散(《不居集》上集卷十四)。

【组成】　茅花 1 大把(若无茅花,取茅根代之)。

【用法】　以水八升,煮取三升,分三服。即愈。

【主治】　①《外台秘要》引《小品方》:伤寒鼻衄不止。

②《普济方》引《太平圣惠方》:热毒吐血。

③《古今医统大全》:血痢、黑痢。

【方论】　《伤寒大白》:茅性清凉,根能凉血止烦,花苗专凉上焦之血,故治出血。

刺五加颗粒

【方源】　《部颁标准》。

【组成】　刺五加浸膏。

【用法】　上药制成颗粒。开水冲服,每次 10 克,1 日 2～3 次。

【功用】　益气健脾,补肾安神。

【主治】　脾肾阳虚,体虚乏力,食欲缺乏,腰膝酸痛,失眠多梦。

枣肉浸洗方

【方源】　《圣济总录》卷一三三。

【组成】　大枣 1000 克。

【用法】　上药用水煎,浸之洗疮。以愈为度。

【主治】　诸冷疮久不愈。

矾石散

【方源】　《普济方》卷二五四。

【组成】　白矾 30 克(以水和赤土裹之,炭火烧,取出去赤土)。

【用法】　上药研为散。以竹筒吹大豆许入鼻中。得嚏则气通,气通则活,未嚏者复吹之。

【主治】　鬼气排击,心腹刺痛,吐下血,死不知,及卧魇啮踵不觉者,诸恶毒病。

郁李仁煎

【方源】　《圣济总录》卷六十六。

【组成】　郁李仁(去皮尖双仁)30克。

【用法】　用研如杏酪,去渣,煮令无辛气,次下酥少许,同煮熟,放温顿服之。

【主治】　积年上气咳嗽,不得卧。

奇效丸

【方源】　方出《本草纲目》卷十六引丹溪方,名见《汉药神效方》。

【组成】　牡蛎粉。

【用法】　醋糊为丸,如梧桐子大。每次30丸,米饮送下,1日2次。

【主治】　梦遗,便溏。

拔疗丹

【方源】　方出《备急千金要方》卷二十二,名见《天花精言》卷六。

【组成】　马齿苋不拘多少。

【用法】　捣烂敷之。

【主治】　①《备急千金要方》:恶露疮。
②《天花精言》:痘后起疗。

拔毒散(1)

【方源】　《儒门事亲》卷十二。

【组成】　寒水石(烧令赤)不拘多少。

【用法】　上药研为末。以新水调,鸡翎扫痛处。

【主治】　小儿丹瘤,浮赤走引或遍身。

拔毒散(2)

【方源】　《医方类聚》卷一九四引《烟霞圣效》。

【组成】　新桑皮(烧作灰)。

【用法】　小油调涂上,变色生肌即敛。

【主治】　大人、小儿火烧破皮肉。

拔毒散(3)

【方源】　《保命歌括》卷六。

【组成】　生绿豆不拘多少。

【用法】　上为极细末。醋调敷;干,以醋润之。

【主治】　耳前后红肿。

拔毒膏(1)

【方源】　《古今医鉴》卷十四。

【组成】　熟地黄(以新汲水浸透)30克。

【用法】　捣烂。贴两脚心,布裹住。

【主治】　婴儿眼肿痛。

拔毒膏(2)

【方源】　《不知医必要》卷三。

【组成】　蒲公英60克。

【用法】　上药用水煎熬膏,载瓷器内,放水中一日一夜,冷去火气。俟挑破痘疗,吸尽紫血,即以此膏涂之。

【主治】　痘疗。

拔管方

【方源】　《疡科纲要》。

【组成】　壁虎尾尖不拘多少。

【用法】　量管之大小,剪取一段插入管中。

【功用】　拔脓收口。

【主治】　肛疡成管。

拔毒仙丹

【方源】　《疡科选粹》卷二。

【组成】　冬瓜1个。

【用法】　切去一头,合疮上,瓜烂切去,仍复合之。

【主治】　真实火毒,背发欲死。

拔疗毒新亚散

【方源】　《青囊秘传》。

【组成】　矿灰不拘多少。

【用法】　用浓盐水泡化,涂疗上,变紫黑色。

【功用】　拔疗眼。

【主治】　干疗。

抽薪散

【方源】　《外科大成》卷三。

【组成】　大附子。

【用法】　上药研为末。津调,敷足心内,油纸盖之,绢条扎之。

【主治】　口舌生疮,并小儿火眼。

抽葫芦酒

【方源】　《医林改错》卷下。

【组成】　抽干葫芦(焙,为末)。

【用法】　每次 9 克,黄酒调下。若葫芦大,以黄酒入内煮 2 小时,服酒颇效。

【主治】　腹大周身肿。

抵圣丸

【方源】　《普济方》卷一九三引《杨氏家藏方》。

【组成】　苦葶苈子(于火上隔纸炒过)不拘多少。

【用法】　上药研为细末,枣肉为丸,如小豆大。每次 10 丸,1 日 3 次,食前煎麻子汤送下。五七日小便利,肿消为效。如喘嗽,煎桑白皮汤送下。如小儿须另为小丸与服,看儿大小加减丸数服,煎枣肉汤送下。

【主治】　男子妇人头面手足虚肿。

【宜忌】　忌生冷、醋、黏滑食物及盐。

抵圣散

【方源】　《普济方》卷三九八。

【组成】　五倍子不拘多少。

【用法】　上药研为末,炼蜜调入如膏,摊油纸上贴之。一方入茶少许,掺肠头上,绢帛揉入。一方掺患处,以物衬手揉入。

【主治】　小儿腹中虚痛,肛门脱出。

【宜忌】　切忌吃发风毒物。

抵金散

【方源】　《外科启玄》卷十一。

【组成】　屎蜣螂(五月五日装入竹筒内阴干,取出为末)不拘多少。

【用法】　用瓷罐收贮。凡遇患,将末掺疮上。

【主治】　发背痈疽,溃后开烂作痛。

软石膏丸

【方源】　《古今医鉴》卷五。

【组成】　软石膏(研细)不拘多少。

【用法】　上用醋糊为丸,如绿豆大。每次 20丸,滚汤送下。

【功用】　泻胃火。

【主治】　食积痰火所致的嗳气。

虎杖汤

【方源】　《圣济总录》卷三十。

【异名】　虎杖散(《御药院方》卷八)。

【组成】　虎杖(细锉)120 克。

【用法】　上药用水煎,去渣,看冷热以渍手足,即愈。于避风处用。

【主治】　伤寒毒气攻手足,虚肿疼痛甚者。

虎杖液

【方源】　《中医皮肤病学简编》。

【组成】　虎杖根(洗净,切片)500 克。

【用法】　加水 2000 毫升,煎至 500 毫升。毛笔蘸外涂,或作湿敷。

【主治】　烧伤。

虎杖根粉剂

【方源】　《中医外科学》。

【组成】　虎杖根不拘多少。

【用法】　上药研为散。麻油调搽患处,每日3～4 次。

【功用】　清凉止痛。

【主治】　烧伤。

肾骨胶囊

【方源】　《部颁标准》。

【组成】　牡蛎。

【用法】　上药制成胶囊。口服,每次 1～2 粒,1 日 3 次;孕妇和儿童遵医嘱。

【主治】　儿童、成人或老年人缺钙引起的骨质疏松、骨质增生、骨痛、肌肉痉挛,小儿维生素 D 缺乏病(佝偻病)。

【宜忌】　饭后立即服,服药后要多饮水。

肾炎安胶囊

【方源】　《部颁标准》。

【组成】　山牡荆。

【用法】　上药制成胶囊,每粒装 0.3 克(相当于原药材 20 克),密封。口服,每次 1～2 粒,1 日 3～4 次。

【功用】　清热解毒,利湿消肿。

【主治】　湿热蕴结之水肿,淋证,以及符合本证候之急性肾小球肾炎、急性肾盂肾炎。尿路感染,慢性肾小球肾炎,肾病综合征等。

败龟丸

【方源】　《圣济总录》卷七。

【组成】　败龟(涂酥,炙)150 克。

【用法】　上药研为细末,研饭为丸,如梧桐子大。每次 20 丸,温酒送下,不拘时候。

【主治】　中风,手足颤。

败龟散

【方源】　《普济方》卷八十九。

【组成】　龟板(龟卜师处钻了者,以酥涂,炙)不拘多少。

【用法】　上药研为细末。每次 6 克,酒送下。

【主治】　中风、贼风麻痹。

败铜散

【方源】　《外科正宗》卷四。

【组成】　化铜旧罐不拘多少。

【用法】　上药研为末。洗净患处,香油调茶。

【功用】　①《外科正宗》:收湿水。

②《医宗金鉴》:渗湿祛痒,敛疮。

【主治】　鳝拱头已破后,风袭患口,脓水不干,愈之又发,久不收口。

【宜忌】　《医宗金鉴》:忌鱼腥发物。

败猪血散

【方源】　《解围元薮》卷四。

【组成】　猪血(腊月内取杀猪流血尽时滴出者,贮阴自干)。

【用法】　上药研为末,以猪脑调为丸,如梧桐子大。每次 9 克,飞盐酒送下。则阳茎 1 个月不举。

【功用】　大风疮肿斑黑顿消后,用以戒色。

败酱草膏

【方源】　《赵炳南临床经验集》。

【组成】　鲜败酱草(洗净)5000 克。

【用法】　上用净水 40 升煮,煎至 3 小时后过滤,再煎煮浓缩成膏 1500 克,加蜜等量贮存备用。每次 6 克,1 日 2 次。

【功用】　解毒清热,除湿消肿。

【主治】　毛囊炎、疖等化脓性皮肤病。

明矾圈

【方源】　《仙拈集》卷四。

【组成】　白矾 30 克。

【用法】　白面水和,捏圆圈箍患处,明矾勺内熔化,倾于面圈内,顷刻化为清水,其毒自解。

【主治】　虫兽咬伤。

罗布麻叶片

【方源】　《部颁标准》。

【组成】　罗布麻叶 100 克。

【用法】　上药制成片剂。口服,每次 4 片,1 日 3 次。

【功用】　降压。

【主治】　高血压头晕、心悸。

国老丸(1)

【方源】　《小儿卫生总微论方》卷十四。

【组成】　甘草(炙焦黄)。

【用法】　上药研为末,炼蜜为丸,如绿豆大。1 岁儿每次 5 丸,1 岁以上者每次 7～8 丸,温水送下,1 日 3 次,不拘时候。

【主治】　小儿瘦瘠虚羸,少气。

国老丸(2)

【方源】　《医方易简集》卷九。

【组成】　生甘草、炙甘草各等份。

【用法】　上药研为末,以生蜜、熟蜜各等份。为丸,如梧桐子大。空腹服。

【主治】　内热便血,痔下血。

国老汤

【方源】　《古今医鉴》卷八。

【异名】　国老煎(《外科证治全书》卷三)。

【组成】　横纹大甘草 30 克。

【用法】　取山涧东流水,以甘草蘸水,文武火慢炙,须用 6 小时久,水尽为度;劈视草中润透,再以无灰酒煎煮,温服,1 日 1 次。半月消尽。

【主治】　①《古今医鉴》:悬痈。

②《医学心悟》:脏毒。

【宜忌】　《医学心悟》:忌煎炒、烟、酒、炙煿、辛辣、发气等物。

国老散(1)

【方源】　《仁术便览》卷四。

【异名】　人中黄散(《痘疹仁端录》卷十三)。

【组成】　大甘草不拘多少。

【用法】　五月初三、四日,预将上药研细末,用大竹 1 段,两头留节,在一头钻 1 小孔,装甘草末于内,其孔用木塞固,勿令泄气,用绳缚竹,候至端午日,置粪缸中,并以砖坠竹至底,49 日后取出,用长流水洗净,候干,取药晒干,再研细,贮瓷器内。小儿出痘见苗,每用 3 克,淡砂糖水调服;治诸般恶疮,天行瘟疫毒,加药内服。

【主治】　①《仁术便览》:斑疮,痘疹,疔肿,痈疽,诸般恶疮,及中砒毒、菌毒,伤寒发狂言,天行瘟疫毒。

②《痘疹仁端录》:痘六七日不能肥满,或陷入黑色,不能灌脓,及中恶。

【备考】　《痘疹仁端录》本方用法:腊月用大竹筒,两头留节,通一窍,外去青皮,入甘草末于内,用木塞堵其窍,用绳缚紧,浸于粪厕坑中,腊月八日入坑,至清明取起,系长流水中冲过 7 日,取甘草末晒干,收藏好。每用 3～6 克,蜜水调下,泻亦无妨。

国老散(2)

【方源】　《惠直堂方》卷二。

【组成】　粉甘草(生)9 克。

【用法】　上药研为末。以艾叶、乌梅煎汤,缓缓送下。

【主治】　心腹疼痛,呕吐不止,以及虫扰作痛。

固牙散

【方源】　《奇效良方》卷六十二。

【组成】　仙灵脾不拘多少。

【用法】　上药研为粗末。煎汤,漱口。

【主治】　牙痛。

固肠丸

【方源】　《丹溪心法》卷五。

【组成】　椿根白皮(炒)。

【用法】　上药研为末,米糊为丸,如梧桐子大。每次 30～50 丸,陈米饮送下。

【功用】　燥湿,祛脾胃陈积。

【主治】　湿气下利,大便下血,白带。

固齿丹

【方源】　方出《摄生众妙方》卷九,名见《古今医鉴》卷九。

【组成】　骨碎补(白水洗净,用铜刀切片,置铜锅内,用槐枝不住手搅炒,住火放冷后,又上火炒微枯黑色,再住火放冷,又上火炒至老黑色,取起)。

【用法】　上药研为末。擦牙。

【功用】　坚骨固牙,益精髓,祛骨中毒气及止筋骨中痛。

【主治】　牙痛齿摇。

固真丸

【方源】　《此事难知》卷下。

【组成】　牡蛎(砂锅子内煅,醋淬 7 遍)不拘多少。

【用法】　上药研为末,醋糊为丸,如梧桐子大。每次 50 丸,空腹盐汤送下。

【主治】　精滑久不愈。

制首乌颗粒

【方源】　《部颁标准》。

【组成】　制何首乌。

【用法】　上药制成颗粒。开水冲服,每次 14 克,1 日 2 次。

【功用】　补肝肾,益精血,乌须发,强筋骨。

【主治】　血虚萎黄,眩晕耳鸣,须发早白,腰膝酸软,肢体麻木,崩漏带下,久疟体虚,高脂血症。

和肝散

【方源】　《银海指南》卷三。

【组成】　香附 500 克(分作 4 份,1 份以酒浸,1 份以盐水浸,1 份以蜜浸,1 份以童便浸,每浸 3 日夜后晒干)。

【用法】　上药研为细末。每次 6 克,随所用汤剂均可加用,或单服亦可,开水调下。

【主治】　肝气不和,目赤肿痛,或因含怒未发,郁伤肝阴,以致肝阳上车,两目昏花,羞明翳雾,眵泪俱多,甚则瞳神散大,视物无形。

知母丸

【方源】　《太平圣惠方》卷七十五。

【组成】　知母60克。

【用法】　上药研为末,炼蜜为丸,如梧桐子大。每次20丸,以粥饮下,不拘时候。

【主治】　①《太平圣惠方》:妊娠月未足,似欲产,腹中痛。

②《女科指掌》:妊娠顿仆。

垂盆草冲剂

【方源】　《部颁标准》。

【组成】　鲜垂盆草。

【用法】　上药制成冲剂。每次10克,开水冲服,1日2～3次或遵医嘱。

【功用】　清利湿热,有降低谷丙转氨酶作用。

【主治】　急性肝炎、迁延性肝炎及慢性肝炎活动期。

使君子散

【方源】　《袖珍小儿方》卷六。

【组成】　使君子(去壳)不拘多少。

【用法】　上为极细末。每次大者3克,小者1.5克,五更早空腹用米饮调下。

【主治】　①《袖珍小儿方》:小儿蛔虫咬痛,口吐清沫。

②《证治准绳·幼科》:疳热。

【备考】　《证治准绳·幼科》:本方用法:取虫出为度。

侧柏叶丸

【方源】　《太平圣惠方》卷二十四。

【组成】　侧柏叶(九蒸九晒)不拘多少。

【用法】　上药研为末,炼蜜为丸,如梧桐子大。每次50丸,以热水送下,日3次,夜1次。

【功用】　令眉鬓再生。

【主治】　大风疾,眉鬓堕落。

乳香汤

【方源】　《医方类聚》卷二二九引《仙传济阴方》。

【组成】　通明滴乳不拘多少。

【用法】　上药研为末。每次3克,沸汤点服;能酒入,以酒调服。

【功用】　去滞定痛止痛。

【主治】　产妇腰腹痛急。

乳香散

【方源】　《丹溪心法附余》卷二十三。

【组成】　乳香1.5～6克(一方加没药、赤芍、当归)。

【用法】　上药用水煎服。

【主治】　痘疮既收,余毒归心,心痛不可忍者。

金水煎

【方源】　《遵生八笺》卷十三。

【组成】　枸杞子(红熟者)不拘多少。

【用法】　用无灰酒浸之,冬6日,夏3日,于砂盆内研令极细,然后以布袋绞取汁,与前浸酒一同慢火熬成膏,于净瓷器内封贮,重汤煮之。每次1匙,入酥油少许,温酒调下。

【功用】　延年益寿,填精补髓。久服发白变黑,返老还童。

金丝膏

【方源】　《普济方》卷三一〇。

【组成】　松脂(嫩者)120克。

【用法】　将松脂先溶60克,倾入水中,候冷取出,将已入水者再溶成汁,谓之两熟,却以60克生者,一处溶成汁,入麻油15克,冬月多些,用油纸摊。随所用大小贴之。

【功用】　止痛散血。

【主治】　打仆伤。

金华丹

【方源】　《鸡峰普济方》卷二十一。

【组成】　真黄丹15克。

【用法】　铫内炒紫色,入好蜜60克,搅匀,慢火熬,直候紫黑色为度,成膏,收入坩器中,以纸密封。每用皂荚大,含化咽津,1日2次。

【主治】　一切口疮及久不愈。

金华散

【方源】　《外科百效》卷一。

【组成】　锦纹大黄(炒断烟)不拘多少。

【用法】　上为极细末。或添入它药内亦妙。

【主治】　恶毒恶疮,作热作痛。

金灵散

【方源】　《小儿卫生总微论方》卷十二。

【组成】　白僵蚕(拣直者,去丝嘴,炒焦)不拘多少。

【用法】　上药研为末。每次 1.5 克,薄荷酒调下,1 日 3 次。须臾用生力散涂之。

【主治】　肾疳时久,骨沉力弱,项细头重,致天柱骨倒,不能擎举抬头。

金虎丸

【方源】　《圣济总录》卷九十七。

【组成】　黄柏(去粗皮,用鸡子清涂炙)30 克。

【用法】　上药研为末,滴水为丸,如绿豆大。每次 7 丸,温水送下。

【主治】　结阴便血。

金樱煎

【方源】　《袖珍方大全》卷四引《医方大成》。

【组成】　金樱子。

【用法】　霜时取金樱子,先擦洗去刺,然后去瓤,杵烂,用酒酢取汁,绢帛滤过,慢火熬成膏,后入檀香诸香在内,瓦罐收贮、开水点服酒调。

【功用】　活血驻颜。

金蟾散

【方源】　《药奁启秘》。

【组成】　干蟾皮不拘多少。

【用法】　研为末。银花露同蜜调敷。

【功用】　消肿退毒。

金蟾膏

【方源】　《外科启玄》卷十一。

【组成】　活虾蟆(去骨)1 个。

【用法】　上捣如膏。敷在患上,留头;无头都敷上。一二日揭去,或有再 1 个全好。

【主治】　发背疔毒。

金髓煎

【方源】　《寿亲养老新书》卷四。

【组成】　枸杞子不拘多少。

【用法】　逐日旋采,摘红熟者,去嫩蒂子,拣令洁净,便以无灰酒,于净器中贮之;须是瓮,用酒浸,以 2 个月为限,用蜡纸封闭紧密,无令透气,候日数足,滤出,于新竹器内盛贮,旋于沙盆中研令烂细,然后以细布滤过,候研滤皆毕,去渣不用,即并前渍药酒,及滤过药汁搅匀,量银锅内多少,作番次慢火熬成膏,切须不住手用搅,恐粘底不匀,候稀稠得所,然后用净瓶器盛之,勿令泄气。每次 2 大匙,早晨温酒送下,夜卧服之。

【功用】　身轻气壮、积年不废,可以延寿。

金水宝片

【方源】　《新药转正标准》。

【组成】　虫草菌粉。

【用法】　上药制成糖衣片。口服,每次 5 片,1 日 3 次,或遵医嘱。

【功用】　补肾保肺,秘精益气。

【主治】　慢性支气管炎(久咳,盗汗,痰少或痰白而黏),高脂血症(身重乏力,头晕目眩,肢麻肢胀,胸脘气闷,或体胖痰多),性功能低下及老年人腰膝酸软,神疲畏寒,属于肺肾两虚,精气不足者。

金鸡舌散

【方源】　《证治准绳·疡医》卷三。

【组成】　金鸡舌根。

【用法】　磨酒服;或磨半泔半醋暖涂之。

【主治】　病茧,手指节结毒,焮赤肿痛,又名蛇节疔。

金荞麦片

【方源】　《部颁标准》。

【组成】　金荞麦。

【用法】　制成糖衣片。密封,避光保存。口服,每次 5 片,1 日 3 次。

【功用】　清热解毒,排脓祛瘀,祛痰止咳平喘。

【主治】　急性肺脓疡,急慢性气管炎、喘息型慢性气管炎、支气管哮喘及细菌性痢疾。症见咳吐腥臭脓血痰液或咳嗽痰多,喘息痰鸣及大便泻下赤白脓肿。

金钱草片

【方源】　《部颁标准》。

【组成】　金钱草 2000 克。

【用法】　上药制成片剂。口服,每次 4～8 片,1 日 3 次。

【功用】　清利湿热,通淋,消肿。

【主治】　热淋,沙淋,尿涩作痛,黄疸尿赤,痈肿疔疮,毒蛇咬伤,肝胆结石,尿路结石。

金银花酒

【方源】　《古方汇精》卷二。

【组成】　鲜忍冬花叶。

【用法】　入砂盆研烂,和葱汁加酒少许,稀稠得宜,涂于患处四周,中留一口泻气。

【主治】　痈疽发背、疔疮。

金樱子煎

【方源】　《证类本草》卷十二引《孙真人食忌》。

【组成】　金樱子。

【用法】　经霜后以竹夹子摘取,于大木臼中转杵却刺,勿损之,去其子,以水淘洗过,烂捣,入大锅,以水煎,不得绝火,煎约水耗半,取出澄滤过,仍重煎似稀饧。每次取 1 匙,用温酒调服。

【功用】　①《类证本草》引《孙真人食忌》:止小便利,涩精气,久服令人耐寒轻身。

②《本草纲目》:活血驻颜。

③《中医大辞典·方剂分册》:活血、添精、补髓。

④《北京市中药成方选集》:补肾固精,理脾固肠。

【主治】　①《证类本草》引《孙真人食忌》:脾泄下痢。

②《中医大辞典·方剂分册》:肝肾两亏引起的神经衰弱,小便不禁,梦遗滑精。

【方论】　《证类本草》引沈存中:金樱子止遗泄,取其温且涩。世之用者,待红熟,取汁熬膏,大误也。红熟则却失本性,今取半黄时采用妙。

金樱子膏

【方源】　《部颁标准》。

【组成】　金樱子 1000 克。

【用法】　上药制成膏剂。口服,每次 9～15 克,1 日 2 次。

【功用】　补肾固精。

【主治】　肾虚所致遗精、遗尿、白带过多。

金刚藤糖浆

【方源】　《部颁标准》。

【组成】　金刚藤 1500 克。

【用法】　上药制成糖浆。口服,每次 20 毫升,1 日 3 次。

【功用】　清热解毒,消肿散结。

【主治】　附件炎和附件炎性包块及妇科多种炎症。

金钗石斛膏

【方源】　《全国中药成药处方集》(南京方)。

【组成】　金钗石斛 1000 克。

【用法】　金钗不易出汁,必须多煮,时间宜长,用清水煎煮 3 次成浓汁,去渣滤清,加白蜜 1500 克收膏。每次 6 克,开水和服。

【功用】　滋润清火,养胃平肝。

【主治】　因肝火所致之头痛,牙痛,口苦咽干,烦躁失眠等症。

金线却毒丹

【方源】　《疡科选粹》卷七。

【组成】　金线重楼。

【用法】　水磨少许,敷咬处;仍为细末,酒调服。

【主治】　蛇咬伤。

金莲花颗粒

【方源】　《中国药典》。

【组成】　金莲花。

【用法】　开水冲服,每次 1 袋(8 克),1 日 2～3 次,小儿酌减。

【功用】　清热解毒。

【主治】　上呼吸道感染,咽炎,扁桃体炎。

金菌灵藤囊

【方源】　《部颁标准》。

【组成】　金针菇菌丝体 250 克。

【用法】　上药制成胶囊。口服,每次 4 粒,1 日 2 次。

【功用】　调补气血,扶正固本。

【主治】　胃炎,慢性肝炎,神经性皮炎及癌症病人的辅助治疗。

金雀花灰汁

【方源】　《经验良方》。

【组成】　金雀花48克。

【用法】　烧灰,用开水浸,去渣,每服30毫升,1日数次。

【主治】　腹水肿。

金银花合剂

【方源】　《部颁标准》。

【组成】　金银花。

【用法】　上药制成合剂。密封,置阴凉处。口服,每次15毫升,1日2～3次。

【功用】　清热解毒。

【主治】　暑热口渴,热疖疮毒。

金樱子冲剂

【方源】　《部颁标准》。

【组成】　金樱子1000克。

【用法】　上药制成冲剂。每次13克,开水冲服或浸酒服用,1日3次。

【功用】　固肾缩尿。

【主治】　梦遗滑精,小便失禁。

【宜忌】　感冒时暂停服用。

乳宁片

【方源】　《部颁标准》。

【组成】　石刁柏320克。

【用法】　加适量淀粉,混匀,制粒,干燥,压制成1000片,包糖衣。每次6片,1日3次。

【功用】　温肺祛痰,活血化瘀。

【主治】　痰瘀互结,乳腺结块,肿胀疼痛及乳腺小叶增生属上述证候者。

建参片

【方源】　《部颁标准》。

【组成】　建参清膏。

【用法】　上药制成片剂。口服,每次4～5片,1日3次。

【功用】　温通心肾,益气和血,能改善窦房结功能。

【主治】　心肾阳虚,脉络痹阻,脉迟,窦性心动过缓及病态窦房结综合征。

【宜忌】　孕妇忌服,阴虚阳亢及高血压患者慎服。

狗蝇散

【方源】　《医林纂要探源》卷九。

【组成】　狗蝇(专攒犬身毛内及狗屎中,色正黄,扑之暂死,少顷复活)不拘个数(炙新瓦上,为末)。

【用法】　每服少许,落花生煎汤调下。

【主治】　痘疹血热毒壅之证,在前未能清涤,则于七八日间浆必不起,而有紫黑干枯及青灰倒陷者。

【方论】　狗蝇能入下极而拔出瘀秽之毒,且转死为生也。落花生亦取落而复生之意,且性滋润,能发毒。

肿节风片

【方源】　《部颁标准》。

【组成】　肿节风浸膏。

【用法】　上药制成片剂。口服,每次3片,1日3次。

【功用】　消肿散结,清热解毒。

【主治】　肺炎,阑尾炎,蜂窝织炎,大剂量用于肿瘤。

肿节风注射液

【方源】　《部颁标准》。

【组成】　肿节风。

【用法】　制成注射液。肌内注射:抗菌消炎,每次2～4毫升,1日1～2次。抗肿瘤,每次3～4毫升,1日2次。

【功用】　清热解毒,消肿散结。

【主治】　热毒壅盛所致肺炎、阑尾炎、蜂窝织炎、细菌性痢疾、脓肿,与肿节风片联合用于消化道癌、胰腺癌、肝癌等肿瘤。

服椒方

【方源】　《圣济总录》卷一〇九。

【组成】　花椒。

【用法】　拣净去目及闭口者,于铫内炒令透,于地上铺净纸 2 层,用新盆合定,周围用黄土培之半日,去毒出汗,然后取之,晒干为度;只取椒于瓷合子内收,每次 10 克,空腹新汲水下。

【功用】　通神延年。

【主治】　肝肾虚风上攻,眼生黑花,头目不利。

鱼牙散

【方源】　《杂病源流犀烛》卷二十三。

【组成】　江鱼牙(煅)不拘多少。

【用法】　上药研为末。和冰、麝少许吹入。

【主治】　小儿胎风。初生风吹入耳,以致生肿出脓。

鱼胶饮

【方源】　方出《疡医大全》卷二十四,名见《卫生鸿宝》卷二。

【组成】　白鱼胶(锉)15 克。

【用法】　铜锅炒黑色略带黄些,研细末,用老酒调成团。空腹以匙挑放舌上,须多用酒吞下,其药直达患处;如疮大可再制 15 克,服之即消,如已溃亦效。

【主治】　鱼口。

鱼鳞散

【方源】　《圣济总录》卷一二四。

【组成】　鲤鱼皮鳞不拘多少。

【用法】　烧灰研细。每服 6 克,新汲水调下。未出更服。

【主治】　诸鱼骨鲠在喉中。

鱼腥草液

【方源】　《中医耳鼻喉科学》。

【组成】　鱼腥草。

【用法】　将鱼腥草干品切碎,置蒸馏器内加水过药面,加热蒸馏,以每 3 毫升相当原干药 1 克计算,收集第一次蒸馏液,再行蒸馏,以每 1 毫升相当于原干药 3 克计算,收集第二次蒸馏液,每 100 毫升加入 0.8 克氯化钠使溶解,滤液灌装,以流通蒸气灭菌 30 分钟,备用。注入鼻窦。

【主治】　鼻渊。

备急散

【方源】　《太平圣惠方》卷九十二。

【组成】　鹤虱 30 克。

【用法】　上药研为细散。每次半钱,煎肥猪肉汁调下。其虫便出。

【主治】　小儿蛔虫,心腹疼痛。

炙黄鸡

【方源】　《饮膳正要》卷二。

【组成】　黄雌鸡(寻净)1 只。

【用法】　上以盐、酱、醋、茴香、小椒末同拌匀,刷鸡上,令炭火炙干焦,空腹食之。

【主治】　脾胃虚弱下痢。

京红粉药捻

【方源】　《赵炳南临床经验集》。

【组成】　京红粉 30 克。

【功用】　化腐提毒。

【主治】　阳症窦道,瘘管,脓疡,脓毒未净。

【宜忌】　脓腐已尽及对汞剂过敏者勿用。

法落海片

【方源】　《部颁标准》。

【组成】　法落海。

【用法】　上药制成片剂。口服,每次 3～6 片,1 日 3 次。

【功用】　行气定痛,疏风止咳。

【主治】　胃腹胀痛,风寒头痛,咳嗽。

法制冬青叶

【方源】　《杏苑生春》卷七。

【组成】　冬青叶(洗净)不拘多少。

【用法】　同黄米煮沸,取叶。待冷贴上,用帛束定,1 日 2 次换贴。久则收敛为愈。

【主治】　臁疮不愈。

河车丸

【方源】　《古今医鉴》卷七。

【组成】　紫河车(焙极干)不拘几个。

【用法】　上药研为末,炼蜜为丸,梧桐子大。每次 70 丸,空心酒送下。

【主治】　久患心风癫,气血两虚之症。

河车散

【方源】　《疡科遗编》卷下。

【组成】　河车草 30 克。

【用法】　上药研为细末。醋捣涂。

【主治】　小儿红肿游风。

泻心汤

【方源】　《小儿药证直诀》卷下。

【异名】　黄连汤(《济阳纲目》卷二十五)。

【组成】　黄连(去须)30 克。

【用法】　上药研为末。每服 1.5 克,临卧取温水化下。

【主治】　①《小儿药证直诀》:小儿心气实,则气上下行涩,合卧则气不得通,故喜仰卧,则气上下通。

②《济阳纲目》:心热颠狂谵语,二府涩黄者。

治冻灵

【方源】　《部颁标准》。

【组成】　蟹壳粉。

【用法】　外用,冻疮初起时,涂抹于患处,轻轻按摩,1 日 2～3 次;溃疡冻疮,摊涂于纱布,贴敷患处,每 2～3 天更换 1 次。勿用双氧水洗涤疮面。

【功用】　消肿,止痒。

【主治】　冻疮。

治疟神方

【方源】　《冯氏锦囊·杂症》卷十三。

【组成】　上好甜香肉桂(去尽粗皮)3 克。

【用法】　疟将作时,囫囵预舍口中,则寒退热轻,神爽思食而愈。

【主治】　疟,久发寒热不已。

治疸神饮

【方源】　《种福堂方》卷二。

【组成】　茵陈。

【用法】　将茵陈草煎浓汤,每日多吃数次。

【主治】　黄疸。

【宜忌】　忌荤腥鱼肉、盐味,淡食则能速愈。

【加减】　腹中不快,加神曲、麦芽;小便不利,或与车前子汤同吃,或用瓜蒌根打液碗许服。

单兵散

【方源】　方出《证类本草》卷十三引《简要济众方》,名见《产科发蒙》卷二。

【组成】　白槟榔(鸡心大者)1 个。

【用法】　上药研为末。用童便、生姜汁、温酒共调服。不拘时候。

【主治】　①《证类本草》引《简要济众方》:脚气冲心。

②《产科发蒙》:子痫。

单鹿茸汤

【方源】　《济众新编》卷六。

【组成】　鹿茸 30 克或 15 克。

【用法】　浓煎连服。

【主治】　气血虚而难产。

单方葶苈散

【方源】　方出《太平圣惠方》卷六十一,名见《世医得效方》卷五。

【异名】　葶苈散(《普济方》卷一六二)。

【组成】　甜葶苈(隔纸炒,令紫)60 克。

【用法】　上药研为末。每服 6 克,水煎,不拘时候温服。

【主治】　肺痈咳唾脓血,喘嗽不得睡卧。

单仙遗粮丸

【方源】　《医学入门》卷八。

【组成】　仙遗粮 30 克。

【用法】　上药研为末,蜜为丸如梧桐子大。每次 50 丸,川椒煎汤送下。

【主治】　杨梅疮。鼻崩眉落,筋缓骨拳者。

单行鬼箭汤

【方源】　《备急千金要方》卷二。

【组成】　鬼箭 150 克。

【用法】　上药用水煎服。亦可烧灰作末,每服 1.5 克,水下。1 日 3 次。

【主治】　妇人乳无汁。

单煮青皮汤

【方源】　《医学正传》卷六引丹溪方。

【组成】　青皮(细切)12 克。

【用法】　上药用水煎服。

【主治】　妇人百不如意,久积忧郁,乳房内有核,如鳖棋子。

单行生赤小豆散

【方源】　方出《备急千金要方》卷二,名见《千金翼方》卷六。

【组成】　赤小豆不拘多少。

【用法】　上药研为散。每服 1.5 克,以东流水下。不愈,须臾更服,即愈。

【主治】　产后心闷。

炎立消片

【方源】　《部颁标准》。

【组成】　丁香 100 克。

【用法】　上药制成片剂。口服,每次 2～3 片,1 日 3 次。

【功用】　清热解毒,消炎止痢。

【主治】　急性菌痢、肠炎及上呼吸道感染、咽喉肿痛,急、慢性扁桃体炎等细菌感染性疾病。

定血散

【方源】　《医方类聚》卷二一○引《医林方》。

【组成】　贯众(去毛,微炒)不以多少。

【用法】　上为极细末。每次 9 克,酒、醋、水同煎,去渣温服,不拘时候。

【主治】　妇人崩中,败血过多。

定痛丸

【方源】　《太平圣惠方》卷七。

【组成】　干蝎(微炒)90 克。

【用法】　上药研为末,以清酒及童便同煎如稠膏为丸,如梧桐子大。每次 20 丸,以温酒送下,不拘时候。

【主治】　肾脏冷气卒攻,脐腹疼痛至甚。

定痛散

【方源】　《普济方》卷六十八引《肘后备急方》。

【组成】　附子(生,去皮脐)1 个。

【用法】　上药研为末,熔蜡为丸,如粟米大。每用 1 丸,绵裹纳蛀孔中。一方为末,用生姜汁调,擦患处,良久,温盐汤盥漱。

【主治】　蛀牙疼痛。

定痛膏

【方源】　《圣济总录》卷一三四。

【组成】　绿豆粉(炒令微焦)不拘多少。

【用法】　上药研为细末。以生油调涂疮上。痛即止。

【主治】　火烧汤烫。

降舒灵片

【方源】　《部颁标准》。

【组成】　黄瓜藤 1000 克。

【用法】　上药制成片剂。口服,每次 3～6 片,1 日 3 次。

【功用】　清热利水,平肝潜阳。

【主治】　头晕、心烦、高血压。

降酶灵胶囊

【方源】　《部颁标准》。

【组成】　五味子抽提物 150 克。

【用法】　上药制成胶囊。口服,每次 2～3 粒,1 日 3 次。肝功能恢复正常后,仍继续服用 1～2 个月,但用量酌减。

【功用】　降低谷丙转氨酶。

【主治】　迁延性、慢性肝炎。

九　画

独角莲膏

【方源】　《部颁标准》。

【组成】　附子 500 克。

【用法】　上药制成膏剂。加温软化,贴于患处。

【功用】　消肿拔毒。

【主治】　疔毒疮疖,手足皲裂。

参芦汤

【方源】　方出《格致余论》,名见《本草纲目》卷十二。

【异名】　人参芦汤(《医部全录》卷三二五)。

【组成】　人参芦15克。

【用法】　逆流水一盏半,煎一大碗饮之。

【主治】　①《格致余论》:性躁味厚,暑月因大怒而咳逆,每作则举身跳动,神昏不知人,形气俱实者。

②《辨证录》:视物倒置,干霍乱,中暑热之气。

【验案】　呃　《格致余论》:一女子性躁味厚,暑月因怒而病呃,每作则举身跳动,神昏不知人,形气俱实,乃痰因怒郁,气不得降,非吐不可。遂以人参芦15克,逆流水一盏半,煎一大碗饮之。大吐顽痰数碗,大汗昏睡,一日而安。

经效散

【方源】　《普济方》卷三十八。

【组成】　黑狗脊不拘多少。

【用法】　黄者不好,须是黑者,内肉赤色,去皮毛,锉,焙干为末。每次6克,空腹米饮调下。难吃将醋糊为丸,如梧桐子大。每次30丸,空腹米饮送下。

【主治】　肠风酒痢下血,又鼠子痔出血,血痔。

【备考】　黑狗脊,《本草》名贯众,《图经》云:苗似狗脊,皮黑肉赤,又名作草鸡头是也。

驻年方

【方源】　《普济方》卷二二三引本草方。

【组成】　鸡头实。

【用法】　上作粉食之。

【功用】　延年益气,悦心明目,补添筋骨。

【主治】　一切遗精、滑精。

【宜忌】　禁食芸薹、羊血。

孤凤散

【方源】　《妇人良方大全》卷十八引胡氏方。

【组成】　白矾(研细)。

【用法】　每服3克,以热水调下。

【主治】　产后闭目不语。

珍珠丸

【方源】　《幼幼新书》卷十引《吉氏家传》。

【组成】　北寒水石(硬尖者)。

【用法】　细研如粉,以雪水浸3宿,又研,以水澄下脚为度,再研取15克,为细末,倾出纸上,摊1宿,收入瓷盒内。每次0.3克,以鸡子清为丸,仍以鸡子清磨下。

【功用】　镇心。

【主治】　惊风。

【宜忌】　大热方可服。

珍珠末

【方源】　《部颁标准》。

【组成】　珍珠。

【用法】　上药制成散剂。口服,每次1～2瓶,1日1～2次。外用适量。

【功用】　安神定惊,明目消翳,解毒生肌。

【主治】　惊悸失眠,惊风癫痫,目生云翳,疮疡不敛。

珍珠层粉胶囊

【方源】　《部颁标准》。

【组成】　珍珠层粉。

【用法】　上药制成胶囊。口服,每次1～2克,1日2～3次。

【功用】　安神定惊,收敛制酸。

【主治】　心悸失眠,惊风癫痫,胃及十二指肠溃疡等。

【宜忌】　胃寒者忌服,胃酸缺乏者慎用。

春梅颗粒

【方源】　《部颁标准》。

【组成】　乌梅。

【用法】　上药制成颗粒剂。开水冲服,每次15克,1日1～3次。

【功用】　敛肺,涩肠,生津,安蛔。

【主治】　肺虚久咳,口干烦渴,胆道蛔虫病,慢性腹泻等。

柑皮汤

【方源】　《类编朱氏集验方》卷十。

【组成】　柑子皮(焙干)。

【用法】　上药研为末。每服9克,开水调下。

【主治】　产后发渴,及经血过多,发渴者。酒毒昏闷烦渴,或醉不醒。

柘木糖浆

【方源】　《部颁标准》。

【组成】　柘木。

【用法】　上药制成糖浆,密封,置阴凉处。口服,每次 25 毫升,1 日 3 次。

【功用】　抗肿瘤。

【主治】　食管癌、胃癌、贲门癌、肠癌的辅助治疗。

枳叶酒

【方源】　《古今医统大全》卷五十九。

【组成】　枳叶 30 千克。

【用法】　如常法,煮枳叶汁,渍米并和酿,封 7 日,酒出。饮之。

【主治】　岭南脚气,从足至胫肿满,连骨痛者。

枳壳丸

【方源】　《魏氏家藏方》卷七。

【组成】　枳壳(用酸米醋浸 3 日,铫内炒焦黑,存性)。

【用法】　上药研为细末,面糊为丸,如梧桐子大。每次 30 丸,食前米饮送下。

【主治】　脏毒。

枳壳汤

【方源】　《圣济总录》卷十一。

【组成】　枳壳(去瓤,麸炒)90 克。

【用法】　上药研为粗末。每服 9 克,水煎,去渣温服。

【主治】　风瘙痒。

枳壳散

【方源】　《普济方》卷三四三。

【组成】　枳壳(小厚实者,麸炒,去瓤,又方用糯米浸,控干,炒赤色尤佳)60 克。

【用法】　上药研为细末。每次 6 克,空腹开水调下,1 日 3 次。

【功用】　养胎益气,安和子脏;瘦胎易产,抑阳降气。

【主治】　难产及胎中一切恶疾。

【宜忌】　忌登高厕。

【方论】　枳壳能逐水,消胀满逆气,临月多服,则当产之时,无胀满逆气,产道顺而易生。

【加减】　若大便秘涩,加防风;体弱,加大当归(去尾)、木香各等份;如胎肥壅溢,动止艰难,临产难生,加乳香、发灰。

枳实酒

【方源】　《普济方》卷一〇八引《简易》。

【组成】　枳实不拘多少。

【用法】　上药用面炒黄,切片,去粗皮。每用 7 克,用酒浸少时,去枳实,但饮酒最妙;再用水煎枳实,洗患处尤佳。

【主治】　遍身白疹,瘙痒不止。

枳实散

【方源】　方出《肘后备急方》卷四,名见《普济方》卷一八七。

【组成】　枳实(麸炒微黄)60 克。

【用法】　上药研为末。每服 6 克,以清粥饮调下,不拘时候。

【主治】　①《肘后备急方》:胸痹,胸中坚痞忽痛,肌中若痹,绞急如刺,不得俯仰,其胸前皮皆痛,不得手犯,胸满短气,咳嗽引痛,烦闷自汗出,或痛引背膂。

②《备急千金要方》:小儿久痢,淋沥,水谷不调,形羸不堪大汤药者。

柏　汤

【方源】　《寿亲养老新书》卷三。

【组成】　嫩侧柏叶。

【用法】　上以线系,垂挂一大瓮中,纸糊其口,经月视之,如未甚干,更闭之,至干则取出为末,如嫩草色。此汤可以代茶,夜话饮之,尤醒睡。如太苦,则少加山芋尤佳。

【功用】　《臞仙活人心方》:轻身益气,耐寒暑,去湿止饥。

【主治】　《臞仙活人心方》:呕血,衄血,痢血,崩血。

柏叶汤

【方源】　《卫生宝鉴》卷九。

【组成】　侧柏叶(东南枝上摘取者)500 克。

【用法】　水煮,去渣,旋熬蚕沙调服。初服苦涩,3～5 日后甜,10 日四肢沉重,便赤白痢,1 月后发出疮疙瘩,40 日疮破后,疮上敷药。

【主治】　疬风。

柏皮散

【方源】　《圣济总录》卷一八〇。

【组成】　黄柏。

【用法】　上药研为末。甑汗调和，涂敷疮上。

【主治】　小儿燕口疮。

栀子套

【方源】　《圣济总录》卷一四〇。

【组成】　栀子壳半个（填车脂满壳中）。

【用法】　上套在指上，如痛处稍痒，刺自然出，以镊子取之。钳指亦依此法。

【主治】　签刺在爪甲中，痛不可出。

栀子仁丸

【方源】　《济生方》卷五。

【组成】　栀子。

【用法】　上药研为末，溶黄蜡等分和为丸，如弹子大。空心茶酒嚼下。半月效。

【主治】　酒渣鼻。肺热鼻发赤瘰。

【宜忌】　①《济生方》：忌酒、炙煿。

②《医宗金鉴》：忌辛辣之物。

枇杷叶膏

【方源】　《中药成方配本》。

【组成】　枇杷叶 50 千克。

【用法】　将枇杷叶洗净入锅，加水 10 倍，煮 8 小时，去叶取汁，滤清去脚，以丝绵筛滤入锅内，加白蜜 20 千克，炼熟滤过，收膏，约成膏 19 千克。每次 15 克，开水冲服，1 日 2 次，小儿减半。

【功用】　润肺止咳。

【主治】　新久咳嗽，痰黏气逆。

枸杞汤

【方源】　《圣济总录》卷六十六。

【组成】　枸杞叶（焙干）不拘多少。

【用法】　上切碎。每次 9 克，加生姜 3 片，大枣 1 个，水煎，去渣温服，1 日 3 次。

【主治】　卒短气。

枸杞膏

【方源】　《部颁标准》。

【组成】　枸杞子不拘多少。

【用法】　上药制成膏剂。口服，每次 9～15 克，1 日 2 次。

【功用】　滋补肝肾，润肺明目。

【主治】　头目眩晕，虚损及咳等症。

柳叶汤

【方源】　《圣济总录》卷一三四。

【组成】　生柳叶（细切，冬用皮）1500 克。

【用法】　上药用水煎，去渣。适寒温洗之，1 日 3 次。

【主治】　漆疮。

柳白皮汤

【方源】　《圣济总录》卷八十一。

【组成】　柳白皮 300 克。

【用法】　上细锉，如棋子大。以水 1000 毫升，煎取 600 毫升，取一小瓮子，纳汤瓮中，以两木横瓮底，脚踏其上，汤不得过三里穴，如此三度，即消。浸时，使汤常热佳。

【主治】　脚气缓弱，疼痹肿满。

柳枝浴汤

【方源】　方出《备急千金要方》卷五，名见《普济方》卷三八四。

【组成】　柳枝（细切）不拘多少。

【用法】　煮汁，浴儿。

【主治】　小儿生一月至五月，乍寒乍热。

【加减】　若渴，绞冬瓜汁服之。

柳根熨方

【方源】　方出《肘后备急方》卷五，名见《备急千金要方》卷二十三。

【组成】　柳根（削取上皮）。

【用法】　熟捣、火温，帛囊贮。熨乳肿处，冷更易之。一宿即愈。

【主治】　乳痈二三百日，众疗不愈，但坚紫色青。

柿　汤

【方源】　《卫生家宝产科备要》卷六。

【组成】　干柿 1 枚。

【用法】　上切,水煮熟,热呷。温即再暖,令热呷吃。

【主治】　产后呕逆,气乱心烦。

柿　饼

【方源】　《医宗必读》卷七。

【组成】　柿饼(烧存性)。

【用法】　每次 3 克,酒送下。数服即效。

【主治】　反胃噎塞。

柿灰散

【方源】　《本草纲目》卷三十引《叶氏方》。

【组成】　干柿(烧存性)3 枚。

【用法】　上药研为末,陈米饮调服。

【主治】　小便血淋。

柿饼饭

【方源】　《绛囊撮要》。

【组成】　柿饼(切细)不拘多少。

【用法】　杂干饭内,同蒸食。

【主治】　反胃。

【宜忌】　不用水,亦勿以它药杂之。

柿蒂饮

【方源】　《不知医必要》卷三。

【组成】　柿蒂 9 克。

【用法】　上药用水煎服。

【主治】　呃逆。

柿蒂散

【方源】　《奇效良方》卷三十五。

【组成】　干柿蒂(烧存性)。

【用法】　上药研为末。每服 6 克,空腹米饮调下。

【主治】　血淋。

柽叶散

【方源】　《证治准绳·幼科》卷六。

【组成】　西河柳。

【用法】　青茂时采叶,晒干,为末。每次 6 克,茅根煎汤调下。

【主治】　发热六七日以后,明是疹子却不见出者。

胡豆汁

【方源】　《圣济总录》卷一八八。

【组成】　胡豆 60 克。

【用法】　上煮取汁,勿用盐,随意饮之。

【主治】　消渴。

胡桃粥

【方源】　《本草纲目》卷三十引《海上方》。

【组成】　核桃仁 60 克。

【用法】　细米煮浆粥,相和顿服。即瘥。

【功用】　《长寿药粥谱》:补肾益肺润肠。

【主治】　①《本草纲目》引《海上方》:石淋痛楚,便中有石子者。

②《长寿药粥谱》:老年肾亏腰疼,腿脚软弱无力,肺虚久咳,气短喘促,慢性便秘,小便淋漓不爽,病后衰弱。

【宜忌】　《长寿药粥谱》:宜作早晚餐或点心服食;大便稀薄之老人不宜食用。

胡桃膏

【方源】　《圣济总录》卷一〇一。

【异名】　还春膏(《普济方》卷四十九)。

【组成】　新小胡桃 3 个。

【用法】　和皮捣细,用乳汁于银石器内文武火熬,竹篦搅成膏。每用先净洗髭发,再以笔蘸点髭发。

【功用】　荣养髭发。

胡荽饮

【方源】　《圣济总录》卷一八四。

【异名】　胡荽煎(《仙拈集》卷一)。

【组成】　胡荽(五月五日采,预收阴干。春、夏采叶,秋、冬采根)250 克。

【用法】　上药用水煎,去渣。分 3 次服,不拘时候。

【主治】　乳石热气结滞,经年数发。

胡粉膏

【方源】　《圣济总录》卷一一七。

【组成】　胡粉(炒研)。

【用法】　上以牛酥调如膏。每含如杏仁大，咽津。

【主治】　口疮。

胡麻散

【方源】　《医心方》卷六引《古今录验》。

【组成】　胡麻(熬令香)。

【用法】　于臼内捣碎，即以纱罗筛之数，筛之若不数，筛即脂出。每服 30 克，1 日 1 次。

【功用】　辟谷不饥。

【主治】　腰足痛，不可忍，不能立。

胡椒丸

【方源】　《济阳纲目》卷一○一。

【组成】　白胡椒。

【用法】　上药研为末，黄蜡熔化为丸，如绿豆大。每次 5～7 丸，食后茶清送下。

【主治】　老人冷泪不止。

胡蜂酒

【方源】　《中国药典》。

【组成】　鲜胡蜂 100 克。

【用法】　加白酒 1000 毫升，浸泡 15 天，滤过即得。口服，每次 15～25 毫升，1 日 2 次。

【功用】　祛风除湿。

【主治】　急性风湿病，风湿性关节炎。

【宜忌】　服后偶有皮肤瘙痒，次日可自行消失。

胡芦巴散

【方源】　《仁斋直指方论》卷十八。

【组成】　胡芦巴(炒)30 克。

【用法】　上药研为末。每次 6 克，茴香炒紫，用热酒沃，盖定，取酒调下。

【主治】　小肠气攻刺。

胡燕窠涂敷方

【方源】　方出《太平圣惠方》卷六十五，名见《普济方》卷二七六。

【组成】　胡燕窠 1 个(取最大宽者，用抱子处，余处不用)。

【用法】　上药研为细散。先以水煎甘草，及入盐少许，净洗，干便以窠末敷之，1 日 2～3 次便愈；若患恶疮，以醋和裹之，每日两易。

【主治】　湿䘌疮。

故纸散

【方源】　《寿世保元》卷八。

【组成】　破故纸。

【用法】　炒，为末。每次 3 克，热汤调下。

【主治】　小儿遗尿。

封脐散

【方源】　《丹台玉案》卷六。

【组成】　生南星。

【用法】　上药研为末。封脐。不可再见风。

【主治】　小儿脐风撮口。

封脐膏

【方源】　《宋氏女科》。

【组成】　五倍子不拘多少。

【用法】　上药研为末。津吐调匀，填脐内，封固，用绵缚之。

【主治】　产后虚汗不止。

荆叶蒸

【方源】　《串雅外编》卷二。

【组成】　荆叶不限多少。

【用法】　置大瓮中，其下着火温之，病人置叶中，须臾当汗出，蒸时旋旋吃饭，稍倦即止。便以被盖避风，仍进葱豉酒，豆酒亦可。以愈为度。

【主治】　脚风湿痛不止。

荆芥汤(1)

【方源】　《圣济总录》卷六十九。

【组成】　荆芥穗 30 克。

【用法】　上药研为粗末。每服 9 克，水煎，去渣冷服，不拘时候。

【主治】　呕血。

荆芥汤(2)

【方源】　《鸡峰普济方》卷十六。

【组成】　荆芥(浓煎，绞汁)500 毫升。

【用法】　上汁顿服；再将荆芥浓煎汤，置盆内，令病人坐在上,熏之淋之。

【主治】　产后血虚,风邪入中,牙关紧急,手足瘛疭,项强目直视,脉紧大者。

荆芥汤(3)

【方源】　《魏氏家藏方》卷七引《李防御五痔方》。

【组成】　荆芥(生锉)不拘多少。

【用法】　上药研为粗末,水煎,先用枯药涂,再常常水煎,洗患处。如用了,依旧入瓶内用火煨之,可用3～5次。

【主治】　痔疮。

荆芥汤(4)

【方源】　《普济方》卷一八八引《经验良方》。

【组成】　荆芥连根。

【用法】　上药洗净捣汁,每次30毫升饮之;或以穗为末,熟水调,温服。

【主治】　呕血、咯血,九窍出血。

荆芥散(1)

【方源】　《奇效良方》卷六十五。

【组成】　荆芥少许。

【用法】　烂研,用新井水以布帛滤过,入麻油少许打匀,令饮之,便不乱闷;麻豆已出,用黄蜡煎青胶(即牛皮胶)饮,即安。

【主治】　麻痘子兼瘙痒或瘾疹,大便自通。

【方论】　荆芥治血风;以麻油打匀,此滑窍之理;又以黄蜡煎青胶水服则安,此滋血行荣卫,荣卫既顺,麻疹出矣。

荆芥散(2)

【方源】　《济阳纲目》卷四十四。

【组成】　荆芥穗(微炒)。

【用法】　上药研为末。每次9～15克,再以大豆黄卷用热酒沃之,取汁调下。

【主治】　新产血虚发痉,及汗后中风发热者。

荆芥散(3)

【方源】　《济阳纲目》卷五十九。

【组成】　荆芥(烧灰,置地上出火毒)。

【用法】　上药研为末。每次9克,陈米汤

调下。

【主治】　酒色伤心肺,口鼻俱出血。

苦参丸

【方源】　方出《备急千金要方》卷十四,名见《普济方》卷一○一。

【组成】　苦参500克。

【用法】　上药研为末,炼蜜为丸,如酸枣大。每次10丸,开水送服。

【主治】　狂邪发无常,披头大唤,欲杀人,不避水火。

【方论】　《医方考》:上证皆神明内乱也,故古人病狂谓之失心。苦参主心腹结气,故足以治时热狂言。

茜根散

【方源】　方出《太平圣惠方》卷三十七,名见《普济方》卷一八八。

【异名】　茜根煎(《杂病源流犀烛》卷十七)。

【组成】　茜根30克。

【用法】　上药用水煎,去渣温服。

【主治】　①《太平圣惠方》:吐血不止。

②《杂病源流犀烛》:忽然吐血一二口,或心衄,或内崩者。

荜茇散

【方源】　《圣济总录》卷十六。

【组成】　荜茇。

【用法】　上药研为细散。每用1克,先令病人满口含温水,随病左右,搐入鼻中。

【主治】　偏头痛。

荜澄茄丸

【方源】　《济生方》卷一。

【组成】　荜澄茄不拘多少。

【用法】　上药研为细末,姜汁打神曲末煮糊为丸,如梧桐子大。每次70丸,食后淡姜汤送下。

【主治】　①《济生方》:脾胃虚弱,胸膈不快,不进饮食。

②《奇效良方》:反胃吐黑汁。

草　膏

【方源】　《肘后方》。

【组成】　荔枝草(一名长青草,又名雪里青)。

【用法】　煎浓汁,去渣,再熬成膏。摊贴患处,不拘已穿未穿,俱效;若未穿,将先起的疮灸一艾,然后贴之;若已穿者,不必灸。

【主治】　瘰疬。

草乌煎

【方源】　《古今医统大全》卷八十三。

【组成】　草乌(烧存性)7个。

【用法】　用小瓦罐盛,米醋淬,乘热熏,候通手洗之。

【主治】　妇人阴中生虫。

草灵丹

【方源】　《古今医统大全》卷八。

【组成】　紫背浮萍。

【用法】　摊于竹筛内,下着水盆,晒干,罗细末,炼蜜为丸,如弹子大。每次1丸,黑豆煎酒送下。取汗。

【主治】　风疮及瘾疹,痛风,风痹,足打仆,浑身麻痹。

草豆蔻汤

【方源】　方出《证类本草》卷二十三引《备急千金要方》,名见《类编朱氏集验方》卷三。

【组成】　草豆蔻(去皮)30克。

【用法】　上药研为末,以木瓜、生姜汤下1.5克。

【主治】　心腹胀满短气。

草豆蔻酊

【方源】　《部颁标准》。

【组成】　草豆蔻。

【用法】　制成酊剂。遮光,密封,置阴凉处。口服,每次2～4毫升,1日3次。

【功用】　温中化湿,行气止痛,健胃消食。

【主治】　食欲缺乏,胃脘胀痛,恶心呕逆,吞酸嘈杂。

茵陈羹

【方源】　方出《证类本草》卷七引《食医心镜》,名见《本草纲目》卷十五。

【组成】　茵陈。

【用法】　细切,煮羹食之;生食亦宜。

【功用】　除大热,利小便。

【主治】　黄疸,伤寒头痛,风热,瘴疠。

茴香粥

【方源】　《寿世青编》卷下。

【组成】　小茴香(炒)。

【用法】　煎汤,去渣,入米煮粥食之。

【功用】　①《寿世青编》:和胃。

②《药粥疗法》:行气止痛,健脾开胃。

【主治】　①《寿世青编》:疝气。

②《药粥疗法》:小肠疝气,脘腹胀气,睾丸肿胀偏坠,胃寒呕吐,食欲减退及鞘膜积液,阴囊象皮肿。乳汁缺乏。

【宜忌】　《药粥疗法》:茴香粥属散寒止痛性药粥,对一切实热病症及阴虚火旺的患者,不可选食。

茴香草饮

【方源】　《圣济总录》卷一三五。

【组成】　生茴香草不拘多少。

【用法】　捣绞取汁。每次30毫升,用酒100毫升,同煎令沸,空腹、晚食前温服。

【功用】　解恶毒风肿。

【主治】　风毒或着人阴,或偏着一边,疼痛挛急,牵引小腹,闷乱难忍。

茱萸饮

【方源】　《惠直堂方》卷二。

【组成】　山茱萸叶。

【用法】　水洗净,捣烂,滤汁1碗,同白酒各半,温服。以小便白为度。

【主治】　黄疸痧。

茱萸膏

【方源】　《圣济总录》卷一四九。

【组成】　茱萸东行根(洗,锉)。

【用法】　上药研为末。醋调敷之。

【功用】　《赤水玄珠》:引热下行。

【主治】　①《圣济总录》:两蝛尿疮,汁出疼痛。

②《赤水玄珠》:心脾热,唇口生疮,重舌、木舌。

茯苓汤

【方源】　《类编朱氏集验方》卷二。

【组成】　茯苓。

【用法】　上药研为细末。每次 6 克,煎乌梅、陈艾汤调下。

【主治】　虚汗,盗汗。

茯苓粉

【方源】　《遵生八笺》卷十一。

【组成】　茯苓(切片)。

【用法】　上药,以水浸去赤汁,又换水浸一日,如上法取粉,拌水煮粥。

【功用】　补益。

茯苓散(1)

【方源】　《苏沈良方》卷六。

【组成】　坚茯苓。

【用法】　上药研为末。每次 15 克,空腹、食前、临卧温水调下,1 日 4～5 次。

【功用】　《普济方》:大补益,缩小便。

【主治】　①《苏沈良方》:梦中遗泄。

②《普济方》:肾气不能摄精,心不能摄念,或梦而泄者,或不梦而泄者。

茯苓散(2)

【方源】　《圣济总录》卷九十五。

【组成】　茯苓(去黑皮)90 克。

【用法】　上药研为散。每次 6 克,冷水调下。如男子小便中有余沥、漏精、梦泄,用温酒调下,空腹服妙。

【主治】　饮水过多,心闷瞥热,小便不通,男子小便中有余沥,漏精,梦泄。

茯苓膏

【方源】　《摄生众妙方》卷二。

【组成】　大茯苓不拘多少。

【用法】　上药研为细末,用水漂去浮者,晒干,为末,再漂再晒,凡三次,复为细末。每末 500 克,拌好白蜜 100 克令匀,贮长瓷瓶内,箬皮封口置锅内,桑柴火悬胎煮尽一日,抵晚连瓶坐埋五谷内,次早倒出,以旧在上者装瓶下,旧在下者装瓶上,再煮

再入五谷内,凡三日夜,次早取出,埋净土中七日,出火毒。每早、晚用 3～4 匙噙嚼,少时以开水下。

【主治】　痰火。

茶叶方

【方源】　《赤水玄珠》卷二十八。

【组成】　茶叶(多,拣去粗梗)。

【用法】　上药入滚水一渫,即捞起,再拣去梗,湿铺床上,用草纸隔一层,令儿睡上一夜,则脓皆干。

【主治】　痘烂,遍身无皮,脓水流出,粘拈衣被。

茶色素胶囊

【方源】　《部颁标准》。

【组成】　茶叶。

【用法】　上药制成胶囊。口服,每次 1 粒,1日 3 次。

【功用】　清利头目,化痰消脂。

【主治】　痰瘀互结引起的头目眩晕、胸闷胸痛、高脂血症、冠心病、心绞痛、脑梗死等具有上述证候者。

茺蔚汤

【方源】　《卫生鸿宝》卷一。

【组成】　益母草。

【用法】　水浓煎,少投生蜜,放温,恣服取效。

【主治】　番沙,干霍乱,腹痛骤发,深赤斑毒。

茺蔚散

【方源】　《普济方》卷三〇六。

【组成】　益母草。

【用法】　上药细切,和醋炒,封之。效。

【主治】　马咬。

茺蔚粥

【方源】　《小儿卫生总微论方》卷十二。

【组成】　茺蔚叶。

【用法】　煮粥食之;或取汁饮亦妙。

【主治】　疳气瘦弱,下利白脓,久而不愈。

荔奴散

【方源】　《经目屡验良方》。

【组成】　龙眼肉核(烧存性)不拘多少。

【用法】　上药研为细末,收贮。敷伤处。立愈。

【主治】　一切金疮跌磕。

荔枝散

【方源】　《仙拈集》卷一。

【组成】　荔枝(连皮烧存性)7个。

【用法】　上药研为末。开水调服。

【主治】　呃逆不止。

南烛煎

【方源】　《太平圣惠方》卷二十五。

【组成】　南烛树(春夏取枝叶,秋冬取根及皮,拣择细锉)5000g。

【用法】　慢火水煎,去渣,别于净锅中,慢火煎如稀饧,即以瓷瓶盛。每次 15 克,以温酒调下,1 日 3 次。

【功用】　久服轻健,明目黑髭,驻颜。

【主治】　一切风疾。

赴筵散

【方源】　《普济方》卷三六五引《保婴方》。

【组成】　芝麻花不拘多少。

【用法】　上药研为末。干掺口内。

【主治】　小儿赤白口疮。

牵牛串

【方源】　方出《本草纲目》卷十八引《经验方》,名见《串雅内编》卷三。

【组成】　黑牵牛(生)500 克。

【用法】　上药为末 240 克,余滓以新瓦炒香,再捣取 120 克,炼蜜为丸,如梧桐子大。至重者,每次 30～50 丸,陈皮、生姜煎汤,临卧服。半夜未动,再服 30 丸,当下积聚之物。寻常行气,每次 10 丸。

【主治】　五积成聚。

【宜忌】　《串雅内编》:虚者慎用。

牵牛散

【方源】　《类编朱氏集验方》卷三。

【组成】　黑牵牛(烧热,瓦上匀铺,不可拨动,盖欲半生半熟)不拘多少。

【用法】　上药研为末。酒调服。加茴香尤好。

【主治】　腰痛。

厚朴汤

【方源】　方出《校注妇人良方》卷七,名见《赤水玄珠》卷二十。

【组成】　厚朴(姜汁炒)。

【用法】　每次 15 克,加生姜 7 片,水煎,温服,不拘时候。间服沉香降气汤。

【主治】　①《校注妇人良方》:妇人心腹胀满。

②《赤水玄珠》:月水不通,气滞痞呕,结痰在上,寒热。

厚肠散

【方源】　《赤水玄珠》卷八。

【组成】　川黄连(好酒煮一日夜,煮干炒)。

【用法】　上药研为末。每次 6 克,空腹米饮下。

【主治】　腹痛泻黄及痢久不止,热药不效者,及酒积泄。

威灵仙丸

【方源】　《幼科指掌》卷三。

【组成】　威灵仙。

【用法】　上药研为末,炼蜜为丸,如弹子大。红绢袋盛 1 丸,同精猪肉 120 克煮烂,去药吃肉。积癖从大便下,以知为度。

【主治】　小儿癖积。

抽葫芦酒

【方源】　《医林改错》卷下。

【组成】　抽干葫芦(焙,为末)。

【用法】　每次 9 克,黄酒调下。

【主治】　腹大周身肿。

指甲散

【方源】　《普济方》卷七十八引《龙木论》。

【组成】　左手中指甲(洗净候干)。

【用法】　上以刀刮其屑。用灯草蘸点眼中翳处。一二次即去。

【主治】　眼翳;诸物入眼。

到圣散

【方源】　方出《阎氏小儿方论》,名见《普济方》

卷三六五。

【组成】　大天南星(去皮,只取中心,如龙眼大)。

【用法】　上药研为细末。用醋调,涂脚心。

【主治】　小儿口疮。

鸦胆子粉

【方源】　《中医皮肤病学简编》。

【组成】　鸦胆子(剥去外皮)。

【用法】　把鸦胆子仁压碎,置小瓶内高压消毒。患处消毒后,用小刀刮破,以见出血为止,将此药粉敷上,用纱布、胶布固定。1周即可脱落。未脱落涂硼酸软膏类即脱落。

【主治】　寻常疣。

鸦胆子仁软膏

【方源】　《中医皮肤病学简编》。

【组成】　鸦胆子仁(研碎)30克。

【用法】　凡士林加至100克,调匀外用。用时胶布剪洞,如病灶大贴上,再敷药膏,上盖纱布,每2天换1次。

【主治】　瘢痕疙瘩。

点眼雀粪膏

【方源】　《圣济总录》卷一〇九。

【异名】　雀乳散(《奇效良方》卷五十七)。

【组成】　雄雀粪。

【用法】　上取细直者,以乳汁和研细。点肤翳上。

【主治】　①《圣济总录》:息肉淫肤赤白膜。

②《奇效良方》:眼热毒,卒生翳。

点眼猪胆膏

【方源】　《圣济总录》卷一〇五。

【组成】　獖猪胆不拘多少(取汁)。

【用法】　上入银石器中,慢火熬,以少浆水调如膏。每点少许,每日3～5次。

【主治】　①《圣济总录》:飞血赤脉及疼痛。

②《梅氏验方新编》:眼生翳膜。

韭子丸

【方源】　《圣济总录》卷一八五。

【组成】　韭菜子(净拣)500克。

【用法】　上以醋汤煮,取出焙干,旋炒令作油麻香,为末,炼蜜为丸,如梧桐子大。每次20丸,加至30丸,空腹温酒送下。

【主治】　肾脏虚冷,腰胯酸痛,腿膝冷痹,夜多小便,梦寐遗泄,日渐羸瘦,面无颜色;女人恶露,赤白带下。

韭子汤

【方源】　《古今医统大全》卷六十四。

【组成】　韭菜子9克。

【用法】　用碗足盛之,以火烧烟,用小竹梗将下截破四开,纸糊密如喇叭样,引烟熏其蛀齿。如下牙蛀者,以韭子煎浓汤漱之。

【主治】　虫牙。

韭子散

【方源】　《太平圣惠方》卷三十。

【组成】　韭菜子(微炒)60克。

【用法】　上药研为细散。每次6克,食前以温酒调下。

【主治】　虚劳肾损,梦中泄精。

韭叶膏

【方源】　《古今医统大全》卷六十四引《经验方》。

【组成】　韭菜叶(连根洗净)。

【用法】　上捣烂,同人家门限下及地板上细泥和匀。擦痛处腮上,外用纸贴。一时下有细虫在于泥上,可以除绝病根。

【主治】　虫牙痛。

韭根汁

【方源】　《圣济总录》卷一七四。

【组成】　韭根汁。

【用法】　上药滴少许入鼻中。出黄水即愈。

【主治】　小儿黄病;小儿鼻干身热。

咳逆丸

【方源】　《万病回春》卷三。

【组成】　花椒(微炒出汗,去目)。

【用法】　上药研为末,醋糊为丸,如梧桐子大。

每次 15 丸,醋汤送下。

【主治】　呃逆。

咳特灵

【方源】　广州白云山制药总厂。

【组成】　小叶榕。

【用法】　上药加水煎煮 2 次,合并煮液浓缩成流浸膏,在充分搅拌下加入乙醇,静置几小时,滤取上清液,浓缩成膏,干燥后加入扑尔敏,制片或装胶囊。每服片剂 3 片,1 日 2 次,或胶囊 1 粒,1 日 3 次。

【功用】　消炎镇咳,祛痰平喘。

【主治】　慢性气管炎。

【验案】　以本方治疗慢性支气管炎 291 例,年龄 40－86 岁,病程 2～40 年,其中 10 年以上者 90 例(30.9%),10 天为 1 疗程,一般用 1～3 疗程。结果:有效率(咳痰,喘症减少 30% 以上者)为 96.5%,显效(咳痰、喘症减少 60% 以上者)为 83.85%。

映山红糖浆

【方源】　《部颁标准》。

【组成】　映山红。

【用法】　上药制成糖浆剂。口服,每次 10 毫升,1 日 3 次。

【功用】　祛痰、止咳。

【主治】　慢性气管炎。

贴脐膏

【方源】　《医方类聚》卷一三六引《施圆端效方》。

【组成】　甘遂。

【用法】　上药研为细末,以生白面调为糊,摊纸花上,掺末在上,涂脐中及涂脐下硬处。别煎甘草水,温凉随意服之。以通为度。

【主治】　大小便不通。

贴痛汤

【方源】　《万氏家传点点经》卷一。

【组成】　生姜 1 块。

【用法】　自嚼细,贴痛处裹紧,对昼为度。

【主治】　足痛,或左或右不一,或钉痛不移。

虾米酒

【方源】　《仙拈集》卷三。

【组成】　鲜虾米(去皮须足)500 克。

【用法】　上用净肉不拘多少,捣烂,陈酒热服,少时乳至,再用猪蹄汤饮之,1 日 3 次。其乳如泉,屡验神效。

【功用】　通乳。

【主治】　《本草纲目拾遗》:无乳,及乳病。

虾蟆散

【方源】　方出《肘后备急方》卷三,名见《普济方》卷一〇一。

【组成】　烧虾蟆。

【用法】　上药研为末。每次 3 克,酒下,1 日 3 次。

【主治】　①《肘后备急方》:卒发狂。

②《普济方》:卒狂言鬼语,忽仆地吐涎,遗屎不知。

胃乐新颗粒

【方源】　《部颁标准》。

【组成】　猴头菌膏 150 克。

【用法】　上药制成冲剂。口服,每次 5 克,1 日 3 次。

【主治】　慢性萎缩性胃炎,消化性胃及十二指肠溃疡,结肠炎及消化不良、便隐血。

胃祥宁颗粒

【方源】　《部颁标准》。

【组成】　女贞子。

【用法】　上药制成颗粒剂。口服,每次 3 克,1 日 2 次。

【功用】　舒肝止痛,养阴润肠。

【主治】　消化性溃疡,慢性胃炎所致的胃脘痛。腹胀、嗳气、口渴、便秘等症。

骨碎补散

【方源】　《圣济总录》卷一二〇。

【组成】　骨碎补(炒黑色)60 克。

【用法】　上药研为细散。盥漱后揩齿根下,良久吐之,临卧再用,咽津不妨。

【主治】　肾虚气攻,牙齿血出,牙龈痒痛。

秋水丸

【方源】　《中药成方配本》。

【组成】　大黄 5 千克。

【用法】　制时应在夏秋两季,将大黄切片,用黄酒 5 升拌透,日晒夜露,不时将药翻动,约 20 天,几黑为度。最后晒干,研成细末,冷开水泛丸,如绿豆大,约成丸 4 千克。每次 3 克,开水吞服,1 日 2 次。

【功用】　泻热通滞。

【主治】　湿热积滞,赤痢腹痛。

复心片

【方源】　《部颁标准》。

【组成】　山楂叶。

【用法】　上药制成片剂。口服,每次 2～4 片,1 日 3 次。

【功用】　具有减少左心室做功,降低心肌耗氧量,维持氧代谢平衡,促进微动脉血流及恢复血管径的作用。

【主治】　胸闷心痛,心悸气短,冠心病,心绞痛,心律失常。

香曲散

【方源】　《普济方》卷一七二。

【组成】　大麦生曲。

【用法】　上熬曲微香为末。每服 1.5 克。须大麦生曲佳,无曲以大麦芽亦得。

【主治】　食过饱烦闷,但欲卧而腹胀。

香汗散

【方源】　《本草纲目》卷十三引《杏林摘要》。

【组成】　马蹄香。

【用法】　上药研为末。每次 3 克,热酒调下。少顷饮热茶 1 碗催之,出汗即愈。

【主治】　风寒头痛。伤风伤寒,初觉头痛发热者。

香附饼

【方源】　《外科发挥》卷五。

【组成】　香附。

【用法】　上药研为末,酒和,量疮大小做饼覆患处,以热熨斗熨之。若风寒湿毒,宜用姜汁作饼。

【功用】　未成者内消,已成者自溃。

【主治】　瘰疬流注肿块,或风寒袭于经络,结肿或痛。

香附散(1)

【方源】　方出《普济本事方》卷十引徐朝奉方,名见《本事方释义》卷十。

【组成】　附子(春去皮毛,中断之,略炒)。

【用法】　上药研为末。每服 6 克,用清米饮调下。

【功用】　资血调气。

【主治】　①《普济本事方》:下血不止,或成五色崩漏;产后腹痛。

②《丸散膏丹集成》:吐血。

香附散(2)

【方源】　《普济方》卷五十五引《经验良方》。

【组成】　附子(去毛)。

【用法】　上药研为末。以棉杖送于耳中,或干掺。立效。

【主治】　脓耳。

香皂膏

【方源】　《普济方》卷三六三引《海上名方》。

【组成】　肥皂(烧灰存性)。

【用法】　用麻油、腻粉调涂。

【主治】　小儿头上有疮,因入汤入水成毒,脓水出不止。

香泽油

【方源】　《杂病源流犀烛》卷十四。

【组成】　香泽。

【用法】　香油 500 毫升,入香泽煎之,盛置病人头边,令气入口鼻,勿与饮之。疲极眠睡,虫当从口出,急以石灰粉手捉取,抽尽即是发也。初出,如不流水中浓菜形。

【主治】　发瘕。

香荄散

【方源】　《圣济总录》卷七十八。

【组成】　大豆(炒熟,挞去黑皮)30克。

【用法】　上药研为散。用粥清调服 3 克,1 日 2 次。

【主治】　下痢身肿。

香薷汤

【方源】　方出《太平圣惠方》卷三十六,名见《赤水玄珠》卷三。

【组成】　香薷 500 克。

【用法】　上药用水煎,热含冷吐。

【主治】　口臭。

香薷煎

【方源】　《本草图经》引《胡洽方》(见《证类本草》卷二十八)。

【组成】　干香薷 500 克。

【用法】　上锉,纳釜中,以水淹,煮使气力都尽,清澄之,严火煎令可丸,即丸如梧桐子大。每次 5 丸,日渐增之。以小便利为度。

【主治】　①《本草图经》引《胡洽方》:水病洪肿。

②《普济方》引《十便良方》:水病肿胀,不消食。

香薷膏

【方源】　《医心方》卷十引《耆婆方》。

【组成】　香薷 50 千克。

【用法】　以水煮之令熟,去渣更煎,令如饴糖。少少服之。当下水,小便数,即愈。

【主治】　水病,四肢、脚、肤、面、腹俱肿。

香蟾散

【方源】　《小儿卫生总微论方》卷十。

【组成】　蟾 1 只。

【用法】　于五月五日取之,烧末。每服 3 克,食前米饮调下。

【主治】　小儿洞泻注下。

香附子丸

【方源】　《普济方》卷三二一。

【组成】　净香附(酒浸煮,炙,焙)15 克。

【用法】　上药研为末,黄秫米糊为丸,如梧桐子大。每次 50 丸,米汤送下。

【主治】　妇人淋沥崩血。

香附子散

【方源】　方出《是斋百一选方》卷六,名见《普济方》卷一九〇。

【组成】　附子(去毛)。

【用法】　上药研为细末。以米饮调下。

【功用】　《济阴纲目》:益血调气。

【主治】　①《是斋百一选方》:肺咯血。

②《济阴纲目》:血崩不止,或成五色,亦治产后腹痛,及小产血不止。

③《杏苑生春》:乳痈初起坚痛,掣连胸背者。

香附一物丸

【方源】　《医学正传》卷七引《产宝》。

【组成】　附子(杵去皮毛,米醋浸 1 日夜,用瓦铫煮令熟,焙干)不拘多少。

【用法】　上药研为细末,醋糊为丸,如梧桐子大,晒干。每次 50 丸,淡醋汤送下。

【主治】　①《医学正传》引《产宝》:经候不调,血气刺痛,腹胁膨胀,头眩恶心,崩漏带下。

②《医学入门》:便血癥瘕。

保安丸(1)

【方源】　《普济方》卷三九五。

【组成】　巴豆(去皮心)1 枚。

【用法】　上分作 10 小丸。每服 1 丸,开水研服。当快利三五行,即以浆水粥补之。

【主治】　小儿干霍乱,不吐不利,烦闷不知所为。

保安丸(2)

【方源】　《肯堂医论》卷下。

【组成】　益母草。

【用法】　五月五日取,去根晒干为末,炼蜜为丸,如弹子大。怀孕八九月,每晨服 1 丸,砂仁汤送下。

【功用】　预防难产。

保安散

【方源】　《普济方》卷三九四。

【组成】　五倍子(生用,湿纸裹煨)1 个。

【用法】　上药研为细末。每服 3 克,米泔水调下,不拘时候。若禀受怯弱,用汤略烫过。

【主治】　小儿胃气虚损,因成吐奶。

保生救苦散

【方源】　《兰室秘藏》卷下。

【异名】　保生救苦丹(《疡医大全》卷三十七)。

【组成】　生寒水石不拘多少。

【用法】　上药研为细末。用油调涂,或干用贴之。

【主治】　①《兰室秘藏》:火烧或热油烧烫者。②《赤水玄珠》:狗啮损伤,并刀斧伤,预防破伤风症。

保婴万灵丹

【方源】　《疡科遗编》卷下。

【组成】　巴豆(微炒,研末)3 克。

【用法】　掺膏药上,贴囟门。

【主治】　小儿初生,口内两腮肿起。

泉僧方

【方源】　《古今医统大全》卷七十七引《丛语》。

【组成】　石榴皮根不拘多少。

【用法】　先吃白矾,次嚼黑豆,煮汁饮之。

【主治】　金蚕毒,才觉中毒。

追风散

【方源】　方出《证类本草》卷十引《简要济众方》,名见《普济方》卷三六七。

【组成】　藜芦(去芦头)30 克。

【用法】　浓煎防风汤浴过,焙干,切,炒微褐色,为末。每次 1.5 克,小儿减半,温水调灌。以吐风涎为效,未吐再服。

【主治】　中风不省人事,牙关紧急者。

追虫散

【方源】　《杏苑生春》卷七。

【组成】　槟榔。

【用法】　上药研为细末。每月初旬,先将炙香猪肉 1 块,嚼咽其津,勿食其肉,候虫上胸中,如箭攻钻然,用石榴东引根煎汤,调服 9 克。其虫消杀。

【主治】　寸白虫所苦,心腹痛,恶心。

禹余粮丸

【方源】　《普济方》卷三二一。

【组成】　禹余粮不拘多少。

【用法】　上药研为末,以面糊为丸,如梧桐子大。每次 50 丸,木通汤送下。

【主治】　便血及痒痛。

鬼臼汁

【方源】　《圣济总录》卷六十一。

【组成】　生鬼臼 30 克。

【用法】　上捣绞取汁,服之即愈。如无生鬼臼,即用干者为末,每服 6 克,新汲水调下,不拘时候。宜先烙口中黑脉,次烙百会穴,又烙玉泉、足阳明、章门、心俞、下廉,不愈宜服。

【主治】　黑黄。病人身面黑黄,口唇两颊上有青脉起,或出于口角,脉息沉细,吃食不妨,身如土色。

鬼哭散

【方源】　方出《外台秘要》卷三十六引刘涓子方,名见《普济方》卷一九七引《太平圣惠方》。

【组成】　黄丹 1.5 克。

【用法】　以蜜水和服。若冷,以酒和服之。

【主治】　①《外台秘要》引刘涓子方:小儿疟。②《奇效良方》:瘅疟但热不寒。

鬼箭汤

【方源】　《圣济总录》卷一六六。

【组成】　鬼箭羽(锉碎)150 克。

【用法】　上药研为粗末。每次 6 克,水煎,去渣温服,不拘时候。

【主治】　产后乳汁不下,或汁少。

独叶丹

【方源】　《杂病源流犀烛》卷二十八。

【组成】　桃叶 20 片。

【用法】　上杵烂,塞粪门内。

【主治】　痔中生虫,蚀啮痛痒。

独白散

【方源】　《医林纂要探源》卷十。

【组成】　白及(研末)。

【用法】　上为散服。

【功用】　敛正气,散淤血。

【主治】　跌打损骨节,伤脏腑,积淤血。

独圣汤

【方源】　《妇人良方大全》卷二十引京师祝景助教方。

【组成】　贯众(状如刺猬者,全用,不锉断,只揉去毛花萼)1个。

【用法】　用好醋蘸湿,慢火炙令香熟,候冷,为细末。每次6克,空腹、食前米饮调下。

【主治】　产后亡血过多,心腹彻痛,然后血下,久而不止及赤白带下,年深诸药不能疗者。

独圣散(1)

【方源】　方出《证类本草》卷七引《经验后方》,名见《妇人良方大全》卷一。

【组成】　防风(去芦头,炙赤色)。

【用法】　上药研为末。每次6克,以面糊、酒调下,更以面糊酒投之。极验。

【主治】　①《证类本草》引《经验后方》:崩中。

②《校注妇人良方》:肝经有风,血崩。

独圣散(2)

【方源】　《圣济总录》卷九十八。

【组成】　黄蜀葵花(炒)30克。

【用法】　上药研为细散。每服3克,食前米饮调下。

【主治】　砂石淋。

独圣散(3)

【方源】　《圣济总录》卷一一五。

【组成】　灵磁石(有窍子如针眼者)。

【用法】　上药研为细散。每服3克,冷水调下。

【主治】　汗后耳聋。

独圣散(4)

【方源】　《妇人良方大全》卷二十。

【组成】　当归。

【用法】　上药研为末。每次6克,水煎,温服。

【主治】　①《妇人良方大全》:产后腹痛。

②《济阴纲目》:产后血虚腹痛。

【备考】　本方方名,《医学纲目》引作"独圣汤"。

独圣散(5)

【方源】　《兰室秘藏》卷中。

【组成】　蒺藜(阴干)不拘多少。

【用法】　上药研为细末。每用刷牙,以热浆水漱牙;外用粗末,熬浆水刷牙。

【主治】　一切牙痛风疳。

独圣散(6)

【方源】　《活幼心书》卷下。

【组成】　大天南星(锉开,白者为佳)不拘多少。

【用法】　上药研为末。每次3~6克,醋、蜜调涂囟门上,中间留一小指大不涂,及敷男左女右足心。并以立效饮温蜜水调,点舌上,令其自化尤佳。

【主治】　鹅口证。婴孩满口白屑,或如粟谷,糜烂作痛,不能乳食,昼夜烦啼。

独圣散(7)

【方源】　《外科精要》卷下。

【组成】　附子(姜汁淹1宿,焙干,研碎)。

【用法】　每次6克,开水调服。

【主治】　疮初作,气滞血凝。

【方论】　本方气味辛散,宜施于形体充实,气郁血凝者。若血虚气弱,阴虚发热者,又当随症制宜,不可以倒施也。

独圣散(8)

【方源】　《卫生宝鉴》卷五。

【组成】　浮小麦(文武火炒令焦)不拘多少。

【用法】　上药研为细末。每次6克,米饮汤调下。频服为佳。

【主治】　盗汗及虚汗不止。

独圣散(9)

【方源】　《医宗金鉴》卷三十。

【组成】　山楂(炒)30克。

【用法】　上药用水煎,用童便砂糖和服。

【主治】　产后心腹绞痛欲死，或血迷心窍，不省人事。

【方论】　山楂不惟消食健脾，功能破瘀止儿枕痛；更益以砂糖之甘，逐恶而不伤脾；童便之咸，入胞而不凉下。相得相须，功力甚伟。

独圣散（10）

【方源】　《痘疹全书》卷上。

【组成】　苦参。

【用法】　上药研为细末。吹喉间。

【主治】　痘疹，喉痹咽痛。

独圣散（11）

【方源】　《外科方外奇方》卷四。

【组成】　水龙骨（炒干）。

【用法】　上药研为末。麻油调敷。

【主治】　臁疮，妇人裙边疮。

独圣散（12）

【方源】　《景岳全书》卷六十三引钱氏方。

【组成】　穿山甲（取前足嘴上者，烧存性）。

【用法】　上药研为末。每次1.5克，以木香汤入少酒服之；紫草汤亦可。

【主治】　①《景岳全书》引钱氏方：痘疮倒靥陷伏。

②《杨氏家藏方》：小儿疮疱黑陷，或变紫色。

独圣散（13）

【方源】　《永乐大典》卷一〇三三引《王氏手集》。

【组成】　赤芍。

【用法】　上药研为末。食后藕汁入蜜少许调下；桔梗煎汤调下亦得。

【主治】　小儿呕血、咯血及衄血、下血。

独圣膏

【方源】　《杨氏家藏方》卷十二。

【组成】　牛皮胶（锉碎）不拘多少。

【用法】　加少水，熬令稀稠得所如膏，摊在纸上，贴患处。次用软白布2条，于釅米醋内煮令热，更互滤出于胶纸上，乘热蒸熨。若疮痒时，乃是药攻其病，须是忍痒，不住蒸熨，直候脓出将尽，即浓

煎贯众汤，放温，洗去胶纸。次日若疮中尚有脓出，再如前法追令脓出尽。连数日蒸熨不妨，疮干为度，次用红玉散。

【主治】　发背。

独羊饭

【方源】　《外科启玄》卷十二。

【组成】　鲜羊蹄根叶500克。

【用法】　煮烂食之。

【主治】　肠痔下血。

独连丸

【方源】　《杨氏家藏方》卷十。

【组成】　鸡爪黄连（去须，米醋于研钵内熬尽，取出晒干）120克。

【用法】　上药研为细末，米醋煮面糊为丸，如梧桐子大。每次30丸，温开水送下，不拘时候。

【主治】　消渴。

独妙丹

【方源】　《梅氏验方新编》卷二。

【组成】　茵陈蒿。

【用法】　或作菜，或作羹，或蒸米麦饭，日日食之。或用鲜者细切，干者研末，煮生姜汤食之。

【主治】　黄疸。

独妙散

【方源】　方出《奇方类编》卷下，名见《仙拈集》卷三。

【组成】　生螃蟹壳。

【用法】　瓦上焙焦，为末。每次6克，黄酒冲服。以消为度。

【主治】　乳岩，乳中初起一粒如豆，渐至如蛋，七八年必破，破则难治。

独参丸

【方源】　《古今医鉴》卷七。

【组成】　苦参不拘多少。

【用法】　上药研为末，炼蜜为丸，如梧桐子大。每次50丸，薄荷汤送下。

【主治】　狂邪发作无时，披头大叫，不避水火。

独珍膏

【方源】《类编朱氏集验方》卷十二。

【组成】五倍子(瓦上焙干)不拘多少。

【用法】上药研为细末,入数点麻油,冷水调涂。

【主治】软硬疖,诸热毒疱疮。

独胜丸

【方源】《古今医鉴》卷九。

【组成】黄柏(人乳拌匀,酒浸晒干,再用盐水炒褐色,去皮)240克。

【用法】上药研为末,水糊为丸,如梧桐子大。每次100丸,空腹盐汤送下。

【主治】耳鸣,耳聋。

独胜汤

【方源】《圣济总录》卷一六二。

【组成】附子大者(炮裂,去皮脐)1枚。

【用法】上为粗散。每次9克,加生姜3片,大枣(擘)1枚,水煎,去渣温服,不拘时候。

【主治】产后气虚,头痛不可忍。

独胜散(1)

【方源】《普济方》卷一七七引《肘后备急方》。

【组成】萝卜(出子者)3枚。

【用法】洗净薄切,晒干为末。每次6克,食后、夜卧煎猪肉澄清调下,1日3次。

【主治】消渴。

独胜散(2)

【方源】《证类本草》卷十九引《简要济众方》。

【组成】丁香15克。

【用法】上药研为散。每次3克,温酒调下,不拘时候。

【功用】《外科精义》:下乳汁,通血脉。

【主治】①《证类本草》引《简要济众方》:吹乳。②《外科精义》:吹乳初觉,身热头痛寒热,胸乳肿硬。

独胜散(3)

【方源】《圣济总录》卷八十一。

【组成】绿豆粉90克。

【用法】银石器内慢火炒令黑色,研为细散。水调成膏,摊绢帛上,贴痛处。后服趁痛丸。

【功用】止痛。

【主治】脚气。

独胜散(4)

【方源】《普济方》卷九十三引《海上名方》。

【组成】蓬莪术(醋煮)不拘多少。

【用法】上药研为细末。每次6克,温酒送下,1日3~5次,不拘时候。

【主治】瘫痪,不经针灸者。

独胜散(5)

【方源】《类编朱氏集验方》卷四引大理孙评事传方。

【组成】独活(用巴豆炒,去巴豆)。

【用法】上药研为细末。煮精猪肉蘸药服。

【主治】水气肿胀。

独胜膏

【方源】《仙拈集》卷三。

【组成】蓖麻仁(去壳)14粒。

【用法】捣如泥,涂两足心,立刻即下,急洗去;不去,子肠即出。如出,仍以此膏涂顶心,肠即缩回,急去之。

【功用】催生。

【主治】难产胎死,胞衣不下。

独活散

【方源】《普济方》卷二四三。

【组成】绿豆粉90克。

【用法】于银石器内慢火炒令黑色,再为细散。用井水调成膏,摊绢帛上,随痛处贴之,并服趁痛丸。

【功用】止痛。

【主治】脚气。

独将丸

【方源】《同寿录》卷四。

【组成】黄蜡不拘多少。

【用法】溶化为丸。好酒吞服。

【主治】 肿毒不破头。

独神丸

【方源】 《是斋百一选方》卷六。

【组成】 罂粟壳(去瓤蒂)不拘多少。

【用法】 用米醋蘸炙,以醋多为妙,候焦黄,为细末,炼蜜为丸,如小弹子大。每次 1 丸,加生姜 3 片,水煎服。

【主治】 ①《是斋百一选方》:痢疾。

②《普济方》:一切赤白痢,不问新久,百药不效者。

独神丹

【方源】 《万病回春》卷二。

【组成】 淮安陈曲 1 块。

【用法】 将四面削去,用中心的打碎,砂锅内炒去湿气,为细末,用福建黑糖等份,入石臼内捣匀,再用生姜汁熬熟,旋添入内,捣如泥,为丸如弹子大,收贮瓷器内。每次细嚼 10 丸,病在上者,晚上用黄酒送下;病在下者,五更用牛膝煎酒送下;如全身有病,早晚如上送下。

【主治】 中风瘫痪疼痛,手足挛拳。

独神饮

【方源】 《疡科选粹》卷三。

【组成】 青艾叶。

【用法】 取汁,灌入喉中,立愈。

【主治】 咽喉肿痛。

独神散(1)

【方源】 《古今医鉴》卷十三。

【组成】 全蝎(去蝎尾,每个用中 1 节,共 7 节,火烤干)7 个。

【用法】 上药研为细末。乳汁送下。小儿头上微汗出即愈。

【主治】 小儿脐风。

独神散(2)

【方源】 《医方易简》卷二。

【组成】 白及(用甜酒酿浸)30 克。

【用法】 放屋上露 1 夜,晒 1 日,焙干为末。每用 15 克,装入黑猪蹄壳内,水煮,临服冲酒少许,不用盐。

【主治】 赤白带浊。

独粟丸

【方源】 《圣济总录》卷八十五。

【组成】 栗(取肉,焙干)不拘多少。

【用法】 上药研为末,炼蜜为丸,如梧桐子大。每次 20 丸,渐加至 50 丸,空腹、日午温酒送下。

【主治】 腰足沉重,劳伤痛,脚气。

独效散

【方源】 《永乐大典》卷一〇三七引《全婴方》。

【组成】 柏枝(研细)。

【用法】 涂患处。又涂白矾汁,频频拭之。

【主治】 小儿诸丹,毒赤流肿。

独黄散(1)

【方源】 《杨氏家藏方》卷十二。

【组成】 硫黄(研细)。

【用法】 上以茄蒂蘸药少许,擦良久,以温汤洗去。

【主治】 紫癜风。

独黄散(2)

【方源】 《方症会要》卷三。

【组成】 大黄(酒炒)。

【用法】 上药研为末。每次 9 克,茶酒调下。服下立愈。

【主治】 眩晕不可当。

【宜忌】 虚者不可轻用。

独菊汤

【方源】 《疡科选粹》卷五。

【组成】 孩儿菊 15 克。

【用法】 上以河水入砂罐内煮,取于小盆内,先熏后洗,如此五六次。其肿自消。

【主治】 痔疮。

独脚顶

【方源】 《串雅补》卷一。

【组成】 番木鳖。

【用法】 清水煮胀,去皮,晒干,将酒坛黄泥杵碎,筛细,拌木鳖,烈火炒松,勿令太焦,筛去黄泥,将木鳖为细末,或面糊为丸,如芥子大。每次0.3～0.6克,清汤或老酒送下,临睡避风。

【主治】　风痹瘫痪,湿痰走注,遍身骨节酸痛,类风不仁。

独脚虎

【方源】　《疡科选粹》卷二。

【组成】　蜀葵花子。

【用法】　新汲水生吞1粒。须臾即破,如要头多,服3～4粒。

【主治】　痈疽无头。

独炼硫

【方源】　《疡科纲要》卷下。

【组成】　明净硫黄。

【用法】　入铁锅,文火熔化,倾入盐卤中,凝定取出,再熔再淬数10次,俟硫色深紫为度,为细末。熬鸡子黄成油调敷。先须洗涤净,挹干敷药,每日1洗,再敷。

【主治】　疥疮湿疮痒者。

独醒汤

【方源】　方出《太平圣惠方》卷三十九,名见《证类本草》卷二十三引《经验后方》。

【组成】　柑子皮(洗,焙干)60克。

【用法】　上药研为细散。遇酒醉不醒,用9克,水煎,或入少盐花,如茶旋呷。未效更服。

【功用】　解酒毒。

【主治】　醉酒后昏闷烦满。

独黔散

【方源】　《产科发蒙》卷三。

【组成】　莲房(烧存性)不拘多少

【用法】　上药研为细末。每次6克,开水送下。

【主治】　产后崩漏,经血不止及诸血。

独角莲膏

【方源】　《部颁标准》。

【组成】　附子500克。

【用法】　上药制成膏剂。加温软化,贴于患处。

【功用】　消肿拔毒。

【主治】　疔毒疮疖,手足皲裂。

独活煮散

【方源】　《圣济总录》卷一一四。

【组成】　独活(去芦头)30克。

【用法】　上药研为散。每次6克,以水、酒各半煎,去渣,空腹服。时用水浸椒,煮令热,以布裹熨之。

【主治】　风聋。

独一味片

【方源】　《中国药典》。

【组成】　独一味不拘多少。

【用法】　上药制成片剂,每片相当于原药材1克。口服,每次3片,1日3次。疗程1周,或必要时服。

【功用】　活血止痛。

【主治】　跌打损伤,筋骨扭伤,风湿痹痛;软组织、关节及腰挫伤,骨折,外伤,风湿性关节炎等引起的疼痛。

独圣还睛丸

【方源】　《太平圣惠方》卷三十二。

【组成】　葶苈子(净,去尘土)250克。

【用法】　用木杵臼捣烂如饴糖,取醋、粟米饭,纳净布巾中,干揿,去水尽,少少入白中,与药同捣,令可丸,即丸如绿豆大。每次10丸,早、晚、食后以温水送下。

【主治】　眼胎赤,兼生翳膜,疼痛。

独乳延生丸

【方源】　《仙拈集》卷二。

【组成】　茯苓(打碎)500克。

【用法】　用牛乳数斤,人乳更妙,在铜器内慢煎,随煎随搅,俟稠,以茯苓收之,晒干,磨细,糯米汤为丸,如梧桐子大。每次20～30丸,开水送下。

【主治】　痨症。

独效苦丁香散

【方源】　方出《永类钤方》卷十三,名见《普济方》卷十八。

【组成】　苦丁香(即甜瓜蒂)15克。

【用法】　上药研为末。每次3克,井花水调服。得大吐之后,熟睡,勿惊之,自是遂安。凡吐能令人眼翻,吐时令闭双目,或不省人事,则令人以手密掩之。吐不止,以生麝香少许,温汤调解之。

【主治】　惊忧之极,痰犯心包,忽患心疾,癫狂不止。

独活止痛搽剂

【方源】　《部颁标准》。

【组成】　独活不拘多少。

【用法】　外用适量,涂搽患处,1日2次。

【功用】　止痛、消肿、散瘀。

【主治】　小关节挫伤,韧带、肌肉拉伤及风湿痛等。

胚宝胶囊

【方源】　《部颁标准》。

【组成】　羊胎盘不拘多少。

【用法】　上药制成胶囊。口服,每次1~3粒,1日3次。

【功用】　补肾温阳,养血填精。

【主治】　肾阳不足,精血亏虚,面色萎黄,食欲缺乏,畏寒肢冷,腰膝冷痛,气短自汗。

胜金丸

【方源】　《鸡峰普济方》卷十四。

【组成】　胡椒10粒。

【用法】　以新水送下。

【主治】　吐不止。

胜金桃仁膏

【方源】　《小儿卫生总微论方》卷十七。

【组成】　桃仁。

【用法】　上药杵,去皮尖,为膏。敷之。

【主治】　卵肿大。

脉舒胶囊

【方源】　《部颁标准》。

【组成】　落花生不拘多少。

【用法】　上药制成胶囊。口服,每次2粒,1

日3次。

【功用】　降血脂药。

【主治】　高脂血症。

急风散(1)

【方源】　《圣济总录》卷六。

【组成】　草乌(用酽醋煮10余沸,漉出晒干,如此10遍为度)不拘多少。

【用法】　上药研为细散。每次0.3克,温酒调下。

【主治】　破伤风,腰背反折,项强直,牙关紧急。

急风散(2)

【方源】　《洪氏集验方》卷五。

【组成】　青胆矾(成片好者)。

【用法】　每用少许,研细。新水调少许咽之。吐痰为妙。大人亦治。

【主治】　小儿喉闭,咽痛。

急提盆散

【方源】　《阴证略例》。

【组成】　草乌(生用)不拘多少。

【用法】　上为极细末。用葱1枝,肥者削去须,头圆,上有葱汁,湿蘸之,任谷道中。

【主治】　杂病非阴候者,大便数日不通。

【宜忌】　非数日不通不用。

疬串膏

【方源】　《同寿录》卷四。

【组成】　雄猪胆(切不可用瘟猪胆及母猪胆)7枚。

【用法】　将上药倾入铜勺内,微火熬成膏,出火毒。以抿子脚挑涂疮口内,用布盖之。

【主治】　疬串,不论新久溃烂。

疮炎灵软膏

【方源】　《部颁标准》。

【组成】　木芙蓉叶5000克。

【用法】　取上药加水煎煮2次,合并煎液,滤过,滤液浓缩至相对密度为1.20~1.30,加入对羟基苯甲酸乙酯、羊毛脂、凡士林适量,搅匀,制成

1100 克,每 1 克含原生药 4.5 克。外用,每日涂敷患处。

【功用】 排脓活血,消肿解毒。

【主治】 疮疖,乳痈,丹毒,红丝疔等。

洗眼光明汤

【方源】 《古今医统大全》卷六十一。

【组成】 桑园老桑皮。

【用法】 烧灰,用水熬,澄清去渣,洗一周年,眼明如童子。洗眼日期于后:正月初八、二月初十、三月初五、四月初八、五月初八、六月初七、七月初七、八月初三、九月初十、十月初九、十一月初十、十二月二十二日。

【主治】 眼目昏暗。

活圣散

【方源】 《良朋汇集》卷一。

【组成】 甜瓜蒂。

【用法】 上药研为末。每次 1.5 克,重者服 3 克,温水送下即吐;如不吐再服。倘吐不止,用开水解,或葱汤,加麝香(研)少许更好。

【主治】 痰迷心窍,癫狂昏迷,惊痫。

【加减】 若有虫吐出者,加雄黄 3 克。

活血散(1)

【方源】 《杨氏家藏方》卷十九。

【组成】 赤芍。

【用法】 上药研为细末。每次 3 克,煎葡萄酒调下,不拘时候。

【主治】 疮疹已出不快。

活血散(2)

【方源】 《类证活人书》卷二十一。

【组成】 白芍 3 克。

【用法】 上药用酒调和;止痛用温热水调下。

【功用】 活血止痛。

【主治】 ①《类证活人书》:疹子或出不快。

②《小儿痘疹》:痘疹血虚血热,已出未尽,烦躁不宁,腹痛。

活血散(3)

【方源】 《医方类聚》卷一九二引《施圆端效方》。

【组成】 葶苈子。

【用法】 上药研为细末。用好油调匀,扫死肉上。

【功用】 活血软坚。

【主治】 恶疮死肉肿硬。

活血散(4)

【方源】 《世医得效方》卷十八。

【组成】 绿豆粉。

【用法】 于新铁铫内炒令真紫色,新汲水调令成稠膏。厚敷损处,须数遍贴满,以纸花将杉木皮一片缚定。

【主治】 打仆伤损手足。

济急饮

【方源】 《丹台玉案》卷三。

【组成】 紫苏叶。

【用法】 细嚼,开水咽下。如此数次即愈。

【主治】 飞丝入口,令人口舌生疮。

浑元汁

【方源】 《赤水玄珠》卷二十八。

【组成】 紫河车(不拘男女,初胎尤妙)。

【用法】 将紫河车入新瓦罐内,封固其口,上以碗覆,埋于土中,久则化而为水是也。气虚甚者,人参、紫草煎浓汤冲入服之。

【主治】 气虚血热,痘色红紫,干枯黑陷。

将军久战丸

【方源】 《鲁府禁方》卷一。

【组成】 大黄(拌九次,蒸九次,以黑为度,晒干)不拘多少。

【用法】 上药研为末,水为丸,如梧桐子大。每服 50 丸,临卧时白水送下。

【主治】 痰火所致之头目眩晕。

宣圣辟瘟丹

【方源】 方出《摄生众妙方》卷四,名见《古今医统大全》卷二十五。

【组成】 乳香。

【用法】 腊月 24 日五更井花水,将平旦第一汲水盛净器中,量人口多少,浸乳香至岁旦五更,暖令温。从小至大,每人以乳香1小块,饮水一二呷咽下,则一年不患时疫。

【功用】　预防时疫。

宫颈癌栓

【方源】　《部颁标准》。

【组成】　掌叶半夏。

【用法】　上药制成栓剂。外用,每次1枚,1日1～2次。

【功用】　消肿散结。

【主治】　子宫颈癌及子宫颈癌前期病变。

穿心莲片

【方源】　《部颁标准》。

【组成】　穿心莲。

【用法】　上药制成片剂。口服,每次50片,1日2次。

【功用】　清热解毒,凉血,消肿。

【主治】　感冒发热,咽喉肿痛,口舌生疮,顿咳劳嗽,泄泻痢疾,热淋涩痛,痈肿疮疡,毒蛇咬伤。

养胎饮

【方源】　《医方类聚》卷二二七引《吴氏集验方》。

【组成】　熟地黄。

【用法】　上药研为末。每次6克,食后温酒调下。

【主治】　胎漏。

姜冲剂

【方源】　《部颁标准》。

【组成】　干姜。

【用法】　上药制成冲剂。开水冲服,每次15克,1日2～3次。

【功用】　暖脾胃,散风寒。

【主治】　胃寒,心腹冷痛,胀满或外感风寒。

姜黄散

【方源】　《医略六书》卷三十。

【组成】　姜黄(醋浸,炒黑)240克。

【用法】　上药研为散。每次9克,米饮调下。

【主治】　产后恶露不尽,脉沉涩者。

【方论】　《医略六书》:产后污血不尽,新血又虚,故腹痛,胸闷,恶露经久不尽焉。姜黄一味,性能行散血气,醋浸炒黑又能祛血中之湿,以止多郁人污血之漏血也。为散,米饮调下,使污血去尽,则郁结顿开,而新血自生,经脉完复,何患恶露不净,腹痛胸闷不除乎。

姜液膏

【方源】　《仁斋直指方论》卷二十。

【组成】　生姜1块。

【用法】　用银簪插入即拔出,点眼头尾。

【主治】　眼风痒,冷泪,烂眩有虫。

首乌延寿片

【方源】　《部颁标准》。

【组成】　何首乌。

【用法】　上药制成片剂。密封。口服,每次5片,1日3次。

【功用】　补肝肾,养精血。

【主治】　肝肾两虚,精血不足引起的头晕目眩,耳鸣健忘,鬓发早白,腰膝酸软。

宫颈癌片

【方源】　《部颁标准》。

【组成】　掌叶半夏。

【用法】　上药制成片剂。口服,每次2～3片,1日3次,使用时须配合外用宫颈癌栓剂。

【功用】　消肿散结。

【主治】　子宫颈癌及子宫颈癌前期病变。

冠心康片

【方源】　《部颁标准》。

【组成】　甘木通。

【用法】　上药制成片剂。口服,每次2～3片,1日2～3次。

【功用】　清热平肝,活血通脉。

【主治】　肝经有热,肝阳上亢,脉络瘀阻所致头痛眩晕、胸痹心痛、肢体麻木等症,以及高血压、冠心病属于肝阳偏亢、脉络瘀阻所致者。

举卿举败散

【方源】　方出《类证活人书》卷十九,名见《玉机微义》卷三十九。

【异名】　愈风汤、举卿古拜散（《校注妇人良方》卷十九）、举卿古拜饮（《证治准绳·类方》卷五）。

【组成】　荆芥末9克。

【用法】　温酒调下。不愈再服。

【主治】　①《类证活人书》：痉证。

②《玉机微义》：妇人新产血虚痉者，汗后中风发搐。

【验案】　产后昏睡　《续名医类案》：一妇人产后睡久及醒，则昏昏如醉，不省人事，用荆芥穗微焙为末，每次9克，豆淋酒调服，或童便服。

祛涎散

【方源】　《仁术便览》卷一。

【组成】　白矾6克。

【用法】　上药生研为末，生姜自然汁调服。其痰或吐或化便饱。蜜水、滚水俱可调服，腹中响即开。

【主治】　中风，不省人事。

祛痛散

【方源】　《外科医镜》。

【组成】　地榆（研细末）。

【用法】　用麻油调敷伤处；若遇已破，即以干末掺上。

【主治】　汤火灼伤。

祛瘴散

【方源】　《证治准绳·疡医》卷二。

【组成】　苦花子（又名苦花椒）。

【用法】　擂水服。夏月冷服，冬月温服。

【主治】　疔疮，瘴毒，蛇伤，热腹痛，热喉风。

祖师麻片

【方源】　《新药转正标准》。

【组成】　祖师麻。

【用法】　上药制成片剂。口服，每次3片，1日3次。

【功用】　祛风除湿，活血止痛。

【主治】　风湿痹症，关节炎，类风湿关节炎。

【宜忌】　有胃病者可饭后服用，并配合健胃药

使用。

神光汤

【方源】　《普济方》卷三六四。

【组成】　大黄2克。

【用法】　上药研为粗末。水浸，1岁分作2服；余滓，涂顶上，干易之。

【主治】　小儿热膈，痫热，闭目不开，并头痛。

神妙丸

【方源】　《类编朱氏集验方》卷十三。

【组成】　威灵仙根（和乌豆煮，焙干）。

【用法】　上药研为末，酒煮面糊为丸。每次50丸，空腹送下。

【主治】　打仆伤损。

神茄汤

【方源】　《疡科选粹》卷五。

【组成】　老茄子9个。

【用法】　上煎汤，以小脚盆一个，用一盖盖上，开一窍，对肛门坐于上，熏之，待水稍温，却于盆内趁热洗之，直待水冷方止。

【主治】　痔漏。

神明膏

【方源】　《普济方》卷二八四。

【组成】　五灵脂（微炒）不拘多少。

【用法】　上药研为末，新水调匀，涂于故绯绢上。贴之。

【主治】　痈疽、疮疖、毒肿，无头痛，或有数头，烦热。

神柏散

【方源】　《松峰说疫》卷五。

【组成】　庙社中西南柏树东南枝（晒干）。

【用法】　上药研为末。每服6克，新汲水送下，1日3次。

【主治】　瘟疫。

神须散

【方源】　《圣济总录》卷一三四。

【组成】　赤石脂。

【用法】　上药研为散。生油调涂之。

【主治】　汤火所伤,热毒疮疖。

神效方

【方源】　《何氏济生论》卷三。

【组成】　蛴螬虫1条(粪堆内及烂草房上皆有,一名土蚕)。

【用法】　上将虫捏其脊,待虫口吐水,就抹在疮口上。觉麻即汗出。

【主治】　破伤风。

神效散

【方源】　《普济方》卷二一一。

【组成】　霜盐梅(用黄泥裹,以慢火煨干)3个。

【用法】　上药研为末。米饮汤调下。

【主治】　赤白新旧痢疾。

神通饮

【方源】　《古今医鉴》卷十。

【组成】　川木通(锉细)60克。

【用法】　上用长流水煎汁,顿服。服后一时许,遍身发痒,或发红丹,勿惧,遍身上下出汗即愈。

【主治】　外感风湿之白虎历节风症,遍身抽掣疼痛,足不能履地二三年,百方不效,身体羸瘦者。

神通散

【方源】　《寿世保元》卷八。

【组成】　儿茶末3克。

【用法】　上用萹蓄煎汤送下。霎时溲便涌如泉。

【主治】　小儿膀胱火盛,小便闭涩不通。

神授散(1)

【方源】　《三因极一病证方论》卷十。

【组成】　花椒(择去子并合口者,炒出汗)500克。

【用法】　上药研为末。每次6克,空腹米汤调下。须痹晕闷少顷。如不能禁,即以酒糊为丸,如梧桐子大。每次30～50丸,空腹服。

【功用】　杀虫。

【主治】　①《三因极一病证方论》:诸传尸劳气。

②《仁斋直指方论》:痹,肾冷腰痛,外肾湿痒。

【验案】　传尸劳　昔人尝与病劳妇人交,妇人死,遂得疾,遇一异人云:劳气已入脏。遂与此方,令急服1000克,其病当去。如其言服之,几尽,大便出一虫,状如蛇,自此遂安。续有人服之,获安济者多矣。

神授散(2)

【方源】　《普济方》卷二一二。

【组成】　陈石榴(焙干)。

【用法】　上药研为细末。每服12克,米汤调下。

【主治】　久痢不愈。

神效灰煎

【方源】　《外台秘要》卷二十九引《广济方》。

【组成】　炭灰300克。

【用法】　汤拌令湿彻,以热汤渍,令半日后,还以汤淋之(稍稍点汤,不得太速下,即灰汁不验),候汁下,即纳一小铛中煎,令沸,即别取30克石灰(风化者为佳,恐中湿者,须熬令极热)纳灰汁中和煎,以杖算搅之勿住手,候如煎饼面,少许细细取成膏,急泻著一瓷器中,搅令冷,不然,须臾干燥不堪用。常候此煎十分有一分堪久停。但有伤损,肉色须臾变赤黑色,痛如火烧状,涂之,经20余日,病自然脱落,无瘢痕。

【主治】　疣赘,赤黑疵痣靥,秽疮疸,息肉结瘤。

【宜忌】　疮未愈间,忌小豆、姜,纵有瘢,亦不凸出。

神仙一点散

【方源】　《普济方》卷八十六引《海上方》。

【组成】　清白碱(以七数为则,去边头不用)不拘多少。

【用法】　上取纯干净者,以好厚纸七层包了,拴缚挂在当风处,待风化,49日取下,要干研细。用时取半粒绿豆大点眼。

【主治】　一切眼疾,诸药不效者。

神仙刀箭药

【方源】　《奇效良方》卷五十六。

【组成】　桑叶(阴干)。

【用法】　上药研为末。干贴。或用鲜者,熨干为末,敷之。

【主治】　金疮。

神仙玉女粉

【方源】　《御药院方》卷十。

【组成】　益母草。

【用法】　上药每用少许,早、晚洗患处。

【功用】　退皱皱,令人皮肤光泽。

神仙拈痛散

【方源】　《审视瑶函》。

【异名】　拈疼散(《眼科阐微》卷四)。

【组成】　白矾(拣上白明透者佳,研极细如粉样)。

【用法】　上用鸡蛋清共矾粉调匀。以鹅翎毛蘸药搽肿眼疼痛之处。如干再搽数次,其痛即止。

【主治】　一切暴发火眼,疼痛昼夜不止。

神传剪草膏

【方源】　《普济本事方》卷五。

【组成】　剪草(婺州者)500克。

【用法】　上洗净为末,入生蜜500克,和为膏,以器盛之,不得犯铁。每次30克,五更和粥服,良久用稀粟米饮压之,药冷服,粥饮亦不可太热,或吐或下皆不妨。

【主治】　劳瘵吐血损肺,及血妄行。

【方论】　《本事方释义》:剪草气味苦寒,入手太阴、手足厥阴,劳瘵而致久咳吐血不止,损伤及肺,血溢妄行,此方虽近似丹方,亦是培土生金之法。

神砂辟瘟丸

【方源】　《松峰说疫》卷五。

【组成】　神砂(研细)30克。

【用法】　白蜜和丸,如麻子大。每次21丸,用井花冷水吞下。

【功用】　辟瘟。

【宜忌】　忌荤1日。

神效附子丸

【方源】　《校注妇人良方》卷七。

【组成】　黑附子(重45克,端正底平尖圆)1枚。

【用法】　上灰火炮皮裂,入生姜自然汁内,浸润晒干,再炮,再入汁浸润,仍晒再炮,用尽姜汁半碗为度,却去皮脐为末,以人参煎膏为丸,如黍米大。每次数丸,津唾咽下。胃气稍复,饮食稍进,投以温补之剂。

【主治】　脾肾虚寒,呕吐,或反胃噎膈。

神效松脂散

【方源】　《嵩崖尊生全书》卷十。

【组成】　黄香360克。

【用法】　上药研为细末,用水入铜锅内煮,离火候温,即下手在水内,将香扭拔数次,冷定取出,再研再煮,如此9次,其香即酥,瓷器收贮,不可泄气。每次9克,空腹滚黄酒调下。

【主治】　一切疠风,并大麻风。

【宜忌】　服药后其毒从大小二便而出,预先令人在空野之地,挖一深坑,如病毒行,解在坑内,俟毒行尽,即用土盖之,恐毒染人。毒行之后,需用淡饭静心养之,不可用厚味动火发疾。并忌生冷腥荤诸般发物,大忌房事,如犯之则不可救。

神效胡桃酒

【方源】　《普济方》卷二四九。

【组成】　胡桃(好者)1枚。

【用法】　火内烧成灰,细研。以热薄荷酒调下。

【主治】　小肠气,及妇人外痈。

神效透关散

【方源】　《活幼口议》卷二十。

【组成】　荜澄茄不拘多少。

【用法】　上药研为细末。每以少许吹入鼻中,于食后频数吹之。

【主治】　小儿斑疮,初作眼病,痛涩羞明怕日,出泪频多;或已觉渐成白翳子。

神衰康胶囊

【方源】　《部颁标准》。

【组成】　倒卵叶五加。

【用法】　上药制成胶囊。口服,每次5粒,1

日 2 次。

【功用】　扶正固本,益智安神,补肾健脾。

【主治】　脾肾阳虚,腰膝酸软,体虚乏力,失眠,多梦,食欲缺乏等症。

神授香附汤

【方源】　《普济方》卷二八四。

【组成】　香附(杵去皮,生姜汁浸一宿,晒干)。

【用法】　上药研为末。每次 4.5 克,米饮调下;或紫苏子、甘草煎汤调下。进数服肿硬自消,有脓即出。毒气证亢,便急用。

【主治】　痈肿结硬,聚毒作痛。

神散元珍丹

【方源】　《外科方外奇方》卷四。

【组成】　白矾(煅熟存性,不碎)如绿豆大。

【用法】　以龙眼肉包之,日服 1 粒。治痔以手搓之。虽重症服之,百日断根。

【主治】　痔疾。

神仙服蜂房丸

【方源】　《太平圣惠方》卷九十四。

【组成】　蜂窠(完整者,9 月 15 日平旦时取)。

【用法】　上蒸,阴干百日,为细末,炼蜜为丸,如梧桐子大。每次 3 克,酒送下,1 日 3 次。

【功用】　老人服之,颜如十五童子。

神仙饵菟丝子方

【方源】　《太平圣惠方》卷九十四。

【组成】　菟丝子(以酒 3000 毫升,浸良久,漉出晒干;又浸,令酒尽为度)3000 克。

【用法】　上药研为细散。每次 6 克,温酒调下,1 日 3 次,至 21 日更加至 9 克。

【功用】　令人光泽,三年后老变为少,去风冷,益颜色,久服延年。

神仙服槐子延年不老方

【方源】　《太平圣惠方》卷九十四。

【组成】　槐子(十月上巳日采)。

【用法】　上以新瓷器盛之,以盒合盖其上,密泥勿令走气,14 日开,去皮。从月初日服 1 粒,以水送下,日加 1 粒,直至月中,每日却减 1 粒为度,

终日复始。

【功用】　令人可夜读细书,延年益气力。

扁豆散

【方源】　《叶氏女科证治》卷二。

【组成】　白扁豆(生用)30 克。

【用法】　上药研为细末。每服 9 克,新汲水调下;口噤者,撬开灌之。

【功用】　解毒行血。

【主治】　毒药伤胎,败血冲心,闷乱喘汗而死者。

除湿汤

【方源】　《万病回春》卷五。

【组成】　人言 60 克。

【用法】　水煮滚热,再用毡片剪如底样五六片,入内同煮,令汁干为度,取出毡片,晒干或焙干。裹脚板上,出汗,如毡湿透,再换一片,出令汗尽即已。

【主治】　风湿凝住,脚气疼痛。

结核灵片

【方源】　《部颁标准》。

【组成】　狼毒 750 克。

【用法】　上药制成片剂。口服,每次 4～6 片,1 日 3 次,饭后服用或遵医嘱。

【功用】　抗结核。

【主治】　主治淋巴结核,对肺结核及其他淋巴结核亦有疗效。

络石汤

【方源】　《普济方》卷三五二。

【组成】　络石(亦名石龙藤)。

【用法】　煎叶服之。亦浸酒服。

【主治】　产后瘦损,不能饮食,腹中有血块,淋沥不尽,赤白带下,天行心闷。

柔金丸

【方源】　《丹溪心法附余》卷二十四。

【组成】　山栀子(去皮,炒焦黑)。

【用法】　上药研为末,面糊为丸。

【功用】　解五脏结气,补少阴经血。

蚕豆花露

【方源】　《中药成方配本》。

【组成】　蚕豆花 500 克。

【用法】　用蒸汽蒸馏法,鲜者每 500 克吊成露 1000 克,干者每 500 克吊成露 2000 克。每用 120 克,隔水温服。

【功用】　清热止血。

【主治】　鼻血,呕血。

秦艽汤

【方源】　方出《太平圣惠方》卷五十八,名见《本草纲目》卷十三。

【异名】　秦艽散(《治痘全书》卷十三)。

【组成】　秦艽(去苗)30 克。

【用法】　上药用水煎,去渣,食前分为 2 次服。

【主治】　①《太平圣惠方》:小便难,胀满闷。

②《外科大成》:由草中花蜘蛛螫伤,仍被露水所搭而致的天蛇疮,肌肤似癞非癞。

③《治痘全书》:痘六七日,热不退。

秦艽涂敷方

【方源】　《圣济总录》卷一二八。

【组成】　秦艽 15 克。

【用法】　上药研为末。涂敷疮上,以帛裹缚之,每日 2 次。

【主治】　久痛疽。

秦龟饮

【方源】　《普济方》卷三〇二。

【组成】　秦龟血。

【用法】　饮之。

【主治】　人被毒箭伤。

秦皮洗眼方

【方源】　《圣济总录》卷一〇四。

【组成】　秦皮(去粗皮,锉)60 克。

【用法】　浆水煎,浸一宿。去渣洗眼,1 日

2～3 次。

【主治】　风毒冲目,虚热赤痛。

桂心汤

【方源】　方出《备急千金要方》卷十二,名见《医方类聚》卷八十四引《王氏集验方》。

【组成】　肉桂(末)。

【用法】　每服 1.5 克,日夜可 2 服。

【主治】　呕血。

桂末吹鼻方

【方源】　《圣济总录》卷六。

【组成】　桂(紫色者,去粗皮)15 克。

【用法】　上药研为细末。每用少许,吹入鼻中,及置舌下。

【主治】　风懿。精神不明,舌强语涩。

栝楼酒

【方源】　方出《备急千金要方》卷二,名见《圣济总录》卷一六六。

【组成】　瓜蒌(黄大者,锉碎)1 枚。

【用法】　上熟捣令烂,用好酒煎,去渣。每次 50 毫升,暖服,不拘时候。

【主治】　产后乳汁不下或少。

栝楼粉

【方源】　《备急千金要方》卷二十一。

【组成】　大瓜蒌根。

【用法】　深掘大瓜蒌根,厚削皮至白处止,水浸 1 日 1 夜,易水经 5 日,取出烂捣碎研,以绢袋滤,如出粉法,晒干。每次 6 克,水送下,1 日 3～4 次。亦可作粉粥,乳酪中食之,不限多少,取愈止。

【主治】　消渴。

栝楼散

【方源】　《圣济总录》卷一八二。

【组成】　瓜蒌(锉)。

【用法】　上药研为散。以酽醋和涂之。

【主治】　小儿风热赤游肿。

栝楼粉粥

【方源】　《备急千金要方》卷二十一。

【组成】　瓜蒌根。

【用法】　深掘大瓜蒌根厚削皮至白处止,以寸切之,水浸1日1夜,易水经5日,取出烂捣,碎研之,以绢袋滤之,如出粉法干之,作粉粥,乳酪中食之不限多少,取愈止。

【功用】　《药粥疗法》:清热生津,止渴。

【主治】　①《备急千金要方》:大渴。

②《药粥疗法》:热病伤津,多饮,肺热干咳,消渴。

桦皮饮子

【方源】　方出《证类本草》卷十四引陈藏器方,名见《伤寒总病论》卷四。

【异名】　桦皮汤(《奇效良方》卷六十五)。

【组成】　桦皮木60克。

【用法】　浓煮汁,冷饮。

【主治】　豌豆疮。

桃仁煎

【方源】　方出《肘后备急方》卷一,名见《圣济总录》卷五十五。

【组成】　桃仁(去皮尖)7枚。

【用法】　熟研,水合顿服,良。

【主治】　卒心痛,或患三十年者。

桃红散(1)

【方源】　方出《证类本草》卷十四引《肘后备急方》,名见《普济方》卷二四〇。

【组成】　苏方木90克。

【用法】　上锉细。水煎,分2次服。

【主治】　①《证类本草》引《肘后备急方》:血晕。

②《普济方》:脚气,举发立止。

桃红散(2)

【方源】　方出《证类本草》卷十三引《广利方》,名见《圣济总录》卷一二六。

【组成】　麒麟竭。

【用法】　上药研为末。敷之。

【主治】　①《证类本草》引《广利方》:金疮血不止兼痛。

②《圣济总录》:瘰疬已成漏疮,用紫红散后疮渐敛、紫黑色者。

③《本草纲目》引《仁斋直指方论》:肠风血痔。

④《本草纲目》引《医林集要》:嵌甲疼痛。

【备考】　《圣济总录》本方用法:以自津唾调,日夜频涂。

桃枝煎

【方源】　方出《证类本草》卷二十三引《伤寒类要》,名见《松峰说疫》卷二。

【组成】　桃枝。

【用法】　浓煎如糖,以通下部中;若口中生疮,含之。

【主治】　下部生疮或口疮。

桃白皮汤

【方源】　方出《肘后备急方》卷一,名见《圣济总录》卷五十七。

【组成】　桃白皮。

【用法】　煮汁,宜空腹服之。

【主治】　卒心痛。

桃心塞耳方

【方源】　方出《肘后备急方》卷六,名见《圣济总录》卷一八一。

【组成】　桃叶。

【用法】　塞两耳。立出。

【主治】　百虫入耳。

【备考】　《圣济总录》本方用法:先以桃叶塞耳中,其虫必出。如不出,以胡麻子炒令香,以葛袋盛枕头,耳中虫自出。

桃叶汁涂方

【方源】　方出《本草纲目》卷二十九引《备急千金要方》,名见《圣济总录》卷一三七。

【组成】　桃叶。

【用法】　日午捣桃叶,取汁涂之。

【主治】　身面癣疮。

都梁丸

【方源】　《是斋百一选方》卷九引杨吉老方。

【组成】 白芷大块(择白色新洁者,先以棕刷刷去尘土,用沸汤泡洗四五遍)。

【用法】 上药研为细末,炼蜜为丸,如弹子大。每次 1 丸,食后常服,多用荆芥点腊茶细嚼下;只干嚼咽亦可。

【主治】 诸风眩晕,妇人产前产后乍伤风邪,头目昏重及血风头痛,暴寒乍暖,神志不清,伤寒头目昏晕。

【验案】 头痛 王定国因被风吹,项背拘急,头目昏眩,太阳并脑俱痛,自山阳隘舟至泗州求医,杨吉老既诊脉,即与药 1 弹丸,便服,王因款话,经一时再作,并进 2 丸,痛若失去。王甚喜,问为何药? 答云,但一味白芷耳。是药出自都梁名人,可名都梁丸也。

珍珠粉

【方源】 方出《证类本草》卷二十,名见《普济方》卷五十三。

【组成】 珍珠。

【用法】 绵裹,塞耳中。

【主治】 耳聋。

莽草散

【方源】 方出《世医得效方》卷十,名见《普济方》卷三〇六。

【组成】 莽草。

【用法】 上药研为末,用浸椒水调涂。

【主治】 狗咬昏闷。

莱菔丸

【方源】 方出《证类本草》卷二十七引《胜金方》,名见《圣济总录》卷六十五。

【组成】 莱菔子(淘择洗,焙干,炒黄)150 克。

【用法】 上药研为末,以砂糖为丸,如弹子大。绵裹含化。

【主治】 肺疾咳嗽。

莲叶散

【方源】 《跌损妙方》。

【组成】 莲叶(炒存性)不拘多少。

【用法】 上药研为末。童便调服,大便下淤血愈。若身弱气虚,用八珍汤加骨碎补续断服。

【主治】 淤血腹胀。

莲汤散

【方源】 《小儿卫生总微论方》卷十五。

【组成】 粉霜(研极细)。

【用法】 每婴孩 0.5 克,3—4 岁下者 1.5 克,煎莲花汤调下。冬月无花时,莲肉代之。

【主治】 小儿发渴心燥。

莳萝丸

【方源】 《普济方》卷三九五。

【组成】 莳萝。

【用法】 上药研为末,面糊为丸,如绿豆大。3 岁每次 30 丸,青皮汤送下。

【主治】 小儿气胀,霍乱呕逆、腹冷、食不下及胁痛。

莴苣散

【方源】 方出《本草纲目》卷二十七,名见《仙拈集》卷三。

【异名】 莴苣酒(《仙拈集》卷四)。

【组成】 莴苣子 30 枚。

【用法】 上药研为细末。酒服。

【功用】 《仙拈集》:催乳,接骨。

【主治】 ①《本草纲目》:乳汁不行。
②《仙拈集》:跌打损伤。

荷叶汤

【方源】 《圣济总录》卷一三四。

【组成】 荷叶(燥者)500 克。

【用法】 上药用水煎,去渣,淋洗了,以贯众末掺之,干则和油调涂。

【主治】 漆疮。

荷叶散

【方源】 方出《证类本草》卷二十三引《经验后方》,名见《医方考》卷三。

【组成】 荷叶(焙干)。

【用法】 上药研为末。每次 6 克,米汤下。

【主治】 咳血、咯血。

【方论】 《医方考》:荷叶有仰盂之形,得震卦之象;有清香之气,得清和之体,故能和阳定咯而运血。

莨菪丸

【方源】　方出《本草图经》引《小品方》,名见《证类本草》卷十,名见《圣济总录》卷十五。

【组成】　莨菪3升。

【用法】　上药研为末,酒渍数日,出捣之,和绞去渣,汤上煎令可丸,即丸如小豆大。每次3丸,1日3次。当觉口面急,头中有虫行,额及手足有赤色处,如此并是愈候;未知再服。

【主治】　癫狂。

莨菪浸方

【方源】　《圣济总录》卷一四〇。

【组成】　莨菪根。

【用法】　上煮水浸之,冷即易。

【主治】　恶刺。

盐豉饮

【方源】　《圣济总录》卷一八八。

【组成】　盐豉。

【用法】　浓煎盐豉汁,停冷,渴即饮之。

【主治】　消渴。

殊验清中汤

【方源】　《普济方》卷六十一。

【组成】　升麻(锉)15克。

【用法】　井水浓煎服。少顷,吐出毒气。

【主治】　伤寒头痛,咽喉肿痛,口舌生疮,一切肿毒之疾。

破坚丹

【方源】　《疡科选粹》卷二。

【组成】　商陆根。

【用法】　杵烂,频擦。

【主治】　耳后石痈。

破故丸

【方源】　《类编朱氏集验方》卷三引胡周卿方。

【组成】　破故纸。

【用法】　上酒浸1宿,炒熟,酒煮为丸。更用破故纸少许,炒为末,酒调送下。

【功用】　补肾。

【主治】　阴冷伤肾,腰痛。

破毒丹

【方源】　《普济方》卷六十一。

【组成】　巴豆1枚。

【用法】　上用纸裹,火内炮令擘破声为度,去纸,揭起头皮些子。左雕于右鼻内着,右雕于左鼻内着,双雕则着两个。得时饷,破脓血下也。

【主治】　单双雕。

破故纸散

【方源】　《袖珍小儿方》卷七。

【组成】　破故纸(炒)30克。

【用法】　上药研为末。每服3克,热汤调下。

【主治】　①《袖珍小儿方》:小儿遗尿。

②《证治准绳·幼科》:小儿膀胱虚冷,夜间遗尿或小便不禁。

【备考】　《续名家方选》本方用法:破故纸一味,酒蒸七次,为散。令病者含一蚬壳许,胡麻、盐和匀服。

夏枯草汤

【方源】　《增补内经拾遗》卷四引《经验良方》。

【组成】　夏枯草180克。

【用法】　上药用水煎,食远温服;虚甚当浓煎膏服,并涂患处。

【功用】　《全国中药成药处方集》(天津方):化瘀止痛,解热散结。

【主治】　①《增补内经拾遗》引《经验良方》:瘰疬马刀、不问已溃未溃,或日久成漏。

②《良朋汇集》:痈疽发背,无名肿毒。

夏枯草散

【方源】　方出《本草纲目》卷十五引《太平圣惠方》,名见《普济方》卷三五二引《海上名方》。

【组成】　夏枯草。

【用法】　上药研为末。每次3克,米饮调下。

【主治】　血崩不止。

逐黄散

【方源】　《普济方》卷三八六。

【组成】　瓜蒌(青者,焙,为末)。

【用法】　每次 3 克,水煎,去渣,临卧服。五更初泻下黄立可。

【主治】　小儿黄疸,脾热眼黄及酒黄。

振源胶囊

【方源】　《部颁标准》。

【组成】　人参果。

【用法】　上药制成胶囊。口服,每次 25～50 毫克,1 日 3 次。

【功用】　滋补强壮,安神益智。

【主治】　冠心病,更年期综合征,久病体弱,神经衰弱,隐性糖尿病;亦可用于慢性肝炎和肿瘤的辅助治疗。

【宜忌】　忌与五灵脂、藜芦同服。

热淋清胶囊

【方源】　《部颁标准》。

【组成】　头花蓼。

【用法】　上药制成胶囊。口服,每次 4～6 粒,1 日 3 次。

【功用】　清热泻火,利水通淋。

【主治】　热淋。

柴胡镇咳片

【方源】　《部颁标准》。

【组成】　柴胡干浸膏 100 克。

【用法】　上药制成片剂。口服,每次 3～5 片,1 日 3 次。

【功用】　镇咳。

【主治】　感冒引起的咳嗽,支气管炎。

柴胡口服液

【方源】　《中国药典》。

【组成】　柴胡。

【用法】　上药制成口服液,每支 10 毫升(相当于原药材 10 克)。口服,每次 10～20 毫升,1 日 3 次,小儿酌减。

【功用】　退热解表。

【主治】　外感发热。

哮积丹

【方源】　《脉因证治》卷上。

【组成】　鸡子。

【用法】　略敲不损膜,浸尿缸内 4～5 日,吃之。

【功用】　去风痰。

【主治】　哮。

鸭血酒

【方源】　《竹林女科》卷一。

【组成】　白鸭 1 只。

【用法】　用铜刀取血。调热陈老酒服。

【功用】　开胃。

【主治】　妇人经来胃气不开,潮热,旬日不思饮食。

鸭肫散

【方源】　《仙拈集》卷一引《全生》。

【组成】　鸭肫(晒干,微炒)10 个。

【用法】　上药研为末。每次 1.8 克,每早以烧酒送下,频服。

【主治】　噎膈反胃,食不能下。

铁刷散(1)

【方源】　《鸡峰普济方》卷十八。

【组成】　白术皮(不犯铁器)。

【用法】　上药去粗皮,为末。每次 5 克,空腹米饮调下,不拘时候。

【功用】　下痰化痰。

【主治】　痰。

铁刷散(2)

【方源】　《幼幼新书》卷九引相捌方。

【组成】　好黄丹末不以多少。

【用法】　用花叶纸包,以线系,又用生绢裹,紧扎定,水浸 7 日,1 日 1 换,数足漉控,稍干,用炭火煅,药上有珠子为度,去火,吹去灰,研为末。每次 0.5～1.5 克,浓煎薄荷汤化下。

【主治】　小儿急慢惊风,潮搐上视,不省人事。

【备考】　其药须是频用手指研,灌方得。

铁扇子

【方源】　《普济方》卷八十三。

【异名】　扶桑浴目方(《医林纂要探源》)、仙传桑叶水(《同寿录》)。

【组成】　桑叶(12 月桑树上粘带不落自干者)。

【用法】　煎汤洗之。数日渐觉见物,半年如旧。

【主治】　青盲及迎风冷泪。

【验案】　①《普济方》双目失明　昔有一妇,因丧二子,啼哀不已,偶然双目不见,如青盲之状,忽遇授此方,用至半年,其目如故。

②《同寿录》失明　宋元年间,扬州陈太守,年七十岁,双目失明,依方洗之,光明复旧。

铁脚丸

【方源】　《宣明论方》卷十五。

【组成】　皂角(炙,去皮子)不拘多少。

【用法】　上药研为末,酒面糊为丸,如梧桐子大。每次 30 丸,酒送下。

【功用】　《医方考》:化下焦之气,通膀胱之滞。

【主治】　①《宣明论方》:大小便不通。

②《医方考》:少腹急,小便不通,气不化者。

铁脚散

【方源】　方出《太平圣惠方》卷五十八,名见《普济方》卷三十九。

【组成】　无蛀皂荚(烧灰)。

【用法】　上药研为细末。每服 9 克,以粥饮调下。

【主治】　大小便关格不通,经三五日。

铁罩散

【方源】　《中藏经·附录》。

【组成】　附子(炒,去毛令净)。

【用法】　上药研为细末。每次 3 克,浓煎紫苏子汤调下。

【功用】　安胎。

铁箍散

【方源】　《种痘新书》卷九。

【组成】　树上百足虫。

【用法】　用新瓦焙,煅成灰,为末。调油敷。

【主治】　诸疔毒。

铁箍散

【方源】　《外科传薪集》引倪氏方。

【组成】　三年陈小粉(炒黑至烟出)120 克。

【用法】　上药研为细末。用好醋调如薄浆样敷之。无脓即散,有脓即溃。

【主治】　一切红白肿毒。

铅丹丸

【方源】　《圣济总录》卷一八一。

【组成】　铅丹(再研)30 克。

【用法】　用白沙蜜调如稀糊,同入银器内搅匀,炒,候铅丹紫色,可丸即丸,如皂子大。每用 1 丸,沸汤化,乘热淋洗。

【主治】　小儿目暴赤痛。

铅霜散

【方源】　《普济方》卷二九九引《太平圣惠方》。

【组成】　铅白霜(研细,炙,炒)不拘多少。

【用法】　取少许,敷痛处。

【主治】　成年人、小儿卒患口疮。

秘传团鱼羹

【方源】　《松崖医径》卷下。

【组成】　团鱼(大者)1 个。

【用法】　水煮,去肠甲,加生姜 7 片,砂糖 1 小块,不用盐酱,少入米粉,作羹吃。

【主治】　痢疾。

秘传梨汁饮

【方源】　《松崖医径》卷下。

【组成】　好消梨。

【用法】　杵汁,频频饮之;若患者能自嚼咽下亦可,多食妙。

【功用】　大解热毒。

【主治】　喉痹及喉中热痛,口舌生疮,痈疽发背。

【宜忌】　金疮、产妇及诸脱血证勿食。

秘传蒲黄散

【方源】　《松崖医径》卷下。

【组成】　蒲黄(真者)。

【用法】　罗净。频刷舌上。

【主治】　舌肿大塞口,不通饮食者。

透脓散

【方源】　《瑞竹堂经验方》卷五。

【组成】　蛾口茧(用出了蛾儿茧)1个。

【用法】　烧灰。用酒调服即透。

【主治】　诸痈疽及贴骨痈不破者。

透膈散

【方源】　《医学纲目》卷十四引《灵苑》。

【组成】　硝石(不夹泥土,雪白者)30克。

【用法】　上药研为末。每次6克,诸淋各依汤为使。如劳倦虚损,小便不出,小腹急痛,葵子煎汤调下,通后更须服补虚丸散;血淋,小便不出,时下血疼痛,并用冷水调下;气淋,小腹满急,尿后常有余沥,木通煎汤调下;石淋,茎内痛,尿不能出,内引小腹,膨胀急痛,尿下砂石,令人闷绝,将药末先入铫子内,隔纸炒至纸焦为度,再研令细,用温水调下;小便不通,小麦汤调下;卒患诸淋,并以冷水调下。并空腹,先调,使药消散如水,即服之,更以汤使送下。

【主治】　五种淋疾,气淋、热淋、劳淋、石淋及小便不通至甚者。

健骨散

【方源】　《世医得效方》卷十二。

【组成】　僵蚕。

【用法】　上药研为末,3岁儿每次1.5克,薄荷酒调下。后用生筋散贴。

【主治】　小儿五软,久患疳疾,体虚不食及诸病后天柱骨倒。

健猪肺

【方源】　《仙拈集》卷二。

【组成】　健猪肺。

【用法】　照常洗净,少放汤,煨极烂极稠,少放些酱油、醋,盖好,次日五更,病人不曾说话时,用开水顿热吃下,再睡一觉。次日又复如此。

【主治】　久嗽劳病。

射罔散

【方源】　《圣济总录》卷一四八。

【组成】　射罔不拘多少。

【用法】　上药研为末。以唾调敷肿上。血出即愈。

【功用】　去毒。

【主治】　蛇咬出血。

臭科散

【方源】　《伤科汇纂》卷七引王寅东方。

【组成】　臭科子(一名锁地风草。用条上嫩皮,焙干)。

【用法】　上药研为细末。每服6克,空腹酒调下。

【功用】　接骨。

胭脂膏

【方源】　《丹溪心法附余》卷二十三。

【组成】　干胭脂。

【用法】　上药用蜜调。涂儿两眼眶,则痘疮不入眼内。

【功用】　预防痘疮入眼。

脑疳丸

【方源】　《幼科指掌》卷四。

【组成】　芦荟。

【用法】　上药研为末。每用少许,吹鼻中。

【功用】　杀脑疳虫,止鼻中痒。

【主治】　小儿脑疳。头皮光急,满头生疮,脑热如火,发结如穗,遍身多汗,腮肿囟高。

脑血康口服液

【方源】　《新药转正标准》。

【组成】　水蛭。

【用法】　上药制成口服液,口服,每次10毫升,1日3次。

【功用】　活血化瘀,破血散结。

【主治】　中风,半身不遂,口眼㖞斜,舌强言謇。更适用于高血压脑出血后的脑血肿、脑血栓等。

狼牙汤

【方源】　《金匮要略》卷下。

【组成】　狼牙90克。

【用法】　水煮取汁,以绵缠箸如茧,浸汤沥阴中,每日4次。

【主治】　①《金匮要略》:少阴脉滑而数,阴中蚀疮烂者。

②《三因极一病证方论》：妇人阴中蚀疮烂溃，脓水淋漓臭秽。

【方论】　①《金匮要略心典》：脉滑者，湿也；脉数者，热也。湿热相合，而系在少阴，故阴中即生疮，甚则蚀烂不已。狼牙味酸苦，除邪热气、疗瘑恶疮，去白虫，故取治是病。

②《医宗金鉴》：阴中，即前阴也。生疮蚀烂，乃湿热不洁而生𧈭也。用狼牙汤洗之，以除湿热杀𧈭也。狼牙，非狼之牙，乃狼牙草也。如不得，以狼毒代之亦可。某疮深，洗不可及，则用后法也。

③《高注金匮要略》：狼牙味苦性寒，以寒能胜热，苦能燥湿，而尤能杀虫，故主此以洗之耳。

狼牙浆

【方源】　《圣济总录》卷一四九。
【组成】　狼牙叶（冬用根）。
【用法】　上药捣，绞取汁半升，顿服。以滓敷所中处。
【主治】　射工中人。

鸲鹆散

【方源】　《养老奉亲书》。
【组成】　鸲鹆（治，洗令净，晒令干）5只。
【用法】　上药研为散。每次1.5克，空腹以白粥饮服，1日2次；亦可任性炙食。
【主治】　老人痔病下血不止，日加羸瘦无力。

高良姜散

【方源】　《圣济总录》卷五十五。
【组成】　高良姜90克。
【用法】　上酒浸，纸裹，入慢火内煨令熟，为散。每次3克，米饮调下。
【主治】　胃气极冷，卒病心痛，吐逆寒痰，饮食不下。

烧灰散

【方源】　《世医得效方》卷十九。
【组成】　大田螺（并壳、肉，烧存性，研）。
【用法】　破者干贴，未破者清油调敷。
【主治】　瘰疬。

烧茄散

【方源】　《魏氏家藏方》卷九。

【组成】　糟茄（切片）。
【用法】　新瓦上烘令干黑色，为末。敷之。
【主治】　牙宣。

烧盐散

【方源】　《仙拈集》卷二。
【组成】　食盐（烧研）。
【用法】　以箸蘸，频点硬处，再以盐汤漱口。
【主治】　上腭肿硬。

烧梅饮

【方源】　《医方类聚》卷一四〇引《吴氏集验方》。
【组成】　乌梅30克。
【用法】　入火烧（去核），研为末。每服6克，空腹米饮调下。
【主治】　便血。

烟油膏

【方源】　《验方新编》卷十一。
【组成】　烟杆中烟油。
【用法】　厚敷四周，留头不敷，少刻疔破出水而愈。如有红丝者，用烟油离丝10厘米处敷之，丝即不走。
【主治】　疔。

酒癖丸

【方源】　《医方类聚》卷一一三引《烟霞圣效》。
【组成】　大麦芽（醋浸半日取出，炒，如芽子熟取出，掾子芽子在，炒干）不拘多少。
【用法】　上药研为细末，醋面糊为丸，如梧桐子大。每次20~30丸，热酒送下，不拘时候。
【主治】　积聚。

酒制大黄散

【方源】　《疮疡经验全书》卷四。
【组成】　大黄。
【用法】　酒浸纸裹煨，切细拌炒，为末，再以酒拌炒熟。每次3克，用人参加煎调服。
【主治】　妇人七十，形实性急好酒，生脑疽五日，脉紧急而涩。

酒蒸黄连丸

【方源】　《类证活人书》卷十八。

【异名】　酒煮黄连丸(《鸡峰普济方》卷五)、酒连丸(《三因极一病证方论》卷十五)、黄龙丸(《太平惠民和剂局方》卷二吴直阁增诸家名方)、小黄龙丸(《世医得效方》卷二)、独连丸(《普济方》卷一七七引《神效方》)。

【组成】　黄连(以无灰好酒浸,以重汤熬干)120克。

【用法】　上药研为细末,糊为丸,如梧桐子大。每次30～50丸,滚水送下。

【功用】　①《仁斋直指方论》:治膈热,解酒毒。
②《御药院方》:除热气,止烦渴,厚肠胃。

【主治】　①《类证活人书》:暑毒伏深及伏暑发渴者。
②《三因极一病证方论》:酒痔下血。
③《太平惠民和剂局方》(吴直阁增诸家名方):呕吐恶心,伤酒过多,脏毒下血,大便泄泻。
④《御药院方》:消瘅。
⑤《丹溪心法》:伤于酒,每晨起必泻。
⑥《普济方》:身热下痢鲜血,烦渴多渴,或伤热物过度。
⑦《证治要诀类方》:三消。
⑧《古今医统大全》:一切热泻。
⑨《医灯续焰》:嘈杂吞酸,噎膈反胃,反酸、干呕、胃痛、挟虫者。
⑩《医门法律》:酒瘅。

【方论】　《医方考》:黄连,苦寒枯燥之物也。苦寒,故能胜热;枯燥,故能胜湿。而必煮以酒者,非酒不能引之入血也。

酒煮鳗鲡鱼

【方源】　《太平圣惠方》卷九十七。

【组成】　鳗鲡鱼1000克(锉作段子)。

【用法】　以酒熟煮,入盐、醋食之。

【主治】　骨蒸劳瘦及肠风下虫。

消污汤

【方源】　《医方一盘珠》卷六。

【组成】　干荷叶1张。

【用法】　上药用水煎,空腹服。

【主治】　妇人血崩。

【加减】　腹痛,加香附。

消积饮

【方源】　《卫生鸿宝》卷一引《刘氏简便方》。

【组成】　陈年火腿骨(煅黑,研细)9克。

【用法】　用火腿肉500克,煮熟,去汁上肥油,取清汤将末送下。

【主治】　积食。

消梨饮

【方源】　《景岳全书》卷六十。

【组成】　消梨汁。

【用法】　频频饮之;或将梨削浸凉水中,频频饮之。

【功用】　大解热毒。

【主治】　喉痹。

消咳喘糖浆

【方源】　《中国药典》。

【组成】　满山红。

【用法】　上药制成糖浆剂。口服,每次10毫升,1日3次,小儿酌减。

【功用】　止咳,祛痰,平喘。

【主治】　寒痰咳嗽;慢性支气管炎。

消渴降糖胶囊

【方源】　《部颁标准》。

【组成】　番石榴叶。

【用法】　上药制成胶囊。口服,每次3～5粒,1日3次。

【功用】　生津止渴,甘平养胃,涩肠固阴。

【主治】　多饮,多尿,多食,消瘦,体倦乏力,尿糖及血糖升高之消渴症;轻度及中度成所型糖尿病。

【宜忌】　忌饮酒;肝肾功能不全者、糖尿病并发酸中毒症和急性感染者禁用。

海蛤散

【方源】　《仙拈集》卷二。

【组成】　蛤蜊壳(醋炙五次)。

【用法】　上药研为末。每次3克,烧酒送下。

【主治】　胃气痛。

海蛸散

【方源】　《中医皮肤病学简编》。

【组成】　乌贼骨(焙为黄色,去壳)。

【用法】　上药研为细末。外用。

【主治】　鼻疮,阴囊湿痒,阴蚀肿痛,疮多脓汁,溃疡不敛,蝎螫痛楚。

海犀膏散

【方源】　方出《证类本草》卷十六引《斗门方》,名见《杂病源流犀烛》卷十七。

【组成】　海犀膏(即水胶)1 大片。

【用法】　于火上炙令焦黄色,后以酥涂之,又炙,再涂令通透,可碾为末,用汤化 10 克,放冷服之。即止血。

【主治】　肺破出血,忽嗽血不止者。

涂唇膏

【方源】　《卫生宝鉴》卷十九。

【组成】　石燕子(为末)。

【用法】　每用少许,蜜少许调。奶食前后涂儿唇上,1 日 3～5 次。

【主治】　襁褓小儿咳嗽吐乳,久不愈。

浮萍丸

【方源】　《医宗金鉴》卷七十三。

【组成】　紫背浮萍(取大者,洗净,晒干)。

【用法】　上药研为细末,炼蜜为丸,如弹子大。每次 1 丸,豆淋酒送下。

【主治】　①《医宗金鉴》:白驳风。

②《赵炳南临床经验集》:圆形脱发(油风脱发),皮肤瘙痒(瘾疹),白癜风,荨麻疹。

涤秽免痘汤(1)

【方源】　《古今医鉴》卷十四。

【组成】　楝树子 300 克。

【用法】　正月初一日,煎汤待温,洗儿全身头面上下,以去其胎毒,洗后亦不出痘也;如出亦轻。

【功用】　去胎毒,防痘疹。

【验案】　预防痘疹　扶沟王大中,每用楝树子如上法洗,已经验数人,皆长大而不出痘,尤妙。

涤秽免痘汤(2)

【方源】　《古今医鉴》卷十四。

【组成】　丝瓜小小蔓藤丝(五六月间取)。

【用法】　阴干,约 75 克重,收起。至正月初一日子时将前丝瓜藤煎汤,待温,洗儿全身头面上下,以去其胎毒,洗后亦不出痘也;如出亦轻。

【功用】　去胎毒,预防痘症。

流气散

【方源】　《青囊秘传》。

【组成】　广木香。

【用法】　晒干,研末。口服;或摊大膏药贴之。

【主治】　气滞胸腹,经络作痛。

润肺散

【方源】　《宣明论方》卷九。

【组成】　瓜蒌实(去子用瓤)1 枚。

【用法】　上药研为末,以寒食面和为饼子,炙黄为末。每服 3 克,温水化乳糖送下,1 日 3 次。效乃止。

【主治】　小儿膈热,咳嗽痰喘,甚者久不愈。

涌泉散

【方源】　方出《太平圣惠方》卷八十一,名见《妇人良方大全》卷二十三。

【组成】　穿山甲(涂醋,炙令黄色)。

【用法】　上药研为末,每次 6 克,以温酒调下,不拘时候。

【主治】　产后乳汁少及不下。

浸脚矾石汤

【方源】　《普济方》卷二四四。

【组成】　白矾 60 克。

【用法】　上药用水煎,浸足。

【主治】　脚气冲心。

益心汤

【方源】　《胎产心法》卷下。

【组成】　益智仁 27 粒。

【用法】　上药研为细末。每次 6 克,米饮调下。

【主治】　产后小便频数及遗尿。

益母丸

【方源】　《妇人良方大全》卷十三引《产乳》。

【组成】　知母(洗,焙)30克。

【用法】　上药研为粗末,以枣肉为丸,如弹子大。每次1丸,细嚼,煎人参汤送下。

【主治】　子烦。妊娠因服药致胎气不安,有似虚烦不得卧者。

益母散

【方源】　《证治准绳·女科》卷一。

【组成】　益母草(开花时采)。

【用法】　上药研为细末。每次6克,空腹温酒下,1日3次。

【主治】　带下赤白,恶露下不止。

益智丸

【方源】　《普济方》卷二一六引《仁存方》。

【组成】　益智仁(以盐60克同炒,为末)120克。

【用法】　糊为丸,如梧桐子大。每次30丸,空心、食前用茯苓、甘草煎汤送下。

【主治】　心肾不足,夜多小便,眼见黑花。

益母草汁

【方源】　《圣济总录》卷一一四。

【组成】　益母草一握(洗)。

【用法】　上研取汁。少灌耳中。

【主治】　耳聋。

益母草膏

【方源】　《全国中药成药处方集》(吉林方)。

【组成】　益母草若干。

【用法】　于端午日采紫花方茎之益母草,连根洗净,于石臼内捣烂,以布滤取浓汁,入砂锅中,文武火熬成膏,如砂糖色为度。用遮光瓶装或瓷缸存贮。每次10克,用红糖水冲下;或用黄酒冲下。

【功用】　去瘀生新。

【主治】　经血不调,恶露不尽。

【宜忌】　孕妇忌服。

益母草冲剂

【方源】　《部颁标准》。

【组成】　益母草。

【用法】　上药制成冲剂。每次15克,开水冲服,1日2次。

【功用】　活血调经。

【主治】　经闭,痛经及产后淤血腹痛。

【宜忌】　孕妇忌用。

益肝灵片

【方源】　《部颁标准》。

【组成】　水飞蓟。

【用法】　上药制成片剂。口服,每次2片,1日3次。

【主治】　急、慢性肝炎及迁延性肝炎。

益脉康片

【方源】　《部颁标准》。

【组成】　灯盏细辛。

【用法】　上药制成片剂。口服,每次2片,1日3次。

【功用】　活血化瘀。

【主治】　缺血性脑血管病及脑出血后遗症瘫痪,眼底视网膜静脉阻塞,冠心病,血管炎性皮肤病,风湿病。

益智子汤

【方源】　《奇效良方》卷三十四。

【组成】　益智仁24枚。

【用法】　上药研为末,加盐少许,水煎服。

【功用】　益气安神,补不足,安三焦,调诸气。

【主治】　遗精虚漏,小便余沥,夜多小便。

拳参片

【方源】　《部颁标准》。

【组成】　拳参。

【用法】　上药制成片剂。口服,每次3～4片,1日3次。

【功用】　清热解毒。

【主治】　湿热痢疾,肠炎,热泻。

宽中丸

【方源】《丹溪心法附余》卷三。

【组成】 山楂(蒸熟,晒干)不拘多少。

【用法】 上药研为末,作丸服。

【主治】 胸膈痞闷,停滞饮食。

宽中散

【方源】《活人方汇编》卷五。

【组成】 宣姜 1000 克。

【用法】 每块姜均切 2 片,粗线穿好,晒极干,浸于极陈无秽真金汁内 7 昼夜,取出,烈日晒露 7 昼夜,一浸一晒,各足 49 日,在地上筑一土堆,于中挖一大孔,放炭火,入姜煨透,去净炭火,以砖盖闭,勿令透风,24 小时后开看,候姜成炭取出,星月下露 7 日,然后研为极细末,收贮瓷罐内,勿使透风经湿。每次 9 克,开水调服。

【功用】 豁痰利气,温中散结。

【主治】 多忧多郁之人,中气虚寒之体,寒湿痰饮停滞三脘,自呕恶而成反胃,由噎塞而致关格,两关脉沉滑,或濡软无力者。

家秘独圣散

【方源】《症因脉治》卷四。

【组成】 山楂 500 克。

【用法】 研细末。滚开水调服。

【主治】 饮食伤脾,久痢纯血。

调胃干姜散

【方源】 方出《肘后备急方》卷二,名见《圣济总录》卷四十。

【组成】 干姜(炮)30 克。

【用法】 上药用水煎,顿服。

【主治】 霍乱心腹胀痛,烦满短气,未得吐下。

陷坚散

【方源】《普济方》卷一七一。

【组成】 苦杏仁(去皮尖)30 克。

【用法】 上药用水煎取汁服,下肉为度。

【主治】 食狗肉不消,心腹胀急,发热多语。

桑叶方

【方源】《普济方》卷三九八。

【组成】 黄皮桑叶 60 克。

【用法】 上用水煎,带温以布盛罨小儿肛门,轻手按入,次用门臼中细尘,绵蘸扑之。

【主治】 小儿脱肛。

桑叶饮

【方源】《圣济总录》卷三十九。

【组成】 桑叶(切)1 大握。

【用法】 上药用水煎,顿服。

【主治】 霍乱吐利,心烦闷不止及乳石发转筋,不吐不下,气急。

桑白汁

【方源】《圣济总录》卷一八一。

【组成】 新桑根白皮(细锉)不拘多少。

【用法】 上取其自然汁,涂于儿口内。如无新桑根白皮,取干者 30 克,水煎,放温,涂儿口内。

【主治】 小儿脾热,乳食不下,胸膈痞闷,涎溢不收。

桑虫浆

【方源】《张氏医通》卷十五。

【组成】 生桑树内虫 1～2 枚。

【用法】 上蒸熟酒酿,捣绞,顿服之。

【主治】 痘疮。气虚毒盛,白陷不起。

桑枝散

【方源】《疮疡经验全书》卷九。

【组成】 桑枝(嫩者)30 克。

【用法】 上切碎,炒香。水煎服。

【主治】 ①《疮疡经验全书》:痛疽。肾水枯竭,心火炎上,舌上焦硬,甚坚大燥,厚如鸡内金状,非渴症。

②《济阳纲目》:诸风臂痛。

桑枝膏

【方源】《活人方汇编》卷六。

【组成】 青桑枝(取朝东者,锉碎,晒 1 周)不拘多少。

【用法】 用河水、井水各半熬膏至滴水成珠不散,略用熟白蜜收贮,早、晚空腹用史国公酒调服。

【功用】　①《活人方汇编》:滋肾益阴,祛风润燥。

②《中药成方配本》:祛风宣络。

【主治】　①《活人方汇编》:痛风,肝虚血少,风热风盛者。

②《中药成方配本》:肢节酸痛。

【备考】《中药成方配本》本方用法:鲜桑枝用水煎透,去渣滤清收汁,加白砂糖收膏。每次 15克,开水冲服,1 日 2 次。

桑寄生散

【方源】　《杂病源流犀烛》卷十。

【组成】　桑寄生。

【用法】　上药研为末。每次 3 克,开水点服,不拘时候。

【主治】　便血止后,腰膝沉重少力者。

桑椹子膏

【方源】　《中药成方配本》(苏州)。

【组成】　鲜桑椹(紫色)50 千克。

【用法】　先将鲜桑椹榨汁,其渣入锅内加水煮透,去渣滤清,加入原汁一并收膏,约成膏 5000 克。每次 15 克,开水冲服。

【功用】　养血祛风。

【主治】　肝肾两亏,关节不利。

桑椹冲剂

【方源】　《部颁标准》。

【组成】　桑椹不拘多少。

【用法】　上药制成冲剂。每次 1 袋(块),开水冲服,1 日 1～2 次。

【功用】　滋阴益肾,补血润燥。

【主治】　阴亏血燥引起的腰膝酸软,眩晕失眠,目昏耳鸣,肠燥便秘,口干舌燥,须发早白。

桑螵蛸散

【方源】　《济生方》卷九。

【组成】　桑螵蛸(炙)12 个。

【用法】　上药研为细末。每服 6 克,空腹、食前米饮调服。

【主治】　①《济生方》:妊娠小便不禁。

②《赤水玄珠》:遗溺。

桑根白皮汤

【方源】　《圣济总录》卷九十九。

【组成】　桑根白皮(细锉)60 克。

【用法】　上药研为粗末,分 3 服,每服 9 克,水煎,去渣,空腹顿服。

【主治】　腹中虫多,大便见虫。

通关散

【方源】　《良朋汇集》卷一。

【组成】　巴豆(去壳)。

【用法】　上以纸包捶油,去豆不用,将纸捻成条,送入鼻内,或烧烟熏入鼻内。

【主治】　①《良朋汇集》:中风痰厥,昏迷猝倒,不省人事。

②《惠直堂方》:喉痹,牙关紧急。

【加减】　加牙皂末尤良。

【备考】《惠直堂方》本方用法,亦可将烟熏入口内,霎时流痰涎即开,或呕出淤血立愈。

通顶散

【方源】　《幼幼新书》卷九引《吉氏家传》。

【组成】　藜芦不拘多少。

【用法】　上药研为细末。用竹管吹少许入左右鼻。

【主治】　急慢惊风,眼目上视,手足搐搦,牙关不开。

通灵散

【方源】　《产乳备要》。

【组成】　蛇蜕皮(全者)1 条。

【用法】　上紧卷,以蚯蚓泥裹烧黑,为细末。每次 3 克,温酒调下。

【功用】　催生。

通涎散

【方源】　《金匮翼》卷四。

【组成】　瓜蒂 15 克。

【用法】　上药研为末。每服 3 克,井花水调下。涎出即愈;如未出,含砂糖 1 块,下咽即出。

【主治】　忽患癫狂不止,或风涎暴作,气塞倒仆。

通神丸

【方源】《婴童百问》卷九。

【组成】 龙胆草不拘多少(一方加防风等分)。

【用法】 上药研为细末,米醋煮糊为丸,如椒目大。每次5～7丸,用饭饮送下。

【主治】 小儿白日精神欢悦,至夜卧通身多汗。

通神散(1)

【方源】《普济方》卷三十八引《十便良方》。

【组成】 缩砂仁(去粗皮)不拘多少。

【用法】 上药研为末。米饮调,热服。

【主治】 泻血。

通神散(2)

【方源】《万病回春》卷七。

【组成】 儿茶末3克。

【用法】 萹蓄煎汤送下。

【主治】 小便紧急不通,或出血。

通神散(3)

【方源】《证治宝鉴》卷十。

【组成】 僵蚕(焙干,研末)7个。

【用法】 生姜汁调服。立吐出风痰,又用7个,依法再吐尽,仍用大黄如指大,纸裹煨熟,含津咽下。食填,再用大黄,若口闭紧,用蚕煎汁,以竹管灌鼻中,男左女右。

【主治】 ①《证治宝鉴》:风痰喉痹。

②《证治汇补》:中风,痰涎壅塞。

通治荆芥散

【方源】《普济方》卷二四七引《经验良方》。

【组成】 荆芥穗(新瓦上焙)不拘多少。

【用法】 上药研为末。每次6克,热酒调下。

【主治】 风疝,阴肾肿大,或阴囊肿痛。

骊珠散

【方源】《重庆堂随笔》。

【组成】 龙眼肉。

【用法】 上药研为末。外敷。愈后无瘢。

【功用】 止血定痛。

【主治】 刀刃、跌打诸伤。

十一画

勒马回注射液

【方源】《部颁标准》。

【组成】 水蔓菁(勒马回)。

【用法】 上药制成注射液。肌内注射,每次2～4毫升,1日2次。

【功用】 清热解毒,止咳化痰,利尿。

【主治】 痈肿疮毒,肺痈,咳嗽气喘,久咳不止,热淋涩痛,小便不利。

梧桐濯足汤

【方源】《增补内经拾遗》卷三。

【组成】 梧桐叶不拘多少。

【用法】 水煮十数沸取出。只浴两足后跟,其泻即止。

【主治】 泄泻不止。

梅饮子

【方源】《奇效良方》卷六十二。

【组成】 盐白梅(烧灰)7个。

【用法】 上药研为末。空腹米饮调下。

【主治】 妇人血崩。

梓皮饮子

【方源】《伤寒总病论》卷五。

【组成】 梓皮。

【用法】 单煮梓皮汁,稍稍饮之佳。

【主治】 ①《伤寒总病论》:温病热未除,重被暴寒,寒毒入胃,蕴结不散变豌。

②《松峰说疫》:时气温病,头痛壮热,初得一二日者。

菱实粉粥

【方源】　《本草纲目》卷二十五。

【组成】　菱粉。

【用法】　煮粥服。

【功用】　益肠胃,解内热。

菝葜汤

【方源】　《鸡峰普济方》卷十九。

【组成】　菝葜(锉如豆大)30克。

【用法】　上药用水煎,去渣温服。

【功用】　温脾补肾。

【主治】　肾虚小便数而渴,体虚清瘦,舌干枯。

菖蒲汁

【方源】　方出《肘后备急方》卷一,名见《圣济总录》卷三十八。

【组成】　石菖蒲生根。

【用法】　绞汁,灌之。

【主治】　①《肘后备急方》:猝死尸厥。

②《圣济总录》:霍乱,心腹痛急如中恶。

菖蒲汤

【方源】　《圣济总录》卷四十。

【组成】　石菖蒲(锉)1握。

【用法】　上药以水同捣取汁,银石器内煎熟,分为3服,不拘时候。

【主治】　霍乱,心下痞逆似中恶状。

菖蒲酒

【方源】　《太平圣惠方》卷九十五。

【组成】　石菖蒲(削治薄切,晒干)一斗。

【用法】　上药以生绢袋盛之,以好酒入不津瓮中,安药囊在酒中,密封泥中百日,便漉去渣。每次50毫升温服,1日3次。其药滓晒干,捣为细末。每次3克,酒调服尤妙。

【功用】　通血脉,调营卫,耳目聪明,发白变黑,齿落再生,延年益寿。

【主治】　大风十二痹,骨立萎黄。

萝卜茶

【方源】　《医门八法》卷二。

【组成】　辣萝卜120克。

【用法】　上切细丝,盛碗内放壶口上熏热,白糖30克为引,滚水冲服。

【主治】　肺热,为风寒所束,咽痛干嗽者。

萝卜子汤

【方源】　《景岳全书》卷五十四。

【组成】　萝卜子30克。

【用法】　研碎,水煎,食后服。

【主治】　积年上气喘促,咯脓血不止,而气实者。

草麻散

【方源】　《鸡峰普济方》卷四。

【组成】　蓖麻子叶。

【用法】　上药切,捣,薄裹之。1日换2～3次。

【主治】　脚气初发,从足起至膝骨肿痛者;顽痹。

草麻膏(1)

【方源】　方出《本草图经》引《海上集验方》(见《证类本草》卷十一),名见《魏氏家藏方》卷十。

【组成】　蓖麻子7枚。

【用法】　研如膏,涂足心底于及衣,才下便即洗去,如生肠出不收,用药涂顶心,其肠即收。

【主治】　①《本草图经》引《海上集验方》:难产及胞衣下下。

②《仙拈集》:竹木入肉。

【备考】　《仙拈集》本方用法:捣涂,痛止便出。

草麻膏(2)

【方源】　《活幼心书》卷下。

【组成】　蓖麻子30克。

【用法】　上药烂杵为膏,捻作饼子,两指宽大,贴囟上。

【主治】　暴患脱肛。

【加减】　阴证脱肛,加附子末,葱蒜同研作膏,依前法贴之。

草薢丸

【方源】　《济生方》卷四。

【组成】　萆薢(洗)不拘多少。

【用法】　上药研为细末,酒和为丸,如梧桐子大。每次 70 丸,空腹、食前盐汤或盐酒任下。

【主治】　小便频数,日夜无时。

菟丝子丸

【方源】　《全生指迷方》卷三。

【组成】　菟丝子(拣净,水淘,酒浸 3 宿)不拘多少。

【用法】　上药控干,乘润捣罗为散,焙干再为细末,炼蜜为丸,如梧桐子大。每次 50 丸,食前饮送下,1 日 3 次。

【主治】　消渴。

菟丝汁涂方

【方源】　《圣济总录》卷一〇一。

【组成】　菟丝苗 1 握。

【用法】　上捣,绞取自然汁,涂面上。

【主治】　面粉渣。

菊花粥

【方源】　《老老恒言》卷五。

【组成】　菊花(去蒂,晒干,磨粉)。

【用法】　煮粥,和入上药。

【功用】　①《老老恒言》:养阴血,悦颜色,清风眩,除热解渴明目。

②《长寿药粥谱》:散风热,清肝火,降血压。

【宜忌】　《长寿药粥谱》:可供早晚餐温热服食,尤以夏季食用为好。平素脾虚便溏的老年人忌服。

菊花煎

【方源】　《仙拈集》卷二引《愿济堂方》。

【组成】　菊花。

【用法】　童便煎,洗数次即好。

【主治】　眼目昏花。

黄土汤

【方源】　《普济方》卷一〇八引《旅舍方》。

【组成】　伏龙肝(即灶下黄土)。

【用法】　上药研为细末。每次 6 克,生姜蜜汤调下。

【主治】　赤疹瘙痒,烦躁昏闷。

黄土散

【方源】　《活幼心书》卷下。

【组成】　黄土(取旷野背阴处深掘为妙)不拘多少。

【用法】　上药安地上,炭火煅透,候冷,为干末。用绢或纱兜扑患处,仍服解余毒之药。

【主治】　小儿痘疮余毒太甚,遍身溃烂,脓汁不干。

【宜忌】　忌动风发热等物。

黄石散

【方源】　《圣济总录》卷一三一。

【组成】　粗黄石如鹅卵大。

【用法】　上药猛火煅赤,投醋中,因有屑落醋中,再煅再投,石尽为度,取屑晒干,为散。以醋调,敷背上。

【主治】　发背疮。

黄龙膏

【方源】　《医方类聚》卷一八一引《卫生宝鉴》。

【组成】　黄柏不拘多少。

【用法】　上药研为末。唾调,摊在纸上。

【主治】　疣瘤。

黄龙髓

【方源】　《解围元薮》卷四。

【组成】　白颈蚯蚓。

【用法】　于盆内捣烂,加水研淘,澄清,取其清水,涂患处,1 日 1 次。

【主治】　疠疮初起。

黄花散

【方源】　《外科启玄》卷十二。

【组成】　黄花朵(烧存性)不拘多少。

【用法】　上药研为末。搽上。

【主治】　黄水疮。

黄芩散

【方源】　《太平圣惠方》卷三十七。

【组成】　黄芩(去心中黑腐)30 克。

【用法】　上药研为细散。每服 9 克,水煎,和滓温服,不拘时候。

【主治】　①《太平圣惠方》:心脏积热,吐血衄血,或发或止。

②《经验广集》:盛夏时有大热症,头大如斗,身热如火者。

黄连丸(1)

【方源】　《外台秘要》卷二十五引张文仲方。

【组成】　黄连末。

【用法】　鸡子白为丸,如梧桐子大。每次 10～20 丸,以饮送下,1 日 3 次。

【主治】　热痢久不愈。

黄连丸(2)

【方源】　方出《太平圣惠方》卷三十七,名见《普济方》卷一八八。

【组成】　黄连(末)30 克。

【用法】　上于铫子内,先熔黄蜡 30 克,纳黄连末,候稍凝,分为 3 丸。每次 1 丸,以糯米粥化下,日尽 3 丸。

【主治】　卒中呕血不止。

黄连汤

【方源】　《圣济总录》卷一七九。

【组成】　黄连(去须)30 克。

【用法】　上药研为粗末。水煎,去渣,分 4 次温服。

【主治】　小儿忽洞泄不止。

黄连散

【方源】　《外台秘要》卷五引《集验方》。

【组成】　宣州黄连 60 克。

【用法】　上药研为末。每次 9 克,以浓酒调,空腹顿服。

【主治】　温疟、痰疟久不愈。

【宜忌】　忌猪肉、冷水。

黄矾散

【方源】　《圣济总录》卷一一五。

【组成】　黄矾 15 克。

【用法】　纳瓶中,火烧令汁尽,细研为散。绵裹 3 克,塞耳中。

【主治】　耳卒肿出脓。

黄昏汤

【方源】　《备急千金要方》卷十七。

【组成】　黄昏手掌大 1 片(是合昏皮也)。

【用法】　上药用水煎服。

【主治】　肺痈,咳有微热,烦满,胸心甲错。

【方论】　《千金方衍义》:合欢属土与水,补阴之功最捷。其干相著即粘合不解,故治肺痈溃后长肺之要药。一名合昏,又名黄昏,宁无顾名思义之意存焉。

黄卷丸

【方源】　《医级》卷八。

【组成】　大豆黄卷(炒,勿令焦)30 克。

【用法】　上药研为末,水法为丸。每服 6 克,早、晚开水送下。食淡为妙。

【主治】　水气为病,小便不利,全身水肿。

黄柏丸

【方源】　《赤水玄珠》卷八。

【组成】　黄柏(蜜炙令香黄色)30 克。

【用法】　上药研为末。每次 9 克,空腹以温浆水调下。

【主治】　下痢纯血。

黄柏饮

【方源】　《圣济总录》卷一一六。

【组成】　黄柏(去粗皮)60 克。

【用法】　以冷水浸,绞取浓汁服之。

【主治】　鼻中热气生疮,有脓臭兼有虫。

黄柏散(1)

【方源】　《圣济总录》卷六十九。

【组成】　黄柏(涂蜜,慢火炙焦)60 克。

【用法】　上药研为散。每次 6 克,温糯米饮调。

【主治】　心脏热极,舌上出血。

黄柏散(2)

【方源】　《医方类聚》卷一九一引《经验良方》。

【组成】　黄柏皮末 3 克。

【用法】　先用热温水洗过揩痛处,却用黄柏皮末 3 克和匀,新米泔调涂。或用新米泔调黄柏末服三五服。

【主治】　下部疮。

黄柏煎

【方源】　《圣济总录》卷三十。

【组成】　黄柏 30 克。

【用法】　上药研为末,入蜜 90 克和匀,慢火煎如稀饧。每取少许含化,良久吐涎,1 日 3～5 次,不拘时候;咽津亦得。胸中似有疮者,即用蜜酒调下 6 克。

【主治】　伤寒后心热,口疮久不愈。

黄荆散

【方源】　《古今医鉴》卷五。

【组成】　黄荆子(炒)不拘多少。

【用法】　上药用水煎服。

【主治】　伤寒发热而咳逆者。

黄药汤

【方源】　《普济方》卷一八八引《太平圣惠方》。

【组成】　黄药子(捣碎)30 克。

【用法】　上药用水煎,去渣,湿热服。

【主治】　呕血不止。

黄药酒

【方源】　方出《图经本草》引《千金月令》(见《证类本草》卷十四),名见《本草纲目》卷二十五。

【组成】　万州黄药子 250 克(须紧重者为上,如轻虚即是他州者,力慢,须用一倍)。

【用法】　取无灰酒 10 升,投药其中,固济瓶口,以糠火烧,待酒冷即开。患者时时饮 30～50 毫升,不令绝酒气。

【主治】　忽生瘿疾一二年者。

黄芪散

【方源】　《圣济总录》卷一二九。

【组成】　黄芪 60 克。

【用法】　上药研为散。敷疮上,1 日 1 次。

【主治】　缓疽;恶脉毒肿。

黄疸散

【方源】　《外台秘要》卷四引《范汪方》。

【组成】　瓠子白瓤及子(熬令黄)。

【用法】　上药研为末。每服 2 克,每日 1 次。

【主治】　黄疸。

黄雪膏

【方源】　《松峰说疫》卷二。

【组成】　大黄(炒黄)不拘多少。

【用法】　上药研为末,雪水熬如膏。冷水和服。

【主治】　瘟疫发狂,发黄。

黄蜡丸

【方源】　《疮疡经验全书》卷三。

【组成】　黄蜡 120 克。

【用法】　上为丸,如梧桐子大。月朔服 1 丸,次日服 2 丸,3 日服 3 丸,渐加至月尽 30 丸,以后每日减 1 丸,至 1 丸止,用酒送下。轮流服之,其疮自痊。

【主治】　痔漏。大肠内结燥疼痛。

黄龙藤汤

【方源】　《外台秘要》卷六引《删繁方》。

【组成】　黄龙藤(切)30 克(此樟木上藤也,断以吹气从中贯度者好也)。

【用法】　上药用水煎服。

【主治】　舌强筋缩,牵阴股,引胸腹,胀痛霍乱;宿食不消,霍乱,或干霍乱,或吐痢不止,或不吐痢。

黄药子散

【方源】　《扁鹊心书·神方》。

【组成】　黄药子 30 克。

【用法】　上药研为细末。每服 3 克,开水下。吐出顽痰即愈。

【主治】　缠喉风,颐颔肿,及胸膈有痰,汤米不下者。

黄荆油胶丸

【方源】　《部颁标准》。

【组成】 黄荆油不拘多少。

【用法】 上药制成丸剂。口服,每次 1～2 丸,1 日 3 次。

【功用】 祛痰,镇咳,平喘。

【主治】 慢性支气管炎。

雪梨膏

【方源】 《部颁标准》。

【组成】 鲜梨。

【用法】 上药制成膏剂。开水冲服,每次 9～15 克,1 日 2～3 次。

【功用】 清肺热,润燥止渴。

【主治】 干咳,久咳。

雪上一枝蒿片

【方源】 《部颁标准》。

【组成】 雪上一枝蒿 50 克。

【用法】 上药制成片剂。常用量,口服,每次 1～2 片,1 日 1 次。极量,口服,每次 3 片。

【功用】 祛风,抗炎,镇痛。

【主治】 风湿疼痛,关节炎,跌打损伤等。

【宜忌】 本品剧毒,应在医师指导下使用;孕妇,心脏病、溃疡病患者及小儿慎用。

接骨丹(1)

【方源】 《万氏家抄方》卷四。

【组成】 白秋霜(即多年粪,傲霜经风雨者,炭火中煅红,醋淬九次)。

【用法】 上为极细末。每次 1.5 克,好酒调下。

【主治】 跌仆损伤,闪挫骨伤,极重者。

接骨丹(2)

【方源】 《普济方》卷三○九。

【组成】 头发一团。

【用法】 洗净烧灰,乳香好酒调下。

【主治】 折伤。

接骨散

【方源】 《万病回春》卷八。

【组成】 莴苣子不拘多少。

【用法】 上微炒,研细末。每服 6～9 克,同好

酒调服。

【功用】 接筋续骨。

【主治】 跌打损伤。

接骨膏

【方源】 《医说》卷七。

【组成】 绿豆粉。

【用法】 于新铁铫内炒令真紫色,澒汲井水调成稀膏。然后厚敷损处,须教遍满,贴以白纸,将杉木缚定。

【主治】 折足。

接骨灵丹

【方源】 《梅氏验方新编》卷六。

【组成】 白萝卜。

【用法】 上切碎,捣烂,略去渣汁。敷患处,裹紧。过夜即愈。

【功用】 接骨。

接骨草酒

【方源】 《中药制剂汇编》。

【组成】 接骨草叶 500 克。

【用法】 法一:将接骨草叶捣烂加少许酒精炒略带黄色,然后加水,文火熬 6～8 小时,搓挤出药汁过滤,配成 45% 乙醇浓度的药酒 500 毫升便可应用。法二:取接骨草叶洗净切碎,加水过药面煎煮(第 1 次 2 小时,第 2 次 1.5 小时),合并滤液过滤,浓缩成适量,药液加 95% 乙醇,使含醇量为 50～60 度,药浓度为 1∶1 或 1∶2,放置 24 小时过滤即得。先用手法复位,然后用接骨草酒湿敷于骨折部位皮肤,外用小夹板固定,必要时加牵引。每天将接骨草酒滴入夹板下之纱布,成人 50 毫升,儿童 30 毫升,每天 1～2 次。

【功用】 接骨续筋。

【主治】 骨折。

救生汤

【方源】 《元和纪用经》。

【组成】 续断皮(锉之)1 握。

【用法】 上药用水煎服。

【功用】 大补不足,助血调气。

【主治】 产后血运及气欲绝,心闷,手足烦,憎

寒热,心下痞硬及产前后黄虚肿。

救生散

【方源】 《普济方》卷一一七引《肘后备急方》。
【组成】 新胡麻(炒令黑色,摊冷)30 克。
【用法】 上药研为末。每服 9 克,新汲水调下。或丸如弹子大,新水化下。
【主治】 暑毒。

救命丹

【方源】 《疡医大全》卷三十六。
【组成】 仙人柴(即九里香叶)。
【用法】 捣自然汁 1 杯,灌下。
【主治】 跌打气绝,心头微热者。

救暴散

【方源】 《鸡峰普济方》卷十。
【组成】 真明净乳香(皂子大)1 块。
【用法】 上用倒流水于砚瓦中,以墨同研,碎尽香为度。顿服。
【主治】 鼻血。

唾调散

【方源】 《类编朱氏集验方》卷十五。
【组成】 五味子末。
【用法】 唾调敷。
【主治】 谷道生疮,痒而复痛,此风毒流行证。

蚶壳丸

【方源】 《济阳纲目》卷四十一。
【组成】 蚶壳(又名瓦垄子,火煅,醋淬 3 次)。
【用法】 上药研为末。醋糊为丸,姜汤送下。
【主治】 一切气血痰块癥瘕。

蚺蛇油

【方源】 《解围元薮》卷四。
【组成】 蚺蛇油。
【用法】 涂阳茎上。
【功用】 令痿软不举。
【备考】 麻风,肿斑黑顿消者,以本方戒色。

蚱蜢汤

【方源】 《灵验良方汇编》卷三。

【组成】 蚱蜢(每年应白露时辰收来,阴干。若放在空床数日,而摘于帐上者尤妙)。
【用法】 每服 3 个,用滚水重汤煎服。立效。
【主治】 小儿急惊风。

蚯蚓散

【方源】 方出《阎氏小儿方论》,名见《保婴撮要》卷十四。
【组成】 干蚯蚓。
【用法】 上药研为细末。用唾调涂。
【主治】 外肾肿硬成疝。
【宜忌】 常避风冷湿地。

蛇含散

【方源】 《圣济总录》卷七十六。
【组成】 蛇含 2 枚。
【用法】 上药煅,醋淬,研如面。每次 9 克,陈米饮调下。
【功用】 止肠风泻血。
【主治】 血痢不止;妇人血伤。

蛇床汤

【方源】 《圣济总录》卷一三六。
【组成】 蛇床子(生用)30 克。
【用法】 水煮,去渣。通手淋洗。
【主治】 风毒攻肌肉,皮肤浮肿。忽在脚,忽在手。

蛇蜕散

【方源】 《圣济总录》卷一七四。
【组成】 蛇蜕(烧灰)。
【用法】 上药研为细末。每服 3 克,冷水调下。
【主治】 小儿诸疟。

蛇退散

【方源】 《仙拈集》卷二。
【组成】 蛇蜕。
【用法】 焙末。吹入耳中。
【主治】 耳大痛,或流血,或干痛,慢惊风。

蛇黄散

【方源】 《世医得效方》卷十三。

【组成】 蛇黄(米醋烧淬七次)不拘多少。

【用法】 上药研为细末。每服 6 克,温酒调下;数服便愈,年深者亦效。

【主治】 暗风。忽然仆地,不知人事,良久方醒。

蛇蜕拭方

【方源】 《圣济总录》卷一八○。

【组成】 蛇蜕。

【用法】 取蛇蜕,水渍令湿软。拭口内疮。

【主治】 小儿口疮。

蛇皮灰涂方

【方源】 《圣济总录》卷一一八。

【组成】 蛇皮(烧灰)。

【用法】 上药研为细末。生油调,涂疮上。

【主治】 紧唇。

野木瓜片

【方源】 《部颁标准》。

【组成】 野木瓜。

【用法】 上药制成片剂。口服,每次 4 片,1日 3 次。

【功用】 祛风止痛,舒筋活络。

【主治】 风邪阻络型三叉神经痛,坐骨神经痛,风湿关节痛。

野菊花栓

【方源】 《部颁标准》。

【组成】 野菊花 10 000 克。

【用法】 上药制成栓剂。肛门给药。每次 1粒,1 日 1~2 次或遵医嘱。

【功用】 抗菌消炎。

【主治】 前列腺炎及慢性盆腔炎等疾病。

野蔷薇露

【方源】 《中药成方配本》。

【组成】 野蔷薇花瓣 500 克。

【用法】 用蒸汽蒸馏法,每 500 克吊成露1500 克。每用 120 克,隔水温服,小儿酌减;外用漱洗。

【功用】 宣郁解热。

【主治】 口疮,口糜。

野马追糖浆

【方源】 《部颁标准》。

【组成】 野马追 1000 克。

【用法】 上药加水煎煮 2 次,每次 2 小时,合并煎液,静置 24 小时,滤过,滤液浓缩至适量;另取蔗糖 600 克制成单糖浆,与药液合并,加入酒石酸0.6 克,浓缩至适量,加入苯甲酸钠 3 克,搅匀,滤过,加水至 1000 毫升,即得。口服,每次 15 毫升,1日 3 次。

【功用】 清热解毒,化痰止咳,平喘。

【主治】 慢性气管炎,痰多,咳喘。

野牡丹止痢片

【方源】 《部颁标准》。

【组成】 野牡丹。

【用法】 取上药切成细段,加水煎煮 2 次,每次 3 小时,合并煎液,滤过,滤液真空浓缩成稠膏,干燥,加辅料适量,制成颗粒,压制成片,包糖衣,每片含干浸膏 0.33 克,相当于原药材 3.33 克。口服,每次 3 片,1 日 3 次。

【功用】 清热利湿,收敛止血。

【主治】 腹泻,腹痛,痢疾,便血,消化不良等。

铛墨散

【方源】 《圣济总录》卷一一六。

【组成】 铛墨 15 克。

【用法】 上药研为散。每次 6 克,温水送下。

【主治】 鼻窒塞,气息不通。

铜鉴鼻饮

【方源】 方出《备急千金要方》卷五,名见《圣济总录》卷一七七。

【组成】 铜镜鼻。

【用法】 上烧令红,着少许酒中,大儿饮之;小儿不能饮者,含与之。

【主治】 小儿卒客忤。

【方论】 《千金方衍义》:铜镜鼻镇摄肝气,以安其心。

银杏叶注射液

【方源】 《部颁标准》。

【组成】 银杏叶。

【用法】 制成注射液,密封,避光。肌内注射每次2～4毫升,1日1～2次。静脉滴注,每日5毫升,用5％葡萄糖注射液250毫升或500毫升稀释后使用,或遵医嘱。

【功用】 扩张血管,改善微循环。

【主治】 缺血性心脑血管疾病,冠心病,心绞痛,脑栓塞,脑血管痉挛等。

移星换斗方

【方源】 《痘疹会通》卷四。

【组成】 麦冬(去心)30克。

【用法】 上捣烂,以绢布包。贴足心涌泉穴。如痘在左眼,包右足心;痘在右眼,包左足心。

【主治】 眼中痘疮。

第二还真散

【方源】 《济阳纲目》卷二十二。

【组成】 诃子(用面裹,火煨熟,不要生,亦不要焦,去面不用,就热咬破诃子,去核不用,只用皮,焙干)5枚。

【用法】 上药研为细末。每次6克,以米汤同煎,空腹和滓吃。若吐出涎更佳。

【主治】 时疫毒痢,寒热已退,赤痢已消减者。

【宜忌】 壮热未退,血痢未减者,不可进此药。

敛红丸

【方源】 《普济方》卷二一二。

【组成】 腊茶不拘多少。

【用法】 上药研为细末,以上等醇醋和丸,每30克作15丸。每次1丸,浓煎乌梅汤送下。

【主治】 伏热下血,里急后重。

猪心羹

【方源】 《证类本草》卷十八引《食医心鉴》。

【组成】 猪心(切)1枚。

【用法】 于豉汁中煮,五味掺调,和食之。

【主治】 产后中风,血惊邪,惊悸气逆。

猪甲散

【方源】 《仁斋直指方论》卷二十三。

【组成】 猪后蹄垂甲(烧存性)不拘多少。

【用法】 上药研为末。每服6克,空腹陈米饮调下。

【主治】 诸痔。

猪苓散

【方源】 方出《证类本草》卷十三引《杨氏产乳》,名见《圣济总录》卷一五七。

【组成】 猪苓150克。

【用法】 上药研为末。每服1.5克,煎水调服。

【主治】 ①《证类本草》引《杨氏产乳》:妊娠通体遍身肿,小便不利。

②《圣济总录》:子淋。

猪胆膏

【方源】 《仁斋直指方论》卷二十三。

【组成】 猪胆7枚。

【用法】 上取汁,以建盏盛,炭火熬成膏,用单纸摊敷。须先用槐根白皮煎汤温洗,然后敷药。

【主治】 痔。

猪脂酒

【方源】 《圣济总录》卷九十五。

【组成】 猪脂如半鸡子大(碎切)。

【用法】 以酒微煮沸,投猪脂更煎,分2次食前温服,未通再服。

【主治】 大小便不通。

猪脂膏

【方源】 方出《太平圣惠方》卷三十二,名见《普济方》卷八十二。

【组成】 猪脂(去筋膜)。

【用法】 于水中煮,待有浮上如油者,掠取,贮于别器中,又煮,依前再取之。仰卧去枕,点于鼻中,其脂纳入眼角中。流出眯物即愈。

【主治】 一切物眯目中,妨痛不可忍。

猪脂涂方

【方源】 《圣济总录》卷一一八。

【组成】 腊月猪脂。

【用法】 每用少许涂之。

【主治】 紧唇。

猪脑酒

【方源】　《杂病源流犀烛》卷二十六。

【组成】　猪脑子(研烂)。

【用法】　上入热酒中,或洗或涂。以兔脑生涂之更妙。

【主治】　冬日冒受烈风寒冰,手足皲裂,血出作痛。

猪蹄浆

【方源】　《备急千金要方》卷六。

【组成】　大猪蹄(净,治如食法)1具。

【用法】　釜中煮成膏,以洗手面。又以此药和澡豆,夜涂面,旦用浆水洗面,皮即急。

【功用】　急面皮,去老皱,令人光净。

猪蹄膏

【方源】　《圣济总录》卷一三四。

【组成】　猪后悬蹄。

【用法】　至夜半时烧为灰,研细,以猪脂和。敷之。

【主治】　冻烂。

猕猴桃颗粒

【方源】　《部颁标准》。

【组成】　猕猴桃。

【用法】　上药制成颗粒,每袋装(或每块重)15克,密封,置阴凉处。每次 15～30 克,开水冲服,1日 3 次。

【功用】　调中理气,增进食欲,促进消化。

【主治】　消化不良,食欲缺乏,改善儿童营养不良的辅助治疗。

豚肺散

【方源】　《幼幼新书》卷三十引《婴孺方》。

【组成】　豚肺。

【用法】　好酒浸 1 宿,平旦取,炙干为末。每服 1 撮,饮调下。

【主治】　少小咳逆,甚者鼻出血。

象牙散

【方源】　《疡科遗编》卷下。

【组成】　象牙屑(炙焦成炭,候冷)30 克。

【用法】　上药研为末。吹茧上。即愈。

【主治】　舌茧,无论已溃未溃。

象豆丸

【方源】　《幼幼新书》卷二十九引《聚宝方》。

【组成】　榼藤子(一名象豆,出广南,如通州藤,紫黑)。

【用法】　治白痢,仁碾,银器火炒褐色,罗末,蒸饼汤浸握干为丸,如豌豆大,焙。每次 15～20 丸,空腹仓米饮送下。血痢、虫毒、五痔、脱肛,以上药为末,每次 6 克,热酒调服。

【主治】　诸痢,脱肛。

旋覆丸

【方源】　《普济方》卷八十九。

【组成】　旋覆花(即金沸草)。

【用法】　洗净为末,炼蜜为丸,如梧桐子大。每次 5～10 丸,夜卧茶汤送下。

【主治】　中风,不省人事,涎潮口噤,语言不出,手足軃曳。

【备考】　得病之日,便进此药,可使风退气和,不成废人。

旋覆根散

【方源】　《圣济总录》卷一四〇。

【组成】　旋覆根不拘多少。

【用法】　上药研为散。每服 6 克,以温酒调下,1 日 3 次,不拘时候;仍用敷疮中。若无根、花,只子亦可用。

【主治】　毒箭所伤。

商陆散

【方源】　《小儿卫生总微论方》卷七。

【组成】　商陆根。

【用法】　上切,杵烂炒熟。用手帕裹之,熨肿处,冷即易之。

【主治】　伤寒咽喉肿痛。

商陆根贴方

【方源】　方出《外台秘要》卷二十四引《古今录验》,名见《圣济总录》卷一二九。

【组成】　生商陆根。

【用法】　烂捣,敷之,燥则易。

【主治】　石痈,坚如石,不作脓。又治脑漏及诸痈疖。

鹿角丸

【方源】　《鸡峰普济方》卷十。

【组成】　鹿角(劈开,炙黄焦)。

【用法】　上药研为细末,酒煮面糊为丸,如梧桐子大。每次50丸,空腹米饮送下,1日3次。

【主治】　小便数,日夜一斗。

鹿茸丸

【方源】　《普济本事方》卷四。

【组成】　鹿茸(切作片子,酥炙黄)不拘多少。

【用法】　上药研为末,酒糊为丸,如梧桐子大。每次30～50丸,空心、食前盐汤送下。

【主治】　肾虚腰痛。

鹿角散(1)

【方源】　《圣济总录》卷一八○。

【组成】　鹿角末30克。

【用法】　上药研为散。每用少许,敷舌上,1日3次。

【主治】　小儿重舌,舌强不能收唾。

鹿角散(2)

【方源】　《外科正宗》卷七。

【组成】　鹿角尖30克。

【用法】　用炭火煅稍红存性,碾末。每次9克,食后用热酒调服。

【主治】　乳痈新起,结肿疼痛,憎寒发热,但未成者。

鹿茸丸

【方源】　《普济本事方》卷四。

【组成】　鹿茸不拘多少(切作片子,酥炙黄)。

【用法】　上药研为末,酒糊为丸,如梧桐子大。每次30～50丸,空腹、食前盐汤送下。

【主治】　肾虚腰痛。

鹿茸散

【方源】　《圣济总录》卷一八五。

【组成】　鹿茸(去毛,酥炙)。

【用法】　上药研为细散。每次3～6克,浓煎苁蓉酒,放温,入少盐,空腹送下。

【功用】　益精。

【主治】　欲事过多,肾久虚,精气耗惫,腰脚酸重,神色昏黯,耳鸣焦枯,阳道痿弱。

鹿屑散

【方源】　方出《证类本草》卷十七引《斗门方》,名见《普济方》卷六十四。

【组成】　鹿角。

【用法】　上药研为末,含津咽下;或掺舌上,咽津。

【主治】　骨鲠。

鹿角胶散

【方源】　《赤水玄珠》卷二十一。

【组成】　鹿角胶(炒)60克。

【用法】　上药研为末,作2服。长流水调下。

【主治】　小便出血。

鹿角霜丸

【方源】　《普济方》卷二一六。

【组成】　鹿角霜。

【用法】　上药研为细末,酒糊为丸,如梧桐子大。每次30～40丸,空腹温酒、盐汤送下。

【主治】　上热下焦寒,小便不禁。

鹿茸口服液

【方源】　《部颁标准》。

【组成】　鹿茸(去皮毛)10克。

【用法】　上药制成口服液。口服,每次10毫升,1日2次。

【功用】　温肾壮阳,生精养血,补髓健骨。

【主治】　阳痿滑精,胃寒无力,血虚眩晕,腰膝痿软,虚寒血崩。

鹿蹄肉羹

【方源】　《太平圣惠方》卷九十五。

【组成】　鹿蹄1具。

【用法】　洗如法,煮令熟,擘细,于五味汁中煮作羹,空腹食之。

【主治】　中风,足膝疼痛,不能着地。

鸾风散

【方源】　《鲁府禁方》卷二。

【组成】　公鸡1只,用2腿骨共6节,烧灰存性。

【用法】　上药研为末。每服3克,黄酒调下。

【主治】　淋血。

麻仁饮

【方源】　《圣济总录》卷一四六。

【组成】　大麻仁30克。

【用法】　上研如膏,入水搅令匀,取汁细细饮之。

【功用】　解一切药毒。

麻仁散

【方源】　《三因极一病证方论》卷十六。

【组成】　脂麻(炒)不拘多少。

【用法】　上药研为末,开水点服。

【主治】　谷贼尸咽。此因误吞谷芒,咽喉中痒,抢刺痒痛。

麻根汤

【方源】　方出《太平圣惠方》卷五十八,名见《圣济总录》卷九十八。

【组成】　麻根10枚。

【用法】　上捣碎,水煎服。

【主治】　①《太平圣惠方》:血淋。
②《圣济总录》:热淋,小便赤涩。

麻根饮

【方源】　《圣济总录》卷一三九。

【组成】　大麻根叶不拘多少。

【用法】　捣研绞取汁服。

【主治】　金疮中风,骨痛不可忍,以及堕坠打损,有淤血在心腹,令人胀满短气者。

麻黄汤

【方源】　《太平圣惠方》卷五十九。

【组成】　麻黄(去根节,捣碎)30克。

【用法】　上药用水煎,去渣温服。以汗出效。

【功用】　发汗。

【主治】　黄疸,内伤积热,毒发出于皮肤。

麻黄膏

【方源】　《普济方》卷九十一引《宣明论方》。

【组成】　麻黄。

【用法】　采麻黄,拣去根,取东流水煮,掠去沫,逐渐添水,滤去麻黄,淘在盆中,澄定良久,滤去渣,取清者,铛内再熬,再澄再滤,只是搅动,勿令着底。澄如膏稠,用水解熬,再匀服之,甚效。

【主治】　中风不省人事,卒然倒地。

麻根汁酒

【方源】　《圣济总录》卷一四五。

【组成】　大麻根及叶(生者,去土)1500克。

【用法】　上锉细,捣绞取汁。每次30毫升,和温酒30毫升服,不拘时候。无生麻根即用干者,酒煎服。

【主治】　打仆损疼痛。

羚羊角口服液

【方源】　《新药转正标准》。

【组成】　羚羊角经加工制成的口服液。

【用法】　口服,每次5毫升,1日2次。

【功用】　平肝息风,散血镇惊。

【主治】　高热及高热引起的头痛眩晕,神昏惊厥等症。

清化丸

【方源】　《丹溪心法附余》卷五。

【组成】　灯笼草(炒)。

【用法】　上药研为末,蒸饼为丸。或为细末,醋调敷咽喉。与青金丸同用。

【主治】　热嗽及咽痛。

清中丸

【方源】　《魏氏家藏方》卷九。

【组成】　宣连(以好酒浸过,漉出焙干)不拘多少。

【用法】　上药研为细末,用醋糊为丸,如梧桐子大。每次30~50丸,熟汤送下,不拘时候。

【主治】　消渴。

清宁丸

【方源】　《全国中药成药处方集》(南昌方)。

【组成】　西藏大黄(酒浸)适量。

【用法】　九蒸九晒,为末,生蜜水为丸,如绿豆大。每次3～9克,温开水送下,1日1～2次。

【主治】　赤白下痢,伤寒热结便秘及癥瘕积聚,留饮宿食。

【宜忌】　孕妇慎用。

清金丸

【方源】　《本草纲目》卷二十六引《医学集成》。

【组成】　萝卜子(淘净,蒸熟,晒干)。

【用法】　研,和姜汁浸,蒸饼为丸,如绿豆大。每次30丸,以口津咽下,1日3次。

【主治】　咳喘痰促,遇厚味即发者。

清金散

【方源】　《普济方》卷七十四。

【组成】　芰荷根。

【用法】　绞取汁,点目眦中。

【主治】　暴赤眼,涩痛难开。

清肺散

【方源】　《圣济总录》卷四十八。

【组成】　蒲颓叶。

【用法】　上药研为细末。每次6克,温水调下,发时服。

【主治】　肺喘气短。

【验案】　有人患喘三十年者,服之皆愈。

【备考】　疾甚者,服药后胸上生小瘾疹,痒者,其疾则愈。

清油散

【方源】　《普济方》卷三〇六引《经效良方》。

【组成】　生麻油。

【用法】　以油滴豉为膏,如弹子大,常常拭揩所咬疮口。分开豉弹,见疮口有狗毛茸茸,此毒出即安,无茸毛为度。日间常行食用加苦杏仁食之。

【主治】　癫狗咬人。

清凉水

【方源】　《惠直堂方》卷二。

【组成】　田螺2500克。

【用法】　以水浸过夜。渴则饮水,每日换水浸饮。

【主治】　消渴。

清凉蛋

【方源】　《仙拈集》卷三。

【组成】　鸡蛋初生头1个。

【用法】　人粪坑内浸7日,水洗净,煮熟,令儿食之,痧痘俱不出矣。

【功用】　预解痘毒。

清凉散

【方源】　《奇方类编》卷下。

【组成】　大麦(拣净)。

【用法】　砂锅内炒,至黑漆为度,取出,以纸铺地上,出火气,为细末。烂者干搽;未破者以香油、桐油调搽。

【主治】　汤疱,火烧伤。

清凉膏(1)

【方源】　《本草纲目》卷三十六引《鸿飞集》。

【组成】　芙蓉叶(末)。

【用法】　水和,贴太阳穴。

【主治】　①《本草纲目》引《鸿飞集》:赤眼肿痛。

②《本草纲目》:一切痈疽发背,乳痈恶疮。

清凉膏(2)

【方源】　《圣济总录》卷一三四。

【组成】　生山芋不拘多少。

【用法】　去皮烂研成膏,涂在疮上,疼痛立止。

【主治】　汤火所伤。

清凉包子

【方源】　《圣济总录》卷一一〇。

【组成】　黄连(细为末,宣州者)9克。

【用法】　用新水1碗,将黄连末匀掺在碗内,用熟艾条1块如鸡子大,安在古老钱7文上,四面更用青铜钱40文,作4垛子,覆黄连碗在上,点火烧艾,候烟尽,便扫下黄连末,用夹绢袋子盛了,取儿孩时奶汁浸,时时点在眼中。觉口中苦透为度。

【功用】　退翳。
【主治】　眼热赤生疮。

清上化痰丸

【方源】　《本草纲目》卷十四引《简便方》。
【组成】　薄荷末。
【用法】　炼蜜为丸,如芡实大。每噙 1 丸,白砂糖和之亦可。
【功用】　清上化痰,利咽膈。
【主治】　风热证。

清眩降压片

【方源】　《部颁标准》。
【组成】　莱菔子。
【用法】　上药制成片剂。口服,每次 2～4 片,1 日 3 次。
【功用】　降压。
【主治】　高血压。

清热消炎宁

【方源】　《部颁标准》。
【组成】　九节茶 1000 克。
【用法】　上药制成胶囊。口服,每次 2～4 粒,1 日 3 次。外用,将内容物加温开水溶化后,按患处大小搽敷,1 日 2～3 次。
【功用】　清热解毒,消炎止痛,舒筋活络。
【主治】　流行性感冒,咽喉炎,肺炎,细菌性痢疾,急性胃肠炎,阑尾炎,烧伤,疮疡脓肿,蜂窝织炎。

清脑黄连膏

【方源】　《医学衷中参西录》上册。
【组成】　黄连 6 克。
【用法】　上药研为细末,香油调如薄糊,常常以鼻闻之,1 日 20～30 次。勿论左右眼患证,应须两鼻孔皆闻。
【主治】　眼疾病由热者。

清热除湿止泻合剂

【方源】　《部颁标准》。
【组成】　夜香牛。
【用法】　制成合剂。口服,每次 20 毫升,1 日 2～3 次。
【功用】　清热解毒,除湿止痢。
【主治】　湿热腹泻、痢疾、外感发热。

淋渫药

【方源】　《御药院方》卷八。
【组成】　蛇床子(去皮,拣净)120 克。
【用法】　上药研为粗末。每次 30 克,水煎,去渣,临睡乘热熏下部,候通手淋浴。
【主治】　阴中痛及囊缩,津液不行。

渗雪膏

【方源】　《外科大成》卷四。
【组成】　朴硝 500 克。
【用法】　于腊月中将上药入新瓦罐内,冲热水令满,搅匀,挂檐下,候硝渗出罐外,陆续收之。用人乳调敷。
【主治】　一切风热攻注头面、四肢肿痛。

羚羊角散

【方源】　《备急千金要方》卷二。
【组成】　羚羊角 1 个。
【用法】　上烧作灰,为末。以东流水服 1.5 克;若未愈,须臾再服,取闷愈乃止。
【主治】　①《备急千金要方》:产后心闷,血气上冲心。
②《外台秘要》:产后血晕。

剪金散

【方源】　《普济方》卷一八九引《指南方》。
【组成】　剪金花连茎叶(阴干用)不拘多少。
【用法】　浓煎汁服。
【主治】　鼻衄。

断根散

【方源】　《仙拈集》卷一。
【组成】　海螵蛸(火煅)。
【用法】　上药研为末。每服大人 15 克,小儿 6 克,黑砂糖拌匀调下。
【主治】　哮喘。

断血流片

【方源】　《中国药典》。

【组成】　断血流。

【用法】　上药制成糖衣片,每片含干浸膏 0.3 克。口服,每次 3～6 片,1 日 3 次。

【功用】　凉血止血。

【主治】　功能性子宫出血,月经过多,产后出血,子宫肌瘤出血,尿血,便血,呕血,咯血,鼻出血,单纯性紫癜,原发性血小板减少性紫癜。

寄生汤

【方源】　《圣济总录》卷一六六。

【组成】　桑寄生(细锉)90 克。

【用法】　上药研为粗末。每服 9 克,水煎,去渣温服,不拘时候。

【主治】　产后乳汁不下。

密陀僧散

【方源】　《仁斋直指方论》卷十一引《夷坚志》。

【组成】　密陀僧(研极细)。

【用法】　每次 5 克,无热者,用热酒调下;有热者,开水泡麝香调下。

【主治】　《医方类聚》:大惊入心,痰血窒塞,瘖不能言,亦治瘖风。

【方论】　《医方考》:盖此物镇重而燥,重故可以镇心,燥故可以劫其惊痰。

【验案】　失音　《医方考》:有人伐薪山间,为狼所逐,喑不能言,一医授以此方,茶调服,瞬愈。又一军人采藤于谷,为恶蛇所逢,趋归,证状亦同,以此方与之亦愈。

婆婆奶

【方源】　《仙拈集》卷二。

【组成】　家园生地黄(北人呼为婆婆奶)。

【用法】　洗净,捣汁 30 毫升,入童便 30 毫升,和匀。重汤煮沸,温服。

【主治】　呕血不止。

续添干姜汤

【方源】　《类证活人书》卷十七。

【组成】　干姜(炮)6 克。

【用法】　上药用水煎,温服。汗出得解,止;手足伸遂,愈。

【主治】　阴阳易。

绿云散

【方源】　《证类本草》卷十三引《经验后方》。

【组成】　桑叶(好者,净洗过,熟蒸 1 宿后,晒干)。

【用法】　上药研为末。每服 6 克,水调下。

【主治】　肺毒疮,如大风疾。

绿豆汤

【方源】　《遵生八笺》卷十一。

【组成】　绿豆(淘净)。

【用法】　下锅加水,大火一滚,取汤停冷,色碧食之。如多滚则色浊不堪食矣。

【功用】　解暑。

绿豆粥

【方源】　《本草纲目》卷二十四引《普济方》。

【组成】　绿豆。

【用法】　煮汁,煮作粥食。

【功用】　①《本草纲目》解热毒,止烦渴。

②《长寿药粥谱》:消水肿,预防中暑。

【主治】　①《本草纲目》引《普济方》:消渴饮水。

②《长寿药粥谱》:暑热烦渴,疮毒疖肿,老年水肿,高热口渴。

绿消煎

【方源】　《普济方》卷三〇〇引《太平圣惠方》。

【组成】　绿矾 150 克。

【用法】　上药形色似朴硝而绿色,置于铁板上。聚灰封之囊袋,吹令火炽,其矾即沸流出,色赤如熔金汁者是真也。候沸定汁尽,去火候冷,取出研为细末,似黄色收之。先以盐汤洗疮,帛裹干,用此敷之。或有虫有黄水,当日洗,汁断疮干。若患痛急,即涂少酥令润,每 1 遍,盐汤洗濯。有脓处常洗使净,其痂干不须近。每洗、干敷药如初,但急痛即涂酥,5 日即觉上痂,渐剥起赤,依前洗敷药,10 日即疮渐渐剥尽痂落。软处或更生白脓疱,即搭破敷药,自然总愈。

【主治】　甲疽。或因剔甲伤肌,或因甲长侵肉,遂成疮肿痛。后缘官靴研损,四边肿焮,黄水出,浸淫相染,五指俱烂,渐渐脚跌疱浆四边起,日夜倍增。

【验案】　张侍郎得此病,卧经 60 日,困顿不可复言,京中医并经造问,皆随意处方,无效验,唯此法得效如神,故录之。

十二画

琥珀丸

【方源】　《类编朱氏集验方》卷六。

【组成】　琥珀(研如粉)不拘多少。

【用法】　上药研为细末,炼蜜为丸,如梧桐子大。每次 10 丸,煎茯苓汤吞下,甚者,加丸数。

【主治】　老人小便不通。

椒目丸

【方源】　《疡医大全》卷二十四。

【组成】　真花椒目(略焙)不拘多少。

【用法】　上为极细末,糊为丸,如梧桐子大。每次 6 克,空腹酒送下。

【主治】　疝气。初服时有微汗,久服诸疝皆消。

棕灰散

【方源】　《景岳全书》卷六十一引《是斋百一选方》。

【组成】　败棕(烧灰存性)不拘多少。

【用法】　上药研为细末。每服 6 克,空腹好酒或清米饮调服。

【主治】　①《景岳全书》:大肠下血不止,或妇人崩漏下血。

②《不居集》:内崩呕血。

棕榈汤

【方源】　《普济方》卷二一五。

【组成】　棕榈灰。

【用法】　上药研为细末。每服 6 克,米饮送下;治转胞失血,以灰吹入鼻中。

【主治】　小便下血。转胞失血。

棕榈子散

【方源】　《宋氏女科秘书》。

【组成】　棕榈子(炒过)不拘多少。

【用法】　上药研为末。于经行后,每次 6～9 克,空腹开水送下,1 日 1 次,4 日止。

【功用】　疏胎。

散青膏

【方源】　《外科启玄》卷十二。

【组成】　白萝卜。

【用法】　捣烂。敷在青处。

【主治】　打伤,腿青肿有淤血者。

款冬花散

【方源】　《圣济总录》卷六十五。

【组成】　款冬花(新者)。

【用法】　上药研为细散。每用 6 克,置于香饼子上烧烟,令病人食后吸烟咽之,1 日 2 次。

【主治】　久咳嗽。

【备考】　《御药院方》本方用法:于密室中如香焚之,烟起以笔管吸其烟则咽之;或坐卧处如香焚之不吸亦妙。重病数日见效,轻者便效。

莃子散

【方源】　《鲁府禁方》卷三。

【组成】　莃子 2 枚。

【用法】　上烧糊为末。黄酒调服。

【主治】　血山崩漏。

葫芦饮

【方源】　《圣济总录》卷六十一。

【组成】　苦葫芦瓢不拘多少。

【用法】　上以水研服少许。须臾吐愈。

【主治】　气黄。病人初得,先从两足黄肿,大小便难,心中战悸,面目虚黄,不能食。

葛花散

【方源】　《圣济总录》卷一四六。

【组成】　葛花 30 克。

【用法】　上药研为散。每次 5 克,沸汤点服,不拘时候;亦可煎服。

【主治】　饮酒中毒。

葛根散

【方源】　《普济方》卷三〇六。

【组成】　葛根。

【用法】　先用烧青布熏疮口,毒出,乃用葛根煮出浓汁洗疮口,1 日 10 次;并捣葛根为散,煮葛根汁服 1.5 克,1 日 5 次。

【主治】　熊伤人疮。

葛粉汤

【方源】　《医方类聚》卷二六六引《食医心鉴》。

【组成】　葛粉 60 克。

【用法】　以水相和,调粉于铜沙罗中令遍,沸汤中煮熟食之。

【主治】　小儿壮热,呕吐不下食。

葱子粥

【方源】　方出《证类本草》卷二十八引《食医心镜》,名见《古今医统大全》卷八十七。

【组成】　葱实大半升(为末)。

【用法】　每次取一匙头,以水二升,煮取一升半,滤去渣,入米煮粥食之。

【功用】　理眼暗,补不足。

葱白酒

【方源】　《杂病源流犀烛》卷十八。

【组成】　葱白 21 茎。

【用法】　上打烂,用酒煮灌之。阳气即回。

【主治】　脱阳。因大吐大泄后,四肢厥冷,不省人事;或交接后,小腹肾痛,外肾搐缩,冷汗出。

葱白熨

【方源】　《仙拈集》卷三。

【组成】　葱白(连根)。

【用法】　上捣烂,敷乳患处,上用平底瓦罐盛灰火熨葱上,葱茎熟热,蒸乳上。汗出即愈;或以葱捣烂炒热敷上,冷即换,再炒。

【主治】　乳痈,吹乳。

葱汁油

【方源】　《仙拈集》卷二。

【组成】　老葱白(去皮须,捣汁)5 根。

【用法】　以匙送入咽,再灌香油 30～60 克。得下咽即苏,少顷虫皆化黄水下,永不再发。

【主治】　虫积暴痛,牙关紧闭欲绝者。

葱白一物汤

【方源】　方出《太平圣惠方》卷七十七,名见《类证活人书》卷十九。

【组成】　葱白不限多少。

【用法】　上浓煮汁饮之。

【功用】　《女科指掌》:安生胎,落死胎。

【主治】　①《太平圣惠方》:胎上逼心烦闷。

②《类证活人书》:妊娠热病,胎已死。

③《圣济总录》:热淋,小便涩痛。

④《普济方》:胎动腰痛抢心,或下血。

⑤《普济方》:妊娠六七月以后,胎动困笃。

葶苈丸

【方源】　《普济方》卷一九三引《太平圣惠方》。

【组成】　葶苈子 90 克。

【用法】　上药研为末,炼蜜为丸,如梧桐子大。每次 5～7 丸。得利为佳。

【主治】　水肿气满。

葶苈子散

【方源】　方出《外台秘要》卷十引《崔氏方》,名见《普济方》卷一六二。

【组成】　葶苈子(微炒)900 克。

【用法】　上药研为散。以清酒渍之,春、夏 3 日,秋、冬 7 日。初服如胡桃许大,日 3 次夜 1 次。冬天日 2 次夜 2 次,量其气力,取微利为度。如患急困者,不得待日满,亦可以绵细绞即服。

【主治】　上气咳嗽,长引气不得卧,或水肿,或遍身气肿,或单面肿,或足肿。

【宜忌】　服药唯须慎酒面、生冷、鸡猪、鱼肉。必须好瘥平复,始可停药。

蒲公英片

【方源】　《部颁标准》。

【组成】　蒲公英。

【用法】　上药制成片剂。口服,每次 3～5 片,1 日 4 次,重症者可酌情加大用量。

【功用】　清热解毒。

【主治】　咽喉肿痛(急性扁桃体炎)疮疖,乳痈发热,也可用于热淋。

萹蓄汤

【方源】　《杂病源流犀烛》卷三。

【组成】　萹蓄 1 握。

【用法】　上药用水煎,去渣,隔夜先不食,明晨空腹饮之。虫即下。小儿同法。

【主治】　肛门痒痛,甚或生虫,其痒难当。

葵子汤

【方源】　《圣济总录》卷一八四。

【组成】　冬葵子(拣)150 克(如无子,切陈根 30 克,亦得)。

【用法】　上药研为粗末。每次 12 克,水煎,去渣温服,1 日 3 次。

【主治】　乳石发热,小便数少如淋。

葵花散

【方源】　《医级》卷九。

【组成】　赤白葵花各 10 朵。

【用法】　上烧灰为末。用苍术、黄柏汤调服。

【主治】　带下臭秽如脓。

葵根汤

【方源】　《千金翼方》卷十九。

【组成】　霜下葵根皮 30 克。

【用法】　上药用水煎服。

【主治】　口渴多饮,小便利。

葵根散

【方源】　《圣济总录》卷一一七。

【组成】　葵根(经年者,烧作灰)1 握。

【用法】　上药研为散。外敷。

【主治】　口吻疮。

葵根敷方

【方源】　《圣济总录》卷一三九。

【组成】　葵菜根。

【用法】　捣敷之。

【主治】　刀斧伤疮,或至筋断。

煮附丸

【方源】　《玉机微义》卷四十九引《澹寮方》。

【组成】　香附(擦去皮,不拘多少,米醋浸 1 日,用瓦铫煮令醋尽)。

【用法】　上药研为末,醋糊为丸,如梧桐子大,晒干。每次 50 丸,淡醋汤送下。

【主治】　妇女经候不调,血气刺痛,腹胁膨胀,头晕恶心,崩漏带下。

越桃散

【方源】　《活人心统》卷下。

【组成】　栀子(去壳,炒。大者名越桃)500 克。

【用法】　上药研为末。每次 9 克,冷水调下。

【主治】　发黄。

硫黄酒

【方源】　《仁斋直指方论》卷二十四。

【组成】　硫黄 6 克。

【用法】　上入乳钵内研细,入醇酒再研,空腹取饮其清者,泽次日添硫黄入酒再研取饮,连日如是。或添大风油更好。

【功用】　杀癞风诸虫。

【主治】　①《仁斋直指方论》:恶风,头面肢体瘾疹魁瘰。

②《古今医统大全》:诸风疼痛,肢体瘾疹。

硫黄散(1)

【方源】　《鸡峰普济方》卷二十四。

【组成】　硫黄(研如粉)。

【用法】　上药频频掺在耳中。

【主治】　小儿聤耳。

硫黄散(2)

【方源】　《普济方》卷三六五。

【组成】　硫黄。

【用法】　上药研为末。用新汲水调敷手心足心。效即洗去。

【主治】　小儿口疮,不能吮乳。

硫黄膏

【方源】　《普济方》卷一〇七引《肘后备急方》。

【组成】　硫黄不拘多少。

【用法】　上药研为末,以酱和作泥。先以生布揩破患处,然后敷之;或以醋磨敷;或以硫黄熏之。

【主治】　疬疡风。

【备考】　治紫白癜风,用生姜汁数点,调润硫黄末,却以附子或生乌头截作两段,蘸药搽患处;或用生姜同煎成膏,浴罢以药搽之;或用白面脂调涂;或用米醋将硫黄化开,以蒂蘸磨患处。

雄黄丸

【方源】　《治疹全书》卷下。

【组成】　雄黄不拘多少。

【用法】　上药研为末,饭中蒸7次,为细末,蒸饼为丸,如梧桐子大。每次7丸,酒浆送下。

【主治】　闷疹痰喘,因潮不尽者。

雄黄油

【方源】　《圣济总录》卷一八一。

【组成】　雄黄3克。

【用法】　上研细,以麻油调抹耳中。

【主治】　小儿飞虫入耳。

雄黄散

【方源】　《圣济总录》卷一一六。

【组成】　雄黄(细研如粉)150克。

【用法】　每次6克,温水调下,1日2次。不出半月息肉自出。

【主治】　鼻息肉。

提肛散

【方源】　《万病回春》卷七。

【组成】　蓖麻子。

【用法】　上药捣烂,贴头顶上。肠收即去之。

【主治】　小儿大肠气虚,肛门脱出。

提泡药

【方源】　《青囊秘传》。

【组成】　斑蝥1只。

【用法】　上研末。掺于膏药上贴之。约2小时后起疱,用针挑破去水。

【主治】　骺穴痛。

紫散

【方源】　《元和纪用经》。

【组成】　香附(炒黑存性)。

【用法】　上药研为末。每次3克,热酒调下,再服立定。

【功用】　止血崩。

紫土散

【方源】　《外科正宗》卷四。

【组成】　倾银紫土新罐。

【用法】　上药研为细末。以火酒调敷囟门上。其血自止。

【主治】　鼻中无故出血不止。

紫金散(1)

【方源】　方出《类编朱氏集验方》卷十三,名见《普济方》卷三〇二。

【组成】　好降真香。

【用法】　上药研为末。贴之,入水无妨。

【主治】　恶疮、金疮、刀斧伤见血。

紫金散(2)

【方源】　《医方类聚》卷二一八引《经验良方》。

【组成】　紫金藤(米泔浸1宿,焙干)30克。

【用法】　上药研为末。每次6克,用铁秤锤烧红淬酒温下。

【主治】　妇人血气刺心痛。

紫草散

【方源】　方出《太平圣惠方》卷五十八,名见《圣济总录》卷九十六。

【异名】　紫草饮(《圣济总录》)。

【组成】　紫草(锉)30克。

【用法】　上药研为细散。每服6克,食前以井花水调下。

【主治】　①《太平圣惠方》:小便卒淋涩痛。②《圣济总录》伤寒热病,生疱疮,烦躁迷闷。

紫萍散

【方源】　《类证治裁》卷五。

【组成】　紫背浮萍(晒干)。

【用法】　上药研为末。每次 9 克,以黑豆淋酒,临卧调服,取汗,弱者间 2～3 日再服。

【主治】　疬风。

紫葳散

【方源】　《圣济总录》卷八。

【组成】　紫葳东引根(凌霄花根是也,炙,锉)。

【用法】　上药研为散。每次 6 克,空腹温酒调下。

【主治】　①《圣济总录》:风,腰脚不遂。

②《普济方》:身上游风疹毒。

紫葛汤

【方源】　《外台秘要》卷二十九引《广济方》。

【组成】　紫葛(细锉之)3 握。

【用法】　上药用水煎服。若冷,以酒水和煎服。

【功用】　生肌破血,补劳消疮,轻身。

【主治】　金疮。

紫葳膏

【方源】　《普济方》卷四十引《医方大成》。

【组成】　紫葳(又名鱼腥草,擂烂如泥)100 克。

【用法】　先用朴硝水洗净肛门,用芭蕉叶托入,却用药贴于臀下稳坐,自然收入。

【主治】　脏热肛门脱出。

紫石英汤

【方源】　《太平圣惠方》卷二十八。

【组成】　紫石英 15 克。

【用法】　上药用水煎,去渣澄清,细细温服,或煮羹粥食亦得,服尽更煎之。

【功用】　止惊悸,令能食。

【主治】　虚劳。

紫珠止血液

【方源】　《部颁标准》。

【组成】　紫珠叶 500 克。

【用法】　制成液剂。口服,每次 40 毫升,1 日 2～3 次,亦可用胃管灌胃。外用,取本品制成纱布条使用。

【功用】　清热解毒,收敛止血。

【主治】　胃肠道出血、便血、咯血及外伤出血等。

紫花地丁软膏

【方源】　《部颁标准》。

【组成】　紫花地丁稠膏 8334 克。

【用法】　上药制成膏剂。外用,根据患部面积大小,适量涂敷,1 日换药 1～2 次。

【功用】　抗菌消炎。

【主治】　一切疖肿,乳腺炎。

凿柄灰散

【方源】　《圣济总录》卷一四〇。

【组成】　凿柄(烧存性)。

【用法】　上药研为细散。每服 3 克,温酒调下。

【主治】　竹木刺不出。

喉癣散

【方源】　《仙拈集》卷二。

【组成】　头胎黄牛屎。

【用法】　以新瓦洗净,盖屎周围,用火煅烟尽存性,取出研末。将芦管徐徐吸入。自愈。

【主治】　喉癣。

照山白浸膏片

【方源】　《部颁标准》。

【组成】　照山白。

【用法】　上药制成片剂。口服,每次 2 片,1 日 2 次。

【功用】　祛风,散寒,活血,通络,祛痰,止咳。

【主治】　妇女产后风寒身痛,月经不调,痛经,老年慢性气管炎。

【宜忌】　忌食生冷。孕妇忌服。勿超量服用,以防中毒。

蛔虫散

【方源】　《圣济总录》卷一二七。

【组成】　人吐出之蛔虫(烧存性)。

【用法】　上药研为细末。先以甘草汤洗瘘后,取末敷疮上,1日3～5次。即愈。

【主治】 一切冷瘘。

蛛丝散

【方源】 《圣济总录》卷六十八。

【组成】 大蜘蛛网1大块。

【用法】 上药于铫中炒,令黄色,为散。以温酒调下,立止。

【主治】 呕血不止。

蚰祁散

【方源】 《卫生宝鉴》卷十八。

【组成】 全蝎不拘多少。

【用法】 上药研为末。口噙水,鼻内搐之。

【主治】 妇人子肠不收。

蛤粉丸

【方源】 《太平圣惠方》卷八十一。

【组成】 蛤粉15克。

【用法】 上用车脂为丸,如小豆大。每次20丸,以温酒送下。

【主治】 吹奶,不痒不痛,肿硬如石。

蛤粉散

【方源】 方出《太平圣惠方》卷四十六,名见《灵验良方汇编》卷一。

【组成】 白蚬壳(洗净)不拘多少。

【用法】 上药研为细末。每服3克,以粥饮调下,1日3～4次。

【主治】 卒咳嗽不止。

蛤蜊散(1)

【方源】 方出《证类本草》卷二十二引初虞世方,名见《圣济总录》卷一三四。

【组成】 蛤蜊壳灰(火烧)。

【用法】 上药研为末。油调涂之。

【主治】 汤火伤。

蛤蜊散(2)

【方源】 《仙拈集》卷一。

【组成】 蛤蜊壳(洗净,放炭火上烧焙,莫烧过性,烧出气味,放地上去火毒)。

【用法】 上药研为末。瓷瓶收贮,遇痰火症,取30克,分3次服。少吃晚饭,先用面糊为丸,如黄豆大,少用滚水,将丸药吞下。旋丸旋吞,不可放干,才吞下咽,痰即随丸而下。

【主治】 痰火喘嗽。

蛟蟥散

【方源】 《圣济总录》卷一八二。

【组成】 干蛟蟥。

【用法】 上药研为末。油调涂之。以愈为度。

【主治】 丹火。丹走行皮中浸广者。

黑豆散

【方源】 方出《证类本草》卷二十五,名见《治痘全书》卷十四。

【组成】 熟煮大豆60～90克。

【用法】 取汁服之。

【主治】 小儿斑疮、豌豆疮。

黑豆熨

【方源】 《圣济总录》卷九十四。

【组成】 黑豆(米醋炒)。

【用法】 青布袋盛,熨心腹,更以椒、葱汤淋洗腰胯,厚衣盖下部,然后服诸药。

【主治】 久坐卑湿,忽阴囊虚肿,气上筑。

黑灵散

【方源】 《仙拈集》卷三。

【组成】 败鳖甲(以米醋炙数次酥透)1个。

【用法】 上药研为末。米饮调下。

【主治】 妇人胎前、产后痢疾。

黑虎丹

【方源】 《痘科金镜赋》卷六。

【组成】 丝瓜(取将老黑豆者,连蒂、皮、瓢、子)。

【用法】 置新瓦上,慢火烧炙存性,量用数克,开水调下,或以紫草、甘草汤下尤佳。

【主治】 痘疮破烂。

黑金散

【方源】 《圣济总录》卷九十八。

【组成】 好细墨(烧)30克。

【用法】　上药研为细散。每服 3 克,温水调下,不拘时候。

【主治】　卒淋不通。

黑疮药

【方源】　《青囊秘传》。

【组成】　皂角子(煅极透)。

【用法】　上药研为末。调搽。

【主治】　黑疮。

黑姜散

【方源】　方出《证类本草》卷八引《集验方》,名见《仙拈集》卷一。

【组成】　干姜(急于火内烧黑,不令成灰,瓷碗合放冷)。

【用法】　上药研为末。每服 3 克,米饮调下。

【主治】　①《证类本草》引《集验方》:血痢。②《仙拈集》:白痢。

黑神丸

【方源】　《证治准绳·女科》卷四。

【组成】　益母草(研末)。

【用法】　上以粥为丸。妇人临月 1 日 3 次服之;催生,缩砂饮送下;生新血,去旧血,以开水送下;虚者,煎白术、人参、陈皮汤送下。

【功用】　催生易产,生新血,去旧血。

黑神散(1)

【方源】　《圣济总录》卷六十八。

【组成】　瓜蒌(取端正者,纸筋和泥,通裹于顶间,留一眼子,煅存性,地坑内合 1 宿)。

【用法】　上去泥,为散。每次 9 克,糯米饮调下,再服止。

【主治】　呕血。

黑神散(2)

【方源】　《圣济总录》卷七十七。

【组成】　醋石榴(擘破,炭火簇烧令烟尽,急取出)1 枚。

【用法】　上药研为散。每次 6 克,用醋石榴 1 瓣,以水煎汤调下。

【主治】　肠滑久痢、久泻。

黑散子

【方源】　《三因极一病证方论》卷十六。

【组成】　釜底煤(研细)。

【用法】　上醋调,敷舌上下,脱去更敷。能先决出血竟,敷之弥佳。

【主治】　舌忽然肿破。

黑糖散

【方源】　《仙拈集》卷三。

【组成】　陈米糖(即饧也,烧成炭),

【用法】　上药研为末。每次 9 克,黄酒童便下。

【主治】　经闭干血劳。

黑将军散

【方源】　《古今医鉴》卷七。

【组成】　大黄(酒炒)。

【用法】　上药研为末。清茶调下;或用酒浸,9 蒸 9 晒,为末,水丸如绿豆大。每次 100 丸,食后临卧清茶送下。

【主治】　痰火太盛,眩晕难当。

黑马蹄香散

【方源】　《普济方》卷一六三。

【组成】　马蹄香(焙干)。

【用法】　上药研为细末。每次 6～9 克,如正发时,用淡醋调下,少时咳出痰涎为效。

【主治】　哮齁、久嗽。

稀痘散

【方源】　《疮疡经验全书》卷八。

【组成】　蛆虫(5 月 5 日取屎坑内蛆虫洗净,绢袋盛在风处待干,出痘时取下)。

【用法】　上药研为末。砂糖调服。

【功用】　稀痘。

稀痘乌鱼汤

【方源】　《冯氏锦囊·痘疹》卷十二。

【组成】　七星大乌鱼 1 尾。

【用法】　12 月 30 日黄昏时,煮鱼汤将儿遍身浴洗,耳鼻口孔,各要水到,不可因鱼腥而用清水洗去。

【功用】 稀痘。

稀痘蛤蟆方

【方源】 《冯氏锦囊·痘疹》卷十四。

【组成】 大蛤蟆1只。

【用法】 8月取大蛤蟆,去头皮骨,用净肉,盐花、香油锅内炒熟食之。

【功用】 预防痘疹。

鹅掌油

【方源】 方出《证治准绳·疡医》卷四,名见《洞天奥旨》卷十六。

【组成】 鹅掌皮(烧灰存性)。

【用法】 上药研为末,敷之。以桐油涂亦妙。

【主治】 ①《证治准绳·疡医》:脚指缝烂疮。②《疡科捷径》:脱疽。

【备考】 《疡科捷径》本方用法:以麻油调敷。

筋骨草胶囊

【方源】 《部颁标准》。

【组成】 筋骨草。

【用法】 上药制成胶囊剂,每粒装0.45克(相当于原生药材3.5克)。密封,置阴凉干燥处。口服,每次3~4粒,1日3次。

【功用】 清热解毒,止咳、祛痰、平喘。

【主治】 急、慢性支气管炎,肺脓疡。

【宜忌】 孕妇忌服。

御风膏

【方源】 方出《太平圣惠方》卷十九,名见《普济方》卷九十二。

【组成】 东西枝上蓖麻子7粒。

【用法】 去壳研碎,涂在手心中,以一盂子,置在手心蓖麻子上,用熟水置盂中,正则急取盂子。左瘫涂右手心,右瘫涂左手心,口眼才正,急洗去药,只随病处左右贴亦可。又治产难者,烂研涂两足心,生下便洗去。

【主治】 口眼㖞斜,由中风传入阳明经也。又治产难。

御爱丸

【方源】 《传信适用方》卷二。

【组成】 御米壳(以蜜炒黄紫焦色,干蒸饼切如骰子块,以蜜炒焦色)120克。

【用法】 上药研为细末,炼蜜为丸,如鸡子黄大。每次1丸,水煎化为度,热服,不拘时候。

【主治】 营卫气虚,风邪进袭脏腑之间,值肠胃虚弱,糟粕不聚,便利赤白,或作脓血,脐腹疼痛,心胸痞满,里急后重,烦满渴逆,胁肋胀闷,肠内虚鸣,四肢倦乏,不进饮食。

舒康贴膏

【方源】 《新药转正标准》。

【组成】 山楂核。

【用法】 制成贴膏。贴患处。

【功用】 活血,化瘀,止痛。

【主治】 软组织闭合性急性损伤和慢性劳损。

【宜忌】 局部皮肤破损或过敏者禁用。

舒冠通糖浆

【方源】 《部颁标准》。

【组成】 盐肤木。

【用法】 上药制成糖浆剂,每1毫升含盐肤木提取物以无水芦丁计为0.4毫克。口服,每次10毫升,1日3次。

【功用】 活血化瘀,行血止痛。

【主治】 冠心病,心绞痛,胸闷,憋气等。

猬皮散

【方源】 方出《千金翼方》卷二十,名见《圣济总录》卷一四七。

【组成】 猬皮(烧灰)。

【用法】 每次1.5克,水调下。

【主治】 蛊毒。

猴头菌片

【方源】 《部颁标准》。

【组成】 猴头菌丝体1000克。

【用法】 上药制成片剂,密封,口服,每次3~4片,1日3次。

【功用】 益气养血,扶正固本。

【主治】 气血病症引起的胃溃疡、十二指肠溃疡、慢性胃炎、萎缩性胃炎等。

猴耳环消炎胶囊

【方源】　《部颁标准》。

【组成】　猴耳环干浸膏不拘多少。

【用法】　上药制成胶囊。口服,每次 2 粒,1日 3 次。

【功用】　清热解毒,凉血消肿,止泻。

【主治】　上呼吸道感染,急性咽喉炎,急性扁桃体炎,急性胃肠炎,亦可试用于细菌性痢疾。

腊脂涂方

【方源】　《圣济总录》卷一三四。

【组成】　腊月猪脾脂(不得经水,细锉,用干净器研烂)。

【用法】　上药净瓶盛,以油单盖。埋幽阴地近水处,经夏取出。用时以鹅毛扫所损处。

【主治】　烫火所伤。

普乐安片

【方源】　《部颁标准》。

【组成】　油菜花。

【用法】　上药制成片剂。口服,每次 3～4 片,1 日 3 次。

【功用】　补肾固本。

【主治】　肾气不固,腰膝酸软,尿后余沥或失禁及慢性前列腺炎、前列腺增生具有上述证候者。

满山白片

【方源】　《部颁标准》。

【组成】　满山白。

【用法】　上药制成片剂。口服,每次 1～3 片,1 日 3 次。

【功用】　祛痰止咳。

【主治】　急、慢性支气管炎。

湿热两治散

【方源】　《洞天奥旨》卷十。

【组成】　萝卜种 30 克。

【用法】　火煅存性,为末。敷于新瓦上煨微热,坐于其上。数次自愈。

【主治】　坐板疮。

湿疮踏袋

【方源】　《串雅外编》卷二。

【组成】　花椒 500 克。

【用法】　上盛于粗布袋中,下用火烘,跣足踏其上。

【主治】　寒湿疮,脚气。

温中丸

【方源】　《圣济总录》卷一六五。

【组成】　硫黄(用柳木细研,飞过,生用)。

【用法】　上用水浸炊饼和丸,如梧桐子大。每次 20～30 丸,用木香少许煎汤吞下。

【主治】　产后大便不通,七八月以上者。

滑石敷方

【方源】　《圣济总录》卷一五七。

【组成】　滑石 60 克。

【用法】　上药研为细末。每次用 15 克,以新汲水调,稀稠得所,涂于脐下 7 厘米,小便即利,未利更涂之。

【主治】　妊娠小便涩。

普济方(1)

【方源】　《李氏医鉴》卷一。

【组成】　冬青叶。

【用法】　研烂,入朴硝贴之。

【主治】　一切眼疾。

普济方(2)

【方源】　《李氏医鉴》卷二。

【组成】　白丁香(乃雄雀屎,凡用研细,甘草水浸 1 宿,焙干用)30 个。

【用法】　以砂糖和作 3 丸。以 1 丸绵裹含咽。即时遂愈,甚者不过 3 丸。

【主治】　咽塞生疮,喉痹,乳蛾。

隔壁膏

【方源】　《世医得效方》卷十九。

【组成】　老杉木节。

【用法】　用多年老杉木节烧灰,真清油调,箬叶盛。隔贴在疮上,以绢帛系定。

【主治】　臁疮。

瑞莲散

【方源】　《本草纲目》卷三十三引《妇人经验方》。

【组成】　陈莲蓬壳(烧存性)。

【用法】　上药研为末。每次 6 克,热酒送下。

【主治】　经血不止。

椿皮膏

【方源】　《卫生鸿宝》卷一。

【组成】　臭椿树皮(在土中者佳。去粗皮,只用白皮)1000 克。

【用法】　上切碎入锅,水熬,滤去渣,文武火熬成膏,薄摊漂布上。先以生姜搓去垢腻,以火烘热膏,贴块上。初微痛,半日即止,俟其自落。贴时撒麝香少许更妙。

【主治】　腹中痞块。

【宜忌】　孕妇勿用。

【验案】　腹胀痞硬　已验多人,即胀满腹硬过脐者,贴一二张,周围出水即愈。

椿荚散

【方源】　《圣济总录》卷一四三。

【组成】　椿荚不拘多少(将一半生用,余一半烧存性)。

【用法】　上药研为散。每服 3 克,温米饮调下,不拘时候。

【主治】　肠风泻血。

椿白皮丸

【方源】　方出《证类本草》卷十四引《子母秘录》,名见《普济方》卷三七九。

【组成】　椿白皮(晒干)60 克。

【用法】　上药研为末,淘粟米去泔,研浓汁糊和丸,如梧桐子大。10 岁 3～4 丸,量数加减,1 丸纳竹筒中,吹入鼻中;服丸以饮下。

【主治】　小儿疳。

楝果袋

【方源】　《外科正宗》卷四。

【组成】　楝树果 2 个。

【用法】　连肉核捣烂,丝绵包裹,先用温汤漱净瘀血,塞于牙缝内。其血自止。

【主治】　阳明胃经实火上攻,血从牙缝流出。

槐枝烙方

【方源】　《圣济总录》卷一一九。

【组成】　槐枝(烧令热)。

【用法】　上于痛处齿缝中烙之。即愈。

【主治】　牙痛。

楝实塞耳方

【方源】　《圣济总录》卷一一五。

【组成】　楝实 150 克。

【用法】　上药捣烂。每用绵裹,如枣核大,塞耳中。

【主治】　耳卒肿。

楸叶膏

【方源】　《良方合璧》卷下引王渔洋方。

【组成】　楸叶(立秋日日未出时采)。

【用法】　熬膏。外敷。

【主治】　疮疡。

楸木皮敷方

【方源】　《圣济总录》卷一一七。

【组成】　楸木白皮。

【用法】　取上药湿贴之,1 日 3～5 次。

【主治】　口吻疮。

槐　茶

【方源】　《养老奉亲书》。

【组成】　槐叶(嫩者,蒸令熟,为片,晒干作茶,捣罗为末)500 克。

【用法】　每日煎如茶法,服之恒益。

【功用】　明目,益气,除邪,利脏腑,顺气,除风。

【主治】　老人热风下血,齿痛。

槐耳汤

【方源】　《医方类聚》卷一六六引《吴氏集验方》。

【组成】　槐树上木耳(烧作灰)。

【用法】　痛发,以枣肉碾和,水调服。

【主治】　蛔心痛。

槐耳散

【方源】　《外科启玄》卷十二。

【组成】　槐树上木耳不拘多少。

【用法】　晒干,为末。空腹米汤调6克送下,酒亦可。

【主治】　肠痔下血。

槐白皮汤

【方源】　《普济方》卷二九八引《肘后备急方》。

【组成】　槐白皮1000克。

【用法】　上细锉。水煎,去渣,入盆坐熏,冷即再热。虫当随便利自出。更捣槐白皮末,绵裹3克,纳下部中。

【主治】　脉痔有虫,下脓血不止。

榆皮汤

【方源】　方出《备急千金要方》卷二,名见《胎产心法》卷中。

【组成】　榆白皮1握。

【用法】　细切。煮汁服之。即下。

【主治】　胎死腹中;或母有疾,欲下胎,或难生者。

榆白皮敷方

【方源】　《圣济总录》卷一八二。

【组成】　榆白皮。

【用法】　烂捣如泥,封颈上,频易。

【功用】　小儿颈生瘰疬。

榆皮滑胎散

【方源】　《卫生家宝产科备要》卷七。

【组成】　榆白皮(切,焙)60克。

【用法】　上药研为细末。每次6克,煎糯米饮调下,空腹食前服。

【主治】　妊娠入月,多往往坐蓐,不觉胎下。

【宜忌】　如未入月不可先服。

鼓皮醋涂方

【方源】　方出《太平圣惠方》卷六十五,名见《圣济总录》卷一三三。

【组成】　鼓皮手许大。

【用法】　上以酽醋渍1宿。取汁涂之;或烧为灰,细研,以面脂和敷之。

【主治】　月蚀疮。

蒜饼丸

【方源】　《类编朱氏集验方》卷二引周亨叔方。

【组成】　蒜。

【用法】　用蒜丸酒饼子,如梧桐子大。每次1丸,五更热酒送下,或10丸亦可。

【主治】　疟疾。

蓝青汁灌耳方

【方源】　《圣济总录》卷一一五。

【组成】　板蓝叶1握。

【用法】　上药研取汁。少少灌入耳中。

【功用】　百虫入耳。

蓖麻饮

【方源】　《圣济总录》卷七十九。

【组成】　蓖麻子(成熟者,去皮)20枚。

【用法】　上细研。水调服,至日中当吐下水汁,若水不尽,3日后更服30枚,犹未尽者,更作。愈后节饮及减食,食糜粥以养之。

【功用】　利小便。

【主治】　大腹水肿。

蓖麻膏(1)

【方源】　《仙拈集》卷一。

【组成】　蓖麻子(去壳)。

【用法】　研烂。左歪涂右,右歪涂左。一经改正,即速洗去。

【主治】　口眼㖞斜。

蓖麻膏(2)

【方源】　《古今医鉴》卷六。

【组成】　蓖麻子(去壳)。

【用法】　用麻布包,压去油,薄摊在木勺内,仰放在锅中,水面上以锅排盖住,煮 20 余沸,以药无白色为度,取出。每次 18 克,滚水化开,空腹温服。

【主治】　十种水气,五蛊癀气。

蓖麻子膏

【方源】　《慈禧光绪医方选议》。

【组成】　蓖麻子 30 克。

【用法】　去皮捣泥。摊布光上,贴面跳动处,或掺于大肥皂内贴之亦可。

【功用】　祛风活络,消肿拔毒。

【主治】　手臂风疾及痈疽肿毒。

蒺藜散(1)

【方源】　《备急千金要方》卷二十二。

【组成】　蒺藜子(熬令黄)30 克。

【用法】　上药研为末。以麻油和之如泥,炒令焦黑,以敷故熟布上,如肿大小,勿开孔,贴之。

【主治】　气肿痛。

蒺藜散(2)

【方源】　《瑞竹堂经验方》卷三。

【组成】　蒺藜根。

【用法】　上烧灰。贴患处。动牙即牢。

【主治】　牙松动。

蒺藜散(3)

【方源】　《普济方》卷五十。

【组成】　蒺藜子 500 克。

【用法】　上药研为末。每服 6 克,新汲水调下,1 日 3 次,勿令中绝。

【功用】　断谷长生。服之 1 年以后,冬不寒,夏不热;服之 2 年,老者复少,鬓白复黑,齿落重生;服之 3 年,身可长生。

蒺藜子丸

【方源】　方出《肘后备急方》卷一,名见《圣济总录》卷一〇〇。

【组成】　蒺藜子。

【用法】　蜜为丸,如胡豆大。每次 2 丸,1 日 3 次。

【功用】　《仙拈集》:延年益寿。

【主治】　①《肘后备急方》:卒中五尸,腹痛胀急、不得气息,上冲心胸,旁攻两胁,或老块踊起,或挛引腰脊。

②《仙拈集》:耳聋。

蓇藋酒

【方源】　方出《证类本草》卷十一引《梅师方》,名见《圣济总录》卷八十。

【组成】　蓇藋根(刮去皮,捣汁)30 克。

【用法】　和酒 30 毫升,空腹温服,当微吐利。

【主治】　①《证类本草》引《梅师方》:水肿,坐卧不得,头面身体悉肿。

②《圣济总录》:水气,通身黄肿。

蓇藋散

【方源】　《圣济总录》卷八。

【组成】　蓇藋根(去皮土,切,焙)。

【用法】　上药研为散。每服 3 克,渐加至 4.5 克,空腹温酒调下。

【主治】　风腰脚不遂。

蒲灰散

【方源】　《疑难急症简方》。

【组成】　蒲黄(炒黑)。

【用法】　可填可掺,可服。

【功用】　清火止血。

【主治】　血泄不止,及舌衄,鼻血,重舌,木舌,并下部诸血。

擂药

【方源】　《世医得效方》卷十六。

【组成】　鹅不食草。

【用法】　上药捣研,塞鼻中。

【主治】　目赤后暴生翳。

擂鼻散(1)

【方源】　《袖珍方大全》卷一引危氏方。

【组成】　细辛不拘多少。

【用法】　上药研为末。每用少许,擂鼻中。

【主治】　暗风倒地,不省人事。

搐鼻散（2）

【方源】　《丹台玉案》卷三。

【组成】　木鳖子(去壳)1个。

【用法】　为末。绵裹塞鼻,左塞右,右塞左,其拳毛各分上下。

【主治】　拳毛倒睫。

搐鼻瓜蒂散

【方源】　《保命歌括》卷二十九。

【组成】　瓜蒂。

【用法】　上药研为末。每用少许,吹鼻中。滴水徐徐出一昼夜,湿尽痛止为度。

【主治】　湿气在头,偏头痛久不愈,服药及灸针不效者。

搐鼻神效散

【方源】　《普济方》卷一三四引《德生堂方》。

【组成】　真胆矾不拘多少。

【用法】　上药研为细末。苇管吹入鼻。

【功用】　止血。

暖胃散

【方源】　《奇效良方》卷二十六。

【组成】　苍术120克。

【用法】　用黄泥和浆水煮令透,洗净焙干,碾为细末。每次6克,空腹米饮调下;或酒煮面糊和丸,如梧桐子大,每次50丸,米汤送下。

【主治】　心脾疼不可忍。

暖胃正气汤

【方源】　《普济方》卷三九四。

【组成】　栅木皮。

【用法】　上药用水煎服。

【主治】　小儿吐乳,霍乱吐泻。

蜈蚣油

【方源】　《疡科选粹》卷五。

【组成】　蜈蚣3条。

【用法】　上浸麻油内,俟生霉,略熬,使虫化。外涂患处。

【主治】　疮癣。

蜈蚣油膏

【方源】　《中医皮肤病学简编》。

【组成】　蜈蚣(焙干,去头足)1条。

【用法】　上药研为细末,用植物油20毫升搅拌均匀。外敷患处。

【主治】　淋巴腺结核。

蜗牛煎

【方源】　《圣济总录》卷一七二。

【组成】　蜗牛壳(旧死者,皮薄黄白色者)7枚。

【用法】　上净洗,漉干,纳酥蜜于壳中,瓷盏盛,纸糊头,炊饭上蒸之,下馈时即坐甑中;装饭又蒸,饭熟取出,细研如水淀。渐渐与服,1日服尽。

【主治】　小儿无辜疳。

蜗牛膏

【方源】　《仙拈集》卷四。

【组成】　蜗牛。

【用法】　上捣烂。外敷患处。

【功用】　止痛消肿。

【主治】　肿毒恶疮。

【加减】　加雄黄少许尤妙。

蜂房灰散

【方源】　《圣济总录》卷一七五。

【组成】　露蜂房60克。

【用法】　上以快火烧成灰,研细。每次3克,饭饮调下。

【主治】　小儿咳嗽。

蜂皇胎片

【方源】　《部颁标准》。

【组成】　中华蜜蜂和意大利蜜蜂的蜂皇幼虫。

【用法】　上药制成片剂,密封。口服,每次2～3片,1日3次。

【功用】　养血宁神,益肝健脾。

【主治】　体虚乏力,神经衰弱,失眠多梦,食少纳呆;亦可用于因放射引起的白细胞减少。

蜣螂散

【方源】　《仙拈集》卷四。

【组成】　蜣螂脑子 5 个。

【用法】　上捣烂。外敷患处,骨即出。

【主治】　顽疮久不收口,内有多骨者。

蜀椒汤

【方源】　《脚气治法总要》卷下。

【组成】　蜀椒 4 升。

【用法】　水煮取汁,瓮盛,下着火暖之,悬板为桥,以脚踏板柱脚坐,四周以棉絮密塞,勿令泄气。

【功用】　消赤肿。

【主治】　脚气肿挛。

蜀葵膏

【方源】　《仁斋直指方论》卷二十二。

【组成】　黄蜀葵花。

【用法】　上用盐掺,收入瓷器密封,可经年不坏。同时外敷患处,则自平自溃。

【主治】　痈疽肿毒恶疮。

【备考】　《普济方》:若无黄蜀葵花,根叶亦可。《仙拈集》本方用法:上连茎叶捣烂,敷患处;干者为末,蜜调涂之。

蜀葵子汤

【方源】　《圣济总录》卷九十五。

【组成】　黄蜀葵子 30～40 粒。

【用法】　上药研为细末。以汤冲绞取汁,顿服。

【主治】　小便不通。

稠柳饼

【方源】　《痘疹传心录》卷十八。

【组成】　稠柳子(梗叶似梅,7～8 月采子,晒干)。

【用法】　上药研为末。每用 30 克,以大米粉和作饼,蒸熟食之。

【主治】　小儿水肿。

锦鳞膏

【方源】　《杨氏家藏方》卷十九。

【组成】　鲫鱼(去鳞)。

【用法】　取皮贴软疖上。

【主治】　小儿软疖不愈者。

催生丹

【方源】　《文堂集验方》卷三。

【组成】　车前子 6 克。

【用法】　上药研为末。酒调服即下;不饮酒者,水调服。

【主治】　难产及横生倒产。

催生神效散

【方源】　《类编朱氏集验方》卷十引《胡氏经效方》。

【组成】　旧草马(即路上破草鞋)1 只。

【用法】　产妇坐草时取路旁旧草马 1 只,用鼻络小耳绳烧灰,温酒调服。

【功用】　催生。

【方论】　《沈氏女科辑要》:千里马得人最下之气,佐以童便之趋下,酒性之行血,故用之灵验。此药不寒不热,最是稳剂。

【备考】　《济阴纲目》本方用法:童便和酒调下 9 克。

鼠妇散

【方源】　《千金翼方》卷七。

【组成】　鼠妇(熬黄)7 枚。

【用法】　上药研为散。每次 2 克,酒调服。

【主治】　产后小便不利。

鼠胆方

【方源】　方出《肘后备急方》卷六,名见《圣济总录》卷一一四。

【组成】　鼠胆。

【用法】　取汁滴入耳内。不过 3 次愈。

【主治】　耳卒聋,或三十年老聋。

愈风散

【异名】　如圣散(《证类本草》卷二十八引《经验方》)、青金散(《产宝诸方》)、荆芥散(《卫生家宝产科备要》卷六)、再生丹(《续医说》卷九引《曾公谈录》)、独行散(《本草纲目》卷十四)、华佗愈风散(《证治准绳·女科》卷五)、举轻古拜散(《明医指掌》卷九)。

【方源】　《妇人良方大全》卷十九引华佗方。

【组成】 荆芥(略焙为末)。

【用法】 每次 9 克,豆淋酒调下,用童子小便亦可,口噤者灌,齿龈噤者吹鼻中皆效。

【主治】 产后中风,口噤,牙关紧急,手足瘛疭如角弓状,血晕,四肢强直,不省人事。

愈风宁心片

【方源】 《中国药典》。

【组成】 葛根。

【用法】 上药制成片剂。口服,每次 5 片,1 日 3 次。

【功用】 解痉止痛,增加脑及冠脉血流量。

【主治】 高血压头晕,头痛,颈项疼痛,冠心病,心绞痛,神经性头痛,早期突发性耳聋等症。

腻粉膏

【方源】 《太平圣惠方》卷三十二。

【组成】 腻粉 30 克。

【用法】 以口脂调如膏。每日于大眦上点 3～5 次。

【主治】 眼赤烂,开不得。

解郁丹

【方源】 《青囊秘传》。

【组成】 香附不拘多少。

【用法】 晒,磨为末服之。

【主治】 一切气滞脚肿之症。

解毒丹

【方源】 《脉因证治》卷下。

【组成】 紫背车螯(大者)。

【用法】 上以盐泥固济,煅红,出火毒,甘草膏为丸。甘草汤下。恶物,用寒水石(煅红入瓮,沉井中)、腊猪油调敷。

【主治】 一切发背、痈疽、金石毒。

解毒散

【方源】 《圣济总录》卷三十四。

【组成】 商陆根(切开如血色者,阴干)。

【用法】 上药研为散。每服 3 克,新汲水调下。牛、马、驴、骡喘急热发倒仆,调 9 克灌之。立止。

【主治】 伤暑,胸膈躁闷,昏晕倒仆欲死。牛、马、驴、骡喘急热发倒仆。

解热方

【方源】 《仁斋直指方论》卷十六。

【组成】 车前子。

【用法】 炒,为末。米饮调下。

【主治】 洞泄,五疸。

解蛇油

【方源】 《洞天奥旨》卷十六。

【组成】 蜈蚣不拘多少。

【用法】 入真香油,瓷瓶收贮。搽之。

【主治】 蛇窝疮生于皮毛作痛,并治诸疮。

解百毒散

【方源】 《肘后备急方》卷七。

【组成】 桑白汁 30 克。

【用法】 服之。须臾,吐利蛊出。

【主治】 中蛊毒。

解毒降脂片

【方源】 《部颁标准》。

【组成】 虎杖。

【用法】 上药制成片剂。口服,每次 2～3 片,1 日 3 次。

【功用】 清热解毒,利湿,并有升高白细胞和降血脂作用。

【主治】 急慢性肝炎、慢性支气管炎及风湿性关节炎;可用于高脂血症,化疗、放疗引起的白细胞降低。

【宜忌】 服本品后,尿呈黄色或红色,有轻度腹痛、稀便等不良反应,服药 2～3 天或停药后可恢复正常。

新水散

【方源】 方出《是斋百一选方》卷十三,名见《普济方》卷二七七。

【组成】 箬叶。

【用法】 烧灰存性,敷之。

【主治】 汤火伤。

痰净片

【方源】 《部颁标准》。

【组成】　商陆。

【用法】　上药制成片剂。口服,每次 2～3 片,1 日 3 次。

【功用】　祛痰止咳。

【主治】　慢性气管炎,尤其是老年性气管炎。

慎火草汁涂方

【方源】　《圣济总录》卷一八二。

【组成】　慎火草。

【用法】　上绞取汁,先以刀子微吏丹上,令血出涂药,以愈为度。

【主治】　小儿神灶丹。起两额旁,不出一日变为赤黑包。

煨葱方

【方源】　《圣济总录》卷一四四。

【组成】　葱(青白俱用,去根不切)30 茎。

【用法】　上药灰火中煨透,众手乘热木槌捶碎,裹患处,以软帛缚之,冷即易。

【主治】　伤折,恶血不散。

粳米饮

【方源】　《圣济总录》卷一八八。

【组成】　粳米泔 300 毫升。

【用法】　顿饮之。立止。

【主治】　呕血不止,心闷。

煎金饮

【方源】　《普济方》卷三七六。

【组成】　代赭石。

【用法】　上药研为细末,水飞极细,晒干。每次 1.5～3 克,用真金煎汤调下。

【主治】　小儿不拘阴阳证发痫者。

塞鼻丸

【方源】　《仙拈集》卷一。

【组成】　伏龙肝。

【用法】　上药研为末,水泛为丸。塞两鼻孔。

【主治】　闻药即吐,百药不效者。

梁米饮

【方源】　《圣济总录》卷三十九。

【组成】　黄粱米(淘)150 克。

【用法】　水煮,澄清,稍温饮之;糯米饮亦得。

【主治】　霍乱吐下,大渴多饮。

梁米粥

【方源】　《圣济总录》卷一八八。

【组成】　青粱米(净淘)250 克。

【用法】　水煮稀粥饮之。

【主治】　消渴。

裸花紫珠片

【方源】　《部颁标准》。

【组成】　裸花紫珠。

【用法】　上药制成片剂。口服,每次 3～5 片,1 日 3～4 次。

【功用】　消炎,解毒,收敛,止血。

【主治】　细菌感染引起的炎症,急性传染性肝炎,呼吸道和消化道出血。

十四画

碧玉散

【方源】　《圣济总录》卷一一七。

【组成】　胆矾 15 克(锅子内烧通赤,地上出火毒)。

【用法】　上研细。每取少许,敷疮上,有清涎吐之。

【主治】　口疮,诸药不效者。

碧叶膏

【方源】　《鲁府禁方》卷三。

【组成】　菠菜叶不拘多少。

【用法】　捣极烂取汁。扫敷在患处。

【主治】　小儿遍身丹毒。

碧螺散

【方源】　《外科大成》卷四。

【组成】　丝瓜(取皮,搭于石灰墙上阴干)。

【用法】　上药研为末。干掺;如经风见水,伤处发肿者,水调敷之,其肿立消。

【主治】　金疮初伤出血。

槟榔汤(1)

【方源】　《备急千金要方》卷十三。

【组成】　槟榔(极大者)4 枚,槟榔(小者)8 枚。

【用法】　童便煎,去渣,分 3 次服。

【功用】　破胸背恶气。

【主治】　音声塞闭。

【方论】　《千金衍义》:气病声音塞闭,故专取大腹槟榔以破恶气;兼小者,以散滞血,而声自通矣。

槟榔汤(2)

【方源】　《备急千金要方》卷二十四。

【组成】　槟榔(捣碎)30 枚。

【用法】　上药用水煎服。

【主治】　凡服散之后忽身体水肿,多是取冷过所致。

槟榔散

【方源】　《圣济总录》卷一四七。

【组成】　槟榔(锉)15 克。

【用法】　上药研为散。每次 3～6 克,煎葱蜜汤调下,空腹食前服。

【主治】　诸蛊在脏腑久不愈。

榴灰散

【方源】　《医级》卷八。

【组成】　石榴 1 个。

【用法】　烧灰存性,为末。衄者,吹鼻;下血者,内服。

【主治】　血泄窍滑,鼻衄或下血。

榴花散

【方源】　《医方考》卷三。

【组成】　百叶榴花。

【用法】　晒干,为末。吹入鼻中。

【主治】　出血不止者。

【方论】　榴花之红,有使入血;榴花之涩,可使止血。一夫当关,此药近之。

嘉谷散

【方源】　《圣济总录》卷一四一。

【组成】　陈粟米(炒焦)150 克。

【用法】　上药研为细末。每服 3 克,空腹开水点下。次服藤子散。

【主治】　牝痔,生疮肿痛,有血。

蔷薇汤

【方源】　《千金翼方》卷十一。

【组成】　蔷薇根 30 克。

【用法】　上药用水煎,去渣,含久即吐,定更含,少入咽亦佳,夜未睡以前亦含之。

【主治】　积年口疮。

蔷薇灰散

【方源】　方出《外台秘要》卷八引《深师方》,名见《圣济总录》卷一四〇。

【组成】　蔷薇灰末。

【用法】　每次 1.5～3 克,温酒调下,1 日 3 次。

【主治】　竹木刺。鱼骨鲠及刺不出;及折箭刺入,脓囊不出,坚燥及鼠瘘。

蔓荆实散

【方源】　《圣济总录》卷一五七。

【组成】　蔓荆实 60 克。

【用法】　上药研为散。每次 6 克,温水调服,空腹、午前各 1 服。

【主治】　妊娠小便涩,不通利。

蔓菁散

【方源】　《圣济总录》卷九十四。

【组成】　蔓菁根(锉碎)不拘多少。

【用法】　上药研为散。温水调涂肿处,或以绢帛敷之。以愈为度。

【主治】　阴疝肿缩。

蔓菁子散

【方源】　《圣济总录》卷六十一。

【组成】 蔓菁子 60 克。

【用法】 上药研为散。每次 6 克,井华水调下,1 日 3 次。

【主治】 黄汗。汗出如檗汁,沾衣,身体虚浮。

蔺花散

【方源】 《普济方》卷四〇七。

【组成】 马蔺花子。

【用法】 上药研为末。煎汤淋洗。

【主治】 冻疮久不愈。

蓼花膏

【方源】 《赵炳南临床经验集》。

【组成】 鲜白蓼花纯花(洗净)5 千克。

【用法】 净水煎煮 3 小时后,过滤取汁,再煎煮浓缩至成膏,加入等量蜂蜜贮存备用。每次 6 克,1 日 2 次。

【功用】 祛风活血,退白斑。

【主治】 白癜风(白驳风),女阴白斑。

酸枣粥

【方源】 《饮膳正要》卷二。

【组成】 酸枣仁 300 克。

【用法】 用水绞取汁,下米煮粥,空腹食之。

【主治】 虚劳心烦,不得睡卧。

截疟丹

【方源】 《青囊秘传》。

【组成】 威灵仙。

【用法】 上研末。贴脐;或鲜者捣烂塞耳,男左女右。

【主治】 疟疾。

磁石丸

【方源】 《圣济总录》卷三十七。

【组成】 磁石(煅,醋淬 7 遍)90 克。

【用法】 上药研为末,醋煮面糊为丸,如梧桐子大。每次 30 丸,新汲水送下,临卧 1 服。

【主治】 痹气。

磁石汤

【方源】 《丹台玉案》卷五。

【组成】 磁石 120 克。

【用法】 煎汤,先以磨刀水拭润其肠,再服磁石汤即止。

【主治】 盘肠生。

【备考】 服药时以蓖麻子 49 粒,捣烂,涂产妇头顶。

磁石散

【方源】 《圣济总录》卷一三九。

【组成】 磁石 150 克。

【用法】 上药研为细散。量疮口大小,以意敷之。

【功用】 止痛断血。

【主治】 金疮烦痛。

雌朱丸

【方源】 《普济方》卷三八七。

【组成】 叶子雌黄。

【用法】 银锅内熬成汁,为末,饭为丸,如小豆大。1 岁 1 丸,杏仁汤送下。

【功用】 坠痰。

【主治】 小儿咳嗽。

雌鸡散

【方源】 《普济方》卷三〇一。

【组成】 黄雌鸡(先以粉滑石为末,和饭与鸡食之。后取鸡食)。

【用法】 取鸡食之。

【功用】 甚补益。

【主治】 阴下湿痒。

蜡 滴

【方源】 《圣济总录》卷一四〇。

【组成】 黄蜡 15 克。

【用法】 上熔汁,看冷热得所,滴肿痛处。即愈。

【功用】 狐尿刺棘人肿痛。

蜘蛛摩方

【方源】 《圣济总录》卷六。

【组成】 蜘蛛(大者)1 枚。

【用法】 摩其偏缓颊车上及耳前后,视正则止。亦可向火摩之,或取蜘蛛大网丝成团如弹子,摩之亦得。

【主治】　中风口歪。

蝉花散

【方源】　《永类钤方》卷二十。

【组成】　蝉壳(下半截)。

【用法】　上药研为末。初生小儿,每次 0.5克,薄荷汤入酒少许调下。或者以上半截为末,依汤调下,啼复如初。

【主治】　小儿夜啼不止,状如鬼祟。

蝉蜕饮子

【方源】　《小儿卫生总微论方》卷八。

【组成】　蝉蜕(去泥土,洗净,碎之)10 枚。

【用法】　上药用水煎,去渣,分 2 次服。出不快者,带热服之;若出多,要消退者,放冷服。

【主治】　①《小儿卫生总微论方》:痘疮出不快。
②《普济方》:疮疹渐作,身热似伤寒候,只耳脚尖稍冷,或腹痛者。

箬叶散

【方源】　《普济方》卷三八八引《全婴方》。

【组成】　茶箬(烧灰存性)。

【用法】　上药研为末。食前米汤调下。

【主治】　小儿大便有血,或纯下血。

熏敷立效散

【方源】　《圣济总录》卷一四一。

【组成】　蜣螂(夜飞扑落者尤妙)7 枚。

【用法】　上入瓷盒子固济,文火煅之,存性为末。先以温水洗之,用药末烧熏毕,复以药末渗之,用薄纸贴上。

【主治】　痔。

鲜佛手露

【方源】　《中药成方配本》。

【组成】　鲜佛手 500 克。

【用法】　用蒸汽蒸馏法,每 500 吊成露 2000克。每用 120 克,隔水温服。

【功用】　宽胸利气。

【主治】　肝胃不和,胸闷气滞。

鲜佩兰露

【方源】　《中药成方配本》。

【组成】　鲜佩兰 500 克。

【用法】　用蒸汽蒸馏法,每 500 克吊成露 1000 克。每用 120 克,隔水温服。

【功用】　辟秽疏表。

【主治】　暑湿头晕。

鲜藿香露

【方源】　《中药成方配本》。

【组成】　鲜藿香 500 克。

【用法】　用蒸气蒸馏法,每 500 克吊成露 1000 克。每用 120 克,隔水温服。

【功用】　芳香宣浊。

【主治】　暑湿气滞,胸闷呕恶。

漱汤

【方源】　《备急千金要方》卷六。

【组成】　腐棘刺 200 枚。

【用法】　上药用水煎取汁,旋旋含之。

【主治】　齿痛。

滴金膏

【方源】　《杨氏家藏方》卷十一。

【组成】　乌鸡胆汁。

【用法】　临卧点眼中。

【主治】　眼迎风冷泪不止。

蜜花丸

【方源】　《疮疡经验全书》卷九。

【组成】　金银花(洗净,于瓦罐内用无灰酒浸满,候火一伏时取出,晒干,末之)150 克。

【用法】　炼蜜为丸。渴时蜜汤送下,渴止为度。

【主治】　渴。

【宜忌】　此散肠厚者宜服,恐作泻故也,慎之。

蜜柏散

【方源】　《证治准绳·类方》卷八。

【组成】　黄柏不拘多少(蜜炙灰色)。

【用法】　上药研为细末。临卧干掺上。

【主治】　口疮。

【宜忌】　忌酒、醋浆。

蜜梨噙

【方源】　《万病回春》卷七。

【组成】　甜梨1个。

【用法】　刀切勿断,入蜜于内,面裹,灰火煨熟。去面吃梨。

【主治】　咳嗽喘急。

熊胆胶囊

【方源】　《部颁标准》。

【组成】　熊胆或熊胆粉。

【用法】　上药制成胶囊剂。口服,每次2~3粒,1日3次。

【功用】　清热,平肝,明目。

【主治】　惊风抽搐,咽喉肿痛。

缩舌散

【方源】　《惠直堂方》卷四。

【组成】　朱砂。

【用法】　上药研为末。敷之。

【主治】　产后舌出及房欲后舌出不收。

缩砂散

【方源】　《妇人良方大全》卷一。

【组成】　新缩砂仁不拘多少。

【用法】　于新瓦片上炒香,为细末。每次9克,米饮调下。

【主治】　①《妇人良方大全》:血崩。

②《赤水玄珠》:休息痢。

③《何氏济生论》:胎动不安,堕在须臾者。

十五画及以上

樱桃胶囊

【方源】　《中药制剂汇编》。

【组成】　干樱桃叶。

【用法】　煎剂水浴浓缩,烤干制粉,分装胶囊,每粒含生药1.4克。每次3~4粒,早、中、晚3次口服。

【功用】　止咳化痰。

【主治】　慢性气管炎。

橡斗散

【方源】　《万氏家传幼科发挥》卷四。

【组成】　栎橡子壳不拘多少。

【用法】　将橡斗入盐填满,放火中烧过,研末搽牙。

【主治】　小儿齿根黑烂,臭息出血者,名走马疳。

槲叶散

【方源】　《圣济总录》卷六十八。

【组成】　槲叶不拘多少。

【用法】　上药研为散。每次6克,水煎,和滓

温服,不拘时候。

【主治】　呕血。

槲皮汤(1)

【方源】　《圣济总录》卷一六六。

【组成】　槲皮(细切)90克。

【用法】　水煮取汁,通手便洗,频暖洗之,不拘时候。

【主治】　产后妒乳,结滞成痈肿,发热疼痛。

槲皮汤(2)

【方源】　《小儿卫生总微论方》卷十一。

【组成】　新槲皮不拘多少(去外黑皮,细切,晒干)。

【用法】　每次6克,水煎,去渣,更煎如膏。量儿大小,食前温服。

【主治】　小儿诸般赤白痢。

槲皮散

【方源】　《圣济总录》卷一二八。

【组成】　槲皮(烧令烟尽)90克。

【用法】　上药研为细散。每次6克,空腹米饮

调下。

【主治】　附骨痈。

樟木散

【方源】　《丁甘仁家传珍方选》。

【组成】　樟木炭不拘多少。

【用法】　上药研为末。粥饮汤调敷。

【主治】　流火。

樟木煎

【方源】　《嵩崖尊生全书》卷七。

【组成】　樟木。

【用法】　煎汤。大吐之。

【主治】　搅肠痧（干霍乱）。腹痛甚，四肢冷。

橄榄饮

【方源】　《证治准绳·幼科》卷六。

【组成】　橄榄。

【用法】　从中截断，取汁少许，口服。

【主治】　小儿痘疹倒靥。

橄榄散（1）

【方源】　《杨氏家藏方》卷十三。

【组成】　橄榄核不拘多少。

【用法】　灯上烧灰，为细末。每次6克，空腹、食前陈米饮调下。

【主治】　肠风下血，久不愈者。

橄榄散（2）

【方源】　《济生方》卷五。

【组成】　橄榄（烧灰）不拘多少。

【用法】　上药研为细末。以猪油调涂患处。

【主治】　唇紧，燥裂生疮。

橄榄散（3）

【方源】　《温氏经验良方》。

【组成】　橄榄（连核捣烂）500克。

【用法】　上用砂锅煮成稀糊，每服1匙，早、晚开水冲服。

【主治】　多年羊癫疯症。

聪耳丸

【方源】　《本草纲目》卷十三引《龚氏经验方》。

【组成】　细辛。

【用法】　上药研为末，溶黄蜡为丸，如鼠屎大。绵裹1丸塞之。

【主治】　诸般耳聋。

【宜忌】　戒怒气。

醋煮香附丸

【方源】　《医方大成》卷十引《澹寮方》。

【组成】　大香附（置盆中擦去皮，以米醋浸半日，用瓦锅慢火煮令醋热，滤出切片）。

【用法】　上研为粉，用米醋煮糊为丸，如梧桐子大，晒干。每次50丸，淡醋汤送下。

【主治】　妇人经候不调，血气刺痛，腹胁膨胀，头晕恶心，崩漏带下，便血癥瘕。

醉翁仙方

【方源】　《寿世保元》卷六。

【组成】　白头翁（去叶，用根）500克。

【用法】　上分4服，每次120克，用酒煎。1日3次，2日服尽。

【主治】　遍身疙瘩成块如核，不红不痛，皆痰流注而成结核。

敷穿板药

【方源】　《证治准绳·疡医》卷四。

【组成】　滑菜根。

【用法】　砍烂敷之。

【主治】　足心痈。

蝼蛄散

【方源】　方出《外台秘要》卷八引《深师方》。名见《圣济总录》卷一二四。

【组成】　蝼蛄脑。

【用法】　一物吞即下；刺不出者，以涂刺疮上。

【主治】　诸骨鲠及刺不出。

蝙蝠消血散

【方源】　《刘涓子鬼遗方》卷二。

【组成】　蝙蝠3枚。

【用法】　上烧令烟尽，为末。每次1.5克，以白水送下。

【主治】　金疮血肉痿。

蝙蝠粪涂方

【方源】 《圣济总录》卷一三六。

【组成】 蝙蝠粪。

【用法】 上研细,以冷水调涂之。

【主治】 风毒肿。

镇心真珠丸

【方源】 《幼幼新书》卷十引《吉氏家传》。

【组成】 北寒水石(硬尖者,细研如粉,以雪水浸 3 宿,又研,以水澄下脚为度,再研)15 克。

【用法】 上药研为细末,倾出纸上摊 1 宿,收入瓷盒内。每次 0.3 克,以鸡子清为丸,仍以鸡子清磨下。

【主治】 惊风大热者。

僵蚕散

【方源】 《仁斋直指方论》卷二十四。

【组成】 白僵蚕(直者,去嘴,焙尽丝令黄)。

【用法】 上药研为末。好茶清,入些姜汁调服。

【主治】 ①瘾疹。

②《赤水玄珠》:偏正头痛,并挟脑风,连太阳头痛者。

僵蚕涂敷方

【方源】 《圣济总录》卷一三五。

【组成】 僵蚕(炒)。

【用法】 上药研为末。涂敷疮口内,以熟艾作炷,灸之;痒痛,初恶脓出,后清血出,更用蚕末塞疮内,以帛裹定。

【主治】 远年瘘疮不愈。

鲤鱼贴

【方源】 《圣济总录》卷一八〇。

【组成】 鲤鱼(去骨,切肉作片)1 条。

【用法】 将鱼肉贴于舌上,以线系定。

【主治】 小儿木舌长大。

鲤鱼脍

【方源】 《养老奉亲书》。

【组成】 鲤鱼 300 克。

【用法】 上切,作脍如常法,以蒜、醋、五味调和,空腹常食之,1 日 1 次。

【主治】 老人痔,下血久不愈,渐加黄瘦无力。

【宜忌】 忌甜食。

鲤鱼煎

【方源】 《古今医统大全》卷四十四。

【组成】 鲜鲤鱼(不论大小,将鲤去鳞,血洗净,切作脍,榨去血水)1 尾。

【用法】 以姜、醋制而食之,加蒜、齑亦得。

【主治】 上气咳嗽,胸膈烦闷,气喘。

熟艾汤

【方源】 方出《备急千金要方》卷十二,名见《医方类聚》卷八十四引《王氏集验方》。

【组成】 熟艾 30 克。

【用法】 上药用水煎,顿服。

【主治】 忽呕血一二口,或是心衄,或是内崩。

熟蚕豆散

【方源】 《医学从众录》卷八。

【组成】 炒熟蚕豆壳。

【用法】 上药研为末。每次 9～12 克,加砂糖少许调下。

【主治】 胎漏。

熟干地黄汤

【方源】 《圣济总录》卷四十三。

【组成】 熟干地黄 150 克。

【用法】 上药用水煎,去渣,空腹、日午、临卧分 3 次温服。

【主治】 虚热多汗。

摩膏

【方源】 《太平圣惠方》卷二十。

【组成】 牛蒡根(净洗,切,捣碎,绞取汁)150 毫升。

【用法】 上将汁入无灰酒 30 毫升,盐花 5 克,慢火煎如稠膏。用少许热摩痛处。

【主治】 热毒风攻头目,风头痛,及脑角牵痛,脑中掣痛,日夜不可忍者。

【宜忌】 宜避风。

潜行散

【方源】 《万氏家抄方》卷一。

【组成】 黄柏（酒浸）。

【用法】 上药研为末。入汤药调服。

【主治】 腰半以下湿热注痛。

燥湿丹

【方源】 《青囊秘传》。

【组成】 蛇床子。

【用法】 上药研为末。干掺患处。

【主治】 浸淫疮湿烂诸症。

鹤虱丸

【方源】 《外台秘要》卷七引《延年秘录》。

【组成】 鹤虱90克。

【用法】 上药研为末，炼蜜为丸。每次20丸，平旦蜜浆水送下，1日1次。

【主治】 蛔虫。恶心吐水，心痛。

鹤虱散（1）

【方源】 方出《备急千金要方》卷十三，名见《外台秘要》卷七引张文仲方。

【组成】 鹤虱30克。

【用法】 上药研为末。空腹以温醋和服。虫当吐出。

【主治】 虫心痛。

鹤虱散（2）

【方源】 《圣济总录》卷九十九。

【组成】 鹤虱（微炒）45克。

【用法】 上药研为细散。每次3克，空腹猪羊肉臛汁调下。

【主治】 三虫。

鹤草芽栓

【方源】 《部颁标准》。

【组成】 鹤草芽。

【用法】 上药制成栓剂。睡觉前，将阴部洗净后，每次1粒，放入阴道深部，1日1次，10日为1疗程。

【功用】 杀滴虫，消炎、止痒。

【主治】 阴道滴虫感染，滴虫阴道炎，因阴道滴虫所致白带增多、外阴瘙痒等症，对子宫宫颈糜烂有一定疗效。

【宜忌】 外用药，禁内服；月经期停药。

橘皮丸

【方源】 《普济方》卷二四三引《指南方》。

【组成】 橘皮（净，去枝梗，日晒干）不拘多少。

【用法】 上药研为末，炼蜜为丸，如梧桐子大。每次30丸，姜汤送下。

【主治】 膝胫痿弱。

橘皮汤（1）

【方源】 《医方类聚》卷八十九引《食医心鉴》。

【组成】 橘皮30克（去瓤，微炒）。

【用法】 上药研为末，如茶法薄煎，啜之。

【功用】 下气消痰，化食去醋。

【主治】 胸中伏热。

橘皮汤（2）

【方源】 《仁斋直指方论》卷七。

【组成】 真橘皮（用日照西方壁土炒香）。

【用法】 上药研为末。每次6克，加生姜、大枣略煎服。

【主治】 反胃呕吐。

橘皮酒

【方源】 《济阴纲目》卷十三。

【组成】 橘皮。

【用法】 上药研为末。每次6克，酒调服。

【功用】 行气。

【主治】 产后肌浮。

橘皮散

【方源】 《圣济总录》卷一四二。

【组成】 陈皮（3～5年者，细捣，炒令热）1000克。

【用法】 上药乘热用绢袋2只，盛橘皮缚定，更互坐上，冷即易，取愈为度。

【主治】 血痔。

橘针汤

【方源】 《圣济总录》卷一一九。

【组成】　臭橘针不拘多少。

【用法】　上锉,如麻豆大。每次 30 克,水煎,热漱牙痛处。

【主治】　牙痛,久不愈。

橘饼汤

【方源】　《绛囊撮要》。

【组成】　橘饼。

【用法】　细嚼,滚水送下。

【功用】　除膈止消。

【主治】　《仙拈集》:伤食生冷瓜果,泄泻不休。

薤开水

【方源】　《圣济总录》卷三十九。

【组成】　薤白 1 握。

【用法】　上切细。水煎,去渣温服,不拘时候。

【主治】　霍乱干呕不止。

薤白嚼方

【方源】　《圣济总录》卷一二四。

【组成】　薤白。

【用法】　上嚼令柔,取粗线系之,持线一端,吞薤到鲠处,引之随出。

【主治】　诸鱼骨鲠在喉中。

薤汁涂方

【方源】　《圣济总录》卷一三四。

【组成】　薤。

【用法】　上捣取汁,涂之。

【主治】　漆疮。

藏青果冲剂

【方源】　《部颁标准》。

【组成】　西青果剂。

【用法】　上药制成冲剂。开水冲服,每次 15 克,1 日 3 次。

【功用】　清热,利咽,生津。

【主治】　急、慢性咽炎,喉炎,慢性扁桃体炎。

藏青果喉片

【方源】　《部颁标准》。

【组成】　西青果。

【用法】　上药制成片剂。含服,每次 2～3 片,1 日 4～6 次。

【功用】　清热,利咽,生津。

【主治】　急、慢性咽喉炎及慢性扁桃体炎。

薯蓣粥

【方源】　《医学衷中参西录》上册。

【组成】　生山药(轧细过罗)500 克。

【用法】　每次 21～24 克,或至 30 克,和凉水调入锅内,置炉上,不住以箸搅,即成粥服之。若小儿服,或少调以白糖亦可。

【主治】　阴虚劳热,或喘,或嗽,或大便滑泄,小便不利,一切羸虚损之证。

薏米粥

【方源】　《永乐大典》卷一三八七九引《十便良方》。

【组成】　薏苡仁 30 克。

【用法】　上药研为末,水煮作粥。每日食 2～3 顿。

【功用】　除胸中邪气,利肠胃,消水肿,久服轻身益气。

【主治】　筋骨拘挛,久风湿痹。

薏苡汤

【方源】　方出《肘后备急方》卷一,名见《医心方》卷七引《古今录验》。

【组成】　薏苡根。

【用法】　浓煮取汁,每服 60 毫升。

【主治】　①《肘后备急方》:卒心腹烦满,又胸胁痛欲死。

②《医心方》引《古今录验》:蛔虫病。

薄荷锭

【方源】　《部颁标准》。

【组成】　薄荷脑 3136 克。

【用法】　制成锭剂。嗅吸或擦患处,用后密盖。

【功用】　解郁,通窍,散风,泄热。

【主治】　感冒头痛,血管神经性头痛等。

薜荔散

【方源】　《圣济总录》卷一三一。

【组成】　薜荔叶(阴干)不拘多少。

【用法】　上药研为散。每次 9 克,水煎,温服。更用叶煎汤洗疮,甚妙。

【主治】　发背。

螺旋藻胶囊

【方源】　《部颁标准》。

【组成】　钝顶螺旋藻。

【用法】　上药制成胶囊。口服,每次 2～4 粒,1 日 3 次。

【功用】　益气养血,化痰降浊。

【主治】　气血亏虚,痰浊内蕴,面色萎黄,头晕头昏,四肢倦怠,食欲不振;病后体虚,贫血,营养不良属上述证候者。

鲮鲤甲方

【方源】　《圣济总录》卷一一五。

【组成】　鲮鲤甲(烧灰)30 克。

【用法】　以水调,滤过,滴入耳中,即出。

【主治】　蚁入耳。

鲮鲤甲膏

【方源】　《普济方》卷二九三。

【组成】　鲮鲤甲(烧为末)14 枚。

【用法】　以猪膏和。敷疮上。

【主治】　蚁瘘。

磨坚丹

【方源】　《疡科选粹》卷七。

【组成】　鸡肫内黄皮(不下水,止去渣滓)。

【用法】　擦数次,自消。

【主治】　疣子。

瘰疬丸

【方源】　《外科十三方考》。

【组成】　臭牡丹(全株)。

【用法】　研末为丸。每次 6 克,夏枯草煎汤送下,1 日 3 次。约四五日略可见效,轻者 1 月,重者 3 月,即可痊愈。

【主治】　瘰疬不论已溃未溃。

凝雪汤

【方源】　《备急千金要方》卷十。

【组成】　芫花 60 克。

【用法】　水煮取汁,渍故布,敷胸上。

【功用】　温暖四肢,护厥逆。

【主治】　时行毒病七八日,热积聚胸中,烦乱欲死。

壁土汤

【方源】　《幼科金针》卷下。

【组成】　陈壁土。

【用法】　河水煎,候脱肛熏洗,以五倍子末掺之。

【主治】　脱肛。痢时用力太努,肛门坠下。

壁钱汤

【方源】　《小儿卫生总微论方》卷十。

【组成】　壁钱窠(其虫似蜘蛛,作白幕如钱于壁上,土人呼为壁茧)14 个。

【用法】　煎汤饮之。

【主治】　吐逆不定。

藁本散

【方源】　《鸡峰普济方》卷十八。

【组成】　藁本。

【用法】　上药研为细末。先以皂角水擦动赤处,拭干,以冷水或蜜水调涂,干再用。

【主治】　鼻上面上赤。

霞天膏

【方源】　《韩氏医通》卷下。

【组成】　黄牯牛(选纯黄肥泽无病,才 1～2 岁者)1 具。

【用法】　上洗净,取四腿项背,去筋膜,将精肉切成块子,如栗大,称 15～25 千克,于静室以大铜锅加长流水煮,不时搅动。另以一新锅煮开水,旋加,常使水淹肉 15～20 厘米,掠去浮沫,直煮至肉烂如泥,漉去渣。却将肉汁以细布漉小铜锅,用桑柴文武火候,不住手搅,不加熟水,只以汁渐如稀饧,滴水不散,色如琥珀,其膏成矣。是名霞天膏也。用调煎剂初少渐多,沸热自然溶化服。若用和丸剂,则每 3 份,搀白面 1 份,同煮成糊,或同炼蜜调匀为丸。

【功用】　《丸散膏丹集成》:安中益气,养胃健脾,补腰膝。久服润泽枯槁,开爽精神。

【主治】 ①《韩氏医通》:痰。

②《丸散膏丹集成》:中风偏废,口眼㖞斜,消渴吐涎,积聚,痰涎壅塞,五脏六腑留痰、宿饮癖块,手足皮肤中痰核,劳瘵蛊胀。

【加减】 和竹沥、橘红、贝母、紫苏子、瓜蒌根、枸骨叶之类,可治阴虚内热之痰;和陈皮、茯苓、苏子、白豆蔻仁、半夏、苍术为曲,可治脾胃积痰;和陈皮、贝母、紫苏子、瓜蒌根及仁、硼砂为曲,可治积热结痰。

擦牙散(1)

【方源】 《普济方》卷六十六引《澹寮方》。

【组成】 川乌(草乌亦可)。

【用法】 用1只切作两边,一边生,一边煨,为末,煅少盐,同擦牙患,流出风涎。

【主治】 风热牙痛。

擦牙散(2)

【方源】 《方症会要》卷四。

【组成】 青白盐各等份。

【用法】 以花椒熬水,洒入盐内同炒,擦牙上。出涎痛止。

【主治】 牙痛。

擦牙散(3)

【方源】 《医方易简》卷五。

【组成】 大黄(煅成灰)。

【用法】 上药研为细末。早、晚擦之。

【功用】 固齿。

擦舌吐痰方

【方源】 《医述》卷十。

【组成】 酸梅草。

【用法】 采取苗叶,洗净晒干为末,醋调。用新羊毛笔蘸药擦舌根上。能吐胸膈之痰,如左胁有痰,药擦舌左,右亦如之。倘痰在背,药擦对舌根之上腭,擦时痰随而出。

【功用】 能除肢固之痰,频用不伤胃气。

【主治】 痰在膈上。

螺蛸散

【方源】 《普济方》卷三一〇。

【组成】 乌贼鱼骨(用不经盐腌者)。

【用法】 上药研为细末。敷患处。

【主治】 跌破出血;亦治汤火伤烂。

螺泥丸

【方源】 《普济方》卷三十六引《经验良方》。

【组成】 田螺不拘多少。

【用法】 将田螺洗净,瓷盆水养,令吐出泥,用米筛张灰于地上,却将绵纸铺于灰上,去已养田螺,令泥水出澄清,旋去上面清水,却将泥倾于纸上,候泥干为丸,如梧桐子大。每次30丸,藿香汤送下。

【主治】 反胃呕噎。

【方论】 《医方考》:螺性至凉,泥性至冷,故可用之清胃;吞以藿香汤,假其辛芳开胃而已。

麋角粥

【方源】 《遵生八笺》卷十一。

【组成】 麋角霜(煮过胶的)。

【用法】 上药研为细末。每粥150克,入末3克,盐少许,食之。

【主治】 下元虚弱。

麋骨酒

【方源】 《本草纲目》卷二十五。

【组成】 麋骨。

【用法】 煮汁,用曲、米如常酿酒饮之。久服令人肥白。

【主治】 阴虚肾弱。

藕 粥

【方源】 《老老恒言》卷五。

【组成】 藕。

【用法】 切片,煮粥。

【功用】 健脾止泄,开胃消食,散留血;久服令人心欢。

【主治】 ①《老老恒言》:热渴。

②《长寿药粥谱》:年老虚弱,食欲不佳,大便溏薄,热病后口干烦渴。

藕节散(1)

【方源】 《普济方》卷一八八引《经验良方》。

【组成】 藕节。

【用法】　用藕节研汁,调飞罗面稀服。

【主治】　呕咯血。

藕节散(2)

【方源】　方出《串雅内编》卷四,名见《青囊秘传》。

【组成】　藕节。

【用法】　藕节有须处,烧灰存性,为末。吹患处。

【主治】　①《串雅内编》:鼻中肉坠。

②《青囊秘传》:耳鼻毒及血症。

藜芦散(1)

【方源】　方出《肘后备急方》卷四,名见《太平圣惠方》卷五十五。

【组成】　藜芦(着灰中炮之,令小变色)。

【用法】　上药研为末。每次 1.5 克。当小吐,不过数服。

【主治】　黄疸。

藜芦散(2)

【方源】　《保命集》卷中。

【组成】　大藜芦末 1.5 克。

【用法】　温齑水调下。以吐为度。

【主治】　久疟不能饮食,胸中郁郁,欲吐不能吐者。

藜芦散(3)

【方源】　《景岳全书》卷六十。

【组成】　藜芦(为末)。

【用法】　上药研为末。塞牙孔中。勿令咽汁,有涎吐之。

【主治】　虫牙疼痛。

蟠桃酒

【方源】　《古今医鉴》卷六。

【组成】　桃树上不落干桃子 90 克。

【用法】　上药研为末。每次 6 克,空腹温酒调下。

【主治】　气结聚心下不散。

蟾皮片

【方源】　《妇产科学》。

【组成】　干蟾皮 30 克。

【用法】　上药研为细末;或轧成片剂,每片 1分。每服 5 片,1 日 2 次;或水泛为丸,每日 3 克,分 2 次化服。

【主治】　血虚肝旺之外阴白斑症。

蟾舌膏

【方源】　《疮疡经验全书》卷二。

【组成】　虾蟆舌 1 个。

【用法】　研烂。用红绢片摊贴,其根自出。蟾肚皮代绢妙。

【主治】　鱼脐疔。

蟾酥线

【方源】　《古今医统大全》卷六十三。

【组成】　蟾酥。

【用法】　取时以线乘温染之,晒干。用时剪少许含之,有涎即吐出。

【主治】　口舌生疮烂痛。

蟾蜍灰散

【方源】　方出《肘后备急方》卷七,名见《普济方》卷三〇六。

【组成】　蟾蜍。

【用法】　烧炙食之,不必令其人知,初得啮便为之,则后不发。

【主治】　狂犬咬人重发者。

瞿麦汤

【方源】　《圣济总录》卷一五九。

【组成】　瞿麦(用穗子)60 克。

【用法】　上药研为粗末。每次 15 克,水煎,去渣温服。

【主治】　妊娠子死腹中未久者。

鳗鱼汤

【方源】　《类证治裁》卷七。

【组成】　鳗鱼。

【用法】　淡食。

【主治】　虚损骨蒸,劳瘵尸虫。

鳗鲡鱼涂方

【方源】　《圣济总录》卷十八。

【组成】　鳗鲡鱼(肥者)1头。

【用法】　上药炙令脂出。先洗白驳,用物揩拭之令小痛,然后用熟鱼脂涂。

【主治】　头项及面上白驳,浸淫渐长如癣状,但不成疮。

蟹　汁

【方源】　方出《太平圣惠方》卷三十六,名见《普济方》卷五十三。

【组成】　生螃蟹1个。

【用法】　捣碎绞取汁。滴耳中。

【主治】　耳聋。

鳖甲散

【方源】　方出《太平圣惠方》卷五十二,名见《普济方》卷一九八。

【组成】　鳖甲(涂醋,炙令黄,去裙)90克。

【用法】　上药研为细末。每次6克,未发时以温酒调下,临发时再服。

【主治】　①《太平圣惠方》:久患劳疟、瘴疟。

②《普济方》:寒疟。

鳖头散(1)

【方源】　方出《备急千金要方》卷二十四,名见《普济方》卷四十。

【组成】　死鳖头(烧令烟绝)1个。

【用法】　上药研为末。以敷肛门,上进,以手按之。

【主治】　①《备急千金要方》:脱肛历年不愈。

②《普济方》:大肠久积虚冷,每因大便脱肛,收不能入。

鳖头散(2)

【方源】　《普济方》卷四〇〇引《太平圣惠方》。

【组成】　鳖头(烧灰)1个。

【用法】　上药研为散。每服半钱,以新汲水调下。

【主治】　小儿尸注诸疾。

霹雳酒

【方源】　《本草纲目》卷二十五。

【组成】　铁锤(烧赤)。

【用法】　浸酒饮之。

【主治】　疝气偏坠;妇人崩中下血,胎产不下。

灌耳地龙汁

【方源】　方出《太平圣惠方》卷三十六,名见《圣济总录》卷一一五。

【组成】　地龙(湿者)5~7条。

【用法】　捣取汁。数数灌之。轻挑自出。

【主治】　耵聍塞耳聋,强坚挑不可得出者。

灌鼻蒺藜汁

【方源】　方出《备急千金要方》卷六,名见《太平圣惠方》卷三十七。

【组成】　蒺藜(取当道车碾过者捣)1把。

【用法】　上药用水煎取熟,先仰卧,使人满口含饭,取汁灌鼻中,不通再灌之。

【主治】　鼻塞,多年不闻香臭,清水出不止。

糯米饮(1)

【方源】　《圣济总录》卷三十九。

【组成】　糯米(淘)250克。

【用法】　淘取泔饮之。

【主治】　霍乱渴甚。

糯米饮(2)

【方源】　《圣济总录》卷六十八。

【组成】　薜荔20叶。

【用法】　用纸贴放著阴处,切不可晒至干,收贴起。如有患,旋碾罗作细末,每次先研糯米煎浓饮,抄药末1匙头,同搅调匀。临卧温服。

【主治】　肺损吐血。

露桑散

【方源】　《医级》卷八。

【组成】　桑叶(带露者帛,晒炙炒)。

【用法】　上药研为末。每服9克,米饮调下。

【主治】　多汗、盗汗。

麝香散

【方源】　方出《太平圣惠方》卷五十六,名见《普济方》卷二五二。

【组成】　麝香(细研)3克。

【用法】 以温水空腹调服。即吐出蛊毒。

【主治】 五种蛊毒。蛇蛊,食饮中得之,咽中如有物,咽又不下,吐之不出,闷乱不得卧,心热不能食。

麝香煎

【方源】 《是斋百一选方》卷三。

【组成】 真好麝香肉 9 克。

【用法】 上为极细末。以真清麻油,不拘多少,调令稀薄,可饮为度。即令患人顿服。

【主治】 卒暴中风。

二味药方

一 画

一匕金

【方源】 《痘疹仁端录》卷十三。

【组成】 郁金 4.5 克,甘草 3 克。

【用法】 用水煎干,只取郁金切片。晒干为末,用蜡研匀,和猪心血调,焙干为末。每次 3 克,薄荷汤下。不过一服,毒从手足身上出,即生;若便有脓出,不治。

【主治】 痘疮起壮后,灌脓时,红紫毒重者。

一九散

【方源】 《经验各种秘方辑要》。

【组成】 细辛 30 克,黄柏 270 克。

【用法】 上药研为细散。破皮者,干敷;烫伤青肿者,以麻油调敷;如烫伤太重者,内服生豆腐、麻油,外敷此药,以免毒气攻心;烫伤至皮起疱者,用针挑破,待毒水流尽,然后再敷,灵效异常。

【功用】 止痛拔毒。

【主治】 跌打损伤以及水火遍身烫烂烧焦等。

一甲散

【方源】 《仙拈集》卷四。

【组成】 蜈蚣(炙)3 克,鳖甲(炙)9 克。

【用法】 上药研为末。每次 1 克,酒调下。

【功用】 生肌收口。

【主治】 多骨疽。诸疮出脓后,久不收口,内有多骨。

一次散

【方源】 《咽后方》。

【组成】 白矾 30 克(生熟各半),硼砂 9 克。

【用法】 上药研为细散,每末 30 克,加冰片 0.5 克。每用少许,以笔筒(芦荻筒更好)吹入患处。双单蛾风,先以箸挑开上牙,按紧舌根,看疮有黄紫疱者,将筷子破开,藏针于内,露针抄少许分,用线紧缚,挑破疮疱。待血水尽,用梁上扬尘煎水数碗,吞漱恶水后,复用一次散吹之。

【主治】 喉肿痛并口舌生疮。

一字汤

【方源】 《圣济总录》卷八十。

【组成】 甘遂、大戟(去皮)各 30 克。

【用法】 上锉,用慢火炒令黄色,为粗末。每次 1 克,以水煎三五沸,便须倾出,不得煎过,去渣温服,不过十服,大效。

【主治】 水气通身肿满,喘急,小便涩。

一字散(1)

【方源】 《圣济总录》卷六。

【组成】 乌头(生用)、青矾各 15 克。

【用法】 上药研为细散。每用 1 克,搐入鼻内。取出涕,吐涎。

【主治】 贼风吹着,口眼㖞斜。

一字散（2）

【方源】　《普济方》卷三二五。

【组成】　麝香 1.5 克,螃蟹壳不拘多少。

【用法】　上以螃蟹为灰。入麝香调下。

【主治】　妇人乳结,痛不可忍者。

一字散（3）

【方源】　《医方类聚》卷七十四引《易简》。

【组成】　白矾(火上溶开,入巴豆肉 10 个,以矾沸定为度,去巴豆)30 克。

【用法】　研矾为末。每用 1 克,新汲水调下。觉喉痛甚,服之未效者,更服。吐泻即愈。如牙噤,用指甲挑入喉中,或以竹管吹。

【主治】　喉闭。

一字散（4）

【方源】　《婴童百问》卷四。

【组成】　朱砂、冰片各少许。

【用法】　蜜调,鹅翎刷口内。咽下无妨。

【主治】　婴孩重舌、木舌、弄舌。

一字散（5）

【方源】　《疮疡经验全书》卷一。

【异名】　玉钥匙。

【组成】　白矾 30 克,巴豆仁 21 粒。

【用法】　将白矾火上熬滚,随下巴豆仁,即取出待冷,研末。干吹。

【主治】　弄舌,喉风,哑不能言。

一抹膏

【方源】　《经验方汇抄》。

【组成】　原蚕沙(瓦上炙干,为末)、雄黄各少许。

【用法】　上为极细末。麻油调敷。

【主治】　烂弦风眼。

一轮雪

【方源】　《魏氏家藏方》卷九。

【组成】　朴硝 30 克。

【用法】　用热汤泡开,用皮纸滤过,在建盏内火上煅,水干括出朴硝,入脑子少许,瓷器藏之。每用一绿豆许点之。

【主治】　暴赤眼,肿胀疼痛不可忍者。

一炁丹

【方源】　《景岳全书》卷五十一。

【组成】　人参、附子各等份。

【用法】　炼蜜为丸,如绿豆大。每次 1.5～3 克,用滚开水送下。

【主治】　脾肾虚寒,不时易泻,腹痛,阳痿,怯寒。

【备考】　此即参附汤之变方也。

一服饮

【方源】　《医说》卷三引《类编》。

【组成】　高良姜、香附各等份。

【用法】　上药研为细散。每次 6 克,空心温陈米饮送下。

【主治】　①《医说》:心脾疼痛,数年不愈者。

②《是斋百一选方》:心、腹痛。

【验案】　心脾疼痛　福唐梁绲,心脾疼痛,数年之间,不能得愈,服药无效。后得良药一服饮,服而果验。

一点雪

【方源】　《传信适用方》卷二引陶赞仲方。

【组成】　焰硝(研细如粉)90 克,白矾(熔飞过称)30 克。

【用法】　上二味,拌匀。以 3 克掺口中。口噤不开者,用 1.5 克入于小竹筒内,吹在鼻中;如口内血出,即用新水漱之。

【主治】　喉闭、喉肿。

【宜忌】　忌热面。

一香散

【方源】　《红炉点雪》卷一。

【组成】　小茴香(炒)30 克,枳壳(面炒)15 克。

【用法】　上药研为末。每次 6 克,以盐酒调下。

【主治】　右胁痛。

一胜膏

【方源】　《仙传外科集验方》。

【组成】　白芷、紫荆皮。

【用法】　上药研为末。酒调外敷。

【功用】 消痈。

【主治】 初生痈肿。

一神丹

【方源】 《济阳纲目》卷十二。

【组成】 莲子（去心，炒）、江米（炒）各1000克。

【用法】 上药研为细散，加白糖120克，再研匀。或干食，或米汤调下，每日不拘次数，亦不定多少，任意用之。

【功用】 实肠胃，进饮食。

【宜忌】 忌生冷、鸡、鱼、羊肉、厚味。

一笔勾

【方源】 《医方易简》卷十。

【组成】 芙蓉叶（阴阳瓦焙干，为末）、土茯苓（焙，研为末）各等份。

【用法】 麻油少许，好浙醋调匀。一切无名肿毒，未灌脓者，照其肿处，用笔点药圈之，愈小愈圈，俱照其肿之大小，不用涂在肿上。

【主治】 痈疽发背，无名肿毒。

一笔描

【方源】 《疡医大全》卷八引周鹤仙方。

【组成】 蝌蚪2000克，冰片3克。

【用法】 四月间于田中收取蝌蚪数升，滤干水，装入瓦罐内，加入冰片，紧封罐口，再用泥糊，勿令泄气，埋于不见天日土内64天，取出尽成水矣。凡遇无名肿毒之人，以笔蘸水，在患处画一大圈围之，逐渐收小，中间留头，其毒即散。

【主治】 一切肿毒。

一笑丸

【方源】 《曜仙活人方》。

【组成】 汉椒（为末）7粒，巴豆（研成膏）1粒。

【用法】 饭为丸，如蛀孔大。绵裹，安于蛀孔内。

【主治】 风虫牙痛，痛不可忍。

【验案】 牙痛　乐清宰患风虫牙痛，号呼之声，彻于四邻，诸药不效，用一笑丸立愈。

【备考】 本方原名一笑散，与剂型不符，据《医宗金鉴》改。方中汉椒用量原脱，据《医宗金鉴》补。

一笑散（1）

【方源】 《普济方》卷一四七引《德生堂方》。

【组成】 葱白7根，浆水500毫升。

【用法】 煎服。

【主治】 伤寒感冒。

一笑散（2）

【方源】 《内经拾遗方论》卷一。

【组成】 干姜（炒黑）、山栀子（姜汁拌炒）。

【用法】 用酒二煎，不拘时候服。

【主治】 心疝心痛及寒痛。

【备考】 医中至宝。心疝心痛，服之立止，不觉欣然而一笑也。

一粒丹

【方源】 《万氏家传幼科发挥》卷三。

【组成】 寒水石（煅）60克，白矾（枯）30克。

【用法】 上药研为末，水糊为丸，如小豆大。每次1丸，米汤送下。

【主治】 小儿泄泻。

一绿散

【方源】 《证治准绳·类方》卷七。

【组成】 芙蓉叶、生地黄各等份。

【用法】 上捣烂，敷眼胞上；或为末，以鸡子清调匀敷。

【主治】 打伤眼胞，赤肿疼痛。

一提金

【方源】 《古今医统大全》卷六十五。

【组成】 老黄瓜（去子）1条。

【用法】 用好皮硝填满，阴干，为末。每用少许，吹入喉内，即愈。

【主治】 咽喉肿痛。

一紫散

【方源】 《证治准绳·疡医》卷六。

【组成】 紫荆皮（童便浸七日，晒干）、生地黄各等份。

【用法】 上砍烂。茶清调匀敷贴。余处伤不用制。

【主治】　伤损眼胞,青黑紫色肿痛。

一醉散(1)

【方源】　《类编朱氏集验方》卷十二。

【组成】　贝母、白芷各等份。

【用法】　上药研为末。酒服。次饮酒醉为炒,酒醒而病去矣。

【主治】　疽、疽瘇。

一醉散(2)

【方源】　《病机沙篆》卷六。

【组成】　朱砂15克,蔓陀罗花7.5克。

【用法】　上药研为末。每次6克,酒送下。若醉便卧,勿惊之。

【主治】　狂症。

一醉膏

【方源】　《永类钤方》卷十三。

【组成】　无灰酒500毫升,真麻油120克。

【用法】　上和匀,用柳枝20条,搅一二百下,换遍柳条,直候油、酒相入如膏。狂者强灌之。令睡熟,或吐或不吐,觉来即醒。

【主治】　①《永类钤方》:心恙。
②《古今医统大全》:心风发狂。

一井金散

【方源】　《杨氏家藏方》卷十三。

【组成】　露蜂房120克,密陀僧(火煅,别研)60克。

【用法】　上件将露蜂房锉碎,安一瓷罐子内,用黄泥固济,炭火煅令通红为度,放冷;取露蜂房研末,同密陀僧末和匀。每用干贴疮口。如疮口小,以纸捻子点药,入疮口内;如结硬不消,用甘草汤调敷之,每日3次。

【主治】　痔疮毒气溃作脓水,不止,或结硬赤肿,疼痛不可忍。

一粒金丹

【方源】　《济阳纲目》卷三十六。

【组成】　黄丹(水飞三次)9克,狗宝1个。

【用法】　共为1丸,金箔为衣。韭菜汤送下。

【主治】　反胃。

一滴金丸

【方源】　《圣济总录》卷十五。

【异名】　一滴金(《张氏医通》卷十四)。

【组成】　人中白、地龙(炒)各30克。

【用法】　上药研为细散,入羊胆汁为丸,如芥子大。每用1丸,新汲水化开,点在两鼻窍中搐之。

【主治】　首风及偏正头痛。

一味白术散

【方源】　《赤水玄珠》卷八。

【组成】　白术(米泔水洗净,切片)500克,陈皮(入甑一层层间隔蒸一日,炒干,去陈皮)250克。

【用法】　上药研为末。每次6克,米饮调下。

【主治】　久泻脾虚。

二　画

二子散

【方源】　《疡科选粹》卷五。

【组成】　木鳖子、五倍子各等份。

【用法】　上药研为细散。调敷。

【主治】　痔疮,大肠热肿。

二气丹(1)

【方源】　《圣济总录》卷一八七。

【组成】　丹砂、雄黄各30克。

【用法】　上药研为细散,用瓦盒子1只,入药在内,先用赤石脂封口,后捣纸筋泥固济,阴干;每次用粗瓷碗一口盛药合子,又用阴干浮萍草90克缚定,更以一瓷碗覆之,内外用纸筋泥固济,亦候阴干。然后于地上掘一小坑,坐定碗足令稳用炭半秤,簇定顶上,煅令通赤,去火候冷,取药细研;又用天南星15克为末,面糊为丸,如梧桐子大。取瓦盆1只,盛水半盆,以竹筛子安盆上摊药,日内晒干。

每日空腹以井花水吞下 1 丸。服此药一料尽后,过三二月方可再服。

【功用】　壮元气,驻颜色,破久冷。

【主治】　诸虚证。

二气丹(2)

【方源】　《鸡峰普济方》卷十三。

【组成】　硫黄、水银各等份。

【用法】　慢火结砂子,面糊为丸,如绿豆大。每次 5~7 丸,丁香汤送下。

【主治】　虚冷。阴阳痞隔、吐逆,粥药不下。

二气散

【方源】　《宣明论方》卷八。

【组成】　白牵牛、黑牵牛各 6 克。

【用法】　上药研为末,用大麦面 120 克,同一处为烧饼。临卧用茶汤一盏下。降气为验。

【主治】　水、气盅,胀满。

二牛丸

【方源】　《普济方》卷三八六。

【组成】　黑牵牛、白牵牛(炒)各 120 克。

【用法】　上药研为末,井花水为丸,如绿豆大。每次 20 丸,萝卜子煎汤送下。

【主治】　小儿肿病,大小便不利。

二乌膏

【方源】　《瑞竹堂经验方》卷五。

【组成】　川乌 1 个,草乌 1 个。

【用法】　上将新瓦 1 块,新汲水 1 桶,将二乌并瓦浸于水桶内。候瓦湿透,即将川乌、草乌于瓦上磨成膏。用磨药手挑药贴于疮口四周。

【功用】　《永类钤方》:消恶毒诸疮。

【主治】　发背、蜂窝、疔疮、便毒。

二石散

【方源】　《圣济总录》卷六十。

【组成】　滑石、石膏(碎)各 30 克。

【用法】　上为极细末。每次 3 克,用大麦煮稀粥调下,每日 3 次。小便利即愈。

【主治】　黄疸病。日晡即发恶寒,小便满急,体黄额黑,大便黑,溏泄,足下热,此为女劳疸。

二石散

【方源】　《小儿卫生总微论方》卷十六。

【组成】　滑石、石韦(去毛)各 30 克(一方有瓜蒌根 30 克)。

【用法】　上药研为末。每次 1.5 克,煎大麦汤清调下。无大麦,米饮亦得。

【主治】　小儿砂石淋,痛不可忍。

二仙丸

【方源】　《古今医鉴》卷九引贺兰峰方。

【组成】　侧柏叶(焙干)240 克,当归(全身)120 克。

【用法】　上药研为末,水糊为丸,如梧桐子大。每次 50~70 丸,黄酒、盐汤任下,早、晚各 1 次。

【主治】　头发脱落。

【宜忌】　忌铁器。

二仙丹(1)

【方源】　《外科大成》卷二。

【组成】　金脚砒 6 克,白砒 30 克。

【用法】　上药研为末,倾银罐,煅烟尽为度。加蝎尾(瓦焙)7 个,草乌 3 克,为末。用唾津调敷痔上,良久去药,再上药。如此 7 次,痔发黑色,不须上药。过 7 日痔自脱,略用生肌散,二三日收口。

【主治】　外痔。

二仙丹(2)

【方源】　《会约医镜》卷十五。

【组成】　瞿麦 12 克,蒲黄 6 克。

【用法】　水煎服。

【主治】　产妇败血闭塞水沟,小便不通。

二仙丹(3)

【方源】　《丹台玉案》卷四。

【组成】　沉香 30 克,莱菔子(淘净,蒸熟,晒干)150 克。

【用法】　上药研为细散,生姜汁为细丸。每次 2.4 克,开水送下。

【主治】　一切哮症。

二仙丹(4)

【方源】　《疡医大全》卷七。

【组成】　穿山甲 7 片,牛皮胶 120 克。

【用法】　同放新瓦上烧存性,为细末。好酒调下。任量饮醉,出汗为度。

【主治】　初起发背。

二仙丹(5)

【方源】　《文堂集验方》卷一。

【组成】　姜半夏 30 克,贝母 30 克(初时用象贝,久嗽用川贝)。

【用法】　上药研为末,姜汁为丸。每次 3～6 克。小儿减半,频服即效。

【主治】　顿嗽,咳嗽接连四五十声者。

二仙饮(1)

【方源】　《活幼心书》卷下。

【组成】　青蒿(去梗)60 克(五月五日采,晒干用),桂枝(去粗皮)15 克。

【用法】　上药研为末。每次 3 克,寒热未发前,用凉酒调服;或先隔晚亦以酒调下。

【主治】　小儿疟疾,不拘岁月远近。

二仙饮(2)

【方源】　《绛囊撮要》。

【组成】　甘草、木通各 30 克。

【用法】　水煎,空腹服。

【主治】　溺时痛如刺。

二仙饮(3)

【方源】　《仙拈集》卷一。

【组成】　牙皂(焙焦)、木香各等份。

【用法】　水煎服。

【主治】　手足拘挛不伸。

二仙散(1)

【方源】　《卫生宝鉴》卷十三引李管勾方。

【组成】　白矾(生用)、黄丹各等份(一方加雄黄少许)。

【用法】　上药各为末。临用时各抄少许和匀,三棱针刺疮见血,待血尽上药,膏药盖之。

【主治】　疔肿恶疮。

二仙散(2)

【方源】　《医学入门》卷六。

【组成】　仙灵脾、威灵仙各等份。

【用法】　水煎服。

【主治】　痘后食毒物,眼睛凸出。

二仙散(3)

【方源】　《古今医鉴》卷十五引黄宾江方。

【组成】　白芷(未溃者用 30 克,已溃者用 15 克),贝母(未溃者用 15 克,已溃者用 30 克)。

【用法】　好酒煎服。

【主治】　发背痈疽,已成末成,已溃末溃,痛不可忍者。

二仙散(4)

【方源】　《仙拈集》卷四。

【组成】　轻粉、硫黄各等份。

【用法】　上药研为末。蜜调搽。

【主治】　诸癣。

二仙膏(1)

【异名】　糖油饮(《普济方》卷三五七)、和汤(《仙拈集》卷三)。

【方源】　《类编朱氏集验方》卷十。

【组成】　真麻油、好白蜜各 30 克。

【用法】　上药煎沸,急取起,候温作一服。

【主治】　妇人产难,横生倒产,一切危险不能及死胎不下者。

二仙膏(2)

【方源】　《古今医统大全》卷三十四。

【组成】　白矾、雄黄各 60 克。

【用法】　上药研为细散,先将药一半水糊和成膏。纸摊,贴患处即效;不效,再以另一半摊贴。须看贴药之后,大便如脓下,即愈。

【主治】　痞气,腹中作块。

二冬膏

【方源】　《摄生秘剖》卷四。

【组成】　天冬(去心)、麦冬(去心)各 500 克。

【用法】　二冬入砂锅,水煎取汁,再将滓水煎,以无味为度,入蜜,熬成膏。每次 15 克,空腹开水送下。

【功用】　①《摄生秘剖》:清心润肺,降火消痰。

②《北京市中药成方选集》:清肺益肾,生津止渴。

【主治】 ①《摄生秘剖》:虚损痰咳,烦渴热燥。

②《张氏医通》:肺胃燥热,痰涩咳嗽。

③《北京市中药成方选集》咳逆上气,咽喉疼痛,燥渴声嘶。

④《中国药典》:燥咳痰少,痰中带血,鼻干咽痛。

【宜忌】《全国中药成药处方集》(西安方):忌食辛辣之物;;风寒咳嗽忌服;消化不良,便溏者不宜。

【方论】 ①《摄生秘剖》:是膏用天冬清金降火,益水之源,故能下通肾气以滋阴;更以麦冬气薄主升,味厚为阴,有清心润肺之功,堪与天冬相并而施膏泽,以濡其枯槁焉。

②《丸散膏丹集成》:二冬禀少阴水精之气。麦门冬禀水精而上通于阳明,天门冬禀水精而上通于太阳。夫冬主闭藏,门主开转,咸名门冬者,俱能开转闭藏而上达。合二冬制熬成膏,消痰润肺,生脉清心。久服则肾固气平,体健身轻,不老不饥,受益匪浅。

二生丹

【异名】 二黄散。

【方源】《郑氏家传女科万金方》卷一。

【组成】 大怀熟地黄9克,锦纹大黄9克。

【用法】 放新瓦上焙炙焦黄,为末,陈煮酒泛丸。每用18克,虚弱者减半,于五更鸡鸣时,用热陈煮酒徐徐送下,少刻觉腹微痛,即解去恶积,经水立通。通后只用米粥熬熟韭菜,连服四五日,再服加减四物汤,或六味丸1料。

【主治】 妇人经水不通,内热,干血痨症。

【宜忌】 病久腹泻者,勿用此方。

二生汤(1)

【方源】《圣济总录》卷一七六。

【组成】 生木瓜、生姜(不去皮)各等份。

【用法】 上药切作薄片,量儿大小,以水煎热,去渣与服。

【主治】 小儿吐逆不止。

二生汤(2)

【方源】 方出《传信适用方》卷一引叶梦锡方,名见《济生方》卷四。

【组成】 附子30克,半夏(洗)15克。

【用法】 每次12克,加生姜3片,水煎,空腹服。

【主治】 ①《传信适用方》:痰嗽。

②《奇效良方》:胃冷有痰。

③《产科发蒙》:呕吐不止,及药入咽即吐逆者。

二生散(1)

【方源】《普济本事方》卷一引张发方。

【组成】 附子(去皮脐)、天南星各等份。

【用法】 上药研为散。每次12克,加生姜10片,慢火煎,去渣服。煎不熟有大毒,令人发肿增病。

【主治】 体虚有风,外受寒湿,身如在空中者。

二生散(2)

【方源】《疡医大全》卷十七。

【组成】 生白矾、生雄黄各等份。

【用法】 上为极细末。喉闭吹入,吐出毒水,1日3次;疮毒醋调,或凉水调服。

【主治】 喉闭,并吹乳、痈疽、恶疮。

二白丸(1)

【方源】《圣济总录》卷一二〇。

【组成】 僵蚕(炒)、白矾(熬枯)各15克。

【用法】 上药研为细散,以腊月猪脂为丸。纳于孔中。

【主治】 牙痛、蛀孔。

二白丸(2)

【方源】《医垒元戎》卷十一。

【组成】 白矾(约30克)1块。

【用法】 上用蒸饼剂裹,蒸熟去皮,加轻粉1~1.5克(量虚实加减)为丸,如梧桐子大。每次20~30丸,生姜汤送下。小儿丸小。

【功用】《玉机微义》引《医垒元戎》:坠痰清神。

【主治】 ①《医垒元戎》:痫症。

②《医学正传》:痰涎为病患,以致癫痫、狂妄、惊悸。

二白丸(3)

【方源】《普济方》卷一五八。

【组成】　白善粉 30 克,白矾 30 克。

【用法】　上药研为细散,生姜汁为丸,如梧桐子大。每次 20 丸,临卧姜汤送下。

【主治】　暴嗽。

二白丸(4)

【方源】　《鲁府禁方》卷三。

【组成】　石灰 30 克,茯苓 60 克。

【用法】　上药研为末,水为丸。每次 30 丸,空腹白水送下。

【主治】　①《鲁府禁方》:白带。

②《女科切要》:淋带。

【备考】　《女科切要》本方用法:为细末,用荞麦面、鸡子清调糊为丸。

二白散(1)

【方源】　《圣济总录》卷一二四。

【组成】　白芷、白蔹各一份。

【用法】　上药研为散。每次 3 克,水调下。

【主治】　诸鲠。

二白散(2)

【方源】　《外科大成》卷四。

【组成】　天南星、贝母各等份。

【用法】　上药研为末。鸡子清和米醋调敷。

【功用】　消肿。

【主治】　痰核。

二圣丸(1)

【方源】　《证类本草》卷十二引《经验方》。

【组成】　干漆(为末)30 克,湿漆 30 克。

【用法】　先将湿漆入铫子内,煎熬,住火,与干漆末一处拌和为丸,如半皂子大。每次 1 丸,温酒吞下,不拘时候。如小肠、膀胱气痛,牙关紧急,但斡开牙关,温酒化 1 丸,灌下必安。

【主治】　妇人不曾生育,血气脏腑疼痛不可忍及治丈夫病小肠气撮痛者。

【宜忌】　怕漆人不可服。

二圣丸(2)

【方源】　《太平圣惠方》卷八十八。

【组成】　大蛤蟆(端午日捕,眼赤者佳)1 枚,臭黄(为末)60 克。

【用法】　上净取却蛤蟆肚肠,然后满腹着臭黄末,以纸裹,上以泥封,令干更泥,如此可三遍,待泥干,即于大火中烧令烟尽,捣罗为末,用粟米饭为丸,如粟米大。儿 1 岁,以粥饮送下 1 丸。服药后,以生熟水浴儿,拭干,以青衣覆之,令睡良久,有虫出即效。

【主治】　小儿丁奚,腹胀干瘦,毛发焦黄。

二圣丸(3)

【方源】　《圣济总录》卷八十六。

【组成】　干竭(炒)30 克,桃仁(汤浸,去皮尖双仁,炒,研)30 克。

【用法】　上药研为末,以清酒、童便熬成膏为丸,如梧桐子大。每次 15 丸,食前温酒送下,1 日 3 次。

【主治】　脾劳羸瘦,脐腹绞痛。

二圣丸(4)

【方源】　《小儿药证直诀》卷下。

【组成】　黄连(去须)、黄柏(去粗皮)各 30 克。

【用法】　上药研为细散,将药入猪胆内,汤煮熟为丸,如绿豆大。每次 20～30 丸,米饭送下。量儿大小加减,频服无时。

【主治】　小儿脏腑或好或泻,久不愈,羸瘦成疳。

二圣丸(5)

【方源】　《小儿病源方论》卷三。

【组成】　石亭脂(如蜡块者)30 克,黑附子(炮,去皮)15 克。

【用法】　上药研为末,饭为丸,如黄米大。周岁儿,每次 10 丸,空腹乳汁送下。候 2 小时久得吃乳。

【主治】　小儿腹胀,足冷,面冷,或腹中气响而足冷,或水泻而足冷,或渴而足冷,或粪青足冷,或头温足冷,或脉沉微而足冷。

【宜忌】　《普济方》:急风足冷者不用。

二圣丸(6)

【方源】　《观聚方要补》卷三引《孙尚药方》。

【组成】　硫黄、附子各 30 克。

【用法】　上药研为末,粳米糊为丸。每次 30
丸,米饮送下。

【主治】　虫病,恶心则呕吐数条,每用杀虫药,
则吐虫愈多,此脏寒而虫不安,失居上膈。

二圣丸(7)

【方源】　《医方类聚》卷二十四引《吴氏集验
方》。

【组成】　大川乌(生,去脐尖皮)150克,五灵
脂150克。

【用法】　上药研为末,入龙脑、麝香,多为妙,
同研令细,滴水为丸,如弹子大。空腹服 1 丸,先以
生姜自然汁研化,次以温酒调服,每日 2 次。

【主治】　中风瘫痪,口眼㖞斜,言语謇涩,步履
不正。

二圣丸(8)

【方源】　《活幼心书》卷下。

【组成】　槟榔 30 克,巴豆(去壳膜,内存油)
15 粒。

【用法】　将槟榔锉晒为末,巴豆碎切,在乳钵
内杵极细,入槟榔末,同再杵匀,面糊为丸,如绿豆
大。每次 77～99 丸,五更初空腹用温茶清送下,只
投一服。见虫下尽,进以稀粥自安。

【功用】　消谷逐水,下气去风。

【主治】　腹内诸虫。

二圣丸(9)

【方源】　《御药院方》卷九。

【组成】　川乌(生用)15 克,苍术(去皮)30 克。

【用法】　上药研为细散,醋调面糊为丸,如桐
梧子大。每次 7 丸,食前盐汤送下。

【主治】　牙动摇疼痛。

【宜忌】　忌热物少时。

二圣丸(10)

【方源】　《活幼心书》卷下。

【组成】　槟榔 30 克,巴豆(去壳膜,内存油)
15 粒。

【用法】　将槟榔锉晒为末,巴豆碎切,在乳钵
内杵极细,入槟榔末,同再杵匀,面糊为丸,如绿豆
大。每次 77～99 丸,五更初空心用温茶清送下,

见虫下尽,进以稀粥自安。

【功用】　消谷逐水,下气去风。

【主治】　腹内诸虫。

二圣丹(1)

【方源】　《圣济总录》卷一五九。

【组成】　丹砂、乳香各 30 克。

【用法】　上药研为末,用倒流水为丸,如鸡头
子大,慢火焙干。产妇腹痛时,用秤锤 1 枚洗净,浓
研丹砂,以炭火烧令通赤,取出投于酒内,将酒下药
1 丸,立产。

【功用】　催生。

【主治】　难产。

二圣丹(2)

【方源】　《医方类聚》卷一○二引《经验秘方》。

【组成】　黄真阿魏 30 克,辰砂 30 克。

【用法】　上药研为末,为丸如大鸡头子大。每
次 1 丸,用参汤隔宿露一夜,次日以参汤送下。

【主治】　脾疾。

二圣汤(1)

【方源】　《圣济总录》卷五十五。

【组成】　厚朴(去粗皮,生姜汁炙)、大黄(锉,
炒)各 30 克。

【用法】　上药研为粗末。每次 9 克,酒煎,去
渣温服。

【主治】　久心痛。

二圣汤(2)

【方源】　《普济方》卷九十一引《海上名方》。

【组成】　僵蚕(直者,去丝嘴,炒黄色,为末)15
克,附子(重 15 克以上者,生,去皮脐尖)1 只。

【用法】　上将附子切作 8 块,用水 500 毫升,
加生姜 30 片,同煎至 300 毫升,去渣,分作 2 处,调
僵蚕末 1 半服,不醒再服。先用不蛀皂角揉汁蘸华
阴细辛末,擦牙关即开,后用二圣汤。

【主治】　中风。

二圣汤(3)

【方源】　《古今医鉴》卷十一引刘嵩皋方。

【组成】　何首乌(切)15 克,甘草 9 克。

【用法】　用黄酒 150 毫升,煎至 120 毫升,取出,入刺刺芽汁 50 毫升同服。

【主治】　血崩。

二圣饮(1)

【方源】　《仁斋直指方论》卷七。

【组成】　天南星、半夏(切片)各 60 克。

【用法】　上用生姜 500 克,捣取自然汁浸药,瓷器盛之,顿在锅内,隔汤熬,令姜汁尽,焙干为末。每次 6 克,生姜、甘草各少许,煎汤调下。或用糕糊小丸,姜汤下 30 丸。入煅白矾少许同丸,亦得。

【主治】　风痰。

二圣饮(2)

【方源】　《普济方》卷八十九。

【组成】　雄黑豆、皂角刺(锉)各 250 克。

【用法】　用无灰酒 2000 毫升,同煎至 500 毫升,去渣服。得汗为度。

【主治】　中风。

二圣散(1)

【方源】　《圣济总录》卷十六。

【组成】　细辛(去苗、叶,华阴者)、硝石各一份。

【用法】　上药研为细散。每用半字,发时搐入不痛边鼻内;如未已,方搐痛边鼻内。或用纸捻子蘸药,纳鼻中。

【主治】　风头痛,上焦壅滞,心膈烦热,并治偏头痛。

二圣散(2)

【方源】　《圣济总录》卷一六四。

【组成】　麻黄根 60 克,故败扇(烧取灰)15 克。

【用法】　上药研为散。每次 6 克,煎人参汤调下,不拘时候。

【主治】　产后虚汗不止,烦倦少力。

二圣散(3)

【方源】　《幼幼新书》卷三十七引张涣方。

【组成】　胡粉、苦参各等份。

【用法】　上各为细末。温酒调下;兼涂患处。

【主治】　①《幼幼新书》引张涣方:瘾疹,肌肉青黑。

②《小儿卫生总微论方》:腹肚皮肤忽然青黑。

二圣散(4)

【方源】　《幼幼新书》卷十五引《凤髓经》。

【组成】　浮萍、白芷各等份。

【用法】　上药研为末。每次 1.5～3 克,麝香酒下。

【主治】　疹痘欲出不出。

二圣散(5)

【方源】　《御药院方》卷七。

【组成】　干黑木耳(炒)30 克,鹿角胶(炒如珠子)7.5 克。

【用法】　上药研为细散。每次 9～12 克,温酒调下,不拘时候。

【主治】　泄痢,不问新久。

二圣散(6)

【方源】　《产乳备要》。

【组成】　羌活、川芎各等份。

【用法】　上药研为细散。每次 6 克,加酒少许,水煎服。

【功用】　产前安胎。

【主治】　产后恶血不尽,及胎衣不下。

二圣散(7)

【方源】　《普济方》卷一五七引《宣明论方》。

【组成】　汉防己(有花纹者)30 克,马兜铃(去子)30 克。

【用法】　上药研为末。每次 6 克,用生猪肉 250 克,水煎,去渣肉,温呷药清汁,临卧服。

【主治】　一切嗽喘。

二圣散(8)

【方源】　《儒门事亲》卷十五。

【组成】　黄丹 60 克,白矾(飞)60 克。

【用法】　上药研为细散。每次干掺疮口上。后用保生锭子,捏作饼子贴之。

【主治】　诸疮肿。

二圣散(9)

【方源】　《医方类聚》卷七十四引《济生方》。

【组成】　鸭嘴白矾 6 克,僵蚕(去丝嘴)15 克。

【用法】　上药研为细散。每次少许,吹入喉中。

【主治】　缠喉风,急喉痹,牙关紧急,痰涎壅塞者。

二圣散(10)

【方源】　《医方类聚》卷二二九引《施圆端效方》。

【组成】　铛墨 30 克,白芷 60 克。

【用法】　上药研为细散。每次 6 克,童便、温酒调下。

【主治】　难产血晕,呕逆不省人事,恶血不行,小便秘涩。

二圣散(11)

【方源】　《医方类散》卷七十七引《澹寮方》。

【组成】　大川乌、吴茱萸(去枝)各 150 克。

【用法】　上药研为细散,每次用药面各 15 克,醋调,涂两足心,油单隔,片帛系定,临卧用。次日便见效。

【主治】　口疮。

二圣散(12)

【方源】　《医方类聚》卷七十七引《澹寮方》。

【组成】　吴茱萸(去浮者,炒)、地龙(去土,炒)。

【用法】　上药研为细散。每次用药面各 15 克,醋调,涂两足心,油单隔,片帛系定,临卧用,次日便见效。

【主治】　老人、虚人口疮。

二圣散(13)

【方源】　《活幼心书》卷下。

【组成】　诃子(大者,半生半炮,去核)10 个,大腹皮(洗净,焙干)15 克。

【用法】　上药研为散。每次 6 克,水煎,不拘时候温服。

【主治】　风痰壅闭,语音不出,气促喘闷,手足动摇,似搐非搐。

二圣散(14)

【方源】　《赤水玄珠》卷二十八。

【组成】　雄黄 6 克,紫草 9 克。

【用法】　上药研为末。用油胭脂调下;痘疔挑破,以此点之。

【主治】　痘疔。

二圣散(15)

【方源】　《解围元薮》卷三。

【组成】　大粉草、大柴胡各等份。

【用法】　上药研为末。每次 9 克,或酒、或汤下,1 日 3 次。服至百日,自然病愈。

【主治】　疠风瘰烂。

二圣散(16)

【方源】　《活幼心法》卷七。

【组成】　苦参 9 克,僵蚕 3 克。

【用法】　上药研为细散。吹入。

【主治】　痧疹,咽喉肿痛,不拘初起回后。

二圣散(17)

【方源】　《眼科秘诀》卷一。

【组成】　白圣 5 份(飞过用,即白飞矾)、绿圣 6 份(生用,即生绿胆矾)。

【用法】　先将 2 味研为细末,复用十二圆黑面将军,将大碗 1 个,用水 2 碗,下将军于碗中,放在饭面上,蒸数十滚,以味尽为度,取去不用,即下二圣于碗内。闭目,一手洗眼外胞,每日 3～4 次为妙。

【主治】　一切眼症。

二圣膏

【方源】　《解围元薮》卷四。

【组成】　苦杏仁 70 粒,半夏半粒。

【用法】　上药研为细散。以浓茶同甘草煎洗患处,将药塞之。候肉长平,用掺药收功。

【主治】　风疮烂潭久者。

二母丸

【方源】　《国医宗旨》卷二。

【组成】　知母(酒炒)、贝母各等份。

【用法】　上药研为细散,炼蜜为丸。白汤送下。

【主治】　久嗽不愈。

二母散

【方源】　《证治准绳·类方》卷二引《太平惠民和剂局方》。

【组成】　知母、贝母各等份。

【用法】　上药研为细散。临睡时开水调，温服。

【主治】　①《证治准绳·类方》引《太平惠民和剂局方》：咳嗽。

②《急救仙方》：喘急倒头不得，痰涎壅盛。

③《医林纂要探源》：肺痿有热。

【加减】　如喘急，加苦葶苈末；如久嗽不止加马兜铃末，如无，以粟壳代，去筋膜不制。

【方论】　《成方切用》：用贝母化痰泻肺火，知母滋肾清肺金，取其苦寒胜热，润能去燥也。

二灰散(1)

【方源】　《圣济总录》卷一五二。

【组成】　蚕纸(烧灰)、箬叶(茶笼内者，烧灰)各等份。

【用法】　上药研为末。每次6克，温酒调下。

【主治】　经血不止。

二灰散(2)

【方源】　《三因极一病证方论》卷九。

【异名】　二合灰散(《医学纲目》卷十七)。

【组成】　大枣(和核烧存性)、百药煎(煅)各等份。

【用法】　上药研为细散。每次6克，米汤调下。

【主治】　肺疽，呕血并妄行。

二灰散(3)

【方源】　《医林绳墨大全》卷九。

【组成】　黑驴粪(阴阳瓦焙存性)、血余炭各4.5克。

【用法】　上药研为末。用火酒调下。

【主治】　崩漏。

二虫膏

【方源】　《圣济总录》卷一四八。

【组成】　地龙5枚、蜈蚣1枚(端午日收，赤足者)。

【用法】　上药，相和烂捣。敷患处。

【主治】　蛇咬，毒气攻心迷闷。

二色丸

【方源】　《本草纲目》卷三十二引《卫生杂兴》。

【组成】　吴茱萸60克，黄连60克。

【用法】　同炒香，各自为末。以百草霜末60克，同黄连作丸；以白芍末60克，同茱萸作丸。各用饭为丸，如梧桐子大，各收。每次50丸，赤痢，乌梅汤下连霜丸；白痢，米饭下茱芍丸；赤白痢，各半服之。

【主治】　痢疾及水泄，肠风。

二连汤

【方源】　《银海精微》卷下。

【组成】　胡黄连1.5克，宣黄连(成童子者倍之)3克。

【用法】　上药研为末。用蜜水调服。

【主治】　小儿疳伤。小儿三五岁，五脏火旺，身如痨瘵，面色萎黄，眼内红肿或突者。

【加减】　热甚，加银柴胡。

二角散

【方源】　《嵩崖尊生全书》卷十五。

【组成】　生犀角、羚羊角。

【用法】　磨汁，蜜和饮之。

【主治】　小儿撮口，大便热。

二辛煎

【方源】　《景岳全书》卷五十一。

【组成】　北细辛9克，生石膏30克。

【用法】　用水二碗，煎一碗，乘热频频漱之。

【主治】　①《景岳全书》：阳明胃火，牙根口舌肿痛不可忍者。

②《医级》：胃热龈浮，肾热齿蛀，肿胀疼痛。

【方论】　《山西中医》(1986，3∶29)：方中生石膏、细辛，其味皆辛，妙取石膏之辛寒与细辛之温相配伍，使其方辛而不热，寒而不遏。

【验案】　牙痛　《山西中医》(1986，3∶29)：吴某某，牙痛十余日，就诊前每日注射青素80万单位，并间断服用去痛片，痛不得止。察患者牙龈红肿,口干舌渴,舌红苔黄,脉滑数。辨证属胃火牙痛,投二辛煎,生石膏45克,细辛4.5克,二味药水煎两次,将两次药液混匀,一半漱口,一半分2次服下,1日1剂,漱口后痛止,3剂痊愈。

二灵丹

【方源】 《疡医大全》卷二十四。

【组成】 儿茶3克,冰片1克。

【用法】 上药研为末。将疮先用冷茶或甘草汤洗净,挹干,以鸡翎将药扫上。

【主治】 下疳,初起流脓。

二灵散(1)

【方源】 《仁斋直指方论》卷十四。

【组成】 龙骨(煅)15克,木贼(烧存性)7.5克。

【用法】 上药研为末。掺托之。

【主治】 久痢肠胃俱虚,肛门自下。

二灵散(2)

【方源】 《本草纲目》卷十五引《卫生家宝》。

【组成】 益母草(晒干)、陈盐梅(烧存性)各等份。

【用法】 上药研为末。每次9克,白痢,干姜汤下;赤痢,甘草汤下。

【主治】 赤白杂痢困重者。

二灵散(3)

【方源】 《仙拈集》卷二。

【组成】 当归、白芷各等份。

【用法】 上药研为末。每次6克,蜜汤调服。

【主治】 大便闭。

二妙丸(1)

【方源】 《医学纲目》卷二十引朱震亨方。

【异名】 阳明二妙丸。苍柏二妙丸(《症因脉治》卷三)。

【组成】 黄柏末、苍术末各等份。

【用法】 炼蜜为丸,如梧桐子大。

【功用】 《北京市中药成方选集》:清热燥湿。

【主治】 ①《医学纲目》引朱震亨方:下焦湿疮。

②《正体类要》:下焦湿热肿痛,或流注游走,遍身疼痛。

③《明医指掌》:湿热腰痛。

④《症因脉治》:热痹,肌肉热极,唇口干燥,筋骨痛不可按,体上如鼠走状,属湿热伤气分者。

⑤《古今医彻》:脚气。

⑥《成方便读》:湿热盛于下焦,而成痿证者。

⑦《北京市中药成方选集》:湿热下注,腿足发沉作肿及膝下生疮。

⑧《中国药典》:湿热下注,足膝红肿热痛,下肢丹毒,白带,阴囊湿疹等。

⑨《中医外科学》:湿疮,臁疮等证,肌肤红,作痒出水,属于湿热内盛者。

【方论】 ①《成方便读》:湿热之邪,虽盛于下,其始末尝不从脾胃而起,故治病者必求其本,清流者必洁其源。方中苍术辛苦而温,芳香而燥,直达中州,为燥湿强脾之主药;但病既传于下焦,又非治中可愈,故以黄柏苦寒下降之品,入肝肾直清下焦之湿热,标本并治,中下两宜。

②《绛雪园古方选注》:二妙散,偶方之小制也。苍术生用入阳明经,能发二阳之汗。黄柏炒黑入太阴经,能除至阴之湿。一生一熟,相为表里,治阴分之湿热,有如鼓应桴之妙。

③《医略六书·杂病证治》:湿热下注腰脊不能转枢,故机关不利,腰中疼重不已焉。苍术燥湿升阳,阳运则枢机自利;黄柏清热燥湿,湿化则真气得行;为散酒调,使湿热运行,则经气清利而腰府无留滞之患,枢机有转运之权,何腰中疼重不痊哉?此清热燥湿之剂为湿热腰痛专方。

④《医方发挥》:本方所治湿热下注之痿证,《素问·生气通天论》曰:"湿热不攘,大筋软短,小筋弛长,软短为拘,弛长为痿。"此言湿热所致之痿证。久处湿地或冒雨涉水,感受外湿,浸淫筋脉,流注关节,郁而化热;湿热相搏,湿则阻络,热则伤阴,津伤络阻,气血运行不畅,故关节肿痛;甚则筋脉迟缓不用而为痿证。且水性润下,故多见于下肢;若湿热浊气流注带脉,秽液下流,则成湿热带下,或下部湿疮;小便短黄,舌苔黄腻皆为湿热之象。本方治证为湿热下注,治宜清热燥湿。方中黄柏苦寒清热,苍术苦温燥湿。二药相合,具有清热燥湿之效,使湿去热清,诸症自除。

⑤《方剂学》本方所治诸证,皆有湿热下注所

致。湿热相搏,注于筋骨,则筋骨疼痛,着于下肢,阻滞经脉,气血运行不畅,故足膝红肿热痛;湿热不攘,筋脉弛缓,则病痿证;若湿热浊气流注带脉,秽液下流,则带下浑浊;湿热流注下部,则生湿疮;小便短黄,舌苔黄腻,皆为湿热之象。治宜清热燥湿。方中黄柏苦寒清热,苍术苦温燥湿,二药相合,具有清热燥湿之效,使湿去热清,诸症自除。

⑥《医方考》:湿性润下,病则下体受之,故腰膝病,然湿未尝痛,积久而热,湿热相搏然后痛。此方用苍术以燥湿,黄柏以去热。又黄柏有从治之妙,苍术有健脾之功,一正一从,奇正之道也。

⑦《广西中医药》:本方组方谨严,药少力专,由苍术、黄柏二药组成,主辅药可变换,如湿重于热则以苍术为主药,用量大于黄柏;反之,热重于湿则以黄柏为主药,用量大于苍术。黄柏苦寒,清热泻火,配苍术之温则燥湿健脾不致克伐肠胃;苍术性温,燥湿健脾,配黄柏之苦寒清热避免过燥损液之弊,一寒一温,两药结合,相得益彰。

二妙丸(2)

【方源】《外科大成》卷二。

【组成】棉花子 500 克,朴硝 120 克(入小酒瓶内,加老酒四碗,入瓶内封口,炭火煅,烟尽为度,取出)。

【用法】上药研为末。每次 9 克,空心白酒调服,1 日 2 次。

【主治】内痔,脏毒出血。

【宜忌】忌生酒,热物。

二妙丸(3)

【方源】《奇方类编》卷上。

【组成】生半夏 500 克,好烧酒 500 克。

【用法】泡透,阴干为末,老米饭浓汁为丸,如绿豆大,朱砂为衣。每次 60 丸,赤痢,清茶送下;白痢,姜汤送下;疟疾,开水送下。

【主治】痢疾,疟疾。

二妙丸(4)

【方源】《医家心法》。

【组成】橘红、半夏(姜制)各 120 克。

【用法】上药研为末,神曲为丸。每于未发前 6 小时许吞 1~2 丸。

【主治】疟疾三四发,有痰有食,误服补药,以致不愈者。

二妙汤

【方源】《绛囊撮要》。

【组成】甘草、威灵仙(各切片)各 500 克。

【用法】水约担许,将药煎五六滚,入大缸内,用板凳坐其中,周围用席围定熏之,待水温方浸洗,令浑身汗透淋漓。

【主治】一切风痹瘫痪,筋骨疼痛,并大麻恶风。

【宜忌】谨避风寒。

二妙酒

【方源】《仙拈集》卷三。

【组成】蒜头半个,荸荠 2 个。

【用法】煮熟捣烂,热白酒下。

【主治】小儿皮肤赤红肿痛。

二妙散(1)

【方源】方出《是斋百一选方》卷十八引柳正之方,名见《医方类聚》卷二二九引《澹寮方》。

【组成】蛇蜕(全者,烧存性)1 条,蚕纸(方五寸以上,烧存性,约与蛇蜕相等)1 片。

【用法】上药合和,只作一服。以麝香温酒调下。

【功用】催生。

【主治】难产。

二妙散(2)

【方源】《普济方》卷七十一引《杨氏家藏方》。

【组成】当归、熟地黄各等份。

【用法】上药研为细散。每次 6 克,以无灰酒下,不拘时候。

【功用】养肝气。

【主治】目昏,视物模糊,泪下。

二妙散(3)

【方源】《丹溪心法》卷四。

【组成】黄柏(炒)、苍术(米泔浸,炒)。

【用法】上药研为末。沸汤入姜汁调服。

【主治】筋骨疼痛因湿热者。

【备考】　二物皆有雄壮之气,表实气实者,加酒少许佐之。有气加气药,血虚者加补药;痛甚者,加生姜汁热辣服之。

二妙散(4)

【方源】　《普济方》卷二○四。

【组成】　半夏30克,干桑皮60克。

【用法】　上药研为末。每次9克,加生姜3片,水煎,稍热服。

【主治】　五膈气,心胸痞塞。

二妙散(5)

【方源】　《慈幼新书》卷一。

【组成】　文蛤30克,黄柏6克。

【用法】　煎水熏洗。

【主治】　眼中翳膜血丝。

二妙散(6)

【方源】　《仙拈集》卷三引《普济方》。

【组成】　蛇床子30克,轻粉9克。

【用法】　上药研为末。香油调搽。

【主治】　鼻疳久不愈。

二妙散(7)

【方源】　《类编朱氏集验方》卷一。

【组成】　当归、陈皮各等份。

【用法】　上药研为末。以酒调服。

【功用】　理气血,去风。

二妙散(8)

【方源】　《绛囊撮要》。

【组成】　宣州木瓜(陈酒拌1宿)30克,干丝瓜络15克。

【用法】　瓦上各炙存性,研末和匀。卧时敷患处,含一夜吐出,即愈。

【主治】　虚火牙龈肿痛。

二妙散(9)

【方源】　《仙拈集》卷二。

【组成】　荔枝核(炮)、小茴香(炒)各等份。

【用法】　上药研为末。每次9克,空腹酒调下。

【主治】　寒疝偏坠肿痛。

二妙散(10)

【方源】　《外科方外奇方》卷三。

【组成】　茅山苍术500克,黄柏500克。

【用法】　共炒存性,为末。麻油调搽。

【主治】　湿风烂疮。

二奇方

【方源】　《赤水玄珠》卷五。

【组成】　白术15克,滑石9克。

【用法】　水煎服。

【主治】　水肿。

二拗散

【方源】　《圣济总录》卷九十八。

【组成】　胡椒、朴硝各30克。

【用法】　上药研为细散。每次6克,温开水调服。

【主治】　小肠淋,沙石难出,疼痛。

二虎丸

【方源】　《证类本草》卷十引《梅师方》。

【异名】　神助丹(《御药院方》卷六)。

【组成】　草乌、附子各120克。

【用法】　酽醋浸三宿,取出切作片子,穿一小坑,以炭火烧令通赤,用好醋同药倾入热坑子内,盆合之,经一宿取出,去沙土,用好青盐(研)120克,与前药同炒令赤黄色,杵为末,醋面糊为丸,如梧桐子大。每次15丸,空腹冷酒送下;盐汤亦得。

【功用】　补益元脏,进饮食,壮筋骨。

二虎丹

【方源】　《中藏经·附录》卷八。

【组成】　辰砂、硫黄。

【用法】　上药研为细散,枣肉为丸,如龙眼大。当发日,新水化服。

【主治】　疟疾。

【加减】　热多,加辰砂;寒多,加硫黄。

二物汤(1)

【方源】　《备急千金要方》卷二十五。

【组成】　大麻子 300 毫升,大葱白 20 枚。

【用法】　上各捣令熟,水煎,顿服之。若血出不尽,腹中有脓血,更合服。当呕脓血。

【主治】　金疮,腹中淤血。

二物汤(2)

【方源】　《仁斋直指方论》卷六。

【组成】　鸡心大槟榔、高良姜各等份。

【用法】　上锉细。每次 9 克,加陈米 100 粒,水煎服。

【主治】　脾痛。

二物汤(3)

【方源】　《仁斋直指方论》卷十八。

【组成】　辣桂 45 克,牵牛(炒)30 克。

【用法】　上药研为粗末。每次 6 克,加生姜、大枣,水煎,温服。

【主治】　奔豚疝气、攻刺走痛。

二物汤(4)

【方源】　《医学正传》卷八。

【组成】　蝉蜕(洗净)21 枚,甘草(炙)30 克。

【用法】　上药研为末。水煎,时时服之。

【主治】　小儿患痘疹,因不能忌口,食毒物而作痒者。

二物散

【方源】　《圣济总录》卷一一七。

【组成】　僵蚕、黄连各等份。

【用法】　上药研为末。临卧掺口内。

【主治】　口疮。

二乳饮

【方源】　方出《备急千金要方》卷五,名见《普济方》卷三六五。

【组成】　驴乳、猪乳各 200 毫升。

【用法】　合煎。每次服 10 毫升。

【主治】　小儿口噤。

二金散(1)

【方源】　《幼幼新书》卷三十三引张涣方。

【组成】　黄连、黄柏各 3 克。

【用法】　上药研为末。奶汁浸一宿,焙,绵裹,荆芥汤浸,乘热洗。

【主治】　眼睑赤烂。

二金散(2)

【方源】　《小儿卫生总微论方》卷十一。

【组成】　龙骨(煅)30 克,枯龟壳半枚(涂酥炙黄用)30 克。

【用法】　上药研为细散。每次 1.5 克,干掺上,按纳之。

【主治】　小儿久痢,大肠虚冷,肛门脱出。

二宝丹(1)

【方源】　《仙拈集》卷四。

【组成】　朱砂、滑石(各飞)各等份。

【用法】　茯苓 250 克,打碎,用河水煎煮,入丹 1 克,滚一二沸,早、中、晚各服 50 毫升。1 月痊愈。

【主治】　①《仙拈集》:杨梅结毒。

②《疡医大全》:男、妇杨梅结毒,或在头脑、咽喉、鼻中溃烂腐臭者。

【宜忌】　《疡医大全》:忌油、盐、酱、醋、糖、茶、酒。煎时忌铁。

【加减】　鼻病,加辛夷。

二宝丹(2)

【方源】　《药奁启秘》。

【组成】　升药、熟石膏各等份。

【用法】　上为极细末。卷于纸捻上,插入疮口。

【功用】　提脓生肌。

二宝丹(3)

【方源】　《中医外科学讲义》。

【异名】　八二丹(《外伤科学》)。

【组成】　煅石膏 240 克,升丹 60 克。

【用法】　将药粉掺入疮口中,或黏附在药线上,插入疮口中。

【功用】　排脓拔毒。

【主治】　①《中医外科学讲义》:一切溃疡,脓流不畅,腐肉不化。

②《妇产科学》:前庭大腺炎。

二宝散

【方源】　《赤水玄珠》卷二十八。

【组成】　犀角、玳瑁。

【用法】　二味磨汁,顿服。

【主治】　①《赤水玄珠》:痘紫色,发热鼻衄,小便如血,口渴,乱语。

②《张氏医通》:痘顶色白,肉红肿而痘反不肿,或黑陷不起。

【备考】　《张氏医通》本方用生玳瑁、犀角各等份,为散。入猪心血少许,紫草汤调服。

二宜散(1)

【方源】　《圣济总录》卷七十六。

【组成】　黄连(去须)、吴茱萸(汤浸,焙,炒)各30克。

【用法】　上药各为末。每赤脓多,用茱萸末3克,黄连末倍之;白脓多,即黄连末3克,茱萸末倍之。空腹、食前米饮调下。

【主治】　脓血痢。

二宜散(2)

【方源】　《魏氏家藏方》卷七。

【组成】　甘草(慢火油煎)、干姜(炮,洗)各等份。

【用法】　上药研为末。每次3克,水煎,经宿露,空心服。如赤多,即甘草6份,干姜4份;白多,甘草4份,干姜6份。

【主治】　赤白痢。

【宜忌】　忌生冷、油腻物。

二参汤

【方源】　《外科大成》卷三。

【组成】　人参、玄参各6克。

【用法】　水煎服。

【主治】　①《外科大成》:牙衄属虚火者。

②《医宗金鉴》:胃经虚火,牙龈腐烂,淡血渗漏不已者。

二珍丸

【方源】　《圣济总录》卷一四六。

【组成】　天南星(为末)90克,黄牛胆(大者,取汁)1枚。

【用法】　上为丸,如鸡头子大,阴干。遇中毒者,洗汗袜水,澄清半盏,入盐少许,磨下1丸,或吐

或利即愈。如吐利后气满,即服平胃散助之。

【功用】　解一切药毒。

二珍散

【方源】　《魏氏家藏方》卷五。

【组成】　芫花30克,高良姜60克。

【用法】　入砂石器中,米醋熬,焙干为末。每次1.5克,空心温酒调下。

【主治】　丈夫、妇人九种心痛。

【宜忌】　忌油腻之物。

二毒丸

【方源】　《医方类聚》卷一四一引《烟霞圣效方》。

【组成】　舶上硫黄30克,茶30克。

【用法】　上药研为细散,用新炊热饭为丸,如梧桐子大。每次10～15丸,米饮汤送下,每日3次。

【主治】　肠风下血,里急后重。

二胡散

【方源】　《古今医统大全》卷五十六。

【组成】　延胡索、白胡椒各等份。

【用法】　上药研为细散。每次15克,食前温酒调服。

【主治】　冷气心痛及疝气心腹痛。

二草散

【方源】　《类编朱氏集验方》卷十二。

【组成】　金星凤尾草120克,甘草30克。

【用法】　上药研为细散,酒调下。生用者,擂烂酒服,不拘时候。

【主治】　诸般疮。

二香散(1)

【方源】　《杨氏家藏方》卷十三。

【组成】　香鼠(和毛炙令焦)1枚,麝香(别研)少许。

【用法】　上药研为细散,和匀。每用少许干掺疮口上。先以温汤洗过,拭干,次用上件药掺。如疮口深,脓出,药不能入者,用纸捻蘸药,任在疮内,自然脓出少,从里生肉向外。

【主治】 远年冷漏。

【备考】 有足底被签破,经百日疮口不合,贴此药遂愈。

二香散(2)

【方源】 《济阳纲目》卷九十二。

【组成】 木香、沉香各等份。

【用法】 上药研为末。煎陈皮、茯苓汤调下,空腹服。

【主治】 气郁于下,小便隐秘不通。

二胆方

【方源】 方出《太平圣惠方》卷三十六,名见《普济方》卷五十四。

【组成】 熊胆0.3克,鼠胆2枚。

【用法】 上水为丸,如绿豆大。滴入耳中。

【主治】 耳久聋。

二胜丸

【异名】 香豉丸(《儒门事亲》卷十五)。

【方源】 《宣明论方》卷十。

【组成】 盐豉、紫蒜(去皮)各等份。

【用法】 上同为膏,为丸如梧桐子大。每次3～5丸,米饮汤送下。如未愈,赤白痢腹胁痛,更与杏仁丸。

【主治】 泄痢虚损,不问久新者。

二胜散(1)

【方源】 《圣济总录》卷三十九。

【组成】 诃黎勒皮、干姜(成块者)各60克。

【用法】 上药不捣碎,同用水于铫子内煎,水尽为度,取出重细切、焙干,捣罗为散。每次6克,陈米饮调下。

【主治】 干霍乱,不吐不利,令人昏冒,烦乱气短,上下隔塞,冷汗自出。

二胜散(2)

【方源】 《圣济总录》卷五十一。

【组成】 伏龙肝、附子(炮裂,去皮脐)各30克。

【用法】 上药研为散。每次3克,温酒调下。

【主治】 头痛,牙痛。

二胜散(3)

【方源】 《圣济总录》卷一五二。

【组成】 荆芥穗、乌龙尾(炒烟尽)各15克。

【用法】 上药研为散。每次6克,茶清调下。

【主治】 妇人经血不止。

二美散

【方源】 《外科全生集》卷四。

【异名】 二妙散(《仙拈集》卷四)、二妙丹(《外科方外奇方》卷三)。

【组成】 吴茱萸(焙)、硫黄各等份。

【用法】 上药研为极细末,以右手中指粘满香油蘸药,入左手心,合掌摩擦,每日3次。愈后再三四日,不发。

【主治】 癞疥脓窠间杂者。

二姜丸(1)

【方源】 《小儿卫生总微论方》卷十六。

【组成】 干姜、高良姜各等份。

【用法】 上药锉细,同炒黄,为细末,蒸饼为丸,如绿豆大。每次3～5丸,煎杨柳汤,空腹送下。

【主治】 痹疾,发寒热似疟;亦治疟疾。

二姜丸(2)

【方源】 《医学启源》卷十一。

【组成】 高良姜、干姜(炮)各90克。

【用法】 上药研为末,酒糊为丸,如梧桐子大。每次30丸,空腹温开水送下。

【主治】 ①《医学启源》:癖冷。

②《医学考》:腹痛脉迟者。

【方论】 《医方考》:腹痛之由有数种,今日脉迟,则知寒矣。故用干姜、高良姜之辛热者以主之。辛可以破滞,热可以散寒,不滞不寒,痛斯失矣。

二姜丸(3)

【方源】 《类编朱氏集验方》卷二。

【组成】 白姜(炮)、高良姜(壁土炒)各等份。

【用法】 上药研为细散,用猪胆汁为丸,如梧桐子大。每次30～40丸,遇发前空腹酒吞下。如此二服而愈。

【主治】 虚疟。

二姜汤

【方源】　《医方类聚》卷一四一引《烟霞圣效方》。

【组成】　干姜(炮)30克,高良姜(生)30克。

【用法】　上药研为细散。每次6克,热醋调下。如治疟疾,未发前服;又治泻痢,不拘时候服。

【主治】　疟疾;脓血泻利。

二神丸

【方源】　《仙拈集》卷一。

【组成】　何首乌、牛膝各1000克。

【用法】　好酒500毫升,浸7宿,晒干,石臼内杵末,枣肉为丸,如梧桐子大。每次30～50丸,空腹酒送下。

【主治】　腰膝疼痛,遍身瘙痒。

二神散(1)

【方源】　《普济方》卷一八八。

【组成】　香附(烧存性)30克,蒲黄(炒)30克。

【用法】　上药研为末。每次9克,取大眼桐皮,刮去青取白,浓煎汤调下。

【主治】　呕血,便血,尿血及妇人血崩不止。

二神散(2)

【方源】　《古今医统大全》卷四十二。

【组成】　陈槐花(炒焦黑)60克,百草霜15克。

【用法】　上药研为细散。每次9克,茅根煎汤调下。治血崩下血,皆空腹服之效。舌上忽然肿破出血,用此掺之。

【主治】　男女呕血,血崩下血,舌上忽然肿破出血。

二神散(3)

【方源】　《古今医统大全》卷六十二。

【组成】　大黄、朴硝各等份。

【用法】　上药研为末。津调涂鼻上。

【主治】　赤鼻久不愈。

二神散(4)

【方源】　《外科启玄》卷十二。

【组成】　丁香9粒,干姜(炒)3克。

【用法】　上药研为末。每1.5克,开水送下。少刻痘红活为止。

【主治】　痘正发时遇大寒,变为阴症,腹痛,口气冷,呕吐,泄泻,灰白陷伏难发者。

【方论】　《医方考》:气血原实,或以饮食凉剂,寒其中气,致痘不起,故只用丁香、干姜以温中,而不必参、耆等也。

二神散(5)

【方源】　《喉科紫珍集》。

【组成】　绿豆21粒,白胡椒7粒。

【用法】　上药研为末。用豆许,绵裹,置痛处,永绝其患。如痛不可忍,先用火酒漱口,后咬此药。

【主治】　一切牙痛。

二神散(6)

【方源】　《喉科枕秘》卷二。

【组成】　干姜30克,雄黄9克。

【用法】　上为极细末,瓷瓶装盛。吹痛处。

【主治】　口舌生疮。

二神膏(1)

【方源】　《普济方》卷二四七引《经验良方》。

【组成】　牡蛎(煅)60克,高良姜30克。

【用法】　上药研为细散。津唾或水调服。小便处须臾如火热,略痛即平安。

【主治】　肾囊偏坠疝气。

二神膏(2)

【方源】　《奇方类编》卷七。

【组成】　黑砂糖500克,连皮生姜500克。

【用法】　上药共捣如泥成膏,入瓷罐固封,埋干燥地下7日。每次9克,开水调下。

【主治】　一切痰膈、食膈。

二退散

【方源】　《丹溪心法附余》卷二十一。

【组成】　蛇蜕(全者)1条,蚕蜕纸30克。

【用法】　上各烧存性,为细末。酒调服。

【主治】　难产。

二根丸

【方源】　《幼科指南》卷上。

【组成】　红椿树根皮、白椿树根皮各等份。

【用法】　上药研为末，米糊为丸。陈米汤送下。

【主治】　痢下赤白，日久不止者。

二根汤

【方源】　《幼幼新书》卷三十五引张涣方。

【组成】　桑白根皮、李子根各等份。

【用法】　上药研为散。每次12克，水煎，避风淋患处。

【主治】　小儿尿灶火丹。

二消散

【方源】　《青囊秘传》。

【组成】　雄黄6克，白矾60克。

【用法】　上药研为末。面糊调膏摊贴。数月必愈。或用茶调，鹅翎蘸扫患上。

【主治】　风湿诸肿痛痒，疮疥。

二粉散

【方源】　《原机启微·附录》引《全婴集》。

【组成】　轻粉1.5克，粉霜3克。

【用法】　上药研为末。用绵裹，如人患左眼，塞入左耳内；患右眼，塞入右耳内。所患眼便开得，其疮自愈。

【主治】　小儿斑疮入眼。

二黄丸（1）

【方源】　《普济方》卷三十八引《肘后备急方》。

【组成】　黄芪、黄连各等份。

【用法】　上药研为末，面糊为丸，如绿豆大。每次30丸，米饮送下。

【主治】　肠风泻血。

二黄丸（2）

【方源】　《济生方》卷二。

【组成】　雌黄3克，雄黄30克。

【用法】　上为极细末，熔黄蜡为丸，如弹子大。每次1丸，于半夜时，熟煮糯米粥，乘热以药投在粥内，搅和服。

【主治】　停痰在胸，喘息不通，呼吸欲绝。

二黄丹

【方源】　《外科证治全书》卷四引孙真人方。

【组成】　黄柏15克，轻粉3克。

【用法】　上药研为末。鸡子黄熬油调搽。

【主治】　疥疮脓窠痛甚者。

二黄散（1）

【方源】　《保命集》卷下。

【组成】　生地黄、熟地黄各等份。

【用法】　上药研为细散。每次30克，白术、枳壳汤调下，1日2次。

【主治】　①《保命集》：怀孕胎漏。

②《校注妇人良方》：胎漏下血，或内热晡热，或头痛头晕，或烦躁作渴，或胁肋胀痛。

二黄散（2）

【方源】　《普济方》卷三一一。

【组成】　大黄（熬）3克，生地黄（熬）9克。

【用法】　上以水、酒各半煎服。

【主治】　打损及伤堕，腹内有淤血，久不消。妇人室女经脉不通。

二黄散（3）

【方源】　《医便》卷三。

【组成】　锦纹大黄（一半炭火煨，不可过性，一半生）60克，大甘草节60克。

【用法】　上药研为细散。每次9克，空心温酒调下。

【主治】　发背，痈疽，疔疮，恶疖，一切无名肿毒，恶疮异症，热疼痛，初起赤溃者。

【方论】　《串雅内编选注》：用大黄治疗痈疽历代相习沿用。如晋·葛洪《肘后备急方》用大黄面和苦酒贴肿处，治疗痈肿、热；《妇人经验方》用大黄、粉草（即甘草佳品）为面，好酒熬成膏，用绢摊贴疮上，治疗乳痈肿毒；《外科精要》方用大黄、粉草熬成膏，内服治疗一切痈疽，能消肿逐毒，使毒不内攻。大黄苦寒，以活血祛瘀解毒见长，再佐以甘草之甘平，不但能缓和大黄苦寒伤胃之弊，且可补脾益气，从而增强清热解毒的功效。药只二味，配伍得当，故可用于痈疽、发背等症。

二黄散(4)

【方源】《济阴纲目》卷九。

【组成】 鸡子(乌鸡者佳,倾出清,留黄用)1枚,黄丹(入鸡子壳内,同黄搅匀,以厚纸糊牢,盐泥固济,火上煨干)3克。

【用法】 上药研为细散。每次 6 克,米饮调下。

【主治】 妊娠下痢赤白,绞刺疼痛。

二黄散(5)

【方源】《洞天奥旨》卷十二。

【组成】 大黄(炒)、黄柏(火煅)。

【用法】 上药各为细末。以鸡子清调之,搽上最妙。

【主治】 汤烫疮。

二黄膏

【方源】《痈疽神验秘方》。

【组成】 黄柏、大黄各等份。

【用法】 上药研为末。用醋调搽。如干,用水润之。

【主治】 ①《痈疽神验秘方》:一切肿毒,坐板疮。

②《景岳全书》:敷一切肿毒,热浮在外,或时气热壅者。

二温散

【方源】《普济方》卷二四八。

【组成】 附子(炮裂,去皮脐)、蓬莪术(煨,锉)各 30 克。

【用法】 上锉散。每次 3 克,用热酒调下,不拘时候;妇人醋汤下。

【主治】 心疝,冷痛不可忍。

二鲜饮

【方源】《医学衷中参西录》上册。

【组成】 鲜茅根(切碎)120 克,鲜藕(切片)120 克。

【用法】 煮汁常常饮之。旬日中自愈。

【主治】 虚劳证,痰中带血。

【加减】 若大便滑者,茅根宜减半。再用山药细末两许,调入药汁中,煮作茶汤服之。

【方论】 茅根善清虚热而不伤脾胃,藕善化淤血而兼滋新血,合用之为涵养真阴之妙品。且其形皆中空,均能利水。血亦水属,故能引泛滥逆上之血徐徐下行,安其部位也。至于藕以治血证,若取其化淤血,则红莲者较优;若用以止呕,则白莲者胜于红莲者。

【验案】 血证 堂兄某,年五旬,得吐血证,延医治疗不效。脉象滑数,摇摇有动象,按之不实。时愚在少年,不敢轻于疏方,因拟此便方,煎汤两大碗,徐徐当茶温饮之,当日即见愈,五六日后病遂脱然。自言未饮此汤时,心若虚悬无着,既饮后,觉药力所至,若以手按心,使复其位,此其所以愈也。

二白铧散

【方源】《小儿卫生总微论方》卷十。

【组成】 大天南星(炮裂,出火毒)1个,大半夏(汤洗 7 次,去滑,并锉作块子)4 个。

【用法】 加生姜 7 片,慢火水煎,呷服。入冬瓜子同煎更妙。

【主治】 小儿膈上痰壅,吐逆不食,渐生惊候,胸中满塞,咽嗌不利。

二号化毒丹

【方源】《朱仁康临床经验集》。

【组成】 牛黄 1.5 克,轻粉 3 克。

【用法】 先将牛黄研细,再加轻粉研细,以不见星为度,装瓶密封。量儿大小,每日服 0.15～0.3 克,蜂蜜少许调服。

【功用】 清化解毒。

【主治】 胎毒,胎疮(婴儿湿疹),头面热毒,疖肿,大便干秘者。

【宜忌】 服药期间,忌食鸡蛋、花生、鱼腥发物。

二圣救苦丸

【方源】《万病回春》卷二。

【组成】 锦纹大黄(酒拌,蒸,晒干)120 克,猪牙皂 60 克(如猪牙者)。

【用法】 上药研为末,水打稀糊为丸,如绿豆大。每次 50～70 丸,冷绿豆汤送下。以汗为度。

【主治】 ①《万病回春》:伤寒瘟疫。不论传经、过经者。

②《喉科紫珍集》:大头瘟,目赤咽肿。

【方论】《医宗金鉴》:疫气从鼻而入,一受其邪,脏腑皆病,若不急逐病出,则多速死。急逐之法,非汗即下,故古人治疫之方,以下为主,以汗次之,是为病寻出路也。方中用猪牙皂开窍而发表,大黄泻火而攻里,使毒亦从汗下而出也。

二圣解毒丸

【方源】《幼科直言》卷五。

【组成】川贝母、金银花。

【用法】上为极细末,炼蜜为丸,重3克。每次1丸,白开水化下。

【主治】小儿奶癣疮症。

【宜忌】乳母戒葱、蒜、椒、姜、烧酒、牛、羊、鲤鱼、动火等物。

二陈摄本散

【方源】《绛囊撮要》。

【组成】陈棕榈(烧存性)、陈阿胶各等份。

【用法】上药研为末。每次9克,酒送下,即止。

【主治】血崩不止。

二味牛膝酒

【方源】《圣济总录》卷八十四。

【组成】生牛膝、生地黄(净洗,控干,切,晒)各250克。

【用法】上药和捣如泥,作团,以纸裹,外更以黄泥固济,微火炙,勿令泥有裂处,待干,即于地炉中灰火养半日,次以炭火渐渐烧之,取出候冷,去泥纸,捣罗为散。每次15克,酒煎,和滓食前顿服。

【主治】脚气极冷,着厚棉衣,盖覆不觉暖者。

二味香茸丸

【方源】《普济方》卷二一九引《十便良方》。

【组成】鹿茸300克,麝香30克。

【用法】上先将鹿茸为细末,后入麝香同拌匀,以山药60克,酒煮为糊,丸如梧桐子大。每次30丸,空腹米饮送下。

【功用】补虚益阳。

二味消毒散

【方源】《外科大成》卷一。

【异名】二味拔毒散(《医宗金鉴》卷六十二)、二味败毒散(《药奁启秘》)。

【组成】白矾30克,明雄黄6克。

【用法】上药研为末。茶清调化,鹅翎蘸扫患处。

【功用】①《浙江中医杂志》(1958;12:封三):杀菌化腐,燥湿敛疮。

②《中药成药制剂手册》:除湿止痒。

【主治】风湿热毒引起的疮疡、湿疹,红肿痒痛及毒虫咬伤。

①《外科大成》:热疖、痱、痤、疖、疹、风湿痒疮。

②《疡科遗编》:喉袋蛇缠,湿热时毒。

③《验方新编》:毒虫咬伤。

④《中药成药制剂手册》:湿毒引起的疮疡,红肿痛痒流水以及湿疹,慢性中耳炎。

⑤《中医皮肤病学简编》:皮炎、疮疹。

【验案】①麻风神经痛 《浙江中医杂志》(1958;12:封三):山东省北坛医院采用浓茶汁调二味拔毒散外治80例麻风神经痛,收到了良好效果。一般在敷药10～15分钟后,疼痛基本消失,局部仅留有轻度胀感,24小时后将药解除,胀大的神经已显著变细变软。80例中,经敷贴一次治愈的有66例(占82.5%),敷贴两次治愈的有13例(占16.25%),只一例敷贴四次,疗效达100%。

②风毒肿 《江苏中医》(1965,3:38):以雄黄、明矾各等份,共研极细末,与野菊花根捣汁拌匀如糊,涂于风毒肿之水肿部,日搽2～3次,治疗轻、中、重三型之风毒肿36例,除2例未坚持治疗外,均愈。

二味隔纸膏

【方源】《景岳全书》卷六十四。

【组成】石膏(煅)、白矾各等份。

【用法】上药研为末,用桐油调成膏,作隔纸膏贴之。更服荆防败毒散,如数剂不愈,再服黄芪人参汤。

【主治】臁疮,湿毒疮。

二制黄连膏

【方源】《万氏家抄方》卷三。

【组成】鸡爪黄连不拘多少(切碎,洗净)。

【用法】先将姜1大块切作两片,挖空,将黄连入姜内,以绵缚之,湿纸包,略煨少时,纸焦为度,以红枣去核,将黄连盛入枣内,少加矾末,亦以湿纸包,仍入慢火煨熟,待矾化,取出黄连,浸乳内点之。

【主治】　风热眼眦粘涩等眼疾。

二物石膏汤

【方源】　《备急千金要方》卷五。

【组成】　石膏1块(如鸡子大,碎),珍珠30克。

【用法】　水煮石膏五六沸,纳真珠,再煮,分2次服。

【主治】　少小中风,手足拘急。

二物茯苓粉散

【方源】　《备急千金要方》卷五。

【组成】　茯苓、牡蛎各120克。

【用法】　上药治下筛,以粉240克,合捣为散。有热辄以粉,汗即自止。

【主治】　①《备急千金要方》:少小头汗。

②《普济方》:小儿盗汗不止。

十全汤

【方源】　《普济方》卷一九三。

【组成】　大麻子(新胀肥者佳)、赤小豆(不浮者)各1000克。

【用法】　以新者拣净,水洗暴晒,蒸麻子熟,更晒干,贮净器中。欲服,取50克麻子,熬令黄香,宜慢火,休令焦,为细末,以水五升煮取汁尽,净器盛之;明旦饮服,今夜以小豆30克淘净,水浸至旦,滤去水,以新水煮豆大半熟,即滤出令干,纳麻子汁中,煮烂为度。空腹恣食。3日腹当小,心闷少时即止。5日后,小便数或赤而唾黏口干,不足为怪。服讫微行,不可便卧。10日后,针灸三里、绝骨。如气不泄尽,再服。

【主治】　水气,通身洪肿。

【宜忌】　慎房事,嗔怒大语,忌酒、面、油、醋、生冷、菜茹,一切鱼、肉、盐、五辛。

十枣散

【方源】　《杨氏家藏方》卷三。

【组成】　穿山甲30克,干大枣10个。

【用法】　上同烧灰留性,研为细末。每次6

克,当发日未出时,井花水调下。

【主治】　但热不寒疟。

十膈散

【方源】　《类编朱氏集验方》卷四。

【组成】　老姜2大拇指大(剜空中间,放以子母丁香2粒在内,合住,以湿纸裹煨)。

【用法】　生姜、丁香煎汤送下。

【主治】　反胃呕吐。

丁豆丸

【方源】　《魏氏家藏方》卷五。

【组成】　肉豆蔻(面裹煨)、丁香(不见火)各等份。

【用法】　上药研为细散,生姜汁煮枣肉为丸,如小赤豆大。每次30丸,食前米饮送下。

【功用】　温中,固脏气。

丁附汤

【方源】　《世医得效方》卷十一。

【组成】　大附子(生或炮,去皮脐)。

【用法】　上锉散。每次3克,加生姜5片,丁香5粒,水煎,量大小予之。

【主治】　小儿吐泻虚脱,成慢惊风。

丁附散(1)

【方源】　《普济方》卷三十六引《澹寮方》。

【组成】　附子(大者,周围钻孔,用丁香插入孔内,以面裹煨熟,去面不用)1个。

【用法】　上以附子、丁香为末。同猪臀肉切片炙熟,蘸药末嚼下,空腹顿服10数片,用生姜汁、盐汤渐下。

【主治】　冷吐反胃,以及吃食移时即吐。缘水不胜火复还脾,脾不能受即吐。

丁附散(2)

【方源】　《古今医统大全》卷二十八引《卫生易简方》。

【组成】　大附子(坐于转石上,四面着火,渐渐逼热,淬入生姜汁中,浸少时,如法再淬,约尽姜汁半碗许为度。去皮,焙干为末)1枚,丁香(研)6克。

【用法】　二味和匀。每次6克,加粟米少许,水煎服。

【主治】 反胃呕逆,粥食不下。

丁香汤

【方源】 《圣济总录》卷五十五。

【组成】 丁香 7.5 克,肉桂(去粗皮)15 克。

【用法】 上药研为粗末。每次 6 克,酒煎,去渣温服。

【主治】 胃心痛不止。

丁香梨

【方源】 《仙拈集》卷一。

【组成】 大雪梨 1 个,丁香 15 粒。

【用法】 将丁香入梨内,湿纸包裹四五重,煨熟食之。

【主治】 噎膈,反胃。

丁香散(1)

【方源】 《外台秘要》卷七引《必效方》。

【组成】 丁香 7 枚,头发灰 10 克。

【用法】 上药研为末。和酒服之。

【主治】 ①《外台秘要》引《必效方》:虫心痛。

②《医方类聚》引《经验良方》:妇人卒心痛。

丁香散(2)

【方源】 方出《证类本草》卷二十七引《经验方》,名见《小儿卫生总微论方》卷十五。

【组成】 瓜蒂 49 个(须是六月六日收者),丁香 49 个。

【用法】 用坩埚子烧烟尽为度,细研为末。吹鼻内及揩牙。

【主治】 ①《证类本草》引《经验方》:遍身如金黄色。

②《普济方》:黄疸目黄,遍身如金色,微肿;五疸,汗出如黄柏汁。

丁香散(3)

【方源】 《太平圣惠方》卷八十四。

【组成】 丁香 0.3 克,人参(去芦头)15 克。

【用法】 上药研为粗散。每次 3 克,水煎,去渣温服,不拘时候。

【主治】 小儿霍乱,不欲饮食。

丁香散(4)

【方源】 《袖珍小儿方》卷六。

【组成】 丁香 10 粒,陈皮 3 克。

【用法】 上锉散。用年少妇人乳汁煎,去渣,稍热与儿服。

【主治】 小儿百晬、内,吐乳或大便青色。

丁桂散

【方源】 《外科传薪集》。

【组成】 丁香 9 克,肉桂 30 克。

【用法】 上药研为末。在伤膏内用之。

【功用】 《中医外科学》:温化痰湿,散寒止痛。

【主治】 ①《外科传薪集》:头痛。

②《青囊秘传》:无形寒湿,附骨流注。

丁夏汤

【方源】 《医学入门》卷七。

【组成】 丁香、半夏各 9 克。

【用法】 加生姜,水煎,温服。

【主治】 脾中虚寒,停痰留饮,哕逆呕吐。

丁蔻散

【方源】 《仙拈集》卷一。

【组成】 丁香 3 克,豆蔻 9 克。

【用法】 上药研为末。每次 1.5 克,酒送下。

【主治】 胃冷恶心。

丁附夺命散

【方源】 《普济方》卷三十六。

【组成】 附子 1 个,生姜自然汁 180 克(分三份)。

【用法】 上附子不去皮脐,破作 2 片;生姜汁 60 毫升煮附干;又破 4 片,以姜汁 60 毫升煮干;又破作 8 片,以姜汁 60 毫升煮干,细切焙干,入丁香 7.5 克,同为末。每次 3 克,以汤调服。

【主治】 冷吐反胃,以及吃食移时即吐。

丁香柿蒂汤

【方源】 《妇人良方大全》卷八。

【组成】 丁香 10 粒,柿蒂 15 个。

【用法】 水煎,去渣热服。

【主治】　咳逆。

七三丹

【方源】　《中医外科学讲义》。

【组成】　熟石膏 21 克,升丹 9 克。

【用法】　上药研为细散。掺于疮口上,或用药线蘸药插入疮口,外用膏药或油膏贴盖。

【功用】　提脓祛腐。

【主治】　流痰、附骨疽、瘰疬、有头疽等溃后腐肉难脱,脓水不尽者。

七胰散

【方源】　《赤水玄珠》卷十三。

【组成】　皮硝 21 克,猪胰 7 个。

【用法】　每 3 克皮硝擦 1 胰,7 日,铁器上焙干燥,为末服。

【主治】　痞气,积块。

七圣饼子

【方源】　《医方类聚》卷六十二引《经验秘方》。

【组成】　黄连 3 克(为细末),巴豆 7 个。

【用法】　上药研为末,入蜜少许,和作饼子。放脐中,用艾炷灸之。以利为度。急用水洗去,以防泻脱。

【主治】　时气结胸,发黄,药入口即吐。

七粒金丹

【方源】　《仙拈集》卷一。

【组成】　人言 15 克,精猪肉 120 克。

【用法】　将肉剁极碎,人言研细末,入肉内拌匀,外用黄泥裹好,炭火烧肉,烟尽取出,为末,米饭捣为丸,如麻子大,朱砂为衣。每次 7 丸,俟病正发时,半夜子时,新汲凉水送下。

【主治】　哮吼。

儿茶散

【方源】　《杂病源流犀烛》卷二十三。

【组成】　儿茶适量,冰片少许。

【用法】　儿茶为细末,加冰片少许。吹患处。

【主治】　牙根肿,极痛,微赤有白疱,舌尖粉碎者。

人参丸(1)

【方源】　《圣济总录》卷三十八。

【组成】　人参、高良姜(炮)各 30 克。

【用法】　上药研为末,炼蜜为丸,如弹子大。每次 1 丸,温水饮嚼下,不拘时候。

【主治】　饮食过多,当风履湿,薄衣露坐,或夜卧失复,霍乱吐利。

人参丸(2)

【方源】　《圣济总录》卷一六九。

【组成】　人参(为末)9 克。

【用法】　上药用生李子汁,瓷器内熬成膏,和为丸,如豌豆大。每次 1 丸,杏胶汤化下,不拘时候。

【主治】　小儿疮子黑色。

人参汤(1)

【方源】　《圣济总录》卷三十九。

【组成】　人参 22.5 克,乌梅(去核)2 枚。

【用法】　上药研为粗末。每次 15 克,加竹茹弹子大,水煎,去渣热服,1 日 4 次。

【主治】　霍乱吐利不止,津液虚少,不至上焦而烦渴。

人参汤(2)

【方源】　《圣济总录》卷五十五。

【组成】　人参 45 克,吴茱萸(汤浸去涎,焙干,炒)30 克。

【用法】　上药研为粗末。每次 9 克,加生姜 3 片,大枣 2 枚,水煎,去渣温服,空腹、日服各 1 次。

【主治】　心痛。

人参汤(3)

【方源】　《圣济总录》卷五十八。

【组成】　人参、甘草(半生半炙)各 30 克。

【用法】　上药研为粗末。水煎,去渣,渴即饮之。

【主治】　消渴,初因酒得。

人参饮

【方源】　《圣济总录》卷一七七。

【组成】　人参 15 克,赤芍 7.5 克。

【用法】　上药研为粗末。每次 3 克,加生姜 1 片,水煎,去渣,分 3 次温服。

【主治】 小儿百日以来,痰实,乳食不下,吐涎沫而微壮热者。

人参散(1)

【方源】 《圣济总录》卷九十。

【组成】 人参15克,黄蜀葵花30克。

【用法】 上药研为散。每次3克,食后糯米饮调下。

【主治】 肺劳呕血。

人参散(2)

【方源】 《圣济总录》卷一七六。

【组成】 人参(为末)30克,丹砂(研)15克。

【用法】 上药研为末。每次1.5克,熟米饮调下。

【主治】 小儿呕吐不止。

人参散(3)

【方源】 《本草衍义》卷十五。

【组成】 樗根白皮30克,人参30克。

【用法】 上药研为末。每次6克,空腹以温酒调服。如不饮酒,以温米饮代。

【主治】 大肠风虚,饮酒过度,挟热下痢脓血,疼痛,多日不愈。

【宜忌】 忌油腻、湿面、青菜、果子、甜物、鸡、猪、鱼腥等。

【方论】 《医方集解》:此手足阳明药也。人参之甘,以补其气,樗皮之苦,以燥其湿,寒以解其热,涩以收其脱,使虚者补而陷者升,亦劫剂也。

【验案】 脏毒洛阳一女子,年四十六七,耽饮无度,多食鱼蟹,摄理之方蔑如也。后以饮啖过常,蓄毒在脏,日夜二三十泻,大便与脓血杂下,大肠连肛门痛,不堪忍。医以止血痢药不效,又以肠风药则益甚。凡如此已半年余,气血渐弱,食、渐减,肌肉渐瘦。稍服热药。

人参散(4)

【方源】 《普济方》卷三八七引《医方集成》。

【组成】 人参、天花粉各等份。

【用法】 上药研为末。每次1.5克,蜜水调下。

【主治】 小儿咳嗽发热,气喘面红。

人参煎

【方源】 《圣济总录》卷五十八。

【组成】 人参30克,葛根(锉)60克。

【用法】 上药研为末。每发时,须得寻猪汤500毫升,入药末9克,又入蜜60克,慢火熬之,似稠黑饧,便取出,贮于新瓷器内。每夜饭后取1匙,含化咽津。重者不过3服。

【主治】 消渴。

人中白散(1)

【方源】 《保婴撮要》卷十八。

【组成】 人中白(煅)30克,黄柏(炒黑)6克。

【用法】 上药研为末。搽口内。

【主治】 小儿痘后患口疮,延蚀牙龈。

人中白散(2)

【方源】 《杂病源流犀烛》卷十七。

【组成】 人中白(新瓦上焙干)。

【用法】 入麝香少许,温酒调服。

【主治】 衄血,至五七日不止者。

人马平安散

【方源】 《奇方类编》卷下。

【组成】 上好雄黄(为末)60克,火硝(飞成朱,拣白者)30克。

【用法】 上药研为细散,收贮瓷瓶听用。伤暑、霍乱吐泻转筋、水泻、痢疾、心腹疼痛、疟疾、反胃、腰痛、时眼,俱用骨簪点大眼角内;头痛鼻痓,吹鼻内;咽喉肿痛,吹入喉内;牙痛,夹于酱瓜内,咬在痛处;一切虫蚊蝎蜇、疮毒疡痒,水和涂之。

【主治】 伤暑,霍乱吐泻转筋,水泻,痢疾,心腹疼痛,疟疾,反胃,腰痛,时眼,头痛,鼻痓,咽喉肿痛,牙痛,一切虫蚊蝎蜇,疮毒疡痒。

人参大黄汤

【方源】 《辨证录》卷一。

【组成】 人参30克,大黄3克。

【用法】 水煎服。

【主治】 冬月伤寒,谵语发潮热,以承气汤下之不应,脉反微涩者。

人参牛黄散

【方源】 《小儿卫生总微论方》卷三。

【组成】 人参、牛黄各等份。

【用法】 上药研为末。以薄荷水调下。

【主治】 小儿惊热如火;亦治温壮。

人参白术汤

【方源】 《梅氏验方新编》卷四。

【组成】 白术 500 克,人参 30 克。

【用法】 水 6 碗,煎去其半,如法再煎,如此 3 次,去渣取汁,共 9 碗,慢火煎至 1 碗。每日服半酒杯,开水送下。

【主治】 产后一个月,其人素虚而患疟者。

人参麦门冬汤

【方源】 《辨证录》卷六。

【组成】 人参 60 克,麦冬 90 克。

【用法】 水煎服。

【主治】 中暑热极,阴阳两衰,妄见妄言,宛如见鬼,然人又安宁不生烦躁,口不甚渴。

人参苏木汤

【方源】 《医方简义》卷六。

【组成】 人参 6 克,苏木 4.5 克。

【用法】 水煎,加陈酒 2 匙冲入服。

【主治】 产后败血冲肺,面赤呕逆,喘急欲死。

人参枳壳散

【方源】 《圣济总录》卷一六三。

【组成】 人参 15 克,枳壳(去瓤,麸炒)7.5 克。

【用法】 上药再以陈米 200 克,纸上炒熟,捣罗为细散。每次 6 克,温水调下。

【主治】 产后恶心不下食。

人参茯苓粥

【方源】 《医宗金鉴》卷六十五。

【组成】 人参 3 克,茯苓 18 克。

【用法】 上药研为末,同粳米熬成粥。先以盐汤将口漱净,后再食粥。

【功用】 善扶脾,理胃虚。

【主治】 走马牙疳,脾胃虚弱。

人参五味子冲剂

【方源】 《部颁标准》。

【组成】 五味子 600 克,生晒参 400 克。

【用法】 制成冲剂。口服,每次 5 克,1 日 2 次。

【功用】 益气敛阴,安神镇静。

【主治】 病后体虚,神经衰弱。

人参珍珠口服液

【方源】 《部颁标准》。

【组成】 人参 30 克,珍珠 2.5 克。

【用法】 制成口服液剂。口服,每次 10 毫升,1 日 1～2 次。

【功用】 补气健脾,安神益智。

【主治】 心悸失眠,头晕目糊,健忘,乏力等。

九一丹(1)

【方源】 《医宗金鉴》卷七十二。

【异名】 清凉散《外科传薪集》、珠宝丹《青囊秘传》、九仙丹《药奁启秘》。

【组成】 石膏(煅)27 克,黄灵药 3 克。

【用法】 上为极细末。撒于患处。

【功用】 清热、搜脓、生肌。

【主治】 疔疮破溃。

九一丹(2)

【方源】 徐评《外科正宗》卷二。

【组成】 生石膏 9 份,白降丹 1 份。

【用法】 上为极细末,用绵纸捻作药线,润以面糊,将丹拌上,插入脓管;或掺疮上,以膏贴之。

【功用】 提脓拔毒,退管生肌。

九转丹

【方源】 《外科传薪集》。

【异名】 九一丹(《全国中药成药处方集》上海方)、九一散(《中国药典》)。

【组成】 红升 30 克,熟石膏 120 克。

【用法】 上药研为细散。出脓后用。

【主治】 痈疡。

九转灵砂丹

【方源】　《成方便读》卷二。

【组成】　水银 90 克,硫黄 90 克。

【用法】　用文武火炒成砂子,入水火鼎中,炼成为末。米饮送服 3 克,或用参汤更妙。

【主治】　诸虚瘤冷,上盛下虚,或眩晕喘促,或痰涎壅塞,一切真气上逆脱厥。

【方论】　此方用水银、硫黄二味,亦犹黑锡丹中黑铅、硫黄之意。水银色黑擦重,能入肾家,为阴中之阴;硫黄入肾补火,为阴中之阳,二味交炼成丹,有阴阳互根之象,故能镇逆返元,扶危济急,真不愧名称其实也。况又以人参之大力,煎汤送下,引至下焦,而成其功乎。

九转长生神鼎玉液膏

【方源】　《遵生八笺》卷十三。

【组成】　白术(秋冬采,去粗皮)1000 克,苍术(即赤术)500 克(秋冬采,去粗皮)。

【用法】　二药用木石臼捣碎,入缸中,用千里水浸一日夜,山泉亦好;次入砂锅煎汁一次,收起再煎一次,绢滤滓汁,去渣,将汁用桑柴火缓缓炼之,熬成膏,瓷罐盛贮,封好入土,埋一二日出火气。每次 9 克,开水调下,或含化。

【功用】　轻身延年,悦泽颜色。

【宜忌】　忌食桃、李、雀、蛤、海味等。

【加减】　更有加法,名曰九转。二转加人参 90 克,煎浓十二次,熬膏,入前膏内,名曰长生神芝膏;三转加黄精 500 克,煎汁熬膏,入前膏内,名曰三台益算膏;四转加茯苓、远志(去心)各 240 克,熬膏,加入前膏,名曰四仙求志膏;五转加当归 240 克,酒洗熬膏,和煎熬膏内,名曰五老朝元膏;六转加鹿茸、麋茸各 90 克,研为末,熬膏,和前膏内,名曰六龙御天膏;七转加琥珀(红色如血者佳。饭上蒸一炊,为细末)30 克,和前膏内,名曰七元归真膏;八转加酸枣仁(去核)240 克,熬膏,和前膏内,名曰八神卫护膏;九转加柏子仁(净仁,研如泥)120 克,入前膏内,名曰九龙扶寿膏。

三　画

三圣散

【方源】　《普济方》卷二七八。

【组成】　好石灰 500 克,大黄 60 克。

【用法】　以好石灰铁锅内炒红,倾入瓷器内,加大黄和匀。水调,搽肿晕处。

【主治】　无名肿毒,恶物所伤;并破伤风。

三圣膏

【方源】　《证治准绳·疡医》卷五。

【组成】　硫黄(生,研)、黄丹(研)各 15 克。

【用法】　上件用生绢袋盛,紧缚定。沾生姜自然汁于白癜上搽之,日夜 10 次。

【主治】　白癜风。

三羊散

【方源】　《魏氏家藏方》卷九。

【组成】　三月羊粪(入瓶内,盐泥固济,煅存性,为末)、腻粉各等份。

【用法】　拌和。先以温水净洗疮去皮,用 1 匙掺放疮上。

【主治】　内外臁疮及诸般恶疮。

三阳酒

【方源】　《疡医大全》卷十八引陆公节方。

【组成】　三阳草(即蛇莓藤,连藤叶红果采取)1000 克。

【用法】　浸火酒 5000 克,煮 1 小时左右,出火气,埋土中 14 日取出。每饮数杯,酒尽患愈。

【主治】　远年近日瘰疬,毋论已溃未溃。

三妙丹

【方源】　《幼科指掌》卷四。

【组成】　雄黄、巴豆霜。

【用法】　研细为丸,如绿豆大。贴两眉中间 1 宿,将膏药盖之。

【主治】　走马牙疳。

三消丸

【方源】　《普济本事方》卷六。

【组成】　黄连(去须,细末)不拘多少。

【用法】　冬瓜切研取自然汁,和黄连末做成饼子,阴干;再为末,再用汁浸和,如是7次,即用冬瓜汁为丸,如梧桐子大。每次30~40丸,以冬瓜汁煎大麦仁汤送下。

【主治】　消渴。

【方论】　《本事方释义》:川连气味苦寒,入手少阴;冬瓜气味微寒,入手太阳、手足阳明。此治三消之证致消渴不止者,皆由火气上炎,津液被劫,以苦寒、甘寒之味,制其上炎之火,而津液自振矣。

三能散

【方源】　《普济方》卷三四七引《十便良方》。

【组成】　绵黄芪、皂角刺(烧存性)各30克。

【用法】　上药研为散。每次6克,以酒调下。

【主治】　奶痈。

三生萝卜

【方源】　《仙拈集》卷一。

【组成】　水萝卜1枚。

【用法】　周围钻7孔,入巴豆7粒,入土种之。待其结子,取子又种。待萝卜成,仍钻7孔,以及巴豆7粒,再种。如此3次。至第4次开花时,连根拔起,阴干,收净瓷器内。遇臌胀者,取1个捶碎,煎汤服之。重者2个即愈。

【主治】　臌胀。

三七丹参颗粒

【方源】　《部颁标准》。

【组成】　三七100克,丹参150克。

【用法】　上药制成颗粒剂。每次20克,开水冲服,1日3~5次。

【功用】　活血化瘀,理气止痛。

【主治】　长期服用有预防和治疗冠心病、心绞痛的作用。

干枣丸

【方源】　方出《备急千金要方》卷十,名见《外台秘要》卷二。

【组成】　大枣20枚,乌梅10枚。

【用法】　上药合捣,炼蜜为丸,如杏核大。含咽其汁。

【主治】　伤寒热病后,口干喜唾,咽痛。

干姜丸(1)

【方源】　方出《肘后备急方》卷二,名见《外台秘要》卷二引《深师方》。

【组成】　干姜6份,附子4份。

【用法】　上药研为末,苦酒为丸,如梧桐子大。每次3丸,1日3次,开水送服。

【主治】　伤寒哕不止。

【宜忌】　《外台秘要》:忌猪肉。

干姜丸(2)

【方源】　《千金翼方》卷十九。

【组成】　干姜300克,赤石脂180克。

【用法】　上药研为末,炼蜜为丸,如梧桐子大。每次10丸,1日3次,不拘时候。稍加至30丸。

【主治】　胃中冷,不能食,或食已不消。

干姜丸(3)

【方源】　《圣济总录》卷七十四。

【组成】　干姜(炮)、黄连(去须,炒)各45克。

【用法】　上药研为末,先以酒500毫升,微火煎,候可丸,即丸如梧桐子大。每次30丸,空腹米饮送下,日午再服。

【主治】　①《圣济总录》:飧泄色白,食不消化。
②《普济方》:气痢泻,里急后重。

干姜丸(4)

【方源】　《鸡峰普济方》卷十六。

【组成】　干姜、细墨各等份。

【用法】　上药研为细散,醋糊为丸,如梧桐子大。每次30丸,空腹温酒送下。

【主治】　崩中漏下,青黄赤白。

干姜散(1)

【方源】　《医心方》卷五引《效验方》。

【组成】　干姜2份,肉桂1份。

【用法】　上药治下筛。取如大豆许,以绵裹,塞鼻中。觉鼻中热便去之。

【主治】　鼻中不利。

干姜散（2）

【方源】　《医心方》卷五引《古今录验》。

【组成】　干姜、雄黄。

【用法】　上药各为细末，分别下筛。取如米大，着翳上，1日2次。

【主治】　目翳。

干姜散（3）

【方源】　方出《备急千金要方》卷六，名见《三因极一病证方论》卷十六。

【组成】　干姜、半夏各等份。

【用法】　上药研为末。以少许着舌上。

【主治】　悬痈，咽热，暴肿。

干姜散（4）

【方源】　《太平圣惠方》卷五十九。

【组成】　干姜（炮裂，锉）60克，栀子仁14枚。

【用法】　上药研为散。每次9克，加薤白7茎，豉15克，水煎，去渣稍热服，不拘时候。

【主治】　赤白痢。

干姜散（5）

【方源】　《圣济总录》卷七十七。

【组成】　干姜、槲白皮（姜汁炙）各30克。

【用法】　上药研为散。每次6克，空腹食前温米饮调下。

【主治】　一切赤白痢，久不愈。

干姜散（6）

【方源】　《圣济总录》卷一四○。

【组成】　干姜末、盐各等份。

【用法】　上药研为散，敷疮上，毒自出。

【功用】　去毒。

【主治】　毒箭所伤。

干桃散

【方源】　《丹台玉案》卷五。

【组成】　干桃（乃树上干不落桃子，烧灰存性）、地榆各等份。

【用法】　上药研为末。每次6克，空腹白滚汤调下。

【主治】　妊娠下血不止。

干脂膏

【方源】　《松峰说疫》卷二。

【组成】　射干、猪脂各30克。

【用法】　合煎焦，去渣。冷，噙化枣大。

【主治】　瘟疫，喉闭肿痛。

干脯汤

【方源】　《圣济总录》卷九十九。

【组成】　干脯1片（如手大），石榴根1握。

【用法】　上药锉细。以水浸1宿，明日平旦煎，去渣，分3次服，空腹先嚼干脯1片，即服药，约1小时后再服。每次药后，以手按患人腹上，药力易行，其虫自下。

【主治】　寸白虫。

干漆汤

【方源】　《圣济总录》卷五十六。

【组成】　干漆（炒烟尽）30克，白胡椒7.5克。

【用法】　上药研为粗末。每次3克，入葱白、麝香各少许，水煎，去渣温服。

【主治】　虫咬心痛。

干漆散

【方源】　《太平圣惠方》卷八十。

【组成】　干漆（捣碎，炒令烟出）30克，没药30克。

【用法】　上药研为细散。每次3克，食前以热酒调下。

【主治】　产后恶露不尽，腹内痛。

干蝎散

【方源】　方出《证类本草》卷二十二引《杜壬方》，名见《三因极一病证方论》卷十六。

【异名】　姜蝎散（《医方类聚》卷七十八引《瑞竹堂经验方》）。

【组成】　蝎（至小者）49枚，生姜（如蝎大）49片。

【用法】　铜器内炒生姜至干为度，为末，都作1服。初夜温酒调下；至二更尽量饮酒，至醉不妨。

次日耳中如笙篁即效。

【主治】 耳聋，因肾虚所致。

干地黄汤

【方源】《备急千金要方》卷六，名见《圣济总录》卷一一九。

【组成】 生地黄、独活各90克。

【用法】 以酒渍1宿，含之。

【主治】 齿根动痛。

干地黄散

【方源】《太平圣惠方》卷一六一。

【组成】 生干地黄（焙）、川芎各等份。

【用法】 上药研为粗散。每次9克，以酒、水各半煎，去渣，食前温服，1日3次。

【主治】 产后余血不尽，结块上冲，心烦腹痛。

干姜附子汤

【方源】《伤寒论》。

【异名】 姜附汤（《太平惠民和剂局方》卷二）。

【组成】 干姜30克，附子（生用，去皮，切8片）1枚。

【用法】 水煎，去渣顿服。

【功用】《伤寒来苏集》：回阳。

【主治】 ①《伤寒论》：下之后，复发汗，昼日烦躁不得眠，夜而安静，不呕不渴，无表证，脉沉微，身无大热。

②《太平惠民和剂局方》：暴中风冷，久积痰水，心腹冷痛，霍乱转筋。

③《三因极一病证方论》：中寒，卒然晕倒，或吐逆涎沫，状如暗风，手足挛搐，口噤，四肢厥冷或复燥热。

④《医方集解》：中寒厥逆，眩晕无汗，或自汗淋漓，以及外热烦躁，阴盛格阳。

【方论】 ①《古方选注》：干姜附子汤，救太阳坏病转属少阴者，由于下后复汗，一误再误，而亡其阳，致阴燥而见于昼日，是阳亡在顷刻矣。当急用生干姜助附子，纯用辛热走窜，透入阴经，比四逆之势力尤峻，方能驱散阴霾，复涣散其阳，若犹豫不决，必致阳亡而后已。

②《伤寒瘟疫条辨》：此即四逆减去甘寒之甘草，为回阳重剂。若加增药味，反牵制其雄悍之力，必致迂缓无功矣。干姜辛以润燥散烦，和表里之误伤；附子热以温中固表，调阴阳于既济，阳回即可用平补之药。盖阳既安堵，即宜休养其阴，切勿误用辛热太过之药，转化他患也，审之慎之。

③《历代良方注释》：查本方姜附并用，乃合附子理中二方主药，而合为一方也。即下复汗，阴阳气并竭，不兼育阴而纯用复味回阳。盖昼躁夜静，此为假热；不呕渴，脉沉微，此为真寒。又无表症，无须用桂，即或有热，而不大热，故直用附子温下，干姜温中，一以启下焦之元阳，一以培中土之生气。附系生用，汤又顿服，审证即的，用药自专。姜得附，则温中力大；附得姜，则温下功宏。至若为地柔腻，牵制其阳；参术呆钝，郁滞其机，故一概摒除不用。惟兹二健，两两兴奋。上二方干姜温中，附子温下。本方乃合中下而并温之。解表麻桂可合用，亦可分用；温里姜附可分用。分合出入，加减重轻，学者所当比拟互参，整个贯通其所以然之旨趣也。

④《金镜内台方义》：大汗则表虚。大下则里虚。即汗又下。表里皆虚。阳主于昼。则阳虚不能胜邪。正邪交争。故昼日烦躁不得眠。阴主于夜。阳虚不能与之争。是夜则安静。不呕不渴者。里无热也。身无大热者。表无热。又无表症，而脉沉微。知阳气大虚。阴寒气胜。故用附子为君。以温经复阳。干姜为臣佐以辅之也。经曰。寒淫所胜。平以辛热。此汤是也。

干漆芜荑散

【方源】《小儿卫生总微论方》卷六。

【组成】 干漆（杵碎，炒令烟尽即止）、白芜荑（去皮）各等份。

【用法】 上药研为末。每次1～3克，米饮调下，乳食前服，1日3次。

【主治】 诸般虫证，传带惊痫，啮齿，直视上窜，叫呼搐搦，渐成危急。

土砂散

【方源】《普济方》卷四〇五。

【组成】 土砂、当归各等份。

【用法】 上药研为末。每次3克，冷酒调下；兼用涂之。

【主治】 小儿风疹进退，肿痒。

土木鳖膏

【方源】《幼科指掌》卷三。

【组成】　土木鳖（去壳油，研如泥）、乳香各9克。

【用法】　每次 0.3～0.6 克，钩藤、枳壳煎汤调下。

【主治】　小儿腹痛啼哭，有声无泪。

土茯苓酒

【方源】　《万氏家抄方》卷四。

【组成】　土茯苓（不犯铁器）。

【用法】　上药研为细散。每糯米 15 千克，入土茯苓 240 克蒸熟，用白酒药造成醇酒用，酒与糟俱可食。

【功用】　暖筋骨，去风湿。

【主治】　风气痛及风毒疮癣。

下胎丸

【方源】　《保命集》卷下。

【组成】　半夏、白蔹各 60 克。

【用法】　上药研为细散，滴水为丸，如梧桐子大。每次 2～3 丸，食后用半夏汤送下，续渐加至5～7 丸。

【主治】　胎衣不下，或子死腹中，或血冲上昏闷，或血暴下，或胎干而不能产。

下痰丸

【方源】　《增补验方新编》卷四。

【组成】　白矾 30 克，细茶叶 15 克。

【用法】　上药研为末，炼蜜为丸，如梧桐子大。每次 50 丸，食远姜汤送下。

【主治】　风痰眩晕，癫痫，久不愈者。

下胞葵子汤

【方源】　方出《备急千金要方》卷二，名见《医略六书》卷三十。

【组成】　牛膝 9 克，葵子 15 克。

【用法】　水煎服。

【主治】　①《备急千金要方》：胎死腹中，若母病欲下之。

②《医略六书》：产后瘀阻，胞干，脉涩者。

【方论】　《医略六书》：产后淤血内结，新血不行，故胞衣干涩不下，遂成危迫之证。冬葵子滑胞利窍道，杜牛膝破瘀下胞衣，水煎入蜜以润之，务使

淤血化而新血行，则胞门润泽，而胞衣无不自下，何危迫之有哉。

大龙丹

【方源】　《鸡峰普济方》卷十六引常器之方。

【组成】　百草霜不拘多少（罗过，更研极细）。

【用法】　上药研为细散，用头醋作面糊为丸，如弹子大，朱砂为衣。每次 1 丸，火烧焰出，入醋内蘸过，再烧再蘸，候醋尽，细研；以酒、童便，调下。

【主治】　产后血刺、血晕、血迷，败血上冲，不省人事，儿枕痛，小腹硬痛，一切疼痛不可忍者。

大圣散（1）

【方源】　《杨氏家藏方》卷十六。

【组成】　槐鹅（炒令黄色）、赤石脂各 60 克。

【用法】　上药研为细散。每次 6 克，食前热酒调下。

【主治】　妇人崩漏不止，日渐黄瘦。

大圣散（2）

【方源】　《医方类聚》卷一七九引《施圆端效方》。

【组成】　大黄 30 克，寒水石 30 克。

【用法】　上药研为细散。每次 6 克，新水沸汤，随病人意调下；恶疮，热酒调下。

【主治】　疙瘩病，以及恶疮肿毒闷痛。

【加减】　恶疮，加当归 30 克。

大朴散

【方源】　《医方考》卷五。

【组成】　大黄、朴硝各等份。

【用法】　上药研为末。酒调敷之。

【主治】　鼻如榴者。

【宜忌】　戒酒。

【方论】　鼻赤者，热也；所以赤者，血也。大黄之寒能泻热，朴硝之咸能败血。

大豆散

【方源】　《鸡峰普济方》卷十九。

【组成】　大豆（炒焦，去皮）150 克，白术 60 克。

【用法】　上药研为细散。每次 6 克，米饮调

下,不拘时候。

【功用】　消滞气,去湿。

【主治】　水气。

大豆煎

【方源】　《圣济总录》卷七。

【组成】　大豆(紧小者)400克(洗净),生姜汁20毫升。

【用法】　煮豆,绞去豆,入姜汁,慢火煎如稀膏。空腹、食后、夜卧时各用1匙,细细含咽;甚者用竹沥40毫升调服。

【主治】　中风,失音不语。

大青汤

【方源】　《圣济总录》卷一八〇。

【组成】　大青、黄连(去须)各30克。

【用法】　上药研为粗末。每次1.5克,水煎,去渣,食后服。

【主治】　小儿口疮。

大枣丸(1)

【方源】　《圣济总录》卷一一四。

【组成】　大枣(去核)15枚,蓖麻子(去皮)100粒。

【用法】　上药捣烂,捻如枣核。塞耳中,20日效。

【主治】　耳聋。

大枣丸(2)

【方源】　《外科正宗》卷五。

【组成】　山羊屎240克,大枣240克。

【用法】　将山羊屎晒干,入锅炒炭存性,闷息,磨粉收藏。遇久烂不堪,将见内腑者,以大枣去皮核,先捣烂如泥,然后酌量分前粉,捣至成丸。每次12克,仍以黑枣汤送下。

【主治】　①《徐评外科正宗》:瘰疬。

②《古方汇精》:风湿热毒、痈疽等患,日久溃烂,将见内腑者。

大枣汤

【方源】　《普济本事方》卷四。

【组成】　白术(为粗散)90克,大枣3枚。

【用法】　每次用白术散15克,大枣拍破,水煎,去渣温服,1日3次,不拘时候。

【主治】　四肢肿满。

【方论】　《本事方释义》:白术气味甘温微苦,入足太阴;大枣气味甘酸微温,入手少阳、足太阴、阳明。四肢浮肿,由于中宫气弱土衰,不能运湿,故用培土之药。得中焦气旺,脾胃不致失职,自然肿消而病安矣。

大枣饼

【方源】　《仙拈集》卷一。

【组成】　大枣(去皮核)2个,斑蝥(焙干)2个。

【用法】　上药研为末,以熟猪油调,捏成饼,指头大。贴在印堂。1宿即愈。

【主治】　疟疾。

大枣膏

【方源】　《鸡峰普济方》卷二十四。

【组成】　大枣(蒸熟用)1个,巴豆(去皮,烧存性用)3个。

【用法】　上研成膏,如麻子大。1岁1丸,食后浓煎荆芥汤送下。吐利之后,其疾便愈。

【主治】　急慢惊风。

大效丸(1)

【方源】　方出《备急千金要方》卷二十三,名见《圣济总录》卷一四三。

【异名】　白矾丸(《普济方》卷二九八)。

【组成】　好白矾30克,附子30克。

【用法】　上药研为末,白蜜为丸,如梧桐子大。每次2丸,酒送服,1日3次,稍加。不过数日便断。百日服之,终身不发。

【主治】　痔下血,以及新产漏下。

大效丸(2)

【方源】　《圣济总录》卷一二六。

【组成】　斑蝥1枚,黑豆(生芽者)7粒。

【用法】　上为丸,如绿豆大。每次5丸,茶清下;小儿1丸。

【主治】　瘰疬,一切结核。

大黄丸(1)

【方源】　《备急千金要方》卷十。

【异名】　甜葶苈丸(《圣济总录》卷六十)、葶苈丸(《普济方》卷一九五)。

【组成】　大黄、葶苈子各60克。

【用法】　上药研为末,炼蜜为丸,如梧桐子大。每次30丸,食前服,1日3次。病愈止。

【主治】　①《备急千金要方》:黄疸。

②《圣济总录》:大小便难,喘息促。

【方论】　《千金方衍义》:(本方)从《金匮要略》大黄硝石汤化出。彼用硝石之辛温,以行大黄、栀子、柏之苦寒;此用葶苈子佐大黄之开泄,不必复用硝石之散结也。识此变通之法,可推《金匮要略》妙用也。

大黄丸(2)

【方源】　《外台秘要》卷三十八。

【组成】　大黄(捣末)150克,大麻子(熬,勿令焦,待冷于簸箕中以手挪去皮,取仁研如膏)150克。

【用法】　上药合治令匀,炼蜜为丸,如梧桐子大。每次10～20丸,以汤饮送下。以宣利为度。

【功用】　通畅壅秘。

【主治】　乳石发动,热气上冲。

大黄丸(3)

【方源】　《太平圣惠方》卷五十。

【组成】　大黄(锉碎,微炒)、诃黎勒(煨,用皮)各15克。

【用法】　上药研为末,炼蜜为丸,如梧桐子大。每次20丸,以温水送下。以微利为度。

【主治】　五膈气。

大黄丸(4)

【方源】　《圣济总录》卷六十。

【组成】　大黄(锉)500克,川芎250克。

【用法】　上药研为末,用蜜和成剂,甑上炊7遍,丸如梧桐子大。每次30丸,熟水送下,1日3次。

【主治】　黄疸,面黄肌瘦。

大黄丸(5)

【方源】　《圣济总录》卷一三九。

【组成】　大黄(锉碎,微炒)、黄芩(去黑心)各30克。

【用法】　上药研为末,炼蜜为丸,如梧桐子大。每次15丸,加至20丸,空腹、日午、临卧各一服。

【主治】　①《圣济总录》:金疮烦闷疼痛,大便不利。

②《小儿药证直诀》:伤风有下证者;诸热。

③《普济方》:囟鼻塞闭。

④《古今医统大全》:伤风内挟痰热。

大黄丸(6)

【方源】　《普济方》三八〇引《全婴方》。

【组成】　大黄90克,木香15克。

【用法】　上药研为末,米醋相和置铜碗下,于铛内煮浮于水上,炭火煮,竹篦子搅药,候可丸,即入稠糊为丸,如小豆大。3岁30丸,米汤送下。加减与之。当下青脓为效。

【主治】　小儿无辜疳病,急疳壮热,疳劳骨蒸,头发作穗,身上生疮,瘰疬核块,服食不成肌肤,腹大颈细。

大黄丸(7)

【方源】　《普济方》卷三十九。

【组成】　大黄(锉,炒)150克,火麻仁(研)60克。

【用法】　上药研为末,炼蜜为丸,如梧桐子大。每次10丸,食后熟水送下。

【主治】　大便不通。

大黄汤(1)

【方源】　《圣济总录》卷一三一。

【组成】　大黄、朴硝各9克。

【用法】　上药研为粗末。水煎服。

【功用】　泻毒气。

【主治】　发背溃后。

大黄汤(2)

【方源】　《经验女科》。

【组成】　大黄、枳壳。

【用法】　水煎服。

【主治】　胎前大便不通。

大黄散(1)

【方源】　《圣济总录》卷九十八。

【组成】 大黄(略蒸熟,切,焙)60克,乱发(烧灰)30克。

【用法】 上药研为散。每次 6 克,温熟水调下,1 日 3 次。

【主治】 血淋,热痛不可忍。

大黄散(2)

【方源】 《圣济总录》卷一三七。

【组成】 大黄如枣大 1 块,斑蝥(全者)7 个。

【用法】 上药研为细散。以酽醋调如糊,先揩破癣疮,然后涂药,候干洗之。

【主治】 一切癣。

大黄散(3)

【方源】 《幼幼新书》卷十引《惠眼观证》。

【组成】 大黄、白芍各等份。

【用法】 上药研为末。猪胆汁调,贴囟。

【主治】 惊风。

大黄散(4)

【方源】 《伤寒总病论》卷三。

【组成】 地黄汁 30 毫升,生大黄末 3 克。

【用法】 煎地黄汁三沸,下大黄末调匀。空腹时温饮,1 日 3 次。血即止。

【主治】 呕血百治不愈。

大黄散(5)

【方源】 《仙拈集》卷四。

【组成】 大黄 30 克,砂糖 15 克。

【用法】 上药研为末。香油或桐油调敷。

【主治】 汤火伤。

大黄膏(1)

【方源】 《太平圣惠方》卷三十二。

【组成】 大黄(锉,生用)60克,木香 15 克。

【用法】 上药研为细散。以生地黄汁调和如稀膏。敷于肿处,干即换之。以愈为度。

【主治】 丹石毒,眼肿痛,热泪出。

大黄膏(2)

【方源】 《瑞竹堂经验方》卷四。

【组成】 大黄、朴硝各等份。

【用法】 上药研为细散。同蒜泥和成膏,用绢帛摊成膏药。贴于病处,其痞气自软消。

【主治】 痞癖。

大戟汤

【方源】 《圣济总录》卷八十。

【组成】 大戟(去皮,炒)、甘遂(炒)各等份。

【用法】 上药研为粗末。每次 3 克,加大枣 3 枚,水煎,去渣温服。

【主治】 水蛊,水肿。

大戟散

【方源】 《圣济总录》卷八十。

【组成】 大戟(去皮,细切,微炒)60 克,干姜(炮裂)15 克。

【用法】 上药研为散。每次 9 克,用生姜汤调下,良久以糯米饮压之。以大小便利为度。

【主治】 通身肿满,喘急,小便涩。

大蒜丸

【方源】 《杂病源流犀烛》卷十七。

【组成】 煨大蒜 2 枚,淡豆豉 10 枚。

【用法】 同捣为丸,如梧桐子大。每次 20 丸,香菜汤送下,1 日 2 次;大蒜丸蒸更佳,仍以冷水送下。

【主治】 诸血。

大蒜膏

【方源】 《圣济总录》卷一二六。

【组成】 大蒜(捣烂)3 枚,麝香(研)1.5 克。

【用法】 上和匀。敷于帛上,贴之,1 日 2 易;旋捣最好。

【主治】 瘰疬结聚不散,硬如石。

大四神丹

【方源】 《鸡峰普济方》卷二十八。

【组成】 硫黄(明净者)、硝石各 30 克(研碎,将硫黄、硝石置于砂碗中,慢火上熔消,不住手搅匀,顿净地上捶碎,别研)。

【用法】 上药研为细散,水煮面糊为丸,如梧桐子大。每次 15 丸,食后煎生姜汤送下。

【主治】 中脘虚弱,饮食多伤,气不痛快。

大半夏丸

【方源】 《鸡峰普济方》卷十八。

【组成】 半夏、生姜各 250 克。

【用法】 同研如泥,焙干为细末,用生姜汁煮糊为丸,如梧桐子大。每次 30 丸,食后生姜汤送下。

【功用】 坠痰涎。

大豆浸酒

【方源】 《普济方》卷九十三。

【组成】 黑豆 100 克(拣紧小者净淘),酒 500 毫升。

【用法】 上同入瓶中密封,用灰火煨,常令热,约至酒减半,即去豆取酒。空腹及临卧时各饮 20～30 毫升。

【主治】 中风,手足不遂。

大戟枣子

【方源】 《医方考》。

【组成】 大戟(连根叶)100 克,大枣 1000 克。

【用法】 用水同煮,去大戟不用。旋旋吃枣,无时,服尽。

【功用】 攻水。

【主治】 膨胀。

【宜忌】 忌甘草。

【方论】 大戟气大寒而味苦甘,有小毒,能下十二经之水;大枣味甘,取其大补脾胃,而不为攻下伤耳。

大戟洗汤

【方源】 《备急千金要方》卷八。

【组成】 大戟、苦参各等份。

【用法】 上药研为末,以药 100 克,白醋 500 毫升煮 3 沸。适寒温洗之,从上而下,寒乃止。

【主治】 中风发热。

【方论】 《千金方衍义》:中风发热不止,用大戟、苦参为散煮汤以涤肢体,而祛毒邪。专取大戟以治中风皮肤疼痛,苦参以治结气,皆《本经》主治也。

大全牛膝散

【方源】 《赤水玄珠》卷十二。

【组成】 牛膝、大麦芽。

【用法】 上药研为细散,以新瓦罐子中填一层麦芽,一层牛膝,如此填满,用盐泥固济,火煅赤,放冷,研末。每次 6 克,热酒调下。

【主治】 产后遍身青肿疼痛及众疾。

大效金丝膏

【方源】 《活幼口议》卷二十。

【异名】 石胆散(《普济方》卷三六五)。

【组成】 黄丹 3 克,生蜜 30 克。

【用法】 上相和,深瓯盛,甑内蒸令黑为度。每用少许,鸡毛蘸刷口内。

【主治】 小儿口疮。

大黄三七散

【方源】 《吉林中医》1992,3:16。

【组成】 大黄、三七各等份。

【用法】 上药研末。用时以陈醋调成糊状,局部外敷,每日更换 2～3 次。

【主治】 输液后局部淤血和静脉炎(临床表现为局部皮下淤血,血管变硬,触之疼痛)。

【验案】 输液后局部淤血和静脉炎[《吉林中医》(1992,3:16)]:以本方治疗输液后局部淤血和静脉炎 50 例,男 24 例,女 26 例。结果:全部在 5～6 天治愈。

大黄甘草汤

【方源】 《金匮要略》卷中。

【组成】 大黄 120 克,甘草 30 克。

【用法】 水煎,分 2 次温服。

【主治】 食已即吐者。

【方论】 《高注金匮要略》:此胃热上熏之吐,为吐家之变证变治,而非胃反也。以苦寒泻火之大黄为君,而佐以守中之甘草,不特浮大黄下趋之性,使从胃脘而下,且治急冲者,惟宜以缓降胜之也。

【验案】 呕吐《成都中医学院学报》(1979,2:57):李某某,男,20 岁。呕吐近半月,胃脘热痛,大便干燥,舌质红,苔薄黄少津,脉实有力,右关脉滑,精神尚佳,初用连苏饮加竹茹、甘草。服两剂无效。仍每餐刚完即吐(平时不吐),并伴口臭,胃脘灼热,胀痛,大便 3 日未解,小便短黄,脉滑有力。此系积热在胃,腑气不通,胃热上冲之呕吐。改用泄热和胃之大黄甘草汤(大黄 12 克,甘草 3 克)。服 1 剂后,食已不吐,大便畅通;服完 2 剂,诸症消失。

大黄牵牛散

【方源】　《保命集》卷中。

【组成】　大黄 30 克,牵牛(头末)15 克。

【用法】　上药研为细散。每次 9 克,食后服。有厥冷,用酒调下 9 克;无厥冷而手足烦热者,蜜汤调下。微利为度。

【主治】　相火之气,游走脏腑,大便秘结。

大黄葶苈丸

【方源】　方出《续本事方》卷五,名见《普济方》卷一六三。

【组成】　大黄(炒)15 克,葶苈子(洗净,瓦上炒)30 克。

【用法】　上药研为末,炼蜜为丸,如梧桐子大。每次 5～7 丸,桑白皮汤送下。

【主治】　气喘咳嗽。

大黄醋煎丸

【方源】　《医方类聚》卷一一三引《烟霞圣效方》。

【组成】　大黄(末,极细者)120 克,酽醋 500 毫升。

【用法】　上药同煎,熬至如稀面糊相似,和成剂,放在瓷器内。如遇用药,称 30 克,分作小块,男子温嚼送下,妇人墨醋汁送下。积物下为效,后服白米粥补之。

【主治】　远年日近积病。

【宜忌】　忌生硬冷物。

大麻仁敷方

【方源】　《圣济总录》卷一三六。

【组成】　火麻仁(生用)、赤小豆(生用)各 100 克。

【用法】　上为极细末。冷水调敷之。

【主治】　风肿。

大蓟止血片

【方源】　《部颁标准》。

【组成】　大蓟草 4880 克,干姜 120 克。

【用法】　上药制成片剂。口服,每次 3～4 片,1 日 3 次。

【功用】　凉血,止血。

【主治】　妇女功能性子宫出血,子宫复旧不全等。

大蒜鸡子方

【方源】　《普济方》卷二五九。

【组成】　大蒜(剥去皮)2 颗,鸡子 2 枚。

【用法】　上先将蒜放铛中,取鸡子打破沃蒜上,以盏子盖,候蒜熟,空脾食之。下过再服。

【主治】　休息痢。

大黄黄连泻心汤

【方源】　《伤寒论》。

【组成】　大黄 60 克,黄连 30 克。

【用法】　以开水渍之,须臾绞去渣,分 2 次温服。

【主治】　心下痞,按之濡,其脉关上浮者。

【方论】　《古方选注》:痞有不因下而成者,君火亢盛,不得下交于阴而为痞,按之虚者,非有形之痞,独用苦寒,便可泄却。如大黄泻营分之热,黄连泄气分之热,且大黄有攻坚破结之能,其泄痞之功即寓于泻热之内,故以大黄名其汤。以麻沸汤渍其须臾,去渣,取其气,不取其味,治虚痞不伤正气也。

【备考】　《伤寒论》林亿按:大黄黄连泻心汤诸本皆二味,又后附子泻心汤,用大黄、黄连、黄芩、附子,恐是前方中亦有黄芩,后但加附子一味也。《类证活人书》本方有黄芩。

万化膏

【方源】　《鲁府禁方》卷三。

【组成】　真香油 1 小酒杯,蜂蜜 1 小酒杯。

【用法】　上共合一处,瓷碗内盛之,重汤煮,空腹热服即通。

【主治】　日久经闭不行。

万应散

【方源】　《饲鹤亭集方》。

【异名】　万亿丸。

【组成】　江子仁(拣选色白不油,去尽衣膜及心,膈棉纸压净油,只取霜)30 克,飞辰砂 9 克。

【用法】　上为极细末。每次一耳挖子,凉开水冲下。

【主治】　婴孩诸疾,厥闭气绝。

【宜忌】　不可多服。

万灵丸

【方源】　《医方类聚》卷二四四引《医林方》。

【组成】　百草霜 30 克,轻粉 6 克。

【用法】　上药研为细散,用饭为丸,如黄米大。每次 1 丸,米饮汤送下。

【主治】　小儿呕吐,咳嗽不止。

【宜忌】　不可多服。

万金散(1)

【方源】　《圣济总录》卷三十四。

【组成】　硫黄(研)、蛤粉各 30 克。

【用法】　上药研为细散。每次 3 克,新汲水调下。

【主治】　中暑毒,闷乱不省人事。

万金散(2)

【方源】　《圣济总录》卷一七九。

【组成】　干漆(炒烟出)30 克,雄黄 60 克。

【用法】　上药研为细散。每次 1.5 克,温水调下。

【主治】　小儿蛔动,卒叫如心痛。

万金散(3)

【方源】　《中国医学大辞典》引《医林集要》。

【组成】　大黄 500 克,白芷 180 克。

【用法】　上药研为末。每次 9 克,热酒调下;亦可水泛为丸服,更以清茶调涂患处。

【主治】　背疽,木硬坚闷,脉沉实者;以及一切毒疮。

万病丸

【方源】　《产乳备要》。

【组成】　熟地黄、当归各 120 克。

【用法】　上药研为细散,面糊为丸,如梧桐子大。每次 50 丸,空腹、食前温粥饮送下。

【主治】　①《产乳备要》:妇人久虚,血气衰少,怠惰嗜卧,饮食不进,肌体瘦悴,精神不足。

②《鸡峰普济方》:妇人劳虚血弱,肌肉枯燥,手足多烦,肢节痛,鬓发脱落,面少颜色,腹中拘急,痛引腰背,去血过多,崩伤内竭,胸中短气,昼夜不得眠,情思不乐,怔忡多汗;诸虚不足,腹胁疼痛,翕翕发热,以及妇人经病,月事不调。

万氏润燥膏

【方源】　《医宗金鉴》卷六十六。

【组成】　猪脂(切碎,炼油,去渣)、白蜜(炼)各 500 克。

【用法】　搅匀候凝。挑服 2 匙,每日 3～5 次。

【功用】　降火清金。

【主治】　阴虚喉疳,失音,大便干。

寸金散

【方源】　《圣济总录》卷一三三。

【组成】　虾蟆(自死者)、新砖各等份。

【用法】　上药同捣匀,捏作饼子,晒干,为细散。掺疮口上。即撮出毒水尽,以别药敷贴。

【主治】　一切疮,或外伤肌肉,水入作脓肿,久不愈。

山甲汤

【方源】　《丹溪心法》卷二。

【组成】　穿山甲、木鳖子各等份。

【用法】　上药研为末。每次 6 克,空腹温酒调下。

【主治】　久疟、疟母不愈者。

山甲散

【方源】　《秘传外科方》引《李防御五痔方》。

【组成】　五倍子(生)、穿山甲(炒存性)各 30 克。

【用法】　上药研为末。每次 6 克,空腹陈米饮下。

【主治】　痔泻水者。

山杏丸

【方源】　《圣济总录》卷五十五。

【组成】　山杏仁(炒令香熟,去皮尖双仁)60 克,吴茱萸(汤洗,焙干,炒,为末)36 克。

【用法】　上药研为末,丸如弹子大。发时每次

1 丸,温酒化下;如不饮酒,即用热汤。

【主治】　心气痛,闷乱。

山药粥

【方源】　《饮膳正要》卷二。

【组成】　羊肉(去脂膜,烂煮熟,研泥)500 克,山药(煮熟,研泥)500 克。

【用法】　上药入肉汤内,下米煮粥。空腹食之。

【主治】　虚劳骨蒸,久冷。

山梅丸

【方源】　《医级》卷七。

【组成】　乌梅(蒸,去核)、常山(炒,为末)各等份。

【用法】　捣作丸。每次 6 克。

【功用】　截疟。

【主治】　疟疾屡散,发作已微,作则多痰。

山蓟膏

【方源】　《摄生秘剖》卷四。

【组成】　白术 5000 克,白蜜 1000 克。

【用法】　将白术先煮粥汤待冷,浸 1 宿,用陈壁土拌蒸透,再以米粉又拌蒸,刮去皮浮,切片,晒干听用。将水百碗,桑柴火煎取 4500 毫升,加白蜜熬成膏。每次 15 克,淡姜汤点服。

【功用】　补胃健脾,和中进食。

【方论】　太阴主生化之元,其性喜燥,其味喜甘,其气喜温。白术备此三者,故为中宫要药;配以白蜜,和其燥也,且甘味重,则归脾速。

【备考】　山蓟,白术也。

山鞠散

【方源】　方出《本草纲目》卷十二引《夏子益奇疾方》,名见《串雅内编》卷四。

【组成】　川芎、当归各 500 克。

【用法】　各以 250 克研为散,入瓦器内,用水煎浓,不拘多少,频服。仍以一半锉块,于病人桌下烧烟,令将口鼻吸烟;仍以蓖麻子 1 粒,贴其顶心。

【主治】　产后乳悬。妇人产后两乳忽长,细小如肠,重过小肚,痛不可忍,危亡须臾。

山李子煎丸

【方源】　《太平圣惠方》卷三十六。

【组成】　山李子根(亦名牛李子)、蔷薇根(野外者良)各 500 克。

【用法】　以水煎半日,取汁,于银器中盛,以重汤煮,如无银器,铜器亦得,看稀稠得所,即于瓷器内盛。每取少许,含咽之。以愈为度。

【主治】　口中疳疮。

【验案】　口疳　《普济方》:昔襄州军事柳岸妻窦氏,患口疳十五年,齿尽落,龈亦断坏,不可近,用此方遂愈。

【备考】　《普济方》:如患发背,重汤煎令极稠,和如膏,以帛涂之疮上。

千金丸

【方源】　《古今医统大全》卷六十九。

【组成】　大黄 300 克,木香 15 克。

【用法】　上药研为末,醋糊为丸,如梧桐子大。每次 20～30 丸,食远开水送下。

【主治】　脏腑壅滞,气结积热不通,或内有痰癖疝蛔,心腹俱痛,以及脚气肿满,休息热痢,并风痰、疮疥、结核等疾。

千金汤

【方源】　《备急千金要方》卷五。

【组成】　蜀椒、左顾牡蛎(碎)各 6 克。

【用法】　水煎服。

【主治】　小儿暴惊啼绝死,或有人从外来,邪气所逐,令儿得疾。

【方论】　《千金方衍义》:千金汤专取蜀椒以温中气,牡蛎以镇肾怯,为肾虚胎寒要药。

千金散(1)

【方源】　《圣济总录》卷十八。

【组成】　皂荚刺(烧存性)、大黄(九蒸,九晒干)。

【用法】　上药各为散。每用大黄末 3 克,水煎令沸,调皂荚刺灰 6 克,食后临卧服,1 日 3 次。

【功用】　《保命集》:疏泄血中之风热。

【主治】　①《圣济总录》:大风癞病及鼻坏指落者。

②《普济方》：大风疠疾,眼昏,咫尺不辨不物,眉发自落,鼻梁崩倒,肌肤有疮。

千金散(2)

【方源】　《杨氏家藏方》卷十三。

【组成】　鼠狼1枚(自死者,不以大小,置砂瓶内,包定瓶口,次用盐泥固济,用硬炭簇瓶,火煅通红,候火七分尽,取出药瓶,在地上出火毒1宿)。

【用法】　上药研为细散。每次6克,加麝香少许,空腹热酒调下。如服药10日之后,用刺猬皮1枚,烧作灰,细研,加麝香少许,每次3克,温酒调下,食前间千金散服之。

【主治】　肠风脏毒,痔漏。

千金散(3)

【方源】　《杨乐家藏方》卷十七。

【组成】　白花蛇头(焙干)1枚,麻黄24茎(去节,新瓦上焙黄色)。

【用法】　上药研为细散。如急惊,入研细脑子少许,温汤调药1克,送下长生丸;如慢惊,用温汤调药1克送下,不拘时候。

【主治】　小儿急慢惊风。

千金散(4)

【方源】　《医略六书》卷三十。

【组成】　鲜生地黄90克,乌贼骨90克。

【用法】　上药研为散。每次9克,酒煎,去渣温服。

【主治】　血癥,脉涩数者。

【方论】　产后血虚热结,积瘀不行,而成血癥、血枯,故肢体羸瘦,腹痛不止焉。鲜生地黄凉血散瘀,善滋血枯;乌贼骨软坚走血,兼治血癥;为散酒煎,使血热消化,则瘀结自行,而经气清和,经血完复。其血枯无不润,血癥无不消焉。有腹痛不去、羸瘦不痊乎?

千捶纸

【方源】　《外科十三方考》。

【组成】　白砒1.5克,明雄3克。

【用法】　上药研为细散,取上好皮纸1张,将药末匀布纸上,折为十数折,以木槌在纸上捶之,约千余下,药即吸入纸层,至转黄色时为度,收藏备用。若遇杨梅疮肿起者,以此纸贴之最佳,其他溃后化腐亦妙。

【功用】　化腐生肌,敛口干脓。

【主治】　杨梅疮肿起及已溃者。

千金一笑散

【方源】　《万氏家抄方》卷三。

【组成】　巴豆(烧去壳)1粒,白胡椒3粒。

【用法】　同一处捣烂,用薄绵包药,入痛齿处咬定,流涎水勿咽。良久取出,痛即止。

【主治】　牙痛不可忍。

【加减】　若是虫牙,去胡椒,用花椒。

千金失笑散

【方源】　《类编朱氏集验方》卷十。

【组成】　当归、没药各等份。

【用法】　每次5克,炒。用红花酒,面北呷之。

【主治】　室女经脉不通。

千里光白及膏

【方源】　《中医皮肤病学简编》。

【组成】　50%千里光溶液500毫升,白及粉200克。

【用法】　麻油调匀。外搽创面。

【主治】　烫火伤。

【备考】　千里光溶液制法:鲜千里光全草100千克(干25千克),加水至覆盖药面,反复用大火煎煮3次,每次煎1小时,过滤。然后将3次药液混合,浓缩成膏,约3.8千克,为贮备用,可适当加苯甲酸防腐,并高压消毒。

千金不易膏药

【方源】　《奇方类编》卷下。

【组成】　鲶鱼1个(重约500克,即2个无妨)。

【用法】　用香油500克,煎鱼,已枯,捞去鱼,入黄丹180克,熬成膏。摊纸上,贴之。

【主治】　一切肿毒瘰疬。

川乌丸

【方源】　《普济方》卷四十六引《鲍氏肘后方》。

【组成】　川乌120克(清白者,去皮脐,研为细末),韭菜(洗过,风干,取自然汁)。

【用法】 搅和为丸,如绿豆大。每次 4～8 丸,临睡用冷茶清送下。

【主治】 一切头风。

【宜忌】 忌鱼腥。

川芎汤(1)

【方源】 《普济方》卷五十三。

【组成】 川芎 15 克,蚯蚓(不出土)15 克。

【用法】 上药研为末。每次 9 克,煎麦冬汤临卧服。后埋低头伏睡,3 夜 3 服,立效。

【主治】 耳聋气闭。

川芎汤(2)

【方源】 《医略六书》卷二十六。

【组成】 生地黄 300 克(取汁),川芎 30 克。

【用法】 川芎煎取汁,冲地黄汁,分 3 次温服。

【主治】 血崩气陷,不时举发,脉弦数者。

【方论】 血室空虚,生气不振,故常觉气陷于下,而血崩不时举发焉。生地黄专滋血室之空虚,川芎特举生气之下陷,二味成方,味同力锐,能使血室滋荣,生气振发,则冲任无不完固,而血自归经,何至不时举发血崩哉。

川芎散(1)

【方源】 《鸡峰普济方》卷十。

【组成】 川芎 30 克,甘草 7.5 克。

【用法】 上药研为细散。每次 1.5 克,水煎,乘热不拘时候服。

【主治】 男子、妇人、小儿鼻血。

川芎散(2)

【方源】 《保命集》卷下。

【组成】 川芎、槐子各 30 克。

【用法】 上药研为细散。每次 9 克,如胸中气滞不利,生姜汤调;目疾,茶调;风热上攻,用 30 克,水煎,食后服。

【主治】 风热上冲,头目眩热,肿及胸中不利。

川芎散(3)

【方源】 《妇人良方大全》卷二十二。

【异名】 芎乌散(《医方类聚》卷八十一引《济

生续方》)、川乌散(《普济方》卷三五一)。

【组成】 真天台乌药皮、大川芎各等份。

【用法】 上药研为细散。每次 9 克,秤锤淬酒调服。

【主治】 ①《妇人良方大全》:产后头痛。

②《普济方》引鲍氏方:男子气厥头疼,妇人气盛头疼。

川活散

【方源】 《世医得效方》卷九。

【组成】 羌活、萝卜子(炒)各 30 克。

【用法】 上药研为末。用酒调下。

【主治】 水气肿。

川椒丸

【方源】 《幼幼新书》卷二十八引张涣方。

【组成】 花椒(净,慢火炒)30 克,肉豆蔻 15 克。

【用法】 上药研为末,粳米饭为丸,如黍米大。每次 10 丸,饮送下。量加。

【主治】 儿夏伤湿,冷入肠胃,泄泻不止。

川椒茶

【方源】 《李氏医鉴》卷二。

【组成】 细茶、花椒各少许。

【用法】 水煎服。

【主治】 腹冷寒,胀满。

川乌头散

【方源】 《普济方》卷二四八。

【组成】 川乌 10 枚(炮裂,去皮脐),桂枝 60 克。

【用法】 上药研为散。每次 6 克,加生姜 3 克,水煎,下蜜少许,更煎沸,食前和滓温服。

【主治】 阴疝腹腰背,手足逆冷,身体疼痛,针灸诸药所不能任者。

川芎黄芪汤

【方源】 《普济方》卷三四二引《经效产宝》。

【组成】 川芎、黄芪各等份。

【用法】 上锉。每次 15 克,加秫米(炒)15 克,水煎服。

【主治】　伤胎腹痛,下黄汁。

川芎葱开水

【方源】　方出《经效产宝》卷上,名见《普济方》卷三四二。

【组成】　川芎60克,葱白(切)15克。

【用法】　水煎,分3次温服。

【主治】　胎动不安。

川椒乌梅汤

【方源】　《不知医必要》卷二。

【组成】　花椒(去合口的)4.5克,乌梅2枚。

【用法】　加生姜3片,水煎服。

【主治】　脾胃虫痛。

川椒白芷散

【方源】　《女科秘要》卷二。

【组成】　花椒30克,白芷45克。

【用法】　水煎,服头煎;以二煎日洗患处数次。

【主治】　有孕房事不节,阳精留蓄,因而阴门作痒。

川椒面拌粥

【方源】　《太平圣惠方》卷九十六。

【组成】　花椒100粒(去目),白面100克。

【用法】　上以醋淹椒令湿,滤出,于面中拌令匀,便于豉汁中煮,空腹和汁食之。

【主治】　噎病,胸间积冷,饮食不下,黄瘦无力。

门冬丸

【方源】　《普济本事方》卷四。

【组成】　麦冬30克,黄连(去须)15克。

【用法】　上药研为细散,炼蜜为丸,如梧桐子大。每次30丸,食后熟水送下。

【主治】　心经有热。

【方论】　《本事方释义》:麦冬气味甘寒微苦,入手太阴、少阴;黄连气味苦寒,入手少阴。因心经有热,外无急病,未可急攻,以滋清之药,佐以清心之品,不使重伤胃气。用丸药者,乃缓治之法也。

女贞丹

【方源】　《扶寿精方》。

【异名】　二至丸(《医便》卷一)。

【组成】　冬青子(去梗叶,酒浸1昼夜,粗布袋擦去皮,晒干为末),旱莲草。

【用法】　待旱莲草出时,采数担捣汁熬浓,与前末为丸,如梧桐子大。每夜酒送下100丸。

【功用】　①《扶寿精方》:乌发,健腰膝,强阴不足。

②《医便》:清上补下。

③《中国药棍典》:补益肝肾,滋阴止血。

【主治】　《中国药典》:肝肾阴虚,眩晕耳鸣,咽干鼻燥,腰膝酸痛,月经量多。

【方论】　《医方集解》:此足少阴药也。女贞子甘平,少阴之精,隆冬不凋,其色青黑,益肝补肾;旱莲甘寒,汁黑入肾补精,故能益下而荣上,强阴而黑发也。

【验案】　肝肾阴虚型慢性乙肝《浙江中医学院学报》(1997,3:35):用本方加味治疗肝肾阴虚型慢性乙肝80例。湿热重者加茵陈、垂盆草、土茯苓;热重者加板蓝根、蒲公英;纳少加炙鸡内金、炒谷芽、炒麦芽;便秘者加虎杖、制大黄。对照组78例用维生素C、复合维生素B片。半年为1疗程。结果:症状改善治疗组75例,对照组63例;肝功能改善治疗组73例,对照组59例;HBeAg转阴治疗组23例,对照组12例;HBV-DNA转阴治疗组28例,对照组15例。认为本方有消除慢性乙肝肝肾阴虚症状,改善肝功能和促使乙肝病毒指标转阴的作用。

女真散

【方源】　《医说》卷九引《名医录》。

【组成】　黄丹、紫菀各等份。

【用法】　上药研为末。每次6克,以酒送下,1日2次。

【主治】　愁郁不忿,面色变黑。

女贞剪红丸

【方源】　《医学入门》卷七。

【组成】　女贞子1000克,红花90克。

【用法】　上药研为末,炼蜜为丸。每次6克,食后服。

【功用】　止血断根。

【主治】　妇人闭经、逆经、血疾。

【加减】　热重,加天花粉、栀子各 60 克,或用二味煎汤送下。

小朱散

【方源】　《苏沈良方》卷九。

【组成】　成块赤土(有砂石者不可用)、当归各等份。

【用法】　上药研为末。每次 6 克,冷酒调下,1 日 3 次。兼用涂药。

【主治】　瘾疹久不愈,每发先心腹痛,痰哕,麻痹筋脉不仁。

【备考】　涂药:护火草(大叶者,又名景天)、生姜(和皮不洗)等份研,盐量多少,涂搽痒处。如遍身瘾疹,涂发甚处,余处自消。

小麦汤

【方源】　《养老奉亲书》卷。

【组成】　小麦 100 克,通草 60 克。

【用法】　水煮,去渣,渐渐食之,须臾当愈。

【主治】　老人五淋久不止,身体壮热,小便满闷者。

小麦饮

【方源】　《圣济总录》卷一五九。

【组成】　小麦、小豆(各拣净,炒)各等份。

【用法】　上药研为粗末。每次 9 克,水煎,去渣温服。

【主治】　逆产不正。

小神丹

【方源】　《抱朴子内编》卷十一。

【组成】　真丹 1500 克,白蜜 500 克。

【用法】　合和日晒,煎之令可丸,即丸如麻子大。旦服 10 丸,长服之。

【功用】　白发更黑,齿堕更生,身体润泽,老翁还成少年,常服长生。

小二龙串

【方源】　《串雅补》卷二。

【组成】　黑白丑(头末)各 30 克,生大黄 60 克。

【用法】　上药研为末。每次 6 克,砂糖调姜汤下。

【功用】　追虫打积。

【主治】　水积,小儿腹大肚疼。

小凤髓丹

【方源】　《医垒元戎》卷十。

【异名】　养真丹。

【组成】　甘草 15 克,黄柏(炒)60 克。

【用法】　上药研为末,神曲糊为丸,如梧桐子大。每次 70 丸。

【功用】　《赤水玄珠》:泻心包络相火,益肾水。

【主治】　《赤水玄珠》:梦遗。

小半夏丸

【方源】　方出《是斋百一选方》卷二引杨叔子方,名见《世医得效方》卷五。

【组成】　半夏(汤洗 10 遍)、白胡椒各等份。

【用法】　上药研为细散,姜汁为丸,如梧桐子大。每次 30~50 丸,姜汤送下。

【主治】　反胃,以及不怡饮食。

小半夏汤

【方源】　《金匮要略》卷中。

【异名】　半夏生姜汤(《类证活人书》卷十八)、半夏汤(《小儿卫生总微论方》卷七)、鲜陈汤(《古今医鉴》卷五)。

【组成】　半夏 12 克,生姜 6 克。

【用法】　水煎,分 2 次温服。

【功用】　①《医宗必读》:定吐,开胃,消食。

②《医门法律》:温胃燥湿。

③《医学金针》:除痰,降气,平胃。

【主治】　①《金匮要略》:呕家不渴,心下有支饮;黄疸病,小便色不变,欲自利,腹满而喘,不可除热,热除而哕者;诸呕吐,谷不得下者。

②《外台秘要》引仲景:呕哕,心下悸,痞硬不能食。

③《外台秘要》引《救急》:天行后哕,欲死,兼主伤寒。

④《圣济总录》:霍乱呕吐涎沫,医反下之,心下作痞。

⑤《医学正传》:阳明伤寒,不纳谷而呕吐不已者。

⑥《医学入门》:呃逆,谷气入口即吐,以及发汗后水药不下。

⑦《景岳全书》:反胃,寒痰甚者。

⑧《古今名医方论》引赵以德:膈上痰,心下坚,呕逆,目眩。

⑨《证治汇补》:胃实呕吐。

⑩《医学金针》:不寐。

【宜忌】　《外台秘要》引仲景:忌羊肉、饧。

【方论】　①《金匮玉函经二注》赵以德:半夏之味辛,其性燥,辛可散结,燥可胜湿,用生姜以散其悍;孙真人云:生姜呕家之圣药,呕为气逆不散,故用生姜以散之。

②《古方选注》:小制之方,以脾胃二经分痰饮立治法。盖胃之支脉有饮,则胃逆为呕而不渴,主之以半夏辛温泄饮,生姜辛散行阳,独治阳明,微分表里。

③《医宗金鉴》:半夏、生姜温能和胃气,辛能散逆气。

④《张氏医通》:呕本有痰,呕尽痰去而渴者,为欲解。与伤寒服小青龙汤已渴者,寒去欲解义同。今反不渴,是积饮尚留,去之未尽,故用半夏散结胜湿,生姜散气止呕。

⑤《金匮要略心典》:呕吐谷不得下者,胃中有饮,随气上逆,而阻其谷入之路也。故以半夏消饮,生姜降逆,逆止饮消,谷斯下矣。

⑥《历代名医良方注释》:查此方用半夏降逆和胃,而佐生姜以化气涤饮。上条大半夏,系用佐药化半夏之燥;此方小半夏,系用佐药助半夏之辛,是一则呕吐伤胃,恐其重损阴液;一则水气犯膈,必须涤去水饮也。一佐药之出入,而主治意义全变,不特用量多寡大小而已也。要之本方为降气宣气之剂,而无逐水涤饮之药,不过气化水行,体工完整,饮邪自不易容留。若真正疗水,膈间有水眩悸,则又当用小半夏加茯苓为适当。本方金匮凡三见,见呕吐哕下痢篇者,主呕吐,谷不下,为正治。见黄胆篇者,主除热必哕,为救治。见本篇者,主心下有支饮,为借治,以方药合诸病理,各各恰当。方剂之运用无穷也如是夫。

【验案】　①呕吐　《上海中医药杂志》(1979,4:25):陈某某,男,53岁,因慢性胃窦炎伴息肉样变而行胃次全切除术,术后第六天发生胆汁性呕吐,持续70多天不能进食,而行2次手术(松解粘连),但呕吐未能缓解。予中药旋覆代赭汤、泻心汤、左金丸等加减以及益气养阴,生津和胃等剂治疗亦无效。改用小半夏汤加人参,方用半夏9克,生姜9克,人参(另煎)9克,浓煎40毫升,分两次服,连服五剂后呕吐止,并能进食。

②咳嗽　《临证指南医案》:脉沉短气,咳甚,呕吐饮食,便溏泄。乃寒湿郁痹,渍阳明胃,营卫不和。胸痹如闷,无非阳不旋运,夜阴用事,浊泛呕吐矣。庸医治痰顺气,治肺论咳,不思《内经》胃咳之状,咳逆而呕耶。小半夏汤加姜汁。

小地黄丸

【异名】　地黄丸(《卫生家宝产科备要》卷三)。

【方源】　《普济方》卷三三七引《产育宝庆》。

【组成】　人参、干姜(炮)各等份。

【用法】　上药研为末,用生地黄汁为丸,如梧桐子大。每次50丸,食前米汤送下。

【主治】　①《普济方》引《产育宝庆》:妊娠酸心,吐清水,腹痛不能食。

②《证治准绳·女科》:妊娠恶心,呕吐清水。

小麦曲粥

【方源】　《圣济总录》卷一八九。

【组成】　小麦曲(炒黄)30克,粳米(淘净)200克。

【用法】　上药合和,用水煮作粥,空腹食之。

【主治】　赤白痢不止,脾胃气虚。粥食不消;小儿无辜痢。

小阿胶散

【方源】　《育婴秘诀》卷一。

【组成】　透明阿胶(炒)7.5克,紫苏叶3克。

【用法】　上药研为末。每次3克,加乌梅肉少许同煎,灌下。

【主治】　①《育婴秘诀》:风热,涎潮喘促,搐掣窜视。

②《万氏家传幼科发挥》:咳嗽虚者。

小茴香丸

【方源】　《三因极一病证方论》卷七。

【组成】　茴香、白胡椒各等份。

【用法】　上药研为末,酒糊为丸,如梧桐子大。

每次 50 丸,空腹温酒送下。

【主治】　小肠气腹痛。

小胶艾汤

【方源】　《济阴纲目》卷八。

【组成】　阿胶(炒成珠)30 克,艾叶 60 克。

【用法】　上锉。水煎服。

【主治】　伤损动胎,下血腹痛。

小黑神散

【方源】　《类编朱氏集验方》卷十。

【异名】　胜金散。

【组成】　白芷(炮)15 克,百草霜(细研)7.5 克。

【用法】　上药研为散。每次 6 克,醋汤热服。

【功用】　止血定痛,消逐利积。

【主治】　产前产后,亦治横逆。

小温中丸

【方源】　《证治准绳・类方》卷五引丹溪方。

【组成】　针砂(以醋炒,为末)500 克,糯米(炒极黄,为末)500 克。

【用法】　醋糊为丸,如梧桐子大。每次40～50 丸,米饮送下。轻者服 150 克,重者不过210 克。

【主治】　①《证治准绳・类方》:黄胖。

②《何氏济生论》:食劳疳黄。

【宜忌】　《何氏济生论》:忌一切生冷油腻。

小儿解颅煎

【方源】　《集成良方三百种》卷上。

【组成】　龟板、生地黄。

【用法】　上药按儿大小酌用,如一岁内者,用龟板 1.5 克,地黄 3 克,饭后煎服,1 日 3 次。

【主治】　小儿头大面小。

小蓟琥珀散

【方源】　《医学入门万病衡要》卷五。

【组成】　小蓟、琥珀各等份。

【主治】　血淋。

【方论】　蓟根能治下焦淤血,琥珀能治膀胱血热。

小儿复方鸡内金散

【方源】　《部颁标准》。

【组成】　鸡内金 34 克,六神曲 66 克。

【用法】　制成散剂。口服,小儿每次 0.5 克,1日 3 次,周岁以内酌减。

【功用】　健脾开胃,消食化积。

【主治】　小儿因脾胃不和引起的食积胀满,饮食停滞,呕吐泄痢。

飞乌膏

【方源】　《外台秘要》卷三十四引《集验方》。

【组成】　烧朱砂作水银上黑烟(一名细粉者)90 克,矾石(烧粉)90 克。

【用法】　上以绢筛了,以甲煎和之令如脂。以敷乳疮,1 日 3 次。作散者不须和,有汁自着可用散。

【主治】　妇人、女子乳头生小浅热疮,搔之黄汁出浸淫为长,百疗不瘥,动经年月,名为妒乳;亦治诸热疮,黄烂浸淫汁疮,蜜疮,丈夫阴蚀痒湿,诸小儿头疮痂蚀,口边肥疮,蜗疮等。

飞矾散

【方源】　《奇效良方》卷六十。

【组成】　白矾(飞)、白草霜各等份。

【用法】　上药研为细散。捻糟茄自然汁调。若口噤,挑灌之。

【主治】　木舌,渐肿大满口。

马土散

【方源】　《惠怡堂方》卷二。

【组成】　白马粪(煅存性)15 克,新黄土1.5 克。

【用法】　能饮者,温酒调服。不能饮者,温汤调服。

【功用】　止痛。

【主治】　痧肚痛。

马齿粥

【方源】　方出《证类本草》卷二十九引《食疗本草》,名见《太平圣惠方》卷九十六。

【组成】　马齿菜(切)30 克,粳米(折细)90 克。

【用法】　以水和马齿菜煮粥，不着盐、醋。空腹淡食。

【主治】　①《证类本草》引《食疗本草》：痢疾腹痛。

②《饮膳正要》：脚气，头面水肿，心腹胀满，小便淋涩。

马鼠膏

【方源】　方出《肘后备急方》卷四，名见《仙拈集》卷一。

【组成】　鼠尾草、马鞭草各5千克。

【用法】　水煮，去渣，再煎令稠，以粉为丸，如大豆大。每次2丸，加至4～5丸，开水送服，1日2次。

【主治】　水肿腹大。

【宜忌】　猪肉、生冷勿食。

马蔺汤

【方源】　《圣济总录》卷一八〇。

【组成】　马蔺子(炒)、升麻各9克。

【用法】　上药研为粗末。每次3克，水煎，去渣，下白蜜少许，搅匀，分2次温服。如无马蔺子，即用根少许，入水捣，绞取汁，细呷。

【主治】　小儿喉痹。

马钱子散

【方源】　《中国药典》。

【组成】　马钱子(沙烫)适量(含士的宁8克)，地龙(去土，焙黄)93.5克。

【用法】　上药为细粉，每袋装0.6克。每次0.2克，如无反应，可增至0.4克，最大服量不超过0.6克，每晚用黄酒或开水送服，老幼及体弱者酌减。

【功用】　祛风湿，通经络。

【主治】　因风、寒、湿引起的臂痛腰痛，周身疼痛及肢体萎缩。

【宜忌】　本品含剧毒药，不可多服，服药后一小时可能出现汗出周身，发痒，哆嗦等反应，反应严重者可请医生处理。十三岁以下儿童、孕妇及身体虚弱者，心脏病、严重气管炎、单纯性高血压患者禁服。忌食生冷食物。

马鞭草散

【方源】　方出《肘后备急方》卷五，名见《普济方》卷二四九。

【组成】　芜菁根、马鞭草。

【用法】　上同捣、敷。

【主治】　男子阴卒肿痛。

子丑散

【方源】　《普济方》卷三八二。

【组成】　鼠粪、黑牵牛各等份。

【用法】　上药研为末。3岁3克，橘皮汤下。二服立效。

【主治】　小儿气疝，腹急喘粗，食气攻目，乳肿。

子花煎

【方源】　《鲁府禁方》卷四。

【组成】　槐子15克，穿山甲(微炒)9克。

【用法】　用无灰黄酒、水各1半煎，空腹热服。

【主治】　鱼口疮。

子鸣散

【方源】　《妇科秘旨》卷四。

【组成】　空房鼠窟产后土、麝香。

【用法】　鼠窟前后土研为细末，麝香研入内。每次6克，酒下。

【主治】　子鸣。

子母两富汤

【方源】　《辨证录》卷四。

【组成】　熟地黄60克，麦冬60克。

【用法】　水煎服。连服4剂，而肺金之燥除，肾火之干亦解。

【主治】　肾虚肺燥，久咳不愈，口吐白沫，气带血腥。

子芩防风散

【方源】　《医级》卷九。

【组成】　黄芩(酒炒)、防风各等份。

【用法】　上药研为末。每次6克，食前温酒调下。

【主治】　肝经风热，以致血崩、便血及尿血、血淋。

四画

比金散

【方源】　《圣济总录》卷一二二。

【组成】　白僵蚕(直,用生者)、蛇蜕皮(烧灰)各等份。

【用法】　上药研为细散。每用 1.5 克,掺咽内,咽津无妨,不拘时候。

【主治】　咽喉闭塞不通。

比圣饼子

【方源】　《圣济总录》卷七十九。

【组成】　大戟、甘遂各 30 克。

【用法】　上药研为细散。每次 3 克,以大麦面 30 克,新水和作饼子烧熟,每五更徐徐烂嚼茶下。移时小便多是效,未退再服。

【主治】　十种水气腹胀。

元阳丹

【方源】　《阴证略例》。

【组成】　乌头、干姜各等份(并生用)。

【用法】　酒面糊为丸,如梧桐子大。每次 10 丸,食前生姜汤送下。

【功用】　还阳退阴,补益和气。

【主治】　阴毒伤寒始得,头痛腰重,眼睛疼,身体倦怠而甚热,四肢厥逆冷,额上及手背冷汗不止,或多烦渴,精神恍惚,如有所失,六脉沉细而疾,尺部短小,寸口或大。并治气痛。

元胡索散

【方源】　《类编朱氏集验方》卷三引朱仁卿方。

【组成】　延胡索(盐炒)、干蝎各等份。

【用法】　上药研为细散。温酒下。

【主治】　小肠气痛。

元胡止痛片

【方源】　《中国药典》。

【组成】　延胡索(醋制)445 克,白芷 223 克。

【用法】　上药制成 1000 千片,包糖衣。口服,每次 4~6 片,1 日 3 次,或遵医嘱。

【功用】　理气,活血,止痛。

【主治】　气滞血瘀的胃痛,胁痛,头痛及月经痛等。

无比散

【方源】　《传信适用方》卷四。

【组成】　蛇蜕皮(烧灰)3 克,炒甘草末 1.5 克。

【用法】　上药同和。暖酒下。如破,用生油调涂。

【主治】　妇人乳痈痛甚。

无价散

【方源】　《赤水玄珠》卷二十八。

【组成】　无病小儿粪(一方加麝香、冰片少许)。

【用法】　腊月将倾银罐 2 个,上下合定,盐泥固济,火煅通红取出,为末。每次 3 克,蜜水调服。

【主治】　痘黑陷欲死者。

【备考】　《张氏医通》用腊月人矢(干者)烧灰为散,砂糖汤调服方寸匕,服后即变红活。

无忧散(1)

【方源】　《三因极一病证方论》卷五。

【组成】　腊月黄牛胆(以天南星为末,入胆内,缚令紧,当风避日悬之,候干取用)。

【用法】　上药研为末,以人参 15 克,煎汤,调末 6 克,乘热服。迟顷,更以热人参汤投之,或睡,便尿下黄黑恶物,是效。

【主治】　伤寒调理失序,毒气内结,胸腹胀满,坐卧不安,日久不愈,狂躁妄语,大小便不通,或复吐逆。

无忧散(2)

【方源】　《普济方》卷三七五引《典药方》。

【组成】　朴硝、青黛各等份。

【用法】　上为极细末。慢惊每次 6 克,急惊 9

克,开水调下。

【主治】　小儿惊风。

无食膏

【方源】　方出《太平圣惠方》卷六十八,名见《普济方》卷三〇〇。

【组成】　肥皂荚 1 挺,没石子 3 枚。

【用法】　上烧令烟断,为细末,以酸米醋于沙盆中,别磨皂角如糊。和末敷之。

【主治】　肉刺。

天水丸

【方源】　《鲁府禁方》卷一。

【组成】　白滑石(水飞)180 克,大粉草(微炒)30 克。

【用法】　上药研为细散,生蜜为丸,如弹子大。每次 1 丸,井水化服。

【主治】　中暑身热,小便不利,胃脘积热,以及一切热病。

天龙丸

【方源】　《续刻经验集》。

【组成】　僵蚕 120 克,甘草 120 克。

【用法】　上药研为末,炼蜜为丸,如弹子大。每日服 12 克。药完自愈。

【主治】　小儿痰串。

天冬膏

【方源】　《良朋汇集》卷二。

【组成】　天冬(用水泡透)500 克,生地黄(用水泡透)1000 克。

【用法】　上药安木臼内捣,取其汁再入温汤,更捣,又取其汁,不论几次,直待二药无味方止,以文武火熬成膏,盛瓷器内。每次 15 克,温酒化下,不拘时候,1 日 3 次。

【主治】　风癫。

天地煎

【方源】　《症因脉治》卷二。

【组成】　天冬、熟地黄。

【用法】　水煎服。

【主治】　血虚咳嗽;高年阴耗,血燥津竭便

结者。

天花散

【方源】　《活幼心书》卷下。

【组成】　天花粉 60 克,甘草 9 克。

【用法】　上药研为散。每次 6 克,无灰酒煎,空腹温服;不能饮者,只用水煎,少入酒同服。

【主治】　小儿外肾肤囊肿痛。

天灵散

【方源】　《太平圣惠方》卷六十六。

【组成】　天灵盖(带血色者,以茅香水洗,涂酥,炙令焦黄)30 克,虎胫骨(涂酥,炙令焦黄)30 克。

【用法】　上药研为细散。每次 6 克,空心以葱、酒调下,晚食前再服。

【主治】　气毒瘰疬遍项,以及流注胁腋下,有头疼痛。

天黄丸

【方源】　《医宗必读》卷九。

【组成】　天花粉、黄连各 300 克。

【用法】　竹叶汤为丸,如绿豆大。每次 9 克,姜汤送下。

【主治】　痰在心经者,名曰热痰,脉洪面赤,烦热心痛,口干唇燥,时多喜笑,其痰坚而成块。

天黄散

【方源】　《古今医鉴》卷十四。

【组成】　天南星(水泡令软,细切片)30 克,雄黄 6 克。

【用法】　用湿纸包裹,慢火煨令面焦,取出候干,为末。每以指蘸药敷口内,1 日 3～4 次,临卧再敷,不可吐出。

【主治】　痘疹后,多食甜物,以及食积疳热,口内并唇口生疮,牙床肿烂,甚至牙齿脱落,臭不可闻。

天麻饮

【方源】　《活幼心书》卷下。

【组成】　天麻(明亮者)、川乌(炮制,去皮)各 21 克。

【用法】　上锉。每次 6 克,加生姜 3 片,慢火水煎若稀糊,不拘时候,勤与温服。

【主治】　诸般风搐,不省人事。

天冬酒

【方源】　《备急千金要方》卷十四。

【组成】　天冬、百部。

【用法】　捣绞取汁 1000 毫升,渍曲 200 克,曲发,以糯米 2000 克,以法造酒。酒熟,每服 50 毫升。常令酒气相接,勿令醉吐。

【功用】　久服延年轻身,齿落更生,发白更黑。

【主治】　五脏六腑大风,洞泄虚弱,五劳七伤,冷热诸风,癫痫恶疾,耳聋头风,四肢拘挛,猥退历节,万病皆主之。

【宜忌】　慎生冷、酢滑、鸡、猪、鱼、蒜,特慎鲤鱼,亦忌油腻。

天冬煎

【方源】　《圣济总录》卷十五。

【组成】　天冬 3500 克,生地黄 15 千克。

【用法】　上细切,都于木臼中捣烂,却入大沙盆内,烂研压取汁,煎若稠饧即止。每次 1 匙,食后用酒化下,或桃柳汤温水化下。

【主治】　风癫,卒发仆地,口吐涎沫,不省人事。

天冬地黄膏

【方源】　《医钞类编》卷十四。

【组成】　天冬(去心)5 千克(汤浸 2 日),生地黄 15 千克(无生者,用干地黄 5 千克,汤浸)。

【用法】　上药同置臼内杵,取其汁,更入温汤再捣,不论几次,待药无味方止;以文武火熬成膏,瓷罐盛。每次 15 克,多服取效。

【主治】　癫疾,思虑伤心而得者。

开气散

【方源】　《鲁府禁方》卷二。

【组成】　枳壳(去瓤,麸炒)75 克,甘草(炙)22.5 克。

【用法】　上药研为末。每次 6 克,浓煎葱开水下,不拘时候。

【主治】　气实,肋间痛,如有物刺。

开关散(1)

【方源】　《小儿卫生总微论方》卷六。

【组成】　蟾酥 1 小片,铅白霜 0.5 克。

【用法】　上为极细末。用乌梅肉蘸药,于两口角揩擦良久乃开,以进别药。

【主治】　诸痫潮发,牙关紧急,口噤不开,不能进药。

开关散(2)

【方源】　《李氏医鉴》卷二。

【组成】　蜂房灰、僵蚕各等份。

【用法】　上药研为末。吹入喉内;或用乳香1.5 克煎服。

【主治】　喉痹肿痛。

开关散(3)

【方源】　《重楼玉钥》卷上。

【组成】　抚川芎 3 克,杭白芷 2.4 克。

【用法】　研为末,清水煎服。

【功用】　清诸风,止头目痛。

【主治】　肥株子风,两耳坠上浮肿如核,或一边生者;边头风,一边头痛如破,或左右红肿如核;乘枕风,脑后生疖毒,红浮肿痛。

开关散(4)

【方源】　《囊秘喉书》卷下。

【组成】　猪牙皂 3 克,僵蚕 2.4 克。

【用法】　上药研为末。吹之。

【主治】　牙喉关闭。

开关散(5)

【方源】　《喉证指南》卷四。

【组成】　番木鳖(去壳)2 片,好黄酒 100毫升。

【用法】　用粗碗磨浓汁。将病人扶坐靠端,以鸡翎蘸汁涂于两牙龈尽后处,渐开,再涂天花板并舌根下,即开涎出,以微温水漱净。

【主治】　牙关紧闭。

【宜忌】　木鳖烂肉,药汁切勿沾喉。

开郁散

【方源】　《古方汇精》卷一。

【组成】　真郁金9克,生白矾4.5克。

【用法】　上药研为末。青竹叶汤调服。

【主治】　惊痰淤血,流滞心窍,以及忧郁气结,致成失心癫痫诸症。

【方论】　盖郁金入心去血,明矾能化顽痰也。

开元固气丸

【方源】　《集验良方拔萃》卷二。

【组成】　新鲜地骨皮(即枸杞子根)、生姜各120克。

【用法】　共捣如泥,以绢包于囊上。其痒异常,一夕即消,永不再发。

【主治】　各种疝气初起,寒热疼痛,如欲成囊痈者。

开心肥健方

【方源】　《千金翼方》卷十六。

【组成】　人参150克,大猪脂8枚。

【用法】　捣人参为散,猪脂煎取凝。每次以人参1份,猪脂10份,以酒和服之。

【功用】　补益,服百日,骨髓充溢,日记千言,身体润泽;去热风、冷风、头心风。

【主治】　中风。

【备考】　《兰台轨范》:此方治老人及风燥者最宜。

开郁香连丸

【方源】　《活人心统》卷下。

【组成】　黄连120克,附子(制)120克。

【用法】　上药研为末,神曲为丸,如梧桐子大。每次70丸,白汤送下。

【主治】　久郁,心胸不快或塞痞疼痛。

开郁流气散

【方源】　《古方汇精》卷三。

【组成】　槐花(炒)9克,远志9克。

【用法】　上药研为末。每日陈酒调服。半月取效。外用远志葱蜜饼敷之。

【主治】　乳硬如石。

井苔散

【方源】　《圣济总录》卷一三二。

【组成】　井中苔、土马鬃各15克。

【用法】　上药研为散。灯盏中油调涂之。

【主治】　彻耳疮。

不二丸

【方源】　《穷乡便方》。

【组成】　常山(酒煮,炒干取末)12克,尖槟榔(取末)3克。

【用法】　面糊为丸,如梧桐子大。当发日,先晚酒送下21丸,次早酒送下30丸。

【功用】　截疟。

【主治】　阴疟,发自下午,面青寒多,有吐。

不二散

【方源】　《集验良方》卷一。

【组成】　蜈蚣(晒干,生研)24克,雄精12克。

【用法】　上药研为细散。临用看症轻重,酌量同雄猪胆汁调和,敷患上;或生指头,将药末入猪胆,套在指上,如干,加胆汁;或用不二散,装入青壳鸭蛋内,将患指浸在蛋内。套3~4次即溃。

【功用】　拔毒,去腐,生肌。

【主治】　手足横纹区处患毒,并蛇头眼腹等症。

不再散

【方源】　《类编朱氏集验方》卷二。

【组成】　黄丹30克,百草霜90克。

【用法】　上药研为末,新汲水五更服,用水不多。

【主治】　久疟。

不惊丸

【方源】　《小儿病源方论》卷三。

【组成】　枳壳(去瓤,麸炒)、淡豆豉。

【用法】　上药研为末。每次1克,病甚者服1.5克,急惊者,薄荷自然汁调下;慢惊者,荆芥汤入酒调下,1日3次,不拘时候。

【主治】　小儿因惊气而吐逆作搐,痰涎壅塞,手足掣疭,眼睛斜视。

不饥耐老方

【方源】　《普济方》卷二一八。

【组成】 麻子 200 克,大豆 100 克。

【用法】 上熬令香,为末,炼蜜为丸服。

【功用】 益气。

木瓜丸(1)

【方源】 《魏氏家藏方》卷八。

【组成】 花木瓜(切下顶作盖,去瓤)1 个,附子(炮,去皮脐,为细末)1 只。

【用法】 上将附子末安在木瓜内,再以熟艾实之,将顶盖之,用竹签固定,复以麻线缚之,用米醋不拘多少,于瓷器内煮烂,石器中烂研成膏,却用二三只碗,以匙摊于碗内,自看厚薄得所,连碗覆于焙笼上慢火焙,时时以手摸,如不沾手以匙抄转,依前摊开,勿令面上焦干,恐成块子。如此数次看干湿得所,方可为丸。每次 30～50 丸,空腹用温酒送下。

【主治】 一切脚气,腿膝疼痛。

木瓜丸(2)

【方源】 《普济方》卷二四三。

【组成】 木瓜(大者)1 只,乳香(为末)30 克。

【用法】 上以木瓜去皮瓤,切下盖,入乳香在内,蒸烂,研捣干为丸,如梧桐子大。每次 30～40 丸,温酒送下;亦可以此膏敷贴痛处。

【功用】 止痛,祛湿,祛风。

【主治】 脚气。

木瓜汤(1)

【方源】 《圣济总录》卷三十九。

【组成】 木瓜(无生者,干者亦得)1 枚,肉桂(去粗皮)60 克(一方以豆蔻代桂)。

【用法】 上药研为粗散。每次 15 克,水煎,去渣温服。

【主治】 霍乱吐利,烦渴不止。

木瓜汤(2)

【方源】 方出《圣济总录》卷四十,名见《普济方》卷二○三。

【组成】 木瓜汁 75 毫升,木香末 3 克。

【用法】 上以热酒调下,不拘时候。

【主治】 霍乱转筋。

木瓜汤(3)

【方源】 《圣济总录》卷一七六。

【组成】 木瓜(生者)、生姜(不去皮)各 15 克。

【用法】 上切作片子,水煎,去渣温服。

【主治】 小儿吐逆不定。

木瓜汤(4)

【方源】 方出《圣济总录》卷四十,名见《普济方》卷二○三。

【组成】 木瓜汁 30 毫升,木香末 3 克。

【用法】 上以热酒调下,不拘时候。

【主治】 霍乱转筋。

木瓜汤(5)

【方源】 《饮膳正要》卷二。

【组成】 木瓜(蒸熟,去皮,研烂如泥)4 个,白沙蜜(炼净)1000 克。

【用法】 上调和匀,入净瓷器内盛之。空腹开水点服。

【主治】 脚气不仁,膝劳冷痹疼痛。

木瓜饮

【方源】 《圣济总录》卷八十四。

【组成】 生木瓜 2 枚(去皮瓤,切碎,以水煮,去渣收贮),白术(捣罗为末)60 克。

【用法】 每次用白术末 9 克,以木瓜汁 50 毫升,加生姜一枣大(拍碎),中水煎,去渣,空腹温服,1 日 3 次。

【主治】 脚气。

木瓜酒

【方源】 《梅氏验方新编》卷三。

【组成】 木瓜不拘多少(为末)、杉木屑少许。

【用法】 好酒调敷患处。

【功用】 消肿止痛。

【主治】 脚气肿痛。

木耳粥

【方源】 《圣济总录》卷一八九。

【组成】 白木耳(洗,细切)60 克,白粳米(淘净)90 克。

【用法】 上药相和,以豉汁煮粥,任下葱、椒、盐等。空心食之。

【主治】 赤白痢。兼治肠胃滑。

木香丸(1)

【方源】　《圣济总录》卷七十七。

【组成】　木香 30 克,诃黎勒(炮,去核)60 克。

【用法】　上药研为末,用粥饮为丸,如梧桐子大。每次 20 丸,空腹温浆水送下,日午再服。

【主治】　气痢久不止。

木香丸(2)

【方源】　《普济本事方》卷四。

【组成】　木香 15 克,川乌(生,去皮尖)30 克。

【用法】　上药研为细散,醋糊为丸,如梧桐子大。每次 30～50 丸,陈皮醋汤送下。

【主治】　冷气下泻。

【方论】　《本事方释义》:木香气味辛温,入足太阴,川乌气味苦辛大热,入足太阴、少阴,醋糊丸,陈皮醋汤送,欲药性之达病所也。此冷气内伏,下利不止,非辛温大热之药不能直入以驱除之。

木香丸(3)

【方源】　《症因脉治》卷三。

【组成】　木香 15 克,槟榔 15 克。

【用法】　上药研为末,水为丸,朱砂为衣。

【功用】　和里气。

【主治】　风寒身肿。恶寒身热,身首皆肿。

木香汤

【方源】　《普济方》卷九十三引《卫生家宝》。

【组成】　青木香 60 克,瓜蒌(去皮)1 个。

【用法】　瓜蒌取子及瓤,去皮,将子与瓤各为极细末,用无灰酒投之,搅匀,用生绢搅取汁,如此研搅 2～3 次,酒浓无味乃止。于银石器内煎沸,调木香末,带热服。令人按摩病处。

【主治】　左瘫右痪,偏枯不遂;中风风秘有热证者。

木香饼

【方源】　《校注妇人良方》卷二十四。

【组成】　木香 15 克,生地黄 30 克。

【用法】　木香为末,地黄杵膏和匀,量患处大小作饼。置患处,以热熨斗熨之。

【主治】　妇人气滞,结肿闪朒,风寒所伤作痛。

木香散(1)

【方源】　《圣济总录》卷一六五。

【组成】　木香 22.5 克,诃黎勒皮(酥炒令黄)31.5 克。

【用法】　上药研为散,研匀。每次 6 克,米饮调下。

【主治】　产后痢不止。

木香散(2)

【方源】　《保命集》卷中。

【组成】　木香、槟榔各等份。

【用法】　上药研为细散。每次 6 克,隔夜空腹食前煎桔梗汤调下。

【主治】　上焦气逆上冲,食已暴吐,脉浮而洪。

木贼散

【方源】　《养老奉亲书》。

【组成】　木耳(烧为黑灰)30 克,木贼(为末)30 克。

【用法】　上药研为末。每用 6 克,以清米泔煎煮,放温调下,食后、临卧各服 1 次。

【主治】　眼有冷泪。

木鳖膏

【方源】　《杨氏家藏方》卷十四。

【组成】　木鳖子(去壳)100 枚,大鲫鱼 1 枚(去鳞并头尾肚肠)。

【用法】　上同捣成膏。涂在痛处。

【主治】　打仆闪挫。

木星饮子

【方源】　《奇效良方》卷六十五。

【组成】　朱砂 0.3 克,郁金 15 克。

【用法】　上药研为细散。每次 0.3～0.6 克,量大小,入龙脑少许,以新汲水、茶脚少许同调匀,然后刺猪尾血滴 3 点入药汁令服。

【主治】　小儿疮疹不出及出不快。

【方论】　本草云:郁金辛寒,主血积下气,生肌止血,破恶血气,尿血,金疮。以意详,疮疹出于心也,由热而出也。朱砂安心,性微寒,以治热也。热有所蕴蓄,则壅瘀而不出,用郁金者,下气消恶血,无壅瘀则出，出而不迟矣。

木香粗散

【方源】　《小儿卫生总微论方》卷十六。

【组成】　木香、诃子(煨取皮)各等份。

【用法】　上药研为粗末。每次 3 克，水煎去渣，放温时服。

【主治】　大便不通。

木香煮散

【方源】　《圣济总录》卷一六六。

【组成】　木香(炮，为末)、青黛(研)各 30 克。

【用法】　上药再研令匀。每次 6 克，加麻油少许，水煎，和滓温服。少顷即通，未通再服。

【主治】　产后冷热不调，大小便不通。

木猪苓丸

【方源】　《御药院方》卷六。

【组成】　半夏(大者切作 4 块，中者 3 块，小者不须切)150 克，木猪苓(劈作块子，同前)240 克。

【用法】　上同入无油器中，慢火炒，候半夏紫色则止，拣出木猪苓不用，只取半夏杵细末，以陈粟米饭为丸，如梧桐子大，晒药丸子微干；却将木猪苓杵碎为粗末，与前药丸子入铫子内再同炒，候丸子药干，筛去木猪苓不用。每次 50 丸，空腹温粟米饮送下。

【功用】　补虚。

【主治】　梦泄精滑不禁。

木香豆蔻丸

【方源】　《医方考》卷二引《稽神录》。

【组成】　木香 30 克，肉豆蔻 60 克。

【用法】　枣肉为丸，如梧桐子大。每次 20 丸。

【主治】　泄泻。

【方论】　青木香能伐肝，肉豆蔻能温中，枣肉能健脾。久泄脾虚，中气必寒，肝木必乘其虚而克制之，此方之用，宜其效也。

【验案】　《稽神录》云：江南司农少卿崔万安，常苦脾泄困甚，家人为之祷于后土祠。万安梦一妇人，簪珥珠履，授以此方，如其言服之而愈。

木香附子汤

【方源】　《魏氏家藏方》卷一。

【组成】　附子(21 克重者。炮、去皮脐)1 枚，南木香(不见火)30 克。

【用法】　上切片，量病势，重则分作 2 服，轻则分作 4 服。加生姜 20 片，水煎，去渣，空腹、食前热服。

【主治】　急中风不语，口眼㖞斜，半身不遂，肢体瘫痪。

【备考】　如急中，附子不炮。

木通枳壳汤

【方源】　《症因脉治》卷四。

【组成】　木通、枳壳。

【用法】　水煎服。

【主治】　泄泻，小便不利，因于小肠气滞者。

木瓜桂心二物饮

【方源】　《外台秘要》卷六引许仁则方。

【组成】　木瓜(湿干并得)1 枚，肉桂 60 克。

【用法】　水煎，去渣，细细饮之。

【主治】　霍乱吐痢。

【宜忌】　忌生葱。

王氏玉芝丸

【方源】　《饲鹤亭集方》。

【组成】　猪肚(治净)1 具、建莲子(去心)。

【用法】　猪肚内装满建莲子，水煮糜烂，收干捣和为丸，如梧桐子大。每次 50 丸，淡盐汤送下。

【功用】　令人肥健。

【主治】　胃气薄弱。

王乔轻身方

【方源】　《千金翼方》卷十二。

【组成】　茯苓、肉桂各 500 克。

【用法】　上药研为末，炼蜜为丸，如鸡子黄许大。每次 3 丸，1 日 1 次，用酒送下。

【功用】　养性。

五五丹

【方源】　《外伤科学》。

【组成】　熟石膏 15 克，升丹 15 克。

【用法】　上药研为细散，掺于疮面；或制成药线，插入疮中，外盖膏药或油膏，每日换药 1～2 次。

【功用】　提脓祛腐。

【主治】　流痰、附骨疽、瘰疬等溃后腐肉难脱，脓水不净者。

五仙丸（1）

【方源】　《医方类聚》卷二四四引《烟霞圣效方》。

【组成】　丁香70个、巴豆（去皮）10个。

【用法】　上药研为末，用干饭烧过为丸，如米大。每次3～5丸，生姜汤送下。

【主治】　小儿吐逆。

五仙丸（2）

【方源】　《医学纲目》卷十七。

【组成】　天仙子、五灵脂。

【用法】　上药研为末，水糊为丸，如梧桐子大。每次30丸，临卧开水送下。

【主治】　盗汗。

五红散

【方源】　《外科百效》卷一。

【组成】　煅白矾、雄黄各等份。

【用法】　上为极细末。外用。污肉多，宜多下矾；污肉少，宜多下雄黄。

【功用】　去污化毒。

五伯散

【方源】　《医钞类编》卷二十一。

【组成】　五倍子数个。

【用法】　每个一小孔，共入蜈蚣末2条许，用纸封固，取荞壳拌炒烟尽为度，候冷去荞壳，研倍子为极细末。临用将真麻油抹瘰疬，旋以末药敷上，如干，仍如此敷之。以清消为度。

【主治】　瘰疬以及诸结核。

五郁散

【方源】　《中医杂志》1983,11:852。

【组成】　广郁金30克，五倍子9克。

【用法】　共研细末，贮瓶备用。每次10～15克，用蜂蜜调成药饼2块（以不流动为度），贴两乳头上，用纱布固定之。每日换1次。

【主治】　自汗。

【验案】　自汗　《中医杂志》1983,11:852:所治自汗45例，男28例，女17例，年龄均在15岁以上。结果:治愈（自汗止，诸症消失，2年内未复发）41例；有效（自汗止、诸症减轻，1年内未见复发）4例。

五香散

【方源】　《赤水玄珠》卷八。

【组成】　五倍子（炒焦存性）、白芷（炒）各等份。

【用法】　上药研为末。每次6克，开水调服，1日3次。

【主治】　血痢，脉滑。

五积丸

【方源】　《古今医统大全》卷三十三。

【组成】　大肥皂角（炙，去皮弦，灰火煨，勿令烟出）。

【用法】　上药研为末，每30克入巴霜3克，研匀，醋糊为丸，如梧桐子大。每次3～5丸，开水送下。

【主治】　积聚。

五积丹

【方源】　《宣明论方》卷七。

【组成】　皂荚（火烧存性，净盆合之，四面土壅合，勿令出烟）1挺，巴豆（白面45克同炒，令黄色为度）12个。

【用法】　上药研为末，醋面糊为丸，如绿豆大。每次10丸，食后盐汤送下。

【主治】　积聚，心腹痞满，呕吐不止。

五疳丸

【方源】　《小儿卫生总微论方》卷十二。

【组成】　川楝子、川芎各等份。

【用法】　上药研为细散，以浆水煮猪胆，取汁为丸，如麻子大。每次10～20丸，温水送下，1日3～4次。

【主治】　小儿一切诸疳。

五黄散

【方源】　《疡科遗编》卷下。

【组成】　硫黄、五倍子各等份。

【用法】　上药研为细散。麻油调搽。

【主治】　小儿天疱疮。

五痹散

【方源】　《御药院方》卷九。

【组成】　白僵蚕(直者去头,微炒)、大黄(生)各30克。

【用法】　上药研为细散。每次15克,生姜自然汁少许,温蜜水调匀,细细服。

【主治】　咽喉肿闭不通。

五加皮丸(1)

【方源】　《普济方》卷一五四引《卫生家宝》。

【组成】　五加皮、杜仲(炒)各等份。

【用法】　上药研为末,酒糊为丸,如梧桐子大。每次30丸,温酒送下。

【主治】　腰痛。

五加皮丸(2)

【方源】　《瑞竹堂经验方》卷二。

【组成】　五加皮120克(酒浸,春、秋3日,夏2日,冬4日),远志(去心)120克(春、秋3日,夏2日,冬4日,用酒浸令透,易为剥皮)。

【用法】　上晒干为末,春、秋、冬用浸药酒为糊,夏则用酒为糊,丸如梧桐子大。每次40～50丸,空心温酒送下。

【功用】　进饮食,行有力,不忘事。

【主治】　男子妇人脚气,骨节皮肤肿湿疼痛。

五加皮酒

【方源】　《增补内经拾遗》卷四。

【组成】　五加皮90克,宣木瓜90克。

【用法】　上用无灰好酒,入前药煮,食前饮之。

【主治】　足胫痛。

五加皮散

【方源】　《普济方》卷一九〇引《经验良方》。

【组成】　椿头根(即椿树)、五加皮(锉)。

【用法】　用无灰酒煮,去渣饮酒。

【主治】　久嗽咯血,痨瘵骨瘦,羸弱欲死者。

五加参精

【方源】　《部颁标准》。

【组成】　刺五加清膏175克,蜂蜜200克。

【用法】　制成口服液。每次10毫升,早、晚空腹时温开水送服,1日2次;小儿酌减。

【功用】　补气健脾,安神益智。

【主治】　脾肺气虚症,以及病后体虚,精力不足等。

【宜忌】　本品贮存日久,可产生轻微沉淀,服时摇匀。

五灵脂丸

【方源】　《普济方》卷二五三。

【组成】　五灵脂(为末)30克,麝香少许(研)。

【用法】　上药研为末,饭为丸,如小豆大。每次10丸,米饮送下,不拘时候。

【主治】　酒伤。

五灵脂汤

【方源】　《医学纲目》卷二十二。

【组成】　五灵脂、香附各等份。

【用法】　上药研为末。开水调服。

【主治】　中暑,腹痛不已。

五灵脂散(1)

【方源】　《圣济总录》卷一三一。

【组成】　五灵脂15克,乌贼鱼骨(去甲)30克。

【用法】　上药研为散。凡患者初觉时,以水调扫肿处;如已大作者,入醋面同调敷之。

【主治】　发背。

五灵脂散(2)

【方源】　《小儿卫生总微论方》卷十三。

【组成】　五灵脂(去砂石,末)6克,白矾(枯)1.5克。

【用法】　拌匀。每次3克或1.5克,水煎,温服。当吐虫出。

【主治】　虫动攻心痛欲死。

五灵脂散(3)

【方源】　《女科百问》卷上。

【组成】　五灵脂(炒令过熟出尽烟)。

【用法】　上药研为末。每次 6 克,加当归 2 片,酒煎,去渣热服。立效。如血室有干血,用醋煎,和滓空心热服。

【主治】　经候不止。

五灵脂散(4)

【方源】　《中医皮肤病学简编》。

【组成】　五灵脂(水飞)31 克,雄黄 15 克。

【用法】　上药研为细散。用酒调服 6 克,再将药末敷患部。

【主治】　毒蛇咬伤。

五味子散

【方源】　《普济本事方》卷四。

【异名】　溏泄散(《仙拈集》卷一)。

【组成】　五味子(拣)60 克,吴茱萸 15 克(细粒,绿色者)。

【用法】　上药同炒香熟为度,研细末。每次 6 克,陈米饮送下。

【主治】　①《普济本事方》:肾泄。

②《医略六书》:五更泄泻,腹痛,脉弱者。

【方论】　①《济阳纲目》:五味子以强肾水,补养五脏;吴茱萸除脾中之湿,湿少则脾健,脾健则制水不走。

②《医略六书》:肾虚木旺,腹痛泄泻每于五更寅卯之时,可知寅卯属木,而木应乎肝,以肝主疏泄,肾气不能收摄焉。五味子敛肺,专收肾气之虚乏,吴茱萸温中,能平肝木之独旺,为散,米饮调,使肝木和平,则脾胃健旺而敷化有权,津液四布,安有五更泄泻、腹痛之患乎?

③《本事方释义》:五味子气味酸咸微温,入足少阴,然研碎用则五味皆全,兼能入五脏也;吴茱萸气味辛温,入足阳明、厥阴。此方治肾泄不止,而送药以米饮者,中宫有谷气可恃,使药性直入少阴,则所感之阴气得辛温之益,而肾中之阳自振矣。

④《医方考》:肾主二便,开窍于二阴,受时于亥子,肾藏虚衰,故令子后常作泄泻。五味子有酸收固涩之性,炒香则益肠胃;吴茱萸有温中暖下之能,炒焦则益命门。命门火旺,可以生土,土生则泄泻自止;酸收固涩,可以生津,津生则肾液不虚。

【验案】　肾泄顷年　有一亲识,每五更初欲晓

时,必溏痢一次,如是数月。有人云:此名肾泄,肾感阴气而然,得此方服之而愈。

五倍子散(1)

【方源】　《圣济总录》卷一一八。

【组成】　五倍子(去心中虫)、槐花(择)各等份。

【用法】　上药研为细散。每用蜜调敷唇上。如疮口干,以葱涎调涂之。

【主治】　口唇生疮。

五倍子散(2)

【方源】　《洁古家珍》。

【组成】　五倍子、地榆各等份。

【用法】　上药研为细散。每次 1.5～3 克,空腹米饮调下。

【主治】　小儿脱肛。

五倍子散(3)

【方源】　《御药院方》卷九。

【组成】　五倍子 15 克,干地龙(去土,微炒)15 克。

【用法】　上药研为细散。先用生姜揩牙根,后以药末敷之。5 日内不得咬硬物,如齿初折落时,热粘齿槽中,贴药齿上,即牢如故。

【主治】　牙齿摇及外物所伤,诸药不效,欲落者。

五痫风膏

【方源】　《普济方》卷一一六。

【组成】　皂角(去皮弦,取净,用蜜涂于皂角上,慢火炙透,捶碎)250 克。

【用法】　以热水浸 2 小时,搓成汁,漉出滓,慢火熬成膏子为度;搅冷,入麝香少许,又搅匀,摊夹绵纸上晒干,剪作四方纸花。每用 2～3 片,入温淡浆水浸,须臾洗淋下药汁,用细芦筒灌病人鼻中,随时痰涎流出,待痰涎尽,吃芝麻饼子 1 枚,灌药缓慢,细细灌之。令病人仰卧于床边,侧身出痰快便也。涎尽即愈。

【功用】　祛风痰。

【主治】　风痫诸痰。

五灵脂饼子

【方源】　《圣济总录》卷六十九。

【组成】　五灵脂 30 克,芦荟 6 克。

【用法】　上药研为末,滴水为丸,如鸡头子大,捏作饼子。每次 2 饼,龙脑浆水化下,不拘时候。

【主治】　呕血呕血。

五味天冬丸

【方源】　《杂病源流犀烛》卷十六。

【组成】　天冬(浸洗,去心,净肉 360 克)500 克,五味子(水浸,去核,取肉)120 克。

【用法】　晒干,不见火,为丸,如梧桐子大。每次 20 丸,茶送下,1 日 3 次。

【主治】　阴虚火动生痰。

五绝透关散

【方源】　《疑难急症简方》卷一。

【组成】　生半夏、牙皂各 1.5 克。

【用法】　上药研为末。取黄豆大吹鼻中,男左女右。得嚏即苏。

【主治】　一自缢,二墙壁压,三溺水,四魇魅,五冻死,并一切中风尸厥,暴厥不省人事。

【宜忌】　产晕忌用。

五倍子浸膏片

【方源】　《山东中医杂志》(1986,4:53)。

【组成】　五倍子 500 克,藿香 90 克。

【用法】　上药制成浸膏片,每片重 0.36 克,12~14 岁每次 4 片,15 岁以上每次 5 片,1 日 3~4 次,3 天为 1 疗程。一般 3~5 天即愈。

【主治】　菌痢。

【验案】　菌痢　《山东中医杂志》(1986,4:53):治疗菌痢 127 例,总有效率达 84.25%。其效果优于复方新诺明。

牙仙丹

【方源】　《辨证录》卷三。

【组成】　玄参 30 克,生地黄 30 克。

【用法】　水煎服。

【主治】　诸火牙痛。

【加减】　心包之火,加黄连 1.5 克;肝经之火,加炒栀子 6 克;胃经之火,加石膏 15 克;脾经之火,加知母 3 克;肺经之火,加黄芩 3 克;肾经之火,加熟地黄 30 克,黄柏、知母亦可。

【方论】　玄参尤能泻浮游之火,生地黄亦能止无根之焰,二味又泻中有补,故虚实咸宜,实治法之巧而得其要者也。况又能辨各经之火,而加入各经之药,有不取效如神乎!

牙消散

【方源】　《普济方》卷六十一。

【组成】　僵蚕(生,去丝嘴)6 克,马牙硝 6 克。

【用法】　上药研为末。每次 1.5 克,生姜汁调下,不拘时候。

【主治】　喉痹及喉咽肿痛闭塞。

牙痛散

【方源】　《青囊秘传》。

【组成】　荜茇、石膏。

【用法】　上药研为末。掺。

【主治】　牙痛。

车莲饮

【方源】　《仙拈集》卷二。

【组成】　旱莲草、车前草。

【用法】　捣汁,各 30 毫升,和匀,空腹温服。

【主治】　溺血。

车前子散

【方源】　《圣济总录》卷一〇八。

【组成】　车前子、黄连(宣州者,去须)各 30 克。

【用法】　上药研为散。每次 9 克,食后温酒调下,临卧再服。

【主治】　目受风热,昏暗干涩,隐痛。

车前草汤

【方源】　《圣济总录》卷一七九。

【组成】　车前草(细锉)、小麦各 30 克。

【用法】　水煎,去渣,下粳米少许又煮。3~4 岁儿分为 3 次服。

【主治】　小儿小便不通。

太公丸

【方源】　《古今医鉴》卷六引宋杏川方。

【组成】　干姜 60 克,白矾(枯过)60 克。

【用法】 上药研为末,用糯米糊为丸,如绿豆大。每次 30 丸,滚水送下。

【主治】 紧阴青筋,心腹疼痛。

太白丸

【方源】 《圣济总录》卷六十五。

【组成】 石灰 30 克,蛤粉 12 克。

【用法】 上药研为细散,汤浸蒸饼为丸,如豌豆大,焙干。每次 30 丸,温韭汁送下;小儿每次 7~10 丸,早晚食后、临卧服。

【主治】 大人小儿暴嗽。

太阳丸

【方源】 《圣济总录》卷二十七。

【组成】 硫黄(研)、附子(炮裂,去脐皮)各 30 克。

【用法】 上药研为末,酒煮面糊为丸,如梧桐子大。每次 10~15 丸,煎艾、盐汤送下,不拘时候。

【主治】 伤寒阴毒,四肢厥逆,脉息微细。

太阳丹

【方源】 《证治要诀类方》卷四引《太平惠民和剂局方》。

【组成】 川乌、天南星各等份。

【用法】 上药研为末,连须葱白捣烂。调贴太阳痛处。

【主治】 偏正头风作痛,痛连于脑,常如牵引之状,发则目不可开,眩晕不能抬举。

【备考】 本病宜服芎辛汤,间进太阳丹。

太府丹

【方源】 《鸡峰普济方》卷二十二。

【组成】 甘遂(肥实连珠者,薄切,疏布囊盛之)30 克,川芎 7.5 克。

【用法】 上以纸笼大香炉令至密,顶留一窍,悬甘遂囊于窍间,下烧川芎 1 块,令烟熏甘遂,欲过,更燃 1 块,川芎尽,取甘遂为末。30 岁以上气盛者满 9 克;虚者平 10.5 克,羯羊肾 1 对,劈开,匀分药在内,净麻缠足,炭火炙熟,无令焦。临卧烂嚼,温酒送下。随量饮酒,以高物衬起双脚。

【主治】 下疰足疮。

太极丸

【方源】 《古今医鉴》卷十四。

【组成】 生兔 1 只,雄黄 1.5 克。

【用法】 生兔 1 只取血,以荞麦面和,少加雄黄,候干成饼,为丸如绿豆大。凡初生小儿 3 日后,2~3 丸,乳汁送下,遍身发出红点,是其征验。

【功用】 预解胎毒,免生痘,便终身不出痘疹,虽出亦不稠密。

太素膏

【方源】 《医宗说约》卷六。

【组成】 轻粉 9 克,冰片 1.5 克。

【用法】 上药研为细散,用猪脊髓调匀,摊绢帛上,盖贴疮口。并服大补汤等内托之剂。

【主治】 元气虚极,疮疡久不收口。

太阳二妙丸

【方源】 《症因脉治》卷三。

【组成】 黄柏、独活。

【主治】 湿热痿软之症。湿热在表,身体重着,走注疼痛,首如裹,面壅肿,小便黄赤,手足发热而脉见浮数者。

太阴玄精丸

【方源】 《太平圣惠方》卷二十二。

【组成】 太阴玄精、铁粉各 90 克。

【用法】 上药研为细散,以真牛乳相和,用文火煎令乳干,取出,研令极细,炼蜜为丸,如梧桐子大。每次 20 丸,以薄荷汤送下,不拘时候。

【主治】 风痫。精神不守,恶叫烦闷,吐沫嚼舌,四肢抽掣。

止血丸

【方源】 《全国中药成药处方集》(沈阳方)。

【组成】 椿皮 300 克,旱三七 45 克。

【用法】 上为极细末,陈醋泛为小丸。每次 6 克,早、晚各服 1 次,小米汤送下。

【功用】 化瘀止血。

【主治】 肠风便血,大便下血,劳伤便血,便前便后带血,红白痢疾,腹痛。

【宜忌】 忌辣物厚味等。

止血散

【方源】 《绛囊撮要》。

【组成】 陈石灰 240 克,大黄(切片)120 克。

【用法】 同炒至石灰桃花色,去大黄,为细末,收贮。遇伤敷上,即时止血。

【功用】 止血。

【主治】 金疮出血。

止汗散

【方源】 《妇人良方大全》卷十九引胡氏方。

【组成】 牡蛎(煅,研细)、小麦麸(炒令黄色,碾为细末)各等份。

【用法】 上药研为细散。煮生猪肉汁调下 6 克,不拘时候。

【主治】 产后盗汗不止。

止血灵

【方源】 《中级医刊》(1985,4:54)。

【组成】 补骨脂、赤石脂。

【用法】 上药以 1:0.5,制成片剂,每片重 0.5 克,出血不止或经量增多,每次 6 片,1 日 3 次。

【主治】 子宫出血。

【验案】 子宫出血 《中级医刊》(1985,4:54):所治子宫出血 100 例,年龄 13～51 岁,25 岁以下为 44 例,占 44%;阴道出血 10 天以内者 33 例,出血 11～30 天者 44 例,出血 1 个月以上者 23 例,最长出血者时间为半年(184 天);西医病种分类:功能性子宫出血 65 例,月经过多 21 例,子宫肌瘤月经量多 10 例,产后阴道出血 2 个月以上者 2 例,不全流产刮宫术后阴道出血不净 1 例,宫内环淋漓出血 1 例;中医辨证分型:脾肾阳虚型 13 例,心脾两虚型 22 例,肝肾阴虚型 21 例,肝郁气滞型 2 例。疗效标准:显效:服药 1 疗程后,阴道出血完全干净;有效:服药 1 疗程,经血量减少 1/2 以上或基本干净;无效:服药 1 疗程,经血量未减。结果:显效 36 例,占 36%;有效 54 例,占 54%;无效 10 例,占 10%;总有效率为 90%。本药用于中医辨证分型的子宫出血 58 例,有效率为 87.9%,其中对脾肾阳虚,心脾两虚证止血有效率在 95.5% 以上,对肝肾阴虚型子宫出血止血有效率为 71.4%。

止血粉

【方源】 《福建中医药》(1982,5:28)。

【组成】 生大黄、钟乳石各等份。

【用法】 上药研为细末,胶囊分装。每次 3 克,1 日 3～4 次。直至大便隐血试验转阴 2～3 日后停药。对失血量较多者酌予静脉补液,必要时输血。

【主治】 溃疡病出血、胃炎出血。

【验案】 溃疡出血 《福建中医药》(1982,5:28):所治溃疡病出血、胃炎出血 85 例中,男 67 例,女 18 例,各年龄组均有。服药后粪便转黄色,隐血试验转阴者为临床治愈,共 82 例;治疗中出血不止,转外科手术治疗者为无效,共 3 例;总有效率为 96.47%。

止泻丸

【方源】 《脉因证治》卷上。

【异名】 止泄丸(《赤水玄珠》卷八)。

【组成】 肉豆蔻 150 克,滑石(春 30 克、夏 60 克、秋 45 克)。

【用法】 上药研为末,擂饭为丸服。

【主治】 泄泻。

【加减】 寒,加神曲(炒)、吴茱萸;热,加黄连、茯苓;滑,加诃子(煨)。

止经丸

【方源】 《嵩崖尊生》卷十四。

【组成】 黄芩 120 克,阿胶 60 克。

【用法】 醋糊为丸。每次 100 丸,空腹服。

【主治】 50 岁后经尚行,或是盛,或是热者。

止咯膏

【方源】 《一见知医》卷三。

【组成】 生地黄、牛膝。

【用法】 煎膏。入青黛、苦杏仁、青荷叶末调服。

【主治】 肾虚有火,咯血,唾血,不嗽即咯出血疙瘩,或血屑,或血丝。

止逆汤

【方源】 《传信适用方》卷上。

【组成】 干姜(炮)60 克,甘草 30 克(炙赤色)。

【用法】 上药研为粗末。每次 15 克,水煎,食前热服。

【主治】　胃冷生痰,致头目眩晕,吐逆。

止淋散

【方源】　《全国中药成药处方集》(抚顺方)。

【组成】　紫花地丁、刘寄奴各 60 克。

【用法】　上为细面。每次 9 克,黄酒为引。

【主治】　淋证。

止啼汤

【方源】　《惠直堂方》卷四。

【组成】　黄连 6 克,甘草 3 克。

【用法】　水煎服。

【主治】　妊娠儿在腹中啼。

止痢丸

【方源】　《全国中药成药处方集》(大同方)。

【组成】　生黄芪、熟黄芪、生大黄、熟大黄各 30 克。

【用法】　上药研为细散,为丸。每日开水送服 1 丸。

【主治】　泻痢。

止痛丸(1)

【方源】　《普济方》卷三六一。

【组成】　木鳖子肉、白胡椒各等份。

【用法】　上药研为细散,用黑豆末、醋作糊丸,如绿豆大。每次 3～4 丸,荆芥汤送下。

【主治】　婴孩内病。

止痛丸(2)

【方源】　《魏氏家藏方》卷五。

【组成】　高良姜(新瓦炒干,为末)30 克,没药(别研)12 克。

【用法】　上药研为末。每次 6 克,热酒调下;如怕辣,用浓米饮为丸,每次 30 丸,开水送下。

【主治】　心脾痛及心腹胀满,痛不可忍。

止痛膏

【方源】　《普济方》卷二九六。

【组成】　大皂荚针(烧存性)7 个,白矾 1 块大如指(飞过)。

【用法】　上药研为末,入脑子少许,面油调匀。

敷患处,每日 2 次。

【主治】　痔。

止渴丸

【方源】　《普济方》卷一七六。

【组成】　黄连 60 克,无名异 30 克。

【用法】　上药研为细散,用蒸饼打糊为丸,如绿豆大。每次 100 丸,用茄根、茧壳煎汤送下;姜汤亦得。

【主治】　消渴。

止嗽丸(1)

【方源】　《儒门事亲》卷十五。

【组成】　半夏 45 克(汤洗七次),白矾 120 克。

【用法】　上药研为末,生姜打面糊为丸,如梧桐子大。每次 20～30 丸,空腹温酒送下。

【主治】　咳嗽痰涎。

【验案】　外感咳嗽　《实用中医药杂志》(1999,3:12):用本方加苦杏仁,治疗外感咳嗽 276 例,结果:治疗组显效 178 例,占 64.5%;好转 75 例,占 27.2%;无效 23 例,占 8.3%;总有效率 91.7%。

止嗽丸(2)

【方源】　方出《幼幼集成》卷三,名见《卫生鸿宝》卷三。

【组成】　川贝母 15 克(淡姜汤润湿,饭上蒸过),甘草(半生半炒)7.5 克。

【用法】　上药研为细散,砂糖为丸,如龙眼核大。每次 1 丸,米饮化服。

【主治】　小儿百日卒咳,痰壅喘咳。

止漏散

【方源】　《女科百问》卷下。

【组成】　熟地黄 120 克,干姜 60 克。

【用法】　上药研为细散。每次 6 克,空腹米饮调下。

【主治】　妊娠漏胞。

止血痢疾丸

【方源】　《全国中药成药处方集》(大同方)。

【组成】　鸦胆子(去皮油)300 克,龙眼肉

400 克。

【用法】　上药研为细散,胶水为丸,如绿豆大。每次 3 克,用胶囊装服,开水送下。

【功用】　止痢止血。

【主治】　热结肠中,痢疾下血。

止痛太阳丹

【方源】　《医方大成》卷四引《经验秘方》。

【组成】　川乌、天南星各等份。

【用法】　上药研为细散,用葱白连须捣烂,调末药。贴于太阳痛处。

【主治】　太阳头痛。

【备考】　方中川乌,《普济方》引作"川芎"。

止痛妙绝饮

【方源】　《赤水玄珠》卷三十。

【组成】　人参 15 克,大黄 15 克。

【用法】　酒、水各 150 毫升,煎至 150 毫升,入乳香、没药末各 3 克,空腹、食前饮服。

【主治】　便毒肿硬,不消不溃,疼痛不已。

中和散

【方源】　《圣济总录》卷一六五。

【组成】　附子 30 克(一半生,一半炒),大黄 30 克(一半生,一半炒)。

【用法】　上药研为散。每次 6 克,临卧温米饮调下。

【主治】　产后大便不通。

内托散

【方源】　《摄生众妙方》卷八。

【组成】　大黄、牵牛各等份。

【用法】　上药研为末。水煎,空腹服之。泄泻自愈。

【主治】　肚腹臌胀,大小疮有形迹者。

内灸散

【方源】　《医方类聚》卷二一八引《经验良方》。

【组成】　莪术、高良姜各等份。

【用法】　上药研为细散。热酒调服,不拘时候。

【主治】　妇人血气刺痛不可忍。

内消丸

【方源】　《普济方》卷二九一。

【组成】　贝母(去心)60 克,土贝母 75 克。

【用法】　上药研为细散,糊为丸,如梧桐子大。每次 30～40 丸,温水送下。

【主治】　瘰子。

内消方

【方源】　《疡科遗编》卷下。

【组成】　生铁 60 克(或用旧锅边亦可),天南星(生研)18 克。

【用法】　先将生铁煨红,醋煅数十次,研极细,再同南星研匀,掺患处。用此药少许,掺上外用膏盖。

【主治】　一切红、白痈疽漫肿无头,坚硬不散。

内消散(1)

【方源】　《圣济总录》卷一三〇。

【组成】　皂荚刺皮(为末)30 克,乳香(研)6 克。

【用法】　上药研为末,和匀。每次 6 克,酒煎,温服。其毒内消,或微利是效。

【主治】　疮肿久不愈。

内消散(2)

【方源】　方出《普济本事方》卷六,名见《保婴撮要》卷十六。

【组成】　生地黄(研如泥成膏)、木香(细末)。

【用法】　以地黄膏随肿大小摊于纸上,掺木香末一层,又再摊地黄膏一层,贴肿上。

【主治】　打仆伤损及一切痈肿未破者。

【方论】　《本事方释义》:生地黄气味甘苦,微寒,入手、足少阴、厥阴,能凉血;木香气味辛温,入足太阴,能疏滞,打伤仆损、痈肿未破者,皆能内消。大凡损伤痈肿,必因气血不消畅,今气既得疏,血亦流行,肿岂有不消者哉?

内消散(3)

【方源】　《普济方》卷三一〇引《鲍氏方》。

【组成】　黄药、朴硝各等份。

【用法】　上药研为细散。用新汲水和蜜,调稀稠得所,扫损处。

【主治】　打仆伤损,血瘀肿痛,不可忍者及杖疮。

内消散(4)

【方源】　《寿世保元》卷六。

【组成】　南薄荷 9 克,斑蝥(去翅足,炒)1 克。

【用法】　上药研为细散。每次 1 克,烧酒调下。

【主治】　痰核,气核,痄腮,疙瘩及吹乳。

【备考】　服之后,小便频数,服益元散。

内消散(5)

【方源】　《活人心统》卷下。

【组成】　蜈蚣(炙干,研末)3 条,鸡子 2 个。

【用法】　先将鸡子打开少许,每次以蜈蚣末 3 克加入鸡子内,用棒调匀,用纸封糊。以沸汤煮食之,每日一次。连进三服,患即瘥矣。

【主治】　一切腹胀大如筲箕者。

内伤神效方

【方源】　《证类本草》卷二十二引《古今录验》。

【组成】　麝香、水蛭各 30 克。

【用法】　上锉,烧令烟出,研为末。每次 3 克,酒调下。当下蓄血,未止再服。

【主治】　坠跌打击。

内消小豆散

【方源】　《圣济总录》卷一二九。

【组成】　赤小豆 50 克,糯米(炒黑)250 克。

【用法】　上药研为散,水调如糊。摊故帛上涂贴,干即易之。

【主治】　附骨疽。

内消瘰疬应验方

【方源】　《种福堂方》卷二。

【组成】　土贝母、白芷各 15 克。

【用法】　上药研为末。每次 9 克,糖霜调陈酒下。

【主治】　瘰疬。

贝母汤

【方源】　《活幼心书》卷下。

【组成】　贝母 30 克,甘草(半炙半生)6 克。

【用法】　上药研为末。每次 1～1.5 克,用陈大米煎汤调,空腹服;痰盛,淡姜汤调下,或牛黄少许煎服。

【主治】　百日内婴孩咳嗽有痰。

贝母散(1)

【方源】　《圣济总录》卷一五九。

【组成】　贝母(去心)45 克,槐子(十月上已日采之佳)45 克。

【用法】　上药研为散。每次 9 克,以熟水调下,未生更服。

【主治】　难产。

贝母散(2)

【方源】　《圣济总录》卷一七五。

【组成】　贝母(去心,麸炒)15 克,甘草(炙)7.5 克。

【用法】　上药研为散。如 2—3 岁儿,每次 3 克,水煎,去渣,入牛黄末少许,食后分 2 次温服。

【主治】　小儿咳嗽喘闷。

贝母散(3)

【方源】　《普济方》卷二七四引《鲍氏方》。

【组成】　穿山甲(烧存性)、贝母各等份。

【用法】　上药研为末。每 9 克,酒调下。

【主治】　马疔。

贝母散(4)

【方源】　《普济方》卷三二五。

【组成】　贝母、金银花各 60 克。

【用法】　上药研为细散。每次 9 克,食后好酒调下。

【主治】　乳痈。

贝母粥

【方源】　《长寿药粥谱》引《资生录》。

【组成】　粳米 100 克,贝母(极细粉末)5～10 克。

【用法】　先以粳米、砂糖适量煮粥,待粥将成时,调入贝母粉末,再煮二三沸即可。可供上、下午点心,温热服食。

【功用】 润肺养胃,化痰止咳。

【主治】 老年慢性气管炎,肺气肿,咳嗽气喘。

贝齿散

【方源】 方出《备急千金要方》卷六,名见《普济方》卷八十二。

【组成】 贝齿(烧末)7枚、真珠各等份。

【用法】 上药研为细散。以注瞖肉上,1日3次。

【主治】 目中生息肉、肤瞖,稍长,欲满目闭瞳子及生珠管;亦治目中眯不出。

贝母白芷内消散

【方源】 《医学从众录》卷八。

【组成】 大贝母、白芷各等份。

【用法】 上药研为末。每次6克,白酒调下。

【主治】 乳痈。

【宜忌】 孕妇忌用白芷。

【加减】 有郁,加白蒺藜。

日月散

【方源】 《医心方》卷三引耆婆方。

【组成】 秦艽、独活各30克。

【用法】 上药研为散。每次3克,酒调下,1日2次。还遂四时之四季作服之,春散,夏汤,秋丸,冬酒,四季煎膏。

【主治】 一切风病。

化风膏

【方源】 《万病回春》卷五。

【组成】 蓖麻子7枚,鸡子1枚。

【用法】 蓖麻子去壳捻烂,用薄纸卷于中,插入鸡子内,纸封固,水浸湿,火煨熟,去壳,去内纸条每早晨服1枚。只食鸡子,以酒送下,10日奏效。

【主治】 咽喉、颈项结核成形及瘰疬。

化龙丹

【方源】 《万病回春》卷三。

【组成】 大鲤鱼1枚,巴豆40粒。

【用法】 将鱼脊割开2刀,将巴豆下在2刀路合住,用纸包裹,慢火烧熟。去豆食鱼,米汤下。

【主治】 单腹胀。

化虫丸

【方源】 《杨氏家藏方》卷十八。

【组成】 五灵脂45克,白矾30克。

【用法】 上药研为细散,煮面糊为丸,如黍米大。每次20丸,温米饮送下,不拘时候。

【功用】 止痛,下虫。

【主治】 小儿因食甘肥,致使虫动,呕吐涎沫,心腹闷痛。

化疔汤

【方源】 《洞天奥旨》卷八。

【组成】 生茅苣90克,生甘草9克。

【用法】 水煎,顿服。

【主治】 疔疮。

化肾汤

【方源】 《辨证录》卷五。

【组成】 熟地黄60克,肉桂6克。

【用法】 水煎服。

【主治】 关格。上吐下结,气逆不顺,饮食不得入,溲溺不得出,腹中作疼,手按之少可。

化毒丹

【方源】 《青囊秘传》。

【组成】 金银花60克,夏枯草120克。

【用法】 上药研为细散,炼蜜为丸。每次9克。

【功用】 解热毒。

化毒散(1)

【方源】 《普济方》卷一四三。

【组成】 槐花、贯众各等份。

【用法】 上药研为末。每次3克,另取艾9克,糯米30克,水煎取汁调下。大便频,色变为度。

【功用】 消毒。

【主治】 厥阴病,大便脓血赤黄者。

化毒散(2)

【方源】 《幼幼新书》卷十八引《疹痘论》。

【异名】 败毒散(《普济方》卷四〇三)。

【组成】 郁金1枚,甘草(炙)3克。

【用法】　同煮水干,去甘草,郁金为末,入生脑子1.5克,研匀,生猪血研成膏。每次3克,薄荷汤化下;二服后,毒从手足心出,愈。

【主治】　①《幼幼新书》引《疹痘论》:疮疹倒靥。

②《普济方》:小儿疮痘始出,才有百疱,忽陷入肉,渐渐作紫色无脓,日夜啼哭,烦躁。

化铁散

【方源】　《普济方》卷一七〇。

【组成】　威灵仙、楮桃儿各30克。

【用法】　上药研为细散。每次9克,用温酒调下。

【主治】　痞积。

化积串

【方源】　《串雅补》卷二。

【组成】　茶叶120克,罗苏30克(即苏子)。

【用法】　上药研为末。每次4.5克。

【主治】　大便清。

化痞膏

【方源】　《疡医大全》卷二十一引徐声土方。

【组成】　活脚鱼2500克,苋菜5000克。

【用法】　同入坛内盖好,俟脚鱼、苋菜化成臭水,倾入净锅内,加麻油2500克,穿山甲120克,熬枯滤清,复入净锅内熬至滴水成珠,入密陀僧细末收之,老嫩得宜,收贮,用红布或缎摊贴。

【主治】　痞积。

化滞丸

【方源】　《医门八法》卷二。

【组成】　巴豆(醋制)18克,乌梅肉(焙干)15克。

【用法】　白面24克,调糊为丸服。

【功用】　内消饮食。

【宜忌】　妊娠勿服。

化痰丸(1)

【方源】　《圣济总录》卷五十四。

【组成】　半夏120克,白矾(烧灰,研)30克。

【用法】　上药研为细散,以生姜自然汁煮枣,取肉为丸,如梧桐子大。每次15丸,生姜汤送下,不拘时候。

【主治】　中焦有寒,痰逆不思饮食。

化痰丸(2)

【方源】　《瑞竹堂经验方》卷二。

【组成】　石青(水飞)30克,石绿(水飞)15克。

【用法】　上药研为末,面糊为丸,如绿豆大。每次10丸,温汤送下。

【主治】　顽痰不化。

化痰丸(3)

【方源】　《本草纲目》卷十一引《卫生杂兴》。

【组成】　白矾30克,细茶15克。

【用法】　上药研为末,炼蜜为丸,如梧桐子大。1岁10丸,茶汤送下;大人50丸。久服,痰自大便中出,断病根。

【主治】　风痰痫病。

化痰膏

【方源】　《眼科临症笔记》。

【组成】　半夏9克,胆星9克。

【用法】　上药研为细散。干醋调涂。

【主治】　眼胞内痰核。

化骨神丹

【方源】　《丹台玉案》卷三。

【组成】　楮实子(为末)30克,霜梅肉90克。

【用法】　上为丸,如弹子大。嚼化咽下。

【主治】　骨鲠。

化骨丹

【方源】　《疡科选粹》卷七。

【组成】　山楂树根(向下者)、玉簪花根。

【用法】　同捣汁。用竹管直灌入喉中。不可着牙,着牙即化。

【主治】　咽喉骨梗。

化虫干漆丸

【方源】　《太平圣惠方》卷九十二。

【组成】　干漆6克,胆子矾3克。

【用法】　上药研为末,用葱开水煮面糊为丸,

如麻子大。每次 2 岁儿 2 丸,3－4 岁儿 3 丸,以石榴皮汤送下,1 日 3 次;

【主治】　小儿蛔虫咬心绞痛,四肢逆冷,干呕不吐,面色青。

气噎不下饮

【方源】　《文堂集验方》卷一。

【组成】　枇杷叶(去毛净,蜜炙)15 克,陈皮(去白)4.5 克。

【用法】　加生姜 3 片。水煎,匀 2 次服。

【主治】　气噎不下及暴呕吐。

分气丸

【方源】　《永类钤方》卷二十一。

【组成】　木香(炮)7.5 克,黑牵牛(生)15 克。

【用法】　上药研为末,面糊为丸,如小豆大。3 岁服 30 丸,米汤送下。

【主治】　小儿疳气,腹胀膨脝。

分水丹

【方源】　《石室秘录》卷一。

【组成】　白术 30 克,车前 15 克。

【用法】　水煎服。

【主治】　脾气不温,水泻。

【方论】　《串雅内编选注》:白术健脾利水;车前子具有通气化、行水道、止泻之力。二药配伍,能使胃肠水湿之邪皆从小便而去,脾健胃和,腹泻可止。

分消泄浊丸

【方源】　《青囊秘传》。

【组成】　大黄(晒)30 克,西珀 3 克。

【用法】　鸡子清为丸。匀作 3 天服,火酒送下。

【主治】　茎痛并下疳。

仓卒散

【方源】　《三因极一病证方论》卷七。

【组成】　栀子 49 个(烧半过),附子(炮)1 枚。

【用法】　上药研为末。每次 6 克,水酒各半煎,入盐少许,温服。即愈。

【主治】　寒疝入腹,心腹卒痛;以及小肠膀胱气绞刺,脾肾气攻,挛急极痛不可忍,屈伸不能,腹中冷,重如石,白汗出。

手膏

【方源】　《太平圣惠方》卷四十。

【组成】　栝楼瓤 30 克,杏仁(汤浸,去皮)30 克。

【用法】　上药同研如膏,以蜜令稀稠得所。每夜涂手。

【功用】　令手光润,冬不粗皱。

手阳丹

【方源】　《卫生宝鉴》卷十五。

【组成】　慈葱(捣如泥)5 枝,陈蜂窝(烧存性,为末)5 个。

【用法】　上为丸,如弹子大。手心内握定,用手帕紧扎定。须臾汗出,以棉被覆盖。如手心热甚,休解开。如服药时,先用升麻 15 克,出子葱连须 3 枝,生姜 5 片,水煎,去渣温服,以被覆之,汗出而愈。

【主治】　阴毒伤寒,手足逆冷,指甲青色,体冷,脉沉细而微。

牛车肉

【方源】　《医学入门》卷三。

【组成】　紫河车(洗净,煮烂)、牛肚(切碎)。

【用法】　上和一处,同煮熟,随便食之。

【主治】　失心癫狂。

牛郎串

【方源】　《串雅补》卷二。

【异名】　小串(《串雅补》卷二)。

【组成】　黑丑(头末)、槟榔各等份。

【用法】　上药研为末,不见火。每次 6 克,开水送下。泻 3 次即止。

【主治】　积食腹胀。

牛涎丸

【方源】　《本草纲目》卷五十引《医学集成》。

【组成】　老牛涎、糯米末。

【用法】　拌和为小丸。煮熟食之。

【主治】　噎膈反胃。

牛胶散

【方源】 《圣济总录》卷一二八。

【组成】 牛皮胶(黄明者,慢火炙令燥)、甘草各 15 克。

【用法】 上药研为散。每次 6 克,空腹浓煎木贼汤调下。复取药末以井水调膏,看疮大小,摊纸贴之。

【主治】 附骨疽。

牛脑丹

【方源】 《杂病源流犀烛》卷二十五。

【组成】 白芷、川芎各 9 克。

【用法】 上药研为末,抹黄牛脑子上,瓷器内加酒炖熟。乘热食之,尽量一醉。

【主治】 头风。

牛桑饮

【方源】 《松峰说疫》卷五。

【组成】 牛蒡根(生捣汁)50 毫升。

【用法】 空腹分 2 次服,服讫,取桑叶(无叶用枝)1 大把炙黄,水煎服,暖覆取汗。

【主治】 瘟疫,余热不退,烦渴,四肢无力,不能饮食。

牛菟丸

【方源】 《杂病源流犀烛》卷二十七。

【组成】 牛膝、菟丝子各 30 克。

【用法】 同入银器内,酒浸,晒为末,将原酒煮糊为丸。空腹酒送下。

【主治】 腰膝疼痛,或顽麻无力者。

牛黄丸(1)

【方源】 《太平圣惠方》卷八十四。

【组成】 牛黄 10 克,苦杏仁 10 克(汤浸,去皮尖双仁,麸炒微黄)。

【用法】 上药同研如膏,炼蜜为丸,如麻子大。每次 3 丸,以温水送下,1 日 3 次。

【主治】 小儿疟疾烦热。

牛黄丸(2)

【方源】 《太平圣惠方》卷九十二。

【组成】 牛黄(细研)10 克,川大黄(锉,微炒,捣罗为末)30 克。

【用法】 上药都研令匀,炼蜜为丸,如麻子大。每次 7 丸,粥饮送下。以利为度。

【主治】 小儿大便不通,心中烦热。

牛黄散(1)

【方源】 《斑疹备急》。

【组成】 郁金 30 克,牛黄 3 克。

【用法】 上药研为末。2 岁儿每次 1.5 克,水煎,和滓温服,1 日 2 次。

【主治】 ①《斑疹备急》:疮疹阳毒入胃,便血日夜无节度,腹痛啼哭。

②《小儿卫生总微论方》:小儿诸热烦躁。

牛黄散(2)

【方源】 《丹溪心法附余》卷十三。

【组成】 大黄 30 克,白牵牛(头末)15 克。

【用法】 上药研为细散。每次 9 克,有厥冷,用酒调下,无厥冷而手足烦者,蜜调下。

【主治】 上焦热,脏腑秘结。

牛黄散(3)

【方源】 《普济方》卷三七四引《卫生家宝》。

【组成】 雄黄(研极细)3 克,地龙(布裹,捶去土,新瓦上焙干)1.5 克。

【用法】 上药研为末。周岁每次 1.5 以下,薄荷酒调下。

【主治】 惊风搐搦,心经伏涎,不作声,闷绝,身体强直。

牛黄散(4)

【方源】 《洁古家珍》。

【组成】 白牵牛头末 15 克,大黄 30 克。

【用法】 上药研为细散。每次 9 克,有厥冷,用酒调下;无厥冷而手足烦者,蜜汤调下。

【主治】 上焦热,脏腑秘结。

牛黄散(5)

【方源】 《医方类聚》卷一五七引《施圆端效方》。

【组成】 大黄、郁金各 30 克。

【用法】　上药研为细散。每次 6 克,鸡子清汁调下。加减服之。

【主治】　一切热毒黄疸,衄血发斑,口咽疮烂,吐血便血,时气发狂,神昏不省。

【备考】　本方名牛黄散,但方中无牛黄,疑误。

牛黄散(6)

【方源】　《赤水玄珠》卷七。

【组成】　白牵牛(炒)60 克,大黄(煨)30 克。

【用法】　上药研为末,每次 6 克,蜜水调下。

【主治】　热痰暴喘欲死者。

牛黄散(7)

【方源】　《万病回春》卷七。

【组成】　朱砂 3 克,牛黄 1 克。

【用法】　上药研为细散,蜂蜜打湿胭脂汁,取蜜调药。用银簪刺黑陷上,1 日涂 1 次。

【主治】　痘黑陷,虚弱而不起发。

牛蒡散

【方源】　方出《幼幼新书》卷三十四引《养生必用》。名见《医部全录》卷四一五。

【组成】　牛蒡(炒香)7.5 克,乳香 3 克。

【用法】　上药研为末。入白面少许,温水调涂。

【主治】　小儿牙病。

牛膝丸

【方源】　《鸡峰普济方》卷十。

【组成】　牛膝(酒浸 1 宿,焙为末)120 克,干漆(捶碎,炒烟出)15 克。

【用法】　上药研为细散,酒煮面糊为丸,如梧桐子大。每次 5 丸,空心米饮送下,1 日 3 次。

【主治】　血瘕,脐腹坚胀,下痢羸瘦。

牛膝汤(1)

【方源】　《圣济总录》卷一五八。

【组成】　牛膝(酒浸,切,焙)、冬葵子(炒)各 15 克。

【用法】　上药研为粗末。每次 15 克,水煎,去渣温服,未下更服。

【主治】　妊娠堕胎,胞衣不下。

牛膝汤(2)

【方源】　《痎疟论疏》。

【组成】　牛膝(取肥大者,去芦,锉碎,用黄精锉片同拌,蒸,去黄精,暴干)120 克。

【用法】　水煎,分 2 次温服,未发时 1 服,临发时一服。

【主治】　疟病久不愈者。

牛膝酒

【方源】　《普济方》卷二四〇。

【组成】　牛膝、生地黄各 250 克(净洗控干,曝两日)。

【用法】　上捣如泥,作团,以纸裹,外更以黄泥固济,微火炙令泥有裂处,待干,即于地炉中灰火养半日,次以灰火渐渐烧之,取出候冷,去泥纸,捣罗为散。每次 15 克,酒煎,和滓,食前顿服之。

【主治】　脚气极冷,着厚棉衣盖覆不觉暖者。

牛膝散

【方源】　《圣济总录》卷一二一。

【组成】　牛膝(烧灰)15 克,细辛(生用,为末)7.5 克。

【用法】　上药研为散,更于乳钵中细研。敷于宣露处,1 日 3 次。

【主治】　牙龈宣露风痒。

牛膝膏

【方源】　《医学正传》卷六。

【组成】　牛膝 30 克。

【用法】　上切细,以新汲水煎,入麝香少许,空腹服;或单以酒煮亦可。

【主治】　①《医学正传》:淋闭。

②《锦囊》:小便不利,茎中痛欲死及妇人血结坚痛。

牛髓膏

【方源】　《医便》卷四。

【组成】　熟牛胻骨内髓 120 克,核桃仁(去皮)60 克。

【用法】　上二味,和捣成膏。加盐少许,空腹食。

【功用】　补肾消痰。

牛蒡子散

【方源】　《太平圣惠方》卷三十六。

【组成】　牛蒡子(微炒)30克,甘草(炙微赤,锉)7.5克。

【用法】　上药研为散。每次9克,水煎,去渣,稍热细细含咽之。

【主治】　口疮久不愈。

牛蒡叶羹

【方源】　《太平圣惠方》卷九十六。

【组成】　牛蒡叶500克(肥嫩者),酥30克。

【用法】　上药以汤煮牛蒡叶三五沸,令熟漉出,于五味中重煮作羹。入酥食之。

【主治】　中风,心烦口干,手足不遂及皮肤热疮。

牛膝叶粥

【方源】　《太平圣惠方》卷九十七。

【组成】　牛膝叶500克(切),米300克。

【用法】　上于豉汁中相和,煮作粥。调和盐、酱,空腹食之。

【主治】　风湿痹,腰膝疼痛。

牛马二宝散

【方源】　《重订通俗伤寒论》。

【组成】　牛黄、马宝各3克。

【用法】　上药研为细散。每次0.6克,1日2次,用人参、竹沥饮调下。

【主治】　精神病。神经顿失其常性,遂发似狂非狂之证。

牛角䚡灰散

【方源】　《外台秘要》卷二十五引《近效方》。

【组成】　黄牛角䚡1具(烧赤色,出火即青碧)。

【用法】　上药研为细散。浓煮豉汁和6克,食前服。重者1日3次。

【主治】　卒下血,不问丈夫妇人。

牛蒡甘草汤

【方源】　《痘治理辨》卷下。

【组成】　牛蒡子(麸炒)30克,甘草(炙)3克。

【用法】　上药研为细散。每次0.75～1.5克,胡荽煎汤调服,不拘时候。

【主治】　麻痘初作。

牛麝通淋散

【方源】　《医级》卷八。

【组成】　牛膝15克,麝香0.15克。

【用法】　先用水煎牛膝,去渣,调麝香服。

【主治】　沙淋、石淋,尿如屑块而胀痛者。

牛膝煮鹿蹄方

【方源】　《太平圣惠方》卷九十七。

【组成】　鹿蹄(治如食法)1具,牛膝(去苗)120克。

【用法】　上以豉汁同煮令烂熟,入葱、椒调和,空腹食之。

【主治】　脚气及风寒湿痹,四肢挛急,足肿不可践地。

升花散

【方源】　《冯氏锦囊·痘疹》卷十四。

【组成】　穿山甲(土拌,炒黄,取头上及前足者佳)30克,红曲(略焙)3克。

【用法】　上药研为细散。用雄鸡冠血和酒酿调服,人大4克,人小1.5～2克。

【功用】　托痘。

【主治】　痘疹初发不起。

升麻散

【方源】　《太平圣惠方》卷三十五。

【组成】　升麻30克,马蔺子60克。

【用法】　上药研为细散。每次3克,以蜜水调下。

【主治】　喉痹,肿热痛闷。

长寿膏

【方源】　《医学探骊集》卷六。

【组成】　牛胆1个,大黄(研,拣细者)9克。

【用法】　于冬月天寒之时,将大黄面入牛胆内调匀,悬当风处阴干备用。若予小儿服时,每1岁服豆大1块,开水调服。

【主治】　小儿火热上炎,咳嗽作喘。

长发滋荣散

【方源】　《御药院方》卷八。

【组成】　姜皮(焙干)、人参各 30 克。

【用法】　上药研为细散。每用生姜切断,蘸药末于发落处擦之,隔日用 1 次。

【功用】　长养髭发。

【主治】　髭发脱落。

乌及散

【方源】　《上海中医药杂志》(1958,9:15)。

【组成】　乌贼骨 3 克,生白及 6 克。

【用法】　上药各为细末,和匀。每次服 3 克,饭后 2 小时服,1 日 3 次。

【主治】　胃、十二指肠溃疡及合并出血。

乌云膏

【方源】　《外科大成》卷三。

【组成】　松香末 60 克,硫黄末 30 克。

【用法】　和匀,香油拌如糊,摊南青布条上,少半指厚,卷成条线扎之,再用油浸 1 日,取出,刮去余油,以火点着一头,下以粗碗按之,其布灰陆续剪去,取所滴药油浸冷水内 1 宿,出火毒。搽用。

【主治】　头癣,脓疥,下部寒湿疮,胎疮,奶癣。

乌巴丸

【方源】　《普济方》卷一六五引《经验良方》。

【组成】　大乌梅肉 90 克,巴豆(去皮壳膜) 5 粒。

【用法】　于瓦石器内,将乌梅慢火煮烂,候水稍干,入巴豆在内,将竹篦搅,直候如干糊方住火,摊冷研烂,就丸如绿豆大。每次 7 丸、9 丸、11 丸或 15 丸,生姜汤送下。须臾利下顽痰如鱼冻,如未利,再服。

【功用】　利下顽痰。

【主治】　胸膈间久年顽痰为害,积成痰气,面目青白色,无时浮肿,全不进食,遍身疼痛,夜间上壅,不时睡卧,往来寒热,手足疼痛,不能转侧。

乌龙丸

【方源】　《圣济总录》卷一三六。

【组成】　牵牛子不拘多少(瓦上铺下,慢火逼,不得搅,待其香,即时取下,半生半熟,放冷,作细末),皂荚 2 大挺(水揉取汁,滤过,银石器内熬成膏)。

【用法】　将膏与牵牛末同和为丸,如梧桐子大。每次 20 丸,食后、临卧温酒送下。或觉微利便不须服,所患疮疥立止。

【功用】　①《外科精义》:推陈致新,去肠垢,身体轻健,肌肤光泽。

②《医方类聚》引《外科精义》:消风散热,利膈化痰唾,去肠垢。

【主治】　①《圣济总录》:疮疥岁久不愈。

②《外科精义》:遍身风疮瘙痒,疥癣。

乌龙丹

【方源】　《疡科选粹》卷七。

【组成】　乌梅、五倍子(取净)(或加硼砂)。

【用法】　共打成膏为丸,如龙眼大。含之。

【主治】　诸骨鲠,垂危者。

乌龙胆

【方源】　《串雅外编》卷三。

【组成】　白矾末(盛猪胆中,风干,研末)。

【用法】　每吹 3 克。取涎立效。

【主治】　一切喉症,喉蛾,喉痈。

乌白丸

【方源】　《普济方》卷六十六引《太平圣惠方》。

【组成】　草乌 7 个(生用),白矾少许。

【用法】　上药研为细散。用少许揩牙痛处。不可吞下喉中。

【主治】　牙痛,诸药不效者。

乌白散

【方源】　《普济方》卷二四〇引《如宜方》。

【组成】　草乌 120 克,桑白皮 240 克。

【用法】　上药研为散。水煎,去渣,好酒和药水温服。忌铁器。

【主治】　脚气,发则脚骨痛苦甚者。

乌头丸(1)

【方源】　《太平圣惠方》卷三十四。

【组成】　川乌(生用)30 克,附子(生用)30 克。

【用法】　上药研为末,面糊为丸,如小豆大。以绵裹 1 丸,于痛处咬之。以愈为度。

【主治】　牙痛。

乌头丸(2)

【方源】　《圣济总录》卷五十一。

【组成】　乌头(炮裂,去皮脐)、硫黄(研)各30 克。

【用法】　上药研为末,酒煮面糊为丸,如梧桐子大。每次 20 丸,温酒送下。

【主治】　厥逆头痛,牙痛。

乌头丸(3)

【方源】　《圣济总录》卷七十六。

【组成】　乌头(生用,去皮脐)、蛤粉各 15 克。

【用法】　上药研为细散,面糊为丸,如梧桐子大。每次 15 丸,食前用盐豉汤送下。

【主治】　血痢久虚,撮痛后重,下血不止。

乌头丸(4)

【方源】　《圣济总录》卷一二一。

【组成】　乌头(炮裂,去皮脐)15 克,五灵脂 30 克。

【用法】　上药研为末,以醋煮大枣 20 个,醋尽为度,取大枣和药为丸,如绿豆大。用绵裹 1 丸,于痛处咬,勿咽津。

【主治】　牙风龋疼痛。

乌头丸(5)

【方源】　《圣济总录》卷一四五。

【组成】　乌头(去皮,生为末)7 枚,黄狗胆 1 枚。

【用法】　上药以胆汁和药末为丸,如绿豆大。每次 3 丸,以冷酒送下,酒须饮尽。

【功用】　止痛。

【主治】　打仆伤损。

乌头汤

【方源】　《圣济总录》卷六十七。

【组成】　乌头(生用)30 克,苍术 60 克。

【用法】　上药水浸 7 日,刮去皮,焙干,为粗末。每次 6 克,加生姜 3 片,大枣(擘)2 枚,水煎,去渣热服。

【主治】　冷气心腹满胀,脐腹撮痛,吐逆泄泻。

乌头散(1)

【方源】　《医心方》卷十六引《古今录验》。

【组成】　乌头 30 克,黄柏 60 克。

【用法】　上药治下筛。每次 6 克,酒调服。令药热相继。初得痛即服良。

【主治】　鼠瘘及痈。

乌头散(2)

【方源】　《圣济总录》卷五十六。

【组成】　乌头(炮裂,去皮脐)、栀子(生用)各30 克。

【用法】　上药研为散。每次 3 克,醋汤调下。

【主治】　九种心痛。

乌头散(3)

【方源】　《圣济总录》卷一二二。

【组成】　乌头尖(生)、胆矾各 7.5 克。

【用法】　上药研为散。每次 1 克,酒少许调服。良久即愈。如口噤,即于鼻内吹 1 克,立效。

【主治】　缠喉风,喉痹。

乌头散(4)

【方源】　《圣济总录》卷一三二。

【组成】　乌头 1 枚(炮裂,去皮尖,为末),腻粉 6 克。

【用法】　上药研为末,研匀。先用开水洗疮数遍,次用盐汤洗数遍,后以唾调药成膏,敷疮口。

【主治】　恶疮。

乌苏丸

【方源】　《增补验方新编》卷九。

【组成】　莱菔子 27 克,贝母 120 克。

【用法】　上药研为末,炼蜜为丸,如梧桐子大。每次 50 丸,空心开水送下。

【主治】　经来咳嗽。

【备考】　此症喉中出血,乃肺金枯燥,用茯苓汤退其嗽,乌苏丸除其根。

乌豆煎

【方源】　《圣济总录》卷一三六。

【组成】　乌头 30 克(每枚 4 破之),大豆 45 克。

【用法】　上药同入沙瓶煮极烂。每次乌头 1 片,豆少许,空腹酒送下。

【主治】　疮疥。

乌连汤

【方源】　《三因极一病证方论》卷十五。

【组成】　黄连(去须)、乌头(炮,去皮尖)各等份。

【用法】　上锉散。每次 6 克,水煎,去渣,空腹服。

【主治】　脉痔下血不止。

【加减】　热则加黄连;冷则加乌头。

乌灵丸

【方源】　《圣济总录》卷七。

【组成】　乌头(削去皮脐)30 克,五灵脂(炒) 60 克。

【用法】　上药研为末,以井花水拌和为丸,如弹子大。每次 1 丸,分作 4 服,用温生姜、酒磨下。服后盖衣被出汗,隔 1 日再服,稍愈即止。

【主治】　①《圣济总录》:瘫痪风。
②《卫生宝鉴》:久患风虚麻痛,行步艰难。

【宜忌】　《普济方》:忌一切冷物。

乌附丸

【方源】　《医方大成》卷一引《澹寮方》。

【组成】　川乌 20 个,香附(姜汁腌 1 一宿,炒) 250 克。

【用法】　上焙干,为末,酒糊为丸。每次 10 数丸,温酒送下。

【功用】　去风疏气。

【主治】　肌体肥壮及有风痰者。

乌鸡丸

【方源】　《古今医统大全》卷九。

【组成】　乌梢蛇(洗刷净)3 条,乌鸡 1 只。

【用法】　上以蛇煮熟,去骨取肉,焙干,为细末,用蒸饼为丸,如米大,以喂乌鸡,待鸡食尽蛇肉后,却以鸡煮取肉,为末,或丸,或散。以酒服之;服丸时仍要加蒸饼,每次 50 丸。甚者不过五鸡而愈。

【主治】　大风。

乌金丸(1)

【方源】　《太平圣惠方》卷四十。

【组成】　皂荚(烧灰,细锉)60 克,石膏(细研,水飞过)60 克。

【用法】　上药研为末,以软饭为丸,如梧桐子大。每次 15 丸,以薄荷汤送下。

【主治】　偏头痛。

乌金丸(2)

【方源】　《圣济总录》(人卫本)卷七十六。

【组成】　巴豆(去皮)21 枚,大枣(青州者,去核)21 枚。

【用法】　每 1 个枣入巴豆 1 枚,烧令烟出绝,以器覆之;后为细末,更加轻粉 6 克,黄连 9 克,烧陈粟米饭为丸,如绿豆大。每次 5 丸,煎川归汤送下。

【功用】　止泻。

【主治】　赤白痢。

乌金丹

【方源】　《张氏医通》卷十五。

【组成】　清烟好墨 1 块。

【用法】　嵌入大红凤仙梗中,仍将剜下者掩扎好,以泥涂之,有花摘去,勿令结子,候 2 个月余,自环取出;又将青柿去蒂镂空入墨,仍将柿蒂掩扎好,埋马矢中 7 昼夜,收藏铅盒中。临用以龟尿抹擦,则黑透须根,经月不白,不伤须。

【功用】　染须黑久。

【备考】　取龟尿法:用三脚竹架顶起龟腹,令足无着,不得爬动,置大盆中,以受其尿。将猪鬃唾湿,蘸麝香细末,捻入鼻孔,其尿即出;或用麝香拈纸条,烧烟熏其鼻,尿亦出。

乌金散(1)

【方源】　《洪氏集验方》卷三。

【组成】　不蛀皂角(刮去皮,猛火炙令成麸炭,仍须存性,不可使成白灰也)90 克,甘草(炙)30 克。

【用法】　上药研为细散。每次 10 克,以新汲水或温熟水调下。立愈。

【主治】　冒暑闷乱,不省人事,欲死;以及发躁引饮无度,咽中痰涎不下。

乌金散(2)

【方源】 《传信适用方》卷三。

【组成】 鲫鱼(重约180克,去肠)1个。

【用法】 用侧柏叶碾细,入在鱼腹内,用纸裹数重,次用黄泥固济,煅令存性,候冷,碾成细末,入轻粉一分和匀。如疮干用麻油调,疮湿干用。

【主治】 ①《传信适用方》:疮疥丹毒。

②《普济方》:诸疮肿。

乌金散(3)

【方源】 《圣济总录》卷一〇一。

【组成】 草乌120克,青盐60克。

【用法】 上药将青盐为末,同入藏瓶内,用瓦子一片盖,瓦上钻一窍,外用纸筋泥固济,仍留原窍,候干,用火煅,黑烟尽青烟出为度,以新黄土罨1宿,取出为末。逐日未洗面前揩牙,候洗面了方漱,1日3次。

【功用】 荣养髭鬓,牢牙。

乌金散(4)

【方源】 《普济方》卷三二九引《经验良方》。

【组成】 棕毛(烧灰存性)30克,龙骨60克。

【用法】 上药研为细散。每次9克,空腹好酒调下。

【主治】 ①《普济方》引《经验良方》:血崩不止。

②《医略六书》:崩带脉软涩者。

【方论】 《医略六书》:冲任脉伤,经气不能统摄,而血窍滑脱,故大崩势减,而复带下淫溢焉。白龙骨涩经气以固脱,而带下可止;败棕灰涩经血以定崩,而崩不复来;乌梅收敛精血,以安冲带二脉也。为散汤调,务使冲带脉完,则经气统摄有权,而窍无滑脱之忧,何崩带之足患哉!

乌金散(5)

【方源】 《普济方》卷三二九引《经效济世方》。

【组成】 桑螵蛸(去桑枝)、黄明胶(别研)各等份。

【用法】 上药研为细散。每次9克,水煎服。

【主治】 妇人血下崩,累日不止。

乌金散(6)

【方源】 《医方类聚》卷二一七引《医林方》。

【组成】 大枣1个,巴豆(枣分开,放巴豆在内,烧黑色)1个。

【用法】 上药研为细散。每次3克,临卧酒调下。

【主治】 妇人二三十年积块疹癖。

乌金散(7)

【方源】 《医方类聚》卷二三八引《医林方》。

【组成】 黑牛角胎(用醋烧蘸三遍)。

【用法】 上药研为细散,加龙脑少许。每次9克,童便调下。

【主治】 妇人产后血晕。

乌金散(8)

【方源】 《普济方》卷三三五。

【组成】 甘草(炙)、皂角(烧灰存性)各等份。

【用法】 上药研为末。生地黄同煎,食前服。

【主治】 妇人血气,小腹疼痛。

乌金散(9)

【方源】 《普济方》卷三四九。

【组成】 川姜(烧黑,瓶中存性)22.5克,附子(炮,去皮脐)半枚。

【用法】 为细末。每次9克,童便浸酒调下。痛止血净方住服。

【主治】 恶露败血,刺心腹,儿枕痛,坐卧不得动,余血不快。

【方论】 《济阴纲目》:用烧川芎、附子,温血海之里也。

【备考】 方中川姜,《济阴纲目》作“川芎”。

乌金散(10)

【方源】 《青囊秘传》。

【异名】 内托散。

【组成】 瓜蒌(杵碎)9个,没药(研)3克。

【用法】 上药研为末。用甘草酒煎去渣,取液调服。

【功用】 消毒破血。

【主治】 肾囊破烂,下疳。

乌金煎

【方源】　《普济方》卷九十四引《经验方》。

【组成】　附子(生,去皮脐,重30克)2个,雄黑豆100粒。

【用法】　水煮,候豆烂则先漉出豆,其附子且于豆汁内更煮,直令汁干,不令焦烂,取附子收起,贮瓷盒内。将黑豆以温水淘过,先取1～15粒,入口烂嚼如糊,未得咽下,更逐将黑豆嚼,直候100粒一齐嚼烂,如糊满口,便用热酒猛冲下。然后就患处一边卧,盖覆,必有汗出。明日又将收起者附子,依前煮黑豆100粒嚼服。第3日亦依前煮服讫。再将附子2个,劈为8片,各以湿纸包裹,每日空心烂嚼1片,热酒下如前法,并逐日盖覆,取微汗。甚者不过似此2～3次即效。

【主治】　中风,半身不遂,手足麻痹疼痛。

乌金膏(1)

【方源】　《文堂集验方》卷四。

【组成】　巴豆(去壳及细皮,炒黑存性)20粒,雄黄0.6克。

【用法】　上药研为细散。取少许掺腐肉上,一日一夜即去,麻油调涂亦可。

【功用】　去腐生新。

【主治】　一切腐肉。

乌金膏(2)

【方源】　《外科全生集》卷四。

【组成】　乌铅500克。

【用法】　用白砒9克熔化,次日铅面刮下者,名曰金顶砒,再以铅熔,浇薄如纸片。照患孔大小,剪如膏药1方,针刺二三十眼,取光面贴孔上。每日煎紫花地丁草汤洗孔,并洗膏2次,三日内毒水流尽,色变红活,以水飞伏龙散掺上,仍用前膏贴外。妇人须待月信之后贴起。

【主治】　烂腿日久不愈。

【宜忌】　忌多立、行走、房事、食毒物。

乌金膏(3)

【方源】　《疡医大全》卷十。

【组成】　白矾(即明矾)30克,米醋(自造红香者佳)450克。

【用法】　共入铜锅内,文武火熬干;如湿,翻调焙干,取出去火气,研细末。用时不拘多少,再研至无声,入生蜜调匀,盛瓷罐内。涂点患处,久闭。或五日、七日,上下胞俱肿,方可歇药数日,其红肿尽消,观轻重再点。如漏睛脓出,用膏和匀,作条晒干,量穴深浅,插入化去瘀肉白管,则新肉自生,而脓自止矣。

【主治】　诸般外障风痒,血缕斑疮,胬肉扳睛,鸡冠蚬肉,漏睛疮。

乌药酒

【方源】　《世医得效方》卷九。

【组成】　乌药。

【用法】　用干粗布巾揩净,以瓦片刮下屑,收于瓷器内,以好酒浸1宿。次日去药屑,只将瓷器内所浸药酒,热汤上坐温,入生麝香少许尤妙,空腹一服即安;无麝香则多服。服后溏泄,病去。

【主治】　脚气发动。

乌药散(1)

【方源】　《类编朱氏集验方》卷十。

【组成】　天台乌药、当归。

【用法】　上药研为末。豆淋酒调下。

【主治】　产后腹痛。

乌药散(2)

【方源】　《博济方》卷三。

【组成】　乌药30克,松萝7.5克(二味炒令黄色)。

【用法】　上药研为末。每次6克,温酒下;若是干脚气,用苦楝子1个,柏浆水煎调下。

【主治】　干湿脚气。

乌药膏

【方源】　《圣济总录》卷一二七。

【组成】　乌药(末)60克,猪胆3枚。

【用法】　以胆汁和乌药末令匀。以薄绵裹,纳疮口,1日3次。

【主治】　瘰疬、诸瘘久不愈。

乌姜散

【方源】　《鸡峰普济方》卷十四。

【组成】 干姜、高良姜各 30 克。

【用法】 上锉,同炒紫色,为细末。每次 6 克,未发前热酒调服。

【主治】 疟疾。

乌扇膏

【方源】 《外台秘要》卷二引《集验方》。

【组成】 生乌扇(切)、猪脂各 500 克。

【用法】 上药合煎去渣,取如半鸡子,薄绵裹之,纳口中,稍稍咽之。

【主治】 伤寒热病,喉中痛,闭塞不通。

【宜忌】 忌酒、蒜。

乌梅丸(1)

【方源】 方出《医心方》卷十一引《范汪方》,名见《太平圣惠方》卷五十九。

【异名】 黄连乌梅丸(《普济方》卷二一一)。

【组成】 乌梅(割取皮)90 克(火熬令干),黄连 90 克。

【用法】 上药治下筛,炼蜜为丸,如梧桐子大。晨服 10 丸,不知稍增,可至 20～30 丸,昼夜可 6～7服。若候不愈,可增服 70～80 丸。

【主治】 《医心方》引《范汪方》:赤白滞下,昼夜数十行者。

【宜忌】 服药期间欲食,勿与服药相近。

【方论】 《千金方衍义》:黄连苦寒,本经主肠澼腹痛,专取苦燥以坚肠胃;配以乌梅益津开胃,不使木邪横干脾土。近世医师每谓初痢后重未除,不可便用酸收,而《备急千金要方》用此治暴痢,不致热毒上攻,全赖酸收之力,详此治例,又未可一概论也。

乌梅丸(2)

【方源】 《医方类聚》卷一二九引《王氏集验方》。

【组成】 乌梅(取肉)(细锉,炒干)30 克,巴豆(去皮心膜,并油)15 克。

【用法】 上药研为细散,醋煮面糊为丸,如绿豆大。每次 7 丸,枣汤送下。

【主治】 水气痰喘。

乌梅汤(1)

【方源】 《千金翼方》卷十八。

【组成】 乌梅 14 枚(大者),香豉 30 克。

【用法】 水煮乌梅,去渣,纳豉,再煎煮,分 3次服,可常用之。

【功用】 下气,消渴,止闷。

乌梅汤(2)

【方源】 《太平圣惠方》卷三十八。

【组成】 乌梅肉(微炒)30 克,砂糖 15 克。

【用法】 水煎,时时温呷。

【主治】 硫黄发时,令人背膊疼闷,眼暗漠漠。

乌梅散

【方源】 《疡科捷径》卷下。

【组成】 乌梅 30 克,轻粉 12 克。

【用法】 上药研为末。掺之。

【主治】 翻花疮。

乌梅粥

【方源】 《圣济总录》卷一九〇。

【组成】 乌梅(捶碎)7 个,粟米(淘净)不拘多少。

【用法】 水浸 1 宿,去乌梅,取汁煮粥。每日空腹顿食之。

【主治】 肠风下血,烦渴。

乌黄散

【方源】 《普济方》卷三〇〇引《仁斋直指论》。

【组成】 乌贼骨、蒲黄各等份。

【用法】 上药研为末。敷舌上。

【主治】 卒肿舌疮。

乌蛇散

【方源】 《圣济总录》卷一六七。

【组成】 乌蛇(酒浸,去皮骨,炙令黄熟)15克,麝香(研,去筋膜)7.5 克。

【用法】 将乌蛇捣罗为末,同麝香再研匀。每次 1.5 克,煎荆芥汤调灌之。

【主治】 初生小儿撮口,不收乳饮。

乌雄散

【方源】 《普济方》卷三六一引《经验良方》。

【组成】 乌桕根(水边者,晒干为末)、雄黄(生用)。

【用法】 油调敷之。

【主治】 小儿胎风疮。

乌鸡散

【方源】 《太平圣惠方》卷七十八。

【组成】 乌鸡1只(去嘴角后,以脊剖开,不出肠胃,用真虎粪实筑腹中令满,缝合)。

【用法】 上药以瓷罐盛,用黄泥封裹,候干,猛火煅令通赤,取出,出火毒良久,入麝香15克,细研为散。每次6克,以暖酒调下,不拘时候。

【主治】 产后中风及暗风头旋。

乌喙汤

【方源】 《普济方》卷三〇一。

【组成】 苦酒1500毫升,乌喙五枚。

【用法】 上以苦酒浸乌喙。淋洗,1日3～4次。

【主治】 阴中息肉突出。

乌犀丸

【方源】 《博济方》卷三。

【组成】 淡豆豉、大蒜(去皮苗)各等份。

【用法】 一处杵令和匀,可丸即丸,如梧桐子大。每次30～40丸,盐汤送下。

【主治】 肠毒下血不止及久患血痢者。

乌蜜煎

【方源】 《仙拈集》卷一。

【组成】 乌梅7个,蜜21克。

【用法】 水煎服。

【主治】 瘟疫。

乌蝎汤

【方源】 方出《医学纲目》卷三十六引《婴孩妙诀》,名见《医部全录》卷四三一。

【组成】 川乌1枚(去皮,生用),全蝎各等份。

【用法】 加生姜10片,水煎,旋旋滴入口中。

【主治】 小儿慢惊。

乌鸡子膏

【方源】 《圣济总录》卷一四一。

【组成】 没药(研)15克,麝香(研)3克。

【用法】 用乌鸡子1枚,略破顶头倾出,却用鸡子黄入鸡卵内,续入药末,用黄一处调匀,用纸糊合顶,于饭上炊令熟为度。分作4服,细咀,食前用麦冬汤下。

【主治】 痔疾。

乌鸡脂粥

【方源】 《太平圣惠方》卷九十七。

【组成】 乌鸡脂30克,粳米90克。

【用法】 相和煮粥。入五味调和,空腹食之。乌鸡脂和酒饮亦佳。

【主治】 耳聋久不愈。

乌贼骨散

【方源】 方出《太平圣惠方》卷三十三,名见《杂病源流犀烛》卷二十二。

【组成】 龙脑6克,乌贼鱼骨3克。

【用法】 上药入铜器中研为末。以铜箸取少许点之,每日3～4次。

【主治】 ①《太平圣惠方》:眼赤痛,后生肤翳,远视不明,痒涩。

②《杂病源流犀烛》:肤翳,眼睛上有物如蝇翅之薄。

乌梅肉丸

【方源】 《东垣试效方》卷七。

【异名】 乌梅丸(《医学正传》卷五)。

【组成】 僵蚕(炒)30克,乌梅30克。

【用法】 上药研为末,薄糊为丸,如鸡头子大。每次100丸,食前多用开水送下,1日3次。

【主治】 肠风下血。

乌梅豉汤

【方源】 方出《肘后备急方》卷二,名见《外台秘要》卷二。

【异名】 大乌梅汤(《医心方》卷十一引《小品方》)。

【组成】 豆豉9克,乌梅14枚。

【用法】 先煮梅,纳豉,再煎,分2次服。

【主治】 大病愈后,虚烦不得眠,腹中绞疼懊恢。

乌雌鸡肉粥

【方源】　《太平圣惠方》卷九十七。

【组成】　乌雌鸡(取肉)1只,糯米90克。

【用法】　鸡肉切,于豉汁中和米煮粥,入盐、椒、葱白,空腹食之;或作羹及馄饨索饼食之,亦得。

【功用】　安胎。

【主治】　妊娠胎动不安;风寒湿痹腰脚痛。

乌头注射液

【方源】　《部颁标准》。

【组成】　川乌500克,草乌500克。

【用法】　制成注射液。密封,遮光。1毫升(含乌头原碱0.62毫克)。肌内注射,每次1~2支,1日1~2次。

【功用】　镇静,止痛。

【主治】　胃癌、肝癌等晚期癌症的疼痛。

乌头栀子汤

【方源】　《杏苑生春》卷六。

【异名】　乌头汤(《会约医镜》卷十三)。

【组成】　川乌(童便煮)、栀子(炒)各9克。

【用法】　上㕮咀。水煎熟,空腹温服。

【主治】　素有湿热,外因寒邪,发作疝症,疼痛不已者。

【加减】　如元气衰弱,加人参、白术,佐以木香、缩砂仁。

乌梅甘草汤

【方源】　《医门八法》卷三。

【组成】　乌梅5个,甘草15克。

【用法】　水煎服。

【主治】　肝气有余,肝血不足,以致胃气痛者。

乌梅北枣丸

【方源】　《重订通俗伤寒论》。

【组成】　乌梅10枚,大黑枣5枚。

【用法】　俱去核,共杵如泥,炼蜜为丸,如弹子大。每用1丸,嚼化之。

【功用】　补胃,清热,摄涎。

【主治】　病后喜唾,因于胃虚有热者。

乌豆麦门冬汤

【方源】　《普济方》卷四〇四。

【组成】　乌豆(小者)60克,麦冬(去心)30克。

【用法】　同煮令乌豆烂熟为度。将药汤放温,时时抄予儿服。乳母吃乌豆、麦冬;如三五岁儿,可令嚼吃。如乌睛突高者,难治。

【主治】　疮痘眼目赤肿,瘾涩疼痛,泪出羞明。

匀气散

【方源】　《阴证略例》。

【组成】　川乌(大者)3个(炮裂,去皮脐)。

【用法】　上药研为细散。每次6克,用黑豆21粒,砂糖鸡头子大,水煎,乘热细细饮之。

【主治】　阴证咳逆。

丹七片

【方源】　《部颁标准》。

【组成】　丹参150克,三七150克。

【用法】　上药制成片剂。口服,每次3~5片,1日3次。

【功用】　活血化瘀。

【主治】　血瘀气滞,心胸痹痛,眩晕头痛,经期腹痛。

丹石散

【方源】　《是斋百一选方》卷十四。

【组成】　黄丹、滑石各等份。

【用法】　上药研为细散。用新汲水调涂,1日3次。

【主治】　①《是斋百一选方》:外痔。

②《赤水玄珠》:脱肛。

丹矾丸

【方源】　《张氏医通》卷六。

【组成】　黄丹30克,白矾60克。

【用法】　银罐中煅通红,为末,入腊茶30克,不落水猪心血为丸,如绿豆大,朱砂为衣。每次30丸,茶清送下。久服其涎自便出,服1月后,更以安神药调之。

【主治】　五痫。

丹矾散

【方源】《普济方》卷二九九引《医方大成》。

【组成】 白矾 30 克(飞至 15 克),黄丹 30 克(炒红色,放下再紫色者为度)。

【用法】 上药研为细散。掺疮上。立愈。

【主治】 口疮。

丹油膏

【方源】《疡医大全》卷七。

【组成】 桐油 500 毫升,飞过炒黄丹 150 克。

【用法】 桐油放锅内略滚片时,不待白沫尽,即下过炒黄丹,细细筛下,候黑色,即成膏矣。贴患处。

【主治】 一切疮毒。

丹参酒

【方源】《太平圣惠方》卷九十五。

【组成】 丹参 2500 克,清酒 2500 毫升。

【用法】 上净洗,晒去水气,寸切,以绢袋盛,纳于酒中,浸 3 日。量力饮之。

【功用】 通九窍,补五脏,令人不病。

【主治】《赤水玄珠》:风软脚弱。

丹参散

【方源】《太平圣惠方》卷八十三。

【组成】 丹参 15 克,鼠粪(微炒)21 枚。

【用法】 上药研为细散。每次 1.5 克,以浆水调下。

【主治】 小儿汗出中风,身体拘急,壮热苦啼。

丹砂酒

【方源】《圣济总录》卷四十三。

【组成】 丹砂 15 克(成块者),麝香(研)6 克。

【用法】 上药研为细散,用无灰酒 200 毫升,于瓷瓶内浸,以慢火煨,时用银箸搅,令热。每次随患人平时饮酒多少,令至醉。候患人睡着,急用厚衣被盖之,汗出病愈。

【主治】 心神不定,好登高临险,言语不避亲疏,时时自笑,高声叫呼,举止无常,大便秘,小便赤,解衣露体,不能安处。

丹砂散

【方源】《圣济总录》卷一七九。

【组成】 丹砂(研)30 克,白矾(熬汁枯,研)6 克。

【用法】 上为极细末。每次 1.5 克,薄荷自然汁调下。

【主治】 小儿肌热盗汗。

丹胞散

【方源】《普济方》卷三○一。

【组成】 猪胞 1 个。

【用法】 用新砖 2 块,炭火煅新砖,将猪胞连尿于砖上焙,不住手来回移放于 2 砖上,轮流不歇,以尿干为度;研为末,入黄丹 3 克,先用葱汤以鹅毛抹洗,以旧锦帛渗干。此药搽 3~5 次立见效。

【主治】 茎上生疮臭烂者。

丹蒜丸

【方源】《医级》卷八。

【组成】 独蒜(去衣,捣烂)50 个,黄丹(炒,研,飞过)。

【用法】 上药和匀为丸,如芡实大。每次 1 丸,用淡醋汤调下。宜端午日合。

【主治】 疟疾多痰及胃脘疼痛等。

丹蒿饮

【方源】《松峰说疫》卷二。

【组成】 黄丹(炒)15 克,青蒿(童便浸,晒干,为末)60 克。

【用法】 每次 6 克,寒多酒服,热多茶服。

【主治】 瘟疟不止。

丹蜜膏

【方源】《幼幼新书》卷三十四引《惠眼观证》。

【异名】 丹蜜煎(《古今医统大全》卷六十三)。

【组成】 黄丹(炒令紫黑色)、蜜各等份。

【用法】 同于饭上蒸两次,以竹篦子搅匀。以手点少许入口。

【主治】 小儿口疮。

丹参赤膏

【方源】《备急千金要方》卷五。

【异名】 除热丹参摩膏(《太平圣惠方》卷八十五)。

【组成】　丹参、雷丸各 60 克。

【用法】　以苦酒浸 1 宿,以成炼猪肪 500 克,煎三上三下,去渣,膏成。以摩心下,冬、夏可用。

【功用】　除热。

【主治】　①《备急千金要方》:少小心腹热。
②《太平圣惠方》:小儿惊痫。

凤龙膏

【方源】　《医学正传》卷八。

【组成】　乌鸡卵 1 个,地龙 1 条(活者细小者)。

【用法】　以鸡卵开一小窍,入地龙在内,夹皮纸糊其窍,饭锅上蒸熟,去地龙,与儿食之。每岁立春日食 10 枚,终身不出痘疮;邻里有此证流行时,食 1～2 枚亦好。

【主治】　预防痘疮。

凤珠丹

【方源】　《外科大成》卷三。

【组成】　鸡蛋 1 个,巴豆(去心膜)1 粒。

【用法】　鸡蛋上开 1 孔,入巴豆于内,用双层纸封之,与鸡抱之,以鸡出为度。取蛋清滴耳内,1 日 2 次。

【主治】　耳聋。

凤眼丹

【方源】　《医方类聚》卷一八四引《施圆端效方》。

【组成】　凤眼草(炒)、槐角子各 15 克。

【用法】　上一处捣为丸,如花球大。以薄绵裹,于热坑茵上端坐。一昼夜效。

【主治】　肠风痔。

凤凰散

【方源】　《疡医大全》卷二十四。

【组成】　抱鸡蛋壳(连衣壳焙)3 克,冰片 0.6 克。

【用法】　上药研为细散,密贮。用时或干掺,或猪胆汁或麻油调擦。

【功用】　消肿定痛,拔毒生肌。

【主治】　男女下疳肿烂,疼痛难堪,并治一切皮破肿烂诸疮。

凤髓膏

【方源】　《外台秘要》引苏游方(见《本草纲目》卷三十一)。

【组成】　松子仁 30 克,核桃 60 克。

【用法】　上研膏,和熟蜜 15 克收之。每次 6 克,食后开水点服。

【功用】　《杨氏家藏方》:润肺。

【主治】　肺燥咳嗽。

六一汤(1)

【异名】　白术六一汤(《太平惠民和剂局方》卷三宝庆新增方)。

【方源】　《鸡峰普济方》卷二十五。

【组成】　白术 180 克,甘草 30 克。

【用法】　上药研为细散。每次 6 克,沸汤点之。

【功用】　①《鸡峰普济方》:和胃气。
②《太平惠民和剂局方》(宝庆新增方):常服育神温胃,逐湿消痰。

【主治】　《太平惠民和剂局方》(宝庆新增方):脾胃不和,心腹痞闷,胁肋膜胀,口苦无味,呕哕恶心,不思饮食,面色萎黄,肠虚自利,肌体瘦弱,膈气反胃。

六一汤(2)

【方源】　《医学纲目》卷三十七。

【组成】　黄芪 18 克,甘草(炙)3 克。

【用法】　上药研为散。每次 6 克,水、酒同煎,温服。更加橄榄同煎尤好,加山药亦得。

【功用】　专发痘疮之脓。

六一汤(3)

【方源】　《痘学真传》卷七。

【组成】　黄芪 18 克,桔梗 3 克。

【主治】　凡痘起胀迟缓,皮薄浆清者。

【方论】　黄芪托卫气以健脾,桔梗清利肺家以制火。

六一散(1)

【方源】　《魏氏家藏方》卷九。

【组成】　黄芪(炙)180 克,甘草(炙)30 克。

【用法】 上药研为细散。如常点服,不拘早晚,干吃亦得。

【主治】 咯血,发寒热。

六一散(2)

【方源】 《普济方》卷三四三。

【组成】 枳壳 180 克,甘草 30 克。

【用法】 上药研为细散。每次 6 克,沸汤调,未产前 1 月服,1 日 3 次。

【功用】 瘦胎易产,抑阳降气。

六半汤

【方源】 《魏氏家藏方》卷八。

【组成】 白芍 180 克,甘草(炙)15 克。

【用法】 上药研为散。每次 7.5 克,水煎,去渣,入无灰酒少许,再煎数沸,食前热服。

【主治】 ①《魏氏家藏方》:热湿脚气,不能步行。

②《普济方》:血虚,腰腿疼痛。

六藏丹

【方源】 《良方汇录》。

【组成】 自死龟 1 个,蜂房 60 克。

【用法】 上药共入麻油内煮黄,不可焦,候冷为末。以麻油调涂患处,以腐皮盖贴。

【主治】 发背搭手。

文蛤散

【方源】 《外科大成》卷一。

【组成】 文蛤(打碎,去虫)150 克,葱白 10余根。

【用法】 水煎,淋洗。

【主治】 肿疡疼痛,不问已溃未溃。

火龙丹(1)

【方源】 《卫生宝鉴》卷十八。

【组成】 白矾(枯)120 克,蛇床子(炒)90 克。

【用法】 上药研为末,醋糊为丸,如鸡头子大,干胭脂为衣,绵裹,纳阴中。

【主治】 妇人二气不和,赤白带下。

火龙丹(2)

【方源】 《普济方》卷一八五。

【组成】 细铁屑(筛去粗,淘去细,余存留锅中,炒,放冷)500 克,硇砂(研细)6 克。

【用法】 上铁屑加硇砂末和匀,分作 4 份,冷水调匀 1 份,用皮纸包之,使绢帛拴系,放于手心,浑身体温,如药性热过,再用水调之使热。

【主治】 痹证。

【加减】 如治风湿寒气,加苍术、草乌头末,用米醋调匀,如前包于患处,烫熨。

火龙丹(3)

【方源】 《本草纲目》卷十一引《集玄方》。

【组成】 焰硝、雄黄各 3 克。

【用法】 上药研为细散。每点少许入眦内。

【主治】 诸心腹痛。

火枣散

【方源】 《惠直堂方》卷二。

【组成】 夜壶 1 个(内有人中白厚 3 厘米以上者),红枣若干。

【用法】 以人中白将红枣填满,盐泥封固 3 厘米厚,3 钉架起,用火煅 1 日夜,取枣,加麝香少许,为末。每次 6 克,清汤下。

【主治】 肿胀。

火毒丹

【方源】 《魏氏家藏方》卷七。

【组成】 小枣(去皮核)50 枚,胡椒 300 粒。

【用法】 上同研成膏子,用飞罗面,不问多少,铫内炒令色微黄,用生姜自然汁搜成膏,分作小剂,却将前枣、椒 2 味,如水米团糖心入在逐个面剂内,却搓成丸子,用湿纸裹煨微香为度。去纸嚼吃,不拘多少。

【功用】 暖脾脏,止恶心。

【主治】 吐泻。

火精散

【方源】 《鲁府禁方》卷二。

【组成】 硫黄 12 克,白胡椒 16 克。

【用法】 上药研为末。每次 2 克,烧酒调下。

【主治】 阴症心腹冷痛,不可忍者。

心脑通

【方源】 《实用中西医结合杂志》(1992,1:9)。

【组成】　水蛭、土鳖虫。

【用法】　上药制成胶囊,按常规服用。

【主治】　心脑血管病属血瘀证者。

【实验研究】　心脑血管病属血瘀证者《实用中西医结合杂志》(1992,1:9):药理学研究将心脑通干粉水煎醇沉制成注射液,每 1 毫升含生药 0.45g。用北京大白兔 21 只,体重 2～3 千克,分为对照 1 组(6 只),对照 2 组、心脑通组、水蛭组和土鳖虫组,每组 5 只。不麻醉状态下心脏取血,测定血液流变学各参数,耳缘静脉给药,心脑通组用量每 1 千克体重 500 毫克;水蛭、土鳖虫两组用量每 1 千克体重 1 克,对照 1 组给予心脑通等量的生理盐水,对照 2 组给予水蛭组、土鳖虫组等量的生理盐水,给药后 1 小时复查血液流变学各参数。结果:①对体外血栓形成的影响:水蛭具有显著降低血栓湿重、干重作用,对血栓长度无明显影响。土鳖虫可显著降低血栓湿重、干重和长度。心脑通可显著降低血栓湿重、干重,可使长度下降,但尚有显著差异。②对血栓弹力图影响:水蛭具有显著降低血栓弹力图最大幅度和弹力度的作用。土鳖虫可显著缩短血栓弹力图最大凝固时间作用,对其余指标未见明显影响。心脑通可使血栓弹力图最大幅度、弹力度显著下降,最大凝固时间非常显著延长。③对血小板聚集性、黏附性的影响:水蛭具有显著降低血小板表面活性、聚集性作用,对血小板黏附率无显著改善作用。土鳖虫可显著降低血小板聚集性和黏附率。心脑通有非常显著地降低血小板表面活性、聚集性作用,亦可显著改善血小板黏附性。

斗门散

【方源】　《小儿卫生总微论方》卷十。

【组成】　附子(生)1 枚,白胡椒 100 粒。

【用法】　上药研为末。每次 1.5 克,水煎,温服。

【主治】　霍乱吐泻转筋。

双仁丸

【方源】　《圣济总录》卷六十七。

【组成】　桃仁、苦杏仁(并去双仁皮尖,炒)各 15 克。

【用法】　上药研为细散,水调生面少许为丸,如梧桐子大。每次 10 丸,生姜汤送下。微利为度。

【主治】　上气喘急。

双玉散

【方源】　《保命集》卷下。

【组成】　寒水石、石膏各等份。

【用法】　上药研为细散。每次 9 克,食后煎人参汤调下。

【主治】　①《保命集》:痰热而喘,痰涌如泉。
②《景岳全书》:热痰咳嗽,喘急,烦渴,头痛。

双石散

【方源】　《圣济总录》卷一七六。

【组成】　石亭脂 3 克,白滑石 9 克。

【用法】　上药研为细散。每次 0.75 克,煎竹叶、糯米汤调下。

【主治】　小儿吐不止。

双甲散

【方源】　《增补内经拾遗》卷三。

【组成】　鳖甲(九肋者,醋炙)、穿山甲(蛤粉炒成珠)各等份。

【用法】　上药研为细散。每次 9 克,白汤调下。

【主治】　疟母。

【方论】　鳖甲破结,穿山甲直透所结之处,疟母用此治之,因名双甲。

双仙散

【方源】　《女科指掌》卷五。

【组成】　当归、石菖蒲各等份。

【用法】　上药研为末。每次 6 克,温酒调下。猪、羊肾作羹食亦好。

【主治】　产后劳伤,肾气损动,胞络虚而风冷外袭,血滞经络,腰痛,或恶露断绝,腰中重痛,下注两股,痛如锥刺。

双白丸

【方源】　《魏氏家藏方》卷四引朱叔通方。

【组成】　雪白茯苓(去皮)、鹿角霜各等份。

【用法】　上药研为细散,酒煮面糊为丸,如梧桐子大。每次 30～50 丸,空心盐汤送下。

【功用】　秘精,清小便。

【主治】　①《魏氏家藏方》：白浊。
②《证治准绳·类方》：下焦真气虚弱，小便频多，日夜无度。

双圣丸

【方源】　《医方类聚》卷八十五引《澹寮方》。
【组成】　百草霜、白芷各等份。
【用法】　上药研为细散，取乌梅水浸，于甑上蒸烂，捣如膏，搜和为丸，如梧桐子大。每次30丸，空腹饭饮送下。
【主治】　下血。

双圣丹

【方源】　《魏氏家藏方》卷一。
【组成】　滑石、硫黄各等份。
【用法】　上药研为细散，酒糊为丸，如小鸡头子大。每次1丸，当发日五更用井花水送下。端午日合尤佳。
【主治】　疟疾。

双和散

【方源】　《卫生宝鉴》卷五。
【组成】　柴胡120克，甘草30克。
【用法】　上药研为末。每次6克，水煎，食后热服。
【功用】　冬月可以润肺止咳嗽，除壅热；春、夏可以御伤寒时气，解暑毒。
【主治】　邪入经络，体瘦肌热；伤寒，时疾，伏暑。

双金散（1）

【方源】　《幼幼新书》卷十引张涣方。
【组成】　蜈蚣1个（去头足尾，酥涂炙，面南竹刀当脊分两半，记左右，研），麝香（分左右，研）3克。
【用法】　上用右边药吹左鼻内，右亦如之，用药不可多。若眼未全下更添，眦小以意量度，其眼随手便下，即止。
【主治】　天钓惊风，目久不下；或眼吊上只见白睛，兼角弓反张，更不能出声者。

双金散（2）

【方源】　《魏氏家藏方》卷七引《李防御五痔方》。

【组成】　黄连、郁金各等份。
【用法】　上药研为细散。用蜜水调敷痔头上。
【主治】　痔。虚弱之人已用枯痔药，痔上忽有些小疼痛。

双剑金

【方源】　《小儿卫生总微论方》卷五。
【组成】　赤足蜈蚣1条，紫色大螳螂1个。
【用法】　上晒至干，以利刀当脊分切作两畔，各逐左右，别研为细末，不得交错，各用贴子盛之，于贴子上号记左右。遇其患者，每用少许，鼻内任搐之。左治左，右治右。俱搐者，任右则右住，任左则左住，左右任皆住。
【主治】　惊痫偏搐。

双荷散

【方源】　《袖珍方大全》卷三引《太平圣惠方》。
【组成】　藕节7个，荷叶顶7个。
【用法】　上同蜜擂细，水煎，去渣温服；或研末调下。
【主治】　卒暴吐血。

双俱散

【方源】　《类编朱氏集验方》卷十。
【组成】　石菖蒲30克，当归15克。
【用法】　上药研为末。每次9克，空腹热酒调下。
【主治】　产后腰痛。

双粉丸

【方源】　《普济方》卷三九七。
【组成】　轻粉1.5克，定粉9克。
【用法】　上药研为末，蒸饼为丸，如小豆大。3岁30丸，煎艾汤送下。
【主治】　小儿血痢，身热，可食。

双神丸

【方源】　《产科发蒙》卷二。
【组成】　牛胆南星24克，鸡冠雄黄12克。
【用法】　上为极细末，炼蜜为丸，如梧桐子大。每次50丸，白汤送下。

【主治】　子痫。

双黄丸

【方源】　《普济方》卷三九五。

【组成】　黄连(炒)、硫黄各 15 克。

【用法】　上药研为末,面糊为丸,如小豆大。3 岁服 10 丸,食前米汤送下。

【主治】　小儿泄泻注水,肠鸣腹痛。

双黄散

【方源】　《普济方》卷三八九。

【组成】　大黄。

【用法】　上药研为末,取生地黄汁,微煎,入蜜调下。

【主治】　小儿呕血。

双蛇丸

【方源】　《杨氏家藏方》卷十二。

【组成】　白花蛇 150 克,乌蛇 1 条。

【用法】　上药用水净洗,控干,去头尾并项后肉不用,用无灰酒 3000 毫升,伤 500 克作块子,并二蛇同入酒内浸,封瓶口,得 15 日取出,去皮骨,焙干为细末,却以原浸药酒煮面糊为丸,如梧桐子大。每次 30 丸,食前温酒送下。

【主治】　遍身疮疥,或痛或痒,久不愈者。

双梅喉片

【方源】　《部颁标准》。

【组成】　岗梅 250 克,水杨梅根 250 克,薄荷油 10 毫升。

【用法】　上药制成片剂。含服,每次 2～3 片,1 日 4～6 次。

【功用】　清热解毒,生津止渴。

【主治】　风热咽喉肿痛。

双壳漆球汤

【方源】　《疡科遗编》卷下。

【组成】　砂仁 30 克,枳壳 30 克。

【用法】　煎汤热洗,1 日 3 次。

【主治】　一切球风。

双黄消炎片

【方源】　《部颁标准》。

【组成】　三颗针 450 克,黄芩 150 克。

【用法】　上药制成片剂,每片重 0.4 克,密封。口服,每次 3 片,1 日 3 次。

【功用】　消炎。

【主治】　咽喉痛、腹泻、痢疾、慢性痢疾。

双解贵金丸

【方源】　《外科大成》卷一。

【异名】　双解金桂丸(《疡医大全》卷七)。

【组成】　大黄 500 克,白芷 300 克。

【用法】　上药研为末,水为丸。每次 9～15 克,五更时用连须葱大者 10 根,黄酒 150 毫升,煮葱烂,取酒送下。老人虚人,每次 3 克,用人参加生姜煎汤送下,上半身得汗则已。

【功用】　宣通攻利。

【主治】　背疽诸毒,大闷坚硬,便秘,脉沉实者。

【方论】　此宣通攻利之剂也,济之以葱、酒,力能发汗,故云双解。

引龙归海散

【方源】　《白喉全生集》。

【组成】　附片 12 克,吴茱萸 9 克。

【用法】　上药研为细散。白酒调作 2 饼,贴两足心涌泉穴;若天气寒,用火微烘。

【主治】　寒性白喉急证。

巴石丸

【方源】　《普济方》卷二一〇引《肘后备急方》。

【组成】　白矾(飞令霜白,谓之巴石)。

【用法】　上药研为细散,以熟猪肝(牛肝尤佳)为丸。空腹米饮送下。如食素人以蒸饼为丸服。

【主治】　气痢。

巴豆丸(1)

【方源】　《肘后备急方》卷六。

【组成】　巴豆(去心皮)1 枚,斑蝥(去翅足)1 枚。

【用法】　上药治下筛。绵裹塞耳中。

【主治】　耳聋。

【备考】　本方方名,据剂型当作"巴豆散"。

巴豆丸(2)

【方源】　《圣济总录》卷一一四。

【组成】 巴豆(去皮心,炒)10粒,松脂15克。

【用法】 上药捣烂,捻如枣核。塞耳中。汗出即愈。

【主治】 ①《圣济总录》:耳聋。

②《普济方》:耳聋鼻塞,不闻音声香臭者。

巴豆丸(3)

【方源】 方出《续本事方》卷二。名见《医部全录》卷二二二。

【组成】 江子2粒(去皮膜),白矾1块如大拇指大(末之)。

【用法】 上药于新瓦上煅令江子焦赤为度,为末,炼蜜为丸,如鸡头子大。每次1丸,用绵裹放患人口中近喉处。良久吐痰立效。

【主治】 急中风,口闭涎上,欲垂死者。

【方论】 《中风斠诠》:尤在泾曰,巴豆为斩关夺门之将,用佐白矾以吐痰,因其性猛烈,故蜜丸含化,是急药缓用之法。寿颐按:巴豆最是猛烈,此方且不去油,如曰含化,则虽用蜜丸,必不能少减其毒,虽可开痰,必致上吐下泻,观此方用绵裹纳入口中近喉,引之吐痰,是仅取其气,不食其质,必以线缚住此绵裹之药,不令吞咽,俟得吐而引药去之,是古人用意之周密处。

巴豆丸(4)

【方源】 《古今医统大全》卷六十四。

【组成】 巴豆1枚,花椒(细研)50粒。

【用法】 上为极细末,饭为丸,如黍米大。绵包塞蛀孔。

【主治】 《古今医统大全》:龋齿疼痛,蚀孔空虚。

巴豆膏(1)

【方源】 《圣济总录》卷一四〇。

【组成】 巴豆(去壳,生研)5粒,蛴螬(去足翅,生用)1枚。

【用法】 上药同研匀如膏。用时丸如绿豆大,涂箭疮内。须臾痛定,微痒且忍之,待极痒不可忍,撼动箭镞即拔出。

【主治】 箭镞入骨,不可拔,无计得出者。

巴豆膏(2)

【方源】 《普济方》卷三〇八引《经验良方》。

【组成】 巴豆(研烂)1粒,猪脂膏少许(一方用胭脂膏少许)。

【用法】 调涂疮口。

【主治】 蜈蚣及虫咬伤痛。

巴黄散

【方源】 《中医皮肤病学简编》。

【组成】 巴豆(去外壳)15克,雄黄1克。

【用法】 上药研为细散,用三四层纱布包装。每日涂患部3~4次,每次1~2分钟,直至痒感减退为止。

【主治】 神经性皮炎。

巴豆白膏

【方源】 《外台秘要》卷二十六引《范汪方》。

【异名】 巴豆桃仁丸(《圣济总录》卷九十九)。

【组成】 巴豆(烧令烟断,去心皮)1枚,桃仁(熬令黑,去皮)4枚。

【用法】 上药合捣作3丸。大人清旦未食,以浆服尽;少小服1丸。若不下,明旦更复作服。

【主治】 蛲虫。

巴豆涂方

【方源】 《圣济总录》卷十八。

【组成】 巴豆(去皮,生用)7.5克,酽醋100毫升。

【用法】 上药先以新布揩令赤,于沙盆内,用醋磨巴豆如稀膏。涂于患上。

【主治】 病疠风,面颊颈项忽生斑驳如癣。

巴豆涂敷方

【方源】 《圣济总录》卷一三五。

【组成】 巴豆(去心皮,出油尽用)7.5克,肥枣(去核皮)10个。

【用法】 上药研为细散,以水煮稀稠如膏,于布中绞取汁。涂敷疮上,1日1次。

【主治】 瘘疮。

水火散

【方源】 《良朋汇集》卷三。

【组成】 黄连60克,干姜30克。

【用法】 上药研为细散。搽于疮上。

【主治】　①《良朋汇集》:口内生疮。

②《理瀹骈文》:心脾蕴热,口舌糜烂。

水仙散

【方源】　《疡科选粹》卷四。

【组成】　冰片3克,鳖甲(烧存性)6克。

【用法】　上药研为末。湿者干掺,干者麻油调搽。

【主治】　下疳烂臭。

水芝丸

【方源】　《医学发明》卷七。

【组成】　莲实(去皮)不拘多少。

【用法】　用好酒浸1宿,入大猪肚内,用水煮熟,取出焙干,研为极细末。酒糊为丸,如鸡头子大。每次50～70丸,食前温酒送下。

【功用】　①《医学发明》:补肾益精。

②《医学入门》:补五脏诸虚。

【主治】　①《卫生宝鉴》:下焦真气虚弱,小便频多,日夜无度。

②《增补内经拾遗》:白淫。

水导散

【方源】　《备急千金要方》卷九。

【异名】　濯肠汤(原书同卷)、甘遂散(《太平圣惠方》卷八)。

【组成】　甘遂15克,白芷30克。

【用法】　上药治下筛。每次方寸匕,水下。须臾令病人饮冷水,腹满即吐之。小便当赤。

【主治】　时气病,烦热如火,狂言妄语,欲走。

水沉膏

【方源】　《普济方》卷二七二。

【组成】　五灵脂、白及各等份。

【用法】　上药研为细散。用新水调,搽在纸花上贴之。

【主治】　诸疮。

水陆丹

【方源】　《证类本草》卷十二引《本草图经》。

【异名】　水陆二仙丹(《洪氏集验方》卷三)、经验水陆二仙丹(《景岳全书》卷五十九)。

【组成】　金樱子、鸡头实。

【用法】　鸡头去外皮取实,连壳杂捣令碎,晒干为末;复取糖樱子,去外刺并其中子,捣碎,入甑中蒸令熟,却用所蒸汤淋过,取所淋糖樱汁入银铫,慢火熬成稀膏,用以和鸡头末为丸,如梧桐子大。每次50丸,盐汤送下。

【功用】　①《证类本草》引《本草图经》:益气补真。

②《洪氏集验方》:固真元,悦泽颜色。

【主治】　①《普济方》引《仁存方》:白浊。

②《古今医统大全》引《录验》:精脱,肾虚梦遗。

【宜忌】　《洪氏集验方》:此药稍闭,当以车前子末解之。

【方论】　《医方考》:金樱膏濡润而味涩,故能滋少阴而固其滑泄;芡实粉枯涩而味甘,故能固精浊而防其滑泄。金樱生于陆,芡实生于水,故曰水陆二仙。

水宝散

【方源】　《普济方》卷三八六。

【组成】　童子青陈皮、珠子甘遂(微炒)各等份。

【用法】　上药研为末。3岁3克,食前用麦芽煎汤点腊茶清调下。通利为效。

【主治】　小儿疳水,通身虚肿,状如熟李者。

【宜忌】　忌咸酸食3～5日。

水浸丹

【方源】　《三因极一病证方论》卷十一。

【组成】　巴豆(去皮心)25枚,黄丹(炒)30克。

【用法】　上药研为末。用黄蜡熔作汁,和为丸,如梧桐子大。每次5丸,以水浸少顷,以新汲水送下,不拘时候。

【主治】　①《三因极一病证方论》:伏暑伤冷,冷热不调,霍乱吐利,口干烦渴。

②《普济方》:饮食积聚。

水调膏(1)

【方源】　《古今医鉴》卷十六。

【组成】　杏仁(去皮,细研),白面各等份。

【用法】　上和匀,用新汲水调如膏。敷患处。

【主治】 初起破伤风,热红肿,风邪欲将传播经络而未入深者。

水调膏(2)

【方源】 《是斋百一选方》卷十六。

【组成】 黄皮白蔹、甘草各等份。

【用法】 上药研为细散,井水和少蜜调。贴之。

【功用】 拔毒,止痛,消肿。

【主治】 软疖及一切肿毒。

水银丸

【方源】 《医方类聚》卷二五八引《保童秘要》。

【组成】 水银30克,腊茶末6克。

【用法】 上入鹅梨汁同研如泥,为丸如绿豆大。每次1～5丸,用金银薄荷汤送下。

【主治】 小儿急慢惊风。

水银方

【方源】 方出《太平圣惠方》卷三十六,名见《圣济总录》卷一一四。

【组成】 水银0.3克,地龙(湿者)1条。

【用法】 上药以葱1茎(去尖头),将水银、蚯蚓纳管中,即系却头,勿令倾出,候地龙化为水,乃收之。每取少许,滴入耳中。

【主治】 久聋。

水晶桃

【方源】 《医学衷中参西录》上册。

【组成】 核桃仁500克,柿霜饼500克。

【用法】 先将核桃仁饭甑蒸熟,再与柿霜饼同装入瓷器内蒸之,融化为一,晾冷。随意服之。

【主治】 肺肾两虚,或咳嗽,或喘逆,或腰膝酸疼,或四肢无力。以治孺子尤佳。

【方论】 核桃仁乃果核之最大者,其仁既多脂,味更香美,为食中佳品,性善补肾可知。柿霜色白入肺,而甘凉滑润,其甘亦能益肺气,其凉也能清肺热,其滑也能利肺痰,其润亦能滋肺燥,与核桃同用,肺肾同补,金水相生,虚者必易壮实。

水晶膏

【方源】 《医宗金鉴》卷六十三。

【异名】 点痣膏(《外科证治全书》卷一)。

【组成】 矿子石灰(水化开,取末)15克。

【用法】 上用浓碱水浸,再以糯米50粒,撒于灰上,如碱水渗下,陆续添之,泡1日1夜,冬天2日1夜,将米取出,捣烂成膏。挑少许点于痣上。不可太过,恐伤好肉。

【主治】 ①《金鉴》:黑痣。
②《中医皮肤病学简编》:鸡眼。

水沃雪丹

【方源】 《鸡峰普济方》卷十二。

【组成】 附子(去皮脐,切作片子)120克,小豆(与附子同用水煮令水尽,拣出附子,为末)4000克。

【用法】 以生姜自然汁煮糊为丸,如梧桐子大。每次30～50丸,陈皮汤送下。

【主治】 脾胃虚,腹胀减食,甚者水气。

水晶膏药

【方源】 《是斋百一选方》卷二十。

【组成】 好白油单纸10张(每张剪作八片),鹰爪黄连(去须,细锉)30克。

【用法】 水入砂锅内,同黄连煎,先下油单5张,又续下5张,同煎,汤耗旋添,不得犯铁器,漉起,擦去黄连滓屑,焙干。如疮破有脓,将药花旋松贴;如杖疮,约度大小恰好剪贴,不可太大,先将周围剪下油单烧灰,热酒调,嚼生姜送下,次贴药。

【主治】 疔疮、背痈、瘤痈、奶疽、丹毒、黑痈。

【宜忌】 贴药后,忌荤腥一二时辰。

水沉金丝膏

【异名】 水溶金丝膏(《普济方》卷三一四)。

【方源】 《儒门事亲》卷十五。

【组成】 沥青、白胶各30克。

【用法】 春、秋宜用油,夏宜用油蜡7.5克,冬宜用油蜡12克,熔开,下沥青、白胶,用槐枝搅匀,绵纸滤过,入冷水中。如疮透了,吃数丸;或填于疮口,或摊纸上贴之,勿令火炙。

【主治】 一切恶疮。

水蛭土元粉

【方源】 《中国中西医结合杂志》(1992,1;38)。

【组成】　水蛭、土鳖虫各等份。

【用法】　上药按1∶1比例混合粉碎后装入胶囊,每粒含生药0.25克,每次1克,1日3次。

【主治】　高血压,冠心病心绞痛等。

【验案】　①轻中型高血压病　《中国中西医结合杂志》(1992,1∶38):将高血压患者分为治疗组和对照组,治疗组32例,男19例,女13例;年龄45～65岁;病程1～30年。对照组22例,男10例,女12例;年龄43～62岁;病程3～15年。按照WHO标准分型,全部54例患者均诊断为2级高血压病。治疗前停用任何降压药1～2周,给予水蛭土鳖虫粉1克,1日3次。对照组给予卡托普利(开搏通)25～50毫克,1日3次,4周为1疗程,1疗程结束后评定疗效。根据1979年心血管流行病学及人群防治讨论讲座会规定的降压药疗效评定标准,结果:治疗组显效12例(37.5%),有效17例(53.13%),无效3例(9.38%);总有效率90.63%。对照组显效6例(27.27%),有效10例(45.45%),无效6例(27.27%);总有效率72.73%。②冠心病心绞痛血瘀证及血液流变学的研究　《实用中西医结合杂志》(1992,10∶60):冠心病心绞痛将患者分为中药组和对照组,中药组每次1克,1日3次。心痛定组给予硝苯地平(心痛定)10～20毫克,1日3次,4周为1疗程,然后进行血液流变学检测。结果:治疗后,心绞痛均有缓解;总有效率分别为94.28%、92.86%。两组心电图的ST-T虽有改善,但不明显。中药组降脂作用明显优于心痛定组,中药组治疗前后相比$P<0.001$。

五　画

打老儿丸

【方源】　《良朋汇集》卷二引灵佐宫胡方。

【组成】　棉花子(炒,去壳)500克,核桃(打烂)120克。

【用法】　用小米面打糊为丸,重9克。开水化下。

【功用】　补益。

艾叶汤(1)

【方源】　方出《太平圣惠方》卷四十七,名见《普济方》卷二〇一。

【组成】　艾叶30克,诃黎勒(煨,用皮)30克。

【用法】　水煎,去渣,分3次温服。

【主治】　霍乱后,洞下不止。

艾叶汤(2)

【方源】　《圣济总录》卷一五八。

【组成】　艾叶(捣成末)30克,阿胶(炙令燥)15克。

【用法】　上药研为粗末。每次9克,水煎,去渣,空腹服之。未效更服。

【主治】　妊娠堕胎后,血出不止,腹痛。

艾姜丸

【方源】　《仁斋直指方论》卷十四。

【组成】　干艾叶(炒焦存性)120克,川白姜(炮)30克。

【用法】　上药研为末,醋煮面糊为丸,如梧桐子大。每次70丸,食前清水米饮送下。

【主治】　①《仁斋直指方论》:湿冷下痢脓血,腹痛;妇人下血。

②《永类钤方》:白痢。

艾梅饮

【方源】　《内经拾遗方论》卷一。

【组成】　蕲艾12克,乌梅(上钻1孔)1个。

【用法】　以蕲艾包乌梅,用线扎定,水煎,空腹温服。

【主治】　大便下血。

艾馄饨

【方源】　《鸡峰普济方》卷十四。

【组成】　干姜末、熟艾各等份。

【用法】　以白面作馄饨,如酸枣大。每次40～50个,煮熟,空腹服;腹胀者,炒厚朴煮汁熟,即煮馄饨食之。

【主治】　脾虚有寒,泻痢。

艾叶煎丸

【方源】　《太平圣惠方》卷二十八。

【组成】　艾叶 120 克(微炒),白头翁 30 克。

【用法】　上药研为末,用米醋先熬药末一半成膏,后入余药末相和为丸,如梧桐子大。每次 30 丸,食前以粥饮送下。

【主治】　冷劳,脐腹疼痛,或时泄痢;兼治妇人劳后带下。

平肌散

【方源】　《御药院方》卷十。

【组成】　炉甘石(烧)45 克,龙骨 15 克。

【用法】　上药研为细散。每用干掺患处,上用膏药贴。

【主治】　诸疮久不敛。

平安饼

【方源】　《外科全生集》卷四。

【组成】　乌梅 3 克,轻粉 5 分。

【用法】　上同研,不见粉亮为度,如硬用津润之,断不可用水,研之成膏,照患口大小作薄饼几个,以贴毒根。外用膏掩,1 日换 1 次,俟毒根不痛,落下乃止。

【主治】　痈疡毒根凸起。

平瘀散

【方源】　《医方类聚》卷一九一引《经验良方》。

【组成】　黄柏、九节黄连各等份。

【用法】　上药研为末。冻疮以芸薹煎汤,候温洗令净,轻绢拭干,乌鸡子清调敷;白秃用甘草汤洗,麻油调敷。

【主治】　冻疮,白秃。

平时擦牙散

【方源】　《绛囊撮要》。

【组成】　青竹 1 根、食盐少许。

【用法】　青竹逐节留节,一头截断,将食盐装实,湿纸塞口。每段用湿粗纸 2 层裹好,放灶中。煮饭后火灰中煨透,取出去纸及竹灰,将净盐研细,再装入新竹中,如法再煨,共 3 次。出火气,研细。每朝擦牙。

【功用】　永无牙病,至老坚固。

正阳丹

【方源】　《伏阴论》卷上。

【组成】　龙齿 18 克(生用),丹砂 3 克(明亮如箭镞者真)。

【用法】　上为极细末。每用 3 克,开水冲服。

【功用】　辟阴正阳,安魂魄。

【主治】　伏阴病,呕利止或未止,心中烦,喜热饮,时去衣被而肢体若冰,与附子理中汤加童便,其烦不退者。

正舌散(1)

【方源】　《卫生宝鉴》卷八。

【组成】　雄黄(研)、荆芥各等份。

【用法】　上药研为末。每次 6 克,豆淋酒调下。

【主治】　中风舌强语涩。

正舌散(2)

【方源】　《奇效良方》卷二。

【组成】　蝎梢(去毒)14 个,茯苓 30 克。

【用法】　上药为粗末,分作 2 帖。加生姜 5 片,大枣(去核)1 枚,水煎,去渣,不拘时服。

【主治】　中风,舌本强难转,语不正。

正胃散

【方源】　《普济方》卷三十六。

【组成】　半夏 60 克,天南星 60 克。

【用法】　上药研为末,用水入坛内与药搅匀,浸 1 宿,去清水,焙干,重研令细。每次 6 克,加生姜 3 片,水煎,温服。

【主治】　胃反。

玉壶丸

【异名】　天花粉丸(《奇效良方》卷三十三)、天花丸(《景岳全书》卷五十四)。

【方源】　《仁斋直指》卷十七。

【组成】　人参、瓜蒌根各等份。

【用法】　将上两味中药放入药臼用药杵捣成粗末。取适量蜂蜜炼化,倒入药末拌和均匀,分别捏成一粒粒小药丸,大小如梧桐子状。每次服用 30 丸,用麦门冬煎汤送服。

【功用】　益气养阴、生津止渴。

【主治】　消渴,引饮无度。

玉龙丸

【方源】　《万氏家抄方》卷三。

【组成】　黄连 1000 克,好酒 2500 毫升。

【用法】　煮干,为末,面糊为丸,如梧桐子大。每次 30 丸,热汤送下。

【主治】　伤暑腹痛。

玉龙散

【方源】　《鸡峰普济方》卷十四。

【组成】　硫黄、滑石各等份。

【用法】　上药研为细散。每次 3 克,糯米饮调下。

【主治】　吐逆不止。

玉芝散

【方源】　《类编朱氏集验方》卷十。

【组成】　香附半生半熟、代赭石。

【用法】　上药研为末。用酒调下。大瘕崩者煎服。

【主治】　血崩。

玉肌丹

【方源】　《朱仁康临床经验集》。

【组成】　红升丹(红粉)15 克,生石膏 150 克。

【用法】　先将红升入乳内研细,再加生石膏研成极细末,装褐色玻璃瓶内,不宜见光。用棉花蘸药少许轻撒疮面上,或用药捻(药条)蘸药插入疮口。

【功用】　拔毒提脓,去腐生新。

【主治】　痈疽溃后。

玉饼子

【方源】　《儒门事亲》卷十五。

【组成】　白胶 30 克,蓖麻子 64 个。

【用法】　上用白胶瓷器内溶开,去渣,再于溶开后,以蓖麻子作泥,入胶内搅匀,入小油半匙头,柱点水中,试硬软添减胶油。量疮大小,以绯帛摊膏药贴之。一膏药可治三五疖。

【主治】　瘰疬,一切恶疮软疖。

玉珠丸

【方源】　《小儿卫生总微论方》卷十四。

【组成】　半夏 30 克,硝石 9 克。

【用法】　上药研为细散,滴水为丸,如麻子大。

每次 3～5 丸,生姜汤送下,不拘时候。

【主治】　诸涎嗽。

玉真丹

【方源】　《医级》卷八。

【组成】　天南星(酒浸 3 宿)、防风各等份。

【用法】　上药研为末,酒糊为丸。每次 6 克,酒调下;昏闷欲死者,童便调灌;亦可敷疮口。

【主治】　跌损刀伤经风,昏绝垂死者。

玉粉丹

【方源】　《小儿卫生总微论方》卷十六。

【组成】　牡蛎粉(研)120 克,干姜末(炮)60 克。

【用法】　上药研为末,面糊为丸,如麻子大。每次 20 丸,米饮送下,不拘时候。

【主治】　寒淋,膏淋,下痢;妇人带下。

玉粉散(1)

【方源】　方出《太平圣惠方》卷三十七,名见《圣济总录》卷七十。

【组成】　石膏(细研)30 克,牡蛎(烧为粉)30 克。

【用法】　上药研为细散。以新汲水调如稀面糊,候血滴间断时,便点三五滴于鼻中,仍以新汲水调两钱服之。

【主治】　鼻出血日夜不止,头痛心烦。

玉粉散(2)

【方源】　《小儿卫生总微论方》卷十七。

【组成】　煅熟牡蛎粉 60 克,炮裂干姜末 30 克。

【用法】　上药研为末,拌匀。冷水调,稀稠得所。涂病处。以小便大利即愈。

【主治】　水癖,上下不定。

玉粉散(3)

【方源】　《外科精义》卷下。

【组成】　白矾(枯)、定粉各等份。

【用法】　上药研为细散。先洗浴净,淹开,掺之。

【主治】　阴疮,浸淫不止。

玉粉膏

【方源】　方出《备急千金要方》卷二十三,名见《圣济总录》卷十八。

【组成】　白矾、硫黄各等份。

【用法】　上药研为末,蜡和。敷之。

【主治】　白癜风。

玉屑膏

【方源】　《三因极一病证方论》卷九。

【异名】　玉屑散(《兰台轨范》卷五)。

【组成】　黄芪、人参各等份。

【用法】　上药研为末,用萝卜大者,切1指厚,3指大,四五片,蜜腌少时,蘸蜜炙干,复蘸,尽蜜60克为度,勿令焦,炙熟。点黄芪、人参末吃,不拘时候,仍以盐汤送下。

【主治】　尿血并五淋、砂石,疼痛不可忍。

玉液丹

【方源】　《太平圣惠方》卷九十五。

【组成】　硼砂(细研)60克。

【用法】　上以好纸1张,裹却硼砂,以线紧系定。用瓷罐子1枚,先下黄丹150～180克,便安硼砂裹子在中间,又以150～180克盖。然后以瓦子盖瓶口,于瓦桶子内砖上坐之,用粗谷糠盖之。上以火烧1日,住火自销,候冷取出,去却黄丹,细研,以面糊为丸,如绿豆大。每次5丸,空腹以盐汤送下。

【主治】　男子元气,妇人血气,久积虚冷,脐腹疼痛。

玉液汤(1)

【方源】　《圣济总录》卷六十五。

【组成】　天南星(炮)、半夏(汤洗7遍,去滑)各30克。

【用法】　上药研为粗末。每次6克,加生姜5片,水煎,去渣放温,食后夜卧细细呷之。

【功用】　去痰涎,利胸膈。

【主治】　咳嗽。

玉液汤(2)

【方源】　《医方类聚》卷一〇九引《济生方》。

【组成】　半夏(洗净,汤泡7次,切作片子)。

【用法】　每次12克,加生姜10片,水煎,去渣,入沉香水一呷温服,不拘时候。

【主治】　七情伤感,气郁生涎,随气上逆,头目眩晕,心嘈忪悸,眉棱骨痛。

玉液散

【方源】　《圣济总录》卷六十五。

【异名】　千缗汤(《保命集》卷下)。

【组成】　半夏60克(大者,净洗去脐),皂荚20挺(去皮子,同半夏煮,取出半夏,薄切焙干)。

【用法】　上只取半夏为散。每次1.5克,加生姜1片,水煎。食后温服。

【主治】　肺嗽痰唾。

玉液膏

【方源】　《疡医大全》卷七。

【组成】　香油60克,黄蜡30克。

【用法】　将香油熬滚,入黄蜡化开,再以黄丹、寒水石(煅)各30克研细投入,熔化为膏。摊贴。

【功用】　生肌止痛。

【主治】　发背痈疽溃烂。

玉霜丸(1)

【方源】　《圣济总录》卷七十四。

【组成】　砒霜(研细如粉)60克,黄蜡30克。

【用法】　上药以瓷碗盛,重汤煮熔开,以东南柳枝搅药,将出药趁软作条子收。遇病旋于火上烘软为丸,如梧桐子大。小儿每次绿豆大1丸,空心新汲水送下。

【主治】　水泻白痢,小腹疼痛。

玉霜丸(2)

【方源】　《普济方》卷三八七引《全婴方》。

【组成】　粉霜15克,半夏(姜汁浸1宿)30克。

【用法】　上药研为末,白糊为丸,如芥子大。每次3岁3丸,姜汁汤送下。

【主治】　小儿咳嗽涎盛,咽喉不利。

玉露散

【方源】　《普济方》卷三九四。

【组成】　不灰木(煅)、滑石各等份。

【用法】　上药研为细散。每次 1.5 克,生油并水调下。

【主治】　小儿吐奶,面色赤热,烦躁。

玉髓膏

【方源】　《医林纂要探源》卷九。

【组成】　羊骨髓 30 克,轻粉 3 克。

【用法】　和成膏,涂疮上。

【主治】　痘疹。痘痂欲落不落。并可灭瘢痕。

玉米粉粥

【方源】　《长寿药粥谱》引《食物疗法》。

【组成】　玉米粉、粳米。

【用法】　先以玉米粉适量,冷水溶和,待粳米粥煮沸后,调入玉米粉同煮为粥。早、晚温热服食。

【功用】　益肺宁心,调中开胃。

【主治】　高脂血症、冠心病、心肌梗死、动脉硬化等心血管系统疾病及癌症的防治。

【宜忌】　霉坏变质的玉米或玉米粉不宜煮粥食用。

玉屏风散

【方源】　《笔花医镜》卷三。

【组成】　黄芪 6 克,防风 3 克。

【主治】　小儿无端自汗者。

玉粉锭儿

【方源】　《医方类聚》卷一九二引《施圆端效方》。

【组成】　定粉 6 克,信石 0.3 克。

【用法】　上药研为细散,煮白面作为锭子如线,荫干。用少许贴疳处,后用麝香散治之。

【主治】　牙疳蚀损,宣烂臭恶。

去苦散

【方源】　方出《本草衍义》卷十七,名见《洞天奥旨》卷十六。

【组成】　五灵脂 30 克,雄黄 15 克。

【用法】　上药研为末。以酒调药 6 克灌之,以及以药淬涂咬处,良久,复灌 6 克。

【功用】　《洞天奥旨》:解虫毒。

【主治】　被毒蛇所伤,甚则已昏困者。

术连丸

【方源】　《医学正传》卷三。

【组成】　白术 120 克,黄连 13.5 克。

【用法】　上药研为细散,神曲糊为丸,如黍米大。津唾送下。

【主治】　嘈杂。

术附汤(1)

【方源】　《校注妇人良方》卷八。

【组成】　白术、附子(须用好者)。

【用法】　上药研为末。每次 15 克,加生姜、大枣,水煎,和滓服。如不应,倍用之。

【主治】　下痢,脾气脱陷,肢体不动,汗出身冷,气短喘急,或呕吐不食者。

术附汤(2)

【方源】　《冯氏锦囊·杂症》卷九。

【组成】　白术 120 克,附子(炮,去皮脐)45 克。

【用法】　每次 9 克,加生姜、大枣,水煎,热服。

【主治】　风湿相搏,腰膝疼痛,中气不足,四肢重着。

术苓汤

【方源】　《古今医统大全》卷五十一。

【组成】　白术 9 克,茯苓 6 克。

【用法】　加生姜 3 片,大枣 2 枚,水煎,调妙香散,至夜温服。

【主治】　脾虚盗汗。

术桂汤

【方源】　《辨证录》卷二。

【组成】　白术 90 克,肉桂 3 份。

【用法】　水煎服。

【主治】　房劳力役,又感风湿,两腰重如带三千文,不能俯仰,兼腰痛者。

甘石散

【方源】　《仁斋直指方论》卷二十。

【组成】　绿炉甘石、乌贼骨各等份。

【用法】　上药研为细散,入脑少许。点目眦,泪自收。

【主治】　眼风,流泪不止。

甘瓜散

【方源】　《幼幼新书》卷十六引《惠眼观证》。

【组成】　瓜蒂、甘草(炙)各6克。

【用法】　上药研为末。每次3克,五更初用茶清调下。

【主治】　小儿鸲鹋。

甘豆汤(1)

【方源】　《普济方》卷三六一引《汤氏宝书》。

【组成】　黑豆50克,甘草(切)30克。

【用法】　水煮,临热入砂糖少许,同煎糖化,澄清,遇渴饮之。

【主治】　小儿初生,胎黄。

甘豆汤(2)

【方源】　《仁斋直指方论》卷十五。

【组成】　黑大豆30克,甘草6克。

【用法】　加生姜7片,井水煎汁服。

【主治】　诸热烦渴,大小便涩;以及内蓄风热入肾,腰痛,大小便不通;血淋,诸淋。

甘连汤

【方源】　《女科秘要》卷三。

【组成】　甘草1.5克,黄连6克。

【用法】　水煎服。

【主治】　月水将临,伤食椒、姜、鸡、热毒物,毒攻五脏,变作痢疾,诸药无效者。

甘松粥

【方源】　《药粥疗法》引《饮食辨录》。

【组成】　甘松5克,粳米30～60克。

【用法】　先煎甘松取汁,去渣,再用粳米煮粥,待粥将成时,加入甘松药汁,稍煮一二沸即可。每天两次,空腹温热食用。3～5天为1疗程。

【功用】　行气止痛,补脾健胃。

【主治】　气闷胸痛,脘腹胀痛,食欲缺乏,胃寒呕吐。

【宜忌】　发热病人忌用。

甘矾散

【方源】　《保命集》卷下。

【组成】　生甘草3厘米,白矾1栗子大。

【用法】　放口内,含化咽津。

【主治】　太阴口疮。

甘枳汤

【方源】　《普济方》卷三八八。

【组成】　甘草3克,枳壳(煨)3克。

【用法】　水煎服。

【主治】　小儿大便秘结。

甘草丸

【方源】　《医心方》卷九引《效验方》。

【组成】　炙甘草60克,瓜蒂30克。

【用法】　上药治下筛,炼蜜为丸,如梧桐子大。欲下病,服3丸,1日1次。3丸不下,增之,以吐为度。

【主治】　留饮。

甘草汤(1)

【方源】　《圣济总录》卷一二八。

【组成】　甘草(炙)60克,露蜂房30克。

【用法】　上锉。水煎,去渣,以故帛2片浸汤中,更互洗疮上,1日3次。

【主治】　附骨疽。

甘草汤(2)

【方源】　《圣济总录》卷一七四。

【组成】　炙甘草、常山各30克。

【用法】　上药研为粗末。3-4岁儿每次1.5克,加竹叶10片,水煎,去渣温服。更量儿大小加减,得吐即止。

【主治】　小儿疟,癖实壮热,头痛欲吐。

甘草汤(3)

【方源】　《圣济总录》卷一八三。

【组成】　甘草(炙,锉)、麻黄(去根节)各5克。

【用法】　水200毫升,酒50毫升,煎取75毫升,先以火遍炙背令热,欲汗出,即热服之。以衣覆卧,须臾大汗出即愈。

【主治】　乳石发动,烦热胀满,身体生疮。

甘草饮

【方源】　《圣济总录》卷一二八。

【组成】　甘草(半炙令赤黄,半生)15克,瓜蒌(去皮,取瓤)1枚。

【用法】　先以酒煎,入瓜蒌瓤同绞,和匀,滤去渣,放温顿服。未愈更作服之。

【主治】　乳肿痛,虑作痈毒,但乳痈痛甚者。

甘胆丸

【方源】　《赤水玄珠》卷七。

【组成】　甘草60克,猪胆5枚(取汁,浸甘草3日,取出火上炙干)。

【用法】　上药研为末,炼蜜为丸。每次40丸,卧时茶清吞下。

【主治】　吃醋呛喉,咳嗽不止,诸药无效。

甘蚕豆

【方源】　《仙拈集》卷四引《要览》。

【组成】　甘草9克,大蚕豆30粒。

【用法】　水煎,取蚕豆去皮食。

【主治】　阴发背。

甘桔汤

【方源】　《小儿药证直诀》卷下。

【组成】　桔梗60克,甘草30克。

【用法】　上药研为粗末。每次6克,水煎,去渣,食后温服。

【主治】　小儿肺热,手掐眉目鼻面。

【加减】　加荆芥、防风,名如圣汤;热甚,加羌活、黄芩、升麻。

甘粉散

【方源】　《杨氏家藏方》卷二十。

【组成】　甘草(生)60克。

【用法】　水煎,去渣,入绿豆粉30克,打匀,再煎数沸,入蜜15克,温服。

【功用】　解一切药毒。

甘黄饮

【方源】　《仙拈集》卷四。

【组成】　生甘草、熟大黄。

【用法】　酒煎。空腹服。

【主治】　悬痈未成脓者。

甘葱煎

【方源】　《伤科补要》卷三。

【组成】　甘草、大胡葱。

【用法】　上药煎浓汤,候温,洗患处,洗净用药。

【主治】　诸疮有脓水者。

甘遂散(1)

【方源】　《圣济总录》卷九十七。

【组成】　甘遂(炒)30克,木香7.5克。

【用法】　上药研为散。每次3克,温蜜酒调下,不拘时候。

【主治】　大便不通。

甘遂散(2)

【方源】　《新医学》(1972,11:55)。

【组成】　甘遂30克。

【用法】　研为细末,装瓶备用。用时用甘遂散9克,面粉适量,麝香少许(无麝香用冰片代),加温水调成糊状,外敷于中极穴处。一般30分钟即能小便通利。无效时可继续使用或再加热敷,疗效更速。

【主治】　小便不通。

【验案】　小便不通　用甘遂散外敷治疗不同疾病引起的小便不通患者共8例,外敷每次即排尿的5例;外敷2次排尿的2例;外敷2次再热敷每次排尿的1例。

甘硼水

【方源】　《实用正骨学》。

【组成】　硼砂、炉甘石各250克。

【用法】　加水10倍煎,滤净去渣,候冷,贮玻璃瓶内,用消毒药棉蘸洗伤口。

【功用】　去腐消炎。

甘鳖散

【方源】　方出《普济本事方》卷四,名见《普济方》卷二四〇。

【异名】　甘遂散(《普济方》卷三十二引《仁存方》)。

【组成】　连珠甘遂30克,木鳖子2个(一雌一雄,去壳研)。

【用法】　上药研为末。猪腰子2个剖开,药末3克掺匀,湿纸裹数重,慢火煨熟,放温,五更初细嚼,米饮下。积水多则利多,少则少也。

【主治】　①《普济本事方》:肾脏风攻注脚膝。
②《普济方》:脚气。

【宜忌】　宜软饭将息。

【验案】　肾脏风　壬子年在毗陵有姓马人鬻油,久不见,因询其亲,云:宿患肾脏风,今一足发肿如瓠,自腰以下,钜细通为一律,痛不可忍,卧欲转侧,则两人挟持方可动。或者欲以铍刀决之。予曰未可,予有药,当合以赠。如上法服之,辰巳间下脓如水晶者数升,即时痛止肿退。1月后尚挂拐而行,予再以赤乌散令涂贴其膝方愈。后10年过毗陵,率其子列拜以谢云:向脚疾至今不复作,虽积年肾脏风并已失,今健步不苦矣。

甘露散

【方源】　《圣济总录》卷一二二。

【组成】　僵蚕(炒)、天南星各等份。

【用法】　上药研为细散。每次3克,生姜、薄荷汤调下。

【主治】　咽喉肿痛。

甘竹茹汤

【方源】　《外台秘要》卷二引《深师方》。

【组成】　甘竹茹120克,生白米100克。

【用法】　以水八升煮之,取米熟汤成。去渣,徐徐分服。

【主治】　风热气哕及诸哕。

甘草干姜汤

【方源】　《伤寒论》。

【异名】　干姜甘草汤(《外台秘要》卷六引《备急》)、复阴汤(《鸡峰》卷五)。

【组成】　甘草(炙)120克,干姜60克。

【用法】　水煎,去渣,分2次温服。

【功用】　复阳气。

【主治】　①《伤寒论》:伤寒脉浮,自汗出,小便数,心烦,微恶寒,脚挛急,反与桂枝,欲攻其表,此误也,得之便厥,咽中干,烦躁吐逆者。

②《金匮要略》:肺痿,吐涎沫而不咳者,其人不渴,必遗尿,小便数。所以然者,以上虚不能制下故也。此为肺中冷,必眩,多涎唾。

③《外台秘要》引《备急》:吐逆水米不下。

④《类聚方广义》:老人小便频数,吐涎,短气眩晕,难以起步者。

【宜忌】　《外台秘要》引《备急》:忌海藻、菘菜。

【方论】　①《内台方议》:脉浮,自汗出,恶寒者,为中风。今此又兼小便数者,心烦脚挛急,为阴阳之气虚,不可发汗。反与桂枝汤误汗之,得之便厥,咽中干,烦躁上逆也,此乃不可汗而误攻其表,营卫之气虚伤所致也。故与甘草为君,干姜为臣,二者之辛甘,合之以复阳气也。

②《寒温条辨》:此即四逆汤去附也。辛甘合用,专复胸中之阳气,其夹食夹阴,面赤足冷,发热喘嗽,腹痛便滑,内外合邪,难于发散,或寒冷伤胃,不便参术者,并宜服之,真胃虚挟寒之圣剂也。

③《伤寒今释》:干姜与附子,俱为纯阳大热之药,俱能振起功能之衰减。惟附子之效,偏于全身;干姜之效,限于局部。其主效在温运消化器官,而兼于肺,故肺寒、胃寒、肠寒者,用干姜;心脏衰弱,细胞之生活力减退者,用附子。吉益氏《药徵》谓附子逐水,干姜主结滞水毒。盖心脏衰弱者,往往引起郁血性水肿,其舌淡胖,如经水浸,用姜附以强心,则水肿自退,非姜附能逐水也。

④《金匮要略心典》:此举肺痿之属冷者,以见病变之不同。盖肺为娇脏,热则气烁,故不用而痿;冷则气沮,故亦不用而痿也。遗尿、小便数者,肺金不用而气化无权,斯膀胱无制而津液不藏也。头眩,多涎唾者,经云上焦虚则眩,又云上焦有寒,其口多涎也。甘草、甘姜、甘辛合用,为温肺复气之剂。

⑤《金匮要略浅注补正》:此言肺痿之证,自当吐涎沫,然必见咳渴不遗尿,目不眩,乃为肺痿证也。而吐涎沫而不咳,又不渴,必遗浊,小便数,以肺阳虚不能制先,此为肺中冷,不当作肺痿治亦。必眩,多涎唾,宜甘草干姜汤以温肺,若作痿证而用清润,则反误矣。

⑥《金匮要略方义》:本方所治的肺痿,乃为肺胃虚寒所致。由于肺中虚冷,阳不化气,水津失于

布化,故吐涎沫,口不渴。肺虚不能制下,则膀胱失约,津液不藏,故遗尿,小便频数。上焦虚寒,清阳不升,故目眩。治宜温肺益气,复其胸阳。方中干姜辛热,善能温肺散寒,以复胸中之阳。然其性辛热,易于耗散元气,故伍以甘草补气,且甘以缓之。二者合用,一辛一甘,辛甘合用,可奏温阳益气之效。干姜除温肺外,更能暖胃,与甘草同用,其温胃散寒之功亦佳。故《伤寒论》治脾胃阳虚之厥逆、烦躁吐逆,用本方"以复其阳"。前者复胸中之阳,以温肺益气;后者复脾胃之阳,以暖胃止逆。其见证虽异,而用方则同。

⑦《金镜内台方义》议曰。大汗则伤血。若阴虚之人。汗之则误也。必烦躁吐逆。四肢挛急。此方不当汗者汗之。则阴虚血少所致也。故与白芍为君。而补营血。炙甘草为臣。合而用之。以补阴气也。

⑧《伤寒来苏集》:此即桂枝附子汤加白术去姜枣者也。前症得之伤寒,有表无里,此症因于中风,故兼见汗出身肿之表,短气小便不利之里,此《内经》所谓风气胜者为行痹之症也。然上焦之化源不清,总因在表之风湿相搏,故于前方仍重用桂枝,而减少术附。去姜枣者,以其短气,而辛散湿泥之品,非所宜耳。

⑨《金匮要略方义》:此方即桂枝附子汤与白术附子汤的合方去姜枣而成,其中附子之量亦介于二方之间,乃风寒湿邪三者并祛之剂也。其证汗出恶风不欲去衣,仍属表阳不足;掣痛不得屈伸,乃寒湿痹阻,寒性收引之故;小便不利或身微肿,是为阳虚不化,水湿郁于肌肤所致;短气者,乃湿邪阻碍气机,阳气不伸也。治疗方法,宜温经助阳,而祛风寒湿邪。方中附子温经助阳而祛风湿,桂枝温经解表而通经络,白术燥湿和中而运水湿。桂枝得附子则温阳通经祛风湿之力大,白术得附子则温运脾阳逐寒湿之力强。使以甘草调和诸药而缓附子之刚燥。药仅四味,配伍惬当,共奏温经祛风,逐寒胜湿之效。其初服得微汗可使邪气得去,阳气畅通,使为病解之兆。若汗出复烦,乃阳气渐复,邪气欲去而未尽之象,与服白术附子汤"其人如冒状"相类,故再服五合,俾邪气尽去,阳气畅行,阴阳表里调和而愈。

【验案】　①伤寒《名医类案》卷一:吕沧州治一妇伤寒,乃阴间阳,面赤,足踚而下痢,躁扰不得眠。论者有主寒、主温之不一,不能决。吕以紫雪、金匮理中丸进,徐以冰渍甘草干姜汤饮之,愈。且告之曰:下痢足踚,四逆证也,苟用常法,则上焦之热弥甚,今以紫雪折之,徐以甘辛以温里,此热因寒用也。众皆叹服。

②遗尿《广东中医》(1962,9:13):刘某,30岁,小学教师。患遗尿证甚久,日则间有遗出,夜则数遗无间,良以为苦。医咸以为肾气虚损。诊其脉,右部寸关皆弱,舌白润无苔,口淡,不咳,唾涎,口纳略减。小便清长而不时遗,夜为甚,大便溏薄,审系肾脾肺三脏之病。但补肾温脾之药,服之屡矣,所未服者唯肺耳。景岳云:小水虽利于肾,而肾上连肺,若肺气无权,则肾水终不能摄,故治水者必先治气,治肾者必先治肺。本证病缘于肾,因知有温肺化水之治法。又甘草干姜汤证原有治遗尿之说。遂疏方:炙甘草24克,干姜(炮透)9克,一日二帖。三日后,尿遗大减,涎沫亦稀,再服五日而诸症尽除。

③寒证《中医杂志》(1965,11:6):本方治疗34例寒证(胃脘痛8例,吐酸2例,脘腹胀2例,肠鸣腹泻1例,胸痛2例,眩晕13例,咳嗽2例,经来腹痛4例),均取效。认为中医所称寒证,实际上包含副交感神经过度兴奋的病理生理现象;认为干姜辛辣,服后刺激口腔黏膜,可能引起反射性交感神经兴奋而起对抗副交感神经作用;甘草则对胃平滑肌有一定解痉作用,因而取效。

④眩晕《新中医》(1983,10:20):何某某,男,80岁,农民。素患慢性支气管炎,年老体弱,卧床已半年,近出现头晕耳鸣,如坐舟车之中,觉物旋转,耳鸣如潮水,不能起床,不敢张目,同时伴咳嗽气急、咳唾涎沫和胸闷不适感。听诊右中下肺野有散在中小水泡音,曾用四环素、磺胺嘧啶、麻杏止咳糖浆等消炎止咳药无效;又用天麻钩藤饮、百合固金汤等加减方亦无效。眩晕日见加重,咳唾涎沫不止,思热饮,不欲食。面色萎黄,舌苔薄白,脉沉细。拟诊眩晕病,肺中虚冷,水气不化,清阳不升,浊阴不降。处方:炙甘草15克,炮姜12克,三剂。服一剂后,眩晕锐减,咳唾涎沫好转,服完二剂,能起床活动,三剂眩晕除,诸症基本消失,精神大振。

甘草附子汤

【方源】　《全生指迷方》卷二。

【组成】　甘草(炙)60克,附子(炮,去皮脐)30克。

【用法】　上药研为散。每次15克,水煎,去渣温服。

【主治】　风湿,掣痛不得屈伸者。

甘草青盐丸

【方源】　《医学从众录》卷二。

【组成】　甘草500克,青盐120克。

【用法】　将甘草研细末,用滚水冲入青盐,将青盐水炼甘草末为丸,如梧桐子大。早晚服之。

【主治】　大便下血。

东矾散

【方源】　《中医皮肤病学简编》。

【组成】　白矾100克,飞黄丹10克。

【用法】　上药研为细散,取25克,用米醋500毫升,放入瓷面盆(切不可用铜、钢、无瓷面盆)。滚开后,放入药粉,用棍棒搅,即取下面盆,用纱布浸洗。

【主治】　手癣。

东瓜皮散

【方源】　《外科集腋》卷八。

【组成】　冬瓜皮、牛皮胶各30克。

【用法】　入杓内,炒松,研末。每次15克,热酒送下。被盖取汗,其痛即止,另服他药。

【功用】　发汗。

【主治】　跌打损伤。

【宜忌】　如在危急,先服护心丸,后用此法。

天疥膏

【方源】　《全国中药成药处方集》(天津方)。

【组成】　硫黄粉、石灰块各120克。

【用法】　上药入砂锅内加水煮1小时,随煮随添水,并搅拌之,然后取下,用滤纸取500毫升,得深红色之澄明液,随即徐徐加入花生油,随加随搅至呈黄色之稠厚液,不现出红色水珠为止,并滴少许杏仁油作为矫味剂。搽抹患处。

【功用】　杀菌,消毒,止痒,灭疥。

【主治】　不论轻重或经年不愈之干湿疥疮。

天瘢膏

【方源】　《证类本草》卷三引《崔元亮海上方》。

【组成】　白矾(烧令汁出)、胡粉(炒令黄)各10克。

【用法】　上药研为细散。以腊月猪脂和,更研如泥。先取生布揩令痛,即用药涂。

【功用】　灭瘢。

【主治】　《太平圣惠方》:一切疮愈后,赤黑瘢痕不灭,时复痒不止。

石韦汤

【方源】　《全生指迷方》卷四。

【组成】　石韦(去毛,锉)、车前子(锉,车前叶亦可)各等份。

【用法】　上浓煮汁饮之。

【主治】　心经蕴热,传于小肠,小肠热则渗于脬中,脬辟而系转,小便微涩赤黄,渐渐不通,小腹膨胀,心脉大而牢。

【加减】　若腹胀,溺溲不得,好卧屈膝,阴缩肿,此厥阴之厥,加茯苓、黄芩。

石韦散(1)

【方源】　《外台秘要》卷二十七引《范汪方》。

【组成】　石韦(去毛)、滑石各30克。

【用法】　上药研为散。每6克,用米汁或蜜下,1日2次。

【主治】　石淋。

石韦散(2)

【方源】　《圣济总录》卷六十五。

【组成】　石韦(去毛)、槟榔(锉)各等份。

【用法】　上药研为细散。每次6克,生姜汤调下。

【主治】　咳嗽。

石韦散(3)

【方源】　《圣济总录》卷一三二。

【组成】　石韦、原蚕蛾(炒)各等份。

【用法】　上药研为散。干贴。

【主治】　玉枕疮。生枕骨上如痛,破后如箸头。

石击散

【方源】　《喉科种福》卷四。

【组成】　白矾、巴豆。

【用法】　共烧灰。吹喉中。

【主治】　喉疮日久不愈。

石灰散(1)

【方源】　《医方类聚》卷一九一引《经验良方》。

【组成】　干姜、石灰各等份。

【用法】　上捣烂,入清油相和,捏作饼子。罨在疮肿上。

【主治】　疮肿软疖。

石灰散(2)

【方源】　《普济方》卷三〇一。

【组成】　五倍子、石灰。

【用法】　上用五倍子同石灰炒黄色,去灰,摊地出火毒,砂盆内研为细末,不犯铜铁。干搽疮上。

【主治】　肾漏,阴囊先肿,后穿破,出黄水,疮如鱼口,能致命。

石灰散(3)

【方源】　《济阳纲目》卷八十七。

【组成】　风化石灰、嫩韭叶。

【用法】　上药同捣,入鹅血调和成饼,乘风阴干,为末。敷患处。无鹅血亦得。

【主治】　①《济阳纲目》:金疮。

②《内外科百病验方大全》:一切疮毒,无论已破未破及跌打损伤。

石连散

【方源】　《仙拈集》卷一。

【组成】　黄连(姜炒)3克,石膏(火煅)6克。

【用法】　上药研为末。开水调服。

【主治】　胃热呕吐。

石胆散(1)

【方源】　《圣济总录》卷一二三。

【组成】　石胆(烧,研)4.5克,白芷(为末)3克。

【用法】　上药再研匀细。每次1.5克,温浆水调下。

【主治】　缠喉风。

石胆散(2)

【方源】　《圣济总录》卷一八〇。

【组成】　石胆(研)15克,龙脑(研)少许。

【用法】　上药研为末。以少许涂疮上,愈。

【主治】　小儿燕口疮。

石莲散

【方源】　《太平圣惠方》卷八十三。

【组成】　石莲心(炒令黄)30枚,浮萍6克。

【用法】　加生姜少许,水煎,去渣,徐徐服之。

【主治】　小儿热渴久不止。

石夏丸

【方源】　《类编朱氏集验方》卷五引鄂渚孟少师府方。

【组成】　半夏(泡)30克,滑石(火煅,去火毒)30克。

【用法】　生姜糊为丸,如梧桐子大。不拘多少,开水调下。

【主治】　痰嗽。

石粉散

【方源】　《仙拈集》卷四。

【组成】　石膏、轻粉各9克。

【用法】　韭汁调敷,水调亦可。

【主治】　漆疮。

石黄散

【方源】　《青囊秘传》。

【组成】　熟石膏、黄柏各等份。

【用法】　上药研为细散,和匀。可掺,可油调。

【主治】　湿疮发痒。

石绿散

【方源】　《小儿卫生总微论方》卷十二。

【组成】　石绿、白芷各等份。

【用法】　上药研为末。先以生甘草水洗疮,拭干敷药。

【主治】　肾疳,耳上生疮及肥疮,头疮鼻烂,浸久不愈者。

石粟膏

【方源】　《圣济总录》卷一〇一。

【组成】　石灰60克,粟米200克。

【用法】 将石灰罗细,同粟米纳瓶中,以水浸经3宿,取出研如膏,晒干重研如粉,以面脂调匀,入瓷盒中盛。每洗面讫,拭面涂之。

【主治】 面粉痦瘟如麻子。

石榴散

【方源】 《圣济总录》卷一三五。

【组成】 酸石榴1枚,白矾30克。

【用法】 上用酸石榴札作窍子,纳白矾,慢火内深焙,烧半日存性,为散。贴之,取愈为度。

【功用】 止痛生肌。

【主治】 诸疮。

石膏茶

【方源】 《太平圣惠方》卷九十六。

【组成】 石膏(捣末)60克,紫笋茶(碾为末)适量。

【用法】 以水先煎石膏末9克,去渣,点茶服之。

【主治】 伤寒头疼烦热。

石膏散(1)

【方源】 方出《肘后》卷二,名见《医心方》卷十二引《录验方》。

【异名】 石膏甘草散(《伤寒总病论》卷五)、石草散(《松峰说疫》卷二)。

【组成】 甘草60克,石膏60克。

【用法】 上药研为末,每次3克,以浆送下,1日2次。

【功用】 ①《医心方》引《录秘方》:止汗。

②《圣济总录》止烦。

【主治】 ①《肘后备急方》大病愈后多虚汗。

②《圣济总录》:金疮烦闷。

③《伤寒总病论》:湿温多汗,妄言烦渴。

【宜忌】 《外台秘要》引《延年秘录》:忌海藻菘菜。

石膏散(2)

【方源】 方出《备急千金要方》卷十,名见《东医宝鉴·杂病篇》卷六。

【组成】 滑石、石膏各等份。

【用法】 上药治下筛。每次3克,以大麦粥汁送下,1日3次。小便极利则愈。

【主治】 女劳疸,日晡所发热恶寒,小腹急,身体黄,额黑,大便溏黑,足下热。

石膏散(3)

【方源】 《御药院方》卷十。

【组成】 石膏(水飞)9克,龙脑(另研)3克。

【用法】 上药研为细散。每用少许,鼻内搐之。

【主治】 脑热鼻塞,头目昏重。

石膏散(4)

【方源】 《宣明论方》卷九。

【组成】 石膏30克,甘草(炙)15克。

【用法】 上药研为末。每次9克,新汲水下,又生姜汁、蜜调下。

【主治】 热嗽喘甚。

石膏散(5)

【方源】 《部颁标准》。

【组成】 石膏60克,冰片3克。

【用法】 制成散剂,每瓶装3克,密封。取药粉少许,敷患处。

【功用】 清热祛火,消肿止痛。

【主治】 胃火上升引起的牙齿疼痛,口舌糜烂,牙龈出血。

石膏粥

【方源】 《太平圣惠方》卷九十六。

【组成】 石膏75克,粳米150克。

【用法】 以水煮石膏,去石膏,入米煮粥,欲熟,加葱白2茎,豉汁20毫升,更同煮,候熟,空腹食之。

【功用】 《长寿药粥谱》:清热止渴。

【主治】 ①《太平圣惠方》:风邪癫痫,口干舌焦,心烦头痛,暴热闷乱。

②《长寿药粥谱》:中老年人高热不退,神昏谵语,烦躁不安,口渴多饮等发热性疾病。

石燕散

【方源】 《医级》卷八。

【组成】 石燕1对(圆大者为雄,长小者为雌),麝香少许。

【用法】　将石燕以灯心汤磨下,入麝香搅匀,钳去拳毛,然后点眼角中,洗用茶清。

【主治】　目疾损弦,拳毛倒睫。

石霜膏

【方源】　《医方类聚》卷一八四引《吴氏集验方》。

【组成】　风化石灰、百草霜各等份。

【用法】　上药研为末。以米醋调,鹅毛顺手扫起。

【主治】　便毒房气。

石亭脂丸

【方源】　《圣济总录》卷四十四。

【组成】　石亭脂(细研)60克,蚌粉150克。

【用法】　上药置于铫子内,先以蚌粉铺作坑子,投入石亭脂末,以慢火烧,勿令大焰,待药熔及微焰断,取出研细,于地上出火毒1夜,即和蚌粉,以粟米烂饭为丸,如绿豆大。每日10丸,空腹米饮送下。

【主治】　脾胃一切虚冷,大肠滑泄,下利青白,呕逆反胃,面色萎黄。

石菖蒲丸

【方源】　《医方类聚》卷十引《简要济众方》。

【组成】　石菖蒲30克,肉桂30克。

【用法】　上药研为末,炼蜜为丸,如皂子大。每次1丸,含化。

【主治】　肺寒不能发声。兼治心疼。

石硫黄膏

【方源】　《圣济总录》卷十八。

【组成】　石硫黄、墨各45克。

【用法】　上药研为细散。先以布揩患处令赤,醋调药成膏涂之。若作疮,愈后再涂。

【主治】　白癜风,皮肤斑白,毛发亦变。

石膏蜜煎

【方源】　《外台秘要》卷三引《集验方》。

【异名】　石膏煎(《圣济总录》卷一一七)。

【组成】　石膏250克,蜜500克。

【用法】　以水煮石膏,乃纳蜜,复煎,去渣。含如枣核许,尽更含。

【功用】　下气除热。

【主治】　天行热病,口苦,喉中鸣。

石韦大枣汤

【方源】　《浙江中医杂志》(1993,3:109)。

【组成】　石韦30克,大枣10枚。

【用法】　水煎服。

【主治】　白细胞减少症。

【验案】　白细胞减少症　《浙江中医杂志》(1993,3:109):所治白细胞减少症40例中,男10例,女30例;年龄28-38岁者20例,39-48岁者8例,48例以上者12例;病程最短3个月,最长2年以上。结果:显效(服药15剂以内,白细胞上升至4×10^9/升或以上者)40例。

石英水煮粥

【方源】　《太平圣惠方》卷九十七。

【异名】　石英水粥(《古今医统大全》卷八十七)。

【组成】　白石英、磁石(并捶碎)各600克。

【用法】　水浸,于露地安置,夜即揭盖,令得星月气。每日取水作羹粥及煎茶汤吃。

【功用】　久服气力强盛,颜如童子。

【主治】　肾气虚损,阴痿,周痹风湿,肢节肿痛,不可持物。

石膏川芎汤

【方源】　《云岐子保命集》卷下。

【组成】　石膏、川芎各30克。

【用法】　上药研为粗末。每次15克,水煎服。

【主治】　伤寒热病后,头痛不止。

石膏粳米汤

【方源】　《医学衷中参西录》上册。

【组成】　生石膏(轧细)60克,生粳米75克。

【用法】　用水450毫升,煎至米烂熟,约可得清汁300毫升。乘热尽量饮之,使周身皆汗出。病无不愈者。若阳明腑热已实,不必乘热顿饮之,徐徐温饮下,以消其热可也。

【主治】　温病初得,其脉浮而有力,身体壮热。

并治一切感冒初得,身不恶寒而心中发热者。

【方论】 此方妙在将石膏同粳米煎汤。乘热饮之。俾石膏寒凉之性,随热汤发散之力,化为汗液,尽达于外也。且与粳米同煮,其冲和上气,能助胃气之发达,则发汗自易。其稠润之汁,义能逗留石膏,不使其由胃下趋,致寒凉有碍下焦。此方粳米多至75克,汤成之后,必然汁浆甚稠。饮至胃中,又善留蓄热力,以为作汗之助也。

石髓平渊散

【方源】 《医级》卷八。

【组成】 僵蚕(去嘴)3克,石髓(黄鱼头中石,醋煅五七次)。

【用法】 上药研为末,吹入鼻中。外另取丝瓜近根藤数条。烧存性,研末。每次3克,白汤送下。

【主治】 肝胆风热郁脑成渊,时时流臭黄水,久则如漏,头脑苦痛者。

石英磁石浸酒

【方源】 方出《千金翼方》卷二十二,名见《医方类聚》卷二十四引《食医心鉴》。

【组成】 白石英(泽州者)150克,磁石(无毛,连针多者300克亦得)150克。

【用法】 各别捣令碎,各用两重帛袋盛之,以好酒置不津器中,挂药浸经6～7日以后,每日饮60～90毫升,常令体中微有酒气。

【功用】 ①《千金翼方》:乌发壮腰聪耳。

②《医方类聚》引《食医心鉴》:益精保神守中。

【主治】 ①《千金翼方》:中年以后,须发斑白,腰疼耳聋。

②《医方类聚》引《食医心鉴》:手足痹弱,不可持物,行动无力及耳聋肾脏虚损。

【加减】 欲加牛膝、丹参、杜仲、生地黄、吴茱萸、黄芪等药者,各自量冷热及所患,并随所有者加之,仍随所加有忌者即禁之,余者无忌。

石膏鼠粘子散

【方源】 《奇效良方》卷二十四。

【组成】 石膏、鼠粘子(炒)各等份。

【用法】 上药研为细散。每次6克,食后用温酒或茶清调下。

【主治】 偏正头痛,连睛痛。

左金丸

【方源】 《丹溪心法》卷一。

【异名】 回令丸(原书同卷)、黄连丸(《医学入门》卷七)、茱连丸(《医方集解》)、佐金丸(《张氏医通》卷十六)、二味左金丸(《全国中药成药处方集》天津方)。

【组成】 黄连(一本作芩)180克,吴茱萸30克或15克。

【用法】 上药研为末,水为丸,或蒸饼为丸。每次50丸,开水送下。

【功用】 ①《丹溪心法附余》:泻肝火,行湿,开痞结。

②《方剂学》:清泻肝火,降逆止呕。

【主治】 肝火犯胃,嘈杂吞酸,呕吐胁痛,筋疝痞结,霍乱转筋。

①《丹溪心法》:肝火胁痛。

②《医方集解》:肝火燥盛,左胁作痛,吞酸吐酸,筋疝痞结。

③《霍乱论》:霍乱转筋。

【方论】 ①《医方考》:左金者,黄连泻去心火,则肺金无畏,得以行令于左以平肝,故曰左金。吴茱萸气燥味辛性热,故用之以为反佐。以方君一臣一,制小其服者,肝邪未盛也。

②《医方集解》:此足厥阴药也。肝实则作痛,心者肝之子,实则泻其子,故用黄连泻心清火为君,使火不克金,金能制木,则肝平矣。吴茱萸辛热,能入厥阴肝,行气解郁,又能引热下行,故以为反佐。一寒一热,寒者正治,热者从治。

③《古方选注》:经脉循行,左升右降,药用苦辛,肃降行于升道,故曰左金。吴茱萸入肝散气,降下甚捷;川黄连苦燥胃中之湿,寒胜胃中之热,乃损其气以泄降之,七损之法也。当知可以治实,不可以治虚,若误论虚实而用之则误矣。

④《医宗金鉴》:胡天锡曰:此泻肝火之正剂。独用黄连为君,以实则泻子之法,以直折其上炎之势;吴茱萸从类相求,引热下行,并以辛温开其郁结,惩其扞格,故以为佐。然必木气实而土不虚者,庶可相宜。左金者,木从左,而制从金也。

⑤《谦斋医学讲稿》:方中黄连入心,吴茱萸入肝,黄连的用量六倍于吴茱萸,故方解多作实则泻其子,并以吴茱萸为反佐药。我认为肝火证很少用

温药反佐,黄连和吴茱萸归经不同,也很难这样解释。从效果研究,以吞酸嘈杂最为明显,其主要作用应在于胃。黄连本能苦降和胃,吴茱萸亦散胃气郁结,类似泻心汤的辛苦合用。故吞酸而兼有痰湿粘涎的,酌加吴茱萸用量,效果更捷。

⑥《名医方论》(卷四):此泻肝火之正剂。肝之治有数种:水衰而木无以生,地黄丸癸乙同源是也。土衰而木无以植,参苓甘草散缓肝培土是也。本经血虚有火,用逍遥散清火。血虚无水,用归脾汤养阴。至于补火之法,亦下同乎肾;而泻火之治,则上类乎心。左金丸独用黄连为君,从实则泻子之法,其直折其上炎之势。吴茱萸从类相求,引热下行。并以辛温开其郁结,惩其扞格,故以为佐。然必木气实而土不虚者,庶可相宜。左金者,木从左,而制从金也。

⑦《时方歌括》:肝实作痛,惟肺金能平之。故用黄连泻心火,不使克金;且心为肝子,实则泻其子也;吴茱萸入肝,苦辛大热,苦能引热下行,同气相求之义也;辛能开郁结,通则不痛之义也。

⑧《成方便读》:夫吞酸吐酸疝气等证,各有寒热之不同,而属于肝火者为尤多,以肝居于左,其味酸,有相火内寄,其脉络阴器抵少腹,故为诸证。盖气有余既是火,肝火用余,不得不假金令以平之。黄连苦寒入心,直折心火,不特实则泻其子,且使火不刑金,则金令得以下行,而木自平亦。吴茱萸辛热,能入厥阴,行气解郁,又能引热下行,且引黄连入肝,一寒一热,一辛一苦,用治厥阴气火有余,故疝气之偏于热者,亦能取效耳。

【验案】 ①锑剂反应性呕吐 《上海中医药杂志》(1983,3:33):一卫姓男青年,工人,患慢性血吸虫病,在血吸虫病房住院治疗,采用酒石酸锑钾(简称锑剂)20天疗法。至疗程第7天(注射第7针)时,泛恶呕吐,难以忍受,遂要求中止治疗。当时我建议用中成药左金丸治之,每次3克,1日3次。药后1天,泛恶呕吐缓解。继续注射锑剂,配合服用左金丸,不再发生呕吐,以至疗程顺利结束。与此同时,该病房另有恶心呕吐反应者8人,经服用左金丸,均获得了止呕的效果。

②反酸 《贵阳中医学院学报》(1994,3:40):王氏用本方加味治疗吐酸112例。药用:黄连12克,吴茱萸3克,乌贼骨30克,白芍10克,大贝母10克,滑石18克,甘草5克,并随症加味。结果:随访者64例中,治愈48例,显效11例,总有效率92.2%。

③幽门螺杆菌感染 《浙江中医药杂志》(1997,10:437):陆氏用该药口服,每次5克,1日2次,治疗幽门螺杆菌感染133例。另设对照组127例,药用呋喃唑酮片。结果:治疗组痊愈75例,占54.7%;对照组痊愈31例,占24.2%。两组比较差异显著(P<0.01)。

④尿毒症呕吐 《浙江中医学院学报》(1996,4:27):毛氏用本方加味治疗尿毒症呕吐30例。药用:黄连、吴茱萸、制大黄、丹参。每日1剂,分2～3次口服,15天为1疗程。结果:症状消失者2例,明显改善者12例,减轻7例,总有效率70%。其中尿毒症早期有效率为81.8%,终末期有效率为63.1%。

【实验研究】 ①左金丸及其组分的薄层层析 《上海中医药杂志》(1981,7:47):采用石油醚提取液和乙醇提取液的层析谱所显示,黄连和吴茱萸含有的主要成分均能在相应的左金丸提取液中找到,证明了黄连和吴茱萸配制成丸的药效是为其组分的药理作用的相加之和。

②左金胶囊与左金丸对抗大鼠实验性胃溃疡及胃酸分泌的比较研究 《中药药理与临床》(1999,2:8):左金胶囊与左金丸均能明显抑制吲哚美辛及乙醇所致大鼠胃溃疡的发生,并减少正常大鼠的胃液分泌量及胃酸的分泌。

龙凤膏

【方源】 《摄生众妙方》卷十。

【异名】 龙凤丹(《痘疹仁端录》卷十三)。

【组成】 乌鸡卵1个,地龙(活者细小者)1条。

【用法】 上以鸡卵开1小窍,入地龙在内,夹皮纸糊其窍,饭甑上蒸熟,去地龙。与儿食之;每岁立春日食1枚亦可。

【功用】 预防痘疹。

龙石散

【方源】 《洞天奥旨》卷十二。

【组成】 伏龙肝不拘多少,滑石少许。

【用法】 各为极细末,和匀。掺在疮上,外用草纸革之。

【主治】 湮尻疮。湿热之气湮烂成疮,生于新生之儿,或在颐下项边,或在两肢窝内,或在两足趾中。

龙生丸

【方源】　《中国内科医鉴》。

【组成】　石硫黄、白胡椒。

【用法】　糊为丸,如梧桐子大。每次 5～7 丸,开水送下。

【主治】　胃病。

龙虎丹

【方源】　《青囊秘传》。

【组成】　蝙蝠(煅)、冰片各少许。

【用法】　上药研为细散。外敷。

【功用】　消肿敛疮。

【主治】　瘰疬已溃,或未成脓者。

龙骨丸(1)

【方源】　《圣济总录》卷一八五。

【异名】　益元丸(《普济方》卷二一七引《仁存方》)。

【组成】　龙骨、远志(去心)各等份。

【用法】　上药研为末,炼蜜为丸,如梧桐子大。每次 30 丸,空腹、临卧冷水送下。

【功用】　养精气,益元阳。

龙骨丸(2)

【方源】　《普济方》卷三十三引《卫生家宝》。

【组成】　龙骨 15 克,牡蛎 15 克。

【用法】　上药研为细散,同入鲫鱼腹内,用纸裹,入火内炮熟为度。每次 20 丸,空腹米饮送下。

【主治】　肾虚白浊,赤浊。

【加减】　服时看药效如何,更加茯苓 15 克,远志 15 克尤佳。

龙骨散(1)

【方源】　《圣济总录》卷二十六。

【组成】　龙骨、黄连(去须,炒)各等份。

【用法】　上药研为散。每次 6 克,食前温米饮调下,1 日 2 次。

【主治】　伤寒热病后,下痢脓血。

龙骨散(2)

【方源】　《仙拈集》卷四。

【组成】　龙骨(煅)、白及各等份。

【用法】　伤口小,干敷;伤口大凉水调敷。

【主治】　金疮。

龙香散

【方源】　《圣济总录》卷十六。

【组成】　地龙(去土,炒,为末)、乳香(研)各等份。

【用法】　上药研为末,掺在纸上,作纸捻。于灯上烧令烟出,即迎烟熏鼻,随患左右用之。

【主治】　偏头痛不可忍。

龙胆丸

【方源】　《永乐大典》卷一〇三三引《全婴方》。

【组成】　黄连、龙胆草各等份。

【用法】　上药研为末,糊为丸,如小豆大。3 岁 20 丸,或作散子,以浓盐水送下。

【主治】　小儿衄血不止。

龙胆汤

【方源】　《杨氏家藏方》卷三。

【组成】　龙胆不以多少(焙干)。

【用法】　上药研为细散。每次 4 克,加猪胆汁 9 克,空腹、临卧,点入温酒少许调服。

【主治】　伤寒汗后盗汗不止,或妇人、小儿一切盗汗。

龙脑丸

【方源】　《太平圣惠方》卷三十五。

【组成】　龙脑 0.3 克,白芍(捣罗为末)30 克。

【用法】　上药研为末,炼蜜为丸,如鸡头子大。常含 1 丸,咽津。

【主治】　咽喉肿痛。

龙脑汤

【方源】　《医方类聚》卷一六五引《御医撮要》。

【组成】　缩砂 240 克,甘草 180 克。

【用法】　上药研为细散。每以 1.5 克,如茶点进。

【功用】　醒酒消食。

龙脑粉

【方源】　《圣济总录》卷一三八。

【组成】　龙脑 3 克,粟米粉 150 克。

【用法】　上药研为细散。先用枣叶汤洗,后用绵扑之。

【主治】　痱疮痒痛。

龙脑散(1)

【方源】　《太平圣惠方》卷三十三。

【组成】　龙脑 3 克,川朴硝 15 克。

【用法】　上药研为细散。每以铜箸取如黄豆大点眼。

【主治】　眼生花翳。

龙脑散(2)

【方源】　《杨氏家藏方》卷十三。

【组成】　鲫鱼 1 条(剖开去肠肚,入谷精草,填满,烧存性)。

【用法】　上药研为细散。入脑子并蜜调敷之。

【主治】　痔疮热痛。

龙脑膏(1)

【方源】　《太平圣惠方》卷三十三。

【组成】　龙脑 9 克,雄雀粪 9 克。

【用法】　上药研为细散。以人乳汁相和,调匀成膏。每以铜箸取少许点眼。

【主治】　眼赤痛,卒生浮白膜。

龙脑膏(2)

【方源】　《诚书》卷六。

【组成】　虾膜胆、冰片(上好者)。

【用法】　同捣为膏,收瓷瓶内,黄蜡封口。临用以银器挑出,抹入儿口,将灯心汤送下。

【主治】　脐风。

龙葱散

【方源】　《洞天奥旨》卷十五。

【组成】　韭菜地中蚯蚓粪 6 克,葱子 3 克。

【用法】　上药研为细散,醋调敷上,干即易之。3 次即愈。

【主治】　乳吹。

龙骨饼子

【方源】　《圣济总录》卷九十七。

【组成】　龙骨、乌贼鱼骨(去甲)各等份。

【用法】　上药研为末。每次 3 克,加鸡子清 1 枚,用白面同和,捏作饼子 3 枚,火内煨熟,空腹食前细嚼,用温米饮送下。

【主治】　脏毒,便血不止。

龙胆草散

【方源】　《普济方》卷三八四。

【组成】　龙胆草、防风各 30 克。

【用法】　上药研为粗散,白水煎服。或为细末,炼蜜为丸,咽化下。

【主治】　小儿身热不除。

龙葵根散

【方源】　《圣济总录》卷一三一。

【组成】　龙葵根(锉)30 克,麝香(研)7.5 克。

【用法】　先将龙葵根捣罗为末,入麝香同研令匀,水调涂于疮上。

【主治】　发背成疮。

龙骨韭子汤

【方源】　方出《证类本草》卷十六引《梅师方》,名见《医学实在易》卷七。

【组成】　白龙骨 120 克,韭子 50 克。

【用法】　上药研为散。每次 3 克,空腹酒调下。

【主治】　失精,暂睡即泄。

龙脑硼砂散

【方源】　《御药院方》卷十。

【组成】　龙脑 15 克,南硼砂 30 克。

【用法】　上为极细末。每用少许,两鼻内搐之。

【主治】　头目风热。

北芪五加片

【方源】　《部颁标准》。

【组成】　黄芪干浸膏 200 克,刺五加浸膏 50 克。

【用法】　上药制成片剂。口服,每次 4～6 片,1 日 3 次。

【功用】　益气,健脾,安神。

【主治】 体虚乏力,腰膝酸软,失眠多梦,食欲不振等。

归附汤

【方源】 《魏氏家藏方》卷七。

【组成】 当归(去芦)15 克,附子(炮,去皮脐)30 克。

【用法】 上药研为粗散。每次 9 克,加生姜 5 片,水煎,去渣,食前温服。

【主治】 大便下血。

归肠散

【方源】 《杨氏家藏方》卷十九。

【组成】 橡斗子(蜜炙黄)15 克,木贼(烧灰留性)15 克。

【用法】 上药研为细散。每次 3 克,乳食前陈米饮调下。

【主治】 小儿肠虚脱肛。

归附丸

【方源】 《杏苑生春》卷八。

【组成】 香附 240 克(一半醋浸 1 宿,砂铫内煮干,切,焙;一半童便浸 1 宿,依前者焙),当归 120 克。

【用法】 上药研为细散,米醋煮面糊为丸,如梧桐子大。每次 50 丸,空心淡醋汤送下。

【功用】 顺气调经。

【主治】 月经不调。

归荆汤

【方源】 《普济方》卷五十九引《指南方》。

【组成】 当归(或以川芎代)、荆芥穗各等份。

【用法】 上药研为末。每次 6 克,加酒少许,水煎,灌下;如牙关紧闭,用铜匙斡开,以鸡翎蘸药入口;或用童尿调下。

【主治】 风痉昏迷,吐沫抽掣,背脊强直;产后中痉。

归茸酒

【方源】 《古今医鉴》卷十四。

【组成】 嫩鹿茸(酥炙)、当归身(酒洗)。

【用法】 上药研为散。每次 15 克,好酒煎,温服。

【主治】 痘疮已成,内虚,出齐而难胀,或已胀齐而难靥者;或气血大虚,痘既出,灰白色及顶平不起,或陷伏者。

归魂散

【方源】 《博济方》卷三。

【异名】 矾茶散(《小儿卫生总微论方》卷十七)、矾灰散(《三因极一病证方论》卷十)。

【组成】 白矾 30 克,草茶 30 克。

【用法】 上药研为细散,作 1 服。以新汲水调之,连服之,必并服 2 服尽,五更初 1 服,如人行三五里再进 1 服。

【主治】 ①《博济方》:中药毒,烦躁吐血,腹内如锥刺者。

②《岭南卫生方》:初中蛊毒在膈上者。

【宜忌】 忌油腻毒物。

【备考】 此药入口,其味甘甜,不觉苦味者,是中药毒也。

北庭丸

【方源】 《普济方》卷二十九。

【组成】 北庭(飞过,煎成霜)15 克,附子(研为末)30 克。

【用法】 上药以生薯蓣于砂盆内研,调前药为丸,如梧桐子大。仍用禹余粮、盐各等份,入瓶内固济,煅通赤,放冷研细。以末 3 克,空心汤点下 15 丸。

【主治】 凡梦鬼交者,盖由肾气虚,为客邪所乘,入于脏则喜梦,肾既虚不能制于精,因梦感而动泄,久不止,则令人枯瘁不泽,少力。

只金丹

【方源】 《普济方》卷二四七引《世医得效方》。

【组成】 小茴香 60 克,湿生虫(阴干)60 克。

【用法】 上药研为末。酒糊为丸,如梧桐子大。每次 30～50 丸,空腹茴香汤送下。

【主治】 男子疝气,小肠虚损。

甲胶煎

【方源】 《仙拈集》卷四。

【组成】 穿山甲 4 片,牛皮胶(各烧存性)

120 克。

【用法】　上药研为末。黄酒冲服。

【主治】　肿毒初起。

田季散

【方源】　《苏沈良方》卷十。

【组成】　好硫黄(细研)15 克,水银(与硫黄再研无星)7.5 克。

【用法】　同研如黑煤色。每次 9 克,生姜 120 克取汁,酒同姜汁煎熟调药,空心服。衣被盖覆,当自足指间汗出,迤逦遍身,汗出即愈。治小儿诸吐亦用此药,量儿长少,每次 1～3 克,冷水调下。吐立定。此散极浮难调,须先滴少水,以至缓缓研杀,稍稍增汤,使令调和,若顿入汤酒,尽浮泛,不可服。

【主治】　久患反胃及小儿惊吐,诸吐。

【验案】　反胃　有人病反胃,食辄吐出,午后即发,经三年不愈,国医如孙兆辈,皆治疗百端无验,消羸殆尽,枯黑骨立。有守库卒季吉者见之曰:此易治也,一服药可愈,如法服之,汗出皆如胶,腥秽不可近,当日更不复吐,遂愈。

田螺散

【方源】　《类编朱氏集验方》卷十五。

【组成】　大田螺 2 个。

【用法】　大田螺清水养之,俟靥开,以巴豆肉 1 粒,针挑纳螺口中,即放盏内,夏日过宿,冬月 5～7 宿,自然成水。治体气,取水搽腋下,永绝其根。

【主治】　狐臭。

四仙丹

【方源】　《万氏家传点点经》卷三。

【组成】　小麦 200 克,皂矾 120 克。

【用法】　合煮,晒干,磨粉,捣枣肉为丸,朱砂为衣。每次 9～12 克,开水送下。以肿消为度。

【主治】　酒伤发黄浮肿,不问身热身凉。

【宜忌】　忌生盐冷物。

四色丸

【方源】　《小儿卫生总微论方》卷十。

【组成】　硫黄、厚朴(去粗皮,生姜制)各等份。

【用法】　上药研为细散,糊为丸,如黍米大。每次 50 丸,米饮送下,不拘时候。

【主治】　泄泻青色。

四制香附丸(1)

【方源】　《万氏女科》卷一。

【异名】　四制乌附丸(《竹林女科》卷一)。

【组成】　香附(净)(杵,分 4 制,酒、醋、盐水、童便各浸 3 日,焙研)500 克,乌药 240 克。

【用法】　上药研为末,醋糊为丸。白汤送下。

【主治】　因抑郁而致经闭者。

四制香附丸(2)

【方源】　《何氏济生论》卷七。

【组成】　香附(作 4 份,童便、酒、醋、米泔各浸 1 份,春、秋 3 日,夏 1 日,冬 5 日,取起晒干为末)500 克,当归(酒洗,为末)240 克。

【用法】　水泛为丸。每次 9 克,白汤送下。

【功用】　调经养血,顺气。

【主治】　无子。

四制香附丸(3)

【方源】　《会约医镜》卷十四。

【组成】　净香附片(用酒、醋、童便、盐水各 120 克浸三日,焙,研)500 克,山药(研末)240 克。

【用法】　开水泡糊为丸。白汤送下。

【主治】　气结经闭,脉实体旺者。

【宜忌】　非脉实体旺者禁之,以性辛燥也。

四乌鲗骨一藘茹丸

【方源】　《素问》卷十一。

【异名】　乌贼鱼骨丸(《圣济总录》卷一五三)、乌鱼骨丸(《宣明论方》卷一)、枯骨丸(《普济方》卷一八九引《指南方》)、乌贼丸(《医学入门》卷八)、乌贼藘茹丸(《杏苑生春》卷八)、乌鲗骨丸(《古方选注》卷下)、女科乌贼丸[《全国中药成药处方集》(福州方)]、四乌贼一藘茹二妙丸[《全国中药成药处方集》(杭州方)]。

【组成】　乌鲗骨 4 份,藘茹 1 份。

【用法】　二物并合,以雀卵为丸,如小豆大。每服 5 丸,饭前以鲍鱼汁送下。

【功用】　①《类经》:通血脉,补肝。

②《全国中药成药处方集》(福州方):补奇经

八脉。

【主治】　①《素问》:年少时大脱血致血枯,胸胁支满,妨于食,病至则先闻腥臊臭,出清液,先唾血,四肢清,目眩,时时前后血;或醉入房中,气竭伤肝,月事衰少不来。

②《医学入门》:男子精竭,阳事痿弱,面无精采。

③《全国中药成药处方集》(福州方):妇人气血虚弱,赤白带下,肢体羸瘦,恐成痨瘵。

【宜忌】　《张氏医通》:惟金水二脏,阴虚阳扰,喘嗽失血,强中滑精者,禁用;以其专主温散,而无涵养真阴之泽也。

【方论】　①《素问》王冰注:饭后药先,谓之后饭。按古《本草经》云:乌鲗鱼骨、藘茹等并不治血枯,然经法用之,是攻其所生所起尔。夫醉劳力以入房,则肾中精气耗竭;月事衰少不至,则中有恶血淹留;精气耗竭,则阴痿不起而无精;恶血淹留,则血痹着中而不散,故先兹四药,用入房焉。古《本草经》曰:乌鲗鱼骨味咸,冷平无毒,主治女子血闭;藘茹味辛,寒平有小毒,主散恶血;雀卵味甘,温平无毒,主治男子阴痿不起,强之令热,多精有子;鲍鱼味辛臭,温平无毒,主治淤血血痹在四肢不散者。寻文会意,方义如此而处治之也。

②《类经》:乌鲗,即乌贼也。骨名海螵蛸,其气味咸温下行,故主女子赤白漏下及血闭血枯,其性涩,故亦能令人有子。藘茹,亦名茹藘,即茜草也。气味甘寒无毒,能止血治崩,又能益精气、活血通经脉。雀,即麻雀也,雀卵气味甘温,能补益精血,主男子阴痿不起,故可使多精有子及女子带下,便溺不利。鲍鱼,即今之淡干鱼也。诸鱼皆可为之,惟石首、鲫鱼者为胜,其气味辛温无毒。鱼本水中之物,故其性能入水脏,通血脉,益阴气,煮汁服之,能同诸药通女子血闭也。以上四药皆通血脉,血主于肝,故凡病伤肝者,亦皆可用之。

③《张氏医通》:《内经》之方不多见,仅仅数方,世都弃置不讲。尝考本草,乌鲗骨、藘茹并皆走血,故《内经》以之治气竭伤肝,血枯经闭等证;丸以雀卵,饮以鲍鱼汁,取异类有情,以暖肾调肝,则虚中留结之干血,渐化黄水而下矣;后饭者,先药后饭,使药力下行也。又问:雀卵以时而生,急需未必可得,奈何?答曰:大匠在乎绳墨,不拘物料,皆可成器,雀卵功专暖肾,如无,雀肉煮捣可代;鸡卵及

肝亦可代。鸡属巽而肝主血也。活法在人,可执一哉?

④《古方选注》:乌鲗骨丸,皆血肉之品。盖血枯气去,苟非有情之物,焉能留恋气血,而使之生长?乌鲗鱼骨咸温下行,性涩去脱,久服令人有子,可知其固气益精之功矣;茹藘咸酸入肝,活血通经,疏气行伤;丸以雀卵,壮阳益血;药后即饭,复饮鲍鱼汁,压其药性下行,利肠续绝。每用五丸者,经言:脱血入房肝伤,由于中气竭,故欲其留顿中宫,仍从脾胃转输于下也。

【验案】　上消化道出血　《山东中医杂志》(1995,9:397):刘氏等用本方加味治疗上消化道出血100例。药用:乌贼骨50克,茜草40克,水煎,用阿胶20克烊化送服。气脱危象者,加人参、南沙参;气虚脉弱者,加炙黄芪、炒白术、龙骨、牡蛎;阴虚者,加当归、龟板、白及;阳虚者,加鹿角片;夹热者,加仙鹤草、炒黄芩、赤芍、蒲黄、三七;夹瘀者,加鱼腥草、失笑散;夹湿者,加薏苡仁、败酱草;胁胀者,加沉香、柴胡、香附、川楝子;虚热者,加生地黄、牡丹皮、鲜侧柏叶。结果:痊愈44例,有效55例,总有效率为90%。

代杖散

【方源】　《外科大成》卷四。

【组成】　野红花(即小蓟)250克。

【用法】　烧酒2250克,浸之晒之,以干为度。含口内,咽其汁。任刑不知痛。

【主治】　杖伤。

代针散

【方源】　《疡医大全》卷八。

【组成】　木鳖子、川乌。

【用法】　水磨。以鹅翎扫刷疮上,留豆大1处出脓。如药水干,再刷上。

【主治】　恶疮肿毒,日久不出头。

代针膏

【方源】　《袖珍方大全》卷三。

【组成】　枳壳(大者,去瓤)1个,巴豆(去皮)15克。

【用法】　上药将豆装在枳壳内,线缚,罐内盛,醋煮干枳、豆,晒干研细,用丝线蘸湿展药,敷痔根

上;津调代针膏,敷疮头尖。败肉自去。

【主治】 痔漏。

【宜忌】 如顽漏日久不可用。

代参膏

【方源】 《本草纲目拾遗》卷三引《杨春涯验方》。

【组成】 于术(白米泔水浸 3 昼夜,洗净浮皮,蒸晒 10 次,有脂沾手为度)5000 克。

【用法】 切片熬膏,滴纸不化;用白茯苓 5000 克,春末,水飞去浮,只取沉者,蒸晒 10 次,沾手如胶,与术膏搅匀。每次 30 克,米汤送下。

【功用】 补益。

代茶汤

【方源】 《摄生众妙方》卷四。

【组成】 白术 4.5 克,麦冬(去心)3 克。

【用法】 煎作汤,代茶服。

【功用】 夏月服之,健脾止渴。

【方论】 夏日吃茶水多,必致泄泻。白术补脾燥湿,麦冬生津止渴也。

代茶饮

【方源】 《治疹全书》卷下引《摄生方》。

【组成】 枸杞子、五味子。

【用法】 上为细木,滚水泡封 3 日,代茶饮之。

【主治】 注夏虚病。

代指膏

【方源】 《外科大成》卷二。

【组成】 雄黄、朴硝各等份。

【用法】 用猪胆汁,少加香油调涂。

【主治】 代指。生指甲边,焮热肿痛。

代赭石散

【方源】 年氏《集验良方》卷一。

【组成】 旋覆花不拘多少,代赭石(为细末)3 克。

【用法】 调服。

【主治】 一切呕吐不止。

仙枣

【方源】 《疡医大全》卷三十四。

【组成】 大黑枣(去核)21 枚,胡粉 1 克。

【用法】 将胡粉入枣内,逐个用线扎紧,放小砂罐内,略放水煮熟,露 1 宿,空腹吃 3 枚,冷茶送下。

【主治】 杨梅疮。

仙人粮

【方源】 《本草纲目》卷十八引《臞仙神隐》。

【组成】 干天冬 5000 克,苦杏仁 500 克。

【用法】 上药研为末,蜜渍。每次 3 克,开水调服。

【功用】 久服补中益气。

【主治】 虚劳绝伤,年老衰损,偏枯不随,风湿不仁,冷痹恶疮,痈疽。

仙灵散(1)

【方源】 《三因极一病证方论》。

【组成】 仙灵脾、威灵仙各等份。

【用法】 上药研为末。每次 6 克,食后米汤调下。

【主治】 斑疮入眼。

仙灵散(2)

【方源】 《仁斋直指方论》卷二十二。

【组成】 滑兰臭皮(末)、紫贝草(捣)。

【用法】 上药研为末。酒调为膏敷;或蜜水调亦好。

【功用】 收肿敛毒排脓。

【主治】 痈疽肿毒。

【备考】 滑兰拔毒,紫贝散血。或单用紫贝草亦效。

仙梅丸

【方源】 《古今医鉴》卷五引桑双冈方。

【组成】 细茶、乌梅(水洗,剥去核,晒干)各 30 克。

【用法】 上药研为末,用生蜜为丸,如弹子大。每次 1 丸,水冷热随意化下。

【主治】 痢疾发热发渴。

仙菊饮

【方源】 《洞天奥旨》卷八。

【组成】　菊花根叶 60 克,生甘草末 9 克。

【用法】　将菊花根叶捣烂,白布绞出汁,再用滚水冲在菊花汁内,用布沥出,调生甘草末饮之。

【主治】　金疮痛甚者。

仙螺膏

【方源】　《遵生八笺》卷十八。

【组成】　大田螺 1 个。

【用法】　将片脑 0.3 克,入田螺肉,即化为水。用鹅毛搽疮口,即收。

【主治】　痔漏脏毒成三五孔出水者。

【备考】　用蝉蜕、白芷捣烂,将孔塞满,再用此方。

仙灵脾散

【方源】　《幼幼新书》卷十八引《谭氏殊圣》。

【组成】　仙灵脾、威灵仙。

【用法】　上药研为末。每次 6 克,小儿 1.5 克,食后米饮调下。

【主治】　①《幼幼新书》引《谭氏殊圣》:疮疹入眼。

②《幼幼新书》引《赵氏家传》:食毒,睛突外。

仙鹤草膏

【方源】　《中药成方配本》。

【组成】　鲜仙鹤草 5000 克,大枣 150 克。

【用法】　鲜仙鹤草与枣子煎汁,榨净去渣,滤清,加白蜜 500 克,炼透,滤过收膏。每次 9 克,开水冲服,1 日 3 次。

【功用】　止血。

【主治】　呕血、咯血、出血。

仙人掌草方

【方源】　《普济方》卷二九八。

【组成】　仙人掌草 1000 克。

【用法】　与甘草浸酒服。

【主治】　肠风下血。

仙方椒苓丸

【方源】　《本草纲目》卷三十二引《邵真人经验方》。

【组成】　花椒(炒去汗)500 克,白茯苓(去皮)300 克。

【用法】　上药研为末,炼蜜为丸,如梧桐子大。每次 50 丸,空心盐汤下。

【功用】　补益心肾,明目驻颜,顺气祛风,延年。

【宜忌】　忌铁器。

仙方鲮鲤散

【方源】　《赤水玄珠》卷三十。

【组成】　穿山甲(活者,大约重 5000 克为妙,剖开肚,不去肠杂,以真生漆 500 克,涂在肚内,阴干 7 日,用泥包,火煅存性)。

【用法】　上为极细末,每次 1～1.5 克,火酒调下。用真青布被,上下盖之,出汗臭不可闻,不得见风,待汗干,被上俱是小虫。服 10 日,眉发复出,身上脓水疮皆愈,1 月即脱体除根。

【主治】　大麻风。

仙术茯苓丸

【方源】　《圣济总录》卷一九八。

【组成】　白术(净括去皮,洗,细锉)2500 克,白茯苓(去黑皮,捣末)1500 克。

【用法】　上药先将术捣碎,水煮,绞去渣,加茯苓末,搅和令匀如膏,为丸如弹子大,放不津瓷器中。每次 1 丸,细嚼温水下,1 日 2 次。

【功用】　辟谷,活血驻颜,耐风寒,延年不老。

仙传救苦汤

【方源】　《经验秘方》卷上。

【组成】　大黑豆(炒熟)90 克,生姜(重约 90 克,切片)1 块。

【用法】　用水煎数沸取起,去姜、豆,服汁。避风,待汗出透即愈。

【主治】　夏月贪凉,寒气潜入腠里,致男妇中寒阴症。

仙传救急惊神方

【方源】　《医便》。

【组成】　生白石膏(研末)300 克,辰砂(研末)15 克。

【用法】　二味和匀。每次大人 9 克,小儿 1-3 岁 3 克,4-7 岁 4.5 克,8-12 岁 6 克,13-16

岁 7.5 克,用生蜜调下。

【主治】 ①《医便》:小儿急惊风;以及大人中风、中痰。

②《良朋汇集》:大人气性风,羊羔风。

仙传通津救命至灵丹

【方源】 《古方汇精》。

【组成】 龙眼肉(去核)180 克,生牛膝(用酒 1 杯,浸,捣烂)30 克。

【用法】 将龙眼肉煎浓汁,冲入牛膝酒内服之,停半日即产。

【主治】 裂胞生及难产数日,血水已干,产户枯涩,命在垂危者。

冬瓜汤

【方源】 《圣济总录》卷三十四。

【组成】 常山(细锉)30 克,甘草(炙,锉)15 克。

【用法】 上药研为粗末。每次 6 克,用冬瓜汁煎,放温,未发前服。

【主治】 温疟,寒少热多。

冬瓜饮

【方源】 《圣济总录》卷五十八。

【异名】 冬瓜饮子(《卫生宝鉴》卷十二)、黄瓜汤(《普济方》卷一七六引《十便良方》)。

【组成】 冬瓜 1 枚,黄连 300 克(去须,别捣为细末)。

【用法】 上药先取冬瓜剖开去瓤净,掺黄连末在瓜内,却用瓜顶盖,于热灰中煨熟,去皮细切烂研,布绞取汁。每次 10～20 毫升,日 3 次夜 2 次。

【主治】 消渴,能食而饮水多,小便如脂麸片,日夜无度。

冬瓜粥

【方源】 《药粥疗法》引《粥谱》。

【组成】 新鲜连皮冬瓜 80～100 克(或干冬瓜子 10～15 克,新鲜的 30 克),粳米适量。

【用法】 先将冬瓜洗净,切成小块,同粳米适量煮为稀粥,随意服食。或用冬瓜子煎水,去渣,同米煮粥。

【主治】 水肿胀满,小便不利,包括急、慢性肾炎,水肿,肝硬化腹水,脚气水肿,肥胖症,暑热烦闷,口干作渴,肺热咳嗽,痰喘。

冬青方

【方源】 《普济方》卷七十三引《海上方》。

【组成】 新砖 2 片,冬青叶 500 克。

【用法】 以冬青叶捣自然汁,浸砖数日,令透取出,掘地坑架砖于内,四下空,覆之日久,后砖上粉霜起,取霜,入脑子少许,无亦得。点眼。

【主治】 赤眼。

冬麻子粥

【方源】 《圣济总录》卷一八八。

【组成】 冬麻子 90 克(炒令香,捣令细,以水同研取汁),粳米 90 克。

【用法】 上药取麻子汁煮米为粥。空腹食之。

【主治】 脚气。

冬葵子汤

【方源】 《圣济总录》卷一五七。

【组成】 冬葵子(微炒)60 克,大黄(锉,炒)30 克。

【用法】 上药研为粗末。每次 9 克,水煎,去渣,食前温服。

【主治】 妊娠大小便不通。

冬葵子散(1)

【方源】 《太平圣惠方》卷九十二。

【组成】 冬葵子 30 克,木通(锉)15 克。

【用法】 上药研为粗散。每次 3 克,水煎,去渣。不计时候,量儿大小,分减服之。

【主治】 小儿卒小便不通,小腹急闷。

冬葵子散(2)

【方源】 《女科百问》卷下。

【组成】 冬葵子 9 克,茯苓 6 克。

【用法】 上药研为细散。每次 9 克,米饮调下,不拘时候。若利则歇。如不通,恐是转胎,加发灰少许。

【主治】 妊娠,小便不利,身重恶寒,起则眩晕;水肿。

冬虫夏草酒

【方源】 《赵炳南临床经验集》。

【组成】　冬虫夏草 60 克,白酒 240 克。

【用法】　冬虫夏草浸酒内 7 昼夜。用牙刷沾酒外擦 1～3 分钟,早、晚各 1 次。

【功用】　补气血,助生发,乌须黑发。

【主治】　圆形脱发,脂溢性脱发,神经性脱发,小儿头发生长迟缓。

失笑散(1)

【方源】　《证类本草》卷二十二引《近效方》。

【异名】　断弓弦散(《苏沈良方》卷八)、失笑膏(《中藏经·附录》)、经验失笑散(《金匮翼》卷六)。

【组成】　五灵脂、蒲黄各 6 克。

【用法】　先用酽醋熬药成膏,每次 10 克,以水煎,热呷。

【功用】　①《医学心悟》:散血消胀,下衣。

②《方剂学》:活血行瘀,散结止痛。

【主治】　①《苏沈良方》:疗妇人血气。

②《妇人良方大全》:产后恶露不快,腰痛,小腹如刺,时作寒热,头痛,不思饮食;亦治久有淤血,月水不调,黄瘦不思饮食,并能治之;亦可疗心痛。

③《外科枢要》:治跌仆、产后心腹绞痛,或不知人事,或经行淤血,作痛作痼。

④《医学入门》:食积淤血。

⑤《痧胀玉衡》:治痧后毒气退尽,尚留淤血在胸膈间,积血作痛。

⑥《辨证录》:产后仓皇惊扰,用力过多,以致肓膜有伤,垂出肉线一条,约长一二尺,牵引心腹,痛不可忍,以手微动之,则痛苦欲绝。

⑦《医学心悟》:或血入衣中,胀而不能下,以致心腹胀痛喘急。

⑧《女科切要》:胃脘痛。

⑨《验方新编》:男女老少心腹胸肋淤血作痛,小腹疝气、脚气及胎前产后血崩、血晕,一切气痛。

【方论】　①《古今名医方论》:吴于宣曰:是方用灵脂之甘温走肝,生用则行血;蒲黄甘平入肝,生用则破血;佐酒煎以行其力,庶可直抉厥阴之滞,而有其推陈致新之功。甘不伤脾,辛能逐瘀,不觉诸证悉除,直可以一笑而置之矣。

②《医方集解》:此手足厥阴药也,生蒲黄性滑而行血,五灵脂气燥而散血,皆能入厥阴活血止痛,故治血痛如神。

③《血证论》:蒲生水中,花香行水,水即气也,

水行则气行,气止则血止,故蒲黄能止刀伤之血;灵脂气味温,行以行血,二者合用大能行血也。

④《医林纂要探源》:产余之血瘀,与他病血瘀有不同者,其留在冲任,其逆循心包络,不得滥及他经也。其血气已虚,不可重虚其血气,瘀非寒凝,亦非火结,则寒热之药,不可概施。蒲黄,五灵脂,皆下和冲任,而上行手厥阴、少阴者,其性和平,去瘀而能补。方名失笑者,盖以药微而能去危疾也。

⑤《医略六书·女科指要》:血瘀心脾,胃气不化,而冲任少蓄泄之权,故血崩于下,心痛于上焉。蒲黄炒黑,散瘀止血;灵脂炒灰,散瘀定痛。为散以散之,米饮以和之,使瘀化新生,则经脉清利,而脾胃气化有权,血无妄行之患,何血崩,心痛之不已哉!

⑥《古今名方发微》:方中五灵脂性味甘温,善入肝经血分,生用则能通利血脉而散淤血,适用于血滞疼痛等证,有良好的化瘀止痛效果。《本草经疏》谓其"性专行血,故主女子血闭,味甘而温,故疗心腹冷痛,妇人产后少腹儿枕诸痛,所必需之药"。蒲黄性味甘平,亦入肝经血分,生用有行血散瘀之作用,与五灵脂同用,则活血化瘀之力更强。李时珍说蒲黄"与五灵脂同用,能治一切心腹诸痛"。以醋煎以行药力,庶可直抉厥阴之滞,而有推陈出新之功。本方甘不伤脾,辛能散瘀,古人用此方则病人每于不觉中诸证悉除,直可以一笑置之,故名:"失笑散"。失笑散活血化瘀之力颇强,临床效果亦佳,《太平惠民和剂局方》虽仅用其治疗妇人产后心腹疼痛,后世却有很大的发展。如李时珍在《本草纲目》中说:"失笑散,不独治妇人心痛腹痛,凡男女老少,一切心腹,胁肋,少腹痛,疝气,并治胎前产后,血气作痛及血崩经溢,百药不效者,俱能奏功,屡用屡验,真近世神方也。"近来,临床上用本方加味治疗心绞痛及宫外孕等病属于淤血停滞者,亦获显著效果,从而进一步证明了失笑散确实是一首活血化瘀的效方。

【验案】　①心腹痛　《苏沈良方》:曾有妇人病心腹欲死,十余日百药不验,服此顿愈。

②原发性痛经　《湖北中医杂志》(1997,4:18):采用失笑胶囊治疗原发性痛经 86 例,效果满意。治疗方法:失笑胶囊由生蒲黄、炒蒲黄、五灵脂(醋炒)组成,是在"失笑散"的基础上经剂型改革而成。从经期前 2 天开始口服,每日 2 次,每次 3 粒,连服 7～10 天,经净停服。3 个月经周期为 1 个疗

程。治疗期间停服其他治疗痛经的中西药物。并观察患者治疗前后全血黏度及外周血前列腺素的变化。治疗结果：痊愈 26 例，显效 30 例，有效 21 例，无效 9 例。总有效率为 89.5%。

【实验研究】 ①《上海中医药杂志》(1963,9:1)：本方既能收缩子宫而有利于子宫复旧及恶露排出，又能缓解平滑肌痉挛而有助于痛经、产后腹痛及胸腔疼痛的缓解。(1983,2:46)：本方能抑制血小板黏附和聚集，并有轻度增加抗凝血酶Ⅲ活力的作用。

②降低血小板聚集作用 《中西医结合杂志》(1984,9:552)：给动脉粥样硬化应激小白鼠喂饲失笑散后，心肌毛细血管及小血管腔内血小板检出率明显降低($P<0.01$)。从血小板状态看，正常组呈散在，应激组多数聚集，实验组则大多数聚集成堆，而失笑散组仅少数聚集，多数已分散。表明失笑散有显著降低血小板聚集作用。

③镇痛作用 《中成药》(1996,10:33)：伍氏对失笑散的新剂型滴丸剂的实验结果表明：失笑滴丸、失笑散均具有镇痛作用；改善"血瘀"证血液流变学作用及收缩子宫平滑肌的作用。二者药理作用基本一致。其中镇痛的起效时间及降低全血黏度低切变速度滴丸剂优于散剂。

④不同提取部位的药效学研究 《北京中医药大学学报》(1999,3:48)：失笑散以石油醚、乙酸乙酯、甲醇依次提取，将所得的各部位与失笑散原方分别进行止痛、活血的药效学研究。观察了对醋酸致痛小鼠扭体次数、高血脂大鼠血液流变性、小鼠凝血时间、大鼠颈动脉血栓形成时间的影响。结果表明：失笑散的石油醚、乙醇乙酯提取部位与失笑散同样具有镇痛、降低高血脂大鼠高切速下全血黏度、降低血浆黏度、降低 RBC 压积值、延长凝血及血栓形成时间的作用。

失笑散(2)

【方源】 《鸡峰普济方》卷二十。

【组成】 干漆(炒烟出为度)、白胡椒各等份。

【用法】 上药研为细散。每次 3 克，煎葱酒调下，乘热服。

【主治】 男子小肠气。

失笑散(3)

【方源】 《医方类聚》卷七十三引《施圆端效方》。

【组成】 干姜、雄黄各等份。

【用法】 上药研为细散。口噙水，畜少许鼻中。

【主治】 牙痛。

生肌药

【方源】 《咫后方》。

【组成】 黄蜂巢 30 克，鱼胶 120 克。

【用法】 上锉碎，炒黑为度，研细末，放地上 1 宿，退去火毒，次日取出，加冰片少许和匀。疮口每用猪蹄汤洗净，拭干，方上药，以填满为佳。

【主治】 发背痈疽，黑败之肉已去，遂生新肉者。

生脉散

【方源】 《疡医大全》卷三十三。

【组成】 人参 3 克，炙黄芪 9 克。

【用法】 水煎服。

【主治】 痘后灰白，气血两亏。

生韭饮

【方源】 《古今医统大全》卷二十六引朱丹溪方。

【组成】 生韭(捣自然汁 30 克，温加酒 30～60 毫升同服)。

【用法】 上先以桃仁连皮细嚼数十枚后，以韭汁送下。

【功用】 开提气血。

【主治】 食郁久则胃脘有淤血作痛。

生姜汤

【方源】 《种痘新书》卷十二。

【组成】 半夏(法制)、生姜各等份。

【用法】 水煎服。

【主治】 噎气。

生姜饮

【方源】 《圣济总录》卷一六〇。

【组成】 生姜汁、生地黄汁。

【用法】 上药各取汁 50 毫升，相和煎，后下酒少许相和，温服之。

【主治】　产后恶血上掩心,如见神鬼欲死。

生姜散

【方源】　《医方类聚》卷一六四引《吴氏集验方》。

【组成】　生姜、大豆(煮熟)各等份。

【用法】　上药擂水与服。

【功用】　解附子、川乌、草乌、半夏毒。

生姜煎

【方源】　《圣济总录》卷一一七。

【组成】　生姜(取汁)30毫升,白沙蜜90克。

【用法】　同煎10余沸,用瓷器盛。时时以热水调1匙头,含咽之。

【主治】　口疮疼痛。

生眉散

【方源】　方出《医方类聚》卷二十四引《急救仙方》,名见《疯门全书》。

【组成】　皂角刺(焙干)、新鹿角(烧存性)各等份。

【用法】　上药研为细散。生姜汁调涂眉上,1日1次。

【功用】　生眉毛。

【主治】　大风眉落。

生葛散

【方源】　《普济方》卷一八九引《济生方》。

【组成】　生葛根、小蓟根各250克。

【用法】　上洗净,捣取汁。每次30毫升,烫温服,不拘时候。

【主治】　鼻出血不止。

【验案】　衄血　《类编朱氏集验方》:予在汝州时,因出验尸,有保正赵温,不诣尸所,问之即云:衄血已数斗,昏困欲绝。予使人扶腋以来,鼻血如檐溜,平日所记治衄数方,旋合药治之,血势皆冲出。予谓治血者莫如地黄。试遣人四散寻生地黄,得十余斤,不暇取汁,因使之生吃,渐及三四斤,又以其滓塞鼻,须臾血定。又癸未岁,予妇吐血,有医者教取生地黄自然汁煮饮之,日服数升,三日而愈。有一婢,病经血半年不通,见釜中饮汁,以为弃去可惜,辄饮数杯,随即通利。地黄活血,其功如此。地黄但用新布拭净捣汁,勿用水洗。

生半夏汤

【方源】　《保命集》卷下。

【组成】　半夏不拘多少(洗七遍,切作片)。

【用法】　每次9克,入生姜5大片,水煎,和滓食后服,1日2～3服。服3日毕,再服枳术丸,尽其痰为度。

【主治】　湿痰咳嗽。

生地黄丸

【方源】　方出《备急千金要方》卷四,名见《千金翼方》卷五。

【组成】　生地黄(取汁)1500克,干漆(为末)50克。

【用法】　漆末纳地黄汁中,微火煎令可丸,如梧桐子大。每次3丸,食后酒送下。不知加之。

【主治】　月经不通,脐下坚结,大如杯升,发热往来,下痢羸瘦,此为血瘕。

【方论】　《千金方衍义》:生地黄得干漆灰则寒而不滞,干漆灰得生地黄则威而不猛,真破瘕之专药。但须审元气可任者用之。

生地黄饮

【方源】　《圣济总录》卷一五九。

【组成】　生地黄汁50克,生姜汁10克。

【用法】　上药同煎,开水或酒和服。

【主治】　难产。

生地黄膏

【方源】　《仁斋直指方论》卷二十一。

【组成】　生地黄、蓝青叶各等份。

【用法】　上入蜜杵细。每次15克,井水煎,食后服。

【主治】　口舌疮肿。

生芦根粥

【方源】　《医方类聚》卷二四四引《食医心鉴》。

【组成】　生芦根(净洗)30克,红米100克。

【用法】　以煎芦根取汁,去渣,入红米于汁中煮粥食之。

【主治】　小儿呕吐,心烦热。

生硫黄丸

【方源】　《三因方》卷十一。

【组成】　硫黄不拘多少。

【用法】　以柳木槌研细,生姜汁拌炊饼糊为丸,如梧桐子大。每次 50 丸,食前米汤送下。

【主治】　寒呕,脉弱,小便复利,身有微热。见厥者难治。

生薯药羹

【方源】　《太平圣惠方》卷九十六。

【组成】　生薯药(切)、薤白(去须,切)各 250 克。

【用法】　上于豉汁中煮做羹,如常调和食之。

【主治】　下焦虚冷,小便多数,瘦损无力。

生干地黄散

【方源】　《太平圣惠方》卷八十二。

【组成】　生干地黄 60 克,乌鸡骨(涂酥,炙令黄)30 克。

【用法】　上药研为细散。每次 1.5 克,以粥饮调下,不拘时候。

【主治】　小儿脏腑壅热,气血不荣,致囟陷不平者。

生肉神异膏

【方源】　《世医得效方》卷十九。

【组成】　雄黄 15 克,滑石倍用。

【用法】　上药研为末。洗后掺疮上,外用绵子覆盖相护,凡洗后破烂者,用此贴之。

【主治】　痈疽坏乱及诸疮发毒。

生姜生附汤

【方源】　方出《肘后备急方》卷三,名见《三因极一病证方论》卷二。

【组成】　附子 3 克,生姜(切)90 克。

【用法】　水煎,分 2 次服。

【功用】　《三因极一病证方论》:正气,消痰,散风。

【主治】　①《肘后备急方》:中风,头身无不痛,颠倒烦满欲死,以及但腹中切痛者。

②《三因极一病证方论》:卒中风,涎潮昏塞不知人;并主瘀冷癖气,胸满呕沫头痛,饮食不消。

【宜忌】　《普济方》:忌猪肉、冷水。

生姜白糖汤

【方源】　《医林纂要探源》卷六。

【组成】　生姜 9 克,白糖 1 撮。

【用法】　煎姜汤熟,盛白糖于碗中,以姜汤冲下,清晨服之。

【主治】　寒痰上溢于肺,咳嗽多痰,而觉有冷气上冲喉者。

【方论】　生姜辛以行痰,而泻肝之寒邪;白糖甘以补肺,且亦能化痰;清晨则百脉方朝于肺。

生姜半夏汤

【方源】　《金匮要略》卷中。

【异名】　小半夏汤(《普济方》卷一三八引《类证活人书》)。

【组成】　半夏 9 克,生姜汁 30 毫升。

【用法】　水煮半夏,纳生姜汁,再煮,分 4 次服,日 3 夜 1 服。

【主治】　①《金匮要略》:病人胸中似喘不喘,似呕不呕,似哕不哕,彻胸中愦愦然无奈者。

②《医学正传》:风痰上攻,头旋眼花,痰壅作嗽,面目浮肿,咳逆欲死。

【方论】　①《金匮玉函经二注》:此方与小半夏汤相同,而取意少别。小半夏汤宣阳明之气上达,故用半夏为君,生姜为佐;半夏汤通阳明之经,故用姜汁为君,半夏为佐,取其行于经络,故用汁也。

②《医宗金鉴》:彻心中愦愦然无奈者,总形容似喘不喘,似呕不呕,似哕不哕,心中愦乱无奈,懊恼欲吐之情状也,故以半夏降逆,生姜安胃也。

③《医宗金鉴》引李彣:生姜、半夏,辛温之气,足以散水饮而舒阳气。然待小冷服者,恐寒饮固结于中,拒热药而不纳,反致呕逆。今热药冷饮下嗌之后,冷体既消,热性便发,情且不违,而致大益,此《内经》之旨也。此方与前半夏干姜汤略同,但前温中气,故用干姜,此散停饮,故用生姜;前因呕吐上逆,顿服之则药力猛峻,足以止逆降气,呕吐立除;此心中无奈,寒饮内结,难以猝消,故分四服,使胸中邪气徐徐散也。

④《金匮要略心典》:生姜半夏汤,即小半夏汤而生姜用汁,则降逆之力少而散结之力多,乃正治

饮气相搏,欲出不出者之良法也。

⑤《高注金匮要略》:门人问曰:胃寒而上沁下吸,温之降之,固为正治。其温胃而不用甘草者何也?答曰:生姜辛温而性善走,取汁用之,则过嗓即发,是所以温上焦之似喘似呕也;配半夏以降之,则辛温之性渐渐下沉,是温胃之外,尤欲以辛胜肝,而并治其下焦之欲哕。故于甘草之守中者无取焉。

生商陆汁方

【方源】　《圣济总录》卷一四七。

【组成】　商陆 150 克。

【用法】　上药洗,细切,用生姜 15 克和捣,取汁 30 毫升,五更初服之。服了坐半时即睡,至旦不动,得利,以冷水洗手面便止。仍煮薤白温粥食之。

【主治】　蛊毒。

生熟二地汤

【方源】　《辨证录》卷三。

【组成】　生地黄、熟地黄各 60 克。

【用法】　水煎服。

【主治】　咯血。血不骤出,必先咳嗽不已,觉喉下气不能止,必咯出其血而后快。此为肾气之逆。

生地黄南星软膏

【方源】　《中西医结合眼科》1991,2:78。

【组成】　生地黄、生天南星。

【用法】　将上药研细过筛,各取 15 克,加凡士林至 100 克,拌匀即成,取黄豆大小软膏于 1.5 厘米×1.5 厘米的纱布中央,用胶布固定于太阳穴,1日 1 次。

【主治】　早期睑腺炎(麦粒肿)。

【验案】　早期睑腺炎(麦粒肿)　《中西医结合眼科》(1991,2:78):治疗早期睑腺炎(麦粒肿)40例,内睑腺炎(麦粒肿)6 例,外睑腺炎(麦粒肿)17例;硬结前期 26 例,硬结初期 17 例(按患眼计)。结果:治愈 36 例(90%),其中内麦粒肿治愈 25 例(96.2%),外睑腺炎(麦粒肿)14 例(82.4%),硬结前期 22 例(84.6%),硬结初期 17 例全部治愈。

白 丸

【方源】　《济生方》卷一。

【组成】　阳起石(煅,研令极细)、钟乳粉各等份。

【用法】　上药研为细散,酒煮附子糊为丸,如梧桐子大。每次 50 丸,空腹米饮送下。

【主治】　元气虚寒,精滑不禁,大肠溏泄,手足厥冷。

白及散

【方源】　《普济方》卷六十四。

【组成】　白及 20 枚(研为末)。

【用法】　用猪肺 1 个、生姜数片,煮熟,切成片子,点尽白及末,食之。

【主治】　语声不出。

白及膏

【方源】　《卫生鸿宝》卷二。

【组成】　白及(炙,为末)15 克,广胶(烊化)30 克。

【用法】　和匀。敷患处,空一头出气,以白海蜇皮贴之。数次即消。

【主治】　发背,搭手。

白云散

【方源】　《痘疹金镜赋集解》卷六。

【组成】　人中白(煅)、黄连(肉汁浸,以白为度)。

【用法】　上药研为末。每次 3 克,开水下。

【主治】　发斑丹。

白凤散

【方源】　《医宗说约》卷六。

【组成】　鸡子 1 个(打一孔,去黄留白),矿石灰 6 克(入鸡子内)。

【用法】　鸡子用纸封口,外用盐泥封固,火煅通红,去泥,碾为细末。茶油调搽。

【主治】　脓窠疮。

白玉散

【方源】　《喉科紫珍集》卷上。

【组成】　白矾 30 克,巴豆 21 粒。

【用法】　先将矾入铫,慢火熔化,随入巴豆仁于内,候干,去巴豆,用矾为末。每用少许,吹入喉中。

【主治】 急喉痹、缠喉风,牙关紧闭,不省人事。

白术丸

【方源】 《杂病源流犀烛》卷十七。

【组成】 白术(土炒,研末)500克,生地黄250克(饭上蒸熟)。

【用法】 捣和,干则少入酒为丸。每次15丸,米饮送下,1日3次。

【主治】 痔漏,脱肛,泻血,面色萎黄,积年不愈者。

白术汤(1)

【方源】 《圣济总录》卷一五六。

【组成】 白术60克,半夏(生姜汁浸1宿,焙)30克。

【用法】 上药研为粗末。每次9克,加生姜3片,水煎,去渣,食后温服,1日3次。

【主治】 妊娠咳嗽,痰盛呕逆。

白术汤(2)

【方源】 《圣济总录》卷三十八。

【组成】 白术45克,枳壳(去瓤,麸炒)30克。

【用法】 上药研为末。每次9克,加大枣(擘,去核)3个,水煎,去渣,空腹温服,早晨、午时、日晡各1次。

【主治】 霍乱,脾胃气攻,腹胀满不下食。

白术汤(3)

【方源】 《此事难知》。

【组成】 白术6克(如汗之,改苍术),防风(去芦)6克。

【用法】 水煎服。

【功用】 上解三阳,下安太阴。

【主治】 伤风寒。

白术汤(4)

【方源】 《不知医必要》卷三。

【组成】 白术(土炒)12克,炙甘草3克。

【用法】 加煨姜3片,大枣2个,水煎服。

【主治】 小便清长而泻者。

【加减】 如寒甚,则煨姜换用干姜。

白术酒(1)

【方源】 《太平圣惠方》卷六十九。

【组成】 白术(捣碎)90克,黑豆(炒令熟)90克。

【用法】 以酒煎,去渣,分4次温服,撬开口灌之。

【主治】 妇人中风,口噤,言语不得。

白术酒(2)

【方源】 《太平圣惠方》卷七十四。

【组成】 白术、独活各30克。

【用法】 上药研为粗散。以酒煎,去渣,分2次温服,撬开口灌之。

【主治】 妊娠中风痉挛,通身强直,口噤不开。

白术散(1)

【方源】 《苏沈良方》卷十。

【组成】 白术、黄芩各等份(新瓦上同炒香)。

【用法】 上药研为散。每次9克,加生姜3片,大枣(擘破)1个,水煎。但觉头痛发热,便可2~3服,即愈。

【功用】 安胎,益母子。

【主治】 妇人妊娠伤寒,头痛发热。

【宜忌】 四肢厥冷阴证者未可服。

白术散(2)

【方源】 《保命集》卷下。

【组成】 白术、泽泻各15克。

【用法】 上药研为细散。每次9克,煎茯苓汤调下。或丸亦可,服30丸。

【主治】 水肿觉胀下者。

【宜忌】 《洁古家珍》:忌房室、鱼、酒等物。

白术散(3)

【方源】 《类编朱氏集验方》卷二引赵冀公方。

【组成】 白术不拘多少,浮小麦50克。

【用法】 白术为细末,每次18克,用浮麦煎汤,入白术再煎服,不拘时候。

【主治】 ①《类编朱氏集验方》:盗汗。

②《良朋汇集》:多汗盗汗,四肢作痛,饮食少

进,面黄肌瘦。

白术膏(1)

【方源】　《摄生众妙方》卷二。

【组成】　白术 500 克,人参 120 克。

【用法】　上切,以熟水浸 1 宿,次日桑柴文武火煎成膏,每膏 600 克,入炼蜜 120 克。以开水调服。

【功用】　补养。

白术膏(2)

【方源】　《医学入门》卷七。

【组成】　白术 500 克,陈皮 120 克。

【用法】　煎膏服。

【主治】　一切脾胃不和,饮食无味,泄泻。

白龙散

【方源】　《中藏经·附录》卷七。

【组成】　白善粉 30 克,铜绿(别研入)3 克。

【用法】　上同再研匀。每用 1.5 克,百开水化开,以手指洗眼;或滴水为丸,如鸡头子大服亦得。

【主治】　风毒赤烂,眼眶倒睫,冷热泪不止。

白芷丸(1)

【方源】　方出《本草纲目》卷十四引《太平圣惠方》,名见《奇效良方》卷五十七。

【组成】　白芷、葱白。

【用法】　捣为丸,如小豆大。每次 20 丸,茶送下。仍以白芷末,姜汁调,涂太阳穴,乃食热葱粥取汗。

【主治】　小儿风寒流涕。

白芷丸(2)

【方源】　《古今医统大全》卷七十三。

【组成】　白芷 30 克,糯米(炒黑色)15 克。

【用法】　上药研为末,糯米糊为丸,如梧桐子大。每次 50 丸,用木馒头或根煎汤送下。

【主治】　夜多小便。

白芷散(1)

【方源】　《圣济总录》卷九十八。

【组成】　白芷(醋浸,焙干)60 克。

【用法】　上药研为细散。每服 6 克,煎木通酒调下,连服 3 服。

【主治】　气淋结涩,小便不通。

白芷散(2)

【方源】　《普济方》卷四十四引《类编朱氏集验方》。

【组成】　白芷 12 克,生乌头 3 克。

【用法】　上药研为末。每次 1 克,茶调下。有人患眼睛痛者,先含水,次用此药擂入鼻中,其效更速。

【主治】　头痛及目睛痛。

白芷散(3)

【方源】　《医方类聚》卷一六七引《吴氏集验方》。

【组成】　白芷(用麻油煎过)。

【用法】　上药研为末。每次 15 克,麦冬煎水冷调下。外以雄黄敷。

【功用】　解蛇虫咬及犬虎伤。

【主治】　毒气入腹,胀肿者。

【验案】　蛇咬伤　《本草纲目》引《夷坚志》:临川有人被蝮蛇伤,即昏死,一臂如股。少顷遍身皮胀黄黑色。一道人以新汲水调白芷末,灌之,觉脐中汩汩然,黄水自口出,腥秽逆人,良久消缩如故。以麦门冬汤调尤妙。

白芷散(4)

【方源】　《普济方》卷二七二。

【组成】　小乌豆、白芷。

【用法】　上药研为末。水调,敷肿处。

【主治】　肿毒、暑毒、水刺肿手背。

白芷散(5)

【方源】　《普济方》卷三○七。

【组成】　雄黄、白芷。

【用法】　上药研为末。掺之。先用妇人扎髻绳扎定疮处。如无头绳,麻油绳亦可用。用新汲水调末服之,或热酒送下皆良。

【主治】　毒蛇咬伤。

白芷散(6)

【方源】　《济阳纲目》卷一○八。

【组成】　白芷9克,王不留行3克。

【用法】　上药研为末。每用量擦头发内,微揉后以篦子刮去药末,自无气息。

【功用】　去头垢,除汗气。

百花膏

【方源】　《济生方》卷二。

【组成】　款冬花、百合(蒸,焙)各等份。

【用法】　上药研为细散,炼蜜为丸,如龙眼大。每次1丸,食后,临卧细嚼姜汤咽下,嘀化尤佳。

【主治】　喘嗽不已,或痰中有血。

白矾丸(1)

【方源】　《太平圣惠方》卷七十二。

【组成】　白矾、附子(炮裂,去皮脐,为末)各60克。

【用法】　上药研为末,以汤浸蒸饼为丸,如梧桐子大。每次20丸,以荆芥汤送下,1日3次。

【主治】　妇人痔疾久不愈。

白矾丸(2)

【方源】　《圣济总录》卷五十八。

【组成】　白矾(烧令汁尽)、铅白霜各9克。

【用法】　上药研为细散,炼蜜为丸,如鸡头子大。绵裹,含化咽津。

【主治】　消渴烦热。

白矾酊

【方源】　《中医皮肤病学简编》。

【组成】　白矾10克,乙醇90毫升。

【用法】　混合外用。

【主治】　癣。

白矾散(1)

【方源】　方出《肘后备急方》卷三,名见《太平圣惠方》卷三十六。

【组成】　白矾(烧灰)、肉桂各6克。

【用法】　上药研为末。绵裹如枣,纳舌下,有唾出之。

【主治】　①《肘后备急方》:中风,卒失声,声噎不出。

②《太平圣惠方》:舌强不能语。

白矾散(2)

【方源】　《太平圣惠方》卷三十五。

【组成】　白矾(烧灰)30克,盐花30克。

【用法】　上药研为细散。以箸头点药在悬雍上。愈。

【主治】　①《太平圣惠方》:悬雍垂长,咽中妨闷。

②《普济方》:一切急风,口噤不开。

白矾散(3)

【方源】　《太平圣惠方》卷八十二。

【组成】　白矾(烧灰)30克,朱砂30克。

【用法】　上为极细末。敷儿舌上,1日3次。以乱发洗舌上垢,频令净,即愈。

【主治】　小儿鹅口并噤。

白矾散(4)

【方源】　《太平圣惠方》卷八十九。

【组成】　白矾(烧灰)30克,蛇床子30克。

【用法】　上药研为细散。干掺于疮上。立效。

【主治】　小儿耳疮及头疮,口边肥疮,蜗疮。

白矾散(5)

【方源】　《袖珍方大全》卷三引《太平圣惠方》。

【组成】　独茎羊蹄根(锉,捣)、白矾(为末)。

【用法】　二药一处以极酸米醋调匀,抓破涂药,觉痒极至痛即止,隔日再搽,不过3次即愈。又治癜风,以苎麻刮热,以药擦之。

【主治】　遍身生癣,日久不愈,上至头面及癜风。

白矾散(6)

【方源】　《圣济总录》卷五。

【组成】　白矾(生用)60克,生姜30克。

【用法】　先细研白矾为末,入浓煎生姜汤,研滤。分3次服,旋旋灌。须臾吐出痰毒。

【主治】　初中风,失音不语,昏冒不知人。

【宜忌】　若气衰力弱,不宜用猛性药吐之。

白矾散(7)

【方源】　《圣济总录》卷一四八。

【组成】　白矾(生用)30克,甘草(生用)15克。

【用法】　上药研为细散。每次9克,冷水调灌下。便以大蒜横切贴疮口,以艾炷于蒜钱上灸之,不拘壮数,如蒜钱焦,即别换更灸,痛定即止。

【主治】　毒蛇并射工沙虱等伤,眼黑口噤,手脚强直,毒攻腹内,逡巡不救。

白矾散(8)

【方源】　《圣济总录》卷一六七。

【组成】　白矾(烧灰)、龙骨各一份。

【用法】　上药研为细散。敷脐中。取愈为度。

【主治】　小儿脐不干。

白矾散(9)

【方源】　《医方类聚》卷七十四引《济生续方》。

【异名】　扫涎立效丹(《白喉全生集》)。

【组成】　白矾9克,巴豆(去壳,分作6瓣)3枚。

【用法】　将白矾及巴豆于铫内慢火熬化为水,候干,去巴取矾,研为细末。每用少许,以芦管吹入喉中。

【主治】　①《医方类聚》引《济生续方》:缠喉风,急喉闭。

②《白喉全生集》:白喉,风涎壅盛急症。

白矾散(10)

【方源】　《类编朱氏集验方》卷九。

【组成】　白矾(飞过)15克,朴硝(飞过)3克。

【用法】　上药研为末。铜箸点肿处,再点疮,如疮软,则用药点穿,硬则用针。

【主治】　①《类编朱氏集验方》:软疮。

②《普济方》:急喉痹,缠喉风,兼主重舌,咽喉肿塞。

白矾散(11)

【方源】　《普济方》卷二七七。

【组成】　雄黄、白矾各等份。

【用法】　用乌梅3个捶碎,巴豆1个合研为末。每用1.5克,油调敷患处。

【主治】　马汗入肉。

白矾散(12)

【方源】　《医学心悟》卷四。

【组成】　白矾(煅枯)6克,硇砂1.5克。

【用法】　上药研为细散。每用少许,点鼻。

【主治】　鼻痔。

白虎散

【方源】　《惠直堂方》卷一。

【组成】　生石膏300克,辰砂15克。

【用法】　上药研为细散,和匀。大人每次9克,小儿1—3岁3克,4—7岁4.5克,8—12岁6克,13—16岁7.5克,俱用生蜜调下。

【主治】　中风;兼治小儿急惊。

白金丸

【方源】　《医方考》卷五引《普济本事方》。

【异名】　郁金丸(《普济方》卷十八引《海上方》)、郁矾丸(《世医得效方》卷八)、金蝉丸(《普济方》卷一〇〇)、蔚金丸(《古今医统大全》卷四十九)、矾郁丸(《医宗金鉴》卷四十一)、金风丸(《仙拈集》卷二)、截癫丸(《串雅内编》卷一)、定心化痰丸(《外科传薪集》)、白玉化痰丸(《全国中药成药处方集》沈阳方)。

【组成】　白矾90克,郁金210克(须四川蝉腹者为真)。

【用法】　上药研为末,米糊为丸。每次50丸,水送下。

【主治】　①《医方考》引《普济本事方》:忧郁日久,痰涎阻塞包络、心窍所致癫狂证。

②《普济方》:一切痫病,久不愈。

③《外科全生集·新增马氏试验秘方》:喉风乳蛾。

【宜忌】　《北京市中药成方选集》:忌辛辣食物。

【方论】　白矾咸寒,可以软顽痰,郁金苦辛,可以开结气。

【验案】　①昔有一妇人,癫狂失心,数年不愈,后遇至人授此方,初服觉心胸有物脱去,神衰洒然,再服顿愈。

②高脂血症　《江西中医药》(1981,1:1):应用本方(江西省樟树制药厂出品),每日3次,每次6g,餐后口服,20天为1个疗程,连服2～3疗程。治疗高脂血症344例,其中男205例,女139例;年龄28—70岁;服本药前15天开始停服对血脂有影

响的药物,复查血脂,以持续明显升高者为观察对象;排除因肝、肾疾病和糖尿病等所致的继发性高脂血症或有严重脏器疾病而不宜观察药物作用者。结果:治疗前后血脂值经统计学处理比较,血清胆固醇、三酰甘油、β-脂蛋白均有非常显著的差异,(P<0.001),说明白金丸具有降低血脂的作用。

③慢性肝炎　《浙江中医杂志》(1980,5:218):口服本方,每次 10g,每日 3 次。若有黄疸或 SGPT 长期偏高或 HBsAg 阳性者,可增加剂量,每次 15g,每日 4 次,连服 7 日后改为每日总量 40g,分次服,半个月为 1 个疗程。共治疗 27 例,结果:痊愈 17 例,显效 5 例,好转 2 例,无效 3 例。

白金散

【方源】　《圣济总录》卷六十八。

【组成】　白面、九节石菖蒲(末)各 30 克。

【用法】　上药再研匀。每次 6 克,新汲水调下,未止再服。如中暑毒气,生姜、蜜水调下。

【主治】　呕血,肺损不止。

白鱼酒

【方源】　方出《外台秘要》卷十五引《救急方》,名见《本草纲目》卷四十一。

【组成】　衣中白鱼 7 枚,竹茹 1 握。

【用法】　酒煎,顿服之。

【主治】　小儿痫疾。

白鱼膏

【方源】　《北京市中药成方选集》。

【异名】　鸡眼膏。

【组成】　鲫鱼 240 克,巴豆 9 克。

【用法】　用香油 2000 克将药炸枯,过滤去渣,炼至滴水成珠后温再入官粉 2000 克搅匀,收膏,每张油重 1 克。贴患处。

【功用】　解毒消肿。

【主治】　诸毒恶疮,痈疽对口,肿毒坚硬不溃,脚生鸡眼。

白草散

【方源】　《普济方》卷二九九。

【组成】　甘草 30 克,白矾 60 克。

【用法】　上药研为细散。含化。

【主治】　口舌生疮,或咽喉痛者。

白药散

【方源】　《仁斋直指方论》卷二十一。

【组成】　白药、朴硝。

【用法】　上药研为末。以小管吹入喉。

【功用】　散血消痰。

【主治】　喉中热塞肿痛。

白垩散

【方源】　《妇人良方大全》卷七引《千金翼方》。

【组成】　白垩土(以米醋煅白垩土令赤,入醋内浸,令冷再煅,再浸,以醋干为度,研取)30 克,干姜(炮)6 克。

【用法】　上药研为细散。每次 3 克,饭饮调下。甚者 6 克,服 500 克以上为妙。

【主治】　①《妇人良方大全》:妇人反胃吐食。②《普济方》:男子畏寒。

白胶汤

【方源】　《医醇剩义》卷三。

【组成】　嫩白及(研末)12 克,陈阿胶 6 克。

【用法】　冲汤调服。

【主治】　肺叶痿败,喘咳夹红者。

白通汤

【方源】　《易简》。

【组成】　干姜 60 克,附子(生用)60 克。

【用法】　上锉。每次 12 克,水煎,去渣温服。

【主治】　伤寒发热,大便自利。

白梅丸(1)

【方源】　《圣济总录》卷一二六。

【组成】　僵蚕不拘多少(直者,炒令黄色)。

【用法】　上药研为末,用陈白梅肉捣为丸,如梧桐子大。每次 30 丸,熟水送下,空腹、午后各 1 次。

【主治】　风毒、气毒瘰疬。

白梅丸(2)

【方源】　《普济方》卷三十六。

【组成】　硫黄、白梅。

【用法】　共研成膏，为丸如梧桐子大。每次20丸，米饮送下。

【主治】　反胃。

白梅饮

【方源】　《普济方》卷三十八引《余居士选奇方》。

【组成】　橡斗子不拘多少，白梅肉（以蜜拌和，填在橡斗子内，候满）。

【用法】　铁线扎之，烈火煅存性，为末。米饮调下。

【主治】　肠风。

白蚕丸

【方源】　《医学入门》卷八。

【组成】　海藻、僵蚕各等份。

【用法】　上药研为末。取白梅肉汤泡，捣为丸，如梧桐子大。每次60～70丸，临卧米饮送下，1日5～6次。毒当从大便泄去。

【主治】　蛇盘疬，生于头项上交接处。

【宜忌】　忌豆、心、鸡、羊、酒、面。

白雪丹(1)

【方源】　《太平圣惠方》卷九十五。

【组成】　白矾（上好者，捣罗为末）150克。

【用法】　上于银锅中，以牛乳2500毫升，和白矾，煎令泣泣如雪，以寒食蒸饼末，旋下于锅中，搅令匀，为丸如梧桐子大。每次15丸，空腹以粥饮送下。

【功用】　止泄痢，除骨髓风。

【主治】　女人风冷及血气；男子冷病，肠风泻血。

白雪丹(2)

【方源】　《良方合璧》卷上。

【组成】　川贝（去心，研）180克，半夏（研）120克。

【用法】　五月五日午时合和，在铜锅内，微火炒嫩黄色，冷后入瓷器收贮，勿泄气。每次0.5克，生姜汁调药，隔水炖热，未来时先服，重者再服1服。

【主治】　疟疾。

【宜忌】　愈后忌食南瓜、鸡蛋、芋艿、螃蟹、蜈。

白鸽肉

【方源】　《仙拈集》卷三。

【组成】　白鸽子（去肝肠，净）1只，血竭（1年者30克，2年者60克，3年者90克，为末，入鸽内）。

【用法】　以线缝住，用无灰酒煮极烂。令病人食之，淤血自行；如心中慌乱，白煮肉1块，食之。

【主治】　干血痨。

白绿散

【方源】　《古今医统大全》卷六十三。

【组成】　白芷、铜绿各等份。

【用法】　上药研为细散。掺舌上，以温醋漱之。

【主治】　口舌疮，不能食。

白蔹汤

【方源】　《圣济总录》卷六十八。

【组成】　白蔹90克，阿胶（炙令燥）60克。

【用法】　上药研为粗末。每次6克，加生地黄汁20毫升，酒、水共100毫升，同煎，去渣温服。如无地黄汁，加生干地黄7.5克同煎亦得。

【主治】　呕血不止。

白蔹散(1)

【方源】　方出《肘后备急方》卷三，名见《备急千金要方》卷八。

【组成】　白蔹30克，附子15克。

【用法】　上药研为末。每次半3克，酒冲服，1日3次。

【主治】　①《肘后备急方》：中风肿痹虚者。
②《备急千金要方》：风痹肿筋急，展转易常处。
③《永乐大典》引《风科集验》：肝痹。

【宜忌】　《外台秘要》：忌猪肉、冷水。

白蔹散(2)

【方源】　《刘涓子鬼遗方》卷二。

【组成】　白蔹60克，半夏90克。

【用法】　上药研为末。每次3克，水调下，1日3次。若轻浅疮10日出，深疮20日出，终不停在肉中。

【主治】　金疮，箭在肉中不出。

白蔹散(3)

【方源】　《圣济总录》卷一四〇。

【组成】　白蔹 20 克，牡丹皮(去心)30 克。

【用法】　上药研为散。每次 9 克，温酒调下，空腹、日午、夜卧各 1 次。

【主治】　箭头不出。

白螺散

【方源】　《种福堂方》卷四。

【组成】　白螺蛳不拘多少，片脑少许。

【用法】　香油调搽患处。

【主治】　痘抓破。

白糯丸

【方源】　《普济方》卷三十三引《经验良方》。

【组成】　大白芷(为末)30 克，真糯米(炒赤色)15 克。

【用法】　上药研为末，糯米为丸。煎木馒头汤吞下。无木馒头，用根亦可，后用《太平惠民和剂局方》补肾汤调补。

【主治】　老人小便凝停白浊，卒死，头晕。

【加减】　后生禀赋怯弱，房室太过，小便太多，水道蹇涩，小便如膏脂，加石菖蒲、牡蛎。

白丁香丸

【方源】　《普济方》卷六十一。

【组成】　丁香 20 个(家雀屎是也)。

【用法】　以沙糖如胡桃大 1 块，同滚研，分作 3 丸。每次 1 丸，用薄绵子裹，令含在口内。即时遂愈，甚不过 2 粒也。

【主治】　咽喉双雕及单雕。

白石脂丸

【方源】　《圣济总录》卷四十四。

【组成】　白石脂 30 克(煅赤，于地上出火毒，细研如粉)，肉豆蔻 15 克(面裹煨，令焦，去壳)。

【用法】　上药研为末，和匀，煮面糊为丸，如梧桐子大。每次 30 丸，空腹米饮送下。

【功用】　和胃气，固大肠。

【主治】　脾脏虚冷泄痢。

白羊肾丸

【方源】　《普济方》卷一八〇引《郑氏家传渴浊方》。

【组成】　半夏、猪苓各 60 克。

【用法】　上将半夏净洗，猪苓同炒，色褐为度。却用半夏为末，酒煮羊内外肾烂研，同杵为丸。却以猪苓为末，入瓷瓶内养。每次 50～70 丸，温水或猪苓煎温汤空腹送下。

【功用】　除浊。

【主治】　①《普济方》引《郑氏家传渴浊方》：小便白浊。

②《丹溪心法附余》：遗精。

白杨皮酒

【方源】　《外台秘要》卷十九引《必效方》。

【组成】　白杨皮(东南面去地 1 米以上，去苍皮)。

【用法】　上切细，熬令黄赤色即止，纳不津器中，以酒浸，乃以泥封，冬月 14 日，春夏 7 日开饮。昼 2 夜 1 次，随性多少，有酒气为度。每日服 30 克，行鸭溏利。

【主治】　脚气偏废及一切风，缓风手足拘挛。腹满癖坚如石，积年不损。

白花蛇酒

【方源】　《普济方》卷一一〇引《瑞竹堂经验方》。

【组成】　白花蛇 1 条，蒸米 7500 克。

【用法】　缸底先用酒曲，次将蛇用绢袋盛之，顿于曲上，用纸封缸口，候 21 日，开缸取酒，将蛇去皮骨为末。每用蛇末少许，酒 50 毫升温服。仍将酒脚并糟做饼食之。尤佳。

【主治】　大风。

白花蛇散

【方源】　《奇效良方》卷六十五。

【组成】　白花蛇(连骨)30 克(火炙令干，勿焦)，大丁香 21 枚。

【用法】　上药研为细散。每次 3 克，小儿 1.5 克，以水解淡酒调下。

【主治】　①《奇效良方》:大人小儿疬子倒靥。②《张氏医通》:痘虚寒白陷。

白茅藤酒

【方源】　《外科大成》卷四。

【组成】　白茅藤根(于石臼内杵粉)。

【用法】　每用粉 120 克,糯米 7500 克,蒸饭作酒;或每酒 2000 毫升,用药 90 克煮服。以醉为度。

【主治】　大麻风并三十六种风。

白药子散

【方源】　《宣明论方》卷十四。

【组成】　白药子 30 克,甘草 15 克。

【用法】　上药研为末。用猪肝 1 叶,劈开掺药 15 克,水煮熟,食后服。

【主治】　一切疳眼赤烂,目生翳膜,内外障疾,并小儿吐痢。

白银锭子

【方源】　《万病回春》卷四。

【组成】　白芷 90 克,白矾 30 克。

【用法】　上药研为细散,铁勺熔成饼,再入炭火,煅令烟尽取出,去火毒,为末,用面糊和为锭子成条。插入漏内,直透里痛处为止。每日上 3 次,至 7 日为止,至 9 日疮结痂而愈。

【主治】　痔漏。

白鲜皮酒

【方源】　《医略六书》卷三十。

【组成】　白鲜皮 90 克,独活 90 克。

【用法】　醇酒蒸窨。空腹随量饮。

【主治】　产后中风,脉沉弦涩者。

【方论】　产后中风挟湿,而留连不解,不能流行血气,故肌肤顽木,痛痒不知。白鲜皮去风湿以理皮肤,独活开经气以除顽痹。醇酒蒸窨,务使风散湿除,则营血灌注,而肌肤润泽,焉有顽痹之患乎!

白僵蚕散(1)

【方源】　《圣济总录》卷一二一。

【组成】　僵蚕 240 克(温水洗过,入盐末 240 克,逐旋入银石器内,趁润炒令黄,去盐不用,捣为细末),麝香(细研)15 克。

【用法】　上药研为末。每用少许揩齿,良久以荆芥汤稍热漱口,冷吐去。

【主治】　风毒壅滞,齿龈虚肿出血,宣露疼痛。

白僵蚕散(2)

【方源】　《魏氏家藏方》卷九。

【组成】　僵蚕(直好,白色者)(新瓦上炭火略炒微黄色)30 克,天南星(白者)(炮裂,刮去粗皮,锉)30 克。

【用法】　上药研为细散。每次 0.75 克,用生姜自然汁少许调药末,以熟水投之呷下,吐出涎痰即快,不拘时候。

【主治】　缠喉风并急喉闭喉肿痛者。

白及雄黄散

【方源】　《洞天奥旨》卷十。

【组成】　白及 30 克,雄黄 9 克。

【用法】　上各为末。掺之。自然生皮,且又不痛,即愈。

【主治】　妊妇多食五辛热物,子患溻皮疮者。

白术枳壳丸

【方源】　《医方类聚》卷二二七引《医林方》。

【组成】　白术、枳壳各等份。

【用法】　上药研为细散,烧饭为丸,如梧桐子大。每次 30～50 丸,温水送下。

【主治】　妇人胎前,胎在胸腹痞闷。

白术茯苓汤

【方源】　《古今医统大全》卷三十五引《机要》。

【组成】　白术、茯苓各 15 克。

【用法】　水煎,食前服。

【主治】　①《古今医统大全》引《机要》:湿泻;或食积、湿热作泻。

②《医方考》:脾胃虚弱,不能克制水谷,湿盛作泻者。

【方论】　《医方考》:脾胃者,土也。土虚则不能四布津液,水谷常留于胃而生湿矣。经曰:湿盛则濡泻。故知水泻之疾,原于湿也。白术甘温而燥,甘则入脾,燥则胜湿;茯苓甘温而淡,温则益脾,淡则渗湿,土旺湿衰,泻斯止矣。

白术消肿散

【方源】　《医略六书》卷三十。

【组成】　白术(炒黑)90克,枳实(炒黑)45克。

【用法】　上药研为散。每次9克,紫苏汤下。

【主治】　产后浮肿,脉弦滞涩者。

【方论】　产后气食伤脾,脾气不化,清阳不能上奉,而风邪乘之,故遍身浮肿,心下痞闷焉。白术炭健脾气以燥湿除满;焦枳实泻滞气以散闷消痞;为散,紫苏汤下,理血气以散风邪也。使风邪外散则滞气内消,而脾胃调和,经络通畅,安有心下痞闷,遍身浮肿之患乎?

白芷黄芩汤

【方源】　《实用中西医结合杂志》(1990,5:284)。

【组成】　白芷、黄芩各30～60克。

【用法】　每日1剂,水煎,早晚分服。

【主治】　额窦炎。

【验案】　额窦炎　《实用中西医结合杂志》(1990,5:284):治疗额窦炎72例,男49例,女23例;年龄16－64岁,平均29.5岁;病程3天至6年;单侧45例,双侧27例。治愈以症状消失,窦底壁无压痛为痊愈。结果:服3剂而愈者18例,6剂而愈者31例,9剂而愈者10例,治愈率95.16%。服药期间血压升高者4例。

白矾半夏散

【方源】　《三因极一病证方论》卷十。

【组成】　白矾、半夏各等份。

【用法】　上药研为细散。酽醋调贴之。

【主治】　蝎螫,痛不可忍。

瓜子散

【方源】　《医心方》卷十八引《录验方》。

【组成】　干姜60克,瓜子90克。

【用法】　上药研为粗散。每次3克,先食酒下。

【主治】　被箭,血内漏腹中瘀满。

瓜皮散

【方源】　《伤科补要》卷三。

【组成】　冬瓜皮、牛皮胶各等份。

【用法】　上药研为细散。酒调服。

【功用】　伤后发汗。

瓜连丸

【方源】　《普济方》卷一七七引《经验良方》。

【组成】　大冬瓜(去瓤)1枚,黄连。

【用法】　上用黄连细末塞冬瓜内,浸10余日,觉冬瓜肉消尽为度,同研为丸,如梧桐子大。每次冬瓜煎汤,随意服之。

【主治】　消渴,骨蒸。

瓜桂散

【方源】　方出《是斋百一选方》卷十二,名见《普济方》卷一九二。

【组成】　冬瓜1枚,肉桂300克。

【用法】　上用冬瓜1枚,去瓤,以肉桂入冬瓜中,盖口湿纸裹数重,撅地坑,簇以炭火煅令存性为末。每次6克,米饮调下,1日2次。

【主治】　水气。

瓜蒂散(1)

【方源】　《杨氏家藏方》卷三。

【组成】　瓜蒂7枚,穿山甲鳞(瓦上焙焦)1片。

【用法】　上药研为细散。欲发前,男左女右,鼻内搐少许。

【主治】　①《杨氏家藏方》:疟疾。

②《御药院方》:太阳经头痛寒热。

瓜蒂散(2)

【方源】　《摄生众妙方》卷六。

【组成】　西瓜蒂30克,猪牙皂15克。

【用法】　上药研为细散。每次6克,开水调灌下,以探吐痰为愈。

【主治】　痰涎壅塞,不省人事。

瓜蒌散(1)

【方源】　《鸡峰普济方》卷十六。

【组成】　瓜蒌30克,乳香3克。

【用法】　上药研为末。温酒调6克,不以时服。

【主治】　①《鸡峰普济方》:产后骨节、肌肤热痛。

②《卫济宝书》:乳痈。

③《妇人良方大全》:产后吹奶

瓜蒌散(2)

【方源】　《赤水玄珠》卷二十八。

【组成】　瓜蒌6克,僵蚕3克。

【用法】　慢火同炒老黄色,为末。每次1克,薄荷汤下。

【主治】　痘,热极生风,发搐。

瓜蒌青黛丸

【方源】　方出《丹溪心法》卷二,名见《杂病源流犀烛》卷一。

【组成】　瓜蒌30克,青黛9克。

【用法】　蜜为丸。含化。

【主治】　酒嗽。

立圣散

【方源】　《医方类聚》卷二十四引《烟霞圣效方》。

【组成】　海带、白梅各30克。

【用法】　上药研为末。揩牙。少顷便开。

【主治】　中风牙关紧急,口不能开。

立安散(1)

【方源】　《杨氏家藏方》卷五。

【组成】　穿山甲不拘多少(用温水洗去原着肉皮膜,好酽醋浸,炙令焦)。

【用法】　上药研为细散,每发时,烂锉薤白1茎,抄药3克,食后热酒调下。

【主治】　脾痛正发。

立安散(2)

【方源】　《医方大成》卷九引《济生方》。

【组成】　杜仲(去粗皮,锉,炒令丝断)、橘核(取仁,炒)各等份。

【用法】　上药研为末。每次6克,入盐少许,食前温酒调服。

【主治】　腰痛。

立应丸(1)

【方源】　《普济方》卷六十引《十便良方》。

【组成】　天南星1个,僵蚕7个。

【用法】　上挖天南星心空作孔子,入蚕于内,湿纸裹,文武火煨熟取出,为末,粥饮为丸,如梧桐子大。如不丸,只用绵裹药末吞之亦便。如开口不得,揩齿上亦妙。

【主治】　缠喉风,急喉闭。

立应丸(2)

【方源】　《是斋百一选方》卷十。

【组成】　僵蚕、白矾各等份。

【用法】　上药研为末,炼蜜为丸。含化。

【主治】　缠喉风,急喉痹。

立应散(1)

【方源】　《是斋百一选方》卷八。

【组成】　高良姜7.5克,五灵脂15克。

【用法】　上药研为细散。每用4.5克,以醋调匀,用开水冲服,连滓急服。

【主治】　急心痛。

立应散(2)

【方源】　《普济方》卷三九五。

【组成】　盐60克,生姜30克。

【用法】　上同炒令转色。3岁1.5克,童便煎,去渣温服。

【主治】　小儿干霍乱,不吐不泻,腹胀如鼓,心胸痰壅。

立应散(3)

【方源】　《证治准绳·类方》卷七。

【组成】　橡斗子1个,甘草9克。

【用法】　上药研为细散。每次6克,熟水调下。

【主治】　冷泪。

立应散(4)

【方源】　《济阴纲目》卷二。

【组成】　香附90克(一半生,一半炒),棕皮(烧存性)30克。

【用法】　上药研为细散。每次15克,酒与童便各半盏,煎七分,不拘时候温服。

【主治】　妇人血海崩败。肠风下血。

【加减】　如肠风,不用童便。

立应膏

【方源】　《圣济总录》卷一三四。

【组成】　生侧柏叶(焙干)60克,糯米(焙干)90克。

【用法】　上药研为细散,冷水调如糊。涂肿处。频换即愈。

【主治】　汤火所伤,皮肉已破烂者。

立神丹

【方源】　《普济方》卷二四九。

【组成】　香附不拘多少(去毛炒,再去毛,用无灰酒煮尽)。

【用法】　上药研为细散,薄荷酒糊为丸,如梧桐子大。每次20～30丸,空心、日午盐汤或酒送下。

【主治】　小肠气。

立效丸(1)

【方源】　《御药院方》卷五。

【组成】　黄蜡(滤去渣,用浆水煮)240克,蛤粉120克。

【用法】　上件每30克做15丸,用前蛤粉为衣养药。每次1丸,胡桃瓤半个细嚼,临卧温水送下。

【主治】　肺虚膈热,咳嗽气急,胸中烦满,肢体倦痛,咽干口燥,渴欲饮冷,肌瘦发热,减食嗜卧,音声不出。

立效丸(2)

【方源】　《医方类聚》卷七十三引《经验秘方》。

【组成】　苦杏仁(烧灰存性),蜜蜡。

【用法】　上溶蜡,入杏仁灰末为丸,如绿豆大。纳入蛀牙孔处。

【主治】　蛀牙痛。

立效丹

【方源】　《是斋百一选方》卷十一。

【组成】　附子。

【用法】　用面裹煨熟,去皮脐,葱自然汁为丸,如梧桐子大。每次50～60丸,空心煎葱酒送下。吃少温粥、蒸饼压之。

【主治】　足膝缓弱甚者。

立效散(1)

【方源】　《圣济总录》卷十六。

【组成】　地龙(去土,炒,为末)30克,麝香(研)少许。

【用法】　上药再同研匀。每次1.5克,渗纸上作纸拈,于灯上烧,随痛左右熏鼻。

【主治】　偏头痛。

立效散(2)

【方源】　《普济方》卷二九六引《卫生家宝》。

【组成】　鼠粘子草根(碎切,熟捣)90克,柏皮30克。

【用法】　上药研为末。腊月猪脂封贴。

【主治】　翻花痔及一切久不瘥诸恶毒疮。

立效散(3)

【方源】　《普济方》卷一九〇引《十便良方》。

【组成】　熟艾2弹子大,牛皮胶(炙黄燥)30克。

【用法】　以煎好豉汁150毫升,同煎至100毫升,去渣,分2次温服,不拘时候。

【主治】　大衄。

立效散(4)

【方源】　《是斋百一选方》卷八。

【组成】　零陵香(净洗,软火炙燥)、荜茇(洗,锉碎,火铫上炒燥)各等份。

【用法】　上药研为末。先以炭1块为细末,揩痛处,连牙床并揩净,以药擦痛处。

【主治】　牙痛及老人风牙痛,小儿疳牙、走马牙疳。

立效散(5)

【方源】　《医方类聚》卷一六九引《经验良方》。

【组成】　朴硝(细研如粉)60克,硫黄(别研极细)7.5克。

【用法】　上和匀,清油调。临卧敷疮上,1夜3次。

【主治】　疥疮经久不愈。

立效散(6)

【方源】　《外科集验方》。

【组成】　滑石 30 克,甘草 6 克。

【用法】　上药研为末。先将此末每次 4.5 克,米饮调下,临睡进 1 次,半夜再进 1 次。

【主治】　瘰疬初发之时。

立效散(7)

【方源】　《普济方》卷一一三。

【组成】　乱发如鸡子大。

【用法】　上入无油器中熬焦黑,研为末。以好酒沃之,何首乌末 6 克同搅,候温灌之。

【主治】　破伤风。

立效散(8)

【方源】　《普济方》卷二九六。

【组成】　皂角(火煨,去黑炭弦子,净取)250 克,沉香少许。

【用法】　上药研为末,醋糊为丸。每次 30 丸,空腹盐汤送下。

【主治】　热痔。

立效散(9)

【方源】　《寿世保元》卷七。

【组成】　白芷、贝母各等份。

【用法】　上药研为末。每次 6 克,好酒调服。若无乳行,加漏芦酒煎,调服。

【主治】　吹乳。

立效散(10)

【方源】　《鲁府禁方》卷四。

【组成】　雄黄、白芷各等份。

【用法】　上药研为粗散。黄酒浓煎服之。如牙关紧急者,灌之。

【主治】　破伤风。

立消散

【方源】　《赤水玄珠》卷三十。

【组成】　全蝎(炒)、核桃(去壳肉,只用隔膜,炒)各等份。

【用法】　上药研为末。每次 9 克,空腹酒调下,下午再服。

【主治】　便毒,痈肿。

立验膏

【方源】　《杨氏家藏方》卷十三。

【组成】　活黄鳝鱼 1 条,大活蜘蛛 1 枚。

【用法】　以刀断鳝鱼之首,沥热血于掌中,急以蜘蛛以手指只就掌中研,蜘蛛化为度,去蜘蛛皮,刮于瓷器内收。于发时涂敷。

【主治】　痔漏正发,忽肠头不止,有血者。

立马开关饮

【方源】　《喉证指南》卷四。

【组成】　生鸡子 1 枚(去壳,倾入碗内,不搅),生白矾 3 克(研极细末,挑入鸡子黄内,勿搅)。

【用法】　将病者扶起正坐,囫囵灌下。立效。

【主治】　喉闭肿痛,汤水不下诸急证。

立圣鹤顶丹

【方源】　《是斋百一选方》卷十八引朱炳方。

【组成】　寒水石不拘多少(江南人谓之软石膏者,分作二处,一半生,一半炭火煅令通红)。

【用法】　上为极细末,入朱砂再合研,色与桃花色相似即止。每用 7 克,以新汲水调下。

【主治】　①《是斋百一选方》:难产。
②《济阴纲目》:难产横逆恶疾,死胎不下。

立候下胎散

【方源】　《胎产心法》卷中。

【组成】　皮消 3 克(少壮者 4.5 克),附子(煨,去皮。体弱者用,壮者不用)1.5 克。

【用法】　用黄酒煎,温服。立下。

【主治】　临产或横逆,或血海干涸,或胎死不下,死在顷刻。

【加减】　如寒天,壮者亦加附子 1.5 克。

玄及膏

【方源】　《摄生秘剖》卷四。

【组成】　北五味子(水浸 1 宿,去核)500 克,白蜜 1500 克。

【用法】　五味子入砂锅,加河水煎之取汁,又将滓再煎,以无味为度,入蜜微火熬成膏。每次 20～30 克,空腹开水调下。

【功用】　强阴壮阳。

【主治】　火嗽,梦遗精滑。

【方论】　北方之令主闭藏,神气虚怯则不能收固。五味子味酸,酸者束而收敛,能固耗散之精,有金水相生之妙,况酸味正入厥阴,厥阴偏善疏泄,乃围魏救赵之法也。一物单行,功专力锐,更无监制,故为效神速。

玄归散

【方源】　《济阴纲目》卷一。

【组成】　当归、延胡索各等份。

【用法】　上药研为粗末。每次 9 克,加生姜 3 片,水煎,稍热服。

【功用】　《类证治裁》:破瘀。

【主治】　月经壅滞,脐腹绞痛。

玄冬汤

【方源】　《辨证录》卷四。

【异名】　玄麦饮(《医学集成》卷一)。

【组成】　玄参、麦冬各 60 克。

【用法】　水煎服。

【主治】　①《辨证录》:心热虚烦,遇事或多言而烦心,常若胸中扰攘纷纭而嘈杂。

②《医学集成》:伤寒下后,四肢热减,惟热如火者。

玄胡散

【方源】　《竹林女科》卷一。

【组成】　延胡索 120 克,头发灰 12 克。

【用法】　上药研为末。酒调下。服半月可愈。

【主治】　经来小腹结成块,如皂角一条横过,痛不可忍,面色青黄,不思饮食。

玄素散

【方源】　《产科发蒙》卷四。

【组成】　百草霜、天花粉各等份。

【用法】　上药研为细散。每次 3 克,大麦煮汁送下,1 日 2 次。

【主治】　产后乳汁少。

玄黄丹

【方源】　《医方考》卷六。

【组成】　硫黄(制)500 克,青黛(飞)48 克。

【用法】　用硫黄为丸,青黛为衣服。

【主治】　老人寒痰内盛者。

【宜忌】　凡服硫黄者,忌猪血、羊血、牛血及诸禽兽之血,慎之。

【方论】　硫黄,火之精也,人非此火不能以有生,故用之以益火;以青黛为衣者,制其燥咽云尔。

玄菟丹

【方源】　《赤水玄珠》卷二十七。

【组成】　玄参 120 克,菟丝子 240 克。

【用法】　上药研为末,俱不犯铁器,黑砂糖为丸,如弹子大。每日与儿服 3 丸,砂糖汤送下。

【功用】　稀痘。

玄胡索散(1)

【方源】　《普济方》卷二一五引《类证活人书》。

【异名】　延胡散(《古今医统大全》卷十四)、玄胡散(《赤水玄珠》卷九)。

【组成】　延胡索 30 克,朴硝 1 克。

【用法】　上药研为末。每次 12 克,水煎,温服。

【主治】　①《普济方》引《类证活人书》:溺血。

②《医方考》:阳邪陷入下焦,令人尿血。

③《赤水玄珠》:尿血作痛。

【方论】　《医方考》:阳邪者,热病、伤寒之毒也。下焦者,阴血所居,阳邪入之,故令尿血。玄胡索味苦而辛,苦,故能胜热;辛,故能理血。佐以朴硝,取其咸寒,利于就下而已。

玄胡索散(2)

【方源】　《鸡峰普济方》卷二十。

【组成】　蓬莪术(油煎,乘热切片子)15 克,延胡索 7.5 克。

【用法】　上药研为细散。每次 1.5 克,食前淡醋汤调下。

【主治】　妇人血气攻心,痛不可忍,并走注。

玄精石散

【方源】　《圣济总录》卷一○六。

【组成】　玄精石(研如粉)15 克,黄柏(去粗皮,炙,捣末)30 克。

【用法】　上为极细末。点两眦头。

【主治】　眼赤涩。

【备考】　无玄精石,以马牙硝代之。

玄石紫粉丹

【方源】　《太平圣惠方》卷九十五。

【组成】　磁石(好者)150克。

【用法】　上以炭火烧令赤,投1000毫升米醋中淬之,以醋尽为度,更烧,投1000毫升好酒中,以酒尽为度;有拆破者,收之细研,以水飞过,泣干,入瓶子中,以大火煅令通赤,用盐花90克,同研令匀,于地上铺纸匀摊,以盆盖3日,出火毒,以蒸饼为丸,如梧桐子大。每次7丸,空心以盐汤或酒送下,渐加至10丸。

【功用】　补暖下元,强壮筋骨,聪耳明目,保神益气,祛风冷,利腰足。

玄麦至神汤

【方源】　《石室秘录》卷三。

【组成】　玄参500克,麦冬250克。

【用法】　水煎服。

【主治】　发狂。

【备考】　发狂服救胃自焚汤,饮尽必睡;急再用本方煎汤候之,一醒即以此汤与之,彼必欣然自饮,服完必又睡,又将滓煎汤候之,醒后再饮,彼即不若从前之肯服,亦不必强,听其自然可也;后用胜火神丹,此生治之一法也。

兰台散

【方源】　《幼幼新书》卷八引《保生信效方》。

【组成】　乌梅(焙)30克,蛇黄(醋淬20遍)60克。

【用法】　上药研为末,每次6克齑汁调下。儿睡起不了了,为神不聚,此能收。

【主治】　小儿骨蒸劳热,骨肉、五心烦躁,或大病大下后多睡,或全睡。

宁肺丸

【方源】　《外科正宗》卷二。

【组成】　乌梅(蜜拌蒸,取肉)24克(捣膏)、罂粟壳(去膜,蜜拌炒,为末)30克。

【用法】　用乌梅膏加生蜜少许,调为丸。每次6克,乌梅汤送下,不拘时候。

【主治】　①《外科正宗》:久嗽咯吐脓血,胸膈不利,咳嗽痰盛,坐卧不安,言语不出,甚则声音哑嗌者。

②《灵验良方汇编》:咳嗽吐脓,痰中有血,胸膈、两胁作痛,口燥喉干,烦闷多渴,或吐臭浊。

宁肺散

【方源】　《世医得效方》卷五。

【组成】　延胡索30克,白矾6.5克。

【用法】　上药研为末。每次6克,用软饴糖1块和药含化;小儿3克,用蜜亦可。

【主治】　咳嗽。

宁神散

【方源】　《宣明论方》卷九。

【组成】　御米囊(生醋炒)500克,乌梅120克。

【用法】　上药研为末。每次6～9克,食后开水点下,1日3次,常服。

【主治】　①《宣明论方》:一切痰嗽不已。

②《玉机微义》:咳嗽多年不已,常自汗,服药不效者。

必胜散

【方源】　《医方类聚》卷二十四引《烟霞圣效方》。

【组成】　雄黄、川芎各等份。

【用法】　上药各为细末。含水漱之。立效。

【主治】　偏正头痛,夹脑风。

必胜膏

【方源】　《医部全录》卷四九一引《幼科全书》。

【异名】　拔毒膏。

【组成】　马齿苋(杵汁成膏)、赤石脂(为末)。

【用法】　上药并蜜共熬成膏。涂上肿处。

【主治】　痘后痈毒。

必效丸

【方源】　《圣济总录》卷一四二。

【组成】　枳壳(去瓤,麸炒)、黄芪(锉)各30克。

【用法】　上药研为末。以陈米饭为丸,如梧桐子大,每次 30 丸,空心、食前米饮送下。

【主治】　气痔脱肛不收,或生鼠乳时复血出,久不愈者。

必效散(1)

【方源】　《圣济总录》卷一三三。

【组成】　鲫鱼 1 条(去肠,入头发不拘多少,烧为灰)。

【用法】　上药研为散。先用葱洗疮口,次以药敷之。

【主治】　下注疮烂肉陷。

必效散(2)

【方源】　《卫生宝鉴》。

【组成】　白矾、大黄各等份。

【用法】　上药研为细散。临卧干贴。沥涎尽,温水漱之。

【主治】　口糜。

必效散(3)

【方源】　《医略六书》卷三十。

【组成】　麦冬(去心,糯米拌蒸)90 克,乌梅肉 150 克。

【用法】　上药研为散。每次 15 克,米饮下。

【主治】　痢后大渴,脉虚数者。

【方论】　产妇痢后亡阴,津液枯涸不能上敷而大渴引饮,难以稍忍焉。麦冬生津润液燥,以滋金水之上流,乌梅敛液收津,以固津液之下亡。为散,米饮下,务使胃气调和,则津液上敷而大渴自解,何引饮不已之有哉。

头号虚痰丸

【方源】　《朱仁康临床经验集》引《章氏经验方》。

【组成】　斑蝥末 30 克,炮山甲(研末)250 克。

【用法】　用糯米粽,捣烂成糯米浆,用糯米浆加药末捣和为丸,如绿豆大。每次 1～2 丸,开水送下。不可多服,不要嚼碎。

【功用】　内消肿核。

【主治】　痰核、瘰疬、阴疽、无名肿毒。

【宜忌】　有泌尿系统病者禁服,服丸后如发生小便刺痛、尿闭或尿血等情况,应立即停服,并服生

鸡蛋清可解。

半丁丸

【方源】　《活幼口议》卷十九。

【组成】　半夏(半服者)(汤洗 7 次,为末)15 克,丁香(重碾碎)3 克。

【用法】　上将半夏末水搜做剂,包丁香,再以面裹煨令熟,去面为末,生姜自然汁为丸,如麻子大。每次 20～30 丸,淡生姜汤送下。

【主治】　婴孩小儿风痰在膈,痰盛咳嗽,作热烦闷,神不安稳,睡眠不宁,可进饮食或欲饮食,食之即呕。

半杏丸

【方源】　《仙拈集》卷三。

【组成】　半夏、苦杏仁(去皮尖)各等份。

【用法】　上药研为末,生姜汁为丸,如绿豆大。每次 3 克,姜汤送下。

【主治】　小儿咳嗽。

半两丸

【方源】　《小儿卫生总微论方》卷十三。

【组成】　巴豆(去皮)、大戟(锉碎)各 15 克。

【用法】　上药同入铫内,油炒焦黄,为细末,面糊为丸,如麻子大。每次 3 丸,乳食前、临卧米饮送下。

【主治】　五积六聚。

半夏丸(1)

【方源】　《太平圣惠方》卷八十九。

【组成】　半夏(生姜汤洗 7 遍去滑)9 克,皂荚子仁 15 克。

【用法】　上药研为末,用生姜汁为丸,如麻子大。每次 3 丸,以温水送下,不拘时候。

【主治】　小儿脾热,乳食不下,胸膈多涎。

半夏丸(2)

【方源】　方出《证类本草》卷八引杨文蔚方,名见《御药院方》卷五。

【组成】　瓜蒌(肥实大者,割开,子净洗,捶破,括皮细切,焙干)、半夏(汤洗 10 遍,捶破,焙干)各 30 克。

【用法】 上药研为末,用洗瓜蒌熟水并瓢同熬成膏,研细为丸,如梧桐子大。每次 20 丸,生姜汤送下。

【功用】 利胸膈。

【主治】 痰嗽。

半夏丸(3)

【方源】 《圣济总录》卷一八五。

【组成】 半夏 60 克,猪苓 120 克。(同炒令猪苓紫色,去猪苓,用半夏)。

【用法】 上药研为末,酒面糊为丸,如梧桐子大。每次 15 丸,空腹温粥饮送下。

【功用】 除痰,利胸膈。

【主治】 梦泄。

半夏丸(4)

【方源】 《太平惠民和剂局方》(续添诸局经验秘方)卷四。

【组成】 白矾(枯过)450 克,半夏(汤洗去滑,姜汁罨 1 宿)1500 克。

【用法】 上药研为细散,生姜自然汁为丸,如梧桐子大。每次 20 丸,加至 30 丸,食后、临卧时生姜汤送下。

【主治】 肺气不调,咳嗽喘满,痰涎壅塞,心下坚满,短气烦闷及风壅痰实,头目昏眩,咽膈不利,呕吐恶心,神思昏愦,心忪而热,涕唾稠黏。

半夏丸(5)

【方源】 《普济方》卷四十六引《十便良方》。

【组成】 半夏(以醋煮)120 克,甘草 30 克。

【用法】 上药研为细散,姜汁煮糊为丸,如梧桐子大。每次 30～40 丸,以米汤送下,不拘时候。

【主治】 头风吐痰。

半夏丸(6)

【方源】 《普济方》卷二〇六。

【组成】 半夏 30 克,干姜 15 克。

【用法】 上药研为末,白面糊为丸,如梧桐子大。每次 6 克,以陈皮汤送下,不拘时候。

【主治】 久吐不止。

半夏汤(1)

【方源】 《圣济总录》卷四十。

【组成】 半夏(汤洗七遍去滑,切,焙)、人参各 90 克。

【用法】 上锉,如麻豆大。每次 9 克,加生姜 3 片,白蜜 15 毫升,水煎,去渣温服,不拘时候。

【主治】 霍乱,心下痞逆。

半夏汤(2)

【方源】 《小儿卫生总微论方》卷十。

【组成】 半夏(好者)(汤浸洗 7 次,切,焙干)30 克,陈粟米(陈粳米亦得)21 克。

【用法】 上药研为散。每次 9 克,加生姜 7 片,水煎,不拘时候温服。

【主治】 脾胃虚寒,吐泻及有冷痰。

半夏汤(3)

【方源】 《云岐子脉诀》。

【组成】 半夏 30 克,茯苓 60 克。

【用法】 上药研为散。每次 30 克,加生姜 7 片,水煎,去渣食后服。不呕吐者止,不止者再服。

【主治】 呕逆,寒在上焦,脉缓者。

半夏汤(4)

【方源】 《医方类聚》卷一一九引《王氏集验方》。

【组成】 半夏、干姜各等份。

【用法】 水煎,顿服。

【主治】 干呕吐逆痰沫出者。

半夏散(1)

【方源】 《圣济总录》卷三十六。

【组成】 半夏(为末,姜汁调作饼,焙干)、阿魏(研)各 3 克。

【用法】 上药研为散。未发前以温酒调匀,旋旋服之。

【主治】 脾疟,足少阴疟呕吐。

半夏散(2)

【方源】 《圣济总录》卷一二四。

【组成】 半夏、白鼓各 60 克。

【用法】 上药研为散。每次 1.5 克,酒调下,1 日 3 次。半夏戟人喉,以生姜汁解之。

【主治】 铁棘竹木,诸鲠在喉中不下,以及刺在肉中拆不出,箭镞毒药在内不出。横产及倒生,胎毙腹中及衣不出,母欲绝。

半夏散(3)

【方源】　《鸡峰普济方》卷二十四。

【组成】　齐州半夏30克,陈粟米21克(陈粳米亦可)。

【用法】　上药研为散。每次9克,加生姜10片,水煎,食前温服。

【主治】　小儿脾胃虚寒,吐泻及冷痰。

半夏膏

【方源】　《太平圣惠方》卷六十六。

【组成】　半夏30克,鱼脂(煎了者)60克。

【用法】　上药一处调如膏。旋取敷疮上。

【主治】　鼠瘘。

半消丸

【方源】　《医学入门》卷五。

【组成】　半夏60克,风化硝30克。

【用法】　上药研为末,生姜自然汁打糊为丸,如梧桐子大。每次50丸,生姜汤送下。

【主治】　中脘停伏痰饮,致臂痛不能举,左右时复转移。

半夏二味丸

【方源】　《外台秘要》卷六引许仁则方。

【异名】　半夏丸(《妇人良方大全》卷七)。

【组成】　半夏(制)、小麦面各500克。

【用法】　捣半夏为散,以水搜面为丸,如弹子大,以水煮令面熟则是药成。初服4～5丸,1日2次,稍稍加至15丸,旋煮旋服。服此觉病减,欲更重合服亦佳。

【主治】　积冷在胃,呕逆不下食。

【宜忌】　忌羊肉、饧。

半夏人参汤

【方源】　《圣济总录》卷三十九。

【组成】　半夏(为末,姜汁搜作饼,焙干)、人参各90克。

【用法】　上药研为粗末。每次9克,加白蜜1匙,水煎,去渣温服,1日3次,不拘时候。

【主治】　霍乱逆满,心下痞塞。

半夏干姜散

【方源】　《金匮要略》卷中。

【组成】　半夏、干姜各等份。

【用法】　上药研为散。每次3克,水煎,顿服。

【主治】　干呕吐逆,吐涎沫。

【方论】　①《金匮玉函经二注》:赵以德:干呕吐涎沫者,由客邪逆于肺,肺主收引,津液不布,遂聚为涎沫也。用半夏、干姜之辛热,温中燥湿;浆水之寒,收而行之,以下其逆,则其病自愈矣。

②《金匮要略心典》:干呕吐逆,胃中气逆也;吐涎沫者,上焦有寒,其口多涎也。此是阳明寒气逆气不下而已。故以半夏止逆消涎;干姜温中和胃;浆水甘酸,调中引气止呕哕也。

③《金匮要略论注》:此比前干呕吐涎沫头痛条,但少头痛而增吐逆二字,彼用茱萸汤,此用半夏干姜散何也?盖上焦有寒其口多涎也。然前有头痛,是浊阴上逆,格邪在头故痛,与浊邪上逆,格邪在胸故满相同,故俱用人参、姜、枣助阳,而以茱萸之苦温下其浊阴。此则吐逆,明是胃家寒重,以致吐逆不已,故不用参,专以干姜理中、半夏降逆。谓与前浊阴上逆者,寒邪虽同,有高下之殊,而未至格邪在头在胸,则虚亦未甚也。

半夏白芷散

【方源】　《圣济总录》卷一二四。

【组成】　半夏、白芷各15克。

【用法】　上药研为散。每次3克,水调下。

【主治】　诸鲠。

半夏麻黄丸

【方源】　《金匮要略》卷中。

【组成】　半夏、麻黄各等份。

【用法】　上药研为末,炼蜜为丸,如小豆大。每次3丸,饮送下,1日3次。

【主治】　心下悸。

【方论】　①《伤寒补正》:《伤寒论》心下悸用桂枝以宣心阳,用茯苓以利水邪。此用半夏、麻黄非故歧而二之也。盖水气凌心则心下悸,用桂枝者,助心中之火以敌水也;用麻黄者,通太阳之气以泄水也。彼用茯苓,是从脾利水以渗入膀胱,此用半夏,是从胃降水以抑其冲气,冲降则水随而降,方意各别。

②《伤寒论注》：徐彬曰：阴邪者，痰饮也，故以半夏主之，而合麻黄，老痰非麻黄不去也。

【验案】 心悸 《上海中医药杂志》(1984，12：21)：余治顾男，58岁，入冬以来，自觉心窝部跳动，曾做心电图无异常，平时除有老慢支及血压略偏低外，无他病，脉滑苔白。予以姜半夏、麻黄各30克，研末和匀，装入胶囊。1日3次，每次2丸，服后心下悸即痊愈。

加参瓜蒂散

【方源】 《石室秘录》卷三。

【组成】 瓜蒂7个，人参6克。

【用法】 水煎数沸，先令饱食，然后以药饮之。即大吐。

【主治】 上焦痰气甚盛，而下焦又虚者。

加减姜黄丸

【方源】 《圣济总录》卷七十六。

【组成】 干姜(炮)、黄连(去须，炒)各等份。

【用法】 上药各为末，各用水煮面糊为丸，如梧桐子大，阴干，两处收贮。白痢冷泻，每次干姜30丸，黄连15丸，同用温米饮送下；赤痢泻血，黄连30丸，干姜15丸，亦用米饮送下；赤白相杂者，黄连、干姜各20丸共服，同用米饮送下，空腹食前服。未愈加丸数，取愈为度。

【主治】 冷热赤白痢，泻血。

对金散

【方源】 《医灯续焰》卷八。

【组成】 大黄、黄芩各等份。

【用法】 上为极细末。每次1.2克，临睡用好酒调下。仍饮酒尽量一醉，散发露顶卧，令人扇头数百扇，盖暖，睡至明日病失矣。不愈，再一服如前法，须大醉扇透。

【主治】 偏正头风。

圣功丸

【方源】 《医垒元戎》卷十二。

【组成】 腻粉9克，定粉9克(一法加蛤粉)。

【用法】 上药研为末。水浸蒸饼为丸，如绿豆大。每次5～10丸，艾汤送下。

【主治】 血痢。

圣功散

【方源】 《传信适用方》卷三。

【组成】 南木香、槟榔各等份。

【用法】 上药研为细散。每次9克，浓米饮调服。黎明空腹，先熟嚼炙猪肉之属，只咽汁，吐去渣，便服药，辰已间虫下，其疾永除。

【主治】 寸白虫，不拘久近。

圣白丸

【方源】 《小儿卫生总微论方》卷十。

【组成】 半夏15克，丁香15克。

【用法】 上药研为末，生姜自然汁为丸，如麻子大。每次10～15丸，温汤送下，不拘时候。

【主治】 小儿吐逆。

圣金散

【方源】 《普济方》卷四〇七。

【组成】 石膏30克，黄芩30克。

【用法】 上药研为细散。每用不以多少，干掺在疮上，复以降玉散掺。

【主治】 癣疮。

圣饼子(1)

【方源】 《中藏经·附录》。

【组成】 青黛3克，苦杏仁(去皮尖，以黄明蜡煎黄色，取出研细)40粒。

【用法】 上药研为细散，以所煎蜡少许溶开和之，捏作钱大饼子。每次用干柿1个，中破开，入药1饼，令定，以湿纸裹，慢火煨熟，取出。以糯米粥嚼下。

【主治】 咯血。

圣饼子(2)

【方源】 《杨氏家藏方》卷四。

【组成】 黄连末15克，巴豆(去壳，不去油)15克。

【用法】 上药同捣为膏，捻作饼子，大小厚薄如钱。先以葱汁拌盐，滴在脐内，次以饼子盖之，上用大艾炷于饼上，灸14壮，再换饼子重灸。以利为度。

【主治】 小便不通。

圣饼子(3)

【方源】 《证治准绳·幼科》卷七引张氏方。

【组成】　神曲 30 克,腻粉 3 克。

【用法】　上药拌合令匀后,以鸡子清调拌,稀稠得所,捏作饼子,如钱大小,于火上炙令黄熟。每次 1 饼,于早晨空腹同油饼吃之,后进饮少许。

【主治】　小儿久痢,腹痛,脱肛下血。

圣饼子(4)

【方源】　《走马急疳真方》。

【组成】　抱灵居士(即香附去毛)、痰宫霹雳(即半夏)各等份。

【用法】　上药研为末,以鸡子清调和成饼。男左女右贴于足心,干则易之。

【功用】　拔毒。

【主治】　走马急疳。

圣僧散

【方源】　《普济方》卷一四七引《卫生家宝》。

【组成】　白芷 500 克,甘草 15 克。

【用法】　上药研为粗末。每次 6 克,加大枣 2 枚,生姜 3 片,葱白 10 厘米,水煎,热服。用衣被盖覆,如人行五六里更进 1 服,汗出即愈。

【主治】　时行瘟疫,一切伤寒,不问阴阳,不拘轻重。

皮矾散

【方源】　《洞天奥旨》卷十二。

【组成】　地骨皮 15 克,白矾 9 克。

【用法】　煎汤洗之。至软后,用蜡羊油 30 克熬熟,入轻粉 3 克,研为末,调匀搽之。

【主治】　皲裂疮。

发灰丸

【方源】　《医学正传》卷九。

【组成】　小儿胎发(如无,以壮年无病人头发,剪下者为上,自落者次之。烧灰)。

【用法】　上药研为末,别用新取侧柏叶捣汁,调糯米粉,打糊为丸,如梧桐子大。每次 50 丸,空心白汤送下;或煎四物汤送下尤妙。

【主治】　小便溺血。

发灰散

【方源】　《丹溪心法》卷三。

【组成】　乱发不拘多少(烧灰)。

【用法】　入麝香少许,每次用米醋泡汤调下。

【主治】　血淋;小便出血。

发毒散

【方源】　《圣济总录》卷一六九。

【组成】　地龙(去土)、防风(去叉)各等份。

【用法】　上药研为细散。每次 3 克,用酒、水各少许调下,不拘时候。

【主治】　小儿疮疹出迟。

【备考】　《普济方》有甘草 30 克。

丝瓜散

【方源】　《普济方》卷三十八。

【组成】　丝瓜(一名天萝,烧灰存性)1 个、槐花各等份。

【用法】　上药研为末。每次 6 克,饭饮调服。

【主治】　下血甚,不可救者。

母猪蹄汤

【方源】　《三因极一病证方论》卷十八。

【组成】　母猪蹄(制如食法)1 只,通草 120 克。

【用法】　以水浸,煮熟。取汁饮,不下更作。

【主治】　乳妇气少血衰,脉涩不行,乳汁绝少。

六　画

地丁膏

【方源】　《惠直堂方》卷三。

【组成】　黄花地丁(即蒲公英)、紫花地丁各240 克。

【用法】　以长流水洗净,用水熬汁,去渣,又熬成膏,摊贴。

【主治】　乳吹,并一切毒。

地龙丸

【方源】　《太平圣惠方》卷三十三。

【组成】　干地龙(末)3 克,麝香 3 克。

【用法】　上药研为细散,以黄蜡消汁,为丸如粟米大。每用 1 丸,纳于中孔中。咽津无妨。

【主治】　牙痛。

地龙汤

【方源】　《辨证录》卷十。

【组成】　地龙 20 条,葱 40 根。

【用法】　同捣烂如泥,以井水漉过,取汁,灌入醉人口中。

【主治】　恣饮烧酒,大醉欲死,身体臭秽。

地龙散(1)

【方源】　方出《太平圣惠方》卷五十七,名见《普济方》卷三○八。

【组成】　青葱叶(去尖头,作孔子)1 茎,地龙 1 枚(置葱叶中,紧捏两头,勿令透气,候化为水)。

【用法】　涂患处。

【主治】　蜘蛛咬,遍身成疮。

地龙散(2)

【方源】　《杨氏家藏方》卷十二。

【组成】　地龙粪(韭菜地内者,火煅过)不拘多少。

【用法】　上药研为细散,入腻粉少许,同研匀。先以甘草汤洗了,后用药干掺;或油调敷亦得。

【主治】　下疳疮。

地龙散(3)

【方源】　《外科大成》卷四。

【组成】　甘草、地龙末。

【用法】　用甘草煎汁,调地龙末涂之。

【主治】　阴囊肿大。

地龙膏

【方源】　《养老奉亲书》。

【组成】　白项地龙、茴香。

【用法】　上杵汁,倾于脐内。自然便通。

【主治】　老人小便不通。

地连散

【方源】　《普济方》卷三○一。

【组成】　地骨皮、诃子。

【用法】　上用地骨皮煎汤洗,诃子连核烧存性,为末干掺。

【主治】　玉茎上生疮。

地胆散

【方源】　《圣济总录》卷一四八。

【组成】　地胆、地锦各等份。

【用法】　上晒干为散。每用 3 克,用醋调,慢火熬热,涂啮处。如已啮得三两日,即先以牡蛎末 3 克,新汲水调下,然后涂此药。

【主治】　一切虫啮。

地黄丸(1)

【方源】　《圣济总录》卷一一一。

【组成】　熟地黄 60 克,蜀椒(去目并闭口者,炒出汗)30 克。

【用法】　上药研为末,炼蜜为丸,如梧桐子大。每次 20 丸,食后、临卧新米泔饮送下。

【主治】　眼病。一切内外障,翳膜遮蔽,时作疼痛赤涩。

地黄丸(2)

【方源】　《产乳备要》。

【异名】　地髓煎丸。

【组成】　熟地黄 240 克,净蜜 540 克。

【用法】　将熟地黄为末,同蜜熬成膏子为丸,如梧桐子大。每次 40～50 丸,空心、食前温酒送下,米饮亦得;或作膏子,酒化服,不饮酒,白汤亦得。

【主治】　妇人本脏血气衰乏,经气不调,虚烦发热,肌体瘦悴,形羸弱困。饮食不进,欲成劳病。

地黄汤

【方源】　《普济方》卷三六五。

【组成】　黄芩、生地黄各等份(一方加赤芍药,甘草)。

【用法】　上药研为散。每次 5 克,水煎,去渣服。

【主治】　小儿舌苔黄,出血,舌肿,舌裂,舌生芒刺,舌卷,舌黑,舌赤等诸舌病。

【备考】　如舌干燥者,与调胃承气汤、人参白虎汤并服。

地黄酒

【方源】　《圣济总录》卷五十三。

【组成】　生地黄 500 克。

【用法】　捣取自然汁,绞去渣,用酒 2000 毫升,同于瓷石器中,煎熟为度,瓷器盛贮。每次温饮 100 毫升,不拘时候。

【主治】　骨髓虚冷痛。

地黄散(1)

【方源】　方出《备急千金要方》卷二,名见《圣济总录》卷一五四。

【组成】　干地黄 120 克,干姜 60 克。

【用法】　上药研为粗散。每次 3 克,酒送下,1 日 3 次。

【主治】　①《备急千金要方》:妊娠血下不止。
②《圣济总录》:胎漏腹痛。
③《鸡峰普济方》:妇人血少气寒,面色青白。

地黄散(2)

【方源】　方出《备急千金要方》卷十九,名见《圣济总录》卷五十三。

【组成】　豆豉 1000 克,地黄 4000 克。

【用法】　上药研为散。每次 6 克,食后以酒送下,1 日 2 次。

【主治】　虚劳冷,骨节疼痛无力;亦治虚热。

地黄散(3)

【方源】　方出《妇人良方大全》卷二十引《备急千金要方》,名见《普济方》卷三五二。

【组成】　生地黄 30 克,乌贼骨 60 克。

【用法】　上药研为细散。每次 6 克,空腹温酒调下。

【主治】　产后血瘕。

地黄散(4)

【方源】　方出《太平圣惠方》卷三十七,名见《圣济总录》卷六十九。

【组成】　生地黄 90 克,鹿角胶(捣碎,炒令黄燥)30 克。

【用法】　上药研为细散。每次 6 克,食后以糯米粥饮调下。

【主治】　舌上忽出血如簪孔者。

地黄散(5)

【方源】　《圣济总录》卷三十。

【组成】　大黄(锉,炒,捣末)30 克,龙脑(研)3 克。

【用法】　上药研为末。每次 6 克,用生地黄汁调下。

【主治】　伤寒吐血不止。

地黄散(6)

【方源】　《圣济总录》卷一六三。

【组成】　生地黄(焙)30 克,熟干地黄(焙)120 克。

【用法】　上药研为散。每次 9 克,温酒调下,温粥饮调亦得,1 日 3 次。

【主治】　产后血虚烦热,引饮不止。

地黄散(7)

【方源】　《小儿卫生总微论方》卷十五。

【组成】　生地黄 30 克,明胶(炒)15 克。

【用法】　上药研为末。每次 6 克,温汤调下。

【主治】　小儿舌上出血如针孔。

地黄散(8)

【方源】　《鲁府禁方》卷二。

【组成】　地龙 30 克,黄瓜 30 克。

【用法】　上药研为细散。每次 6 克,用黄酒或清茶调下。

【主治】　遍身黄肿。

地黄散(9)

【方源】　《卫生家宝产科备要》卷五。

【组成】　熟地黄(洗,酒浸,焙)、陈皮(去白,锉,焙)各等份。

【用法】　上药研为末。每次 3 克,粥饮调下。

【主治】　产后血痛如刀刺。

地黄煎(1)

【方源】　《全生指迷方》卷二。

【组成】 生地黄汁 250 克,大黄(末)30 克。

【用法】 将地黄汁熬耗一半,纳大黄末同熬,候可丸,即丸如梧桐子大。每次 5 丸,熟水送下。未效,加至 10 丸。

【主治】 ①《全生指迷方》:血热。

②《类编朱氏集验方》:心经火热,脉洪数,或吐或衄。

地黄煎(2)

【方源】 《丹溪心法附余》卷二十四。

【组成】 生地黄不拘多少(取汁熬成煎),生麦冬不拘多少(取汁熬成煎)。

【用法】 上二煎合入一处,滤过,入砂锅内同熬,入蜜再熬,取出,纳瓷罐内收之。每日用黄酒纳药 15～30 克搅匀饮之;不用酒者以白汤下,1 日 2～3 次。

【功用】 ①《丹溪心法附余》:驻容颜。

②《寿世保元》:补肾水真阴,填精固精,生血乌发。

【主治】 男妇血虚。

地黄膏(1)

【方源】 方出《备急千金要方》卷二十三,名见《普济方》卷二九三。

【组成】 生地黄、猪脂(不着水)。

【用法】 上药研为散,生地黄纳脂中,令脂与地黄足相淹和,煎六七沸。先以桑灰汁洗疮去恶汁,以地黄膏敷疮上,每日 1 换。

【主治】 鼠漏疮,愈后复发,或不愈,出脓血不止。

地黄膏(2)

【方源】 方出《普济本事方》卷六,名见《世医得效方》卷十八。

【组成】 生地黄(研如泥,成膏)、木香(为细末)。

【用法】 以地黄膏随肿大小摊于纸上,掺木香末一层,又再摊地黄贴肿上。

【功用】 内消痈肿。

【主治】 ①《普济本事方》:打仆伤损及一切痈肿未破。

②《世医得效方》:臂臼脱出。

【方论】 《本事方释义》:生地黄气味甘苦微寒,入手足少阴厥阴,能凉血;木香气味辛温,入足太阴,能疏滞,打伤仆损、痈肿未破者,皆能内消。大凡损伤痈肿,必因气血不宣畅,今既气得疏,血亦流行,肿岂有不消者哉。

地榆汤(1)

【方源】 《圣济总录》卷七十六。

【组成】 地榆 60 克,甘草(炙,锉)15 克。

【用法】 上药研为粗末。每次 15 克,水煎,去渣温服,日 2 次,夜 1 次。

【主治】 血痢不止。

地榆汤(2)

【方源】 《保命集》卷中。

【组成】 苍术(去皮)120 克,地榆 60 克。

【用法】 上药研为粗散。每次 30 克,水煎,食前服。

【主治】 久病肠风,痛痒不任,大便下血。

地榆饮

【方源】 《圣济总录》卷二十六。

【组成】 地榆 90 克,赤石脂 30 克。

【用法】 上药研为粗末。每次 9 克,水煎,去渣,食前温服,1 日 2 次。

【主治】 伤寒后下痢赤白。

地榆散(1)

【方源】 《圣济总录》卷七十六。

【组成】 地榆(焙干)30 克,白矾(烧汁尽,研细)15 克。

【用法】 上药研为散。同生猪肉 60 克劈开,掺药 3 克在肉上,用炭火炙熟,细嚼米饮下。

【主治】 丈夫、妇人便血下痢。

地榆散(2)

【方源】 《普济方》卷二五三。

【组成】 臭椿根(东引根白皮,蜜炙,焙干)、地榆各 15 克。

【用法】 上药研为细散。每次 3 克,热米饮调下。

【主治】 蛊毒下血。或腹痛,或不痛,百治不效,日夜不止,烦渴。

地鳖散

【方源】 《圣济总录》卷一二七。

【组成】 干土鳖虫(末)、麝香(研)各少许。

【用法】 上研匀。干掺或贴,随干湿治之。

【主治】 瘘疮肿。

地肤子丸

【方源】 《外台秘要》卷二十一引《广济方》。

【组成】 地肤子150克,决明子90克。

【用法】 上药研为末,米饮和丸,如梧桐子大。每次20丸至30丸,食后以饮送下。

【主治】 雀目。

地骨皮散(1)

【方源】 《圣济总录》卷八十七。

【组成】 地骨皮60克,柴胡(去苗)30克。

【用法】 上药研为散。每次6克,用麦冬(去心)煎汤调下,不拘时候。

【主治】 热劳。

地骨皮散(2)

【方源】 《杨氏家藏方》卷三。

【组成】 地骨皮90克,生地黄60克。

【用法】 上药研为细散。每次6克,食后温酒调下。

【主治】 风热客于皮肤,血脉凝滞,身体头面瘾疹生疮。

地骨皮散(3)

【方源】 《医方大成》卷七引《经验方》。

【组成】 地骨皮、凤眼根皮(并用悬崖中者好,去土不用)各等份。

【用法】 同炒微黄色,为细末。每次9克,空腹温酒调下。

【主治】 肠风痔瘘,下血不止。

【宜忌】 忌油腻食物。

地髓煎丸

【方源】 《杨氏家藏方》卷十六。

【组成】 生地黄(取汁)500克,牛膝(去苗,酒浸一宿,为末)。

【用法】 将地黄汁入银石器内熬成膏子如饧,搜和牛膝末为丸,如梧桐子大。每次30丸,食前温酒送下。

【功用】 通经脉,补虚赢,强足膝,润泽肌肤,和畅筋脉。

地肤子煎剂

【方源】 《中医皮肤病学简编》。

【组成】 地肤子15克,蛇床子15克。

【用法】 水煎洗。

【主治】 毛囊炎。

朴栀散

【方源】 《仙拈集》卷一。

【组成】 栀子(炒黑)、朴硝各等份。

【用法】 上药研为末。每次3克,开水调下。

【主治】 胃热呕吐,手足心皆热者。

朴硝散

【方源】 《普济方》卷六十一引《选奇方》。

【组成】 朴硝(研细)、黄丹(飞过,研细)。

【用法】 上相拌和深粉红色。遇病用芦管或笔管,以1.5克许吹入喉中即破,吐涎而愈。

【主治】 喉痹。

朴硝膏(1)

【方源】 《圣济总录》卷一八一。

【组成】 朴硝(烧令干)10克,黄连(去须)30克。

【用法】 上药研为细散。绵裹,以乳汁浸之,点眼。

【主治】 小儿赤眼。

朴硝膏(2)

【方源】 《痘疹传心录》卷十八。

【组成】 朴硝10克。

【用法】 以鸡子1个搅匀,用井水和匀,每日空腹服,用7服为率,弱者间1日服。

【主治】 小儿、大人黄疸。

朴黄丸

【方源】 《医学传灯》。

【组成】　大黄（酒煮）120 克,厚朴（姜汁炒）60 克。

【用法】　上为丸服。

【主治】　痢疾。后重窘迫,腹痛急坠。

朴硝大黄煎

【方源】　《医心方》卷二十引《承祖方》。

【组成】　大黄（金色者）60 克,朴硝（细白者）60 克。

【用法】　水煎,去渣,着铜器中,微火煎令可丸。病人强者可倾吞,赢人中服可,后宜得羊肉若鸭糜肉羹补之。

【主治】　胃管中有燥粪,大便难,身体发创。

朴硝牛膝汤

【方源】　《赤水玄珠》卷十五。

【组成】　牛膝 60 克,朴硝 30 克。

【用法】　以雪水煎杜牛膝,调朴硝空腹服。

【主治】　小便不通,或血淋。

芍甘汤

【方源】　《简明医彀》卷五。

【组成】　白芍 9 克,甘草 3 克。

【用法】　加生姜 5 片,水煎服。

【主治】　诸腹痛。

【加减】　热痛,加黄芩。

芍药汤

【方源】　《圣济总录》卷一五一。

【组成】　白芍、柏叶（炙）各 30 克。

【用法】　上药研为粗末。每次 9 克,水、酒各煎,去渣温服。

【主治】　①《圣济总录》:妇人月水久不断。

②《普济方》:崩中下血不止,小腹痛。

芍药散（1）

【方源】　方出《外台秘要》卷三十四引《小品方》,名见《医心方》卷十二引《令李方》。

【组成】　白薇、白芍各等份。

【用法】　上药研为散。每次 3 克,酒送下,1日 3 次。

【主治】　①《外台秘要》引《小品方》:产后遗尿不知出。

②《圣济总录》:妊娠小便无度。

③《类编朱氏集验方》:血淋、热淋。

芍药散（2）

【方源】　《圣济总录》卷一六〇。

【组成】　白芍（捣末）15 克,乱发（烧灰）7.5 克。

【用法】　上药研为末。每次 6 克,以热酒调,温服之,须臾再服。

【主治】　产后血晕,绝不识人。

芍药柏皮丸

【方源】　《保命集》卷中。

【组成】　白芍、黄柏各等份。

【用法】　上药研为细散,醋糊为丸,如梧桐子大。每次 50～200 丸,食前温水送下。

【主治】　溲而便脓血。

芒硝散

【方源】　《圣济总录》卷五十三。

【组成】　芒硝（别研）15 克,茯苓（去黑皮,为末）30 克。

【用法】　上药研为末。每次 6 克,蜜熟水调下。心烦躁热者,以冷蜜水调下。

【主治】　膀胱结热不通。

芎乌散

【方源】　《医略六书》卷三十。

【组成】　川芎 90 克,乌药 90 克。

【用法】　上药研为散。每次 9 克,水煎,去渣温服。

【主治】　产后气滞头痛,脉沉涩者。

【方论】　产后怒郁伤肝,肝气滞逆经络,不能通畅,故头角作痛不休焉。川芎入血海,能行血中之气以升阳;乌药入气海,能疏滞逆之气以降浊。为散以疏其逆气,薤白以通其滞气,务使滞气消化,则经络通畅,而逆气和平,清阳得位,安有头角作痛之患哉!

芎术汤

【方源】　《御药院方》卷一。

【组成】　川芎 75 克,白术 82.5 克。

【用法】　上药研为粗末。每次 9 克,加生姜 5 片,水煎,去渣稍热服。

【功用】　清神爽志,祛风消蕴。

【主治】　头目昏痛,鼻塞声重。

芎归汤(1)

【方源】　《万病回春》卷六。

【组成】　当归、川芎各 15 克。

【用法】　上锉 1 剂。好酒煎,入童便同煎服。

【主治】　胎漏下血不止,或心腹胀。

芎归汤(2)

【方源】　《医方类聚》卷二二七引《徐氏胎产方》。

【组成】　川芎、当归各等份。

【用法】　上药研为散。每次 9～15 克,加紫苏数叶,酒、水合煎服。死者即下,未死者即安。

【主治】　①《医方类聚》引《徐氏胎产方》:妊娠胎动子死,或不死。

②《郑氏家传女科万金方》:妊娠血攻心腹痛。

芎归散

【方源】　《证治准绳·类方》卷四。

【组成】　川芎、当归(去芦)各等份。

【用法】　上药研为细散。每次 9 克,食后、空腹煎荆芥汤调下,1 日 2 次。

【主治】　脚气,腿腕生疮。

芎皮散

【方源】　《外科大成》卷三。

【组成】　川芎 120 克,青皮 60 克。

【用法】　上药研为末。每次 6 克,煎细茶、菊花汤调下。外以枯矾末、鸡子清调敷。睡者用南星末同生地黄捣膏贴太阳穴而肿自消。

【主治】　针眼。

芎芷散

【方源】　《古今医鉴》卷九。

【组成】　川芎 9 克,白芷 9 克。

【用法】　上药研为末,黄牛脑子 1 个,擦药在上,瓷器内加酒炖熟,乘热和酒食之,尽量一醉,睡后酒醒,其疾如失。

【主治】　远年近日偏正头风,疼痛难忍,诸药不效者。

芎附汤

【方源】　《圣济总录》卷一二〇。

【组成】　川芎 60 克,附子(炮裂,去皮脐) 7.5 克。

【用法】　上药研为粗末。每次 6 克,水煎,去渣,热嗽冷吐之。

【主治】　齿风痛肿。

芎附饮

【方源】　《丹溪心法》卷二。

【异名】　芎香散(《普济方》卷四十四引《鲍氏方》)、莎芎散(《医学入门》卷七)、芎附散(《赤水玄珠》卷九)。

【组成】　川芎 60 克,香附 120 克。

【用法】　上药研为末。每次 6 克,茶汤调下。

【功用】　《赤水玄珠》:调气止血。

【主治】　①《丹溪心法》:衄血。

②《普济方》引《鲍氏方》:男子气厥头痛,妇女气盛头痛及产后头痛。

③《赤水玄珠》:吐血不归经。

【方论】　《医学入门》:香附开郁行气,使邪火散于经络;川芎和血通肝,使血归于肝脏。血归火散,其血立止。

芎附散

【方源】　《妇人良方大全》卷二十二引徐明仲方。

【组成】　大附子(酽醋炙透,蘸醋令尽,去皮脐)1 枚,川芎 30 克。

【用法】　上药研为细散。每次 6 克,清茶调下。

【主治】　①《妇人良方大全》引徐明仲方:产后败血作梗,头痛,诸药不效者。

②《医略六书》:产后阳虚头痛,脉沉细者。

【方论】　《医略六书》:产后真阳内虚,其清阳之气亦不能上奉于头,故头脑作痛不休焉。附子补真阳以上奉,川芎入血海以升阳。为散,清茶煎,使真阳内充,则上奉之阳自然敷布,而气行血活,岂有头脑作痛之患乎!

芎枳丸

【方源】《圣济总录》卷十二。

【组成】川芎、枳壳各120克。

【用法】上药研为末,炼蜜为丸,如梧桐子大。每次30丸,食后温熟水送下,至月余见效。

【功用】《御药院方》:去风郁痰实,清利头目。

【主治】①《圣济总录》:刺风,遍身刺痛;以及劳风,强上冥视。

②《普济方》引《卫生家宝》:斑疮入眼。

芎栀汤

【方源】《穷乡便方》。

【组成】川芎、栀子各等份。

【用法】加生姜5片,水煎服。

【主治】心气痛。

【备考】心气痛,非心痛,即胃脘痛也。素性有热,遇感即发,初用芎苏散,二用芎栀汤。

芎荆散

【方源】《石室秘录》卷四。

【组成】川芎15克,蔓荆子6克。

【用法】水煎服。

【主治】头痛。

【方论】盖川芎补血,蔓荆子去风也。

芎活散

【方源】《医学入门》卷八。

【异名】芎活汤(《济阴纲目》卷九)。

【组成】川芎、羌活各等份。

【用法】水煎,入酒少许温服。

【功用】胎前安胎,产后逐恶血、下胞衣。

【主治】①《济阴纲目》:子痫。

②《医略六书》:孕妇风痉,脉浮细涩者。

【方论】《医略六书》:妊娠中风伤筋脉,而发为风痉,故角弓反张,奄忽不知人焉。川芎入血海以升阳,羌活通经络以散风。为散,水煎入酒下,使风邪外解,则经气清和,而筋脉得养,何角弓反张,奄忽不知人之有,而胎无不安矣。

芎粟散

【方源】《摄生众妙方》卷五。

【组成】川芎、罂粟(去蒂)各30克。

【用法】上药研为细散。每次3克,空腹蜜汤调下。

【主治】噤口红白痢疾,久不愈者。

芎藭汤

【方源】《圣济总录》卷一三六。

【组成】川芎60克,苦参90克。

【用法】上锉细。水煮,去渣淋洗。

【主治】风毒攻肌肉,皮肤浮肿,或在足,或在手。

老军散

【方源】《古今医鉴》卷十五。

【组成】大黄(半生半煨)、甘草各等份。

【用法】上药研为细散。每用6克,空腹温酒调服。疏利为度。

【主治】发背痈疽,疔疮恶毒,一切无名肿毒,初起未溃者。

西瓜霜

【方源】《疡医大全》卷十七。

【异名】咽喉独圣散(《疡科纲要》卷下)。

【组成】西瓜1个。

【用法】用大黄泥钵1个,将西瓜1个照钵大小松松装入钵内,将瓜切盖,以皮消装满瓜内,仍以瓜盖盖,竹签扦定,再以一样大的黄泥钵1个合上,外用皮纸条和泥将缝封固,放阴处过数日,钵外即吐白霜,以鹅毛扫下收好,仍将钵存阴处,再吐再扫,以钵外无霜为度。收好。每用少许吹之。

【功用】《全国中药成药处方集》(吉林方):止痛、防腐、消肿。

【主治】①《疡医大全》:咽喉、口齿、双蛾喉痹,命在须臾。

②《王氏医存》:喉痛、火眼、火疮、肿毒、口烂、牙痛、外痔等一切热患。

【宜忌】《全国中药成药处方集》(吉林方):忌食辛辣食物;白喉忌用。

【验案】阴痒　《广西中医药》(1994,2:26):用成方桂林西瓜霜治疗阴痒12例,每天喷患处3～4次,7天为1个疗程,结果:1个疗程内阴痒消失者10例,2个疗程内消失者2例。

西黄化毒丹

【方源】《朱仁康临床经验集》引章氏方。

【组成】 牛黄 1.5 克,琥珀 30 克。

【用法】 先将牛黄研细,再将琥珀研细装瓶内。量儿大小,每日服 0.15～0.3 克,蜂蜜少许调下。

【功用】 清化解毒。

【主治】 胎癥疮(婴儿湿疹),大便不成形者。

【宜忌】 服药期间,忌食鸡蛋、鱼腥、发物。

耳疖散

【方源】《中医皮肤病学简编》。

【组成】 老生姜 5 克,雄黄 5 克。

【用法】 将老生姜挖 1 洞,然后装进雄黄粉末,再用挖出的生姜封紧洞口,放在陈瓦上,用炭火慢慢焙干,待七八小时成金黄色,研粉,过 80 目筛子,将粉装瓶备用。用 75% 酒精清洁外耳道,3% 双氧水清除干痂,用棉签涂药入外耳道,每天 1 次。

【主治】 耳疖。

耳桃煎

【方源】《仙拈集》卷三。

【组成】 木耳(水泡去蒂,晒干,炒为细末)、核桃仁(去皮,捣为泥)各 6 克。

【用法】 黄酒煎服。过半炷香,浑身汗出,是其验也。

【主治】 妇女经闭。

耳疳散

【方源】《丸散膏丹集成》引刘河间方。

【组成】 麝香 0.15 克,白矾 6 克。

【用法】 上为极细末,将药棉卷净耳孔,掺入少许。

【主治】 耳流脓水。

【备考】 原方有胭脂,近因失真,故已不用。麝香嫌贵,可用冰片,加煅五倍子更妙。并为外科药。

耳聋开窍神效丹

【方源】《吉人集验方》。

【组成】 灵磁石(小豆大)1 粒,穿山甲(烧研)1 克。

【用法】 用棉裹塞入耳中,口含生铁 1 块,耳中如风雨声即通。

【主治】 耳聋。

再生散

【方源】《杨氏家藏方》卷十九。

【组成】 人齿(烧灰)5 枚,蝎蜥尾(烧灰)5 条。

【用法】 上药研为末。每次 1.5 克,温酒或煎葱开水调下,不拘时候。

【主治】 小儿疮疱正出,忽变紫色,或作黑陷,喘急神昏。

再苏散

【方源】《圣济总录》卷一六九。

【组成】 白矾(熬令汁枯)、地龙(去土,炒)各 7.5 克。

【用法】 上药研为细散。每次 1.5 克,用猪尾上血同新水少许调下,不拘时候。

【主治】 小儿触着疮子,毒气入里,疮变黑色,须臾不救。

夺命丹(1)

【方源】《普济方》卷三一○引《类编朱氏集验方》。

【组成】 乳香、没药各 30 克。

【用法】 上药研为末,每次 9 克,温酒调灌,连进 3～5 服。少刻,利血乃止。

【主治】 打仆伤损,微有气者。

夺命丹(2)

【方源】《施园端效方》引《药德全方》(见《医方类聚》卷一七九)。

【组成】 大黄 30 克,僵蚕 15 克。

【用法】 上药研为细散,生姜汁为丸,如弹子大,阴干。生姜汁磨化下。

【主治】 时气疙瘩,肿塞咽喉,水米不下。

夺命丹(3)

【方源】《医方类聚》卷二一○引《施园端效方》。

【组成】 白矾、滑石各等份。

【用法】　同瓶器内烧,丸如半枣大。纤坐子宫。

【主治】　赤白带下。

夺命丹(4)

【方源】　《扁鹊心书·神方》。

【组成】　川乌(酒煮)、苍术(米泔浸)各120克。

【用法】　上药研为末,酒糊为丸,如梧桐子大。空心服15丸。忌见风,暖盖出汗。

【主治】　中风,左瘫右痪,半身不遂,口眼㖞斜,言语謇涩。

夺命丹(5)

【方源】　《普济方》卷一九七引《经验良方》。

【组成】　常山(细研,锉,先炒次用)30克,前胡(同炒)15克。

【用法】　上药各为末,酒糊为丸,如梧桐子大。每次30丸,温酒送下,1日3次。

【主治】　寒疟。

夺命汤

【方源】　《普济方》卷六十一。

【组成】　皂角(去黑皮并子)9克,甘草6克。

【用法】　同打碎。水煎,去渣,入蜜少许,再煎,放温服,连进2次。且吃白粥1日。

【主治】　喉风。

【宜忌】　忌油面、酒、鱼腥、诸热毒物100日。

夺命散(1)

【方源】　《医方大成》卷十引汤氏方。

【组成】　青礞石(入臼窝内,同焰硝30克用白炭火煅令通红,须消尽为度,候药冷如金色取出)30克。

【用法】　上药研为细散。急惊风痰发热者,薄荷自然汁入蜜调服;慢惊脾虚者,有以青州白丸子再碾,煎稀糊入熟蜜调下。

【功用】　《仁斋直指小儿方论》:利痰。

【主治】　①《医方大成》引汤氏方:急慢惊风,痰潮壅滞塞于喉间,命在须臾。

②《普济方》:风疾癫痫。

③《救急选方》:卒暴中风,痰涎壅塞,牙关紧急,目上视等危证。

夺命散(2)

【方源】　《是斋百一选方》卷十五引《既效方》。

【组成】　延胡索不拘多少(盐炒过),干蝎减半。

【用法】　上药研为细散。每次1.5～3克,温酒调下;若心痛,醋汤调下。

【主治】　小肠气。

夺命散(3)

【方源】　《医方类聚》卷九十四引《烟霞圣效》。

【组成】　紫菀(醋炒干)15克,雄黄3克。

【用法】　上药研为细散。每次1.5克,盐汤送下。如噤牙关,斡开灌药。

【主治】　九种心气痛欲死者。

夺痒散

【方源】　《医方易简》卷三。

【组成】　花椒30克,滑石90克。

【用法】　上药研为细散,和匀。用生绢袋盛之,摩按痒处。

【主治】　痘疮发痒。

百五散

【方源】　《古今医鉴》卷十五。

【组成】　五倍子(炒黄)、百草霜。

【用法】　上药研为末。以醋调敷患处。1日夜即消。

【主治】　鱼口疮初发三五日。

百中散

【方源】　《是斋百一选方》卷六引魏不伐方。

【组成】　罂粟壳(去上下蒂顶鬲,锉成片子,蜜炒令赤色)、厚朴(去粗皮,用生姜汁淹1宿,炙令姜汁尽为度)各150克。

【用法】　上药研为细散。每次6～9克,米饮调下。

【主治】　一切痢,不问赤白,或一日之间一二百行。

【宜忌】　忌生冷、油腻、鱼鲊、毒物三日。

百合汤

【方源】　《时方歌括》卷下。

【组成】　百合30克,乌药9克。

【用法】　水煎服。

【主治】　心口痛,服诸热药不效者,亦属气痛。

【验案】　胃脘痛　《中医杂志》(1982,8:16):陈某某,男,44岁,脘痛而胀,按之痛减,嘈杂,嗳气,泛酸,知饥纳少,舌苔微黄,质淡红,脉弦细。曾服理气止痛诸方,初尚有效,继则复痛如故。因思此证痛而兼胀,必属气痛;嘈杂泛酸,知饥纳少,服辛温行气药不效,其病偏热无疑,故用百合汤,服3剂之后,痛胀减轻大半,继服数剂而愈。

百合粥

【方源】　《古今医统大全》卷八十七。

【组成】　百合1升,蜜30克。

【用法】　用水煮熟,干投入将熟粥罐中,空腹食。

【功用】　补肺止嗽。

百花丸

【方源】　《济生方》卷二。

【组成】　款冬花、百合(蒸、焙)各等份。

【用法】　上药研为细散,炼蜜为丸,如龙眼大。每次1丸,食后、临卧细嚼,姜汤咽下;嚼化尤佳。

【主治】　①《济生方》:喘嗽不已,或痰中有血。

②《丸散膏丹集成》:七情内伤,酒色无节,虚火妄动,午后虚潮,口干声嘶,诸虚百损。

③《全国中药成药处方集》(武汉方):津少咽干,虚烦潮热。

【方论】　《医方集解》:此手太阴药也。款冬泻热下气,清血除痰;百合润肺宁心、补中益气,并为理嗽要药。

百劳散

【方源】　方出贾同知引康少尹方(见《宣明论方》卷九),名见《本草纲目》卷二十三。

【组成】　罂粟壳(醋炒,取30克)60克,乌梅15克。

【用法】　上药研为末。每次6~9克,开水点,食后服,1日3次。

【主治】　①贾同知方引康少尹方:咳嗽。

②《本草纲目》:咳嗽多年,自汗。

百足散

【方源】　《医方类聚》卷一六四引《吴氏集验方》。

【组成】　赤足蜈蚣、甘草各等份。

【用法】　上药研为末。每次3克,冷水调下。

【主治】　食着蛇余毒,腹中痛不可忍。

百顺丸

【方源】　《景岳全书》卷五十一。

【组成】　大黄(锦纹者)500克,皂角(炒微黄)48克。

【用法】　上药研为末,用汤浸蒸饼为丸,如绿豆大。每次1.5~9克,酌宜用引送下。或炼蜜为丸亦可。

【主治】　一切阳邪积滞,气积、血积、虫积、食积、伤寒实热秘结等症。

【宜忌】　《全国中药成药处方集》(武汉方):孕妇忌服。

百部丸

【方源】　《全生指迷方》卷四。

【组成】　百部(为细末)240克,生地黄(取汁,熬成膏)2500克。

【用法】　上将地黄膏和百部为丸,如梧桐子大。每次30丸,食后米饮送下。

【主治】　咳嗽,恶热,脉疾,目赤,头眩。

百消散

【方源】　《经验各种秘方辑要》。

【组成】　龟板1大个(须用下半段,断不可用汤板为要),白蜡(为细末)30克。

【用法】　先将龟板烘热,取蜡末渐渐掺上,掺完,板自炙枯,放泥土上,出火气,研碎。用黄酒冲服,至醉为度,服后即仰卧,出大汗而愈。如稍有未平,再服半服,断无不愈。唯炙板须用桑柴火,如桑柴难觅,青炭亦可,切不可用煤火。

【主治】　一切无名肿毒,对口发背,流注,痈疽,疔疮。

百日还丹

【方源】　《儒门事亲》卷十五。

【组成】　佛茄子、樟柳根各等份。

【用法】　上药研为末,枸杞汁为丸,如鸡头子大。每次10丸,新水送下。

【主治】　消渴。

百草霜散（1）

【方源】　《圣济总录》卷一一九。

【组成】　百草霜、好盐各15克。

【用法】　上药研为末。表里涂之。

【主治】　舌忽紧硬，逡巡能塞杀人。

百草霜散（2）

【方源】　《普济方》卷二〇〇引《海上名方》。

【组成】　百草霜、黄丹（煅，研细）各等份。

【用法】　每次6克，发日空腹米饮调下。

【主治】　劳疟。

百草霜膏

【方源】　《圣济总录》卷一三一。

【组成】　百草霜、生蛴螬各等份。

【用法】　上同研如膏。贴之。如冰，痛即止。

【主治】　发背痈疽，一切疮，热痛不可忍。

百合地黄汤

【方源】　《金匮要略》卷上。

【组成】　百合（擘）7枚，生地黄汁1升。

【用法】　以水洗百合，渍1宿，当白沫出，去其水，更以泉水煎，去渣，纳地黄汁，再煎，分2次温服。中病，勿更服。大便当如漆。

【主治】　百合病，不经吐、下、发汗，病形如初者。

【方论】　①《千金方衍义》：百合病若不经发汗、吐、下，而血热自汗，用百合为君，安心补神，能去中热，利大小便，导涤痰积；但佐生地黄汁以凉血，血凉则热毒解而蕴结自行，故大便当去恶沫也。

②《金匮要略心典》：百合色白入肺，而清气中之热，地黄色黑入肾，而除血中之热，气血即治，百脉俱清，虽有邪气，亦必自下；服后大便如漆，则热除之验也。

③《金匮玉函经二注》：若不经吐下发汗，未有所治之失。病形得如初者，但佐之生地黄汁，补血凉血，凉则热毒消，补则新血生，蕴积者行，而自大便出，如黑漆矣。

④《绛雪园古方选注》：本文云百脉一宗，明言病归于肺，君以百合，甘凉清肺，即可疗此疾，故名百合病，再佐以各经清络解热之药，治其病所从来。当用先后煎法，使不悖于手足经各行之理。

百合鸡子汤

【方源】　《金匮要略》卷上。

【组成】　百合（擘）7枚，鸡子黄1枚。

【用法】　先以水洗百合，渍1宿，当白沫出，去其水，更以泉水煎，去渣，纳鸡子黄，搅匀，再煎，温服。

【主治】　百合病，吐之后者。

【方论】　①《古方选注》：君以百合，甘凉清肺；佐以鸡子黄救厥阴之阴，安胃气，救厥阴即所以奠阳明，救肺之母气，亦阳病救阴之法也。

②《金匮方歌括》元犀按：吐后伤中者，病在阴也，阴伤，故用鸡子黄养心胃之阴，百合滋肺气下润其燥，胃为肺母，胃安则肺气和而令行，此亦用阴和阳，无犯攻阳之戒。

百合知母汤

【方源】　《金匮要略》卷上。

【组成】　百合（擘）7枚，知母（切）90克。

【用法】　先以水洗百合，渍1宿，当白沫出，去其水，更以泉水煎，去渣；别以泉水煎知母，去渣；后合和，再煎，分2次温服。

【主治】　百合病，发汗后者。

【方论】　①《古方选注》：君以百合，甘凉清肺；佐以知母，救肺之阴，使膀胱水脏知有母气，救肺即所以救膀胱，是阳病救阴之法也。

②《金匮方歌括》元犀按：百脉俱朝于肺。百脉俱病，病形错杂，不能悉治，只于肺治之。肺主气，气之为病，非实而不顺，即虚而不足。百合能治邪气之实，而补正气之虚；知母入肺金，益其水源，下通膀胱，使天水之气合，而所伤之阴转，则其邪从小便出矣。若误汗伤阴者，汗为阴液，阴液伤故以此汤维其阳，即所以救阴也。

③《金匮玉函经二注》：日华子谓百合安心定胆，益志养五脏，为能补阴也；治产后血眩晕，能去血中热也；除痞满，利大小便，为能导涤血之瘀塞也。而是证用之为主，益可见瘀积者矣。若汗之而失者，是沽其上焦津液。而上焦阳也，阳宜体轻之药，故用知母佐以救之，知母泻火，生津液，润心肺。

④《金匮要略心典》：百脉朝宗于肺，故百脉不

可治,而可治其肺。百合味甘平微苦,色白入肺,治邪气,补虚清热,故诸方悉以之为主,而随证及药治之。用知母者,以发汗伤津液故也。

⑤《金匮要略方义》:百合病对发于热病之后,余热未尽,阴气已伤,或因多思善虑,七情郁结,五志化火,消烁阴液所致。每见神志恍惚,若有所思,默默无言,头目昏眩,失眠健忘,心烦不宁,行动失常,欲卧不卧,欲行不行,如寒无寒,如热无热,欲食复不能食,或有不欲闻食臭时,口中苦,小便赤,脉微数。皆属阴虚内热,神不守舍之患。治当益阴清热,安神定志,仲景每以百合为君药,取其养心安神,益志定魄,润燥滋阴。《本草求真》谓百合能“敛气养心,安魂定魄”。本方所治,乃百合病发汗后者,盖不应汗而反发汗,或发汗过多,津液愈伤,阴气愈虚,而内热愈增,故臣以知母,取其滋阴清热两擅其,其能除烦止渴。二药相伍,对于百合病偏于内热,而见心烦口渴者,用之咸宜。其用泉水者,更助其益阴生津之力也。

百合滑石散

【方源】　《金匮要略》卷上。

【组成】　百合(炙)30克,滑石90克。

【用法】　上药研为散。每次3克,米饮调下,1日3次。当微利者,止服,热自除。

【主治】　①《金匮要略》:百合病变发热者。

②《备急千金要方》:百合病小便赤涩,脐下坚急。

【方论】　①《千金方衍义》:百合病若变发热,乃血脉郁而成热,佐滑石以通利之。

②《金匮方歌括》元犀按:百合病原无偏热之证,变发热者,内热充满,淫于肌肤,非如热之比。主以百合滑石散者,百合清金泻火,降逆气,从高源以导之;滑石退表里之热,利小便。二味合为散者,取散以散之之义,散调络脉于周身,引内外之热气,悉从小便出矣。

③《金匮要略论注》:仲景尝谓发于阳部其人振寒而发热,则知变发热者,内热不已,淫于肌肤,而阳分亦热,富以滑石清腹中之热以和其没,而平其外;兼百合清肺气以调之。不用泉水,热已在外,不欲过寒伤阴,故曰当微利,谓略疏其气,而阴平热则除也。

百花拔毒散

【方源】　《医方类聚》卷一九○引《烟霞圣效》。

【组成】　黄柏(蜜炙)90克,草乌15克。

【用法】　上药研为细散。用津唾调摊在碎纸花上,敷贴。

【主治】　疮肿。

百药煎油膏

【方源】　《中医皮肤病学简编》。

【组成】　百药煎15克,白矾6克。

【用法】　上药研为细散。油调外搽。

【主治】　小儿湿疹。

夹纸膏

【方源】　《鲁府禁方》卷四。

【组成】　百草霜、壮人血余炭各等份。

【用法】　上药研为细散。腊月油烛泪化开,调为膏,摊旧柿油伞纸上,夹住,周围线缝,凉水浸之。先以温淘米泔洗疮净,贴药勒住。次日再洗疮、洗药,翻过贴之。3次照前洗换新药贴。

【主治】　发背溃烂。

托中散

【方源】　《圣济总录》卷一二七。

【组成】　黄芪30克,甘草(微炙)15克。

【用法】　上药研为散。每次3克,食后汤点下,1日2次。

【主治】　瘰疬。

托里散

【方源】　《普济方》卷二八五。

【组成】　瓜蒌(去皮)1个,生甘草6克。

【用法】　上药研为散。酒煎,食后温服。

【主治】　痈疽。

托里黄芪汤

【方源】　《圣济总录》卷一三一。

【组成】　黄芪(去芦,蜜炙)300克,甘草(炙)30克。

【用法】　上药研为粗散。每次15克,水煎,去渣,温热随意服,不拘时候。

【主治】　①《圣济总录》:诸疮肿发渴。

②《玉机微义》:诸疮脉虚。

托痘花蛇散

【方源】　方出《幼幼新书》卷十八引《王氏手

集》,名见《本草纲目》卷四十三。

【组成】　白花蛇(连骨)30克(慢火炙令干,勿令焦),大丁香21粒。

【用法】　上药研为末。大人每次5克,小儿1.5克,以水解淡酒调下。移时身上发热,其疮顿出红活。

【主治】　大人、小儿疮子倒。

扫雪散

【方源】　《外科全生集》卷四。

【组成】　独核肥皂(分开,去核,以洋糖填入),巴豆仁(每片加2粒半)。

【用法】　将皂仍旧合好,扎紧泥裹,入火煅,取出,去泥,研细,加入轻粉、槟榔末各2.4克,再研,剃头后,以滚灰汤洗,以香油调敷,至愈乃止。

【主治】　①《外科全生集》:腊梨疮。

②《外科证治全书》:秃疮。初起小者如豆,大者如钱,其痒难堪,挠破出水,结白脓痂,日久延蔓成片,发尽根绝,此症多系胎毒。

至灵散

【方源】　《圣济总录》卷十六。

【异名】　透顶散(《杨氏家藏方》卷二)、细辛散(《类编朱氏集验方》卷九)。

【组成】　细辛30克,雄黄15克。

【用法】　上药研为末。每次少许,左边痛搐入右鼻,右边痛搐入左鼻。

【主治】　偏头痛。

至真散

【方源】　《理伤续断方》。

【组成】　天南星、防风各等份。

【用法】　上药研为末。凡破伤风病,以药敷贴疮口,即以温酒调3克服。

【主治】　破伤风,狂犬病。

①《理伤续断方》:打破伤损、破脑,伤风头痛,角弓反张。

②《卫生宝鉴》:疯狗咬破。

③《杨氏家藏方》:金疮。

至效石绿散

【方源】　《普济方》卷一五六引《海上名方》。

【组成】　石绿(细研)9克,腻粉4.5克。

【用法】　上药研为末。先拔去腋下毛,然后以醋和药末,摩令热。

【主治】　腋气,累医不退。

贞芪扶正胶囊

【方源】　《部颁标准》。

【组成】　女贞子、黄芪。

【用法】　制成胶囊剂。密封,防潮。每6粒相当于原生药12.5克。口服,每次6粒,1日2次。

【功用】　补气养阴。

【主治】　久病虚损,气阴不足。配合手术、放射、化学治疗,促进正常功能的恢复。

当术散

【方源】　《产宝诸方》

【组成】　苍术不拘多少(炒黑色,为末),当归少许。

【用法】　每次6克,酒煎服。

【主治】　妇人产后,败血冲心。

当归丸(1)

【方源】　《小儿卫生总微论方》卷十四。

【组成】　当归(去芦)、芍药各等份。

【用法】　上药研为细散,面糊为丸,如绿豆大。每次3克,米饮汤送下,不拘时候。

【主治】　小儿肠胃冷袭而痛,啼哭不休。

当归丸(2)

【方源】　《圣济总录》卷一三二。

【组成】　当归120克,青盐60克。

【用法】　先以水洗当归,乘润用青盐渗遍,搁在高处,3日取下,去盐,以当归暴干为末,滴水为丸,如绿豆大。每次20丸,空心温酒送下。

【主治】　一切风刺,面上生无名疮疖,因饮酒食炙煿物得之。

当归饮(1)

【方源】　《圣济总录》卷一五四。

【组成】　当归(切,焙)30克,葱白(细切)1握。

【用法】　上拌匀。每次15克,酒煎,去渣温服。

【主治】　妊娠胎动,腹痛下血。

当归饮(2)

【方源】　《圣济总录》卷一六〇。

【组成】　当归(微炙)30克,鬼箭羽60克。

【用法】　上药研为粗末。每次9克,酒煎,去渣温服,相次再服。

【主治】　产后血晕欲绝。

当归酒

【方源】　《圣济总录》卷一七七。

【组成】　当归(切,焙,粗捣)7.5克,猪肉(薄切小片)30克。

【用法】　上相和,以清酒煎,去渣。每次取半呷许,令儿咽之,日3夜1次。

【主治】　小儿50日以来,胎寒腹痛微热,聚唾弄舌,躽啼上视。

当归散(1)

【方源】　《鸡峰普济方》卷二十一。

【组成】　龙胆、当归各等份。

【用法】　上药研为细散。每次5克,冷酒调下。

【主治】　风毒攻注,眼目疼痛,或赤眼痛不可忍者。

当归散(2)

【方源】　方出《保命集》卷下,名见《活法机要》。

【组成】　当归、芫花(炒)。

【用法】　上药研为细散。每次9克,酒调下。

【主治】　妇人产后恶物不下。

当归散(3)

【方源】　《妇人良方大全》卷二十。

【组成】　当归、干姜各等份。

【用法】　上药研为末。每次9克,水煎,入盐、醋少许,食前热服。

【主治】　产后腹痛,腹胁胀满。

当归散(4)

【方源】　《普济方》卷三五〇。

【组成】　当归、荆芥穗各等份。

【用法】　上药研为细散。每次6克,酒少许,水煎,灌之。如牙关紧急,用匙斡微微灌之。但下咽即生,不问多少便服,不可以药味寻常忽之。

【主治】　妇人产后中风,不省人事,口吐涎沫,手足牵搐。

当归含丸

【方源】　《外台秘要》卷二十三引《范汪方》。

【组成】　当归60克,苦杏仁30克。

【用法】　上药研为散,炼蜜为丸,如梧桐子大。含口中2丸,渐渐咽汁,日3夜2次。

【主治】　口中、咽喉不利。

当归补血汤

【方源】　《内外伤辨》卷中。

【组成】　黄芪30克,当归(酒洗)6克。

【用法】　上药研为粗散,水煎,去渣,空腹、食前温服。

【功用】　《中医方剂学讲义》:补气生血。

【主治】　①《内外伤辨》:肌热,燥热,困渴引饮,目赤面红,昼夜不息,其脉洪大而虚,重按全无。此病得之干饥困劳役。

②《兰室秘藏》:热上攻头目,沿身胸背发热。

③《口齿类要》:口舌生疮,血气俱虚,热渴引饮,目赤面热,脉大而虚,重按全无。

④《证治准绳·疡医》:疮疡溃后,气血俱虚而见上证者。

⑤《寿世保元》:妇人素禀怯弱,血气虚耗,产后无乳。

⑥《济阴纲目》:产后血脱,烦躁引饮,昼夜不息,脉洪大而虚,重按全无者。

⑦《傅青主女科》:产妇气血两脱,子方下地,即昏晕不语。

【宜忌】　《医方发挥》:阴虚潮热者慎用。

【方论】　①《医方考》:血实则身凉,血虚则身热。或以饥困劳役虚其阴血,则阳独治,故令肌热、目赤、面红、烦渴引饮。此证纯像伤寒家白虎汤之证,但脉大而虚,非大而长,为可辨耳。《内经》所谓脉虚血虚是也。当归味厚,为阴中之阴,故能养血,而黄芪则味甘补气者也。今黄芪多于当归数倍,而曰补血汤者,有形之血不能自生,生于无形之气故也。《内经》曰：阳生阴长，是之谓尔。

②《成方便读》：如果大脱血之后，而见此等脉证，不特阴血告匮，而阳气亦欲散亡。斯时也，有形之血不能速生，无形之气所当急固。故以黄芪大补肺脾元气而能固外者为君。盖此时阳气已去里而越表，恐一时固里不及，不得不从卫外以挽留之。当归益血和营，二味合之，便能阳生阴长，使伤残之血，亦各归其经以自固耳。非区区补血滋腻之药，所可同日语也。

③《医方集解》：此足太阴，厥阴药也。当归气味俱厚，为阴中之阴，故能滋阴养血；黄芪乃补气之药，何以五倍于当归，而又云补血汤乎？盖有形之血，生于无形之气，又有当归为引，则从之而生血也。经曰：阳生则阴长，此其义耳。庵曰：病本于劳役，不独伤血，而亦伤气，故以二药兼补之也。

④《伤寒绪论》：气虚则身寒，血虚则身热，故用当归调血为主。然方中反以黄芪五倍当归者，以血之肇始本乎营卫也。每见血虚发热，服发散之药则热转剧，得此则泱然自汗而热除者，以营卫和则热解，热解则水谷之津液，皆化为精血矣。

⑤《医林纂要探源》：此方君以黄芪。黄芪，胃气之主药，胃气盛而厚脾血滋，然亦必当归滋之，而后血乃日盛，为之媒也。血生于脾，此方补脾胃以滋之，是为补生血之本。犹四君子为补生气之本，与四物汤之为补肝者，又有不同。

⑥《时方歌括》：凡轻清之药皆属气分，味甘之药皆能补中。黄芪质轻而味微甘，故略能补益，《神农本草经》以为主治大风，可知其性也。此方主以当归之益血，倍用黄芪之轻清走表者为导，俾血虚发热，郁于皮毛而不解者，仍从微汗泄之。故症像白虎，不再剂而热即如失也。

【验案】　①血虚发燥　《正体类要》：有一患者，仆伤之后，烦躁面赤，口干作渴，脉洪大，按之如无。余曰：此血虚发燥也。遂以当归补血汤，2剂即止。

②虚劳发热　《寿世保元》：一人虚劳发热，自汗。诸药不能退其热者，服当归补血汤1剂如神。

③白细胞减少症　《安徽中医学院学报》(1987，3：43)：应用本方加三棱15克，甘草10克，水煎，每日1剂，治疗白细胞减少40例。该症患者随机分为2组，每组20例。治疗组服上药，对照组服利血生20毫克，每日3次。2组均服药14～21天。结果：治疗组显效（连续3周检查周围血象，白细胞在4000/毫米以上，临床症状消失）8例；有效（白细胞在4000/毫米以上，临床症状改善）11例；无效1例；总有效率为95%。对照组显效1例，有效10例，无效9例，总有效率为55.5%。治疗组疗效明显优于对照组。对照组的无效病例再用本方治疗，仍能提高临床疗效。

④原发性血小板减少性紫癜　《中医杂志》(1984，5：36)：应用本方加血余炭30克，生甘草15克，仙鹤草15克为基本方。气虚者选加党参、白术、黄精；血虚者选加熟地黄、阿胶、枸杞子；阴虚者选加生地黄、麦冬、五味子、山茱萸、鳖甲；肾阳虚者选加菟丝子、补骨脂、鹿角胶、巴戟天；胃热盛者选加石膏、知母、大黄、黄连；血热盛者选加牡丹皮、赤芍、紫草、羚羊角；伴感染者选加金银花、连翘、蒲公英、败酱草、大青叶等。每日1剂，重症患者，每日可服2剂。治疗原发性血小板减少性紫癜24例。结果：全部病例有效。

⑤痹证　《湖北中医杂志》(1986，1：46)：应用本方加减：当归25克，黄芪35克，桂枝15克，海风藤10克，秦艽10克，川乌6克。痛痹加细辛3克；着痹加防己8克、薏苡仁30克；行痹加防风9克、羌活8克；热痹去川乌、海风藤，加知母10克，石膏30克，金银花20克。每日1剂，10天为1个疗程。治疗痹证51例，结果：治愈（关节肿痛、肢体麻木消失，运动自如）36例；好转（关节肿痛、肢体麻木基本消失，但活动轻度受限）10例；无效5例。疗效最短10天，最长45天。该方对痛痹、着痹疗效尤佳，热痹稍逊。

⑥足底痛　《上海中医药杂志》(1984，3：21)：应用本方加杜仲、川续断、狗脊为主方。偏肝肾阴虚者加熟地黄、玄参、枸杞子、知母等；偏脾肾阳虚者加肉桂、附子、菟丝子、补骨脂等，治疗足底痛25例。结果：显效18例，好转9例，减轻3例，全部病例有效。用药最少者14剂，最多者60剂。

⑦子宫发育不良性闭经　《实用中西医结合杂志》(1991，8：477)：应用本方加减：当归30克，黄芪50克，莪术15克，三棱15克，丹参15克，月月红15克。水煎服，每日1剂。1日2次，连服3个月为1个疗程，2个疗程后观察疗效。治疗子宫发育不良性闭经37例，年龄21—34岁，平均27.5岁；初潮年龄15—22岁；经迟31例；已婚6例，未婚31

例;病程 8 个月至 9 年,5 年以上者 22 例。结果:显效(治疗期间月经来潮,但基本体温双相,或阴道脱落细胞仅有好转而无周期性变化,或已妊娠)23 例;有效(治疗期间有月经来潮,但基础体温单相,或阴道脱落细胞出现周期性变化)11 例;无效(治疗过程中无月经,或阴道涂片无明显好转)3 例。总有效率为 91.88%。

⑧更年期综合征　《陕西中医》(1986,6:204):应用本方加夜交藤 30 克,桑叶 12 克,核桃仁 10 克,三七 6 克为基本方。气血双虚型加熟地黄、白芍;肝肾阴虚型加枸杞子、牡丹皮;脾肾阳虚型加附子、山药、白术;心肾不交型加丹参、酸枣仁、黄柏;治疗更年期综合征 79 例。结果:治愈(临床症状全部消失,随访未复发)61 例;未愈 18 例。

⑨老年性皮肤瘙痒　《吉林中医》(1992,6:20):应用本方加减:黄芪 30 克,当归 10 克,生地黄、熟地黄各 30 克,首乌 15 克,玄参 15 克,麦冬 10 克,防风 10 克,荆芥 10 克,蝉蜕 10 克,川芎 10 克,炙甘草 3 克。水煎服,每日 1 剂,分 2 次服。治疗老年性皮肤瘙痒 156 例,男 135 例,女 21 例;年龄 50-84 岁;病程 3 个月至 12 年。结果:服药 7~21 剂,瘙痒完全消失,抓痕血痂消退,皮肤润泽,半年未复发者为治愈,共 104 例,占 67%;瘙痒基本消失,皮肤尚留少量抓痕,半年瘙痒未加重者为显效,共 26 例,占 17%;瘙痒减轻,皮肤有散在抓痕或干燥脱屑者为好转,共 20 例,占 13%;治疗前后瘙痒与皮肤改变无明显变化者为无效,共 6 例,占 4%;总有效率为 96%。

⑩牙龈出血　《江苏中医杂志》(1984,3:21):应用本方合失笑散加味。血虚加熟地黄 12 克,白芍 15 克;气阴两虚加太子参、生地黄各 15 克,麦冬、枸杞子各 12 克;阳虚加炮姜 10 克,肉桂 6 克,水煎服,每日 1 剂,治疗顽固性牙龈出血 20 例。结果:治愈 16 例,好转 4 例。追踪观察 0.5~8 年均未复发。

【实验研究】①补气作用采用　《中药药理与临床》(1987,3:7):用内蒙古黄芪与甘肃当归按 2:1 配伍,先将当归蒸馏,收集蒸馏液,然后将当归与黄芪共煎 3 遍,滤液浓缩成 2.5 克生药/毫升的汤剂。进行下列实验:小白鼠常压耐缺氧实验;大鼠窒息缺氧实验;对缺氧小鼠血液和心、脑组织乳酸含量的影响;对大鼠梗死心肌氧耗量的影响。结

果表明:本方能提高机体对氧的利用率,增强耐缺氧能力;延缓心和脑功能障碍的发生及促进供氧后脑电的恢复,说明对严重缺氧动物的心、脑功能有一定的保护作用;当归补血汤还可降低缺氧动物的心脑组织和血液乳酸含量,减轻代谢性酸中毒,有利于维持其功能活动;还可减轻大鼠冠脉结扎后梗死区心肌组织的氧耗量,可能是药物改善了心肌的缺氧状态,减轻了代谢产物积累的结果。

②对心血管及耐缺氧的作用　《陕西中医》(1993,10:472):将本方按 5:1 比例按《中国药典》规定制成 100% 水煎浓缩液,贮冰箱。大鼠麻醉,常规颈总动脉插管接血压计,测血压,记录心电图、心率。十二指肠给药首先给水 10 毫升/千克(为 A 剂量),当归补血汤 3 个剂量:5 克/千克(为 B 剂量)、10 克/千克(为 C 剂量)、20 克/公斤(为 D 剂量),按拉丁方次序给药,每次给药后观察 2 小时,以平均压×心率为心肌张力时间指数,间接反应心肌耗氧量。耐缺氧作用:小鼠分成 5 组,剂量 A、B、C、D 灌胃给药,每日 1 次,连续 5 天,阳性组以罂粟碱 30 毫克/千克(为 E 剂量)皮下注射,于末次给药 50 分钟或皮下注射 30 分钟后,将小鼠放入广口瓶接测氧仪。上述均于末次给药 1 小时或皮下注射 30 分钟后断头处死,观察呼吸情况。结果:本方水煎浓缩液 5~20 克/千克十二指肠给药能显著提高麻醉大鼠收缩压、舒张压和平均压,对心率无明显影响,10 克/公斤能提高心肌张力——时间指数。小鼠常压耐缺氧实验表明 10 克/千克可显著延长小鼠生存时间,10~20 克/千克显著延长小鼠断头呼吸动作的持续时间。

③保肝作用　《北京中医杂志》(1993,1:54):将本方水煎 3 次,兑匀浓缩成 1:1 浓度至每毫升药液含黄芪生药 1 克,当归生药 0.2 克备用。保肝组小鼠于实验前每天灌服不同剂量的当归补血汤煎汤。结果表明:保肝 3 组的肝损害程度和范围明显小于阳性组,SGPT 值明显低于阳性组($P < 0.01$)。提示当归补血汤对四氯化碳所致肝损害有明显保肝作用。在本实验范围内,这种保肝效应与剂量成正比。

④免疫作用　《中成药研究》(1990,8:23):实验以小鼠为对象,采用灌胃法给药,观察了本方对正常小鼠红细胞免疫功能的影响以及对免疫低下型小鼠红细胞免疫功能的影响。结果发现:该复方

能非常显著地提高小鼠红细胞免疫功能以及清除免疫复合物,并有对抗免疫抑制药的作用,而单味药当归、黄芪的作用明显不及全方。

当归腊茶散

【方源】　《普济方》卷二十四。

【组成】　细芽茶250克,川百药煎(烧存性)5个。

【用法】　上药研为细散。每次6克,用米汤饮调下;或乌梅汤亦可。

【主治】　荣卫气虚,风邪冷气进袭脏腑之内,或食生冷,或啖炙煿,或饮食过度,积热肠间,致使肠胃虚弱,糟粕不聚,大便下利鲜血,脐腹疼痛,里急后重,久患酒毒便血诸疾,一切大便下血。

【备考】　本方名当归腊茶散,但方中无当归,疑脱。

当飞利肝宁胶囊

【方源】　《部颁标准》。

【组成】　水飞蓟900克,当药950克。

【用法】　制成胶囊剂。密封。每粒装0.25克。口服,每次4粒,1日3次,或遵医嘱,小儿酌减。

【功用】　清利湿热,益肝退黄。

【主治】　湿热郁蒸而致的黄疸,急性黄疸型肝炎,传染性肝炎,慢性肝炎而见湿热症候者。

吐泻丸

【方源】　《济阳纲目》卷二十二。

【组成】　肉豆蔻15克,滑石(冬、春37.5克,夏75克,秋60克)。

【用法】　上药研为末,姜汁打神曲糊为丸服。

【主治】　寒泻。

吐血除根奇方

【方源】　《绛囊撮要》。

【组成】　真童子鸡1只。

【用法】　真童子鸡1只,男用雌,女用雄,先择无人走动处掘一地潭,用竹刀将鸡在潭内杀之,血滴潭中,干寻毛剖开,肠杂收拾干净,毛屎亦放潭中,俱不可经勺水,只用干布拭净肚内,用六月雪草,病人每1岁,摘头1个,同肠杂仍放在肚内,将新近平底钵1个,以鸡放入盖好,用面糊封口,放干灶锅,亦盖好封固,烧柴草,鸡熟,去六月雪,空口淡吃,一顿净尽,将鸡骨亦放潭内,泥盖搥结,重物压住,永不可开。

【主治】　呕血。

吸筒

【方源】　《瑞竹堂经验方》卷五。

【组成】　五倍子多用,白矾少用些。

【用法】　用慈竹削去青,和上药煮了收起,用时再于开水煮令热,用箸钳筒,乘热安于患处。

【主治】　疮肿。

吸针丸

【方源】　《种福堂方》卷三。

【组成】　透活磁石。

【用法】　用透活磁石生研,将黄蜡和捻如针。凉水送下。裹针从大便出。

【主治】　误吞针。

岁桃浆

【方源】　《解围元薮》卷四。

【组成】　核桃。

【用法】　用核桃按岁1枚,取白肉,竖排砂锅内,每桃上放细茶1撮,以酒煎。嚼桃饮酒。速愈。

【主治】　疠疮初起

吕雪丹

【方源】　《温氏经验方》。

【组成】　冰片1.8克,硼砂30克。

【用法】　用萝卜1个,同煮熟,入冷水内1夜,水底沉结如冰者佳,取出,加青黛3克,为极细末,收瓶内。用时吹患处。

【主治】　孕妇咽喉破烂疼痛。

回令丸

【方源】　《医略六书》卷二十八。

【组成】　川楝子(酒炒)150克,小茴(盐水炒)90克。

【用法】　上药研为末,炼蜜为丸。每次9克,淡盐水送下。

【主治】　孕妇小腹疼痛,脉弦紧数。

【方论】　妊娠湿热内蕴,寒邪外束,故小腹疼痛,胎因不安焉。川楝子泻内蕴之湿热,小茴香温外束之寒邪,炼蜜以丸之,盐水以下之,使寒邪外散,则湿热自化而经气清和,小腹疼痛无不退,胎孕有不安者乎?

回生丸

【方源】　《圣济总录》卷一〇〇。

【异名】　回生丹(《普济方》卷二三八)。

【组成】　巴豆(去皮心膜,出油)10 枚,雄黄(水飞,研)15 克。

【用法】　上药研为末,面糊为丸,如鸡头子大,阴干。每次 1 丸,新汲水送下。

【主治】　鬼注如中恶,气急,腹胀满如鼓。

回生散(1)

【方源】　《魏氏家藏方》卷九。

【组成】　鸭嘴胆矾(别研)、草乌(不去皮)各等份。

【用法】　上药研为细散,和调。遇喉闭吞咽不下,以芦管吹 1 克入鼻中,先含水一口,药入咽中,即时涎出。若觉涎少,复用大黄 3 块如骰子大,水煎,入朴硝 3 克,再煎,令温服,搐鼻了,咽喉即开。

【主治】　喉闭危急之疾。

回生散(2)

【方源】　《医学纲目》卷三十七。

【组成】　人牙(烧存性)、麝香少许。

【用法】　上药研为细散。每次 1.5 克,用黄芪、白芍药煎汤调下。

【主治】　疮疹倒靥黑陷。

回阳丸

【方源】　《圣济总录》卷一八五。

【组成】　牡蛎(煅通赤)、干姜(炮)各 250 克。

【用法】　上药研为细散,生姜汁煮半夏为丸,如梧桐子大。每次 20 丸,空腹温酒送下。

【功用】　补益元气,悦泽肌体,开心明目。

回阳丹(1)

【方源】　《古今医鉴》卷七。

【组成】　干姜 30 克,牡蛎 30 克。

【用法】　上药研为细散。以火酒调稠,搽手上,男子用双手揉外肾即愈;女子以男子手搽药,急按两乳,仍揉擦热,汗出则愈。

【主治】　瘑冷。

回阳丹(2)

【方源】　《鲁府禁方》卷二。

【组成】　白及 6 克,白胡椒 6 克。

【用法】　上药研为细散,黄酒为丸,如麦粒大。每次 9 丸,用热黄酒送下。

【主治】　阴症,手足厥冷,心腹病痛。

回阳散

【方源】　《寿世保元》卷四。

【组成】　硫黄 12 克,白胡椒 18 克。

【用法】　上药研为细散。每次 6 克,烧酒调下。

【主治】　阴症,腹痛身冷。

回疗饮

【方源】　《仙拈集》卷四。

【组成】　苍耳子(炒)120 克,生甘草 60 克。

【用法】　水煎,温服。亦可烧存性,米醋调敷。

【主治】　疗疮走黄。

回乳方

【方源】　《谢利恒家用良方》。

【组成】　焦麦芽 30 克,枳壳 6 克。

【用法】　水煎服。

【主治】　小儿断乳,须停止母乳者。

回命散

【方源】　《幼幼新书》卷十引郑愈方。

【异名】　开关圣散(《仁斋直指小儿方论》卷一)、圣散子(《普济方》卷三七四)、开关如圣散(《婴童百问》卷二)、开关左右散(《医林纂要探源》卷九)。

【组成】　蜈蚣 1 条(赤者,中分为 2 处),蝎 1 个(亦中分为 2 处,各记左右)。

【用法】　上药左者与左,右者与右,各作两处为末,左右吊眼,各将药吹入左右鼻中。

【主治】　惊风吊眼。

回生神膏

【方源】《阴证略例》。

【组成】 牡蛎、干姜(炮裂)各3克。

【用法】 上药研为细散,男病用女唾调,手内擦热,紧掩二卵上,得汗出愈;女病用男唾调,手内擦热,紧掩二乳上,得汗出愈。卵与乳,男女之根,蒂坎离之分也。阴证大小便不通及诸杂病阴候,大小不通者,并宜此外治法。

【主治】 男女阴毒伤寒,大小便不通及诸杂病阴候大小便不通者。

【宜忌】 数日不通为急,非急勿用。

回阳煮散

【方源】《圣济总录》卷二十七。

【组成】 天南星(酒浸7日,取出,锉,炒令黄)60克,附子(炮裂,去皮脐)30克。

【用法】 上药研为散。每次6克,酒75毫升,慢火同煎,温服,不拘时候。

【主治】 阴毒伤寒,四肢厥冷,脉候微细,心胸痞闷。

回声饮子

【方源】《养老奉亲书》。

【组成】 皂角(刮去黑皮并子)1挺,萝卜3个(切作片)。

【用法】 水煎服。不过三服便语,吃却萝卜更妙。

【主治】 失音。

回生起死丹

【方源】《赤水玄珠》卷二十八。

【组成】 丁香9枚,干姜3克。

【用法】 水煎服。被盖片时,令脾胃温暖,阴退阳回,痘自红活。

【主治】 痘出灰白,寒气逆上,不食腹胀,呕吐肚痛,泄泻清水,手足俱冷。

曲术丸

【方源】《太平惠民和剂局方》卷六(吴直阁增诸家名方)。

【组成】 神曲(炒)、苍术(为末)各等份。

【用法】 上药研为末,面糊为丸,如梧桐子大。每次30丸,米饮送下,不拘时候。

【主治】 时暑暴泻,饮食所伤,胸膈痞闷。

曲术散

【方源】《三因极一病证方论》卷七。

【组成】 神曲(炒)60克,白术90克。

【用法】 上药研为末。每次6克,生姜煎汤调下,或以酒糊为丸,如梧桐子大。每次30～50丸,汤饮任下。

【主治】 冒湿头眩晕,经久不愈,呕吐涎沫,饮食无味。

虫积串

【方源】《串雅补》卷二。

【组成】 青蛤粉30克,代赭石15克。

【用法】 上药研为末。每次3克,钩藤汤送下。

【主治】 小儿惊痫。

肉果饮

【方源】《赤水玄珠》卷八。

【组成】 厚朴(姜制)60克,肉豆蔻(面裹煨)1枚。

【用法】 上药研为粗散。每次15克,加生姜3片,水煎服。

【主治】 妊娠脏气本虚,脾胃衰弱,脏腑虚滑,脐腹疼痛,日夜无度。

肉豆蔻丸

【方源】《圣济总录》卷四十四。

【异名】 肉附丸(《是斋百一选方》卷六引高瑞朝方)。

【组成】 肉豆蔻(去壳)150克,附子(炮裂,去皮脐)5枚。

【用法】 上药研为末,酒煮面糊为丸,如梧桐子大。每次15丸,加至20丸。空腹食前温米饮送下。

【主治】 脾藏久冷,滑泄不止。

肉豆蔻汤

【方源】《圣济总录》卷七十五。

【组成】　肉豆蔻（去壳）、甘草（炙，锉）各30克。

【用法】　上药研为粗末。每次15克，水煎，去渣，早晨、中午温服。

【主治】　冷痢。

肉豆蔻散（1）

【方源】　《太平圣惠方》卷八十八。

【组成】　肉豆蔻（去壳）1枚，大黄（锉碎，微炒）7.5克。

【用法】　上药研为粗散。每次3克，水煎，去渣温服，1日3次。更量儿大小，以意加减。

【主治】　小儿宿食不消。

肉豆蔻散（2）

【方源】　《圣济总录》卷四十四。

【组成】　肉豆蔻（去壳，面裹煨令黄）、附子（炮裂，去皮脐）各30克。

【用法】　上药研为散。每次9克，空腹陈米饮调下。

【主治】　脾胃虚冷，泄利水谷，两胁气胀，饮食无味，稍食即壅。

肉豆蔻散（3）

【方源】　《普济方》卷二一一引《太平圣惠方》。

【组成】　肉豆蔻15克，诃黎勒30克。

【用法】　上药研为散。每次6克，米饮调下。

【主治】　赤白痢不止，水泻。

肉豆蔻散（4）

【方源】　《奇效良方》卷十四。

【组成】　肉豆蔻（每1枚剜1窍，纳木香1粒在内，以面裹炖熟，去面不用）7枚。

【用法】　上药研为末。分作2服，用米饮汤调下，不拘时候。

【主治】　脾虚肠鸣，泄泻不食。

竹龙散

【方源】　《圣济总录》卷五十八。

【组成】　五灵脂、黑豆（生，去皮）各15克。

【用法】　上药研为散。每次9克，煎冬瓜汤调下，1日2次。无冬瓜即用冬瓜苗、叶、子煎汤俱

可，小渴只1服愈。

【主治】　消渴。

【宜忌】　渴定后不可服热药。

竹皮汤

【方源】　《备急千金要方》卷二十五。

【组成】　青竹刮取如鸡子大2枚，乱发鸡子大2枚。

【用法】　上药于炭火炙令焦燥，合治下筛。以酒煮服。

【主治】　为兵杖所加，木石所迮，血在胸背及胸中痛，不得气息。

【方论】　《千金方衍义》：身为木石所迮，兵杖所加而蕴热，故用竹茹以治烦热胃逆，发灰以散蓄血也。

竹沥汤

【方源】　《证类本草》卷十三引《梅师方》。

【组成】　茯苓90克，竹沥100毫升。

【用法】　用合竹沥煎，分3次服，不愈重作，亦时时服竹沥。

【主治】　子烦，妊娠恒若烦闷。

竹茹汤（1）

【方源】　《产宝诸方》。

【组成】　陈皮（不去白）30克，竹茹15克。

【用法】　上药研为粗末，分4份。水煎，去渣，不拘时候服。

【功用】　凉胎，退寒热。

【主治】　妊娠疟疾。

竹茹汤（2）

【方源】　《圣济总录》卷二十九。

【组成】　青竹茹鸡子大1块，生地黄（拍碎）15克。

【用法】　水煎，去渣，食后温服。

【主治】　伤寒鼻衄不止。

竹沥膏

【方源】　《医学入门》卷七。

【组成】　竹沥。

【用法】　用水白竹截长70厘米许，每段劈作

4片,以砖2块排定,将竹片仰架砖上,两头露少许,下以烈火迫之,两头以盆盛沥。每次1.8克,生姜汁0.3毫升服之。痰热甚者,只可加0.15克。

【功用】　养血清热。

【主治】　痰厥不省人事,几死者。

竹叶灯心汤

【方源】　《痘疹仁端录》卷八。

【组成】　竹叶30片,灯心草1.5克。

【用法】　水煎服。

【主治】　痘疮干呕。

竹茹石膏汤

【方源】　《疫喉浅论·新补会厌论》。

【异名】　青龙白虎汤。

【组成】　鲜竹茹9克,软石膏15克。

【用法】　用井、河水各半煎,温服。

【主治】　疫喉白腐,壮热如烙,烦渴引饮。

竹茹麦门冬汤

【方源】　《古今医统大全》卷四十七。

【异名】　竹茹麦门冬汤(《赤水玄珠》卷十四)。

【组成】　淡竹茹、麦冬各等份。

【用法】　上药研为粗散。每次21克,水煎,不拘时候服。

【主治】　大病后,表里俱虚,内无津液,烦渴心躁及诸虚烦热,不恶寒,身不痛。

朱砂丸(1)

【方源】　《太平圣惠方》卷三十三。

【组成】　朱砂(细研)15克,青羊胆1枚。

【用法】　上以朱砂末入胆中,悬屋角,阴干,100日取出,为丸,如小豆大。每次10丸,食后,以粥饮送下。

【功用】　能令彻视见远。

【主治】　眼昏暗。

朱砂丸(2)

【方源】　《宁坤秘籍》卷上。

【组成】　朱砂3克,茯苓30克。

【用法】　水为丸。生姜汤送下。

【主治】　经来未止,兼牛膜色一般,昏迷倒地。

朱粉散

【方源】　《圣济总录》卷六十八。

【组成】　丹砂(研飞)、蛤粉各等份。

【用法】　上药研为细散,合和令匀。每次6克,温酒调下。

【主治】　诸般吐血。

朱雀丸

【方源】　《是斋百一选方》卷一引苏韬光方。

【组成】　茯苓(去皮)60克,沉香15克。

【用法】　上药研为细散,炼蜜为丸,如小豆大。每次30丸,食后人参汤送下。

【功用】　①《是斋百一选方》:消阴火,全心气。

②《本草纲目》:养心安神。

【主治】　①《是斋百一选方》:心神不定,恍惚不乐,火不下降,时有振跳。

②《丹溪心法》:心病,怔忡不止。

③《医灯续焰》:心肾不交,心神不定,事多健忘。

【方论】　《医方考》:因惊而得者,名曰惊气怔忡。《内经》曰:惊则气乱。宜其怔怔忡忡,如物之扑也。是方也,茯苓之甘平,可以宁心;沉香之坚实,可使下气,气下则怔忡瘥矣。

朱魏丹

【方源】　《济阳纲目》卷二十三。

【组成】　朱砂(光明者)、阿魏(真者)各30克。

【用法】　上药研为末,面糊为丸,如皂角子大。每次1丸,空心人参汤送下。

【主治】　疟疾。

伏铁饮

【方源】　《医方类聚》卷一二三引《吴氏集验方》。

【组成】　常山30克,生铁60克。

【用法】　用酒300毫升,煎取150毫升,去铁,用常山,又以甘草6厘米,大枣7个,同煎取100毫升,去渣,放1夜,来日早晨吃。

【主治】　瘴疟。

伏龙肝丸

【方源】　《圣济总录》卷六十五。

【组成】　伏龙肝 15 克,豆豉 45 克。

【用法】　同炒,为末,炼蜜为丸,如梧桐子大。每次 20 丸,米饮送下。

【主治】　暴嗽。

伏龙肝散(1)

【方源】　《太平圣惠方》卷七十八。

【组成】　伏龙肝 45 克,干姜(炮裂,锉)15 克。

【用法】　上药研为细散。每次 6 克,以酒调下,不拘时候。

【主治】　产后中风,口噤不能语,腰背着床不得。

伏龙肝散(2)

【方源】　《圣济总录》卷一五九。

【组成】　伏龙肝、蒲黄(炒,研)各 30 克。

【用法】　上药研为散。每次 6 克,温酒调下,不拘时候。以下为度。

【主治】　胞衣不出。

伏龙肝散(3)

【方源】　《普济方》卷三五七。

【组成】　伏龙肝、石燕各等份。

【用法】　上药研为细散,研令极细。每次 6 克,煎当归汤调下。加鸡子清 1 个尤妙。

【功用】　催生,下死胎。

伏龙肝散(4)

【方源】　《洞天奥旨》卷十一。

【组成】　伏龙肝末 9 克,炒黄柏 9 克。

【用法】　上药研为末。鸡子清调搽。

【主治】　鬼火丹。

伐毛丹

【方源】　《串雅内编》卷四。

【组成】　乳香(灯心草拌炒)、白硇砂各 30 克。

【用法】　上药研为末,饭为丸,如梧桐子大。每次 10 丸,空心、临卧滚水送下。自然退落。

【主治】　鼻毛粗长异常,痛不可忍。

延寿丹

【方源】　《寿世保元》卷四。

【组成】　茯苓(净锅内煮 1 夜,晒 1 日,去皮,切片)5000 克,蜂蜜 1000 克。

【用法】　上药调蒸 3 小时,晒干;再加蜂蜜,再蒸再晒,如是 3 次;为细末,炼蜜为丸,如梧桐子大。每日服 30～40 丸,温酒送下。

【功用】　补益,延寿。

延胡散(1)

【方源】　《奇方类编》卷上。

【组成】　延胡索、白胡椒各等份。

【用法】　上药研为末。每次 6 克,食前温酒调服。

【主治】　冷气心痛及疝气腹痛。

延胡散(2)

【方源】　《全生指迷方》卷二。

【组成】　延胡索(炒)、当归(洗)各等份。

【用法】　上药研为细散。每次 3 克,醋汤调下。

【主治】　痛而游走,上下无常处,脉亦聚散,或促或涩,谓之游气。

延胡索散

【方源】　《胎产心法》卷下。

【组成】　肉桂、延胡索各等份。

【用法】　上药研为细散,听用。每次以生化汤加入延胡索散,再加入熟地黄 6 克。

【主治】　①《胎产心法》:产后小腹痛,可按而止者。

②《产宝》:产后血晕,血块痛。

血余丸

【方源】　《惠直堂方》卷二。

【组成】　血余 240 克,阿胶(面炒成珠)500 克。

【用法】　上药研为末。炼蜜为丸,如梧桐子大。每次 30 丸,清汤送下。

【主治】　便血并一切血症。

血溢汤

【方源】　《普济方》卷一三四。

【组成】　黄药 60 克,甘草(炙)30 克。

【用法】　水煎,去渣,分温再服。
【主治】　少阴病,气厥发衄者。

血竭散

【方源】　《卫生家宝产科备要》卷五。
【异名】　没药散(《类编朱氏集验方》卷十引《梁氏总要方》)、夺命散(《云歧子保命集》卷下)、夺命丹(《校注妇人良方》卷十八)、血没散(《赤水玄珠》卷七)。
【组成】　血竭、没药(剪碎)各等份。
【用法】　上药研为细散。每次6克,用小便合和酒煎,温调下。
【主治】　①《卫生家宝产科备要》:产后百疾。
②《云歧子保命集》:产后血晕入心经,语言颠倒,健忘失志。
③《证治准绳·类方》:产后败血冲心,胸满上喘。
④《医林改错》:胎衣不下。

血醒散

【方源】　《类编朱氏集验方》卷十三引《世验方》。
【组成】　生地黄、苎根(去皮,或苎烧灰)各等份。
【用法】　上药研为末。半酒、半男童便,急滤药汁,调童便、酒灌之。仍用生鸡、鸭血调同服尤佳。
【主治】　打仆伤损。

全甲散

【方源】　《仙拈集》卷四引《要览》。
【组成】　穿山甲(要头尾四足并耳目口鼻俱全者)1个,生漆500克。
【用法】　每日将穿山甲漆数次,漆完用瓦器炙灰。如患人要头身先好,即服穿山甲头起;要手足先好,即服穿山甲四足起;对陈酒服完即愈。
【主治】　大麻风。

全鹿膏

【方源】　《惠直堂方》卷一。
【组成】　鹿肉(全)1只(去油筋净),枸杞子5000克。

【用法】　米泔水、井水各25千克,熬至半,滤出,再入泔、水各17.5千克;熬至半,滤出,再入泔、水各12.5千克,熬至半,去渣;合3次汁,共熬至5千克,余用绵子滤过,入真龟胶500克收之。每日15克,陈酒化下。
【功用】　补虚。

全蝎丸

【方源】　《外科启玄》卷十二。
【组成】　全蝎(焙干,去勾足)90克。
【用法】　上药研为末,用油核桃肉捣为丸,如绿豆大。每日清晨用1.8克,晚用2.1克,火酒送下,看人大小,加减服之。
【主治】　多年瘰疬。

全蝎散(1)

【方源】　《证类本草》卷二十二引《箧中方》。
【组成】　蝎5枚,大石榴1个。
【用法】　将大石榴割头去子,做瓮子样,纳蝎其中,以头盖之,纸筋和黄泥封裹,以微火炙干,渐加火烧令通赤,良久去火,候冷去泥,取中焦黑者,细研。每次1.5克,乳汁调,灌之;儿稍大,以防风汤调服。
【主治】　小儿风痫。

全蝎散(2)

【方源】　《仁斋直指小儿方论》卷一。
【组成】　全蝎(各用紫苏叶包,涂蜜炙;重包,又涂蜜炙)7枚。
【用法】　上药研为细散。每次1克,姜汁入蜜搜和含化。
【功用】　通窍豁痰。
【主治】　小儿惊风不语。

合欢饮

【方源】　《景岳全书》卷六十四。
【组成】　合欢皮、白蔹。
【用法】　同煎服。
【主治】　肺痈久不敛口。

合掌散

【方源】　《普济方》卷三〇一。

【组成】　槟榔、硫黄。

【用法】　上药研为末。临睡,用香油调掌心上,鼻嗅之;却以药抱外肾睡。二三日用之效。

【主治】　肾脏生疮。

合德丸

【方源】　《普济方》卷八十一。

【组成】　苍术(去皮,米泔浸2日,薄切,晒干)120克,地黄(熟者,细切,焙干)60克。

【用法】　上药研为细散,酒糊为丸,如梧桐子大。每次30～50丸,食前温酒或米泔送下,1日3次。

【功用】　补虚活血,健骨轻身,聪耳明目,除昏。

杀虫丸

【方源】　《古今医鉴》卷九引俞元河方。

【组成】　好信不拘多少,黄丹少许。

【用法】　以黄蜡熔成1块,旋用旋丸,如黄豆大,用白薄丝绵包裹留尾。如右牙痛,则塞右耳;左牙痛,则塞左耳;两边俱痛,则两耳俱塞,必深入耳孔。一夜其虫即死。

【主治】　龋。

多效散

【方源】　《卫生宝鉴》卷十一。

【组成】　诃子肉、五倍子各等份。

【用法】　上药研为末。用少许干粘唇上。

【主治】　唇紧痛及疮。

刘寄奴汤(1)

【方源】　《圣济总录》卷一六〇。

【组成】　刘寄奴、甘草各等份。

【用法】　上锉,如麻豆大。每次15克,先以水200毫升,入药煎至100毫升,再入酒100毫升,再煎至100毫升,去渣温服。

【主治】　产后百病,血晕。

刘寄奴汤(2)

【方源】　《类编朱氏集验方》卷六。

【组成】　刘寄奴、五倍子各等份。

【用法】　上药研为细散。空腹酒调下,仍用其

末敷痔上。

【主治】　痔疾。

交加散(1)

【方源】　方出《本草纲目》卷十四引《太平圣惠方》,名见《准绳、类方》卷五。

【组成】　当归、荆芥穗各等份。

【用法】　上药研为末。每次6克,加酒少许,童便少许,水煎,灌之。

【主治】　产后中风,不省人事,口吐涎沫,手足抽搐。

交加散(2)

【方源】　《普济本事方》卷十。

【组成】　生地黄(研取汁)150克,生姜(研取汁)150克。

【用法】　上交互用汁浸1夕,各炒黄,渍,汁尽为度,为末。寻常腹痛酒调下9克,产后尤不可缺。

【主治】　妇人荣卫不通,经脉不调,腹中撮痛,气多血少,结聚为瘕,产后中风。

【方论】　《本事方释义》:生地黄气味甘苦微寒,入手足少阴厥阴;生姜气味辛温,入手足太阴。各捣汁,互相浸渍、炒黄,欲其气味之和也。此妇人产后中风,荣卫不通,经脉不调,欲结癥瘕者宜服之。用此二味,只取乎调气血耳。

交济散

【方源】　《仁斋直指方论》卷二十六。

【组成】　生地黄250克,生姜120克。

【用法】　上药各洗净,同杵,焙干为末。每次6克,温酒调下;男女血热心烦,或产后伤风,则以荆芥煎汤调下。

【主治】　血结作痛。

交泰丸

【方源】　方出《韩氏医通》卷下,名见《四科简效方》甲集。

【组成】　黄连15克,肉桂1.5克。

【用法】　上药研为末,炼蜜为丸,空腹淡盐汤送下。

【主治】　心肾不交,怔忡无寐。

【验案】　①失眠《北京医学院学报》(1975,3:

162):应用本方,一般热象不著者用黄连、肉桂各等量做成胶囊;热象较著心火亢盛用3:2所构成的胶囊,每囊重0.3克,每次4粒,睡前半小时服用。治疗神经官能症失眠50例,显效17例,有效21例,总有效率为76%,无一例恶化。

②慢性胃炎　《四川中医》(1997,11:34):方氏等将交泰丸由丸剂改为汤剂,加味治疗慢性胃炎60例。治疗方药:黄连、肉桂、甘草各3克。水煎分3次于饭前半小时服,一般不作加减,15天为1个疗程。治疗结果:经1～2个疗程,治愈19例,显效32例,有效7例,无效2例。总有效率达95.2%。

交感丹(1)

【方源】　《洪氏集验方》卷一引铁瓮申先生方。

【组成】　茯苓120克,香附(去毛,用新水浸1夕,炒令黄色)500克。

【用法】　上药研为末,炼蜜为丸,如弹子大。每次1丸,清晨以降气汤嚼下。

【主治】　①《洪氏集验方》引铁瓮申先生方:中年精耗神衰,中焦隔绝,荣卫不和,上则心多惊悸,中则寒痞饮食减少,下则虚冷遗泄,甚至于阴痿不与,脏气滑泄。

②《鲁府禁方》:一切公私拂情,名利失志,抑郁烦恼,七情所伤,不思饮食,面黄形羸,胸膈痞闷,疼痛。

交感丹(2)

【方源】　《普济方》卷二一九。

【组成】　菟丝子120克,茯神120克(苓亦可用)。

【用法】　上药研为末。以好酒煮面做稀糊为丸,如梧桐子大。每次50丸,以酒或汤下,不拘时候。

【功用】　升降水火,令气血不偏胜。

产宝汤

【方源】　《济阴纲目》卷十一。

【组成】　肉桂、姜黄各等份。

【用法】　上药研为细散。每次3克,酒调下。

【主治】　产后血余作痛,兼块者。

问命散

【方源】　《普济方》卷三七五引《保生集》。

【组成】　蜈蚣1条,僵蚕1条(比如蜈蚣长)。

【用法】　上药研为细散。男左女右,搐鼻。

【主治】　小儿急慢惊风,发搐。

灯心散

【方源】　《普济方》卷四〇四。

【组成】　灯心草1把,鳖甲(醋炙黄)60克。

【用法】　水煎服,量儿大小为剂。

【主治】　疮疹出后烦喘,小便不利。

灯花丸

【方源】　《小儿卫生总微论方》卷十五。

【组成】　灯花20个,乳香(皂子大)2块。

【用法】　上药研为末,粟米饮为丸,如芥子大。每次7丸,以桃心汤送下,不拘时候。

【主治】　小儿惊啼,夜啼。

灯心竹叶汤

【方源】　《证治准绳·幼科》卷五。

【组成】　竹叶30片,灯心草30根。

【用法】　水煎服。

【主治】　①《证治准绳·幼科》:干呕。

②《治痘全书》:夏月手足心热,面赤饮冷,吐出浑浊。

决明散

【方源】　《不知医必要》卷三。

【组成】　石决明(煅)、谷精草各6克。

【用法】　上药研为细散。每用3克,以蒸熟猪肝蘸食。

【主治】　痘后眼生翳障。

决效散

【方源】　《外科精义》卷下。

【组成】　贯众90克,白芷30克。

【用法】　上药研为细散。油调涂。

【主治】　风痒头疮。

决明子散

【方源】　《太平圣惠方》卷三十三。

【组成】　决明子、蔓荆子(用好酒五升煮酒尽,晒干)各50克。

【用法】 上药研为细散。每次 6 克,食后及临卧以温水调下。

【功用】 补肝明目。

决明鸡肝散

【方源】 《张氏医通》卷十五。

【组成】 决明子(晒燥,为极细末,勿见火)、骟鸡肝(生者,不落水)。

【用法】 将鸡肝捣烂,和决明末。小儿 3 克,大者 6 克,研匀,同酒酿 1 杯,饭上蒸服。

【主治】 小儿疳积害眼及一切童稚翳障。

【加减】 目昏无翳,腹胀如鼓,加芜荑末 3 克,同鸡肝酒酿顿服;翳障腹胀,用鸡内金、芜荑、决明末同鸡肝酒酿顿服;风热翳障,加白蒺藜 3 克。

冰石散

【方源】 《中医皮肤病学简编》。

【组成】 煅石膏 31 克,冰片 1 克。

【用法】 上药研为细散。外敷。

【主治】 疮疡糜烂。

冰灰散

【方源】 《何氏济生论》卷二。

【组成】 栀子、白芷各等份。

【用法】 上药研为细散。吹少许于鼻中。

【主治】 鼻出血不止。

冰豆膏

【方源】 《仙拈集》卷三。

【组成】 巴豆(去净油)1 粒,冰片 0.1 克。

【用法】 用饭粘以手捏烂为丸。雄黄少许为衣。将丸捏扁贴眉心处,用清凉膏如钱大盖之,夏贴 6 个小时,春、秋冬贴 1 日,去之。

【主治】 乳痈。

冰芦膏

【方源】 《惠直堂方》卷三。

【组成】 炉甘石(火煅,为末)60 克,冰片 0.6 克。

【用法】 上药以猪棕油捣成膏。先以茶汁加盐少许洗净疮口,敷药,以膏盖之。

【主治】 臁疮及诸疮久远不收口者。

冰消散

【方源】 《疡科遗编》卷下。

【组成】 皮消(炒)30 克,冰片 3 克。

【用法】 上药研为细散。麻油调涂。

【主治】 男妇烂腿。

冰硼散

【方源】 《外科证治全书》卷二。

【组成】 冰片、硼砂各 1.5 克。

【用法】 上药研为细散,瓷瓶密贮。每用少许,搽患处;或用衣针点破擦之。

【主治】 舌上生核,强硬作痛;咽喉肿痛。

冰片鸡蛋油

【方源】 《赵炳南临床经验集》。

【组成】 鸡蛋黄油、冰片。

【用法】 取鸡蛋 10 个(或更多)煮熟去蛋白,用蛋黄干炸炼油,每鸡蛋油 30 克加入冰片 1.5～3 克,密闭储存备用。外搽皮损疮面,或滴入瘘管内。

【功用】 消肿止痛,固皮生肌。

【主治】 慢性溃疡,烫伤疮面,各部位之瘘管。

【宜忌】 化脓性疮面及有腐败组织之疮面勿用。

冰糖乌梅汤

【方源】 《重订通俗伤寒论》。

【组成】 冰糖 30 克,乌梅 3 克。

【用法】 用水浓煎服。

【功用】 甘酸养胃。

【主治】 幼小及壮年初次患疟者,为胎疟,先用葱豉荷米煎以和之,继以平胃散截之,再以本方以善其后。

汗斑散

【方源】 《仙拈集》卷四引《顾体集》。

【组成】 密陀僧 15 克,硫黄 30 克。

【用法】 上药研为末。醋调姜擦。

【主治】 汗斑。

壮骨丹

【方源】 《普济方》卷三一一。

【组成】　赤曲、芸香各 60 克。

【用法】　上药研为末,酒糊为丸,如梧桐子大。每次 30～40 丸,用酒送下。

【主治】　闪胁,筋脉无力,不能卒事者。

安胎饮

【方源】　《圣济总录》卷一五四。

【组成】　当归(锉)15 克,葱白(细切)7.5 克。

【用法】　水煎,入好酒 30 克,更煎数沸,去渣,分 3 次服。

【主治】　妊娠胎动不安,腰腹疼痛。

安神散

【方源】　《丹溪心法附余》卷二十二。

【组成】　全蝎(塘水浸 1 宿)4 个,天南星(大者。开一穴,入蝎在内,以天南星末盖其口,用面裹,火煨令赤色,取出放地坑 1 宿,去天南星)1 个。

【用法】　上药研为末。每次 0.5 克,磨刀水调下。

【主治】　小儿搐搦。

安胎铁罩散

【方源】　《妇人良方大全》卷十二。

【组成】　白药子 30 克,白芷 15 克。

【用法】　上药研为细散。每次 6 克,煎紫苏汤调下;或胎热,心烦闷,入砂糖少许煎。

【主治】　胎动不安。

安神代茶饮

【方源】　《慈禧光绪医方选议》。

【组成】　龙齿(煅)9 克,石菖蒲 3 克。

【用法】　水煎,代茶。

【功用】　宁心安神。

【主治】　心经病。

【方论】　方中石菖蒲入心、脾经,具开窍安神之作用,《本经》称本药可"开心孔,补五脏";龙齿归心、肝经,可镇惊安神、平肝潜阳,治心悸、惊痫诸症。

羊肝丸

【方源】　《太平圣惠方》卷二十八。

【组成】　羊肝(去脂膜,切作片子)1 具,白矾

(烧令汁尽)90 克。

【用法】　上药以酽醋煮羊肝令烂,入砂盆内研,后入白矾为丸,如梧桐子大。每次 20 丸,渐加至 30 丸,空腹及晚食前以粥饮送。

【主治】　冷劳久不愈,食少泄痢。

羊肝散(1)

【方源】　《奇效良方》卷十三。

【组成】　缩砂(去皮)30 克,肉豆蔻(去壳)15 克。

【用法】　上药研为细散,用羊肝半具,细切拌药,以湿纸裹上,更以面裹,用慢火烧令熟,去面并纸,入软饭捣和为丸,如梧桐子大。每次 30 丸,食前以粥饮送下。

【主治】　休息痢羸瘦。

羊肝散(2)

【方源】　《仙拈集》卷三。

【组成】　羊肝(不见水,以皮消揉去血)1 具。

【用法】　竹刀剖开,入谷精草 1 撮,砂锅蒸熟,任食。

【主治】　小儿雀目,至晚忽不见物。

羊角散

【方源】　方出《太平圣惠方》卷三十七,名见《普济方》卷一八八。

【组成】　肉桂 30 克,羊角(炙令黄焦)2 枚。

【用法】　上药研为末。每次 6 克,以糯米粥饮调下,不拘时候。

【主治】　①《太平圣惠方》:卒吐血。

②《普济方》:呕血,咳喘上气。

羊肺羹

【方源】　《寿亲养老新书》卷二。

【组成】　羊肺(细切)1 具,羊肉(细切)120 克。

【用法】　上加五味作羹。空腹食之。

【主治】　下焦虚冷,小便频数。

羊胃汤

【方源】　《外台秘要》卷二十引《张文仲方》。

【组成】　羊胃(切)1 枚,白术(切)30 克。

【用法】　水煎服。

【主治】　久病羸瘦,不生肌肉,水气在胁下,不能食,四肢烦热。

【宜忌】　忌桃、李、雀肉等。

羊脂膏

【方源】　方出《备急千金要方》卷二十五,名见《普济方》卷三〇八。

【组成】　麝香、大蒜。

【用法】　上药研为末,以羊脂和,著小筒中。欲用,取敷疮上。

【主治】　沙虱毒。

羊蹄散

【方源】　《卫生宝鉴》卷十九。

【组成】　白矾 15 克,羊蹄根(制)120 克。

【用法】　上药研为末。入米醋同擦,不住擦之。后觉癣极痒,至痛即止。隔日洗去再擦。

【主治】　小儿顽癣久不愈。

羊胫灰丸(1)

【方源】　《普济方》卷三九八。

【组成】　羊胫骨(烧灰)、鹿角(烧灰)各 30 克。

【用法】　上药研为末,炼蜜为丸,如梧桐子大。每次 3 丸,以热水化下,1 日 3～4 次。

【主治】　小儿洞泄下痢不愈,乳食全少。

羊胫灰丸(2)

【方源】　《济生方》卷四。

【组成】　厚朴(去皮取肉,姜汁炒)60 克,羊胫(炭火煅过通红,存性)30 克。

【用法】　上药研为细散,白水面糊为丸,如梧桐子大。每次 100 丸,空腹米饮送下。

【主治】　思虑伤脾,脾不摄精,遂致白浊。

羊蹄根酒

【方源】　《赵炳南临床经验集》。

【组成】　羊蹄根 180 克,75％乙醇 360 克。

【用法】　将羊蹄根碾碎置酒精内,浸泡 7 昼夜,过滤去渣备用。用棉棒或毛刷蘸药水涂于患部。

【功用】　杀虫止痒。

【主治】　手癣(鹅掌风),甲癣(鹅爪风),落屑性脚癣(脚蚓症),体癣(钱癣),神经性皮炎(干癣)。

【宜忌】　慎勿入目。

米莲散

【方源】　《杂病源流犀烛》卷十七。

【组成】　糯米 15 克,莲子 7 枚。

【用法】　上药研为末。酒服;或以墨汁作丸服之。

【主治】　呕血。

米猪肚

【方源】　《仙拈集》卷二。

【组成】　肥猪肚 1 具。

【用法】　入江米 100 克,线缝严密。煮极烂吃,连汤饮。

【主治】　虚劳吐血;诸汗。

军持露

【方源】　《外科大成》卷三。

【组成】　熊胆 0.3 克,冰片少许。

【用法】　凉水化开,滴入耳内,其冷如冰,其痛立止。少时倾出,2～3 次痊愈。

【主治】　耳内痛引脑项。

军中一捻金

【方源】　《万病回春》卷八。

【组成】　矿石灰(不拘多少,炒研),生韭菜(连根)。

【用法】　同捣作饼,阴干为末。掺上。

【功用】　止血生肌。

【主治】　金疮伤破出血并狗咬。

异功敛暑丸

【方源】　《普济方》卷一一七引《仁存方》。

【组成】　黄连 500 克,陈仓米 1000 克。

【用法】　上于锅内如罨饭法,米熟为度,晒干为末,水为丸,如梧桐子大。每次 30～50 丸,米汤送下,不拘时候。

【主治】　伏暑或吐或泻。

导滞散

【方源】　方出《太平圣惠方》卷六十七,名见

《太平惠民和剂局方》卷八(吴直阁增诸家名方)。

【组成】　当归(锉,微炒)30克,大黄(锉碎,微炒)30克。

【用法】　上药研为散。每次6克,不拘时候以温酒调下。

【主治】　①《太平圣惠方》:从高坠下,大便下血不止。

②《太平惠民和剂局方》(吴直阁增诸家名方):重物压连,或从高坠下,作热五内,吐血、下血、出不禁止;或淤血在内,胸腹胀满,喘粗气短。

导痰丸

【方源】　《普济方》卷一〇四。

【组成】　白矾15克,僵蚕30克。

【用法】　上药研为细散。每次3克,生姜汤调下。良久吐顽涎为效;未吐再进,不拘时候。

【主治】　中风瘫痪,胸膈有痰涎不利。

导痰救苦丹

【方源】　《喉科家训》卷一。

【组成】　锦纹大黄(酒拌蒸,晒干)120克,制牙皂60克。

【用法】　上药研为细散,面糊为丸,如绿豆大。每次50～60丸,冷绿豆汤送下,以汗为度。

【主治】　伤寒瘟疫,不问传经过经;以及大头瘟,目赤咽肿,烂喉丹疹,斑毒。

阵王丹

【方源】　《医学入门》卷八。

【组成】　大黄30克,石灰180克。

【用法】　同炒灰紫色为度,去火毒,筛过。敷伤处。

【主治】　折伤。

阴阳丸

【方源】　《良朋汇集》卷二引王永福方。

【组成】　绿豆、白胡椒各等份。

【用法】　上药研为末,为丸如梧桐子大。每次20～30丸,白滚水送下。

【主治】　九种心痛,胃痛。

阴阳散

【方源】　《痘疹全书》卷下。

【组成】　黄连6克,干姜3克。

【用法】　上药研为末。用地鸡(即蚼蟭虫)擂水洗净,次敷此药。

【主治】　小儿赤口疮。

防己汤(1)

【方源】　《圣济总录》卷一五六。

【组成】　防己、白药子各30克。

【用法】　上药研为粗末。每次9克,水煎,去渣温服。未效再服。

【主治】　妊娠咳嗽,喘满短气。

防己汤(2)

【方源】　《杨氏家藏方》卷三。

【组成】　防己30克,白芷60克。

【用法】　上药研为细散。每次3克,新汲水调下,不拘时候。

【主治】　伏暑吐泻,阴阳不分。

防己散(1)

【方源】　方出《证类本草》卷九引《初虞世方》,名见《普济方》卷二十七引《仁存方》。

【组成】　汉防己、葶苈子各等份。

【用法】　上药研为末。每次3克,糯米饮调下。

【主治】　肺痿,咯血多痰。

防己散(2)

【方源】　《普济方》卷三六八。

【组成】　防己、人参各等份。

【用法】　上药研为末。每次3克,桑白皮煎汤调下,不拘时候。

【主治】　小儿伤寒喘急及诸病喘促。

防风汤

【方源】　《永类钤方》卷十八引时贤方。

【组成】　防风15克,羌活4.5克。

【用法】　上药研为细散,以黑豆炒焦,大烟出,投无灰酒,候沸定。以酒调药灌下,稍苏再灌。

【主治】　妊娠中风,口噤,四肢强直反张。

防风散

【方源】　《圣济总录》卷一三七。

【组成】　防风(去叉)、母猪肉各 60 克。

【用法】　上同煮数沸,去猪肉,取防风焙干,捣罗为散。每次 3 克,开水点服,不拘时候。

【主治】　一切癣。

防腐汤

【方源】　《外科十三方考》。

【组成】　豆豉、甘草。

【用法】　先以上药煎水洗后,再用五倍子、荆芥煎水洗之。

【功用】　使不生脓。

【主治】　痔核落后。

防风如神散

【方源】　《妇人良方大全》卷八。

【组成】　防风、枳壳各等份。

【用法】　上药研为粗散。每次 9 克,水煎,去渣,空腹服。

【主治】　①《妇人良方大全》:妇人风虚,大便后时时下血。

②《校注妇人良方》:风热气滞,粪后下血。

防风黄芩丸

【方源】　《校注妇人良方》卷十二。

【组成】　黄芩(炒焦)、防风各等份。

【用法】　上药研为末,酒糊为丸,如梧桐子大。每次 30～50 丸,食远或食前米饮或温酒送下。

【主治】　①《校注妇人良方》:肝经有风热致血崩、便血、尿血。

②《医略六书》:漏胎,脉浮数者。

③《叶氏女科》:肝经风热,妊娠吐衄。

【方论】　《医略六书》:妊娠风热,干于血室,胎孕为之不安,致经血妄行,漏胎下血不止焉。黄芩清热于里,防风疏风于外,二味成方,丸以粥糊,下以米饮,使风热两除,则经脉清和而经血无不固,胎孕无不安,何漏胎之不愈哉?

防风黄芪汤

【方源】　《古今名医方论》卷二引柯韵伯方。

【组成】　防风、黄芪各等份。

【用法】　水煎服。

【主治】　中风不能言,脉沉而弱者。

【方论】　用防风以驱逐表邪;邪之所凑,其气必虚,故用黄芪以鼓舞正气,黄芪、防风,其功愈大,一攻一补,相须相得之义也。

收肛散

【方源】　《外科大成》卷五。

【组成】　陈皮 90 克,枳壳 30 克。

【用法】　水煎服。

【主治】　痔漏。

收胬散

【方源】　《疡科遗编》卷下。

【组成】　轻粉 3 克,乌梅(煅)肉。

【用法】　上药研为细散。掺胬肉上,外用膏贴。

【主治】　一切痈疽溃后,胬肉凸出。

收毒外消膏

【方源】　《仁斋直指方论》卷二十二。

【组成】　黄明牛皮胶(长流水升溶开)30 克,虢丹(再煎,柳枝急搅)30 克。

【用法】　上药候冷收入瓷盒,以鸡翎摊于疮上,留口。如未破,敷,肿自消。

【功用】　《普济方》:敛疮。

【主治】　痈疽。

如圣丸

【方源】　《圣济总录》卷七十四。

【组成】　乌头(端正大者,炮裂,去皮脐)、绿豆各等份。

【用法】　上药研为末,新水为丸,如绿豆大,以朱砂为衣。每次 5 丸,白痢,煎干姜汤送下;赤痢,煎甘草汤送下;赤白痢,煎干姜甘草汤下;水泻,用新汲水下。小儿服 1～2 丸,不拘时候。

【主治】　水泻并赤白痢。

如圣水

【方源】　《杨氏家藏方》卷十一。

【组成】　干艾叶(烧灰,炒)15 克,黄连(去须,捣细末,炒)15 克。

【用法】　上药入新瓷器内,用无油沸汤浸,稀稠得所,新水内沉令极冷,入青古老钱 1 枚,浸 4 小时。每临睡仰卧,用古老钱蘸药点眼。候口中觉味苦即验。

【主治】　眼赤肿痛生疮。

如圣散(1)

【方源】　《圣济总录》卷一二二。

【组成】　僵蚕(直者,炒)、天南星(炮)各15克。

【用法】　上药研为散。每次3克,以生姜自然汁调下,如咽喉大段不通,即以小竹筒灌之。涎出后,用生姜1片,略炙,含化咽津。

【主治】　喉痹。

如圣散(2)

【方源】　《小儿卫生总微论方》卷十六。

【组成】　海金沙(炒)、滑石各等份。

【用法】　上药研为细散。每次1.5克,乳前食煎灯心汤调下。

【主治】　小儿小便涩滞,滴沥不得通快。

如圣散(3)

【方源】　《洪氏集验方》卷五。

【组成】　松脂(研细)15克,轻粉15克。

【用法】　上药和匀。油调敷之。

【主治】　小儿一切头疮。

如圣散(4)

【方源】　《杂类名方》。

【组成】　甘草(半生熟)30克,皂角(烧存性,去皮弦)9克。

【用法】　上药研为细散。每次9克,热酒调下,不拘时候。

【主治】　恶疮,背脑疽,寒痛,吹奶,打仆损伤。

如圣散(5)

【方源】　《普济方》卷三〇一。

【组成】　石膏、黄芩(去皮心)各30克。

【用法】　上药研为细散。干掺疮上。先用佛手散扫,再干掺本药于疮上。

【主治】　湿痦,疮癣痒痛,皮烂。

如圣散(6)

【方源】　《普济方》卷三五七。

【组成】　黄蜀花(焙干,无花用子,烂研少半)9克,好当归(焙十)6克。

【用法】　上药研为末。每次6克,热酒调下;如不饮酒,用汤服。

【功用】　催生。

如圣散(7)

【方源】　《普济方》卷三六三。

【组成】　蛇床子30克,轻粉9克。

【用法】　上药研为末。小油调搽。

【主治】　小儿头面耳连引甜疮,流水极痒,不住手挝,又痛,久不愈者。

如圣膏

【方源】　《世医得效方》卷十三。

【组成】　附子、硫黄。

【用法】　姜汁调匀。先以布擦洗其疮令损,却以茄蒂蘸药擦。

【主治】　白紫癜风。

如金丸

【方源】　《证治准绳·女科》卷三。

【组成】　好黄连500克,生姜(先刮下皮,以皮存1处,将姜捣汁,分浸黄连1宿)1500克。

【用法】　先用干壁土研细铺锅底,又铺厚绵纸1层,上放黄连,炒燥,再拌姜汁再炒,如此9次,方与姜皮同为细末,滴水为丸。

【主治】　泄泻。

如神丸

【方源】　《是斋百一选方》卷九。

【组成】　硫黄、硝石各30克。

【用法】　上为极细末,水为丸,如指头大。每次1丸,空腹腊茶嚼下。

【主治】　头痛。

【备考】　陈州怀医用此药丸如梧桐子大,每次15丸,中暑者,冰水服;伤冷者,以艾汤送下。

如神散(1)

【方源】　《普济方》卷二七七引危氏方。

【组成】　陈江茶、箬叶。

【用法】　以箬叶裹陈江茶烧灰,为细末。用生油、轻粉调敷,若湿者干掺。痛止无痕。

【主治】　汤火伤。

【验案】　烫伤陈侍制桷,奉道甚谨,冬日澡浴,偶坐凳倒,不敢以手捺地,遂坠身火炉旁有伤,人传此方用之有效。

如神散(2)

【方源】　《外科发挥》卷五。

【组成】　松香30克,白矾9克。

【用法】　上药研为末。香油调搽;干搽亦可。

【主治】　瘰疬已溃,腐肉不去,疮口不合。

如神散(3)

【方源】　《救急选方》卷下。

【组成】　松叶、凤仙花茎叶并子各等份。

【用法】　上烧存性,为末。每次1.5～2克,温酒送下。

【主治】　针及竹木刺入肉,并一切骨鲠。

如神膏

【方源】　《鸡峰普济方》卷二十二。

【组成】　斑蝥30个,巴豆30粒。

【用法】　上入脂麻或菜油半盏许,和盏坐慢火上,入甘草3厘米,同熬黑色,滤去三色药,入黄蜡1块,轻粉15克,凝冷成膏。涂疮上。

【主治】　湿癣、疥癣、风疮久不愈。

如意丸

【方源】　《活幼心书》卷下。

【组成】　半夏(炮裂)、天南星(炮裂)各45克。

【用法】　上药研为末,以生姜汁和匀,捻作小饼如钱样,用慢火炙干;再为末,复取姜汁如前,经2次炙干,仍焙为末,炼蜜为丸,如芡实大。每次1～2丸,用姜蜜汤化服,不拘时候;有热者,以薄荷汤化服。

【主治】　①《活幼心书》:小儿痰喘气促,咳嗽连声不已,冷热二证皆可用。

②《幼科折衷》:小儿龟胸,风痰停饮,积聚心胸,唇红面赤,咳嗽喘促,致胸高如覆掌。

如意膏

【方源】　《圣济总录》卷一五九。

【组成】　蓖麻子(去壳,研如膏)21粒,朱砂(研细)1.5克。

【用法】　上药研为末。用油单摊之,当脐下少腹间贴之,外以带帛系令固,候产罢,并胞衣下毕速去之,稍缓即脱人气血,此药觉腹痛便宜用之。

【功用】　催生。

【主治】　产难。

如圣柘黄丸

【方源】　《外科发挥》卷四。

【组成】　柘黄(为末)30克,百齿霜(即梳垢)9克。

【用法】　面糊为丸,如梧桐子大。每次3～5丸,米饮送下。

【主治】　肺痈,咳而腥臭,或唾脓瘀,不问脓成与否,并效。

【备考】　柘黄,乃柘树所生者,其色黄,状如灵芝,江南最多,北方鲜有。

妇科花蕊石散

【方源】　《全国中药成药处方集》(福州方)。

【组成】　花蕊石500克,土色硫黄120克。

【用法】　上药研为末,和匀,用瓦罐1个,入二药,以纸泥封口,晒干,用炭火煅,次日取出研细。每次3克,童便和热酒调下。甚者用6～9克。

【主治】　产后败血不尽,血迷血晕,胎衣不下,不省人事。

观音散

【方源】　《普济方》卷二一〇引《十便良方》。

【组成】　木香3克,黄连15克。

【用法】　上药用水同煎干,去黄连,只薄切木香,焙干为末,分3次服。第一服橘皮汤下,第二服陈米饮下,第三服甘草汤下。

【主治】　大人、小儿痢。

观音露

【方源】　《医林绳墨大全》卷九。

【组成】　小蛤蟆骨不拘多少,皮消120克。

【用法】　小蛤蟆骨独装酒瓶内,入皮消,埋阴处49日取出,其药化为水。遇肿毒,着笔蘸水,从外肿密圈至中,即结一红疱,针刺出血立愈。

【主治】　诸般恶毒疮痍。

观音救苦丸

【方源】　《寿世保元》卷四引马伏方。

【组成】　木香 120 克,黄连 60 克。

【用法】　黄连切片煎汁,浸木香,慢火焙干,为末,乌梅肉捣为丸,如梧桐子大。每次空腹服 60 丸,开水送下。

【主治】　大便下血。

观音人参胡桃汤

【方源】　《是斋百一选方》卷五引《夷坚·已志》卷三。

【异名】　人参胡桃汤(《济生方》卷二)、观音散(《普济方》卷一五八引《经验良方》)、参桃汤(《古今医鉴》卷四)、神授汤(《医林绳墨大全》卷二)、参胡汤(《证治汇补》卷五)、观音应梦饮(《冯氏锦囊·杂症》卷十二)。

【组成】　新罗人参 6 克,核桃(去壳,不剥皮) 9 克。

【用法】　水煎服。

【功用】　《医宗必读》:定嗽止喘。

【主治】　①《是斋百一选方》引《夷坚·已志》:痰喘。

②《仁斋直指方论》:肺虚发喘,气乏。

③《证治宝鉴》:肾虚而气不归原,冲脉之火上冲清道,气喘。

④《兰台轨范》:老人虚嗽。

【方论】　①《是斋百一选方》引《夷坚·已志》:人参定喘,带皮胡桃敛肺。

②《古方选注》:核桃可解膈内之痰饮,膈间痰化而嗽止声清;连皮能收肺经耗散之气,连隔能通命门之火。

【验案】　痰喘　《本草纲目》引《夷坚·已志》:溧阳洪辑幼子病痰喘将危,凡五昼夜不乳食,用此方煎汤一蚬壳,灌之,喘即定。

【实验研究】　增强抗病能力　《北京中医药大学学报》(1998,1:36):郑氏等观察了人参核桃汤、麦门冬汤、香砂六君子汤三方对煤烟性损伤的对抗作用。结果发现:人参胡桃汤作用较好,其降低肺指数、提高动物抗寒、抗疲劳能力等明显优于其他两方。提示本方能较好地增加动物体质,提高机体抗煤烟损伤的能力,显示出一定的抗公害作用。

羽泽散(1)

【方源】　《古今医鉴》卷十六。

【组成】　白矾(端午日取者)9 克。

【用法】　上药研为末,加葱头(切),拌匀,好酒调服。

【主治】　诸肿毒发背,恶疮,疮毒初起者。

羽泽散(2)

【方源】　《古今医鉴》卷十六。

【组成】　白矾 6 克,硼砂 3 克。

【用法】　上药研为末。蜜调,敷患处。

【主治】　口疮。

羽泽散(3)

【方源】　《古今医鉴》卷十六。

【组成】　白矾、甘草各等份。

【用法】　上药研为末。掺口。

【主治】　口疮。

羽泽散(4)

【方源】　《古今医鉴》卷十六。

【组成】　白矾、地肤子。

【用法】　煎水外洗。

【主治】　满颈生小瘊子。

羽泽散(5)

【方源】　《古今医鉴》卷十六。

【组成】　白矾、胡椒各 3 克。

【用法】　上药研为末。每次 1.5 克,黄酒调服。

【主治】　心腹冷痛。

羽泽散(6)

【方源】　《古今医鉴》卷十六。

【组成】　白矾 3 克,石膏 6 克。

【用法】　上药研为末。白痢,桂皮汤下;红痢,甘草汤下。时气暑泄,老米汤下。

【主治】　痢疾,时气暑泄。

红阳膏

【方源】　《青囊秘传》。

【组成】　麻油 120 克,黄占 60 克。

【用法】　上药烊化,候冷,加银朱 9 克搅匀。摊贴。

【功用】　呼脓去腐,润肌生肌。

红花酊

【方源】　《赵炳南临床经验集》。

【组成】　番红花 30 克,75％乙醇 300 克。

【用法】　红花浸酒内 7 昼夜,去渣备用。外涂或用纱布蘸药罨包。

【功用】　活血祛瘀,消肿止痛。

【主治】　扭伤血肿,大面积灼伤,瘢痕。

红花散

【方源】　方出《太平圣惠方》卷三十六,名见《圣济总录》卷一一五。

【组成】　红花 7.5 克,白矾(烧灰)30 克。

【用法】　上药研为细散。每用少许纳耳中。

【主治】　聤耳,累年脓水不绝,臭秽。

红枣丸

【方源】　《验方新编》卷十一。

【组成】　大枣 1500 克。

【用法】　以杉木作柴煮之,煮熟剥皮去核,取烧过杉柴灰磨细末,和枣肉捣匀为丸,如弹子大。每日任意食之,不可间断,愈后再服 30 个月断根。外用虾蟆散。

【主治】　杨梅结毒,疮毒满身,或服过轻粉及一切丹石隐药,致成结毒,穿顶穿鼻,溃烂不已,多年不愈者。

【宜忌】　忌醋与辣椒及一切发物半年。

【方论】　大枣能解丹石之毒,杉木专法湿热之侵。

红矾散

【方源】　《千金珍秘方选》。

【组成】　大枣(去核)5 枚,白矾不拘多少。

【用法】　将白矾纳入枣内,瓦上煅存性,研末。开水泡,炖热,时时润之。

【主治】　烂眼弦,眼癣。

红铅散

【方源】　《普济方》卷三八一引《卫生家宝》。

【组成】　绿矾不拘多少。

【用法】　上相矾色鲜明者入甘锅,用炭烧赤倾出,以好酒拌匀,再入锅,如此数遍,令色红,研作细末,入麝香少许,先以温浆水漱净,用指蘸药,有疳处擦之。

【主治】　走马牙疳。

红消散

【方源】　《青囊秘传》。

【组成】　樟水 30 克,银朱 9 克。

【用法】　上药研为末,和匀收贮。用时以野菊花叶捣汁调搽。

【主治】　游风丹毒。

红散子

【方源】　《三因极一病证方论》卷六。

【组成】　黄丹(炒色变)。

【用法】　上入好建茶,合和 6 克,病当发日早晨开水调下;或不入茶,温酒调下。

【主治】　诸疟。

红蓝花散

【方源】　方出《太平圣惠方》卷八十,名见《普济方》卷三四八。

【组成】　红蓝花、荷叶各 30 克。

【用法】　上药研为细散。每次 3 克,不拘时候,以生姜汁调下。

【主治】　产后血晕,烦闷,气喘急,不识人。

约精丸

【方源】　《仁斋直指方论》卷十。

【组成】　白龙骨(研细)60 克,新韭子(冬霜后采者。好酒浸 1 宿,次日捣细)500 克。

【用法】　上药研为末,酒调糯米糊为丸,如梧桐子大,每次 30 丸,空心盐汤送下。

【主治】　小便中泄精不止。

七 画

麦 饼

【方源】《圣济总录》卷一三一。

【组成】 大麦（炒熟）270 克,甘草（生用）90 克。

【用法】 上药研为末,加酥少许和匀,微有酥气,仍以百沸汤拌和作饼剂。方圆大小,如疮肿大,热敷之,以油单并故纸密裹,勿令通风,冷即换之。

【主治】 发背。

【宜忌】 常须吃黄芪米粥甚妙。

麦 芽 散

【方源】《普济方》卷二十四。

【组成】 大麦芽 500 克,干姜 60 克。

【用法】 上药研为末。每次 3 克,开水冲服,1日 3 次。

【主治】 饱食讫便卧得病,令人四肢烦重,嘿嘿欲卧。

麦 花 散

【方源】《类编朱氏集验方》卷五。

【组成】 大麦面、芫花（醋浸 1 宿,煮干,炒）各等份。

【用法】 上药研为末。每次 3 克,食后柳枝煎汤调下。

【主治】 肺气胀实,喘急胸满。

麦 苑 丸

【方源】 方出《本草纲目》卷十八,名见《仙拈集》卷二。

【组成】 菟丝子、麦冬各等份。

【用法】 上药研为末,炼蜜为丸,如梧桐子大。每次 70 丸,淡盐汤送下。

【主治】 心肾不足,精少血燥,小便赤浊,口干烦热,头晕怔忡。

麦 冬 丸

【方源】《普济方》卷六十二。

【组成】 麦冬 30 克,黄连 15 克。

【用法】 上药研为末,炼蜜为丸,如梧桐子大。每次 30 丸,食前麦冬汤送下。

【主治】 虚热上攻,脾肺有热,咽喉生疮。

麦 门 冬 汤

【方源】《圣济总录》卷七十八。

【组成】 麦冬（去心）45 克,乌梅（碎）7 枚。

【用法】 水煎服。

【主治】 痢兼渴。

麦 冬 粥

【方源】《长寿药粥谱》引《类证活人书》。

【组成】 麦冬 20～30 克（取汤取汁）,粳米100 克。

【用法】 以粳米煮粥,待粥半熟,加入麦冬汁和冰糖适量,同煮为粥。供点心或早点服食。

【功用】 润肺,养胃,清心。

【主治】 肺痿肺燥,咳嗽咯血,虚劳烦热,胃阴不足,纳少反胃,以及老人热病津伤。

【宜忌】 老人风寒感冒,咳嗽痰多时忌服。

麦 冬 膏

【方源】《古今医鉴》卷九。

【组成】 麦冬（去心）、橘红（去白）各 120 克。

【用法】 上用水煎汁,熬成膏,入蜜 60 克,再熬,入水中一夜去火毒。每次 30 克,滚水化开,食后服。

【主治】 面上肺风疮。

麦 门 冬 茯 苓 汤

【方源】《辨证录》卷九。

【组成】 麦冬 90 克,茯苓 15 克。

【用法】 水煎服。

【主治】 肺气干燥,小便不出,中满作胀,口中甚渴。

麦 门 冬 熟 地 汤

【方源】《辨证录》卷三。

【组成】　熟地黄 60 克,麦冬 30 克。

【用法】　水煎服。

【主治】　劳伤虚损肾水而嗽血者。

进食丸

【方源】　《儒门事亲》卷十二。

【组成】　牵牛子 30 克,巴豆(去油心膜)3 粒。

【用法】　上药研为末,水为丸。每次 20～30 丸,食后随所伤物送下。

【主治】　①《儒门事亲》:一切酒食所伤,以致心腹满闷,时呕酸水。②《本草纲目》:胸膈食积。

远志汤

【方源】　《圣济总录》卷五十五。

【组成】　远志(去心)、石菖蒲(细切)各 30 克。

【用法】　上药研为粗末。每次 9 克,水煎,去渣温服,不拘时候。

【主治】　久心痛。

远志散

【方源】　《类编朱氏集验方》卷四。

【组成】　五倍子 15 克,远志(去心)15 克。

【用法】　上药研为粗末,用纱罗隔过。掺少许于舌上。

【主治】　口疮。

远志膏

【方源】　《鸡峰普济方》卷二十五。

【组成】　远志、干防风各 15 克。

【用法】　上药研为细散,用饴糖半斤,同熬成膏,滤去渣。食后、临卧服弹子大 1 粒,含化。

【功用】　解乌头、天麻、附子毒。

远彻膏

【方源】　《活幼心书》卷下。

【组成】　穿山甲(尾足上者佳,烧透)6 克,五灵脂(净者)6 克。

【用法】　上药研为细散,次以巴豆(去壳研碎)6 克和前药末,仍用大蒜 12 克,去上粗皮层,于砂钵内烂杵如泥。做一饼纳脐中,以绢帕系之。外以掌心火上烘热,熨至八九次,闻腹中微响即通。

【主治】　大小腑秘涩,投诸药无验,不拘老幼。

远志糖浆

【方源】　《部颁标准》。

【组成】　远志流浸膏 200 毫升,浓氨溶液 4 毫升。

【用法】　上药制成糖浆。口服,每次 2～5 毫升。

【功用】　祛痰药。

【主治】　咳痰不爽。

坎离丸(1)

【方源】　《普济方》卷二二六。

【组成】　黄柏(酒炒)、知母(酒炒)各等份。

【用法】　上药研为细散,滴水为丸,如梧桐子大。每次 100～150 丸,开水送服。

【功用】　补益。

【主治】　性热虚赢。

坎离丸(2)

【方源】　《医学入门》卷七。

【组成】　黄柏、知母(用童便九蒸九晒九露)各等份。

【用法】　上药研为末,以地黄煎膏为丸;脾弱者山药糊丸服。

【主治】　阴火遗精,盗汗,潮热,咳嗽。

坎离丸(3)

【方源】　《本草纲目》卷三十五引《孙氏集效方》。

【组成】　黄柏(去皮,切)1000 克,熟糯米(童便浸之,九浸九晒,蒸过,晒,研为末)2000 克。

【用法】　酒煮面糊为丸,如梧桐子大。每次 100 丸,温酒送下。

【主治】　虚劳百损,小便淋漓,遗精白浊。

坎离丸(4)

【方源】　《良朋汇集》卷二。

【组成】　黑豆(炒熟,研末)不拘多少,大枣(煮熟,去皮核)量用。

【用法】　共捣泥为丸,如梧桐子大。每次 6～9 克,盐汤送下或酒送下。

【主治】　虚痨。

坎离丹

【方源】 《解围元薮》卷四。

【组成】 明雄黄 30 克,白矾 60 克。

【用法】 上药研为末。每次 1.5 克,热酒下。如难服,用黄米糊为丸,如梧桐子大。

【主治】 麻风。

杜仲丸

【方源】 《普济方》卷三四二引《肘后备急方》。

【组成】 杜仲不计多少。

【用法】 去粗皮,细锉,瓦上焙干,捣罗为末,煮枣肉为丸,如弹子大。每次 1 丸,烂嚼,以糯米汤送下。

【主治】 妇人胞胎不安,并产后诸疾。

【方论】 《济阴纲目》:胎系于肾,故用杜仲补肾。

杜仲冲剂

【方源】 《部颁标准》。

【组成】 杜仲 250 克,杜仲叶 1250 克。

【用法】 制成冲剂。开水冲服,每次 5 克,1日 2 次。

【功用】 补肝肾,强筋骨,安胎,降血压。

【主治】 肾虚腰痛,腰膝无力,胎动不安,先兆流产,高血压。

杜仲双降袋泡茶

【方源】 《部颁标准》。

【组成】 杜仲叶 700 克,苦丁茶 300 克。

【用法】 制成袋泡茶。每次 1 袋,开水泡服,1日 2～3 次。

【功用】 降压,降脂。

【主治】 高血压及高脂血症。

杜仲威灵仙散

【方源】 《千家妙方》引唐德裕方。

【组成】 杜仲 20 克,威灵仙 15 克。

【用法】 分别研粉后混合拌匀,再取猪腰子 1～2 个,剖开,洗去血液,再放入药粉,摊匀后合紧,共放入碗内,加水少许,用锅子置火上久蒸。吃其猪腰子,饮其汤,每日 1 剂。

【功用】 补肾强骨,除湿止痛。

【主治】 肾气亏损,腰肌劳损,腰痛。

【宜忌】 孕妇忌用。

杖　丹

【方源】 《先醒斋医学广笔记》卷三。

【组成】 松香 120 克,葱 1 握。

【用法】 将松香熔化,再将葱捣入松香内,搅匀,摊膏药,贴患处,外以绵帛掩上扎定。

【主治】 打击伤。

杖疮丹

【方源】 《医学纲目》卷二十。

【组成】 刘寄奴末 18 克,马鞭草末 12 克。

【用法】 蜜调敷。如湿者干掺。

【主治】 杖疮。

杞圆膏

【方源】 《摄生秘剖》卷四。

【组成】 枸杞子(去蒂)、龙眼肉各 2500 克。

【用法】 上药用新汲长流水,以砂锅桑柴火慢慢熬之,渐渐加水,煮至杞圆无味方去渣,再慢火熬成膏,取起,瓷罐收贮。不拘时候频服 20～30 克。

【主治】 血不足。

【方论】 心主血,脾统血,肝藏血,思虑勤劳则血受伤因而不足,血不足则虚火炽而煎燥,肾水日见衰竭矣。兹取龙眼肉甘温濡润之品,甘温可以补脾,濡润可以养心;枸杞子味厚气平之品,味厚可以滋阴,气平可以益阳,此太极之妙,阴生于阳也。阴阳和,水火济,心肾时交,则阴血自生而常足矣。

杞菊丸

【方源】 《集验良方》卷四。

【组成】 甘菊花(味不苦者,酒浸)500 克,枸杞子(酒浸,焙)500 克。

【用法】 炼蜜为丸。每次 12～15 克,服之久久有效。

【功用】 终身无目疾,兼不中风不生疔毒。

却痛散

【方源】 《重订严氏济生方》。

【组成】 高良姜(锉如骰子,火煨)30 克,巴豆

(去壳)5个。

【用法】　上和,炒令转色,去巴豆不用,研为细末。每次 6 克,不拘时候热酒调下。

【主治】　心痛不可忍。

豆连散

【方源】　《圣济总录》卷一三三。

【组成】　赤小豆、黄连(去须)各等份。

【用法】　上药研为散。先用温盐浆水洗令净,次将药散用猪胆汁调涂之,每日 3 换。

【主治】　下注疮。

豆角膏

【方源】　《普济方》卷三六八。

【组成】　赤豆、皂角(炙过)各等份。

【用法】　上药研为末,以葱油调贴。

【主治】　伤寒鼻塞。

豆乳散

【方源】　《奇效良方》卷六十五。

【组成】　肉豆蔻 1 枚,乳香一豆大。

【用法】　上药研为细散。米饮调下。

【主治】　小儿疮疹病中,偶滑泄不止,甚者。

豆附散

【方源】　《类编朱氏集验方》卷六。

【组成】　大肉豆蔻(面裹煨)3 个,附子(重者 3 个,炮,去皮)24 克。

【用法】　上药研为散,分作 3 服。加生姜 5 片,水煎,去渣,空腹温服。

【主治】　脾弱,泄泻不止。

豆参散

【方源】　《医学纲目》卷四。

【组成】　赤小豆、苦参。

【用法】　上药研为末,酸浆水调服,用鹅翎探之。

【功用】　吐痰轻剂。

豆蔻粥

【方源】　《圣济总录》卷一八八。

【组成】　肉豆蔻(去壳,别作末)1 枚,粳米(净洗)200 克。

【用法】　先将粳米如常煮作稀粥,熟后下肉豆蔻末,搅匀顿服。

【主治】　伤寒后,脾胃虚冷,呕逆不下食。

克效交泰圣饼子

【方源】　《普济方》卷一四一引《卫生家宝》。

【组成】　巴豆 14 粒,黄连(连皮用)2 克(一方加大黄末 3 克)。

【用法】　上药研为末。用津唾和成膏,填入脐下,以艾炷灸其上。腹中有声,其病去矣,不拘壮数,病去为度。才灸了,便以温汤浸手帕拭之,恐生疮。

【主治】　伤寒结胸,脉浮不可下,下之必死。

芙蓉膏

【方源】　《万病回春》卷八。

【组成】　芙蓉叶(或皮或根亦可)、蔓荆子各等份。

【用法】　入石臼内捣极烂,用鸡子清调。搽于疮上,留顶。

【主治】　①《万病回春》:痈疽发背诸毒。

②《寿世保元》:痈疽发背,肿痛如锥刺,不可忍者。

芙蓉截流丸

【方源】　《喉科心法》卷下。

【组成】　清膏烟 9 克,陈米饮 90 克。

【用法】　上药共捣如泥,匀搓 60 丸,晒干听用。每次 1 丸,用饭蒸荷叶煎汤送下;气痛,用广郁金煎汤送下。

【主治】　腹中水泻,并各种气痛腹泻。

【宜忌】　勿饮浓茶。

芫花汤

【方源】　《外台秘要》卷七引《范汪方》。

【组成】　芫花、大黄各 90 克。

【用法】　上药研为粗散。每次 12 克,水煎服。

【主治】　卒心痛连背,背痛彻心,心腹并懊痛,绞急欲死者。

【宜忌】　此疗强实人良;若虚冷心痛,恐未必可服。

芫花线

【方源】 《疡科捷径》卷中。

【组成】 芫花 15 克,壁钱 6 克。

【用法】 用白扣线同上药用水煮至汤干为度,取线阴干。临用,用线一根,双扣系于患处。

【主治】 痔、瘿、瘤。

芫花散

【方源】 《世医得效方》卷十七。

【组成】 陈芫花 1 握,甘草节 15 克。

【用法】 上锉细,各煎。先用芫花汤噙,唾去;次用甘草水噙,少时效。

【主治】 牙痛。

芫花膏

【方源】 方出《太平圣惠方》卷六十五,名见《普济方》卷二八〇。

【组成】 猪脂 150 克,芫花 30 克。

【用法】 上药于锅中煎,去渣,日用涂之。

【主治】 ①《太平圣惠方》:湿疥久不愈。

②《普济方》:疮疥。

芫荽酒

【方源】 《冯氏锦囊·痘疹》卷十四。

【组成】 芫荽 120 克。

【用法】 上细切。以好酒 100 毫升,先煎数沸,入芫荽,再煎少时,用物合定,不令泄气。候温,从项至足,勿喷头面,使香气袭运,自然出快。

【主治】 ①《冯氏锦囊·痘疹》:痘出不快。

②《良朋汇集》:白带。

芜荑丸(1)

【方源】 《太平圣惠方》卷九十三。

【组成】 芜荑 15 克,羊子肝 1 个。

【用法】 上药先以羊子肝切作片子,以芜荑末掺在肝内,线缠之,用米泔煮令熟,捣烂糯米饭为丸,如麻子大。每次 5 丸,以粥饮送下,早晨、晚后各 1 次。

【主治】 小儿疳痢久不愈。

芜荑丸(2)

【方源】 《圣济总录》卷九十七。

【组成】 芜荑仁 30 克。

【用法】 上研细,用纸裹压去油,再研为末,用雄猪胆为丸,如梧桐子大。每次 9 丸,甘草汤送下,1 日 5～6 次。连服 3 日,可断根本。

【主治】 下血。

芜荑散(1)

【方源】 《外台秘要》卷二十六引《备急》。

【组成】 狼牙(炙)9 克,芜荑 6 克。

【用法】 上药研为末。酒和服之。先食脯,后顿服尽。

【主治】 寸白虫。

芜荑散(2)

【方源】 方出《证类本草》卷十二引《杜壬方》,名见《小儿药证直诀》卷下。

【组成】 干漆(捣,炒烟尽)、白芜荑各等份。

【用法】 上药研为细散。每次 3 克,米饮调下。

【主治】 ①《证类本草》引《杜壬方》:小儿胃寒虫上诸证,危恶与痫相似。

②《小儿药证直诀》:胃寒虫痛。

芜菁散

【方源】 《医心方》卷五引葛氏方。

【组成】 芜菁子(以水煮取令尽汁出,晒干,为散)200 克,胡麻(为散)300 克。

【用法】 上药冶合。每次 12 克,以米饮或酒调服。

【主治】 目茫茫无所见。

芜槟丸

【方源】 方出《普济本事方》卷七,名见《本事方释义》卷七。

【组成】 白芜荑、槟榔各 30 克。

【用法】 上药研为细散,蒸饼为丸,如梧桐子大。每次 15～20 丸,空腹温汤送下。

【主治】 诸虫。

【方论】 《本事方释义》:白芜荑气味辛平,入手足阳明、足太阴,能消和杀虫;槟榔气味辛温,入足太阴、阳明,能消积下气。此虫积为患,致腹痛不能纳食。唯恐药性之行太疾,故以蒸饼和丸,使其缓缓而行,则停滞虫积可以扫除矣。

芜荑黄连丸

【方源】 《圣济总录》卷七十八。

【组成】 芜荑仁(微炒)15 克,黄连(去须,炒)30 克。

【用法】 上药研为末,炼蜜为丸,如梧桐子大。每次 5 丸,加至 7 丸,空腹食前暖米饮送下。

【主治】 湿痢不止。

芸薹饮

【方源】 《圣济总录》卷六十一。

【组成】 芸薹子、莴苣子各 30 克。

【用法】 上药同研如泥,入新汲水搅和后以生绢滤取汁。顿服之。

【主治】 病人手足拘急,眠卧艰难。

芸香丸

【方源】 《养老奉亲书》。

【组成】 鹿角(烧令红,候冷研)30 克,芸薹子(微炒)15 克。

【用法】 上药研为末,醋煮面糊为丸,如梧桐子大。每次 10 丸,空心、食前饭饮送下;温酒送下亦得。

【主治】 风血留滞,下成肠风、痔疾。

芸薹子散

【方源】 《普济方》卷三五一。

【组成】 芸薹(微炒)、当归(锉,微炒)各30 克。

【用法】 上药研为细散。每次 3 克,以热酒调下,不拘时候。

【主治】 产后血气冲心痛。

芷贝散

【方源】 《医学入门》卷八。

【组成】 白芷、贝母各等份。

【用法】 上药研为末。每次 3 克,酒调频服。若无乳行者,加漏芦煎酒调服。外用起酵生面,如蜂窝发过,上有青色无妨,焙干为末,井水调敷,如干,以水时润之;甚者加白芷、贝母、乳香、没药少许。

【功用】 《慈禧光绪医方选议》:祛风消肿,清热散结。

【主治】 ①《医学入门》:孕妇及产后乳结核。

②《杂病源流犀烛》:一切乳症。

【方论】 《慈禧光绪医方选议》:方中白芷辛温,能表散风寒,散肿通窍;贝母除化痰止咳外,尚可清热散结,用黄酒调服,在于酒有活血通络之作用。

芷芎散

【方源】 《普济方》卷四十六。

【组成】 白芷、川芎各等份。

【用法】 上药研为末。每次 6 克,茶清调下。

【主治】 头风。

芷芩散

【方源】 《杂病源流犀烛》卷二十二。

【组成】 白芷、酒黄芩各等份。

【用法】 上药研为末。每次 6 克,茶清送下。

【主治】 风热挟痰而致眉棱骨痛。

芷砂散

【方源】 《医学入门》卷七。

【组成】 白芷 30 克,朱砂 15 克。

【用法】 上药研为末。每次 3 克,茯神、麦冬煎汤送下。

【主治】 惊恐自汗,倦怠困弱。

花叶膏

【方源】 《绛囊撮要》。

【组成】 鲜侧柏叶、瓦花。

【用法】 共打烂,加大黄末和匀,醋调敷。

【主治】 火丹。

花曲散

【方源】 《赤水玄珠》卷十二。

【组成】 红花(炒)、神曲(炒)。

【用法】 上药研为末。酒调下。

【主治】 臂痛。

花蛇酒

【方源】 《本草纲目》卷二十五。

【组成】　白花蛇1条。

【用法】　白花蛇袋盛,同曲置于缸底,糯饭盖之。21日,取酒饮。

【主治】　诸风,顽痹瘫缓,挛急疼痛,恶疮疥癞。

苁蓉丸

【方源】　《医略六书》卷二十五。

【组成】　肉苁蓉240克,贡沉香30克半。

【用法】　上药研为末,炼蜜为丸。每次9克,米饮送下。

【功用】　温肾降逆。

【主治】　虚寒闭结,脉涩者。

【方论】　肾脏虚寒,血燥气逆,不能藏精化液,而传送失职,故大便秘结不通焉。肉苁蓉温润滋精血以培肾命;沉香温降疏逆气以养丹田;蜜丸饮下,俾肾暖阳回,则虚寒自散,而逆气通调,肠胃润泽,焉有大便秘结之患乎? 此温肾降逆之剂,为肾命虚寒秘结之专方。

苁蓉粥

【方源】　《史载之方》卷上。

【组成】　肉苁蓉9克,米100克。

【用法】　先洗肉苁蓉令净,切令极细,同米煮作稀粥,既熟,入少许葱,并薄入盐、酱调和,空腹食。

【主治】　元气虚弱,肾水空虚,胃无津液,大府涩迟,六脉微而虚。

芹菜粥

【方源】　《长寿药粥谱》。

【组成】　芹菜(连根洗净,切碎)120克,粳米250克。

【用法】　同煮粥,早晚餐温热服食。

【功用】　清肝热,降血压。

【主治】　高血压病,肝火头痛,眩晕目赤。

芩半丸

【方源】　《医学入门》卷七。

【组成】　黄芩、半夏各30克。

【用法】　上药研为末,姜汁糊为丸,如梧桐子大。每次70丸,姜汤送下。

【主治】　热嗽生痰。

芩芷散

【方源】　《明医指掌》卷六。

【组成】　黄芩(酒炒)30克,白芷30克。

【用法】　上药研为末。每次6克,茶清调下。

【主治】　风热上盛,眉眶疼痛,目不能视物者。

苍术丸(1)

【方源】　《普济方》卷二七九。

【组成】　苍术(米泔浸,去皮)、何首乌各250克。

【用法】　上药研为细散,酒糊为丸,如梧桐子大。每次60丸,空腹酒送下。

【主治】　疥癣。

苍术丸(2)

【方源】　《摄生众妙方》卷五。

【组成】　茅山苍术(米泔水浸1宿,晒干)500克,雪白茯苓(去筋膜)180克。

【用法】　上药研为末,东流水煮神曲作糊为丸,如绿豆大。每次70~80丸,清晨滚汤送下。

【功用】　健脾去湿,保长生。

苍术丸(3)

【方源】　《杂病源流犀烛》卷十八。

【组成】　制苍术500克,神曲250克。

【用法】　炼蜜为丸。每次30丸,米汤送下,1日3次。

【主治】　腹中虚冷不能食,食辄不消,羸弱生病者。

【加减】　大冷,加干姜90克;腹痛,加当归90克;羸瘦加炙甘草60克。

苍术汤

【方源】　《疝气证治论》。

【组成】　苍术9克,藁本6克。

【用法】　水煎,温服。

【主治】　诸疝心痛,时痛时止,久不已。

苍术散(1)

【方源】　《外科真诠》卷下。

【组成】　苍术 30 克,红花椒 9 克。

【用法】　煎水冲洗。

【主治】　杨梅结毒。

苍术散(2)

【方源】　《医林纂要探源》卷六。

【组成】　苍术(泔水浸过,九蒸九晒,为末)500 克,橘皮(留白)120 克。

【用法】　上药研为末。每次 12 克,姜汤调服。

【主治】　寒痰积湿,痰饮腹痛。

苍术膏

【方源】　《本草纲目》卷十二引《卫生杂兴》。

【组成】　苍术(新者,刮去皮,薄切)。

【用法】　米泔水浸,取出,以井花水浸,春、秋 5 日,夏 3 日,冬 7 日,漉出,以生绢袋盛之,放在一半原水中,揉洗津液出,扭干;将滓再捣烂,袋盛于一半原水中,揉至汁尽为度;将汁入大砂锅中,慢火熬成膏。每 500 克,入白蜜 120 克熬。每膏 500 克,入水澄白茯苓末 250 克,搅匀瓶收。每次 15 克,以温酒送下,清早、临卧各 1 次。

【功用】　除风湿,健脾胃,变白驻颜,补虚损。

【宜忌】　忌醋及酸物、桃、李、雀、蛤、菘菜、青鱼。

苍耳散

【方源】　方出《太平圣惠方》卷六十九,名见《普济方》卷一〇八引《仁存方》。

【组成】　苍耳花、苍耳叶各等份。

【用法】　上药研为细散。每次 6 克,以豆淋酒调下。

【主治】　妇人风瘙,隐疹,身痒不止。

苍耳羹

【方源】　《圣济总录》卷一九〇。

【组成】　苍耳苗叶(绞取汁)50 克,白术 25 克。

【用法】　先用清豉汁煎令沸,次下米、苍耳汁、葱、椒、盐等,煮熟作羹,空腹食之。

【主治】　五痔下血。

苍耳子粥

【方源】　《太平圣惠方》卷九十七。

【组成】　苍耳子 15 克,粳米 150 克。

【用法】　捣苍耳子烂,以水绞滤取汁,和粳米煮粥食之;或作散煎服亦佳。

【主治】　①《太平圣惠方》:目暗耳鸣。

②《养老奉亲书》:老人痔常下血,身体壮热,不多食者。

苍耳叶羹

【方源】　《医方类聚》卷一八四引《食医心鉴》。

【组成】　苍耳叶(嫩者)500 克,米 200 克。

【用法】　上切细,于豉汁中和米煮作羹,着盐椒、葱白,空腹食之。

【主治】　五痔下血。

苍术木瓜丸

【方源】　《圣济总录》卷一九八。

【组成】　苍术 500 克,木瓜(瓷碟盛,饭甑内蒸烂,去皮核)1 枚。

【用法】　取木瓜研如糊,拌苍术末,为丸如梧桐子大,焙干,用黄蜡不拘多少于铫内熔,将药于蜡内拌匀,取出筛子内,纸衬滚过。每次 30 丸,空腹盐、酒任下。

【功用】　却老驻颜。

苍术反魂香

【方源】　《说疫全书·疫痧二症合编》卷二。

【组成】　苍术、降香各等份。

【用法】　上药研为末,揉入艾叶内,绵纸筒。烧之。

【功用】　除秽,祛疫。

苍术地榆汤

【方源】　《保命集》卷中。

【组成】　苍术 60 克,地榆 30 克。

【用法】　上药研为粗散。每次 30 克,水煎服。

【主治】　①《保命集》:泻利,先血后便者。

②《医门法律》:脾经受湿,下血痢。

【加减】　如心下痞,加枳实 3 克;如小便不利,加茯苓 6 克。腹痛渐已,泻下微少,宜诃子散止之。

【方论】　①《医林纂要探源》:苍术燥湿开郁,地榆酸寒色紫,以专去下焦大肠血分之热,泻肝敛气,用其酸以收,以断下也。

②《医方集解》:此足太阴阳明药也,苍术燥湿强脾,升阳而开郁;地榆清热凉血,酸收能断下,为

治血痢肠风之平剂。

③《医方论》：一燥湿，一凉血，亦治下利之正法。然止此二味，尚未足以扶土和荣也。

苍术防风汤

【方源】　《保命集》卷中。

【组成】　苍术、防风各 60 克。

【用法】　上锉。每次 30 克，水煎，温服。

【主治】　①《保命集》：泻痢脉弦，头微痛者。

②《症因脉治》：风湿攻走，痹痛。

【方论】　《伤寒大白》：风湿疫邪，散表为捷，防风胜湿，苍术燥湿。

苍术黑豆饮

【方源】　方出《先醒斋医学广笔记》，名见《医学从众录》卷七。

【组成】　真茅山苍术（洗净，先以米泔浸 3 宿，用蜜酒浸 1 宿，去皮）5000 克，黑豆。

【用法】　用黑豆 1 层，拌苍术 1 层，蒸 2 次，再用蜜酒蒸 1 次，用河水，砂锅内熬浓汁，去渣，隔汤煮滴水成珠为度，每膏 500 克，和炼蜜 500 克。白汤调服。

【主治】　痹证。

苎麻酒

【方源】　《疫喉浅论》卷下。

【组成】　苎麻不拘多少。

【用法】　用木瓜酒兑水煎熟，头面遍身频频扑之，以痧出为度。

【主治】　疫痧初见。

芦叶汤

【方源】　方出《太平圣惠方》卷四十七，名见《普济方》卷二〇二。

【组成】　芦叶（锉）30 克、糯米 15 克。

【用法】　加竹茹 3 克，水煎，后入蜜、生姜汁各少许，再煎，去渣放温，时时呷之。

【主治】　霍乱吐泻，烦渴心躁。

芦荟丸

【方源】　《眼科锦囊》卷四。

【组成】　黑牵牛子、芦荟各 3 克。

【用法】　上药研为末，以丁香油 30 滴，调匀为丸服。

【主治】　眼目昏暗无所睹及瞳子散大。

芦荟散

【方源】　《太平圣惠方》卷六十五。

【组成】　芦荟 15 克，甘草 15 克。

【用法】　上药研为末。先用浆水洗癣上讫，用帛拭干，便以药敷之。

【主治】　湿癣，搔之有黄汁者。

芦根汤

【方源】　方出《本草纲目》卷十五引《备急千金要方》，名见《霍乱燃犀说》卷下。

【组成】　芦根 9 克，麦冬 3 克。

【用法】　水煎服。

【主治】　霍乱烦闷。

芦根粥

【方源】　《太平圣惠方》卷九十七。

【组成】　生芦根（锉）60 克，粟米 150 克。

【用法】　水煎，去渣，投米煮粥，加生姜、蜜少许食之。

【主治】　小儿呕吐心烦，热渴。

芦甘石散

【方源】　《青囊秘传》。

【组成】　上甘石 3 克，黄连（煎汁）3 克。

【用法】　先将甘石煅透，研细，入黄连水收干。用猪油调甘石末，敷之。立愈。原方每甘石 3 克，加珠粉 0.3 克更妙。

【主治】　下疳。

芭蕉散

【方源】　方出《是斋百一选方》卷十三，名见《普济方》卷三一〇。

【组成】　糯米粥、芭蕉根。

【用法】　用糯米粥摊布帛上，以芭蕉根捣，放粥上，乘热裹患处。虽时下甚痛，痛即便无事。

【主治】　折伤。

苏荏粥

【方源】　《济众新编》卷七。

【组成】　紫苏子(水沉去浮者,净洗,干炒)、真荏子各等份。

【用法】　同捣烂,和水滤汁,粳米末少许同煮作粥。调姜汁、清蜜食之。

【主治】　老人大便干燥,或咳嗽气虚,风秘血秘,便甚艰涩。

【加减】　咳嗽喘急,加杏仁。

苏冰滴丸

【方源】　《部颁标准》。

【组成】　苏合香酯、冰片。

【用法】　上药制成丸剂。口服(发病时可即含服或吞服),每次2～4粒,1日3次。

【功用】　芳香开窍,理气止痛。

【主治】　胸闷、心绞痛、心肌梗死等及冠心病,具有上述症状的,能迅速缓解症状。

【宜忌】　有胃病者慎用。

苏叶黄连汤

【方源】　方出《温热经纬》卷四,名见《中医妇科学》。

【组成】　黄连3克,紫苏叶2克。

【用法】　水煎服,呷下即止。

【主治】　①《温热经纬》:湿热证,肺胃不和,胃热移肺,肺不受邪,呕恶不止,昼夜不愈,欲死者。

②《中医妇科学》:妊娠恶阻。

【方论】　《温热经纬》:肺胃不和,最易致呕,盖胃热移肺,肺不受邪,还归于胃,必用川黄连以清湿热,苏叶以通肺胃。投之立愈者,以肺胃之气非苏叶不能通也。分数轻者,以轻剂恰治上焦病耳。

劳心吐血散

【方源】　《吉人集验方》。

【组成】　糯米15克,莲子7枚。

【用法】　上药研为末。陈酒调服立愈。

【主治】　劳心吐血。

赤龙丹

【方源】　《幼幼新书》卷二十九引郑愈方。

【组成】　大宣连(巴豆炒焦香)、吴茱萸(炒)各30克。

【用法】　上药研为末,醋面糊为丸,如绿豆大,

黄丹为衣。每次1丸,赤痢,甘草汤送下,白痢,白姜汤送下,水泻痢,陈米饮送下。

【主治】　冷热痢。

赤白散

【方源】　《仙拈集》卷四。

【组成】　白附子、硫黄各等份。

【用法】　上药研为末。姜汁调稀,茄蒂蘸擦。

【主治】　赤白汗斑。

赤头散

【方源】　《异授眼科》。

【组成】　天南星60克,赤小豆90克。

【用法】　上药研为末。净水调敷眼眶,并太阳二穴;如干,以水润之。服蚕纸丸,芍药汤。

【主治】　血邪攻冲,肝脏不足,为风热相争,左右来往,左右目互相赤红。

赤豆散(1)

【方源】　《普济方》卷四〇六。

【组成】　赤豆、伏龙肝各30克。

【用法】　上药研为散。每用0.5克,以鸡子白调涂患处。

【主治】　天灶火丹,小儿丹发于两膀里尻间,正赤,流至阴处。

赤豆散(2)

【方源】　《内外科百病验方大全》。

【组成】　赤小豆49粒。

【用法】　上药研为末。加野芒麻根和鸡蛋白调敷,1日1换。

【主治】　一切疮毒。

赤灵丹

【方源】　《外科传薪集》。

【组成】　血竭3克,硼砂30克。

【用法】　上药研为末。敷之。

【主治】　疔毒,腐毒不透。

赤虎丸

【方源】　《杨氏家藏方》卷四。

【组成】　天南星(大者)、赤小豆各等份(并生

用）。

【用法】　上药研为细散，面糊为丸，如梧桐子大。每次 30 丸，食前淡生姜汤送下。

【主治】　风湿攻注，脚踝肿痛，或筋脉牵急疼痛。

赤荆散

【方源】　《魏氏家藏方》卷九。

【组成】　赤土、荆芥。

【用法】　上药研为细散。揩齿上，以荆芥汤漱之。

【主治】　牙宣。

赤葛散

【方源】　《活幼心书》卷下。

【组成】　赤葛 60 克，甘草 9 克。

【用法】　上药研为散。每次 6 克，无灰酒煎，温服。不饮酒者只用水煎服，不拘时候。

【主治】　血热与风热相搏，遍身丹毒，燥痒日久不消。

赤糊饼

【方源】　《太平圣惠方》卷九十六。

【组成】　赤糊饼（市买者）3 枚，胡荽（洗，择，入少醋拌）150 克。

【用法】　以糊饼夹胡荽，空腹食之。

【主治】　五痔及泻血。

赤小豆粥

【方源】　《本草纲目》卷二十五。

【组成】　赤小豆、粳米。

【用法】　煮粥服。

【功用】　利小便，消水肿脚气，辟邪疠。

赤石脂丸

【方源】　《小儿卫生总微论方》卷十。

【组成】　赤石脂、干姜（炮）各等份。

【用法】　上药研为末，糊为丸，如麻子大。每次 20 丸，空腹米饮送下。

【主治】　泄泻虚滑无度。

赤石脂散（1）

【方源】　《太平圣惠方》卷九十二。

【组成】　赤石脂、伏龙肝各 50 克。

【用法】　上药研为细散。每以 1.5 克敷肠头，1 日 3 次。

【主治】　小儿因痢后躯气下，脱肛，推出肛门不入。

赤石脂散（2）

【方源】　《医方类聚》卷五十三引《神巧万全方》。

【组成】　赤石脂 60 克，禹余粮 60 克。

【用法】　上药研为末。每次 9 克，粥饮下。

【主治】　伤寒服汤药，下利不止，心下痞硬，服泻心汤已，复以他药下之，利不止，此利在下焦。

赤石脂散（3）

【方源】　《圣济总录》卷七十五。

【组成】　赤石脂 30 克，干姜（炮）21 克。

【用法】　上药研为散。每次 6 克，空腹米饮调下，日晚再服。

【主治】　①《圣济总录》：白脓痢。

②《小儿卫生总微论方》：泄泻虚滑无度。

赤石脂散（4）

【方源】　《小儿卫生总微论方》卷十二。

【组成】　赤石脂、川芎各等份。

【用法】　上药研为细散。量大小多寡，乳食前米饮调下。

【主治】　疳泻不止。

赤芍药散

【方源】　《太平圣惠方》卷五十九。

【组成】　赤芍 60 克，黄柏（以蜜拌合涂，炙令尽，锉）60 克。

【用法】　上药研为散。每次 9 克，水煎，去渣稍热服，不拘时候。

【主治】　赤痢多，腹痛不可忍。

赤小豆贴方

【方源】　《外台秘要》卷二十四（注文）引《范汪方》。

【组成】　赤小豆 250 克。

【用法】　入苦酒中熬之毕，为散，以苦酒和之，涂拭纸上。贴肿,从发肿两头以下。

【主治】　石痈之和平体质者。

赤石脂禹余粮汤

【方源】　《伤寒论》。

【组成】　赤石脂 30 克,太乙禹余粮 30 克。

【用法】　水煎,去渣,分 3 次温服。

【功用】　《普济方》引《仁斋直指方论》:固其下焦。

【主治】　①《伤寒论》:伤寒,服汤药,下利不止,心下痞硬。服泻心汤已,复以他药下之,利不止。医以理中与之,利益甚,此利在下焦。

②《证治准绳·类方》:大肠腑发咳,咳而遗矢。

【方论】　①《医方考》:下之利不止者,下之虚其里,邪热乘其虚,故利;虚而不能禁固,故不止;更无中焦之证,故曰病在下焦。涩可固脱,故用赤石脂;重可以镇固,故用禹余粮。然惟病在下焦可以用之。

②《寓意草》:禹余粮甘平,消痞硬,而镇定其脏腑;赤石脂甘温,固肠虚而收其滑脱也。

③《伤寒来苏集》:利在下焦,水气为患也。唯土能制水,石者,土之刚也。石脂、禹粮,皆土之精气所结;石脂色赤,入丙,助火以生土;余粮色黄,入戊,实胃而涩肠,虽理下焦,实中宫之剂也,且二味皆甘,甘先入脾,能坚固堤防而平水气之亢,故功胜于甘、术耳。

④《绛雪园古方选注》:仲景治下焦利,重用固涩者,是殆以阳明不阖,太阴独开,下焦关闸尽撤耳。若以理中与之,从甲已虾土,复用开法,非理也。当用脂酸温敛气,余粮固涩胜湿,取其性皆重堕,直走下焦,从戊己化土阖法治之。故开太阳以利下便,亦非治答。惟从手阳明拦截谷道,修其关闸,斯为直捷痛快之治。

⑤《金镜内台方议》:理中汤乃治中焦之泄也。今此下利,由气下而中虚,下焦滑也,故用之不应。必与赤石脂之涩为君,以固其滑,可去脱也;以禹粮之重镇,固下焦,为臣佐使。以此二味配合为方者,乃取其固涩以治滑泄也。

赤脚道人龙骨丸

【方源】　《奇效良方》卷三十四。

【组成】　龙骨、牡蛎各 15 克。

【用法】　上药研为末。入鲫鱼腹内,湿纸裹,入火内炮熟,取出去纸,将药同鱼肉搜为丸,如梧桐子大。每次 30 丸,空腹米饮送下。鲫鱼不拘大小,只着尽上件药为度。更加茯苓、远志各 15 克尤佳。

【主治】　白浊。

杏子丹

【方源】　《千金翼方》卷十二。

【组成】　粳米(净淘沙,炊作饭,干晒)300 克,杏仁(去尖皮两仁者,晒干,捣,以水研绞取汁,味尽止)300 克。

【用法】　上药先煮杏仁汁,令如稀面糊,置铜器中,纳粳米粉如稀粥,以火煎,自旦至夕,搅勿停手,候其中水气尽则出之,阴干纸贮。每次 15 克,开水调服。

【功用】　养性。

杏子散

【方源】　《全生指迷方》卷四。

【组成】　苦杏仁(去皮尖,麸炒黄色,研成膏)、麻黄(为末)各等份。

【用法】　上药研为末。每次 6 克,煎橘皮汤调下。

【主治】　咳嗽气逆,倚息喘急,鼻张,其人不得仰,咽中作水鸡声,时发时止。

杏仁丸(1)

【方源】　方出《备急千金要方》卷六,名见《圣济总录》卷一二三。

【组成】　肉桂 10 克,苦杏仁 30 克。

【用法】　上药研为末,炼蜜为丸,如杏仁大。含之,细细咽汁,日夜勿绝。

【主治】　①《备急千金要方》:哑塞咳嗽。

②《普济方》:咽喉痒痛,失音不语。

杏仁丸(2)

【方源】　《医心方》卷五引《效验方》。

【组成】　苦杏仁 10 克,肉桂 2 克。

【用法】　上为丸,如鼠屎大。绵裹塞耳中,1 日 3 次。

【主治】　耳聋。

杏仁丸(3)

【方源】　《太平圣惠方》卷三十六。

【组成】　苦杏仁(汤浸,去皮尖双仁,烂研)4枚,腻粉1.5克。

【用法】　上为丸,如皂荚子大,绵裹。每次1丸,含咽津。

【主治】　口舌疮。

杏仁丸(4)

【方源】　《圣济总录》卷七十九。

【组成】　苦杏仁(汤浸,去皮尖双仁,炒)、苦瓠(取膜,微炒)各30克。

【用法】　上药研为末,煮面糊为丸,如小豆大。每次10丸,米饮送下,1日3次。水出为度。

【主治】　石水。四肢瘦,腹肿。

杏仁丸(5)

【方源】　《鸡峰普济方》卷十四。

【组成】　苦杏仁、巴豆(去油)各等份。

【用法】　上药研为末,面糊为丸,如麻子大。每次1丸,米饮送下,不拘时候。

【主治】　泻兼吐。

杏仁丸(6)

【方源】　《仙拈集》卷二。

【组成】　苦杏仁(泡,去皮尖)300克,酥油30克。

【用法】　炼蜜为丸,如梧桐子大。每次15丸,米汤送下。

【主治】　失音。

杏仁粉

【方源】　《北京市中药成方选集》。

【组成】　白米80克,甜杏仁(去皮)48克。

【用法】　先将白米轧面,蒸熟,再轧面,将去皮杏仁串入,再加白糖64克,混合均匀,每包重48克,纸袋封用。每袋分2次,热开水冲服。

【功用】　和胃健脾,止嗽化痰。

【主治】　脾胃不和,饮食无味,胸膈堵闷,咳嗽痰盛。

杏仁脯

【方源】　《医方类聚》卷七十七引《吴氏集验方》。

【组成】　苦杏仁(汤泡,去皮尖)3~5枚。

【用法】　嚼细,却用轻粉少许,和嚼,移刻,以温汤漱。

【主治】　口疮。

杏仁散

【方源】　《疡科选粹》卷五。

【组成】　苦杏仁(去皮,研细)、白面各等份。

【用法】　和匀。用新汲水调和如膏,敷伤处。

【主治】　破伤风。

杏仁煎

【方源】　《济生方》卷二。

【组成】　苦杏仁(去皮尖)、核桃各等份。

【用法】　研为膏,炼蜜为丸,如弹子大。每次1~2丸,食后及临卧细嚼,用姜汤咽下。

【主治】　久患肺喘,咳嗽不已,睡卧不得。

杏仁膏(1)

【方源】　方出《证类本草》卷二十三引《食疗本草》,名见《普济方》卷五十一。

【组成】　苦杏仁(取仁去皮)、鸡子白。

【用法】　上药捣,和鸡子白,夜卧涂面,明旦以暖清酒洗之。

【主治】　面黑皱皱,臂黑、粉刺、皯黯,黄黑不白光净。

杏仁膏(2)

【方源】　《外科大成》卷四。

【组成】　苦杏仁(去皮,研)、飞罗面各等份。

【用法】　新汲水调敷。

【主治】　破伤风发热红肿者。

杏骨膏

【方源】　方出《太平圣惠方》卷八十二,名见《普济方》卷三六〇。

【组成】　苦杏仁(汤浸,去皮)4枚,猪牙颊骨中髓15克。

【用法】　先研杏仁如膏,入髓和令匀,以涂脐中。

【主治】　小儿脐肿汁出,久不愈。

杏姜酒

【方源】　《仙拈集》卷二。

【组成】　姜汁、杏仁汁。

【用法】　煎成膏。酒调下。

【主治】　一切胸膈结实。

杏桃散

【方源】　方出《太平圣惠方》卷五十七,名见《普济方》卷三〇六。

【组成】　杏仁(汤浸,去皮尖双仁,生用)15克,桃白皮(锉)30克。

【用法】　水煎,去渣,分2次温服,良久再服。当吐狗毒,即愈。

【主治】　狗咬人,伤处毒痛,心闷。

杏桃粥

【方源】　《济众新编》卷七。

【组成】　苦杏仁(泡,去皮尖,水沉去毒)、核桃(去皮)各等份。

【用法】　上药捣磨作屑,和水下筛,取汁煮,入粳米粉少许,作粥。调清蜜,任食之。

【功用】　通经脉,润血脉,令肥健,止咳嗽,聪耳目。

【宜忌】　入夏后禁用。

杏酪汤

【方源】　《医方类聚》卷一九八引《吴氏经验方》。

【组成】　苦杏仁(去皮尖)500克,阿胶120克。

【用法】　将苦杏仁于新砂盆内带水研如泥,加水,文武火煎,入阿胶化开,以白沙蜜同煎,先用汤点,如不甜,加蜜,瓷盒收。

【主治】　咳嗽。

杏蜜煎

【方源】　《圣济总录》卷一七六。

【组成】　苦杏仁(去尖皮双仁,生研如膏)、蜜各60克。

【用法】　上药和匀,于银石锅内,慢火熬成煎,旋丸如绿豆大。1—2岁儿每次1丸,温水化下。

【主治】　小儿咳逆上气。

两仪汤

【方源】　《重楼玉钥续编》。

【组成】　人参、大熟地黄。

【用法】　长流水煎服,或加麦冬亦可。

【主治】　咽喉白腐,打呛,声嘶,气喘。

两仪膏

【方源】　《景岳全书》卷五十一。

【组成】　人参250克或120克,大熟地黄500克。

【用法】　用长流水浸1宿,以桑柴文武火煎取浓汁。若味有未尽,再用水煎滓取汁,并熬稍浓,乃入瓷罐重汤熬成膏,入真白蜜120克或250克,收之。每以开水点服。

【功用】　①《景岳全书》:调元。

　　　　　②《杂病源流犀烛》:扶虚。

【主治】　精气大亏,诸药不应,或以克伐太过,耗损真阴,虚在阴分而精不化气者,或未至大病而素觉阴虚者。

【加减】　若劳损咳嗽多痰,加贝母120克。

两顺煮散

【方源】　《圣济总录》卷四十七。

【组成】　高良姜、木香各等份。

【用法】　上各为末。每次高良姜末3克,木香末1.5克,水煎,放温,和滓徐呷服,不拘时候。

【主治】　脾胃俱虚,胀满哕逆。

【宜忌】　勿用铁器煎。

束带汤

【方源】　《辨证录》卷十一。

【组成】　鸡冠花30克(鲜鸡冠花90克),白术30克。

【用法】　水煎服。

【主治】　白带,妇人终年累月下流白物,如涕如唾,不能禁止,甚则臭秽。

更衣丸

【方源】　方出《先醒斋医学广笔记》卷一,名见《古今名医方论》卷四。

【组成】　朱砂(研如飞面)15克,真芦荟(研细)21克。

【用法】　滴好酒少许为丸。每次3.6克,好酒送下,朝服暮通,暮服朝通,须天晴时修合为妙。

【主治】　大便不通。

【方论】　《古今名医方论》：柯韵伯曰：胃为后天之本，不及固病，太过亦病。然太过复有阳盛、阴虚之别焉。两阳合明而胃家实，仲景制三承气下之；水火不交而津液亡，前贤又制更衣丸以润之。古人入厕必更衣，故为此丸立名。用药之义，以重坠下达而奏功。朱砂色赤属火，体重象金，味甘归土，性寒类水，为丹祖汞母，能输坎以填离，生水以济火，是肾家之心药也；配以芦荟，黑色通肾，苦味入心，滋润之质可转濡胃燥，大寒之性能下开胃关，此阴中之阴，洵为肾家主剂矣。合以为丸，有水火既济之理，水土合和之义，两者相须，得效甚宏，奏功甚捷，真匪夷所思者。

还原蜜

【方源】　《外科学讲义》。

【组成】　鸡蛋（白煮）、真象牙（末）。

【用法】　以蛋蘸象牙末空腹食之，每日 2 个，分 2 次食之。

【主治】　多年痔漏。

朱砂丸（1）

【方源】　《普济方》卷十八引《指南方》。

【组成】　朱砂 30 克。

【用法】　上以琉璃器盛，露 49 夜，细研，入牛黄 3 克，蜡汁为丸，如豌豆大。每次 1 丸，空腹新水送下。

【主治】　忧思过甚之狂妄，语言不避亲疏。

朱砂丸（2）

【方源】　方出《是斋百一选方》卷十一引窦藏叟方，名见《世医得效方》卷二。

【组成】　朱砂（有墙壁光明者）、阿魏（真者）各 30 克。

【用法】　上药研为末，稀糊为丸，如皂子大。每次 1 丸，空心浓煎人参汤送下。

【功用】　截疟。

【主治】　疟疾。

朱砂饼

【方源】　《痘疹传心录》卷十七。

【组成】　蛤蟆胆不拘多少。

【用法】　用朱砂和为 1 块。用刀刮下 0.15～0.3 克，薄荷汤化下。

【主治】　小儿惊风。

朱砂散

【方源】　《痘疹世医心法》卷二十三。

【组成】　好朱砂 3 克，丝瓜近蒂（连子烧灰存性）10 厘米。

【用法】　上药研为末。好蜜水调服。

【功用】　发痘、预解痘毒。

【主治】　《证治准绳·幼科》：小儿痘疹初发热二三日，间有惊搐者。

扶桑至宝丹

【方源】　《寿世保元》卷四引胡僧方。

【异名】　扶桑丸（《医方集解》）、桑麻丸《医级》卷八）。

【组成】　嫩桑叶（择家园中嫩而存树者，长流水洗，摘去蒂，晒干）、巨胜子。

【用法】　炼蜜为丸，如梧桐子大。每次 100 丸，白开水送下，1 日 2 次。3 个月之后，体生轸粟；此为药力所行，慎勿惊畏，旋则遍体光洁如凝脂然，服至半年之后，精力转生，诸病不作，久服不已，自登上寿。

【功用】　①《寿世保元》引胡僧方：步健眼明，须白返黑。消痰生津，补髓添精。

②《医方集解》：除风湿，润五脏。

【主治】　《全国中药成药处方集》（南京方）：眼目昏花，咳久不愈，肢麻便燥。

【方论】　《医方集解》：此足少阴、手足阳明药也。桑乃箕星之精，其木利关节、养津液，其叶甘寒，入手足阳明，凉血燥湿而除风；巨胜甘平色黑，益肾补肝，润腑脏，填精髓。夫风湿去，则筋骨强；精髓充，则容颜泽，祛病乌髭，不亦宜乎。

【备考】　《医方集解》本方用嫩桑叶（晒干）500 克，巨胜子 120 克，白蜜 500 克。

护心散

【方源】　《本草纲目》卷二十四引《李嗣立外科方》。

【组成】　真绿豆粉 30 克，乳香 15 克。

【用法】　加灯心草同研和匀，每次 3 克，以生甘草浓煎汤调下,时时呷之。

【功用】　出毒气,预防毒气内攻。

【主治】　疽疾初期及毒气冲心,呕逆者。

护阴丹

【方源】　《洞天奥旨》卷十六。

【组成】　桃仁(捣烂)90克,蛇床子(为末)30克。

【用法】　绢绫做一长袋如势大,泡湿,将药装入袋中,纳入阴户内。

【主治】　妇人阴外中生疮。

护脐丸

【方源】　《梅氏验方新编》卷二。

【组成】　白胡椒1.5克,硫黄3克。

【用法】　上药研为细散。黄蜡3克溶化为丸,如芡实大。用时取1丸入脐内,以膏药盖之,甚效。

【主治】　腹痛。

护膜散

【方源】　《医宗金鉴》卷六十七。

【组成】　白蜡、白及各等份。

【用法】　上药研为细散。轻剂3克,中剂6克,大剂9克,黄酒调服;米汤亦可。

【功用】　防止痈疽透内膜。

【主治】　渊疽及凡肋、胸、胁、腰、腹空软之处发痈疽,当在将溃未溃之际者。

报恩丸

【方源】　《一草亭目科全书》。

【组成】　黄连30克,白羊肝(去筋膜,忌铁器)1具。

【用法】　以黄连末和白羊肝于砂盆内,研令极细,丸如梧桐子大。每次30丸,以滚水送下,连作五剂。

【主治】　眼目内障等一切目疾。

【宜忌】　忌猪肉、冷水、雄鸡。

连朴丸

【方源】　《魏氏家藏方》卷七。

【组成】　黄连(好者)150克,厚朴(去粗皮)300克。

【用法】　用生姜300克,取自然汁浸煮干,为细末,清面糊为丸,如梧桐子大。每次50丸,空腹米饮送下。

【功用】　厚肠胃。

【主治】　泻痢。

连壳丸

【方源】　《医学入门》卷七。

【组成】　黄连、枳壳(锉)各60克。

【用法】　用槐花120克同炒,去槐花,为末,蒸饼为丸服。

【功用】　解络脉之结。

【主治】　内伤经络便血。

连肚丸

【方源】　《医学入门》卷六。

【组成】　黄连210克。

【用法】　水湿透,纳雄猪肚内,用线紧缝,饭上蒸十分烂,取出,和少蒸饭捣和为丸,如小豆大。每次20~30丸,米饮送下。

【主治】　小儿因虫内耗精髓,外蚀皮肤,致疳症遍体生疮不歇。

连矾膏

【方源】　《眼科阐微》卷三。

【组成】　黄连6克,生白矾3克。

【用法】　用细梨1枚,去核,入上药末,仍用梨盖,竹钉钉住,外以面饼包住,于干饭上蒸3次,取出,去面,将梨捣烂,拧汁入碗内,露1宿。任意点之。

【功用】　清火。

【主治】　时眼害久,有浮翳,不敢点重药者。

连柏丸

【方源】　《证治宝鉴》卷十一。

【组成】　黄连、黄柏。

【用法】　皆用姜汁炒,姜汁糊为丸。每次30丸,用人参、黄芪、当归、白术、白芍作大剂浓煎汤送下。

【主治】　亡血大虚所致眩晕。

【加减】　冬加干姜少许。

连柏汤

【方源】　《医方类聚》卷一八三引《王氏集验

方》。

【组成】　黄连、黄柏各等份。

【用法】　醇醋煎煮,分 2 次服。

【主治】　下血,日夜七八十行。

连梅丸

【方源】　《松峰说疫》卷二。

【组成】　黄连 15 克,乌梅(焙)9 克。

【用法】　上药研为末,蜡蜜为丸,如梧桐子大。每次 20 丸,1 日 3 次。

【主治】　瘟疫噤口痢者。

连蒜丸

【方源】　《活人心统》卷一。

【组成】　黄连(为末)60 克。

【用法】　大蒜捣膏为丸,如梧桐子大。每次 50 丸,开水送下。

【主治】　脾积滞食。

连附六一汤

【方源】　《医学正传》卷四引丹溪方。

【组成】　黄连 18 克,附子(炮,去皮脐)3 克。

【用法】　加生姜 3 片,大枣 1 个,水煎,去渣稍热服。

【功用】　《古今名方》:泻肝火,止胃痛。

【主治】　①《医学正传》引丹溪方:胃脘痛甚,诸药不效者。

②《古今名方》:肝火旺盛所引起的胃脘剧痛,呕吐酸水等。近代用于慢性胃炎,胃酸过多等症。

步利丸

【方源】　《仙拈集》卷二。

【组成】　山楂、白蒺藜(蒸晒)各等份。

【用法】　上药研为末,炼蜜为丸,如梧桐子大。每次 9 克,白汤送下。

【主治】　腿膝疼痛,不能举步。

坚中丹

【方源】　《鸡峰普济方》卷十六。

【组成】　半夏、猪苓(去皮,别为末)各 30 克。

【用法】　上同炒半夏黄色,却将猪苓末盖半夏,地上以盏合定经宿,去苓只取半夏末之,以水糊为丸,如梧桐子大。每次 10 丸,米饮送下,不拘时候。

【主治】　室女白沃。

坚固丸

【方源】　《圣济总录》卷九十二。

【组成】　乌头(炮裂,去皮脐)、茴香子(炒)各等份。

【用法】　上药研为末,姜汁煮糊为丸,如梧桐子大。每次 15 丸,空腹温酒送下;妇人赤白带下,醋汤送下。加至 30 丸。

【主治】　虚劳极冷,阳气衰弱,小便数滑遗沥及妇人赤白带下。

吹乳饮

【方源】　方出《摄生众妙方》卷十,名见《仙拈集》卷三。

【组成】　白芷、贝母各 30 克。

【用法】　上药研为末。每次 6 克,开水调下。

【主治】　妇人吹乳,久不愈者。

吹喉散(1)

【方源】　《杨氏家藏方》卷十一。

【组成】　朴硝(别研)120 克,甘草末(生)30 克。

【用法】　上药研为细散。每用 1.5 克,干掺口中;如肿甚者,用竹筒子吹入喉内。

【主治】　咽喉肿痛。

吹喉散(2)

【方源】　《普济方》卷六十。

【组成】　白矾 60 克,胆矾 15 克。

【用法】　上为极细末。吹患处。

【主治】　喉痹,乳蛾,喉风。

吹鼻散(1)

【方源】　《圣济总录》卷七十。

【组成】　茅花 10 茎,乱发 1 小团。

【用法】　上烧为末,研匀。每以少许吹鼻内。

【主治】　鼻出血不止。

吹鼻散(2)

【方源】　《圣济总录》卷一〇六。

【组成】　枸杞白皮、鸡子白皮各等份。

【用法】　上为极细散。每日 3 次吹鼻内。

【主治】　眼风肿。

吹鼻龙骨散

【方源】　《太平圣惠方》卷三十七。

【组成】　龙骨 15 克,乱发(烧为灰)1 鸡子大。

【用法】　上药研为末。以少许吹入鼻中。

【主治】　鼻衄不止,眩晕欲死。

吹喉结毒灵药

【方源】　《药奁启秘》。

【组成】　灵药 15 克,人中白 3 克。

【用法】　为极细末。吹入。

【主治】　结毒喉疳。

助阳散(1)

【方源】　《古今医鉴》卷七。

【组成】　芥菜子 21 克,干姜 9 克。

【用法】　上药研为末,水调作 1 饼。贴脐上,以绢帛缚住,上置盐,以熨斗熨之数次,汗出为度。又将病人小便,攀阴茎,往上尽头处,用艾炷灸七壮。

【主治】　极冷急症。

助阳散(2)

【方源】　《济阳纲目》卷四十八。

【组成】　干姜 30 克,牡蛎 30 克。

【用法】　上药研为细散。以火酒调稠,擦手上,男子用手揉外肾即愈;女子以男子手擦药急按两乳,仍揉擦热,汗出则愈。

【主治】　急阴冷。

吴瓜饮

【方源】　《仙拈集》卷一引《汇编》。

【组成】　吴茱萸、木瓜各 15 克。

【用法】　以百沸汤煎,冷热任服;或用糖 9 克,水煎凉服。

【主治】　霍乱转筋,手足厥冷。

吴茱萸丸

【方源】　《普济方》卷二十。

【组成】　吴茱萸(陈者)120 克。

【用法】　用大莱菔 1 枚,剜空心,入茱萸在内,以盖覆之,用黄泥团裹,溏灰火内熟煨,取出,别用慢火以醋炒令匀熟,为末和丸,用葛布袋盛之。每次 7～10 丸,空心米饮送下,久服永无冷痛。

【主治】　脾元虚冷,宿食不消,心腹刺痛,呕逆醋心,面黄瘦弱。

吴茱萸汤(1)

【方源】　《圣济总录》卷三十九。

【组成】　吴茱萸(汤浸,焙干炒)、干姜(炮)各 30 克。

【用法】　上药研为粗末。每次 15 克,水煎,去渣温服。

【主治】　霍乱干呕不止。

吴茱萸汤(2)

【方源】　《圣济总录》卷八十一。

【组成】　吴茱萸(汤浸 3 次,焙干炒),肉桂(去粗皮)各 15 克。

【用法】　上药研为粗末。每次 9 克,加生姜(拍破)3 克,水煎,去渣,食前温服,日晚再服。

【主治】　风毒脚气。

吴茱萸散(1)

【方源】　《医心方》卷二十三引《古今录验》。

【组成】　吴茱萸 30 克,薯蓣 60 克。

【用法】　上药研为末。每次 3 克,酒送下,1 日 3 次。

【主治】　产后余血不尽。

吴茱萸散(2)

【方源】　《太平圣惠方》卷四十七。

【组成】　吴茱萸(汤浸 7 遍,焙干,微炒)15 克,厚朴(去粗皮,涂生姜汁,炙令香熟)30 克。

【用法】　上药研为粗散。每次 9 克,加生姜 3 克,水煎,去渣热服,不拘时候。

【主治】　霍乱吐逆下利,心腹胀满,脚转筋,手足冷。

吴茱萸散(3)

【方源】　《太平圣惠方》卷七十八。

【组成】　吴茱萸(汤浸七遍,微炒)15克,五味子30克。

【用法】　上药研为末。酒煎,去渣,分3次温服,不拘时候。

【主治】　①《太平圣惠方》:产后虚赢盗汗,涩涩恶寒。

②《普济方》:产后体虚,汗出心烦,食少,四肢赢弱,涩涩恶寒。

吴茱萸散(4)

【方源】　《圣济总录》卷一一九。

【组成】　吴茱萸(汤洗,焙,炒)、白芷各等份。

【用法】　上药研为散。用沸汤浸药3克,漱痛处。

【主治】　牙齿痛。

吴茱萸粥

【方源】　《太平圣惠方》卷九十六。

【组成】　吴茱萸30克,粳米150克。

【用法】　上以葱、豉煮粥,候熟,下吴茱萸末6克,搅令匀,空腹食之。

【主治】　心腹冷气入心,撮痛胀满。

旱莲丸

【方源】　方出《种福堂方》卷二,名见《医学实在易》卷七。

【组成】　旱莲草(阴干)。

【用法】　上药研为末,以槐花煎汤,调炒米粉糊为丸,如梧桐子大。每次15克,以人参1.5克煎汤送下。

【主治】　大便下血,身体虚弱者。

旱莲车前汁

【方源】　方出《种福堂方》卷二,名见《医学从众录》卷二。

【组成】　旱莲草、车前子各等份。

【用法】　将二味捣自然汁,每日空腹服1茶杯。

【主治】　小便下血。

足踏丸

【方源】　《圣济总录》卷八十四。

【组成】　乌头(去皮脐,生,捣末)90克,樟脑(细研)60克。

【用法】　上药再研令匀,酽醋煮糊为丸,如弹子大。置药1丸于炉子中心,伸脚踏之,衣被盖覆,汗出如涎为效。

【主治】　脚气肿满,痛连骨髓。

【备考】　炉子法:掘地炉子1个,扫拭令净,置新砖半头,在炉子中心,用细茎炭烧令通赤,候炭消及一半为度,取去炭,用酽醋洒之,仍用酽醋同白马通和成泥,固济地炉子四围俱遍即成。

围　药

【方源】　《青囊秘传》。

【组成】　牛皮胶、五倍子。

【用法】　用醋煮化。摊贴。

【主治】　一切肿毒。

围毒散

【方源】　《同寿录》卷四。

【组成】　大黄15克,木鳖子(土炒)9克。

【用法】　上药研为细散。真米醋调敷患处,留出头。

【主治】　诸肿毒。

牡丹散

【方源】　方出《备急千金要方》卷二十四,名见《济生方》卷四。

【组成】　牡丹皮、防风各60克。

【用法】　上药研为粗散。每次3克,酒送下,1日3次。

【主治】　癞疝,卵偏大,气胀不能动。

牡蛎丸

【方源】　方出《证类本草》卷二十引《经验方》,名见《普济方》卷二九一引《仁斋直指方论》。

【组成】　牡蛎120克,玄参90克。

【用法】　上药研为末,以面糊为丸,如梧桐子大。每次30丸,早、晚食后及临卧各以酒送下。

【主治】　一切丈夫、妇人瘰疬。

牡蛎散(1)

【方源】　方出《肘后备急方》卷二,名见《圣济总录》卷七十。

【组成】　左顾牡蛎 30 克,石膏 15 克。

【用法】　上药研为末。每次 3 克,酒调下,1 日 3 次;亦可蜜丸,如梧桐子大,服之。

【主治】　①《肘后备急方》:大病愈后,小劳便鼻衄。

②《圣济总录》:大衄,口耳鼻俱出血。

牡蛎散(2)

【方源】　《医心方》卷七引《效验方》。

【组成】　牡蛎、干姜各 30 克。

【用法】　上药研为末。以粉敷之,1 日 2 次。

【主治】　男子阴下痒湿。

牡蛎散(3)

【方源】　方出《备急千金要方》卷四,名见《太平圣惠方》卷八十。

【组成】　龟甲、牡蛎各 90 克。

【用法】　上药研为末。每次 3 克,酒调下,1 日 3 次。

【主治】　①《备急千金要方》:崩中漏下赤白不止,气虚竭。

②《太平圣惠方》:产后恶露不绝。

牡蛎散(4)

【方源】　方出《证类本草》卷二十引《初虞世方》,名见《鸡峰普济方》卷二十四。

【组成】　牡蛎不限多少(盐泥固济,炭火煅令火尽,冷取)60 克,干姜(炮)30 克。

【用法】　上药研为细散,用冷水调稀糊得所,涂病处。小便大利即愈。

【主治】　水癥偏大,上下不定,疼痛。

牡蛎散(5)

【方源】　《圣济总录》卷十八。

【组成】　牡蛎、胆矾各 15 克。

【用法】　上生用为散。酽醋调摩患处。

【主治】　紫癜风。

牡蛎散(6)

【方源】　《圣济总录》卷一二六。

【组成】　牡蛎(煅,研)、连翘(瓦上炒,捣)各

30 克。

【用法】　上药研为细散。每次 3 克,临卧无灰酒调下。愈后更服 30 克,永不发。

【主治】　5 种瘰疬。

牡蛎散(7)

【方源】　《圣济总录》卷一二七。

【组成】　牡蛎(黄泥固济,煅取白为度)90 克,甘草(炙,锉)30 克。

【用法】　上药研为散。每次 6 克,空腹,点腊茶清调下,1 日 3 次。并用好皂荚 1 梃,去皮,分作 2 截,一截使米醋刷炙,以醋干为度,一截焙干;乌头 2 枚,1 枚炮,1 枚生;炒糯米 30 粒,同为末,再用醋半盏,暖动和匀成膏贴之。

【主治】　①《圣济总录》:瘰疬。

②《三因极一病证方论》:小儿口疮。

牡蛎散(8)

【方源】　《古今医统大全》卷八十三。

【组成】　牡蛎、白矾(枯)各等份。

【用法】　上药研为细散。每次 3 克,米饮调下。

【主治】　遗尿。

牡蛎散(9)

【方源】　《仙拈集》卷二。

【组成】　牡蛎(煅)、小麦面(炒黄)。

【用法】　研末,猪胆汁调服。

【主治】　诸汗。

牡蛎大黄汤

【方源】　《活幼心书》卷下。

【组成】　牡蛎(用熟黄泥包裹夹火煅透,出地上候冷用)、大黄(纸裹,水浸透,炮过候冷)各 30 克。

【用法】　上药研为末,每次 3 克,用无灰温酒,空腹调服;不能饮者,温汤调,少入酒同服。

【主治】　三五岁小儿,感受温湿之气,侵袭膀胱,致阴茎肤囊浮肿作痛。

针砂酒

【方源】　《古今医鉴》卷九。

【组成】　针砂 30 克,穿山甲末 3 克。

【用法】　同拌,养 1 昼夜,播出穿山甲,以酒将针砂浸 3～4 日,嘬酒口内,外用磁石 1 块,绵裹塞耳。

【主治】　耳鸣耳聋。

【宜忌】　忌怒戒色。

利肝片

【方源】　《部颁标准》。

【组成】　金钱草 526 克,猪胆汁 500 克。

【用法】　上药制成片剂,每片重 0.2 克。密闭,置干燥处。口服,每次 2～4 片,1 日 3 次。

【功用】　清肝,利胆。

【主治】　急慢性传染性肝炎、胆囊炎及肝脏分泌功能障碍等。

利腰丹

【方源】　《石室秘录》卷三。

【组成】　白术 27 克,杜仲 15 克。

【用法】　酒煎服。

【主治】　风寒腰痛不能直者。

乱发灰散

【方源】　《圣济总录》卷九十九。

【组成】　乱发(净洗,烧灰)如鸡头子大,丹砂(研如面,水飞过)30 克。

【用法】　上为极细末。每次 3 克,醋调,空腹服之。

【主治】　三虫。

乱发鸡子膏

【方源】　《证类本草》卷十九引《传信方》。

【组成】　鸡子(去白取黄)5 枚,乱发如鸡子许大。

【用法】　二味相和,于铁铫子中炭火熬,初甚干,少顷即发焦,遂有液出,旋取置一瓷碗中,以液尽为度。取涂热疮上,即以苦参末粉之。

【主治】　小儿热疮。

体气散

【方源】　《仙拈集》卷四。

【组成】　石绿 9 克,轻粉 3 克。

【用法】　上药研为末。醋调涂。

【主治】　狐臭体气。

何首乌丸(1)

【方源】　《太平圣惠方》卷九十八。

【组成】　何首乌(锉如棋子大)1500 克,牛膝 500 克。

【用法】　上以黑豆 5000 克,净淘洗,晒干,用甑一所,先以豆薄铺在甑底,然后始薄铺何首乌,又铺豆,又薄铺牛膝,如此重重铺,令药与豆俱尽,安于釜上蒸之,令豆熟为度,去黑豆,取药晒干,又换豆蒸之,如此三遍,去豆取药为末,以枣瓤和丸,如梧桐子大。每次 30 丸,渐加至 40 丸,空腹以温酒送下,晚食前再服。

【功用】　补暖脏腑,祛风冷气,利腰脚,强筋骨,黑髭发,驻颜容。

【宜忌】　忌萝卜、葱、蒜。

何首乌丸(2)

【方源】　《御药院方》卷六。

【组成】　何首乌(雌雄各半,用第一淘米泔浸一昼夜,次日漉出,于银器内先排大枣一重,各擘开,上铺何首乌一重,再上排枣一重,复再铺何首乌一重,令尽,次日入清河水于药上,水约高于药面 10 厘米,用慢火煮,候枣极烂并何首乌稍软取出,不用枣,只拣何首乌入清水中浸少时,用竹刀刮去黑皮及两面浮沫令净,竹刀切作薄片子,慢火焙干,取净)500 克。

【用法】　上药研为细散,炼蜜为丸,如梧桐子大。每次 60 丸,空腹温酒或米饮送下,服至半月,加至 70～80 丸,又服一月,加至 100 丸,服之百日。

【功用】　①《御药院方》:补养五脏六腑,强筋壮骨,黑髭发,坚固牙齿,久服延年益寿,驻颜色。

②《普济方》:补暖脏腑,祛逐风冷,利腰膝。

【宜忌】　刮、捣者俱不犯铁。

佛手柑粥

【方源】　《长寿药粥谱》引《宦游日札》。

【组成】　佛手柑 10～15 克。

【用法】　上药煎汤去渣,再入粳米 50～100 克,冰糖少许,同煮为粥。

【功用】　健脾养胃,理气止痛。

【主治】　年老胃弱,胸闷气滞,消化不良,食欲不振,嗳气呕吐等症。

【方论】　佛手柑味辛酸,性温无毒,入肝、胃经,是理气止痛,开胃进食之佳品。对于中老年人体虚胃弱,消化力差所引起的食欲不振,胃痛胁胀,嗳气吐逆,胸胞气闷,以及患有慢性胃炎时,常常食用佛手柑粥,均有较好的效果。

皂子丸

【方源】　方出《博济方》卷五,名见《圣济总录》卷一二六。

【组成】　不蛀皂子 300 粒。

【用法】　上用酒化白硇砂 30 克,同浸皂子 7 日,以慢火熬酒尽为度。每次 3 粒,临卧含化。

【主治】　瘰疬满项不破及结核肿痛者。

皂角丸

【方源】　《医方类聚》卷一三五引《济生续方》。

【组成】　皂角(炙,去子)、枳壳(去瓤,麸炒)各等份。

【用法】　上药研为细散,炼蜜为丸,如梧桐子大。每次 70 丸,空腹、食前用米饮送下。

【主治】　大肠有风,大便秘结。

【宜忌】　尊年之人,尤宜服之。

皂角酒

【方源】　《普济方》卷二一四。

【组成】　皂角刺、破故纸各等份。

【用法】　上药研为细散,以无灰酒调下。

【主治】　淋证。

皂角散(1)

【方源】　《全生指迷方》卷四。

【组成】　皂角(烧,细研)、蛤粉(研)各等份。

【用法】　上药研为细散,每次 1.5 克,热酒调服。急以手揉之,取软为度。

【主治】　乳母吹奶,由哺儿时鼻气冲乳中,忽然肿硬痛急,不即治之,结痈脓。

皂角散(2)

【方源】　《古今医统大全》卷六十四。

【组成】　皂角(不蛀者,去皮核,炙令干)4~5

锭,荆芥穗 6 克。

【用法】　上药研为细散。以米醋调涂肿处。

【主治】　重舌,喉痹。

皂矾散

【方源】　《古今医鉴》卷十五。

【组成】　皂矾。

【用法】　先用退杀猪汤洗疮令净,用赤皮大葱白 3 根,10 厘米长,劈开,每根装入皂矾 3 克,用纸包裹煨熟,揉擦头疮。

【主治】　癞头白秃疮。

皂荚丸

【方源】　《圣济总录》卷五十六。

【组成】　皂荚(炙黄,去皮子)、苦杏仁(去皮尖双仁,研)各 30 克。

【用法】　先将皂荚为末,次与杏仁相和,捣为丸,如小豆大。每次 7 丸,发时以粥饮送下。

【主治】　心痛如虫咬。

皂荚汤

【方源】　《世医得效方》卷二。

【组成】　猪牙皂(烧灰)30 克,甘草(微炒)30 克。

【用法】　上药研为细散。每次 6 克,温热水调下。

【主治】　中暑,不省人事。

皂荚散

【方源】　《外台秘要》卷二十二引《古今录验》。

【组成】　皂荚(去皮子,炙)、石菖蒲各等份。

【用法】　上药研为末。暮卧之时,以绵裹塞鼻中甚良。

【主治】　鼻塞,不得喘息。

皂蛤散

【方源】　《奇效良方》卷六十三。

【组成】　皂角(不蛀者,烧灰存性)1 梃,蛤粉(用真者)等份。

【用法】　上药研为细散。每次 6 克,食后用热酒调服。取汗出为度。

【主治】　妇人吹奶肿痛,头痛发热。

皂荚针散

【方源】　《太平圣惠方》卷六十六。

【异名】　皂荚刺散（原书卷九十）。

【组成】　皂荚针（不生子者）10千克，牛蒡子250克。

【用法】　上取皂荚针于盆中烧，候火盛时，撒牛蒡子于火中，候烟欲尽，以盆合之，冷定，为末。每次9克，空腹以井花水调下。良久利下恶物，如胶糖，永断根本。利于补治，三五日只可吃软粥饮。小儿每次3克，1日3次。

【主治】　风毒瘰疬。小儿瘰疬肿硬。

皂荚刺散

【方源】　《圣济总录》卷一三二。

【组成】　皂荚刺30克，乳香7.5克。

【用法】　上药研为散。每次6克，酒煎服；热酒调下亦得。

【主治】　恶疮。

皂刺大黄汤

【方源】　《医宗金鉴》卷五十五。

【组成】　皂刺、生大黄各等份。

【用法】　水、酒煎服。

【主治】　小儿便血，脏毒初起，肛门肿痛，或小儿积热太盛，肛门作肿，大便艰难，努力翻出，肛脱不还。

返魂丹

【方源】　《本草纲目》卷十四引《集简方》。

【组成】　零陵香草（去根，以盐酒浸半月，炒干）30克，广木香3克。

【用法】　上药研为末。每次3克半，用冷水送下；通了三四次，用热米汤送下3克。

【功用】　止痢。

【主治】　五色诸痢，里急腹痛。

【宜忌】　忌生梨。

返魂散

【方源】　《产宝诸方》。

【组成】　多年陈豆酱（晒干，于新瓦上炒令烟白，取摊于地上，少时为末用之）、黑鲤鱼口（并皮作片，起取肉，烧灰存性）。

【用法】　每次鱼末9克，酱末3克，二味和匀，用陈米饮调下，轻者一服，重者二服。

【主治】　胎死腹中，经五七日，母腹胀，脐下冷者；或夏月腹中子死胖胀，母气未绝，心头略温者。

返魂夺命丹

【方源】　《跌损妙方》。

【组成】　银丝草（即山橄叶，长白毛者佳）30克，小鸡（过1个月者，不去毛）1只。

【用法】　上共捣烂如泥，热酒冲和，以布滤过，调猴骨末6克服。服过再用棱莪散。

【主治】　跌打伤损，牙关紧闭，不省人事。

含化丸

【方源】　《太平圣惠方》卷三十六。

【组成】　黄丹60克，蜜30克。

【用法】　上药相和，以瓷盏纳盛，坐在水铫子内，慢火煮，用绵滤过，都入瓷盏内，再煮如面糊，药成即丸，如酸枣子大。每取1丸，绵裹含咽津，13～14次含之。

【主治】　口舌生疮，烂痛不愈。

含化雌黄丸

【方源】　《太平圣惠方》卷三十六。

【组成】　雌黄（细研）10克，蟾酥5克。

【用法】　上药相和，以瓷器盛，于饭甑内蒸，熟久候冷，看得所，丸如粟米大。绵裹1丸，含化咽津。

【主治】　口疮，多痰涎，久不愈者。

谷精夜明散

【方源】　《医级》卷八。

【组成】　谷精草6克，夜明砂3克。

【用法】　上药研为末，甘菊汤调服。

【主治】　雀目，鸡盲。

坐　药

【方源】　《外台秘要》卷三十三引《延年秘录》。

【组成】　蛇床子90克，芫花90克。

【用法】　上药研为末。取枣大，纱袋盛，纳产门中，令没指。袋稍长，便时须去，任意卧着。

【主治】　妇人子脏偏僻,冷结无子。

【宜忌】　慎风冷。

肚痛丸

【方源】　《疮疡经验全书》卷五。

【组成】　雄黄6克,巴豆仁(不去皮油)6克。

【用法】　上为丸,如芥子大。每次3丸,以开水送下。

【主治】　肚痛。

肠连丸

【方源】　《全国中药成药处方集》(武汉方)。

【组成】　黄连(酒炒)240克,鲜公猪大肠(洗净)240克。

【用法】　将大肠填入黄连细粉煮烂,打匀,焙干,再为细末,照净粉量加淀粉40%,水为小丸,每3克不得少于30丸。每次4.5～9克,食前以开水送下。

【主治】　大便下血,肛门坠肿。

【宜忌】　忌食辛辣食物。

角子汤

【方源】　《医方类聚》卷一四一引《吴氏集验方》。

【组成】　黄牛角(火煅存性)30克,槟榔7.5克。

【用法】　上药研为末。每次9克,食后以陈米饮送下。

【主治】　肠风下血。

龟甲散

【方源】　方出《备急千金要方》卷四,名见《普济方》卷三三〇。

【组成】　龟甲、牡蛎各90克。

【用法】　上药治下筛。每次3克,以酒送下,1日3次。

【主治】　崩中漏下,赤白不止,气虚竭。

【方论】　《千金方衍义》:崩中而用龟甲、牡蛎,血热妄行之治也。

龟头散

【方源】　《太平圣惠方》卷九十三。

【组成】　龟头(枯者,炙令焦黄)1枚,龙骨30克。

【用法】　上药研为细散。干贴3克,于脱肛上妥按纳之。

【主治】　小儿久痢,脱肛不入。

龟蜡丹

【方源】　《梅氏验方新编》卷七。

【组成】　龟板1大个,白蜡30克。

【用法】　将龟板安置炉上烘热,将白蜡渐渐掺上,掺完,板自炙枯,即移下退火气,为细末。每次9克,黄酒调下,1日3次,以醉为度。服后必卧得大汗一身,其病必愈。

【主治】　一切无名肿毒,对口疔疮,发背流注,无论初起将溃已溃者。

迎春散

【方源】　《治疹全书》卷下。

【组成】　辛夷花15克,麝香1.5克。

【用法】　上药研为末。用葱头蘸末塞鼻内,日易数次。

【主治】　痘疹后鼻有余邪闭塞,不能安卧。

辛香散(1)

【方源】　《圣济总录》卷四十五。

【组成】　细辛(去苗叶)15克,丁香7.5克。

【用法】　上药研为细散。每次6克,煎柿蒂汤调下,不拘时候。

【主治】　脾胃虚弱,呕哕寒痰,饮食不下。

辛香散(2)

【方源】　《普济方》卷四十六。

【组成】　细辛、丁香各等份。

【用法】　上药研为细散。搐入鼻中。

【主治】　头风。

应钟散

【方源】　《家塾方》。

【组成】　大黄60克,川芎180克。

【用法】　上药研为末。每次2克,酒或汤送下。不治,稍加3克,以至下为度。若有结毒痼疾者,每夕临卧服之。

【主治】　诸上冲转变不治。结毒痼疾。

应神散

【方源】　《魏氏家藏方》卷二。

【组成】　延胡索(炒)、白胡椒各等份。

【用法】　上药研为细散。每次 7 克,酒、水各半煎,食前服。

【主治】　小肠气痛不可忍。

应痛丸(1)

【方源】　《袖珍方大全》卷二引《瑞竹堂经验方》。

【组成】　好茶末(拣)120 克,乳香 60 克。

【用法】　上药研为细散,用腊月兔血为丸,如鸡头子大。每次 1 丸,温醋送下,不拘时候。

【主治】　心气痛不可忍。

应痛丸(2)

【方源】　《丹溪心法》卷三。

【组成】　赤芍(煨,去皮)15 克,草乌(煨,去皮尖)15 克。

【用法】　上药研为末,酒糊为丸。每次 10 丸,空腹开水送下。

【主治】　脚气痛不可忍。

应痛散

【方源】　《妇人良方大全》卷七引《必效方》。

【组成】　高良姜(锉细,麻油炒)、赤芍各等份。

【用法】　用醋煎服;醋汤点亦可。

【主治】　心脾痛不可忍者;妇人脾血气作心脾痛。

应急大效玉粉丹

【方源】　《证类本草》卷四引《经验方》。

【组成】　生硫黄 150 克,青盐 30 克。

【用法】　上药研为细散,蒸饼为丸,如绿豆大。每次 5 丸,空心热酒服,以食压之。

【主治】　元脏气发,久冷腹痛,虚泻。

疔毒方

【方源】　《良朋汇集》卷五引梅芳馨方。

【组成】　食盐、绿矾各等份。

【用法】　上为极细末,放瓷器内,三伏日晒,每日搅三五遍,晒成汁水,埋土内,留一揭盖取药处,如不用,密盖之。遇有疔毒,先以针拔顶,深入见血水出,将药点入针口即安。

【主治】　疔毒。

疗本滋肾丸

【方源】　《兰室秘藏》卷上。

【组成】　黄柏(酒炒)、知母(酒炒)各等份。

【用法】　上药研为细散,滴水为丸,如梧桐子大。每次 100~150 丸,空心盐白汤送下。

【主治】　《济阳纲目》:肾虚目暗。

【宜忌】　《医方考》:脾胃坏者,非所宜也。

【方论】　《医方考》:眼者,肝之窍;肝,木藏也,得水则荣,失水则枯。故用黄柏、知母之味厚者以滋肾水,所谓虚则补其母也。是方也,虽曰补肾,亦泻之之类也,脾强目暗者宜主之。

怀干散

【方源】　《圣济总录》卷一三二。

【组成】　密陀僧 7.5 克,黄柏(蜜炙)15 克。

【用法】　上于怀中怀干,为散。先用葱汤洗疮,候干敷之。

【主治】　毒恶疮。

快气丸

【方源】　《普济方》卷二○四引《经验济世方》。

【组成】　陈橘皮(去白)、大蒜各不以多少。

【用法】　上药研为细散,为丸如绿豆大。每次20 丸,食后温米饮送下,1 日 3 次。

【主治】　膈气噎,不下饮食,肌体羸瘦。

快肌丸

【方源】　《圣济总录》卷一三六。

【组成】　威灵仙(去土,为细末)45 克,猪胆 3 枚。

【用法】　上取胆汁和末为丸,如梧桐子大。每次 20 丸,荆芥汤送下,不拘时候。

【主治】　遍身疥疮。

快活丸

【方源】　《活幼心书》卷下。

【组成】　蒸饼(去顶,剜空,入青矾1.5克,仍以碎饼屑紧塞上,用水纸封定,灰火中炮透,取出候冷用)30克。

【用法】　上锉焙为末,别以肥枣(用米泔水浸1宿)饭上蒸少时,去皮核,用乳钵烂杵如糊,同前饼再杵匀为丸,如麻仁大。每次30～50丸,以温米清汤送下,不拘时候。

【功用】　健脾化积,进食肥肌。

【主治】　丁奚疳证。皮肤瘦削,骨露如柴,肚大青筋,小便白浊,睡卧烦躁,神气昏沉。

间碧散

【方源】　《产科发蒙》卷四引鹤陵定方。

【组成】　淡竹竿(烧存性)15克,人中白(瓦上烧,以变白色为度)12克。

【用法】　上为极细末。敷舌上,每日5～6次。

【主治】　妇人产后口舌糜烂。

沧青散

【方源】　《医方类聚》卷七十三引《施圆端效方》。

【组成】　沧盐(炒焦)12克,青黛1.5克。(一方去黛,加雄黄、红豆各1.5克)。

【用法】　上药研为末。痛边鼻嗗少许。

【主治】　牙痛甚,不可忍。

没药散

【方源】　《圣济总录》卷十。

【组成】　没药(研)15克,虎胫骨(代)(酒炙,涂酥炙黄)90克。

【用法】　上药研为末。每次6克,以温酒调下,不拘时候,1日3次。

【主治】　历节风,或风邪走注,百节疼痛,昼夜不可忍。

没心草散

【方源】　《太平圣惠方》卷八十三。

【组成】　没心草15克,白附子(炮裂)7.5克。

【用法】　上药研为细散。每次0.5克,以薄荷酒调下。

【主治】　小儿破伤风。

没石子散

【方源】　《普济方》卷三九八。

【组成】　没石子(微煨)、诃黎勒(煨,用皮)各15克。

【用法】　上药研为细散。每次1.5克,以粥饮调下,1日3～4次。

【主治】　小儿洞泄下痢,羸困。

沉苓丸

【方源】　《普济方》卷一八〇引《郑氏家传渴浊方》。

【组成】　茯苓(去皮净)250克,猪苓150克。

【用法】　将茯苓锉成大块,猪苓为皮片,用瓦器煮,以猪苓沉为度,取茯苓以蜡为丸,如弹子大。每次1丸,用小瓦瓶煮清粥候沸,搅匀,空腹啜服。

【主治】　渴浊,有浊无渴。

【备考】　凡渴浊必先看为何证,有浊无渴,先服百段锦散,后用白羊肾丸及沉苓丸。

沉香汤

【方源】　《医垒元戎》卷十。

【组成】　沉香、木香各3克。

【用法】　上药研为细散。煎陈皮、茯苓汤,空腹、食前调服。

【主治】　因强力房事,或过小便,胞转,小便不通。

沉香附子汤

【方源】　《魏氏家藏方》卷六。

【组成】　沉香1块,附子(27克重者,炮,去皮脐,切片子)1只。

【用法】　沉香于砂盆内,以水研磨沉香;将附子分作3份,以沉香水煎,每加生姜5片,煎去渣,食前服。

【主治】　①《类编朱氏集验方》肿病,喘满。

②《医方类聚》引《济生续方》:上盛下虚,气不升降,阴阳不和,胸膈痞满,饮食不进,肢节痛倦。

③《岭南卫生方》:瘴疾,上热下寒,腿足寒厥。

④《普济方》:风寒痞隔,中焦下焦不升降,水凝而不通,肿面满,小便不利。

【方论】　《瘴疟指南》:是方用附子,乃肾经本药,加以沉香,能引上焦阳气入肾,肾中有阳气则下元暖,根本固而邪风自息矣。

羌活饮

【方源】　《圣济总录》卷一三九。

【组成】　羌活(去芦头)30克,竹沥30毫升。

【用法】　羌活为粗末,以竹沥同煎,去渣,分3次温服;若口噤者,发口灌之。

【主治】　伤损折骨,诸疮肿者,为风湿所伤,发痓口噤;或已中风,觉颈项强,身中拘急。

【宜忌】　慎不可当风、卧湿及取凉。

羌活散

【方源】　《普济本事方》卷四引张昌时方。

【组成】　羌活(洗去土)、萝卜子各等份。

【用法】　上药同炒香熟,去萝卜子不用,为末。每次6克,温酒调下,1日1服,2日2服,3日3服。

【主治】　①《普济本事方》:水气。

②《魏氏家藏方》:一切腹胀急。

【方论】　《本事方释义》:羌活气味辛甘平,入足太阳,善能行水;萝卜子气味苦辛温,入足太阴、阳明,善能导滞;以酒送药,取其温通也。因水气盘踞,滞浊阻痹不行,故行水之药与行滞之药兼而行之,厥功大矣。

羌活木通汤

【方源】　《症因脉治》卷一。

【组成】　羌活9克,木通9克。

【用法】　水煎服。

【主治】　伤寒热结膀胱,恶寒身痛发热,小便不利。

羌活紫神汤

【方源】　《鸡峰普济方》卷三十。

【组成】　羌活(去芦)30克。

【用法】　上药研为粗散。以酒浸1宿,取黑豆50克淘净,炒出烟,乘热就锅内以浸药酒沃之,放温去渣,每次30毫升,1日2~3次,不拘时候。

【主治】　中风口噤,身体强直。

牢牙散(1)

【方源】　《太平圣惠方》卷三十四。

【组成】　颗盐、白矾各15克。

【用法】　上都炒令干,为末。每以槐枝点药敷齿上,有涎即吐之。

【主治】　牙脱落。

牢牙散(2)

【方源】　《太平圣惠方》卷三十四。

【组成】　五倍子、干地龙(微炒)各15克。

【用法】　上药研为末。先用生姜揩牙根,后以药末敷之。

【主治】　牙动摇欲落。

牢牙固齿明目散

【方源】　《万病回春》卷五。

【组成】　槐枝叶、柳枝叶各不拘多少。

【用法】　切碎,水浸3日,熬出浓汁,去条、叶、渣、梗,入青盐1000克,白盐1000克,同汁熬干,研末。擦牙,漱口,吐出;洗眼。

【功用】　牢牙固齿,明目。

诃子丸

【方源】　《普济方》卷三十三引《海岱居士秘方》。

【组成】　诃子、龙骨各30克。

【用法】　上药研为末,滴水为丸,如小指头顶大,朱砂为衣。每次1丸,早晨空腹葱汤送下。

【主治】　肾虚脱精。

诃子膏

【方源】　《小儿卫生总微论方》卷十四。

【组成】　诃子30克,甘草7.5克。

【用法】　诃子每个分作2片,加甘草3克,水煮至尽为度,焙,轧为末,炼蜜和膏,如鸡头子大。每用1大豆许,以薄荷熟水化下,不拘时候。

【主治】　小儿咳嗽。

诃皮散

【方源】　《嵩崖尊生全书》(锦章书局本)卷九。

【组成】　御米壳、诃皮各3克。

【用法】　上药研为末,米汤送下。另以葱、花椒末塞谷道中。

【主治】　痢,大孔不闭。

诃黎勒丸

【方源】　方出《太平圣惠方》卷九十三,名见

《普济方》卷三九六。

【组成】　诃黎勒(煨,用皮)60克,地榆(炙微黄,锉)30克。

【用法】　上药研为末,炼蜜为丸,如绿豆大。每次5丸,以温粥饮送下,1日3次。

【主治】　小儿冷热痢。

诃黎勒汤

【方源】　《圣济总录》卷八十三。

【组成】　诃黎勒(煨,取皮)3枚,木香4克。

【用法】　上药研为粗末。每次15克,水、酒同煎,分2次空腹温服。取溏利为度;若脏腑实,只作一服。

【主治】　脚气虚弱,呕逆恶寒,膈食不下,四肢不举,乍寒乍热及大肠滑利。

诃黎勒散(1)

【方源】　《外台秘要》卷七引《广济方》。

【组成】　诃黎勒(炮,去核)4颗,人参3克。

【用法】　上药研为散。以牛乳1000毫升煮,顿服之。

【主治】　气结筑心,胸胁闷痛,不能吃食。

诃黎勒散(2)

【方源】　《太平圣惠方》卷五十九。

【组成】　诃黎勒(煨,用皮)21克,白矾(烧灰)30克。

【用法】　上药研为细散。每次6克,以粥饮调下,不拘时候。

【主治】　老人久泻不止。

诃黎勒散(3)

【方源】　《太平圣惠方》卷九十三。

【组成】　诃黎勒(煨,用皮)45克,桑皮(炙微黄)75克。

【用法】　上药研为粗散。每次3克,水煎,去渣,放温服,不拘时候。

【主治】　小儿痢,渴不止,腹胀。

诃黎勒散(4)

【方源】　《圣济总录》卷一七八。

【组成】　诃黎勒(煨,去核)、栀子(去壳)各

30克。

【用法】　上药研为细散。1—2岁儿每次1.5克,以米饮调下,空腹、午后各1次。

【主治】　小儿赤痢、血痢。

诃黎勒散(5)

【方源】　《普济方》卷二一三。

【组成】　诃黎勒皮90克,粟75克。

【用法】　上药相合,以慢火炒,以粟黄为度,为细散。每次6克,以粥饮调下,不拘时候。

【主治】　休息痢,肠滑。

诃黎勒煮汤

【方源】　《圣济总录》卷一七九。

【组成】　诃黎勒(煨,去核)45克,桑叶(切)75克。

【用法】　上药锉如麻豆大。每次3克,水煎,去渣,分温徐徐服。

【主治】　小儿下痢,渴不彻,腹胀不能食。

补元散

【方源】　《审视瑶函》卷四。

【组成】　夜明砂(淘净)30克,真蛤粉15克。

【用法】　上药研为细散。每次6克,用公猪肝1大片,将肝劈开,搽药在内,米泔水煮熟,任意食之,以原汁汤嚼下。每日早、晚服,过7日再服。

【主治】　小儿痘后真元不足,目不能远视。

补天丹

【方源】　《卫生鸿宝》卷六。

【组成】　龙眼肉(去壳,用肉连核烧存性,研末)30克,冰片0.6克。

【用法】　上吹,或点。

【主治】　烟筒伤咽喉及刀斧木石跌仆等伤。

补火丸

【方源】　《医方考》卷三。

【组成】　生硫黄500克,猪肠70厘米。

【用法】　将硫黄为细末,尽实肠中,烂煮4小时取出,去肠,蒸饼为丸,如梧桐子大。每次10丸,日渐加之。

【主治】　①《医方考》:冷劳病瘠,血气枯竭,齿

落不已,四肢倦怠,语言不足者。

②《中药成方配本》:命门火衰,畏寒倦怠。

【宜忌】　忌猪血、羊血、牛血及诸禽兽之血。

【方论】　方中硫黄,火之精也,故用之以补火,然其性过热有毒,故用猪肠烂煮以解之。

补阴丸(1)

【方源】　《丹溪心法》卷三。

【组成】　龟板60克,黄柏30克。

【用法】　细切地黄,酒蒸熟,擂细为丸,如梧桐子大。每次6克,开水送服。

【功用】　补阴。

补阴丸(2)

【方源】　《万氏女科》卷一。

【组成】　黄柏、知母(去皮毛,炒)各等份。

【用法】　炼蜜为丸,如梧桐子大。每次50丸,开水送服。

【功用】　泻冲任之火。

【主治】　一月而经再行。

补阴丸(3)

【方源】　《医略六书》卷二十八。

【组成】　熟地黄240克,阿胶(蒲黄灰炒)240克。

【用法】　上药研为散,炼蜜为丸。每次15克,米饮送下。

【主治】　孕妇溺血,脉虚数者。

【方论】　妊娠冲任两虚,不能吸血归经而偏渗膀胱,故溺血不止,胎因不安焉。熟地黄补阴资血,以滋冲任,阿胶补血益阴,以止尿血,蜜丸以润其经气,饮下以和其胃气,使经血内充则经脉完固,而血不妄行。

补肝散(1)

【方源】　《备急千金要方》卷六。

【组成】　地肤子(阴干,为末)100克,生地黄(捣取汁)50克。

【用法】　上以地黄汁和散,晒干,更为末。每次3克,酒送下,1日2次。

【功用】　明目。

【主治】　①《备急千金要方》:男子五劳七伤之

眼疾。

②《普济方》:虚劳目暗。

【方论】　《千金方衍义》:地肤子利小便,治膀胱之热;生地黄汁滋血润燥,除瘀积,和损伤。阴血不足,不能近视者宜之。

补肝散(2)

【方源】　《证类本草》卷十一引《简要济众方》。

【组成】　夏枯草15克,香附30克。

【用法】　上药研为末。每次3克,腊茶调下,不拘时候。

【主治】　肝虚目睛痛,冷泪不止,筋脉痛及眼羞明怕日。

【备考】　①《医方论》:肝无补法,养血便是补肝,此方但行气而不养血,负此名矣。

②《济阳纲目》本方用法:麦冬煎汤调下。

补肾丸

【方源】　《医学纲目》卷二十八引丹溪方。

【组成】　乌药、侧柏叶。

【用法】　上酒蒸,晒干为末,粥为丸,如梧桐子大。

【主治】　肾虚腰痛。

补肺丸

【方源】　《医方类聚》卷八十六引《千金月令》。

【组成】　干地黄(汤净洗)500克,苦杏仁(汤去皮尖)250克。

【用法】　上细切,以木臼中先杵地黄,后入杏仁同杵令匀,急手丸如梧桐子大。每日30丸,食后熟水送下。

【功用】　补肺。

【宜忌】　忌萝卜、莲藕、贝母、白药、毛米粥。

补肺散(1)

【方源】　《圣济总录》卷四十九。

【组成】　黄明胶(炙燥)60克,桑叶(阴干)60克。

【用法】　上药研为细散。每次9克,用生地黄汁调下;糯米饮亦得。

【主治】　肺痿劳伤吐血。

补肺散(2)

【方源】　《世医得效方》卷十九。

【组成】　真钟乳粉 30 克,白滑石 60 克。

【用法】　上药研为末。每次 9 克,米饮调下。

【功用】　润护肺脏。

【主治】　肺痈已吐出脓血。

补痿丸

【方源】　《胎产辑萃》卷一。

【组成】　通明乳香(别研)15 克,枳壳 30 克。

【用法】　上药研为细散,炼蜜为丸,如梧桐子大。每次 30 丸,空腹温酒送下。怀孕九月以后方可服。

【功用】　瘦胎,滑利易产。

补髓丸

【方源】　《全生指迷方》卷二。

【组成】　生干地黄(晒干)90 克,干漆(碎,炒令烟尽)15 克。

【用法】　上药研为末,炼蜜为丸,如梧桐子大。每次 30 丸,空心、临卧饮送下。

【主治】　骨蒸,热起骨间烦痛,手足时冷,早起体凉,日晚即热,背脊牵急,或骨节起凸,足胫酸弱,由阴不足,而阳陷阴中,热留骨髓,髓得热则稀,髓稀则骨中空虚,阴虚水少脂枯,故蒸起,其脉沉细而疾。

补髓膏

【方源】　《普济方》卷一五四引《卫生家宝》。

【组成】　补骨脂(锅内炒令八分熟,再入麻油 15 克,同炒,以麻油香为度)30 克。

【用法】　上放冷,入胡桃肉同煎,药并麻油烂嚼,盐酒或盐汤送下。

【主治】　腰痛。

补骨脂丸

【方源】　方出《证类本草》卷九引《经验后方》,名见《普济方》卷二二七。

【组成】　补骨脂 500 克(酒浸 1 宿,放干)。

【用法】　用乌油麻和炒,令麻子声绝,即播去,只取补骨脂为末,醋糊为丸,如梧桐子大。每次 20 丸,早晨温酒、盐汤送下。

【功用】　乌髭鬓,驻颜壮气。

【主治】　五劳七伤,下元久冷,一切风病,四肢疼痛。

补骨脂酊

【方源】　《赵炳南临床经验集》。

【组成】　补骨脂 180 克,75％乙醇 360 毫升。

【用法】　将补骨脂碾碎,置酒精内,浸泡 7 昼夜,过滤去渣,用棉球蘸药涂于患处,并摩擦 5～15 分钟。

【功用】　①《赵炳南临床经验集》:调和气血,活血通络。

②《中西医结合皮肤病学》:润肤止痒,生发祛白斑。

【主治】　①《赵炳南临床经验集》:白癜风,扁平疣。

②《中西医结合皮肤病学》:斑秃,神经性皮炎,瘙痒症。

补骨脂散(1)

【方源】　《圣济总录》卷九十一。

【组成】　补骨脂(炒)30 克,茴香子(舶上者,炒)21 克。

【用法】　上药研为散。每次 6 克,空腹、食前温酒或盐汤调下。

【主治】　①《圣济总录》:虚劳肾气衰惫,梦寐失精,兼治肾虚腰痛。

②《魏氏家藏方》:肾气虚冷,小便无度。

补骨脂散(2)

【方源】　《杨氏家藏方》卷四。

【组成】　补骨脂(炒)30 克,黑牵牛子(碾取头末)60 克。

【用法】　上药研为细散。每次 9 克,食前橘皮汤调下。以利为度。

【主治】　寒湿气滞,腰痛,脚膝肿满,行步艰难。

补骨脂散(3)

【方源】　《御药院方》卷九。

【组成】　补骨脂 60 克,青盐 15 克。

【用法】　同炒至微爆为度,候冷,取出,为细末。每用少许,以指蘸药,擦于牙齿痛处,有津即吐,误咽无妨。

【功用】　调养气血。

【主治】　牙痛久不愈。

补肝丹砂丸

【方源】　《圣济总录》卷一○八。

【组成】　朱砂、青羊胆1枚。

【用法】　上以朱砂末入羊胆中,垂屋西北角阴干,100日取出,为丸如小豆大。每次10丸,食后、临卧米饮送下,1日3次。

【主治】　目视昏暗,不能远见。

补肾桑椹膏

【方源】　《饲鹤亭集方》。

【组成】　黑桑椹、黑大豆。

【用法】　同熬成膏,每日9～12克,空腹开水冲服。

【功用】　大补腰肾,填精益气,和五脏,利关节,生津止渴,养血荣筋,聪耳明目,乌须黑发。

补损百验丹

【方源】　《摄生众妙方》卷二。

【组成】　菟丝子(拣净,以无灰腊酒浸1日1夜,次早去酒,以小甑蒸之,晒至暮,又换酒浸,蒸晒9次,然后在星月下碾为细末)500克,生地黄(无灰酒浸3日3夜,再换酒洗净,放在瓷钵内捣至极烂用)250克。

【用法】　上药研为细散,为丸,如梧桐子大。每次80～90丸,空腹、食前用无灰酒或米汤、淡盐汤送下。

【主治】　诸虚遗精白浊,血少无精神,四肢倦怠,脾胃不佳,大肠不实,虚寒虚眩,头眩目花。

补益大枣粥

【方源】　《圣济总录》卷一八八。

【组成】　大枣(无核)7枚,青粱粟米150克。

【用法】　水先煮枣,去渣投米,煮粥食之。

【主治】　中风,惊恐虚悸,如人将捕之,四肢沉重。

补益杞圆酒

【方源】　《中国医学大辞典》。

【组成】　枸杞子、龙眼肉。

【用法】　制酒服之。

【功用】　补虚长智,开胃益脾,滋肾润肺。

【主治】　五脏邪气,七情劳伤,心痛烦渴,神志不宁。

补益椒红丸

【方源】　《圣济总录》卷九十二。

【组成】　蜀椒(去目并闭口,炒出汗,取红)、巴戟天(去心)各等份。

【用法】　上药研为末,醋面糊为丸,如梧桐子大。每次15丸,加至20丸,空腹温酒或盐汤送下。

【主治】　虚劳下元不足,小便白浊。

补肝地肤子散

【方源】　《太平圣惠方》卷三十三。

【组成】　地肤子(阴干,捣罗为末)500克,生地黄(净汤捣绞取汁)2500克。

【用法】　上药相拌,晒干,为细散。每次6克,空腹以温酒调下,夜临卧以温水调再服之。

【主治】　①《太平圣惠方》:肝虚目昏。

②《圣济总录》:风热目赤肿痛。

启关散

【方源】　《圣济总录》卷一二三。

【组成】　恶实(炒)、甘草(生)各30克。

【用法】　上药研为散。每次6克,水煎,旋含之,良久咽下。

【主治】　风热客搏上焦,悬雍肿痛。

高良姜丸

【方源】　《类编朱氏集验方》卷二。

【组成】　高良姜60克。

【用法】　上药研为末,猪胆为丸,如梧桐子大。每次20丸,紫苏汤送下。

【功用】　醒脾。

【主治】　疟疾。

高良姜汤(1)

【方源】　方出《太平圣惠方》卷七十七,名见《类编朱氏集验方》卷十。

【组成】　高良姜30克,蓬莪术30克。

【用法】　上药研为细散。每次3克,以温酒调下,不拘时候。

【主治】　妊娠中恶,忽然心腹刺痛,闷绝欲死。

高良姜汤(2)

【方源】　《鸡峰普济方》卷十一。

【组成】　干姜、真高良姜(油焙紫色,水洗,去油)各等份。

【用法】　上药研为细散。每次 9 克,开水点服,温酒亦得,不拘时候。

【主治】　心痛,腹痛,久疟瘦弱。

高良姜粥

【方源】　《饮膳正要》卷二。

【组成】　高良姜(为末)15 克,粳米 150 克。

【用法】　水煎高良姜,去渣,下米,煮粥食之。

【主治】　心腹冷痛,积聚停饮。

良验益真散

【方源】　《元和纪用经》。

【组成】　黄芪(陇西者)75 克,肉桂心 15 克。

【用法】　上药研为末。每次 3 克,空腹、食前酒饮调下,1 日 3 次。

【主治】　精败血出。

即效散

【方源】　《秘传外科方》。

【组成】　白芷、贝母(去心)各等份。

【用法】　上药研为细散。南酒调服。若无乳行者,加漏芦煎酒调服即行。

【主治】　乳痈。

改痢散

【方源】　《普济方》卷二〇七。

【组成】　陈壁土(东方日晒久年)、车前子。

【用法】　上药同炒,筛去土,只将车前子研为细末。每次 9 克,米饮调下。如车前子难为末,米汤浓煮,绢滤淬服。

【主治】　泻及一切痢不止,小便不通。

灵升散

【方源】　《外科证治全书》卷二。

【组成】　樟脑 1.5 克,红花椒一撮。

【用法】　上药分研碎,茶钟盖上,放铜勺内,稠面封四围,勿令走气,放风炉上微火升之。少顷觉樟脑气透出,即取安放地上,候冷揭开,药俱升在茶钟底,刮下入瓷器密贮听用。

【主治】　肠胃湿热,郁久生虫,啮齿齿碎,啮龈龈痛,不啮则微痛龈痒,又或痒或胀痛忽然而止者。

灵仙丸

【方源】　《赤水玄珠》卷二十六。

【组成】　威灵仙。

【用法】　上药研为末,炼蜜为丸,如弹子大。红绢袋盛药 1 丸,用精猪肉 120 克,煮极烂去药,吃肉。其积化从大便而下,以知为度。

【主治】　一切癖。

灵仙散

【方源】　《圣济总录》卷一四三。

【组成】　威灵仙(去土)、鸡冠花各 60 克。

【用法】　上锉,劈碎,以米醋煮干,更炒过,捣为末,以生鸡子清和做小饼子,炙干,再为细末。每次 6 克,空腹陈米饮调下,午后更一服。

【主治】　肠风病甚不愈。

灵圣散

【方源】　《永乐大典》卷一〇三六引《保婴集验名方》。

【组成】　天南星(生,锉)、防风(去芦,锉)。

【用法】　上药研为细散。先用浆水、葱白、槐枝熬汤洗净,干贴疮口上。上用膏药盖之,1 日 2 次。

【主治】　大人、小儿疯狗咬破疮,犬咬所伤疮。

灵芝丸

【方源】　《圣济总录》卷一八七。

【组成】　三叶酸(阴干)500 克,黑桑椹(晒干)500 克。

【用法】　上药研为末,炼蜜为丸,如弹子大。每次 1 丸,温酒化下,1 日 2 次。

【主治】　白发,气血不荣者。

灵光散

【方源】　《疡医大全》卷十一。

【组成】 炉甘石(煅)30 克,灵药 3 克(重者或 6～9 克)。

【用法】 上药研为极细末。调点患处少许,将目久闭,候痛止药性散尽可拨去,用绢拭去令净,以热水洗之。

【主治】 外障瘢疮,扳睛胬肉,蚬肉蟹睛。

灵矾散

【方源】 方出《闫氏小儿方论》,名见《医方类聚》卷二五二。

【组成】 五灵脂(末)6 克,白矾(水飞)1.5 克。

【用法】 上药研为末。每次 3～6 克,水煎,温服,不拘时候。当吐出虫。

【主治】 小儿虫咬心痛欲绝。

灵宝丸

【方源】 《圣济总录》卷七十九。

【组成】 滑石(好白者)60 克,腻粉 30 克。

【用法】 上先捣研滑石令极细,次入腻粉和匀,熬木瓜浓汁成膏,为丸如绿豆大。每次 7 丸,五更空腹温米饮送下,每日 1 次。服至 5～7 日,觉脐腹撮痛,小便多为效。觉效便服补脾胃药。

【主治】 十种水气。

【宜忌】 忌盐 100 日。

灵砂散(1)

【方源】 《鸡峰普济方》卷十四。

【组成】 附子 30 克,灵砂 7.5 克。

【用法】 将附子用面裹炮,以面焦为度,去面并皮脐,为细末,与灵砂拌匀。每次 3 克,未发前冷酒调下。

【主治】 疟疾久不愈。

灵砂散(2)

【方源】 《仙拈集》卷三。

【组成】 砂仁、五灵脂(焙干)各 30 克。

【用法】 上药研为末。每次 6 克,黄酒送下。

【主治】 妇人经闭血块。

灵秘散

【方源】 《普济方》卷四十二。

【组成】 宣连(去须,细锉小块)60 克,生姜(锉如绿豆大)120 克。

【用法】 上拌匀,密器收贮经宿,于银石器内慢火同炒至黄焦黑,去姜不用,拣取黄连为末。每次 6 克,空腹淡茶清调,吞下抵圣丸。

【主治】 膀胱热,多因天色发热,外肾肿胀赤痛,大便燥涩而饮水,按之脐腹痛者。

灵脂散

【方源】 方出《本草衍义》卷十七,名见《类编朱氏集验方》卷十五。

【组成】 五灵脂 30 克,雄黄 15 克。

【用法】 上药研为末。每次 6 克,以酒调下。以滓涂咬处,甚者再服。

【主治】 毒蛇所伤,良久之间已昏困。

灵槟散

【方源】 《医学入门》卷七。

【组成】 五灵脂、槟榔各等份。

【用法】 上药研为末。每次 9 克,石菖蒲煎汤下。隔夜先将猪肉、盐、酱煮糊,令患人细嚼,吐出勿吞,却将前药空腹服之。此方用肉味引虫头向上,用药杀虫也。

【主治】 心气痛不可忍,或心脾虫痛。

灵猫香散

【方源】 《部颁标准》。

【组成】 药用灵猫香 50 克,辛夷 450 克。

【用法】 制成散剂。外用,每次 1.5 克,或适量撒在伤膏上敷患处。

【功用】 辛温走窜,芳香透络,活血,消肿,行气止痛。

【主治】 跌打损伤,血肿,陈伤新发,风湿劳损,关节劳损,关节疼痛,各种肿块。

灵芝北芪片

【方源】 《部颁标准》。

【组成】 灵芝膏粉 65 克,黄芪膏粉 200 克。

【用法】 上药制成片剂。口服,每次 4～6 片,1 日 2～3 次。

【功用】 养心安神,补气益血。

【主治】 神经衰弱,失眠健忘,食少体倦,气短多汗等症。亦可用于慢性肾小球肾炎、肝炎的辅助治疗。

灵砂明粉散

【方源】 《活人心统》卷下。

【组成】 玄明粉 15 克,灵砂 3 克。

【用法】 上药研为细散,每次 15 克,好酒送下。

【主治】 反胃隔食,肠结呕吐。

君子饼

【方源】 《医方类聚》卷一六六引《吴氏集验方》。

【组成】 史君子、鸬鹚粪各等份。

【用法】 上药研为末,鸡子 1 个打破,并药为饼,蒸熟。五更初食。立出。

【主治】 疳蛔。

尾　串

【方源】 《串雅补》卷二。

【组成】 干白蝴蝶花根(为末)12 克,生白蝴蝶花根(切如米糁状)36 克。

【用法】 上用老酒并砂糖温服,送二药。下数次,即以白粥补之。此药不肯留存腹内,切碎、尾囫囵泻出无存。

【主治】 臌胀。

【宜忌】 忌盐 120 日。

阿胶丸

【方源】 《惠直堂方》卷四。

【组成】 枳壳(麸炒)、阿胶(炒)各等份。

【用法】 上药研为末,炼蜜为丸,如梧桐子大,六一散为衣。每次 20 丸,清汤送下。未通,可加至 50 丸。

【主治】 孕妇大便闭。

阿胶汤

【方源】 《叶氏女科》卷三。

【组成】 阿胶(炒珠)60 克,赤小豆 30 克。

【用法】 水煮豆令熟,去豆入胶化服。

【主治】 难产。

阿胶饮(1)

【方源】 《圣济总录》卷六十五。

【组成】 阿胶(炙燥)30 克,人参 60 克。

【用法】 上药研为散。每次 9 克,豉汤 100 毫升,加葱白少许,同煎,放温,遇嗽时呷之。

【主治】 久咳嗽。

阿胶饮(2)

【方源】 《圣济总录》卷一五四。

【组成】 阿胶(炙燥)、熟地黄(焙)各 60 克。

【用法】 上药研为粗末。每次 9 克,水、酒共煎,去渣温服。以效为度。

【主治】 妊娠卒胎动,下血不止。

阿胶散(1)

【方源】 《太平圣惠方》卷三十七。

【组成】 阿胶(捣碎,炒令黄燥)60 克,甘草(炙微赤,锉)30 克。

【用法】 上药研为细散。每次 9 克,加生地黄汁 30 毫升,水煎,和滓温服。

【主治】 忧恚呕血,烦满少气,胸中疼痛。

阿胶散(2)

【方源】 《扁鹊心书·神方》。

【组成】 牙香(炒)90 克,阿胶(蛤粉炒成珠)30 克。

【用法】 上药研为末。每次 9 克,姜汤下,1 日 3 次。

【主治】 肺虚咳嗽咯血。

阿胶散(3)

【方源】 《仁斋直指小儿方论》卷一。

【组成】 透明阿胶(炒)7.5 克,紫苏子 6 克。

【用法】 上药研为末。每次 3 克,加乌梅肉少许同煎,灌下。

【主治】 小儿风热涎潮,喘促,搐搦,窜视。

【方论】 热出于肺,热则生风,阿胶清肺行小便故也,肺风用之尤妙。

阿胶散(4)

【方源】 《济阴纲目》卷八。

【组成】 阿胶(蛤粉炒成珠,为末)60 克,生地黄(捣取汁)250 克。

【用法】 上以清酒搅匀,温热,分 3 服。

【主治】　妊娠无故卒然下血。

阿胶粥

【方源】　《圣济总录》卷一九〇。

【组成】　阿胶(捣碎,炒令黄燥,捣为末)30克,糯米250克。

【用法】　先取糯米煮作粥,令熟,即下胶搅匀,温食之。

【功用】　止血补虚,厚肠胃。

【主治】　妊娠胎动不安。

阿魏丸(1)

【方源】　《小儿卫生总微论方》卷十四。

【组成】　阿魏(为末)。

【用法】　用大蒜半瓣,火炮熟,研烂,和末为丸,如麻子大。每次5～6丸,煎艾汤送下,不拘时候。

【主治】　小儿盘肠吊痛,日夜叫啼不止。

阿魏丸(2)

【方源】　《医学纲目》卷三十八。

【组成】　阿魏30克,黄连(酒煮)180克。

【用法】　上药研为末,醋浸阿魏1宿,研如泥,汤浸,蒸饼为丸服。

【主治】　腹胀。

【加减】　元气不足,加人参。

阿魏酒

【方源】　《圣济总录》卷三十六。

【组成】　阿魏(研末)3克,半夏(为末,姜汁作饼,晒干,再捣)1.5克。

【用法】　以酒调末,发时温服。

【主治】　胃疟。

阿胶枳壳丸

【方源】　《三因极一病证方论》卷十七。

【组成】　阿胶、枳壳(麸炒,去瓤)各等份。

【用法】　上药研为末,炼蜜为丸,如梧桐子大,别研滑石为衣。每次20丸,温水送下,半日来未通再服。

【主治】　①《三因极一病证方论》:产后虚羸,大便秘涩。

②《世医得效方》:产卧虚羸,水血俱下,肠胃虚竭,津液不足,大便秘涩。

陈艾汤

【方源】　《世医得效方》卷八。

【组成】　茯苓75克。

【用法】　上药研为末。每服6克,浓煎艾汤调下。

【主治】　盗汗,只自心头出者。

陈甘饮

【方源】　《仙拈集》卷三引《要览》。

【组成】　陈皮(去白)15克,甘草3克。

【用法】　水、酒各半煎服。

【主治】　乳痈初起。

陈香橼散

【方源】　《梅氏验方新编》卷二。

【组成】　陈干香橼(切开盖,去瓤)1个,阳春砂仁。

【用法】　上将香橼连盖称准,现重若干,配阳春砂仁亦若干,装入香橼内,原盖盖好,并泥围涂,放阴阳瓦上火煅,见青烟将尽为度,取起放地下,以碗覆盖,免致化成白灰,俟冷透去泥,研为细末。每次6～9克,开水冲服。

【主治】　胃气痛。

陈橘皮汤

【方源】　《圣济总录》卷三十九。

【组成】　陈皮(汤浸,去白,焙)90克,蜀椒(去目并闭口,炒出汗)40粒。

【用法】　上药研为粗末。每次15克,加生姜3片,水煎,去渣温服,不拘时候。

【主治】　干霍乱,腹胁胀满,不吐利,心胸闷乱不可忍。

陈橘皮散

【方源】　方出《太平圣惠方》卷四十二,名见《普济方》卷一八七。

【组成】　陈皮(汤浸,去白瓤,焙)60克,枳壳(麸炒微黄,去瓤)60克。

【用法】　上药研为散。每次9克,加生姜3

片,水煎,去渣,温温频服。

【主治】 胸痹,胸中如满,噎塞如痹,咽喉中涩,唾沫。

陈皮半夏汤

【方源】 《瘴疟指南》卷下。

【组成】 陈皮(去白)、半夏(汤泡七次)各等份。

【用法】 上药研为粗散。每次 12 克,加生姜 7 片,水煎服,不拘时候。壮实人每日 3～4 次,虚弱人每日 2 次。

【功用】 正气祛痰。

【主治】 ①《瘴疟指南》:瘴疟。
②《嵩崖尊生全书》:恶心干呕无物。

【方论】 瘴疟本于痰,痰主于湿,半夏能胜脾胃之湿,所以化痰,与陈皮同用,其味辛,辛能散滞气、利水谷、下气,气行则痰行,所以治瘴先用之以正气理痰也。

陈皮藿香汤

【方源】 《医学从众录》卷六。

【组成】 陈皮 15 克,藿香 15 克。

【用法】 水煎服。

【主治】 伤暑急暴,霍乱吐泻。

附子丸(1)

【方源】 《圣济总录》卷二十七。

【组成】 附子(炮裂,去皮脐)15 克,五味子 30 克。

【用法】 上药研为末,研饭为丸,如梧桐子大。每次 30 丸,茶清送下。良久,或吐或汗即愈。

【主治】 伤寒阴毒或阳毒,头痛壮热。

附子丸(2)

【方源】 《圣济总录》卷七十四。

【组成】 附子(炮裂,去皮脐)30 克,甘草(炙,锉)60 克。

【用法】 上药研为末,炼蜜为丸,如梧桐子大。每次 20 丸,空腹生姜汤送下,1 日 2 次。

【主治】 寒湿濡泻,久不愈。

附子丸(3)

【方源】 《圣济总录》卷七十七。

【组成】 附子(炮裂,去皮脐)15 克,鸡子(去黄取白)2 枚。

【用法】 上先将附子为末,以鸡子白为丸,如梧桐子大。倾入开水内,煮数沸漉出,分作 2 服,米饮送下,早晨、中午各 1 次。

【主治】 休息痢及赤白痢。

附子丸(4)

【方源】 《普济方》卷六十六。

【组成】 附子(生用)15 克,马夜眼(炙令干)1 枚。

【用法】 上药研为末,以糯米饭为丸,如绿豆大。绵裹 1 丸,于痛处咬之,有涎吐却。

【主治】 牙痛。

附子丸(5)

【方源】 《普济方》卷二一一。

【组成】 黄丹(炒)30 克,附子(炮)30 克。

【用法】 上药研为末,煮枣肉为丸,如梧桐子大。每次 10 丸,以粥饮送下,不拘时候。

【主治】 赤白痢所下不多,遍多不减。

附子汤(1)

【方源】 《太平圣惠方》卷二十五。

【组成】 附子(生,去皮脐)15 克,生姜 150 克。

【用法】 上锉细。以水煮,去渣,稍热避风,淋蘸。余滓更煎用之。

【主治】 风毒攻手足疼痛,或攻皮肤浮肿。

附子汤(2)

【方源】 方出《证类本草》卷十引《修真秘旨》,名见《类编朱氏集验方》卷九。

【组成】 附子(生,去皮脐)1 个,绿豆 50 克。

【用法】 上同入铫子内,煮豆熟为度,去附子,服豆。立愈。每个附子可煮 5 服,后为末服之。

【主治】 头风。

附子汤(3)

【方源】 《圣济总录》卷四十四。

【组成】 附子(炮裂,去皮脐)、人参各等份。

【用法】 上药研为散。每次 6 克,加大枣 2

枚,生姜3片,水煎,去渣,食前温服。

【主治】　脾虚。

附子汤(4)

【方源】　《古今医统大全》卷七十六。

【组成】　附子(制)1枚,草果5粒。

【用法】　水煎,分2次服。

【主治】　瘴疟脾寒,寒振热少,面色青白,饮食少进,四肢厥冷,大小便清。

附子酒(1)

【方源】　《太平圣惠方》卷四十五。

【组成】　附子(炮裂,去皮脐)150克,独活150克。

【用法】　以酒渍5～6日。每于食前随性暖服之。

【主治】　脚气,风毒湿痹,筋脉挛急疼痛。

附子酒(2)

【方源】　《普济方》卷三一七。

【组成】　生附子(不去皮,重30克)1枚,皂角刺21根(一方加黑豆一合)。

【用法】　上锉细,分为2处。用好酒2瓶,入上药,慢火煨,候干至半瓶,却合作1处,密缚泥头,经2宿。每次30毫升,温服,不拘时候,未效又服。

【主治】　痛风;妇人血风,身上瘙痒。

附子散(1)

【方源】　《太平圣惠方》卷五十九。

【组成】　附子(生,去皮脐)1枚,乌梅2枚。

【用法】　各烧令半生半熟,共为细散。每次3克,食前以粥饮调下。

【主治】　赤白痢不止,多渴。

附子散(2)

【方源】　《太平圣惠方》卷七十一。

【组成】　附子(去皮脐)30克,藜芦(去芦头)15克。

【用法】　上药研为末。用醋调敷之,干即再敷之。

【主治】　妇人乳疽及妒乳,作寒热疼痛。

附子散(3)

【方源】　《太平圣惠方》卷九十二。

【组成】　附子(生,去皮脐)30克,龙骨30克。

【用法】　上药研为细散。每次3克,敷在肛上,按令入,频频用之,以愈为度。

【主治】　小儿脱肛。

附子散(4)

【方源】　《圣济总录》卷六。

【组成】　附子(重30克者,慢火炮裂,去皮脐)1枚,白附子(炮裂)7.5克。

【用法】　上药研为细散。每次3克,温酒调下。

【主治】　中风牙关紧急,遍身强硬。

附子散(5)

【方源】　《圣济总录》卷九十一。

【组成】　附子(炮裂,去皮脐)15克,木香7.5克。

【用法】　上药研为细散。每次12克,用猪肾1对,去筋膜劈开,掺药并葱白、盐各少许在内,湿纸裹,慢火煨熟,细嚼,米饮送下,空腹服。

【主治】　虚劳大便泄泻。

附子散(6)

【方源】　《圣济总录》卷一八二。

【组成】　附子(生,锉)2枚,干姜(炮)60克。

【用法】　上药研为散。入绵中装袜。如有疮脓,即调腊月猪脂涂。

【主治】　小儿冻足烂疮。

附子粥

【方源】　《太平圣惠方》卷九十六。

【组成】　附子(炮裂,去皮脐)7.5克,干姜(炮裂,锉)30克。

【用法】　上药研为细散。每日空腹煮粥,入药3克食之。以愈为度。

【主治】　冷痢,饮食不下。

附子膏(1)

【方源】　《圣济总录》卷一四五。

【组成】　附子(生,去皮脐,为末)60克,猪脂120克。

【用法】　先炼猪脂,去渣,入附子末拌匀,酒少许调如膏。摊伤处,每日一换。

【主治】　腕折伤损。

附子膏(2)

【方源】　《鸡峰普济方》卷二十一。

【组成】　附子(大者)1枚,乌头1枚。

【用法】　上药研为细散。以酽醋调成膏,外涂。

【主治】　牙痛,腮亦肿痛。

附矾丸

【方源】　《普济方》卷三十三。

【组成】　附子(炮,去皮脐)60克,白矾(熬去汁)60克。

【用法】　上药研为末,水煮面糊为丸,如梧桐子大。每次10～20丸,空腹、夜卧清茶送下。

【主治】　白淫过甚。

附香散

【方源】　《杨氏家藏方》卷一。

【组成】　附子(炮,去皮脐)2枚,木香6克。

【用法】　上药研为细散。每次9克,加生姜10片,水煎,食前温服。

【主治】　①《杨氏家藏方》:中风偏痹,经络不通,手足缓弱,臂膝疼痛,风证始作,脉息不洪数者。

②《普济方》:十指疼痛,麻木不仁;中风厥冷。

附桂散

【方源】　《圣济总录》卷二十二。

【组成】　附子(炮裂,去皮脐)、肉桂(去粗皮)各15克。

【用法】　上药研为散。每次9克,热酒调,顿服。厚衣盖汗出为度。

【主治】　伤寒时气。

附子六一汤

【方源】　《证治宝鉴》卷十一。

【组成】　附子3克,黄连18克。

【用法】　上药同浸,炒,去附,煎服。

【主治】　心痛,热痛久不愈。

附子枳实丸

【方源】　《鸡峰普济方》卷十三。

【组成】　附子15克,枳实30克。

【用法】　上药研为细散,炼蜜为丸,如梧桐子大。每次30丸,食前米饮送下。

【主治】　留饮。脾元虚弱,引饮过多,水渍中脘,伏留肠间,腹胀时发时止,发则肠间漉漉有声,痛引胁下,或时目眩头痛,大便秘涩,心胸痞闷欲呕,喜渴,脉沉细而弦。

附子涂敷方

【方源】　《普济方》卷二九三。

【组成】　附子(捣末)1枚,鲫鱼(去肚肠)1条。

【用法】　上将附子末纳鱼肚中满,以泥固济,炭上火烧通赤,取出去泥,研细为末。冷敷疮口内,1日3～5次。以愈为度。

【主治】　漏疮昼开出脓,夜复合。

附子鹿角煎

【方源】　《魏氏家藏方》卷四。

【组成】　鹿角(寸截,四破之)、附子。

【用法】　将鹿角用河水浸7日,净洗,每500克用杜仲(锉细)250克。同入瓷瓶内,贮水,以文武火煮3日,水耗则添,鹿角软去杜仲,将角焙干为细末。每用鹿角120克,入附子(炮,去皮脐)30克,共为末,以所煮角胶为丸,如梧桐子大。每次30～50丸,空腹温酒、盐汤送下。

【功用】　填精髓,补不足。

附子硫黄散

【方源】　《圣济总录》卷十八。

【组成】　附子(生用,去皮脐)1枚,石硫黄(别研)15克。

【用法】　上药研为细散。加胡粉7.5克,腻粉少许,同繁柳汁和匀。临卧揩患处三五遍,早晨温浆水洗去。不过三五夜愈。

【主治】　紫癜风斑点。

附子粳米汤

【方源】　《证治要诀类方》卷一。

【组成】　姜汁炮附子(切作片)6克。

【用法】　煎汤,煮粳米粥,不拘时食,以效为度。

【主治】　胃中寒甚,呃逆不已,或复加以呕吐者。

　　【备考】　原书治上证,宜加炒川椒、丁香各二十三粒。

附子赤石脂丸

　　【方源】　《杨氏家藏方》卷七。

　　【组成】　附子(炮,去皮脐,取末)60克,赤石脂(研细)30克。

　　【用法】　上药研为末,醋煮面糊为丸,如梧桐子大。每次50丸,食前温米饮送下。

　　【主治】　老人、虚人肠胃虚寒,洞泄不禁。

陀僧散

　　【方源】　方出《是斋百一选方》卷十二,名见《普济方》卷三〇〇。

　　【组成】　白矾(飞过)、密陀僧各等份。

　　【用法】　上药研为细散,干掺疮上。如掺不定,以片帛裹之。

　　【主治】　嵌甲;脚汗臭。

坠涎散

　　【方源】　方出《证类本草》卷十一引《经验方》,名见《本草纲目》卷十七。

　　【组成】　天南星1个(重30克)。

　　【用法】　换酒浸7伏时取出,安新瓦上,周围炭火炙干裂,置于湿地去火毒,用瓷器盒盛之,冷,为末,用朱砂(研)0.5克,同拌。每次1.5克,荆芥汤调下。

　　【功用】　坠涎。

　　【主治】　小儿惊风。

坠痰丸

　　【方源】　《医钞类编》卷六。

　　【组成】　黑牵牛子(炒,取头末30克)120克,大皂角(去皮弦及子,酥黄)12克。

　　【用法】　上药研为末,米糊为丸。每次3克,病稍重者6克,空心生姜汤送下。

　　【主治】　一切痰饮,胸膈壅塞。

妙功散

　　【方源】　《圣济总录》卷七十六。

　　【组成】　大黄(湿纸裹,煨)15克,莨菪子(炒令黑)少许。

　　【用法】　上药研为散。每次3克,米饮调下。

　　【主治】　赤白痢,脐腹疼痛,肠滑后重。

妙应丸

　　【方源】　《医方类聚》卷二五二引《医林方》。

　　【组成】　巴豆(去油)1个,丁香7个。

　　【用法】　上药研为细散,烧糯米饭为丸,如针头大。1岁小儿每次1丸,新水送下。

　　【主治】　小儿水痢不止。

妙应散

　　【方源】　《圣济总录》卷一八一。

　　【组成】　蛇蜕皮30克,蝉壳25枚。

　　【用法】　用罐子泥固济晒干,火煅过,地上出火毒1宿,研为末。每次0.75克,食后蜜水调下,1日3次。

　　【主治】　痘疮入眼。

妙应膏

　　【方源】　《中藏经·附录》。

　　【组成】　蓝茹、藜芦各等份。

　　【用法】　上药研为粗末,油煎焦黑,去渣,入黄蜡成膏。涂擦之。

　　【主治】　疥癣。

炉精散

　　【方源】　《仙拈集》卷四。

　　【组成】　补骨脂、韭菜子各30克。

　　【用法】　上药研为末。每次18克,水一碗,煎半碗服即愈。未愈,服五宝丹。

　　【主治】　炉精,阳物硬而不痿,白浊流出。

忍冬丸

　　【方源】　《三因极一病证方论》卷十。

　　【组成】　忍冬草不以多少(根、茎、花、叶皆可,洗净)。

　　【用法】　以米曲酒于瓶内浸,糠火煨1宿,取出晒干,入甘草少许,研为末,即以所浸酒为糊,丸如梧桐子大。每次50~100丸,酒、饮任下,不拘时候。

　　【功用】　预防消渴病愈后发痈疽,止渴。

【主治】　痈疽,五痔诸漏。

忍冬汤

【方源】　《医学心悟》卷四。

【组成】　金银花120克,甘草9克。

【用法】　水煎,顿服。能饮者,用酒煎服。宜早服。

【主治】　①《医学心悟》:一切内外痈肿。

②《外科证治全书》:胃脘痛。胃脘胀痛,心下渐高,坚硬拒按,寒热如疟,身皮甲错,饮食不进,或咳嗽,或呕脓唾血者,皆胃中生毒之证。

忍冬饮

【方源】　方出《苏沈良方》卷九,名见《圣济总录》卷一三一。

【组成】　忍冬嫩苗1握,甘草(生用)15克。

【用法】　上药研烂,加酒750毫升,入沙瓶中,塞口,煮两食顷。温服。若仓卒求不获,只用干叶为散,每次9克,甘草3克,酒煮服之亦可,然不及生者。

【主治】　①《苏沈良方》:痈疽,疮疡久不合。

②《圣济总录》:痈疽发脑发背,肿焮寒热疼痛。

鸡子方

【方源】　《圣济总录》卷一九〇。

【组成】　鸡子1枚,腻粉30克。

【用法】　将鸡子开破头,倾去黄,留白和腻粉却入壳内,湿纸盖头,更以湿纸裹,饭甑上蒸熟,入新汲水浸,候冷去纸,勿令水入。10-15岁以下分3次服,7-10岁分10次服,五更熟水送下。若病在膈上即吐出虫,在下即泻出瘵子,后以诃黎勒皮少许捣末,并好茶相和,煎服。

【主治】　瘵病。

鸡子汤

【方源】　《普济方》卷三九六引《肘后备急方》。

【组成】　乱发如鸡子(去垢,咬咀之)1枚,鸡子(去白)7枚。

【用法】　以鸡子黄并发煮,鸡子熟,数按之,令汁出,取服。

【主治】　小儿病食不消,腹满下痢。

鸡子饼

【方源】　《证治准绳·幼科》卷七引《肘后备急方》。

【组成】　鸡子1枚、胡粉(碎,绢筛)1丸。

【用法】　将胡粉合鸡子黄白,共捣研调,熬令熟,如常鸡子饼,儿年一岁食半饼,1日2次。不过二饼即愈。儿大倍作。凡羸弱不堪与药,宜与此饼。

【主治】　小儿秋、夏暴冷痢,腹胀,乍寒乍热,白滞下。

鸡子粉

【方源】　《医方类聚》卷八十一引《闺阁事宜》。

【组成】　鸡子(破顶去黄,止用白)1个。

【用法】　将光粉一处装满,加密陀僧1.5克,以纸糊顶,再用纸浑裹,水湿之,以文武火煨,候干为度,取出。用涂面,终日不落,莹然如玉。

【功用】　润面增白。

鸡子羹

【方源】　《圣济总录》卷一九〇。

【组成】　鸡子1枚,阿胶(炒令燥)30克。

【用法】　上以清酒500毫升,微火煎胶令消后,入鸡子1枚,盐3克和之。分3次服。

【主治】　妊娠胎不安。

鸡苏散

【方源】　《圣济总录》卷七十。

【组成】　鸡苏90克,防风(去叉)30克。

【用法】　上药研为散。每次6克,温水调下。更以鸡苏叶于新水内揉软,纳鼻窍,血即止。

【主治】　鼻衄不止。

鸡肝丸

【方源】　《古今医统大全》卷七十三。

【组成】　雄鸡肝、肉桂各等份。

【用法】　上以桂末同肝捣烂如泥,为丸如小豆大。每次10丸,酒送下,1日3次。

【主治】　小儿睡中遗尿不自觉。

鸡肝散(1)

【方源】　《冯氏锦囊·杂症》卷六。

【组成】　雄黄3克,石膏(煅)30克。

【用法】　上药研为细散。雄鸡软肝1个,酒酿顿熟,醮药钱余食之。

【主治】　疳积初起,眼生红障。

鸡肝散(2)

【方源】　《医级》卷八。

【组成】　决明子(晒燥,为极细末,勿见火)、骟鸡肝(生者,不落水)。

【用法】　将鸡肝捣烂,和决明末,小儿每次 3 克,大者 6 克,同酒酿 1 杯,饭上蒸服。

【主治】　小儿疳积害眼及一切童稚翳障。

鸡角散

【方源】　《医方类聚》卷一六七引《经验良方》。

【组成】　鸡子白、皂角。

【用法】　上以鸡子白刷疮内,候痒,烧皂角为末掺之。

【主治】　天蛇伤。

鸡矾散

【方源】　方出《太平圣惠方》卷四十四,名见《普济方》卷三〇一。

【组成】　鸡屎 7.5 克,矾火煎茶 7.5 克。

【用法】　上药研为细散。先用桑枝、葱白、豉汤洗,后贴药,1 日 3 次。

【主治】　阴蚀疮。

鸡冠散

【方源】　《医林方》引《施圆端效方》(见《医方类聚》卷二六五)。

【组成】　甘草(炒,锉碎)21 克,板蓝根 30 克。

【用法】　上药研为细散。每次 9 克,雄鸡冠刺血 5 点,滴酒少许,温凉随时服。

【主治】　斑疹倒靥,陷伏黑顶不快。

鸡屎散

【方源】　《圣济总录》卷一六六。

【组成】　鸡屎(炒干)30 克,麝香(细研)1.5 克。

【用法】　上药研为细散。每次 3 克,煎荆芥酒温调下,不拘时候。

【主治】　产后妒乳成痈。

鸡黄散(1)

【方源】　方出《肘后备急方》卷五,名见《普济

方》卷二四九。

【组成】　灶中黄土(末)。

【用法】　以鸡子黄和,敷患处。

【主治】　男子阴卒肿痛。

鸡黄散(2)

【方源】　《普济方》卷二九九。

【组成】　鸡内金(焙干)、好黄连(焙干)。

【用法】　上药研为末。麻油调敷,妙。

【主治】　口舌有疮,日有虫食。

鸡黄散(3)

【方源】　《东医宝鉴·杂病篇》卷十引《普济本事方》。

【组成】　乌鸡卵(倾出清留黄)1 个,黄丹(入鸡子壳内搅匀,厚纸糊口,盐泥固济,火煅,研为末)3 克。

【用法】　每次 6 克。米饮调下。

【主治】　①《东医宝鉴·杂病篇》引《普济本事方》:子痫。

②《三因极一病证方论》:怀身下利赤白,绞刺疼痛。

鸡眼膏

【方源】　《疡医大全》卷二十七。

【组成】　鲜白果外面绿皮不拘多少。

【用法】　捶碎,桐油熬枯去渣,滴水成珠,不散为度,加雄黄少许搅匀,收贮。先将鸡眼热水泡软,贴上 24 小时,揭下,内有红丝拔出。

【主治】　鸡眼。

鸡翎散

【方源】　《普济方》卷四〇四。

【组成】　轻粉 1.5 克,粉霜 3 克。

【用法】　上药研为末,地上用炭火,倾药在火上,急以碗盖之,频频揭碗看,才候无烟生,即住,揭用鸡翎扫碗内,水银作一处,是一服。如人患左眼,倾入左耳内,患右眼倾入右耳内。所患眼便开,得其疮自愈。

【主治】　小儿斑疮入眼。

鸡蛋汤

【方源】　《医略六书》卷二十八。

【组成】　生姜(捣自然汁)240 克,鸡子(去壳)2 枚。

【用法】　鸡子同姜汁搅匀,入红花末 1 克,煎沸温服。

【主治】　妊娠胃虚寒滞,敷化无权,故赤白痢下,胎孕因之不安,脉弦者。

【方论】　鸡子补养心肺,又能滋润肠枯;姜汁温暖胃气,更能散豁浊阴;稍入红花以活肠胃之血。煎沸温服,使胃暖肠润,则浊阴自化而清气得升,何有赤白下痢之患,胎孕无不自安矣。

鸡蛋饮

【方源】　《验方新编》卷十一。

【组成】　鸡蛋 1 个,芒硝 6 克。

【用法】　将鸡蛋倾入碗内搅匀,入芒硝蒸服,用好酒送下。初起 3 天之内照服 1 方,即行消散。如毒势旺者,接连 3 服,无不尽消。

【主治】　肠痈、发背、脏毒、鱼口等证。

【宜忌】　皮色不变者勿服。

鸡子白丸

【方源】　方出《外台秘要》卷三引《深师方》,名见《太平圣惠方》卷三十七。

【组成】　好松烟墨(捣之) 60 克,鸡子白 3 个。

【用法】　上为丸,如梧桐子大。每次 10 丸,水送下。

【主治】　①《外台秘要》引《深师方》:天行毒病鼻衄是热毒,血下数升者。

②《太平圣惠方》:吐血衄血。

鸡内金丸

【方源】　《圣济总录》卷四十九。

【组成】　鸡内金(洗,晒干)、瓜蒌根(炒)各 150 克。

【用法】　上药研为末,炼蜜为丸,如梧桐子大。每次 20～30 丸,食后温水送下,1 日 3 次。

【主治】　膈消;膀胱有热,消渴饮水,下咽即利。

鸡内金散

【方源】　《医部全录》卷一六二引丹溪方。

【组成】　腊月鸡内金(阴干,为细末)3 克,绿豆粉 9 克。

【用法】　上用生蜜和作 3 丸,噙化。

【主治】　喉闭单双蛾。

鸡头粉羹

【方源】　《饮膳正要》卷二。

【组成】　鸡头(磨成粉)、羊脊骨 1 付(带肉熬取汁)。

【用法】　上用生姜汁、入五味调和,空腹食之。

【功用】　除暴疾,益精气,强心志,耳目聪明。

【主治】　湿痹腰膝痛。

鸡血涂方

【方源】　《圣济总录》卷一六七。

【组成】　丹雄鸡血、赤芍粉。

【用法】　取丹雄鸡一只,将就小儿囟上,割鸡冠,使血滴小儿囟上,以赤芍药末粉血上。

【主治】　小儿脑长囟不合。

鸡血藤膏

【方源】　《中药成方配本》(苏州)。

【组成】　鸡血藤(干者)50 千克。

【用法】　将鸡血藤刨片,盛入丝篮中,入盆汤内,加清水 500 升淹没,煎 8 小时熬过夜,次日取汁去渣,用丝绵筛滤过,定清去脚,入锅内收浓,加阿胶 2500 克烊入,收成老膏,倒入锡膏盘内,俟冷切成小块,放在透风处吹干。每次 9～15 克,炖烊,开水冲服。

【功用】　养血和血。

【主治】　血不养筋,筋骨酸痛,手足麻木,妇女月事衰少。

鸡冠花散

【方源】　《太平圣惠方》卷十。

【组成】　鸡冠花 30 克,麝香(细研)0.3 克。

【用法】　上药研为细散,与麝香同研令匀,以生地黄汁 30 毫升,冷水搅令匀。每次调下 6 克,频服,不拘时候。以愈为度。

【主治】　伤寒鼻出血不止。

鸡屎醴饮

【方源】　《赤水玄珠》卷五。

【组成】　雄鸡屎（腊月取,晒干）30 克,川芎 30 克。

【用法】　上各为极细末,和匀,面糊为丸,如梧桐子大。每次 50 丸,温酒送下。

【主治】　膹胀,旦食暮不能食,痞满壅塞。

鸡子大黄丸

【方源】　《疡科心得集·补遗》

【组成】　锦纹大黄（切片,晒干,研）30 克。

【用法】　用鸡子 3 枚捣为丸,分 3 次服,空腹烧酒送下。

【主治】　①《疡科心得集·补遗》:毒浊下疳。②《青囊秘传》:温毒,便毒。

鸡子黄连膏

【方源】　《景岳全书》卷五十一。

【组成】　鸡子 1 枚,黄连 3 克。

【用法】　用鸡子开一小窍,单取其清,盛以瓷碗,外用黄连研为粗末,掺于鸡子清上,用箸彻底速打数百,使成浮沫,约得半碗许,即其度矣。安放少倾,用箸拨开浮沫,倾出清汁,用点眼眦,勿得紧闭眼胞挤出其药,必热泪涌出数次即愈。内加冰片少许尤妙。

【主治】　火眼暴赤疼痛,热在肤腠,浅而易解者。

鸡鸣出关方

【方源】　《喉科种福》卷三。

【组成】　大雄鸡（劈破背脊）。

【用法】　置雄黄、灯心草于鸡内,喷醋、烧酒于上,敷胸膛上,以 1 小时久为度。不及 1 小时则毒未拔动,过久则毒反入内。毒重则灯心草色黑,臭不可闻。

【功用】　拔毒。

【主治】　白喉病,白垢不退。

驱风散（1）

【方源】　《证类本草》卷五引《博济方》。

【组成】　铅丹 60 克,白矾 60 克。

【用法】　上药研为末,用砖一口,以纸铺砖上,先以丹铺纸上,次以矾铺丹上,然后用纸包,将十斤柳木柴烧过为度,取出细研。每次 3 克,温酒送下。

【主治】　风痛。

驱风散（2）

【方源】　《类编朱氏集验方》卷十二。

【组成】　红椒（开口者）7 粒,连根葱头 7 个。

【用法】　上药同煮水,净洗。用绢衣掩干。

【主治】　诸疮。

【验案】　疮疡　余甲子夏,自八桂归。途中为疮疡所苦,暂憩湘山寺,遇长老寂翁,授此方,数日而愈。

驱疟丹

【方源】　《杂类名方》。

【组成】　常山（锉碎,酒浸 1 宿,晒干,不见火）500 克,槟榔 120 克。

【用法】　上药研为末,酒糊为丸,如梧桐子大。于发日当夜五更,冷酒送下 50 丸,至早晨空心,又冷酒送下 50 丸;如夜发者,却于当日早晨、午后,依前服之。

【主治】　疟疾。

【宜忌】　忌食热物 1 日,更忌生冷硬物,荤腥、湿面等数十日。

驱毒散

【方源】　《普济方》卷四〇三。

【组成】　白花蛇（酒浸 1 宿,炙黄,去骨,为末）、麝香少许。

【用法】　上药研为末。3 岁 1 克,酒调下;蝉蜕汤亦得。良久便出。

【主治】　小儿疮疹痘出不快。

驱腐丹

【方源】　《疡医大全》卷十四引奎光秘方。

【组成】　五倍子（去蛀,打碎,炒黑色）、硼砂各 6 克。

【用法】　上药研为细散。略吹少许,不可过多。

【主治】　口糜,鹅口疮。

纯阳青蛾丹

【方源】　《急救经验良方》。

【组成】　青鱼胆不拘多少。

【用法】　上药以生石膏和匀,须干湿得宜,阴干为末,每 30 克加梅片 3 克,共研匀,瓷瓶收贮。

遇证吹之,立即开关。陈者更妙,勿泄药气。

【主治】　双单乳蛾,喉闭。

纳脐膏

【方源】　《方症会要》卷二。

八　画

玫瑰蜜

【方源】　《经验良方》。

【组成】　玫瑰花 24 克,蜜 120 克。

【用法】　用开水浸玫瑰花 6 小时,罐上文火煮减半,绞取汁,加蜜再煮,蒸散水气。含漱。加硼砂或海盐精用之则最有效。

【主治】　口舌赤烂,鹅口疮。

青丸子

【方源】　《普济方》卷三八四。

【组成】　石膏 30 克,青黛 3 克。

【用法】　上药研为末,糕糊为丸,如龙眼核大。每次 1 丸,灯心草汤化下。

【主治】　小儿身热不除。

青云散

【方源】　《喉科紫珍集》卷上。

【组成】　百草霜、食盐各等份。

【用法】　上药研为末。水调,敷舌上。未破者用之。

【主治】　舌硬肿痛。

青龙胆

【方源】　《瞩仙活人方》。

【组成】　好鸭嘴胆矾、青鱼胆。

【用法】　用好鸭嘴胆矾盛于青鱼胆内,阴干为末。吹入喉中。

【主治】　咽喉闭塞肿痛,双单乳蛾。

青龙散(1)

【方源】　《医学六要·治法汇》卷八。

【组成】　大黄、香附。

【组成】　田螺不拘多少,麝香少许。

【用法】　田螺捣烂,加麝香,纳脐中。

【功用】　引火上行。

【主治】　痢疾初发。

【用法】　各烧存性,入青盐搅匀。擦牙。

【主治】　厚味炙煿,酒面过度,积毒上攻,或过服补味暖药致牙痛。

青龙散(2)

【方源】　《喉科种福》卷三。

【组成】　青黛、伏龙肝(即灶心土)。

【用法】　上药研为末。泉水调涂孕妇肚脐、关元穴,以胎气清爽安稳为度。

【主治】　孕妇瘟疫白喉危急者。

青皮丸

【方源】　《幼幼新书》卷二十二引《庄氏家传》。

【组成】　青皮不拘多少(去白,干用)。

【用法】　上药研为细散,猪胆汁为丸,如绿豆大。每次 5～7 丸,汤送下,1 日 3 次。

【主治】　小儿奶癣,疳瘦尽。

青皮散(1)

【方源】　《济阴纲目》卷十四。

【组成】　青皮、甘草。

【用法】　上药研为末。用人参煎汤,入生姜汁调,细细呷之,1 日夜 5～6 次。至消乃已。年少妇人,只用开水调下。

【主治】　乳癌初起,如鳖棋子,不痛不痒。

青皮散(2)

【方源】　《症因脉治》卷三。

【组成】　青皮、大腹皮。

【用法】　水煎服。

【主治】　气结小腹胀急。

青苔散

【方源】　《永乐大典》卷一〇三三引《全婴方》。

【组成】　船底青苔。

【用法】　晒干为末。3 岁 3 克,藕节汁入蜜少许调下;淋沥,木通汤调下。

【主治】　小儿鼻衄,吐血;亦治淋沥,小便不通。

青矾散(1)

【方源】　《普济方》卷二九九。

【组成】　白矾、铜青各等份。

【用法】　上药研为细散。用倒流水调药少许,口内噙,少时即吐。

【主治】　口疮。

青矾散(2)

【方源】　《卫生鸿宝》卷一。

【组成】　真青黛(水飞,去灰净)0.3 克,白矾 1.7 克。

【用法】　上药研为细散,分 7 服包开。每日空腹,用鸡子清 1 个,调送 1 服。药完病愈。至重者,2 料除根。

【主治】　湿热黄疸,面目遍体、指甲皆黄,体倦,胸腹饱闷,食下即胀。

青金散(1)

【方源】　《普济方》卷七十四引《旅舍方》。

【组成】　黄连(去须)、艾叶(烧黑灰)各 60 克。

【用法】　上药研为细散。每用 15 克,汤浸澄清,用新绵滤过,乘热洗眼。

【主治】　暴赤眼,涩痛难开,兼治目始赤,涩痛热肿,热泪不止。

【宜忌】　目中有疮,即不可用。

青金散(2)

【方源】　《圣济总录》卷三十八。

【组成】　硫黄(盏子内熔作汁)30 克,水银(二味结作砂子)30 克。

【用法】　上药研为细散。每次 3 克,冷木瓜汤调下,冷米饮亦得。

【主治】　霍乱吐逆不定,手足厥冷,面青不乐。

青金散(3)

【方源】　《圣济总录》卷一一六。

【组成】　铜青、白矾(生研)各等份。

【用法】　上药研为散。每用少许敷疮上,小儿亦可用。

【主治】　疳虫蚀鼻生疮及鼻涕淹渍。

青金散(4)

【方源】　《幼幼新书》卷三十引《王氏手集》。

【组成】　白及、青黛各等份。

【用法】　上药研为末。每次 1.5 克,糯米饮调下。

【主治】　肺嗽喘息有音及热搏上焦,血溢妄行,咳唾血出,咽嗌疼痛,烦渴呕吐,寒热休歇,减食羸瘦。

青金散(5)

【方源】　《济生方》卷五引王一郎方。

【组成】　五倍子(去土垢)120 克,青黛 12 克。

【用法】　上药研为细散。好油调,鸦翎扫口向咽喉,流入咽喉中,疮烂,次日便下。

【主治】　小儿白口疮,急恶,状似木耳;兼治痔。

青金散(6)

【方源】　《普济方》卷六十七。

【组成】　信砒、铜绿各 3 克。

【用法】　上药研为细散。摊纸上,涂疳蚀处。

【主治】　走马恶疳,牙疳蚀损,唇舌肉腐,牙落臭烂。

青金散(7)

【方源】　《普济方》卷二七四。

【组成】　青黛 30 克,寒水石(煅过,酥为度)30 克。

【用法】　上药研为细散。用香油调搽。

【主治】　一切热毒,脓窝疮。

青消散

【方源】　《青囊秘传》。

【组成】　洋樟 30 克,青黛 9 克。

【用法】　上药研为末。搽牙。

【主治】　牙痛。

青娥丸

【方源】　《症因脉治》卷一。

【组成】　补骨脂(炒,研)120 克,杜仲(姜水炒)120 克。

【用法】　煮烂河车 1 具,打为丸服。

【主治】　内伤腰痛,真阳不足者。

【加减】　痛甚,加独活、秦艽。

青梅散

【方源】　《纲目拾遗》卷七引《衣德堂稀痘良方》。

【组成】　生青果核(打碎,去仁,晒干,研极细末,不宜火焙,又不宜沾生水)7 个,玉蝶梅花(去蒂)21 朵。

【用法】　共白蜜 2 茶匙,捣浓。恰交春分时与小儿服。

【功用】　稀痘。

青黄散(1)

【方源】　《赤水玄珠》卷二十六。

【组成】　青黛(澄去灰土)、雄黄(研细,飞过)各等份。

【用法】　上为极细末。每 1 岁用 0.3 克,空腹及夜淡醋汤调下。

【主治】　疟母。

青黄散(2)

【方源】　《产宝诸方》。

【组成】　青黛、雄黄各等份。

【用法】　上药研为细散。每次 6 克,新水调下。

【主治】　①《产宝诸方》:毒虫咬及痈疽才作。②《普济方》:毒蛇伤。

【备考】　《普济方》本方用法:调匀,点在所伤处,并细服其汁。

青黄散(3)

【方源】　《杂病源流犀烛》卷十七。

【组成】　青黛、蒲黄各 3 克。

【用法】　新汲水服之。

【主治】　衄血。

青黄散(4)

【方源】　《仙拈集》卷三。

【组成】　黄柏(蜜炙赤)15 克,青黛 7.5 克。

【用法】　上药研为末。频擦患处。

【主治】　口疮。

青液散

【方源】　《幼幼新书》卷三十四引《家宝》。

【组成】　青黛 3 克,脑子少许。

【用法】　上药研为末。每用少许敷舌上。

【主治】　小儿、婴孺鹅口、重舌及口疮。

青绿顶

【方源】　《串雅内编》卷三。

【组成】　石青 30 克,石绿 15 克。

【用法】　水飞为末,面糊为丸,如绿豆大。每次 10 丸,温水送下。

【主治】　顽痰不化。

青蛤丸

【方源】　方出《种福堂方》卷二,名见《卫生鸿宝》卷一。

【组成】　青黛(水飞净)、蛤粉(新瓦煅)各 9 克。

【用法】　蜜为丸,如指头大,临卧嚼化 3 丸。

【主治】　咳嗽吐痰,面鼻发红者。

青蒿丸

【方源】　《鸡峰普济方》卷九。

【组成】　青蒿(细锉,嫩者)300 克。

【用法】　以水 300 毫升,童便 500 毫升,同煎成膏,丸如梧桐子大。每次 10 丸,温酒送下,不拘时候。

【主治】　一切劳瘦。

青蒿散

【方源】　《普济方》卷一五一引《鲍氏方》。

【组成】　青蒿、石膏各等份。

【用法】　上药研为散。食前服。

【主治】　时气疫疠。

青橘饮

【方源】　《丹台玉案》卷六。

【组成】　青皮(醋炒)15 克,橘叶 30 片。

【用法】　水煎,食远服。

【主治】　妇人百不如意,久积忧忿,乳内有核,不痒不痛,将成乳癌。

青黛散

【方源】　《医方类聚》卷八十五引《王氏集验方》。

【组成】　青黛、白矾各等份。

【用法】　上药研为末。吹鼻中。

【主治】　呕血、鼻出血。

青羊脂粉

【方源】　《外台秘要》卷二十三引《古今录验》。

【组成】　胡粉、铜青各等份。

【用法】　先以盐汤洗两腋下及着药,且淋洗,又以青羊脂和敷。数日愈。

【主治】　狐臭。

青龙白虎汤

【方源】　《王氏医案》卷二。

【组成】　橄榄、生芦菔。

【用法】　水煎服。

【功用】　消经络留滞之痰,解膏粱鱼面之毒,杜春季喉羔。

【方论】　此予自制方也。橄榄色青,清足厥阴内寄之火风,而靖其上腾之焰;芦菔色白,化手太阴外来之燥热,而肃其下行之气,合而为剂,消经络留滞之痰,解膏粱鱼面之毒,用以代茶,则龙驯虎伏,脏腑清和,岂但喉病之可免耶!且二味处处皆有,人人可服,物异功优,任久无弊,实能弥未形之患,勿以平淡而忽诸。

青龙银杏酒

【方源】　《鲁府禁方》卷二。

【组成】　天棚草(即瓦松嫩者,去根、尖)9克,银杏(即白果,去壳)7个。

【用法】　上研极烂,滚黄酒调饮。

【主治】　五淋白浊,疼痛苦楚。

青皮甘草散

【方源】　《医宗金鉴》卷四十九。

【异名】　青甘散(《仙拈集》卷三)。

【组成】　青皮、甘草各3克。

【用法】　上药研为末。浓煎生姜汤调服。

【主治】　乳岩。

青竹大豆油

【方源】　《医宗金鉴》卷七十一。

【组成】　青竹筒(径10厘米)1米长,黑豆500克。

【用法】　黑豆装入竹筒内,以谷糠、马粪二物烧火,当竹筒中炙之,以瓷碗两头接取油汁,先以清米泔水和盐热洗患处,拭干即涂豆油。不过三度极效。

【主治】　风疽瘙痒。

青黛雄黄散

【方源】　《三因极一病证方论》卷十。

【组成】　上好青黛、雄黄各等份。

【用法】　上药研为细散。每次6克,新汲水调下。

【功用】　令毒气不聚。

【主治】　始觉中毒及蛇虫咬,痈疽才作。

青黛蛤粉丸

【方源】　《医学从众录》卷二。

【组成】　青黛(水飞极细,晒干,再研)12克,蛤粉9克。

【用法】　炼蜜为丸,如指头大。临卧嚼化3丸。

【主治】　咳嗽吐痰,面鼻发红者。

武力拔寒散

【方源】　《部颁标准》。

【组成】　白花菜子600克,花椒(青椒去目)500克。

【用法】　制成散剂。外用,取药粉适量,用鸡蛋清略加温开水调成糊状,分摊于蜡纸上,贴于穴位或患处。

【功用】　祛风散寒,活血通络。

【主治】　感受风寒,筋骨麻木,肩背酸痛,腰痛寒腿,饮食失调,胃寒作痛,肾寒精冷,子宫寒冷,行经腹痛,寒湿带下。

【宜忌】　忌食生冷。肚脐及脚心部位不可贴用。周身感受风寒者,先贴较重处。每次贴 2～3 小时后揭去,如贴之痛甚者,可提前揭下。15 岁以下儿童忌用。

坤元是保丹

【方源】　《肯堂医论》卷下。

【组成】　飞青黛 15 克,伏龙肝 60 克。

【用法】　上药研为末。用井底泥调匀,涂脐上当孕处 7 厘米许,干则再涂。

【主治】　孕妇伤寒将欲堕胎。

【宜忌】　此丹只可施于伤寒,极热之症不可概施也。

枇杷叶散(1)

【方源】　《御药院方》卷四。

【组成】　枇杷叶(去毛)、陈皮(去白)各等份。

【用法】　上药研为粗末。每次 15 克,加生姜 2 克,水煎,去渣温服,1 日 3 次,不拘时候。

【主治】　①《御药院方》:脾胃气虚,呕逆吐食。②《古今医统大全》:五噎。

枇杷叶散(2)

【方源】　《增补内经拾遗》卷四引《集验方》。

【组成】　枇杷叶(去筋膜丝及毛衣)30 克,山栀子 15 克。

【用法】　上为极细末。每次 6～9 克,食后好酒调下。

【主治】　肺风并糟鼻。

松子丸

【方源】　《千金翼方》卷十三。

【组成】　松子、菊花各等份。

【用法】　以松脂若蜜和为丸,如梧桐子大。每次 10 丸,1 日 3 次,可至 20 丸。亦可为散,每次 3 克,1 日 3 次。

【功用】　益精补脑,久服延年不老,百岁以上颜色更少,令人身轻悦泽。

松花散

【方源】　《痘疹传心录》卷十四。

【组成】　松花、荞麦粉各 250 克。

【用法】　和匀。凡痘破者,以此敷之;溃烂者,

以此衬卧尤佳。

【主治】　痘疮。

松香散

【方源】　《格物堂经验良方》。

【组成】　松香 100 克,鹿角 50 克。

【用法】　上药研为末。每日服 9 克。

【主治】　慢性痛风无热者。

松香膏

【方源】　《惠直堂方》卷四。

【组成】　松香末 30 克,蓖麻仁(研细)49 粒。

【用法】　上药用重汤煮化,搅匀。随意摊贴。如破,用乌金纸摊。

【主治】　黄水疮,臁疮。

松脂丸(1)

【方源】　《医学入门》卷七。

【组成】　松脂 500 克,茯苓 250 克。

【用法】　上药研为末,炼蜜为丸服。

【功用】　长生辟谷。

松脂丸(2)

【方源】　《名家方选》。

【组成】　松脂 21 克,大黄 9 克。

【用法】　上药研为末,面糊为丸。开水送下。

【主治】　心下痞硬,大便秘结。

松豉散

【方源】　《普济方》卷三六一引《经验良方》。

【组成】　松皮(古老松树上自脱薄皮)、豆豉(瓦器中同炒存性)各少许。

【用法】　上药研为末。入轻粉,油调涂。

【主治】　小儿胎风,头疮烂。

松黄散

【方源】　《洞天奥旨》卷十。

【组成】　松香(研细)15 克、雄黄(研细)3 克。

【用法】　上药各为末。绵纸撚成条,腊猪油浸透,烧取油,搽患处。

【主治】　坐板疮。

【加减】　湿痒,加苍术 6 克。

松葱膏

【方源】　《证治准绳·疡医》卷六。

【组成】　松香、葱连根叶(炒熟)。

【用法】　上杵捣成膏。炙热,缚伤处,先以葱、生姜砍烂炒热,罨少时,次以此膏贴之。

【功用】　退肿住痛。

【主治】　伤损。

松硫丸

【方源】　《女科辑要》卷上。

【组成】　松香、硫黄。

【用法】　铁铫内溶化,将醋频频洒上,俟药如饴,移铫置冷处,用冷水濡手,丸如豆大,必须人众方可,否则凝硬难丸。每次 3 克。

【主治】　赤白浊、赤白带日久不愈,无热症者。

【宜忌】　《女科辑要》王士雄按:此方究宜慎用。

【方论】　《沈氏女科辑要笺疏》:此必下焦无火,而虚不能固之浊带,方是对病。然此证极少,如其有之,则硫能温养肾火,而性滑利,非蛮钝封锁之比。

松叶浸酒

【方源】　《太平圣惠方》卷二十四。

【组成】　猪鬃松叶(切)1000 克,麻黄(去根节)150 克。

【用法】　上锉细,以生绢袋盛,以清酒 20 千克浸,秋、冬 7 日,春、夏 5 日,日满开取。每次 50 毫升,温服。常令醺醺,以效为度。

【主治】　大风疾。

枫香脂丸

【方源】　《圣济总录》卷一一四。

【组成】　枫香脂 1.5 克,巴豆(去皮心)7 粒。

【用法】　上同研相入,为丸,如枣核大。绵裹塞耳中。

【主治】　耳聋。

枫香脂膏

【方源】　方出《太平圣惠方》卷六十八,名见《普济方》卷三〇〇。

【组成】　猪脂 30 克,白胶香 7.5 克。

【用法】　上药研如膏。先挑剔刺处令净,后以此药敷之。

【主治】　肉刺。

取填饮

【方源】　《古方汇精》卷一。

【组成】　夏枯草 15 克,红花 3 克。

【用法】　白水煎浓汤,入砂糖 3 克调和,空腹服。

【主治】　血痢如注,并初起作痢腹痛,下如土朱,猪肝色者。

苦龙汤

【方源】　《辨证录》卷六。

【组成】　地龙 20 条,苦参 15 克。

【用法】　水煎服。

【主治】　阳明火起发狂,腹满不得卧,面赤而热,妄见妄言。

苦参丸(1)

【方源】　方出《肘后备急方》卷四,名见《圣济总录》卷六十。

【组成】　苦参 90 克,龙胆 30 克。

【用法】　上药研为末,牛胆汁为丸,如梧桐子大。每次 5 丸,以生麦汁送下,1 日 3 次。

【主治】　由失饥大食,胃气冲熏所致的谷疸,食毕头旋,心怫郁不安而发黄。

苦参丸(2)

【方源】　方出《本草衍义》卷九,名见《圣济总录》卷十一。

【组成】　苦参末 30 克。

【用法】　以皂角 60 克,水揉滤取汁,银石器熬成膏,和苦参末为丸,如梧桐子大。每次 20～30 丸,食后以温水送下。

【主治】　遍身风热细疹,痒痛不可忍,连胸颈脐腹及近隐处皆然,涎痰亦多,夜不得睡。

苦参汤

【方源】　《外科正宗》卷四。

【组成】　苦参 120 克,大石菖蒲 60 克。

【用法】　河水同煮,临洗和入公猪胆汁 4～5 枚,淋洗患处。

【主治】　痤波疮作痒,抓之又痛,坐如糠稳,难以安睡。

【宜忌】　愈后避风,忌食发物。

苦参散(1)

【方源】　《太平圣惠方》卷十七。

【组成】　苦参(锉)15 克,常山 15 克。

【用法】　上药研为散。水煎,去渣,尽饮之,不拘时候。当吐即愈,未吐再服。

【主治】　热病四日,结胸满痛壮热,身体疼痛。

苦参散(2)

【方源】　《古今医统大全》卷八十一。

【组成】　苦参(为细末)、槟榔(末)各等份。

【用法】　湿疮干搽,干疥柏子油搽上。

【主治】　一切脓疥湿热疮疡。

苦参膏

【方源】　《圣济总录》卷十八。

【组成】　苦参、盐各 7.5 克。

【用法】　上药研为末,先以酒 1000 毫升,煎至 400 毫升,入药搅匀,慢火再煎成膏。每用先以生布揩患处令赤,涂之。

【主治】　白癜风。

苦瓠丸

【方源】　方出《备急千金要方》卷二十一,名见《增补内经拾遗》卷三。

【组成】　大枣 7 枚,苦瓠膜如枣核大。

【用法】　捣为丸。每次 3 丸,约 2 小时后再服 3 丸,水出,更服 1 丸即止。

【主治】　①《备急千金要方》:通身水肿。
②《增补内经拾遗》:石水,少腹独肿。

苦楝汤

【方源】　方出《本草纲目》卷三十五引《夷志坚》,名见《医部全录》卷二八一。

【组成】　苦楝根白皮(切,焙)1 握,麝香少许。

【用法】　水煎,空腹饮之,虽困顿不妨。

【主治】　消渴有虫。

苦薏水

【方源】　《眼科锦囊》卷四。

【组成】　苦薏 60 克,片脑 16 克。

【用法】　以蒸露罐取露,封纳壶内,听用。

【主治】　外障疼痛甚者。

苦竹沥方

【方源】　《证类本草》卷十三引《梅师方》。

【组成】　苦竹沥 50 毫升,黄连 6 克。

【用法】　绵裹黄连,入竹沥内浸 1 宿,以点目中数度,令热泪出。

【主治】　肝实热所致目赤眦痛如刺不得开,或生翳障。

苦药子散

【方源】　《圣济总录》卷一八一。

【组成】　苦药子、僵蚕各等份。

【用法】　上药研为细散。每次 1.5 克,白矾水调下。

【主治】　小儿咽喉肿痛。

苦楝子膏

【方源】　《中医外科学讲义》。

【组成】　川楝子 4 份,猪油 6 份。

【用法】　先将川楝子炕黄(不要炕得过老,以能研末为准),研成细末,与猪板油拌成糊状药膏。先将患者头部残发剪光,后以明矾水将患者头部血脓痂洗净,再将川楝子药膏敷在溃伤面上,用力摩敷,每天或间日换药 1 次,每次换药时需用明矾水洗头,彻底除去旧油垢。

【功用】　《朱仁康临床经验集》:杀虫灭菌。

【主治】　头癣奇痒,结血或脓痂。

【宜忌】　涂药后不要用绷带或戴帽子,以免影响新肌肉组织的生长。

苦楝根汤

【方源】　《医学入门》卷七。

【组成】　苦楝根(去外苦皮)12 克,黑豆 20 粒。

【用法】　水煎,临熟入砂糖 6 克调服。晚饭不可食,待药气行。

【主治】　寸白虫。

苦参地黄丸

【方源】　《外科大成》卷二。

【组成】　苦参(切片,酒浸湿,蒸晒九次为度,炒黄,为末)500 克,地黄(酒浸 1 宿,蒸熟,捣烂)120 克。

【用法】　加蜂蜜为丸。每次 6 克,白滚汤或酒送下,1 日 2 次。

【主治】　痔漏出血,肠风下血,酒毒下血。

苓连汤

【方源】　《辨证录》卷六。

【组成】　茯苓 60 克,黄连 3 克。

【用法】　水煎服。

【功用】　利小肠,利水以分消其火气。

【主治】　小肠热极,止在心头上一块出汗,啻如雨,四肢他处无汗。

苓香丸

【方源】　《续刊经验集》。

【组成】　茯苓 120 克,小茴香 120 克。

【用法】　上药研为末,水泛为丸。每次 9 克,开水送下。服尽自愈。

【主治】　肾之积,奔豚上气疼痛。

茅姜煎

【方源】　《仙拈集》卷二。

【组成】　茅根、干姜(炒)各 9 克。

【用法】　加蜜一匙,水煎服。

【主治】　劳伤溺血。

茅根汤(1)

【方源】　《外台秘要》卷四引《小品方》。

【组成】　茅根、葛根(各切)各 12 克。

【用法】　水煎,稍温饮之。哕止则停。

【主治】　温病有热,饮水暴冷哕者。

茅根汤(2)

【方源】　《杂病源流犀烛》卷十七。

【组成】　茅根、姜炭各等份。

【用法】　加蜜少许,水煎服。

【主治】　溺血。

茅根汤(3)

【方源】　《不知医必要》卷二。

【组成】　白茅根 30 克,侧柏叶(炒成炭)6 克。

【用法】　水煎服。

【主治】　鼻出血。

茅灰涂方

【方源】　《圣济总录》卷一八二。

【组成】　茅草(屋四角者,取烧灰,研)、鸡子白。

【用法】　和调如糊,涂之。以愈为度。

【主治】　小儿尿灶丹,从踝及髀起。

枣子酒

【方源】　《类编朱氏集验方》卷三。

【组成】　斑蝥(去头足翅)1 个。

【用法】　用好肥枣 1 个,掰开,去核,安斑蝥在内,用湿纸包,文武火中煨熟,去斑蝥不用,将枣子细嚼,空腹热酒下。

【主治】　奔豚气。

枣豆膏

【方源】　《仙拈集》卷二。

【组成】　巴豆 3 粒,大枣 1 枚

【用法】　捣烂,夹缚脐上。

【主治】　腰胁痛。

枣附丸

【方源】　《普济方》卷二二六引《太平惠民和剂局方》。

【组成】　附子 3 个,晋大枣 100 个。

【用法】　用晋枣 50 个,煮附子至软,去皮脐,别用晋枣 50 个,再煮附子软,切片,焙干,捣为细末,以枣肉为丸,如梧桐子大。每次 20～30 丸,空心米饮送下。

【功用】　①《普济方》引《太平惠民和剂局方》:资血气,进饮食。

②《普济方》引《十便良方》:益脾壮气。

【主治】　①《普济方》引《太平惠民和剂局方》:诸虚不足,脏腑不调。

②《普济方》引《十便良方》:脾气虚弱,大肠冷滑,脏腑泄泻,米谷不化,饮食短气。

枣矾丸

【方源】《卫生宝鉴》卷十四。

【组成】 皂矾不拘多少(砂锅子木炭烧通赤,用米醋内点之赤红)。

【用法】 上药研为末,枣肉为丸,如梧桐子大。每次 20～30 丸,食后生姜汤送下。

【主治】 食劳黄,目黄,身黄者。

枣矾散

【方源】《仙拈集》卷三。

【组成】 大枣 1 个,胆矾 1 片。

【用法】 将矾入枣肉内,湿纸包裹,烧存性,研为末。吹患处。

【主治】 走马牙疳。

枣矾膏

【方源】《医林纂要探源》卷十。

【组成】 大枣(去核,用红者,欲其入心行血分)1 枚、胆矾(嵌枣肉中)三分。

【用法】 小蚌壳盛,饭上蒸熟,捣烂为膏。用绢袱包,带汁,时时揩目。

【主治】 目昏多泪。

枣参丸

【方源】《本草纲目拾遗》卷七引《醒园录》。

【组成】 大南枣(蒸软,去皮核)10 枚,人参 3 克。

【用法】 布包,藏饭锅内,蒸烂捣匀为丸,如弹子大,收贮。服之。

【主治】 补气。

枣蚕丸

【方源】《外科证治全书》卷四。

【组成】 白僵蚕、大枣各 120 克。

【用法】 先用水煮大枣,取汤洗蚕弃汤,以枣去皮核捣烂,将蚕晒干为末 60 克,同枣捣和为丸。每次 9 克,早、中、晚仍用大枣汤送下。服完痊愈。

【主治】 疮鼓。患疮误用攻劫之药,致毒气入内,腹大胀满。

枣白皮散

【方源】《圣济总录》卷一四一。

【组成】 枣白皮(细切)60 克,酥 15 克。

【用法】 同炒候酥干,捣为散。每次 6 克,早、晚食前温酒调下。

【主治】 牡痔有头者,或出似鸡头状,渐作疮,有恶物不化。

枣变百祥丸

【方源】《保命集》卷下。

【组成】 大戟(去骨)30 克,枣(去核)3 个。

【用法】 用水 150 毫升,煎至水尽为度,去大戟不用,将枣焙干,和剂旋丸。每次从少至多,以利为度。

【主治】 ①《保命集》:斑疹大便秘结。

②《张氏医通》:痘疮黑陷,喘胀便秘。

【方论】《东医宝鉴·杂病篇》:大戟性峻,以枣变者,缓其性也。

矾飞散

【方源】《普济方》卷五十九引《海上方》。

【组成】 白矾(飞)、百草霜各等份。

【用法】 上药研为末。捻槽茄自熟水调,若口噤,挑灌之。

【主治】 木舌渐肿大满口,若不急治即塞杀人。

矾石丸(1)

【方源】《金匮要略》卷下。

【组成】 白矾(烧)30 克,杏仁 10 克。

【用法】 上药研为末,炼蜜为丸,如枣核大。纳脏中,剧者再纳之。

【主治】 妇人经水闭不利,脏坚癖不止,中有干血,下白物。

【方论】《金匮要略心典》:脏坚癖不止者,子脏干血,坚凝成癖而不去也;干血不去,则新血不荣,而经闭不利矣;由是蓄泄不时,胞宫生湿,湿复生热,所积之血,转为湿热所腐,而成白物,时时自下。是宜先去其脏之湿热,白矾却水除热,合杏仁破结润干血也。

矾石丸(2)

【方源】《千金翼方》卷十一。

【组成】　马齿白矾(烧半日)500 克。

【用法】　上药研为末,枣膏为丸,如梧桐子大。大人每次 2 丸,1 日 3 次,小儿减之。以腹中温暖为度。

【主治】　小儿胎寒,偃啼惊痫,胪胀满,不嗜食,大便青黄。并治大人虚冷内冷,或有实不可吐下。

矾石丸(3)

【方源】　《圣济总录》卷六十四。

【组成】　白矾(煮令汁枯)30 克,丹砂(研,水飞过)15 克。

【用法】　上药研为末,薄面糊为丸,如梧桐子大。每次 5 丸,烂嚼枣干咽下,不拘时候。

【主治】　热痰壅滞。

矾石丸(4)

【方源】　《圣济总录》卷七十六。

【组成】　白矾 120 克,硝石 45 克。

【用法】　上药研为末,米醋拌和,入罐子内,砖头搁起罐底,将瓦片盖口,慢火烧熟,置冷地上出火毒一夜,研细,用米醋浸炊饼心为丸,如梧桐子大。每次 10 丸,空腹米饮送下,夜起频,盐、酒送下。

【主治】　赤白痢。

矾石散(1)

【方源】　方出《备急千金要方》卷十,名见《外台秘要》卷五。

【组成】　白矾 150 克,滑石 150 克。

【用法】　上药研为散。每次 3 克,食前大麦粥汁下,1 日 3 次。便利如血者,当汗出愈。

【主治】　湿疸之病,始得之,一身尽痛,发热,面色黑黄,七八日后壮热,热在里,有血当下,去之如豚肝状,其小腹满者,亦一身尽黄,目黄,腹胀满,小便不利。

矾石散(2)

【方源】　方出《海上方》,名见《圣济总录》卷一一八。

【组成】　明矾 15 克,麝香 0.3 克。

【用法】　上药相和,搽齿上。

【主治】　口气臭。

矾石散(3)

【方源】　《圣济总录》卷一一五。

【组成】　白矾(烧令汁尽,研)、食盐(研)各 9 克。

【用法】　上各为细散。先以纸捻子拭去脓汁令干,次以盐掺之,次又以白矾掺之,1 日 2 次。

【主治】　聤耳出脓汁。

矾石散(4)

【方源】　《普济方》卷二一六引《余居士选奇方》。

【组成】　白矾石(烧令汁尽)、牡蛎(熬)各等份。

【用法】　上药研为末。以粟米粥饮服,1 日 3 次。

【主治】　丈夫、妇人遗尿不知出时。

矾石散(5)

【方源】　《眼科锦囊》。

【组成】　独头蒜、白矾。

【用法】　先取独头蒜生者,捣烂,去渣,纳白矾,阴干为末。每用自 0.9～1.5 克,开水送下。其效缓和,能得快吐。

【主治】　眼目昏花,风眼疫眼,偏正头痛,其余病毒结于胸中者。

矾红丸

【方源】　《急救痧症全集》卷下。

【组成】　白矾 9 克,矾红 30 克。

【用法】　上药研为细散,以浓米泔为丸,如芡实大。每次 1 丸,薄荷汤温调下。

【主治】　一切痧气攻痛。

矾皂散

【方源】　《医级》卷八。

【组成】　白矾、牙皂各等份。

【用法】　水煎,灌之取痰,得吐痰涎,可商投剂。

【主治】　卒中痰嘶,壅闭会厌,汤饮不得入口。

矾附丸(1)

【方源】　《圣济总录》卷九十二。

【组成】　附子(炮裂,去皮脐,重21克者)1枚,白矾(熬令汁枯)15克。

【用法】　上药研为末。水煮面糊为丸,如梧桐子大。每次10～20丸,空腹、夜卧茶清送下。

【主治】　白淫过甚。

矾附丸(2)

【方源】　《圣济总录》卷一二二。

【组成】　白矾(熬令汁枯)、附子(炮裂,去皮脐)各30克。

【用法】　上药研为末,炼蜜为丸,如梧桐子大。每次5丸,温酒送下,稍增至10丸,1日3次,数日永愈。

【主治】　肠痔,每大便常有血。

矾茧散

【方源】　《医学入门》卷六。

【组成】　白矾、蚕茧。

【用法】　白矾为末,塞入蚕茧内令满,以炭火烧令矾汁尽,取出,为末。干掺。

【主治】　痘后身上及肢节上生疳蚀疮,脓水不绝。

矾香油

【方源】　《卫生鸿宝》卷二。

【组成】　白矾末(取绵纸做长条,打成结子,放入菜油内浸透,取铁筛放细结子,用火烧结内油仍滴于所烧油内,烧至枯毕,以结磨粉)、松香(用胡葱煎汤,去葱,入香煮温在汤内,手扯去油,冷凝磨粉,并与白矾研匀)。

【用法】　共调油内,早、晚敷疮。

【主治】　头面肥疮。

矾香膏

【方源】　《圣济总录》卷一四一。

【异名】　白矾散(《圣济总录》卷一四三)。

【组成】　白矾灰15克,木香(炮,捣末)一分。

【用法】　用鸡子白调成膏。敷之。

【主治】　牡痔出脓血,疼痛不可忍。

矾夏散

【方源】　《普济方》卷三〇七。

【组成】　白矾、半夏各等份。

【用法】　上药研为末。酸醋调,贴痛上,毒出。

【主治】　蝎螫痛不可忍。

矾倍丹

【方源】　《医级》卷八。

【组成】　白矾、五倍子各等份。

【用法】　上药研为末,米糊为丸。或填贴脐中,或吞服亦可。

【主治】　汗多不止,并脐淋之候。

矾黄散

【方源】　《圣济总录》卷一一四。

【组成】　白矾(晋州者,熬令汁枯)15克,雄黄(好者)7.5克。

【用法】　上为极细末。每用手指甲挑少许,先以绵杖子拭耳内令干,却滴生麻油一二点入耳内,仍以绵杖子蘸药末在耳内,不拘久近,只一二度愈。

【主治】　耳内脓水,疼痛不止。

矾葱汤

【方源】　《医方一盘珠》卷五。

【组成】　白矾(末)9克,葱白7茎。

【用法】　上药同捣极烂,捣作7块,每块用热酒1杯送下。服毕,用厚被盖,出汗为度。

【主治】　疔疮初起。

【宜忌】　《仙拈集》:忌酒色荤辣生冷。

矾葛散

【方源】　《嵩崖尊生全书》卷八。

【组成】　白矾、干葛各120克。

【用法】　水煎,洗足。5日愈。

【主治】　足汗。

矾蜜汤

【方源】　《简明医彀》卷四。

【组成】　白矾3克,蜂蜜30毫升。

【用法】　水煎白矾,入蜜温服。未吐,再饮熟水即吐。

【主治】　痰饮。

矾石涂方(1)

【方源】　《圣济总录》卷十一。

【组成】　白矾（生，捣末）90 克，清酒 1500 毫升。

【用法】　先煮酒令沸，次入白矾末，同煮如稀糊，涂之。

【主治】　诸风赤白瘾疹，积年不愈，每发遍身肿，久恐入腹伤人。

矾石涂方（2）

【方源】　《圣济总录》卷十八。

【组成】　白矾、硫黄各 9 克。

【用法】　上药研为末，用好醋调和如膏，涂之。

【主治】　白驳风。

矾石大黄丸

【方源】　《家塾方》。

【组成】　白矾、大黄各等份。

【用法】　上药研为末。每次 3 克，以温汤下，1 日 1 次。

【主治】　无名毒肿及瘰风、疥、癣。

郁金散（1）

【方源】　《圣济总录》卷六十九。

【组成】　郁金（锉）、甘草（炙，锉）各 30 克。

【用法】　上药研为散。每次 6 克，井花水调下，不拘时候。

【主治】　呕血。

郁金散（2）

【方源】　《宣明论方》卷十四。

【组成】　郁金（大者）1 枚，巴豆（去皮，不出油）7 个。

【用法】　上药研为细散。每次 0.75 克，煎竹叶汤放温下。把药抄盏唇上放，以汤冲下喉咽为妙。

【主治】　小儿急慢惊风。

郁金散（3）

【方源】　《杂病源流犀烛》卷十七。

【组成】　郁金、槐花各 30 克。

【用法】　上药研为末。每次 6 克，淡豉汤送下。

【主治】　溺血。

郁李仁粥

【方源】　方出《证类本草》卷十四引《韦宙独行方》，名见《养老奉亲书》。

【组成】　郁李仁（捣碎，水研取汁）6 克，薏苡仁（捣碎如粟米）15 克。

【用法】　以汁煮米做粥，空腹食之。

【主治】　脚气浮肿，心腹满，大小便不通，气急喘息。

奇圣散

【方源】　《丹台玉案》卷五。

【组成】　雄鸡肝 3 个，地榆 6 克。

【用法】　酒煮，食之。

【主治】　妊娠下血不止。

奇良甘草汤

【方源】　《霉疠新书》。

【组成】　茯苓 90 克，甘草 3 克。

【用法】　水煎服。

【主治】　杨梅疮。

【宜忌】　忌海腥，炙煿、卤盐，房事等。

拔疔方

【异名】　拔疔除根方（《梅氏验方新编》七集）、拔疔饼子（《外科学讲义》）。

【组成】　蓖麻子（去油）1 粒，乳香（去油）0.3 克。

【用法】　上研末，软饭或枣肉为小饼。放疔上，将膏药贴之。

【功用】　拔疔。

【主治】　疔疮。

拔毒散

【方源】　《幼幼新书》卷三十五引张涣方。

【组成】　朴硝 30 克，栀子 15 克。

【用法】　上药研为细散。每用 1.5 克，好醋调涂患处，次用栀子膏方。

【主治】　殃火丹，发于两胁及腋下。

拔毒膏（1）

【方源】　《圣济总录》卷一三四。

【组成】　铅丹(炒过)、蛤粉(研)不拘多少。

【用法】　合研如桃花色为度,以生油调作膏,湿纸压干。摊贴。

【主治】　烫火伤。

拔毒膏(2)

【方源】　《种痘新书》卷十二。

【组成】　雄黄、轻粉。

【用法】　上药研为末,用胭脂水调敷。

【主治】　痘疔。

拔痹膏

【方源】　《兰台轨范》卷二。

【组成】　半夏(为末)、广胶各等份。

【用法】　先用姜汁将膏煎烊,调入半夏。涂。

【主治】　痹证,历节。

拈痛丸

【方源】　《仙拈集》卷二。

【组成】　黄连、吴茱萸各30克。

【用法】　上药研为末,饭为丸,如梧桐子大。每次3克,空腹淡盐汤送下。

【主治】　脊臂气痛,夜间更甚,鸡鸣即止。

拈痛散

【方源】　《魏氏家藏方》卷二。

【组成】　五灵脂(别研)、高良姜(炒)各等份。

【用法】　上药研为细散。每次9克,水煎,却入米醋20毫升,再煎,乘痛时热服。

【主治】　男妇心腹痛疼不可忍者。

抵圣汤

【方源】　《普济方》卷二九七引《家藏经验方》。

【组成】　踯躅花30克。

【用法】　煎汤,热入朴硝30克,入脚桶内,其上用板盖令密,当中穿一穴,坐上熏之。旋将15克荆芥细研,入腊茶6克,点饮尽之。候汤冷,即起。

【主治】　痔漏。

抵圣散(1)

【方源】　《圣济总录》卷一三七。

【组成】　草决明(焙,捣末)15克,腻粉7.5克。

【用法】　上药研为散。先以布揩癣令赤,次以醋调药涂之,当汁出,痛解即愈。

【主治】　诸癣。

抵圣散(2)

【方源】　《小儿卫生总微论方》卷十三。

【组成】　苦楝根白皮60克,白芜荑(去扇)15克。

【用法】　上药研为末。每次3克,水煎,放冷,待发时服,不拘时候。

【主治】　小儿虫痛不可忍者。

抵圣散(3)

【方源】　《普济方》卷二一五。

【组成】　多年煮酒瓶头箬叶(惟福建过夏酒有之,3～10年者为佳)(烧存性)7个,麝香少许。

【用法】　上为极细末。空心、临卧陈米饮煮浓汤调下。

【主治】　男子妇人血淋便涩,水道疼痛。

拨云散(1)

【方源】　《类证活人书》卷二十一。

【组成】　桑螵蛸(炙令焦,细研)30克。

【用法】　上药研为细散,入麝香少许,令匀。每次6克,临卧生米泔调下。

【主治】　疹痘疮毒入眼,及生翳者。

拨云散(2)

【方源】　《摄生众妙方》卷九。

【组成】　炉甘石(云南产者方佳,用煎银砂锅火煅,如煎银样,不用盖,煅令黄色,取出,童便淬之,再煅再淬,以尽童便为度,晒干,研极细末,纸罗2次方用)1.5克,片脑(同甘石研极细)0.3克。

【用法】　和匀,用银簪点眼角。

【主治】　远年近日昏花,赤暴风烂眼疾。

【加减】　若加空青0.6克在内,虽十几年盲,及胎痘瞎眼,皆复明。

拨光散

【方源】　《济阳纲目》卷一○一。

【组成】　白矾1.5克,铜青1克。

【用法】　上药研为末。水和药,瓷器盛,重汤煮三五沸,隔纸蘸洗,1日3～5次。

【主治】　目疾,累服凉药不愈,两目蒸热有如火熏,赤而不痛,红丝血脉满目贯睛,瞖闷昏暗,羞明畏日;或上下眼皮赤烂;或冒风沙,而内外眦皆破。

斩鬼丹

【方源】　《万氏家传幼科发挥》卷下。

【组成】　黄丹(研)、独头蒜(研烂如泥)。

【用法】　用蒜泥和丹,同杵为丸。随人大小,发日取长流水送下。

【功用】　截疟。

【主治】　疟疾。

虎杖散

【方源】　《圣济总录》卷一四四。

【组成】　虎杖90克,赤芍60克。

【用法】　上药研为散。每次6克,温酒调下,不拘时候。

【主治】　①《圣济总录》:损伤后,淤血腹中不行。

②《御药院方》:折伤,血瘀不散。

虎骨酒

【方源】　《普济方》卷三〇六。

【组成】　虎骨(酥炙)15克,木香9克。

【用法】　上药研为细散,分作2服,酒调服之。

【主治】　驴马气伤疮毒。

虎骨散(1)

【方源】　方出《太平圣惠方》卷二十二,名见《普济方》卷一一一。

【组成】　虎胫骨(涂酥,炙令黄)30克,附子(炮裂,去皮脐)30克。

【用法】　上药研为细散。每次3克,以温酒调下,不拘时候。

【主治】　白虎风,走转疼痛,两膝热肿。

虎骨散(2)

【方源】　《圣济总录》卷一四五。

【组成】　虎骨(酥炙,别为末)30克,生地黄汁1升。

【用法】　将地黄汁并酒煎沸,入虎骨末,同煎数沸。每次30毫升,温服,不拘时候。

【主治】　倒仆、损,筋骨疼痛。

虎骨散(3)

【方源】　《医方类聚》卷二十三引《医林方》。

【组成】　虎骨(酥炙)、没药各等份。

【用法】　上药研为细散。每次15克,酒煎,食前和滓热服。

【主治】　妇人风寒湿三气不调,白虎风,昼静而夜痛。

虎潜丸

【方源】　《疡科心得集·家用膏丹丸散方》。

【组成】　硫黄(豆腐煮1小时)、血竭各等份。

【用法】　上药研为末,面糊为丸。每次1.5克,陈酒送下。

【主治】　阴寒鹤膝风。

肾喘汤

【方源】　《鸡峰普济方》卷十二。

【组成】　左顾牡蛎(文片色白者)60克,鲫鱼1条(约120克重者)。

【用法】　将牡蛎杵为粗末,以甘锅子盛,火烧通赤,放冷为细末。每次3克,浓煎鲫鱼汤(煎时不得动)调下,不拘时候。

【主治】　外肾喘。

肾宁散胶囊

【方源】　《部颁标准》。

【组成】　西瓜翠衣1个,紫皮大蒜500克。

【用法】　制成胶囊。用白茅根50克煎水400毫升冲服,每次12～20粒,早(空腹)、晚各1次;小儿酌减或遵医嘱。

【功用】　消炎,利尿,消除水肿及尿蛋白。

【主治】　急、慢性肾盂肾炎,肾小球肾炎。

【宜忌】　3个月为1个疗程,宜连续服用,每次治愈为止,水肿严重者可在医生指导下适当加服利尿药,但忌用汞制剂等利尿药。治疗期间忌服激素、盐及刺激性食物。服药后大便黑褐色为正常现象。

肾肝宁胶囊

【方源】　《部颁标准》。

【组成】　育成蛹粉 242.5 克,牛膝粉 24.6 克。

【用法】　制成胶囊,每粒装 0.45 克,密封,置阴凉干燥处。口服,每次 4~5 粒,1 日 3 次。

【功用】　补益肝肾、扶正固本。具有同化蛋白,促进新陈代谢和增强免疫等功能。

【主治】　肾小球肾炎,肾病综合征,甲型肝炎,肝硬化等。

鸣聋散

【方源】　《济生方》卷八。

【组成】　磁石 1 块如豆大,穿山甲(烧存性,为末)0.75 克。

【用法】　上用新棉子裹,塞于所患耳内,口中衔小生铁,觉耳内如风声即住。

【主治】　①《济生方》:耳中如潮声、蝉声或暴聋。

②《济阳纲目》:耳聋久不闻者。

咀华清喉丹

【方源】　《医学衷中参西录》上册。

【组成】　大生地黄(切片)30 克,硼砂(研细)4.5 克。

【用法】　将生地黄 1 片,裹硼砂少许,徐徐嚼细咽之,半日许宜将药服完。

【主治】　咽喉肿痛。

【方论】　生地黄之性能滋阴清火,无论虚热、实热,服之皆宜;硼砂能润肺,清热化痰,消肿止痛,二药并用,功力甚大。而又必细细嚼服者,因其病在上,煎汤顿服,恐其力下趋,而病转不愈,且细细嚼咽,则药之津液常清润患处也。

败毒丸

【方源】　《圣济总录》卷一三八。

【组成】　巴豆(去皮心膜)3 枚,铅丹少许。

【用法】　上同研,入生面少许为丸,如麻子大。每以 1 丸安疮口,外以膏药贴之。脓即出。

【主治】　一切痈疮未破者。

败毒汤

【方源】　《圣济总录》卷一六九。

【组成】　紫草、板蓝根各 15 克。

【用法】　上药研为粗末。每次 6 克,水煎,去渣,分 2 次温服。

【主治】　小儿斑疮,毒气不快。

败毒散

【方源】　《博济方》卷三。

【组成】　槐花(炒)、白矾(烧及八分许,存性)各等份(是生时秤)。

【用法】　上药研为末。每次 3 克,加乌梅 1 个,水煎,去渣温服。

【主治】　脾毒下血,脏腑疼痛,频往圊厕,后重里结。

明目丸

【方源】　《肘后方》。

【组成】　羊肝(新鲜带血者)、百草霜。

【用法】　同捶若干,加蜜为丸。每次 30~40 丸,水酒送下,不拘时候。

【功用】　明目。

明矾散

【方源】　《中医皮肤病学简编》。

【组成】　白矾 31 克,松香 31 克。

【用法】　上药放入锅内化开,取出待冷后研粉。调油外搽。

【主治】　脓疱疮。

明目川椒丸

【方源】　《养老奉亲书》。

【组成】　花椒(用盐 500 克拌淹,晒干去盐用)500 克,黑参(锉)250 克。

【用法】　上药研为末,炼蜜为丸,如梧桐子大。每次 30 丸,食后、临卧盐汤送下。

【功用】　补益疗眼。

【主治】　眼有黑花。

明目延龄丸

【方源】　《慈禧光绪医方选议》。

【组成】　霜桑叶 6 克,菊花 6 克。

【用法】　上为极细末,炼蜜为丸,如绿豆大。每次 6 克,白开水送服。或以水熬透,去渣,再熬浓汁,少兑炼蜜收膏,名明目延龄膏。每次 9 克,白开水冲服。

【功用】　清热散风,平肝明目。

【主治】　风热头痛,目赤;肝阳上亢,两目昏花。

【加减】　风热头痛目赤,加白蒺藜;肝阳上亢,两目昏花,加石决明,枸杞子。

明目槐子丸

【方源】　《太平圣惠方》卷三十三。

【组成】　槐子、黄连(去须)各 60 克。

【用法】　上药研为末,炼蜜为丸,如梧桐子大。每次 20 丸,食后以温浆水送下,夜临卧再服。

【主治】　眼热目暗。

昆布丸

【方源】　方出《外台秘要》卷二十三引《肘后备急方》,名见《医心方》卷十六引《范汪方》。

【组成】　昆布、海藻各等份。

【用法】　上药研为末,炼蜜为丸,如杏核大。含,稍稍咽汁,1 日 4～5 次。亦可酒浸服。

【主治】　颈下卒结,囊渐大欲成瘿者。

昆布汤

【方源】　方出《太平圣惠方》卷五十,名见《嵩崖尊生全书》卷九。

【组成】　昆布(洗去咸味)60 克,小麦 100 克。

【用法】　水煎小麦烂熟,去渣。每次服 50 毫升,不拘时候;仍拣取昆布,不住含三二片子咽津。

【主治】　胸中气噎不下食,喉中如有肉块。

罗汉果玉竹冲剂

【方源】　《部颁标准》。

【组成】　罗汉果 200 克,玉竹 400 克。

【用法】　制成冲剂。每次 12 克,开水冲服,1日 3 次。

【功用】　养阴润肺,止咳生津。

【主治】　肺燥咳嗽,咽喉干痛。

国老汤

【方源】　《鸡峰普济方》卷十一。

【组成】　桔梗 90 克,甘草 60 克。

【用法】　上药研为粗末。每次 6 克,水煎,去渣,临卧温服。

【主治】　肺经积热,外感寒邪,口干喘满,咽燥肿痛,挟寒咳嗽,唾有脓血。

国老膏

【方源】　《疡科捷径》卷中。

【组成】　当归 90 克,甘草 90 克。

【用法】　上药用桑柴文武火煎,去渣,再煎成膏。每次 9～12 克,清晨以无灰酒冲下。

【主治】　悬痈。

固下丸

【方源】　《医略六书》卷二十八。

【组成】　龙骨(煅)240 克,蒲黄(炒黑)240 克。

【用法】　上药研为末,炼蜜为丸。每次 9 克,生地黄汁送下。

【主治】　孕妇溺血,久不能止,脉虚涩者。

【方论】　妊娠脬气虚滑,血液暗渗,故溲溺出血,久不能止焉。白龙骨涩脬气之滑脱,以固经气之下泄;蒲黄灰止溺血之渗漏,以禁经血之妄行。白蜜以丸之,生地黄以下之,使溺道勿滑,则经气完固,而血无妄渗之患,何溺血之久不止者?胎孕无不自安矣。

固中丸

【方源】　《医学纲目》卷二十三。

【组成】　苍术、肉豆蔻(煨)各 30 克。

【用法】　上药研为末,粥为丸,如梧桐子大。每次 50 丸。

【主治】　脾久泄。

固气丸

【方源】　《幼幼新书》卷二十八引《九籥卫生方》。

【组成】　绝大肉豆蔻 1 枚,滴乳香 1 块。

【用法】　将肉豆蔻劈开,填入乳香,外用酵面裹,慢火煨,候面熟为度,去面不用;将肉豆蔻、乳香同研为细末,面糊为丸,如绿豆大。每次 20 丸,乳食前米饮送下。

【主治】　小儿脾胃虚怯,泄泻腹痛。

固本散

【方源】　《普济方》卷六十六引《卫生家宝》。

【组成】　蝎梢、白胡椒各等份。

【用法】　上药研为末。擦痛处。

【主治】　牙痛。

固阳丸

【方源】　《魏氏家藏方》卷七。

【组成】　阳起石（煅，别研）、干姜（炮，洗）各等份。

【用法】　上药研为细散，糯米饭为丸，如梧桐子大。每次 50～70 丸，米饮送下。

【功用】　祛寒气，固真阳。

【主治】　脏腑滑泄。

固肠丸（1）

【方源】　《丹溪心法》卷五。

【组成】　椿根白皮 120 克，滑石 60 克。

【用法】　上药研为末，粥为丸，如梧桐子大。每次 100 丸，空腹开水送下。

【功用】　燥湿，去脾胃陈积。

【主治】　湿气下利，大便下血，白带。

固肠丸（2）

【方源】　《医方类聚》卷一三九引《济生续方》。

【组成】　附子（炮，去皮脐）1 只，肉豆蔻（面裹煨香，去面不用）30 克。

【用法】　上药研为细散，醋糊为丸，如梧桐子大。每次 70 丸，食前陈米饮送下。

【主治】　大肠久冷，滑泄不禁。

固肠丸（3）

【方源】　《万氏家抄方》卷一。

【组成】　椿根白皮（炒，为末），阿胶。

【用法】　以阿胶烊水为丸，如梧桐子大。每次 100 丸，空心米饮送下。

【主治】　水泻不止。

固肠丸（4）

【方源】　《魏氏家藏方》卷七。

【组成】　龙骨（煅）、赤石脂（煨、煅）各等份。

【用法】　上药研为细散，蒸饼糊为丸，如绿豆大。每次 50 丸，食前干木瓜、紫苏汤送下。

【主治】　脏腑滑泄。

固齿散

【方源】　《医宗金鉴》卷八十八。

【组成】　骨碎补、牡鼠骨（煅灰）。

【用法】　上药研为细散，瓷罐收贮。时时擦牙。

【主治】　牙动。

固胎散

【方源】　《肯堂医论》卷下。

【组成】　黄芩 60 克，于术 30 克。

【用法】　上研细末。每次 9 克，砂仁汤下。

【功用】　安胎。

【加减】　胎热重者，条芩加 30 克，于术用米泔水浸。

固真丸

【方源】　《医方类聚》卷一九七引《经验秘方》。

【组成】　花椒 120 克，青盐 6 克。

【用法】　上药研为细散，好酒糊丸，如梧桐子大。每次 30～60 丸，空心温酒送下，1 日 1 次。

【功用】　固真气。

固真散

【方源】　《普济方》卷二一七引《太平圣惠方》。

【组成】　白龙骨 30 克，韭子 15 克。

【用法】　上药研为末。每次 6 克许，酒调，空腹服。

【功用】　涩精固气，暖下元。

【主治】　才卧着即泄精。

果皮丸

【方源】　《类编朱氏集验方》卷一。

【组成】　果州陈皮、当归。

【用法】　上药研为末，酒煮糊为丸。汤、酒任服，不拘多少。

【主治】　久患风疾，手足不遂。

果附汤

【方源】　《袖珍方大全》卷一引《济生方》。

【组成】　草果仁、附子（炮，去皮脐）各等份。

【用法】　上药研为粗散。每次 15 克，加生姜

7片,大枣1个,水煎服,不拘时候。

【主治】　①《袖珍方大全》引《济生方》:气虚疟疾,寒多热少,或单寒者。

②《医学入门》:脾寒疟疾不愈,振寒少热,面青不食,或大便溏泄,小便反多。

和兑饮

【方源】　《古方汇精》卷一。

【组成】　生姜汁1小匙,白蜜2匙。

【用法】　上和匀,重汤炖服。

【主治】　新久咳嗽,未经见血者。

制绿豆

【方源】　《类编朱氏集验方》卷四。

【组成】　大附子(去皮脐,切作2片用)1个,绿豆(水煮,候干熟)75克。

【用法】　上取出,乘热空心只吃绿豆,其附子留住。次日将附子2片作4片,再用绿豆75克,水煮干熟,乘热空心吃绿豆。第2日再别用附子1个,绿豆75克,如前过度服之。又第4日亦如前第2日法度服之。每1日临卧时吃豆,但依此资次。凡服4日,其水从小便下,肿自消退。如未退,再以前药服之。

【主治】　十种水气,脾肾气浮肿。

【宜忌】　忌生冷毒物、盐、酒60日。

季芝鲫鱼膏

【方源】　《医宗金鉴》卷六十六。

【组成】　活鲫鱼肉、鲜山药(去皮)各等份。

【用法】　上共捣如泥,加麝香少许。涂核上。觉痒极,勿搔动,隔衣轻轻揉之,7日1换,旋涂即消。

【主治】　乳岩,肿如复碗坚硬,形如堆栗。

使君子饼

【方源】　《普济方》卷三九九引《经验良方》。

【组成】　使君子、鸬鹚粪各等份。

【用法】　上药研为末,加鸡子(打破)1个,并药为饼,蒸熟,五更初服。其虫立可出。

【主治】　疳积蛔虫。

侧柏丸

【方源】　《经验女科》。

【组成】　侧柏叶120克,黄芩120克。

【用法】　上药研为末,蜜为丸。每次100丸,开水送下。

【主治】　胎前赤带如猪肝水。

侧柏酊

【方源】　《中医皮肤病学简编》。

【组成】　鲜侧柏叶(包括新鲜种子,切碎)35克,75%乙醇100毫升。

【用法】　浸泡7天后,过滤,静置。取中上层深绿色药液外涂。

【主治】　斑秃。

侧柏散(1)

【方源】　《圣济总录》卷一五一。

【组成】　侧柏叶(去枝)、木贼(锉,炒微焦)各30克。

【用法】　上药研为散。每次6克,温酒调下;米饮亦得。

【主治】　室女月水不断。

侧柏散(2)

【方源】　《幼幼新书》卷二十引东方先生方。

【组成】　侧柏叶、五灵脂各等份(焙干)。

【用法】　上药研为细散。热汤浸6克,温呷,不拘时候,可服旬日。

【主治】　劳气。

侧柏散(3)

【方源】　《普济方》卷三十八。

【组成】　嫩侧柏叶(九蒸九晒)60克,陈槐花(炒半黑色)30克。

【用法】　上药研为末,炼蜜为丸,如梧桐子大。每次40～50丸,空腹温酒调下。

【主治】　肠风,脏毒,酒痢,下血不止。

乳粥

【方源】　《瞿仙活人方》卷上。

【组成】　黄牛乳。

【用法】　煮粥半熟,去米汤,下牛乳代米汤煮之,候熟挹置碗中。每碗下真酥15克,置粥上溶如油,遍覆粥上,食时旋搅。

【功用】　补虚羸,止烦渴,除风热,润皮肤,养心肺,解诸热风毒,大助元气。

【宜忌】　水牛乳不用。

乳石散

【方源】　《普济方》卷三〇一引《神效方》。

【组成】　浮海石(烧红醋淬数次)6克,金银花3克。

【用法】　上药研为细散。每次7.5克,如煎茶,分2次服。

【主治】　疳疮久不愈者。

乳头散

【方源】　《普济方》卷三八七。

【组成】　甘草(大者)3厘米,健猪胆1个。

【用法】　上药合炙干为末,以少许敷乳头上,令儿咂;茶清调下亦得。

【主治】　婴儿吃乳多嗽,并诸咳。

乳豆丸(1)

【方源】　《普济方》卷三十七引《济生方》。

【组成】　钟乳粉30克,肉豆蔻(面裹煨香,去面不用)15克。

【用法】　上药研为末,煮枣肉杵为丸,如梧桐子大。每次70丸,空腹食前米饮送下。

【主治】　大肠虚寒,滑泄不止。

乳豆丸(2)

【方源】　《瑞竹堂经验方》卷八。

【组成】　乳香(别研)60克,肉豆蔻(面裹煨熟,取肉豆蔻切碎为末)60克。

【用法】　上药研为细散,和匀,用陈米粉糊为丸,如梧桐子大。每次50～70丸,空腹米饮汤送下。

【主治】　脏腑泄泻不调。

乳豆膏

【方源】　《仁斋直指方论》卷二十二。

【组成】　绿豆(去皮取肉)30克,乳香(竹叶裹,熨斗熨)7.5克。

【用法】　上药研为末,酒调敷,伞纸贴,干则再敷。续后却换消肿排脓药。

【功用】　止痛。

【主治】　痈疽肿疖疼痛。

乳香丸(1)

【方源】　《育婴秘诀》卷二。

【组成】　乳香5分,沉香1钱。

【用法】　上为极细末,蜜为丸,如梧桐子大。每次2丸,用石菖蒲、钩藤煎汤送下。

【主治】　内钓似痫,此肝病受寒气所致。腹痛多啼,唇黑囊肿,伛偻反张,眼内有红筋斑黑。

乳香丸(2)

【方源】　《圣济总录》卷一一九。

【组成】　乳香(如豌豆大)1块,白矾(如皂荚子大)1块。

【用法】　上药以铁匙先于炭火中熔白矾成汁,次下乳香安心中,急以手就丸乳香在矾内。每次以绵裹痛处牙咬之,有涎即吐却。

【主治】　牙齿疼痛。

乳香丸(3)

【方源】　《圣济总录》卷一七〇。

【组成】　乳香(盏子内熔过,研)1.5克,胡粉3克。

【用法】　上药研为细散,用白颈蚯蚓生捏去土,烂研和就为丸,如麻子大。每次7～10丸,煎葱开水送下。

【主治】　小儿慢惊风,心神闷乱,烦懊不安,筋脉拘急,胃虚虫动,反折啼叫。

乳香丸(4)

【方源】　《仁斋直指方论》卷二十二。

【组成】　白净滴乳香30克,牡蛎粉15克。

【用法】　上药研为细散,雪糕糊为丸,如麻子大。每次30丸,空腹时道地川白姜(生用)煎汤送下。

【主治】　冷漏。

乳香丸(5)

【方源】　《古今医统大全》卷六十四。

【组成】　乳香(另研)3克,巴豆3个。

【用法】　上药研为末,以黄蜡熔化为丸,如麻子大。每用 1 丸,塞孔中。

【主治】　虫蛀牙痛。

乳香饼

【方源】　《古今医统大全》卷五十三。

【组成】　乳香 3 克,蓖麻子 14 粒。

【用法】　上同捣烂,做饼,贴太阳穴上。如痛定急去之,解开头发出气。

【主治】　气攻头痛,不可忍者。

乳香散(1)

【方源】　方出《太平圣惠方》卷六十八,名见《鸡峰普济方》卷二十五。

【组成】　松脂 30 克,乳香 15 克。

【用法】　上药研为细散。先用针拔,后以药敷之,密封即效。

【主治】　肉刺,久不愈。

乳香散(2)

【方源】　《普济方》卷一五六引《孙尚药方》。

【组成】　松节(细锉如米)30 克,乳香 3 克。

【用法】　上于银石器内,慢火炒令焦,出火毒,研细。每次 3~6 克,热木瓜酒调下。

【主治】　脚转筋,疼痛挛急者。凡是筋病,皆治之。

乳香散(3)

【方源】　方出《外科精要》引《灵苑方》(见《医方类聚》卷八十三),名见《圣济总录》卷一二九。

【组成】　乳香(研细)、胆矾(烧,研)各等份。

【用法】　上为极细末。时时敷之。

【主治】　甲疽。胬肉裹甲,脓血,疼痛不愈。

乳香散(4)

【方源】　《圣济总录》卷十六。

【组成】　乳香如皂子大,高良姜如指头大。

【用法】　火上烧,迎烟熏鼻,随痛左右用之。

【主治】　偏头痛不可忍。

乳香散(5)

【方源】　《圣济总录》卷一一九。

【组成】　乳香(研)1.5 克,蜀椒(轻炒取红,为

细末)3 克。

【用法】　上药研为散。每用少许,揩贴痛处。良久,温荆芥汤漱口,立效。

【主治】　牙痛不可忍。

乳香散(6)

【方源】　《圣济总录》卷一二〇。

【组成】　乳香一份、补骨脂(炒)15 克。

【用法】　上药研为散。每取少许,揩痛处,有蛀眼,则用软饭和药做梃子,塞蛀孔中。其痛立止。

【主治】　牙痛蛀蚛,风虚上攻,连脑疼痛。

【备考】　本方方名,《本草纲目》引作"金针丸",方中补骨脂,《本草纲目》作"骨碎补"。

乳香散(7)

【方源】　《圣济总录》卷一四三。

【组成】　乳香 6 克,没药 3 克(二味同研)。

【用法】　上药研为细散,用乌鸡子 1 个,打开去黄,以清拌药,再入鸡子壳中,以纸封,饭甑中蒸熟,空腹服尽。如年深者,服十数个全安。

【主治】　五痔,年深不愈。

乳香散(8)

【方源】　《永乐大典》卷九七五引《保生论》。

【组成】　甘遂、乳香(各为末)各 3 克。

【用法】　上药研为细散。每次 0.75~1.5 克,童子小便送下。

【主治】　小儿惊风涎溢,闷绝暴死。

乳香散(9)

【方源】　《妇人良方大全》卷一。

【组成】　草果(去皮)1 个,乳香(用面饼裹,火炮焦黄存性,取出和面用之)1 小块。

【用法】　上药研为细散。每次 6 克,重者 9 克,陈米饮调下。

【主治】　赤白带下。

乳香散(10)

【方源】　《证治准绳·幼科》卷三。

【组成】　天仙藤(焙干为末)30 克,乳香(研)3 克。

【用法】　每次 3 克,温酒送下。

【功用】　定痛。

【主治】　赤流丹疼痛。

乳香膏(1)

【方源】　《是斋百一选方》卷八。

【组成】　光明白矾(枯过)、滴乳香各等份。

【用法】　上药研为细散,熔蜡量多少和成膏,旋丸。看蛀牙孔子大小填之。其痛立止。

【主治】　牙痛。

乳香膏(2)

【方源】　《胎产指南》卷七。

【组成】　乳香、没药各15克。

【用法】　上药研为细散,酒、醋各1杯,熬膏。布摊贴。

【主治】　产后腰痛、胁痛,不可忍者。皆有败血流入二经,以致作痛。

乳姜汤

【方源】　《赤水玄珠》卷十五。

【组成】　乳香末6克,生姜自然汁6克。

【用法】　水同煎,通口服。

【主治】　寒疝气上冲,中脘筑痛。

乳姜散

【方源】　《圣济总录》卷一六五。

【组成】　干姜(炮)60克。

【用法】　上药研为细散,以人乳汁和做饼,以慢火炙令黄熟,研为细散。每次9克,空腹陈米饮调下。

【主治】　产后冷痢疾。

乳蛎散

【方源】　《医方类聚》卷九十四引《经验良方》。

【组成】　乳香(研细)15克,牡蛎(火煅)30克。

【用法】　上药研为末,和匀。每次9克,温酒或沸汤调下。

【主治】　心脾痛,诸药不效。

乳蜂散

【方源】　《普济方》卷六十六。

【组成】　露蜂房1枚,乳香3块。

【用法】　上锉。同煎漱。

【主治】　牙痛。

乳香猪血丹

【方源】　《奇效良方》卷六十五。

【组成】　乳香(研细)、猪心血。

【用法】　上为丸,如樱桃大。每次1丸,用水磨化下。

【主治】　斑疮不发。

金　丹

【方源】　《幼科指掌》卷三。

【组成】　寒水石、大黄各等份。

【用法】　上药研为末,蜜水调敷。

【主治】　小儿初生,因于胎热肉烂者。

金乌散

【方源】　《外科传薪集》。

【组成】　皂荚炭30克,白矾3克。

【用法】　上药研为细散。香油调敷。

【主治】　头耳眉癣,燕窝疮。

金凤膏

【方源】　《寿世保元》卷七。

【组成】　白毛乌肉雄鸡(吊死,水泡去毛,去肠杂不用)1只,金樱子根。

【用法】　将金樱子根洗净,切片,装入鸡肚内,酒煮令熟,去药。将鸡酒任意食之。

【主治】　血崩。

金甲散

【方源】　《外科方外奇方》卷四。

【组成】　穿山甲(全者)1只,生漆500克。

【用法】　每日将穿山甲漆数次,漆完用瓦器将穿山甲炙灰,如病人要头身先好,即服穿山甲头身起3克;足先好,即服穿山甲足4只起,兑陈酒服完即愈。

【主治】　大麻风。

金丝膏(1)

【方源】　《赤水玄珠》卷二十五。

【组成】　黄丹3克,生蜜30克。

【用法】　和匀,深瓯盛,甄内蒸黑为度。每用少许,刷口内。

【主治】　小儿口疮。

金丝膏(2)

【方源】　《卫生鸿宝》卷一。

【组成】　金丝荷叶(捣汁,仍将汁入滓内,用绢包着),雄猪肝(斜切棋子格,勿断。少欹,则切缝俱开)1副。

【用法】　将绢包捣过,叶汁滴入各缝中,以盘盛,饭上蒸熟,令病人尽量食下(不可使知有药)。如一次不能服尽,用新瓦炙干为末,老米糊丸服。

【主治】　痨虫。

金刚丸

【方源】　《赤水玄珠》卷四。

【组成】　萆薢、杜仲(炒)。

【用法】　上酒煮猪腰子为丸,如梧桐子大。每次50～70丸,空腹盐酒送下。

【主治】　肾损骨痿,不能起床。

金华丸

【方源】　《圣济总录》卷六十六。

【组成】　滑石(为末)30克,款冬花120克。

【用法】　以款冬花捣为粗末,入沙盒内,铺底盖头,置滑石于中,固济盒子令密,用炭火煨之通赤,候冷取出,不用款冬花灰,只取滑石末研极细,别以款冬花细末60克,白面9克,水化开,慢火熬成稀膏,入前滑石末和匀为丸,如梧桐子大。临卧以1丸于生油内滚过干咽。

【主治】　一切喘嗽,痰涎吐逆。

金华散

【方源】　《惠直堂方》卷一。

【组成】　椿根白皮(须臭气者,去粗皮,取向东南者)30克,松花9克。

【用法】　上药研为末。红痢,蜜调;白痢,砂糖调;红白痢,蜜糖兼调,每次9克,空心滚水调下。

【主治】　红白痢。

【宜忌】　忌厚味。

金声散

【方源】　《汉药神效方》。

【组成】　大黄2.4克,荞麦粉1.5克。

【用法】　上药研为末。和酒服。

【主治】　癫病。

金花散(1)

【方源】　《小儿卫生总微论方》卷三。

【组成】　大黄30克,秦艽(去芦)15克。

【用法】　上药研为末。每次1.5克,入青蒿3叶,葱白少许,水同煎,去渣温服。若变骨蒸劳气,用童子小便浸青蒿、葱白煎药。

【主治】　小儿潮热发躁。

金花散(2)

【方源】　《经验奇方》卷上。

【组成】　生石膏(煅熟)500克,黄丹30克。

【用法】　上药各为末,和匀再研,贮瓶候用;生猪板油不拘多少,扯去皮,捣烂,将散缓缓加入,随捣随加,以韧为度;量患之大小,宽摊川油纸。将患上腐脓弱纸拭净,以此散掺满患口,猪油膏药盖之,1日2换。

【功用】　祛腐生新。

【主治】　发背对口,肚痈腰痈,搭手臁疮,一切红肿痈毒。

【宜忌】　忌食酒糟、猪、羊、冬笋、香菇、油煤、面食、发气各物。

金英酒

【方源】　《仙拈集》卷三。

【组成】　金银花(连茎叶)、蒲公英各120克。

【用法】　捣烂取汁。黄酒热服,盖暖出汗;仍将滓敷患处。

【主治】　吹乳成块。

金枣儿

【方源】　《寿世保元》卷三。

【异名】　金枣散(《医级》卷八)。

【组成】　红大戟500克,大枣1500克。

【用法】　水煮1日夜,去大戟,用枣晒干。食之。

【主治】　肿胀。

金泥膏

【方源】　《仁术便览》卷四。

【组成】　阴地蚯蚓粪(少)、朴硝(多)。

【用法】　上药研为末。新汲水浓调,厚敷患处,1日3～4次。

【主治】　小儿一切无名肿毒,诸般丹瘤,热瘰湿烂。亦治成人。

金茵茶

【方源】　《首批国家级名老中医效验秘方精选》。

【组成】　茵陈、金钱草各等份。

【用法】　上药适量,开水浸泡当茶饮用,1日数次,长期饮用不再复发(症状完全缓解后再坚持服用2周停药)。

【功用】　清热利胆、利湿。

【主治】　胆囊术后综合征、单纯性胆囊炎。

【方论】　方中茵陈苦辛微寒,入肺胆脾经,功擅清热利湿、利胆退黄;金钱草苦酸凉,入肝胆肾膀胱经,功擅清热解毒,利尿排石。二药皆入肝胆,均有清肝利胆之功,且都含挥发油,开水泡茶较易保存其有效成分,故疗效卓著。胆囊术后病人部分出现有上腹痛、向肩背放射、发热、恶心、食欲缺乏等症,西医称之为"胆囊术后综合征"。对此,无法再行手术,抗生素使用治疗效果不著且易复发。此方简便易行,患者乐于接受,并有药到病除之效。

金茱丸

【方源】　《活幼心书》卷下。

【组成】　金铃子肉30克,家茱萸15克。

【用法】　上药研为末。酒煮面糊为丸,如麻子大;儿小者,丸作粟壳大。每次30～50丸,空腹温盐汤送下,温酒亦好。

【主治】　冷疝气痛,及肤囊浮肿。

金砂散

【方源】　《瑞竹堂经验方》卷五。

【组成】　硇砂(好者)、雄黄(好者)各等份。

【用法】　上药研为细散,生蜜调合,用角盒子收贮。先将银箆挑破疮口,挤出恶血,然后用药1豆大入疮口内,以纸花贴定。若毒气入腹,已多呕吐欲死者,即服内托香粉散。

【主治】　疔疮。

金星酒

【方源】　《圣济总录》卷一三一。

【组成】　金星草(和根净洗,慢火焙干)120克,甘草3克。

【用法】　上药研为末,分作4帖。每帖用酒1000毫升,煎沸后,更以冷酒200毫升相和,入瓶器中封却,时取饮之。

【主治】　五毒发背。

金笔丸

【方源】　《普济方》卷三五六。

【组成】　金箔3片,兔毫笔头(烧为灰)3个。

【用法】　上和停,用蜡为丸,如梧桐子大,作1服。温酒送下。

【主治】　难产。

金倍散

【方源】　《医宗金鉴》卷六十四。

【组成】　整文蛤(攒孔)1枚,金头蜈蚣(研粗末)1条。

【用法】　将蜈蚣末装入文蛤内,纸糊封口,外再用西纸糊7层,晒干,面麸拌炒,以纸黑焦为度;去纸研极细,加麝香0.3克,再研匀。陈醋调稠,温敷坚硬核处,外用薄纸盖之,每日1换。

【主治】　瘰疬坚硬,难消难溃。

金粉丸

【方源】　《圣济总录》卷一一八。

【组成】　绿豆粉15克,荜茇15克。

【用法】　上药研为末,糯米粥为丸,如绿豆大。先用冷水漱口后,含化1丸,咽津无妨。

【主治】　口舌生疮久不愈。

金粉散

【方源】　《普济方》卷三六五。

【组成】　黄柏、天南星各等份。

【用法】　上药研为末,酽醋调涂。小儿无故生口疮,不下乳食,只于脚心涂贴;咳嗽涂顶门。

【主治】　小儿口疮,不下乳食,咳嗽。

金屑丸

【方源】　《眼科锦囊》。

【组成】　硫黄(极末)、糯米粉各等份。

【用法】　上为丸,如龙眼大。每用半丸,为末,开水送下。

【主治】　大头风。

金黄散(1)

【方源】　《圣济总录》卷一三二。

【组成】　黄柏30克,蜜(将蜜涂黄柏,炙,蜜尽为度)60克。

【用法】　上药研为散。入麝香0.5克,同研匀细,干掺疮上。

【主治】　恶疮。

金黄散(2)

【方源】　《妇人良方大全》卷二十三引《妇人经验方》。

【组成】　大黄、粉草各30克。

【用法】　上药研为细散,以好酒熬成膏,倾在盏中,放冷,摊纸上。贴痛处。

【主治】　奶痈。

【宜忌】　羸弱不宜服。

金黄散(3)

【方源】　《保婴撮要》卷十二。

【组成】　滑石、甘草。

【用法】　上各为末,和匀。敷患处。如有疱挑去,水敷之。加黄柏尤好。

【功用】　消毒止痛。

【主治】　天疱疮。

金黄散(4)

【方源】　《寿世保元》卷四。

【组成】　槐花(净,炒)、郁金(湿纸包,火煨)各30克。

【用法】　上药研为细散。每次6克,淡豆豉汤送下。

【主治】　尿血。

金黄散(5)

【方源】　《经验方》卷上。

【组成】　生甘草、黄柏各等份。

【用法】　上药研为细散。香油调敷,干掺亦可。

【主治】　臂腿诸烂,不拘远近皆效。

金银丸

【方源】　《杨氏家藏方》卷十五。

【组成】　牡蛎(煅粉)240克,硫黄(生,研)60克。

【用法】　上药研为细散,面糊为丸,如梧桐子大。每次30丸,食前米饮送下。

【主治】　妇人冲任不足,子脏久寒,肢体烦疼,带下冷痛。

金银汤

【方源】　《证治宝鉴》卷八。

【组成】　白姜、黄连各6克。

【用法】　水煎服。

【主治】　伤寒协热自利。

金银散(1)

【方源】　《类编朱氏集验方》卷三。

【组成】　蚌粉(炒)30克。

【用法】　入姜黄末1.5克,水调拌蚌粉合湿,铫内再炒令干。每次6克,盐、姜汁各少许,热汤调下。

【主治】　心腹气痛,胀急上筑,不可屈伸。

金银散(2)

【方源】　《外科全生集》。

【组成】　硫黄60克。

【用法】　入铜器熔化,加银朱15克搅和,离火倒油纸上,冷取研细,醋调敷;如破烂,烂孔痒极者,白蜜调敷。

【主治】　恶疮极痒。

金液丹

【方源】　《是斋百一选方》卷一引范忠宣公方。

【组成】　透明硫黄120克,猪脂肪250克。

【用法】　先将硫黄碎为小块子,以沙石铫子炼脂肪成汁,去却筋膜,后下硫黄在内,急以柳枝子搅,才候消,不可炼过,却便下火,先用汤一盏,以新绵罩其上,将所熬硫黄并脂倾在绵上,硫黄沉,脂浮,候冷,拨去脂,将凝住硫黄以皂角汤洗10余遍,候不黏腻,以柳木捶研细如粉,水浸蒸饼为丸,如梧桐子大。每次30~50丸,米饮送下。

【功用】　壮气养真。

金锁匙(1)

【方源】　《普济方》卷六十引《仁存方》。

【组成】　雄黄 1.5 克,巴豆(去油)1 粒。

【用法】　上作 1 服,生姜自然汁调,灌下,或吐或下皆愈。一方细研,每遇急患不可针药者,用酒瓶装灰,坐瓶嘴下,装火一炷焚之,候咽起,将瓶嘴入一边鼻中,用纸覆瓶口熏之。

【主治】　咽喉肿塞。

金锁匙(2)

【方源】　《活人心统》卷三。

【组成】　鸡内金(烧灰存性)、冰片。

【用法】　研。吹之。

【主治】　咽喉作痛,风热肿痹。

金锁散

【方源】　《幼幼新书》卷二十九引《卫生家宝方》。

【组成】　肉桂(去粗皮,姜汁炙)15 克、黄连(同吴茱萸同炒,去吴茱萸不用,只用黄连)0.3 克。

【用法】　上药研为末。每次婴孩 0.5 克,2~3 岁 1.5 克,紫苏子、木瓜汤送下,1 日 3 次。

【主治】　婴孩、小儿冷痢。

金樱膏

【方源】　《李氏医鉴》卷七。

【组成】　金樱子(取牛黄者,熬膏 500 克,熟则全甘而失涩性)、芡实(蒸熟为粉)500 克。

【用法】　和丸。盐酒送下。

【主治】　梦遗失精。

金蟾散

【方源】　《古今医鉴》卷六引李桐峰方。

【组成】　大蛤蟆 1 个,砂仁。

【用法】　以砂仁推入其口,使吞入腹,以满为度,用泥罐封固,炭火煅令透红,烟尽取出,候冷去泥,研末,为 1 服。或酒或陈皮汤送下。候撒屁多,乃见其效。

【功用】　《中药制剂手册》:理脾和胃,舒气宽胸。

【主治】　①《古今医鉴》:气鼓。

②《全国中药成药处方集》(杭州方):气郁腆胀,胸腹胀满,气急难卧,二便不畅,神倦肢瘦,腹胀,无论新久。

金蟾膏

【方源】　《鲁府禁方》卷四。

【组成】　大蛤蟆(剥去皮,另放后用)1 个,大葱白 3 根。

【用法】　上将蛤蟆身连肠及葱捣一处如泥。敷在肿处,用蛤蟆皮盖覆膏上。经宿即消。

【主治】　未成鱼口横眼、疙瘩疼痛难忍。

金僧散

【方源】　《青囊秘传》。

【组成】　密陀僧 30 克,冰片 0.3 克。

【用法】　上药研为末。桐油调涂疮口;干掺亦可。

【主治】　结毒,多骨疽,烂久不敛,或多骨不出,毒不清。

金鲤汤

【方源】　《外科正宗》卷二。

【组成】　金色活鲤鱼 1 尾(约 120 克重),贝母 3 克。

【用法】　先将鲤鱼连鳞剖去肚肠,勿经水气,用贝母细末掺在鱼肚内,线扎之,用上白童便半大碗,将鱼浸童便内,重汤炖煮,鱼眼突出为度,少倾取出,去鳞骨,取净鱼肉浸入童便内炖热。肉与童便作 2~3 次 1 日食尽。

【主治】　肺痈已成未成,胸中隐痛,咯脓血。

金蟾散

【方源】　《药奁启秘》。

【组成】　干蟾皮不拘多少。

【用法】　研为末。银花露同蜜调敷。

【功用】　消肿退毒。

金沙益散

【方源】　《幼科指掌》卷三。

【组成】　真川郁金、海金沙各 6 克。

【用法】　上药研为末。每次 3 克,灯心草汤调服。或加六一散9克。

【主治】　小儿乳伤脾胃,致使清浊不分,尿如白浊者。

金面花儿

【方源】　《普济方》卷三八一。

【组成】　巴豆不拘多少(碎),黄丹少许(研)。

【用法】　摊在小纸花上,贴在眉上。

【主治】　小儿口疳。

金钥匙散

【方源】　《济阴纲目》卷十四。

【组成】　滑石、石蒲黄各等份。

【用法】　上药研为细散。每次6克,酒调下。

【主治】　产后大小便不通,腹胀。

金铃子散

【方源】　《袖珍方大全》卷二引《太平圣惠方》。

【组成】　川楝子、延胡索各30克。

【用法】　上药研为末。每次6~9克,酒调下,温汤亦可。

【功用】　行气疏肝,活血止痛。

【主治】　①《袖珍方大全》引《太平圣惠方》:热厥心痛,或作或止,久不愈者。

②《杂病源流犀烛》:二维病。

③《中医大辞典·方剂分册》:肝气郁滞,气郁化火而致的胃脘、胸胁疼痛,疝气疼痛及妇女经行腹痛。

④《方剂学》:肝郁有热,心腹胁肋诸痛,时发时止,口苦,舌红苔黄,脉弦数。

【宜忌】　《江西中医药》:孕妇胃痛忌用,其他如胆结石及肝脉病,胃溃疡穿孔等均非本方适应证。

【方论】　①《古方选注》:川楝子散,一泄气分之热,一行血分之滞。《雷公炮炙论》云:心痛欲死,速觅延胡。洁古复以金铃治热厥心痛。经言:诸痛皆属于心,而热厥属于肝逆,金铃子非但泄肝,功专导去小肠膀胱之热,引心包相火下行,延胡索和一身上下诸痛。时珍曰:用之中的,妙不可言。方虽小制,配合存神,却有应手取愈之功,勿以淡而忽之。

②《谦斋医学讲稿》:本方主治肝气肝火郁滞,

胁痛,少腹胀痛。方仅两药,用量相等,而以川楝子为名,说明以疏肝气、泄肝火为主。川楝子只能走气分,并且偏于苦寒,配合延胡索辛温活血,亦能行气止痛。

③《方剂学》:本方所治诸痛,乃由肝郁气滞,气郁化火所致。方中用川楝子疏肝气,泄肝火,为君药。玄胡行气活血,为臣使药。二药相配,气行血畅,疼痛自止,为气郁血滞而致诸痛的常用基本方剂。

【验案】　胃痛　《广东医学》(1965,3:13):用本方治愈胃痛15例。无论火郁,酒肉滞,肝阳犯胃,肝厥胃痛,胸痞脘痛,饥饱失时,阳微气阻等所致者,均用此方加味。1剂痛止,不出2剂痊愈。

金银花散

【方源】　《卫生宝鉴》卷十三。

【组成】　金银花120克,甘草(炒)30克。

【用法】　上药研为粗末。每次12克,水、酒各半煎,去渣,稍热服之。

【功用】　托里止痛,排脓。

【主治】　发背恶疮。

【方论】　①《医方集解》:此足太阴阳明药也。金银花寒能清热解毒,甘能养血补虚,为痈疮圣药;甘草亦扶胃解毒之上剂也。

②《医林纂要探源》:金银花生用则力速,无生者乃用干者,茎叶皆可,而花尤良,芳馥之气味固在花也;甘苦微寒,清热解毒,其甘能养血补虚,其香能破郁行气,为痈疡家主药。生甘草补中平肝,厚脾扶胃,且解百毒。加酒一碗,借酒之辛散以行于卫间。

金银锁子

【方源】　《普济方》卷六十一。

【组成】　白矾500克,江子肉24个。

【用法】　用铜器将白矾熬数沸,再熬江子,以纸碾江子碎为度,出江子,将白矾出火毒,取矾黄色者捣为末;治咽喉乳蛾白色者,另捣为末。治一切毒物,以水调敷;中风者,水调服之;如牙噤,指甲挑入喉中,或竹筒吹入。

【主治】　乳蛾,喉闭,中风牙噤。

金樱子粥

【方源】　《药粥疗法》引《饮食辨录》。

【组成】　金樱子 10～15 克,粳米(或糯米)30～60 克。

【用法】　先煎金樱子,取浓汁,去渣,用粳米或糯米煮粥。每天分 2 次温服,以 2～3 天为 1 个疗程。

【功用】　收涩、固精、止泻。

【主治】　滑精遗精,遗尿,小便频数;脾虚久泻,妇女带下病,子宫脱垂等。

【宜忌】　感冒期间以及发热的病人不宜食用。

【方论】　金樱子味酸涩,性平无毒,入肾、膀胱、大肠经。《蜀本草》说能治脾泄,下痢,止小便利,涩精气。《滇南本草》:治日久下痢,血崩带下,涩精遗泄。中医认为,脾气虚则久泻不止,膀胱虚寒则小便不禁,肾气虚则精滑自遗,金樱子入三经而收敛虚脱之气,所以治疗上述病证有很好的效果。

金刀如圣散

【方源】　《仙拈集》卷四。

【组成】　松香、白矾各 30 克。

【用法】　上药研为末,收贮。临用搽伤处。

【功用】　住血止痛。

【主治】　跌破刀伤。

金刀独圣丹

【方源】　《疡科纲要》卷下。

【组成】　龙眼肉核(剥去黑壳一层)30 克,冰片 6 克。

【用法】　上为极细末,和匀再研,密贮。外涂。

【功用】　止血定痛。

【主治】　金疮。

金钗石斛膏

【方源】　《全国中药成药处方集》(南京方)。

【组成】　金钗石斛 1000 克,白蜜 1500 克。

【用法】　金钗不易出汁,必须多煮,时间宜长,用清水煎煮 3 成浓汁,去渣滤清,加白蜜收膏。每次 6 克,开水和服。

【功用】　滋润清火,养胃平肝。

【主治】　因肝火所致之头痛,牙痛,口苦咽干,烦躁失眠等症。

金泽冠心片

【方源】　《部颁标准》。

【组成】　泽泻 2850 克,雪胆 240 克。

【用法】　上药制成片剂。口服,每次 3～4 片,1 日 3 次。

【功用】　降血脂,增加心肌营养性血流量,降低心肌氧耗量。

【主治】　冠心病、心绞痛和高脂血症。

金疮神效散

【方源】　《证治准绳·疡医》卷六。

【组成】　五倍子、真降香各等份。

【用法】　上各炒焦,出火毒后研为末。干掺。

【主治】　金疮。

【加减】　虚者,加人参末。

金银花糖浆

【方源】　《部颁标准》。

【组成】　金银花 75 克,忍冬藤 175 克。

【用法】　上药制成糖浆。口服,每次 15～30 毫升,1 日 2～4 次。

【功用】　清热解毒。

【主治】　发热口渴,咽喉肿痛,热疖疮疡,小儿胎毒。

金蝉脱壳酒

【方源】　《人己良方汇集》。

【组成】　大蛤蟆(黄色者佳)1 个,金银花(金者 120 克,银者 120 克)240 克。

【用法】　将二药物捣烂,用布包好,放酒内煮。每日尽量饮之,饮完自愈。

【主治】　杨梅疮。

金樱子煎膏

【方源】　《全国中药成药处方集》(青岛方)。

【组成】　金樱子(去毛刺)5000 克。

【用法】　煎膏,滴纸不散,加沙苑蒺藜膏 500 克,再加蜜成膏。每次 12 克,开水化服。

【功用】　补益。

【主治】　遗精滑泄。

金蟾脱甲酒

【方源】　《外科正宗》卷三。

【组成】　好酒 2500 克,大蛤蟆 1 只。

【用法】　将蛤蟆浸酒,封瓶口煮 2 小时左右,待次日随量之大小,以醉为度,冬夏盖暖出汗为效;存酒次日只服量之 1/2,酒尽疮愈。

【主治】　杨梅疮,不拘新久轻重;杨梅结毒,筋骨疼痛,诸药不效者。

【宜忌】　服酒 7 日后不许见风为要,忌口及房事。

狐牙散

【方源】　《鸡峰普济方》卷十七。

【组成】　大螳螂 2 个,白矾 1 块。

【用法】　上药研为细散。以生麻油调涂之。

【主治】　痔。

狐头散

【方源】　《太平圣惠方》卷六十六。

【组成】　野狐头(炙令黄)1 枚,狸头(炙令黄)1 枚。

【用法】　上药研为末。先用浆水洗,拭干,以猪脂调敷之。

【主治】　鼠瘘。

狐胆丸

【方源】　《幼幼新书》卷十三引《聚宝方》。

【组成】　浮萍(紫背者,7 月 15 日采取)不拘多少(阴干),雄狐胆(12 月收,阴干)。

【用法】　上将浮萍为末,用胆汁为丸,如芥子大。每次 3 丸,金银花薄荷汤送下,不拘时候服。

【主治】　中风。

狐惑汤

【方源】　《备急千金要方》卷十。

【组成】　黄连、薰草各 12 克。

【用法】　上药研为散。白酢浆渍之 1 宿,煮,分 3 次服。

【主治】　狐惑病,其气如伤寒,默默欲眠,目不得闭,起卧不安,并恶食饮,不欲食,闻食臭其面目翕赤、翕白、翕黑,毒食于上者则声喝(一作嗄)也,毒食下部者则干咽也。

【方论】　《千金方衍义》:黄连,即泻心汤中专主;佐以薰草,专辟恶气,即泻心汤中干姜之意;煮用酢浆,专收湿化之虫。味少力专,其功不在泻心

之下耳。

狗胆煎

【方源】　《圣济总录》卷一五二。

【组成】　狗胆(用汁)1 枚,铛墨(锅底尖上煤即是)6 克。

【用法】　上搅拌,分作 2 服。煎当归酒调下。

【主治】　妇人经血不止。

狗脊膏

【方源】　《普济方》卷二七六引《经验良方》。

【组成】　商草、黑狗脊(生用)各 30 克(为末,口含浆水洗之)。

【用法】　口嚼杏仁调药,摊疮上,纸贴,绢帛固之。5～7 日 1 换,痒痛不可动,直至连换 3 次可效。

【主治】　臁疮。

【备考】　方中商草,《医方类聚》引作"商黄柏"。

肥肌丸

【方源】　《杨氏家藏方》卷十八。

【组成】　川芎、川楝子(微炒)各等份。

【用法】　上药研为细散,煮面糊为丸,如黍米大。每次 30 丸,温米饮送下,不拘时候。

【主治】　小儿诸疳羸瘦,手足枯细,腹大筋青,食不生肌。

服枸杞根方

【方源】　《备急千金要方》卷二十七。

【组成】　枸杞根 500 克。

【用法】　用水煮取汁,澄清,以小麦 50 克,纳汁中渍 1 宿,浸晒令汁尽,晒干捣末。每次 3 克,酒调下,1 日 2 次。

【功用】　养性退龄。

胁痛散

【方源】　方出《摄生众妙方》卷七,名见《仙拈集》卷二。

【组成】　小茴香(炒)30 克,枳壳(麸炒)15 克。

【用法】　上药研为末。每次 6 克,盐汤调下。

【主治】　胁下疼痛。

兔粪槟榔方

【方源】　《证治准绳·幼科》卷六。

【组成】　兔粪 14 粒,槟榔(用雌雄)。

【用法】　同磨,取不落地井花水调服。

【主治】　小儿疮疹后眼生翳膜。

鱼肚散

【方源】　《普济方》卷三八一引《卫生家宝》。

【组成】　密陀僧 30 克,黄丹(水飞)30 克。

【用法】　上药研为末,用活鲫鱼 1 条,破出腹肚净洗,入药在鱼肚内,用湿纸裹定,黄泥固济,慢火内烧 1 日,取出去土,研令细。每取少许,先用米泔水洗疮口,干贴。

【主治】　小儿疳疮。

鱼涎散

【方源】　《普济方》卷三九〇。

【组成】　瓜蒌(为末)。

【用法】　取鲇鱼身上涎,搜作饼子,晒干,或用蛤粉搜之尤妙。3 岁儿每次 1.5 克,候儿大渴时,用井桶口索头,泡汤调下,服立定;或用田螺浸水一夕调下。

【主治】　小儿多渴,饮水不休,心躁。

鱼胶散

【方源】　《医学入门》卷八。

【组成】　鱼胶(烧存性)。

【用法】　上药研为末,入麝香少许。每次 6 克,热酒米饮任下;亦可溶化外敷。

【主治】　破伤风,口噤强直。

鱼金注射液

【方源】　《部颁标准》。

【组成】　鱼腥草 4000 克,金银花 2000 克。

【用法】　制成注射液,每支装 2 毫升,遮光,密封。肌内注射,每次 2～4 毫升,1 日 2～4 次。

【功用】　清热解毒。

【主治】　热毒内盛而致的上呼吸道感染、支气管肺炎、病毒性肺炎、化脓性疾病、妇科炎症与术后发热。

鱼胆敷眼膏

【方源】　《圣济总录》卷一〇五。

【异名】　神效方(《普济方》卷七十七引《十便良方》)。

【组成】　鲤鱼胆 5 枚,黄连(去须,捣为末)15 克。

【用法】　上取胆汁调黄连末,纳瓷盒中,于饭上蒸 1 次取出,如干即入少许蜜,调似膏。1 日 5～7 次,涂敷目眦。

【主治】　目飞血赤脉及痛。

备急丸

【方源】　《丹溪心法附余》卷二十二引《应验方》。

【组成】　地龙数条(5 月 5 日取)。

【用法】　上用竹刀分中截作 2 段,看地龙跳得急者,慢者各另一处研烂,用朱砂末同研,和匀得所,丸如小绿豆大。急惊用急跳者,慢惊用慢跳者,用金钱薄荷汤送下。

【主治】　小儿急慢惊风。

备急散(1)

【方源】　《鸡峰普济方》卷十六。

【组成】　百草霜 60 克,荆芥穗 6 克。

【用法】　上药研为细散。每次 6 克,食前温酒调下。

【主治】　妇人冲任血气不实,虚弱心忪,头眩,脐腹绞痛,血海虚冷,漏下赤白及月水不定。

备急散(2)

【方源】　《杨氏家藏方》卷二十。

【组成】　白矾 30 克,草茶 30 克。

【用法】　上药研为细散。每次 9 克,新汲水调下。

【功用】　解中药毒。

【主治】　中药毒,烦躁,呕血,口内如针刺。

【备考】　此药入口味甘而不觉苦者,是中毒也。

备急散(3)

【方源】　《活幼心书》卷下。

【组成】　五倍子 30 克,先春茶末 15 克。

【用法】　上药研为末。每次 3 克,温开水调化,少与咽下,不拘时候。依此法服饵,不过三五次即效。如骨出或刺破处血来多者,硼砂 18 克,水煎消毒饮调服。血止痛住,肿退食进。

【主治】　小儿诸般骨鲠,致咽喉肿痛。

备急涂顶膏

【方源】　《太平圣惠方》卷八十五。

【组成】　川乌末 3 克,芸苔子 9 克。

【用法】　上取新汲水调。涂、贴在顶上。

【主治】　小儿天吊。

炙肝散(1)

【方源】　《圣济总录》卷一〇八。

【组成】　苘麻子(去土)500 克。

【用法】　上药研为末。以猪肝 1 片,如手大,薄批作 5～7 片,于药末中蘸匀炙干,再蘸再炙,末尽为度,捣为散。每次 3 克,空腹、临卧陈米饮调下。

【主治】　一切眼疾。

炙肝散(2)

【方源】　《圣济总录》卷一八九。

【组成】　诃梨勒皮 30 克(分为 3 服)。

【用法】　上药研为末。取羊肝批作薄片,勿使相离,以药末入肝叶中,炙熟食之。以愈为度。

【主治】　气痢。

【加减】　羸瘦,加芜荑末少许相和。

炙柏散

【方源】　《古今医统大全》卷七十九。

【组成】　黄柏(去皮净用,腊月猪胆汁浸,炭火炙焦色)。

【用法】　上药研为末。敷患处。

【主治】　汤火伤。

炙粉草膏

【方源】　《外科正宗》卷九。

【组成】　大甘草(用长流水浸透,炭火上焙干,再浸再炙,如此 3 次,切片)90 克,当归 90 克。

【用法】　用水慢火煎至稠膏,去渣再煎,稠厚为度。每日 9 克,无灰好热酒 1 大杯化膏,空腹服之。未成者即消,已成者即溃,既溃者即敛。

【主治】　悬痈已成服药不得内消者。

炙熊肉方

【方源】　《养老奉亲书》。

【组成】　熊肉(切)500 克,葱白(切)15 克。

【用法】　以酱椒等五味腌之,炙熟,空心冷食之。恒服为佳,亦可作羹粥任性食之,尤佳。

【主治】　老人中风,缓弱不仁,四肢摇动,无气力者。

周天散

【方源】　《普济方》卷四〇四。

【组成】　蝉蜕 15 克,地龙(去土)30 克。

【用法】　上药研为末。小者 1.5 克,大者 3 克,乳香汤调服。

【主治】　小儿疮疹黑陷,项强目直视,腹胀喘急发搐及一切恶候。

刻效散

【方源】　《疮疡经验全书》卷九。

【组成】　黄瓜蒌(连皮子煅过)1 枚,白矾 3 克。

【用法】　上药研为末。醋调敷,乳汁尤妙。

【主治】　发背。

变通十枣汤

【方源】　《首批国家级名老中医效验秘方精选》。

【组成】　甘遂 10 克,大枣 30～50 枚。

【用法】　上方加水同煎 20～30 分钟,去渣、汁,留用大枣。每次食用大枣 10 枚,若已泻下则不再加服;若未泻下,加服 1 枚,仍未泻下,再加服 1 枚,逐渐递增,以泻为度。

【功用】　缓下水饮。

【主治】　肝硬化腹水。

【方论】　方中甘遂味苦性寒,功擅治水逐饮,通利二便,为逐水之峻药。大枣甘温质柔,能补脾和胃,益气调营;因其甘缓之性,故能缓和猛药之峻利,使之祛邪而不伤正。两药相伍,攻逐水饮而不伤正气,健脾培土而不恋水邪。

京芎散

【方源】　《普济方》卷三八二。

【组成】　京芎、赤石脂各等份。

【用法】　上药研为末。3 岁儿每次 1.5 克,饥时米汤调服。

【主治】　小儿疳泻进退。

夜阴散

【方源】　《济阴纲目》卷十四。

【组成】　蜘蛛 3 个,大枣(去核)3 枚。

【用法】　上每枣 1 枚,入蜘蛛 1 个,夹于内炒熟,口嚼吃,用烧酒送下。未成者立消,已成者立溃。

【主治】　吹乳乳痈。

夜明砂散(1)

【方源】　《圣济总录》卷一八一。

【组成】　夜明砂 6 克,麝香 0.5 克。

【用法】　上为极细末。先以绵杖子拭去脓;用药 1.5 克,掺入耳中。

【主治】　小儿聤耳。

夜明砂散(2)

【方源】　《证治宝鉴》卷十。

【组成】　石决明、夜明砂。

【用法】　上药研为末,掺入猪肝内,扎紧,入砂锅,米泔煮吃。

【主治】　雀目。

育婴丸

【方源】　《普济方》卷三七四引《卫生家宝》。

【组成】　京墨末不拘多少。

【用法】　入鸡冠血拌和为丸,如绿豆大。每次 2～3 丸,用生姜薄荷汤送下,不拘时候。

【主治】　小儿惊风。

疟 丹

【方源】　《普济方》卷一九七引《太平圣惠方》。

【组成】　腊茶 3 克,硫黄 3 克。

【用法】　发日早起服。临发时,冷水调下。甚者两服即愈,用之屡验。

【主治】　疟疾。

【加减】　寒多,加硫黄少许;热多,加腊茶少许。

疟神丹

【方源】　《宣明论方》卷十三。

【组成】　信砒 30 克,雄黄 3 克。

【用法】　用棕子尖拌匀,研为丸,如梧桐子大。未发前 1 日,冷水送下 1 丸。

【主治】　诸般疟疾。

炒粉丸

【方源】　《世医得效方》卷四。

【组成】　蚌粉 30 克,巴豆(去壳及膜)7 粒。

【用法】　上同炒令赤,去巴豆不用,只以醋丸其粉,如梧桐子大。每次 20 丸,丈夫脐腹痛,炒茴香酒吞下;妇人血气,炒姜酒送下;败血冲心,童子小便和当归酒服;常服,姜酒送下。

【主治】　积聚涎块,结于心腹之间,致令心腹刺痛,日久不愈,或干呕减食。

炉功眼膏

【方源】　《中药制剂汇编》卷三。

【组成】　炉甘石、十大功劳。

【用法】　十大功劳根茎 50 克,加水 500 毫升,煎成浓汁,去渣后加炉甘石粉成为浓糊状,干燥成散剂;然后取此散剂 30 克,加凡士林 60 克,羊毛脂 10 克,调匀成眼膏。涂于眼缘,1 日 2 次。

【功用】　收敛消炎。

【主治】　各种睑缘炎。

炉甘石散(1)

【方源】　方出《仁斋直指方论》卷二十四,名见《普济方》卷三〇一。

【组成】　绿色炉甘石 30 克,真蚌粉 15 克。

【用法】　上药研为细散。扑敷。

【主治】　阴汗湿痒。

炉甘石散(2)

【方源】　《医抄类编》卷十一。

【组成】　炉甘石 90 克,车前草(捣汁)500 克。

【用法】　火煅甘石卒之,以干为度,澄研晒干。临用加冰片少许。

【主治】　烂眩风眼。

净肌汤

【方源】　《外科大成》卷四。

【组成】　侧柏叶 15 克,好醋 100 毫升。

【用法】　侧柏叶酒浸,九蒸九晒,炼蜜为丸,如梧桐子大。每次 30~50 丸,黄酒送下,1 日 3 服。

【主治】　杨梅愈后,遍身发瘰如癞,痒不可忍者,及中粉毒。

净固丸

【方源】　《儒门事亲》卷十五。

【组成】　槐花(炒)、枳壳(去瓤)各 30 克。

【用法】　上药研为细散,醋糊为丸,如梧桐子大。每次 20 丸,空腹、食前米饮汤送下。

【主治】　痔漏,下血痒痛。

净固散

【方源】　《普济方》卷二九六。

【组成】　当归 15 克,密陀僧 7.5 克。

【用法】　上药研为末。酒调下。

【主治】　诸痔。

法制杏仁

【方源】　《医部全录》卷二四六引刘河间方。

【组成】　苦杏仁(去皮尖)250 克。

【用法】　童便浸,1 日 1 换,夏 1 日 3 换,浸半月,控洗焙干,研极细末。每次 1 枣大,薄荷汤点蜜,食后调服,数剂全愈。

【主治】　一切气嗽。

法制香附

【方源】　《仁斋直指方论》卷二十六。

【组成】　香附(杵去毛皮,以童子小便浸 1 夜,晒干,截碎,又用米醋蘸过焙干)。

【用法】　上药研为末,每次 6 克,米汤调下;治冷带,用艾叶煎汤调下。

【主治】　下血;冷带。

法制灵鸡弹

【方源】　《玉机微义》卷十五。

【组成】　斑蝥(去头翅足)7 个。

【用法】　上将鸡子 1 个,顶上敲开些许,入药在内,纸封固,于饭上蒸熟,取出去壳,切开去药。五更空腹和米饭嚼,候小便通,如米泔水状,如脂,即验也。

【主治】　瘰疬马刀,腋下生者。

法制消糟汤

【方源】　《古今医统大全》卷二十七。

【组成】　腊糟(不下水者)500 克,朴硝(净者)250 克。

【用法】　上和匀,用新瓷罐收贮,密封置净处。每遇患者用 30 克,煎汤,徐徐饮之,自愈。不愈再服,无不神效。

【主治】　梅核气。

法煮蓖麻子

【方源】　《杨氏家藏方》卷二。

【组成】　蓖麻子(去皮,取仁)60 克,黄连(去须,锉如豆大)30 克。

【用法】　用银器,慢火熬,水尽即添,熬 3 日 2 夜为度,取出,去黄连,只用蓖麻子,风干不得见日,用竹刀将蓖麻子每枚切作 4 段。每次 20 段,计蓖麻子 5 粒,食后用荆芥汤送下,1 日 2 次。

【主治】　诸痫病,不问年深日久。

【宜忌】　《卫生宝鉴》:服蓖麻子者,终身忌食豆,若犯之,则腹胀而死。

油坠散

【方源】　《医学入门》卷四。

【组成】　滑石 180 克,甘草 30 克。

【用法】　上药研为末。取井水,入油,浮于水面,将此药撒在油花上,其药自沉碗底,去清水,再用地浆水(挖地坑,倾新水在内,搅匀澄清即得)调服。

【主治】　身热,霍乱呕吐,转筋者。

【加减】　一切风热上壅,咽喉不利,加青黛,薄荷少许,炼蜜为丸,噙化。

油蜡膏

【方源】　《本草汇言》卷十九引瓦氏祖传方。

【组成】　珍珠 3 克,头生儿胞衣 1 具。

【用法】　以豆腐裹煮珍珠,拌灯心草同研极细末;头生儿胞衣 1 具,以银簪穿孔数十,清水涤洗恶血净,火烘干燥,不可焦,研极细末,如不细,再烘再研,务要细如飞面者佳,如内有筋皮坚韧,研不细者,去之;白蜡 30 克,猪脂油 30 克,火上共熔化,和入胞衣末并珍珠末,调匀,瓷器收贮。遇时患,以猪蹄汤淋洗毒疮净,将蜡油药以软抿子脚挑取,轻轻敷上,再以铅粉油膏贴之。

【主治】　一切诸毒疽疮,穿筋溃络,烂肌损骨,破关通节,脓血淋漓,溃久不收之证。

油滴散

【方源】　《小儿卫生总微论方》卷十。

【组成】　半夏(大者,生)14 枚,白胡椒 49 粒。

【用法】　上药研为粗末。每次 1.5 克,入生油 7 滴,水煎,去渣服,不拘时候。

【主治】　小儿胃气虚冷,痰盛吐逆。

泻心汤

【方源】　《保婴撮要》卷九。

【组成】　宣黄连、犀角各等份。

【用法】　水煎服。

【主治】　心经实热,口舌生疮,烦躁发渴。

泻肾散

【方源】　《千金翼方》卷十五。

【组成】　硝石、白矾各 3 克。

【用法】　上药研为散。以粳米粥汁,搅令和调,顿服之,1 日 3 次。不知,稍增。

【主治】　男女诸虚不足,肾气乏。

泥金膏

【方源】　《古今医鉴》卷十三。

【组成】　阴地上蚯蚓粪 30 克,熟皮消 20 克。

【用法】　上药研为细散。新汲水浓调,厚敷患处,干则再上。

【主治】　大人、小儿一切无名肿硬焮赤,诸般丹瘤热瘰湿烂。

泽兰酒

【异名】　泽及汤(《疡医大全》卷二十)。

【方源】　《仙拈集》卷四引程氏方。

【组成】　泽兰、白及各 30 克。

【用法】　捣碎,酒、水各半同煎,乘热服下。盖暖汗出,浮敷患处。

【主治】　①《仙拈集》:一切肿毒。
②《疡医大全》:乳痈。

泽兰散

【方源】　《东医宝鉴·杂病篇》卷十引《丹溪心法》。

【组成】　泽兰、防己各等份。

【用法】　上药研为末。每次 6 克,温酒或醋汤调下。

【主治】　产后风肿水肿。

泽肤膏

【方源】　《古今医统大全》卷五十五。

【组成】　牛骨髓、真酥油各等份。

【用法】　上药合炼一处,以净瓷罐贮之。每次 30 克,空腹用热酒调服;不饮酒者蜜汤调。

【功用】　滋阴养血,止嗽荣筋。

【主治】　皮肤枯燥如鱼鳞。

泽泻汤

【方源】　《金匮要略》卷中。

【组成】　泽泻 15 克,白术 6 克。

【用法】　水煎,分 2 次温服。

【功用】　《金匮辨解》:利水除饮,健脾制水。

【主治】　①《金匮要略》:心下有支饮,其人苦冒眩。
②《普济方》:水肿。
③《医灯续焰》:胸中痞结,坚大如盘,下则小便不利。
④《证治汇补》:饮水太过,肠胃不能传送。
⑤《会约医镜》:咳逆难睡,其形如肿。

【方论】　①《金匮要略心典》:冒者,昏冒而神不清,如有物冒蔽之也;眩者,目眩转而乍见玄黑也。泽泻泻水气,白术补土气以制水也。

②《金匮要略方义》:此方所治之冒眩,乃水饮停于中焦,浊阴上冒,清阳被遏所致。治当利湿化饮,健脾和中。本方泽泻白术两药相伍,一者重在祛湿,使已停之饮从小便而去;一者重在健脾,使水湿既化而不复聚。高学山称此为"泽泻利水而决之于沟渠,白术培土而防之于堤岸",其意甚当。

【验案】　①支饮　《经方实验录》:管某,女,咳吐沫,业经多年,每届冬令必发,时眩冒,冒则呕吐,大便燥,小溲少,咳则胸满。此为支饮,宜泽泻汤:泽泻 30 克、生白术 18 克。服 1 剂,即觉小溲畅行,而咳嗽大平。续服 5 服,其冬竟得安度。

②伏饮眩冒　《吴鞠通医案》:陈某,51 岁,人尚未老,阳痿多年。眩晕昏迷,胸中如伤油腻状,饮水多则胃不快,此伏饮眩冒症也。先与白术泽泻汤逐其饮,再议缓治湿热之阳痿。岂有六脉俱弦细,而恣用熟地黄,久服六味之理哉? 白术 60 克,泽泻 60 克,煮 3 杯,分 3 次服。已效而未尽除,再服原方十数帖而愈。

③水肿　《江苏中医杂志》(1984,6:35):王某某,女,60 岁,水肿 2 年余,时轻时重,晨起见于眼睑,入暮甚于下肢,按之凹陷难复。伴头晕目眩,胃纳不振,四肢倦怠。舌苔白滑,脉沉细。此脾气虚弱,水湿不化。治以健脾利湿,泽泻汤主之。炒白术 45 克、泽泻 30 克,每日煎服 1 剂。连服 5 剂,水肿渐消。原方续进 10 剂后,头目转清,胃纳亦充,脉舌俱平。

④内耳眩晕　《陕西中医》(1989,12:534):应用本方:泽泻、白术各 60g,加 500 毫升水煎至 100 毫升,每日 1 剂,12 天为 1 个疗程,治疗内耳眩晕 92 例。结果:诸症在 1 天内消失,观察 1 年未复发为临床近期治愈,共 51 例;诸症在 1 天内消失或减轻,1 年内偶有复发,但发作次数显著减少,程度减轻为显效,共 33 例;眩晕在 3 天内未见减轻,其发作次数与程度同治疗前为无效,共 8 例;总有效率 91.3%。

⑤梅尼埃综合征　《内蒙古中医药》(1995,3:14):以本方加味:泽泻、白术、天麻为基础;肝阳上亢加菊花、牡丹皮、白芍、珍珠母、龙胆草;痰浊中阻加陈皮、法半夏;气血两虚加人参、酸枣仁、茯苓;肝肾阴虚加女贞子、枸杞子、菊花、牛膝;虚寒去泽泻,加附子、炙甘草;治疗梅尼埃综合征 100 例。结果:痊愈 90 例,显效 6 例,有效 4 例,总有效率 100%。

泽泻羹

【方源】　《圣济总录》卷一八八。

【组成】　生泽泻花叶(切)150 克。

【用法】　以水煮泽泻,去渣,下羊肚、葱、豉等于汁中,煮羹香熟,任意食之。

【功用】　补益。

【主治】　虚劳。

治中丸

【方源】　《名家方选》。

【组成】　鸡胆、大黄各等份。

【用法】　上药研为细散,面糊为丸。每次 3 克,开水送下。

【主治】　小儿虫积。

治中散

【方源】　《备急千金要方》卷十六。

【组成】　干姜、山茱萸各 60 克。

【用法】　上药研为末。每次 3 克,以酒送下,1 日 2 次。

【主治】　胃冷,食后吐酸水。

治牙仙丹

【方源】　《辨证录》卷三。

【组成】　玄参 30 克,生地黄 30 克。

【用法】　水煎服。

【主治】　脏腑之火旺上行,牙齿痛甚不可忍,涕泪俱出。

【加减】　心包之火,加黄连 1.5 克;肝经之火,加炒栀子 6 克;胃经之火,加石膏 15 克;脾经之火,加知母 3 克;肺经之火,加黄芩 3 克;肾经之火,加熟地黄 30 克。

治臁疮膏

【方源】　《普济方》卷二七六。

【组成】　百草霜不拘多少,黄蜡 1 小块。

【用法】　将黄蜡熔开,与百草霜和匀,制成饼。先以醋水洗净,贴上,以片帛裹之。

【主治】　臁疮。

单煮大黄汤

【方源】　《世医得效方》卷十九。

【组成】　大黄、甘草各等份。

【用法】　上锉散。每次 9 克,水煎,空腹服。

【功用】　宣毒利下。

【主治】　痈疽初发,肿痛,少年热盛发背等。

【宜忌】　气血衰者不可用。

卷柏散

【方源】　《世医得效方》卷七。

【组成】　卷柏、黄芪各等份。

【用法】　上药研为末。每次 6 克，米饮调下。

【主治】　脏毒下血。

定命丹

【方源】　《小儿卫生总微论方》卷十。

【组成】　巴豆（去油）10 个，丁香（炒黑色）30 克。

【用法】　上药研为细散，以煮酒、蜡就剂，旋丸如绿豆大。每次 3～5 丸，米饮汤送下；腹胀，皂儿汤送下；夜啼，朱砂汤送下。

【主治】　小儿一切吐逆不止。儿体壮实，有积食者。

定粉丸

【方源】　《圣济总录》卷一七三。

【组成】　定粉、猪胆各 7.5 克。

【用法】　上为丸，如绿豆大。每次 2 丸，米饮送下。

【主治】　小儿疳蛔。

定痛丸

【方源】　《太平圣惠方》卷七。

【组成】　干蝎（微炒）30 克。

【用法】　上药研为末，以清酒及童便同煎如稠膏为丸，如梧桐子大。每次 20 丸，以温酒送下，不拘时候。

【主治】　肾脏冷气卒攻，脐腹疼痛至甚。

定痛丹

【方源】　《魏氏家藏方》卷八。

【组成】　糖球子（生）、橘核（微炒）各等份。

【用法】　上药研为细散，酒面糊为丸，如梧桐子大。每次 30 丸，空腹温酒送下。

【主治】　腰痛。

实肠丸

【方源】　《古今医鉴》卷五。

【组成】　臭椿树根皮不拘多少（切碎，酒拌，炒）。

【用法】　上药研为细散，用真阿胶水化开为丸，如梧桐子大。每次 30～50 丸，空心米汤送下。

【主治】　久泻，久痢，虚滑不禁及脱肛。

降气汤（1）

【方源】　方出《易简》，名见《寿亲养老新书》卷四。

【组成】　附子、生姜。

【用法】　上药同煎，临熟以热汁浓磨沉香，水再煎，服之。

【主治】　老人虚气上壅。

降气汤（2）

【方源】　《元和纪用经》。

【组成】　吴茱萸 90 克，桑白皮 180 克。

【用法】　上药研为散，分为 4 剂。每剂以水200 毫升，酒 100 毫升，煮 3 沸，取清汁作 3 服。

【主治】　上气息鸣，卒发便欲绝者。

降气散

【方源】　《圣济总录》卷六十七。

【组成】　青橘皮（汤浸、去白，焙）15 克，巴豆14 个。

【用法】　上药同炒，令巴豆焦赤，取青橘皮捣为细末，巴豆不用。每次 3 克，浓煎丁香汤调下，不拘时候。

【主治】　上气喘急，心胸满闷。

降胃汤

【方源】　《产孕集》卷下。

【组成】　人参、陈皮各 3 克。

【用法】　水煎服。

【主治】　津亏或误发汗，阳泄于外，胃气不降，便秘不通。

降脂灵

【方源】　《中医药学报》，1993，5：31。

【组成】　大黄粉、水蛭粉各等份。

【用法】　上药混匀装胶囊，每日 3 次口服。15天为 1 个疗程，连续服用 3 个疗程。

【主治】　高脂血症。

【验案】　高脂血症　《中医药学报》(1993,5:31):治疗高脂血症 63 例,男性 36 例,女性 27 例;平均年龄 61 岁±4.7 岁;结果:用药后单项总胆固醇增高组,血脂下降 18.7%;单项三酰甘油增高组下降 43.4%;总胆固醇和三酰甘油均增高组,总胆固醇下降 12.1%,三酰甘油下降 36.7%,说明降脂灵有明显降脂作用。

降脂散

【方源】　《中成药研究》,1992,3:23。

【组成】　薤白、昆布各等份。

【用法】　上药制成散剂,每次 6 克,1 日 2 次。

【主治】　高脂血症。

【验案】　高脂血症　《中成药研究》(1992,3:23):治疗高脂血症 51 例,分别作治疗前后自身对照。结果:治疗后,显效率达 80%,总有效率达 96%。同时与烟酸肌醇酯分别作治疗前后对照试验,结果治疗组治疗前后各项血脂对比 $P<0.01$,有非常显著意义。在观察中未发现本方有明显毒不良反应。

降椒酒

【方源】　《古今医统大全》卷七十六。

【组成】　降真香(锉细)60 克,花椒(去梗及合口者)30 克。

【用法】　上用绢囊贮,浸无灰酒中。每日饮数杯,寻常宜服之。

【主治】　瘴气,兼治风湿脚气,疝气冷气及背面恶寒风疾。

参牛散

【方源】　《古今医统大全》卷九十一。

【组成】　人参、牛蒡子。

【用法】　上药研为末。每次 6 克,古米薄荷汤调服。

【主治】　痘疮入目。

参乌汤

【方源】　《喉科家训》卷四。

【组成】　西洋参、制首乌。

【用法】　水煎服。

【主治】　烂喉丹痧愈后,肝胃之阴不复者。

参橘丸

【方源】　《全生指迷方》卷二。

【组成】　陈皮(洗)120 克,人参 30 克。

【用法】　上药研为细散,炼蜜为丸,如梧桐子大。每次 30 丸,食前米饮送下。

【功用】　补气,顺气。

【主治】　气病。心下似硬,按之即无,常觉膨胀,多食则吐,气引前后,噫气不除,由思虑过多,气不以时而行则气结,脉涩滞。

参术汤

【方源】　《嵩崖尊生全书》卷九。

【组成】　人参、白术各 6 克。

【用法】　水煎服。

【主治】　呃逆,胃伤阴虚,相火直冲。

参术膏

【方源】　《外科枢要》卷四。

【组成】　人参、白术各等份。

【用法】　水煎稠,汤化服。

【功用】　①《外科枢要》:补中气。

②《鲁府禁方》:补元气,健脾胃。

【主治】　①《外科枢要》:中气虚弱,诸药不应,或因用药失宜,耗伤元气,虚证峰起。

②《鲁府禁方》:饮食失节,损伤脾胃,劳役过度,耗伤元气,肌肉消削,饮食不进。

③《症因脉治》:气虚咳嗽,及脾虚泻。

④《傅青主女科》:产后类疟。

⑤《辨证录》:妇人阴脱。

⑥《郑氏家传女科万金方》:产妇误损尿胞,而致淋沥。

参冬饮

【方源】　《症因脉治》卷二。

【异名】　参麦饮(《胎产心法》卷下)。

【组成】　人参、麦冬各等份。

【用法】　水煎服。

【主治】　气虚喘逆,虚热,脉浮大,按之则空,或见濡软,散大无神。

参杞酒

【方源】　《部颁标准》。

【组成】　党参 320 克,枸杞子 320 克。

【用法】　制成酒剂。口服,每次 10～20 毫升,1 日 2～3 次。

【功用】　补气,益脾,滋补肝肾。

【主治】　气血不足,腰膝酸软,食少,四肢无力。

参花汤

【方源】　《洞天奥旨》卷十四。

【组成】　金银花 6 克,人参 6 克。

【用法】　加生姜、大枣,水煎服。

【主治】　溃疡,气血俱虚,发热恶寒,失血。

参花散

【方源】　《万病回春》卷七。

【组成】　人参、天花粉各等份。

【用法】　上药研为末。每次 1.5 克,蜜水调下。

【主治】　咳嗽发热,气喘吐血。

参苏饮

【方源】　《妇人良方大全》卷二十二引胡氏方。

【异名】　二味参苏饮(《医方类聚》卷二三五引《管见良方》)、参苏散(《永类钤方》卷十九)、小参苏饮(《世医得效方》卷十四)、人参苏木散(《杏苑生春》卷八)、参苏夺命丹(《郑氏家传女科万金方》卷四)。

【组成】　人参(另末)30 克,苏木 60 克。

【用法】　以水煮苏木,去渣,调参末,随时加减服。

【主治】　产后血入于肺,面黑发喘欲死者。

参连汤(1)

【方源】　方出《丹溪心法》卷二,名见《万病回春》卷三。

【组成】　人参 6 克,姜炒黄连 3 克。

【用法】　上药研为末。浓煎,终日细细呷之。如吐则再服,但一呷,下咽便开。

【主治】　噤口痢,胃口热甚。

参连汤(2)

【方源】　《痘科辨要》。

【组成】　沙参 6 克,黄连 15 克。

【用法】　上药研为散。以沸汤煮散服。

【主治】　发热疑似之际,发惊搐者。

参角丸

【方源】　《鸡峰普济方》卷十一。

【组成】　苦参、肥皂角(去皮并子,捶碎,以水浸,揉取浓汁,滤去渣,熬成膏)各 1000 克。

【用法】　上将苦参杵为细末,以皂角膏为丸,如梧桐子大。每次 20 丸,荆芥汤送下。

【主治】　肺风皮肤瘙痒,生瘾疹或疥癣等。

参诃散

【方源】　《魏氏家藏方》卷七。

【组成】　生诃子皮、人参(去芦)各等份。

【用法】　上药研为细散。粳米泔水调下,不拘时候。

【主治】　体弱或产后大便不通者。

参附汤

【方源】　《医方类聚》卷一五○引《济生续方》。

【组成】　人参 5 克,附子(炮,去皮脐)10 克。

【用法】　加生姜 10 片,水煎,去渣,食前温服。

【功用】　①《血证论》:大补元气。

②《方剂学》:回阳、益气,固脱。

【主治】　①《医方类聚》引《济生续方》:真阳不足,上气喘息,自汗盗汗,气短头晕,但是阳虚气虚之证。

②《普济方》引《如宜方》:久病困重。

③《正体类要》:金疮杖疮,失血过多,或脓瘀大泄,阳随阴走。

④《外科枢要》:寒凉汗下,真阳脱陷。

⑤《校注妇人良方》:阳气虚寒,手足逆冷,大便自利,或脐腹疼痛,吃逆不食,或汗多发痉。

⑥《保婴撮要》:痘疹阳气虚寒,咬牙寒战,饮沸汤不知热。

⑦《景岳全书》:元阳不足,喘急,呃逆,呕恶,厥冷。

⑧《冯氏锦囊·杂症》:中风,手撒口开,遗尿。

⑨《医略六书》:产后阳气虚寒,不能卫外而虚阳越出,故手足厥冷,自汗不止。

⑩《医宗金鉴》:风邪中脏,形气俱虚,唇缓不

收,痰涎流出,神昏不语,身肢偏废,或与五脏脱证并见。以及虚寒尸厥,阴血暴脱,孤阳无附而外越发热者。

【方论】 ①《医略六书》:附子补真阳之虚,人参扶元气之弱,姜、枣调和营卫,领参、附以补真阳之不足而卫外为固也。水煎温服,使真阳内充,则卫气自密而津液无漏泄之虞,何致厥冷不暖,自汗不止哉?

②《医宗金鉴》:起居不慎则伤肾,肾伤则先天气虚矣。饮食不节则伤脾,脾伤则后天气虚矣。补后天之气无如人参,补先天之气无如附子,此参附汤之所由立也。二脏虚之微甚,参附量为君主。二药相须,用之得当,则能瞬息化气于乌有之乡,顷刻生阳于命门之内,方之最神捷者也。

③《古今医彻》:夹阴伤寒,内外皆阴,阳气顿衰,必须急用人参健脉以益其元,佐以附子温经散寒。舍此不用,将何以救之?

④《血证论》:人之元气,生于肾而出于肺,肺阴不能制节,肾阳不能归根,则为喘脱之证,用附子入肾以补阳气之根,用人参入肺以济出气之主,二药相济,大补元气,气为水之阳,水即气之阴,人参是补气之阴,附子是补水之阳,知此,则知一切补气之法。

⑤《辨证录》:夫附子有斩关夺门之勇,人参有回阳续阴之功,然非多用,则寒邪势盛,何能生之于无何有之乡,起之于几微欲绝之际哉! 遇此等之症,必须信之深,见之到,用之勇,任之大,始克有济。

⑥《医方发挥》:有形之血不能速生,无形之气所当急固,挽救其垂危之候,须用大补大温之品以急固其脱,故重用味甘之人参,大补元气。脾为后天之本,气血生化之源,肺主一身之气,人参能补脾益肺,有明显的补气脱滋强壮的作用。正如李东垣曰:"人参甘温,能补肺中之元气,肺气旺则四脏之气皆旺,精自生而形自盛,肺主气故也。"通过人参补脾肺之气使后天气旺,气血生化之源充足,则人体生机可以恢复。"寒淫于内,平以辛热"故配大辛大热之附子温补元阳,肾为先天之本,元阳之根,附子能通行十二经,辅助人参使其补气之力更宏,正如虞搏曰:"附子禀雄壮之质,有斩关二将之气,能引补药十一经以追复散亡之元阳。"参附配伍,具有上助心阳,下补肾阳,中建脾气的强大作用,先后二

天齐建,使生命垂危之候得以沧桑。

【验案】 ①痢疾,《寓意草》:张仲仪初得痢疾三五行,即请往诊,行动如常,然得内伤之脉,而夹少阴之邪,余诊毕,即议云:此证仍宜一表一里。但表药中多用人参,里药中多用附子,方可无患,若用痢疾门诸药,必危之道也。仲议以平日深信,径取前药不疑,然疾势尚未著也。及日西,忽发大热,身重如巨石,头在枕上,两人始能扶动,人事沉困,举家惶乱,忙忙服完表里二剂。次早诊时,即能起身出房,再与参附药二剂全安。若不辨证用药,痢疾门中几曾有此等治法乎? 况于疾未著而早见乎!

②中风,《续名医类案》:景氏妇年近五旬,中风已五六日,汗出不止,目直口噤,遗尿无度,或以为坏症,脉之虽甚微,而重按尚有不疾不徐自然之势,此即胃气也。乃曰遗尿本属当时脱症,故不治,若多日安得不尿,且坐视数日而不脱,断非绝症也,投以参附汤,二三剂渐苏,重服温补而愈。

③休克型肺炎,《新医药学杂志》(1977;11:41):以参附汤为主,中西医结合抢救3例休克型肺炎病人,用人参9克,附子9克,浓煎温服。一例加麦冬9克,五味子6克,甘草6克。疗效满意,服药2~3小时后,皮肤渐暖,发绀逐渐消失,并开始排尿。休克缓解的时间12~15小时,血压逐渐稳步上升,无较大的反复。

④不育症,《成都中医学院学报》(1979,3;75):某男,25岁,身体矮小,无胡须,外貌若十五六岁,性欲减退,婚后五年未育。处方:人参30克,附子60克,分10次煎服。1月后复诊好转,原方再服2剂,越年有子嗣。

⑤小儿久咳,《广东中医》(1958,6:18):某女,3岁,咳嗽近4个月,病势渐剧,身体瘦弱,食欲缺乏,舌白唇淡。处方:正高丽参3克,焙附子4片,炖水温服,分2剂服。服1剂,咳减,睡眠安静,连进两剂,咳症顿除,食欲增强而愈。

⑥病态窦房结综合征,《新中医》(1994,12:23):用本方治疗病态窦房结综合征21例,并用654-2治疗20例作为对照组,结果:治疗组显效12例,有效6例,无效3例;对照组显效4例,有效5例,无效11例,两组间疗效有显著差异,$P < 0.01$。

⑦室上性心动过速,《中国中西医结合杂志》(1995,2;70):王氏等用附注射液治疗室上性心动过速13例。结果:13例患者治疗后心电图检查全

部恢复窦性心律。在治疗中及治疗后,患者除面部、胸部有发热感外,未见有其他不良反应。

⑧充血性心力衰竭,《中国中西医结合杂志》(1998,11:591):赖氏观察了195例参附汤对充血性心力衰竭患者左室收缩功能的影响。结果:参附汤组97例,显效39例,有效42例,总有效率83.5%,明显高于地高辛组的59.4%($P<0.05$)。左室收缩功能的改善参附汤组也明显高于地高辛组。

⑨缓慢性心律失常,《中医药学报》(2002,2:8):用参附汤为主治疗缓慢性心律失常62例。结果:近期治愈35例,好转21例,无效6例,总有效率为90.3%。

⑩病态窦房结综合征,《中医杂志》(2007,8:717):用参附汤治疗病态窦房结综合征46例。结果:治疗组46例,显效9例,有效31例,无效6例,总有效率为86.96%。

【实验研究】　①参附注射液对动物耐缺氧和急性心肌缺血的保护作用,《中草药》(1982,3:27):参附注射液(东北红参、四川熟附片制剂)能显著提高小鼠耐缺氧的能力;能显著对抗由垂体后叶素所引起的大鼠心电图第二期ST的下移和各种不同类型的心律失常;并能明显促进戊巴比妥钠麻醉大鼠的复苏。

②对休克大鼠不同器官糖皮质激素受体的上调作用,《浙江中医学院学报》(2003,3:56):研究以失血性休克大鼠为模型,观察参附汤对失血性大鼠血浆皮质酮(GC)、促肾上腺皮质激素(ACTH)及脑、肝、胸腺等部位糖皮质激素受体(GCR)的影响。结果:参附汤对失血性休克大鼠脑、肝、胸腺等部位的糖皮质激素受体活性有明显的上调作用。提示参附汤通过保护GCR,提高机体GC系统在失血性休克过程中的生物学效应,可能是其临床益气回阳救逆功效的重要作用机制之一;参附汤上调失血性休克大鼠糖皮质激素受体的作用未见器官特异性。

参柏丸

【方源】　《赤水玄珠》卷九。

【组成】　苦参、黄柏各等份。

【用法】　上药研为末,酒糊为丸。每次百丸,空腹酒吞下。

【主治】　肠风下血。

参柏饮

【方源】　《杏苑生春》卷五。

【组成】　人参、侧柏叶各30克。

【用法】　上药研为细散。每次6克,用飞罗面6克和匀,用新汲水调如稀面糊服之。

【主治】　血气妄行,势若涌泉,口鼻俱出,须臾不救。

参柏糊

【方源】　《医学入门》卷七。

【组成】　沙参、侧柏叶各4.5克。

【用法】　上药研为末,入飞罗面9克,水调如糊啜服。

【主治】　男妇九窍血如泉涌。

参星汤

【方源】　《赤水玄珠》卷二十六。

【组成】　人参15克,天南星(炮)30克。

【用法】　上药研为末。每次3克,生姜、大枣汤送下,1日2次。

【主治】　虚而痫,久不愈者。

参香散

【方源】　《圣济总录》卷四十五。

【组成】　人参、丁香各等份。

【用法】　上药研为散。每次6克,空腹热米饮调下。

【主治】　脾胃气虚弱,呕吐不下食。

参芪膏

【方源】　《全国中药成药处方集》(南京方)。

【组成】　西党参、蜜炙黄芪各2500克。

【用法】　共煎熬3次,去渣取汁,滤清浓缩,加冰糖5000克收膏。每次9～15克,早、晚开水和服,1日2次。

【功用】　强壮体力。

参莲汤

【方源】　《嵩崖尊生全书》卷九。

【组成】　莲子(去心皮)15克,人参1.5克。

【用法】　水煎,温服。二服愈。

【主治】　噤口痢。

参蚓汤

【方源】　《痘疹仁端录》卷十四。

【组成】　人参30克,蚯蚓20条。

【用法】　先煎人参,后入蚯蚓,再煎服。

【主治】　痘疮元虚毒重,黑陷无脓。

参椒汤

【方源】　《外科证治全书》卷四。

【组成】　苦参30克,花椒9克。

【用法】　上用米泔水煎,候温洗之,洗后避风,拭干搽药。

【主治】　疥疮。

参硫散

【方源】　《青囊秘传》。

【组成】　苦参3克,硫黄0.6克。

【用法】　猪胆汁调搽。

【主治】　梅花风。

参熊丸

【方源】　《产科发蒙》卷三。

【组成】　熊胆、人参各6克。

【用法】　上药研为细散,打米糊为丸,如梧桐子大。每次6～7丸,开水送下。

【主治】　产后血晕。

参橘汤

【方源】　《医学集成》卷二。

【组成】　西洋参30克,橘红3克。

【用法】　浓煎,加姜汁,竹沥冲服。缓则不救。

【主治】　喉证。元阳飞越,痰如拽锯者。

参茸王浆

【方源】　吉林省通化百山制药三厂方。

【组成】　人参、鹿茸。

【用法】　制成口服液,每支10毫升。每日早、晚各服1支。

【功用】　滋补强壮。

【主治】　神经衰弱,四肢无力,肝炎,贫血,骨折。

参术调元膏

【方源】　《万病回春》卷二。

【组成】　雪白术(净去芦油)500克,拣参(俱锉成片)120克。

【用法】　入砂锅内,将净水熬汁,滤去渣,又熬,去渣取汁,加蜜250克,再煎至滴水成珠为度,埋土3日取出。每次15克,白米汤下,1日3～4次。

【功用】　扶元气,健脾胃,进饮食,润肌肤,生精脉,补虚羸,固真气,救危急。

【加减】　劳瘵阴虚火动者,去人参。

参芪注射液

【方源】　《北京中医杂志》1985,4:26。

【组成】　人参、黄芪。

【用法】　上药制成注射剂,静脉推注或滴注。

【主治】　冠心病,肿瘤术后等。

【验案】　冠心病、肿瘤术后,《北京中医杂志》(1985,4:26):应用本方,每支20毫升,含生药各10克,静滴,1日1次,术后第8天开始,30次为1个疗程,治疗肿瘤术后50例。另以参芪注射液配合用化疗组15例。结果:参芪注射液组及合用化疗组治疗前后巨细胞吞噬百分率及吞噬指数,经统计学处理均有显著性差异,治疗后明显提高。

【实验研究】　①对兔窦房结自律细胞电活动的影响,《北京中医学院学报》(1986,4:31):取党参、黄芪制成注射液,每毫升含党参、黄芪各0.5克。选择成年家兔,雌雄不拘,体重2000克左右,经台氏液灌流1小时左右稳定后用参芪液灌流观察其对窦房结细胞自律活动的负性变时效应、对异丙肾上腺素作用的影响和对哇巴因毒性作用的拮抗效应。结果表明:参芪液对离体窦房结自律细胞具有负性变时效应,无抑制异丙肾上腺素正性变时的作用,它纠正异丙肾上腺素引起的节律不齐的机制,值得研究。另外还可以拮抗哇巴因的毒性作用。

②对血液流变学的影响,《南京中医学院学报》(1991,3:151):取红参、黄芪,按1:2之比,制成注射液,备用。取健康杂种家兔12只,随机分成2组,一组给参芪注射液(6只),一组给丹参注射

(6 只),剂量均为 1 毫克/千克,由耳静脉注射给药。各组家兔分别在给药前 30 分钟测定各项指标为正常值,给药后 60 分钟测定各项指标为实验值。观察本方对血液流变学的影响。结果:全血比黏度变化:参芪组给药后使低切变速度降低 25.6%,高切变速度降低 13.1%;丹参组给药后分别降低 30.2%和 21.3%。血浆比黏度变化:参芪组给药后较给药前降低 11.1%;丹参组降低 12.7%。红细胞压积:参芪组给药后较给药前降低 13.7%,丹参组降低 15.5%。红细胞电泳时间:参芪组给药后较给药前缩短 34.3%;丹参组缩短 9.1%。参芪组和丹参组比较,红细胞电泳速度,参芪组较丹参组显著加快($P<0.01$),其余各项指标二者没有明显差异($P>0.05$)。

③对血小板表面活性和超微结构的影响,《中西医结合杂志》(1984,8:484):取党参、黄芪制成注射液,静脉注射。选冠心病心气虚患者 9 例,实验当天禁高脂饮食,晨 8 时用硅化注射器从肘静脉采血,然后,缓慢静注参芪液 60 毫升,注射完 1 小时再次取血,血样进行血小板聚集率测试,并制备电镜标本观察之。结果:用药前冠心病心气虚患者与正常相比血小板扩聚型和聚集数都明显增加,用后 1 小时上述异常现象明显好转($P<0.05$)。

④对气虚证小鼠免疫反应的影响,《中药药理与临床》(1989,1:19):取党参、黄芪制成注射液,每 10 毫升含生药党参 5 克,黄芪 5 克,静脉注射。通过控制动物饲量造成“气虚证”动物模型,与正常组小鼠相比。结果:参芪注射液对正常动物及“气虚证”动物的体重及正常小鼠脾指数无明显影响,其他指标均有明显的升高,但正常动物不如虚证动物升高明显。

参茯河车丸

【方源】　《症因脉治》卷二。

【组成】　河车 1 具。

【用法】　酒煮烂,收干,打茯苓 150～180 克为丸。加人参更妙。

【主治】　脾肺精虚劳伤。

驻车丸

【方源】　《全幼心鉴》卷四。

【组成】　百草霜 6 克,巴豆(煨熟,去壳、心、膜、油)。

【用法】　上为极细末,以飞罗面糊为丸,如黍米大。赤痢,用甘草煎汤送下;白痢,米饮送下;红白痢,生姜煎汤送下,食前服。

【主治】　婴孩小儿赤白痢不止。

驻景丸

【方源】　《医方类聚》卷一四五引《千金月令》。

【组成】　车前子(焙)、菟丝子。

【用法】　上药研为末,炼蜜为丸。食后服之。

【功用】　《本草纲目》:导小肠热。

【主治】　《普济方》:小便淋涩。

驻精丸

【方源】　《普济方》卷二一八引《卫生家宝》。

【组成】　龙骨、莲子(捶碎,和壳用)各等份。

【用法】　上焙为末,酒糊为丸,如梧桐子大。每次 30 丸,米饮、温酒、盐汤任下,空腹、日午、晚服。

【功用】　镇心安魂,涩肠胃,益气力,止泄泻。常服养神益力,轻身耐老,除百病。

【主治】　泄泻及夜梦邪交,小便白浊。

绀雪丹

【方源】　《经目屡验良方》。

【组成】　六月雪根(烧灰存性)、冰片(量加)。

【用法】　上不拘多少,共研极细末收用。

【功用】　去翳膜。

【主治】　一切目疾。

【加减】　加熊胆少许更神。

练根散

【方源】　《魏氏家藏方》卷七。

【组成】　木莲(名木馒头,收阴干)、枳实(去瓤,麸炒)各等份。

【用法】　上药研为细散。每次 9 克,米饮调下,不拘时候。

【主治】　便血。

细辛汤(1)

【方源】　《圣济总录》卷一一九。

【组成】　细辛(去苗叶)、荜茇各等份。

【用法】　上药研为粗末。每用 3 克,水煎,热漱冷吐。

【主治】　牙痛,久不愈。

细辛汤(2)

【方源】　《圣济总录》卷一一九。

【组成】　细辛(去苗叶)、苦参各 30 克。

【用法】　上锉,如麻豆大。每次 15 克,水煎,去渣,热漱冷吐。

【主治】　牙痛。

细辛汤(3)

【方源】　《圣济总录》卷一二一。

【组成】　细辛(去苗叶)30 克,白胡椒 7.5 克。

【用法】　上药研为粗末。每用 9 克,水煎,去渣,热漱冷吐。

【主治】　牙根挺出摇动,痛不可忍。

细辛汤(4)

【方源】　《圣济总录》卷一二一。

【组成】　细辛(去苗叶)、羌活(去芦头)各 30 克。

【用法】　上药研为粗末。每用 15 克,清酒煎,去渣,热漱冷吐。

【主治】　牙脱落疼痛。

细辛散(1)

【方源】　方出《备急千金要方》卷六,名见《圣济总录》卷一一六。

【组成】　瓜丁、细辛各等份。

【用法】　上药研为末,以棉裹如豆大许。塞鼻中,须臾即通。

【主治】　鼻齆鼻有息肉,不闻香臭。

细辛散(2)

【方源】　方出《外台秘要》卷二十八引张文仲方,名见《普济方》卷二五四。

【组成】　细辛、肉桂各等份。

【用法】　上药研为细散。纳口中。

【主治】　卒忤停尸,不能言。

细辛散(3)

【方源】　《圣济总录》卷一一五。

【组成】　细辛(去苗,锉)、附子(炮裂,去皮脐)

各 7.5 克。

【用法】　上药研为散。以葱汁和 3 克,绵裹塞耳中。

【主治】　聤耳,耳中痛,脓血出。

细辛散(4)

【方源】　《圣济总录》卷一二一。

【组成】　细辛 60 克,柳枝皮 120 克。

【用法】　上锉细,炒令黄,纳大豆 50 克,和柳皮更炒,候爆声绝,于瓷器中盛。用好酒 250 毫升浸 1 宿。用时加温,热含冷吐,以愈为度。

【主治】　牙齿动摇疼痛,齿龈宣露,咬物不得。

细辛散(5)

【方源】　《圣济总录》卷一八〇。

【组成】　细辛(去苗叶)、木通(锉)各 30 克。

【用法】　上药研为细散。以绵裹大豆许,纳鼻中,1 日 2 次。

【主治】　小儿鼻塞生肉。

细辛黄柏散

【方源】　《景岳全书》卷六十。

【组成】　黄柏、细辛各等份。

【用法】　上药研为末。敷之,或掺舌上,吐涎水再敷,须旋含之。

【主治】　口舌疮。

经效散

【方源】　《圣济总录》卷一四三。

【组成】　贯众(去芦头,烧存性,地上用碗合少顷去火毒,研为细末)60 克,麝香 0.5 克。

【用法】　同研令匀。每次 6 克,空腹、食前米饮调下,1 日 3 次。

【主治】　肠风下血,久不愈。

经痛饮

【方源】　《仙拈集》卷三。

【组成】　当归、延胡索各等份。

【用法】　上药研为末。加生姜,水煎服。

【主治】　行经腹痛。

经效苦楝丸

【方源】　《鸡峰普济方》卷二十四。

【组成】　苦楝子 120 克,川芎 60 克。

【用法】　上药研为末。熟煮猪膘,烂研为丸,如黍米大。每次 15～20 丸,食前米饮送下。

【主治】　小儿黄瘦疳。

经验乌须方

【方源】　《万病回春》卷五。

【组成】　大枸杞子 1200 克。

【用法】　上同好无灰细酒 2000 毫升,同盛于瓷瓶内,浸 21 日足,开封,添生地黄汁 300 毫升,搅匀,却以纸 3 层封其口,俱至立春前 30 日开瓶,空腹热饮 30 毫升。至立春后髭须都黑。

【功用】　乌须黑发,耐老轻身。

【宜忌】　勿食芜菁、葱、蒜。

经验消肿散

【方源】　方出《济阴纲目》卷十三,名见《医略六书》卷三十。

【组成】　干漆、大麦芽各等份。

【用法】　上各为细末,以新瓦罐子中铺一重麦,一重干漆,如此填满,用盐泥固济,火煅通赤,放冷研为散,但是产后诸疾,热酒调下 6 克。

【主治】　产后遍身青肿疼痛,及产后血水疾。

【方论】　《医略六书》:产后血瘀不下,夹食滞而脾气不磨,胃气不化,流于经络,散于四肢,故遍身随处结核青肿疼痛焉。干漆灰化淤血为水,麦芽灰化食滞通经,热酒调下,务使滞化血行,则经络通畅而血气调和,安有遍身结核青肿疼痛之患乎。

九　画

贯众汤(1)

【方源】　《圣济总录》卷六十六。

【组成】　贯众(锉)、苏木(锉)各 30 克。

【用法】　上药研为粗末。每次 9 克,加生姜 2 片,水煎,去渣温服,1 日 3 次。

【主治】　年深咳嗽,唾脓血。

贯众汤(2)

【方源】　《圣济总录》卷八十。

【组成】　贯众、黄连(去须)各 15 克。

【用法】　上药研为粗末。每用 3 克,水煎,加龙脑少许,温温漱之。白粥养百日。

【主治】　水气肿满,气息喘息,小便不利;并男子、女人虚积,及遍身黄肿者。

贯众散(1)

【方源】　《圣济总录》卷二十六。

【组成】　贯众(逐叶摘下令净)、黄柏(去粗皮,蜜炙)各等份。

【用法】　上药研为散。每次 3～6 克,煎黑豆汁,放温调下。

【主治】　大人、小儿伤寒后,余毒有热,下血不止。

贯众散(2)

【方源】　《圣济总录》卷六十八。

【组成】　贯众 30 克,黄连(去须)年老者 15 克。

【用法】　上药研为细散。每次 6 克,浓煎糯米饮调下,立止。

【主治】　①《圣济总录》:暴吐血、嗽血。

②《杨氏家藏方》:血痢不止,或如鸡鸭肝片,或如小豆汁者。

承气丸

【方源】　《丁甘仁家传珍方选》。

【组成】　大黄 250 克,甘草 60 克。

【用法】　上药研为细散,黑糖为丸,如肥皂子大。每次 1 丸,灯心草汤送下。泻下四五次后,用陈米汤补正。如恐脾胃受伤,接服橘饼扶脾丸。

【主治】　一切伤食。

珍珠丸(1)

【方源】　《医方类聚》卷二五二引《医林方》。

【组成】　白矾、寒水石(烧过成粉)各等份。

【用法】　上药研为细散,水打面糊为丸,如黄米大。每次 20 丸,毛香汤温下。

【主治】　小儿泻后脾虚，呕食不止。

珍珠丸（2）

【方源】　《医方类聚》卷二四四引《医林方》。

【组成】　半夏、白面各等份。

【用法】　上药研为末，生姜自然汁为丸，如绿豆大。每次 30 丸，水煮熟服。

【主治】　小儿呕吐不止。

珍珠散（1）

【方源】　《济阳纲目》卷一〇一。

【组成】　炉甘石、黄连各 500 克。

【用法】　上将黄连煎汤，以火煅炉甘石通红，入黄连汤内淬之，如此 7 次，去黄连不用，将炉甘石研令极细，用水飞过，澄取沙脚，阴干再入乳钵内复研过，每炉甘石末 30 克，入片脑 3 克，研匀。每用少许，先以井花水洗眼净，用金银簪点入眼大小眦头，若多年风烂眼，只入麝香少许，点之。

【主治】　暴赤热眼，肿胀痒痛，羞涩。

珍珠散（2）

【方源】　《痘疹正宗》卷下。

【组成】　珍珠（生研极细，粗恐伤肠胃）3 克，牛黄 1.5 克。

【用法】　上为极细末。每次 1～1.5 克，蜜水调下。

【主治】　舌疔、喉痛、疳疮入喉，结毒内府，及一切要害之毒。

珍珠散（3）

【方源】　《医部全录》卷二七九引《良方》。

【组成】　蛤粉、牡蛎各等份。

【用法】　上药研为细散。绢袋盛，扑。

【主治】　阴汗。

珍珠粉丸

【方源】　《保命集》卷下。

【组成】　黄柏（新瓦上烧令通赤为度）500 克，真蛤粉 500 克。

【用法】　上药研为末，滴水为丸，如梧桐子大。每次 100 丸，空腹温酒送下。

【主治】　①《保命集》：白淫梦泄遗精及滑出而不收。

②《医略六书》：阴虚白浊，脉涩数者。

【方论】　阳盛乘阴，故精泄也。黄柏降火，蛤粉咸而补肾阴也，兼治思想所愿不得。

珍珠滚痰丸

【方源】　《串雅内编》卷一。

【组成】　半夏 50 粒，巴豆（去壳）30 粒。

【用法】　二味同煮，待半夏熟烂，取出巴豆只用半夏，烘干为细末，米糊为丸，如菜子大，朱砂为衣，晒干。每次 7 丸，用萝卜汁送下。大人倍之。

【主治】　小儿痰塞心胸，及癫痫痰厥与喉闭有痰者。

珍珠明目滴眼液

【方源】　《部颁标准》。

【组成】　珍珠液 20 毫升（含总蛋白量不少于 20 毫克），冰片 1 克。

【用法】　制成滴眼液，密闭保存。滴入眼睑内，每次 1～2 滴，1 日 3～5 次。

【功用】　清热泻火，养肝明目。

【主治】　肝虚火旺引起视力疲劳症和慢性结膜炎。长期使用可以保护视力。

春雪膏（1）

【方源】　《太平惠民和剂局方》类七（淳祐新添方）。

【组成】　脑子（研）7.5 克，蕤蕤仁（去皮壳，压去油）60 克。

【用法】　用生蜜 18 克，将蕤蕤仁、脑子同和。每用铜箸或金银钗股，大小眦时复少许点之，治连睚赤烂，以油纸涂药贴。

【主治】　肝经不足，内受风热，上攻眼目，昏暗痒痛，隐涩难开，昏眩赤肿，怕日羞明，不能远视，迎风流泪，多见黑花。

春雪膏（2）

【方源】　《惠直堂方》卷四。

【组成】　白胶香（拣净为末，筛过）30 克，蓖麻子仁（红壳者佳，捣极烂）49 粒。

【用法】　拌匀，入瓷碗内，上盖一小碗，用面糊封口，重汤煮，收贮。用时以重汤烊化，乌金纸贴摊。

【功用】　消肿止痛,又能使皮薄易溃,呼脓收口。

【主治】　一切肿毒,痳串,无论已破未破。

枯矾散(1)

【方源】　《济生方》卷八。

【组成】　白矾(枯)7.5克,脑子(别研)1克。

【用法】　上药研为末。先用鱼腥草煎汤,放温洗痔,次用药少许掺患处。

【主治】　五痔,痒多痛少,或脓或胀,或漏血不止。

枯矾散(2)

【方源】　《普济方》卷三○一。

【组成】　烧枣子(存性)、白矾。

【用法】　上药研为末。干用油调,湿则干敷。如不效,再加五倍子(存性)、青黛。

【主治】　痦疮。

枳术丸

【方源】　《内外伤辨》卷下引张洁古方。

【组成】　白术60克,枳实(麸炒黄色,去瓤)30克。

【用法】　上为极细末,荷叶裹烧饭为丸,如梧桐子大。每次50丸,用开水送下,不拘时候。

【功用】　①《内外伤辨》:治痞,消食,强胃。

②《中国药典》:健脾消食,行气化湿。

【主治】　①《普济方》:老幼虚弱,食不消,脏腑软,气不下降,胸膈满闷。

②《医宗金鉴》:胃虚,湿热饮食壅滞,心下痞闷。

【方论】　①白术苦甘温,其甘温补脾胃之元气,其苦味除胃中之湿热,利腰脐间血,本意不取其食速化,但令人胃气强实,不复伤也;枳实味苦寒,泄心下痞闷,消化胃中所伤,是先补其虚,而后化其滞,则不峻利也;荷叶色青形空,食药感此气之化,胃气何由不上升乎?更以烧饭和药,与白术协力,滋养谷气,而补令胃厚,再不至内伤,其利广大也。

②《医方考》:一消一补,调养之方也。故用白术以补脾,枳实以消痞,烧饭取其香以益胃,荷叶取其仰以象震。象震者,欲其升生甲胆之少阳也。此易老一时之方,来东垣末年之悟,孰谓立方之旨易

闻耶?

《景岳全书》:洁古枳术丸,以白术为君,脾得其燥,所以能健;然佐以枳实,其味苦峻,有推墙倒壁之功。此实寓攻于守之剂,惟脾气不清而滞胜者,正当用之,若脾气已虚,非所宜也。

③《张氏医通》:海藏曰:东垣枳术丸,本仲景枳术汤,至晚年道进,用荷叶烧饭为丸,取留滓于胃也。太无曰:《金匮要略》治水肿心下如盘,如用汤以荡涤之;东垣治不健运,故用丸以缓消之。二方各有深意。

④《医略六书·杂病证治》:脾虚气滞,不能磨食,而饮食易伤,故中脘痞结,谷少肌消焉。枳实破滞气,力有冲墙倒壁之功,白术补脾元,仰复坤土健运之职,荷叶煨饭为丸,使滞化气行,则脾土健运有常,而痞结自开,安有饮食易伤、谷少肌消之患哉?

枳术汤

【方源】　《金匮要略》卷中。

【异名】　枳实白术汤(《外台秘要》卷八引《备急》)、枳实汤(《产育宝庆集》卷上)、白术汤(《论治准绳·女科》)

【组成】　枳实7个,白术60克。

【用法】　水煎,分3次温服。腹中软即当散也。

【主治】　心下坚大如盘,边如旋盘,水饮所作。

【宜忌】　忌桃、李、雀肉等物。

【方论】　①《金匮玉函经二注》:心下,胃土脘也,胃气弱,则所饮之水,入而不消,痞结而坚,必强其胃,乃可消痞。白术健脾强胃,枳实善消心下痞,逐停水,散滞血。

②《医宗金鉴》:上脘结硬如盘,边旋如杯,谓时大时小,水气所作,非有形食滞也。用枳实以破结气,白术以除水湿,温服三服,则腹软结开而硬消矣。此方君枳实,是以泻为主也。然一缓一急,一补一泻,其用不同,只此多寡转换之间耳。

③《金匮要略方义》本方所治之心下痞结,亦属水气为病。乃气滞而兼水饮之证,与前之阳虚停饮,外感风寒者,大有径庭。脾胃气滞,则收下痞满。脾失运化,则水饮停聚。气水相搏,则心下坚,双如盘。治当行气消痞,健脾化饮。方中重用枳实为君药,取其行气消痞;佐以白术,则可健脾化湿。二者相伍,消中兼补,使气行湿化,则心下痞坚之症

自解。此方枳实倍于白术,意在以消为主,治水饮所作的心下坚满。攻洁古仿本方制枳术丸,方中白术倍于枳实,意在以补为主,治脾虚食积,心下痞闷。二方药物虽同,但用量及剂型有异,其消补急缓自有别耳,于此可见制方之妙也。

【验案】　①胃下垂　《天津中医》(1996,1:30):郭氏用本方加升麻,气虚加党参、黄芪;呕吐加陈皮、半夏;痰饮内停合苓桂术甘汤;痰热加黄连、竹茹;食积加神曲、炒麦芽、鸡内金;便秘加瓜蒌、麻仁;血瘀加桃仁、红花。治疗胃下垂34例。结果:治愈24例,好转9例,总有效率97.05%

②胆囊切除后腹胀痞满　《浙江中医》(1995,3:107):陆氏等用本方治疗腹腔镜胆囊切除后腹胀痞满117例。药用:枳实24克,白术12克,每日1剂,水煎服,4天为1个疗程。另设对照组112例,药用二甲基硅油片。结果:治疗组痊愈94例,有效19例,总有效率96.58%。对照组痊愈17例,有效32例,总有效率43.7%。两组比较差异非常显著($P<0.01$)。

枳壳丸(1)

【方源】　《太平圣惠方》卷六十五。
【组成】　枳壳(麸炒微黄,去瓤)120克,苦参(锉)240克。
【用法】　上药研为末,炼蜜为丸,如梧桐子大。每次30丸,食后以温酒送下。
【主治】　一切风热生疮疥。

枳壳丸(2)

【方源】　《圣济总录》卷一五五。
【组成】　枳壳(浆水浸一日,去瓤,煮令烂,研作糊)60克。木香(炒)30克。
【用法】　上将木香为末,和入枳壳糊内为丸,如梧桐子大。每次20丸,温酒送下,不拘时候。
【主治】　妊娠腹痛,一切气疾。

枳壳丸(3)

【方源】　《圣济总录》卷一五七。
【组成】　枳壳(去瓤,麸炒)45克,大黄(微炒)75克。
【用法】　上药研为末,炼蜜为丸,如梧桐子大。每次20丸,空腹米饮送下。未通再服,以通为度。

【主治】　妊娠大便结塞不通,脐腹硬胀,不能安卧,气上喘逆。

枳壳丸(4)

【方源】　《传信适用方》卷三。
【组成】　好厚枳壳不拘多少(去瓤,细切,麸炒黄色)。
【用法】　上药研为末,每末30克,入核桃1个,研匀,以蜜为丸,如弹子大。每次1丸,空心细嚼,米饮或温酒送下,并用井花水淋洗。
【主治】　痔。

枳壳丸(5)

【方源】　《普济方》卷三九三引《全婴方》。
【组成】　半夏(炮七次,炒)、枳壳(麸炒)。
【用法】　上药研为末,姜汁糊为丸,如小豆大,小者芥子大。每次20丸,皂子陈皮汤送下。
【主治】　婴儿百日外,腹胀气粗,心下满急及腹胀咳嗽。

枳壳丸(6)

【方源】　《普济方》卷一九四。
【组成】　枳壳、芫花各等份。
【用法】　上用醲醋浸芫花透,将醋再煮枳壳烂,擂芫花为末,共和为丸,如梧桐子大。每次50丸,温开水送下。
【主治】　蛊胀。

枳壳汤(1)

【方源】　《苏沈良方》卷三。
【组成】　桔梗、枳壳(炙,去瓤)各30克。
【用法】　水煎,去渣,分2次服。
【主治】　伤寒痞气,胸满欲死。

枳壳汤(2)

【方源】　《保命集》卷下。
【组成】　枳壳(炒)90克,黄芩30克。
【用法】　上药研为粗末。每次15克,水煎,去渣温服。
【主治】　妇人怀胎腹胀。

枳壳汤(3)

【方源】　《类编朱氏集验方》卷六。

【组成】　枳壳、绵黄芪各250克。

【用法】　上药研为末。每次6克,开水调下,不拘时候。

【主治】　远年近日肠风下血。

枳壳散(1)

【方源】　《圣济总录》卷七。

【组成】　枳壳(去瓤,麸炒)60克,牛黄(研)、白芷各30克。

【用法】　上药研为散。每次9克,空心温酒调下。

【主治】　中风手足无力,口中涎出,多在右边者。

枳壳散(2)

【方源】　《普济方》卷三九三引《全婴方》。

【组成】　枳壳(麸炒,为细末)30克,巴豆(同上炒黄,去豆)21粒。

【用法】　上药研为末。3岁每次1.5克,砂糖汤调下;或作丸子,白糊为丸,如小豆大,每次30丸,桑白皮汤送下。

【主治】　小儿疳气,腹胀喘急。

枳壳散(3)

【方源】　《杨氏家藏方》卷十三。

【组成】　枳壳(去瓤,麸炒)、木馒头(麸炒)各等份。

【用法】　上药研为细散。每次6克,空腹、食前温酒调下。

【主治】　肠风下血不止,及大便急涩。

枳壳散(4)

【方源】　《世医得效方》卷三。

【组成】　枳壳(去瓤,炒)60克,甘草(炙)21克。

【用法】　上药研为末。每次6克,浓煎葱开水调下,不拘时候。

【主治】　气疾,胁间痛,如有物以插然。

枳壳散(5)

【方源】　《仁斋直指方论》卷四。

【组成】　枳壳(制)150克,甘草(炙)45克。

【用法】　上药研为末。每次6克,浓煎木瓜汤调下。

【功用】　疏导毒气。

【主治】　脚气。

【加减】　如要快利,更加麻仁。

枳壳散(6)

【方源】　《普济方》卷二〇五。

【组成】　枳壳(麸炒微黄,去瓤)30克,诃梨勒皮45克。

【用法】　上药研为散。每次3克,煎生橘皮汤调下,不拘时候。

【主治】　久患膈气,心腹痞满,咽喉噎塞,不下饮食。

枳实丸

【方源】　《保命集》卷中。

【组成】　枳实(麸炒)15克,白术(锉)30克。

【用法】　上药研为细末,烧饼为丸,如梧桐子大。每次50丸,米饮送下。

【功用】　进食逐饮。

【主治】　气不下降,食难消化。

枳实汤

【方源】　《圣济总录》卷一八二。

【组成】　枳实(去瓤,炒黄)2片,白芍7.5克。

【用法】　上药研为粗末。每次3克,水煎,去渣,加清酒15毫升,更煎,分温,早、午、晚各1服。

【主治】　小儿风疹,皮肤肿。

枳实散

【方源】　《外台秘要》卷十二引《范汪方》。

【组成】　枳实、桂枝各30克。

【用法】　上药研为末。每次3克,以酒送下,1日3次。

【主治】　①《外台秘要》引《范汪方》:胸痛。
②《圣济总录》:心腹卒胀痛,胸胁支满欲死。

【宜忌】　忌生葱。

枳香散

【方源】　《松峰说疫》卷二。

【组成】　枳壳15克,木香3克。

【用法】　上药研为末。每次3克,滚水调下,不应再服。

【主治】　瘟疫呃逆。

枳橘熨

【方源】　《济阴纲目》卷七。

【组成】　枳实、陈皮各 120 克。

【用法】　上炒令香熟,以绢袋盛之,遍身从上至下,及阴肿处,频频熨之,冷则换之,直至喉中觉枳实气,则痛止肿消便利也。

【功用】　行气。

【主治】　妇人阴肿如石,痛不可忍,二便不利。

枳壳熨方

【方源】　《圣济总录》卷一四一。

【组成】　枳壳 120 克,诃子皮 60 克。

【用法】　上捣碎。于铫子内炒令热,以帛裹熨之,冷即再炒熨之。

【主治】　忽患诸痔有头,疼痛不可忍。

枳马二仙丹

【方源】　《外科十三方考》卷下。

【组成】　马钱子 500 克,枳壳 1000 克。

【用法】　马钱子用瓷瓦刮去粗皮,童便泡 49 日,枳壳用童便泡 24 日,暑天 10 余日即可,泡后去瓤,二药各用麻布袋盛,置流水中冲洗 1 日,取起,用新瓦焙干,分别研成细末,用瓷瓶收贮备用,勿使泄气。用时先将药引(伤在头面者用白芷;胸膈用川芎;腰部用杜仲;腿部用牛膝,桂枝)泡酒中,或煎汤,和黄酒(甜酒亦可)1 匙,于临睡前调药末(马钱子末 0.3 克,配枳壳末 0.3 克和匀)服之。患处亦以前药 2:1 之比成分和酒或尿敷之,但须将药分作 3 帖,先以 1 帖乘热包上,冷则更换他帖热药包之,如此更迭换包,旋干旋加酒或尿,入药炒热,即能止痛愈伤。

【主治】　骨断及折碎者。

【备考】　此方能治骨断及折碎者,虽经医者误将骨节错投,服用本方后,亦能自动解散,自动另行接好,无需人工帮助,神妙不可思议。纵使折断筋骨在数十日以内者,服此药后,一昼夜即可行走如常,不但壮健者如是效验,即衰弱之老人亦得速效。

枳壳半夏汤

【方源】　《普济方》卷三六八。

【组成】　枳壳 15 克,半夏 15 克。

【用法】　加生姜 10 片,水煎服。

【主治】　伤寒呕者;内伤饮食。

柏叶汤

【方源】　《圣济总录》卷一五二。

【组成】　侧柏叶 60 克,白芍 22.5 克。

【用法】　上药研为散。每次 15 克,水煎,入酒少许再煎,去渣温服。

【主治】　妇人下血不止,脐下绞痛。

柏叶酒

【方源】　《太平圣惠方》卷九十五。

【组成】　侧柏叶(捣碎,以水煮取汁)10 千克,黍米(淘净)75 千克,细曲(捣碎)5 千克。

【用法】　以侧柏叶汁渍曲发动,即炊米熟,候冷拌和令匀,入瓮密封,7 日开,压取酒。量力饮之,1 日 3 度。

【主治】　①《太平圣惠方》:传尸骨蒸,瘦病。②《平易方》:风痹,历节作痛。

柏叶散(1)

【方源】　《普济方》卷一八八引《澹寮方》。

【组成】　侧柏叶(蒸干)、人参(焙干)各 30 克。

【用法】　上药研为细散。每次 6 克,入飞罗面 6 克,新汲水调如稀糊,啜服。

【主治】　呕血下血,其证因内损,或因酒食劳损,或心肺脉破,血气妄行,血如涌泉,口鼻俱出,须臾不救。

柏叶散(2)

【方源】　《普济方》卷二一二。

【组成】　侧柏叶 60 克,地榆(锉)30 克。

【用法】　上药研为散。每次 9 克,水煎,去渣温服,不拘时候。

【主治】　久血痢,小肠结痛不可忍。

柏皮丸

【方源】　《本草纲目》卷三十五引陆一峰方。

【组成】　黄柏 500 克(分作 4 份,3 份用醇酒、盐汤、童便各浸 2 日,焙,研;1 份用酥炙,研末),猪脏 1 条。

【用法】　先将猪脏去膜,入药在内,扎紧,煮熟,捣为丸。每次 50 丸,空心温酒送下。

【主治】　诸虚赤白浊。

柏连散

【方源】　《奇效良方》卷十三。

【组成】　侧柏叶(焙干为末)、黄连(为末)。

【用法】　上二味,同煎为汁服之;或用热水调 6 克服亦可。

【主治】　蛊痢。大便下黑血如茶脚色,或脓血如靛色者。

柏枝饮

【方源】　《幼科折衷》卷上。

【组成】　干柏枝、干藕节(一方加白芍、犀角汁同服)。

【用法】　上药研为末。入蜜,沸汤调服。

【主治】　久嗽气逆,面目浮肿,吐血衄血。

柏枝散

【方源】　《幼幼新书》引《王氏手集》(见《永乐大典》卷一○三三)。

【组成】　柏枝(干者)、藕节(干者)各等份。

【用法】　上药研为末。3 岁儿每用 3 克,以藕汁入蜜,开水调下。

【主治】　小儿衄血、呕血。

柏姜散

【方源】　《喉证指南》卷四。

【组成】　黄柏 6 克,干姜 3 克。

【用法】　合焙成炭(存性),研极细末。吹之。

【主治】　喉证,阴虚火盛。

柏莲汤

【方源】　《人己良方》。

【组成】　扁柏叶(炒黄色)9 克,莲子(炒焦)6 克。

【用法】　水煎滚,入蜜糖少许,和匀,频服,当茶饮。

【主治】　小儿红白痢,不论新久,或身热,或闭口痢。

柏粉膏

【方源】　《外科大成》卷二。

【组成】　轻粉。

【用法】　上药研为末,用生柏油调,随疮大小摊纸上;先用米泔水煎甘草洗过,贴之,布扎紧勿动。先 3 日痛,次 2 日痒,再 2 日共 7 日去药,已愈。

【主治】　血风等疮。

柏黄丸

【方源】　《赤水玄珠》卷九。

【组成】　生地黄、黄柏(炒)各 500 克。

【用法】　上药研为末,炼蜜为丸,如梧桐子大。每次 80～90 丸,空心、食前米饮送下。

【主治】　肠风脏毒,下血鲜红。

柏棉饮

【方源】　方出《医林绳墨大全》卷九,名见《卫生鸿宝》卷五。

【组成】　棉花子(烧存性,净 30 克)250 克,柏子仁(烧存性,净 9 克)30 克。

【用法】　上药研为末。每次 9 克,空腹淡酒调服。

【主治】　赤白带下。

柏蛤散

【方源】　《医学入门》卷八。

【组成】　黄柏(以瓷锋割末)、蛤粉末各等份。

【用法】　掺疮上。

【主治】　下疳湿疮。

【方论】　《医略六书》:湿热浸渍,经久不化,而下注阴中,伤肌烁肉,故阴内生疮勒。黄柏清热燥湿以存阴,蛤粉利水益阴以解毒,务使肾水受益,则湿热自化,而经府清和,阴疮无不痊愈矣。疮湿干掺,疮干油调,盖以经气之干湿为转旋也。然热胜则疮干,当以黄柏为君;湿胜则疮烂,当以蛤粉为君。

柏蒜丸

【方源】　《产科发蒙》卷二。

【组成】　黄柏(蜜煮令焦)、大蒜(煨令熟烂,去皮)。

【用法】　以黄柏为末,研蒜作膏为丸,如梧桐子大。每次 30 丸,空心粥饮送下,1 日 3 次。

【主治】　妊娠脐下刺痛,大便白,昼夜三五十行。

柏黛散

【方源】　《洞天奥旨》卷十三。

【组成】　黄柏 6 克,青黛 6 克。

【用法】　上各为末。以麻油调搽。

【主治】　日晒疮,火斑疮。

柏子仁丸

【方源】　《普济方》卷三三六引《肘后备急方》。

【组成】　柏子仁 100 克,茯苓 200 克。

【用法】　上研极细末为丸,如梧桐子大。每次 10 丸,合乳服。

【主治】　妇人无病触禁,久不生子。

柏子仁散(1)

【方源】　《圣济总录》卷七。

【组成】　柏子仁(生研细)60 克,肉桂(去粗皮,为末)30 克。

【用法】　上二味共和匀。别用大豆 30 克,鸡粪白 45 克同炒令黄,投酒中乘热滤去渣,温调药 6 克,空心、日午、夜卧服。

【主治】　中风失音不语,半身不遂。

柏子仁散(2)

【方源】　《婴童百问》卷四。

【组成】　防风、柏子仁各等份。

【用法】　上药研为末。以乳汁调涂囟门上。

【主治】　囟门不合。

柏白皮汤

【方源】　《圣济总录》卷九十五。

【组成】　柏白皮(焙干,锉)1000 克,酸石榴枝(烧灰,细研)90 克。

【用法】　先将柏白皮为粗末,每用 12 克,水煎,去渣,下石榴枝灰 4.5 克,更煎,空心服,至晚再服。

【主治】　小便不禁。

柏竹沥膏

【方源】　《三因极一病证方论》卷十六。

【组成】　慈竹(去两头节)1 段、黄柏(去粗皮,刮细者,满填竹内)。

【用法】　用砖对立,置竹砖上,两头各安净碗,以干竹火烧令沥出,尽收之,以钗股铜筷点。

【主治】　赤眼障翳。

栀子汤(1)

【方源】　《圣济总录》卷一○三。

【组成】　栀子 7 个,大黄 9 克。

【用法】　上取栀子钻透入灰火煨熟,水煎,去渣,入大黄末搅匀,食后旋旋温服。

【主治】　赤目。

栀子汤(2)

【方源】　《圣济总录》卷一三七。

【组成】　栀子、甘草各 30 克。

【用法】　上药研为细散。水煎,去渣,温浸指上,1 日 3～5 次。

【主治】　代指。

栀子酒

【方源】　《普济方》卷一九五。

【组成】　栀子、茵陈各 1 束。

【用法】　以无灰酒煎,三更时分服之。

【主治】　黄疸。

【宜忌】　忌油腻、湿面、豆腐、生冷等物。

栀子散(1)

【方源】　《圣济总录》卷一三四。

【组成】　栀子、白矾各等份。

【用法】　上药研为散。用黄胶熬膏,调涂之。

【主治】　汤火所伤。

栀子散(2)

【方源】　《普济方》卷三○一。

【组成】　栀子(去瓤)1 个,白矾(末)。

【用法】　上将明矾末装入栀子内,面糊合口,火烧热存性,为末。洗净,干掺上。

【主治】　下疳疮。

栀附丸

【方源】　《医级》卷八。

【组成】　栀子(炒)、附子(制)各等份。

【用法】　上药研为末,米糊作丸。每次 4.5 克,茴香、木香汤送下。

【主治】　疝痛,攻冲胸胁,呕吐不止。

栀姜饮

【方源】　《医学入门》卷七。

【组成】　栀子(炒焦)15 个。

【用法】　水煎,入生姜自然汁 15 毫升令辣,再煎少沸,热饮。或入川芎 3 克尤妙。

【主治】　胃热作痛。

【加减】　如用此及劫痛药不止者,须加玄明粉 3 克服之。

栀子仁散

【方源】　《太平圣惠方》卷八十九。

【组成】　栀子 30 克,槐花(微炒)15 克。

【用法】　上药研为细散。每次 1.5 克,用温水调下,不拘时候。

【主治】　小儿卒热,毒气攻脑,鼻出血。

栀子仁粥

【方源】　《圣济总录》卷一九〇。

【组成】　栀子 5 个,白米 250 毫克。

【用法】　先以水 1000 毫升,煎栀子至 750 毫升,滤去渣,即下米煮粥,候熟,空腹食之。

【主治】　发背痈疽,热极上攻,目涩,小便赤。

栀子豉汤

【方源】　《伤寒论》。

【异名】　栀子香豉汤、香豉栀子汤(《伤寒总病论》卷三)、栀子汤(《圣济总录》卷四十)、加减栀子汤(《云岐子脉诀》)、栀子豆豉汤(《证治准绳·幼科》卷五)、栀豉汤(《寿世保元》卷二)。

【组成】　栀子 14 个,香豉(绵裹)12 克。

【用法】　以水先煮栀子,纳豉,再煮,去渣,分为 2 服,温进 1 服。得吐者止后服。

【主治】　①《伤寒论》:发汗吐下后,虚烦不得眠,若剧者,必反复颠倒,心中懊憹;发汗若下之,而烦热胸中窒者;伤寒五六日,大下之后,身热不去,心中结痛者;阳明病,脉浮而紧,咽燥口苦,腹满而喘,发热汗出,不恶寒反恶热,身重,若发汗则躁,心

愦愦,反谵语,若加温针,必怵惕,烦躁不得眠,若下之,则胃中空虚,客气动膈,心中懊憹,舌上苔者;阳明病下之,其外有热,手足温,不结胸,心中懊憹,饥不能食,但头汗出者。下利后更烦,按之心下濡,为虚烦者。

②《肘后备急方》:霍乱吐下后,心腹烦满。

③《普济方》:感冒发为寒热,头痛体痛。

④《证治准绳·幼科》:小儿痘疹,虚烦惊悸不得眠。

【宜忌】　凡用栀子汤,病人旧微溏者,不可与服之。

【方论】　①《伤寒来苏集》:栀子苦能泻热,寒能胜热,其形像心又赤色通心,故除心烦愦愦,懊憹结痛等症;豆形像肾,制而为豉,轻浮上行,能使心腹之邪上出于口,一吐而心腹得舒,表里之烦热悉除矣。

②《成方便读》:栀子色赤入心,苦寒能降,善引上焦心肺之烦热屈曲下行,以之先煎,取其性之和缓;豆豉用黑豆窨而成,其气香而化腐,其性浮而成热,其味甘而变苦,故其治能除热化腐,宣发上焦之邪,用之作吐,似亦宜然,且以之后入者,欲其猛悍,恐久煎则力过耳。

③《金镜内台方议》:汗吐下之后,邪热不散,结于胸中。烦热郁闷不得眠,谓之虚烦也。心恶热之甚,则必神昏。剧者反复颠倒而不安,心中懊憹而愦闷,又非结胸痞症之比,而可下。此方乃必用吐之而散也,经曰:其高者因而越之,是也。故用栀子为君,其性苦寒,以涌宣其上肺之虚烦也。淡豆豉性平,能吐能汗者,用之为臣,以吐胸中之邪也。内经曰:气有高下,病有远近,证有中外,治有轻重,是也。瓜蒂散吐胸中实邪,栀子豉汤吐胸中虚邪者也。

④《医方考》:栀子味苦,能涌吐热邪;香豉气腐,能克制热势,所谓苦胜热,腐胜焦也。是方也,惟吐无形之虚烦则可,若用之以去实,则非栀子所能宣矣。

⑤《绛雪园古方选注》:栀子豉汤为轻剂,以吐上焦虚热者也。第栀子本非吐药,以此二者生熟互用,涌泄同行,而激之吐也。盖栀子生则气浮,其性涌,香豉蒸、熟腐,其性泄。涌者,宣也;泄者,降也。既欲其宣,又欲其降,两者气争于阳分,自必从宣而越于上矣。余以生升熟降为论,柯韵伯以栀子之性

屈曲下行,淡豆豉腐气上蒸而为吐,引证瓜蒂散之吐,亦在于豉汁。吾恐瓜蒂散亦是上涌之品,吐由瓜蒂,非豉汁也。

【验案】　①伤寒懊侬,《名医类案》:江应宿治都事靳相庄患伤寒十余日,身热无汗,怫郁不得,卧非躁非烦,非寒非痛,时发一声,如叹息之状。医者不知何证,迎予诊视曰:懊侬怫郁证也。投以本汤一剂,十减二三,再以大柴胡汤下燥屎,怫郁除而安卧,调理数日而起。

②神经衰弱　《河北中医》(1985,2;14):用栀子豉汤加减治疗神经衰弱 106 例,结果痊愈 55 例,显效 33 例,好转 15 例,无效 3 例。总有效率 97.3%。

③鼻衄　《新中医》(1985,3;46):余某,女,73岁,近十日每日上午 10-11 时自觉心烦、胸中如窒,随即鼻出鲜血,半小时后缓解。诊之血色鲜红,舌红、苔薄黄、脉弦稍数。用炒栀子、淡豆豉各 15克,白茅根 10 克,服二剂即止。

栀子干姜汤

【方源】　《伤寒论》。

【组成】　栀子 14 个,干姜 60 克。

【用法】　水煎,去渣,分 2 次温服。得吐者止后服。

【主治】　伤寒,医以丸药大下之,身热不去,微烦者。

【方论】　①《医学入门》:盖丸药不能除热,但损正气,邪气乘虚留于胸中而未深入,则身热不去而微烦。是用栀子苦寒以吐烦,干姜辛热以益气。

②《伤寒来苏集》:丸药大下,寒气留中,心微烦而不懊侬,则非吐剂所宜也。用栀子以解烦,倍干姜以逐内寒而散表热。

③《绛雪园古方选注》:烦皆由热,而寒证亦有烦,但微耳。干姜和太阴在里之伤阳,而表热亦去,栀子清心中之微热,而新烦亦除。立方之义,阴药存阴,阳药和阳,主调剂阴阳,非谓干姜以热散寒也。

④《金镜内台方议》:丸药下之,损正气,不能除热。邪气反乘虚留于胸中,而未深入。故身热不去而微烦,故用栀子为君,以吐虚烦,用干姜为臣佐。以安中正气也。

枸杞酒

【方源】　《圣济总录》卷一八七。

【组成】　枸杞子 1000 克,生地黄汁 100 毫升。

【用法】　每于 10 月采枸杞子,先以好酒 2000毫升,于瓷瓶内浸 21 日,开封再入地黄汁,不犯生水者,同浸,勿搅之,却以纸三重封头,候至立春前 30 日开瓶。空腹暖饮。

【功用】　变白轻身,乌髭发。

【主治】　精血虚损。

【宜忌】　忌食芜荑、葱。

枸杞煎

【方源】　《太平圣惠方》卷九十七。

【组成】　生枸杞子根(水煮取汁,澄清)1000克,白羊脊骨(锉碎)1 具。

【用法】　上以微火煎取,去渣,收瓷盒中。每次 30 克,与酒 50 毫升,合暖,食前温服。

【主治】　频遭重病,虚赢不可平复。

枸杞根散

【方源】　《圣济总录》卷一八二。

【组成】　枸杞子根 30 克。

【用法】　上药研为散。和腊月猪脂敷之。

【主治】　小儿湿癣。

枸杞菖蒲酒

【方源】　《备急千金要方》卷七。

【组成】　枸杞子根 50 千克,石菖蒲 2500 克。

【用法】　以水煮,去渣,酿 200 升米饭。酒熟,稍稍饮之。

【主治】　缓急风,四肢不遂,行步不正,口急及四体不得屈伸。

枸杞石决明酒

【方源】　《医心方》卷十三引杂酒方。

【组成】　石决明干者(洗,炙)600 克,枸杞根白皮 500 克。

【用法】　上细切,盛绢袋,以清酒渍之,春 5日,夏 3 日,秋 7 日,冬 10 日,去渣。始服,多少不拘。

【功用】　轻身,补肾气,和百节,好颜色,延寿肥健。

【主治】　腰足病,疝气,诸风痹,恶血,目翳,目赤膜痛,眊眊泪出,瞽盲。

枸杞汁点眼方

【方源】　方出《外台秘要》卷二十一引崔氏方,名见《太平圣惠方》卷三十二。

【组成】　枸杞叶、车前子叶各等份。

【用法】　上于手中熟揉,使汁欲出,又别取桑叶二三重裹之,悬于阴地经宿,乃摘破桑叶取汁,细细点目中。

【主治】　①《外台秘要》:眼中翳少轻者。
②《太平圣惠方》:眼涩痛,兼有翳者。

柳花丹

【方源】　《太平圣惠方》卷九十五。

【组成】　柳絮矾 30 克,铅霜 30 克。

【用法】　上药研为细散,以枣肉为丸,如梧桐子大。每次 5 丸,以冷金银汤送下。若路行走马,热渴不彻,即含化 7 丸,或常含 1 丸,终不患渴。

【功用】　镇心神。

【主治】　男子三焦壅热,烦渴不止;脚气,乳石发动,狂躁不彻。

柳花散

【方源】　《圣济总录》卷一一七。

【组成】　黄柏 30 克,淀花 15 克。

【用法】　上药研为散。临卧干掺。误咽也不妨。

【主治】　口疮。

柳枝散

【方源】　《圣济总录》卷七十。

【组成】　寒食杨柳枝(门傍插者)30 克,人参7.5克。

【用法】　上药研为散。每次 3 克,新水调下,并 2 服。

【主治】　鼻出血不止。

柳絮散

【方源】　《圣济总录》卷一三二。

【组成】　柳絮(捣末)、腻粉各等份。

【用法】　上药研为末。灯盏中油调涂之。

【主治】　面露疮,作脓窠如香瓣。

柿钱散

【方源】　方出《证类本草》卷十二引《简要济众

方》,名见《洁古家珍》。

【组成】　丁香 30 克,干柿蒂(焙干)30 克。

【用法】　上药研为散。每次 3 克,煎人参汤下,不拘时候。

【主治】　伤寒咳噫不止,及哕逆不定。

柿饼粥

【方源】　方出《证类本草》卷二十三引《食疗本草》,名见《长寿药粥谱》。

【组成】　柿(研末)2～3 枚,粳米。

【用法】　先以粳米煮粥,欲熟时,下柿末,更煮二三沸。小儿与奶母同食。

【功用】　《长寿药粥谱》:健脾润肺,涩肠止血。

【主治】　①《证类本草》引《食疗本草》:小儿秋痢。
②《长寿药粥谱》:老人吐血,干咳带血,久痢便血,痔漏下血等出血病证。

【宜忌】　《长寿药粥谱》:有胃寒病的老人忌服;忌食螃蟹。

柿精散

【方源】　《仙拈集》卷二。

【组成】　谷精草 15 克,柿饼 1 个。

【用法】　每日水煎,并柿饼同食。

【主治】　障翳。

柿蘸散

【方源】　《济阳纲目》卷二十八。

【组成】　不蛀皂角(去皮弦)1 锭。

【用法】　劈作 2 片,去子,每孔内入去皮巴豆1 粒,以线扎定,童便浸 1 宿,火上炙干,为细末。每用 1 克,临睡用干柿蘸嚼吃下。如无干柿,以白砂糖代之。

【主治】　喘嗽久不愈。

【宜忌】　忌汤水诸物。

故扇散

【方源】　《圣济总录》卷一七九。

【组成】　故扇(烧灰)7.5 克,麻黄(取根节)22.5 克。

【用法】　上药研为散。每次 1.5 克,乳汁调下。

【主治】 小儿盗汗。

胡桃汤

【方源】 《世医得效方》卷五。
【组成】 核桃3个,生姜3片。
【用法】 水煎,临卧食毕服。
【主治】 痰喘。

胡桃散(1)

【方源】 《普济方》卷二四七。
【组成】 胡芦巴、核桃仁(去皮尖,炒)各等份。
【用法】 上药研为末。每次6克,食前酒调下。
【主治】 诸疝气。

胡桃散(2)

【方源】 《杨氏家藏方》卷十六。
【组成】 莴苣子、核桃(去涩皮)各等份。
【用法】 上药研为细散。每次9克,热酒调下,不拘时候。
【功用】 下奶。

胡桃散(3)

【方源】 《医学心悟》卷六。
【组成】 大核桃1枚,全蝎2只。
【用法】 以大核桃剖开口,将全蝎纳入,烧灰存性,研末。热酒冲服。
【主治】 鱼口便毒。

胡桃散(4)

【方源】 《医学六要》卷七。
【组成】 核桃仁(去皮,捣烂)1个,穿山甲(炒)3克。
【用法】 上药研为散。黄酒调服。
【主治】 妇人少乳,乳汁不行。

胡荽丹

【方源】 《脉因证治》卷下。
【组成】 乌鸡(令净)1只,胡荽子适量。
【用法】 胡荽子入鸡缝之,煮熟食之。
【主治】 反胃。

胡粉丸(1)

【方源】 方出《备急千金要方》卷十八,名见《外台秘要》卷七引《救急方》。
【组成】 胡麻30克,胡粉30克。
【用法】 上药研为末。明旦空腹,先以猪肉脯1片,空腹唉,咽汁,勿咽肉,后取胡粉和胡麻搜作丸,以少清酒使成顿服尽,10岁以上斟酌增减。
【主治】 蛔虫攻心腹痛。
【宜忌】 《外台秘要》引《救急方》:忌生冷、猪肉、鱼鸡、蒜酢滑等7日。

胡粉丸(2)

【方源】 《圣济总录》卷一七二。
【组成】 胡粉(研)15克,鸡子1个。
【用法】 将鸡子打头上破如钱眼大,入淀粉于鸡子壳内,以纸糊定,用水入铫子内,慢火煮熟,取出去壳。每次与梧桐子大哺之,1日3~5次。
【主治】 小儿疳痢,渴不止。

胡粉散(1)

【方源】 方出《备急千金要方》卷二十五,名见《普济方》卷三〇七。
【组成】 大蒜、胡粉。
【用法】 上捣和,敷之。
【主治】 众蛇毒。

胡粉散(2)

【方源】 方出《医心方》卷二十五引《子母秘录》,名见《太平圣惠方》卷九十二。
【组成】 胡粉、雄黄各等份。
【用法】 上药研为细散。每用少许,敷于下部中。
【主治】 ①《医心方》引《子母秘录》:小儿谷道虫痒。
②《太平圣惠方》:小儿蛲虫蚀下部。

胡粉散(3)

【方源】 方出《太平圣惠方》卷三十六,名见《普济方》卷二九九。
【组成】 胡粉30克,牛黄30克。
【用法】 上药相和,安于铫子中,于暖灰上研令匀。少少含之。
【主治】 口疳疮。

胡粉散(4)

【方源】 《太平圣惠方》卷九十。

【组成】 胡粉(炒令黄)3 克,黄连(末)15 克。

【用法】 上药细研令匀。敷于疮上。

【主治】 小儿燕口生疮。

胡粉散(5)

【方源】 《圣济总录》卷一二一。

【组成】 胡粉 15 克,麝香(研)1.5 克。

【用法】 上药研为细散。归卧净揩牙,漱口讫,干贴。

【功用】 止血牢牙。

【主治】 牙宣出血不止。

胡粉散(6)

【方源】 《圣济总录》卷一七二。

【组成】 胡粉、龙骨粉各 3 克。

【用法】 上药并炒令黄。每用 1.5 克,空腹以鸡子清调服,1 日 2 次。

【主治】 小儿诸疳,无辜鼻中出清水,眼上有白晕,或患痢体热,口干生疮,脚肿眼涩,腹中有虫,喜饮冷水。

胡粉散(7)

【方源】 《圣济总录》卷一七三。

【组成】 胡粉(研)1.5 克,枣(大者,去核,入胡粉在内)7 个。

【用法】 上药煅赤,取出候冷,细研为散。每次 1.5 克,米饮调下,空腹、午后各 1 次。

【主治】 小儿久痢,无问冷热疳痢。

胡粉膏

【方源】 《圣济总录》卷一一六。

【组成】 胡粉(炒)、白矾(烧令汁尽)各等份。

【用法】 上药研为末,用青羊脂和成膏。以少许涂敷胬肉上。

【主治】 鼻中胬肉不通。

胡麻油

【方源】 《圣济总录》卷一一四。

【组成】 胡麻油 30 毫升,木香(醋浸 1 宿,焙,杵末)15 克。

【用法】 上药于银器内微火煎,绵滤去渣。旋滴耳中。以愈为度。

【主治】 耳聋。

胡麻丸

【方源】 《小儿卫生总微论方》卷十九。

【组成】 胡麻(炒香)120 克,羊踯躅(焙)30 克。

【用法】 上药研为末,炼蜜和丸,如麻子大。每次 7～21 丸,热水送下,1 日 2 次,见效为度。已破者,更用黑母牛粪,烧灰研末敷之。

【主治】 小儿瘰疬。

胡麻粥

【方源】 《普济方》卷二一八。

【组成】 胡麻(其实六棱者)、巨胜(其实八棱者)各等份。

【用法】 上药蒸晒各 9 遍。每次取 60 克,用汤浸,布裹揉去皮,再研,水滤取汁煎饮,和粳米煮粥食之。

【功用】 益气力,坚筋骨。

【主治】 五脏虚损羸瘦。

【加减】 虚而吸吸者,加胡麻用。

胡麻膏

【方源】 《太平圣惠方》卷九十四。

【组成】 胡麻膏 10 千克,熏陆香(以水洗,取屑入膏中同煎)1000 克。

【用法】 上药相和,以慢火煎令水尽,滤去渣,盛于不津器中。每日服 100 克,温酒调下。

【功用】 延年。

胡椒丸(1)

【方源】 《太平圣惠方》卷三十三。

【组成】 花椒末 3 克,蟾酥(浸过)0.5 克。

【用法】 上药同研令相得,丸如麻子大。以绵裹于痛处咬之。有涎即吐却。

【主治】 牙痛。

胡椒丸(2)

【方源】 《普济方》卷三十六引《十便良方》。

【组成】 花椒 30 颗,麝香(细研)3 克。

【用法】 上捣破花椒,入麝香,用酒煎,稍热服。

【主治】 寒气攻胃。

胡椒丸（3）

【方源】　《普济方》卷一九一引《海上名方》。

【组成】　巴豆 10 枚（去皮膜心,用竹纸数重,出油尽为度,频换纸）,胡椒（生用）200 粒。

【用法】　上药研为末,醋糊为丸,如绿豆大。每日 1 丸,淡姜汤下,食后服,实者 1 日 2 服,虚者 1 服。如小便频数为效。

【主治】　十种水气,足肿胀,上气喘满。

【宜忌】　忌面食咸物,大忌湿面。

胡椒汤

【方源】　《三因极一病证方论》卷十一。

【组成】　花椒 7 粒,绿豆 21 粒。

【用法】　上药研为末。煎木瓜汤调下。

【主治】　霍乱吐利。

胡芦巴丸

【方源】　《普济方》卷二四七引《鲍氏方》。

【组成】　胡芦巴 500 克,大巴戟 180 克。

【用法】　上同炒为末,酒糊为丸,如梧桐子大。每次 15 丸,空心酒盐汤送下。

【主治】　大人、小儿小肠气、盘肠气,偏坠阴肿,小肠有形如卵,上下痛不可忍,或绞结绕脐,呕吐闷乱。

胡荽子散

【方源】　《圣济总录》卷一四三。

【组成】　胡荽子、补骨脂各 15 克。

【用法】　上药研为散。每次 6 克,食前陈米饮调下。

【主治】　肠风下血不止,变成痔疾。

胡桃涂方

【方源】　《圣济总录》卷十八。

【组成】　初结青核桃（取外皮用）1 颗,石硫黄（研如粉）1 皂子许。

【用法】　先取核桃皮切,研如膏,入硫黄末和匀。涂之。

【主治】　紫癜风并白癜风。

胡粉涂方

【方源】　《圣济总录》卷一三三。

【组成】　胡粉、石灰（研,罗）各 21 克。

【用法】　上炼猪脂调如糊。涂疮上,水即出。

【主治】　诸疮中水毒攻肿。

胡黄连丸（1）

【方源】　《太平圣惠方》卷九十二。

【组成】　黄连 15 克,木香 7.5 克。

【用法】　上药研为末,用糯米饭和丸,如绿豆大。每次 5 丸,以粥饮下,1 日 3 次。

【主治】　小儿疳痢,腹痛不止。

胡黄连丸（2）

【方源】　《颅囟经》卷上。

【组成】　黄连、蟾酥各等份。

【用法】　上药研为末,炼蜜为丸,如绿豆大。5 岁儿每次 2 丸,熟水送下。

【主治】　小儿热疳。

胡麻浸酒

【方源】　《圣济总录》卷六。

【组成】　胡麻（炒,捣,粗罗）500 克。

【用法】　上用生绢囊贮,以酒 1500 毫升,浸 7 日后,每次 75 毫升,稍稍服之。以愈为度。

【主治】　中风,口面㖞斜。

胡麻茯苓面

【方源】　《古今医统大全》卷八十七引苏轼方。

【组成】　胡麻、茯苓（去皮）。

【用法】　入少白蜜调食。

【功用】　益气力,延年。

【主治】　痔疾。

封脐丸

【方源】　《良朋汇集》卷四。

【组成】　肉豆蔻（面裹煨熟）4.5 克,雄黄 3 克。

【用法】　上药研为末,醋糊为丸,如黄豆大,晒干。用 1 丸醋泡,少时放脐内,以膏贴之。

【主治】　小儿泻吐。

荆芥丸（1）

【方源】　《普济方》卷二七二。

【组成】　荆芥末。

【用法】　上以地黄自然汁熬成膏,和荆芥末为丸,如梧桐子大。每次30～50丸,茶、酒任下。

【主治】　身上一切疮。

荆芥丸(2)

【方源】　《普济方》卷二八〇。

【组成】　荆芥穗不拘多少。

【用法】　上药研为细散,蒸烂。入萝卜于木石器内,烂捣为丸,如梧桐子大。每次30～40丸。食后茶汤、熟水任下。

【主治】　疥疮,及风热疮。

【宜忌】　服荆芥药,忌食无鳞鱼。

荆芥丸(3)

【方源】　《医方类聚》卷二五八引《保童秘要》。

【组成】　浮萍、荆芥子(净择洗)各等份。

【用法】　上药研为末,用水为丸,如芥子大。每次1丸。

【主治】　小儿急慢惊风,出汗者。

荆芥汤

【方源】　《世医得效方》卷六。

【组成】　荆芥、楮树皮各等份。

【用法】　上药研为散。治血崩,每次6克,水煎,去渣温服;如血痢,则为末,冷醋调,徐徐呷服;白痢,热醋调下。

【主治】　白痢、血痢,或妇人血崩。

荆芥散(1)

【方源】　《圣济总录》卷九十七。

【组成】　荆芥穗30克,大黄(并生用)60克。

【用法】　上药研为散。每次6克,温生姜蜜汤调下;未通再服。

【主治】　大便不通。

荆芥散(2)

【方源】　《妇人良方大全》卷一。

【组成】　荆芥穗。

【用法】　用灯盏(多着灯芯),好麻油点灯,就上烧荆芥焦色,为细末。每次9克,童便调下。

【主治】　妇人崩中,连日不止。

荆芥散(3)

【方源】　《是斋百一选方》卷十四。

【组成】　荆芥穗、缩砂仁各等份。

【用法】　上药研为细散。每次10克,用糯米饮调下,不拘时候,1日3次。

【主治】　①《是斋百一选方》:肠风下血。
②《仙拈集》引《集简方》:溺血。

荆芥散(4)

【方源】　《类编朱氏集验方》卷十引梁国佐方。

【组成】　荆芥根(瓦上焙干焦,存性)、茴香各等份。

【用法】　上药研为末。每次9克,温酒调下。

【主治】　血崩年深。

荆芥散(5)

【方源】　《奇效良方》卷六十五。

【组成】　荆芥少许。

【用法】　烂研,用新井水以布帛滤过,入麻油一滴许打匀,令饮之,便不乱闷;麻豆已出,用黄蜡煎青胶(即牛皮胶)饮,即安。

【主治】　麻痘子兼瘙痒或瘾疹,大便自通。

【方论】　荆芥治血风;以麻油打匀,此滑窍之理;又以黄蜡煎青胶水服则安,此滋血行荣卫,荣卫既顺,麻疹出矣。

荆荷散

【方源】　《仙拈集》卷三。

【组成】　荆芥、薄荷各等份。

【用法】　上药研为末。童便、酒冲服。

【主治】　产后中风。

荆花化斑汤

【方源】　《痘疹仁端录》卷十三。

【组成】　紫荆花30克,茅草根30克。

【用法】　上药研为末。每次3克,甘草汤送下。

【主治】　痧痘发斑。

荆芥地黄汤

【方源】　方出《太平圣惠方》卷三十七,名见

《金匮翼》卷二。

【组成】　荆芥。

【用法】　上药研为细散。每次 6 克,以生地黄汁调下,不拘时候。

【主治】　①《太平圣惠方》:呕血。

②《金匮翼》:风热入络,血溢络外,吐血,乍寒乍热,咳嗽口干,烦躁者。

南附汤

【方源】　《传信适用方》卷一引叶梦锡方。

【组成】　附子 30 克,天南星 15 克。

【用法】　1 料作 4 服。加生姜 20 片,水煎,空腹服;更少加木香亦妙。

【主治】　痰证。

南荆丸

【方源】　《普济方》卷四十五引《经效济世方》。

【组成】　天南星一个(重 30 克),荆芥穗 30 克。

【用法】　上药研为末,生姜汁煮糊为丸,如梧桐子大。每次 20 丸,食后生姜汤送下。

【主治】　风痰头痛不可忍者。

南星汤

【方源】　《小儿卫生总微论方》卷五。

【组成】　大天南星 1 枚(重 12 克者)。

【用法】　上药研为细散,冬瓜子 49 粒,用浆水同煎,去渣,取清汁,分 3 次服。病愈,以四君子汤补之。

【主治】　小儿急慢惊风,吊眼撮口,搐搦不定,壮热困重。

南星散

【方源】　方出《小儿药证直诀》卷下,名见《普济方》卷三九五。

【组成】　大天南星 1 个(重 24～27 克者良)。

【用法】　上用地坑子 1 个,深 9 厘米许,用炭火烧通赤,入好酒在内,然后入天南星,却用炭火盖却坑子,候南星微裂,取出刺碎,再炒匀熟,不可稍生,候冷为细末。每次 0.75～1.5 克,浓煎生姜、防风汤,食前调下,不拘时候。

【主治】　小儿吐泻或误服冷药,脾虚生风,因成慢惊。

茸血酒

【方源】　《首批国家级名老中医效验秘方精选》。

【组成】　鲜茸血 500 毫升,上好米酒 2000 毫升。

【用法】　将鲜茸血溶混于米酒中(无米酒白酒亦可),密封 7 日后即可服用。每天早晚饭前服 10 毫升,3 个月为 1 个疗程,服药期间禁忌房事。防衰老者可长期服用,加用枸杞子更好。

【主治】　阳痿。伴见精神萎靡,畏寒肢冷,失眠健忘;防衰老,伴腰困腿软,小便清长。

【验案】　任某,男 53 岁,职工,于 1992 年 12 月 8 日初诊。患者于 1990 年秋自觉阴茎勃起不坚,渐到阳事不举,伴腰膝痠软,喜居暖室,精神萎靡,身体疲惫。舌苔淡嫩,脉沉尺虚。当即服用茸血药酒。服用两旬余,在夜间睡中可有阴茎勃起,但举而不坚,持续短暂,至 1 月有半则可举而不痿。服完 1 个疗程,房事恢复如常,已精力旺盛,已无疲惫感。为巩固疗效,嘱其继续服用 1 个疗程。

茸角丸

【方源】　《普济方》卷一五四引《备急千金要方》。

【组成】　鹿角(去上皮,取白者熬令黄)、鹿茸(新者良,陈者不佳)。

【用法】　上药研为末。每次 3 克,酒调服,1 日 3 次。

【主治】　腰痛。

【宜忌】　特忌生鱼,余不忌。

茸附汤

【方源】　《医方类聚》卷一五〇引《济生续方》。

【组成】　鹿茸(去毛,酒蒸)30 克,附子(炮,去皮脐)30 克。

【用法】　上药研为散,分作 4 服。加生姜 10 片,水煎,去渣,食前温服。

【主治】　精血俱虚,荣卫耗损,潮热自汗,怔忡惊悸,肢体倦乏,但是一切虚弱之证。

荜芜汤

【方源】　《辨证录》卷三。

【组成】　荜茇、芫花各 6 克。

【用法】　水煎。漱口。

【功用】　止痛。

【主治】　牙齿痛。

荜茇丸(1)

【方源】　《圣济总录》卷一一九。

【组成】　荜茇、花椒各等份。

【用法】　上药研为末,化蜡为丸,如麻子大。每用 1 丸,内蛀孔中。

【主治】　牙痛。

荜茇丸(2)

【方源】　《妇人良方大全》卷一。

【组成】　荜茇(盐炒,去盐,为末)、蒲黄(炒)各 30 克。

【用法】　上药研为细散,炼蜜为丸,如梧桐子大。每次 30～40 丸,食后用盐、米饮吞下。

【主治】　妇人无时月水来,腹痛。及妇人血气不和,作痛不止。

荜茇散(1)

【方源】　《普济方》卷六十六引《海上方》。

【组成】　木鳖子、荜茇各等份。

【用法】　上先研木鳖子令细,入荜茇同研。搐鼻。

【功用】　去痛。

【主治】　牙痛。

荜茇散(2)

【方源】　《济阳纲目》卷一〇五。

【组成】　荜茇 30 克,厚黄柏 48 克。

【用法】　上药研为末。用米醋煎数沸后调上药,涂患处。涎出吐之,再用开水漱口。即愈,重者二次。

【主治】　满口白烂。

荜澄茄丸

【方源】　《济生方》卷一。

【组成】　荜澄茄不拘多少。

【用法】　上药研为细散,姜汁打神曲末煮糊为丸,如梧桐子大。每次 70 丸,食后淡姜汤送下。

【主治】　①《济生方》:脾胃虚弱,胸膈不快,不进饮食。

②《奇效良方》:反胃呕黑汁。

荜澄茄汤

【方源】　方出《本草图经》(见《证类本草》卷九),名见《圣济总录》卷二十五。

【组成】　荜澄茄 30 克,高良姜 30 克。

【用法】　上药研为散。每次 6 克,水煎,入少许醋搅匀,和滓如茶热呷。

【主治】　①《证类本草》引《本草图经》:伤寒咳噫,日夜不定。

②《圣济总录》:伤寒呕哕,日夜不定。

草牛散

【方源】　《洞天奥旨》卷十五。

【组成】　蜗牛(捣烂)10 枚,生甘草末 15 克。

【用法】　上药研为末,火焙干。麻油调敷头上。

【主治】　癞头胎毒。

草乌膏

【方源】　《普济方》卷一五六引《仁存方》。

【组成】　草乌、甘遂各等份。

【用法】　上药研为细散。临卧用新汲水调敷脚板上下痛处。次早洗去,便可行。

【主治】　行路足肿痛。

草节汤

【方源】　《小儿卫生总微论方》卷十。

【组成】　黄连 15 克,绵姜(炮熟)30 克。

【用法】　上药研为细散。每次 1.5 克,食前草节汤调下。

【主治】　小儿冷热不调下泻。

草花膏

【方源】　《医级》卷八。

【组成】　羊胆 1 具,蜂蜜 6 克。

【用法】　蜜入胆内、搅匀,点两眼角,或研冰片 0.3 克加入。

【主治】　目赤肿痛。

草灵丹

【方源】　《赤水玄珠》卷四。

【组成】　五灵脂（姜汁煮透）、甘草（烧酒煮透）。

【用法】　上焙干为末。每次 1.5 克，置掌中，用舌舐下。

【主治】　膈气、反胃呕吐、梅核气及胃脘疼痛。

草金散

【方源】　《幼幼新书》卷二十七引《九籥卫生》。

【组成】　烂大栀子 3 个，草乌 1 个。

【用法】　上同藏于小瓶内，用泥固济烧，烟尽取出，研细。每次 0.5 克，生姜汁调下。

【主治】　小儿吐逆。

草蜜汤

【方源】　《仁斋直指方论》卷十五。

【组成】　生车前子（捣取自然汁）30 克，蜜 15 克。

【用法】　水调服。

【主治】　心肾有热，小便不通。

草蜜膏

【方源】　《首批国家级名老中医效验秘方精选》。

【组成】　甘草 10 克，蜂蜜 100 毫升。

【用法】　先将甘草放入砂锅内，加 200 毫升水浸泡 20 分钟，再煎煮 30 分钟，滤去渣，浓缩至 20 毫升。然后加入蜂蜜。煮沸，去除浮沫，装入消毒容器内备用。用生理盐水清洗局部患处，拭干，用草蜜膏适量局部外敷。

【主治】　阴茎龟头溃疡。

【方论】　本方用生甘草，具有清热解毒，缓急止痛，促进溃疡面愈合的作用；蜂蜜富含多种营养成分，也具有清热解毒，止痛润燥，保护溃疡面的作用，二药相伍，既增强了清热解毒的功用，又起到了保护创面，促进愈合的目的。

【验案】　李某，男，41 岁，工人，1990 年 8 月 5 日诊。7 天前龟头部痒痛难忍，到市某医院诊为过敏性皮炎。用赛庚啶、麦迪霉素、夏体氏搽剂等药 1 周，效差。诊见阴茎包皮靠冠状沟处有溃疡一处，龟头上有溃疡 3 处，并有脓性分泌物。诊断：阴疮（阴茎龟头溃疡）。先用生理盐水洗净患处，再用消毒棉签蘸草蜜膏涂敷局部。让病人卧床休息，干

后再涂，日涂 5～10 次。2 日后溃疡面逐渐缩小，5 日后溃疡面愈合，无瘢痕。此方累用累验，均在用药 3～5 日痊愈。

草霜散

【方源】　《青囊秘传》。

【组成】　灯心草、壁钱。

【用法】　上同入细青竹筒内，黄泥包固，麦穗火煨之，去泥竹筒，将药研细，每 3 克加冰片 0.6 克。

【主治】　走马牙疳。

草乌头丸

【方源】　《太平圣惠方》卷三十三。

【组成】　草乌（炮裂）15 克，踯躅花 6 克。

【用法】　上药研为末，以黄蜡消汁为丸，如绿豆大。绵裹 1 丸，于痛处咬之。有涎即吐却。

【主治】　牙痛。

草乌头方

【方源】　《圣济总录》卷一一五。

【组成】　草乌尖、白矾各等份。

【用法】　上药研为末，用醋调灌耳中。立出。

【主治】　百虫入耳。

茵陈粥

【方源】　《药粥疗法》引《粥谱》。

【组成】　绵茵陈 30～60 克，粳米 50～100 克。

【用法】　先将绵茵陈洗净，煎汁去渣，入粳米后加水适量煮粥，煮熟时，加入白糖适量，稍煮，分 2～3 次服食。7～10 天为 1 个疗程，米只用粳米，不用糯米。

【功用】　利湿热，退黄疸。

【主治】　黄疸，小便不利，尿黄如浓茶色。

【宜忌】　阴黄或阳黄均可食用，钩虫引起的"黄胖病"不应服用。

茵陈蒿散

【方源】　《圣济总录》卷十一。

【组成】　茵陈 30 克，荷叶 15 克。

【用法】　上药研为散。每次 3 克，食后冷蜜水调下。

【主治】　风瘙瘾疹,皮肤肿痒。

茵陈乌梅汤

【方源】　《松峰说疫》卷五。

【组成】　茵陈(九九尽日,茵陈连根采,阴干)15克,乌梅2个。

【用法】　上药打碎,水煎,热服。汗出即愈。

【主治】　瘟疫。

茵陈苏叶汤

【方源】　《不知医必要》卷一。

【组成】　紫苏子6克,茵陈6克。

【用法】　水煎,加酒30毫升,冲服。

【主治】　阳黄。表无汗,而身热者。

茵陈麻黄汤

【方源】　《医宗金鉴》卷五十四。

【组成】　茵陈、麻黄。

【用法】　水煎,加黄酒少许服。

【主治】　阳黄表实,无汗。

茴香丸(1)

【方源】　方出《证类本草》卷九引《经验后方》,名见《普济方》卷二十二。

【组成】　茴香60克,生姜120克。

【用法】　同捣令匀,净器内湿纸盖1宿,次以银石器中,文武火炒令黄焦,为末,酒为丸,如梧桐子大。每次10~15丸,茶酒送下。

【功用】　助脾胃,进食。

茴香丸(2)

【方源】　《普济方》卷二一九引《经效济世方》。

【组成】　茴香(去枝梗)500克,生姜1000克。

【用法】　以生姜细搽,腌茴香1宿,晒,焙干为末。另研青盐末45克拌匀,温水泡蒸饼,微炙干,研,入药末再捣,为丸如梧桐子大。每次50丸,空腹盐汤送下。

【功用】　壮下元。

茴香饮

【方源】　《类编朱氏集验方》卷三。

【组成】　八角茴香、白牵牛(炒)各等份。

【用法】　上药研为细散。空腹酒调下。

【主治】　膀胱偏坠,疝气。

茴香酒

【方源】　《类编朱氏集验方》卷三。

【组成】　茴香(炒,研)。

【用法】　灯笼草根浑酒调下。

【主治】　膀胱偏坠,久不愈者。

茴香散

【方源】　《保命集》卷下。

【组成】　茴香(炒)、苦楝皮(炒)。

【用法】　上药研为末。每次6克,食前酒下。

【主治】　肾消病,下焦初证,小便如膏油。

茴消散

【方源】　《仙拈集》卷二。

【组成】　朴硝15克,茴香(炒)6克。

【用法】　上药研为末。每次6克,热酒下。

【主治】　膀胱热而不通者。

茴香子汤

【方源】　《圣济总录》卷九十七。

【组成】　茴香子(炒)90克,草乌(蛤粉同炒裂,去皮脐,锉)30克。

【用法】　上药研为末。每次9克,加盐少许,水煎,去渣,露至五更冷服。

【主治】　结阴下血腹痛。

茴香草散

【方源】　《外科正宗》卷四。

【组成】　茴香草、高良姜(晒干)各等份。

【用法】　上药研为末。先吹鼻痔上2次,片时许,随后方行取法,其痔自然易脱。取鼻痔秘法:先用茴香草散,连吹2次,次用细铜箸2根,箸头钻一小孔,用丝线穿孔内,以二箸头直入鼻痔根上,将线绞紧,向下一拔,其痔自然拔落,置水中观其大小。预用胎发烧灰同象牙末等份,吹鼻内,其血自止。戒口不发。

【主治】　鼻痔。

茴香枳壳丸

【方源】　《御药院方》卷四。

【组成】　枳壳(麸炒,去白)、茴香(微炒香)各等份。

【用法】　上药研为细散,酒面糊为丸,如梧桐子大。每次 70～80 丸,空腹、食前温酒送下;或米饮汤送下亦得。

【主治】　中满下虚,腹胁胀满,气不宣通。

茱连散

【方源】　《痘疹世医心法》卷十一。

【组成】　黄连 15 克,吴茱萸 6 克。

【用法】　上二味同炒,为细末。每次 1.5 克,生姜汤调服。

【主治】　①《痘疹世医心法》:痘疹吐者。

②《证治准绳·幼科》:初发热,暴吐不止,此火气上逆也。

茱萸丸(1)

【方源】　《外台秘要》卷三十三引《经心录》。

【组成】　吴茱萸、蜀椒(去目汗,为末)各500 克。

【用法】　炼蜜为丸,如弹子丸。绵裹,导于肠中,1 日 2 次。

【主治】　妇人阴寒,十年无子。

茱萸丸(2)

【方源】　《太平圣惠方》卷五十九。

【组成】　吴茱萸 60 克,黄连(微炒)60 克。

【用法】　上药研为末,用软饭为丸,如梧桐子大。每次 30 丸,以粥饮送下,不拘时候。

【主治】　①《太平圣惠方》:水泻不止。

②《普济方》:赤白痢,腹脐痛,日夜无度,脓血相杂,里急及肠风下血。

茱萸丸(3)

【方源】　《魏氏家藏方》卷十。

【组成】　猪脏头 1 个,吴茱萸 90 克。

【用法】　上将吴茱萸纳在猪脏内,两头紧紧系定,用好酒煮令极烂,入沙盆内研细,为丸,如绿豆大。每次 20～30 丸,米饮送下。

【主治】　小儿脾脏虚,泄泻不止。

茱萸汤

【方源】　《备急千金要方》卷七引苏长史方。

【组成】　吴茱萸 6 克,木瓜 12 克。

【用法】　水煎服。

【功用】　《金匮翼》引苏长史方:下气除湿泄毒。

【主治】　①《备急千金要方》引苏长史方:脚气入腹,困闷欲死,腹胀。

②《普济方》:脚气毒气上攻心,手足脉绝;脚气入腹,困闷欲死,腹胀喘急,风湿胳膊,腰足不能举动。

茱萸饮

【方源】　《养老奉亲书》。

【组成】　吴茱萸末 6 克,青粱米(研细)100 克。

【用法】　以水煎吴茱萸末,取汁,下米煮作饮。空腹食之。

【主治】　老人冷气,心痛不止,腹胁胀满,坐卧不得。

茱萸散(1)

【方源】　《圣济总录》卷四十七。

【组成】　吴茱萸、干姜(炮裂)各等份。

【用法】　上药研为散。每次 9 克,空腹热酒调下。

【主治】　胃气虚冷,不能饮食,食已即反酸。

茱萸散(2)

【方源】　方出《世医得效方》卷十一,名见《普济方》卷三六一。

【组成】　硫黄、吴茱萸各 15 克。

【用法】　上药研为末。研大蒜薄涂其腹,仍以蛇床子熏之。

【主治】　儿生 7 日肾缩,乃初生受寒气。

茱萸木瓜丸

【方源】　《魏氏家藏方》卷八。

【组成】　大宣木瓜 1 个(去瓤,留顶盖,入吴茱萸填满,用竹签扎定顶盖,入瓷瓯内,上甑蒸,候木瓜熟烂)。

【用法】　将吴茱萸研为末,却将木瓜搜和为丸,如绿豆大,焙干。每次 40～50 丸,木瓜汤送下,不拘时候。

【主治】　脚气,腿膝疼痛,或肿或不肿及脚气上冲,步履艰辛者。

茯苓丸(1)

【方源】　《幼幼新书》卷二十一引《婴孺方》。

【组成】　茯苓、黄连各30克。

【用法】　上药研为末,炼蜜为丸,如大豆大。每次3克,米汤送下。

【主治】　小儿腹痛夭纠,不能哺乳。

茯苓丸(2)

【方源】　《普济方》卷一一九引《指南方》。

【组成】　茯苓120克,黄芩60克。

【用法】　上药研为细散,炼蜜为丸,如梧桐子大。每次30丸,米饮送下。

【主治】　四肢发热,逢风如炙如焚,此由阴阳气不调,阴气虚,阳气盛,以水少不能灭盛火,阳独活于外。

茯苓丸(3)

【方源】　《鸡峰普济方》卷九。

【组成】　茯苓30克,吴茱萸90克。

【用法】　上药研为细散,炼蜜为丸,如梧桐子大。每次10丸,米饮送下,不拘时候。

【主治】　饮湿。

茯苓丸(4)

【方源】　《仁斋直指方论》卷十。

【组成】　茯苓。

【用法】　上药研为末,山药作糊为丸。每次12克,空腹米汤或酒送下,临卧又服。或只为末散,熟水调下12克亦可。

【主治】　心虚梦泄。

茯苓汤(1)

【方源】　《保命集》卷中。

【组成】　白术30克,茯苓(去皮)22.5克。

【用法】　水煎,食前服。

【主治】　①《保命集》:湿泻。

②《证治准绳·类方》:饮食伤泻。

【加减】　食入而泻,谓胃中有宿谷也,加枳实15克;酒入而泻,湿热泻也,加黄芩15克。

茯苓汤(2)

【方源】　《鸡峰普济方》卷十。

【组成】　茯苓、沉香(一方用琥珀代沉香)各30克。

【用法】　上药研为细散。每次6克,开水点,食后、临卧服。

【主治】　小便白浊,不利,时有作痛。

茯苓汤(3)

【方源】　《不居集》上集卷十九。

【组成】　茯苓、白术(炒)各15克。

【用法】　水煎服。

【主治】　欲火甚梦遗。

茯苓粥

【方源】　《圣济总录》卷一九○。

【组成】　茯苓(去黑皮,取末)15克,粳米100克。

【用法】　米淘净煮粥,米熟即下茯苓末。任意食之,必得睡也。

【功用】　《长寿药粥谱》引《仁斋直指方论》:健脾益胃,利水消肿。

【主治】　①《圣济总录》:产后无所苦,欲睡而不得睡。

②《长寿药粥谱》引《仁斋直指方论》:老年性浮肿,肥胖症,脾虚泄泻,小便不利,水肿。

【宜忌】　《长寿药粥谱》引《仁斋直指方论》:老年人脱肛和小便多者不宜服食。

茯苓煎(1)

【方源】　《寿亲养老新书》卷四。

【组成】　茯苓(去黑皮)2500克。

【用法】　上药研为粗散,以熟绢囊盛,于20千克米下蒸之,米熟即止,晒干,又蒸,如此3遍,乃取牛乳和合,着铜器中,微火煮如膏,收之。每食以竹刀割取,随性任饱服之,则不饥。如欲食,先煮葵菜汁饮之,任食无碍。

【功用】　养老延年。

茯苓煎(2)

【方源】　《千金翼方》卷十九。

【组成】　茯苓 1000 克,白蜜 2000 克。

【用法】　上药于铜器中重釜煎,以 2 茎薤白为候,黄即煎熟。食前服如鸡子大,1 日 3 次。

【主治】　消渴。

茯苓饼子

【方源】　《儒门事亲》卷十五。

【组成】　茯苓(为末)120 克,头白面 30～60 克。

【用法】　上同调水煎饼。面稀调,以黄蜡代油,成煎饼。饱食一顿,便绝食。至 3 日觉难受,3 日后,气力渐生,熟芝麻汤、米饮、凉水微用些,小润肠胃,无令涸竭。开食时,用葵菜汤并米饮稀粥,少少服之。

【功用】　辟谷绝食。

茶调散

【方源】　《儒门事亲》卷十二。

【组成】　瓜蒂、好茶。

【用法】　上药研为细散。每次 6 克,齑汁调下,空腹用之。

【功用】　催吐,发汗。

【主治】　伏梁起于脐,大如臂,上至心下,久不已,令人病烦心,先以本方吐之兼汗,以禹功导水等夺之;一切沉积水气,两胁刺痛,中满不能食,头目眩者。

茶梅丸

【方源】　《证治准绳·类方》卷六。

【组成】　蜡茶不以多少。

【用法】　上药研为细散,用白梅肉为丸。每次 20 丸,赤痢,甘草汤下;白痢,乌梅汤下;泄泻不止,陈米饮下。

【主治】　赤痢,白痢,泄泻。

茶煎汤

【方源】　《方症会要》卷二。

【组成】　细茶、生姜。

【用法】　治赤痢,细茶 12 克,生姜 6 克;治白痢,细茶 6 克,生姜 12 克。

【主治】　赤痢,白痢。

茶蜡丸

【方源】　《仁斋直指方论》卷二十二。

【组成】　蜡、好茶。

【用法】　以熔蜡和好茶捏尖丸,塞孔中。又以牛角内粉屑,夹天花粉、真蚌粉干掺。

【功用】　消毒生肌。

【主治】　诸疮溃后。

茶调香附散

【方源】　《魏氏家藏方》卷七。

【组成】　香附不拘多少。

【用法】　上药于木石臼内捣去皮毛,用清水或米泔浸 1 宿,取出控干,入无油锅内炒香熟,紫黑色为度,取出去火毒,碾为细末。每次 9 克,空腹浓腊茶调下。

【主治】　肠风脏毒。

荠菜粥

【方源】　《本草纲目》卷二十五。

【组成】　鲜荠菜、粳米。

【用法】　煮粥服。

【功用】　①《本草纲目》:明目利肝。

②《长寿药粥谱》:补虚健脾,明目止血。

【主治】　《长寿药粥谱》:水肿,呕血,便血,尿血,目赤目暗。现用于乳糜尿,视网膜出血,老年性水肿,慢性肾小球肾炎。

荔枝粥

【方源】　方出《泉州本草》四集,名见《长寿药粥谱》。

【组成】　干荔枝(去壳)5 枚,粳米或糯米 60 克。

【用法】　煮粥食。连服 3 次愈。酌加山药或莲子同煮更佳。

【功用】　《长寿药粥谱》:温阳益气,生津养血。

【主治】　①《泉州本草》:老人五更泻。

②《长寿药粥谱》:口臭。

【宜忌】　《长寿药粥谱》:素体阴虚火旺者忌服。

荔香散

【方源】　《景岳全书》卷五十一。

【组成】　荔枝核(炮微焦)、大茴香(炒)各等份。

【用法】　上药研为末。每次 6～9 克,用好酒调下。

【主治】　疝气痛极,在气分者,小腹气痛。

药　线(1)

【方源】　《医宗金鉴》卷六十九。

【组成】　芫花 15 克,壁钱 6 克。

【用法】　用白色细衣线 9 克,同上药用水盛贮小瓷罐内,慢火煮至汤干为度,取线阴干,凡遇痔疮瘿瘤,顶大蒂小之证,用线 1 根,患大者 2 根,双扣系扎患处,两头留线,日渐紧之,其患自然紫黑,冰冷不热为度。轻者 7 日,重者 15 日后必枯落,以月白珍珠散收口,甚效。

【主治】　诸痔,瘿瘤。

药　线(2)

【方源】　《外科十三方考》。

【组成】　白砒 9 克,白矾 21 克。

【用法】　上药研为细散,先于锅中滴麻油几滴,次将砒末放入,再将明矾末盖于上面,将锅在武火上烧之,俟砒、矾干结成饼,烟将尽未尽时,取出研末,以面糊做成细条(如粗线丝)备用。

【主治】　瘰疬成茧,及痈疽已久不干脓。

药　酒

【方源】　《良朋汇集》卷三。

【组成】　桑椹(晒干)、龙眼肉各 120 克。

【用法】　烧酒 5 千克,昼晒夜露,10 日开坛饮之。

【功用】　补益。

药鸡蛋(1)

【方源】　《仙拈集》卷二。

【组成】　鸡蛋 1 个,熟大黄 9 克。

【用法】　将鸡蛋顶开一孔,以熟大黄末 9 克入蛋内,银簪搅匀,蒸熟,黄酒下。

【主治】　血淋。

药鸡蛋(2)

【方源】　《仙拈集》卷三。

【组成】　鸡蛋 1 枚,硫黄 1.5 克。

【用法】　将鸡蛋头打一小孔,放硫黄末,用纸封好,外用湿纸重重包裹,火内煨熟,空腹烧酒送下。

【主治】　赤白带下,虚寒诸症。

药鸡蛋(3)

【方源】　《仙拈集》卷三。

【组成】　补骨脂(炒,为末)3 克,鸡子 1 枚。

【用法】　将鸡子开一孔,入药末,搅匀,用纸封固,饭上蒸熟,空腹酒下。

【主治】　赤白带下,虚寒诸症。

药猪肠

【方源】　《仙拈集》卷四。

【组成】　茯苓 120 克,花椒 9 克。

【用法】　入猪肠内,线扎两头,煮熟去药,食肠。2～3 次愈。

【主治】　杨梅疮。

赴筵散(1)

【方源】　《普济方》卷六十六引《海上方》。

【组成】　老生姜、白矾。

【用法】　用老生姜切片,安瓦上,用炭火,却将白矾渗姜上候焦,为末。擦疼处。

【主治】　牙痛。

赴筵散(2)

【方源】　《杨氏家藏方》卷十一。

【组成】　细辛、黄柏(炒)各等份(去粗皮,蜜炙)。

【用法】　上药研为细散,掺患处。涎出即愈。

【主治】　口疮。

赴筵散(3)

【方源】　《儒门事亲》卷十二。

【组成】　五倍子、密陀僧各等份。

【用法】　上药研为细散。先以浆水漱过,干贴。

【主治】　口疮。

赴筵散(4)

【方源】　《杂类名方》卷十九。

【组成】　铜绿(研)15 克,白芷(末)30 克。

【用法】　上拌匀,掺舌上,温醋漱。立愈。

【主治】　舌上生疮,不能食。

赴筵散(5)

【方源】　《杂病源流犀烛》卷二十三。

【组成】　铜绿、白矾各 3 克。

【用法】　上药研为末。掺舌上,温醋漱之。

【主治】　口疮,臭腐多脓。

砒霜顶

【方源】　《串雅内编》卷三。

【组成】　精猪肉(切作骰子块)900 克,白信(研细末)30 克。

【用法】　将白信末拌在肉上,令匀,用纸筋黄泥包之,令干。白炭火于无人处煅,俟青烟出尽,研细,以汤浸蒸饼为丸,如绿豆大。每次大人 20 粒,小儿 4～5 粒,食前茶汤送下,量虚实服之。

【主治】　哮。

【宜忌】　药宜制 3 年后方可用。

砂贝散

【方源】　《经验广集》卷二。

【组成】　朱砂、贝母各 9 克。

【用法】　酒服,1 日 2 次。

【主治】　风痫。

砂仁粥

【方源】　《老老恒言》卷五。

【组成】　粳米 60 克,砂仁末 3～6 克。

【用法】　先以粳米煮粥,待粥成后,调入砂仁细末服。

【功用】　醒脾胃,通滞气,散寒饮,温肝肾。

【主治】　①《老老恒言》:呕吐,腹中虚痛,上气咳逆,胀痞。

②《长寿药粥谱》:脾胃虚寒性腹痛泻痢,消化不良,脘腹肿满,食欲缺乏,气逆呕吐。

砂草油

【方源】　《瑞竹堂经验方》卷五。

【组成】　白硇砂 120 克,甘草 120 克。

【用法】　用真香油 500 毫升,于瓷瓶内浸药。遇患,急令患人服油 10 毫升。浸久尤佳。

【主治】　人食毒物,及患一切恶疮。

砂糖丸

【方源】　《东医宝鉴·杂病篇》卷四。

【组成】　砂糖 30 克,砂仁末 3 克。

【用法】　炼蜜为丸,每 30 克作 30 丸。细嚼咽下,加五味子肉末 1.5 克尤好。

【功用】　调理脾胃。

砂仁熟水

【方源】　《遵生八笺》卷十一。

【组成】　砂仁 5 颗,甘草 6 克。

【用法】　碾碎入壶中,加滚汤泡服。

【功用】　消壅隔,去胸膈郁滞。

砂仁葱开水

【异名】　砂仁葱汤(《大生要旨》卷二)。

【方源】　《医方考》卷六。

【组成】　砂仁(捶碎)3 克,葱白 10 枚。

【用法】　水煎服。

【主治】　妊娠腹痛。

【方论】　痛者,气血滞涩不通使然。故用砂仁顺气于下,葱白顺气于中,气行血利,而痛自止。

牵牛汤

【方源】　《袖珍方大全》卷三引《太平圣惠方》。

【组成】　牵牛子头末 30 克,厚朴(姜汁制)15 克。

【用法】　上药每次 6 克,姜、枣汤下。水丸亦可,姜、枣汤送下亦得。

【主治】　腹中有湿热气,足胫微肿,中满气急,咳嗽喘息,小便不利。

牵牛散(1)

【方源】　《圣济总录》卷九十七。

【组成】　牵牛子(半生半炒)、槟榔(生,锉)各 15 克。

【用法】　上药研为散。每次 9 克,生姜汤调下。未利,良久以热茶投,疏利为度。

【主治】　大便涩秘。

牵牛散(2)

【方源】　《万病回春》卷七。

【组成】　黑牵牛子(半生半炒)。

【用法】　取头细末。每次 3～6 克,桑白皮煎汤,磨木香汁调服。

【主治】　小儿诸般肿胀。

厚朴丸

【方源】　《妇人良方大全》卷十五。

【组成】　干姜、厚朴(去粗皮,细锉)各等份。

【用法】　上药先杵令烂,水拌,同炒令干,再为末,水煮面糊为丸,如梧桐子大。每次 50 丸,食前米饮送下。

【主治】　妊娠洞泄寒中。

厚朴汤(1)

【方源】　方出《证类本草》卷十三引《梅师方》,名见《医方类聚》卷一四一引《王氏集验方》。

【组成】　厚朴 90 克,黄连 90 克。

【用法】　上锉。水煎,空腹服。

【主治】　水谷痢久不愈。

厚朴汤(2)

【方源】　方出《医心方》卷二十三引《博济安众方》,名见《圣济总录》卷一六四。

【组成】　厚朴(炙)60 克,白术(炒)30 克。

【用法】　水煎服。

【主治】　①《医心方》引《博济安众方》:产后呕逆,不能食。

②《圣济总录》:产后泄泻腹痛。

厚朴汤(3)

【方源】　《圣济总录》卷三十八。

【组成】　厚朴(去粗皮,涂生姜汁炙干)120 克,枳壳(去瓤,麸炒微黄)30 克。

【用法】　上药研为粗末。每次 9 克,加生姜 3 片(拍碎),水煎,去渣温服,1 日 3 次。

【主治】　霍乱。吐利腹胀。

厚朴汤(4)

【方源】　《圣济总录》卷五十七。

【组成】　厚朴(去粗皮,生姜汁炙)60 克,吴茱萸(水浸,炒干)30 克。

【用法】　上药研为粗末。每次 9 克,水煎,去渣温服,1 日 3 次。

【主治】　心腹卒痛。

厚朴汤(5)

【方源】　《圣济总录》卷七十四。

【组成】　厚朴(去粗皮,生姜汁炙)45 克,黄连(去须,炒)30 克。

【用法】　上药研为粗末。每次 15 克,大枣(擘破)2 个,水煎,去渣,空心温服,1 日 2 次。

【主治】　伤湿,濡泻不定。

【加减】　如腹痛,加当归 21 克。

厚朴汤(6)

【方源】　《圣济总录》卷七十五。

【组成】　厚朴(去皮,涂姜汁炙令紫)120 克,干姜(炮)60 克。

【用法】　上药研为粗末。每次 9 克,水煎,去渣,食前温服。

【主治】　脾胃气虚,滑泄下痢白脓。

厚朴天南星丸

【方源】　《鸡峰普济方》卷十八。

【组成】　厚朴、天南星各等份。

【用法】　上药研为细散,姜汁煮糊为丸,如梧桐子大。每次 30 丸,生姜汤送下,不拘时候。

【主治】　脾虚停饮,疟疾。

厚朴桂心汤

【方源】　《外台秘要》卷六引《必效方》。

【组成】　厚朴(炙)12 克,肉桂 6 克。

【用法】　上切。水煎,细细饮之。服了如其渴欲得冷水,尽意饮之。

【主治】　霍乱后渴,口干,腹痛不止者。

【宜忌】　忌生葱。

威灵仙丸

【方源】　《圣济总录》卷一四三。

【组成】　威灵仙(净洗,焙干)60 克,木香 30 克。

【用法】　上药研为细散,炼蜜为丸,如梧桐子大。每次 20 丸,加至 30 丸,煎荆芥汤送下,不拘时候。

【主治】　肠风痔瘘,肛边鼠乳,疼痛不可忍。

【宜忌】　服药后,忌茶半日。

威灵仙散

【方源】　《御药院方》卷八。

【组成】　威灵仙、枳壳各30克。

【用法】　上药研为粗末。每次30克,水煎,澄去渣,乘热熏,通手浴,不拘时候。

【主治】　①《御药院方》:大肠头痒痛或肿闷。②《卫生宝鉴》:痔漏。

鸦胆子油口服乳液

【方源】　《部颁标准》。

【组成】　鸦胆子油100毫升,豆磷脂15克。

【用法】　制成口服乳液,每瓶装10毫升、20毫升、250毫升。室温下存放,防冻。口服,每次20毫升,1日2～3次,30天为1个疗程。

【功用】　抗癌药。

【主治】　肺癌,肺癌脑转移,消化道肿瘤及肝癌的辅助治疗。

轻矾散

【方源】　《仙拈集》卷四。

【组成】　轻粉、生矾各等份。

【用法】　上药研为末。先将患处热汤洗净,搔破敷药。

【主治】　坐板疮。

轻粉顶

【方源】　《串雅内编》卷三。

【组成】　无雄鸡子1个,轻粉0.3克。

【用法】　用鸡子清入轻粉拌匀,银器盛,置汤瓶上蒸熟。3岁儿食尽,当吐痰或泄而愈。

【主治】　小儿涎喘。

【宜忌】　壮实者乃可用。

轻粉散

【方源】　《普济方》卷二八一。

【组成】　轻粉、斑蝥(去翅足)。

【用法】　上药研为细散。用温水以鸡翎扫之周围。立效。

【主治】　人面上湿癣。

轻黄膏

【方源】　《全国中药成药处方集》(沈阳方)。

【组成】　轻粉、黄连各等份。

【用法】　上药研为细散,用麻油或凡士林油混合成膏。洗净患处,将药膏涂布之。

【功用】　杀菌,燥湿。

【主治】　黄水疮、头疮,瘙痒浸淫,皮肤湿疹。

轻斑散

【方源】　《赤水玄珠》卷二十七。

【组成】　丝瓜近蒂(连皮子,烧存性,为末)10厘米,朱砂1.5克。

【用法】　上和匀,砂糖调下。痘出必稀,多者少,少者无。

【主治】　痘未见点时。

点头散

【方源】　《是斋百一选方》卷九。

【组成】　川芎(生)60克,香附(去毛,炒)120克。

【用法】　上药研为细散。每次3克,好茶清调下。常服可除根。

【主治】　偏正头痛。

点眼水膏

【方源】　《续本事方》卷四。

【组成】　鹅梨(道按鹅梨,即梨肥大者)1个,鹰爪黄连15克。

【用法】　用砂瓶1只,先入梨,次入黄连末,候初冬第一次下雪时,取雪满铺入砂瓶内,油单封口,入地15厘米深,候立春日交春时候过了取出。点眼,或温过洗。

【主治】　眼疾。

点眼玉屑散

【方源】　《医方类聚》卷七十引《经验秘方》。

【组成】　好净朴硝6000克。

【用法】　上用河水2桶,用萝卜2个切作如指厚大片,同下釜内,煮沸滚,取出萝卜不用,将消脚盆内盛顿,冷定,将清水澄去,次日消定,另纸袋用针遍刺窍,装消在内,悬于通风处,至3个月后化开,若白雪,细绢罗过点之。不通道路者,点 2 个月后明如初。修制依 11 月、12 月盛寒之时。

【功用】　去冷泪,截赤定痛,截恶眼。

点眼胡粉膏

【方源】　《圣济总录》卷一○二。

【组成】　胡粉 45 克,葳蕤仁(去皮)30 克。

【用法】　先将葳蕤仁研令烂,次下胡粉,更研熟,又捣生麻子为烛燃着,别取猪脂肪于烛焰上烧,使脂流下,滴入葳蕤仁、胡粉中,更同研令匀如饧,以绵缠细杖子头,纳药中,乘温点目两眦头。药须夜用。如冷,还放烛焰上暖之。

【主治】　久患胎赤眼。

点眼黄连煎

【方源】　《圣济总录》卷一○三。

【异名】　黄连煎(《普济方》卷七十四)。

【组成】　甘蔗(汁)100 毫升,黄连(捣碎)15 克。

【用法】　上药于铜器中,以慢火养,令汁涸去半,以绵滤去渣。每日点眼 2 次。

【主治】　眼目暴赤,磣涩疼痛。

点眼葳蕤仁膏

【方源】　《圣济总录》卷一○五。

【组成】　葳蕤仁(去皮,细研)15 克,好酥 1 粟子大。

【用法】　将葳蕤仁与酥相和为末,摊碗内,后取艾 1 小团,烧令烟出,即将碗子覆烟上熏之,待艾烟尽即止,重为末。每以麻子大点两眦头,每日 2 次。

【主治】　风热,眼飞血赤脉,仍痒痛无定。

点喉神效方

【方源】　《喉科紫珍集》卷上。

【组成】　剔牙松叶 1 握,人中白 9 克。

【用法】　用井华水,入剔牙松叶煎,用人中白研细,每 150 毫升入 3 克调匀。能饮者饮之;不能饮者,取匙渐滴患处。立愈。不论喉间何毒已未成者,点之即效。

【主治】　喉间肿痛,或溃烂出血,大发寒热。

韭叶散

【方源】　《外科十法》。

【组成】　石灰、韭菜叶。

【用法】　上同捣饼,贴壁候干,为细末,筛下听用。掺破损处。

【功用】　止血。

【主治】　跌打损伤。

韭龙散

【方源】　《仙拈集》卷二。

【组成】　韭菜子(炒)60 克,龙骨 12 克。

【用法】　上药研为末。每次 6 克,空腹黄酒下。

【主治】　失精,暂睡即泄。

韭汁饮

【方源】　《医方考》卷三。

【组成】　生韭汁、醇酒各等份。

【用法】　每次二合,1 日 2 次。

【主治】　血噎膈。

【方论】　血噎膈者,或因跌仆,或因大怒,血积胸膈,久久凝结,令人妨碍饮食,得热则宽,得寒则痛是也。生韭汁,能解畜血之瘀结,佐以醇酒行其势也。

韭附丸

【方源】　《魏氏家藏方》卷七。

【组成】　大附子(炮,去皮脐,再炒令微黄色)1 只。

【用法】　上药研为末,以韭菜根研烂,绞取汁为丸,如梧桐子大。每次 30 丸,空腹米饮送下。

【主治】　泻痢。

【宜忌】　老人尤宜服之。须是晒干服,不干恐麻。

韭汁牛乳饮

【方源】　《医方考》卷三。

【组成】　韭汁、牛乳各等份。

【用法】　时呷之。

【主治】　胃脘有死血,干燥枯槁,食下作痛,反胃便秘者。

【方论】　①《医方考》:韭汁味辛,消瘀行血,牛乳甘温,能养血润燥。

②《医方论》:韭汁去瘀生新,又能开通胃气;牛

乳补血润燥,兼通大肠。不用辛热,劫阴伤津,洵为良法。

省风汤

【方源】 《魏氏家藏方》卷一引姜居士方。

【组成】 天南星(15 克重者,生用,上切片子)1 枚。

【用法】 加生姜 3 大片,水煎,去渣,稍热服,不拘时候。

【主治】 头目眩,或游风,非痰乃风之渐。

咳嗽劳症膏

【方源】 《青囊秘传》。

【组成】 鲜老鼠叶 5 份,冰糖 1 份。

【用法】 水煎取汁,加冰糖收膏。每次 10 克,开水冲下。

【主治】 咳嗽劳症。

蛤蟆散

【方源】 方出《太平圣惠方》卷六十五,名见《普济方》卷三〇一。

【组成】 蛤蟆 1 枚,兔粪 30 克。

【用法】 于月望夜取兔粪,纳蛤蟆腹中,合烧为灰,细研敷之。

【主治】 ①《太平圣惠方》:大人、小儿卒得月蚀疮。

②《普济方》:阴蚀欲尽,疮痛甚者。

蛀虫散

【方源】 《外科集腋》卷八。

【组成】 牡丹皮 30 克,牛蛀虫(晒干,去翅,炙)20 个。

【用法】 上药研为末。每次 2 克,酒下。血化为水矣。

【主治】 跌打损伤,淤血内攻。

【宜忌】 妊娠骨折忌服。

贴药

【方源】 《幼幼集成》卷四。

【组成】 大生地黄、大黑豆各 30 克。

【用法】 用水同浸一夜,取起捣为膏,贴眼皮上。其血自散,血泪既出,肿黑即消。并内服泻白散。

【主治】 小儿久嗽之血眼,其目两睚肿黑,如物伤损,白珠红赤如血。

贴项散

【方源】 方出《医方大成》卷十引汤氏方,名见《古今医统大全》卷九十。

【组成】 附子(生,去皮脐)、天南星(生)各等份。

【用法】 上药研为末。生姜自然汁调,摊贴患处。

【主治】 ①《医方大成》引汤氏方:肝胆停热,致令筋软。

②《古今医统大全》:五软。

贴腰膏

【方源】 《串雅内编》卷一。

【组成】 生姜 500 克(捣汁 120 毫升),水胶 30 克。

【用法】 上同煎成膏,厚纸摊。贴腰眼。甚效。

【主治】 腰痛。

贴项升肠散

【方源】 《外科启玄》卷十二。

【组成】 蓖麻 3 粒,麝香 1 克。

【用法】 同捣如膏。将头顶心发去 2～3 块,将此药贴之。少顷其肠即收入。如缓,再用醋一口喷患人面上,其肠即入。

【功用】 内痔已好,此药将肠子收入如神。

星附丸

【方源】 《杂病源流犀烛》卷十四。

【组成】 天南星、香附各等份。

【用法】 上药研为末,生姜汁糊为丸。每次 20～30 丸,生姜汤送下。

【主治】 老人、小儿疝癖,往来疼痛。

星附膏

【方源】 《保婴撮要》卷三。

【组成】 天南星、附子各等份。

【用法】 上药研为末,用生姜自然汁调。敷项间,干则润之。

【主治】　小儿项软。

星黄汤

【方源】　《赤水玄珠》卷十四。

【组成】　天南星、大黄各等份。

【用法】　水煎服。

【功用】　吐痰。

【主治】　心风。

胃灵丹

【方源】　《青囊秘传》。

【组成】　广木香、延胡索各等份。

【用法】　上药研为末。可内服，或外入大膏药内贴之。

【功用】　温通气血。

【主治】　①《青囊秘传》：胃痛。

②《记恩录》：跌伤。

胃乐舒口服液

【方源】　《部颁标准》。

【组成】　猴头菌浓缩液 500 毫升，蜂王浆 21 毫升。

【用法】　制成口服液剂。口服，每次 10 毫升，1 日 2 次。

【功用】　滋补强壮，健脾和中，化瘀止痛。

【主治】　脾虚胃痛、胃脘痛（胃炎、慢性萎缩性胃炎，胃及十二指肠溃疡）。

钟乳丸

【方源】　《圣济总录》卷四十九。

【组成】　生钟乳（研细如粉）150 克，黄蜡（锉）90 克。

【用法】　上先取黄蜡盛于细瓷器，用慢火化开，投入钟乳粉末，搅和令匀，取出用物封盖定，于饭甑内蒸熟，研如膏，旋丸如梧桐子大。每次 20～30 丸，温水下。

【主治】　肺虚壅，喘急，连绵不绝。

秋水丸

【方源】　《内外科百病验方大全》。

【组成】　生大黄 100 克，煮酒 1500 克。

【用法】　锦纹大黄置于缸内，煮酒泡而晒之，俟其浸透发软，切作厚片，日晒夜露，历百日百夜方可用，以黑透为度，干则加酒，时刻移缸就日，并须时刻翻动，以免上干下湿之患，恐其积酒过夜而酸。至交霉之时，须晒令极干，装入坛中，俟交伏天之后，再行取至缸内，照前加酒翻晒，伏天风燥日烈，可以日日加酒，交秋之后，得酒已多，一经夜露，即觉潮润，而加酒亦宜酌减。到九、十月间，色已黑透，然后杵和为丸，如梧桐子大，贮于瓶内。每次 9～12 克，开水送下。

【主治】　湿热痰火积滞，一切疮疡肿毒，瘀阻停经。

秋石丹

【方源】　《洪氏集验方》卷四。

【组成】　秋石 30 克，干山药 30 克。

【用法】　上药研为末，别以酒调山药糊为丸，如梧桐子大，又以干山药为衣。每次 20 丸，温酒米饮任下。

【主治】　虚劳瘦弱。

秋霜丹

【方源】　《世医得效方》卷十五。

【组成】　真秋石。

【用法】　上药研为末，北枣去皮，煮烂为丸，如梧桐子大。每次 50 丸，空腹醋汤送下。

【主治】　赤白带下。

秋霜白

【方源】　《外科十三方考》。

【组成】　陈年石灰（百年以上者佳）250 克，冰片 9 克。

【用法】　上药研为细散，用麻油拌成粥，装入猪尿脬内，将脬口扎紧，沉入井内 7 日，取出挂于背阴处，慢慢风干。去脬研细，收贮备用。用时以香油调涂疮口。

【主治】　疮疡已溃，无脓无水，疮口干红者。

【加减】　如痛，可加麝香少许。

秋霜散

【方源】　《幼幼新书》卷二十五引茅先生方。

【组成】　好砒 15 克，白矾 1.2 克。

【用法】　先煎水令海眼沸，便下砒，水干为度，即下白矾末同煅,干为末,取出好麝香少许,好坯子少许,同拌合为末。每次 0.3 克,用鹅毛点拂牙龈上,1 日 3～4 次。

【主治】　小儿崩沙。

秋石还元丹

【方源】　《普济方》卷二二二引《十便良方》。

【组成】　男子小便 10 千克(更多不妨)。

【用法】　先置大锅灶于空屋内,锅上用深瓦甑接锅口令高,用纸筋杵石灰泥,涂甑缝并锅,勿令通气,候干下小便,灶下以稻火煮,令专人看之,勿令涌出;候干研细,入好合盒内,如法固济,入灰炉中煅之;再研如粉,煮枣瓢为丸,如绿豆大。每次 5～15 丸,空心盐汤送下。

【功用】　能大补暖,悦色进食,益下元;久服去百痰,强骨髓,补精血,开心智。

【主治】　诸般冷疾,及多年冷劳虚惫甚者。

复明膏

【方源】　《丹台玉案》卷三。

【组成】　黄连(煎极浓,去渣)2500 克,秋梨(取汁)10 千克。

【用法】　二汁同雪水熬成膏,入熟蜜 500 克,人乳 750 毫升,羊胆汁 150 毫升,和匀,晒微干成饼。用井花水磨点。

【主治】　一切翳障及时气眼疾。

复方公英片

【方源】　《部颁标准》。

【组成】　蒲公英 320 克,板蓝根 320 克。

【用法】　上药制成片剂。口服,每次 6～8 片,1 日 3 次。

【功用】　清热解毒。

【主治】　上呼吸道感染,疮疖,肿毒,肠炎等症。

复方水蛭散

【方源】　《山东中医杂志》(1992,2:50)。

【组成】　水蛭、五倍子各等份。

【用法】　上药分置小瓦上用炭火将其焙黄,凉透研极细末,Ⅰ°直肠脱垂用水蛭粉 0.75 克,五倍子 0.75 克;Ⅱ°用水蛭粉 1.8 克,五倍子粉 0.9 克。

Ⅲ°用水蛭粉 2 克,五倍子粉 1 克。冰片适量,患儿取蹲位,将配好的复方水蛭散均匀撒在消毒纸上,药面面积大于脱出物直径的 1/2,把脱出物送入肛门,药物随之进入。让患儿站立。

【主治】　小儿脱肛。

【验案】　小儿脱肛　《山东中医杂志》(1992,2:50):以本方治疗小儿脱肛 87 例,结果:痊愈 83 例,其中Ⅰ°用药 7～9 次,Ⅱ°用药至 17 次,Ⅲ°25 次症状消失。4 例因腹泻等原因轻度复发,又用本法治愈。

复方益肝灵片

【方源】　《部颁标准》。

【组成】　益肝灵粉(水飞蓟素)30 克,五仁醇浸膏 80 克。

【用法】　上药制成片剂。口服,每次 4 片,1 日 3 次,饭后服用。

【功用】　益肝滋肾,解毒祛湿。

【主治】　肝肾阴虚,湿毒未清引起胁痛,纳差,腹胀,腰酸乏力,尿黄等症;或慢性肝炎转氨酶增高者。

复方垂盆草糖浆

【方源】　《新医学》(1974,7:324)。

【组成】　鲜垂盆草 125 克,平地木 31 克。

【用法】　水煎,制成糖浆 100 毫升。分 2 次服(1 日量)。

【功用】　降转氨酶。

【主治】　慢性迁延性肝炎。

复方墨旱莲软膏

【方源】　《中医皮肤病学简编》。

【组成】　墨旱莲 8 千克(干品 3 千克)。

【用法】　先将墨旱莲捣烂挤汁(干品煎后浓缩),置锅内浓缩至 500 毫升,加白矾 75 克溶解后,另加苯甲酸 5 克,调匀备用。下田前涂四肢。

【主治】　稻田皮炎。

香沥

【方源】　《千金翼方》卷二十四。

【组成】　沉香、松节各 500 克。

【用法】　上破如指大,以布袋盛之,令置麻油中半食久,滤出;取一口瓷坩,穿底,令孔大如鸡子,以松叶一小把藉孔上,以坩安着白碗上,以黄土泥坩固济,令厚五分,以药纳坩中;以生炭着药上使燃,其沥当流入碗中,燃尽,乃开出坩取汁。以敷疮上,每日 2 次。

【主治】　燥湿癣、痫疥百疮及白秃、疽、恶疮。

香中丸

【方源】　《梅氏验方新编》卷二。

【组成】　陈香橼(去瓤)120 克,真人中白 90 克。

【用法】　上药研为末。每次 6 克,用猪苓、泽泻煎汤,空腹送下。

【主治】　鼓胀发肿。

【宜忌】　忌盐 3 个月。

香乌丸

【方源】　《魏氏家藏方》卷九。

【组成】　透明乳香、川乌尖各等份。

【用法】　上滴水为丸,如梧桐子大。安在蛀牙窍子内。噤定须是食顷,涎多吐出,温水漱口。如无窍子,旋用药末擦敷牙缝,噤定食顷,涎多吐出,温水漱口。

【主治】　风蛀牙痛不可忍。

香艾丸

【方源】　《活幼心书》卷下。

【组成】　净香附 500 克,干艾叶 120 克。

【用法】　上瓦器盛之,用醇醋浸经七日,于净锅内用火煮令醋尽,就炒干为细末,仍用醋煮粳米粉为糊,入乳钵和匀,小儿丸如萝卜子大,大人丸如梧桐子大。每次 30～50 丸,或 70 丸,汤、酒、米饮随意送下,不拘时候。

【功用】　小儿常服,惊积自除,色泽殊异,手足肥健,脾胃调和;兼理男子、妇人诸虚不足,生气血,暖中焦,固养精神,消进饮食;男子服之身体强壮,寒暑耐安;妇人投之百病不生,经脉通顺。

【加减】　妇人血气素虚无生育者,加琥珀 60 克,同作丸服,粒数汤使皆依前法,或用大枣汤送下。

香甘散

【方源】　《杂病源流犀烛》卷六。

【组成】　香附、甘草各 30 克。

【用法】　上药研为末。每次 9 克,开水送下。

【主治】　因怒所致诸痛。

香龙散

【方源】　《续名家方选》。

【组成】　蝮蛇 3 克,鸡舌香 0.6 克。

【用法】　上药研为细散。临卧服。凡自 7—10 岁,每次 1.6 克;自 10—15 岁,随年壮每增 0.3 克;15 岁以上,每次 3 克,温酒送下;恶酒者开水亦佳。不过 24 日而愈。

【主治】　遗溺。

香地膏

【方源】　方出《普济本事方》卷六,名见《卫生鸿宝》卷六。

【组成】　生地黄(研如泥成膏)、木香(细末)。

【用法】　上以地黄膏随肿大小摊于纸上,掺木香末一层,又再摊地黄。贴肿上。不过 3～5 次即愈。

【功用】　内消伤肿。

【主治】　打仆伤损及一切痈肿未破。

【验案】　跌打损伤　宋人许元公,赴省试卷,骑马于途中跌伤,致右臂臼脱,神昏已不觉痛。后用香地膏封其肿黯处,至夜中方省,达旦已痛止。翌日至,悉去其封药,损处已白,其淤血青黯已移在臂臼之上,如是数日易之,其肿黯直至肩背,于是用药之下,泻黑血一二升,三五日如旧,臂亦不痛,遂得赴试。

香肉丸

【方源】　《普济方》卷三九五。

【组成】　木香、肉豆蔻各等份(并裹面煨,令面焦为度)。

【用法】　上面糊为丸,如小豆大,开水送下;若作末,白水煎亦可;咳嗽热服。

【主治】　小儿吐泻不定,兼咳嗽。

香朱散

【方源】　《魏氏家藏方》卷十。

【组成】　白芷(锉,为细末)30 克,朱砂(研细)3 克。

【用法】　上为一处同和,每次 3 克,浓煎小麦汤调下。

【主治】　小儿盗汗。

香汗散

【方源】　《本草纲目》卷十三引《杏林摘要》。

【组成】　马蹄香。

【用法】　上药研为末。每次 3 克,热酒调下。少顷饮热茶 1 碗催之,出汗即愈。

【主治】　风寒头痛。伤风伤寒,初觉头痛发热者。

香壳汤

【方源】　《明医指掌》卷九。

【组成】　香附(炒)15 克,枳壳(炒)12 克。

【用法】　上药研为末。每次 6 克,开水送下。

【主治】　①《明医指掌》:妊娠实证,气不清爽,心腹胀满或痛。

②《妇科玉尺》:胎动因实。

香壳散

【方源】　《小儿卫生总微论方》卷七。

【组成】　橘皮(洗去瓤)。

【用法】　上药研为细散。每次 3 克,乳前食生姜汤调下。

【主治】　小儿伤寒,心胸满闷不快。

香苏汤

【方源】　《备急千金要方》卷十五。

【组成】　香豉 15 克,紫苏子 9 克。

【用法】　水煎,顿服。

【主治】　下痢后烦,气暴上。

香连丸

【方源】　《证类本草》卷七引《兵部手集方》。

【异名】　二和丸(《小儿卫生总微论方》卷十)、秘方香连丸(《医方类聚》卷一四一引《经验良方》)。

【组成】　宣连、青木香。

【用法】　上分两停,炼白蜜为丸,如梧桐子大。每次 20~30 丸,空腹饮送下,1 日 2 次。其久冷之人,即用煨熟大蒜作丸。

【主治】　①《证类本草》引《兵部手集方》:下痢。

②《小儿卫生总微论方》:泻不止。

③《医方类聚》引《经验良方》:泻及痢下脓血,日夜不止。

④《医宗说约》:痢,内热口渴,肛门焦痛。

【验案】　伤寒带菌者　《中医杂志》(1959,11:1):成人口服每次 3 克,儿童每次 5 分,每日 2 次,连服 6 天为 1 个疗程。结果:观察 15 例,经 1 次治愈者 13 例,2 次治愈者 1 例,另 1 例经 2 个疗程治疗仍为阳性,未继续观察。

香沙丸

【方源】　《瑞竹堂经验方》卷二。

【组成】　茴香(盐炒香,去盐不用)、新蚕沙(晒干)各等份。

【用法】　上药研为细散,炼蜜为丸,如弹子大。每次 1 丸,空心细嚼,温酒送下。甚者,1 日 2 次。

【主治】　小肠疝气。

香附汤

【方源】　《不知医必要》卷二。

【组成】　香附(酒炒,杵)6 克。

【用法】　加生姜 2 片,盐少许,同猪瘦肉煎,去药,连肉食。

【主治】　心气痛。

香附饼

【方源】　《医学心悟》卷五。

【组成】　香附(细末,净)30 克,麝香 0.75 克。

【用法】　上药研为末。以蒲公英 60 克煎酒,去渣,以酒调药,顿热敷患处。即时消散。

【主治】　乳痈,及一切痈肿。

香附散(1)

【方源】　《三因极一病证方论》卷十四。

【组成】　香附不拘多少。

【用法】　上药研为末。每用酒 150 毫升,煎海藻,先捞海藻嚼细,用所煎酒调香附末 6 克服。

【主治】　小肠气。

香附散(2)

【方源】　《青囊秘传》。

【组成】　香附 250 克,白及 120 克。

【用法】　上药研为末。葱白、生姜汁调服。或再将麸皮炒热熨,随症用。

【主治】　皮肤色白木硬之症。

香附散(3)

【方源】　《慎斋遗书》卷八。

【组成】　香附(盐、酒、便、醋 4 份制之)、乌药。

【用法】　上药研为细散。每次 1.5 克,酒送下。

【主治】　气血凝滞,浑身胀痛,六脉有力者。

香枣丸

【方源】　《瑞竹堂经验方》卷二。

【组成】　丁香。

【用法】　上药研为细散,用熟枣肉为丸,如梧桐子大。每次 30 丸,煎大枣汤送下,空腹服之立效。

【主治】　①《瑞竹堂经验方》:十种蛊气病。②《普济方》:腹满。

【方论】　《医方考》:诸臌胀内热,此方主之。苦丁香,即苦瓜蒂也,散用之则吐,丸用之则泻,凡有形之邪无不出之,亦良方也。

香矾散

【方源】　《医学六要·治法汇》卷七。

【组成】　香附、白矾。

【用法】　用醋浸香附 1 宿,炒极黑为灰,存性,每 30 克入白矾 6 克。空腹米饮调服。

【主治】　血崩,带下。

香和丸

【方源】　《鸡峰普济方》卷十四。

【组成】　豆豉(捣为末)、大蒜(去皮,研如泥)。

【用法】　上合和成剂为丸,如梧桐子大。每次 20～30 丸,温热水送下。先进至圣缠金丹,次服此丸子。

【主治】　疟疾成积。

香参散

【方源】　《风痨臌膈四大证治》。

【组成】　人参 30 克,沉香 7.5 克。

【用法】　新瓦上焙,为细末。每次 12 克,水煎服。

【主治】　脾虚胀满,小便癃闭。

香茸丸

【方源】　《普济方》卷四十。

【组成】　麝香 15 克,鹿茸(炙)60 克。

【用法】　上药研为末;酒糊为丸,如梧桐子大。每次 30 丸,粥饮送下,1 日 3 次,不拘时候。

【主治】　脱肛。

香草散

【方源】　《串雅外编》卷一。

【组成】　香附(醋浸透,铜锅炒)30 克,草乌(面同炒,去面)15 克。

【用法】　上药研为末。每用 0.3 克,临发时先含舌上,滚汤下。

【功用】　截疟。

香桂散(1)

【方源】　《医方类聚》卷二二九引《济生方》。

【组成】　麝香(别研)1.5 克,肉桂(为末)9 克。

【用法】　上药研为末。温酒调服。须臾,如手推下。

【功用】　下死胎。

香桂散(2)

【方源】　《类编朱氏集验方》卷十。

【组成】　当归、肉桂各等份。

【用法】　上药研为末。每次 6 克,入醋少许,水煎,空腹热服。

【主治】　妇人血刺,心腹疼痛。

香桃散

【方源】　《鸡鸣录》。

【组成】　核桃壳隔(煅存性)90 克,木香 24 克。

【用法】　上药研为细散。每次 6～9 克,好酒送下。

【主治】　疟痞。

香莲丸

【方源】　《女科秘旨》卷七。

【组成】　黄连(为末)、莲子(研粉)各等份。

【用法】　上和匀,酒为丸。每次 12 克,酒调送下。

【主治】　产后噤口痢。

香胶散

【方源】　《三因极一病证方论》卷七。

【组成】　鱼胶(烧)2 克(留性)。

【用法】　上药研为细散,入麝香少许。每次 6克,酒调下;不饮酒,米汤送下。

【主治】　破伤风,口噤强直。

香粉散

【方源】　《杨氏家藏方》卷十九。

【组成】　白胶香(别研)15 克,腻粉(别研)6 克。

【用法】　上药研为末。用猪脂调敷。

【主治】　小儿一切疮疡久不愈者。

香豉汤

【方源】　《圣济总录》卷一四四。

【组成】　香豉(略炒)15 克,苏木(细锉)30 克。

【用法】　上药研为散。每次 6 克,温酒调下,不拘时候。

【主治】　因诸伤损,血积在内。

香豉饮

【方源】　《外台秘要》卷三十七引《小品方》。

【组成】　香豉 9 克,葱白 6 克。

【用法】　水煎服。

【主治】　自劳太过,乳石发动,体上生疮,结气肿痛不得动者。

香豉酒

【方源】　《外台秘要》卷十八引《崔氏方》。

【组成】　香豉 100 克。

【用法】　以酒 300 毫升,浸 3 日。任性多少饮之,利即减之,不利任性。其中用橘皮、生姜调适香味服之。

【功用】　《普济方》:和腰脚,除湿痹。

【主治】　①《外台秘要》引《崔氏方》:脚气。
②《普济方》:脚气冲心;兼治瘴毒脚气,心神

烦闷。

香豉散(1)

【方源】　《幼幼新书》卷三十五引张涣方。

【组成】　香豉(炒焦)60 克,伏龙肝 30 克。

【用法】　上药研为细散。每次 1.5 克,以生油调涂患处。

【主治】　小儿白丹痊痛,虚肿如吹。

香豉散(2)

【方源】　《外台秘要》卷十九引《古今录验》。

【组成】　生地黄 1500 克,香豉(绵裹)90 克。

【用法】　洗地黄,先蒸半日晒燥,更合豉蒸半日,晒令燥,为末。每次 3 克,酒送下,1 日 3 次。亦可水服。服数月有效。

【功用】　益精爽气。

【主治】　三十年风疾,偏枯不能行。

香黄散

【方源】　《续易简方后集》卷四。

【组成】　白芷、大黄各等份。

【用法】　上药研为细散。蜜醋调,敷赤肿痛处;蜜汤亦得,1 日 1 换。

【主治】　痈肿。

香榔散

【方源】　《仙拈集》卷一。

【组成】　木香、槟榔各等份。

【用法】　酒磨服。

【主治】　胃气移痛,兼治虫积。

香槟散

【方源】　《医学入门》卷八。

【组成】　木香、槟榔各等份(一方加黄连、当归各等份)。

【用法】　上药研为末。掺上;干者蜡油调涂。

【功用】　生肌敛肉,止痛。

香腊膏

【方源】　《圣济总录》卷一〇四。

【组成】　黄连(宣州者,去须)、秦皮各 30 克。

【用法】　上药研为粗末,用腊月腊日五更井华

水浸前药 21 日，绵滤银器内，用文武火煎尽水如膏，加生龙脑少许和匀，瓷合收。每用倒流水化少药，候匀点之。

【主治】　暴赤眼，风热痒痛。

香蜡膏

【方源】　《赵炳南临床经验集》。

【组成】　香油、黄蜡。

【用法】　涂于纱布上外敷，或制成油纱布经高压消毒备用。

【功用】　润肤生肌。

香墨丸(1)

【方源】　《圣济总录》卷一五九。

【组成】　香墨、麝香(同研细)各 3 克。

【用法】　以腊月兔脑为丸，如梧桐子大。每次 3 丸，以温酒送下，不拘时候，以下为度。

【主治】　产难，胞衣不下，心腹痛。

香墨丸(2)

【方源】　《小儿卫生总微论方》卷七。

【组成】　好细墨(为末)。

【用法】　以鸡子清为丸，如黍米大。每次 5～7 丸，米饮送下或灌之。

【主治】　小儿伤寒衄血，儿小不能服散药者。

香墨汁

【方源】　《济生方》卷四。

【组成】　香墨、葱汁。

【用法】　以葱汁磨墨，滴少许于鼻中。即止。

【主治】　鼻衄不止。

香橼散

【方源】　《续刊经验集》。

【组成】　香橼(床内挂干者，将内衣去净)1 个，真人中黄 3 克。

【用法】　将真人中黄放入香橼内，外用泥坛头糊碗大，用文武火煨透，以烟尽为度，研极细末，放土上存性，调下一服即愈，重者二服全好。

【主治】　一切小儿疳疾，饮食过伤，以至成疳。

香橘饼

【方源】　《摄生众妙方》卷十。

【组成】　丁香、橘红各等份。

【用法】　上药研为末，炼蜜为丸，如黄豆大。作饼噙化。

【主治】　小儿吐泻。

香橘散

【方源】　《女科指掌》卷五。

【组成】　香附、橘核(酒炒)。

【用法】　上药研为末。每用 15 克，水煎，去渣服。

【主治】　产后呃逆。

香附子丸

【方源】　《普济方》卷三二一。

【组成】　净香附(酒浸煮，炙，焙)15 克。

【用法】　上药研为末，黄秫米糊为丸，如梧桐子大。每次 50 丸，米汤送下。

【主治】　妇人淋沥崩血。

香薷术丸

【方源】　《外台秘要》卷二十引《深师方》。

【组成】　香薷 250 克，白术 210 克。

【用法】　上白术为末，浓煮香薷取汁，和术为丸，如梧桐子大。每次 10 丸，米饮送服，1 日夜 4～5 服。夏取花、叶合用亦佳。

【功用】　利小便。

【主治】　暴水风，水气水肿；或疮中水，通身皆肿。

香丹注射液

【方源】　《部颁标准》。

【组成】　丹参 100 克，降香 1000 克。

【用法】　制成注射液，密封，遮光。肌内注射，每次 2 毫升，1 日 1～2 次。静脉注射，每次 10～20 毫升，用 5%～10% 葡萄糖注射液 250～500 毫升稀释后使用，或遵医嘱。

【功用】　扩张血管，增进冠状动脉血流量。

【主治】　心绞痛、心肌梗死等。

香衣辟汗方

【方源】　《本草纲目》卷三十四引《多能鄙事》。

【组成】　丁香(为末)30 克，花椒 60 粒。

【用法】　和之,绢袋盛,佩带。绝无汗气。
【功用】　香衣避汗。

香附地榆汤

【方源】　《普济方》卷二一五引《指南方》。
【组成】　香附(切)、地榆(切)各不拘多少。
【用法】　上药各浓煎汤,先呷附子3～5呷,地榆汤以尽为度,未效再进。
【主治】　尿血。

香橼雄黄散

【方源】　方出《种福堂方》卷二,名见《医学从众录》卷五。
【组成】　陈香橼(去顶皮,大者)1个,透明雄黄9克。
【用法】　雄黄为细末,掺入香橼内,炭火中煅存性,再为极细末。每次2克,干咽下。此日不可吃汤水,任其呕去顽痰即愈。
【主治】　疟疾。

修善散

【方源】　《鸡峰普济方》卷十。
【组成】　当归不拘多少。
【用法】　上药研为细散。每次3克,浓煎赤小豆汁,与当归同煎,食前空腹通口顿服,1日3次。
【主治】　肠风大便下血。

保元丹

【方源】　《重楼玉钥》卷上。
【组成】　稻草不拘多少。
【用法】　密扎成把,候冬日放露天粪缸内,至春分取起,于长流水洗净污秽,置屋上,任日炽雨淋雪压,愈陈愈妙,再将草烧成黑灰,为末,每30克加冰片1克,和研极细。吹患处。
【主治】　牙疳久不愈者。

保生汤

【方源】　方出《旅舍》,名见《普济方》卷三七五。
【组成】　蛇蜕0.3克,牛黄(研)3克。
【用法】　以水先煎蛇皮,去渣,调牛黄顿服。5岁以上倍服。

【主治】　小儿急慢惊风,手足搐搦,日数十发,摇头弄舌,百治不效,垂困。

保安丸(1)

【方源】　《简易方》引《究源方》(见《医方类聚》卷二十)。
【组成】　草乌(去皮)、五灵脂各等份。
【用法】　上药研为细散,猪心血为丸,如鸡头子大。每次1丸,薄荷、生姜汁浸汤,食后服。
【主治】　诸风痫,不问久远。

保安丸(2)

【方源】　《仁斋直指小儿方论》卷二。
【组成】　川乌(生,去皮尖)7.5克,五灵脂15克。
【用法】　上药研为末,猪心血为丸,如梧桐子大。每次1丸,生姜汁泡汤调下。
【主治】　诸风痫。

保安散(1)

【方源】　《普济方》卷六十。
【组成】　石胆、白硇砂。
【用法】　上药研为细散。每用竹筒吹之,或以箸头蘸之。
【主治】　喉内结核不消。

保安散(2)

【方源】　《普济方》卷九十三。
【组成】　羌活1000克,谷芽(水中取沉者)1200克。
【用法】　上药研为散。每次3克,酒送下,1日3次,稍加之。
【主治】　一切瘫痪风。热风瘫痪常发者。

保安散(3)

【方源】　《普济方》卷三五六。
【组成】　蝉蜕不拘多少,麝香少许。
【用法】　用蝉蜕灯上烧存性,研入麝香。每次1.5克,临时以淡醋汤调下。
【主治】　因漏胎胞干,难产横逆不顺。

保胎丸

【方源】　《中国医学大辞典》。

【组成】 杜仲 500 克(切片,盐水浸 7 日,其水每日 1 换,铜锅缓火炒断丝,研细末),黑枣 500 克(以陈黄酒 1000 毫升煮极化,去皮核)。

【用法】 上为丸,如梧桐子大。每次 9 克,清晨淡盐汤送下。

【功用】 保胎。

【主治】 小产。

保真丸

【方源】 《幼幼新书》卷二十四引《庄氏家传》。

【组成】 大蝙蝠(罐子内盛,火煅存性,候冷研细)1 个,麝香少许。

【用法】 上用粳米饭为丸,如黍米大。每次 3 丸,熟水送下。

【功用】 杀疳令肥。

【主治】 小儿疳积。

保妇康栓

【方源】 《中国药典》。

【组成】 莪术 28 克,冰片 75 克。

【用法】 上药制成 1000 粒鸭舌型栓剂,每粒重 3.5 克(每粒含莪术油 80 毫升)。用时洗净外阴部,将栓剂纳入阴道深部,或在医生指导下用药。每晚 1 粒。

【功用】 行气破瘀,生肌止痛。

【主治】 霉菌性阴道炎,宫颈糜烂。

保命集散

【方源】 方出《保命集》卷下,名见《医略六书》卷三十。

【组成】 当归(炒)、芫花(炒)。

【用法】 上药研为末。每次 9 克,酒调下。

【主治】 ①《保命集》:妇人恶物不下。

②《医略六书》:恶露纯水,脉紧涩者。

【方论】 《医略六书》:产后饮积胞门,恶血亦化为水,而恶露所下纯水,故小腹疼痛,牵连脐腹焉。当归酒炒以养其经,芫花醋炒以搜涤其水,红花酒煎以行其瘀、化其血,使积饮顿消,则水亦化血而恶露不行,何所下纯水之有不愈者,其疼痛牵引无不霍然矣。

保元化滞汤

【方源】 《医林改错》卷下。

【组成】 黄芪 30 克,滑石 30 克。

【用法】 用黄芪煎汤,加白砂糖 15 克,冲滑石末,晚上服。

【主治】 小儿痘疹五六日后,痢疾或白或红,或红白相杂,及大人初痢、久痢。

【备考】 大人初痢,滑石用 45 克,白糖 30 克,不用黄芪;久痢,加黄芪,滑石仍用 45 克。

保生救苦散

【方源】 《兰室秘藏》卷下。

【异名】 保生救苦丹(《疡医大全》卷三十七)。

【组成】 生寒水石不拘多少。

【用法】 上药研为细散,用油调涂,或干用贴之。

【主治】 ①《兰室秘藏》:火烧或热油烧烫者。

②《赤水玄珠》:狗啮损伤,并刀斧伤,预防破伤风症。

保和益元散

【方源】 《古方汇精》卷一。

【组成】 糯稻 2000 克。

【用法】 上炒出白花,去壳,再加生姜汁拌湿,再炒为末。每次 4.5 克,开水调下。

【主治】 噤口痢。

顺气丸(1)

【方源】 《医方类聚》卷七十五引《施圆端效方》。

【组成】 苦杏仁(去皮尖,炒)、肉桂各 15 克。

【用法】 上药研为细散,炼蜜为丸,如弹子大。每次含化 1 丸。

【主治】 咽膈痞痛,失音,不语如哑。

顺气丸(2)

【方源】 《普济方》卷一七二。

【组成】 黑牵牛子 500 克,白豆蔻末 9 克。

【用法】 取头末,用萝卜去顶盖,剜令空,纳药末,不许纳实,盖顶纸封,蒸熟,取出药末;将萝卜擂碎,取自然汁,加白豆蔻末为丸,如梧桐子大。每次 30 丸,任意加减服之。

【主治】 一切积气,宿食不消。

顺气汤

【方源】 《济生方》卷二注文引《卫生家宝》。

【组成】　柿蒂、丁香各 30 克。

【用法】　上药研为粗散。每次 12 克,加生姜 5 片,水煎,去渣服,不拘时候。

【主治】　①《济生方》引《卫生家宝》:胸满,咳逆不止。

②《杂病源流犀烛》:胃寒呃逆。

顺生散

【方源】　《杨氏家藏方》卷十六。

【组成】　茵陈叶、仙灵脾叶各等份。

【用法】　上药研为细散。每次 6 克,以童便并酒温调下。

【主治】　生产不正及难产者。

顺胃散

【方源】　《魏氏家藏方》卷五。

【组成】　大附子 1 枚,生姜(肥嫩者,以新布揩去土,切片,烂研,取自然汁,并不得犯生水)250 克。

【用法】　上以炭熟火,用新瓦一片将火四周簇定为井子,将附子蘸姜汁置井子中,才干又蘸,以姜汁尽为度,附子去皮脐,切片,为末。每次 1.5 克,按手心内,遂旋以舌舐尽药末,空腹服。

【主治】　反胃呕吐。

【宜忌】　不得犯水。

顺解散

【方源】　《普济方》卷一五一引《杨氏家藏方》。

【组成】　苍术、麻黄(去节)各等份。

【用法】　上药研为散。每次 6 克,加葱白、生姜,水煎,温服。

【主治】　伤寒瘟疫,身体壮热,头痛项强,四肢烦痛,恶风无汗。

顺气沉附汤

【方源】　《医方大成》卷三。

【组成】　大附子(炮)1 只。

【用法】　水煎;别用水磨沉香,临熟时入药内热服。

【功用】　升降诸气,暖则宣流。

追虫散

【方源】　《万病回春》卷七。

【组成】　使君子(用肉)6 克,槟榔 3 克。

【用法】　上药研为粗散。水煎,食远服。

【主治】　小儿虫积腹痛,口中出清水者。

追毒膏

【方源】　《普济方》卷五十五。

【组成】　白矾、雄黄各 15 克。

【用法】　上药研为细散,以香油调和成膏。每用少许,塞耳中,虫出即止。

【主治】　百虫入耳不出。

追涎散

【方源】　《魏氏家藏方》卷九。

【组成】　石绿、腊茶各等份。

【用法】　用薄荷酒调下,灌入喉中。吐涎即止。

【主治】　喉闭。

追风饼子

【方源】　《普济方》卷九十一引《海上名方》。

【组成】　附子(去皮脐)1 枚、天南星 1 枚各重 24 克(以上并生用)。

【用法】　上药研为末,用生姜研自然汁和作饼子。每次 1 饼,加生姜 20 片,水煎,去渣温服,不拘时候。

【功用】　去痰,逐风邪。

【主治】　中风,语涩痰盛,四肢不举,恍惚志意不定;及体虚有风,受虚湿,身如在空中。

追生仙方

【方源】　《摄生众妙方》卷十。

【组成】　赤蓖麻子仁 10 枚,屋内倒挂龙 9 克。

【用法】　上药研为末,和丸如黄豆大。每次 7 丸,空腹温酒送下。

【功用】　临产催生。

追风强肾酒

【方源】　《部颁标准》。

【组成】　五加皮 30 克,女贞子(酒制)30 克。

【用法】　制成酒剂。口服,每次 30～50 毫升,1 日 2～3 次。

【功用】　补肝肾,强筋骨,祛湿活血。

【主治】　风湿性关节炎,腰膝酸软,头晕耳鸣,劳伤乏力。

【宜忌】　阴虚火旺,舌红咽干者慎用。

禹功散

【方源】　《儒门事亲》卷十二。

【组成】　黑牵牛子(头末)120克,茴香(炒)30克(或加木香30克)。

【用法】　上药研为细散。每次3~6克,以生姜自然汁调,临卧服。

【功用】　《景岳全书》引子和:泻水。

【主治】　①《儒门事亲》:妇人大产后,败血恶物所致脐腹腰痛,赤白带下或出白物如脂。

②《世医得效方》:卒暴昏愦,不知人事,牙关紧硬,药不下咽。

③《丹溪心法》:阳水肿,若病可下而气实者。

④《普济方》:癫疝。

⑤《古今医鉴》:寒湿外袭,使内过劳,寒疝囊冷,结硬如石,阴茎不举,或控引睾丸而痛。⑥《张氏医通》:阳水便秘,脉实,初起元气未伤者。

⑦《医方集解》:寒湿水疝,阴囊肿胀,大小便不利。

【宜忌】　《医方论》:此方峻猛,不可轻用。

【方论】　①《医方集解》:此足少阴、太阳药也。牵牛辛烈,能达右肾命门,走精隧,行水泄湿,兼通大肠风秘、气秘;茴香辛热温散,能暖丹田,祛小肠冷气,同入下焦以泄阴邪也。

②《古方选注》:禹功者,脾湿肿胀肉坚,攻之如神禹决水。牵牛苦热,入脾泻湿,欲其下走大肠,当从舶茴辛香引之,从戊入丙至壬,开通阳道,走泄湿邪,决之使下,一泻无余,而水土得平。

禹粮丸

【方源】　《秘传大麻风方》。

【组成】　余粮石1250克,好醋4000毫升。

【用法】　同煮醋干为度,研为细末,为丸如梧桐子大,每次6克,温开水送服,1日3次。

【主治】　五劳七伤,气胀胞满;黄病,四肢无力;女子赤白带;干血劳证;久疟痞块。

鬼哭丹

【方源】　《普济方》卷一九七引《普济本事方》。

【组成】　人言(研末)3克,新绿豆(为末)30克。

【用法】　上搅匀,以无根水搜为1丸,如皂荚子大,却将黄丹为衣,阴干;小儿丸如绿豆大。临发日五更,用桃、柳枝露水送下。

【主治】　疟疾不问一日一发、间日一发或三日者,多寒少寒,多热少热,头痛,渴欲饮冷者。

【宜忌】　忌热物半日。

独圣丸

【方源】　《外科证治全书》卷四。

【组成】　荆芥(连穗)。

【用法】　上药研为末,用生地黄自然汁熬膏为丸,如梧桐子大。每次9克,茶、酒任下。

【主治】　疥疮愈后年年发者。

【宜忌】　忌鱼蟹。

独圣汤

【方源】　《普济方》卷三五三。

【组成】　麦冬、乌梅(去核)各等份。

【用法】　水煎,露一宿,清晨服之。

【主治】　烦热。

独圣散(1)

【方源】　《圣济总录》卷一四三。

【组成】　黄土(如石者)15克(烧令紫色,细研为末)。

【用法】　以腻粉3克,药末7.5克拌匀。临卧温酒调下。

【主治】　年深痔疾不愈。

独圣散(2)

【方源】　《普济方》卷三四二。

【组成】　枳壳、朱砂各90克。

【用法】　上以熨斗盛,炒,去壳,为末。如胎动,热酒调下;不饮酒,煎艾盐汤调服,米饮亦可。仍用罩胎散调服,间服安胎饮。一方去膜炒。

【功用】　令子不落,护胎。

【主治】　妊娠时气,身大热;或妊娠从高坠下,触动胎气,腹痛下血;兼治崩漏。

独圣散(3)

【方源】　《普济方》卷三九〇。

【组成】 当归(近尾)。

【用法】 上药研为末。每次 1.5 克,酒调下,婴儿夜啼,乳汁调下少许。

【主治】 小儿头痛,心痛,或夜啼。

独圣散(4)

【方源】 《证治准绳·类方》卷五。

【组成】 瓜蒂、郁金各等份。

【用法】 上药研为细散。每次 3～6 克,韭汁调下,用鸡翎探吐。后服愈风饼子。

【主治】 眩晕。

独圣散(5)

【方源】 《类编朱氏集验方》卷四引大理孙评事传方。

【组成】 独活(用巴豆炒,去巴豆)。

【用法】 上药研为细散。煮精猪肉蘸药服。

【主治】 水气肿胀。

独圣散(6)

【方源】 《集验良方》卷一。

【组成】 牛膝、臭花娘根(粗者)各 30 克。

【用法】 勿经水,勿犯铁器,折断,捣自然汁,加米醋少许,蘸鸡翅毛上,频搅喉中,取出毒涎,以通其气,然后吹入应用之药。

【主治】 烂喉痧、缠喉风、锁喉、双乳蛾。

独枣丹

【方源】 《慈幼新书》卷七。

【组成】 干大枣 1 枚,雄黄(米大)1 块(入枣肉内烧存性,研末)。

【用法】 米泔煎汤,入盐少许,漱口,用本方擦之。

【主治】 麻疹后,牙龈溃烂,肉腐出血。

独参汤(1)

【方源】 《校注妇人良方》卷三。

【组成】 人参 60～120 克,炮姜 15 克。

【用法】 水煎,徐徐服。如不应,急加炮附子。

【主治】 元气虚弱,恶寒发热,或作渴烦躁,痰喘气促;或气虚卒中,不语口噤;或痰涎上涌,手足逆冷;或难产,产后不省,喘息。

独参汤(2)

【方源】 《种痘新书》卷十二。

【组成】 白花蛇(焙干,为末)。

【用法】 上以人参煎汤调服。

【功用】 止痒。

【主治】 痘痒塌陷。

独香汤

【方源】 《类编朱氏集验方》卷一。

【组成】 南木香不拘多少。

【用法】 上药研为细散,瓜蒌子煎汤调下。

【主治】 气中。目不开,四肢不收,昏沉。

独活汤

【方源】 《全生指迷方》卷二。

【组成】 独活(锉)15 克,荆芥穗 30 克。

【用法】 水煎荆芥取汁,再入独活煎,去渣温服。

【主治】 风痉。风客经脉,忽然牙关紧急,手足瘛疭,目直视。

独活酒

【方源】 《肘后备急方》卷三。

【组成】 独活 150 克,附子(生用,切)150 克。

【用法】 以酒渍,经 3 宿服,从 50 毫升始,以微痹为度。

【主治】 ①《肘后备急方》:脚气微觉疼痹,或两胫小满,或行起忽弱,或小腹不仁,或时冷时热。

②《圣济总录》:脚气久虚,脉沉细缓弱。

独活散

【方源】 《圣济总录》卷一三七。

【组成】 独活 15 克,附子(炮裂,去皮脐)30 克。

【用法】 上药研为散。以酒调和如糊,先用皂荚水洗癣上,然后涂之,1 日 2 次。

【主治】 一切癣。

独活二妙丸

【方源】 《症因脉治》卷三。

【组成】 独活、黄柏。

【主治】 外感湿热伤于太阳,筋挛,左脉洪数。

【备考】　原书治上证,须与羌活冲和汤或四味舒筋汤合用。

独活当归汤

【方源】　方出《备急千金要方》卷三引《小品方》,名见《普济方》卷三五〇。

【组成】　独活24克,当归12克。

【用法】　上药研为散。水酒合煮,去渣,分4服,日3次夜1次,取微汗。

【主治】　①《备急千金要方》引《小品方》:产后中柔风,举体疼痛,自汗出。

②《医略六书》:产后中风,脉弦涩。

【方论】　《医略六书》:产后血虚亏乏,风邪袭入经中,营血不能灌溉,故肢体不仁,疼痛不止。当归养血以荣经脉,独活祛邪以除痹痛。水、酒合煎,使荣气内充,风邪外解,而经脉清和,营血溉注,更有肢体不仁,疼痛不愈乎?

胆矾散(1)

【方源】　《杨氏家藏方》卷二十。

【组成】　胆矾(入坩锅子内,烈火煅令白色,出火毒1宿)30克,麝香(别研)0.3克。

【用法】　上药研为细散。先用葱盐汤洗患处,挹干,敷药少许。

【主治】　嵌甲。

胆矾散(2)

【方源】　《仁斋直指方论》卷二十一。

【组成】　鸭嘴胆矾1.5克,全蝎2个。

【用法】　上药研为末。以鸡翎蘸药,入喉中,须臾破开声出;次用生青荷研细,井水调下,候吐出毒涎即愈,未吐再服。

【主治】　酒面热甚,咽喉肿结闭塞。

胆矾散(3)

【方源】　《类编朱氏集验方》卷九。

【组成】　胆矾3克(飞过),白硇砂6克。

【用法】　上药研为细散。点疮肿处。立穿,穿则合疮口药。

【主治】　咽喉疮。

胆矾散(4)

【方源】　《医方类聚》卷七十五引《经验秘方》。

【组成】　鸭嘴胆矾、米醋。

【用法】　将鸭嘴胆矾研末,用箸头卷少棉籽,先于米醋中蘸湿,次蘸药末,令人擘患人口开,将箸头药点入喉中肿处,其脓血即时吐出;如不能开口者,用生姜1块如栗子大,剜1小孔,入巴豆肉1粒于内,以小油小半盏,安砂盆中,将姜磨尽,灌姜油于喉,即时吐出脓血,其效尤速。

【主治】　喉闭,脓血胀塞喉中,语声不得,命在须臾。

胆益宁片

【方源】　《部颁标准》。

【组成】　梅根2000克,胆酸钠100克。

【用法】　上药制成片剂,每片含胆酸钠0.1克。密封。口服,每次4~6片,1日3次。

【功用】　疏肝止痛,清热利胆。

【主治】　急、慢性胆囊炎、胆道感染、胆囊和胆管结石。

胜红丸

【方源】　《叶氏女科》卷二。

【组成】　红花子(研,去油)10粒,百草霜3克。

【用法】　上药研为末,粳米糊为丸。葱汤送下。

【功用】　调中和气。

【主治】　胎气攻心。妊娠过食辛热毒物,热积胎中,以致胎儿不安,手足乱动,上攻心胞,母多痛苦。

胜金丸(1)

【方源】　《圣济总录》卷一〇五。

【组成】　铜绿、白矾各等份。

【用法】　以炭火烧令烟尽为度,细研如粉,用砂糖为丸,如豌豆大,于南粉末内滚过。每用2丸,热汤半盏浸化洗眼,如冷更暖,洗3~5次。

【主治】　风毒眼痒痛,连睑赤烂并暴赤眼。

胜金丸(2)

【方源】　方出《阎氏小儿方论》,名见《小儿卫生总微论方》卷十一。

【组成】　黄柏(去皮)15克,赤芍12克。

【用法】　上同为细末,饭为丸,如麻子大。每次 10~20 丸,食前米饮送下,大者加丸数。

【主治】　小儿热痢下血。

胜金丸(3)

【方源】　《太平惠民和剂局方》卷八。

【组成】　槟榔 120 克,常山(酒浸,蒸焙)500 克。

【用法】　上为末,水面糊为丸,如梧桐子大。每服 30 丸,于发前一日晚上临卧时冷酒服下。忌热物茶汤之类。翌日清晨,再用冷酒吞下 15 丸。

【主治】　一切疟病。

胜金丹

【方源】　《太平圣惠方》卷九十五。

【组成】　雌黄(兼子者,炒令紫色,细研如粉)60 克,黄丹(炒令紫色)60 克。

【用法】　以人乳拌匀,湿饭甑上蒸,乳腐为丸,如绿豆大。每次 3 丸,以金银花汤送下,当泻出病根;若病多年,每日空腹服 3~5 丸。

【主治】　风邪惊痫,心神迷闷,毒风气,鬼疰心痛。

胜金汤

【方源】　《卫生家宝产科备要》卷六。

【组成】　地黄汁(生)20 毫升,生姜汁(生)10 毫升。

【用法】　上用童子小便 10 毫升,同煎 10 余沸。温服。才产了便服。

【功用】　去恶血,止血晕。

【主治】　产后恶血攻心,令人眼生黑花,心闷欲绝,恶心头旋头昏,多涕唾,身如在舟车中。

【宜忌】　地黄、生姜须是净洁砂盆内研取自然汁,切不可犯生水。

胜金散(1)

【方源】　方出《证类本草》卷九引孙用和,名见《圣济总录》卷二十六。

【组成】　郁金(大者)5 个,牛黄(别细研)1 皂荚子大。

【用法】　上药研为散。每次用醋浆水煎,温服。

【主治】　阳毒入胃,下血频,疼痛不可忍。

胜金散(2)

【方源】　《卫生宝鉴》卷十九。

【组成】　石膏、黄芩各 30 克。

【用法】　上药研为末。先擦了绛玉散后,不拘多少覆之。

【主治】　小儿头上并身上湿疮,时复痒痛,皮肤湿烂久不愈。

胜金散(3)

【方源】　《普济方》卷二九六。

【组成】　草乌 1 个,白姜 1 指大。

【用法】　上药研为末。每用 1.5 克,病人津唾调,涂在黑瘤上,自然脱落,遂用洗药。

【主治】　诸痔。

胜金散(4)

【方源】　《产育宝庆集》。

【组成】　麝香 3 克,盐豉(用旧青布裹了烧,令通红,急以乳槌研碎为末)30 克。

【用法】　上药研为末。取秤锤烧红,以酒淬之,调下药 3 克。

【功用】　①《产育宝庆集》:逐败血。
②《赤水玄珠》:催生。

【主治】　难产,横生,逆生。

胜金膏

【方源】　《宣明论方》卷十。

【组成】　巴豆皮、楮实叶(同烧存性)各等份。

【用法】　上药研为末,熔蜡为丸,如绿豆大。每次 5 丸,煎甘草汤送下。脉微小者,立止。

【主治】　一切泄泻痢不已,胃脉洪浮,反多日不已者。

炮附子丸

【方源】　《世医得效方》卷四。

【组成】　附子(炮,去皮脐)60 克。

【用法】　上药研为末,面糊为丸,如梧桐子大,就湿以大黄末 15 克为衣。每次 10~20 丸,用姜汤送下。

【主治】　胃脘有热,胃中有寒,呕吐不止。

胜雪散

【方源】　《杨氏家藏方》卷十三。

【组成】　片白脑子、铅白粉各6克。

【用法】　上用好酒少许研成膏子。涂之。

【主治】　垂肠、翻花、鼠奶等痔,热痛不可忍,或已成疮。

胜雪膏

【方源】　《证治准绳·幼科》卷九。

【组成】　片脑、风化消各6克。

【用法】　上药用好酒少许研成膏子。涂之。

【主治】　随肠、翻花、鼠奶等痔,热痛不可忍,或已成疮。

胜三七散

【方源】　《济阳纲目》卷八十七。

【组成】　五倍子(炒枯,用青布包,脚下踏扁)、白矾(枯过)各等份。

【用法】　上药研为细散。撒患处,包裹。

【功用】　止血定痛。

【主治】　刀斧跌磕,一切伤损。

胜金饼子

【方源】　《小儿卫生总微论方》卷七。

【组成】　大黄15克,枳壳(去瓤,麸炒黄,净)30克。

【用法】　上药研为细散,炼蜜和剂,捏作饼子,如小钱大。结胸者,用芒硝1.5克,同生姜水化半饼或1饼服之;痞气者,煎陈皮汤化下,不拘时候。

【主治】　伤寒结胸气痞。

急黄丸

【方源】　《圣济总录》卷二十八。

【组成】　大黄(生,锉)15克、朴硝(别研)7.5克。

【用法】　用水渍大黄1宿,次旦煎,去渣,下朴硝搅令匀。分3次温服,不拘时候。快利即愈。

【主治】　伤寒热毒所加,猝然心中满,气喘急,发热心战。

急喉一匙金

【方源】　《良朋汇集》卷三。

【组成】　山豆根皮。

【用法】　醋浸。每次10毫升,咽下。痰退立消。

【主治】　咽喉肿痛。

恒山散

【方源】　方出《千金翼方》卷十九,名见《太平圣惠方》卷四十。

【组成】　常山30克,云母粉60克。

【用法】　上药研为散。每次3克,开水送服。吐之,止;吐不尽,更服。

【主治】　痰饮头痛,往来寒热。

恒山甘草汤

【方源】　方出《肘后备急方》卷三,名见《备急千金要方》卷七。

【组成】　常山60克,甘草45克。

【用法】　水煎,分2次服。当快吐仍断,勿饮食。

【主治】　①《肘后备急方》:寒热诸疟,发作无常,心下烦热。

②《备急千金要方》:风毒脚气,寒热日再三发。

【宜忌】　《普济方》:忌海藻、菘菜、生葱、生菜。

【方论】　《千金方衍义》:恒山善去浊湿痰垢,甘草解毒和中,毒湿蠲除而脚弱自愈,乌有寒热之患乎?

炼雄丹

【方源】　《医级》卷八。

【组成】　雄黄(水煮7次)500克,石菖蒲48克。

【用法】　上药研为末。每次1.5克,开水送下。端午节修合尤佳。

【主治】　疟疾,痢疾,暑湿诸候。

洗肝散

【方源】　《扁鹊心书·神方》。

【组成】　大黄6克,黄芩9克。

【用法】　水煎,食前服。

【主治】　脏火太过,壅热攻目,或翳障疼痛。

洗痔汤

【方源】　《绛囊撮要》。

【组成】　枳壳、天名精(一名地菘)各60克。

【用法】　河水煎数滚,先熏后洗。甚者3次即愈。

【功用】　止痛消肿。

【主治】　肛门肿痛,下坠,无论新久。

洗痔膏

【方源】　《疡医大全》卷二十三。

【组成】　槐花、白矾(或用胆矾)各500克。

【用法】　先将槐花用河水熬取浓汁,滤清,复入净锅内,投矾于内熬至极稠,瓷罐收贮。每用少许,入开水内化开洗之。其痛立止。

【功用】　洗痔,用刀剪不痛。

【主治】　痔。

洗药神效散

【方源】　《外科精要》卷二。

【异名】　神消散(《类编朱氏集验方》卷十)。

【组成】　蛇床子60克,朴硝30克。

【用法】　每用15克,水煎数沸,洗净拭干,掺后散。

【功用】　合疮口。

【主治】　《赤水玄珠》:痈疽溃烂臭秽。

洗眼玉明散

【方源】　《圣济总录》卷一○六。

【组成】　秦艽(刮,锉作片子,温水中浴,捣杵)、白滑石(打碎)、青盐(二味同研如粉)各等份。

【用法】　上药研为末。每用0.3克,热汤浸,放温洗眼,切避风少时。

【主治】　眼多泪,磣痛。

洗痔枳壳汤

【方源】　《外科正宗》卷八。

【组成】　枳壳60克,癞蛤蟆草(一名荔枝草,四季常有,面青背白麻纹累累者是)60克。

【用法】　河水煎数滚,先熏后洗,良久再将汤煎热熏洗。甚者3次即消。

【主治】　痔疮肿痛,肛门下坠,无论新久。

洗痔黄消汤

【方源】　《疡医大全》卷二十三。

【组成】　大黄60克,朴硝30克。

【用法】　加水煮大黄,再入朴硝,略滚,倾桶内熏洗之。

【主治】　痔疮肿痛。

活血散(1)

【方源】　《明医杂著》卷六。

【组成】　白芍(酒炒)30克,紫草茸4.5克。

【用法】　上药研为末。每次6克,糯米汤调下。

【主治】　痘疹已出未尽,烦躁不宁,肚腹疼痛。

活血散(2)

【方源】　《痘疹心法》卷二十二。

【组成】　当归、川芎各等份。

【用法】　上药研为细散。每次3克,红花汤调下。

【主治】　痘疮出得稠密,血弱,色不润泽而干者。

活血散(3)

【方源】　《外科启玄》卷十二。

【组成】　白芍30克,茜草根(酒洗)15克。

【用法】　上药研为散,水酒煎服之。

【主治】　痘根窠红散而不附者。

活血饮子

【方源】　《类编朱氏集验方》卷十。

【组成】　当归、石菖蒲各等份。

【用法】　上药研为细散。每次3克,酒调下。

【主治】　妇人血气冲心。

活血定痛汤

【方源】　《外科大成》卷四。

【组成】　红花、乳香各9克。

【用法】　水、酒煎,加童便服。

【主治】　血出作痛。

济急散

【方源】　《圣济总录》卷六十三。

【组成】　附子(切下盖,取出肉,纳丁香在内)1枚,丁香49枚。

【用法】　上药用生姜自然汁略浸附子,于瓷瓶中重汤煮之令干,捣罗为细散。每次3克,含化咽津。

【主治】　脾胃虚寒,痰饮留滞,呕吐不止。

津调散

【方源】　《三因极一病证方论》卷十五。

【组成】　黄连、款冬花各等份。

【用法】　上药研为末。以地骨皮、蛇床子煎汤洗,用软帛挹干,以津调药敷之。

【主治】　来精疮,脓汁淋漓,臭烂者。

【宜忌】　忌用生汤洗之。

【备考】　《普济方》有麝香少许。

将军蛋

【方源】　《种福堂方》卷二。

【组成】　生大黄1克,生鸡子1个。

【用法】　将鸡子顶尖上敲损一孔,入大黄末在内,纸糊煮熟。空腹食之。

【主治】　赤白浊;梦遗。

将军散

【方源】　《青囊秘传》。

【组成】　远年石灰60克,大黄30克。

【用法】　同炒至石灰桃花色,去大黄用石灰,加血竭15克,为末。外敷。

【主治】　刀伤。

养血汤

【方源】　《疯门全书》。

【组成】　拣北芪30克,拣当归15克。

【用法】　水煎服。

【主治】　疬疯。

养肝散

【方源】　《简明医彀》卷五。

【组成】　夏枯草210克,香附90克。

【用法】　上药用童便浸透,晒干为末。每次9克,茶调下。

【主治】　肝虚目痛,冷泪不止,畏明。

宣风散

【方源】　《本草纲目》卷四十引《全幼心鉴》。

【组成】　全蝎21个(无灰酒涂,炙,为末),麝香少许。

【用法】　每次0.15克,用金、银煎汤调服。

【主治】　初生断脐后伤风湿,唇青口撮,出白沫,不乳。

宣连散

【方源】　方出《是斋百一选方》卷十二引胡上舍方,名见《普济方》卷三〇〇引《直选方》。

【组成】　宣黄连(碾细)、密陀僧(别研)各等份。

【用法】　和匀。每用时先以葱、盐煎汤洗疮上,然后敷药;若疮干时使少清麻油调涂之。

【主治】　足疮,臁疮。

宣毒散(1)

【方源】　《普济方》卷二八六。

【组成】　大黄30克,牡蛎(炒)30克。

【用法】　上药研为细散。每次9克,酒煎,和滓温服。以利为度。另以水调,扫肿上即消。

【主治】　便痈肿毒。

宣毒散(2)

【方源】　《疮疡神秘验方》。

【组成】　大黄(煨)15克,白芷15克。

【用法】　水煎,食前服。

【主治】　①《疮疡神秘验方》:一切毒疮。
②《会约医镜》:疮毒在脏,脉实便秘者。

【宜忌】　《会约医镜》:脉虚便调者不可用。

宣利积热金花丸

【方源】　《袖珍方大全》卷三。

【组成】　大黄(微炮)60克,黑牵牛末(半生半熟)60克。

【用法】　上药研为末,薄荷汁为丸,如梧桐子大。每次50丸,食后熟水送下。

【主治】　积热。

宫颈灵

【方源】　《北京中医杂志》(1991,6:33)。

【组成】　黄连素片、乌贼骨各等份。

【用法】　上药研细末,于非经期及非妊娠期,每隔1日宫颈喷药1次。5次为1个疗程。

【主治】　宫颈糜烂。

【验案】　宫颈糜烂　《北京中医杂志》(1991,6:33):以本方治疗宫颈糜烂298例,年龄20—60岁。结果:宫颈糜烂面积小于整个宫颈口的1/3者为Ⅰ°,大于2/3为Ⅲ°,介于两者之间为Ⅱ°。停药6个月后复查,维持疗效基本痊愈者295例;停药1年后复查:维持疗效基本痊愈者293例。经治疗总有效率为98.0%。

穿山甲散

【方源】　《太平圣惠方》卷六十。

【组成】　穿山甲(炙令焦黄)60克,麝香(细研)0.3克。

【用法】　上药研为细散,入麝香,同研令匀。每次6克,食前煎黄芪汤调下。

【主治】　痔,肛边生鼠乳,及成疮,痛楚至甚。

姜术散

【方源】　《济阴纲目》卷十三。

【组成】　白术37.5克,生姜45克。

【用法】　酒、水各半煎服。

【主治】　产后更无他疾,但多呕逆,不能食。

姜半饮

【方源】　《仙拈集》卷一。

【组成】　生姜(打碎)30克,半夏15克。

【用法】　水煎,徐徐服之。加橘皮更效。

【主治】　一切呕哕。

姜朴丸

【方源】　《普济方》卷二〇九引《鲍氏方》。

【组成】　干姜、厚朴各等份。

【用法】　上药研为末,炼蜜为丸,如梧桐子大。任下30丸。

【主治】　中寒洞泄。

姜芍散

【方源】　《仙拈集》卷三。

【组成】　干姜(炒黑)15克,白芍(酒炒)60克。

【用法】　上药研为末。每次6克,空腹米饮调下。

【主治】　赤白带下,不论新久。

姜米汤

【方源】　《痘疹活幼至宝》卷终。

【组成】　老生姜1块(重30克许)。

【用法】　煨熟,去皮研烂,入陈米2撮,同入瓦罐内煮清汤,候温,用小酒杯,少少渐服,其呕自止。

【主治】　吐多而胃气欲绝者。

姜芷散(1)

【方源】　《外科传薪集》。

【组成】　姜黄、白芷各500克。

【用法】　上药研为末。敷患处。

【主治】　火湿毒。

姜芷散(2)

【方源】　《青囊秘传》。

【组成】　生僵蚕、白芷各等份。

【用法】　上药研为末。外疡之由风痰湿者,可摊入膏药中用,亦可用姜、醋调敷;眼癣风,用姜汁调涂。

【主治】　外疡,眼癣风。

姜连散(1)

【方源】　《圣济总录》卷七十四。

【组成】　生姜120克,黄连(去须)30克。

【用法】　一处慢火炒令姜赤色,去姜,取黄连为细散。每次6克,空腹腊茶清调下。

【主治】　①《圣济总录》:久患脾泄泻。

②《医部全录》:气痢,里急后重。

姜连散(2)

【方源】　《普济方》卷七十四引《大卫方》。

【组成】　干姜、黄连各15克。

【用法】　上药研为粗末,以绵包之,沸汤泡。闭目乘热频洗。

【主治】　暴赤眼。

姜附丸

【方源】　方出《肘后备急方》卷一,名见《外台秘要》卷七。

【组成】　附子(炮)60克,干姜30克。

【用法】　上药研为末,捣为蜜丸,如梧桐子大。每次 4 丸,1 日 3 次。

【主治】　①《肘后备急方》:卒心痛。
②《外台秘要》:心肺伤动,冷痛。

【宜忌】　《外台秘要》:忌猪肉,冷水。

姜附丹

【方源】　《扁鹊心书·神方》。

【组成】　生姜(切片)150 克,附子(炮,切片,童便浸,再加姜汁炒干)150 克。

【用法】　上药研为末。每次 12 克,水煎,和滓服。

【功用】　补虚助阳,消阴。

【主治】　伤寒阴证,痈疽发背,心胸作痛,心腹痞闷,喉痹,颐项肿,汤水不下;以及虚劳发热,咳嗽吐血,男妇骨蒸劳热,小儿急慢惊风,痘疹缩陷,黑疱水疱,斑;脾劳面黄肌瘦,肾劳面白骨弱;两目昏眩,内障,脾疟,久痢,水泻,米谷不化;又能解利两感伤寒,天行瘟疫,山岚瘴气及不时感冒。

姜附汤

【方源】　《痘疹活幼至宝》卷终。

【组成】　附子 6 克,老生姜(切细)6 克。

【用法】　浓煎,灌下。出微汗即愈。

【主治】　痘正出时,调护不慎而为风邪所袭,眼直视,牙关紧者。

姜矾散(1)

【方源】　《永乐大典》卷一〇三七引《全婴方》。

【组成】　生姜(切片子)150 克,白矾 75 克。

【用法】　上药调少时,晒干,不见火,为末。生姜自然汁调,鹅毛拂之。

【主治】　小儿火瘅,并一切风疹,赤游肿。

姜矾散(2)

【方源】　《医宗金鉴》卷六十二。

【组成】　白矾、干姜各等份。

【用法】　上药研为末。先用细茶、食盐煎汤洗之,后用此散掺之。

【主治】　一切诸疮发痒者。

姜饴煎

【方源】　《圣济总录》卷六十五。

【组成】　干姜 90 克(炮裂,为细末),胶饴 500 克。

【用法】　上拌匀,以瓷器盛置,饭上蒸令极熟。每次 6 克,含化咽津,日 3 夜 2 次。

【主治】　冷嗽。

姜鱼丸

【方源】　《圣济总录》卷五十八。

【组成】　干生姜末 30 克。

【用法】　用鲫鱼胆汁为丸,如梧桐子大。每次 7 丸,米饮送下,不拘时候。

【主治】　消渴,饮水不止。

姜柏散

【方源】　《医宗金鉴》卷六十五。

【组成】　干姜、黄柏各等份。

【用法】　各为末,共合一处。干搽口内,温水漱口。

【主治】　口糜。

姜草汤

【方源】　《校注妇人良方》卷七。

【组成】　甘草(炒)、干姜各 3 克。

【用法】　水煎服。

【主治】　阴乘于阳,寒而呕血。

姜茶丸

【方源】　《类编朱氏集验方》卷六。

【组成】　干姜(炮)、建茶各 30 克。

【用法】　上以乌梅取肉为丸,如梧桐子大。每次 30 丸,食前米饮送下。

【主治】　休息痢。

姜茶散

【方源】　《圣济总录》卷四十。

【组成】　干姜(炮,为末)6 克,好茶末 3 克。

【用法】　以水先煎茶末令熟,即调干姜末服之。

【主治】　霍乱后烦躁,卧不安。

姜香丸

【方源】　《魏氏家藏方》卷六。

【组成】　生姜(和皮细擦,与茴香腌 2 宿)300克,茴香(淘去沙)150 克。

【用法】　上药研为细散,酒糊为丸,如梧桐子大,每次 40 丸,早、晚食前盐汤、盐酒任下,服讫半小时后方可吃食。

【主治】　脾肾百病。

姜桂饮

【方源】　《仁斋直指方论》卷六。

【组成】　高良姜、肉桂各等份。

【用法】　上药研为末。每次 6 克,米汤乘热调下。

【主治】　心腹刺痛。

姜桂散(1)

【方源】　《医略六书》卷三十。

【组成】　肉桂(去皮)90 克,生姜 45 克。

【用法】　上药研为散,每次 9 克,水煎,去渣温服。

【主治】　产后呃逆,脉紧细者。

【方论】　产后胃气虚寒,寒邪直入血分,故气不得下降而呃逆不止焉。肉桂温经暖血以散寒邪,生姜温胃散寒以和逆气。为散,水煎,使胃家温暖,则血分之寒邪外散而气道顺利,升降如常,何呃逆之有哉?

姜桂散(2)

【方源】　《医略六书》卷三十。

【组成】　肉桂(醋炒黑)45 克,干姜(醋炒黑)45 克。

【用法】　上药研为散。每次 6 克,荆芥灰 3克,煎汤调下。

【主治】　产后血痢,脉紧细者。

【方论】　产后寒伤肠胃,失其传送输化之职,不能分泌浊阴,故下痢纯乎血少焉。肉桂温血分以散寒,干姜暖胃气以散寒,二物炒黑,均能燥湿却水,以定妄渗之血。为散,荆灰汤下,使清浊有分,则小小畅快而无水血夹下之虞,何下痢之不瘳乎。

姜粉散

【方源】　《三因极一病证方论》卷十。

【组成】　生姜(研汁,控粉)、轻粉。

【用法】　搜匀。每次 6 克,长流水调下。齿浮是效,次投猪肚丸。

【主治】　消中。多因外伤瘅热,内积忧思,喜啖碱食及面,致脾胃干燥,饮食倍常,不为肌肤,大便反坚,小便无度。

姜黄丸(1)

【方源】　《鸡峰普济方》卷十六。

【组成】　干姜黄 120 克,干姜 60 克。

【用法】　上药研为末。每次 3 克,空腹食前酒调下,1 日 2 次。

【主治】　妊娠漏胎。

姜黄丸(2)

【方源】　《古今医鉴》卷九。

【组成】　僵蚕 30 克,大黄 60 克。

【用法】　上药研为末,姜汁为丸,如弹子大。每次 1 丸,并水入蜜少许研,徐徐食后呷服。

【主治】　头面肿大疼痛并喉理。

姜黄散(1)

【方源】　《圣济总录》卷一五一。

【组成】　生姜(切)120 克,生地黄(切)240 克。

【用法】　上药研为散。每次 3 克,温酒调下,不拘时候。

【主治】　室女经脉虚冷,月水来腹痛。

姜黄散(2)

【方源】　《圣济总录》卷一七四。

【组成】　姜黄、槟榔(锉)各等份。

【用法】　上药研为散。温酒调下,1—2 岁儿每次 1.5 克,余以意加减。

【主治】　小儿心痛。

姜黄散(3)

【方源】　《妇人良方大全》卷二十。

【组成】　没药 3 克,姜黄末 9 克。

【用法】　以水、童子小便各 150 毫升,入药煎至 150 毫升,分作 3 服,通口服。

【主治】　产后腹痛。

姜棕散

【方源】　《妇科玉尺》卷一。

【组成】　棕炭 30 克,炮姜 15 克。

【用法】　上药研为末。酒煎乌梅汤调下。

【主治】　虚寒经病。

姜蜜汤(1)

【方源】　《普济方》卷一九六引《是斋百一选方》。

【组成】　蜂蜜 50 克,生姜 10 片。

【用法】　用新汲水煎服。逐日常服 2 次,小便渐白,及出血,黄疸遂愈。

【主治】　诸疸,或小便如血。

姜蜜汤(2)

【方源】　《活人心统》卷下。

【组成】　生姜汁(煎沸)、白砂蜜(炼熟)。

【用法】　各盛瓷器内。每次姜汁 10 毫升,蜜 20 毫升,用开水冲服。

【主治】　①《活人心统》:呕吐恶心。

②《医学从众录》:老人上气,喘嗽不得卧。

姜墨丸

【方源】　《本草纲目》卷七引《肘后备急方》。

【组成】　干姜、好墨各 150 克。

【用法】　上药研为末,醋浆和丸,如梧桐子大。每次 30～40 丸,米饮送下,1 日夜 6～7 次。

【主治】　赤白下痢。

姜橘饮

【方源】　《魏氏家藏方》卷一。

【组成】　陈皮(去白)120 克,生姜(去皮)60 克。

【用法】　上药研为粗末,水煎,去渣,分作 2 服,当发日五更服。

【主治】　①《魏氏家藏方》:疟疾。

②《丹台玉案》:呕吐干哕,四肢厥冷。

姜藕饮

【方源】　《圣济总录》卷三十九。

【组成】　生藕(洗,切)30 克,生姜(洗,切)7.5 克。

【用法】　研绞取汁。分 3 次服,不拘时候。

【主治】　霍乱吐不止,兼渴。

姜石救急散

【方源】　《普济方》卷三二五。

【组成】　白姜石(捣末)500 克。

【用法】　取上药,用鸡子白和如饧,敷肿上,干易之。

【主治】　乳痈,肿如碗大,痛甚。

姜汁六一丸

【方源】　《济阳纲目》卷三十六。

【组成】　滑石 180 克,甘草 60 克。

【用法】　上药研为末,用生姜自然汁澄清,取白脚,制成小丸,时时服之。

【主治】　实火及饮积反胃。

姜汁半夏汤

【方源】　《古今医统大全》卷十四。

【组成】　半夏 15 克,生姜自然汁 15 毫升。

【用法】　水同煎,温服。

【主治】　胸中似喘不喘,似呕不呕。

姜枣祛寒冲剂

【方源】　《部颁标准》。

【组成】　干姜 83 克,大枣 310 克。

【用法】　制成冲剂。口服,每次 1～2 袋,1 日 2～3 次。

【功用】　发散祛寒,和胃温中。

【主治】　风寒感冒,胃寒疼痛。

姜汁雪梨百花膏

【方源】　《奇方类编》卷上。

【组成】　生姜 30 克,雪梨 150 克。

【用法】　共捣汁,去渣,加蜜 120 克,共煎,入瓷瓶内封固,不拘时服。

【功用】　滋阴降火。

【主治】　肺痿声嘶,气急哮喘,久嗽。

【宜忌】　忌萝卜。

首乌枳壳汤

【方源】　《中国中西医结合杂志》(1992,8:509)。

【组成】　生何首乌 60 克,枳壳 30 克。

【用法】　上药水煎煮沸后 15～20 分钟,待温时饭前 0.5 小时服,2 日 1 剂,连服 4 剂。在服药期间乃至愈后禁食辣椒,以防影响药效及复发。

【主治】　肛裂。

【验案】　肛裂　《中国中西医结合杂志》(1992,8:509):本组治疗肛裂 33 例,男 30 例,女 3 例;年龄 20～37 岁;病程 1～10 年。结果:均获临床治愈(便秘、疼痛、出血均消失,裂隙愈合,半年内不复发)。裂隙愈合时间,最短 5 天,最长 8 天。远期效果,33 例随访 2～15 年,未复发 31 例(94％),复发 2 例(6％),因伴有混合痔,但继续服本方 1 疗程后效果仍佳。

冠心宁注射液

【方源】　《部颁标准》。

【组成】　丹参 2000 克,川芎 2000 克。

【用法】　制成注射液,密封,遮光。肌内注射,每次 2 毫升,1 日 1～2 次。静脉滴注,每次 10～20 毫升,用 5％葡萄糖注射液 500 毫升稀释后使用,1 日 1 次。

【功用】　活血化瘀,通脉养心。

【主治】　冠心病心绞痛。

祛风散(1)

【方源】　《杨氏家藏方》卷十一。

【组成】　干姜(洗净)30 克,铜绿 3 克。

【用法】　上药研为细散。每用 0.3 克,于铜盂内以沸汤浸,澄清洗眼,渐渐闪开眼,放药入眼内,连睑通洗,直至药冷住,闭眼少时方开,洗之半月,赤烂自除。如冷,再烫令热,更洗 1 次。

【主治】　风眼连睑赤烂,隐涩疼痛。

祛风散(2)

【方源】　《卫生宝鉴》卷九。

【组成】　大蚕沙(筛净,水淘,晒干)150 克,东行蝎虎(焙干,白面 2000～2500 克伴蚕沙,晒干)1 条。

【用法】　上药研为末。每次 30～60 克,食前熬柏叶汤调下,1 日 3 次。

【主治】　疠风。

祛风散(3)

【方源】　《古方汇精》卷一。

【组成】　虎胫骨(炙酥,为末)30 克,没药(为末)15 克。

【用法】　二味和匀。每次 3 克,温酒调服。

【主治】　历节风痛,昼夜不止,半身不遂。

祛邪散

【方源】　《女科百问》卷上。

【组成】　白矾(生研)90 克,黄丹 15 克。

【用法】　上药研为细散,用桑柴于瓦中烧。每次 1.5 克,以乳香汤调下,不拘时候。

【主治】　癫邪恶候。

祛毒散

【方源】　《外科医镜》。

【组成】　白芷 15 克,麦冬(去心)30 克。

【用法】　水煎服。滓敷伤处。

【主治】　毒蛇咬伤。

【验案】　邻村丁全龄被毒蛇咬伤,臂肿如股,少刻身胀,黄黑色,势已濒危,照此方煎汤灌之,觉腹中声响,恶水自伤口流出,肿消神清,次日全愈。

祛风一醉散

【方源】　《证治准绳·类方》卷五。

【组成】　朱砂(水飞)15 克,曼陀罗花 7.5 克(一方加乳香 6 克)。

【用法】　上药研为细散。每次 6 克,温酒调下。若醉便卧,勿令惊觉为佳。有痰者先服胜金丸。

【主治】　阳厥气逆,多怒而狂。

祛风保安丸

【方源】　《保婴撮要》卷三。

【组成】　川乌(去皮尖)7.5 克(生用),五灵脂 15 克。

【用法】　上药研为末,猪心血为丸,如梧桐子大。每次 1～2 丸,姜汤化下。

【主治】　诸风久远者。

祛痰灵口服液

【方源】　《部颁标准》。

【组成】　鲜竹沥 450 毫升,鱼腥草 180 克。

【用法】　制成口服液。口服,每次 30 毫升,1

日 3 次;2 岁以下 1 次 15 毫升,1 日 2 次;2—6 岁 1 次 30 毫升,1 日 2 次;6 岁以上 1 次 30 毫升,1 日 2~3 次;或遵医嘱。

【功用】　清热,化痰,解毒。

【主治】　肺热痰喘,咳嗽痰多。

【宜忌】　便溏者忌用。

神　散

【方源】　《圣济总录》卷一七九。

【组成】　石燕(先为细末,再研)1 枚,石韦(去毛)15 克(一方有海金沙 30 克)。

【用法】　上药研为细散。每次 1 克,煎三叶酸浆草汤调下。

【主治】　小儿小便淋闭不通。

神手膏

【方源】　《普济方》卷五十一。

【组成】　石灰 30 克,斑蝥 7 个。

【用法】　上蘸苦竹、麻油少许,却和匀,石灰揭调,然后入酽醋少许搅和。用时先用刀剔破痣,再取药适量入于内涂之。

【功用】　去痣。

神水膏

【方源】　《经验良方》。

【组成】　水银 144 克,家猪脂 600 克。

【用法】　将水银入石臼内,加猪脂 96 克,文火烊化,研和至不见星。和余家猪脂擦患处。

【主治】　霉毒骨节疼痛,并诸部生结核者。

神巴丸

【方源】　《魏氏家藏方》卷九。

【组成】　巴豆(去壳)2 粒,乌梅 1 个(白梅亦可)。

【用法】　上为丸,如绿豆大。每次 3 丸,置口中;如牙关紧闭者,用少许揩牙即开。

【主治】　喉闭。

神功丹

【方源】　《普济方》卷三三一。

【组成】　白矾 15 克,乌头(炒黄)1 个。

【用法】　上药研为细散,炼蜜为丸,如弹子大。

用时以绵包之,临卧纳阴门内。

【主治】　妇人赤白带下。

神功散(1)

【方源】　《洪氏集验方》卷三。

【组成】　黄连(为末)7 克,巴豆(去皮,新瓦上出油)7 粒。

【用法】　上拌匀。令患者仰卧,先取药 3 克,着于患者脐中,再取 3 克和艾 1 炷,如中指大,安于前药上,只炙 1 炷。觉脐腹间有声,即便汗出而愈。

【主治】　结胸伤寒,不问阴阳二毒,只微有气者。

神功散(2)

【方源】　《外科经验方》。

【组成】　黄柏(炒,为末)30 克,草乌(炒,为末)30 克。

【用法】　上以漱口水调,入香油少许。搽患处。如干,仍用前水润之。

【主治】　发背痈疽及诸疮,不问肿溃。

【宜忌】　《证治准绳·疡医》:忌气怒、房室劳役;饮酒之人忌饮酒并羊、鸡、鱼、肉、瓜茄、姜辣之物。

【备考】　《证治准绳·疡医》本方用法:发背痈疽等疮才起者,将药敷于患处留头,候药干用淘米水常湿润,每日换药敷一次;如疮已成重患将溃烂者,先将槐枝、艾叶煎汤,顿温将疮洗净,用绢帛展去脓血,以香油润患处,用绵纸仍照患处剪成圆钱留头,贴上后用药涂于纸,如干依前用淘米水润,日换一次,听其自然流脓,不可手挤,如敷药后病人觉疮住疼减热即愈,如生肌则腐肉自落,腐而不落者剪割亦可。如治对口并脑疽,不必洗去旧药,逐次添药,恐动疮口惹风也。

神术散

【方源】　《医方类聚》卷七十引《烟霞圣效方》。

【组成】　苍术、夜明砂各等份。

【用法】　上药研为细散。每次 6 克,将猪肝以竹刀劈开,放药于内,线扎,米泔煮熟,食后和汤服之。

【主治】　雀目。

神白散(1)

【方源】　《圣济总录》卷六十九。

【组成】　人中白不拘多少。

【用法】　上刮在新瓦上,用火逼干,研令极细。每次 6 克,入麝香少许,以温酒调下。

【主治】　血汗从肤腠出。

神白散(2)

【方源】　《圣济总录》卷一四一。

【组成】　半夏(齐州者)1 枚。

【用法】　上为极细末,入龙脑少许,同研匀。用津唾于手心调令稀稠得所,摊软纸上贴之。即冷如冰,良久有清水出则渐消;如未全愈,再贴,去根本为妙。

【主治】　痔疾下部发肿如梅李大,痛硬不能行者。

神白散(3)

【方源】　《小儿卫生总微论方》卷十五。

【组成】　槐花(微炒)15 克,蛤粉 30 克。

【用法】　上药研为细散。每次 1.5～3 克,煎柳枝汤调下。

【主治】　小儿血妄行,诸吐衄便溺等。

神圣散

【方源】　《鸡峰普济方》卷十四。

【组成】　蛇蜕(高处得者)9 克。

【用法】　在灯焰上烧为灰,入麝香少许,同研细。发前以葱白酒调下。

【主治】　疟疾。

神圣膏

【方源】　《圣济总录》卷一一七。

【组成】　吴茱萸 30 克。

【用法】　上药研为末,用酸醋调熬成膏,再入地龙末 15 克搅匀。每临卧时,先用葱椒汤洗足拭干,用药遍涂两足底心,或以帛绵系定。次日必减,未减再涂。

【主治】　①《圣济总录》:下冷口疮。

②《普济方》:咽喉痛。

神灰散

【方源】　《鲁府禁方》卷二。

【组成】　苘麻(烧灰)。

【用法】　黄酒调服。

【主治】　小便不通。

神曲丸(1)

【方源】　《全生指迷方》卷二。

【组成】　神曲(炒)30 克,陈皮(洗)60 克。

【用法】　上药研为细散,炼蜜为丸,如鸡头子大。每次 1 粒,含化咽津。

【功用】　《鸡峰普济方》:消食化气。

【主治】　食噎。因饮食之间气道卒阻而留滞,至咽中如核,咽之不下,吐之不入,渐妨于食,其脉短涩。

神曲丸(2)

【方源】　《鸡峰普济方》卷十七。

【组成】　五灵脂(水飞,去渣,熬成膏)150 克,神曲(炒)30 克。

【用法】　上药研为细散,将五灵脂熬成膏,入神曲末为丸,如梧桐子大。每次 10 丸,男子食后酒送下,妇人淡醋汤下。

【主治】　肠风下血。

神异膏

【方源】　《证治准绳·疡医》卷二。

【组成】　雄黄 15 克,滑石倍用。

【用法】　上药研为末。洗后掺疮上,外用绵纸覆盖相护,凡洗后破烂者,用此贴之。

【主治】　痈疽坏烂,及诸疮发毒。

神攻散

【方源】　《小儿卫生总微论方》卷十五。

【组成】　大甘草(生末)15 克,晋白矾(末)30 克。

【用法】　上拌匀。每次 3 克或 1.5 克,新汲水调下。吐出毒物效。

【主治】　小儿中蛊毒。

神助散

【方源】　《圣济总录》卷一二七。

【组成】　槟榔、黄连(去须)各等份。

【用法】　上药研为末,先用活鳝鱼 1 条,掷于地,候鳝困盘屈,以竹针贯之。覆疮。

【主治】　瘘疮，十余年不愈。

神应丸(1)

【方源】　《圣济总录》卷五十五。

【组成】　石灰(风化者)3克，干姜3克。

【用法】　上药研为末，滴水为丸，如豌豆大。每次7丸，取葱白3厘米刺开，入开口椒7颗，湿纸裹煨熟，细嚼，醋汤送下。

【主治】　暴心痛，危笃者。

神应丸(2)

【方源】　《圣济总录》卷六十三。

【组成】　槐花250克，巴豆(和皮捶碎)50粒。

【用法】　上同炒存性，为末，面糊为丸，如绿豆大。每次2丸，食后温水送下。

【主治】　支饮，胸膈痞闷，饮食迟化。

神应丸(3)

【方源】　《是斋百一选方》卷三。

【组成】　好腊茶15克，白矾(生用)30克。

【用法】　上药研为细散，蜜为丸，如梧桐子大。每次30丸，腊茶汤送下，取涎自大便出。

【主治】　风痫，暗风。

神应丹(1)

【方源】　《御药院方》卷一。

【组成】　朱砂不以多少。

【用法】　上研细，水飞过，候干，用猪心血和之得所，以蒸饼剂裹，蒸熟为度，取出就热便丸，如梧桐子大。每次1粒，食后临卧温人参汤送下。不十日取效。

【主治】　诸痫。

神应丹(2)

【方源】　《胎产心法》卷中。

【组成】　蓖麻子(去壳)7粒。

【用法】　将蓖麻研如泥，入麝0.3克，再研成膏。涂产母足心，胎下即洗去，迟则恐子肠出也。如子肠出，即移涂产妇顶心，肠即收上，速去之。

【功用】　催生。

【主治】　难产，并交骨不开。

【备考】　此方催生下胎虽速，但药性猛峻，用

者慎之。

神应散(1)

【方源】　《三因极一病证方论》卷七。

【组成】　延胡索、白胡椒各等份。

【用法】　上药研为末。每次6克，酒水各半煎，食前温服。

【功用】　《古今医统大全》引《医学集成》：散气开郁。

【主治】　诸疝，心腹绞痛不可忍。

神应散(2)

【方源】　《御药院方》卷十。

【组成】　玄明粉(生用)、炉甘石(烧通赤为度)各等份。

【用法】　上同研极细。每次少许，用新水调药点，不拘时候。

【主治】　眼暴赤疼痛。

神应散(3)

【方源】　《医方类聚》卷二一九引《吴氏集验方》。

【组成】　白矾(煅)9克，黄丹1.5克。

【用法】　上研细。每以少许掺之。经夕便干。

【主治】　春、夏间脚指叉湿烂。

神应膏

【方源】　《仁斋直指方论》卷二十二。

【组成】　龙泉好光粉60克，真麻油90毫升。

【用法】　上慢火同熬，更换柳枝频搅，滴入水成珠，方入白胶末少许，徐徐倾入瓷器，以水浸2日。用纸摊贴。

【主治】　痈疽，发背，恶疮。

神灵丸

【方源】　《眼科锦囊》卷四。

【组成】　花椒(青者，黄柏为衣)。

【用法】　上禁齿破，临卧开水送下，生一星者1丸，二星者2丸，随其星之数而咽下。夕用则朝消。

【主治】　角膜星翳。

神灵散

【方源】　《眼科锦囊》卷四。

【组成】　铅白砂、白硇砂精各等份。

【用法】　上和水少许,点眼中。

【主治】　眼目肿痛,赤脉纵横及星翳。

神妙丸

【方源】　《续本事方》卷二。

【组成】　盐、硫黄各等份。

【用法】　上药研为末,水调生面为丸,如梧桐子大。每次 15 丸,食前用薄荷茶送下;荆芥酒亦得。

【主治】　头痛及脑风。

神妙散

【方源】　《活人心统》卷三。

【组成】　石灰(火煅)。

【用法】　上药研为末。量核大小,白果肉捣膏贴之,或蜜调敷。

【主治】　郁痰结核,状如瘰疬,红肿在于颈下,身背或痛,寒热。

神柞饮

【方源】　《胎产心法》卷中。

【组成】　生柞树刺枝如小指大(水洗净,切碎)1 握,甘草 15 克。

【用法】　用新瓦罐入水与药于内,以纸三层密封,文武火煎,温服。不煎滓。凡觉腹疼腰重欲坐草时,即将此药温服,便觉心下开豁;如渴,又饮,觉下重便产,更无横生倒逆之患。

【功用】　催生。

【主治】　横逆倒产,死胎在腹。

【验案】　横产　一妇横产,儿手先出,致胛肿胀。欲截其手,不保其生,屡用催生药不效。以此药浓煎一碗予服,顷刻苏醒。再予一碗,困睡少时,忽云骨节都拆开了,扶起即血水涌下,拔出死胎,全不费力。

神柏散

【方源】　《杨氏家藏方》卷一。

【组成】　侧柏叶(去枝)1 握,葱白(连根)1 握。

【用法】　上同研如泥,用无灰酒同煎,去渣温服,不拘时候。如不能饮酒人,须当作 4～5 次服,尽剂乃效。

【主治】　中风,不省人事,涎潮口噤,语言不出,手足不遂。

神草膏

【方源】　《疡医大全》卷八。

【组成】　蜈蚣节草 1 大把,盐少许。

【用法】　捣烂如膏。敷患处。

【主治】　发背、对口、一切无名肿毒。

神香散(1)

【方源】　《景岳全书》卷五十一。

【组成】　丁香、白豆蔻(或砂仁亦可)各等份。

【用法】　上药研为末。每次 3 克,清汤调下;若寒气作痛者,生姜汤送下,日数服,不拘时候。

【功用】　《证治宝鉴》:温中散寒。

【主治】　①《景岳全书》:胸胁胃脘逆气难解,疼痛,呕哕,胀满,痰饮膈噎,诸药不效者。

②《霍乱论》:霍乱因于寒湿,凝滞气逆者。

神香散(2)

【方源】　《仙拈集》卷一。

【组成】　丁香、木香各等份。

【用法】　上药研为末。每次 1.5 克,开水送下。

【主治】　胸膈气逆,疼痛胀满,呕哕,痰饮,诸药不效。

神效丸

【方源】　《普济方》卷一八八引《澹寮方》。

【组成】　莲子 7 个,江米 15 克。

【用法】　上药研为细散,细墨研浓汁为丸,如梧桐子大。每次 20 丸,新水送下。

【主治】　呕血不止,兼劳心吐血。

神效丹

【方源】　《证治准绳·幼科》卷八引《集验方》。

【组成】　绿矾(用火煅通赤,取出用酸醋淬过,复煅,如此 3 次)。

【用法】　上药研为细散,用枣肉为丸,如绿豆大,温水送下,1 日 3 次。

【主治】　小儿疳气。

神效方(1)

【方源】　《太平圣惠方》卷五十三。

【组成】　浮萍(干者)90克,土瓜根45克。

【用法】　上药研为细散。每次6克,以牛乳汁调下,不计时候。

【主治】　消中,渴不止,心神烦热,皮肤干燥。

神效方(2)

【方源】　《永乐大典》卷九八○引《野夫多效方》。

【组成】　大天南星1个。

【用法】　上用好酒浸49日取出,后用活蝎49个,用竹篾子夹定,教蝎独蜇天南星,令蝎无力动,便换一个蝎又蜇,用49个蝎都蜇遍天南星。不用蝎,将天南星别干,碗内放定,上用纸数重,封定碗口,用绵紧定纸,放碗在屋梁上阴多时,约自然干取下,不得见日气,研为细末。每次0.5~1.5克,煎荆芥汤调下,1日3次,不拘时候。

【主治】　小儿慢惊风,手足搐搦,诸药不效。

神效方(3)

【方源】　《本草纲目》卷四十八引《医林集要》。

【组成】　蝙蝠1个,猫头1个。

【用法】　上俱撒上黑豆,烧至骨化,为末。掺之,干即油调敷。内服连翘汤。

【主治】　瘰疬多年不愈。

神效方(4)

【方源】　《奇效良方》卷四十七。

【组成】　黑牵牛子(净炒黄色,香熟为度)30克,舶上硫黄(研末,拌牵牛子,须要入内,不见硫黄,将牵牛纸衬于地上1宿)15克。

【用法】　上药研为末,用宿蒸饼糊为丸。每次30丸,空腹盐汤送下。

【主治】　肾囊肿(大)。

神效方(5)

【方源】　《同寿录》卷末。

【组成】　全蝎(炒)、核桃(炒)各等份。

【用法】　上药研为末。每次6克,空腹、午后、临卧酒调下,1日3次。

【主治】　便痈。

神效散(1)

【方源】　《圣济总录》卷一四三。

【组成】　槐实、皂荚子(与谷糠同炒令香熟,去糠)各30克。

【用法】　上药研为散。每次3克,空腹、食前煎陈粟米饮调下。

【主治】　肠风。

神效散(2)

【方源】　《圣济总录》卷一八五。

【组成】　茯苓(去黑皮)30克,猪苓(去黑皮)6克。

【用法】　上药水煎合宜,去猪苓,将茯苓焙干,为散。每次3克,温酒调下,空心、夜卧各1次。

【主治】　梦泄。

神效散(3)

【方源】　《施圆端效方》引张君玉方(见《医方类聚》卷一六○)。

【组成】　谷精草3克,滑石6克。

【用法】　上药研为细散。每次0.5克,口含水,搐入鼻内,吐了水,口咬竹箸底头,吐出涎为妙。

【主治】　心邪狂走,痫病风涎。

神效散(4)

【方源】　《普济方》卷四十六引《卫生宝鉴》。

【组成】　江茶60克,白芷15克。

【用法】　上药研为细散,水调成膏子,摊在盏内,用巴豆14个,捶碎,逐个烧烟熏尽为度,阴干为末。每次3克,加薄荷7叶,白梅1个,水煎,临发时服。

【主治】　头风。

神效散(5)

【方源】　《简明医彀》卷八。

【组成】　川乌(炮,去皮脐)、黄柏(炙,去粗皮)。

【用法】　上药研为末。唾调,唾少,漱口水调,敷患处。四围留头,药干用米泔不住润湿。已成溃烂,先以槐枝、艾叶煎汤洗净,以香油润之,1日换1次。脓出无挤,痛减生肌,腐肉自落,不落剪去,不宜用针。

【主治】　痈疽、发背,一切疔毒并瘰疬已成未成者。

【宜忌】　发背不宜贴膏药。忌怒气、房室、孝服、体气、饮酒人。忌一切发气热毒物。脑疽、对口不必洗,逐次添药,恐进风。

神效散(6)

【方源】　《永类钤方》卷七引《选奇方》。

【组成】　黄柏(为末)9克,皂角刺灰9克。

【用法】　上药研为末,作1服,温酒调下,晚勿食,空腹服。

【主治】　大风癞疾。

【宜忌】　忌猪、鸡、面、动风物。

神效膏(1)

【方源】　《医方类聚》卷九十八引《必用全书》。

【组成】　皂角(肥大不蛀者,去皮弦,火微焙,木槌捶碎,不犯铁器)500克,乳香(别研)30克。

【用法】　皂角取浓汁,帛滤去皮滓,米醋熬成膏子,次入乳香末搅匀,瓷罐收贮。遇肿处敷贴,以纸花盖之。

【主治】　风湿脚气肿痛及疮疡肿毒。

神效膏(2)

【方源】　《疡医大全》卷三十。

【组成】　松香120克,炒黄丹60克。

【用法】　上用麻油120克熬成珠,入上药搅成膏。摊贴。

【主治】　热疖。

神通散

【方源】　《寿世保元》卷八。

【组成】　儿茶末3克。

【用法】　上用萹蓄煎汤送下。霎时溲便涌如泉。

【主治】　小儿膀胱火盛,小便闭涩不通。

神验散

【方源】　《太平圣惠方》卷六十一。

【组成】　雄黄(研为末)1克,楮子(和核切,阴干为末)3枚。

【用法】　上先将雄黄末于铫子内,以瓷盏子盖四面,以湿纸封缝,于慢火上烧,以温润物盖盏底,莫令水入,其黄作霜在盏子上,候冷取出,别取长肉膏药不限多少,取其霜并楮子末一起拌和,旋旋摊贴绢上。如疮口深,作包子引药入疮内。肉从里长出,到疮口愈合。

【功用】　长肉,合疮口。

【主治】　诸痈肿疮,及冷瘘不干。

神验膏

【方源】　《鸡峰普济方》卷十六。

【组成】　腊月猪脂250克,葱白(锉碎)14茎。

【用法】　上相和煎成膏。每次15克,热酒调下,不拘时候。

【主治】　难产。

神授丸(1)

【方源】　《杨氏家藏方》卷十。

【组成】　密陀僧(研)60克,黄连(去须)30克。

【用法】　上药研为细散,汤浸蒸饼为丸,如梧桐子大。每次5丸,日加5丸,至30丸止,临卧用出了蚕的空茧子并茄子根煎汤下。渴止住药。

【功用】　止消渴。

【主治】　消渴。

神授丸(2)

【方源】　《是斋百一选方》卷六引葛枢密方。

【组成】　天南木香7.5克,肉豆蔻(面裹煨)30克。

【用法】　上药研为细散,煮枣为丸,如梧桐子大。每次30～50丸,米饮送下,不拘时候。

【主治】　脏腑泄泻。

神授散

【方源】　《魏氏家藏方》卷七。

【组成】　白鸡冠花、生姜(去皮)各等份。

【用法】　上于沙盆内烂研,捻作饼子,焙干,为细末,开水调下,不拘时候。

【主治】　大便下血不止。

神绿散

【方源】　《保婴撮要》卷四。

【组成】　全蝎(去足翅)不拘多少,青薄荷(焙干)。

【用法】　上药研为末。每次1.5克,薄荷汤调下。

【主治】　小儿夜啼。

神锦散

【方源】　《圣济总录》卷一〇三。

【组成】　桑灰30克，黄连15克。

【用法】　上药研为末。每用3克，沸汤浸，澄清洗之。

【主治】　赤眼，昏涩肿痛。

神瘦丸

【方源】　《妇人良方大全》卷十六引施少卿方。

【组成】　通明乳香(别研)15克，枳壳30克。

【用法】　上药研为细散，炼蜜为丸，如梧桐子大。每次30丸，空腹时温酒吞下，1日1次。怀孕9个月以后，临入月时方可服。

【功用】　瘦胎，滑利易产。

【主治】　难产。

神髓膏

【方源】　《何氏济生论》卷二。

【组成】　无病牛髓(去筋膜)、胡桃(捣烂，去皮)各240克。

【用法】　上捣匀，入川蜜120克，盛瓷器内，重汤煮1小时为度。每用鸡子大1块，空心时白汤调服。少卧片时，似觉有汗，此药行经络也。

【功用】　补中填髓，益气润容，除渴宁嗽。

【主治】　劳伤。

神应黑散

【方源】　方出《证类本草》卷五引《杜壬方》，名见《产育宝庆集》卷上。

【异名】　乌金散(《产育宝庆集》卷上)、神应散(《产宝诸方》引《济世方》)、黑散(《产宝诸方》)、催生药(《洪氏集验方》卷五)、催生如神散、催生黑散、二神散(《妇人良方大全》卷十七)、神应黑神散、神效散、白芷散(《普济方》卷三五六)、催生黑子散(《丹溪心法附余》卷二十一)、催生如圣散(《证治准绳·女科》卷四)、黑神散(《济阴纲目》卷十)神应丹(《温氏经验良方》)。

【组成】　百草霜、白芷各等份。

【用法】　上药研为末。每次6克，童子小便、

醋各少许调匀，更以热汤化开服。

【功用】　①《产宝诸方》：催生顺道。
②《妇人良方大全》：固血。

【主治】　逆生，横生，瘦胎，妊娠、产前、产后虚损，月候不调，崩中。

神效截药

【方源】　《普济方》卷三九〇。

【组成】　常山(末)、飞罗面各等份。

【用法】　上和匀，用好酒调，九蒸九晒，捣丸如绿豆大。每取20～30丸，临发日，五更桃、柳汤下。

【主治】　小儿疟疾。

神方脚气丸

【方源】　《魏氏家藏方》卷八。

【组成】　陈皮(去白)120克，干生姜60克。

【用法】　以蜜250克炼化，去上沫，下药在内熬成膏，可丸即丸，如梧桐子大。每次30丸，姜汤送下，不拘时候。

【主治】　脚气。

神功紫霞丹

【方源】　《疡医大全》卷七引太医院方。

【组成】　大蜈蚣(去头足，放瓦上焙脆)1条，麝香0.6克。

【用法】　上药研为细散，瓷瓶收贮。每用少许，掺疮顶上，以膏盖之。其头即溃，并不疼痛。

【主治】　痈疽。

神仙一把抓

【方源】　《疡医大全》卷三十七。

【组成】　黄丹30克，潮脑15克。

【用法】　上药研为末。以蜜调匀，涂患处。立刻止痛，好后无痕。

【主治】　汤、火烧伤并杖疮。

神仙九气汤

【方源】　《增补内经拾遗方论》卷三引《保生备录》。

【组成】　姜黄、香附(炒)。

【用法】　上药研为细散。每次9～15克，空腹淡盐汤调服；或以温酒调服。

【主治】　腹胀。

神仙乌麻酒

【方源】　《太平圣惠方》卷九十五。

【组成】　乌麻子(微炒)2500 克。

【用法】　上捣碎,以酒 20 千克浸经宿。随性饮之。

【功用】　补五脏,久服延年不老。

【主治】　虚劳。

神仙失笑散

【方源】　《本草纲目》卷九引张三丰方。

【组成】　百年陈石灰(为末)120 克,蜂蜜90 克。

【用法】　上拌匀,盐泥固济,火煅,研末。擦牙。

【主治】　风虫牙痛。

神仙立效散

【方源】　《普济方》卷三〇九。

【组成】　半两钱、自然铜各等份。

【用法】　火煅醋淬 7 次,以酥为度,去火毒,为细末。将患所折骨处用软旧衣片或袋衬裹,外用杉木板阔 3 厘米许者数片周边裹了,外用带缚,须是宽急得所,太急则缚住血脉,恐药不行;每用 1 克,用生姜自然汁少许,调在药内,或手心内,令患人服之,即用无灰酒 100 送下。一服定痛,二服接骨,三服平复,却更用乌金散调理。

【功用】　接骨。

【主治】　骨头内损。

神仙导气散

【方源】　《杨氏家藏方》卷十。

【组成】　甘遂 75 克,木香(锉碎)45 克。

【用法】　上药研为细散。每次 6 克,用猪腰子 1 只,入药末在内,以湿纸裹煨熟,细嚼,临卧温米饮送下。

【主治】　小肠气发作,疼痛不可忍及脚气。

【宜忌】　忌甘草 3 日。

神仙灵宝膏

【方源】　《是斋百一选方》卷十六。

【组成】　瓜蒌(取子,细研)5 个,乳香(如枣子大,细研)5 块。

【用法】　上以白沙密 500 克同熬成膏。每次 6～9 克,温酒化下,1 日 2 次。

【主治】　发背,诸恶疮。

神仙救苦散

【方源】　《本草纲目》卷二十三引《全幼心鉴》。

【组成】　罂粟壳(醋炒,为末,再以铜器炒过)15 克,槟榔(炒赤,研末)15 克。

【用法】　上药各收,每用等份,赤痢,蜜汤送下;白痢,砂糖汤送下。

【主治】　小儿赤白痢下,日夜百行不止。

神仙雄黄丸

【方源】　《圣济总录》卷一九九。

【组成】　雄黄、松脂各等份。

【用法】　先择雄黄如鸡冠色,不杂砂石者,研为极细末,次以松脂和为丸,如弹子大。每次 1 丸,每旦以酒研送下。服至 10 日,腹中三尸百虫自下,面上紫黑皆除;服至 1 个月,百病自愈,耳目聪明。

【功用】　去三尸百虫,美颜色,明耳目。

神仙解毒丸

【方源】　《万病回春》卷八。

【组成】　白矾不拘多少。

【用法】　上溶化作丸,如绿豆大,朱砂为衣。每次 10 丸,用连须葱煎水送下。汗出立愈。已成者不伤,未成者即消。

【主治】　一切疔疮,发背,鱼口,诸般恶疮,无名肿毒初发。

神圣自利膏

【方源】　《普济方》卷一四三引《德生堂方》。

【组成】　黄连(碾末)60 克,巴豆(带壳与黄连和匀)15 克。

【用法】　上药研为细散。作 3 次用,葱白自然涎汁调成膏,敷贴脐上,厚 1.5 厘米。不时大便自利。如不通,再上,行即止。

【主治】　伤寒及诸证大便闭,结连不通,腹胀疼痛;及病者体虚,不欲服药通利者。

神圣香姜散

【方源】　《博济方》卷三。

【组成】　宣连(匀锉如豆大)30 克、生姜(匀锉如黑豆大)120 克。

【用法】　上以慢火炒令干,姜脆深赤色即止,去姜取出,只要黄连,研为细末。每次 6 克,空腹腊茶清调下,甚者不过两服即愈。

【主治】　①《博济方》:久患脾泄泻。
②《圣济总录》:脓血痢。

神明度命丸

【方源】　《备急千金要方》卷十一。

【组成】　大黄、白芍各 60 克。

【用法】　上药研为末,炼蜜为丸,如梧桐子大。每次 4 丸,1 日 3 次。不知,可加至 6～7 丸,以知为度。

【主治】　久患腹内积聚,大小便不通,气上抢心,腹中胀满,逆害饮食。

神效太一丹

【方源】　《太平圣惠方》卷二十八。

【组成】　禹余粮(火烧令赤,于米醋内淬,如此 7 遍后,捣研如面)120 克,乌头(冷水浸 1 宿,去皮脐,焙干,捣罗为末)30 克。

【用法】　上药相和,用醋煮面糊为丸,如绿豆大。每次 5 丸,食前以温水送下。

【主治】　冷劳,大肠转泄不止。

神效内伤丸

【方源】　《梅氏验方新编》卷六。

【组成】　巴豆霜、甘草粉各 9 克。

【用法】　以饮糊为丸,如麻子大,朱砂为衣。每次 7 丸,茶、酒送下。

【主治】　淤血内凝,烦闷疼痛者。

神效百子丸

【方源】　《女科指掌》卷二。

【组成】　明净硫黄 30 克。

【用法】　铜铫内甘草汤煮 1 日,取出阴干,研极细末,面糊为丸,如梧桐子大,约 200 粒。每遇妇人月经过后,每次 25 丸,空心酒送下,次日服 35 丸,又次日服 40 丸,100 尽,交合成胎矣。如此月经复行,再如前服 100 丸,必然有孕,可服清热养血之剂。

【功用】　求嗣。

【主治】　妇人无子。

神效决明散

【方源】　《太平圣惠方》卷三十三。

【组成】　决明子 90 克,蔓荆子 90 克。

【用法】　上药研为细散。每次 6 克,食后以温水调下。

【主治】　积年失明,成青盲。

神效驱风散

【方源】　《证类本草》卷十三引《博济方》。

【组成】　五倍子 30 克,蔓荆子 45 克。

【用法】　上药研为末。每次 6 克,水煎,澄滓,热淋洗,留滓又依前煎淋洗。

【功用】　明眼目,去涩痒。

【主治】　风毒上攻,眼肿痒涩,痛不可忍者,或上下睑眦赤烂,浮翳瘀肉侵睛。

神效煮兔方

【方源】　《太平圣惠方》卷九十六。

【组成】　兔 1 只,新桑白皮(细锉)250 克。

【用法】　上剥兔去皮及肠胃,与桑白皮同煮,烂熟为度,尽力食肉,并饮其汁,即效。

【主治】　消渴。

神效煮酒方

【方源】　《摄生众妙方》卷四。

【组成】　五加皮 90 克,宣木瓜 90 克。

【用法】　用无灰酒煎服。

【主治】　湿证。

神效越桃散

【方源】　《保命集》卷中。

【组成】　大栀子 9 克,高良姜 9 克。

【用法】　上和匀。每次 9 克,米饮或酒调下。其痛立效。

【主治】　诸下痢之后,阴阳交错,不和之甚,小便利而腹中虚痛不可忍者。

神效黑神丸

【方源】　《鸡峰普济方》卷十九。

【组成】　好虢丹(用绢裹扎定,甑中以盏荙之,蒸升炊了,取出于地下用碗覆盖少时,尽热毒气为度)30克。

【用法】　上用好京墨研浓如稀糊,搜和为丸,如梧桐子大。如少壮人,每次5～7丸;年耄,2～3丸,渐加丸数。服之不渴,更不得再服,然后服补药。

【主治】　三焦渴疾。

【宜忌】　大忌房室及炙煿之物。

神验柴胡散

【方源】　《中藏经·附录》。

【组成】　柴胡、地骨皮不拘以多少。

【用法】　上药研为末。每次6克,水煎,食后温服。如虚瘦,但空腹服补药,食后煎下数服,时时如水饮之。

【主治】　成人、小儿骨热,夜间如蒸。

神授卫生汤

【方源】　《同寿录》卷四。

【组成】　羌活2.4克,象牙15克。

【用法】　上药研为细散,黄蜡120克溶开,入鱼胶搅匀,再和入药末为丸,如梧桐子大。每次30丸,空腹酒送下。

【主治】　一切肿毒,无论大小,已未成脓,及瘰疬。

神授五公散

【方源】　《万氏家抄方》卷四。

【组成】　五倍子1个,蜈蚣(去头足)1条。

【用法】　将五倍子开1孔,入蜈蚣,湿纸包,煅存性,为末。先以葱汤洗疮净,掺之,再用膏药贴之,每日1换。

【主治】　诸疮久不收口者,并漏孔及痔。

神散元珍丹

【方源】　《外科方外奇方》卷四。

【组成】　白矾(煅熟存性,不碎)如绿豆大。

【用法】　以龙眼肉肉包之,日服1粒。治痔以手搓之。虽重症服之,百日断根。

【主治】　痔疾。

神效秘传立胜散

【方源】　《鸡峰普济方》卷二十七。

【异名】　立胜散(《仁斋直指方论》卷二十五)。

【组成】　花椒、豆豉各10粒。

【用法】　入口烂嚼,吐在手心中,次将天南星末调匀得所。涂所伤处,手擦微热,自有黄水出尽,未愈,更作此药。

【主治】　中蛇、蜈蚣、蝎、蜂、蜘蛛、射工、沙虫等毒。

扁豆散

【方源】　方出《备急千金要方》卷二十,名见《普济方》卷二〇一。

【组成】　扁豆、香薷各9克。

【用法】　水煎,分2次服。

【主治】　霍乱。

扁豆粥

【方源】　《圣济总录》卷一九〇。

【组成】　扁豆茎(切,焙)150克,人参6克。

【用法】　以水先煮扁豆茎令熟,下人参,再煎,去渣取汁,入粟米煮为粥,与乳母食,临乳儿时,先去少许冷乳汁,然后乳儿,母常食此粥佳。

【主治】　小儿霍乱。

扁鹊油剂

【方源】　《普济方》卷四〇三。

【组成】　生甘草末。

【用法】　煎汤,入清油,用桃柳枝搅如蜜,量大小增减与儿服。微利为度。

【功用】　预解胎毒。

【宜忌】　如痘疹已出见红点者,不可服。

既济丸

【方源】　《古今医统大全》卷三十五。

【组成】　黄连(切如豆大)120克,生姜(切成粗丝,同黄连炒至姜燥)60克。

【用法】　上药研为细散,醋打硬糊为丸,如梧桐子大。每次50丸,开水送下。

【主治】　一切泄泻不止。

既济丹

【方源】 《摄生众妙方》卷九。

【组成】 干姜、黄连各等份。

【用法】 上药研为末。搽患处。流涎即愈。

【主治】 口疮。

退阴丸

【方源】 《圣济总录》卷二十七。

【组成】 硫黄(生)250克,太阴玄精石(煅)90克。

【用法】 上研为细末,水浸炊饼为丸,如梧桐子大。每次50丸,热艾汤送下,1日3次。

【主治】 伤寒伏阴气,手足厥冷,肌肤不热。

退赤露

【方源】 《眼科锦囊》卷四。

【组成】 黄连、人乳汁。

【用法】 上浸点,或煎点,或加朴硝亦可。

【主治】 疫眼上冲眼目,属热者。

退翳散(1)

【方源】 《是斋百一选方》卷九。

【组成】 真蛤粉(别研细)、谷精草(生,令为细末)各30克。

【用法】 上药研为末。每次6克,用生猪肝批开,掺药在上,再用麻线扎之,浓米泔煮肝熟为度,取出放冷。食后、临睡细嚼,却用原煮肝米泔送下。

【主治】 目内翳障,或疮疹后余毒不散。

【宜忌】 忌一切毒物,不可食鸡、鸭子。

退翳散(2)

【方源】 《万氏家抄方》卷六。

【组成】 人参、牛蒡子各等份。

【用法】 上药研为末。每次3克,糯米饮送下。

【主治】 痘疮入目。

退热明目方

【方源】 《普济方》卷八十一。

【组成】 千里光、甘草。

【用法】 煮作饮服。

【主治】 目昏暗。

除毒丸

【方源】 《圣济总录》卷一二五。

【组成】 巴豆(铁串穿,灯上烧,去心)、大黄末各15克。

【用法】 上药研为末,端午日粽子为丸,如绿豆大。每次3丸,空腹以冷茶送下,良久以热茶投之。下多,以冷粥止之。

【主治】 瘿瘤,服海蛤散后。

除热汤

【方源】 《小儿卫生总微论方》卷三。

【组成】 白芷苗、苦参各等份。

【用法】 上药研为粗末。用清浆水煎,更入盐少许,以浴儿,浴毕用粉粉之。

【主治】 小儿于立夏之后,有病身热者。

除湿巡经丸

【方源】 《魏氏家藏方》卷八。

【组成】 好花椒。

【用法】 用大木瓜1个,切顶盖,去子及瓤,将椒末实填于内,再以前顶合定,外以纸封缝,于饭上蒸令烂熟,去外皮,将药并此木瓜并研细如膏为丸,如梧桐子大,焙干。每次30~80丸,空心以温酒送下,1日3次。

【功用】 祛寒治湿,生肾水,轻腰足,寻痛定疼。

【主治】 一切脚气。

结子油

【方源】 《外科全生集》卷四。

【组成】 白矾(研粉,铺绵纸上,卷成长条,打成结子几个,入菜油内浸透,取油结子放铁筛上,用火烧,结子内所滴下油,仍滴于浸油碗内,烧至焦枯,以诸结研粉)2份,制松香(末)1份。

【用法】 共调油内。日以拂疮,早、晚2次。

【主治】 头面肥疮。

【宜忌】 戒食猪肉、虾、蟹,并忌煎炒、熬油发毒等物,食则延开难愈。

结杀膏

【方源】 《中国医学大辞典》。

【组成】　结杀(香木,产西方诸国,花极馨香,熬之成膏)、核桃仁。

【用法】　香油和涂。

【主治】　头风白屑。

结毒紫金膏

【方源】　《性病》。

【组成】　明净松香、皂矾各(煅赤)500克。

【用法】　共研极细末。香油调稠,先用葱艾甘草汤洗净患处,再搽此药,油纸盖住,以软布扎紧,3日1换。

【主治】　杨梅结毒,腐烂作臭,脓水淋漓。

绛袍散

【方源】　《慈幼新书》卷十一。

【组成】　五倍子、真降香各6克。

【用法】　为末。敷上。

【主治】　刀伤。

绛雪丸

【方源】　《圣济总录》卷二十八。

【组成】　硝石30克,朱砂7.5克。

【用法】　上研如粉,烧粟米饭和为丸,如弹子大。每次1丸,砂糖冷水化下。服药后便睡,移时汗出为效。

【主治】　伤寒,发狂眼赤,大小便血出,身如金色,及六七日狂躁发热。

绛雪丹

【方源】　《普济方》卷三八四引《全婴方》。

【组成】　芒硝30克,朱砂30克。

【用法】　上药研为末,饭饼为丸,如鸡头子大。3岁儿每次1丸,砂糖水化下,不拘时候。

【主治】　小儿诸热阳盛,发狂躁,眠卧不安,目赤烦渴。

绝疟膏

【方源】　《惠直堂方》卷一。

【组成】　斑蝥(去头足翅)1个,大枣(去核)1个。

【用法】　同捣烂,包在眉心,先发时半日包上。过时即除下,迟则起疱矣。须发过三五次后方可用,此药倘早用之,恐风邪未净,终有后患。

【主治】　疟疾。

十 画

珠参散

【方源】　《银海指南》卷三。

【组成】　珍珠、人参各等份。

【用法】　上药研为末。人参汤送下,或莲子汤亦可。

【主治】　真阴不足,阴涸内热,内障青盲。

珠黄散

【方源】　《中国医学大辞典》引《太平惠民和剂局方》。

【组成】　珍珠(豆腐制)9克,西黄3克。

【用法】　上为极细末,无声为度,密贮勿泄气。每用少许吹入患处。

【功用】　①《中国医学大辞典》引《太平惠民和剂局方》:化毒去腐,清热生肌。

②《饲鹤亭集方》:平疳化痰,清咽利膈,止痛。

【主治】　①《中国医学大辞典》引《太平惠民和剂局方》:咽喉肿痛腐烂,牙疳口疮,梅毒上攻,蒂丁腐去,小儿痘瘄后余毒未消,口舌破碎。

②《医级》:风痰火毒,喉痹及小儿痰搐惊风。

珠鳖散

【方源】　《山西中医》(1990,5:24)。

【组成】　炮甲珠2份,醋炙鳖甲3份。

【用法】　上药共为细末,过罗,备用。每次6克,白开水送服,1日2次。

【主治】　肝病血清蛋白倒置。

【验案】　肝病血清蛋白倒置　《山西中医》(1990,5:24):以本方治疗肝病血清蛋白倒置32例,其中男22例,女10例。结果:显效(白蛋白增加1.5克以上)7例;好转(清蛋白增加0.5克以上)18例;无效(清蛋白增加 0.5 克以下)7 例;好转率 78.13%。

顽癣敌软膏

【方源】 《部颁标准》。

【组成】 柳蘑 320 克,蜂蜡 400 克。

【用法】 上药制成膏剂。擦搽患处。

【功用】 消炎解毒、止痒。

【主治】 干癣、风癣、银屑病,多年蔓延不愈。

蚕灰散

【方源】 《鸡峰普济方》卷十五。

【组成】 蚕纸灰、茶笼内箬叶(烧灰)各 60 克。

【用法】 上药研为细散。每次 6 克,食前温酒下。

【主治】 妇人崩中漏下。

蚕号散

【方源】 《婴童百问》卷一。

【组成】 僵蚕(去嘴,略炒)4 个,茯苓少许。

【用法】 上药研为末。蜜调,抹儿口内。

【主治】 撮口,初生小儿七日不食乳。

蚕沙酒

【方源】 《内经拾遗方论》卷一。

【组成】 蚕沙(炒半黄色)120 克,无灰酒 500 毫升。

【用法】 上煮熟,去沙。每次温饮 50 毫升。即通。

【主治】 ①《内经拾遗方论》:月经久闭。

②《本草纲目》:风缓顽痹,诸节不随,腹内宿痛。

蚕蜕散(1)

【方源】 《圣济总录》卷一五九。

【组成】 蚕蜕纸(烧作灰,研)1 大张。

【用法】 上以酸浆草烂捣,绞取自然汁,酒调下。

【功用】 催产。

【主治】 难产。

蚕蜕散(2)

【方源】 《普济方》卷三五七引《海上方》。

【组成】 蚕蜕纸、棕榈皮(各烧灰存性)。

【用法】 上药研为细散。每次各 6 克,温酒调下。

【主治】 崩漏下血不止。

蚕沙蒸方

【方源】 方出《本草衍义》卷十七,名见《串雅外编》卷二。

【组成】 醇酒 1500 毫升,蚕屎 500 克。

【用法】 以酒拌蚕屎,用甑蒸热。于暖室中,铺于油单上,令患风冷气闭及近感瘫风人,就所患一边卧,看温热厚盖覆,汗出为度。若虚,人须常在左右,防大热昏冒。仍令头面在外,不得壅覆。未痊愈,间再作。

【主治】 风冷气闭,及近感瘫风人。

蚕沙熨方

【方源】 《圣济总录》卷一三六。

【组成】 晚蚕沙、食盐各等份。

【用法】 上相和,炒熟,布裹熨之。冷即再炒;或入少许醋尤佳。

【主治】 风肿。

蚕沙黄柏汤

【方源】 方出《种福堂方》卷二,名见《医学实在易》卷七。

【组成】 蚕沙(研末)30 克,黄柏(末)3 克。

【用法】 每次 9 克,空腹开水调下。

【主治】 遗精白浊,有湿热者。

秦艽汤

【方源】 方出《太平圣惠方》卷五十三,名见《圣济总录》卷五十九。

【组成】 秦艽(去苗)60 克,甘草(炙微赤,锉)21 克。

【用法】 上药研为散,每次 12 克,加生姜 3 片,水煎,去渣温服,不拘时候。

【功用】 除烦躁。

【主治】 消渴。

秦艽散(1)

【方源】 《医心方》卷十二引《令李方》。

【组成】　秦艽 10 克,陈芥子 20 克。

【用法】　上药研为粗散。每次 3 克,酒送下,1日 3 次。

【主治】　小便利多。

秦艽散(2)

【方源】　方出《太平圣惠方》卷五十八,名见《圣济总录》卷九十五。

【组成】　秦艽(去苗)30 克,冬瓜子 60 克。

【用法】　上药研为细散。每次 6 克,食前以温酒调下。

【主治】　①《太平圣惠方》:小便不通。

②《普济方》:小便出血。

【备考】　方中冬瓜子,《圣济总录》作"冬葵子"。

秦椒散

【方源】　《外台秘要》卷四引《深师方》。

【组成】　秦椒 1 份,瓜蒂 2 份。

【用法】　上药研为末。每次 3 克,水送下,1日 3 次。

【主治】　①《外台秘要》引《深师方》:膏瘅。

②《备急千金要方》:黄疸。

【方论】　《千金方衍义》:黄疸饮少而溺反多,虽有湿热固结于中,因胸中之阳本虚,所以不能消水,故用秦椒之辛烈温中破结;瓜蒂之苦寒逐湿除寒。不得泛用利水药伤伐下焦阳气也。

盏落汤

【方源】　《本草纲目》卷三十引《赵氏经验》。

【组成】　核桃 1 个,枣子(去核夹桃,纸裹煨熟)1 枚。

【用法】　细嚼,以生姜汤送下。

【主治】　急心气痛。

桂心丸

【方源】　方出《肘后备急方》卷一,名见《外台秘要》卷七。

【组成】　肉桂 60 克,乌头 30 克。

【用法】　上药研为末,炼蜜为丸,如梧桐子大。每次 3 丸,渐加之。

【主治】　卒心痛。

【宜忌】　《外台秘要》:忌生葱、猪肉。

桂心散(1)

【方源】　方出《肘后备急方》卷一,名见《医方类聚》卷十引《简要济众方》。

【组成】　吴茱萸 6 克,肉桂 12 克。

【用法】　酒煎,分 2 次服。

【主治】　①《肘后备急方》:猝心痛。

②《医方类聚》引《简要济众方》:膀胱冷气,往来冲心腹痛。

桂心散(2)

【方源】　《外台秘要》卷七引《肘后备急方》。

【组成】　枳实(炙)、肉桂各等份。

【用法】　上药治下筛。每次 3 克,米汁送下。

【主治】　猝心腹胀满,又胸胁痛欲死。

桂心散(3)

【方源】　方出《备急千金要方》卷五,名见《外台秘要》卷九引《广济》。

【组成】　肉桂、苦杏仁各 15 克。

【用法】　上药研为末。以绵裹如枣大,含咽汁。

【功用】　《普济方》:温润肺气。

【主治】　①《备急千金要方》:小儿喉痹。

②《外台秘要》引《广济方》:咽喉干燥,咳嗽,语无声音。

③《圣济总录》:上气,心中烦闷。

④《普济方》引《全婴方》:嗽血。

⑤《普济方》:伤风冷气不通。

【宜忌】　①《外台秘要》引《广济方》:忌生葱、油腻。

②《普济方》引《全婴方》:疮痘声哑不可用。

【方论】　《千金方衍义》:肉桂导龙火,苦杏仁下结气,从治之法也。

桂心散(4)

【方源】　《圣济总录》卷一六○。

【组成】　肉桂(去粗皮)、姜黄各 30 克。

【用法】　上药研为散。每次 6 克,以炒生姜酒调下,不拘时候。

【主治】　产后血块攻筑,头目昏晕。

桂心散(5)

【方源】　《永乐大典》卷一〇三三引《全婴方》。

【组成】　肉桂(去皮)。

【用法】　上药不见火,为细末。3岁1.5克,藕汁同蜜调下。

【主治】　小儿吐血或便血。

桂心散(6)

【方源】　《古今医统大全》卷八十三。

【组成】　肉桂、伏龙肝各等份。

【用法】　上药研为末。每次9克,空腹酒调下。

【主治】　妇人交接辄痛出血。

桂心粥

【方源】　《养老奉亲书》。

【组成】　肉桂(末)30克,粳米(淘研)150克。

【用法】　上以米煮作粥半熟,次下桂末调和,空腹服,每日1次。

【功用】　破冷气。

【主治】　老人噎病,心痛闷,膈气结,饮食不下。

桂术汤

【方源】　《辨证录》卷一。

【组成】　白术15克,肉桂3克。

【用法】　水煎服。

【主治】　冬月伤寒,一二日即自汗出,咽痛,吐利交作,肾经有寒者。

桂杏丸

【方源】　《圣济总录》卷六十六。

【组成】　肉桂(去粗皮)15克,苦杏仁(去皮尖双仁,麸炒)45克。

【用法】　上药研为末,炼蜜为丸,如樱桃大。每次1丸,含化咽津。

【主治】　咳嗽,语声不出。

桂连丸

【方源】　《普济方》卷三九七。

【组成】　肉桂、黄连各等份。

【用法】　上药研为末,白糊为丸,如小豆大。每次30丸,米汤送下。

【主治】　小儿下利赤白,腹痛不可食。

桂肝丸

【方源】　《万氏家抄方》卷五。

【组成】　肉桂(为末)、雄鸡肝各等份。

【用法】　捣烂为丸,如绿豆大。每次3克,温水送下,1日3次。

【主治】　小儿梦中遗尿。

桂附汤

【方源】　《世医得效方》卷八。

【组成】　交趾肉桂(去粗皮)30克,绵附子(炮,去皮脐)1枚。

【用法】　上药研为散。每次9克,水加生姜3片,大枣2枚,水煎,食前温服。

【主治】　①《世医得效方》:虚汗不止,及体虚失血。

②《东医宝鉴·杂病篇》引《医学入门》:阳虚血弱,虚汗不止。

桂枝酒

【方源】　方出《世医得效方》卷八,名见《普济方》卷二一九。

【组成】　桂枝60克,好酒1000毫升。

【用法】　煎,候温,分作2服灌之。

【主治】　因大吐大泻之后,四肢逆冷,元气不接,不醒人事;或伤寒新愈误行房,小腹紧痛,外肾搐缩,面黑气喘,冷汗自出之脱阳证。

桂枝散

【方源】　《普济本事方》卷七。

【组成】　枳壳(小者,去瓤,麸炒黄)30克,桂枝(去皮)15克(不见火)。

【用法】　上药研为细散。每次6克,姜、枣汤调下。

【主治】　因惊伤肝,肋骨里疼痛不已。

【方论】　《本事方释义》:枳壳气味苦寒入足太阴,桂枝气味辛温入足太阳,因惊伤肝致肋骨疼痛不已,必延及太阴、太阳,故以苦寒、辛温二味护持经络,再以姜、枣之辛甘和其营卫,则受伤之肝得安而疼痛自然缓矣。

桂苓丸

【方源】　《太平惠民和剂局方》卷二(绍兴续添方)。

【组成】　肉桂(去粗皮,不见火)、茯苓(去粗皮)各等份。

【用法】　上药研为细散,炼蜜为丸,每30克作8丸。每次1丸,用新汲水或热水嚼下;化下亦得。

【功用】　大解暑毒。

【主治】　①《鸡峰普济方》:水饮不消,停留胸腹,短气上喘,头眩心忪,面目壅瀍,心胸注闷,不思粥食,两胁胀满,小便不利,腰腿沉重,足胫水肿,遍身黄色,时复自汗。

②《御药院方》:冒暑大渴,饮水过多伏冷,心腹胀满,见食欲呕,头眩,小便赤少,大便滑泻。

③《张氏医通》:肾气上逆,水泛为痰,逆冲膈上。

桂香丸

【方源】　《医方类聚》卷一三〇引《济生方》。

【组成】　肉桂(不见火)30克,麝香(别研)3克。

【用法】　上药研为细散,泛为丸,如绿豆大。大人每次15丸,小儿每次7丸,熟水送下,不拘时候。

【主治】　①《医方类聚》引《济生方》:过食杂果,腹胀气急。

②《杂病源流犀烛》:多食果菜成积,不时泻利,腹中若有傀儡也。积聚、癥瘕、痃癖。

桂香散(1)

【方源】　《圣济总录》卷一二四。

【组成】　肉桂(去粗皮)15克,陈皮(汤浸,去白,焙)7.5克。

【用法】　上药研为散。每次3克,绵裹含咽。

【主治】　鹅、鸭及鸡骨,鲠在喉中。

桂香散(2)

【方源】　《胎产秘书》卷中。

【组成】　肉桂30克,乳香(去油)30克。

【用法】　共为末。作3次服,芎归汤下。

【功用】　催生。

桂姜散

【方源】　《圣济总录》卷五十六。

【组成】　肉桂(去粗皮)30克,生姜(片切,焙干)60克。

【用法】　上药研为散。每次6克,温酒调下。

【主治】　心痛,冷气攻刺,痛不可忍。

桂菖散

【方源】　《玉机微义》卷五十。

【组成】　肉桂30克,石菖蒲7.5克。

【用法】　上药研为末。3岁3克,水煎服。若大病后不语者,用猪胆汁调下,未语再服。

【主治】　小儿急中风,失音不语。

桂粟饮

【方源】　《济众新编》卷七。

【组成】　粟米(水沉净洗,炒极热)1000克,桂皮(去粗皮)15克。

【用法】　上药研为细散。每次30克,温蜜水调下。

【功用】　解烦热,止渴,止泻,实大肠,止霍乱。

桂心酒粥

【方源】　《太平圣惠方》卷九十七。

【组成】　肉桂(末)15克,好酒100毫升。

【用法】　上暖酒和桂心末,空腹分2次服,搅粥食之。

【主治】　肾脏虚冷,腰足疼痛不可忍。

桂矾散方

【方源】　方出《太平圣惠方》卷八十九,名见《圣济总录》卷一八〇。

【组成】　肉桂7.5克,白矾15克。

【用法】　上药研为末。每用少许,干敷舌下,1日3次。

【主治】　小儿重舌及口中生疮、涎出。

桂心半夏汤

【方源】　方出《太平圣惠方》卷四十七,名见《普济方》卷二〇三。

【组成】　肉桂 30 克,半夏(汤浸 7 遍,去滑)30 克。

【用法】　上药研为末。每次 3 克,煎生姜酒调下。

【主治】　霍乱转筋。

桂心釜墨散

【方源】　《医宗金鉴》卷四十九引《备急千金要方》。

【组成】　肉桂、釜底墨各等份。

【用法】　上药研为末。每次 3 克,酒送下。

【主治】　妇人伤损心脾,每交接辄出血。

桂心蜂房散

【方源】　《圣济总录》卷一七九。

【组成】　肉桂(去粗皮)7.5 克,蜂房(炙)15 克。

【用法】　上药研为散。3 岁儿每次 1.5 克,空心、午时煎小麦汤或酒调服。

【主治】　小儿石淋、气淋。

桂枝甘草汤

【方源】　《伤寒论》。

【组成】　桂枝(去皮)12 克,甘草(炙)6 克。

【用法】　水煎,去渣顿服。

【功用】　①《伤寒贯珠集》:补助心阳,生阳化气。

②《伤寒论类方》:扶阳补中。

【主治】　①《伤寒论》:发汗过多,其人叉手自冒心,心下悸,欲得按者。

②《伤寒论今释》引《证治大还》:妇人生产不快,或胎死腹中。

【方论】　①《注解伤寒论》:桂枝之辛,走肺而益气;甘草之甘,入脾而缓中。

②《伤寒附翼》:此补心之峻剂也。桂枝本营分药,得甘草则内补营气而养血,从甘也。此方用桂枝为君,独任甘草为佐,以补心之阳,则汗出多者,不至于亡阳矣;姜之辛散,枣之泥滞,固非所宜;并不用芍药者,不欲其苦泄也。甘温相得,气和而悸自平。

③《古今选注》:桂枝复甘草,是辛从甘化,为阳中有阴,故治胸中阳气欲失。且桂枝轻扬走表,佐

以甘草留恋中宫,载还阳气,仍寓一表一里之义,故得以外止汗而内除烦。

【验案】　①心悸　《印机草》:病经一月,两脉浮虚,自汗恶风,此卫虚而阳弱,用黄芪建中汤以建立中气,而温卫实表也。越一日,病者又手自冒心间,脉之虚濡特甚,此汗出过多而心阳受伤也。仲景云:发汗过多,病人又手自冒心,心下悸者,桂枝甘草汤主之:桂枝,甘草,大枣。

②心痛　《福建中医药》(1964,5:封三):林某,男,39 岁。胸悸而痛喜按,十天来服许多止痛药均罔效,大小便正常,时有自汗出。诊其六脉微缓,舌白滑。断为虚痛,用桂枝甘草汤:桂枝 18 克,甘草 9 克,顿服,服后痛即消失。

③体质性低血压　《黑龙江医药》(1979,2:59):秦某,男,46 岁。4 年来,血压一直偏低,伴有头晕眼花,失眠多梦,健忘,周身乏力,心悸,心前区压迫感。曾用西药治疗无效,近 20 余日加重,血压 85/58mmHg。诊断:体质性低血压。处方:甘草 15 克,肉桂 15 克,桂枝 15 克,五味子 25 克,水煎,早、晚服两次。4 日后血压有所上升,症状减轻;1 周后血压升为 110/85mmHg,症状消失,睡眠明显好转,自觉周身有气力,精神愉快,后未复发。

桂枝芍药汤

【方源】　《三因极一病证方论》卷四。

【组成】　肉桂 15 克,白芍 90 克。

【用法】　上药研为散。每次 15 克,加生姜 3 片,大枣 1 枚,水煎,去渣温服。

【主治】　太阴伤风,自汗,咽干,胸腹满,自利,不渴,四肢倦怠,手足自温,其脉弦大而缓者。

【加减】　腹痛甚者,加大黄 30 克。

桔梗丸

【方源】　《保命集》卷下。

【组成】　桔梗 500 克,牵牛子(头末)90 克。

【用法】　上药研为末,炼蜜为丸,如梧桐子大。每次 40～50 丸,加至 100 丸,食前温水送下,1 日 2 次。

【主治】　太阳经卫虚,血贯瞳仁,睑肿,头中湿淫肤脉,睛痛,肝风盛,眼黑肾虚。

桔梗汤(1)

【方源】　《伤寒论》。

【异名】　甘草桔梗汤(《医方类聚》卷五十四引《通真子伤寒括要》)、如圣汤(《幼幼新书》卷三十四引《养生必用》)、散毒汤(《圣济总录》卷一二二)、国老汤(《普济方》卷二十七引《十便良方》)、甘草汤(《医级》卷八)、桔梗甘草汤(《经方实验录》卷下)。

【组成】　桔梗30克,甘草60克。

【用法】　水煎,去渣,分2次温服。

【功用】　①《兰室秘藏》:快咽喉,宽利胸膈。

②《医方类聚》引《吴氏集验方》:解野葛毒。

③《医宗金鉴》:解肺毒,排脓肿。

④《中医方剂临床手册》:宣肺祛痰,利咽。

【主治】　①《伤寒论》:少阴病二三日,咽痛不瘥者。

②《幼幼新书》引《养生必用》:喉痹舌颊肿,咽喉有疮。

③《太平惠民和剂局方》:风热毒气上攻咽喉,肿塞妨闷。

④《证类本草》引《杜壬方》:口舌生疮,嗽有脓血。

⑤《圣济总录》:肺气上喘。

⑥《兰室秘藏》:小儿斑已出。

⑦《医方类聚》引《吴氏集验方》:野葛毒。

⑧《内台方议》:肺痿。

⑨《外科发挥》:肺气壅热,胸膈不利,痰涎壅盛。

⑩《内科摘要》:心脏发咳,咳而喉中如梗状。

【方论】　①《内台方议》:用桔梗为君,桔梗能浮而治上焦,利肺痿,为众药之舟楫也;以甘草为臣佐,合而治之,其气自下也。

②《伤寒大白》:以桔梗开发肺气,同甘草泻出肺中伏火。因此,悟得欲清肺中邪结,必要开肺清肺,二味同用,则肺中之邪始出。

③《医宗金鉴》:肺痈今已溃后,虚邪也,故以桔梗之苦,甘草之甘,解毒排痈脓也,此治已成肺痈,轻而不死者之法也。

④《本草纲目·草部》:治肺痈唾脓,用桔梗、甘草,取其苦辛清肺,甘温泻火,又能排脓血,补内漏也。其治少阴证二、三日咽痛,亦用桔梗、甘草,取其苦辛散寒,甘平除热,合而用之,能调寒热也。后人易名甘桔汤,通治咽喉口舌诸药。

⑤《金匮玉函经二注》:肺痈由热结而成,其浊唾腥臭,因热瘀而致故咳而胸满,是肺不利也;振寒,阴郁于里也;咽干不渴,阻滞津液也。彼邪热搏聚,固结难散之势,用桔梗开之以散其毒,甘草解之以消其毒,庶几可图,无使滋蔓。即至久久吐脓之时,亦仍可用此汤者,一以桔梗可开之使下行,亦可托之俾吐出;一以甘草可以长血肉,更可以益金母也。

⑥《医林纂要探源》:此方所治,皆在肺部,咽喉之间,以其为火邪,皆内热已盛而上逆,而外淫又遏之,故皆用桔梗也。甘草益胃气而输之肺,生用能散火解郁。桔梗苦能泄肺火而下之,辛能泻肺邪而发之,然苦胜于辛其用多主于降逆气而清肺,以其性轻虚上浮,专入肺部及膈上,咽喉之疾多用桔梗,如此方是也。今人每谓桔梗载药上升,为舟楫之用,则是桔梗只为引经上行之药,而没其降热祛邪之功矣,不亦谬乎?如此方只甘草、桔梗二味,生甘草自能上升入肺,何劳桔梗之载?而此方若无桔梗,则甘草又岂独能有治咽痛、喉痹、肺痈、干咳之功乎?

⑦《金匮要略方义》:本方所治者,为肺痈已成之证。肺痈成脓,乃由风热郁肺,蕴热成痈,败腐为脓。治宜祛痰排脓,清热解毒。方中桔梗辛开宣肺,苦降祛痰,利咽排脓;生甘草解毒清热。二药合方,用于肺痈脓已成者,以助浊唾脓痰之排除,且兼有解毒利咽之效。然肺痈之证,多为实热壅,蓄热成脓,每见一派实热壅盛之象,宜重用清热排脓,解毒消痈之剂,若单用本方,恐病重药轻,力胜任,故常与苇茎汤合用,并酌加鱼腥草、金银花等清热解毒之品,取效力捷。桔梗除排脓外,又善治咽痛,与甘草合用,其效益佳,故《伤寒论》以此治阳病之咽痛。

【验案】　肺痈　《内科摘要》:武选汪用之,饮食起居失宜,咳嗽吐痰,用化痰发散之药。时仲夏,脉洪数而无力,胸满面赤,吐痰腥臭,汗出不止,余曰:水泛为痰之证,而用前剂,是谓重亡津液,得非肺痈乎?不信,仍服前药。翌日,果吐脓,脉数,左三右寸为甚。始信,用桔梗汤一剂,脓数顿止,再剂全止,面色顿白,仍于忧惶,余曰:此症面白脉涩,不治自愈。又用前药一剂,佐以六味丸治之而愈。

桔梗汤(2)

【方源】　《圣济总录》卷一二四。

【组成】　桔梗(炒)、半夏各等份。

【用法】 上药研为粗散。每次15克,加生姜7片,水煎,去渣温服。

【主治】 风热搏于咽喉,如有物妨闷。

桔梗散

【方源】 《圣济总录》卷一四七。

【组成】 桔梗、伏龙肝各等份。

【用法】 上药研为散,每次6克,以温酒调下,1日3次。不能下药,斡口开灌之,心中自定,服7日止,食猪肝补之。

【主治】 卒中蛊毒,下血如鸡肝,昼夜不止,脏腑悉损。

栝楼丸

【方源】 《三因极一病证方论》卷九。

【组成】 瓜蒌(去瓤,取子炒香熟,留皮与瓤别用)、枳壳(麸炒,去瓤)各等份。

【用法】 上药研为细散,先取瓜蒌皮瓤研末,水熬成膏,和末为丸,如梧桐子大。每次25丸,食后以热熟水送下,1日2次。

【主治】 胸痹,胸中痛彻背,气塞喘息,咳喘,心腹痞闷。

栝楼汤

【方源】 《小儿药证直诀》卷下。

【组成】 瓜蒌根6克,白甘遂3克。

【用法】 上用慢火炒焦黄色,研匀。每次1克,煎麝香、薄荷汤调下,不拘时候。

【主治】 ①《小儿药证直诀》:小儿慢惊。
②《普济方》:癖结胀满。
③《医方类聚》引《疮疹方》:小儿斑疹作搐。

【方论】 《小儿药证直诀类证释义》:白甘遂即蚤休,苦寒降泄,清热解痉,主治惊痫,摇头弄舌,胎风,手足抽搐等证,专用此一味,以治胎风,可见白甘遂是一味主痉的专药,钱氏用此加瓜蒌根治慢惊,是佐以润肺滑痰,解渴生津,使润而能收,猛而能缓,从二药性味分析,本方适用于小儿高热、惊风抽搐,但方前明言治慢惊,是谓治标之意。

栝楼饮

【方源】 《圣济总录》卷五十八。

【组成】 瓜蒌(黄熟者,去皮,用瓤并子)1枚,冬瓜(中样者,割破头边,纳瓜蒌瓤子在冬瓜心内)1枚。

【用法】 用黄土泥裹冬瓜令匀,可半指厚,候干,簇炭火烧令泥通赤即止,去泥取瓜,就热碎切,烂研,布绞取汁,更入白蜜15克,搅令调匀,候稍冷,即分3次服。

【功用】 救急止渴。

【主治】 因好食热面炙肉,及服补治壅热药并乳石,三焦气隔,心肺干热,口干舌焦,饮水无度,小便日夜不知斗数,心欲狂乱。

栝楼散(1)

【方源】 方出《太平圣惠方》卷四十九,名见《圣济总录》卷七十三。

【组成】 瓜蒌瓤30克,神曲末(微炒)15克。

【用法】 上药研为细散。每次6克,以葱白酒调下。

【主治】 酒癖。痰吐不止,两胁胀痛,气喘上奔,不下食饮。

栝楼散(2)

【方源】 《圣济总录》卷一四二。

【组成】 瓜蒌实(大好者)1个,乌梅10个。

【用法】 先将栝楼切下盖,少取瓤,以乌梅肉实其中,却盖定,用黄泥固济,候泥干,以火煅存性,取出,去泥细研为散。每次6克,空腹温酒调下。

【主治】 肠痔下血。

栝楼散(3)

【方源】 《普济方》卷一六三。

【组成】 瓜蒌2个,白矾(如枣子大)1块。

【用法】 将白矾入瓜蒌内,烧煅存性,为末。将萝卜烂煮,蘸药末服之,汁过口。药尽病除。

【主治】 喘证。

栝楼散(4)

【方源】 《普济方》卷一八七。

【组成】 瓜蒌1枚,肉桂(去粗皮)30克。

【用法】 上药研为散。每次6克,温酒橘皮调下。

【主治】 心痹不得卧,心痛彻背。

栝楼根羹

【方源】 《太平圣惠方》卷九十六。

【组成】　瓜蒌根、冬瓜各 250 克。

【用法】　上切作小片子,以豉汁中煮作羹食之。

【主治】　消渴口干,心神烦躁。

桦皮散

【方源】　《普济方》卷三四七引《海岱居士秘方》。

【组成】　桦皮手掌大 1 片,皂角 7 个。

【用法】　上烧成灰。好酒空腹调服。

【主治】　吹奶。

桃仁方

【方源】　《太平圣惠方》卷二十八。

【组成】　桃仁(大者)500 颗,吴茱萸 90 克。

【用法】　上药相和,入净铁铛中,著微火炒,取桃仁捻去皮,看似微黄色,即渐加火令极热,铛中微烟出,即乘热取出,于新瓷瓶子盛,厚著纸封瓶口,勿令泄气。每日空腹,只取桃仁 20 颗,捻去皮,烂嚼,以温酒下。至重者服 500 颗即愈。

【主治】　冷劳气,不能饮食,渐加黑瘦。

桃仁汤

【方源】　《类编朱氏集验方》卷十一。

【组成】　木馒头(切碎,用葱炒)、桃仁(盐炒)各等份。

【用法】　上药研为细散。每次 6 克,温酒下。

【主治】　小儿吊疝。

桃仁散

【方源】　《普济方》卷三一二引《圣济总录》。

【组成】　好大黄 60 克,桃仁(去皮尖及双仁)30 枚。

【用法】　水煎,分 3 次服。去血后,作地黄酒服,随能服多少。

【主治】　从高坠下伤内,血在腹聚不出。

【宜忌】　血过百日,或微坚者,不可复下之,虚极杀人也。

桃仁煎(1)

【方源】　《养老奉亲书》。

【组成】　桃仁(去皮尖,熬末)60 克,赤饧

200 克。

【用法】　相和微煎三五沸即止。空腹含少许,渐渐咽汁尤益。

【主治】　老人上气,热,咳嗽引心腹痛满闷。

桃仁煎(2)

【方源】　《圣济总录》卷四十。

【组成】　桃仁(汤退皮尖双仁,研如面)1000 枚。

【用法】　上以牛乳 1500 毫升,解如浆水,于铜器内盛,在重汤内煎,瓷器中盛。每次 30 毫升,空腹温酒调下。

【主治】　霍乱转筋不止。

桃仁膏

【方源】　《景岳全书》卷五十四引《是斋百一选方》。

【组成】　桃仁(炒,去皮尖)、大茴香(炒)各等份。

【用法】　上药研为细散。每次 6 克,先以葱白 7 厘米煨熟,蘸药细嚼,空心以热酒下。

【主治】　①《景岳全书》引《是斋百一选方》:气血凝滞,疝气,膀胱小肠气,痛不可忍。

②《会约医镜》:血疝,小腹硬而有形,大便秘结而黑,小水利。

桃叶汤

【方源】　《医心方》卷十四引《深师方》。

【组成】　桃叶 14 枚,恒山 120 克。

【用法】　以酒渍 1 宿,露着中庭,刀着器上,明旦发日凌晨漉去渣,微温令暖,顿服之。必吐。良。

【主治】　劳疟。

桃耳煎

【方源】　方出《奇方类编》卷下,名见《卫生鸿宝》卷五。

【组成】　大木耳(水泡涨,去蒂,晒干,炒,为细末)、核桃仁(去皮,捣为泥)各 3 克。

【用法】　黄酒煮服。过半炷香时,浑身汗出,是其验也。

【主治】　干血痨。

桃红散(1)

【方源】　《圣济总录》卷一三九。

【组成】　干葛粉、染胭脂各30克。

【用法】　上药研为细散。干掺在疮上。又用青绢，以鸡清涂绢，按疮口大小贴之，仍先用篦子按去血，令药与肉平，方以青绢蘸鸡清贴之。

【主治】　金疮，或竹木所刺，出血不止，及疼痛。

桃红散（2）

【方源】　《全生指迷方》卷三。

【组成】　白附子（新罗者）、黄丹各等份。

【用法】　上同炒，候黄丹深紫色，筛出黄丹不用，只将白附子为末。每次3克，茶清调下。

【主治】　风眩，左手关脉虚弦。

桃红散（3）

【方源】　《是斋百一选方》卷十三。

【组成】　上等黄丹、软石膏不拘多少（火煅通红）。

【用法】　上药研为细散，和令如桃花色。用菜油调敷。

【功用】　《外科传薪集》：长肉生肌。

【主治】　①《是斋百一选方》：金疮及一切恶疮。

②《外科传薪集》：火烫，烂腿疮。

桃红散（4）

【方源】　《急救仙方》卷二。

【组成】　巴豆（去壳）半粒、磁石（研）。

【用法】　上各为末，拌匀。用葱涎同蜜为膏，以敷疮上。疗自出矣。

【主治】　诸疗不出者。

桃花丸（1）

【方源】　《备急千金要方》卷十五。

【组成】　赤石脂、干姜各300克。

【用法】　上药研为末，炼蜜为丸，如豌豆大。每次10丸，加至20丸，1日3次。

【主治】　①《备急千金要方》：冷痢，脐下绞痛。

②《扁鹊心书》：小儿脱肛。

桃花丸（2）

【方源】　《幼幼新书》卷二十四引《庄氏家传》。

【组成】　寒水石（用炭火烧热，研如面细）30克，朱砂（细研，合和如桃花色）1.5克。

【用法】　上药研为末，水浸蒸饼为丸，如粟米大。每次3～5丸，冷水送下。

【主治】　小儿心脏积热生疳。

桃花丸（3）

【方源】　《圣济总录》卷七十六。

【组成】　赤石脂30克，干姜（炮）30克。

【用法】　上药研为细散，白面糊为丸，如梧桐子大。每次30丸，食前，1日2次；若血痢，甘草汤送下；白痢，干姜汤送下。

【主治】　赤白痢，日夜无度，攻脐腹痛。

桃花汤

【方源】　《家塾方》。

【组成】　桃花6克，大黄3克。

【用法】　以水先煎桃花，纳大黄，再煎，顿服。

【主治】　浮肿，大小便不通。

桃花散（1）

【方源】　《圣济总录》卷五十五。

【组成】　桃花（焙干）100克，苦参45克。

【用法】　上药研为散。每次9克，以酒、水各半，煎沸调下，空腹、日午、夜卧各1服。

【主治】　肾心痛，如物从背触心，牵脊伛偻。

桃花散（2）

【方源】　《保命集》卷下。

【组成】　新石灰30克，黄丹1.5克。

【用法】　上药研为细散。每次3克，渴时冷浆水调下。

【主治】　产后不烦而渴。

【方论】　《济阴纲目》：丹出于铅，内含真水，且以镇坠浮火，故能止渴。而石灰最为燥烈之物，何以用之，而况以产后乎？曰：不烦而渴时，用井水调下3克，须当穷其故也。

桃花散（3）

【方源】　《普济方》卷二七五。

【组成】　信石7.5克，千年石灰15克。

【用法】　上药研为细散。先利动，津调，贴之。

【主治】　远年恶疮,枯瘤。

桃花散(4)

【方源】　《丹台玉案》卷六。

【组成】　石灰150克,大黄(切片,同炒红色,筛去大黄)90克。

【用法】　上炒过石灰以水牛胆汁拌匀后装入胆内阴干,为末。搽患处。

【主治】　刀刃所伤,出血不止。

桃花散(5)

【方源】　《赤水玄珠》卷九。

【组成】　风化石灰500克,将军末子120克。

【用法】　先将灰炒,渐投将军末子,候看灰如桃花色即止。每用少许敷之。杖丹以调做膏药贴之。治火伤,以麻油或茶汁调搽。

【功用】　《伤科汇纂》:止血住痛,去腐生肌。

【主治】　①《赤水玄珠》:金疮出血及杖疮。
②《惠直堂方》:汤火伤。

桃灵丹

【方源】　《寿世保元》卷五。

【组成】　桃仁15克,五灵脂(火煨裂)15克。

【用法】　上药研为末,醋糊为丸,如梧桐子大。每次20丸,酒送下,或醋汤送下。

【主治】　诸般心腹气痛,或淤血作痛。

桃柳汤

【方源】　《太平圣惠方》卷十七。

【组成】　桃枝并叶(细锉)、柳枝并叶各阶层(细锉)500克。

【用法】　水煎,去渣,带热,避风处淋浴。浴后于密室中刺头并眼后两边及舌下。血断,以盐末涂针处,便宜服葛豉粥。

【主治】　①《太平圣惠方》:热病一日,身体壮热,头痛,骨肉酸楚,背脊强,口鼻手足微冷,小便赤黄。
②《幼幼新书》引张涣方:小儿疳虫。

桃姜散

【方源】　《仙拈集》卷一。

【组成】　桃仁(去皮尖,炒黄)40粒,干姜(炒黑)15克。

【用法】　上药研为末。酒煎服。

【主治】　淤血作痛。

桃梅饮

【方源】　方出《肘后备急方》卷七,名见《圣济总录》卷一四九。

【组成】　梅叶、桃叶。

【用法】　上捣,绞汁,以少水解为饮之。

【主治】　中水毒。

桃熊散

【方源】　方出《证类本草》卷二十三引《梅师方》,名见《普济方》卷三〇一。

【组成】　桃白皮。

【用法】　煮如稀饧,纳少许熊胆,研。以帛蘸药纳下部疮上。

【主治】　热病后下部生疮。

桃蝎散

【方源】　《疡医大全》卷十八。

【组成】　大全蝎21个,核桃(劈开,去肉,将蝎装入扎紧,火煅存性)21个。

【用法】　每用1枚,研末。临卧陈酒调下。

【主治】　忧思郁结,痰留气滞,乃生瘰疬。

桃仁雄黄膏

【方源】　《医宗金鉴》卷四十九。

【组成】　桃仁、雄黄末。

【用法】　桃仁研膏,合雄黄末,鸡肝切片,蘸药纳户中。其虫一闻肝腥,皆钻肝内吮食,将肝提出,其病即愈。

【主治】　阴痒。

核桃散

【方源】　《外科集腋》卷五。

【组成】　炙全蝎、核桃仁各2枚。

【用法】　上药研为末。热酒冲服。

【主治】　上搭。生柱傍肩后骨上,肿大而硬,红活者生,黑陷者死,乃脾经蕴热及郁忽所致。

都梁丸

【方源】　《北京市中药成方选集》。

【组成】　白芷(用黄酒浸蒸晒干)5000克,川芎300克。

【用法】　上药研为细散,炼蜜为丸,每丸重9克。每次1丸,温开水送下,1日2次。

【功用】　散风止痛。

【主治】　感冒风寒,头痛眩晕,鼻塞不通,身热倦怠。

真丹

【方源】　方出《肘后备急方》卷三,名见《鸡峰普济方》卷十四。

【组成】　常山(捣下筛为末)90克,真丹30克。

【用法】　白蜜和捣百杵,丸如梧桐子大。先发服3丸,中服3丸,临卧服3丸。无不断者,常用效。

【主治】　寒热诸疟。

真牙汤

【方源】　《云岐子保命集》卷下。

【组成】　人牙(烧存性)2枚,麝香少许。

【用法】　上药研为细散。用紫草、升麻汤调下。

【主治】　小儿斑疮黑陷。

真气汤

【方源】　《圣济总录》卷一六三。

【组成】　童便60毫升,生地黄汁20毫升。

【用法】　相和,微煎三四沸,分2次温服。

【主治】　初产后,血气烦闷。

珍珠汤

【方源】　《备急千金要方》卷二。

【组成】　熟珍珠30克,榆白皮(切)30克。

【用法】　以苦酒300毫升,煮取100毫升,顿服。

【主治】　胎死腹中。

珍珠散(1)

【方源】　方出《备急千金要方》卷二十二,名见《圣济总录》卷一三四。

【组成】　珍珠30克,干姜60克。

【用法】　上药研为末。敷疮上,1日3次。

【主治】　①《备急千金要方》:手足指逆胪。②《圣济总录》:冻损疼痛。

珍珠散(2)

【方源】　《博济方》卷四。

【组成】　石亭脂(炒)3克,白滑石(炒)9克。

【用法】　上为极细末。每次1克,生姜糯米泔调下。

【主治】　小儿吐奶,及霍乱吐泻不止。

珍珠煎

【方源】　《太平圣惠方》卷三十三。

【组成】　珍珠末30克,白蜜60克。

【用法】　合和,微火煎两沸,绵滤取汁。每日3~4次点之。

【主治】　眼青盲,不见物。

真酥粥

【方源】　《圣济总录》卷一九○。

【组成】　真酥30克,粟米(净淘)150克。

【用法】　以浆水煮米作粥,候粥将熟,下酥,更煮取熟。适寒温,空腹恣意食之。

【主治】　热淋,小便不通。

珍珠粉丸(1)

【方源】　《医学入门》卷七。

【组成】　蛤粉、黄柏各等份。

【用法】　水为丸。酒送下。

【功用】　滋阴降火。

【主治】　遗精白浊。

珍珠粉丸(2)

【方源】　《嵩崖尊生全书》卷十三。

【组成】　黄柏30克,冰片3克。

【用法】　炼蜜为丸。每次10丸,麦冬汤送下。

【主治】　年壮久无欲事,满泄。

真人安胎散

【方源】　《惠直堂方》卷四。

【组成】　旧葵扇(烧灰)9克,二蚕沙6克。

【用法】　上药研为末。用凤凰衣14张,煎汤送下。

【功用】　安胎。

真君妙神散

【方源】　《本草纲目》卷十一引《坦仙皆效方》。

【组成】　硫黄90克,荞麦粉60克。

【用法】　上药研为末,井水和,捏小饼,晒干收之。临用细研,新汲水调敷之。

【主治】　①《本草纲目》引《坦仙皆效方》:一切恶疮。

②《医宗金鉴》:痈疽诸毒顽硬恶疮,散漫不作脓,及皮破血流,湿烂痛苦,天疱、火丹、肺风酒刺、赤白游风、鱼脊疮。

莽草汤

【方源】　《外台秘要》卷二十二引《古今录验》。

【组成】　莽草7叶,蜀椒9个。

【用法】　水煮。适寒温含满口,冷即吐之,1日2~3次。

【主治】　齿痛有孔,不可食饮,面肿。

莽草散(1)

【方源】　《太平圣惠方》卷三十四。

【组成】　莽草6克,山椒根皮15克。

【用法】　上锉。以浆水煎,去渣,热含冷吐。

【主治】　牙虫蚀,蛀孔疼痛,不能食,面肿。

莽草散(2)

【方源】　《太平圣惠方》卷三十四。

【组成】　莽草15克,山椒根皮9克。

【用法】　上药研为粗散。每用9克,以酒、水各半煎,去渣,热含冷吐。

【主治】　牙虫蚀,有蛀孔。

莱菔饮

【方源】　《杨氏家藏方》卷二十。

【异名】　萝卜饮(《仁斋直指方论》卷二十六)。

【组成】　萝卜。

【用法】　捣取自然汁50毫升,入盐3克调匀,顿服。

【主治】　①《杨氏家藏方》:鼻衄不止。

②《仁斋直指方论》:诸热吐血、衄血。

莱菔子粥

【方源】　《寿世青编》卷下。

【组成】　莱菔子15克。

【用法】　入米煮粥食。

【功用】　①《老老恒言》:化食除胀,利大小便,止气痛。②《长寿药粥谱》:化痰平喘,行气消食。

【主治】　①《寿世青编》:气喘。

②《长寿药粥谱》:老年慢性气管炎、肺气肿,咳嗽多痰,胸闷气喘,不思饮食,嗳气腹胀。

莲心散

【方源】　方出《是斋百一选方》卷六引孙仲盈方,名见《世医得效方》卷七。

【组成】　莲子7个,糯米21粒。

【用法】　上药研为细散。酒调服。

【主治】　劳心呕血。

莲实汤

【方源】　《圣济总录》卷一六八。

【组成】　莲实(炒黄,捶碎)30枚,浮萍7.5克。

【用法】　加生姜3片,水煎,去渣,分3次温服。

【主治】　小儿热渴不止。

莲实粥

【方源】　《太平圣惠方》卷九十七。

【组成】　嫩莲实(去皮,细切)15克,粳米150毫升。

【用法】　上先煮莲实令熟,次以粳米作粥候熟,入莲实搅令匀,熟食之。

【功用】　①《太平圣惠方》:益耳目聪明,补中强志。

②《寿世青编》:健脾胃,止泄痢。

③《老老恒言》:养脾益神固精,除百疾。

莲砂散

【方源】　《同寿录》卷三。

【组成】　莲子(去心)120克,朱砂(连壳炒,去壳,研)60克。

【用法】　上药研为细散。每早服10~15克,用米饮调下。

【功用】　保胎。

莲藕汁

【方源】　《仙拈集》卷二。

【组成】　莲藕、生葛根。

【用法】　上药各捣汁 50 毫升,和服。

【主治】　热毒下血。

莴苣散

【方源】　《圣济总录》卷一四五。

【组成】　莴苣子(黑色者,炒)30 克,乳香(研) 15 克。

【用法】　上药研为细散。每次 6 克,热酒调下,不拘时候。服讫,向痛处卧。

【主治】　腕伤折,疼痛不可忍。

荷叶粥

【方源】　《饮食治疗指南》。

【组成】　荷叶 2 张,粳米 60 克。

【用法】　用荷叶煎汤,同粳米煮粥,加砂糖少许食。煎水后和粳米煮粥食。

【功用】　升清、消暑、化热、宽中、散瘀。

【主治】　①《饮食治疗指南》:暑热、水肿、淤血症。

②《长寿药粥谱》:高血压,高脂血症,肥胖症,以及夏天感受暑热,头晕脑涨,胸闷烦渴,小便短赤者。

莎草根散(1)

【方源】　《圣济总录》卷五十五。

【组成】　莎草根(炒去毛)、丁香(炒)各等份。

【用法】　上药研为细散。每次 1.5 克,以酒煎,热服。

【主治】　心痛。

莎草根散(2)

【方源】　《圣济总录》卷五十八。

【组成】　莎草根(去毛)30 克,茯苓(去黑皮) 15 克。

【用法】　上药研为散。每次 9 克,陈粟米饮调下,不拘时候。

【主治】　消渴累年不愈者。

莹肌膏

【方源】　《御药院方》卷十。

【组成】　乳香(研)6 克,沥青 60 克。

【用法】　上用慢火同化开,入小油一处,煎沸硬软得所。临卧涂患处,明旦用温淡浆水洗去,以膏贴之。次日随膏药茸毛自退,莹净再不复长。

【主治】　毛发乱长茸散,频剃复生不尽者。

莹泉散

【方源】　《续易简》卷三。

【组成】　厚朴(去皮,生用)30 克,茯苓 3 克。

【用法】　上药研为散,作 1 服。水酒各半,慢火煎,去渣,食前分 2 次温服。

【主治】　心脾不调,肾气独盛,便溺白浊。

莨菪煎

【方源】　《证类本草》卷十引《箧中方》。

【组成】　莨菪实(晒干,捣筛)500 克,生姜(取汁)250 克。

【用法】　二物相合,于银锅中更以无灰酒煎如稠饧,即旋投酒,慢火煎令可丸,即丸如梧桐子大,若丸时粘手,则加菟丝子粉,火候忌紧,药焦则失力也。每旦服 3 丸,酒饮送下,增至 5、7 丸止。初服微热勿怪;疾甚者,服过 3 日当下利,疾去利亦止。

【主治】　肠风下血。

莼菜羹

【方源】　《圣济总录》卷一八九。

【组成】　莼菜、鲫鱼(纸裹,炮令熟,研)各 120 克。

【用法】　加陈皮、生姜、葱白煮羹。空腹食之。

【主治】　脾胃气弱,不下饮食,四肢无力,日渐羸瘦。

盐花散

【方源】　《圣济总录》卷一二三。

【组成】　盐花、白矾(烧令汁尽)各 30 克。

【用法】　上药研为细散。以箸头点在痈上。

【主治】　喉痈及悬痈。

盐姜汤

【方源】　《古今医鉴》卷五。

【组成】　盐30克,生姜(切)15克。

【用法】　上同炒色变,以童溺煎,温服。

【主治】　干霍乱,欲吐不吐,欲泻不泻,垂毙者。

盐脂汤

【方源】　方出《备急千金要方》卷二十二,名见《普济方》卷三〇〇。

【组成】　猪脂、盐。

【用法】　猪脂和盐煮令消,热纳指中半小时久,住。

【主治】　指痛欲脱。

盐烧酒

【方源】　《仙拈集》卷二引程氏方。

【组成】　烧酒50毫升,食盐3克。

【用法】　水内顿滚,热含一口,即浸痛处;待温漱口,又含一口,浸漱如前。酒尽愈。

【主治】　牙痛。

盐梅丸

【方源】　《类编朱氏集验方》卷十五。

【组成】　古文铜钱10枚,白梅10个(盐腌过宿即烂)。

【用法】　为丸如绿豆大,每次1丸,清晨取流水吞下,即吐出。

【主治】　误吞铁钱及骨鲠之类。

盐豉丸

【方源】　《活幼口议》卷十九。

【组成】　咸豉(口内含,去皮)7粒,腻粉3克。

【用法】　上研为丸如麻子大。每次3～5丸,藿香汤送下;乳头吻亦得。

【主治】　幼儿吐乳不止。

盐醋煎

【方源】　《嵩崖尊生全书》卷九。

【组成】　盐1撮,醋100毫升。

【用法】　同煎,温服。

【主治】　吐泻转筋,头眩肢冷,须臾不救者。

盐韭敷方

【方源】　《圣济总录》卷一三九。

【组成】　韭叶、盐各等份。

【用法】　上并捣。置疮上,以火炙药上,热彻即愈。

【主治】　金疮因风水肿。

芪老丹

【方源】　《普济方》卷二七三。

【组成】　海浮石15克,没药6克。

【用法】　上药研为细散,醋糊为丸,如梧桐子大。每次6丸,冷酒送下。

【主治】　一切疔疮、发背、恶疮。

芪豆汤

【方源】　《仙拈集》卷二引《集验》。

【组成】　黄芪、黑豆各等份。

【用法】　煎汤饮之。半月痊愈。

【主治】　诸汗。

芪味丸

【方源】　《普济方》卷三二三引《兰室秘藏》。

【组成】　黄芪(盐水浸,火炙)120克,北五味60克。

【用法】　上药研为末,米糊为丸。空腹盐酒送下。

【功用】　补虚败。

【主治】　《证治准绳·女科》:妇人虚劳。

晋福散

【方源】　《寿世保元》卷十。

【组成】　白矾、福建茶各30克。

【用法】　上药研为末。每服9克,新汲水调下,即吐出也。未吐,再服必吐。

【主治】　蛊毒。

恶实丸

【方源】　《圣济总录》卷一三五。

【组成】　恶实(炒)60克,栀子(去皮)150克。

【用法】　上药研为末,炼蜜为丸,如梧桐子大。每次15丸,食后良久以熟水送下,日2次夜1次。

【主治】　热毒肿。

恶实叶菹

【方源】　《圣济总录》卷一八八。

【组成】　恶实叶（嫩肥者，切）500 克，酥 15 克。

【用法】　上先以汤煮恶实叶，取出以新水淘过，布绞去汁，入于五味汁中，略煮，点酥食之。

【主治】　中风，烦躁口干，手足不随及皮肤热疮。

恶实根涂敷方

【方源】　《圣济总录》卷一三三。

【组成】　恶实根末 120 克，猪脂 90 克。

【用法】　上调和如糊，涂疮上，1 日 3～4 次。

【主治】　翻花疮并积年诸疮不愈者。

栗子粥

【方源】　《本草纲目》卷二十五。

【组成】　栗子、粳米。

【用法】　煮粥食之。

【主治】　①《济众新编》：一切风头风旋，手战，筋惕肉瞤，恶心厌食，气虚嘈杂，风痹麻木不仁，偏枯。

②《长寿药粥谱》：老年肾虚，腰酸腰痛，腿足乏力，脾虚泄泻。

速效散（1）

【方源】　《圣济总录》卷一一四。

【组成】　地龙（盛在白葱管内，当门挂阴干）1 条，麝香少许。

【用法】　同研为细散。渗在耳中。

【主治】　耳聋脓出，久不愈。

速效散（2）

【方源】　《普济方》卷二九九引《大衍方》。

【组成】　吴茱萸、赤芍各等份。

【用法】　上为粗、细末。每于临卧，先用粗末 12 克，开水泡，淋洗腿足，拭干；以细末 6 克，米醋调匀，摊两足心，用软纸贴定，再以帛子系定，天明再易则愈。

【主治】　口疮。

起睫膏

【方源】　《证治准绳·类方》卷七。

【组成】　木鳖子（去壳）3 克，自然铜（制）1.5 克。

【用法】　上捣烂，为条子。搐鼻；又以石燕末，入片脑少许，研水调敷眼弦上。

【主治】　《审视瑶函》：倒睫拳毛。

起死回生丹

【方源】　《痘疹仁端录》卷十四。

【组成】　丁香 9 枚，干姜 3 克。

【用法】　每用 1.5 克，酒调服。被盖片时，令脾胃温暖，阴退阳回，痘自红活起发。

【主治】　痘疹。寒气逆上，身凉，痘色灰白塌陷，不食腹胀，呕吐，泄泻清水，腹痛，手足俱冷。

珠胜汤

【方源】　《魏氏家藏方》卷二引夏三议方。

【组成】　半夏 9 克，甘草 6 克。

【用法】　加生姜 7 片，水煎，空腹稍热服。

【功用】　去痰涎，进饮食。

破灵丹

【方源】　《宁坤秘籍》卷上。

【组成】　红花、苏木各 1.5 克。

【用法】　无灰酒煎服。

【主治】　妇人身弱，血少水干，胎衣不下，瘀于小腹者。

【宜忌】　若面色青黄，指甲红色，其子久生，不可轻用破灵丹。

破毒散

【方源】　《东垣试效方》卷三。

【组成】　滑石末 9 克，斑蝥（炒去头足翅，为末）3 个。

【用法】　上和匀。分 3 次，空腹、食前服，一日服毕，少用茶汤调下。毒气俱从小便中出。如小便疼痛，浓煎车前子、木通、灯芯、泽泻汤顿服即已。

【主治】　横疬，已成未成。

破根散

【方源】　《风劳臌膈四大证治》。

【组成】　天南星 1.5 克，冰片少许。

【用法】　以中指点末，擦牙根。

【主治】　中风闭证，口噤不开。

破棺丹

【方源】　《本草纲目》卷十一引《经验方》。

【组成】　硼砂、白梅各等份。

【用法】　捣为丸,如芡实大。每噙化1丸。

【主治】　咽喉肿痛。

破棺煎

【方源】　《医方类聚》卷一〇五引《备预百要方》。

【组成】　猪胆汁、生姜汁。

【用法】　用米醋半合和。灌下部中,以手急捻,待气上至喉中乃除手,必下五色恶物及细赤小虫子。若未愈,更灌,不过3次。

【主治】　干呕赢瘦,多睡,面萎黄,不下食,变为陋噩。

【宜忌】　忌一切毒物。

破伤风散

【方源】　《摄生众妙方》卷九。

【组成】　苍术(火烧)、草乌。

【用法】　上药研为细散。酒服之。汗出为度。

【主治】　破伤风。

夏枯草散

【方源】　《东医宝鉴·杂病篇》卷八引《医学入门》。

【组成】　夏枯草末18克,甘草末3克。

【用法】　上药研为末。每次6克,茶清调下。

【功用】　散结气,补养厥阴血脉。

【主治】　瘰疬。

夏姬杏仁煎

【方源】　《备急千金要方》卷十二。

【组成】　苦杏仁6000克,羊脂2000克。

【用法】　纳汤中,去皮尖双仁,熟捣,盆中水研取汁,以铁釜置火上,取羊脂,摩釜消之,纳杏仁汁,温之,四五日,色如金状。每次服如弹子大,1日3次。

【功用】　①《备急千金要方》:肥白易容。

②《遵生八笺》:驻颜悦色。

换肌丸

【方源】　《医方类聚》卷二十一引《济生续方》。

【组成】　苦参90克,大风油30克。

【用法】　上将苦参为细末,入大风油及少酒糊为丸,如梧桐子大。每次50丸,用温酒送下,不拘时候。仍将苦参煎汤,带热洗之为佳。

【主治】　诸癞大风疾。

换肌散

【方源】　《杨氏家藏方》卷十四。

【组成】　洗麸脚(炒黄色)90克,柏叶(炒黄色)30克。

【用法】　上药研为细散,用清麻油调稀。翎毛揾药拂伤处。疼痛立止。

【主治】　汤火伤,疼痛不可忍。

换金散

【方源】　方出《孙真人海上方》,名见《普济方》卷二九九。

【组成】　干姜6克,黄连9克。

【用法】　为末,掺疮上。

【主治】　①《孙真人海上方》:满口生疮疼痛。

②《普济方》:毒热口疮,或下虚,邪热不可忍者。

热蘸汤

【方源】　方出《太平圣惠方》卷六十五,名见《普济方》卷三〇〇。

【组成】　牛胆、猪胆。

【用法】　上用热汤急蘸之出,以冷水浸,又复如此3次,即涂牛胆,后便以猪胆笼代指上,用物缠之。

【主治】　代指。五脏之气注于十二经脉,热冲于手指不还,其指肿痛,其色不黯,然后爪甲边结脓,剧者爪甲脱。

柴胡散(1)

【方源】　方出《备急千金要方》卷六,名见《普济方》卷八十一。

【组成】　柴胡6克,决明子18克。

【用法】　上药研为细散。人乳汁和,敷目。

【主治】　眼暗。

【方论】　《千金方衍义》:柴胡升提肝气,决明滋益精光,乳汁以和血气。

柴胡散(2)

【方源】 《普济本事方》卷四。

【组成】 柴胡(洗,去苗)120克,甘草(炙)30克。

【用法】 上药研为细散。每次6克,水煎,食后热服。

【功用】 推陈致新,冬月润心肺,止咳嗽,除壅热,春、夏御伤寒时气,解暑毒。

【主治】 伤寒时疾,中暍伏暑,邪入经络,体瘦肌热,发热不解,有类伤寒,欲作劳瘵。

【方论】 《本事方释义》:柴胡气味辛甘平,入足少阳;甘草气味甘平,入足太阴,能行十二经络,缓诸药之性。此药虽辛散为君,而以甘缓佐之,则伏邪之入经络、体瘦肌消、发热不解、有类伤寒、欲作劳瘵者,自能和解也。

柴胡散(3)

【方源】 《保命集》卷中。

【组成】 柴胡根30克,半夏(洗)15克。

【用法】 加生姜,水煎服。

【主治】 伤寒,往来寒热而呕。

【加减】 心下痞,加枳实3克;有里证,加大黄,初服3克,次6克,又9克,邪尽则止。

蚌霜散

【方源】 《医学入门》卷八。

【组成】 蚌粉、百草霜各等份。

【用法】 上药研为末。每次6克,糯米饮调服;侧柏枝研汁尤效;如鼻衄、舌衄及灸疮出血,干掺。

【主治】 伤损大呕血;或因酒食饱,低头掬损,吐血过多;并血妄行,口鼻俱出,舌衄,灸疮出血,但声未失者。

蚣蝎散

【方源】 《外科精要》卷下。

【组成】 赤足蜈蚣(去头足)1条,全蝎(去足,生用)3个。

【用法】 上药研为末。用猪蹄汤净洗,用此散掺疮口,以神异膏贴之。

【主治】 因风毒所胜,疽口紧小而硬。

哭来笑去散

【方源】 《中级医刊》(1983,11:56)。

【组成】 冰片5克,细辛末10克。

【用法】 将细辛焙干碾细,120目筛子过筛,装瓶备用。用时用左手食指压住健侧鼻腔,右手将约0.1克哭来笑去散放置患者侧鼻孔前,嘱其用力吸气,药粉吸入鼻腔即可。

【主治】 痛症。

【验案】 痛症 《中级医刊》(1983,11:56):以本方治疗痛症50例,分别患有牙痛、外感头痛、神经性头痛、偏头痛、三叉神经痛、坐骨神经痛、颈痛、痛经、肋间神经痛。其中男16例,女34例;年龄20-50岁者43例,50岁以上者7例。疗效标准:特效:0～5分钟内疼痛完全消失;显效:5～10分钟疼痛缓解或消失;无效:疼痛无明显变化或未消失。结果:特效45例,显效5例。

恩袍散

【方源】 《卫生宝鉴》卷十二。

【组成】 生蒲黄、干荷叶各等份。

【用法】 上药研为末。每次9克,食后浓煎桑白皮汤放温调下。

【主治】 咯血、呕血、唾血及烦躁。

圆椹酒

【方源】 《仙拈集》卷三。

【组成】 桑椹(晒干)、龙眼肉各120克。

【用法】 烧酒浸晒10日,坛口封固。开坛饮之。

【功用】 大补诸虚。

圆通大圣散

【方源】 《魏氏家藏方》卷七。

【组成】 木香(不见火)6克,黄连(去须)15克。

【用法】 水同煮干,去黄连,只取木香切,焙为细末,分作3服。第一服用陈米汤调下,第二服陈米饮调下,第三服甘草汤调下。

【主治】 赤白痢。

铁井阑

【方源】 《本草纲目》卷三十六引《简便方》。

【组成】　芙蓉叶(重阳前取,研末)、苍耳(端午前取,烧存性,研末)各等份。

【用法】　蜜水调,涂四围。

【主治】　痈疽肿毒。

铁刷丸

【方源】　《普济方》卷一六五引《卫生家宝》。

【组成】　圆净半夏(汤浸,洗七次,焙干称)120克,紧实槟榔4颗。

【用法】　上药研为细散,生姜自然汁煮面糊为丸,如绿豆大。每次30丸,小儿7丸,或别小丸亦得,食后临卧淡姜汤送下。

【功用】　化痰实,宽利胸膈;清头目,降气止嗽,去停饮。

【主治】　一切痰饮。

铁砂散

【方源】　《名家方选》。

【组成】　铁砂15克,荞麦30克。

【用法】　上药研为散。每次15克,开水送下,1日3次。

【主治】　黄胖病气上冲胸,短息,小便不利。

铁胆饮

【方源】　《治疫全书》卷五。

【组成】　铁粉30克,龙胆15克。

【用法】　上药研为末。每次6克,小儿1.5克,磨刀水调服。

【主治】　阳毒在脏,谵妄狂走。

铁粉丸

【方源】　《普济方》卷三八二。

【组成】　铁粉、木香各等份。

【用法】　上药研为末,烧米饭为丸,如绿豆大。1岁儿2丸,以粥饮送下。

【主治】　小儿惊痫壮热,及睡多汗,心神烦躁多惊。

铁粉散(1)

【方源】　《仁斋直指方论》卷十四。

【组成】　铁粉(研细)、白蔹末。

【用法】　上夹和敷之,即按入。

【主治】　大肠本虚,风毒客热乘之,脱肛红肿。

铁粉散(2)

【方源】　《医方类聚》卷一五三引《烟霞圣效方》。

【组成】　蛤粉3克,铁粉6克。

【用法】　上药研为末。每次1.5~3克,蜜水调下,水不欲多。

【主治】　热劳,胸膈如火及一切膈热。

铁屑散

【方源】　《洞天奥旨》卷十一。

【组成】　生铁屑6克,母猪粪(烧灰)6克。

【用法】　和蜡水调涂。

【主治】　水激丹。初生于两胁,虚肿红热,乃足少阳胆经风火也。

铁弹丸

【方源】　《圣济总录》卷九。

【组成】　五灵脂、乌头(去皮脐并尖,并生用,各取净末)各等份。

【用法】　上药研为末,新水为丸,如弹子大,生绢袋子内盛之,悬透风处。每丸分4次服,烂嚼温酒送下。

【主治】　①《圣济总录》:偏风,中风。②《施圆端效方》引张君玉方(见《医方类聚》):中风肢体痹,顽痛少力。

铁锅散

【方源】　《医方类聚》卷一八五引《烟霞圣效方》。

【组成】　龙骨(紧者妙)、赤石脂(紧者妙)各15克。

【用法】　上药研为细散。每用时觑疮口大小贴之。

【主治】　一切刀斧所伤。

铁罩散

【方源】　《类编朱氏集验方》卷十。

【组成】　砂仁(和壳炒焦,去壳用仁)500克,香附子(炒)60克。

【用法】　上药研为细散。食后以白汤点服;如胎动出血,用阿胶艾叶汤调服。

【功用】　安胎孕。

【主治】　胎动出血。

铁箍散(1)

【方源】　《丹溪心法附余》卷十六。

【组成】　芙蓉花叶(晒干)。

【用法】　上药研为细散。以好醋调,敷贴患处;如杖疮赤肿,用鸡蛋清调贴;冷水亦可。加皂角少许尤妙。

【主治】　诸疮发背,疮疖肿毒,杖疮赤肿。

铁箍散(2)

【方源】　《疮后方》。

【组成】　大黄末、芙蓉叶。

【用法】　上药研为末。用鸡蛋清调敷。未成头者即消,已成者即穿。

【主治】　便毒。

铁箍散(3)

【方源】　《医林纂要探源》卷十。

【组成】　木芙蓉(花叶根皮皆可用)、赤小豆(研末)。

【用法】　上药研为末。蜜或醋调,围之,中间留头,干则易之。初起可消,已成可溃,已溃可敛。

【主治】　一切痈疽肿毒。

【宜忌】　阳毒宜之,阴毒则必内托出阳分后方可用。

【方论】　方中木芙蓉性辛咸平,质涎滑,清肺凉血,散热消肿,止痛排脓;赤小豆解毒行水。

铁精丸

【方源】　方出《肘后备急方》卷七,名见《圣济总录》卷一四七。

【组成】　铁精。

【用法】　上药研为细散,乌鸡肝为丸,如梧桐子大。每次3丸。甚者不过10日,微者即愈。

【主治】　饮中蛊毒,腹内坚痛,面目青黄,淋露骨立,病变无常。

铅回散

【方源】　《外科正宗》卷三。

【组成】　铅250克(铜杓内化开,倾入水内,将铅取起,再化再倾,如此百遍,铅尽为度,候半日,待水澄清倾去,用钵底内沉下铅灰,倾在3层纸上,下用灰收干水气,取起晒干),硫黄等份。

【用法】　上药研为细散,罐收。每次3克,温酒调服。

【主治】　杨梅结毒,筋骨疼痛,朝轻夜重,喜热手按揉者。

铅糖水

【方源】　《眼科锦囊》卷四。

【组成】　铅糖0.3克,净水24克。

【用法】　上搅匀。点眼目,1日3次。

【主治】　两睑粘睛及膜证。

铅霜散(1)

【方源】　《圣济总录》卷二十三。

【组成】　铅白霜7.5克,马牙硝30克。

【用法】　上药研为末。每次1.5克,小儿1克,生姜蜜水调下。

【主治】　伤寒三日后,心烦躁热狂言。

铅霜散(2)

【方源】　《圣济总录》卷一五一。

【组成】　铅白霜15克。

【用法】　上药研为细散。每次3克,温地黄汁30毫升调下;如无地黄汁,用生干地黄煎汤送下。

【主治】　室女月水滞涩,心烦恍惚。

秫米散

【方源】　《太平圣惠方》卷九十。

【组成】　秫米、竹百各等份。

【用法】　上烧灰,为细散。以田中禾下水调涂之。

【主治】　小儿王烂疮及恶疮。

秤锤酒

【方源】　《医方类聚》卷二三八引《食医心鉴》。

【组成】　铁秤锤(斧头铁杵亦得)1枚,酒2000毫升。

【用法】　烧秤锤令赤,投酒中,良久去锤,量力服。

【主治】　产后血瘕,儿枕痛。

秘真丸

【方源】　《医学衷中参西录》上册。

【组成】　五倍子(去净虫粪)30克,甘草24克。

【用法】　上药研为细散。每次3克,竹叶煎汤送下,日再服。

【主治】　诸淋证已愈,因淋久气化不固,遗精白浊。

秘方乌金散

【方源】　《普济方》卷三三五。

【组成】　锦纹大黄135克,广木香135克。

【用法】　上去粗皮,炭火烧红,黄土内埋,取出和木香一处为细末。每次9克,临卧调服,两服后食白粥补之。

【功用】　去脏腑积疾。

【主治】　男子妇人脐腹痛。

【宜忌】　忌生冷、油腻、难化硬物。

秘方擦牙散

【方源】　《医宗金鉴》卷五十。

【组成】　生天南星(去皮脐)6克,龙脑少许。

【用法】　上为极细末,用指蘸合生姜汁放大牙根擦之;如不开者,将应用之药调和稀糊,含在不病人口内,以笔管插入病人之鼻孔,用气将药极力吹入。

【主治】　小儿噤口。

秘传宁口散

【方源】　《松崖医径》卷下。

【组成】　蒲黄、竹沥。

【用法】　上调匀。敷舌下。

【主治】　小儿重舌马牙,口舌生疮,咽喉不利。

秘传发灰丸

【方源】　《松崖医径》卷下。

【组成】　头发不拘多少(烧存性,用壮年无病者佳)。

【用法】　上药研为细散,别用新采侧柏叶捣汁,调糯米粉打糊为丸,如梧桐子大。每次50丸,

空心白滚汤送下;或煎四物汤送下。

【主治】　尿血。

秘传豆黄丸

【方源】　《惠直堂方》卷一。

【组成】　黑豆500克。

【用法】　上浸透,甑上蒸熟,铺席上,用荷叶或蒿覆如造酱法,7日黄透取出晒干,去黄为末,入炼猪油为丸,或加蜜少许。每次100丸。

【功用】　壮气力,润肌肤,填骨髓,补虚损,开胃进食,令人肥健。

【主治】　湿痹膝痛,五脏不足,脾胃气结积滞。

秘传秋石丹

【方源】　《松崖医径》卷下。

【组成】　雪梨20个,甘松250克。

【用法】　用童便与新汲水各半搅和,候澄清,辟去清者,留浊脚,又入新水同搅,候澄去清者,再入捣碎雪梨,又入甘松,熬水,同搅,以白棉布滤去渣,候澄清,辟去清者,留浊脚,晒干为细末。罗净,每次10克,烧酒送下。用瓷罐封固,勿令泄气。

【主治】　劳怯及火证。

传增补香芷丸

【方源】　《万氏家传点点经》卷四。

【组成】　白芷(焙干)120克。

【用法】　上药研为细散,用牙猪脑髓4个,银簪拨去血筋,入瓷碗盛之,放在饭甑内蒸7日,露7夜,令脑髓蒸熟,同上药为丸,如梧桐子大。每次15克,煮葱白汤送下,1日3次。

【主治】　头被火久注,脑髓受伤,作痛不休,服药不退,鼻流臭水不堪闻,恐成脑崩。

【宜忌】　忌房事。

笑逢散

【方源】　《疡医大全》卷三十三。

【组成】　栀子、蝉蜕各等份。

【用法】　水煎服。

【主治】　痘疹。

透顶散

【方源】　《普济本事方》卷一。

【组成】　胆矾(细研)30 克。

【用法】　前胡饼剂子 1 个,按平,一指厚,以篦子勒成骰子大块,勿界断,于瓦上焙干。每次少许,为末,灯心、竹茹汤调下。

【主治】　女人头运,天地转动,名曰心眩。

透骨丸

【方源】　《普济方》卷一五四。

【组成】　针砂 30 克,白硇砂 15 克。

【用法】　上先将硇砂为细末,次后共针砂相和一处。用冷水拌匀,候少痛时,用好夹绵纸重包前药,如热透,于痛冷处熨之,用罢就摊药干。

【主治】　男女腰痛足冷,妇人胎冷,小肠疼痛不止。

透骨丹

【方源】　《青囊秘传》。

【组成】　白胡椒(炒黄)2 份,胆矾(煅红)1 份。

【用法】　上药研为末。小膏药贴之。胃寒腹痛,研贴中脘。

【主治】　发背溃脓及胃寒腹痛。

倒行油

【方源】　《圣济总录》卷一〇一。

【组成】　汞 30 克,水蛭(为末)7 枚。

【用法】　取银 90 克,作小盒子,盛汞 30 克,以干水蛭 7 枚为末,同入盒内,用蚯蚓泥固济,约半指厚,深埋在马粪中 49 日,取出,已化为黑油。用鱼胞裹指头点药捻之。

【主治】　须发黄白。

倒换散(1)

【方源】　《宣明论方》卷十五。

【组成】　大黄(小便不通减半)、荆芥穗(大便不通减半)各等份。

【用法】　上药各为末。每次 3~6 克,温水调下。

【主治】　久新癃闭不通,小腹急痛,肛门肿痛。

【方论】　《医方考》:用荆芥之轻清者,以升其阳;用大黄之重浊者,以降其阴;清阳既出上窍,则浊阴自归下窍,而小便随泄矣。方名倒换者,小便不通,倍用荆芥;大便不通,倍用大黄,颠倒而用,故曰倒换。

倒换散(2)

【方源】　《古今医鉴》卷八。

【组成】　大黄、苦杏仁(大便不通,大黄 30克,杏仁 9 克;小便不通,大黄 9 克,苦杏仁 30 克)。

【用法】　水煎服。

【主治】　大小便不通。

倍术散

【方源】　《是斋百一选方》卷五。

【组成】　白术 60 克,附子(炮,去皮脐)30 克。

【用法】　上药研为粗散。分作 3 服,加生姜10 片,水煎,去渣,空腹服,脏腑微动即安。

【主治】　酒癖痰饮。

倍苓丸

【方源】　方出《医宗必读》卷九,名见《会约医镜》卷十三。

【组成】　五倍子 60 克,茯苓 120 克。

【用法】　为丸服。

【主治】　肾虚不固之遗精。

【方论】　《会约医镜》:凡用秘涩药能通而后能秘,此方茯苓倍于五倍,能泻能收,是以尽其妙也。

倍矾散

【方源】　《济阳纲目》卷九十六。

【组成】　五倍子 9 克,白矾 1 块。

【用法】　以水煎五倍子,入白矾,安小桶内洗之。

【主治】　脱肛。

倍榆散

【方源】　《赤水玄珠》卷十五。

【组成】　五倍子、地榆各等份。

【用法】　上药研为末。每次 1.5~3 克,米饮调下。

【主治】　小儿脱肛。

健胃丁香散

【方源】　《普济方》卷三十六引《德生堂方》。

【组成】　广木香、净全丁香各 30 克。

【用法】　上药研为散。每次 12 克,水煎,先用好黄土和泥,做成碗样一个,却以药滤去渣,盛于土碗内,食前服;越数时再煎服。

【主治】　反食,呕吐气噎,关格不通。

健脾化痰丸

【方源】　《医学衷中参西录》上册。

【组成】　白术 60 克,生鸡内金(去净瓦石糟粕)60 克。

【用法】　上药各为细末,各自用慢火焙熟(不可焙过),炼蜜为丸,如梧桐子大。每次 9 克,开水送下。

【主治】　脾胃虚弱,不能运化饮食,以至生痰,廉于饮食,腹中一切积聚。

【方论】　白术纯禀土德,为健补脾胃之主药;然土性壅滞,故白术多服久服,亦有壅滞之弊,有鸡内金之善消瘀积者以佐之,则补益与宣通并用。俾中焦气化,壮旺流通,精液四布,清升浊降,痰之根底蠲除矣。

射干煎

【方源】　《伤寒总病论》卷三。

【组成】　生射干、猪脂各 250 克。

【用法】　合煎令射干色微焦,去渣。取 1 枣大,绵裹,含,稍稍咽之。

【主治】　伤寒喉中痛,闭塞不通。

臭灵丹

【方源】　《外科大成》卷四。

【组成】　大蒜(捣)30 克,黄酒 120 毫升。

【用法】　和煮,服之。须臾汗出立止。

【主治】　破伤风及金疮、跌打。

臭橘散

【方源】　《圣济总录》卷一四一。

【组成】　臭橘不拘多少。

【用法】　上药用瓷瓶子 1 枚,纸数重,砖压口,次用炭火笼作火炉烧臭橘,候烟去九分存性,只置瓶内,急以纸并砖子压口,候冷,为细散。每次 6 克,麝香温酒或陈米饮调下。

【主治】　痔。

徐国公仙酒

【方源】　《万病回春》卷四引龚豫源方。

【组成】　头酽好烧酒 1 坛,龙眼肉(去壳)1000～1500 克。

【用法】　龙眼肉入酒内浸之,日久则颜色娇红,滋味香美。早、晚各随量饮数杯。

【功用】　补气血,壮元阳,悦颜色,助精神。

【主治】　怔忡,惊悸,不寐。

胭脂散(1)

【方源】　《太平圣惠方》卷六十五。

【组成】　胭脂 30 克,胡粉 30 克。

【用法】　上药研为细散。先以温浆水洗疮,候干,然后以药敷之。

【主治】　翻花疮。

胭脂散(2)

【方源】　方出《是斋百一选方》卷十五,名见《普济方》卷三〇一。

【组成】　坯子胭脂、真绿豆粉。

【用法】　上药研为末。敷之。

【主治】　阴疮。

胭脂散(3)

【方源】　《魏氏家藏方》卷九。

【组成】　百药煎、坯子各等份。

【用法】　上药研为细散。擦牙,津吐之。

【主治】　牙痛。

胭脂散(4)

【方源】　《医方类聚》卷七十八引《济生方》。

【组成】　胭脂、白矾(火上熬干)各等份。

【用法】　上药研为细散。每用少许,以绵杖子蘸药,掺在所患耳中。

【主治】　聤耳。

脂附丸

【方源】　《幼幼新书》卷二十九引《王氏手集》。

【组成】　附子 1 枚。

【用法】　先用猪膏搨成油,蘸附子令裂,捞出放冷,削去皮脐,为细末,枣肉为丸,大人如梧桐子大,小儿如绿豆大。每次 5～7 丸至 15～20 丸,空腹、食前以米饮汤送下。

【主治】　成人、小儿纯脓白痢。

脏连丸

【方源】　《外科正宗》卷三。

【组成】　黄连 240 克,公猪大肠 70 厘米。

【用法】　将黄连研细,装入肠内,两头用线扎紧,加酒,以猛火煮烂为丸。每次 6～12 克,温酒或米饮汤或开水送下,久服除根。

【功用】　《中药成方配本》:清泄肠热。

【主治】　①《外科正宗》:新久痔,但举发便血作痛,肛门坠重。

②《全国中药成药处方集》(杭州方):大肠湿热,大便下血,日久不止,多食易饥,肛门坠肿及脏毒等症。

【宜忌】　①《全国中药成药处方集》(杭州方):若血色晦淡属虚寒者忌之。

②《全国中药成药处方集》(沈阳方):忌五辛发物、房室。

胶艾汤

【方源】　《外台秘要》卷三十三引《小品》。

【组成】　阿胶(炙)6 克,艾叶 6 克。

【用法】　水煎服。

【功用】　《医林纂要探源》:安胎。

【主治】　①《外台秘要》引《小品》:损动母,去血腹痛。

②《妇人良方大全》:妇人妊娠忽然下血,腰痛不可忍。

③《普济方》:妊娠漏胎下血过多;漏胎不安。

【方论】　《医林纂要探源》:阿胶澄清下部秽浊而大滋血气,不独能养阴而已;艾叶大暖下部而补虚去寒,且能和血。

胶地丸

【方源】　《产科心法》卷上。

【组成】　阿胶(蛤粉炒,为末)60 克,大生地黄(酒蒸熟,杵膏)60 克。

【用法】　上为丸,如梧桐子大。每次 70 丸,空心以米饮送下;如急时,每样 6 克,水煎服。

【功用】　补血。

【主治】　孕妇血尿。

胶饴丸

【方源】　《鸡峰普济方》卷三十。

【组成】　干姜(炮裂,为细末)。

【用法】　以白饧锉如樱桃大,以新水过,入铁铫子,灰火中煨令溶,和姜末为丸,如梧桐子大。每次 30 丸,空心以米饮送下。

【主治】　脾胃虚弱,饮食减少,易伤难化,无力肌瘦。

胶豉汤

【方源】　《圣济总录》卷六十五。

【组成】　牛皮胶(黄明者,炙燥,为末)3 克,人参(为细末)6 克。

【用法】　用薄豉汁 30 毫升,加葱白 6 克,水煎,去渣,常令温暖,遇嗽时服。

【主治】　咳嗽经久不愈。

胶黄散

【方源】　《普济方》卷三八九引《全婴方》。

【组成】　阿胶(炒)30 克,蒲黄 15 克。

【用法】　上药研为末。每次 1.5 克,生地黄汁微煎调下,随血左右,以帛急系两乳头,两窍俱出,并系两乳。

【主治】　小儿大衄,口鼻耳出血不止。

胶葵散

【方源】　《梅氏验方新编》卷四。

【组成】　阿胶(蛤粉炒成珠)30 克,黄蜀葵子 30 克。

【用法】　每次 12 克,水煎服。

【主治】　横逆难产。

狼牙散

【方源】　《太平圣惠方》卷五十七。

【组成】　狼牙 30 克,芜荑仁 60 克。

【用法】　上药研为细散。每次 6 克,空心先吃少淡羊肉干脯,以温酒调下。

【主治】　蛔虫,或攻心,吐清水。

狼毒丸

【方源】　《外台秘要》卷七引《肘后备急方》。

【组成】　狼牙(炙)60 克,附子(炮)15 克。

【用法】　上药治下筛,炼蜜为丸,如梧桐子大。1 日服 1 丸,2 日 2 丸,3 日 3 丸。自 1 至 3,以为常服。

【主治】　心腹相连常胀痛。

【宜忌】　忌猪肉、冷水。

狼毒散

【方源】　《备急千金要方》卷二十三。

【组成】　狼毒、秦艽各等份。

【用法】　上药研为粗散。每次 3 克,以酒送下,1 日 3 次。

【主治】　恶疾。

【方论】　《千金方衍义》:狼毒杀虫辟毒,秦艽逐湿开痹,允为疠风专药。

高良姜汤

【方源】　《圣济总录》卷三十九。

【组成】　高良姜 60 克。

【用法】　上药研为粗末。每次 9 克,加生姜(拍碎)1.5 克,水煎,去渣温服,1 日 3 次,不拘时候。

【主治】　霍乱,饮食辄呕。

高良姜酒

【方源】　《外台秘要》卷六引《备急方》。

【组成】　高良姜。

【用法】　火炙令焦香,每用 15 克打破,以酒150 毫升,煮取三四沸,顿服。

【主治】　①《外台秘要》引《备急方》:霍乱吐痢,腹痛气恶。

②《圣济总录》:乳石发,吐痢转筋气急。

高良姜散

【方源】　《圣济总录》卷五十五。

【组成】　高良姜、白芍各等份。

【用法】　上药研为散。每次 6 克,温酒调下,不拘时候。

【主治】　暴心痛。

高良姜粥

【方源】　《医方类聚》卷九十四引《食医心鉴》。

【组成】　高良姜 9 克,米 150 克。

【用法】　水煎高良姜,取汁,去渣,投米煮粥食之。

【主治】　①《医方类聚》引《食医心鉴》:心腹冷结痛,或遇风寒及吃生冷即发动。

②《太平圣惠方》:霍乱,吐利腹痛。

烧针丸

【方源】　《丹溪心法》卷三。

【组成】　黄丹不拘多少(研细)。

【用法】　用去皮小枣肉为丸,如鸡头子大。每次 1 丸,用针签于灯上烧灰为末,乳汁送下。

【功用】　清镇。

【主治】　①《丹溪心法》:吐逆。

②《医学入门》:小儿伤乳食,吐逆及泻,危甚者。

烧附散

【方源】　《小儿卫生总微论方》卷七。

【组成】　大附子(15 克者)1 枚。

【用法】　入急火烧存性,用瓷器合盖放冷为末,更入腊茶末 4 克,同研匀细。每次 1.5 克,入蜜少许,水煎,去渣温服。服讫须臾,躁止得睡,汗出而解。

【主治】　伤寒阴盛格阳,身冷厥逆,脉沉细,而烦躁体冷。

烧枣散

【方源】　《仁斋直指论方》卷二十三。

【组成】　干枣(连核烧存性)、川百药煎(研细)各等份。

【用法】　上药研为末。每次 3 克,米饮调下。

【主治】　肠痈。

烧梅散

【方源】　《魏氏家藏方》卷七。

【组成】　大白梅、枳壳。

【用法】　上同烧存性,为末。米饮调下,不拘时候。

【主治】　脏毒。

烧弓弦散

【方源】　《圣济总录》卷一五九。

【组成】　弓弦(锉碎)15 厘米,箭竿(锉碎)15厘米。

【用法】　上同烧作灰,研为细散。以温酒调下,其子即出,未效再服。

【主治】　难产。

烧猪肝方

【方源】　《圣济总录》卷一九〇。

【组成】　猪肝120克,芜荑末3克。

【用法】　上以猪肝薄切,掺芜荑末于猪肝中,五味调和,以湿纸裹,煻灰火煨熟,去纸食之。

【主治】　妇人产后赤白痢,腰腹酸痛,不能下食。

胭脂散

【方源】　《医方类聚》卷七十八引《济生续方》。

【组成】　胭脂、白矾(火上熬干)各等份。

【用法】　上药研为细散。每用少许,以绵杖子蘸药,掺在所患耳中。

【主治】　聤耳。

烟胶轻粉液

【方源】　《中医皮肤病学简编》。

【组成】　烟胶60克,轻粉3克。

【用法】　麻油调。外搽。

【主治】　鹅掌风。

凌霄花散

【方源】　方出《是斋百一选方》卷九,名见《普济方》卷五十七。

【组成】　凌霄花、栀子各等份。

【用法】　上药研为细散。每次6克,食后茶汤调下,每日2次。

【主治】　酒渣鼻。

【验案】　酒渣鼻　临川曾景仁尝苦此疾,一日得此方于都下一异人,不3次遂去根本。

凉血散

【方源】　《青囊秘传》。

【组成】　熟石膏(尿浸更佳)30克,黄丹6克。

【用法】　上为极细末。干掺,或麻油调。

【功用】　生肌长肉。

凉肌散

【方源】　《普济方》卷二七五引《卫生家宝》。

【组成】　密陀僧。

【用法】　上药研为末,入轻粉和匀。干掺。

【主治】　一切恶疮,脓水不干。

酒肿丸

【方源】　《赤水玄珠》卷五。

【组成】　萝卜10枚,皂角5枚。

【用法】　水煮,去皂角,将萝卜捣烂,蒸饼糊为丸,如芡实大。每次6克,萝卜煎汤送下。

【主治】　酒肿,及脾虚发肿。

酒癖丸

【方源】　《医方类聚》卷一一三引《烟霞圣效》。

【组成】　黄连30克,巴豆(和皮用)15克。

【用法】　上药研为细散。雄黄0.3克别研极细,与前二味同研匀,用寒食曲300克,如无,以白面代之,与前三味同研极匀,滴水为丸,如梧桐子大,用平底儿铛,于木炭火上,不住手搅之,直候水内浮为度。每次1丸,如是伤酒,每次2丸,烧生姜1块,细嚼,酒送下。

【主治】　酒癖。

酒蒸黄连丸

【方源】　《普济方》卷二九六引《德生堂方》。

【组成】　黄连(酒浸蒸)500克,苦参60克。

【用法】　上药研为末。黄连余酒面糊为丸,如梧桐子大。每次50丸,米饭送下,不拘时候。

【主治】　诸痔及便血不止。

硝石丸(1)

【方源】　《普济方》卷一〇〇引《指南方》。

【组成】　硝石、赤石脂各等份。

【用法】　上药研为末,面糊为丸,如梧桐子大。每次30丸,米饮送下。

【主治】　痫夜发者。

硝石丸(2)

【方源】　《圣济总录》卷二十三。

【组成】　硝石15克,朱砂7.5克。

【用法】　上药研为细散,糯米粥为丸,如樱桃大。每次1丸,生糯米汁入油30克点化药,青柳枝打匀服。

【主治】　伤寒烦躁,身热谵妄。

硝石丸(3)

【方源】　《圣济总录》卷八十四。

【组成】　硝石(研)21克,葶苈子(纸上炒)60克。

【用法】　上药研为末,炼蜜为丸,如梧桐子大。每次10～15丸。食前桑楮枝煎汤下。

【主治】　脚气,喘急,咳嗽,水肿,小肠涩。

硝石散

【方源】　《太平圣惠方》卷九十一。

【组成】　硝石30克,乳香7.5克。

【用法】　上药研为细散。以鸡子白调涂之。

【主治】　小儿一切丹,遍身体热。

硝石膏

【方源】　《外台秘要》卷三十引《近效方》。

【组成】　硝石500克,生麻油1500毫升。

【用法】　上二味,先煎油令黑臭,下硝石,缓火煎令如稠饧,膏成,以好瓷器中收贮。以涂贴疮肿,或热发服少许妙。用好酥煎更良。

【主治】　一切热疮肿。

【宜忌】　忌生血物。

硝矾丸

【方源】　《卫生家宝》卷三。

【组成】　白矾、焰硝各等份。

【用法】　上药研为细散,入锅子内按实,以生茶叶数片盖之,火煅通红,伏火为度,茶叶旋添,直待伏火后却,连锅子入地坑1宿,取出为细末,糯米粥为丸,如梧桐子大,朱砂为衣。每次3丸,食后、临卧姜汤送下。

【主治】　痰涎壅结,咳嗽咽痛。

消风散

【方源】　《古今医统大全》卷五十五。

【组成】　苏州薄荷叶、蝉蜕(去头足土净)各等份。

【用法】　上药研为末。每次3克,食远温酒调下。

【主治】　皮风瘙痒。

消毒丸

【方源】　《杨氏家藏方》卷十一。

【组成】　僵蚕(炒去丝嘴)、牛蒡子(微炒)各等份。

【用法】　上药研为细散,炼蜜为丸,每30克作15丸。每次1丸,食后含化。

【主治】　喉痹口疮,腮颊肿痛。

消毒散(1)

【方源】　方出《是斋百一选方》卷十六引周才传,名见《普济方》卷二八六。

【组成】　赤土一皂子大,木鳖子(炮,去皮)7个。

【用法】　上药研为末,分3服。食后热酒或米饮调下。不动脏腑,不过1剂即效。

【主治】　男子肾痈,妇人乳痈,一切赤肿痈毒。

消毒散(2)

【方源】　《良朋汇集》卷五引颜守乾方。

【组成】　大黄、白及各等份。

【用法】　上药研为末。凉水调搽患处。

【主治】　无名肿毒,黄水白皮疮。

消毒散(3)

【方源】　《不知医必要》卷四。

【组成】　雄黄24克,蜈蚣2条。

【用法】　共为末烧烟,熏2～3次即愈,或用猪胆汁调涂亦可。

【主治】　指头疮。

消毒膏

【方源】　《魏氏家藏方》卷十。

【组成】　天南星。

【用法】　上药研为末。生姜自然汁调涂之。

【主治】　妇人乳赤肿,欲作痈者。

消疳散

【方源】　《墨宝斋集验方》卷上。

【组成】　茅山苍术120克(30克用盐水浸,30克用酒浸,30克用陈土水浸,30克用米泔水浸,夏三、春秋五、冬七日,每日倒换,擦洗1次。浸毕捞起,刮去粗皮,锉片晒干,微炒)。

【用法】　上药研为细散,罗过,约取头末极细者用 60 克,余不用。每次 9 克,同猪肝(勿犯铁器,以竹刀切片)120 克,用清水煮熟,连汤食之。

【主治】　疳积。

消痈酒

【方源】　《串雅内编》卷四。

【组成】　万州黄药子 250 克(紧重者为上;如轻虚,是他州所产,力薄,用须加倍)。

【用法】　投药入无灰酒中,固济瓶口,以火烧 2 小时,待酒冷乃开。时时饮一盏,不令绝酒气,经三五日后自消矣。

【主治】　痈疽。

消黄散

【方源】　《活幼心书》卷下。

【组成】　风化朴硝、真蒲黄各 15 克。

【用法】　蒲黄晒干为末,同朴硝乳钵内细杵匀。每用 0.75～1.5 克,点揩舌上下。

【主治】　风热温气上攻,舌硬肿大不消。

消暑散

【方源】　《圣济总录》卷三十四。

【组成】　人参(捣末)、白面各等份。

【用法】　上和匀。每服 6 克,新水调下,不拘时候。

【主治】　中暑烦躁,多困乏力。

消瘟丹

【方源】　《证治准绳·幼科》卷四。

【组成】　朱砂(研为极细末,水飞过)、丝瓜(近蒂者,烧存性,为末)各等份。

【用法】　上药研为末。周岁以下每次 3～3.6 克,1 岁以上每次 6 克,用蜜调下。

【功用】　预防痘疮。

【主治】　未曾出痘及临出者。

消瘤酒

【方源】　《仙拈集》卷四。

【组成】　万州黄药子(真者)半斤。

【用法】　用好酒 10 千克入药,封瓶,以糠火煨

2 小时,闻瓶口香气外出,瓶口有津即止,火不可太猛,待酒冷时饮。每次饮 50 毫升,不令绝酒气,三五日觉消,即停饮勿服。

【主治】　瘿瘤。

消癖丸

【方源】　《仁斋直指方论》卷十二。

【组成】　芫花(炒)、朱砂(研细)各等份。

【用法】　上药研为末,炼蜜为丸,如小豆大。每次 10 丸,浓煎枣汤送下。

【主治】　疟母,停水结癖,腹胁坚痛。

消水神丹

【方源】　《石室秘录》卷一。

【组成】　牵牛子 9 克,甘遂 9 克。

【用法】　水煎服。

【主治】　水肿。

消毒灯照

【方源】　《串雅外编》卷二。

【组成】　一二十年旧船底上石灰。

【用法】　生青桐油调,将光青布照疮大小摊贴;又用青布作捻,蘸桐油点火,在疮上打碎,觉痒受打,不论条数,灰干换贴,再打。知痛为度,红退毒消。

【主治】　一切痈疽发背,无名肿毒,及对口诸疮,已溃未溃。

消石矾石散

【方源】　《金匮要略》卷中。

【异名】　硝石散(《圣济总录》卷六十)、矾石散(《鸡峰普济方》卷九)、矾消散(《医学入门》卷七)、消矾散(《类聚方》)、矾石消散(《证治宝鉴》卷九)。

【组成】　硝石、白矾(烧)各等份。

【用法】　上药研为散。每次 3 克,以大麦粥汁和服,1 日 3 次。病随大小便去,小便正黄,大便正黑,是候也。

【主治】　女劳疸。黄家日晡所发热,而反恶寒,膀胱急,少腹满,身尽黄,额上黑,足下热,因作黑疸,其腹胀如水状,大便必黑,时溏。

【方论】　①《金匮玉函经二注》:肾者,阴之主也,为五脏之根,血尽属之。血虽化于中土,生之于

心,藏之于肝,若肾阴病,则中土莫得而化,心莫得而生,肝莫得而藏,荣卫莫得而行,其血败矣,将与湿热凝淤于肠胃之间。肾属水,其味咸,其性寒,则治之之药,必用咸寒,补其不足之水,泻其所客之热,荡涤肠胃,推陈致新。用硝石为君,《本草》白矾能除固热在骨髓者,骨与肾合,亦必能治肾热可知也。大麦粥汁为使,引入肠胃,下泄郁气。大便属阴,淤血由是而出,其色黑。小肠属阳,热液从是而利,其色黄也。

②《金匮要略直解》:《内经》,中满者泄之于内。润下作咸,硝石之苦咸,白矾之酸咸,皆所以泄中满而润下,使其小便黄而大便黑也。然硝石主胃胀闷,涤蓄结;白矾主热在骨髓,而经言劳者温之,是方得无太峻欤?然所服者,方寸匕耳,和以大麦粥汁,正所以宽胃而益脾也。

③《医方考》:阳邪传至于胃,热无以越,土色自见而发黄,则日晡所必发热,所以然者,土位旺于日晡故也。今反恶寒,则知其以女劳虚之矣。女劳虚者,责之肾。膀胱者,肾之府;前阴者,肾之窍。肾虚而阳邪袭之,故令膀胱急,小腹满;黑者,北方肾水之色,额上黑者,肾病而色自见也;足下热者,肾脉起于涌泉,肾水一虚,则相火凑之,故足下热也;因作黑疸者,阳邪尽陷于肾,而肾色尽显于外也;腹胀者,肾脉行于腹里,邪气居之,故令胀如水状,实非水也。若是水病,则大便澄澈而濡泻,今是肾病,故大便必黑而时溏。盖肾主二便,病故黑溏而失其常也。此可以辨其为女劳之病,而非水矣。腹满难治者,腹满与腹胀不同,腹胀是肾脉行于腹,故令胀于外;腹满是脾胃受邪,不通健运,而满于中也。脾胃属土,能克肾水,故曰难治。硝石、白矾,咸寒者也,咸入能肾,寒能胜热,故以二物主之;和以大麦粥汤者,恐二物之损胃也。呜呼! 仲景公说证立方,精良曲当,大都如此,譬之选将练兵,知人善任,则万举万当,罔不奏功。彼用方不合证者,譬则出师无名;角药不知性者,譬则将不知兵,其不丧师辱国者鲜矣,恶乎建功?

④《古方选注》:硝石矾石散,悍剂也。女劳黑疸腹满者,死证也。读仲景原文,当急夺下焦之淤血,庶可斡全生气,舍此别无良法可医。惜乎后医不解病情,惟知清热去湿,隔靴搔痒,日渐困笃,迨至束手而毙。殊不知女劳其精而溺血,若血能流通,则无发黄变黑之证矣。若精竭而血不行,郁遏

于膀胱少腹,必然阴虚火发,而涌泉灼热,明是真耗竭,君相二火并炎,熏蒸于脾则身黄,燎原于肾则额黑,故《金匮要略》下文云非水也,其殆肾气之所发也欤? 治以硝石直趋于下,苦咸入血,散火破瘀,矾石酸寒,佐硝石下趋,清肾与膀胱之热,《别录》云:除锢热在骨髓是也。和以大麦粥汁服者,以方寸匕之药,藉大麦下气之性而助其功用也。《金匮要略》另有酒疸之黑,乃是湿热瘀而不行,营血腐惫之色,又非硝石散之所治矣。

⑤《医学衷中参西录》:硝石矾石方,为治女劳疸之方,实可为治内伤黄疸之总方。其方硝石、矾石等份为散,大麦粥汁和服方寸匕,日三服,病随大小便去小便正黄色,大便正黑色是也。特是方中矾石,释者皆以白矾当之,不无遗议。考《神农本草经》矾石一名羽涅,《尔雅》又名涅石。徐氏说文释涅字,谓黑土在水中,当系染黑之色。白矾既名为涅石,亦当为染黑色所掩之物。岂非今之皂矾乎? 是知皂矾、白矾,古人皆名为白矾。而愚临症体验以来,知以治黄疸,白矾之功效诚不如皂矾。盖黄疸之证,中法谓由脾中蕴蓄湿热,西法谓由胆汁溢于血中。皂矾退热燥湿之力,不让白矾,故能去脾中湿热,而其色绿且青,能兼入胆经,借其酸收之味,以敛胆汁之妄行,且此物化学家原可用硫酸水化铁而成,是知矿中所产之皂矾,亦必多含铁质,尤可借金铁之余气,以镇肝胆之本也。硝石性寒,能解脏腑之实热,味咸入血分,又善解血分之热,且其性善消,遇火即燃,又多含养气,人身之血,得养气则赤,又借硝石之消力,以消融血中之渣滓,则血之因胆汁而色变者,不难复于正矣。矧此证大便难者甚多,得硝石以软坚开结,湿热可从大便解也。至于大麦粥送服者,取其补助脾胃之土以胜湿,而其甘平之性,兼能缓硝、矾之猛峻,犹白虎汤中之用粳米也。

【验案】 急性病毒性肝炎 《山西医药杂志》(1978,4:47):杨某某,男,5 岁,于 1957 年 5 月发病,发热恶心呕吐,腹胀腹痛,不思食,小便色黄,肝功检查:谷丙转氨酶 710 单位,黄疸指数 30 单位,麝浊 20 单位,麝絮+++,诊为急性病毒性肝炎。经中西医治疗延续至 10 月份,疗效不佳,来我小组就诊。面容消瘦,巩膜及皮肤黄染,周身发痒,腹胀纳差,小便色黄,肝于肋下 3cm。确诊后,停服一切药物,改服本方(硝石 3 份,矾石 10 份,取山药代大

麦,炼蜜为丸,每丸重 1.5g,每次 1 丸,1 日 3 次,饭后服)。7 天后,临床症状消失,饮食增加,肝脾未触及,亦无压痛。连服 15 天后,再次肝功检查,谷丙转氨酶 100 单位以下,黄疸指数 7 单位,麝浊 8 单位,麝絮＋。随访 2 年余,身体健康,发育良好。

消坚溃脓膏

【方源】　《疡科遗编》卷下。

【组成】　酒药 1 大丸,糯米 500 克。

【用法】　将糯米炊饭,加黄酒少许同打烂,涂患处,不时用温酒湿之。一昼夜后揭去,未成即消,已成即溃。

【主治】　一切阴疽,漫肿坚硬,不消不溃。

消乳进食丸

【方源】　《圣济总录》卷一七六。

【组成】　陈皮(汤浸,去白,焙干)、生姜(去皮,切,二味同炒黄色)各 30 克。

【用法】　上药研为末,水浸炊饼心为丸,如麻子大。1－2 岁儿每次 7 丸,橘皮汤送下。

【主治】　小儿哕逆,腹胀。

消胀通结汤

【方源】　《医学衷中参西录》上册。

【组成】　净朴硝 120 克,鲜莱菔 2500 克。

【用法】　将莱菔,同朴硝和水煮之。初次煮,用莱菔片 500 克,水 2500 毫升,煮至莱菔烂熟捞出。就其余汤,再入莱菔 500 克。如此煮 5 次,约得浓汁 1 大碗,顿服之。若不能顿服者,先饮 1 半,停 1 小时,再温饮 1 半,大便即通。

【主治】　大便燥结久不通,身体兼羸弱者。

【加减】　若脉虚甚,不任通下者,加人参数钱,另炖同服。

【方论】　软坚散结,朴硝之所长也。然其味咸性寒,若遇燥结甚实者,少用之则无效,多用之则咸寒太过,损肺伤肾。其人或素有劳疾或下元虚寒者,尤非所宜也。惟与莱菔同煎数次,则朴硝之咸味,尽被莱菔提出,莱菔之汁浆,尽与朴硝融化。夫莱菔味甘,性微温,煨熟食之,善治劳嗽短气,其性能补益可知。取其汁与朴硝同用;其甘温也,可化朴硝之咸寒;其补益也,可缓朴硝之攻破。若或脉虚不任通下,又借人参之大力者,以为之扶持保护,

然后师有节制,虽猛悍亦可用也。

海石散

【方源】　《医学入门》卷七。

【组成】　海石 6 克,香附 3 克。

【用法】　上药研为末。川芎、山栀子煎汤,加姜汁令辣,调服。

【主治】　脾痛、疝痛。

海仙丸

【方源】　《御药院方》卷七。

【组成】　船板青 150 克,酥油饼末 45 克。

【用法】　上药研为细散,稀面糊为丸,如梧桐子大。每次 40～50 丸,酒送下,不拘时候。

【功用】　解诸大毒。

【主治】　诸伏热,头目不清,神志昏塞。

海浮散

【方源】　《疮疡经验全书》卷四。

【组成】　乳香、没药各等份。

【用法】　上药研为细散。掺恶肉上。

【功用】　①《疮疡经验全书》:去恶肉。
②《济阳纲目》:止痛生肌。

【主治】　疮有恶肉不去。

海葱散

【方源】　《经验良方》。

【组成】　海葱五厘。

【用法】　上药研为末。顿服,每日 1 次。

【主治】　虚证水肿。

海蛤丸

【方源】　《医学纲目》卷十六引丹溪方。

【组成】　海蛤(烧为灰,研极细,过数日火毒散用之)、瓜蒌仁(蒂瓢同研)。

【用法】　上以海蛤入瓜蒌内,干湿得所,为丸。每次 50 丸。

【主治】　痰饮心痛。

海犀膏

【方源】　《理瀹骈文》。

【组成】　水胶 30 克,乳香 30 克。

【用法】　煎水摊纸上阴干,剪贴患处。

【主治】　痈毒诸痛。

海藻酒

【方源】　《外台秘要》卷二十三引《肘后备急方》。

【组成】　海藻(去咸)500克,清酒600毫升。

【用法】　以绢袋盛海藻酒渍。每次60毫升,稍稍含咽,1日3次。滓晒干为末,每次3克,1日3次。

【主治】　颈下卒结,囊渐大欲成瘿。

海金沙丸

【方源】　《疡科纲要》卷下。

【组成】　真黄柏(研细末)、净海金沙各等份。

【用法】　上以鲜猪脊髓,去皮,只用髓质生打为丸,晒干。每次6~9克,淡盐汤吞服。

【主治】　淋浊,不论新久。

海金沙散

【方源】　方出《证类本草》卷十一引《本草图经》,名见《圣济总录》卷九十五。

【组成】　海金沙30克,蜡茶15克。

【用法】　上药研为细散。每次9克,煎生姜、甘草汤调下,未通再服,不拘时候。

【主治】　小便不通,脐下满闷。

海螵蛸丸

【方源】　《圣济总录》卷一一一。

【组成】　海螵蛸(竹刀子刮下软者,研细,水飞过,晒干)30克,朱砂(研细,水飞)7.5克。

【用法】　上药研为细散,熔好蜡为丸,如绿豆大。每用1丸,安在大眦上。立奔障翳所,如无翳,即在眼眦不动,神效。

【主治】　外障眼,及赤翳贯瞳仁攀睛等。

涂疔膏

【方源】　《医方类聚》卷一七九引《烟霞圣效方》。

【组成】　隔年葱白(如无,新葱切作片子研烂亦可)、白沙蜜(如无,新蜜亦得)。

【用法】　将葱研烂,滴蜜同研如膏药相似。先

于疮上拨动,或见血,不见血,涂药在上,绵帛盖之。

【主治】　疔疮。为感四时非节之气,不慎房酒,铜器内造食物及人汗滴在食中,生其此证。

【宜忌】　慎忌食毒物。

涂舌丹

【方源】　《杂病源流犀烛》卷十七。

【组成】　乌贼骨、蒲黄各等份。

【用法】　炒,为细末。涂舌上。

【主治】　舌肿出血如泉者。

浮水散

【方源】　《幼幼新书》卷二十引《婴童宝鉴》。

【组成】　蜗牛(甘草水洗)14个,龙胆草(为末,以蜗牛搜作饼子后阴干)30克。

【用法】　上药研为末。每次少许,开水调下。

【主治】　小儿渴不止,腹急身热。

浮萍丸

【方源】　《备急千金要方》卷二十一。

【组成】　浮萍、瓜蒌根各等份。

【用法】　上药研为末,以人乳汁和丸,如梧桐子大。每次20丸,空腹时饮送下,1日3次。

【主治】　消渴,虚热。

【方论】　《千金方衍义》:《本经》言浮萍下水气,止消渴,以其能开发腠理,通行经脉也。此方以肺气固结,津不行而渴,故用水萍,兼取瓜蒌根协济,以建清热止渴之功。

浮萍茯苓丸

【方源】　《外科大成》卷四。

【组成】　浮萍300克,茯苓150克。

【用法】　上药研为末,炼蜜为丸,如梧桐子大。每次6~9克,黄酒送下。

【主治】　紫白癜风。

涤光散

【方源】　《古今医鉴》卷九。

【组成】　白矾50克,铜青30克。

【用法】　上药研为末。水和药,瓷器盛,重汤煮三五沸。隔纸蘸洗,1日3~5次。

【主治】　目疾,屡服寒凉药不愈,两眼蒸热,如

火之熏,赤而不痛,满目红丝,血脉贯睛,瞀闷昏暗,羞明畏日;或上睑赤烂,或冒风沙而内外眦皆破。

流星散

【方源】　《幼幼新书》卷二十七引《九籥卫生方》。

【组成】　半夏(大者,生用)14 枚,白胡椒 49 粒。

【用法】　同为粗末。每次 1.5 克,入生油 7 滴,水煎,去渣温服。

【主治】　小儿胃气虚冷,痰吐呕逆。

润肠丸

【方源】　《圣济总录》卷一五七。

【组成】　枳壳(去瓤,麸炒,为末)、火麻仁(别研)各 30 克。

【用法】　上研匀,炼蜜和丸,如梧桐子大。每次 30 丸,食前温水或生姜汤送下。

【主治】　妊娠大便不通,腹胁坚胀。

润肠散

【方源】　《灵药秘方》卷下。

【组成】　朴硝 500 克(童便 300 毫升拌入,锅内炒干),雄猪大肠头(晾取半干)250 克。

【用法】　将消研末入肠内,不拘多少,以塞满为度,两头线扎紧,略晒片时,入锅内炒焦黄色,研为细末。配痔漏大灵药服;外以纸捻蘸药插入管中。

【主治】　痔漏。

润肠粥

【方源】　《女科秘旨》卷六。

【组成】　紫苏子(去壳)30 克,新米 60 克。

【用法】　煮粥食。

【主治】　产后大便不通。

润胎饮

【方源】　《医略六书》卷二十九。

【组成】　当归 30 克,冬葵子 9 克。

【用法】　水煎,去渣,入白蜜 1 匙,温服。

【主治】　难产,脉濡涩者。

【方论】　产母血亏经燥,无以润泽胞门,故产户干涩难产,不能遽下焉。当归身养血荣经,最能泽枯润燥;冬葵子滑胎利窍,足以易产催生。水煎入蜜,使血充经润,则产门滑利,而胎无枯涩之虞,何难产之足患哉。

润嗽膏

【方源】　《同寿录》卷二。

【组成】　叭哒扁杏仁(泡,去皮尖。药杏仁不用)120 克。

【用法】　研如糊,加真正山东柿霜 30 克,上白蜜 60 克,同研烂成膏,饭锅上蒸透。每次数 5 克,放舌上润下。立愈。

【主治】　嗽。

涩精金锁丹

【方源】　《中藏经》卷下。

【组成】　韭子(酒浸 3 宿,滤出焙干,杵为末)500 克。

【用法】　上用酒糊为丸,如梧桐子大,朱砂为衣。每次 20 丸,空心酒送下。

【功用】　涩精。

涌泉散

【方源】　《鸡峰普济方》卷十六。

【组成】　防风 30 克,葱白 20 茎。

【用法】　用无灰酒煎,时时服。

【功用】　下奶。

涌泉膏

【方源】　《仁斋直指方论》卷二十二。

【组成】　斑蝥(去头足翅,焙,为末)。

【用法】　揉和蒜膏,如小豆许,点在膏药中,准疮口处贴之。少顷,脓出即去药。或用绿矾、直雀屎少许,用饼药调一点,敷疮头软处,亦破,须四围涂药护之。

【主治】　痈疽软而疮头不破,或已破而疮头肿结无脓。

粉丹散

【方源】　《保婴撮要》卷十八。

【组成】　轻粉、黄丹。

【用法】　上药研为末。竹筒吹耳内,左眼有翳吹右耳,右患吹左耳。

【主治】　眼生翳膜。

粉红散

【方源】　《济生方》卷五。

【组成】　干胭脂3克,白矾30克。

【用法】　上药研为末。每用3克,生蜜调如稀糊,扫口疮咽喉内。咽了药,来日大便,退了疮皮为验。

【主治】　小儿白口疮,咽喉恶烂声哑。

粉金散

【方源】　《医学纲目》卷十九。

【组成】　黄柏、草乌各等份。

【用法】　上药研为末。蜜调敷之。

【主治】　瘰疬溃与未溃。

粉草散

【方源】　《济阳纲目》卷三十六。

【组成】　玄明粉500克,甘草(为末)60克。

【用法】　上和匀。每次3.6克,桃花汤或葱开水调下。

【主治】　膈上气壅滞,五脏秘塞邪热。

粉草膏

【方源】　《嵩崖尊生全书》卷十三。

【组成】　甘草(长流水浸,炭火炙干,再浸,再炙3次)120克,当归120克。

【用法】　慢火熬至稠膏,去渣,再煎大稠为度。每次9克,空腹热酒化下。

【主治】　悬痈已成不能消。

粉香散

【方源】　《小儿卫生总微论方》卷三。

【组成】　蚌粉不拘多少(研极细,水飞过),麝香少许(研)。

【用法】　上药研为末。用绵裹,扑粉儿身。

【主治】　婴小身热,受蒸不解,及挟时行温病。

粉黛散

【方源】　方出《医说》卷四引《类编》,名见《医略六书》卷二十二。

【异名】　黛蛤散(《中药成方配本》)。

【组成】　青黛、蚌粉。

【用法】　用新瓦将蚌粉炒令通红,拌青黛少许。每次9克,米饮下。

【主治】　痰嗽。

益元散

【方源】　《宣明论方》卷十。

【异名】　太白散(《伤寒直格》卷下)、天水散(《伤寒标本》卷下)、六一散(《伤寒标本》卷下)、神白散(《儒门事亲》卷十三)、双解散(《摄生众妙方》卷四)、玉泉散(《部颁标准》)。

【组成】　桂府腻白滑石180克,甘草(炙)30克。

【用法】　上药研为细散。每次9克,加蜜少许,温水调下,不用蜜亦得,1日3次;欲饮冷者,新汲水调下;解利伤寒,发汗,煎葱白、豆豉汤调下;难产,紫苏汤调下。

【功用】　利小便,宣积气,通九窍六腑,生津液,去留结,消蓄水,止渴宽中,补益五脏,大养脾肾之气,安魂定魄,明耳目,壮筋骨,通经脉,和气血,消水谷,保元,下乳催生;久服强志轻身,驻颜延寿。

【主治】　身热,吐利泄泻,肠澼,下痢赤白,癃闭淋痛,石淋,肠胃中积聚寒热,心躁,腹胀痛闷;内伤阴痿,五劳七伤,一切虚损,痫痉,惊悸,健忘,烦满短气,脏伤咳嗽,饮食不下,肌肉疼痛;并口疮牙齿疳蚀,百药酒食邪毒,中外诸邪所伤,中暑、伤寒、疫疠,饥饱劳损,忧愁思虑,恚怒惊恐传染,并汗后遗热劳复诸疾;产后血衰,阴虚热甚,一切热证,兼吹奶乳痈。

【宜忌】　孕妇不宜服。

【加减】　加黄丹,名红玉散;加青黛,名碧玉散;加薄荷叶(末)一分,名鸡苏散。

【方论】　①《医方考》:滑石性寒,故能清六腑之热,甘草性平,故能缓诸火之势。

②《成方切用》:滑石重能清降,寒能泄热,滑能通窍,淡能行水,使肺气降而下通膀胱,故能祛暑住泻,止烦渴而利小便也。加甘草者,和其中气,又以缓滑石之滑降也,其数六一者,取天一生水,地六成之之义也。

③《古方选注》:渗泄之剂,不损元气,故名益气。分两六一取天一生水,地六成之,故又名天水。

滑石味淡性利，色白入气，复以甘草载引上行，使金令清肃降，故暑湿之邪伤上焦者，效甚速。其下清水道、荡热渗湿之功，亦非他药可及。时珍曰：热散则三焦宁而表里和，湿去则阑门通而阴阳利。完素以之治七十余证，赞之为凡间仙药，不可阙之。

④《成方便读》：此解肌行水而为却暑之剂也。滑石气清能解肌，质重能清降，寒能胜热，滑能通窍，淡能利水。加甘草者，和其中，以缓滑石之寒滑，庶滑石之功得以彻表彻里，使邪去而正不伤，故能治如上诸证耳。本方加辰砂少许，名益元散，以镇心神而泻丙丁之邪热。盖暑为君火之气，物从其类也。河间曰：此方治统治上下表里三焦湿热。然必暑而挟湿者，用之为宜。若津液亏而无湿者，又当以生脉散之类参用之。

⑤《古今名医方论》：元气虚而不支者死，邪气盛而无制者亦死。今热伤元气，无气以动，斯时用参、芪以补气，则邪愈甚；用芩、连以清热，则气更伤。惟善攻热者，不使丧人元气，善补虚者，不使助人邪气，必得气味纯粹之品以主之。滑石禀土中冲和之气，行西方清肃之令，秉秋金坚重之形，寒能胜热，甘不伤寒，含天乙之精，而具流走之性，异于石膏之凝滞，能上清水原，下通水道，荡涤六腑之邪热，从小便而泄矣。甘草禀中冲和之性，调和内外，止渴生津，用以为佐，保元气而泻虚火，则五脏自和矣。然心为五脏主，暑热扰中，神明不安，必得朱砂以镇之，则神气可以遽复，凉水以滋之，则邪热可以急除，此补心之阳，寒亦通行也。至于热利初起，里急后重者宜之，以滑可去著也。催生下乳、积聚、蓄水等症，同乎此义，故兼治之。是方也，益气而不助邪，逐邪而不伤气，不负益气之名矣。宜与白虎、生脉三方，鼎足可也。

⑥《医学衷中参西录》：天水散为河间治暑之圣药，最宜于南方暑证。因南方暑多挟湿，滑石能清热兼能得湿，又注加甘草以和中补气，（暑能伤气），是以用之最宜。若北方暑证，不必兼湿，甚或有兼燥，再当变通其方，滑石、生石膏各半，与甘草配制，方为适宜。

【验案】　①膀胱炎　《福建中医药》(1965，6：20)：林某某，男，69岁。突感尿意急迫，排尿频繁，量少，滴沥难下，小腹部灼痛，诊断为急性膀胱炎。唇口红甚，舌苔黄浊，脉数有力，给六一散60克，冲开水600毫升，澄清，分3次服，每日1剂，连服4

天痊愈。

②晕厥　《山西中医》(1987，2：29)：张某某，男，48岁，厨师。1977年5月14日初诊。患者1年前用鳍刺刺伤右手示指，翌日全身不适，低热，右肢剧痛，纳呆、恶心、晕厥，经强心输液复苏。此后常无规律晕厥。患者面容憔悴，神情恐慌，右背及右腿外侧均见大小不等之绀斑十余块，大者如掌，小者似卵，质硬压痛，舌红有瘀点，诊为破伤中毒，毒淤血分。遂予六一散200克，每次用绿豆水冲服10克，1日2次，10日后诸症缓解，又10日诸证痊愈。

③疱疹　《山西中医》(1987，2：30)：雷姓女婴，8个月，因腹泄服西药后全身泛发疱疹，小豆样，疹周红润，伴咳嗽，低热，舌红，指纹淡红浮现，小便淋沥不畅。遂予六一散30克，冲调徐徐凉饮，晚7时许服药，夜畅尿数次，翌晨疱疹全消，一切恢复正常。

益母丸

【方源】　《宁坤秘籍》卷上。

【组成】　益母草120克，当归120克。

【用法】　上药研为末，炼蜜为丸。空腹开水送下。

【功用】　预防小产。

益阳散

【方源】　《寿世保元》卷八。

【组成】　天南星。

【用法】　上药研为末。每次9克，加京枣2个，同煎服。

【主治】　小儿吐泻不止，或攻伐过多，四肢发厥，虚风不省人事。

益血丹

【方源】　《医垒元戎》。

【组成】　当归(酒浸，焙)、熟地黄各等份。

【用法】　上药研为末，炼蜜为丸，如弹子大。细嚼，酒送下。

【主治】　久虚亡血，大便燥。

益肾散

【方源】　《儒门事亲》卷十二。

【组成】　甘遂(以面包,不令透水,煮百余沸,取出,用冷水浸过,去面,焙干)。

【用法】　上药研为细散。每次9克,以猪腰子细劈破,以盐、椒等物腌透烂切,掺药在内,以荷叶裹,烧熟,温淡酒调下。

【功用】　泻下。

益脉灵

【方源】　《黑龙江中医药》(1993,3:16)。

【组成】　黄芪、丹参各等份。

【用法】　上药制成注射液,每支含生药8克,每次用3支,加入10%葡萄糖溶液400毫升中静脉滴注。

【主治】　缺血性脑血管病。

【验案】　缺血性脑血管病　《黑龙江中医药》(1993,3:16):将患者分为A、B 2组,B组每次静脉滴注低分子右旋糖酐500毫升加曲克芦丁(维脑路通)400毫升,2组均每日1次,14次为1个疗程,共2个疗程。其中A组52例,B组40例,2组基本资料差别无显著性意义。结果:A组治愈40例(76%),显效10例(20%),好转2例(4%);B组治愈29例,显效9例,好转2例。2组比较无显著差别($P > 0.05$)。

益智散

【方源】　《世医得效方》卷十七。

【组成】　益智(去壳)、甘草。

【用法】　上药研为末。干咽下,或沸汤点下。

【主治】　心气不足,口臭。

益脾散

【方源】　《痘疹传心录》卷十七。

【组成】　鳝鱼(炙干,为末)、肉果(煨去油,为末)。

【用法】　每次1.5克,清米汤送下。

【主治】　痢久不止。

益智子汤

【方源】　《奇效良方》卷三十四。

【组成】　益智仁24枚。

【用法】　上药研为末,加盐少许,水煎服。

【功用】　益气安神,补不足,安三焦,调诸气。

【主治】　遗精虚漏,小便余沥,夜多小便。

益阴利产方

【方源】　《医略六书》卷二十九。

【组成】　阿胶240克,赤小豆500克。

【用法】　上药研为末,炼蜜为丸。每次9～12克,温酒送下。

【主治】　难产累日,脉微数。

【方论】　产妇阴血不足,无以荣养其胎,故欲产之时,累日不能遽下。阿胶补阴血之不足,小豆降心气之有余,蜜以丸之,酒以行之,使心肾交通,则水火既济而沟满渠通,安有难产累日不下之忧哉。

益阴通闭丸

【方源】　《医略六书》卷二十八。

【组成】　阿胶240克,粉炒枳壳45克。

【用法】　上药研为末,炼蜜为丸。每次9克,米饮送下。

【主治】　孕妇大便不通,脉涩数。

【方论】　妊娠血亏气滞,津液无以下润肠胃,故大便不通,胎因不安焉。阿胶补阴益血,力能护养胎元,兼滋肠燥;枳壳破滞化气,性专通泄大便,燥结自行。蜜丸以润之,饮下以和之,使阴血内充,则滞气自化,而津液四布,大便自通,胎得所安,何虚秘之足患哉。

益精鹿茸散

【方源】　《圣济总录》卷一八五。

【组成】　鹿茸(去毛,酥炙)。

【用法】　上药研为散。每次3～6克。浓煎苁蓉酒,放温,入少盐空腹调下。如欲为丸,即以鹿茸(去毛,酥炙)30克,肉苁蓉(酒浸1宿,焙干)、蛇床子(洗,焙干)各7.5克,同为末,炼蜜为丸,如梧桐子大。每次20～30丸,温酒或盐汤送下。

【主治】　欲事过度,肾久虚,精气耗惫,精少,腰足酸重,神色昏黯,耳鸣焦枯,阳道萎弱。

兼金散

【方源】　《三因极一病证方论》卷十六。

【组成】　细辛、黄连各等份。

【用法】　上药研为末。先以熟水揾帛揩净,掺药患处。良久涎出吐之。

【主治】　蕴毒上攻,或下虚邪热,口舌生疮。

宽气汤

【方源】　《幼幼新书》卷二十九引《惠眼观证》。

【组成】　白矾、葱。

【用法】　上药煎汤洗软肠头,打喷嚏二三次;用白矾、五倍子末干涂,急打喷嚏;用白绢作兜兜定,再用蜣螂粪及艾烧熏。

【主治】　肠出二三寸,经日不收者。

宽肠丸

【方源】　《世医得效方》卷七。

【组成】　黄连、枳壳各等份。

【用法】　上药研为末。面糊为丸,如梧桐子大。每次50丸,空腹米饮送下。

【主治】　以五灰膏涂痔疮之后,脏腑秘结不通者。

宽咽酒

【方源】　《魏氏家藏方》卷九。

【组成】　酒150毫升,皂角9克。

【用法】　将皂角就酒揉,浓汁出,急煎一沸,淘温与服。立便冲破,吐出水及血痰。如口噤吞咽不得,即以麻油揉搜皂角汁灌。

【主治】　喉闭,逡巡不救。

调胃散

【方源】　《圣济总录》卷六十八。

【组成】　紫背荷叶(焙)15克,黄芪(锉)7.5克。

【用法】　上药研为细散。每次3克,生姜蜜水调下,不拘时候。

【主治】　呕血不止。

浆水葱白粥

【方源】　《太平圣惠方》卷九十七。

【组成】　粟米200克,葱白(去须)6克。

【用法】　上以浆水煮作稀粥,临熟,投葱白搅令匀。温温服之。

【主治】　小儿小便不通,肚痛。

诸葛解甲风

【方源】　《内经拾遗方论》卷三引《医家必用》。

【组成】　麻黄(去根节)240克,绿豆(连皮)300克。

【用法】　上药研为细散,用无根水半茶钟调服。量强弱加减,壮者4.5克,次者3克,10岁以下用1.5克。不用被盖,其汗立出。

【功用】　发汗。

【主治】　①《内经拾遗方论》:夏月感冒。②《良朋汇集》:瘟疫。

难产散

【方源】　《慎斋遗书》卷十。

【组成】　鱼胶(炒成珠)15克,穿山甲(用背脊者,炒成珠)6克。

【用法】　上药研为末,滚酒送下。

【主治】　难产。

难产夺命丹

【方源】　《医林绳墨大全》卷九。

【组成】　好鱼鳔不拘多少(用香油灯火上众手捻烧,令焦色存性,碾成细末,取3克),麝香(研入末内)0.1克。

【用法】　上药拌匀。再以蜡调服,自然易产;如再迟阻,少顷刻一服,即效。

【主治】　难产坠下,服药犹迟者。

能消丸

【方源】　《圣济总录》一四一。

【组成】　威灵仙(净洗,麸炒)、蝉蜕(净洗去土足,焙干)各30克。

【用法】　上药研为末,醋面糊丸,如梧桐子大。每次20～30丸,米饮送下。

【主治】　痔。

桑仁粥

【方源】　《药粥疗法》引《粥谱》。

【组成】　桑椹20～30克(鲜者30～60克)、糯米2两(或加冰糖少许)。

【用法】　先将桑椹浸泡片刻,洗净后与米同入砂锅内煮粥,粥熟加冰糖稍煮即可。每日2次,空腹食之,5～7天为1个疗程。

【功用】　补肝滋肾,养血明目。

【主治】　肝肾血虚,头晕目眩,视力减退,耳鸣腰酸,须发早白及肠燥便干。

【宜忌】　煮粥忌用铁锅,以砂锅为好;桑椹以紫者为佳,红者次之,青者不可用;平素大便稀溏或泄泻者不宜服。

【方论】　桑椹味甘性寒无毒,入肝肾经,有滋补肝肾,养血明目作用。用于头晕目暗,失眠贫血,腰膝酸软,须发早白及老人便秘。

【实验研究】　据近代研究,桑椹含糖、鞣酸、苹果酸及维生素 B_1、维生素 B_2、维生素 C、维生素 A、维生素 D 和胡萝卜素。桑椹油的脂肪酸主要由亚油酸、油酸和少量硬脂酸组成。药理学实验认为,桑椹在胃中能补胃液的缺乏,以增强胃的消化能力;入肠能刺激肠黏膜,增加肠蠕动,使肠液分泌增加。

桑皮豆

【方源】　《鸡峰普济方》卷十九。

【组成】　赤小豆 300 克,桑白皮 60 克。

【用法】　上以水同煮至软烂,去桑白皮,只服吃赤小豆,未已再服。

【主治】　水肿,小便不利,疾轻者。

桑耳丸

【方源】　《外台秘要》卷八引《范汪方》。

【组成】　桑耳 60 克,巴豆(去皮)30 克。

【用法】　上捣和,以枣肉为丸,如麻子大。每次 1 丸,不下,服 2 丸。病下即止。

【主治】　留饮宿食。

【宜忌】　忌野猪肉、芦笋。

桑耳散

【方源】　《圣济总录》卷一五二。

【组成】　桑耳(锉碎)60 克,鹿茸(酒浸,炙,去毛)30 克。

【用法】　上药研为散。每次 6 克,温酒或米饮调下,空腹、日晚各 1 次。

【主治】　妇人漏下赤白,日久不止。

桑枝汤(1)

【方源】　《圣济总录》卷一三六。

【组成】　桑枝(切)、槐枝(切)各 100 克。

【用法】　水煎,去渣淋洗。

【主治】　风毒攻肌肉,皮肤浮肿,或在脚,或

在手。

桑枝汤(2)

【方源】　《普济方》卷三〇一。

【组成】　桑枝(锉)2 握,葱 2 握。

【用法】　水煎,去渣,稍热浴疮上。

【主治】　阴疮。

桑枝煎

【方源】　《太平圣惠方》卷二十四。

【组成】　桑枝(锉)5000 克,益母草(锉)1500 克。

【用法】　慢火水煎,滤去渣,入小铛内,熬为膏。每次 15 克,夜卧时以温酒调服。

【主治】　紫癜风。

桑根散

【方源】　《普济方》卷三〇八引《十便良方》。

【组成】　蒜(细,切)、桑根白皮(取汁)。

【用法】　将蒜细研,用桑根白皮汁调和。涂于咬伤处。

【主治】　蜈蚣咬伤。

桑脂散

【方源】　《普济方》卷三〇〇。

【组成】　桑条(嫩枝)、鹅脂。

【用法】　上将桑条于铁上烧灰,收贮待用。用时以鹅脂调敷患处。

【主治】　口吻疮。

桑消煎

【方源】　《仙拈集》卷二。

【组成】　皮消 18 克,桑皮 3 克。

【用法】　水煎。冷定洗眼,1 日数次。

【主治】　火眼,并老年红花眼。

桑椹酒

【方源】　《本草纲目》卷三十六。

【组成】　桑心皮(切)、桑椹。

【用法】　水煮桑心皮取汁,入桑椹再煮,以糯米酿酒饮。

【主治】　水肿胀满。

桑椹膏

【方源】《慎斋遗书》卷七。

【组成】桑椹不拘多少(取汁)、苍术。

【用法】取桑椹汁,入苍术共熬,去渣成膏。

【主治】骨蒸。

【加减】肾气虚,加枸杞子(研末)120克;肺气虚,加人参30克。

桑白皮汤

【方源】《圣济总录》卷八十二。

【组成】桑白皮(东引者,切)90克,吴茱萸根(东引者,锉,切)45克。

【用法】酒煮,空腹分2次温服。

【主治】肾热,四肢肿满拘急。

桑白皮饮

【方源】《养老奉亲书》。

【组成】桑白皮(切)120克,青粱米(研)120克。

【用法】以桑汁煮作饮,空腹渐食,常服尤佳。

【主治】老人水气,面目手足浮肿,腹胀气急。

桑螵蛸散

【方源】《奇效良方》卷三十四。

【组成】桑螵蛸(微炒)30克,韭子(微炒)60克。

【用法】上药研为细散。每次6克,空腹温酒调下,晚食前再服。

【主治】虚劳梦泄。

桑叶掩耳方

【方源】《圣济总录》卷一一五。

【组成】桑叶1握,盐1撮。

【用法】以桑叶裹盐,炙令热,掩耳上,冷即易之。

【主治】蜈蚣入耳。

通天散

【方源】《杏苑生春》卷八。

【组成】大黄、独生皂角(俱生)各30克。

【用法】上药研为细散。每次6克,临卧时以冷酒调下。

【主治】大风疾,遍身瘾疹瘙痒,麻木在下者。

通气散

【方源】《妇人良方大全》卷十二。

【组成】补骨脂不拘多少(瓦上炒令香熟)。

【用法】上药研为末。空腹先嚼胡桃肉半个,再服药6克,温酒调下。

【主治】①《妇人良方大全》:妊娠腰痛,状不可忍。

②《景岳全书》:妇人肾虚腰痛。

通心饮

【方源】《奇效良方》卷三十五。

【组成】木通、连翘各等份。

【用法】上药研为细散。每次3～6克,用麦门冬或灯心煎汤调下,不拘时候。

【主治】心经有热,唇焦面赤,小便不通。

通水丹

【方源】《疡医大全》卷二十四。

【组成】芫花不拘多少(拣净,晒干)。

【用法】上为极细末,瓷瓶收贮。每用1.5克,将大枣2～3枚去核,夹药在内,空腹嚼下,冷茶过口。

【主治】下部诸疮,鱼口便毒,横痃腹痛,小便淋沥等,初起人壮气实者。

通仙散

【方源】《本草纲目》卷二十二引《多能鄙事》。

【组成】荞麦面9克,大黄7.5克。

【用法】上药研为末。临卧酒调服。

【主治】男子积聚,女子败血。

通圣散(1)

【方源】《杨氏家藏方》卷十一。

【组成】乌贼鱼骨6克,铜青3克。

【用法】上药研为细散。每用3克,热汤泡洗,如冷再烫令热,更洗1次。

【主治】妇人血风眼。

通圣散(2)

【方源】《普济方》卷二四九引《卫生家宝》。

【组成】　桃仁(去皮尖)180 克,白硇砂(去砂石,研)45 克。

【用法】　上生为末。每次 3 克,煎生葱酒调下。

【主治】　小肠气,痛不可忍。

通耳法

【方源】　《奇效良方》卷五十八。

【组成】　磁石(用紧者)如豆大 1 块,穿山甲(烧存性,为末)1 个。

【用法】　上用新绵包裹,塞所患耳内,口中衔少许生铁,觉耳中如风雨声即愈。

【主治】　耳聋日久,不闻声响。

通关丸

【方源】　《外科十三方考》。

【组成】　甘遂、丑牛各等份。

【用法】　上药研为末,水为丸。每服 3 克,甜酒送下。

【主治】　凡气积、食积、痰积、水积,老人风秘,寒火结胸,肚腹胀满,大便闭结,用消、黄下之不通者。

通关散(1)

【方源】　《丹溪心法附余》卷一。

【组成】　细辛(洗去土叶)、猪牙皂角(去子)各 3 克。

【用法】　上药研为末。每用少许搐鼻,候喷嚏服药。

【主治】　①《丹溪心法附余》:卒中风邪,昏闷不醒,牙关紧闭,汤水不下。

②《笔花医镜》:小儿急惊风。

【方论】　《成方便读》:此亦治中风闭证之一法也。凡邪气骤加,正气被遏,经隧不通,肢厥脉绝,此时不特药力所不能达,且亦不能进,唯有取嚏一法,先开其关,使肺气一通,则诸脏之气皆通,然后方可用药施治。二味皆辛散之品,俱能开窍,均可上行,合之为散,以搐鼻中,一取嚏而关即通也。

通关散(2)

【方源】　《本草纲目》卷十七引《篋中秘宝方》。

【组成】　生乌头、青矾各等份。

【用法】　上药研为末。每用 1 克,搐入鼻内。取涕吐涎。

【主治】　口眼㖞斜。

通关散(3)

【方源】　《医方类聚》卷一三六引《施圆端效方》。

【组成】　白矾、沧盐各 7.5 克。

【用法】　上药研为细散。用纸圈围脐周,抄药在内,滴水药上,少时小便自行。

【主治】　小便不通。

通关散(4)

【方源】　《普济方》卷四十六引《卫生宝鉴》。

【组成】　半夏(为末)9 克,百草霜少许。

【用法】　用纸 1 条,入上药 1.5 克,作纸捻子,焙极干。每用药时,先含水一口,将纸捻子点着鼻中搐之,如有涎,即吐去,再含水再搐,如此用 3 次见效。

【主治】　八般头风。

通关散(5)

【方源】　《小儿卫生总微论方》卷一。

【组成】　乳汁 60 克,葱白 6 克。

【用法】　同煎,灌服。

【主治】　初生儿不饮乳及不小便。

通关散(6)

【方源】　《医部全录》卷四三二。

【组成】　天南星(泡)、石菖蒲各等份。

【用法】　上药研为末。以猪胆汁调下。即能言语。

【主治】　小儿惊风已退,但声嘶无音者。

通关散(7)

【方源】　《喉科紫珍集》卷下。

【组成】　牙皂(瓦上焙存性)30 克,川芎 15 克。

【用法】　上药研为细散。吹入鼻中,或喉口等症,脓成胀痛而畏刀针者,候熟用此吹鼻,其脓自出。

【主治】　一切喉风,口噤不开,痰逆不知人事,或喉症已成脓,怕刀针者。

通关膏

【方源】　《圣济总录》卷一三八。

【组成】　乳香、轻粉各等份。

【用法】　上药研为末。津唾调涂肿处,外用纸贴护。

【主治】　疮疖痈疽等无头者。

通壳丹

【方源】　《吴氏医方类编》卷二。

【组成】　生半夏1个,葱头如指大1块。

【用法】　上捣烂。以夏布裹,塞鼻,左患塞右,右患塞左,半炷香为度。

【主治】　怀孕而内吹,或小儿食乳而外吹,或勒乳而结,或欲断乳而太急,致成乳症,初觉疼痛者。

通声丸

【方源】　《鸡峰普济方》卷十一。

【组成】　肉桂、苦杏仁各等份。

【用法】　上药研为细散,炼蜜为丸,如樱桃大。每次1丸,新绵裹含化,稍稍咽津,不拘时候。

【功用】　温肺顺气,通畅音声。

【主治】　肺伤风冷,气不通流,咳嗽失声,语音不出。

通肠丸

【方源】　《鸡峰普济方》卷十三。

【组成】　厚朴(去皮,生姜汁和膏,焙干,为细末)、猪胰各等份。

【用法】　上用猪胰同和成膏,丸如梧桐子大。每次30丸,生姜水送下,汤亦得。

【主治】　大肠干结不通。

通肠饮

【方源】　《鲁府禁方》卷二。

【组成】　皮消(提过,净者)1.5克,葱白(连须)5枝(捣烂,加蜜少许)。

【用法】　用黄酒调饮。

【主治】　大便不通。

通灵散

【方源】　《仙拈集》卷二。

【组成】　山羊粪7个(烧烟尽,闷熄),头发1团(烧存性)。

【用法】　上药研为末,烧酒送下,不论远年近日,永不再发。

【主治】　心胃痛。

通顶散

【方源】　《太平圣惠方》卷四十。

【组成】　硝石10克,滑石10克。

【用法】　上药于铫子内同炒令黄色,候冷,细研为末。每用少许,吹入鼻中。

【主治】　偏头痛。

通经丸

【方源】　年氏《集验良方》卷五。

【组成】　黑牵牛、神曲各等份。

【用法】　上药研为细散,面为丸,如梧桐子大。每次6克,空心好黄酒送下。

【主治】　妇人干血经闭。

通草散(1)

【方源】　《医心方》卷二十五引《产经》。

【组成】　通草30克,细辛30克。

【用法】　上药研为末。展绵如枣核,取药如小豆,着绵头纳鼻中,1日2次。

【主治】　少小鼻息肉。

通草散(2)

【方源】　方出《备急千金要方》卷二,名见《外台秘要》卷三十四。

【组成】　通草、石钟乳各等份。

【用法】　上药研为末。每次3克,粥饮送下,1日3次。

【功用】　《外台秘要》:下乳汁。

【主治】　妇人无乳汁。

通便条

【方源】　《外伤科学》。

【组成】　细辛、皂角各等份。

【用法】　上药研为细散,煮蜂蜜至滴水成珠时和药末(30%),做成小指大药条,作栓药用。

【功用】　行气通便。

【主治】　老人粪便性肠梗阻及蛔虫性肠梗阻。

通神散（1）

【方源】　方出《太平圣惠方》卷三十七,名见《圣济总录》卷七十。

【组成】　乱发灰15克,伏龙肝30克。

【用法】　上药研为细散,每次9克,以新汲水调下。

【主治】　鼻出血日夜不止,面无颜色,昏闷。

通神散（2）

【方源】　《太平圣惠方》卷八十三。

【组成】　乱发(烧灰)30克,肉桂30克。

【用法】　上药研为末。每次1.5克,以温酒调下,不拘时候。

【主治】　小儿中风,失音不语,诸药无效。

通神散（3）

【方源】　《圣济总录》卷十八。

【组成】　皂荚树上独生刺(无杈牙者)、大黄(锉)各等份(俱生用)。

【用法】　上药研为细散,每次9克,临卧冷酒调下。候来晨令病人于净地上登溷,当取下黑身赤头虫。次服温补风药,候气完复,再依前法更进,直候无虫,即病根已除,不须服也。

【主治】　大风癞疾,鼻梁未折。

通神散（4）

【方源】　《圣济总录》卷一六九。

【组成】　雄黄(通明者,研,水飞)、麝香(用当门子,为末)各1.5克。

【用法】　上药研为细散,只作1剂。1岁儿作3服,温酒调下。

【主治】　小儿疮痘,蓄伏黑陷。

通神散（5）

【方源】　《幼幼新书》卷三十引《聚宝方》。

【组成】　石燕子(先为细末,再研)1枚,石韦15克。

【用法】　上药研为细散。每次0.5克,煎三叶酸浆草汤调下。

【主治】　①《幼幼新书》引《聚宝方》:小儿五淋。

②《幼幼新书》引《谭氏殊圣》:血淋。

【宜忌】　忌食生冷,油腻。

通窍丸

【方源】　《片玉心书》卷五。

【组成】　磁石(为末)30克,麝香0.15克。

【用法】　磁石锉如枣大,头尖,揉麝香少许于磁石尖上,塞两耳孔。又以锈铁1块,热酒泡过,含口中。须臾气即通。

【主治】　气闭耳暴聋。

通膈丸

【方源】　《御药院方》卷三。

【组成】　槟榔90克,枳实(麸炒)120克。

【用法】　上药研为细散,炼蜜为丸,如梧桐子大。每次30～50丸,食后生姜汤送下,温水亦得。

【主治】　胸中气痞不通,水饮停滞。

通经秘方

【方源】　《古今医鉴》卷十一。

【组成】　大船上多年灰条不拘多少(用炭火烧通红,淬入好烧酒内,取出待干)。

【用法】　上药研为末。每次9克。第1次空腹好酒调下;第2次红花酒调下;第3次大黄酒调下。3次要见红。

【主治】　经闭。

通治三消丸

【方源】　《医钞类编》卷八。

【组成】　黄连不拘多少、冬瓜(切,肉研自然汁)。

【用法】　上和成饼,阴干,再为末,又用汁浸和,加至7次,仍用汁为丸。大麦煎汤入汁送下。

【主治】　消渴。

【方论】　黄连苦入心,寒泻火;冬瓜甘益脾,寒泄热。

通脉化痰饮

【方源】　《古方汇精》卷一。

【组成】　童便30毫升,姜汁10毫升。

【用法】　和匀,温服。

【主治】　中风暑毒,一切恶毒,干霍乱卒暴之症。

【方论】　童便降火为君,姜汁开痰下气为佐。

通津救命至灵丹

【方源】　《卫生鸿宝》卷五。

十一画

理中散

【方源】　《外台秘要》卷六引《必效方》。

【组成】　干姜60克,山茱萸60克。

【用法】　上药研为散。每次3克,温酒下,1日3次,勿冷服之。常醋水愈。

【主治】　食后吐酸水,食羹粥酪剧。

梧桐酒

【方源】　《仙拈集》卷三引《要览》。

【组成】　臭梧桐(春、夏取头,秋、冬取根)3个。

【用法】　上捣烂绞汁,兑陈酒热服。取汗为度。

【主治】　内外一切乳毒。

梅花丸

【方源】　《普济方》卷三九八。

【组成】　白石脂(煅)、干姜(炮)各等份。

【用法】　上药研为末,面糊为丸,如小豆大。每次30丸,米汤送下。

【主治】　小儿泄痢不定,肚疼霍乱。

梅花汤

【方源】　《三因极一病证方论》卷十。

【组成】　糯谷(旋炒作爆蓬)、桑根白皮(厚者,切细)各等份。

【用法】　每服30克许,水煎,渴则饮,不拘时候。

【主治】　三消渴利。

梅花熏

【方源】　《眼科锦囊》卷四。

【组成】　龙眼肉(去核)180克,生牛膝30克(黄酒浸,捣烂)。

【用法】　将龙眼肉煎浓汁冲入牛膝酒内服。半日即产。

【主治】　难产,浆干数日不下。

【组成】　半夏3克,片脑三份。

【用法】　上和匀,实于燃纸中烧之,就鼻内搐之,口含冷水,吐痰涎者再含用之,一次见效。

【主治】　雷头风。

梅柿丸

【方源】　《仙拈集》卷二。

【组成】　乌梅60克,柿饼120克。

【用法】　加水少许,饭上蒸熟,捣烂为丸,如梧桐子大。每次15克,开水送下。

【主治】　便血。

梅茸丸

【方源】　《魏氏家藏方》卷七。

【组成】　麋茸(真好者)、鹿茸(有血者)各等份。

【用法】　上用酥炙,为细末,用煮熟乌梅取肉研令烂,入熟面糊少许和为丸,如梧桐子大。每次100丸,米饮汤送下,1日3次。

【功用】　补阴阳不足。

【主治】　下血不止。

【方论】　大凡男子便血皆是酒色损耗气血之过,若用他药而不治其源,未必能速效,要当先养其气,气固则血自不下,须久服此,或要加附子亦不妨,但不可服黄连等,恐损动脾胃,愈无益矣。

梅砂丸

【方源】　《仙拈集》卷二。

【组成】　霜梅肉1个,硼砂少许。

【用法】　将砂纳梅,含口中。酸水下,毒自解。或为丸如龙眼大,口中噙化更妙。

【主治】　咽喉肿痛。

梅蜜饮

【方源】　《医学入门》卷七。

【组成】　陈白梅、好茶。

【用法】　蜜、水各半煎服。

【主治】　热痢。

【加减】　冷痢，用生梅汁，蜜、水各半煎服，仍将木香、生肉豆蔻为佐。

梅花合剂

【方源】　《中国医药学报》(1987,2:35)。

【组成】　金银花、乌梅各等份。

【用法】　通上药晒干，粉碎，过筛，制成颗粒冲剂，每袋 10 克，含生药 8 克。1 岁病儿每次 3g，1 日 3～6 次，每大 1 岁每次加 1 克。

【主治】　百日咳。

【验案】　百日咳　《中国医药学报》(1987,2:3)：以本方治疗百日咳 300 例，其中男 163 例，女 137 例；年龄 5 岁以下 188 例，6－10 岁 107 例。结果：痊愈者占 89％，有效率为 98％。治疗时间最长 9 天，最短 4 天。

梅疮掺药

【方源】　《疮疡经验全书》卷三。

【组成】　大黄 30 克，信石 9 克。

【用法】　上药研为末，和匀，外用面团包，炭火煨熟，纳药如糕样，再用火炙干，为细末。先用防风、荆芥汤或搽清洗过，然后掺之。黄水出即愈。

【主治】　梅疮。

梅疮搽药

【方源】　《疡医大全》卷三十四。

【组成】　胆矾(15 克，研碎，纸包面裹，煨熟，取研细末)3 克，没药 2.4 克。

【用法】　京墨调搽。

【主治】　杨梅疮。

梅枣噙化丸

【方源】　《疫疹一得》卷下。

【组成】　乌梅 10 枚，黑枣(去核)5 个。

【用法】　共捣如泥，加炼蜜为丸，如弹子大。每用 1 丸，放口噙化。

【主治】　喜唾。

梓朴散

【方源】　《小儿药证直诀》卷下。

【组成】　半夏 3 克，梓州厚朴 30 克。

【用法】　米泔同浸，加火熬干，去厚朴，只将半夏研为细末。每次 1 克，薄荷汤调下，不拘时候。

【功用】　①《普济方》：去涎去风。

②《中国医学大辞典》：化痰通气。

【主治】　小儿吐泻或误服冷药，脾虚生风，因成慢惊。

豉心丸

【方源】　《圣济总录》卷一〇六。

【组成】　豉心 60 克，黄连(去须)90 克。

【用法】　上药研为细散，炼蜜为丸，如梧桐子大。每次 30 丸，食后温水送下。

【主治】　热风目肿。

豉栀汤

【方源】　《圣济总录》卷六十一。

【组成】　豆豉 30 克，栀子 7 枚。

【用法】　上药研为粗末，水煎，去渣顿服。

【主治】　①《圣济总录》：蛤蟆黄。舌上青脉起，昼夜不睡。

②《阎氏小儿方论》：小儿蓄热在中，身热狂躁，昏迷不食。

豉薤汤

【方源】　《外台秘要》卷二引《范汪方》。

【组成】　豆豉 30 克，薤白 9 克。

【用法】　水煎，乘热顿服之。

【主治】　伤寒暴下，及滞利腹痛。

菴闾子丸

【方源】　方出《太平圣惠方》卷八十一，名见《普济方》卷三五一。

【组成】　菴闾子 15 克，桃仁(汤浸，去皮尖双仁，麸炒微黄)15 克。

【用法】　上药研为末，炼蜜为丸，如梧桐子大。每次 20 丸，以热酒送下，不拘时候。

【主治】　产后恶血攻刺，小腹疼痛。

菖附散

【方源】　《幼科释谜》卷六。

【组成】　炮附子、石菖蒲各等份。

【用法】　上药研为末。绵裹塞耳。

【主治】　小儿耳疼痛。

菖蒲丸(1)

【方源】　《太平圣惠方》卷五十九。

【组成】　石菖蒲90克,干姜(炮裂,锉)45克。

【用法】　上药研为末,用粳米饭为丸,如梧桐子大。每次30丸,以粥饮送下。

【主治】　水谷痢,及冷气腹肚虚鸣。

菖蒲丸(2)

【方源】　《圣济总录》卷一八六。

【组成】　石菖蒲(切,焙)、苍术(锉)各等份。

【用法】　上药用米泔浸3宿,控干,再用酒浸1宿,焙,为末,炼蜜为丸,如梧桐子大。每次20~40丸,空腹盐汤送下,1日3次。

【功用】　补元气,强力益志。

菖蒲丸(3)

【方源】　《圣济总录》卷一八五。

【组成】　石菖蒲500克,黑豆(分1/2铺甑中,次安菖蒲,即将1/2豆铺复,炊之良久,将釜水仍洒甑中,俟过熟,去豆取菖蒲用)3000克。

【用法】　取菖蒲薄切,焙干,为末,水浸炊饼为丸,如梧桐子大。每次30丸,空心温酒或盐汤任下,稍加丸数。

【功用】　延年益寿,补益精气,壮腰脚,和荣卫。

【主治】　脏真衰惫,面色萎黄,牙齿疏落,眼目昏暗,腰脚酸痛,四肢困乏,口苦舌干。

菖蒲酒

【方源】　方出《太平圣惠方》卷九十五,名见《古今医统大全》卷八十七。

【组成】　石菖蒲(细锉,蒸熟)1000克,苍术(去皮,细锉)1000克。

【用法】　上药都入绢袋盛,用清酒5000毫升,入不津瓮中盛,密封。春、冬14日,秋、夏7日,取

开。每温饮50毫升,1日3次。

【功用】　不老强健,面色光泽。通血脉,调荣卫,耳目聪明,行及奔马,延年益寿。

【主治】　风痹,骨立萎黄。

菖蒲散(1)

【方源】　《外台秘要》卷二十二引《备急方》。

【组成】　石菖蒲60克,附子(炮)60克。

【用法】　上药研为末。以苦酒为丸,如枣核大。绵裹,卧即塞耳中,每夜1次。10日有黄水出便愈。

【主治】　①《外台秘要》引《备急方》:耳聋。
②《普济方》:卒痛不闻。

菖蒲散(2)

【方源】　《医心方》卷二十五引《产经》。

【组成】　石菖蒲、乌头(炮)各1.2克。

【用法】　上药研为散。以绵裹,纳耳中,1日2次。

【主治】　①《医心方》引《产经》:小儿耳自鸣,日夜不止。
②《普济方》:风聋积久。

菖蒲散(3)

【方源】　《全生指迷方》卷三。

【组成】　石菖蒲30克,麝香(研)3克。

【用法】　上药研为细散。每次6克,酒调下,或饮调下亦得。

【主治】　阴阳相并,或阴气并阳,阳气并阴,令人九窍闭塞,状类尸厥。

菖蒲散(4)

【方源】　《普济方》卷五十三引《经验良方》。

【组成】　石菖蒲300克,苍术(生者治净)150克。

【用法】　上药锉成块子,置于瓶内。用米泔浸7日取出,去苍术不用,只将石菖蒲于甑上蒸,取出焙干,捣为细末。每次6克,粳米饮调下,1日3次服。或将蒸熟者,作指面大块子,食后置口中,时时嚼动,咽津亦可。

【主治】　耳聋。

菖蒲散(5)

【方源】　《卫生宝鉴》卷十。

【组成】　石菖蒲 30 克,附子(炮,去皮脐)15 克。

【用法】　上药研为末。每用少许,油调滴耳中。

【主治】　耳中痛。

菖蒲根丸

【方源】　《外台秘要》卷二十二引《备急方》。

【组成】　石菖蒲 9 克,巴豆(去皮心)1 粒。

【用法】　上药研为末,分作 7 丸,绵裹,卧即塞耳中,夜易之。10 日立愈,黄汁出立愈。

【主治】　耳聋。

萝卜茶

【方源】　《医门八法》卷二。

【组成】　辣萝卜 120 克。

【用法】　上切细丝,盛碗内放壶口上熏热,白糖 30 克为引,开水冲服。

【主治】　肺热,为风寒所束,咽痛干嗽者。

萝卜菜

【方源】　《寿亲养老新书》卷二。

【组成】　生萝卜(稍大圆实者)20 枚(留上青叶及下根)。

【用法】　用瓷瓶取井水,煮令十分烂熟,加姜米、淡醋空腹任意食之。用银器重汤煮尤佳。

【主治】　酒疾下血,旬日不止。

萝苏散

【方源】　方出《太平圣惠方》卷五十三,名见《普济方》卷一八〇。

【组成】　萝卜子(炒令黄)90 克,紫苏子(微炒)180 克。

【用法】　上药研为细散。每次 6 克,煎桑根白皮汤调下,1 日 3~4 次。

【主治】　消渴后变成水气。

萝附煎

【方源】　《鸡峰普济方》卷十二。

【组成】　好附子(为细末),萝卜 1 个。

【用法】　上药先将萝卜剜作瓮子,次将附子末填在内,却用圆切盖子盖之,用竹签子签定,湿纸裹,灰火中煨熟,取附子末出,用刮下萝卜内有附末稀软萝卜和为丸。每次 30 丸,米饮送下。

【主治】　腹胀有冷,里急或秘。

菌毒灵

【方源】　《中西医结合眼科》(1992,2:85)。

【组成】　麝香、鱼腥草。

【用法】　上药制成无色透明眼药水,每日 8~12 次点服,重者用菌毒灵注射液 0.5 毫升作患眼球结膜下注射,每日 1~3 次,除局部碘灼、扩瞳外,不用抗病毒药,可以辅用维生素 A、维生素 C、维生素 E 口服。

【主治】　单疱病毒性角膜炎。

【验案】　单疱病毒性角膜炎　《中西医结合眼科》(1992,2:85):以本方治疗单疱病毒性角膜炎 289 例 305 只眼,男性 172 例,女 117 例;年龄最小 5 岁,最大 66 岁;上皮型 90 例,浅实质型 113 例,深实质型 86 例。结果:治愈 216 只眼,占 70.8%;显效 34 只眼,占 11.2%;好转 33 只眼,占 10.8%;无效 22 只眼,占 7.2%;总有效率达 92.8%。

葳蕤汤

【方源】　《证因方论集要》卷二。

【组成】　葳蕤 30 克,茯苓 9 克。

【用法】　水煎服。

【主治】　湿温伤人,久久不已,发热身痛。

【方论】　葳蕤甘平,不寒不燥,可代人参,但性缓耳。去风热湿温,退蒸解热,佐以茯苓,友热身痛俱得痊矣。

草薢散

【方源】　《普济方》卷四十一引《护命方》。

【组成】　草薢(用水浸少时漉出,用盐 15 克相和,锅内炒干,去盐不用)30 克,川芎 7.5 克。

【用法】　上药研为细散。每次 9 克,水煎,和滓空腹服。

【主治】　小便频数,不计度数,临小便时疼痛不可胜忍。

菟丝子丸(1)

【方源】　方出《证类本草》卷六引《经验后方》,名见《圣济总录》卷一八六。

【异名】　二妙丸(《普济方》卷二二一引《十便良方》)。

【组成】　菟丝子、牛膝各 30 克。

【用法】　于银石器内,好酒渍之,经 5 日,控干,焙燥,为末,将原浸酒煮面糊为丸,如梧桐子大。每次 30 丸,空心、食前酒送下。

【功用】　壮真元。

【主治】　腰膝积冷,酸痛或痪麻无力。

菟丝子丸(2)

【方源】　《扁鹊心书·神方》。

【组成】　菟丝子(淘净,酒煮,捣成饼,焙干)500 克,附子(制)120 克。

【用法】　上药研为末,酒糊为丸,如梧桐子大。每次 50 丸,酒送下。

【功用】　补肾气,壮阳道,助精神,轻腰脚。

菟丝子酊

【方源】　《中医皮肤病学简编》。

【组成】　新鲜菟丝子 93 克。

【用法】　将上药浸于酒精内,一二日后过滤,用酊外涂。

【主治】　白癜风。

菟丝子粥

【方源】　《药粥疗法》。

【组成】　菟丝子 30～60 克(新鲜者可用60～120 克),粳米 60 克。

【用法】　先将菟丝子洗净后捣碎,或用新鲜菟丝子捣烂,加水煎取汁,去清后,入米煮粥,粥将成时加入白糖,稍煮即可。分早、晚 2 次服食。7～10天为 1 个疗程。

【功用】　补肾益精,养肝明目。

【主治】　肝肾不足所致的腰膝酸痛,腿脚软弱无力,阳痿,遗精,早泄,小便频数,尿有余沥,头晕眼花,视物不清,耳鸣耳聋;妇人带下病,习惯性流产。

菊花酒

【方源】　《本草纲目》卷二十五。

【组成】　甘菊花。

【用法】　上药煎汁,同曲米酿酒,或加生地黄、当归、枸杞子诸药亦佳。

【功用】　明耳目,去痿痹,消百病。

【主治】　头风。

菊花散

【方源】　《普济方》卷一〇五引《经效济世方》。

【组成】　菊花、川芎各等份。

【用法】　上药研为细散。每次 6 克,食后、临卧茶清调下。

【主治】　风毒上攻,头晕。

菩提露

【方源】　《医宗金鉴》卷六十九。

【组成】　熊胆 3 克,冰片 1 克。

【用法】　凉水调化开,搽于患处。

【主治】　脏毒坚痛,积热红肿。

营实散

【方源】　《圣济总录》卷一一一。

【组成】　营实(取黄肉,其焦壳不用) 120 克。

【用法】　上药研为末,取猪肝薄切,药夹于中,令相著,缓火炙肝熟,为散。每次 6 克,临卧陈米饮调下。

【主治】　目生翳膜,久不愈者。

黄牛散

【方源】　《类编朱氏集验方》卷五。

【组成】　大黄 30 克,牵牛子 60 克。

【用法】　上药研为末。每次 6 克,蜜水调下;用皂角膏为丸亦可。

【主治】　肺热,脉滑大,气急喘满。

黄乌丸

【方源】　《普济方》卷四十六。

【组成】　硫黄(生用)18 克,乌药 12 克。

【用法】　上药研为细散,宿蒸饼为丸,如梧桐子大。每次 3～5 丸,食后茶清送下。

【主治】　头风不时发作。

黄丹散

【方源】　《普济方》卷二七七。

【组成】　白矾(飞过)6 克,黄丹(炒紫色)9 克。

【用法】　上药研为细散。涂患处;如干,油调。

【主治】 驴马汗入疮。

黄丹膏

【方源】 《普济方》卷二九九。

【组成】 黄丹 120 克,蜜 30 克。

【用法】 上药熬成膏。涂口内。

【主治】 口疮。

黄甘丸

【方源】 《圣济总录》卷一八五。

【组成】 黄柏(去粗皮)、甘草各等份。

【用法】 上并生为末,炼蜜为丸,如梧桐子大。每次 20 丸,空腹夜卧温热水或麦冬汤送下。

【主治】 因多饮,积热自戕,致梦泄。

黄石膏

【方源】 《卫生宝鉴》卷十三。

【组成】 黄丹、滑石各等份。

【用法】 上药研为细散。敷之。

【主治】 金疮深者。

黄龙散(1)

【方源】 《外科大成》卷四。

【组成】 白矾 21 克,松香 9 克。

【用法】 上药研为末。敷三时则口合。

【主治】 缺唇,自刎血流如注者。

黄龙散(2)

【方源】 《麻科活人全书》卷四。

【组成】 牡黄牛屎尖(煅)12 克,冰片 1 克。

【用法】 上药研为末。以鹅管吹患处。

【主治】 牙疳。

黄白丹

【方源】 《古今医鉴》卷七。

【组成】 黄丹 30 克,白矾 30 克。

【用法】 用砖 1 块,凿一窝可容 60 克许,置丹在下,矾在上,用木炭煅,为末,以不经水猪心血为丸,如绿豆大。每次 30 丸,陈皮汤送下。

【主治】 五癫五痫。

黄白散(1)

【方源】 《医方类聚》卷一六四引《吴氏集验方》。

【组成】 白矾(飞)6 克,黄丹(炒紫色)9 克。

【用法】 上药研为末。涂患处;如干,油调。

【功用】 解驴涎马汗中毒物。

黄白散(2)

【方源】 《普济方》卷三九七。

【组成】 大黄、白术各 9 克。

【用法】 上药研为末。每次 1.5 克,水煎,空腹服。

【主治】 小儿脾虚热,大小便出黄沫如蟹吐沫者,良久即青。

黄白散(3)

【方源】 《古今医鉴》卷十五。

【组成】 黄柏 30 克,轻粉 9 克。

【用法】 上药研为末。用猪胆汁调涂,湿则干掺。

【主治】 臁疮湿毒及遍身热疮。

黄白散(4)

【方源】 《万病回春》卷八。

【组成】 榆树根白皮(为细末)30 克,黄丹 6 克。

【用法】 上药搅匀。看疮大小,用井花水调匀敷患处;若干,再以凉水敷之。

【主治】 汤火伤。

【备考】 牲畜火伤,照患处涂之;须臾流水出可治;不流水,是烧得太重,不可治也。然人被烧亦同此断。

黄白散(5)

【方源】 《外科大成》卷四。

【组成】 大黄、白芷各 30 克。

【用法】 水煎浓汁,揉洗伤处,以痒至痛、痛至痒、瘀散见红为度,拭干贴药。

【主治】 杖疮。

黄瓜丸

【方源】 《太平圣惠方》卷三十。

【组成】 熟黄瓜 1 枚,黄连(末)60 克。

【用法】 以熟黄瓜头上取破,去瓤,纳黄连末,却以纸封口,用大麦面裹,文火烧,令面黄熟为度,去面为丸,如梧桐子大。每次 20 丸,食后以温水送下。

【主治】 骨蒸劳热,皮肤干燥,心神烦热,口干,小便赤黄。

黄瓜霜

【方源】 《急救经验良方》。

【组成】 焰硝 24 克,白矾 6 克。

【用法】 将大黄瓜瓤取出,纳硝、矾于内,悬风处,俟霜出刮下,加冰片少许,为细末。用时吹患处。

【主治】 喉证。

【宜忌】 吹药时不可又服别药。

黄皮散

【方源】 《永乐大典》卷一〇三七引《全婴方》。

【组成】 黄皮、栀子各等份。

【用法】 上药研为末。雪水调涂。

【主治】 小儿遍身火瘅及赤游。

黄芽丸

【方源】 《景岳全书》卷五十一。

【组成】 人参 60 克,焦干姜 9 克。

【用法】 炼蜜为丸,如芡实大。常嚼服之。

【主治】 脾胃虚寒,或饮食不化,或时多胀满泄泻,吞酸呕吐。

黄芷汤

【方源】 《古今医鉴》卷十五。

【组成】 大黄、白芷各 15 克。

【用法】 水煎,露 1 宿,次早空腹温服。至午后肚痛,未成者自消;已成未穿者,脓血从大便中出。

【主治】 鱼口疮。

黄芩汤(1)

【方源】 《宣明论方》卷十一。

【组成】 白术、黄芩各等份。

【用法】 上药研为末。每次 9 克,加当归 3 克,水煎,稍温服。

【主治】 妇人孕胎不安。

黄芩汤(2)

【方源】 《圣济总录》卷七十七。

【组成】 黄芩(去黑心)、黄连(去须,炒)各 15 克。

【用法】 上锉细。水煎,去渣,空腹、日晚乘热服。

【主治】 蛊毒痢。如鹅鸭肝,腹痛不可忍。

黄芩汤(3)

【方源】 《普济方》卷六十三。

【组成】 黄芩、荜茇各等份。

【用法】 上药研为末。煎汤漱口。

【主治】 咽喉肿痛,口疮。

黄芩汤(4)

【方源】 《古今医彻》卷四。

【组成】 黄芩、香附(便制)各等份。

【用法】 上药研为末。每次 6 克,以水调下。

【主治】 子悬。

黄芩散(1)

【方源】 《圣济总录》卷一七〇。

【组成】 黄芩(去黑心)、人参各 7.5 克。

【用法】 上药研为散。每次 1 克,以竹叶汤调下,不拘时候。

【主治】 小儿心热,惊啼。

黄芩散(2)

【方源】 《幼幼新书》卷十六引丘松年方。

【组成】 黄芩不拘多少(用童子小便浸 3 日,取出锉碎,焙干)。

【用法】 上药研为细散。每次 1.5 克,乳食后以开水少许调下。

【主治】 小儿咳嗽。

黄芩散(3)

【方源】 《杨氏家藏方》卷十六。

【组成】 黄芩(新瓦焙干)、麦冬(去心)各 15 克。

【用法】 上药研为散。每次 9 克,水煎,去渣温服,不拘时候。

【主治】　产后血渴,饮水不止。

黄芩散(4)

【方源】　《普济方》卷七十二引《卫生家宝》。

【组成】　黄芩30克,淡豆豉(研)90克。

【用法】　上药研为末。每次9克,用熟猪肝裹药同吃,温汤送下,不拘时候,1日3次。

【主治】　小儿肝热,眼生障晕,不能视物。

【宜忌】　忌酒、面。

黄芦散

【方源】　《普济方》卷三八六。

【组成】　黄连(去须,炒)、芦根。

【用法】　水煎服。

【主治】　小儿热渴不止。

黄连丸(1)

【方源】　方出《肘后备急方》卷二,名见《外台秘要》卷二。

【组成】　黄连50克,乌梅(炙燥)20枚。

【用法】　上药研为末,蜡如棋子大,蜜50克,合于微火上令可丸,为丸如梧桐子大。每次2丸,1日3次。

【主治】　①《肘后备急方》:下痢不能食。
②《外台秘要》:天行痢脓血,下部生䘌。

黄连丸(2)

【方源】　《太平圣惠方》卷九十三。

【组成】　黄连(去须,锉,微炒)30克,女萎(微炒)15克。

【用法】　上药研为末,炼蜜为丸,如梧桐子大。每次3丸,以热水化下,1日3次。

【主治】　小儿洞泄,下痢不止。

黄连丸(3)

【方源】　《圣济总录》卷一〇四。

【组成】　黄连(去须)9克(为细末),葳蕤仁(去壳,细研)30枚。

【用法】　上药水和,薄摊瓷盘底,铜盘更佳,覆之以热艾500克,旋以火烧艾,烟熏药上,艾尽为度,刮下为丸,如梧桐子大。每以冷水少许化药1丸,澄清点之。

【主治】　暴赤眼,热泪不止,疼痛隐闷。

黄连丸(4)

【方源】　《圣济总录》卷一七九。

【组成】　黄连(去须)、黄柏(去粗皮,炙)各15克。

【用法】　上药研为末,炼蜜为丸,如麻子大。每次5～7丸,早、晚食前以米饮送下。

【主治】　小儿脱肛。

黄连丸(5)

【方源】　《鸡峰普济方》卷十九。

【组成】　黄连不以多少。

【用法】　上药纳猪肚中,饭上蒸烂,同杵为丸,如梧桐子大。每次30丸,米饮送下。

【主治】　渴。

黄连丸(6)

【方源】　《鸡峰普济方》卷十九。

【组成】　黄连末(以新瓜蒌根汁和作饼子,焙干)。

【用法】　上药研为细散,炼蜜为丸,如梧桐子大。每次30～40丸,熟水送下,不拘时候。

【主治】　酒毒。水毒。渴不止。

黄连丸(7)

【方源】　《证治准绳·幼科》卷八引《庄氏方》。

【组成】　黄连(削,净洗,干碾为末)、大芜荑仁(乳钵研细)各等份。

【用法】　上和匀,糯、粟米相和,煮稀粥为丸,如小绿豆大。3岁每次7～10丸,3岁以上每次15～20丸,空腹以陈米饮送下,1日3次。

【主治】　疳泻,疳痢。

黄连丸(8)

【方源】　《魏氏家藏方》卷七。

【组成】　黄连(去须)60克,生姜(并锉作骰子块)120克。

【用法】　上同炒香熟,去生姜,只用黄连,醋煮面糊为丸,如梧桐子大。每次30丸,食前以乌梅汤送下。

【主治】　大便下血。

黄连丸(9)

【方源】 《魏氏家藏方》卷七。

【组成】 黄芪(蜜炙)、黄连(去须)各等份。

【用法】 上药研为细散,面糊为丸,如梧桐子大。每次 30 丸,食前以米饮送下。

【主治】 肠风泻血。

黄连丸(10)

【方源】 《摄生众妙方》卷五。

【组成】 阿胶(炒成珠)、黄连末。

【用法】 阿胶以水熬成膏,调黄连末为丸。米饮送下。

【主治】 痢疾。

黄连汤(1)

【方源】 方出《外台秘要》卷二十五引《张文仲方》,名见《圣济总录》卷七十五。

【组成】 黄连(去毛)、厚朴各 90 克。

【用法】 水煎,顿服。

【主治】 ①《外台秘要》引《张文仲方》:仲夏热多,令人发水谷痢,肠中鸣转,一泻五六升水。

②《圣济总录》:白滞痢久不愈。

黄连汤(2)

【方源】 《外台秘要》卷三十八。

【组成】 黄连(碎)30 克,白粱米 100 克。

【用法】 水煎服。

【主治】 乳石发动,已经快利,热尚不退,兼痢不断。

黄连汤(3)

【方源】 方出《太平圣惠方》卷三十二,名见《普济方》卷八十二。

【组成】 黄连(去须,捶碎)60 克,淡竹叶 50 片。

【用法】 加大枣 5 枚,水煎,去渣,分 4 次食后温服。

【主治】 眼生赤脉胬肉,急痛不开,如芥子在眼。

黄连汤(4)

【方源】 《万氏家传广嗣纪要》卷十三。

【组成】 黄连 9 克,甘草 3 克。

【用法】 浓煎,令母呷之。

【主治】 妊妇儿在腹中哭。

黄连饮

【方源】 《圣济总录》卷一七九。

【组成】 黄连(去须)30 克,豆豉 200 粒。

【用法】 上将黄连为粗末。每次 1.5 克,入豉 20 粒,水煎,去渣温服,1 日 3 次。

【主治】 小儿心肺热咯血。

黄连粉

【方源】 方出《外台秘要》卷三十二引《古今录验》,名见《医心方》卷四。

【组成】 黄连 60 克,牡蛎 60 克。

【用法】 上药研为细散。以粉疮上,频敷之。

【主治】 男女疱面生疮。

黄连散(1)

【方源】 方出《备急千金要方》卷五,名见《太平圣惠方》卷六十二。

【组成】 黄连、胡粉各等份。

【用法】 以香脂油和,敷之。

【主治】 ①《备急千金要方》:小儿阴肿。

②《太平圣惠方》:卒得瘭疽(一名烂疮)。

黄连散(2)

【方源】 《医心方》卷十一引《令李方》。

【组成】 黄连、甘草各 60 克。

【用法】 上药研为末。每次 3 克,以酒送下,1 日 3 次。

【主治】 下痢一日百起。

黄连散(3)

【方源】 《太平圣惠方》卷三十六。

【组成】 黄连(去须)12 克,干姜(炮裂)6 克。

【用法】 上药研为末。每用少许敷疮上。

【主治】 口吻恶疮。

黄连散(4)

【方源】 方出《太平圣惠方》卷三十六,名见《圣济总录》卷一一五。

【组成】　黄连 15 克,白矾(烧令汁尽)7.5 克。

【用法】　上药研为末。每取少许,绵裹纳耳中。

【主治】　①《太平圣惠方》:耳有恶疮。

②《圣济总录》:耳痛有脓。

黄连散(5)

【方源】　《圣济总录》卷一〇三。

【组成】　黄连(末)3 克,鸡子(去黄取白)1 枚。

【用法】　上先将黄连末研极细。和鸡子白却纳壳中,纸固塞,勿令尘秽入。用时取点眼。

【主治】　目赤肿痛。

黄连散(6)

【方源】　《圣济总录》卷一一五。

【组成】　黄连(去根须)15 克,附子(炮裂,去皮脐)7.5 克。

【用法】　上药研为散。每以少许掺入耳中。

【主治】　聤耳塞耳聋,坚强不得出。

黄连散(7)

【方源】　《圣济总录》卷一二八。

【组成】　黄连(去须)、滑石(碎)各 30 克。

【用法】　上药研为散。先浓煎甘草汤温洗疮了,拭干,烂嚼胡麻子敷之,后干贴此散干,1 日 3 次。

【主治】　一切痈疽,久不愈。

黄连散(8)

【方源】　《御药院方》卷十。

【组成】　黄连 30 克,轻粉 3 克。

【用法】　上药研为细散。入轻粉和匀。疮干燥,生油调涂;有脓汁,干捻在患处,1 日 3 次。

【主治】　①《御药院方》:风热毒气客搏肌肤成疮,痒痛不止。

②《普济方》:疳疮。

黄连散(9)

【方源】　《类编朱氏集验方》卷十一。

【组成】　羯羊胆 1 枚、鹰爪黄连。

【用法】　倾胆汁在盏内,看汁多少,入好麻油如胆汁许,以干竹煎令香熟,入鹰爪黄连细末,调令得所,敷疮上。

【主治】　小儿头上疳疮。

黄连散(10)

【方源】　《疬疡机要》卷下。

【组成】　黄连 150 克,五倍子 30 克。

【用法】　上药研为末。唾津调涂。

【功用】　清热解毒。

【主治】　疬疡。

黄连散(11)

【方源】　《仙拈集》卷一。

【组成】　黄连 30 克,生姜 120 克。

【用法】　捣烂,慢火同炒,待药枯,去姜,取连为细末。每次 6 克,空腹以米饮调下。愈即勿服。

【主治】　脾泻久有热者。

黄连煎

【方源】　《外台秘要》卷二十一引《深师方》。

【组成】　黄连 15 克,大枣(切)1 枚。

【用法】　水煎,去渣,展绵取如麻子注目,日 10 次,夜 2 次。

【功用】　除热。

【主治】　眼赤痛。

黄连膏

【方源】　《圣济总录》卷一〇四。

【组成】　黄连不拘多少(去须,为末,银器内重汤熬成膏)、龙脑少许。

【用法】　上入罐子内,油单封闭令紧,沉于井底着泥处。1 宿取出,点眼。

【主治】　①《圣济总录》暴赤眼。

②《证治准绳·类方》:目中赤脉,如火溜热炙人,及翳膜昏花,视物不明。

黄附丸

【方源】　《普济方》卷三十六引《卫生家宝》。

【组成】　附子(炮,去皮脐)。

【用法】　上药研为末,糊为丸,如梧桐子大,以大黄为衣。每次 10 丸,温水送下。

【主治】　反胃呕吐。

黄矾散

【方源】　《医学心悟》卷四。

【组成】　大黄 30 克,明矾 15 克。

【用法】　上药研为细散。每次 9～12 克,冷水调下。

【主治】　砒信中毒。

黄金汤

【方源】　《辨证录》卷十。

【组成】　大黄 15 克,金银花 250 克。

【用法】　水煎汁 450 毫升,分作 3 次服,1 日服完,必然大泻恶粪,后单用金银花 90 克,连服 10 日全愈。

【主治】　火毒结成、风,头面身体先见红斑,后渐渐皮破流水成疮,以致发眉尽落,遍身腐烂,臭秽不堪。

黄金散(1)

【方源】　《普济方》卷四〇八。

【组成】　白及(研为细末)120 克,黄柏(研为细末)60 克。

【用法】　上同研匀。如有汤火烧烫破疮,用新井花冷水调成膏,敷贴烧破疮上,用兔毛盖之,如尤兔毛,用绒羊毛盖之,第 3 日,用小油润去痂,再敷。不过 3 上效。

【主治】　小儿汤烫火烧破疮。

黄金散(2)

【方源】　《疬疡机要》卷下。

【组成】　滑石、甘草各等份。

【用法】　上药研为末。挑破去水敷之。

【功用】　止痛消毒。

【主治】　天疱疮。

黄金散(3)

【方源】　《古今医统大全》卷八十一。

【组成】　大黄(为末)30 克,海金沙 15 克。

【用法】　用新汲水调涂疮上。

【主治】　天疱疮。

黄金散(4)

【方源】　《丹台玉案》卷四。

【组成】　螺蛳(淘净,养于瓷盆内,俟吐出壳内之泥,晒干)15 克,牛黄 1.5 克。

【用法】　上药研为细散。每次 3 克,烧酒送下。

【主治】　噎膈,汤水不能下。

黄金膏

【方源】　《疡医大全》卷三十六。

【组成】　麻油 250 克,藤黄 30 克。

【用法】　熬麻油至滴水成珠,离火,入白蜡、黄蜡各 15 克,搅化,再入藤黄,搅匀收贮。此药愈陈愈妙,如收久膏老,加熬过麻油,炖比搅匀,冷透敷之。

【主治】　跌打损伤,筋骨断落,刀伤杖疮,汤火伤。

【宜忌】　刎颈者勿用,因藤黄毒人耳。

黄栌汤

【方源】　《圣济总录》卷八十四。

【组成】　黄栌木(锉碎)1500 克,白矾(为末)60 克。

【用法】　先将黄栌木以水煎,去渣,入白矾末搅,转用瓦瓮子一口,以板子横着瓮底,将煎得汤乘热倾入瓮中,于密室内坐,脚踏瓮中横木上,瓮外以糠火微温,得汗甚为度,其汤只离脚面 6～10 厘米。以棉衣裹两脚,勿令风吹,其残汤隔日温过,一依前法用。

【主治】　脚气。

黄柏丸(1)

【方源】　《圣济总录》卷五十九。

【组成】　黄柏(去粗皮)60 克,黄连(去须)250 克。

【用法】　上药研为末,用酥拌,和捣为丸,如梧桐子大。每次 30 丸,温浆水送下。

【主治】　消中。

黄柏丸(2)

【方源】　《圣济总录》卷七十七。

【组成】　黄柏(去粗皮)、黄连(去须)各 30 克。

【用法】　上药研为末,饭饮为丸,如梧桐子大。每次 30 丸,空腹米饮送下,日午再服。

【主治】　蛊痢。

黄柏汤

【方源】　《圣济总录》卷一八一。

【组成】　黄柏(去粗皮,蜜炙)、甘草(炙)各9克。

【用法】　上药研为粗末。每次3克,水煎,去渣温服,不拘时候。

【主治】　小儿咽喉肿胀,咽气不利。

黄柏饮

【方源】　《圣济总录》卷八十七。

【组成】　黄柏(去粗皮)90克,乌梅(焙干)21枚。

【用法】　上药研为粗末。每次15克,水煎,去渣,露1宿,平旦空腹服。

【主治】　急劳,寒热进退,渐将羸弱。

黄柏酒

【方源】　《医学入门》卷三。

【组成】　黄柏、猪胰各120克。

【用法】　生浸,饮之。

【功用】　润脏滑肌。

【主治】　有相火而好饮酒者生疮。

黄柏散(1)

【方源】　《太平圣惠方》卷九十一。

【组成】　黄柏(末)30克,薰陆香30克。

【用法】　上药研为细散。以生麻油调稀稠得所,涂之,干即更涂。

【主治】　小儿白秃疮,发落苦痒。

黄柏散(2)

【方源】　《太平圣惠方》卷九十一。

【异名】　白蔹散(《世医得效方》卷十二)。

【组成】　黄柏(去粗皮,炙,锉)、白蔹各15克。

【用法】　上药研为细散。先用汤洗疮,后以生油调涂之。

【主治】　小儿冻耳成疮,或痒或痛。

黄柏散(3)

【方源】　《圣济总录》卷一一七。

【组成】　黄柏(蜜涂炙干,去火毒)、白僵蚕(直者,置新瓦上,下以火、蚕丝断,出火毒)各等份。

【用法】　上药研为细散。掺疮及舌上,吐涎。

【主治】　口糜生疮。

黄柏散(4)

【方源】　《圣济总录》卷一三一。

【组成】　黄柏、烟熏壁土(多年者)各60克。

【用法】　上药研为细散。每次6克,茅根煎汤调下,仍用生姜汁调药敷之。

【主治】　发背未溃,身体寒热。

黄柏散(5)

【方源】　《普济方》卷三〇九。

【组成】　黄柏500克,半夏250克。

【用法】　上药研为细散。每用15克,生姜自然汁调如稀糊,以鹅翎敷之,用纸厝贴,如干再敷。先用绢帛封缚,次用杉木扎定,良久痛止,即痒觉热,乃是血活,即得筋骨复旧,轻者三五日即愈,重者不过旬月。干,频上姜汁尤佳。

【主治】　打扑伤损筋骨折,及跌仆疼痛。

黄柏散(6)

【方源】　《鸡峰普济方》卷四。

【组成】　黄柏30克,葱根10茎。

【用法】　上同捣为泥,再焙,捣为细末。每用看疮多少,以蜜调,摊纸上贴之;先以汤浸6～9克,淋渫疮,拭干后用黄柏散贴之亦佳。

【主治】　肾脏风毒流注,脚膝生疮,紫黑,久不愈。

黄柏散(7)

【方源】　《万病回春》卷八。

【组成】　黄柏30克,轻粉9克。

【用法】　上药研为末。用猪胆汁调涂,湿则干掺。

【主治】　臁疮湿痛;及遍身热疮。

黄柏膏(1)

【方源】　《圣济总录》卷一〇四。

【异名】　黄金膏(《圣济总录》卷一一一)。

【组成】　黄柏(去粗皮,为末)、蛇蜕(微炒,细研为末)各30克。

【用法】　上用醋浆水于铜器内煎,稀稠似乳,绵滤待冷,瓷盒盛,点眼大眦。

【主治】　眼暴赤涩痛。眼翳。

黄柏膏(2)

【方源】　《圣济总录》卷一八〇。

【组成】　黄柏(去粗皮)7.5克,大豆30克。

【用法】　上药研为粗末,水煎,去渣,重煎如饧,入少许龙脑研和。涂敷。

【主治】　小儿口疮。

黄荆汤

【方源】　《辨证录》卷三。

【组成】　生地黄120克,炒黑荆芥9克。

【用法】　水煎服。

【主治】　一时狂呕血,血出如倾盆。

黄药汤

【方源】　《圣济总录》卷一一九。

【组成】　黄药子、甘草(炙,锉)各30克。

【用法】　上药研为粗末。每次9克,水煎,去渣,食后温服。

【主治】　舌肿及重舌。

黄药散

【方源】　《普济方》卷一八九引《肘后备急方》。

【组成】　黄药子30克。

【用法】　上药研为散。每次9克,煎阿胶汤调下。

【主治】　鼻出血不止。

黄香油

【方源】　《绛囊撮要》。

【组成】　松香30克,雄黄30克。

【用法】　上药研为末,放竹纸上,碌成条子,用菜油浸1宿,取出倒吊烧之,用一粗碗盛滴下之油。搽上。立愈。

【主治】　秃疮,肥疮。

黄庭丹

【方源】　《太平圣惠方》卷九十五。

【组成】　硫黄30克,硼砂60克。

【用法】　同研如粉,入瓷盒子内,如法固济,候干了,入灰炉中,常以顶火养7日,又于盒底著火养1日,取出;看硫黄在盒上,硼砂在盒子下,又依前研,入盒,又养7日足,又于盒底著火养1日,但看硫黄不上盒子,即住火,取出;以黄蜡煮,出火毒,候蜡黑如漆,去蜡,以火焙干,重细研,以粟米饭和丸,如麻子大。每交次3丸,空腹以酒或醋汤送下。

【功用】　破宿血,止疼痛。

【主治】　男子女人,积冷气块。

黄芪丸

【方源】　方出《证类本草》卷七引孙用和方,名见《鸡峰普济方》卷十七。

【组成】　黄芪、黄连各等份。

【用法】　上药研为末,面糊为丸,如绿豆大。每次30丸,米饮送下。

【主治】　肠风泻血。

黄芪散(1)

【方源】　方出《肘后备急方》卷四,名见《外台秘要》卷四。

【组成】　黄芪60克,木兰30克。

【用法】　上药研为末。每次序克,酒调服,1日3次。

【主治】　大醉当风入水所致酒疸,心懊痛,足胫满,小便黄,饮酒发赤斑黄黑。

黄芪散(2)

【方源】　《医方类聚》卷一三四引《隐居效验方》。

【组成】　黄芪10克,肉桂2克。

【用法】　上药研为散。每次3克,以酒调服,1日3次。

【主治】　男子精血出。

黄芪散(3)

【方源】　《太平圣惠方》卷九十二。

【组成】　黄芪(锉)、枳壳(麸炒微黄,去瓤)、侧柏叶(炙微赤,锉)各30克。

【用法】　上药研为细散。每次1.5克,以粥饮调下,1日3~4次。

【主治】　小儿痔疾,下血不止。

黄芪散(4)

【方源】　方出《证类本草》卷七引《席延赏方》,

名见《鸡峰普济方》卷三十。

【组成】　好黄芪 120 克,甘草 30 克。

【用法】　上药研为末。每次 9 克,如茶点服,入羹粥中亦可服。

【主治】　①《证类本草》引《席延赏方》,虚中有热,咳嗽脓血,口舌咽干,又不可服凉药者。

②《鸡峰普济方》:胸满短气。

黄芪散(5)

【方源】　《圣济总录》卷六十八。

【组成】　黄芪(细研)15 克,五灵脂 30 克。

【用法】　上药研为散。每次 6 克,新汲水调下,不拘时候。

【主治】　血妄行入胃,呕血不止。

黄芪散(6)

【方源】　《圣济总录》卷一二九。

【组成】　黄芪(锉)、蛇蜕(炙令焦)各 30 克。

【用法】　上药研为散。敷疮上,1 日 3～5 度。

【主治】　甲疽。

黄芪粥

【方源】　《太平圣惠方》卷九十六。

【组成】　黄芪(细切)30 克,粳米 100 克。

【用法】　以水煎黄芪,去渣,下米煮粥,空腹食之。

【主治】　五痔下血不止。

黄柴汤

【方源】　《辽宁中医杂志》(1991,12:22)。

【组成】　黄芪 40 克,柴胡 20 克。

【用法】　水煎服。

【主治】　功能性水肿。

【加减】　虚损较重,可加大用药剂量;自汗气短重者,可加山药 20～30 克;伴头项痛加葛根 20～25 克;失眠加茯苓 20～30 克。

【验案】　功能性水肿　《辽宁中医杂志》(1991,12:22):以本方治疗功能性水肿 57 例,均为女性,年龄 41—50 岁 48 例,51—60 岁 9 例;病程在 1 年以内 15 例,2～3 年 33 例,4 年以上 9 例。均经中西医多方治疗确诊为功能性水肿而不愈者。结果:水肿症状完全消失为显效,共 40 例;水肿症状

明显减轻,已不影响工作和学习为有效,共 13 例;无效 4 例。

黄疸散

【方源】　方出《肘后备急方》卷四,名见《外台秘要》卷四引《古今录验》。

【组成】　芫花、椒目各等份。

【用法】　烧末。每次 1.5 克,每日 1～2 次。

【主治】　大醉当风入水所致酒疸。心懊痛,足胫满,小便黄,饮酒发,赤斑黄黑。

黄消汤

【方源】　《圣济总录》卷六十一。

【组成】　大黄(锉,炒)、硝石(碎)各 15 克。

【用法】　上药都拌匀。水煎,去渣,分 2 次空腹温服。

【主治】　肺黄。烦渴欲得饮水,及大便不利。

黄梅丸

【方源】　《仙拈集》卷二。

【组成】　雄黄 3 克,乌梅 9 克。

【用法】　上药研为末,为丸如青豆大。临疼时酒服,轻者 2 丸,重者 3 丸。

【主治】　心胃虫痛。

黄蛇散

【方源】　《惠直堂方》卷三。

【组成】　雄黄 50 克,蛇蜕(烧存性)10 克。

【用法】　上药研为细散。温泔水洗疮,以利刀去甲角,拭干,敷药,绢帛裹半日许,药湿即换,敷数次愈。

【主治】　甲痛肿烂,生脚指甲边赤肉努出;嵌甲入肉,时常出血,痛不可忍。

黄蓉散

【方源】　《疡医大全》卷八。

【组成】　大黄 15 克,芙蓉叶 30 克。

【用法】　上药研为细散。苦茶调敷。

【主治】　手足肿毒,已成未成。

黄蜡膏

【方源】　《普济方》卷三〇〇引《海上方》。

【组成】　油 30 克,黄蜡 15 克。

【用法】　用油 30 克,男子发同化滤过,发泽再化,黄蜡 15 克同煎,以油黑为度,瓷器盛之。每用先以热汤洗去皮,药贴之。

【主治】　脚皲裂。

黄精粥

【方源】　《饮食辨录》卷二。

【组成】　黄精 15～30 克(切碎。或鲜黄精 30～60 克),粳米 60 克。

【用法】　上二味同煮粥食。

【功用】　《药粥疗法》:补脾胃,润心肺。

【主治】　①《饮食辨录》:一切诸虚百损,不拘阴阳气血衰惫。

②《药粥疗法》:脾胃虚弱,体倦乏力,饮食减少,肺虚燥咳,或干咳无痰,肺痨咯血。

【宜忌】　《药粥疗法》:平素痰湿较盛,口黏,舌苔厚腻,以及脾胃虚寒,大便泄泻的病人,不宜选用。食后一旦出现胸满气闷时,即应停服。

黄鹤丹

【方源】　《韩氏医通》卷下。

【组成】　香附 100 克,黄连 50 克。

【用法】　俱选择净料,共制为极细末,水糊为丸,如梧桐子大。每次 6 克,假如外感,姜、葱汤下;内伤,米饮下;血病,酒下;气病,木香汤下;痰病,姜汤下;火病,开水下。

【主治】　外感,内伤,血病,气病,痰病,火病。

黄瓜根丸

【方源】　方出《太平圣惠方》卷五十三,名见《普济方》卷一七六。

【组成】　黄瓜根 90 克,黄连(去须)90 克。

【用法】　上药研为末,炼蜜为丸,如梧桐子大。每于食后以温水下 20 丸。

【主治】　消渴热,或心神烦乱。

黄连粉散

【方源】　《普济方》卷三〇一。

【组成】　黄连、胡粉。

【用法】　为末。敷之。

【主治】　热疮,但赤作疮。

黄连煮散

【方源】　《医方类聚》卷六十九引《王氏集验方》。

【组成】　马牙硝 150 克,黄连(细锉,煮汁,入马牙硝,晒干,又添黄连汁,又晒,又添,汁尽为度)150 克。

【用法】　上候消干为末。每用银箸蘸药于目眦内点之。

【主治】　淤血瘀肉侵睛。

【加减】　瘀肉甚者,加白丁香少许。

黄明胶散

【方源】　《杂病源流犀烛》卷十七。

【组成】　黄明胶(炙干)、花桑叶(阴干)各 60 克。

【用法】　上药研为末。每次 9 克,生地黄汁调下。

【主治】　肺痿而咯血者。

黄柏黑散

【方源】　《外台秘要》卷三十六引《古今录验》。

【组成】　黄柏(炙)30 克,胺底墨 1.2 克。

【用法】　上药研为散。以粉脐中。

【主治】　小儿脐中汁不愈。

黄芪豆汤

【方源】　《医学实在易》卷五。

【组成】　黄芪、马料豆各等份。

【用法】　水煎服。半月愈。

【主治】　盗汗,自汗。

黄雌鸡粥

【方源】　《医方类聚》卷一三六引《食医心鉴》。

【组成】　黄雌鸡(治如食)1 只,粳米 300 克。

【用法】　上煮作粥。和盐、酱、醋,空腹食之。

【主治】　膀胱虚冷,小便数不禁。

黄芩白芍汤

【方源】　《医方简义》卷二。

【组成】　黄芩(酒炒)4.5 克,酒炒白芍 4.5 克。

【用法】　水煎服。

【主治】　春温。

【加减】　咳嗽,加苦杏仁(光)9克,川贝母3克,桑叶3克;气急痰多,加苏梗、桔梗、橘红各3克。

黄芩白芷汤

【方源】　《医部全录》卷一六五引《种杏仙方》。

【组成】　黄芩(酒洗)6克,白芷3克。

【用法】　上药研为细散。食后、临卧茶清调下。

【主治】　眉棱风热痛。

黄芩半夏丸

【方源】　《袖珍方大全》卷一。

【组成】　制过半夏粉30克,黄芩末6克。

【用法】　上和生姜汁为丸,如梧桐子大。每次70丸,用淡生姜汤送下,食后服。

【主治】　上焦有热,咳嗽生痰。

黄芩射干汤

【方源】　《医钞类编》卷十二。

【组成】　黄芩、射干。

【用法】　水煎服。

【主治】　肺胃两经热毒所致喉中腥臭。

黄芩清肺汤

【方源】　《卫生宝鉴》卷十七。

【组成】　黄芩6克,栀子(擘破)2个。

【用法】　上作一服。水煎,去渣,食后温服。

【主治】　肺燥所致小便不通。

【加减】　不利,加盐豉20粒。

黄连人参膏

【方源】　《景岳全书》卷六十。

【组成】　宣黄连、人参各1.5～3克。

【用法】　上切碎。用水同浸,饭锅蒸少顷,取出冷定,频点眼角;或于临用时研入冰片少许更妙。

【主治】　目赤痒痛。

黄连木通丸

【方源】　《儒门事亲》卷十二。

【组成】　黄连60克,木通15克。

【用法】　上药研为末,生姜汁打面糊为丸。每次30丸,食后灯心汤下,1日3次。

【主治】　心经蓄热,夏至则甚。

黄连六一汤

【方源】　《医学正传》卷三引朱丹溪方。

【组成】　黄连18克,甘草(炙)3克。

【用法】　上细切,水煎,去渣温服。

【主治】　因多食煎煿烧饼热面之类,以致胃脘当心而痛,或呕吐不已,渐成反胃。

黄连麦冬汤

【方源】　《痘科类编》卷三。

【组成】　黄连(九节者,去毛须)、麦冬(肥大者,以苦瓠汁浸,去心)各60克。

【用法】　每次3～15克,水煎,温服。

【主治】　烦渴火盛,饮水不止。

黄连阿胶丸

【方源】　《饲鹤亭集方》。

【组成】　黄连、阿胶各30克。

【用法】　上为丸。每次6克,以炒米汤送下。

【主治】　阴虚暑湿积热,赤白下痢,里急后重,肠红脓血,热毒内蕴,酒热伤肝,心烦痔漏,口燥烦渴。

黄连制附丸

【方源】　《活人心统》卷下。

【组成】　姜川黄连30克,煨附子2克。

【用法】　上药研为末,神曲为丸,如梧桐子大。每次60丸,以淡姜汤送下。

【主治】　气虚膈塞吞酸。

黄连枳壳汤

【方源】　《症因脉治》卷四。

【组成】　川黄连、枳壳各等份。

【用法】　水煎服。

【主治】　积热便结,内热烦躁,口苦舌干,小便赤涩,夜卧不宁,腹中胀闷,胸前苦浊,大便不行,脉右关细数,由大肠积热所致者。

黄连厚朴汤

【方源】　《普济方》卷一三三引《德生堂方》。

【组成】　黄连9克,厚朴6克。

【用法】　用生姜1小块,切碎,同药和为一处,以酒拌均匀,砂锅内慢火炒药,以酒干为度,去生姜,用水煎,去渣,温服,滓再煎服。

【主治】　伤寒。发热烦渴,自得病二日后,大便自利,日夜不止。

黄芪木兰散

【方源】　方出《肘后备急方》卷四,名见《圣济总录》卷六十。

【组成】　黄芪60克,木兰(末之)30克。

【用法】　上药研为散。每次3克,以酒送下,1日3次。

【主治】　酒疸。心懊痛,足胫满,小便黄,饮酒发赤斑黄黑,由大醉当风入水所致。

黄芪六一汤

【方源】　《外科精要》卷下。

【组成】　绵黄芪(用淡盐水润,饭上蒸)180克,粉草(半生半炙)30克。

【用法】　上药研为末,每次6克,清晨、日午以开水调下;不应,作大剂,水煎服。古人号黄芪为羊肉,可见其能补也。

【功用】　治渴补虚,免痈疽。

【主治】　①《外科精要》:渴疾痈疽。

②《外科发挥》:溃后作渴。

黄芪甘草汤

【方源】　《医林改错》卷下。

【组成】　黄芪(生)120克,甘草24克。

【用法】　水煎服。

【主治】　老年溺尿,玉茎痛如刀割,不论年月深久。

黄芪当归散

【方源】　《圣济总录》卷一二八。

【组成】　黄芪(锉)300克,当归(切,焙)240克。

【用法】　上药研为散。每次9克,以温酒调下,不拘时候。

【主治】　石痈久不愈。

黄芪防风汤(1)

【方源】　《医说》卷一引许胤宗方。

【组成】　黄芪、防风。

【用法】　置于床下熏蒸。

【主治】　感风不能言,脉沉而紧。

【验案】　感风不能言　许胤宗,常州义兴人,初仕陈,为新蔡王外兵参军,时柳太后感风不能言,脉益沉而噤。胤宗曰:口不下药,宜以汤气蒸之,令药入腠理,周时可愈。遂造黄耆防风汤数十斛置于床下,气如烟雾。如其言,便得语。由是超释义太守。

黄芪防风汤(2)

【方源】　《医林改错》卷下。

【组成】　黄芪(生)120克,防风3克。

【用法】　水煎服。小儿减半。

【主治】　脱肛,不论十年八年。

黄芪葛根汤

【方源】　《证治汇补》卷三。

【组成】　黄芪30克,葛根15克。

【用法】　水煎服。大汗而愈。

【主治】　①《证治汇补》:酒郁,内热恶寒。

②《医略六书》:气虚人伤酒恶寒,脉微者。

【方论】　《医略六书》:酒资湿热,得气化行,自可免于酒病焉。今气虚不能自运其湿热,故以黄芪补气,即用葛根解肌。二味成方,能使酒湿内从气化而消,外从元府而泄,安有病酒之患乎?此壮气解表之剂,为虚人伤酒恶寒之专方。

黄芪糯米汤

【方源】　方出《妇人良方大全》卷十二,名见《女科指掌》卷三。

【组成】　糯米150克,黄芪18克。

【用法】　水煎服。

【主治】　妊娠忽然下黄汁如胶,或如豆汁,胎动腹痛。

黄精地黄丸

【方源】　《圣济总录》卷一九八。

【组成】　生黄精(净洗,控干,捣碎,绞取汁)100克,生地黄(净洗,控干,捣碎,绞取汁)300克。

【用法】　文火煎减半,入白蜜搅匀,更煎成膏,停冷为丸,如弹子大,放干,盛不津器中。每次1

丸,含化咽之,1 日 3 次。

【功用】 辟谷;久服长生。

黄芩素铝胶囊

【方源】 《部颁标准》。

【组成】 黄芩 1000 克,白矾适量。

【用法】 制成胶囊。每次 4～6 粒,1 日 2～3 次或遵医嘱。

【功用】 清热解毒,燥湿止泻。

【主治】 肠炎、痢疾。

黄真君妙贴散

【方源】 《卫济宝书》卷下。

【组成】 硫黄(好者)不拘多少。

【用法】 上用荞麦面为窝子,包黄在内,于热火中两边煅令黄黑,取去,入乳香 15 克,细研。用井花水调,以熟绢剪如所肿样贴之,留窍,1 日 2 次。

【主治】 痈疽。

黄连阿胶二味丸

【方源】 《证治宝鉴》卷八。

【组成】 黄连、阿胶。

【用法】 为丸服。

【主治】 大孔痛,有湿热之毒流于大肠。

梦遗方

【方源】 《千金珍秘方选》。

【组成】 净萸山萸(为末)、鳗鱼(约 500 克重者,去头尾,煮烂去骨)。

【用法】 捣鳗鱼成泥,绞汁,入萸肉末为丸,如梧桐子大。每次 6 克,空腹淡盐汤送下。后即不遗,一月除根。

【主治】 梦遗。

梦中神授方

【方源】 《医方大成》卷五。

【组成】 木鳖子、厚桂。

【用法】 木鳖子麸炒毕,切碎再炒,用皮纸渗尽油为度。每 30 克用厚桂 30 克为末。热酒调服,以酒醉为度。盖覆得汗即愈。

【主治】 脚气。

硇砂丸

【方源】 方出《太平圣惠方》卷七,名见《普济方》卷三十。

【组成】 白硇砂 60 克,桃仁(汤浸,去皮尖双仁,研如膏)30 克。

【用法】 先以酒煎硇砂十余沸,候消化,澄滤取清,去砂石后,却入铫子内,与桃仁膏旋旋添酒煎煎成膏,用蒸饼末为丸,如梧桐子大。每次 20 丸,以热酒送下,不拘时候。

【主治】 肾脏积冷,气攻心腹疼痛,面青足冷。

硇砂饼

【方源】 《圣济总录》卷一三七。

【组成】 硇砂末 3 克,白面 30 克。

【用法】 上药研为末,以唾和作饼子。贴指上。

【主治】 伐指。

硇砂散(1)

【方源】 方出《圣济总录》卷一三八,名见《普济方》卷三○○。

【组成】 白硇砂、胶香。

【用法】 上以白硇砂和胶香令匀。贴之。根即出。

【主治】 肉刺。

硇砂散(2)

【方源】 《圣济总录》卷一四八。

【组成】 雄黄 15 克,白硇砂 7.5 克。

【用法】 上药研为细散。以少许敷之。

【主治】 守宫啮。

硇砂散(3)

【方源】 《玉机微义》卷四十九引《宣明论方》。

【组成】 白硇砂(研细)、当归各 30 克。

【用法】 上为极细末。只分作 2 服,温酒调下。

【主治】 胎死腹中不下。

硇砂散(4)

【方源】 《医学心悟》卷六。

【组成】　白硇砂 1.5 克,白矾(煅枯)15 克。

【用法】　上药研为细散。每用少许,点鼻痔上即消。

【主治】　鼻痔。鼻生息肉,起于湿热者。

硇砂搽剂

【方源】　《中医皮肤病学简编》。

【组成】　白硇砂 10 克,蜂蜜 30 克。

【用法】　将硇砂研细过筛后,放入加热溶化的蜂蜜内,边加边搅拌,调匀即成。外搽。可使皮肤发赤、起疱及色素沉着。

【主治】　白癜风。

【备考】　白硇砂即氯化铵结晶体,若无此药,可用氯铵代替。

硇砂吹耳方

【方源】　《圣济总录》卷一一五。

【组成】　白硇砂(研)、胆矾(研)各 7.5 克。

【用法】　上药研为细散。用鸡翎管子吹 1 克入耳。虫化为水。

【主治】　蚰蜒入耳。

雪羹

【方源】　《古方选注》卷中。

【组成】　大荸荠 4 个,海蜇(漂去石灰矾性)30 克。

【用法】　水煎服。

【功用】　泄热止痛。

【主治】　①《古方选注》:肝经热厥,少腹攻冲作痛。

②《本草纲目拾遗》:小儿一切积滞。

【方论】　羹,食物之味调和也;雪,喻其淡而无奇,有清凉内沁之妙。荸荠味甘,海蜇味咸,性皆寒而滑利,凡肝经热厥,少腹攻冲作痛,诸药不效者,用此泄热止痛,捷如影响。

雪梨膏

【方源】　《中药成方配本》。

【组成】　鲜梨 50 千克,冰糖 2500 克。

【用法】　将梨刨丝去核榨汁,将滓加水两倍煎透,榨汁去渣,将两次汁滤清收浓,加冰糖炼透,滤清收膏,约成膏 8000 克。每次 9 克,开水冲服,1日 3 次。

【功用】　清肺润燥。

【主治】　肺燥干咳。

雪梨百花膏

【方源】　《仙拈集》卷一。

【组成】　雪梨 120 克,生姜 30 克。

【用法】　共捣汁,去渣,加蜜 120 克,共煎,入瓷器内,封固。不拘时服。

【功用】　滋阴降火。

【主治】　久嗽痰火,气急哮喘,肺痿声哑。

排关散

【方源】　《圣济总录》卷一七一。

【组成】　天南星(炮)。

【用法】　上药研为细散。每次 1 克,猪胆汁调下,咽入喉中,即能言。

【主治】　小儿诸痫退后不能言。

排脓散

【方源】　《家庭治病新书》。

【组成】　黄升丹、腰黄(即雄黄)各等份。

【用法】　研细收贮。外涂。

【主治】　痈疽初溃。

推车散(1)

【方源】　方出《续本事方》卷六,名见《世医得效方》卷六。

【组成】　推车客 7 个,土狗 7 个(如男子病推车客用头,土狗用身;如女子病土狗用头,推车客用身)。

【用法】　上新瓦上焙干为末。用虎目树皮向南者,浓煎汁调。

【主治】　大小便秘,经月欲死者。

【备考】　推车客即蜣螂,土狗即蝼蛄,虎目树一云樗木,一云虎枝,恐樗木为正。

推车散(2)

【方源】　《外科全生集》卷四。

【组成】　推车虫(即蜣螂,炙、研细末)3 克,干姜末 1.5 克。

【用法】　上药研为细散。每吹孔内。内有骨,次日不痛自出。吹过周时无骨出,则知内无多骨也。

【主治】　骨槽风生多骨者。

捻头散

【方源】　《小儿药证直诀》卷下。

【组成】　延胡索、川苦楝各等份。

【用法】　上药研为细散。每次 1.5～3 克,食前捻头汤调下。如无捻头汤,即汤中滴油数点代之。

【主治】　小儿小便不通。

【方论】　①《本事方释义》:延胡索气味辛温入足厥阴,川苦楝子气味甘寒入手足厥阴。此苦辛泄降之方也。凡小儿小便不通亦是厥阴为病,肝不疏泄,故必用疏肝之法。

②《小儿药证直诀类证释义》:延胡、苦楝疏肝泄降,活血止痛。用捻头汤调下,是取其温中益气,润肠利便。

【备考】　《小儿药证直诀类证释义》:捻头汤中捻头,又名寒具。其制法:以糯米粉和面,搓成细绳,盘曲如环形,入油煎之,可以久藏。捻头汤即用寒具煎成之汤。

接命丹

【方源】　《内经拾遗方论》卷二引《养生类要》。

【组成】　人乳 50 毫升,梨汁 50 毫升。

【用法】　银镟或铜镟内重汤顿滚。每日空腹 1 次。

【功用】　《医便》:消痰,补虚,生血。

【主治】　①《内经拾遗方论》:肾虚瘄痱。口不能言,足不能行。

②《医便》:气血虚弱,痰火上升,虚损困惫,饮食少进。以及左瘫右痪,中风不语,手足腰膝身体疼痛,动履不便。

接指方

【方源】　《古今医统大全》卷九十三。

【组成】　真正沉重苏木、蚕茧。

【用法】　苏木为细末。敷断指间,外用蚕茧包缚定固,数日如故。

【主治】　指断,及其余皮肤刀伤。

接骨丹(1)

【方源】　《鸡峰普济方》卷二十二。

【组成】　左顾牡蛎(烧过)120 克,料姜石(生用)60 克。

【用法】　上药研为细散,以糯米粥摊在纸上,然后掺药末。每次用 15 克裹伤处,用竹片子周围夹定。稍进通气缠之。候药自落,依前换。

【主治】　伤折。

接骨丹(2)

【方源】　《儒门事亲》卷十五。

【组成】　五灵脂 30 克,茴香 3 克。

【用法】　上药研为细散,另研乳香为细末。于极痛处掺上,用小黄米粥涂了,后用二味药末掺上,再用帛子裹了,用木片子缠了。少壮人 2 日效,老者 5～6 日见效。

【主治】　跌打损伤。

接骨丹(3)

【方源】　《古方选注》卷下。

【组成】　七气罂口(古屋上广汉前上层生瓶,年深者良,用纯钢锉生锉末,研之无声,水飞)3 克,古文钱(约 500 年者良,火煅,醋淬 7 次,研之无声,如尘者佳)1.5 克。

【用法】　上和匀。每次 0.2 克,先用甜瓜子仁(去壳)9 克,嚼烂吐出,再服下,清酒过口。

【功用】　接骨理伤。

【主治】　折伤。

【方论】　罂,能透骨入髓,理伤续绝;古文钱,功专腐蚀坏肉;甜瓜子仁,开肠胃之壅遏,通筋骨之机关,因丹药厘散甚微,助以入胃转输,为丹药之向导也。

接骨方

【方源】　《济阳纲目》卷八十六。

【组成】　夜合树(俗谓之萌葛,即合散花,越人谓之乌颗树,去粗皮,炒黑色)120 克,芥菜子(炒)30 克。

【用法】　上药研为末。每次 6 克,酒调,澄清临卧服。又以粗滓罨疮上,扎缚之。

【功用】　接骨。

【主治】　打仆损伤骨折。

接骨仙方

【方源】　《济阳纲目》卷八十六。

【组成】　古铜钱（醋煅）半个，地鳖（焙干）1个。

【用法】　上药研为细散。熟面饼包裹，吞下，次用甜瓜子仁 6 克，炒过为末，好酒送下。其药直至伤处，痛立止。如骨碎了，用绵花子烧灰，好酒送下。

【主治】　折伤。

接骨六一散

【方源】　《外伤科学》。

【组成】　五加皮 6 份，土鳖虫 1 份。

【用法】　上药研为细散。蜜调外敷。

【功用】　接骨、活血、止痛。

【主治】　骨折中、后期。

捵瘴散

【方源】　《证治准绳·疡医》卷二。

【组成】　柏树皮（去外面粗皮）、侧柏叶各等份。

【用法】　上药研为细散。以柏油先刷，次撒药末。

【主治】　疔疮瘴毒溃烂成疮。

掺　药

【方源】　《普济方》卷三二六。

【组成】　五倍子、白矾。

【用法】　上药研为末。先以淡竹根煎汤洗，再以末干掺。

【主治】　妇人阴下脱者。

救生散（1）

【方源】　《洪氏集验方》卷五。

【组成】　僵蚕（去丝，锉，略炒）15 克，甘草（生）3 克。

【用法】　上各为末，和匀。每次 3 克，以生姜汁调药令稠，灌下，便急以温茶清冲下。

【主治】　产前产后急喉闭。

救生散（2）

【方源】　《外科正宗》卷四。

【组成】　生斑蝥（去头翅足）7 个，杭粉 3 克。

【用法】　上药研为末。空心温黄酒调服。2

小时许，小便行出血片白脂，乃恶物也。如便痛，煎甘草汤饮之自利。如毒未尽，次早再 1 服，至小便清白，方为毒尽。

【主治】　风犬咬伤。

救苦散

【方源】　《普济方》卷七十三。

【组成】　朴硝、雄黄各等份。

【用法】　上药研为细散。口内嗽水，随患眼或左右鼻内捺之。

【主治】　赤眼，大疼痛不可忍者。

救命散

【方源】　《圣济总录》卷三十八。

【组成】　地龙（自死者或踏死者，焙干）、蛤粉各等份。

【用法】　上药研为细散。每次 6 克，蜜水调下。

【主治】　霍乱。腹胀，烦闷不止，手足厥逆。

救活丸

【方源】　《普济方》卷一七八。

【组成】　天花粉、大黑豆（炒）各等份。

【用法】　上药研为末，面糊为丸，如梧桐子大。每次 6 克，黑豆 100 粒煎汤下。

【主治】　肾虚疮渴。

救疫神方

【方源】　《是斋百一选方》卷七引《夷坚庚志》。

【组成】　黑豆（炒令香熟）60 克，甘草（炒黄）30 克。

【用法】　水煎，时时呷之。

【主治】　疫证发肿者。

救急稀涎散

【方源】　《证类本草》卷十四引《孙尚药方》。

【组成】　猪牙皂（须肥实不蛀，削去黑皮）4 挺，晋矾（光明通莹者）30 克。

【用法】　上药研为细散，再研为散。如有患者，可服 1.5 克，重者 2 克，温水调灌下，不大呕吐，只是微微稀冷出，不可大呕吐，恐伤人命。

【功用】　《方剂学》：开关涌吐。

【主治】　①《证类本草》引《孙尚药方》:卒中风,昏昏若醉,形体惛闷,四肢不收,或倒或不倒,或口角似利微有涎出,斯须不治,便为大病,此风涎潮于上膈,痹气不通。

②《万氏家传点点经》:一切风痫,人事不知,口吐痰涎。

③《医方集解》:喉痹不能进食。

【方论】　①《医方集解》:《经》曰:病发于不足,标而本之,先治其标,后治其本。治不与疏风补虚,而先吐其痰涎。白矾酸苦,能涌泄,咸能软顽痰,故以为君;皂角辛能通窍,咸能去垢,专制风木,故以为使,固夺门之兵也。师曰:凡吐中风之痰,使咽喉疏通,能进汤药便止,若尽攻其痰,则无液以养筋,令人挛急偏枯,此其禁也。

②《医方考》:皂角之辛利,能破结气;白矾之咸苦,能涌稠涎。数数涌之,涎去而病失矣。

③《医方论》:治上焦用涌吐之法,此义本之《内经》,而方则出于仲景。古人体气壮实,不妨用之,后世机心日开,嗜欲日甚,元气大伤,禀受甚薄,一经涌吐,汗而且喘,百变丛生。后人不敢轻用,盖亦慎重之道。即如稀涎散,性最猛烈,用以救猝急痰症,方足以斩关夺门,然尚有醒后缓投药饵,痰不可尽致之大戒!可知虚人及寻常之症不可轻用吐法也。

④《成方便读》:夫风痰壅盛于上,有升无降,最为急候。当此之时,化之则不可化,降之又不能降,惟有用吐法引而越之,归为捷径。且吐之一法,自古有之。故仲景《伤寒论》中瓜蒂散、栀子豉汤尚分别虚实而用,何况中风暴仆,痰涎壅盛,以及喉风卒发等证,皆起于一时,无暇缓治哉!凡人咽喉二窍,关系一身,喉通于肺,以司呼吸,咽通于胃,以纳水谷,若一旦风痰暴壅,其不致气闭而绝谷者几希矣。方中用皂角辛咸而温,无微不入,无窍不达,有斩关夺门之功,具搜风涤垢之用;协白矾之酸苦涌泄,使风痰者皆从上散,闭可通而食可进矣。

常山汤

【方源】　《外台秘要》卷五引《广济方》。

【组成】　常山90克。

【用法】　浆煎服。

【主治】　疟。

【宜忌】　忌生葱、生菜。

雀目散

【方源】　《杂病源流犀烛》卷二十二。

【组成】　雄猪肝、夜明砂。

【用法】　用竹刀劈开雄猪肝,纳夜明砂扎好,米泔煮七分熟。取肝细嚼,将汁送下。或雄猪肝煮熟,和夜明砂为丸亦可。

【主治】　雀目。肝虚血少,时时花起,或时头痛,久则双目盲,日落即不见物也。

雀盲方

【方源】　《备急千金要方》卷六。

【组成】　地肤子150克,决明子500克。

【用法】　上药研为末,以米饮汁和丸,如梧桐子大。每次20～30丸,食后服,1日2次。药尽即更合,愈止。

【主治】　雀盲。

雀盲散

【方源】　《仁斋直指方论》卷二十。

【组成】　建昌军螺儿蚌粉(为末)9克,雄猪肝50克。

【用法】　用竹刀劈开猪肝,纳蚌粉于中,麻线扎,第二米泔煮七分熟,又别蘸蚌粉细嚼,以汁送下。

【主治】　遇夜目不能视者。

【备考】　无蚌粉,以夜明砂代用。

雀粪丸

【方源】　《太平圣惠方》卷八十二。

【组成】　雀粪30克,当归(锉,微炒)15克。

【用法】　上药研为末,炼蜜为丸,如麻子大。50日儿每次1丸,以乳汁送下,1日3～4次。

【主治】　小儿卒客忤,腹坚满。

雀粪涂敷方

【方源】　《圣济总录》卷一三七。

【组成】　雀粪、酱瓣(水洗令净)各15克。

【用法】　上药研为细散。涂敷癣上,日90克次。

【主治】　一切癣。

啄木鸟膏

【方源】　《类证治裁》卷三。

【组成】　啄木鸟(去毛,和骨捣烂熬膏)1只,麝香3克。

【用法】　密收,入瓷罐。不时嗅之。

【主治】　噎膈反胃。

啄木舌散

【方源】　《太平圣惠方》卷三十四。

【组成】　啄木舌1枚,巴豆1枚。

【用法】　先捣啄木舌为末,入巴豆同研为散。用猪鬃1茎,点药于牙根下。立愈。

【主治】　齲痛。

晚蚕蛾散

【方源】　《太平圣惠方》卷九十。

【组成】　晚蚕蛾(微炒)10克,麝香5克。

【用法】　上药研为细散。每用少许,掺于疮上,1日2次。

【主治】　小儿口疮。

蚺蛇酒

【方源】　《本草纲目》卷二十五。

【组成】　蚺蛇肉1片,羌活30克。

【用法】　上药用袋盛,同曲置于缸底,糯饭盖之,酿成酒饮;亦可浸酒。

【功用】　杀虫辟瘴。

【主治】　诸风痛痹,癫风,疥癣,恶疮。

【宜忌】　忌风及欲事。

蛎粉散

【方源】　《医方类聚》卷二一〇引《经验良方》。

【组成】　牡蛎(火煅成粉)。

【用法】　细研上药,用酽米醋搜成团,再煅过通红,候冷研细,却用酽米醋调艾叶末,熬成膏,搜和为丸,如梧桐子大。每次40~50丸,醋艾汤送下。

【主治】　妇人月水不止。

蚯蚓丸

【方源】　《永乐大典·医药集》卷九十八引《大方》。

【组成】　蚯蚓(活者,去泥尽,入腻粉少许)1条。

【用法】　上药焙干研细,糊为丸,如麻子大。每次3丸,薄荷汤送下。

【主治】　慢惊风。

蚯蚓散(1)

【方源】　《鸡峰普济方》卷十八。

【组成】　蚯蚓(去土)、川芎各等份。

【用法】　上药研为细散。每次6克,食后、临卧茶清调下。

【主治】　耳聋。

蚯蚓散(2)

【方源】　《普济方》卷二四九。

【组成】　甘草、蚯蚓粪。

【用法】　上用水擂甘草,调蚯蚓粪涂。

【主治】　阴肿痛。

蛀牙散

【方源】　《奇效良方》卷六十二。

【组成】　白矾(枯)、滴乳香各等份。

【用法】　上药研为细散,熔蜡和成膏子,如粟米大。每用1丸,塞于蛀牙孔中。

【主治】　蛀牙疼痛。

蛇床散

【方源】　《普济方》卷四十引《经验良方》。

【组成】　蛇床子、甘草各30克。

【用法】　上药研为末。每次3克,热汤调下,1日3次。

【主治】　脱肛。

蛇矾散

【方源】　《千金珍秘方选》。

【组成】　明矾250克,蛇壳1条。

【用法】　将明矾放在铜勺内烧烊,将竹箸子在中间搅1孔,用蛇壳1条捏1团,入矾孔内,同烧枯,研末。吹之。

【主治】　耳内出脓。

蛇油丸

【方源】　《济众新编》卷五。

【组成】　蛇油20毫升,绿豆粉100克。

【用法】　蛇去头尾,如法取油,绿豆水浸去皮,晒干作末,和匀,入酒少许作丸,如绿豆大。每次3克,姜汤或温酒送下。

【主治】　瘰疬及饮酒热痰,或痰肿,或热痰成积,或疟疾,或小儿蛔虫。

【宜忌】　此药性凉,虚冷者不可服。

蛇毒膏

【方源】　《梅氏验方新编》卷七。

【组成】　煅牡蛎12克,雄黄6克。

【用法】　上药研为细散,蜜调膏。火上烘热,频频涂贴。

【主治】　痈毒,疔疮。

蛇黄散(1)

【方源】　方出《太平圣惠方》卷六十,名见《普济方》卷三十八。

【组成】　蛇黄(生,大者)1枚,酽醋150毫升。

【用法】　以炭火烧蛇黄通赤,即入醋中淬,重迭烧淬,醋尽为度,捣细研为散。每次1.5克,食前以粥饮调下。

【主治】　积年肠风下血,肛门肿痛,肌体羸劣。

蛇黄散(2)

【方源】　《普济方》卷三〇〇引《海上方》。

【组成】　雄黄(生用)15克,蛇蜕7.5克(烧灰存性)(一方有黄芪无雄黄)。

【用法】　上药研为末。先以温泔洗疮上,软以尖刀子割去甲角,拭干药敷上,用软帛裹半日许,药温即易。

【主治】　甲疽肿烂,生足趾甲旁,赤肉努出,时愈时发;又治嵌甲生入肉,常血疼痛。

蛇蜕散

【方源】　方出《太平圣惠方》卷三十五,名见《圣济总录》卷一二二。

【组成】　蛇蜕(烧令烟尽)1条,马勃7.5克。

【用法】　上药研为细散。以绵裹3克,含咽津。

【主治】　咽喉肿痛,咽物不得。

蛇床子散

【方源】　《圣济总录》卷十八。

【组成】　蛇床子、茛菪子各等份。

【用法】　上药研为散。每量多少,浓煎汁。洗疮。逐日服神虎丸,10日疮渐干,半月后须眉渐生,如风癞眼不见物,病退更服千金散。

【主治】　大风癞病。

蛇床子软膏

【方源】　《中医皮肤病学简编》。

【组成】　蛇床子(粉末)30克,白凡士林70克。

【用法】　调成软膏外用。

【主治】　湿疹。

蛇蜕皮散

【方源】　《太平圣惠方》卷八十一。

【组成】　蛇蜕(烧灰)15克,麝香3克。

【用法】　上药研为细散。每次3克,以热酒调下。

【主治】　吹奶。痈肿疼痛,寒热发歇,昼夜呻唤。

蛇床百部酊

【方源】　《中医皮肤病学简编》。

【组成】　蛇床子200克,百部200克。

【用法】　上药研为粗末,用75%酒精浸。外用。

【主治】　皮肤瘙痒症,神经性皮炎。

蛇胆川贝散

【方源】　《中国药典》。

【组成】　蛇胆汁100g,川贝母600g。

【用法】　川贝母粉碎成细粉,与蛇胆汁混匀,干燥,粉碎,过筛,即得。口服,每次0.3~0.6克,1日2~3次。

【功用】　清肺,止咳,除痰。

【主治】　肺热咳嗽,痰多。

蛇胆姜粒

【方源】　《部颁标准》。

【组成】　蛇胆汁100克,干姜粒600克。

【用法】　制成颗粒。口服,每次0.3~0.6克,咀嚼吞食。

【功用】　温肺止咳,降逆止呕。

【主治】　肺寒咳嗽,吐痰清稀,胃寒作呕,脘腹冷痛。

蛇胆半夏散

【方源】　《部颁标准》。

【组成】　蛇胆汁15.5克,半夏156克。

【用法】　制成散剂,每瓶装0.3克,密封。口服,每次0.3～0.6克,1日2～3次。

【功用】　祛风化痰,和胃下气。

【主治】　呕吐咳嗽,痰多气喘。

蛇胆陈皮胶囊

【方源】　《部颁标准》。

【组成】　蛇胆汁49克,陈皮(蒸)295克。

【用法】　制成胶囊。口服,每次1～2粒,1日2～3次。

【功用】　顺气化痰,祛风健胃。

【主治】　风寒咳嗽,痰多呕逆。

野驼脂方

【方源】　《圣济总录》卷二十。

【组成】　野驼脂(炼了滤过)500克。

【用法】　入好酥120克同炼,搅匀。每次15克,以热酒化服。

【主治】　周痹。

圈疗方

【方源】　《理瀹骈文》。

【组成】　槐子(炒黄)、陈石灰(末)。

【用法】　用鸡子清调。圈至破处,令毒仍从旧口出。

【主治】　疗初起水疱。

铜青丸

【方源】　方出《太平圣惠方》卷三十三,名见《圣济总录》卷一一○。

【组成】　铜青30克,细墨15克。

【用法】　上药研为末,醋和为丸,如白豆大。每用1丸,以乳汁、新汲水各少许溶化,以铜箸点之。

【主治】　眼生肤翳,垂珠管。

铜青药

【方源】　《疡科遗编》卷下。

【组成】　瓜儿血竭90克,杜打薄铜皮10张。

【用法】　上药用铜锅1只,入水半锅,同煎千滚,水干再加,煎半日余,将铜皮取出阴干,收贮。临用量疮之大小,煎贴捆住,周时揭起,拭干,更可翻转再贴。

【主治】　一切烂足湿疮。

银白散

【方源】　《小儿卫生总微论方》卷七。

【组成】　煅熟寒水石250克,黄丹4.5克。

【用法】　寒水石为极细末,入炒熟黄丹研匀,如淡,即添入些少,以红色为度。每次3克,生姜汤送下;未能饮者,稠调抹口中,以乳汁送下,不拘时候。

【功用】　解表发汗。

【主治】　小儿伤寒壮热,头痛体痛,脉大,夹惊者。

银朱丹

【方源】　《普济方》卷一九二。

【组成】　硫黄(火焰过),银朱90克。

【用法】　上药研为极细末,面糊为丸,如梧桐子大。每次30丸,米饮送下。

【主治】　正水,大便利者。

银杏膏

【方源】　《人己良方汇集》。

【组成】　白果20个,水银3克。

【用法】　上药共研如泥。搽患处。

【主治】　小儿胎热,头上损烂日久,或头发多虱,瘙痒难当。

银杏露

【方源】　《部颁标准》。

【组成】　白果仁476.2克,薄菜714.3克。

【用法】　制成露剂。口服,每次10～15毫升,1日3～4次。

【功用】　镇咳、化痰、定喘。

【主治】　急、慢性支气管炎,排痰不爽,久咳气喘。

银松丹

【方源】　《良朋汇集》卷四。

【组成】　老松香 30 克,水银 15 克。

【用法】　上为极细末,用生猪板油调搽。

【主治】　脓疱疮。

银河丸

【方源】　《类编朱氏集验方》卷三。

【组成】　黑牵牛子 30 克,硫黄 15 克。

【用法】　同炒令牵牛熟,留硫黄裹在牵牛子上,不用研碎。每次 50 粒,用温酒盐汤空心吞下。

【主治】　腰痛。

银油膏

【方源】　《千金珍秘方选》。

【组成】　生猪油(去筋膜,打极烂)、银朱少许。

【用法】　上以红色为度,油纸夹之,戳细眼。绑腿上。

【主治】　烂腿见骨。

银粉膏

【方源】　《圣济总录》卷一〇一。

【组成】　水银、胡粉各 7.5 克。

【用法】　上为极细末。以面脂研和涂之。

【主治】　腋下、手掌、足心常如汗出而臭者。

银密片

【方源】　《部颁标准》。

【组成】　银耳耳基粉 125 克,天麻密环菌粉 125 克。

【用法】　上药制成片剂。口服,每次 4～5 片,1 日 3 次,或遵医嘱。

【功用】　增加冠脉血流量,降低冠脉阻力,改善心肌缺血,止咳化痰,镇静安眠,提高机体免疫力。

【主治】　冠心病,慢性支气管炎,神经衰弱等症。

银锁匙

【方源】　《外科百效》卷二。

【组成】　天花粉、薄荷叶各 60 克。

【用法】　上药研为末。每次 6 克,食后井花水调下;热甚西瓜汁调下。

【主治】　喉风,心烦口烧作渴。

银花糖浆

【方源】　《部颁标准》。

【组成】　金银花 75 克,忍冬藤 175 克。

【用法】　上药制成糖浆。口服,每次 15～30 毫升,1 日 2～4 次。

【功用】　清热解毒。

【主治】　发热口渴,咽喉肿痛,热疖疮疡,小儿热毒。

银黄口服液

【方源】　《山东中医杂志》[1989,8(1):19]。

【组成】　金银花、黄芩。

【用法】　上药制成口服液,每次服 10 毫升,1 日 3 次,5 日为 1 个疗程,小儿减半。高热患者每次服 20 毫升,1 日 4 次。

【主治】　急性咽喉病。

【验案】　急性咽喉病　《山东中医杂志》(1989,1:19):以本方治疗急性咽喉病 138 例,其中男 84 例,女 54 例;年龄 4—26 岁以上;属急性咽炎者 43 例,急性扁桃体炎者 95 例。结果:临床治愈(服药 3 天,体温降至正常,临床症状及体征全部消失)90 例;显效(服药 3 天,体温明显下降,临床主要症状及体征明显改善或消失,或服药 5 天后,体温恢复正常,临床症状及体征消失)23 例;有效(服药 3 天,临床症状部分好转及改善,体温下降但仍未正常者,或用药 5 天体温仍未恢复正常,但临床主要症状及体征部分消失或减轻)19 例;无效 6 例;总有效率为 95.65%。

2. 烧烫伤　《中成药》(1995,12:50):用灭菌棉签将创面擦拭干净,用 1‰ 的新洁尔灭溶液消毒后,用生理盐水冲洗干净,然后在创面上外敷用银黄口服液浸泡好的无菌纱布,需每天更换纱布 3～4 次,治疗烧烫伤感染患者 56 例。结果:治愈 51 例,好转 2 例,无效 3 例,总有效率为 94.6%。

甜消散

【方源】　《圣济总录》卷一七六。

【组成】　甜消 3 克,滑石(白腻者)15 克。

【用法】 上药研为散。每服 2 克,水调下。

【主治】 小儿风热,吐不止。

第二退水饼

【方源】 《三因极一病证方论》卷十四。

【组成】 甘遂、大戟。

【用法】 上药研为末,入面打水调为饼,如棋子大,火煨熟。每次 1 饼,五更淡茶汤嚼下。

【主治】 水肿病,服第一退水丸未效者。

第三舶上硫黄丸

【方源】 《济阳纲目》卷二十二。

【组成】 舶上硫黄 60 克(去砂石,细研为末),薏苡仁(炒,杵为末)60 克。

【用法】 上药研为末,水为丸,如梧桐子大。每次 50 丸,空腹米汤送下。

【主治】 疫毒痢,病势已减,所下只余些小,或下清粪,或如鸭粪,或如茶汤,或如烛油,或只余些小红色者。

梨汤粥

【方源】 《太平圣惠方》卷九十七。

【组成】 梨(切)3 枚,粳米 150 克。

【用法】 以水煮梨,去渣取汁,投米煮粥食之。

【主治】 小儿心脏风热,昏愦躁闷,不能下食。

梨硼膏

【方源】 《济众新编》卷七。

【组成】 生梨(带边,作小孔,去瓤)1 个,硼砂(入梨内)1.5 克。

【用法】 梨用清蜜满入,封其孔,先以湿纸裹之,次以黄土泥裹,煨,待浓熟。食之。

【主治】 天行咳嗽失音,咽痛,小儿咳喘。

假苏丸

【方源】 《圣济总录》卷六。

【组成】 生假苏(去梗)、生薄荷(用叶)各 500 克。

【用法】 砂盆内研,生绢绞取汁,瓷盆内看厚薄煎成膏。余滓三份,去一份粗滓不用,将二份滓晒干,杵罗为末,将膏和为丸。如梧桐子大,每次 20 丸,温酒送下。

【主治】 一切风,口眼偏斜。

舶上硫黄丸

【方源】 《史载之方》卷下。

【组成】 舶上硫黄(去沙石,细研如飞尘)30 克,薏苡仁(炒熟,捣为末)60 克。

【用法】 和匀,滴水相和为丸,如梧桐子大。每次 50 丸,空腹以米汤送下。

【功用】 《证治准绳·类方》:固大肠,复真气。

【主治】 疫毒痢,病势已减,所下之痢,止余些少,忽青粪,忽如鸭粪,忽如茶汤,如浊油,忽只余些小浅深红色。

盘鹅散

【方源】 《痘疹仁端录》卷十四。

【组成】 晕鹅蛋(盐泥封固,砻糠火煨存性,为末)60 克,穿山甲(酒浸,炒黑)3 克。

【用法】 每次 1.5 克,用笋尖汤加酒浆调,立时灌脓。

【主治】 痘出七八日,灰白倒靥,空疮无脓。

敛口生肌散

【方源】 《仙拈集》卷四。

【组成】 滑石、赤石脂各等份。

【用法】 上药研为末。干掺;或香油调散。

【主治】 疮湿烂,久不收口。

猪头散

【方源】 《世医得效方》卷十二。

【组成】 野蜂房(烧灰存性)1～2 个,巴豆(去壳)21 粒。

【用法】 以巴豆煎清油,去巴豆,以油调蜂房末敷。

【主治】 软疖愈而再作。

猪舌汤

【方源】 《痘疹仁端录》卷十一。

【组成】 好猪舌 1 个,茯苓 30 克。

【用法】 水煎服。

【主治】 脾胃凝痰,口吐清水。

猪肝散(1)

【方源】 《赤水玄珠》卷二十六。

【组成】　雄猪肝(不见水者)120克(用刀劈开)，新荷叶(晒干为末)6克。

【用法】　将新荷末掺入肝内，重汤煮熟，以肝与儿食，空心服之。至巳午时取下恶物，从大便而出。下后再以参苓白术散之类调理。

【主治】　小儿疳积体弱，不经下者。

猪肝散(2)

【方源】　《疡医大全》卷十一。

【组成】　犍猪肝尖7个，苍术9克。

【用法】　上用米泔水浸，清晨至晚，入罐内煮至水干为度，露1宿。空腹服。

【主治】　雀目。

猪肝煎

【方源】　《养老奉亲书》。

【组成】　猪肝(去膜，切作片，洗去血)1具，好醋500毫升。

【用法】　以醋煮肝，微火令泣尽干。空腹常服之。

【功用】　明目温中，除冷气。

【主治】　老人脾胃虚气，频频下痢，瘦乏无力。

猪肝羹

【方源】　《医方类聚》卷二三八引《食医心鉴》。

【组成】　猪肝(切)1具，红米100克。

【用法】　上加葱白、盐、豉等，以肝如常法作羹食，或作粥。

【主治】　妇女产后乳汁不下，闭闷妨痛。

猪肚膏

【方源】　《疮疡经验全书》卷七。

【组成】　雄猪肚(去垢净)1枚，皂角刺30克。

【用法】　上将皂角刺置入猪肚内，缚定两头，煮烂，去药。空腹任意吃。

【主治】　痔。

【宜忌】　不可用盐、酱服。

猪尾膏

【方源】　《类证活人书》卷二十一。

【组成】　小猪儿尾尖血(刺血)1～2点。

【用法】　上入生脑子少许同研，新水调服。

【主治】　①《类证活人书》：疮子倒靥。

②《医宗金鉴》：锁唇痘，聚口唇内，肿裂，干黄板硬；蛇皮痘，出似蛇皮，隐隐簇簇漫无拘之，毒重者。

【宜忌】　《奇效良方》：兼有他虚寒证见者，不可轻服。

【方论】　《奇效良方》：古人用龙脑香凉心血，行荣卫，用猪尾血者，取其常动欲散外也；况有前狂躁证而未省者，以温酒化下，此意欲散而行荣卫故也，皆治热毒太盛者。后人见用猪尾膏，亦名龙脑膏得效，间有虚而陷伏者亦用之，误人甚多，深可怪也。又有当用一字，却用3克，热少而不能当之，及以为害者亦多。如合用一字者，且与半字，如伤寒作渴甚，能饮一斗者且与五斗，正此之意。

猪苓丸

【方源】　《普济本事方》卷三。

【异名】　固真丹(《济生方》卷四引袁氏方)、半夏丸(《丹溪心法》卷三)、半苓丸(《东医宝鉴·内景篇》卷一)。

【组成】　半夏(破如豆大)30克，木猪苓120克。

【用法】　先将1/2猪苓炒半夏黄色，不令焦，地上出火毒半日，取半夏为末，糊为丸，如梧桐子大，候干，再用上猪苓末60克，炒微裂，同用不泄砂瓶养之。每次30～40丸，空腹温酒盐汤送下；常服，于申、未间，冷酒送下。

【功用】　《国医宗旨》：开郁滞。

【主治】　①《普济本事方》：梦遗。

②《济生方》：年壮气盛，情欲动心，所愿不得，意淫于外，梦遗白浊。

③《古今医统大全》引《纲目》：湿郁热滞精滑。

④《景岳全书》：小水频数。

⑤《医方集解》：痰饮迷心。

⑥《张氏医通》：便浊涩痛。

【方论】　①《普济本事方》：半夏有利性，而猪苓导水，盖导肾气使通之意。

②《本事方释义》：木猪苓气味苦微寒，入足太阳；半夏气味辛温，入足阳明；送药以酒盐汤者，欲药性之下行也。

【验案】　梦遗　《赤水玄珠》：一中年梦遗，医或与涩药反甚，连遗数夜。愚先与神芎丸大下之，却再制以猪苓丸服之,皆得安全。

猪肾丸(1)

【方源】　《仁斋直指方论》卷二十二。

【组成】　黑牵牛(研细,去皮,取末)0.3克。

【用法】　上药入猪肾中,以线扎,青竹叶包上,慢火煨熟。空腹温酒嚼下。

【主治】　通行漏疮中,恶水自大肠出。

猪肾丸(2)

【方源】　《杂病源流犀烛》卷十八。

【组成】　猪肾(去膜)1枚。

【用法】　上入附子末3克,湿纸包,煨熟。空腹食之。

【主治】　肾阳虚微,精关滑泄,自汗盗汗,夜多梦与鬼交。

猪肾酒

【方源】　《仁斋直指方论》卷二十二。

【组成】　黑牵牛(研细,去皮,取末)6克。

【用法】　上药入猪肾中,以线扎,青竹叶包上,慢火煨熟。空心温酒嚼下。

【主治】　通行漏疮中,恶水自大肠出。

猪肾粥

【方源】　《太平圣惠方》卷九十七。

【组成】　猪肾(去脂膜,切)1具,粟米150克。

【用法】　上以豉汁五味,入米作粥。空腹食之。

【主治】　妇女蓐劳,乍寒乍热。

猪乳膏

【方源】　《万氏家传幼科发挥》。

【组成】　牛黄、朱砂各少许。

【用法】　上药取猪乳调,抹儿口中。

【主治】　小儿胎惊、胎风。

猪胆丸

【方源】　《圣济总录》卷五十八。

【组成】　雄猪胆5枚,淀粉30克。

【用法】　以酒煮胆,候皮烂,即入粉,研细,同煎成煎丸,如鸡头子大。每次2丸,含化咽津。

【主治】　口中干燥无津液而渴。

猪胆蛋

【方源】　《梅氏验方新编》卷十八。

【组成】　猪胆1个,鸡蛋1个。

【用法】　上药拌匀,不拘时候服。如嫌苦难下,用干糕咽之,连服3次。

【主治】　黄病。

猪胆膏(1)

【方源】　《鸡峰普济方》卷二十一。

【组成】　猪胆1只,白硇砂(细研)。

【用法】　以硇砂穰在猪胆中成膏,系定,悬当风处;白衣如霜出,扫下,收瓷盒子内。旋旋用柱子点入眦中,觉痒乃罢,便无翳膜;未尽再点之。

【主治】　翳障。

猪胆膏(2)

【方源】　《杨氏家藏方》卷三。

【组成】　高良姜(切作小块,油炒)30克,干姜(炮)30克。

【用法】　上药研为末,分作4服,每次用猪胆汁调成膏。以好酒热调匀,发时服。

【主治】　脾胃虚弱,遂作疟疾,寒多热少。

猪胆醋

【方源】　《小儿卫生总微论方》卷八。

【组成】　醋120毫升,大猪胆(取汁用)1个。

【用法】　上合煎三四沸。每次5毫升,1日4～5次,不拘时候服。

【主治】　小儿疮疹内发盛者。

猪胰酒

【方源】　《古今医统大全》卷八十七。

【组成】　猪胰(细切)3具,大栗30个。

【用法】　上以酒浸,秋、冬3日,夏1日,春2日,密封,以布绞去渣。空腹温服。

【主治】　老人上气喘急,坐卧不安。

【宜忌】　忌咸热物。

猪胰散

【方源】　《圣济总录》卷四十八。

【组成】　猪胰(去脂,细切)1具,腻粉30克。

【用法】　上入瓷瓶内固济,上留小窍,煅烟尽,为细末。每次6克,空腹浆水送下。

【主治】　肺气远年不愈。

猪脂汤

【方源】　《圣济总录》卷一三七。

【组成】　猪脂150克,盐15克。

【用法】　上先熬脂令沸,下盐搅匀,温浸指上。

【主治】　代指,疼痛欲脱。

猪脂膏

【方源】　方出《太平圣惠方》卷三十六,名见《圣济总录》卷一一五。

【组成】　生猪脂30克,釜下墨(研)15克。

【用法】　上和调如膏,捏如枣核大。绵裹1丸,塞耳中,令濡润后即挑之。

【主治】　耵聍塞耳,聋,强坚挑不可得出者。

猪脏丸(1)

【方源】　《仁斋直指方论》卷二十三。

【组成】　净黄连(锉碎)60克,嫩猪脏(去肥)70厘米。

【用法】　以黄连塞满猪脏,系两头,煮十分烂,研细,添糕糊为丸,如梧桐子大。先用海螵蛸炙黄去皮,取白者为末,以木贼草煎汤调下。服之3日后,再服猪脏丸,每次30~50丸,米饮送下。

【主治】　①《仁斋直指方论》:野鸡。大人小儿大便下血日久,多食易饥,腹不痛,里不急。

②《兰台轨范》:妇人血崩。

猪脏丸(2)

【方源】　《世医得效方》卷五。

【组成】　吴茱萸(净,去枝梗)不拘多少(用水浸透)。

【用法】　用猪脏头1截,去脂膜,净洗,将茱萸入脏内,两头扎定,慢火煮令极烂,用甑蒸熟尤好,于臼内杵令极细,为丸如梧桐子大。每次50丸,米饮送下。

【主治】　脏寒泄泻,不进饮食,肢体倦怠。

猪脑膏

【方源】　《疡医大全》卷九。

【组成】　公猪脑子1个。

【用法】　上放锅内,用好陈醋泡透,文武火煮成膏药样取出,细布摊。随疮大小贴之。先用小米泔水洗净疮上,贴膏2~3日,揭看内生肉芽,再用小米泔煎洗,又贴3~5日,肌肉长平。

【功用】　生肌长肉。

【主治】　痈疽。

【宜忌】　忌房劳、怒气、发物。

猪脬丸

【方源】　《医学入门》卷七。

【组成】　黑雄猪腰子(不见火,去膜,切碎)1对。

【用法】　上与大小茴香末各60克拌匀,再以猪尿脬1个,入腰子于内扎定,用酒于砂锅内悬煮,取起焙干为末,将余酒打糊为丸,如梧桐子大。每次50丸,温酒送下。

【主治】　诸疝。

猪寄汤

【方源】　方出《太平圣惠方》卷三十,名见《普济方》卷三○一。

【组成】　猪蹄(锉)2枚,槐树寄生(细锉)90克。

【用法】　水煮,去渣,看冷热,洗疮。

【主治】　虚劳,阴湿痒,生疮。

猪膏煎

【方源】　《普济方》卷二一一。

【组成】　清酒50克,煎成猪膏30克。

【用法】　上以缓火煎汁沸。适寒温,顿服。

【主治】　赤白带下。

猪蹄汤(1)

【方源】　方出《妇人良方大全》卷二十三引《灵苑方》,名见《太平惠民和剂局方》卷九(续添诸局经验秘方)。

【组成】　猪蹄1只,通草120克。

【用法】　水煮作羹食之。

【功用】　《医方集解》:通乳。

【主治】　乳妇气少血衰,脉涩不行,乳汁绝少。

【方论】　《医方集解》:此足阳明药也,猪蹄咸能润下,通草淡能通窍。

猪蹄汤(2)

【方源】 《普济方》卷三○二。

【组成】 猪蹄(劈破)1具,浮萍90克。

【用法】 水煎,去渣,以瓶子盛汁。纳阴瓶中渍之,冷即出,拭干,便敷后药粉之。

【主治】 阴汗。

【备考】 后药即:蔷薇根皮、黄柏各3份,朴硝、蛇床子各1份,甘草(炙)1份,为散。

猪蹄汤(3)

【方源】 《松峰说疫》卷二。

【组成】 猪蹄(去毛)1具,葱1握。

【用法】 上用水煮汁,入盐少许。渍之。

【主治】 天时热毒攻手足,肿痛欲断。

猪蹄粥

【方源】 《医方类聚》卷二三八引《食医心鉴》。

【组成】 猪蹄1具,白米500克。

【用法】 上煮令烂,取肉切,投米煮粥,着盐、酱、葱白、椒、姜,和食之。

【主治】 产后虚损,乳汁不下。

猪蹄羹(1)

【方源】 《太平圣惠方》卷九十七。

【组成】 猪蹄(切)1具,粟米90克。

【用法】 如常法作羹,入五味食之。

【主治】 产后虚损,少乳。

猪蹄羹(2)

【方源】 《圣济总录》卷一九○。

【组成】 母猪蹄(净洗,锉)2只,木通(锉作寸段)45克。

【用法】 上先将木通以水煎煮,去木通,和猪蹄入五味如常煮法,煮熟作羹。任意食之。

【主治】 产后乳汁不下。

猪髓膏

【方源】 《古今医统大全》卷九十一。

【组成】 猪骨髓、蜜汁。

【用法】 以火熬一二沸,退凉。用鸡翎扫上即落。

【主治】 痘疮不脱落,痂疕不起者。

猪项肉丸

【方源】 《杂病源流犀烛》卷十六。

【组成】 猪项肉(剁如泥)30克,甘遂(末)3克。

【用法】 上为丸,纸包煨香。酒送下。

【功用】 《中国医学大辞典》:化痰。

【主治】 酒疸。

猪膏发煎

【方源】 《金匮要略》卷中。

【组成】 猪膏250克,乱发(如鸡子大)3枚。

【用法】 上药都拌匀,煎之,发消药成。分2次服。病从小便出。

【功用】 《金匮要略选读》:润燥通便。

【主治】 ①《金匮要略》:诸黄。谷气实,胃气下泄,阴吹而正喧。

②《肘后备急方》:由大劳大热交接,交接后入水所致女劳疸,身目皆黄,发热恶寒,小腹满急,小便难。

③《女科指掌》:积聚癥瘕。

【方论】 ①《金匮玉函经二注》:阳明不能升发谷气上升,变为浊邪,反泄下利,子宫受抑,气不上通,故从阴户作声而吹出。猪脂补下焦、生血、润腠理;乱发通关格。腠理开,关格通,则中焦各得升降,而气归故道也。

②《金匮要略心典》:湿热经久,变为坚燥譬如盦曲,热久则湿去而干也。《本草》:猪脂利血脉,解风热;乱发消瘀,开关格,利水道;故曰病从小便出。

③《金匮要略浅注》引沈目南:此黄疸血分通治之方也。寒湿入于血分,久而生热,郁蒸气血不利,证显津枯血燥,皮肤黄而暗晦,即为阴黄。当以猪脂润燥,发灰入血和阴,俾脾胃之阴得其和,则气血不滞,而湿热自小便去矣。盖疸皆因湿热郁蒸、相延日久,阴血必耗,不论气血二分,皆宜兼滋其阴,故云诸黄主之。

④《金匮悬解》:前阴气吹而正喧鸣,此谷气之实,后窍结塞而不通也。猪膏发煎,猪膏、乱发利水而滑大肠,泄湿而通膀胱也。

【验案】 ①黄疸 《成方切用》引徐忠可:予友

骆天游,黄疸,腹大如鼓,百药不效,用猪膏 120 克,发灰 120 克,1 剂而愈。

②妇女阴吹　《湖北中医医案选辑》:沈某,38 岁,1947 年 7 月间分娩一孩,将近弥月。因气候甚热,神疲欲睡,遂将竹床于阴凉处迎风而卧,约 2 小时;是夜即发生前阴出气作声,如放屁然,但无臭气,自后经常如此,迁延五六年。诊其色脉及各部,俱无病证,唯询得大便经常秘结,遂按《金匮要略》法用膏发煎治之。猪油 250 克,乱头发如鸡子大 3 团,洗净油垢,共熬至发溶化,候温度可口,分 2 次服。服 2 剂,果获痊愈。

猪心龙脑丸

【方源】　《医学正传》卷八。

【组成】　梅花脑子(研)1 克。

【用法】　取新宰猪心血 1 个,为丸如芡实大。每次 1 丸,量儿大小与之,紫苏汤化下;或井花水化下亦可。

【主治】　痘疮。昏冒不知人,时作搐搦,疮倒靥黑陷者。

猪肚胡椒粉

【方源】　《医学从众录》卷八。

【组成】　猪肚(洗净)1 个,白胡椒 240 克。

【用法】　将胡椒装入肚内,炖烂食。

【主治】　妇人经寒,往来时有痛。

猪肚黄连丸

【方源】　《外台秘要》卷十一引《肘后备急方》。

【组成】　猪肚(洗,去脂膜)1 枚,黄连(末)1500 克。

【用法】　以黄连末纳猪肚中蒸之,晒干,为丸,如梧桐子大。每次 30 丸,1 日 2 次。渐渐加,以愈为度。

【主治】　①《外台秘要》引《肘后备急方》:小便数。

②《仁斋直指小儿方论》:疳热流注,遍身疮蚀,或潮热肚胀,或渴。

【宜忌】　忌猪肉。

猪肾当归散

【方源】　方出《太平圣惠方》卷八十二,名见《普济方》卷三六一。

【组成】　猪肾(薄切,去脂膜)1 具,当归(锉,微炒)60 克。

【用法】　当归粗捣,与猪肾相和,以清酒煮,去渣。每次 15 克,开水调服,日 3 次,夜 1 次。

【主治】　小儿痫病。五十日以来,胎寒腹痛,激烈而惊,聚唾弄舌,躽啼上视。

猪胆半夏丸

【方源】　《小儿卫生总微论方》卷六。

【组成】　半夏 30 克(汤洗 7 遍),猪胆 3 个。

【用法】　取猪胆汁,浸半夏于瓷器中,晒干,切片焙燥,为细末,生姜自然汁煮面和丸,如梧桐子大。每次 5～10 丸,煎麦冬熟水送下,食后、临卧各 1 次。

【主治】　诸般痫搐。

【宜忌】　忌动风、毒物。

猪胆南星散

【方源】　《仁斋直指小儿方论》卷二。

【组成】　大天南星(湿纸煨香)。

【用法】　上药研为末。每次 1 克,雄猪胆汁调下。

【主治】　小儿痫后瘖不能言。

猪脂枕耳方

【方源】　《圣济总录》卷一一五。

【组成】　猪脂 1 片,猪肉 1 片。

【用法】　将猪脂煎猪肉令香,安耳孔边。枕睡即出。

【主治】　蚁入耳。

猪通灰涂方

【方源】　《圣济总录》卷一八二。

【组成】　猪屎灰、鸡子白。

【用法】　调和如糊。涂之。以愈为度。

【主治】　小儿白丹。

猫胞散

【方源】　《医级》卷八。

【组成】　猫胞(酒洗)1 个,胡桃膈(俱煅)10 片。

【用法】　上药研为末。丁香汤调下。

【主治】　反胃噎膈,食不下。

猫蝠散

【方源】　《医学入门》卷八。

【组成】　猫头骨1个,蝙蝠1个。

【用法】　俱撒黑豆上同烧,其骨化碎,为末。干掺。

【主治】　瘰疬多年不愈。

猫脑骨散

【方源】　《太平圣惠方》卷六十六。

【组成】　猫脑骨(炙黄)、莽草各等份。

【用法】　上药研为细散。敷疮,1日2次换之。

【主治】　鼠瘘。

脱力丸

【方源】　《朱仁康临床经验集》引《章氏经验方》。

【组成】　针砂(铁屑)适量,大枣(去核)120克。

【用法】　将大枣放石臼内捣烂成泥,逐渐加入针砂,捣至能成丸为度,制丸如梧桐子大,晒干。每日服7丸,米汤送下。

【功用】　补血。

【主治】　肺痈(肺脓疡),脱力黄病(钩虫病)。

【宜忌】　服药期间,忌食鸡蛋、面食、鱼腥、茶。

脱气丸

【方源】　《证类本草》卷二十五引《陈藏器本草》。

【组成】　赤小豆、通草。

【用法】　煮食之。

【功用】　下气。

【主治】　水肿。

脱衣散

【方源】　《扁鹊心书·神方》。

【组成】　附子、硫黄各15克。

【用法】　共为末,姜汁调,以茄蒂蘸擦。三四次全愈。

【主治】　汗斑。

象皮散

【方源】　《外科全生集》卷四。

【组成】　猪身前蹄扇骨(煅炭,研粉)300克,象皮(炙炭存性)30克。

【用法】　上为极细末。凡遇烂孔如掌之大者,以此撒上。

【主治】　刀伤,跌损出血。

旋覆代赭汤

【方源】　《证治汇补》卷五。

【组成】　旋覆花9克,代赭石(研)3克。

【用法】　用旋覆花煎,调赭石末服。

【主治】　呕吐不已,真气逆而不降,用此镇坠。

商陆丸

【方源】　《活幼心书》卷下。

【组成】　商陆30克,净黄连15克。

【用法】　上药研为末,姜汁煮面糊为丸,如绿豆大。每次30～50丸,空腹用温紫苏子熟水送下,或温葱汤送下。

【主治】　水肿。小便不通,勿拘远近。

商陆散

【方源】　《永类钤方》卷二十一。

【组成】　泽泻、商陆各等份。

【用法】　上药研为末。3岁3克,桑白皮汤调下。商陆醋炒为末,调涂肿毒。醋调并治咽喉肿。

【功用】　利小便。

【主治】　小儿水肿,腹胀,气急。

商陆粥

【方源】　方出《外台秘要》卷二十引《近效》,名见《圣济总录》卷一八八。

【组成】　商陆根(去皮取白色,不用赤色,切如小豆)9克,粟米100克。

【用法】　水煎商陆根取汁,入粟米煮成粥,空腹服。

【主治】　水气。

【宜忌】　不得吃生冷等。

商陆膏

【方源】　《外台秘要》卷二十引《小品方》。

【组成】　商陆根(生者)500克,猪膏500克。

【用法】　上药合煎令黄,去渣。以摩肿;亦可服少许。

【主治】　水肿。

【宜忌】　忌犬肉。

商陆赤小豆汤

【方源】　《三因极一病证方论》卷十七。

【组成】　赤小豆、商陆干各等份。

【用法】　上锉散。每次30克,水煎,取清汁服。

【主治】　妊娠手足肿满挛急。

鹿角丸

【方源】　《圣济总录》卷一四二。

【组成】　鹿角(烧红候冷,研)30克,芸苔子(炒,研)15克。

【用法】　上药研为末,醋煮面糊为丸,如梧桐子大。每次15丸,饭饮送下,温酒亦得,食前服。

【主治】　痔疾下血。

鹿角酒

【方源】　方出《证类本草》卷十七引《梅师方》,名见《饮膳正要》卷二。

【组成】　鹿角1枚(长五寸),酒1000毫升。

【用法】　上烧鹿角令赤,纳酒中浸1宿,饮之。

【主治】　腰痛暂转不得。

鹿角粉

【方源】　《小儿卫生总微论方》卷十。

【组成】　鹿角粉、大豆末各等份。

【用法】　上药研为末。乳汁涂上,令儿吮服之。

【主治】　呕哯,干呕烦热。

鹿角散

【方源】　《太平圣惠方》卷九十四。

【组成】　鹿角屑300克,附子(去皮脐,生用)30克。

【用法】　上药研为细散。每次6克,以温酒调下,1日3次。

【功用】　令人少睡,补益气力。

鹿角膏

【方源】　《类编朱氏集验方》卷十二。

【组成】　鹿角尖。

【用法】　砂钵内同老米醋浓磨。以鹅翎涂拂四围,当中留一口,遇干再涂。

【主治】　一切痈疖初起者。

鹿肾粥

【方源】　《太平圣惠方》卷九十七。

【组成】　鹿肾(去脂膜,切)1对,粳米200克。

【用法】　上于豉汁中相合,煮作粥,入五味如法调和,空腹食之;作羹及入酒,并得食之。

【主治】　肾气损虚,耳聋。

鹿茸酒

【方源】　《普济方》卷二一九。

【组成】　好鹿茸(去皮,切片)15～30克,干山药(为末)30克。

【用法】　上以生薄绢裹,用好酒浸,7日后开瓶饮酒,1日60毫升为度。

【主治】　虚弱,阳事不举,面色不明,小便频数,饮食不思。

鹿胶酒

【方源】　《嵩崖尊生全书》卷八。

【组成】　鹿角胶15克。

【用法】　温酒调服。

【主治】　下血日久,面黄食少。

鹿菟丸

【方源】　《医方类聚》卷一五〇引《续济生方》。

【组成】　生鹿角(镑)30克,菟丝子(淘,酒蒸,擂)60克。

【用法】　上药研为细散,酒糊为丸,如梧桐子大。每次70丸,空心、食前用盐酒、盐汤送下。

【主治】　真精不足,肾水涸燥,咽干多渴,耳鸣头晕,目视昏花,面色黧黑,腰背疼痛,脚膝酸弱,屡服药不得痊者。

鹿角秋石丸

【方源】　《医略六书》卷二十五。

【组成】　鹿角（烧灰）240 克，秋石（煅灰）30 克。

【用法】　上药研为末，炼蜜为丸。每次 9 克，乌梅汤送下。

【主治】　溺血久不止，脉细数者。

【方论】　鹿角温散，烧灰善鼓阳气以摄血液；秋石咸平，煅黑善全阴气以净溺红；白蜜之甘以缓之；乌梅之酸以收之。使阴气得全，则阳气秘密，而血自归经，溺血无不止矣。此交济阴阳之剂，为阴虚阳不秘密溺血之专方。

鹿角屑豉汤

【方源】　《千金翼方》卷六。

【组成】　鹿角屑 30 克，香豉 45 克。

【用法】　先煮豉一二沸，去渣，纳鹿角屑，搅令调，频服，须臾血下。

【主治】　妇人堕身，血不尽去，苦烦闷。

麻　药

【方源】　《理瀹骈文》。

【组成】　草乌、川乌。

【用法】　上药研为末，凉水调，摊贴患处。

【功用】　止痛。

【主治】　缺唇缝合手术。

麻子饮

【方源】　《养老奉亲书》。

【组成】　火麻仁（熬，细研，水腌取汁）150 克，粳米（净淘，研之）120 克。

【用法】　煮作饮，空腹食之。

【主治】　老人中风汗出，四肢顽痹，言语不利。

麻子粥（1）

【方源】　方出《证类本草》卷二十四引《食医心镜》，名见《圣济总录》卷一八八。

【组成】　火麻仁（碎，水研，滤取汁）250 克，米 60 克。

【用法】　以麻子汁煮米作稀粥，着葱、椒、姜、豉，空心服之。

【主治】　风水，腹大脐肿，腰重痛不可转动。

麻子粥（2）

【方源】　《养老奉亲书》。

【组成】　火麻仁（研，取汁）300 克，鲤鱼肉（切）30 克。

【用法】　上取火麻仁汁，下米 120 克，和鱼煮作粥，以五味葱椒，空腹食，每日 2 次，频作皆愈。

【主治】　老人水气肿满，身体疼痛，不能食。

麻仁丸（1）

【方源】　方出《肘后备急方》卷七，名见《普济方》卷二九九。

【组成】　火麻仁（捣）500 克，黄柏（末）60 克。

【用法】　上药研为细散，炼蜜为丸，如芡实大。每次 1 粒，含化。

【主治】　连月饮酒，喉咽烂，舌上生疮。

麻仁丸（2）

【方源】　方出《备急千金要方》卷二十五，名见《普济方》卷二五三。

【组成】　火麻仁 500 克，黄芩 60 克。

【用法】　上药研为末，炼蜜为丸。含之。

【主治】　连月饮酒，咽喉烂，舌上生疮。

麻仁汤

【方源】　《圣济总录》卷八十二。

【组成】　火麻仁（微炒）、赤小豆各 30 克。

【用法】　水煎，去渣，分 3 次温服，隔 2 日更 1 剂。

【主治】　脚气冲心，上气，大小便涩，小腹急痛。

麻仁饮

【方源】　《圣济总录》卷三十二。

【组成】　火麻仁 15 克，羚羊角屑 60 克。

【用法】　上药研为粗末。每次 15 克，酒、水共煎，去渣温服，1 日 2 次。

【主治】　伤寒卒失音，牙关紧急。

麻仁膏

【方源】　《普济方》卷三〇一。

【组成】　高昌白矾、麻仁各等份。

【用法】　炼猪脂相和成膏。槐白皮作汤，拭疮令干，即涂膏，然后以楸叶贴。不过三五次，即愈。

【主治】　阴生疮，脓出作白。

麻虫膏

【方源】　《证治准绳·疡医》卷二。

【组成】　麻虫(捣烂)1条。

【用法】　用好江茶和作饼子,如钱眼大。以羊角骨针挑疮头,按药在上。醋糊纸贴之,膏药亦可。其毒出为效。

【主治】　疔疮。

麻豆散

【方源】　方出《肘后备急方》卷四,名见《备急千金要方》卷十五。

【组成】　火麻仁、大豆(炒黄香)。

【用法】　上药研为末。每次3克,食前开水调服,1日4～5次。

【主治】　脾胃气弱,水谷不得下,遂成不复受食。

麻豆煎

【方源】　《千金翼方》卷十九。

【组成】　火麻仁(以水研取汁)150克,赤小豆30克。

【用法】　明旦欲服,今夜以水煮小豆,未及好熟,即漉出令干,纳火麻仁汁中煮,令大烂熟为佳,空腹恣意食之,1日3次。

【主治】　大腹水肿。

【宜忌】　陈郁麻子,益增其病,慎勿用之。一切水肿,皆忌饱食,常须少饥。

麻鸡丸

【方源】　《普济方》卷三八〇引《傅氏活婴方》。

【组成】　火麻仁不拘多少(炒过),乌鸡1只。

【用法】　用火麻仁和饭饲乌鸡,经一二个月。如用,去毛粪,以乌豆1000克同蒸烂,去骨捣烂为丸。疳用随意汤使,空腹吞下。

【主治】　一切疳积,骨蒸劳热,面黄瘦削,腹内癖块等。

麻油膏

【方源】　方出《仁斋直指方论》卷二十四,名见《普济方》卷二九九。

【组成】　轻浮白浮石(烧存性,为末)。

【用法】　以麻油、轻粉调和。以鸡羽刷上,勿用手,按即涨。或用黄牛粪,于瓦上焙干加之,尤好。

【主治】　头癣、头脑。头枕后生,正者为脑,侧者为癣。

麻前饮

【方源】　《仙拈集》卷二。

【组成】　升麻、车前子(炒)各6克。

【用法】　以黄酒煎服。

【主治】　大小便闭。

麻黄丸

【方源】　《医心方》卷十三引《效验方》。

【组成】　麻黄根20克,石膏10克。

【用法】　上药研为末,炼蜜为丸。大人服如小豆3丸,1日3次,小儿以意增损。

【主治】　汗劳不止。

麻黄散

【方源】　方出《太平圣惠方》卷十九,名见《普济方》卷一八五。

【组成】　麻黄(去根节)150克,肉桂60克。

【用法】　上药研为散。以酒慢火煎如饧。每次1茶匙,以热酒调下,不拘时候,频服以汗出为度。

【主治】　风痹。营卫不行,四肢疼痛。

麻煎丸

【方源】　《普济方》卷六十四引《海上名方》。

【组成】　蓖麻子仁、百药煎。

【用法】　蓖麻子仁研烂,入百药煎,成剂即止,为丸如弹子大,青黛为衣,井花水磨下半丸,咽之即下。

【主治】　骨并鱼刺,梗在喉中。

麻风锭子

【方源】　方出《本草纲目》卷十五引《乾坤生意》,名见《万方类纂》卷三。

【组成】　苍耳草(五月五日或六月六日五更带露采)。

【用法】　上捣取汁,熬作锭子,取约250克鲤鱼1尾，剖开（不去肚肠），入药1锭，线缝。以酒慢火煮熟，令吃。

【主治】 大风疠疾，眉发脱落，遍身顽麻。

【宜忌】 忌盐一百日。

麻仁大黄丸

【方源】 《圣济总录》卷八十四。

【组成】 火麻仁（研）60克，大黄（锉，炒）150克。

【用法】 先将大黄为末，入麻子仁研匀，炼蜜为丸，如梧桐子大。每次10丸，食前温酒送下，生姜汤亦得，1日2次。以大肠溏滑为度。未愈，加至20丸。

【功用】 消肿下气，破宿癖，疏风壅。

【主治】 脚气，大便秘涩。

麻黄宣肺散

【方源】 《外科大成》卷三。

【组成】 麻黄、麻黄根各90克。

【用法】 以头生酒重汤煮3小时，露1宿，早、晚各饮50毫升。

【主治】 酒渣鼻。

麻黄茵陈醇酒汤

【方源】 《医宗金鉴》卷四十二。

【组成】 麻黄、茵陈。

【用法】 用无灰好酒煎服。

【主治】 黄疸，表实无汗。

清中饮

【方源】 《名家方选》。

【组成】 蕺菜、草三棱各3克。

【用法】 上水煎，日服2剂或3剂。四五十日而知，百日痊。妇人加蒲黄2克同煎。

【主治】 不问男女癖块，时时妨逼心下，郁冒心闷，为狂态者。

清化丸

【方源】 《丹溪心法附余》卷五。

【组成】 益母草（炒）。

【用法】 上药研为末，蒸饼为丸。或为细末，醋调敷咽喉。与青金丸同用。

【主治】 热嗽及咽痛。

清白饮

【方源】 《医方易简》卷四。

【组成】 苦瓜汁50毫升，生藕汁50毫升。

【用法】 隔水温热服。加姜汁、童便更妙。

【主治】 羊毛疔。

清明丸

【方源】 《鲁府禁方》卷一。

【组成】 白矾、细茶各30克。

【用法】 上药研为细散，炼蜜为丸，如梧桐子大。每次30丸，茶清送下。久服其涎随小便出。

【主治】 风痫。

清明散

【方源】 《济阳纲目》卷一〇一。

【组成】 皂矾30克，黄连末3克。

【用法】 每用少许，水和，隔纸洗眼。立时见效。

【主治】 暴发烂弦风眼。

清金散(1)

【方源】 《古今医统大全》卷九十。

【组成】 铜青、白矾各3克。

【用法】 上药研为末，敷患处。

【主治】 ①《古今医统大全》：鼻下烂疮。②《本草纲目》：口鼻疳疮。

清金散(2)

【方源】 《痘疹仁端录》卷九。

【组成】 焦紫麦冬、桔梗各6克。

【用法】 水煎服。

【主治】 痘疹气热血燥，皮毛枯槁，咳嗽者。

清金散(3)

【方源】 《中药成方配本》（苏州方）。

【组成】 生石膏270克，青黛30克。

【用法】 各取净末，和匀。每用30～60克，绢包，水煎服。

【功用】 清肺降火。

【主治】 肺胃热盛，咳呛失血，咽痛，口疮。

清肺丸

【方源】　《幼幼新书》卷十六引《吉氏家传》。

【组成】　好连翘30克,冰片(研)少许。

【用法】　上药研为末,炼蜜为丸,如弹子大。食后临卧含化。

【主治】　小儿上焦壅热及心肺虚热,嗽不止。

【宜忌】　忌猪肉、湿面。

清油膏

【方源】　《普济方》卷五十五。

【组成】　清油500克,大蜈蚣3对(入油内浸经年者妙)。

【用法】　上加脑麝,每用少许点耳中。

【主治】　蚰蜒百虫入耳,痛不可忍。

清胎方

【方源】　《千金珍秘方选》。

【组成】　续断、杜仲各等份。

【用法】　上药研为末,用雄猪胆1个,填药塞满,用酒煨熟,打为丸,如绿豆大。每次9克,1日2次。

【功用】　保胎。

清烟膏

【方源】　《古今医鉴》卷十六。

【组成】　鸡子清、京墨。

【用法】　以鸡子清磨京墨,涂患处,上用3层湿纸盖,则不起疱,冷如冰,效。

【主治】　汤火伤。

清凉散(1)

【方源】　《外科传薪集》。

【组成】　熟石膏30克,黄柏6克。

【用法】　上药研为末,外用。

【主治】　外科火症。

清凉散(2)

【方源】　《全国中药成药处方集》(兰州方)。

【组成】　炉甘石30克,冰片15克。

【用法】　上药研为细散。凉开水洗患处,用玻璃针点眼角。

【功用】　清热消炎,解热明目。

【主治】　风火眼痛,眼皮红肿,眼目昏花。

【宜忌】　忌刺激性食物。

清凉膏(1)

【方源】　《太平圣惠方》卷六十二。

【组成】　糯米200克,冰片3克。

【用法】　糯米水淘令净,入龙脑相和,研成膏,摊于疏布上贴患处,干易之。

【功用】　消肿毒。

【主治】　发背焮热疼痛。

清凉膏(2)

【方源】　《魏氏家藏方》卷十。

【组成】　南粉(细研)120克,腊月猪脂500克。

【用法】　将腊月猪脂于银瓦器内炼,去渣,趁热入新瓷器内,次入南粉,待其温,用竹篦搅,庶不上清下澄。汤火所伤,用篦子取药,涂上痛所。

【主治】　汤火伤。

清凉膏(3)

【方源】　《医方类聚》卷一九四引《吴氏集验方》。

【组成】　腊月猪板脂300克,苦参240克。

【用法】　将腊月猪板脂熬溶,却以苦参240克为粗块,熬一二十沸,收瓷瓶,不犯铁。用鸡翎拂之。

【主治】　汤火所伤。

清凉膏(4)

【方源】　《外科大成》卷四。

【组成】　鸡子清100毫升,香油50毫升。

【用法】　调和均匀。扫之。

【主治】　汤泼火烧,痛不可忍者。

清凉膏(5)

【方源】　《洞天奥旨》卷十四。

【组成】　大黄、芙蓉叶。

【用法】　上药研为细散,米醋调敷之。

【主治】　初患痈肿疮疖,热肿大痛。

清暑散

【方源】　《杨氏家藏方》卷三。

【组成】　硫黄 60 克,蛤粉 120 克。

【用法】　上药研为末。每次 3 克,新汲水调下,不拘时候。

【主治】　伏暑伤热,躁渴冒闷,呕哕恶心,或发霍乱。

清膈散

【方源】　《普济方》卷三十六引《卫生家宝方》。

【组成】　蝉蜕(去尽土用)50 个,滑石 30 克。

【用法】　上药研为末。以水调药,去水,用蜜调下,不拘时候。

【主治】　反胃吐食,属热者。

清霜膏

【方源】　《医方类聚》卷一七六引《吴氏集验方》。

【组成】　百草霜、麻油。

【用法】　百草霜为末,麻油调抹。

【主治】　蚣蛐疮。

清毒二仙丹

【方源】　《医学衷中参西录》上册。

【组成】　大菊子(捣碎)30 克,鸭蛋子(去皮,仁破者勿用,服时宜囫囵吞下)40 粒。

【用法】　将大菊子煎汤,送服鸭蛋子仁。

【主治】　花柳毒淋,无论初起日久,凡有热者,服之皆效。

清浊锁精丹

【方源】　《鲁府禁方》卷二。

【组成】　白矾(飞过)60 克,滑石 60 克。

【用法】　上药研为末,米糊为丸,如梧桐子大。每次 50 丸,空腹米饮送下。

【功用】　化痰。

【主治】　白浊。

清热代茶饮

【方源】　《慈禧光绪医方选议》。

【组成】　鲜青果(去核)20 个,鲜芦根(切碎)4 支。

【用法】　水煎代茶。

【功用】　清热利咽。

【主治】　咽喉肿痛。

【方论】　鲜青果功能清肺利咽,去火化痰,用治肺胃热盛所致的咽喉肿痛,痰涎壅塞等症。芦根能清肺热而祛痰排脓,又清胃热而生津止呕,二药合用,清解肺胃之热功专力大。

清热凉血膏

【方源】　《部颁标准》。

【组成】　黄芩、地黄各 500 克。

【用法】　上药制成膏剂。口服,每次 15 克,1 日 2 次。

【功用】　滋阴,清热,凉血。

【主治】　孕妇上焦火盛,头晕目眩,口舌生疮,耳鸣牙痛,孕妇血热子烦。

【宜忌】　痰湿气郁之子烦者忌服。

淋渫药鸡冠散

【方源】　《御药院方》卷八。

【组成】　鸡冠花、铁苋各 30 克。

【用法】　上药研为粗末。每次 15 克,水煎,乘热淋洗患处。

【主治】　五痔。肛边肿痛,或生鼠乳,或穿穴,或生疮,久而不愈,变成漏疮者。

淮南王辟谷登仙秘要方

【方源】　《太平圣惠方》卷九十四。

【组成】　蔓荆子(以水煮令苦汁尽,捣罗为末)500 克,干枣肉(以水煮令熟,去皮核用)200 克。

【用法】　上相和为丸,如鸡子黄大,晒干。每次 3 丸,烂嚼咽之,1 日 3 次。

【功用】　辟谷疗饥,祛风明目,变白,治瘦病,益心力,久服令人轻健,日诵万言,日行千里。

淡黄丸

【方源】　《鸡峰普济方》卷十。

【组成】　石灰(炒赤)、硫黄各等份。

【用法】　上药研为细散,水煮面糊为丸,如梧桐子大。每次 30 丸,空腹米饮送下。

【主治】　虚冷下血不止。

淡豆豉丸

【方源】　《普济方》卷三七九。

【组成】　淡豆豉 10 粒,巴豆(略去油)1 粒。

【用法】　上研匀如泥,丸如粟米大。每次 10 丸,生姜汤送下,不拘时候。取下如鱼冻汁,病根除矣,急与补脾。实者取而后补,虚者补而后取。

【主治】　小儿一二岁,面色萎黄,不进饮食,腹胀如鼓,或生青筋,日渐羸瘦。

渗红丸

【方源】　《医方类聚》卷八十五引《吴氏集验方》。

【组成】　肥生地黄(取自然汁)、茯苓末。

【用法】　入银器内,重汤顿成膏子,入白茯苓末,不以多少,搜和成剂为丸,如梧桐子大。每次 70～80 丸,空心用米饮送下。

【主治】　便血。

粘米固肠糕

【方源】　《景岳全书》卷五十一。

【组成】　白糯米(滚汤淘洗,炒香熟,为末)300 克,干姜(炒熟,为末)60 克。

【用法】　上药研为末,加白糖拌匀。每次 30～60 克,饥时用滚水调下。

【主治】　脾胃虚寒,或因食滞、气滞、腹痛、泄泻久不止。

【加减】　如有微滞者,加陈皮炒末 6 克,或砂仁末 3 克。

断下丸

【方源】　《是斋百一选方》卷六引孙盈仲方。

【组成】　神曲(微炒)、吴茱萸各 30 克。

【用法】　上药研为细散,以酸米醋为丸,如梧桐子大。每次 50～100 丸,空腹、食前米饮汤送下。

【主治】　暴泻。

断痛丸

【方源】　《永类钤方》卷六。

【组成】　紫石英(醋淬煅七次)60 克,白矾(飞过)60 克。

【用法】　上药研为末,酒糊为丸。每次 20 丸,白汤送下。

【主治】　风痫。

剪红饮

【方源】　《仙拈集》卷三。

【组成】　侧柏叶、白芍各等份。

【用法】　每次 15 克,水煎,冲酒服。

【主治】　月水不断。

婆罗粥

【方源】　《太平圣惠方》卷九十七。

【组成】　牛膝(去苗,锉碎,酒浸 1 宿)30 克,白面 120 克。

【用法】　将牛膝于面中拌,作婆罗粥,熟煮,滤出,则以熟水淘过。空腹顿食之。

【主治】　肾脏风冷,腰脚疼痛。

婆婆奶

【方源】　《仙拈集》卷二。

【组成】　家园生地黄(北人呼为婆婆奶。洗净,捣汁)50 毫升,童便 50 毫升。

【用法】　和匀。重汤煮,温服。

【主治】　呕血不止。

婆蒿根酒

【方源】　《仁斋直指方论》卷十八。

【组成】　全蝎(新瓦上微炒末)7 个,麝香 0.5 克。

【用法】　老酒调服。如觉已透则止,未透次日再作 1 剂。然病未尽除,自后专以婆蒿根洗净,切碎,酒煎服,1 日 2 次。

【主治】　风淫湿滞,手足不举,筋节挛痛。

密蒙花丸

【方源】　《圣济总录》卷一一一。

【组成】　密蒙花、黄柏根(洗,锉)各 30 克。

【用法】　上药研为末,炼蜜为丸,如梧桐子大。每次 10～15 丸,食后、临卧熟水送下,或煎汤送下。

【主治】　眼障翳。

续命汤

【方源】　《圣济总录》卷七。

【组成】　茵陈(拣择净)30 克,麻黄(去节)120 克。

【用法】　上药研为粗末。每次 30 克,水煎,入好酒更煎,去渣服尽。

【主治】　瘫痪风。

续断散

【方源】　《魏氏家藏方》卷八。

【组成】　续断30克,牛膝(去芦,酒浸)30克。

【用法】　上药研为细散。每次6克,食前用温酒调下。

【主治】　老人风冷,转筋骨痛。

续腰汤

【方源】　《辨证录》卷二。

【组成】　熟地黄30克,白术15克。

【用法】　水煎服。

【主治】　跌打闪挫,以至腰折不能起床,状似伛偻者。

【方论】　夫熟地原能接骨,不只补肾之功。白术善能通腰脐之气,气通则接续更易,但必须多用为神耳。使加入大黄、桃仁、红花之药,则反败事。若恐其腰痛而加杜仲、补骨脂、胡桃等品,转不能收功矣。

绵裹散

【方源】　《小儿卫生总微论方》卷十八。

【组成】　肉桂3克,青羊屎(炒令转色)3克。

【用法】　上药研为末。每用0.5克,绵裹塞耳中。

【主治】　小儿聤耳,内生疮或有脓汁。

绿云散

【方源】　《苏沈良方》卷七。

【异名】　青黛散(《世医得效方》卷十七)、绿袍散(《万病回春》卷五)。

【组成】　黄柏15克,螺丝黛6克。

【用法】　上研如碧玉色。临卧,置舌根少许,咽津无妨。迟明愈。凡口疮不可失睡,一夜失睡,口疮顿增。

【主治】　①《苏沈良方》:口疮。

②《三因极一病证方论》:口疮,臭气,瘀烂,久而不愈。

【备考】　本方原名绿云膏,与剂型不符,据《简易》引《必用方》(见《医方类聚》)改。

绿凤散

【方源】　《疡医大全》卷二十四。

【组成】　鸡蛋(入瓦罐煮熟,取起,打孔)1个,芫花(为末)3克。

【用法】　水同煮,去药食蛋。

【主治】　鱼口便毒,瘰疬痰核初起。

绿豆汁

【方源】　《圣济总录》卷一九〇。

【组成】　绿豆100克,水煮烂,绞取汁50毫升,火麻仁50克,烂研,入水同研,绞取汁30毫升。

【用法】　先取麻仁汁15毫升,煎微温,后入绿豆汁25毫升同搅,更煎微温,欲服时,先吃炙羊肉干脯1片,吐滓,只咽津,顿服药汁。须臾或吐或利,即其蛔虫自消,若未尽更服。

【主治】　蛔虫。

绿豆饮

【方源】　《景岳全书》卷五十一。

【组成】　绿豆不拘多少,盐少许。

【用法】　绿豆宽汤煮糜烂,入盐或蜜亦可,待冰冷,或厚或稀或汤,任意饮食之。1日3～4次。此物性非苦寒,不伤脾气。

【功用】　解毒除烦,退热止渴,大利小水。

【主治】　热毒劳热,诸火热极,不能退者。

【宜忌】　若火盛口甘,不宜厚味,但略煮半熟清汤冷饮之。

绿豆酒

【方源】　《病机沙篆》。

【组成】　绿豆(一方用黄连少许)。

【用法】　蒸熟,浸酒服。

【功用】　解暑渴。

绿矾丸

【方源】　《小儿卫生总微论方》卷十二。

【组成】　绿矾。

【用法】　上药研为末,以猪胆汁为丸,如绿豆大。每次5～7丸,米饮送下,不拘时候。

【主治】　疳疾有虫,爱食泥土。

绿袍散

【方源】　《幼科类萃》卷二十一。

【组成】　绿豆15克,大黄6克。

【用法】 上为极细末,用生姜薄荷汁入蜜调涂。

【主治】 小儿丹毒。

绿寒散

【方源】 《太平圣惠方》卷七十三。

【组成】 晚蚕沙(微炒)30 克,伏龙肝 15 克。

【用法】 上为极细末。每次 3 克,以温酒调下,不拘时候。

【主治】 妇人崩中下血不止。

绿云一醉散

【方源】 《杨氏家藏方》卷十二。

【组成】 金星凤尾草(如新采者,即瓦上炒,叶

背有细点,如金星相对者)120 克,甘草 120 克。

【用法】 上药研为细散,分作 4 服。每次 60 克,酒和令温服。食令尽,便以物枕着痛处睡,良久遂下毒气恶物,次日减药末并酒一半,再进 1 服。

【主治】 ①《杨氏家藏方》:五毒发背,及一切恶疮。

②《赤水玄珠》:五发毒疮于背脑或手足。金石发疽。

绿豆甘草汤

【方源】 《急救便方》。

【组成】 绿豆、甘草。

【用法】 水煎服。

【功用】 解一切毒。

十二画

琥珀散

【方源】 《古今医统大全》卷七十一引《经验良方》。

【组成】 琥珀、人参。

【用法】 上将琥珀为末。每次 3 克,空腹以人参煎汤调服。

【主治】 老人、虚人小便不通淋涩。

琥珀膏

【方源】 《外科大成》卷四。

【组成】 锦纹大黄。

【用法】 上药研为末,捣大蒜调敷。即痛一二时,无妨。至次日去药,发斑或起疱,挑破流水,用月白珍珠散掺之即干,或用西圣膏贴之,以消余肿。

【主治】 流注及淤血顽痰,结成肿块。

琥珀分清泄浊丸

【方源】 《中国医学大辞典》。

【组成】 琥珀 30 克,锦纹大黄 300 克。

【用法】 上药研为细散,用鸡蛋清 24 个杵为丸,如梧桐子大,朱砂为衣。每次 9 克,空腹时熟汤送下。服后小便出如金黄色,三日后火毒消而淋浊自止,疮肿亦退。

【主治】 肝经湿热毒火下注,淋浊管痛,小溲不利,及下疳火盛,肿痛腐烂。

琼方既济丸

【方源】 《普济方》卷十七引《卫生家宝方》。

【组成】 白茯苓、补骨脂各 500 克。

【用法】 上药研为细散,酒糊为丸,如梧桐子大。每次 30 丸,空心食前以温酒米饮送下。

【功用】 益心气,补丹田。妇人常服有子。

【主治】 为事健忘,神志不安,梦寐惊悸,不思饮食;肾水无所滋养,腰重足弱,行履少力,精神恍惚,小便频数。

斑白散

【方源】 《万病回春》卷八。

【组成】 斑蝥(去翅足,炒)3 克,白芷 2.4 克。

【用法】 上药研为细散。每次 1.8 克,空腹黄酒送下。

【主治】 便毒。

斑玄丸

【方源】 《医学入门》卷八。

【组成】 斑蝥、延胡索各等份。

【用法】 上药研为末,面糊为丸,酒送下。以

胎坠为度。

【主治】　鬼胎，惑于妖魅，状似癥瘕及一切气血痛。

斑延丸

【方源】　《医略六书》卷二十八。

【组成】　斑蝥 30 克，延胡索 60 克。

【用法】　上药研为末，蜜捣作挺，绵裹。纳阴中，留头外出，药深尺许。以恶物下为度。

【主治】　鬼胎，脉无常候者。

【方论】　妇人身感妖魅，腹怀异胎，疼痛攻绞，亦为鬼胎。斑蝥大毒之品，力能以毒攻邪；延胡破血之剂，性专活血通经。蜜捣、绵裹，深纳阴中，务使恶物尽去，则经腑廓清而血气无不调，何诸般怪疾之足患哉！

斑蝥酊

【方源】　《中医皮肤病学简编》。

【组成】　斑蝥 15 克，70%乙醇 100 毫升。

【用法】　上药浸泡 1 周。用棉签涂病灶。数小时后，即起水疱，用消毒针头刺破，敷料包扎，历三四天结痂而愈。

【主治】　神经性皮炎。

斑蝥散

【方源】　《洞天奥旨》卷十六。

【组成】　斑蝥（炒，去翅足，同米熟）、雄黄各等份。

【用法】　上药研为细散。温酒调送。

【主治】　疯犬吠咬伤。

斑蝥大黄方

【方源】　《医宗金鉴》卷三十九。

【组成】　斑蝥七枚（以糯米拌炒，米黄去米，为末），生大黄末 3 克。

【用法】　以黄酒煎，空心温服。取下毒物。弱者减半服之。

【主治】　犬咬风毒入腹成痉风者。

替针散

【方源】　《寿世保元》卷九。

【组成】　木鳖子、川乌各 15 克。

【用法】　上磨水，以鸡翎蘸扫疮上，留口大一处出脓，如药水干，再刷上，少时即穿。

【功用】　退肿毒，去死肉，破皮出脓。

【主治】　一切恶疮、痈疽、发背等有脓无头者。

博金散

【方源】　《小儿卫生总微论方》卷十八。

【组成】　白药子 15 克，黄芩 4.5 克。

【用法】　上药研为末。每用 1 克，开水调，涂洗局部。

【主治】　眼赤，肿痛不可忍。

楮叶汤

【方源】　《小儿卫生总微论方》卷十一。

【组成】　楮叶（炙令黄香）。

【用法】　上用浆水半升浸之，候水绿色去叶；以木瓜（切碎）1 个，纳汁中，煮沸，去木瓜，放温细细服，不拘时候。

【主治】　小儿下利发渴，得水饮便呕逆不止。

楮叶散

【方源】　《续易简方》卷四。

【组成】　干楮叶 90 克。

【用法】　上药研为末。每取 6 克，乌梅汤调服，1 日 2 次。另取羊肉裹末纳谷道，痢出即止。

【主治】　瘴痢，不问老少，日夜百余度者。

椒巴丸

【方源】　《魏氏家藏方》卷九。

【组成】　白胡椒 200 粒，巴豆（去皮膜心，用竹纸十余重出油尽，频频换纸，油尽为度）10 粒。

【用法】　上药研为细散，醋煮面糊为丸，如绿豆大。每次 1 丸，食后淡姜汤送下。实者二服，虚者一服，以小便频数为效。一两月不妨。

【主治】　十种水气。

【宜忌】　忌食盐物腌藏之品，大忌湿面。

椒术丸

【方源】　《保命集》卷中。

【组成】　苍术 60 克，小椒（去目，炒）30 克。

【用法】　上为极细末，醋糊为丸，如梧桐子大。每次 20～30 丸，食前温水送下。如小儿病，丸如黍米大。

【主治】　飧泄。

【加减】　恶痢久不愈者,加桂。

椒目丸(1)

【方源】　《圣济总录》卷一一四。

【组成】　椒目49粒,巴豆(和皮用)2粒。

【用法】　上药研为细散,饭为丸,如枣核大。绵裹,夜后塞在聋耳内。

【主治】　耳聋。

椒目丸(2)

【方源】　方出《续本事方》卷四,名见《世医得效方》卷十六。

【组成】　椒目(炒)30克,苍术(炒)60克。

【用法】　上药研为末,醋糊为丸,如梧桐子大。每次20丸,醋茶送下。不过10日取效。

【主治】　久年眼生黑花,不可忍者。

椒目散

【方源】　《杨氏家藏方》卷二十。

【组成】　椒目、麻黄根各等份。

【用法】　上药研为细散。每次3克,食后无灰热酒调服。

【主治】　盗汗,日久不止。

椒豆散

【方源】　《医学入门》卷七。

【组成】　白胡椒、绿豆各49粒。

【用法】　上药研为末。水煎服。如渴甚,新汲水调服。

【主治】　霍乱吐泻而不能服药者。

椒芷汤

【方源】　《叶氏女科》卷二。

【组成】　花椒(去目)30克,白芷45克。

【用法】　水煎,服头煎;以二煎洗患处。

【主治】　妊娠阴痒。妇人受妊后,不节房劳,阳精留蓄因而作痒。

椒杏丸

【方源】　《仙拈集》卷一。

【组成】　苦杏仁、白胡椒各32粒。

【用法】　上药研为末,姜汁为丸。拿手心一时,自然出汗,虚人亦可用。

【功用】　发汗。

【主治】　伤寒。

椒沉丸

【方源】　《圣济总录》卷一〇二。

【组成】　花椒(去目并闭口者,炒出汗)120克,沉香30克。

【用法】　上药研为末,以无灰酒煮面糊为丸,如梧桐子大。每次30丸,空腹、食前盐汤送下。

【功用】　暖水脏。

【主治】　目黑暗。

椒附丸

【方源】　《世医得效方》卷三。

【组成】　绵附1个(36克者),白胡椒100粒。

【用法】　上药研为末,姜汁糊为丸,如梧桐子大。每次50丸,姜汤或盐汤空腹吞下。

【主治】　脐下极冷,腹痛楚异常,手足亦冷,不任冷水冷食,面黄肌瘦,按之痛稍止者。

椒附散

【方源】　《普济本事方》卷二。

【组成】　大附子(1枚18克以上者,炮,为末)6克,川椒20粒。

【用法】　加生姜7片,水煎,去椒入盐,通口空腹服。

【主治】　肾气上攻,项背不能转侧。

【方论】　《本事方释义》:附子气味咸辛大热,入手足少阴;花椒气味辛热,入足厥阴。病因下焦空虚,肾气不安其位,反上攻项背,不能转移。微佐以盐,使其引归经络。

【验案】　项背痛　《普济本事方》:一亲患项筋痛,连及背胛不可转,服诸风药皆不效,予尝忆千金髓有肾气攻,背项强一证,处此方与之,两服顿瘥。自尔与人皆有验。

椒矾饮

【方源】　《松峰说疫》卷二。

【组成】　花椒(开口)49粒,白矾少许。

【用法】　醋煎服。

【主治】　瘟疫齿衄。

椒矾散

【方源】　《鲁府禁方》卷二。

【组成】　白胡椒、白矾各 3 克。

【用法】　上药研为末。每次 1.5 克，黄酒调下。

【主治】　心腹刺痛。

椒茱丸

【方源】　《鸡峰普济方》卷十一。

【组成】　花椒 60 克，吴茱萸 120 克。

【用法】　上药研为细散，醋煮面糊为丸，如梧桐子大。每次 30～40 丸，空心米饮或酒送下。

【主治】　心腹疼痛。

椒黄丸

【方源】　《圣济总录》卷一〇九。

【组成】　蜀椒(去目及闭口者，炒出汗)30 克，熟干地黄(洗，切，焙)90 克。

【用法】　上药研为细散，炼蜜为丸，如梧桐子大。每次 20 丸，米饮送下，食后临卧服。

【主治】　一切内外翳膜遮障，磣涩疼痛，羞明怕日，胬肉攀睛及冷热泪。

椒葱散

【方源】　方出《太平圣惠方》卷五十七，名见《普济方》卷三〇八。

【组成】　胡葱 1 握(捣如泥)，花椒 30 克。

【用法】　上以水煮椒汁洗之，后封胡葱泥于咬处。

【主治】　蜈蚣咬伤。

椒硫丸

【方源】　《医方一盘珠》卷八。

【组成】　硫黄 9 克，白胡椒(蒸熟，炒)3 克。

【用法】　米饭捣为丸服。

【主治】　呕泄，四肢厥冷，面白唇青。

椒蟾散

【方源】　《证治宝鉴》卷五。

【组成】　白胡椒 49 粒。

【用法】　上药入活蛤蟆腹中，盐泥固，煅存性。卧时分 5 次好酒调服。

【功用】　劫寒痰。

【主治】　哮证遇冷即发，属中外皆寒者。

【宜忌】　有热者忌用。

棉花子散

【方源】　《女科证治约旨》卷二。

【组成】　陈棕榈、棉花子各等份。

【用法】　上烧灰存性，研细末。每次 4.5 克，陈酒送下。

【主治】　血崩不止。

棕毛散

【方源】　《普济方》卷三三一。

【组成】　棕毛(烧灰存性)、蒲黄(炒)各等份。

【用法】　上药研为散。每次 9 克，空腹、食前好酒调下，1 日 2 次。

【主治】　赤白带下，血崩漏下，胎气久冷，脐腹疼痛。

棕榈汤

【方源】　《普济方》卷二一五。

【组成】　棕榈、葵子各等份。

【用法】　上药研为细散。每次 6 克，米饮送下。

【主治】　小便下血。

棕榈皮散

【方源】　《圣济总录》卷一五二。

【组成】　棕榈皮(烧灰)、侧柏叶(焙)各 30 克。

【用法】　上药研为散。每次 6 克，酒调下，不拘时候。

【主治】　妇人经血不止。

散血膏

【方源】　《证治准绳·疡医》卷六。

【组成】　耳草叶(藤生，藤上有棘，叶如木绵叶)、泽兰叶少许。

【用法】　上各生采，杵捣极烂。先用羊毛饼贴破损处，次用此膏冷敷，疮口四边用截血膏敷贴，令血不出。

【主治】　打仆伤损,跌磕、刀斧等伤,及虎伤、瘴猪牛咬伤。

散疔膏

【方源】　《疡医大全》卷三十四。

【组成】　磁石(乳细)不拘多少,葱头(取汁)14根。

【用法】　上入蜜少许,调匀。外敷,留一孔。

【主治】　疔疮。

散肿丸

【方源】　《医方类聚》卷一二九引《施圆端效方》。

【组成】　葶苈子(微炒)60克。

【用法】　上药研为细散,枣肉为丸,如梧桐子大。每次30丸,桑白皮汤送下,1日2次。

【主治】　水肿,小便涩。

散痛丸

【方源】　《医学入门》卷七。

【组成】　陈茶30克,乳香(为末)15克。

【用法】　腊月兔血为丸,如芡实大。每次1丸,淡醋汤送下。

【主治】　心气痛不可忍。

散毒清凉膏

【方源】　《太平圣惠方》卷六十一。

【组成】　糯米(炒令焦黑,于地上出火毒)500克,生甘草(锉)60克。

【用法】　上药研为细散。视患处大小取雪水调,涂肿处,干即易之。

【主治】　痈初结,肿痛焮。

款肺散

【方源】　《小儿卫生总微论方》卷十四。

【组成】　僵蚕(净洗,去丝头足,焙干)150克,延胡索(去皮)90克。

【用法】　上药研为末。每次0.5～1.5克,淡韭汁温调服之;婴孩每次0.5克,乳汁调下,不拘时候。

【主治】　小儿风壅痰盛,咳嗽气急,壮热颊赤,

昏愦呕吐,面目水肿,乳食减少。

款冬花散

【方源】　《御药院方》卷五。

【组成】　款冬花、紫菀(去苗土)各30克。

【用法】　上药研为粗末。每次12克,加生姜5片,水煎,去渣,食后温服。

【主治】　咳嗽,痰涎不利。

款冬冰糖汤

【方源】　《医学从众录》卷二。

【组成】　款冬花9克,晶糖15克。

【用法】　上放茶壶内,泡汤当茶饮。

【主治】　小儿吼嗽及成人咳嗽。

款冬花熏方

【方源】　《圣济总录》卷六十五。

【组成】　款冬花、木鳖子各30克。

【用法】　上锉细。每用6克,烧香饼慢火焚之,吸烟。良久吐出涎,凡如是,熏五六次,每次以茶清润喉,次服补肺药。

【主治】　肺虚咳嗽日久。

彭君麋角粉

【方源】　《遵生八笺》卷四。

【组成】　麋角30克。

【用法】　上去心中黑血色恶物,用米泔浸之,夏3日、冬10日1换,泔浸约1个月以上,似欲软,即取出,入甑中蒸之,覆以桑白皮,候烂如蒸芋,晒干,粉之,入伏火硫黄30克。每次9克,以酒调下。

【功用】　延年益寿。

酥蜜煎

【方源】　《千金翼方》卷十九。

【组成】　酥、蜜各500毫升。

【用法】　上合煎,令调和。每次50毫升,当令下利。

【主治】　诸渴。

【宜忌】　慎酒及诸咸等。

葫芦汤

【方源】　《痘疹仁端录》卷十三。

【组成】　葫芦须 1.5 克,红花(连壳炒香,石臼研碎)6 克。

【用法】　加生姜 3 片,水煎,空腹服,量儿大小,酌其多寡服之;倘婴小令乳母服过即乳亦好。痘疹盛行之时即服此方。

【功用】　未出痘者令不出,欲出者可稀。

葫芦酒

【方源】　《丹台玉案》卷五。

【组成】　苦葫芦 1 个。

【用法】　上去蒂如盖,内盛老煮酒,以原蒂盖上,隔水炖滚。乘热饮酒。吐利后即愈。

【主治】　单腹胀初起。

葛根汁

【方源】　方出《太平圣惠方》卷五十三,名见《圣济总录》卷五十八。

【组成】　葛根(切去皮,木臼内捣取自然汁)100 毫升,蜜 50 毫升。

【用法】　上搅令匀,分 3 次,不拘时候服。

【主治】　消渴烦躁,狂乱,皮肤干燥。

葛根粥

【方源】　《太平圣惠方》卷九十七。

【组成】　葛根(锉)30 克,粳米 100 克。

【用法】　水煎葛根,去渣;下米作粥,入生姜、蜜各少许,食之。

【主治】　小儿风热,呕吐,头痛,惊啼。

葛粉丸

【方源】　《医学纲目》卷十四。

【组成】　砂糖、葛根粉。

【用法】　上为丸,如梧桐子大。每次 1～2 丸,井花水化开送下。

【主治】　男女淋病疼痛。

葛粉粥(1)

【方源】　《太平圣惠方》卷九十六。

【异名】　葛根粉饭(《圣济总录》卷一八八)。

【组成】　白粱米饭 250 克,葛根粉 120 克。

【用法】　上以粱米饭拌葛粉令匀,于豉汁中煮,调和如法。任性食之。

【主治】　①《太平圣惠方》:中风,手足不遂,言语謇涩,呕吐昏愦,不下食。

②《圣济总录》:中风,狂邪惊走,心神恍惚,言语失志者;及消渴口干,胸中伏热,心烦躁闷。

【宜忌】　《圣济总录》:勿杂食。

葛粉粥(2)

【方源】　《太平圣惠方》卷九十六。

【组成】　葛根粉 120 克,粟米 250 克。

【用法】　上以水浸粟米经宿,来日漉出,与葛根粉同拌令匀,煮粥食之。

【功用】　《长寿药粥谱》:清热生津止渴,降血压。

【主治】　①《太平圣惠方》:胸中烦热,或渴,心躁。

②《长寿药粥谱》:高血压、冠心病、心绞痛,老年性糖尿病、慢性脾虚泻利、夏季或发热期间口干烦渴者。

葛粉索饼

【方源】　《医方类聚》卷二十四引《食医心鉴》。

【组成】　葛根粉 120 克,荆芥 30 克。

【用法】　水煮荆芥,去渣,澄清,软和葛粉作索饼。于荆芥汁中食之。

【主治】　中风。心脾热,言语謇涩,精神昏愦,手足不遂。

葛根淡豉汤

【方源】　《松峰说疫》卷五。

【组成】　葛根 15 克,淡豉 9 克。

【用法】　加姜汁少许,水煎服。

【主治】　四时感冒。

葡消散

【方源】　《医级》卷八。

【组成】　葡萄干、焰硝。

【用法】　将葡萄去核,填满焰硝,煅之,焰过,取置地上成炭,研末。擦牙,涎出任吐自愈。

【主治】　牙龈肿痛,势欲成痈者。

葱油

【方源】　《圣济总录》卷一五九。

【组成】　葱白 3 茎,麻油 50 毫升。

【用法】 上先研葱白汁少许,入油相和服之。

【主治】 胞衣不出。

葱 粥

【方源】 《圣济总录》卷一八九。

【组成】 葱(切碎)2茎,粳米(淘净)150克。

【用法】 上以水煮粥熟,放温。空腹食之。

【主治】 赤白痢。

葱开水

【方源】 《伤寒总病论》卷三。

【组成】 连须葱白(寸切)30克,生姜6克。

【用法】 水煎,去渣,分2次温服。

【主治】 ①《伤寒总病论》:伤寒发汗后,或未发汗,头痛如破。

②《妇人良方大全》:妊妇伤寒,憎寒发热。

葱白粥

【方源】 《圣济总录》卷一九〇。

【组成】 葱白(去须叶,细切,烂研,生布绞取汁)1大握,白粳米(净,淘)100克。

【用法】 煮米作粥,候粥将熟,下葱汁,更煮取熟。空腹温食之。良久即便。

【功用】 《长寿药粥谱》:发汗散寒,温中止痛。

【主治】 ①《圣济总录》:五淋,小便不通。

②《长寿药粥谱》:年老体弱者伤风感冒,发热恶寒,头痛,鼻塞流涕,腹痛泻痢等。

【宜忌】 《长寿药粥谱》:可供冬季风寒感冒的老人乘热服食,服后微微汗出即解,汗出病愈后停服。食葱白粥的同时,忌食蜂蜜。

葱白煎

【方源】 《仙拈集》卷二。

【组成】 葱白5根,盐1撮。

【用法】 煎汤,熏阴处。

【主治】 赤白浊。

葱白熨

【方源】 《太平圣惠方》卷二十二。

【组成】 酽醋500毫升,葱白(切)200克。

【用法】 上以酽醋煎三五沸,入葱煮一二沸,即滤出,以布帛裹,热熨痛处。

【主治】 ①《太平圣惠方》:白虎风,疼痛彻骨髓,不可忍者。

②《圣济总录》:恶毒风肿。

葱朴汤

【方源】 《梅氏验方新编》卷七。

【组成】 连须葱头(捣如泥)7个,朴硝60克。

【用法】 水煎浓汤,乘热先熏后洗,1日数次。

【主治】 一切痔漏及风热脱肛。

葱豆酒

【方源】 《仙拈集》卷二。

【组成】 赤小豆(微炒)90克。

【用法】 上药研为末。捣连根葱白2根,热酒调服。

【主治】 热淋,血淋。

葱附丸

【方源】 《赤水玄珠》卷三。

【组成】 附子(去皮,生用)1枚,细辛15克。

【用法】 上以葱汁打糊为丸,如梧桐子大。每次14丸,姜苏汤送下。

【主治】 肺寒脑冷,鼻流清涕。

葱青散

【方源】 《世医得效方》卷七。

【组成】 葱青、蜜。

【用法】 葱青刮去涎,对停入蜜,调匀。先以木鳖子煎汤熏洗,然后敷药,其冷如冰。

【主治】 ①《世医得效方》:诸痔。

②《梅氏验方新编》:鱼口便毒,不论已成未成。

【验案】 《奇效良方》引唐仲举云:常有一吏人苦痔漏,渠族弟亲合与之,早饭前敷,午后来谢,拜于庭下,云疾已安矣。

葱油饮

【方源】 《卫生鸿宝》卷三。

【组成】 葱汁、菜油各50毫升。

【用法】 调服。虫积化为水,解出除根。

【主治】 虫积肚痛。

葱饼子

【方源】 《普济方》卷三五四引《余居士选奇

方》。

【组成】　盐少许,葱白(剥去粗皮)10根。

【用法】　用盐于产妇脐中,填与脐平,葱白切作一指厚片,安在盐上,用大艾炷满葱饼子大小,以火灸之,觉热气直入腹中,即时通便。

【主治】　妇人未产之前,内积冷气,遂至产时尿胞运动不顺,产后小便不通,腹胀如鼓,闷乱不醒。

葱涎丸

【方源】　《普济方》卷三五四。

【组成】　火麻仁、枳壳各等份。

【用法】　上药研为末,葱涎调腊茶为丸。每次50～70丸,空腹、食前葱茶送下。

【功用】　润肠。

【主治】　产后水血俱下,肠虚津液不足,大便秘涩,五六日不解,腹中闷胀。

葱涎膏(1)

【方源】　《幼幼新书》卷三十三引《吉氏家传方》。

【组成】　葱叶、猪牙皂(为末,去皮)各7条。

【用法】　上烂研,用皂角末成膏。贴在囟门上。

【主治】　婴儿初生三五日,鼻塞气急,饮乳之时啼叫不止。

葱涎膏(2)

【方源】　《世医得效方》卷十一。

【组成】　猪牙皂、草乌。

【用法】　上用葱涎捣成膏。贴囟门上。

【主治】　婴儿初生,肺壅鼻塞,乳食不下。

葱姜煎

【方源】　《惠直堂方》卷一。

【组成】　葱(去根叶)10枝,姜9克。

【用法】　水煎,入酒30毫升服,取汗。

【主治】　感冒。

【宜忌】　《仙拈集》:忌大荤五七日。

葱豉汤

【方源】　《肘后备急方》卷二。

【组成】　葱白9克,豉12克。

【用法】　水煎,顿服,取汗。不汗,加葛根6克,升麻9克,必得汗;若不汗,更加麻黄6克。

【主治】　①《肘后备急方》:伤寒初觉头痛,身热,脉洪。

②《医心方》引《新方》:利兼吐逆及呕者。

③《类证活人书》:妊娠热病。

④《圣济总录》:服乳石,固食仓米臭肉发动者。

⑤《济阳纲目》:酒病。

【方论】　《医方集解》:此足太阳药也。葱通阳而发汗,豉升散而发汗,邪初在表,宜先服此以解散之。

葱豉酒

【方源】　《本草纲目》卷二十五引《孟氏诜诜洗方》。

【组成】　葱根、豆豉。

【用法】　酒浸,煮饮。

【功用】　解烦热,补虚劳,解肌发汗。

【主治】　伤寒,头痛寒热,及冷痢肠痛。

葱白大枣汤

【方源】　《外台秘要》卷六引《肘后备急方》。

【异名】　葱开水(《圣济总录》卷四十)。

【组成】　葱白20茎,大枣20枚。

【用法】　水煎,去渣,顿服。

【主治】　霍乱后烦躁,卧不安。

葱白当归汤

【方源】　《外台秘要》卷三十三引《古今录验》。

【组成】　葱白12克,当归9克。

【用法】　水、酒共煎服。

【主治】　妊娠腹痛,或是冷痛,或是胎动。

葱头粳米粥

【方源】　《松峰说疫》卷二。

【组成】　白粳米150克,葱头(连须)20根。

【用法】　加水煮粥。滚服。

【功用】　取汗。

【主治】　时瘟无汗者。

【宜忌】　曾出汗者不用。

葶苈丸(1)

【方源】　《外台秘要》卷二十引《范汪方》。

【组成】　葶苈子(熬)、吴茱萸各 500 克。

【用法】　上药研为末,炼蜜为丸,如梧桐子大。每次 2 丸。不知增之,当以小便利及下为度。若下者,只清晨服 1 次。若不下,但小便利者,1 日 2～3次。常服肿消。

【主治】　水肿。

葶苈丸(2)

【方源】　《圣济总录》卷七十九。

【组成】　葶苈子(炒)、苦杏仁(不去皮)各9 克。

【用法】　上药研为细散,面糊为丸,如小豆大。每次 15 丸,煎苦杏仁汤送下。

【主治】　十种水气。

葶苈丸(3)

【方源】　《圣济总录》卷七十九。

【组成】　葶苈子(隔纸炒)、桃仁(汤浸,去皮尖双仁,炒)各 60 克。

【用法】　上药研为末,面糊为丸,如小豆大。每次 10 丸,米饮送下,日 3 次夜 1 次。小便利为度。

【主治】　石水。

葶苈丸(4)

【方源】　《普济方》卷一八三。

【组成】　葶苈子(熬紫色)180 克,干枣 10 枚。

【用法】　上葶苈子捣如泥为丸,如梧桐子大。每次 10 丸,将干枣劈碎,以水煮,去渣,食后送服,1日 2 次。

【主治】　久上气。

葶苈散(1)

【方源】　方出《肘后备急方》卷四,名见《圣济总录》卷七十九。

【组成】　葶苈子 30 克,苦杏仁(并熬黄色)20 枚。

【用法】　上药研为末。分 10 次服。小便去立愈。

【主治】　卒大腹水病。

葶苈散(2)

【方源】　《小儿卫生总微论方》卷十六。

【组成】　葶苈子(炒)15 克,青皮(去瓤,炒黄)15 克。

【用法】　上药研为细散。每次 3 克,空腹、乳食前用姜汤调下。

【主治】　小便不通。

葶苈大丸

【方源】　《三因极一病证方论》卷十四。

【组成】　甜葶苈子(隔纸炒)、荠菜根各等份。

【用法】　上药研为末,炼蜜为丸,如弹子大。每次 1 丸,陈皮汤嚼下。只 3 丸,小便清;数丸,腹当依旧。

【主治】　肿满腹大,四肢枯瘦,小便涩浊。

葶苈子散

【方源】　《太平圣惠方》卷八十七。

【组成】　葶苈子(微炒)、胡桐律各 30 克。

【用法】　上药研为细散。以腊月猪脂 15 克调和,微煎为膏,用柳条箸子,以绵裹,微微蘸药,时时涂之。

【主治】　小儿疳,蚀口及齿断,宣露齿落,臭秽不可近。

葶苈子回神酒

【方源】　方出《肘后备急方》卷四,名见《医心方》卷十。

【组成】　春酒 500 毫升,葶苈子 200 克。

【用法】　以春酒渍葶苈子。每次稍服 30 毫升。小便当利。

【功用】　《圣济总录》利小便。

【主治】　大腹水病。

葶苈大枣泻肺汤

【方源】　《金匮要略》卷上。

【组成】　葶苈子(熬令黄色,捣丸,如弹子大)9克,大枣 12 枚。

【用法】　先以水煮大枣,去枣,纳葶苈子再煎。顿服。

【主治】　肺痈,喘不得卧;肺痈,胸满胀,一身面目浮肿,鼻塞,清涕出,不闻香臭酸辛,咳逆上气,喘鸣迫塞,支饮胸满者。

【方论】　①《金匮玉函经二注》:支饮留结,气塞胸中,故不得息。葶苈子能治结利饮,大枣通肺气补中。此虽与肺痈异,而方相通者,盖支饮之与气,未尝相离,支饮以津液所聚,气行则液行,气停则液聚而气结亦。气,阳也,结亦化热,所以与肺痈热结者同治。

②《金匮要略心典》:肺痈喘不得卧,肺气被迫亦已甚矣,故须峻药顿服,以逐其邪。葶苈子苦寒入肺泄气闭,加大枣甘温以和药力,亦犹皂荚丸之饮以枣膏也。

③《古方选注》:葶苈泄水下行,与甘相反,妙在大枣甘而泄中气,故服役期人甘以载引葶苈子上行,泻肺用其泄,仍可任葶苈之性下行利水,不过藉枣之甘,逗留于上,而成泄肺之功,犹桔梗藉甘草为舟楫也。

④《金匮要略论注》:言支饮则非饮矣,然而不得息是肺因支饮满而气闭也。一呼一吸曰息,不得息是气既闭,而肺气之布不能如常度也。葶苈苦寒,体轻象阳,故能泄阳分肺中之拳,唯其泄闭,故善逐水,令气水相扰,肺为邪实,以葶苈泄之,故曰泻肺。大枣取其甘能补胃,且以葶苈子之苦,使不伤胃也。

⑤《千金方衍义》:肺痈已成,吐如米粥,浊垢壅遏清气之道,所以喘不得卧,鼻塞不闻香臭。故用葶苈破水泻肺,大枣护脾通津,乃泻肺而不伤脾之法,保全母气以为向后复长肺叶之根本。然肺胃素虚者,葶苈亦难轻试,不可不慎。

⑥《温病条辨》:支饮上壅胸膈,直阻肺气,不令下降,呼息难通,非用急法不可。故以禀金火之气,破癥瘕积聚,通利水道,性急之葶苈,急泻肺中之壅塞,然其性悍,药必入胃过脾,恐伤脾胃冲和之气,故以守中缓中之大枣,护脾胃而监制之,使不旁伤他脏,一急一缓,一苦一甘,相须成功也。

⑦《医方概要》:葶苈子有甜有苦二种,苦者,泻肺尤盛;甜者,稍缓,并能泻肺中郁热而降气。上焦在逆满之气,故痰喘实热者,用之为君;佐大枣之甘缓温补,以缓葶苈速降之性,则痰喘平而肺胃无气不致大伤,斯为善治。若虚寒喘逆者,则不合矣。

【验案】　①痰喘《名医类案》:孙兆治一人病吐痰顷刻升余,喘咳不定,面色郁黯,精神不快。兆告曰:肺中有痰,胸膈不利,当服仲景葶苈大枣汤,泻中有补,一服讫,已觉胸中快利,咯无痰唾也。

②渗出性胸膜炎　《贵阳中医学院学报》(1988,3:30):以葶苈大枣泻肺汤为主,结合辨证加味治疗渗出性胸膜炎15例。方用葶苈子15~20克,大枣15~20克,痰多水多,体壮者重用。兼风寒表证者,加荆芥、防风、苏叶;兼风热表证者,加桑叶、菊花、银花、连翘;兼少阳证者,加柴胡、黄芩;偏热痰者,加黄芩、桑白皮等;胸痛明显者,加丹参、郁金等;胸水多,呼吸困难者,加甘遂末0.5~1克。结果15例患者全部临床治愈。发热一般在入院后一周内退热,胸腔积液在3周左右基本消失。

③心包积液　《天津中医》(1994,3:22):用本方加减:葶苈子、大枣、麦冬、五味子、党参、酸枣仁、车前子为基本方;结核性引起者,加功劳叶、百部、地骨皮;病毒性引起者,加双花、黄芩、板蓝根;心力衰竭者去党参,加红参、泽泻;治疗心包炎引起的心包积液15例。经1~3个月的治疗后症状全部消失,各项检查均恢复正常,随访1~8年,15例均健在。

蒌矾散

【方源】　《仙拈集》卷一。

【组成】　瓜蒌2个,白矾1指大。

【用法】　上同烧存性,研末。以熟萝卜蘸食。药尽病除。

【主治】　喘嗽。

蒌汁消蜜饮

【方源】　《松峰说疫》卷二。

【组成】　大瓜蒌(黄的,用新汲水淘浸取汁)1个,朴硝3克。

【用法】　入蜜30克,和令匀,待消化尽服之。

【主治】　瘟疫发黄,心狂烦热。

葵子汤(1)

【方源】　《外台秘要》卷二引《深师方》。

【组成】　葵子20克,粱米100克。

【用法】　上合煮作薄粥饮之,多多为佳。取汗立愈。

【主治】　伤寒愈后劳复。

葵子汤(2)

【方源】　《外台秘要》卷三十三引《古今录验》。

【组成】　葵子20克,滑石(碎)12克。

【用法】 水煮,尽服。须臾当下便愈。

【功用】 安胎除热。

【主治】 妊娠得病六七日以上,身热入脏,大小便不利。

葵子汤(3)

【方源】 《医心方》卷十八引《录验方》。

【组成】 葵子 10 克,小便 40 毫升。

【用法】 合煮,顿服。下出即愈。

【功用】 破肠中血满。

【主治】 箭镞入腹。

葵子汤(4)

【方源】 方出《备急千金要方》卷二,名见《圣济总录》卷一五九。

【组成】 葵子 10 克,阿胶 15 克。

【用法】 水煮,顿服;未出再煮服。

【功用】 《圣济总录》:滑胞胎,顺气血。

【主治】 胎死腹中,干燥著背。

葵子汤(5)

【方源】 方出《备急千金要方》卷十五,名见《圣济总录》卷九十六。

【组成】 葵子 10 克,硝石 6 克。

【用法】 水煎服。

【主治】 大小便不利。

葵子散(1)

【方源】 《医方类聚》卷一三三引《经验良方》。

【组成】 冬葵子、滑石各 90 克。

【用法】 上药研为末。每次 1.5 克,熟水调下。

【主治】 肾为热所乘,热结则成石淋,水茎中痛,尿不能出,引膀胱里急,痛甚则闷绝,小便中出石。

葵子散(2)

【方源】 《证治准绳·女科》卷四。

【组成】 甘草 60 克,葵子 30 克。

【用法】 水煎服。

【功用】 令妊娠滑胎易生。

葵发散

【方源】 《丹台玉案》卷五。

【组成】 头发(煅灰存性)、冬葵子(炒)各等份。

【用法】 上药研为末。每次 3 克,灯心煎汤调下。

【主治】 妇人脬转。

葵酥汤

【方源】 方出《备急千金要方》卷十五,名见《圣济总录》卷九十七。

【组成】 葵子、牛酥各 30 克(猪脂亦得)。

【用法】 水煮葵子取汁,纳酥,煮一沸,待冷,分 2 次服。

【主治】 大便难。

葵榆汤

【方源】 方出《备急千金要方》卷十五,名见《济阴纲目》卷九。

【组成】 葵子、地榆皮(切)各 12 克。

【用法】 水煎服。

【主治】 ①《备急千金要方》:大小便不通。

②《济阴纲目》:妊娠小便不通,脐下妨闷,心神烦乱。

葵子茯苓散

【方源】 《金匮要略》卷下。

【组成】 葵子 500 克,茯苓 90 克。

【用法】 上药研为散。每次 3 克,米饮调下,1 日 3 次。小便利则愈。

【功用】 《金匮要略今释》:通窍利水。

【主治】 妊娠有水气,身重,小便不利,洒淅恶寒,起则头眩。

【方论】 《金匮要略心典》:葵子、茯苓滑窍行水,水气既行,不淫肌肤,身体不重矣;不侵卫阳,不恶寒矣;不犯清道,不头眩矣。

粟壳丸

【方源】 《世医得效方》卷五。

【组成】 肉豆蔻(炮)、粟壳(去赤肠蒂萼净,炙)。

【用法】 上药研为末,醋糊为丸,如梧桐子大。每次 30 丸,空腹米汤送下。

【主治】 暴泻。

粟米粥

【方源】　《太平圣惠方》卷九十七。

【组成】　粟米150克,羊肉250克。

【用法】　以水同煮,欲熟时,入盐、醋、椒、葱,更煮粥令熟。空腹食之。

【主治】　产后血气虚弱,不能下食。

粟附丸

【方源】　《圣济总录》卷四十六。

【组成】　陈粟米670克,附子30克(共得2枚者)。

【用法】　水煮附子令透,取出切作片子,焙干,又别取陈粟米水淘令净,控干,文火炒令香熟,同附子碾为末,取原煮附子者粟米粥和丸,如梧桐子大。每次30～50丸,空心、食前陈皮汤送下。

【主治】　脾胃虚弱,四肢倦怠,肌体瘦弱,脏腑受湿,大便频数,全不思食。

粟房散

【方源】　《普济方》卷三九六引《全婴方》。

【组成】　生柏枝、罂粟壳(土炒)。

【用法】　上药研为末。3岁儿每服1.5克,米汤调下。

【主治】　小儿久痢不食。

煮肝散(1)

【方源】　《圣济总录》卷一一〇。

【组成】　紫芥菜子(真者,炒令黑色)。

【用法】　上药研为细散。用羊肝1具,分作8份,每次用药散9克,捻在肝上,外托荷叶,裹煮令熟。放冷服之,以煮肝汤送下,临卧时服。

【主治】　雀目,咫尺不见物。

煮肝散(2)

【方源】　《杨氏家藏方》卷十一。

【组成】　夜明沙。

【用法】　上药研为末。每服6克,用猪肝60克,劈开,将药掺在肝内,麻线缠定,水煮令肝转色白。取出烂嚼,食后用煮肝汤送下。

【主治】　内外障翳眼。

煮线方

【方源】　《徐评外科正宗》卷八。

【组成】　芫花15克,壁钱6克。

【用法】　上用白色细扣线9克,同盛瓷罐内,加水,慢火煮至汤干,取线阴干。临症用线1根,大者2根,双扣系于根蒂,两头留线,日渐紧之,自然紫黑冰冷,轻者7日,重者15日,后必枯落,用珍珠散收口。

【主治】　诸痔及五瘿六瘤,凡蒂小而头面大者。

煮梨汤

【方源】　《太平圣惠方》卷九十六。

【组成】　梨子(切)3枚,砂糖15克。

【用法】　水煎,去渣,食后分2次温服。

【主治】　风热攻心,烦闷恍惚,神思不安。

煮赤豆方

【方源】　《古今医统大全》卷八十七。

【组成】　赤小豆(淘净)90克,白樟柳根(细切)30克。

【用法】　上和煮烂,空腹常食,渴即饮汁,勿食杂物。

【主治】　老人水肿急胀。

煮黑豆方

【方源】　《太平圣惠方》卷九十六。

【组成】　黑豆(煮令熟)250克,酥150克。

【用法】　上药相合令匀。不问食前后,吃三二匙。

【主治】　中风湿痹,筋挛急痛,胃中积热,口疮烦闷,大肠秘涩。

逼毒散(1)

【方源】　《鸡峰普济方》卷五。

【组成】　苍术240克,甘草60克。

【用法】　上药研为细散。每次10克,加生姜3片,葱白3茎,水煎,去渣热服,不拘时候。

【主治】　瘴气;伤寒。

逼毒散(2)

【方源】　《宣明论方》卷十。

【组成】　甘草30克,苍术60克。

【用法】　同为粗末。每次12克,加葱白6克,豉 50 粒,水煎,去渣热服。取微汗。

【主治】 孕妇伤寒当汗者。

硫丹丸

【方源】 《圣济总录》卷一七〇。

【组成】 硫黄 7.5 克,铅丹(炒过)30 克。

【用法】 上同研如粉,以小盒子盛,不固济,大火煅令烟尽,候冷,以竹筒盛,纸单子封口,埋在地下,7 日取出,更研细,用饭为丸,如黍米大。1 个月及百日儿,每次 2 丸,用冷水送下;半岁至 1 岁儿,每次 5 丸,连夜 3~4 服。

【主治】 小儿夜啼。

硫朱丹

【方源】 《鸡峰普济方》卷十三。

【组成】 炼熟硫黄 30 克,银朱 3 克。

【用法】 上以水浸蒸饼和丸,如梧桐子大。每次 30 丸,食前以饮送下。

【主治】 腹胀如鼓,腹脉起甚苍黄,以指弹之,壳壳然坚,按之不陷,四肢瘦削,大便利者。

硫黄丸(1)

【方源】 《千金翼方》卷十七。

【组成】 硫黄 150 克。

【用法】 上为细粉,以牛乳 900 毫升,煮令可丸,如梧桐子大,晒令干。每次 30 丸,以酒送下,1 日 3 次。不知,渐加至百丸。

【主治】 膈痰滞癖,脚中风水。

硫黄丸(2)

【方源】 《太平圣惠方》卷二十八。

【组成】 硫黄 60 克,蛤粉 150 克。

【用法】 上用瓶子 1 个,以泥固济,先将蛤粉一半铺底,当心作一坑子,后入硫黄末,以余蛤粉盖头,慢火煨烧,莫令焰起,直待硫黄溶后,取出,放净地上出火毒 1 夜,一处研细,以粟米饭和丸,如绿豆大。每次 7~10 丸,以粥饮送下,不拘时候。

【主治】 虚劳,脾胃久积冷气,大肠泄痢,呕逆,面色萎黄。

硫黄丸(3)

【方源】 《太平圣惠方》卷五十九。

【组成】 硫黄 30 克,白矾(烧令汁尽)60 克。

【用法】 上药研为细散,以粳米饭和丸,如绿豆大。每次 10 丸,以粥饮送下,不拘时候。

【主治】 水泻不止,腹脏久冷,不思饮食。

硫黄丸(4)

【方源】 《妇人良方大全》卷四。

【组成】 硝石 30 克,硫黄 60 克。

【用法】 上为极细末,滴水为丸,如指头大,空腹腊茶清嚼下。

【主治】 头痛不可忍,或头风年深,暴患。

硫黄丸(5)

【方源】 《普济方》卷二〇一引《仁存方》。

【组成】 硫黄(研)、半夏(汤浸七次,为末)各等份。

【用法】 上研令匀,以姜煮饭为丸,如梧桐子大。每次 30 丸,用米饮送下,不拘时候。

【主治】 内有寒邪,邪正相干,清浊不分,发为霍乱。

硫黄顶

【方源】 《串雅内编》卷三。

【组成】 黑牵牛(半生半炒,取头末)。

【用法】 上以水和为丸,如梧桐子大,硫黄末为衣。每次 50 丸,空腹用盐汤并酒送下。

【主治】 腰痛。

【备考】 原书吴庚生按:此方惟须体实而年久湿重者为宜,亦不可骤投至 50 丸之多,当量症加减为妥。

硫黄散(1)

【方源】 《圣济总录》卷一一四。

【组成】 石硫黄、雌黄各 7.5 克。

【用法】 上药研为细散。每次 3 克,以绵裹塞耳中,数日即闻人语声。

【功用】 塞耳治聋。

【主治】 劳聋经久。

硫黄散(2)

【方源】 《普济方》卷二三八引《卫生家宝》。

【组成】 焰硝 15 克,硫黄 30 克。

【用法】 上细研如粉,作3服,每次用酒50毫升,觉焰起,倾盆内盖了,酌温时灌服。

【主治】 尸厥,奄然死去,四肢逆冷,不省人事,腹中气走如雷鸣。

硫黄散(3)

【方源】 《世医得效方》卷五。

【组成】 生硫黄、白滑石。

【用法】 上药研为末。温水调下。

【主治】 暴泻,所下如破水。

硫黄散(4)

【方源】 《经验良方》。

【组成】 硫黄60克,砂糖30克。

【用法】 研末和匀。每次3克,开水冲服,1日3次。

【主治】 痔疾。

硫黄粥

【方源】 《太平圣惠方》卷九十七。

【组成】 硫黄(细碎)7.5克,白粱米200克。

【用法】 上以水煮作粥,入硫黄末及酒20毫升,搅令匀,空腹食之。

【主治】 脾胃气弱久冷,不思饮食。

硫黄膏

【方源】 《中医皮肤病学简编》。

【组成】 硫黄20克,猪脂(或凡士林)80~100克。

【用法】 将硫黄研细,与猪脂或凡士林调匀成膏。搽擦患处。

【功用】 《中医外伤科学》:杀虫止痒。

【主治】 ①《中医皮肤病学简编》:头癣。②《中医外伤科学》:疥疮,玫瑰糠疹。

硫鲤丸

【方源】 《医学入门》卷八。

【组成】 大鲤鱼(去头皮)1条,硫黄30克。

【用法】 将鱼劈开,入硫黄在内,黄泥固济,火煅烟尽,研为末,米糊为丸,如梧桐子大。每次20丸,温酒送下。

【主治】 下疳生虫,所下如柿汁臭秽,心中绞痛闷绝,虚烦。

硫糕丸

【方源】 《洞天奥旨》卷十五。

【组成】 硫黄30克。

【用法】 上药研为细散,用米糕为丸,如梧桐子大。每次50~60丸,上体疥,食后荆芥汤送下;下体疥,食前服。不必搽药。

【主治】 疥疮。多年不愈,多致瘦弱,一家皆相染为患。

硫葱敷剂

【方源】 《云南医学杂志》(1965,3:45)。

【组成】 生硫黄末45克,鲜葱白7个。

【用法】 将葱白捣烂,和入硫黄末,睡前敷于脐部,次晨取下。

【功用】 止遗尿。

【主治】 遗尿。

硫黄敷痛膏

【方源】 《医学实在易》卷五引《种福堂方》。

【组成】 硫黄。

【用法】 用醋磨硫黄,外敷患处;或用葱白捣烂炒热熨之。

【主治】 痛风历节,四肢疼痛。

硫黄不二散

【方源】 《外科正宗》卷三。

【异名】 通隘不二散(《外科大成》卷四)硫花饮(《仙拈集》卷四)。

【组成】 硫黄3克,靛花0.3克。

【用法】 上药研为细散。以凉水调服。

【主治】 杨梅结毒,发于咽内,腐烂疼痛,汤水难入者。

雄灵散

【方源】 《瑞竹堂经验方》卷五。

【组成】 雄黄(明好者。研)15克,五灵脂(真者。酒洗,去砂石,干用)30克。

【用法】 上药研为细散。每次6克,酒调灌之,即以药末调涂疮口上。

【主治】 毒蛇所伤,昏闷欲死者。

雄矾散

【方源】　《普济方》卷三〇六。

【组成】　雄黄、白矾。

【用法】　上药研为细散。涂之。

【主治】　①《普济方》：一切虫兽所伤。

②《慈禧光绪医方选议》：疮疖疔毒、疥癣及虫蛇咬伤等。

【方论】　《慈禧光绪医方选议》：方中雄黄解毒杀虫止痒；白矾外用解毒杀虫，燥湿止痒。二味合用能治湿疹疥癣。

【备考】　今人有以此方治疗湿疹及带状疱疹百余例者。结果疗效甚好。

雄姜散

【方源】　《仙拈集》卷二。

【组成】　干姜30克，雄黄9克。

【用法】　上药研为末。搽之。

【主治】　牙痛。

雄脑散

【方源】　《外科全生集》卷四。

【组成】　樟脑、雄黄各等份。

【用法】　上药研为细散。麻油调敷，每日以荆芥根煎汤洗。

【主治】　瘰疬。

雄黄丸(1)

【方源】　方出《肘后备急方》卷一，名见《圣济总录》卷一〇〇。

【组成】　雄黄(研)、大蒜(研)各30克。

【用法】　上捣烂和丸，如弹子大。每次1丸，热酒化下，须臾未差，更服。有尸疰者，常宜预收此药。

【主治】　卒中飞尸、遁尸、沉尸、风尸，腹痛胀急，不得气息，上冲心胸，及攻两胁，或老块踊起，或挛引腰脊。

雄黄丸(2)

【方源】　方出《肘后备急方》卷四，名见《普济方》卷一八七。

【组成】　雄黄、巴豆。

【用法】　先捣雄黄，细筛，纳巴豆，务熟捣相入，丸如小豆大。每次1丸，不效，稍益之。

【主治】　胸痹之病。令人心中坚痞急痛，肌中苦痹，绞急如刺，不得俯仰，其胸前皮皆痛，不得手犯，胸满短气，咳嗽引痛，烦闷自汗出，或彻引背膂。

雄黄丸(3)

【方源】　《太平圣惠方》卷二十四。

【组成】　雄黄30克，炼成松脂90克。

【用法】　上药同研如粉，炼蜜和丸，如梧桐子大。每次10丸，空腹及晚食前用薄荷汤送下；桃胶汤下亦得。

【主治】　风，身体如虫行。

雄黄丸(4)

【方源】　《仁斋直指方论》卷二十五引苏轼良方。

【组成】　雄黄、白矾(生研)各等份。

【用法】　上药端午日研细，溶黄蜡为丸，如梧桐子大。每次7丸，熟水送下。

【主治】　蛊毒及虫蛇畜兽毒。

雄黄丸(5)

【方源】　《鸡峰普济方》卷十一。

【组成】　雄黄(研)60克，好醋(慢火熬成膏)500毫升。

【用法】　上以干蒸饼为丸，如梧桐子大，每次7丸，空腹生姜汤送下。

【主治】　久患心痛，时发不定，多吐清水，不下饮食。

雄黄丸(6)

【方源】　《普济方》卷二一六。

【组成】　雄黄、干姜各等份。

【用法】　上药研为末，酒煮面糊为丸，如梧桐子大。每次20～30丸，空腹温酒送下。

【主治】　小便滑数。

雄黄丸(7)

【方源】　《普济方》卷三六六。

【组成】　雄黄6克，麝香1.5克。

【用法】　上药研为末，软饮和为挺子，安在牙内。

【主治】　小儿牙黑蚛,气息疼痛。

雄黄油

【方源】　《中医皮肤病学简编》。

【组成】　雄黄(研末)6克,甘油20毫升。

【用法】　混合均匀,外涂。

【主治】　女阴溃疡。

雄黄散(1)

【方源】　方出《太平圣惠方》卷九十一,名见《圣济总录》卷一八二。

【组成】　雄黄7.5克,麝香3克。

【用法】　上细研,用甲煎油调涂之。

【主治】　小儿干湿癣。

雄黄散(2)

【方源】　《圣济总录》卷一四八。

【组成】　雄黄3克,麝香(同研细)1.5克。

【用法】　研匀,以生麻油调敷之。

【主治】　毒蚁螫人。

雄黄散(3)

【方源】　《圣济总录》卷一七三。

【组成】　雄黄(研)、胡粉(熬)各15克。

【用法】　上细研如粉。每用1.5克,以乳汁调,纳下部,1日3次,以愈为度。

【主治】　小儿虫蚀下部。

雄黄散(4)

【方源】　《圣济总录》卷一八三。

【组成】　雄黄(研)、干蓝各15克。

【用法】　上药研为散。每用少许,翳上贴之。

【主治】　乳石发目翳。

雄黄散(5)

【方源】　《鸡峰普济方》卷二十一。

【组成】　蜈蚣(去足并去头为末)1个,雄黄(研)3克。

【用法】　上药研为细散。每用1～1.5克,冷水调,鸡翅扫在喉中。

【主治】　缠喉诸风及满口牙血烂者。

雄黄散(6)

【方源】　《小儿痘疹方论》。

【组成】　雄黄3克,铜绿6克。

【用法】　上药同研极细,量疮大小干掺。

【主治】　小儿因痘疮,牙龈生疳蚀疮。

雄黄散(7)

【方源】　《医方类聚》卷一九二引《施圆端效方》。

【组成】　雄黄、明信砒各15克。

【用法】　上研细令匀。量疮上药少许。

【功用】　追死肉,活血排毒。

【主治】　恶疮。

雄黄散(8)

【方源】　《医方类聚》卷一六七引《经验秘方》。

【组成】　雄黄不拘多少。

【用法】　上药研为末,用莴苣菜自然汁捏为饼,以好酒化服,就用涂伤处。

【主治】　毒蛇咬伤。

雄黄散(9)

【方源】　《普济方》卷三〇八。

【组成】　雄黄(研)、生姜汁。

【用法】　上药相和,涂贴患处。

【主治】　蜈蚣咬。

雄黄散(10)

【方源】　《类编朱氏集验方》卷十四。

【组成】　雄黄不拘多少。

【用法】　上药研为末,入麝香少许。以麦冬汤调下。

【主治】　中恶毒及救蛇、虺毒。

雄黄散(11)

【方源】　《仙拈集》卷四。

【组成】　雄黄3克,吴茱萸30克。

【用法】　上药研为末,香油熬熟调搽。

【主治】　对口疼痛,诸药不效者。

雄蛇散

【方源】　《外科证治全书》卷四。

【组成】　雄黄 3 克,蛇蜕 1 条(煅存性)。

【用法】　上共为末。麻油调敷。

【主治】　疬疡风。

雄绿散

【方源】　《医方类聚》卷七十三引《施圆端效方》。

【组成】　雄黄、铜绿各 15 克。

【用法】　上研匀。荆芥水洗漱渫净,上之。

【主治】　恶牙疳蚀腐臭。

雄蝉散

【方源】　《奇效良方》卷五十四。

【组成】　雄黄(通明者)12 克,蝉蜕(酥炙)3 枚。

【用法】　上各为细末,和匀,湿者干掺,干者用津入轻粉少许调涂。

【主治】　嵌甲。

雄漆膏

【方源】　《古今医统大全》卷八十五。

【组成】　生漆(火熬极熟,入雄末调匀)30 克,雄黄(研末)30 克。

【用法】　上以瓷盏熬漆熟,入雄末,和膏得所,以油纸覆之,勿染尘。每次五分,滚酒化开,调匀服。

【主治】　产后一切血痛、儿枕诸痛。

雄麝散(1)

【方源】　《普济方》卷三〇六引《医方集成》。

【组成】　雄黄(色黄而明者)15 克,麝香1.5 克。

【用法】　上研细和匀。每次 6 克,用酒调服,如不肯服者,则抋其鼻而灌之。服药后,必使得睡,切勿惊起,任其自醒,候利下恶物,再进前药,即见效矣。

【主治】　狂犬伤,或经久复发,无药可疗者。

【宜忌】　终身禁食犬肉蚕蛹。

【备考】　此毒再发,则难救。

雄麝散(2)

【方源】　《朱仁康临床经验集》。

【组成】　麝香 3 克,雄黄(装瓶内,勿泄气)90 克。

【用法】　用药少许,撒在膏药上,烘烊外贴。

【功用】　消散肿毒。

【主治】　痈肿,流注。

雄黄龟酒

【方源】　《医学从众录》卷五。

【组成】　活大乌龟(连壳)1 个,雄黄(研末)18 克。

【用法】　将乌龟左右肩上各钻 1 孔,每孔掺入雄黄 9 克,外以磁黄泥包固,勿令泄气,炭火上煅存性,研细末。每次 3 克,空腹陈酒送下。

【主治】　三日久疟。

雄白醋糊剂

【方源】　《中医皮肤病学简编》。

【组成】　雄黄 9 克,白及粉 9 克。

【用法】　上药与食醋调成糊状,外涂。

【主治】　带状疱疹。

雄黄牡蛎散

【方源】　《医宗金鉴》卷六十八。

【组成】　牡蛎(煅)12 克,雄黄 6 克。

【用法】　上研细,和匀。蜜水调浓,重汤炖温,涂于患指,1 日 5～6 次。

【功用】　消肿止痛。

【主治】　天蛇毒。初起闷肿无头,色红,痛如火燎。

雄黄饼子散

【方源】　《普济方》卷三〇七。

【组成】　雄黄不拘多少(为末)。

【用法】　上以莴苣汁和作饼子,候干为末,每用少许。贴疮口立愈;一方好酒调化服之,就用药涂伤处。

【主治】　蛇咬欲死。

雄黄淋蘸方

【方源】　《太平圣惠方》卷三十。

【组成】　雄黄(油研绵裹)30 克,甘草 15 克。

【用法】　水煎,去渣。看冷热,于密室中洗之。

后以暖棉衣裹之,1日1次。

【主治】　虚劳阴肿,大如升,核痛,人所不能疗者。

雄黄解毒散

【方源】　《明医杂著》卷六。

【组成】　雄黄30克,铜绿7.5克。

【用法】　上药研为末。用米泔水洗净,干掺患处。

【主治】　痘疮后牙疳口臭,或走马疳龈颊蚀烂,或肢体成痘疮凹陷不愈。

雄鸡肝桂心方

【方源】　《医学摘粹》卷三。

【组成】　雄鸡肝、肉桂各等份。

【用法】　上捣为丸,如小豆大。每次3克,温开水送服,1日3次。

【主治】　睡中尿出。

搽绿药粉

【方源】　《赵炳南临床经验集》。

【组成】　硼砂90克,自然铜30克。

【用法】　同搽黄药粉。

【功用】　杀虫止痒。

【主治】　神经性皮炎(干癣)及角化过度类皮损。

【宜忌】　溃疡疮面勿用。

搽牙固齿仙方

【方源】　《良朋汇集》卷三。

【组成】　柳枝5000克(晴日采郊外者),出山黑铅500克。

【用法】　先用大铁锅一口,将铅化开成汁,用长柳枝在铅汁内搅,柳枝将尽成炭,用漏勺捞起,炭放瓷坛内,盖坛口勿令走气,仍如前搅令成炭,再用铁漏勺捞之,铅不用,有铅渣灰同柳炭研末用。

【功用】　坚齿止痛,漱口咽下延年,将来染须,乌黑更亮。

【主治】　牙动疼痛。

提痰药

【方源】　《惠直堂方》卷二。

【组成】　白矾9克(瓷器盛水少许化开),巴豆仁3粒。

【用法】　上将巴豆分作6块,投入矾内,用罐盛煅,矾枯取起,去豆研细密贮。每用少许,醋水调匀,鹅毛蘸扫喉内。其痰自出,然后用药吹之。

【主治】　双单喉蛾。

揩齿散

【方源】　《太平圣惠方》卷四十一。

【组成】　莲子草(端午日收)、破麻布(多年者)各等份。

【用法】　上细锉,纳于瓷瓶中,以盐泥固济,大火烧半日,候冷取出,于铁臼中捣细罗为散。每日用药揩齿。

【功用】　变髭发,驻容颜。

搜风丸

【方源】　《医方类聚》卷一八四引《烟霞圣效方》。

【组成】　肥皂角不以多少(去皮子弦)。

【用法】　上以牛酥油涂炙数遍,热捣为膏丸,如梧桐子大。每次0～80丸,空腹新水送下。临晚食猪肉一顿,早晨服药更妙。

【主治】　肠风痔漏。

紫酒(1)

【方源】　方出《肘后备急方》卷三,名见《本草纲目》卷二十五。

【组成】　清酒150克,鸡矢白30克。

【用法】　上药研为末,合和扬之千遍乃饮之。每服30毫升,1日3次。

【主治】　①《肘后备急方》:中风,身体角弓反张,四肢不随,烦乱欲死。

②《本草纲目》:卒风,口偏不语;以及胀胀不消。

紫酒(2)

【方源】　《达生篇》卷中。

【组成】　黑料豆(炒焦熟)60克,白酒150毫升。

【用法】　上药合煎至100毫升,空腹服。

【主治】　妊娠腰痛如折。

紫 袍

【方源】 《囊秘喉书》卷下。

【组成】 大枣(用竹刀破开,去核)、腰黄(研末,填入枣内)。

【用法】 瓦上炙脆,研末用。

【主治】 脾经各色口疳,龈肿腐烂,牙疔。

紫 雪

【方源】 《奇效良方》卷五十四。

【组成】 松树皮(烧灰)6克,沥青0.3克。

【用法】 上药研为细散。清油调敷,湿则干掺,1日3次。

【主治】 汤烫火烧,痛不可忍,或溃烂成恶疮。

【宜忌】 忌冷水洗。

紫贝散

【方源】 《续易简》卷五。

【组成】 紫贝1个(即田螺也)。

【用法】 上生为末,用羊子肝批开,掺末3克,线缠,米泔煮香熟,入小口瓶器盛,乘热熏,候冷,于星月下露1宿,来早空腹吃。

【主治】 斑疮丁子入眼。

紫龙丹

【方源】 《一草亭目科全书》。

【组成】 黄丹、真轻粉各1.5克。

【用法】 上药研为末。外用吹耳,如左眼患吹右耳,右眼患吹左耳,每用厘许,1日2次。

【主治】 小儿痘毒眼。

紫朴散

【方源】 《普济方》卷三九四。

【组成】 厚朴(去粗皮,以生姜汁炙令香熟)。

【用法】 上药研为末。每次1.5克,米饮调下,温服。

【功用】 下膈和胃。

【主治】 小儿吐逆。

紫芝丸

【方源】 《是斋百一选方》卷五。

【组成】 五灵脂(粒粒取全者,去砂石)、半夏(汤浸七遍,慢慢浸令心透)各等份。

【用法】 上药研为末,生姜汁浸蒸饼为丸,如梧桐子大。每次20～30丸,空腹、食前、临卧时用生姜或茶汤送下。

【主治】 痰症。

紫苋粥

【方源】 《圣济总录》卷一九〇。

【组成】 紫苋叶(细锉)50克,粳米150克。

【用法】 上药以水先煎苋叶,取汁去渣,下米煮粥,空腹食之。

【主治】 产前后赤白痢。

紫花散

【方源】 《重楼玉钥》卷上。

【组成】 甘蔗皮(烧灰)。

【用法】 上药研为末。加冰片少许,掺之。

【主治】 小儿口疳。

紫苏汤

【方源】 方出《太平圣惠方》卷四十二,名见《圣济总录》卷六十六。

【组成】 紫苏叶60克,青橘皮15克(汤浸,去白瓤,焙)。

【用法】 加大枣7枚,水煎,去渣,分3次温服,不拘时候。

【主治】 卒短气。

紫苏散

【方源】 《绛囊撮要》。

【组成】 紫苏叶(焙干)、老杉木(烧灰)各等份。

【用法】 上药研为末。敷,干则以香油调敷,或囊无皮烂出者,以紫苏叶或荷叶包。

【主治】 肾子烂出。

紫苏粥

【方源】 《圣济总录》卷一九〇。

【组成】 紫苏子30克,糯米150克(净淘)。

【用法】 水煮紫苏令沸,去紫苏,下糯米煮粥,空腹任食之。

【主治】 五淋,小便不通。

紫金丹(1)

【方源】　《丹溪心法》卷二。

【组成】　精猪肉 600 克(切作骰子块),信砒 30 克(明者,研极细末,拌在肉上令匀,分作 6 份,用纸筋黄泥包之,用火烘令泥干,却用白炭火于无人处煅,青烟出尽为度,取放地上 1 宿,出火毒)。

【用法】　上药研为细散,以蒸饼为丸,如绿豆大。大人每次 20 丸,小人 7~8 丸,食前茶汤送下。

【主治】　三年以上哮证。

【宜忌】　《医学入门》:忌咸物汤水之类。

紫金丹(2)

【方源】　《普济本事方》卷二。

【异名】　定喘紫金丹(《痘疹金镜录》卷一)。

【组成】　信砒 4.5 克(研,飞如粉),豆豉 45 克(好者,水略润少时,以纸揾干,研成膏)。

【用法】　上用膏子和砒同杵极匀,丸如麻子大。每次 15 丸,临卧以腊茶清极冷送下。以知为度。

【主治】　多年肺气喘急,呴嗽,晨夕不得眠。

【方论】　《古方选注》:信,白砒,有大毒,须煅炼得法,庶不伤人。凡白砒 3 克,用石膏 30 克同研匀,贮熔银罐中,勿盖,阳煅通赤,俟其烟尽,飞去砒毒,仅取石膏,得白砒之性,复借豆豉挫砒毒之余威,兼领石膏中砒性上升,迅扫肺经痼积之沉寒,不使少留,一如太空廓清,疾返冲和气象,其愈痼之功,莫有过于此者。又按《必效方》治痰积呴喘,遇阴气触发,用砒与白矾为丸,冷茶送下,高枕仰卧即愈。治法虽同,而砒与矾能烂人肉,不及《本事方》佳。

紫金丹(3)

【方源】　《儒门事亲》卷十五。

【组成】　白矾 120 克,黄丹 60 克。

【用法】　上用银石器内熔矾作汁,下丹,使银钗子搅之,令紫色成也。用文武火,无令太过不及。如有疮,先将周围挑破,上药,用唾津涂上,无令疮干,疮颜色红赤为效。如药未成就,再杵碎,炒令紫色。

【主治】　疔疮。

紫金丹(4)

【方源】　《医方类聚》卷二一七引《医林方》。

【组成】　禹余粮石(不以多少,火烧醋蘸七遍) 90 克,茴香 60 克。

【用法】　上药研为末,面糊为丸,如梧桐子大。每次 30 丸,食后白汤送下。

【主治】　妇人积聚。

紫金散(1)

【方源】　《圣济总录》卷一二一。

【组成】　蛇黄(煅令通赤,酽醋淬 7 遍,醋内淘过,控干) 60 克。

【用法】　上为极细末。漱口令净,手蘸药末,轻揩患处,热漱冷吐,频用为妙。

【主治】　齿根挺出,牙龈溃烂痒痛,血出不止者。

紫金散(2)

【方源】　《疮疡经验全书》卷六。

【组成】　黄丹 4.5 克,轻粉 7.5 克。

【用法】　上药研为末。干掺疮口。

【主治】　瘤干枯有疮口者。

紫金膏(1)

【方源】　《普济方》卷二九九引《护命方》。

【组成】　乳糖 120 克,胆矾(研碎) 24 克。

【用法】　水炼乳糖、胆矾成汁,倾出放冷,以新瓦器收之。以箸挑 2~3 滴,着在痛处疮中内。停待片时吐出热涎,立便安效。

【主治】　口疮,连年累月不效,痰涎满口,饮食不快。

紫金膏(2)

【方源】　《鸡峰普济方》卷二十一。

【组成】　白砂蜜 30 克,黄丹 9 克。

【用法】　同熬成膏,紫色为度。先用新水试滴下成丸子,可将药尽倾在新水,乘热丸如弹子大,绢袋子盛,水煎,热淋至冷,再暖再淋,1 日 3 次。

【主治】　赤眼。

紫金膏(3)

【方源】　《外科大成》卷四。

【组成】　矾红、松香各等份。

【用法】　上药研为末,香油调敷。先用苍术

30 克,花椒 9 克,水煎,熏洗毕,敷药盖油纸,再以绢条扎紧,3 日 1 换。

【主治】　结毒溃烂,顽硬,脓水淋漓及顽臁等症。

紫金膏(4)

【方源】　《青囊秘传》。

【组成】　土朱、松香各等份。

【用法】　上药研为末,香油调敷。

【主治】　结毒臁疮,日久紫色。

紫参汤

【方源】　《金匮要略》卷中。

【组成】　紫参 25 克,甘草 9 克。

【用法】　以水先煮紫参,纳甘草再煮,分 3 次温服。

【主治】　下利,肺痛。

紫草酒

【方源】　《冯氏锦囊·痘疹》卷十四。

【组成】　紫草 15 克,醇酒 30 毫升。

【用法】　水煎服。

【主治】　痘夹黑点子者。

紫草散

【方源】　《小儿药证直诀》卷下。

【异名】　钩藤紫草散(《奇效良方》卷六十五)。

【组成】　钩藤钩子、紫草茸各等份。

【用法】　上药研为细散。每次 1.5～3 克,温酒调下,不拘时候。

【主治】　①《小儿药证直诀》:斑疹。

②《奇效良方》:痘疹发出不快。

【方论】　①《小儿药证直诀释义》:此方钩藤开泄散风,紫草清血解毒,以酒调服,是助其透泄,故为助正达邪之方。

②《痘治理辨》:紫草滑窍利小便,散十二经毒气;钩藤治小儿寒热,十二惊痫。盖疮疡、烦躁、痛痒皆出于心,惊痫,心病也,疮疡亦心所主,故用之。

紫桐散

【方源】　《疡医大全》卷十九引李常山方。

【组成】　梧桐叶(鲜的,捣烂,或初秋采取阴干)、紫花地丁各等份。

【用法】　上药研为细散。砂糖调敷。

【功用】　止痛消肿。

【主治】　手足发背。

紫黄饮

【方源】　《种痘新书》卷三。

【组成】　人中黄(用甘草末入竹筒中,封固其口,令粪汁不能入,乃置粪缸中浸五十余日,取起阴干,乃破竹筒,取甘草末。用此药必须自制)、紫草茸各等份。

【用法】　上药研为细散。每次 3 克,用人参煎汤送下,其痘色立转红活而渐起矣。

【主治】　一切痘色惨暗红紫,干枯紫黑者。

紫菀丸(1)

【方源】　《普济方》卷一八八引《指南方》。

【组成】　紫菀(去苗土枝、梗)、五味子(炒)各等份。

【用法】　上药研为细散,炼蜜为丸,如弹子大。每次 1 丸,含化。

【主治】　呕血后咯血。

紫菀丸(2)

【方源】　《鸡峰普济方》卷十。

【组成】　真紫菀、茜根各等份。

【用法】　上药研为细散,炼蜜为丸,如樱桃大。每次 1 丸,含化,不拘时候。

【主治】　呕血、咯血、嗽血。

紫菀散

【方源】　方出《备急千金要方》卷十八,名见《太平圣惠方》卷四十六。

【组成】　紫菀 60 克,款冬花 90 克。

【用法】　上药治下筛。每次 3 克,食前以米饮调下,1 日 3 次。

【主治】　三十年嗽。

紫雪汤

【方源】　《圣济总录》卷一六九。

【组成】　紫草茸、地龙(去土)各等份。

【用法】　上药研为粗末。每次 6 克,用水、酒共煎,去渣温服。

【主治】　小儿疮疹倒靥。

紫葳散

【方源】　《圣济总录》卷十一。

【组成】　紫葳(去心,瓦上焙,凌霄花是也)30克,附子(炮裂,去皮脐)15克。

【用法】　上药研为散。每次3克,蜜、酒调下,1日2次。

【主治】　风瘙瘾疹。

紫霜丸

【方源】　《普济方》卷三八〇。

【组成】　代赭石(细研,水飞)6克,巴豆(去皮尖)20个。

【用法】　上药研为细散,饭为丸,如粟米大。每次3～10丸,煎皂角仁汤送下,不拘时候。

【主治】　小儿乳哺失节,致伤脾胃,停积不化,变成疳疾,腹胀乳食减少,胸腹疼痛,烦闷呕逆,并伤寒温壮,内挟冷食,大便酸臭,或已得汗身热不除,及变蒸发热多日不解,因食痞痛,或寒或热。

紫霞膏

【方源】　《外科正宗》卷二。

【异名】　绿膏药(《验方新编》卷六)。

【组成】　明净松香(净末)500克,铜绿(净末)60克。

【用法】　用麻油120克,铜锅内先熬数滚,滴水不散,方下松香熬化,次下铜绿,熬至白烟将尽,其膏已成,候片时,倾入瓷罐。凡用时汤内炖化,旋摊旋贴。

【主治】　①《外科正宗》:瘰疬初起,及诸色顽疮、臁疮、湿痰湿气、新久棒疮疼痛不已者。②《验方新编》:一切无名肿毒。

紫苏子粥

【方源】　《医方类聚》卷九十四引《食医心鉴》。

【组成】　紫苏子(水淘,研,以水滤取汁)12克,米150克。

【用法】　以紫苏汁和米煮粥,着盐、豉,空腹食之。

【主治】　冷气心腹胀满,不能下食。

紫草软膏

【方源】　《中医皮肤病学简编》。

【组成】　紫草根(切碎)100克。

【用法】　浸于450毫升菜油或麻油中,经24小时,待油液呈紫色,过滤去渣,滤液加凡士林100克,加热至沸点,溶化搅匀,冷却即可。

【主治】　剥脱性唇炎。

紫荆皮散

【方源】　《普济方》卷三〇六。

【组成】　苦杏仁、紫荆皮。

【用法】　先以苦杏仁捣烂,焙去毒,以紫荆皮煎水,又以砂糖调紫荆皮末涂。

【主治】　狂犬伤人。

紫笋茶散

【方源】　《太平圣惠方》卷五十九。

【组成】　紫笋茶(捣为末)30克,腊月狗头骨(烧灰)45克。

【用法】　上药研为细散。每服6克,以粥饮调下,不拘时候。

【主治】　久赤白痢。

紫草陈皮饮

【方源】　《幼科类萃》卷二十八。

【组成】　紫草6克,陈皮3克。

【用法】　上药研为粗末。新汲水煎服。

【主治】　痘疮。

紫背荷叶僵蚕散

【方源】　《闻人氏痘疹论》卷下。

【组成】　紫背荷叶(霜后塔水紫背者)、僵蚕各3克(直者炒去丝。小儿1.5克)。

【用法】　上药研为细散。研胡荽汁和酒送下,米饮亦得。

【主治】　疮疹已出而复没,其势甚危,诸药不效者。

棠梨枝散

【方源】　方出《太平圣惠方》卷四十七,名见《普济方》卷二〇三。

【组成】 棠梨枝1握,木瓜60克。

【用法】 上锉细,和匀,分为4服。每次加生姜3片,水煎,去渣热服,不拘时候。

【主治】 ①《太平圣惠方》:霍乱吐利不止,兼转筋。

②《圣济总录》:乳石发。

掌中金

【方源】 《奇效良方》卷十六。

【组成】 大附子(姜汁煮)1只,母丁香1个。

【用法】 上药研为细散。以少许安掌中舐服。

【主治】 反胃呕逆,粥药不下者。

喉蛾散

【方源】 方出《奇方类编》卷上,名见《绛囊撮要》。

【组成】 墙上喜蛛窠(以箸夹住,烧存性)。

【用法】 上药研为末。加冰片少许,吹入喉。即愈。

【主治】 双、单蛾。

喉痹散

【方源】 《杂类名方》。

【组成】 僵蚕30克,大黄60克。

【用法】 上药研为末,生姜汁为丸,如弹子大。井花水调蜜送下。

【主治】 大头病及喉痹。

喉症开关散

【方源】 《外科集腋》卷三。

【组成】 猪牙皂、巴豆各等份。

【用法】 上药研为末,米汤调刷纸上晒干作拈子,以火点着烟熏鼻孔。立即开口。

【主治】 喉痹。

喉痹甘桔汤

【方源】 方出《太平圣惠方》卷三十五,名见《中国医学大辞典》。

【组成】 桔梗(去芦头)30克,甘草(生用)30克。

【用法】 上药研为散,水煎,去渣,分2次服。服后有脓出即消。

【主治】 喉痹作痛,饮食不下。

蜡矾针

【方源】 《青囊秘传》。

【组成】 黄蜡、白矾少许。

【用法】 上将黄蜡熔化,入枯矾于内,丸成小长条。纳入窍内。脓尽,用生肌散敷之。

【主治】 漏管。

蛲虫散

【方源】 《简明中医儿科学》。

【组成】 使君子粉7份,大黄1份。

【用法】 上药研为末。1岁儿每日服使君子0.3克,按照年龄递加0.3克,加到3.6克为止。每日早、午、晚3次,连服3～6天为1个疗程。可服1～2个疗程。

【主治】 蛲虫。

蛛矾散

【方源】 《千金珍秘方选》。

【组成】 白矾30克(在铜勺内烧烊,将竹箸在中间搅1孔),大蜘蛛1只(小者2～3只亦可,纳入矾内,烧存性)。

【用法】 上药研为末。吹之。再服白毛夏枯草汤更效。

【主治】 一切喉症,大能起死回生。

蛤青散

【方源】 方出《医说》卷四引李防御方,名见《惠直堂方》卷二。

【组成】 蚌粉(新瓦炒令通红)、青黛各少许。

【用法】 每次6克,用淡齑水,滴麻油数点调服。

【主治】 ①《医说》:痰嗽面浮。

②《惠直堂方》:久嗽。

【验案】 痰嗽 宋徽宗宠妃,苦痰嗽终夕不寐,面浮如盘,内医官李防御治之,三日不效,当诛。李技穷,与妻对泣,忽闻市人卖嗽药,遂得此方,并三帖为一,分二次服,是夕嗽止寐安,至晓面肿亦消。

蛤蚕散

【方源】 《疡科遗编》卷下。

【组成】　蚕茧壳(须未出蛾者)、五倍子各等份。

【用法】　炙焦为末。吹口角。

【主治】　小儿口内腐烂。

蛤粉散(1)

【方源】　《圣济总录》卷一八一。

【组成】　蛤粉7.5克,甘草(炙)3克。

【用法】　上药甘草为末,与蛤粉同研令匀。每次3克,新汲水调下,不拘时候。

【主治】　小儿出疮子后,眼内生青膜翳晕。

蛤粉散(2)

【方源】　方出《是斋百一选方》卷六,名见《普济方》卷一八九。

【组成】　蛤粉、白胶香各等份。

【用法】　以好松烟墨汁调服。

【主治】　呕血,衄血。

蛤粉散(3)

【方源】　方出《外科启玄》卷九,名见《洞天奥旨》卷十三。

【组成】　真蛤粉、滑石各15克。

【用法】　掺疮上。

【主治】　汗淅疮。肥人多汗,久不洗浴,淹淅皮肤,烂成疮者,痛不可忍。

蛤粉散(4)

【方源】　《异授眼科》。

【组成】　蛤粉30克,夜明砂45克。

【用法】　黄蜡化开为丸,如枣子大。用猪肝1具,入丸子内,麻线扎,井水煮熟,乘热熏眼至温,吃猪肝并汁。以愈为度。

【主治】　雀盲。

蛤消散

【方源】　《外科大成》卷四。

【组成】　文蛤120克。

【用法】　水煎汤,入朴硝120克,通手淋洗,至水冷方止。若觉热痛,用熊胆加冰片,水化涂之。

【主治】　脱肛。

蛤蚧党参膏

【方源】　《部颁标准》。

【组成】　党参清膏1000克,蛤蚧5克。

【用法】　制成煎膏剂,密封,置阴凉处。口服,每次10～15克,每日2次。

【功用】　健脾胃,补肺肾,益精助阳,止咳定喘。

【主治】　脾胃虚弱,肺气不足,体倦乏力及虚劳咳喘等症的辅助治疗。

鼎足方

【方源】　《喉科种福》卷四。

【组成】　生姜、白矾各45克。

【用法】　上药研为末。醋调,敷两足心。

【主治】　足根喉风。

黑药

【方源】　《接骨图说》。

【组成】　干过腊鱼霜6克,花椒(为霜)6克。

【用法】　上药研为末。温酒送下。

【主治】　打仆损伤。

黑散

【方源】　《幼幼新书》卷十引《庄氏家传》。

【组成】　干姜15克,甘草6克。

【用法】　上入瓷盒内,用火煅存性,为末,煅须恰好,过则力太缓,不及则性太烈。每次3克,浓煎乌梅汤调下,临时更看男女大小加减服之。

【主治】　慢脾风,目垂面白。

黑子散(1)

【方源】　《永乐大典》卷九七八引《济急捷用单方》。

【组成】　猪牙皂不拘多少。

【用法】　烧为炭,烧时令带性不得过,为末,加麝香少许。每次0.5克,金银薄荷汤调下。

【主治】　小儿急慢惊风。

黑子散(2)

【方源】　《普济方》卷三七二。

【组成】　干姜15克,甘草6克。

【用法】　上同放一瓷盒子内,用火煅存性为末(煅须确好,过则力慢,不及则性太烈)。每次3克,浓煎乌梅汤调下。须是目垂面白,慢脾形候,即与服。

【主治】　小儿慢脾风。

黑丸子

【方源】　《杨氏家藏方》卷五。

【组成】　黑牵牛、天冬(去心)各等份。

【用法】　上药研为末,滴水为丸,如梧桐子大。每次50丸,食后温熟水送下。

【主治】　胸膈痞塞,心腹坚胀,气积气块及大小便不通。

黑云膏

【方源】　《疮疡经验全书》卷四。

【组成】　苍耳草(连茎叶子俱用,烧灰)。

【用法】　用腊月猪肝研烂成膏。用厚皮纸摊贴疮上,其根自出。

【主治】　鱼脐疔,春季患者。

黑丑丸

【方源】　《济阳纲目》卷七十五。

【组成】　黑牵牛(半生半炒)120克。

【用法】　上研,取头末,水为丸,如梧桐子大,硫黄为衣。每次30丸,空腹盐酒送下。四服即止。

【主治】　腰痛。

黑龙丹

【方源】　《集验良方》卷一。

【组成】　熟地(切片,烘干,炒枯)30克,乌梅(炒炭)9克。

【用法】　上为极细末。掺膏药上贴之。不过三五日,其胬肉收进,用生肌散收口即愈。

【主治】　一切恶疮怪毒,或生于横肉筋窠之间,因挤脓用力太过,损伤气脉,以致胬肉突出,如梅如栗,翻花红赤,久不缩入。

黑龙散(1)

【方源】　《圣济总录》卷二十一。

【组成】　附子(烧存性,用冷灰焙,去火毒)1枚(15克)。

【用法】　上为极细末。入腊茶3克和匀,分作2服,每次加蜜15克,水同煎,放冷服。须臾躁止得睡,汗出为效。

【主治】　伤寒阴盛格阳,身冷烦躁,脉细沉紧。

黑龙散(2)

【方源】　《接骨图说》。

【组成】　苦瓠霜(大者,瓣共霜)、盐梅(二味烧存性)。

【用法】　清酒或火酒和,调痹痛处。

【主治】　坠马或高坠,腰足肿痛。

黑白丸

【方源】　《本草纲目拾遗》卷八引《百草镜》。

【组成】　马料豆、白蒺藜(去刺)各500克。

【用法】　炒,磨末,炼蜜为丸,如梧桐子大。每次6～9克,开水送下。

【功用】　开胃消食,健脾补肾。

【主治】　痞积。

黑白散

【方源】　《保命集》卷下。

【组成】　乌金石(烧红,醋淬七遍,另为细末)、寒水石(烧存性,为末)各等份。

【用法】　另顿放,临服各炒末4.5克,粥饮汤下。痛止便不可服;未止再服,大效。

【主治】　妇人产后儿枕大痛。

黑成散

【方源】　《痘疹会通》卷四。

【组成】　紫草120克,牛黄少许。

【用法】　上药研为末。每次1～1.2克,糯米汤化下。

【主治】　小儿痘疹,遍身黑点如墨洒者。

黑豆丸

【方源】　《圣济总录》卷一○八。

【组成】　黑豆(紧小者)、牛胆。

【用法】　量胆大小,净择豆,布擦过,纳牛胆中,紧系头,垂净屋下阴干。每日21粒,食后熟水送下。

【主治】　肝肾气虚目暗。

黑豆汤

【方源】　《圣济总录》卷一五九。

【组成】　黑豆（捣碎）250 克，生姜（细切）120 克。

【用法】　上药以童便 450 毫升同煎，取 300 毫升。每次 50 毫升，去渣温服。未下再服。

【功用】　温气滑血。

【主治】　妇人妊娠，子死腹中。

黑豆饮

【方源】　《圣济总录》卷一七九。

【组成】　黑豆（炒令微熟）30 克，甘草（炙，锉碎）15 克。

【用法】　水煎，去渣温服，分 5 次徐徐饮之。

【主治】　小儿但渴多，热痢不止。

黑豆酒

【方源】　《仙拈集》卷二。

【组成】　黑豆（拭净）60 克，黄芪 6 克。

【用法】　水酒煎，连服 3～5 次自愈。连日只吃汤，其豆拌盐，尽吃更妙。

【主治】　虚汗。

黑豆散

【方源】　《太平圣惠方》卷九十。

【组成】　黑豆 60 克，火麻仁 60 克。

【用法】　上药研为粗散。著竹筒内，横插热灰火中，以铜器承受，当有汁出，收之令汁尽。便涂疮。即愈。

【主治】　小儿头面身体生疮。

黑汞散

【方源】　《经验良方》。

【组成】　黑汞、硫黄 1:3。

【用法】　上药研为末。每次 3 克，外涂。

【主治】　疥癣。

黑汞膏

【方源】　《经验良方》。

【组成】　黑汞 24 克，家猪脂 72 克。

【用法】　上炼和。擦患部。

【主治】　疥癣。

黑附丸

【方源】　《三因极一病证方论》卷三。

【组成】　附子（去皮脐）24 克，黑豆（入瓷瓶内，慢火煮，以附子烂为度）250 克。

【用法】　焙干为末，炼蜜为丸，如皂角子大。每次 2 丸，空腹麝香酒嚼下。

【主治】　干湿脚气。

黑香散（1）

【方源】　《医方类聚》卷一九二引《吴氏集验方》。

【组成】　青州大枣（不拘多少）、轻粉。

【用法】　大枣去核，以轻粉实其中，用布纸缚定，瓦衬，煅为炭，盏合出火气，为极细末。麻油调敷。

【主治】　顽疮。

黑香散（2）

【方源】　《疡医大全》卷二十四。

【组成】　橄榄核（烧灰存性）。

【用法】　上为极细末，每 3 克加冰片 0.6 克密贮。或干掺，或麻油、猪胆汁调搽俱可。

【主治】　男女下疳，痒不可当者，并一切极痒诸疮。

黑神丸

【方源】　《便览》卷四。

【组成】　百草霜 30 克，巴豆 15 克。

【用法】　上药研为末，面糊为丸，如绿豆大。每次 9 丸，煎红花汤下。

【功用】　打死胎。

黑神散（1）

【方源】　《圣济总录》卷一五五。

【组成】　杉木节（烧存性）250 克，干姜（烧存性）30 克。

【用法】　上药研为散。每次 5 克，温酒调下，不拘时候。

【功用】　安和胎气。

【主治】　妊娠内挟寒冷，腹中痛。

黑神散（2）

【方源】　《圣济总录》卷一五九。

【组成】　铛墨（研）30 克，白芷（为末）60 克。

【用法】　上为极细末。每次 9 克,童便、酒、醋共调下,未产再服。

【主治】　产难气欲绝,及横生者。

黑神散(3)

【方源】　《是斋百一选方》卷十三。

【组成】　黄牛胫骨(带髓者,不以前后脚,用炭火烧,烟尽为度取出,用米醋浸,于地上盆覆令冷)、真定器(炭火煅红,米醋淬 10 遍,以醒为度)。

【用法】　上各为细末,以黄牛胫骨末 7 份,定器末 3 份拌令匀。如是仆损,用好米醋调面,入药末打如稠糊,敷贴损处,上用纸三重封贴;如是骨折,于纸上更用竹片封扎,绢帛缠缚,不得换动;若初仆损,先以热酒调下 6 克甚妙;伤在腰上,食前服;伤在腰下,食后服,日进 2 服。

【功用】　接骨定痛。

【主治】　打仆伤损,筋断骨折。

黑神散(4)

【方源】　《类编朱氏集验方》卷十三。

【组成】　百草霜、蚌粉各等份。

【用法】　上药研为末。每次 6 克,用糯米饮调下,侧柏叶研汁尤效速;鼻出血,搐 0.3 克;皮破、灸疮出血、舌上出血并干掺上立止。

【主治】　伤损大呕血,或因酒食饱,低头掬损,呕血至多,并血妄行,口鼻俱出,但声未失。

黑神散(5)

【方源】　《医方类聚》卷一四一引《王氏集验方》。

【组成】　陈槐花、百草霜各等份。

【用法】　上药研为细散。每次 6 克,空腹、粥饮调下。数服立效。

【主治】　久痢不愈。

黑神膏

【方源】　《普济方》卷三一四。

【组成】　酒 500 毫升,皂荚 500 克。

【用法】　皂荚去皮粒捣碎,用酒熬至半,滤去渣,再用前汁入银石器内熬成膏。随患处贴之。

【主治】　诸般疮肿痛。

黑疸汤

【方源】　方出《杂病源流犀烛》卷十六,名见《中国医学大辞典》。

【组成】　茵陈(捣汁)120 克,瓜蒌根(捣汁)500 克。

【用法】　上冲和,顿服之。必有黄水自小便中下,如不下再服。

【主治】　黑疸。

黑铅酒

【方源】　《普济方》卷二八四。

【组成】　黑铅 500 克,甘草(微炙)90 克。

【用法】　用酒 10 升,着空瓶之傍,先以甘草置于酒瓶内,然后将熔铅投入酒瓶中,却出酒在空瓶内取出铅,依前熔后投,如此 9 次,并甘草去之,只使酒,令病者饮醉寝。

【主治】　发背及诸痈毒疮并发脑,疼痛侵溃。

黑散子(1)

【方源】　《传信适用方》卷一。

【组成】　不蛀皂角(烧烟绝)120 克,甘草(炙)30 克。

【用法】　上药研为末。新汲水调下 3 克,甚者加 3 克。

【功用】　解暑毒。

黑散子(2)

【方源】　《幼幼新书》卷二十九引《婴童宝鉴》。

【组成】　大枣(去核)50 个,白矾(作小块子,每 1 个大枣入 1 块矾,麻皮缠定,烧存性,冷后用)30 克。

【用法】　上药研为末。每次 1.5 克,水调下。赤者,更入好茶 1.5 克,白者不用。

【主治】　赤白痢。

黑锡丹

【方源】　《医部全录》卷一五四。

【组成】　黑铅、硫黄各 60 克。

【用法】　将铅熔化,渐入硫黄,候结成片,倾地上出火毒,研至无声为度。

【主治】　①《医部全录》:口疮。②《医方集解》:阴阳不升降,上盛下虚,头目眩晕。

黑锡煎

【方源】　《圣济总录》卷一三一。

【组成】　黑锡 500 克。

【用法】　先熔令浮,乘热研成泥,以无灰酒煎锡,瓷瓶中盛。每次 15 克,调生甘草末 6 克,每日 3 服。

【主治】　发背、发脑疼痛侵溃。

黑鲫膏

【方源】　方出《备急千金要方》卷二十二,名见《三因极一病证方论》卷十五。

【组成】　鲫鱼(破腹,勿损,纳白盐于腹中,以针缝之,于铜器中火上煎之令干)。

【用法】　上药研为末。敷疽疮中;无脓者,以猪脂和敷之。小疼痛,无怪也。

【主治】　①《备急千金要方》:久疽。

②《三因极一病证方论》:附骨疽,肿热,未破已破,或脓出不愈。

黑霜丸

【方源】　《鸡峰普济方》卷十四。

【组成】　巴豆(去油)1 个,百草霜 9 克。

【用法】　上研令匀,汤浸蒸饼为丸,如芥子大。水泻,冷水送下 1 丸;霍乱吐泻不定者,同蝉壳 1 个为末,冷水调下 1 丸。

【主治】　吐泻霍乱。

【宜忌】　忌热物。

黑白安胎散

【方源】　《万氏女科》卷一。

【组成】　白术 30 克,熟地黄 30 克。

【用法】　水煎服。

【主治】　胎动。

【方论】　此方妙在用白术以利腰脐,用熟地黄以固根本,药品少而功同专,此以取效神也。

黑枣丁香散

【方源】　方出《种福堂方》卷三,名见《医学从众录》卷三。

【组成】　大黑枣(去核,每个纳入丁香 1 只,煮烂去丁香)7 个。

【用法】　将枣连汤空腹服。

【主治】　胃寒呕吐,兼治寒疟。

遇仙方

【方源】　《世医得效方》卷十二。

【组成】　老杉木(烧灰)。

【用法】　入腻粉、清油调敷。

【主治】　小儿风热,外肾焮赤肿痛,日夜啼叫,不数日退皮如鸡卵壳,愈而复作。

镇阳丹

【方源】　《医方类聚》卷一三四引《经验良方》。

【组成】　茯苓、木馒头和皮子(切,炒)各等份。

【用法】　上药研为末。每次 6 克,空腹米饮送下。

【主治】　阳脱,精泄不禁。

镇匙散

【方源】　《喉科秘钥》卷上。

【组成】　冰片 0.75 克,焰硝(要枪消,煅乃佳)30 克。

【用法】　上药研为细散。吹之。

【主治】　喉症,双乳蛾。

稀涎汤

【方源】　《医方类聚》卷二十引《济生续方》。

【组成】　半夏(大者,生,切片)14 枚,猪牙皂(炙)1 条。

【用法】　水煎,去渣,加姜汁少许,温服。不能咽,徐徐灌之。

【主治】　①《医方类聚》引《济生续方》:风涎不下,喉中作声,状如牵锯。

②《普济方》:结胸,膈作寒热,饮食减少。

③《医门法律》:中湿肿满。

【方论】　《医门法律》:此以半夏治痰涎,猪牙皂治风,比而成方。盖因其无形之风挟有形之痰,胶结不解,用此二物,俾涎散而风出也。

稀痘龙凤膏

【方源】　《冯氏锦囊·痘疹》卷十四。

【组成】　地龙(细小红活白颈者佳),乌鸡卵 1 个。

【用法】　用鸡卵开一小窍,入地龙在内,夹皮纸糊其窍,饭上蒸熟,与儿食之。每岁立春日食 1 枚,终身不出痘疮。凡值痘症时行,即食 1～2 枚甚妙,或春分日亦可食。

【功用】　预防出痘。

稀痘鼠肉方

【方源】 《冯氏锦囊·痘疹》卷十四。

【组成】 雄肥鼠、砂仁。

【用法】 取雄肥鼠去毛肠秽,用砂仁、食盐和水煮烂食之。痘出稀少。未食荤时与食尤妙。

【功用】 稀痘。

鹅黄散

【方源】 《医宗金鉴》卷五十一。

【组成】 黄柏、石膏(煅)各等份。

【用法】 上药研为细散。湿者干扑,干者用猪苦胆调搽。

【主治】 父母梅毒遗传,小儿初生无皮。

黍米粥

【方源】 《寿亲养老新书》。

【组成】 黍米(净淘)120克,阿胶(炙,为末)30克。

【用法】 煮粥,临熟下胶末调和。空腹食之,一服尤效。

【主治】 老人痢不止,日渐黄瘦无力,不多食者。

等凉丸

【方源】 《杨氏家藏方》卷三。

【组成】 黑参、龙胆草各等份。

【用法】 上药研为细散,面糊为丸,如梧桐子大。每次30丸,食后稍空腹用人参汤送下。

【功用】 去肝经热毒,清利头目,凉血消壅。

集成白玉丹

【方源】 《幼幼集成》卷四。

【组成】 新出窑矿石灰1块。

【用法】 滴水化开成粉,用生桐油调匀,干湿得中,先以花椒、葱煎汤,洗净其疮,以此涂之。

【主治】 瘰疬破烂,多年不愈,连及胸腋。

焦鸥散

【方源】 《医方类聚》卷二十四引《吴氏集验方》。

【组成】 腊月活鸥1只,无灰酒10升。

【用法】 以鸥浸酒瓶中,用砖盖瓶口,大火煅红为度,破瓶取鸥,研细末,入麝香少许,热酒调服。

【主治】 破伤风;兼治男子妇人急头风。

御史散

【方源】 《痈疽神验秘方》。

【组成】 生铁锈9克。

【用法】 上药研为末。木香磨酒调下,分病上下,食前食后服之。得微汗而愈。

【主治】 疔疮。

猬皮散(1)

【方源】 方出《备急千金要方》卷二十五,名见《圣济总录》卷一四八。

【组成】 头发、猬皮各等份。

【用法】 上烧灰。每次3克,温水调下。

【主治】 疯犬咬。

【方论】 疯犬热毒发狂,多由食坝蛇虺所致犬性走肾。犯其毒者,必攻小便,毒渐成形,未由而出,故必致死。毒未成形时,急取发灰,专治五癃,关格不通之药,佐以猬皮,治五痔阴蚀下血之物,相率而荡涤之也。

猬皮散(2)

【方源】 《太平圣惠方》卷二十七。

【组成】 猬皮(烧灰)30克,硫黄0.3克。

【用法】 上药研为细散。每次3克,空腹以温酒调下。

【主治】 虚劳咳血。

猬皮散(3)

【方源】 《普济方》卷二九八引《海上名方》。

【组成】 猬皮(烧存性)1个。

【用法】 上药研为细散。每次6克,入麝香少许,温酒米饮汤皆可调下。

【主治】 内痔。便血不止,有头,久不愈者。

猬皮散(4)

【方源】 《杨氏家藏方》卷十三。

【组成】 白刺猬皮1枚(于铫子内煿针焦,去皮,只用针),木贼(炒黄)15克。

【用法】 上药研为细散。每次6克,空腹食前热酒调下。

【主治】　肠风下血。

腊脂膏

【方源】　《圣济总录》卷一○一。

【组成】　腊月猪脂 2000 克,大鼠 1 枚。

【用法】　上药入铛中,以文火煎之。待鼠销尽,以新绵滤去渣,入瓷盒盛。每用先以布拭,令瘢痕色赤,次以膏涂之。

【主治】　面上瘢痕。

【宜忌】　避风。

脾积丸

【方源】　《济生方》卷四。

【组成】　陈仓米 500 克(用巴豆 7 粒,去壳同米炒令赤色,去巴豆不用)。

【用法】　上药研为细散,好醋和为丸,如豌豆大。每次 20 丸,食后淡姜汤送下。

【主治】　食积、茶积,饮食减少,面黄腹痛。

脾寒丹

【方源】　《济众新编》卷五引《医林》。

【组成】　黄丹不拘多少(火上炒紫色),煨独头蒜。

【用法】　上药研为末,五月五日午时为丸,如梧桐子大。每次 7～8 丸,当发日,早晨长流水面东吞下。

【主治】　诸疟。

腋臭散

【方源】　《赵炳南临床经验集》。

【组成】　密陀僧 240 克,白矾 60 克。

【用法】　用药粉干扑两腋下,每日 2 次。或用热马铃薯块、甘薯块去皮后蘸药挟于腋下,变凉为度。此法每周 2 次。手脚多汗,以药粉搓搽。

【主治】　腋臭,手足多汗。

【宜忌】　此药切勿入口,对汞过敏者禁用。

腋臭擦剂

【方源】　《朱仁康临床经验集》。

【组成】　密陀僧末 15 克,红粉 9 克。

【用法】　上药研为细散,用指头蘸药,擦于腋下。

【主治】　狐臭。

痘疗散

【方源】　方出《本草纲目》卷九引《痘疹证治》,名见《景岳全书》卷六十三。

【组成】　雄黄 3 克,紫草 9 克。

【用法】　上药研为末。先以银簪挑破,胭脂汁调搽。

【主治】　小儿痘疗。

痘后吹耳丹

【方源】　《青囊秘传》。

【组成】　黄丹、扫盆各等份。

【用法】　研末。吹耳。

【主治】　痘毒入耳。

痘毒痘疗膏

【方源】　《幼科直言》卷六。

【组成】　扁柏叶。

【用法】　上以麻油熬,去渣,或加黄蜡、黄丹少许成膏。外贴患处。

【主治】　痘。

痢疾丸

【方源】　《中药制剂汇编》。

【组成】　干马齿苋 260 千克,三颗针 173千克。

【用法】　取马齿苋 220 千克水煎 2 次药液合并,过滤沉淀,减压浓缩稠膏。再取三颗针、干马齿苋 40 千克,粉碎为细粉,混匀制丸,低温烘干,上胶衣闪亮,每袋 12 克(100 粒)。每次 6 克,温开水送下,每日 2 次。

【功用】　清热止痢。

【主治】　饮食不节所致之肠炎、赤痢,腹痛下坠。

童真丸

【方源】　《张氏医通》卷十三。

【组成】　真秋石、川贝母(去心)各等份。

【用法】　上药研为末,煮大枣肉为丸。每次 6克,空腹薄荷汤送下。

【主治】　虚劳咯血，气虚喘嗽。

【加减】　如脉虚气耗，加人参;若脉细数阴虚，禁用人参，加牡丹皮;脾虚溏泻，加山药、茯苓、炙甘草。

惺惺丸

【方源】　《普济方》引《十便良方》。

【组成】　青荆芥 500 克，薄荷 500 克。

【用法】　上捣烂绞汁，器内煎成膏，余滓晒干，火焙杵末，以前膏搜和为丸，如梧桐子大。每次 20 丸，朝、暮以热汤送下。

【主治】　一切风热，烦躁口干，口眼㖞斜。

湿痰内消方

【方源】　《疡医大全》卷二十九。

【组成】　宣木瓜 15 克，紫花地丁 45 克。

【用法】　上用腊酒 1000 毫升煎好，露一宿。看证上下，分食前后服。

【主治】　湿痰流注。

温肺散

【方源】　《证治准绳·幼科》卷八。

【组成】　瓜蒌根 15 克，甘草(炙)7.5 克。

【用法】　上药研为末。每次 3 克，蜂蜜熟水调下。

【主治】　小儿疳嗽不止。

温脾汤

【方源】　《备急千金要方》卷十八。

【组成】　甘草 120 克，大枣 20 枚。

【用法】　水煎，分 3 次温服。

【主治】　食饱而咳者。

【加减】　若咽痛声鸣者，加干姜 90 克。

温中坐药

【方源】　《济阴纲目》卷七。

【组成】　吴茱萸、牛胆。

【用法】　将吴茱萸入牛胆中令满，阴干百日。每取 20 粒，研碎绵裹，纳阴中，良久如火热。

【主治】　妇人阴冷。

溃脓散

【方源】　《普济方》卷二七五。

【组成】　白矾、盐各等份。

【用法】　上于铫子内慢火炒，去尽水，干研为末。量疮贴之。

【功用】　活血，去恶肉。

【主治】　恶疮溃脓。

滑石汤(1)

【方源】　《外台秘要》卷二引《崔氏方》。

【组成】　滑石(屑)60 克，葶苈子(熬)15 克。

【用法】　水煎，去渣顿服。

【主治】　伤寒热盛，小便不利;兼疗天行。

滑石汤(2)

【方源】　《圣济总录》卷九十八。

【组成】　滑石(研)120 克，冬葵子 60 克。

【用法】　上药研为粗末。每次 15 克，水煎，去渣，食前温服。

【主治】　热淋，小便涩痛。

滑石汤(3)

【方源】　《圣济总录》卷一五六。

【组成】　滑石(研)60 克，赤柳根(锉，焙)15 克。

【用法】　上药研为粗末。每次 15 克，水煎，去渣，食前温服。

【主治】　妊娠子淋。

滑石散(1)

【方源】　《太平圣惠方》卷十三。

【组成】　滑石 30～60 克，甜葶苈子(隔纸炒令紫色)30 克。

【用法】　上药研为细散。每次 6 克，以温水调下，不拘时候频服，以通为度。

【主治】　伤寒小便不通。

滑石散(2)

【方源】　《太平圣惠方》卷五十五。

【组成】　滑石 45 克，白矾(烧令汁尽)30 克。

【用法】　上药研为细散。每次 6 克，以大麦粥饮调下，不拘时候。小便出黄水为度。

【主治】　女劳疸。身目俱黄，恶寒发热，小腹满急，小便艰难。

滑石散(3)

【方源】　《圣济总录》卷一一七。

【组成】　滑石、胆矾各 30 克。

【用法】　上药研为散。每用 3 克,以绵裹含,吐津。

【主治】　口疮。

滑石散(4)

【方源】　《小儿卫生总微论方》卷十。

【组成】　白滑石、白善土(好者)各等份。

【用法】　上药研为末,研匀。每次 1.5 克,葱白煎米饮调下。

【主治】　胃热,吐奶食。

滑石散(5)

【方源】　《普济方》三五七。

【组成】　葵子 20 克,滑石末 30 克。

【用法】　上药研为末。每次 15～30 克,煎蚕退灰汤调下。

【主治】　横生、逆生危急者。

滑石散(6)

【方源】　《普济方》卷四〇三。

【组成】　滑石、甘草(炙)各 15 克。

【用法】　上药研为末。每次 4.5 克,鸡子清、酒少许调下。

【主治】　疮疹出不快。

滑石散(7)

【方源】　《济阴纲目》卷十四。

【组成】　滑石(研)、发灰各等份。

【用法】　上药研为末。每次 3 克,生地黄汁调下。

【主治】　产后小便出血。

滑石散(8)

【方源】　《景岳全书》卷六十四。

【组成】　滑石、黄柏。

【用法】　上药研为末。敷之。仍内服荆防败毒散或金银花散;热甚者,宜服大连翘饮。

【主治】　小儿天疱疮。

滑石粥

【方源】　《太平圣惠方》卷九十六。

【组成】　滑石(碎)60 克,粳米 120 克。

【用法】　水煎滑石,去渣,下米煮粥。温温食之。

【功用】　导利九窍。

【主治】　①《太平圣惠方》:膈上烦热,多渴。
②《仙拈集》:消渴。

滑肌散

【方源】　《太平惠民和剂局方》卷八(宝庆新增方)。

【组成】　剪草(不见火)210 克,轻粉 3 克。

【用法】　上药研为细散。疮湿,用药干掺;疮干,用麻油调药敷之。

【主治】　风邪客于肌中,浑身瘙痒,致生疮疥;及脾肺风毒攻冲,遍身疮疥皴裂,干湿发疮,日久不愈。

滑苓汤

【方源】　《辨证录》卷六。

【组成】　滑石、茯苓各 30 克。

【用法】　上药研为末。井水调服。

【主治】　因胃火热甚,而完谷不化,奔迫直泻。

滑胎丸

【方源】　《仙拈集》卷三。

【组成】　乳香 15 克,枳壳 30 克。

【用法】　上药研为末,炼蜜为丸。每次 30 丸,开水送下。

【功用】　易产。

滑胎散

【方源】　《博济方》卷四。

【组成】　牵牛子 30 克,赤土少许。

【用法】　上为极细末。每次 3 克,每觉阵频时,煎榆白皮汤调下。

【功用】　催生。

滑石石膏散

【方源】　方出《备急千金要方》卷十,名见《三因极一病证方论》卷十。

【组成】 滑石、石膏各等份。

【用法】 上药研为细散。每次 6 克,以大麦粥饮调下,1 日 3～4 次。小便极利则愈。

【主治】 女劳疸。

滑胎枳壳散(1)

【方源】 《普济本事方》卷十引孙真人方。

【组成】 甘草(炙)30 克,商州枳壳(去瓤,麸炒黄)60 克。

【用法】 上药研为细散。每次 6 克,空腹、食前百沸汤点下,1 日 3 次。凡妊娠六七个月以上即服。

【功用】 ①《普济本事方》引孙真人方:令儿易生。

②《三因极一病证方论》瘦胎易产。

【方论】 《本事方释义》:枳壳气味苦寒,入足太阴,甘草气味甘平,入足太阴,通行十二经络,缓诸药之性,凡妇人肥胖者,妊娠六个月以后,常宜服之,庶不致于难产也。

滑胎枳壳散(2)

【方源】 《太平惠民和剂局方》(人卫本)卷九(吴直阁增诸家名方)。

【组成】 枳壳(去瓤,炒)320 克,甘草 180 克。

【用法】 上药研为细散。每次 3 克,空腹沸汤点下,1 日 3 次。

【功用】 ①《太平惠民和剂局方》(吴直阁增诸家名方):令胎滑易产;常服养胎益气,安和子脏。

②《婴童百问》:顺气止痢。

【主治】 妇人胎气不足,及胎中一切恶疾。

曾青膏

【方源】 《眼科全书》卷六。

【组成】 铜绿、百药煎各等份。

【用法】 上入锅内煅,研为末,用蜜调成膏。临卧以少许抹在眼弦上,以薄纸贴之,来日即效。

【主治】 烂弦风。

普榆膏

【方源】 《赵炳南临床经验集》。

【组成】 生地黄榆面 30 克,普连软膏 270 克。

【用法】 混匀。涂敷患处。

【功用】 解毒止痒,除湿消炎。

【主治】 一度烧、烫伤、亚急性湿疹、皮炎、带状疱疹、神经性皮炎、阴囊湿疹等。

寒冰散(1)

【方源】 《圣济总录》卷一○三。

【组成】 马牙硝(研,入新竹筒中密封,入地埋49 日,取出更研)90 克。

【用法】 每用 0.75 克,同黑豆末少许,以水调如糊,后同药调匀,摊纸花子上,贴太阳穴。以及半月,其目必愈。

【主治】 目赤多眵,碜痛。

寒冰散(2)

【方源】 《保婴易知录》卷下。

【组成】 生石膏 30 克,冰片少许。

【用法】 上共研末。敷舌上。如出血,石膏炒焦用。

【主治】 小儿木舌。舌尖肿大,塞满口中,硬,不能转动。

遂心丸

【方源】 《重订通俗伤寒论》。

【组成】 煨甘遂 6 克,猪心血 1 枚。

【用法】 上为丸,分作 4 粒。每次 1 丸,用鲜石菖蒲叶 3 克,鲜竹叶心 50 支,灯心草 3 小帚煎汤调下。

【主治】 伤寒发狂轻者。

犀角地榆汤

【方源】 《普济方》卷二一二。

【组成】 犀角屑 15 克,地榆(锉)15 克。

【用法】 加蜜 60 克,水煎,随大小增减服之。

【主治】 血痢日夜不止,腹中痛,心神烦闷。

隔纸膏

【方源】 《外科经验方》。

【组成】 煅石膏(为末)、白矾(为末)各等份。

【用法】 桐油调,做隔纸膏。贴之。更服荆防败毒散,如数剂不应,宜服人参黄芪汤。

【主治】 臁疮,湿毒疮。

隔竹煮粥

【方源】 《鸡峰普济方》卷十。

【组成】 糯米、白蜡弹子大。

【用法】 以青竹筒1个,入水,下米与蜡,密封口,重汤煮熟。稍凉,任意食之。

【主治】 服乳石人咳嗽有血。

疏风解毒散

【方源】 《普济方》卷四〇六。

【组成】 紫背浮萍100克,活地龙(中等者)7条。

【用法】 上药研为细散,敷之。

【主治】 丹毒。

十三画

瑞龙膏

【方源】 《外科大成》卷四。

【组成】 鲜鲫鱼(大者)1尾,鲜山药(如鱼长,去皮)1条。

【用法】 先将鱼入石臼内杵烂,次入山药,再杵如泥,量加冰片,和匀。摊敷肿处,绵纸盖之,黄酒润之。

【主治】 一切肿毒,对口、乳痈、便毒红肿热痛者,不问未成已成。

煏气丸

【方源】 《幼幼新书》卷二十二引《庄氏家传》。

【组成】 青橘皮不拘多少(用汤浸开),巴豆(每用青橘皮1个,用巴豆1个,使麻线系合,热麸中炒熟,去巴豆不用)。

【用法】 上药研为末,面糊为丸,如绿豆大。3岁以上每次5~7丸,米饮送下,不拘时候。

【主治】 小儿疳气,腹大气急,不思饮食。

椿皮丸

【方源】 《惠直堂方》卷一。

【组成】 白臭椿根皮、红香椿根皮(俱要在土内者方可用。去土净刮去粗皮,微焙,为末)。

【用法】 上药清米汤打丸,如芥子大。每次9克,以清米汤分4~5次徐徐送下。

【主治】 下痢危笃,或色如羊肝者。

楝实散

【方源】 《圣济总录》卷一七九。

【组成】 楝实、鸡粪各等份。

【用法】 上药研为散。每次1.5克,冷水调下。

【主治】 小儿虫痛。

楝椒煎

【方源】 《仙拈集》卷二。

【组成】 苦楝根皮(去粗皮)15克,花椒15克。

【用法】 水煎,露1宿,次日五更先以猪肉臭其气,然后服药。其虫尽下。

【主治】 虫积作痛者。

槐子丸(1)

【方源】 《太平圣惠方》卷六十。

【组成】 槐子仁(微炒)30克,黄芩30克。

【用法】 上药研为末,以水浸蒸饼为丸,如梧桐子大。每次20丸,食前煎桑耳汤送下。

【主治】 痔疾。鼠乳生肛边,烦热疼痛。

槐子丸(2)

【方源】 《太平圣惠方》卷七十五。

【组成】 槐子30克,蒲黄6克。

【用法】 上药研为末,炼蜜为丸,如梧桐子大,每次20丸,以温酒送下,不拘时候。以痛止为度。

【主治】 妊娠月数未至,而似欲产,腹痛者。

槐子丸(3)

【方源】 《普济方》卷八十一。

【组成】 槐子、黄连(去须)各60克。

【用法】　上药研为末,炼蜜为丸,如梧桐子大。每次 20 丸,食后以温浆水送下,夜临卧再服。

【主治】　眼热目暗。

槐子方

【方源】　《普济方》卷三八〇引《本草》。

【组成】　乌牛胆、槐子。

【用法】　以乌牛胆酿槐子。服之。

【功用】　明目。

【主治】　疳湿。

槐子散(1)

【方源】　《中藏经》卷下。

【组成】　槐子 30 克,槐花 60 克。

【用法】　上同炒焦,为末。每次 6 克,用水调下,空腹、食前各 1 次。

【主治】　久下血;尿血。

槐子散(2)

【方源】　《良朋汇集》卷四。

【组成】　槐子(炒黄)、管仲(炒黄)各等份。

【用法】　上共为末。每次 15 克,用酽醋煎,去渣温服。

【主治】　血淋,并妇人血山崩漏不止。

槐术散

【方源】　《幼科金针》卷下。

【组成】　白术 30 克(米泔水浸 1 宿,陈壁土炒焦),槐角米(炒)120 克。

【用法】　上药研为细散。白痢,淡姜调服;赤痢,红砂糖汤调服。

【功用】　健脾和血。

【主治】　休息痢。

槐耳汤

【方源】　《医方类聚》卷一六六引《吴氏集验方》。

【组成】　槐树上木耳(烧作灰)。

【用法】　痛发,以枣肉碾和,水调服。

【主治】　蛔心痛。

槐壳丸

【方源】　《鲁府禁方》卷二。

【组成】　槐花(拣净,微炒)240 克,枳壳(去瓤)90 克。

【用法】　上共为细末,炼蜜为丸,如梧桐子大。每次 100 丸,空腹白滚汤送下。

【主治】　痔。

槐花饮

【方源】　《普济方》卷一八八引《余居士选奇方》。

【组成】　槐花(炒焦)10 克,白矾(生)50 克。

【用法】　上研细,水煎,温服。

【主治】　酒毒吐血。

槐花散(1)

【方源】　《小儿卫生总微论方》卷十一。

【组成】　槐花(拣净,炒)、地榆(炒)各等份。

【用法】　上药研为细散。每次 1.5～3 克,乳食前米饮调下。

【主治】　血痢不愈。

槐花散(2)

【方源】　方出《是斋百一选方》卷十四,名见《世医得效方》卷七。

【组成】　槐花、槐角(炒香黄)各等份。

【用法】　上药研为细散。用羊血蘸药,炙热食之,以酒送下。或以猪膏去皮蘸药炙服。

【主治】　脱肛。

槐花散(3)

【方源】　《良朋汇集》卷六。

【组成】　陈槐花 30 克,百草霜 15 克。

【用法】　上药研为末。每次 9～12 克,温酒调下;若昏愦不省人事,则烧红秤锤淬酒送下。

【主治】　血崩。

槐花散(4)

【方源】　《接骨入骱全书》。

【组成】　槐花 120 克,黄芩 120 克。

【用法】　上药研为细散。每次 9 克,清晨空腹灯心汤送下。

【主治】　伤大肠,粪后去红急涩,面赤气滞。

槐条膏

【方源】　《疡医大全》卷十八。

【组成】　嫩槐条(要采 1 枝有 7 个头者,锉碎)49 枝。

【用法】　麻油浸 3 日,用小火熬枯,去渣,入炒铅粉 240 克,收膏。摊贴。

【主治】　瘰疬,并疮毒。

槐角丸

【方源】　《疮疡经验全书》卷七。

【组成】　槐角(去梗,为末,入乌牛胆内,挂通风处)。

【用法】　上药研为末,炼蜜为丸,如梧桐子大。每次 49 丸,平胃散作汤送下。

【主治】　痔漏有脓血,大便结燥,肿硬疼痛。

槐金散

【方源】　《圣济总录》卷九十六。

【组成】　槐花(炒)、郁金(锉)各 30 克。

【用法】　上药研为散。每次 6 克,煎木通汤调下,不拘时候。

【主治】　小便出血。

槐荆散

【方源】　《圣济总录》卷一四三。

【组成】　槐花(轻炒令香)30 克,荆芥穗 7.5 克。

【用法】　上药研为散。每次 6 克,煎糯米粥饮调下。

【主治】　肠风。

槐香散

【方源】　《圣济总录》卷六十八。

【组成】　槐花(不拘多少)。

【用法】　上火烧存性,研细,入麝香少许。每次 9 克,温糯米饮调下。

【主治】　呕血不止。

槐盐散

【方源】　《万氏家抄方》卷三。

【组成】　食盐 250 克,青盐 120 克。

【用法】　先以槐枝 1 把,切成小段,以水煎,取起,后入二盐在锅内,以前汁陆续入锅煎干,研细末。每日擦牙,甚者,更以五倍子汤漱之。

【主治】　食甘过多牙痛。

槐榆散

【方源】　《景岳全书》卷六十一。

【组成】　槐花、地榆各等份(俱炒焦)。

【用法】　上用酒煎,饮之。

【主治】　血崩及肠风下血。

槐白皮汤

【方源】　《圣济总录》卷一六九。

【组成】　槐白皮 30 克,益母草 150 克。

【用法】　水煎,去渣,浴儿了,更取芸薹菜浓煎汁再浴。做芸薹菜与乳母吃,亦佳。

【主治】　小儿未满百日,患痘疮。

槐花金银酒

【方源】　《医学启蒙》卷四。

【组成】　槐花 30 克,金银花 15 克。

【用法】　酒煎服。取汗。

【主治】　疮疡。

榆白皮素饼

【方源】　《太平圣惠方》卷九十六。

【组成】　榆白皮(切)60 克,面 120 克。

【用法】　水煎榆白皮取汁,去渣,浸面做素饼,熟煮,空腹食之。

【主治】　五淋。小肠结痛,小便不快。

榆白皮煮散

【方源】　《圣济总录》卷一五八。

【组成】　榆白皮(刮净,锉碎)、当归(切,焙)各 15 克。

【用法】　上药研为粗末。每次 9 克,入生姜 3 片,水煎,去渣,空腹服。

【主治】　妊娠堕胎后,下血出不止。

榉皮汤

【方源】　《圣济总录》卷一四七。

【组成】　榉木皮、蔷薇根各等份。

【用法】　上药研为细散。以水并酒同煮,去渣,分 2 次温服。利下蛊物为效。

【主治】　蛊毒。

榉皮洗眼方

【方源】 《圣济总录》卷一〇五。

【组成】 榉皮(去粗皮,切)60克,古钱7文。

【用法】 水煎,去渣热洗,冷则再暖。

【主治】 飞血赤脉。

鹊石散

【方源】 《普济本事方》卷九。

【组成】 黄连(去须)、寒水石各等份。

【用法】 上药研为细散。每次6克,浓煎甘草汤放冷调服。

【主治】 伤寒发狂,或弃衣奔走,逾墙上屋。

【方论】 《本事方释义》:黄连气味苦寒,入手少阴,能泻心火;寒水石气味甘寒,入手足太阳,能清暑热;伤寒热邪上郁心包,致发狂奔走,逾墙上屋,昼夜不宁。此二味能泻丙丁,使之下行,则热邪之势衰,神识自然安矣。

鹊巢散

【方源】 方出《太平圣惠方》卷五十八,名见《圣济总录》卷九十五。

【组成】 蔷薇根(锉)150克,鹊巢中草(烧为灰,细研)。

【用法】 以水先煮蔷薇根取汁,每于食前取汁15毫升,调下鹊巢灰6克。

【主治】 小便不禁。

蒜 丸

【方源】 《三因极一病证方论》卷十八。

【组成】 大蒜(慢火煨香熟,取出细切,稍研,日中或火上焙半干,研)1颗,乳香(别研)1.5克。

【用法】 上研匀,为丸如芥子大。每次7粒,以乳汁送下。

【主治】 小儿冷证腹痛,夜啼。

蒜 丹

【方源】 方出《太平圣惠方》卷五十二,名见《普济方》卷一九八。

【组成】 独头蒜1颗,黄丹15克。

【用法】 上药相和,为丸如黑豆大。候发时,以温茶下2丸

【主治】 寒疟。手足鼓颤,心寒面青。

蒜豆膏

【方源】 《圣济总录》卷一四〇。

【组成】 大蒜1颗,巴豆(去皮)7枚。

【用法】 上同研成膏。敷之,1日1次。

【主治】 竹木针刺,入肉不出;恶疮。

蒜连丸

【方源】 《普济本事方》卷五。

【组成】 鹰爪黄连(末)。

【用法】 用独头蒜1颗,煨香烂熟,研和入臼,为丸如梧桐子大。每次30～40丸,陈米饮送下。

【主治】 脏毒。

蒜肚方

【方源】 《外科正宗》卷四。

【组成】 公猪肚1具,大蒜囊49枚。

【用法】 上去壳入肚内,以线扎口,水煮极烂,用盐、醋蘸肚,随便食之;气味甚者,用癞虾蟆1个入内同煮,肚烂去虾蟆、大蒜,用热酒食之。洗浴发汗,避风3日,其气顿改。

【主治】 体气(胡气)。

蒜饼子

【方源】 《杨氏家藏方》卷十三。

【组成】 独头蒜1头,白胶香9克。

【用法】 上于砂盆内,烂捣如泥,捻作小饼子。用大瓶1只,先抄灰火在内,次将饼子置在灰火上,烧令烟出,坐在瓶上熏之。

【主治】 风冷结滞成痔,疼痛难忍。

蒜豉丸

【方源】 《外科大成》卷二。

【组成】 淡豆豉(为末)、大蒜(煨)。

【用法】 上捣和为丸,如梧桐子大,朱砂为衣。每次30丸,空腹用大枣、灯心汤送下。

【主治】 阴汗湿痒。

蓝根散

【方源】 《阎氏小儿方论》。

【组成】 板蓝根30克,甘草(锉,炒)21克。

【用法】　上同为细末。每次 1.5～3 克,食后取雄鸡冠血 90 克点,同温酒少许同调下。

【主治】　疮疹出不快及倒靥。

蓝根人参散

【方源】　《鸡峰普济方》卷十。

【组成】　芦蓝根 30 克,人参 15 克。

【用法】　上细锉。每次 6 克,水煎,去渣,食后温服。

【主治】　一切血证。

蓖麻丸(1)

【方源】　方出《备急千金要方》卷六,名见《圣济总录》卷一一四。

【组成】　蓖麻(去皮)100 颗,大枣(去皮核)15 枚。

【用法】　上熟捣,丸如苦杏仁大。纳耳中。20日愈。

【主治】　耳聋。

蓖麻丸(2)

【方源】　《圣济总录》卷一二四。

【组成】　蓖麻仁、红曲各等份。

【用法】　上研细,用砂糖和丸,如皂子大。以绵裹含之。痰出立效。

【主治】　一切鲠。

蓬莪术散

【方源】　《圣济总录》卷一七六。

【组成】　蓬莪术(炮,切)15 克,阿魏(水化开,浸蓬莪术 1 宿,慢火炒干)3 克。

【用法】　上药研为细散。每次 1.5 克,紫苏米饮调下。

【主治】　小儿脾胃气弱,乳食不化,乳饮留于胁下,因寒成癖。

蒿豉丹

【方源】　《本草纲目》卷十五引《圣济总录》。

【组成】　青蒿(五月五日采)、艾叶各等份。

【用法】　上同豆豉捣做饼,晒干。每用 1 饼,水煎服。

【主治】　赤白痢下。

蒺藜汤

【方源】　《外科大成》卷三。

【组成】　白蒺藜 30 克。

【用法】　上药研为粗末。水煎,入食盐 1 撮,漱之。

【主治】　牙䶗及牙痛根肿动摇者。

蒺藜散(1)

【方源】　《圣济总录》卷三十。

【组成】　蒺藜子(炒,去角)、白扁豆(炒)各30 克。

【用法】　上药研为散。每次 3 克,如茶点服,不拘时候。

【主治】　伤寒后脾胃热壅,唇口常有疮。

蒺藜散(2)

【方源】　《痘疹仁端录》卷七。

【组成】　白蒺藜、淡豆豉各等份。

【用法】　上药研为末。用醋水调涂。

【主治】　痘疮溃烂。

蒺藜子散

【方源】　《圣济总录》卷一五九。

【组成】　蒺藜子(炒,去角)、贝母(去心)各60 克。

【用法】　上药研为散。每次 6 克,温酒调下;熟水调下亦得。未下再服,以下为度。

【主治】　产困乏,腹痛,目有所见,儿及衣俱不下。

蒺藜涂敷方

【方源】　《圣济总录》卷一三六。

【组成】　蒺藜子(炒,去角)、赤小豆各 30 克。

【用法】　上药研为散。用鸡子白调如糊,涂敷肿上,干即易之。

【主治】　气肿。其状如痈,虚肿色不变,皮上急痛。

蒲龙散

【方源】　《医学正印》卷下。

【组成】　龙骨 30 克,蒲黄 15 克。

【用法】　上药研为末。每次 6 克,酒调下,1日 3 次,可暂服。

【主治】　妊娠无故尿血,遇小解辄血下。

蒲灰散

【方源】　《金匮要略》卷中。

【组成】　蒲灰 21 克,滑石 9 克。

【用法】　上药研为散。每次 15 克,饮调下,1日 3 次。

【主治】　小便不利;厥而皮水者。

【方论】　①《金匮玉函经二注》:膀胱血病涩滞,致气不化而小便不利也。蒲灰、滑石者,本草谓其利小便,消淤血。蒲灰治淤血为君,滑石利窍为佐。皮水,用蒲黄消经络之滞,利小便为君;滑石开窍通水,通以佐之,小便利则水下行,逆气降。

②《金匮要略心典》:蒲,香蒲也,能去湿热,利小便,合滑石为清利小便之正法也。

蒲黄丸

【方源】　《圣济总录》卷一五三。

【组成】　蒲黄、龙骨各 90 克。

【用法】　上药研为末,炼蜜为丸,如梧桐子大。每次 30 丸,食前黄芪汤送下。

【主治】　妇人血伤,兼赤白带下不止。

蒲黄汤

【方源】　《内经拾遗方论》卷一。

【组成】　蒲黄(炒褐色)30 克,清酒 150 毫升。

【用法】　将蒲黄入清酒内沃之,温服。

【主治】　血菀上焦之薄厥。

【方论】　蒲黄能消瘀安血,清酒能畅气和营。

蒲黄酒

【方源】　《圣济总录》卷一五八。

【组成】　蒲黄(炒)12 克,槐子(为末)14 枚。

【用法】　以酒煎,去渣,分 2 温服,未下更服。

【主治】　妊娠堕胎,胞衣不出。

蒲黄散(1)

【方源】　《刘涓子鬼遗方》卷二。

【组成】　麻勃 30 克,蒲黄 60 克。

【用法】　上药研为散。每次 3 克,温酒调下,1日 5 次,夜 2 次。

【主治】　金疮内瘘。

蒲黄散(2)

【方源】　《备急千金要方》卷二十五。

【组成】　蒲黄 300 克,当归 60 克。

【用法】　上药研为末。每次 3 克,食前酒调下,1日 3 次。

【主治】　腕折淤血。

蒲黄散(3)

【方源】　方出《备急千金要方》卷二十五,名见《普济方》卷三一二。

【组成】　蒲黄 240 克,附子 30 克。

【用法】　上药研为末。每次 3 克,酒调下,1日 3 次。不知增之,以意消息。

【主治】　从高堕下有淤血。

蒲黄散(4)

【方源】　方出《太平圣惠方》卷三十六,名见《普济方》卷五十九引《海上方》。

【组成】　乌贼鱼骨、蒲黄各等份。

【用法】　上药研为末。每用少许,涂舌上。

【主治】　①《太平圣惠方》:舌肿强。

②《普济方》引《海上方》:舌忽然肿硬,或出血如涌。

蒲黄散(5)

【方源】　方出《太平圣惠方》卷三十七,名见《鸡峰普济方》卷十。

【组成】　蒲黄(微炒)30 克,龙骨(烧赤)30 克。

【用法】　上药研为细散。每次 6 克,糯米粥饮调下。

【主治】　①《太平圣惠方》:九窍、四肢、指歧间出血。

②《鸡峰普济方》:鼻血。

【备考】　《鸡峰普济方》本方用法:上为细末,干搐鼻中。

蒲黄散(6)

【方源】　《圣济总录》卷五十三。

【组成】　蒲黄、滑石各 30 克。

【用法】 上药研为散。每次 6 克,鸡子清调下。

【功用】 《医略六书》:通经利窍。

【主治】 ①《圣济总录》:胞转不得小便。

②《医略六书》:男子跌仆,女子经停,致血结经络,经气不能施化,内连脏腑而腹痛水肿,脉沉涩微数。

【方论】 《医略六书》:蒲黄通经破瘀,滑石通闭利窍。使血化气调,则经府清和,而腹痛自退,安有水肿之患。

蒲黄散(7)

【方源】 《圣济总录》卷九十六。

【组成】 蒲黄(微炒)60 克,郁金(锉)90 克。

【用法】 上药研为散。每次 3 克,空腹、晚食前粟米饮调下。

【主治】 膀胱有热,小便血不止。

蒲黄散(8)

【方源】 《圣济总录》卷一五九。

【组成】 蒲黄(研)12 克,槐子(微炒)15 克。

【用法】 上药研为细散。每次 6 克,温酒调下,须臾即生。

【主治】 腹痛虽甚,二三日不产。

蒲黄散(9)

【方源】 《鸡峰普济方》卷十三。

【组成】 木贼 30 克,蒲黄 60 克。

【用法】 上药研为末。每次 6 克,米饮调下,不拘时候。

【主治】 忧思之气不散而乘于血,或怒气伤肝,逆气上行,血溢流散,或饮酒过多,热入于阴而伤于血,以致纯下清血,日久不止,脉或散或涩。

蒲黄散(10)

【方源】 《三因极一病证方论》卷十五。

【组成】 蒲黄 90 克,水银 30 克。

【用法】 上药研为末。先以猪肉汤浸洗,揩干,以药掺之。

【主治】 阴蚀疮。

蒲黄散(11)

【方源】 《普济方》卷二九七引《儒门事亲》。

【组成】 蒲黄 30 克,血竭 15 克。

【用法】 上药研为细散。每用少许,贴于患处。

【主治】 痔漏。

蒲黄散(12)

【方源】 《仁斋直指小儿方论》卷四。

【组成】 生蒲黄、油发灰各等份。

【用法】 上药研为细散。每次 3 克,暖生地黄汁或米饮调下。

【主治】 小儿呕血、咯血。

蒲公英忍冬酒

【方源】 《医学纲目》卷十九。

【组成】 蒲公英、忍冬藤各 30 克。

【用法】 蒲公英细研,以忍冬藤浓煎汤,入少酒佐之。随手便欲睡,睡觉已失之矣。

【主治】 天蛇头,乳痈。

蓉豆散

【方源】 《古方汇精》卷二。

【组成】 芙蓉叶(或根,或花。鲜者捣烂,干者研末)、赤小豆(研末)各等份。

【用法】 上用蜜调。涂疮四围,中间留顶,干则频换。

【主治】 一切外症初起,已成未成者。

蒨莲饮

【方源】 《证治准绳·类方》卷六。

【组成】 石莲肉、干山药各等份。

【用法】 上药研为细散。每次 9 克,生姜茶煎汤调下。

【主治】 滞下。

蒸饼方

【方源】 《古今医统大全》卷七十五。

【组成】 素熟蒸饼 1 个,密陀僧少许。

【用法】 将蒸饼切作两半,乘热各掺密陀僧少许,急夹在腋下。睡少时俟冷掷之。

【主治】 体气。

蒸脐方

【方源】 《证治宝鉴》卷八。

【组成】　夜明砂、麝香。

【用法】　先以麝香少许擦脐,再将夜明砂填满脐,以槐皮去外粗皮,大如脐样,用针刺数孔加于夜明砂上;以面和酒周围成堵,实以炒盐,灸以指顶大艾49壮。若盐湿当频换。

【主治】　脾泻。

【加减】　如病甚,加附子在砂上。

蒸牛蒡方

【方源】　《太平圣惠方》卷九十六。

【组成】　牛蒡嫩叶(洗如法,秋冬用根,春夏用叶)500克,好酥不拘多少。

【用法】　以酥炸牛蒡叶熟,更洗去苦味,重以酥及五味焦炒。食之,兼堪下饭。

【功用】　解丹石诸毒。

【主治】　风热。

蒸饼快活丸

【方源】　《医宗说约》卷五。

【组成】　小麦面500克,青矾3克。

【用法】　小麦面做饼16个,内裹青矾,外以湿纸包黄泥封固,炭火内煅透,取出候冷,为细末,大枣用米泔水煮熟,去皮核,捣烂如糊,同饼末杵匀为丸,如黍米大。每次30~50丸,清水汤送下,碾化下亦可。

【功用】　健脾化积,进食肥肌。

【主治】　小儿丁奚疳症,皮肤瘦削,骨露如柴,肚大青筋,小便浊,睡卧躁乱,神气昏沉。

禁口丹

【方源】　《古今医统大全》卷三十六引《医学集成》。

【组成】　枇杷叶(蜜炙)10片,砂仁10枚。

【用法】　上药研为末。熟蜜调抹口上。

【主治】　噤口痢;亦治痢泻而吐食。

禁精汤

【方源】　《备急千金要方》卷十九。

【组成】　韭子200克,粳米30克。

【用法】　上于铜器中熬,俟米黄黑,趁热以好酒1000毫升投之,绞取汁700毫升,每次100毫升,1日3次。

【主治】　失精羸瘦,酸削少气,目视不明,恶闻人声。

【方论】　《千金方衍义》:韭子能逐败精,助相火,为房劳不禁之专药;加稻米则充胃气,利膀胱,以予败浊之出路。

硼砂丸(1)

【方源】　《太平圣惠方》卷四十九。

【组成】　硼砂、细桑条子。

【用法】　上先取腊月细桑条子,不限多少,烧作灰,略以水淋却苦汁后,晒令灰干,收之;先研硼砂,以水化消,拌灰令干湿得所,每30克硼砂,管灰90克,取一个固济了瓷瓶子,底下先铺干灰半寸,次下硼砂灰填实,口头更着干灰覆盖,然后用文火烧,武火煅令通赤,候冷取出重研;于竹笪箕内铺纸三重,然后安灰,以水淋之,候药透过纸,待硼砂味断,即休淋水;别取小瓷钵子1个,盛药汁于热灰火内养之,常令鱼眼沸,直至汁尽,候干,别入固济了瓶子内,便以大火煅1小时左右,待冷取出细研,用粟米饭为丸,如绿豆大。每次5丸,空腹以暖酒送下。

【功用】　补暖水脏,暖子宫,杀三虫。

【主治】　痃癖冷块,丈夫腰足,妇人血气。

【备考】　本方方名,《普济方》引作“硇砂丸”。方中硼砂,《普济方》引作“硇砂”。

硼砂丸(2)

【方源】　《太平圣惠方》卷九十。

【组成】　硼砂9克,砒黄9克。

【用法】　上药研为细散,以糯米饮为丸,如小麦粒大。用时先烙破,纳1丸。5日内其瘀子当坏烂自出,后用生肌膏贴之。

【主治】　小儿瘰疬,结核肿硬。

【备考】　本方方名,一作“硇砂丸”。方中硼砂,一作“硇砂”。

雷丸散

【方源】　《圣济总录》卷九十九。

【组成】　雷丸(炮)30克,川芎30克。

【用法】　上药研为细散。每次3克,空腹、日午、近晚煎粟米饮调下。

【主治】　三虫。

雷音丸

【方源】　《良朋汇集》卷二。

【组成】　干姜(炒)、巴豆皮各等份。

【用法】　上药研为细散,面糊为丸,如绿豆大,百草霜为衣。每次 50 丸,滚白水送下。

【功用】　散气消满。

【主治】　腹大如鼓,已下几次不愈者。

摄生方

【方源】　《古今医统大全》卷七十六。

【组成】　铜青 15 克,石绿 9 克。

【用法】　上药研为末,水调生面糊为丸,如芡实大。每次 1 丸,新汲水磨下。

【主治】　哑瘴。

搐鼻散(1)

【方源】　《圣济总录》卷一一〇。

【组成】　苍耳子(为细末)90 克,乳香 3 克。

【用法】　上药研为末。每用 3 克,于香饼子上烧烟,搐鼻内。

【主治】　赤眼生疮肿痛。

搐鼻散(2)

【方源】　《幼幼新书》卷十引《茅先生方》。

【组成】　瓜蒂 3 克,细辛 1.5 克。

【用法】　上药研为末。每用少许,吹入鼻中取嚏。打喷嚏,候眼开,便服大青丹取下积热,并下惊涎,后调气。

【主治】　小儿惊风四十八候。

搐鼻散(3)

【方源】　《幼幼新书》卷九引丁安中方。

【组成】　赤脚蜈蚣 1 条。

【用法】　用温汤浸软,竹刀纵切分左右两边;次用螳螂 1 个,亦分左右,将螳螂、蜈蚣左右各焙干,研为细末。男发搐用左边药末,搐于左鼻内;女发搐用右边药,搐于右鼻内;如两手搐,用左右药搐左右鼻内。

【主治】　小儿急慢惊风,搐搦不醒。

搐鼻散(4)

【方源】　方出《类编朱氏集验方》卷九,名见

《医方类聚》卷七十四引《吴氏集验方》。

【组成】　白矾、铜青各等份。

【用法】　上药研为末。每用少许,吹入鼻中。

【主治】　缠喉风。

暖盐豉熨方

【方源】　《外台秘要》卷三十六。

【组成】　盐、豉各等份。

【用法】　上捣做饼如钱许,安新瓦上炙令热。熨脐上。愈止。

【主治】　小儿脐著湿。

蜈甲散

【方源】　《仙拈集》卷四。

【组成】　蜈蚣(炙)21 克,鳖甲(炙)6 克。

【用法】　上药研为末。每次 1 克,酒送下。至四五服,骨自出,再用药生肌收口。

【主治】　多骨疽。诸疮出脓后,因内有死骨而久不收口。

蜈蚣丸

【方源】　方出《圣济总录》卷一六七,名见《普济方》卷三六〇。

【组成】　赤足蜈蚣 1 条,棘刚子 5 枚。

【用法】　上烧成灰,饭和为丸,如麻子大。每次 3~5 丸,乳汁送下。

【主治】　小儿撮口。

蜗牛丸

【方源】　《圣济总录》卷一二六。

【组成】　蜗牛、鸡苏各 250 克。

【用法】　上同研极细,水浸宿蒸饼为丸,如梧桐子大。每次 15 丸,疮未破者,浆水送下;已破者,薄荷汤送下,1 日 3 次。

【主治】　瘰疬已破或未破者。

蜗牛散(1)

【方源】　方出《太平圣惠方》卷八十二,名见《普济方》卷三六〇。

【组成】　蜗牛子(去壳,细研如泥)10 枚,莳萝末 3 克。

【用法】　上药研为末。用奶汁和涂于口畔。

【主治】　小儿胎热撮口。

蜗牛散（2）

【方源】　《圣济总录》卷七十。

【组成】　蜗牛（焙干）7.5 克，乌贼鱼骨 1.5 克。

【用法】　上药研为散。每用少许，用时先含水一口，再以药搐鼻。

【主治】　血热冲肺，鼻出血不止。

蜗牛散（3）

【方源】　《圣济总录》卷七十八。

【组成】　蜗牛（烧灰，细研）21 枚，磁石（火煅，醋淬细研）30 克。

【用法】　上药研为细散。每次 6 克，空心米饮调下，日午再服。

【主治】　痢后脱肛。

蜗牛膏

【方源】　《济生方》卷八。

【组成】　蜗牛 1 枚，麝香 1 克。

【用法】　以小砂合子盛蜗牛，以麝香掺之，次早取汁。外涂痔处。

【主治】　痔疮。

蜂矾散

【方源】　《良方集腋》卷下。

【组成】　露蜂房（大者，连子）1 个。

【用法】　将明矾研细末，填满蜂房之内，仰置瓦上，炭火炙（存性），研细收贮听用。治银屑病，以酸醋调敷；痔漏拔管，以油调敷。

【主治】　癣疮，痔漏。

蜂房散

【方源】　《圣济总录》卷一七九。

【组成】　蜂房（炙）、乱发各 21 克。

【用法】　上同烧灰，为细末。每次 1.5 克，米饮调下，1 日 3 次。

【主治】　小儿淋。

蜂房膏

【方源】　《圣济总录》卷一四九。

【组成】　蜂房（锉）、苍耳各 15 克。

【用法】　上药研为末，用蓝青汁调。厚涂螫处。

【主治】　蜂螫疼痛。

蜂蛇散

【方源】　《医学入门》卷八。

【组成】　蜂房 1 窠，蛇蜕 1 条。

【用法】　上入罐中，盐泥固济，火煅存性，为末。每次 3 克，空腹酒调服。少顷腹中大痛，痛止疔疮化为黄水。

【主治】　疔疮。

蜣螂丸

【方源】　《普济方》卷二九三引《卫生家宝》。

【组成】　蜣螂虫（自死者烧为灰）6 克，巴豆（去壳，烧为灰，微存性）1 枚。

【用法】　上药研为细散，以津为丸，如麻子大。每用 1 丸，纳入漏疮孔内。

【主治】　恶漏疮经久不愈，恶肉内溃。

蜣螂膏（1）

【方源】　《杨氏家藏方》卷十四。

【组成】　大蜣螂 1 枚，巴豆（去皮）半枚。

【用法】　上一处研烂，瓷盒盛。遇有箭疮，则敷之。以簇出为度。

【功用】　出箭头。

蜣螂膏（2）

【方源】　《痈疽神验秘方》。

【组成】　蜣螂 3 个（肚白者佳），黄麻虫 10 个。

【用法】　上捣匀。拨破患处贴之。如患在手足，间有红丝上臂，于丝尽处以针挑断出血，仍用前药。毒盛者，更服败毒药。

【主治】　疔毒。

照水丹

【方源】　《永乐大典》卷一一四一二引《大方》。

【组成】　伏退鸡子壳（烧灰）、木贼草（去节，烧灰）各等份。

【用法】　上药研为细散，溶蜡 60 克，同药灰 120 克搅匀，捏成锭子，临用时火边旋丸如芥子大。

临卧时各眼中安 1 丸,翌日以井花水洗出。

【功用】　磨翳退障。

罩胎散

【方源】　《三因极一病证方论》卷十七。

【组成】　卷荷叶(嫩者,焙干)30 克,蚌粉花 15 克。

【用法】　上药研为末。每次 6 克,入蜜少许,食前以新汲水调下。

【主治】　妊娠伤寒,大热,闷乱燥渴,恐伤胎脏。

【备考】　《永类钤方》:多合涂腹上尤妙。

蜀脂饮

【方源】　《元和纪用经》。

【组成】　蜀脂(即黄芪,为末)15 克,炙甘草 6 克。

【用法】　上药研为末。每次 3 克,水煎,温凉适性,分 3 次服之,大小以岁加减。

【功用】　消风凉肌,解热止烦,不生疮疖,长肌肉,利心肺,凉而有补。

【主治】　小儿百病,寒热痰嗽,赤目咽痛,血痢渴燥,身体有疮,脓溃赤肿。

蜀椒丸(1)

【方源】　《圣济总录》卷九十八。

【组成】　蜀椒(去目及闭口者,炒出汗)90 克,杏仁(汤浸,去皮尖双仁,炒黄,研)120 克。

【用法】　上先以醇酒熬,取椒焙为末,苦杏仁别捣,相和为丸,如梧桐子大。每次 20 丸,空心盐汤送下,晚再服。

【主治】　阴汗,小便多,冷淋。

蜀椒丸(2)

【方源】　《圣济总录》卷一〇九。

【组成】　蜀椒(去目及闭口者)(用盐 500 克拌腌 3 宿,3 次换盐,焙,去盐)500 克,玄参(锉)250 克。

【用法】　上药研为末,炼蜜为丸,如梧桐子大。每次 30 丸,食后临卧盐汤送下。

【主治】　眼见黑花。

蜀椒丸(3)

【方源】　《圣济总录》卷一七八。

【组成】　蜀椒(去目及闭口者,炒出汗)30 克,干姜(炮裂)7.5 克。

【用法】　上药研为末,炼蜜为丸,如小豆大。1 岁儿每次 5 丸,空腹面汤送下。未止,日午再服。

【功用】　止腹痛。

【主治】　小儿深秋冷痢。

蜀椒汤(1)

【方源】　《圣济总录》卷四十。

【组成】　蜀椒(去目并闭口者,炒出汗)7.5 克,乌梅(去核,熬)7 枚。

【用法】　水煎,入蜜 15 克,再煎两沸,空腹顿服之。老人亦可服。

【主治】　霍乱转筋。

蜀椒汤(2)

【方源】　《圣济总录》卷一八二。

【组成】　蜀椒(去目并闭口,炒出汗)、盐各 60 克。

【用法】　清酒 500 毫升,煎至 200 毫升,数数蘸之。

【主治】　①《圣济总录》:小儿冻疮。

②《普济方》:小儿冷,手皱折痛,及脚镭肿硬。

蜀椒散

【方源】　《圣济总录》卷一二〇。

【组成】　蜀椒(去目并闭口,炒出汗)15 克,猪牙皂荚(去黑皮)7.5 克。

【用法】　上药研为散。每用 1.5 克,绵裹置痛处咬之,良久涎出。

【主治】　风牙龈肿,疼痛不可忍。

蜀漆方

【方源】　《圣济总录》卷一二八。

【组成】　蜀漆(干者)15 克,桑白皮 60 克。

【用法】　上药研为末。每用适量,以熔牛皮胶及酒调和,外敷肿处,1 日 3～5 次。

【主治】　石痈。痈疽结硬未成脓。

蜀椒楛藤子丸

【方源】　《圣济总录》卷一四三。

【组成】　蜀椒(去目并闭口,炒出汗,木杵轻捣,取红)120克,楄藤子(劈破,炙)大者1个。

【用法】　上药研为末,枣肉为丸,如梧桐子大。每次15～20丸,空心温酒送下。

【主治】　痔瘘。不限年月深浅,肿痛穿穴,脓血不止。

愚鲁汤

【方源】　《内经拾遗方论》卷一。

【组成】　银州柴胡(去须)6克,辽东人参(去芦)9克。

【用法】　加生姜3片,大枣2个,水煎,食后服。

【主治】　①《内经拾遗方论》:咳嗽,血枯经闭。
②《普济方》引《澹寮方》:劳热。

【备考】　柴也愚,参也鲁,方用柴胡、人参,假此以名汤。

锭粉丸

【方源】　《活人心统》卷下。

【组成】　锭粉不拘多少、葱汁。

【用法】　上药研为末,混和为丸,如梧桐子大。每次30丸,花椒汤送下。

【主治】　心痛。

简妙膏

【方源】　《医方类聚》卷八十三引《吴氏集验方》。

【组成】　桑椹(自熟落地者,研自然汁)500克,诃子(麻油内煎令熟,又诃子10枚,用麦麸炒令黄色,并去核,为细末10枚)。

【用法】　将诃子末同桑椹汁和停,以银器盛,重汤煮成膏子,瓷瓶盛,密封收。如染髭,即用温水洗净髭,以猪胞裹指蘸药捻髭。临用,次早以核桃、松子研细润之。

【功用】　染髭。

简易圣灵丹

【方源】　《外科学讲义》。

【组成】　羊角、核桃壳各等份(烧灰存性)。

【用法】　上研细末。每次4.5克,用酒调下,早晚各1次。服4日后,毒从大便出,如血如脓。半月毒尽后,虚者即以八珍汤调理,以善其后。

【主治】　杨梅初起。

催生丹

【方源】　《普济方》卷三五七。

【组成】　兔脑2个,通明乳香(碎)60克。

【用法】　上腊月内取头中髓,涂于纸上,令吹干,通明乳香入前干兔头髓,同研,须腊月修合,以猪肉和丸,如鸡头子大,用纸袋盛贮,透风悬。每次1丸,醋汤送下,良久未产,更用冷酒下1丸,即产。

【功用】　催生。

【主治】　难产。

催生散(1)

【方源】　《太平圣惠方》卷七十七。

【组成】　牵牛子(微炒)30克,禹余粮(烧,醋淬3遍)7.5克。

【用法】　上药研为细散。每次6克,煎榆白皮汤调下,宜频服。

【主治】　难产。

催生散(2)

【方源】　《青囊秘传》。

【组成】　半夏(姜制)、白及(生,晒干,研)。

【用法】　上药研为细散。难产,一二日不下,每次1克,陈酒送下;三四日不下或横倒产,每次2克;五六日不下,产母危在顷刻,或儿已死腹中,或儿被稳婆手伤,骨肉断于腹中,每次3克,皆用陈酒调冲服。

【主治】　难产。

催脓散

【方源】　《治疹全书》卷下。

【组成】　番木鳖(切碎)、草乌(去芦)各15克。

【用法】　上药研为末。水调,用鹅毛蘸搽之,中留一头,豆许大,以待出脓。频搽之,不过半日即破,用此催脓速愈。

【主治】　痘疹后脓毒已成,势不能散者。

催潮散

【方源】　《医方类聚》卷一八五引《施圆端效方》。

【组成】　天南星、半夏(生)各30克。

【用法】　上药研为细散。每次 3 克,热酒调下,先嚼生姜少许,后嚼生姜少许。

【主治】　针铁箭头等锋刃器,入皮肉、筋骨害人,不能出。

催生开骨丹

【方源】　《墨宝斋集验方》卷上。

【组成】　朱砂、透明滴乳各等份。

【用法】　先将朱砂飞过,为粗末,次将乳香入铜铫内熔化,与朱砂末和匀,乘热为丸,如芡实大。每次 1 丸,临产痛至不可忍时,用井花水面东吞下。

【功用】　临产催生。

催生如圣丸

【方源】　《卫生家宝产科备要》卷六。

【组成】　乳香(好明净者,研如粉)。

【用法】　上以生猪心血和丸,如梧桐子大。每次 30 丸,觉腹痛时浓煎茅香汤送下,嚼破服。端午合。

【主治】　难产,横生倒产。

催生神验方

【方源】　《郑氏家传女科万金方》卷三。

【组成】　茉莉花(花开时摘下,夹书本中,勿令泄气,临时用鲜者更佳)7 朵,芝麻 1 撮。

【用法】　先将茉莉花盛洁碗中,次将芝麻入铜勺内炒香,用水煮沸,连芝麻倾入茉莉花碗中,少盖片时,泡出花味,与产妇服之。气壮者,连汤带药食下;气弱者,只吃汤,立时有效。

【主治】　坐草三日不生,人事昏愦。

【宜忌】　未足月者,切勿服。

催生萆豆膏

【方源】　《产宝诸方》。

【组成】　萆麻(去皮)4 粒,巴豆(去皮)2 粒。

【用法】　上烂研,贴脐中。才产后便去之,以蛤粉扑脐中。

【主治】　难产,救不可者。

鼠化散

【方源】　《千金珍秘方选》。

【组成】　屋上猫粪(曾经霜露,须色白不臭者,炙脆)、冰片。

【用法】　上药研为细散。每用少许,掺患处。

【主治】　走马牙疳。

鼠灰散

【方源】　方出《外台秘要》卷二十三引《集验方》,名见《太平圣惠方》卷六十六。

【组成】　蛇腹中鼠、虾蟆各 1 枚。

【用法】　上烧灰为末。用生油调,摊于帛上贴之,1 日 1 换。

【主治】　①《外台秘要》引《集验方》:鼠瘘。
②《太平圣惠方》:瘰疬脓水不绝。

鼠骨散

【方源】　《片玉心书》卷五。

【组成】　雄鼠(烂尽肉,取骨研末)1 只,麝香少许。

【用法】　上和匀。先用针刺出血,再以此散擦上。良久以姜汤漱口。

【主治】　小儿牙落而不再生,由于舌舐之故,其肉顽厚者。

鼠屎汤

【异名】　薤根鼠矢汤(《保命歌括》卷二)。

【方源】　《伤寒总病论》卷三。

【组成】　薤根一升、鼠屎(为末。矢头尖硬者是,即牡鼠也)21 个。

【用法】　水煮薤根,去渣,下鼠屎末,再煎三沸,温饮一盏,相次三服。衣覆必有黏汗为效,未汗再服 1 剂。

【主治】　男子劳房成复病及阴阳易。

鼠蒜膏

【方源】　《外科大成》卷三。

【组成】　鼠粪、大蒜。

【用法】　鼠粪为末,杵大蒜和成膏。涂之。

【主治】　白秃及诸疮疥癣起白痂者。

鼠璞散

【方源】　《医林纂要探源》卷十。

【组成】　鼠璞(小鼠初生,未出毛者)、古圹石灰(研细,大黄炒,去黄用)。

【用法】　上合捣如泥,阴干,更研细。敷伤处。

【主治】 金伤出血,受伤非殊绝者。

【方论】 方中鼠璞生长气血筋骨肌肉,石灰能止血去瘀。药贱而功大。

鼠尾草丸

【方源】 方出《肘后备急方》卷四,名见《普济方》卷一九四。

【组成】 鼠尾草、马鞭草各 5000 克。

【用法】 水煮,去渣,更煎,以粉和为丸,如大豆大。每次 2 丸,加至 4~5 丸。

【主治】 卒大腹水病。

【宜忌】 禁食肥肉、生冷。

【备考】 《普济方》本方用法;为丸如小豆大,轻粉为衣。每次三丸至六丸,米饮送下。

鼠圣一粒丹

【方源】 《医学正印》卷下。

【组成】 大雄鼠 1 个(活捉者,猫咬及药死者不用,割取外肾子一双,又取其腰子一双,余骨肉不用),上好乳香不拘多少(炙出汗,研为细末)。

【用法】 上将鼠肾 4 枚,去膜研烂,入乳香末再研匀,以可丸为度,丸如梧桐子大,外用好朱砂末为衣,阴干。每遇难产,只用 1 丸,另用乳香煎汤,待温服之,即时产下。

【主治】 妇人难产,一二日不下者。

愈带丸

【方源】 《仙拈集》卷三。

【组成】 寒水石、荞面各等份。

【用法】 上研细末,用水为丸,如弹子大,阴干。临服时用 1 丸,烧灰存性为末,黄酒调服。出汗即愈;病重者炒热,艾熏脐。

【主治】 赤白带下。

腻粉丸(1)

【方源】 《太平圣惠方》卷八十八。

【组成】 腻粉 3 克,雄雀粪(微炒)0.3 克。

【用法】 上都研令匀,以大枣和丸,如粟米大。每次 1 丸,以新汲水送下。取下黏滞恶物为效。

【主治】 小儿乳癖。胁下结块不消者。

腻粉丸(2)

【方源】 《医方类聚》卷一四一引《王氏集验方》。

【组成】 腻粉 15 克,定粉 9 克。

【用法】 上研匀,水浸蒸饼心为丸,如绿豆大。每次 7~10 丸,空腹煎艾汤送下。

【功用】 血痢。

腻粉散(1)

【方源】 方出《太平圣惠方》卷五十七,名见《普济方》卷三〇八。

【组成】 腻粉、生姜汁。

【用法】 上药调和。涂咬处。

【主治】 蜈蚣咬伤。

腻粉散(2)

【方源】 《普济方》卷三〇八。

【组成】 腻粉 15 克,麝香少许。

【用法】 上相和研匀。生姜汁调涂咬处。

【主治】 蜈蚣咬伤。

腰痛立安散

【方源】 《摄生众妙方》卷七。

【组成】 杜仲(去皮,炒断丝)、橘核(炒,取仁)各等份。

【用法】 上药研为末。每次 6 克,入盐少许,食前温酒调下。

【主治】 腰痛。

解凡散

【方源】 《普济方》卷三六三。

【组成】 生蟹足、白蔹各 15 克。

【用法】 上药研为末。以乳汁和,敷囟上。

【主治】 小儿头骨连囟开作缝者。

解肌丸

【方源】 《幼幼新书》卷三十引《王氏手集》方。

【组成】 防风、地骨皮各 9 克。

【用法】 上烧砂糖为丸,如弹子大。每次 1 丸,食后煎紫苏汤送下。

【主治】 外搏风邪,内挟痰饮,热在上焦,寒热往来,烦渴频赤,心忪减食,咳嗽有血。

解毒丸(1)

【方源】 《圣济总录》卷一四六。

【组成】　大枣(去皮核)2 枚,巴豆(去皮心膜,不出油)21 粒。

【用法】　上研匀,只做 4 丸,逐丸以大针穿,就麻油上熏令黑,用瓷盒贮。遇中毒者,每次 1 丸,随所中毒物汁咽下,不得嚼破。2～4 小时下毒,其毒即包裹所服药下。或不知所中毒物,即以茶清放温咽下。

【主治】　中药毒,心腹切痛不可当,欲死者。

解毒丸(2)

【方源】　《疡医大全》卷三十四。

【组成】　黑铅(打成片,剪如豆大)500 克,山中黄土(研细)500 克。

【用法】　二物入锅炒至铅化,去铅不用,只将黄土水叠为丸。每次 9 克,酒送下。

【主治】　杨梅疮,杨梅漏,服过灵药久不愈,必内有轻粉毒为患者。

【备考】　灵药:水银 30 克,朱砂、明雄黄各 15 克,硫黄 9 克,白矾 3 克。上研细末,入阳城罐内,用铁盏合好,盐卤和泥封固,以铁丝扎紧,用银炭 5000 克,先文后武火,升三炷香为度,取起冷定开看,铁盏上药即是。

解毒丹

【方源】　《青囊秘传》。

【组成】　熟石膏 30 克,青黛 6 克。

【用法】　研极细末。入凉血散内,或菜油调搽。

【功用】　《外科传薪集》:长肉生肌。

【主治】　①《青囊秘传》:丹毒,湿疹。

②《外科传薪集》:火烫,烂腿疮。

解毒饮

【方源】　《卫生鸿宝》卷六引《丹方汇编》。

【组成】　大黑豆(或绿豆,一方小黑豆与绿豆并用)、生甘草。

【用法】　上熬浓汁,冷服,细细饮之。

【主治】　金石、草木、鸟兽、百药之毒。

解毒散(1)

【方源】　《是斋百一选方》卷十七。

【组成】　石菖蒲、白矾各等份。

【用法】　上药研为细散。每次 6 克,新汲水调下。

【主治】　一切毒药中毒。

解毒散(2)

【方源】　《医方类聚》卷一六七引《经验秘方》。

【组成】　白矾(研)、甘草各等份。

【用法】　上药研为细散。每次 6 克,冷水调下。

【功用】　《古方汇精》:解一切毒。

【主治】　①《医方类聚》引《经验秘方》:毒蛇、射工、沙虱等伤著人,眼黑口噤,手足直强,毒气入腹。

②《世医得效方》:蛊毒。

解毒散(3)

【方源】　《疠疡机要》卷下。

【组成】　黄柏(炒)、栀子各等份。

【用法】　上药研为末。水调搽。若破而脓水淋漓,用当归膏或烛油调搽。

【主治】　一切疮毒风疹痒痛。

解毒膏

【方源】　《灵验良方汇编》卷二。

【组成】　细块矾红、明净松香各 500 克。

【用法】　上为极细末,麻油调稠。先将疮用葱、艾、甘草等汤洗净,搽上此药,以软布条扎之至紧,毋令血行,3 日 1 换。

【主治】　杨梅结毒,腐烂作臭,诸药不效;及诸毒、顽臁。

解热饮

【方源】　《眼科阐微》卷四。

【组成】　黄丹(飞)、软石膏末各 6 克。

【用法】　入酒杯内,加凉水,羊毛笔蘸药水,涂上下眼皮,1 日数次。

【主治】　小儿痘后,双目开而后闭。

【宜忌】　勿令药水入眼内。

解菌汤

【方源】　《辨证录》卷十。

【组成】　生甘草 60 克,白芷 9 克。

【用法】　水煎服。服后乃用鹅翎扫其咽喉,引其上吐,必尽吐出而愈。即或已过胃中,鹅翎探引不吐,亦必腹痛下泻,可庆安全。

【主治】　误食竹间之蕈,或吞树上之菌,遂至胸胀心痛,腹痛肠泻欲死。

【方论】　盖生甘草原是解毒之神品,又得白芷最解蛇毒,相助同攻,自易下逐而尽消也。

解毒药散

【方源】　《备急千金要方》卷二十四。

【组成】　荠苨 10 克,蓝(并花)20 克。

【用法】　7 月 7 日取蓝,阴干,为末。每次 1.5 克,水和服,1 日 3 次。

【功用】　解百药毒。

解毒如神散

【方源】　《疡科选粹》卷八。

【组成】　大甘草(去皮)不拘多少。

【用法】　上为极细末。用竹筒 1 个,刮去青,两头留节,开一孔入粉草在内,待满,用油灰塞孔,勿令泄气,五月端午午时入粪坑中,以砖缚在竹上,坠沉粪底 49 日取出(或立冬月放粪中,立冬前一日取起),长流水洗净,埋土中 7 日,去其粪气,阴干为末。砂糖调服 3 克。亦可外敷。

【主治】　诸般肿毒疔疮,及小儿痘疹。

解毒护童膏

【方源】　《疡医大全》卷三十三。

【组成】　金银花(用水入铜器内,煎至滓无苦味为度)500 克,粉甘草(用水煎至滓无甜味为度,去渣)120 克。

【用法】　上二汁和匀,用文武火慢煎,入白糖收成膏,埋土内一日,出火气。每早以百沸汤冲 30 克与小儿吃。

【功用】　一切疮毒不生,并可稀痘。

解毒雄黄散

【方源】　《外科正宗》卷四。

【组成】　雄黄 120 克,硫黄 240 克。

【用法】　上药研为细散。柏油调搽,纸盖之,3 日 1 换。

【主治】　风湿流注腿足,致生血风顽疮,紫黑瘙痒者。

解五毒救命散

【方源】　《传信适用方》卷四。

【组成】　白矾 1 匙,建茶(为末)2 匙。

【用法】　上用新水半碗调服。不过二服,良久恶心吐出。

【主治】　中毒。

鮎鱼方

【方源】　《养老奉亲书》。

【组成】　鮎鱼肉 500 克,葱白 15 克。

【用法】　以白水煮令熟,空心以蒜、醋、五味,渐渐食之,常作尤佳。

【主治】　老人五痔,血下不愈,肛门肿痛,渐瘦者。

鲍鱼大麻子羹

【方源】　《千金翼方》卷七。

【组成】　鲍鱼 150 克,麻子仁 500 克。

【用法】　上与盐豉、葱做羹,任意食之。

【功用】　妇人产后下乳。

猿猴入洞

【方源】　《疡科遗编》卷下。

【组成】　推车虫 20 个,大花蜘蛛 5 个(如五个有五色者最妙)。

【用法】　上药共打和为丸,如芥菜子大,阴干。临用纳 1 丸入管内,外用膏盖。

【主治】　一切痔管并痈疽虚管。

新瓦散

【方源】　《圣济总录》卷一三四。

【组成】　新瓦(煅,醋淬 14 遍)、使过炼银锅子(煅,醋淬 14 遍)各 150 克。

【用法】　上捣,研为散。生油调敷。

【主治】　汤火所伤。

新定龙骨散

【方源】　《产科发蒙》卷四。

【组成】　龙骨 9 克,五倍子 15 克。

【用法】　上为极细末,酽醋和调。贴脐中,以纸盖其上。

【主治】　自汗盗汗。

粳米粥

【方源】　《普济方》卷二五九。

【组成】　粳米 100 克,曲末(微炒)30 克。

【用法】　上煮粥,空腹食之。

【主治】　脾胃气弱,食不消化,痢下赤白不止;亦主小儿无辜痢。

粳米桃仁粥

【方源】　《太平圣惠方》卷九十六。

【组成】　粳米 100 克,桃仁(去皮尖双仁,研)30 克。

【用法】　以桃仁和米煮粥,空腹食之。

【主治】　上气咳嗽,胸膈伤痛,气喘。

煨附丸

【方源】　《活幼口议》卷十九。

【组成】　黑附子(末)6 克,丁香 5 个。

【用法】　上以水搜附末,裹丁香,再用面剂包于糖灰中煨熟,去面为末,生姜自然汁为丸,如麻子大。每次 30 丸,煎姜、枣汤送下。

【主治】　小儿积滞吐,胸膛郁结,中脘痞闷,气不舒畅,闻秽呕逆即吐。

煨枣方

【方源】　《仁斋直指方论》卷十八。

【组成】　斑蝥(去头足翅)1 个。

【用法】　将斑蝥入大枣中,线系,湿纸包,置慢火中煨令香熟,去蝥。空腹食枣,以桂心、荜澄茄煎汤送下。

【主治】　小肠气痛,不可忍。

煨肾丸

【方源】　《普济方》卷二七二引《澹寮方》。

【组成】　草乌(盐 30 克入水少许做咸汁,浸 2 宿,1 日 1 次翻转,切,用铫子炒黄赤色,为末)30 克,猪腰(竹刀去膜,入盐煨熟,竹刀碎,研烂入草乌内)。

【用法】　上研匀,醋糊为丸,如梧桐子大。每次大人 50 丸,小儿 30 丸,空心盐酒送下。

【主治】　遍身生疮,阴囊两脚尤甚,耳痒目赤等证。

煨肾散

【方源】　《医学正传》卷四引《太平惠民和剂局方》。

【组成】　杜仲(炒丝断)9 克。

【用法】　上药研为细散,以猪腰子 1 只,薄批作 5~7 块,以椒、盐去腥水,掺药末在内,以荷叶包裹,更加湿纸外包,慢火煨熟食之,无灰酒送下。

【主治】　肾虚腰痛。

煨猪肝方

【方源】　《太平圣惠方》卷九十七。

【组成】　猪肝(去筋膜)120 克,芜荑(捣末)30 克。

【用法】　薄切猪肝,掺芜荑末,调和令匀,溲面裹,更以湿纸裹三、五重,糖火煨令熟,去面,空腹食之。

【主治】　产后赤白痢,腰腹疼痛,食少。

煨肾附子散

【方源】　《圣济总录》卷一八五。

【组成】　猪肾 1 只,附子(末)3 克。

【用法】　将猪肾剖开,入附子末,湿纸裹,煨熟,空腹稍热服之,即饮酒送下。

【主治】　肾脏虚惫,遗精盗汗,梦交。

溪螺散

【方源】　《幼幼新书》卷二十八引《惠眼观证》。

【组成】　肛底下溪螺(先以水浸出泥)49 个,干葛粉 15 克。

【用法】　葛粉掺在螺上,盛在碗内,以盏子盖之 1 宿,取螺上粉,晒干。每次 3 克,以退猪汤调下。

【主治】　泄泻。

滚金丸

【方源】　《普济方》卷三八七。

【组成】　天南星(生)120 克,枳壳(炒)30 克。

【用法】　上药研为末,姜汁糊为丸,如绿豆大,金银箔为衣。每次 20 丸,薄荷汤送下。

【主治】　一切痰饮涎吐,胸满呕逆。

塞耳丹

【方源】　《世医得效方》卷十一。

【组成】　水银 3 克,国丹 15 克。

【用法】　上同做 6 丸,入熔银窝中,园瓦上盖,湿纸糊护定,用香炉盛炭火烧,一日后取出,以薄绵裹之。疹疮在右,塞右耳;在左,塞左耳。立见坠下。

【主治】　疹疮入眼。

塞耳药

【方源】　《古今医鉴》卷九引宋兰皋方。

【组成】　壁钱、白胡椒末。

【用法】　用壁钱包胡椒末,如左边痛,塞右耳;右边痛,塞左耳。手掩枕之,侧卧,少时额上微汗即愈。

【主治】　牙痛。

塞耳散

【方源】　《圣济总录》卷一一五。

【组成】　石菖蒲、附子(炮裂,去皮脐)各 6 克。

【用法】　上药研为细散,麻油调,绵裹如枣核大,塞耳中。

【主治】　耳卒痛,不能忍。

塞耳硫黄散

【方源】　方出《太平圣惠方》卷三十六,名见《普济方》卷五十四。

【组成】　雄黄、硫黄各 6 克。

【用法】　上药研为末,以绵裹纳耳中。以愈为度。

【主治】　耳聋。

塞鼻瓜蒂散

【方源】　方出《太平圣惠方》卷三十七,名见《普济方》卷三十六。

【组成】　瓜蒂 15 克,细辛 6 克。

【用法】　上药研为细散,以绵裹豇豆大,塞鼻中。须臾通矣。

【主治】　鼻痈气息不通。

粱米汤

【方源】　《圣济总录》卷一八四。

【组成】　粱米 100 克,黄连(去须,锉碎) 90 克。

【用法】　上药粗捣筛,水煎,去渣,分 3 次食前温服,一日令尽。

【主治】　乳石发散,已经快利,热尚不退,兼痢不断。

酱蜜涂方

【方源】　《圣济总录》卷一三七。

【组成】　酱汁 50 毫升,蜜 30 克。

【用法】　上和煎令沸,稍热涂敷,1 日 5～7次。即愈。

【主治】　代指擘痛。

福靛散

【方源】　《惠直堂方》卷一。

【组成】　靛青花 9 克,鸡子清一个。

【用法】　烧酒 150 毫升,共打匀,吃下。即愈。

【主治】　大头瘟。项肿腮大,形如虾蟆。

辟谷丹

【方源】　《仙拈集》卷四。

【组成】　大黑豆 500 克,火麻仁 300 克。

【用法】　各捣为末,后共捣团如拳,入甑蒸,戌时蒸至子时止,寅时出甑,午时晒干,为末。干服,以饱为度。不许食一切他物。服四五顿,不饥,令人红润不枯。若渴,煎麻子仁饮;若欲如旧饮食,用冬葵子仁 90 克研末,煎汤冷服,解下前物如金色,再用饮食,并无所损。

【功用】　强健面貌。

辟秽香

【方源】　《痘疹世医心法》卷二十三。

【组成】　苍术 500 克,大黄 250 克。

【用法】　上锉细,研末,放火炉中烧之,不可间断。

【功用】　辟秽。

【备考】　痘家常宜焚之。

辟温丹

【方源】　《穷乡便方》。

【异名】　辟瘟丹(《松峰说疫》卷五)、避瘟丹

《齐氏医案》卷六)。

【组成】　大枣(核研末,肉杵膏)500克,苍术(不必制)500克。

【用法】　苍术为细末,以枣膏杵为丸,如弹子大。每置炉中烧1丸。

【主治】　湿瘟。

缠喉散

【方源】　《仙拈集》卷二。

【组成】　僵蚕(研细末)、生姜汁少许。

【用法】　和水灌下。

【主治】　缠喉风。

十四画

碧云散(1)

【方源】　《普济方》卷三七〇引《全婴方》。

【组成】　石绿12克,轻粉3克。

【用法】　上药研为末。每次0.3克,薄荷汤入酒少许同调下。良久先吐后利。

【主治】　小儿急惊风;卒中,涎潮气粗,不省人事。

碧云散(2)

【方源】　《魏氏家藏方》卷九。

【组成】　明净白矾(为末,瓦上熔成汁)3克,巴豆(去壳)1粒。

【用法】　入巴豆在白矾内,候矾干为度,细研,分作四服。每次0.3克,以竹管吹入咽中。涎出为效。

【主治】　喉闭。

碧云散(3)

【方源】　《慈幼新书》卷六。

【组成】　冰片、铜绿各1.5克。

【用法】　上为极细末,用蜜调黏入盅子内,以柏木板1小块,艾1小团,安放板上烧烟,将盅子内药,向烟熏之,俟烟尽,再取井水滴数点,入药调匀。用新笔缓缓蘸抹眼皮红处数次,勿见风。

【主治】　痘风眼。

碧玉丸(1)

【方源】　《观聚方要补》卷一引《医门秘旨》。

【组成】　铜绿9克,钟乳粉1.5克。

【用法】　共为末,葱汁为丸,如绿豆大。每次10丸,开水送下。少顷痰吐如涌泉。

【主治】　痰盛。

碧玉丸(2)

【方源】　《鲁府禁方》卷二。

【组成】　生白矾、枯白矾各等份。

【用法】　上药研为末,稀糊为丸,如樱桃大。每次4丸,烧酒送下。立止。

【主治】　心胃刺痛。

碧玉丹

【方源】　《重楼玉钥》卷上。

【组成】　胆矾9克,僵蚕(炒去丝嘴,拣直者佳)18克。

【用法】　上药研为细散,加麝香0.3克。每用少许,吹咽喉中。

【主治】　喉风急闭。

碧玉散

【方源】　《医宗金鉴》卷六十三。

【组成】　黄柏末、大枣(烧炭存性)各15克。

【用法】　共研极细末。香油调搽患处。

【主治】　燕窝疮,俗名羊胡子疮。生于下颏,初生小者如粟,大者如豆,色红热痒微痛,破津黄水,形类黄水疮,浸淫成片,但疙瘩如攒,由脾胃湿热而成;以及黄水疮,初如粟米,痒而兼痛,破流黄水,浸淫成片,随处可生。

碧雪散

【方源】　《奇效良方》卷六十一。

【组成】　灯心草灰6克,硼砂3克。

【用法】　上药研为细散。每用少许,吹入喉中,有涎吐出。

【主治】 咽喉闭壅,一时不能言语,痰涎壅盛。

碧霞丹

【方源】 《仙拈集》卷二。

【组成】 千年石灰、独头蒜。

【用法】 共捣为丸,如梧桐子大,朱砂为衣。每次 13 丸,烧酒送下;急痛,陈石灰 9 克澄清,烧酒送下;胃痛,浓煮小蒜,食饱,勿著盐,黄酒送下即愈。

【主治】 九种心痛。

碧霞散

【方源】 《济阳纲目》卷一。

【组成】 石绿(拣上色精好者研筛,水飞再研)6～9 克,冰片少许。

【用法】 上研匀。以生薄荷汁,合温酒调服。微微令涎自口角流出,自苏。

【主治】 中风,痰迷心窍,癫狂烦乱,人事昏沉,痰涎壅盛;五痫、心风。

榛子粥

【方源】 《济众新编》卷七。

【组成】 榛子(水洗,去皮)不拘多少。

【用法】 用水磨,滤取汁,煮沸,以粳米做泔,量入成粥。和蜜服。长服甚佳。

【功用】 益气力,宽肠胃,不食不饥,开胃健行,平脾胃,长肌肉,温中止痢,壮气除烦。

榴附饮

【方源】 《类编朱氏集验方》卷十。

【组成】 酸石榴皮(米醋炒)、附子。

【用法】 上药研为末。每次 6 克,米饮调下。

【主治】 产后泻。

榴梅散

【方源】 《小儿卫生总微论方》卷五。

【组成】 大石榴 1 枚,全蝎五个。

【用法】 将石榴割顶去子,剜作瓮,入全蝎在内,却以顶盖之,纸筋揉黄泥封裹,先用微火炙干,渐加大火煅通赤,良久去火,放冷去泥,取其中焦者,细研为散。每次 1.5 克,乳调下。搐者服之便定,不会服者灌之。儿稍大,用防风汤调下,不拘时候。

【主治】 小儿风痫。

槟榔丸

【方源】 《鸡峰普济方》卷四。

【组成】 槟榔、川芎各等份。

【用法】 上药研为细散,炼蜜为丸,如梧桐子大。每次 30 丸,姜汤送下,不拘时候。

【主治】 脚气服药后麻痹渐退,而但微痛拘急,大便秘涩。

槟榔汤(1)

【方源】 《外台秘要》卷十九引《广济方》。

【组成】 槟榔 14 枚,苦杏仁(去皮尖,捣)28 枚。

【用法】 童便煎服。

【主治】 上气。

槟榔汤(2)

【方源】 《圣济总录》卷八十二。

【组成】 槟榔(生,捣取末 3 克)1 枚,生姜汁少许。

【用法】 以童便 50 毫升相和,煎一沸,微温顿服。

【主治】 脚气攻心,烦满及足膝水肿。

槟榔散(1)

【方源】 方出《太平圣惠方》卷七,名见《普济方》卷三十一。

【组成】 槟榔 9 克,棘针钩子(微炒)6 克。

【用法】 上药研为散。水煎,又入好酒更煎,去渣稍热服,不拘时候。

【主治】 肾脏冷气,卒攻脐腹,疼痛拘撮甚者。

槟榔散(2)

【方源】 方出《太平圣惠方》卷四十二,名见《普济方》卷一八七。

【组成】 槟榔 30 克,肉桂 15 克。

【用法】 上药研为细散。每次 3 克,煎生姜童便调下,不拘时候。

【主治】 胸痹。心背痛,恶气所攻,音声闭塞。

槟榔散(3)

【方源】 《圣济总录》卷五十五。

【组成】　槟榔(生,锉)15 克,姜黄 15 克。

【用法】　上药研为细散。每次 6 克,热酒调下。

【主治】　心痛不止。

槟榔散(4)

【方源】　《圣济总录》卷五十六。

【组成】　槟榔(锉)、蜀椒(去闭口并目,炒出汗)各 15 克。

【用法】　上药研为散。每次 6 克,米饮调下,早、晚各 1 次。

【主治】　蛔咬心痛。

槟榔散(5)

【方源】　《圣济总录》卷九十九。

【组成】　槟榔 1 枚,酸石榴皮(焙)7.5 克。

【用法】　上药研为散。分作 3 份,先用 2 份,以淡猪肉汁调下,五更初服,候 1 小时再服 1 份。即时取下虫。

【主治】　寸白虫。

槟榔散(6)

【方源】　《圣济总录》卷一三九。

【组成】　槟榔(锉)、黄连(去须)各 30 克。

【用法】　上药研为散。敷之。血断痛止。

【功用】　接筋补骨。

【主治】　金疮血出痛甚。

槟榔散(7)

【方源】　《小儿卫生总微论方》卷十三。

【组成】　槟榔 1 个、木香 3 克。

【用法】　上药研为末。每用 3 克,煎楝根白皮汤调下。

【主治】　寸白、蛲、蛔诸虫。

【宜忌】　食粥一二日,不须服补药。忌生冷硬物五七日佳。如楝根赤者,不堪用,用即害人。

槟榔散(8)

【方源】　《宣明论方》卷六。

【组成】　槟榔、枳壳各等份。

【用法】　上药研为末。每次 9 克,煎黄连汤调下,温服,不拘时候。

【主治】　伤寒阴病,下之太早,成痞,心下痞满而不痛,按之软,虚也。

槟榔散(9)

【方源】　《普济方》二四四引《卫生家宝》

【组成】　鸡心槟榔 10 枚,陈皮(去白)30 克。

【用法】　上药研为末,分作 10 服。煎木瓜汤调下。

【主治】　脚气动,脚膝肿满。

槟榔散(10)

【方源】　《普济方》卷二九六引《鲍氏方》。

【组成】　槟榔 4.5 克,黑牵牛 9 克。

【用法】　上药研为细散。宿不晚食,早起食白煮肉 180 克,少顷以汁调药饮之。至午下针头白虫等,不数行自止。食软饭 3 日,以威灵仙煎汤洗痔,自然脱落。

【主治】　痔如翻花,更衣则出谷道外,发即痛楚,或下血。

槟榔散(11)

【方源】　《医学纲目》卷二十八。

【组成】　陈皮、苍术(炒)各 30 克。

【用法】　上煎数沸,调槟榔末 6 克,食后服。

【主治】　脚肿。

槟榔散(12)

【方源】　《普济方》卷三十九。

【组成】　槟榔(至大者)半枚、麦冬(熟水磨)3 克。

【用法】　上药研为末,每次 6 克,蜜汤点服。一方用童子便、葱白煎服。

【主治】　大小便不通;肠胃有湿,大便秘涩。

槟榔散(13)

【方源】　《普济方》卷三〇一。

【组成】　槟榔(烧灰存性)、轻粉。

【用法】　上药研为末。入轻粉,用蒸饭甑盖上滴泪调敷之。

【主治】　疳疮浸淫不愈。

槟榔散(14)

【方源】　《普济方》卷三八八。

【组成】　赤芍 30 克,槟榔(面裹)500 克。

【用法】　上药研为末。同灯心草、大枣煎汤调下。

【主治】　气淋。

槟榔散(15)

【方源】　《袖珍方大全》卷二。

【组成】　五灵脂、槟榔。

【用法】　上药研为末。每次 9 克,煎菖蒲汤调下。隔夜先将猪肉、盐酱煮熟,令患者细嚼,休吞了,吐出,却服前药,空腹食前服。

【主治】　心脾痛。

槟榔散(16)

【方源】　《洞天奥旨》卷十一。

【组成】　槟榔 6 克,生甘草 3 克。

【用法】　上药研为末。米醋调搽。

【主治】　胡次丹。先从脐上起,黄肿,是任经湿热所致。

槟榔散(17)

【方源】　《青囊秘传》。

【组成】　槟榔 500 克,木香 240 克。

【用法】　上药研为末。敷之。

【主治】　风疮。

槟楝饮

【方源】　《丹台玉案》卷四。

【组成】　槟榔 15 克,苦楝根(向东南者,洗净)18 克。

【用法】　入黑糖少许,水煎服。

【主治】　诸虫积久,肚腹胀大者。

槟榔橘皮汤

【方源】　方出《证类本草》卷十三引《梅师方》,名见《杂病源流犀烛》卷十七。

【组成】　槟榔 120 克,陈皮 60 克。

【用法】　上药研为细散。每次 3 克,空腹生蜜汤调下。

【主治】　①《证类本草》引《梅师方》:醋心。

②《杂病源流犀烛》:嘈杂。

酸榴浆

【方源】　《圣济总录》(人卫本)卷一〇一。

【组成】　酸石榴(五月内于东南枝上拣平坐不侧而大者)1 枚。

【用法】　于顶上箸扎眼子,用水银 15 克灌于眼子内,不得封闭,从风日雨露,至 10 月叶落尽时取下,壳内尽成水。每用时以鱼胞裹指头,点药捻之。

【功用】　令发还黑。

【主治】　须发黄白。

酸枣仁汤

【方源】　方出《证类本草》卷十二引《简要济众方》,名见《圣济总录》卷四十二。

【组成】　酸枣仁(研,生用)30 克,腊茶(以生姜汁涂,炙令微焦)60 克。

【用法】　上药研为粗末。每次 6 克,水煎,去渣温服,不拘时候。

【主治】　胆风毒气,虚实不调,昏沉睡多。

酸枣仁粥

【方源】　《太平圣惠方》卷九十六。

【组成】　酸枣仁(炒令黄,研末,以酒浸取汁)15 克,粳米 90 克。

【用法】　先以粳米煮作粥,临熟下酸枣仁汁,更煮三五沸。空腹食之。

【功用】　养肝宁心,安神止汗。

【主治】　①《太平圣惠方》:中风,筋骨风冷顽痹;或心脏烦热,燥渴不得睡卧。

②《长寿药粥谱》:老年性失眠,心悸怔忡,自汗盗汗。

蔓荆实散

【方源】　《圣济总录》卷一二八。

【组成】　蔓荆子(微炒)30 克,甘草 6 克(半生半熟)。

【用法】　上药研为散。每次 6 克,以温酒调下,1 日 3 次。

【主治】　乳痈疼痛。

蔓菁散

【方源】　《圣济总录》卷一〇八。

【组成】　蔓菁子(洗)120 克,蛇蜕 60 克。

【用法】　先用瓷罐盛蔓菁子,火烧黑焦无声后钳出,入蛇蜕在内,又轻烧蛇蜕成灰,候冷细研。每次1.5克,食后温酒调下,1日3次。

【主治】　肝虚,风邪攻目,目晕,瞻视不明。

蔓菁子散

【方源】　《太平圣惠方》卷三十三。

【组成】　蔓菁子(以水淘净)500克,黄精(和蔓菁子九蒸九晒干)1000克。

【用法】　上药研为细散。每次6克,早晨空腹以粥饮调下,日午、晚食后以温水再调服。

【功用】　补肝气,明目,延年益寿。

【主治】　眼昏暗不明。

蔗浆粥

【方源】　方出《本草纲目》卷三十三引董氏方,名见《长寿药粥谱》。

【组成】　甘蔗汁450毫升,青粱米120克。

【用法】　煮粥食。

【功用】　①《本草纲目》引董氏方:润心肺。

②《长寿药粥谱》:补脾养胃,生津止渴,润燥止咳,解酒毒。

【主治】　①《本草纲目》引董氏方:虚热咳嗽,口干涕唾。

②《长寿药粥谱》:反胃呕吐及老人热病后期津伤,口干舌燥。

蔻附丸

【方源】　《医学入门》卷七。

【组成】　肉豆蔻60克,附子45克。

【用法】　上药研为末。粥丸如梧桐子大。每次80丸,莲子煎汤下。

【主治】　脏寒脾泻;以及老人中气不足,久泻不止。

截风散

【方源】　《永类钤方》卷二十一。

【组成】　寒水石、白芷各等份。

【用法】　上药研为末。醋调,或生葱自然汁亦佳,调贴患处。

【主治】　游赤丹毒如瘤,自上而下,或自下而上,初发者。

截疟丹(1)

【方源】　《郑氏家传女科万金方》卷五。

【组成】　雄精30克,人参15克。

【用法】　上药研为末,端午日粽尖打为丸。发时取东井水服。

【主治】　妇人久疟疾,而腹中生痞块,名曰疟母。

截疟丹(2)

【方源】　《摄生众妙方》卷四。

【组成】　独头蒜不拘多少。

【用法】　杵烂,入好黄丹再杵,干湿适匀为丸,如圆眼大,晒干收贮。但疟疾二三发后,临发日鸡鸣时以药1丸,略槌碎,取井花水面东服之。即止不再发。

【主治】　疟疾。

截疟饮

【方源】　方出《万氏家抄方》卷二,名见《增补内经拾遗》卷三。

【组成】　人参、常山各15克。

【用法】　上锉碎。微火上同炒,去常山不用,只用人参煎汤,未发前服。

【功用】　截疟。

【主治】　疟疾虚甚者。

截疟仙丹

【方源】　《寿世保元》卷八。

【组成】　雄黑豆(黑豆圆者是)49粒,人言1.5克。

【用法】　黑豆先一日以水泡去皮,研烂,入人言,同研为丸,如黄豆大,雄黄3克为衣,阴干收贮。临发热早晨无根水送下1丸。

【主治】　疟疾。

【宜忌】　忌热酒热物2小时,仍忌鱼腥、生冷之物3日。

截疟温脾饮

【方源】　《赤水玄珠》卷八。

【组成】　白术15克,生姜15克。

【用法】　水煎,空腹服。

【主治】　脾虚痰涎上涌,疟发作则吐。

磁石丸

【方源】　《医方类聚》卷九引《简要济众方》。

【组成】 磁石（紧者）60克,白硇砂（去石）15克。

【用法】 上药同捣研为末,于瓷盒子内固济,烧令通赤,候冷,细研为末,以酒煮羊肾子细切,研,糊和丸,如梧桐子大。每次20丸,空腹、食前盐酒、盐汤送下。

【功用】 补肾脏,明目,暖丹田。

磁石散（1）

【方源】 《刘涓子鬼遗方》卷二。

【组成】 磁石90克,滑石90克。

【用法】 上药研为散。每次3克,开水送服,日5次,夜2次。

【主治】 金疮肠出,欲入。

磁石散（2）

【方源】 《杨氏家藏方》卷二十。

【组成】 磁石（用米醋煎沸,将磁石蘸7次）120克。

【用法】 上药研为细散。每次3克,空腹麝香米饮调下。次用铁片烧红放冷,同葱根煎汤,洗净托上。

【主治】 脱肛。

磁石散（3）

【方源】 《活幼口议》卷二十。

【组成】 景德镇瓷器不拘多少。

【用法】 上打碎,埋灶内,炭火铺上,经1宿取出,放地上出火毒,碾为末,入黄丹水调。敷汤火伤处。

【主治】 小儿汤火伤。

磁石肾羹

【方源】 《太平圣惠方》卷九十七。

【组成】 磁石（捣碎,水淘去赤汁,绵裹）500克,猪肾1对（去脂膜,细切）。

【用法】 以水五升煮磁石,去磁石,投肾,调和以葱、豉、姜、椒作羹。空腹食之,做粥及入酒并得。磁石常用煎之。

【功用】 养肾脏,强骨气。

【主治】 久患耳聋。

豨桐丸

【方源】 《济世养生集》。

【组成】 地梧桐（俗谓臭梧桐,不论花叶梗子俱可采取,切碎晒干,炒,磨末子）500克,豨莶草（炒,磨末子）240克。

【用法】 上药和匀,炼蜜为丸,如梧桐子大。每次12克,早、晚用白滚汤送下。

【主治】 男妇感受风湿,或嗜饮冒风,内湿外邪,传于四肢脉络,壅闷不舒,以致两足软酸疼痛,不能步履,或两手牵绊,不能仰举。凡辛劳之人常患此症,状似风瘫。

【宜忌】 忌食猪肝、羊血、番茄等物。

雌黄丸（1）

【方源】 《太平圣惠方》卷三十六。

【组成】 雌黄（细研）、蟾酥粉。

【用法】 上药相和,以瓷器盛,于饭甑内蒸,熟久候冷,看得所,丸如粟米大。绵裹1丸,含咽津。

【主治】 口疮。多痰涎,久不愈。

雌黄丸（2）

【方源】 《圣济总录》卷四十七。

【组成】 雌黄（研）6克,甘草（生）3克。

【用法】 上药研为末,烂饭和丸,如梧桐子大。每次4丸,用五叶草、糯米同煎汤送下。

【主治】 反胃。呕吐不止,饮食不下。

雌黄散

【方源】 方出《太平圣惠方》卷二十四,名见《圣济总录》卷十八。

【组成】 雌黄不限多少。

【用法】 上药研为细散。以醋并鸡子黄和令匀,涂于疮上,干即更涂。

【功用】 杀虫。

【主治】 乌癞疮。

雌雄散

【方源】 《仙拈集》卷一引《原体集》。

【组成】 壁虎2条（雌雄各一）。

【用法】 先备小竹筒2个,内置香油,在古瓦上慢慢炙脆,研末,每3克加麝香1克。每次只用0.36克,作3次服下,1次0.15克,2次0.12克,3次0.09克,烧酒送下。即开关,先吃稀粥,3～5日后,方可吃饭;初起者1服,久者2服全愈。

【主治】　膈气。

雌黄涂方

【方源】　《圣济总录》卷一八二。

【组成】　雌黄(研)、戎盐(研)各 30 克。

【用法】　上以鸡子白调,涂丹上,1 日 3～5 次。以愈为度。

【主治】　小儿野火丹。发遍身,斑如梅李状。

赚胸散

【方源】　方出《太平圣惠方》卷十三,名见《普济方》卷一四一引《十便良方》。

【组成】　枳实(麸炒微黄)60 克,肉桂 30 克。

【用法】　上药研为细散。每次 6 克,以温水调下,不拘时候。

【主治】　伤寒结胸,气噎塞,烦闷。

蜡苓丸

【方源】　《仁斋直指方论》卷十七。

【组成】　黄蜡、雪白茯苓各 120 克。

【用法】　上茯苓为末,熔蜡和丸,如弹子大。每次 1 丸,不饥饱细嚼下。

【功用】　补虚,治浊,止渴。

【主治】　①《仁斋直指方论》:消渴。

②《世医得效方》:妇人血海冷,白带,白淫,白浊。

蜡矾丸(1)

【方源】　《医学集成》卷三。

【组成】　黄蜡 30 克,白矾 24 克。

【用法】　将蜡熬化稍冷,入矾末为丸,如豆大。疮在上,服 30 克;在下,服 21 克,小儿减半;酒和开水送下。初起即消,已成即溃。

【主治】　诸般疮毒,不拘生在何宫。

【宜忌】　忌葱三日。

蜡矾丸(2)

【方源】　《寒温条辨》卷四。

【组成】　生白矾 60 克,白及 30 克(一方无白及;一方有琥珀 9 克)。

【用法】　上药研为细散,用黄蜡 120 克熔化,去净滓,入药末为丸。白滚水送下 3 克,1 日 3 次。

蜡矾针

【方源】　《青囊秘传》。

【组成】　黄蜡、白矾各少许。

【用法】　上将黄蜡熔化,入枯矾于内,丸成小长条。纳入窍内。脓尽,用生肌散敷之。

【主治】　漏管。

蜘蛛散(1)

【方源】　《金匮要略》卷中。

【组成】　蜘蛛(熬焦)14 枚,桂枝 15 克。

【用法】　上药研为散。每次 2.5 克,米饮和服,1 日 2 次。蜜丸服亦可。

【主治】　阴狐疝气者,偏有大小,时时上下。

蜘蛛散(2)

【方源】　《赤水玄珠》卷二十六。

【组成】　大蜘蛛(盐泥包裹,煅存性,为末)3 克,铁锈末 1 克。

【用法】　猪胆汁调敷。

【主治】　脱肛。

蝉花散

【方源】　《赤水玄珠》卷二十八。

【组成】　蝉蜕、地骨皮各 30 克。

【用法】　上药研为末。每次 3～6 克,白酒调下,1 日 2～3 次。

【主治】　痘,发热发痒抓破者。

蝉壳汤

【方源】　《圣济总录》卷一八一。

【组成】　蝉蜕、羊子肝。

【用法】　上药研为末。每次 6 克,用水煎羊子肝汤调下,1 日 3 次。

【主治】　小儿疮疹入眼,成翳膜。

蝉蜕散(1)

【方源】　《袖珍方大全》卷三引《太平圣惠方》。

【组成】　蝉蜕、僵蚕各等份。

【用法】　上药研为末。酸醋调,涂四围,留疮口。候根出稍长,然后拔根出,再用药涂疮。一方不用醋,只用油调涂。

【主治】　疔疮。

蝉蜕散（2）

【方源】　《世医得效方》卷十九。

【组成】　蝉蜕(去头足翼土)20 个,薄荷叶
30 克。

【用法】　上药研为末。每次 6 克,小酒调服,
不拘时候。

【主治】　饮酒后遍身痒如风疮,抓至血出,其
痒止后痛。

【备考】　方中小酒,《医方类聚》引《良方》云:
江西名小酒,江东名白酒,江淮、江北名水酒,大意
不用法酒调此药也。

蝉蜕甘草汤

【方源】　《奇效良方》卷六十五。

【组成】　大蝉蜕(去足)21 个,甘草 4.5 克。

【用法】　水煎,旋旋与服。

【主治】　小儿斑疮。

罂粟汤

【方源】　《全生指迷方》卷二。

【组成】　罂粟不拘多少。

【用法】　上药研为细散,煮稀粥,入蜜饮之。

【功用】　解金石毒。

【主治】　①《全生指迷方》:胃干而渴,肌肉不
仁。由居处卑湿,以水为事,肌肉濡渍,痹而不仁,
是谓肉痿。

②《普济方》:肾渴。

箬叶散（1）

【方源】　《普济方》卷二一六引《指南方》。

【组成】　干箬叶(烧灰)30 克,滑石 15 克。

【用法】　上药研为细散。每次 9 克,空腹米饮
调下。

【主治】　①《普济方》引《指南方》:小便先涩后
不通。

②《全生指迷方》:心经蕴热传于小肠,小便微
涩赤黄,渐渐不通,小腹胀满,脉大而牢者。

箬叶散（2）

【方源】　《圣济总录》卷六十八。

【组成】　箬叶(烧灰)15 克,枫香脂 30 克。

【用法】　上药研为散。每次 3 克,煎黄牛皮汤
调下,不拘时候。

【主治】　呕血成块不止。

箬叶散（3）

【方源】　《圣济总录》卷九十。

【组成】　箬叶(烧灰)30 克,麝香(研)3 克。

【用法】　上药研为散。每次 3 克,食后、临卧
煎阿胶人参汤调下。

【主治】　虚劳呕血不止。

箬灰散

【方源】　《普济方》卷三八八引《全婴方》。

【组成】　多时茶本中箬(烧灰存性)30 克,滑
石末 15 克。

【用法】　上药研为末。每次 3 克,灯心草煎汤
调下。

【主治】　小儿尿血,阴茎中痛。

箍 药

【方源】　《遵生八笺》卷十八。

【组成】　川乌、黄柏各等份。

【用法】　上药研为末。猪胆调,围四周,只留
中一空出气。

【主治】　痈疽疖毒。

管仲散

【方源】　《御药院方》卷八。

【组成】　管仲、红藤各(上好者)120 克。

【用法】　上药研为粗末,分作 4 服,用绵包作
4 裹。每次 1 包,用好酒煎,温服;药滓收着,候 4
服药滓一处,用水熬,用小口器合内盛,放被儿内,
熏着疮门,就热通手洗,如虫子死后,便不痒痛。

【主治】　肠风痔瘘。

熏陆香丸

【方源】　《御药院方》卷十一引《九卫生方》。

【组成】　血竭 15 克,乳香 7.5 克。

【用法】　上同研细,火上炙干,滴水为丸,如酸
枣大。每次 1 丸,薄荷酒化下,不拘时候;如夏月婴
儿患上证,为细末,薄荷人参汤调下,不拘时候。

【功用】　安神魂,益心气。

【主治】　小儿虚风慢惊,潮搐。

熏草黄连汤

【方源】　《外台秘要》卷二引《小品方》。

【组成】　黄连(去皮)120克,熏草120克。

【用法】　水煎服。

【主治】　狐惑。

【宜忌】　忌猪肉、冷水。

鼻嗅散(1)

【方源】　《仙拈集》卷一。

【组成】　硫黄、乳香各等份。

【用法】　上药研为末。酒煎,急令患人嗅气。

【主治】　呕吐,服药不效者。

鼻嗅散(2)

【方源】　《仙拈集》卷一。

【组成】　雄黄6克,酒50毫升。

【用法】　水煎,急令嗅热气。

【主治】　呕吐,服药不效者。

鲜石斛膏

【方源】　《北京市中药成方选集》。

【组成】　鲜石斛500克,麦冬1000克。

【用法】　上药酌于切碎,水煎3次,分次过滤去渣,滤液合并,用文火煎熬,浓缩至膏状,以不渗纸为度,每30克膏汁兑炼蜜30克成膏。每次15克,热开水冲服,1日2次。

【功用】　养阴润肺,生津止渴。

【主治】　男女阴虚,肺热上攻,咽干口燥,烦闷耳鸣。

膏药咀

【方源】　《部颁标准》。

【组成】　麻油1500毫升,红丹500克。

【用法】　制成膏药咀。外用,微火烤化,涂敷患处。

【功用】　活血止痛,粘合皮肤。

【主治】　手足皲裂症。

慢脾散

【方源】　《采艾编翼》卷二。

【组成】　白术30克,老米50克。

【用法】　拌山间净色黄土浸1宿,次早去石泥不用,新瓦焙干为末。每次1.5克,粥或滚水下。

【主治】　慢惊。

漆甲散

【方源】　《洞天奥旨》卷十。

【组成】　穿山甲1只,全明雄黄(为末)120克。

【用法】　将雄黄末用真生漆和匀,刷在甲上,微炙微刷,以尽为度。将穿山甲分记上中下左右共作6块,各另研细末,用4年陈醋冬米饭为丸。每次15克,白滚汤送下。患左用左,患右用右,患上服上,中服中,下服下,如在通身,一起制服。

【主治】　大麻风。

漆雄丸

【方源】　《医学入门》卷七。

【组成】　真生漆(锅内溶化,麻布绞去渣,复入锅内熬干)500克,雄黄(为末)30克。

【用法】　为丸如梧桐子大。每次1.2克,大麦芽煎汤送下。

【主治】　水蛊。

漆燕散

【方源】　《圣济总录》卷一八二。

【组成】　漆燕(入瓦瓶子内,用盐泥固济,阴干,炭火烧令通赤为度,放冷,研令细)1枚,续随子(去皮)7.5克。

【用法】　上药研为细散。每次1.5克,米饮调下。

【主治】　小儿阴核,气结肿大,或偏肿疼痛。

漱喉散

【方源】　《痧喉证治汇言》。

【组成】　玄明粉、雄黄。

【用法】　上药研为细散。每用6~9克,调入萝卜汁,炖温,以毛笔蘸汁洗扫之,或漱喉,吐去老痰。有土牛膝打汁调和更妙,但不可多咽,防作泻。

【主治】　烂喉痧。

滴耳油

【方源】　《医宗金鉴》卷六十五。

【组成】　核桃仁(研烂,取油)3克。

【用法】　兑冰片0.6克。每用少许,滴入耳内。

【功用】　消肿生肌。

【主治】　耳疳出脓。

滴油散

【方源】　《世医得效方》卷五。

【组成】　真蚌粉(瓦炒令通红,地上出火毒,拌青黛少许).

【用法】　同淡齑水滴麻油数点服。

【主治】　痰嗽面浮。

赛金丹

【方源】　《医学入门》卷八。

【组成】　白矾120克,黄丹60克。

【用法】　将白矾溶化,入黄丹,以银钗搅之,慢火熬令紫色,先以针周回挑破,津液调药敷数度。无令疮干,其疔即消。

【主治】　十三种疔疮。

【加减】　如不溃,加信石3克,雄黄、白硇砂各1.5克。

赛空青

【方源】　《眼科阐微》卷二。

【组成】　白矾1克,雪梨(去皮核)1枚。

【用法】　先将矾为细末,入梨片内共研,绢滤过成汁,加净蜜些许,搅匀,封固,重汤煮过,待冷。扫眼皮内外,1日5～7次。

【主治】　目内云翳退时,有热气目眵者。

赛胃安胶囊

【方源】　《部颁标准》。

【组成】　石膏、冰片。

【用法】　制成胶囊。口服,每次3粒,1日3次,饭前半小时用开水送服,口腔食道炎去胶囊壳含吞药粉。

【功用】　止血,消炎,收敛,促进肉芽新生,使溃疡面愈合。

【主治】　胃、十二指肠溃疡,急、慢性胃炎,食管炎,口腔炎。

【宜忌】　服药期间忌服碱性药物。本品应空腹服用,使该药接触溃疡面全部愈合,以免复发。症状消失后,应继续服药3～4周,使溃疡面全部愈合,以免复发。

蜜煎

【方源】　方出《肘后备急方》卷四,名见《备急千金要方》卷十八。

【组成】　常山12克,甘草15克。

【用法】　水煮,纳蜜100克兑服。

【主治】　胸膈上痰饮。

蜜膏

【方源】　《医心方》卷十八引《范汪方》。

【组成】　白蜜30克,乌贼骨30克。

【用法】　乌贼鱼骨治下筛,纳蜜中,搅令相得。薄涂疮上,1日2次。

【主治】　火烂疮。

蜜皂丸

【方源】　《古今医鉴》卷十四。

【组成】　蜜60～90克,皂角末6～9克。

【用法】　熬蜜如饴,入皂角末拌匀,捻作挺子三四条。将1条纳谷道中。如不通,再换1条,必通矣。

【主治】　痘疮。大便不通,发狂谵语,小便红。

蜜油膏

【方源】　《医学探骊集》卷四。

【组成】　蜂蜜60克,香脂油(生)60克。

【用法】　将生香脂油切碎,入蜜内,再入净水微火上炖之,俟其油熟。趁热用羹匙饮之。

【主治】　咳嗽气来过猛,冲击咽喉之皮膜,失其润泽之常,不痛不肿,唯言语费力,不易作声者。

蜜脂煎

【方源】　《医学入门》卷七。

【组成】　猪脂(熬,去渣)1000克,白蜜500克。

【用法】　再炼少顷,滤净,入瓷器内,俟成膏。每次15克,不拘时候。

【功用】　常服润肺。

【主治】　暴失音声嘶。

蜜脂膏

【方源】　《医学集成》卷三。

【组成】　当归 30 克,苦杏仁 15 克。

【用法】　浓煎,冲蜂蜜、猪油、香油服。

【主治】　一切大便燥结。

蜜消汤

【异名】　蜜消煎(《医宗金鉴》卷四十四)。

【方源】　《赤水玄珠》卷十五。

【组成】　好蜜 100 克,皮消 6 克。

【用法】　用开水冲,空腹调下。

【主治】　大小便不通。

蜜粉膏

【方源】　《医方类聚》卷二四一引《吴氏集验方》。

【组成】　丹粉、蜜。

【用法】　上药调和,饭上蒸些时候取下。以鸡毛扫抹所患处。

【主治】　麻舌。

蜜黄饮

【方源】　《古今名方》。

【组成】　大黄末 10～15 克,蜂蜜 30 克。

【用法】　冲服。

【功用】　润肠通下。

【主治】　手术后粘连性肠梗阻,大便秘结者。

【加减】　若腹部胀满,加川朴、木香;恶心呕吐,加半夏、竹茹;腹痛,加川楝子、香附。

蜜梨噙

【方源】　《万病回春》卷七。

【异名】　蜜雪梨(《经验广集》卷三)。

【组成】　甜梨 1 个。

【用法】　刀切勿断,入蜜于内,面裹,灰火煨熟。去面吃梨。

【主治】　咳嗽喘急。

蜜髓煎

【方源】　《圣济总录》卷一四七。

【组成】　猪骨髓(研)150 克,蜜 150 克。

【用法】　同煎令熟,分为 10 服,1 日服 3 次。

【主治】　中蛊毒。腹内坚痛,面目青黄,病变无常。

瘤生丸

【方源】　《妇人良方大全》卷十五。

【组成】　乳香 7.5 克,枳壳 30 克。

【用法】　上药研为细散,酒糊为丸,如梧桐子大。怀孕九月以后,每次 30 丸,空腹温酒送下。

【主治】　瘦胎、滑利、易产。

熊胆丸

【方源】　《小儿卫生总微论方》卷十二。

【组成】　熊胆、使君子仁各等份。

【用法】　上药研为细散,放入瓷器中蒸溶,宿蒸饼为丸,如麻子大。每次 20 丸,米饮送下,不拘时候。

【主治】　小儿疳,羸瘦。

熊胆散

【方源】　《疡医大全》卷二十三。

【组成】　冰片 5 克,熊胆 10 克。

【用法】　上药研为细散。先将大田螺 1 个,用尖刀挑起螺靥,入药在内,放片时,待螺化出浆水,用鸡羽扫痔上。频频用之愈。

【主治】　痔疮。坚硬作痛,脱肛肿泛不收。

熊胆膏(1)

【方源】　方出《太平圣惠方》卷四十,名见《普济方》卷二九九。

【组成】　龙胆(去芦头,捣为末)、熊胆各(细研)3 克。

【用法】　同研令匀,以生油调涂。

【主治】　热毒上攻,发赤根白头疮于头上。

熊胆膏(2)

【方源】　《世医得效方》卷七。

【组成】　熊胆、片脑(研细)各少许。

【用法】　用井花水调。以鸡毛搽痔上。

【主治】　痔漏。

鹜粥

【方源】　方出《类证本草》卷十九引《食医心

镜》,名见《古今医统大全》卷八十九。

【组成】 青头鸭、粳米。

【用法】 用青头鸭 1 只,细切,煮极熟,入粳米,加五味做粥食。

【功用】 补虚劳,滋阴血,健脾胃,消水肿。

【主治】 ①《证类本草》引《食医心镜》:十种水病。

②《药粥疗法》:身体虚弱,骨蒸潮热。

缩水丸

【方源】 《杨氏家藏方》卷十。

【组成】 甘遂(用麸炒透,裹黄褐色)15 克,黄连(去须)30 克。

【用法】 上药研为细散,水浸蒸饼为丸,如绿豆大。每次 2 丸,薄荷汤送下,不拘时候。

【主治】 消渴。

【宜忌】 忌甘草 3 日。

缩地汤

【方源】 《简明医彀》卷七。

【组成】 砂仁(研细)30 克,地黄(酒炒)60 克。

【用法】 水、酒各半煎,分 2 次服。

【主治】 胎动必欲下者。

缩舌散

【方源】 《丹台玉案》卷三。

【组成】 冰片 6 克,朱砂 9 克。

【用法】 上药研为细散。猪胆汁调敷。

【主治】 舌长过寸。

缩砂饮

【方源】 《类编朱氏集验方》卷四。

【组成】 砂仁、萝卜子(研自然汁,浸缩砂仁 1 宿,炒干又浸,又炒,不压。萝卜子汁多,浸数次炒干)。

【用法】 以砂仁为细末。每次 5 克,米饮调下。

【主治】 气胀,气蛊。

缩砂散

【方源】 《小儿卫生总微论方》卷十一。

【组成】 砂仁(去皮)30 克。

【用法】 上药研为末。每用 3 克,以猪腰子 1 片劈开,入药末在内,绵系,米泔煮熟,与儿食之,次服白矾丸。

【主治】 小儿滑泄,肛头脱出。

缩毒散

【方源】 《普济方》卷二七八。

【组成】 白芷 60 克,山栀子 75 克。

【用法】 上药研为细散。每次 6 克,用酒调下,随病服。

【主治】 诸般肿毒。

十五画

樗根散(1)

【方源】 《圣济总录》卷一四三。

【组成】 樗根皮(锉,炒)、臭橘(晒干,锉,炒)各 90 克。

【用法】 上药研为散。每次 3 克,煎皂荚子汤调下;米饮调亦得。

【主治】 肠风下血不止。

樗根散(2)

【方源】 《小儿卫生总微论方》卷十一。

【组成】 樗根白皮一截、诃子(取皮,去核)七个。

【用法】 上药研为粗末。每次 6 克,水煎,去渣温服。利住,吃淡粥。

【主治】 小儿积年毒利,无休息。

樗根米泔汁

【方源】 《小儿卫生总微论方》卷十二。

【组成】 樗根白皮、粟米泔。

【用法】 将樗根白皮煮取浓汁半鸡子壳,和入粟米泔半鸡子壳。同灌下部。

【主治】　疳气瘦弱，下利白脓，久而不愈。

樱桃散

【方源】　《普济方》卷三〇七。

【组成】　樱桃叶、生姜。

【用法】　上同捶碎。入酒捣研，调敷伤处。

【主治】　诸种蛇伤。

橡子散

【方源】　《太平圣惠方》卷九十三。

【组成】　橡实（微炒）60克，干侧柏叶（微炙）15克。

【用法】　上药研为细散。每次1.5克，水煮乌梅汁调下，不拘时候。

【主治】　小儿水谷痢，日夜不止。

橡斗散

【方源】　《类编朱氏集验方》卷六。

【组成】　橡斗子（内以生硫黄合之，纸裹，以盐泥固济，火煅存性，候冷）30克。

【用法】　上药研为细散。空腹酒调下。

【主治】　便血。

橡实散

【方源】　《太平圣惠方》卷五十九。

【组成】　橡实30克，干姜（炮裂，锉）30克。

【用法】　上药研为细散。每次6克，以粥饮调下，不拘时候。

【主治】　赤白久痢，日夜不止。

槲皮煎

【方源】　《太平圣惠方》卷六十六。

【组成】　槲树根北阴白皮10片，厕屋上雌雄鼠粪（微炒用粒）各14枚。

【用法】　以水先煮槲皮取，去渣，重煎如饧，入鼠粪及酒，搅匀。每次15克，空心以温酒调下。服后得疮中虫出即愈。

【主治】　鼠瘘。

樟辣酊

【方源】　《中医皮肤病学简编》。

【组成】　纯樟脑10克，新鲜红辣（洗净，切碎）5～10克。

【用法】　先将樟脑溶于酒精内，再将红辣泡入酒精内，历5～7日，最后加甘油。外涂。

【主治】　冻疮。

橄榄散

【方源】　《普济方》卷三〇〇引《海上名方》。

【组成】　橄榄核。

【用法】　上烧存性，为末，入轻粉，油调涂。

【主治】　冻足疮。

豌豆香薷散

【方源】　方出《太平圣惠方》卷四十七。名见《普济方》卷二〇一。

【组成】　豌豆15克，香薷9克。

【用法】　水煎，去渣，分为3服，温温服之。

【主治】　霍乱。吐利转筋，心膈烦闷。

醋鸡子

【方源】　《圣济总录》卷一六〇。

【组成】　酽醋30克，生鸡子1枚。

【用法】　以酽醋煎数沸，打破鸡子投于醋中，熟搅令匀，顿服之。

【主治】　产后血运迷闷，不省人事，面唇青冷。

敷毒散

【方源】　《片玉心书》卷五。

【组成】　绿豆粉不拘多少。

【用法】　上药研为细散。以淡醋调敷肿处，干则易之。内服消毒饮。

【主治】　热毒所作，耳旁赤肿。

敷涎膏

【方源】　《类编朱氏集验方》卷十一。

【组成】　黄丹、腻粉。

【用法】　上药研为末，用蜜调蒸2次。睡时以鹅毛涂敷舌上。

【主治】　小儿鹅口疮、木舌。

敷齿立效散

【方源】　《活幼口议》卷十八。

【组成】　鸭嘴胆矾（煅红，研）3克，麝香少许。

【用法】　上研匀。每以少许敷齿龈上。

【主治】　小儿走马牙疳,牙溃烂,出血,齿落。

敷药神功散

【方源】　《疡医大全》卷八。

【组成】　川乌(炮)、黄柏(炙)各等份。

【用法】　上研细。滴醋调敷,无头漫敷;有头敷四围留顶。

【主治】　痈疽。

蕤仁膏

【方源】　《证治准绳·幼科》卷八。

【组成】　蕤仁(去皮,出油)49粒,脑子少许。

【用法】　上研成膏,灯心点少许。

【主治】　小儿眼疳。

震升丸

【方源】　《经目屡验良方》。

【组成】　荷叶(烧灰存性)不拘多少。

【用法】　上用鳝鱼血合捣为丸,如梧桐子大。每次9～12克,空腹开水送下。

【主治】　痔并肠风下血。

撒豆成兵方

【方源】　《喉科种福》卷四。

【组成】　巴豆1粒,葱白1个。

【用法】　捣烂,塞鼻孔。或用醋调巴豆末灌鼻中。

【主治】　乳蛾。

撩膈汤

【方源】　《圣济总录》卷二十九。

【组成】　苦参30克,甘草(生用)15克。

【用法】　水煎,去渣,五更初服。良久即吐。

【主治】　伤寒狐惑,病在上焦。

撮合山

【方源】　《扶寿精方》。

【组成】　五倍子、绛真香(各炒)。

【用法】　上药研为细散。敷患处。

【主治】　疮疡皮肉不生,久不合口。

瞑眩膏

【方源】　《三因极一病证方论》卷十二。

【组成】　大萝卜(切一指厚)4～5片。

【用法】　用好白蜜60克,萝卜蘸蜜安于净铁铲上,慢火炙,反复炙令软,蜜尽为度。候温细嚼,以盐汤一盏送下。

【主治】　诸淋,疼痛不可忍受;砂石淋。

蝴蝶散

【方源】　《普济方》卷九十六。

【组成】　矾蝴蝶、密陀僧各9克。

【用法】　上同研匀。每服1.5克,温水调灌之。若牙紧不能下药,即鼻饲之。

【主治】　急中风,牙关紧,不能转舌,语涩。

蝎乌汤

【方源】　《医方大成》卷十引汤氏方。

【组成】　川乌(去皮脐,生用)30克,全蝎(去梢后毒)10个。

【用法】　加生姜7片,水煎,去渣,分3次服。

【主治】　惊风。手足搐搦,涎潮上壅。

蝎附散

【方源】　《普济方》卷三六六。

【组成】　天南星(重60克,打碎)1枚,附子(重21克,生,去皮脐,锉)1枚。

【用法】　上用生姜120克取汁,入好酒于银石器中同煎令汁尽,焙干,为末服。

【主治】　小儿吐泻既久,或大病后生风,时发搐搦,目睛斜视。

蝎梢丸

【方源】　《类编朱氏集验方》卷四。

【组成】　白胡椒30克,蝎尾(去刺)1.5克。

【用法】　上药研为末,面糊为丸,如粟米大。每次5～20丸,陈米饮送下。

【主治】　腹胀。

蝎梢散

【方源】　《小儿卫生总微论方》卷六。

【组成】　蝎梢7个,朴硝3克。

【用法】　上同研细末。每用1～1.5克,揩牙。须臾牙关口噤自开,然后进别药。

【主治】　小儿诸痫潮发,牙关紧急,口噤不开,药难进口者。

蝎麝散

【方源】　《仁斋直指方论》卷十八。

【组成】　全蝎(紧实而全者,不拘多少,焙干)。

【用法】　上药研为末。病发时,每用蝎末 3 克,入麝 0.5 克,分作 2 服,温酒调下。

【主治】　膀胱小肠气痛。

蝮蛇酒

【方源】　《本草纲目》卷二十五。

【组成】　活蝮蛇(一方有人参)1 条。

【用法】　上以醇酒 2000 毫升,封埋马溺处,周年取出,蛇已消化。随意饮之。

【功用】　《中医外科学》:祛风化湿,解毒定惊。

【主治】　①《本草纲目》:恶疮,诸瘘,恶风顽痹,癫疾。

②《中医外科学》:麻风,肌肉麻痹不仁,筋脉拘急,皮肤燥痒或破烂者。

蝼蛄散

【方源】　《仙拈集》卷四。

【组成】　蝼蛄、五倍子。

【用法】　面包火煨,研为末。凉水调敷患处,用纸盖其上,其针自出。

【主治】　箭头、铁针并竹木刺入肉。

蝙蝠散(1)

【方源】　《奇效良方》卷五十四。

【组成】　蝙蝠 1 个,猫头 1 个。

【用法】　上二物撒上黑豆同烧,至骨化,为细末。疮湿则干掺之;疮干则以香油调敷之。内服连翘汤。

【主治】　瘰疬,多年不愈者。

蝙蝠散(2)

【方源】　《医学入门》卷七。

【组成】　大蝙蝠 1 个,朱砂 9 克。

【用法】　将朱砂填入蝙蝠腹内,以新瓦盛火炙令酥为度,候冷为末。每个分作 4 服,体弱年幼者作 5 服,空腹开水送下。

【主治】　痫证。

墨奴丸

【方源】　方出《外台秘要》卷二十八引《范汪方》。名见《备急千金要方》卷十七。

【组成】　釜底墨 30 克,盐 5 克。

【用法】　上和研匀,以水搅调服。

【主治】　①《外台秘要》引《范汪方》:中恶,痛欲绝。

②《备急千金要方》:卒得恶疰,腹胀。

镇心丸

【方源】　方出《是斋百一选方》卷一,名见《世医得效方》卷八。

【组成】　大附子 1 个(去皮脐)。

【用法】　切作片子,疏绢袋盛,用地黄自然汁 500 毫升,于银石器中慢火熬,候地黄汁将尽,取出附子,晒干为末,再入余地黄汁研制成丸,如绿豆大。每次 30 丸,米饮送下。

【主治】　老人、虚人用心过度,心气不足,心脉虚弱者。

镇心丹

【方源】　《三因极一病证方论》卷九。

【组成】　光明朱砂(研)、白矾(煅汁尽)各等份。

【用法】　上药研为末,水泛为丸,如芡实大。每次 1 丸,煎人参汤食后送服。

【主治】　心气不足,惊悸自汗,烦闷短气,喜怒悲忧,悉不自知,亡魂失魄,状若神灵所扰;以及男子遗泄,女子带下。

镇惊散

【方源】　《万病回春》卷七。

【组成】　朱砂(细研)1.5 克,牛黄少许。

【用法】　取猪乳汁调稀,抹入口中。加麝香少许尤效。

【主治】　小儿胎中受惊,产出不满月而惊。

镇脾散

【方源】　《圣济总录》卷四十七。

【组成】　京三棱(炮)45 克,丁香 21 克。

【用法】　上药研为散。每次 3 克,沸汤点服,不拘时候。

【主治】 反胃恶心,粥药不下。

镇心真珠丸

【方源】 《幼幼新书》卷十引《吉氏家传》。

【组成】 北寒水石(硬尖者,细研如粉,以雪水浸3宿,又研,以水澄下脚为度,再研)15克。

【用法】 上药研为细散,倾出纸上摊1宿,收入瓷盒内。每次0.5克,以鸡子清为丸,仍以鸡子清磨下。

【主治】 惊风大热者。

镇肝明目方

【方源】 《古今医统大全》卷六十一。

【组成】 牯牛胆(腊月取用)、黑豆不拘多少。

【用法】 将黑豆入胆内,经百日后取用。每次21粒,食后以酒送下。

【主治】 肝虚,当风泪下。

镇精真珠丸

【方源】 《太平圣惠方》卷三十。

【组成】 真珠(以牡蛎180克加水同煮1日,去牡蛎)180克。

【用法】 上药研为细散,于乳钵内入水研,水飞过,候干,用蒸饼和丸,如梧桐子大。每次20丸,食前温酒送下。

【主治】 虚劳梦泄。

僵黄丸

【方源】 《东医宝鉴·杂病篇》卷七引易老方。

【组成】 僵蚕30克,大黄60克。

【用法】 上药研为末,生姜汁为丸,如弹子大。每次1丸,井水研下。

【主治】 大头病及喉闭。

僵蚕丸

【方源】 《仁斋直指方论》卷二十一。

【组成】 僵蚕(炒)、白矾(生)。

【用法】 上药研为末,以白梅肉为丸,如皂子大。每次1丸,薄绵包入喉。少顷涎水出而愈。

【主治】 ①《仁斋直指方论》:喉风。
②《杂病源流犀烛》:疫盛急喉闭。

僵蚕汤

【方源】 《瑞竹堂经验方》卷二。

【组成】 好茶末30克,僵蚕30克。

【用法】 上药研为细散,放碗内,倾开水,用盏盖定,温服。临卧再添汤点服。

【主治】 嗽喘,喉中如锯,不能睡卧。

僵蚕散(1)

【方源】 《圣济总录》卷一二二。

【组成】 僵蚕3枚,白矾7.5克。

【用法】 上药研为散。每次3克,生姜,蜜水调下,细呷。

【主治】 缠喉风,一切喉痹急危。

僵蚕散(2)

【方源】 《小儿卫生总微论方》卷十六。

【组成】 僵蚕(炒去丝咀)、当归(去芦,洗净)各等份。

【用法】 上药研为细散。每次1.5~3克,煎车前子汤调下;若砂淋者,煎羊蹄草汤调下,不拘时候。

【主治】 小儿小便赤涩不通;亦治血淋、砂淋。

僵黄丸

【方源】 《东医宝鉴·杂病篇》卷七引易老方。

【组成】 僵蚕30克,大黄60克。

【用法】 上药研为末,生姜汁为丸,如弹子大。每次1丸,井水研下。

【主治】 大头病及喉闭。

鲤鱼汤

【方源】 《医方类聚》卷二二七引《食医心鉴》。

【组成】 鲤鱼(治如食)1头,葱白(切)1握。

【用法】 水煮鱼及葱令熟,空腹食之。

【主治】 妊娠胎动,玄府壅热,呕吐不下食,心烦躁闷。

鲤鱼羹

【方源】 《太平圣惠方》卷七十五。

【组成】 鲤鱼1000克,糯米500克。

【用法】 上如法做羹,入葱、豉,少著盐、醋食之。

【主治】　妊娠不长,兼数伤胎。

鲤鱼脑髓粥

【方源】　《太平圣惠方》卷九十七。

【组成】　鲤鱼脑髓 60 克,粳米 150 克。

【用法】　煮粥,以五味调和,空腹食之。

【主治】　耳聋久不愈。

鲩鱼胆膏

【方源】　《太平圣惠方》卷八十九。

【组成】　鲩鱼胆 2 枚,灶底土(研)0.3 克。

【用法】　上药相和,调涂咽喉上,干即易之。

【主治】　小儿咽喉痹肿,乳食难下。

鲫鱼散(1)

【方源】　《普济本事方》卷四。

【组成】　大鲫鱼(去肠,留胆,纳绿矾末填满,缝口,以炭火炙令黄干,为末)1 尾。

【用法】　每次 3 克,陈米饮送下。

【功用】　引浊下行,扶中。

【主治】　反胃噎膈。

【方论】　鲫鱼气味甘温,入足阳明、太阴;绿矾气味咸酸微凉,能引浊下行;陈米饮送药,扶中气也。此亦治反胃之病,中宫虽有阴窃踞,不耐辛温之刚燥,甘温酸咸之品引浊下趋,即以陈米饮调中,勿使中土失职,真王道之药也。

鲫鱼散(2)

【方源】　《杨氏家藏方》卷十三。

【组成】　鲫鱼(长 7 厘米者)7 条,莨菪子 9 克。

【用法】　将鲫鱼取去肠肚,净洗了,用莨菪子均入在 7 枚鱼肚内,以线系了,文武火上慢慢炙令通里黄并骨焦,研细。每次 3 克,空腹温酒调下。

【主治】　痔漏。

鲫鱼散(3)

【方源】　《万氏家抄方》卷三。

【组成】　鲫鱼(破开,去肠,入白矾令满,瓦上烧存性)1 条。

【用法】　上药研为末。用鸡毛卷药敷之。

【主治】　痔漏久不愈。

鲫鱼散(4)

【方源】　《疡科选粹》卷八。

【组成】　鲫鱼(不用水洗,去肠,蝎羊粪填满鱼腹为度)1 尾。

【用法】　上用炭火烘焦,为极细末。干掺。

【主治】　背疽大溃,脏腑仅隔一膜,脓少,欲收皮者。

鲫鱼粥

【方源】　《医方类聚》卷二三八引《食医心鉴》。

【组成】　鲫鱼 750 克,红米 150 克。

【用法】　以纸各裹鱼,于煻灰中炮令熟,去骨,研,煮粥熟,下鲫鱼,搅令匀。空腹食,盐、葱、酱如常。

【主治】　产后赤白痢,脐痛不可忍,不可下食。

鲫鱼膏

【方源】　《仙拈集》卷三。

【组成】　活鲫鱼 1 条,山药(如鱼长)1 段。

【用法】　同捣如泥,敷扎,上以纸盖之。二三日内立消。

【主治】　乳痈初起。

鲫鱼羹

【方源】　《圣济总录》卷一九〇。

【组成】　鲫鱼 500 克,蒟蒻 5 枚。

【用法】　依常煮羹。食后食之。

【主治】　产后乳无汁。

鲫鱼涂敷方

【方源】　《圣济总录》卷一三三。

【组成】　生鲫鱼 100 克,豆豉 50 克。

【用法】　合捣令细。涂敷疮上,1 日 3 次。

【主治】　疮癣浸淫。

熟附汤

【方源】　《麻疹备要方论》。

【组成】　熟地黄、附子。

【用法】　水煎服。

【功用】　冲开寒痰,返真阳于内府。

【主治】　麻疹。中气虚寒,浮阳外越,有不得终日之势。

熟大黄汤

【方源】　《三因极一病证方论》卷十三。

【组成】　大黄(切如豆大)、生姜(切)各15克。

【用法】　上同炒令焦黄,以水浸1宿,五更去渣顿服。天明所下如鸡肝者,即恶物出。

【主治】　①《三因极一病证方论》:坠堕闪肭,腰痛不能屈伸。

②《世医得效方》:打仆腰痛,恶血蓄瘀,痛不可忍。

熟附子汤

【方源】　《杂病源流犀烛》卷十七。

【组成】　附子(去皮)、白矾各30克。

【用法】　上药研为末。每服9克,米饮下。

【主治】　便血。下血虚寒,日久肠冷。

摩膏

【方源】　《备急千金要方》卷二十一。

【组成】　生当陆500克,猪膏500克。

【用法】　上药和煎令黄,去渣。以摩肿,亦可服少许,并涂以纸覆之,燥辄敷之。

【主治】　水肿。

【方论】　《千金方衍义》:用商陆、猪脂外摩消肿,其法最善,取服良非所宜,此瞑眩之品不减苦瓠,苟非水土刚强,禀质壮实,病邪全盛之时,难以任此。吾吴风气柔弱,每见愚医不审而率意妄投,未有不相引丧亡而已,因识此以为盲瞽之戒。

摩风膏

【方源】　《重楼玉钥》卷上。

【组成】　川乌(即大川附子之尖)1个,灯心草灰1.5克。

【用法】　以乳钵底磨汁入辛乌散用。

【主治】　喉风。

摩头附子膏

【方源】　《圣济总录》卷十六。

【组成】　附子(炮裂,去皮脐)、盐花各15克。

【用法】　上药研为细散,以麻油和如稀饧。洗

头摩之,1日3次。

【主治】　风头眩。

潜灵散

【方源】　《仙拈集》卷三。

【组成】　鳖甲(陈醋500克,将甲用醋淬炙,完醋为度)1个。

【用法】　上药研为末。每次9克,黄酒下。

【主治】　妇女经闭,并血崩,儿枕作痛。

鹤顶丹(1)

【方源】　方出《仁斋直指方论》卷七,名见《金匮翼》卷二。

【组成】　虢丹、白矾各60克。

【用法】　以钱王砖挖一火孔,先入虢丹,次入白矾,盖顶,用炭煅至火尽矾枯丹黑,出火毒,研细,煮稀面糊为丸,如麻子大。每次15丸,用沸汤泡生姜汁送下。诸顽痰迷塞,关窍不通,声音不出,以30丸研末,入全蝎少许,用自然姜汁澄取清者调灌,须臾吐痰即效。凡喘促胸膈澎湃,寸脉急数,须从权吐之,中满由实而喘者,予解毒雄黄丸。

【功用】　控痰开窍。

【主治】　①《仁斋直指方论》:喘嗽,顽痰迷塞,关窍不通,声音不出。

②《鸡鸣录》:痰厥。

鹤顶丹(2)

【方源】　《活幼心书》卷下。

【异名】　二仙丹(《外科传薪集》)。

【组成】　白矾30克,真银朱15克。

【用法】　上药研为末,用熨斗盛少炭火,坐小瓦盏在上,平抄矾、朱末3克,入盏中熔化,急刮出就搓成丸。每次1丸,研细,茶清调匀温服,或入姜汁少许同炒下。听心上有隐隐微声,结者自散。不动脏腑,不伤真气,无问虚实证皆可投。

【主治】　①《活幼心书》:阴阳二证结胸。

②《医学入门》:痰症发热,或咽喉如曳锯者。

③《杂病源流犀烛》:痰厥。

【方论】　白矾能化痰解毒,银朱是水银或硫黄炼成,专破积聚,故治结胸,胜陷胸、承气、泻心三药。

鹤虱散(1)

【方源】　《普济方》卷二三九引《备急千金要方》。

【组成】 波斯鹤虱90克。

【用法】 上药研为散。以肥猪肉或肥羊肉,加葱豉为汁,每次3克,不食晚饭,次日晨空腹以汁和服。

【主治】 蛔虫并三虫及诸虫。

鹤虱散(2)

【方源】 《圣济总录》卷九十九。

【组成】 鹤虱(微炒)60克,藋芦(微炒)30克。

【用法】 上药研为细散。每次3克,用猪羊肉汁调下,早、午、夜各1次。

【主治】 三虫。

鹤虱槟榔汤

【方源】 《外台秘要》卷七引《必效方》。

【组成】 鹤虱60克(小儿用30克),槟榔14枚。

【用法】 以猪肉汁煮槟榔,去渣,纳鹤虱末,先夜不食,明旦空腹顿服之。须臾病下及吐水,永愈。

【主治】 胃心痛。

【宜忌】 忌生冷,酢七日。

熨痛丸

【方源】 《圣济总录》卷一四八。

【组成】 雄黄(研)、白矾(熬令汁枯)各15克。

【用法】 上药研为末,蜡和,乘热为丸,如弹子大,以蜡纸收藏。遇螫,将药火上炙令热,乘热熨痛处,冷又炙,熨数次。

【主治】 蝎螫。

十六画

靛花丸

【方源】 《景岳全书》卷六十。

【组成】 靛花、薄荷叶(苏州者)各等份。

【用法】 上药研为细散,炼蜜为丸,如弹子大。每次1丸,临睡嚼化。

【主治】 缠喉风,声不出。

橘皮丸(1)

【方源】 《鸡峰普济方》卷三十。

【组成】 橘皮(不拘多少,只拣久者,不去白)。

【用法】 上药研为细散,研大蒜和为膏,如樱桃大。每次1~2粒,开水嚼下,不拘时候。

【主治】 五膈五噎,饮食不下,肌肤羸瘦。

橘皮丸(2)

【方源】 《脚气治法总要》卷下。

【组成】 橘皮(去瓤)120克,生姜60克。

【用法】 上药研为末,以蜜炼化去上沫,下药末入内,熬成膏,可丸即丸,如梧桐子大,每次30丸,生姜汤送下。每日服之,即不生壅滞。

【主治】 脚气。风燥便秘,气不下行,中焦胀满,饮食少思。

橘皮汤(1)

【方源】 《圣济总录》卷四十。

【组成】 陈皮(汤浸,去白,焙)、人参各90克。

【用法】 上药研为粗末。每次12克,加生姜3片,水煎,去渣温服,1日3次。

【主治】 ①《圣济总录》:霍乱,烦躁,卧不安。

②《保婴撮要》:小儿痘疹,呕吐不止,饮食不入。

橘皮汤(2)

【方源】 《普济方》卷一八七。

【组成】 陈皮(汤浸,去白,焙)15克,枳壳(麸炒)45克。

【用法】 上药研为粗散。每次15克,加生姜3片,水煎,去渣温服,1日3次,空腹、日午、临卧各1次。

【主治】 胸痹短气。

橘红汤

【方源】 方出《证类本草》卷二十三引孙尚方,名见《杂病源流犀烛》卷四。

【组成】 橘皮(汤浸,去瓤,锉)12克,枳壳

6 克。

【用法】　水煎服。

【主治】　①《证类本草》引孙尚方:诸吃噎。

②《杂病源流犀烛》:干呕。

橘皮散

【方源】　《杂病源流犀烛》卷十五。

【组成】　陈皮(去白,切,姜汁浸过 1 宿)240 克。

【用法】　砂罐内重汤煮干,焙,研末。每次 9 克,加大枣(去核)10 枚,水煎,连枣服用。

【主治】　足太阴疟,不乐,善太息,不嗜食,先寒后热,或寒多。

橘皮粥

【方源】　《药粥疗法》引《饮食辨录》。

【组成】　橘皮(鲜者 30 克)10～20 克、粳米 50～100 克。

【用法】　先把橘皮煎取药汁,去渣,然后加入粳米煮粥。或将橘皮晒干,研为细末,每次用 3～5 克,调入已煮沸的稀粥中,再同煮为粥。一般 2～3 天为 1 个疗程。

【功用】　顺气,健胃,化痰,止咳。

【主治】　脾胃气滞,脘腹胀满,消化不良,食欲缺乏,恶心呕吐,咳嗽多痰,胸膈满闷。

【宜忌】　本方适用于痰多咳嗽,对阴虚燥咳,或干咳无痰的病人不宜选用,呕血患者忌服。

橘杏汤

【方源】　《医宗必读》卷九。

【组成】　苦杏仁(汤泡,去皮尖,炒黄)15 克,橘红(去白,净)7.5 克。

【用法】　加生姜 3 片,水煎服。

【主治】　脉浮,气秘。

【加减】　若脉沉为血秘,以桃仁代苦杏仁。

橘香散

【方源】　《袖珍方大全》卷四引《太平圣惠方》。

【组成】　陈皮(汤浸,去白,晒,面炒黄)。

【用法】　上药研为末,麝香研。每次 6 克,酒调下。

【主治】　小儿吹乳致乳痈,痛极不可忍者,未

结即散,已结即溃。

橘姜丸

【方源】　《医学入门》卷七。

【组成】　陈皮、生姜(同捣,焙干)各 60 克。

【用法】　上药研为末,用神曲末 60 克,打糊为丸,如梧桐子大。每次 30～50 丸,食后临卧米饮送下。

【主治】　久患气嗽。

橘姜汤

【方源】　《圣济总录》卷四十。

【组成】　陈皮(汤浸,去白,焙)30 克,生姜 60 克。

【用法】　上药研为散。每次 15 克,入醋少许,水煎,去渣温服。

【主治】　①《圣济总录》:霍乱后,烦躁,卧不安。

②《普济方》:小儿痢后虚,手足心热,痢纵未断。

橘姜饮

【方源】　《普济方》卷一三六引《是斋百一选方》。

【组成】　陈皮(水洗,不去白)6 克,生姜(捶碎,不去皮)12 克。

【用法】　水煎,通口并服。

【主治】　身热,头晕重,未辨阴阳,夹湿伤寒暑等疾。

橘核散

【方源】　方出《本草衍义》卷十八,名见《便览》卷三。

【组成】　橘核(炒,去壳,为末)。

【用法】　酒调服。

【主治】　①《本草衍义》:肾疰腰痛,膀胱气痛。

②《便览》:小肠气痛坚硬。

橘子仁汤

【方源】　《类编朱氏集验方》卷三。

【组成】　橘子仁(炒)。

【用法】　每次 3 克,酒煎,和滓空腹服。

【主治】　气攻腰痛。

橘皮半夏汤

【方源】　《太平惠民和剂局方》卷四(吴直阁增诸家名方)。

【组成】　陈皮(去白)、半夏(煮)各210克。

【用法】　上药研为粗散。每次9克,加生姜10片,水煎,去渣温服,不拘时候。

【主治】　肺胃虚弱,好食酸冷,寒痰停积,呕逆恶心,涎唾稠黏;或积吐,粥药不下,手足逆冷,目眩身重;又治伤寒时气,欲吐不吐,欲呕不呕,昏愦闷乱;或饮酒过多,中寒停饮,喉中涎声,干哕不止。

橘皮杏仁丸

【方源】　《鸡峰普济方》卷十三。

【组成】　橘皮120克,苦杏仁(半熟者)36克。

【用法】　上药研为细散,炼蜜为丸,如绿豆大。每次50～70丸,白汤送下,不拘时候。

【主治】　大便秘。

醍醐酒

【方源】　《养老奉亲书》。

【组成】　萝卜自然汁30毫升,热酒30毫升。

【用法】　相和令匀,再用汤温过服之。

【主治】　鼻衄。

醒神散

【方源】　《活人方汇编》卷一。

【组成】　猪牙皂(炙,去皮)3克,北细辛(焙燥)0.3克。

【用法】　上为极细末。吹鼻取嚏。神明犹醒者可治;无嚏则九窍闭,神气散者不治。

【功用】　透窍,开关醒神。

【主治】　中风昏愦,不省人事,口噤不能言语。

醒脾丸

【方源】　《扁鹊心书·神方》。

【组成】　川乌(姜汁浸,去黑皮,切片)150克,大蒜(煨,去皮)90克。

【用法】　上药研为末,醋糊为丸,如梧桐子大。每次20丸,米饮送下。

【主治】　久痛不愈。

醒脾散

【方源】　《小儿卫生总微论方》卷十。

【组成】　天南星(沸汤浸洗7次)。

【用法】　上药研为细散。每次1岁儿1.5克,加冬瓜子7粒,用河水同煎,放温旋旋与之。

【主治】　小儿吐泻初定,脾胃虚弱,恐生风者。

颠倒散

【方源】　《医宗金鉴》卷六十五。

【异名】　二黄散(原书卷七十)。

【组成】　大黄、硫黄各等份。

【用法】　上药研为细散。以凉水调敷。

【主治】　酒渣鼻,肺风粉刺。

颠倒木金散

【方源】　《医宗金鉴》卷四十三。

【组成】　木香、郁金。

【用法】　上药研为末。每次6克,老酒调下。

【主治】　气、血、热饮、老痰之胸痛。

【加减】　虚者,加人参;气郁痛者,以倍木香君之;血郁痛者,以倍郁金君之。

薤开水

【方源】　《外台秘要》卷二十六引《崔氏方》。

【组成】　薤白(切)7克,羊肾脂10克。

【用法】　缓火煎令薤白黄,去渣顿服;未愈更服即止。得脓血与粪相和即愈。

【主治】　肠痔,大便后出血。

薤叶膏

【方源】　《圣济总录》卷一三四。

【组成】　薤叶(半和白用)、赤石脂各30克。

【用法】　上捣研如泥。敷疮上。永无瘢痕。

【主治】　烫火所伤,热痛。

薤白粥

【方源】　《医方类聚》卷一四一引《食医心镜》。

【组成】　薤白(切)15克,粳米100克。

【用法】　上相和,煮作粥,任着葱、椒,搅令熟,空腹食之。

【主治】　脾虚冷,下白脓痢及水谷痢。

薯蓣酒

【方源】　方出《证类本草》卷六引《食医心镜》，名见《医方类聚》卷二十四。

【组成】　生薯蓣（刮去皮，以刀切碎，令细烂）、酒。

【用法】　以酒于铛中煮，酒沸，下薯蓣，更添酒，不得搅，待熟，着盐、葱白，空腹服。

【主治】　①《证类本草》引《食医心镜》：下焦虚冷，小便数，瘦损无力。②《医方类聚》引《食医心镜》：头风口动，眼眴，脚膝顽痹无力。

【备考】　《医方类聚》引《食医心镜》有酥、蜜、椒。

薯蓣半夏粥

【方源】　《医学衷中参西录》上册。

【组成】　山药（轧细）30 克，清半夏 30 克。

【用法】　先将半夏用微温之水淘洗数次，不使分毫有矾味，用做饭小锅（勿用药甑）煎取清汤约两杯半，去渣，调入山药细末，再煎二三沸，其粥即成。和白砂糖食之。

【主治】　胃气上逆，冲气上冲，以致呕吐不止，闻药气则呕吐益甚，诸药皆不能下咽者。

【加减】　若上焦有热者，以柿霜代砂糖；凉者，用粥送服干姜细末 1.5 克。

薯蓣鸡子黄粥

【方源】　《医学衷中参西录》上册。

【组成】　山药（轧细过罗）500 克，鸡子数枚。

【用法】　每次用药 21～30 克，和凉水调入锅内，置炉上，不住以箸搅之，二三沸即成粥，鸡子煮熟，取其黄捏碎，调粥中服之。若小儿服，或少调以白糖亦可。

【主治】　肠滑不固之久泄泻。

【验案】　泄泻　一人年近五旬，泄泻半载不愈，羸弱已甚。遣人来询方，言屡次延医服药，皆分毫无效，授以薯蓣粥方。数日又来，言服之虽有效验，泻仍不止。遂俾用鸡子数枚煮熟，取其黄捏碎，调粥中服之，两次而愈。盖鸡子黄，有固涩大肠之功，且较鸡子白易消化也。以后此方用过数次，皆随手奏效。

薏苡饼

【方源】　《圣济总录》卷一八八。

【组成】　薏苡仁。

【用法】　熟水淘，捣罗如做米粉法，以枣肉、乳汁拌和做团，如蒸饼大，依法蒸熟。随性食之。夏用粉不得留经宿，恐酸坏。

【功用】　补益。

【主治】　虚劳。

薏苡散

【方源】　《惠直堂方》卷二。

【组成】　薏苡仁 90 克。

【用法】　上药研为末。水煎，入黄酒 50 毫升，分 5 次温服。或炒为散服。

【主治】　肺痈。咳嗽吐脓腥臭及有血者，并胸膈上隐隐有痛处。

薏苡羹

【方源】　《圣济总录》卷一八八。

【组成】　薏苡仁。

【用法】　同羊肉做羹，甘酸随性如常法，下葱、豉煮令香熟，食之。

【功用】　轻身，益气，嗜食。

【主治】　虚劳。

薏苡仁酒

【方源】　《本草纲目》卷二十五。

【组成】　薏苡仁粉。

【用法】　同曲米酿酒，或袋盛煮酒，饮之。

【功用】　去风湿，强筋骨，健脾胃。

薏苡仁散

【方源】　《医学正传》卷五引东垣方。

【组成】　薏苡仁不拘多少。

【用法】　上药研为细散。以猪肺 1 个煮熟，蘸药食之。

【主治】　肺损咯血。

薄荷粥

【方源】　《长寿药粥谱》。

【组成】　新鲜薄荷 30 克（或干薄荷 15 克），

【用法】　煎汤，候冷，以粳米 100 克煮粥，待粥将成时，加入冰糖适量及薄荷汤，再煮一二沸即可服。

【功用】　清热解暑,疏散风热,清利咽喉。

【主治】　中老年人风热感冒,头痛目赤,咽喉肿痛,并可作炎夏防暑解热饮料。

【宜忌】　可供夏季午后凉服,秋、冬不宜服;不宜多服久食。

薄荷蜜

【方源】　《三因极一病证方论》卷十六。

【组成】　薄荷自然汁、白蜜各等份。

【用法】　先以生姜片蘸水揩洗净,敷之。

【主治】　舌上生白苔,干涩,语话不真。

噤口丹

【方源】　《脉因证治》卷上。

【组成】　枇杷叶(蜜炙)10 张,朱砂(末)10 个。

【用法】　熟蜜调,抹口上。

【主治】　噤口痢,呕不纳食;亦治痢吐食。

整睫散

【方源】　《圣济总录》卷一〇五。

【组成】　白善土、胆矾各 1.5 克(均生用)。

【用法】　上药研为散。沸汤浸,洗眼睑,不要洗入眼里。

【主治】　睑烂风眼疾。

豭鼠粪汤

【方源】　《外台秘要》卷二引《范汪方》。

【异名】　立效汤(《普济方》卷一四六)。

【组成】　蘼 1 大把,豭鼠粪 14 枚。

【用法】　水煎,尽饮之。温卧汗出便愈,亦理劳复。

【主治】　伤寒病后,男子阴易。

螃蟹酒

【方源】　《仙拈集》卷四。

【组成】　蟹壳(炙脆)1 个。

【用法】　上药研为末。临睡黄酒冲服。

【主治】　肿毒初起。

鲮鲤甲散

【方源】　《圣济总录》卷一二八。

【组成】　鲮鲤甲(烧灰)30 克,瓜蒌(烧灰)

1 枚。

【用法】　上药研为散。每次 6 克,空心用葱酒调下,至晚再服。

【主治】　乳痈。结硬疼痛不可忍。

鹧鸪酒

【方源】　《普济方》卷二五二。

【组成】　鹧鸪、羊肉。

【用法】　以酒煮服之。

【主治】　瘴及蛊气欲死者。

磨刀散

【方源】　《普济方》卷三七七。

【组成】　木贼(为末)15 克,腊茶 4.5 克。

【用法】　上药研为末。每次 1.5 克,以磨刀清水调下,不拘时候。服罢吃少许人参。

【主治】　一切风痫。

瘰疬酒

【方源】　《外科十三方考》。

【组成】　臭牡丹、烧酒。

【用法】　以臭牡丹浸烧酒服之,须连续饮用。未溃者,约 1 个月时间即可痊愈。

【主治】　瘰疬。

瘰疬敷药

【方源】　《外科大成》卷二。

【组成】　独核肥皂子(择新到者)。

【用法】　用好醋浸 1 宿,次日文火煮透,捣烂如泥,罨肿发处。微肿微痛渐消。

【主治】　瘰疬。

瘰疬收口药方

【方源】　《种福堂方》卷二。

【组成】　龟板(煅过,埋地中 49 日,如要紧埋 7 日亦可)、青果(阴干,煅)。

【用法】　上药为细末用。

【功用】　收口

【主治】　瘰疬。

凝石散

【方源】　《杨氏家藏方》卷十四。

【组成】　寒水石(煅成粉)90 克,蛤粉 30 克。

【用法】　上研匀。每用鸡子清入生油调稀,以翎毛温药扫伤处。

【主治】　汤火所伤,皮肉溃烂,赤焮肿痛,脓水不干,或疮痂未退,肌肤急痛,应诸恶疮,悉能收敛。

凝真丹

【方源】　《简易》引《诜诜书》(见《医方类聚》卷一四九)。

【组成】　益智仁 60 克。

【用法】　治上丹不凝结,用饼饽药,搜面裹煨,令面焦,去面,为细末,每用少许搐鼻中。久用,清涕自止。治中丹不凝结,酸醋浸益智仁 3 宿,焙干,为细末,醋煮面糊为丸,如梧桐子大。每次 30～50 丸,盐汤送下。治下丹不凝结,以盐水浸益智仁 3 宿,焙干,为细末,盐煮面糊为丸,如梧桐子大。每次 30～50 丸,空腹盐汤送下,不可用酒服,恐散真气。

【主治】　治丈夫三丹不凝结,致真气不固,精清精滑,饮食不美,四肢怠惰,昏困嗜卧。上丹不凝结,则常多感冒,鼻流清涕,头目昏痛。中丹不凝结,则发热自汗,心悸惊,恍惚健忘,不能饮食。下丹不凝结,则真气不固,梦遗白浊,胸中短气,面黄体虚,形瘦瘁,情思不乐,饮食减少,惊悸恍惚。

糖贝饮

【方源】　《仙拈集》卷二。

【组成】　贝母、冰糖各 60 克。

【用法】　每早用 9 克,开水调鸡子清 1 个同服。

【主治】　劳嗽。

糖杏饮

【方源】　《仙拈集》卷二。

【组成】　苦杏仁 30 克,冰糖 27 克。

【用法】　苦杏仁捣烂如泥,分为 3 服。每次内加冰糖 9 克,共入盖碗内,用滚水冲,盖片时,俟温,连仁末服下,早、晚各 1 次。3 服而愈,如以苦杏仁煎则无效。

【主治】　劳嗽。

糖姜饼

【方源】　《医学从众录》卷五。

【组成】　糖糟 500 克,生姜 120 克。

【用法】　先将糖糟打烂,和姜再捣做小饼,晒干,于瓷瓶内,置灶烟柜上。每日清晨将饼 1 枚泡滚水内,少停饮汤。

【主治】　噎膈。

糖葡萄

【方源】　《经验广集》卷二。

【组成】　水葡萄头(15 厘米长)30 根,砂糖120 克。

【用法】　水煎滚,待温服下。

【主治】　绞肠痧腹痛。

避寒术

【方源】　《医心方》卷二十六引《灵奇方》。

【组成】　门冬、茯苓各等份。

【用法】　上药研为末。每服 1.5 克,1 日2 次。

【功用】　避寒,冬可单衣。

十七画

藁本汤

【方源】　《保命集》卷中。

【组成】　藁本 15 克,苍术 30 克。

【用法】　上药研为粗末。每次 30 克,水煎,温服。服煮黄丸得利后,以本方去其余邪。

【主治】　大实心痛,大便已利。

霜叶散

【方源】　《普济方》卷三九五。

【组成】　干桑叶、藿香各 15 克。

【用法】　上药研为末。每次 1.5 克,以粥饮调下,不拘时候。

【主治】　小儿霍乱吐利。

霜连散

【方源】　《松崖说疫》卷二。

【组成】　百草霜、黄连各等份。

【用法】　上药研为末。每次6克,黄酒送下,1日3次。

【主治】　挟热下痢脓血。

霞天曲

【方源】　《全国中药成药处方集》(福州方)。

【组成】　半夏(为末)、黄牛肉汁。

【用法】　炼为曲,入草庵7日,待生黄衣,悬挂通风处,陈久者佳。

【功用】　消痰饮,健脾胃。

【主治】　沉疴痼疾。

擦牙散

【方源】　《仙拈集》卷二。

【组成】　生石膏、生白矾各等份。

【用法】　研细末。用微热蘸指擦。甚妙。洗齿必于晚间,漱齿必于饭后,无病常擦最妙。

【功用】　去痛固齿。

嚏惊散

【方源】　《仁斋直指小儿方论》卷一。

【异名】　嚏关散(《婴童百问》卷二)。

【组成】　半夏(生)3克,皂角1.5克

【用法】　上药研为末。每用少许,用管子吹入鼻。立醒。

【功用】　通关定惊。

【主治】　《古今医统大全》:小儿一切惊风,不省人事,牙关紧闭者。

螵蛸丸

【方源】　《医级》卷八。

【组成】　桑螵蛸(炙燥)。

【用法】　上药研为末,糯米饭为丸。空腹米饮送下。

【主治】　夜卧遗尿。

螵蛸散(1)

【方源】　《普济方》卷三六〇引《太平圣惠方》。

【组成】　胭脂、海螵蛸。

【用法】　上药研为末。油调擦。

【主治】　小儿脐中脓出不干。

螵蛸散(2)

【方源】　《圣济总录》卷一一九。

【组成】　桑螵蛸(炙黄)。

【用法】　上药研为散。每次1.5克,莱菔汁调下。

【主治】　木舌肿强。

螵蛸散(3)

【方源】　《圣济总录》卷一八一。

【组成】　桑螵蛸(须桑上者,微炙,为末)。

【用法】　入麝香少许,同研。先用物拭净脓,然后掺药。

【主治】　小儿聤耳出脓。

螺青散

【方源】　《普济方》卷二九九。

【组成】　五倍子(去蛀末,拣净)10克,螺儿青100克。

【用法】　上药研为细散。每用少许,掺之。

【主治】　口疮。

魏香散

【方源】　《阎氏小儿方论》。

【组成】　蓬莪术15克,真阿魏3克。

【用法】　先用温水化阿魏,浸蓬莪术一昼夜,焙干,为细末。每次0.75～1.5克,煎紫苏子米饮,空腹调下。

【主治】　小儿盘肠、内吊,腹中极痛,干啼后偃。

臌胀丸

【方源】　《丁甘仁家传珍方选》。

【组成】　黄牛粪(煅炭)、六神曲各等份。

【用法】　上药研为末,水泛为丸服。

【主治】　臌胀。

臁疮膏

【方源】　《普济方》卷二七六。

【组成】 百草霜不拘多少,黄腊 1 小块(熔开,匀成饼)。

【用法】 先以醋水洗净,贴上,以片帛裹之。

【主治】 臁疮。

麋角丸

【方源】 《鸡峰普济方》卷七。

【组成】 生麋角(镑为屑)300 克,附子 30 克。

【用法】 上药研为细散,酒煮面糊为丸,如梧桐子大。每次 30～40 丸,空心米饮送下。

【功用】 久服填骨髓,补虚劳,驻颜色,去万病。

【主治】 真元亏耗,营卫劳伤,精液不固,大便不调,食少乏力。

濡肠丸

【方源】 《普济方》卷一四三。

【组成】 威灵仙、黑牵牛子各等份。

【用法】 上药治下筛,炼蜜为丸,如梧桐子大。

每次 30 丸,白饮送下。

【主治】 少阴病,无热寒强,大便累日不通者。

濡脏汤

【方源】 《圣济总录》卷一六六。

【组成】 生葛根 150 克(切,无生者用干葛根 60 克),大黄(锉,炒)15 克。

【用法】 上药研为粗末。每次 9 克,水煎,去渣温服。以利为度。

【主治】 妇人产后大小便不通六七日,腹中有燥屎,寒热烦闷,气短汗出,腹满。

糟米涂方

【方源】 《圣济总录》卷一四四。

【组成】 酒糟 1000 克,糯米 1000 克。

【用法】 上药相和,酒煮稀稠得所。取出乘温涂患处,外封裹之,1 日 2 次。

【主治】 伤折,恶血不散,疼痛。

十八画

藕蜜浆

【方源】 《圣济总录》卷一八八。

【组成】 生藕(去皮节,切)、炼蜜各 250 克。

【用法】 新汲水化蜜令散,纳藕于蜜水中,浸半日许,渴即量意食藕并饮汁。

【主治】 消渴,口干,心中烦热。

藜芦丸

【方源】 《备急千金要方》卷九。

【组成】 藜芦、附子各 30 克。

【用法】 上药研为末,炼蜜为丸,如扁豆大。伤寒不食服 2 丸,不知增之。

【主治】 伤寒得病一日已上,四日已来,不得吐。

藜芦散

【方源】 《类编朱氏集验方》卷十二。

【组成】 藜芦不拘多少。

【用法】 用盐少许,以鲫鱼煎油涂。

【主治】 疥疮。

藤花酒

【方源】 《仙拈集》卷四。

【组成】 大血藤 30 克,紫花地丁 30 克。

【用法】 大血藤用好酒碗,饮醉卧,午后用紫花地丁 30 克,亦以好酒煎服后,痛必渐止,再服。

【主治】 肠痈。生于小肚角,微肿而小腹隐痛不止,皮色不变者。

藤黄炼

【方源】 《经验良方》。

【组成】 藤黄 10 克,生姜 30 克。

【用法】 烧酒炼和。1 日服尽。

【主治】 实证水肿。

藤黄煮酒散

【方源】 《医方类聚》卷一七七引《施圆端效

方》。

【组成】　鹭鸶藤(茎叶干,用花尤妙)60克,生地黄(干者)30克。

【用法】　上药研为粗末。酒2000毫升,和入大瓶内,油纸竹叶牢封瓶口,悬釜内煮,香熟后冷,就瓶纱滤出酒。每次30毫升,日3次,夜1次,温凉随时顺意服。

【主治】　痈肿,疮深附骨;在腹虽肿,皮肤不热,颜色如故;一切危恶或瘘或痔,经年不愈;妇人奶疽,连岁不愈;一切血气不和,留蓄疙瘩,挛痹于筋骨,不能行步者。

礞石丸

【方源】　《仁斋直指小儿方论》卷二。

【组成】　青礞石(捣碎)30克,焰硝15克(同礞石入坩埚内,用炭火煅令通红,候冷)。

【用法】　上药研为末,雪糕薄糊为丸,如绿豆大。每次2丸,急风,薄荷、荆芥泡汤调下;慢风、慢脾风,用南木香煎汤调下。

【功用】　利痰。

【主治】　急慢脾风。

【方论】　礞石、焰硝、古文钱辈,虽能利痰,然其性非胃家所好,须以木香佐之。

瞻仰丸

【方源】　《奇效良方》卷十二。

【组成】　常山120克,草果30克(各炒存性)。

【用法】　上药研为末,薄糊为丸,如梧桐子大。每次40丸,临卧冷酒送下,五更时再服30丸。

【主治】　一切疟疾。

【宜忌】　忌热汤并羊肉。

蟾肝丸

【方源】　《医学入门》卷八。

【组成】　蟾肝(端午日取)1具,雄黄15克。

【用法】　捣为丸,如绿豆大,朱砂为衣。每次3丸,葱酒送下。如痘疹不出,用胡荽酒送下最妙。

【功用】　发汗解毒。

【主治】　痈疽,疔毒痘疹。

蟾矾散

【方源】　方出《太平圣惠方》卷三十六,名见《普济方》卷二九九。

【组成】　胆矾10克,干蟾(炙)10克。

【用法】　上药研为末。每取小豆大,掺在疮上,良久,用新汲水漱口,水尽为度。

【主治】　口舌生疮。

蟾酥丸

【方源】　方出《太平圣惠方》卷三十四,名见《圣济总录》卷一一七。

【组成】　蟾酥(汤浸,研)3克,麝香3克。

【用法】　上研为丸,如麻子大。每用1丸,以绵裹,于痛处咬之,有涎即吐却。

【主治】　①《太平圣惠方》:牙痛。

②《圣济总录》:口疮,积年不愈。

蟾酥膏

【方源】　《奇效良方》卷五十四。

【组成】　蟾酥(汤浸湿)5片,腻粉3克。

【用法】　将蟾酥于盆中,以腻粉同和令匀。先用针拨破头边,以后涂药,密裹之。

【主治】　肉刺。

瞿麦散

【方源】　《外台秘要》卷二十一引《广济方》。

【组成】　瞿麦、干姜各20克。

【用法】　上药研为散。每次3克,以井花水下,1日3次。

【主治】　眯目不出,生肤翳。

鹭鸶藤散

【方源】　《杨氏家藏方》卷四。

【组成】　鹭鸶花、苏方木各等份

【用法】　上锉,入淀粉少许。每用30克,水煎数沸,乘热先蒸,候通手即洗。

【主治】　腿膝疼痛。

翻风散

【方源】　《接骨图说》。

【组成】　轻粉3克,山椒末6克。

【用法】　上药研为细散。水调涂。

【主治】　手掌及软骨高起,不痛不脓,无寒热者。

翻肛散

【方源】　《外科大成》卷二。

【组成】　枳壳(生用)90 克,陈皮 30 克。

【用法】　水煎,空腹服。外用唤痔散敷之。内痔服此剂,即时翻出。

【主治】　痔。

十九画

藿菜羹

【方源】　《养老奉亲书》。

【组成】　藿菜(切)120 克,鲫鱼肉 150 克。

【用法】　煮做羹,下五味椒姜,并调少面,空腹食之。

【功用】　补益。

【主治】　老人脾胃气弱,饮食不多,赢乏。

藻药散

【方源】　《证治准绳·疡医》卷五。

【组成】　海藻(酒洗)30 克,黄药子(万州者佳)60 克。

【用法】　上药研为末。置掌中,以舌时时舐,以津咽下。消三分之二止药。

【主治】　气瘿。

【宜忌】　忌厚味,戒酒色。

蟹足散

【方源】　《圣济总录》卷一六七。

【组成】　生蟹足骨(焙干)、白蔹各 15 克。

【用法】　上药研为散。乳汁和,涂囟上,以愈为度。

【主治】　小儿解颅不合。

蟹黄散(1)

【方源】　《仙拈集》卷四。

【组成】　蟹黄 30 克,神曲 9 克。

【用法】　上药研为末。蜜调涂患处,湿则干搽。

【主治】　漆疮。

蟹黄散(2)

【方源】　《绛囊撮要》。

【组成】　蟹黄(晒干)、滑石(研末)。

【用法】　上药研为末。以白蜜调涂。先以老

杉木屑煎汤洗。

【主治】　漆疮。

麒麟竭散(1)

【方源】　《太平圣惠方》卷八十。

【组成】　麒麟竭 10 克,蒲黄 30 克。

【用法】　上药研为细散。每次 6 克,以温酒调下,不拘时候。

【主治】　产后血邪攻心,恍惚如狂。

麒麟竭散(2)

【方源】　《卫生家宝产科备要》卷六。

【组成】　麒麟竭(为末)30 克,生姜(切碎)15 克。

【用法】　上用酒 50 毫升同煎,去渣,分 2 次带热通口服。

【主治】　产后恶血攻心,渐次晕闷。

赢瘦丸

【方源】　《太平圣惠方》卷九十三。

【组成】　椿树根皮(干者)。

【用法】　上药研为末,以好粟米淘去泔,研取末,浓煮做糊和丸,如绿豆大。每次 5 丸,以粥饮送下,1 日 3～4 次。

【主治】　小儿痢,渴不止。

鳖甲丸

【方源】　《医级》卷七。

【组成】　鳖甲(酒炙)、乌梅(去核,蒸)。

【用法】　上药研为末,为丸。每次 9 克。

【主治】　疟疾屡散,取汗既多,发于昼者。

鳖甲汤

【方源】　《伤寒总病论》卷四。

【组成】　灯心草 1 把,鳖甲 60 克。

【用法】　水煎,去渣,分2次温服。

【主治】　温病斑痘烦喘,小便不利。

鳖甲散(1)

【方源】　《太平圣惠方》卷六十。

【组成】　鳖甲(涂醋,炙令黄,去裙)90克,槟榔60克。

【用法】　上药研为细散。每次6克,食前以粥饮调下。

【主治】　痔。肛边生鼠乳,气壅疼痛。

鳖甲散(2)

【方源】　《鸡峰普济方》卷十一。

【组成】　鳖甲45克,诃黎勒皮30克。

【用法】　上药研为细散。每次6克,食前煎生姜橘皮汤调下。

【主治】　痞气。心腹坚胀,饮食不消。

鳖头散

【方源】　《圣济总录》卷一七九。

【组成】　鳖头(烧灰存性)1个,莨菪子(炒)21克。

【用法】　上药研为散。先以新砖(烧赤)一片,以醋沃之,候冷热得所,即掺药于砖上坐之。

【主治】　小儿脱肛。

鳖蒜汤

【方源】　《首批国家级名老中医效验秘方精选》。

【组成】　鳖鱼500克,独头大蒜200克,或鳖甲30～60克,大蒜15～30克。

【用法】　以鳖鱼、大蒜水煮烂熟,勿入盐,每日1剂,分3次(早、午、晚)饮汤食鱼和蒜令尽。或用鳖甲、大蒜为主,辨证配药,每日1剂,水煎2次,上、下午各服1次。

【功用】　益肝阴,健脾气,破瘀软坚,行气利水,消食杀虫。

【主治】　臌胀(肝硬化,脾肿大)。

【加减】　若胁痛甚者,可合四逆散(柴胡、枳实各10克,白芍15～30克,甘草5克)、金铃子散(金铃子、延胡索各10～15克)、失笑散(五灵脂、蒲黄各10～15克);若脘痞腹胀纳呆者,酌合枳术丸、保和丸、平胃散、六君子汤。

【方论】　本方鳖甲性味咸寒,功能入肝以育阴潜阳,破瘀软坚;大蒜性味辛温,功能健脾暖胃,辟秽杀虫,行气导滞,破瘀利水。二药一阴一阳,相须相济,能攻能补,合而用之,对肝脾气滞血瘀而又气血不足的寒热虚实错杂之臌胀有良效。

二十画及以上

鳜胆煎

【异名】　鳜鱼酒(《鸡峰普济方》卷二十四)。

【方源】　《圣济总录》卷一二四。

【组成】　鳜鱼胆(唯腊月收者最佳)。

【用法】　腊月取,挂于北檐下阴干。每有鱼鲠,即取1皂子许,以酒合煎化呷。若得逆便吐,骨随涎出;未吐,更饮温酒,以吐为度;又未出,更煎一服,无不出者。此药应是鲠在脏腑中,日久疼痛,黄瘦甚者,服之皆出。若卒无鳜鱼,鲎鱼、鲩鱼、鲫鱼亦可。

【主治】　一切骨鲠或竹木刺喉中不下。

糯米丸

【方源】　《眼科阐微》卷三。

【组成】　丝瓜叶、糯米粉。

【用法】　丝瓜叶煮烂,糯米粉调蒸,做饼如圆眼。吃数日。即愈。

【主治】　雀目。

糯米糊

【方源】　《医学入门》卷三。

【组成】　糯米500克,山药30克。

【用法】　上药研为末,每30克加砂糖15克,胡椒末少许,早晨极滚汤调服。

【主治】　泄泻。

糯米散

【方源】　《古今医统大全》卷七十七引《医林集

要》。

【组成】　大斑蝥（去头足翅）21 个,糯米 30 克。

【用法】　先将斑蝥 7 个入米内,慢火炒,勿令焦,去斑蝥;再入 7 个炒令焦,色变俱去之;又入 7 个,炒米色出赤烟为度,去斑蝥不用。只将米研为末,冷水入香油少许,空心调服,须臾又进 1 服。以二便利下恶物为度。若腹痛,急以青靛调凉水解之。或先用黄连、甘草煎汤,待冷服之。又凉水调益元散甚妙。

【主治】　疯犬伤毒。

【宜忌】　不可食热物。终身禁食犬肉,每见食犬肉而复作者,不救。

糯米粥

【方源】　《圣济总录》卷一九〇。

【组成】　糯米（淘净）、大麻子各 30 克。

【用法】　先以水研麻子,生绢滤取汁,煮米做粥。空腹食。

【主治】　大便秘涩。

糯米姜水

【方源】　《古今医统大全》卷三十八。

【组成】　糯米 120 粒,生姜 1 块。

【用法】　共一处捣细,新汲水解服。

【主治】　上吐下泻,心腹疼痛,水食不下。

糯米阿胶粥

【方源】　《太平圣惠方》卷九十七。

【组成】　糯米 150 克,阿胶（捣碎,炒令黄燥,捣为末）30 克。

【用法】　先煎糯米做粥,临熟下阿胶末,搅匀食之。

【主治】　妊娠,胎动不安。

露华汤

【方源】　《传信适用方》卷四。

【组成】　干莲房（隔年者良）。

【用法】　上药研为细散。每次 6 克,空腹食前,以麝香米饮送下,1 日 3 次。不数日见效。去麝即不效,切勿减去。

【主治】　妇人赤白带下。

露姜饮

【方源】　《重订通俗伤寒论》。

【组成】　别直参 9 克,生姜 6 克。

【用法】　用阴阳水煎,露 1 宿服。

【主治】　①《重订通俗伤寒论》:瘅疟。昼发而病在阳分气虚者,肢厥汗多。

②《温病条辨》:太阴脾疟,脉濡、寒热,疟来日迟,腹微满,四肢不暖。

【方论】　《成方便读》:此亦脾阳不足,疟邪留恋,邪少虚多之证。人参大补脾中之气,生姜辛温以散余邪,补而不滞,散而不泄。合成甘温方法。煎成露一宿服者,亦如常山饮水煎露宿之义。

露蜂房汤

【方源】　《圣济总录》卷一二〇。

【组成】　露蜂房（大者,炙）、白矾（烧灰）各 30 克。

【用法】　上药研为粗末。每用 6 克,水煎,热漱冷吐。

【主治】　牙痛。

露蜂房散（1）

【方源】　《太平圣惠方》卷八十一。

【组成】　露蜂房 30 克,鹿角 30 克。

【用法】　并烧为灰,细研。每次 6 克,以热酒调下,不拘时候。

【主治】　吹奶。疼痛不止,或时寒热。

露蜂房散（2）

【方源】　《圣济总录》卷一三二。

【组成】　露蜂房、蛇蜕各 1 个。

【用法】　上药同于碗内烧过为灰。每看疮口大小,用腻粉少许和匀,生油调,鸡翎扫之。

【主治】　头面上生无名疮,黄水不止。

露蜂房散（3）

【方源】　《圣济总录》卷一四二。

【组成】　露蜂房、生螺厣各 30 克。

【用法】　烧灰研细为末。以绵裹 6 克,纳下部中,日晚再易。

【主治】　脉痔。下部如虫啮。

露蜂房散(4)

【方源】 《圣济总录》卷一八一。

【组成】 露蜂房(烧灰)、僵蚕各10克。

【用法】 上药研为细散。每次1.5克,用乳香汤调下。

【主治】 小儿忽肿毒著咽喉。

露蜂房散(5)

【方源】 《杨氏家藏方》卷十一。

【组成】 露蜂房、天仙藤各等份。

【用法】 上药研为散。每次6克,水煎,去渣漱之。

【主治】 牙痛。

霹雳散(1)

【方源】 《类证活人书》卷十六。

【组成】 附子(及15克者,炮熟,用冷灰焙之,去皮脐,为粗末)1枚,真腊茶(细研)5克。

【用法】 上同和,分作2服。每次用水100毫升,煎至60毫升,临熟入蜜15克,放温冷服之。须臾躁止,得睡,汗出即愈。

【主治】 ①《类证活人书》阴盛格阳,烦躁不欲饮水。

②《玉机微义》:腹痛,脉欲绝。

③《古今医统大全》:身冷,脉沉。

④《医学入门》:身冷反躁,欲投井中,肢体沉重,唇青面黑,渴欲水复吐,大便自利黑水,六脉沉细而疾或无。

⑤《赤水玄珠》:五脏寒。

霹雳散(2)

【方源】 《良朋汇集》卷四。

【组成】 黄芩(炒)、荆芥(炒)各6克。

【用法】 上药研为细散。每次6克,黄酒120克,同盛碗内,先将铜称锤1个,用枣木柴烧通红,淬入药碗内,酒滚,乘热服。

【主治】 血出崩漏,行经不止。

霹雳煎(1)

【方源】 《千金翼方》卷十九。

【组成】 好浓蜜50克,盐5克。

【用法】 上药和于铛内,文火煎搅,勿住手,可丸时,就铛丸如小茧大。内肛肠中,必通。

【主治】 大便不通。

霹雳煎(2)

【方源】 《理瀹骈文》。

【组成】 川乌、草乌。

【用法】 上药研为末。葱蘸塞谷道内。

【功用】 通阳。

【主治】 冷秘,大便不通。

麝沉散

【方源】 《圣济总录》卷一七六。

【组成】 麝香(研)、沉香(锉)各10克。

【用法】 上药研为散。每次1.5～3克,沸汤点服。

【主治】 小儿哕逆。

麝香丸(1)

【方源】 《太平圣惠方》卷八十七。

【组成】 麝香、人中白各10克。

【用法】 上药研为细散,以蒸饼为丸,如麻子大。1～2岁儿每次2丸,煎皂荚汤送下,早晨、午后各1次。

【主治】 小儿疳。常渴,饮冷水不休。

麝香丸(2)

【方源】 《太平圣惠方》卷九十三。

【组成】 麝香(细研)0.3克,巴豆(入油中煎令黑色,去皮心,研,纸裹,压去油)30克。

【用法】 上药研为末。用烧饭为丸,如黍米大。每次1丸,以粥饮送下,早晨、午后各1次。

【主治】 小儿疳痢久不愈,腹胁鼓胀。

麝香汤

【方源】 《圣济总录》卷一七六。

【组成】 麝香(研)3克,五灵脂(为末)30克。

【用法】 上二味拌匀。每次3克,水酒各半煎,去渣,分2次温服。

【主治】 小儿吐逆不止。

麝香散(1)

【方源】 《普济方》卷三一二引《肘后备急方》。

【组成】　麝香、水蛭各 30 克。

【用法】　上用水蛭锉碎,炒烟出,研为末,入麝香再研匀。每次 3 克,酒调服。当下蓄血,未效再服。

【主治】　从高坠下,及打仆伤损。

麝香散(2)

【方源】　方出《太平圣惠方》卷三十六。名见《普济方》卷二九九。

【组成】　人中白、麝香少许。

【用法】　上药研为细散。敷疮上。

【主治】　口吻生白疮。

麝香散(3)

【方源】　方出《太平圣惠方》卷五十七,名见《普济方》卷三〇八。

【组成】　枣叶 30 克,麝香末 1.5 克。

【用法】　上捣枣叶,入麝香末。麻油调涂之。

【主治】　蜘蛛咬,遍身成疮。

麝香散(4)

【方源】　《太平圣惠方》卷九十。

【组成】　麝香 0.3 克,鸽粪(微炒)30 克。

【用法】　上药研为细散。每次 1.5 克,以温酒调下,1 日 2 次。

【主治】　小儿瘰疬不消。

麝香散(5)

【方源】　《圣济总录》卷一一九。

【组成】　麝香、猪牙皂各 15 克。

【用法】　上药研为散。每次 1.5 克,撒舌肿上,吐津。

【主治】　舌强不语。

麝香散(6)

【方源】　《圣济总录》卷一四三。

【组成】　麝香(研)1.5 克,田螺(烧灰,研)1 个。

【用法】　上药研为细散。先用葱汤洗,次用药敷之。

【主治】　远年痔疾,有脓血出,不可行坐。

麝香散(7)

【方源】　《圣济总录》卷一四三。

【组成】　麝香(研)15 克,鸽粪 1 升。

【用法】　先将鸽粪于净地上火煅,烟尽候冷,与麝香同研为散。每次 6 克,空腹米饮调下,晚再服。

【主治】　诸痔疾有头,因穿破后成瘘,脓水经年不干。

麝香散(8)

【方源】　《圣济总录》卷一七三。

【组成】　麝香(研)、黄连(去须,捣末)各 15 克。

【用法】　上药相和研匀。取一苇管,吹少许于下部。

【主治】　小儿疳痢,下部开并生疮。

麝香散(9)

【方源】　《圣济总录》卷一七九。

【组成】　麝香(研)7.5 克,夜明砂 30 克。

【用法】　上药研为散。每次 1.5 克,葱开水调下。

【主治】　小儿诸虫。

麝香散(10)

【方源】　《普济方》卷三〇八。

【组成】　麝香少许,朱砂少许。

【用法】　上药研为细散。以盐涂之。

【主治】　沙虱。

麝香散(11)

【方源】　《鸡峰普济方》卷十八。

【组成】　尿咸、麝香各少许。

【用法】　上药研为细散。干撒耳中,其痛即减,脓亦可。

【主治】　耳痛不止。

麝香散(12)

【方源】　《普济方》卷三〇六。

【组成】　猫毛(烧灰)、麝香少许。

【用法】　津唾调敷。

【主治】　鼠咬。

麝香散(13)

【方源】　《证治准绳·类方》卷八。

【组成】　麝香少、黄丹多。

【用法】　研匀入耳。

【主治】　聤耳。

麝香散(14)

【方源】　《赤水玄珠》卷一。

【组成】　真麝 6 克,真香油 60 克。

【用法】　将麝香研细,入油搅匀。开口灌之,其人自苏。

【主治】　卒中风。声嘶,倒地不省,左右瘫痪,口眼㖞斜,诸药未服者。

【备考】　不独治中风,且全其言语不謇,手足不瘫。服此后,方服顺气疏风之剂。盖麝香通关节,可以行至病所也。

麝香膏

【方源】　《普济方》卷四○三。

【组成】　猪心血、麝香。

【用法】　旋取猪心血调麝香少许。涂两手心并口唇上。

【主治】　小儿疮疹不透。

麝胆散

【方源】　《圣济总录》卷一二○。

【组成】　麝香、石胆各 10 克。

【用法】　上药研为细散。每用少许,撒敷患处,1 日 3 次,以愈为度。

【主治】　虫蚀牙齿,片片自落。

麝香绵灰散

【方源】　《三因极一病证方论》卷十一。

【组成】　寒蚕绵(烧灰)15 克,麝香(别研)1.5 克。

【用法】　上药研为细散,令匀。每次 4 克,浓煎薄荷汤调下,酒服尤佳,不拘时候。

【主治】　腹虚胀满,朝缓暮急,服诸药不愈,恶风,不能宣泄,腹胀。

【备考】　一法有干漆,炒大烟出,量虚实用之,虚则不可用。

鹳肝丹

【方源】　《遵生八笺》卷十八。

【组成】　老鹳鸟 1 只(取肚中肝与胃)。

【用法】　上切作薄片,新瓦上焙燥,不可焦,为末,将老黄米煮粥和丸,如梧桐子大。每次 7 丸,不效,加 14~21 丸。

【主治】　翻胃膈食。

蠲翳散

【方源】　《杏苑生春》卷六。

【组成】　轻粉、黄丹各等份。

【用法】　上为极细末。每用少许吹耳,病在左眼吹右耳内,右眼吹左耳内。

【主治】　痘翳如浮云。

三味药方

一 画

一上散

【方源】《洁古家珍》。

【组成】半夏(生用,为细末)3克,雄黄(另研)3克,巴豆(去皮,研如泥)3个。

【用法】上同和匀。掺螫处。

【主治】蝎螫痛。

一扫光

【方源】《眼科临症笔记》。

【组成】炉甘石(为末,乳汁,涂沾碗底内。再以艾叶1团点着,将碗覆盖艾火,下透孔,以艾火烧完为度)15克,艾叶灰1克,梅片1克。

【用法】上药研为末。香油和抹。即愈。

【主治】两眼周围赤烂,唯小眦为甚,痛轻痒重,羞明流泪,常结成黄色痂,将睫毛胶粘成束,迎风为甚。

【宜忌】避风,忌辣。

一次散

【方源】《痘后方》。

【组成】白矾(生熟各半)30克,硼砂9克。

【用法】上药研为细末,每末3克,加冰片0.05克。每用少许,以笔筒(芦荻筒更好)吹入患处。双单蛾风,先以箸挑开上牙,按紧舌根,看疮有黄紫疱者,挑破疮疱,待血水尽,用梁上扬尘煎水数碗,吞漱恶水后,复用一次散吹之。

【主治】喉肿痛并口舌生疮。

一字丹

【方源】《万氏家抄方》卷六。

【组成】紫花地丁、金线重楼、山慈菇。

【用法】上药研为末。酒调服。

【主治】痘疹黑陷干枯,倒靥不起者。

一字散(1)

【方源】《医方类聚》卷一一九引《王氏集验方》。

【组成】信石(明者)3克,雄黄6克,绿豆粉15克。

【用法】上药研为末。每次0.5克,临卧顺取长流水调下。

【主治】老年人、小儿喘嗽,昼夜不得眠。

【宜忌】忌食热物。

一字散(2)

【方源】《赤水玄珠》卷三十。

【组成】半两钱(火煅醋淬49次)5枚,甜瓜子仁15克,珍珠6克。

【用法】上药研为末。每次1克,好酒调下。

【功用】理伤续断。

【主治】跌仆伤损,骨折、骨碎、筋断,疼痛不可忍者。

一赤散

【方源】《证治准绳·疡医》卷六。

【组成】 大黄、赤石脂、石膏(煅)各等份。

【用法】 上药研为末。以三棱针将疱挑破,掺药。

【主治】 伤损敷药后起疱者。

一奇散

【方源】 《医钞类编》卷十七。

【组成】 当归、川芎(俱酒洗,炒)各等份,生姜5片。

【用法】 焙干,同煎服。

【主治】 产后血虚头痛。

一抹散

【方源】 《圣济总录》卷一三七。

【组成】 天南星、草乌(生用)各1枚。

【用法】 上药研为细散。用羊蹄根捣绞自然汁调涂。

【主治】 干癣。

一呷散

【方源】 《魏氏家藏方》卷一。

【组成】 天南星(大者)15克,僵蚕15克,全蝎(去毒)7个。

【用法】 上药研为细末。每次3克,用生姜自然汁调药灌之。

【功用】 消割痰涎。

【主治】 卒中,昏不知人,痰气上壅,咽喉作声;喉痹缠喉,一切风痰壅塞,命在须臾者。

一香散

【方源】 《红炉点雪》卷一。

【组成】 小茴香(炒)30克,枳壳(面炒)15克。

【用法】 上药研为末。每次6克,以盐酒调下。

【主治】 右胁痛。

一笔消

【方源】 《回生集》卷下。

【组成】 闹羊花25千克,川乌、草乌各30克。

【用法】 闹羊花拣极净,煎膏,将川乌、草乌收之。凡遇疔毒,用笔蘸药涂之。

【主治】 疔毒。

一捻金

【方源】 《古今医统大全》卷四十四引《医学集成》。

【组成】 知母、贝母各30克。

【用法】 上药研为末。巴豆(去油存性)30粒,另研,次入药和匀。每次1克,加生姜3片,二面蘸药细嚼,便睡即愈。

【主治】 远年近日诸般咳嗽。

一捻散

【方源】 《普济方》卷二七三。

【组成】 全蝎、蝉蜕、人粪下土各等份。

【用法】 上药研为末,蜜调为饼子,拇指面大,约9克。若遇患,每次1饼,入香油中,煎煮三四沸停,温服;油滓敷疮上,用圈子扎定对周,拧自拱出。

【主治】 疔子。

一醉膏

【异名】 万金汤(《三因极一病证方论》卷十四)、万金散(《卫生家宝产科备要》卷七)、万金一醉膏(《仁斋直指方论》卷二十二)、瓜蒌酒(《普济方》卷二八四)、瓜蒌酒(《备急灸法》)。

【方源】 《圣济总录》卷一三一。

【组成】 没药(研)7.5克,瓜蒌(去皮,大者)1枚,甘草(生,为粗末)15克。

【用法】 用无灰酒熬,去渣放温,作1饮服之。次用紫雪膏敷之。以收其晕。

【功用】 《三因极一病证方论》:定痛去毒。

【主治】 ①《圣济总录》:诸发背脑疽及一切恶疮。

②《三因极一病证方论》:痈疽、发背、发眉、发髭须、发脑、妇人乳痈等。

一捻金散(1)

【方源】 《圣济总录》卷一二三。

【组成】 雄黄(研)、藜芦、猪牙皂(去皮并子)各7.5克。

【用法】 上药研为散。先含水一口,用药少许,搐鼻内,即吐去水。

【主治】 尸咽及走马喉闭,或咽内生痈。

一捻金散(2)

【方源】 《普济方》卷二七三。

【组成】　蒲公英(取汁)、盐泥、生人脑(耳塞是也)各等份。

【用法】　上药研为末,用蒲公英折取白汁,和二味为小饼。凡有疮,用竹刀割破,上1饼,用膏封贴。

【功用】　定痛,内消。

【主治】　疗疽恶疮。

一捻金散(3)

【方源】　《小儿卫生总微论方》卷七。

【组成】　僵蚕(去丝嘴)3克,甘草(炙)15克,延胡索(去皮)7.5克。

【用法】　上药研为细末。每次6克,开水调下,不拘时候。

【主治】　小儿伤寒,风热咳嗽,风痰咳嗽,颊赤痰盛,喘促气急,呕吐水肿,乳食减少。

一握七丸

【方源】　《三因极一病证方论》卷七。

【组成】　神曲(炒黄)250克,大附子(炮,去皮脐)2只,甘草(炙)60克。

【用法】　上药研为末,炼蜜为丸,每左手1握,分作7丸。每服1丸,细嚼,米饮送下。

【功用】　健脾暖胃,坚骨强阳。

【主治】　脏腑宿蕴风冷,气血不和,停滞宿饮,结为癥瘕痞块,妇人血瘕;肠胃中塞,饮食不下,咳逆胀满,下痢赤白,霍乱转筋。

一艾二黄散

【方源】　《疮疡经验全书》卷四。

【组成】　艾叶500克,硫黄末、雄黄末各15克。

【用法】　以水同煮半日,捣极烂,候温敷上。再煮再易10余遍。能知痛者可生,全无痛者,出紫血而死。

【主治】　发背黑不痛。

一字救苦散

【方源】　《御药院方》卷九。

【组成】　白芷30克,草乌(去皮脐,心白者用、心黑不用)15克,雄黄(另研)4.5克。

【用法】　上药研为极细末,与雄黄拌匀。每次用药末少许,擦于患处,待少时以温水漱。

【主治】　牙痛。

乙肝宁

【方源】　《北京中医杂志》,1991,5:40。

【组成】　斑蝥、紫草、糯米等。

【用法】　上药制成水糊丸。成人每日3次,每次饭后服3～5粒,3个月为1个疗程,休息5～7天进行下1个疗程,一般2个疗程,最长3个疗程。

【主治】　慢性乙型肝炎。

【验案】　慢性乙型肝炎　《北京中医杂志》(1991,5:40):以本方治疗慢性乙型肝炎304例,其中男118例,女186例;年龄6－65岁;病程0.5～10年。结果:基本治愈占42%,显效占24.7%,好转占22.7%,无效占10.5%。总有效率为89.5%。

二　画

二马散

【方源】　《证治准绳·疡医》卷五。

【组成】　马蹄金、铁马鞭、拔雪根。

【用法】　水煎,入少酒和服。

【主治】　马癣。

二术散

【方源】　《万病回春》卷五。

【组成】　苍术(米泔浸,炒)、白术(去芦)、牛膝(酒洗)各9克。

【用法】　黄酒煎,空心服。

【主治】　维生素B缺乏病。

二石散

【方源】　《医学入门》卷七。

【组成】　寒水石、滑石、冬葵子各12克。

【用法】　水煎服。

【主治】　脬转，八九日不得小便者。

二仙丹

【方源】　《古今医统大全》卷六十六。

【组成】　何首乌、牛膝各 500 克。

【用法】　用黑豆蒸，但要换豆多蒸几次，是为妙法。

【功用】　黑髭发。

二生汤

【方源】　《辨证录》卷十三。

【组成】　生黄芪 90 克，土茯苓 90 克，生甘草 9 克。

【用法】　水煎服。连服 4 剂，而疮渐红活；再服 4 剂而尽干燥；又服 4 剂痊愈。

【功用】　补虚泻毒。

【主治】　杨梅疮，大虚而毒深中。遍身毒疮，黄水泛滥，臭腐不堪。

【方论】　此方之妙，全不去解毒，只用黄芪以补气，气旺而邪自难留。得生甘草之化毒，得土茯苓之引毒，毒去而正自无亏，气旺而血又能养。

二生散

【方源】　《鸡峰普济方》卷十七。

【组成】　生地黄、生姜各 90 克。

【用法】　上药相拌和匀，同炒干，研为末。每次 6 克，研木香酒 15 毫升，同煎沸，通口服之，压下血，立愈。木香不须多用。

【主治】　妇人血晕。

二白散（1）

【方源】　《外科大成》卷三。

【组成】　铅粉（水调摊碗内，艾熏 5～7 次，以粉黄色为度）30 克，轻粉 30 克。

【用法】　上药研为末。用麻油、槐枝稍枯，去渣取油，调敷患处。

【主治】　黄水疮，头炼、眉炼、耳蚀、羊胡子、燕窠、脓窠等疮。

二白散（2）

【方源】　《辨证录》卷八。

【组成】　山药、芡实各等份（约各 2000 克），万年青 4 大片。

【用法】　各炒，磨为细末。入白糖 500 克，滚水调服。

【主治】　脾痨，胸前饱闷，食不消化，吐痰不已，时时溏泻，腹痛腹胀，空则雷鸣，唇口焦干，毛发干茸，面色黄黑，微微短气，怯难接续，便如黑汁，痰似绿脓。

【方论】　山药、芡实二味既能健脾，又能补肾，脾肾兼治，所以奏功。况万年青杀虫于无形，入之于二味之中，虫亦不知其何以消灭于无迹也。此方不特单治脾痨，但不可责其近功耳。若加入人参 60 克以助胃气，则胃气更健，脾气尤易援耳。

【验案】　脾痨　一妇人得此症，脉又细数。余劝其单服二白散，遇饥即用，无论数次。头一日即服五大碗。约五月，每日如此，脾气渐服渐愈，竟得不死。问其前后所服几何，约百斤也。

二白散（3）

【方源】　《赵炳南临床经验集》。

【组成】　白石脂 30 克，白蔹 30 克，苦杏仁 30 克。

【用法】　用鸡蛋清调药，外涂。

【功用】　祛湿，散风，化瘀。

【主治】　痤疮（肺风粉刺），酒渣鼻。

【宜忌】　慎勿入目。

二冬丸

【方源】　《外科全生集》卷四。

【组成】　天冬、麦冬（各去心）、玄参各等份。

【用法】　上药研为细末，为丸。含齿舌间，丸化即愈。

【主治】　口舌生疮，久患不愈。

二圣丸

【方源】　《小儿药证直诀》卷下。

【组成】　黄连（去须）、黄柏（去粗皮）各 30 克。

【用法】　上药研为细末，将药入猪胆内，汤煮熟为丸，如绿豆大。每次 20～30 丸，米饭送下。量儿大小加减，频服无时。

【主治】　小儿脏腑或好或泻，久不愈，羸瘦成疳。

二圣散（1）

【异名】　川乌散（《普济方》卷二九九引《仁存

方》）。

【方源】　《医方类聚》卷七十七引《澹寮方》。

【组成】　川乌、吴茱萸(去枝)各15克。

【用法】　上药研为细末,每次用药面各15克,醋调,涂两脚心,油单隔,片帛系定,临卧用。次日便见效。

【主治】　口疮。

二圣散(2)

【方源】　《医方类聚》卷七十七引《澹寮方》。

【组成】　吴茱萸(去浮者,炒)、地龙(去土,炒)。

【用法】　上药研为细末。每次用药面各15克,醋调,涂两脚心,油单隔,片帛系定,临卧用,次日便见效。

【主治】　老人、虚人口疮。

二圣散(3)

【方源】　《鸡峰普济方》卷十六。

【组成】　当归、五灵脂各等份。

【用法】　上药研为细末。每次6克,以酒、童便各半调服,不拘时候。

【主治】　妇人产后血上攻,迷闷不醒人事。

二母散(1)

【来源】　《景岳全书》卷五十七。

【组成】　贝母(去心,童尿洗)、知母各等份,干生姜1片。

【用法】　水煎服;或为末,每次1.5～3克,开水调下。

【主治】　肺热咳嗽及疹后嗽甚者。

二母散(2)

【方源】　《汤液本草》卷中。

【组成】　知母、牡蛎粉、贝母各等份。

【用法】　上药研为细末。每次6克,猪蹄汤调下。

【功用】　下乳。

【主治】　《本草纲目》:乳汁不下。

二灰散

【方源】　《魏氏家藏方》卷七。

【组成】　干侧柏叶(略焙,为末)15克,桐子炭(再烧为灰,却为末)6克,棕榈灰(烧存性,为末)9克。

【用法】　上药和作2服。糯米饮调下,不拘时候。

【主治】　下血。

二角散

【方源】　《外科集腋》卷四。

【组成】　鹿角(炒黄色)24克,黄牛角(取角内嫩者,火煅)30克,白矾9克。

【用法】　上药研为末。每次6克,热酒送下。

【主治】　乳吹、乳岩,并无名大毒。

二附散

【方源】　《圣济总录》卷二十二。

【组成】　附子(炮裂,去皮脐)、附子(炮)、半夏(汤洗七遍,炒干)各9克。

【用法】　上药研为散。每次1.5克,浓煎生姜汤调下,不拘时候。得汗即止。

【主治】　中风伤寒,头痛,四肢烦痛。

二苓丸

【方源】　《医学入门》卷七。

【组成】　茯苓、白茯苓各等份。

【用法】　水澄,为末,别用生地黄汁同酒熬膏为丸,如弹子大。每次1丸,空腹盐汤送下。

【主治】　心肾俱虚,神志不定,小便淋沥不禁。

二明散

【方源】　《圣济总录》卷一一一。

【组成】　苍术(米泔浸7日,逐日换泔,切片别研,青盐30克同炒黄色,去盐用术)120克,木贼(童尿浸,洗,焙)60克。

【用法】　上药研为散。每次3克,米饮调下。

【主治】　内外障眼。

二物汤

【方源】　《仁斋直指方论》卷六。

【组成】　鸡心大槟榔、高良姜各等份。

【用法】　上锉细。每次9克,陈米百粒煎服。

【主治】　脾痛。

二和汤

【方源】 《嵩崖尊生全书》卷九。

【组成】 甘蔗汁、生姜汁、葛根汁。

【用法】 和合服。

【主治】 呕吐恶心,手足热。

二香散(1)

【方源】 《妇人良方大全》卷十二。

【组成】 香附 30 克,藿香叶、甘草各 6 克。

【用法】 上药研为细末。每次 6 克,入盐少许,白开水点下。

【主治】 妊娠胎气不安,气不升降,饮食不美,呕吐酸水,起坐觉重。

二香散(2)

【方源】 《赤水玄珠》卷二十六。

【组成】 藿香 3.6 克,丁香 3 克,滑石 15 克。

【用法】 上药研为末。每次 1.5～2 克,米饮下。

【功用】 止吐。

二将丸

【方源】 《回寿录》卷四。

【组成】 黄蜡 60 克,白矾 30 克。

【用法】 熔化为丸,青黛为衣服。

【主治】 肿毒。

二胶散

【方源】 《小儿卫生总微论方》卷十六。

【组成】 桃胶、李胶各等份。

【用法】 上药研为末。每次 1.5 克,葱开水调下,不拘时候。

【主治】 气淋,小肠憋膨不通。

二消散

【方源】 《摄生众妙方》卷六。

【组成】 蝼蛄(大者佳)1 个,红大戟、芫花各 6 克。

【用法】 上药研为细末。好酒调服。

【主治】 十种臌症。

【宜忌】 忌房事、辛辣、油腻、湿热之物。

二粉散

【方源】 《嵩崖尊生全书》卷十二。

【组成】 杭粉 30 克,石膏 9 克,轻粉 15 克。

【用法】 上药研为末。韭汁调敷。如无韭,凉水调敷。

【主治】 漆疮。

【宜忌】 忌浴热汤。

二黄汤(1)

【方源】 《圣济总录》卷六十八。

【组成】 生干地黄(焙)、蒲黄各 30 克。

【用法】 上药研为粗末。每次 6 克,加竹叶 7 片,水煎,去渣放冷,食后细呷。

【主治】 呕血不止。

二黄汤(2)

【方源】 《普济方》卷二一二。

【组成】 黄连、黄柏各 15 克。

【用法】 上罗匀。用醇醋 300 毫升,煮取 150 毫升,分 2 次服。

【主治】 下血日夜七八十行,赤痢,并一切痢。

二黄散(1)

【方源】 《小儿卫生总微论方》卷十。

【组成】 五灵脂、大黄、雄黄各等份。

【用法】 上药研为末。每次 0.5 克,磨刀水调下,不拘时候。

【主治】 ①《小儿卫生总微论方》:小儿伤热吐逆。

②《医方类聚》引《吴氏集验方》:小儿未周岁,因乳母气血劳动,或热乳伤胃,以致吐泻下血。

二黄散(2)

【方源】 《普济方》卷三〇〇引《家藏经验方》。

【组成】 黄柏、黄连各等份。

【用法】 上药研为细末,并不见火。先以甘草汤洗疮,用药末 9 克,轻粉少许,生麻油调敷之,稀稠得所。如疮湿,不用麻油,只干撒之。

【主治】 毒疮,冻疮。

二黄散(3)

【方源】 《普济方》卷五十七。

【组成】　硫黄、黄丹(炒)、白芷各等份。

【用法】　上药研为末。以少许吹鼻中,三五次即愈。

【主治】　鼻病,流臭水气,脑冷漏下。

二黄散(4)

【方源】　《疮疡经验全书》卷三。

【组成】　牛黄(真者)3克,雄黄(透明)6克,冰片0.3克。

【用法】　上药研为细末。干掺。

【主治】　痈疡。

【宜忌】　戒房劳;忌汤火风气之类。

二槐丹

【方源】　《古今医鉴》卷八引刘桐川方。

【组成】　槐角、槐子各等份。

【用法】　上药研为末,生羊血调成块,晒干,或微焙干,毋令血熟。每次6克,空腹黄酒送下。

【主治】　脱肛。

二香饮子

【方源】　《魏氏家藏方》卷一。

【组成】　附子1只(重30克)。

【用法】　上药平分2片,半生半炮熟,磨木香水10毫升,沉香水10毫升,加生姜10片,水煎,去渣,未发前服2次。

【主治】　疟疾。

二仙逼痰散

【方源】　《万氏家传点点经》卷四。

【组成】　白矾、胆矾、寸香各等份。

【用法】　上药研为末。阴阳水下。一吐如故,再下定药。

【主治】　痰迷心窍,人事昏迷,四肢抽掣,筋缩抖搐,恍惚痰闷,咽喉泄响,如痴似疯者。

二母石膏汤

【方源】　《症因脉治》卷二。

【组成】　知母、川贝母、石膏。

【功用】　清热润燥,降火化痰。

【主治】　外感燥痰证。发热唇焦,烦渴引饮,喘咳短息,时作时止,吐咯难出。

二香定痛散

【方源】　《便览》卷三。

【组成】　广木香、小茴香、川楝子各等份。

【用法】　上药研为末。每次6克,热酒调下。

【主治】　疝病。

十枣汤

【异名】　姜橘散(《普济方》卷一九八)。

【方源】　《传信适用方》卷一。

【组成】　陈橘皮不拘多少(略去白,焙子,却以生姜自然汁浸之过二指以上,用银石器重汤慢火熬干,取出切,焙干)。

【用法】　上药研为细末。预以隔年肥枣10个,水煎,早晨暖枣汤热调药末10克,顿服。服药后剥枣热吃。

【主治】　诸疟。

十服神效汤

【方源】　《疡医大全》卷三十四。

【组成】　升麻、皂角刺各120克,土茯苓500克。

【用法】　水煎,临服入麻油15毫升,1日服1剂,10剂痊愈。

【主治】　杨梅结毒,流注,筋骨疼痛,不论已未破烂。

【加减】　头顶,加白芷;胸中、喉、面,加桔梗;胸前,加白芍;肩背,加羌活;下部,加牛膝。俱只加3克。

丁香汤

【方源】　《圣济总录》卷一七五。

【组成】　丁香、甘草(炙)、人参各9克。

【用法】　上药研为粗末。周岁内儿,每次1.5克,水煎,去渣温服,1日3次。3—4岁儿,渐加至3克。

【主治】　小儿气胀,胸膈腹满。

丁香散(1)

【方源】　《太平圣惠方》卷三十六。

【组成】　丁香20枚,白矾(烧灰)45克,香附22.5克。

【用法】　上药研为末。先以盐揩齿,后用药少许涂之。

【主治】　口臭及齿肿痛。

丁香散(2)

【方源】　《太平圣惠方》卷五十五。

【组成】　丁香7粒,瓜蒂7枚,赤小豆7粒。

【用法】　上药研为细散。以鸡子清1枚相和。用新汲水调,顿服。当吐利,即效;未愈,即再服。

【主治】　急黄。

丁香散(3)

【方源】　《圣济总录》卷十六。

【组成】　丁香(大者,研)1粒,棘针(倒钩者,烧灰存性,为末)49枚,麝香(研)少许。

【用法】　上药研为末。以纸拈药,随痛左右搐之。

【主治】　偏头痛。

丁香散(4)

【方源】　《圣济总录》卷三十八。

【组成】　丁香、木香、肉豆蔻(去壳)各30克。

【用法】　上药研为细散。每次6克,白粥饮调下,热服。

【主治】　霍乱不止。

丁香散(5)

【方源】　《普济方》卷二〇一引《海上名方》。

【组成】　丁香、藿香(去土)、枇杷叶(去毛,炙)各30克。

【用法】　上药研为散。生姜1.5克,水煎,去渣热服。

【主治】　小儿霍乱,吐不止。

丁香散(6)

【方源】　《小儿卫生总微论方》卷十。

【组成】　丁香7.5克,人参15克,藿香叶(去土)7.5克。

【用法】　上药研为末。每次3克,水煎,入乳汁3～5滴,更煎一二沸,带热服,不拘时候。频频服效。

【主治】　小儿胃虚气逆,呕吐不定,霍乱不安,精神困弱。

丁香散(7)

【方源】　《小儿卫生总微论方》卷十二。

【组成】　丁香2个,黄连3克,大枣(去核)1个。

【用法】　以枣裹药,麻缠,火上烧存性,研为细末。米饮调下,不拘时候。

【主治】　小儿疳气瘦弱,下利白脓,久而不愈。

丁香散(8)

【方源】　方出《奇效良方》卷二十四,名见《古今医统大全》卷五十三。

【组成】　丁香3克,白芷15克,瓜蒂30克。

【用法】　上药研为细末。每用0.5克,吹入鼻中即愈。

【主治】　头痛不止。

丁香散(9)

【方源】　《类编朱氏集验方》卷十一。

【组成】　丁香、苦石莲、枇杷叶(生姜自然汁炙熟)各等份。

【用法】　上药研为细末。米饮汤调下。

【主治】　小儿吐乳、伤食。

丁香散(10)

【方源】　《竹林女科》卷一。

【组成】　丁香、干姜各1.5克,白术3克。

【用法】　上药研为末。每次3克,早晨米汤调送。

【主治】　经来时常呕吐,不思饮食。

丁香散(11)

【方源】　《叶氏女科》卷二。

【组成】　丁香、砂仁、白术(蜜炙)各等份。

【用法】　上药研为末。每次6克,白汤调下。

【主治】　妊娠伤食,胸满胁痛,右关紧甚者。

【加减】　若呕,加干姜。

丁香膏

【方源】　方出《太平圣惠方》卷五十,名见《普济方》卷二〇四。

【组成】　丁香(末)60克,生姜(取汁)500毫升,酒100毫升。

【用法】　上药相和令匀,以文火熬成膏。不拘时候,以热酒调下10克。

【主治】　五膈气吐逆,食饮不下,心胸气壅滞。

丁香人参散

【方源】　方出《太平圣惠方》卷四十七,名见《普济方》卷二四二。

【组成】　丁香7.5克,人参(去芦头)7.5克。

【用法】　上药研为细散,分为2服。每次以牛乳90毫升,煎沸,和滓温服,半小时后再服。

【主治】　霍乱,胃气虚,干呕不止。

七气汤

【方源】　《风痨臌膈四大证治》。

【组成】　吴茱萸、木瓜、食盐各15克。

【用法】　同炒令焦,先用瓷瓶盛水煮令百沸,入前药煎,冷热随病人服。

【主治】　七情郁结,五脏六腑互相刑克,阴阳不和,吐利交作,四肢厥冷。

七世丸

【方源】　《仙拈集》卷一引《简便》。

【组成】　青矾、当归各120克,百草霜60克。

【用法】　上药研为末,浸药酒,打糊为丸,如梧桐子大。每次5丸,滚水下。

【主治】　血症黄肿。

七圣散

【方源】　《杨氏家藏方》卷十二。

【组成】　黄芩30克,大黄7.5克,滑石(别研)120克。

【用法】　上药研为细末。用冷水调扫肿处,如干更扫。疼痛定即止。

【主治】　发背痈疽,热毒赤肿,疼痛不可忍。

七枣汤

【方源】　《三因极一病证方论》卷六。

【组成】　附子(炮裂,以盐水浸,再炮,如此凡7次,至第7次不浸,去皮脐)1枚。

【用法】　上锉散。加生姜7片,大枣7个,水煎,当发日空腹温服,仍吃三五个大枣。

【功用】　《瘴疟指南》:断疟。

【主治】　①《三因极一病证方论》:五脏气虚,阴阳相胜,作为疟,不问寒热先后,与夫独作,叠间日,悉主之。

②《岭南卫生》:瘴疟,寒多热少,或但寒不热。

③《普济方》引《广南卫生》:老人、虚人发热。

④《医方考》:疟发时,独寒无热,脉迟者,名曰牝疟。

【方论】　①《医方考》:牝,阴也。王冰曰:益火之源,以消阴翳。故独寒无热之疟,用附子之辛以主之,佐以大枣七枚,取其能和附热,且引之入至阴耳。

②《瘴疟指南》:是方用大附子去寒痰,且能引上焦之阳气下入至阴,以成天地之交泰。正王太仆所谓益火之源,以消阴翳;加以大枣之甘,以温补脾气,则寒痰息而瘴疟止矣。

七淘散

【方源】　《医方类聚》卷二四五引《施圆端效方》。

【组成】　舶上硫黄30克,五灵脂60克,滑石90克。

【用法】　上药研为细末。每次1.5克,浆水浮油,抄药在油上,沉下淘7次,去浮油,冷服。

【主治】　小儿霍乱,吐泻下止。

八仙散

【方源】　《妇人良方大全》卷七引《灵苑方》。

【组成】　棕榈60克,当归30克(并锉碎,一处烧成炭,细研),麝香(细研)3克。

【用法】　上药研为末。每次3克,温酒调下。

【主治】　妇人血气不和,心腹痛。

八神膏

【方源】　《鸡峰普济方》卷二十二。

【组成】　黄丹、南粉各30克,乳香少许。

【用法】　黄丹、南粉同入乳钵内细研令匀,分作8份;用油120克,于铫子内煎令热,将铫子于地上放少时,入0.3克丹粉于油内,用青活柳枝如指粗者,右转搅令极匀(柳枝若煎得焦头,即旋去黑者),却将铫子于火上烧煎,依前放铫子于地上,再入 0.3 克丹粉,如此 8 次;都入尽丹粉后,更用乳香末 0.3 克入油内同煎,频将药滴水上,若散即再煎,若不散是药就用也。

【主治】　一切恶疮。

八宝眼药

【方源】　《中国医药学报》(1987,4:22)。

【组成】　优质大帘珠、熊胆、炉甘石等。

【用法】　按比例调配制备。

【主治】　外伤性角膜混浊。

【实验研究】　家兔外伤性角膜混浊　《中国医药学报》(1987,4:22):用八宝眼药治疗家兔机械外伤和酸性烧伤后角膜混浊,经分阶段的病理检查证明:八宝眼药能促进角膜上皮及角膜溃疡的修复,有抑制角膜炎性浸润,使实质层紊乱的纤维重新排列有序的作用。

人龙散

【方源】　《外科方外奇方》卷三。

【组成】　蛔虫(焙燥)3 克(如无,用五谷虫代),白矾 1 克,蟾酥 1 克。

【用法】　火酒化,共调匀。搽之。少刻疔破,流毒水即愈。

【主治】　翻唇疔毒。

人参丸

【方源】　《圣济总录》卷六十五。

【组成】　人参、诃黎勒皮、木香各 7.5 克。

【用法】　上药研为细末,生蜜和作 7 丸。每次 1 丸,水煎沸,以药散为度,去渣服,不拘时候。

【主治】　脾胃虚,痰壅咳嗽。

人参汤(1)

【方源】　方出《医心方》卷二十五引《博济安众方》,名见《圣济总录》卷一七六。

【组成】　人参 60 克,陈皮 30 克,生姜 30 克。

【用法】　水煎服。

【主治】　小儿吐乳。

人参汤(2)

【方源】　《圣济总录》卷三十九。

【组成】　人参 21 克,乌梅(去核)2 枚。

【用法】　上药研为粗末。每次 15 克,加竹茹 6 克,水煎,去渣热服,1 日 4 次。

【主治】　霍乱吐利不止,津液虚少,不至上焦而烦渴。

人参汤(3)

【方源】　《鸡峰普济方》卷十。

【组成】　瓜蒂、杜蘅、人参各 30 克。

【用法】　上药研为细末。每次 3 克,温开水调服。须臾更吐清黄汁或血,无害。

【主治】　①《鸡峰普济方》:吐血服汤后,逆气停留,血在胸上,转加闷乱烦躁,纷纷欲吐,颠倒不安,其脉沉伏。

②《普济方》:吐血后,体中但觉奄奄然,烦躁,心中闷乱,纷纷呕吐,颠倒不安。医工又与黄土汤、阿胶散,益加闷乱,卒至不济。

人参饮

【方源】　《外台秘要》卷六引《延年秘录》。

【组成】　人参 30 克,陈皮 90 克,生姜 30 克。

【用法】　水煎,分 3 次温服。

【主治】　呕吐。

人参散(1)

【方源】　《太平圣惠方》卷八十四。

【组成】　人参(去芦头)21 克,陈橘皮(汤浸,去白瓤,焙)30 克。

【用法】　上药研为粗散。每次 9 克,加生姜 3 克,水煎,去渣热服。乳母服讫即乳儿。

【主治】　小儿哕。

人参散(2)

【方源】　《圣济总录》卷七十六。

【组成】　人参 21 克,肉豆蔻(去壳,炮)、乌贼鱼骨(去甲)各 60 克。

【用法】　上药研为散。每次 3 克,食前温米饮调下。

【主治】　一切血痢腹痛。

人参散(3)

【方源】　《普济本事方》卷十。

【组成】　人参(去芦)、冬瓜仁各 15 克,天南星

(切片,用浆水、姜汁煮,略存性)30 克。

【用法】　上药研为细末。每次 3 兑,水煎,温服。

【主治】　①《普济本事方》:脾风多困。

②《普济方》:慢脾风,多困神昏,痰盛,潮热;并伤寒咳嗽,或吐逆惊风,曾吐利再发者。

人参粥(1)

【方源】　《圣济总录》卷一八九。

【组成】　人参(为末)15 克,生姜(取汁)15 克。

【用法】　入粟米 100 克,煮为稀粥,觉饥即食之。

【功用】　《长寿药粥谱》:益元气,补五脏,抗衰老。

【主治】　①《圣济总录》:反胃,吐酸水。

②《长寿药粥谱》:年老体弱,五脏虚衰,久病羸瘦,劳伤亏损,食欲缺乏,慢性腹泻,心慌气短,失眠健忘,性功能减退等一切气血津液不足的病症。

【宜忌】　《长寿药粥谱》:宜秋、冬季节早餐空腹食用。凡属阴虚火旺体质,或身体壮实的中老年人及炎热的夏季忌用。

人参粥(2)

【方源】　《喉证指南》卷四。

【组成】　潞党参 9 克,茯苓 18 克。

【用法】　上药研为末,同粳米熬成粥。先以盐汤将口漱净,后再食粥。

【主治】　脾胃虚弱,饮食短少。

人参饮子

【方源】　《太平圣惠方》卷七十四。

【组成】　人参(去芦头)15 克,生姜(炒,切)15克,陈橘皮(汤浸,去白瓤,焙)30 克。

【用法】　水煎,去渣,不拘时候,分 3 次暖服。

【主治】　妊娠痰逆,不思饮食。

人参丁香散

【方源】　《妇人良方大全》卷十二。

【组成】　人参 15 克,丁香、藿香叶各 7.5 克。

【用法】　上药研为散。每次 9 克,水煎,去渣温服,不拘时候。

【主治】　妊娠恶阻,胃寒呕逆,翻胃吐食及心腹刺痛。

人参双姜汤

【方源】　《辨证录》卷一。

【组成】　人参 30 克,干姜 9 克,生姜 9 克。

【用法】　水煎服。

【主治】　冬月伤寒,四五日后下利,手足逆冷,无脉者。

人参甘桔汤

【方源】　《活幼心书》卷下。

【组成】　人参(去芦)15 克,桔梗(锉,用蜜水浸透)30 克,甘草(半生半炙)9 克。

【用法】　上锉。每次 6 克,水煎,不拘时候温服。

【主治】　感冒风热,火气熏逼,痘疮蕴毒上攻,咽喉肿痛,痰气不顺,咳嗽失音,饮食减少者。

【加减】　风热,加荆芥、杏仁煎;痘疮后目生翳膜,用蝉蜕净洗,去嘴足同煎;咽痛,入硼砂末煎,去渣,无时含咽。

人参加味汤

【方源】　《喉科种福》卷五。

【组成】　洋参、姜汁、淡竹叶。

【用法】　水煎服。

【主治】　孕妇虚寒白喉,痰涎阻塞喉咙,声如曳锯者。

人参诃子散

【方源】　《传信适用方》卷上。

【组成】　人参、诃子(青白者,炮,去核)、甘草各等份。

【用法】　上药研为细末。每次 6 克,开水冲服。

【主治】　中风涎盛,不省人事。

人参柴胡汤

【方源】　《普济方》卷一三三。

【组成】　人参 60 克,柴胡、麦冬(去心)各60 克。

【用法】　上药研为粗散,分作 3 服。水煎,去渣冷服,热亦可,滓再煎服。

【主治】 伤寒不分阳阴,汗下太早,为红㿠,发大热,并谵语,不得安宁。

人参橘皮汤

【方源】 《太平圣惠方》卷八十二,名见《御药院方》卷十一。

【组成】 人参(去芦头)30克,陈橘皮(汤浸,去白瓤,焙)15克,生姜(切,炮干)15克。

【用法】 上药研为散。每次9克,水煎,去渣,令乳每分2次温服。服了良久,令儿饮乳。

【主治】 小儿吐乳。

人参藿香汤

【方源】 《太平惠民和剂局方》卷四(续添诸局经验秘方)。

【组成】 藿香(去梗)、人参(切片)各180克,半夏(汤洗7次,姜汁制)75克。

【用法】 上药研为粗末,入人参令匀。每次9克,加生姜10片,水煎,去渣,通口服。

【功用】 温脾胃,化痰饮,消宿冷,止吐呕。

【主治】 脾胃气弱,呕吐哕逆,饮食不下,手足逆冷,涎痰稠黏。又治似喘不喘,欲呕不呕,彻心愦愦,闷乱不安,或瘴疟诸疾,水浆粥药入口便吐及久病反胃。

【宜忌】 孕妇忌服。

九一丹

【方源】 《疡科遗编》卷下。

【组成】 煅石膏120克,漂净冬丹15克,上好黄升丹6克。

【用法】 上药研为细末,和匀。敷患处。

【功用】 生肌长肉。

【主治】 一切痈疽并发背、烂脚、恶疮。

九二丹

【方源】 《青囊立效秘方》卷一。

【组成】 熟石膏30克,净黄升6克,水飞黄丹3克。

【用法】 乳至无声。外敷。

【功用】 生肌长肉。

【主治】 痈疽、疮疡,腐脱脓净者。

九气汤(1)

【方源】 《万病回春》卷五。

【组成】 香附、郁金、甘草。

【用法】 上锉。加生姜3片,水煎服。

【主治】 膈气、风气、寒气、忧气、惊气、喜气、怒气、山岚瘴气、积聚痃气,心腹刺痛,不能饮食,时止时发,攻则欲死。

九气汤(2)

【方源】 《松峰说疫》卷三。

【组成】 香附、郁金、雄黄。

【用法】 水煎服。

【主治】 无故自缢,名扣颈瘟。

九分散

【方源】 《青囊全集》卷上。

【组成】 制马钱子(去毛)9克,麻黄(去节)6克,乳香15克。

【用法】 上药研为末。每次2.7克,童便调下。

【主治】 跌打损伤。

三 画

三三丸

【方源】 《古今医鉴》卷十五引孙北楼方。

【组成】 孩儿茶10克,砒8克(壮者用10克),轻粉5克。

【用法】 上药研为末,面糊为丸,如绿豆大。

每次9丸,清茶送下,1日3次。3日后无形迹。

【主治】 杨梅疮等。

三才汤

【方源】 《温病条辨》卷三。

【组成】 人参9克,天冬6克,干地黄15克。

【用法】　水 500 毫升,浓煎 200 毫升,分 2 次温服。

【主治】　暑邪久热,寝不安,食不甘,神识不清,阴液元气两伤者。

【方论】　凡热病久入下焦,消烁真阴,必以复阴为主。其或元气亦伤,又必兼护其阳。三才汤两复阴阳,而偏于复阴为多者也。

【加减】　欲复阴者,加麦冬、五味子;欲复阳者,加茯苓、炙甘草。

三才散

【方源】　《千金珍秘方选》引马南星方。

【组成】　升药底 3 克,煅石决 15 克,铜绿 4.5 克。

【用法】　上药研为细末,和匀。醋调敷。

【主治】　癣。

三子汤

【方源】　《上海中医药杂志》(1997,10:28)。

【组成】　莱菔子、白芥子、决明子各 30 克。

【用法】　上药每日 1 剂,水煎 200 毫升,分早晚 2 次服用。1 个月为 1 个疗程。

【功用】　祛痰辟浊化积,降脂。

【主治】　高脂血症。

【验案】　高脂血症　应用本方治疗高脂血症 30 例,取得较为满意疗效。30 例中,年龄最大 72 岁,最小 51 岁。排除糖尿病、甲状腺功能减退、肾病综合征及慢性肝、胆、胰疾病等并发的高脂血症;半年内无急性心肌梗死、脑血管意外。结果:显效 18 例,有效 9 例,无效 3 例。总有效率 90%。且长期服用未发现任何明显毒副作用。

三子散(1)

【方源】　《医学正印》卷上。

【组成】　紫苏子(微焙)30 克,白芥子(微焙)30 克,韭菜子(微焙)30 克。

【用法】　上药研为末。河水煎,如稀粥样,带热服下。

【主治】　积痰宿滞。

三子散(2)

【方源】　《中国药典》。

【组成】　诃子 200 克,川楝子 200 克,栀子 200 克。

【用法】　上药研为粗末,过筛,混匀即得。每次 3~4.5 克,水煎服,1 日 2~3 次。

【功用】　清热凉血,解毒。

【主治】　温热,血热,新久热。

三友丸

【方源】　《眼科菁华》卷上。

【组成】　石膏、麻黄、苦杏仁。

【用法】　为丸服。

【主治】　风寒失表,邪气传入肠胃,脸肿睛赤,发热头痛,无汗口渴。

三仁丸(1)

【方源】　《脚气治法总要》卷下。

【组成】　柏子仁 30 克,松子仁 60 克,亚麻子仁 90 克。

【用法】　上研成膏,以蜡为剂。每次 15 克,嚼吃,米饮下;或为丸,如梧桐子大,随虚实服之。

【主治】　①《脚气治法总要》:风虚老人津液少,大便秘滞。

②《圣济总录》:大肠有热,津液燥竭,里急后重,大便秘涩。

三仁丸(2)

【方源】　《济生方》卷四。

【组成】　郁李仁、苦杏仁(炮,去皮尖)、薏苡仁各 30 克。

【用法】　上药研为细末,米糊为丸,如梧桐子大。每次 40 丸,不拘时候,米饮送下。

【主治】　水肿喘急,大小便不利。

三仁膏

【方源】　《济众新编》卷五。

【组成】　蓖麻子(去壳取仁)、麻子(去壳取仁)、苦杏仁(留皮尖)。

【用法】　上各为细末,鸡蛋清搅匀调敷。

【主治】　痈疽初发。

三化汤

【方源】　《普济方》卷九十一引《德生堂方》。

【组成】　大黄、牵牛子、朴硝各 15 克。

【用法】　水煎前二味，下消，再煎一二沸，去渣温服，不拘时候。

【主治】　诸卒中风，不省人事，痰喘上壅，一切危急之证，大便秘结，至五七日不利。

三分茶

【方源】　《儒门事亲》卷十五。

【组成】　茶 6 克，蜜 60 克，荞麦面 120 克。

【用法】　以新水打千余数，连饮之。饮毕良久，下气不可停，人喘自止。

【主治】　咳嗽痰涎气喘者。

三反膏

【方源】　《理瀹骈文》。

【组成】　红大戟、甘遂末、芫花。

【用法】　甘草煎浓汤，在瘤外圈 3 次后，另用醋调红大戟、芫花、甘遂末装其中，勿近甘草。次日缩小。

【主治】　瘤。

三石散

【方源】　《中医外科学讲义》。

【组成】　制炉甘石、熟石膏、赤石脂各 90 克。

【用法】　上药研为细末。麻油调搽。

【功用】　收涩生肌。

【主治】　一切湿疹及烫伤。

三仙丸

【方源】　《寿世保元》卷五。

【组成】　雄黄、白矾、槟榔各等份。

【用法】　上药研为末，饭为丸，如黍米大。每次 1.5 克，食远白水送下。

【主治】　腹内有虫疼痛。

三仙丹(1)

【方源】　《万病回春》卷五。

【组成】　白信(煅)、巴豆(去皮油)、黄蜡各等份。

【用法】　上药研为末，熔黄蜡为丸，如黍米大。每次 3 丸，烧酒送下。

【主治】　心痛至危者。

【宜忌】　忌醋。

三仙丹(2)

【方源】　《良方合璧》卷下。

【组成】　水银 30 克，白矾(研)30 克，火硝(研)30 克。

【用法】　上药并放于小铁罐内用粗中碗合住，碗缝用面浆掺皮纸捻，同糊固上，将河沙堆满空碗底，炭火炼，碗底放新棉花 1 块，候棉花黄即妙，若至焦则太老矣。

【主治】　痈疽。

三仙丹(3)

【方源】　《外科方外奇方》卷三。

【组成】　雄黄 3 克，白胡椒 2.4 克，硫黄 3 克。

【用法】　上药研为细末。香油调，过 1 夜，取油调擦。

【主治】　脓窠疮疥。

三仙丹(4)

【方源】　《方症会要》卷一。

【组成】　黄柏、槐子、白矾各等份。

【用法】　上药研为末，面糊为丸，如梧桐子大。每次 100 丸，临卧冷茶送下。

【主治】　男妇久嗽不止。

三仙丹(5)

【方源】　《外科真诠》卷上。

【组成】　轻粉 3 克，朱砂 1 克，上片 0.6 克。

【用法】　上药研为细末。吹喉中。

【主治】　结毒喉疳腐烂。

三仙丹(6)

【方源】　《药奁启秘》。

【组成】　升丹 30 克，橄榄炭 30 克，梅片 10 克。

【用法】　上药研为极细末。麻油调敷或干撒。

【主治】　下疳腐烂。

三仙汤

【方源】　《疡科选粹》卷七。

【组成】　朱砂、威灵仙各 4.5 克。

【用法】　入砂糖 10 克,用无根水煎。噙在口中慢慢呷下。四五次即出。

【主治】　咽喉骨鲠。

三仙饮

【方源】　《仙拈集》卷一。

【组成】　砂糖、生姜各 120 克,乌梅(去核)15 个。

【用法】　共捣汁。以滚汤调匀,频服。

【主治】　噤口痢;兼治反胃。

三仙顶

【方源】　《串雅补》卷一。

【组成】　附子 15 克,草乌 30 克,紫荆皮60 克。

【用法】　上药研为细末。每次 6 克,陈酒送下。

【主治】　疯病瘫痪。

【宜忌】　虚人忌服。

三仙酒

【方源】　《仙拈集》卷三。

【组成】　龙眼肉 500 克,桂花蕊 120 克,砂糖 240 克。

【用法】　浸高粱烧酒 1 坛,愈久愈妙。

【功用】　安神悦颜。

三仙散(1)

【方源】　《万氏家抄方》卷六。

【组成】　紫花地丁、翻白草、当归。

【用法】　水、酒煎服。

【主治】　痘疔。

三仙散(2)

【方源】　《万病回春》卷三。

【组成】　干姜、附子(炮,去皮脐)、肉桂。

【用法】　上药研为细末。每次 9 克,滚酒调服。

【主治】　①《万病回春》:阴症。

②《寿世保元》:一切阴症,手足厥冷。

三仙散(3)

【方源】　《古今医统大全》卷六十四。

【组成】　妇人溺桶中垢(白者,火煅)30 克,铜绿 9 克,麝香 3 克。

【用法】　上药研为极细末。敷齿上。不可太多。

【主治】　走马牙疳,一时腐烂即死。

三仙散(4)

【方源】　《痘科类编》卷三。

【组成】　山楂、神曲、麦芽各 30 克。

【用法】　上药研为细末。每次 6 克,入白糖少许,开水调下。

【功用】　《北京市中药成方选集》:消食化滞。

【主治】　①《痘科类编》:痘疮愈后,数日之间,内伤饮食,外感风寒,身忽烧热,发出盖痘疹如云成片,一名云头疹。

②《北京市中药成方选集》:小儿宿食停滞,消化不良,腹痛胀满,饮食减少。

三仙散(5)

【方源】　《良朋汇集》卷二。

【组成】　轻粉 3 克,乳香 6 克,地肤子 60 克。

【用法】　上药研为细末。每次 6 克,热黄酒调服。出汗愈,如调白酒更妙。

【主治】　下寒流白。

三仙散(6)

【方源】　《仙拈集》卷一。

【组成】　肉豆蔻 2 个,半夏 15 克,木香7.5 克。

【用法】　上药研为末。每次 3 克,空腹开水调下;或为丸,如芥子大,每次 50~60 丸。

【功用】　暖胃除痰,消滞进食。

三仙散(7)

【方源】　《仙拈集》卷一。

【组成】　肉豆蔻 2 个,半夏 15 克,木香7.5 克。

【用法】　上药研为末。空腹开水调下 3 克;或为丸,如芥子大,每次 50~60 丸。

【功用】　暖胃除痰,消滞进食。

三仙散(8)

【方源】　《仙拈集》卷三。

【组成】 白矾 15 克,冰片 6 克,麝香 1.5 克。

【用法】 上药研为细末。吹患处。4 次即愈。

【主治】 牙疳。

三仙散(9)

【方源】 《仙拈集》卷四。

【组成】 大风子、槟榔各 15 克,硫黄 9 克。

【用法】 醋煎滚,调搽。

【主治】 癣遍身及面。

三仙散(10)

【方源】 《杂病源流犀烛》卷二十三。

【组成】 胆汁炒黄柏、酒炒红花、冰片少许。

【用法】 上药研为末。吹耳。

【主治】 肝风郁滞,耳内生疮有脓者。

三仙散(11)

【方源】 《麻科活人全书》卷一。

【组成】 红花、牛蒡子(炒)、穿山甲(炒成珠)。

【用法】 水煎,热服。

【主治】 小儿皮肤坚实,而麻难现,用加减参苏饮,发散不出者。

三仙散(12)

【方源】 《增补验方新编》卷五。

【组成】 罗裙带叶、杉树皮、槐树皮各等份。

【用法】 煎水热洗,其滓捣融炒热,布包敷之,冷则随换,日夜不断。

【主治】 闪跌殴打腰痛。

三仙散(13)

【方源】 《麻症集成》卷四。

【组成】 力子、甲珠、天仙子。

【用法】 上药研为细末。开水泡或煎服。

【主治】 麻症,毒火相搏,热极闭标,胃窍受郁,狂躁。

三仙粥

【方源】 《济众新编》卷七。

【组成】 海松子(去皮)、桃仁(泡,去皮尖)各 30 克,郁李仁(泡,去皮)3 克。

【用法】 上药同捣烂,和水滤取汁,入碎粳米少许,煮粥,空心服之。

【主治】 老人风秘,脏腑壅滞,气聚脑中,忽然头痛、腹痛,恶心不食。

三仙膏(1)

【方源】 《圣济总录》卷一三〇。

【组成】 麻油 120 克,铅丹、定粉(各研)30 克。

【用法】 先炼油熟,将铅丹、定粉同罗过,同煎,用槐枝搅匀,候稀稠得所,滴水内如珠即止。每用随疮大小贴之。

【主治】 一切恶疮。

三仙膏(2)

【方源】 《普济方》卷三一五。

【组成】 香油 1000 毫升,黄丹 500 克,白巴豆 480 枚。

【用法】 将油于铜锅内煎热,入桃枝 20 根,煎枯将出;次下柳枝 20 根,每长 6 厘米,煎枯将出;3 次下巴豆煎枯将出,放温,入砂锅内,煎油热下黄丹,文武火搅匀,3 个小时,熬丹起,抬下于地,再搅,滴水成珠,沉下膏成矣,就锅番合地上,3~4 日即可用。贴、服皆可。

【主治】 金疮,肚痛泻痢。

三仙膏(3)

【方源】 《疡科选粹》卷三。

【组成】 马兰菊、车前草、五爪龙草各等份。

【用法】 上捣取汁。徐徐饮之。

【主治】 咽喉肿痛。

三仙膏(4)

【方源】 《辨证录》卷六。

【组成】 熟地黄 150 克,人参 60 克,牡丹皮 30 克。

【用法】 水煎服。

【主治】 血精。

三仙膏(5)

【方源】 《仙拈集》卷二。

【组成】 百合 120 克,蜜 250 克,梨汁 250 毫升。

【用法】　炼蜜成珠,将百合研末熬透,入梨汁搅匀。早、晚服数匙。

【主治】　劳嗽。

三生丸

【方源】　《儒门事亲》卷十五。

【组成】　核桃仁 30 克,生姜(去皮,细切)30 克,杏仁 30 克。

【用法】　上药同研如泥,就和作剂,可得十三四丸。每次 1 丸,临卧烂嚼咽下。

【主治】　咳嗽。

三白饮

【方源】　《古今医鉴》卷三。

【组成】　鸡子(用清)1 个,白蜜 30 克,芒硝 9 克。

【用法】　合作一处,用凉水和下。

【主治】　①《古今医鉴》:伤寒时气,热极狂乱,及发热不退者。

②《良朋汇集》:天行时气,大便燥结不通。

【加减】　如心不宁者,加珍珠末 1.5 克。

三白散(1)

【方源】　《小儿卫生总微论方》卷二十。

【组成】　砒霜、粉霜(二物先研细末)、石灰(研细,罗 2 次用)各等份。

【用法】　上相合,先左研千下,却右转研千下,当极细腻如粉。每用以鸡羽尖蘸少许,扫疮上,其疮便干。

【主治】　小儿走马急疳蚀唇,牙齿臭烂,逡巡狼狈者。

【宜忌】　慎勿多用,恐毒入腹,无令咽津。此药儿小者难用。

三白散(2)

【方源】　《普济方》卷三十三。

【组成】　远志(去心)、莲子、茯苓各等份。

【用法】　上药研为细末。每服 6～9 克,空心用好酒调下。

【主治】　小便遗涩痛,赤白浊。

三白散(3)

【方源】　《普济方》卷二四四引鲍氏方。

【组成】　陈萝卜子、地瓜蒌(即萝卜种)、三白叶(生溪涧边,叶如蓝,顶上三叶白)。

【用法】　上药研为末,糊为丸,每次 50 丸,空腹下。

【主治】　脚气。脚偏大如柱,皮肉不仁,时发寒热。

三白散(4)

【方源】　《万病回春》卷八。

【组成】　白及 30 克,白蔹 30 克,白矾(煅)15 克。

【用法】　上药研为细末。用时入药于水碗中即沉底,外用桑皮纸托水搭于患处,热则再易,连搭连易,直待其肿处冰冷,将药敷上。立时即消。

【主治】　一切肿毒、诸疮疼痛。

三白散(5)

【方源】　《外科正宗》卷四。

【组成】　杭粉 30 克,石膏 9 克,轻粉 15 克。

【用法】　上药各为末。韭菜汁调敷,纸盖;如无菜汁,凉水调敷。

【功用】　去热解毒。

【主治】　漆疮。

三白散(6)

【方源】　《嵩崖尊生全书》卷十三。

【组成】　白薇、白蔹、白芍各 3 克。

【用法】　上药研为末。酒调服。

【主治】　遗尿滑脱之有热者。

三白散(7)

【方源】　《良朋汇集》卷四。

【组成】　红绒蝎子(烧灰)、珍珠(煅)各 30 克,冰片 3 克。

【用法】　上药研为极细末。先用净米泔水洗,后上药。

【主治】　小儿牙疳,红白口疮。

三白散(8)

【方源】　《杂病广要》引《医林集要》。

【组成】　白术、茯苓、白芍各等份。

【用法】　水煎服。

【功用】　①《杂病广要》引《医林集要》:调胃去湿。

②《明医指掌》:益气健脾,和中养胃。

【主治】　①《杂病广要》引《医林集要》:感湿气,四肢懒倦,小便少,或下利,大便走泄,神思沉困,饮食减少。

②《明医指掌》:孕妇泄泻。

【加减】　腹痛甚者,加当归,倍白芍。

三白散(9)

【方源】　《中医皮肤病学简编》。

【组成】　煅石膏 31 克,轻粉(炒)3 克,冰片 1.5 克。

【用法】　上药研为细末。撒布,外敷藤黄软膏。

【主治】　慢性湿疹,局部溃疡及瘙痒者。

三汁丹

【方源】　《脉因证治》卷上。

【组成】　水杨树脑、老鸦饭草、赤脚马兰。

【用法】　各取自然汁,以水服之。

【主治】　小便出血。

三汁饮(1)

【方源】　方出《太平圣惠方》卷三十七,名见《普济方》卷一八九。

【组成】　刺蓟汁 20 毫升,生地黄汁 10 毫升,生姜汁 5 毫升。

【用法】　上药调和令匀,徐徐饮之;仍将滓塞鼻中。

【主治】　鼻中出血不绝,心闷欲绝。

三汁饮(2)

【方源】　《仙拈集》卷二。

【组成】　生地黄汁、生姜汁、蜜各 30 毫升。

【用法】　和匀,空腹热服。

【主治】　溺血,口鼻出血。

三汁膏

【方源】　《仙拈集》卷三。

【组成】　萝卜汁、梨汁、姜汁各 3 克。

【用法】　加蜜半盅,蒸熟,不拘时服。

【主治】　咳嗽痰喘。

三圣丸(1)

【方源】　《幼幼新书·拾遗方》引茅先生方。

【组成】　黄连、木香、吴茱萸各 3 克。

【用法】　铜铫先炒黄连色变,下吴茱萸炒烟起,下木香同炒,取出放冷,入矾灰 3 克,醋面糊为丸,和梧桐子大。每次 10～15 丸,葱汤送下。

【主治】　小儿泻痢。

三圣丸(2)

【方源】　《永乐大典》卷一一四一二引《大方》。

【组成】　蔓菁子 120 克,甘菊花、小椒各 45 克(去目)。

【用法】　上药研为细末,炼蜜为丸,如梧桐子大。每次 20 丸,水送下,1 日 2 次。

【主治】　眼久昏,细小浮晕。

三圣丸(3)

【方源】　《类编朱氏集验方》卷十一。

【组成】　黄连 9 克,使君子 6 克,木香 1.5 克。

【用法】　上药研为末,糊为丸。每次 6 克,空腹米饮送下。

【主治】　小儿疳病。

三圣丸(4)

【方源】　《不居集》下集卷八。

【组成】　半夏 30 克,槟榔、雄黄各 6 克。

【用法】　研末为丸。姜汤送下。

【主治】　虚劳,恶心欲吐并喘者。

三圣丸(5)

【方源】　《类证治裁》卷二。

【组成】　半夏、陈皮、黄连。

【用法】　上药研为末,曲糊为丸。生姜煎汤送下。

【主治】　顽痰,饮癖,呕酸嘈杂,心悬如饥。

三圣汤

【方源】　《辨证录》卷六。

【组成】　人参 90 克,石膏 90 克,玄参 90 克。

【用法】　水煎数碗,灌之。

【主治】　中暑热极发狂,登高而呼,弃衣而走,见水而投。

【方论】　三圣汤用石膏、人参、玄参各至 90 克,未免少有霸气。然火热之极,非杯水可息,苟不重用,则烁干肾水,立成乌烬。方中石膏虽多,而人参之分两与之相同,实足以驱驾其白虎之威,故但能泻胃中之火,而断不致伤胃中之气,玄参又能滋润生水,水生而火尤易灭也。

三圣饮(1)

【方源】　《普济方》卷二五二。

【组成】　大黄汁、紫草汁、冬瓜汁。

【用法】　取汁共 50 毫升,饮之。

【主治】　食蟹中毒。

三圣饮(2)

【方源】　《赤水玄珠》卷八。

【组成】　苍术、枳壳、知母各 9 克。

【用法】　水煎服。

【主治】　疟疾,胸膈饱闷,口渴,热多寒少。

三圣散(1)

【方源】　《太平圣惠方》卷九十三。

【组成】　地榆(微炙,锉)15 克,厚朴(去粗皮,涂生姜汁炙令香熟)22.5 克,诃黎勒(煨,用皮)15 克。

【用法】　上药研为细散。每次 1.5 克,以粥饮调下,1 日 3～4 次。

【主治】　小儿洞泄下痢,羸困。

三圣散(2)

【方源】　《宣明论方》卷十一。

【组成】　乌鱼骨(炒)、烧绵灰、血余炭(汗脂者)各等份。

【用法】　上药研为细末。每次 3 克,煎石榴皮汤调下,热服。

【主治】　产后下血痢不止。

三圣散(3)

【方源】　《是斋百一选方》卷三。

【组成】　当归(洗,焙)、肉桂(去皮)、延胡索(灰炒)各等份。

【用法】　上药研为细末。每次 6 克,温酒调下,空心、临卧服。

【主治】　①《是斋百一选方》:中风手足拘挛,口眼㖞斜,左瘫右痪,骨节酸痛,脚弱无力,行步不正。

②《妇人良方大全》:男妇腰痛。

③《校注妇人良方》:产后恶血凝滞,脐下作痛,或作寒热。

④《证治准绳·类方》:闪肭血滞,腹中疗痛,产后服之更妙。

【宜忌】　孕妇忌服。

三圣散(4)

【方源】　《儒门事亲》卷十五。

【组成】　葱白、马齿苋、石灰各 500 克。

【用法】　上三味,湿捣为团,阴干为细末。贴疮。如有死肉者,宜先用溃死肉药。

【主治】　廉疮,疔疮,搭手,背疽。

三圣散(5)

【方源】　《儒门事亲》卷十二。

【组成】　防风(去芦)90 克,瓜蒂 90 克,藜芦 7.5～15 克。

【用法】　上药研为粗末。每次 15 克,以齑汁煎,去渣澄清,放温,徐徐服之。牙关紧闭者,鼻内灌之。不必尽剂,以吐为度。

【主治】　①《儒门事亲》:中风失音闷乱,口眼㖞斜,不省人事,牙关紧闭。

②《东医宝鉴·杂病篇》引《必用全书》:阴痫及癫狂。

③《医方集解》:痰厥头痛。

【方论】　《东医宝鉴·杂病篇》引《必用全书》:此方汗吐下俱行,防风发汗,瓜蒂下泄,藜芦涌吐。

【验案】　①癫　阳夏张主簿,病癫 10 余年,眉须皆落,皮肤皱涩如树皮,戴人断之曰:是有汗者,可治之,当大发汗,其汗当如臭,其涎当腥,乃置燠室中,遍塞风隙,以三圣散吐之,汗出周身,如卧水中,其汗果黏臭不可闻,痰皆腥如鱼涎,两足心微有汗,次以舟车丸、川散大下五七行,如此数次乃瘥。

②妇人痰积不孕　有一卒妻,心下有冷积如复杯,按之如水声,以热手熨之如水聚,诊其脉沉而迟,尺脉洪大而有力,先以三圣散吐涎一斗,心下平

软,次服白术调中汤、五苓散,后以四物汤和之,不再月,气血合度,数月而娠二子。

三圣散(6)

【方源】 《御药院方》卷九。

【组成】 细辛(锉)30克,荆芥穗(锉)60克,苍耳茎(锉)90克。

【用法】 上药研为散。每次 15 克,水煎,去渣,热漱冷吐,误咽无妨。以痛止为度。

【主治】 牙齿疼痛久不已。

三圣散(7)

【方源】 《万氏家传幼科发挥》卷三。

【组成】 苍术(盐炒)、香附(盐炒)、高良姜(清油炒)。

【用法】 上药研为细末。热酒调下。

【主治】 脾痛腹中无积者。

三圣散(8)

【方源】 《医方集解》。

【组成】 瓜蒂、郁金、韭汁。

【用法】 鹅翎探吐。

【主治】 中风,风痫,痰厥头痛。

三圣散(9)

【方源】 《仙拈集》卷四。

【组成】 硫黄 30 克,朴硝、白砒各 3 克。

【用法】 先将硫黄入倾银锅化开,再入消、砒末搅匀,土内作锭样,倾入内埋 7 日。醋磨搽3～5 次。

【主治】 多年顽癣。

三圣锭

【方源】 《良朋汇集》卷五。

【组成】 陈石灰(水飞,细末)500 克,蜗牛 50个,马齿苋(绞汁)多些。

【用法】 晒干做锭。用水醋研,涂疮上。初觉便涂,5 日后留顶圈上,干则又换。

【主治】 初起无名大疮,疔毒。

三圣膏(1)

【方源】 《御药院方》卷八。

【组成】 黑附子(生)、蔓荆子、柏子仁各15 克。

【用法】 上药研为细末,乌鸡脂和捣研,于瓷盒内密封 100 日。取出,涂在髭发落处。

【主治】 鬓发脱落。

三圣膏(2)

【方源】 《丹溪心法》卷三。

【组成】 未化石灰(为末)250 克,大黄(为末)30 克,桂心(为末)15 克。

【用法】 先将石灰于瓦器中炒令淡红色,提出火,候热稍减,次下大黄末,就炉外炒,候热减,下桂心末略炒,入米醋熬搅成黑膏。厚纸摊贴患处。

【主治】 积聚痞块。

三皮汤

【方源】 《袖珍方大全》卷二引《太平圣惠方》。

【组成】 青皮、桂皮、陈皮各等份。

【用法】 上药先煎青皮数沸,次煎桂皮,又下陈皮,去渣服之。

【主治】 腹绞痛不可忍者。

三灰散(1)

【方源】 《圣济总录》卷一六七。

【组成】 干虾蟆(烧)、白矾(烧)、皂荚子(烧)各 9 克。

【用法】 上药研为细末。少少敷脐中。

【主治】 小儿脐湿,逾月不止。

三灰散(2)

【方源】 《类编朱氏集验方》卷十。

【组成】 败棕、棕皮、桓木叶。

【用法】 上药烧灰存性。每次 6 克,酒煎,空腹服;药为丸,酒煮糊丸,黄丹为衣。

【主治】 血崩。

三灰散(3)

【方源】 《证治要诀类方》卷三引杨氏方。

【组成】 侧柏叶(焙,为末)15 克,棕榈(烧存性,勿令白色)9 克,桐子(烧作炭)6 克。

【用法】 上药研为末。分作 2 服,空腹米饮调服。

【主治】 崩中。

三灰煎

【方源】 《外台秘要》卷二十九引《集验方》。

【组成】 生藜芦灰 500 克,生姜灰 500 克,石灰 250 克。

【用法】 上药合和令调,蒸令气溜,取甄下汤,从上淋之,尽汤取汁,于铁器中煎减半,更闹火煎,以鸡羽摇中即然断,药成。欲去黑子疣赘,先小伤其上皮,令裁破,以药点之。

【主治】 黑子及疣赘。

三灰膏

【方源】 《疡科选粹》卷六。

【组成】 土蜂窝、长脚蜂窝、油松节各等份。

【用法】 上药同烧过,以碗罩住,成炭,研极细;用香油煎滚,入黄蜡再煎,方入三灰,搅成膏。贴疮。

【功用】 生肌。

【主治】 杨梅疮结毒。

三光散

【方源】 《医心方》卷三引《耆婆方》。

【组成】 秦艽 12 克,茯苓 12 克,独活 8 克。

【用法】 上药研为散。每次 3 克,酒送下,1 日 3 次。

【主治】 一切风气、风眩病。

三光膏

【方源】 《东医宝鉴·外形篇》卷一引《医鉴》。

【组成】 朱砂、雄黄、硼砂各等份。

【用法】 上药研为细末。乳汁调涂,盛碗内,覆地上,以艾叶烧烟熏之,至黄色为度,带碗收贮。用时以香油少许调匀,点眼角。

【主治】 犯土伤眼。

三合汤

【方源】 《普济方》卷六十三。

【组成】 升麻、桔梗(去芦)、甘草各 15 克。

【用法】 上药研为粗散。每次 9 克,水煎,食后服之。

【主治】 喉痛。

三色膏

【方源】 《是斋百一选方》卷十六。

【组成】 蚌粉 15 克,黄丹 7.5 克,草乌(生,为末)30 克。

【用法】 上和匀。水调涂,干即再上。

【功用】 拔毒,止痛,消肿。

【主治】 痈疖未成。

三安散

【方源】 《圣济总录》卷八十七。

【组成】 柴胡(去苗)、秦艽(去苗土)各 60 克,甘草 15 克。

【用法】 上药研为散。每次 9 克,熟水调下,不拘时候。

【主治】 急劳。骨节、手足烦热,身体酸痛,饮食不得。

三豆汤

【方源】 《类编朱氏集验方》卷七。

【组成】 乌豆、赤小豆、绿豆各等份。

【用法】 水煎服。

【功用】 《纲目拾遗》:稀痘。

【主治】 饮酒太过,衄血,呕血,起则无事,睡则尤甚。

【备考】 《纲目拾遗》:每日煮汤,与小儿吃,出痘自稀。如遇痘毒,亦用此汤饮之;捣搽敷上,其毒自消。

三豆饮

【方源】 《医级》卷八。

【组成】 赤小豆、绿豆、大豆黄卷各等份。

【用法】 水煎服;或做末做散服。

【主治】 水肿胀满,脉数而虚细,小便不利,不堪行水者。

三花汤

【方源】 《医学集成》卷三。

【组成】 菊花、金银花、紫花地丁。

【用法】 水煎服。

【主治】 疔疮。

三皂丸

【方源】 《太平圣惠方》卷二十七。

【组成】 皂荚 5000 克,皂角树皮 500 克,皂角刺 500 克。

【用法】 上药烧成灰,以水淋取汁,更于灰上再淋,如此三五度,即煎之,候稍凝,入研了麝香 0.3 克,用童尿浸蒸饼为丸,如小豆大。每次 7 丸,空腹以温水送下。

【主治】 急劳,烦热体瘦。

三应散

【方源】 《圣济总录》卷一八二。

【组成】 茴香虫(研汁)1 枚,腻粉 15 克,胡黄连末 7.5 克。

【用法】 上药同研令干。每次 1 克,陈米饮调下,不拘时候。

【主治】 小儿肝经虚弱,筋脉缓纵,气脉下坠,阴器肿大,久成疝。

三良散

【方源】 《圣济总录》卷一五二。

【组成】 吴茱萸(黑豆同炒)、寒食面、干姜(炮)各 30 克。

【用法】 上药研为散。每次 6 克,食前温酒调下,1 日 3 次。

【主治】 妇人五色带下不止。

三灵汤

【方源】 《续名家方选》。

【组成】 红花、槟榔、香附各等份。

【用法】 水煎服。

【主治】 呕吐腹痛,胸中气结,痰饮窒塞,恶闻药食气,脉微弱,专属虫积诸证者。

三灵散(1)

【方源】 《圣济总录》卷一七二。

【组成】 绿矾(研)、白矾(烧汁尽)各 15 克,麝香 3 克。

【用法】 上药研为细末。每用少许,贴牙龈上,不拘时候。

【主治】 小儿牙疳口臭。

三灵散(2)

【方源】 《医方类聚》卷二十四引《急救仙方》。

【组成】 草乌、细辛各等份,黄丹少许。

【用法】 上药研为极细末。搐入鼻中。

【主治】 八般头风。

三妙丸(1)

【方源】 《仙拈集》卷一。

【组成】 知母、贝母、苦杏仁各 15 克。

【用法】 加砂糖、炮姜汁,蒸饼为丸,如弹子大。每次 1 丸,慢慢嚼化。

【主治】 喘急,血虚火盛。

三妙丸(2)

【方源】 《仙拈集》卷二。

【组成】 黄连(切片,煎汁)60 克,木香(用黄连汁浸,慢火焙干)120 克,乌梅肉。

【用法】 上药为丸,如梧桐子大。每服 50～60 丸,空心白滚水送下。

【主治】 肠风脏毒。

三妙丸(3)

【方源】 《谦斋医学讲稿》。

【组成】 苍术、黄柏、知母。

【用法】 上为丸服。

【用法】 下肢痛,属湿热下注者。

三妙血

【方源】 《卫生鸿宝》卷四。

【组成】 鸡冠血(老白雄鸡更妙)、豕尾血、蚯蚓血各等份。

【用法】 酒冲服。一方用白酒酿。

【主治】 痘五六朝,根赤转紫,而顶有孔,如针刺,如嵌顿,身热,苔黄,口渴,便秘。

【加减】 凡根紫甚至转黑,而顶下陷者,为毒陷,三妙合紫雪加金汁;如身热便秘,顶嵌根紫,或发水疱,而间有半浆者,将无浆之疱挑去,三妙入流气败毒之药。

【方论】 鸡冠居至高之分,取其阳气充足,天庭不起者,须此攻发,但系盛阳之品,故加豕、蚓等血为佐。豕,阴畜,尾又居至阴,凡血皆热,唯此清凉,尾善动,故尤活血。地龙善窜,活血通经,能引诸药直破恶毒所聚之处。

三妙汤(1)

【方源】 《寿亲养老新书》卷三。

【组成】 地黄、枸杞子各取汁 500 毫升,蜜 250 毫升。

【用法】 银器中同煎如稀饧。每次 15 克,汤调、酒调皆可。

【功用】 实气养血。久服弥益人。

三妙汤(2)

【方源】 《普济方》卷一五七引《家藏经验方》

【组成】 罂粟壳(大者)4 个,乌梅(肥)2 枚,北枣 2 枚。

【用法】 水煎服。

【主治】 咳嗽。

三妙汤(3)

【方源】 《痘科金镜赋集解》卷六。

【组成】 紫苏子 60 克,荆芥 60 克,芫荽 30 克。

【用法】 水煎,入盆内浴之。

【主治】 痘出不快。

三妙散(1)

【方源】 《医宗金鉴》卷六十七。

【组成】 槟榔、苍术(生)、黄柏(生)各等份。

【用法】 上药研为细末,干撒肚脐;治湿癣,以苏合油调搽。

【功用】 止痒渗湿。

【主治】 ①《医宗金鉴》:脐痈。脐中不痛不肿,甚痒,时津黄水,浸淫成片。

②《全国中药成药处方集》(沈阳方):湿热流注,黄水疮,一切温毒诸疮。

【宜忌】 忌酒、面、生冷、果菜。

三妙散(2)

【方源】 《仙拈集》卷四引《济世奇方》。

【组成】 夏枯草、金银花、蒲公英各 15 克。

【用法】 酒、水煎,频服之。

【主治】 结核瘰疬遍满颈项者。

【方论】 《串雅内编选注》:金银花味甘性寒,轻扬入肺,为散达解毒之品;蒲公英味苦,有清热解毒、消肿散结之力。二药合用,可解一切痈疡肿毒。夏枯草味辛苦,辛能散结,苦能泻热,故凡瘰疬、乳痈、目赤、头晕之疾,服之可以清肝火、散结气,古今用本品治疗瘰疬均收到良好效果。

三妙散(3)

【方源】 《仙拈集》卷三引《全幼》。

【组成】 蛇床子、黄连各 3 克,轻粉 0.3 克。

【用法】 上药研为末。吹入耳内。

【主治】 耳内湿疮。

三妙散(4)

【方源】 《仙拈集》卷二。

【组成】 轻粉 6 克,白矾 15 克,苦杏仁(去皮)7 粒。

【用法】 上药研为末。吹鼻中。

【主治】 鼻痔。

三妙散(5)

【方源】 《仙拈集》卷三。

【组成】 松香、白矾各 15 克,黄丹 3 克。

【用法】 上药研为末。香油调搽。

【主治】 头面黄水疮,秃疮。

三妙散(6)

【方源】 《仙拈集》卷四。

【组成】 大风子、白矾各 60 克,轻粉 30 克(一方有杏仁,无白矾)。

【用法】 柏油熔化,和匀搽之。

【主治】 一切疥疮。

三妙散(7)

【方源】 《集验良方》卷一。

【组成】 生白矾 9 克,冰片 1.5 克,白茄子梗根(瓦上煅炭存性)30 克。

【用法】 上药研为细末,瓷瓶收贮。吹喉中。

【主治】 一切咽喉疼痛,并烂喉痧症。

三妙散(8)

【方源】 《中医皮肤病学简编》。

【组成】 黄连 30 克,苍术 30 克,姜黄 30 克。

【用法】 上药研为细末。撒布或水调外敷。

【主治】　急性湿疹。

三妙散（9）

【方源】　《中医皮肤病学简编》。

【组成】　黄柏 31 克,寒水石 156 克,青黛 31 克。

【用法】　上药研为细末。花生油调,外涂。

【主治】　急性湿疹。

三妙膏（1）

【方源】　《仙拈集》卷一。

【组成】　松香（煎）120 克,蓖麻（捣烂）60 克,皮消 15 克。

【用法】　共捣为膏。量痞大小摊布上,贴时加麝少许。痞消膏自落。

【主治】　痞积。

三妙膏（2）

【方源】　《仙拈集》卷三。

【组成】　蓖麻仁 19 粒,巴豆 8 粒,麝香 0.5 克。

【用法】　共捣如泥。摊贴脐下丹田穴。须臾即下,急急洗去。

【主治】　横生逆产,胎死腹中,胞衣不下。

三苓散

【方源】　《普济方》卷一四七引《保生回车论》。

【组成】　茯苓 30 克,桂枝 7.5 克,白术 60 克。

【用法】　上药研为细末。每次 6 克,粥饮调下,1 日 2～3 次,不拘时候。

【主治】　伤寒。

三奇汤（1）

【方源】　《卫生宝鉴》卷十一。

【组成】　桔梗（蜜拌甑蒸）90 克,甘草（半生半炒）60 克,诃子大者 4 个（去核,2 个炮,2 个生）。

【用法】　上药研为末。每次 30 克,入砂糖 1 小块,水煎,时时细呷,一日服尽,其声速出。

【主治】　感寒语声不出。

三奇汤（2）

【方源】　《普济方》卷一五七引《海上方》。

【组成】　乌梅（拍碎）3 个,白糖 15 克,米囊皮（去瓤,蜜炙,为粗末）3 个。

【用法】　上药以甫汁煎,去渣,临卧服。

【主治】　咳嗽。

三奇汤（3）

【方源】　《辨证录》卷五。

【组成】　玄参 30 克,葛根、天花粉各 9 克。

【用法】　水煎服。

【主治】　春月伤风汗多,微发热恶风,口燥,但欲漱水不欲咽下。

三奇散（1）

【方源】　《小儿卫生总微论方》卷十九。

【组成】　凌霄花、白扁豆、甘草各等份。

【用法】　上药研为细末。每次 1～1.5 克,蜜汤调服。

【主治】　小儿风疾瘾疹。

三奇散（2）

【方源】　《普济方》卷二九三引《卫生家宝》。

【组成】　麒麟竭、黄连（去须）、白矾各 15 克。

【用法】　上药研为末。敷于疮上,用膏药宽贴之。

【主治】　漏疮经久不生肌肉、臭烂不止。

三奇散（3）

【方源】　《普济方》卷一六二引《经验方》。

【组成】　款冬花 200 枚,熟地黄（干）60 克,佛耳草 50 枚。

【用法】　上药研为粗末。每次 6 克,装于香炉中猛火烧之,用纸做筒子,一头大,一头小,如粽样,安在炉上,以口吸烟尽为度,即以清茶咽下。有痰涎吐之。

【主治】　一切咳嗽,不问新旧,喘顿不止,昼夜无时。

【验案】　咳嗽　陈氏云:予家一仆,久苦此疾,数令医治,如石投水。在典江置得杭州一婢,亲制此药,两服而愈。

三奇散（4）

【方源】　《普济方》卷二一三。

【组成】　枳壳、黄芪、防风各等份。

【用法】　上药研为末。每次 6 克,蜜汤调下,米饮亦得。

【主治】　痢后里急后重。

【验案】　肝郁胁痛　《得心集医案》:刘氏妇,青年寡居多郁,素有肝气不调之患,今秋将半,大便下坠,欲解不出,医用疏导之药,并进大黄丸,重闭愈增。两胁满痛,诊脉浮大而缓,饮食不进,四肢微热,小水甚利,月经不行,据此谛审,不得其法。细思独阴无阳之妇,值此天令下降之时,而患下坠之症,脉来浮大且缓,系中气久伤,继受风邪入脏无疑,两胁满痛,肝气郁而不舒,唯有升阳一着,四肢独热,亦风淫末疾之义,月经不行,乃风居血海之故,执此阳气下陷,用三奇散加升麻以提阳气,夏入当归,少佐桃仁以润阴血,果然应手而瘥。

三奇散(5)

【方源】　《医方类聚》卷八十五引《施圆端效方》。

【组成】　乱发灰 3 克,人中白 1.5 克,麝香 0.5 克。

【用法】　上药研为细末。鼻内搐少许。

【主治】　衄血不止。

三拗汤(1)

【方源】　《太平惠民和剂局方》卷二(续添诸局经验秘方)。

【组成】　甘草(不炙)、麻黄(不去根节)、杏仁(不去皮尖)各等份。

【用法】　上药研为粗散。每次 15 克,加生姜 5 片,水煎,去渣,通口服。以衣被盖覆睡,取微汗为度。

【功用】　《方剂学》:发汗解表,止咳平喘。

【主治】　①《太平惠民和剂局方》(续添诸局经验秘方):感冒风邪,鼻塞声重,语音不出,或伤风伤冷,头痛目眩,四肢拘倦,咳嗽多痰,胸满气短。

②《普济方》:寒燠不常,人多暴嗽,咽痛声嘎鼻塞,痰稠喘急。

③《医学正传》:肺感风寒,喘急不已。

【方论】　①《医方集解》:麻黄留节,发中有收;杏仁留尖,取其发,连皮,取其涩;甘草生用,补中有发也。

②《中医内科临床治疗学》:麻黄辛温,辛则入肺,温则散寒,质地体轻中空,轻轻上浮,发散风寒,宣肺平喘;苦杏仁苦温,专入肺经,助麻黄温散肺寒,下气定喘;甘草合麻黄,辛甘发散而解表,合杏仁,止嗽化痰而利肺。合有发散风寒,止嗽平喘的作用。

【验案】　①哮喘　《旧德堂医案》:秦商张玉环感寒咳嗽,变成哮喘,口张不闭,语言不续,呀呷有声,外闻邻里。投以二陈枳、桔,毫不见减,延余救之。诊六脉,右手寸关俱见浮紧,重取带滑,断为新寒外束,旧痰内搏,闭结清道,鼓动肺金。当以三拗汤宣发外邪,涌吐痰涎为要。一剂而汗出津津,一日夜而吐痰斗许,哮喘遂平。

②伤风咳嗽　《四川中医》(1983,4:49):任某,女,40 岁。体温 38℃,头身疼痛,鼻塞声重,流清涕,喉痒,咽部微充血,咳嗽,吐白色泡沫痰,纳差神疲,经服四环素等未效。诊得脉浮,苔薄白。辨证属外感风寒,肺气不宣,治以三拗汤加味:麻黄 6 克,苦杏仁 10 克,桔梗 6 克,蝉蜕 6 克,陈皮 10 克,甘草 3 克,煎服。嘱其服药后覆被而卧,进热粥,一服得微汗,热退,形寒解,头身疼痛减半,咳痰稀少。守方再剂,后痊愈。

三拗汤(2)

【方源】　《麻疹阐注》卷一。

【组成】　麻黄、石膏、苦杏仁。

【用法】　水煎服。

【主治】　风寒外袭,麻毒内攻。

三味汤

【方源】　方出《太平圣惠方》卷六,名见《圣济总录》卷四十九。

【组成】　白芍 31.5 克,干姜(炮裂,锉)30 克,甘草(炙微赤,锉)45 克。

【用法】　上药研为散。每次 9 克,水煎,去渣温服,不拘时候。

【主治】　肺痿多涎唾,小便数。

三味散

【方源】　《良方合璧》卷上。

【组成】　小茴香、青皮、荔枝核各等份。

【用法】　上炒为末。每次 6 克,用酒调下。

【主治】 外肾大如斗。

三物汤(1)

【方源】 《圣济总录》卷二十一。

【组成】 薄荷(锉)6 克,人参(锉)15 克,生姜(切)7.5 克。

【用法】 水煎,去渣,空腹温服,晚再服。

【主治】 伤寒三四日,服撩膈汤吐后,头痛,壮热未退者。

三物汤(2)

【方源】 《圣济总录》卷六十八。

【组成】 生地黄 225 克,阿胶(炙令燥)225 克,白薇 240 克。

【用法】 上药研为粗散。每次 21 克,水煎,去渣,空腹温服。

【主治】 呕血及大小便血。

三物汤(3)

【方源】 《鸡峰普济方》卷十七。

【组成】 桂枝、白术各 20 克,枳实 5 克。

【用法】 上药研为粗末。每次 6 克,加生姜 3 片,水煎,去渣温服,不拘时候。

【主治】 妊娠心痛,及心中痞,诸逆悬痛。

三物汤(4)

【方源】 《普济方》卷二八六。

【组成】 牡蛎、大黄、栀子各等份。

【用法】 上药研为末。水、酒煎,露 1 宿,炖温,空心服。

【主治】 便痈。

三物汤(5)

【方源】 《普济方》卷三三三。

【组成】 人参、茯苓各 30 克,白术 60 克。

【用法】 加大枣 1 个,水煎,食前服。

【主治】 月经不行,四肢虚肿。

三物汤(6)

【方源】 《杏苑生春》卷八。

【组成】 荆芥、藿香、臭椿皮各等份。

【用法】 煎汤熏洗。

【主治】 产后子宫不收。

三物汤(7)

【方源】 《良朋汇集》卷二。

【组成】 茵陈 9 克,栀子、黄连各 6 克。

【用法】 水煎,温服。

【主治】 黄疸,大便自利而黄。

三物散(1)

【方源】 《苏沈良方》卷八陈应之方。

【组成】 胡黄连、乌梅、灶下土各等份。

【用法】 上药研为末。腊茶清调,食前空腹温服。

【主治】 痢血。

三物散(2)

【方源】 《圣济总录》卷一一五。

【组成】 赤小豆、大黄各 15 克,木鳖子仁 30 克。

【用法】 上药各为末,再同研匀。每用少许,以生油旋调,涂耳肿处。

【主治】 耳肿热痛及暴觉肿者。

三物散(3)

【方源】 《千金珍秘方选》。

【组成】 小鳜鱼不拘多少,肉桂 1.5 克,荜澄茄 1.5 克。

【用法】 冬天取小鳜鱼烘脆,为末;每次 3 克,加真肉桂 1.5 克,荜澄茄 1.5 克,共为末。冲服。

【主治】 肝胃气大发,作呕。

三物膏

【方源】 《圣济总录》卷一〇一。

【组成】 柳枝、桑枝、槐枝(锉)各 500 克。

【用法】 水煎,去渣,入好盐 500 克,熬成膏,瓷盒盛。临卧揩牙。

【功用】 ①《圣济总录》:荣养髭发。
②《普济方》:令牙齿坚牢。

三和丸

【方源】 《圣济总录》卷一七三。

【组成】 胡黄连 30 克,木香 15 克,麝香 3 克。

【用法】　上药研为细末,面糊为丸,如麻子大。1—2岁每次10丸,温粥饮送下,1日3次。

【主治】　小儿诸疳,肢体羸弱,脏腑虚滑,不思乳食。

三和汤

【方源】　《普济方》卷三六九。

【组成】　麻黄(去节)90克,苦杏仁(去皮尖)60克,甘草(炙)30克。

【用法】　上药研为末。每次9克,水煎,热服。葱粥投之,衣被盖,汗出立愈。

【主治】　小儿伤寒,鼻塞声重,痰嗽,体热烦躁。

三和散

【方源】　《幼幼新书》卷二十七引张涣方。

【组成】　茯苓30克,乌梅(炒干)、干木瓜各等份。

【用法】　上药研为细末。每次3克,水煎,温服。

【主治】　吐利,津液燥少。

三宝粥

【方源】　《医学衷中参西录》上册。

【组成】　山药(轧细)30克,三七(轧细)6克,鸦蛋子(去皮)50粒。

【用法】　上药先用水调和山药末煮做粥,煮时不住以箸搅之。即用其粥送服三七末、鸦胆子。

【主治】　痢久,脓血腥臭,肠中欲腐;兼下焦虚惫,气虚滑脱者。

【验案】　痢疾　己巳之岁,愚客居德州,有卢雅雨公曾孙女,年56,于季夏痢赤白,迁延至仲冬不愈。因诊之,脉象微弱,至数略数,饮食减少,头目时或眩晕,心中微觉烦热,便时下坠作痛,然不甚剧。询其平素下焦畏凉,是以从前服药,略加温补,上即烦热;略为清理,下又腹痛泄泻也。为拟此方,1日连服2次,其病遂愈。

三建汤

【方源】　《太平惠民和剂局方》卷五(续添诸局经验秘方)。

【组成】　天雄(炮,去皮脐)、附子(炮,去皮脐)、大川乌(炮,去皮脐)各等份。

【用法】　上药研为粗末。每次12克,加生姜15片,水煎,去渣温服,不拘时候。

【功用】　《永类钤方》:除瘤冷,扶元气。

【主治】　真气不足,元阳久虚,寒邪攻冲,肢节烦痛,腰背酸痛,自汗厥冷,大便滑泄,小便白浊;中风涎潮,不省人事;伤寒阴证,厥逆脉微。

三星汤

【方源】　《辨证录》卷十三。

【组成】　金银花60克,蒲公英30克,生甘草9克。

【用法】　水煎服。

【主治】　①《辨证录》:对口痈。患对口之后,忽生小疮,先痒后痛,随至溃烂。

②《外科真诠》:妇人乳疳。乳头腐烂,延及周围。

三骨散

【方源】　《太平圣惠方》卷九十三。

【组成】　狗头骨30克,羊骨30克,鹿骨30克。

【用法】　上药并烧为灰,细研。每次1.5克,以粥饮调下,不拘时候。

【主治】　小儿赤白痢不止。

三香散

【方源】　《景岳全书》卷五十一。

【组成】　丁香、花椒(取红)各等份,冰片少许。

【用法】　上药研为末。敷痛处。

【主治】　牙龈肿痛。

【备考】　如无花椒,以荜茇代之亦可。

三香膏(1)

【方源】　《外科正宗》卷四。

【组成】　乳香、松香、轻粉各等份。

【用法】　上药研为细末,香油调稠。用夹纸,一面以针密刺细孔。将药夹纸内。先以葱汤洗净,将有孔一面对疮贴之。3日1换。

【主治】　臁疮初起,多痛少痒,未经受风,紫黑者。

【宜忌】　忌房事及食煎炒等物。

三香膏(2)

【方源】　《万病回春》卷八。

【组成】　乳香6克,松香9克。

【用法】　上药研为细末,用香油调,用包粽子的箬叶薄者密密刺孔,将药摊其上。用箬叶贴患处,药居中上,用完笋叶盖之,帛扎住。

【功用】　止痛生肌。

【主治】　远年近日,一切臁疮溃烂至骨疼痛。

三顺散

【方源】　《鸡峰普济方》卷五。

【组成】　干姜、陈皮、甘草各15克。

【用法】　上药研为粗末。每次6克,水煎,去渣温服,不拘时候。

【主治】　暑气。

三胜膏

【方源】　《仙传外科集验方》。

【组成】　赤芍、木蜡、紫荆皮。

【用法】　做箍药。

【功用】　初生痈肿。

三将丸

【方源】　《续易简方后集》卷一。

【组成】　吴茱萸、宣木瓜、大黄各等份。

【用法】　上药研为细末,糊丸,如绿豆大。每次50丸,米饮送下;未应,多加丸数。

【主治】　①《续易简方后集》:脚气留连,奔上绞痛,呕吐号啼。

②《普济方》引《澹寮方》:脚气冲心,不便不通,疼痛不仁,喘闷欲死。

【方论】　《救急选方》:茱萸、木瓜已是理脚气要药,又赖大黄领而宣泄之,为至巧也。

三将丹

【方源】　《经验方》卷上。

【组成】　升丹、银朱、血竭各等份。

【用法】　上药研为末。外用。

【功用】　拔毒生肌。

【主治】　疮疡,脓水将净者。

三神汁

【方源】　《仙拈集》卷一引《摘要》。

【组成】　萝卜汁、沙糖、蜜各30克。

【用法】　饭上蒸熟,灌下。

【主治】　噤口痢。

三神汤(1)

【方源】　《洗冤集录》卷五。

【组成】　苍术60克(米泔浸2宿,焙干),白术15克,甘草(炙)15克。

【用法】　上药研为细末。每次6克,入盐少许,点服。

【功用】　辟死气。

三神汤(2)

【方源】　《魏氏家藏方》卷九。

【组成】　黄连(去须)30克,当归(去芦,洗净)15克,苦杏仁(去皮尖)7.5克。

【用法】　上药研为散。每用9克,以软净生绢片包,线系定,银盏盛水,重汤煮令减1/3,候冷,时时以药包蘸药汁洗眼,入眼中,渐渐化翳膜成泪消去。

【主治】　肝肾俱虚,虚热上冲,眼目隐涩,或生翳膜侵睛,迎风有泪,视远无力;眼暴赤肿,目睛疼痛,热泪如汤者。

三神汤(3)

【方源】　《古今医鉴》卷八。

【组成】　苍术21克,草薢21克,小茴香30克。

【用法】　加生姜3片,水煎,入盐少许同服。

【主治】　遗精白浊。

三神饮

【方源】　《仙拈集》卷二。

【组成】　大黄、皮消、猪牙皂各等份。

【用法】　水煎服。

【主治】　大肠实热,大便不通。

三神油

【方源】　方出《先醒斋医学广笔记》卷三,名见

《仙拈集》卷四。

【组成】　松香(研细)15 克,雄黄(研细)3 克,苍术 9 克。

【用法】　上药各为末,和匀,以绵纸包裹捻成纸捻 2 条,腊月猪油浸透,点火烧着,取滴下油搽疮上。

【主治】　①《先醒斋医学广笔记》:坐板疮。
②《仙拈集》:一切恶疮。

三神散(1)

【方源】　《圣济总录》卷十。

【组成】　黑豆(连皮炒)60 克,当归(酒浸,切,焙)、熟干地黄(焙)各 30 克。

【用法】　上药研为细散。每次 6 克,温酒调下,食前服。

【主治】　历节风,腰脚痛不得履地及拗折伤肿,淤血攻痛。

三神散(2)

【方源】　《杨氏家藏方》卷十二。

【组成】　白僵蚕(炒,去丝嘴)24 枚,蝎梢(去毒,微炒)5 枚,地龙 3 条。

【用法】　上药研为极细末,分作 2 服,小儿作 5 服。温酒调下。服药后澡浴。

【主治】　一切疥癣。

三神散(3)

【方源】　《内经拾遗方论》。

【组成】　大茴香、荔枝核、橄榄核各 4.5 克。

【用法】　上药研为细末。空心酒调下。

【主治】　寒疝疼痛。

三神散(4)

【方源】　《普济方》卷一七七。

【组成】　荆芥穗、桔梗各 45 克,甘草 15 克。

【用法】　加生姜,水煎服。

【主治】　消渴。

三神散(5)

【方源】　方出《直指附遗》卷二十六,名见《医部全录》卷一七一。

【组成】　白矾、黄丹各 3 克,麝香少许。

【用法】　上药研为细末。频擦之。

【主治】　腋气。

三神散(6)

【方源】　《古今医统大全》卷五十。

【组成】　茯苓、远志(制)、石菖蒲(去毛)各 90 克。

【用法】　上药研为细末。每次 12 克,水煎,和滓,食后、空腹各 1 服。

【主治】　健忘不记事者。

三神散(7)

【方源】　《古今医统大全》卷七十九。

【组成】　降真香末、五倍子末、铜末(铸镜面上削下者,于乳钵内研细)各等份。

【用法】　上和匀。敷损处。

【主治】　金刃或打伤出血不止。

三神散(8)

【方源】　《仙拈集》卷一。

【组成】　附子、肉桂、干姜(炒黑)各等份。

【用法】　上药研为细末。每服 9 克,滚酒调下。

【主治】　中寒。阴囊缩入,手足厥冷,腹痛胀满,冷汗大出。

三神散(9)

【方源】　《仙拈集》卷四。

【组成】　生白矾 60 克,硫黄 24 克,白胡椒 12 克。

【用法】　上药研为末。猪油调擦,湿者干撒。

【主治】　坐板疮。

三神煎

【方源】　《仙拈集》卷二。

【组成】　肉桂 4.5 克,白芍(酒炒)6 克,甘草 1.5 克。

【用法】　水煎服。

【主治】　心腹疼痛,不论寒热新久。

三神膏

【方源】　《古今医鉴》卷十五。

【组成】 蓖麻子（去壳）49 枚,陈醋 300 毫升,好盐 10 克。

【用法】 上药置锅中,用文武火熬之,槐枝搅成膏。先将米泔水洗净疮,涂上药,留顶。未成脓者即散,已成脓者即溃。

【主治】 痈疽发背。

【宜忌】 忌一切发物并酒。

三蜕饮

【方源】 《医学正传》卷七。

【组成】 蛇蜕（全者）1 条,蚕蜕 1 张,蝉蜕 49 个。

【用法】 用瓷瓶盛,烧存性,细研。顺流水调服。

【主治】 胎衣不下。

三真汤

【方源】 《洞天奥旨》卷六。

【组成】 地榆 500 克,生甘草 60 克,金银花 30 克。

【用法】 水先煎地榆,再入后二味同煎服。服完则消。

【主治】 大小肠痈。

三倍丸

【方源】 《圣济总录》卷一〇一。

【组成】 朱砂（研）30 克,磁石（煅,研）60 克,陈曲（炒,研）90 克。

【用法】 上药研为末,细罗,另以猪肾 3 只,去脂膜,用浓酒熬,肾烂去肾,取酒和药末为丸,如绿豆大。每次 20 丸,空腹用温酒或熟水送下。

【功用】 荣养髭发,固牙齿,补益血气。

三倍汤

【方源】 《医方类聚》卷二十一引《管见良方》。

【组成】 炮天南星 90 克,防风（去芦叉）30 克,甘草（炙）15 克。

【用法】 上药研为细末。每次 6 克,加生姜 10 片,水煎,温服。

【主治】 男子妇人,左瘫右痪,口眼㖞斜,卒中涎盛,口噤不语,手足颤掉,顽麻;一切风疾,半身不遂,不能举者。

三效散

【方源】 《普济方》卷三八八引《全婴方》。

【组成】 石榴皮（研末）、五倍子（研末）、茄蒂（烧灰存性,为末）。

【用法】 每次 1.5 克,粪前下血,石榴皮末,煎茄枝汤调下;粪后下血,五倍子末,煎艾汤调下;粪夹血,或肠风下血,茄蒂灰为末,米汤调下,食前服。

【主治】 小儿粪前后血,并肠风下血,久不瘥。

三益膏

【方源】 《外科大成》卷二。

【组成】 银朱、蓖麻子。

【用法】 杵如泥,做夹纸膏贴。去黑肉令尽,随煮猪头肉汤洗之;次用青布 15 厘米,入生猪板油 30 克,白蜡末 9 克,卷条燃着,接其油搽之。

【主治】 血风臁疮。

三黄丸（1）

【方源】 《太平圣惠方》卷八十三。

【组成】 黄芩、黄连（去须）、大黄（锉,微炒）各 30 克。

【用法】 上药研为末,以水浸蒸饼为丸,如绿豆大。每次 5 丸,以热水送下。

【主治】 小儿诸热。

三黄丸（2）

【方源】 《三因极一病证方论》卷八。

【组成】 黄芩 180 克（冬用 90 克）,大黄 60 克（冬用 120 克,夏用 90 克）,黄连 120 克（夏用 210 克,秋用 180 克,冬用 60 克）。

【用法】 上药研为末,炼蜜为丸,如豆大。每次 10～15 丸,米饮送下。

【主治】 骨实极热,耳鸣,面色焦枯,隐曲膀胱不通,牙齿脑髓苦痛,手足酸痛,大小便闭。

三黄丸（3）

【方源】 《儒门事亲》卷十二。

【组成】 大黄、黄芩、黄柏各等份。

【用法】 上药研为末,水为丸,如梧桐子大。每次 30 丸,水送下。

【主治】 ①《儒门事亲》:男子、妇人咯血、衄血、嗽血、咳脓血。

②《良朋汇集》：杨梅疮。

三黄丸(4)

【方源】　《医方类聚》卷一八四引《经验良方》。

【组成】　黄连、黄柏、槐花(炒变色)各等份。

【用法】　上药研为末,面糊为丸。每次30丸,米饮送下;酒亦得。

【主治】　痔。

三黄汤(1)

【异名】　泻心三黄汤(《类证活人书》卷十九)、泻心汤(《世医得效方》卷八)。

【方源】　《千金翼方》卷十五。

【组成】　大黄、黄连、黄芩各90克。

【用法】　上锉。以水七升,煮取三升,分为三服。

【主治】　①《千金翼方》:服石后,石忽发动,目赤口疮,腹痛胀满卒急。

②《类证活人书》:妇人伤寒六七日,胃中有燥屎,大便难,烦躁谵语,目赤,毒气闭塞不得流通。

③《兰台轨范》引《普济本事方》:三焦实热,一切有余火症,大便秘结者。

④《世医得效方》:心受积热,谵语发狂,逾墙上屋。

⑤《银海精微》:脾胃积热,胬肉攀睛。

⑥《嵩崖尊生全书》:热症口疮。

【验案】　①肠道易激综合征　《新中医》(1991,5:29):所治肠道易激综合征65例中,男41例,女24例;年龄在20岁以上;病程3个月～2年。随机分成治疗组及对照组。治疗组如法应用三黄汤。对照组口服痢特灵0.1克,1日3次,复方苯乙哌啶2片,1日2次。两组均以14天为1个疗程,间隔1周后,可重复第2个疗程。结果:治疗组32例,显效27例,有效4例,无效1例;总有效率为96.9%。对照组33例,显效15例,有效9例,无效9例;总有效率为72.7%。两组疗效有显著差异(P<0.01)。

②滴虫性肠炎　《江苏中医》(1995,1:15):用三黄汤加味治疗滴虫性肠炎32例。腹胀痛,肠鸣者,加木香、陈皮、茯苓;恶心呕吐者,加法半夏、藿香、蔻仁;身热重者,加葛根、银花、连翘;发于炎暑

盛夏者,加荷叶、香薷、六一散;泄泻日久,面色萎黄,形体消瘦,大便泻下稀溏兼夹黄褐色,属脾虚夹有湿热者,加茯苓、白术、山药等。结果:临床治愈30例,好转2例,平均治疗时间15天。

③溃疡性结肠炎　《山东中医药大学学报》(1995,5:335):本方加乌梅骨、石榴皮、蒲黄,水煎,作保留灌肠,每晚1次,2周为1个疗程,治疗溃疡性结肠炎36例。结果:治愈30例,好转6例,治愈率达84%。

三黄汤(2)

【方源】　《袖珍方大全》卷一引《太平圣惠方》。

【组成】　黄连、黄芩、黄柏各等份。

【用法】　上药研为散。每次30克,水煎,去渣,食前温服。

【主治】　①《袖珍方大全》引《太平圣惠方》:赤白痢,多赤少白。

②《保婴撮要》:三焦虚烦作渴。

③《杂症会心录》:实火眩晕。

④《女科切要》:血崩。

⑤《异授眼科》:目有大角刺痛,热泪倾出,沙涩睛痛,怕日羞明,胞肿。

三黄散(1)

【方源】　《太平圣惠方》卷八十四。

【异名】　三黄汤(《普济方》卷三六九)。

【组成】　大黄(锉碎,微炒)15克,黄芩15克,栀子仁7.5克。

【用法】　上药研为粗散。每次3克,水煎,去渣,不拘时候温服。

【主治】　小儿天行病,发黄,心腹胀急。

三黄散(2)

【方源】　《幼幼新书》卷九引《吉氏家传》。

【组成】　郁金(大者)3个,巴豆3粒,皂角7条。

【用法】　郁金破开,用巴豆1粒去壳入在郁金内,用线系定。皂角7条截断,同郁金煮干为度,去皂角。又用郁金1个如前入巴豆1粒,只以湿纸裹,入火炮,候纸干取出。又以1个生用,并巴豆1个亦生用,通前共生熟3枚。先以郁金焙干为末,后以巴豆入钵内研,入郁金令匀。每次1克,小儿

0.5克,用冷茶调下。

【主治】　小儿急慢惊风,喉中有涎。

三黄散(3)

【方源】　《普济方》卷五十五。

【组成】　雄黄、硫黄、雌黄各等份。

【用法】　上药研为细末。吹耳内。

【主治】　耳内流脓。

三黄散(4)

【方源】　《普济本事方》卷五。

【组成】　大黄(湿纸裹,甑上蒸)30克,黄连(去须)15克,黄芩(去皮)15克。

【用法】　上药研为细末。每次6克,新水调下;蜜水亦得。

【主治】　①《普济本事方》:衄血无时。

②《小儿卫生总微论方》:小儿伤寒发黄。

【方论】　《本事方释义》:大黄气味苦寒,入足阳明、太阴;黄连气味苦寒,入手少阴、太阳;黄芩气味苦寒,入手太阴、阳明。此阳气上逆,血热妄行,非大苦寒之药,不能使阳气下行,乃正治之方也。

三萸丸

【方源】　《保命歌括》卷二十。

【组成】　六一散1料,吴茱萸(制)30克。

【用法】　上药研为末,捣饭为丸服。

【主治】　吞酸,自利。

三停散

【方源】　《普济方》卷六十七。

【组成】　朱砂(别研)、硫黄(滴水研细)、麝香(研细)各3克。

【用法】　上药拌匀。量疮大小,用生蜜调摊于绵花子上,临卧贴之。

【主治】　大人、小儿走马牙疳。

三清汤

【方源】　《辨证录》卷六。

【组成】　玄参120克,石膏30克,青蒿30克。

【用法】　水煎服。

【主治】　中暑热极发狂,登高而呼,弃衣而走,见水而投。

三棱饮

【方源】　《幼幼新书》(古籍本)卷十七引《婴孺方》。

【组成】　三棱根、鳖甲、大黄各9克。

【用法】　水煎服。

【主治】　癖疟,发无时。

【宜忌】　乳母忌苋菜,油腻。

三棱散

【方源】　《嵩崖尊生全书》卷七。

【组成】　三棱24克,川芎12克,大黄(醋煨)3克。

【用法】　水煎服。

【主治】　①《嵩崖尊生全书》:一切积聚。

②《杂病源流犀烛》:气痛。

【备考】　《中国医学大辞典》本方用法:研为末,清水煎服。

三解汤(1)

【方源】　《圣济总录》卷一二二。

【组成】　甘草(炙,锉)7.5克,荆芥穗15克,牛蒡子(隔纸炒香)30克。

【用法】　上药研为粗末。每次9克,水煎,去渣温服。

【主治】　脾肺壅热,咽膈肿痛不利。

三解汤(2)

【方源】　《医方考》卷二。

【组成】　麻黄(去节)、柴胡(去芦)、泽泻各9克

【用法】　水煎,未发先温服。

【主治】　时行之疟,长幼相似者。

【方论】　①《医方考》:病有三在:在表,在里,在半表半里也。人在气交之中,鼻受无形之气,藏于分肉之间,邪正分争,并于表则在表,并于里则在里,未有所并,则在半表半里。是方也,麻黄之辛,能散表邪,由汗而泄;泽泻之咸,能引里邪,由溺而泄;柴胡之温,能使半表半里之邪,由中以解,则病之三在,此方率治之矣。虽然,此方但可以泻实耳,虚者犹当辨其气血而补之,所谓虚者十补,勿一泻也。

②《增补内经拾遗》：壶隐子曰，夏伤于暑，秋必疟，故用泽泻泻心经之热自小肠中出也；寒热不清，故用柴胡以清之；无汗要有汗，故用麻黄以发之。三解云者，谓三药能通解之也。

③《医林纂要探源》：麻黄以经言，则行太阳经，浮在皮毛，而太阳经夹膂脊以行者；以脏言，则麻黄泻肺邪，而肺俞则附于脊骨之第三椎下。寒凉之气袭于皮毛，栖于膂脊，故用麻黄最为对证之药，勿以过于表散疑之也。因湿暑之留伏于内，而导而下之，泽泻以渗湿，而暑气亦随之以下。以阳气之郁而不能升也，藉柴胡以升之，柴胡主能散邪，不必问其专经。疟之初起，此方为最宜。疟之邪气方殷，毋庸虑其虚而遽加补也。

三鲜饮

【方源】《医钞类编》卷八。

【组成】鲜茅根（切碎）120克，鲜藕（切片）120克，鲜小蓟根60克。

【用法】煮汁，常常饮之。

【主治】虚劳证，痰中带血，兼有虚热者。

三磨散

【方源】《魏氏家藏方》卷七。

【组成】厚朴（去皮，钻多孔，姜汁涂炙，姜汁尽为度）9克，附子（炮，去皮脐）1只，肉豆蔻大者（面裹煨）1枚。

【用法】用第一米泔水分3处，各磨浓汁和入，加生姜5片煎，食前温服。

【主治】脏腑虚滑，泄泻不止。

三霜丸

【方源】《银海精微》卷上。

【组成】姜粉、白矾、硼砂。

【用法】上药研为末，口津液调和如粟米大。要用时将1丸放于大眦内。

【主治】目疾，痒极难忍者。

三石浸酒

【方源】《太平圣惠方》卷九十五。

【组成】磁石240克，白石英（细研）300克，阳起石180克。

【用法】上药捣碎，以水淘清后，用生绢袋盛，以酒浸经5日后，任意暖服。其酒旋取旋添。

【主治】肾气虚损。

三白饼子

【方源】《重订通俗伤寒论》。

【组成】白面粉、白糖各6克，饴糖饼（化汁）。

【用法】上药捻作饼子，炉内熟，铲出，加轻粉12克捣匀，分作2～3服。令病人食尽，吐出病根即愈。体虚及年幼者，分4～5次服之。

【功用】搜涤瘀积，涌痰。

【主治】哮证，因酸盐过食，遇冷饮食而发。

三味吐散

【方源】方出《肘后备急方》卷三，名见《外台秘要》卷十引《宫泰方》。

【异名】人参散（《普济方》卷一六二）、三味瓜蒂散（《普济方》卷一八四）。

【组成】瓜蒂20克，杜蘅30克，人参10克。

【用法】上药研为散。每次3克，以汤调下。1日2～3次。

【主治】①《肘后备急方》：饮水过多，滞在心胸，膈中不利。

②《外台秘要》引《宫泰方》：上气呼吸喘逆。

③《外台秘要》引《广济方》：痰嗽，吐脓损肺。

【宜忌】《外台秘要》引《广济方》：忌生冷、油腻、猪、鱼。

三味饮子

【方源】《外台秘要》卷六引许仁则。

【组成】高良姜60克，豆蔻12枚，桂心60克。

【用法】上药切。以水煮，去渣，细细啜之。

【主治】湿霍乱，吐利无限。

【宜忌】忌生葱。

三物浴汤

【方源】《杨氏家藏方》卷十二。

【组成】牡丹皮（枝叶）1000克，鹿梨根1000克，生姜500克。

【用法】水煮三五沸，浴之。久患疮疥者，不过三五次浴取效。初时用药亦未知觉，浴至三五次，皮肤痛即愈。

【主治】 遍身疮疥瘙痒。

三和饮子

【方源】 《圣济总录》卷四十五。

【组成】 生姜（研，取汁）15 克，糯米（淘，研）15 克，蜜 30 克。

【用法】 上三味相和，分为 5 服，每次以新水调下，不拘时候。

【主治】 脾疸烦渴。

三棱煎丸

【方源】 《卫生宝鉴》卷十九。

【组成】 莪术（黑角者）、三棱（二味湿纸煨香，为末）各 30 克，大黄（去皮，为末）240 克。

【用法】 将大黄银石器内以好醋渍令平，慢火熬可，以二味为丸，如麻子大，或绿豆大。每次 10～20 丸，食后温水送下；大人丸如梧桐子大，每次 40 丸。

【主治】 ①《卫生宝鉴》：小儿饮食过多，痞闷疼痛，食不消化，久而成癖；并治妇人血积血块。

②《古今医鉴》：干血气郁，经闭不通。

③《东医宝鉴·杂病篇》：血蛊。

三枯髅酒

【方源】 《普济方》卷三十七。

【组成】 天枯髅（即木馒头，收二三年者佳）、地枯髅（即白烂田螺壳）、水枯髅（即莲蓬壳，久者为佳）。

【用法】 上烧灰存性，窨小酒调下。

【主治】 便红。

三山拱岳丹

【方源】 《灵药秘方》卷下。

【组成】 消 48 克，水银、白矾各 30 克。

【用法】 上共研，入锅，碗盖泥封，升一炷香，取药收用。化管用新米饭打条，插患处。

【功用】 退管，去恶生新。

三子养亲汤(1)

【方源】 《杂病广要》引《皆效方》。

【组成】 紫苏子、芥菜子、萝卜子。

【用法】 上药各洗净，微炒，击碎。看何证多，则以所主者为君，余次之。每剂不过 9 克，用生绢袋盛之，煮作汤饮，随甘旨，代茶水啜用，不宜煎熬太过。

【功用】 《中医方剂学》：顺气降逆，化痰消食。

【主治】 高年咳嗽，气逆痰痞。

【方论】 ①《韩氏医通》：紫苏子，主气喘咳嗽，白芥子主痰，萝卜子主食痞兼痰。

②《医方考》：年高痰盛气实者，此方主之。痰不自动也，因气而动，故气上则痰上，气下则痰下，气行则痰行，气滞则痰滞。是方也，卜子能耗气，紫苏子能降气，芥子能行气。气耗则邪不实，气降则痰不逆，气利则膈自宽，奚痰患之有？此方为人子事亲者设也。虽然治痰先理气，此治标之论耳，终不若二陈有健脾去湿治本之妙也，但气实之证，则养亲汤亦径捷之方也。

③《医方集解》：此手足太阴药也。白芥子除痰，紫苏子行气，莱菔子消食。然皆行气豁痰之药，气行则火降，而痰消矣。

④《成方便读》：夫痰之生也，或因津液所化，或由水饮而成，然亦有因食而化者，皆由脾运失常，以致所食之物，不化精微而化为痰。然痰壅则气滞，气滞则伤肺，气失下行之令，于是为咳嗽，为喘逆等证矣。病因食积而起，故方中以莱菔子消食行痰；痰壅则气滞，以苏子降气行痰；气滞则膈塞，白芥子畅膈行痰。三者皆治痰之药，而又能于治痰之中各逞其长，食消气顺，喘咳日宁，而诸证自愈矣。

【加减】 若大便素实者，临服加熟蜜少许；若冬寒，加生姜 3 片。

【验案】 ①咳喘 《陕西中医》(1993,12:556)：本组 120 例患儿中，男性 70 例，女性 50 例；年龄 1—6 岁；病程 5～15 天以上。均予抗生素静滴治疗后，肺内啰音经久不消失者，应用本方治疗，肺内啰音短期内吸收。结果大部分病例治疗 2 天后，咳喘症状减轻，肺内啰音明显减少或偶闻及；治疗 3～5 天后，咳喘消失，肺内啰音消失；5 天后，胸透正常。治疗时间 3～7 天，均获痊愈，治愈率为 100%。

②扁平疣 《浙江中医杂志》(2006,2:90)：用三子养亲汤治疗扁平疣 66 例，10 日为 1 个疗程，全部病例服用 1～2 个疗程。结果：痊愈（皮损全部消退）49 例，显效（皮损消退 70%）8 例，无效（皮损无改变）效 9 例，总有效率 86%。

【实验研究】　祛痰镇咳平喘作用　《四川中医》(1989,11:10):取紫苏子、莱菔子、白芥子制成200％煎液,分别用小鼠酚红法进行祛痰试验,小鼠氨水熏蒸法进行镇咳试验,用豚鼠离体气管容积法进行平喘试验,均设生理盐水作空白对照,苏菲咳作阳性对照。采用小鼠肠腔推进运行法观察本方对小鼠肠道输送功能的影响。取小鼠分别灌胃生理盐水和三子养亲汤后,用巴豆油制剂涂于小鼠耳面致炎,进行抗炎试验。结果:本方水煎液有明显祛痰、镇咳作用,作用强度与苏菲咳、川贝枇杷糖浆相当;有一定的平喘作用,强度略低于苏菲咳;对小鼠肠道输送功能有明显抑制作用。抗炎试验表明,口服给药无抗炎作用。

三子养亲汤(2)

【方源】　《症因脉治》卷二。

【组成】　山楂子、莱菔子、白芥子。

【用法】　水煎服。

【功用】　消食化痰,利气宣导。

【主治】　食积痰,饱满不食,恶心呕吐,或攻四肢肩背作痛;下遗大肠,时泻时止;或时吐痰,口中觉甘,脉多滑大。

三仁育生汤

【方源】　《浙江中医杂志》(1993,8:60)。

【组成】　益智仁9克,核桃仁30克,车前子12克。

【用法】　文火煎服。

【主治】　男性不育症。

【验案】　男性不育症　《浙江中医杂志》(1993,8:60):以本方治疗男性不育症58例,年龄最小25岁,最大48岁,平均31.8岁;病程最短2年,最长18年,平均3.9年。治愈(临床症状完全消失,精液常规化验正常,并使女方正常受孕者)41例;显效(临床症状基本消失,精液化验各项指标接近正常或都正常,但未使女方受孕者)6例;有效(临床症状改善,精液化验各项指标有明显好转,或虽趋正常,但有时反复者)8例;无效(自觉症状,精液异常经治疗后均无改善)3例;总有效率为94.8％。治疗时间最短35天,最长半年,平均45天。

三石水煮粥

【方源】　《太平圣惠方》卷九十七。

【组成】　紫石英120克,白石英120克,磁石(捶碎,淘去赤汁)240克。

【用法】　上药捶碎,布裹,以水煮,去石,下米做粥食之。

【主治】　阴痿,囊下湿,或有疮,虚乏无力。

三台救命汤

【方源】　《辨证录》卷三。

【组成】　熟地黄250克,麦冬90克,牡丹皮60克。

【用法】　水煎,1日服尽。

【主治】　肝肾不足,虚火上炎,吐血久而未止,或半月一吐,或一月一吐,或三月数吐,或终年频吐,虽未咳嗽,但吐痰不已。

【方论】　熟地黄补肾以滋肝,麦门冬清肺以制肝,牡丹皮去肝中浮游之火,又能引上焦之火以下归于肾脏,使血归经也。然非大用之,则火势燎原,何能止抑其炎炎之势,故必用重剂,则滂沱大雨,而遍野炎氛始能熄焰。至于火息血静,用地黄丸调理三年,乃延生之善计,愿人守服,以当续命膏也。

三花聚顶丹

【方源】　《灵药秘方》卷上。

【组成】　白矾48克,白硝42克,水银30克。

【用法】　上药如法封固,文武火熬五炷香,擦盏冷定,开罐取药,配用。

【功用】　去腐生肌,退管。

三味川楝散

【方源】　《医学入门》卷八。

【组成】　川楝子、栀子各30克,石菖蒲6克。

【用法】　上药研为末。每次6克,淡姜汤调服。

【主治】　热厥心痛。

三味健脾汤

【方源】　《鸡峰普济方》卷十二。

【组成】　草豆蔻仁100克,甘草50克,麝香10克。

【用法】　上药研为细末。每次6克,开水调下。

【功用】　行滞气,进饮食。

三味黄丸子

【方源】　《医方大成》卷一引《经验秘方》。

【组成】　黄连 240 克,枳壳 120 克,黄柏 120 克。

【用法】　上药研为细末,面糊为丸。每次 6 克,空腹饭汤送下。

【主治】　诸痢。

【加减】　如里急后重,加枳壳汤下。

三味黄连汤

【方源】　《幼幼新书》卷二十九引《婴孺方》。

【组成】　黄连 3 克,黄柏 3 克,阿胶 5 克。

【用法】　水煎,下胶化尽,温服,1 日 3 次。

【主治】　小儿热痢。

三味黄芪丸

【方源】　《疡医大全》卷二十八。

【组成】　黄芪 90 克,苍耳子 30 克,防风 9 克。

【用法】　水为丸。每次 9 克,米饮送下。

【主治】　紫白癜风。

三味葶苈散

【方源】　《医学入门》卷七。

【组成】　通草、茯苓各 90 克,葶苈子 60 克。

【用法】　上药研为末。每次 3 克,水调下,1 日 3 次。

【主治】　小便急痛不利,茎中疼痛。

三味蒺藜散

【方源】　《中国药典》。

【组成】　蒺藜 250 克,冬葵果 150 克,方海 150 克。

【用法】　以上粉碎成粗粉,过筛混匀,即得。每次 3～4.5 克,水煎服,1 日 2～3 次。

【功用】　清湿热,利尿。

【主治】　湿热下注,小便热痛。

三味解毒散

【方源】　《保婴撮要》卷十五。

【组成】　金银花 30 克,甘草 1.5 克,牛黄 3 克(量人用之)。

【用法】　上药研为末。每次 1.5 克,开水调下。

【主治】　疮疡热毒出血,或禀热毒、金石毒者。

三物天雄散

【方源】　《外台秘要》卷十六引《范汪方》。

【组成】　天雄(炮)90 克,白术 2.4 克,肉桂 1.8 克。

【用法】　上药研为散。每次 1.5 克,开水调服 1 日 3 次。稍稍增之。

【主治】　男子虚,失精。

【宜忌】　忌猪肉、冷水、桃、李、雀肉、生葱。

三物化坚散

【方源】　《眼科临症笔记》。

【组成】　大青盐 6 克,白矾 9 克,艾叶 3 克。

【用法】　水煎洗。

【主治】　胞虚如球(非炎性眼睑水肿)。两眼珠微赤,稍酸不痒,无泪虚胀,不坚硬,皮不变色。

三物桂心贴

【方源】　方出《肘后备急方》卷五,名见《外台秘要》卷三十四引《集验方》。

【组成】　肉桂、甘草各 6 克,乌头(炮)3 克。

【用法】　上药研为末,和苦酒涂,纸覆之。

【主治】　①《肘后备急方》:乳肿。

②《外台秘要》引《集验方》:乳痈。

三物桃花丸

【方源】　《万氏家传广嗣纪要》卷十二。

【组成】　赤石脂、白龙骨各等份,干姜(炒焦)减半。

【用法】　上药研为末,粥为丸,如梧桐子。每次 30～50 丸,米饮送下。

【主治】　妊娠泻久不止。

【备考】　本方为妊娠伤于瓜果生冷,或贪凉受寒而泻,用安胎和气饮和加减八珍汤后之兼服方。

三物胶艾汤

【方源】　方出《备急千金要方》卷二,名见《张氏医通》卷十四。

【组成】　阿胶、艾叶、酸石榴皮各 6 克。

【用法】　水煎,去渣,纳胶令烊,分 3 次服。

【主治】　①《备急千金要方》:妊娠注下不止。②《张氏医通》:妊娠血痢。

【方论】　《医略六书》:胎热内迫,阴血暗伤,故腹痛胎动,下利不止焉。阿胶益三阴之血以安胎,艾灰理下元之气以止血,石榴涩肠止痢,而胎自安也。

三物梓叶汤

【方源】　《汉药神效方》。

【组成】　梓叶、忍冬、木通。

【用法】　煎汤分服。

【主治】　一切疮疡。

三物黄芩汤

【方源】　《备急千金要方》卷三。

【组成】　黄芩、苦参各 6 克,地黄 12 克。

【用法】　水煎,去渣,适寒温,分 2 次服,1 日 2 次。

【主治】　妇人在草褥,自发露得风,四肢苦烦热,头不痛。

三物黄连粉

【方源】　《备急千金要方》卷五。

【组成】　黄连、牡蛎、贝母各 18 克。

【用法】　上药研为细末。以粉身,良。

【主治】　少小盗汗。

三物解毒汤

【方源】　《济阴纲目》卷八。

【组成】　甘草、黑豆、淡竹叶各等份。

【用法】　水煎浓汤服。

【主治】　误服毒药动胎。

【方论】　《医略六书》:中毒损胎,致胎动不安,胸中微烦。黑豆补肾养胎以解毒,甘草缓中除烦以解毒,淡竹叶清膈热以利小便,使余毒尽从小便下泄。以水煎服,俾毒气解散,则血气无伤,而胎得所养,何胎动不宁哉!

三物䗪虫丸

【方源】　《重订通俗伤寒论》。

【组成】　䗪虫(酒炒)10 个,桃仁 10 粒,生大

黄(酒炒)30 克。

【用法】　上药研为末,炼蜜为丸。每次 5 丸,陈酒送下,1 日 3 次。

【主治】　干血内滞,目暗腹痛,及妇人经闭作痛。

三疟神效膏

【方源】　《顾氏医径》卷六。

【组成】　雄黄、雌黄、硫黄各等份。

【用法】　膏药 1 张,贴脊梁第三节。

【主治】　疟疾。

三清救苦丹

【方源】　《杂病源流犀烛》卷二十三。

【组成】　大黄 60 克,僵蚕 30 克,白矾 3 克。

【用法】　上药研为末,炼蜜为丸,如弹子大。噙化。

【主治】　耳后腮边忽然肿痛,属阳明蕴热者;兼治发颐。

三物细辛敷方

【方源】　《备急千金要方》卷五。

【组成】　细辛、肉桂各 15 克,干姜 12 克。

【用法】　上药研为末。以乳汁和敷颅上,干复敷之。儿面赤即愈。

【主治】　小儿解颅。

三物茵陈蒿汤(1)

【方源】　《外台秘要》卷四引《小品方》。

【组成】　茵陈 30 克,栀子 6 克,石膏 60 克。

【用法】　水煮茵陈、栀子,去渣;以猛火烧石膏,令正赤,投汤中,沸定取清汁。适寒温服。自覆令汗出周身遍,以温粉粉之则愈。若不汗,更服,汗出乃愈。

【主治】　黄疸,身目皆黄,皮肤曲尘出。

三物茵陈蒿汤(2)

【方源】　《普济方》卷一九五。

【组成】　茵陈 30 克,栀子 6 克,大黄 60 克。

【用法】　水煮茵陈、栀子,去渣;以猛火烧石膏,令正赤,投汤中,沸定取清汁。适寒温服。自覆令汗出周身遍,以温粉粉之则愈。若不汗,更服,汗

出乃愈。

【主治】　黄疸,身目皆黄,皮肤曲尘出。

干枣汤

【方源】　《圣济总录》卷五十六。

【组成】　干大枣(去核)14 枚,生姜(切)30 克,白蜜 10 克。

【用法】　水煎服。

【主治】　冷气心痛。

干枣膏

【方源】　《普济方》卷五十三。

【组成】　干大枣、松脂各不拘多少,巴豆(去壳,生用)10 粒。

【用法】　上药同捣。绵裹塞耳中。以愈为度。

【主治】　耳聋。

干柿粥

【方源】　《太平圣惠方》卷九十七。

【组成】　干柿 3 枚(细切),粳米 150 克。

【用法】　于豉汁中煮粥。空腹食之。

【主治】　耳聋及鼻不闻香臭。

干疮散

【方源】　《普济方》卷三〇〇。

【组成】　白矾、石胆(同于铁器内以炭火煨)、朱砂各 30 克。

【用法】　上药研为末。撒疮上,以绵缠定,逐日换 1 遍。

【主治】　一切毒气攻手足,指甲生疮及胬肉。

干姜散(1)

【方源】　《外台秘要》卷二十五引《古今录验》。

【组成】　干姜、黄连、肉桂各 12 克。

【用法】　上药研为末。每次数克,酒送服,1日 3 次。

【主治】　肠澼,溏便脓血。

【宜忌】　《普济方》:忌猪肉、冷水、生葱。

【加减】　多脓,加姜;多血,加桂。

干姜散(2)

【方源】　方出《太平圣惠方》卷五十,名见《普济方》卷二〇五。

【组成】　干姜(炮裂,锉)15 克,吴茱萸 15 克,白术 60 克。

【用法】　上药研为细散。每次 3 克,以热酒调下,不拘时候。

【主治】　膈气,食后呕逆,心胸中痛。

干姜散(3)

【方源】　《圣济总录》卷一二三。

【组成】　干姜(炮裂)、半夏(汤洗 7 遍)各 7.5 克。

【用法】　上药研为散。盐豉和涂患处。

【主治】　悬痈肿,生息肉。

干姜粥

【方源】　《寿世青编》卷下。

【组成】　白米 200 克,干姜、高良姜各 30 克。

【用法】　水煎服。

【功用】　《药粥疗法》:温暖脾胃,散寒止痛。

【主治】　①《寿世青编》:一切寒冷气郁,心痛,胸腹胀痛。

②《药粥疗法》:脾胃虚寒,心腹冷痛,呕吐,呃逆,泛吐清水,肠鸣腹泻。

【宜忌】　《药粥疗法》:凡发热之时以及阴虚内热的病人,不可选用。

干眼药

【方源】　《中药成方配本》。

【组成】　制甘石 120 克,荸荠粉 120 克,冰片 24 克。

【用法】　各取净末,共研至极细为度,药成粉 258 克。点于眼角内,1 日 2～3 次。

【功用】　退赤止泪。

【主治】　目赤昏糊,怕光流泪。

干蓝散

【方源】　《普济方》卷二一二。

【组成】　干蓝、犀角、地榆各 60 克。

【用法】　上药研为末。水煎,去渣,下蜜微煎,分 3 次服。

【主治】　热毒蛊,下杂血。

干漆丸

【方源】　方出《肘后备急方》卷四,名见《医心方》卷二十一《古今录验》。

【组成】 干漆末 500 克,生地黄(捣绞取汁)1500 克。

【用法】 地黄捣绞取汁,漆治下筛,纳地黄汁中,微火煎,令可丸,如梧桐子大。每次 3 丸,食后服,1 日 3 次。

【主治】 妇人气瘕,脐下结物,大如杯升。月经不通,发作往来,下痢羸瘦。

干姜人参汤

【方源】 方出《太平圣惠方》卷四十七,名见《普济方》卷二〇三。

【组成】 干姜 30 克,人参(去芦头)30 克,陈皮(汤浸,去瓤,焙)30 克。

【用法】 上锉细和匀。每次 15 克,水煎,去渣温服,不拘时候。

【主治】 霍乱干呕。

干葛石膏汤

【方源】 《症因脉治》卷三。

【组成】 葛根、石膏、知母。

【用法】 水煎服。

【主治】 阳明多火,肺受熏蒸,肺热身肿,则喘咳烦满,不得仰卧,喘息倚肩,身首皆肿,小便赤涩,关脉实大。

干姜五味甘草汤

【方源】 《温热经解》。

【组成】 干姜 2.5 克,炙草 6 克,五味子30 粒。

【用法】 水煎服。

【主治】 肺冷咳嗽。

干葛黄芩黄连汤

【方源】 《伤寒大白》卷二。

【组成】 葛根、黄芩、黄连。

【用法】 水煎服。

【主治】 桂枝汤症,仅用承气误下,表未解,喘而汗出,协热下利不止,病在阳明、下焦,脉促。

土槐饮

【方源】 《赵炳南临床经验集》。

【组成】 土茯苓 30 克,生槐花 30 克,生甘草 9克。

【用法】 煎煮服用;或泡水代饮。

【功用】 除湿,清热,解毒。

【主治】 亚急性湿疹,慢性湿疹,植物日光性皮炎,脂溢性皮炎,牛皮癣。

土瓜根汤(1)

【方源】 《圣济总录》卷二十三。

【组成】 土瓜根、甘草(炙)各 15 克,豉 12 克。

【用法】 上锉细,分作 3 服。每次加大枣 2枚,水煎,去渣,食后温服。

【主治】 伤寒后,毒气上攻,津液燥少,大渴引饮。

土瓜根汤(2)

【方源】 《鸡峰普济方》卷二十四。

【组成】 土瓜根、牡丹皮、当归各等份。

【用法】 上药研为末。每次 3 克,水煎,去渣,食前温服。

【主治】 疝气,腹中弦起,右阴偏大,夜微发热,脉细而数。

土瓜根散

【方源】 方出《备急千金要方》卷五,名见《太平圣惠方》卷九十二。

【组成】 土瓜根、白芍、当归各 30 克。

【用法】 水煎服。

【主治】 ①《备急千金要方》:小儿气癫。

②《太平圣惠方》:小儿阴癫肿硬,时复疼痛。

下甲丸

【方源】 《医学入门》卷七引丹溪方。

【组成】 龟甲 150 克,侧柏叶 45 克,香附90 克。

【用法】 上药研为末,姜汁浸地黄膏为丸,如梧桐子大。每次 30 丸,空腹开水送下。

【主治】 结不散。

下胞煎

【方源】 《仙拈集》卷三。

【组成】 当归、牛膝各 15 克,芒硝 6 克。

【用法】　酒煎服。

【主治】　胞衣不下。

下疳膏

【方源】　《名家方选》。

【组成】　黄柏、猪膏各等份，轻粉少许。

【用法】　上药和炼。敷患处。

【主治】　下疳。

下便毒方

【方源】　《名家方选》。

【组成】　川芎、大黄、荞麦各等份。

【用法】　上药研为散。每次 3 克，酒调服，1 日 3 次。

【主治】　便毒。

下淤血汤

【方源】　《金匮要略》卷下。

【组成】　大黄 60 克，桃仁 20 枚，䗪虫（熬，去足）20 枚。

【用法】　上药研为末，炼蜜和为 4 丸。每次 1 丸，以酒煎，顿服。新血下如豚肝。

【主治】　产妇腹痛，腹中有干血着脐下，经水不利。

【方论】　①《金匮玉函经二注》：血之干燥凝着者，非润燥荡涤不能去也。芍药、枳实不能治，须用大黄荡逐之。桃仁润燥，缓中破结；䗪虫下血；用蜜补不足，止血，和药，缓大黄之急，尤为润也。

②《金匮要略心典》：大黄、桃仁、虫下血之力颇猛，用蜜丸者，缓其性不使骤发，恐伤上二焦也。酒煎顿服者，补下治下制以急，且去疾唯恐不尽也。

③《金匮方歌括》：服枳实芍药而不愈者，非积停不通，是瘀结不散。用此方攻之，方中大黄、桃仁能推陈下瘀，䗪虫之善攻干血，人尽知之。妙在桃仁一味，平平中大有功力，郁血已败而成瘀，非得生气不能流通。桃得三月春和之气，而花最鲜明似血，而其生气皆在于桃仁，其味苦又能开泄，故直入血中而和之散之，逐其旧而不伤其新也。

④《金匮要略方义》：本方所治之产后腹痛，较之枳实芍药散证为重。产妇由于恶露未尽，瘀阻气滞，常见腹痛，治宜行气活血以止痛，故曰"产妇腹痛，法当以枳实芍药散"。如用枳实芍药散而其病不愈，说明病情较重，由于淤血阻滞于脐下，不通则痛。此时进一步诊察，当有少腹疼痛，有块拒按，按之则疼痛更剧，身热烦闷，呼吸气促，两目黯黑，脉沉结或沉涩等，治当破血逐瘀，宜用本方治疗。方中大黄下淤血血闭，破癥瘕积聚，推陈致新；加入桃仁活血润燥，通润大便；䗪虫破血逐瘀。用蜜为丸，调和诸药。以酒煎药，引入血分。诸药相伍，其攻逐淤血之力较强，故方后有"血下如豚肝"之说。本方虽不及抵当汤、丸之猛峻，但亦为逐瘀之峻剂，非体壮证实者，慎勿妄投。

【验案】　腹痛　《汉方新解》引《腹证奇览》：余旧在东都时，一男子三十四五岁，大腹痛、脐下痛者三年，百药无效。余诊之，暗然觉冷气，腹皮强急，如有头足。乃与大建中汤，一月许，渐渐告愈。忽又觉脐下疼痛难忍，乃与下淤血汤，数日痊愈。

大风油

【方源】　《世医得效方》卷十。

【组成】　草乌 7 个，大风子油 0.5 克，真麝香 0.5 克。

【用法】　上以草乌为末，入麝研匀，次用大风子油，瓷盒子盛，于火上调匀。先以生姜擦患处，次用药擦之，1 日 2～3 次。

【主治】　肺风，面赤鼻赤。

大白散

【方源】　《普济方》卷三十六引《指南方》。

【组成】　大天南星（炮）。

【用法】　上药研为末。每次 9 克，加生姜 3 片，粟米 1 撮，水煎，去渣温服。

【主治】　反胃呕吐。

大宁散

【方源】　《卫生宝鉴》卷十八。

【组成】　黑豆 20 粒，甘草（生用）6 克，粟壳（去须蒂，半生半炒）2 个。

【用法】　上药研为粗末，加生姜 3 片，水煎，去渣，食前温服。

【主治】　妊娠下痢赤白，及泄泻，疼痛垂死者。

大麦汤

【方源】　《饮膳正要》卷一。

【组成】　羊肉500克,草果5个,大麦仁(滚水淘洗净,微煮熟)1000克。

【用法】　草果熬成汤,滤净,下大麦仁熬熟,加盐少许,调和令匀。随意食之。

【功用】　温中下气,壮脾胃,止烦渴,破冷气,去腹胀。

大豆方

【方源】　《养老奉亲书》。

【组成】　大豆1000克,白术60克,鲤鱼500克。

【用法】　上以水和煮,令豆烂熟。空腹常食之。食鱼、豆,饮其汁,尤佳。

【主治】　水气胀满,手足俱肿,心烦闷无力者。

大豆散

【方源】　《医心方》卷三引《效验方》。

【组成】　大豆(熬令焦)60克,姜60克,蜀椒(去目,汗)60克。

【用法】　上药研为末。每次3克,温酒调下,日夜各2次,汗出即愈。

【主治】　卒中风欲死,口不开,身不得着席。

大青散

【方源】　《太平圣惠方》卷十八。

【组成】　大青60克,阿胶(捣碎,炒令香燥)15克,豉10克。

【用法】　水煎,去渣,纳胶令消,不拘时候,分2次温服。

【主治】　热病热毒斑出,头面遍身。

大枣粥

【方源】　《太平圣惠方》卷九十六。

【组成】　大枣27枚,茯苓15克,粟米100克。

【用法】　水煮,去渣,下米煮粥,温温食之。

【功用】　养脾胃气,助十二络脉,通九窍,安神,除恍惚。

【主治】　风热烦闷心悬,肠癖,腹中邪气。

大通丸

【方源】　《良朋汇集》卷五。

【组成】　生地黄6克,朴硝30克,没药1.5克。

【用法】　上药研为末。酒调下。

【主治】　血灌瞳仁。

大通散

【方源】　《扁鹊心书·神方》。

【组成】　大黄6克,枳实(炒)6克,甘草3克。

【用法】　水煎,空腹热服。不利再服,得利即止。

【主治】　伤寒胃中有热,或服热药太多,狂言,弃衣而走,登高而歌;或腹痛下血,但实热者。

大黄汤(1)

【方源】　《备急千金要方》卷十五。

【组成】　大黄、甘草、麦冬各6克。

【用法】　水煎,2-3岁儿分3～4次服。

【主治】　少儿下痢,苦热不食,伤饱不乳。

【宜忌】　《千金方衍义》:所禀偏燥者宜之,若儿肥,痰多滑脱,殊非所宜。

【方论】　《千金方衍义》:大黄涤除积热,麦门冬滋培气化,甘草调和中气。

大黄汤(2)

【方源】　《医心方》卷十五引《刘涓子鬼遗方》。

【组成】　大黄60克,黄芩30克,白蔹30克。

【用法】　上药研为末。水煮,绞去渣,适冷暖以洗疮,每日10遍。

【主治】　痈疽臭烂。

大黄汤(3)

【方源】　《圣济总录》卷六十一。

【组成】　大黄(锉,炒)、木香、枳壳(去瓤,麸炒)各30克。

【用法】　上药研为粗末。每次15克,水煎,去渣,食前温服。

【主治】　厌黄。病人四肢烦痛,手足无力,吐逆不下饮食,渐渐瘦弱。

大黄汤(4)

【方源】　《圣济总录》卷一四四。

【组成】　大黄(生)、肉桂(去粗皮)、桃仁(去皮尖双仁,炒)各15克。

【用法】　上药研为粗末。每次 9 克,水煎,去渣温服。

【主治】　伤折,血瘀不散。

大黄汤(5)

【方源】　《圣济总录》卷一七九。

【组成】　大黄(锉,炒)、黄芩(去黑心)各 9 克。

【用法】　上药研为粗末。3－4 岁儿每次 3 克,加黑豆 30 粒,水煎,去渣温服,1 日 3 次。

【主治】　小儿呕血。

大黄汤(6)

【方源】　《普济方》卷二八四。

【组成】　大黄 30 克,木鳖子 15 克,甘草 7.5 克。

【用法】　每次 9 克,入少酒煎服。

【功用】　宣热拔毒。

【主治】　痈疽。

大黄汤(7)

【方源】　方出《韩氏医通》卷下,名见《金匮翼》卷七。

【组成】　黄连(茱萸炒)、木香各等份,生大黄加倍。

【用法】　水为丸服。

【主治】　五痢。

大黄散(1)

【方源】　《外台秘要》卷四引《集验方》。

【组成】　大黄 120 克,黄连 120 克,黄芩 120 克。

【用法】　上药研为散。每次 3 克,食前开水调服,1 日 3 次。亦可为丸服。

【主治】　黄疸,身体面目皆黄。

大黄散(2)

【方源】　方出《太平圣惠方》卷三十六,名见《圣济总录》卷一一五。

【组成】　大黄 15 克,黄连末、龙骨末各 7.5 克。

【用法】　上药研为末。每用少许,绵裹纳耳中。

【主治】　耳有恶疮。

大黄散(3)

【方源】　方出《太平圣惠方》卷三十七,名见《普济方》卷四十七。

【组成】　大黄(生用)、黄连各 9 克(去须),麝香(细研)3 克。

【用法】　上药研为细散。研入麝香令匀,以生油旋调,涂于鼻中。

【主治】　肺壅,鼻中生疮,肿痛。

大黄散(4)

【方源】　方出《太平圣惠方》卷六十四,名见《圣济总录》卷一三三。

【组成】　大黄(捣罗为末)、石灰末、赤小豆(捣罗为末)各 30 克。

【用法】　上药以酒调涂肿上,干即易之。

【主治】　一切恶毒肿。

大黄散(5)

【方源】　《太平圣惠方》卷八十四。

【异名】　参黄散(《杨氏家藏方》卷十九)。

【组成】　大黄(锉碎,微炒)、黄芩、玄参各 15 克。

【用法】　上药研为粗散。每次 3 克,水煎,去渣温服,量儿大小,分减服之。

【主治】　①《太平圣惠方》:小儿疹痘疮出尽后。

②《杨氏家藏方》:小儿疮疹后一切余毒。

大黄散(6)

【方源】　《太平圣惠方》卷七十二。

【组成】　大黄(锉,微炒)、芒硝各 15 克,蒲黄 9 克。

【用法】　上药研为细散。每次 6 克,食前以冷水调下。

【主治】　妇人卒伤热,尿血。

大黄散(7)

【方源】　《医方类聚》卷五十四引《神巧万全方》。

【组成】　大黄 90 克,牛蒡子(炮)30 克,枳壳(炒)30 克。

【用法】　上药研为粗散。每次 12 克,水煎,去渣温服,以利为度。

【主治】　伤寒五六日,热结在内,大便不通。

大黄散(8)

【方源】　《圣济总录》卷一〇六。

【组成】　大黄(锉碎,炒)、黄连各 30 克,羚羊角屑 30 克。

【用法】　上药研为粗散。每次 9 克,水煎,去渣,食后温服,1 日 2 次。

【主治】　肝肺大热,白睛肿胀,盖覆瞳仁,疼痛。

大黄散(9)

【方源】　《圣济总录》卷一三三。

【组成】　大黄(生,为末)、硝石(研)各 15 克,黑胶 7.5 克。

【用法】　上药先捣大黄、硝石为末,用醋熔胶烊,调散子如糊,涂敷患处,1 日 3～5 次。

【主治】　热疮。

大黄散(10)

【方源】　《圣济总录》卷一三五。

【组成】　大黄(生,锉)、木通(锉)、葶苈子各 60 克。

【用法】　上药研为细散。以水和调,涂肿上,干则易之。

【主治】　恶毒风肿。

大黄散(11)

【方源】　《圣济总录》卷一四四。

【组成】　大黄(锉,炒)、当归(切,焙)、川芎各 15 克。

【用法】　上药研为散。每次 6 克,空心、日午、临卧温酒调下。

【主治】　打仆内伤,淤血在腹。

大黄散(12)

【方源】　《圣济总录》卷一四五。

【组成】　大黄(蒸,切)、大豆(炒,去皮)各 60 克,肉桂(去粗皮)30 克。

【用法】　上药研为细散。每次 6 克,温酒调下,1 日 3 次。

【主治】　诸骨蹉跌血瘀,肿热疼痛。

大黄散(13)

【方源】　《普济方》卷三八四。

【组成】　甘草(炙)15 克,大黄(炙)15 克,栝楼根 9 克。

【用法】　上药研为散。每次 3 克,水煎,温服。

【主治】　小儿胃中热,日渐瘦。

大黄散(14)

【方源】　《医方类聚》卷二一二引《施圆端效方》。

【组成】　大黄、陈皮、黑牵牛(炒)各 30 克。

【用法】　上药研为细末。每次 3～6 克,清茶调下。

【主治】　妇人天行疟病,因产之后,心下痞满,气逆潮热,小便涩秘不通。

【加减】　加木香 15 克,名"大通散"。

大黄膏

【方源】　《圣济总录》卷一〇四。

【组成】　大黄(生,捣末)15 克,大麦面 9 克,鸡子(去黄,看多少,用清)。

【用法】　上药调如膏。贴上下睑。

【主治】　暴赤眼。

大蒜膏

【方源】　《汉药神效方》。

【组成】　大蒜、砂糖、陈酒。

【用法】　浓煎成膏。内服。

【主治】　膈病困极,以及老人虚弱羸瘦者。

大戟丸

【方源】　方出《肘后备急方》卷三,名见《普济方》卷一九三。

【组成】　红大戟、乌翅、术各 60 克。

【用法】　上药研为末,炼蜜为丸,如梧桐子大。晨起服 2 丸。当下渐退,更取令消,乃止之。

【主治】　肿入腹,苦满急,害饮食。

大戟汤

【方源】　方出《本草图引》引《兵部手集方》(见

《证类本草》卷十），名见《普济方》卷一九一。

【组成】　红大戟、当归、陈皮各 9 克。

【用法】　水煎，顿服。

【主治】　水病，无问年月深浅。

【宜忌】　禁毒食 1 年。

大腹汤

【方源】　《圣济总录》卷九十七。

【组成】　连皮大腹 15 枚，木瓜 1 枚，葱白 5 茎。

【用法】　水煎，去渣，分 5 次温服。

【主治】　老人虚秘。

大半夏汤(1)

【方源】　《金匮要略》卷中。

【组成】　半夏 12 克，人参 9 克，白蜜 15 克。

【用法】　水煎，和蜜，温服。

【主治】　①《金匮要略》：胃反呕吐。

②《肘后备急方》：膈间痰饮。

③《外台秘要》：呕，心下痞坚。

④《三因极一病证方论》：心气不行，郁生涎饮，聚结不散，心下痞硬，肠中沥沥有声，食入即吐。

【方论】　①《金匮玉函经二注》：阳明，燥金也，与太阴湿土为合。腑脏不和，则湿自内聚，为痰为饮，燥自外欵，为胃脘痛；玄府干涸，而胃之上脘尤燥，故食难入，虽食亦反出也。半夏解湿饮之聚结，分阴阳，散气逆；人参补正；蜜润燥；以水扬之者，《内经》云：清上补下，治之以缓，又性走下，故扬以缓之；佐蜜以润上脘之燥也。

②《金匮要略心典》：胃反呕吐者，胃虚不能消谷，朝食而暮吐也。又胃脉本下行，虚则反逆也。故以半夏降逆，人参、白蜜益虚安中。东垣云：辛药生姜之类治呕吐，但治上焦气壅表实之病，若胃虚谷气不行，胸中闭塞而呕者，惟宜益胃推扬谷气而已，此大半夏汤之旨也。

③《古方选注》：大半夏汤，通补胃腑之药，以人参、白蜜之甘，厚于半夏之辛，则能兼补脾脏，故名其方曰大。以之治胃反者，胃中虚冷，脾因湿动而不磨谷，胃乃反其常道而为朝食暮吐。朝暮者，厥阴肝气尽于戌，旺于丑也，宿谷藉肝气上升而乃吐出。主之以半夏辛温利窍除寒，人参扶胃正气，佐以白蜜扬之二百四十遍，升之缓也，俾半夏、人参之

性下行不速，自可斡旋胃气，何患其宿谷不消，肝气僭升也乎？

④《金匮要略浅注补正》：此反胃即脾阴不濡，胃气独逆，今之膈食病足矣，或粪如羊屎，或吐后微带血水。用半夏降冲逆，即是降胃，用参、蜜滋脾液以濡化水谷，则肠润谷下。中隐隐痛。余诊之曰：脉紧且滑，痰在上脘，用二陈加姜汁、竹沥。长公伯元曰：半夏燥乎？余曰：湿痰满中，非此不治。遂用四剂，病尚不减，改大半夏汤，服四帖，胸痛乃止，又四帖，而噎亦减，服二十剂而安。若泥半夏为燥，而以他药代之，其能愈乎？惟痰不盛、形不肥者，不宜予也。

大半夏汤(2)

【方源】　《古今医统大全》卷十四。

【组成】　半夏、茯苓、生姜各 6 克。

【用法】　水煎，临卧服。

【主治】　伤寒痰证。

大地黄丸

【方源】　《妇人良方大全》卷十二引《信效方》。

【组成】　熟地黄 60 克，乌梅、当归各 30 克。

【用法】　上药研为细末，炼蜜为丸，如弹子大。每次 1 丸，空心白汤嚼下。

【主治】　①《妇人良方大全》引《信效方》：血气虚，四肢不举，骨髓热疼。

②《妇人良方大全》：产前后腰腹疼，一切血疼。

大安补散

【方源】　《普济方》卷二四〇引《海上方》。

【组成】　大附子(去皮脐，炮)1 个，肉桂、生姜末各 3 克。

【用法】　水煎，先吃葱白 3 茎，次服药。

【主治】　脚气。

【宜忌】　忌甘草 10 日。

大麻子汤

【方源】　《圣济总录》卷八十二。

【组成】　大麻子(炒)15 克，槟榔末 3 克，生姜汁 10 克。

【用法】　上药先以童便研麻子取汁，与槟榔末、生姜汁银器盛，重汤上微煎。空腹温服。

【主治】　脚气胀满,妨闷喘促。

大掌中金

【方源】　《世医得效方》卷五。

【组成】　大绵附 1 个,生姜自然汁 150 毫升,母丁香 1 个。

【用法】　以姜汁煮绵附,煮干为度,同母丁香为末。以少许安掌中舐吃。

【主治】　反胃,服水药不得者。

大紫豆汤

【方源】　《续易简》卷四。

【组成】　羌活 30 克,大豆 500 克,酒 1500毫升。

【用法】　以上酒浸羌活煎沸,别炒大豆极焦,急投酒中,密封候冷。每次服 15～30 毫升。

【功用】　《医方类聚》引《澹寮方》:去风散血。

【主治】　①《续易简》热中风。

②《医方类聚》引《澹寮方》:中风头眩,恶风自汗,吐冷痰,及产后中风,痓痉背强,口噤直视,烦热;妊娠折伤,胎死腹中。

大力夺命丸

【方源】　《医学正传》卷三。

【组成】　杵头糠、牛转草各 250 克,糯米 500 克。

【用法】　上药研为细末,取黄母牛口中涎沫为丸,如龙眼大。入锅中,慢火煮熟食之。加砂糖60～90 克入内丸尤佳。

【主治】　膈噎不下食及翻胃等。

大山楂冲剂

【方源】　《部颁标准》。

【组成】　山楂 1000 克,麦芽(炒)150 克,六神曲(焦)150 克。

【用法】　上药加水煎煮 2 次,每次 1 小时,滤过,合并滤液,浓缩至稠膏状,加糖粉、枸橼酸适量,混匀,制粒,干燥,制成 3750 克,每袋装 15 克,密封。每次 15 克,开水冲服,1 日 1～3 次;小儿酌减。

【功用】　开胃消食。

【主治】　食欲缺乏,消化不良,脘腹胀闷。

大豆汁涂方

【方源】　《圣济总录》卷一二九。

【组成】　大豆 1000 克,马尿 2000 克,白蜜 250克。

【用法】　上药拌匀,用青竹筒盛,筑实,架在炭火上当中慢烧,将瓷碗两头盛取汁,先用泔清入盐少许和。温洗疮上,拭干后,以药汁涂,1 日 3～5 次。

【主治】　风疽,搔之黄水出。

大造保童丸

【方源】　《证治准绳·幼科》卷六。

【组成】　蛮子(人胎骨,炙过)、狼子(狗胎骨,酥炙)、猫子(猫胎骨,炙过)。

【用法】　上加脐香下。

【主治】　痘疮黑陷倒靥,干枯不起。

大黄附子汤

【方源】　《金匮要略》卷上。

【异名】　大黄附子细辛汤(《金匮要略今释》卷三引《漫游杂记》)。

【组成】　大黄 90 克,附子(炮)3 枚,细辛 60 克。

【功用】　《中医方剂学》:温阳散寒,通便止痛。

【主治】　①《金匮要略》:胁下偏痛,发热,其脉紧弦,此寒也,以温药下之。

②《张氏医通》:色疸者,身黄,额上微汗,小便利,大便黑,此因房事过伤,血蓄小腹而发黄,故小腹连腰下痛。

③《金匮要略今释》引《类聚方广义》:此方实能治偏痛,然不特偏痛而已,亦治寒疝、胸腹绞痛延及心胸腰部、阴囊肿、腹中时有水声、恶寒甚者。

【方论】　①《医宗金鉴》引张璐:大黄附子汤,为寒热互结,刚柔并济之和剂。近世但知寒下一途,绝不知有温下一法。盖暴感之热结而以寒下,久积之寒结亦可寒下乎?大黄附子汤用细辛佐附子,以攻胁下寒结,即兼大黄之寒以导之。寒热合用,温攻兼施,此圣法昭然,不可思议者也。

②《温病条辨》:附子温里通阳,细辛暖水脏而散寒湿之邪;肝胆无出路,以用大黄,借胃腑以为出路也。大黄之苦,合附子、细辛之辛,苦与辛合,能

降能通,通则不痛也。

③《成方便读》:阴寒成聚,偏着一处,虽有发热,亦是阳气被郁所致。是以非温不能散其寒,非下不能去其积,故以附子、细辛之辛热善走者搜散之,而后用大黄得以行其积也。

④《金匮要略心典》:胁下偏痛而脉紧弦,阴寒成聚,偏着一处,虽有发热,亦是阳气被郁所致。是以非温不能已其寒,非下不能取其结,故曰宜以温药下之。程氏曰,大黄苦寒,走而不守,得附子、细辛之大热,则寒性散而走泄之性存是也。

⑤《金匮要略论注》:偏痛为实邪,况脉紧弦,虽发热,其内则寒。正《内经》所谓感于寒者,皆为热病也。但内寒多,故以温药下之。附子、细辛与大黄合用,并行而不悖,此即《伤寒论》大黄附子泻心汤之法也。

⑥《金匮发微》:方中附子、细辛,以祛寒而降逆,行水而止痛,更得大黄以利之,则寒之凝瘀者破,而胁下水道通矣。

⑦《历代名医良方注释》:此方温下,开后人无限法门,变承气之例,不用朴枳而用细辛。盖降破之力,细辛不如朴枳,而宣通之力,则朴枳不如细辛也。上条生地黄大黄汤,是泻中兼益肾家之真阴;此方是泻中兼启肾家之真阳。

【验案】 ①腹痛 《古方便览》:一男子,年五十余,腹痛数年。余诊之,心下痞硬,腹中雷鸣,乃作半夏泻心汤饮之,未奏效。一日,忽然大恶寒战,绞痛倍于常时,于是更作大黄附子汤饮之,痛顿止。续服数日,病不再发。

②梅尼埃综合征 《浙江中医杂志》(1985,8:35):齐某,女,40岁。素患梅尼埃病,时常发作。1周前,因感冒过劳,眩晕又作,视物旋转,卧床不起,头身动则加剧,呕吐痰涎,脐下7厘米处胀痛,泻下清稀,纳呆,口干而欲软,舌淡,苔白厚黏腻,脉滑缓。以痰饮作眩而论,拟《金匮要略》泽泻汤合二陈汤加味,治之未效。再诊舌象,参以脐下痛证,悟此为阳虚寒实,积聚于里而胀痛,三焦痞塞,清阳不升,浊阴不降而致眩晕。改投大黄附子汤加味:附子8克,大黄10克,细辛、人参各6克,2剂。药后轻泻1次,眩晕和胀痛已减大半;再2剂,诸证悉除。

③急性胆囊炎 《天津中医》(1994,5:17):用生大黄10克,制附子15克,细辛2克,寒战者加重

附子、细辛用量;黄疸者加茵陈;气滞者加枳实、郁金;呕吐者加制半夏、陈皮、吴茱萸、黄连;胀甚者加六神曲、炙鸡内金;另可随证加入川楝子、延胡索、金钱草、蒲公英、虎杖、柴胡等,治疗急性胆囊炎25例。结果:痊愈16例,好转7例,总有效率92%。治疗最短3天,最长7天。

④下肢静脉曲张疼痛 《河南中医》(1998,6:342)以大黄60克,附子60克,细辛30克。加水至500毫升,武火煎至300毫升,将2条干净毛巾浸入药液中,取出后迅速热敷于双侧患肢上。毛巾凉后再浸入药液中加热,缠绕在患肢上,反复3～5次。此法每晚睡前应用,治疗后将双脚垫高入睡,7天为1疗程,治疗下肢静脉曲张疼痛56例。结果:疼痛消失,能参加正常劳动,1年以上未复发,为临床治愈,共43例;疼痛消失,能参加正常活动,1年内复发者,为好转,共8例;治疗时疼痛消失,停药后疼痛又作,为有效,共3例;用药热敷后,疼痛未能缓解,为无效,共2例。

⑤慢性肾功能不全 《成都中医药大学学报》(1999,2:22):应用大黄附子汤(生大黄12克,制附子10克,北细辛3克)随症加减,以温阳散寒,泻结行滞,治疗慢性肾功能不全46例。结果:显效16例,有效22例,无效8例,总有效率为82.6%。

大黄桃仁丸

【方源】 《伤寒总病论》卷六。

【组成】 朴硝、大黄各等份,桃仁适量。

【用法】 上药研为末。每次3～6克,用桃仁(去双仁皮尖,碎之)浓煎汤调下,1日3次,以通为度。

【主治】 伤寒小产,恶露不行,腹胀烦闷欲死。

大黄黄连汤

【方源】 《医宗金鉴》卷四十二。

【组成】 大黄、黄连,酒适量。

【用法】 好酒煎服。

【主治】 痢疾里热盛,上冲心作呕,噤口者。

大黄揭毒散

【方源】 《景岳全书》卷六十四。

【组成】 大黄32克,白及30克,朴硝60克。

【用法】 上药研为末。井水调搽,干则润之。

【主治】　热壅肿毒。

大黄甘草饮子

【方源】　《宣明论方》卷十。

【组成】　大豆500克(先煮三沸,淘去苦水,再煮),大黄30克,甘草(大粗者,打碎)120克。

【用法】　用井水将前药同煮,候大豆软,盛大盆中,放冷。令病人食豆饮汤,不拘时候。脏腑自然清润。

【主治】　一切消渴,饮水不止者。

【方论】　《医方考》:此治中、上二焦消渴之方也。大黄能去胃中实热,甘草能缓燥急之势,大豆能解诸家热毒,而必冷服者,寒因寒用也。

大黄黄连泻心汤

【方源】　《云岐子保命集》卷上。

【组成】　大黄、黄连各60克,甘草30克。

【用法】　开水热渍,绞出滓,分2次服。

【主治】　①《云岐子保命集》:热痞。

②《伤寒大白》:口渴。

万金丸(1)

【方源】　《普济方》卷三七〇引《备急千金要方》。

【组成】　生砂、轻粉、蜈蚣一条(全者)各等份。

【用法】　上药研为末,用阴阳乳汁为丸,如绿豆大,每岁1丸,逐旋加减,乳汁送下。

【主治】　小儿急惊。

万金丸(2)

【方源】　《袖珍方大全》卷四。

【组成】　木香、全蝎、白胡椒。

【用法】　上药研为细末,米糊为丸,如绿豆大。每次30~40丸,空心饮送下。

【主治】　小儿脾癖癥瘕,及一切脾疳。

万金散

【方源】　《外科精要》卷上。

【组成】　瓜蒌(杵细)1个,甘草6克,没药(研末)3克。

【用法】　水煎服。

【功用】　①《外科精要》薛己注:消毒破血。

②《杏苑生春》:排脓托里。

【主治】　①《外科精要》:一切痈疽已溃未溃者。

②《杏苑生春》:恶核肿痛,发脑、发颐、发背。

万病回生丹

【方源】　《汉药神效方》卷八章。

【组成】　明雄黄、胆矾、滑石各6克。

【用法】　上药研为细末。成人1.5克,小儿1克,以开水调服。

【功用】　善吐顽痰。

【主治】　中风不语,一时昏闷,人事不省;小儿急慢惊风,四肢抽掣欲死者;咽喉风紧,牙关不开,痰涎盛涌,咽喉曳锯;疟疾;痰喘咳嗽;鸡骨鲠于咽喉,不能上下。

寸金丸

【方源】　《医方类聚》卷二一二引《仙传济阴方》。

【组成】　黄蜡、白矾各15克,陈皮9克。

【用法】　上以黄蜡为丸。滋血汤、调经汤吞下。

【主治】　妇人房事触犯,遍身黄疸,名曰经水不调。

寸金散

【方源】　《普济方》卷一八九引《卫生家宝》。

【组成】　石州黄药子15克,土马鬃、甘草各7.5克。

【用法】　上药研为细末。每次6克,新汲水调下。未止再服。立止。

【主治】　鼻衄不止。

山豆根方

【方源】　《普济方》卷六十。

【组成】　山豆根、射干、升麻各等份。

【用法】　上药研为粗散。用井水同煎,去渣,通口时时呷之。

【主治】　咽喉热闭。

山茵陈散

【方源】　《鸡峰普济方》卷九。

【组成】　茵陈、栀子各30克,枳壳7个。

【用法】　水煎,去渣,温冷任意服。

【功用】　解黄。

【加减】　如脏气实,秘结,加大黄 30 克;小便不利,加茯苓 30 克。

山茱萸散

【方源】　《太平圣惠方》卷三十。

【组成】　山茱萸 30 克,牛膝(去苗)60 克,肉桂 30 克。

【用法】　上药研为细散。每次 6 克,食前以暖酒调下。

【主治】　虚劳,下焦风冷,腰脚疼痛无力。

山萸肉粥

【方源】　《药粥疗法》引《粥谱》。

【组成】　山茱萸 15～20 克,粳米 60 克,白糖适量。

【用法】　先将山萸肉洗净,去核,与粳米同入砂锅煮粥,待粥将熟时,加入白糖稍煮即可。3～5 天为 1 个疗程,疾病完全治愈后,即可停服。或再间断食用 1 个时期,以巩固疗效。

【功用】　补益肝肾,涩精敛汗。

【主治】　肝肾不足,头晕目眩,耳鸣腰酸,遗精,遗尿,小便频数,虚汗不止,肾虚带下。

【宜忌】　在发热期间,或小便淋涩的患者,均不可服食。

【加减】　肾虚病人,特别是老年肾虚患者,腰酸腿软,头晕耳鸣,配合枸杞子一同煮粥则更好;如出现遗精、遗尿、小便次数过多,可配合芡实煮粥尤妙;如虚汗不止,盗汗过久,则配合浮小麦煮粥。

山庄降脂片

【方源】　《部颁标准》。

【组成】　决明子 1240 克,山楂 620 克,荷叶 420 克。

【用法】　上药制成片剂。密封。口服,每次 8 片,1 日 3 次。

【功用】　清热活血,降浊通便。

【主治】　痰浊瘀滞所致的高血压、高脂血症,也可用于预防动脉粥样硬化。

山花晶冲剂

【方源】　《部颁标准》。

【组成】　山楂(炒)150 克,菊花 75 克,枸杞子 75 克。

【用法】　上药制成颗粒剂。口服,每次 20 克,1 日 3 次。

【功用】　滋补肝肾,清肝明目。

【主治】　阴虚阳亢、头痛眩晕,亦用于高血压,高脂血症。

山甲白薇泽兰饮

【方源】　方出《种福堂方》卷二,名见《医学实在易》卷五。

【组成】　穿山甲(炒,研)3 克,白薇 6 克,泽兰 9 克。

【用法】　好酒煎服。

【主治】　箭风,俗名鬼箭打,或头项手足筋骨疼痛,半身不遂。

口疮汤

【方源】　《外台秘要》卷二十二引《古今录验》。

【组成】　细辛、甘草、肉桂各 90 克。

【用法】　上切。酒煎,含之。

【主治】　口疮。

口疮散

【方源】　《吉林中医》(1993,4:30)。

【组成】　五倍子(炒)、枯矾、冰片各等量。

【用法】　研成极细末,过 120 目筛后备用。口腔用蒸馏水或淡盐水洗后,敷药,1 日 1～2 次,5 天为 1 疗程。

【主治】　小儿口疮。

【验案】　小儿口疮　《吉林中医》(1993,4:30):所治小儿口疮 136 例中,男 84 例,女 52 例;年龄 40 天至 14 岁,病程皆在 5 天以内。疗效标准:用药 5 天以内,口腔无溃疡,无血性糜烂,无黏膜充血,体温、血常规正常者为治愈,共 121 例,占 89%;口腔溃疡面减少,但仍有少量脓点,理化检查接近正常者为显效,共 12 例,占 8.8%;口腔内溃疡无好转,病情反复发作者为无效,共 3 例,占 2.2%;总有效率为 97.8%。

口腔溃疡散

【方源】　《部颁标准》。

【组成】　青黛 240 克，白矾 240 克，冰片 24 克。

【用法】　上药制成散剂。用消毒棉球蘸药擦患处，1 日 2～3 次。

【功用】　消溃止痛。

【主治】　复发性口腔溃疡，疱疹性口腔溃疡。

千里鞋

【方源】　《串雅外编》卷四。

【组成】　草乌、细辛、防风各等份。

【用法】　上药研为末，撒鞋底内。如草鞋，以水微湿撒之。而之可行千里。

【主治】　远行足肿。

千针散

【方源】　《圣济总录》卷七十。

【组成】　刺蓟、木贼各 7.5 克，白面 3 克。

【用法】　上药研为散。每次 3 克，研青蒿心 7 枚，新水调下。

【主治】　鼻出血不止。

千转丹

【方源】　《瑞竹堂经验方》卷二。

【组成】　牛涎、好蜜各 250 克，木鳖子 30 个（去皮油）。

【用法】　上合放于银器内，慢火熬，用槐条 7 枝搅之，熬干为度。每和白粥两匙，1 日 3 次。

【主治】　反胃吐食。

千金汤

【方源】　《普济方》卷六十三引《杨氏家藏方》。

【组成】　陈皮、升麻各 15 克，射干 30 克。

【用法】　上药研为散。每次 9 克，加生姜 5 片，水煎，去渣温服，不拘时候。

【主治】　咽喉肿痛。

千金散（1）

【方源】　《普济方》卷二四〇引《海上方》。

【组成】　连州甘遂、川芎、猪腰。

【用法】　用连州甘遂悬挂纸笼中，川芎切作片子，如烧香熏之，烧川芎尽，将甘遂为末。量病人虚实，每次 6～12 克，用猪腰 1 对，去筋膜，掺药于内，

湿纸裹煨熟，临卧细嚼，以温酒送下，尽量饮至醉。以物搁起两足至天明，取下恶物。水数升，以茴香末煮粥，次服大安补散。

【主治】　脚气，及肾脏风攻注脚膝。

千金散（2）

【方源】　《产宝诸方》。

【组成】　百草霜 30 克，龙骨 3 克，白石脂 6 克。

【用法】　上药研为末。每次 6 克，空心温酒调下。

【主治】　妇人赤白带下。

千金散（3）

【方源】　《医方类聚》卷一九一引《经验秘方》。

【组成】　药蛆草、干姜、黄丹各少许。

【用法】　上药干姜炮赤色，同为细末。清油调敷，先用盐少许贴疮头上，次敷药，后用水调生面糊，纸花封之，时以水湿润纸花，勿使药干。

【主治】　一切恶疮。

千金散（4）

【方源】　《瑞竹堂经验方》卷四。

【组成】　锦纹大黄不拘多少（为细末，用米醋熬成膏，浇于新砖瓦上，再将大黄倾上，于伏内日晒夜露，干为末），舶上硫黄、官粉各等份。

【用法】　上药研为极细末。1 岁小儿每次 1.5 克，2～3 岁 3 克，10 岁以下 6 克，16 岁 15 克，食后米饮调下，1 服即效。如不愈，隔 20 天再 1 服，更不须再服。

【主治】　小儿脾积，其效甚速。

【宜忌】　切忌生冷、湿面、马驴猪鱼鸡等肉，如不能忌口，枉服此药。

千金散（5）

【方源】　《仙拈集》卷二。

【组成】　黄瓜（开头去瓤）1 根，火硝、白矾各 30 克。

【用法】　上药研为末，装瓜内，悬风檐下，待干，出白霜刮下，研细，收入瓷瓶。次之最验。

【主治】　单双蛾喉闭。

千捶膏

【方源】　《医灯续焰》卷十三。

【组成】 沥青 30 克,苦杏仁(去皮)13 粒,蓖麻仁 49 粒。

【用法】 同捣烂,初捣甚燥,如不能成膏者,捣千下,则渐柔粘矣。用布摊贴。未溃可消,已溃出核。

【主治】 瘰疬。

千里光散

【方源】 《银海精微》卷下。

【组成】 菊花、千里光、甘草各等份。

【用法】 上药研为末。每次 9 克,夜间临卧,用茶清调下。

【主治】 能近视不能远视。

千金盐汤

【方源】 《普济方》卷七十。

【组成】 川百药煎、雄黄、延胡索各等份。

【用法】 上药研为细末。先用烂研生姜揩牙,搜尽涎,漱去,却用此药揩之,咽下亦可。

【主治】 牙痛及牙肿牵连头面。

千金消盐散

【方源】 《喉科心法》卷下。

【组成】 千金不换丹 30 克,西瓜蜒蚰消 15 克,炒上白食盐 6 克。

【用法】 上药研为细末,用瓷瓶收贮,勿使受潮,受潮则化水也。须时时敷之。

【主治】 重舌、木舌、重腭、牙龈暴肿,咽喉暴肿。

【宜忌】 如已溃烂,勿用,恐大痛也。

川乌酒

【方源】 《普济方》卷三五○。

【组成】 川乌(锉)150 克,黑豆(同炒半黑)500 克,酒 1500 毫升。

【用法】 上药泻于铛内急搅,以绢滤取汁,酒微温,每次服 50 毫升。若口不开者,撬开口灌之。

【主治】 产后中风,身如角弓反张,口噤不语。

川乌散

【方源】 《仁斋直指小儿方论》卷二。

【组成】 川乌(生)8 克,全蝎、木香各 4 克。

【用法】 上药研为末。每次 2 克,加生姜 4 片,煎取其半,旋滴入口中。

【功用】 驱风回阳。

【主治】 慢脾风。

【加减】 呕吐者,加丁香。

川归汤

【方源】 《宁坤秘籍》卷上。

【组成】 川芎 6 克,当归 3 克,益母草 6 克。

【用法】 取汁,和老酒煎服。即下。

【主治】 身弱血少,水干而胎衣不下。

川芎丸

【方源】 《续本事》卷五。

【异名】 小川芎丸(《医门法律》卷五)。

【组成】 川芎(细锉,慢火熬熟)60 克,川大黄(蒸令极熟)60 克,不蛀皂角 5 挺。

【用法】 上药焙干为末,不蛀皂角温水揉汁,绢滤去渣,瓦器中熬成膏,和前 2 味为丸,如绿豆大。每次 15 丸,生姜汤送下。小儿 3 丸。

【主治】 膈上有痰。

川芎汤(1)

【方源】 《外台秘要》卷二十二引《古今录验》。

【组成】 细辛 3 克,川芎 6 克,附子(炮)3 克。

【用法】 水煎,去渣,含之少许,冷即吐却,每日 3~4 次。勿咽汁。

【主治】 齿中风,疼痛,龋肿。

川芎汤(2)

【方源】 《备急千金要方》卷十四。

【组成】 川芎、藁本、蘑茹各 15 克。

【用法】 上药研为粗散。用酒煎,顿服之。

【主治】 风癫引胁牵痛,发作则吐,耳如蝉鸣。

【方论】 《千金方衍义》:川芎治中风入脑头痛,藁本治风头痛,蘑茹治大风恶气,皆本经主治。

川芎汤(3)

【方源】 《圣济总录》卷二十三。

【组成】 川芎 22.5 克,大黄(锉,炒)30 克,甘草(炙,锉)15 克。

【用法】 上药研为粗末。每次 15 克,水煎,去

渣温服。

【主治】　伤寒里实,谵语狂妄。

川芎汤(4)

【方源】　《圣济总录》卷一五九。

【组成】　川芎、当归(生,切)各 30 克,瞿麦(去根)22.5 克。

【用法】　上药研为粗末。每次 9 克,水、醋同煎服。

【主治】　子死腹中不下。

川芎汤(5)

【方源】　《宋氏女科》。

【组成】　川芎 15 克,当归 15 克,荆芥穗(炒黑)15 克。

【用法】　水煎,入酒、童便服之。

【主治】　产后去血过多,血晕不省。

川芎汤(6)

【方源】　《此事难知》。

【组成】　川芎、羌活、(制)苍术各等份。

【用法】　上药研为散。每次 15～21 克,水煎服。

【主治】　伤寒无汗。

【加减】　若汗少,恶寒甚者,加麻黄 3～6 克。

川芎散(1)

【方源】　《备急千金要方》卷五。

【组成】　川芎、白术、防己各 15 克。

【用法】　上药研为散。以乳和,与儿服之。又以儿母手掩脐中;亦以摩儿头及脊。

【主治】　小儿夜啼,至明即安寐。

【方论】　《千金方衍义》:川芎散专取川芎以散风热,白术以培土虚,防己以开痰癖,为涤热安中专药。

川芎散(2)

【方源】　《圣济总录》卷一五九。

【组成】　川芎、当归(切,焙)各 15 克,榆白皮(锉)30 克。

【用法】　上药研为散。每次 9 克,用生地黄汁温调下。未下再服,以下为度。

【主治】　胞衣不出。

川芎散(3)

【方源】　《圣济总录》卷一七〇。

【组成】　川芎、防己各 15 克,人参 7.5 克。

【用法】　上药研为散。每次 1 克,米饮调下,1日 2～3 次。

【主治】　小儿夜啼,至明即安。

川芎散(4)

【方源】　《保命集》卷中。

【组成】　川芎、白术、羌活各等份。

【用法】　上药研为散。每次 15～30 克,水煎,稍热服。

【主治】　①《保命集》:四时伤寒外感,恶风寒,无汗者。

②《医学入门》:犯房室感寒,头痛,发热恶寒,无汗,脉浮紧。

【加减】　恶寒甚,脉大浮者,加麻黄。

川芎散(5)

【方源】　《世医得效方》卷十一。

【组成】　川芎、白芷、细辛各等份。

【用法】　上药研为末。擦 2～3 次,盐汤漱,立止。

【主治】　面肿牙疼不可忍。

川芎散(6)

【方源】　《赤水玄珠》卷三。

【组成】　甘菊、石膏、川芎各 9 克。

【用法】　上药研为末。每次 3 克,茶清调下。

【主治】　偏头痛,头风。

川芎散(7)

【方源】　《伤寒标本》卷下。

【组成】　川芎、藁本、苍术各等份。

【用法】　上药研为末。每次 9 克,开水调服。须臾呕、汗便解。

【主治】　伤寒。

川连散

【方源】　《普济方》卷三〇一。

【组成】　宣连、艾、穿山甲。

【用法】　上药研为细末，浆水调成饼，摊于碗面上，内用艾及穿山甲3片，烧烟覆碗，熏成黑色再取下，如是者5次，以黄连饼黑色为度，地上出烟毒，再研细。先用黄柏、藿香、茵陈煎汤温洗湿，涂药散；干，清油调涂，1日3次。

【主治】　下部注疮。

川粉散

【方源】　《外科大成》卷三。

【组成】　穿山甲(炒)、铅粉(炒)、轻粉(隔纸微炒)各等份。

【用法】　上药研为末。干撒或用麻油调敷。

【主治】　耳镟及黄水等疮。

川椒散

【方源】　《太平圣惠方》卷三十四。

【组成】　花椒、盐、露蜂房各6克。

【用法】　上药研为散。入葱白10厘米，水煎，去渣，热含冷吐。

【主治】　牙疼。

川楝散

【方源】　《幼幼新书》卷三十一引《玉诀》。

【组成】　川楝子、马兰花、舶上茴香各等份。

【用法】　上药研为末。每次1.5克，葱汤调下，1日3次。

【主治】　疝。

川槿散

【方源】　《鲁府禁方》卷四。

【组成】　大斑蝥(去头足)7个，巴豆(去油)5个，川槿皮(为末)9克。

【用法】　上药研为细末。用醋调搽。稍时作痛起泡，泡落即愈。

【主治】　一切顽癣。

川大黄散

【方源】　《宣明论方》卷十五。

【组成】　穿山甲、木鳖子、乌龙角各等份(都烧存性)。

【用法】　上药研为末。每次4.5克，空心热酒调下。至中午疮破，脓血便行。

【功用】　通气，破疮肿，行脓血。

川山甲散

【方源】　《普济方》卷二八四。

【组成】　穿山甲(炒)30克，天花粉60克，白芷60克。

【用法】　上药研为细末。每次6克，用酒调下。

【主治】　痈疽诸痛，未有头者。

川升麻散

【方源】　《太平圣惠方》卷三十四。

【组成】　升麻、白附子(炮裂)各30克。

【用法】　上药研为细散。以生地黄汁调，贴在齿根。

【主治】　①《太平圣惠方》：齿风宣露。
②《圣济总录》：牙齿不生。

川乌头汤

【方源】　《太平圣惠方》卷二十五。

【组成】　川乌150克，汉椒60克，生姜60克。

【用法】　上药研为散。水煎，去渣，入盐60克，频频淋蘸，以愈为度。

【主治】　毒攻手足，疼痛顽麻。

川贝半夏液

【方源】　《部颁标准》。江苏省药品检验所。

【组成】　川贝母60克，半夏(制)15克，梨清膏900克。

【用法】　制成合剂。密封，置于阴凉处。口服，每次10～20毫升，1日3～4次；小儿酌减或遵医嘱。

【功用】　润肺止咳。

【主治】　阴虚、燥咳等症。

川贝梨糖浆

【方源】　《部颁标准》。

【组成】　川贝母12克，南沙参200克，雪梨清膏200克。

【用法】　上药制成糖浆。口服，每次20～30毫升，1日3次。

【功用】　养阴润肺。
【主治】　肺热燥咳,阴虚久咳。

川芎附子汤

【方源】　《普济方》卷四十六引《十便良方》。
【组成】　附子、川芎各 15 克,生姜 30 克。
【用法】　上切细,如麻子大,拌匀。每次 15 克,慢火水煎,去渣,食后温服;间日 3～4 次,不得并服;呕逆,食前服。
【主治】　风寒客于头中,清涕,项筋拘急坚硬;又治胸中寒痰,呕吐清水。

川连戊己汤

【方源】　《症因脉治》卷三。
【组成】　白芍、甘草、川黄连。
【用法】　水煎服。
【主治】　脾实腹胀,肚腹时热。

川楝茴香散

【方源】　《瑞竹堂经验方》卷二。
【组成】　木香、茴香(盐炒香,不用盐)、川楝子(切片,盐炒,同盐用)各等份。
【用法】　上药研为细末。每次 9 克,空心热酒调下。
【主治】　小肠疝气疼痛。

川贝银耳糖浆

【方源】　《部颁标准》。
【组成】　川贝母 30 克,银耳 10 克,雪梨浸膏 250 克。
【用法】　上药制成糖浆。口服,每次 15 毫升,1 日 3 次。
【功用】　养阴清肺,生津止咳。
【主治】　肺虚久咳,痰中带血,津伤烦渴。

川芎当归加芍药汤

【方源】　《三因极一病证方论》卷十七。
【组成】　川芎、当归、白芍各等份。
【用法】　上药研为粗散,每次 12 克,水煎,去渣热服,不拘时候。
【主治】　①《三因极一病证方论》:产后忧惊恚怒,脏气不平,或服断血药早,致恶血不消,郁满作

坚,而成崩中。
②《医学纲目》:产后血崩眩晕。

久疟饮

【方源】　《仙拈集》卷一引《要览》。
【组成】　白术、生姜各 30 克,当归 9 克。
【用法】　水煎,俟发时服。
【主治】　久疟不止。

广丹白及膏

【方源】　《赵炳南临床经验集》。
【组成】　广丹 3 克,白及面 6 克,凡士林 30 克。
【用法】　调匀成膏。外敷患处。
【功用】　化腐生肌。
【主治】　慢性溃疡,下肢溃疡(臁疮)。

小麦汤(1)

【方源】　《医心方》卷十三引《古今录验》。
【组成】　小麦、瓜蒌根(切)、麦冬各 30 克。
【用法】　水煎服。
【主治】　消渴,日饮六七斗者。

小麦汤(2)

【方源】　《杂病源流犀烛》卷十六。
【组成】　小麦 15 克,竹叶(切)10 克,石膏 90 克。
【用法】　水煎服。尽剂愈。
【主治】　时行黄疸。

小麦粥

【方源】　《药粥疗法》引《饮食辨录》。
【组成】　小麦 30～60 克,粳米 100 克,大枣 5 个。
【用法】　将小麦洗净后,加水煮熟,捞去小麦取汁,再入粳米、大枣同煮;或先将小麦捣碎,同大枣、米煮粥食用,每天温热服食 2～3 次。以 3～5 天为 1 疗程。
【功用】　养心神,止虚汗,补脾胃。
【主治】　心气不足,神经性心悸,怔忡不安,失眠,妇人脏躁病,自汗,盗汗,脾虚泄泻。
【备考】　根据临床用药,小麦有淮小麦、浮小

麦之分,应针对病情,分别选用。

小灵丹

【方源】　《便览》卷四。

【组成】　巴豆(去皮油)2.5克,砒霜1克,雄黄3克。

【用法】　上药研为末,熔蜡为丸,如米大。每次5～7丸,凉茶送下。

【主治】　小儿呕吐泄泻;惊气裹乳,腹胀。

【宜忌】　忌热物一时。

小青丸

【方源】　《小儿药证直诀》卷下。

【组成】　青黛3克,牵牛子末9克,腻粉3克。

【用法】　上药研为末,面糊为丸,如黍米大。100日者1丸,1岁者2丸,随乳送下。小儿1岁以内,常服极妙。

【功用】　化痰涎,宽膈,消乳癖,化惊风。

【主治】　①《小儿药证直诀》:痰涎、乳癖、惊风、食痫、诸疳。

②《鸡峰普济方》:热。

【方论】　《小儿药证直诀类证释义》:腻粉治痰涎积滞;加青黛以息肝风;牵牛以化乳癖而除疳。

【备考】　本方为原书"三圣丸"之第一方。

小黄膏

【方源】　《儒门事亲》卷十二。

【组成】　黄柏、黄芩、大黄各等份。

【用法】　以上细末。以水调为糊,贴之,3日1次。

【功用】　《杂病源流犀烛》:凉肌退肿。

【主治】　①《儒门事亲》:瘤。

②《杂病源流犀烛》:颈项疮疡,石瘤。

【备考】　原书以枯瘤方与本方同时应用。

小蓟汤

【方源】　《全生指迷方》卷四。

【异名】　小蓟根汤(《鸡峰普济方》卷十七)。

【组成】　小蓟茎叶(洗、切、研,取汁)、生地黄汁30克,白术(细锉)15克。

【用法】　水煎服。

【功用】　《鸡峰普济方》:补阴。

【主治】　①《全生指迷方》:阴虚阳搏,为热所乘,伤于冲任,血得热则流散,冲任不能收。经候过多,遂至崩漏,色鲜明如水下,得温则烦,至于昏闷,其脉数疾微小为顺,大者逆。

②《明医指掌》:气血两虚,内热太甚,崩中不止。

小丁香散

【方源】　《普济方》卷二○七引《博济方》。

【组成】　丁香7.5克,附子(炮制,去皮,切作片子)30克,生姜(去皮)(细细切用)60克。

【用法】　上药除丁香外,同于铫子内炒令黄色,碾细为末。每次3克,温粥饮调下。

【主治】　肠虚泄痢。

小木香散

【异名】　定胃散(《博济方》卷三注文引《胡氏经效方》)。

【方源】　《博济方》卷三。

【组成】　白胡椒21粒,木香1小块、糯米1撮。

【用法】　上药同炒至米熟为度,杵为末。分作2服,水煎,温服。

【功用】　开胃和气。

【主治】　反胃,全不下食。

小乌沉汤

【方源】　《太平惠民和剂局方》卷三(绍兴续添方)。

【组成】　乌药(去心)300克,甘草(炒)30克,香附子(沙盆内断去皮毛,焙干)600克。

【用法】　上药研为细末。每次3克,入盐少许,或不着盐,开水点服,不拘时候。

【功用】　调中快气。

【主治】　①《太平惠民和剂局方》:心腹刺痛。

②《外科发挥》:气不调和,便血不止。

③《成方便读》:气闪血瘀,心腹刺痛。

【方论】　①《张氏医通》:此乃《太平惠民和剂局方》乌沉汤之变法,中去参、参,而易香附,其破气之气虽峻,而功力稍逊,故以小字加之,立方之意微矣。

②《成方便读》:此方全不用血药,但以香附、乌

药辛苦而温,芳香而燥,专行气分之品,可宣可散;沉香之降气,上至天而下至泉,使表里上下无一毫留着,自然血自行而痛自消矣;用甘草者,痛则筋脉急而正气伤,以和中而缓解也。

【备考】　本方名小乌沉汤,但方中无沉香,疑脱。《张氏医通》本方用法:三味水煎即用药汁磨沉香 1.5 克,入盐,热服。

小半夏汤

【异名】　橘皮半夏汤(《宣明论方》卷九)。

【方源】　《备急千金要方》卷十八。

【组成】　半夏 30 克,生姜 5 克,陈皮 12 克(一方用人参 60 克)。

【用法】　上药研为散。水煎服。

【功用】　①《宣明论方》:养液润燥,解肌热,止咳嗽。

②《千金方衍义》:温理中气。

【主治】　①《备急千金要方》:心腹虚冷,游痰气上,胸胁满,不下食,呕逆,胸中冷者。

②《鸡峰普济方》:呕逆恶心,头疼眩运,臂痛背寒,嘈烦多睡。

③《宣明论方》:痰壅涎嗽,久不已者。

④《太平惠民和剂局方》(吴直阁增诸家名方):肺胃虚弱,好食酸冷,寒痰停积,呕逆恶心,涎唾稠粘,或积吐,粥药不下,手足逆冷,目眩身重;又治伤寒时气,欲吐不吐,昏愦闷乱;或饮酒过多,中寒停饮,喉中涎声,干哕不止。

⑤《伤寒大白》:水饮喘逆而无火者。

【宜忌】　羸弱及老人尤宜服之。

【加减】　若心中急及心痛,纳肉桂 120 克;若腹满痛,纳当归 90 克。

小地黄丸

【方源】　《普济方》卷三三七引《产育宝庆》。

【组成】　人参、干姜(炮)各等份,生地黄适量。

【用法】　上药研为末,用生地黄汁为丸,如梧桐子大。每次 50 丸,食前米汤送下。

【主治】　①《普济方》引《产育宝庆》:妊娠酸心,吐清水,腹痛不能食。

②《证治准绳·女科》:妊娠恶心,呕吐清水。

小夺命散

【方源】　《万病回春》卷八。

【组成】　千头子(即扫帚子)、槐花子、地丁各等份。

【用法】　水煎,通口温服。加蟾酥尤妙。

【主治】　脑疽,及疔疮恶毒,无名肿毒。

小建中汤

【方源】　《万氏家传幼科发挥》卷三。

【组成】　白芍(酒炒)、炙甘草各等份,肉桂减半。

【用法】　上药研为末。水煎去渣,入白饧少许,再煎,温服。

【主治】　小儿脾胃中气虚损。

小降气汤

【方源】　《太平惠民和剂局方》卷三(吴直阁增诸家名方)。

【异名】　快气散(《丹溪心法》卷四)。

【组成】　朱砂 240 克,香附(炒去毛)360 克,甘草(炙)120 克。

【用法】　上药研为粗末。每次 3 克,入生姜同煎服。

【功用】　快气美食,温养脾胃。

【主治】　一切气疾,心腹胀满,胸膈噎塞,噫气吞酸,胃中痰逆呕吐,以及宿酒不解,不思饮食。

小承气汤

【方源】　《伤寒论》。

【组成】　大黄(酒洗)12 克,厚朴(炙,去皮)15 克,枳实(大者,炙)9 克。

【用法】　水煎,去渣,分 2 次温服。初服汤当更衣,不尔者,尽饮之;更衣者,勿服之。

【功用】　泻热通便,消痞除满。

【主治】　①《伤寒论》:微和胃气。

②《古今医统大全》:泻上焦之痞热。

③《重订通俗伤寒论》何秀山按:直下小肠结热。

④《新急腹症学》:通里清热,宽中行气。

【方论】　①《金镜内台方议》:证属阳明者,比为可下也。若大满、大实者,属大承气汤。今此大热,大便硬,未至于大实,只属小承气汤也。以大黄为君,而荡除邪热;以枳实为臣,而破坚实;以厚朴为佐使,而调中除结燥也。

②《医方考》：邪在上焦则作满，邪在中焦则作胀，胃中实则作潮热，阳乘于心则狂，热干胃口则喘。枳、朴去上焦之痞满，大黄荡胃中之实热。此其里证虽成，病未危急，痞、满、燥、实、坚犹未全俱，以是方主之，则气亦顺矣，故曰小承气。

③《伤寒附翼》：夫诸病皆因于气，秽物之不去，由于气之不顺，故攻积之剂，必用行气之药以主之。亢则害，承乃制，此承气之所由。又病去而元气不伤，此承气之义也。大黄倍厚朴，是气药为臣，名小承气。味少，性缓，制小，其服欲微和胃气也，故名曰小。三物同煎，不分次第，而服只四合，此求地道之通，故不用芒硝之峻，且远于大黄之锐矣，故称为微和之剂。

④《医方集解》：此少阳、阳明药也。邪在上焦则满，在中焦则胀，胃实则潮热，犹潮水之潮，其来有时，阳明燥金旺主于申酉，故曰晡潮热。伤寒潮热为胃实，无虚证，阳邪乘心则狂，故谵语，胃热于肺则喘。故以枳、朴去上焦之痞满，以大黄去胃中之实热，此痞满燥实坚未全者，故除芒硝，欲其无伤下焦真阴也。

⑤《重订通俗伤寒论》：何秀山按：小肠火地腑，非苦不通，故君以生军之苦寒，以涤小肠；臣以枳实之苦降，直达幽门；但苦辛不通，故佐以厚朴之苦辛，助将军一战成功也。此为阳明实热，蕴结小肠之良方。

⑥《金匮要略心典》：谵语者，胃实之征，为有燥屎也，与心下坚，脉滑者大同。然前大承气者，以因实而致利，去之惟恐不速；此用小承气者，以病成而适实，攻之恐伤及其正也。

⑦《绛雪园古方选注》：承气者，以下承上也，取法乎地，盖地以受制为资生之道，故胃以酸苦为涌泄之机，若阳明腑实，燥屎不行，地道失矣，乃用制法以去其实。大黄制厚朴，苦胜辛也，厚朴制枳实，辛胜酸也，酸以胜胃气之实，苦以化小肠之糟粕，辛以开大肠之秘结，燥屎去，地道通，阴气承，故曰承气。独治胃实，故曰小。

⑧《医方论》：此治邪在中、上两焦之正法也。注中但有谵语潮热、喘满等症，而无腹胀坚满之象，故减去芒硝，不使伐无病之地以劫阴。略一加减，必有精义，规矩方圆之至也。

⑨《金匮要略方义》：本方乃攻里泻热之轻剂，为阳明病里热结实，大便燥结之轻证而设。其治下利谵语者，亦属肠胃热实，积滞内蓄之类，故曰有燥屎也。燥屎不去，热结不消，小肠之泌别、大肠之传导，均失其常，故症有大便不通者，亦有下利黏秽者，治当攻下燥屎。方中以大黄为君，荡涤实热积滞。臣以枳实、厚朴行气导滞，既能消痞除满，又能助大黄泻热攻积。三药同煮，且无芒硝之配合，其攻下之力则较为轻缓，故《伤寒论》称此为微和胃气之剂。然总属攻下之品，内无实热积滞者，切莫妄投。

⑩《历代名医良方注释》：查此方主药大黄，仍用四两，而与前方有大小之分者。盖前方厚朴，视大黄加倍；本方厚朴，视大黄减倍，安得不小。故前大承气汤，为适量之大下药；而本方小承气为微量之缓下药。若本方朴、枳气药加重，金匮名厚朴三物汤。方知量数变，则方之名称变，方之主治亦变。然则大承气，朴、枳亦系重用。厚朴三物汤之朴、枳与大承气汤之朴、枳，量数正同。何以主攻下去实，而不主化气行滞，曰大承气硝、黄同用，朴、枳因助硝、黄之涤荡，后方只用黄不用硝，而气药又加重，是下药为单味，而气药为复味，大黄反助朴、枳之消导矣。古人用药之精义，于此不难窥见斑云。

【验案】　①伤寒阳明腑实证　《普济本事方》：一人病伤寒，大便不利，日晡潮热，手循衣缝，两手撮空，直视喘急。许曰：此诚恶候，得之者十中九死，仲景虽有证而无治法，但云脉弦者生，涩者死。此已经吐下，难于用药，漫且救之，若大便得通而脉弦者，庶可治也。与小承气汤1服，而大便利，诸疾渐退，脉且微弦，半月愈。

②伤寒协热利　《医宗必读》：王某，伤寒至5日，下利不止，诸药不效，有以山药、茯苓与之，虑其泻脱。诊之，六脉沉数，按其脐则痛，此协热自利，中有结粪。与小承气倍大黄服之，得结粪数枚，诸症悉安。

③热结旁流　《蒲辅周医案》：梁某，男，28岁，患流行性乙型脑炎已6日，曾连服中药清热解毒、养阴之剂，病势有增无减。诊时，体温40.3℃，脉沉数有力，腹满微硬，哕声连续，目赤不闭，无汗，手足妄动，烦躁不宁，有欲狂之势，神昏谵语，四肢微厥，昨日下行纯青黑水，此虽病邪羁踞阳明，热结旁流之象，但未至大实满，而且舌苔秽腻，色不老黄，未可与大承气汤，乃用小承气汤微和之。药后诸证豁然，再以养阴和胃之剂调理而愈。

④胃脘痛　《经方实验录》:史某,阙上痛,胃中气机不顺,前医投平胃散不应,当必有停滞之宿食,纳谷日减,殆以此也。拟小承气汤以和之(生大黄9克后下,川厚朴6克,枳实12克),服后应手。

⑤呃逆　《伤寒名案选新注》:张意田治董友7旬之母,病已8日,脉亦软缓而迟滞,发热日晡益甚,舌苔黄厚,大便不行,畏寒呃逆。阅诸方咸以老年正气虚,用丁香柿蒂散与补阴之剂,此乃表邪未解,而陷里之热急,致气机逆塞而发呃,法当下之,毋以高年为虑也。与小承气汤,服后大便转矢气,兼有心烦不宁之象,与1剂,临晚下黑屎数枚,二更战栗壮热,四更大汗,天明又便黑屎,然后呃止神清而睡。

⑥小儿胆道蛔虫病　《湖北中医杂志》(1981,6:45):用小承气汤为主,治疗小儿胆道蛔虫病9例,一般服药12剂均获痊愈。例:方某某,男,10岁。右上腹阵发性绞痛拒按,痛甚则唇紫肢冷,呕吐黄苦水,舌稍红,苔花白而薄,脉细沉迟,胆道造影示:总胆管内有一长条状阴影,诊为胆道蛔虫病。处方:大黄、厚朴、白芍各12克,枳实、槟榔各10克。服1剂后大便3次,呈褐黑色泡沫状,排蛔虫数条,腹痛止,胆道造影阴性。

⑦病毒性肝炎　《云南医药》(1982,2:102):应用小承气汤加甘草(炙大黄10克,枳实15克,厚朴15克,甘草3克,小儿药量酌减),湿重病人加苍术15克,厚朴和枳实炒用。消化道症状如厌食等消化不良症状严重时,加焦山楂15克,鸡内金10克。黄疸指数较高,症状严重者给10%葡萄糖500~1000ml静脉滴注,一般3~5天。治疗病毒性肝炎40例,其中急性病毒性肝炎(黄疸型)20例,急性病毒性肝炎(无黄疸型)18例,急性乙型肝炎2例。治疗15天为1疗程,1疗程后进行1次全面复查,共治疗2个疗程。总疗效以2个疗程评定。对治疗病例进行随访,3个月复查1次,随访期1年。对40例随访中,1年后39例痊愈患者无1例复发,1例乙型肝炎患者HBsAg持续(+),谷丙转氨酶呈波动状态。

⑧小儿急性胃肠炎　《国医论坛》(1990,1:19):应用小承气汤加味(生大黄10克,厚朴5克,枳实10克,焦山楂10克,焦曲10克),若腹痛者,加木香;发热者,加连翘、薄荷;呕吐频繁者,加砂仁、黄连、半夏。诸药加水同煎2次,煎成200~300ml药液,每日1剂。治疗小儿急性胃肠炎91例。服药后1天以内临床症状消失,粪检无异常者为痊愈;2天以内临床症状消失,粪检无异常者为显效;3天以内临床症状消失,粪检无异常者为有效;24小时呕吐及腹泻次数不减少者为无效。结果:痊愈16例,显效42例,有效26例,无效7例;总有效率为92.3%。

⑨腹部手术后胃肠功能紊乱　《中西医结合杂志》(1991,4:241):应用大黄、厚朴、枳实各15克,随症加减,血瘀型加鸡血藤20克,乌药10克,木香10克,川楝子10克;气滞寒痛型加木香10克,青皮15克,肉桂10克,乌药10克,小茴香10克,干姜15克;气结型加木香10克,陈皮15克,青皮15克,砂仁10克,香附10克。治疗腹部手术后胃肠功能紊乱患者48例,疗效判定标准:皆以肛门排气,腹部胀痛消失为指标。结果:术后肛门排气时间,治疗组明显早于对照组。

⑩改善术后肠功能　《中国中西医结合杂志》(1995,7:435):用小承气汤加减:党参10克,白术12克,茯苓12克,厚朴15克,枳壳12克,木香15克,大黄(后下)9克,水煎,每日1剂,观察恢复术后肠功能104例,并设对照组100例不用药。结果:治疗组术后肛门排气时间明显早于对照组。两组比较差异非常显著的疗效($P<0.01$)。

【实验研究】　对血管通透性的影响　《中成药研究》(1983,10:28):采用^{125}I-白蛋白放射活性测定小承气汤对小鼠腹部血管通透性的影响。实验结果,小承气汤能降低小鼠腹部血管通透性,抑制异物从血循环渗出,而对血管吸收过程,本方起降低作用。

小茴陈汤

【方源】　《伤寒微旨论》卷下。

【组成】　附子(破作8片)1个,甘草30克,茵陈蒿60克。

【用法】　上药研为细末。水煎,去渣放温,分3次服。

【主治】　阴黄证,脉沉细迟,四肢及遍身冷。

小香连丸

【方源】　《小儿药证直诀》卷下。

【组成】　木香、诃子各7.5克,黄连15克

（炒）。

【用法】　上药研为细末，饭为丸，如绿豆大。每次10～50丸，食前米饮送下，频服之。

【主治】　冷热腹痛，水谷利，滑肠。

小香薷汤

【方源】　《圣济总录》卷三十四。

【组成】　香薷60克，人参30克，白扁豆15克。

【用法】　上药研为粗末。每次9克，水煎，去渣温服，不拘时候。

【主治】　伏暑吐逆。

小真珠散

【方源】　《鸡峰普济方》卷二十二。

【组成】　定粉60克，黄丹15克，白蔹末30克。

【用法】　上药研为末。干撒疮上，后用膏药；如疮口大，即用散子。

【功用】　生肌。

小陷胸汤

【方源】　《伤寒论》。

【组成】　黄连30克，半夏15克，瓜蒌实大者1枚。

【用法】　以水先煮瓜蒌，去渣，纳诸药，再煎，去渣，分3次温服。

【功用】　①《医方集解》：除膈上结热。除痰去热。

②《医宗金鉴》：涤胸膈痰热，开胸膈气结。

【主治】　①《伤寒论》：小结胸病，正在心下，按之则痛，脉浮滑。

②《太平圣惠方》：时气结胸，心下坚，按之即痛，其脉沉滑。

③《寿世保元》：伤寒发渴而饮水太过，成水结胸而发呃。

④《医方集解》：痰热塞胸。

⑤《中医方剂学讲义》：痰热互结而成的胸痹，及热痰在膈上所致的咳嗽面赤，胸腹常热（唯手足时有觉凉），脉洪。

【方论】　①《医方考》：黄连能泻胸中之热，半夏能散胸中之结，瓜蒌能下胸中之气。

②《古今名医方论》引程扶生：以半夏之辛散之，黄连之苦泻之，瓜蒌之苦润涤之，所以除热散结于胸中也。先煮瓜蒌，分温三服，皆以缓治上之法。

③《医宗金鉴》：黄连涤热，半夏导饮，瓜蒌润燥下行，合之以涤胸膈痰热，开胸膈气结，攻虽不峻，亦能突围而入，故名小陷胸汤。

④《医林纂要探源》：黄连以泄结热，半夏以通阴阳，瓜蒌甘寒润滑，以清心肺之热，以荡上焦垢腻。胸中热必伤肺，此实以瓜蒌为君。热结未深，独在上焦，未近阳明之分，则无庸芒硝、大黄之下达。保肺去热，洁其膻中，无使阴阳相格而已。

⑤《寒温条辨》：黄连用代大黄；半夏用代甘遂；栝楼用代芒硝。

⑥《成方便读》：此则因痰热互结，未成胃实。观其脉浮滑，知其邪在上焦，故但以半夏之辛温散结豁痰，栝楼之甘寒润燥涤垢，黄连之苦寒降火泄热。此方以之治伤寒亦可，以之治杂病亦可，即表未解而里有痰热者，皆可兼而用之。

⑦《金镜内台方议》：用栝楼为君，其味苦性寒，能破胸膈结气；半夏为佐为使，以辛能散结气也；黄连为臣，苦能泄之，以辅君主之药，而下心下之结也。

⑧《伤寒来苏集》：秽物踞清阳之位，法当泻心而涤痰。用黄连除心下之痞实，半夏消心下之痰结，寒温并用，温热之结自平。瓜蒌实色赤形圆，中含津液，法象于心，用以为君，助黄连之苦，且以滋半夏之燥。洵为除烦涤痰，开结宽胸之剂，虽同名陷胸，而与攻水谷之方悬殊矣。大、小青龙攻太阳之表，有水火之分；大、小陷胸攻太阳之里，有痰饮之别，不独以轻重论也。

⑨《绛雪园古方选注》：瓜蒌生于蔓草，故能入络，半夏成于坤月，故亦通阴，二者性皆滑利，内通结气，使黄连直趋少阴陷脉络之热，攻虽不峻，胸中亦如陷阵，故名陷胸。仅陷中焦脉络之邪，不及下焦，故名小。

⑩《医学衷中参西录》：病因由于心火炽盛，故用黄连以宁熄心火，兼以解火热之内结；又佐以半夏开痰兼能降气，瓜蒌涤痰兼以清热。其药力虽远逊于大陷胸汤，而以分消心下之痞塞自能胜任有余也。然用此方者，须将栝楼细切，连其仁皆切碎，方能将药力煎出。

【验案】　①伤寒发黄胸腹满　《医学纲目》：郑

某,因患伤寒,胸腹满,面黄如金色。遂下小陷胸汤,其病遂良愈。明日面色改白。

②胃脘痛 《叶氏医案存真疏注》:热邪入里,脘痞,按之痛,脉浮滑,此邪结阳分,拟仲景小陷胸汤。黄连、瓜蒌实、半夏、苦杏仁、枳实。

③咳喘(肺心病) 《伤寒论方医案选编》:王某某,男,59 岁。咳逆倚息不得卧,心悸而气短,每日靠地高辛维持,面色黧黑,大便数日未解,舌苔白腻根黄,脉数而时结。处方:瓜蒌(先煎)30 克,半夏 9 克,黄连 6 克。服两剂,大便畅通,喘咳俱减,已能平卧。

④急性糜烂性胃炎 《江西中医药》(1998,6:22):以本方加减,治疗急性糜烂性胃炎 65 例,并设对照组 36 例,按常规治疗。结果:治疗组痊愈 48 例,好转 11 例,无效 6 例,总有效率 90.8%;对照组痊愈 9 例,好转 22 例,无效 5 例,总有效率 86.1%。治疗组疗效明显优于对照组。

小槟榔丸

【方源】 《儒门事亲》卷十二。

【组成】 枳壳、陈皮、牵牛子各等份。

【用法】 上药研为细末,水为丸。每次30~40 丸,食后生姜汤送下。

【主治】 《普济方》:上气腹胀。

小葶苈汤

【方源】 《圣济总录》卷六十六。

【组成】 葶苈子(隔纸炒,别捣研,丸如樱桃大)22.5 克,桑根白皮 75 克,大枣(去核)10 个。

【用法】 上药除葶苈子外,为粗散。每次 15克,水煎,入葶苈 1 丸,更煎沸,去渣,空腹温服。

【主治】 喘咳上气,多唾,面目浮肿,气逆。

【加减】 心下痞硬者,去桑根白皮。

小儿消炎栓

【方源】 《中国药典》。

【组成】 金银花 2500 克,连翘 5000 克,黄芩2500 克。

【用法】 上药制成栓剂 1000 粒,每粒重 1.5克。直肠给药,小儿每次 1 粒,1 日 2~3 次。

【功用】 清热解毒,轻宣风热。

【主治】 外感风热,发热,咳嗽,咽痛;上呼吸道感染,肺炎。

小三五七散

【方源】 《备急千金要方》卷十三。

【组成】 天雄 60 克,山茱萸 150 克,薯蓣300 克。

【用法】 上药治下筛。每次 15 克,以清酒下,1 日 2 次。不知稍增,以知为度。

【主治】 头风目眩,耳聋。

【方论】 《千金方衍义》:小三五七散专主肾肝虚风,原无客邪侵扰,故去大三五七散之细辛、干姜、防风,但取薯蓣、山茱萸以缓天雄之性,虚风得以自除矣。

小丁香半夏散

【方源】 《医方类聚》卷二四四引《医林方》。

【组成】 藿香 15 克,半夏 30 克(生姜 30 克制),丁香 9 克。

【用法】 上药研为细末。每次 3 克,生姜汤调下。

【主治】 小儿呕吐,乳食不下。

小半夏加茯苓汤

【方源】 《金匮要略》卷中。

【组成】 半夏 12 克,生姜 30 克,茯苓 15 克。

【用法】 水煎,分 2 次温服。

【主治】 ①《金匮要略》:卒呕吐,心下痞,膈间有水,眩悸者。

②《张氏医通》:痰饮多汗,小便不利。

【方论】 ①《金匮玉函经二注》:经云:以辛散之。半夏、生姜皆味辛,《本草》:半夏可治膈上痰、心下坚、呕逆者;眩,亦上焦阳气虚,不得升发,所以半夏、生姜并治之;悸,则心受水凌,非半夏可独治,必加茯苓去水,下肾逆之安神,神安则悸愈矣。

②《医方集解》:此足太阳、阳明药也,半夏、生姜行水气而散逆气,能止呕吐;茯苓宁心气而泄肾邪,能利小便;火因水而下行,则悸眩止而痞消矣。

③《金匮歌括》:水滞于心下则为痞,水凌于心则眩悸,水阻胸膈则阴阳升降之机不利为呕吐。方用半夏降逆,生姜利气,茯苓导水。合之为涤痰定呕之良方。

④《医方论》:古人立方,又药味少而分量重者,

专走一门,为功甚巨,如半夏等汤是也。痰去,则眩悸自止,湿去,则痞满自消;气顺,则呕吐不作矣。

【验案】　胃脘痛　《四川中医》(1983,2:26):格桑某某,女,30岁,藏族牧民。因饮食生冷而胃脘痛,呃逆,吐清水痰涎,畏寒,痛时喜温、喜熨、喜按,腹胀,食欲减退,吞酸嗳气,口不渴喜热饮,舌苔白,脉微沉紧。为过食生冷,寒积于中,阳气不振,寒邪犯胃所致。治宜温胃散寒,祛痰止痛,引水下行。半夏(先煎半小时)40克,茯苓30克,生姜30克。服药4剂后诸证全部消失而愈。

飞白散

【方源】　《解围元薮》卷四。

【组成】　老姜、砒、斑蝥末。

【用法】　用老姜切开做片,将砒末夹在内,以线紧缚定,用山黄泥封固晒干,入火煨,候内姜收尽砒末,取出将斑蝥末乘湿揩拭于上。病人浴出,以穿山甲刮去块上枯皮,用此姜重擦则成疮,7日脱光,重者3次除根。

【主治】　身上斑剥。

【宜忌】　忌见风7日。

飞剑斩黄龙

【方源】　《喉科种福》卷四。

【组成】　指甲、灯草、壁虱(即臭虫)。

【用法】　将灯草数茎缠指甲,就火熏灼,俟黄燥研细,更用火逼,臭虫10个一并捣入,为末。吹患处。数次蛾即溃破,呕吐脓痰碗许。

【主治】　久患蛾子,屡治屡发者。

飞扬肠胃炎片

【方源】　《部颁标准》。

【组成】　飞扬草2280克,火炭母1140克,救必应580克。

【用法】　上药制成片剂。口服,每次3~4片,1日3次。

【功用】　泻火解毒,除湿止痢。

【主治】　细菌性痢疾,急、慢性胃肠炎。

马兰膏

【方源】　《奇方类编》卷下。

【组成】　马兰根5千克,阿魏5克,麝香3克。

【用法】　烧净水一大锅熬,去根再熬,退火,加阿魏、麝香搅匀为度,以瓷器收贮。量疾大小摊贴,听其自落。

【主治】　痞积。

马蔺散

【方源】　《外台秘要》卷二十五引张文仲方。

【组成】　马蔺子、干姜、黄连。

【用法】　上药研为散。每次6克,开水调下。

【主治】　冷热水痢百起者。

【宜忌】　《普济方》:忌猪肉、冷水。

马蹄汤

【方源】　《普济方》卷三〇〇。

【组成】　马蹄(下者烧灰)、猫儿毛(烧灰)、男子头垢(烧灰)。

【用法】　上和匀,先以藜根及茎、樟木叶汤洗令净洁,清油调涂,用绢绵护定,休着水。

【功用】　定痛除根。

【主治】　断根鞍。

马鞭散

【方源】　《接骨图说》。

【组成】　生地黄、蒲黄、马鞭草。

【用法】　上药研为散。每次9克,水煎服。

【主治】　骨节疼痛。

马牙硝散

【方源】　《太平圣惠方》卷三十五。

【组成】　马牙硝、硝石、硼砂各15克。

【用法】　上药以瓷瓶子纳盛,用盐泥固济,候干,以慢火煅成汁,良久,取出候冷,于地坑子内,先以甘草水晒,后用纸3层裹药,以土盖之3宿,出火毒后取出,细研为散。每次1.5克,用莛子抄纳咽中,咽津,更以竹管吹入喉中。

【主治】　喉痹气欲绝。

马先蒿散

【方源】　《圣济总录》卷十八。

【组成】　马先蒿不拘多少(一名马矢蒿,一名烂石草。细切,焙干用)。

【用法】　上药研为散。每次3克,用荆芥、薄荷汤调下。

【主治】　《圣济总录》：乌癞。

马屁勃散

【方源】　《医部全录》卷四九四。

【组成】　马勃、蛇蜕各15克，皂荚14粒。

【用法】　入小罐子内，盐泥封固，烧存性，为细末。每次9克，食后温酒调下。

【主治】　疮疹入眼。

马齿苋膏(1)

【方源】　《太平圣惠方》卷六十五。

【组成】　马齿苋(末)30克，白矾(末)30克，皂夹(末)30克。

【用法】　用好酥，慢火煎为膏。贴之。

【主治】　久恶疮。

马齿苋膏(2)

【方源】　《赤水玄珠》卷二十八。

【组成】　马齿苋(捣汁)、猪脂膏、石蜜。

【用法】　上药共熬成膏。涂肿处。

【主治】　痘痂不落，成瘢痕者。

马齿菜汁

【方源】　《太平圣惠方》卷九十七。

【组成】　马齿菜汁30毫升，蜜15克，粟米60克。

【用法】　煮粟米做粥。后入马齿菜汁、蜜和调，食前服之。

【主治】　小儿血痢不愈。

马兜铃饮

【方源】　方出《博济方》卷三，名见《圣济总录》卷六十五。

【组成】　马兜铃15克，肉桂(去粗皮)7.5克，甜葶苈(微炒)15克。

【用法】　上药研为粗末。每次3克，水煎，时时呷，令药香常在咽喉中。

【主治】　咳嗽。

马兜铃散

【方源】　方出《证类本草》卷十一引《简要济众方》，名见《普济方》卷一六三。

【组成】　马兜铃(只有里面子，去却壳，酥15克，入碗内拌，和匀，慢火炒干)60克，甘草30克(炙)。

【用法】　上药研为末。每次3克，水煎，温呷；或以药末含，咽津亦得。

【主治】　肺气喘嗽。

马齿苋涂敷方

【方源】　《圣济总录》卷一四八。

【组成】　马齿苋(生，切)、大蒜(生，切)各15克，干姜(不炮，为末)7.5克。

【用法】　上药一处和匀。涂敷螫处。

【主治】　蝎螫。

四　画

比圣丸

【方源】　《圣济总录》卷一四一。

【组成】　椿荚(炒)300克，生蓳60克，甘草(细锉，炙令黑色)60克。

【用法】　上药研为末，炼蜜为丸，如梧桐子大。每次50丸，空心食前米饮送下。

【功用】　消散下部毒气肿痛。

【主治】　荣卫不调，肠澼下血及疗五痔下血不止。

元天苦救汤

【方源】　《辨证录》卷十。

【组成】　苦参15克，元参30克，天花粉15克。

【用法】　水煎服。

【主治】　瘟疫。

无忧丸

【方源】　《普济方》卷一六二。

【组成】　经霜桑叶、经霜蓖麻叶、御米壳（去蒂，蜜炒）各30克。

【用法】　上药研为细末，炼蜜为丸，如弹子大。每次1丸，食后白汤化下，1日1次。

【主治】　年深日久之咳嗽涎喘，夜卧不安。

无忧散

【方源】　《中藏经·附录》卷七。

【组成】　琥珀（研）30克，生地黄（切）250克，童便。

【用法】　上将地黄于银器中，炒烟尽，合地上出火毒，为末，每30克加琥珀末6克匀合。每次3克，用童便与酒调下，1日3次。

【主治】　产后发热。

无射膏

【方源】　《家塾方》。

【组成】　牡蛎、鹿角霜各3克，轻粉1.5克。

【用法】　上药研为末，以轻粉合治鸡子白，炼为膏。粘疮上。

【主治】　诸疮疡脓出不止者。

天水散

【方源】　《痘疹传心录》卷十五。

【组成】　滑石150克，甘草、黄柏各30克。

【用法】　上药研为末。敷痘破处。

【主治】　痘疮溃破。

天仙面

【方源】　《仙拈集》卷三。

【组成】　糯米500克，山药（炒，为末）600克，白糖10克。

【用法】　水浸1宿，沥干，慢火炒令极熟，磨面；加山药和米粉内。每日清晨用半盏，入白糖、椒末少许，将极滚汤调食。

【功用】　补虚损。

【主治】　泄泻，饮食少进。精寒不孕。

天尘丹

【方源】　《解围元薮》卷四。

【组成】　头垢（择妇人者）、雄黄各6克，朱砂1.5克。

【用法】　均打作18丸。先服9丸，酒送下。7日退光，不愈再服，完则定好。

【主治】　疠疮初起。

天命饮

【方源】　《寿世保元》卷三。

【组成】　白商陆根（似人形者）汁10毫升，生姜自然汁20毫升，黄酒30毫升。

【用法】　上药和匀。空腹服，3日服一次；元气厚者服5次，薄者3次。

【主治】　肿胀。

【宜忌】　忌盐、酱。凡人年50以内者可服，50以外者不必用。

天柏茶

【方源】　《古今医统大全》卷六十二。

【组成】　天冬（去心）、侧柏叶、细茶各30克。

【用法】　上药和捣一处。每日用1撮于罐中以滚开水冲入，闭气勿泄，少时用汤当茶吃，1日5～7次。1月痊愈。

【主治】　肺火鼻红年久，服诸药不效。

天麻汤

【方源】　《眼科阐微》卷三。

【组成】　天麻、白蒺藜（炒）、广陈皮（盐制）各等份。

【用法】　水煎，食后服。

【主治】　痰盛，头眩，目昏。

天雄散（1）

【方源】　方出《太平圣惠方》卷五十三。名见《普济方》卷一八〇。

【组成】　天雄（炮裂，去皮脐）15克，白石脂1克，露蜂窠（微炒）15克。

【用法】　上药研为粗末。加大枣5枚，水煎，去渣，食前分3次温服。

【主治】　消肾，小便滑数，白浊，心神烦躁。

天雄散（2）

【方源】　《普济方》卷三〇一。

【组成】　天雄（末）1枚，腻粉3克，麝香3克。

【用法】　上药研为细散。以温浆水洗疮，净后用津液涂之。

【主治】　阴生疮,肿痛。

天赐膏

【方源】　《仙拈集》卷二。

【组成】　好焰硝(铜器熔化)30克,黄丹(飞)、冰片各0.6克。

【用法】　铜匙急抄,入罐内收之。每点少许。

【主治】　眼目障翳。

天门冬汤

【方源】　《全生指迷方》卷四。

【组成】　天冬(去心)30克,马兜铃、百部各15克。

【用法】　上药研为散。每次15克,水煎,去渣温服。

【主治】　喘而发热,颈脉皆动,日渐瘦削,由客热乘肺,或因饮食失宜,气不转而气急,误服热药,火气熏肺而遂喘,颊赤咽燥,其脉细数。

天门冬酒

【方源】　《太平圣惠方》卷九十五。

【组成】　天冬(去心,捣碎,煮取汁)15千克,糯米(净淘)60千克,细曲(捣碎)5千克。

【用法】　上炊米熟,3味相拌,入瓮中,密封21日,候熟,压漉。冬温夏冷,每日饮90毫升。

【功用】　补五脏六腑不调,亦令无病。

天门冬粥

【方源】　《药粥疗法》引《饮食辨录》。

【组成】　天冬15~20克,粳米50~100克,冰糖少许。

【用法】　先用天冬取浓汁,去渣,入粳米煮粥,沸后加入冰糖适量,再煮成粥。以3~5日为1疗程,间隔3日再服。

【功用】　滋阴润肺,生津止咳。

【主治】　肾阴不足,阴虚内热,津少口干及肺阴不足,肺虚有热,干咳少痰或无痰,痰中带血,以及午后低热,夜间盗汗的肺结核患者。

【宜忌】　虚寒腹泻及外感风寒咳嗽者,均不宜用。

【方论】　《药粥疗法》:天冬味甘微苦,无毒,肥厚多脂,入肺、肾经,所以能养肺肾之阴,善治肺肾虚热。在煮粥时,适当加些冰糖,不仅可纠正微苦之味,还能增强它的滋养作用。

天竺黄散(1)

【方源】　《圣济总录》卷七十。

【组成】　天竺黄、川芎各7.5克,防己15克。

【用法】　上药研为散。每次3克,新汲水调下;肺损吐血,用药6克,生面3克,水调下,并食后服。

【主治】　鼻出血不止,肺损咯血。

天竺黄散(2)

【方源】　《普济方》卷三八四。

【组成】　天竺黄、马牙硝、铅霜各15克。

【用法】　上药研为细散。每次1.5克,以熟水调下,不拘时候。

【主治】　惊热。

天南星散(1)

【方源】　方出《续本事方》卷五,名见《普济方》卷一六三。

【组成】　天南星(大者)2个,虫粉、甘草各等份。

【用法】　上药研为细末。每次3克,加生姜3片,水煎,临卧温服。

【主治】　气喘,咳嗽。

天南星散(2)

【方源】　《普济方》卷一一三。

【组成】　天南星、雄黄、乌头尖各等份。

【用法】　上药研为细末。干撒上;或揉微破敷之。

【主治】　诸般风及跌仆损伤中风。

天香饮子

【方源】　《是斋百一选方》卷五。

【组成】　朱砂90克,天南星(汤洗)、香附(洗净)各120克。

【用法】　上锉。每次12克,加生姜15片,水煎,食前服;或用姜汁糊丸亦得。

【主治】　痰饮。

天南星贴方

【方源】 《圣济总录》卷一四五。

【组成】 天南星 30 克,黄柏(去粗皮)15 克,生姜适量。

【用法】 上药研为末。用生姜汁调,贴肿痛处。

【主治】 打扑损伤,瘀热疼痛。

天雄鸡子方

【方源】 方出《外台秘要》卷二十二引《古今录验》,名见《普济方》卷五十四。

【组成】 天雄 7.5 克,鸡子 1 枚,附子 1 枚。

【用法】 上药研为末,取鸡子开一孔,取黄和药,却纳鸡子中,封合其头,还令鸡覆之。药成,以绵裹,塞所聋耳中,取愈为度。

【主治】 久聋。

开牙散

【方源】 《伤科补要》卷三。

【组成】 乌梅、冰片、麝香。

【用法】 上药将乌梅嚼烂,冰、麝细研,合涂牙上。

【主治】 牙关紧闭,药不得入。

开气散

【方源】 《鲁府禁方》卷二。

【组成】 枳壳(去瓤,麸炒)61.5 克,甘草(炙)22.5 克,葱适量。

【用法】 上药研为末。每次 6 克,浓煎,葱开水下,不拘时候。

【主治】 气实,肋间痛,如有物刺。

开关散(1)

【方源】 《医略传真》。

【组成】 川芎(研)15 克,猪牙皂(焙)30 克,麝香 0.3 克。

【用法】 上各为细末和匀,瓷瓶收贮,勿令泄气。用时以少许吹鼻。

【功用】 取嚏。

【主治】 喉风,积热在中,风痰鼓动,骤然上涌,才觉胸膈不利,旋即紧痛,咽塞项肿,汤饮难入,势极险暴。

开关散(2)

【方源】 《医宗金鉴》卷三十九。

【组成】 乌梅、冰片、生天南星。

【用法】 上药研为末。擦牙。

【功用】 开噤。

【主治】 中风口噤。

开关散(3)

【方源】 方出《奇方类编》卷上,名见《仙拈集》卷一。

【组成】 五谷虫 30 克,木香、沉香各 9 克。

【用法】 上药研为末。每次 1.5 克,烧酒调服。

【主治】 噎膈吐食。

开关散(4)

【方源】 《活人方汇编》卷五。

【组成】 升麻(取绿色坚实者,酒拌周时,俟润透,晒干,炒黑色用)24 克,台乌(盐水拌透,炒黄色用)24 克,苍术(米泔水润透,炙至白烟起,碗覆存性用)3 克。

【用法】 水煎,隔汤炖热勿冷。令病者仰卧正枕,以洗净新羊毛笔蘸药,使病人吮之。欲吐则任其吐,吐后复吮,当吐痰,不吐药。

【主治】 反胃初起,不拘三脘,迟速吐逆及噎膈之症。

开关散(5)

【方源】 《喉科指掌》卷二。

【组成】 皂角刺 3 克,细辛 1.5 克,冰片 0.6 克。

【用法】 上药研为细末。吹入鼻内;再针颊车左右两穴,点艾数壮。牙关可开。

【主治】 缠喉风,因肺感时邪,风痰上壅,阴阳闭结,内外不通如蛇缠,颈下壅塞,甚者角弓反张,牙关紧闭。

开滞汤

【方源】 《嵩崖尊生全书》卷十四。

【组成】 白芍、五灵脂、木通各 5 克。

【用法】 醋、水各半煎服。

【主治】 妇人脐腹痛甚。

开膜丹

【方源】 《眼科全书》卷六。

【组成】 白硇砂 15 克,硼砂、青盐各 3 克。

【用法】 上药研为极细末,听用。

【主治】 眼生翳膜。

开明饼子

【方源】 《杨氏家藏方》卷十一。

【组成】 乌贼鱼骨 250 克,黄蜡 90 克。

【用法】 上乌贼鱼骨为细末,熔黄蜡共为丸,捏如小钱大。每次 1 饼,用猪肝 60 克,竹刀子批开,置药在肝内,用麻皮扎定,米泔水煮熟,先食肝,次用原煮药汤食后送下。

【主治】 夜眼。

开胃阿胶散

【方源】 《鸡峰普济方》卷十。

【组成】 阿胶 12 克,木香 9 克,糯米 150 克。

【用法】 上药研为细末。每次 6 克,食后临卧,开水调下。

【主治】 呕血。

支感丹

【方源】 《普济方》卷一八〇引《郑氏家传渴浊方》。

【组成】 菟丝子(酒炙)、茯苓各 15 克,秋石 30 克。

【用法】 上药研为末,阴阳水(百沸汤、井花水)煮糊为丸。盐、酒汤送下。

【主治】 白浊,遗精。

不二散

【方源】 《痢疟纂要》卷十二。

【组成】 常山、槟榔、贝母各 24 克

【用法】 水煎,露 1 宿。五更时温服。

【主治】 疟痢兼患,痢减而疟甚者。

不老汤

【方源】 《是斋百一选方》卷四。

【异名】 神仙九气汤(《世医得效方》卷三)、九气汤(《世医得效方》卷四)、神仙不老汤(《普济方》卷二六七引《余居士选奇方》)。

【组成】 香附(去尽黑皮,微炒)120 克,姜黄 60 克,甘草(炙)30 克。

【用法】 上药研为细末。每次 5 克,入盐点,空腹服。

【功用】 免岚瘴之患。

【主治】 《世医得效方》:九气:膈气、风气、寒气、热气、忧气、喜气、惊气、怒气、山岚瘴气,积聚坚牢如杯,心腹刺痛,不能饮食,时去时来,发则欲死。

不卧散

【方源】 《丹溪心法》卷四。

【组成】 猪牙皂 3 克,玄胡、青黛各少许。

【用法】 上药研为末。吹鼻中取涎。

【主治】 头痛。

不醉方

【方源】 《济阳纲目》卷十一。

【组成】 绿豆、小豆、葛根各等份。

【用法】 上药研为末。每次 6～12 克,当未饮酒之前,用冷水调服。

【功用】 令人不醉。

不灰木散

【方源】 《太平圣惠方》卷八十三。

【组成】 不灰木(用牛粪烧令通赤)、贝母(煨令黄)、甘草(炙微赤,锉)各 15 克。

【用法】 上药研为粗散。每次 3 克,点生油 1～2 滴,令散,以新汲水煎,去渣,分 2 次温服,1 日 4 次。

【主治】 小儿咳嗽不止。

不换金散(1)

【方源】 《圣济总录》卷一四三。

【组成】 槐实(及时采,炒)、臭椿根皮(锉,暴干)、荆芥穗各 30 克。

【用法】 上药研为散。每次 3 克,用粟米饮调下;年深者服 6 克,1 日 3 次。

【主治】 肠风痔瘘,泻血久不愈。

不换金散(2)

【方源】 《普济方》卷二一〇引《十便良方》。

【组成】 新罂粟壳(白痢炙,赤痢蜜涂炙,赤白痢半炙半蜜炙)30克,甘草(白痢炙,赤痢生,赤白痢半炙半生)3克,陈橘皮(不去瓤,白痢炙,赤痢焙,赤白痢半炙半生)15克。

【用法】 上药研为细末。每次9克,用开水调,去渣热服。

【主治】 痢疾。

【备考】 赤痢血多,用乌梅1枚入药妙。

不换金散(3)

【方源】 《普济方》卷三九四。

【组成】 片子姜黄、草龙胆各30克,葛根31.5克。

【用法】 上药研为细末。5岁以下小儿每次1.5克,用重帛裹药在内,以线扎定,慢火水煎,温服。

【主治】 小儿吐逆。

不换金摩娑囊

【方源】 《古今医统大全》卷八十七。

【组成】 乌头、附子、天南星(各去皮脐)。

【用法】 上药研为末,用米饮渍丝瓜瓢,里外俱透,就于药末中滚展,令人更揉搦匀遍,晒干收用。凡有燥痒,但以此瓢随意轻重揩擦一过。他日再痒,仍前用之。

【主治】 遍身风毒燥痒,爬不暇,随手热瘰瘰疹,或藏头小疮,服一切药不能卒效者。

木瓜汤(1)

【方源】 方出《证类本草》卷二十三引孟诜方,名见《普济方》卷二○二。

【组成】 木瓜30克,桑叶7片,大枣3枚(碎)。

【用法】 水煎,顿服。

【主治】 霍乱脐下绞痛。

木瓜汤(2)

【方源】 《医方类聚》卷九十八引《食医心鉴》。

【组成】 木瓜(去皮,切)1个,蜜60克,生姜12克。

【用法】 于银器中,水煎,投蜜服之。

【功用】 调中,利筋骨。

【主治】 脚气。

木瓜汤(3)

【方源】 方出《太平圣惠方》卷四十七,名见《圣济总录》卷一六二。

【组成】 木瓜60克,生姜15克,吴茱萸30克。

【用法】 水煎,去渣,频频服之。

【主治】 ①《太平圣惠方》:霍乱泻后,足转筋。
②《圣济总录》:产后霍乱吐利,足转筋。
③《妇人良方大全》:妊娠霍乱吐泻,转筋入腹则闷绝。

木瓜散(1)

【方源】 方出《太平圣惠方》卷四十七,名见《普济方》卷二○三。

【组成】 木瓜(干者)30克,肉桂30克,草豆蔻(去皮)15克。

【用法】 上药研为散。每次9克,水煎,去渣温服,不拘时候。

【主治】 霍乱,吐利转筋,心膈烦闷。

木瓜散(2)

【方源】 方出《太平圣惠方》卷四十七,名见《普济方》卷二○二。

【组成】 木瓜1枚,肉桂30克,麦冬(去心)30克。

【用法】 上细锉。每次15克,水煎,去渣温服,不拘时候。

【主治】 霍乱吐利,烦渴不止。

木瓜散(3)

【方源】 《普济方》卷二一一。

【组成】 木瓜、车前子、罂粟壳各等份。

【用法】 上药研为细末。每次6克,米饮调下。

【主治】 赤白痢。

木瓜散(4)

【方源】 《普济方》卷二四○。

【组成】 干木瓜30克,紫荆皮60克,香附(去毛净,炒黄)90克。

【用法】　上药研为末。每次9克,空心盐酒调下,1日3～4次。

【主治】　脚气。

木瓜煎

【方源】　《嵩崖尊生全书》卷十三。

【组成】　吴茱萸3克,木瓜7.5,槟榔15克。

【用法】　加生姜3片,水煎服。

【主治】　脚气冲心,闷乱不识人。

【备考】　方中生姜用量原缺。

木兰膏

【方源】　《医心方》卷四引《鬼遗方》。

【组成】　木兰60克,栀子90克,猪膏300克。

【用法】　上切细,渍苦酒1宿,明旦猪膏煎,去渣,稍稍摩之。

【主治】　酒渣鼻。

木香丸(1)

【方源】　《圣济总录》卷七十九。

【组成】　木香、青橘皮(汤浸,去白,焙)各3克,蓬莪术6克。

【用法】　上药研为末,面糊为丸,如绿豆大。每次10丸,白汤送下。

【功用】　下水气。

【主治】　水肿。

木香丸(2)

【方源】　《普济方》卷三八二。

【组成】　木香(炮)、肉豆蔻(炮)各7.5克,牵牛子(半生半炒)15克。

【用法】　上药研为末,糊丸如小豆大。3岁30丸,米汤送下。

【主治】　小儿疳渴不止,腹急,亦治寻常腹胀。

木香汤(1)

【方源】　《外台秘要》卷六引《救急方》。

【组成】　青木香9克,高良姜6克,豆蔻2枚。

【用法】　上药研为粗散。水煎,顿服。

【主治】　①《外台秘要》引《救急方》:霍乱,无问干湿冷热。

②《太平圣惠方》:霍乱,不吐不利,宿食不消,烦乱腹痛。

木香汤(2)

【方源】　《普济方》卷三八八。

【组成】　木香(锉)、大黄(锉,炒)、陈皮(去白,焙)各30克。

【用法】　上药研为粗末。3-4岁儿每次3克,水煎,去渣温服。

【主治】　小儿大便不通。

木香饮

【方源】　《赤水玄珠》卷八。

【组成】　木香、黄连各15克,麝香少许。

【用法】　上同炒,为末,加麝香少许。每次6克,米饮送下。

【主治】　隔年痢不止,血痢。

木香散(1)

【方源】　方出《太平圣惠方》卷五十,名见《普济方》卷二〇五。

【组成】　木香15克,吴茱萸15克,肉桂3克。

【用法】　上药研为细散。每次9克,水煎,和滓稍热服,不拘时候。

【主治】　膈气,心胸中气痛不可忍。

木香散(2)

【方源】　《永乐大典》卷一四九四八引《经验普济加减方》。

【组成】　木香、蓬莪术各15克,核桃仁(细研)30克。

【用法】　上药研为末。每次15克,热酒调下,1日3次。

【主治】　妇人血气久冷,疝癖,牵引小肠内急痛,呕逆,减饮食,头旋眼黑。

木香散(3)

【方源】　《圣济总录》卷一三二。

【组成】　木香、槟榔(锉)、黄连(去须)各等份。

【用法】　上药研为散。干掺疮上;如疮口干,即用生油调敷之。

【功用】　《传信适用方》:敛疮口。

【主治】　诸恶疮。

木香散(4)

【方源】 《圣济总录》卷一三六。

【组成】 木香、枫香脂各15克,石菖蒲30克。

【用法】 上药研为细散。醋调敷之。

【主治】 风肿。

木香散(5)

【方源】 《幼幼新书》卷八引《吉氏家传》。

【组成】 木香3克,陈皮(去白)6克,巴豆5粒(去皮膜)。

【用法】 上将陈皮、巴豆同炒黄色,只取下巴豆5片,余不用,与前木香末同研匀。每次1.5克,陈皮饮下。若吐泻,瓦缸内煎香附子汤下。

【功用】 取积。

【主治】 小儿诸般气积,或惊结不通。

木香散(6)

【方源】 《普济方》卷三九五。

【组成】 木香(细锉)、人参、藿香各等份。

【用法】 上药研为末。每次3克,水煎服。

【主治】 霍乱吐泻。

木香散(7)

【方源】 《女科秘旨》卷三。

【组成】 生地黄6克,枳壳、木香各22.5克。

【用法】 上药研为末,和匀。每次9克,温酒下。

【主治】 中恶,心腹疼痛。

木香膏

【方源】 《太平圣惠方》卷八十九。

【组成】 木香15克,零陵香15克,细辛3克。

【用法】 上药研为末,用醍醐与药相和,入铫子内,慢火煎令极香,绞去渣,收瓷合中。取少许涂头上及鼻中,1日3~4次。

【主治】 小儿鼻塞不通,吃乳不得。

木贼散

【方源】 《圣济总录》卷一四五。

【组成】 木贼(锉,炒)90克,麻黄(去根节)45克,甘草(炙)22.5克。

【用法】 上药研为散。每次15克,热酒调下。随酒量饮至醉,候醒,折处觉不痛是效。未服药先整骨裹缚,方可服之。

【主治】 打仆损疼痛。

木通汤(1)

【方源】 《圣济总录》卷九十六。

【组成】 木通(锉)、菵麻子各15克,灯心草(切)1握。

【用法】 上药研为粗末。每次15克,水煎,去渣温服,不拘时候。

【主治】 小便失血,面色萎黄,饮食不进。

木通汤(2)

【方源】 《圣济总录》卷九十八。

【组成】 木通(锉)、滑石(碎)各30克,菵麻子60克。

【用法】 上药研为粗末。每次15克,水煎,去渣温服。

【主治】 沙石淋。

木通汤(3)

【方源】 《圣济总录》卷一七九。

【组成】 木通(锉)、大黄(锉,炒)、陈皮(去白,焙)各30克。

【用法】 上药研为粗末。3-4岁儿每次3克,水煎,去渣温服。

【主治】 小儿大便不通。

木通散(1)

【方源】 《太平圣惠方》卷二十九。

【组成】 木通(锉)30克,甜葶苈子(微炒)30克,茯苓60克。

【用法】 上药研为细散。每次3克,食前以粥饮调下。

【主治】 虚劳房损过多,小便出血。

木通散(2)

【方源】 《太平圣惠方》卷五十八。

【组成】 木通(锉)30克,甜葶苈子(隔纸炒令紫色)30克,茯苓30克。

【用法】 上药研为细散。每次6克,食前以温葱白汤调下。

【主治】　热淋,小肠不利,茎中急痛。

木通散(3)

【方源】　《太平圣惠方》卷五十八。

【组成】　滑石 60 克,木通(锉)30 克,茼麻子 30 克。

【用法】　上药研为细散。每次 3 克,食前以葱白汤调下。以利为度。

【主治】　热淋,小肠不利,茎中急痛。热毒结成瘰疬,日夜疼痛,小便涩者。

木通散(4)

【方源】　《太平圣惠方》卷九十六。

【组成】　木通(锉)90 克,生地黄(切)150 克,粳米 150 克。

【用法】　水煎,去渣,入米煮粥食之。

【主治】　风壅,心膈烦热,口舌干渴。

木通散(5)

【方源】　《麻科活人全书》卷一。

【组成】　地龙(晒干,烧灰)3 克,通草(焙焦)、木通(焙干)各 15 克。

【用法】　上药研为末。每次 3 克,用米汤调下。

【主治】　麻疹初出,湿热流于四肢,四肢水肿,服五皮饮加葶苈不效者。

木萸汤

【方源】　《杂病源流犀烛》卷二十九。

【组成】　木瓜、槟榔各 7.5 克,吴茱萸 4.5 克。

【用法】　水煎服。

【主治】　脚气入腹,喘急欲死。

木萸散

【方源】　《医学入门》卷七。

【组成】　吴茱萸 15 克,木瓜 3 克,食盐 15 克(同炒焦)。

【用法】　先用瓦甑炊水百沸,却入前药煎服。

【主治】　霍乱吐泻,或因饮冷,或胃寒失饥,或大怒,或乘舟车,伤动胃气,令人上吐下泻不止,头旋眼花,手足转筋,四肢逆冷。

木鳖丸

【方源】　《中国医学大辞典·补遗》引《验方》。

【组成】　木鳖子半个,母丁香 4 粒,麝香 0.3 克。

【用法】　上药研为细末,口津调为丸,如黄豆大。每用 1 丸,纳入脐中,外贴膏药。

【主治】　久泄不止,及痢疾。

木鳖膏

【方源】　《世医得效方》卷十一。

【组成】　木鳖子(去壳)9 克,独蒜 1.5 克,雄黄 1.5 克。

【用法】　上杵为膏。入醋少许,蜡纸贴患处。

【主治】　小儿痞癖。

木笔花散

【方源】　《世医得效方》卷十一。

【组成】　木笔花、生麝香、葱白。

【用法】　木笔花研为细末,加生麝香少许,葱白蘸药末入鼻中。数次即通。

【主治】　痘疮出后,有余疮生塞鼻中,不能睡卧。

木鳖子散

【方源】　《杂病源流犀烛》卷二十八。

【组成】　木鳖子、郁金、冰片。

【用法】　前两味药研为末,入冰片少许。水调敷之。若有熊胆和入,尤妙。

【主治】　翻花痔,肿溃不堪。

木鳖子膏

【方源】　《是斋百一选方》卷二十引张才卿方。

【组成】　木鳖子 30 克(去皮,锉如小豆大,用清油 60 克,浸 1～2 宿,然后慢火熬,取出木鳖子,下黄蜡 3 克,相搅匀,等蜡化为度,绢滤去渣),乳香 3 克(别研细,等木鳖子油与蜡相次欲凝,急投在油内,不住手搅匀)。

【用法】　上以瓷器收。每用少许,擦肌肉皮肤疼痛聚硬处,不住手,以极热为度。

【主治】　经络受风寒邪气,筋脉牵连皮肤疼痛,结聚成核,拘挛麻痹。

木瓜茱萸汤

【方源】　方出《太平圣惠方》卷四十五，名见《世医得效方》卷九。

【组成】　吴茱萸(汤浸7遍，焙干，微炒)22.5克，木瓜(干者)90克，槟榔60克。

【用法】　上药研为散。每次12克，加生姜3片，水煎，去渣，不拘时候温服。

【主治】　①《太平圣惠方》：脚气冲心，闷乱不识人，手足脉欲绝。

②《世医得效方》：脚气入腹，困闷欲死，腹胀喘急。

木耳豆腐煎

【方源】　《重订通俗伤寒论》。

【组成】　大黑木耳15克，生豆腐120克，食盐3克。

【用法】　煎汤，送下加味脏连丸，早、晚空腹服。

【功用】　清涤肠浊。

【主治】　膏粱积热，胃气不健，酒酪聚湿而为脏毒下血，下血色如烟尘，沉晦瘀浊，便溏不畅，肢体倦怠。

木香甘连汤

【方源】　《赤水玄珠》卷八。

【组成】　黄连30克，甘草6克，木香6克。

【用法】　水煎，食前服。先1日预服五苓散3贴，次早服此，即止。

【主治】　血痢。

木香豆蔻丸

【方源】　《痘疹金镜录》卷一。

【组成】　诃子(煨)120克，干姜(煨)60克，木香15克。

【用法】　上药研为末，面糊为丸。每次3克，温开水送服。

【主治】　小儿吐泻。

【加减】　夏月减干姜，加肉果、黄连。

【备考】　本方名木香豆蔻丸，但方中无豆蔻，疑脱。

木香诃子散

【方源】　《魏氏家藏方》卷七。

【组成】　木香(不见火)15克，诃子皮、当归(去芦)各30克。

【用法】　上药研为细末。每次9～12克，用第二米泔水煎，温服，不拘时候。

【主治】　大便下血。

木香槟榔丸

【方源】　《何氏济生论》卷三。

【组成】　木香、槟榔、大黄。

【用法】　上药研为末，水为丸。每次9克，重者15克，空腹开水送下。

【主治】　痢疾。

木香槟榔散

【方源】　《医学纲目》卷十八引东垣方。

【组成】　木香、槟榔、黄连各等份。

【用法】　上药研为极细末。以蜡油调涂疮上，湿则干贴。

【功用】　生肌敛肉。

【主治】　疮口不敛。

【宜忌】　膏粱热疮宜用。寒湿外来寒疮禁不可用。

五云膏

【方源】　《医宗金鉴》卷六十四。

【组成】　银黝子(捶碎)120克，黄丹(飞过)240克，香油600克。

【用法】　用砂锅盛香油，火温候油热，将黝子投入油内，用桃、柳、桑、槐、枣树枝搅，候起珍珠花时，捞去渣，用布滤净；复将油下入锅内，慢慢将黄丹筛入油内，用五枝不住手搅之，以滴水成珠为度，取出收贮。用时勿令见火，以重汤炖化，红煅摊贴。

【主治】　鼠疮、马刀、瘰疬已溃者。

五味散

【方源】　《古今医统大全》卷六十三。

【组成】　五味子、滑石(飞)、黄柏(蜜炙)各等份。

【用法】　上药研为末。搽疮上。

【主治】　口舌疮。

五积丸

【方源】　《鸡峰普济方》卷二十。

【组成】　面 150 克,大枣 7 个,巴豆 31 个。

【用法】　上将白面、米汤调硬软得所,裹枣、巴豆候干,用炭火烧存性,取出放冷,为细末,水糊为丸,如黄米大。每次 3～5 丸,食后开水送下。

【主治】　宿食不消,吞酸噫气。

五加皮散(1)

【方源】　《太平圣惠方》卷四十四。

【组成】　五加皮 30 克,赤芍 30 克,大黄(锉碎,微炒)60 克。

【用法】　上药研为散。每次 12 克,加生姜 3 片,水煎,去渣,食前温服。微利即效。

【功用】　疏风,利筋脉。

【主治】　腰痛强直,不能俯仰。

五加皮散(2)

【方源】　《仁斋直指小儿方论》卷四。

【组成】　真五加皮 8 克,牛膝、酸木瓜(干)各 4 克。

【用法】　上药研为末。每次 3 克,粥饮调,次入好酒再调,食前服,1 日 2 次。

【主治】　小儿行迟。

五加皮散(3)

【方源】　《杂病源流犀烛》卷二十五。

【组成】　五加皮、油松节、木瓜。

【用法】　上药研为末。每次 6～9 克,酒调下。

【主治】　筋缓。

五灵脂丸

【方源】　《太平圣惠方》卷八十八。

【组成】　五灵脂 30 克,代赭石 30 克,巴豆霜 0.3 克。

【用法】　上药研为末,入巴豆霜,同研令匀,用面糊为丸,如粟米大。每 1 岁 1 丸,以温水送下。加至 3 丸,即不再添。

【主治】　小儿宿食不消,心腹胀闷。

五灵脂汤

【方源】　《圣济总录》卷六十六。

【组成】　五灵脂 15 克,马兜铃、槟榔(锉)各 7.5 克。

【用法】　上药研为粗末。每次 3 克,加蜜 10 克,水煎,去渣热服。

【主治】　喘嗽水肿。

五味子汤

【方源】　《圣济总录》卷一七五。

【组成】　五味子、桂(去粗皮)、干姜(炮)各等份。

【用法】　上药研为粗末。每次 3 克,水煎,去渣温服。

【主治】　小儿暴嗽。

五重软膏

【方源】　《中草药》(1975,6:36)。

【组成】　五倍子、重楼、甘油。

【用法】　上药按 1:1:2 比例调成软膏状,消毒备用。用时涂于单层纱布,放于宫颈糜烂面,24 小时后取出,3 天 1 次。经期、经前禁用,上药期间禁房事。

【主治】　子宫颈糜烂。

【验案】　子宫颈糜烂　《中草药》(1975,6:36):以本方治疗子宫颈糜烂 31 例,其中属单纯型 10 例,小疱型 7 例,混合型 5 例,乳头型 4 例;糜烂程度:重度 2 例,中度 11 例,轻度 13 例。结果:1 个月内复查 26 例,其中痊愈(糜烂面消失)18 例,占 69.2%;好转(糜烂面明显缩小)7 例,占 27%;无效 1 例,占 3.8%。总有效率为 96.2%。

五倍子散(1)

【方源】　《圣济总录》卷一三五。

【组成】　五倍子、大黄、黄柏(锉)各 30 克。

【用法】　上药研为散。新汲水调如糊,涂敷患处,1 日 3～5 次。

【主治】　一切热肿毒。

五倍子散(2)

【方源】　《普济方》卷三九八。

【组成】　五倍子、地榆、诃子各等份。

【用法】　上药研为细末。每次 1.5～3 克,米饮调下。

【主治】　小儿脱肛。

五倍子膏(1)

【方源】　《圣济总录》卷十八。

【组成】　五倍子（捣为细末）7.5 克,腻粉 6 克,砒霜（研细）1.5 克。

【用法】　上药研为细末,以醋调为膏,盛以瓷盒。每浴罢匀搽患处,速着衣,慎风,仍便洗手。

【主治】　紫癜风,点点相连。

五倍子膏（2）

【方源】　《朱仁康临床经验集》。

【组成】　五倍子末 310 克,黄柏末 90 克,轻粉 60 克。

【用法】　先将轻粉研细末,不见星为度,然后与五倍子末、黄柏末同研极细。另用凡士林约 280 克,麻油 180 毫升,调成适当稠度的油膏,薄敷患处,每日 2 次。

【功用】　薄肤,止痒。

【主治】　慢性阴囊湿疹,神经性皮炎。

五灵止痛散

【方源】　《中成药研究》(1988,8:19)。

【组成】　冰片、五灵脂、炒蒲黄。

【用法】　上约以 1∶1∶1 比例研细为末,每次 0.3～0.6 克,痛时开水送服。心绞痛者,可于舌上含服。也可作常规口服,每次 1 克,每日 3 次。牙周病所致疼痛,可敷患处。

【主治】　急性痛症。

【验案】　急性痛症　《中成药研究》(1988,8:19):用本方每次 0.3～0.6 克,口服或舌上含服,治疗急性痛症 554 例。结果显效 194 例,占 35.02%;有效 298 例,占 53.79%;无效 62 例,占 11.19%。本品止痛起效时间,服药后最快 10 分钟,一般在 30～60 分钟。止痛有效时间,每次 0.3～0.6 克,最短达 30 分钟,最长为 12 小时,大多数病人能维持 2～3 小时。

【实验研究】　心血管系统的部分药理作用　《中草药》(1986,9:2):动物实验结果表明:本方①对两种心肌缺血模型皆有显著的对抗作用,与硝酸甘油作用相似。②加药液至 3 毫升时,能显著增加冠脉流量。③能显著降低血小板聚集率,对凝血酶原时间,凝血活酶时间无影响。

五香百消丸

【方源】　《全国中药成药处方集》(沈阳方)。

【组成】　五灵脂、香附、牵牛子各 60 克。

【用法】　上药研为极细末,神曲糊为小丸。每次 3 克,白水送下。

【功用】　消痞胀,通大便。

【主治】　腹中积滞,疼痛胀满,饮食不消,二便燥结。

【宜忌】　孕妇忌服。

五羚丹胶囊

【方源】　《部颁标准》。

【组成】　五味子(醋制)、丹参、羚羊角。

【用法】　上药制成胶囊。密封。每粒装 0.3 克。口服,每次 2 粒,1 日 3 次。

【功用】　益气活血,凉肝解毒。

【主治】　气阴不足,邪毒蕴结,淤血阻滞所致的胸胁疼痛,口苦咽干,倦怠纳差等症,以及慢性、迁延性肝炎长期谷丙转氨酶单项不降见上述证候者。

五蜂石软膏

【方源】　《中医皮肤病简编》。

【组成】　蜂蜜 25～30 克,五倍子、炉甘石各 10 克。

【用法】　先将蜂蜜烧后溶化至沸。再将五倍子、炉甘石共碾碎过筛,即加入搅拌和匀。外用。

【主治】　灼伤。

五加参归芪精

【方源】　《部颁标准》。

【组成】　刺五加 200 克,当归 100 克,黄芪 200 克。

【用法】　上药制成颗粒剂,密封,置阴凉处。口服,每次 10 毫升,1 日 1～2 次。

【功用】　扶正固本,补气固表,补血养血。

【主治】　久病衰弱,失眠自汗,腰膝酸软,气短心悸。

五灵止痛胶囊

【方源】　《部颁标准》。

【组成】　五灵脂 200 克,蒲黄 200 克,冰片 100 克。

【用法】　上药制成胶囊。口服,每次 1～2 粒,痛时服用。

【功用】　行气止痛,通经活络,祛瘀散结,开窍
辟秽。

【主治】　因气滞血瘀、邪闭所致的胸胁痛,胃
脘痛,痛经,腹痛,亦可用于扭挫伤,骨折等痛症。

【宜忌】　孕妇慎用。

五灵脂含化丸

【方源】　《太平圣惠方》卷三十六。

【组成】　五灵脂30克,苦杏仁(汤浸,去皮尖
双仁)49枚,黄丹(炒令紫色)15克。

【用法】　上药研为细散,用生蜜调令得所。每
取少许,涂于疮上。有涎即吐之。

【主治】　积年口疮。

牙皂散

【方源】　《仙拈集》卷二。

【组成】　猪牙皂、紫背浮萍、白梅肉各等份。

【用法】　上药研为末。每洗面时搓洗其斑。

【主治】　雀斑。

车前汤

【方源】　《经验良方》。

【组成】　车前草9克,玫瑰花4.5克,大黄
3克。

【用法】　水煎服。

【主治】　痢疾。

【加减】　小儿多兼蛔虫而不食,宜加海人草。

车前散

【方源】　《太平圣惠方》卷九十二。

【组成】　车前子(切)15克,小麦9克,粳米
少许。

【用法】　水煎,去渣,入少粳米,煮作稀粥。时
时量力服之。

【主治】　小儿小便不通,脐腹急痛。

车前子汤

【方源】　《杂病源流犀烛》卷四。

【组成】　厚朴、泽泻、车前子。

【用法】　水煎服。

【主治】　水泄,肠鸣如雷,一泄如注皆是水。

车前子散(1)

【方源】　《太平圣惠方》卷七十六。

【组成】　车前子30克,滑石30克,阿胶(捣
碎,炒令黄燥)30克。

【用法】　上药研为细末。每次6克,食前以蜜
汤调下。

【功用】　①《太平圣惠方》:滑胎,令易产。
②《普济方》:利九窍。

【主治】　《圣济总录》:难产。

【宜忌】　《普济方》:至生月乃服药,不可先服。

车前子散(2)

【方源】　《太平圣惠方》卷九十二。

【组成】　车前子、石燕、麦冬(去心)各15克。

【用法】　上药研为粗散。每次3克,水煎,去
渣温服,不拘时候。

【主治】　小儿诸淋涩,心烦闷乱。

车前子散(3)

【方源】　《圣济总录》卷九十八。

【组成】　车前子、槟榔(锉)各30克,木瓜
适量。

【用法】　上药研为散。每次6克,煎木瓜汤
调下。

【主治】　砂石淋。

车前草散

【方源】　方出《太平圣惠方》卷五十八,名见
《普济方》卷二一五。

【组成】　车前草60克,榆白皮(锉)30克,乱
发(烧灰)如鸡子大。

【用法】　上药研为散。水煮,去渣,入乱发灰,
更煎沸,食前分为3服。

【主治】　石淋,小便涩痛,频下砂石。

太乙膏

【方源】　《药奁启秘》。

【组成】　麻油、桐油各500克,血余炭30克。

【用法】　先将麻油入锅煎数沸,再入桐油、血
余烊化,下净飞黄丹360克以柳木棍不住手搅之,
文火收膏,须老嫩得中,置冷水内,以减其热度,储

置瓷器备用。用时隔水炖烊摊贴。

【主治】　一切痈疽，不论已溃未溃。

太平丸

【方源】　《古今医统大全》卷三十五引《太平惠民和剂局方》。

【组成】　黄连(同茱萸炒，去萸不用)30克，白芍(炒)15克，老米适量。

【用法】　上药研为末，老米糊为丸服。

【主治】　泄泻。

太白散(1)

【方源】　《普济方》卷三七〇引《全婴方》。

【组成】　粉霜6克，轻粉、白牵牛子(炒)各3克。

【用法】　上药研为末。每次1克，薄荷汤调下。吐痰效。

【主治】　小儿急惊，搐搦涎盛。

太白散(2)

【方源】　《普济方》卷四十四引《仁存方》。

【组成】　石膏(煅)60克，川芎15克，甘草7.5克(一方无甘草)。

【用法】　上药研为末。每次15克，入茶芽少许，食后热汤调服。

【主治】　头痛。

太乙救苦散

【方源】　《奇方类编》卷下。

【组成】　火消9克，雄精(水飞)9克，麝香1.5克。

【用法】　上药研为极细末，入瓷罐收贮。男左女右，点大眼角肉。登时出汗而愈。

【主治】　瘟疫无汗，头疼身热，口渴心烦。

太阳经嚏药

【方源】　《兰室秘藏》卷下。

【组成】　防风、羌活各6克，红豆2个。

【用法】　上药研为细末。鼻内搐之。

【主治】　《玉机微义》：太阳头痛。

巨胜散

【方源】　《太平圣惠方》卷九十四。

【组成】　巨胜1200克(去黑皮)，茯苓250克，泽泻60克。

【用法】　上药研为细散。每次12克，水调服，1日2次。

【功用】　延年轻身。

止开水

【方源】　《辨证录》卷六。

【组成】　熟地黄90克，麦冬60克，地骨皮30克。

【用法】　水煎服。

【主治】　肾火旺，眼目红肿，口舌尽烂，咽喉微痛，两胁胀满。

止血汤

【方源】　《仙拈集》卷二。

【组成】　当归6克，川芎4.5克，肉桂9克。

【用法】　水煎服。

【主治】　呕血不止。

止血粉(1)

【方源】　《中华内科杂志》(1976，1:29)。

【组成】　川贝母30克，阿胶珠90克，三七面15克。

【用法】　上药研为细末，每包3克。每次1～2包，1日3次。

【功用】　补血活血，收敛止血。

【主治】　溃疡病出血。

【方论】　阿胶甘平，能凝固血络，补血止血；三七甘苦微寒，是化瘀定痛止血的要药；川贝苦甘微寒，能收敛疮口。

【实验研究】　止血粉能明显抑制胃液对蛋白质的消化作用及对胃蛋白酶有吸附作用。

止血粉(2)

【方源】　《山东中医杂志》(1984，1:45)。

【组成】　大黄粉、地榆粉、甘草粉。

【用法】　上药以3:2:1比例混匀即得。每次4克，1日3～4次，首服加倍。大便隐血转阴时停服。

【主治】　急性上消化道出血。

【验案】　急性上消化道出血　《山东中医杂

志》(1984,1:4):用本方治疗急性上消化道出血 83 例。结果:全部治愈(吐血停止,大便隐血试验转阴性或胃镜检查出血灶已止)最短 1 天,最长 14 天,平均 3.5 天大便隐血转阴性。

止血散

【方源】《太平圣惠方》卷六十七。

【组成】 风化石灰(细研,用小便浸 3 日 3 夜后滤出,晒干为末)210 克,麒麟血(去末,炒令紫色)90 克,鸡子(取白,和风化石灰入炭火内烧令红色,取出,于地上出火毒 1 宿)10 枚。

【用法】 上药研为细末。旋旋掺于疮上。

【功用】 干疮止痛,生肌长肉。

【主治】 跌打损伤,金疮。

止汗汤

【方源】《仙拈集》卷二引《全生》。

【组成】 当归、黄芪(蜜炙)、酸枣仁(炒熟)。

【用法】 水煎服。

【主治】 自汗,盗汗。

止汗粉

【方源】《痘学真传》卷七。

【组成】 牡蛎粉 30 克,龙骨(煅粉)7.5 克,浮麦 15 克(炒)。

【用法】 上药研为末。不时擦汗流之处。

【主治】 汗多出。

止呕煎

【方源】《仙拈集》卷一。

【组成】 吴茱萸 15 克,干姜(炒)、砂仁各 30 克。

【用法】 上药研为末。每次 6 克,酒下。

【主治】 呕吐吞酸。

止泪散

【方源】《证治准绳·类方》卷七。

【组成】 炉甘石 30 克,海螵蛸 10 克,片脑 1.5 克。

【用法】 上药研为细末。点眼大眦头。泪自收。

【主治】 风眼流泪不止。

止咳片

【方源】《部颁标准》。

【组成】 百部 312.5 克,前胡 312.5 克,苦杏仁 156.25 克。

【用法】 上药制成片剂。口服,每次 6~8 片,1 日 3 次;小儿酌减。

【功用】 润肺定喘,祛痰止咳。

【主治】 咳嗽,痰多,气喘,小儿百日咳,急慢性气管炎。

止痒酊

【方源】《部颁标准》。

【组成】 白鲜皮 150 克,土荆皮 150 克,苦参 150 克。

【用法】 制成酊剂。每瓶装 20 毫升。密封,置阴凉处。外用,涂擦患处,1 日 2~3 次。

【功用】 燥湿杀虫,祛风止痒。

【主治】 蚊虫叮咬瘙痒,足癣趾间瘙痒,局限性神经性皮炎等。

【宜忌】 外用药,切勿入口。创面伤口处勿用。

止痛饮

【方源】《仙拈集》卷一。

【组成】 生姜、豆豉、白胡椒各 9 克。

【用法】 煎汤,热服。

【主治】 泄泻,腹痛。

止痛散(1)

【方源】《杨氏家藏方》卷十一。

【组成】 大蒜(去皮生用,细研)1 瓣,巴豆(去壳,细研)1 粒,盐豉(细研)7 粒。

【用法】 上药研为末,入瓷器内盛之,密封,勿令透气。每用少许擦患处,1 日 2~3 次。

【主治】 牙痛。

止痛散(2)

【方源】《医学六要·治法汇》卷八。

【组成】 黄麻(烧灰)60 克,头发(烧灰)30 克,乳香 15 克。

【用法】 上药研为末。每次 9 克,温酒调下。

【主治】　折伤筋骨。

止痛膏

【方源】　《普济方》卷二九六。

【组成】　大皂荚针(烧存性)7 个,白矾(飞过)1 块大如指。

【用法】　上药研为末,入脑子少许,面油调匀。敷患处,每日 2 次。

【主治】　痔。

止渴散

【方源】　《医门八法》卷四。

【组成】　金银花 15 克,蒲公英 15 克,花粉 15 克。

【用法】　水煎服,或与栝楼散合煎服。

【主治】　乳痈脓已成,乳房红而且紫,大渴烦躁者。

止嗽散

【方源】　《青囊秘传》。

【组成】　半夏 240 克,冰糖 180 克,食盐 30 克。

【用法】　上药研为末。以开水冲服。

【主治】　咳嗽。

止泻冲剂

【方源】　《部颁标准》。

【组成】　萹草 1000 克,辣蓼 1000 克,南五味子根茎 500 克。

【用法】　制成冲剂。开水冲服,每次 10 克,1 日 3 次。

【功用】　清热解毒,燥湿导滞,理气止痛。

【主治】　急性胃肠炎,止呕止泻,退热止痛。

止痢宁片

【方源】　《部颁标准》。

【组成】　穿心莲 1000 克,苦参 250 克,木香 250 克。

【用法】　上药制成片剂,每片重 0.35 克,相当于总药材 1.6 克,密封。口服,每次 4~5 片,1 日 3 次。

【功用】　清热祛湿,行气止痛。

【主治】　肠炎,痢疾,表现为腹痛泄泻,下痢脓血,肛门灼热,里急后重者。

止久泻痢丸

【方源】　《医学启蒙》卷三。

【组成】　黄丹(飞过)30 克,明矾(火飞)30 克,黄蜡 30 克。

【用法】　将蜡熔化于小铜勺中,次以丹、矾末合入,乘热急手丸如豆大。每次 2 丸,空腹米汤送下。小儿用 1 丸。

【主治】　一切久虚泻痢。

止咳喘冲剂

【方源】　《部颁标准》。

【组成】　满山红 200 克,桔梗 60 克,甘草(蜜炙)70 克。

【用法】　上药制成颗粒剂。口服,每次 6 克,1 日 3 次,小儿酌减。

【功用】　止咳,平喘,祛痰。

【主治】　支气管炎,支气管哮喘,痰多、痰稠,感冒咳嗽,肺痈吐脓,胸满胁痛等症。

止痛生肌散

【方源】　《太平圣惠方》卷六十八。

【组成】　石膏(烧过者)7.5 克,牡蛎(烧过者)15 克,滑石 7.5 克。

【用法】　上药研为末。凡用之时,切护爪甲,勿令中风。仍须洗疮令净,然后掺之,薄薄令遍,以软绵帛系之。候肌生,渐可用柏皮膏。

【主治】　灸疮久不愈。

止痛出毒散

【方源】　《圣济总录》卷一四八。

【组成】　石榴花、艾叶心、蜀葵花各等份。

【用法】　上药研为末。水和涂之。

【主治】　蝎螫。

止漏绝神丹

【方源】　《万氏女科》末卷。

【组成】　白术 15 克,熟地黄 30 克,三七根末 9 克。

【用法】　水煎服。

【功用】　《胎产心法》:安胎。

【主治】　胎漏。

【方论】　此方妙在三七根,乃止血神品,故奏效如响。

中分散

【方源】　《圣济总录》卷一六九。

【组成】　螳螂(中分)1个,蜥蜴(中分)1个,赤足蜈蚣(中分)1条。

【用法】　各随左右一边,同为细末。右治女子,左治男子。有患急惊抽搐者,每用少许,吹入鼻内。搐左即左定,搐右即右定。

【功用】　定搐。

【主治】　小儿急惊。

中和散

【方源】　《普济方》卷三九五。

【组成】　雄黄少许,大黄、五灵脂各等份。

【用法】　上药研为末。每次0.3克,磨刀水调下。

【主治】　因乳母气血劳动,或热奶伤胃,致有痰涎,小儿未及周日卒吐泻不止者。

中金丹

【方源】　《鸡峰普济方》卷十二。

【组成】　人参22.5克,白术90克,大枣120克。

【用法】　上药研为细末,枣肉为丸,如梧桐子大。每次30丸,米饮送下,不拘时候。

【功用】　益津暖胃,去痰,消谷嗜食。

【主治】　胃气久虚,宿食不消,心下急满,腹胁胀痛,泄泻吐利,恶闻食气;风寒湿痹,风水肿满,风眩头痛,目中冷泪,自汗亡阳;或五劳七伤,筋骨软弱,腰膝疼痛;或温疟寒热,山岚瘴气,经久不愈。

内托散

【方源】　《丹溪心法附余》卷十六。

【组成】　川芎15克,细辛、白芷梢各7.5克。

【用法】　上药研为末。每日作汤服之,病在下,食前服;在上,食后服。看疮大小,讨隔年黄麻根刮去皮,拈成绳子,入孔中,至入不去则止,疮外膏药贴之。

【主治】　诸疮,患久成漏。

内补散

【方源】　《太平圣惠方》卷六十。

【组成】　黄芪(锉)30克,枳壳(麸炒微黄,去瓤)30克,侧柏叶(炙微黄)30克。

【用法】　上药研为细散。每次6克,食前以粥饮调下。

【主治】　大肠风毒,下血不止。

内消散(1)

【方源】　《圣济总录》卷一二七。

【组成】　川芎30克,僵蚕(直者,炒)、甘草(炙,锉)各15克。

【用法】　上药研为散。每次3克,食后蜜水调下,1日3次。

【主治】　瘰疬。

内消散(2)

【方源】　《圣济总录》卷一三〇。

【组成】　车螯1枚(背上紫色、光厚者是,用黄泥裹定,火煅通赤,放冷,去泥,捣为末),瓜蒌,腻粉。

【用法】　以瓜蒌1个,打碎,用酒于银石锅内,慢火熬,滤去渣,入腻粉3克,同以酒调,饭后服之。取下如鱼涎为验。

【主治】　发背、痈疽、肿毒,痛苦不可忍者。

内消散(3)

【方源】　《杨氏家藏方》卷十六。

【组成】　穿山甲(炙焦)30克,木通30克,自然铜15克(生用)。

【用法】　上药研为细末。每次6克,食后温酒调下。

【主治】　奶肿硬,痛不可忍。

内消散(4)

【方源】　《普济方》卷三一一。

【组成】　生银(捣碎,细研)30克,雄黄(细研)、婆娑石(研细)各3克。

【用法】　上药研为末。每次1.5克,以温酒调下,不拘时候。

【主治】　跌打损伤内有淤血不散,疼痛。

内消散(5)

【方源】　《奇方类编》卷下。

【组成】　雄鸡肫内皮 4 个(阴干,新瓦焙,存性),砂仁 12 克,神曲 6 克。

【用法】　上药研为末,作 6 服。淡盐汤调下。如全消,常服健脾丸。

【主治】　痞。

【宜忌】　忌猪肉,唯鲫鱼妙。

内消膏

【方源】　《太平圣惠方》卷六十四。

【组成】　皂荚(以好酒浸,取汁)2 挺,青盐、硝石各 7.5 克。

【用法】　上药相和,熬成膏。涂于肿上,1 日 2 次。

【主治】　热毒肿。

内涤汤

【方源】　《医林纂要探源》卷九。

【组成】　薏苡仁 30 克,天花粉 3 克,甘草(炙) 6 克。

【用法】　水煎服。

【主治】　痘疮收靥,忽泻脓血,中有痂皮者,腹中有痘也。

内府仙方

【方源】　《万病回春》卷二。

【组成】　福建靛花 9 克,火酒 30 毫升,鸡子清 1 个。

【用法】　打匀吃。

【主治】　大头瘟病,面肿项肿。

内庭奇方

【方源】　《惠直堂方》卷一。

【组成】　苍术、高良姜、白矾各等份。

【用法】　上药研为末。每用 3 克,以葱白 1 个捣匀,涂手心,男左女右,掩脐上,药勿着肉。又以一手兜往外肾前阴,女子亦如之,煎绿豆汤 1 碗饮之,点香半烛,可得汗。如无汗,再饮绿豆汤催之,汗出而愈。

【主治】　瘟疫。

内消毒散

【方源】　方出《太平圣惠方》卷六十四,名见《普济方》卷二七九。

【组成】　白蔹 60 克,白及 60 克,白芷 60 克。

【用法】　上药研为细散。研生姜汁调涂之,干即再涂。

【主治】　毒肿。

内消肿毒方

【方源】　《太平圣惠方》卷六十四。

【组成】　白蔹 60 克,白及 60 克,白芷 60 克。

【用法】　上药研为细散。研生姜汁调涂之,干即再涂。

【主治】　毒肿。

贝叶膏

【方源】　《外科大成》卷一。

【组成】　麻油 500 毫升,血余鸡子大 1 团,白蜡。

【用法】　文火化,去渣离火,入白蜡 60 克熔化,候温,用绵纸剪块 3 张,张张于油、蜡内蘸之,贴瓷器帮上。用时揭单张贴患处,每日 8～9 次。

【功用】　定痛,去腐生肌。

【主治】　痈疽发背,一切溃烂诸疮。

贝母丸

【方源】　《圣济总录》卷一二四。

【组成】　贝母(去心)45 克,甘草(炙)22.5 克,杏仁(汤浸,去皮尖,炒)45 克。

【用法】　上药研为末,炼蜜为丸,如弹子大。含化咽津。

【主治】　咽喉中干,肺热咳嗽多痰。

贝母散(1)

【方源】　《太平圣惠方》卷十八。

【组成】　贝母(煨微黄色)30 克,刺蓟 30 克,蒲黄 30 克。

【用法】　上药研为细散。每次 3 克,以新汲水调下,不拘时候。

【主治】　热病鼻衄不止。

贝母散(2)

【方源】　《圣济总录》卷六十五。

【组成】　贝母大者(去心,麸炒令黄)10 枚,阿胶(炙燥)、甘草(炙,锉)各 15 克。

【用法】　上药研为细散。每次 6 克,临卧煎糯米饮调下。服后去枕仰卧。

【主治】　咳嗽。

贝母散(3)

【方源】　《圣济总录》卷一七五。

【组成】　贝母(去心,麸炒)15 克,甘草(炙)7.5 克,牛黄。

【用法】　上药研为散。如 2—3 岁儿,每次 3克,水煎分,去渣,入牛黄末少许,分 2 次食后温服。

【主治】　小儿咳嗽喘闷。

贝齿散(1)

【方源】　《太平圣惠方》卷三十三

【组成】　贝齿(烧灰)、手爪甲(烧灰)、龙骨各15 克。

【用法】　上药研为极细末。每用少许,点珠管上,1 日 3～4 次。

【主治】　眼生珠管。

贝齿散(2)

【方源】　《圣济总录》卷一一一。

【组成】　贝齿(烧为末,细研)7 枚,真珠(捣罗末,细研)22.5 克,龙脑(研)1.5 克。

【用法】　上药研为末。每点如黍米大于翳膜上,1 日 3 次。

【主治】　目风热赤,生肤翳。

贝齿煎

【方源】　《太平圣惠方》卷三十三。

【组成】　贝齿(烧灰)5 枚,豆豉(微炒为末)30粒,三年醋 60 毫升。

【用法】　上药先以前二味同研为粉,以醋相和令匀,微火煎,稀稠得所,以瓷瓶盛。每夜卧时以铜箸取如小麦许,点于眦头,明即以盐汤洗之。

【主治】　眼生肤翳。

贝莲猪肺

【方源】　《仙拈集》卷二。

【组成】　健猪肺 1 个,贝母 6 克,莲子 120 克。

【用法】　同煮极烂吃。过 2 日后,贝母加 45克,莲肉加 250 克,连吃数个即愈。

【主治】　骨蒸劳热,咳嗽不止。

贝羚胶囊

【方源】　《中国药典》。

【组成】　川贝母、羚羊角、麝香。

【用法】　药制成胶囊剂,每粒装 0.3 克。口服。小儿每次 0.15～0.6 克,1 日 2 次;成人每次0.6 克,1 日 3 次。

【功用】　清热化痰。

【主治】　小儿肺炎、支气管哮喘、哮喘性支气管炎引起的痰壅气急,也可用于成年人慢性支气管炎引起的痰壅气急。

【宜忌】　大便溏薄者停用。

化气丸

【方源】　《圣济总录》卷六十三。

【组成】　巴豆(去皮心膜,出油,研如粉)50枚,黄连(去须)15 克,白面 75 克。

【用法】　先将黄连捣末,水煎,隔 1 宿,取白面并巴豆粉,用黄连水和,硬软得所,为丸如绿豆大,放干,以麸于铫内慢火并药丸同炒,麸黄为度;以罗子筛去麸,取药,再于黄连水内略滤过,竹器内控干。每次 2～3 丸,食后、临卧熟水送下。

【主治】　支饮痞满,饮食迟化。

化虫丸

【方源】　《痘疹会通》卷四。

【组成】　苦楝皮、花椒末、乌梅。

【用法】　同捣为丸,如绿豆大。每次 1.5 克。

【主治】　蛔虫症。

化虫散(1)

【方源】　《圣济总录》卷一七九。

【组成】　白丁香 3 克,槟榔(锉)1 枚,雷丸3 克。

【用法】　上药研为细散。每次 1.5 克,奶食后米饮调下。

【主治】　小儿虫痛不可忍。

化虫散(2)

【方源】　《卫生宝鉴》卷十四。

【组成】　黄丹(炒)15 克,锡灰(罗)30 克,定粉 60 克。

【用法】　上药研为极细末。每次 3 克,先烧猪肉 5 片,吃了后,以生油调药服。至晚取下。

【主治】　寸白虫。

【宜忌】　妇人有胎不可服。

化血丹

【方源】　《医学衷中参西录》上册。

【组成】　花蕊石(煅存性)9 克,三七 6 克,血余(煅存性)3 克。

【用法】　上药研为细末。分两次,开水送服。

【功用】　理淤血。

【主治】　咳血,吐衄及二便下血。

【方论】　世医多谓三七为强止吐衄之药,不可轻用,非也。盖三七与花蕊石,同为止血之圣药,又同为化血之圣药,且又化淤血而不伤新血,以治吐衄,愈后必无他患。此愚从屡次经验中得来,故敢确实言之。即单用三七 12~15 克,或至 30 克,以治吐血、衄血及大、小便下血皆效。常常服之,并治妇女经闭成劳。至血余,其化淤血之力不如花蕊石、三七,而其补血之功则过之。以其原为人身之血所生,而能自还原化,且煅之为炭,而又有止血之力也。

化蟹丸

【方源】　《类证治裁》卷七。

【组成】　桃仁、槐子、陈艾各 9 克。

【用法】　大枣为丸服。

【主治】　虫蚀其肛,上唇有疮;谷道微痒,粪后蛆虫。

化毒汤

【方源】　《类证活人书》卷二十一。

【组成】　紫草(嫩者)、升麻、甘草(炙)各 15 克。

【用法】　上锉,如麻豆大。加糯米 50 粒,水煎,去渣温服。

【主治】　小儿疮痘已出未出。

化铁丹

【方源】　《鸡峰普济方》卷二十五。

【组成】　管仲、茯苓各 15 克,道人头 7.5 克。

【用法】　上药研为细末。每次 3 克,新水调下;如是已吞下,更用鸡子清调药,即随大便下。

【主治】　误吞物在喉中不下者。

化息散

【方源】　《洞天奥旨》卷十五。

【组成】　雄黄 1.5 克,白矾 1.5 克,苦丁香 9 克(鲜的取汁)(一方加轻粉、细辛,犬胆调)。

【用法】　上药研为末。调稀,搽在患处。

【主治】　鼻息肉、鼻痔。

化癌煎

【方源】　《产科发蒙》。

【组成】　奇良鹿角(生屑)、桂枝、甘草。

【用法】　每次 9 克,水煎,1 日服 3 帖。

【主治】　一切癌疮。

化毒桂枝汤

【方源】　《卫生鸿宝》卷二。

【组成】　桂枝、全蝎、穿山甲(炙)各 9 克。

【用法】　长流水煎服;或研末,酒冲服。

【主治】　缩脚肠痈。

化瘀通经散

【方源】　《医学衷中参西录》下册。

【组成】　炒白术、天冬、生鸡内金各等份。

【用法】　上药研为细末。每次 9 克,开水送下,1 日 2 次;山楂片 9 克煎汤,冲化红蔗糖 9 克,以之送药更佳。

【功用】　消癥瘕,通经闭。

【主治】　癥瘕坚结及月事不通。

【方论】　鸡内金消癥通经;伍以白术者,恐脾胃虚弱,不任鸡内金之开通也;更辅以天冬者,恐阴虚有热,不受白术之温燥也。

化痰止嗽丸

【方源】　《虺后方》。

【组成】　寒水石(火煅,为末)120 克,朱砂 15 克,玄明粉 15 克。

【用法】　上药研为末,炼蜜为丸,如弹子大。每噙化 1 丸。痰自化。

【主治】　暴感风嗽。

气郁汤

【方源】　《丹溪心法》卷三。

【组成】　香附(童便浸)、苍术(米泔浸)、抚芎。

【主治】　气郁者,胸胁痛,脉沉涩。

【加减】　春加芎,夏加苦参,秋、冬加吴茱萸。

【备考】　本方为原书六郁汤之一。

仓连人参汤

【方源】　《医学传灯》卷下。

【组成】　黄连 21 克,陈仓米 9 克,人参 15 克。

【用法】　水煎服。

【主治】　痢疾。

分气丸

【方源】　《小儿卫生总微论方》卷十四。

【组成】　巴豆(去壳皮膜,出油尽)10 个,木香 3 克,附子(重 15 克。炮,去皮脐尖)1 个。

【用法】　上药研为细末,面糊为丸,如麻子大。每次 2～3 丸,熟水送下。

【主治】　腹胀腹痛。

午　药

【方源】　《咽喉秘集》。

【组成】　黄连 3 克,白矾 3 克,猪牙皂 3 克(去皮弦,新瓦上焙存性,研末,入上二味)。

【用法】　上药研为末。吹患处。扶好病人,嘱其垂头,流去痰涎。如声似雷音,以温水调药,徐徐嗽之。

【主治】　喉中痰塞。

【宜忌】　孕妇忌用。

【备考】　其性太猛,不宜轻用,不可多用,临时看症酌之。

牛齿散

【方源】　《圣济总录》卷一三二。

【组成】　牛齿 90 克,鸡卵壳 60 克,腻粉。

【用法】　上烧研为散。入腻粉少许,生油调涂之。

【主治】　诸恶疮口不合。

牛齿膏

【方源】　《圣济总录》卷一三一。

【组成】　水牛牙齿(煅赤)、太阴玄精石各 7.5 克,乳香(研)3 克。

【用法】　上药研为末。每用绯绢量疮大小剪,以津唾调药,摊绢上贴之。

【主治】　发背疮肿痛。

牛脑丸

【方源】　《本草纲目》卷五十引《圣济总录》。

【组成】　黄牛脑子(去皮筋,擂烂)1 个,皮消末 500 克,蒸饼(晒,研)6 个。

【用法】　上研和匀,面糊为丸,如梧桐子大。每次 30 丸,空心好酒送下,1 日 3 次。

【主治】　男妇脾积痞病。

牛黄串

【方源】　《串雅补》卷二。

【组成】　大黄 15 克,细辛 15 克,巴霜 9 克。

【用法】　上药研为细末,陈米饭为丸,如芥子大。每次 7 丸,白汤送下。

【主治】　食积心痛。

牛黄散(1)

【方源】　《太平圣惠方》卷八十三。

【组成】　牛黄 7.5 克,郁金末(细研)15 克,人参末 3 克。

【用法】　上药都研令匀。每次 1.5 克,以荆芥汤调下,1 日 3 次。

【主治】　小儿风热,心胸烦闷。

牛黄散(2)

【方源】　《普济方》卷三八四。

【组成】　铅霜、牛黄各 5 克,铁粉 10 克。

【用法】　上药研为细末,令匀。每次 1 克,以竹沥调下。

【主治】　小儿心肺积热,夜卧不安。

牛黄散(3)

【方源】　《痘疹传心录》卷十八。

【组成】　黄牛粪(后尖,晒干,地上堆定作屋状,以灯点着,烧至欲过存性,盆子合定,令作黑灰,勿令白,研为末)6 克,牛黄 3 克,黄柏末 6 克。

【用法】　上药研为末,和匀。敷之。

【主治】 口疳疮,兼治痘疹后口疮。

牛酥饮

【方源】 《圣济总录》卷一五九。

【组成】 牛酥 15 克,冬葵果(净淘,微炒)30克,滑石 22.5 克。

【用法】 上药研为末,和牛酥置生绢袋内盛,用酒煎,去药袋子,令温。每次服 30 毫升。

【主治】 数日不产,胎上冲心欲死。

牛蒡煎

【方源】 《普济方》卷二一六。

【组成】 牛蒡叶汁、生地黄汁各 60 毫升。

【用法】 上和匀。每次 30 毫升,水煎,调滑石末 1.5 克,随服。

【主治】 小便不通,烦躁,不安,脐腹急痛。

牛蒡膏

【方源】 《太平圣惠方》卷九十二。

【组成】 生牛蒡汁(煎令如膏)100 毫升,赤小豆末 15 克,肉桂末 7.5 克。

【用法】 上药相合如膏。涂儿肿处。

【主治】 小儿阴卒肿痛胀。

牛膝汤(1)

【方源】 《圣济总录》卷九十五。

【组成】 生牛膝根并叶 1 握,黄芩(去黑心)15克,当归(焙)30 克。

【用法】 上锉细。每次 15 克,水煎,去渣温服,1 日 3 次。

【主治】 小便不通,茎中痛,及女人血结腹坚痛。

牛膝汤(2)

【方源】 《叶氏女科》卷三。

【组成】 延胡索 15 克,牛膝、当归各 9 克。

【用法】 酒煎服。

【主治】 胞衣不下。

牛膝汤(3)

【方源】 《竹林女科秘方》卷一。

【组成】 大牛膝 90 克,麝香 0.5 克,乳香 3 克(去油)。

【用法】 水煎牛膝,临服磨麝、乳入内,空心服。

【主治】 经来小便痛如刀割。

牛膝散(1)

【方源】 方出《太平圣惠方》卷三十六,名见《普济方》卷二九九。

【组成】 牛膝(去苗)90 克,生荷根 60 克,刺柏叶 30 克。

【用法】 上锉细,以绵裹,用酒浸 1 宿。微火煎,温含冷吐。

【主治】 口疮久不愈。

【备考】 方中刺柏叶,《普济方》作“黄柏”。

牛膝散(2)

【方源】 《圣济总录》卷十。

【组成】 牛膝(切,酒浸,焙)、山茱萸(汤洗,焙干,炒)各 30 克,肉桂(去粗皮)15 克。

【用法】 上药研为散。每次 6 克,空腹暖酒调下,1 日 2 次。

【主治】 冷痹,下焦风冷,脚膝疼痛,麻痹无力。

牛膝散(3)

【方源】 《圣济总录》卷八十二。

【组成】 牛膝(去苗,酒浸,焙干,别捣)、细辛(去苗叶)、白硇砂(研碎,以水煎,去石,重煎令水尽,取砂霜)各 30 克。

【用法】 上药研为散,拌和令匀。每次 9 克,食前以温酒调下,1 日 1 次。

【主治】 脚气,上气入腹,不能食,兼主冷气。

牛膝散(4)

【方源】 《圣济总录》卷一二〇。

【组成】 牛膝(烧灰)、细辛(去苗叶)各 30 克,丁香 22.5 克。

【用法】 上药研为散,更令研细。每次 3 克,贴患处,1 日 3 次。

【主治】 齿痒风疳。

牛膝煎

【方源】 《景岳全书》卷五十一。

【组成】　牛膝 6 克,当归、陈皮各 9 克。

【用法】　上用好酒浸 1 宿,次早加水煎,温服。

【功用】　截疟。

【主治】　疟疾邪散已透,而血气微虚者。

牛角腮散

【方源】　《圣济总录》卷一六五。

【组成】　黄牛角腮(烧灰)60 克,橡实(炒)30克,侧柏叶(锉,焙)15 克。

【用法】　上药研为散。每次 6 克,空腹、食前米饮调下。

【主治】　产后血痢不止。

牛黄饮子

【方源】　《普济方》卷三六○引《傅氏活婴方》。

【组成】　牛黄、雄黄、朱砂各等份。

【用法】　上药研为末。淡竹叶煎汤点服。

【主治】　脐风撮口。

牛膝浸酒

【方源】　《医方类聚》卷二十四引《食医心鉴》。

【异名】　牛膝大豆浸酒(《圣济总录》卷二十)。

【组成】　牛膝根(洗,切)1000 克,黑豆 500克,生地黄(切)2000 克。

【用法】　以酒浸,先炒豆令熟,投诸药酒中,经2～3 宿。随性饮之。

【功用】　益气,止毒热,光润皮肤,去黑痣面黑干。

【主治】　久风湿痹,筋挛膝痛,胃气结积。

【宜忌】　忌牛肉。

牛乳三生饮

【方源】　《浙江中医杂志》(1985,10:444)。

【组成】　牛乳 227 毫升,鲜生地黄汁 20 毫升,参三七粉 3 克。

【用法】　每日 2 次口服。

【主治】　上消化道出血。

【验案】　上消化道出血　《浙江中医杂志》(1985,10:444):应用本方治疗上消化道出血 30 例中,男 21 例,女 9 例;入院时大便潜血试验(＋＋＋)21 例,(＋＋＋)9 例。结果:以大便潜血试验的阴转日期为标准。速效 13 例(3 天以内阴转);显效 10 例(5 天以内阴转);有效 4 例(7 天以内阴转);无效 3 例(7 天以上阴转者);平均止血天数 4.33 天。而 30 例西药对照组平均止血天数为 7.93 天。

牛黄冰连散

【方源】　《外科传薪集》。

【组成】　牛黄 0.3 克,黄连 6 克,冰片 0.3 克。

【用法】　上药研为末。吹口舌。

【主治】　咽喉各症。

牛黄消毒膏

【方源】　《鲁府禁方》卷三。

【组成】　雄黄 3 克,蜗牛 50 个,大黄末 30 克。

【用法】　上药研为末,用铁锈水调搽患处。

【主治】　小儿一切丹毒。

牛黄通膈丸

【方源】　《儒门事亲》卷十二。

【组成】　黑牵牛、大黄、木通各 15 克(各另取末)。

【用法】　上药研为细末,水为丸,如黍粒大。每次量儿大小,30～100 丸,食后温水送下。

【主治】　①《儒门事亲》:小儿奶癖,身热吐下,腹满,不进乳者。

②《普济方》引《经验良方》:大人、小儿风痰喘咳,积聚诸病,水气浮肿。

牛黄猪乳膏

【方源】　方出《世医得效方》卷十一,名见《普济方》卷三六一。

【组成】　朱砂(研细)、牛黄、猪乳汁。

【用法】　上药前二味为细末,取猪乳汁调稀。抹入口中。入麝香当门子尤妙。

【主治】　儿在胎中受惊,生未满月而发惊。

牛黄解毒散

【方源】　《保婴撮要》卷十二。

【组成】　生甘草 30 克,牛黄(膏粱之子必用之)15 克,金银花 30 克。

【用法】　上药各为细末。每次 1 克,乳汁调服。或用甘草煎膏为丸,如芡实大。每次 1 丸,白汤化下。外敷清金散亦可。

【主治】　①《保婴撮要》：胎毒，头面生癞，或延及遍身，痒痛不安，浸淫不愈，及眉炼疮。

②《诚书》：疔肿。

牛黄蛇胆川贝液

【方源】　《新药转正标准》。

【组成】　人工牛黄、川贝母、蛇胆汁。

【用法】　制成口服液。口服，每次 10 毫升，1日 3 次。小儿酌减或遵医嘱。

【功用】　清热，化痰，止咳

【主治】　外感咳嗽中的热痰咳嗽、燥痰咳嗽。

升麻汤(1)

【方源】　《普济方》卷二九九引《肘后备急方》。

【组成】　升麻(锉)、黄柏(去粗皮，锉)、大青各30 克。

【用法】　上药研为粗末。每次 15 克，水煎，热漱冷吐。

【主治】　卒患口疮。

升麻汤(2)

【方源】　《保命集》卷下引《太平惠民和剂局方》。

【异名】　清震汤(《卫生宝鉴》卷九)、升苍荷叶散(《奇效良方》卷二十四)、升麻荷叶散(《增补内经拾遗》卷四)。

【组成】　升麻 30 克，苍术 30 克，荷叶 1 个(全者)。

【用法】　上药研为细末。每次 15 克，水煎，食后温服；或烧全荷叶 1 个，研细调煎药。

【主治】　①《保命集》引《太平惠民和剂局方》：雷头风。

②《卫生宝鉴》：头面疙瘩肿痛，憎寒发热，四肢拘急，状如伤寒。

升麻汤(3)

【方源】　《圣济总录》卷一三七。

【组成】　升麻、甘草各 15 克，芒硝(末)15 克。

【用法】　水煎升麻、甘草，去渣，加芒硝末，搅匀，温浸指上数 10 遍，冷即再暖。以愈为度。

【主治】　代指虽无蕴毒，筋骨中热气尚盛。

升麻汤(4)

【方源】　《圣济总录》卷一三八。

【组成】　升麻 30 克，乌梅 60 克，栀子 20 枚。

【用法】　上药研为粗末。每次 15 克，水煎，去渣，空腹温服，日晚再服；余滓热拓患上。

【主治】　恶脉毒肿。

升麻汤(5)

【方源】　《圣济总录》卷一八一。

【组成】　升麻、射干、大黄(锉，炒)各 15 克。

【用法】　上药研为粗末。每次 3 克，水煎，去渣温服，早晨、日午各 1 次。

【主治】　小儿咽喉肿痛，壮热燥渴不止。

升麻汤(6)

【方源】　《万病回春》卷五。

【组成】　升麻、苍术、薄荷叶各等份。

【用法】　水煎服。或茶调散亦效。

【主治】　雷头风，头痛而起核块，憎寒，拘急，发热，状如伤寒。

升麻散(1)

【方源】　《外台秘要》卷二十八引《广济方》。

【组成】　升麻、桔梗、瓜蒌各 150 克。

【用法】　上药研为散。以冷开水洗所患人阴中，再开水调服药散 3 克，1 日 2 次。

【主治】　蛊毒。

【宜忌】　忌粘食、猪肉。

升麻散(2)

【方源】　《太平圣惠方》卷五十六。

【组成】　川升麻 30 克，独活 30 克，犀角屑15 克。

【用法】　上药研为细散。每次 6 克，以温酒调下，不拘时候。

【主治】　鬼击之病，卒胸胁腹内绞急切痛，状如刀刺，不可即按，或即吐血下血，或鼻出血。

升朝散

【方源】　方出《太平圣惠方》卷四十四，名见《普济方》卷一五五。

【组成】　肉桂 30 克,牡丹皮 1 克,附子(炮裂,去皮脐)15 克。

【用法】　上药研为细散。每次 6 克,食前以温酒调下。

【主治】　①《太平圣惠方》:膀胱冷气攻腰胯,疼痛。

②《普济方》:肾虚腰痛。腰间隐痛挫闪,而不能动者。

升麻解毒汤

【方源】　《外科正宗》卷三。

【组成】　川升麻、鲜皂角刺各 12 克,上土茯苓 500 克。

【用法】　用水 1200 毫升,煎至 600 毫升,作 1 次,1 日服尽,每次加热,加麻油 3 茶匙和匀,量病上下食前后服之。疮甚者,不过 10 服。

【主治】　杨梅疮,筋骨疼痛,久而不愈;及远年近日,流注结毒、皮肉破烂、咽喉损破者。

【加减】　项以上,加白芷 3 克;咽内,加桔梗 3 克;胸腹,加白芍 3 克;肩背,加羌活 3 克;下部,加牛膝 3 克。

升气养元糖浆

【方源】　《部颁标准》。

【组成】　党参 125 克,黄芪 125 克,龙眼肉 50 克。

【用法】　上药制成糖浆。口服,每次 20 毫升,1 日 2 次。‘

【功用】　补益元气,健脾养血。

【主治】　气血不足,脾胃虚弱,血虚萎黄,四肢乏力。

长春膏

【方源】　《眼科全书》卷六。

【组成】　生地黄汁、薄荷汁、冬青子汁。

【用法】　三味汁熬浓,加蜜 30 克熬成膏。点眼。

【功用】　除翳膜。

【主治】　眼撞伤生翳膜。

片连散

【方源】　《全国中药成药处方集》(沈阳方)。

【组成】　白矾 2.3 克,黄连 1.5 克,冰片 0.3 克。

【用法】　上药研为极细末。用棉纸裹药面,纳耳中。

【功用】　清热祛湿,消毒止痛。

【主治】　耳中流脓,经年不愈,耳底耳疮。

乌　膏

【方源】　《备急千金要方》卷二十二。

【组成】　水银(须熟研)30 克,黄连 60 克,经墨 21 克。

【用法】　上药治下筛,以不中水猪膏和之。敷上。

【主治】　诸疮不愈者。

【宜忌】　惟不治金疮。

乌云散

【方源】　《外科真诠》卷上。

【组成】　巴豆 60 克,蓖麻仁 60 克,升丹。

【用法】　炒存性,为末,每 30 克配入升丹 3 克。外用。

【功用】　拔脓。

【主治】　一切疮毒溃后。

乌龙散

【方源】　《中藏经·附录》卷下。

【组成】　不蛀皂角(不得捶破,只剜去皂子,却入和皮尖苦杏仁 1 个在皂子处,烧存性),青盐。

【用法】　上药研为细末,每 30 克加青盐 0.5 克,令匀。不拘时候,揩牙用。

【主治】　骨槽风,牙龈肿。

乌龙膏(1)

【方源】　《普济方》卷二九九引《余居士选奇方》。

【组成】　不蛀猪牙皂(烧灰存性,为末)1 挺,苦杏仁(湿纸)8 枚,黄丹(累炒)5 克。

【用法】　上药研为细末,轻粉拌匀。用麻油调敷。

【主治】　头疮。

乌龙膏(2)

【方源】　《良朋汇集》卷五。

【组成】　隔年陈粉子(炒黑)1000克,五倍子120克(炒),当归60克。

【用法】　上药研为细末,醋调成膏。围毒根上。

【主治】　一切无名肿毒,疔疮初起,跌打损伤。

乌龙膏(3)

【方源】　《洞天奥旨》卷十四。

【组成】　老生姜(切片,炒黑)250克,猪胆汁,白矾末。

【用法】　上药研为末,略摊土地上出火毒,少顷,即用猪胆汁、白矾末,调入姜末如糊。敷在患处周围,用纸盖之,干用热水润之。知痛时,黑水自出为妙,如不知痛,出黑水难治。

【主治】　阴发背,凹不知痛者。

乌头汤(1)

【方源】　《圣济总录》卷九十四。

【组成】　乌头(炮裂,去皮脐)60克,肉桂(去粗皮)30克,细辛(去苗叶)22.5克。

【用法】　上药研为散。每次9克,水煎,去渣温服。

【主治】　寒疝,手足逆冷,身体疼痛,冷汗自出。

乌头汤(2)

【方源】　《普济方》卷三七一引《医方集成》。

【组成】　川乌(去皮脐,生用)、全蝎各等份,生姜。

【用法】　上药研为散。每次15克,加生姜50片,水煎,去渣,逐旋以药注灌之。

【主治】　小儿慢惊,百药不效者,以及惊风手足搐搦,涎潮上壅。

乌头汤(3)

【方源】　《经验良方》。

【组成】　罂粟壳、缬草各9克,乌头4.5克。

【用法】　水煎服。

【主治】　腰痛,并手足挛痛。

乌头散(1)

【方源】　《圣济总录》卷六。

【组成】　草乌(去芦头,生用)、白矾(生用)、蜀椒(去目并闭口,生用)各9克。

【用法】　上药研为细末。疮口未合,以津唾调涂。觉清水出是效。仍服后三味追风散。

【主治】　破伤风,发热头痛,恶心烦闷。

乌头散(2)

【方源】　《普济方》卷六十六引《杨氏家藏方》。

【组成】　川乌(炮,去皮脐)1枚,生姜,青盐。

【用法】　上切片,加生姜7片,青盐少许,煎令浓,用浸齿脚。

【主治】　下虚气就上,风毒攻牙,齿宣动,疼痛虚浮。

乌头散(3)

【方源】　《医方类聚》卷一八七引《经验良方》。

【组成】　当归7.5克,草乌(炮,去皮尖)9克,白芷7.5克。

【用法】　上药研为末。温酒调下6克,略麻后却整疗揣接。折骨者先服此,然后用手法整疗。

【主治】　一切折伤,坠车堕马。

乌辛茶

【方源】　《备急灸法》。

【组成】　川乌(生,去皮)1只,高丽细辛6克,茶芽6克。

【用法】　上药研为散,作3服。每次加生姜10片,水煎,临发后连进。或呕痰即愈。

【主治】　头风。

乌沉散

【方源】　《瘴疟指南》卷下。

【组成】　乌药30克,香附(焙干)90克,甘草30克(炒)。

【用法】　上药研为细末。每次9克,加盐少许,开水调服。

【功用】　调中快气。

【主治】　瘴疟,心腹刺痛。

乌鸡羹

【方源】　《养老奉亲书》。

【组成】　乌鸡(治如常法)1只,葱白(细切)1

握,米克(研)100。

【用法】　煮令熟,空腹服,以五味作羹。常食之。

【主治】　老人脚气攻心,烦闷,胸腹胀满。

乌矾散

【方源】　《普济方》卷一五六引《海上方》。

【组成】　草乌 250 克,白矾 1000 克,大黑豆。

【用法】　上药以大黑豆煮软为度,同为末。每用 9 克,调涂足下。

【功用】　防远行损脚板。

乌金丸

【方源】　《魏氏家藏方》卷七。

【组成】　枳实(去瓤,麸炒)60 克,橘红、生干地黄(洗)各 30 克。

【用法】　上药研为末,淡面糊为丸,如梧桐子大。每次 50 丸,临睡热汤送下。

【主治】　大便下血。

乌金散(1)

【方源】　《产乳备要》。

【组成】　棕榈皮、乌梅、干姜(烧灰存性)各等份。

【用法】　上药研为末。每次 7 克,煎乌梅汤调下,温服,不拘时候。

【主治】　①《产乳备要》:产后或小产血崩漏下。

②《太平惠民和剂局方》(宝庆新增方):妇人冲任之脉宿挟疾病,经水不时,暴下不止,月内再作,或月前月后,或淋沥不断,以致久无子息,或数堕胎;子脏积冷,崩漏带下,脐下冷痛,小腹急重及头目昏眩,心松短气。

乌金散(2)

【方源】　《三因极一病证方论》卷十八。

【组成】　好黑豆 300 克,没药、当归(洗,焙干,为末)各 15 克。

【用法】　上先将黑豆不犯水净拭,用砂瓶 1 只,入豆在内,以瓦片盖,盐泥固济,留嘴通气,炭火煅烟尽,存性,以盐泥塞瓶嘴,退火,次日取出,豆如鸦粪,研细,方入没药、当归末,研匀。每次 6 克,温酒调下,不拘时候。

【主治】　妇人血气,血瘕,血风,劳心,烦躁,筋骨疼痛,四肢困瘦。

【宜忌】　忌鲤鱼、毒肉、水母之类。

乌金散(3)

【方源】　《幼幼新书》卷三十引《家宝》。

【组成】　槐花(银、石器内炒紫色)30 克,荆芥穗 15 克,枳壳(麸炒)6 克。

【用法】　上药研为细散。每次 3 克,小儿 1.5 克,米饮调下。

【主治】　肠风下血,或成痔。

乌金散(4)

【方源】　《圣济总录》卷一四三。

【组成】　乌驴乳(屋上尘煤是也,细研)、陈腊茶末各 7.5 克,腻粉 1 克。

【用法】　上药研为细末。敷痔上;干者以油调涂之。一二上即消。

【主治】　久患痔,疼痛不可忍。

乌金散(5)

【方源】　《世医得效方》卷十五。

【组成】　百草霜(锅内炒烟尽为度)、紫荆皮(米泔浸,煮熟,炒焦色)、粉草(炙)。

【用法】　上药研为末。每次 6 克,艾汤调,或用淡醋汤,空心服。

【主治】　妇人身热口燥,头痛如破,气块筑痛,下黄水如葵汁。

乌金散(6)

【方源】　《普济方》卷三〇九。

【组成】　黑豆 60 克,桑柴 10 根,麝香。

【用法】　将黑豆铺桑柴上,以火烧,候桑柴已过,取二味灰为末,次入麝香少许。每次 6 克,以酒调下。

【功用】　接骨。

乌金散(7)

【方源】　《万氏家抄方》卷一。

【组成】　皂角刺(烧灰存性)2500 克,郁金 60 克,大黄(酒浸)120 克。

【用法】　上药研为末。每次 6 克,酒调下。食后服,治上风;食前服,治下风。

【主治】　疠风。

乌金散(8)

【方源】　《同寿录》卷三。

【组成】　陈棕灰(烧存性)3克,扁柏叶(同矾煮,炒黑,为末)3克,槐花(炒,为末)3克。

【用法】　空腹淡酒调下。

【主治】　血崩。

乌金散(9)

【方源】　《医钞类编》卷九。

【组成】　鸡内金不拘多少,紫荆皮9克,五灵脂9克。

【用法】　上药研为末。水调服。

【主治】　蛊胀。

【加减】　血蛊,加玄胡子9克。

乌金膏

【方源】　《幼幼新书》卷二十六引《家宝》。

【组成】　通草、黄皮大黄各10克,猪胆汁。

【用法】　各烧存性为末,每次3克,猪胆调成膏,于阴上涂。如未退,煎蛇床子汤洗后再涂。

【主治】　小儿疳气灌入阴,黄亮色。

乌珀散

【方源】　《医级》卷八。

【组成】　乌鲤鱼1尾500克左右,琥珀(真者)18克,砂仁30克。

【用法】　先将鱼用竹条2根,从鳃内取出肠杂,以琥珀、砂仁填灌腹内,用黄泥厚涂,以火围煅,俟烟将尽,即退火;俟冷,敲去泥,取药研末。每次4.5克,木香汤调下。

【主治】　血分肿胀,溺涩短少,面目肢体尽皆浮肿者。

【加减】　如腹胀硬,先病水后病经者,对沉香、木香、香橼末各6克,研匀,开水下。

乌药散

【方源】　《鸡峰普济方》卷十六。

【组成】　乌药(别为细末)30克,白垩90克,乳香15克。

【用法】　上同研匀。每次6克,不拘时以糖水调下。

【主治】　妊娠伤寒,内热烦躁,胎动不安,致喘躁不能卧,及有所下。

乌星散

【方源】　方出《续本事方》卷四,名见《普济方》卷二九九。

【组成】　草乌1个,天南星1个,生姜1块。

【用法】　上焙干,为末。每用6克,临睡时用醋调掩子,贴手心足心。来日便效。

【主治】　虚壅上攻,口舌生疮。

乌星膏

【方源】　《普济方》卷四十四引《肘后备急方》。

【组成】　川乌、天南星、肉桂。

【用法】　上药研为末。酒调,涂敷痛处。

【主治】　太阳穴痛不可忍。

乌梅丸

【方源】　《慈幼新书》卷十。

【组成】　乌梅60克,槐花30克,柿饼(烧存性)5个。

【用法】　蒸饼为丸。空腹开水送下。

【主治】　大便下血。

乌梅汤(1)

【方源】　方出《太平圣惠方》卷五十三,名见《普济方》卷一七九。

【组成】　乌梅(微炒)7枚,生姜(捶碎)6克,白砂糖18克。

【用法】　水煎,去渣,分2次食后温服。

【主治】　暴渴,心神烦闷,口舌干燥。

乌梅汤(2)

【方源】　《仁斋直指小儿方论》卷五。

【组成】　小黑豆、绿豆各30克,乌梅2个。

【用法】　上药研为粗散。新汲水煎取清汁,旋服。

【主治】　小儿疮痘热渴。

乌梅饮(1)

【方源】　《小儿卫生总微论方》卷十一。

【组成】　乌梅(去核)10 个,麦冬(去心)7.5克,蜜 60 克。

【用法】　上药分为 5～7 服,水煎,入蜜搅匀,不拘时候服。

【主治】　小儿下利发渴不止。

乌梅饮(2)

【方源】　《圣济总录》卷六。

【组成】　乌梅(并子捶碎)14 枚,菝葜(捶碎)45 克,白矾(生用)30 克。

【用法】　水煎菝葜根,去渣别盛;又别以水煮乌梅,去渣别盛;又以水煮白矾,别盛。以物斡口开,先灌菝葜汤,次下乌梅汤,又次下白矾汤,旋消停服之良。久久即吐恶痰毒涎,如不吐,以鹅毛搅喉中取吐。

【主治】　中风不语,口噤吐痰,颈项筋急。

乌梅散

【方源】　《太平圣惠方》卷九十三。

【组成】　乌梅(微炒)15 克,茯苓 30 克,干木瓜 30 克。

【用法】　上药研为粗散。每次 3 克,水煎,去渣放温,不拘时候服之。

【主治】　①《太平圣惠方》:小儿痢渴不止。

②《太平惠民和剂局方》(吴直阁增诸家名方):诸病烦渴,引饮无度。

乌梅煎

【方源】　《太平圣惠方》卷九十三。

【组成】　乌梅(微炒)5 枚,诃黎勒(煨,用皮)5枚,甘草(炙微赤,锉)6 克。

【用法】　水煎,去渣放温,不拘时候服。

【主治】　小儿冷热痢,心神烦渴,腹痛,胸膈滞闷。

乌椒汤

【方源】　方出《外台秘要》卷三十四引《集验方》,名见《济阴纲目》卷十四。

【组成】　蜀椒、乌头、白及各 15 克。

【用法】　上药研为散。每次 3 克,绵裹纳阴中;腹中热,明日更复着,愈止。

【主治】　妇人阴下挺出。

乌犀丸

【方源】　《杨氏家藏方》卷三。

【组成】　黑牵牛(生用)120 克,皂角刺(不蛀者,炙令香,刮去皮弦子)60 克,细松烟墨(烧令烟断)15 克。

【用法】　上药研为细末,面糊为丸,如梧桐子大。每次 50 丸,温熟水送下。临卧取利 1 次。更量虚实加减。

【主治】　一切风热壅滞,大便秘涩,小便赤黄,烦躁喘满,腰足重痛;脚气。

乌贼骨散

【方源】　《中医皮肤病学简编》。

【组成】　乌贼骨 30 克,朱砂 3 克,冰片 1 克。

【用法】　上药研为极细末。外用撒布。

【主治】　耳道湿疹。

乌龙扫毒膏

【方源】　《外科启玄》卷十一。

【组成】　文蛤(炒)240 克,多年浮粉(晒至干,入米醋浸 1 夜,再晒干听用)500 克,蚰蜒虫 30 条。

【用法】　上药同捣,再晒再捣成末,再炒至黑色,为细末,收入瓷罐内。用醋调敷患处,留头出毒气,绵纸盖之,干再醋扫润之。

【主治】　一切痈疽、发背、肿毒未溃已溃者。

乌发固齿方

【方源】　《扶寿精方》。

【组成】　旱莲草(连根,7 月取)500 克,青盐。

【用法】　用无灰酒洗净,青盐 120 克捶碎,3宿取出,无油锅中炒,将原汁旋倾入,炒干焦,为末。每晨用 3 克,擦牙咽下。用久殊效。

【功用】　乌发,固齿。

乌金擦牙药

【方源】　《普济方》卷七十。

【组成】　百药煎、胆矾、五倍子各等份。

【用法】　上药研为细末。擦牙上,用浆水嗽之。

【主治】　齿黄黑。

乌髭揩牙药

【方源】　《普济方》卷四十九引《卫生家宝》。

【组成】　苦参 15 克,青黛(如螺色青者)30
克,青盐 30 克。

【用法】　先以苦参为末,次研青黛,又研青盐,
一处拌和匀。早晚无时作牙药揩牙。徐俟少时,
漱之。

【功用】　乌髭。

丹参汤

【方源】　《太平圣惠方》卷二十四。

【组成】　丹参(锉)120 克,苦参(锉)120 克,蛇
床子(生用)90 克。

【用法】　水煎,去渣,乘热洗之。

【主治】　风热,皮肤苦痒成疥。

丹青散

【方源】　《古今医鉴》卷十五。

【组成】　银朱 3 克,铜青 3 克,松香 1.5 克。

【用法】　上药研为末。有水,干敷之;如干,灯
油调搽。

【主治】　瘰疬已破者。

丹金散

【方源】　《丹溪心法附余》卷十一。

【组成】　土马鬃(即墙上旧草)、甘草各 6 克,
黄药子 15 克。

【用法】　上药研为末。每次 6 克,新汲水调
下,不止再服。

【主治】　鼻出血不止。

丹参饮

【方源】　《时方歌括》卷下。

【组成】　丹参 30 克,檀香、砂仁各 3 克。

【用法】　水煎服。

【主治】　心痛,胃脘诸痛。

丹砂丸(1)

【方源】　《圣济总录》卷三十五。

【组成】　丹砂(研)、绿豆(去皮,研粉)、砒霜
(研)各 15 克。

【用法】　端午日用乳钵先将绿豆为细末,次入
砒霜、丹砂,研 1000 遍,用稀米粥为丸,如梧桐子
大,阴干。每次 12 丸,未发前、五更时井华水送下,

少顷方可食。

【主治】　疟母。

丹砂丸(2)

【方源】　《圣济总录》卷一七七。

【组成】　丹砂(飞研)60 克,柴胡(去苗,为末)
120 克,雄猪胆。

【用法】　上药研为末,用雄猪胆汁拌和,饭甑
上蒸,候冷为丸,如绿豆大。每次 10 丸,用桃仁、乌
梅煎汤送下,1 日 3 次。

【主治】　小儿骨热,15 岁以下骨蒸热劳,遍身
如火,日渐黄瘦,夜卧多汗,咳嗽烦渴。

丹砂散

【方源】　《圣济总录》卷一七二。

【组成】　丹砂(研)、丁香各 15 克,白马夜眼
(微炒)7.5 克。

【用法】　上药研为散。每次 1.5 克,空腹以井
花水调下。后服雄肝散。

【主治】　小儿无辜疳痢。

丹素丹

【方源】　《医宗说约》卷六。

【组成】　透明朱砂(大块者佳,研细,水飞 9
次)90 克,桂府滑石(结白者佳,研细,水飞 9 次)
60 克。

【用法】　各晒干,每用朱砂 9 克,滑石 21 克,
为极细末,分 30 服。每用土茯苓 500 克,洗净打
碎,先用 250 克,铺平砂罐内,做一小窝,将大者 1
个挖一孔,入药 1 服于孔内,再放 250 克在上,水
煎,取起滤清。不拘时候温服,不可间断,间 1 日要
补 3 日,服完 30 服,终身不发。

【主治】　远年结毒。

【宜忌】　忌食火酒、猪头、糟物、海味、茶、醋、
姜、椒、蒜、牛、羊、鸡、鹅、豆、面、鱼,不忌猪肉、肝、
肺、腰子、鸭子。

丹粉散(1)

【方源】　方出《太平圣惠方》卷六十一,名见
《普济方》卷二八六。

【组成】　黄丹 60 克,定粉 60 克,白矾 60 克。

【用法】　上药研为末,入瓷瓶子内,用盐泥固

济,慢火炙令干后,即用大火煅通赤,候冷,将出细研。敷疮。

【主治】　痈肿恶疮中脓水,以及新疮口未干。

丹粉散(2)

【方源】　《小儿痘疹方论》。

【组成】　轻粉、黄丹各1.5克,黄连6克。

【用法】　上药研为末。搽患处。

【主治】　痘毒,脓水淋漓。

丹蒿汤

【方源】　《辨证录》卷六。

【组成】　牡丹皮90克,荆芥9克,青蒿60克。

【用法】　水煎服。

【主治】　中暑热,吐血倾盆,纯是紫黑之色,气喘作胀,不能卧倒,口渴饮水,又复不快。

丹毒至效散

【方源】　《活幼口议》卷二十。

【组成】　黄丹30克,朴硝30克,赤小豆(两头齐者,为末)15克。

【用法】　上药研为末,井水调,以鸡毛刷。

【主治】　小儿一切丹毒,以及龙带发作。

风火双解散

【方源】　《古方汇精》卷一。

【组成】　川芎、白芷、熟石膏各等份。

【用法】　上药研为末。每次9克,食远热茶调下。

【主治】　头风,两太阳痛。

风湿镇痛膏

【方源】　《部颁标准》。

【组成】　川乌30克,防己18克,樟脑3克。

【用法】　上药制成膏剂。先将疼痛部位用生姜或热水擦洗净,将膏药加温软化,贴于患处。

【功用】　镇痛,除寒湿。

【主治】　关节、肌肤因受风、寒、湿引起的疼痛。

【宜忌】　若有瘙痒或起疱,可将膏药揭下,停几天后再贴。

凤凰散

【方源】　《古今医鉴》卷十五。

【组成】　抱过鸡卵壳、黄连、轻粉各等份。

【用法】　上药各为末,均一处。香油调搽。

【主治】　下疳,阴头生疮肿痛。

凤凰露

【方源】　《医钞类编》卷十三。

【组成】　老鸡(去毛肠)1只,金石斛60克,砂仁6克。

【用法】　水200毫升,酒100毫升,煮干,蒸取露服。

【主治】　劳瘵。

六甲丸

【方源】　《普济方》卷三八二。

【组成】　黄连(炒)15克,肉豆蔻、木香各9克。

【用法】　上药研为末,面糊为丸,如小豆大。3岁服30丸,米汤送下。

【主治】　小儿疳泻,白泻,腥臭肥腻,骨热多渴,腹痛不食,体倦少力。

六应丸

【方源】　《中国药典》。

【组成】　丁香、蟾酥、冰片等。

【用法】　上药制成丸剂,每5丸重19毫克。饭后服,每次10丸,儿童每次5丸,婴儿每次2丸,1日3次。外用,以冷开水或醋调敷患处。

【功用】　解毒,消炎,退肿,止痛。

【主治】　乳蛾,疖痈疮疡,咽喉炎以及虫咬等。

六应散

【方源】　《丹溪心法附余》卷二十四。

【组成】　郁金、滑石、川芎各等份。

【用法】　上药研为细末。每次3～6克,空腹以开水调下。

【主治】　中风痰迷心窍,癫狂烦乱,人事昏沉,痰涎壅盛及五痫,心风。

六灵解毒丸

【方源】　《部颁标准》。

【组成】　牛黄、珍珠、石菖蒲。

【用法】　上药制成丸剂。密闭,防潮。每瓶装

30 粒。口服,1 岁每次 1 粒,4—8 岁每次 5~6 粒,成人每次 10 粒,1 日 3 次。外用,可取数粒用水或米醋化水外敷,如红肿已将出脓或穿烂,切勿再敷。

【功用】　清热解毒,消胆止痛。

【主治】　烂喉丹痧,咽喉肿痛,喉风喉痛,单双乳蛾,小儿热疖,痈疡疔疮,乳痈发背,无名肿痛。

文蛤散(1)

【方源】　《三因极一病证方论》卷十六。

【组成】　五倍子(洗)、白胶香、牡蛎粉各等份。

【用法】　上药研为末。每用少许,撒病处。

【主治】　热壅,舌上出血如泉。

文蛤散(2)

【方源】　《外科正宗》卷四。

【组成】　文蛤 120 克,花椒 60 克,轻粉 15 克。

【用法】　先将文蛤打成细块,锅内炒黄色,次下花椒同炒黑色,烟起为度,入罐内封口存性,次日入轻粉碾为细末,瓷罐收贮。香油调搽。

【主治】　奶癣。

【宜忌】　奶母戒口为妙。

文蛤散(3)

【方源】　《外科启玄》卷十二。

【组成】　文蛤、延胡素、白矾(枯)各 3 克。

【用法】　上药研为细末。敷患处。

【主治】　痔口内水多。

文蛤散(4)

【方源】　《惠直堂方》卷三。

【组成】　五倍子 1 个(钻空,入乳香 4.5 克,煅为末),冰片 0.15 克。

【用法】　上药研为末。掺之。

【主治】　下疳。

火丹散

【方源】　《仙拈集》卷三。

【组成】　大黄、寒水石各 30 克,青黛 15 克。

【用法】　上药研为末。水调搽。

【主治】　小儿火丹,不问上下。

火龙丹

【方源】　《普济方》卷三三一。

【组成】　蛇床子(微炒)60 克,白矾 60 克,韶粉 9 克。

【用法】　上药研为末,醋糊为丸,如弹子大,干胭脂为衣。绵裹纳于玉户内,坐不多时,觉下微疼,勿疑其病,却取绵子上如烂粉,每日 1 丸。

【功用】　暖肚,止冷疼。

【主治】　妇人赤白带下,腹痛及冷痛。

火龙散

【方源】　《卫生宝鉴》卷十八。

【组成】　艾叶末(盐炒)、川楝子(炒)、茴香(炒)各 15 克。

【用法】　上药研为粗末。每次 6 克,水煎,去渣温服,不拘时候。

【主治】　妊娠心气痛。

火坠散

【方源】　《魏氏家藏方》卷二。

【组成】　益智(连皮炒,取仁)、茴香(淘去沙,炒)、南木香(生用)各等份。

【用法】　上药研为细末。每次 6 克,温酒调下,遇病发时服。以热到疼处为验。

【主治】　疝气。

火轮丸

【方源】　《医方类聚》卷一四二引《济生方》。

【组成】　干姜(炮)、附子(炮,去脐皮)、肉豆蔻(面裹煨)各等份。

【用法】　上药研为细末,米糊为丸,如梧桐子大。每次 50 丸,空心米饮送下。

【主治】　肠胃虚寒,心腹冷痛,泄泻不止。

火轮散

【方源】　《圣济总录》卷七十四。

【组成】　附子(炮裂,去皮脐)1 枚,肉豆蔻(去壳,面裹,炮熟)15 克,干姜(炮)7.5 克。

【用法】　上药研为细散。每次 6 克,陈粟米饮调下。

【主治】　脾胃气寒,大肠虚滑冷痢,日夜不止。

火府丹

【方源】　《苏沈良方》卷九。

【组成】 甘遂(肥实连珠者,薄切,疏布囊盛)30 克,川芎(锉如豆大)7.5 克,羊肾。

【用法】 以纸笼大者香炉,令至密不漏烟,顶留一窍,悬甘遂囊于窍间,其下烧川芎 1 块,令烟入遂欲过,再更燃 1 块,川芎尽,取甘遂为末。30 岁以上气盛者,满 9 克,虚者 7.5 克,羯羊肾 1 对,批开,匀分药末在内,净麻皮缠定,炭火炙熟,勿令焦。临卧烂嚼,温酒下,随人酒量饮,以高物支起双脚,一服即愈。

【主治】 下注脚疮。

火筒散

【方源】 《医学纲目》卷十五。

【组成】 蚯蚓粪 12 克,乳香 6 克,麝香少许。

【用法】 上药研为末。用纸筒自下烧上,吸烟搐鼻内。

【主治】 头风。

火腿红曲散

【方源】 方出《种福堂方》卷二,名见《医学从众录》卷七。

【组成】 陈火腿骨(煅存性,研末)、红曲、松花各等份。

【用法】 上药研为细末。砂糖调,陈酒送下。

【主治】 脾泄。

斗门散(1)

【方源】 《圣济总录》卷七十四。

【组成】 橡斗子(去刺)、诃黎勒(煨,去核)、黄连(去须)各等份。

【用法】 上药研为散。每次 3 克,食前米饮调下。

【主治】 暴注水泻,日夜无度。

斗门散(2)

【方源】 《幼幼新书》卷二十八引《谭氏殊圣方》。

【组成】 诃子、枳壳、地榆各等份。

【用法】 上药研为末。每次 3 克,米饮调下。1 岁以下 1.5 克。

【主治】 小儿泻痢甚青黄,久患时多转滑肠,下部脱肛频努咽,朝朝焦瘦渐羸尪。

心痛宁滴丸

【方源】 《部颁标准》。

【组成】 肉桂 39.2 克,川芎 392.4 克,香附(醋炙)235.4 克。

【用法】 上药制成丸剂。每次 3～9 丸,舌下噙服,1 日 3 次,急性发作时 12～18 丸。

【功用】 温经活血,理气止痛。

【主治】 寒凝气滞,血瘀阻络,胸痹心痛,遇寒发作,舌苔色白,有瘀斑者。

双砂汤

【方源】 《外科全生集》卷四。

【组成】 朱砂、草果、威灵仙各等份。

【用法】 加砂糖少许,清水煎服。

【功用】 化骨为涎。

【主治】 骨鲠。

双解丸

【方源】 《儒门事亲》卷十五。

【组成】 巴豆(去皮油)6 个,天麻 7.5 克,胭脂少许。

【用法】 上将巴豆、天麻为末,滴水为丸,如秫米大,胭脂为衣。1 日 1 丸,2 日 2 丸,3 日 3 丸。3 日以外不解,先吃冷水一口,后用热水送下,如人行 10 里,以热汤投之。

【功用】 解利伤寒。

双黄连注射液

【方源】 《部颁标准》。

【组成】 金银花 250 克,黄芩 250 克,连翘 500 克。

【用法】 制成注射液。静脉注射,每次 10～20 毫升,1 日 1～2 次。静脉滴注,每次每千克体重 1 毫升,加入生理盐水或 5%～10% 葡萄糖溶液中。肌内注射每次 2～4 毫升,1 日 2 次。

【功用】 清热解毒,清宣风热。

【主治】 适用于病毒及细菌感染的上呼吸道感染、肺炎、扁桃体炎、咽炎等。

【验案】 ①急性呼吸道感染 《湖北中医杂志》(1993,4:7):用双黄连粉 600 毫克,注射用水 20 毫升稀释摇匀,加入晶体管超声波雾化器中雾化吸入,每天2次,每次15～20分钟,3天为1疗程,如患者热势较甚,体温在38.5℃以上,全身中毒症明显,加用双黄连3.0克入10%葡萄糖500毫升中静脉滴注,每日1次,体温正常即停用。治疗急性呼吸道感染62例,结果:用药3天后体温降至正常,且无反复,临床症状、体征消失,实验室检查恢复正常为痊愈,共29例;用药3天后体温降至正常,临床症状体征大部分消失,实验室检查基本正常为显效,共20例;用药3天后体温明显下降,主要症状及体征部分消失,实验室检查接近正常为有效,共12例;无效1例;治愈率为47%;总有效率为98%。

②妊娠早期急性尿路感染　《安徽中医学院学报》[1993,12(1):26]:应用本方每次3.0克溶于5%葡萄糖液500毫升中静脉滴注,每日1次,7天为1疗程。有反复发作史者,每晚临睡前排尿后口服0.6克双黄连粉。治疗急性尿路感染51例。结果:治愈45例,有效3例,无效3例;总有效率为97%。

③褥疮　《中国中西医结合杂志》(1993,11:696):给予局部皮肤清疮消毒后,采用双黄连粉针剂0.6克均匀涂在褥疮溃疡面,然后盖以无菌纱布,胶布固定,每日换药1次,10～14天为1个疗程,治疗压疮30例。结果:痊愈29例(96.7%);有效1例(3.3%);总有效率达100%。

④小儿流行性腮腺炎　《四川中医》(1995,8:47):用双黄连粉针剂治疗小儿流行性腮腺炎32例。结果:本组患儿经治均获痊愈。腮部肿胀消失时间最短者2天,最长者6天,平均3.5天。其他症状均在3天内消失。除1例见皮疹外,余无不良反应。

⑤小儿急性肠炎　《河南中医》(1996,5:311):用双黄连粉针剂治疗小儿急性肠炎(临床诊断为病毒性肠炎)70例,并随机分配,设对照组33例。结果:治疗组显效51例(72.9%),有效15例(21.4%),无效4例(5.7%),总有效率94.3%。对照组显效7例(21.2%),有效8例(24.2%),无效18例(54.6%),总有效率45.4%。差异具有高度显著性(P<0.01)。

⑥病毒性心肌炎　《中成药》(1997,2:50):用本方治疗病毒性心肌炎43例,并与西药能量合剂等进行疗效对照观察。结果:治疗组治愈29例,治愈率67.44%;好转9例,无效5例,总有效率88.37%;对照组20例,治愈8例,治愈率40%,好转7例,无效5例,总有效率75%。两组疗效比较,总有效率无统计学差异(P>0.05),但治疗组治愈率明显高于对照组(P<0.05),差异有显著性意义。

丑午丹

【方源】　《疡医大全》卷二十三。

【组成】　马蔺子(炒,研细)9克,牛黄1克,白蜜。

【用法】　梨1个(去皮),上剜一孔,去心,将药装入梨内,仍以盖盖之,竹签扦好,饭锅内炖熟,不可入水,服时入白蜜24克,捣烂食之,1日吃1个。

【功用】　止脓收口。

【主治】　痔疮、痔漏。

巴豆丸(1)

【方源】　《外台秘要》卷二十二引《广济》。

【组成】　巴豆(去皮心,熬,研如膏)10枚,大枣(取肉)20个,细辛(末)30克。

【用法】　上药相和,研为丸。以绵裹著所痛处咬之,1日3次。如有涕唾,吐却,勿咽入喉中。

【主治】　牙痛。

巴豆丸(2)

【方源】　《普济方》卷五十四。

【组成】　巴豆(去皮,熬)2枚,桃仁(去皮,熬)2枚,松脂大豆许。

【用法】　上药捣为2丸。绵裹塞耳中。

【主治】　耳鸣。

巴豆丸(3)

【方源】　《普济方》卷一九七。

【组成】　巴豆(去心皮)1枚,麝香如巴豆大,大枣(去皮)1个。

【用法】　上药捣为丸,如梧桐子大。先热发服1丸。

【主治】　疟疾。

巴豆方

【方源】　《普济方》卷五十四。

【组成】　巴豆、石菖蒲、松脂各等份。

【用法】　上以蜡熔为筒子，纳耳中，1日1易。

【主治】　肾气虚，耳内如风水鸣，或如钟磬声，卒患耳聋。

巴戟天散

【方源】　《医方类聚》卷十引《简要济众方》。

【组成】　巴戟天（去心）15克，茴香（微炒）30克，核桃仁（汤浸，去皮，研）30克。

【用法】　上药研为散，与胡桃仁再研令匀。每次6克，食前温酒调下；如不吃酒，煎曲汤调下。

【主治】　膀胱气块入腹或下坠，满闷疼痛。

水银膏（1）

【方源】　《太平圣惠方》卷四十一。

【组成】　水银30克，黄连（去须）60克，细墨30克。

【用法】　先以黄连并墨为细散，用不着水猪脂，和水银同研，令星尽。用涂疮上。

【主治】　白秃疮。

水银膏（2）

【方源】　《圣济总录》卷一三四。

【组成】　水银（唾研入药）、黄连（去须，为末）、胡粉（研）各30克。

【用法】　上药研为末，以乳汁调如糊。涂敷疮上，1日3～5次，即愈。

【主治】　①《圣济总录》：瘑疮。

②《普济方》：身体生风毒疮，恶疮；癣湿，痒不可忍。

水银膏（3）

【方源】　《普济方》卷三〇六。

【组成】　干姜、水银、猪脂（腊月者）各等份。

【用法】　上揉令相得即为丸。放碗中烧，以竹筒笼上，熏所肿处，未熏先破两处，然后熏即愈。

【主治】　恶蛇咬伤，已红肿烂者。

水照丸

【方源】　《圣济总录》卷一一一。

【组成】　海螵蛸（取白心用）、冰片、朱砂（飞过）各3克。

【用法】　上药研为极细末，用蜡和作细饼子。敷眼。

【主治】　眼生花翳。

水膏药

【方源】　《同寿录》卷四。

【组成】　好松香（研末）500克，蓖麻120克，百草霜120克。

【用法】　先将蓖麻肉捣烂，后取百草霜、松香末渐渐和入捣匀，捶千余杵成膏。不可放在火上，须用汤炖化摊贴。

【主治】　诸毒痈疽。

水瓢丸

【方源】　《医方类聚》卷二十五引《琐碎录》。

【组成】　百药煎、腊茶各等份，乌梅适量。

【用法】　上药研为细末，以乌梅为丸，如鸡头子大。含化。

【功用】　《本草纲目》引《事林广记》：消暑止渴。

【主治】　暑渴。

水火两滋汤

【方源】　《辨证录》卷六。

【组成】　熟地黄90克，肉桂6克，菟丝子30克。

【用法】　水煎服。

【主治】　水火两衰，热极不能熟睡，日夜两眼不闭者。

水陆三仙膏

【方源】　《医方经验汇编》。

【组成】　鲜荷叶（捣烂）2～3张，鲜菊叶（捣）1握，赤豆（研细面）30克。

【用法】　蜜和调。涂局部。

【主治】　重证大头瘟，头面红肿，破流秽水，状如烂瓜。

五 画

打虫化积丸

【方源】　《证治汇补》卷二。

【组成】　大黄(为末)165 克,槟榔 90 克,黑丑(头末)105 克。

【用法】　面糊为丸,如梧桐子大。听用。

【主治】　劳瘵。

扑 粉

【方源】　《医方考》卷一。

【组成】　龙骨、牡蛎、糯米各等份。

【用法】　上药研为末。扑身。

【主治】　服发汗药,出汗过多者。

【方论】　汗多有亡阳之戒,故用龙骨、牡蛎之涩以固脱;入糯米者,取其黏腻云尔,乃卫外之兵也。

扑肌散

【方源】　《普济方》卷三五三。

【组成】　黑附子(炮)7.5 克,牡蛎(盐泥煅)15 克,糯米(炒)60 克。

【用法】　上药研为末。以绢袋盛,身上扑之。

【主治】　汗不止。

艾叶汤

【方源】　《圣济总录》卷一五五。

【组成】　艾叶(捣,绞取汁)10 毫升,阿胶(炙令燥)15 克,蜜 30 克。

【用法】　水煎,去渣,分 2 次温服。

【主治】　妊娠卒下血不止,胎上逼心,手足逆冷欲死。

艾附丸

【方源】　《摄生众妙方》卷十。

【组成】　好香附 500 克,陈艾 120 克,陈醋 1 大碗。

【用法】　同煮,待香附子煮透,去艾,将香附炒干为末,醋面糊为丸,如梧桐子大。每次 100 丸,白汤任下。

【主治】　①《摄生众妙方》:妇人无子。

②《本草纲目》引《集简方》:男女心气痛,腹痛,少腹痛,血气痛,不可忍者。

艾附汤

【方源】　《魏氏家藏方》卷七。

【组成】　大附子(炮,去皮脐,切片)60 克,熟白艾 30 克,川姜(炮,洗)21 克。

【用法】　上药研为散。每次 9 克,水煎,去渣,食前温服。

【主治】　脏寒,大便下血。

艾姜汤

【方源】　《仁斋直指方论》卷二十六。

【组成】　艾叶 1 握,黑豆 100 粒,生姜适量。

【用法】　水煎,入生姜汁少许,稍热服。

【主治】　大便下脓血。

艾煎丸(1)

【方源】　《鸡峰普济方》卷十六。

【组成】　艾青 150 克,干姜 60 克,附子 30 克。

【用法】　上药研为细末,醋煮面糊为丸,如梧桐子大。每次 20 丸,空心醋汤送下。

【功用】　常服补血脏,解劳倦,止疼痛,消胀满,厚肌肉。

【主治】　冲任久虚,血海冷惫,脐腹疼痛,月候不匀,四肢怠堕,百节酸疼,饮食进退,下脏虚鸣,及妊娠不牢,赤白带下,面色萎黄,口淡无味,胸膈满闷。

艾煎丸(2)

【方源】　《普济方》卷三二三引《兰室秘藏》。

【组成】　北艾叶、当归各 60 克,香附 120 克。

【用法】　上醋煮半日,焙干为末,再用醋煮糊为丸。艾醋汤送下。

【主治】　①《普济方》引《兰室秘藏》:妇人诸虚。

②《医方大成》引《澹寮方》:妇人经候不调,血气刺痛,腹胁胀满,头晕恶心,崩漏带下,便血癥瘕。

③《妇科玉尺》:气滞经不行。

艾茸敷法

【方源】　《医宗金鉴》卷六十二。

【组成】　硫黄 15 克,雄黄 15 克,艾茸 500 克。

【用法】　上以硫、雄为末,同艾入水煎半日,水将干,取艾出,捣烂,温敷患处,再煎再易,10 余次为度。

【主治】　阴疮黑陷而不痛者。

平泻汤

【方源】　《辨证录》卷七。

【组成】　白芍 60 克,茯苓 30 克,白术 60 克。

【用法】　水煎服。

【功用】　平肝泻水。

【主治】　脏腑不调,肝乘脾土,湿气下行,久泻不愈。

【方论】　此方用芍药以平肝,用白术、茯苓健脾以去湿。肝气既平,不去刑土,而脾得养,无畏于木气之克。况湿去则土燥,无波可兴,何能作泻?

平肌散

【方源】　《圣济总录》卷一二六。

【组成】　黄狗头骨(烧灰)、鲮鲤甲(烧灰)各 3 克,乱发指大(烧灰)1 团。

【用法】　上药研为末。如疮口已干,用自津唾调湿敷之,1 日 3～4 次。

【主治】　①《圣济总录》:瘰疬已成漏疮,岁久不愈。

②《普济方》:痔久不合者。

平肺汤(1)

【方源】　《千金翼方》卷十五。

【组成】　麻黄(去节)、陈皮各 6 克,小麦 30 克。

【用法】　水煎服。

【主治】　肺气虚竭不足,乏气,胸中干,口中辟辟干。

平肺汤(2)

【方源】　《普济方》卷一六三引《指南方》。

【组成】　天冬、马兜铃、百部各 15 克。

【用法】　上药研为粗末。每次 15 克,水煎,去渣温服。

【主治】　①《永乐大典》引《指南方》:喘,肌肉渐瘦,骨蒸。

②《鸡峰普济方》:喘而发热,医者误投燥热,火邪熏肺,重加喘息,颊赤咽燥,其脉细数。

平胃汤

【方源】　《扁鹊心书·神方》。

【组成】　葶苈子(炒)30 克,肉桂(去粗皮,另研)30 克,马兜铃(去丝蒂)90 克。

【用法】　上药研为末。每次 9 克,水煎,食后细细呷之。

【主治】　老人气喘咳嗽。

平胃散

【方源】　《医方大成》卷十引《经济方》。

【组成】　红曲(年久者)9 克,甘草(炙)3 克,白术(面炒)4.5 克。

【用法】　上药研为末。每次 1.5 克,煎枣子米饮下。

【主治】　小儿吐逆频并,手足心热,不进饮食。

平嗽丸

【方源】　《青囊秘传》。

【组成】　知母 30 克,真川母(去心)30 克,巴豆霜 0.6 克。

【用法】　上药研为末,用米汤浆糊为丸服。

【主治】　多年冷嗽,气逆痰多,遇寒即发。

天瘢救苦散

【方源】　《痘疹心法》卷二十二。

【异名】　灭瘢散(《痘疹传心录》卷十五)、救苦灭瘢散(《景岳全书》卷六十三)、渗湿救苦散(《医宗金鉴》卷七十六)、救苦散(《梅氏验方新编》)。

【组成】　密陀僧、滑石各 60 克,白芷 15 克。

【用法】　上药研为细末。湿则干掺之,干则好白蜜调敷。

【主治】　痘疮痒破者。

正元散

【方源】　《传家秘宝》卷下。

【组成】　蓬莪术 30 克,金铃子(去核)7.5 克,硼砂 3 克。

【用法】　上药研为末,更加硼砂,炼过,研细和匀。每次 6 克,空心盐汤或温酒调下。

【主治】　气不接续,气短,兼治滑泄及小便数。

正气汤

【方源】　《兰室秘藏》卷下。

【组成】　黄柏(炒)3 克,知母(炒)4.5 克,甘草(炙)1.5 克。

【用法】　上药研为粗末。水煎,卧时服。

【主治】　盗汗。

【方论】　《医方考》:阴虚,则阳独活,故令有汗。火益元,则阴益亏。阴亏,则睡去之时,卫外之阳乘虚而入,卫虚无以固表,故令盗汗。经曰:壮水之主,以制阳光。故用黄柏、知母苦寒质润之品以主之,苦能泻火,寒能胜热,质润能滋阴;佐以甘草者,和其阴阳耳。

正阳汤

【方源】　《圣济总录》卷二十七。

【组成】　附子(炮裂,去皮脐)30 克,肉桂(去粗皮)22.5 克,干姜(炮)15 克。

【用法】　上药研为散。每次 15 克,水煎,去渣,食前温服。

【主治】　阴毒伤寒,上气喘促。

正舌散

【方源】　《袖珍方大全》卷一引《太平圣惠方》。

【组成】　蝎梢(去毒)7.5 克,茯苓(去木,锉,微炒)30 克,薄荷(焙)60 克。

【用法】　上药研为末。每次 6 克,温酒调下;或以擦牙颊间亦好。

【主治】　中风舌本强硬,语言不正。

正诚丹

【方源】　《重庆堂随笔》卷上。

【异名】　正诚露珠丹(《重订通俗伤寒论》)。

【组成】　透明朱砂(研极细,每砂 30 克用甘草水 30 克煎汤飞净,去头底,晒干,再研再飞,3 次为度),猪心中血(丝绵绞去渣,凡砂 30 克用心血 3 个,每次 1 个,拌砂晒干,再拌再晒,3 个用讫,再研

极细末)。

【用法】　上以糯米糊为丸,每重 2.1 克,阴干得 1.5 克,瓷瓶密收。每临文应事或卧时,以 1 丸嚼化。

【主治】　殚虑劳神,火升心悸,震惕不寐,遇事善忘。

正骨散

【方源】　《医方类聚》卷一八八引《烟霞圣效》。

【组成】　麻黄(去节)、木贼(去节)、甘草各等份。

【用法】　上药研为细末。每次 9 克,热酒调下。

【主治】　《普济方》:伤折骨损疼痛。

正真丹

【方源】　《普济方》卷三十九引《余居士选奇方》。

【组成】　硫黄(研)30 克,陈皮(去白)15 克,五灵脂 7.5 克。

【用法】　上先捣陈皮,次捣五灵脂、硫黄,同捣匀,面糊为丸,如梧桐子大。每次 50 丸,食前米饮送下。

【主治】　老人气虚满闷,大便秘涩,连日不通,不敢服下药者宜服此。

正铁箍散

【方源】　《证治准绳·疡医》卷一。

【组成】　贝母(去心)、白芷、苍耳草灰(醋拌晒干)各 60 克。

【用法】　上药研为细末。水调或香油调,贴疮上。

【主治】　痈疽无头起者。

【加减】　或加龙骨 6 克尤妙。

玉龙丹

【方源】　《一草亭目科全书》。

【组成】　雄黄(为末,水飞候干)9 克,寒水石(煅,为末)27 克,鸡肝一具。

【用法】　和匀,每日用鸡肝 1 具,竹刀切片,去净筋膜胆,用药 3 克,入酒,碗盛蒸食。

【功用】　开瞽。

【主治】　小儿疳积伤眼。

玉龙散

【方源】　《良朋汇集》卷二。

【组成】　玉簪花、蛇蜕各6克,丁香3克。

【用法】　上药研为末。每次3克,酒送下。

【主治】　小便不通。

玉红散

【方源】　《袖珍方大全》卷三。

【组成】　白矾60克,朱砂12克,白硇砂60克(先烧硇砂在锅内,次用白矾末在上至枯,烟尽为度)。

【用法】　上药研为末,敷痔;干用津唾调贴,湿干敷上。

【主治】　诸痔。

玉竹粥

【方源】　《药粥疗法》引《粥谱》。

【组成】　玉竹15～20克(鲜者30～60克),冰糖少许、粳米60克。

【用法】　先将新肥玉竹洗净,去掉根须,切碎并取浓汁后去渣;或用干玉竹煎汤去渣,入粳米,再加水适量煮为稀粥,粥成后放入冰糖,稍煮一二沸即可。

【功用】　滋阴润肺,生津止渴。

【主治】　肺阴受伤,肺燥咳嗽,干咳少痰或无痰,或高热后烦渴,口干舌燥,阴虚低热不退及各种类型心脏病的辅助疗法。

【宜忌】　胃有痰湿气滞,胃部饱满感,口腻多痰,消化不良,不喜饮水,舌苔厚腻者忌服。

玉抱肚

【方源】　《奇效良方》卷十三。

【组成】　针砂(炒)120克,白矾15克,肉桂30克。

【用法】　上药研为细末,和匀作1包,冰水调摊皮纸上,贴脐上下,以帛系之。如觉大热,即以衣衬之,药干,再以水湿令润,其热如初,可用3～4次。

【主治】　一切虚寒,下痢赤白,或时腹痛,肠滑不禁,心腹冷极者。

玉乳散

【方源】　《医方类聚》卷一四一引《烟霞圣效方》。

【组成】　黄丹3克,白面3克,精猪肉120克(作片子,撒药在内,纸裹了)。

【用法】　上药用文武火烧熟,用米饮同吃。

【主治】　泄血痢。

玉屏散

【方源】　《伤寒大白》卷一。

【组成】　黄芪、防风、甘草

【主治】　表气虚而恶寒者。

【加减】　元气虚,加参、术;阴血虚,加归、芍。

玉珠散

【方源】　《圣济总录》卷三十四。

【组成】　硫黄(舶上者)、滑石(色白者)、凝水石(烧)各30克。

【用法】　上药研为散。每次6克,艾汤调下。

【主治】　中暍,冒闷吐逆,头痛出冷汗。

玉真丹

【方源】　《普济方》卷一七七。

【组成】　黄柏(去粗皮)90克,滑石(净末)180克,知母30克。

【用法】　上药研为细末。滴水,空腹下。

【主治】　消渴。

玉壶丸

【方源】　《普济方》卷一一七引《广南卫生方》。

【组成】　白面(白者)120克,白矾(生用)15克,硫黄(生用)15克。

【用法】　上药研为末,新水为丸,如梧桐子大。每次30～50丸,新水送下,不拘时候。

【主治】　中暑伏热,昏困不省人事。

玉粉丸

【方源】　《玉机微义》卷二十七引《三因极一病证方论》。

【组成】　半夏(洗)15克,草乌(炒)、肉桂各0.5克。

【用法】　上药研为末,生姜自然汁浸蒸饼为丸,如鸡头子大。每次大人1丸,至夜含化。多年不愈亦有效。

【主治】　寒痰壅结,咽喉不利,语声不出。

玉粉散

【方源】　《外科启玄》卷十二。

【组成】　滑石(桂府粉,包,水飞过)30 克,甘草 9 克,冰片 1 克。

【用法】　上药研为细末。撒之疮上。

【主治】　胎漀皮疮。

玉液丹

【方源】　《圣济总录》卷七十七。

【组成】　白矾(熬令汁枯)60 克,硫黄、硝石各 15 克。

【用法】　上药研为末,即入砂瓶子内,以炭火熔成汁,取出候冷,更研令细,用面糊为丸,如绿豆大。每次 10 丸,空心米饮送下。

【主治】　休息痢;兼治肠风痔漏诸疾。

玉液散

【方源】　《博济方》卷三。

【组成】　半夏 30 克,生姜(去皮,切细)60 克,陈粟米(拣令净)60 克。

【用法】　上药一处烂捣,研、晒、焙干,为末。每次 5 克,水煎,去渣温服。

【主治】　①《博济方》:胃虚有痰。

②《御药院方》:咳嗽呕逆,不思饮食,烦躁恶心。

玉霜散

【方源】　《证治准绳·女科》卷二。

【组成】　石膏(细研,水飞过)60 克,寒水石(细研)30 克,生地黄适量。

【用法】　上药研为末。每次 3 克,以生地黄汁调下,不拘时候。

【主治】　妇人客热烦渴,头痛痰涌如泉。

玉露散(1)

【方源】　《小儿药证直诀》卷下。

【异名】　甘露散(原书同卷)、玉露饮(《活幼新书》卷下)。

【组成】　寒水石(软而微青黑,中有细纹者是)、石膏(坚白而墙壁,手不可折者是好)各 15 克,甘草(生)3 克。

【用法】　上药研为细末。每次 1～3 克,食后温汤调下。

【主治】　①《小儿药证直诀》:伤热吐泻,黄瘦。

②《世医得效方》:暑月出痘疹,烦燥热渴。

玉露散(2)

【方源】　《片玉心书》卷四。

【组成】　寒水石、滑石各 30 克,甘草 15 克。

【用法】　上药研为末。每次 3 克,冷水调下;或用此药煎汤吞理中丸。

【主治】　小儿五六月泄泻,寒少热多。

玉柱杖散

【方源】　《中藏经·附录》。

【组成】　黄芪、人参、茯苓各等份。

【用法】　上药研为末。每次 3 克,水煎,呷之,不拘时候。

【主治】　小儿疳瘦。

玉屏风散

【方源】　《麻科活人全书》卷三。

【组成】　黄芪(炙炒)30 克,当归 18 克,陈糯米(炒黄色)45 克。

【用法】　水煎服。

【主治】　麻后气血两虚,汗多,怔忡,神昏。

古墨霜

【方源】　《北京市中药成方选集》。

【组成】　灯心草 120 克,柿霜饼 480 克,冰片 18 克。

【用法】　上药研为细末,过罗装瓶,大瓶 4.8 克,小瓶 2.4 克。用凉开水蘸药少许抹患处。

【功用】　清胃热,祛火。

【主治】　胃火上攻,口舌生疮,糜烂肿疼。

去瘀饮

【方源】　《仙拈集》卷四。

【组成】　大黄(酒蒸)30 克,当归 15 克,桃仁(去皮尖)21 粒。

【用法】　鸡鸣时服。至天明取下淤血即愈。

【主治】　跌压淤血积痛难忍。

去翳散

【方源】 《仙拈集》卷二引《汇编》。

【组成】 蕤仁(去油)60 克,硼砂 3 克,麝香少许。

【用法】 上药研为细末。乳调点。

【功用】 去翳。

去术平胃散

【方源】 《易简方》。

【组成】 厚朴、橘红、甘草各等份。

【用法】 水煎服。

【主治】 酒疸,眼、头面遍身黄色。

去邪如扫汤

【方源】 《惠直堂方》卷二。

【组成】 王不留行 15 克,泽泻 9 克,白术 9 克。

【用法】 水煎服。1 剂通达如故。

【主治】 小便不通,膀胱气闭,面红耳赤,口渴烦躁。

术 汤

【方源】 《外台秘要》卷三十三引《古今录验》。

【组成】 白术 180 克,黄芩 90 克,白芍 120 克。

【用法】 上切。水煎,分 3 次服,半日令尽。微下水,令易生。

【主治】 ①《外台秘要》引《古今录验》:妊娠卒得心痛,欲死。
②《校注妇人良方》:妊娠内热心痛。

【宜忌】 忌桃、李、雀肉。

术 酒

【方源】 《太平圣惠方》卷九十五。

【组成】 白术(水淘,刷去黑皮,晒干粗捣)37.5 千克,细曲 5000 克,糯米 50 千克。

【用法】 以水煮令极软,稍稍溢水,少取汁看候黄色,乃压漉取汁,糯米炊熟,细曲捣碎,以术汁拌和入,密封,21 日开。1 日饮 3 杯。

【功用】 久服延年不老。

【宜忌】 忌桃、李、雀肉。

术芩汤

【方源】 《郑氏家传女科万金方》卷三。

【组成】 白术、黄芩、当归。

【用法】 水煎服。

【主治】 胎孕不安。

术香散

【方源】 《脉因证治》卷上。

【组成】 木香、蓬术各 30 克,干漆(炒烟尽)3 克。

【用法】 每次 3 克,醋汤下。

【主治】 心脾卒痛不忍。

术豉汤

【方源】 《圣济总录》卷二十二。

【组成】 苍术(炒)150 克,豉(炒)105 克,麻黄(去根节)60 克。

【用法】 上药研为粗末。每次 9 克,水煎,去渣热服。盖复出汗,未汗再服。

【主治】 天行时疫,三二日内,未经汗下。

术苓加桂汤(1)

【方源】 《辨证录》卷二。

【组成】 白术、茯苓各 30 克,肉桂 9 克。

【用法】 水煎服。

【主治】 脾虚不能运化,水湿停积,下不能行,涌而上行,而致口眼㖞斜,身欲颠仆,腹中鸣如囊裹浆之声。

术苓加桂汤(2)

【方源】 《辨证录》卷五。

【组成】 白术 30 克,茯苓 15 克,肉桂 3 克。

【用法】 水煎服。

【主治】 肾火不足,脾土虚衰,饮食之后,胸中倒饱,久久不已,遂成中满之症。甚则腹渐高大,脐渐突出,肢体渐浮胀。

术桂干姜汤

【方源】 《辨证录》卷一。

【组成】 白术 30 克,肉桂 9 克,干姜 9 克。

【用法】 水煎服。

【主治】 中寒。严寒之时,忽感阴冷,直入于腑,手、足、身皆冷,面目色青,口呕清水,腹中雷鸣,胸胁逆满,体寒发颤,腹中觉有凉气一裹,直冲而上,猝不知人。

术桂加泽泻汤

【方源】 《辨证录》卷二。

【组成】 白术 30 克,泽泻 9 克,肉桂 1.5 克。

【用法】 水煎服。

【主治】 腰痛,日重夜轻,小水艰涩,饮食如故者。

世传苍术散

【方源】 方出《保婴撮要》卷四,名见《医部全录》卷四一三。

【组成】 苍术(米泔浸,切片、焙)120 克,猪肝 60 克,粟米 50 克。

【用法】 上药研为末,猪肝批开掺药在内,用麻系定,粟米水煮熟,熏眼,候温,临卧每次 9 克。

【主治】 雀目。

甘醴

【方源】 《解围元薮》卷四。

【组成】 羊踯躅花 30 克,北大枣 50 枚,风藤 60 克。

【用法】 烧酒共入坛内,糠火煨。每次饮 30～50 毫升,令人昏迷 24 小时。酒未完而病已脱。

【主治】 麻痹,不省人事。

甘草丸

【方源】 《圣济总录》卷一一七。

【组成】 甘草(炙赤色)9 克,苦杏仁(汤浸去皮、尖、双仁,研)20 枚,黄连末 7.5 克。

【用法】 上药研为末,和匀。每次如杏仁大。绵裹含化咽津。

【主治】 口糜生疮,痛不得食。

甘豆散

【方源】 《产宝诸方》。

【组成】 黑豆 60 克,生姜(炒)9 克,甘草 6 克。

【用法】 水煎,豆熟为度。取汁缓缓服。

【功用】 易产,治风。

【主治】 难产三日,子母不相见。

甘连汤

【方源】 《宁坤秘籍》卷上。

【组成】 甘草 15 克,黄连(炒)3 克,干姜 3 克。

【用法】 水煎,温服。

【主治】 胎前泻痢。

甘松汤

【方源】 《普济方》卷二四二。

【组成】 荷叶心、藁本、甘松。

【用法】 煎汤。洗之。

【功用】 收湿拔毒。

【主治】 湿脚气。

甘柏散

【方源】 《普济方》卷三〇一。

【组成】 甘草、黄柏、白矾(烧令汁尽)。

【用法】 上药研为末。敷之疮上。

【主治】 疮疡。

甘草汤(1)

【方源】 《养老奉亲书》。

【组成】 甘草(切,熬)30 克,生姜(刮出皮,切)30 克,乌豆 60 克。

【用法】 水煎,去渣,空腹服之。

【主治】 老人冷热不调,下痢赤白,腹痛不止。

甘草汤(2)

【方源】 《圣济总录》卷七十五。

【组成】 甘草(炙,锉)15 克,生姜(切)7.5 克,生蜜 30 克。

【用法】 水煎,去渣,空腹温服。

【主治】 夏月暴下热痢。

甘草汤(3)

【方源】 《圣济总录》卷一五五。

【组成】 甘草(炙令赤)、阿胶(炙令燥)各 30 克,生干地黄(焙)15 克。

【用法】　上药研为粗末。每次 9 克,水煎,去渣温服。

【主治】　妊娠卒下血,胎动不安,或连腰酸痛。

甘草汤(4)

【方源】　《普济方》卷二一一引《十便良方》。

【组成】　甘草(炙)6 克,乌梅(微炒)5 枚,诃黎勒(煨,用皮)5 枚。

【用法】　水煎去渣,食前分 2 次温服。

【主治】　冷热痢,心神烦渴,腹痛,胸膈滞闷。

甘草汤(5)

【方源】　《医钞类编》卷十四。

【组成】　甘草梢、五倍子、黑豆。

【用法】　水煎服。

【功用】　解毒缓急。

【主治】　筋疝。茎筋掣痛,挺胀不收,白物如精随溲而下,此得之房术。

甘草饮(1)

【方源】　《外台秘要》卷三十七引《小品方》。

【组成】　甘草(炙)6 克,大黄(别渍)9 克,黄芩6 克。

【用法】　水煎服。以利为度。

【主治】　①《外台秘要》引《小品方》:服五石散后,食便吐出,不得安住者,由癖故也。

②《圣济总录》:乳石发内,热结不除,或已饮酒、冷食、澡洗,犹不解,或腹胀头痛眼目疼,或先有癖实不消,或连饮不食,或时作心痛。

甘草饮(2)

【方源】　《圣济总录》卷一四六。

【组成】　甘草(生,锉)60 克,葛根粉(研)30克,白蜜 15 克。

【用法】　以水先煎甘草减半,纳葛粉并蜜,更煎沸,去渣,温服。如食顷再服。

【主治】　中药毒,心痛烦闷。

甘草散(1)

【方源】　《太平圣惠方》卷十。

【组成】　甘草(生用)30 克,川升麻、射干各15 克。

【用法】　水煎,去渣,分 4 次服,日 3 次,夜 1次服。

【主治】　伤寒二三日,毒气攻咽喉痛肿。

甘草散(2)

【方源】　《太平圣惠方》卷三十一。

【组成】　甘草(炙微黄,锉)30 克,黄芩 30 克,麦门冬(去心,焙)30 克。

【用法】　上药研为粗散。每次 9 克,水煎,去渣温服,不拘时候。

【主治】　骨蒸肺痿,心中烦热。

甘草散(3)

【方源】　方出《太平圣惠方》卷三十九,名见《圣济总录》卷一四六。

【组成】　甘草(生,锉)、贝齿、胡粉各 30 克。

【用法】　上药研为细散。每次 6 克,水调下。

【主治】　食诸菜中毒。

甘草散(4)

【方源】　《太平圣惠方》卷九十三。

【组成】　甘草(炙微赤,锉)10 克,乌梅(微炒)10 克,诃黎勒(煨,用皮)2 枚。

【用法】　上药研为粗散。每次 3 克,入生姜少许,水煎,去渣温服,不拘时候。

【主治】　小儿痢渴不止。

甘桔汤(1)

【方源】　《普济方》卷三八四引《钱氏方》。

【组成】　桔梗 30 克,甘草(炒)60 克,阿胶。

【用法】　上药研为细末。每次 6~9 克,加阿胶半片(炮过),水煎,食后温服。

【主治】　①《普济方》引《钱氏方》:上焦热,咽痛。

②《医学纲目》:嗽脓血。

甘桔汤(2)

【方源】　《御药院方》卷九。

【组成】　桔梗、苦杏仁(汤浸,去皮尖,麸炒)各60 克,甘草(炙)30 克。

【用法】　上药研为粗散。每次 15 克,水煎,去渣,微温时时服。

【功用】 下一切气。

【主治】 胸中结气,咽喉不利。

甘桔汤(3)

【方源】 《痘疹全书》卷下。

【组成】 桔梗(米泔制)、牛蒡(炒,研)、甘草。

【用法】 水煎服。

【主治】 痘疮之后,咽喉痛。

甘桔汤(4)

【方源】 《疡医大全》卷二十一。

【组成】 甘草、桔梗、麦冬各30克。

【用法】 水煎服。

【主治】 胃痛,小便赤涩,腹满不食。

甘桔汤(5)

【方源】 《幼科类萃》卷二十五。

【组成】 人参(去芦)15克,桔梗(蜜浸,炒)30克,甘草(半生半炙)6克。

【用法】 上药研为散。水煎,不拘时服。

【主治】 小儿感冒风热,火气熏逼,痘疮蕴毒上攻,咽喉肿胀,痰气不顺,咳嗽失音。

甘菊汤

【方源】 《揣摩有得集》。

【组成】 白菊花30克,金银花4.5克,生甘草9克。

【用法】 水煎服。

【主治】 一切疔毒,不论生于何处。

甘遂丸

【方源】 《太平圣惠方》卷五十四。

【组成】 甘遂(煨令微黄)15克,蒜瓣(煨熟,研)15克,黑豆(炒熟)15克。

【用法】 上药除蒜外,捣罗为末,用蒜并枣肉为丸,如梧桐子大。每次10丸,以木通汤送下,1日2次。

【主治】 卒身面水肿,上气喘息。

甘露饮

【方源】 《普济方》卷三九五。

【组成】 石膏、寒水石各30克,甘草9克。

【用法】 上药研为末。3岁1.5克,灯心汤调下,暑热,冷水调下。

【主治】 小儿伏热吐泻,兼中暑昏迷,烦渴不止,心燥体热,头痛及伤风体热,烦渴嗞煎。

【宜忌】 立夏后、立秋前宜用,余月不可。

甘氏乌膏

【方源】 《医心方》卷十七引《古今录验》。

【组成】 水银30克,黄连60克,墨6克。

【用法】 猪膏和,熟研,调如脂,敷。

【主治】 天下众创,医术不能愈,有虫者。

甘草豆方

【方源】 《养老奉亲书》。

【组成】 甘草30克,乌豆45克,生姜(切)15克。

【用法】 水煎,去渣,冷渐食服之。

【主治】 ①《养老奉亲书》:老人中风,热毒心闷,气壅昏倒。

②《寿亲养老新书》:冬月小儿诸热毒。

甘芍附子汤

【方源】 《医级》卷七。

【组成】 甘草、白芍、附子。

【用法】 水煎服。

【主治】 汗出过多,阳虚营竭。

甘豆竹叶汤

【方源】 《女科秘旨》卷二。

【组成】 甘草、黑豆、淡竹叶各等份。

【用法】 煎浓汁服。

【主治】 误服毒药,伤胎欲堕。

甘草附子汤

【方源】 《普济方》卷一四〇引《指南方》。

【组成】 甘草30克,附子(炮,去皮脐)30克,桂(去皮)120克。

【用法】 上药研为粗末。每次15克,水煎,去渣服。

【主治】 伤寒虚汗不止。

甘草粉蜜汤

【方源】 《金匮要略》。

【处方】　甘草12克,粉1.5克,蜜12克。

【用法】　先甘草水煎,去渣,纳粉、蜜,搅令匀,煎如薄粥,温服。

【功用】　安蛔止痛,解毒和胃。

【主治】　蛔虫之为病,令人吐涎,心痛,发作有时,毒药不止。

【配伍分析】　①《金匮玉函经二注》:以饮食入胃,胃中有热则虫动,虫动则胃缓,胃缓则廉泉开,故吐涎。蛔上入膈,故心痛。蛔闻食臭出,得食则安,故发作有时也。毒药不止者,蛔恶之不食也。蛔喜甘,故用甘草蜜之甘,随所欲而攻之,胡粉甘寒,主杀三虫,蛔得甘则头向上而喜食,食之即死,此反佐以取之也。

②《成方便读》:吐涎心痛,皆由虫食上膈,故俱作止有时。所谓蛔饱而静则不痛,蛔饥求食,扰乱胃中则痛而吐涎。毒药不止者,用毒药攻杀之品,而虫不去也。大抵虫之所食,亦有喜恶,故用正治之法而不去者,必用其所喜之味以诱之。甘草、白蜜之甘,而搅以白粉善杀虫者,诱之使食,待甘味既尽,毒性便发,虫患乃除,此医药之变诈也。

③《金匮要略辑义》:案:粉,诸注以为铅粉;然古单称粉者,米粉也。而《备急千金要方》诸书,藉以治药毒,并不用铅粉。盖本方非杀虫之剂,乃不过用甘平安胃之品而使蛔安,应验之于患者,始知其妙而已。

④《金匮要略今释》:若用粉锡,则不当单称粉,且经文云毒药不止,示本方为平剂也。用粉锡杀虫,则仍是毒药矣!若用甘草粉,依桃花汤用赤石脂之例,当甘草150克,100克锉,50克筛末。今直云甘草100克,粉50克,明非甘草粉也。若谓粉即粉草,将谓水即水银,豆即豆蔻乎?强辞甚矣!惟本方改用粉锡,亦可下蛔,改用草粉,亦可缓急迫,故尾台、雉间各以其试效云尔。

【验案】　①妊娠合并胆道蛔虫病　《新中医》(1984,11:44):陈某某,27岁。因右上腹钻顶痛,频繁呕吐,吐蛔十余条,收入住院治疗。呈痛苦病容,面部潮红,呻吟,精神差,眼睑下凹,口唇干燥,腹痛隆而软,剑突下压痛,宫底脐上二横指,胎心音140次/分,无宫缩及出血。诊断为:胆道蛔虫合并感染;轻度脱水。经中西医服镇痛、驱蛔两法治疗3天后,疼痛仍不止,阵痛频作,每痛则大汗淋漓,唇干喜饮,舌少津,不大便,尿少黄,神疲脉细,属气

阴虚乏之症。用生甘草15克,蜂蜜12克,粳米粉10克,以生甘草煎汤,乘温冲粉、蜜顿服。2剂后诸症缓解,住院6天痊愈出院。足月后顺产一男婴。

②十二指肠球部溃疡　《浙江中医杂志》(1985,8:352):郭某,男,40岁。上腹部持续隐痛、烧灼感已年余,多在夜间痛醒,进食后稍减;痛处喜温喜按,伴有泛酸,纳差,便溏,舌淡苔白,脉沉。西医诊断为十二指肠球部溃疡。证属脾胃气虚,治宜益气和胃止痛,用甘草粉蜜汤:炙甘草30克,粳米粉20克,蜂蜜6克,早晚饭前服。3剂后,疼痛及反酸均减轻。服2个月后,钡餐造影示龛影基本消失。

③蛔厥　《湖北中医杂志》(1986,3:47):郭某某,8岁。肢冷,腹痛,呕吐清水,痛时上腹部可摸到不规则包块,痛止时消散,诊为"蛔厥"。遂投乌梅丸加减与服,次日其父谓服药后已下蛔虫,但腹痛不止。诊之,肢冷已除,呕吐好转,但腹痛不止而包块已无。说明蛔得驱而腹痛不止,符合《金匮要略》甘草粉蜜汤之证。遂令买甘草30克煎水,加米粉、白蜜调匀,徐徐饮服。服两小时后,腹痛开始缓解,半天后停止。后用此法治愈多例。

甘草麻桂汤

【方源】　《症因脉治》卷三。

【组成】　甘草、麻黄、桂枝

【用法】　水煎服。

【主治】　寒湿腹胀,身重身冷无汗。

甘桔黑豆汤

【方源】　《证因方论集要》卷一。

【组成】　甘草、桔梗、黑大豆

【用法】　水煎服。

【功用】　解毒开提。

【主治】　肺痈初发。

【方论】　甘草和中解毒,黑豆散热解毒,桔梗开提肺气,初发用之,毒自解散。

甘遂麻黄散

【方源】　方出《太平圣惠方》卷五十四,名见《普济方》卷一九三。

【组成】　甘遂(煨令微黄)30克,麻黄(去根节)30克,桑白皮(锉)30克。

【用法】　上药研为细散。每次 6 克,煮赤小豆汁调下,1 日 2 次以利为度。

【主治】　卒身面水肿,喘息气促,小便赤涩。

甘桔加栀子汤

【方源】　《医部全录》卷四九三。

【组成】　桔梗、甘草、栀子各等份。

【用法】　水煎服。

【主治】　痘疹烦不得眠。

甘遂牵牛子丸

【方源】　《名家方选》。

【组成】　甘遂、牵牛子、大黄各等份。

【用法】　上药研为末,糊为丸,如梧桐子大。每次 3～6 克,开水送下。

【主治】　上部郁热诸疾,龋齿者。

甘草小麦大枣汤

【方源】　《金匮要略》卷下。

【组成】　甘草 9 克,小麦 30 克,大枣 10 枚。

【用法】　水煎,分 3 次温服。

【功用】　①《血证论》:养胃生津,化血润躁。

②《金匮要略讲义》:补益心脾,安神宁心。

【主治】　①《金匮要略》:妇人脏躁,喜悲伤欲哭,象如神灵所作,数欠伸。

②《类聚方广义》:痫症狂症,因平素忧郁无聊,夜夜不眠,发则恶寒发热,战栗错语,心神恍惚,居不安席,酸泣不已者。

③《方函口诀》:小儿啼泣不止者。

【方论】　①《金匮要略论注》:小麦能和肝阴之客热而养心液,具有消烦利溲止汗之功,故以为君;甘草泻心火而和胃,故以为臣;大枣调胃,而利其上壅之燥,故以为佐。盖病本于血,心为血主,肝之子也;心火泻而土气和,则胃气下达;肺脏润,肝气调,燥止而病自除也;补脾气者,火为土之母,心得所养,则火能生土也。

②《金匮要略心典》:五志生火,动必关心,脏阴既伤,穷必及肾也。小麦为肝之谷,而善养心气;甘草、大枣甘润生阴,所以滋脏器而止其燥也。

③《血证论》:三药平和,养胃生津化血;津水血液,下达子宫,则脏不燥,而悲伤太息诸证自去。此与麦门冬汤滋胃阴以达胞宫之法相似,亦与妇人乳少催乳之法相似。乳多即是化血之本,知催乳法,则知此汤生津液润燥之法。

④《绛雪园古方选注》:小麦苦谷也。经言“心病宜食麦”者,以苦补之也。心系急则悲,甘草大枣甘以缓其急也,缓急则云泻心,然立方之义,苦生甘是生法,而非制法,故仍属补心。

【验案】　①脏躁　《孙氏医案》:表嫂孀居 20 年矣。右瘫不能举动,不出门者 3 年,今则神情恍惚,口乱语,常悲泣。诘其故,答曰:自亦不知为何故也。诊之,两寸脉短涩,以石菖蒲、远志、当归、茯苓、人参、黄芪、白术、附子、晚蚕沙、陈皮、粉草,服 4 帖,精神较好于前,但悲泣如旧,夜更泣。予思仲景大枣小麦汤,正与此对。即与服之,两帖而瘳。方用大枣 12 枚,小麦 30 克,大甘草(炙过)9 克,水煎饮之。

②妇女更年期综合征　《福建中医药》(1960,10:17):用本方治疗妇女更年期综合征 30 例,显效 22 例,进步 4 例,有效 4 例。

③歇斯底里精神性发作　《中医杂志》(1960,2:32):本方治疗歇斯底里精神发作 25 例,主要症状为神态恍惚,无故悲伤,哭泣叫嚷吵闹,躁扰不宁,夜卧不安等。治疗后均获痊愈。

④癫痫小发作　《浙江中医杂志》(1984,3:106):赵某某,男,4 岁。半年来几乎每日频繁发作窦眼,咀嚼,双手肌肉小抽搐等动作,每次历时几十秒钟,止后如常。诊断为癫痫小发作。用苯妥英钠后无明显好转。症见颈软,精神不振,问答稍迟缓,舌质淡红,苔薄白,脉弦细。经用甘麦大枣汤加味,5 剂后,病情基本停止,再以本方合六君子汤调理获愈。

⑤肺源性心脏病并发心律失常　《实用中西医结合杂志》(1995,7:439):用本方加味:加党参、黄芪、当归、茯神、远志、生地黄、五味子,每日 1 剂,水煎服,15 天为 1 疗程,治疗肺心病并发心律失常 36 例。并随症加减。结果:显效(心悸、脉结代症状消失,连续 3 次心电图证实无心律失常)26 例,有效 8 例,总有效率为 94%。

⑥经前躁郁证　《陕西中医》(2004,3:275):张某,女,16 岁,13 岁初潮,月经正常。最近 1 年每逢经前脾气暴躁,心神不安,经后恢复正常。查其病情,患者精神不佳,情志抑郁,多愁善感,舌红少苔,脉细数。证属经前躁郁证,用甘麦大枣汤治疗:炙

甘草 10g,淮小麦 30g,大枣 5 枚,水煎服。服药 3
剂,家长告知情绪已较前安定,发脾气少了,继服 5
剂告愈。嘱其下次月经前 5 天开始服 5 剂,连续调
治 3 个月。

【实验研究】　镇静作用　《国外医学·中医中
药分册》(1983,3;53):保田和美报道,本方水提取
物对环己烯巴比妥的睡眠时间稍有延长作用。在
对大鼠自发运动量的实验中,口饲至第三四天后,
可观察到运动量减少。

甘草桔梗升麻汤

【方源】　《云岐子保命集》卷下。

【组成】　甘草 15 克,桔梗 30 克,升麻 15 克。

【用法】　上药研为散。每次 6 克,水煎服。

【主治】　小儿斑出欲透,皮肤身热,咽喉不利。

石干散

【方源】　《痘疹传心录》卷十五。

【组成】　石干、木香、黑丑各等份。

【用法】　上药研为末。每用 3 克,姜汤调下。

【主治】　膨胀。

石灰散(1)

【方源】　《普济方》卷三〇七。

【组成】　蜈蚣草、雄黄、石灰各等份。

【用法】　上药研为末。敷蜇处。

【主治】　虫、蛇、蜂、蝎、元蛇、蜘蛛、沙虫等伤。

石灰散(2)

【方源】　《疡科选粹》卷七。

【组成】　陈石灰 240 克,黄柏末 30 克,商陆根
(去筋,净末)60 克。

【用法】　上药研为末,和匀。油调敷。

【主治】　杖疮。

石灰散(3)

【方源】　《仙拈集》卷四引内府方。

【组成】　陈石灰(炒粉红色)60 克、大黄、五倍
各 30 克。

【用法】　上药研为末。醋调涂。

【主治】　一切肿痛。

石灰膏

【方源】　《圣济总录》卷一三九。

【组成】　石灰末(炒)、苦杏仁(汤浸,去皮尖双
仁,炒)各 60 克,猪膏(切)250 克。

【用法】　合煎,令苦杏仁黄,药成,绞去渣。涂
疮上,日夜 5～6 次。

【功用】　止血、定痛、生肌。

【主治】　金疮血不止,疼痛。

石珍散

【方源】　《青囊秘传》。

【组成】　熟石膏 60 克,青黛、黄柏各 9 克。

【用法】　上药研为细末。香油调敷。

【主治】　一切疮痍破烂,作痛掀赤者。

石南散

【方源】　《妇产科学》。

【组成】　石南叶 15 克,仙灵脾 15 克,蛇床子
15 克。

【用法】　上药研为细末。每次 3 克,1 日 3
次。亦可改为汤剂煎服,如量作 1 剂。

【功用】　温肾助阳,祛风止痒。

【主治】　肾虚阳衰之外阴白斑。伴经来过少
或经闭,面色不华,小腹冷感,腰酸乏力。

【方论】　方中石南叶益肾祛风;仙灵脾、蛇床
子温肾止痒。

石胆丸

【方源】　《太平圣惠方》卷三十六。

【组成】　石胆 9 克,黄柏(末)3 克,蟾酥少许。

【用法】　上药研为细末,面糊为丸,如皂荚子
大。每次 1 丸,用水化破,以篦子取少许,涂于疮
上,日夜 2～3 次。

【主治】　口舌疮肿。

石胆散(1)

【方源】　《太平圣惠方》卷三十四。

【组成】　石胆 15 克,鲫鱼(长 10 厘米者,开肚
满填盐,烧鱼焦)1 枚,雄黄 0.3 克。

【用法】　上药研为细末。先以泔汤洗口及疮
上,用散贴之,每日 3～5 次,夜后漱口后贴之,其疮

便愈。

【主治】 急疳,唇口赤疮出者。

石胆散(2)

【方源】 方出《太平圣惠方》卷三十四,名见《普济方》卷六十七。

【组成】 牛膝(烧灰)、石胆、麝香各 10 克。

【用法】 上药研为细末。临卧时先漱口,后撒药于牙缝上。

【主治】 急疳。

石胆散(3)

【方源】 《太平圣惠方》卷九十。

【组成】 石胆 15 克,蚺蛇胆、龙脑各 7.5 克。

【用法】 上药研为细散。每用少许,涂于疮上,1 日 3 次。以愈为度。

【主治】 小儿口疮赤烂。

石胆散(4)

【方源】 《杨氏家藏方》卷二十。

【组成】 胆矾、密陀僧、轻粉各等份。

【用法】 上药研为细末。津唾调擦之。数次除根。

【主治】 腋气。

石胆膏

【方源】 《太平圣惠方》卷三十六。

【组成】 石胆(细研)7.5 克,密陀僧(细研)15克,蜜 90 克。

【用法】 上药相和于银器中,慢火熬成膏。每用少许涂疮上,咽津。立效。

【主治】 久口疮及内痔疮。

石莲汤

【方源】 《圣济总录》卷一二四。

【组成】 莲子(炒,取肉)、人参、杵头糠各7.5 克。

【用法】 上药研为粗末。每次 9 克,水煎,去渣,食后温服,1 日 3 次。

【主治】 咽喉如有物噎塞,饮食不下。

石莲散(1)

【方源】 《妇人良方大全》卷二十二引《妇人经验方》。

【组成】 莲子(炒)30 克,茯苓 30 克,丁香15 克。

【用法】 上药研为细末。每次 9 克,米饮调下,不拘时候。

【主治】 ①《妇人良方大全》引《妇人经验方》:产后气吃噎,吐逆,心怔目晕,不思饮食。

②《济阴纲目》:产后胃寒咳逆,呕吐不食,或腹作胀。

【方论】 《济阴纲目》:石莲,其味甘,其性降,故能益胃清水而治呕。况加茯苓以下气,丁香以散寒,生姜佐之。

石莲散(2)

【方源】 方出《校注妇人良方》卷十八,名见《医略六书》卷三十。

【组成】 人参、莲子(不去心)、石菖蒲各等份。

【用法】 上药研为散。每次 15 克,水煎服。

【主治】 ①《校注妇人良方》:产后不语。

②《医略六书》:产后气虚挟热,不语,脉沉濡数者。

【方论】 产后气虚挟热,心包受病而心窍不通,神机闭遏,故令不语焉。石莲清心气以除热,人参助心气以益虚,石菖蒲开通心窍,以鼓舞神机也。为散水煎,使心气内充,则心热自化,而心窍无不通,何不语之足患哉。

石脂散

【方源】 《产乳备要》。

【组成】 赤石脂 18 克,干姜 12 克,糯米 30 克(炒黄)。

【用法】 上药研为末,分为 2 服。水煎,食前温服。

【主治】 妊娠泻痢。

石脂膏

【方源】 《良方合璧》卷下。

【组成】 赤石脂、寒水石、大黄各等份。

【用法】 上药研为末。用新汲水调敷患处。

【主治】 烫火伤赤烂,热痛不止。

石葛汤

【方源】 《寿世保元》卷二。

【组成】　石膏 150 克,葛根(锉)、生姜(锉)各 15 克。

【用法】　上药研为粗散。每次 15 克,水煎,温服。

【主治】　饮酒过多,大醉难醒。

石碱丸

【方源】　《经验良方》。

【组成】　石碱 24 克,芦荟、大黄各 6 克。

【用法】　上药研为末,为丸如麻子大。每次 1.5 克,开水送下,1 日 3 次。

【主治】　黄疸并肝脾闭塞。

石斛散

【方源】　《圣济总录》卷一一〇。

【组成】　石斛(去根)、仙灵脾(锉)各 30 克,苍术(米泔浸,切,焙)15 克。

【用法】　上药研为散。每次 9 克,空腹米饮调下,1 日 2 次。

【主治】　雀目,昼视精明,暮夜昏暗,视不见物。

石榴汤

【方源】　《外台秘要》卷二十六引《广济方》。

【组成】　醋石榴根(东引者)1 大握,芜荑 90 克,牵牛子(熬末)15 克。

【用法】　水煎,去渣,别和牵牛子末,分 3 次服。

【主治】　寸白虫,虫如马蔺叶大,于下部出不尽,令人渐渐羸瘦。

【宜忌】　忌生冷、猪、鱼、牛肉、白酒、葵笋等。

石膏汤(1)

【方源】　方出《太平圣惠方》卷五十三,名见《普济方》卷一七九。

【组成】　麦冬(去心)30 克,石膏 60 克,芦根(锉)30 克。

【用法】　上药研为散。每次 15 克,水煎,去渣,不拘时候温服。

【主治】　热极渴不止。

石膏汤(2)

【方源】　《圣济总录》卷二十九。

【组成】　石膏(研)60 克,荆芥穗 30 克,青竹茹 15 克。

【用法】　上药研为粗末。每次 9 克,水煎,去渣,食后温服。

【主治】　伤寒后阴阳易,头痛壮热。

石膏汤(3)

【方源】　《圣济总录》卷一四六。

【组成】　石膏 150 克,葛根(锉)、生姜(细切)各 90 克。

【用法】　上药研为粗散。每次 15 克,水煎,去渣温服,不拘时候。

【主治】　饮酒过多,大醉不醒。

石膏汤(4)

【方源】　《保命集》卷中。

【组成】　石膏 60 克,知母 15 克,白芷 21 克。

【功用】　解利伤寒。

【主治】　伤寒身热。

石膏散(1)

【方源】　《太平圣惠方》卷八十二。

【组成】　石膏 30 克,人参、龙骨各 15 克。

【用法】　上药研为细散。每次 3 克,水煎,去渣,温服。

【主治】　小儿夜啼,壮热惊惧。

石膏散(2)

【方源】　《普济方》卷七十。

【组成】　石膏、细辛、柳根各等份。

【用法】　上药研为末,搽牙。

【功用】　除腐气,牢牙。

石膏散(3)

【方源】　《魏氏家藏方》卷一。

【组成】　石膏、赤芍各 30 克,川芎 9 克。

【用法】　上药生用,为细末。每次 3 克,食后、临卧茶清调。

【主治】　偏正头风。

石膏散(4)

【方源】　《卫生宝鉴》卷九。

【组成】　川芎、石膏、白芷各等份。

【用法】　上药研为末。每次 12 克,热茶清调下。

【主治】　①《卫生宝鉴》:头痛。

②《杏苑生春》:阳明头痛,目痛鼻干,恶热。

③《疡科心得集》:阳明风热头痛,或孕妇乳房结核。

石膏煎

【方源】　《太平圣惠方》卷十八。

【组成】　石膏(研)250 克,蜜 75 毫升,地黄汁 75 毫升。

【用法】　以水先煮石膏取汁,乃纳蜜及地黄汁,复煎,去渣,每次 15 克,含咽。

【功用】　洗心除热。

【主治】　热病口疮,喉中鸣。

石蟹散

【方源】　《圣济总录》卷一五六。

【组成】　石蟹(碎)1 枚,乳香 7.5 克,滑石 45 克。

【用法】　上药研为细散。每次 3 克,煎灯心汤调下。

【主治】　妊娠子淋,日夜频数涩痛。

石中黄散

【方源】　《普济方》卷三〇七。

【组成】　槐花、五倍子(去虫)、石中黄粉各等份。

【用法】　上药研为末,水调涂。

【主治】　蛇伤。

石莲子散

【方源】　《古今医统大全》卷八十三。

【组成】　莲子 15 克,石菖蒲、人参各 6 克。

【用法】　上药研为细末,分作 3 服。不拘时候。陈米饮调下。

【主治】　噤口痢。

石菖蒲散

【方源】　《圣济总录》卷五十九。

【组成】　石菖蒲 30 克,瓜蒌根 60 克,黄连(去须)15 克。

【用法】　上药研为散。每次 6 克,食后、临卧新汲水调下。

【主治】　消渴,日夜饮水,随饮即利。

石榴皮汤

【方源】　《霉疠新书》。

【组成】　石榴皮、香附各 30 克,甘草 6 克。

【用法】　水煎,去渣温服。

【主治】　霉疮。

石榴皮散

【方源】　《太平圣惠方》卷五十九。

【组成】　酸石榴皮 30 克,龙骨(烧过)30 克,诃黎勒(煨,用皮)30 克。

【用法】　上药研为细散。每次 6 克,以粥饮调下,不拘时候。

【主治】　赤白痢,日夜行数不减。

石榴皮煎

【方源】　《太平圣惠方》卷九十三。

【组成】　酸石榴皮(炙令焦,锉)、黄连(去须,锉,微炒)、赤石脂各 6 克。

【用法】　上药研为粗末,水煎,去渣,纳蜡 30 克更煎。每次 15 毫升,不拘时候温服。

【主治】　小儿冷热痢不止。

石榴根汤

【方源】　《圣济总录》卷九十九。

【组成】　酸石榴根 1 握,楝皮 30 克,槟榔(锉,捣为末)3 枚。

【用法】　上药除槟榔末外,以水煎,去渣,入槟榔末搅匀,分 2 次温服。

【主治】　寸白虫。

石膏神术汤

【方源】　《伤寒大白》卷一。

【组成】　石膏、熟苍术、甘草。

【主治】　湿温身痛。

【加减】　上部痛,加防风、荆芥、白芷、川芎;下部痛,加防己、秦艽、黄柏。

龙凤膏

【方源】　《鲁府禁方》卷四。

【组成】　凤凰壳(即出鸡蛋壳,不拘多少,微火炒黄色,为细末)、蚯蚓粪末各等份,腊月猪脂适量。

【用法】　用腊月猪脂油调膏。敷疮。

【主治】　一切恶疮。

龙石散

【方源】　《幼幼新书》卷三十四引《张氏家传》。

【组成】　寒水石(烧 1 日)500 克,冰片 3 克,朱砂(飞)30 克。

【用法】　上药研为细末。每用少许擦患处,咽津。儿疮疹攻口齿,先用化毒丹,次用此药擦之。

【主治】　上膈壅热。咽喉肿塞疼痛,口舌生疮。

龙衣散

【方源】　《治疹全书》卷下。

【组成】　蛇蜕(全者)1 条,马勃 30 克,皂角 24 粒。

【用法】　上入小瓷罐内,盐泥封固,烧赤,勿令烟出,候令存性为末,食后温水调下。

【主治】　疹后因潮不尽,热毒上攻于目。翳膜侵睛,或成珠子,或如蟹眼,在黑睛上者。

龙肝散

【方源】　《圣济总录》卷一四三。

【组成】　伏龙肝、铅丹、牡蛎各 15 克。

【用法】　上药研为散,再同研细。每次 6 克,陈米饮调下,不拘时候。

【主治】　肠风泻血。

龙乳膏

【方源】　《惠直堂方》卷二。

【组成】　龙胆草 500 克。

【用法】　铜锅煎成膏,用白蜜收之,每 30 克加冰片 1.5 克,瓷器盛之,勿泄气。临时取出,用健壮妇人乳调开,点眼。

【主治】　一切目疾。

龙砂汤

【方源】　《鸡峰普济方》卷二十五。

【组成】　朱砂 60 克,甘草、盐各 30 克。

【用法】　上将甘草同盐炒,候甘草黄熟取出,泻在缩砂上,即以盏碗盖之,候冷,同为细末。每次 6 克,开水调服。

【功用】　和气。

龙骨丸

【方源】　《普济方》卷三十三引《卫生家宝》。

【组成】　龙骨、牡蛎各 15 克。

【用法】　上药研为细末,同入鲫鱼腹内,用纸裹,入火内炮熟为度,取出和鱼肉杵为丸。每日用鲫鱼(大小无拘)3~4 尾,只看上件药尽为度。每日 20 丸,空腹米饮送下。

【主治】　肾虚白浊,赤浊。

【加减】　服时看药效如何,更加茯苓 15 克,远志 15 克尤佳。

龙骨散(1)

【方源】　《医心方》卷五引《集验方》。

【组成】　龙骨 7.5 克,贝齿(烧)3 枚,白矾 7.5 克(烧)。

【用法】　上药研为散。着眦头上,1 日 2 次。

【主治】　白翳覆瞳子黑睛。

龙骨散(2)

【方源】　《太平圣惠方》卷五十九。

【组成】　龙骨、艾叶(炒)各 30 克,鳖头骨(涂酥炙令焦黄,研)2 枚。

【用法】　上药研为散。每次 6 克,食前粥饮调下。

【主治】　诸痢疾脱肛,久不止。

龙骨散(3)

【方源】　《普济方》卷三九五。

【组成】　龙骨 7.5 克,赤石脂、朱砂(去皮)各 30 克。

【用法】　上药研为末。小儿每次 0.75~1.5克,大人 3 克,面汤送下。

【主治】　大人、小儿吐利。

【加减】　若止吐,加丁香 7.5 克代朱砂。

龙骨散(4)

【方源】　《普济方》卷四○一。

【组成】　白龙骨 10 克,牛黄(细研)5 克,葛根(锉)10 克。

【用法】　上药研为散。每次 1.5 克,以温水调下,1 日 3～4 次。

【主治】　小儿中客忤,体热。

龙骨散(5)

【方源】　《证治准绳·幼科》卷一。

【组成】　龙骨(煅)、轻粉各 1.5 克,黄连(去须)4.5 克。

【用法】　上药研为极细末。每用少许,干撒脐。

【主治】　脐中疮。

龙骨散(6)

【方源】　《证治准绳·疡医》卷五。

【组成】　诃子肉、龙骨(生)、细茶各等份。

【用法】　上药研为末。干掺。

【功用】　生肌肉。

龙胆丸

【方源】　《证治准绳·类方》卷七。

【组成】　苦参、龙胆草、牛旁子各等份。

【用法】　上药研为末,炼蜜为丸,如梧桐子大。每次 20 丸,食后米泔送下。

【主治】　眼两胞粘睛,赤烂成疮。

龙脑散(1)

【方源】　《圣济总录》卷一一〇。

【组成】　龙脑(研)、马牙硝各 1.5 克,绿豆粉 3 克。

【用法】　上药研为极细末。用灯心粘药点眼,1 日 4～5 次。

【主治】　睛漏疮,目大眦出脓汁,有窍。

龙脑散(2)

【方源】　《圣济总录》卷一八三。

【组成】　龙脑 1.5 克,铅霜、滑石各 7.5 克。

【用法】　上各研为细末,和匀。每用少许撒疮上。吐涎愈。

【主治】　乳石发动,口舌生疮。

龙脑散(3)

【方源】　《普济方》卷六十二引《仁存方》。

【组成】　朴硝 30 克,甘草、龙脑薄荷各 15 克。

【用法】　上药研为末。咽中生疮,竹筒吹入;口疮,用井花水调漱。

【主治】　咽喉肿,颊舌生疮。

龙脑煎

【方源】　《太平圣惠方》卷八十九。

【组成】　龙脑 7.5 克,盐绿 15 克,蕤仁(汤浸,去皮)7.5 克。

【用法】　上药研为末,以蜜调似面脂。点眼,1 日 2～3 次。

【主治】　小儿眼胎赤。

龙脑膏(1)

【方源】　《太平圣惠方》卷三十二。

【组成】　龙脑(细研)5 克,马牙硝(细研)10 克,羊胆 1 枚。

【用法】　以羊胆 1 枚,纳入龙脑等,浸 4 小时,于瓷盒内摘破,研匀成膏。点眼,1 日 3 次。

【主治】　风毒攻眼,昏暗赤热肿痛。

龙脑膏(2)

【方源】　《卫生宝鉴》卷十。

【组成】　龙脑(研)3.6 克,椒目 15 克,苦杏仁(浸,去皮尖双仁)7.5 克。

【用法】　上药研为末,研杏仁膏,和如枣核大。绵裹塞耳中,1 日换 2 次。

【主治】　卒聋。

龙蛤散

【方源】　《小儿卫生总微论方》卷八。

【组成】　龙胆草(去芦)、蛤粉各等份,猪肝适量。

【用法】　上药研为细末。每次 6 克,猪肝 15 克,薄批,掺药在中,以线缠定,用米泔于银石沙铫内炭火慢慢煮,至肝熟为度,食后少顷食之,以汁送下,1 日 3 次。须先以清凉饮于利动,再以此方与兔肝丸同服。

【主治】　疮疹入眼,初觉肿痛者。

龙眼肉粥

【方源】　《药粥疗法》引《老老恒言》。

【组成】　龙眼肉 15 克,大红枣 3～5 枚,粳米 60 克。

【用法】　一同煮粥,如爱好食甜病者,可加白糖少许。

【功用】　养心安神,健脾补血。

【主治】　心血不足之心悸、心慌、失眠、健忘、贫血,脾虚腹泻,水肿,体质虚羸,以及神经衰弱,自汗盗汗。

龙马自来丹

【方源】　《医林改错》卷下。

【组成】　马钱子 240 克,地龙(去土,焙干为末)8 条,香油 500 毫升。

【用法】　将香油入锅内熬滚,入马钱子炸之,待马钱子微有响爆之声,拿 1 个用刀切两半,看其内以紫红色为度,研为细末;再入前地龙末和匀,面糊为丸,如绿豆大。每次 1 克,临卧以盐水送下。治痫症,每晚先服黄芪赤风汤 1 服,临卧服丸药 1 服,吃 1 月后,不必服汤药,净吃丸药,久而自愈,愈后将丸药再吃 1～2 年。

【主治】　痫证。

【加减】　如吃斋人,去地龙亦可。

龙脑黄连膏

【方源】　《全国中药成药处方集》(杭州方)。

【异名】　光明眼药。

【组成】　冰片 7.5 克,淡硇砂 3 克,黄连膏 120 克。

【用法】　上药研为细末,用黄连膏调匀。每日早、晚滴眼角。

【主治】　肝热上升,目红难开,畏光羞明,热痛多泪,睛沿赤烂,障翳遮睛。

【宜忌】　忌葱、酒、大蒜发物。

戊己汤

【方源】　《症因脉治》卷三。

【组成】　黄连 3 克,白芍 15 克,甘草 3 克。

【用法】　水煎服。

【功用】　清肝脾血分之火。

【主治】　脾家有热,不能分清降浊,水液偏渗大肠,泄泻不止,水谷不分,腹中辘辘有声,或痛或不痛,小水全无,以及脾热身肿者。

归芎丸

【方源】　《类编朱氏集验方》卷十。

【组成】　陈皮、当归各 90 克,延胡索 30 克。

【用法】　上药研为细末,糊为丸。每次 50 丸。米饮送下。

【主治】　妇人月候不通。

归芪汤(1)

【方源】　《济阴纲目》卷九。

【组成】　黄芪、当归(焙)各 30 克,糯米 50 克。

【用法】　上切细。分 4 剂,水煎服。

【主治】　妊娠下痢腹痛,小便涩滞。

归芪汤(2)

【方源】　《活幼心法》卷终。

【组成】　当归 15 克,蜜炙黄芪 9 克,酸枣仁(炒,研)6 克。

【用法】　水煎服。

【主治】　痘疮浆足,身凉而汗不止者。

归柴饮

【方源】　《景岳全书》卷五十一。

【组成】　当归 30 克,柴胡 15 克,炙甘草 3 克。

【用法】　水煎服。

【主治】　营虚不能作汗;及真阴不足,外感寒邪难解者。

【加减】　或加生姜 3～5 片;或加陈皮 3 克;或加人参;大便多溏者,以冬术代当归。

【验案】　瘅疟　《仿寓意草》:友人笪东州,1 日忽诣予曰:予堂兄豫川,病已不治,惟望兄诊定死期,代办后事耳。及至其家,问其病,乃患瘅疟,单热不寒,已经 2 月,从未有汗,每日壮热六时许,形销骨立,实已危殆,诊其六脉弦数,全无和柔之意,而按尚有根。予知其来好内,肝肾俱亏,加以大热伤阴,阴不化汗,邪无出路,乃用景岳归柴饮:柴胡 15 克,当归 30 克,甘草 3 克,加生地黄 60 克,同浓煎与服,服后进热米饮 1 碗,不过 1 帖,大汗而解。

归圆酒

【方源】 《医林纂要探源》卷八。

【组成】 当归 60 克,龙眼肉(剥取肉)500 克,酒 5000 毫升。

【用法】 浸酒。临卧随意随量温服数杯。

【功用】 补暖下元,滋养气血,温暖子宫。

【主治】 男妇血气衰弱者。

【备考】 妇人服此尤易受胎。

出毛丸

【方源】 《鸡峰普济方》卷九。

【组成】 雄黄、大蒜、苦杏仁各 30 克。

【用法】 上除雄黄外,先捣如泥,入乳钵内与雄黄同研匀,日内晒,候可丸,即丸如梧桐子大。每次 21 丸,凌晨空心清米饮送下。

【主治】 肺久嗽,梦见先亡,或梦中饮食,亡精失血,多怒少睡,饮食不入,渐渐羸瘦;及骨蒸虚劳,传染鬼气。

【宜忌】 服毕不得洗手,频看十指甲中有毛出,逐旋拭了,至辰时候方得洗手。

出虫膏

【方源】 《普济方》卷二八四。

【组成】 自死虾蟆 1 枚,头发 1 把,猪膏 750 克。

【用法】 以猪膏,纳二物煎之,消尽下之,欲冷,纳盐 30 克搅和。涂疮中,1 日 1 次。

【主治】 痈疽败证及骨疽。

田螺解胀敷脐方

【方源】 《寿世新编》。

【组成】 大田螺 4 个,大蒜(去皮)5 个,车前子(为末)9 克。

【用法】 共研为饼。以 1 饼贴入脐中,用手帕缚之。贴药后少顷,水从小便出。

【主治】 一切臌胀,肚饱发胀,小便不通。

四片金

【方源】 《救急选方》卷上引《卫生家宝》。

【组成】 吴茱萸、木瓜、食盐各 15 克。

【用法】 上药同炒令焦,先用瓷瓶盛水,煮令百沸,入炒药同煎。冷热当随病人意与服,入咽喉即止。

【主治】 霍乱上吐下利,心下懊侬,其证因形寒饮冷,饥饱乘舟车露走,动伤胃气,头旋,手足转筋,四肢逆冷。须臾不救,命在顷刻。

【方论】 《医略六书》:吴茱萸温中气以散寒,善平逆气;木瓜醒脾气以舒筋,兼除暑湿;食盐润下,以上荣肝木也。水煎温服,使寒化气调,则脾胃健运,而津液四布,筋得滋荣,腹痛无不痊矣。此温经平肝之剂,为霍乱转筋腹痛之专方。

四圣丹

【方源】 《丹溪心法附余》卷二十三。

【组成】 珍珠(犁尖铁器上煿微黄色,研)3～5 粒,豌豆(烧灰存性)49 粒,头发(烧灰存性)。

【用法】 上药研为细末,用搽面油胭脂调成膏子,将儿在漫爆处安存,忌风寒秽气,拨开疔口,将药入疔内,即时变为红白色,余疮皆起。又尝见疔痘者,但挑破出其黑血即愈,或挑开用口咂去黑血,或用绵裹指甲掐其黑血展去亦可,盖自疔破而毒气得散也。

【主治】 ①《丹溪心法附余》:疔毒,即痘疮中长大紫色者。

②《良朋汇集》:痘疮疔黑紫,头黑烂臭不可闻。

四圣膏

【方源】 《医方类聚》卷七十引《烟霞圣效方》。

【组成】 诃子(去核)1 对,黄丹(水飞,细罗)120 克,蜜 120 克。

【用法】 上药研为细末,蜜著水化开,文武火同熬,细柳枝不住搅,颠倒使用,约成膏子,滴水不散。用时温水化开便洗。

【主治】 远年近日,赤眼暴发,一切病眼。

四灵散

【方源】 《良朋汇集》卷五。

【组成】 生地黄 6 克,朴硝 30 克,没药 1.5 克。

【用法】 上药研为末。酒调下。

【主治】 血灌瞳人。

四妙膏

【方源】 《外科全生集》卷四。

【组成】　狼毒 30 克,黄芪 60 克,猪油 150 克。

【用法】　醋浸 1 宿,入猪油,微火煎熬,绞去渣,退火气。以封疮口,日易 3 次。毒消口敛。

【主治】　甲疽。

代刀丸

【方源】　《外科方外奇方》卷二。

【组成】　丁香 3 克,蓖麻仁 3 克,白矾 1 克。

【用法】　上药研为末,为丸如黍米大。用 1 粒放患顶,外以膏封之。次日即能破头。

【主治】　一切肿毒,内脓已成,惧开刀者。

代刀散

【方源】　《青囊秘传》。

【组成】　斑蝥 3 克,巴豆 3 克,信石 1 克。

【用法】　上药研为末。取大米少许,放疡头上,膏药盖之。以代开刀。

【主治】　一切流注,痈毒,有脓水。

代针散

【方源】　《外科十三方考》。

【组成】　巴豆、信石、明雄各 3 克。

【用法】　上药研为细末,收瓶备用。若遇皮薄疮疖,不得穿头而畏刀针者,以陈醋调敷患处。约 1 日间,疮头即自行穿溃。或用黄蜡捻作麦粒大,令其两头有光,每次 3 粒,黄酒冲服,见汗之后,疮头即穿。如遇皮厚之疮,须用铍针刺开少许,再敷此药。

【主治】　痈毒脓成。

【宜忌】　如未成脓,则此药不可用。

代指膏

【方源】　《外科大成》卷二。

【组成】　雄黄、朴硝各等份,猪胆汁。

【用法】　用猪胆汁,少加香油调涂。

【主治】　代指。生指甲边,焮热肿痛。

仙乌豆

【方源】　《小儿卫生总微论方》卷六。

【组成】　虢丹 60 克,白矾 60 克,黑豆 5000 克。

【用法】　上药研为末,入盒子盛,先用蛤粉封口缝,后以盐泥固济,炭火煅通赤,放冷,取出研末。黑豆同药末于锅中水煮,晒干。任意与食,不拘时候。

【主治】　因发惊痫之后,心神失守而痴。

仙术丸

【方源】　《圣济总录》卷一九八。

【组成】　术(净刮去皮,洗摊令浥,细锉)300 克,大豆黄、天冬末各 600 克。

【用法】　上药研为末,纳净瓮中,水浸 1 宿,取出纳大釜中煮,加清酒再煮,绞去渣;再纳釜中,微火煎之,又入炒大豆黄、天冬末,更煎,搅和令匀,候如膏为丸,如弹子大,放干,盛不津器中。每次 3 丸,细嚼,温水送下,1 日 3 次。

【功用】　久服耐风寒,延年不老。

仙茅酒

【方源】　《万病回春》卷四。

【组成】　仙茅(出四川,用米泔水浸去赤水尽,日晒)、淫羊藿(洗尽)、五加皮各 120 克(酒洗净)。

【用法】　上锉,用黄绢袋盛,悬入无灰酒坛内,21 日后取。早、晚饮 50～100 毫升。

【主治】　男子虚损,阳痿不举。

仙人杖散

【方源】　《圣济总录》卷一二七。

【组成】　笋(黑死者)(烧灰存性)30 克,甘草(炙为末)22.5 克,麝香(别研)3.5 克。

【用法】　上药研为细末。分作 6 服,每次临卧时温酒调下。

【主治】　鼠瘘。

外灸方

【方源】　《外科大成》卷二。

【组成】　高良姜、防己各等份,大蒜适量。

【用法】　上药研为末,捣大蒜和为饼。安痛处,铺艾灸之。以痛至不痛,不痛至痛为度。

【主治】　风寒湿气,腰脚疼痛。

外食散

【方源】　《三因极一病证方论》卷十四。

【组成】　白矾(银窝内用瓦盖煅令性尽)30 克,好染坏、血竭各 30 克。

【用法】　上药研为细末。用桑浆旋搜为膏,量疮大小贴之。

【功用】　消肌长肉。

【主治】　痈肿,恶肉不尽,脓水淋漓。

【宜忌】　忌鲫鱼、酒、面、毒物等。

外消膏

【方源】　《圣济总录》卷一六六。

【组成】　伏龙肝 15 克,大黄(锉)15 克,生姜(洗,切,研细)7.5 克。

【用法】　上药除姜外,为细末,和匀,用醋调作膏。看大小摊贴病上,早、晚易之。

【主治】　产后乳结核,疼痛或肿,欲成痈。

外涂膏

【方源】　《圣济总录》卷一四四。

【组成】　鼠屎(烧存性)90 克,生地黄(切,焙)250 克,猪脂油适量。

【用法】　上药研为末,猪脂油和。涂患处,1 日换 3 次。

【主治】　伤折恶血瘀滞不散。

外敷膏

【方源】　《圣济总录》卷一六六。

【组成】　黄连(去须)22.5 克,大黄(生)、鼠粪(炒)各 15 克。

【用法】　上药研为末,用米糊调。敷乳四边,频易之,每易先用热葱汤洗。

【主治】　产后乳肿热痛。

冬瓜饮

【方源】　《圣济总录》卷五十八。

【组成】　冬瓜(重 1500 克。去皮瓤,分作 12 片)1 枚,麦冬(去心)60 克,黄连(去须)45 克。

【用法】　上药以麦冬、黄连粗捣筛,分 12 份。每次 1 份,入冬瓜 1 片,水煎,去渣温服,日 3 次夜 2 次。

【主治】　消渴口干,日夜饮水无度,浑身壮热。

冬瓜羹

【方源】　《太平圣惠方》卷九十六。

【组成】　冬瓜 500 克,葱白(去须细,切)1 握,

冬麻子 250 克。

【用法】　捣麻子,以水绞取汁,煮冬瓜、葱白作羹。空腹食之。

【主治】　热淋,小便磣痛,腹内气壅。

冬青叶煎

【方源】　《古今医统大全》卷八十三。

【组成】　冬青叶、小麦、甘草各等份。

【用法】　煎水洗。

【主治】　妇人阴肿,小户嫁痛。

冬麻子粥(1)

【方源】　《太平圣惠方》卷九十六。

【组成】　冬麻子 60 克,冬葵果 30 克,米 90 克。

【用法】　水淘绞冬麻子、葵子取汁,和米煮粥。浑着葱白,熟煮食之。

【主治】　五淋,小便涩少疼痛。

冬麻子粥(2)

【方源】　《太平圣惠方》卷九十七。

【组成】　冬麻子(以水研取汁)30 克,薏苡仁(捣碎)30 克,粳米 60 克。

【用法】　上用冬麻子汁,煮二味作粥。空腹食之。

【功用】　益气肥健,利小便。

【主治】　产后腹中积血,以及中风汗出。

冬葵子散

【方源】　《太平圣惠方》卷九十二。

【组成】　冬葵果(锉)、蒲黄、生地黄各 15 克。

【用法】　上药研为散。水煎,去渣,不计时候,量儿大小,分减服之。

【主治】　小儿血淋不止,水道涩痛。

冬葵草薢散

【方源】　《千家妙方》上册引梁济荣方。

【组成】　冬葵果 150 克,草薢 120 克,白糖 80 克。

【用法】　将前两味药焙干为末,后加入白糖拌匀装瓶备用。每次 3～5 克,温开水送服,每日早、晚各 1 次。

【功用】　清热利湿。

【主治】　血丝虫乳糜尿。

失笑散（1）

【方源】　《普济方》卷四〇〇引《全婴方论》。

【组成】　莨菪子、草乌（醋炙切片，麸炒）、酸枣仁（炒去皮）各等份。

【用法】　上药研为末。每次 1.5 克，水、醋各半煎，服 2 服。便睡。

【主治】　小儿诸病，汗后不得睡。

失笑散（2）

【方源】　《疡医大全》卷十六引江仍度方。

【组成】　荜茇 2.4 克，细辛（净叶）3 克，大冰片 0.75 克。

【用法】　上药研为极细末。擦牙痛处。伏于桌边流涎，片时见效，便能饮食。

【主治】　牙痛。

生生汤

【方源】　《石室秘录》卷六。

【组成】　人参 90 克，附子 9 克，酸枣仁 15 克。

【用法】　水煎服。

【主治】　伤寒少阴症，四逆恶寒，身蜷，脉不至，不烦而躁。

【方论】　此方得人参以回其阴阳，得附子以祛其寒逆，加枣仁以安心，则心定而躁可去，躁可定而脉自出矣。死中求生，其在斯方乎！

生白丸

【方源】　《幼幼新书》卷十六引郑愈方。

【组成】　附子（新罗者）、天南星各 15 克，半夏 30 克。

【用法】　上药研为末，取生姜汁打面糊为丸。每次 20～30 丸，生姜汤下。

【主治】　小儿痰涎不利，上喘咳嗽。

生发酊

【方源】　《部颁标准》。

【组成】　闹羊花 60 克，补骨脂 30 克，生姜 30 克。

【用法】　制成酊剂。涂擦患处，1 日 2～3 次。

【功用】　温经通脉。

【主治】　斑秃脱发症。

【宜忌】　外用药。本品有毒，切勿入口。

生肌饼

【方源】　《医方类聚》卷一八五引《吴氏集验方》。

【组成】　风化石灰 180 克，雄黄 60 克，莴苣适量。

【用法】　上药研为细末，却以莴苣自然汁拌和作饼子，阴晾干。

【主治】　金疮。

生肌药

【方源】　《痘后方》。

【组成】　黄蜂巢 30 克，鱼胶 120 克，冰片适量。

【用法】　上锉碎，炒黑为度，研细末，放地上 1 宿，退去火毒，次日取出，加冰片少许和匀。疮口每用猪蹄汤洗净，拭干，方上药，以填满为佳。

【主治】　发背痈疽，黑败之肉已去，遂生新肉者。

生肌散（1）

【方源】　《外台秘要》卷二十九引《古今录验》。

【组成】　甘草（炙）500 克，黄柏 240 克，当归 120 克。

【用法】　上药研为末。以封疮上，1 日 2 次。

【主治】　金疮。

生肌散（2）

【方源】　《济阳纲目》卷九十五。

【组成】　黄狗头骨、乱发、穿山甲各等份。

【用法】　上烧灰为末。干撒患处。如干则用津唾调敷。

【主治】　痔疮久不合。

生肌散（3）

【方源】　《圣济总录》卷一三八。

【组成】　白矾（烧令汁尽）30 克，黄连 7.5 克，轻粉 3 克。

【用法】　上药研为细末。不拘多少，撒疮口上。候生肉满,脓水尽,疮口干即止。

【功用】　生肌收口。

【主治】　痈疽,恶物尽而不收口者。

生肌散(4)

【方源】　《三因极一病证方论》卷十四。

【组成】　黄狗头骨(烧存性)60克,腻粉3克,桑白皮(炙)30克。

【用法】　上药研为末。生麻油调敷。

【功用】　生肌。

【主治】　①《三因极一病证方论》:痈疽疮毒。②《传信适用方》:痈疽脓已出者。

生肌散(5)

【方源】　《古今医统大全》卷七十四。

【组成】　龙骨(火煅)30克,诃子(炮,取肉)6克,轻粉9克。

【用法】　上药研为细末,加轻粉,和匀。先洗疮拭干,敷上,1日2次。

【主治】　痔漏。

生肌散(6)

【方源】　《外科传薪集》。

【组成】　滑石30克,冰片0.6克,朱砂3克。

【用法】　上药研为末。撒患处。

【功用】　长肉收功。

生肌散(7)

【方源】　《顾氏医径》卷六。

【组成】　煅石膏30克,象牙屑12克,煅龙骨6克。

【用法】　水飞为丹。外用。

【功用】　生肌。

生肌散(8)

【方源】　《吴氏医方类编》卷四。

【组成】　细鸡骨炭(叮当响者,为极细末)、明亮松香(为极细末)各等份,葱适量。

【用法】　用葱汁调和,捣数十下;又加葱汁调和,又捣又晒。如此4～5次。

【功用】　止血生肌,续筋骨。

【主治】　①《吴氏医方类编》:指割断两截者。

②《外科证治全书》:刎伤。

【备考】　《外科证治全书》本方用法:二末等分和匀。用时亦布天鹅绒一层于药上,包扎,在大半日后喉管将续,则加此药。只上1次。

生肌散(9)

【方源】　《保婴易知录》卷下。

【组成】　人参、黄芪、珍珠粉各等份。

【用法】　上药研为细末。时时扑之。

【主治】　小儿初生无皮。

生肌膏

【方源】　《普济方》卷三一五。

【组成】　生杨柳枝(碎,锉如豆大)1握,清油120克,黄丹60克。

【用法】　以油煎生杨柳枝令黄色,漉出,以新绵滤过,入黄丹,在油内重炼,以柳枝筋不住手搅,令烟青白,滴1～2滴在水碗中,以丸得为度。须丸成不泥手,方可泻出也。

【主治】　一切灸疮,取脓水。

生明散

【方源】　《良朋汇集》卷三。

【组成】　丁香(拣净,水飞过细末)30克,硼砂末(好者)9克,大活蛤蜊1个。

【用法】　上药研为极细末,用大活蛤蜊1个,将药末入蛤蜊内,又将蛤蜊放净碗内,上盖竹纸,勿占灰尘,连碗晒令出水,用骨簪滴眼。

【主治】　失明后及年老眼目昏花。

生韭饮

【方源】　《不居集》上集卷十四。

【组成】　韭菜(取汁)。

【用法】　用姜汁、童便磨玉金饮之。其血自清。如无玉金,以山茶花代之。

【主治】　诸血上行。

生香散

【方源】　《外科大成》卷二。

【组成】　白松香(用葱汁煮干)120克,生猪板油60克,红粉。

【用法】　上药研为末,加生猪板油捣成膏,贴之。次用红粉生肌。

【主治】　臁疮,血风。

生脉散

【方源】　《医学启源》卷下。

【异名】　生脉汤(《丹溪心法》卷一)、参麦散(《遵生八笺》卷四)、生脉饮(《兰台轨范》引《医录》)、人参生脉散(《症因脉治》卷二)、定肺汤(《医林绳墨大全》卷二)、参麦五味饮(《胎产心法》卷下)。

【组成】　麦冬、人参、五味子。

【功用】　①《医学启源》:补肺中元气不足。

②《医便》:止渴生津。

③《万病回春》:清心润肺。

④《景岳全书》:止渴消烦,定咳嗽喘促。

⑤《嵩崖尊生全书》:清暑益气,生脉补虚。

【主治】　①《丹溪心法》:注夏属阴虚,元气不足,夏初春末,头痛脚软,食少体热。

②《正体类要》:金疮、杖疮,发热体倦,气短,或汗多作渴,或溃后睡卧不宁,阳气下陷,发热烦躁。

③《内科摘要》:热伤元气,肢体倦怠,短气懒言,口干作渴,汗出不止。

④《外科枢要》:胃气亏损,阴火上冲,口干喘促,或肢体倦怠,肌肉消瘦,面色萎黄,汲汲短气,汗出不止,食少作渴;或脓水出多,气血俱虚,烦躁不安,睡卧不宁。

⑤《医方考》:气极者,正气少,邪。

【方论】　①《内外伤辨》:圣人立法,夏月宜补者,补天真元气,非补热火也,夏食寒者是也。故以人参之甘补气,麦冬苦寒泻热,补水之源,五味子之酸,清肃燥金,名曰生脉散。孙真人云:五月常服五味子,以补五脏之气,亦此意也。

②《医方考》:肺主气,正气少故少言,邪气多故多喘。此小人道长,君子道消之象。人参补肺气,麦门冬清肺气,五味子敛肺气,一补一清一敛,养气之道毕矣。名曰生脉者,以脉得气则充,失气则弱,故名之。东垣云:夏月服生脉散,加黄芪、甘草,令人气力涌出。若东垣者,可以医气极矣。

③《古今名医方论》引柯韵伯:麦门冬甘寒,清权衡治节之司;人参甘温,补后天营卫之本;五味酸温,收先天天癸之源。三气通而三才立,水升火降,而合既济之理矣。

④《医方集解》:人参甘温,大补肺气为君;麦门冬止汗,润肺滋水,清心泻热为臣;五味酸温,敛肺生津,收耗散之气为佐。盖心主脉,肺朝百脉,补肺清心,则元气充而脉复,故曰生脉也。夏月炎暑,火旺克金,当以保肺为主,清晨服此,能益气而祛暑也。

⑤《成方便读》:方中但以人参保肺气,麦门冬保肺阴,五味以敛其耗散。不治暑而单治其正,以暑为无形之邪,若暑中无湿,则不致留恋之患,毕竟又无大热,则清之亦无可清,故保肺一法,即所以祛暑耳。此又治邪少虚多,热伤元气之一法也。在夏月肺虚者,可服之。

⑥《温病条辨》:汗多而脉散大,其为阳气发泄太甚,内虚不可留恋可知。生脉散酸甘化阴,守阴所以留阳,阳留,汗自止也。以人参为君,所以补肺中元气也。

⑦《血证论》:人参生肺津,麦冬清肺火,五味敛肺气,合之甘酸化阴,以清润肺金,是清燥救肺汤之先声。

【验案】　①中暑　《续名医类案》:陆祖愚治陈元甫,七月间因构讼事,忍饥,食冷粥数碗,少顷即吐出。自此茶饮皆吐,头痛身热,咽喉不利,昏冒,口中常流痰液。医知为中暑,用冷香薷饮投之,随吐;又以井水调益元散投之,亦吐,昏沉益甚。脉之,阳部洪数无伦,阴部沉微无力。此邪在上焦,在上者因而越之,此宜涌吐者也。盖饥饿之时,胃中空虚,暑热之气,乘虚而入于胃,胃热极而以寒冷之水饮投之,冷热相反,所以水入即吐;即口中流涎,亦胃热上溢之故也。因用开水入盐少许,裛汁数匙,乘热灌之,至二三碗不吐,至一时许方大吐,水饮与痰涎同出,约盆许。即以生脉散投之,人事清爽,诸症顿减。

②心律失常　《中级医刊》(1959,9:26):患者女性,73岁,支气管扩张合并支气管肺炎,继发心力衰竭,采用毛地黄叶粉末内服。治疗过程中,突然发生恶心呕吐,心率38次/分,律齐,血压降至90/0毫米汞柱,患者疲乏,嗜睡。经中西医会诊,诊断为毛地黄中毒所致心房室传导阻滞。用人参9克、麦冬9克、五味子3克;连服5剂,心率恢复至56次/分,诸症逐步缓解。

③休克　《新医药杂志》(1974,3:21):收治急性心肌梗死并发心源性休克20例,其中3例单用

西药治疗,死亡 1 例(33%),而另 17 例用生脉散注射液治疗,死亡 1 例(5.8%),16 例血压全部回升恢复正常,升压作用温和是其特点。《江苏中医》(1980,3:59):以本方治疗休克 114 例,包括感染性休克 98 例,用药 5 分钟至 1 小时后开始升压,显效率为 71.8%,血压稳定时间平均为 17.3 小时。

④脱证　《成都中医学院学报》(1979,1:48):周某,女,75 岁。患高血压及慢性支气管炎多年。平素血压在 190～170/110～100 毫米汞柱,并有头晕失眠,咳嗽胸闷等。诊前约 10 分钟,因过劳突感呼吸困难,心悸,头汗如珠,口噤不语,脉形隐伏,急缓而结,至数不清,每分钟约 36 次/分。证属脱证。急取红参 2 支(切片),麦冬 15 克,五味子 12 克,开水浸泡,白糖为引,徐徐灌入口中,药尽服,病人始能呻吟,手足扰动。再服即时苏醒,脉形始现,50 次/分,仍无力而结,3～5 至一止。此元气复而未盛,原方浓煎作饮,2 小时内尽服生脉散 2 剂,神识清楚,转危为安。次日再诊,觉头昏疲乏心跳,六脉弦缓,5～8 至一止。血压 140/100 毫米汞柱,已进食。仍按原方再进 3 剂,素食调养,脉形整齐,恢复常态。

⑤心肌炎　《上海中医药杂志》(1979,6:25):治疗心肌炎 20 例(其中 15 例经多种西药多疗程治疗无效而改用本法),显效 6 例,有效 10 例,无效 4 例。

⑥心力衰竭　《中医杂志》(1980,12:30):生脉液治疗小儿肺炎合并心力衰竭 17 例,其中 1～3 天内症状消失者 10 例(58.8%),3 天以上消失者 7 例(41.1%),平均消失时间(3.81±0.39)天,而 12 例对照组中,3 天以上消失者 7 例(58.3%),1～3 天以内消失者 5 例(41.7%),平均消失时间 6.08±1.19 天,$P>0.05$。

⑦低血压　《四川医学》(1981,2:100):口服生脉散加味(粉剂):党参 6 克、黄芪 6 克、五味子 2 克、麦冬 2 克,共 18 克为 1 人 1 日量,共研末,每次服 6 克,每日 3 次,连服 4 周为 1 个疗程,选择血压低于 90/60 毫米汞柱,排除器质性及营养不良者作为观察对象,共观察 10 例(男女各 5 人),经给药 1 个疗程后,收缩压平均升高 14 毫米汞柱,舒张压平均升高 6.7 毫米汞柱。

⑧冠心病、心绞痛　《中医杂志》(1981,12:67):观察 54 例冠心病心气虚患者应用生脉散前后的左心功能改变,用药前后比较结果具有显著性差异。《安徽中医学院学报》(1984,3:40):严氏用生脉液治疗心血管疾病 23 例,其中冠心病 13 例,高原性心脏病 6 例,肺源性心脏病 3 例,心肌炎 1 例,总有效率为 70.1%。其中对改善心电图异常的总有效率为 69.6%,缓解心功能障碍症状总有效率为 70.4%。

⑨充血性心力衰竭　《湖北中医杂志》(1995,3:29):对收治的充血性心力衰竭病人,在常规强心、利尿、扩血管治疗基础上,加用参麦注射液静脉滴注,通过记录临床症状、体征及检测心功能来观察参麦注射液对充血性心力衰竭的治疗作用。结果显示:治疗 1 个疗程后与对照组比较,总有效率明显提高($P<0.05$),心功能改善时间提前,心电图 V1 导联 P 波终末电势、心脏指数和射血分数明显提高($P<0.05$)。说明参麦注射液对充血性心力衰竭有肯定的治疗作用。

⑩无症状性冠心病　《中成药》(1998,6:27):用本方临床观察治疗无症状性冠心病 26 例。结果表明:本方能明显改善无症状性冠心病的心电图 ST-T 改变,其作用优于对照药物消心痛,诊疗期间未见毒副作用。

【实验研究】　①抗休克作用　《天津医药通讯》(1972,11:44):生脉注射液可使在体兔心收缩力加强,对狗急性失血性休克具有升压作用,并使休克动物趋于安静。

②抑制豚鼠心肌细胞膜腺苷三磷酸酶活性　《新医药学杂志》(1973,10:27):生脉散可抑制豚鼠心肌细胞膜腺苷三磷酸酶的活性,抑制强度与剂量成正比。其中人参、五味子单味药亦有抑制作用,而麦门冬则无抑制作用。认为生脉散由于抑制心肌细胞腺苷三磷酸酶的活性,是改善心脏生理功能的途径之一。

③提高耐缺氧能力　《新医药学杂志》(1974,3:21):生脉散可增加小白鼠对低压缺氧的耐受能力,给药组存活率为 63.3%,对照组存活率为 37.7%,两组差别显著($P<0.05$)。说明本方能提高心肌对缺氧的耐受性,节约心肌对氧的消耗。

④抗冠心病作用　《北京医学院学报》(1975,2:118):家兔经结扎冠状动脉前降支,造成实验性心源性休克,生脉散注射液具有一定的治疗作用,但升压作用缓慢,给药组与对照组疗效有明显差

异。《中医杂志》(1981,6:24):观察 54 例有心气虚表现的冠心病心绞痛患者的心肌收缩时相(ST-T)及心尖搏动图,表明该病心气虚的实质与不同程度心功能不全有关。应用生脉散注射液后,可以改善左心室功能。其正性肌力作用与西地兰对心脏作用相类似。

⑤毒性研究　《中成药研究》(1980,2:41):生脉散注射液给狗静脉滴注 17～20 毫升/千克,滴速 60 滴/分,心电图及血压无明显变化,快速注入(180 滴/分),心电图出现 ST 段下降;静脉注射未有溶血现象;小鼠尾静脉给药,LD5034.94±3.51 克/千克。临床一次静脉滴注 400 毫升,未发现任何不良反应,仅偶有静脉炎发生。

⑥抗微循环障碍作用　《辽宁中医杂志》(1984,12:36):生脉散注射液对大分子右旋糖酐所致微循环障碍和弥散性血管内凝血的病理变化,有一定的对抗和保护作用。不仅可以改善微循环障碍,还可以阻止血管内 DIC 产生。

⑦抗脂质过氧化作用　《中国中西医结合杂志》(1994,12:712):吕氏等观察了中药生脉散颗粒剂对急性心肌梗死患者的抗脂质过氧化作用。发现冠心病患者较健康人血中超氧化物歧化酶(SOD)、谷胱甘肽过氧化物酶(GSH-Px)活性明显降低,而丙二醛(MDA)显著升高,当给服生脉散 2 周后,SOD 和 GSH-Px 明显升高,MDA 显著降低,而急性心肌梗死对照组之变化无显著性差异。结果表明:冠心病与自由基触发的脂质过氧化损伤有关;生脉散是一种有效的自由基清除药,具有抗脂质过氧化作用。用生脉散防治冠心病有重要临床意义。

【备考】《观聚方要补》引《内外伤辨》本方用人参、麦冬各 9 克,五味子 15 粒。水煎服。

生姜汤(1)

【方源】《备急千金要方》卷十三。

【组成】　生姜(取汁)500 克,食蜜 240 克,醍醐 120 克。

【用法】　上药微火上熬令相得。适寒温服 50 毫升,1 日 3 次。

【主治】　胸腹中卒痛。

【方论】《千金方衍义》:胸腹中卒痛,审无宿滞固结,但需生姜以散虚火之逆,酥、蜜以滋津血之

燥,不烦猛剂峻攻也。

生姜汤(2)

【方源】《备急千金要方》卷十六。

【组成】　生姜 50 克,甘草 9 克,肉桂 12 克。

【用法】　水煎服。

【功用】　温中下气。

生姜汤(3)

【方源】《圣济总录》卷六十三。

【组成】　生姜(细切丝)360 克,草豆蔻(去皮)120 克,甘草(生锉)250 克。

【用法】　上药先捣草豆蔻、甘草为末,同姜丝烂研匀,捏作饼子焙干,再捣罗为末。每次 5 克,空心、食前盐汤点服。

【功用】　和胃气,养津液。

【主治】　①《圣济总录》:干呕。
②《普济方》:胃有寒,气逆呕哕。

生姜散(1)

【方源】《圣济总录》卷三十八。

【组成】　生姜(切,焙)60 克,陈皮(汤浸去白,焙)、干木瓜各 30 克。

【用法】　上药研为散。每次 6 克,温水调下,连 3～5 服。

【主治】　霍乱吐不止,欲死。

生姜散(2)

【方源】《圣济总录》卷四十七。

【组成】　草豆蔻(去皮,白面裹煨令熟,去面)60 克,甘草(炙锉)120 克,生姜(去皮)250 克。

【用法】　上药研为粗末,以生姜细切,与药末同入木臼内捣成饼子,焙干,再捣罗为散。每次 3 克,入盐点服,不拘时候。

【主治】　胃中有寒,气逆呕哕。

生姜煎

【方源】《太平圣惠方》卷五。

【组成】　生姜(研取汁)250 克,白蜜 300 克,人参末 120 克。

【用法】　入银锅子内,都搅令匀,以慢火熬成煎。每次 15 克,以热粥饮调下,不拘时候。

【主治】　脾胃气虚弱,不能饮食。

生银汤

【方源】　《普济方》卷三四二引《太平圣惠方》。

【组成】　生银 150 克,葱白(切)9 克,阿胶 15 克。

【用法】　水煎,去银并滓,温服。若要作粥服,入糯米 60 克,煮为粥,服之甚佳。

【主治】　妊娠惊胎不安,心神烦闷。

生犀散

【方源】　《圣济总录》卷六十八。

【组成】　犀角(镑屑,生用)60 克,桔梗(生用)60 克,酒适量。

【用法】　上药研为散。每次 6 克,暖酒调下。

【主治】　呕血似鹅鸭肝,昼夜不止。

生半夏丸

【方源】　《医方类聚》卷一一八引《澹寮方》。

【组成】　半夏(汤泡 7 次)30 克,槟榔 3 克,丁香 3 克。

【用法】　上药研为细末,生姜自然汁煮薄糊为丸。每次 30 丸,食后姜汤吞下。一法小铫内渫令熟,倾入盏内,小匙挑服,仍啜其汁咽之。

【功用】　化痰利膈。

【主治】　呕吐。

生地黄汤

【方源】　《圣济总录》卷七十五。

【组成】　生地黄 15 克,甘草(炙)7.5 克,地榆 22.5 克。

【用法】　水煎,去渣,分 2 次温服。

【主治】　①《圣济总录》:热痢不止。
②《景岳全书》:热痢便血,崩淋不止。

生地黄鸡

【方源】　方出《肘后备急方》卷四,名见《圣济总录》卷一八九。

【组成】　乌雌鸡 1 只,生地黄(切)500 克,饴糖 1000 克。

【用法】　乌雌鸡治如食法,以地黄、饴糖纳腹内,急缚,铜器贮甑中蒸,须臾取出,食肉、饮汁。

【主治】　①《肘后备急方》:因积劳虚损,或大病后不复,常若四体沉滞,骨肉酸痛,吸吸少气,行动喘惙;或小腹拘急,腰背强痛,心中虚悸,咽干唇燥,面体少色;或饮食无味,阴阳废弱,悲忧惨戚,多卧少起,久者积年,轻者才百日,渐至瘦削,五脏气竭。

②《内外科百病验方大全》:男妇虚弱,或病后,或产后,或疮毒久不收口,脾胃不健,一切诸损。

【宜忌】　勿啖盐。

生地黄饮

【方源】　《圣济总录》卷一六一。

【组成】　生地黄汁、童子小便各 30 克,生姜 6 克取汁。

【用法】　上药同煎,分 2 次服。

【主治】　产后虚冷,恶血结块不散。

生地黄粥

【方源】　《药粥疗法》引《二如亭群芳谱》。

【组成】　生地黄汁约 50 毫升(或用干地黄 60 克),粳米 60 克,生姜 2 片。

【用法】　先用粳米加水煮粥,煮沸后加入地黄汁和生姜,煮成稀粥食用。

【功用】　清热生津,凉血止血。

【主治】　热病后期,阴液耗伤,低热不退,劳热骨蒸,或高热心烦,口干作渴,口鼻出血。

生地黄煎

【方源】　《圣济总录》卷一八三。

【组成】　生地黄(洗,切,以木杵臼捣,绞汁)250 克,黄精(洗,切,以木杵臼捣,绞汁)600 克,白蜜 150 克。

【用法】　三味汁相和于银石器中,慢火煎如膏为度,以瓷盒盛。每次 15 克,生姜汤调下,日 2 夜 1 次。

【主治】　乳石药气发热,风热相并,致痈肿疮痍,经年不愈。

生姜汁酒

【方源】　《太平圣惠方》卷三十八。

【组成】　生姜汁 15 克,白蜜 20 克,清酒 150 毫升。

【用法】　上相和,微温,顿服之。

【主治】　服乳石后,少觉不下食。

生犀角散

【方源】　《外台秘要》卷二十五引《广济方》。

【组成】　生犀角(末)、酸石榴皮(熬)、枳实(熬令黄)各90克。

【用法】　上药各为末。每次6～9克,开水调服,1日2次。

【主治】　热毒痢血。其痢行数甚数,痢出不多,腹中刺痛。

【宜忌】　停热食物。

生鲤鱼汤

【方源】　《医心方》卷二十二引《古今录验》。

【组成】　生鲤鱼1头(约重2500克),干姜60克,吴茱萸30克。

【用法】　上切。以水先煮鲤鱼5沸,出鱼纳药,再煎,分3次服。

【主治】　胎不安。

生地黄饮子

【方源】　《太平圣惠方》卷八十三。

【组成】　生地黄汁90毫升,竹沥90毫升,独活(末)1克。

【用法】　上药相和,煎至120毫升,去渣,不拘时候,量儿大小,分减温服。

【主治】　小儿中风,面引口偏,身体拘急,舌不能转。

生肌红玉丹

【方源】　《奇方类编》卷下。

【组成】　黄丹(炒)6克,白龙骨(煅)6克,石膏(煅)9克。

【用法】　上药研为末。掺之。

【主治】　疮不收口。

生肌完肤散

【方源】　《产论》。

【组成】　大蒜(烧存性)300克,轻粉33克,莽草(阴干,烧为灰)15克。

【用法】　以胡麻油调之,涂其疮上。

【主治】　分娩阴裂者。

生肌青龙散

【方源】　《卫生宝鉴》卷十三。

【组成】　诃子、龙骨、高茶各等份。

【用法】　上药研为末。干撒上。

【主治】　打扑损伤。

生麦门冬汤

【方源】　方出《备急千金要方》卷二十四,名见《外台秘要》卷三十八。

【组成】　麦冬、葱白各24克,豉12克。

【用法】　水煎服。

【主治】　①《备急千金要方》:一切毒药发,不问草石,始觉恶即服此方。

②《外台秘要》:服钟乳发,寒热,胸中塞,面肿,手足烦痛。

生姜甘桔汤

【方源】　《仁斋直指方论》卷二十二。

【组成】　北梗(去芦头)30克,甘草(生)、生姜各15克。

【用法】　上锉细。每次9克,井水煎服。

【主治】　痈疽诸发,毒气上冲咽喉,胸膈窒塞不利。

生姜枳壳汤

【方源】　《仁斋直指方论》卷六。

【组成】　肉桂30克,生姜母30克,枳壳(制)21克。

【用法】　上药研为粗末。每次9克,新水煎服。

【主治】　中脘气滞,心下引痛。

生姜香薷汤

【方源】　方出《太平圣惠方》卷四十七,名见《普济方》卷二〇三。

【组成】　生姜(切)9克,香薷(切)9克,陈皮(汤浸,去白瓤,焙)9克。

【用法】　水煎,去渣,分2次温服。

【主治】　霍乱引饮,饮即干呕。

生姜橘皮丸

【方源】　《杨氏家藏方》卷八。

【组成】　陈皮(去白)500克,生姜(洗,薄切,焙)500克,神曲(微炒)60克。

【用法】　上药研为细末,面糊为丸,如梧桐子大,每次50～70丸,加至100丸,食后米饮、熟水任下。无问老幼皆可服。

【功用】　升降滞气,消饮去痰,温中散寒,快膈美食。

【主治】　痰饮。

生葛汁饮子

【方源】　《太平圣惠方》卷八十五。

【组成】　生葛根汁、竹沥各30毫升,牛黄如杏仁大(细研)。

【用法】　上药相和。每次服15毫升。

【主治】　小儿欲发痫,极热不已。

生牛膝漱口煎

【方源】　方出《备急千金要方》卷六,名见《外台秘要》卷二十二。

【组成】　牛膝、生荷根各90克,黄柏30克。

【用法】　上药研为散,以绵裹,酒渍1宿,微火煎。细细含之。

【主治】　口疮不歇。

【方论】　《千金方衍义》:口疮不歇,湿热随虚阳渐渍于上,蕴为火毒,入伤有形之血,以故愈而复发。牛膝生用,去恶血,逐火毒,性专下行,能使口疮热毒下降;荷乃芭蕉中之一种色白者,为杀虫神药,取其辛散,故口疮亦得用之;黄柏苦寒降泄。酒渍微煎含之,虽久渍之湿热口疮,必随之而渐化矣。

生地黄涂敷方

【方源】　《圣济总录》卷一二八。

【组成】　生地黄(切,研)150克,豉(研)15克,芒硝(研)30克。

【用法】　上药研为细末。涂敷肿上,1日3～5次。

【主治】　乳痈。

生姜小便饮子

【方源】　《伤寒总病论》卷六。

【组成】　生地黄汁、藕汁、小便各30毫升。

【用法】　上药和匀,煎沸,分3次服。

【主治】　产后伤寒,恶血冲心,闷乱口干。

白　散

【方源】　《伤寒论》。

【异名】　三物小白散(《金匮玉函经》卷三)、三物白散(《类证活人书》卷十五)。

【组成】　桔梗9克,巴豆(去皮心,熬黑,研如脂)3克,贝母9克。

【用法】　上药研为散,纳巴豆,更于臼中杵之。每次体壮者1.5克,体弱者减之,以开水和服。病在膈上必吐,在膈下必利。不利,进热粥1杯;利过不止,进冷粥1杯。

【功用】　①《伤寒论讲义》:除痰开结,攻寒逐水。

②《中医大辞典·方剂分册》:涌吐实痰,泻下寒积。

【主治】　①《伤寒论》:寒实结胸,无热证者。

②《外台秘要》:肺痈,咳,胸中满而振寒,脉数,咽干不渴,时出浊唾腥臭,久久吐脓如粳米粥者。

③《伤寒论今释》:喉痹。

④《伤寒论译释》白喉,喉头白腐,呼吸困难;冷痰肺喘;或痫证。

【宜忌】　《外台秘要》:忌猪肉、芦笋等。

【方论】　①《医方考》:此证或由表解里热之时,过食冷物,故令寒实结胸,然必无热证者为是。桔梗、贝母之苦,用之以下气;巴豆之辛,用之以去实。又曰:病在膈上则吐,病在膈下则利,此桔、贝主上,巴豆主下之意。服后不行者,益以温汤;行之过多者,止以凉粥。

②《伤寒来苏集》:三物白散,贝母主疗心胸郁结,桔梗能开提血气,利膈宽胸,然非巴豆之辛热斩关而入,何以胜消、黄之苦寒,使阴气流行而成阳也?白饮和服者,甘以缓之,取其留恋于胸,不使速下耳。散者,散其结塞,比汤以荡之更精。

③《古方选注》:巴豆散水寒,开胸结,法用熬黑者,熟则性缓,欲其入胃,缓缓劫寒破结。

④《医宗金鉴》:是方也,治寒实水结胸证,极峻之药也。君以巴豆,极辛极烈,攻寒逐水,斩关夺门,所到之处,无不破也;佐以贝母,开胸之结;使以桔梗,为之舟楫,载巴豆搜逐胸邪,悉尽无余。然唯

知任毒以攻邪,不量强羸,鲜能善其后也,故羸者减之。

⑤《伤寒论今释》:桔梗排脓,贝母除痰解结,二者皆治胸咽上焦之药,巴豆吐下最迅烈,合三味以治胸咽闭塞之实证也。

【加减】　假令汗出已,腹中痛,与白芍9克如上法。

【验案】　①咽痛　《伤寒论今释》引《成绩录》:巽屋之家人,卒然咽痛,自申及酉,四肢厥冷,口不能言,如存如亡(按:犹言气息仅属耳),众医以为必死,举家颇骚扰。及戌时,迎先生请治,脉微欲绝,一身尽冷,呼吸不绝如缕,急取桔梗白散6克,调开水灌之,下利五六行,咽痛始减,厥复气爽。乃与五物桂枝桔梗加大黄汤(桂枝、地黄、黄芩、桔梗、石膏、大黄),须臾大下黑血,咽痛尽除,数日而平复。

②寒实结胸　《江苏中医》(1961,8:40):郑某某素嗜酒,并有慢性气管炎,咳嗽痰多,其人痰湿恒盛。时在初春某日,大吃酒肉饭后,即入床眠睡。翌日不起,至晚出现迷糊,询之瞠目不知答。因其不发热、不气急,第三天始邀余诊,两手脉滑大有力,满口痰涎粘连,舌苔厚腻垢浊,呼之不应,问之不答,两目呆瞪直视,瞳孔反应正常,按压其胸腹部则患者皱眉,大便不行,小便自遗。因作寒实结胸论治,用桔梗白散1.5克,嘱服三回,以温开水调和,缓缓灌服。2次灌药后,呕吐黏腻胶痰样物甚多,旋即发出叹息呻吟声。3次灌药后,腹中鸣响,得泻下两次,患者始觉胸痛、发热、口渴欲索饮。继以小陷胸汤,两剂而愈。

③肺脓肿　《新中医》(1981,4:45):刘某,男,18岁,学生。1975年10月30日来诊:20天前发冷发热,3天后右胸痛,咳嗽,咳黄色脓痰,无血丝。右肺中下野叩之音浊,听诊可闻密集水泡音;胸透:肺右下角有大片状阴影,其中有一圆形影,内有液平面。上午9时半,服三物白散1剂,10分钟后,患者自觉从喉至胸骨后、胃部有麻辣灼热感;2小时后,首次排出黄色稀便,以后每10分钟1次,共5次,量多,有泡沫,至15时半,共排10余次。翌晨起,咳黄色脓痰,痰中带血,患者精神转佳,听诊右胸水泡音明显减少,胸透右下呈点片状影,未见空洞。第三天痰中带血较多,水泡音几乎听不到。后拟服中药桔梗、冬瓜仁、银花、蒲公英、败酱草、鱼腥草,经1个月治疗痊愈。

④癃闭危候(急性肾功能衰竭)　《浙江中医杂志》(1984,1:29):谢某某,男,17岁,农民。五天前,食野蘑菇后,头痛,腰痛,尿少,嗜睡,腹胀,肾区叩击痛,膀胱无充盈,体温35.8℃,血压110/60毫米汞柱。结合实验室检查,诊断为急性肾衰竭入院,经抗生素、激素、呋塞米(速尿)、胰岛素等治疗,6小时仍无尿,并出现神志不清,呼吸急促,呕恶,腹膨大,而膀胱充盈,大便1周未行,舌质红,苔黄腻,脉滑数。症属癃闭危候,治拟开通三焦,急投三物白散:巴豆(去油)、桔梗、象贝各0.5克,共研细末。冲服1半后,2小时内解干便1次,量少,呕出咖啡样物100毫升,但无尿;再冲服1半,开始滴尿(导尿管),3小时内滴出550毫升,5小时后又滴出550毫升,解干便1次,神志转清,知饥,呼吸平稳。14小时内共排尿3150毫升,解大便5次,约500克。第二三天平均尿量4000毫升,已进入多尿期。13天后复查,血液正常;20天后,症状消失出院。

白　膏

【方源】　《青囊秘传》。

【组成】　松香240克,铅粉60克,麻油60克。

【用法】　将麻油熬好,入松香烊开,熬至滴水成珠,入铅粉和匀。外涂。

【主治】　疮疖及久溃不敛者。

白丸散

【方源】　《世医得效方》卷十。

【组成】　生硫黄、乳香、白矾。

【用法】　上药研为末。每用手微抓动患处,以药擦之。

【主治】　肺风酒(齇)。

白牙散

【方源】　《普济方》卷七十。

【组成】　酸枣仁、蘑菇不拘多少(煅过),麝香少许。

【用法】　刷牙。

【功用】　令牙白。

白术丸

【方源】　《医略六书》卷十九。

【组成】　白术(炒)120克,炮姜60克,肉桂

60 克。

【用法】　上药研为末,粥为丸。每次 9 克,米饮送下。

【主治】　虚痰,脉细者。

【方论】　脾胃虚寒,不能运化,故生痰积饮,为患不已焉。白术培脾土以燥痰湿,炮姜暖胃气以除寒饮,肉桂温经暖血,祛散血分之寒湿,使无滞留之患。粥丸饮下,俾脾胃调和,则中气温暖而寒湿自散,痰饮自消。此不治痰而痰自消之一法也。

白术汤(1)

【方源】　《圣济总录》卷二十六。

【组成】　白术、陈皮(汤浸,去白,炒)各 30 克,干木瓜 60 克。

【用法】　上药研为末。每次 9 克,加生姜 3 片,水煎,去渣温服,1 日 2 次。

【主治】　伤寒后,霍乱吐利,脚转筋。

白术汤(2)

【方源】　《圣济总录》卷一七五。

【组成】　白术、人参、厚朴(去粗皮,生姜汁炙)各 9 克。

【用法】　上药研为粗末。1—2 岁儿每次 3 克,水煎,去渣温服。

【主治】　小儿脾胃气虚,乳不消,腹胀。

白术汤(3)

【方源】　《儒门事亲》卷十二。

【组成】　白术、黄芩、当归各等份。

【用法】　上药研为末。每次 6～9 克,水煎,食前服。

【主治】　①《儒门事亲》:孕妇痢呕吐血。
②《医略六书》:孕妇下痢,脉虚数者。

【方论】　《医略六书》:妊娠胎热内炽,脾弱不能健运,血得偏渗肠间,故下痢赤白,胎孕因之不安。黄芩清热安胎,白术健脾止痢,当归养血以引血归经。使脾气健旺,则胎热自化,而胃气清和,血无不归,何有下痢赤白,胎孕不安乎!

白术汤(4)

【方源】　《阴证略例》。

【组成】　白术 60 克,防风 60 克,甘草(炙)

30 克。

【用法】　上药研为散。每次 9 克,加生姜 3 片,水煎,去渣温服,不拘时候。

【主治】　①阴证略例》:内伤冷物,外感风邪有汗者。
②普济方》:风湿恶风,脉缓。

白术散(1)

【方源】　方出《太平圣惠方》卷五十,名见《普济方》卷二〇五。

【组成】　白术 30 克,枳实(麸炒微黄)30 克,神曲(炒微黄)30 克。

【用法】　上药研为细散。每次 3 克,以热酒调下,不拘时候。

【主治】　膈气,心胸间痛。

白术散(2)

【方源】　《圣济总录》卷一五二。

【组成】　白术(锉,炒)、黄柏(去粗皮,炙)各 45 克,白薇 15 克。

【用法】　上药研为散。每次 6 克,温酒或米饮调下。

【主治】　妇人漏下赤白。

白术散(3)

【方源】　《圣济总录》卷一八七。

【组成】　白术、楝实(取肉)各 60 克,青盐 7.5 克。

【用法】　上锉细,慢火炒黑色留性,捣罗为散。每次 6 克,热酒调下,1 日 3 次。

【主治】　小肠气。

白术散(4)

【方源】　《宣明论方》卷二。

【组成】　牡蛎(煅)9 克,白术 36 克,防风 60 克。

【用法】　上药研为末。每次 3 克,温水调下,不拘时候。

【主治】　虚风多汗,食则汗出如洗,少气痿劣,久不治必为消渴证。

【加减】　如恶风,倍防风、白术;如多汗面肿,倍牡蛎。

白术散(5)

【方源】 《洁古家珍》。

【组成】 白术、白芍、茯苓各等份。

【用法】 上药研为末。水煎服。

【主治】 泻痢证。四肢懒倦,小便不利,大便走,沉困,饮食减少。

【加减】 如发热或恶热,或腹不痛而脉疾,加黄芩为主;如未见脓血而恶寒,乃太阴而传少阴,加黄连为主,桂枝佐之;如腹痛甚者,加当归,倍白芍;如见白脓,加黄芩为主;如见血,加黄连为主,桂枝、当归佐之。

白术散(6)

【方源】 《普济本事方》卷四。

【组成】 泽泻、白术、茯苓(去皮)各等份。

【用法】 上药研为细末。每次 3 克,汤调温下。

【主治】 ①《普济本事方》:食后多吐,欲作反胃。

②《医方考》:痘而水泡。

③《痘学真传》:痘家作泻,则液内竭而色干;疮湿则液外走而便结,如泄泻疮湿并见者,此脾胃多湿而不健运也。

【方论】 ①《医方考》:痘疹中有实热,膈有停水、湿热外行,初则痘色晶亮,顷则痘皆水泡矣。此乃水不能润下,灶底燃薪,釜中发泡之义。是方也,白术甘而燥,能益土以防水;茯苓甘而淡,能益土以防决;泽泻咸而润,能润下而利水。水利湿消,泡自愈矣。

②《本事方释义》:泽泻气味咸微寒,入足太阳;白术气味甘温,入足太阴;茯苓气味甘平淡渗,入足阳明,能引诸药达于至阴之处。此治食后多吐,将成反胃之疴,其人必是酒客,中宫气馁,饮浊上干,三味最能达阴泄浊,又能和中养正,所以确中病情也。

白术散(7)

【方源】 《医方类聚》卷一四一引《医林方》。

【组成】 白术、白芍各 30 克,甘草 15 克。

【用法】 上药研为细末。每次 9 克,开水调下。

【主治】 米谷不化,泻痢不止。

白龙丸

【方源】 《饲鹤亭集方》。

【组成】 生军 60 克,生半夏 30 克,北辛 60 克。

【用法】 上药研为末,鸡子清为丸。每次 9 克,开水送下。此丸不宜久服。

【主治】 湿热下注,淋浊初起,小便涩痛。

白龙散(1)

【方源】 《中藏经·附录》卷七。

【组成】 寒水石(生)、甘草(半生半炙)、葛根粉各等份。

【用法】 上药研为细末。每次 6 克,浓煎麦门冬苗汤调下。

【主治】 消渴。

白龙散(2)

【方源】 《圣济总录》卷一三二。

【组成】 龙脑、马牙硝各 1.5 克,绿豆粉 3 克。

【用法】 上药研为极细末。用灯心蘸药点之,1 日 4～5 次。

【主治】 睛漏疮,目大眦出脓汁,有孔子。

白龙散(3)

【方源】 《圣济总录》卷一三五。

【组成】 蛤粉、白矾各 60 克,青盐 30 克。

【用法】 上药研为末。用生油调涂肿处。

【主治】 热肿赤痛。

白龙散(4)

【方源】 《杨氏家藏方》卷二十。

【组成】 柑子皮、白梅、象牙屑各等份。

【用法】 上药研为细散。每用 3 克,绵裹含化。

【主治】 鱼骨鲠。

白龙膏(1)

【方源】 《太平圣惠方》卷六十五。

【组成】 腻粉 6 克,乳香(细研)15 克,湿百合根(烂研)30 克。

【用法】　上药相和研令匀熟。每用先以盐浆水净洗疮，以厚纸涂药于上，1日2次。

【主治】　诸恶疮肿，人不识者。

白龙膏(2)

【方源】　《万病回春》卷八。

【组成】　香油120克，官粉(研细)30克，黄蜡30克。

【用法】　先将香油煎数沸，再入官粉，次入黄蜡溶化，搅匀退火，待药将皱面，用厚连四纸剪大小不一，拖药在上收候。若贴时，先将葱须煎汤洗净贴之。

【主治】　背疽及糜疮。

白龙膏(3)

【方源】　《遵生八笺》卷十八。

【组成】　白及30克，五倍子(炒)15克，白蔹9克。

【用法】　上药研为末，醋调敷。

【主治】　各样疮肿症，或腿或臂。

白归汤

【方源】　《冯氏锦囊·杂症》卷六。

【组成】　川芎、当归、白芍(一方加甘菊，去心蒂)。

【用法】　水煎服。

【主治】　血虚头痛。

白芍汤

【方源】　《杂病源流犀烛》卷七。

【组成】　白芍、酸枣仁、乌梅。

【用法】　水温服。

【主治】　肝虚自汗。

白芷汤

【方源】　《保命集》卷中。

【组成】　白芷30克，知母50克，石膏120克。

【用法】　上药研为粗末。每次15克，水煎，温服。

【主治】　疟病，身热目痛，热多寒少，睡卧不安，脉长，以大柴胡汤下之后微邪未尽者。

【方论】　《医方考》：此条阳明证也，以其有热而无寒，或热多而寒少，故《机要》名为热疟。白芷所以解阳明之经，石膏所以清阳明之府，知母所以养阳明之阴。虚者宜加人参。质实便燥者，此方不足与也，宜下之，用伤寒门大柴胡汤，后以本方调之。

白芷散(1)

【方源】　《刘涓子鬼遗方》卷二。

【组成】　白芷60克，川芎60克，甘草(炙)60克。

【用法】　上药熬令变色，捣为散。每次3克，水调下，1日5次夜2次。

【功用】　止烦。

【主治】　金疮烦闷。

白芷散(2)

【方源】　《圣济总录》卷一五一。

【组成】　白芷15克，当归(1/2生，1/2炒)30克，侧柏(切，炒)60克。

【用法】　上药研为散。每次6克，空腹米饮调下。

【主治】　妇人月事不通。

白芷散(3)

【方源】　《妇人良方大全》卷一。

【组成】　白芷30克，海螵蛸(烧)2个，胎发(煅)1团。

【用法】　上药研为细末。每次6克，空腹温酒调下。

【主治】　①《妇人良方大全》：妇人赤白带下。

②《景岳全书》：下元虚弱，赤白带下，或经行不止。

【方论】　《成方便读》：如带下无虚寒等证，即可于此求之。白芷独入阳明，芳香辛苦，其温燥之性，为祛风逐湿之专药，以阳明为五脏六腑之海，水谷之所藏，湿浊之所聚，故以为君；女子以肝用事，海螵蛸入肝经血分，其性燥而兼涩，可固可宣，为带下崩中之要药，故以为臣；胎发得血之余气，益阴之中，又有去瘀之力，使瘀者去而新者生，以复妇人之常道。不特赤白带下可痊，而一切瘀浊，亦可愈耳。

白芷散(4)

【方源】　《普济方》卷三〇一。

【组成】　甘草节、白芷、五倍子。

【用法】　水煎,温洗。

【主治】　疳疮。

白芷膏

【方源】　《太平圣惠方》卷十四。

【组成】　白芷 30 克,当归 30 克,鸡屎白 150 克。

【用法】　上药用猪脂 210 克,麻油 90 克,以慢火煎白芷色黄,去渣,纳鸡屎白,搅和,煎如膏。入瓷器内盛,每日涂摩疮瘢上。

【功用】　灭瘢。

【主治】　伤寒豌豆疮愈后。

白灵丹

【方源】　《青囊秘传》。

【组成】　熟石膏 30 克,白蜡 6 克,梅片 1 克。

【用法】　上药研为末。掺之。

【功用】　收口。

白杏膏

【方源】　《古今医鉴》卷十五。

【组成】　轻粉 3 克,苦杏仁(去皮)7 个,猪胆汁。

【用法】　捣烂。将疮去痂,先抹猪胆汁,后涂药。

【主治】　杨梅疮。

白围药

【方源】　《外科方外奇方》卷一。

【组成】　天花粉 90 克,生天南星 120 克,生半夏 120 克。

【用法】　上药研为细末,用酸醋调涂。

【主治】　一切痰毒。

白附丸

【方源】　《医略六书》卷二十六。

【组成】　附子(盐水炒黑)60 克,黑附子(盐水炒)60 克,黄狗头骨(炙灰)120 克。

【用法】　上药研为末,炼蜜为丸,每次 6 克,米饮送下。

【主治】　白崩经久,脉微者。

【方论】　寒湿袭虚,带脉不固,而白带淫溢特甚,故曰白崩焉。黑附子补火燥湿,白附子燥湿升阳,黄狗头骨壮阳涩脱,以固白崩也。蜜以丸之,饮以下之,使阳气内充,则寒湿外散,而冲任清和,带脉无不完固,何有白带溢甚,谓白崩之患乎!

白英散

【方源】　《名家方选》。

【组成】　白英(根茎叶并烧为霜)30 克,白胡椒(烧为霜)、丁子克(烧为霜)各 10。

【用法】　每次 3 克,温酒饮下。

【主治】　痈疔及诸热毒肿。

白矾丸(1)

【方源】　《太平圣惠方》卷六十。

【组成】　白矾(烧令汁尽)15 克,附子(炮裂,去皮脐)30 克,桑黄(锉,微炒)30 克。

【用法】　上药研为末,以温水浸蒸饼为丸,如梧桐子大。每次 15 丸,食前以粥饮送下,加至 20 丸。

【主治】　痔疾多年不愈,下部肿硬疼痛。

白矾丸(2)

【方源】　方出《太平圣惠方》卷七十三,名见《普济方》卷三三一。

【组成】　白矾 30 克,附子(炮裂,去皮脐)60 克,狗头骨灰 60 克。

【用法】　上药研为末,以软饭为丸,如梧桐子大。每次 30 丸,食前以粥饮送下。

【功用】　《普济方》:补虚退冷,暖血海。

【主治】　①《太平圣惠方》:妇人白带下,脐腹冷痛,面色萎黄,日渐虚损。

②《普济方》:妇人血脏久冷,赤白带下。

③《医学六要·治法汇》:久崩不止。

【宜忌】　《普济方》:忌生冷、毒物。

白矾散(1)

【方源】　方出《备急千金要方》卷六,名见《医部全录》卷一三一。

【组成】　白矾、硫黄、附子各 12 克。

【用法】　上药研为末。以醋渍之 3 日,夜净洗面敷之。

【主治】　面上粉刺。

【宜忌】　莫见风日。

白矾散（2）

【方源】　《太平圣惠方》卷三十二。

【组成】　白矾、马牙硝、黄丹各 30 克。

【用法】　上药研为细末。先固济一瓷瓶子，候干，入药末在内，以文火歇口烧之，阴气尽后，用大火煅令通赤，候冷，入地坑内，埋 7 日，取出，细研。每取少许点之。

【主治】　风毒攻眼肿痛，时发时愈，或生赤脉。

白矾散（3）

【方源】　《太平圣惠方》卷三十四。

【组成】　白矾、苦杏仁（汤浸去皮尖，研）20 枚，蚺蛇胆（分）3 克。

【用法】　上药研为细末。先以生布搌齿龈令血出，嗍令血尽，即用散药，掺于湿纸上，可患处贴之，1 日 2～3 次。以愈为度。

【主治】　齿䘌，龂肿有脓血出。

白矾散（4）

【方源】　《太平圣惠方》卷三十五。

【组成】　白矾、白硇砂、马牙硝各 15 克。

【用法】　上药于瓷盒子内盛，用盐泥固济，候干，以炭火煅令通赤，取出细研。用纸两重匀摊，置于湿地上，以物盖之 1 宿，出火毒后，再细研为散。每次 1.5 克，纳竹管中，吹入喉内，须臾即通。如是咽门肿，只以篦子抄药，点于肿处，咽津即愈。

【主治】　喉痹气闷。

白矾散（5）

【方源】　《太平圣惠方》卷七十三。

【组成】　白矾 15 克，甘草（分）（生用）15 克，大黄（生）7.5 克。

【用法】　上药研为细散。取枣许大，绵裹纳阴中，1 日换 3 次。

【主治】　妇人阴肿坚痛。

【方论】　《医略六书》：湿伤水府，热遏阴中，故阴肿疼痛，坚实不移焉。大黄荡坚泻热，白矾却湿解毒，生甘草以缓中和药也。绢包纳阴中，使湿热并解，则血气调和而坚实自消，其阴中肿痛无不

除矣。

白矾散（6）

【方源】　《医方类聚》卷二四二引《经验良方》。

【组成】　白矾（枯）、蛇床子各 30 克，黄连 15 克。

【用法】　上药研为细末。干掺疮口上；水调涂亦得。

【主治】　风湿搏于血气之月蚀疮，疮生于两耳鼻口间，时愈时发者。

白矾散（7）

【方源】　《普济方》卷三六五引《傅氏方》。

【组成】　白矾、硼砂各 3 克，朱砂 1.5 克。

【用法】　上药研为末。灯心蘸，点舌上下。

【主治】　鹅口疮。

白矾散（8）

【方源】　《普济方》卷六十五。

【组成】　屋松、白矾、蜂窝（炒）各等份。

【用法】　上药研为粗末。醋煎，热漱冷吐。

【主治】　牙疼。

白矾散（9）

【方源】　《奇效良方》卷五十九。

【组成】　白矾（生用）、硫黄（生用）、乳香各等份。

【用法】　上药研为细末。每用手微抓动患处，以药擦之。

【主治】　肺风酒渣鼻。

白虎汤

【方源】　《校注妇人良方》卷七。

【组成】　知母、石膏各 6 克，粳米 15 克。

【用法】　水煎服。

【主治】　胃热作渴，暑热尤效；又治热厥腹满，身难转侧，面垢谵语，不时遗溺，手足厥冷，自汗，脉浮滑。

白垩丸

【方源】　《圣济总录》卷七十四。

【组成】　白垩（火煅过）30 克，干姜（炮）30 克，

楮叶(生,研细)60克。

【用法】　上药研为末,面糊为丸,如绿豆大。每次 20 丸,空心米饮调下。

【主治】　水泻,水谷不化,昼夜不止。

白香散

【方源】　《圣济总录》卷一三二。

【组成】　枫香脂(研)、腻粉、防风各9克。

【用法】　上细研令匀。先以含浆水令暖,吐出洗疮令净,后以药末干敷之。疼痛立止;贴至令瘥即易。

【主治】　一切恶疮疼痛,久不瘥者。

白粉散

【方源】　《小儿药证直诀》卷下。

【组成】　海螵蛸9克,白及9克,轻粉3克。

【用法】　上药研为末。先用浆水洗,拭干,贴。

【主治】　诸疳疮。

【方论】　《小儿药证直诀类证释义》:轻粉拔毒,海螵蛸,白及黏腻长肌,浆水化滞物以治疳疮。

白通汤

【方源】　《伤寒论》。

【组成】　葱白4茎,干姜30克,附子(生,去皮,破八片)1枚。

【用法】　水煎,去渣,分2次温服。

【功用】　①《注解伤寒论》:温里散寒。

②《成方切用》:复阳通脉。

【主治】　少阴病,下利脉微者。

【方论】　①《注解伤寒论》:少阴主水,少阴客寒,不能制水,故自利也。白通汤,温里散寒。内经曰:肾苦燥,急食辛以润之,葱白之辛,以通阳气,姜、附之辛,以散阴寒。

②《医方考》:少阴属肾,水脏也,得天地闭藏之令,主禁固二便,寒邪居之,则病而失体矣,故下利。葱白,所以通阳气也;姜、附,所以散阴寒也。是方也,能散阴而通阳,故即葱白而名曰白通。

③《医宗金鉴》:少阴病,但欲寐,脉微细,已属阳为阴困矣。更加以下利,恐阴降极,阳下脱也。故君以葱白大通其阳而上升,佐以姜、附急胜其阴而缓降,则未脱之阳可复矣。

【验案】　寒厥　《哈尔滨中医》(1960,2:22):

赵某,男,30岁。患者于1951年在成都读书时,突感双脚冰冷,至1955年更见厉害,冬天不能离火,热天也一点不能沾凉风,既往有遗精史,从1949年起常患腹泻便溏,至今仍时发时止。西医诊断为雷诺病,经治年余未效。于1956年11月6日来我院医治,院内医师诊断为严重的寒厥证。给服白通汤,并加重其剂量,共服13剂基本改善,后又继服14剂,病即痊愈。

白黄散

【方源】　《中医皮肤病学简编》。

【组成】　白矾15克,甘草1.5克,大黄31克。

【用法】　上药研为细末。外用。

【主治】　女阴溃疡。

白斑散

【方源】　《古今名方》。

【组成】　细辛6克,白芷、雄黄各3克。

【用法】　上药研为细末。用醋调匀,外搽。

【功用】　祛风。

【主治】　白癜风。

白蔹散(1)

【方源】　方出《备急千金要方》卷四,名见《圣济总录》卷一五二。

【组成】　鹿茸30克,白蔹45克,狗脊15克。

【用法】　上药研为粗散。每次3克,空腹米饮下,1日3次。

【主治】　漏下色白。

白蔹散(2)

【方源】　《鸡峰普济方》卷二十二。

【组成】　白及、白蔹、络石藤(取干者)各15克。

【用法】　上药研为细末。干撒疮上。

【功用】　敛疮。

白蔹膏

【方源】　《刘涓子鬼遗方》卷五。

【组成】　白蔹、黄连各60克,生胡粉30克。

【用法】　上药研为粗散,溶脂调和。敷之。

【主治】　皮肤中热痱,瘰疬。

白薇汤

【方源】《普济方》卷二三八引《指南方》。

【组成】白薇、紫苏子各90克，当归60克。

【用法】上药研为粗末。每次15克，水煎，去渣服。

【主治】郁冒。

白薇煎

【方源】《春脚集》卷四。

【组成】东白薇6克，泽兰叶9克，穿山甲片（炒黄，研）3克。

【用法】好酒煎服。

【功用】行血络，通瘀透邪。

【主治】箭风痛。或头项、肩背、手足、腰月少、筋骨疼痛，遍身不遂。

白蜜汤

【方源】《圣济总录》卷一五八。

【异名】白蜜酒（《济阴纲目》卷九）。

【组成】白蜜60克，生地黄汁30毫升，酒15毫升。

【用法】将地黄汁与酒于铜器中煎五七沸，入蜜搅匀。分2次温服。

【功用】《济阴纲目》：缓肝行血。

【主治】妊娠堕胎后恶血不出。

白薇散

【方源】《太平圣惠方》卷五十八。

【组成】白薇30克，白蔹30克，白芍30克。

【用法】上药研为细散。每次6克，食前以粥饮调下。

【主治】①《太平圣惠方》：小便不禁。
②《杂病源流犀烛》：挟热遗溺。

白牛毛散

【方源】《种痘新书》卷十二。

【组成】纯白牛毛（用银碗煅成灰）15克，朱砂（为末）6克，丝瓜（近蒂，焙干为末）9克。

【用法】上药研为末。空腹开水下；或蜜汤调服。

【功用】稀痘。

白石脂散（1）

【方源】《太平圣惠方》卷六十八。

【组成】白石脂30克，乌贼鱼骨30克，槟榔30克。

【用法】上药研为细散。时撒疮中，以成痂为度。

【主治】金疮中风水，久不成痂。

白石脂散（2）

【方源】《圣济总录》卷一七八。

【组成】白石脂（烧令赤）7.5克，乱发（烧灰）7.5克，甘草（炙令赤）15克。

【用法】上药研为细散。每次1.5克，米饮调下，早晨、午后各1次

【主治】小儿肠癖下脓血。

白头翁丸

【方源】《证治准绳·幼科》卷七引《肘后备急方》。

【组成】白头翁1克，黄连（研）2克，石榴皮1克。

【用法】水煎服。大者则加药。

【主治】小儿毒下及赤滞下如鱼脑。

【加减】有毒，去榴皮，加犀角屑1克。

白头翁汤

【方源】《明医指掌》卷四。

【组成】白头翁、秦皮、黄连各等份。

【用法】水煎服。

【主治】①《明医指掌》：协热自利，小便赤涩。
②《麻科活人全书》：热痢下重。

白头翁散

【方源】《太平圣惠方》卷九十三。

【组成】白头翁15克，黄连（去须，微炒）60克，酸石榴皮（微炙，锉）30克。

【用法】上药研为粗散。每次3克，水煎，去渣，不拘时候服。

【主治】小儿热毒下痢如鱼脑。

白羊肾丸

【方源】《普济方》卷一八〇引《郑氏家传渴浊

方》。

【组成】　半夏、猪苓各 60 克。

【用法】　上将半夏净洗,猪苓同炒。色褐为度。却用半夏为末,酒煮羊内外肾烂研,同杵为丸。却以猪苓为末,入瓷瓶内养。每次 50～70 丸,温水或猪苓煎温汤空心送下。

【功用】　除浊。

【主治】　①《普济方》引《郑氏家传渴浊方》:小便白浊。

②《丹溪心法附余》:遗精。

白杨皮散(1)

【方源】　方出《肘后备急方》卷六,名见《备急千金要方》卷六。

【组成】　白瓜子仁 1.5 克,白杨皮 15 克,桃花 30 克。

【用法】　上药研为末。食后服 3 克,1 日 3 次。30 日面白,50 日手足俱白。

【功用】　令皮肤白。

【主治】　《备急千金要方》面与手足黑。

【加减】　欲白,加瓜子;欲赤,加桃花。

白杨皮散(2)

【方源】　《太平圣惠方》卷三十四。

【组成】　白杨皮 4 握,细辛 15 克,露蜂房 15 克。

【用法】　上药研为散。每用 9 克,水浸 1 宿,煎令 3～5 沸,去渣,热含冷吐。

【主治】　牙痛。

白附子散(1)

【方源】　《圣济总录》卷一四五。

【组成】　白附子(炮)、续断、防风(去叉)各 30 克。

【用法】　上药研为散。每次 6 克,童便和热酒调下,不拘时候。

【主治】　打仆内损及坠马伤。

白附子散(2)

【方源】　《是斋百一选方》卷三。

【组成】　白附子(炮)15 克,天南星(炮)15 克,黑附子(炮,去皮脐)7.5 克。

【用法】　上药研为细末。每次 6 克,加生姜 5

片,小儿 3 克,加生姜 3 片,慢火水煎,不拘时候服。

【功用】　止吐化涎。

【主治】　大人、小儿虚风呵欠。

白茯苓散(1)

【方源】　方出《太平圣惠方》卷四十七,名见《普济方》卷二〇二。

【组成】　茯苓 30 克,大枣(去核)10 枚,麦冬(去心)15 克。

【用法】　上药研为散。分为 5 服,水煎,去渣,温温频服。

【主治】　霍乱心烦渴。

白茯苓散(2)

【方源】　《太平圣惠方》卷八十四。

【组成】　茯苓 30 克,乌梅(微炒)7.5 克,干木瓜 15 克。

【用法】　上药研为粗散。每次 3 克,水煎,去渣令温,时时与服。

【主治】　小儿霍乱,渴不止。

白药子散

【方源】　《宣明论方》卷十四。

【组成】　白药子 30 克,甘草 15 克,猪肝适量。

【用法】　上药研为末。用猪肝 1 叶,批开撒药 15 克,水煮熟,食后服。

【主治】　一切疳眼赤烂,目生翳膜,内外障疾,并小儿吐痢。

白胶香膏

【方源】　《鸡峰普济方》卷二十二。

【组成】　乳香、白胶香、沥青(研)各等份。

【用法】　上以芝麻油和如面剂,重汤煮成膏,不犯铜、铁、以杖子剔起如丝即成。

【主治】　折伤。

白凉散煎

【方源】　《医方类聚》卷六十五引《龙树菩萨眼论》。

【组成】　蕤仁、腻粉各等份,龙脑少许。

【用法】　上药研为极细末,以儿孩儿乳调,敷眼中。

【主治】　浮翳障。

白蒺藜散

【方源】　《方症会要》卷三。

【组成】　白蒺藜、桃条、柳条。

【用法】　上药研为末。每次 3 克,酒调下。治痰痛,用玄明粉白汤送下 3 克。

【主治】　胃脘火痛、痰痛。

白鲜皮酊

【方源】　《中医皮肤病学简编》。

【组成】　白鲜皮 15 克,鲜生地黄 31 克,高粱酒 150 毫升。

【用法】　浸泡五日后,外涂。

【主治】　脂溢性皮炎。

白僵蚕散

【方源】　《太平圣惠方》卷八十五。

【组成】　僵蚕(微炒)2 枚,全蝎(微炒)1 枚,莨菪子(炒令黄)10 粒。

【用法】　上药研为细散。用温酒调,注入口中。令睡,汗出即愈,如睡多不用惊起。如 1—2 岁儿患急,即顿服之;稍慢,即分为 3 服。

【主治】　小儿天钓,以及急惊风搐搦。

白术芍药汤

【方源】　《保命集》卷中。

【组成】　白术 30 克,白芍 30 克,甘草 15 克。

【用法】　上药研为散。每次 30 克,水煎,滤清温服。

【主治】　太阴脾经受湿,水泄注下,体微重微满,困弱无力,不欲饮食,暴泄无数,水谷不化。

白术防风汤

【方源】　《保命集》卷中。

【组成】　白术 30 克,防风 60 克,黄芪 30 克。

【用法】　上药研为粗散。每次 15～21 克,水煎,去渣温服,不拘时候。

【主治】　破伤风,服羌活防风汤后,脏腑和而有自汗者。

白术茯苓汤

【方源】　《鸡峰普济方》卷十八。

【组成】　白术 120 克,茯苓、甘草各 60 克。

【用法】　上药研为粗末。每次 9 克,水煎,去渣,稍热服,不拘时候。

【功用】　逐支饮,通利小便。

【主治】　①《鸡峰普济方》:饮积胸痞,痰停膈上,头痛目眩,噫醋吞酸,嘈烦忪悸,喘咳呕逆,体重胁痛,腹痛肠鸣,倚息短气,身形如肿。及时行若吐若下后,心下逆满,气上冲胸,起则头眩,振振身摇。

②《医略六书》:脾虚泄泻,脉缓者。

【方论】　《医略六书》:泻由乎湿,脾土虚弱,不能制御于中,故偏渗大肠,泄泻不止焉。白术崇土燥湿,茯苓渗湿和脾,炙草缓中益胃,兼益中州之气也。水煎温服,使湿去土强,则脾能健运而敷化有权,泄泻无不自止矣。此健脾渗湿之剂,为脾亏泄泻之专方。

白术茯苓散

【方源】　《鸡峰普济方》卷十六。

【组成】　白术、茯苓各 30 克,陈皮适量。

【用法】　上药研为细末。每次 6 克,煎陈皮汤调下,不拘时候。

【主治】　妊娠大小腿肿,以及有黄水,小便或涩。

白术消肿散

【方源】　《医略六书》卷三十。

【组成】　白术(炒黑)90 克,枳实(炒黑)45 克。

【用法】　上药研为散。每次 9 克,紫苏汤下。

【主治】　产后水肿,脉弦滞涩者。

【方论】　产后气食伤脾,脾气不化,清阳不能上奉,而风邪乘之,故遍身水肿,心下痞闷焉。白术炭健脾气以燥湿除满;焦枳实泻滞气以散闷消痞;为散,紫苏汤下,理血气以散风邪也。使风邪外散则滞气内消,而脾胃调和,经络通畅,安有心下痞闷,遍身浮肿之患乎。

白术黄芩汤

【方源】　《卫生宝鉴》卷十六。

【组成】　白术 30 克,黄芩 21 克,甘草 9 克。

【用法】　上药研为粗散,作 3 服。水煎,温服。

【功用】　①《玉机微义》:去湿热,和中活血。

②《痘科类编释义》:调和脾胃。

【主治】　①《卫生宝鉴》:服芍药汤痢疾除后,更宜此方调和。

②《痘科类编释义》:疹后痢疾。

白术麻黄散

【方源】　《幼幼新书》卷九引《石壁经》。

【组成】　白术(炮)、葛粉各 7.5 克,麻黄(去节)15 克。

【用法】　上药研为末。每次 1.5 克,荆芥汤送下。服后忌冲风,须有汗如水出。

【主治】　小儿慢惊将发。

白芷螵蛸散

【方源】　《宋氏女科》。

【组成】　白芷(炒黑)30 克,海螵蛸(煅)3 个,胎发(煅)1 团。

【用法】　上药研为末。每次 9 克,空腹酒送下。

【主治】　白带。

白芥子吹鼻散

【方源】　《太平圣惠方》卷三十四。

【组成】　白芥子、舶上莎罗、芸苔子各 30 克。

【用法】　上药研为细散。每用少许,如患左边疼,即吹右鼻中;如患右边,即吹左鼻中。仍先净洗鼻中,吹药即验。

【主治】　牙痛。

瓜盐煎

【方源】　《古今医统大全》卷九十三。

【组成】　吴茱萸、木瓜、食盐各 15 克。

【用法】　上炒焦,用瓷罐盛水煮令百沸,却入前药同煎,随病人意,冷热服之。药入即醒。

【主治】　霍吐泄泻。其证始因饮冷或冒寒暑,或失饥,或大怒,或弃舟车,伤动胃气,令人上吐不止,因而下泄,吐泻并作,遂成霍乱,头旋眼晕,手足转筋,四肢逆冷。

瓜蒂汤

【方源】　《外台秘要》卷四引《延年秘录》。

【组成】　瓜蒂 30 克,赤小豆 49 枚,丁香 14 枚。

【用法】　上药研为末。水煮,澄清,分为两度,滴入两鼻中。

【主治】　①《外台秘要》引《延年秘录》:诸黄。

②《普济方》:身面四肢水肿,有虫,鼻息肉,阴黄、黄疸及暴急黄。

瓜蒂散(1)

【方源】　《伤寒论》。

【组成】　瓜蒂(熬黄)30 克,赤小豆 30 克,香豉。

【用法】　上各为散,和合。每次 3 克,以香豉 12 克煮取汁,与药散调和,温,顿服之。不吐者,少加;得快吐,乃止。

【功用】　涌吐。

【主治】　①《伤寒论》:病如桂枝证,头不痛,项不强,寸脉微浮,胸中痞硬,气上冲咽喉不得息者,此为胸中有寒,当吐之;病人手足厥冷,脉乍紧者;邪结在胸中,心下满而烦,饥不能食者。

②《金匮要略》:宿食在上脘。

③《肘后备急方》:胸中多痰,头痛不欲食。

④《世医得效方》:胸有寒痰。

⑤《伤寒指掌图》:脉大,胸满,多痰涎,病头痛。

⑥《保命歌括》:痰饮在膈上。

⑦《张氏医通》:寒痰结于膈上及湿热头重鼻塞。

【宜忌】　诸亡血、虚家,不可与。

【方论】　①《备急千金要方》曰:气浮上部,填塞心胸,胸中满者,吐之则愈。与瓜蒂散,以吐胸中之邪。其高者越之,越以瓜蒂,豆豉之苦;在上者涌之以赤小豆之酸。《内经》曰:酸苦涌泄为阴。

②《伤寒来苏集》:瓜为甘果,由熟于长夏,清胃热者也;其蒂,瓜之生气所系也,色青味苦,象东方甲木之化,得春升生发之机,故能提胃中之气,除胸中实邪,为吐剂中第一品药,故必用谷气以和之。赤小豆甘酸,下行而止吐,取为反佐,制其太过也。香豉本性沉重,糜熟而使轻浮,苦甘相济,引阳气以上升,驱阴邪而外出。作为稀糜,调二散,虽快吐而不伤神,仲景制方之精义,赤豆为心谷而主降,香豉为肾谷而反升,既济之理也。

③《千金方衍义》:瓜蒂之苦寒,以吐胸中寒实,兼赤小豆之甘酸,以清利心包余热,所谓酸苦涌泄为阴也。

④《医宗金鉴》:瓜蒂极苦,赤豆味酸,相须相

益,能疏胸中实邪,为吐剂中第一品也。而佐香豉汁合服者,藉谷气以保胃气也。服之不吐,少少加服,得快吐即止者,恐伤胸中元气也。此方奏功之捷,胜于汗下。诸亡血虚家,胸中气液已亏,不可轻与也。

【验案】　①胸胁痞满　《伤寒论今释》引《生生堂治验》:一男子,胸膈痞满,恶闻食气,动作甚懒,好坐卧暗所,百方不验者半岁。先生诊之,心下石硬,脉沉而数,即以瓜蒂散吐二升余,乃痊。

②狂证　《伤寒论临床实验录》:张某,男,五十九岁。因平素性情暴躁,更加思考过度,经常失眠,后遂自言自语,出现精神失常状态,有时咆哮狂叫,有时摔砸杂物,喜笑怒骂变幻无常。如此情况延续月余,渐至见人殴打,百般医疗均无效果。遂疏瓜蒂散与之,瓜蒂10克,豆豉10克,赤小豆10克,煎汤顿服,连进两剂,共呕吐黏涎3次,毫不见效,竟将邻人殴伤并将所有杂物尽行砸碎。遂与大剂瓜蒂散,苦瓜蒂21克,赤小豆31克,煎汤顿服,服后隔半小时便开始作呕,连续两昼夜共呕20余次,尽属黏涎,自呕吐开始便不思饮食,一天后现周身困顿不欲活动,困睡到第三天忽然清醒,后以豁痰通窍安神之剂,调理而愈。

③痰厥　《广东中医》:某女,素无病,或一日气上冲,痰塞喉中,不能言语,此饮邪横塞胸中。当吐之,投以瓜蒂散,得吐后即愈。

④笑证　《伤寒论今释》引《生生堂治验》:绵屋弥三郎之妻,善笑,凡视听所及,悉成笑料,笑必捧腹绝倒,甚则胁腹吊痛,为之不得息。常自以为患,请师治之,即与瓜蒂散,吐1000毫升余,遂不再发。

⑤性交疼痛,阴道出血　《伤寒论今释》引《生生堂治验》:一妇人,年30余。每于交接则小腹急痛,甚则阴门出血,而月事无常,腹诊脉象亦无他异。医药万方,一不见效。先生曰:所谓病在下者,当吐之于上。乃与瓜蒂散1.8克,吐黏痰升许讫,更与大柴胡汤缓缓下之,后全愈。

瓜蒂散(2)

【方源】　《外台秘要》卷十三引《集验方》。

【组成】　瓜蒂、赤小豆各7.5克,雄黄(研)15克。

【用法】　上药研为细散,每次1.5克,以酪服药。

【主治】　①《外台秘要》引《集验方》:飞尸。

②《外台秘要》引《广济方》:卒中恶,心腹绞刺痛,气急胀,奄奄欲绝。

【宜忌】　《外台秘要》引《广济方》:忌生冷,油腻,黏食,陈臭等。

瓜蒂散(3)

【方源】　《外台秘要》卷四引《救急方》。

【组成】　丁香、瓜蒂、赤小豆各10枚。

【用法】　上药研为细末。每次1.5克,暖水和服。

【主治】　诸黄。暗黄,眼暗及大角赤黑黄,先掷手足;内黄,患渴,疸黄,眼赤黄;肾黄,小便不通,气急心闷;五色黄。

瓜蒂散(4)

【方源】　方出《备急千金要方》卷五,名见《圣济总录》卷一七四。

【组成】　小豆21枚,瓜蒂14枚,糯米40粒。

【用法】　上药研为末。吹鼻中。

【主治】　①《备急千金要方》:小儿伤寒发黄。

②《太平圣惠方》:小儿诸黄,心胸壅闷。

瓜蒂散(5)

【方源】　《圣济总录》卷六十。

【组成】　瓜蒂14枚,丁香(大者)1枚,黍米49颗。

【用法】　上药研为细散。每次0.5克,先含水一口,以鼻搐药。取下黄涎为效。

【主治】　黄疸,面目黄。

瓜蒂散(6)

【方源】　《圣济总录》卷一六七。

【组成】　瓜蒂7枚,全蝎(微炒)1枚,赤小豆14粒。

【用法】　上药研为散。每次1.5克,粥饮调下。服后以吐为效。

【主治】　小儿口噤。

瓜蒂散(7)

【方源】　《全生指迷方》卷二。

【组成】　瓜蒂、细辛(去苗)、藜芦(去苗)各等份。

【用法】　上药研为细末。每用少许,纳鼻中。以气通为度。

【主治】　风湿鼻窒塞,气不通。

瓜蒂散(8)

【方源】　《辨证录》卷十。

【组成】　瓜蒂7枚,白茅根30克,芦根30克。

【用法】　水煎汁饮之。必大吐,吐后前证尽解,不必再服。

【主治】　人有爱食河鲀,以致血毒中人,舌麻心闷,重者腹胀而气难舒,口开而声不出,若久不治,亦能害人。

瓜蒂散(9)

【方源】　《温疫论》卷上。

【组成】　甜瓜蒂3克,赤小豆(研碎)9克,生山栀仁6克。

【用法】　水煎,后入赤豆煎服。

【主治】　①《温疫论》:温疫胸膈满闷,心烦喜呕,欲吐不吐,虽吐而不得大吐,腹中满,欲饮不能饮,欲食不能食,此疫邪留于胸膈。

②《温病条辨》:太阴病,得之二三日,心烦不安,痰涎壅盛,胸中痞塞,欲呕者,无中焦证。

瓜蒌丸

【方源】　《脉因证治》卷上。

【组成】　瓜蒌子、枳实、陈皮。

【用法】　取瓜蒌皮穰末熬为丸服。

【主治】　胸痹或胁下逆抢心。

【加减】　胸痹切痛,加栀子烧存性,附子炮各60克。

瓜蒌汤

【方源】　《传信适用方》卷三引周子明方。

【组成】　瓜蒌(去皮,将瓤与子锉碎)1个,没药(研)3克,甘草(生,锉)15克。

【用法】　上药用无灰酒煎服。

【主治】　五发:发脑、发须、发眉、发颐、发背;痈疽;瘰、瘤、癌。

瓜蒌散(1)

【方源】　《类编朱氏集验方》卷十一。

【组成】　瓜蒌、贝母、荆芥。

【用法】　上药研为末。水煎服。

【主治】　欲出痘疹。

瓜蒌散(2)

【方源】　《医学心悟》卷三。

【组成】　大瓜蒌(连皮捣烂)1枚,粉甘草6克,红花2克。

【用法】　水煎服。

【主治】　肝气燥急而胁痛,或发水疱。

【方论】　瓜蒌为物,甘缓而润,于郁不逆,又如油之洗物,滑而不滞,此其所以奏功也。

瓜蒌膏

【方源】　《鲁府禁方》卷一。

【组成】　青嫩瓜蒌。

【用法】　洗净,切片捣烂,用布绞取汁,入砂锅内,慢火熬,加真竹沥30克,白蜜50克,再熬数沸,瓷罐收贮。每次15克,倾茶瓯中,开水调服,不拘时候。

【主治】　上焦痰火。

瓜子仁汁

【方源】　《圣济总录》卷一二九。

【组成】　瓜子仁(与水同研,绞取汁)15克,当归(切,焙,捣末)30克,蛇蜕(烧灰,研)1条。

【用法】　上将当归、蛇蜕研末和匀,分作2服,空腹、日午用瓜子汁调下。下脓血即愈。

【主治】　肠痈。壮热恶寒,微汗气急,少腹痛,小便涩,或大便如刀锥刺痛,或腹中已成脓。

瓜蒌贝母饮

【方源】　《增订胎产心法》卷五。

【组成】　瓜蒌、土贝母(去心)、甘草节各9克。

【用法】　水煎服。

【主治】　乳房结核,掀肿。

【加减】　已溃,加忍冬藤30克。

汉防己散

【方源】　《博济方》卷一。

【组成】　汉防己、万州黄药各30克,小麦。

【用法】　上药研为细末。每次3克,加小麦

20 粒,水煎,食后温服。

【主治】　咯血。

立住散

【方源】　《普济方》卷六十五引《德生堂方》。

【组成】　荆芥、盐麸子、荜茇各等份。

【用法】　上药研为粗散。每次 9 克,水煎,去渣温漱,吐去涎。

【主治】　牙痛。

立应散(1)

【方源】　《杨氏家藏方》卷十一。

【组成】　杨梅根皮(厚者,去粗皮)30 克,川芎 9 克,麝香(别研)少许。

【用法】　上药研为细末,研匀。每用 0.5 克,先含温水一口,次用药于两鼻内搐之。涎出痛止为效。

【主治】　风虫牙痛。

立应散(2)

【方源】　《医垒元戎》。

【组成】　麝香少许,蝎梢 6 克,金头蜈蚣(分开晒干)6 克。

【用法】　上药研为细末。鼻内搐,随左右用之。

【主治】　急慢惊风。

立效丹

【方源】　《良朋汇集》卷一。

【组成】　艾 60 克,葱白 1 握,生姜 45 克。

【用法】　共捣烂。用布包蘸极热烧酒搽患处,以痛止为度。

【主治】　寒湿两腿作痛。

立效方

【方源】　《太平圣惠方》卷八十八。

【组成】　雄黄(细研)7.5 克,栀子 10 枚,赤芍药 15 克。

【用法】　上药研为细散,研入雄黄令匀。每次 1.5 克,以温水调下。

【主治】　小儿尸疰,邪气入腹绞痛。

立效散(1)

【方源】　方出《备急千金要方》卷二十五,名见《普济方》卷三○六。

【组成】　马鞭梢 7 厘米,鼠屎 14 枚,猪膏。

【用法】　上药合烧为末。以猪膏和,涂之。

【主治】　马啮人及踢人作疮,毒肿热痛。

立效散(2)

【方源】　《中藏经·附录》。

【组成】　延胡索、当归、肉桂各等份。

【用法】　上药研为细末。每次 6 克,酒调下。

【主治】　腰痛。

立效散(3)

【方源】　《鸡峰普济方》卷十五。

【组成】　风化石灰 500 克,酽醋,酒。

【用法】　以酽醋慢火煮令醋尽,更炒令干,细研。每次 3 克,以棕灰末 3 克,用温酒 30 毫升同调匀,空腹服之,药后复进酒 30 毫升以助药力。

【主治】　崩漏下血不止。

立效散(4)

【方源】　《普济方》卷六十四引《十便良方》。

【组成】　酒、酥各 30 毫升,干姜(末)6 克。

【用法】　相和,食后服,1 日 3 次。

【主治】　咽伤语声不彻;肺痛。

立效散(5)

【方源】　《东医宝鉴·外形篇》卷三引《丹心》。

【组成】　莴苣子、糯米各 30 克,甘草末 5 克。

【用法】　上药研为细末。水搅匀,加甘草末煎,频频呷服。

【主治】　乳汁不行。

立效散(6)

【方源】　《类编朱氏集验方》卷九引王子益方。

【组成】　白矾 30 克,生姜(切片,同白矾炒干)90 克,荜茇(焙干)30 克。

【用法】　上入烧盐少许,为末。搽牙痛处。

【主治】　牙痛。

立效散(7)

【方源】　《医方类聚》卷一九一引《经验秘方》。

【组成】　灯心草灰、轻粉、麝香。

【用法】　加轻粉、麝香少许。干贴。
【主治】　下疳。

立效散（8）

【方源】　《医方类聚》卷一八四引《经验良方》。
【组成】　苦参、卷柏、泽兰叶各30克。
【用法】　上焙，为末。每次6克，无灰酒调下。
【主治】　蜂窠烂痔。

立效散（9）

【方源】　《摄生众妙方》卷七。
【组成】　牙消10克，雄黄5克，麝香5克。
【用法】　上药研为极细末。以少许点入眼中，令人扶患者周围行数次，腰痛如失。如未效，再点，再行，痛止为度。
【主治】　闪挫腰痛，不能屈伸者。

立效散（10）

【方源】　《古今医统大全》卷六十五。
【组成】　白矾（为末）、净朴硝（为末）各1.5克，土牛膝根。
【用法】　土牛膝根洗净，捣汁，入2味和匀。咽漱吐出，有物即随汁出。
【功用】　开喉。
【主治】　喉痹，卒不能言，水浆不入。

立效散（11）

【方源】　《古今医鉴》卷十四。
【组成】　黄丹（水飞）、白矾、京枣（连核烧存性）。
【用法】　上药研为细末。敷之。
【主治】　走马牙疳。

立效散（12）

【方源】　《同寿录》卷三。
【组成】　人中白（煅过）3克，铜绿1克，麝香0.3克。
【用法】　上药研为细末。茶洗口牙净，用指敷药于上。
【主治】　痘疹余毒，牙根破烂出血，或成走马牙疳者。

立效散（13）

【方源】　《喉科紫珍集》卷下。

【组成】　诃子、文蛤、白矾各等份。
【用法】　上药研为细末。搽贴唇上。
【主治】　唇紧疮，喉痛。

立消散

【方源】　《杨氏家藏方》卷十九。
【组成】　赤芍、赤小豆、枳壳（麸炒，去瓤）各等份。
【用法】　上药研为细末。浓煎柏枝汤调药敷肿处，干即以柏枝汤润之。
【主治】　小儿阴肿胀痛。

立通散

【方源】　《圣济总录》卷一二二。
【组成】　蝼蛄（阴干）14条，白矾（半生半烧）6克，白梅肉（炒燥）14枚。
【用法】　上药研为散。每用1.5克，吹入喉内；或水调下。得吐立通。
【主治】　咽喉闭塞不通。

立惠丹

【方源】　《万病回春》卷五。
【组成】　艾叶60克，葱头（捣烂）1根，生姜（捣烂）45克。
【用法】　上用布共为1包，蘸极热烧酒擦患处。以痛止为度。
【主治】　湿气两腿作痛。

立止吐血散

【方源】　《吉人集验方》。
【组成】　藕节炭30克，蒲黄炭15克，血余炭15克。
【用法】　上药研为末。每次9克，开水调下。立止。
【主治】　呕血。

立止水泻方

【方源】　《寿世新编》卷上。
【组成】　车前、泽泻各3克，厚朴（姜汁炒）3.6克。
【用法】　上药研为末。滚水调服。
【主治】　水泻。

玄参丸

【方源】　《圣济总录》卷一一七。

【组成】　玄参、天冬(去心,焙)、麦冬(去心,焙)各30克。

【用法】　上药研为末,炼蜜为丸,如弹子大。每用1丸,绵裹含化咽津。

【主治】　①《圣济总录》:口疮。

②《寿世保元》:虚火口疮,连年不愈。

玄参酒

【方源】　《圣济总录》卷一二六。

【组成】　玄参(细锉)150克,磁石(烧令赤,醋淬7遍,细研,水飞)150克,酒。

【用法】　以生绢袋盛,酒3000毫升,浸6～7日。每次50毫升,空心临卧温服。

【主治】　瘰疬寒热,先从颈腋诸处起者。

玄参散

【方源】　《太平圣惠方》卷十一。

【组成】　玄参30克,射干30克,黄药子30克。

【用法】　上药研为末。每次15克,水煎,去渣温服,不拘时候。

【主治】　伤寒,上焦虚,毒气热壅塞,咽喉连舌肿痛。

玄胡饼

【方源】　《古今医统大全》卷五十三。

【组成】　延胡索10枚,猪牙皂(肥实者)2枚,青黛6克。

【用法】　上药研为末,水和成小饼子,如杏仁大。用时令患人仰卧,以水化开,用竹管送入鼻中,男左女右,觉药至,喉小酸,令患人坐,却令咬定铜钱1个于当门齿,当见涎出,成盆便愈。

【主治】　头痛不可忍。

玄梅散

【方源】　《普济方》卷三八〇。

【组成】　延胡索6克,乌梅3克,甘草。

【用法】　上药研为散。每3克,加甘草1.5克,水煎服。

【主治】　小儿疳病,腹中疼痛。

玄胡索散(1)

【方源】　《小儿卫生总微论方》卷十七。

【组成】　延胡索(去皮)30克,甘草(生)、白矾(生)各15克。

【用法】　上药研为末。每次1.5克,水煎,去渣,放温时时呷服。

【主治】　小儿诸药毒,烦躁闷乱,吐利呕血。

玄胡索散(2)

【方源】　《普济方》卷六十五。

【组成】　延胡索3克,斑蝥(去头尾,炒)3个,白丁香30个。

【用法】　上药研为细末,新汲水调为丸,如小豆大。新绵裹,左痛入左耳,右痛入右耳。

【主治】　牙痛。

玄精石散

【方源】　《小儿卫生总微论方》卷十八。

【组成】　玄精石30克,甘草15克,竹叶适量。

【用法】　上药研为细末。每次1.5克,竹叶汤调下。

【主治】　小儿眼生赤脉。

玄丹升麻汤

【方源】　《辨证录》卷六。

【组成】　玄参250克,牡丹皮90克,升麻9克。

【用法】　水煎服。

【主治】　心火内热,热极发斑,目睛突出,两手冰冷。

玄丹麦门冬汤

【方源】　《辨证录》卷六。

【组成】　玄参、丹参、麦冬各30克。

【用法】　水煎服。

【主治】　相火妄动,口舌红肿,不能言语,胃中又觉饥渴之甚。

玄参升麻汤

【方源】　《类证活人书》卷十八。

【组成】　玄参、升麻、甘草（炙）各 15 克。

【用法】　上药研为粗散。每次 15 克，水煎，去渣服。

【功用】　《医方集解》:清咽散斑。

【主治】　①《类证活人书》:伤寒发汗吐下后，毒气不散，表虚里实，热发于外，身斑如锦文，甚则烦躁谵语。喉闭肿痛。

②《证治准绳·幼科》:痘疹后，余毒咽喉肿痛。

③《杏苑生春》:冬时瘟疫应寒而大温抑之，身热，头疼，咽痛。

④《简明医觳》:温毒发斑。

【方论】　①《医方考》:升麻能散斑，甘草、玄参能清咽。散斑者，取其辛温，谓辛能散而温不滞也;清咽者，取其甘苦，谓甘能缓而苦能降也。

②《医方集解》:此足阳明少阴药也。发斑者，阳明胃热也;咽痛者，少阴相火也。升麻能入阳明，升阳而解毒;玄参能入少阴，壮水以制火;甘草甘平，能散能和。故上可以利咽，而内可以散斑也。

③《医方论》:玄参清上焦浮游之火，升麻升阳而解毒，甘草清热而解毒。药只三味，简而能到。

兰香散（1）

【方源】　《小儿药证直诀》卷下。

【组成】　兰香叶（菜名，烧灰）6 克，铜青 1.5 克，轻粉 0.5 克。

【用法】　上药研为细末，令匀。看疮大小干贴之。

【主治】　疳气，鼻下赤烂。

兰香散（2）

【方源】　《小儿药证直诀》卷下。

【组成】　轻粉 3 克，兰香（末）3 克，密陀僧（醋淬为末）15 克。

【用法】　上药研为末。敷齿及龈上。立效。

【主治】　小儿走马牙疳，牙溃烂，以至崩砂出血齿落者。

宁开水

【方源】　《辨证录》卷六。

【组成】　麦冬 90 克，山茱萸 90 克，茯苓 30 克。

【用法】　水煎服。

【功用】　纯补其水。

【主治】　肾火上沸之消渴，口干舌燥，吐痰如蟹涎白沫，气喘不能卧，但不甚大渴，渴时必须饮水，饮之后，即化为白沫。

【方论】　此方用山茱萸 90 克，以大补肾水，尽人知之。更加入麦冬 90 克者，岂滋肺以生肾乎! 不知久渴之后，日吐白沫，则熬干肺液。使但补肾水，火虽得水而下降，而肺中干燥无津，能保肺之不告急呼! 肺痿、肺痈之成，未必不始于此。故补其肾而随滋其肺，不特子母相生，且防祸患于未形者也。加入茯苓者，因饮水过多，膀胱之间必有积水，今骤用麦冬、山茱萸至 180 克之多，不分消之于下，则必因补而留滞，得茯苓利水之药以疏通之，则补阴而无腻膈之忧，水下趋而火不上沸，水火既济，消渴自除矣。

宁心散

【方源】　《普济方》卷三七四。

【组成】　朱砂（光明有墙壁者，研极细）30 克，酸枣仁（微炒，为末）、乳香（光莹者，细研）各 15 克。

【用法】　上药研为末。小麦煎汤调下。

【主治】　小儿惊风，手足动摇，精神不爽，一切惊邪，狂叫不宁，发热。

宁肺汤

【方源】　《传信适用方》卷上。

【组成】　罂房（去枝梗、锉，蜜炒黄脆）15 克，五味子（去枝梗）15 克，乌梅（去核）120 克。

【用法】　上药研为粗末。每次 12 克，加生姜 3 片，水煎，去渣食服。

【主治】　咳嗽喘急，不问久新。

宁嗽丸

【方源】　《集验良方》卷四。

【组成】　瓜蒌仁（略炒熟）30 克，花椒（去椒目）4.5 克，麦面（炒熟）60 克。

【用法】　上药研为细末，炼蜜为丸，如小指头顶大。不时噙化。

【主治】　咳嗽。

头痛饮

【方源】　《中西医结合杂志》(1991,1:52)。

【组成】　川芎 30～40 克,当归 10 克,蜈蚣(研末冲)1 条。

【用法】　前二味药水煎 2 次兑匀,蜈蚣研细末,分 2 次用煎汁冲服。每日 1 剂,12 日为 1 疗程。

【主治】　头痛。

【验案】　头痛　《中西医结合杂志》(1991,1:52):用本方治疗头痛 81 例,按病因分类为:偏头痛 9 例,丛集性头痛 5 例,紧张性头痛 7 例,颅脑外伤后头痛 6 例,头痛型癫痫 2 例,更年期综合征 8 例,痛经 6 例,高血压 6 例,脑动脉硬化 8 例,脑萎缩 1 例,眼源性头痛 3 例,鼻源性头痛 8 例,蛛网膜下多发性囊肿 1 例,颈椎病 6 例,精神源性头痛 5 例;男 34 例,女 47 例;年龄 14－62 岁;病程 2 个月至 11 年。结果:痊愈(头痛消失,相应兼夹症消失或减轻,1 年内未见复发者)41 例,占 50.6%;显效(头痛消失或明显减轻,相应兼夹症减轻,半年内未见复发者)22 例,占 27.2%;有效(头痛减弱,3 个月内未见加重复发者)14 例,占 17.3%;无效(头痛不减或稍减,1 个月内复发者)4 例,占 4.9%;总有效率为 95.1%。

头风痛丸

【方源】　《部颁标准》。

【组成】　白芷 420 克,川芎 60 克,绿茶 30 克。

【用法】　上药制成丸剂。口服,每次 6～9 克,1 日 2 次。

【功用】　祛风止痛。

【主治】　偏头痛,眉棱骨痛,额窦炎。

必胜散

【方源】　《杨氏家藏方》卷二。

【组成】　附子(端正重 24 克者,生,去皮脐,切为 4 段,生姜自然汁浸 1 宿,慢火炙干,再于生姜汁内蘸,再炙再蘸,渗尽姜汁为度)1 枚,高良姜、附子各等份。

【用法】　上药研为细末。每次 6 克,腊茶清调下,食后连进 2 服。

【主治】　一切风寒客搏阳经,偏正头痛不可忍,及阳虚头痛,连绵不愈。

【宜忌】　忌热物少时。

必胜膏

【方源】　《医学正传》卷八。

【异名】　拔毒膏(《证治准绳·幼科》卷六)。

【组成】　马齿苋(杵汁)、猪膏脂、石蜜。

【用法】　上药共熬为膏。涂肿处。

【主治】　疮后余毒。毒气流于太阴脾经,则痛发四肢手腕并膝膑肿痛。

必效散(1)

【方源】　《医方类聚》卷八十一引《澹寮方》。

【组成】　附子(生,去皮,切作数片,用生姜自然汁浸 1,慢火炙干,再浸再炙,候渗尽姜汁为度)1 只,高良姜各等份,腊茶。

【用法】　上药研为末。腊茶调服。

【主治】　气虚头痛,呕吐。

【宜忌】　忌热物少时。

必效散(2)

【方源】　《宣明论方》卷九。

【组成】　川乌(生)30 克,天南星(生)15 克。

【用法】　上药研为末。每次 6 克,萝卜 8 块,如拇指大,以水煮熟,去渣,食后嚼服。

【主治】　五劳七伤,劳役肌瘦,不思饮食,喘嗽不已。

必效散(3)

【方源】　《产乳备要》。

【组成】　棕皮(烧)、木贼(去节,烧存性)各 60 克,麝香(研)3 克。

【用法】　上药研为末。每次 6 克,空心酒调下。

【主治】　妇人月水不调,及崩漏不止。

头号化毒丹

【方源】　《朱仁康临床经验集》引《章氏经验方》

【组成】　红升丹(红粉)15 克,水银 3 克,大枣肉 10 枚。

【用法】　先将大枣剥去核,在石臼内捣烂如泥,再加入红粉(研细)、水银再捣至极烂,以不见星为度。每日摘粟粒大小粒,开水送下。

【功用】　清化解毒。

【主治】　小儿胎毒,胎疮(婴儿湿疹)。

【宜忌】　服药期间,忌吃花生、鸡蛋、鱼腥发物。

半附汤

【方源】　《医学入门》卷七。

【组成】　附子、半夏各 7.5 克,生姜 10 片。

【用法】　水煎,空腹服。

【主治】　胃冷生痰,呕吐。

【备考】　或加木香少许尤妙。

半苓丸

【方源】　《医学正传》卷六。

【组成】　神曲、半夏、猪苓各等份。

【用法】　曲糊为丸服。

【主治】　白浊。

【加减】　虚劳者,用补阴药;胃弱者,兼用人参及升麻、柴胡升胃中之清气。

半夏汤(1)

【方源】　《伤寒论》。

【组成】　半夏(洗)、桂枝(去皮)、甘草(炙)各等份。

【用法】　上药研为散。每次 6 克,水煎,下火令小冷,少少咽之。

【功用】　《伤寒论讲义》:散寒通阳,涤痰开结。

【主治】　①《伤寒论》:少阴病,咽中痛。

②《类证活人书》:伏气之病,谓非时有暴寒中人,伏气于少阴经,始不觉病,旬日乃发,脉微弱,法先咽痛,似伤寒,非喉痹之病,次必下利者。

③《伤寒来苏集》:少阴病,咽中痛,恶寒呕逆。

④《伤寒经注》:少阴病,为寒邪所客,痰涎壅塞,其人但咽痛而无燥渴、心烦、咽疮、不眠诸热证。

【方论】　①《古方选注》:少阴之邪,逆于经脉,不得由枢而出,用半夏入阴散郁热,桂枝、甘草达肌表,则少阴之邪,由经脉而出肌表,悉从太阳升发,半夏治咽痛,可无劫液之虞。

②《伤寒经注》:方中半夏辛温涤痰,桂枝辛热散寒,甘草甘平缓痛。

半夏汤(2)

【方源】　《外台秘要》卷八引《范汪方》。

【组成】　半夏 12 克(洗),生姜 6 克,陈皮 12 克。

【用法】　水煎服。

【主治】　心腹虚冷,游痰气上,胸胁满,不下食,呕逆,胸中冷。

【宜忌】　忌羊肉、饧。

【加减】　心中急及心痛,加桂枝 120 克;腹痛,加当归 120 克。

半夏汤(3)

【方源】　《备急千金要方》卷十六。

【组成】　半夏 12 克,肉桂 6 克,生姜 9 克。

【用法】　水煎服。

【主治】　胸满有气,心腹中冷。

【方论】　《千金方衍义》:以姜、半开胸中痰满,桂心散腹中冷气。

半夏汤(4)

【方源】　方出《太平圣惠方》卷四十五,名见《圣济总录》卷八十二。

【组成】　半夏(汤洗七遍,切,焙)60 克,肉桂(去粗皮)45 克,槟榔(锉)22.5 克。

【用法】　上药研为粗末。每次 9 克,加生姜 3 片(拍碎),水煎,去渣温服。以微利为度。

【主治】　脚气冲心,烦闷气急,坐卧不安。

半夏汤(5)

【方源】　《圣济总录》卷三十八。

【组成】　半夏 112 克,人参 52 克,茯苓(去黑皮)75 克。

【用法】　上锉,如麻豆大。每次 15 克,加生姜 5 片,水煎,去渣温服。

【主治】　霍乱,心下坚满,烦闷。

半夏汤(6)

【方源】　《圣济总录》卷六十一。

【组成】　半夏(汤洗七遍,切,焙)75 克,瓜蒌实 1 枚,薤白(切)60 克。

【用法】　上药研为粗散。每次 15 克,加生姜 3 克(切碎),水煎,去渣温服,1 日 3 次。

【主治】　胸痹,心下坚痞,急痛彻背,短气烦闷,自汗出。

半夏汤(7)

【方源】　《圣济总录》卷六十七。

【组成】　半夏 30 克,桑叶 180 克,干姜 7.5 克。

【用法】　上药研为粗末,每次 9 克,加生姜 5 片,浆水煎,去渣,稍热服,不拘时候。

【主治】　上气,呕逆不食。

半夏汤(8)

【方源】　《圣济总录》卷九十。

【组成】　半夏(汤洗去滑 7 遍,炒干)60 克,茯苓(去黑皮)120 克,糯米(炒黄)30 克。

【用法】　上药研为粗末。每次 15 克,加生姜(拍碎)3 克,以东流水煎,去渣,空腹温服,1 日 2 次。

【主治】　虚劳,发烦不得眠。

半夏散(1)

【方源】　《伤寒论》。

【组成】　半夏(洗)、桂枝(去皮)、甘草(炙)各等份。

【用法】　上药研为散。每次 3 克,开水调下,1 日 3 次。

【主治】　少阴病,咽中痛。

【方论】　《伤寒集注》方有执曰:此以风邪热甚,痰上壅而痹痛者言也。故主之以桂枝祛风也,佐之以半夏消痰也,和之以甘草除热也。

半夏散(2)

【方源】　《太平圣惠方》卷四十一。

【组成】　半夏45克,肉桂30克,槟榔30克。

【用法】　上药研为散。每次 9 克,加生姜 3 片,水煎,去渣温服,不拘时候。

【主治】　胸胁气不利,腹胀急痛。

半夏散(3)

【方源】　方出《太平圣惠方》卷五十,名见《普济方》卷二〇四。

【组成】　半夏30克,干姜(炮制,锉)30克,昆布(洗去咸味)60克。

【用法】　上药研为散。每次 9 克,加生姜 3 片,水煎,去渣,稍热服,不拘时候。

【主治】　膈气,咽喉噎塞,饮食不下。

半夏散(4)

【方源】　《太平圣惠方》卷五十一。

【组成】　半夏 60 克,陈皮 90 克,草豆蔻(去皮)60 克。

【用法】　上药研为散。每次 9 克,加生姜 3 片,水煎,去渣温服,不拘时候。

【主治】　痰饮,冷气上冲,胸膈满闷,吐逆,不下饮食。

半夏散(5)

【方源】　方出《太平圣惠方》卷五十一,名见《普济方》卷一六七。

【组成】　半夏 30 克,干姜(炮)30 克,丁香 30 克。

【用法】　上药研为散。每次 3 克,以姜汤、粥饮调下,不拘时候。

【主治】　冷痰饮,胸膈气满吐逆,不思饮食。

半夏散(6)

【方源】　《保命集》卷下。

【组成】　半夏(锉)30 克,桂、草乌各3 克。

【用法】　水煎服。

【主治】　少阴口疮,若声绝不出者,是风寒遏绝,阳气不伸也。

半夏散(7)

【方源】　《普济方》卷二〇五。

【组成】　半夏 30 克,肉桂 22.5 克,木香 15 克。

【用法】　上药研为散。每次 6 克,加生姜 3 片,水煎,去渣温服,不拘时候。

【主治】　气噎,饮食不下,腹中雷鸣,大便不通。

半夏散(8)

【方源】　《医方类聚》卷二四五引《医林方》。

【组成】　苍耳子、半夏各等份,猪膺。

【用法】　上打破,炒黄色,为细末。每次 3 克,猪膺子 1 个,灯焰上烧热,与药在上,又烧三四次,临卧口中噙之。

【主治】　小儿嗄病,咽喉中有声者。

半黄丸

【方源】　《杂病源流犀烛》卷一。

【组成】　黄芩 45 克,天南星、半夏各 30 克。

【用法】　姜汁打糊为丸,如梧桐子大。每次 30～50 丸,姜汤下。

【主治】　热痰嗽。热痰留滞于内,咳嗽面赤,胸满,胸腹胁常热,惟足乍有时冷,其脉洪滑者。

半夏根散

【方源】　《圣济总录》卷一三三。

【组成】　半夏(五月五日取)30 克,木瓜根、乌头各 30 克。

【用法】　上药阴干并锉细,捣罗为散,每取枣核许大,以绵裹,纳谷道中。1 日 2 次。

【主治】　月蚀疮。

半夏干姜汤

【方源】　《张氏医通》卷五。

【组成】　半夏、甘草、干姜各等份。

【用法】　上药研为散。每次 3 克,水煎服。

【主治】　干呕,吐涎沫。

半夏白术天麻汤

【方源】　《古今医鉴》卷七。

【组成】　半夏(制)4.5 克,白术(炒)6 克,天麻 4.5 克。

【用法】　上锉 1 剂。加生姜 3 片,水煎,食后温服。

【主治】　头眩眼黑,恶心烦闷,气促上喘,心神颠倒,目不敢开,头痛如裂,身重如山,四肢厥冷,不能安睡。

半夏茯苓汤

【方源】　方出《肘后方》卷二,名见《外台秘要》卷二。

【组成】　半夏(洗)9 克,秫米 15 克,茯苓 12 克。

【用法】　以千里流水煎服。

【主治】　大病愈后,虚烦不得眠,腹中疼痛,懊憹。

半夏生姜大黄汤

【方源】　《证治准绳·类方》卷三。

【组成】　半夏 12 克,生姜 6 克,大黄 12 克。

【用法】　水煎,分 2 次温服。

【主治】　①《证治准绳·类方》:反胃。②《证治汇补》:邪实呕吐,便秘可下者。

半夏南星白附丸

【方源】　《医钞类编》卷十。

【组成】　半夏、天南星、附子各等份。

【用法】　上药生用,为末,水为丸,以生面为衣,阴干。生姜汤送下。

【主治】　痰眩冒,头痛,恶心,反酸。

加味三补丸

【方源】　《济阳纲目》卷五十。

【组成】　黄芩、黄连、白芍。

【用法】　上药研为末,粥为丸服。

【主治】　湿痿夜热。

加味天水散

【方源】　《医学衷中参西录》上册。

【组成】　山药 30 克,滑石 18 克,粉甘草 9 克。

【用法】　水煎服。

【主治】　暑日泄泻不止,肌肤烧热,心中烦渴,小便不利,或兼喘促。

【方论】　此久下亡阴,又兼暑热之证也。故方中用天水散以清暑热。而甘草分量,三倍原方(原方滑石六,甘草一,故亦名六一散),其至浓之味,与滑石之至淡者相济,又能清阴虚之热。又重用山药之大滋真阴,大固元气者以参赞之。真阴足则小便自利,元气固则泄泻自止。且其汁浆稠黏,与甘草之甘缓者同用,又能逗留滑石,不至速于淡渗。俾其清凉之性,由胃输脾,由脾达肺,水精四布,下通膀胱,则周身之热,与上焦之燥渴喘促,有不倏然顿除乎!

【验案】　泄泻　一孺子,泄泻月余,身热燥渴,嗜饮凉水,强与饮食即恶心呕吐,多方调治不愈。投以此汤,一剂,烦渴与泄泻即愈其半;又服一剂,能进饮食,诸病皆愈。

加味甘桔汤

【方源】　《痘麻绀珠》。

【组成】　甘草 3 克,桔梗 9 克。

【用法】　加猪肤皮,水煎服。

【主治】　痘疹咽喉肿痛,不能饮食者。

加味归芪片

【方源】　《部颁标准》。

【组成】　当归 145 克,黄芪 582 克,党参 73 克。

【用法】　上药制成片剂。口服,每次 5～6 片,1 日 2 次。

【功用】　补气养血。

【主治】　气血两亏,气虚体弱,肢体劳倦。

加味失笑散

【方源】　《保命歌括》卷十六。

【组成】　五灵脂、蒲黄(隔纸炒)、延胡索各等份。

【用法】　上药研为细末。每次 6 克,酒、水各半煎,食前服。

【主治】　小肠气痛,上冲心者。

加味瓜蒂散

【方源】　《疡医大全》卷三十九。

【组成】　白茅根、芦根各 30 克,瓜蒂 1 个。

【用法】　水煎服。必大吐,吐后必愈。

【主治】　食河豚中毒。

加味芎归汤

【方源】　《幼幼集成》卷一。

【组成】　当归 30 克,川芎 15 克,上青桂 6 克。

【用法】　水煎,酒兑服。立下。

【功用】　催生。

【加减】　预防血晕,以本方加酒炒荆芥 6 克,先将此药煎好,候胞衣已下,随即服之。断无血晕之患。

加味芎芍汤

【方源】　《普济方》卷三五二引《医学类证》。

【组成】　川芎、当归、白芍各等份。

【用法】　上药研为粗散。每次 12 克,水煎,去渣热服,不拘时候。

【主治】　产后崩中漏下。

加味佛手散(1)

【方源】　《寿世保元》卷七。

【组成】　当归、川芎、荆芥各等份。

【用法】　上锉 1 剂,水煎,入童便,温服。

【主治】　产后晕倒,不省人事,眼黑耳鸣等;并治中风不省人事,口吐涎沫,手足瘫痪。

加味佛手散(2)

【方源】　《张氏医通》卷十六。

【组成】　当归 9 克,川芎 3 克,人参(去血过多加至 30 克)9～15 克。

【用法】　临服入童便 15 毫升,续续进之。

【主治】　产妇交骨不开。

【加减】　质壮气实者,但加童便,人参不用可也。

加味参苏散

【方源】　《医略六书》卷三十。

【组成】　附子(炮)30 克,人参 30 克,苏木 30 克。

【用法】　上药研为散。水煎,去渣温服。

【主治】　产后虚寒夹瘀,吐血,脉细涩者。

【方论】　产后气阳两虚,淤血滞逆隔间,上出于口,谓之虚寒夹瘀吐血焉。附子补火扶阳,炮黑可以吸血归元;苏木破瘀通经,生用力更峻于利血;人参扶元补气以统血归经也。为散水煎,使气阳内充则淤血自化,而好血无不归经,何虚寒瘀逆吐血之不痊哉?

加味香连丸

【方源】　《胎产秘书》卷下。

【组成】　香连丸 2 份,莲子粉 1 份。

【用法】　为丸服。

【主治】　产后痢疾。

加味益元散

【方源】　《济阳纲目》卷九十一。

【组成】　滑石 6 克,甘草 1.5 克,车前子 3 克。

【用法】　上药研为末。水调服。

【主治】　诸淋。

加桂芎归汤

【方源】　《济阴纲目》卷十一。

【组成】　川芎、当归各 6 克,肉桂 12 克。

【用法】　水煎服。

【主治】　产母元气虚薄,胎衣不下。

【方论】　《医略六书》:方中当归养血以润胞衣,川芎活血以行血气,官桂温经暖血、以通闭涩也。水煎入蜜,使经气润泽则沟满渠通,而胞衣无干涩之患,无不随药势而下出矣。

加减利惊丸

【方源】　《医部全录》卷四三二。

【组成】　牵牛子末 30 克,花青 15 克,巴霜 7.5克。

【用法】　面糊为丸,如豆大。每次 2～3 丸,开水送下。

【功用】　下痰。

【主治】　急惊痰甚。

加减泻白散

【方源】　《症因脉治》卷一。

【组成】　桑白皮、地骨皮、甘草

【用法】　水煎服。

【主治】　痰结上焦。

【加减】　风,加防风、荆芥;寒,加麻黄、桂枝。

加味灵芝菌片

【方源】　《部颁标准》。

【组成】　深层培养灵芝干膏 150 克,桑寄生干膏 90 克,香附 55.3 克。

【用法】　上药制成片剂。口服,每次 5～7 片,1 日 3 次。

【功用】　补气益血,安神通络。

【主治】　冠心病,心绞痛,高脂血症,也可用于心律失常。

加味芍药甘草汤

【方源】　《首批国家级名老中医效验秘方精选・续集》。

【组成】　杭白芍 15 克,甘草 31 克,香附 15 克。

【用法】　水煎 2 次,早晚分服。

【功用】　舒肝理气,和胃止痛。

【主治】　肝胃气滞型上消化道溃疡。临床表现为胃脘疼痛,牵及两胁,胸满腹胀,嗳气,口苦,或伴反酸,呕恶,发病多与情志有关,舌苔淡黄或薄白,脉弦或沉弦,弦滑。

【方论】　方中杭白芍味苦酸微寒,性平无毒,可泻肝火,安脾和血,缓中止痛;甘草味甘,性平无毒,生肌止痛,疗诸痈疮疡,通行十二经。故白芍甘草汤酸以收之,甘以缓之,柔肝理脾,缓急止痛;加以香附,辛微苦、甘平,入肝、三焦二经,有理气解郁,调经止痛之功,乃血中气药,与白芍药甘草汤合用,以达辛通和营,治胃脘久痛不愈之目的。

【加减】　虚者,加党参、白术、或黄芪;寒者,加炒高良姜、肉桂或附子;热者,加条芩、黄连或黄柏;实者,加大黄(炒焦)、枳实;吞酸,加吴茱萸、黄连;调气,加木香、砂仁或沉香;和血,加当归、或丹参;痛甚,加玄胡索;吐甚,加半夏或竹茹;便燥,加郁李仁或火麻仁;便泄露,加黄连,或茯苓;出血,加藕节、乌贼骨或三七。

【验案】　吕某,女,37 岁。因 20 年间断性胃脘痛牵及两胁,以饥饿时疼痛为主,伴有嗳气,矢气,纳差,大便燥结,无呃酸、呕吐或黑粪史。每于情绪波动时即发病,本次发病已历 3 月余,西药治疗无效,不能坚持日常工作,钡餐造影网球十二指肠球部龛影。查慢性病容,苔薄白,脉弦,证属肝胃气痛,治宜调和肝胃,予加味芍药甘草汤,治疗 1 个半月。诸症悉除,复查钡餐,十二指肠球部龛消失。

加味银花甘草汤

【方源】　《寿世新编》。

【组成】　金银花 180 克,生甘草 30 克,皂角刺 15 克。

【用法】　水煎,和酒服。

【主治】　阳毒焮赤肿硬,疼痛异常,一切疮疡。

加减调胃承气汤

【方源】　《济阳纲目》卷一○七。

【组成】　大黄、黄连、甘草各等份。

【用法】　上药研为粗散。水调服。

【主治】　内伤湿热膏粱,口臭,牙齿动摇欲落,或血出不止。

对金饮

【方源】　《痘疹会通》卷四。

【组成】　陈皮、甘草各 1.5 克,苍术 2.4 克。

【用法】　生姜为引,水煎服。

【主治】　吐泻伤食。

圣妙散

【方源】　《鸡峰普济方》卷二十。

【组成】　甘遂 0.3 克,白牵牛(一半生,一半熟)0.3 克,白槟榔(半个生,半个裹煨)1 个。

【用法】　上药研为细末,每次 0.3~1.5 克,陈粟米汤调下。

【功用】　利大小肠。

【主治】　鼓气,并治胸膈气滞之疾。

【宜忌】　如服补气药,不得服犯甘草,有盐气药;每日只得吃淡粥及温热之物,1 个月后食得盐。

圣饼子(1)

【方源】　《小儿卫生总微论方》卷十四。

【组成】　红大戟 15 克,甘遂末 7.5 克,牵牛子 30 克。

【用法】　上共拌匀,每用 1.5 克,以白面 1.5 克,水和作饼子,如钱大,煮令熟。放冷细嚼,食前姜汤送下,小者 1 饼,大者 2 饼。

【主治】　小儿气肿。

圣饼子(2)

【方源】　《杨氏家藏方》卷三。

【组成】　黄丹(水飞过,研)3 克,砒(研细)1 克,寒水石(研细)6 克。

【用法】　上药研为末,用未入油穰饼,剂如樱桃大 20 块,搜药令匀,却分作 20 饼子。用炭火烧茶盏,炼麻油滚熟。每次 1 饼,临卧细嚼,冷茶清送下。如隔日发,即于不发日临卧服,或次日再服 1 次,即愈。

【宜忌】　服药后忌热物一时辰。

圣效散

【方源】　《医方类聚》卷八十二引《经验良方》。

【组成】　石膏、荆芥穗各等份,茶清。

【用法】　上药研为细末。用茶清调下。

【主治】　诸般头痛。

圣脾散

【方源】　《小儿卫生总微论方》卷五。

【组成】　香附(炒去皮毛)30 克,小黑豆(炒)30 克,甘草 6 克。

【用法】　上药研为细末。每次 1.5 克,饭饮调下。不拘时候。

【主治】　慢脾风。

皮炎膏

【方源】　《外伤科学》。

【组成】　炉甘石 5 克,黄连 5 克,冰片 1.5 克。

【用法】　用凡士林 88.5 克,调上药末,冰片最后调入,密贮备用。直接外涂皮损处,每日 2~3 次。

【功用】　消炎、止痒、润肤。

【主治】　亚急性皮炎,湿疹。

皮湿二号膏

【方源】　《中医皮肤病学简编》。

【组成】　地榆粉 46 克,密陀僧(研匀)62 克,凡士林 125 克。

【用法】　调膏。外用。

【主治】　慢性湿疹。

发灰散(1)

【方源】　方出《太平圣惠方》卷七十一,名见《圣济总录》卷一二八。

【组成】　蔓荆子 30 克,乱发灰 15 克,蛇蜕(微炒)15 克。

【用法】　上药研为细散。每次 3 克,食后温酒调下。

【主治】　妇人乳中结塞,肿硬如石,成痈者。

发灰散(2)

【方源】　《金匮翼》卷二。

【组成】　发灰 3 克,人中白(炙,研)1.5 克,麝香(研)0.3 克。

【用法】　取少许吹鼻中。

【主治】　鼻出血。

发汗散(1)

【方源】　《普济方》卷三六九。

【组成】　白芍、黄芩、葛根各 2 克。

【用法】　水煎,分 4 次服。1 岁儿分 3 次服。

【功用】　发汗解肌。

【主治】　少小伤寒。

发汗散（2）

【方源】　《串雅内编》卷一。

【组成】　绿豆粉、麻黄（去根节）、甘草各等份。

【用法】　上药研为极细末。每次3克，用无根水调服。即时汗出自愈。

【主治】　感冒风寒。

发际散

【方源】　《朱仁康临床经验集》。

【组成】　五倍子末310克，雄黄末30克，白矾末30克。

【用法】　先将雄黄及白矾研细，后加五倍子末研和。毛囊炎用香油或醋调敷疮上，脓疱疮或湿疹感染时与湿疹粉用香油调搽。

【功用】　灭菌止痒，收湿化毒。

【主治】　毛囊炎，脓疱疮或湿疹感染者。

发表雄黄散

【方源】　《保命集》卷中。

【组成】　雄黄3克，防风6克，草乌3克。

【用法】　上药研为细末。每次1克，温酒调下。

【主治】　破伤风。

【宜忌】　里和至愈可服，里不和不可服。

幼泻宁冲剂

【方源】　《部颁标准》。

【组成】　白术（焦）450克，炮姜250克，车前子450克。

【用法】　加水煎煮2次，第1次1小时，第2次0.5小时，合并煎液，静置，吸取上清液滤过，滤液浓缩至相对密度为1.31～1.33（20℃）的清膏，取清膏1份，加蔗糖粉3份，糊精1份，制成颗粒，干燥，每袋装6克，密封，防潮贮藏。口服，每次1—6个月婴儿3～6克，6个月至1岁6克，1—6岁12克，1日3次。

【功用】　健脾利湿，温中止泻。

【主治】　小儿脾失健运，消化不良引起的腹泻。

丝瓜络汤

【方源】　《湖南中医杂志》1986，1：13。

【组成】　丝瓜络30克，夏枯草30克，甘草10克。

【用法】　每日1剂，水煎2次，早晚分服，1个月为1个疗程。

【主治】　甲状腺腺瘤。

【验案】　甲状腺腺瘤　《湖南中医杂志》（1986，1：13）：以本方治疗甲状腺腺瘤30例，男5例，女25例；年龄16—32岁，病程3个月至5年。结果：肿块全部消失，无其他不适为痊愈，共21例，占70%；肿块缩小1/3以上为好转，共6例，占20%；无效3例，占10%；总有效率90%。

六　画

戎盐散（1）

【方源】　《外台秘要》卷二十九引《古今录验》。

【组成】　戎盐20克，大黄40克，藘茹10克。

【用法】　上药研为散。以酒和敷疮上，1日3次。

【主治】　浸淫疮。

戎盐散（2）

【方源】　《太平圣惠方》卷七十一。

【组成】　戎盐30克，皂角15克（去皮子，炙黄

焦），细辛45克。

【用法】　上药研为末。以三角囊贮之，纳阴中。但卧，瘕当下青如葵汁。

【主治】　青瘕。瘕聚在左右胁背脊上，与肩膊腰下挛急，两足肿，面目黄，大小便难，其候月水不通，或不复禁，状若崩中。

戎盐涂敷方

【方源】　方出《太平圣惠方》卷九十一，名见《圣济总录》卷一八二。

【组成】　戎盐30克，附子（烧灰）1枚，雄鸡血

适量。

【用法】　上药研为细散。以雄鸡血调涂之。

【主治】　小儿鬼火丹。

地龙散（1）

【方源】　《太平圣惠方》卷二十二。

【组成】　地龙末(微炒)30 克,好茶末 30 克,僵蚕(微炒)30 克。

【用法】　上药研为细散。每次 6 克,以温酒调下,不拘时候。

【主治】　白虎风,疼痛不可忍。

地龙散（2）

【方源】　《圣济总录》卷一〇八。

【组成】　地龙(去土)9 克,谷精草 6 克,乳香(锉)3 克。

【用法】　上药研为细散。每次 1.5 克,于烧香饼子上取烟,用纸筒子罩熏鼻中,偏痛随左右用之。

【主治】　眼眉骨及头脑俱痛。

地龙散（3）

【方源】　《圣济总录》卷一一九。

【组成】　地龙(去土)、延胡索、荜茇各等份。

【用法】　上药研为散。如左牙痛,用药少许入左耳内;右牙痛,入右耳内。

【主治】　牙齿疼痛。

地龙膏（1）

【方源】　《普济方》卷六十。

【组成】　活地龙(白颈者)5 条,白梅肉 2 个,朴硝 6 克。

【用法】　上同研成膏,挑入喉中,含化。

【主治】　缠喉风。

地龙膏（2）

【方源】　《古今医鉴》卷十五引李养齐方。

【组成】　雄黄、地龙粪、小麦面各等份。

【用法】　上药研为末。醋调涂之。

【主治】　瘰疬未破者。

地仙煎

【方源】　《圣济总录》卷一八六。

【组成】　山芋末 500 克,苦杏仁(汤浸,去皮尖双仁)300 克,生牛乳 300 毫升。

【用法】　上先研杏仁极细,入生牛乳绞取汁,次取山芋末相拌,入新瓷器,密封,安于釜中,重汤煮,煎成。每次 15 克,空心温酒调下。

【功用】　①《圣济总录》:令人颜色悦泽,骨髓坚固,行及奔马。

②《衡要》:益津液,润燥。

【主治】　①《圣济总录》:腰膝疼痛及腹内一切冷病。

②《衡要》:一切燥症。

【方论】　《衡要》:山药补阴血,润皮毛,杏仁润肺液皮肤,牛乳生津血以润燥。

地苓饮

【方源】　《外科证治全书》卷二。

【组成】　生地黄 30 克,青荷叶 15 克,黄芩(酒炒)6 克。

【用法】　水煎,去渣,微温服。

【主治】　肝肾火升,耳窍中时流鲜血。

地胆膏

【方源】　方出《太平圣惠方》卷三十七,名见《圣济总录》卷一一六。

【组成】　生地胆 10 枚,细辛(末)3 克,白芷(末)3 克。

【用法】　上以地胆压取汁,和药末,以涂于息肉之上。取消为度。

【主治】　鼻中息肉肿大,气息闭塞不通。

地肤散

【方源】　《外台秘要》卷二十五引《古今录验》。

【组成】　地肤 150 克,地榆、黄芩各 60 克。

【用法】　上药研为散。每次 3 克,水送下,1日 3 次。

【主治】　血痢。

地黄丸

【方源】　《普济方》卷一九七。

【组成】　地黄汁 500 克,砒霜(研)250 克,蜡少许。

【用法】　先将地黄汁于瓷器中暖,候沸,加砒霜,不住手搅,煎令稠,再加蜡相和,为丸如绿豆大。每发时服 1 丸,井花水送下。未愈,发前更服 1 丸。

【主治】　一切疟疾。

【宜忌】　忌热物。

地黄汤(1)

【方源】　方出《太平圣惠方》卷四,名见《圣济总录》卷四十三。

【组成】　生地黄 30 克,葱白 5 茎,白茅根 30 克。

【用法】　上切细。水煎,去渣,食前分 2 次温服。

【主治】　小肠实热,心中烦闷,小便出血。

地黄汤(2)

【方源】　方出《太平圣惠方》卷七十五,名见《圣济总录》卷一五五。

【组成】　淡竹茹 30 克,生地黄(切)30 克,肉桂(锉)15 克。

【用法】　水煎,去渣,不拘时候,稍热分为 3 服。

【主治】　妊娠心痛,烦闷不食。

地黄汤(3)

【方源】　《圣济总录》卷八十四。

【组成】　生地黄汁 150 毫升,黄明胶 30 克,生藕汁(如无,即单用地黄汁)150 毫升。

【用法】　先以地黄汁微火煎,令胶消尽,倾瓷器内,下藕汁搅匀,分为 2 服,不拘时候。

【主治】　乳石发脚气,热毒冲上,气急伤肺,或吐血唾血。

地黄汤(4)

【方源】　《圣济总录》卷一六一。

【组成】　生地黄汁、竹沥各 150 毫升,独活(去芦头)45 克。

【用法】　将独活为粗末。每次 9 克,水煎,加地黄汁、竹沥再煎,去渣温服,不拘时候。

【主治】　产后中风,口面歪斜,语涩不利。

地黄汤(5)

【方源】　《圣济总录》卷一八〇。

【组成】　生地黄汁、桑白皮汁各 10 毫升,蜜 15 克。

【用法】　入蜜加水同煎。分 2 次服。

【主治】　小儿口疮。

地黄汤(6)

【方源】　《普济方》卷二二九。

【组成】　生地黄汁 250 克,蜜、青蒿汁各 90 毫升。

【用法】　上药相和。每次 30 毫升,温服,不拘时候,宜顿服之。

【主治】　热劳咳嗽,四肢无力,不能饮食。

地黄汤(7)

【方源】　《证治准绳·类方》卷五。

【组成】　干地黄、甘草(炙)、麻黄(去节)各 6 克。

【用法】　水煎服。

【主治】　中风四肢拘挛。

地黄酒(1)

【方源】　《太平圣惠方》卷七十九。

【组成】　生地黄汁、益母草汁各 12 毫升,酒 15 毫升。

【用法】　上药加酒相和,煎三五沸,分为 3 服,频频服之。

【主治】　产后崩中,下血不止,心神烦乱。

地黄酒(2)

【方源】　《太平圣惠方》卷八十。

【组成】　生地黄汁 100 毫升,生姜汁 10 毫升,清酒 20 毫升。

【用法】　先煎地黄汁,次入生姜汁并酒,更煎。每次 15 毫升,温服,1 日 3 次。

【功用】　逐血调中。

【主治】　产后血晕。

地黄酒(3)

【方源】　《太平圣惠方》卷九十五。

【组成】　肥地黄 500 克(捣碎),糯米(熟炊)15 千克,面曲(捣碎)2500 克。

【用法】　上三味相和,于盆中熟捣,纳于不津瓮中，密封，春、夏 21 日，秋、冬 35 日，日满启之。当中有绿汁，是其精也，宜先酌饮之。余以生布绞取，置器中，任性饮之，续酿使其相接。

【功用】　①《太平圣惠方》：补益乌发。

②《本草纲目》：补虚弱，壮筋骨，通血脉，治腹痛，变白发。

地黄酒（4）

【方源】　《圣济总录》卷一四五。

【组成】　生地黄汁 100 毫升，酒 100 毫升，桃仁（去皮尖，别研膏）30 克。

【用法】　上先将地黄汁并酒煎令沸，下桃仁膏，再煎。每次 10 毫升，温服，不拘时候。

【主治】　倒仆伤损筋脉。

地黄酒（5）

【方源】　《圣济总录》卷一五八。

【组成】　生地黄（以铜竹刀切，炒）15 克，蒲黄（炒）、生姜（切，炒）各 7.5 克。

【用法】　上以无灰酒于银器内同煎，去渣，分 3 次温服，未下更服。

【主治】　妊娠堕胎，胞衣不出。

地黄散（1）

【方源】　《圣济总录》卷七十。

【组成】　生干地黄（焙）、阿胶（炙令燥）各 90 克，蒲黄 60 克。

【用法】　上药研为散。每次 6 克，温糯米饮调下，不拘时候。

【主治】　衄血，血汗不止。

地黄散（2）

【方源】　《圣济总录》卷一五四。

【组成】　熟干地黄（焙）、干姜（炮）、赤石脂各 60 克。

【用法】　上药研为散。每次 5 克，酒送下，1 日 2～3 次。

【主治】　妊娠胎漏，下血不止。

地黄散（3）

【方源】　《云岐子保命集》卷下。

【组成】　生地黄、当归（并略炒）各 30 克，生姜（细切如绳头大，新瓦炒令焦黑）15 克。

【用法】　上药研为细末。每次 6 克，姜酒调下。

【主治】　产后恶物不尽，腹内痛。

地黄散（4）

【方源】　《普济方》卷一九〇引《经验良方》。

【组成】　生地黄、龙脑薄荷各 60 克，甘草（生用）30 克。

【用法】　上药研为末。每次 3 克，食后新汲水调下。

【主治】　经血妄行及鼻出血不止。

地黄粥（1）

【方源】　《太平圣惠方》卷九十七。

【组成】　生地黄汁 45 克，粳米 100 克，好酥 15 克。

【用法】　先煮米欲熟，加地黄汁，次下酥，候粥熟，温食之。

【主治】　骨蒸劳瘦，日晚寒热，咳嗽唾血。

地黄粥（2）

【方源】　《医方类聚》卷二三八引《食医心鉴》。

【组成】　生地黄汁 45 克，生姜（取汁）30 克，粳米 100 克。

【用法】　粳米煮粥，临熟下地黄、生姜汁，搅令匀，空心服。

【主治】　初产腹中淤血及癥血结痛，虚损无力。

地黄煎（1）

【方源】　《太平圣惠方》卷二十六。

【组成】　生地黄（捣绞取汁）500 克，牛酥 500 克，白蜜 1000 克。

【用法】　上先以慢火煎地黄汁减半，纳牛酥更煎，良久，次下蜜，搅令匀，候稀稠得所，于瓷器中盛。每次 15 克，空心、午时及晚食前以温酒调下。

【功用】　填骨髓。

【主治】　精极。

地黄煎（2）

【方源】　《太平圣惠方》卷三十五。

【组成】　生地黄(研取汁)500克,白蜜 150克,马牙硝(细研)90克。

【用法】　先将地黄汁及蜜入于石锅内,慢火熬成膏,去火,次下马牙硝,搅令匀,用瓷盒盛。每次15克,含咽津;冷水调下亦得。不拘时候。

【功用】　祛热毒,利胸膈。

【主治】　咽喉肿痛。

地黄煎(3)

【方源】　《医方类聚》卷二二八引《王岳产书》。

【组成】　生地黄(捣取自然汁)200毫升,生姜汁400毫升,白蜜400毫升。

【用法】　铜锅内相和,慢火煎令稀稠得所如饧,以干瓶内盛。每次15克,空腹热酒调下。产后10日内,吃服甚良。以腊月修合贮之。

【功用】　产后调养。

地黄煎(4)

【方源】　《圣济总录》卷五十八。

【组成】　生地黄(细切)1500克,生姜(细切)250克,生麦冬(去心)1000克。

【用法】　上于石臼内捣烂,生布绞取自然汁,用银石器盛,慢火熬,稀稠得所,以瓷盒贮。每次15克,用温汤化下,不拘时候。

【主治】　消渴,口干舌燥。

地黄煎(5)

【方源】　《普济方》卷一八八。

【组成】　生地黄汁、藕节汁、蜜各等份。

【用法】　银桃内煎略沸,待温,用匙挑入口。

【主治】　呕血。

地榆汤

【方源】　《圣济总录》卷九十七。

【组成】　地榆(粗者,锉)120克,甘草(半生半炙,并锉)90克,缩砂仁。

【用法】　上药研为末。每次15克,加朱砂28枚,水煎,去渣,分2次温服。

【主治】　①《圣济总录》:结阴下血。

②《宣明论方》:阴结下血不止,渐渐极多,腹痛不已。

【方论】　《古方选注》:结阴者,阴气自结,不和

于阳也,结则下淤血,若淤血去尽而再结再下,三结三下,断续不绝,亦危证也。地榆身能止血,稍能行血;甘草生用能行肝胃二经污浊之血,炙之入阴而温散血中之结;煎时另入朱砂,香而能窜,内醒脏气,引领二味,止血开结。此之征乎内者,从里解也。

地榆散(1)

【方源】　《元和纪用经》。

【组成】　地榆、椿根白皮各30克,酸石榴皮(焙干)15克。

【用法】　上药研为末。每次9克,浆水煎取清汁,分2次温服。

【主治】　泻血肠风,痔疮下血。

地榆散(2)

【方源】　《太平圣惠方》卷九十三。

【组成】　地榆30克,白茯苓30克,黄柏(微炙,锉)30克。

【用法】　上药研为粗散。每次3克,水煎,去渣服,不拘时候。

【主治】　小儿痢渴,或下五色恶物,心神烦热不止。

地榆散(3)

【方源】　《类编朱氏集验方》卷六。

【组成】　地榆、诃子、甘草各等份。

【用法】　上药研为细末。盐米饮调下。

【主治】　①《类编朱氏集验方》:诸般痢。

②《普济方》:大肠热毒停积之赤痢,或点滴鲜红。

地榆饮

【方源】　方出《回生集》卷下,名见《卫生鸿宝》卷二。

【组成】　地榆500克,甘草60克,银花30克。

【用法】　先将地榆用水煎,再入甘草、银花煎,空腹服。

【主治】　大小肠痈。

【宜忌】　忌荤、腥、房事。

地龙粪散

【方源】　方出《外台秘要》卷十三引《近效方》,

名见《太平圣惠方》卷二十二。

【组成】　炭灰(无炭灰,桑灰亦得,纱罗罗之)1500克,蚯蚓粪(捣之)300克,红蓝花30克。

【用法】　一处搅和,熬令热,取好酽醋拌之令匀,分作4份,以故帛裹。更替当所患痛处熨之,勿住手捺之,冷热得所。宁令小热,不得作冷,冷即复熬令热,又熨之。

【主治】　①《外台秘要》引《近效方》:白虎风。

②《太平圣惠方》:白虎风,痛走不定,无问老幼。

地肤子散(1)

【方源】　方出《太平圣惠方》卷三十三,名见《普济方》卷八十一。

【组成】　地肤子、枸杞子、营实各30克。

【用法】　上药研为细散。每次6克,以温酒调下,不拘时候。

【主治】　眼热目暗。

地肤子散(2)

【方源】　《圣济总录》卷七。

【组成】　地肤子(炒)60克,紫葛(锉)45克,白头翁(锉,炒)30克。

【用法】　上药研为散。每次6~9克,温酒调下。

【主治】　柔风。肢体弛缓不收,里急不能仰息,兼治妇人产后中风。

地骨皮汤

【方源】　《圣济总录》卷四十七。

【组成】　地骨皮60克,防风(去叉)、甘草(炙)各30克。

【用法】　上药研为粗末。每次9克,水煎,去渣,食后温服。

【主治】　胃气实热,唇口干燥,头昏体倦,五心烦热。

地骨皮饮

【方源】　《圣济总录》卷三十二。

【组成】　地骨皮(洗)、麦冬(去心)各60克,酸枣仁(炒)90克。

【用法】　上药研为粗末。每次15克,加生姜5片,水煎,去渣,食后温服。

【主治】　伤寒后虚烦客热,累夜不得睡眠,头痛眼痛迷闷。

地骨皮散

【方源】　《丹溪心法附余》卷十二引《应验方》。

【组成】　柴胡12克,地骨皮9克,薄荷6克。

【用法】　上药研为粗散。水煎,去渣,温漱冷吐。

【主治】　牙虚热,气毒攻冲,龈肿痛,口舌生疮。

地黄汁汤

【方源】　方出《备急千金要方》卷十,名见《外台秘要》卷四。

【组成】　大黄(末)30克,生地黄(汁)10毫升,芒硝30克。

【用法】　大黄、芒硝合和。每次10克,水煎,入地黄汁服,1日2次。以利为度。

【主治】　急黄,热气骨蒸,两目赤脉。

地黄饮子

【方源】　《伤寒总病论》卷六。

【组成】　地黄汁、藕汁各150毫升,生姜汁30毫升。

【用法】　令和暖,分3~4次温服。

【主治】　小产后,其恶露被热蒸断不行;亦治死胎不下。

地黄敷方

【方源】　《圣济总录》卷一四五。

【组成】　生地黄(洗,研)1000克,芥菜子(研)120克,酥120克。

【用法】　上药研为细末。入酥同煎沸,乘热敷损处,或以帛子系之,每日1换。

【主治】　骨节蹉跌,内伤疼痛。

地王止血散

【方源】　《惠直堂方》卷二。

【组成】　海螵蛸、生地黄、茯苓各等份。

【用法】　上药研为末。每次3克,柏叶、车前子煎汤送下。

【主治】　①《惠直堂方》：尿血。

②《不知医必要》：血淋。

地龙粪饼子

【方源】　《太平圣惠方》卷三十二。

【组成】　地龙粪(研)15克，栀子(末)15克，牛蒡根(生者)90克。

【用法】　上捣令熟，硬软得所，捏作饼子。闭目卧，以敷眼上，时时易之。

【主治】　眼赤痛。

地黄余粮汤

【方源】　《温病条辨》卷三。

【组成】　熟地黄、禹余粮、五味子。

【主治】　久痢，阴伤气陷，肛坠尻酸。

【方论】　肛门坠而尻酸，肾虚而津液消亡之象，故以熟地、五味补肾而酸甘化阴，余粮固涩下焦，而酸可除，坠可止，痢可愈也。

地黄阿胶散

【方源】　方出《圣济总录》卷六十八。名见《普济方》卷一八八。

【组成】　地黄汁18克，牛皮胶(细研)30克，生姜(捶碎)9克。

【用法】　先以二味于铜器中煎，次下牛皮胶，煎令消，滤去生姜，分作2服。

【主治】　肺损，咯血不止。

地黄薄荷汤

【方源】　《岭南卫生方》卷中。

【组成】　生地黄根、生薄荷叶不拘多少，麝香。

【用法】　上净洗，砂钵内捣烂，取自然汁，入麝香少许，井华水调下。如觉心间顿凉，不须再服。

【主治】　伤寒热瘴，头痛足热，发渴烦躁，不呕不泻，其脉洪实。

朴硝汤

【方源】　《圣济总录》卷二十八。

【组成】　朴硝(烧令白，于湿地纸衬出火毒)7.5克，豉(炒令香熟)9克，栀子3克。

【用法】　上药研为粗末。每次9克，水煎，去渣，空腹温服。

【主治】　伤寒毒气壅于上焦，毒热不散，发狂欲走，或时时伏地，脉左寸洪数。

朴硝散(1)

【方源】　《太平圣惠方》卷三十三。

【组成】　川朴硝60克，硼砂(通明者)4克，白矾(通明者)15克。

【用法】　上药研为末，将小瓷瓶子，以慢火炙令热，然后抄药末，徐徐入在瓶内，旋以柳枝子搅拨，不令着瓶子边，又入药末，续续添火，候药尽。良久，断烟，以干瓦盖口，更以大火烧，去火，候瓶冷，其药如雪轻肥便成。即埋在湿土内7日，出火毒讫，取出细研。每以铜箸取少许点之，1日4～5次。

【主治】　眼久积顽翳，盖覆瞳仁。

朴硝散(2)

【方源】　《普济方》卷二一四。

【组成】　朴硝(研)15克，海金沙(研)30克，皂角10克。

【用法】　上药研为末。砂糖井花水调下。

【主治】　五淋。

朴硝散(3)

【方源】　《袖珍小儿方》卷七。

【组成】　朴硝20克，紫雪20克，白盐5克。

【用法】　上药研为末。每用1.5克，以竹沥井水调敷舌上下。

【主治】　肿舌。

芋　粥

【方源】　《药粥疗法》引《食物本草》。

【组成】　芋头60～90克，粳米60～90克，砂糖适量。

【用法】　将新鲜芋头洗净去皮，切成小块，与粳米煮粥，粥成后加入砂糖稍煮即可。

【功用】　消瘰疬，补脾胃。

【主治】　小儿瘰疬，虚痨，慢性淋巴结炎，淋巴结核，淋巴腺肿。

芍药丸

【方源】　《类编朱氏集验方》卷六。

【组成】 白芍(炒)、白鸡冠花(炒)、陈槐花各等份。

【用法】 取青蒿根汁煮丸。米饮送下。

【主治】 酒毒下血。

芍药汤(1)

【方源】 方出《备急千金要方》卷十三,名见《圣济总录》卷五十六。

【组成】 赤芍 180 克,桔梗、苦杏仁各 150 克。

【用法】 上药研为粗散。每次 12 克,水煎服。

【主治】 ①《备急千金要方》:寒气猝客于五脏六腑中则发心痛。

②《圣济总录》:心痛懊恼。

芍药汤(2)

【方源】 《圣济总录》卷五十三。

【组成】 赤芍、车前子叶、木通各 30 克。

【用法】 上锉细。每次 15 克,水煎,去渣温服。

【主治】 胞转,小便不利。

芍药汤(3)

【方源】 《圣济总录》卷七十六。

【组成】 赤芍、黄柏(去粗皮,炙)、地榆各 30 克。

【用法】 上药研为粗末。每次 15 克,水煎,去渣温服,不拘时候。

【主治】 血痢腹痛。

芍药汤(4)

【方源】 《圣济总录》卷八十。

【组成】 白芍(锉,炒)30 克,肉桂(去粗皮)15 克,黄芪(锉)22.5 克。

【用法】 上药研为粗末。每次 15 克,用米醋、水煎,去渣温服。

【主治】 通身水肿,其脉沉迟。

【宜忌】 勿食盐。

芍药汤(5)

【方源】 《圣济总录》卷一六一。

【组成】 白芍 60 克,肉桂(去粗皮)、甘草(炙,锉)各 30 克。

【用法】 上药研为粗末。每次 9 克,水煎,去渣温服,不拘时候。

【主治】 产后血气攻心腹痛。

芍药汤(6)

【方源】 《圣济总录》卷一六八。

【组成】 白芍、甘草(炙,锉)各 15 克,大黄(蒸,焙干,锉)30 克。

【用法】 上药研为粗末。5－6 岁儿每次 3 克,水煎,去渣,食后温服,1 日 3 次。

【主治】 小儿壮热及百病。

芍药汤(7)

【方源】 《保命集》卷下。

【组成】 白芍 500 克,黄芩、茯苓各 180 克。

【用法】 上药研为粗末。每次 15 克,水煎,去渣温服。

【功用】 养阴去热。

【主治】 ①《保命集》:产后诸积不可攻者。

②《医略六书》:产后热积,脉数弦虚微涩者。

【方论】 《医略六书》:产后热积伤阴,不能涵养肝木而肝气不化,故胸膈不利,刺痛不止焉。黄芩清积热以凉胸膈,赤苓渗湿热以利营气,白芍敛阴和肝,青皮汁制调和肝气,以除热积伤阴之痛也。水煎温服,使热化气行,则积结自散而营阴暗复,经络清和,何胸膈刺痛之不已哉。

芍药散

【方源】 《博济方》卷三。

【组成】 赤芍 45 克,官桂(去皮)90 克,甘草(炮)15 克。

【用法】 上药研为末。每次 3 克,加生姜 3 片,饧少许,水煎,温服。

【主治】 非时下血及血痢。

芍药虎骨散

【方源】 方出《备急千金要方》卷十九,名见《圣济总录》卷五十三。

【组成】 白芍 500 克,生干地黄 2500 克,虎骨 120 克。

【用法】 上药研为粗散,以清酒渍 3 宿,晒干,复入酒中,如此取酒尽为度,为末。每次 3 克,酒送下,1日3次。

【主治】　①《备急千金要方》:骨髓中痛。

②《圣济总录》:骨髓虚冷,疼痛倦怠。

芍草枳实汤

【方源】　《新中医》(1990,12:22)。

【组成】　白芍 30 克,生甘草 20 克,枳实 15 克。

【用法】　水煎服。

【主治】　便秘。

【验案】　便秘　《新中医》(1990,12:22):用本方治疗便秘 95 例,其中习惯性便秘 54 例,晚期癌肿患者 16 例,脑血管意外后遗症者 14 例,其他原因者 11 例;均为成年患者。结果:经服药后均能通畅排便,服 1 剂者 59 例,2 剂者 33 例,3 剂者 3 例。

芍药甘草附子汤

【方源】　《伤寒论》。

【组成】　白芍、甘草(炙)各 9 克,附子(炮去皮,破 8 片)1 枚。

【用法】　水煎,去渣,分 3 次温服。

【功用】　《伤寒论教学参考资料》:扶阳益阴。

【主治】　①《伤寒论》:发汗病不解,反恶寒,虚故也。

②《云岐子保命集》:发汗病不解,小便清,大便依度,腹痛。

③《张氏医通》:疮家发汗成痉。

【方论】　①《注解伤寒论》:芍药之酸,收敛津液而益荣;附子之辛温,固阳气而补卫,甘草之甘,调和辛酸而安正气。

②《伤寒来苏集》:发汗后反恶寒,里虚也。表虽不解,急当救里,若反与桂枝攻表,此误也。故于桂枝汤去桂、姜、枣,加附子以温经散寒,助芍药、甘草以和中耳。足挛急与芍药甘草汤,本治阴虚,此阴阳俱虚,故加附子,皆仲景治里不治表之义。

③《古今名医方论》:发汗病解而反恶寒,比未寒时更甚,其阳虚可知矣。夫太阳、少阴为表里,太阳之病,本由少阴之虚,不能藏精而为阳之受也。今恶寒,反见于发汗病解后,是寒邪已从汗解,太阳之虚不能卫外,而为阴之使也,则阳亡之兆已见于此,若仍以桂枝汤攻表,非以扶阳,反以亡阳也。故以白芍收少阴之精气,甘草缓阴邪之上行,附子补

坎宫之少火,但使肾中元阳得位,在表之虚阳恶寒自解耳。

芨柏散

【方源】　《外科真诠》卷下。

【组成】　白及 9 克,黄柏 1 克,葱适量。

【用法】　上药研为细末。用葱汁调敷患处一昼夜。

【主治】　飞灶丹,从头顶上红肿起。

芒硝汤(1)

【方源】　《圣济总录》卷九十五。

【组成】　芒硝(研)60 克,冬葵果(微炒)45 克,滑石(碎)90 克。

【用法】　上药除芒硝外捣碎。每次 15 克,水煎,去渣,入芒硝末 1.5 克,更煎,空腹温服。

【主治】　关格不通,脬肠妨闷,大小便不通。

芒硝汤(2)

【方源】　《伤寒大白》卷三。

【组成】　芒硝、枳壳、厚朴。

【用法】　水煎服。

【主治】　伤寒十三日不解,胸胁满而呕,日晡所发潮热,已而微利。

芒硝散

【方源】　方出《备急千金要方》卷十,名见《普济方》卷一九五。

【组成】　大黄(末)30 克,生地黄汁 25 毫升,芒硝 30 克。

【用法】　上三味合和。每次服 5 克,1 日 2 次,以利为度。

【主治】　急黄,热气骨蒸,两目赤脉。

【方论】　《千金方衍义》:疸发而见骨蒸,似乎虚象,以病起于急,属实何疑?其两目脉赤,又为血热之验。故于《金匮要略》大黄硝石汤中裁去黄柏、栀子之苦寒,加入生地黄汁,专化血脉之滞也。

芎归汤

【方源】　方出《摄生众妙方》卷十,名见《松崖医径》卷下。

【组成】　当归 9 克,川芎 9 克,陈皮 4.5 克。

【用法】　水煎,温服。

【功用】　临产催生。

【主治】　《松崖医径》:胎前因事跌仆,子死腹中,恶露妄下,疼痛不已,口噤欲绝,以及胞衣不下。

芎归饮

【方源】　《丹溪心法附余》卷一。

【组成】　川芎、当归(去芦,酒浸)、防风(去芦)各等份。

【用法】　上药研为散。每次15克,水煎,不拘时候。

【主治】　中风后人事虚弱。

芎辛汤

【方源】　《普济方》卷一四引《十便良方》。

【组成】　川芎15克,细辛(去苗土)3克,甘草(炙)4.5克。

【用法】　上药研为粗末。每次6克,水煎,去渣温服,不拘时候。

【主治】　膈痰风厥,头目昏痛,鼻塞声重,肩背拘急,不思饮食。

芎草散

【方源】　《普济方》卷四十六引《海上方》。

【组成】　川芎10克,荆芥、甘草各5克。

【用法】　上药研为末。搐鼻中。

【主治】　头风。

芎黄汤

【方源】　《保命集》卷中。

【组成】　川芎30克,黄芩18克,甘草6克。

【用法】　上药研为粗散,每次15~21克,水同煎,去渣温服,不拘时候。

【主治】　破伤风。脏腑秘,小便赤,自汗不止,因服热药,汗出不休者。

芎黄散(1)

【方源】　《太平圣惠方》卷九十二。

【组成】　川芎15克,大黄(锉,微炒)9克,郁李仁(汤浸,去皮,微炒)9克。

【用法】　上药研为细散。每次3克,以温水调下,以利为度。

【主治】　①《太平圣惠方》:小儿大便不通,腹胁妨闷。

②《永乐大典》引《医方妙选》:脏腑有热,小便涩,兼大便不通。

芎黄散(2)

【方源】　《霉疮证治》卷下。

【组成】　大黄90克,川芎30克,荞麦粉15克。

【用法】　上药研为末。温酒或白汤调服。

【主治】　结毒头痛;又治便毒。

芎归加桂汤

【方源】　《产科发蒙》卷三。

【组成】　当归、川芎、桂枝各等份。

【用法】　上锉。每次12克,水、酒各半煎,温服。

【主治】　将产腹痛者。

【加减】　若呕者,加半夏、生姜。

芎归寄生散

【方源】　《胎产救急方》引《生生新书》(见《医方类聚》卷二二四)。

【组成】　川芎、当归各90克,桑寄生30克。

【用法】　上药研为粗散。每次15克,水煎服。

【主治】　漏胎腹痛。

芎归加黑豆汤

【方源】　《医林纂要探源》卷八。

【组成】　当归15克,川芎9克,黑小豆(炒焦,乘热淬水中,煎)30克。

【用法】　水7份,酒3份,同煎,加童便冲服。

【主治】　横生倒产,死胎不下,血上冲心,并治产后血瘀腹痛,发热头痛。

【方论】　临产催生,芎归汤可矣。其有伤胎伤血,及胎死不下,则用此方,产后亦可通用。以芎、归滋血行血,而黑豆补腰肾,童便滋阴去瘀。

西瓜霜

【方源】　《经验方》卷下。

【组成】　秋季老西瓜1个。

【用法】　切开一片作盖,挖去内肉,取蜒蚰入瓜中,再入元明粉盛满,仍将切下之盖盖上,用竹钉钉上,夏布袋装之,挂于有风无雨处,下接瓷盆,以接滴下之水,此水能成白霜,候干透,研细末。临用时,加冰片少许。

【主治】　喉风、乳蛾。

耳底油

【方源】　《全国中药成药处方集》(北京方)。

【异名】　治耳油(《全国中药成药处方集》沈阳方)。

【组成】　核桃仁油(炼)6 克,冰片 0.6 克,麝香 0.3 克。

【用法】　先将冰片、麝香研极细,与核桃油和匀。先将耳内脓水洗净擦干,再行滴入 2～3 滴。

【功用】　①《全国中药成药处方集》(北京方):消炎止痛。

②(天津方):除湿解毒。

【主治】　耳内生疮,流脓流水,肿痛作痒。

【宜忌】　《全国中药成药处方集》(沈阳方):忌辛腥食物。

夺命丹(1)

【方源】　《鸡峰普济方》卷二十四。

【组成】　白矾(枯)、黄丹(炒赤)各等份,猪心血适量。

【用法】　上药研为末,以猪心血为丸,如梧桐子大。每次 30 丸,熟水送下,不拘时候。

【主治】　痫。

夺命丹(2)

【方源】　《鲁府禁方》卷四。

【组成】　朱砂 15 克,雄黄 15 克,蟾酥适量。

【用法】　上药研为末,以蟾酥为丸,如菜子大。每次 3 丸,葱酒送下。取汗为效。

【主治】　无名肿毒,疔疮发背;小儿急慢惊风及疳疮,伤寒阴症。

夺命丹(3)

【方源】　《寿世保元》卷九。

【组成】　川乌(火煨,去黑皮)30 克,雄黄 3 克,葱适量。

【用法】　上药研为末,葱汁为丸,如莲子大。

每次 1 丸,用葱叶 1 片将药裹内,火微烧,嚼烂,黄酒送下。衣盖汗出而愈。

【主治】　破伤风。

夺命散(1)

【方源】　《幼幼新书》卷三十四引《吉氏家传》。

【组成】　朴硝、白矾、天南星各 15 克。

【用法】　上药研为末。小儿每次 1.5 克,成人 9 克,水煎服。

【主治】　喉闭。

夺命散(2)

【方源】　《普济方》卷六十。

【组成】　白矾、南硼砂、猪牙皂(皮弦拣去)各等份。

【用法】　上药研为细末。吹喉中。痰出即愈。

【主治】　急喉风。

夺命散(3)

【方源】　《杂病源流犀烛》卷六。

【组成】　朱砂、寒水石、麝香各等份。

【用法】　上药研为末。每次 1.5 克,新汲水调下。

【主治】　血汗。汗出污衣,甚如苏木水渐染。

夺魄散

【方源】　《产育宝庆》。

【异名】　夺魂散(《三因极一病证方论》卷十七)。

【组成】　生姜(取汁)、白面各 90 克,半夏(汤洗去滑)7 个。

【用法】　上以生姜汁搜面,裹半夏为 7 个饼子,炙焦熟,为末。每次 3 克,热水调下,小便利为效。

【主治】　妇人产后虚肿喘促。

【方论】　①《济阴纲目》:此方甚奇,大概中宫有湿痰留积,致小便不利者宜之,犹服二陈汤能使大便润,而小便长也。

②《医略六书》:产后寒痰积饮,留滞中宫而气道闭涩,故小便不利,胸腹肿满焉。半夏醒脾燥湿以化痰,姜汁温胃散寒以涤饮;面灰消溶滞气以和脾胃也。为散饮调,使痰消饮化,则胃调和而气道

清利,小便无不畅快,何肿满之有哉。

夺命轻粉散

【方源】　《普济方》卷二七三。

【组成】　铁渣30克,轻粉6克,麝香少许。

【用法】　上药研为细末。每疮用针开十字口,将药放入疮内,用醋调面糊敷贴。

【主治】　疔疮。

灰皂散

【方源】　《中医外科学讲义》。

【组成】　新出窑石灰、楠皂自然水(楠皂又名石碱或土丙药)、黄丹。

【用法】　楠皂不拘量,放在房内通风的地方,使其自行吸收空气中的水分,慢慢溶化出液体,即叫自然水,溶多少倒多少,用玻璃瓶装好备用。黄丹原是粉末,不须再加配制,随时可用。用时先取石灰粉(不拘量)放于小杯中,加上黄丹少许,调匀后加入楠皂自然水,调成糊状,不宜过硬,也不宜过稀,调成后稍等几秒钟将药涂于痔核面上。因此药调成糊状后,会很快变成干硬,如发现过于干硬时,可即刻加入一些楠皂水调匀,使保持一定的稀度,所以必须随调随用,如果调好后10分钟以上,便会失去效力。

【功用】　有腐蚀性作用,能使痔核发生干性坏死。

【主治】　中、后期能脱出肛外的内痔。

灰草散

【方源】　《种痘新书》卷十二。

【组成】　荔枝壳(微烧存性)、草纸(烧存性)、多年陈茅草(晒干)。

【用法】　上药研为末。掺于烂处,即收水结痂。

【主治】　痘溃烂。

压掌散

【方源】　《摄生众妙方》卷六。

【组成】　麻黄(去节)7.5克,甘草(炙)6克,银杏(捶破)4～5个。

【用法】　水煎,临卧时温服。

【主治】　男女哮喘痰嗽。

戎　药

【方源】　《咽喉秘集》。

【组成】　硼砂9克,玄明粉6克,青盐(用火煅红,放在地上,越1日去火毒)3克。

【用法】　上药研为末。擦患处。

【主治】　重舌,莲花舌。

戎油膏

【方源】　《外科启玄》卷十二。

【组成】　马钱子不拘多少。

【用法】　用油煎枯,去木鳖子,加真轻粉3克,枯矾1克。一上即愈。

【主治】　多年治不好的秃疮。

百二散

【方源】　《仙传外科集验方》。

【组成】　甘草节、绿豆粉、朱砂各等份。

【用法】　上药研为细末。水调服。

【主治】　①《仙传外科集验方》:发疔疮烦躁,手足不住发狂者。

②《赤水玄珠》:痈疽毒气冲心呕吐。

百开水

【方源】　方出《袖珍方大全》卷三引《经验方》,名见《古今医鉴》卷五。

【组成】　吴茱萸、木瓜、食盐各15克(同炒焦)。

【用法】　瓷瓶盛水,煮令百沸,却入上药同煎,每次30毫升,随病人意冷暖服之。药入即醒。

【主治】　霍乱吐泻,因饮冷或冒寒,或失饥,或大怒,或乘舟车,伤动胃气,令人吐利交作,目眩头旋,手足转筋,四肢厥冷。

百生方

【方源】　《中藏经》卷下。

【组成】　茯苓(去皮)、贯众、甘草各等份。

【用法】　上药研为末。每次3克,米饮调下。

【主治】　百物入咽喉,鲠欲死者。

百花膏

【方源】　《普济方》卷一五七引《十便良方》。

【组成】　苦杏仁 120 克,生姜(研取汁,与杏仁同研细)120 克,白蜜 250 克。

【用法】　上同搅拌匀,以瓷器盛,蒸熟,柳木匙捞,候成膏。每次 6 克,温水送下。

【主治】　肺气不顺,咳嗽气逆,胸膈不利。

百杯散

【方源】　《普济方》卷二五三。

【组成】　甘遂、陈皮(去白)、葛花(净)各 30 克。

【用法】　上药研为细末。每次 3 克,临卧用温酒调下。至夜利下,酒病方愈,未知再服。

【主治】　停酒,胸膈痞闷,饮食不快及一切酒病。

【宜忌】　忌食甘草一二日。

百宝散

【方源】　《圣济总录》卷一四一。

【组成】　皂角(不蛀者 4 挺烧灰,去皂子不用,研为末,入麝香 1.5 克同研),皂角刺(生杵为末)。

【用法】　取皂荚末 3 克,入皂角刺针末 1.5 克,水煎,放温服。发痛时嚼百宝丸 1 丸,以此散送下。

【主治】　牡痔。

百效丸

【方源】　《古今医统大全》卷八十七。

【组成】　生地黄(取汁)、乌头、大豆。

【用法】　上药研为散,乌头以酒和地黄汁浸乌头至烂,绞去渣,纳豆子于二汁中,至除日晒之,有余汁更浸至汁尽为度。有病空腹服,无病食后服。

【功用】　令人能食,益气,强盛有子,发白反黑,齿落更生。

【主治】　瘤冷风眩,寒中手足冷,胃寒脐冷,百病五劳。

【宜忌】　先病热之人不可服。

百药煎散

【方源】　《医学心悟》卷三。

【组成】　百药煎 15 克,硼砂 4.5 克,甘草 6 克。

【用法】　上药研为末。每次 3 克,米饮调,食后细细咽之。

【主治】　咽痛。

百咳宁片

【方源】　《部颁标准》。

【组成】　白果(去壳)120 克,青黛 60 克,贝母 60 克。

【用法】　上药制成片剂。口服,周岁以内每次 2 片;1—3 岁每次 3～4 片,1 日 3 次。

【功用】　清热化痰,止咳定喘。

【主治】　小儿百日咳。

百病饮子

【方源】　《普济方》卷三八五。

【组成】　大黄 6 克,甘草(炙)、白芍各 3 克。

【用法】　水煎,分 3 次服。

【主治】　小儿患温壮热实。

百疾消散

【方源】　《梅氏验方新编》二集。

【组成】　葱白 7 根,生姜 5 大片,陈茶叶 9 克。

【用法】　加砂糖 30 克,水煎,热服,加陈酒随量饮。盖被汗出。惟暑热天气,不宜多用生姜,天气寒冷,生姜加重。

【主治】　胸膈饱闷,肚腹疼痛,及伤风发热。

百灵藤酿酒

【方源】　《太平圣惠方》卷二十五。

【组成】　百灵藤(以水煎取汁)5000 克,神曲(微炒黄色,捣末)270 克,糯米(炊作饭)9000 克。

【用法】　上候饭冷,即熟揉曲末入饭中,并药汁同入于瓮中,一如酿酒法。经 3～5 日,看沫尽,即更炊 3000 克糯米饭,候冷,投入瓮中,即熟澄清。更 3 日后,每日不计早、晚,温饮 50 毫升。服后觉浑身汗出为效。

【主治】　①《太平圣惠方》:风。
②《本草纲目》:头风脑痛。

百草血余棕灰散

【方源】　《医学从众录》卷八。

【组成】　陈棕灰、百草霜、血余炭各 30 克。

【用法】　上药研为细末。每次 3 克,陈酒下。

【主治】　血崩。

夹纸膏(1)

【方源】　《古今医鉴》卷十五引张会山方。

【组成】　松香、黄丹、蓖麻子(去壳)各等份。

【用法】　上药研为末,用香油调,隔油纸摊药,夹纸中。贴患处。

【主治】　臁疮、顽疮。

夹纸膏(2)

【方源】　《古方汇精》卷二。

【组成】　定粉120克,糠青9克,红土24克。

【用法】　上药各为末,先将桐油熬热,再下末药搅匀,以厚纸二面拖上,待干,出火气。验疮之大小剪贴,一面贴3日换之。

【功用】　生肌收口。

【主治】　臁疮。

托里黄芪汤(1)

【方源】　《普济方》卷二八四。

【组成】　瓜蒌、黄芪各15克,甘草(炙)6克。

【用法】　上作2服。每次水150毫升,酒50毫升,煎至100毫升,去渣温服。

【功用】　定痛,去毒。

【主治】　痈疽发背、发髭、发鬓、发眉、发脑;妇人乳痈。

【加减】　如已作脓,加皂角刺少许。

托里黄芪汤(2)

【方源】　《证治准绳·疡医》卷二。

【组成】　黄芪(炒)18克,甘草(炙)、瓜蒌根各3克。

【用法】　水煎,频服之。加人参3克尤妙。

【主治】　痈疽大渴,发热,或泻,或小便如淋。

至圣散

【方源】　《活幼心书》卷下。

【组成】　枇杷叶(净刷去叶后毛,锉碎)75克,半夏120克,生姜120克。

【用法】　用生姜切作绿豆大,拌匀,酿1宿,慢火炒令微焦色,以皮纸盛,于地上候冷。每次6克,水煎,去渣,空心少与缓投;或入诸药内同煎服,亦效。

【主治】　老幼暴吐,服药不止者。

至宝散

【方源】　《丹台玉案》卷五。

【组成】　乳香15克,麝香1.8克,肉桂3克。

【用法】　上药研为末。酒送下。

【主治】　妊娠临产,儿凑心不下者。

至圣黑龙膏

【方源】　《御药院方》卷十。

【组成】　米粉120克(于银器内炒成块子褐色,放冷研为细末,后入二味),乳香(研细)、没药(研细)各15克。

【用法】　上药研为极细末。每用以好酒或醋调如膏,摊在纸花子上,贴患处。

【主治】　一切筋骨损伤疼痛。

夷则丸

【方源】　《家塾方》。

【组成】　海浮石、大黄、桃仁各等份。

【用法】　上药研为末,糊为丸,如梧桐子大。每次30丸,白汤送下。不知,稍加之。

【主治】　腹不满,其人言我满者。

贞元饮

【方源】　《景岳全书》卷五十一。

【组成】　熟地黄21~60克,炙甘草3~9克,当归6~9克。

【用法】　水煎,温服。

【主治】　肝肾亏损,气短似喘,呼吸急促,提不能升,咽不能降,气道噎塞,势剧垂危,脉象微细无神,若微而兼紧,尤为可畏。

【加减】　如气虚脉微至极者,急加人参;如肝肾阴虚,手足厥冷,加肉桂3克。

当归汤(1)

【方源】　《外台秘要》卷二十五引廪丘公方。

【组成】　当归30克,生姜240克,大枣20个。

【用法】　水煎服。

【功用】　止诸痛。

【主治】　三十年下痢。

当归汤（2）

【方源】 《圣济总录》卷三十八。

【组成】 当归（切，焙）90克，肉桂（去粗皮）、甘草（炙）各60克。

【用法】 上药研为粗末。每次9克，水煎，去渣温服，不拘时候。

【主治】 霍乱中冷，心腹痛。

当归汤（3）

【方源】 《圣济总录》卷一四四。

【组成】 当归（切，焙）120克，大黄（生，锉）60克，生干地黄（焙）150克。

【用法】 上药研为粗末。每次15克，水煎，去渣温服，不拘时候。微利为效。

【主治】 从高坠堕，伤损肢体，发热疼痛。

当归汤（4）

【方源】 《圣济总录》卷一四五。

【组成】 当归（切，炒）、川芎各60克，熟地黄（焙）120克。

【用法】 上药研为粗末。每次9克，水煎，去渣温服，不拘时候。

【主治】 倒仆蹴损，筋骨疼痛。

当归汤（5）

【方源】 《圣济总录》卷一五五。

【组成】 当归（切，焙）、甘草（炙，锉）各30克，干姜（炮）15克。

【用法】 上药研为粗末。每次9克，加大枣2个，水煎，去渣温服。

【主治】 妊娠心腹绞痛。

当归汤（6）

【方源】 《圣济总录》卷一五九。

【组成】 当归（切，焙）、白芍（锉）、肉桂（去粗皮）各30克。

【用法】 上药研为粗末。每次9克，水煎，去渣温服，不拘时候。

【主治】 ①《圣济总录》：产后胞衣不下。

②《云岐子保命集》：妇人有孕伤寒，脉浮头重、自利，腹中切痛。

当归汤（7）

【方源】 《集成良方三百种》。

【组成】 当归60克，菊花30克，紫花地丁30克。

【用法】 水煎服。

【主治】 疔毒溃后。

【宜忌】 白色阴疽忌用。

当归饮

【方源】 《急救仙方》卷四。

【组成】 黄连、大麻子、当归各15克。

【用法】 上药研为末。每用3克，嚼温酒下。

【功用】 通血积。

【主治】 痔证。

当归散（1）

【方源】 《太平圣惠方》卷八十一。

【组成】 当归（锉，微炒）30克，鬼箭羽30克，红蓝花30克。

【用法】 上药研为散。每次9克，以酒煎，去渣温服，不拘时候。

【主治】 ①《太平圣惠方》：产后败血不散，结聚成块，俗呼儿枕，疼痛发歇不可忍。

②《三因极一病证方论》：新产风寒乘虚内搏，恶露不快，脐腹坚胀。

当归散（2）

【方源】 《鸡峰普济方》卷十四。

【组成】 御米皮、干姜、当归各等份。

【用法】 上药研为细末。每次6克，食前米饮调下。

【主治】 血痢。

当归散（3）

【方源】 《圣济总录》卷七十六。

【组成】 当归（锉，微炒）22.5克，黄连（去须，微炒）30克，龙骨60克。

【用法】 上药研为细散。每次6克，粥饮调下，1日2次，不拘时候。

【主治】 血痢，里急后重，肠中疼痛。

当归散（4）

【方源】 《圣济总录》卷一〇三。

【组成】　当归(切、焙)7.5克,防己、龙胆各15克。

【用法】　上药研为散。每次3克,食后温水调服。

【主治】　赤眼疼痛不可忍。

当归散(5)

【方源】　《圣济总录》卷一〇五。

【组成】　当归(洗,锉,焙干)、赤芍(洗,锉)、黄连(去须,锉)各30克。

【用法】　上药研为散。每用3克,开水浸去渣,乘热洗。

【主治】　风毒气攻眼目,连睑赤烂,及暴赤眼疼痛不可忍者。

当归散(6)

【方源】　《圣济总录》卷一六七。

【组成】　当归(切,焙)15克,甘草(炙,锉)7.5克,铅丹(研)3克。

【用法】　上除铅丹外,捣为散,入铅丹合研令匀,以敷脐中。

【主治】　小儿着脐风汁出。

当归散(7)

【方源】　《儒门事亲》卷十二。

【组成】　当归、白芍、香附(炒)各等份。

【用法】　上药研为末。米饮汤调下,食前服。

【主治】　①《儒门事亲》:血崩。

②《普济方》引《神效方》:妇人产后虚弱。

当归散(8)

【方源】　《仁斋直指方论》卷九。

【组成】　人参、当归各12克,雄猪心1个。

【用法】　上药研为粗末。分2服,以雄猪心1个,新水煮熟取汁2次,煎药,空腹、临卧服。

【主治】　①《仁斋直指方论》:虚汗,盗汗。

②《竹林女科》:小儿惊啼。

当归散(9)

【方源】　《卫生家宝产科备要》卷六。

【组成】　肉桂(去皮称,用生姜60克取自然汁涂炙,令姜汁尽为度)15克,当归(去芦须,洗,切,焙)7.5克。

【用法】　上药研为细末。每次6克,米饮调下,未止再服。

【主治】　产后痢。

当归散(10)

【方源】　《普济方》卷四〇三。

【组成】　当归30克,甘草6克,豆豉10粒。

【用法】　上药研为细末。每次6克,豆豉水煎,去渣,量儿大小服。以利动为度。

【主治】　痘疹。

当归二香汤

【方源】　《医钞类编》卷七。

【组成】　当归30克,沉香、降香各15克。

【用法】　先将当归煎汤,后将二香磨入,童便和服。

【主治】　七窍流血,死在须臾。

当归二黄汤

【方源】　方出《妇人良方大全》卷十九,名见《济阴纲目》卷十三。

【组成】　当归、黄芪各30克,麻黄根60克。

【用法】　上药研为粗散。每次9克,水煎,去渣温服。

【主治】　产后虚汗不止。

当归失笑散

【方源】　《明医指掌》卷九。

【组成】　当归15克,蒲黄(炒黑)15克,五灵脂15克。

【用法】　上药研为末。每次6克,醋调熬成膏子,白滚汤送下。

【主治】　产后心腹绞痛欲死,以及儿枕作痛。

当归立效散

【方源】　《御药院方》卷十。

【组成】　当归、大黄各30克,乳香3克。

【用法】　上药研为散。每次21克,水煎,去渣,食后、临卧温服。

【功用】　凉血定痛。

【主治】　眼痛。

当归导滞散

【方源】　《医学发明》卷三。

【组成】　大黄30克,当归9克,麝香少许。

【用法】　上除麝香另研外,为极细末,研匀。每次9克,食前热酒调下。

【主治】　①《医学发明》:落马坠车,打扑损伤淤血,大便不通,红肿青黯,疼痛昏闷,蓄血内壅欲死。

②《张氏医通》:跌扑淤血内壅,喘急便秘。

当归补血汤(1)

【方源】　方出《妇人良方大全》卷十五,名见《玉机微义》卷五。

【组成】　糯米50克,当归(炒)、黄芪各30克。

【用法】　上细切,和停。水煎,去渣,分4次温服。

【主治】　妊娠下痢腹痛,小便涩。

当归补血汤(2)

【方源】　《辨证录》卷十。

【组成】　黄芪15克,当归30克,熟地黄15克。

【用法】　水煎服。

【主治】　男子血少,面色痿黄,不能生子者。

【方论】　方中用当归为君,用黄芪为臣,佐之熟地之滋阴,是重在补血,轻在补气,自然气以生血,而非血以助气,气血两旺,无子者易于得子,根深本固,宁至有夭殇之叹哉。

当归补血汤(3)

【方源】　《盘珠集》卷下。

【组成】　当归、黄芩(炙)、茯苓。

【用法】　水煎服。

【主治】　产后乍寒乍热,血虚而渴。

当归南枣颗粒

【方源】　《部颁标准》。

【组成】　当归300克,大枣140克,何首乌35克。

【用法】　上药制成颗粒剂。用天水冲服,每次1～2袋,1日2次。

【功用】　补血活血,调经止痛。

【主治】　血虚,月经不调,痛经,月经期症候群所引起的头痛,呕吐,失眠,胁痛及习惯性便秘等症。

当归生姜羊肉汤

【方源】　《金匮要略》卷上。

【异名】　小羊肉汤(《备急千金要方》卷三(注文)引《胡洽方》)、当归汤(《圣济总录》卷九十四)。

【组成】　当归90克,生姜150克,羊肉500克。

【用法】　水煮,每次温服70毫升,1日3次。

【功用】　《医方发挥》:温中补血,祛寒止痛。

【主治】　寒疝腹中痛及胁痛里急者;产后腹中绞痛,腹中寒疝,虚劳不足。

【方论】　①《金匮要略论注》:寒疝致腹痛胁亦痛,是腹胁皆寒气所主,无腹界限,更加里急,是内之荣血不足,致阴气不能相荣,而敛急不舒,故以当归、羊肉兼补兼温,而以生姜宣散其寒。然不用参而用羊肉,所谓"精不足者,补之以味"也。

②《金匮要略心典》:此治寒多而血虚者之法,血虚则脉不荣,寒多则脉绌急,故腹胁痛而里急也。当归、生姜温血散寒,羊肉补虚益血也。

③《古方选注》:寒疝为沉寒在下,由阴虚得之,阴虚则不得用辛热燥烈之药重劫其阴,故仲景另立一法,以当归、羊肉辛甘重浊、温暖下元而不伤阴、佐以生姜150克,加至一斤,随血肉有情之品引入下焦,温散沍寒。若痛多而呕,加陈皮、白术奠安中气,以御寒逆。本方三味,非但治疝气逆冲,移至产后下焦虚寒,亦称神剂。

【加减】　若寒多者,加生姜成500克;痛多而呕者,加陈皮60克,白术30克。

【验案】　①寒疝　《本草衍义》:一妇人产当寒月,寒气入于产门,脐下胀满,手不敢犯,此寒疝也。医将治之以抵当汤,谓其淤血。予教之曰:非其治也,可服张仲景羊肉汤,二服而愈。

②产后腹痛　《得心集医案》:冬月产后,少腹绞痛,诸医谓为儿枕之患,去瘀之药,屡投愈重,乃至手不可触,痛甚则呕,二便紧急,欲解不畅,且更牵引腰胁俱痛、势颇迫切。急延二医相商,咸议当用峻攻,庶几通则不痛。余曰:形羸气馁,何胜攻击,乃临产胎下,寒入阴中,攻触作痛,故亦拒按,与

中寒腹痛无异。然表里俱虚,脉象浮大,法当托里散邪。但气短不续,表药既不可用,而腹痛拒按,补剂亦难遽投。仿仲景寒疝例,与当归生姜羊肉汤,因兼呕吐、略加陈皮、葱白,一服微汗而愈。

③女性顽固性室性早搏　《山东中医杂志》(1997,7:299):韩氏用本方加大枣治疗女性顽固性室性早搏 30 例,另设男性对照组 12 例,治疗方法同女性。结果:女性组显效 27 例,总有效率为 93.33％;男性组有效 5 例,总有效率 50％。

当归补血加葱开水

【方源】　《济阴纲目》卷十四。

【组成】　当归 6 克,黄芪 30 克,葱白 10 根。

【用法】　上药研为粗散。水煎服。

【主治】　产后无乳。

【方论】　《医方考》:乳者,气血之所成也。故气血充盛之妇,未尝无乳,凡见无乳者,皆气体怯弱之妇也。是方也,用当归、黄芪大补其气血,此养乳汁之源也;葱白辛温,直走阳明,阳明达于乳房,故用之为使,此通乳汁之渠也。如依古方用猪悬蹄、漏芦辈亦可。

光明散子

【方源】　《古今医统大全》卷六十一。

【组成】　炉甘石(末)30 克,硼砂 3 克,冰片 0.6 克。

【用法】　上药研为极细末。点眼。

【主治】　一切眼疾,时热翳膜。

光明燥眼药

【方源】　《全国中药成药处方集》(杭州方)。

【组成】　炉甘石 30 克,地栗粉 15 克,冰片 6 克。

【用法】　上药研为细末。每用少许,早晚点于眼角,合眼静坐半小时。

【主治】　风热上炎,目红肿痛,畏光羞明,翳膜遮睛,迎风流泪,视物昏花,一切新久目疾。

【宜忌】　忌酒、葱、大蒜。

吐风散

【方源】　《普济方》卷三七〇引《全婴方》。

【组成】　全蝎(炒)1 个,瓜蒂(炒)1 个,赤小豆 30 粒。

【用法】　上药研为末。每次数 1 岁 0.3 克,温米汤调下,未吐再服。

【主治】　①《普济方》引《全婴方》:小儿急卒中风,口噤不开,不省人事。②《寿世保元》:小儿急慢惊风,发热口噤,不省人事,手心伏热,痰涎咳嗽,上壅喘急。

吐血散

【方源】　方出年氏《集验良方》卷三,名见《吉人集验方》。

【组成】　藕节(为末)、炒蒲黄、血余炭各等份。

【用法】　水调服。

【主治】　呕血。

吐涎散

【方源】　方出《经验良方》引《吴氏集验方》,名见《医方类聚》卷七十五。

【组成】　鹤虱 7.5 克,酒 50 毫升,醋少许。

【用法】　同煎至半盏,吞下。吐出毒涎安。

【主治】　喉风,吞药不得,不能饮食。

吐痰丹

【方源】　《救急选方》引《危症简便验方》。

【组成】　生雄黄 3 克,胆矾 3 克,生滑石 3 克。

【用法】　上药研为细末。大人 1.5 克,小儿 1 克,开水调下。牙关开后,即宜进此。一时即吐顽痰。

【功用】　善吐顽痰。

【主治】　痰厥。

吕洞宾仙传芦吸散

【方源】　《万病回春》卷二。

【组成】　款冬花蕊 15 克,鹅管石 7.5 克,陈皮 7.5 克。

【用法】　上药研为细末,分作 7 帖,作 7 日服。每次 1 帖,夜仰卧将药作 3 次入竹筒内,病者口噙竹筒,近咽喉用入一吸,将白温水一口送下。

【主治】　新久咳嗽,百药无功。

【宜忌】　上忌铁器,不可多吃水;忌诸般油腻盐 7 日,药服完之后,亦少用些油盐,至半月后不忌。

【加减】　年老人及虚者,加人参1.5克;冬月,加肉桂4.5克。

团参丸

【方源】　《饲鹤亭集方》。

【组成】　人参、黄芪、麦冬各60克。

【用法】　炼蜜为丸。每次12克,开水送下。

【主治】　肺虚咳嗽,吐血不止,阴虚内热。

团参汤

【方源】　《普济方》卷三六九。

【组成】　团参、川麻、甘草各等份。

【用法】　水煎服。

【主治】　小儿伤寒,发汗吐下后,毒气不散,表虚里实,热发于外,身斑斑如锦纹,甚则烦躁谵语;兼治喉闭肿痛。

回生丹(1)

【方源】　《万氏家抄方》卷二。

【组成】　石膏1大块,薄荷适量(薄荷煎浓汁1碗,将石膏火煅7次,淬7次),生白矾9克。

【用法】　上药研为细末。每次9克,生姜汤调下。令吐痰出效。

【主治】　痰。

回生丹(2)

【方源】　《疡医大全》卷八。

【组成】　五倍子(整个大者,去一角),上好银朱(不拘多少,入五倍子中,再用银箔糊住角口,放铜勺内,微火慢慢焙之,烟绝为度,研细末,放地下出火气),鸡蛋。

【用法】　用雄雏鸡蛋尖头者,取蛋清调末,务要匀浓,其药稍干,即以鸡翎或硬笔醮药敷疮,自肿处,由外往里周围敷之,留疮口。破后敷之亦效。

【功用】　住痛消肿。

【主治】　痈疽发背诸毒,恶疮。

回生散(1)

【方源】　《万氏家抄方》卷六。

【组成】　防风15克,白芷12克,黄芪30克。

【用法】　上药研为末。每次3克。

【主治】　痘正起壮灌浆时痒者。

回生散(2)

【方源】　《医方易简》卷十。

【组成】　半夏3克,藿香3克,猪牙皂3.6克。

【用法】　上药研为细末,用瓷瓦瓶装好。每用3克,用竹管向鼻孔吹入。

【主治】　从高楼树上坠地过伤,不省人事,不能食药者。

回阳散

【方源】　《圣济总录》卷二十七。

【组成】　硫黄30克,寒水石22.5克,硝石15克。

【用法】　上药入砂瓶子内盛,以瓦盖瓶口,黄泥固济,阴干,用炭火煅令火尽,研为末。每次3克,温水调下。

【主治】　阴毒伤寒。

回春酒

【方源】　《同寿录》卷一。

【组成】　人参(切片)30克,荔枝(去核)1000克。

【用法】　用上好烧酒2500毫升,将上药入袋内,浸3日可服,每日早、晚饮30～60毫升。

【功用】　助阳道,益精神。

【主治】　老年阳痿。

回素散

【方源】　《圣济总录》卷一九八。

【组成】　泽泻120克,丹砂、云母粉各7.5克。

【用法】　上药研为细散,入丹砂、云母粉和之。每日服3克,米饮调下。

【功用】　返神归元,助气于坎室。

回疮金银花汤

【方源】　《保命集》卷下。

【组成】　金银花(连衣)60克,黄芪120克,甘草30克。

【用法】　上锉细,酒入瓶内,闭口,重汤内煮,取出去渣温服。

【主治】　疮疡痛,色变紫黑者。

虫牙散

【方源】　《古方汇精》卷二。

【组成】　雄黄 15 克,荜茇 24 克,上冰片 2.4 克。

【用法】　上药研为末,瓷瓶收贮。牙虫蛀作痛用擦之。

【主治】　虫牙痛。

肉枣散

【方源】　《类编朱氏集验方》卷十一。

【组成】　大枣 2 个(去核,入青矾如核大在内,以火煅存性),麝香。

【用法】　上药研为末,加入麝香少许,油调涂。

【主治】　小儿因疳而疮侵口鼻。

肉豆蔻丸(1)

【方源】　《圣济总录》卷七十六。

【组成】　肉豆蔻 30 克,陈米 45 克,樜子 30 克。

【用法】　上药研为末,研粟米粥和捣为丸,如梧桐子大。每次 50 丸,空心温陈米饮送下。

【主治】　血痢久不瘥,脐腹刺痛。

肉豆蔻丸(2)

【方源】　《洁古家珍》卷八。

【组成】　补骨脂、肉豆蔻(面裹煨)各等份。

【用法】　上药研为末,枣肉为丸,如梧桐子大。空心米饮送下。

【主治】　肾泄久不愈,脉沉细无力者。

肉豆蔻散

【方源】　《传信适用方》卷二。

【组成】　诃子 4 个,木香 3 克,肉豆蔻(用面煨香熟,去面,只用肉豆蔻)6 个。

【用法】　上药研为细末。每次 6 克,空心食前,陈米饮调下,1 日 3 次。

【主治】　赤白痢。

竹叶汤

【方源】　《圣济总录》卷二十八。

【组成】　苦竹叶(切)、小麦各 60 克,石膏(碎) 90 克。

【用法】　上药研为粗末。每次 15 克,水煎,去渣温服,不拘时候。

【主治】　伤寒时气,发疮如豌豆,烦闷。

竹叶散(1)

【方源】　方出《太平圣惠方》卷三十二,名见《普济方》卷七十三。

【组成】　淡竹叶 30 克,黄连(去须)30 克,黄柏 30 克。

【用法】　上锉细。水煎,绵滤去渣,每日 3~4 次点之。

【主治】　眼赤烂。

竹叶散(2)

【方源】　《普济方》卷四〇六。

【组成】　青竹叶(烧灰)60 克,灶中黄土 30 克,鸡子白适量。

【用法】　上药研为细散。看丹发处,每用少许,以鸡子白调,涂患处。

【主治】　小儿野火丹,丹发斑如梅子,遍背腹。

竹麦饮

【方源】　《松峰说疫》卷二。

【组成】　竹叶、小麦、石膏(分量临时酌定)。

【用法】　水煎服。

【主治】　瘟疫发黄。

竹沥曲

【方源】　《全国中药成药处方集》(上海方)。

【组成】　生半夏(漂净)2400 克,白芥子 1000 克。

【用法】　上药研为细末,用竹沥 900 毫升拌和,加糊成曲。每次 9 克,包煎,服汤。

【主治】　痰涎上逆,喘不得卧,气急咳嗽。

竹沥汤(1)

【方源】　《外台秘要》卷三十六引《广济方》。

【组成】　淡竹沥 120 毫升,葛根汁 50 毫升,牛黄豆粒大(研)3 颗。

【用法】　上药相和。与儿服,1—6 岁,10~50 毫升,分 2 次服,以意增减之。

【主治】　小儿壮热瘾疹。

竹沥汤(2)

【方源】　《备急千金要方》卷八。

【组成】　竹沥 100 毫升,生葛汁 50 毫升,生姜汁 15 毫升。

【用法】　上药相和,分 3 次温暖服,平旦、日晡、夜各 1 服。

【功用】　《医门法律》:消风清热开痰。

【主治】　风痱。四肢不收,心神恍惚,不知人,不能言。

【宜忌】　《外台秘要》:服药当须慎酒、面、羊肉、生菜、冷食、猪、鱼、鸡、牛、马、蒜。

竹茹丸

【方源】　《盘珠集》卷下。

【组成】　竹茹 500 克,羊脂 240 克,蜜 90 克。

【用法】　上为丸,如枣核大。每次 3 个,开水送服。

【主治】　心腹痛。

竹茹汤

【方源】　《圣济总录》卷三十四。

【组成】　竹茹 10 克,甘草 7.5 克,乌梅 2 枚。

【用法】　水煎,去渣,放温,时时细呷。

【主治】　伤暑烦渴不止。

竹叶石膏汤

【方源】　《症因脉治》卷二。

【组成】　知母、石膏、冬竹叶。

【用法】　水煎服。

【主治】　火冲眩晕,暴发倒仆,昏不知人,甚则遗尿不觉,少顷汗出而醒,仍如平人。

【加减】　三焦热甚,右尺实数者,加山栀、黄芩。

竹叶常山汤

【方源】　《外台秘要》卷五引《小品方》。

【组成】　常山(切)9 克,淡竹叶 1 握,小麦 30 克。

【用法】　水渍 1 宿,明旦煎煮,分 3 次温服。

【主治】　温疟,壮热微寒,或瘅疟依时手足冷,少时便壮热,或手足烦热干呕者;瘴疟先大寒后大热者。

【宜忌】　忌生菜、生葱。

竹茹地黄汤

【方源】　方出《太平圣惠方》卷三十七,名见《普济方》卷一九〇。

【组成】　青竹茹 15 克,生地黄(细切)30 克,蒲黄 15 克。

【用法】　水煎,去渣,食后温服。

【主治】　九窍、四肢指歧间出血。

朱附丹

【方源】　《普济方》卷十八引《余居士选奇方》。

【组成】　附子(炮,去皮脐)30 克,朱砂(研)15 克,茯苓 30 克。

【用法】　上药研为末,白面糊为丸,如梧桐子大。每次 30 丸,空心盐汤送下。

【主治】　心肾不足,气不升降,惊悸,用心过度。

朱砂丸

【方源】　《宣明论方》卷十四。

【组成】　朱砂、天南星、巴豆霜各 3 克。

【用法】　上药研为末,面糊为丸,如黍粒大。看病虚实大小,每次 2 丸;或天钓戴上眼,每次 4～5 丸,薄荷水送下。

【功用】　取惊积。

【主治】　小儿急慢惊风,以及风热生涎,咽喉不利。

朱砂散

【方源】　《普济方》卷三八四。

【组成】　朱砂 15 克,牛黄 7.5 克,犀角适量。

【用法】　上药研为细末。每次 0.3 克,以水研犀角调下。

【主治】　心肺积热。

朱砂膏(1)

【方源】　《太平圣惠方》卷六十二。

【组成】　朱砂 30 克,乳香 15 克。

【用法】　上药研为末,以葱白 120 克细切,合研成膏。每用生绢上涂贴。候干再上,以愈为度。

【主治】　发脑及乳痈初结疼痛。

朱砂膏(2)

【方源】　《全国中药成药处方集》(济南方)。

【组成】　银朱 150 克,朱砂 30 克,官粉

2000 克。

【用法】　上前两味药研为细末,用香油 3000 毫升,熬至滴水成珠后,再入官粉,如法收膏,搅匀备用。油纸摊膏,贴患处。

【主治】　疮疡肿痛,溃久不敛。

朱粉散

【方源】　《施圆端效方》引《范师方》(见《医方类聚》卷一九二)。

【组成】　诃子核 30 克,白矾 15 克,黄丹(炒) 6 克。

【用法】　上药研为极细末。先用温浆水渫了,上之。

【主治】　诸痔恶疮,多时不效。

朱雄丸

【方源】　《胎产新书》。

【组成】　朱砂、雄黄各 3 克,茯苓 60 克。

【用法】　上药研为末,水为丸,如梧桐子大。每次 50 丸,生姜汤送下。

【主治】　经来不止,兼下牛膜一样,昏迷倒地,乃血气结聚,变成此证。

朱砂安神丸

【方源】　《兰室秘藏》卷下。

【组成】　朱砂 12 克,黄连 15 克,生甘草 7.5 克。

【用法】　上药研为末,汤浸蒸饼为丸,如黍米大。每次 10 丸,食后津唾咽下。

【主治】　心烦,怔忡,上热胸中气乱,心下痞闷,食入反出。

朱砂铁粉散

【方源】　《杨氏家藏方》卷十六。

【组成】　朱砂(别研)3 克,铁粉(别研)6 克,腻粉(别研)1.5 克。

【用法】　上药研为末。半岁儿每次 1 克,1 岁儿服 1.5 克,煎薄荷汤调下,不拘时候。

【主治】　小儿身体壮热,急惊搐搦,涎潮壅塞,闷乱不醒。

朱砂消痰饮

【方源】　《古今医统大全》卷五十。

【组成】　牛胆南星 15 克,朱砂减半(另研),麝香(另研)0.6 克。

【用法】　上药研为末。临卧姜汁汤调服 3 克。

【主治】　心气痰迷心窍,惊悸。

朱橘元青露

【方源】　《外科大成》卷四。

【组成】　陈皮 6 克,元青汁(即斑蝥)30 个,烧酒 250 毫升。

【用法】　上入瓶内,浸 14 日。取汁搽癣上,频涂勿令干。以患处觉热痛为则,随起白疱,破流清水,水净结薄皮,除根不发。

【主治】　一切癣。

仲吕丸

【方源】　《家塾方》。

【组成】　大黄 180 克,甘遂、牵牛子各 90 克。

【用法】　上药研为末,糊为丸,如绿豆大。每次 20 丸,开水送下。

【主治】　水毒,大小便不通者。

伏梁丸

【方源】　《普济方》卷一七○引《指南方》。

【组成】　青皮(白马尿浸 3 日,令软透,切)90 克,巴豆(去皮,与青皮同炒干,去青皮不用)15 个,羌活 15 克。

【用法】　上药研为细末,面糊为丸,如绿豆大。每次 15 丸,米饮送下。未知,加至 20 丸。

【主治】　伏梁,脉大而散,时一结。

伏龙肝散(1)

【方源】　《普济方》卷三五七。

【组成】　伏龙肝、石燕各等份,当归适量。

【用法】　上药研为细末,研令极细。每次 6 克,煎当归汤调下。加鸡子清 1 个尤妙。

【功用】　催生,下死胎。

伏龙肝散(2)

【方源】　《育婴秘诀》卷二。

【组成】　伏龙肝 3 克,雄黄 1.5 克,麝少许。

【用法】　上药研为末,枣肉为丸,捏作饼子,如钱样,四围出囟少许,安在囟门上,取艾作小炷,灸

3壮。

【主治】　客忤白虎证。

伤湿丸

【方源】　《部颁标准》。

【组成】　蔓九节500克,骨碎补400克,黄毛耳草250克。

【用法】　上药制成丸剂。口服,每次1丸,1日2次,每疗程为7天。

【功用】　舒筋活络,清热除湿。

【主治】　跌打损伤,扭伤,腰肌劳损,风湿筋骨痛,神经痛。

血尿胶囊

【方源】　《部颁标准》。

【组成】　棕榈子100克,菝葜70克,薏苡仁50克。

【用法】　上药制成胶囊剂。密封。口服,每次5粒,1日3次,饭后开水吞服或遵医嘱。

【功用】　清热利湿,凉血止血。

【主治】　急、慢性肾盂肾炎血尿,肾小球肾炎血尿,泌尿结石及肾挫伤引起的血尿及不明原因引起的血尿,亦可作为治疗泌尿系统肿瘤的辅助药物。

延年草

【方源】　《养老奉亲书》。

【组成】　青橘皮(浸洗,去瓤)120克,甘草(为细末)60克,盐(炒)75克。

【用法】　先洗浸橘皮,去苦水,微焙,入甘草同焙干,后入盐,每早晨嚼90克橘皮。

【功用】　通滞气,进食顺气。

【方论】　《寿亲养老评释》:延年草以橘皮、甘草、食盐三味制成。青橘皮辛苦而温,功能理气健脾,燥湿化痰,开胃消食,善治食、气停滞胃脘引起的心腹气痛,胀满,食欲不振,呕吐泄泻,以及咳嗽痰多等症,以其理气消食而不伤正,老人服用堪称良药;甘草补脾胃,润心肺,清火解毒,调和诸药;食盐调和脏腑,消宿食,滋五味,长肉,通利大小便,主肠胃结热,喘逆,胸中满,令人壮健。三药相合,为顺气进食强壮之佳品,不仅宜于老人春时服用,在一年四季用之,对腹胀少食者,亦可收和胃却病延

年之效。

延附汤

【方源】　《济生方》卷三。

【组成】　延胡索(炒,去皮)、附子(炮去皮脐)各30克,木香(不见火)15克。

【用法】　上药研为散。每次12克,加生姜7片,水煎,去渣温服,不拘时候。

【主治】　七疝。心腹冷痛,肠鸣气走,身寒自汗,大肠闭。

延龄汤

【方源】　《魏氏家藏方》卷一。

【组成】　甘草(炙)30克,白术(炒)60克,荆芥90克。

【用法】　上药研为细末。每次6克,茶清点服,不拘时候。

【主治】　诸风。

延龄散

【方源】　《太平圣惠方》卷八十五。

【组成】　钩藤30克,硝石15克,甘草(炙微赤,锉)7.5克。

【用法】　上药研为细散。每次1.5克,以温水调下,1日3~4次。

【主治】　小儿惊热。

延胡索散(1)

【方源】　《医方类聚》卷二四一引《管见大全良方》。

【组成】　延胡索3克,乳香(研)、木香各1.5克。

【用法】　上药研为细末。每次少许,水煎,不拘时候服。

【主治】　儿初生下,盘肠刺痛,面色青,啼哭不止。

延胡索散(2)

【方源】　《普济方》卷三一一。

【组成】　延胡索、蒲黄各30克,肉桂(去粗皮)15克。

【用法】　上药研为细末。每次6克,用沥油调

下,1 日 3～4 次。

【主治】 车马坠损,淤血不散,攻刺疼痛。

血见宁

【方源】 《中医方剂临床手册》。

【组成】 大蓟根膏、白及粉、木叶膏。

【用法】 上药制成粉剂。每次 3 克,1 日 3 次。

【功用】 止血。

【主治】 消化道出血,肺出血。

血风散

【方源】 《古方汇精》卷二。

【组成】 烟胶、红土各 120 克,水龙骨 60 克。

【用法】 上各为细末,和匀。桐油调敷,隔日 1 换,葱水洗。

【主治】 远年近日烂腿,血风等疮。

血余散(1)

【方源】 《圣济总录》卷七十。

【组成】 乱发灰 3 克,人中白 15 克,麝香 1.5 克。

【用法】 上药研为细末。每用少许,吹入鼻中。

【主治】 鼻出血久不止。

血余散(2)

【方源】 《仁斋直指方论》卷十六。

【组成】 头发(烧存性)、白茅花、灯心各 1 握。

【用法】 上药研为细末。每次 6 克,白茅花、灯心煎汤调下。

【主治】 诸血下。

【宜忌】 切不可用百草霜、莲蓬止涩之剂。

【加减】 血淋者,妇人发更好,加海金沙佐之。

血余散(3)

【方源】 《普济方》卷三十八。

【组成】 血余炭(烧灰)15 克,鸡冠花根、侧柏叶各 30 克。

【用法】 上药研为末。临卧温酒调下 6 克,来晨酒 1 杯投之。

【主治】 泻血,脏毒。

血余散(4)

【方源】 《医学纲目》卷十四。

【组成】 乱发(皂角水洗净,晒干,烧灰)、茅根、车前叶。

【用法】 上药研为末。每次 6 克,以茅根、车前叶煎汤送下。

【主治】 血淋,内崩,呕血,舌上出血、便血。

血竭散

【方源】 《博济方》卷五。

【组成】 青州枣 20 个(烧为灰),干地黄(别杵为末)15 克,血竭(炒)7.5 克。

【用法】 上药研为细末。以津唾调贴疮上。

【主治】 瘰疬已破,脓水不止者。

血再生片

【方源】 《部颁标准》。

【组成】 丹参 214.3 克,当归 214.3 克,熟地黄 14.3 克。

【用法】 上药制成片剂。口服,每次 7 片,1 日 3 次,或遵医嘱。

【功用】 活血补血。

【主治】 慢性苯中毒引起的白细胞减少。

自制三仙丹

【方源】 《喉科心法》卷下。

【组成】 水银、白矾(研)、火消(研)各等份。

【用法】 先将消、矾末,研匀,入铁锅内,杵 3 小坛,再将水银分置坛中,上覆大碗,周围合缝处,以棉皮纸捻粗条,用浆水浸湿周围缝口,上用沙泥盖好,总之不令泄气,碗底上再压小秤锤,然后用炭火烧,先文后武,不可太旺,恐绿烟腾起,即无用矣。

【功用】 去腐生新。

【主治】 咽喉腐烂,烂肉未清,脓水未净者。

后七宝丸

【方源】 《家塾方》。

【组成】 巴豆、丁子各 25 克,大黄 40 克。

【用法】 先将丁子、大黄为末,别研巴豆,纳中合治,面糊为丸,如绿豆大。每次 3 克,白汤下之。

【功用】 下轻粉之毒。

【主治】　粉毒所致口舌糜烂,饮食不下咽。

【备考】　制丁子法:丁子 3 克,纳粳米 6～7 粒,别研之,悉为细末。不然粘不能末之。

全指散

【方源】　《仙拈集》卷四。

【组成】　诃子(焙)、半夏、银朱。

【用法】　上药研为末。蜜调搽。

【主治】　挫伤手指。

全蝎散

【方源】　《普济方》卷二七二。

【组成】　全蝎 1 个,僵蚕(去丝)1 个,蝉蜕 3 个。

【用法】　上药研为末。擂生姜自然汁调,涂之。

【主治】　外风入疮口。肿痛。

全蝎星香散

【方源】　《万氏家抄方》卷二。

【组成】　天南星 24 克,木香 3 克,全蝎 3 个。

【用法】　加生姜 10 片,水煎服。

【主治】　五痫。马痫,张口摇头,马鸣;牛痫,目正直视,腹胀;鸡痫,摇头反折,喜惊;羊痫,喜扬目吐舌;猪痫,喜吐沫。

合囟散

【方源】　方出《备急千金要方》卷五,名见《圣济总录》卷一六七。

【组成】　防风 30 克,柏子仁、白及各 30 克。

【用法】　上药研为末。以乳和敷囟上,1 日 1 次。

【主治】　小儿囟开不合。

合掌散(1)

【方源】　《急救仙方》卷五。

【组成】　马兜铃子(半生半熟,为末)30 克,白矾 7.5 克,硫黄(二味别研)9 克。

【用法】　用清油调匀,涂掌上,搓热呵之,以鼻嗅其气。

【主治】　诸般疥癞疮。

合掌散(2)

【方源】　《外科全生集》。

【组成】　硫黄 30 克,铁锈 3 克,红砒 1.8 克。

【用法】　上药研为极细末,以葱汁调和,涂入大碗内,勿使厚薄,以碗覆于瓦上,取艾置碗下熏药;药得熏干,敲药碗声同空碗无异为度,取药再研极细。每遇满身癞疥及肾囊痒,用药 3 克可敷数次痊愈。临用以右手中指罗纹粘满香油,再在包内粘药,涂入左手心,合掌数磨,止有药气,不见药形,将两掌擦疮,每日早、晚擦 2 次,3 日扫光;再擦 3～4 日不发。

【主治】　满身癞疥及肾囊痒。

杀虫丸

【方源】　《经验良方》。

【组成】　海人草 18 克,大黄 3 克,甘草 1.5 克。

【用法】　上为丸。每次 1.5 克,开水送服,1 日数次。

【主治】　诸虫症。

刘寄奴散(1)

【方源】　《太平圣惠方》卷八十。

【组成】　刘寄奴 30 克,红蓝花 15 克,益母草子 15 克。

【用法】　上药研为散。每次 9 克,以童便、酒相和,暖过调下,不拘时候。

【主治】　产后血运闷绝。

刘寄奴散(2)

【方源】　《普济方》卷三六一。

【组成】　刘寄奴 15 克,甘草 9 克,许地龙(炒)6 克。

【用法】　水煎,去渣,时时与服。

【主治】　小儿夜啼不止。

交感丸

【方源】　《慈禧光绪医方选议》。

【组成】　香附 30 克(炙),茯苓 120 克,琥珀 15 克。

【用法】　上药研为细末,炼蜜为丸,重 9 克。每次 1 丸,细嚼,白滚水送下,早、晚各 1 次。

【功用】　宁心解郁安神。

【主治】　一切诸气为病,公私佛情,名利失志,抑郁烦恼,七情所伤,不思饮食,面黄形瘦,胸膈不宽,气闷不舒;妇女百病。

【宜忌】　忌气恼、厚味等物。

交感汤

【方源】　《医碥》卷七。

【组成】　茯苓120克,香附500克,甘草少许。

【用法】　上药研为末。热汤调服。

【功用】　益气清神,降火升水。

【主治】　心肾不交,遗泄。

问命丹

【方源】　《普济方》卷三十五引《全婴方》。

【组成】　蹢躅花15克,蝎尾7.5克,麝香0.3克(加龙脑0.3克尤佳)。

【用法】　上药研为末。少许,吹入鼻中。

【主治】　小儿急慢惊风,诸药无效,神昏恶候。及脑痛头痛。

灯花膏

【方源】　《是斋百一选方》卷十九。

【组成】　灯花7个,硼砂0.3克,朱砂少许。

【用法】　上药研为极细末,以蜜调成膏。俟儿睡时,以少许抹口唇上。

【主治】　①《是斋百一选方》:小儿夜啼。

②《普济方》:热燥,小便赤,口暖有汗,仰身而啼。

冲和散

【方源】　《是斋百一选方》卷七。

【组成】　苍术180克,荆芥穗90克,甘草36克。

【用法】　上药研为粗末。每次9克,水煎,去渣热服,不拘时候。并滓再煎。

【主治】　寒温不节,将摄失宜,或乍暖脱衣,盛热饮冷,或坐卧当风,居处暴露,风雨行路,冲冒霜冷,凌晨早出,呼吸冷气,或久晴暴暖,忽变阴寒,久雨积寒,致生阴湿。使人身体沉重,肢节酸痛,项背拘急,头目不清,鼻塞声重,伸欠泪出,气壅上盛,咽渴不利,胸膈凝滞,饮食不入。伤风、觉劳倦。

冰芦散

【方源】　《医级》卷八。

【组成】　鹅管芦甘石(敲碎,浸童便7日,取起洗净,入倾银罐,煅)、冰片、人乳。

【用法】　每甘石粉30克,入冰片3克,为极细末,以无声为度,入人乳粉9克,研匀收贮,勿令泄气。日用茶清调些少点眼角内,少瞑即爽。

【主治】　目赤肿痛,及一切星障。

冰豆膏

【方源】　《仙拈集》卷三。

【组成】　巴豆(去净油)1粒,冰片0.1克,雄黄。

【用法】　用饭粘以手捏烂为丸。雄黄少许为衣。将丸捏扁贴眉心处,用清凉膏如钱大盖之,夏贴6小时,春、秋冬贴1日,去之。

【主治】　乳痈。

冰炉散

【方源】　《千金珍秘方选》。

【组成】　制炉甘石27克,蛇蜕(炙,研)9克,冰片1克。

【用法】　上药研为末。外用干撒,或麻油调搽;目疾蜜调点。

【主治】　一切下疳及目疾。

【加减】　如治目疾,去龙衣。

冰蛤散

【方源】　《全国中药成药处方集》(吉林方)。

【组成】　龙骨30克,蛤粉30克,冰片1.5克。

【用法】　将龙骨、蛤粉先研为细面,然后再入梅片研均。干敷或用香油调敷于患处。

【功用】　燥湿解毒。

【主治】　湿热流窜,皮肤糜烂。鼻生粟米疮,儿童鼻疮,黄水疮,秃疮,脚气。

【宜忌】　忌食辛辣、酒等物。

冰硼散(1)

【方源】　《咽喉脉证通论》。

【组成】　冰片3克,硼砂3克,山豆根6克。

【用法】　吹患处。

【主治】　喉症。

冰硼散(2)

【方源】　《全国中药成药处方集》(天津方)。

【组成】　生硼砂、玄明粉各 30 克,冰片 4.5 克。

【用法】　上药研为细末,和匀,3 克重瓶装。将散少许,擦在痛处;咽喉肿吹于患处,待口涎徐徐流出,1 日数次。

【功用】　消炎止痛。

【主治】　牙肿痛,牙缝出血,口舌生疮,咽喉肿痛。

【宜忌】　忌烟、酒、辛辣食物。

冰硼散(3)

【方源】　《全国中药成药处方集》(昆明方)。

【组成】　硼砂 90 克,冰片 15 克,僵蚕 15 克。

【用法】　上药研为末,每包 1.5 克,分 3 次搽用。敷搽患处,或泡水漱口。

【主治】　口腔破溃。

冰硼散金钥匙方

【方源】　《外科方外奇方》卷三。

【组成】　火消 4.5 克,白硼砂 1.5 克,冰片 0.3 克。

【用法】　上药研为细末。吹之。

【主治】　咽喉诸症,双单乳蛾。

汤泡散

【方源】　《太平惠民和剂局方》卷七(续添诸局经验秘方)。

【组成】　赤芍、当归(洗,焙)、黄连(去须)各等份。

【用法】　上药研为细末。每用 6 克,极滚汤泡,乘热熏洗,冷即再温洗,每日洗 3～5 次,以愈为度。

【主治】　肝经不足,受客热风壅上攻,眼目赤涩,睛疼睑烂,怕日羞明,夜卧多泪,时行暴赤,两太阳穴痛,头旋昏眩,视物不明,渐生翳膜。

【宜忌】　忌腌藏、毒物。

汤火神验方

【方源】　《先醒斋医学广笔记》卷三。

【组成】　猪毛(煅存性,研细末)、轻粉、白硼砂。

【用法】　加轻粉、白硼砂少许,麻油调和敷之。

无斑痕。

【主治】　汤火烫伤。

安心丸

【方源】　《幼幼新书》卷九引郑愈方。

【组成】　附子(炮裂,去皮脐)30 克,全蝎(炒) 15 克。

【用法】　上药研为末,面糊为丸,如黄米大,朱砂为衣。每次 20 丸,米饮送下。

【主治】　小儿慢惊。

安虫散

【方源】　《扁鹊心书·神方》。

【组成】　干漆(炒至烟尽)15 克,鹤虱(炒,净)、雷丸(切,炒)各 30 克。

【用法】　上药研为末。每次 6 克,小儿 3 克,以米汤送下。

【主治】　虫攻心痛,吐清水,如蛲虫发则腹胀,寸白虫则心痛。

安胃饮

【方源】　《医学衷中参西录》上册。

【组成】　清半夏 30 克(温水淘洗 2 次,毫无矾味然后入煎),净青黛 9 克,赤石脂 30 克。

【用法】　水煎取清汁,调入蜂蜜 60 克,徐徐温饮下。

【主治】　妊娠恶阻。

【加减】　若服后吐仍未止或其大便燥结者,去石脂加生赭石(轧细)30 克;若嫌青黛微有药味者,亦可但用半夏、赭石。

安胎散

【方源】　《万氏家传广嗣纪要》。

【组成】　砂仁不拘多少(和皮略炒,勿令焦黑,去皮取仁为末),当归、川芎各等份。

【用法】　水煎当归、川芎作汤,调砂仁末服。

【功用】　安胎易产。

【主治】　因自高坠下,或为重物所压触动胎气,腹痛下血。

【备考】　如觉胎中热,其胎即安矣。

安胎煎

【方源】　《仙拈集》卷三。

【组成】　当归、益母草各 15 克,川芎 9 克。

【用法】　水煎,入陈酒、童便各 30 毫升,和匀服,妊娠 7～8 个月,每日服 1 剂。

【功用】　安胎,催生。

【主治】　闪跌小产,死胎不下及产后诸症。

【加减】　腹痛,加炒砂仁 3 克。

安神丸

【方源】　《仙拈集》卷二。

【组成】　朱砂 1.5 克,当归 15 克。

【用法】　以猪心血为丸。每次 3 克,临卧酒送下。

【主治】　怔忡。

安神宁

【方源】　《部颁标准》。

【组成】　刺五加浸膏 20 克,灵芝 50 克,五味子 25 克。

【用法】　上药制成口服液。口服,每次 15～20 毫升,1 日 2 次。

【功用】　扶正固本,益气健脾,补肾安神。

【主治】　神经衰弱,食欲缺乏,全身无力等。

安神散

【方源】　《丹溪治法心要》卷八。

【组成】　干漆(炒令烟出)6 克,雄黄 15 克,麝香 3 克。

【用法】　上药研为末。每次 3 岁 1.5 克,空心苦楝根汤调下,月初服。

【主治】　小儿蛔虫疼痛。

安脐散

【方源】　《保婴撮要》卷一。

【组成】　羚羊角(略炒)3 克,乱发(烧令存性)1 团,蜈蚣(赤足者,炙)1 条。

【用法】　上药研为末。断脐后即敷之,以绢帕紧束。

【主治】　小儿脐风。

安惊丸

【方源】　《增补内经拾遗》卷四引《保婴集》。

【组成】　朱砂(另研)1.5 克,汞粉(另研)1.5

克,青蒿节间虫。

【用法】　前两味用青蒿节间虫为丸,如粟米大。1 岁 1 丸,乳送下。

【主治】　急慢惊风。

安胃胶囊

【方源】　《部颁标准》。

【组成】　延胡索(醋制)63 克,白矾(煅)250 克,海螵蛸(去壳)187 克。

【用法】　粉碎成细粉,过筛,混匀,装入胶囊,每粒装 0.5 克,密封贮藏。口服,每次 5～7 粒,1 日 3～4 次。

【功用】　制酸,止痛。

【主治】　胃及十二指汤溃疡,慢性胃炎。

安息香丸

【方源】　《圣济总录》卷十五。

【组成】　安息香(通明无砂石者)、铅丹各 30 克。

【用法】　上药研为细末,入白羊心中血研匀为丸,如梧桐子大。每次 10 丸,空心以温水送下。

【主治】　男子妇人暗风痫病。

安息香散

【方源】　《太平圣惠方》卷二十一。

【组成】　安息香 60 克,附子(炮裂,去皮脐)60 克,虎胫骨(涂酥,炙令黄)60 克。

【用法】　上药研为细末。每次 3 克,食前以温酒调下。

【主治】　风腰足疼痛冷痹及四肢无力。

安尔眠糖浆

【方源】　《部颁标准》。

【组成】　丹参(切片)600 克,首乌藤 200 克,大枣 100 克。

【用法】　上药制成糖浆。口服,每次 10～15 毫升,1 日 3 次。

【功用】　安神。

【主治】　神经衰弱和失眠。

安胎鲤鱼粥

【方源】　《太平圣惠方》卷九十七。

【组成】　鲤鱼（重 500 克，去鳞肠胃，细切）1 头，苎根（干者，净洗，锉）30 克，糯米 150 克。

【用法】　以水先煎苎根，去渣取汁，下米并鱼煮粥；入五味，空腹食之。

【主治】　妊娠因伤动，腹绞痛。

安魂定魄丹

【方源】　《太平圣惠方》卷九十五。

【组成】　黑铅 60 克，水银、硫黄（细研）各 30 克。

【用法】　上先销铅成水，次下水银搅令匀，良久，即下硫黄末，当为碧色，匀搅，即去火放冷，细研如粉，以软饭和丸，如绿豆大。每次 7 丸，以新汲水研服之。

【主治】　惊邪癫痫，天行热病，心神狂乱。

羊肉汤

【方源】　《魏氏家藏方》卷四。

【组成】　精羊肉 120 克，当归、川芎各 15 克。

【用法】　上将精羊肉薄批作小片子，水煎，羊汁入当归、川芎，再煮，去渣，食前服。

【主治】　血虚不进饮食。

羊肉饼

【方源】　《古今医统大全》卷八十七。

【组成】　羊肉 120 克，白面 180 克，生姜汁 60 克。

【用法】　上以姜汁搜面，入豉汁煮和，以五味以肉作饼。1 日 1 饼。

【主治】　虚损。

羊肝丸（1）

【方源】　《仁斋直指方论》卷二十。

【组成】　黄连（净，为末）60 克，苦杏仁（去皮）15 克，白羊子肝（去筋膜）1 具。

【用法】　上药研为细末，为丸如梧桐子大。每次 70 丸，食后、临卧温米泔送下，1 日 3 次。

【功用】　解热，消血，明目。

羊肝丸（2）

【方源】　《奇效良方》卷十三。

【组成】　砂仁（去皮）30 克，肉豆蔻（去壳）15 克，羊肝。

【用法】　上药研为细末，用羊肝半具，细切拌药，以湿纸裹上，更以面裹，用慢火烧令熟，去面并纸，入软饭捣和为丸，如梧桐子大。每次 30 丸，食前以粥饮送下。

【主治】　休息痢羸瘦。

羊肝粥

【方源】　《古今医统大全》卷八十七。

【组成】　羊肝 1 具（去筋膜，细切），葱子（匀炒熟，为末），米适量。

【用法】　先用水煮葱子熟，去渣，更入水下米煮粥食。

【主治】　老人肝虚。

羊肾粥

【方源】　《太平圣惠方》卷九十七。

【组成】　白羊肾（去脂膜，切）1 对，羊髓 60 克，白粳米 100 克。

【用法】　上相和，煮作粥，加盐、椒，空腹食之。

【主治】　五劳七伤，羸瘦，阳气不足，心神虚烦。

羊胆膏

【方源】　《外台秘要》卷三十二引《古今录验》。

【组成】　羊胆 1 枚，猪脂 15 克，细辛 1 克。

【用法】　上以羊胆煎膏成。夜涂敷，早起以浆水洗去。

【主治】　面䵟皰及产妇黑皯如雀卵色。

羊脑方

【方源】　《普济方》卷三一二。

【组成】　羊脑 30 克，龟甲（屑）45 克，生地黄（切）90 克。

【用法】　上以酒焙，和捣如泥。微热裹损处，冷却易之。

【主治】　被马坠损，疼痛不可忍。

羊脊羹

【方源】　《圣济总录》卷一八九。

【组成】　白羊脊骨（全者，捶碎）1 具，粱米 50 克，羊肾 1 对。

【用法】　水煎用粱米、骨熟,入羊肾再煎候熟。取出滤过,将肾切,入葱白五味,如常作羹食。

【主治】　下元久冷。

羊藿散

【方源】　《外科真诠》卷上。

【组成】　云羊藿60克,木鳖子60克,北细辛30克。

【用法】　先将羊藿、细辛为末,再入木鳖研细,乳匀。用热火酒调敷。

【主治】　手足龟及疮毒。

羊髓煎

【方源】　《千金翼方》卷十九。

【组成】　羊髓(无即以酥代之)60克,白蜜60克,甘草(炙,切)30克。

【用法】　以水煮甘草,去渣,纳蜜、髓,煎令如饴。含之尽,复含。

【功用】　濡咽。

【主治】　消渴口干。

羊髓膏

【方源】　《圣济总录》卷一〇一。

【组成】　羊胫骨髓60克,丹砂(研)15克,鸡子白2枚。

【用法】　先将髓并丹砂入乳钵中为末,以鸡子白调和令匀,入盒中盛。每用时,先以浆水洗面,后涂之。

【功用】　润泽面容。

【主治】　面䵟䵟。

羊肝筷子

【方源】　《圣济总录》卷一八九。

【组成】　羊肝(细切)150克,芜荑(微炒)少许,薤白(细切)14茎。

【用法】　入少许五味,以白面裹,依食法作筷子,候熟,空腹食之。

【主治】　水痢。

羊脊骨羹

【方源】　《太平圣惠方》卷九十七。

【组成】　羊脊骨(捶碎)1具,葱白(去须,切)4握,粳米120克。

【用法】　水煎骨取汁,入米及葱白、椒、盐、酱作羹。空腹食之。

【主治】　肾脏风冷,腰脚疼痛,转动不得。

羊蹄根散

【方源】　《医宗金鉴》卷七十四。

【组成】　羊蹄根24克,枯白矾6克。

【用法】　上药研为末。米醋调擦癣处。

【功用】　杀虫,渗湿,消毒。

【主治】　诸癣。

羊肝猪胆丸

【方源】　《医学衷中参西录》上册。

【组成】　羊肝(切片晒干,冬日可用慢火焙干)1具,猪胆汁、朱砂各适量。

【用法】　上药研为细末,用猪胆汁和为丸,如梧桐子大,朱砂为衣。每次6克,开水送下,1日2次。

【主治】　有热而益甚,目瞳散大昏耗,视物乏力。

【备考】　此方若用熊胆为丸更佳。

羊蹄根涂方

【方源】　《圣济总录》卷十八。

【组成】　羊蹄根(捣绞自然汁)、生姜(研绞自然汁)各15毫升,石硫黄(研如粉)12克。

【用法】　上将二汁与硫黄末同研,令粘。涂患处。1日不得洗。

【主治】　紫癜风。

异功汤

【方源】　《圣济总录》卷三十一。

【组成】　雄鼠粪(炒令烟出)14粒,山栀子仁5枚,枳壳(去瓤,麸炒)7.5克。

【用法】　水煎,去渣,食后温服。

【主治】　伤寒天行病愈后,食劳加热。

导　药

【方源】　《外台秘要》卷三十四引《素女经》。

【组成】　戎盐30克,皂荚(去皮子,炙)15克,细辛30克。

【用法】 上药研为散。以三角囊大如指贮之，内阴中，但卧。瘕当下，青如葵汁，养之如产法。

【主治】 妇人青瘕。

导水饼

【方源】 《古今医鉴》卷六。

【组成】 真水银粉6克，巴豆肉（研去油）12克，生硫黄3克。

【用法】 上研成饼，令匀。先用新绵铺脐上，次以饼当脐掩之，外用帛缚。如人行3～5里，自然泻下恶水，待行3～5次，除去药，以温白粥补之。

【功用】 去水。

【主治】 肿胀。

导水散

【方源】 《辨证录》卷九。

【组成】 王不留行15克，泽泻9克，白术9克。

【用法】 水煎服。

【功用】 逐水，利膀胱。

【主治】 膀胱火旺，小肠不通，眼睛突出，面红耳热，口渴引饮，烦躁不宁。

导经散

【方源】 《普济方》卷三四七。

【组成】 皂角10挺，乳香、没药适量。

【用法】 上锉细，火内烧过，烟尽，黑色细末，入乳香、没药令匀。每次6克，温酒调下。

【主治】 妇人外吹乳。

导滞散

【方源】 《杂病源流犀烛》卷三十。

【组成】 大黄30克，当归6克，半麝少许。

【用法】 上药研为末。每次9克，以热酒调下。

【主治】 金疮伤破肚皮，肠与脂膏俱出，二便闭涩。

导积丸

【方源】 《普济方》卷一六九。

【组成】 巴豆不拘多少（和壳研细），黄连、生面各等份。

【用法】 上药都拌匀，冷水为丸，如梧桐子大，却用面麸、地灰用文武火炒令干，将冷水1碗安于侧，候药丸炒干，可将1丸于冷水内试，以浮在水面为度。每次5～10丸，晚用温热水送下，可服3次。

【主治】 诸般积气及痞寒。

阮氏桃花汤

【方源】 《外台秘要》卷二引《崔氏方》。

【组成】 赤石脂240克，粳米300克，干姜（切）120克。

【用法】 水煮米熟汤成，去渣，每次服50毫升，不愈复作。

【主治】 伤寒后，赤白滞下无数。

【加减】 冷多白滞者，赤石脂、干姜各加120克。

阳和丸

【方源】 《外科全生集》。

【组成】 肉桂30克，麻黄15克，炮姜炭15克。

【用法】 上药研为细末，酒、水为丸服。

【功用】 温散。

【主治】 ①《外科全生集》：恶核。

②《青囊秘传》：风寒入络头痛。

③《全国中药成药处方集》（南京方）：阴疽漫肿平塌，皮色如常，久不溃散。

阳起石丸

【方源】 《杂病源流犀烛》卷十八。

【组成】 阳起石（煅）、钟乳粉各等份，附子适量。

【用法】 酒煮附子末、面糊为丸。每次50丸，空心米饮送下。以愈为度。

【主治】 元气虚寒，精滑不禁，大便溏泄，手足厥冷。

阴红汤

【方源】 《理伤续断方》。

【组成】 鹿角胶、产妇油发（烧）各3克，没药9克。

【用法】 用酒煎服。

【主治】 妇人伤损，淤血不散，腹肚膨胀，大小便不通,上攻心腹,闷乱至死者。

阴蚀黄连膏

【方源】 《赵炳南临床经验集》。

【组成】 乳香粉 30 克,青黛面 30 克,黄连膏 240 克。

【用法】 上药调匀成膏。外敷患处。

【功用】 清热解毒,生肌止痛。

【主治】 女阴溃疡(阴蚀)、过敏性阴茎部溃疡。

防己膏

【方源】 《证治准绳·女科》卷五。

【组成】 汉防己(去皮)250 克,茵芋 150 克,猪脂肪 500 克。

【用法】 上药研为散。用酒浸药 1 宿,取猪脂肪文武火熬成膏,摊在纸花上。贴病人患处,以热手不住摩膏上。

【主治】 产后中风,四肢筋脉挛急,身体麻痹。

防风丸

【方源】 《保命集》卷下。

【组成】 防风 15 克,枳壳(去瓤,麸炒)15 克,白术 30 克。

【用法】 上药研为细末,烧饼为丸。每次 50～70 丸,生姜汤送下。

【主治】 痰嗽,胸中气不清利者。

防风汤(1)

【方源】 《永类钤方》卷十八引时贤方。

【组成】 防风 15 克,羌活 4.5 克,黑豆 30 克。

【用法】 上药研为细末,以炒焦,大烟出,投无灰酒,候沸定。以酒调药灌下,稍苏再灌。

【主治】 妊娠中风,口噤,四肢强直反张。

防风汤(2)

【方源】 《症因脉治》卷一。

【组成】 防风、荆芥、葛根。

【用法】 水煎服。

【主治】 风寒发热,风邪伤卫,有汗恶风。

防风散(1)

【方源】 方出《备急千金要方》卷五,名见《太平圣惠方》卷八十二。

【组成】 防风 45 克,柏子仁、白及各 30 克。

【用法】 上药研为末。以乳和敷囟上,每日 1 次。

【主治】 小儿囟开不合。

防风散(2)

【方源】 《备急千金要方》卷十三。

【组成】 防风 60 克,白芷 30 克,白术 90 克。

【用法】 上药治下筛。每次 3 克,酒送下,1 日 2 次。

【主治】 头面遍身风肿。

防风散(3)

【方源】 《圣济总录》卷一三七。

【组成】 防风(去叉)、天麻各 60 克,陈橘皮(汤浸去白,焙)30 克。

【用法】 上药研为细散。每次 9 克,空心酒调下。

【主治】 诸疮癣疥。

防风散(4)

【方源】 《仁斋直指方论》卷九。

【组成】 川芎 10 克,人参 5 克,防风 20 克。

【用法】 上药研为末。每次 3 克,临卧米饮调下。

【主治】 盗汗。

防风粥

【方源】 《药粥疗法》。

【组成】 防风 10～15 克,葱白 2 茎,粳米 30～60 克。

【用法】 取防风、葱白煎取药汁,去渣,先用粳米煮粥,待米将熟时加入药汁,煮成稀粥服食。

【功用】 祛风解表,散寒止痛。

【主治】 感冒风寒,发热畏冷,恶风自汗,头疼身痛,风寒湿痹,骨节酸楚,肠鸣泄泻。

【方论】 防风祛风止痛,既能祛风寒而解表邪,又能祛风湿而止疼痛,性微温而不燥,力量缓和而弱;故又加葱白协助其祛风止痛功能;同米煮粥则疗效倍增。

防风芍药汤

【方源】 《保命集》卷中。

【组成】　防风、芍药、黄芩各30克。

【用法】　上药研为散。每次15～30克,水煎,滤清温服。

【主治】　①《保命集》:泄痢、泄泻、身热脉弦,腹痛而渴,及头痛微汗。

②《丹溪心法》:痢疾有表证者。

【备考】　《金匮翼》有苍术。

防风芍药甘草汤

【方源】　《保婴撮要》卷十七。

【组成】　防风、芍药、甘草各等份。

【用法】　上药研为粗散。每次3～6克,水煎服。

【功用】　《小儿痘疹方论·附方》:解痘毒。

【主治】　小儿痘疮出迟,以身侧出不快,属足少阳经者。

防风荆芥甘草汤

【方源】　《医学入门》卷六。

【组成】　防风、荆芥、甘草各等份。

【用法】　水煎服。

【主治】　太阳病,恶寒身热,气急尿赤,痘出不快。

防风黄芩二物汤

【方源】　《陈素庵妇科补解》卷三。

【组成】　防风30克,黄芩90克,阿胶15克。

【用法】　上药水煎,去渣,入阿胶,热服。

【主治】　妊娠肠风下血。

收束散

【方源】　《嵩崖尊生全书》卷十三。

【组成】　山药、莲须、益智仁各3克。

【用法】　上药研为末。汤调服。

【主治】　小便数而多。

收肛散

【方源】　《医方考》卷三。

【组成】　熊胆1.5克,孩儿茶1克,冰片0.3克。

【用法】　上药研为细末。乳调,涂肛上。

【主治】　①《医方考》:热泻脱肛。

②《济阳纲目》:痔疮。

【方论】　热则肛门涩,涩则便不易出,不易出则令人努责,努责之久,则令脱肛。此与寒脱不同者,此则肛门涩,寒脱则洞泄而不涩也。苦可以胜热,故用熊胆;涩可以固脱,故用儿茶;辛可以拔邪,故用冰片。

收泪散

【方源】　《古今医统大全》卷六十一。

【组成】　绿芦甘石3克,海螵蛸1.5克,冰片少许。

【用法】　上药研为极细末。点大眦角。

【主治】　风泪不止。

收膜散

【方源】　《伤科补要》卷三。

【组成】　乌梅30克(去核),五倍子15克,绿矾9克。

【用法】　上药研为末。醋调敷上。

【主治】　目受外伤,油膜突出。

收功拔毒散

【方源】　《吉人集验方》。

【组成】　黄升药15克,上血竭3克,煅石膏105克。

【用法】　上药研为极细末。外用。

【功用】　拔毒长肉。

收湿异效散

【方源】　《眼科锦囊》卷四。

【组成】　干姜、枯矾、硼砂各等份。

【用法】　上药研为细末,米醋调和,敷大眦。

【主治】　热眼风痒殊甚,流泪汪汪不止。

如圣丸(1)

【方源】　《幼幼新书》卷二十九引《庄氏家传》。

【组成】　干姜(炮)、槐花(炒)各30克,宣连15克。

【用法】　上药研为末,面糊为丸,如绿豆大。每次大人30丸,小儿7～8丸,如常泻,温水下;赤多,米饮下。

【主治】　冷热泻痢,腹痛,米谷不消,脓血赤白。

如圣丸(2)

【方源】 《鸡峰普济方》卷十七。

【组成】 苦杏仁(去皮尖并双仁,砂盆研,滤候滓尽)120克,大枣29枚,萆薢末60克。

【用法】 上以银石器慢火熬,更用大枣同煎,枣熟剥去皮核,再熬候稠,入萆薢末更熬候可丸,即丸如梧桐子大。每次30~40丸,空腹食前锉散下,1日2次。

【主治】 痔漏不问久新,有虫无虫。

如圣散(1)

【方源】 《博济方》卷三。

【组成】 箭竿内蛀末(如有虫子,一处同研,令细)9克,麝香(研)3克,腻粉3克。

【用法】 上药研为细末。每用先以绵杖子撚净,然后用少许药末深送,以棉塞定,如觉刺扎,即是恶物也,要出去棉,侧耳令流出。

【主治】 水入耳内,脓出疼痛,日夜不止。

如圣散(2)

【方源】 《赤水玄珠》卷七引钱氏方。

【组成】 桔梗、甘草、阿胶(炒白)。

【用法】 煎甘、桔取清,纳胶化服。

【主治】 肺痈。

如圣散(3)

【方源】 《圣济总录》卷一二三。

【组成】 赤芍30克,防风(去叉)22.5克,天麻15克。

【用法】 上药研为散。每次3克,冷茶调下,不拘时候。

【主治】 狗咽,及咽喉紧急。

如圣散(4)

【方源】 《圣济总录》卷一五二。

【组成】 棕榈(烧黑灰)30克,乌梅30克,干姜(并烧过,存性)30克。

【用法】 上药研为散。每次3克,乌梅汤调下,食前服。

【功用】 《医方集解》:止崩漏。

【主治】 ①《圣济总录》:经血不止。
②《普济方》:经血不调,兼治血崩。

【方论】 《医方集解》:此足厥阴药也,涩能止血,故用棕榈;酸能收敛,故用乌梅;温能守中,故用干姜;黑能止血,故并煅用。

如圣膏

【方源】 《医学入门》卷八。

【组成】 巴豆16个,蓖麻子49个,麝香6克。

【用法】 共捣如泥,摊绢帛上。如胎死腹中,贴脐上,产下即时揭去;如胞衣不下,贴足心,胞衣下即洗去。若稍迟肠便出,即以此膏涂顶上即入。

【主治】 胎死腹中,胞衣不下。

如冰散

【方源】 《普济方》卷二七八。

【组成】 无名异、虎杖、香白芷各等份。

【用法】 上药研为细末。用新汲水调,外敷。

【主治】 一切肿毒。

如神丹

【方源】 《医学正传》卷七。

【组成】 巴豆3枚,蓖麻子7枚,麝香。

【用法】 上药各去壳,研,入麝香少许,捏作饼子,贴脐。

【功用】 《东医宝鉴·杂病篇》:催生。

【主治】 难产。

如神汤

【方源】 《类编朱氏集验方》卷四。

【组成】 半夏(神曲不拘多少,与半夏同炒黄色,去半夏留神曲)、丁香。

【用法】 水煎,其药自然煎成浓汁不妨,通口服。

【主治】 痰证呕吐,连日不效。

如神散(1)

【方源】 《圣济总录》卷一二八。

【组成】 天南星(炮)1枚,草乌(炒)30克,矾石(煅)15克。

【用法】 上药研为散。先用热汤洗,次以生油调散涂纸上,贴之。

【主治】　疮久不愈,时常痛痒,皮缩肉消,黄汁脓血不断。

如神散(2)

【方源】　《普济方》卷二四九引《卫生家宝》。

【组成】　蛤粉(烧过)15克,甘草15克,葛根30克。

【用法】　上药研为末。酒调6克,沸汤点服。

【主治】　小肠气块,从小肠起至心膈间,痛不可忍,及口吐清水。

如神散(3)

【方源】　《瑞竹堂经验方》卷二。

【组成】　皂角(去皮弦)240克,海亦儿15克(即合孩儿香茶者),大枣120克。

【用法】　先将皂角熬成清汁,滤去渣,将大枣及海亦儿入瓷器内,用桑柴文武火熬,去海亦儿,再熬干,取大枣藏于瓷器内。每次2~4个,细嚼咽下,后饮酒1盏。

【主治】　风湿手臂痛,左瘫右痪,风气。

【宜忌】　不得多吃。

如神散(4)

【方源】　《鸡峰普济方》卷十八。

【组成】　独头干姜、草乌各等份,香白芷少许。

【用法】　上药研为细末。先令痛者噙水一口,鼻内搐药少许,不移刻便止。

【主治】　夹脑风,及一切头痛不可忍。

如神散(5)

【方源】　《医方类聚》卷八十九引《必用全书》。

【组成】　木通60克,黄芩60克,甘草30克。

【用法】　上药研为散。每次15克,水煎,冷服,不拘时候。

【主治】　小肠气。

如意丹

【方源】　《本草纲目》卷三十四引《颐真堂经验方》。

【组成】　母丁香36粒,滴乳香11克。

【用法】　上药研为末,同活兔胆和杵为36丸。每次1丸,好酒化下。

【主治】　妇人产难。

如圣黑膏

【方源】　《世医得效方》卷十二。

【组成】　豆豉30克,龙胆、芜荑各7.5克。

【用法】　上用湿纸裹,盐泥固济,火煅存性,研为末,以生清油250毫升,熬取120毫升,下药急搅匀得所,瓷盒收贮。外敷。凡人耳轮疮极痒,临睡时敷一遍;治白秃,剃头后外敷。

【主治】　头疮久不愈,耳轮疮及白秃。

如圣千金散

【方源】　《普济方》卷三〇三引《卫生家宝》

【组成】　海金沙、生郁金、滑石各15克。

【用法】　上药研为末。每次6克,用砂糖块,新汲水调下,不拘时候。

【主治】　金疮出血,痛不可忍。

如圣金刀散

【方源】　《外科正宗》卷四。

【组成】　松香末210克,白矾、生矾各45克。

【用法】　上药研为极细末,罐密收贮。撒伤处,纸盖绢扎;血止3~4日后,必痛作脓,换撒生肌散,3日3次,其痛即止;以后日用葱汤洗之,换搽玉红膏长肉生肌。避风为要。

【功用】　①年氏《集验良方》:脱腐生新,收敛。

②《伤科补要》:止血燥湿。

【主治】　①《外科正宗》:刀刃所伤,皮破筋断,飞血不止。

②年氏《集验良方》:痈疽发背,诸般溃烂,棒毒金疮。

如神开骨散

【方源】　《妇人良方大全》卷十七引《海上方》。

【组成】　乳香、朱砂各等份。

【用法】　上药研为末。麝香酒调下。

【功用】　催生。

妇女乌发丹

【方源】　《文堂集验方》卷三。

【组成】　侧柏叶1握,核桃1个,榧子3个。

【用法】　上药捣烂,用滚水泡。待凉搽发,频年不断。

【功用】　乌发,头发至老黑而不秃。

观音针

【方源】　《跌损妙方》。

【组成】　麝香3克,冰片1.5克,硫黄6克。

【用法】　先将硫黄煅化,再入冰、麝,取起存冷为度。

【主治】　久损并核子。

红　袍

【异名】　铜绿散。

【方源】　《囊秘喉书·医方》卷上。

【组成】　铜绿1.5克,腰黄3克,冰片0.2克。

【用法】　上药研为极细末。干掺患处。

【主治】　肾经黑色铁皮疳,及牙宣,如牙龈与口唇内皮烂如云片,或龈中出血,或口碎。

红玉散

【方源】　《鲁府禁方》。

【组成】　宫粉6克,黄丹1.5克,拔过松香15克。

【用法】　上药研为极细末。干掺患处;如疮结痂,则用香油调敷。

【主治】　头面黄水,到处生疮。

红白散(1)

【方源】　《万病回春》卷五。

【组成】　宫粉6克,红碱3克,葱适量。

【用法】　上药研为极细末。用极辣葱捣汁和匀,烧酒调下。

【主治】　心痛。

红白散(2)

【方源】　《鲁府禁方》卷一。

【组成】　朱砂、白矾各等份。

【用法】　三伏天内装入猪胆内,透风处阴干。每用1块,凉水研调送下。

【主治】　中风痰厥,不省人事。

红白散(3)

【方源】　《伤寒广要》卷八引《寿世仙丹》。

【组成】　人中白、玄明粉各3克,朱砂15克。

【用法】　上药研为末。白开水或金银煎汤调下。

【主治】　大烦大热,昼夜不退,神思昏迷,口干舌燥,一切热证,并瘟疫时症。

红花汤

【方源】　《永类钤方》卷二十一。

【组成】　红花、紫草茸各15克,蝉蜕7.5克。

【用法】　上药咬咀。酒、水一中盏,煎,去渣温服。

【主治】　小儿疮痘不出。

红花散

【方源】　《类编朱氏集验方》卷十。

【组成】　红花(细研)、苏木(捶碎)、当归各等份。

【用法】　上药研为散。每用30克,以水先煎花、木,然后入酒并当归再煎,空心、食前分2次温服。

【主治】　妇人血膈,经脉不通。

红枣膏

【方源】　《叶氏女科》卷二。

【组成】　大枣2个,乌梅1个,苦杏仁(去皮、尖)七粒。

【用法】　上药同捣为膏服。

【主治】　妊娠心痛。

红油膏

【方源】　《中医外科学讲义》。

【组成】　凡士林300克,九一丹30克,东丹4.5克。

【用法】　先将凡士林烊化,然后徐徐将两丹调入,和匀成膏。用时将药膏匀涂纱布上,贴患处。

【功用】　防腐生肌。

【主治】　溃疡不敛。

红桃丹

【方源】　《外科十三方考》引《一壶天书》。

【组成】　新出窑矿子石灰60克,银朱6克,糯米若干粒。

【用法】 将石灰放新瓦上锻红，以碱水淬4～5次，研细，加银朱一同入碱水调匀，再泡糯米在内。至米胀大如水晶色时，取米点疬上，1日2～3次，至愈为止。

【主治】 马刀瘰疬未穿者。

【备考】 此方腐蚀性极大，故点用时当极端注意，不可伤及好肉。

红秫散

【方源】《普济方》卷二十六引《类编朱氏集验方》。

【组成】 红秫黍根60克，萹蓄30克，灯心草100根。

【用法】 上药研为散，每次15克，用河水煎，去渣，空腹、食前温服。

【主治】 小便不通，上喘。

红倩丹

【方源】《普济方》卷三九七。

【组成】 赤石脂、干姜、肉豆蔻各30克。

【用法】 上药研为细末，白面糊为丸，如黍米大。每次10丸，食前米饮送下。

【主治】 赤白痢久下不愈。

红粉散

【方源】《小儿卫生总微论方》卷十四。

【组成】 朱砂3克，槟榔3克，轻粉1.5克。

【用法】 上药研为末。每次1～1.5克，薄荷煎汤调下。

【主治】 小儿浑身虚肿，气喘不食。

【宜忌】 忌生冷、坚硬之物。

红粉霜

【方源】《医林绳墨大全》卷九。

【异名】 红粉(年氏《集验良方》卷六)、小升丹(《疡医大全》卷七)、三仙丹(《疡医大全》卷七)、红升丹(《疡科心得集·家用膏丹丸散方》、红胜丹(《疡科捷径》卷上)、三仙升(《经验方》卷上)、三仙红升丹(《集成良方三百种》。

【组成】 水银、火消(晒干)、白矾(煅枯为末)各30克。

【用法】 上药共和研匀。用小铁锅烧去油净，将药安入中间，上盖圆瓷碗，覆密碗弦，上用大纸捻1条，水微湿，圈围封固，纸捻上再用筛尽香炉灰周围盖密，约有半碗高，再以香匙按紧。锅下架炭火，先文后武，取起冷定，掀开盖碗，碗内药刮下即成。倘烧火时有些微烟气出，急将香匙按紧香灰，碗底须常以水刷之。用时以红粉霜少许掺于应贴膏药上，略烘热贴之，次日即收口。

【功用】 ①《医林绳墨大全》：生肌长肉收口。②《疡医大全》：提脓生肉。

【主治】 臁疮，一切疮疡不愈者。

红绵散

【方源】《小儿卫生总微论方》卷十八。

【组成】 信砒3克，坯子胭脂9克，麝香0.3克。

【用法】 上药研为末，以柳絮滚和匀。每用黄米少许，掺入耳中。如绕耳生疮，脓汁不愈者，以此敷疮上，纸片封之。

【主治】 小儿聤耳，内生疮，或有脓汁。

红棉散

【方源】《北京市中药成方选集》。

【组成】 白矾面480克，棉胭脂2张，冰片15克。

【用法】 将胭脂泡水，染枯矾晾干，加冰片和匀，共研细粉，过罗，装瓶重3克，先以药棉蘸净脓水，再涂患处。

【功用】 收湿拔干，消肿解毒。

【主治】 耳疮，耳底肿痛，破流脓水，浸淫不已。

红潮散

【方源】《洞天奥旨》卷十五。

【组成】 红罗1个，真轻粉9克，潮脑3克。

【用法】 共捣烂。填满疮内，外用布包定，7日开看，疮平而愈。

【主治】 湿毒臁疮。

红膏药

【方源】《济生方》卷八。

【组成】 沥青、白胶香各60克，黄蜡9克。

【用法】 上药于锅内煎化，量用麻油9毫升许煎，滤于水盆中，揉成剂收之。每用于水内捻做饼子,随疮大小贴之,上敷以纸。

【主治】　软痈及恶疮,风湿所搏,浑身疼痛。

【加减】　加当归30克于内,煎令黄色,滤去渣,于水盆内取出药揉成剂,再加乳香末6克,和为乳香膏尤佳;其加青黛者,即名青金膏;其加黄丹者,即名紫金膏。

红燕丹

【方源】　《医宗说约》卷五。

【组成】　大石燕一雌一雄(每个重60克者佳,倾入银罐中,上下用炭火煅红,淬入好醋中,如此9次),朱砂(另研,水飞)9克,红曲(洗净)30克。

【用法】　上药研为极细末。周岁者每次1克,糖拌服,不拘时候。

【功用】　消疳化积。

【主治】　①《医宗说约》:小儿疳积丁奚,骨瘦如柴,目闭溺赤,或腹中疼痛,或溺如米柑。

②《医方一盘珠》:诸疳虫痛。后闻药气即吐,束手无策,偶遇异人传此方和于糖果粥饭中,与之数服痊愈,后以此济人,无不效矣。

红薯粥

【方源】　《药粥疗法》引《粥谱》。

【组成】　新鲜红薯2500克,粳米90克,白糖适量。

【用法】　将红薯(以红紫皮黄心者为最好)洗净,连皮切成小块,加水与粳米同煮稀粥,待粥将成时,加入白糖适量,再煮2~3沸即可。趁热服食。

【功用】　健脾养胃,益气通乳。

【主治】　维生素A缺乏病,夜盲,大便带血,便秘,湿热黄疸。

【宜忌】　糖尿病患者忌食;平素不能吃甜食的胃病患者,不宜多食。

红玉挺子

【方源】　《宣明论方》卷十五。

【组成】　砒霜1块(皂角子大),黄丹少许,鲁土6克。

【用法】　上药研为细末,糊饼和做剂子。掺牙。

【主治】　一切牙疳。

红蓝花汤

【方源】　《圣济总录》卷一六〇。

【组成】　红蓝花、生干地黄(焙)各30克,诃黎勒皮(煨黄色)5枚,水酒适量。

【用法】　上药研为粗末。每次6克,以水酒共煎,去渣温服。

【主治】　产后血晕,气乘虚上冲,心闷绝。

红蓝花散

【方源】　《圣济总录》卷一六〇。

【组成】　红蓝花、荷叶蒂各等份。

【用法】　上药研为散。每次6克,生藕汁调下。

【主治】　产后恶血不下,血晕不识人。

七　画

麦石汤

【方源】　《杏苑生春》卷五。

【组成】　大麦12克,桂府滑石、石膏各6克。

【用法】　上药研为粗散。水煎,空心服。

【主治】　女劳疸,日晡所发热而反恶寒,膀胱急,少腹满,身尽黄,额上黑,足下热,因作黑疸,其腹胀如水状,大便秘黑时溏。

麦门冬汤

【方源】　《仙拈集》卷二引苏东坡验方。

【组成】　人参2.4克,茯苓、麦冬各3克。

【用法】　水煎,温服。

【主治】　齿缝出血成条。

麦兜散

【方源】　《证治准绳·疡医》卷六。

【组成】　半两钱(煅,醋淬7次)、自然铜(煅,醋淬7次)、土鳖虫(焙干)各等份。

【用法】　每次6克,酒调下。

【功用】　接骨。

【主治】　跌打伤骨。

【宜忌】　不可多服,多则骨高起矣。

麦门冬丸(1)

【方源】　《普济方》卷二九九。

【组成】　五味子、生甘草各 30 克,麦冬青苗(焙干)120 克。

【用法】　上药研为细末,蜜调涂舌上。或以炼蜜为丸,如鸡头子大,含化亦得。

【主治】　口疮。

麦门冬丸(2)

【方源】　《类编朱氏集验方》卷二。

【组成】　麦冬(去心,烂研成膏)、瓜蒌、黄连(去须)。

【用法】　上药研为末,入麦冬内,捣匀为丸。每次 30 丸,早、晚食后煎麦冬汤送下。

【主治】　消渴。

麦门冬汤

【方源】　《圣济总录》卷五十九。

【组成】　麦冬(去心,焙)、黄连(去须)、冬瓜(干者)各 60 克。

【用法】　上药研为粗末。每次 9 克,水煎,去渣温服。

【主治】　消渴。日夜饮水不止,饮下小便即利。

麦门冬饮

【方源】　《医心方》卷十三引《玄感传尸方》。

【组成】　麦冬(去心,生者)30 克,地骨白皮 30 克,小麦 10 克。

【用法】　以水先煮,去麦纳二味,更煮,绞去渣,分 3 次温服。

【主治】　①《医心方》引《玄感传尸方》:骨蒸肺痿,四肢烦热,不能食,口干。

②《太平圣惠方》:消渴,口舌干燥,骨节烦热。

麦门冬散

【方源】　《太平圣惠方》卷八十四。

【组成】　麦冬(去心)21 克,石膏(细研)21 克,甘草(炙)15 克。

【用法】　上药研为粗散。每次 5 克,水煎,去渣温服,不拘时候。

【主治】　小儿伤寒,烦热头痛,呕逆。

麦门冬饮子

【方源】　《外台秘要》卷三引《张文仲方》。

【组成】　麦冬(去心)、芦根、人参各 60 克。

【用法】　上切。水煮,去渣,分 5 次徐徐温服。

【主治】　天行呕逆。

远志膏

【方源】　《古今医鉴》卷二。

【组成】　远志不拘多少,甘草、鸡子适量。

【用法】　上用甘草水泡,不去骨,为末,鸡子清调敷天突、咽喉、前心三处。

【主治】　中风,舌不能言。

远志葱蜜饼

【方源】　《古方汇精》卷三。

【组成】　生葱 30 克,黄蜜 9 克,远志 24 克。

【用法】　捣烂成饼。重汤蒸热,贴于患处。

【功用】　急聚根脚。

【主治】　疽患漫肿多日,脚散顶平;乳硬如石。

坎离丸

【方源】　《普济方》卷四十二。

【组成】　知母 30 克,黄柏、黄连各等份。

【用法】　上药研为末,水为丸,如梧桐子大。每次 50 丸,食前温水送下。

【功用】　滋肾水,益元气,补下元不足,去膀胱积热。

杜仲汤(1)

【方源】　《圣济总录》卷四十。

【组成】　杜仲(去皮,锉,炒)37.5 克,肉桂(去粗皮)30 克,炙甘草 7.5 克。

【用法】　上药研为粗末。每次 9 克,加生姜 3 片,水煎,去渣温服。

【主治】　霍乱转筋。

杜仲汤(2)

【方源】　《圣济总录》卷八十一。

【组成】　杜仲(去粗皮,微炙,为细末)90 克,生地黄汁 45 毫升,酒 15 毫升。

【用法】　上药先将杜仲末以水煎,去渣,入地黄汁、酒再煎,温服,早、晚各 1 次。

【主治】　脚气缓弱肿痛。

杜仲散

【方源】　《是斋百一选方》卷十一。

【组成】　杜仲(去皮,杵令烂,以好酒浸 1 宿,焙干)30 克,肉桂、牡丹皮各 15 克。

【用法】　上药研为细末。每次 6 克,温酒调下。

【主治】　肾气虚弱,荣伤过度,有所亏损,腰痛连小腹疼痛,俯仰短气。

杜陈汤

【方源】　《石室秘录》卷四。

【组成】　人参 21 克,当归 21 克,穿山甲(火炒,为末)2 片。

【用法】　先用米醋煮滚热,以两足浸之,即止血,后用本方。参归煎汤,以穿山甲末调之而饮,即不再发。

【主治】　酒色不禁,恣意纵欲,足上忽有孔,标血如一线者。

杜蘅汤

【方源】　方出《肘后备急方》卷四,名见《备急千金要方》卷十八。

【组成】　杜蘅 90 克,松萝 90 克,瓜蒂 30 枚。

【用法】　上药以酒渍 2 宿,去渣,每次温服 50 毫升。

【主治】　胸中多痰,头痛不欲食,及饮酒则痰阻痰。

【方论选录】　《千金方衍义》:杜蘅下气消痰,以其气浊,故用以助瓜蒂、松萝之涌吐。

杜仲木香散

【方源】　方出《奇效良方》卷二十七,名见《古今医统大全》卷五十八。

【组成】　杜仲(炒去丝)、木香各 120 克,肉桂 30 克。

【用法】　上药研为细末。每次 6 克,空心温酒送下。

【功用】　活血化气。

【主治】　腰痛。

杜仲威灵仙散

【方源】　《千家妙方》引唐德裕方。

【组成】　杜仲 20 克,威灵仙 15 克,猪肾。

【用法】　分别研粉后混合拌匀,再取猪肾 1～2 个,破开,洗去血液,再放入药粉,摊匀后合紧,共放入碗内,加水少许,用锅子置火上久蒸。吃其猪肾,饮其汤,每日 1 剂。

【功用】　补肾强骨,除湿止痛。

【主治】　肾气亏损,腰肌劳损,腰痛。

【宜忌】　孕妇忌用。

杖疮白蜡膏药

【方源】　《外科启玄》卷十二。

【异名】　白蜡膏(《洞天奥旨》卷十五)。

【组成】　真白蜡 30 克,猪骨髓 5 个,潮脑 9 克。

【用法】　共入铫内熬成膏。用甘草煮油纸摊贴患处。

【主治】　杖疮。

杉叶汤

【方源】　《外台秘要》卷二十二引《备急方》。

【组成】　杉叶 9 克,川芎、细辛各 6 克。

【用法】　上切。以酒煮,稍稍含之,取愈,勿咽之。

【主治】　风齿肿。

杉木节散

【方源】　《太平圣惠方》卷六十七。

【组成】　杉木节(锉细)7 片,苏木(水煎,去渣)150 克,醋(入于苏木汁内)150 毫升。

【用法】　上将杉木于砂盆内,以慢火炒,旋旋滴苏木醋汁相和,炒令汁尽,停冷,为细末。每次 6 克,以童便调下,1 日 3 次。化下恶血为效。

【主治】　从高坠损,心胸恶血不散。

极验黄龙散

【方源】　《产宝诸方》。

【组成】　地龙(钱子者,洗去土,新瓦上焙令微黄)、陈皮、蒲黄各等份。

【用法】　上各为末。如经日不产,各用 3 克,新井水调下便产。

【功用】　催生。

芡实粥

【方源】　《眼科秘诀》卷二。

【组成】　芡实 21 克,枸杞子 9 克,粳米 90 克。

【用法】　先将水烧滚,下芡实煮,次下枸杞子煮,又下大米,共煮至浓烂香甜。煮粥的水多加,勿添冷水。空腹食之,以养胃气。40 日皮肤润泽,100 日步履壮健,1 年筋骨牢固。或为细末,滚水服亦可。

【功用】　聪耳明目,延年益寿。

杨梅散(1)

【方源】　方出《续本事方》卷二,名见《普济方》卷四十四。

【组成】　杨梅青、硝石、地龙各等份。

【用法】　上药研为细末。搐鼻。立效。

【功用】　定头痛。

杨梅散(2)

【方源】　《接骨图说》。

【组成】　黄柏、杨梅、白胡椒。

【用法】　上药研为细末。火酒和匀为泥,搽涂患处。

【主治】　打扑肿硬痛。

劫嗽丸

【方源】　《医方考》卷二。

【组成】　诃子、百药煎、荆芥穗各等份。

【用法】　上药研为末,炼蜜为丸。嚼化。

【主治】　久咳失气。

【宜忌】　新咳者不宜用。

【方论】　《内经》曰:"薄之劫之"。薄者,雷风相薄之薄,药病摩荡之名也;劫者,曹沫劫盟之劫,取之不以正也。久咳失气,不用补剂,而用诃子、药煎之涩,肺有火邪,不用润剂,而用荆芥穗之辛,故曰劫也。

豆麦粥

【方源】　《寿世青编》卷下。

【组成】　绿豆、糯米、小麦各 500 克。

【用法】　上炒熟为末。每次 30 克,滚水调服。

【主治】　饮食不住口,仍易饥饿,近似中消。

豆苏汤

【方源】　《仁斋直指方论》卷二十六。

【组成】　黑豆 45 克,紫苏叶 2 条,乌梅 2 个。

【用法】　水煎,临熟入姜汁 3 大匙。食后旋服。

【主治】　上焦有热,咯吐淤血,烦闷燥渴。

豆豉膏

【方源】　《幼幼新书》卷五引《惠眼观证》。

【组成】　黑豆 50 克,田螺 19 个,葱 30 克。

【用法】　捣烂,芭蕉汁调。贴脐下。

【主治】　初生儿不小便,中脐风,撮口,肚膨胀,脐肾肿。

豆蔻汤(1)

【方源】　《博济方》卷二。

【组成】　草豆蔻 240 克,生姜(和皮切作片子) 1 片,甘草(锉碎)120 克。

【用法】　上药匀和,入银器内,加水,慢火熬令水尽,取出焙干,杵为末。每次 3 克,点之。夏月煎之,作冷汤服亦妙。

【功用】　《太平惠民和剂局方》:调中止逆,除冷气,消饮食。

【主治】　①《博济方》:脾胃虚弱,不思饮食,呕吐满闷,胸膈不利,心腹痛。

②《太平惠民和剂局方》:脾胃不调,胸膈满闷,饮食不化,呕逆恶心,或霍乱呕吐,心腹刺痛,肠鸣泄利,水谷不分。

豆蔻汤(2)

【方源】　《圣济总录》卷七十四。

【组成】　肉豆蔻(去壳)7 枚,乌头、白术各 30 克。

【用法】　用油 120 克,先煎后二味,候白术黄色,乌头外裂里黄,取出乌头,去皮脐,入肉豆蔻,三味锉如麻豆大。每次 9 克,水煎,去渣、空腹、食前稍热服。

【主治】　洞泻不止。

豆蔻散

【方源】《圣济总录》卷七十四。

【组成】 肉豆蔻(去壳,炮)5 枚,甘草(炙,锉)30 克,厚朴(去粗皮,生姜汁炙)45 克。

【用法】 上药研为散。每次 6 克,米饮或汤调下,食前温服。

【主治】 ①《圣济总录》:脾胃伤湿,濡泻不止。②《普济方》:水谷痢久不止,腹胁烦闷,不思饮食。

豆牛子散

【方源】《太平圣惠方》卷六十六。

【组成】 豆牛子(豆叶上生者,以糯米同炒令米黄)14 枚,麝香(细研)1.5 克,枳壳末 9 克。

【用法】 上前两味药同研如面。别取枳壳末,水煎,去渣,调下散子 1.5 克,五更时服。良久觉腹痛,但只以枳壳汤细细呷之,即自止。有恶物从小肠出为效。

【主治】 瘰疬头多,经久不愈,脓血不止,疼痛。

豆青软膏

【方源】《中医皮肤病学简编》。

【组成】 巴豆 4 毫升,白降丹 3 克,青黛10 克。

【用法】 上药加凡士林 100 克,调匀。外用。

【主治】 银屑病。

豆蔻香连丸

【方源】《小儿药证直诀》卷下。

【组成】 黄连(炒)22.5 克,肉豆蔻、南木香各7.5 克。

【用法】 上药研为细末,粟米饭为丸,如米粒大。每次 10～30 丸,食前米饮汤送下,日夜各4～5 次。

【主治】 泄泻,不拘寒热赤白,阴阳不调,腹痛,肠鸣切痛。

【方论】《小儿药证直诀类证释义》:此方用黄连苦降以清热,木香芳烈以行滞,肉豆蔻温涩以止泻。寒热并投,通涩兼施,故能统治一切泄利,尤适宜于里热气滞而兼久利滑脱之证。若湿热瘀积而

见里急后重之滞下,应通而不应涩,此方肉果温涩,不宜早投。

克效饼子

【方源】《卫生宝鉴》卷十五。

【组成】 甘遂(麸炒黄)、荞面各 30 克,黑牵牛子(净,120 克,半生半熟,取头末)60 克。

【用法】 上药研为末。每次 9 克,夜卧滴水和成饼,慢火烧黄色取出。气实者作 1 服,烂嚼后,煎半生半熟葱白酒送下;气虚人作 2 服,先吃一多半,至明取动,再嚼一少半,亦用半生半熟葱白酒送下。

【主治】 腰痛及腿膝。

【宜忌】 妇人有胎不可服之。

芫花汤

【方源】《外台秘要》卷七引《范汪方》。

【组成】 芫花 30 克,大黄 30 克,苦酒。

【用法】 上药研为粗散。每次 12 克,苦酒 30毫升合煎,顿服尽。须臾当吐,吐便愈。老小从少起。

【主治】 卒心痛连背,背痛彻心,心腹并懊痛,绞急欲死者。

【宜忌】 此疗强实人良;若虚冷心痛,恐未必可服。

芫花散

【方源】《太平圣惠方》卷十四。

【组成】 芫花 60 克,吴茱萸 60 克,醋糟240 克。

【用法】 上药相和令匀。于铫子内,炒令热,以青布裹,于痛处熨之。如稍干,以醋拌令润,再炒熨之,以痛止之度。

【主治】 伤寒后,毒气攻注,腰足疼痛。

芫荑散

【方源】《医方类聚》卷九十三引《济生方》。

【组成】 干漆(捶碎,炒火烟尽)30 克,雷丸、芫荑各 15 克。

【用法】 上药研为细末。每次 9 克,小儿每次1.5 克,温水和服,不拘时候。

【主治】 成人、小儿蛔咬心痛,大痛不可忍,或吐青黄绿水涎沫,或吐虫出,发有休止。

芜荑仁散

【方源】　《太平圣惠方》卷九十二。

【组成】　芜荑仁 22.5 克,仙鹤草 15 克,白蔹 7.5。

【用法】　上药研为细散。每次 1.5 克,空腹以温酒调下。

【主治】　小儿蛔虫动作,多吐清水。

芸苔子散

【方源】　《永乐大典》卷一三八七七引《风科集验》。

【组成】　芸苔子、白芥子各 60 克,陈皮(去白) 30 克。

【用法】　上药研为细末。酽醋调成膏,敷贴患处数次,觉热便去其药,疼痛即止。

【主治】　诸寒痹,骨节酸痛。

苣子膏

【方源】　《伤科汇纂》卷七引张日新方。

【组成】　莴苣菜子、桑白皮、榆白皮各 120 克。

【用法】　上各焙,为末,用香油 120 毫升熬滚,先入苣子末,次桑,次榆,熬至老嫩合适。摊贴患处。

【功用】　接骨。

芷桂川芎汤

【方源】　《辨证录》卷二。

【组成】　川芎 30 克,白芷 9 克,桂枝 3 克。

【用法】　水煎服。

【功用】　止痛。

【主治】　头痛如破,走来走去,无一定之位,此饮酒之后,当风而卧,风邪乘酒气之出入而中。

花叶散

【方源】　《普济方》卷二九二引《仁存方》。

【组成】　黄蜀葵(去蒂)15 朵,桑叶 25 片。

【用法】　上窨干为末,入乳香 3 克,研匀。每用少许,疮干,用麻油调涂,疮湿干撒。

【主治】　瘰疬,漏疮,恶疮,妇人乳痈,无论痛与不痛,多年不愈者。

花叶膏

【方源】　《绛囊撮要》。

【组成】　鲜侧柏叶、瓦花。

【用法】　共打烂,加大黄末和匀,醋调敷。

【主治】　火丹。

花草膏

【方源】　《仁斋直指方论》卷二十。

【组成】　羖羊胆(饭上蒸熟)1 枚,朱砂、冬蜜各适量。

【用法】　上药以冬蜜研和,入朱砂末少许,频研成膏。食后、临卧匙抄少许含咽,亦可点目。

【主治】　①《仁斋直指方论》:患眼肿痛涩痒,昏泪羞明。

②《医学入门》:火眼烂弦,风眼痛痒羞明,以及眼胞皮肉有似胶凝,肿如桃李,时出热泪。

苁蓉散

【方源】　《世医得效方》卷九。

【组成】　木香 15 克,肉豆蔻(煨)、肉苁蓉(酒洗,炙)各 30 克。

【用法】　上药研为末。每次 5 克,米饮调下。

【功用】　补益。

【主治】　肿满。

【宜忌】　忌生冷、油、面。

苁蓉羊肉粥

【方源】　方出《证类本草》卷七引《药性论》,名见《药粥疗法》。

【组成】　肉苁蓉(水煮令烂,薄切,细研)120 克,精羊肉适量,米适量。

【用法】　上药以米煮粥,入五味。空腹服之。

【功用】　《药粥疗法》:补肾助阳,健脾养胃,润肠通便。

【主治】　①《证类本草》引《药性论》:精败面黑,劳伤。

②《药粥疗法》:肾阳虚衰所致的阳痿、遗精、早泄,女子不孕,腰膝冷痛,小便频数,夜间多尿、遗尿,以及平素体质赢弱,劳倦内伤,恶寒怕冷,四肢欠温,脾胃虚寒,脘腹隐痛,老人阳虚便秘。

【宜忌】　《药粥疗法》:苁蓉羊肉粥属温热性药粥方,适用于冬季服食,以 5～7 天为 1 疗程,夏季不宜服食。凡大便溏薄,性功能亢进的人,也不宜选用。

芩术汤(1)

【方源】　《叶氏女科》卷二。

【组成】　黄芩9克,白术(蜜炙)4.5克,阿胶(炒珠)3克。

【用法】　水煎服。

【主治】　胎气上逼。

【加减】　风邪,加干姜、豆豉各3克;寒,加葱白3茎;热,加天花粉3克;寒热,加柴胡3克;项强,加葱白3茎;温热腹痛,加白芍3克;腹胀,加厚朴(姜制)3克;下血,加熟艾、地榆各3克;腰痛,加杜仲(盐水炒)3克;惊悸,加黄连3克;烦渴,加麦冬(去心)3克,乌梅1个;思虑太过,加茯苓3克;痰呕,加旋覆花、川贝母(去心)各3克,或酌用半夏3克;劳役,加黄芪3克;气喘,去白术,加香附(制)3克;便燥,加麻仁3克;素惯难产,加枳壳(麸炒)、紫苏叶各3克;素惯堕胎,加杜仲(盐水炒)3克;若素血虚,加当归、川芎各6克。

芩术汤(2)

【方源】　《证治汇补》。

【组成】　白术30克,黄芩21克,甘草9克。

【用法】　每次9克,水煎服。

【主治】　痢疾。

芩术散

【方源】　《胤后方》。

【组成】　小条黄芩(酒浸,炒)30克,白术(去芦,陈壁土炒,去土)30克,砂仁(炒)9克。

【用法】　上药研为细末。每次9克,米汤调下,1日2次。

【功用】　安胎。

芩芍汤

【方源】　《痢疟纂要》卷九。

【组成】　黄芩、白芍各6克,甘草3克。

【用法】　水煎,温服。

【主治】　热痢。

【加减】　腹痛甚者,加肉桂;脓血稠粘者,加当归、黄连各1.5～1.8克。

芩术芍药汤

【方源】　方出《备急千金要方》卷二,名见《张氏医通》卷十五。

【组成】　白术18克,白芍12克,黄芩9克。

【用法】　水煎,分3次服,半日令药尽。微下水,令易生,月饮1剂为善。

【主治】　妊娠,腹中满痛入心,不得饮食。

芩暴红止咳片

【方源】　《部颁标准》。

【组成】　满山红1050克,暴马子皮1050克,黄芩500克。

【用法】　上药制成片剂。口服,每次3～4片,1日3次。

【功用】　清热化痰,止咳平喘。

【主治】　急性支气管炎及慢性支气管炎急性发作。

苍术汤(1)

【方源】　《小儿卫生总微论方》卷十。

【组成】　人参30克,木瓜1个,苍术1撮。

【用法】　上药研为散。每次6克,水煎,去渣温服,不拘时候。

【主治】　小儿霍乱吐泻。

苍术汤(2)

【方源】　《保命集》卷中。

【组成】　苍术120克,草乌3克,苦杏仁30个。

【用法】　上药研为粗末,都作1服,水煎,均作3次服,1日服尽,迎发而服。

【主治】　秋深久疟,疟气入腹,胃中无物,又无痰癖,腹高而食少。

苍术散

【方源】　方出《保婴撮要》卷四,名见《医部全录》卷四一三。

【组成】　苍术(米泔浸,切片,焙)120克。

【用法】　上药研为末。猪肝60克,批开掺药在内,用麻系定,粟米30克,水煮熟,熏眼。每次9克,临卧温服。

【主治】　雀目。

苍术膏

【方源】　《朱仁康临床经验集》。

【组成】　苍术 1 千克,当归 90 克,白鲜皮 60 克。

【用法】　上药加水连熬 3 次,取汁,慢火煎成浓膏,加蜂蜜 250 克,调成膏。每次 15 克,开水冲化下,1 日 2 次。

【功用】　养血润燥。

【主治】　毛发红糠疹,毛孔性苔藓,掌跖角化,鱼鳞癣。

苍耳散(1)

【方源】　《赤水玄珠》卷二十九。

【组成】　苍耳根 105 克,乌梅 5 个,带须葱 3 根。

【用法】　用酒煎,热服。

【主治】　疔疮。

苍耳散(2)

【方源】　《普济方》卷三〇七。

【组成】　白矾(研)60 克,大麻黄(锉)150 克,苍耳茎叶(锉)150 克。

【用法】　水煮,去渣,下白矾末,温浸之。

【主治】　蛇螫人,窍出血。

苍耳叶羹

【方源】　《太平圣惠方》卷九十六。

【组成】　苍耳嫩苗叶 500 克,酥 30 克,酥适量。

【用法】　先煮苍耳,漉出;用豉 30 克,水煎豉取汁,入苍耳及五味,调和作羹,入酥食之。

【主治】　中风,头痛湿痹,四肢拘挛痛。

苍术猪肝散

【方源】　《异授眼科》。

【组成】　苍术(米泔浸,炒)240 克,谷精草 30 克,猪肝 1 具。

【用法】　上药研为末,用猪肝 1 具煮烂,同前药为末。食后米饮下,或酒下。

【主治】　雀盲,临卧不见物。

苍白甘草汤

【方源】　《辨证录》卷二。

【组成】　苍术 15 克,白芍 30 克,甘草 3 克。

【用法】　水煎服。

【主治】　气痛,腹痛至急,两胁小觉胀满,口苦作呕,吞酸泄泻,而又不可得。

芡实散

【方源】　《圣济总录》卷一九八引河上公方。

【组成】　干鸡头实(去皮)、忍冬茎叶(拣无虫污、新肥者)、干藕各 500 克。

【用法】　上药于甑内炊熟,晒干,为细散。每次 3 克,食后新汲水调下。

【功用】　益寿延年。

芳香散

【方源】　《杨氏家藏方》卷十六。

【组成】　白芷 45 克,龙骨 30 克,荆芥叶 15 克。

【用法】　上药研为细末。每次 6 克,食前温酒调下;米饮汤调亦得。

【主治】　崩漏不止。

芦根散

【方源】　《圣济总录》卷五十四。

【组成】　芦根(锉)60 克,松脂 22.5 克,槐花(炒)15 克。

【用法】　上药研为散。每次 6~9 克,早、晚食前温糯米饮调下,以知为度。

【主治】　中焦蓄积瘅热,食已如饥。

芦荟丸(1)

【方源】　《幼幼新书》卷二十三引《庄氏家传》。

【组成】　芦荟、宣连、胡黄连(同入汤浸,慢火煎令味浓)各等份。

【用法】　上揉宿蒸饼为丸,如绿豆大。随小儿大小加减丸数,空腹米饮送下。若能只服浓药汁尤妙。

【主治】　五疳。

芦荟丸(2)

【方源】　《太平圣惠方》卷九十三。

【组成】　芦荟 30 克,粉霜 7.5 克。

【用法】　上药研为末,以水煎黄连汁至浓为丸,如绿豆大。每次 5 丸,食前以粥饮送下。

【主治】　小儿疳痢久不愈,肚大有青脉,四肢渐瘦。

芦荟丸(3)

【方源】　《续本事方》卷十。

【组成】　芦荟、荆芥、黑牵牛子。

【用法】　上药研为细末,面糊为丸,如大粟米大。10岁以下儿每次1丸,或2丸亦不妨,自加减与之。

【主治】　小儿疳积。

芦荟散

【方源】　《万病回春》卷五。

【组成】　黄柏15克,人言(用大枣破去核,纳人言,烧存性)1.5克,芦荟3克。

【用法】　上药研为末。先将米泔漱净疳毒,却掺上此药。即愈。

【主治】　走马牙疳。

芦根汤(1)

【方源】　《千金翼方》卷二十二。

【组成】　芦根、地榆、五加皮各30克。

【用法】　水煎服。一服即愈。

【主治】　乳石发动,服葱豉汤加当归未除者。

【宜忌】　此汤力快,小可者不须服之。

芦根汤(2)

【方源】　《外台秘要》卷六引《救急方》。

【组成】　生芦根(切)30克,生姜12克,陈皮15克。

【用法】　水煎服。

【主治】　霍乱腹痛吐痢。

芦根饮

【方源】　《圣济总录》卷一六二。

【组成】　芦根(洗,锉)60克,人参、枇杷叶(炙,拭去毛)各30克。

【用法】　上药研为粗末。每次15克,水煎,去渣温服,不拘时候。

【主治】　产后霍乱,吐利心腹痛。

芦根散

【方源】　《太平圣惠方》卷八十四。

【组成】　芦根30克,竹茹15克,人参(去芦头)30克。

【用法】　上锉细,和匀。每次2克,水煎,去渣温服,不拘时候。

【主治】　小儿时气,呕吐不止。

芭蕉散

【方源】　《幼幼新书》卷三十七引《惠眼观证》。

【组成】　寒水石(煅过)、蚌粉各等份。

【用法】　上药研为末。用芭蕉汁调涂,鹅翎扫之。

【主治】　丹毒热疮。

苏木汤

【方源】　《妇科玉尺》卷四。

【组成】　苏木、人参、麦冬。

【用法】　水煎服。

【主治】　产后气喘。

苏蜜煎

【方源】　《养老奉亲书》。

【组成】　藕汁50毫升,白蜜50毫升,生地黄汁100毫升。

【用法】　上相和,微火煎之令如饧,空腹含10克,渐渐下饮,食了亦服。

【主治】　老人淋病,小便短涩不利,痛闷之极。

【宜忌】　忌热食炙肉。

苏枋木煎

【方源】　《太平圣惠方》卷七十二。

【组成】　苏木(锉)60克,白硇砂(研)15克,川大黄(末)30克。

【用法】　先以水煎苏木,去渣,入白硇砂、大黄末,同熬成膏。每次15克,空心以温酒调下。

【主治】　妇人月水不通,烦热疼痛。

苏葶定喘丸

【方源】　《医宗金鉴》卷三十。

【组成】　苦葶苈子(研泥)、南紫苏子(研泥)各等份,大枣适量。

【用法】　合均,用大枣为小丸,阴干,瓷罐盛之,恐渗去油性,减去药力。每次9克,于半夜开水送下,以利4～5次为度,利多则减服之,利少则加服之。次日身软,则隔1日,或隔2日服之。形气弱者,先减半服之,俟可渐加。

【功用】　泻饮降逆。

【主治】　饮停上焦攻肺,喘满不得卧,面身水肿,小便不利者。

【宜忌】　戒一切咸物。

走马散(1)

【方源】　《太平圣惠方》卷七。

【组成】　草乌(烧灰)15克,肉桂15克,硫黄(细研)4克。

【用法】　上药研为细散。每次3克,加生姜4克,水煎,和滓稍热频服,不拘时候。盖出汗愈。

【主治】　伤寒二日,头痛壮热。

走马散(2)

【方源】　《奇效良方》卷六十。

【组成】　栀子(去仁留壳,填入下药)、白矾、柳叶(火烧成灰)各等份。

【用法】　上药研为细末。不拘多少,吹入口中。

【主治】　口内疳疮。

走马散(3)

【方源】　《治疹全书》卷下。

【组成】　白盐梅(烧存性)、白矾(煅)各9克,人中白15克。

【用法】　上药研为末。先将细茶煎浓汁,用发帚蘸汁,刷去腐肉,洗见鲜血,将药敷上,令吐毒涎,1日3次。

【主治】　牙疳腐烂至喉中,及牙落穿腮者。

【宜忌】　忌油腻厚味、鸡、鹅、鱼腥、辛辣、一切发毒等物。

赤　散

【方源】　《备急千金要方》卷三。

【组成】　赤石脂90克,肉桂30克,代赭石90克。

【用法】　上药研为粗散。每次3克,酒下,1日3次。

【主治】　产后下痢。

【方论】　《千金方衍义》:石脂疗腹痛、下痢赤白,代赭治腹中毒邪,女子赤沃漏下,皆《本经》主治,以其味涩司收,故用肉桂之辛而散其滞也。

赤脂丹

【方源】　《小儿卫生总微论方》卷十一。

【组成】　赤石脂、干姜(炮)、肉豆蔻(面裹煨香,去面用)各30克。

【用法】　上药研为细末,面糊为丸,如黍米大。每次10丸,米饮送下。

【主治】　赤白滞利,日久不愈。

赤霜散

【方源】　《外科全生集》卷四。

【组成】　大枣1枚(去核),红砒(如黄豆大)1粒,冰片。

【用法】　大枣去核,入红砒扎好,放瓦上炭炙,烟尽为度,闷熄冷透,研细,加入冰片0.3克,再研。吹之。久烂之孔,生肌亦速。

【主治】　走马牙疳,延肿穿腮,不堪危险。

【宜忌】　《全国中药成药处方集》:不可咽下。

赤霞散

【方源】　《青囊秘传》

【组成】　煅石膏30克,松香30克,黄丹60克。

【用法】　上药研为细末。用麻油调搽。

【主治】　小儿秃疮。

赤小豆汤(1)

【方源】　《圣济总录》卷八十。

【组成】　赤小豆(微炒)500克,桑白皮(炙,锉)30克,泽漆茎叶(切,炒)22.5克。

【用法】　上药将二味绵裹,用水与小豆煮令熟,去绵裹者药,只留小豆,饥则食小豆,渴则饮汁,以利为度。

【主治】　水肿遍身,小便涩,胀满。

赤小豆汤(2)

【方源】　《圣济总录》卷八十三。

【组成】　赤小豆150克,桑白皮(炙,锉)60克,紫苏茎叶(锉,焙)30克。

【用法】　上药除小豆外为末。每次先以豆30克,水煮熟,去豆取汁,入药末12克,生姜(拍碎)6克,再煎,空心温服,然后择取豆任意食,1日2次。

【主治】　脚气气急,大小便涩,通身肿,两脚气胀,变成水者。

赤小豆散

【方源】　《太平圣惠方》卷六十六。

【组成】　赤小豆(炒熟)30克,白蔹30克,牡蛎(烧灰)30克。

【用法】　上药研为细散。每次3克,以温酒调下,1日3次。

【主治】　蜂瘘。

赤石脂汤(1)

【方源】　《外台秘要》卷二引《肘后备急方》。

【组成】　赤石脂(碎)60克,干姜(切)60克,附子(炮破)30克。

【用法】　水煎,去渣,分3次温服。

【主治】　伤寒若下脓血者。

【宜忌】　忌猪肉。

【加减】　后脐下痛者,加当归30克,芍药60克。

赤石脂汤(2)

【方源】　方出《太平圣惠方》卷五十九,名见《普济方》卷二一一。

【组成】　赤石脂7.5克,干姜(炮裂,锉)7.5克,白龙骨15克。

【用法】　上药研为细散。每次6克,食前以粥饮调下。

【主治】　久痢,食不消化,脐腹疼痛。

赤石脂面

【方源】　《圣济总录》卷一八九。

【组成】　赤石脂(细研)、云母粉各15克,面150克。

【用法】　上药以水拌和,切作条子,熟煮,分2服食之,着盐、醋、椒、葱亦得。

【主治】　冷痢不止。

赤石脂散(1)

【方源】　《圣济总录》卷一五二。

【组成】　赤石脂(煅赤)、侧柏子(微炙)、乌贼骨(去甲,烧灰)各30克。

【用法】　上药研为散。每次6克,温米饮调下,1日2次。

【主治】　妇人漏下,淋沥不止。

赤石脂散(2)

【方源】　《魏氏家藏方》卷七。

【组成】　赤石脂(煅)、肉豆蔻(面裹煨)各120克,缩砂仁30克。

【用法】　上药研为细末。每次6克,空腹米饮调下。

【主治】　泄痢。

赤石脂散(3)

【方源】　《医方大成》卷八。

【组成】　赤石脂、寒水石、大黄各等份。

【用法】　上药研为末。以新汲水调涂伤处。

【主治】　汤火所伤,赤烂热痛。

赤地利散

【方源】　《中国接骨图说》。

【组成】　赤地利、黄柏、石灰。

【用法】　上药研为细末。酽醋和匀,鸡翎扫涂。

【主治】　打仆伤损,青紫肿硬,数日不减者。

赤芍药汤(1)

【方源】　《圣济总录》卷五十六。

【组成】　赤芍(锉,炒)60克,桔梗(炒)45克,苦杏仁(汤浸,去皮尖双仁,炒)60克。

【用法】　上药研为粗散。每次9克,水煎,去渣温服。

【主治】　中恶心痛。

赤芍药汤(2)

【方源】　《济生方》卷二。

【组成】　赤芍60克,半夏(汤泡7次)45克,橘红30克。

【用法】　上药研为散。每次12克,加生姜7片,水煎,去渣温服,不拘时候。

【主治】　血呕。淤血蓄胃,心下满,食入即呕血。

赤芍药散

【方源】　《小儿卫生总微论方》卷七。

【组成】　赤芍(以开水浸 7 遍,每遍以瓦盆盖少时,数足取出,炒燥),豆豉,生姜。

【用法】　上药研为末。每次 3 克,加豆豉 90 克,生姜 1 片,水煎,放温服,不拘时候。

【主治】　伤寒阳证咳逆。

赤茯苓汤

【方源】　《全生指迷方》卷二。

【组成】　茯苓 120 克,甘草(生)30 克,木香 15 克。

【用法】　上药研为散。每次 15 克,水煎,去渣温服。

【主治】　口干,溺赤,腹满心痛。由热留于手少阴之经,其气厥也。

杏子汤

【方源】　《医略六书》卷二十。

【组成】　杏子(去皮)9 克,麻黄 4.5 克,炙草 2.4 克。

【用法】　水煎,去渣温服。

【主治】　风水浮肿,气喘脉浮者。

【方论】　风伤皮腠,水积络中,而肺气不清,不能通调水道,故水肿气喘焉。杏子降气以疏络脉,麻黄开表以通皮腠,炙草缓中益胃气也。水煎温服,使风水分消,则肺气清肃而经络宣通,安有水肿不退,气喘不平乎? 此疏风降气之剂,为风水肿喘之专方。

杏仁丸(1)

【方源】　方出《备急千金要方》卷六,名见《太平圣惠方》卷三十六。

【异名】　口疮煎(《普济方》卷六十二)、甘连散(《普济方》卷二九九)。

【组成】　苦杏仁 20 枚,甘草 9 克,黄连 3 克。

【用法】　上药研为末,合和,绵裹,如杏仁大。含之,勿咽,日 3 次,夜 1 次。

【主治】　①《备急千金要方》:口中疮烂,痛不得食。

②《普济方》:咽喉及舌生疮烂。

杏仁丸(2)

【方源】　《太平圣惠方》卷三十六。

【组成】　苦杏仁(汤浸,去皮尖双仁,生研)30 克,腻粉 7.5 克,浮萍草末 7.5 克。

【用法】　上药研为细末,为丸如樱桃大。每取 1 丸,绵裹,含咽津。

【主治】　口舌生疮。

杏仁汤

【方源】　《普济方》卷七十四引《选奇方》。

【组成】　黄连、苦杏仁各等份。

【用法】　同研匀,以水调,滤取汁,入轻粉和匀,点之;汤调,顿冷洗,皆可用。

【主治】　暴赤眼。

杏仁饮

【方源】　《圣济总录》卷八。

【组成】　苦杏仁(汤浸,去皮尖双仁,炒)15 克,附子(炮裂,去皮脐)22.5 克,蜀椒(去目并闭口者,炒出汗)7.5 克。

【用法】　上药研为粗散。每次 15 克,水煎,去渣,分 2 次空腹温服。以衣被盖之,取汗通身愈,或只在夜并服亦佳。

【主治】　中风四肢挛急,屈伸俯仰甚难。

杏仁散(1)

【方源】　方出《太平圣惠方》卷三十五,名见《圣济总录》卷一二三。

【组成】　肉桂 90 克,苦杏仁(汤浸,去皮尖双仁,麸炒微黄)60 克,芜荑仁 30 克。

【用法】　上药研为末。以绵裹,如苦杏仁大,含咽津,消尽更服。

【主治】　尸咽。喉内痛,欲失声者。

杏仁散(2)

【方源】　《太平圣惠方》卷三十六。

【组成】　苦杏仁 10 克(汤浸,去皮尖双仁),铅霜 5 克,麝香少许。

【用法】　上药先研杏仁令细,次入铅霜、麝香,研令匀。用少许敷疮上。

【主治】　口吻生疮。

杏仁煎(1)

【方源】　《圣济总录》卷一一七。

【组成】　苦杏仁(去皮尖双仁,研)14粒,胡粉(研)、铅丹(研)各7.5克。

【用法】　上药用蜜调和,用竹筒盛,蒸,旋含之。吐津不得咽。

【主治】　口疮。

杏仁煎(2)

【方源】　《赤水玄珠》卷七。

【组成】　苦杏仁(去皮尖)30克,薄荷,白蜜。

【用法】　用童便浸,1日1换,夏月1日3换,浸半月,取出洗净,焙干,研令极细。每次9克,用薄荷1叶,白蜜少许,水煎,食后服。

【主治】　哮嗽寒热,嗔多喜少,面色不润,食少,脉弦紧。

杏豆散

【方源】　《普济方》卷三〇六。

【组成】　苦杏仁(切,去皮尖)、豆豉各30克,韭根1握(净洗)。

【用法】　上为饼。贴咬处,以艾炷灸饼上,热即愈。

【主治】　狂犬咬。

杏辛散

【方源】　《普济方》卷六十九引《海上方》。

【组成】　苦杏仁(去油)10个,细辛(焙干)10克,雄黄(别研)10克。

【用法】　上药研为末。男左女右,搐鼻中。

【主治】　风肿。

杏酥膏

【方源】　《医宗金鉴》卷四十一。

【组成】　苦杏仁霜、奶酥油、炼白蜜。

【用法】　溶化,合膏服。

【主治】　肺痿干嗽,不虚而燥。

杏霜丹

【方源】　《洞天奥旨》卷十五。

【组成】　杏仁(去皮尖,纸压去油,取霜)15克,轻粉1.5克,黄柏(炒末)3克。

【用法】　将猪脊髓捶和匀。先将黄柏煎水,洗疮口干净,然后将药敷上,外以绢包之。

【主治】　臁疮,经年累月不愈者。

杏仁饼子

【方源】　《圣济总录》卷一一七。

【组成】　苦杏仁(汤浸,去皮尖双仁,别研细)14枚,腻粉3克,铅丹适量。

【用法】　上药和研匀如膏,为饼如钱眼大,铅丹为衣。先用盐汤漱口,含饼。涎出即吐。

【主治】　口糜生热疮。

杏仁酝酒

【方源】　《圣济总录》卷十一。

【组成】　苦杏仁(汤浸,去皮尖双仁)、糯米(簸去糠)、麦曲(焙令干,捣为末)。

【用法】　先取苦杏仁15千克捣,更入砂盆内烂研,渐入水旋研旋绞,取汁令尽去渣,煎取尝之,若香滑则熟。倾入不津瓮中,如法盖覆,作3料酝酒。第一酝:取糯米45千克,炊作饭,用曲末6千克拌和;又取苦杏仁4千克烂研,以水煎,寒温适宜,投入前药瓮中酝之,令米糜溃。第二酝:取糯米15千克炊饭,用曲末2千克拌和;又取苦杏仁3千克研烂,以水煎,寒温适宜,投入前药瓮中。第三酝:用米、曲、杏仁水汁,一切依第二酝法。上三酝即毕,用蜡纸密封,莫令气泄,于静处安,候香熟。每次150毫升,不拘时相续饮之。常令半醺,无至醉吐为妙。

【主治】　风衰腿,四肢不收,失音不语。

束胎丸(1)

【方源】　《医略六书》卷二十八。

【组成】　生地黄180克,枳壳(炒)30克,木香30克。

【用法】　上药研为末,炼蜜为丸。每次6～9克,米饮送下。

【主治】　孕妇心痛闷绝,脉沉微数者。

【方论】　胎气内壅,营阴受伤,而上犯心包,故心痛闷绝,昏不知人焉。生地黄滋阴壮水,以上荣心包;木香开胃醒脾,以下安胎气;更佐枳壳,泻滞化气,以除闷绝也;炼蜜丸、米饮下,使营阴内充,则胎得所养,而气不上逆,焉有心痛闷绝,昏不知人之患。

束胎丸(2)

【方源】　《古今医彻》卷四。

【组成】　白术、黄芩、广皮各等份。

【用法】　上药研为末,水为丸。虚者人参汤送下,多怒者砂仁汤送下。

【主治】　妊娠四五月,饮食渐入,母气日衰,母气既衰,则不能约束于胎而胎气寝大。

【方论】　白术健母之气,条芩益子之阴,加以陈皮利其气,而胎始得安。

束胎散

【方源】　《简明医彀》卷七。

【组成】　香附 60 克,枳壳 90 克,甘草(炙)45 克。

【用法】　上药研为末。每次 6 克,空腹开水送下。

【功用】　顺气,滑胎易产。

更衣丸

【方源】　《成方便读》卷一。

【组成】　真上好芦荟 60 克,麦冬(捣罗)30克,朱砂(为衣)30 克。

【用法】　上为丸,朱砂为衣服。

【主治】　燥火有余,津枯便闭之证。

【方论】　芦荟,木之脂也,味苦性寒,阳明、厥阴药也,专能泄热降火,润燥通肠,而以麦冬之寒滑多脂者助之,其便有不立通者乎?用朱砂为衣者,镇其浮游之火,而复其离内之阴耳。

还少丹

【方源】　《本草纲目》卷二十七引《瑞竹堂经验方》。

【组成】　蒲公英 500 克,解盐 30 克,香附15 克。

【用法】　后二味为细末,入蒲公草内淹 1 宿,分为 20 团,用皮纸三四层裹扎定,用六一泥(即蚯蚓粪)如法固济,入灶内焙干,乃以武火煅通红为度,冷定取出,去泥为末。早、晚擦牙漱之。吐、咽

任便,久久方效。

【功用】　固齿牙,壮筋骨,生肾水。

还阳汤

【方源】　《眼科临症笔记》。

【组成】　花椒 9 克,桂枝 7 个,艾叶 7 个。

【用法】　煎水熏。

【主治】　迎风冷泪症,两目不疼不红,或微红,自觉羞明怕风,迎风冷泪不止,但在室内却如无病。

还魂丹

【方源】　《证治要诀类方》卷四。

【组成】　麻黄 9 克,桂枝 6 克,苦杏仁 12 粒。

【用法】　水煎,灌下即醒。

【主治】　中恶已死。

还魂汤

【方源】　《金匮要略》卷下。

【组成】　麻黄(去节)9 克、苦杏仁(去皮尖)6克,甘草(炙)3 克。

【用法】　水煎,去渣,分令咽之。

【主治】　①《金匮要略》:卒死、客忤死,诸感忤。

②《三因极一病证方论》:卒厥暴死,及客忤、鬼击、飞尸,奄忽气绝,不觉口噤。

还睛散

【方源】　《普济方》卷七十五。

【组成】　龙胆、红芍药、当归各等份。

【用法】　上药研为细末。每次 3 克,水煎,临卧温服。

【主治】　风热攻眼,血贯瞳人。

辰砂丸

【方源】　方出《证治准绳·幼科》卷二,名见《医部全录》卷四三一。

【组成】　全蝎(微炒黄)49 个,朱砂(研极细,和匀)15 克。

【用法】　取蚯蚓 10 条,洗净,入小瓶内,以温火炒蚯蚓化为水,上药为丸如白胡椒大。每次 3丸,用顺流水化下。

【主治】　小儿急慢惊风。

辰砂散

【方源】　《苏沈良方》卷二。

【组成】　朱砂(须光明有墙壁者)30克,酸枣仁(微炒)、乳香(光莹者)各15克。

【用法】　量所患人饮酒几何,先令恣饮沉醉,但勿令至吐,静室中服药讫,便安置床令睡,以前药都为1服,温酒调之,顿服令尽;如素饮酒少人,但随量取醉。慎不可惊触使觉,及他物惊动。

【功用】　《医方论》:化痰定惊。

【主治】　风邪诸痫,狂言妄走,精神恍惚,思虑迷乱,乍歌乍哭,饮食失常,疾发仆地,吐沫戴目,魂魄不守,医禁无验。

【方论】　《医方集解》:此手少阴药也,辰砂镇心泻火,乳香入心散淤血,枣仁补肝胆而宁心。

辰砂二宝丹

【方源】　《青囊秘传》。

【组成】　飞朱砂、飞滑石各7.5克,土茯苓。

【用法】　上药研为细末,分12服。每次用土茯苓500克和煎服之。

【主治】　男妇杨梅结毒,或在头脑,咽喉鼻腐。

辰砂乳香丸

【方源】　《普济方》卷三七五。

【组成】　半夏(炮)、乳香、朱砂(各研)各等份。

【用法】　上药各为细末,面糊为丸。每次10丸,乳食后温薄荷汤送下。

【主治】　小儿惊痫胎风,壮热瘈疭,弄舌摇头,眠睡不稳,目睛上视,口眼牵引,痰实咳嗽,咬齿谵语。

辰砂益原散

【方源】　《奇效良方》卷五。

【异名】　朱砂益元散(《景岳全书》卷五十九)、益元散(《医方集解》)、朱砂六一散(《张氏医通》卷十六)、天水散《医宗金鉴》卷二十八)、益元凉肌散(《痘疹会通》卷五)。

【组成】　朱砂9克,滑石180克,甘草30克。

【用法】　上药研为细末。每次9克,开水送下,不拘时候。

【功用】　①《医学传灯》:利湿解热。

②《医宗金鉴》:催生下乳。

③《成方切用》:镇心神而泻丙丁之邪热。

【主治】　①《奇效良方》:伏暑烦渴引饮,小便不利,心神恍惚。

②《医方考》:痘疹三四日,里热,小便黄赤,神气不清者。

③《东医宝鉴·杂病篇》:伤寒热不退,狂言谵语。

④《济阳纲目》:暑乘肺咳则口燥心烦,声嘶吐沫。

⑤《张氏医通》:暑月惊悸多汗,小便涩痛。

⑥《医学传灯》:疰夏。

⑦《医宗金鉴》:积聚水蓄,里急后重,暴注下迫者。

【宜忌】　《麻科活人全书》:老人、虚人及病后伤津,而小便不利者,不宜用。

【方论】　①《医方考》:滑石清利六腑,甘草解热调中,辰砂安神去怯。

②《医学传灯》:六一散有朱砂,能引甘、滑之凉,先入心经,使热与湿俱解,无朱砂者,但能利湿,不能解热,以其无向导之兵也。

来泉散

【方源】　《回生集》卷上。

【组成】　雄黄3克,鸡内金(焙脆存性)3个,生白矾3克。

【用法】　上药研为细末,入瓶收贮听用。令患者先用凉水漱口,将药用竹管吹至喉中,即吐涎水碗许,其痛立止。

【主治】　乳蛾。

扶中汤

【方源】　《医学衷中参西录》上册。

【组成】　于术(炒)30克,生山药30克,龙眼肉30克

【主治】　泄泻久不止,气血俱虚,身体羸弱,将成劳瘵之候。

【加减】　小便不利者,加椒目(炒、捣)9克。清火理气之剂,遂泄泻不止。更延他医,投以温补之剂,初服稍轻,久服则泻仍不止,1日夜4~5次,迁延半年,以为无药可治。后愚为诊视,脉虽濡弱,而无弦数之象,知犹可治。但泻久身弱,虚汗淋漓,

心中怔忡,饮食减少。踟蹰久之,为拟此方,补脾兼补心肾。数剂泻止,而汗则加多,遂于方中加龙骨、牡蛎(皆不用煅)各18克,两剂汗止,又变为漫肿。盖从前泻时,小便短少,泻止后,小便仍少,水气下无出路,故蒸为汗,汗止又为漫肿也。斯非分利小便,使水下有出路不可。特其平素常觉腰际凉甚,利小便之药,凉者断不可用。遂用此方加椒目9克,连服10剂痊愈。

扶危散

【方源】　《疡科选粹》卷七。

【组成】　儿胎发(炒)、新香附、野菊花。

【用法】　上药各为细末。酒调尽醉而愈。

【主治】　疯狗咬。

抑气散

【方源】　《济生方》卷七。

【组成】　香附(炒,杵净)120克,茯苓(去根)、甘草(炙)各30克。

【用法】　上药研为细末。每次6克,食前用沸汤送下。仍兼进紫石英丸。

【主治】　妇人气盛于血,无子,寻常头晕膈满,体痛怔忡。

抑心清肺丸

【方源】　《古今医鉴》卷七。

【组成】　黄连90克,茯苓90克,阿胶60克。

【用法】　上药研为极细末,水熬阿胶和丸,如梧桐子大。每次50~60丸,食后米饮送下。

【主治】　虚劳,肺热咯血咳嗽,兼治血痢。

【方论】　连、苓有降心火之功,阿胶具保肺金之力,则嗽除血止而病自愈矣。

抗宫炎片

【方源】　《部颁标准》。

【组成】　广东紫珠干浸膏167克,益母草干浸膏44克,乌药干浸膏39克。

【用法】　上药制成片剂。口服,每次6片,1日3次。

【功用】　清湿热,止带下。

【主治】　因慢性宫颈炎引起的湿热下注,赤白带下,宫颈糜烂,出血等症。

【宜忌】　孕妇忌服。服后偶见头晕,可自行消失,不必停药。

抗感颗粒

【方源】　《中国药典》。

【组成】　金银花210克,赤芍210克,绵马贯众70克。

【用法】　上药制成颗粒剂,每袋装10克。每次10克,开水冲服,1日3次,小儿酌减或遵医嘱。

【功用】　清热解毒。

【主治】　外感风热引起的发热,痛,鼻塞,喷嚏,咽痛,全身乏力、酸痛等。

【宜忌】　孕妇慎服。

护命散

【方源】　《丹台玉案》卷四。

【组成】　白矾3克,五倍子15克,龙骨(煅过)4.5克。

【用法】　上药研为细末。以津唾调,塞满脐中,外用绢条扎定,过夜即止。

【主治】　盗汗,自汗。

护心托里散

【方源】　《先醒斋医学广笔记》卷三。

【组成】　绿豆粉上、朱砂中、乳香下。

【用法】　上药研为极细末,和匀。每次9克,开水送下。

【主治】　痈疽毒气攻心,神昏,作呕,不食。

连壳丸

【方源】　《医学入门》卷七。

【组成】　黄连、枳壳各(锉)60克。

【用法】　上用槐花120克同炒,去槐花,为末,蒸饼为丸服。

【功用】　解络脉之结。

【主治】　内伤经络便血。

连柏散

【方源】　《杨氏家藏方》卷十三。

【组成】　黄连(去须)30克,黄柏(去粗皮)60克,腻粉3克。

【用法】　上药研为细末。先用浆水洗疮,后看疮大小,药贴之,1日3次。

【功用】　贴痔定痛。

连茱散

【方源】　《痘疹会通》卷四。

【组成】　黄连15克,吴茱萸6克,竹叶3克。

【用法】　上药研为末。每次1.5克,姜汤调下。

【主治】　痘疹干呕。

连翘防风汤

【方源】　《玉机微义》卷五十。

【组成】　连翘、防风、甘草梢。

【用法】　上药研为末。水煎服。

【主治】　小儿斑疹,少阳出不快。

连须葱白香豉汤

【方源】　《伤寒绪论》卷下。

【组成】　连须葱白7茎,香豉(勿炒)15克,生姜(切)30克。

【用法】　水煎,温服,1日3次。覆取微似汗。

【主治】　感冒,头痛如破。

【加减】　不汗,加苏叶。

连翘防风甘草汤

【方源】　《医学入门》卷六。

【组成】　连翘、防风、甘草各等份。

【用法】　水煎服。

【主治】　小儿痘疹,少阳病,乍寒乍热,出不快者。

坚气散

【方源】　《鸡峰普济方》卷二十。

【组成】　川楝子、莪术各30克,硼砂0.3克。

【用法】　上药研为细末。每次6克,空腹盐汤调下;欲丸,水煮面糊为丸,如梧桐子大,每次30丸。

【功用】　升降阴阳,通利滞气。

吹云散

【方源】　《古今医鉴》卷十四。

【组成】　黄丹(水飞)3克,轻粉1克,冰片片0.1克。

【用法】　上药研为末。鹅毛管吹耳内,如左眼患吹入右耳,右眼患吹入左耳,1日3次。兼服通明散,须得早治,迟则必难。

【主治】　痘疮眼生翳障,或红或白,肿痛。

吹耳散(1)

【方源】　《青囊秘传》。

【组成】　功劳叶(烧炭)、枳壳(烧炭)、冰片少许。

【用法】　上药研为细末。

【主治】　耳脓。

吹耳散(2)

【方源】　《全国中药成药处方集》(南京方)。

【组成】　陈皮灰60克,胭脂灰6克,冰片1.5克。

【用法】　上药以陈皮、胭脂煅灰存性,各取净末,再加冰片共为极细末。先用棉花将耳内脓水搅净后,再取药少量干掺;或用油调为稀薄液体,滴入耳内。

【主治】　内耳生脓,肿痛流水。

吹喉丹

【方源】　《种痘新书》卷四。

【组成】　黄连、青黛、儿茶。

【用法】　上药研为细末。吹之。

【主治】　痘疮咽烂成坑。

吹喉散(1)

【方源】　《普济方》卷六十。

【组成】　白矾15克、半夏、巴豆各7个。

【用法】　上熔白矾,锉半夏、巴豆在汁中,候干研细。吹入喉中。

【主治】　喉痹肿硬,水浆不下。

吹喉散(2)

【方源】　《古今医鉴》卷九。

【组成】　壁钱(烧存性)、白矾、发灰各等份。

【用法】　上药研为末。吹喉。

【主治】　喉痹。

吹鼻散(1)

【方源】　《太平圣惠方》卷三十七。

【组成】 冰片 1.5 克,马牙硝 3 克,瓜蒂(为末)14 个。

【用法】 上药研为细末。每用少许,吹入鼻中。

【主治】 鼻干无涕。

吹鼻散(2)

【方源】 《太平圣惠方》卷八十九。

【组成】 蚺蛇胆 7.5 克,蟾酥 3 克,滑(消)石 7.5 克。

【用法】 上药研为细末。每取少许,吹入鼻中。

【主治】 小儿脑热无涕。

吹鼻散(3)

【方源】 《普济方》卷一九二。

【组成】 瓜蒂、丁香各 7 个,小豆 7 粒。

【用法】 上药研为末。纳豆许于鼻中。少时黄水出,愈。

【主治】 身面四肢浮肿,有虫,鼻中息肉,阴黄,黄疸及暴急黄。

吹鼻散(4)

【方源】 《验方新编》卷一。

【组成】 鹅不食草(晒干)15 克、真青黛、川芎各 30 克。

【用法】 共为细末。将药少许,撒入鼻中(或新白布泡水蘸药入鼻中亦可),口含温水。以泪出为度。

【主治】 风火眼痛,目中星翳。

吹霞散

【方源】 《审视瑶函》卷三。

【组成】 白丁香 3 克,白及、白牵牛子各 9 克。

【用法】 上药研细腻无声,放舌上试过,无滓方收贮。每日点 3 次。重者不出 1 月痊愈;轻者朝点暮好。

【主治】 胬肉攀睛,星翳外障。

吹鼻通脑散

【方源】 《太平圣惠方》卷八十七。

【组成】 蚺蛇胆(研入)、犀角屑、谷精草各 3 克。

【用法】 上药研为散。每次吹绿豆大于鼻中,

1 日 2～3 次,每吹药后,以新汲水调 1.5 克服,3 岁以下,即服 1 克。

【主治】 小儿一切疳,头发干竖作穗,眼有膜,鼻头生疮。

吹鼻碧玉散

【方源】 《圣济总录》卷一〇六。

【组成】 硝石 7.5 克,龙脑 3 克,青黛 3 克。

【用法】 上药研为细末。每用 1 豆许,搐两鼻内。

【主治】 邪热攻冲,目睛疼痛。

时毒药

【方源】 《御药院方》卷七。

【组成】 大黄(生用)、寒水石(生用)、当归各等份。

【用法】 上药研为细末。每次 6～15 克,食后用无根水调下。临时观虚实加减服之。

【主治】 时疾生热疙瘩,在咽喉间,憎寒壮热,头痛,头面赤肿,状若雷头。

时眼仙方

【方源】 《惠直堂方》卷二。

【组成】 甘蔗(连皮挖 1 孔)1 节,黄连 1 克,明矾少许。

【用法】 上以黄连入蔗孔内,人乳倾满,炙至里面滚时,再入矾末调匀。抹眼 3 次。

【主治】 时眼。

助阳丹

【方源】 《济生方》卷一。

【组成】 牡蛎(烧)、花椒(炒)各 60 克,硫黄 30 克。

【用法】 上药研为细末,酒糊为丸,如梧桐子大。食前每次 15 丸,好酒送下。

【功用】 久服明目,暖五脏,健阳事,去冷病。

【主治】 肾气虚损,四肢少力,面色萎黄,脐腹冷痛。

助神散

【方源】 《痘疹传心录》卷十五。

【组成】 人牙 3 个(煅存性),蜈蚣头 3 个(煅

存性)。

【用法】 上药研为末,用水边芦根取汁,粟根煎汤,加酒浆和匀,调前末服。

【主治】 痘疮陷伏。

助气敛血汤

【方源】 《辨证录》卷十一。

【组成】 白术 60 克,土炒黄芪 120 克,醋炒三七末 9 克。

【用法】 水煎服。

【功用】 补气止血。

【主治】 老妇多言伤气,不节饮食,血崩,目暗晕地。

【方论】 此方补气不补血,以气能止血也,加之醋炒者,术者,以酸能救血也;加之三七者,以其能断血也。然必多服始能愈者,以老妇血亏气衰,不大补何以止其耗散之元阳,使气旺以生血乎。

吴茱萸丸(1)

【方源】 《圣济总录》卷一二一。

【组成】 吴茱萸(汤洗,焙干炒)、夜明沙(炒)各 6 克。

【用法】 上药研为末,以蟾酥为丸,如麻子大。绵裹 1 丸,于痛处咬,勿咽津。以愈为度。

【主治】 牙齿风龋。

吴茱萸丸(2)

【方源】 《全生指迷方》卷四。

【组成】 吴茱萸(炒)30 克,陈皮(洗)60 克,附子(炮,去皮脐)15 克。

【用法】 上药研为细末,白面糊为丸,如梧桐子大,每次 20 丸,食前以饮送下。

【主治】 因呕而哕者。

吴茱萸丸(3)

【方源】 《医方类聚》卷一二九引《经验良方》。

【组成】 吴茱萸 120 克,甜葶苈子(炒)60 克,甘遂(水煮)30 克。

【用法】 上焙干,为末,炼蜜为丸,如梧桐子大。每次 10 丸,晨、午、临卧米饮送下。

【主治】 水肿腹胀。

吴茱萸汤(1)

【方源】 《圣济总录》卷三十八。

【组成】 吴茱萸(汤浸,焙炒)、干姜(炮)各 30 克,甘草(炙)30 克。

【用法】 上药研为粗末。每次 6 克,水煎,去渣温服,不拘时候。

【主治】 霍乱心腹痛,呕吐不止。

吴茱萸汤(2)

【方源】 《圣济总录》卷四十五。

【组成】 吴茱萸(汤洗,焙)90 克,生姜(切)3 片,葱白(切)3 克。

【用法】 每次 6 克(不捣),入生姜、葱白,水煎,去渣,食前温服。

【主治】 脾脏虚冷,心腹疼痛。

吴茱萸汤(3)

【方源】 《圣济总录》卷六十四。

【组成】 吴茱萸(汤洗七遍,焙炒)、半夏(汤洗 7 遍,焙)、附子(炮裂,去皮脐)各 30 克。

【用法】 上药研为散,如麻豆大。每次 9 克,加生姜 5 片,水煎,去渣温服,不拘时候。

【主治】 冷痰,吞酸吐水,胸中不快。

吴茱萸汤(4)

【方源】 《圣济总录》卷七十六。

【组成】 吴茱萸(汤洗,焙炒)15 克,黄连(去须,炒)、赤芍各 30 克。

【用法】 上药研为粗末。每次 9 克,水煎,去渣,食前温服。

【主治】 冷热赤白痢疾。

吴茱萸散(1)

【方源】 方出《太平圣惠方》卷五十六,名见《普济方》卷二五四。

【组成】 韭根 1 把,乌梅 7 个,吴茱萸(汤浸七遍,焙干,微炒)7.5 克。

【用法】 水煎,去渣,分 2 次温服,不拘时候。

【主治】 中恶,心神烦闷,腹胁刺痛。

吴茱萸散(2)

【方源】 《医方类聚》卷一九七引《医林方》。

【组成】　吴茱萸、槟榔、木瓜各等份。

【用法】　上药研为细末。每次 15 克,生姜汤调下。

【主治】　奔豚气上至,心烦乱,不省人事,上至心下,从少腹起,上至咽喉,闷绝不能言语,或吐或汗出。

吴茱萸散(3)

【方源】　《中医皮肤病学简编》。

【组成】　炒吴茱萸 45 克,乌贼骨 45 克,硫黄 10 克。

【用法】　上药研为细末。湿疹渗液多者,撒干粉;无渗液者,用蓖麻油或猪板油调敷。

【主治】　湿疹。

吴茱萸根散

【方源】　《太平圣惠方》卷九十。

【组成】　吴茱萸根、地榆根、蔷薇根各 15 克。

【用法】　上药研为细散。每用先以温盐水洗疮令净,拭干,敷之。

【主治】　小儿月蚀疮。

吴萸天水散

【方源】　《方症会要》卷二。

【组成】　滑石 180 克,吴茱萸 21 克,甘草 30 克。

【用法】　上药研为末。每次 6 克。

【主治】　湿热吞酸。

吴茱萸生姜汤

【方源】　《卫生宝鉴》补遗。

【组成】　吴茱萸 6 克,生姜(切)9 克、人参 4.5 克。

【用法】　水煎服,不拘时候。

【主治】　厥阴经受病,烦满囊缩。

旱莲膏

【方源】　《古今医鉴》卷九引马翰林方。

【组成】　旱莲草 8000 克(在 6 月下半月,7 月上半月采,不用水洗),生姜汁 500 毫升,蜜 500 毫升。

【用法】　上药扭干取汁,对日晒过 5 日,不住

手搅,加真生姜汁、蜜,和汁同前晒,搅至数日。似稀糖成膏、瓷碗收藏。每次 15 克,无灰好酒调服,早、午各 1 次。至 21 日,将白须发拔去,即长出黑须发。

【功用】　乌须黑发。

围　药

【方源】　《奇效良方》卷五十六。

【组成】　无名异(炒)、木耳(去土,炒)、大黄(炒)各等份。

【用法】　上药研为极细末。用蜜水调,围四边肿处。

【功用】　消肿定痛。

【主治】　疮肿未破者。

里托散

【方源】　《普济方》卷二九一。

【组成】　黄芪、甘草、金银花各等份。

【用法】　上药研为末。每次 1.5 克,用酒、水各半煎,去渣,食后服。

【主治】　疬子疮。

牡丹散(1)

【方源】　《太平圣惠方》卷六十八。

【组成】　牡丹皮 15 克、盐 15 克,白蔹 15 克。

【用法】　上药研为细散。每次 6 克,食前以温酒调下。

【主治】　箭头不出。

牡丹散(2)

【方源】　《圣济总录》卷一五一。

【组成】　牡丹皮、乌头(炮裂,去皮脐)、肉桂(去粗皮)各 30 克。

【用法】　上药研为散。每次 6 克,温酒调下,不拘时候。

【主治】　室女血脏虚冷,月水凝涩,攻少腹痛。

牡荆汤

【方源】　《圣济总录》卷六十一。

【组成】　牡荆子、白术各 15 克、芒硝(研,汤成下)7.5 克。

【用法】　水煎,去渣,下芒硝搅匀,食后温服。

【主治】　惊黄。面青身黄,心中烦乱,起卧不安,唇里生疮,目视疏疏。

【备考】　如病人望之色青,近之色白,身体凉冷,言语带邪,气急冲心,汗出不多,此是死候也。

牡蛎散(1)

【方源】　《医心方》卷二十三引《录验方》。

【组成】　牡蛎 60 克,干姜 60 克,麻黄根 60 克。

【用法】　上药研为末,杂白粉粉身,不过 3～4 次便止。

【主治】　产后虚劳,汗出不止。

牡蛎散(2)

【方源】　《备急千金要方》卷十。

【组成】　牡蛎、白术、防风各 90 克。

【用法】　上药研为末,每次 3 克,酒调下,1 日 2 次。

【功用】　止汗。

【主治】　卧即盗汗,风虚头痛。

【备考】　止汗之验,无出于此方,一切泄汗服之,三日皆愈,神验。

牡蛎散(3)

【方源】　方出《太平圣惠方》卷五十三,名见《普济方》卷一七六。

【组成】　白羊肺(切片)1 具,牡蛎(烧为粉)60 克,胡燕窠中草(烧灰)30 克。

【用法】　上药研为细散。每次 6 克,食后以新汲水调下。

【功用】　润肺。

【主治】　消渴。

【备考】　方中白羊肺,《普济方》作"白羊肝"。

牡蛎散(4)

【方源】　《普济方》卷三〇一。

【组成】　白矾 120 克,黄丹(炒)60 克,牡蛎粉 60 克。

【用法】　上药研为细末。遇夜睡,手绊药于痒处痛擦之,不一时又擦之,三四次后顿减,次夜再擦,虽大减又擦,后日自然平复。如液汗亦有顿擦方可;足汗先擦大减,又擦后装药于靴,或靴底上脚板上涂药,缠脚裹之亦可。

【主治】　阴囊两傍生疮,或阴湿水出,甚痒甚苦,夜则抓之无足,后必自痛,或两腋及脚心常汗湿者。

【验案】　阴囊湿痒　一患者,得此症,受苦数 10 年,得此方随用二三日,如法搽之,20 余年不发。

牡蛎散(5)

【方源】　《鸡峰普济方》卷十六。

【组成】　厚朴(去皮,姜制)、牡蛎、白术各 15 克。

【用法】　上药研为细末。每次 6 克,空心米饮调下,1 日 2～3 次。

【主治】　小便白浊。

牡蛎术散

【方源】　方出《深师方》引赵子高方(见《外台秘要》卷十五),名见《元和纪用经》。

【组成】　防风 30 克,白术 27 克,牡蛎(熬)9 克。

【用法】　上药研为散。每次 6 克,温米饮调下,1 日 3 次。

【主治】　①《深师方》引赵子高方(见《外台秘要》):风汗出少气。

②《元和纪用经》:汗发过多,头眩,汗未止,筋惕肉眴者。

【宜忌】　忌桃、李、雀肉、胡荽、大蒜、青鱼等物。

【加减】　恶风,倍防风;少气,倍术;汗出面肿,倍牡蛎。

牡蛎大黄汤

【方源】　《外科精义》卷下。

【组成】　牡蛎、木香、大黄(煨)各等份。

【用法】　上药研为散。每次 15 克,水煎,春、夏露渍 1 宿,冬月于暖处放 1 宿,于鸡鸣时空腹服之。快利便勿服。

【主治】　疮疽,大小便秘。

【宜忌】　妇人重身者,勿服。

牡蛎白术散

【方源】　《景岳全书》卷五十九。

【组成】　牡蛎（煅）3 克，白术（炒）、防风各 6 克。

【用法】　水煎，食远温服。

【主治】　漏风证。以饮酒中风汗多，食则汗出如洗，久而不治，必成消渴。

牡蛎地黄膏

【方源】　《外科精要》卷下。

【组成】　大黄（为末）30 克，牡蛎（用盐泥封固，煅赤，出火毒，研细）60 克，生地黄（水浸）。

【用法】　上研生地黄汁调涂患处，如干，更用汁润之。

【主治】　痈肿。

针头丸

【方源】　《圣济总录》卷七十四。

【组成】　巴豆（去皮膜）1 个、苦杏仁（去皮尖）1 个（二味皆针扎火上燎存性），大豆（末）0.3 克。

【用法】　上药研为细末，入大豆末，再研，面糊为丸，如针头大。每次 1 丸，新汲水送下。

【主治】　水泻肠鸣。

利咽散

【方源】　《麻科活人全书》卷二。

【组成】　牛蒡子（炒）、玄参、防风。

【用法】　水煎服。

【主治】　麻疹咽喉肿痛。

利骨散

【方源】　《本草纲目》卷四十引《乾坤秘蕴》。

【组成】　白马脑上肉 500～1000 克。

【用法】　待生蛆，与乌骨白鸡 1 只食之，取粪阴干，每 3 克入白硇砂 3 克，研匀。用少许擦疼处，片时取之即落。

【功用】　利骨取牙。

利丸汤

【方源】　《辨证录》卷九。

【组成】　茯苓 30 克，薏苡仁 30 克，沙参 60 克。

【用法】　水煎服。

【功用】　去其湿热之气。

【主治】　疝气，湿热交攻，睾丸作痛。

【方论】　此方以茯苓、薏苡仁分消其湿气，以沙参化其肾中之热，且沙参善能治疝，故两用之而成功耳。

利气散

【方源】　《类编朱氏集验方》卷六。

【组成】　绵黄芪、陈皮、甘草各等份。

【用法】　上药研为末。水煎服。自然通。

【主治】　老人小便秘涩不通。

乱发散（1）

【方源】　《外台秘要》卷二十七引《古今录验》。

【组成】　乱发（洗去垢，烧）1500 克，滑石 250 克，鲤鱼齿 30 克。

【用法】　上药研为散。每次 3 克，以米饮调服，1 日 3 次。

【主治】　①《外台秘要》引《古今录验》：胞转，小便不通。

②《太平圣惠方》：妇人忍小便，不得时起，致令脬转，经过五日，困笃欲死。

乱发散（2）

【方源】　方出《太平圣惠方》卷七十二，名见《普济方》卷四十二。

【组成】　滑石 60 克，乱发灰 30 克，桃白皮 500 克。

【用法】　上药研为细散。每次 6 克，取桃白皮，熟捣，以水绞取汁调下，不拘时候。

【主治】　妇人忍小便，不得时起，致令脬转，经过五日，困顿欲死。

乱蜂膏

【方源】　方出《备急千金要方》卷六，名见《普济方》卷三〇〇。

【组成】　乱发、蜂房、六畜毛。

【用法】　上烧作灰。猪脂和，敷之。

【主治】　唇黑肿，痛痒不可忍，亦治沈唇。

乱发灰散

【方源】　《太平圣惠方》卷三十七。

【组成】　乱发灰 7.5 克，肉桂 15 克、干姜（炮裂)7.5 克。

【用法】　上药研为细散。每次 6 克,先食浆水粥,后以温浆水调下。

【主治】　鼻出血久不止,令人目眩心烦。

乱发灰膏

【方源】　《圣济总录》卷一三四。

【组成】　乱发灰、蛇蜕灰各 7.5 克,猪脂 30 克。

【用法】　上药研为细末。以脂调如糊,先用曲末 30 克,石灰汤 60 毫升,搅和令匀,洗疮,涂敷疮上,1 日 3～5 次。

【主治】　湿疮,积年不愈,四边肉青起。

何首乌丸(1)

【方源】　《圣济总录》卷一四二。

【组成】　何首乌(去黑皮)、威灵仙(去苗土)、枳壳(去瓤,麸炒)各等份。

【用法】　上药研为末,浸蒸饼为丸,如梧桐子大。每次 20 丸,温水送下,早晚食前服。

【主治】　血痔。

何首乌丸(2)

【方源】　《赤水玄珠》卷二十六。

【组成】　何首乌。

【用法】　上药研为末,鳖血为丸,如黄豆大,辰砂为衣。每次 2 丸,临发日五更白汤送下。

【功用】　补虚截疟。

【主治】　久疟阴虚,热多寒少。

何首乌酒

【方源】　《万氏家抄方》卷四。

【组成】　赤白何首乌(大者,竹刀去皮)各 90 克,赤白茯苓各 90 克,老酒。

【用法】　上药石臼内捣碎,绢袋盛之,浸老酒内,约酒 15 千克,封固,蒸 1 掌上明珠。过百日饮之。

【功用】　乌须发,壮元阳,长精神,益气血。

【宜忌】　二味不犯铁器。

住痛一黑散

【方源】　《仙传外科集验方》。

【组成】　百草霜、苎根(烧存性)、番降(烧存性)。

【用法】　先用老松皮烧存性为末,与上药和匀。撒患处。

【功用】　止血住痛。

【主治】　刀口、杖疮,一切痛不止者。

佛手散(1)

【方源】　《普济方》卷七十四引《卫生宝鉴》。

【组成】　乳香(炒)、焰硝、青黛各 6 克。

【用法】　上药研为末。口中含水,鼻内嚙之。

【主治】　眼肿痛。

佛手散(2)

【方源】　《普济方》卷三〇一。

【组成】　人中白(铁上炒)15 克,轻粉 1.5 克,麝香 0.3 克。

【用法】　上药研为细末。口含盐水洗净疮,揩干贴之。如鼻出血不止,口含水,鼻内搐药。

【主治】　男子、妇人下疳疮。

佛手散(3)

【方源】　《古今医鉴》卷十二。

【组成】　当归 6 克,川芎 12 克,益母草 15 克。

【用法】　上锉 1 剂。水、酒各半煎,温服。

【主治】　妊娠六七个月,因事筑豹着胎,或子死腹中,恶露下,痛不已,口噤欲绝。用此探之,若不损则痛止,子母俱安,若胎损,即便逐下。

皂子散

【方源】　《圣济总录》卷一三三。

【组成】　皂角子(不蛀者)7 个,大虾蟆(干者)1 个,白胡椒 15 粒。

【用法】　上药放入坩埚内,瓦盖锅口,慢火烧烟尽,取出研细。每次用药,先以温浆水洗疮口,拭干撒药,次以别膏药贴之。良久水尽出,有刺者即自见。

【主治】　水毒入疮肿痛,或刺入骨者。

皂荚汤

【方源】　《圣济总录》卷一二〇。

【组成】　皂角(去皮子,炙令黄黑色,细锉)1

挺,露蜂房(劈碎)1个,盐7.5克。

【用法】　上锉,分为3帖。水煎,去渣热漱。

【主治】　诸风齿疼痛。

皂荚散(1)

【方源】　《太平圣惠方》卷三十四。

【组成】　皂角(炙黄焦)、荆芥、白胡椒各30克。

【用法】　上药研为末。每用9克,水煎,去渣,热含冷吐。

【主治】　齿风蛀,疼痛不可忍。

皂荚散(2)

【方源】　《圣济总录》卷十六。

【组成】　皂角(猪牙者,烧灰)7挺,乌头1个(炮裂,去皮脐),沙草根(生)7枚。

【用法】　上药研为散。每次3克,腊茶调下。

【主治】　风头痛。

皂角散

【方源】　《疮疡经验全书》卷二。

【组成】　皂角(烧灰)1条,蛤粉9克,乳香3克。

【用法】　上药研为末。酒调下。以手揉乳令散,外用金箍散敷之。

【主治】　乳痈及乳痛。

皂荚膏

【方源】　《圣济总录》卷一三一。

【组成】　皂角1挺(拣肥长者,刮去黑皮及子者),栗子10个(大独颗者,去壳,晒干),桑根白皮30克。

【用法】　上药研为细末,用生油调成膏。涂疮上。

【功用】　内消。

【主治】　发背似觉,但是热肿。

皂辣汤

【方源】　《仁斋直指方论》卷二十四。

【组成】　皂角刺(烧,半生半灰)6克,北大黄3克,轻粉1.5克。

【用法】　上药研为末。酒调空心服。取下恶

物,服药数日,齿出毒血甚臭。

【主治】　大风。

皂羹面

【方源】　《饮膳正要》卷一。

【组成】　白面(切细面)3000克,羊胸子(退洗净,煮熟,切如色数块)2个,红曲9克。

【用法】　上用红曲,淹拌,熬令软,同入清汁内,下胡椒30克,盐、醋调和食之。

【功用】　补中益气。

皂子仁丸

【方源】　《明医指掌》卷八。

【组成】　皂角仁30克,玄参30克,连翘30克。

【用法】　用水五升,慢火熬,水尽为度,捣烂,炼蜜为丸,如弹子大。噙化。

【主治】　瘰疬结核。

皂角子散

【方源】　《鸡峰普济方》卷二十四。

【组成】　马勃15克,皂角刺14个,地骨皮15克。

【用法】　上入小罐子内,盐泥固济,烧存性,研细。每次3～6克,食后温酒调下。

【主治】　疮疹入眼。

近效汤

【方源】　《麻科活人全书》(附录)。

【组成】　大川附(熟附不用)、漂白术(焦术不用)、炙甘草。

【用法】　生姜3片,红枣4个为引,水煎服。

【主治】　麻疹多服凉剂,变症百出,或神目昏暗,或手足瘛疭,或寒热乍发,或吐泻交作,舌虽黑而有液,唇虽焦而带凉,实热化为虚寒者。

返火汤

【方源】　《辨证录》卷一。

【组成】　熟地黄90克,山茱萸30克,肉桂9克。

【用法】　水煎服。

【主治】　冬月伤寒,大汗气喘不能息,面如珠红,口不能言,呼水自救,却仅能一口而不欲多饮,

为上热下寒之戴阳症者。

返汗化水汤

【方源】　《辨证录》卷六。

【组成】　茯苓 60 克,猪苓 9 克,刘寄奴 9 克。

【用法】　水煎服。

【功用】　利水消火。

【主治】　小肠热极,心头上一块出汗,不啻如雨,四肢他处又复无汗。

【方论】　茯苓、猪苓俱是利水之药,加入刘寄奴则能止汗,又善利水,其性又甚速,同茯苓、猪苓从心而直趋于膀胱,由阴器以下泄,因水去之急,而火亦随水而急去也,正不必再泄其火,以防伤损脏腑耳。

余甘子喉片

【方源】　《部颁标准》。

【组成】　余甘子 1600 克,冰片 0.5 克,薄荷 1 克。

【用法】　上药制成片剂。含服,每隔 2 小时 1～2 片,1 日 6～8 次。

【功用】　清热润燥,利咽止痛。

【主治】　燥热伤津引起的咽喉干燥疼痛。

含　汤

【方源】　《外台秘要》卷二十二引《广济》。

【组成】　肥松脂 90 克,皂角(去皮子,炙令黄) 1 个,石盐 7 枚。

【用法】　上切。水煎,去渣,温含,冷吐之。

【主治】　牙痛,虫痛。

含化丸

【方源】　《太平圣惠方》卷三十六。

【组成】　石膏(细研,水飞过)15 克,寒水石(研如面)15 克,白蜜 250 克。

【用法】　水煎,绵滤过,入蜜同煎令稠,丸如鸡头实大。常含 1 丸咽津。

【主治】　上焦烦热,口舌干燥,心神头目不利。

含杏仁丸

【方源】　《太平圣惠方》卷三十六。

【组成】　苦杏仁(汤浸,去皮尖双仁)30 个,甘

草(生用)、黄连(去根)各 3 克。

【用法】　上药研为细散。每取如杏仁大,绵裹含之,有涎即吐之,日 3 服,夜 1 服,以愈为度。

【主治】　口疮疼痛,吃食不得。

谷精散

【方源】　《外科启玄》卷十二。

【组成】　谷精草、海蛤粉各等份。

【用法】　上药研为末。每次 6 克,入猪肉内,以箬叶包,水煮熟,先熏目,次服之。

【主治】　痘入目,恐伤睛。

谷精草散(1)

【方源】　《圣济总录》卷十五。

【组成】　谷精草(末)、铜绿(研)各 3 克,硝石(研)1.5 克。

【用法】　上药研为末,和匀。每用 0.3 克,吹入鼻内,或偏头痛,随病左右吹鼻内。

【主治】　脑风头痛。

谷精草散(2)

【方源】　《小儿痘疹方论》。

【组成】　谷精草 30 克,生蛤粉 60 克,肝肝 1 叶。

【用法】　上药研为末。以猪肝用竹刀劈作片子,掺药在内,用草绳缚定,入瓷器内量用水,慢火煮熟,令儿食之。

【主治】　小儿痘疮已靥,眼目生翳膜,遮障瞳仁,隐涩泪出,久而不退;或十二三日,疮痂已落,其疮瘢犹黯,或凹或凸,此肌肉尚嫩而澡浴,或食炙煿辛辣有毒之物,热毒熏于肝膈致目生翳障者。

谷精草散(3)

【方源】　《眼科全书》卷六。

【组成】　谷精草、防风、甘草。

【用法】　上药研为细末,米饮调下。

【主治】　目翳落后。

坐　药

【方源】　《外台秘要》卷三十四引《通真论》。

【组成】　蛇床子 12 克,吴茱萸 18 克,麝香 2 克。

【用法】　上药研为散,炼蜜为丸。绵裹如酸枣

大,纳之。下恶物为度。

【主治】　妇人子门冷。

肝宁片

【方源】　《部颁标准》。

【组成】　斑蝥 2 克,糯米 98 克,紫草 100 克。

【用法】　上药制成片剂。口服,每次 2～3 片,温开水送下,1 天 3 次。

【功用】　清热解毒,利湿,化瘀散结。

【主治】　治疗各种急慢性肝炎,尤其对乙型肝炎患者的肝功能异常和表面抗原阳性者有显著疗效,并可预防乙肝癌变。

肝复康丸

【方源】　《部颁标准》。

【组成】　五味子 400 克,太子参 200 克,白花蛇舌草 200 克。

【用法】　上药制成丸剂。口服,每次 6～9 克,1 日 3 次。

【功用】　收敛,益气,解毒,降谷丙转氨酶。

【主治】　急、慢性肝炎,早期肝硬化和肝功能不良。

【宜忌】　谷丙转氨酶恢复正常后,仍须服药 2～4 周,以巩固疗效。邪盛正实者慎用。

肝胆两益汤

【方源】　《辨证录》卷四。

【组成】　白芍 30 克,远志 15 克,炒酸枣仁 30 克。

【用法】　水煎服。

【主治】　胆气怯,夜不能寐,睡卧反侧,辗转不安,或少睡而即惊醒,或再睡而恍如捉拿。

【方论】　此方白芍入胆,佐以远志、酸枣仁者,似乎入心而不入胆,不知远志、酸枣仁既能入心,亦能入胆,况同白芍用之,则共走胆经,又何疑乎。胆得三味之补益,则胆汁顿旺,何惧心肾之相格乎。

肚脐饼

【方源】　《仙拈集》卷一。

【组成】　轻粉 6 克,巴豆(去油)12 克,硫黄 3 克。

【用法】　上药研为末,成饼。先以新绵 1 片铺脐上,以药饼当脐按之,外用绵扎紧。如人行五六里,黄水自下,待三五度去饼,以温粥补之。

【主治】　水臌肿满。

角鹰散

【方源】　《普济方》卷二九三引《仁存方》。

【组成】　角鹰屎、乳香、葱白各等份。

【用法】　上药研为末。先用盐水洗疮口,看大小以灯心探入疮口,随其深浅,纳药入。明日骨内虫及恶水自出,不过两次。

【主治】　瘘疮。

龟头散

【方源】　《太平圣惠方》卷九十二。

【组成】　龟头(枯头者,涂酥,炙令黄焦)1 枚,卷柏 30 克,龙骨 30 克。

【用法】　上药研为细散。每次 3 克,敷上,按纳之。

【主治】　小儿大肠虚冷,久脱肛。

龟肉臛

【方源】　《圣济总录》卷一九〇。

【组成】　龟肉(洗,切)90 克,羊肉(洗,切)90 克,麇肉(洗,切)90 克。

【用法】　上药以水不拘多少,加五味,煮作臛食之。

【主治】　产后乳汁不下。

条风散

【方源】　《古今医统大全》卷六十一。

【组成】　黄连(去毛净)、蔓荆子各 15 克,五倍子 9 克。

【用法】　上药研为粗散。分 3 服,新水煎滤清汁以洗沃。

【主治】　风毒攻眼,赤肿痒痛。

饭匙散

【方源】　《何氏济生论》卷四。

【组成】　冬米(煮饭取锅焦,研末)30 克,老莲子(炒,研)120 克,向糖(研末)120 克。

【用法】　上药研为末。每次 30～45 克,干吃。

【主治】　久泻。

应痛散

【方源】　《传信适用方》卷三。

【组成】　延胡索(炒)、当归(去芦)、肉桂(去皮取肉)各等份。

【用法】　上拣好药材为细末。每次 9～15 克,以酒调下,不拘时候。频进饮酒,亦随人量,以知为度。

【功用】　宣通经络,调畅血气。

【主治】　身体偏痛兼无力;及寻常闪著筋力,挫气疼痛。

疗发散

【方源】　《药奁启秘》。

【组成】　桑螵蛸(立春前炙成炭)100 个,益母草(小暑前炙存性)各等份,麝香 1.5 克。

【用法】　上药研为细末。每重 30 克,加麝香按膏贴之。

【主治】　疗毒漫肿,麻木疼痛。

疗疮丸

【方源】　《疡医大全》卷三十四。

【组成】　巴豆(去皮膜)、明雄、生大黄各 9 克。

【用法】　上药研为细末,加飞面醋糊为丸,如金凤花子大。每次 20～30 丸,热汤送下。

【主治】　一切疗疮;湿痰流注,梅疮初起。

疗毒秘丸

【方源】　《外科方外奇方》卷三。

【组成】　人指甲不拘多少(炒黄研细),麝香 0.3 克,便壶底 5 克。

【用法】　上药研为末,为丸,如米大。每次 3 克,开水送服。

【主治】　疗毒。

快气汤

【方源】　《太平惠民和剂局方》卷三(吴直阁增诸家名方)。

【组成】　砂仁 240 克,香附(炒去毛)360 克,甘草 120 克。

【用法】　上药研为细末。每次 3 克,用盐汤点下。

【功用】　快气美食,温养脾胃。

【主治】　一切气疾,心腹胀满,胸膈噎塞,噫气吞酸,胃中痰逆呕吐,以及宿酒不解,不思饮食。

快肌膏

【方源】　《救偏琐言》卷十。

【组成】　生大黄(晒燥,为末)30 克,败草散 15 克,猪胆汁。

【用法】　上调入猪胆汁。以鹅翎轻轻间拭之。

【主治】　痘值炎天,脓浆燥实,遍体如霞,烦热如火,身无安放者。

【宜忌】　涂药宜薄不宜厚,不可通身涂满。

快膈汤

【方源】　方出《证类本草》卷二十三引《经验后方》,名见《普济方》卷一八四。

【组成】　青橘皮 120 克,盐 30 克(分作 4 份,一份用盐汤浸青橘皮 1 宿,漉出,去瓤,又用盐三份一处拌匀,候良久,铫子内炒微焦,为末)。

【用法】　每次 4.5 克,茶末 1.5 克,水煎,放温常服。不用茶煎,开水点亦妙。

【主治】　膈下冷气,及酒食饱满。

冻疮膏

【方源】　《全国中药成药处方集》(南京方)。

【组成】　煅瓦楞子(研末,用水飞)30 克,冰片 1.5 克,山羊油脂(熬化)60 克。

【用法】　将瓦楞子煅透,为末,水飞乳细,加冰片,共乳成细末,以山羊油熬化,调和成膏,用瓶或膏盒装之,每盒约重 6 克。每用少许,涂于患处。

【主治】　冻疮已溃。

冻疮药水

【方源】　《全国中药成药处方集》(南京方)。

【组成】　樟脑、红花各 30 克,乙醇 360 克。

【用法】　先将红花用酒精浸,滤去红花,加樟脑于乙醇内使其溶开,用 30 克装玻璃瓶装之,密封瓶口。先将患处用温水洗净,以少许涂患处,涂时应多加揉擦,使局部皮肤发暖,1 日数次。

【主治】　冻疮痒痛,硬结未溃。

沐头汤

【方源】　《外台秘要》卷十六引《删繁方》。

【组成】　火麻仁 1500 克,秦椒 60 克,皂荚(屑)150 克。

【用法】　上药研为末,纳米泔汁中 1 宿渍,去渣,米泔搅之,取乃用沐发,燥讫,别用皂角汤洗之,通理,然后敷膏。

【主治】　肺热劳损伤肺,气冲头顶,而致头风,不问冬夏老少,头生白屑,搔之痒起。

沙参散

【方源】　《圣济总录》卷九十四。

【组成】　沙参 45 克,桂(去粗皮)15 克,桃仁(去皮尖双仁,炒,研)49 枚。

【用法】　上药研为散。每次 6 克,以温酒调下,不拘时候。

【主治】　阴疝牵引疼痛。

沙参粥

【方源】　《药粥疗法》引《粥谱》。

【组成】　沙参 15～30 克,粳米 50～100 克,冰糖适量。

【用法】　先以沙参煎取药汁,去渣,入粳米煮稀薄粥,粥熟后加入冰糖。或用新鲜沙参 30～60 克,洗净切片,煎取浓汁,同粳米,冰糖煮粥服食。连用 3～5 天为 1 个疗程。

【功用】　润肺养胃,祛痰止咳。

【主治】　肺热肺燥,干咳少痰,或肺气不足,肺胃阴虚的久咳无痰,咽干,或热病后津伤口渴。

【宜忌】　受凉感冒引起的伤风咳嗽患者忌食。煮沙参粥时宜稀薄,不宜稠厚。

沙糖黄连膏

【方源】　《圣济总录》卷一〇四。

【组成】　白砂糖、黄连(去须,末)各 30 克,大枣(青州者,洗,煮过,去皮核)7 枚。

【用法】　上药捣熟如膏,如绿豆大。绵裹,新汲水浸,点之。

【主治】　暴赤眼。

沃雪汤

【方源】　《医学衷中参西录》上册。

【组成】　生山药 30 克,牛蒡子(炒,捣)12 克,柿霜饼(冲服)18 克。

【用法】　水煎服。

【主治】　脾肺阴分亏损,饮食懒进,虚热劳嗽;及一切阴虚之证,兼肾不纳气作喘者。

【验案】　喘证　一人年 40 余岁,素有喘证,薄受外感即发。医者投以小青龙汤,1 剂即愈,习以为常。一日喘证复发,连服小青龙汤 3 剂不愈,其脉五至余,右寸浮大,重按即无。知其前服小青龙汤即愈者,因其证原受外感;今服之而不愈者,因此次发喘原无外感也。为拟此汤,服两剂全愈,又数服以善其后。

没药散(1)

【方源】　《太平圣惠方》卷七十九。

【组成】　没药 30 克,木香 60 克,阿胶(捣碎,炒令黄燥)30 克。

【用法】　上药研为细散。每次 6 克,以粥饮调下,1 日 3～4 次。

【主治】　产后下痢不止,腹胃疼痛。

没药散(2)

【方源】　《圣济总录》卷三十三。

【组成】　没药(研)30 克,地龙(微炒)30 克,桂(去粗皮)15 克。

【用法】　上药研为细散。每次 6 克,空心以温酒调下。

【主治】　伤寒后腰痛不可忍。

没药散(3)

【方源】　《医方类聚》卷七十八引《施圆端效方》。

【组成】　海浮石 30 克,没药 3 克,麝香 3 克。

【用法】　上药研为细末。每用少许,吹耳中。

【主治】　底耳。

没石子丸

【方源】　《普济方》卷三六一。

【组成】　木香、螺粉(烧)、草乌(生用,去皮尖)。

【用法】　上药研为末。醋煮糊为丸,如黍米大。每次 10 丸,以淡醋吞下。

【主治】　小儿惊风内钓,腹痛不可忍。

没药鸡子酒

【方源】　《太平圣惠方》卷六十七。

【组成】　没药(研末)15克,生鸡子3枚,细酒100毫升。

【用法】　先将鸡子开破,取白去黄,盛碗内,入没药,以酒暖令热,投于碗中令匀,不拘时候温服。

【主治】　坠落车马,筋骨疼痛不止。

沉水膏

【方源】　《鸡峰普济方》卷二十二。

【组成】　白及、白蔹各30克,乳香9克。

【用法】　上药研为末,看疮大小,以水1碗,抄药在水中,以铁篦子打散,令药自澄,作白膏药。看疮势,以纸花子摊贴之。

【主治】　疮肿肿起。

沉附汤

【方源】　《魏氏家藏方》卷四。

【组成】　附子(炮,去皮脐,细切)27克,沉香(细锉,不见火)、人参(去芦)各6克。

【用法】　加生姜10片,水煎,去渣,食前温冷,随意服之。

【主治】　①《魏氏家藏方》:下虚上盛,气不升降,阴阳不分,胸膈满闷,饮食不进,虚热上冲,肢体倦痛。

②《普济方》:肿病退而复作,中下二焦,升降失职,寒结水凝,小便不利。

沉香散

【方源】　《活人心统》卷下。

【组成】　沉香、紫苏子、白蔻仁各3克。

【用法】　上药研为末。每次1.5～2.1克,以柿蒂汤送下。

【主治】　胃冷久呃。

沉香桃胶散

【方源】　《产育宝庆》卷上。

【组成】　桃胶(瓦上焙干)、沉香、蒲黄(隔纸炒)各等份。

【用法】　上药研为末。每次6克,空心以陈米饮调下。

【主治】　产后痢下赤白,里急后重,绞刺疼痛。

羌活汤(1)

【方源】　《脉因证治》卷上。

【组成】　羌活、防风、甘草

【用法】　水煎服。

【主治】　疟疾,邪气浅在表。

【加减】　恶寒有汗,加桂枝;恶风无汗,加麻黄;吐,加半夏。

羌活汤(2)

【方源】　《外科百效》卷二。

【组成】　羌活(酒炒)、黄芩(酒炒)、大黄(酒蒸)。

【用法】　水煎服。

【主治】　大头肿,脉沉,里表见者。

羌活散(1)

【方源】　《保命集》卷中。

【组成】　羌活30克,川芎21克,细辛根6克。

【用法】　水煎服。

【主治】　伤寒头痛恶风。

【加减】　身热,加石膏汤12克。

羌活散(2)

【方源】　《医方大成》卷一引《简易》。

【组成】　附子1个,羌活、乌药各30克。

【用法】　上药研为粗散。每次12克,水煎,去渣温服。

【主治】　中风偏废。

羌活蒲蓝汤

【方源】　《辨证施治》。

【组成】　羌活9～15克,蒲公英、板蓝根各15～30克。

【用法】　水煎服。

【主治】　感冒风热,咽喉肿痛。

完疮散

【方源】　《景岳全书》卷五十一。

【组成】　滑石(飞)30克,赤石脂(飞)15克,粉甘草9克。

【用法】　上药研为末。干撒,或用麻油调敷。

【主治】　湿烂诸疮肉平不敛及诸疮毒内肉既平而口有不收者。

【加减】　痒,加枯矾3克;痒甚,加水银12克,松香 6 克。

诃子丸

【方源】　《普济方》卷二〇一引《杨氏家藏方》。

【组成】　诃子 30 克,藿香 30 克,肉豆蔻 2 个。

【用法】　上药研为末,炼蜜为丸。随大小以米饮送下。

【主治】　大人小儿泻。

诃子汤

【方源】　《宣明论方》卷二。

【组成】　诃子(半炮半生)4 个,桔梗(半炙半生)30 克,甘草(半炙半生)12 克。

【用法】　上药研为细末。每次 6 克,童子小便、水各半煎,温服。

【主治】　失音不能言语。

【方论】　①《证治准绳·类方》:桔梗通利肺气,诃子泄肺导气,童便降火甚速。

②《医方集解》:诃子敛肺清痰、散逆破结,桔梗利肺气,甘草和元气,童便降火润肺。

诃子饮(1)

【方源】　《济生方》卷二。

【组成】　诃子(去核)30 克,苦杏仁(炮,去皮尖)30 克,通草 7.5 克。

【用法】　上药研为散。每次 12 克,加煨生姜 5 片,水煎,去渣,食后温服。

【主治】　久咳语声不出。

诃子饮(2)

【方源】　《普济方》卷一五九引《卫生家宝》。

【组成】　诃子(去核)90 克,生姜(煨熟)30 克,灯心 15 克。

【用法】　上各为散,合一处。每次 15 克,水煎,空腹随意服之。

【主治】　久嗽,无语,声不出。

诃附丸

【方源】　《万氏家传幼科发挥》卷四。

【组成】　诃子、灶心土、黑附子。

【用法】　上药研为末,米糊为丸,如粟米大。用米汤送下。

【主治】　小儿飧泄。

诃子灰散

【方源】　《疡医大全》卷二十四引周鹤仙方。

【组成】　黄柏(炒,存性)、诃子灰各 6 克,麝香少许。

【用法】　上药研为极细末。掺患处。

【主治】　妒精疮,玉茎烂一二寸者。

【宜忌】　切勿令阳道兴起,胀断疮靥。

诃黎勒丸

【方源】　《圣济总录》卷一七八。

【组成】　诃黎勒(煨,去核)15 克,肉桂(去粗皮)7.5 克,赤石脂 15 克。

【用法】　上药研为末,炼蜜为丸,如麻子大。1—2 岁儿每次 3 丸,4—5 岁儿每次 5 丸,以米饮送下,空腹、午后各 1 次。

【主治】　小儿冷痢。

诃黎勒粥

【方源】　《太平圣惠方》卷九十六。

【组成】　诃黎勒皮 15 克、生姜(切)30 克,粳米 100 克。

【用法】　水煎诃黎勒等,去渣取汁,下米煮粥食之,不拘时候。

【主治】　霍乱不止,心胸烦闷。

补元散

【方源】　《审视瑶函》卷四。

【组成】　夜明砂(淘净)30 克,真蛤粉 15 克,公猪肝 1 大片。

【用法】　上药研为细末。每次 6 克,将公猪肝批开,搽药在内,米泔水煮熟,任意食之,以原汁汤嚼下。每日早、晚服,过 7 日再服。

【主治】　小儿痘后真元不足,目不能远视。

补天丹

【方源】　《丁甘仁家传珍方选》。

【组成】　麦饭石(醋煅七次)120 克,煅鹿角(存性)120 克,白蔹 60 克。

【用法】　上药研为细末。每取少许,小膏药贴之。

【功用】　提毒长肉。

【主治】　《药奁启秘》：溃疡久不生肉，不能收口者。

【宜忌】　不可早用。

补正汤

【方源】　《圣济总录》卷四十八。

【组成】　白药子 60 克，甘草（炙，锉）、白芍各 30 克。

【用法】　上药研为粗末。每次 9 克，水煎，去渣温服。

【主治】　肺虚，通身汗出不止。

补血汤

【方源】　《盘珠集》卷上。

【组成】　黄芪（炙）、当归、川芎。

【用法】　水煎服。

【主治】　血少不能荣养其胎，胎不动不坠，腹冷如冰者。

补肝散

【方源】　《备急千金要方》卷六。

【组成】　青羊肝（去上膜，薄切之，以新瓦瓶子未用者，净拭之，纳肝于中，炭火上炙之，令极干汁尽，为末）1 具，决明子 250 克，蓼子（熬令香）50 克。

【用法】　上药研为粗散。每次 3 克，食后以粥饮送下，1 日 2 次。

【主治】　①《备急千金要方》：目失明漠漠。

②《医学六要·治法汇》：肝虚失明。

【方论】　《千金方衍义》：决明久能益精光，蓼实温中明目，青羊即羖羊，青盲明目之专药，皆《本经》主治，不专滋阴补肝，兼能散血舒筋，同气相感之妙用。

补肾汤（1）

【方源】　《本草图经》引《箧中方》（见《证类本草》卷十二）。

【组成】　杜仲 500 克，五味子 300 克，羊肾（切）3～4 枚。

【用法】　上切，分 14 剂。每夜取 1 剂，水浸至五更，煎，滤取汁，入羊肾再煮，如做羹法，空腹顿服。

【主治】　腰痛。

补肾汤（2）

【方源】　《普济方》卷二十九。

【组成】　芒硝 6 克，白矾（熬汁尽）6 克、大豆 15 克。

【用法】　水煎，去渣，分 2 次服，当快下。

【主治】　肾气不足。

补肾汤（3）

【方源】　《仙拈集》卷一引《汇编》。

【组成】　熟地黄 60 克，山茱萸 90 克，肉桂 9 克。

【用法】　水煎，去渣，加肉桂，再煎，空腹一次服完，1 日 1 剂。

【主治】　肾虚朝食暮吐，暮食朝吐者。

【加减】　食物下喉即吐者，去肉桂，加麦冬 9 克煎服，10 日即愈，后服用六味地黄丸 2 个月。

补肾羹

【方源】　《圣济总录》卷一八八。

【组成】　羊肾（去脂，切）1 双，葱白（切）6 克，生姜（切）6 克。

【用法】　细切羊肾，加五味、葱、生姜，如常法作羹食之。

【主治】　肾虚劳损，精气竭绝。

补脑散

【方源】　《医部全录》卷一五二。

【组成】　天雄（炮）、辛夷仁、苍耳茸各等份。

【用法】　上药研为末。每次 6 克，饭后酒调下。

【主治】　鼻渊，阳虚脑寒者。

补虚汤

【方源】　《圣济总录》卷一〇二。

【组成】　赤芍 7.5 克，木香 15 克，黄连（去须）3.5 克。

【用法】　上药研为粗末。每次 9 克，水煎，去渣温服。

【主治】　肝肾虚目暗，兼治耳聋。

补益地黄煎

【方源】　《太平圣惠方》卷二十六。

【组成】　生地黄(捣绞取汁)500克,汉椒(去目及闭口者,微炒去汗)9克,附子(炮裂,去皮脐)9克。

【用法】　上药研为末,入生地黄汁中,以慢火渐熬成煎,盛于瓷盒中。每次10克,食前以温酒调下。

【主治】　五劳六极七伤。

补虚正气粥饮

【方源】　《圣济总录》卷一八九。

【组成】　黄芪(细锉)60克,人参30克,米100克。

【用法】　水同煎,去渣,下米煮粥服。

【主治】　诸痢疾、水泄霍乱,并泄血后,困顿不识人。

高良姜汤

【方源】　《鸡峰普济方》卷十四。

【组成】　厚朴、高良姜、肉桂各等份。

【用法】　上药研为细末。每次9克,水煎,去渣温服,不拘时候。

【主治】　脾胃伤冷,心腹大痛,霍乱吐泻。

高良姜散(1)

【方源】　《活人心统》卷下。

【组成】　高良姜、草果、槟榔各等份。

【用法】　上药研为末。每次6克,开水调下。

【主治】　诸般心气冷痛

高良姜散(2)

【方源】　《续名家方选》。

【组成】　高良姜18克,茴香12克,甘草6克。

【用法】　上药研为末。开水饮下。

【主治】　因酒毒常常泄泻者。

高良姜膏

【方源】　《疡医大全》卷三十八。

【组成】　高良姜、穿山甲各180克,黄丹500克。

【用法】　上用真麻油浸7日,熬枯,去渣,入炒过黄丹成膏,摊贴。

【主治】　毒疮并蝎螫、诸恶虫咬伤。

高良姜理中汤

【方源】　《扁鹊心书·神方》。

【组成】　高良姜、干姜(炒)、草果(去壳,炒)各60克。

【用法】　上药研为末。每次12克,水煎,空腹服。

【主治】　虚疟,久疟,脾胃虚弱。或初起为冷物所伤。

张真君茯苓丸

【方源】　《三因极一病证方论》卷十二。

【组成】　茯苓、白茯苓各等份,生地黄。

【用法】　上药研为末,以新汲水洗,澄去新沫,控干,别取地黄汁,同与好酒银石器内熬成膏,搜和为丸,如弹子大。空心盐酒嚼下。

【功用】　常服轻身延年。

【主治】　心肾气虚,神志不守,小便淋涩,或不禁,及遗泄白浊。

灵中散

【方源】　《普济方》卷二八九。

【组成】　陈大蜂巢1个,白矾、脂麻各适量。

【用法】　将白矾、脂麻上装入蜂巢内,火烧之,小油调,扫之。

【主治】　背疽等疮。

灵光丸

【方源】　《医方类聚》卷七○引《吴氏集验方》。

【组成】　夜明沙(去土)30克,蝉蜕(生,洗去土)21个,木贼(去节)21条。

【用法】　上药研为末,砂糖为丸,如弹子大。每次1丸,嚼,木贼煎汤送下。

【主治】　斑疮眼。

灵龟散

【方源】　《小儿卫生总微论方》卷十七。

【组成】　当归(去芦,洗净)7.5克,白芷、漏芦(去芦)各15克。

【用法】　上药研为末。每次3克,食前温酒调下。

【主治】　小儿仆坠,内有伤损。

灵秘散

【方源】　《丹台玉案》卷四。

【组成】　粪桶箍(煅灰)9克,胎发(煅灰)3克,煮酒饼上纸(煅)6克。

【用法】　上药研为末,和匀。撒上即止,再服犀角地黄汤。

【主治】　偶然抓伤血络,血出不止,名曰血潜。若不急救,血尽即危。

灵脂散

【方源】　《魏氏家藏方》卷九。

【组成】　吊藤15克,没药15克,五灵脂30克。

【用法】　上药研为末。每次3克,温酒调下,不拘时候。

【主治】　呕血不止。

灵鼠膏

【方源】　《普济方》卷二七二引《经验方》。

【组成】　大黄鼠1枚,黄丹150克,黄蜡30克。

【用法】　浑用清油500克,慢火煎鼠焦,于水上试油不散,即以绵滤,去渣澄清,重拭铫子令净,以慢火煎上件油,次下黄丹150克,炒令色变,柳木篦子不住手搅令匀,再于水上试滴,候凝,即下黄蜡,又熬带黑色方成膏。然后贮于瓷盒中,放在土地上,出火毒2~3日。敷贴疮肿。

【功用】　去痛。

【主治】　疮肿。

灵仙跌打片

【方源】　《部颁标准》。

【组成】　威灵仙300克,川乌240克,五灵脂(醋炒)240克。

【用法】　上药制成片剂。口服,每次1~2片,1日2次。

【功用】　散风除湿,活血止痛。

【主治】　手足麻痹,时发疼痛,跌打损伤,痛不可忍或瘫痪等症。

灵脂厚朴散

【方源】　《医学从众录》卷三。

【组成】　五灵脂、高良姜、厚朴(姜汁炒)各等份。

【用法】　上药研为细末。每次3克,醋汤送下,即止。

【主治】　心头痛欲死,不可忍者。

阿胶汤(1)

【方源】　《圣济总录》卷六十九。

【组成】　阿胶(炒令燥,捣末)30克,蒲黄15克,地黄汁30毫升。

【用法】　上和匀。每次6克,水煎,入生地黄汁,更煎一二沸,温服,不拘时候。

【主治】　舌上出血不止,及鼻久衄不止。

阿胶汤(2)

【方源】　《圣济总录》卷一五四。

【组成】　阿胶(炒令燥)15克,当归(锉碎)15克,桑寄生(锉碎)15克。

【用法】　上药研为粗末。每次9克,水煎,去渣,空腹热服。

【功用】　止痛安胎。

【主治】　妊娠胎动不安,腰腹疼痛。

阿胶饮

【方源】　《圣济总录》卷一七八。

【组成】　阿胶(炙令燥)37.5克,黄芩(去黑心)30克,黄连(去须)15克。

【用法】　上药研为粗末。1—2岁儿每次3克,水煎,去渣,分2次温服,空腹、日晚各1次。

【主治】　小儿白痢。

阿胶散(1)

【方源】　《圣济总录》卷一六一。

【组成】　阿胶(炙令燥)、牛角䚡(烧灰)、龙骨(煅)各30克。

【用法】　上药研为散。每次6克,薄粥饮调下。

【主治】　产后恶露不绝。

阿胶散(2)

【方源】　《类编朱氏集验方》卷十引《究原方》。

【组成】　桑寄生22.5克,阿胶(炒)15克,艾叶 7.5 克。

【用法】 上药研为粗散。每次 12 克,水煎,热服,不拘时候。

【功用】 安胎孕。

【主治】 妊娠腹痛或下血水。

阿胶散(3)

【方源】 《脉因证治》卷上。

【组成】 阿胶(炒)60 克,牡蛎(煅)、鹿茸(酥炙)120 克。

【用法】 煎散任下。

【主治】 小便不禁。

阿胶粥

【方源】 《普济方》卷二五九。

【组成】 阿胶(炙黄为末)15 克,龙骨末、艾叶末各 10 克。

【用法】 糯米水煮作粥,空腹食之。

【主治】 妊娠下血。

阿魏丸

【方源】 《陈氏幼科秘诀》。

【组成】 阿魏(沸汤泡)、雄黄(研末)各 7.5 克,辰砂(研末)4.5 克。

【用法】 面糊为丸,如绿豆大。每次 6 克,开水送服。

【主治】 疟母。

阿魏散

【方源】 方出《太平圣惠方》卷二十二,名见《圣济总录》卷十。

【组成】 地龙 15 克(微炒),阿魏 4 克,乳香 21 克。

【用法】 上药研为细散。每次 3 克,以好茶调下,不拘时候。

【主治】 ①《太平圣惠方》:白虎风。

②《圣济总录》:白虎风,身体疼痛不可忍,转动不得。

阿胶饮子(1)

【方源】 《太平圣惠方》卷七十四。

【组成】 阿胶(捣碎,炒令黄燥)15 克,竹沥 50

毫升,荆沥 20 毫升。

【用法】 上和匀。每次温饮 30 毫升。

【主治】 妊娠中风,语涩心烦,项强,背拘急,眼涩头疼,昏昏多睡。

阿胶饮子(2)

【方源】 《外科精要》卷上。

【组成】 牛胶(锉,蛤粉炒如珠)、甘草各 30 克,橘红 15 克。

【用法】 上做 3 剂。水煎服。

【主治】 一切痈疽疖毒。

阿芙蓉酒

【方源】 《饲鹤亭集方》。

【组成】 滴花烧酒 100 毫升,潮脑 21 克,阿片烟膏。

【用法】 和匀,重汤顿热,以棉纱线蘸透,乘热摩溻患处。

【主治】 跌仆内损,风湿走注,支节酸痛,闪腰挫气诸般形体之症。

阿胶甘草梨膏汤

【方源】 《温热经解》。

【组成】 阿胶 9 克,甘草(炙)9 克,梨膏(冲)15 克。

【用法】 水煎服。

【主治】 温疫肺虚咳嗽。

陈曲汤

【方源】 《圣济总录》卷五十四。

【组成】 陈曲(炒黄)、莱菔子(炒黄)各等份,麝香。

【用法】 上药研为粗末。每次 9 克,水煎,去渣,加麝香末少许,再煎一沸,温服,不拘时候。

【主治】 三焦滞气。

陈黄汤

【方源】 《赤水玄珠》卷十五。

【组成】 黄芪、陈皮各 15 克,火麻仁(研烂)30 克。

【用法】 上药研为末。每次 9 克,用火麻仁以水投,滤去渣,取汁,于银石器中煎,候有乳花起,即加白蜜1大匙,再煎令滚,调药末,空腹服。

【主治】　老人大便秘结。

陈粟汤

【方源】　《普济方》卷二八八。

【组成】　陈粟米(微炒)30克,干姜(炮制)15克,甘草(炙)120克。

【用法】　上药研为粗散,如麻豆大。每次15克,水煎,去渣,空腹温服,日晚再服,以愈为度。

【功用】　温脾平胃。

【主治】　发背干呕吐。此因先患热渴,饮冷太过,胃寒所致。

陈醋方

【方源】　《圣济总录》卷七。

【组成】　陈醋60毫升,三年酱汁、人乳汁各150毫升。

【用法】　上相和研,以生绢滤绞取汁,分3次服。日夜服之,服尽能语。

【主治】　中风不得语,舌根涩硬。

陈橘皮汤(1)

【方源】　《圣济总录》卷三十四。

【组成】　陈皮(汤浸,去白,焙)、干姜(炮)、甘草(炙)各等份。

【用法】　上药研为粗末。每次9克,水煎,去渣,稍稍令咽。勿顿与之,以苏为度。

【主治】　中热垂死。

陈橘皮汤(2)

【方源】　《圣济总录》卷四十。

【组成】　陈皮(汤浸,去白,炒干)、高良姜(锉)各22.5克,厚朴(去粗皮,姜汁涂炙三遍)30克。

【用法】　上药研为粗末。每次9克,加生姜(拍碎)4克,水煎,去渣温服,1日4～5次。

【主治】　霍乱下利。

陈橘皮汤(3)

【方源】　《圣济总录》卷一七八。

【组成】　陈皮(汤浸,去白,焙)7.5克,人参7.5克,甘草(炙)15克。

【用法】　上药研为粗末。1岁儿每次3克,加生姜2片,水煎,去渣,食前温服,1日2次。

【主治】　小儿冷痢,心腹胀满,干呕不止。

陈橘皮饮

【方源】　《圣济总录》卷六十三。

【组成】　陈皮(汤浸,去白,焙)、甘草(炙)各60克,草豆蔻(去皮)5枚。

【用法】　上药研为粗末。每次12克,加生姜4克(切),水煎,去渣温服,不拘时候。

【主治】　干呕不止。

陈橘皮散

【方源】　方出《太平圣惠方》卷四十七,名见《普济方》卷二〇二。

【组成】　陈皮(汤浸,去白瓤,焙)30克,半夏(汤浸七遍去滑)22.5克,干姜(炮裂,锉)15克。

【用法】　上药研为粗散。每次12克,加生姜3片,水煎,去渣温服,不拘时候。

【主治】　霍乱呕逆,腹鸣下痢,心下胀满。

附子丸(1)

【方源】　《圣济总录》卷七十五。

【组成】　附子(炮裂,入水少时,去皮脐)、干姜(炮)、熟艾(微炒,为末)各30克。

【用法】　上药研为末,以新汲水调面拌和为丸,如弹子大。每次2丸,用面3克,以水化开,煎三五沸,空腹服。服后觉热,以饭压之。或患冷病,丸如梧桐子大,每次30～50丸,空腹米饮送下。

【主治】　一切冷痢。或患冷病。

附子丸(2)

【方源】　《保命集》卷中。

【组成】　附子(炮)15克,巴豆霜3克,砒(研细)1.5克。

【用法】　上药研为极细末,熔黄蜡为丸,如梧桐子大。每次1～2丸,冷水送下,利则为度。后更服紫沉丸。常服不令再闭。

【主治】　下焦吐食,朝食暮吐,暮食朝吐,大便不通。

附子汤

【方源】　《医心方》卷十一引《范汪方》。

【组成】 附子 1 枚,甘草 12 克,蜀椒 6 克。

【用法】 水煎,分 2 次服。

【主治】 霍乱呕吐。

附子散(1)

【方源】 《外台秘要》卷二十五引《古今录验》。

【组成】 蜀附子(炮)1 枚,曲、干姜各三分。

【用法】 上药研为散。每次 3 克,食前以酒送下,1 日 2 次。

【主治】 中寒下痢脓血,妇人漏下。

附子散(2)

【方源】 方出《太平圣惠方》卷二十四,名见《圣济总录》卷十八。

【组成】 附子(去皮脐)15 克,硫黄(细研)15克,苍耳(阴干)30 克。

【用法】 上药研为细散。用米醋调,先以布揩其上赤,即以药涂之,干即更涂之。

【主治】 疠疡风,斑如白痕。

附子散(3)

【方源】 《太平圣惠方》卷三十五。

【组成】 附子(炮裂,去皮脐,涂蜜炙令微黄)1颗,马蔺子 30 克,牛蒡子 30 克。

【用法】 上药研为细散。每次 3 克,以温水调下,1 日 4～5 次。

【主治】 咽喉闭塞。

附子散(4)

【方源】 方出《太平圣惠方》卷四十,名见《普济方》卷四十四。

【组成】 黑豆(拣令净)30 克,附子(炮裂,去皮脐,别捣为细末)30 克,生姜(切,与豆同炒,豆熟为度)30 克。

【用法】 以酒煎姜、豆,去渣,调附子末 3 克,不拘时候。

【主治】 风毒攻注头目,痛不可忍者。

附子散(5)

【方源】 《太平圣惠方》卷五十五。

【组成】 附子(炮裂,去皮脐)9 克,干姜(炮裂,锉)9 克,生干地黄 60 克。

【用法】 上药研为散,分为 3 服。每次以水 150 毫升,煎至 75 毫升,去渣温服,不拘时候。

【主治】 肾黄。

附子散(6)

【方源】 《圣济总录》卷十。

【组成】 附子(炮裂,去皮脐)、虎脑骨(酥炙令黄)各 30 克,桂(去粗皮)7.5 克。

【用法】 上药研为散。每次 3～6 克,温盐酒调下,空心、午时各 1 服。

【功用】 止痛。

【主治】 白虎风。

附子散(7)

【方源】 《圣济总录》卷七十四。

【组成】 附子(炮裂,去皮脐)22.5 克,干姜(炮)、龙骨各 30 克。

【用法】 上药研为散。每次 6 克,煎乌梅汤食前调下,1 日 2 次。

【主治】 大便鹜溏,滑利不止。

附子散(8)

【方源】 《圣济总录》卷九十一。

【组成】 附子(炮裂,去皮脐)15 克,木香 7.5克,猪肾 1 对。

【用法】 上药研为细散。每次 12 克,将猪肾去筋膜批开,掺药并葱白、盐各少许在内,湿纸裹,慢火煨熟,细嚼,米饮送下,空心服。

【主治】 虚劳大便泄泻。

附子散(9)

【方源】 《普济方》卷一五六引《十便良方》。

【组成】 附子(炮裂,去皮脐,捣)30 克,肉桂末 3 克,补骨脂 3 克。

【用法】 水煎,和滓,空腹温服,垂所患脚坐良久,以候药力。

【主治】 腰足疼痛不可忍。

附子散(10)

【方源】 《小儿卫生总微论方》卷十。

【组成】 附子(炮)、南星(炮)各 15 克,黑附子(炮,去皮脐)7.5 克。

【用法】　上药研为末。每次 3 克,加生姜 2 片,水煎,仍不住手搅,分 3 次服。甚效。

【主治】　小儿虚风呵欠,吐逆涎盛。

附子散(11)

【方源】　《世医得效方》卷六。

【组成】　绵附子(炮,去皮脐,盐水内浸良久)30 克,泽泻(不蛀者)30 克,灯心草 7 茎。

【用法】　上锉散。每次 12 克,加灯心草,水煎服,随通而愈。

【主治】　阳虚小便不通,两尺脉俱沉微,用淋闭通滑之剂不效者。

附子膏

【方源】　方出《太平圣惠方》卷三十六,名见《普济方》卷五十三。

【组成】　附子(炮裂,去皮脐)、甜瓜子、苦杏仁(汤浸,去皮尖双仁)各 9 克。

【用法】　上和捣令熟,绵裹如枣核大,塞耳中,每日 1 换。

【主治】　耳聋。

附术汤(1)

【方源】　《济生方》卷四。

【组成】　附子(炮,去皮)、白术各 30 克,杜仲(去皮,锉,炒去丝)15 克。

【用法】　上锉。每次 12 克,加生姜 7 片,水煎,去渣,空心、食前温服。

【主治】　①《济生方》:湿伤肾经,腰肿冷痛,小便自利。

②《医方大成》:其脉沉缓,腰如带五千钱,不能俯仰。

附术汤(2)

【方源】　《世医得效方》卷四。

【组成】　香附(炒去毛,赤色止)150 克,莪术(醋煮)、甘草各 60 克。

【用法】　上药研为末。每次 6 克,入盐少许,开水空心点服。

【主治】　脾积气,妇人诸般气痛。

附龙丸

【方源】　《普济方》卷二〇八引《澹寮方》。

【组成】　附子(炮,去皮脐)、伏龙肝(少用)、肉豆蔻(生用)。

【用法】　上药研为细末,研饭为丸。每次 30～50 丸,空腹饭饮吞下。

【主治】　男子、妇人脏寒滑泄,或小儿吐泻。

附栀煎

【方源】　《仙拈集》卷二。

【组成】　栀子(姜汁炒黑)15 粒,香附(童便炒)、川芎各 3 克。

【用法】　水煎,加生姜汁调服。立愈。

【主治】　因郁火而心胃痛者。

附姜汤

【方源】　《医门法律》卷二。

【组成】　附子(炮,去皮脐)、干姜(炮)各 15 克,猪胆汁 5 克。

【用法】　水煎,加猪胆汁,浸和温冷服。

【主治】　腠理素虚,卒暴中寒,自汗淋漓,身冷,手足厥逆;或阴盛于内,逼其阳亡于外,外显假热躁烦。

附子煮散

【方源】　《圣济总录》卷四十七。

【组成】　附子 1 枚(重 30 克者),诃黎勒 21 枚,蛤粉。

【用法】　同用蛤粉炒,令附子裂,去皮脐尖,诃黎勒去核,为细散。每次 6 克,水煎,和滓温服。

【主治】　哕逆不止。

附子绿豆汤

【方源】　《三因极一病证方论》卷十四。

【组成】　附子 1 枚(重 21 克者,生,去皮脐,半破)、绿豆 60 克,生姜(切)30 克。

【用法】　以生姜水煎,绞去渣,分 3 服,空腹温服。次日,将前附子破作 4 片,再用绿豆 60 克,生姜 30 克,如前煎服。第 3 日,复将附子作 8 片,如前煎。

【主治】　寒克皮肤,壳壳然而坚,腹大身肿,按之陷而不起,色不变。

附子人参山萸肉方

【方源】　《医学摘粹》。

【组成】　附子 9 克,人参 9 克,山茱萸 30 克(或加益智仁 6 克)。

【用法】　水煎,入盐少许服。

【功用】　补气回阳。

【主治】　肾元不能温固而遗溺者。

坚惊散

【方源】　方出《太平圣惠方》卷八十五,名见《普济方》卷三七四。

【组成】　天竺黄、马牙硝、铅霜。

【用法】　上药研为末。每次 1.5 克,用热水调下。

【主治】　小儿惊热。

坚痰饮子

【方源】　《养老奉亲书》。

【组成】　半夏(用汤洗十遍,为末)不拘多少,生姜 1 大块,大枣 7 枚。

【用法】　每次药末 6 克,慢火水煎,临卧时去渣频服。

【主治】　老人春时胸膈不利,或时满闷。

妙应散

【方源】　《普济方》卷三一一引《家藏经验方》。

【组成】　黄柏 1 片(如掌大),草乌 2 个,赤小豆 30 克。

【用法】　上药研为细末。以生姜自然汁调敷。频换,势退疼止为度。

【主治】　内胂动骨者。

【验案】　跌打损伤　有僧因监修造扑损,用此十数次遂安。又有李亨冲者,溺水挫脚膝,后渐愈,而损处极热痛极,两易之遂凉,亦向安好,仆亦屡试之。

妙功救命散

【方源】　《产科发蒙》卷二。

【组成】　鹿角灰 12 克,牛胆 6 克,麝香 1 克。

【用法】　上研鹿角为极细末,以牛胆水化开,灌前末搅和,日晒干,入麝香再研细,贮器器听用。

【主治】　妊娠子痫,痰涎壅盛,咽喉锯声,角弓反张。

忍冬饮

【方源】　方出《苏沈良方》卷九,名见《圣济总录》卷一三一。

【组成】　忍冬藤嫩苗 1 握,甘草(生用)15 克,酒 750 毫升。

【用法】　上药研烂,加酒,入沙瓶中,塞口,煮 1 小时左右。温服。

【主治】　①《苏沈良方》:痈疽,疮疡久不合。

②《圣济总录》:痈疽发脑发背,红肿寒热疼痛。

鸡子汤

【方源】　《外台秘要》卷一引《小品方》。

【组成】　麻黄(去节)30 克,甘草(炙)7.5 克。

【用法】　上切。加鸡子白令置水内,合和令匀,纳药复搅令和,上火煎之。适寒温,顿服之。盖覆汗出,粉敷之,有效。

【主治】　伤寒发汗后,二三日不解,头痛肉热。

【宜忌】　忌海藻、菘菜。

鸡子羹

【方源】　《圣济总录》卷一九〇。

【组成】　鸡子 1 枚,阿胶(炒令燥)30 克,清酒 500 毫升。

【用法】　上以清酒,微火煎胶令消后,入鸡子 1 枚,盐 3 克和之。分作 3 服。

【主治】　妊娠胎不安。

鸡苏汤

【方源】　《圣济总录》卷九十六。

【组成】　鸡苏(去土)、石膏各 60 克,竹叶(锉) 30 克。

【用法】　上药研为粗末。每次 12 克,水煎,去渣温服,不拘时候。

【主治】　小便出血不绝。

鸡苏散

【方源】　《小儿卫生总微论方》卷五。

【组成】　鸡苏、木贼、荆芥各等份。

【用法】　上药研为细末。每次 1～1.5 克,以茶清调下,不拘时候。

【主治】　小儿风痫。

鸡肝散(1)

【方源】　《原机启微·附录》。

【组成】　川乌(大者,去皮,生)1枚,好坯子1克,雄鸡肝1具。

【用法】　上药研为末。5岁每次3克,雄鸡肝,净洗去筋膜,竹刀薄切开,掺药在内,箬叶包裹,麻皮扎定,用米泔水半盏,瓷器中煮熟,切作片。空心临卧冷食之,用煮肝汤送下。

【主治】　小儿疳眼,不赤不肿不痛,但开眼畏明光。

鸡肝散(2)

【方源】　《丹台玉案》卷六。

【组成】　雄鸡肝1具,威灵仙、白土(即打米光粉)各6克(为末)。

【用法】　上鸡肝同二末煮熟,只食肝,每日1个。7个痊愈。

【主治】　疳积眼目不明,翳膜蒙瞀。

鸡肝散(3)

【方源】　《冯氏锦囊·杂症》卷六。

【组成】　雄黄3克,石膏(煅)30克,雄鸡软肝1个。

【用法】　上药研为细末。雄鸡软肝酒酿顿熟,蘸药钱余食之。

【主治】　疳积初起,眼生红障。

鸡肝散(4)

【方源】　《良方集腋》卷上。

【组成】　鸡肝(不落水,竹刀切片)1个,牡蛎粉2.4克,辰砂(水飞,末)少许。

【用法】　上药拌匀,掺入肝上,饭锅上蒸熟食之。如此10次,翳障退尽矣。

【主治】　小儿疳膨食积,虫气上攻,至晚不能视物,目生翳障。

【宜忌】　忌食茶汤、油腻。

鸡鸣散

【方源】　《东医宝鉴·杂病篇》卷九引《三因极一病证方论》。

【组成】　大黄(酒蒸)15克,当归9克,桃仁(研)14粒。

【用法】　上药研为散。酒煎,鸡鸣时服。次日下瘀血即愈。

【功用】　《古今医统大全》:推陈致新。

【主治】　①《东医宝鉴·杂病篇》引《三因极一病证方论》:金刃伤,打扑伤,血瘀凝积,烦闷欲绝。

②《伤科补要》:胸腹蓄血。

鸡卵膏

【方源】　《鸡峰普济方》卷十八。

【组成】　鸡子1个,小虾蟆1个,巴豆(去皮)2个。

【用法】　上用鸡子于头旁打一眼子,纳入小虾蟆(以麻缠脚)、巴豆,蜡纸封合,炮鸡子,候熟研细,点入耳中。

【主治】　耳聋。

鸡冠散

【方源】　《普济方》卷三八九。

【组成】　鸡冠花(焙)30克,棕榈(烧灰)60克,羌活30克。

【用法】　上药研为细散。每次9克,以粥饮调下,1日3~4次。

【主治】　小儿痔疾,下血不止。

鸡清丸

【方源】　《全国中药成药处方集》(沈阳方)。

【组成】　广木香60克,黄连75克,肉豆蔻7个。

【用法】　上药研为极细末,面糊为小丸。每次3克,空腹米汤送下。

【功用】　理脾厚肠,和胃止泻。

【主治】　湿热凝滞,红白痢疾,滞下不爽,日夜无度。

【宜忌】　忌食鱼、肉、凉、粘、硬、辣食物。

鸡蛋汤

【方源】　《医略六书》卷二十八。

【组成】　生姜(捣自然汁)240克,鸡子2枚(去壳),红花末1克。

【用法】　鸡子同姜汁搅匀,入红花末,煎沸温服。

【主治】　妊娠胃虚寒滞,敷化无权,故赤白痢下,胎孕因之不安,脉弦者。

【方论】　鸡子补养心肺,又能滋润肠枯;姜汁温暖胃气,更能散豁浊阴;稍入红花以活肠胃之血。煎沸温服,使胃暖肠润,则浊阴自化而清气得升,何有赤白下痢之患,胎孕无不自安矣。

鸡子清饮

【方源】 《古今医统大全》卷二十五。

【组成】 鸡子(取清)2 枚,芒硝(细研)、寒水石(细研)各 6 克。

【用法】 先以新汲水调芒硝等末,次下鸡子清搅匀。分 2 次服。

【主治】 ①《古今医统大全》:热病五六日壮热之甚,狂言欲走。

②《景岳全书》:热病大便秘结。

鸡舌香散

【方源】 《圣济总录》卷一二一。

【组成】 鸡舌香、射干各 30 克,麝香(细研)7.5 克。

【用法】 上药研为散,再入麝香拌和令匀。每用少许揩齿良久,以温汤漱口。

【主治】 风冷乘于齿间,发歇疼痛,口气宣露。

鸡冠花散

【方源】 《太平圣惠方》卷九十二。

【组成】 鸡冠花(焙令香)30 克,棕榈(烧灰)60 克,羌活 30 克。

【用法】 上药研为细散。每次 1.5 克,以粥调下,1 日 3~4 次。

【主治】 小儿痔疾,下血不止。

鸡屎矾散

【方源】 《太平圣惠方》卷四十四。

【组成】 鸡屎矾 10 克,火煎茶 10 克,龙牙草 10 克。

【用法】 上药研为细散。以鸡子清调涂肿处,1 日 2 次。

【主治】 阴肿满。

鸡屎醴散

【方源】 《宣明论方》卷一。

【异名】 鸡屎散(《济阳纲目》卷三十九)。

【组成】 大黄、桃仁、鸡屎(干者)各等份。

【用法】 上药研为末。每次 3 克,加生姜 3 片,水煎,食后、临卧煎汤调下。

【主治】 䐜胀,旦食不能暮食,痞满。

鸡血藤祛风活络贴药方

【方源】 《慈禧光绪医方选议》。

【组成】 鸡血藤膏面 60 克,大角子 120 克,皂荚 10 枚。

【用法】 将大角子、皂荚用黑糖水化开,合匀为丸,每丸 6 克。贴患处。

【主治】 面风。

驱风夺命散

【方源】 《证治宝鉴》卷十。

【组成】 葱白、干姜、羌活。

【用法】 酒煎服。

【主治】 雷头风疼痛不能忍,白睛肿胀。

纯阳青蛾丹

【方源】 《急救经验良方》。

【组成】 青鱼胆不拘多少,生石膏,梅片。

【用法】 上药以生石膏和匀,须干湿得宜,阴干为末,每 30 克加梅片 3 克,共研匀,瓷瓶收固。遇证吹之,立即开关。陈者更妙,勿泄药气。

【主治】 双单乳蛾,喉闭。

八　画

青牛散

【方源】 《杨氏家藏方》卷十八。

【组成】 蜗牛(大者,烧存性)1 枚,青黛 1.5 克,麝香(别研)0.5 克。

【用法】 上药研为细末。先以盐水洗患处,拭干,用药少许敷之。

【主治】 小儿走马牙疳,齿龈溃烂。

【备考】　《普济方》引《傅氏家藏方》有黄柏3克。

青龙散

【方源】　《青囊秘传》。
【组成】　月石15克,冰片克,青黛1.5克。
【用法】　上药研为末。外敷。
【主治】　无名肿毒。

青白散

【方源】　《古今医统大全》卷二十七。
【组成】　青黛、白矾、乌梅(焙)各等份。
【用法】　上药研为末。每次6克,薤汤调服,先饮薤汤1杯,次服药探吐。
【主治】　吐,咳逆不已。

青白膏

【方源】　《解围元薮》卷四。
【组成】　白松香、青葙子各等份。
【用法】　以葱头同打为饼。塞入烂潭。
【功用】　生肌。
【主治】　痛疡烂潭。

青芝散

【方源】　《御药院方》卷十一。
【组成】　青黛(别研)9克,蓝实90克,白芝麻(生用)270克。
【用法】　上药研为末,入青黛令匀。每次9克,食后开水点下,1日2次。乳母服之,常服甚效。
【主治】　小孩诸痫。

青冰散

【方源】　《重楼玉钥》卷上。
【组成】　胆矾6克,硼砂6克。
【用法】　上药研为末,取青鱼胆1个,将药末入胆内,阴干去皮,再研极细,加冰片0.6克,收固。每遇喉闭、双单蛾等症,以男左女右吹入鼻中。
【主治】　喉闭,双单蛾。

青矾散

【方源】　《卫生鸿宝》卷一。

【组成】　真青黛(水飞,去灰净)7.5克,白矾1.8克。
【用法】　上药研为细末,分7份包开。每日1份,空腹用鸡子清1个调服。药完病愈。
【主治】　湿热黄疸,面目遍体、指甲皆黄,体倦,胸腹饱闷,食下即胀。

青金散(1)

【方源】　《保婴撮要》卷十二。
【组成】　松香60克,真蛤粉15克,青黛7.5克。
【用法】　上药研为末。用猪油调搽,或干掺之。
【主治】　小儿疥癣眉炼,或延及遍身瘙痒,或脓水淋漓,经年不愈。

青金散(2)

【方源】　《保婴集》。
【组成】　白胶香(研)60克,蛤粉15克,青黛7.5克。
【用法】　上药研为细末。干撒疮上。
【主治】　小儿湿癣,浸淫疮。
【备考】　方中蛤粉,《医学纲目》引作轻粉。

青金散(3)

【方源】　《普济方》卷二七二。
【组成】　稻穰30克,白胡椒1.5克,麝香少许。
【用法】　上药研为细末。每日1次,干撒在疮口内。
【主治】　疳疮。

青金散(4)

【方源】　《普济方》卷二七三。
【组成】　黄柏、人言、黄丹各等份。
【用法】　上药研为细末。针开破贴上。黄水出立效。
【主治】　疔。

青香散

【方源】　《杨氏家藏方》卷十三。
【组成】　密陀僧(别研)、黄连(去须,取末)、沥青(别研)各等份。

【用法】　上件和匀,用纸捻子以津唾蘸药末包入疮内。觉微痒即止。

【主治】　漏疮内黑肉。

青盐散

【方源】　《圣济总录》卷一〇二。

【组成】　青盐(研)、苍术(米泔浸三日,切,焙)、木贼(童便浸3日,焙干)各30克。

【用法】　上药研为散。每次3克,空腹熟水调下。如不见物者,不过10服。

【主治】　肾脏虚冷,肝膈浮热上冲,两目生翳黑花。

青盐煎

【方源】　《古今医统大全》卷六十四。

【组成】　嫩槐枝、瓦松、青盐各500克。

【用法】　上以槐枝、瓦松切片,用清水煮,去渣,纳青盐煮干。取起研末,以瓷瓶收置暖处,每日擦牙最效。

【主治】　肾不足,齿动欲坠。

青鸭羹

【方源】　《饮膳正要》卷二。

【组成】　青头鸭(退净)1只,草果5个。

【用法】　用赤小豆150克,入鸭腹内煮熟,五味调,空心食。

【主治】　十种水病不愈。

青钱方

【方源】　《普济方》卷六十六引《海上方》。

【组成】　晋白矾120克,生姜500克。

【用法】　以银器、石器熬黄色,勿令焦,入升麻(一方华阴细辛)15克,同为末,擦之。

【主治】　牙痛。

青凉膏

【方源】　《中医皮肤病学简编》。

【组成】　煅石膏250克,青黛9克,冰片3克。

【用法】　上药研为细末,油调外用。

【主治】　烫火伤。

青娥丸(1)

【方源】　《症因脉治》卷一。

【组成】　补骨脂(炒,研)120克,杜仲(姜水炒)120克。

【用法】　煮烂河车1具,打为丸服。

【主治】　内伤腰痛,真阳不足者。

【加减】　痛甚,加独活、秦艽。

青娥丸(2)

【方源】　《慎斋遗书》卷九。

【组成】　补骨脂(炒)120克,生姜(炒干)75克,核桃肉(研)30枚。

【用法】　炼蜜为丸。盐汤送下。

【主治】　腰痛。

青黄汤

【方源】　《普济方》卷七十三引《海上方》。

【组成】　冬青叶、黄连各少许。

【用法】　上煎浓汤。又入朴硝少许,洗眼。甚妙。

【主治】　眼赤痛。

青梅散

【方源】　《中医皮肤病学简编》。

【组成】　青梅31克,白矾6克,冰片1克。

【用法】　将青梅与白矾放入铁锅内,微火炒,待白矾化为液体,并渐渐被青梅吸收,将青梅炒焦存性,去核,研极细末,过筛,加入冰片,瓷瓶收贮。外涂。

【主治】　鹅口疮。

青黄散

【方源】　《梅氏验方新编》卷一。

【组成】　青鱼胆3克,黄瓜霜3克,梅花冰片0.3克。

【用法】　上药研为极细末。用瓷瓶收贮,勿令泄气。吹时俟喉中流吐痰涎即愈。

【主治】　喉风,喉闭,一切喉疮、喉毒。

【备考】　制青鱼胆法:冬月取大青鱼胆,每个入糯米数粒在内,勿将胆中苦水倾出,挂在背阴处风干,听用。制黄瓜霜法:拣老黄瓜,用竹刀将瓜蒂切下,挖去瓜子、瓜瓤,用皮消贮满瓜内,仍将瓜蒂盖上拴好,挂在有风无日处,待霜结瓜外,扫下听用。倘瓜烂无霜,将消倒出,仍可换瓜重制,每制必须多备几条,恐防瓜烂。

青铜散

【方源】　方出《仁斋直指方论》卷二十一,名见《普济方》卷二九九。

【组成】　黄柏12克,青黛6克,铜绿3克。

【用法】　上药研为末。敷之。

【主治】　口疮。

青解丸

【方源】　《古今医统大全》卷九十。

【组成】　寒水石、石膏各120克,青黛30克。

【用法】　上药研为末,蒸饼为丸,如芡实大。每次1丸,新汲水磨下。

【主治】　小儿五脏积热,毒气上攻,胸肿咽喉痛,头面发热,唇口干燥,两颊生疮,惊风潮热,痰壅。

青蒿丸(1)

【方源】　《全生指迷方》卷四。

【组成】　青蒿汁300毫升,人参、麦冬(去心)各30克。

【用法】　上药研为末,用青蒿汁同熬成膏,丸如梧桐子大。每次20丸,食后送下。

【主治】　颧骨赤大如钱,日晡发热,潮热有时,五心烦热,脉促涩者。

青蒿丸(2)

【方源】　方出《本草纲目》卷四十一引《保婴集》,名见《怡堂散记》。

【组成】　青蒿虫(捣)10条,朱砂、汞粉各1.5克。

【用法】　上为丸,如粟粒大。1岁服1丸,乳汁送下。

【主治】　①《本草纲目》:急慢惊风。

②《怡堂散记》:心胞肝胆痰热生惊。

【宜忌】　《怡堂散记》:邪未入脏,不可轻投。

【方论】　《怡堂散记》:青蒿节内虫能入脏而清热;朱砂、铅粉入心胞,坠痰。病入心胞肝胆者,用之效。

青蒿饮

【方源】　《太平圣惠方》卷二十七。

【组成】　青蒿(细研)1握,猪胆(取汁)1枚,杏仁(大者,汤浸,去皮尖双仁,麸炒微黄)14粒。

【用法】　以童便煎,去渣,空腹温服。

【主治】　急劳,骨蒸烦热。

青霞散

【方源】　《幼幼新书》卷二十五引《吴氏家传》。

【组成】　蛤蟆(烧灰)30克,甘草(炙)、青黛各7.5克。

【用法】　上药研为细末,更入真麝少许。或儿满口有疮臭烂,落下牙齿者,以鸡翎扫上。凡用,先以盐汤漱口了,干拭用。

【主治】　小儿口齿疳。

青螺散

【方源】　《外科方外奇方》卷四。

【组成】　真铜青、六一散各等份。

【用法】　上药研为细末。掺。

【主治】　脚痔、脚疰。

青黛丸

【方源】　《伤寒总病论》卷三。

【组成】　青黛、丁香、黄连各等份。

【用法】　上药研为细末,甘淀粉为丸,如枣核大。口中有疮,含之咽汁。日含化50～60丸愈;若下部有疮,绵裹纳下部。

【主治】　口疮。

青黛散(1)

【方源】　《圣济总录》卷一二一。

【组成】　青黛(研)、桦皮(烧灰)、蛤蟆(烧灰,研)各30克。

【用法】　上药研为细末。每用少许敷齿宣露处,有津吐之。

【主治】　牙龈宣露。

青黛散(2)

【方源】　《儒门事亲》卷十二。

【组成】　猪牙皂2个,延胡索1个,青黛少许。

【用法】　上药研为细末。鼻内灌之,其涎自出。

【功用】　涌吐。

【主治】　①《东医宝鉴》引《世医得效方》：风痰壅塞。

②《医学纲目》：头风。

青黛散(3)

【方源】　《疡科选粹》卷三。

【组成】　青黛(淘净)15克，硼砂1.5克，冰片少许。

【用法】　上药研为末。干掺。

【主治】　口舌生疮。

【验案】　阴道炎　《福建中医药》(1994,5:26)以本方外用治疗真菌性阴道炎300例，结果：用药后1～3天症状体征消失者177例，7天前恢复正常者289例，14天以上症状、体征仍在者为无效，共有11例。

青黛散(4)

【方源】　《赵炳南临床经验集》。

【组成】　青黛粉15克，黄柏面15克，滑石粉60克。

【用法】　直接撒扑外用。

【功用】　收干止痒，清热定痛。

【主治】　脓疱疮，急性湿疹，接触性皮炎，或脂溢性皮炎，痱子。

青小豆方

【方源】　《太平圣惠方》卷九十六。

【组成】　青小豆12克，冬麻子(捣碎，以水绞取汁)21克，陈皮(末)3克。

【用法】　以冬麻子汁煮橘皮及豆，令熟。食之。

【主治】　小便不通，淋沥。

青小豆粥

【方源】　《医方类聚》卷一三三引《食医心鉴》。

【组成】　青小豆500克，通草(锉)120克，小麦500克。

【用法】　以水四升，煎通草取汁二升，去渣，煮麦、豆作粥食之。

【功用】　通淋。

【主治】　小便涩少，淋沥疼痛。

青木香汤(1)

【方源】　《外台秘要》卷三引《古今录验》。

【组成】　青木香6克，黄连(去毛)3克，白头翁6克。

【用法】　水煎，分3次温服。

【主治】　春夏忽喉咽痛而肿，兼下痢。

【宜忌】　忌猪肉、冷水。

青木香汤(2)

【方源】　《千金翼方》卷二十二。

【组成】　青木香、麻黄(去节)各6克，升麻9克。

【用法】　上药研为散。水煮，去渣服，1日令尽。暖卧取微汗，避风，以粉粉身。

【主治】　发背，肿如杏核、鸡子。

青木香汤(3)

【方源】　《活幼心书》卷下。

【组成】　青木香(去芦)、枳壳(水浸润，去壳，锉片，麦麸炒微黄)各15克，甘草7.5克。

【用法】　上药研为散。每次6克，水煎，温服，不拘时候。

【主治】　小儿阴茎无故而肿或痛缩；咳嗽，痰喘，气促。

青羊肝散

【方源】　《太平圣惠方》卷三十三。

【组成】　青羊肝(去胆膜，切)1具，决明子(微炒)60克，蓼子(微炒)60克。

【用法】　先将羊肝于新瓦盆中，慢火上炙干，纳诸药，捣细为散。每次6克，食前以粥饮调下，夜临卧再服。

【主治】　眼视物䀮䀮。

青橘皮散(1)

【方源】　《太平圣惠方》卷八十三。

【组成】　青橘皮(汤浸，去白瓤，焙)、桔梗(去芦头)、赤芍各15克。

【用法】　上药研为粗散。每次3克，水煎，去渣温服，不拘时候。

【主治】　小儿伤冷腹痛。

青橘皮散(2)

【方源】　《赤水玄珠》卷十三。

【组成】　青橘皮(去白,炒)、葛根各 30 克,砂仁 15 克。

【用法】　上药研为末。浓茶调服。

【功用】　消食,化气,醒酒。

【主治】　食过饱,痞闷。

青粱子米粥

【方源】　《医为类聚》卷一三三引《食医心鉴》。

【组成】　青粱米、葱白(切)各 50 克。

【用法】　上于豆豉中煮作粥,食之。

【主治】　小便涩少,尿引茎中痛。

青黛三圣丸

【方源】　《普济方》卷三九二。

【组成】　青黛 7.5 克,牵牛末 15 克,腻粉 3 克。

【用法】　上药研为末,面糊为丸。米饮下。

【主治】　小儿痰涎隔实奶癖。

坤髓膏

【方源】　《医学碎金录》。

【组成】　黄牛骨髓(去筋膜,捣烂)240 克,山药(蒸,研细)240 克,炼白蜜 240 克。

【用法】　上捣匀,入瓷器内。隔汤煮 1 小时,每次鸡子大 1 块,空心白汤调下。

【功用】　泽肌肤,安脏平三焦,续绝阳,益气力,除消渴,宁咳嗽;久服增年。

【主治】　《何氏虚劳心传》:虚损。

林钟丸

【方源】　《家塾方》。

【组成】　大黄 180 克,甘草、黄连各 60 克。

【用法】　上药研为末,面糊为丸,如梧桐子大。每次 30 丸,白汤送下。

【主治】　心烦,不大便者。

枇杷叶粥

【方源】　《药粥疗法》引《老老恒言》。

【组成】　枇杷叶 10～15 克(鲜者 30～60 克),粳米 30～60 克,冰糖少许。

【用法】　先将枇杷叶用布包入煎,取浓汁后去渣,或将新鲜枇杷叶刷尽背面的绒毛,切细后,煎汁去渣,入粳米煮粥,粥成后入冰糖少许,煮成稀薄粥,不宜稠厚,每日分 2 次服,以 3～5 天为 1 疗程。

【功用】　清肺化痰,止咳降气。

【主治】　肺热咳嗽,咳吐黄色脓性痰,或咯血、衄血,以及胃热呕吐、呃逆。

【宜忌】　对感受寒凉引起的咳嗽、呕吐患者,不宜选用。

松节酒

【方源】　《太平圣惠方》卷九十五。

【组成】　松节(捶碎,煮取汁)500 克,糯米(炊熟)2500 克,细曲(捣碎)250 克。

【用法】　上药拌和,入瓮密封,21 日开,取酒。每次温饮 30～50 毫升,1 日 3 次。

【主治】　百节风虚,足痹疼痛。

松节散

【方源】　《普济方》卷三○一。

【组成】　松节、羖羊尿、白矾。

【用法】　上药一处烧沥油,搽疮上。

【主治】　肾风疮。

松节煎

【方源】　《卫生鸿宝》卷一引杨圣先方。

【组成】　油松节(炒黑,重者 15 克)9 克,绿豆(每岁 1 粒),白胡椒 7 粒。

【用法】　水煎服。

【主治】　阴风。因色欲之后,误饮冷酒、冷水、生冷之物,致寒邪直入少阴肾经,其交接时扇风入腹,致小腹连阴疼痛之极,面、唇、爪甲俱青黑,或吐或泻,四肢厥冷。

松叶散

【方源】　《圣济总录》卷一五九。

【组成】　松叶(炙)、墨(细研)、紫葛各 15 克。

【用法】　上药研为散。每次 6 克,温水调下,不拘时候。

【主治】　产妇胞衣不下,气血冲心,迷闷欲死。

松脂散

【方源】　《太平圣惠方》卷三十四。

【组成】　松脂、颗盐各 30 克,皂荚(不蛀者,去皮子,炙令黄色)1条。

【用法】　上药研为散。每用9克,水煎,去渣,热含冷吐。

【主治】　牙痛及风痛。

松脂膏

【方源】　方出《太平圣惠方》卷六十八,名见《普济方》卷三〇〇。

【组成】　柏树上白胶30克,松脂30克,黄蜡15克。

【用法】　上药合于火上,炼成膏。将贴之,用物系定,明日自挺出落地。

【主治】　肉刺。

松豉散

【方源】　《普济方》卷三六一引《经验良方》。

【组成】　松皮(古老松树上自脱薄皮)、豆豉(瓦器中同炒存性)各少许。

【用法】　上药研为末。入轻粉,油调涂。

【主治】　小儿胎风,头疮烂。

松萝散

【方源】　《太平圣惠方》卷八十四。

【组成】　松萝21克,恒山30克,甘草(炙微赤,锉)21克。

【用法】　上药研为粗散。每次3克,水煎,去渣温服。以吐为效,不吐更服。

【主治】　小儿疟,胸膈间痰涎,发歇寒热。

松肉葱白膏

【方源】　《种福堂方》卷四。

【组成】　猪肉(不精不肥,去皮骨)1000克,葱白750克,明松香(研极细末,以筛筛过)90克。

【用法】　松香末连葱放在肉内,斩为极细。摊敷患处,以布脚带裹扎紧,不可宽。至周时皮肉还原,与不打无异。若脓血水,任其流放总不妨。

【主治】　跌打损伤青肿,不拘破不破。

【宜忌】　床上、房内最忌放闸皮等物。

枫实膏

【方源】　《玉机微义》卷十五。

【组成】　大风子15克,轻粉、白矾各些少许。

【用法】　上捣为膏。搽疮上。

【主治】　风疮燥痒,癣疥。

枫香散

【方源】　《御药院方》卷八。

【组成】　枫香脂、大黄、轻粉各等份。

【用法】　上药研为细末。生油调稀,搽患处。

【主治】　诸风毒疮,发痒,白屑起。

构皮汤

【方源】　《圣济总录》卷一七四。

【组成】　构木白皮(切)150克,赤小豆120克,赤茯苓(去黑皮)30克。

【用法】　上药研为散,如麻豆大。5—6岁儿每次3克,水煎,去渣温服,1日2次。

【主治】　小儿肿满。

取痣饼

【方源】　《医学纲目》卷二十。

【组成】　糯米100粒,石灰拇指大,巴豆(去壳,研)3粒。

【用法】　上药研为末,入瓷瓶,同窨3日。每以竹签挑粟许点上,自然蚀落。

【功用】　取痣。

刺蓟散

【方源】　《圣济总录》卷一七九。

【组成】　刺蓟(焙)、蒲黄各15克,乱发(烧灰)7.5克。

【用法】　上药研为细散。每次1.5克,以新汲水调下,不拘时候。

【主治】　小儿鼻衄不止。

苦　散

【方源】　《幼幼新书》卷二十六引《养生必用》。

【组成】　吴茱萸、黄连、白芍(俱锉如豆,同炒赤)各150克。

【用法】　上药研为散,每次6克,水煎,和滓温服。或为末,煮糊为丸,如梧桐子大。每次20丸,空心浓米饮送下,1日3次。

【主治】　小儿脾受湿,泄痢不止,米谷不化;亦治痔气下痢。

【宜忌】 忌生冷、油腻。

苦瓜霜

【方源】 《喉舌备要》。

【组成】 火消 7.5 克,青黛 15 克,槟榔衣(煅黑)30 克。

【用法】 上药研为末。先将大苦瓜 1 个,蒂旁切落 1 片,纳药于内,挂当风处,俟皮上取白霜取贮听用。

【主治】 牙痛。

苦参水

【方源】 《中医皮肤病学简编》。

【组成】 苦参 93 克,野菊花 15 克,白鲜皮 9 克。

【用法】 水煎沸,去渣,用药液趁热洗头。

【主治】 脂溢性皮炎。

苦参汤(1)

【方源】 方出《肘后备急方》卷二,名见《备急千金要方》卷十。

【组成】 苦参 60 克,黄芩 60 克,生地黄 250 克。

【用法】 水煎,分 2 次服,或吐下毒则愈。

【主治】 伤寒时气温病五六日以上者。

【宜忌】 《外台秘要》:忌芜荑。

【方论】 《千金方衍义》:伤寒、温病截然两途,凡医但见壮热、头痛,概行发散,信手杀人,曷知温病是久伏少阴之邪,得春时温暖之气蕴化,湿从内发外,故用苦参搜逐肾家久伏之邪,取其苦燥湿寒除热,若五六日后,热交营分,彻外壮热,即加生地黄以清血脉之邪,黄芩以泄肌肤之热,较之初发,浅深不同,又非一味苦参可治也。

苦参汤(2)

【方源】 《太平圣惠方》卷六十。

【组成】 苦参 30 克,桃白皮 21 克,槐白皮 21 克。

【用法】 上药研为散。水煎,去渣,食前分 3 次温服。

【主治】 瘖瘘,上唇内生疮如粟,口中慄涩,面色枯白,好睡体重,虫蚀五脏。

苦参汤(3)

【方源】 《圣济总录》卷三十三。

【组成】 苦参 30 克,槐白皮(锉)60 克,熊胆(研)15 克。

【用法】 上除熊胆外为粗末。每次 15 克,水煎至八分,去渣,入熊胆末 1.5 克,搅匀,空腹温服。下部有疮者更灌下部。

【主治】 伤寒后𧏾疮。

苦参汤(4)

【方源】 《证治准绳·疡医》卷五。

【组成】 地榆、桃皮、苦参各 150 克。

【用法】 水煎,滤去渣,稍温,每日一度洗之。

【主治】 𧏾疮。

苦参散(1)

【方源】 《太平圣惠方》卷十六。

【组成】 苦参(锉)60 克,黄芩 30 克,川升麻 60 克。

【用法】 上药研为散。每次 15 克,水煎,去渣温服,不拘时候。频服,当吐为效。

【主治】 时气壮热不解,心神烦闷。

苦参散(2)

【方源】 《太平圣惠方》卷六十五。

【组成】 苦参(锉)120 克,丹参(锉)120 克,蛇床子 250 克。

【用法】 上药研为细散。先以温水洗疮,拭干后敷之。

【主治】 一切疥及风瘙痒,搔之成疮。

苦酒方

【方源】 《喉科枕秘》卷二。

【组成】 黄芪 9 克,白芍 6 克,桂枝 5 克。

【用法】 上药研为末。每次 9 克,醋煎,频服。

【主治】 阴毒喉风,自汗咽痛,脉沉细,属少阴证者。

苦楝散(1)

【方源】 《圣济总录》卷一四一。

【组成】 苦楝子 20 枚,白矾 30 克。

【用法】　上药炒焦为散，入麝香研匀。临卧贴痔。空腹吃嫩猪肥肉一顿。

【主治】　痔瘘。

苦楝散（2）

【方源】　《普济方》卷二九九。

【组成】　苦楝子14枚，苦杏仁10枚。

【用法】　上都烧令烟尽，捣为末，入腻粉1.5克，更研令匀。以生油调涂。

【主治】　头疮。

苦楝散（3）

【方源】　《普济方》卷三〇六。

【组成】　苦楝花、黄柏、石菖蒲各30克。

【用法】　上药研为散，慢火烧，闻气自去矣。

【功用】　避蚊虫等诸虫。

苦酒鸡子汤

【方源】　《伤寒全生集》卷三。

【组成】　猪胆半酒盏、米醋一盏、鸡子黄一个。

【用法】　上同煎至八分，作四次服。汗出乃愈。

【主治】　热毒发斑，咽痛，声音不出，心烦不眠。

苦参苡米洗剂

【方源】　《中医皮肤病学简编》。

【组成】　苦参15克，薏苡仁12克，甘草12克。

【用法】　水煎后冲洗。

【主治】　黄水疮。

英粉散

【方源】　《圣济总录》卷一三七。

【组成】　英粉（炒黑，细研）60克，藜芦（去芦头，为末）、马肠根（为末）各7.5克。

【用法】　上药研为末。用生香油调如粉，涂癣上，1日3次。

【主治】　湿癣。

英藤汤

【方源】　《洞天奥旨》卷十五。

【组成】　蒲公英30克，忍冬藤60克，生甘草9克。

【用法】　水煎，食前服。2剂全消。

【主治】　乳痈初起。

茅苏汤

【方源】　《仁斋直指方论》卷二十六。

【组成】　茅花9克，紫苏叶6克。

【用法】　上药研为散。水煎，乘热调生蒲黄6克，旋服。仍以大蒜2颗，煨熟捶扁，贴敷二脚心，少顷自觉胸中有蒜气，其血立止。若下部出血，可以煨蒜敷手心。

【主治】　呕血、衄血。

茅根汤（1）

【方源】　方出《太平圣惠方》卷五十八，名见《圣济总录》卷九十八。

【组成】　白茅根（锉）90克，露蜂房（微炙）30克，葛花30克。

【用法】　上捣碎，水煎，去渣，分3次食前服。

【主治】　石淋，脐下烦痛。

茅根汤（2）

【方源】　《圣济总录》卷六十一。

【组成】　生茅根（锉）1握，生地黄（拍碎）30克，刺蓟（锉）15克。

【用法】　水煎，去渣，食后分2次温服。

【主治】　血黄头闷，心中痛结块，心烦吐逆。

茅根汤（3）

【方源】　《名家方选》。

【组成】　茅根12克，丁子、肉桂各3克。

【用法】　水煎，频熏前阴。

【主治】　带下，诸药不效者。

茅根散（1）

【方源】　方出《太平圣惠方》卷四十六，名见《普济方》卷一六二。

【组成】　茅根60克，生地黄60克，生姜7.5克。

【用法】　上锉细和匀。每次15克，水煎，去渣温服，不拘时候。

【主治】　咳嗽伤肺,唾血。

茅根散(2)

【方源】　《太平圣惠方》卷五十五。

【组成】　茅根(锉)30克,甘草(炙微赤,锉)7.5克,川大黄(锉碎,微炒)30克。

【用法】　上药研为散,分为5服。水煎,去渣温服。

【主治】　食黄,腹中结燥。

茅煎汤

【方源】　《小儿卫生总微论方》卷十五。

【组成】　柴胡(去苗,净洗,焙干)30克,甘草7.5克。

【用法】　上药研为散。每次6克,加白茅根少许,水煎,去渣温服,不拘时候。

【主治】　小儿黄疸病。

茅根橘皮汤

【方源】　《外台秘要》卷二引《小品方》。

【组成】　白茅根(切)30克,陈皮9克,肉桂(切)6克(切)(一方有葛根6克)。

【用法】　水煎,去渣,分3次温服,取微汗。

【主治】　春、夏天行伤寒,胃冷变哕。

【宜忌】　忌生葱。

【加减】　有热,减肉桂3克。

枣　汤

【方源】　《太平惠民和剂局方》卷十(续添诸局经验秘方)。

【组成】　大枣(去核)500克,生姜(洗,切)2500克,甘草(炙,锉)1500克。

【用法】　上药一处拌匀,用盆器盛贮,以布盖罨1宿,焙干,捣为末。每次3克,入盐少许,开水点下。

【功用】　常服健脾胃,顺气进食。

【主治】　脾胃不和,干呕恶心,腹胁胀满,不美饮食。

枣仁散

【方源】　《三因极一病证方论》卷十四。

【组成】　酸枣仁、茯苓、肉桂各等份。

【用法】　上药研为末。每次6克,米饮调下。

【主治】　水气浮肿,无问久新老少。

【宜忌】　禁盐。

枣肉散

【方源】　《普济方》卷三八○引《鲍氏方》。

【组成】　大枣(去核,入青矾如核大在内,以火煅存性为末)2枚,麝香少许。

【用法】　油调涂。

【主治】　小儿因痘加疮,侵口鼻。

枣附汤

【方源】　《医学入门》卷七。

【组成】　附子(盐水浸泡七次)半枚,大枣7枚,生姜7片。

【用法】　水煎服,当发日旦温服,仍吃枣子3~5枚。

【主治】　五脏气虚发疟,不问寒热先后及独作、迭作、间作。

枣矾丸

【方源】　《古今医统大全》卷十八。

【组成】　皂矾(煅)150克,大枣90克,干蒸饼(即寒日面)90克。

【用法】　上药研为末,用生姜自然汁为丸,如梧桐子大。每次20丸,食前米饮送下,1日2次。

【主治】　黄胖。

【方论】　矾味酸,以泻肝,枣味甘,以补脾也。

枣柏膏

【方源】　方出《太平圣惠方》卷五十七。名见《普济方》卷三○八。

【组成】　大枣叶、黄柏叶、晚蚕沙各等份。

【用法】　上药研为末。以生油和如泥,先灸咬处,复用叶涂之。

【主治】　蜘蛛咬生疮,诸治不愈。

枣根汤

【方源】　《太平圣惠方》卷九十一。

【组成】　大枣树根120克,丹参90克,菊花45克。

【用法】　上锉细和匀。每用60克,水煎,去渣,看冷热,避风洗浴。极效。

【主治】　①《太平圣惠方》:小儿五色丹遍身。
②《永乐大典》引《医方妙选》:赤流,变改无常。

枣肉灵砂

【方源】　《普济方》卷十八引《澹寮方》。

【组成】　灵砂(研)6克,人参1.5克,酸枣仁3克。

【用法】　上药研为末,枣肉为丸。每次5～7丸,临卧时枣汤送下。

【主治】　虚人夜不得睡,梦中惊魇,自汗怔忡。

枣仁安神冲剂

【方源】　《部颁标准》。

【组成】　酸枣仁(炒)250克,丹参50克,五味子(醋炙)50克。

【用法】　制成冲剂。开水冲服,每次5克,临睡前服。

【功用】　补心养肝,安神益智。

【主治】　心肝血虚,神经衰弱引起的失眠健忘,头晕,头痛。

枣肉黄连点方

【方源】　《圣济总录》卷一八三。

【组成】　大枣(去核)7枚,黄连(去须,碎,绵裹)30克,淡竹叶(切)30克。

【用法】　先以水煎竹叶,去竹叶澄清,纳枣、黄连煎,滤去渣。每日临卧点目大眦。即愈。

【主治】　乳石发,目生赤脉,息肉,碜痛不开。

矾石丸

【方源】　《慈幼心传》卷上。

【组成】　白矾15克,滑石15克。

【用法】　上药研为末,神曲糊为丸,如芥子大。每次6丸,开水送下。

【主治】　洞泻。

矾石汤

【方源】　方出《外台秘要》卷二十二引《必效方》,名见《圣济总录》卷一一六。

【组成】　白矾30克,生地黄90克,苦参30克。

【用法】　水煎,以绵滤之。微微点鼻中,每日3～5次,愈止。

【主治】　鼻内热气生疮,有脓臭,并有虫。

矾石散(1)

【方源】　方出《肘后备急方》卷五,名见《外台秘要》卷三十四引《古今录验》。

【组成】　白矾(熬)20克,甘草(炙)5克,大黄10克。

【用法】　上药研为散。取枣大,绵缠,导阴中。

【主治】　妇人阴肿坚痛。

矾石散(2)

【方源】　方出《备急千金要方》卷六,名见《杨氏家藏方》卷二十。

【组成】　白矾、石硫黄、附子各30克。

【用法】　上药研为末。以酢渍之3日,夜净洗面,敷之。

【主治】　面䵟䵝。

矾石散(3)

【方源】　《医心方》卷七引《令李方》。

【组成】　白矾(烧)、细辛、白芷30克。

【用法】　上药研为末。以温水洗创,乃粉之。

【主治】　阴劳创,生息肉,烂破痛。

矾石煎

【方源】　《圣济总录》卷一一六。

【组成】　白矾(熬枯)30克,苦参20克,生地黄(洗令净,研,绞取汁)60毫升。

【用法】　粗捣白矾、苦参为末,以生地黄汁并水煎,绵滤去渣。少少滴鼻中。

【主治】　鼻中热气生疮,有脓臭,兼有虫。

矾朱散

【方源】　《不知医必要》卷二。

【组成】　郁金21克,白矾9克,朱砂(水飞)3克。

【用法】　上药研为末。每次3克,薄荷汤调下。

【主治】　癫痫。

矾香散

【方源】　《小儿卫生总微论方》卷十八。

【组成】　白矾(烧灰)30克,蛇床子(为末)7.5克。

【用法】　上药相和,入麝香末1.5克,同研细。每用少许,撒入病耳。

【主治】　小儿聤耳内生疮,或有脓汁。

矾消散

【方源】　《普济方》卷二九六引《卫生家宝》。

【组成】　朴硝、白矾、五倍子各等份。

【用法】　上药研为细末。以朴硝先煎汤熏,候温即洗,用绵帛渗干,却以水调二药末为膏,涂痔上。

【主治】　痔疾痛不可忍。

矾蜡丸

【方源】　《卫生鸿宝》卷一。

【组成】　黄丹(水飞)、白矾、白蜡各30克。

【用法】　铜勺溶蜡,入丹、矾末调匀,乘热为丸,如黄豆大。每次2丸,开水送下。

【主治】　久泻。

矾石涂敷方

【方源】　《圣济总录》卷一三三。

【组成】　白矾石(研)、石硫黄(研)各15克,虾蟆(5月5日自死者,烧作灰)1枚。

【用法】　上药研为细末。先以盐汤洗疮,涂敷,每日3～5次,以愈为度。

【主治】　月蚀疮。

郁金丸

【方源】　《杂病源流犀烛》卷七。

【组成】　朱砂、郁金、白矾

【用法】　上药研为细末,水为丸,如梧桐子大。每次30～40丸,熟汤送下。

【功用】　补魄。

【主治】　因惊忧得之,痰涎久留心窍,或因喜乐无极而伤魄所致的癫狂。

郁金散(1)

【方源】　《医心方》卷五引《深师方》。

【组成】　郁金60克,黄连60克,白矾60克。

【用法】　上药研为散。卧时着目中如黍米大。

【主治】　目盲。

郁金散(2)

【方源】　方出《太平圣惠方》卷五十五,名见《圣济总录》卷六十。

【组成】　郁金30克,牛胆(干者)1枚,麝香(研)1.5克。

【用法】　上药研为细散。每次1.5克,新汲水调下,不拘时候。

【主治】　谷疸,唇口先黄,腹胀气急。

郁金散(3)

【方源】　《圣济总录》卷六十八。

【组成】　郁金30克,莲子(去皮)、黄芪(锉)各7.5克。

【用法】　上药研为散。每次3克,冷水调下,不拘时候。

【主治】　呕血不止。

郁金散(4)

【方源】　《圣济总录》卷九十八。

【组成】　郁金30克,滑石(研)15克,甘草(生))7.5克。

【用法】　上药研为散。每次3克,热汤调下,不拘时候。

【主治】　卒小便淋涩不通。

郁李仁丹

【方源】　《小儿卫生总微论方》卷十四。

【组成】　郁李仁(汤浸,去皮,微炒)15克,槟榔15克,牵牛子(炒)3克。

【用法】　上药研为细末,滴水为丸。每次10丸,空心以葱白汤送下。

【主治】　①《小儿卫生总微论》:一切诸肿。
②《普济方》:小儿疳食,气急肿满。

郁李仁散

【方源】　《圣济总录》卷十七。

【组成】　郁李仁(去皮尖,炒)、陈皮(去白,酒煮干)、京三棱(炮,锉)各30克。

【用法】　上药研为散。每次9克,空心以熟水调下。

【主治】　风热气秘。

郁李仁粥

【方源】　《太平圣惠方》卷九十七。

【组成】　郁李仁（汤浸，去皮尖，微炒）30 克，桑根白皮（锉）30 克，粟米 50 克。

【用法】　上药研为末，每次 15 克，水煎，去渣，下米作粥，加少生姜汁，任意食之。

【主治】　小儿水气，腹肚虚胀，头面浮肿，小便不利。

轻身调脂片

【方源】　《中国中西医结合杂志》(1993,11:655)。

【组成】　大黄、泽泻、柴胡。

【用法】　上药制成片剂，每片含生药 2 克，每次 3～6 片，温开水送服，1 日 2 次。

【主治】　高脂血症。

【验案】　高脂血症　《中国中西医结合杂志》(1993,11:65)：用本方治疗高脂血症 72 例，其中男性 42 例，女性 30 例，年龄 46—75 岁。对照组 21 例，其中男性 11 例，女性 10 例，年龄 45—73 岁。对照组口服月见草油胶囊（长春市宽城制药厂生产），每次 1.0～1.5 克，1 日 2 次。两组均 8～12 周为 1 个疗程。结果：治疗组显效 57 例，有效 9 例，无效 6 例，总有效率为 91.67%；对照组显效 11 例，有效 4 例，无效 6 例，总有效率为 71.43%，经统计学处理（μ 检验）$P<0.05$，差异有显著性意义。

轻身降脂乐冲剂

【方源】　《上海中医药杂志》(1987,10:13)。

【组成】　党参、熟地黄、麦冬等。

【用法】　上药制成冲剂，每日 3 次，每次饭前服 1～2 袋（相当 6～12 克），并根据病人不同体质及症候，适当调整服药剂量。30 天为 1 疗程。

【主治】　妇女肥胖症。

【验案】　妇女肥胖症　《上海中医药杂志》(1987,10:13)：用本方治疗妇女肥胖症 63 例，年龄最小 22 岁，最大 58 岁。凡体重超过标准体重 10% 以上，经内科及妇科检查排除内分泌疾病的单纯性肥胖，经中医辨证归属于实证或本虚标实证的患者，被列为本组治疗对象，并随机分为治疗组和对照组。对照组服维生素 E 100 毫克，维生素 C 500 毫克，每日 2 次，30 天为 1 疗程。结果：治疗组有效 58 例，减肥有效率为 92.06%。对照组 22 例体重下降，减肥有效率 68.75%。

拓痔大豆帛方

【方源】　方出《太平圣惠方》卷六十，名见《圣济总录》卷一四二。

【组成】　黑豆（以水煮取汁）150 克，槐白皮（锉）100 克，甘草（锉）90 克。

【用法】　上药入大豆汁内煮，旋渍故帛，以熨患处，冷即换之。

【功用】　《普济方》：拓痔。

【主治】　①《太平圣惠方》：痔下部痒痛，肛边生鼠乳，肿起欲突出。

②《圣济总录》：脉痔出血。

拔疔丹

【方源】　《疡医大全》卷三十三。

【组成】　雄黄、朱砂、白芷各等份。

【用法】　上药研为细末。油胭脂调，用银针挑破搓之。

【主治】　痘疔。

拔疔散

【方源】　《同寿录》卷四。

【组成】　穿山甲（炒）30 克、银朱 15 克，麝香 1 克。

【用法】　上药研为细末，收贮瓷瓶内，勿令泄气，临症用。一切痘疮不能化浆，将银簪挑破，将药点入，外用膏药贴之。其疔即化为水，毒气不入心矣。

【主治】　诸疔疮，其硬如石，或发寒热及腐肉不化。

拔毒膏

【方源】　《普济方》卷三一四。

【组成】　黄丹（以苦竹园中地龙泥裹包，火煅令红，取出放冷，去泥）不拘多少。

【用法】　上药研为细末，和以轻粉、麻油，调如膏药厚薄。摊在油单上，贴之。

【主治】　臁疮，漏疮，一切恶疮。

拔毒糕

【方源】　《简明医彀》卷八。

【组成】　土茯苓(去皮,为末)500 克,白蜜 500 克,糯米粉 1000 克。

【用法】　上和匀,蒸糕。食,土茯苓汁送下。

【主治】　杨梅疮。

【宜忌】　忌饮茶汤。

拈痛散

【方源】　《普济方》卷三三五。

【组成】　玄胡索 30 克,当归、桂心各 15 克。

【用法】　上药研为末。每次 6 克,酒调下,不拘时候。

【主治】　妇人血气痛。

抽薪散

【方源】　《古今医鉴》卷十二。

【组成】　熟地黄 12 克,当归 12 克,干姜(炒黑)3 克。

【用法】　水煎服。

【主治】　产后血虚发热。

【方论】　《医钞类编》:此以干姜之苦温为从治,收其浮散之热,使归依于阴分也。

抵圣散(1)

【方源】　《幼幼新书》卷三十引张涣方。

【组成】　盆消(研)、乱头发(烧灰,研)、红蓝花(取末)各 10 克。

【用法】　上药研为细末。以绵缠,药塞鼻中。

【主治】　小儿不以疾病,鼻衄不止。

抵圣散(2)

【方源】　《博济方》卷五。

【组成】　滴乳香、腻粉、白矾(烧存性)各等份。

【用法】　上药研为细末。每遇患时,先用盐酱水洗之,以津唾调之,贴疮上。

【主治】　骨疽疮及冷漏久不合者。

抵圣散(3)

【方源】　《圣济总录》卷一七二。

【组成】　铜绿 7.5 克,蛤粉 15 克,麝香 6 克。

【用法】　上药研为散。干贴。口齿臭秽者,用盐水净洗拭干,每日 1 次贴之。贴了药少顷,口角有涎出者,可医;如无涎出者,不可治。

【主治】　小儿疳蚀,损口齿,臭秽不可近者。

抵当丸

【方源】　《云岐子注脉诀》。

【组成】　大黄、水蛭(炒制)各 15 克,虻虫 9 克。

【用法】　上药研为细末,炼蜜为丸,如梧桐子大。每次 20 丸,食后温水送下。以下利为度;未利,加数服之。

【主治】　肠痈,关内芤脉,或吐血。

抵金丹

【方源】　《鲁府禁方》卷四。

【组成】　蚕沙、绿豆粉(炒黄)各 120 克,枯矾 72 克。

【用法】　上药研为末。酽醋调敷患处,厚纸贴之,绢布缚绑之,换敷 3~4 次。

【主治】　跌仆伤损,闪扭骨窍。

【宜忌】　宜常饮黄酒,通和血脉。忌房事。

抱龙丸

【方源】　《医略六书》卷二十二。

【组成】　银粉 90 克,朱砂 90 克,乳香 45 克。

【用法】　上药研为细末,炼蜜为丸,每次 3 克,井花水送下。

【主治】　狂妄不止,脉浮者。

【方论】　虚阳浮越,心气不降,心神失其运用之权,故狂妄不能自安焉。银粉降离归坎,朱砂镇心安神,乳香活血脉以荣心血也。丸以白蜜,益虚润燥;下以井花水,化热归元,使虚阳下蛰,则心气自宁,而神志得安,安有狂妄不退者乎?此镇坠浮越之剂,为虚阳狂妄之专方。

拨粥

【方源】　《太平圣惠方》卷九十六。

【组成】　薤白(去须,细切)30 克,葱白(去须,细末)30 克,白面 120 克。

【用法】　以上和面,调令匀,临汤,以箸旋拨入锅中,熟煮,空腹食之。

【功用】《药粥疗法》:宽胸止痛,行气止痢。

【主治】①《太平圣惠方》:赤白痢,休息气痢,久不愈者。

②《药粥疗法》:胸胁刺痛,胸痹心痛,以及冠心病心绞痛。

【宜忌】《药粥疗法》:对发热病人,不宜选用。

【备考】《药粥疗法》本方用法:用于冠心病心绞痛辅助治疗,可以间断温热服用;治疗肠炎痢疾,以3～5天为1疗程,每天分2～3次温服。

拨云散

【方源】《圣济总录》卷一〇九。

【组成】椿实(微炒)30克,荆芥穗15克,甘草(炙,锉)7.5克。

【用法】上药研为细散。每次6克,食后、临卧腊茶调下。

【主治】一切眼内外翳膜遮障,碜涩疼痛,羞明怕日,胬肉攀睛及冷热泪。

拨云膏

【方源】《本草纲目》卷三十六。

【组成】蕤仁(去油)1.5克,青盐1克,猪胰子15克。

【用法】共捣如泥,罐收。点之。

【功用】取下翳膜。

转筋饮

【方源】《仙拈集》卷二。

【组成】木瓜、吴茱萸各6克,食盐1.5克。

【用法】水煎服。

【主治】腿痛转筋,上冲入腹。

斩梦丹

【方源】《普济方》卷三十三。

【组成】知母30克,黄柏(去皮)30克,滑石90克。

【用法】上药研为末,白水为丸。空心温酒盐汤送下。

【主治】梦泄遗精。

软猪肚

【方源】《古今医统》卷八十七。

【组成】猪肚(净洗)1具,葱白30克,豉(绵包)15克。

【用法】上煮烂,下五味和,切,空心食之,渴饮汁。

【主治】老人消渴,热中饮水不止,小便无度;亦治劳热。

非疳散

【方源】《医宗金鉴》卷七十六。

【组成】冰片1.2克,人中白(煅去臭气,存性),五倍子(炒茶褐色,存性)各30克。

【用法】上药研为细末。先用米泔水漱口,后用此药擦患处,内服胃脾汤。

【功用】清热止痛,去臭秽。

【主治】葡萄疫。邪毒攻胃,牙龈腐烂,口臭出血,形类牙疳,而青紫斑点色反淡,久则令人虚羸者。

齿痛冰硼散

【方源】《部颁标准》。

【组成】硼砂288克,硝石432克,冰片18克。

【用法】上药制成散剂。吹敷患处,每次少量,1日数次。

【功用】散郁火,止牙痛。

【主治】火热内闭引起的牙龈肿痛,口舌生疮。

【宜忌】不可内服,忌食辛辣食物。

虎杖散(1)

【方源】方出《太平圣惠方》卷七十二,名见《普济方》卷三三四。

【组成】虎杖90克,凌霄花30克,没药30克。

【用法】上药研为细散。每次3克,以热酒调下,不拘时候。

【主治】妇人月水不利,腹胁烦闷,背膊烦痛。

虎杖散(2)

【方源】《普济本事方》卷十。

【组成】苦杖根(俗呼为杜牛膝。净洗,碎)30克。

【用法】　水煎,去渣,用麝香、乳香少许,研调,温服。

【主治】　妇人诸般淋症。

【方论】　《本事方释义》:苦杖即虎杖,其根气味苦微温,入足厥阴;麝香气味辛温,入手足少阴,能引入经络;乳香气味辛微温,入手足少阴,能逐瘀浊,无论男女淋症,小溲疼痛,此药神效。盖下焦本属至阴之处,此方取通则不痛之意。

【验案】　砂石淋　鄞县武尉耿梦得其内人患砂石淋者十三年矣,每发痛楚不可忍,溺器中小便下砂石剥剥有声,百方不效,偶得此方,啜之一夕而愈。

虎骨酒

【方源】　《本草图经》引《兵部手集方》(见《证类本草》卷十七)。

【组成】　虎胫骨(粗捣熬黄)100 克,羚羊角 50 克,新芍药(切细)100 克。

【用法】　上药以无灰酒浸之,春夏 7 日,秋冬 14 日,每旦空腹饮 1 杯。

【主治】　①《本草图经》引《兵部手集方》:臂胫痛,不计深浅。

②《杂病源流犀烛》:血虚不能养筋,客邪留着,以致臂胫疼痛,年久不愈。

虎骨散(1)

【方源】　《养老奉亲书》。

【组成】　虎骨(为粗末,炒黄)6 克,羚羊角屑 60 克,白芍 60 克。

【用法】　酒浸 1 宿,焙,为末。每次 6 克,食前暖酒调下。

【主治】　手臂疼痛,冷重无力。

虎骨散(2)

【方源】　《普济方》卷三〇七。

【组成】　虎头骨(炙)、板蓝子、荜茇各 10 克。

【用法】　上药研为细末。用灯心点药少许于眼大眦,男左女右。

【主治】　蝎螫卒痛。

虎骨散(3)

【方源】　《魏氏家藏方》卷八。

【组成】　虎骨(酥炙微赤)60 克,羚羊角(镑)30 克,白芍药 60 克。

【用法】　上药研为散,酒浸春 5 日、夏 3 日、秋冬 7 日,候日足。每次 30 毫升,食前温服。

【主治】　一切风湿脚气,疼痛不可忍者。

虎头骨汤

【方源】　《外台秘要》卷三十五引《崔氏方》。

【组成】　虎头骨 150 克,苦参 120 克,白芷 90 克。

【用法】　上切。水煮,纳猪胆汁少许,适寒温浴儿。

【功用】　辟除恶气,兼令儿不惊,不患诸疮疥。

虎杖二金汤

【方源】　《千家妙方》。

【组成】　虎杖 30 克,郁金 15 克,川楝子 10 克。

【用法】　水煎服。

【功用】　清肝利胆。

【主治】　急性胆囊炎。

【加减】　如无虎杖,可用川大黄代,用量须减半。

败毒散

【方源】　《摄生众妙方》卷八。

【组成】　黄柏、黄连各 30 克,川乌 6 克。

【用法】　上药研为细末。用冷水调成膏,摊在肿处,频以水润之,其肿自消。

【主治】　疔疮走动者。

败毒膏

【方源】　《圣济总录》卷一三〇。

【组成】　巴豆(和壳椎碎)180 克,麻油 360 毫升,铅丹(炒令紫)90 克。

【用法】　先将油煮巴豆,慢火养 1～2 日,滴入水中成珠则止,滤去渣,却将其滓在一长瓶内,侧起瓶一头,令高下,以火烧逼,得巴豆内膏油流下,以器盛,并入前药,油内同煎搅匀,入铅丹,更熬令色紫,去火令冷,入瓷盒内密封,地孔藏 7 日出火毒。以故绢摊贴之。

【主治】　一切痈疽及上攻下注风毒瘘疮,疼痛㤺肿。

败蹄散

【方源】《圣济总录》卷一三二。

【组成】 驴蹄(削)20片(烧灰),胡粉(熬)7.5克,麝香(研)少许。

【用法】 上药研为末。未破,以醋煮面糊,和成膏涂入;已破干掺。

【主治】 天柱疮,生脊大椎上,如钱大,赤色,出黄汁不止。

败鼓皮散

【方源】《医部全录》卷四二四。

【组成】 败鼓皮(炙黄)21克,苦参、步荷根各30克。

【用法】 上药研为粗散。每次3克,水煎,去渣温服,1日3～4次。

【主治】 小儿中蛊。

败乳自退方

【方源】《医钞类编》卷十七。

【组成】 瓜蒌(半生,半炒)1个,大粉草(半生,半炙)6克,生姜(半生,半煨)1片。

【用法】 酒煎服。其痛一会不可忍,即搜去败乳,临卧再一服,顺所患乳一边侧卧于床上,令其药行故也。

【主治】 乳初结胀不消。

败散瘰疬方

【方源】《医学纲目》卷十九。

【组成】 白胶香、海螵蛸、降真香(用心,无土气者)各等份。

【用法】 上药研为末,撒患处,外以水纸掩之,一夕而退。

【主治】 瘰疬、马刀。

明目饮

【方源】《活幼心书》卷下。

【组成】 栀子、净香附各30克,夏枯草(去梗)15克。

【用法】 上药研为散。每次6克,加蜜1大匙,水煎,不拘时候温服。

【主治】 小儿心脾蕴热,肝受风邪,致两目羞明,经久不愈。

明胶散

【方源】 方出《太平圣惠方》卷六,名见《普济方》卷一八九。

【组成】 黄明胶(捣碎,炒令黄燥)30克,桑叶30克,伏龙肝45克。

【用法】 上药研为细散。每次3克,以糯米粥饮调下,不拘时候。

【主治】 肺壅热极,肺胀喘,吐血不止。

明胶饮子

【方源】《景岳全书》卷六十四。

【组成】 明广胶(蛤粉炒珠)、粉甘草各30克,橘红15克。

【用法】 上作3剂。水煎服。

【主治】 一切痈疽疔毒。

明目蒺藜丸

【方源】《饲鹤亭集方》。

【组成】 白蒺藜480克,鸡子清(拌炒)10枚。

【用法】 谷精草煎汤泛丸。每次9～12克,开水送下。

【主治】 内外翳障,视物昏花,迎风流泪,怕日羞明,眼边赤烂,不时举发,天行时眼,久患风疾,或痒或痛。

岩果止咳液

【方源】《部颁标准》。

【组成】 石吊兰500克,果上叶500克,甘草流浸膏80毫升。

【用法】 制成合剂,每瓶装120毫升。密封,置阴凉处。口服,每次15～20毫升,1日3次;小儿酌减。服时摇匀。

【功用】 清热化痰,止咳润肺。

【主治】 急、慢性支气管炎,咳嗽痰多,证属痰热阻肺者。

罗备金散

【方源】《证治准绳·女科》卷一。

【组成】 香附(炒)120克,当归36克,五灵脂

(炒)30 克。

【用法】　上药研为细末。每次 15 克,空心醋汤调服。

【功用】　行气。

【主治】　妇人血崩不止。

国老汤

【方源】　《疮疡经验全书》卷三。

【组成】　荆芥 30 克,甘草 30 克,藿香 15 克。

【用法】　水煎,温洗患处。

【主治】　内痔。

【宜忌】　外痔不用。

国老散

【方源】　《圣济总录》卷一六七。

【组成】　甘草(炙,锉)8 克,当归(焙)、铅丹(研)各 4 克。

【用法】　上药前二味为散,入铅丹同研匀细。扑脐中,1 日 3 次。

【主治】　小儿脐中汁出。

国寿散

【方源】　《中国接骨图说》。

【组成】　百草霜 45 克,飞罗面 60 克,生姜汁 15 克。

【用法】　上药以酒和匀,贴纸上,用火针熨其上。

【主治】　跌打损伤。

固下丸

【方源】　《医学纲目》卷二十三。

【组成】　苍术、肉豆蔻(煨)各 30 克,补骨脂 30 克。

【用法】　上药研为末,粥为丸,如梧桐子大。每次 50 丸,开水送服。

【主治】　肾虚久泄。

固齿散

【方源】　《外科全生集》卷四。

【组成】　鼠头骨、鼠牙、盐。

【用法】　上药同煅存性,研细。擦动牙。

【主治】　牙动摇。

固精丸

【方源】　《慎斋遗书》卷九。

【组成】　鱼胞(炒焦黄色)、当归、沙蒺藜(炒)各 30 克。

【用法】　蜜为丸,开水送下。

【主治】　遗精白浊。

固精煮酒

【方源】　《墨宝斋集验方》卷上。

【组成】　甘枸杞子 120 克,川当归(酒洗净)60 克,地黄 180 克。

【用法】　以绢袋盛。入坛内,用好头生酒煮。取起出火性,7 日后饮之。每日空心及将晚时饮 30～50 毫升。不可多饮。

【功用】　助阳坚举,久服多子。

固气生血汤

【方源】　《辨证录》卷三。

【组成】　黄芪 30 克,当归 15 克,荆芥(炒黑)6 克。

【用法】　水煎服。1 剂血止,再剂气旺,4 剂血各归经,不致再吐。

【功用】　固气生血。

【主治】　一时狂呕血,血呕出如倾盆,实火变虚,气脱者。

【方论】　此方即补血汤之变,全在荆芥引血归于气分之中,引气生于血分之内,气血之阴阳既交,则水火之阴阳自济,断不至脏腑经络再有怫逆,使血冲击而再呕也。

固齿牢牙散

【方源】　《万病回春》卷五。

【组成】　虎骨(火煅)30 克,青盐(用嫩槐枝等分,同炒黄色)30 克,细辛(末)15 克。

【用法】　上药研为散,后匀。擦牙。

【功用】　固齿牢牙。

固齿将军散

【方源】　《景岳全书》卷五十一。

【组成】　锦纹大黄(炒微焦)、杜仲(炒半黑)各 300 克,青盐 120 克。

【用法】　上药研为末。每日清晨擦漱;火盛者咽之亦可。

【功用】　牢牙固齿。

【主治】　牙痛牙伤,胃火糜肿。

固胎芩术散

【方源】　《医学正印》。

【组成】　黄芩(条实者,酒浸,炒)30克,白术(壁土炒,去土)30克,砂仁(炒)90克。

【用法】　上药研为末。每次9～15克,清米汤送下。

【功用】　安胎。

果附汤

【方源】　《医学纲目》卷十六。

【组成】　附子、草果、高良姜各等份。

【用法】　以酒煎服。

【主治】　寒气心痛。

钓骨丸

【方源】　《串雅外编》卷二。

【组成】　栗子上皮(为末)15克,鲇鱼肝1个,乳香7.5克。

【用法】　上捣为丸,如梧桐子大。视骨鲠远近,以线系绵裹1丸,水润吞下,提线钓骨出之。

【主治】　骨鲠咽喉。

和中散(1)

【方源】　《普济方》卷三九五。

【组成】　干姜、厚朴(去皮,炙制)、甘草(炙)各30克。

【用法】　上药研为细末。每次5克,加生姜3片,水煎,去渣温服。

【主治】　阴阳不和,清浊相干,霍乱吐利,壮热烦渴,胸膈痞闷,腹胀满,面色青白,手足厥冷,困顿多睡,全不思食。

和中散(2)

【方源】　《慎斋遗书》卷五。

【组成】　炮姜120克,肉桂60克,吴茱萸60克。

【用法】　上药研为末。每次9克,水煎服。

【功用】　《风痨臌膈四大证治》:上通下达,安胃和中。

【主治】　①《慎柔五书》:中寒腹痛,或寒泻清水,或饮食伤,嗳馊气,或久痢虚寒。

②《风痨臌膈四大证治》:臌胀属虚寒者。

和安汤

【方源】　《圣济总录》卷六十三。

【组成】　陈皮(汤浸,去白,焙)500克,甘草(炙,锉)60克,干姜(炮)15克。

【用法】　上药研为粗末。每次9克,水煎,去渣温服。

【主治】　胃气逆,干呕不止。

和气煮散

【方源】　《圣济总录》卷三十八。

【组成】　白胡椒、绿豆各30克,人参7.5克。

【用法】　上药研为散。每次9克,水煎,去渣热服。

【主治】　霍乱吐泻,冷热不调。

知命丹

【方源】　《普济方》卷一六九引《医学切问》。

【组成】　乌头(去皮脐)9克,黄丹(炒)15克,巴豆(去皮膜,不用油)3枚。

【用法】　上药研为末。面糊为丸,如麻子大。每次3丸,米饮送下。如泻下丸子来不化,即病不疗。

【主治】　虚损,撮痛下痢。

知母黄芩汤

【方源】　《扁鹊心书·神方》。

【组成】　知母6克,黄芩6克,甘草3克。

【用法】　水煎,热服。

【主治】　伤寒胃中有热,心觉懊憹,六脉洪数,或大便下血。

知柏茯苓汤

【方源】　《辨证录》卷五。

【组成】　知母、黄柏各3克,茯苓15克。

【用法】　水煎服。1剂而渴解,2剂愈。

【功用】　利膀胱。

【主治】　春温症,火邪入膀胱,伤风出汗,胃干燥,渴欲饮水。

制青豆

【方源】　《古今医统大全》卷八十七。

【组成】　青豆1000克,陈皮60克,麻子汁500毫升。

【用法】　上先以水煮上项熟,却下麻汁。空腹渐食,并饮其汁。

【主治】　老人热淋痛涩。

季芝鲫鱼膏

【方源】　《医宗金鉴》卷六十六。

【组成】　活鲫鱼肉、鲜山药(去皮)各等份。

【用法】　上共捣如泥,加麝香少许。涂核上。觉痒极,勿搔动,隔衣轻轻揉之,7日1换,旋涂即消。

【主治】　乳岩,肿如覆碗坚硬,形如堆栗。

垂柳汤

【方源】　《太平圣惠方》卷二十四。

【组成】　倒垂柳(锉)1000克,白矾(生)60克,杏仁90克。

【用法】　水煎,去渣。于无风处洗浴。

【主治】　皮肤风热,生疮痞瘤,或痒痛。

垂阴茶糖浆

【方源】　《部颁标准》。

【组成】　阴行草500克,垂盆草500克,矮地茶250克。

【用法】　上药制成糖浆。口服,每次25毫升,1日3次。

【功用】　清热解毒,除湿退黄。

【主治】　急性黄疸型肝炎、中毒性肝炎等。

使君子丸

【方源】　《部颁标准》。

【组成】　使君子(炒)500克,天南星(制)250克,槟榔250克。

【用法】　上药制成丸剂。口服,每次6~9克,早晨空腹时服。

【功用】　消疳驱虫。

【主治】　小儿疳积,虫积腹痛。

使君子散

【方源】　《小儿卫生总微论方》卷十二。

【组成】　使君子仁(炒)3克,黑牵牛子(炒过为末)6克,轻粉6克。

【用法】　上药研为末。每用1.5克,于五更初米饮调下,不拘时候。

【主治】　疳疾蛔动,腹肚疼痛。

侧柏散(1)

【方源】　《救急选方》卷上引《卫生家宝》。

【组成】　侧柏叶(蒸干)45克,人参30克,荆芥(烧灰)30克。

【用法】　上药研为末。每次6克,入飞罗面6克相和,用新汲水调如稀糊啜服。血如涌泉,不过二服即止。

【功用】　《中国医学大辞典》引《准绳》:止血。

【主治】　①《救急选方》引《卫生家宝》:呕血下血,其证皆因内损,或因酒食太过,劳损于内,或心肺脉破血妄行,其血出如涌泉,口鼻俱出,须臾不救。

②《袖珍方大全》引《经验良方》:男子妇人九窍出血。

侧柏散(2)

【方源】　《丹溪心法附余》卷十一。

【组成】　侧柏叶1握,干姜3片,阿胶(炙)2块。

【用法】　水煎,去渣顿服。

【主治】　内损呕血下血,因酒太过,劳伤于内,血气妄行,其出如涌泉,口鼻皆流,须臾不救,服此即安;又治男子妇人九窍出血。

乳粥

【方源】　《古今医统大全》卷八十七。

【组成】　牛羊乳50克,白晚米(洗净,控极干)50克。

【用法】　以乳煎令沸,再加煎姜汤10毫升,依煮粥法入米煮熟,倾起瓷碗中。每碗入真酥油15克,令其自溶如油,遍覆粥上,旋搅食之。

【功用】　补脾滋肺,益元气。

乳汁煎

【方源】　《外台秘要》卷二十一引《集验方》。

【组成】　黄连 30 克，蕤仁 20 克，干姜 40 克。

【用法】　上药研为散，以乳汁渍药 1 宿，明旦于微火上煎，绵绞去渣。取如米，纳眦中。

【主治】　①《外台秘要》引《集验方》：目中风寒泪出，眦赤痒。

②《奇效良方》：风泪涩痒。

乳香汤

【方源】　《施圆端效方》引于四嫂方（见《医方类聚》卷一七九）。

【组成】　大黄、甘草各 30 克，乳香 3 克。

【用法】　上将前二味为粗末。每次 12 克，水煎，去渣，化乳香温服，不拘时候。

【主治】　时疫疙瘩，喉咽肿痛。

乳香散（1）

【方源】　方出《袖珍方大全》卷四引汤氏方，名见《寿世保元》卷八。

【组成】　没药、乳香各少许。

【用法】　上药研为细末。用木香 1 块，于乳钵内磨水半盏，调乳香、没药末煎数沸服之。

【主治】　小儿盘肠气痛。

乳香散（2）

【方源】　《圣济总录》卷五十六。

【组成】　乳香（研）7.5 克，鹤虱（炒）22.5 克，槟榔（锉）45 克。

【用法】　上药研为细散。每次 9 克，大麻子汁调下。

【主治】　蛔心痛。

乳香散（3）

【方源】　《圣济总录》卷一四三。

【组成】　乳香 6 克，没药（同研）3 克。

【用法】　上药研为细末，用乌鸡子 1 个，打开去黄，以清拌药，再入鸡子壳中，以纸封，饭甑中蒸熟，空心服尽。如年深者，服 10 数个全安。

【主治】　五痔，年深不愈。

乳香散（4）

【方源】　《医方类聚》卷十引《简要济众方》。

【组成】　乳香（研）30 克，马头脑骨灰（研）30 克，酸枣仁（微炒）60 克。

【用法】　上药研为细末。每次 6 克，温酒调下，不拘时候服。

【主治】　胆风不得眠睡，精神恍惚。

乳香散（5）

【方源】　《普济方》卷二七六。

【组成】　乳香 6 克，甘草 3 克，皂角刺（为末）6 克。

【用法】　上药研为末。每次 6 克，用无灰酒 3 克，煎沸，和滓温服。

【主治】　七十二证恶疮，疼痛不可忍。

乳香法纸

【方源】　《外科正宗》卷四。

【组成】　乳香（研细末）30 克，甘草 36 克，轻粉 9 克。

【用法】　以呈文油纸 4 张，每纸 1 张摊平，乳香末 7.5 克匀筛纸上，双折，卷 3.3 厘米阔，将卷纸复作 3 折，两头以线扎之，用甘草 36 克，水 500 毫升，将卷过药纸浸入甘草汤内，上用重物压之，煮数滚，取起纸来，解去扎线，将纸摊开桌上，每张用轻粉 9 克掺乳香上，用棕糊刷排刷相匀，提起药纸，带湿以无药一面对板壁上贴之，阴干收用。临时随患大小剪纸多少，先用温汤洗疮，随将纸有药一面对疮贴之，绢扎，3 日 1 换。如贴后内无水出，不必换贴自愈。

【功用】　止痛生肌。

【主治】　臁疮作痛。

乳香木瓜丸

【方源】　《普济方》卷二四〇。

【组成】　乳香、血竭各等份。

【用法】　上药各为细末，用好木瓜 1 个，竹刀去皮心，劈取顶盖，将药末搅匀装满，却用劈下顶盖合续，以馎面裹之，约半指厚，于砂锅内煮熟极烂为度，连面入石臼内，杵如泥，为丸如梧桐子大。每次 30 丸，渐加至 45 丸，空腹温酒、木瓜汤送下，干物压之。

【主治】　远年近日脚气。

【宜忌】　忌动气及生冷、坚硬、湿腻之物。

乳香追毒丸

【方源】　《医方类聚》卷一九一引《施圆端效方》。

【组成】　巴豆(去皮)3克,白面3克,黄丹0.3克。

【用法】　上药研为末,滴水为丸,作锭子。量大小贴之,次以膏药覆之。

【功用】　追恶回疮,止痛,活血去脓。

【主治】　疮肿。

乳香涂敷方

【方源】　《圣济总录》卷一二八。

【组成】　乳香(为末)30克,朱砂(研末)15克,葱白(切)90克。

【用法】　先研葱令细,入二味末,再研令匀。涂敷乳上,干即易之。

【主治】　乳痈。

乳香接骨散

【方源】　《普济方》卷三〇九。

【组成】　肉桂(去粗皮,为末)60克,乳香、没药(末)各30克。

【用法】　上拌匀。用黄米煮稠粥,量疮大小,剪纸花子摊粥在上,然后将药撒在粥上,热搭在疮处。如足胫折,把足拽直用药,少顷不痛脚痒时,以水湿帛子略干,裹着药饼子上,用熨斗火熨,不痒为度。

【主治】　折骨。

乳香硫黄散

【方源】　《伤寒全生集》卷三。

【组成】　乳香、硫黄、艾各6克。

【用法】　上药研为细末。用好酒煎数沸,乘热气使病人鼻臭之。外用捣生姜擦胸前最效。

【主治】　阴寒呃忒不止者。

乳香韶粉散

【方源】　《赤水玄珠》卷二十八。

【组成】　乳香9克,韶粉30克,轻粉3克。

【用法】　上药研为末。猪油拌,鹅翎敷上。

【主治】　痂欲落不落,热痘疯,遍身脓水不绝。

金刀散

【方源】　《古方汇精》。

【组成】　松香、夏果、刘寄奴各等份。

【用法】　上药研为细末,和匀。撒伤处。

【功用】　止血,定痛,生肌。

【主治】　一切跌破,血流不止及刀斧所伤。

金乌散

【方源】　《太平圣惠方》卷八十。

【组成】　乌鸦(烧灰)30克,麝香15克,虎粪(烧灰)30克。

【用法】　上药研为细末。每次3克,以童子小便调下,不拘时候。

【主治】　产后血邪冲心,言语不得,心神迷闷。

金石散

【方源】　《圣济总录》卷七十七。

【组成】　石灰、铅丹各7.5克,糯米(炒黑)30克。

【用法】　将前二味慢火炒,入糯米同研令细。每次6克,空心陈米饮调下。

【主治】　休息痢。

金龙散

【方源】　《格物堂经验良方》。

【组成】　硫黄、冰片各0.15克,砂糖少许。

【用法】　上药研为末。分为2服。日数次用之。

【主治】　虚痘难发出者;麻疹难发出者。

金仙散

【方源】　《鸡峰普济方》卷二十二。

【组成】　金星草(阴干;五月采,连根)60克,白及、白蔹各30克。

【用法】　上药研为细末,撒疮上,后以膏药盖之。

【功用】　敛肌。

【主治】　疮肿。

金汁蜜

【方源】　《小儿卫生总微论方》卷七。

【组成】　生地黄汁 15 克,白蜜 15 克,蒲黄 15 克。

【用法】　上和匀,微暖过,不拘时候服。

【主治】　伤寒出血,数日不止。

金光煎

【方源】　《会约医镜》卷六。

【组成】　黄柏 60 克,黄连 7.5 克,栀子 15 枚。

【用法】　水煎顿服。先用黄连 9～15 克,浓煎,徐徐服之,不效,速服此方。

【主治】　舌出血。

金花汤

【方源】　《张氏医通》卷十六。

【组成】　黄芩、黄连、黄柏各等份。

【用法】　水煎服。

【主治】　热毒内蕴。

金花散(1)

【方源】　《圣济总录》卷六十八。

【组成】　黄柏(去粗皮,涂蜜炙令赤)60 克,寒食面(微炒)30 克,黄明胶(炙令燥)30 克。

【用法】　上药研为散。每次 9 克。冷熟水调下,食后临卧服。

【主治】　呕血不止。

金花散(2)

【方源】　《幼幼新书》卷三十引《家宝》。

【组成】　皂子仁(炒)10 克,槟榔(生)1 个,甘草 10 克。

【用法】　上药研为末。每次 1～1.5 克,砂糖熟水调下。

【主治】　小儿大肠秘不通,兼血痢。

【备考】　方中皂子仁,《永乐大典·医药集》引作"郁李仁"。

金花散(3)

【方源】　《普济方》卷三六九。

【组成】　肥皂角(钲内炭灰炒裂,取黄子)100 个,诃子皮 5 个,甘草(清油煎黄色)6 克。

【用法】　上药研为末。每次 4.5 克,温水调下。

【主治】　五岁以下小儿伤寒。

金花散(4)

【方源】　《传家秘宝》卷中。

【组成】　草乌(研破用,里面白腻,老黑者不可用)、防风(用实而粗大者)、雄黄(别研如粉)各等份。

【用法】　上药研为末。每次 1 克,温酒调下;如是噤了口,以物斡开,热酒调 1.5 克灌之。

【主治】　破伤风,洗头风。

金花散(5)

【方源】　《青囊秘传》。

【组成】　松花、熟虎、黄柏。

【用法】　上药研为末。麻油调搽。

【主治】　汤火伤。

金花煎

【方源】　《古今医统大全》卷六十四。

【组成】　黄柏 90 克,黄连 15 克,栀子 20 枚。

【用法】　上药研为散。以酒浸 1 宿,煮沸,去渣顿服。

【主治】　舌上出血,如簪孔。

金沙汤

【方源】　《圣济总录》卷六十八。

【组成】　紫金沙(野蜂窠蒂是)15 克,贝母(去心,生用)6 克,芦荟 3 克。

【用法】　上药研为粗末。每次 6 克,入蜜少许,水煎,去渣。细呷,空心、食后临卧服。

【主治】　呕血,咯血。

金谷散

【方源】　《杨氏家藏方》卷十。

【组成】　谷精草、枇杷叶各 30 克,郁金 30 克。

【用法】　上药研为散。每用 30 克,水煎数沸,乘热熏之,去渣,通手淋洗下部。

【主治】　疝气疼痛。

金枪丹

【方源】　《古今医鉴》卷十六引周梅江方。

【组成】 嫩老鼠(未生毛者)不拘多少、韭菜根与老鼠一般多。

【用法】 石臼捣烂,入嫩石灰末于内,掺于为饼为度,阴干。用时以刀刮药末敷伤处,布包裹。

【功用】 生肌住痛,止血。

【主治】 金疮。

金素丹

【方源】 《疡科遗编》卷下。

【组成】 生白矾18克,枯白矾9克,雄黄6克。

【用法】 上药研为细末,贮瓶内勿令染尘。撒之。自能周围裂缝,腐脱肌生;略有微痛,片时即安。

【主治】 一切痈疽,死肉不去,新肉不生。

金莲散

【方源】 《御药院方》卷十。

【组成】 黄连(去须)、当归(去芦头)、赤芍各30克。

【用法】 上药研为散。每用9克,水煎,绵滤去渣,澄清,热洗眼,不拘时候。

【主治】 风热攻眼,目赤,眵泪昏涩。

金蚣丸

【方源】 《青囊秘传》。

【组成】 蜈蚣30克,僵蚕30克,全蝎30克。

【用法】 上药研为末,曲糊为丸,如米大。每次3克,开水送服。

【主治】 杨梅大疮。

金钱汤

【方源】 《银海精微》卷上。

【组成】 古钱(即老铜钱生锈者)7个,黄连(研末)6克,白梅干(梅自落者为白梅)5个。

【用法】 用老酒于瓷罐内煎。至夜时冷可洗用,1日2次。不过3~4次即愈。

【主治】 眼弦赤烂。因脾土蕴积湿热,不能化湿,湿热之气相攻,传发于胞睑之间,致使羞明泪出,含在睑胞之内,致使眼弦赤烂。春夏烂者用本方。

金黄散(1)

【方源】 方出《太平圣惠方》卷五十七,名见《普济方》卷三○六。

【组成】 白矾(烧灰)30克,硫黄15克,栀子灰15克。

【用法】 上药研为末。敷咬损处。

【主治】 狂犬咬,伤损疼痛。

金黄散(2)

【方源】 《圣济总录》卷一三二。

【组成】 黄柏30克,蜜(将蜜涂黄柏,炙,蜜尽为度)60克。

【用法】 上药研为散。入麝香0.15克,同研匀细,干撒疮上。

【主治】 恶疮。

金黄散(3)

【方源】 《圣济总录》卷一三三。

【组成】 雌黄、瓜蒌根、五倍子各等份。

【用法】 上药研为散。先用温浆洗疮,干贴。如疮口久不合者,洗了用巴豆1米粒大,纳疮内,待血出后敷此药。

【主治】 冷疮经久不愈。

金黄散(4)

【方源】 《幼幼新书》卷五引张涣方。

【组成】 黄连(别为末)7.5克,胡粉(别研)、龙骨(烧灰,别研)各15克。

【用法】 上药研为细末。每用少许敷脐中,时时用。

【主治】 婴儿脐疮不愈,风气传入经络,变为痫疾者。

金黄散(5)

【方源】 《医学纲目》卷十八。

【组成】 白芷、白及、白蔹各等份。

【用法】 上药研为细末。用新汲水调敷。

【主治】 痈毒。

金液丹

【方源】 《普济方》卷二○一。

【组成】 硫黄30克,白胡椒15克,黄蜡30克。

【用法】 上药研为末,熔黄蜡为丸,如白豆大。

每次 1 丸,凉水送下。不止,再服 1 丸。

【主治】　霍乱吐泻。

金喉散

【方源】　《部颁标准》。

【组成】　岗梅 2000 克,薄荷油 2 克,金牛草 2000 克。

【用法】　上药制成散剂。含服或用水送服,每次 2 克,1 日 2～3 次,或遵医嘱。小儿用量酌减。

【功用】　清热解毒,生津化痰,活血消肿止痛。

【主治】　声嘶,急、慢性咽喉炎及喉炎引起的声带充血、声带水肿、喉痛等喉症。

金锁匙(1)

【方源】　《医学入门》卷七。

【组成】　朴硝 30 克,雄黄 15 克,大黄 3 克。

【用法】　上药研为末。吹入喉中。

【主治】　一切风热咽喉闭塞。

金锁匙(2)

【方源】　《外科百效》卷二。

【组成】　川乌(去皮)3 克,淮地(去皮)12 克,薄荷叶 3 克。

【用法】　上药研为末。每次 3 克,食后淡茶调下。

【功用】　疏风消肿。

【主治】　咽生疮,或满,或红,或白。

【宜忌】　忌冷水;如麻,只服生姜汁解。

金蝉散(1)

【方源】　《医宗金鉴》卷七十四。

【组成】　大干蛤蟆 1 个,白胡椒 15 粒,皂角 7 粒。

【用法】　上用干锅,入药在内,瓦盖锅口,慢火煅至烟尽,取出存性,研为细末取用。

【主治】　疮溃,误入污水毒,或伤诸刺,痛至骨。

金蝉散(2)

【方源】　《医级》卷八。

【组成】　蛤蟆(大者)1 个,雄黄 3 克,砂仁 15 克。

【用法】　端午日,将雄黄、砂仁和匀,填塞蛤蟆口内,用麻线扎口,悬挂风处俟干,黄泥涂,煅,研末。广皮汤调下。

【主治】　瘀涎内积,胀满疼痛,面目肿浮,爪甲皆黄者。

金箔散

【方源】　《袖珍小儿方》卷七。

【组成】　白矾、胭脂各 15 克,金箔 7 片。

【用法】　上药研为细末。每用少许,撒在耳内,1 日 3 次。

【主治】　聤耳脓水。

金箔膏

【方源】　《外科大成》卷四。

【组成】　猪脂 120 克,黄蜡 60 克,藤黄 15 克。

【用法】　釜中煎。贴患处。

【主治】　咬伤。

金霜散

【方源】　《外科全生集》卷四。

【组成】　苦杏仁(去皮尖)9 克,雄黄 4.5 克,轻粉(末)3 克。

【用法】　上药研为末。猪苦胆调敷。

【主治】　不痒恶疮。

金螺散

【方源】　《疡医大全》卷二十四。

【组成】　大田螺(水养,吐尽泥沙)数枚。

【用法】　俟靥开,入研细冰片末,伺螺化水,以铅粉填满,仍用靥合上,放新瓦上,煅令红赤,赤壳研细;又填入第二螺内,又煅,如此 3 次,研细,密贮任用。

【主治】　下疳。

金蟾膏

【方源】　《寿世保元》卷九。

【组成】　生白矾末 15 克,麝香 0.3 克,活蛤蟆(去肠肚)1 个。

【用法】　同捣烂如泥。敷四围,留顶出气。不过夜即愈。

【主治】　痈疽发背,一切无名肿毒初起。

金露散

【方源】　《幼幼新书》卷三十引《吉氏家传》。

【组成】　郁金 15 克,甘草(锉,生)60 克,滑石 15 克。

【用法】　上药研为细末。每次 6 克,冷麦冬熟水调下。

【主治】　心脏热,口疮目赤,尿如米泔。

金两黄散

【方源】　《小儿卫生总微论方》卷一。

【组成】　川黄连(去须,为末)6 克,胡粉(研)3 克、龙骨(煅红,研)3 克。

【用法】　上药研为细末。每用少许敷之,时时用。

【主治】　小儿脐疮不愈,因风传变,欲为撮口,或为发痫者。

金宝神丹

【方源】　《杨氏家藏方》卷五。

【组成】　青礞石(捣罗过,用硝石 60 克细研于坩埚内,铺头盖底按实,用圆瓦覆口,用炭煨之,取出,入赤石脂 60 克同研极细)250 克。

【用法】　上药滴水为丸,如小鸡头子大;候干,再入坩埚内,用少火煅红收之。每有虚冷病服 1～3 丸,空心温水送下,以少食压之;久病泄深,加至 5～10 丸亦不妨。

【主治】　诸积痞块,攻刺心腹,下痢赤白;妇人崩中漏下,一切宫冷之疾;饮食过多,脏腑滑泄,久积久痢。

金星鳝散

【方源】　《圣济总录》卷七十七。

【组成】　金星鳝(醋炙)、白矾、铅丹各 15 克。

【用法】　上药研为散。每次 6 克,食前米饮调下。

【主治】　久痢。

金创降真散

【方源】　《跌损妙方》。

【组成】　降真香(用节)、松香、文蛤各等份。

【用法】　上药研为末。撒伤处,夹缚定。

【主治】　金创,杖伤。

金芪降糖片

【方源】　《新药转正标准》。

【组成】　黄连、黄芪、金银花。

【用法】　上药制成片剂。每次 7～10 片,饭前半小时口服,1 日 3 次,疗程 2 个月或遵医嘱。

【功用】　清热益气。

【主治】　气虚兼内热消渴病,症见口渴喜饮,易饥多食,气短乏力等,用于轻、中型非胰岛素依赖型糖尿病。

金疮止血散

【方源】　《太平圣惠方》卷六十七。

【组成】　风化石灰(细研,用小便浸 3 日 3 夜,滤出晒干,为末)210 克,麒麟血(去末,炒令紫色)90 克,鸡子(取白,和风化灰,为 3 丸,入炭火内烧令红色,取出于地上出火毒 1 宿)10 枚。

【用法】　上药研为细末。旋旋撒于疮上。

【功用】　干疮止痛,生肌长肉。

【主治】　伤损。

金疮生肌散

【方源】　《普济方》卷三○三引《十便良方》。

【组成】　甘草(炙)500 克,黄柏 240 克,当归 120 克。

【用法】　上药研为末。以封疮上,1 日 2 次。

【功用】　生肌。

【主治】　金疮。

金疮如圣散

【方源】　方出《种福堂方》卷四,名见《青囊秘传》。

【组成】　小肉老鼠(打烂)10 只,陈石灰 90 克,韭菜汁 100 毫升。

【用法】　共捣极烂做饼,贴在背阴墙上,待干,用刀刮下,研细末。敷之。

【主治】　金疮。

金扁水洗剂

【方源】　《皮肤病中医诊疗简编》。

【组成】　金钱草 45 克,萹蓄 30 克,楮桃叶

60 克。

【用法】 加水适量,浓煎取汁。外洗局部。

【功用】 解毒,散风,止痒。

【主治】 银屑病,瘙痒性皮肤病。

金蝉脱壳酒

【方源】 《医宗金鉴》卷七十三。

【组成】 醇酒 2500 克,大蛤蟆 1 个,土茯苓 150 克。

【用法】 上药浸酒内,瓶口封严,重汤煮。待次日饮之,以醉为度。无论冬夏,盖暖出汗为效。余存之酒,次日随量饮之,酒尽痊愈。

【主治】 杨梅疮结毒,筋骨疼痛,诸药不效者。

【宜忌】 服酒七日后,禁见风,忌口及房欲。

金疮奇验续指方

【方源】 《急救应验良方》。

【组成】 真降香(切片,火上炙,去油)、荔枝核、血竭各等份。

【用法】 上药研为细末。敷患处。

【功用】 续筋接骨。

【主治】 金疮断指。

肺结核丸

【方源】 《部颁标准》。

【组成】 制何首乌 600 克,白及 600 克,土鳖虫 150 克。

【用法】 上药制成丸剂,口服,每次 9 克,1 日 3 次。

【功用】 敛阴补肺。

【主治】 肺空洞,肺出血。

肺炎Ⅰ号合剂

【方源】 《实用内科学》上册。

【组成】 鱼腥草、鸭跖草、半枝莲各 30 克。

【用法】 水煎服。

【主治】 肺炎。

胁痛煎

【方源】 方出《医旨绪余》卷下引黄古谭方,名见《仙拈集》卷二。

【组成】 大瓜蒌(重 30～60 克者,连皮捣烂)1 枚,粉草 6 克,红花 1.5 克。

【用法】 水煎服。

【主治】 胁中痛如钩摘之状,皮肤红色及半身发水疱疮,夜重于昼,脉数而弦。

【方论】 瓜蒌味甘寒,经云泄其肝者缓其中;且其为物柔而滑润,于郁不逆,甘缓润下,又如油之洗物,未尝不洁;考之本草,瓜蒌能治插胁之痛,盖为其缓中润燥以致于流通,故痛自然止也。

【验案】 胁痛　余弟六月赴邑,途行受热,且过劳,性多躁暴,忽左胁痛,皮肤上一片红如碗大,发水疱疮三五点,脉七至而弦,夜重于昼。医作肝经郁火治之,以黄连、青皮、香附、川芎、柴胡之类,进一服,其夜痛极,且增热,次早看之,其皮肤上红大如盘,水疱疮又加至三十余粒,医教以白矾研末,并水调敷,仍于前药加青黛、龙胆草进之,其夜痛苦不已,叫号之声彻于四邻,胁中痛如钩摘之状。次早观之,其红色已及半身矣,水疱疮又增至百数。予心甚不怿,乃载归,以询先师黄古谭先生,先生曰:水疱疮发于外者,肝郁既久,不得发越,乃侮其所不胜,故皮腠为之溃也。为订一方:以大瓜蒌 1 枚(重 30～60 克者)连皮捣烂,加粉草 6 克,红花 1.5 克。戌时进药,少顷就得睡,至子丑时方醒。问之,已不痛矣。乃索食,予禁止之。恐邪火未尽退也。急煎药滓与之,又睡至天明时,微利一度;复睡至辰时起。视皮肤之红,皆以冰释,而水疱疮亦尽敛矣。后亦不服他药。

肥瘦散

【方源】 《仙拈集》卷三。

【组成】 神曲 300 克,山楂 240 克,粪桶垢(米醋淬 3 次)120 克。

【用法】 上药研为末。砂糖调服。

【功用】 生肌肉。

【主治】 小儿瘦损。

饴糖饮(1)

【方源】 《中国医学大辞典》。

【组成】 白糯米糖 120 克,烧酒 1000 克,核桃仁 7 个。

【用法】 和匀,装入瓷瓶内,不可太满,熟汤煮,埋土内,去火毒。每日饮 30～60 毫升,不可过多。

【主治】　五劳七伤,身体烧热,精神困倦,不思饮食。

【宜忌】　咳嗽咯血者忌之。

饴糖饮(2)

【方源】　《中国医学大辞典》。

【组成】　白糯米糖 120 克,烧酒 1000 克,核桃肉 7 个。

【用法】　和匀,装入瓷瓶内,不可太满,熟汤煮,埋土内,去火毒。每日饮 30～60 毫升,不可过多。

【主治】　五劳七伤,身体烧热,精神困倦,不思饮食。

【宜忌】　咳嗽吐血者忌之。

饴糖煎

【方源】　方出《肘后备急方》卷三,名见《圣济总录》卷六十五。

【组成】　饴糖 180 克,干姜(末之)180 克,豉 60 克。

【用法】　先以水煮豉,去渣;纳饴糖,消;纳干姜。分为 3 服。

【主治】　①《圣济总录》:卒得咳嗽。

②《金匮翼》:咳嗽多用清凉,屡发屡甚,别无热症者。

兔屎汤

【方源】　《眼科锦囊》卷四。

【组成】　兔矢(大)、甘草(小)、覆盆叶(中)。

【用法】　水煎服。

【主治】　痘疹入目,昏暗、障翳及蛔虫疳眼。

鱼石散

【方源】　方出《医学正传》卷六,名见《东医宝鉴·内景篇》卷四。

【组成】　石首鱼脑骨 5 对(火煅,出火毒。即白鲞脑中骨也),滑石 15 克。

【用法】　上药研为细末。分作 2 服,煎木通汤调下。未愈,再服数剂,必待沙出尽乃安。

【主治】　砂淋,茎中有沙作痛。

鱼肚散

【方源】　《普济方》卷三八一引《卫生家宝》。

【组成】　密陀僧 30 克,黄丹(水飞)30 克。

【用法】　上药研为末,用活鲫鱼 1 个,破出腹肚净洗,入药在鱼肚内,用湿纸裹定,黄泥固济了,慢火内烧 1 日,取出去土,研令细。每取少许,先用米泔水洗疮口,干贴。

【主治】　小儿疳疮。

鱼胆贴眼膏

【方源】　《太平圣惠方》卷三十二。

【组成】　鲤鱼胆七枚,黄连(去须、捣为末)15 克,川大黄(捣罗为末)15 克。

【用法】　取鱼胆汁调药末,以瓷瓶盛,于饭下蒸之,饭熟为度,取出,如干,即入少许熟水,调似膏。涂于帛上,贴在眼睑。

【主治】　眼赤痛。

鱼腥草合剂

【方源】　《中国中西医结合杂志》(1992,9:570)。

【组成】　鱼腥草 9 克,桔梗 0.6 克,甘草 0.25 克。

【用法】　上药加水煮沸 2 次,每次 30 分钟,滤液过 120 目筛,合并 2 次滤液,浓缩至 12 000 毫升,加入防腐剂,静置分装,流动蒸气消毒备用。每次口服 20～30 毫升,1 日 3 次,小儿减半。

【主治】　鼻渊。

【验案】　鼻渊　《中国中西医结合杂志》(1992,9:570):用本方治疗鼻渊 400 例,治疗组男 220 例,女 180 例;年龄 6－66 岁,病程 3 个月至 16 年。对照组 200 例中,男 112 例,女 88 例;年龄 16－58 岁;病程 3 个月至 12 年。结果:痊愈(自觉症状明显好转,鼻腔脓性分泌物消失,通气改善)378 例;好转(自觉症状减轻,鼻腔脓性分泌物减少,通气改善)20 例;无效(自觉症状及鼻腔检查无变化)2 例,有效率 99.5%。

备金散

【方源】　《卫生宝鉴》卷十八。

【组成】　香附(炒)120 克,当归(炒,用尾)36 克,五灵脂(炒)30 克。

【用法】　上药研为末。每次 15 克,醋汤调,空心服。

【主治】　妇人血崩不止。

备急丸

【方源】　《幼科释谜》卷六。

【组成】　煨大黄、巴霜、葛根各等份。

【用法】　炼蜜为丸,如绿豆大。每次 1 丸,米饮送下。壮盛小儿或用 1 丸半,以大便快利为度。

【主治】　小儿便秘。

备急散

【方源】　《外台秘要》卷三十一引《崔氏方》。

【组成】　大黄 60 克,肉桂 30 克,巴豆(去皮,熬,研)7.5 克。

【用法】　上药研为散。每次 3 克,开水和服。当吐下即愈。

【主治】　卒中恶,心痛胀满,欲吐短气。

炙皂散

【方源】　《魏氏家藏方》卷九。

【组成】　不蛀皂角(去皮)500 克,生地黄(取汁)1000 克,生姜(去皮,取自然汁)1000 克。

【用法】　上以皂角蘸汁,慢火炙尽为度。每日早晨以牙刷刷皂角浓汁出。揩牙旬日后更无一切齿疾。

【主治】　风牙痛。

炙肝散

【方源】　《世医得效方》卷五。

【组成】　白矾(飞过,研)、五倍子(为末)。

【用法】　上药研为末。每次各 3 克,以生猪肝火上炙熟,蘸药,食后临卧服。

【主治】　喘并痰嗽。

刻欢丸

【方源】　《外科全生集》卷四。

【组成】　蟾酥(酒化透)3 克,五灵脂、麝香各 3 克。

【用法】　上药研为末,研和为丸,约 200 粒,新绸包好,丝线扎,固藏,勿泄香气。每次 1 丸咬于痛牙。丸化即愈。

【主治】　风火牙痛。

京三棱散

【方源】　《圣济总录》卷七十三。

【组成】　京三棱(煨,锉)250 克,枳壳(去瓤,麸炒)30 克,甘草(炙,锉)90 克。

【用法】　上药研为散。每次 9 克,入盐少许,空腹食前开水点服。

【主治】　癖气在胁下痛,久不愈。

京红粉软膏

【方源】　《赵炳南临床经验集》。

【组成】　京红粉 45 克,利马锥 15 克,凡士林 240 克。

【用法】　外敷患处。

【功用】　杀虫止痒,软坚脱皮,化腐生肌。

【主治】　银屑病静止期(血燥型白疕),胼胝,神经性皮炎(顽癣),痈疽溃后腐肉未脱之疮面。

【宜忌】　对汞过敏者禁用。

夜灵散

【方源】　《医级》卷八。

【组成】　石决明、夜明砂各等份。

【用法】　上药研为末。每次 9 克,猪肝 60 克,竹刀劈开,入药于内,用线扎好,水煮。临卧连药及汁嚼服。

【主治】　目风内障,肝肺热深,至夜昏暗。

夜啼丹

【方源】　《幼科指南》卷下。

【组成】　朱砂、蝉衣、全蝎各等份。

【用法】　上药研为末,以蜜调涂。搽上唇,止上半夜;搽下唇,止下半夜。

【主治】　小儿夜啼。

夜明砂膏

【方源】　《仁斋直指方论》卷二十二。

【组成】　夜明砂 30 克,肉桂 15 克,乳香 7.5 克。

【用法】　上药研为细末,入干砂糖 15 克研和,用井水调膏敷。

【功用】　溃肿排脓。

【主治】　痈疽。

疠风煎

【方源】　《绛囊撮要》。

【组成】　桑皮、大黄、芒硝各6克。

【用法】　水煎服。无风处日洗1～2次。

【主治】　疠风。

【加减】　如有虫,加鸽屎同煎;如烂,用琥珀末搽患处。

疟 丹

【方源】　《鸡峰普济方》卷十四。

【组成】　小实黑豆49个,砒霜4克,雄黄8克。

【用法】　上药研为细末,滴水为丸,如梧桐子大。每次1粒,于疟未发前一夜食后临卧服。

【主治】　疟疾。

【宜忌】　忌生冷油腻热物24小时。怀胎妇人不得服。

疟疾丸

【方源】　《济急丹方》卷上。

【组成】　陈神曲(炒)30克,制半夏30克,广橘红15克。

【用法】　上药研为末,米汁为丸。大人每次6克,小儿每次3克。

【主治】　疟疾。

疝气神方

【方源】　《明医指掌》卷六。

【组成】　硫黄(火中熔化,即投水中去毒,研细)、荔枝核(为末,炒焦黄)、陈皮各等份。

【用法】　上药研为末,饭为丸。每次15丸,酒送下。其痛立止。自觉已痛甚,不能支持,略用6丸,再不可多也。

【主治】　疝气。

炒桃仁方

【方源】　《圣济总录》卷三十七。

【组成】　桃仁500克,吴茱萸、青盐各120克。

【用法】　同入锅内炒,候桃仁熟为度,以瓷瓶贮密封,7日后取出,去茱萸并盐,只将桃仁去皮尖。时嚼10～20枚。

【主治】　山岚气。

怔忡饮

【方源】　《仙拈集》卷二。

【组成】　半夏、茯苓、人参各等份。

【用法】　水煎服。

【主治】　心惧怯,如人欲捕之状。

炉茶散

【方源】　《千金珍秘方选》。

【组成】　煅制炉甘石(童便煅七次)9克,儿茶9克,冰片0.3克。

【用法】　上药研为极细末。吹患处。

【主治】　沿皮蛀疮,以及耳内生瘰出滋水。

炉甘石散

【方源】　《济生方》卷五。

【组成】　炉甘石(用黄连120克如豆大,于银石器内煮,去黄连,取石研)250克,冰片(别研)7.5克。

【用法】　上药和匀。各用0.5克,开水泡,放温,时时洗之。

【主治】　《济生方》:一切目疾,不问得疾之因者。

【备考】　《医学入门》治下疳疮,为末干掺。

炉赤洗剂

【方源】　《中医皮肤病学简编》。

【组成】　炉甘石(黄连水飞)15克,赤石脂粉15克,甘油15毫升。

【用法】　上药加水和成100毫升。外用。

【主治】　药物性皮炎。

炉甘石洗剂

【方源】　《外伤科学》。

【组成】　炉甘石15克,氧化锌5克,甘油5毫升。

【用法】　冷开水加至100毫升。充分摇匀后,直接外涂,每日多次。

【功用】　消炎,清凉,止痒。

【主治】　各种急性无渗出性炎症,单纯性皮肤瘙痒,热痱等。

净心散

【方源】　《普济方》卷四。

【组成】　蛇蜕(烧灰)1条,甘草(锉为末)15

克,不蛀皂角(烧灰)5 挺。

【用法】　上药研为末。小儿每次 1.5 克,熟水调服。痘疮出尽,便宜服之。

【主治】　痘疮入眼。

净神丸

【方源】　《普济方》卷二一八。

【组成】　胡麻(其实六棱者)、巨胜(其实八棱者)、白蜜各 30 克。

【用法】　三味合服。

【功用】　常服辟谷,填骨髓。

【主治】　五脏虚损羸瘦。

法枣汤

【方源】　《医方类聚》卷一九八引《吴氏集验方》。

【组成】　北枣(连核打破,切作块子,焙温热,以麻油拌和滋润为度,焙 1 日,趁热以熟糯米浆挪均,再焙干)1000 克,生姜(切)1000 克,甘草(炙,细锉)210 克。

【用法】　甘草、生姜淹 1 宿,次用文武火炒令干,却同枣同焙燥,为末。每次盐点。

【主治】　脾虚胃弱。

法制桃仁

【方源】　《串雅外编》卷三。

【组成】　桃仁 500 克,吴茱萸、青盐各 120 克。

【用法】　上共炒熟,以新瓦密封,7 日取出拣去萸盐,将桃仁去皮尖。每嚼 10～20 枚。

【功用】　辟瘴疠。

法制白半夏

【方源】　《御药院方》卷五。

【组成】　上好半夏。

【用法】　汤洗,去脐,轻焙干再洗,如此 7 遍,用浓米泔浸 1 日夜,取出控干,每半夏 30 克,用白矾(研细)45 克,温水化,浸半夏,频搅,冬月于暖处顿放,浸 5 日夜取出,轻焙干;用铅白霜 3 克温水化,又浸 1 日夜,通 7 日尽取出,再用浆水于慢火内煮,勿令滚,候浆水极热取出,放干,于银石或瓷器内收贮。每次 30 克,食后细嚼,温生姜汤送下。

【功用】　①《御药院方》:消饮化痰。

②《医门法律》:壮脾顺气。

【主治】　①《御药院方》:触冒感寒咳嗽。

②《医门法律》:痰饮。

法制玄明粉

【方源】　《急救仙方》卷三。

【组成】　黄牯牛胆 1 个,净朴硝 6 克,黄连 0.3 克。

【用法】　朴硝、黄连实于胆中,当风悬之。每日用鸭翎毛于胆外扫下消,以尽为度,用瓦瓷收之。临用如常法点眼。

【主治】　热眼赤眼。

法制红半夏

【方源】　《御药院方》卷五。

【组成】　半夏。

【用法】　只依造白半夏法造成末,干时每半夏 30 克,用冰片 1.5 克,研极细,展在半夏上,又用水飞朱砂于半夏上再为衣,先铺长灯草,单排半夏在灯心草上,又用灯心草盖,以煮豆焙之,候干,取出于器内收贮。每次 30 克,细嚼,食后温水或冷水送下。

【功用】　治风热,止咳嗽,清头目,利咽膈,消痰降气。

泄泻经验方

【方源】　《景岳全书》卷五十七。

【组成】　糯米(水浸 1 宿,沥干,慢火炒,令极熟)500 克,山药(炒)30 克。

【用法】　上药研为细末。和匀。每日清晨用 50 克,入白糖 10 克,花椒末少许,将极开水调食。

【功用】　滋补。

【主治】　泄泻,饮食少进。

油发散

【方源】　《普济方》卷三〇一引《仁斋直指方论》。

【组成】　干青黛、款冬花、油发各等份。

【用法】　上药研为末。入些麝香,或撒,或津唾调敷。

【主治】　妒精疮,阴蚀疮。

油珠散

【方源】　《普济方》卷三九四。

【组成】　滑石、丁香(各末)、猪牙皂(去皮,蜜炙黄色)各 3 克。

【用法】　上药研为末。每次 1.5 克,用浆水 50 毫升,滴好油 1 点在浆下,抄药在油星上,候沉下,调灌之,不拘时候。

【主治】　小儿吐。

油滚丸

【方源】　《小儿卫生总微论方》卷十四。

【组成】　五灵脂(末)3 克,雷丸(末)3 克,巴豆(去皮膜,取霜)30 个。

【用法】　上药研为细末,滴水为丸,如芥子大。每次 3～5 丸,临卧油滚井水送下。

【主治】　痰盛咳嗽及乳嗽及虫积。

油糖膏

【方源】　《仙拈集》卷一。

【组成】　猪板油、米糖、蜂蜜各 120 克。

【用法】　熬成膏。时常挑服 1 匙,口中噙化,3～5 日,其嗽即止。

【主治】　年老久嗽,不能卧。

注青膏

【方源】　《秘传外科方》引《李防御五痔方》。

【组成】　五倍子(生)3 个,延胡索、白矾各 3 克。

【用法】　上药研为末。服少许。如清水出,以纸贴膏药入疮口内。

【主治】　痔,或有清水出。

泻心汤(1)

【方源】　《金匮要略》卷中。

【异名】　大黄黄连泻心汤(《类证活人书》卷十四)、三黄汤(《圣济总录》卷三十)、三黄泻心汤(《奇效良方》卷六十三)。

【组成】　大黄 6 克,黄连、黄芩各 3 克。

【用法】　水煎,顿服之。

【功用】　①《医宗金鉴》:泻三焦热。

②《金匮要略讲义》:苦寒清泄,降火止血。

③《方剂学》:泻火解毒,燥湿泄痞。

【主治】　①《金匮要略》:心气不足,吐血衄血。

②《世医得效方》:心受积热,谵言发狂,逾墙上屋。

③《千金方衍义》:下痢不止,腹中坚而呕哕肠鸣者。

④《类聚方广义》:中风卒倒,不省人事,身热,牙关紧急,脉洪大,或鼾睡大息,频频欠伸者及醒后偏枯,瘫痪不遂,缄默不语,或口眼㖞斜,言语謇涩,流涎泣笑,或神思恍惚,机转如木偶人者;酒客都热下血,肠痔肿痛下血,痘疮热气炽盛,七孔出血者;产前后,血晕郁冒,或如狂言;眼目痛,赤脉怒张,面热如醉者;龋齿疼痛,齿缝出血,口舌腐烂;唇风,走马疳,喉痹。

【方论】　①《医方考》:心膈实热,狂躁面赤者,此方主之。味之苦者,皆能降火。黄芩味苦而质枯,黄连味苦而气燥,大黄苦寒而味厚。质枯则上浮,故能泻火于膈;气燥则就火,故能泻火于心;味厚则喜降,故能荡邪攻实。此天地亲上亲下之道,水流湿、火就燥之义也。

②《医宗金鉴》:心气"不足"二字,当是"有余"二字。若是不足,如何用此方治之,必是传写之讹。心气有余,热盛也,热盛而伤阳络,迫血妄行,为吐、为衄。故以大黄、黄连、黄芩大苦大寒直泻三焦之热,热去而吐衄自止矣。

③《金匮要略浅注》:此为吐衄之神方也。妙在以芩、连之苦寒泄心之邪热,即所以补心之不足;尤妙在大黄之通,止其血,而不使其稍停余瘀,致血瘀后酿成咳嗽虚劳之根。

④《金匮要略今释》:黄连、黄芩治心气不安,即抑制心脏之过度张缩,且平上半身之充血也。大黄亢进肠蠕动,引起下腹部之充血,以诱导方法,协芩、连平上部充血也。

⑤《金匮要略方义》:本方为苦寒清热泻火之剂,所治之吐血衄血,是为心火亢盛,迫血妄行所致。方中以大黄为君药,泻血分之实热,导火热下行,具有釜底抽薪之意。佐以黄连、黄芩,苦寒泻火,使火热下降,热去则血宁。三药合用,大有苦寒降泻,直折火邪之效。此外,本方不仅清热泻火,尚能苦寒燥湿,故又可用于湿热黄疸,胸中烦热,心下痞痛,目赤肿痛,口舌生疮等症属于热重于湿者。

【验案】　①呕血　《吴鞠通医案》:史,五十岁。酒客大吐狂血成盆,六脉洪数,面赤,三阳实火为病。与大黄 18 克,黄连、黄芩各 15 克。泻心汤 1帖而止,2 帖脉平,后 7 日又发,脉如故,又 2 帖。

②天行赤眼　《浙江中医杂志》(1983,4:175)：张某,男,32 岁。三天来两眼睑红肿,球结膜充血严重,且见水肿,眼眵多,口干,大便干结,舌赤苔黄燥,脉数。诊断为:急性结膜炎,证属邪火上扰,治以清心降火。用泻心汤加玄明粉,服 6 剂。眼睑红肿消退,大便通畅而愈。

③上消化道出血　《广西中医药》(1985,3:18)：以泻心汤为主,治疗上消化道出血 60 例,结果:痊愈者 50 例(呕血、便血消失,大便隐血试验连续 3 次阴性);好转 9 例[呕血止,大便隐血试验(＋)];自动出院而中止治疗者 1 例。

④胃炎与消化性溃疡　《临床と研究》(1994,6:167)：以本方治疗胃炎 45 例,消化性溃疡 56 例。用药量 1 次 1 包(2 克),1 日 3 次,饭前或 2 餐之间服用。结果:胃炎中度改善以上为 65.9％;消化性溃疡中度改善以上为 50.0％。

⑤中晚期肝癌上消化道出血　《中国中西医结合杂志》(1995,12:743)：金氏等观察了泻心汤(大黄粉 5～10 克,黄芩 10 克,黄连 5 克)为主治疗中晚期肝癌上消化道出血 40 例的临床疗效。结果:观察组临床治愈 7 例,显效 15 例,有效 7 例,总有效率 77.5％;对照组(单用西药:5-氨基己酸、甲氰咪胍)30 例,临床治愈 4 例,显效 3 例,有效 11 例,总有效率 50.0％。两组比较差异显著(P＜0.05)。

【实验研究】　①抗缺氧作用　《四川中医》(1988,8:5)：实验表明,本方水醇法提取液对常压下异丙肾上腺素、亚硝酸钠和氰化钾等引起的急性缺氧现象,有明显对抗作用。该作用可能与增强心肌耐缺氧能力、降低脑氧耗量、提高脑对缺氧的耐受力以及减小整体细胞耗氧量有关。

②抗血小板聚集作用　《中成药研究》(1988,6:24)：在本实验中,除发现黄芩有促聚集作用外,余药均有不同程度抑制血小板聚集的作用。按作用大小排列,黄连作用最强,其次是泻心汤,黄连与大黄,黄芩与大黄。与单味药组对照,黄连与大黄,黄芩与大黄大致呈相加作用,而黄连与黄芩及泻心汤则呈明显的协同作用。

泻心汤(2)

【方源】　《症因脉治》卷一。

【组成】　黄连、甘草、灯心草。

【用法】　水煎服。

【主治】　外感胁痛,少阴司政。

泻心汤(3)

【方源】　《症因脉治》卷三。

【组成】　黄连、半夏、甘草。

【用法】　水煎服。

【主治】　肺热身肿,心火刑金。

泻白散

【方源】　《盘珠集》卷下。

【组成】　地骨皮、苦杏仁(去皮)、桑白皮(炙)

【用法】　水煎服。

【主治】　肺金盛,克肝木,致患胁痛。

泻心散

【方源】　《普济方》卷三六五。

【组成】　黄连、草乌、白姜各等份。

【用法】　上药研为末。先用井花水洗去白膜,干掺。

【主治】　口疮。

泻肝汤

【方源】　《证治准绳·类方》卷七。

【组成】　桑白皮 30 克,地骨皮 60 克,甘草(炒)15 克。

【用法】　上药研为散。每次 9 克,白水煎,食后服。

【主治】　脾肝受热,目热泪生粪者。

泻肝饮

【方源】　《丹台玉案》卷三。

【异名】　泻肝散(《眼科撮要》)。

【组成】　大黄 15 克,荆芥 30 克,甘草 6 克。

【用法】　水煎,温服。

【主治】　目痛,坐卧不宁。

泻肝散

【方源】　《普济方》卷八十六引《海上方》。

【组成】　大黄、黑牵牛子各 60 克,白芷 30 克。

【用法】　上药研为细末。每次 6 克,空心临卧温酒调下。

【主治】　眼赤,眶睑赤烂。

泻肾汤

【方源】　《外台秘要》卷十七引《古今录验》。

【组成】　芒硝 6 克,矾石(熬汁尽)6 克,大豆 30 克。

【用法】　水煮,去渣,分 2 次服,当快下。

【主治】　肾气不足。

泻肺散

【方源】　《异授眼科》。

【组成】　桑皮、茯苓、黄芩(炒)。

【用法】　上药研为细末。每次 6 克,灯心汤送下。

【主治】　眼目年深月久,赤脉贯睛,泪出如倾者。

泻肝饮子

【方源】　《急救仙方》卷三。

【组成】　苦杏仁(去皮)、蓄、桑白皮。

【用法】　水煎,热服。

【主治】　眼痛,赤侵白处。

泽兰汤

【方源】　《圣济总录》卷一五八。

【组成】　泽兰叶(切碎)、滑石(末)各 15 克,生麻油少许。

【用法】　上药以水先煎泽兰,去渣,入滑石末并油,更煎,顿服之。未下更服。

【主治】　妊娠堕胎,胞衣不出。

泽附煎

【方源】　《仙拈集》卷二。

【组成】　附子(炮,去皮尖)、泽泻各 30 克。

【用法】　上锉四剂。加灯心草 7 根,水煎,空腹服。

【主治】　阴分虚寒,小便不通,误服寒凉不应者。

泽泻散(1)

【方源】　方出《素问》卷十三,名见《圣济总录》卷十三。

【组成】　泽泻、白术各 30 克,衔 1.5 克。

【用法】　上药研为散。每次 6 克,饭前服开水调服。

【主治】　①《内经·素问》:酒风,身热懈惰,汗出如浴,恶风少气。

②《三因极一病证方论》:因醉中风,恶风多汗,少气,口干善渴,近衣则身热如火,临食则汗流如浴,骨节懈惰,不欲自劳,名曰漏风。

【方论】　①《素问》王冰注:白术,味苦温平,主治大风,止汗;衔,味苦寒平,主治风湿筋痿;泽泻味甘寒平,主治风湿,益气。由此功用,方故先之。饭后药先,谓之后饭。

②《古方选注》:衔祛在表之风,泽泻渗在里之湿,白术助脾胃之气以却邪。

泽泻散(2)

【方源】　《宣明论方》卷十四。

【组成】　泽泻 7.5 克,蝉衣(全者)21 个,黄明胶手掌大(炙令焦)1 片。

【用法】　上药研为细末。每次 3 克,温米汤调下,1 日 2 次,未愈再服。

【主治】　小儿夠喘,膈上壅热涎潮。

治痞膏

【方源】　《奇方类编》卷下。

【组成】　葱白汁 120 克,姜汁 120 克,水胶 240 克。

【用法】　好黄酒同水熬成珠,摊狗皮上。贴痞处,待痞化,去药。

【主治】　痞。

治齿饼子

【方源】　《墨宝斋集验方》卷上。

【组成】　上好荔子(去核,碾碎)1 个、椒红、上好雄黄各等份。

【用法】　搅和做饼子,如桂花饼大。于齿极痛时,先用温汤漱口,即用此饼贴在牙根痛处。开口漏出痰涎即愈。

【主治】　牙齿肿痛。

治消渴丸

【方源】　《普济方》卷一七七引《十便良方》。

【组成】　麦冬(用上元柏桥鲜肥者)70 克,黄连(九节大者)30克。

【用法】　上药研为末,以肥苦瓜汁浸麦门冬经宿,然后去心,即于臼中捣烂,纳黄连末臼中,和捣为丸,如梧桐子大。每次50丸,食后饮送下,1日2次。

【主治】　消渴。

治痔神枣散

【方源】　《外科方外奇方》卷四。

【组成】　顶大枣(去核)1枚,真铜绿(须铜上刮下者)不拘多少,鳖头(煮,取净骨打碎)1个。

【用法】　将铜绿、鳖骨填满枣内,将枣合紧线扎,煅存性,为末。先将秋海棠根叶煎汤洗疮,后用清水调敷。

【主治】　痔疮。

治诸疟代参丸

【方源】　《种福堂方》卷二。

【组成】　白术(土蒸)500克,生姜(捣出汁拌白术,淬晒干)500克。

【用法】　上药研为末,将黑枣500克,煮烂去皮核为丸服。

【主治】　疟疾。

治食积心气痛丸

【方源】　《摄生众妙方》卷六。

【组成】　槟榔(末)3克,黑牵牛子(末)3克,皂角(末)3克。

【用法】　滚白汤为丸。葱汤下;如未泄,再服半剂。

【主治】　积滞。

郑氏安虫散

【方源】　《永类钤方》卷二十。

【组成】　干漆(炒)22.5克,雄黄15克,麝香(炒)7.5克。

【用法】　上药研为末。3岁每次1.5克,煎苦楝根汤调下。

【主治】　小儿虫咬心痛不可忍。

炎见宁片

【方源】　《部颁标准》。

【组成】　苦玄参、毛冬青、广防己。

【用法】　上药制成片剂,①大片每片相当于原药材1.85克,②小片每片相当于原药材0.74克,密封。口服,大片2~3片,小片5~8片,1日3次。

【功用】　清热燥湿解毒,活血消肿止痛。

【主治】　湿热瘀毒蕴结引起的上呼吸道感染、咽炎、扁桃体炎、淋巴结炎。

炎宁冲剂

【方源】　《部颁标准》。

【组成】　鹿茸草500克,白花蛇舌草250克,鸭跖草250克。

【用法】　加水煎煮2次,第1次1.5小时,第2次1小时,合并煎液,滤过,滤液浓缩,加乙醇使含醇量为60%,搅匀,静置12小时,滤过,滤液浓缩为清膏;取清膏1份,加蔗糖3份与糊精1.25份,制成颗粒,干燥,喷入香精适量,混匀,每袋装14克(相当于总药材31.25克),密封贮藏。每次14克,开水冲服,1日3~4次。

【功用】　清热解毒,消炎止痢。

【主治】　上呼吸道感染,扁桃体炎,尿路感染,急性菌痢,肠炎。

卷柏散

【方源】　《魏氏家藏方》卷十。

【组成】　乌贼骨(烧令焦)、卷柏叶(酒浸,炒)、白龙骨(煅)各15克。

【用法】　上药研为细末。每次6克,空心米饮或温酒调下。

【主治】　体虚,经水不正,便血妄行。

定中汤

【方源】　《万病回春》卷七。

【组成】　真黄土1块(在碗内开水泡,即以碗盖,少倾出用。如冷,倾入盏内,外以热水炖热),朱砂(研细)1.5克,雄黄(研细)3克。

【用法】　朱砂、雄黄和匀,以黄土汤稍加砂糖温服。

【功用】　《东医宝鉴·杂病篇》:收敛胃气,止吐泻。

【主治】　①《万病回春》:痘疮回水时,毒伏于阳明,脾胃受戕。

②《东医宝鉴·杂病篇》:小儿痘疮,吐泻并作。

定风散

【方源】　《扁鹊心书·神方》。

【组成】　川乌(炮)60克,防风60克,雄黄30克。

【用法】　上药研为末。每次12克,水煎和滓服,1日3次。汗出愈。

【主治】　破伤风及洗头牙槽等风,牙关紧急,项背强直,角弓反张。

定吐饮

【方源】　《活幼心书》卷下。

【组成】　半夏(汤煮透滤,仍锉,焙干上为散如绿豆大,筛去细末)60克,生姜(净洗,拭干,和皮)60克,薄桂(去粗皮,上为散)9克。

【用法】　生姜切作小方块,如绿豆大,同半夏和匀,入小铫内,慢火顺手炒令香熟带干,方下桂,再炒匀微有香气,以皮纸摊盛地上出火毒,候冷,略簸去黑焦末。每次6克,加生姜2片,水煎,稍空心少予缓服。

【主治】　吐逆。

定狂汤

【方源】　《辨证录》卷六。

【组成】　熟地黄90克,知母30克,荆芥15克。

【用法】　水煎服。

【主治】　头面红肿,下身自脐以下又现青色,口渴殊甚,似欲发狂。

定命散(1)

【方源】　《圣济总录》卷六。

【组成】　蜈蚣(全者)1条,乌蛇(项后取)、白花蛇(项后取)各3厘米(先酒浸,去骨,并酒炙)。

【用法】　上药研为细散。每次6～9克,煎酒小沸调服。

【主治】　破伤风,项颈紧硬,身体强直。

定命散(2)

【方源】　《圣济总录》卷七十。

【组成】　丹砂、水银、麝香各7.5克。

【用法】　上药研为细末。分为二服,用新汲水调下。

【主治】　血汗,鼻衄不止。

定命散(3)

【方源】　《宣明论方》卷十四。

【组成】　藜芦、川芎、郁金各等份。

【用法】　上药研为细末。撒鼻中。如哭可医。

【主治】　小儿天钓、惊风,不能哭泣。

定命散(4)

【方源】　《婴童百问》卷一引《活幼方》。

【组成】　蝉蜕(去嘴脚)14个,全蝎(去毒)14个。

【用法】　上药研为细末,加轻粉少许和匀。每次少许,乳前用乳汁调下。

【主治】　初生儿口噤不开。

定粉散

【方源】　《医方类聚》卷二五二引《施圆端效方》。

【组成】　瓦粉(炒)30克,密陀僧12克,乌贼骨3克。

【用法】　上药研为细末。每次1.5～3克,米饮调下。

【主治】　小儿泻痢,肠滑日久。

定惊散

【方源】　《仙拈集》卷三。

【组成】　乌梅、朱砂各0.9克,麝香0.09克。

【用法】　上药研为细末。母乳调灌。

【主治】　小儿急慢惊风,痰厥。

定痛饮

【方源】　《证治准绳·类方》卷七。

【组成】　防己30克,当归、黄芩各15克。

【用法】　上药研为散。水煎,入红酒温服。

【主治】　目痛。

定痛散(1)

【方源】　《外科启玄》卷十二。

【组成】　麻黄(烧存性)30克,头发灰30克,乳香 15 克。

【用法】 上药研为细末。每次 9 克,温酒调下。

【主治】 跌打损伤,骨节疼痛。

定痛散(2)

【方源】 《仙拈集》卷四。

【组成】 山药 30 克,白糖霜、大黄各 120 克。

【用法】 捣烂。敷疮上,初时 1 日换 3 次,3 日后 1 日 1 换,换时以甘草汤洗;口烂者填入,待肉长满方止。

【功用】 止痛,去腐,生肌。

【主治】 ①《仙拈集》:肿毒初起。
②《疡医大全》:肿毒及指上痛肿,或手搭发背破烂者。

定喘饮子

【方源】 《是斋百一选方》卷五。

【组成】 诃子 90 克,麻黄(不去节)120 克。

【用法】 上药研为粗末。每次 12 克,水煎,去渣,入好腊茶 5 克,再同煎,通口服,不拘时候,临卧服尤佳。

【主治】 喘。

【加减】 加人参 60 克,名"诃参散"。

定喘饼子

【方源】 《普济方》卷一六二。

【组成】 白矾、贝母、苦葶苈子(并生)各 30 克。

【用法】 上药研为细末,白面作饼子,慢火烧熟。每次 3 克,细嚼,食后生姜汤送下,1 日 2 次。

【主治】 咳嗽虚喘,闷气不眠。

定命通顶散

【方源】 《太平圣惠方》卷八十七。

【组成】 滑石 7.5 克,蟾酥杏仁大,干胭脂 7.5 克。

【用法】 上药研为细散。每用两黄米大,吹入两鼻中。有嚏三五声,神效。

【主治】 小儿一切疳,羸困脑闷。

定惊至宝丹

【方源】 《经验各种秘方辑要》。

【组成】 树上鸣蝉(中伏前一日采,取全翅足,用纸包扎,挂于有风之处,不可浸雨,待至次年五月五日午时修合)1 个,朱砂 1.5 克,麝香 0.05 克。

【用法】 上药研为末,用瓷瓶密封,勿令泄气。用时以少许点舌尖上。1~2 次即愈。

【主治】 小儿惊风。

【方论】 蝉感风露之气以生,身轻音朗,得金气之发扬者,其蜕又像人身皮壳之属肺经,故性能驱风热,定魂魄,义取金克木也;朱砂入心镇怯;麝香辟邪通络。点舌尖者,心之外候也。孩提纯阳多热,最易化风,风火相煽,惊从内生。此方定惊之至宝,保赤之灵丹,故赐其名曰定惊至宝丹。

实肠散

【方源】 《万病回春》卷三。

【组成】 干山药(炒黄色)30 克,好莲子(炒,去心)30 克,炒黄米 50 克。

【用法】 上药研为细末。用砂糖调热汤,和匀前药末,不干不稀,渐渐调服,后用清米汤漱口,常服之。

【主治】 久痢去多,不分赤白。

空青散

【方源】 《鸡峰普济方》卷二十一。

【组成】 空青(研)、牛黄(研)、细辛(去叶)各等份。

【用法】 上药研为末。每次 1.5 克,薄荷汤调下。

【功用】 养肝气,去虚风。

【主治】 徇蒙招龙。儿自生下之后至四五岁,合眼连点头,不言。

诛毒丹

【方源】 《外科集腋》卷四。

【组成】 雄黄 30 克,生甘草 60 克,白芷 15 克。

【用法】 端午研末,粽子为丸,饭前服之。服后作痛,不可饮水。

【主治】 腹中生虫。

视星膏

【方源】 《儒门事亲》卷十五。

【组成】　白沙蜜(拣去蜜滓,可称 420 克)500 克,密陀僧(金色者,研极细,水淘可得 18～21 克)30 克,新柳箅子(去皮心,半干半炒)120 克。

【用法】　上用腊雪水与蜜溶调入药,与柳箅子同贮于瓷瓶中,以柳木塞瓶口,油绢封勒,于黑豆锅中熬,从朝至暮,用文武火另添一锅,豆水滚下,旋于另锅中取水添之,熬成,用重棉滤净,却入瓶中,用井水浸 2～3 日,埋在雪中更妙,频点为上。

【主治】　①《儒门事亲》:目疾。
②《普济方》:内外障,赤毒气赤目,一切翳膜。

建中汤(1)

【方源】　《伤寒大白》卷二。
【组成】　白芍、桂枝、甘草
【主治】　阳虚眩晕;肝脾血分虚寒腹痛。
【加减】　气虚,加人参、白术;血虚,加当归、黄芪。

建中汤(2)

【方源】　《医略六书》卷三十。
【组成】　当归 9 克,赤芍 4.5 克,肉桂 4.5 克。
【用法】　水煎,去渣温服。
【主治】　产后血亏挟滞,营气不能布护,寒气得以伤之,直入冲任而恶寒汗出,发热不休。脉紧细涩者。

【方论】　方中当归养营血以荣冲任,赤芍泻滞血以行血脉,肉桂温经暖血以散寒邪也。无汗加黑荆,为和血疏邪之用,腹痛加焦糖,乃去宿缓中之方。水煎温服,俾滞血化而新血生,则营卫调和而冲任之寒邪无不外解。

【加减】　无汗,加炒黑荆芥;腹痛,加炒焦砂糖。

刷牙药(1)

【方源】　《丹溪心法》卷四。
【组成】　烧白羊骨灰 30 克,升麻 30 克,黄连 1.5 克。
【用法】　上药研为末。擦牙。
【功用】　固齿。

刷牙药(2)

【方源】　《瑞竹堂经验方》卷三。
【组成】　香附(去毛,炒熟)、大黄(火煨)。
【用法】　上用橡子 20 个,纳 18 个装满青盐,

于砂器内单摆定,用碗盖之,烧存性,与生橡子 2 个并香附子、大黄同为细末。每日刷牙,掠髭鬓。
【功用】　固齿,乌髭须。

降气汤

【方源】　《洪氏集验方》卷一。
【组成】　茯苓 60 克,香附(用新水浸 1 宿,炒令黄色)250 克,甘草(炙黄)45 克。
【用法】　上药研为末。每次 6 克,开水点下,送服交感丹。
【功用】　①《奇效良方》:益气清神。
②《瑞竹堂经验方》:升降阴阳。
【主治】　《内经拾遗方论》:气郁不伸。

降药条

【方源】　《青囊秘传》。
【组成】　白降条 36 克,升药 54 克,石膏 18 克。
【用法】　上药研为细末,糯米饭同药捣烂,作条。拔管用。
【功用】　蚀恶肉。

参术散

【方源】　《赤水玄珠》卷十一。
【组成】　人参 30 克,白术 60 克,肉桂 21 克。
【用法】　每次 15 克,水煎服。
【主治】　虚劳自汗不止。
【加减】　阳虚甚者,加附子。

参归汤(1)

【方源】　《石室秘录》卷六。
【组成】　人参 60 克,当归 60 克,荆芥 3 克。
【用法】　水煎服。
【主治】　产后下利厥逆,躁不得卧,或厥不得止。

参归汤(2)

【方源】　《痘疹仁端录》卷十一。
【组成】　人参 21 克,当归 21 克,酒芍 9 克。
【用法】　加生姜 3 片,水煎,与乳母共服。
【主治】　婴儿未满一岁出痘,血气不足,疮不肥满。
【加减】　泻,加诃子;渴甚,加参;痰,加白术、

陈皮;疮白,盗汗,加酒芪、酒芍。

参连汤

【方源】　《圣济总录》卷七十八。

【组成】　苦参 30 克,黄连(去须,炒)60 克,阿胶(炙令燥)30 克。

【用法】　上药研为粗末。每次 15 克,水煎,去渣,空腹温服,日晚再服。

【主治】　湿痢,虫蚀下部。

参附汤(1)

【方源】　《世医得效方》卷六。

【组成】　人参、绵附(炮,去皮脐)、肉豆蔻(微火煨裂)。

【用法】　上药研为散。每次 6 克,加生姜 7 片,大枣 2 个,水煎,食前服。

【主治】　蛊疰痢。

参附汤(2)

【方源】　《伏阴论》卷上。

【组成】　人参 9 克,附子 9 克,刀豆子(煅存性,研为末)6 克。

【用法】　水煎参、附,去渣,调刀豆子末顿服。

【功用】　峻补脾肾,收摄真阳。

【主治】　伏阴病吐利后,头汗出,微喘,呃声连连者。

【方论】　补先天无如附子,补后天无如人参,此脾肾两补之方也;刀豆子温中下气,利肠胃,益肾阳,以之佐参、附理脾和胃,纳气归元,则头汗自收,微喘自定,呃逆自止。用末者,盖取急治之意耳。

参附汤(3)

【方源】　《婴童类萃》卷上。

【组成】　大附子、人参各 3 克,丁香 5 粒。

【用法】　加生姜 5 片,水煎服。

【主治】　元气虚脱,将成慢惊。

参苓散(1)

【方源】　《小儿卫生总微论方》卷五。

【组成】　人参(去芦)、茯苓(去黑皮)各 15 克,甘草(炙)7.5 克。

【用法】　上药研为末。每次 3 克,空腹温汤调下。

【主治】　小儿忽作惊状,目上视,手足强,未可服惊药,宜先与此服之。

参苓散(2)

【方源】　《古今医统大全》卷五十一。

【组成】　酸枣仁(炒,去衣)、人参、白茯苓各等份。

【用法】　上药研为细末。每次 9 克,食远米饮调下。

【主治】　睡中汗出。

参姜饮

【方源】　《景岳全书》卷五十一。

【组成】　人参 15 克,炙甘草 9～15 克,干姜(炮)3～6 克(或用煨生姜 3～5 片)。

【用法】　水煎,徐徐服之。

【主治】　脾、肺、胃气虚寒,呕吐,咳嗽气短,小儿吐乳。

【加减】　此方或陈皮、或荜茇、或茯苓皆可酌而佐之。

参雄汤

【方源】　《痘疹仁端录》卷十。

【组成】　人参 30 克,天雄(姜汁煮,去皮)30 克,煨姜 3 片。

【用法】　水煎服。

【主治】　痘症倒陷传阴。

参术加桂汤

【方源】　《辨证录》卷二。

【组成】　人参 60 克,白术 60 克,肉桂 3 克。

【用法】　水煎,灌服。

【主治】　久痢之后,下多亡阴,阴虚而阳暴绝。一旦昏仆,手撒眼瞪,小便自遗,汗大出不止,喉作曳锯之声。

【备考】　原书治上证,宜急灸其气海之穴,并服本方。

参术附子汤

【方源】　《辨证录》卷八。

【组成】　人参、白术各 60 克,附子 9 克。

【用法】　水煎服。

【主治】　小便之时,忽然寒噤脱阳。

参归荆芥汤

【方源】　《辨证录》卷十二。

【组成】　人参 30 克,荆芥 9 克,当归 30 克。

【用法】　水煎服。

【主治】　妇人甫产后,忽眼目昏晕,恶心欲吐,额上鼻尖有微汗,鼻出冷气,神魂外越,证属气虚欲脱而血晕。

参连开噤汤

【方源】　《医宗金鉴》卷四十二。

【组成】　人参、黄连、苦石莲。

【用法】　煎汤,徐徐服之。下咽即好,外以贴脐王瓜藤散。

【主治】　噤口痢,不堪下者。

参连开噤散

【方源】　《医宗金鉴》卷五十三。

【组成】　人参、黄连(姜炒)、莲子各等份。

【用法】　上药研为细末。米饮调下。

【主治】　噤口痢。火毒冲胃,脉大身热,不能饮食,舌赤唇红,惟喜饮冷。

参附五味汤

【方源】　《辨证录》卷八。

【组成】　人参 90 克,附子 6 克,北五味子 9 克。

【用法】　水煎服。

【主治】　男子久战不已,忽然乐极情浓,大泄不止,精尽继之以血,气喘而手足身体皆冷。

参附茯苓汤

【方源】　《辨证录》卷一。

【组成】　人参 30 克,附子 3 克,茯苓 15 克。

【用法】　水煎服。1 剂而吐泻止,身热亦退。

【主治】　冬月直中阴寒,吐泻交作,身发热者。

参附益母汤

【方源】　《辨证录》卷十二。

【组成】　人参 30 克,附子 3 克,益母草 6 克。

【用法】　水煎服。遇此等症,急用一人抱住产母,头顶心解开,以艾火急灸之,必然出声;然后以参附益母汤救之,多有生者。

【主治】　妇人子方下地,即昏晕不语,气血双脱者。

参附救生汤

【方源】　《杂症会心录》卷上。

【组成】　附子 6 克,人参 9 克,炒陈米 6 克。

【用法】　加生姜 1 片,水煎灌之。

【主治】　忽然卒中,五绝皆见。

参便佛手散

【方源】　《胎产心法》卷中。

【组成】　当归 9 克,川芎 3 克,人参(去血过多,加至 30 克)9～15 克。

【用法】　水煎,临服加童便 10 毫升,续续进之。

【主治】　临产交骨不开。

【加减】　质壮气实者,但加童便,其参不用可也。

参芪蛤蚧补浆

【方源】　《部颁标准》。

【组成】　党参 125 克,黄芪 125 克,蛤蚧 1 对。

【用法】　口服,每次 20 毫升,1 日 2 次。

【功用】　补肺益肾,益精助阳,益气定喘。

【主治】　体弱气虚,精神倦怠,阴虚喘咳,虚劳消渴,阳痿等症。

练石散

【方源】　方出《附广肘后方》卷五引《小品方》,名见《备急千金要方》卷二十二。

【组成】　鹿角(烧作灰)240 克,白蔹 60 克,粗理黄色磨石(烧令赤)500 克。

【用法】　上药研为末,以苦酒和泥,厚涂痈上,燥更涂,取消止,内服连翘汤下之。

【主治】　①《附广肘后方》引《小品方》:痈结肿坚如石,或如大核,色不变,或作石痈不消。

②《太平圣惠方》:毒肿,痛不可忍。

细辛丸

【方源】　《圣济总录》卷一二〇。

【组成】　细辛(去苗叶)、草乌、乳香各等份。

【用法】　上药研为末,熔黄蜡和捻作细条。临使时,旋于火上丸。塞蛀牙孔中。

【主治】　一切风齿疼痛及蛀牙。

细辛汤

【方源】　《圣济总录》卷一二一。

【组成】　细辛(去苗叶)、附子(去皮脐,生用)各 15 克,川芎 30 克。

【用法】　上药研为粗散。每次 15 克,水煎,去渣,热漱冷吐。

【主治】　牙齿风龋肿痛,脓汁不止。

细辛散(1)

【方源】　《太平圣惠方》卷三十六。

【组成】　细辛 30 克,甘草(炙微赤,锉)30 克,桂心 30 克。

【用法】　上药研为细散。每次 3 克,以熟水调下,不拘时候。

【主治】　口臭。

细辛散(2)

【方源】　《圣济总录》卷一六七。

【组成】　细辛(去苗叶)、肉桂(去粗皮)、干姜(炮)各 6 克。

【用法】　上药研为散。以乳汁和涂顶上。

【主治】　小儿解颅。

细辛散(3)

【方源】　《普济方》卷六十八引《海上方》。

【组成】　细辛、草乌、乳香各等份。

【用法】　上药研为细末,熔黄蜡为条,用时就火丸,塞孔中,良久效,无孔,即咬于痛处,有涎即吐之。

【主治】　蛀牙。

细辛散(4)

【方源】　《养老奉亲书》。

【组成】　细辛(去土)60 克,川芎 60 克,甘草(炙)15 克。

【用法】　上药研为末。每次 5 克,水煎,热呷,可常服。男子女子通用。

【功用】　明目,和脾胃,除风气,去痰涎。

【主治】　老人春时多昏倦。

细辛散(5)

【方源】　《鸡峰普济方》卷二十一。

【组成】　僵蚕、升麻(末)各 30 克,白矾(末)15 克。

【用法】　上药研为细末。每用 1.5 克,揩牙患处,含口多时吐涎,次用沉香散。

【主治】　牙痛。

细辛散(6)

【方源】　《御药院方》卷九。

【组成】　荆芥、细辛、露蜂房各等份。

【用法】　上药研为粗末。每用 9 克,水煎,去渣,温漱冷吐。

【主治】　牙痛。

细辛皂刺栓

【方源】　《合作医疗药厂制剂技术》。

【组成】　细辛 20 克,皂角刺 20 克,蜂蜜 200 克。

【用法】　将细辛、皂角刺研成细末,取蜂蜜炼至滴水成珠为度,将药粉加入搅匀,趁热制成长 5 厘米、直径 1 厘米的栓剂,用玻璃纸或聚乙烯薄膜包装备用。1 次 1～2 粒,塞入肛门。使用次数视病情而定,一般 1 次即可。

【功用】　活血化瘀,润肠通便。

【主治】　蛔虫性肠梗阻,便秘等。

【宜忌】　肠套叠、肠扭转忌用。

九　画

贯众汤(1)

【方源】　《万病回春》卷四。

【组成】　贯众(净,末)6 克,血余炭(烧灰)15克,侧柏叶(捣汁)250 毫升。

【用法】　将药末入柏汁内搅匀,于大碗内盛之,重汤煮,取出待温,加童便 30 毫升,黄酒少许,频频温服。

【主治】　积热,吐血成斗,先吐痰而后见血,命在须臾。

贯众汤(2)

【方源】　《卫生家宝》卷五。

【组成】　贯众不拘多少,吴茱萸9~15克,朴硝9~15克。

【用法】　上用淡醋50毫升,水200毫升,同煎,去渣,先熏,通手洗之。

【主治】　疮肿不散。

贯众散(1)

【方源】　方出《是斋百一选方》卷十六,名见《普济方》卷二八一。

【组成】　贯众、吴茱萸、肉桂各等份。

【用法】　上药研为细末。先以手抓破,以药搽之;用米醋调敷亦得。

【主治】　癣。

贯众散(2)

【方源】　《普济方》卷二九七。

【组成】　贯众(大者,捣碎)1个,草薢60克,白芷(好者)60克。

【用法】　上药研为细末。每次6克,空腹、食前用胡桃酒调下;陈米饮亦得。

【主治】　痔漏。

贯众散(3)

【方源】　《鸡峰普济方》卷十七。

【组成】　贯众(火煅存性)30克,五倍子(火煅存性)15克,白矾(枯)10克。

【用法】　上药研为细末。每次9克,米饮下。

【主治】　肠风下血。

玳瑁散

【方源】　《小儿斑疹备急方论》。

【组成】　生玳瑁(水磨浓汁)30克,猪心(取血,同研)1个。

【用法】　以紫草嫩茸浓煎汤调服。

【主治】　疮疹热毒内攻,紫黑色,出不快。

珍珠散(1)

【方源】　《医方类聚》卷七十引《烟霞圣效方》。

【组成】　白腻滑石30克,乳香(另研)6克,盆消21克。

【用法】　上药研为极细末。每用少许,噙水搐之。

【功用】　清利头目,截赤定痛。

【主治】　目赤痛。

珍珠散(2)

【方源】　《济阳纲目》卷一〇一。

【组成】　炉甘石、黄连各500克。

【用法】　上将黄连煎汤,以火煅炉甘石通红,入黄连汤内淬之,如此7次,去黄连不用,将炉甘石研令极细,用水飞过,澄取沙脚,阴干再入乳钵内复研过,每炉甘石末30克,入冰片3克,研匀。每用少许,先以井花水洗眼睛,用金银簪点入眼大小眦头,若多年风烂眼,只入麝香少许,点之。

【主治】　暴赤热眼,肿胀痒痛,羞涩。

珍珠散(3)

【方源】　《疡科心得集·家用膏丹丸散方》。

【组成】　珍珠(生研)9克,炉甘石(煅)30克,石膏45克(在童便内浸49日,朝晒夜露,不可经雨,煅研)。

【用法】　上药研为极细末。掺之。

【功用】　止痛生肌收口。

珍珠膏

【方源】　《古今医统大全》卷九十一。

【组成】　珍珠15粒,豌豆49粒,血余炭(烧灰)不拘多少。

【用法】　上药研为末,用干胭脂,水调成膏。先用银簪拨开疔口,将药点入疔内,即皆变为红白色矣。

【主治】　痘疔。

珍合灵片

【方源】　《部颁标准》。

【组成】　珍珠粉200克,灵芝400克,甘草200克。

【用法】　灵芝及甘草加水煎煮2次,每次3小时,合并煎液,滤过,放置,取上清液,浓缩为清膏;取珍珠层粉与淀粉适量拌匀,再与清膏混匀,制成颗粒,干燥,加入润滑剂适量,压制成 1000 片,包糖衣;密封贮藏。口服,每次 3～4 片,1 日 3 次。

【功用】　养心安神。

【主治】　心悸、失眠等症。

珍珠粉丸

【方源】　《医方考》卷四。

【组成】　牡蛎粉(取血色者,炙)、黄柏各 500 克,珍珠 9 克。

【用法】　上为丸服。

【主治】　湿热在中、下二焦,令人便浊者。

【方论】　燥可以去湿,故用牡蛎粉;苦可以胜热,故用黄柏;滑可以去着,故用珍珠。

珍珠人牙散

【方源】　《张氏医通》卷十五。

【组成】　人牙(煅)15 克,珍珠 3 克,血竭 1.5 克。

【用法】　上药研为散。每次 1.5 克,酒浆调服。

【主治】　痘疮毒伏心肾,黑陷神昏。

珍珠琥珀散

【方源】　《医门八法》卷四。

【组成】　珍珠、琥珀、牛黄各 1.5 克。

【用法】　上药研为细末。每次 1 克,土蜂窠煎汤为引。

【主治】　小儿久咳成风,痰壅气闭。

珊瑚散

【方源】　《太平圣惠方》卷三十三。

【组成】　珊瑚 1 克,冰片 1.5 克,朱砂 0.3 克。

【用法】　上先研珊瑚、朱砂如粉,次入冰片,更研令匀。每以铜箸取少许点之,每日 3～4 次。

【主治】　眼赤痛,后生肤翳,远视不明,痒涩。

春雪膏(1)

【方源】　《普济方》卷七十三引《卫生家宝》。

【组成】　南硼砂 6 克,冰片 1.5 克,蕤仁(去壳)6 克。

【用法】　上研细烂,乳汁调成膏。以铜箸点之。

【功用】　去翳膜。

【主治】　赤眼,翳膜。

春雪膏(2)

【方源】　《类编朱氏集验方》卷九。

【组成】　硼砂 9 克,冰片 3 克,通明朴硝 15 克。

【用法】　上药研为细末,入乳钵研,再用细绢罗过。点津液,蘸药末,入目中,闭霎时,令药匀,方开眼,泪出为度。

【主治】　眼目赤肿,翳障羞明。

柑叶定痛散

【方源】　《万氏家传点点经》卷一。

【组成】　柑子叶 120 克,葱白根 90 克,生姜片 60 克。

【用法】　上共捣烂如泥,用锅烙热,铺盖痛处,白布裹紧,将盐炒热,包烙。痛立止。随服异功散。

【主治】　酒病初发,形如感冒,被医误治,三焦受伤,死血凝结不化作痛,滞注胸膈,大痛不移。

枯药

【方源】　《魏氏家藏方》卷七引《李防御五痔方》。

【组成】　好白矾 120 克,生砒 7.5 克,朱砂(生研,令十分细)3 克。

【用法】　上药研为细末,将生砒安在建盏中,次用白矾末盖之,用火煅令烟绝,其砒尽随烟去,只是借砒气于白矾中,将枯矾取出,研为细末,须是研令十分细。先看痔头大小,将所煅白矾末抄在手掌心上,入生朱末少许,二味作一处,以口津唾就掌心调令稀稠得所,用箆子涂在痔上,周遭令遍,1 日 3 次。须仔细看痔头颜色,只要色转焦黑,乃是取落之渐,至夜自有黄膏水流出,以布帛衬之,水尽多为妙,乃是恶毒之水,切勿它疑,至中夜更上药 1 遍,至来日依旧上药 3 次。纵有些小疼痛不妨。换药时用粗碗 1 只,盛新水或温汤在痔侧,以羊毛笔轻手刷洗痔上,去了旧药,却上新药,仍用护药,次用荆芥汤洗之。2～3 日之后,黄膏水流出将尽,痔头焦黑为度,以箆子敲打痔头,见得渐渐坚硬黑色,却于枯药中增添生朱,减退白矾,自然药力慢缓。须用药 2～3 日以后方可增减,且以日子渐渐取之庶不惊人,全在用药人看痔头转色,增减厚薄敷药,方是活法。

【功用】　枯痔。

【主治】　痔。

【备考】　此药只是借用砒气,又有朱砂在内少解砒毒,所以不甚疼痛者,盖非专用毒药也。

枯矾龙骨散

【方源】　《疡科捷径》卷下。

【组成】　龙骨 6 克,白矾 3 克,麝香 1 克。

【用法】　上药研为细末。掺之。

【主治】　小儿脐风。

枯热清心散

【方源】　《活人心统》卷一。

【组成】　寒水石 30 克,黄连 60 克,朱砂 1 克。

【用法】　上药研为末。每次 6 克,浓煎甘草汤调下。

【主治】　伤寒日久郁热,谵语狂乱。

枳术汤

【方源】　《云岐子脉诀》。

【组成】　白术 30 克,枳实(狼炒)、甘草各 15 克。

【用法】　上药研为散。每次 15 克,加生姜 7 片,水煎,食后温服。

【主治】　脉缓,四肢烦满,气促不安。

枳壳丸

【方源】　《太平圣惠方》卷五十九。

【组成】　枳壳(麸炒微黄,去瓤)30 克,黄连(去须,微炒)30 克,芜荑仁(微炒)30 克。

【用法】　上药研为末,以软饭和丸,如梧桐子大。每次 30 丸,食前以粥饮送下。

【主治】　气痢,久不止。

枳壳汤(1)

【方源】　《圣济总录》卷十三。

【组成】　枳壳(去瓤,麸炒)60 克,人参、茯苓(去黑皮)各 30 克。

【用法】　水煎服。

【用法】　上药研为粗末。每次 9 克,水煎,去渣温服。

【主治】　劳风,涕唾稠黏。

枳壳汤(2)

【方源】　《鸡峰普济方》卷十七。

【组成】　皂角、枳壳、青皮各 15 克。

【用法】　上药研为细末。每次 3 克,米饮调下。

【主治】　肠风痔疾。

枳壳汤(3)

【方源】　《保命集》卷下。

【组成】　枳壳 15 克,黄芩 15 克,白术 30 克。

【用法】　上药研为粗末。每次 15～21 克,水煎,食前空腹服。

【功用】　《景岳全书》:进食和中。

【主治】　①《保命集》:妇人胎漏及因事下血。②《景岳全书》:恶阻。

枳壳汤(4)

【方源】　《医方一盘珠》卷十。

【组成】　枳壳、大黄各 3 克,甘草 1.5 克。

【用法】　水煎服。

【主治】　麻疹便闭。

枳壳酒

【方源】　《圣济总录》卷十二。

【组成】　枳壳(去瓤,麸炒)、黄柏皮各 250 克,五叶草 500 克。

【用法】　上药细锉,生绢袋盛,以酒浸 7 日。每温饮 50 毫升,并服不妨,常令有酒力。

【主治】　刺风。

枳壳散(1)

【方源】　《太平圣惠方》卷九十。

【组成】　枳壳(麸炒微黄,去瓤)15 克,甘草(炙微赤,锉)15 克,黄连(去须)15 克。

【用法】　上药研为细散。每次 1.5 克,蜜水调下。

【主治】　小儿身上生热疮,心躁,皮肤热痛。

枳壳散(2)

【方源】　《普济方》卷三五六。

【组成】　枳壳、甘草、糯米各等份。

【用法】　上药同炒为末。每次 15 克,米饮开水调下,1 日 3～5 次,不拘时候。

【功用】　妊娠易产。

【主治】　难产。

枳壳散(3)

【方源】　《御药院方》卷八。

【组成】　枳壳(麸炒,去瓤)、槐子(微炒黄色)、荆芥穗各 15 克。

【用法】　上药研为细末。每次 9 克,空心薄粟米粥调下,1 日 2～3 次。

【功用】　散风疏壅,清热宽肠。

【主治】　肠风痔瘘,便血无数,疼痛不可忍者。

【备考】　方中槐子,《杏苑生春》作"槐花"。

枳壳散(4)

【方源】　《万氏家传广嗣纪要》卷十三。

【异名】　枳壳瘦胎散(《妇科玉尺》卷二)。

【组成】　商州枳壳(炒)150 克,炙粉草 30 克,香附(炒黑)30 克 (一方有炒糯米 15 克)。

【用法】　上药研为末。每次 6 克,空心白汤调服。

【功用】　令儿易产。

【主治】　妊妇胎肥,至八月以后胎气壅盛者。

【加减】　若妊妇稍弱者,单服恐胎寒腹痛,胎弱多惊,可加当归 30 克,木香(不见火)15 克。如此则阳不致强,阴不致弱,二气调和,有益胎嗣。

枳壳散(5)

【方源】　《仙拈集》卷一。

【组成】　枳壳 3 个(剖开去瓤),阿魏 2 克,苦杏仁 10 粒。

【用法】　将后二味研匀,装枳壳内,湿绵纸包 7 层,慢火内炙存性,去阿、杏,研末。分作 3 服,烧酒调下。

【主治】　噎膈反胃。

枳连丸

【方源】　《活人心统》卷一。

【组成】　陈枳壳 90 克,黄连 90 克,槐花(炒)60 克。

【用法】　上药研为末,水泛为丸,如梧桐子大。每次 70 丸,白汤送下。

【主治】　痢疾,里急后重。

枳实汤(1)

【方源】　《圣济总录》卷四十。

【组成】　枳实(去瓤,麸炒)60 克。

【用法】　上药研为粗末。每次 9 克,羊乳 50 毫升,羊脂 9 克,水煎,去渣热服,不拘时候。

【主治】　霍乱卒哕。

枳实汤(2)

【方源】　《圣济总录》卷六十一。

【组成】　枳实(去瓤,麸炒)4 个,厚朴(去粗皮,生姜汁炙)90 克。

【用法】　上药研为粗末。每次 15 克,加薤白(切)15 克,水煎,去渣温服,空心、日晚各 1 次。

【主治】　胸痹。

枳实汤(3)

【方源】　《圣济总录》卷六十三。

【组成】　枳实(去瓤,麸炒)60 克,白术 90 克,桂(去粗皮)30 克。

【用法】　上药研为粗末。每次 9 克,加生姜 4 克(切),水煎,去渣温服,1 日 3～4 次。

【主治】　留饮不消,心下痞坚,时复作痛。

枳实汤(4)

【方源】　《圣济总录》卷一八三。

【组成】　枳实(去瓤,麸炒)、茯苓(去黑皮)、石膏(捣碎)各 15 克。

【用法】　上药研为粗末。每次 15 克,水煎,去渣温服,不拘时候。

【主治】　乳石发,壅热烦闷,渴躁。

枳实汤(5)

【方源】　《医学金针》卷三。

【组成】　枳实 9 克,半夏 12 克,生姜 24 克。

【用法】　水煎服。

【主治】　气实诸痛。

枳实散(1)

【方源】　《外台秘要》卷十二引《深师方》。

【异名】　白术枳实散(《圣济总录》卷六十一)。

【组成】　枳实(炙)4 枚,神曲(熬)30 克,白术 30 克。

【用法】　上药研为末。每次 3 克,以酒送下,1 日 3 次。

【主治】　胸痛。

【宜忌】　忌桃李、雀肉等。

枳实散(2)

【方源】　《太平圣惠方》卷四十三。

【组成】　枳实(麸微炒)30 克,肉桂 30 克,诃黎勒(煨,用皮)30 克。

【用法】　上药研为细散。每次 3 克,生姜汤调下,不拘时候。

【主治】　心腹卒胀满,胸膈不利,难下饮食。

枳实散(3)

【方源】　《太平圣惠方》卷四十九。

【组成】　枳实(麸炒微黄)45 克,半夏(汤浸 7 遍去滑)30 克,白术 45 克。

【用法】　上药研为散。每次 9 克,加生姜 3 克,水煎,去渣温服,1 日 3～4 次。

【主治】　癖结,不能饮食,心下虚满如水者。

枳实散(4)

【方源】　《圣济总录》卷一四二。

【组成】　枳实(麸炒)、槐实(炒)、木贼各 15 克。

【用法】　上药研为散。每次 6 克,煎皂角汤调下,不拘时候。

【主治】　痔疾下血。

枳梗汤

【方源】　《医学入门》卷四。

【组成】　枳壳、桔梗、甘草各等份。

【用法】　水煎,温服。

【主治】　结胸痞气,胸满不利,烦闷欲死,不论寒热通用。

【加减】　表热或寒热往来,加柴胡、黄芩;内热,加黄连;痰喘,加瓜蒌仁;口燥,加天花粉,去半夏。

枳橘汤

【方源】　《医学入门》卷七。

【组成】　陈皮 24 克,枳壳 4.5 克,生姜 12 克。

【用法】　水煎,食远温服。须审气滞何部,以引经药导之。

【主治】　胸痹,胸中气塞,短气。

【加减】　郁甚,加姜黄少许。

枳壳青皮饮

【方源】　《症因脉治》卷三。

【组成】　枳壳、青皮、大腹皮各等份。

【用法】　水煎服。

【主治】　三焦胀满,气满肤中,空空然响。

【加减】　上焦胀,加桔梗;中焦胀,加苏梗;下焦胀,加木通。

枳壳栀子汤

【方源】　《伤寒图歌活人指掌》卷四。

【组成】　枳壳 1 个,肥栀子 3 个,豉 30 克。

【用法】　清浆水 250 毫升,空煮取 200 毫升,纳二药,煎取 180 毫升,下豉煎,去渣服。覆令汗出。

【主治】　伤寒劳复,发热者。

枳壳黄连汤

【方源】　《症因脉治》卷二。

【组成】　枳壳、黄连、甘草。

【用法】　水煎服。

【主治】　积热咳嗽,热结大肠者。

枳实半夏汤(1)

【方源】　《证治准绳·类方》卷一引《太平惠民和剂局方》。

【组成】　枳实、半夏、麦芽各等份。

【用法】　每次 21 克,加生姜 5 片,水煎,温服,不拘时候。

【主治】　内伤饮食。

枳实半夏汤(2)

【方源】　《杨氏家藏方》卷八。

【组成】　半夏(切作片子,汤洗 7 次,去滑)30 克,陈皮(去白)30 克,枳实(汤浸,去瓤,薄切,炒黄)15 克。

【用法】　上药研为散。每次 15 克,加生姜 10

片,水煎,去渣温服,不拘时候。

【主治】　痰饮停留,胸膈痞闷,或咳嗽气塞,头目昏重,呕哕恶心,项背拘急。

枳实栀子豉汤

【方源】　《伤寒论》。

【组成】　枳实(炙)3个,栀子(擘)14个,豉(绵裹)30克。

【用法】　以清浆水空煮,纳枳实、栀子再煮,下豉更煮,去渣,分2次温服。复令微似汗。

【主治】　大病愈后劳复者。

【方论】　①《伤寒贯珠集》:大病新愈,血气未复,余热未尽,而强力作劳,余热之气,因劳而外浮。故以枳实、栀子以下热,豆豉以散热。盖亦表里之剂,而气味轻薄,适宜于病后复发之体耳。

②《绛雪园古方选注》:栀、豉,上焦药也,复以枳实宣通中焦,再用清浆水空煮,则水性熟而沉,栀、豉轻而清,不吐不下,必发于表,故覆之必有微汗。若欲微下,加大黄围棋子大,佐枳实下泄,助熟水下沉,则栀、豉从上泻下,三焦通畅,营卫得和,而劳复愈,故云微下。

柏仁散

【方源】　方出《备急千金要方》卷五,名见《奇效良方》卷六十四。

【组成】　防风45克、柏子仁、白及各30克。

【用法】　上药研为末。以乳和,敷囟上,每日1次。

【主治】　小儿囟开不合。

柏公汤

【方源】　《袖珍方大全》卷一引《经验方》。

【组成】　柏皮90克,黄芩60克,黄连30克。

【用法】　上药研为散。每次30克,水煎,去渣,通口服。

【主治】　伤寒下痢,亦治久血热痢。

【加减】　腹痛,加栀子;小便不利,加茯苓、阿胶。

柏石散

【方源】　《中医耳鼻喉科学》。

【组成】　黄柏30克,石膏30克,白矾15克。

【用法】　研为细末。外敷。

【功用】　清除湿热。

【主治】　旋耳疮,风热湿邪浸渍,黄水淋漓者。

柏叶丸

【方源】　《圣济总录》卷一四二。

【组成】　侧柏叶、乌梅(晒干)各30克,皂角(去皮并子,水浸透,捣研取汁)1挺。

【用法】　上药除皂角外,为末,将皂角汁和丸,如梧桐子大。每次10丸,食前温熟水送下。

【主治】　肠痔肿痛,时有脓血。

柏叶汤

【方源】　《普济方》卷一八八引《指南方》。

【组成】　青柏叶1把,干姜3片,阿胶(炙)3片。

【用法】　水煮,去渣,别绞马通汁30毫升和煎,一服尽之。

【主治】　①《普济方》引《指南方》:吐血不止。
②《鸡峰普济方》:吐血至一斗,脉细小,气奔急者。

柏叶散

【方源】　《医略六书》卷二十五。

【组成】　侧柏叶90克,大黄30克,黄芩30克。

【用法】　上药研为散。每次9克,米饮调下。

【主治】　脏毒,脉盛者。

【方论】　热蕴于中,不能输化,而有伤脏气,故下血紫黑,乃为脏毒焉。柏叶芳香,力能醒脾开胃,专主凉血止血;黄芩苦寒,性善宽肠清肺,专解膈热移热;大黄荡涤蕴热,以解热毒。使毒化热解,则脏气清和,而血室完固,安有下血紫黑为脏毒之患乎?此解毒之剂,为脏毒下血之专方。

柏皮汤

【方源】　《全生指迷方》卷三。

【组成】　黄柏、黄连、黄芩各等份。

【用法】　上药研为散。每次15克,水煎,去渣温服。

【主治】　黄疸。瘀热在里,或湿热相搏,一身面目悉黄如橘。

柏皮散(1)

【方源】　《圣济总录》卷一三二。

【组成】　黄柏(蜜炙)、榆蛀虫(炙干)各 3 克，麝香少许(研)。

【用法】　上药研为细末。以盐浆水洗疮后，唾调药，纸花子贴之。

【主治】　无名恶疮，年深不愈。

柏皮散(2)

【方源】　《圣济总录》卷一三五。

【组成】　黄柏末 21 克，细瓷末 7 克，甘草末 3 克。

【用法】　上药研为细末，和匀。干敷疮上。

【主治】　恶疮，久不收口。

柏皮膏

【方源】　《太平圣惠方》卷六十八。

【组成】　柏树白皮末 120 克，猪脂(炼为油) 250 克，伏龙肝末 120 克。

【用法】　上同熬成膏，滤去渣，入瓷器中收。每用时，薄薄涂之，上以油单隔，软帛裹。

【主治】　灸疮久不愈。

柏母丸

【方源】　《囊秘喉书》卷下。

【组成】　贝母 18 克，黄柏(蜜炙)30 克，冰片 3 克。

【用法】　上药研为末，炼蜜为丸，如青豆大。每次 1 丸，含化。

【主治】　痰火郁结，咽喉不利。

柏连散

【方源】　《万氏家传幼科发挥》卷二。

【组成】　生黄柏、生地黄各等份，白槟榔减半。

【用法】　上药研为细末。搽患处。

【主治】　心脾有热，舌上生疮。

柏枝油

【方源】　《杨氏家藏方》卷二十。

【组成】　柏枝(干者)、椒红、半夏各 90 克。

【用法】　上药研为散。水煎，入蜜少许，再煎，

每用时入生姜汁少许，调匀，擦无发处，每日 2 次。

【功用】　去风生发。

柏香丸

【方源】　《银海指南》卷三。

【组成】　侧柏叶(同大黄拌蒸数次)、香附(制)。

【用法】　水泛丸。每次 6 克。

【主治】　胬肉攀睛，或眼生血瘀。

柏墨散

【方源】　方出《太平圣惠方》卷八十二，名见《阎氏小儿方论》。

【组成】　黄柏末、釜下墨煤、乱发(烧灰)各 6 克。

【用法】　上药同研细。少少敷之。

【主治】　①《太平圣惠方》：小儿脐风，汁出不止。

②《阎氏小儿方论》：小儿断脐后为水湿所伤，或困袍湿气伤于脐中，或解脱风冷所乘，致令小儿四肢不和，脐肿多啼，不能乳哺。

柏子仁粥

【方源】　《药粥疗法》引《粥谱》。

【组成】　柏子仁 10～15 克，蜂蜜适量，粳米 50～100 克。

【用法】　先将柏子仁去尽皮壳杂质，稍捣烂，同粳米煮粥，待粥将成时，兑入蜂蜜适量，稍煮即可。每天服食 2 次。

【功用】　润肠通便，养心安神。

【主治】　慢性便秘，心悸，健忘，失眠。

【宜忌】　平素大便稀溏者、患病发热者忌食。

【方论】　柏子仁味甘而有油，气微香，性平无毒，入心、肝、脾经，有一定抗衰老效果，临床实践证明它是一味理想的滋补强壮、养心安神良药。凡是血虚老人、体弱患者，都可经常食用。适用于素体阴亏、年老虚衰、产后羸弱等肠燥便秘之症。另外，蜂蜜甘而滋润，能滑利大肠，内服可使大便通畅。对肠燥便秘，体虚而不宜攻下通便药物的甚为适宜。二药同米煮粥，其味颇佳，患者乐于服食，可收滋补强壮，养心润肠之效。

【加减】　年老体弱者，可将蜂蜜换为核桃仁。

柏子仁膏

【方源】　《小儿卫生总微论方》卷十六。

【组成】　柏子仁(拣净)、松子仁、胡桃仁各等份。

【用法】　上研和膏。每次如弹子大,热汤化下,未快再服。

【主治】　大便秘涩。

柏叶洗方

【方源】　《赵炳南临床经验集》。

【组成】　侧柏叶 120 克,紫苏叶 120 克,蒺藜秧 240 克。

【用法】　共为粗末。装纱布袋内,用水煮沸30 分钟,去渣浸洗。

【功用】　清热、润肤、止痒。

【主治】　银屑病(牛皮癣)、白癜风、鱼鳞癣(蛇皮癣)及其他皮肤干燥脱屑类皮肤病。

柏叶沐头丸

【方源】　《圣济总录》卷九十二。

【组成】　生侧柏叶 30 克,附子(生,去皮脐)15克,猪膏 150 克。

【用法】　上先将侧柏叶、附子为末,炼猪膏和为 20 丸。每用 1 丸,用布裹之,纳沐头汤中洗头。

【功用】　令发长不落。

【主治】　脉极虚寒,鬓发堕落。

栀子汤(1)

【方源】　《外台秘要》卷三十七引《小品方》。

【组成】　栀子 14 个,大黄 9 克,黄芩 6 克。

【用法】　上切。水煮,去渣,分 3 次服。微利,又当数进餐食,自得眠睡。

【主治】　因食少热在内,致夜眠不得睡者。

栀子汤(2)

【方源】　《医心方》卷二十引《深师方》。

【组成】　黄芩 9 克,栀子 4 个,豉 12 克。

【用法】　上药研为散。以水先煮栀子、黄芩,绞去渣,乃纳豉,煮令汁浓,绞去渣。分 3 次服。

【功用】　解散石毒。

【主治】　服石,口中伤烂,舌痛。

栀子汤(3)

【方源】　《苏沈良方》卷三。

【组成】　栀子 60 克,附子(炮)30 克。

【用法】　每次 9 克,加薤白 9 厘米,水煎,温服。

【主治】　胸痹切痛。

【验案】　胸痹　泗州有人病岁余,百方不愈,服此二服顿愈。

栀子仁汤

【方源】　《小儿卫生总微论方》卷七。

【组成】　栀子 21 个,豉 30 克,薤白(切)1 握。

【用法】　水煎,去渣,量大小分作数服,不拘时候。

【主治】　小儿伤寒热毒攻于肠胃,下赤汁,或如烂肉鸭肝,壮热腹痛。

栀子散

【方源】　《太平圣惠方》卷五十五。

【组成】　栀子 30 克,豉 30 克,大黄(锉碎,微炒)30 克。

【用法】　上药研为散。每次 12 克,水煎,去渣温服,1 日 4～5 次。

【主治】　酒疸,心中懊痛。

栀子竹茹汤

【方源】　《杂病源流犀烛》卷四。

【组成】　栀子 9 克,陈皮 6 克,竹茹 4.5 克。

【用法】　加姜汁,水煎服。

【主治】　胃热干呕。

栀子柏皮汤(1)

【方源】　《伤寒论》。

【组成】　栀子(劈)15 个,甘草(炙)30 克,黄柏60 克。

【用法】　上药研为粗末。每次 15 克,水煎,去渣,分 2 次温服。

【主治】　①《伤寒论》:伤寒,身黄发热者。

②《鸡峰普济方》:衄血,或从口出,或从鼻出,暴出而色鲜,衄至一二斗,闷绝者。

【方论】　①《金镜内台方议》:今此身发黄热

者,为表里有热,其热未宣,不可汗之。故与栀子为君,能泻相火,去胃热,利小便,黄柏为臣,能去郁滞之热,甘草为佐为使,能缓其中,以泻经中之热也。

②《医方考》:大便利,故不用大黄;小便利,故不用五苓。但以栀子、柏皮之苦胜其热,甘草之甘缓其势,则治法毕矣。

③《古方选注》:栀子、柏皮,表剂也。以寒胜热,以苦燥湿,已得治黄之要矣,而乃缓以甘草者,黄必内合太阴之湿化。若发热者,热已不瘀于里,有出表之势,故汗下皆所不必,但当奠安脾土,使湿热二邪不能复合,其黄自除。栀子厚朴汤言热,栀子干姜汤言寒,治皆在里,此章之治,则在表也。

④《温病条辨》:栀子清肌表,解五黄,又治内烦;黄柏泻膀胱,疗肌肤间热;甘草协利内外。三者其色皆黄,以黄退黄,同气相求也。

栀子柏皮汤(2)

【方源】 《云岐子保命集》卷上。

【组成】 大黄、柏皮各60克,栀子15个。

【用法】 上药研为粗散。每次30克,水煎服。

【主治】 燥热发黄。

【加减】 发黄,大便自利不止者,加黄连、黄柏皮(生)各90克,减大黄。

栀子柏皮汤(3)

【方源】 《玉机微义》卷四十五。

【组成】 栀子、柏皮、黄连各等份。

【用法】 上药研为散。每次30克,水煎服。

【主治】 身热不去,大便利而烦热身黄者。

栀子厚朴汤

【方源】 《伤寒论》。

【组成】 栀子14个,厚朴(炙,去皮)12克,枳实(水浸,炙令黄)4个。

【用法】 水煮,去渣,分2次温服。得吐者止后服。

【主治】 伤寒下后,心烦腹满,卧起不安者。

【方论】 ①《医学入门》:以栀子之苦,以吐虚烦;枳,朴之苦,以泄腹满。

②《伤寒来苏集》:心烦则难卧,腹满则难起,起卧不安,是心移热于胃。栀子以治烦,枳,朴以泄满,此两解心腹之妙剂也。

③《古方选注》:栀子厚朴汤,下后遗热心烦,起卧不安,腹满,是三焦病矣,故以上涌下泄为治。凡用栀子,皆取其上涌客热,复以厚朴、枳实者,取其酸苦下泄阴滞,不烦不满,而起卧亦安矣。

④《金镜内台方议》:下后但腹满而不心烦,即邪气入里。若心烦而不腹满,即邪气在胸中,属栀子豉汤。今又烦而且腹满,乃邪气在胸腹之间也,烦而不能卧,满而不能坐,故卧起皆不安,故用栀子为君,以吐其烦,厚朴为臣,枳实为佐。二者之苦,以泄腹满也。

栀子薤豉汤

【方源】 《伤寒总病论》卷四。

【组成】 好豉15克,薤白6克,栀子16个。

【用法】 水煮栀子、薤白将烂,下豉再煮,去渣,分减服。解下恶物愈。

【主治】 疮痘发斑,下利赤黄,或脓血,遍身发热。

栀连茵陈汤

【方源】 《伤寒大白》卷三。

【组成】 栀子、黄连、茵陈。

【功用】 清在里湿热。

【主治】 中焦湿热发黄者。

栀子甘草豉汤

【方源】 《伤寒论》。

【组成】 栀子14个,甘草(炙)6克,香豉(绵裹)12克。

【用法】 以水先煮栀子、甘草,去渣,纳豉煮,去渣,分2次温服。

【主治】 ①《伤寒论》:发汗吐下后,虚烦不得眠,若剧者,必反复颠倒,心中懊恼,少气者。

②《备急千金要方》:石毒,因食宿饭、陈臭肉及羹宿等发者。

栀子生姜豉汤

【方源】 《伤寒论》。

【组成】 栀子14个,生姜15克,香豉(绵裹)12克。

【用法】 以水先煮栀子、生姜,取汁,纳豉煮,去渣,分2次温服。

【主治】　发汗吐下后,虚烦不得眠,若剧者,必反复颠倒,心中懊㤎,呕者。

栀子石膏香豉汤

【方源】　《伤寒总病论》卷三。

【组成】　栀子 16 个,石膏 120 克,香豉(绵裹)30 克。

【用法】　先用水煮二味,下豉煮,去渣,温服。

【主治】　伤寒劳复如初,自汗出者,脉浮滑,烦躁甚者。

枸杞丸

【方源】　《医心方》卷十三引《录验方》。

【组成】　枸杞子 300 克,干地黄(切)100 克,天冬(切)100 克。

【用法】　上药研为细末,晒干,以绢罗之,炼蜜为丸,如弹子大。每次 1 丸,1 日 2 次。

【主治】　劳伤虚损。

枸杞汤(1)

【方源】　《医心方》卷十二引深师方。

【组成】　枸杞子根(锉皮)50 克,石膏 10 克,小麦 30 克。

【用法】　水煎,去渣,适寒温服之。

【主治】　消渴,唇干口燥。

枸杞汤(2)

【方源】　《备急千金要方》卷二十一。

【组成】　枸杞子根(白皮,切)50 克,麦冬 30 克,小麦 20 克。

【用法】　水煮,麦熟药成,去渣,每次服 10 毫升,1 日 2 次。

【主治】　①《备急千金要方》:虚劳,口中苦渴,骨节烦热或寒。

②《圣济总录》,消渴,舌干体瘦。

【备考】　本方方名,《普济方》引作“地骨皮散”。

枸杞饮

【方源】　《养老奉亲书》。

【组成】　枸杞子根白皮 30 克,小麦 30 克,粳米(研)10 克。

【用法】　水煮前二味取汁,下米作饮,渴即渐服之。

【主治】　老人烦渴口干,骨节烦热。

枸杞茶

【方源】　《遵生八笺》卷十三。

【组成】　枸杞子(深秋摘红熟者)。

【用法】　同干面拌和成剂,擀作饼样,晒干,研为细末,每江茶 30 克,枸杞子末 60 克,同和匀,入炼化酥油 90 克,或香油亦可,旋添汤搅成膏子,用盐少许,入锅煎熟饮之。

【功用】　明目。

枸杞根酿酒

【方源】　《外台秘要》卷十七引《延年秘录》。

【组成】　枸杞子根(切)30 千克,鹿骨(炙,碎)1 具。

【用法】　水煎,去渣澄清,曲 2000 克(须干好),糯米 20 千克,炊,如常法造酒,酒熟,密封头,然后压取清酒服。

【功用】　除风,补益,悦泽人。

【主治】　风冷虚劳。

柱灵散

【方源】　《袖珍方大全》卷二引《太平圣惠方》。

【组成】　高良姜(细切,麸炒)、厚朴、五灵脂(明净者)各等份。

【用法】　上药研为细末。每次 3 克,热醋调服。立止。

【主治】　心腹大痛,甚危急。

柿饼丸

【方源】　《绛囊撮要》。

【组成】　棉花核(炒黑,去壳)90 克,侧柏叶(炒黑)120 克,槐米(炒)30 克。

【用法】　柿饼蒸烂,捣为丸。每次 12～15 克,清晨滚汤送下。

【主治】　肠风下血。

胡连汤

【方源】　《首批国家级名老中医效验秘方精选》。

【组成】　胡黄连 12 克,当归 10 克,生甘草 12 克。

【用法】　水煎服,早晚 2 次服。

【功用】　推化湿浊。

【主治】　口腔糜烂,持续不断或长期反复发作,舌苔厚腻或黄腻,大便不爽等。

【方论】　胡黄连苦寒,清热燥湿力强,依消化道长期水肿之病理,取其燥湿力大之特性,用以化湿消肿,则水湿即去。又以其服后有里急腹痛感觉,故辅当归、生甘草权为缓解,则腹痛即减。待肿消水去,疮面即行愈合。

【验案】　赵某,男,33 岁。现病史:患口腔溃疡 8 年,经常口腔黏膜及舌面多处溃烂,伴有疲乏身重。近来口舌溃疡加重,连续不已,经服多种中西药均无起色。现口疮影响进食,舌面及口腔黏膜多处溃烂,脉沉滑。辨证:寒湿伤脾,积湿滞肠。治法:健脾化湿,推降导滞。处方:苍术 10 克,麻黄 6 克,胡黄连 10 克,生甘草 10 克,当归 10 克,此药服 7 剂后,口腔溃疡痊愈。经访,至今未复发。

胡连散

【方源】　《普济方》卷三〇一。

【组成】　胡粉 9 克,黄连末 3 克,五倍子末 3 克。

【用法】　上药研为散。先以甘豆汤净洗,拭令干,以药末敷于疮上,1 日 2 次。

【主治】　阴生疮肿痛。

胡桃汤

【方源】　《景岳全书》卷五十四。

【组成】　核桃仁、补骨脂、杜仲各 12 克。

【用法】　上药研为散,分 2 帖。水煎,空腹服。

【主治】　肾虚腰痛。

胡桃散(1)

【方源】　《类编朱氏集验方》卷五引《夷坚志》。

【组成】　生姜 6 克,人参 3 克,核桃(去壳) 2 个。

【用法】　上药研为散。入夜含于口中。

【主治】　咳嗽。

胡桃散(2)

【方源】　《杨氏家藏方》卷十。

【组成】　核桃肉(汤浸,去皮)、补骨脂(炒)、大枣(煮,去皮核)各等份。

【用法】　上药研为细末。每次 6 克,食前温酒调下。

【主治】　小肠气。

胡粉丸

【方源】　《圣济总录》卷三十五。

【组成】　胡粉(研)、砒霜(研)、寒水石(煅研)各 30 克。

【用法】　上为细粉,滴水为丸,如鸡头大。发前新汲水吞下 1 丸。即大吐,至来日困睡为验。

【功用】　吐痰。

【主治】　一切疟疾及一切痰疾。

胡粉散(1)

【方源】　方出《肘后备急方》卷五,名见《普济方》卷三〇一。

【组成】　胡粉、黄柏、黄连各等份。

【用法】　上药研为末,调涂,1 日 3 次;妇人绵裹枣核大,纳之。

【主治】　①《肘后备急方》:恶疮,似火自烂。②《普济方》:阴疮。

胡粉散(2)

【方源】　《太平圣惠方》卷六十八。

【组成】　胡粉 30 克,干姜(炮裂,锉)10 克,生栗子(阴干,去壳)20 克。

【用法】　上药研为末。用敷疮上。

【主治】　金疮,内漏血。

胡粉散(3)

【方源】　《太平圣惠方》卷九十三。

【组成】　胡粉 6 克,白龙骨(末)6 克,胡黄连(末)6 克。

【用法】　上药同炒,更研令细。每次 1.5 克,以鸡子清调下,1 日 3～4 次。

【主治】　小儿无辜疳痢,鼻中干塞,眼内有白晕,黄昏不见物,体热心烦,口干,头上生疮。

胡粉散(4)

【方源】　方出《幼幼新书》卷五引张涣方,名见

《小儿卫生总微论方》卷一。

【组成】　胡粉(细研)、干姜(烧灰,细研)、白石脂(烧存性,细研)各 3 克。

【用法】　上同再研。每用 1.5 克,敷脐中,时时用。

【主治】　婴儿脐疮肿湿,经久不愈,若至百日即危急。

胡粉膏

【方源】　《圣济总录》卷一三四。

【组成】　胡粉(研)90 克,水银 60 克,皂角(捶,以水浸,滤取浓汁)10 挺。

【用法】　先熬皂荚汁,下粉、水银,以柳篦搅令匀,瓷盒内盛。先以盐水洗疮,取涂磨疮上,1 日 3～5 次。

【主治】　疥疮有虫。

胡麻粥

【方源】　《古今医统大全》卷八十七。

【组成】　乌油麻(去皮蒸,晒干,再微炒香熟)不拘多少,白杭米 300 克,胡麻 150 克。

【用法】　如常煮粥法,临熟加蜜糖空腹食之。

【功用】　壮颜色,润肌肤,润肺止嗽。

胡椒丸(1)

【方源】　《圣济总录》卷一七五。

【组成】　白胡椒、蝎梢(炒)、甘遂(炒)各等份。

【用法】　上药研为末,用烧饭为丸,如黍米大。每次 2 丸,乳食前陈米饮送下。

【主治】　小儿腹胀。

胡椒丸(2)

【方源】　《普济方》卷二十引《医方大成》。

【组成】　陈吴茱萸 60 克,白胡椒、蚌粉(炒赤色)各 30 克。

【用法】　上药研为末,醋糊为丸,如梧桐子大。每次 20 丸,用温酒或盐汤下,遇发时服。

【主治】　脾痛不可忍及冷气痛。

胡椒汤

【方源】　《圣济总录》卷六十三。

【组成】　白胡椒 21 粒,木香 6 克,糯米 30 克。

【用法】　上同炒,以米熟为度,粗捣筛,分作 3 服。水煎,去渣温服。

【主治】　胃气逆,干呕烦闷。

胡桐泪散(1)

【方源】　《圣济总录》卷一一九。

【组成】　胡桐泪 30 克,朱砂 15 克,麝香 7.5 克。

【用法】　上为极细散。常用揩齿。

【主治】　牙齿历蠹,齿根黯黑。

胡桐泪散(2)

【方源】　《圣济总录》卷一七二。

【组成】　胡桐泪 30 克,铜绿 3 克,麝香少许。

【用法】　上药同研令匀。每用药少许,以鸡翎扫之。

【主治】　小儿牙疳疮。

胡黄连散(1)

【方源】　《幼幼新书》卷三十一引张涣方。

【组成】　胡黄连、胡粉各 15 克,白矾灰 7.5 克。

【用法】　上药研为细末。生油调涂。

【主治】　阴肿生疮。

胡黄连散(2)

【方源】　《圣济总录》卷一二二。

【组成】　胡黄连 7.5 克,升麻 15 克,铅霜(研)7.5 克。

【用法】　上除铅霜外,捣罗为散,再同和匀。每次 1.5 克,绵裹含化咽津,1 日 3～5 次,不拘时候。

【主治】　咽喉中壅塞如核,连颊肿痛。

胡黄连散(3)

【方源】　《宣明论方》卷十四。

【组成】　胡黄连、槟榔各 15 克,麝香(别研)少许。

【用法】　上药研为细末,研细点之。如口疮,每次 1.5 克,麝香 0.3 克,和匀贴之。

【主治】　一切新久赤目疼痛,不能坐卧,并大小人口疮。

【宜忌】　忌食鱼、猪、油腻物。

封口药

【方源】　《古今医统大全》卷七十九。

【组成】　牡蛎(煅存性)、赤石脂(生研)、国丹各等份。

【用法】　上药研为细末。香油调涂疮口。待消肿散血合口,再加血竭干掺之。

【主治】　肉皮损伤破裂者。

封脐艾

【方源】　《医方类聚》卷一五三引《瑞竹堂经验方》。

【组成】　海艾、蛇床子各30克,木鳖子2对(生用)。

【用法】　上药研为细末,和匀。作一纸圈,于内可以容熨斗,将药用绵包裹定,安在纸圈内,放在脐上,用熨斗熨之,每日熨烙。

【主治】　腰膝痛,脐腹冷痛,老人、弱人、妇人、小儿泄泻。

封脐散(1)

【方源】　《万氏家抄方》卷五。

【组成】　红绵(烧灰)、黄牛屎(煅)、干胭脂。

【用法】　上药研为末。疮湿,干掺;疮干,清油调敷。

【主治】　小儿脐疮。

封脐散(2)

【方源】　《证治准绳·幼科》卷一。

【组成】　当归(去芦)3克,绵(缚脐带烧灰)3克。

【用法】　上药研为极细末。入麝香少许同研,干掺脐。

【主治】　小儿脐内出水,汁不干。

封脐散(3)

【方源】　《种福堂方》卷四。

【组成】　龙骨(煅)3克,红棉灰3克,当归(焙)3克。

【用法】　上药研为细末。断脐带后,用少许干掺脐内。

【主治】　小儿脐风。

荆芥汤(1)

【方源】　《圣济总录》卷一四三。

【组成】　荆芥穗、臭橘、厚朴(去粗皮)各250克。

【用法】　上药研为粗末。每用60克,水煎,避风处淋渫。

【主治】　五痔疼痛,连阴湿痒。

荆芥汤(2)

【方源】　《三因极一病证方论》卷十六。

【异名】　甘桔汤(《易简方》)、三神汤(《医方类聚》卷七十四引《济生方》)。

【组成】　荆芥穗15克,桔梗60克,甘草30克。

【用法】　上药研为散。每次12克,加生姜3片,水煎,去渣温服。

【主治】　风热壅肺,咽喉肿痛,语声不出,喉中如有物鲠,咽之则痛甚。

荆芥汤(3)

【方源】　《名家方选》。

【组成】　荆芥、麻黄、桂枝各3克。

【用法】　水煎,温服。

【主治】　风疹,恶寒发热者。

荆芥汤(4)

【方源】　《杂病源流犀烛》卷二十八。

【组成】　荆芥、防风、朴硝。

【用法】　先将上药煎汤,洗患处;次用木鳖子散调敷。

【主治】　翻花痔,肿溃不堪者。

荆芥散(1)

【方源】　《圣济总录》卷一○七。

【组成】　荆芥穗、当归(切,焙)、赤芍各45克,黄连(去须)30克。

【用法】　上药研为散。每次6克,水煎,滤去渣,热洗泪出为度。

【主治】　肝气壅滞,热毒不得宣通,目急痒痛。

荆芥散(2)

【方源】　《圣济总录》卷一三七。

【组成】　荆芥穗不拘多少。

【用法】　以瓦罐子盛,盐泥固济,只留一窍,用炭火烧,候出清烟,便拨去火,用湿泥塞了窍子,放冷取出,研为细散。每用末 15 克,入麝香 3 克,腻粉 15 克,同研匀细,先以口含盐浆水抓洗令破,帛子揩了,生油调药涂患处。

【主治】　多年湿癣。

荆芥散(3)

【方源】　《圣济总录》卷一四三。

【组成】　荆芥(去茎)、枳壳(去瓤,麸炒)各 30 克。

【用法】　上药研为末,拌匀。每次 6 克,入腊茶末 3 克,以热汤点服,不拘时候。

【主治】　①《圣济总录》:肠风。

②《普济方》:脱肛。

荆芥散(4)

【方源】　《三因极一病证方论》卷十五。

【组成】　荆芥穗、槐花(炒焦)各 30 克,石菖蒲 30 克。

【用法】　上药研为末。每次 6 克,食前米饮调下,1 日 2 次。

【主治】　脉痔下血。

荆沥方

【方源】　《备急千金要方》卷八。

【组成】　荆沥、竹沥、生姜汁各 10 毫升。

【用法】　上药相和暖之,为 1 服。

【功用】　《千金方衍义》:治风逐湿祛痰。

【主治】　①《备急千金要方》:患风,多热。

②《圣济总录》:偏风不随,心中烦闷,言语謇涩。

荆黄汤

【方源】　《袖珍方大全》卷二引张子和方。

【组成】　大黄、荆芥穗、防风各等份。

【用法】　上药研为粗末。水煎,去渣服。以利为度。

【主治】　头目眩晕。

荆沥饮子

【方源】　《太平圣惠方》卷七十四。

【组成】　荆沥、竹沥、梨汁各 90 毫升。

【用法】　上药相合令匀,令温,分 2 次灌之。

【主治】　妊娠中风痉挛,口噤。

荆芥豆淋酒

【方源】　《普济方》卷一一六。

【组成】　荆芥穗 120 克,大豆(炒令烟出,好酒 500 毫升浸,去豆不用)250 克。

【用法】　用水、酒同煮,去渣温服。

【主治】　风痉。其人本虚,风邪客于足太阳之经,忽尔摇头口噤,背强直如发痫之状,脉缓散而迟者;或蕴热搏于诸阳之经,则脉三部俱洪数。

荆芥甘草防风汤

【方源】　《医方类聚》卷二六五引《疮疹方》。

【组成】　荆芥 15 克,防风 15 克,甘草 9 克。

【用法】　上药研为粗末。每次 9 克,水煎,温服。

【功用】　解痘毒。

【主治】　小儿疮疹,邪在太阳,疹出不快,脉浮者。

带症丸

【方源】　《部颁标准》。

【组成】　牛羊角炭 500 克,蹄炭 500 克,白及适量。

【用法】　上药制成丸剂。口服,每次 20 丸,1 日 3 次。

【功用】　止痢、止带、止血。

【主治】　赤白痢疾,崩漏带下。

南朱散

【方源】　《圣济总录》卷一六九。

【组成】　赤豆(炒)、槐花(炒)各 6 克,麝香(研)少许。

【用法】　上药研为散。每次 1 克,温酒调下。

【主治】　①《圣济总录》:小儿斑毒不退。

②《普济方》:婴孩小儿斑疮余热不退。

南附汤

【方源】　《续易简》卷五。

【组成】　天南星、附子各 3 克,全蝎 3 只。

【用法】　上药研为散,生姜 7 片,水煎,逐旋温服,不拘时候。

【主治】　①《续易简方论》:慢脾风。小儿泄泻,虚脱生风及服冷药过多者。

②《世医得效方》:小儿阴证惊痫,体冷强直,手足微动,昏睡不醒,口噤涎流,或声或嘿。

南星饮

【方源】　《仁斋直指方论》卷二十一。

【组成】　天南星。

【用法】　切成片,用开水荡 2 次,焙干。每次 6 克,用枣 7 个,甘草少许同煎,食后服。3～4 服后,其硬物自出,脑气流转,髓涕自收,仍以大蒜、荜茇末杵作饼,用纱衬炙热,贴囟前,熨斗火熨透,或香附、荜茇末入鼻。

【主治】　风邪入脑,宿冷不消,鼻内结硬物,窒塞,脑气不宣,遂流髓涕。

荜茇饼

【方源】　《医学入门》卷七。

【组成】　荜茇、香附、大蒜。

【用法】　上杵作饼,纱衬炙热,贴囟门,上用熨斗火熨透。其涕自止。

【主治】　鼻流清涕。

荜茇散(1)

【方源】　《鸡峰普济方》卷二十一。

【组成】　高良姜(锉,炒)、草乌头(生用)各 30 克,荜茇 3 克。

【用法】　上药研为细末。揩牙上,有涎吐。

【主治】　牙痛。

荜茇散(2)

【方源】　《医宗金鉴》卷八十八。

【组成】　荜茇、高良姜、细辛各 3 克。

【用法】　水煎,漱口。

【主治】　两颧骨打仆损伤,青肿坚硬疼痛,牙车紧急,嚼物艰难,鼻出血,两唇掀翻。

【宜忌】　坐、卧避冷处。

荜茇粥

【方源】　《养老奉亲书》卷一。

【组成】　荜茇末 60 克,白胡椒末 9 克,青粱米(淘)120 克。

【用法】　上以米煮作粥熟,下二味调之,空腹食。常服尤效。

【功用】　《药粥疗法》:温中、散寒、止痛。

【主治】　①《养老奉亲书》:老人冷气心痛,发动时遇冷气即痛。

②《药粥疗法》:胃寒呕吐,食欲不振,脘腹疼痛,肠鸣泄泻。

【宜忌】　《药粥疗法》:凡一切实热症及阴虚有火者忌用。

【方论】　《药粥疗法》:方中荜茇大辛大热而无毒,专入脾胃经,温胃散寒,下气止痛;白胡椒入胃及大肠经,功同荜茇,二者一并煮粥,其温中散寒之力颇强,且与米配合,煮粥食用,还能温中补虚,健脾暖胃,同时也能使荜茇、白胡椒的散寒作用缓缓发挥,以提高疗效。

茜草丸

【方源】　《圣济总录》卷六十九。

【组成】　茜草(锉)、雄黑豆(去皮)、甘草(炙,锉)各等份。

【用法】　上药研为细末,井华水和丸,如弹子大。每次 1 丸,温熟水化下,不拘时候。

【主治】　呕血后,虚热燥渴。

草乌散

【方源】　《普济方》卷六十九。

【组成】　草乌 4 个(紧小如鸟背者,不去皮),全蝎 2 个,白胡椒 30 粒。

【用法】　上药研为细末。揩牙出涎,即以荆芥汤灌漱。微觉麻,少顷即定。

【主治】　牙痛牙疏,风肿牙痛。

草还丹

【方源】　《圣济总录》卷一一五。

【组成】　乌头(去皮脐)、黑豆各 120 克,盐 30 克。

【用法】　上用瓷瓶盛,坐水中,慢火煮令乌头透,取出细切,与黑豆同焙,为末,煮面糊为丸,如梧桐子大。每次 15～20 丸,空心温酒送下。

【主治】　失饥冒暑及风热忧愁,使耳暴聋,或一耳塞,因咽气而开,咽已复塞,令人烦闷。

草花汤

【方源】　《辨证录》卷一。

【组成】　甘草6克,赤石脂6克,糯米1撮。

【用法】　水煎服。

【主治】　冬月伤寒八九日,腹痛下利,便脓血,喉中作痛,心内时烦。

【方论】　方用甘草以和缓之,则少阴之火不上炎;而后以赤石脂固其滑脱;况有糯米之甘以益中气,补虚则中气不下坠,而滑脱无源而自止。

草豆汤

【方源】　方出《仁斋直指方论》卷十六,名见《普济方》卷三八八。

【组成】　黑豆9克,甘草(生,锉)3克。

【用法】　上以新水煎,乘热入滑石末3克调和,空腹服。

【主治】　砂石淋。

草矾膏

【方源】　《外科大成》卷三。

【组成】　甘草60克,皂矾15克。

【用法】　水煎浓汁,滤净滓,再煎浓,加冰片。以鸡翎蘸膏频扫肿处。

【主治】　眼丹。

草果散

【方源】　《妇人良方大全》卷十五。

【组成】　厚朴(去粗皮,姜汁浸,炒黄)60克,肉豆蔻(面煨)1个,草豆蔻(煨)1个。

【用法】　上药研为散。每次9克,加生姜3片,水煎,去渣热服。

【主治】　妊娠脏气本虚,宿夹风冷,脾胃久弱,脏腑虚滑,脐腹绞痛,日夜无度。

草香散

【方源】　《惠直堂方》卷二。

【组成】　夏枯草120克,香附120克,甘草24克。

【用法】　上药研为末。每次4.5克,清汤送下。

【主治】　目疾,至夜则甚,或点苦寒反重者及肝虚冷泪,怕日羞明。

草罂饮

【方源】　《普济方》卷三九六引《仁存方》。

【组成】　木瓜30克(一方用马齿苋),粟壳、甘草各15克。

【用法】　上药研为散。每次3克,水煎,去渣,食前服。

【主治】　小儿久新痢疾,不食身热。

草乌头汤

【方源】　《全生指迷方》卷三引《指南方》。

【组成】　草乌(去皮尖,生用)、细辛(去苗)、茶芽各等份。

【用法】　上药研为散。每次15克,水煎,去渣,缓缓服尽。

【主治】　气晕。但晕而不眩,发则伏地昏昏,食顷乃苏,由荣卫错乱,气血溷浊,阳气逆行,上下相隔,气复通则苏,脉虚大而涩。

草豆蔻饮

【方源】　《圣济总录》卷三十七。

【组成】　草豆蔻(去皮)、高良姜、甘草(炙)各15克。

【用法】　上药研为粗末。每次15克,煎作熟水,频饮之。

【功用】　令山岚瘴气不着人。

草豆蔻散(1)

【方源】　《太平圣惠方》卷八十四。

【组成】　草豆蔻(去皮)3枚,甘草(炙微赤,锉)7.5克,人参(去芦头)15克。

【用法】　上药研为粗散。每次3克,水煎,去渣温服,不拘时候。

【主治】　小儿哕,不纳乳食。

草豆蔻散(2)

【方源】　《济阳纲目》卷十三。

【组成】　草豆蔻(去皮)、益智仁各30克,干柿蒂60克。

【用法】　上药研为散。每次9克,加生姜3

片,水煎,热服。

【主治】　寒气攻胃呃噫。

草豆蔻散(3)

【方源】　《赤水玄珠》卷九。

【组成】　草豆蔻、槟榔(各炒紫色)、罂粟壳(烧灰)各等份。

【用法】　上药研为末。每次 6 克,米饮调下。

【主治】　丈夫伤血,妇人血崩,溃入大肠出血。

草果子汤

【方源】　《小儿卫生总微论方》卷十六。

【组成】　草果 3 个,甘草 6 克,大枣 7 个。

【用法】　上药研为粗散。分 3 服,水煎,放温服,更量大小加减。

【主治】　脾寒发疟。

草河车汤

【方源】　《首批国家级名老中医效验秘方精选》。

【组成】　草河车 30 克,青皮 12 克,苏木 6 克。

【用法】　1 日 1 剂,水煎,分 2 次服。

【功用】　清热活血,舒肝止痛。

【主治】　肝经郁热,两胁胀痛,心烦急躁,舌红苔黄,脉象弦数等。本方适用于现代医学所诊断的急性肝炎和慢性肝炎活动期,或单项转氨酶增高。临床改善肝功能的作用明显而肯定。

【方论】　方中草河车清热解毒利湿消肿是为主药,用量亦重,常用 30 克。青皮辛散温通,苦泄下气,入肝胆经,可疏肝破气,清泄止痛,又防草河车苦凉太过。苏木入肝经,活血祛瘀,通经止痛。《本草纲目》云:"苏木乃三阴经血分药,少用则和血,多用则破血",故在方中以用 6 克为宜。

【加减】　如热毒较甚,将草河车更为凤尾草 30 克;大便溏者,减草河车加贯众 30 克;有黄疸者加茵陈 15 克,栀子 10 克;在肝硬化早期可加山楂 30 克;腹水较明显加郁金 15 克,槟榔 30 克;伴见脾胃虚弱加茯苓 15 克,白术 12 克,党参 12 克等。

草乌敷贴药

【方源】　《普济方》卷三〇九。

【组成】　草乌、绿豆粉、白胶香各等份。

【用法】　上药研为末,煎牛皮胶调药摊纸上,贴痛处。

【主治】　折伤。

茵陈汤

【方源】　《幼科发挥・附汤方》。

【组成】　茵陈、栀子、黄柏。

【用法】　水煎服。

【主治】　黄疸。

茵陈酒

【方源】　《本草纲目》卷二十五。

【组成】　茵陈(炙黄)500 克,秫米 33 千克,曲1500 克。

【用法】　如常酿酒,饮之。

【主治】　风疾,筋骨挛急。

茵陈散(1)

【方源】　《太平圣惠方》卷五十五。

【组成】　茵陈 60 克,川大黄(锉碎,微炒)60克,栀子仁 21 克。

【用法】　上药研为粗散。每次 12 克,水煎,去渣温服。

【主治】　谷疸与黄疸。

茵陈散(2)

【方源】　《小儿卫生总微论方》卷七。

【组成】　茵陈 30 克,白术、甘草各 15 克。

【用法】　上药研为散,每次 1.5 克,开水调下。

【主治】　伤寒发黄。

【加减】　小便不利,加茯苓 30 克。

茵陈蒿酒

【方源】　《杂病源流犀烛》卷十六。

【组成】　茵陈 4 根,栀子 7 枚,大田螺(连壳打烂)1 个。

【用法】　百沸白酒冲汁饮之。

【主治】　酒疸。

茵陈附子汤(1)

【方源】　《伤寒微旨论》卷下。

【组成】　附子(破 8 片)2 个,干姜、茵陈各

30克。

【用法】　上药研为末。水煎,去渣放温,分2次服。

【主治】　病人服茵陈四逆汤身冷汗出不止。

茵陈附子汤(2)

【方源】　《东医宝鉴·杂病篇》卷六引《类证活人书》。

【组成】　茵陈、附子(炮)、甘草(炙)各3克。

【用法】　水煎服。

【主治】　阴黄,遍身冷。

茵陈栀柏汤

【方源】　《医家四要》卷三。

【组成】　茵陈、栀子、黄柏。

【用法】　水煎服。

【主治】　湿热蒸成黄疸。

茵陈姜附汤

【方源】　《东医宝鉴·杂病篇》卷六引《类证活人书》。

【组成】　茵陈、附子(炮)、干姜(炮)各3克。

【用法】　水煎服。

【主治】　阴黄,冷汗不止。

茵陈栀子豆豉汤

【方源】　《伤寒大白》卷三。

【组成】　茵陈、栀子、豆豉。

【用法】　水煎服。

【主治】　阳热瘀在内,蒸发黄。

茵陈栀子黄连三物汤

【方源】　《伤寒图歌活人指掌》卷四。

【组成】　茵陈9克,栀子、黄连各6克。

【用法】　水煎,去渣服。

【主治】　大便自利而黄。

茴香丸

【方源】　《名家方选》。

【组成】　鹿角霜150克,茴香60克,白胡椒30克。

【用法】　上药研为末,面糊为丸服。

【主治】　疝瘕,腰腹痛或引囊及囊大者。

茴香酒(1)

【方源】　《普济方》卷一五五引《太平圣惠方》。

【组成】　补骨脂(炒香)、茴香(炒)、肉桂各等份。

【用法】　上药研为末。每次6克,食前热酒调下。

【主治】　打坠凝瘀,腰痛。

茴香酒(2)

【方源】　《接骨图说》。

【组成】　茴香、樟脑、红花。

【用法】　上药浸火酒,纳瓷器封固30日后饮。

【功用】　接骨。

【主治】　折伤。

茴香散(1)

【方源】　《普济方》卷三〇一引《备急千金要方》。

【组成】　白蒺藜、附子、茴香各等份。

【用法】　上药研为细散。每次6克,食前温酒调下。

【主治】　阴疮,风冷所伤,疼痛。

茴香散(2)

【方源】　《颅囟经》卷下。

【组成】　茴香、冬青胆(阴干)、生甘草各等份。

【用法】　上药研为细末。每洗眼时,取药3克,水煎,温洗之。

【主治】　孩儿赤眼,并治胎热及疳障多泪。

茴香散(3)

【方源】　《杨氏家藏方》卷十九。

【组成】　香附(用去壳巴豆14粒同炒焦,去巴豆不用)、茴香(炒)各30克。

【用法】　上药研为细末。每次1.5克,乳食空煎紫苏叶汤调下。如是3岁以上服3克。

【主治】　小儿外肾肿大,胀闭作痛。

茴香散(4)

【方源】　《脉因证治》卷下。

【组成】　茴香、苦楝皮(炒)、五味。

【用法】　上药研为末。每次 6 克,食前酒送下。

【主治】　肾消,小便如油。

茴香子散

【方源】　《圣济总录》卷九十五。

【组成】　八角茴香(炒)、马蔺花(炒)、葶苈子(纸上炒)各等份。

【用法】　上药研为散。每次 6 克,食前温酒调下。以通为度。

【主治】　小便不通。

茴香橘皮酒

【方源】　《古今医统大全》卷八十三引《秘方》。

【组成】　八角茴香 30 克,红橘皮 60 克,白豆蔻 15 克。

【用法】　上药研为粗末。每次 9 克,酒煎服。

【主治】　血气凝寒,小腹痛;妇人室女小腹痛不可忍,内外着寒;兼治心腹痛。

茱连丸

【方源】　《活幼口议》卷二十。

【组成】　黄连(去须)、吴茱萸各 30 克,陈皮(去白)15 克。

【用法】　上药研为末,水煮面糊为丸,如麻子大。每次 20 丸,饮送下。

【主治】　小儿夏月暴泻注下。

茱连散

【方源】　《痘疹心法》卷二十二。

【组成】　黄连 15 克,吴茱萸(二味同炒)6 克,青竹茹 9 克。

【用法】　上药研为细末。每次 6 克,生姜汤调下。

【主治】　干呕。

茱萸丸

【方源】　《普济方》卷六十七。

【组成】　吴茱萸(汤洗,焙干,炒)、夜明砂(炒)各 6 克。

【用法】　上药研为末,以蟾酥为丸,如麻子大。

绵裹 1 丸,于痛处咬,勿咽津。

【主治】　牙齿风龋。

茱萸汤(1)

【方源】　《圣济总录》卷五十五。

【组成】　食吴茱萸(炒)、白术、干姜(炮)各 30 克。

【用法】　上药研为粗末。每次 9 克,水煎,去渣温服,空腹、午间、临卧各 1 次。

【主治】　脾心痛兼吐水。

茱萸汤(2)

【方源】　《圣济总录》卷一三三。

【组成】　吴茱萸根、地榆根、蔷薇根各 30 克。

【用法】　水煎,去渣,温洗疮,冷即止,1 日洗 2～3 次,敷以他药。

【主治】　月蚀疮。

茱萸散

【方源】　《小儿卫生总微论方》卷十。

【组成】　吴茱萸(拣净)15 克(用盐 6 克,水煮之,如此换水煮 14 次,各至水尽,遍数足,晒干,炒令紫黑色),甘草(炙)30 克,陈皮(去白)(炒令香熟)60 克。

【用法】　上药研为细末。每次 1.5～3 克,开水点下,不拘时候。

【主治】　脾胃弱,食不消,泄泻无度。

茱萸木瓜汤

【方源】　《证治准绳·类方》卷四。

【组成】　吴茱萸 15 克,干木瓜 30 克,槟榔 60 克。

【用法】　上药研为散。每次 24 克,加生姜 5 片,水煎,去渣温服,不拘时候。

【主治】　脚气冲心,闷乱不识人,手足脉欲绝。

茱萸生姜汤

【方源】　《圣济总录》卷五十五。

【组成】　吴茱萸(汤洗,焙干,微炒)、生姜(切,焙)各 30 克,人参 22.5 克。

【用法】　上药研为粗末。每次 15 克,加大枣 2 个,水煎,去渣热服。

【主治】　九种心痛。

茱萸硝石汤

【方源】　方出《肘后备急方》卷四,名见《备急千金要方》卷十六。

【组成】　吴茱萸八升、硝石一升、生姜500克。

【用法】　以酒煮取400毫升。每次100毫升,不痛者止,勿再服。下后好将养之。

【主治】　腹中冷癖,水谷阴结,心下停痰,两胁痞满,按之鸣转,逆害饮食。

茯苓丸

【方源】　《魏氏家藏方》卷四。

【组成】　茯苓60克,猪苓(锉)120克。

【用法】　水同煮干,去猪苓,只用茯苓为末,以黄蜡60克熔化为丸,如弹子大。每次1丸,空心细嚼,盐汤送下。

【主治】　小便白浊。

【宜忌】　忌米醋。

茯苓汤(1)

【方源】　《圣济总录》卷三十一。

【组成】　茯苓(去黑皮)45克。人参7.5克,甘草(炙,锉)15克。

【用法】　上药研为粗末。每次9克,水煎,去渣温服,不拘时候。

【主治】　伤寒汗后,余热不退,心神烦躁。

茯苓汤(2)

【方源】　《圣济总录》卷一七四。

【组成】　茯苓30克,乌梅(微炒)15克,干木瓜30克。

【用法】　上药研为粗末。每次3克,加生姜1片,水煎,去渣温服,不拘时候。

【主治】　小儿伤寒,亮谅喘粗,肌热烦躁作渴。

茯苓汤(3)

【方源】　《医方类聚》卷五十四引《通真子伤寒括要》。

【组成】　茯苓30克,桂枝30克,甘草30克。

【用法】　上药研为散,如桂枝汤煎服。

【主治】　太阳病,若小便少者,津液当还入胃中故也;凡发汗太过,大小便难者;太阴病,无大热,其人烦躁,此为阳去入阴。

茯苓汤(4)

【方源】　《不知医必要》卷二。

【组成】　白术(净)6克,茯苓9克,郁李仁(杵)4.5克。

【用法】　加生姜汁,水煎服。

【主治】　水肿。

茯苓散

【方源】　《普济方》卷三十三。

【组成】　茯苓、猪苓、木馒头(去皮子)各等份(一方不用猪苓)。

【用法】　上药研为末。每次6克,用米饮调下。

【主治】　泄精,膀胱疾。

茯苓粥

【方源】　《太平圣惠方》卷九十六。

【组成】　茯苓30克,麦冬(去心)30克,粟米100克。

【用法】　先以水煎茯苓、麦冬,去渣,下米煮作粥,温食。

【主治】　心胸结气,烦闷恐悸,风热惊邪口干。

茯神丸

【方源】　《世医得效方》卷八。

【组成】　附子(大者)1个(作罂,入块粒朱砂15克,依旧用原物塞之,以茯苓和面作剂,通裹,煨)。

【用法】　上药研为末,猪心血为丸,参汤送下。

【主治】　心虚,或癫或痛。

茯神汤

【方源】　《圣济总录》卷九十。

【组成】　茯苓(去木)、人参各30克,酸枣仁(炒,去皮,别研)150克。

【用法】　上药研为粗末。每次9克,加生姜(拍碎)3克,水煎,去渣,空腹温服,日2次,夜1次。

【主治】　虚劳烦躁,不得睡。

茯神粥

【方源】　《太平圣惠方》卷九十六。

【组成】　茯苓30克,羚羊角15克,粳米三合。

【用法】　上药研为末,与米同煮为粥食。

【主治】　心胸结气,烦热,或渴,狂言惊悸。

茯苓饮子

【方源】　方出《外台秘要》卷二十引《古今录验》,名见《鸡峰普济方》卷十七。

【组成】　茯苓12克,苦杏仁12克,陈皮6克。

【用法】　水煎服。随小便下愈,饮尽更作。

【主治】　气忽发,满胸急者。

【宜忌】　忌酢物。

茯苓开胃散

【方源】　《外科精要》卷下。

【组成】　茯苓30克,甘草(炙)15克,枳壳(去瓤,麸炒黄)9克。

【用法】　上药研为末。每次3克,盐汤调下。

【主治】　胃气不开,饮食不进。

茯苓半夏汤(1)

【方源】　《圣济总录》卷二十五。

【组成】　茯苓(去黑皮)60克,半夏(汤洗7遍,炒干)90克,陈皮(汤浸,去白,焙)30克。

【用法】　上药研为粗末。每次15克,加生姜(拍碎)3克,水煎,去渣温服,晚再服。

【主治】　伤寒呕哕,心下悸动,胸膈有滞水,往往头眩。

茯苓半夏汤(2)

【方源】　《不知医必要》卷一。

【组成】　半夏(醋炒)12克,茯苓6克,甘草6克。

【用法】　上药研为末。每次6克,白汤调下。

【主治】　中暑忽然昏倒。

茯苓戎盐汤

【方源】　《金匮要略》卷中。

【组成】　茯苓250克,白术60克,戎盐(弹丸大)1枚。

【用法】　先将茯苓、白术煎成,入戎盐再煎,分3次温服。

【功用】　《金匮心释》:益肾健脾利湿。

【主治】　小便不利。

【方论】　①《金匮玉函经二注》:赵以德,戎盐、即北海盐。膀胱乃水之海,以气相从,故咸味润下,佐茯苓利小便。然盐亦能走血,白术亦利腰脱间血,故亦治血也。三方亦有轻重,乱发为重,蒲灰次之,戎盐又次之。

②《沈注金匮要略》:夫湿热壅于膀胱则为淋,然伤腑未有不伤于脏者。故用白术健脾,茯苓渗湿,不使下流入肾为病;以戎盐养水软坚,而除阴火。

③《金匮要略方义》:本方重用茯苓为君药,意在健脾渗湿,臣以白术,助脾之运化,以增强健脾利水之功。佐以戎盐(即今之青盐),取其咸以润下,下走肾与膀胱,以引水湿之邪下走膀胱,从小便而出。本方所治之小便不利,系脾肾虚弱之劳淋,良由脾肾不足所致。曹颖甫称"此方为膏淋、血淋,阻塞水道,通治之方"。

茯苓杏仁甘草汤

【方源】　《金匮要略》卷上。

【组成】　茯苓90克,苦杏仁50个,甘草30克。

【用法】　水煎,温服,1日3次。不愈,更服。

【主治】　①《金匮要略》:胸痹,胸中气塞,短气。

②《杏苑生春》:湿温,两胫逆冷,胸满头眩重痛,妄言多汗,其脉阳濡而弱,阴小而急。

【方论】　①《金匮玉函经二注》:周扬俊:肺有饮,则气每壅而不利,故以茯苓逐水,苦杏仁散结,用之当矣。又何取于甘草,盖以短气则中土不足也,土为金之母也。

②《沈注金匮要略》:此痹胸中之气也,邪气阻塞胸膈,肺气不得往来流利,则胸中气塞短气。方用苦杏仁通调肺气,以茯苓渗导饮湿下行,甘草和中,俾邪去则痹开而气不短矣。

③《金匮要略直解》:膻中为气之海,痹在胸中则气塞短气也。神农经曰:茯苓主胸胁逆气,苦杏仁主下气,甘草主寒热邪气,为治胸痹之轻剂。

④《金匮要略方义》:本方所治之胸痹,以胸中

气塞,短气为主要见证。治当化饮邪,理肺气。方中以茯苓为君,利水化饮,饮邪去则肺得宣畅;又臣以苦杏仁,宣利肺气,俾气化则水饮化;甘草为使,和药益脾,脾旺亦能运化水饮,且不致饮邪复聚。此方服后,小便当多,乃水饮下行,邪有出路矣。

茶芽汤

【方源】　《洪氏集验方》卷四。

【组成】　细茶牙 30 克,草乌(去皮尖)15 克,细辛 15 克。

【用法】　上药研为粗末。每次 15 克,慢火水煎,去渣温服。

【主治】　偏正头痛,恶心呕吐不止者。

茶实丸

【方源】　《续名家方选》。

【组成】　茶实(生熟者佳)、百合根、白矾各等份。

【用法】　上为丸,如梧桐子大。每次 3 克,空心白汤送下。

【主治】　喘急塞迫欲死者。

茶癖散

【方源】　《脉因证治》卷下。

【组成】　石膏、黄芩、升麻。

【用法】　上药研为末。砂糖水调服。

【主治】　积聚。

茶箬胭脂散

【方源】　《普济方》卷三十八。

【组成】　茶箬 1 握,绵胭脂 10 个,白梅 49 个。

【用法】　上药并烧灰和匀。每次 6 克,空腹米饮调下。

【主治】　肠风下血。

荞苠汤

【方源】　《世医得效方》卷十。

【组成】　大豆、甘草。

【用法】　水煎,加荞苠汁服。

【主治】　诸药毒,蛊毒。

茺蔚老姜汤

【方源】　《蒲辅周医疗经验》。

【组成】　茺蔚子(益母草代亦可)30 克,煨老生姜 30 克,红糖 60 克。

【用法】　水煎,热服。每月行经时服之。

【功用】　《古今名方》:活血调经,温经止痛。

【主治】　经行腹痛。

荡涎散

【方源】　《伤寒总病论》卷五。

【组成】　粉霜 30 克,腻粉 6 克,芫花 3 克。

【用法】　上药研为细末。1 岁服 1.5 克,暖浆水调下。病热大者,再服。白色着底者,粉霜也,宜尽灌之。良久得睡,取下黑黄涎,裹包丹砂之类,皆成颗块,啼声便出,立安。

【主治】　小儿伤寒,始因壮热不除,被汤丸下后,其项强眼翻,弄舌搐搦,如发痫状,久则哽气,啼声不出,医以为惊风,屡服朱砂、水银、牛黄、汞粉、巴豆、竹沥之类,药皆无验,此由误下后,毒气结在心胸,内热生涎,涎裹诸药,不能宣行所致。

茹连散

【方源】　《痘疹仁端录》卷八。

【组成】　黄连 15 克,吴茱萸 18 克,竹茹 6 克。

【用法】　上药同炒,为末。每次 1.5 克,生姜、竹茹煎汤下。

【主治】　干呕。

茹橘饮

【方源】　《医宗金鉴》卷四十七。

【组成】　竹茹、橘红各 9 克,干柿 1 枚。

【用法】　加生姜,水煎服。

【主治】　产后呃逆,发热面红,小便赤色。

荔核散

【方源】　《世医得效方》卷九。

【组成】　舶上八角茴香、青皮(全者)、荔枝核各等份。

【用法】　上药研为散,去火毒,为末。每次 6 克,酒下,1 日 3 次。

【主治】　肾大如斗。

药肝

【方源】　《圣济总录》卷一八九。

【组成】　羊子肝1片(分为4块),腻粉3克,麝香(末)6克。

【用法】　上药和面裹,烧熟,空腹食。时以冷水更换浸两手,良久即住,来日早晨转下恶物,有虫如头发相似为验。

【主治】　多年肺气咳嗽。

药　枣

【方源】　方出《外台秘要》卷九引《必效方》,名见《圣济总录》卷一八九。

【组成】　葶苈(以水淘去浮者,水煮,令牙出,焙干,炒令黄黑色)15克,酥1鸡子大,大枣7个。

【用法】　铛中煎令酥尽,取大枣,去皮食之,1日2次。

【主治】　咳嗽积年不愈者,胸膈干痛不利。

药　肺

【方源】　《串雅外编》卷三。

【组成】　猪肺1个,萝卜子(研碎)15克,白芥子(研碎)30克。

【用法】　五味调和,饭锅蒸熟。饭食顿食之。

【主治】　患痰病久不愈者。

药　油

【方源】　《杂病源流犀烛》卷二十二。

【组成】　松香、白矾、槐树皮。

【用法】　上药研为末,纸卷为筒,藏药在内,蘸油燃火,有油滴下收之,入轻粉少许搽。

【主治】　黄水疮。

药核桃

【方源】　《仙拈集》卷二。

【组成】　核桃1个,芝麻1把,马齿苋1撮。

【用法】　共捣烂,滚酒服。

【主治】　血淋、砂淋。

荣顺散

【方源】　《圣济总录》卷一四三。

【组成】　枳壳(去瓤,麸炒)、荆芥穗各30克,槐鹅(炒黄)15克。

【用法】　上药研为细散。每次6克,温米饮调下,不拘时候。如未效,再服。

【主治】　肠风下血,疼痛不可忍。

赴筵散(1)

【方源】　《三因极一病证方论》卷十六。

【组成】　五倍子(洗)30克,黄柏(蜜涂,炙紫色)、滑石各15克。

【用法】　上药研为细末。每用1.5克,掺患处。镶津不妨,便可饮食。

【主治】　口疮疼痛。

赴筵散(2)

【方源】　《旅舍备要方》。

【组成】　广土(即赤土)、荆芥、朴硝各30克。

【用法】　上药研为细末。每次3克,新汲水调下,小儿少与。

【主治】　心脾劳热,口舌生疮,或赤或白,不下饮食。

赴筵散(3)

【方源】　《宣明论方》卷二。

【组成】　密陀僧、黄柏、青黛各等份。

【用法】　上药研为细末。每用干撒于疮上。不经2～3日愈。

【主治】　口疮不已者。

赴筵散(4)

【方源】　《普济方》卷二九九。

【组成】　黄连、黄柏、细辛各等份。

【用法】　上药研为细末。搽之。涎出吐去。

【主治】　口疮。

赴筵散(5)

【方源】　《赤水玄珠》卷二十八。

【组成】　薄荷、黄柏各等份。

【用法】　上药研为末,入青黛少许。掺之。

【主治】　口疮。

甚应膏

【方源】　《回生集》卷上。

【组成】　广胶90克,葱、姜(捣汁留用)各250克。

【用法】　另将好陈酒糟,取糟油60毫升,或用米醋 100 毫升,和陈糟,装细绢,滤取汁 60 毫升,同胶、葱、姜汁熬成膏。布摊贴之。

【功用】　止痛消肿。

【主治】　寒湿脚气。

砂仁汤

【方源】　《赤水玄珠》卷十五。

【组成】　砂仁、黄连、木贼各等份。

【用法】　上药研为末。每次 6 克,米饮送下。

【主治】　大肠虚,脱肛,挟热红肿者。

砂雄丸

【方源】　《盘珠集》卷下。

【组成】　朱砂 3 克,雄黄 3 克,茯苓 90 克。

【用法】　上药研为末,水为丸。姜汤送下。

【主治】　崩下如牛膜,昏迷倒地,乃受惊而然。

砂糖方

【方源】　《证治准绳·疡医》卷四。

【组成】　琥珀糖(即砂糖熬成小料儿者,烧存性)。

【用法】　上药入轻粉、麝香、麻油,敷。指甲嵌入肉者,不过 1～2 日自烂。

【主治】　嵌甲。

牵牛散

【方源】　方出《太平圣惠方》卷五十四,名见《普济方》卷一九三。

【组成】　牵牛子(微炒)60 克。

【用法】　上药研为末,以乌牛尿 300 毫升,浸 1 宿,平旦入葱白 1 握,煎 10 余沸,去渣分 2 次空腹服。水从小便利下大效。

【主治】　水气,遍身水肿,气促,坐卧不得。

牵正散

【方源】　《杨氏家藏方》卷一。

【异名】　祛风散(《鲁府禁方》卷一)、三神散(《仙拈集》卷一)。

【组成】　附子、僵蚕、全蝎(去毒)各等份,并生用。

【用法】　上药研为细末。每次 3 克,热酒调下,不拘时候。

【主治】　中风,口眼㖞斜,半身不遂。

【方论】　①《医方考》:芎、防之属,可以驱外来之风,而内生之风,非其治也;星、夏之辈,足以治湿土之痰,而虚风之痰,非其治也。斯三物者,疗内生之风,治虚热之痰,得酒引之,能入经而正口眼。白附之辛,可使驱风;蚕、蝎之咸,可使软痰;辛中有热,可使从风;蚕、蝎有毒,可使破结。医之用药,有用其热以攻热,用其毒以攻毒者,《大易》所谓同气相求,《内经》所谓衰之以属也。

②《医方论》:但口眼㖞邪而别无他症,则经络、脏腑均未受伤,乃太阳、阳明两经之风痰蕴热所致。三药直走内络,祛风化痰,极为得力,故不必加血药也。

③《成方便读》:全蝎色青善走者,独入肝经,风气通于肝,为搜风之主药;白附之辛散,能治头面之风;僵蚕之清虚,能解络中之风。三者皆治风之专药。用酒调服,以行其经。

④《古今名方发微》:本方主治中风面瘫,口眼㖞斜之证。盖中风之候,有真中、类中之别,中经络、中脏腑之分。本方所治者,乃真中风范畴,为风痰阻于头面经络所致。由于风痰阻于经络,治当祛风痰,疏经络。方中白附子辛温性燥,散而能升,善祛风痰,为中风痰壅,口眼㖞斜之要药;僵蚕味咸辛性平,长于祛风化痰解痉,能驱络中之风;全蝎性味辛平而善于走窜,能祛厥阴风痰而息风镇痉。三药合用,直走经络,祛风化痰,力专效著。并用热酒调服,更能引药入络,直达病所。本方药性辛燥,惟适宜于风痰而偏于寒湿者,若气虚血淤或肝风内动而致口角㖞斜,并出现半身不遂等症者,本方则不宜单独使用。又白附子、全蝎均为有毒之品,用量不宜过大,以防耗伤正气。

【验案】　①百日咳　《陕西中医》(1991,8:348):以本方(附子、僵蚕各 6 克,全蝎 3 克)为主,发热加黄芩、川贝母;痰多加半夏、陈皮;咳甚加远志;呕吐频作加代赭石;咯血、衄血加白茅根;痰壅气道加瓜蒌皮。每日 1 剂,水煎分 2 次服,也可频服,还可将上药研细末,每次 3 克,温开水送服治疗百日咳 60 例。结果:痊愈 58 例,好转 2 例。一般症状轻者 5～7 剂可愈。

②面神经麻痹　《内蒙古中医药》(1990,4:18):用本方加减:附子、僵蚕、全蝎、蜈蚣、地龙、天麻、防风各等份,共研细末,每日 2 次,每次 10 克,

黄酒冲服,小儿酌减,服药后盖被出汗。并配合电针疗法,取穴:地仓、颊车、颧髎、太阳、下关、鱼腰、攒竹、四白、合谷。每日针1次,每次45分钟。治疗面神经麻痹60例。结果:治愈(面部恢复正常)50例,显效2例。

③三叉神经痛　《湖南中医学院学报》(1997,1:28):用本方加蝉衣、天麻,每日1剂,水煎,服时稍加米酒,15剂为1疗程,治疗三叉神经痛19例。结果:痊愈8例,显效3例,有效5例,总有效率84.2%。

牵牛子粥

【方源】　《太平圣惠方》卷九十六。

【组成】　牵牛子(一半生,一半炒,并为细末)30克,粳米100克,生姜(细切)6克。

【用法】　上将米煮粥,候熟,抄牵牛子末9克,散于粥上,并入生姜搅转,空腹食之。须臾通转,即效。

【功用】　《药粥疗法》:泻水,消肿,通便,下气,驱虫。

【主治】　①《太平圣惠方》:水气,面目及四肢虚肿,大便不通。

②《药粥疗法》:小儿蛔虫病。

厚朴丸

【方源】　《圣济总录》卷七十。

【组成】　厚朴(去粗皮)、瓦砾(并砂姜)、粪堆土瓜苗心各等份。

【用法】　上药研为末,炼蜜为丸,如鸡头子大。每次3丸,葱1握细切,面1匙,盐1.5克同炒黄,开水点下。

【主治】　鼻出血不止。

厚朴汤(1)

【方源】　《外台秘要》卷六引《经心录》。

【组成】　厚朴(炙)6克,生姜9克,枳实(炙)9克。

【用法】　水煎服。

【主治】　①《外台秘要》引《经心录》:霍乱后烦呕。

②《圣济总录》:霍乱吐利腹胀。

厚朴汤(2)

【方源】　《千金翼方》卷十八。

【组成】　厚朴(炙)、高良姜、肉桂各9克。

【用法】　上药研为散。水煎,分2次服。

【主治】　霍乱面烦。

厚朴汤(3)

【方源】　《圣济总录》卷四十五。

【组成】　厚朴(去粗皮,涂生姜汁炙熟)90克,人参、陈橘皮(去白,焙)各30克。

【用法】　上药研为粗末。每次15克,水煎,去渣温服。

【主治】　脾胃虚冷,气逆呕吐,不能下食。

厚朴汤(4)

【方源】　《圣济总录》卷五十九。

【组成】　厚朴(去粗皮,姜汁炙)90克,牡蛎(煅)90克,人参30克。

【用法】　上药研为粗末。每次15克,水煎,去渣温服,不拘时候。

【主治】　三消渴疾,饮水无度,小便随之,肌肉消瘦。

厚朴汤(5)

【方源】　《圣济总录》卷八十四。

【组成】　厚朴(去粗皮,生姜汁炙)、木香、槟榔各30克。

【用法】　上各为粗末。先以厚朴末9克,加生姜3克,水煎取浓汁,下槟榔末、木香末各6克,再煎,去渣温服,不拘早、晚。

【主治】　岭南脚气攻心痛闷乱。

厚朴汤(6)

【方源】　《圣济总录》卷一七六。

【组成】　厚朴(去粗皮,生姜汁炙)、人参各7.5克,粟米(炒)30克。

【用法】　上药研为粗末。每次3克,加生姜2片,水煎,去渣,分2次温服。

【主治】　小儿呕吐不止。

厚朴汤(7)

【方源】　《普济方》卷二○一。

【组成】　厚朴(炙)12克,肉桂5枚,生姜12克。

【用法】　水煎,分3次服。

【主治】　霍乱。

厚朴散（1）

【方源】　方出《经效产宝》卷上,名见《妇人良方大全》卷十五。

【组成】　厚朴(炙)9克,黄连6克,豆蔻(连皮)5枚。

【用法】　水煎,顿服。

【主治】　妊娠痢,黄水不绝。

【宜忌】　忌生冷肥腻。

厚朴散（2）

【方源】　《鸡峰普济方》卷十。

【组成】　厚朴、牡蛎、白术各15克。

【用法】　上药研为细末。每次6克,空腹米饮调下,1日3次。

【主治】　白浊。

厚朴散（3）

【方源】　《鸡峰普济方》卷十四。

【组成】　厚朴60克,肉豆蔻1个,草豆蔻4个。

【用法】　上药研为细末。每次6克,入盐少许,水煎,去渣热呷。如不愈,再服。妇人不用盐,加生姜2片同煎。

【主治】　霍乱吐泻。

厚朴三物汤

【方源】　《金匮要略》卷上。

【组成】　厚朴24克,大黄12克,枳实5枚。

【用法】　上药以水一斗二升,先煮二味,取五升,纳大黄,煮取三升,温服一升。以利为度。

【主治】　①《金匮要略》:痛而闭者。

②《千金翼方》:腹满发热数十日。腹中热,大便不利。

③《症因脉治》:暑湿腹痛,大便结。

④《金匮翼》:食积痛,寒饮食过伤,心腹卒痛,如锥刺之状,若伤湿热之物,不得化而闷乱便秘者。

【方论】　①《金匮玉函经二注》:闭者,气已滞也。《经》曰塞也,通因通用,此之谓也。于是以小承气通之。乃易其名为三物汤者,盖小承气君大黄

以一倍,三物汤君厚朴以一倍者,知承气之行,行在中下也;三物之行,因其闭在中上也。绎此,可启悟于无穷矣。

②《金匮要略心典》:痛而闭,六腑之气不行矣。厚朴三物汤与小承气同,但承气意在荡实,故君大黄;三物意在行气,故君厚朴。

厚朴大黄汤

【方源】　《金匮要略》卷中。

【组成】　厚朴30克,大黄18克,枳实4枚。

【用法】　水煎,分2次温服。

【主治】　①《金匮要略》:支饮胸满。

②《症因脉治》:腹痛,脉数,应下之症。

【方论】　①《金匮玉函经衍义》:凡仲景方,多一味,减一药,与分两之更重轻,则异其名,异其治,有如转丸者。若此三味,加芒硝则谓之大承气,治内热腹实满之甚;无芒硝,则谓之小承气,治内热之微甚;厚朴多,则谓之厚朴三物汤,治热痛而闭。今三味以大黄多,名厚朴大黄汤,而治是证。上三药皆治实热而用之。

②《千金方衍义》:此即小承气汤,以大黄多,遂名厚朴大黄汤;若厚朴多,即名厚朴三物汤。此支饮胸满,必缘其人素多湿热,浊饮上逆所致,故用荡涤中焦药治之。

③《金匮要略心典》:胸满疑作腹满。支饮多胸满,此何以独用下法?厚朴、大黄与小承气同,设非腹中痛而闭者,未可以此轻试也。

④《金匮要略方义》:此方三药,虽与小承气汤、厚朴三物汤二方药味相同,但用量各异,君臣有别。小承气汤以大黄为君,重在泻胃家实热;厚朴三物汤以厚朴为君,重在行胃肠之气;本方厚朴、大黄用量均重,皆为君药,意在泻胃家之实热,开胸中之滞气;佐以枳实行中焦之气,以破中脘之阻隔。以方测证,本方所主,当是素有宿饮,中焦热结,气机阻滞,以致伏饮内动,气壅于胸脘所成。治当速开上焦壅实之气,急泻中焦热结之滞,故方中厚朴与大黄俱重用之,取其破气泄热,双管齐下,俾气行热消,则饮热随之而去此方之用,必以胸脘胀满,呼吸不利,大便秘结,脉沉实为主要见症。气短脉虚者忌用。

威灵仙散

【方源】　《痈疽神验秘方》。

【组成】 威灵仙、贝母、知母各30克。

【用法】 上药研为末。每次9克，空心酒调下。如不散，再服。

【主治】 便毒。

挝胃汤

【方源】《普济方》卷一八四引《卫生家宝》。

【组成】 高良姜(水浸软，切片，用麻油炒令深黄色取出)30克，甘草(须先锉，称盐90克，与高良姜及盐同炒黄色为度)90克，茴香(炒)。

【用法】 上药研为细末。每次6克，沸汤调服。

【主治】 一切冷气，胸膈胀闷，脾胃虚弱，不思饮食。

挝癖散

【方源】《医学入门》卷六。

【组成】 海蛤粉、黄丹、硫黄各等份。

【用法】 上药研为末，用醋调成膏，摊瓦盆内晒干，再研为末。1岁儿服0.3克，空心米饮下。取下癖积如蓝汁为验。

【主治】 小儿癖积。

挑疔散

【方源】《医方考》卷六。

【组成】 紫草、雄黄、巴豆各等份。

【用法】 上药研为细末，油胭脂调用。有痘疔、痘母者，用针挑破，以此药少许着之。

【主治】 小儿痘疔、痘母。

【方论】 紫草解毒利窍，雄黄解毒利气，巴豆化毒拔疔，乃挑疔之捷剂也。

轻粉散(1)

【方源】《普济方》卷三〇一引《神效方》。

【组成】 马鸣退(烧灰)9克，轻粉少许，乳香少许。

【用法】 上药研为细末，先以温浆洗净，干掺之。

【主治】 疳疮。

轻粉散(2)

【方源】《普济方》卷三〇七。

【组成】 旧墨(指大，烧存性)1块，轻粉3克，乱毛(烧存性)1拳大。

【用法】 上药研为末。好酒调敷咬处。一过便愈。

【主治】 蛇伤。

轻粉散(3)

【方源】《洞天奥旨》卷十六。

【组成】 轻粉9克，萝卜子3克，桃仁(去皮尖)14个。

【用法】 上药研为末。擦疮上。即愈。

【主治】 疮痛痒，流水流血。

轻硫散

【方源】《仙拈集》卷二。

【组成】 硫黄3克，轻粉1克，苦杏仁(去皮尖)14粒。

【用法】 上药研为末，杏仁研膏，临卧涂鼻，早洗去。

【主治】 酒渣鼻及妇人面上粉刺。

轻雷丸

【方源】 方出《石室秘录》卷四，名见《洞天奥旨》卷八。

【组成】 雷丸9克。

【用法】 上药研为细末，加入轻粉3克、白茯苓末3克调匀。敷上即消。

【主治】 人面疮。

【方论】 雷丸此药，最能去毒而逐邪，加入轻粉深入骨髓，邪将何隐？用茯苓不过去其水湿之气耳。

点药(1)

【方源】《证治准绳·疡医》卷五。

【组成】 真轻粉1.5克，苦杏仁(去皮)7粒，冰片1克。

【用法】 上药同捣极烂。洗净点上。

【主治】 杨梅疮。

点药(2)

【方源】《霉疮秘录》卷下。

【组成】 大苦杏仁20个(针刺火上烧透存

性),胆矾 1.2 克,轻粉 3 克。

【用法】　上药共研如膏。点患处。每日先熏后洗,点药,其效甚速。凡患疮头面及不便处者,先熏洗后,点药五日即好。

【主治】　杨梅疮。

【备考】　熏洗方:番打麻、雷丸各 15 克,朴硝、地骨皮各 30 克,黄芩 45 克,用河水煎药味出,先熏后洗。

点翳散

【方源】　《古今医统大全》卷六十一。

【组成】　心红 3 克,白矾 1 克,麝香 0.5 克。

【用法】　乳极细无声,收密。点翳上。3 次即没。

【主治】　眼目翳。

点点金丹

【方源】　《古今医鉴》卷十五引胡前溪方。

【组成】　虾蟆 1 罐(三月清明收)。

【用法】　用雄黄 30 克,朱砂 30 克,为细末,入罐内晒之,至端午日取出听用。如搽疮,用药磨水,点上。立消。

【主治】　疔疮发背,无名肿毒。

点烂弦风药

【方源】　方出《医学入门》卷七,名见《东医宝鉴·外形篇》卷一。

【组成】　薄荷、荆芥、细辛。

【用法】　上药研为末,如烧香状烧之,以碗涂蜜少许于内,覆烟上,取烟尽后,以瓷罐收之。凡眼见风热多泪者,皆可点之。

【主治】　烂弦眼。

点眼丹砂膏

【方源】　《圣济总录》卷一○六。

【组成】　朱砂(研)、干姜(炮,捣)、越燕屎(研)各 6 克。

【用法】　上药研为细末。以人乳调,点眼中,每日 3 次。

【主治】　目珠子卒脱出,并有青翳。

点眼龙脑煎

【方源】　《圣济总录》卷一○四。

冰片(研)1.5 克,铅丹(罗)15 克,白蜜(绵滤)60 克。

【用法】　上药和匀,瓷瓶内密封,重汤煮,取出,点目眦。

【主治】　风毒冲目赤痛。

点眼杏仁膏

【方源】　《圣济总录》卷一○五。

【组成】　苦杏仁(汤浸,去皮尖,研)15 克,黄连(去须)30 克,轻粉 1.5 克。

【用法】　上药以新绵裹,水浸 24 小时。每日 3～5 次点之。

【主治】　肝热,飞血赤脉。

点眼真珠煎

【方源】　《圣济总录》卷一一二。

【组成】　真珠(细研)7.5 克,鲤鱼胆 2 枚,白蜜 60 克。

【用法】　上药合和铜器中,微火煎,新绵滤过,瓷瓶中盛。每以铜箸点如黍米大,著目眦。即泪出,频点取愈。

【主治】　肝虚寒,茫茫不见物。

点眼盐绿膏

【方源】　《圣济总录》卷一○二。

【组成】　盐绿 7.5 克,蜜 15 克。

【用法】　上药于蚌蛤壳内相合。每夜临卧时于火上炙令暖,点目眦头。立愈。

【主治】　目胎赤痛。

点眼黄连散

【方源】　《圣济总录》卷一一○。

【组成】　黄连(去须,末)、菴仁(去皮)各 7.5 克,胡粉 3 克。

【用法】　先将菴仁去膜,于铜器中用槐木杵为极细末,次入黄连末、胡粉,合和更研,取细为度。每夜卧点黍米大在目眦头。

【主治】　眼赤风涩隐,肿痛生疮。

点眼菴仁膏(1)

【方源】　《太平圣惠方》卷三十二。

【组成】　菴仁(汤浸,去皮)15 克,腻粉 6 克,驴脂 7.5 克。

【用法】　上先将蕤仁为细末,又下腻粉,以驴脂匀调如膏,盛于瓷盒内,勿令风土入。每夜卧时以铜箸取少许点目中。

【主治】　风赤眼。

点眼蕤仁膏(2)

【方源】　《圣济总录》卷一一〇。

【组成】　蕤仁(去皮,研如膏)15 克,青盐(末)3 克,龙脑少许。

【用法】　上药研为末,用乳汁少许调和如膏。每以麻子大点眼,每日 3~5 次。

【主治】　风热,目赤生疮。

点眼小黄连膏

【方源】　《圣济总录》卷一〇五。

【组成】　黄连(去须,捣末)、芦荟(研)各 30 克,龙脑(别研)1.5 克。

【用法】　先将黄连、芦荟末以新绵裹,用水于银器中重火煮取汁,即绵滤去药,入龙脑,以瓷瓶子内收。每日点眼 2~3 次。

【主治】　风毒赤烂,不以年月久近,发歇频并,视物泪出不止。

点眼古字钱煎

【方源】　《圣济总录》卷一〇二。

【组成】　古铜钱 3 枚,食盐末 15 克,酽醋 30 毫升。

【用法】　将钱重以食盐末填孔中令满,以五月五日午时,于石上用炭火烧令极赤,然后投醋中,候冷倾向小瓷瓶中盛,用纸 39 重封瓶口,1 日去 1 重,去尽。每以铜箸蘸如黍米大点目眦中。

【主治】　积年赤眼胎赤。

韭子丸

【方源】　《圣济总录》卷一八二。

【组成】　韭子(炒)105 克,附子(炮裂,去皮脐)22.5 克,狐阴(炙黄)1 具。

【用法】　上药研为末,炼蜜为丸,如麻子大。1—2 岁儿每次 5 丸,米饮送下,早晨、夜卧各 1 服。量儿大小加减。

【主治】　小儿阴癫。

韭子汤

【方源】　《医心方》卷十三引《小品方》。

【组成】　韭子 30 克,龙骨 9 克,赤石脂 9 克。

【用法】　水煮,分 3 次服。

【主治】　失精。

韭根散

【方源】　方出《金匮要略》卷下,名见《普济方》卷四〇一。

【组成】　韭根 1 把,乌梅 14 个,吴茱萸(炒)9 克。

【用法】　水煎服。

【主治】　卒死,客忤死。

省风汤(1)

【方源】　《普济方》卷一六七引《卫生家宝》。

【组成】　半夏 240 克,防风 120 克,甘草 60 克。

【用法】　上药研为细末,分作 40 服。每次加生姜 20 片,水煎,去渣温服,不拘时候。

【主治】　痰厥。

省风汤(2)

【方源】　《魏氏家藏方》卷一引姜居士方。

【组成】　天南星(21 克重者,炮,去浮皮,切片)1 个,全蝎梢 14 个。

【用法】　上药研为粗末,平分 2 服,加生姜 20 片,慢火水煎,另用麝香 3 克细研,入前药内调拌,再重汤暖令热,细细呷服,若不省者灌之。

【主治】　中风。

咳宁冲剂

【方源】　《部颁标准》。

【组成】　松塔 930 克,棉花根 560 克,枇杷叶 280 克。

【用法】　制成冲剂。开水冲服,每次 10 克,1 日 3 次。

【功用】　镇咳祛痰,平喘,扶正固本。

【主治】　反复咳嗽,咳痰历年不愈,遇寒即发,咳喘胸满,慢性支气管炎,受凉引起感冒咳嗽。

贴脐散

【方源】　《杨氏家藏方》卷十一。

【组成】　吴茱萸(醋炒香熟)15 克,干姜(炮)15 克,木鳖子(去壳)5 枚。

【用法】　上药研为细末。每用 1.5 克,冷水调,以纸厣贴脐上。

【主治】　元脏气虚,浮阳上攻,口舌生疮。

贴脐膏

【方源】　《扶寿精方》。

【组成】　木鳖子 5 个,母丁香 5 个,麝香 0.3 克。

【用法】　上药研为末,米汤调作膏,纳脐中。外以膏药掩之。

【主治】　水泻不止。

贴积膏

【方源】　《部颁标准》。

【组成】　鸡内金 135 克,牵牛子 450 克,阿魏 80 克。

【用法】　上药制成膏剂。加温软化,贴于脐腹上。

【功用】　消积化痞。

【主治】　脾胃虚弱,宿食停滞引起:食积,乳积,腹大青筋,面黄肌瘦,嗜食异物,二便不调。

贴敛药

【方源】　《医方类聚》卷一七四引《简易方》。

【组成】　麦饭石(粗麻石是也,火煅,入米醋中淬)、鹿角根(不用脑骨,不用角梢,只用角根,火烧)、贝母(为末)各等份。

【用法】　上药研为末,先将旧净洁衣绢片净洗候干,约疮大小,热少米醋,将前药投醋中,候冷,摊于绢上。贴疮,1 日 1 换。

【功用】　合疮。

【主治】　痈疽疮疖。

贴喉膏

【方源】　《外台秘要》卷二引《深师方》。

【组成】　蜜 300 毫升,甘草 120 克,猪膏 250 克。

【用法】　微火煎甘草、猪膏令数沸,去渣,乃纳蜜,温令销。相得如枣大,含化稍稍咽之。

【主治】　①《外台秘要》引《深师方》:伤寒舌强喉痛。

②《圣济总录》:伤寒后咽喉痛,舌强,余热上攻。

【宜忌】　忌海藻、菘菜。

贴疮蜂房散

【方源】　《圣济总录》卷一二六。

【组成】　露蜂房(蜜涂,文火炙令青色)15 克,羊屎(烧白色)49 枚,皂荚(烧烟尽)1 挺。

【用法】　上药研为末。洗干疮口,用此药贴之,后可服血竭散。

【主治】　瘰疬。

贴脐截疟丸

【方源】　《种福堂方》卷二。

【组成】　白胡椒、雄精各等份。

【用法】　上药研为末,将饭研烂为丸,如梧桐子大,外以朱砂为衣。将 1 丸放在脐中,外以膏药贴上。疟即止,亲验。

【主治】　疟。

贴眼大黄饼子

【方源】　《圣济总录》卷一〇三。

【组成】　大黄 30 克,大麦面 15 克,鸡子(去黄)5 枚。

【用法】　前二味为末,以鸡子白和作饼子。敷肿上,干即易之。

【主治】　眼热毒赤肿所攻眉骨及头痛壮热不止。

蛤蟆散(1)

【方源】　《痘疹会通》卷四。

【组成】　癞蛤蟆 1 个。

【用法】　取生白矾 15 克,黑枣 3 个,贯入蛤蟆腹内,外加盐泥包好,入火内煅存性,为末收贮。

【主治】　痘毒。

蛤蟆散(2)

【方源】　《验方新编》卷十一。

【组成】　硫黄 9 克,白胡椒 6 克。

【用法】　上药研为细末,取癞蛤蟆 1 个,眼红腹无八字纹者勿用,将药纳入口内,用线将口捆紧,外用黄泥包裹,入炭火中烧之,俟泥团红透取出,用碗盖住候冷去泥。取蛤蟆磨为细末,忌铁器,调真小磨麻油,用净鸭翎蘸敷,候疮出毒水,数日毒尽而愈。

【主治】　一切无名肿毒,恶疮久不收口,阴疽,鼠瘘,杨梅结毒。

蛤蟆猪肚丸

【方源】　《风痨臌膈四大证治》。

【组成】　蛤蟆(去肠肚)1 只。

【用法】　以白胡椒 3 克入口内,猪肚包缝,煮烂,去蛤蟆,收猪肚捣烂为丸。每用汤 100 毫升,送下丸药。

【主治】　单腹胀。

虻虫散

【方源】　方出《太平圣惠方》卷六十七,名见《普济方》卷三一一。

【组成】　虻虫(微炒)7.5 克,牡丹 30 克,生地黄 30 克。

【用法】　上药研为细末。每次 6 克,食前暖酒调下。

【主治】　被打损伤,腹中有淤血。

星朱丸

【方源】　《仁斋直指小儿方论》卷二。

【组成】　天南星(湿纸炮香熟)30 克,朱砂 6 克。

【用法】　上药研为末,用生猪心血为丸,如梧桐子大。每次 1 丸,煎防风汤调下。

【功用】　定痫利痰。

星附汤

【方源】　《是斋百一选方》卷五。

【组成】　全蝎(炒)3 克,附子(炮,去皮脐)、天南星(炮,洗去灰)各 30 克。

【用法】　上药研为粗末。每次 9 克,加生姜 15 片,水煎,去渣,澄清放冷服。

【主治】　①《是斋百一选方》:中风。
②《普济方》:风痰。

星香散

【方源】　《易简方》。

【组成】　天南星 24 克,木香 3 克,生姜 14 片。

【用法】　水煎,分 2 次服。

【主治】　①《易简方》:气盛人卒中,昏不知人,口眼㖞斜,半身不遂,咽喉作声,痰气上壅。
②《明医指掌》:中风体肥,痰盛,口不渴者。

胃痛片

【方源】　《河南省药品标准》。

【组成】　鸡蛋壳(炒)1 千克,天花粉 15 克,川贝母(去心)5 克。

【用法】　将上药混合,制成细粉,混匀,用 5%淀粉浆适量,制粒,烘干,加硬脂酸镁 0.7%,拌匀,压片,片重 0.6 克。口服,每次 6~8 片,1 日 3 次。

【功用】　止酸,止痛。

【主治】　胃痛,胃溃疡,十二指肠溃疡,胃酸过多。

恩仙散

【方源】　《活人心统》卷下。

【组成】　川木香 3 克,八角茴香 9 克,杜仲(炒去丝)9 克。

【用法】　水、酒煎服。

【主治】　腰痛。

骨碎补散

【方源】　《普济方》卷三〇九。

【组成】　乳香、没药各 4.5 克,骨碎补(燎去皮)30 克。

【用法】　上药研为细末,和匀。分作 3 服,用童便调下,酒亦可。

【功用】　接骨。

骨鲠干捶膏

【方源】　《医方类聚》卷七十五引《经验秘方》。

【组成】　寒食面(隔年者妙)120 克,大乌梅 49 个,陈米醋量药用。

【用法】　先以乌梅净肉置器中醋浸,次取仁去皮研烂,焙干为细末,和梅肉与仁同浸 1 宿令透,却入寒食面为丸,如橄榄状,待半干,横穿一窍,以线悬透风处,勿令上白花。用时仍以米醋微浸,系患处。立愈。

【主治】　骨鲠咽喉。

钟乳散

【方源】 《类编朱氏集验方》卷五。

【组成】 钟乳粉、人参、阿胶(炒)各等份。

【用法】 上药研为末。糯米饮送下。

【主治】 寒嗽不止。

秋石交感丹

【方源】 《本草纲目》卷五十二引《郑氏家传方》。

【组成】 秋石 30 克,茯苓 15 克,菟丝子(炒) 15 克。

【用法】 上药研为末,煮糊为丸,如梧桐子大。每次 100 丸,盐汤送下。

【主治】 白浊遗精。

钩藤紫草汤

【方源】 《治痘全书》卷十四。

【组成】 钩藤、紫草茸、牛蒡子。

【用法】 水煎服。

【主治】 痘疹惊狂。

拜堂散

【方源】 《医方类聚》卷六十七引《修月鲁般经》。

【组成】 铜青 6 克,五倍子、黄连各 15 克。

【用法】 上药研为极细末。贴于烂皮上。立效。

【主治】 烂风眼。

拜受齿药

【方源】 《古今医统大全》卷六十四。

【组成】 香附(新大者)(去皮毛,锉细,以生姜取汁拌和,浸 5～7 日取出,去姜汁不用)250 克,细辛、盐各 60 克。

【用法】 以上瓦器炒存性,为细末。每日擦牙。

【功用】 固齿。

复元汤

【方源】 《济阴纲目》卷十四。

【组成】 荆芥穗、藿香叶、臭椿皮各等份。

【用法】 上药研为散。煎汤熏洗。子宫即入。

【主治】 产后子宫不收。

复全膏

【方源】 《疡科选粹》卷四。

【组成】 蜜蜂 21 个,蛇蜕 3 克。

【用法】 用香油 120 毫升,入二味,慢火熬化,滤去渣,加光粉 60 克,以桑枝急搅,候冷,在水中浸七昼夜,纸上摊。贴患处。

【主治】 瘰疬未破者。

复明膏

【方源】 《圣济总录》卷一一一。

【组成】 马牙硝(研)45 克,酸浆草(干者) 150 克。

【用法】 入童便浸,于日中晒之,夜或阴雨覆之,晴即露之,小便耗即旋添,去酸浆草,只空晒小便,令干,收之,别以新盆盖药,埋净地,至来年夏至前 2 日收之,其霜飞上盆子盖,以乌鸡毛扫取。患者以 1 米粒大按于大眦头。避风。

【主治】 目障翳,胬肉昏暗。

复方丹参片

【方源】 《古今名方》引上海中药制药二厂方。

【组成】 丹参 750 克,三七 225 克,冰片 25 克。

【用法】 依法制片,共制成 1000 片。每次 3 片,1 日 3 次。

【功用】 活血化瘀,芳香开窍,理气止痛。

复方柳菊片

【方源】 《部颁标准》。

【组成】 旱柳叶 1500 克,野菊花 1500 克,白花蛇舌草 1500 克。

【用法】 上药制成片剂。口服,每次 7 片,1 日 3 次或遵医嘱。

【功用】 清热解毒。

【主治】 肺结核。

复方胃宁片

【方源】 《部颁标准》。

【组成】 猴头菌粉 140 克,延胡索 40 克,海螵蛸 120 克。

【用法】　上药制成片剂。口服,每次 4～5 片,1 日 3 次;儿童用量酌减或遵医嘱。

【功用】　理气止痛,制酸。

【主治】　肝胃不和,胃脘疼痛,吞酸嗳气。

复方益母膏

【方源】　《中草药验方制剂栽培选编》。

【组成】　益母草 400 克,泽兰 100 克,桑寄生 100 克。

【用法】　将上述药材先行粉碎,加 5 倍量的水,煮沸浸渍 1 小时,滤过,滤渣再加水浸没,煮沸 30 分钟,滤过。收集二次滤液合并,加热浓缩至成膏状,调整重量为 300 克即得。每次 1 汤匙,口服,1 日 3 次。

【功用】　养血调经。

【主治】　月经不调,产后流血。

复方天麻颗粒

【方源】　《部颁标准》。

【组成】　天麻 100 克,五味子 50 克,麦冬 100 克。

【用法】　制成颗粒。口服,每次 15 克,早晚各 1 次。

【功用】　健脑安神。

【主治】　失眠健忘,神经衰弱,以及高血压引起的头晕头痛。

复方丹参滴丸

【方源】　《新药转正标准》。

【组成】　丹参、三七、冰片。

【用法】　制成滴丸。口服或舌下含服,每次 10 粒,1 日 3 次,1 疗程 4 周。或遵医嘱。

【功用】　活血化瘀,理气止痛。

【主治】　胸中憋气,心绞痛。

【宜忌】　孕妇慎用。

复方仙灵脾酒

【方源】　《部颁标准》。

【组成】　淫羊藿 150 克,枸杞子 200 克,丹参 150 克。

【用法】　口服,每次 10～15 毫升,1 日 2～3 次。

【功用】　补肝肾,强筋骨,祛风湿。

【主治】　腰膝酸软,四肢麻痹,神疲健忘。

复方地锦糖浆

【方源】　《部颁标准》。

【组成】　地锦草 312 克,辣蓼草 312 克,车前草 104 克。

【用法】　口服,每次 5～10 毫升,1 日 3 次。

【功用】　清热,利湿。

【主治】　细菌性痢疾,肠炎。

复方草豆蔻酊

【方源】　《部颁标准》。

【组成】　草豆蔻 40 克,肉桂 25 克,小茴香 10 克。

【用法】　制成酊剂。口服,每次 3～5 毫升,1 日 3 次。

【功用】　驱风健脾,芳香矫味药。

复方丹参口服液

【方源】　《中国药典》。

【组成】　丹参浸膏、三七、冰片。

【用法】　制成口服液。口服,每次 10 毫升,1 日 3 次。

【功用】　活血化瘀,理气止痛。

【主治】　胸中憋闷,心痛气短。

复方罗布麻冲剂

【方源】　《部颁标准》。

【组成】　罗布麻叶 50 克,菊花 25 克,山楂 25 克。

【用法】　制成冲剂。开水冲服,每次 1～2 块,1 日 2 次。

【功用】　清热,平肝,安神。

【主治】　高血压、神经衰弱引起的头晕,心悸,失眠等症。

复方金银花冲剂

【方源】　《部颁标准》。

【组成】　金银花 750 克,连翘 750 克,黄芩 250 克。

【用法】　制成冲剂。开水冲服,每次 10～20 克,1 日 2～3 次。

【功用】　清热解毒,凉血消肿。

【主治】　风热感冒,喉痹,乳蛾,目痛,牙痛及痈肿疮疖等症。

复方救必应胶囊

【方源】　《部颁标准》。

【组成】　救必应、东风桔、香附各 1000 克。

【用法】　上药制成胶囊。口服,每次 2 粒,1 日 3 次。

【功用】　清热解毒,利湿止痛。

【主治】　腹泻、胃肠炎等。

复方鲜石斛颗粒

【方源】　《部颁标准》。

【组成】　鲜石斛 150 克,葛根 200 克,三七 25 克。

【用法】　开水冲服,每次 5～10 克,1 日 3 次。

【功用】　滋阴养胃,清热解酒,生津止渴。

【主治】　胃阴不足,口干咽燥,饥不欲食,舌红少苔,酒后津枯虚热,酒醉烦渴等症。

复方益母草流浸膏

【方源】　《部颁标准》。

【组成】　益母草 440 克,熟地黄 55 克,当归 165 克。

【用法】　上药制成膏剂。口服,每次 10～15 毫升,1 日 2 次。

【功用】　调经活血,祛瘀生新。

【主治】　月经不调,产后子宫复归不全,恶露不行或过多。

【宜忌】　孕妇禁用。

香术散

【方源】　《妇人良方大全》卷十二。

【组成】　广中莪术(煨)30 克,丁香 15 克,粉草 7.5 克。

【用法】　上药研为细末。每次 5 克,空腹盐汤点服,觉胸中如物按下之状。

【主治】　妊娠 5 个月以后,因喜怒忧虑过度,饮食失节,以致胸腹间气刺满痛,或肠鸣,呕逆减食。

【验案】　①妊娠心腹痛　《妇人良方大全》:蔡元度宠人有子,夫人怒欲逐之,遂病。医官王师处此方,三服而愈,后用累验。

②妊娠恶阻　《普济方》:一妇患妊娠呕吐不止,粥药不下,众医袖手,吉安医官,用以此药,一服见效。后以治心脾疼痛呕逆之证,不问男女服之,良验。

香瓜汤

【方源】　方出《是斋百一选方》卷六引宇文尚书方,名见《普济方》卷二○九。

【组成】　干木瓜、藿香叶、高良姜各 15 克。

【用法】　上药研为粗末,分作 2 服。水煎,空腹食前服。

【主治】　吐泻。

香麦汤

【方源】　《幼科指掌》卷三。

【组成】　丁香 3 粒,广皮 3 克,麦芽(炒)9 克。

【用法】　水煎服。

【主治】　小儿吐乳。直出而不留,如屋漏。

香壳散

【方源】　《宣明论方》卷十三。

【组成】　舶上茴香(用盐炒)、枳壳各 30 克,没药 15 克。

【用法】　上药研为末。每次 3 克,温热酒送下,不拘时候。

【主治】　小肠气,脐腹搅痛急,阴股中疼闷,不省人事。

香连丸

【方源】　《幼幼新书》卷二十九引《吉氏家传》。

【组成】　木香、宣连、胡黄连各 9 克。

【用法】　上药研为细末,水煮稀糊为丸,如绿豆大。每次 7～10 丸,饭饮吞下。

【主治】　小儿赤白痢,腹中气痛,赢弱不思食。

香饮子

【方源】　《普济方》卷一六○引《经验良方》。

【组成】　干柿蒂 15 枚。

【用法】　上药研为末。加白盐、乌梅各少许，水煎服。

【主治】　咳逆不止。

香附汤

【方源】　《普济方》卷九十一引《卫生家宝》。

【组成】　大附子(重 24 克,生,去皮尖)1 个,木香(湿纸裹,煨熟)15 克,甘草(炙)7.5 克。

【用法】　上药研为细末。分为 2 服,每次加生姜 20 片,水煎,去渣,空心温服。

【功用】　通关顺气。

【主治】　卒暴中风。涎潮目瞑,口面㖞斜,偏风瘫痪,精神昏愦,便利不禁。

香附散(1)

【方源】　《御药院方》卷十。

【组成】　香附(炒)、槐花(炒)各 30 克,大黄 15 克。

【用法】　上药研为细末。每次 9 克,入砂糖少许,食后冷水调下。

【主治】　眼赤肿痛,眵泪生疮。

香附散(2)

【方源】　《眼科阐微》卷三。

【组成】　夏枯草 90 克,香附 60 克,甘草 12 克。

【用法】　上药研为末。每次 4.5 克,茶清调下。

【主治】　目珠、眉棱骨及头半边痛。

香矾丸

【方源】　《赤水玄珠》卷二十。

【组成】　白矾 120 克,香附 60 克,黄狗头骨灰 120 克。

【用法】　上药研为末,粥为丸,如梧桐子大。每次 30 丸,开水送服。

【主治】　经年崩漏不止,诸药不效,脉濡微者。

香矾散

【方源】　《普济方》卷三六四。

【组成】　白矾(烧灰)30 克,蛇床子 3 克,麝香(研)3 克。

【用法】　上药研为末,拌匀。每用 0.3 克,掺疮上。

【主治】　小儿耳疮。

香枳散(1)

【方源】　《圣济总录》卷十七。

【组成】　枳壳(去瓤,麸炒)、防风(去叉)各(锉)30 克,甘草(炙,锉)15 克。

【用法】　上药研为散。每次 6 克,开水点服,空腹、食前各每次。

【功用】　祛风顺气。

【主治】　大肠秘涩。

香枳散(2)

【方源】　《圣济总录》卷一七五。

【组成】　藿香 21 叶,枳壳(湿纸裹焙)2 片,蚌粉(如枳壳大)1 块。

【用法】　上药研为散。每次 1.5 克,米饮调下。

【主治】　小儿胃虚哕逆,咳嗽,吐乳食。

香荆散

【方源】　《仁斋直指方论》卷十四。

【组成】　香附、荆芥穗各 15 克,砂仁 7.5 克。

【用法】　上药研为末。每次 9 克,食前新水煎服。

【主治】　脱肛。

香茗散

【方源】　《鲁府禁方》卷二。

【组成】　香附 6 克,川芎 3 克,细茶 1 撮。

【用法】　上锉 2 剂。水煎,温服。

【主治】　因气脑冲动,头痛。

香砂丸

【方源】　《郑氏家传女科万金方》卷二。

【组成】　香附、白术、砂仁。

【用法】　制为丸服。

【主治】　妇人胎前产后噎膈,属气多者。

香桂散(1)

【方源】　《博济方》卷四。

【组成】　当归、川芎各 7.5 克，肉桂（去皮）15 克。

【用法】　上药研为细末，分作 3 服。每次酒煎，更入童便少许同煎，温服。

【主治】　①《博济方》：产后脐下疼痛不止。②《医宗金鉴》：胞寒腹痛。

香桂散（2）

【方源】　《古今医鉴》卷十二。

【组成】　白芷 9 克，肉桂 9 克，麝香 1 克。

【用法】　上药研为末。童便酒调下，即产。

【主治】　坐产涩滞，心腹大痛，死胎不能下者。

香莲汤

【方源】　《眼科阐微》卷三。

【组成】　香附（童便浸炒）18 克，旱莲草 15 克，当归（一方用夏枯草更妙）6 克。

【用法】　水煎服。

【主治】　眼痛夜甚。

香铃散

【方源】　《杨氏家藏方》卷十九。

【组成】　黑牵牛子（微炒）、木香、马兜铃各等份。

【用法】　上药研为散。每次 3 克，水煎，去渣温服。不拘时候。

【主治】　小儿咳嗽喘急，腹胸胀硬，全不思食。

香梅丸

【方源】　《医方类聚》卷一八三引《济生方》。

【组成】　乌梅（同核烧灰存性）、白芷（不见火）、百药煎（烧灰存性）。

【用法】　上药研为末，米糊为丸，如梧桐子大。每次 70 丸，空心米饮送下。

【主治】　肠风脏毒。

香豉汤（1）

【方源】　方出《太平圣惠方》卷四十五，名见《普济方》卷二四六。

【组成】　香豉 30 克，栀子 15 克，升麻 15 克。

【用法】　水煎，去渣，分 3 次温服。

【主治】　瘴毒脚气，烦热，心闷气促。

香豉汤（2）

【方源】　《圣济总录》卷三十九。

【组成】　豉（绵裹）210 克，栀子、厚朴（去粗皮，姜汁炙）各 90 克。

【用法】　上药研为散。每次 18 克，水煎，去渣温服。

【主治】　霍乱，心中烦闷。

香绵散

【方源】　《普济方》卷一九四。

【组成】　生漆滓 45 克，春蚕绵 90 克，麝香 15 克。

【用法】　上以漆滓放在铁锅炒做灰，绵用剪细，入此锅内，同漆滓炒作灰，同碾为末，后将麝香研细匀入。饭饮汤调下；好酒亦得。

【主治】　蛊胀。

香蝎散

【方源】　《瑞竹堂经验方》卷二。

【组成】　乳香 3 克，蝎梢 6 克，川乌（去皮，生用）9 克。

【用法】　上药研为细末。每次 3 克，水煎，入盐少许，空腹连滓热服。

【主治】　小肠疝气，阴囊肿痛。

香墨散

【方源】　《太平圣惠方》卷七十九。

【组成】　香墨 15 克，露蜂房（微炒）15 克，龙骨 15 克。

【用法】　上药研为细散。每次 6 克，食前用水煎干地黄汤调下。

【主治】　产后崩中，下血不止。

香薷煎

【方源】　《太平圣惠方》卷八十九。

【组成】　陈香薷 60 克，胡粉 30 克，猪脂 15 克。

【用法】　以水煎香薷，去渣取汁，入胡粉、猪脂，相合令匀，涂于头上，1 日 2 次。

【主治】　①《太平圣惠方》：小儿白秃，不生发，燥痛。

②《冯氏锦囊·杂症》：小儿发迟。

香木洗剂

【方源】 《中医皮肤病学简编》。

【组成】 香附 30 克，木贼 36 克，板蓝根 30 克。

【用法】 水煎，洗患处。

【主治】 青年扁平疣。

香连茱萸丸

【方源】 《杏苑生春》卷四。

【组成】 黄连（锉如豆大）120 克，吴茱萸（汤泡 7 次，去枝梗）120 克。

【用法】 上药同炒香，微黄色，地上去火毒，各拣一处，另为细末；每末 30 克入木香末 6 克，醋糊为丸，如梧桐子大。每次 100 丸，温酒或米汤送下。

【主治】 赤白痢疾。

香蜡生肌膏

【方源】 《古方汇精》卷二。

【组成】 白丁香（即公麻雀屎）3 克，麻油 30 毫升，黄蜡 9 克。

【用法】 上熬成膏。遇诸疮不收口，将此膏填满疮口，外盖膏药，一二日自能生肌收口。汤火伤，用此膏搽之，次日即愈。

【功用】 生肌收口。

【主治】 诸疮不收口。汤火伤。

香橼甘蔗汤

【方源】 《不知医必要》卷三。

【组成】 干香橼（熬浓汁）2 大只，甘蔗汁 750 毫升，生姜汁 100 毫升。

【用法】 上和匀。早、晚各服 75 毫升。

【主治】 反胃。

重明膏

【方源】 《普济方》卷八十六。

【组成】 诃子（锉，去核）1 个，黄连 15 克，黄丹（水飞）90 克。

【用法】 上药研为细末，用好蜜 300 毫升，熬去白沫，滤净，入前药末于银铜器中，用文武火慢熬，用槐条搅成膏，紫色为度，用净瓷器盛贮，于地内埋 24 小时，去火毒。每用 5 克，温水化开洗眼。

【主治】 一切目疾。

重台草散

【方源】 《太平圣惠方》卷六十四。

【组成】 重台草、木鳖子（去壳）、半夏各 30 克。

【用法】 上药研为细散。以酽醋调涂之。

【主治】 风毒暴肿。

便血散

【方源】 《仙拈集》卷二引《普济方》。

【组成】 发灰 15 克，柏叶、鸡冠花各 30 克。

【用法】 上药研为末。每次 3 克，卧时酒送下，来早以温酒投之。

【主治】 大肠泻血，虚盛皆宜。

保元汤

【方源】 《易简方便》卷四。

【组成】 肉桂 6 克，生黄芪 12 克，生甘草 3 克。

【用法】 水煎服。

【主治】 阴疽。

保生丸

【方源】 《太平圣惠方》卷八十五。

【组成】 巴豆（生用，去皮心）7 枚，天南星（炮裂）1 枚，蟪蟟（生用）5 枚。

【用法】 上药于晴朗初夜，在北极下露之 1 宿，明旦为末；取豉 49 粒，口内含不语，脱去皮，烂研为丸，如黍米大。以温水送下。

【主治】 小儿天钓，脏腑壅滞，壮热搐搦。

保安散

【方源】 《观聚方要补》卷六引《经验良方》。

【组成】 甜瓜子 30 克，蛇蜕 15 克，当归（锉，微炒）30 克。

【用法】 水煎，去渣，分作 2 服，食前、食后温服。以利下恶物为效。

【主治】 肠痈。

保真饮

【方源】 《解围元薮》卷四。

【组成】　精羊肉 120 克,蝉壳 12 克,麻黄(春秋用 4.5 克,夏用 3 克,冬用 6 克)。

【用法】　先把羊肉煮烂取汁,入蝉壳、麻黄,再煮,旋服完,吃羊肉。取汗昏沉,1 日醒后,3 日皆退尽。

【主治】　疠疮。

【加减】　筋骨痛者,加上好点红川椒 30 克。

保童丸

【方源】　《颅囟经》卷上。

【组成】　朱砂、麝香、新蟾酥各等份。

【用法】　上研合成剂,为丸如麻子大,盒子内盛。用时取 1 丸浸,以筷头点入鼻中。但小儿病甚,即与吹之。

【主治】　小儿疳痢。

保生救苦散

【方源】　《兰室秘藏》卷下。

【组成】　生寒水石、大黄(火煨)、黄柏(油炒)各等份。

【用法】　上药研为细末,用油调涂,或干用此药涂之。其痛立止。

【主治】　火烧,或热油烙及脱肌肉者。

保产芎归汤

【方源】　《仙拈集》卷三。

【组成】　当归 30 克,川芎 15 克,车前子(焙黄,研末)9 克。

【用法】　前二味水煎,入车前子末调和,随时服下。

【功用】　保全孕妇易产。

【加减】　冬月,加肉桂。

保安妙贴散

【方源】　《仁斋直指方论》卷二十二。

【组成】　透明硫黄(为末)、荞麦面各 60 克。

【用法】　上用井花水调和作饼,焙干收下。要得硫黄性和,用时再末之。加乳香少许,井水调,厚敷疮上。如干,以鸡翎蘸新水润之。如此至疮愈方歇。

【主治】　痈疽发背肿毒。

保婴镇惊丸

【方源】　《部颁标准》。

【组成】　大黄 300 克,甘草 200 克,朱砂 60 克。

【用法】　上药制成丸剂。口服,每次 1 丸,1 日 1 次;周岁以内酌减。

【功用】　清热,镇惊,导滞。

【主治】　急热惊风或伴有实热痰盛,目赤口疮,大便燥结,小便赤。

【宜忌】　病退即止,不可久服。

顺元散

【方源】　《家庭治病新书》引《医疗药方规矩》。

【组成】　天南星、木香各 3 克,川乌 1.5 克。

【用法】　水煎服。

【主治】　中风,痰涎壅塞,卒倒气绝者。

顺气散(1)

【方源】　《保命集》卷下。

【组成】　厚朴(姜制)30 克,大黄 120 克,枳实(炒)6 克。

【用法】　上药研为散。每次 15 克,水煎,食远服。

【功用】　《杂病源流犀烛》:通大便。

【主治】　消渴。热在胃而能饮食,小便黄赤。

【宜忌】　宜微利,不可多利。服此药渐利,不欲多食则愈。

顺气散(2)

【方源】　《解围元薮》卷四。

【组成】　苦参 1000 克,乌药、防风各 120 克。

【用法】　上药研为末。每次 9 克,酒送下。

【主治】　三十六种大风诸恶危症。

顺胎和气饮

【方源】　《大生要旨》。

【组成】　当归 6 克,白术(炒)4.5 克,大腹皮(豆汁浸,水洗)2.4 克。

【用法】　水煎服。

【功用】　顺气和中,扶脾安胃。妊娠九月预防难产。

追气丸

【方源】　《妇人良方大全》卷七引《灵苑》。

【组成】　芸苔子(微炒)、肉桂各30克,高良姜15克。

【用法】　上药研为细末,醋糊为丸,如梧桐子大。每次5丸,淡醋汤送下,不拘时候。

【功用】　补血虚,破气块。

【主治】　妇人血刺,小腹疼痛不可忍。

追水散

【方源】　《圣济总录》卷一三三。

【组成】　真炭灰120克,猪胆1枚,蛤粉60克。

【用法】　上细罗灰。以纸铺地上,摊灰,取猪胆汁倾灰上,经宿,取湿着灰晒干,入蛤粉同研匀。每用少许掺疮上。如疮口合者,以针挑破掺之,水即出。

【主治】　水毒入诸疮,肿痛不止。

追毒饮

【方源】　《圣济总录》卷六十。

【组成】　狗脊(去毛)30克,白芥子22.5克,甘草7.5克。

【用法】　上药研为散。酒煎,去渣,分2次温服。利下为度。

【主治】　酒疸,遍身发黄。

追毒散(1)

【方源】　《杨氏家藏方》卷十二。

【组成】　甘草、干砂糖、糯米粉各等份。

【用法】　上药研为细末。净洗疮口,干撒。恶水出尽为度。上药数遍,有死肉即追出。后用前红玉散干撒疮口,次用万金膏贴之。

【功用】　追死肉恶水。

【主治】　一切恶疮。

追毒散(2)

【方源】　《宣明论方》卷十五。

【组成】　螺儿青、甘草各30克,白矾7.5克。

【用法】　上药研为细末。每次3克,新汲水调下,立止。

【主治】　生疮发闷,吐逆霍乱。

追毒散(3)

【方源】　《普济方》卷二七五。

【组成】　巴豆(去皮)15克,雄黄9克,豆粉9克。

【用法】　上药研为细末。量疮贴之。

【功用】　追毒,去死肉。

【主治】　一切恶疮。

追脓散(1)

【方源】　《圣济总录》卷一三八。

【组成】　湿生虫(瓦上焙干)50枚,小麦50粒,麝香(研)1.5克。

【用法】　上药研为末。每用少许,纳在疮内。

【主治】　痈肿疖毒,出脓疼痛。

追脓散(2)

【方源】　《普济方》卷二八四。

【组成】　乳香(研)15克,巴豆(去壳,微去油)10个,雄黄(研)15克。

【用法】　上药研为细末。每用少许,贴在软处。

【功用】　促疮溃烂,脓水干快。

【主治】　痈疽未破。

追痛散

【方源】　《魏氏家藏方》卷八。

【组成】　芸苔子、菴萮子、橘核各等份。

【用法】　上药研为细末。每次5克,酒煎,空腹热服,1日3次。

【主治】　腰痛不可忍。

追脓锭子

【方源】　《医垒元戎》卷十。

【组成】　雄黄6克,巴豆4.5克,轻粉4.5克。

【用法】　上药研为细末,油和做饼子,生面亦得。

【功用】　追脓。

【主治】　《证治准绳·疡医》:脓内溃不出。

追风消毒散

【方源】　《普济方》卷二七九。

【组成】　附子(去尖皮脐,锉)、石硫黄(研)、天南星(生)各15克。

【用法】　上药研为细末。醋调,涂向肿处,干即易之。

【主治】　毒肿。

追毒斑蝥膏

【方源】　《圣济总录》卷一八二。

【组成】　斑蝥(去翅足及头,炒)2 枚,巴豆(去皮心,浆水煮)20 枚,松脂 21 克。

【用法】　先研斑蝥、巴豆为粉,次入松脂熔化,搅令匀,作饼。热贴在瘰疬上,药力尽别换。以愈为度。

【主治】　小儿瘰疬结核,久不愈。

禹功散

【方源】　《李氏医鉴》卷三。

【组成】　黑牵牛子 120 克,茴香 30 克,荔枝核 30 克。

【用法】　上药研为末。每次 3 克,姜汁调下。

【主治】　寒湿水疝,阴囊肿胀,大小便不利。

【方论】　方中牵牛子辛烈,能达右肾命门,走精隧行水泄湿,兼通大肠风秘;茴香辛热温散,能暖丹田,祛小肠冷气,同入下焦以泄阴邪;荔核似睾丸,故治癩疝卵肿,有述类象形之义。

【加减】　或加木香 30 克。

禹粮汤

【方源】　《镐京直指》。

【组成】　熟地黄、禹余粮、五味子。

【用法】　水煎服。

【主治】　痢久伤阴,下陷将脱。

禹余粮丸

【方源】　《普济方》卷二一一引《指南方》。

【组成】　禹余粮、赤石脂、干姜各 30 克。

【用法】　上药研为末,面糊为丸,如梧桐子大。每次 30 丸,米饮送下。

【主治】　热痢。

禹余粮饮

【方源】　《圣济总录》卷一二七。

【组成】　禹余粮粉(研)30 克(分作 2 帖),甘草(半生半炙,捶碎)30 克,腻粉(研)4 克(分作 2 帖)。

【用法】　先将甘草 15 克,水煮取汁,调禹余粮

末并腻粉各 1 帖,空心顿服。当泻下恶物,未愈再服,泻后以蘿粥补之。

【主治】　瘰疬。

鬼箭羽散(1)

【方源】　《太平圣惠方》卷八十。

【组成】　鬼箭羽 45 克,当归(锉,微炒)30 克,益母草 30 克。

【用法】　上药研为细散。每次 6 克,以童便、酒相和,暖过调下,不拘时候。

【主治】　产后血晕,闷绝欲死。

鬼箭羽散(2)

【方源】　《圣济总录》卷三十五。

【组成】　鬼箭羽（为细末)7.5 克,砒霜(研)22.5 克,五灵脂(研)30 克。

【用法】　上药研为细散。每次 1.5 克,临发时冷茶清调下。

【主治】　鬼疟,寒热日发。

食盐丸

【方源】　《圣济总录》卷一一四。

【异名】　羊粪膏(《普济方》卷五十三)。

【组成】　食盐、苦杏仁(去皮尖双仁,炒)各 7.5 克。

【用法】　上药烂捣,以纯乌羊屎新湿者和丸,如枣核大。塞耳中,勿令风入,干即易之,至 7 日、14 日,耳中有声渐入,即以苇管长纳耳中,四畔以面封之,勿令气出,以薄面饼子裹筒头上。以艾炷灸 3 壮,耳内即有干黑脓出,须挑却。还依前法,1 日 2 次,以后常用乱发塞之。

【主治】　耳聋。

独圣散(1)

【方源】　《圣济总录》卷六十八。

【组成】　晚桑叶(微焙)不拘多少。

【用法】　上药研为细散。每次 9 克,冷腊茶调如膏,入麝香少许,夜卧含化咽津,只一服止。后用补肺药。

【主治】　呕血。

独圣散(2)

【方源】　《圣济总录》卷九十。

【组成】　枫香脂不拘多少。

【用法】　上药研为细散。每次 3 克,煎人参、糯米饮调下,不拘时候。

【主治】　虚劳咯血、吐血不止。

独圣散(3)

【方源】　《证治准绳·类方》卷五。

【组成】　瓜蒂、郁金各等份。

【用法】　上药研为细末。每次 3～6 克,韭汁调下,用鸡翎探吐。后服愈风饼子。

【主治】　眩晕。

独虎散

【方源】　《仁斋直指方论》卷十四。

【组成】　五倍子(末)15 克。

【用法】　入瓷瓶内慢火煎,续入朴硝、荆芥穗各 3 克,乘热熏洗,仍以五倍子末敷之。

【主治】　脱肛不收。

独参汤

【方源】　《保婴撮要》卷十七。

【组成】　好人参 30 克,生姜 5 片,大枣 5 枚。

【用法】　水煎,徐徐温服,婴儿乳母亦服。

【主治】　①《保婴撮要》:阳气虚弱,痘疮不起发,不红活,或脓清不满,或结痂迟缓,或痘疮色白,或嫩软不固,或脓水不干,或时作痒,或畏风寒。

②《外科枢要》:失血或脓水出多,血气俱虚,恶寒发热,作渴烦躁。

独胜散

【方源】　《幼幼新书》卷十八引茅先生方。

【组成】　牛蒡子 15 克,僵蚕 7.5 克。

【用法】　上药研为末。每次 5 克,加紫草 3 克,水煎服,其痘便出。

【主治】　①《幼幼新书》引茅先生方:小儿发疹痘。疮疹与伤寒类,头痛憎寒壮热,疑似痫。

②《丹溪心法》:小儿发疮,早微热,晚大热,目黄胁动,手冷,发甚如惊者。

独活酒

【方源】　《备急千金要方》卷三。

【组成】　独活 500 克,肉桂 90 克,秦艽

150 克。

【用法】　上药研为散,以酒 4500 毫升,渍 3 日。每次饮 150 毫升,不能多饮,随性服。

【主治】　①《备急千金要方》:产后中风。

②《普济方》:产后中风,言语謇涩,腰强直。

独活散

【方源】　《御药院方》卷九。

【组成】　独活(去土)60 克,华细辛根(去土)30 克。

【用法】　上药研为粗末。每用 15 克,加荆芥 1 穗,水煎,去渣,热漱冷吐,不拘时候。

【主治】　牙痛不可忍,诸药不效者。

【宜忌】　宜先用丁香散擦后,用此药漱二三次。

独活饮子

【方源】　《太平圣惠方》卷七十四。

【组成】　独活(锉)30 克,竹沥、生地黄汁各 60 毫升。

【用法】　水煎独活,去渣,下竹沥、地黄汁,搅匀,更煎,分 2 次温服。

【主治】　妊娠中风,口面槽喎斜,语涩舌不转。

独活紫汤

【方源】　《备急千金要方》卷三。

【组成】　独活 500 克,大豆 1500 毫升,酒 4000 毫升。

【用法】　先以酒渍独活 2 宿,若急需,微火煮之,去渣,别熬大豆极焦,使烟出,以独活酒沃之,去豆。每次服 30 毫升,日 3 次夜 2 次。

【功用】　①《备急千金要方》:补肾。

②《三因极一病证方论》:去风,消血结。

【主治】　①《备急千金要方》:产后百日,中风痉,口噤不开,血气痛,劳伤。

②《三因极一病证方论》:中风头眩,恶风自汗,吐冷水,产后百病,中风痱,痉,背强,口噤直视,烦热。

【方论】　《千金方衍义》:独活专去风毒,加于大豆紫汤中,制其苦燥之性,深得刚柔兼济之妙用。终嫌燥血,须百日外用之。若新产暴虚,恐非所宜。

独蒜涂脐方

【方源】　《圣济总录》卷九十五。

【组成】　独颗大蒜 1 枚,栀子 21 枚,盐花少许。

【用法】　上捣烂,摊纸上。贴脐。良久即通;未通,涂阴囊上。

【主治】　小便不通。

胆矾散

【方源】　《普济方》卷五十五引《海上方》。

【组成】　白矾、乌贼骨各 3 克,麝香少许。

【用法】　上药研为末。吹入耳内,次用绵杖缴脓汁。

【主治】　耳中脓出。

胆连丸

【方源】　《眼科阐微》卷三。

【组成】　干绿豆粉 120 克,黄连(细末)12 克。

【用法】　盛于盅内,用猪胆 4 个,取汁入末内,加麦面和匀为丸,如绿豆大。每次 5 丸,盐汤送下;服 3 日,再不必服。如口疮,嚼 1 丸,1 日即愈。

【主治】　火眼,口疮。

胆荚片

【方源】　《部颁标准》。

【组成】　猪胆汁干膏 100 克,大皂角、拳参混合干膏 244 克。

【用法】　上药制成片剂。口服,每次 5 片,1 日 3 次。

【功用】　清热化痰,平喘止咳。

【主治】　慢性支气管炎。

胆矾散(1)

【方源】　《圣济总录》卷一七二。

【组成】　胆矾(飞)、乳香(研)、铅丹(飞)各 3 克。

【用法】　上药研为细散。每用纸捻子点少许贴患处。如肉紫烂臭,药到便红。

【主治】　小儿走马疳。

胆矾散(2)

【方源】　《普济方》卷六十七。

【组成】　生肌散 30 克,炉甘石 9 克,胆矾 1.5 克。

【用法】　上药研为末。贴之。

【主治】　牙疳。

胆矾散(3)

【方源】　《杂病源流犀烛》卷二十三。

【组成】　胡黄连 1.5 克,胆矾、儿茶各 0.15 克。

【用法】　上药研为末。敷患处。

【主治】　牙疳。

胜金丸

【方源】　《圣济总录》卷五十五。

【组成】　干漆(炒烟尽)15 克,肉桂(去粗皮)、京三棱(生用)各 30 克。

【用法】　上药研为细末,面糊为丸,如梧桐子大。每次 1 丸,用新绵灰 3 克,热酒调送下。如有块,即下赤黄水或下血,临卧再服 1 丸。

【主治】　心气痛。

胜金散(1)

【方源】　《圣济总录》卷九十八。

【组成】　甘草(炙,锉)、滑石(碎)、郁金各 15 克。

【用法】　上药研为散。每次 3 克,温水送下,1 日 3 次。

【主治】　①《圣济总录》:沙石淋。

②《普济方》:卒小便淋涩不通。

胜金散(2)

【方源】　《杨氏家藏方》卷五。

【组成】　当归(洗,焙)、延胡索、五灵脂(去砂石)各 30 克。

【用法】　上药研为细末。每次 9 克,水、酒同煎,食前温服。

【主治】　腹胁胀满,心腹作痛。

胜金散(3)

【方源】　《惠直堂方》卷二。

【组成】　夏枯草、香附(末)、夏桑叶各等份。

【用法】　上药研为末。每次 9 克,麦冬汤调下。

【主治】　眼流冷泪,乌珠痛及羞明怕日。

胜金散（4）

【方源】　《伤科补要》卷三。

【组成】　降香 15 克，归须 30 克，土鳖虫 15 克。

【用法】　上药研为细末。酒调服。

【功用】　消瘀降气。

【主治】　遍身疼痛。

胜金膏

【方源】　《眼科全书》卷六。

【组成】　阿胶（明者）3～5 片，冰片、麝香各 0.15 克。

【用法】　将阿胶用水煎浓成膏，候冷下片、麝，取起，以罐盛之。每用时，用手蘸膏抹倒睫睑上。

【主治】　拳毛倒睫。

胜烟筒

【方源】　《囊秘喉书》卷下。

【组成】　蓖麻子仁 2 粒，巴豆 2 粒，麝香少许。

【用法】　上药研为末，火纸卷。烧，熏吸鼻中。牙关立开。

【主治】　喉闭不通。

胜湿丹

【方源】　《内外验方秘传》。

【组成】　煅甘石 60 克，黄连（末）18 克，生石膏 120 克。

【用法】　研至无声。外用。

【主治】　臁疮久不收口，并手搭背、足搭背及鸦疮。

胜湿饼子

【方源】　《医学正传》卷四。

【组成】　黑丑（取头末 15 克）30 克，白丑（取头末 15 克）30 克，甘遂（连珠者）15 克。

【用法】　上药研为极细末；外用荞麦面 30 克，连药末都拌匀，水调，捏做饼子，约 3 克，放饭上蒸熟。每次 1 饼，空腹嚼，茶清送下，以利为度；未利，又服 1 饼。

【主治】　远年脚气，足胫肿如瓜瓠者。

【宜忌】　忌甘草、菘菜、生冷、油腻、鱼腥等物。

脑乐静

【方源】　《中国药典》。

【组成】　甘草浸膏 35.4 克，大枣 125 克，小麦 416 克。

【用法】　上药制成口服液。口服，每次 30 毫升，1 日 3 次；小儿酌减。

【功用】　养心，健脑，安神。

【主治】　精神忧郁，易惊失眠，烦躁及小儿夜不安寐。

胎兔丸

【方源】　《审视瑶函》卷四。

【组成】　胎兔（去毛，洗净，用阴阳瓦焙干为末）33 克，蔓荆子（去膜，晒干为末）、菊花（去梗叶，晒干为末）各 30 克。

【用法】　上药研为末，炼真川蜜为丸。开水化下。

【主治】　小儿痘后余毒攻，或一目，或两目，黑珠凸出，翳膜瞒睛，红赤肿痛，眵泪交作。

【方论】　兔，《礼记》谓之明累，言其目不瞬而磊然也。目得金气之全，性寒而解胎中热毒，能泻肝热，方用胎兔为君者，取二兽之精血所成，可以解胎毒也；草木之性难以取效，故借血气之属耳。臣以蔓荆微寒，取其能凉诸经之血，且能搜治肝风及太阳头痛目痛，目赤泪出，利九窍而明目，性又轻浮上行而散。更佐之以菊花者，取菊得金水之精英，补益金水二脏也。夫补水可以制火，益金可以平木，木平则风自息，火降则热自除。

急风散

【方源】　《太平惠民和剂局方》卷一（宝庆新增方）。

【组成】　川乌（炮，去皮脐）、朱砂（研，飞）各 60 克，生南星（洗，去皮）120 克。

【用法】　上药研为细末。每用酒调，涂痛处。小儿伤风，鼻塞清涕，酒调，涂囟门上，不可服之。

【主治】　偏正头痛，夹脑风，太阳穴痛，坐卧不安。小儿伤风，鼻塞清涕。

急枸饮

【方源】　《观聚方要补》卷十。

【组成】　积雪草、蕺菜(并生用)、青黛。

【用法】　上先杵积雪草、蕺菜,绞取汁各 15 毫升,入青黛 1.5 克拌匀。数灌之。

【主治】　惊风,瘀毒冲胸上窜,搐搦不已。

【加减】　加牛黄亦良。

疥灵丹

【方源】　《仙拈集》卷四。

【组成】　花椒、白矾、硫黄各等份。

【用法】　上药研为末。香油调搽,若棉油、柏油更好,蘸末火烤,频搽即愈;或倾成锭,用油磨搽更便。

【主治】　疥。

疥癣膏

【方源】　《经验良方》。

【组成】　硫黄 54 克,白硇砂 6 克,家猪脂 96 克。

【用法】　上炼和。涂患部。

【主治】　疥癣,痔漏。

疥药一扫光

【方源】　《全国中药成药处方集》(济南方)。

【组成】　大风子仁 15 克,核桃仁 15 克,水银 3 克。

【用法】　上捣细泥为 6 丸,装纸匣。每用 1 丸擦心口,连用 6 日。

【主治】　疥疮。

【宜忌】　忌刺激性等物。不可入口。

恒山丸(1)

【方源】　《太平圣惠方》卷五十二。

【组成】　恒山 45 克,白蜜 30 克,鸡子白 2 枚。

【用法】　上件药相和于铫子内,以慢火熬令可丸,即为丸,如梧桐子大。每次 20 丸,空腹以粥饮送下,晚食前再服,过时不发,任自吃食。

【主治】　一切疟。

恒山丸(2)

【方源】　《太平圣惠方》卷八十四。

【组成】　恒山(末)30 克,白蜡 15 克,鸡子 1 枚。

【用法】　上敲鸡子,去黄用清,与恒山末拌匀;于瓷碗中熔蜡,都拌和,以绵幂碗口,坐甑中蒸 3 遍,取出为丸,如麻子大。每次 5 丸,以粥饮送下。当吐即愈。

【主治】　小儿疟疾。

恒山汤(1)

【方源】　方出《医心方》卷十四引《小品方》,名见《备急千金要方》卷五。

【组成】　小麦、淡竹叶各 6 克,恒山 9 克。

【用法】　水煎,分 3 次服完。

【功用】　断疟。

【主治】　《备急千金要方》:小儿温疟。

【方论】　《千金方衍义》:恒山专涤内蕴之痰,为截疟之峻味;小麦、竹叶专清胃中烦热也。

恒山汤(2)

【方源】　《备急千金要方》卷十。

【组成】　恒山 9 克,秫米 220 粒,甘草 15 克。

【用法】　上药研为散。水煎,分 3 次服。

【主治】　肺热痰聚胸中,来去不定,转为疟,其状令人心寒,寒甚则发热,热间则善惊,如有所见者。

【宜忌】　《外台秘要》:忌生葱、生菜、海藻、菘菜等。

【方论】　《千金方衍义》:五脏之疟皆在于经,总以恒山、蜀漆为破的之金肋;热在于脾,令人腹痛肠鸣,又须甘草为引,以滋燥竭之土;热在于肺,令人痰聚胸中,来去不定,又须秫米为引,以护伤残之气。

恒山散

【方源】　《太平圣惠方》卷五十二。

【组成】　恒山 15 克,朱砂(细研)9 克,乌梅(生用)15 克。

【用法】　上药研为散,入朱砂研匀。每次 3 克,于发前以醋汤调下。以吐为度。

【主治】　痰实疟,发歇寒热不定。

恒田退斑汤

【方源】　《痘疹仁端录》卷十三。

【组成】　石膏 15 克,青黛 15 克,红花 15 克。

【用法】　上药研为末。紫草汤送下。

【主治】　痘后发斑。

洞庭汤

【方源】　《传信适用方》卷四。

【组成】　陈皮 120 克,檀香 15 克,甘草 30 克。

【用法】　上药研为细末。入盐点服。

【功用】　解诸毒,救危死。

洗伤药

【方源】　《伤科汇纂》卷七。

【组成】　荆芥、当归、生葱。

【用法】　煎浓汤,熏洗伤处。

【主治】　打仆伤损,折骨出臼,又金疮破伤等症。

洗轮散

【方源】　《普济方》卷七十三引《仁存方》。

【组成】　黄连、槐花、轻粉各少许。

【用法】　上药研为细末。以生男儿乳汁和之,用小盏盛于甑上蒸,候饭蒸熟,取帛裹药,拭眼,屡验。

【主治】　烂睑眼。

洗疮汤

【方源】　《千金翼方》卷十五。

【组成】　黄连、黄芩、苦参各 240 克。

【用法】　水煮,去渣,极冷乃洗疮,1 日 3 次。

【主治】　疮。

洗眼方

【方源】　《外台秘要》卷二十一引《集验方》。

【组成】　蕤核仁(碎)20 枚,苦竹叶 1 把,细辛 15 克。

【用法】　水煮,以洗眼,1 日 3~5 次。

【主治】　目赤痛。

洗眼汤(1)

【方源】　《备急千金要方》卷六。

【组成】　甘竹叶 27 枚,乌梅 3 枚,古钱 3 枚。

【用法】　水渍药半日,煮沸,临欲眠,注目眦。

【主治】　目赤痛。

洗眼汤(2)

【方源】　《证类本草》卷七引《本草图经》。

【组成】　当归、白芍、黄连各等份。

【用法】　停细切。以雪水或甜水煎浓汁,乘热洗,冷即再温洗。

【功用】　益眼目。

【主治】　风毒赤目、花翳等。

【方论】　凡眼目之病,皆以血脉凝滞使然,故以行血药合黄连治之,血得热即行,故乘热洗之,用者无不神效。

洗药二参汤

【方源】　《外科大成》卷四。

【组成】　丹参、苦参各 120 克,蛇床子(生)90 克。

【用法】　水煎,去渣熏洗。

【主治】　痞瘤。

洗面如玉膏

【方源】　《同寿录》卷四。

【组成】　丁香 3 克,白芷 6 克,麝香 3 克。

【用法】　上药研为末。烧酒调入器内,熬成膏。每日用少许洗面。

【功用】　令人颜色如玉。

洗浴石膏汤

【方源】　《普济方》卷三七八。

【组成】　石膏 150 克,石菖蒲 60 克,雷丸 90 克。

【用法】　水煮,去渣,适寒温,浴儿,并洗头面。

【主治】　小儿欲发痫,壮热如火。

洗眼三黄汤

【方源】　《圣济总录》卷一○三。

【组成】　黄柏(去粗皮)、黄连(去须)各 30 克,栀子仁 7 枚。

【用法】　上药研为散,如麻豆大。水煎,去渣,微温,少少洗眼。

【主治】　眼痛赤微肿,眦烂多眵。

洗眼红枣儿

【方源】　《审视瑶函》卷六。

【组成】　皮消、大枣各 500 克,黄连末 10 克。

【用法】　皮消滚水泡化,澄清去渣,红枣去核,入消汁内浸 1 日,取出晒干,又浸,如此数次,以汁尽为度;将枣儿 1 个,装黄连末 1 克,将大枣仍旧合之,勿令泄气。用时取大枣 1 个,投开水泡之,不时洗眼。

【主治】　烂弦风眼,不论年久。

洗眼通光散

【方源】　《圣济总录》卷一一一。

【组成】　瓜蒌 1 枚,猪胰子 1 条,桑条子 300 克。

【用法】　用瓜蒌 1 枚,割下顶盖,取瓤并子,同猪胰子捣匀,却入在瓜蒌内,用原盖盖之,坐净土上,取桑条子,簇栝楼上,用炭火烧,扇之烟尽,将成灰,即住扇,冷和灰通研极细。每用 6 克,开水浸,澄清去脚洗之。

【主治】　攀睛翳膜,昏涩,风毒肿痛。

洗眼黄连汤

【方源】　方出《太平圣惠方》卷三十二,名见《普济方》卷七十四。

【组成】　黄连(去须)30 克,秦皮 30 克,大枣 7 枚。

【用法】　上药研为粗散。水煎,去渣,放温,洗眼,1 日 3 次。

【主治】　眼赤肿疼痛不可忍。

洗痔国老汤

【方源】　《疮疡经验全书》卷七。

【组成】　荆芥 30 克,甘草 30 克,藿香 15 克。

【用法】　煎汤温洗。

【主治】　痔漏。

【宜忌】　外痔不用。

活脾散

【方源】　《幼幼新书》卷十引茅先生方。

【组成】　羊粪(焙)31 个,丁香 100 粒,白胡椒 50 粒。

【用法】　上药研为末。每次 1.5 克,用 60 年东日照处壁土煎汤调下。

【主治】　小儿慢脾惊风。

活瘀理气汤

【方源】　《儿科证治简要》。

【组成】　桃仁(捣碎)3 枚,三棱 4.5 克,莪术 4.5 克。

【用法】　水煎服。

【功用】　《古今名方》:活血祛瘀,行滞理气。

【主治】　小儿由于啼哭暴怒或跌打损伤而致气滞血瘀,阻碍气机而喘,面色灰暗,口唇发绀,胸部郁闷不畅,呼吸困难,气短胸痛,甚则指甲发青或淡黑色。若患病日久不愈,则见形体消瘦,或肌肤甲错,舌质淡紫,苔薄白。脉象沉弦,指纹深紫。

将军散(1)

【方源】　《古今医鉴》卷十三。

【组成】　川大黄(酒浸,蒸)15 克,荞麦面(炒黄)9 克,阿魏 3 克。

【用法】　上药研为细末。每次 6 克,烧酒调服。

【主治】　癖疾。

将军散(2)

【方源】　《青囊秘传》。

【组成】　远年石灰 60 克,大黄 30 克。

【用法】　同炒至石灰桃花色,去大黄用石灰,加血竭 15 克,为末。外敷。

【主治】　刀伤。

养元散

【方源】　《古今医鉴》卷五。

【组成】　糯米(水浸 1 宿,滤干燥,慢火炒令极熟)300 克,干山药少许,胡椒少许。

【用法】　上药研为细末。每日清晨用 30 克,再入砂糖少许,滚汤调服。其味极佳,且不厌人。

【功用】　滋补。

【主治】　泄泻,饮食少进。女人子宫虚冷,不能成孕,久服之,亦能怀孕。

养气汤

【方源】　《鸡峰普济方》卷十二。

【组成】　香附(圆实者,去尽黑皮,微炒)120 克,甘草(炙)30 克,姜黄(汤洗,浸 1 宿,用水淘去灰,以尽为度,焙干)60克。

【用法】　上药研为细末。每次5克,入盐点,空腹服。

【功用】　预防岚瘴。

养肾丸

【方源】　《普济方》卷二二四引《医学切问》。

【组成】　人参30克,补骨脂30克。

【用法】　上药研为末,核桃1百个,取肉为丸。每次50丸,空心温酒送下。

【功用】　补肾。

宣牙膏

【方源】　《普济方》卷七十。

【组成】　龙骨、定粉(另研)各7.5克,麝香1克。

【用法】　上药研为细末,后入麝香和匀;用黄蜡30克,瓷盏内销开,入药于内,搅匀,放冷,取出,熨斗烧热,铺纸用药摊之匀薄。每用剪作纸条儿,临卧于齿患处、齿断间,封贴1宿,至次日早晨取出药。每夜用之,如此半月。

【主治】　疳蚀。牙动不牢,疼痛不止。

宣连丸

【方源】　《幼幼新书》卷十。

【组成】　宣连、雷丸各7.5克,木香(炒)6克。

【用法】　上药研为末,用粟米饭为丸,如麻子大。每次10丸,饭饮送下。

【主治】　盘肠气痛。

宣经丸

【方源】　《魏氏家藏方》卷八。

【组成】　白芍60克,威灵仙(取茸)30克,牵牛子(取面)150克。

【用法】　上药研为细末,淡面糊为丸,如梧桐子大。米饮送下,不拘时候。

【主治】　腰痛;兼治经络邪热,疮肿,腮肿。

宣脑散

【方源】　《普济方》卷四十四。

【组成】　川楝子21克,苦丁香20个,栀子2个。

【用法】　上药研为细末。每用0.15克,鼻内搐之。

【主治】　气虚头痛。

室女万瘕丸

【方源】　《证类本草》卷十二引席延赏方。

【组成】　干漆(为粗末,炒令烟尽)30克,牛膝末30克。

【用法】　以生地黄汁500毫升,入银器中熬,候可丸,为丸如梧桐子大。每次1丸,加至3～5丸,酒饮送下。以通利为度。

【主治】　女人经血不行及诸癥瘕等病。

宫制蔷薇油

【方源】　《永乐大典》卷八八四一引《山居备用》。

【组成】　真麻油随多少。

【用法】　以瓷瓮盛之令半瓮,取降真香少许投油中,厚用油纸封系瓮口;顿甑中,随饭炊,持出顿冷处,3日后去所投香;清晨旋摘半开柚花(俗呼为臭橙者),拣去茎蒂,纳瓮中,令燥湿恰好,如前法密封。10日后以手邻其清液收之。取之以理发,经月常香。

【功用】　香发长鬓。

宫外孕Ⅰ号方

【方源】　《中医妇科学》。

【组成】　赤芍、丹参各15克,桃仁9克。

【功用】　活血祛瘀。

【主治】　宫外孕已破损型。突发下腹剧痛,拒按,面色苍白,四肢厥逆,冷汗淋漓,恶心呕吐,血压下降或不稳定,有时烦躁不安或表情淡漠,脉微欲绝或细数无力。

穿肠丸

【方源】　《圣济总录》卷九十七。

【组成】　猪胆汁1枚。

【用法】　以蜜60克,煮令可丸,入腻粉3克,捏如中指长,纳下部。

【主治】　大便七八日不通,服诸药未效。

穿珠丸

【方源】　《魏氏家藏方》卷九。

【组成】　石菖蒲(节密者,去毛)15 克,麝香
1.5 克。

【用法】　上药研为细末,熔黄蜡 15 克,和为
块。每用小石莲大,中间以大针穿窍,夜间安两耳
内,日间取出。

【主治】　上壅耳聋。

穿山甲散(1)

【方源】　《普济方》卷二八四。

【组成】　穿山甲(炒)30 克,天花粉 60 克,白
芷 60 克。

【用法】　上药研为细末。每次 6 克,酒调下。

【主治】　痈疽诸痛,未有头者。

穿山甲散(2)

【方源】　《疡医大全》卷十七。

【组成】　白霜梅(烧存性)1 个,白矾 3 克,穿
山甲(炒)、雄黄各 1.5 克。

【用法】　上药研为细末。吹喉中,立效。

【主治】　《疡医大全》引盛锡朋:咽喉内生疮,
鼻孔俱烂,名天白蚁疮。

姜汁丸

【方源】　《杨氏家藏方》卷八。

【组成】　半夏(汤洗七次)、干生姜各 30 克,巴
豆(去皮心膜油,取霜)7.5 克。

【用法】　上药研为细末,入巴豆霜再研匀,姜
汁面糊为丸,如黍米大。每次 10 丸,食后生姜汤
送下。

【主治】　肺气壅盛,喘满咳嗽,呕吐饮食,便溺
不利。

姜汁膏

【方源】　《理瀹骈文》。

【组成】　吴茱萸、生姜汁、陈酒。

【用法】　熬膏。敷痛处。

【主治】　厥阴冷结膀胱,小腹满痛。

姜半散

【方源】　《痘疹传心录》卷十七。

【组成】　半夏(姜制,锉如豆大)60 克,生姜
(去皮,切,如绿豆大)30 克,肉桂(去皮)6 克。

【用法】　姜、半共炒令香熟,下桂再炒,微有香
气,取出去桂,以皮纸摊地上,出火气,为末。每周
6 克,水煎,陆续服。

【主治】　惊风,吐不止,将成慢惊者。

姜朴汤

【方源】　《仙拈集》卷一。

【组成】　高良姜 30 克,厚朴 15 克,生姜 9 克。

【用法】　水煎,冷服。

【主治】　霍乱腹痛欲呕。

姜曲丸

【方源】　《丹溪心法》卷二。

【组成】　隔年陈麦曲(炒)60 克,八角茴香 15
克,生姜 60 克。

【用法】　上药研为末,或丸。每次 15～21 克,
开水下。

【功用】　止泻。

【主治】　泄泻。

姜米汤

【方源】　《圣济总录》卷一六三。

【组成】　干姜(炮)30 克,陈粟米(炒)60 克,甘
草(炙)30 克。

【用法】　上药研为粗末。每次 9 克,水煎,滤
去渣,食前稍热服,1 日 3 次。

【主治】　产后虚乏,津液衰耗,烦渴不止。

姜苏饮

【方源】　《许氏幼科七种·热辨》。

【组成】　生姜、陈皮、紫苏叶各等份。

【用法】　水煎服。

【主治】　小儿面青唇暗,振慄指冷,或皮肤粟
生,或吐乳。

姜连散

【方源】　《普济方》卷三九七。

【组成】　生姜(锉)120 克,黄连(去毛,生姜
炒)30 克,甘草(炙)1.5 克。

【用法】　上药研为末。米汤调下。

【主治】　诸般泻痢,冷热不调,赤白五色。

【备考】　以黄连、甘草治热痢、血痢;生姜、甘

草治白痢。

姜附丸(1)

【方源】　《杨氏家藏方》卷六。

【组成】　附子 21 克重者(炮,去皮脐),白术 120 克,干姜(炮)60 克。

【用法】　上药研为细末,面糊为丸,如梧桐子大。每次 30 丸,食前温米饮送下。

【功用】　逐寒祛湿,温脾胃,止泄泻。

姜附丸(2)

【方源】　《普济方》卷二一二。

【组成】　赤乌 120 克,附子 30 克,干姜 7.5 克。

【用法】　上药研为末,用醋煮面糊为丸,如绿豆大。每次 15 丸,以粥饮送下。

【主治】　久赤白痢不愈。

姜附汤(1)

【方源】　《普济方》卷二〇九引《指南方》。

【组成】　干姜 90 克,附子 21 克,甘草 30 克。

【用法】　上药研为散。每次 15 克,水煎,去渣温服。

【主治】　①《普济方》引《指南方》:阴寒暴下。

②《医方类聚》引《澹寮方》:中寒口噤,四肢强直厥冷,语音不出。

姜附汤(2)

【方源】　《普济方》卷一九九引《广南卫生方》。

【组成】　黑附子(生,去皮脐)。

【用法】　每个分作 4 份,每份入炮黄芪、干姜各 6 克,水煎,去渣温服,不拘时候。

【主治】　瘴毒阴候,发热或寒,烦躁,手足冷,鼻尖凉,身体疼重,舌上苔生,引饮烦渴,或自利呕逆,或汗出恶风。

姜附汤(3)

【方源】　《杂病源流犀烛》卷二十七。

【组成】　杜仲、干姜(炮)、附子(炮)。

【用法】　水煎服。

【主治】　腰脐寒痛,腰间如冰,得热则减,得寒则增,脉必紧。

姜附散

【方源】　《外台秘要》卷二十五引《张文仲方》。

【组成】　干姜、附子(炮)、皂角(炙,去子)各等份。

【用法】　上药研为散。每次 3 克,米饮调服。亦可丸服。

【主治】　青下,白下。

姜枣丸

【方源】　《杨氏家藏方》卷六。

【组成】　干生姜 500 克,大枣(去核,汤水洗,拌匀,焙干)2000 克,陈橘皮(去白)30 克。

【用法】　上药研为细末,别用大枣 500 克,生姜 500 克,切作片子,同大枣煮烂,不用生姜,只将枣去皮核,取肉和前药末为丸,如梧桐子大。每次 100 丸,空心食前温米饮送下。

【功用】　安和脾胃,美进饮食。

【主治】　中脘不快,呕吐无时。

姜茶丸

【方源】　《类编朱氏集验方》卷六。

【组成】　干姜(炮)、建茶各 30 克。

【用法】　上以乌梅取肉为丸,如梧桐子大。每次 30 丸,食前米饮送下。

【主治】　休息痢。

姜桂丸

【方源】　《杂病源流犀烛》卷十六。

【组成】　白术 500 克,炮干姜、肉桂各 240 克。

【用法】　炼蜜为丸,如梧桐子大。每次 20～30 丸,食前米饮送下。

【主治】　饮食胃寒,或饮茶过多,致成五饮及酒癖。

姜桂散(1)

【方源】　《圣济总录》卷七十八。

【组成】　干姜(炮)90 克,甘草(锉,二味用砂糖 60 克,水微化开,同炒干)30 克,桂(去粗皮)7.5 克。

【用法】　上药研为散。每次 6 克,开水调下。

【功用】　止虚渴。

【主治】　①《圣济总录》:洞泄、飧泄,里急后重,腹痛。

②《不知医必要》:顷刻间咽喉痛极难忍。

姜桂散(2)

【方源】　《仁斋直指方论》卷五。

【组成】　肉桂、川白姜(不炒)各30克,蓬莪术15克。

【用法】　上药研为末。每次3克,温酒调下。

【主治】　心中卒痛,腹胁气滞。

姜黄汤

【方源】　《圣济总录》卷五十六。

【组成】　姜黄51克,藋芦(锉)30克,鹤虱(微炒)37克。

【用法】　上药研为粗末。每次9克,水煎,又入酒30毫升,更煎取沸,空腹服,晚食热饭。即虫下。一服未尽,更服。

【主治】　蛔虫心痛,喜吐水,冲刺痛不可忍,或不能食,面黄腹满。

姜黄散(1)

【方源】　《圣济总录》卷一六一。

【组成】　姜黄(切碎,炒干)、蒲黄(微炒)、桂(去粗皮)各30克。

【用法】　上药研为散。每次6克,生地黄自然汁调下,日3次夜1次。

【主治】　产后血块攻冲,心腹痛。

姜黄散(2)

【方源】　《普济方》卷六十五引《海上方》。

【组成】　姜黄(如无,以川芎代)、细辛、白芷各等份。

【用法】　上药研为散。擦牙2～3次,盐汤灌漱。

【主治】　诸般牙痛不可忍。

【加减】　如蛀牙痛,去姜黄加蝎梢。

【验案】　牙痛　胡长文给事之父,牙痛不可忍,面肿。偶无姜黄,检《本草》,川芎亦治牙,遂代之。坐间,便见肿消痛止。后用川芎亦验。

姜黄散(3)

【方源】　《普济方》卷二一四。

【组成】　姜黄、滑石各60克,木通30克。

【用法】　上药研为细末。每次3克,水煎,温下,1日3次。

【主治】　五般淋。

姜梨饮

【方源】　《医钞类编》卷十五。

【组成】　大梨1个,生姜1块。

【用法】　同捣汁。入童便50毫升,重汤顿服。

【主治】　瘟疫久汗不出。

姜豉汤

【方源】　《普济方》卷三九一引《傅氏活婴》。

【组成】　黄瓜叶3片,生姜1块,淡豉10粒。

【用法】　上研取汁。饮半盏,必吐涎,如不吐,闪癖自然而愈。

【主治】　闪癖走疰,胁下疼痛。

姜葱熨

【方源】　《简明医彀》卷二。

【组成】　生姜、葱(连须叶)(另切,捣细,麻布绞汁并置一处)各3克。

【用法】　二滓纳入铅粉60克,研匀,起油锅炒极热,布包着实,顺气揉熨胀处,先隔布,次贴肉重熨,如冷,拌入姜葱汁调匀,少许炒,又熨多次,全畅为度。

【主治】　伤寒初起,必有食积,先按患人胸腹略觉胀闷作痛,即是病,时饮食停滞,变成结胸杀人及诸结胸痞满等证。凡男、妇、老、幼食积气滞,痰凝冷痛,悉效。

姜蜜汤(1)

【方源】　《备急千金要方》卷十八。

【组成】　生姜汁15毫升,白蜜10毫升,黄连9克。

【用法】　以水别煮黄连,去渣,纳姜、蜜更煎,5岁儿平旦空腹服12毫升,1日2次。

【主治】　湿䘌。

【方论】　方中一寒一热,分解湿热,借蜜引入虫口,湿热之无容身之地矣。

姜蜜汤(2)

【方源】　《世医得效方》卷七。

【异名】　姜蜜煎（《医略六书》卷二十八）。

【组成】　生姜7片,蜜30克,白茅根1握。

【用法】　用水同煎服。

【主治】　①《世医得效方》:小便出血不止。

②《医略六书》:妊娠尿血。

【方论】　《医略六书》:妊娠冲脉内虚,挟寒邪而憎寒、口燥,经气漏泄,故尿血不止,谓之溺血。白蜜以润经燥,生姜以散经寒,茅根凉血以止血也;姜、茅煎汁,入蜜炼噙,使经寒外散,则经气完复,而血自归经,何有憎寒口燥,溺血不止之患?胎孕无不自安矣。

姜蜜饮

【方源】　《圣济总录》卷四十七。

【组成】　生姜(取自然汁)15克,白蜜30克,糯米(淘净细研)15克。

【用法】　和匀,入新汲水调开,分2次服,不拘时候。

【主治】　胃中实热,吐逆心烦,不下食饮。

姜蜜煎

【方源】　《圣济总录》卷四十六。

【组成】　生姜汁30毫升,蜜30毫升,生地黄汁300毫升。

【用法】　相和,以慢火煎如稀饧。每次15克,温酒化服,空心、晚食前各1次。

【主治】　脾胃气虚弱,不能饮食,肌体黄瘦。

姜橘丸

【方源】　《是斋百一选方》卷二。

【组成】　生姜(洗净,不去皮,切作片子,焙干)、陈皮(去白)各500克,神曲(炒)60克。

【用法】　上药研为细末,面糊为丸,如梧桐子大。每次30~50丸,姜汤熟水任下,不拘时候。

【主治】　脾胃不和。

姜橘汤

【方源】　《活幼心书》卷下。

【组成】　白姜(炮)6克,陈皮(去白)30克,粉草(炙)9克。

【用法】　上药研为末。每次1.5~3克,用温枣汤调化,空心少与缓服。

【功用】　温中定吐。

【主治】　①《活幼心书》:脾慢胃冷,呕吐不止。

②《医宗金鉴》:小儿寒吐,朝食暮吐,乳食不化,吐出之物不臭不酸,四肢逆冷,面唇色白。

姜橘散

【方源】　《幼幼新书》卷二十九引《庄氏家传》。

【组成】　干姜、青橘皮、好腊茶各等份。

【用法】　上药研为细末。每次3克,米饮调下,不拘时候。

【主治】　赤白痢。

姜墨煎

【方源】　《圣济总录》卷八十四。

【组成】　生姜汁30克,墨(研)3克,蜜30克。

【用法】　和匀,细细呷之。

【主治】　乳石发动,热盛,或吐血、唾血不定。

姜艾馄饨子

【方源】　《外台秘要》卷二十五引《张文仲方》。

【组成】　干姜(末)、熟艾各等份。

【用法】　作面馄饨,如酸枣大,煮熟,服40~50枚,1日2次。腹胀者,炙厚朴煮汁服药。

【主治】　冷痢。

逆冲饮

【方源】　《名家方选》。

【组成】　槟榔末6克,生姜汁1.5克,童便60克。

【用法】　搅调顿服。

【主治】　脚气,气急上冲心欲死。

冠心丹参片

【方源】　《中国药典》。

【组成】　丹参200克,三七200克,降香油1.75毫升。

【用法】　上药制成糖衣片1000片。口服,每次3片,1日3次。

【功用】　活血化瘀,理气止痛。

【主治】　气滞血瘀、冠心病所致的胸闷、胸痹,心悸气短。

诱敌出营汤

【方源】　《喉科种福》卷四。

【组成】　紫苏梗 500 克,葱白 250 克,石菖蒲 120 克。

【用法】　煎滚汤倾盆内,令病人坐盆上,以席围之,俾热气熏蒸,逼令汗出。

【功用】　散表,开牙关。

【主治】　厥证喉,遍体冰冷,足硬如木马,六脉皆无,两目瞪视露睛,牙关紧闭者。

祛疟散

【方源】　《洪氏集验方》卷一。

【组成】　好高良姜(锉碎,微炒)、好川白姜(炮,锉)各等份。

【用法】　上药各为极细末,勿令偏些,再入乳钵内,一处研匀,细罗过。每次 9 克,于当发日日未出时,以猪胆 2 枚,割取汁,与药调匀,再用热酒少许打匀,通口猛作口咽,更以酒少许送下,急漱口,以甜物压之,一日不得吃别药。

【主治】　疟疾热多寒少及时行寒热等疟。

【宜忌】　忌大寒物。

祛祟丹

【方源】　《辨证录》卷八。

【组成】　鳗鱼 1 条(重 180 克),山药 90 克,芡实 30 克。

【用法】　水煮极烂,少加青盐同食。食后不必吃饭,连汤汁饮之。1 次之后,隔 7 日,再照前食之。3 次则骨中之虫,无不死者,然后另用起瘵汤。

【主治】　劳瘵。

祛痛散

【方源】　《普济方》卷六十六。

【组成】　细辛(去叶土)、鸡肠草、墨旱莲。

【用法】　上药研为极细末。每次 1 克,以鸡毛蘸药扫患处,1 日 1～2 次。若小儿走马疳,唇龈蚀烂者,先泡青盐汤净后,用新绵拭干掺药。

【主治】　元脏气虚,风热内攻,牙龈浮肿,疼痛发歇。

祛风神妙散

【方源】　《普济方》卷四十六。

【组成】　瓜蒂 49 个,赤小豆 49 粒,小黄米 100 粒。

【用法】　上药研为细末。于日间口含水,搐鼻内。

【主治】　偏正头风。

祛风顺气香枳散

【方源】　《普济方》卷一〇六引《余居士选奇方》。

【组成】　枳壳(去瓤,麸炒)、防风(去叉)各 30 克(锉),甘草(炙,锉)15 克。

【用法】　上药研为散。每次 6 克,开水点服,空腹、食前各 1 次。

【主治】　大肠秘涩。

神乌散

【方源】　《小儿卫生总微论方》卷六。

【组成】　浑黑老鸦 1 个(全者),核桃 7 枚,苍耳心子 7 个。

【用法】　用一藏瓶,逐入上药在内,盐泥固济,木炭火煅,烟尽为度,取出为细末。每次 3 克,空心热酒调下。

【主治】　小儿暗风痫。

【加减】　疝气肾肿,阴囊偏坠,加新生孩儿胎衣一副同烧,依上法以葱椒热酒调下,看大小加减。

神功散(1)

【方源】　《是斋百一选方》卷十九。

【组成】　五倍子、百药煎、干姜(炮)各等份。

【用法】　上药研为细末,每次 3 克,米饮调下;大人煮糊为丸,如黍米大,每次 30 丸,米饮送下。

【主治】　小儿滑肠不止。

神功散(2)

【方源】　《疬疡机要》卷下。

【组成】　黄柏(炒)、草乌(炒)、血竭各等份。

【用法】　上各另为末,和匀。以漱口水调搽患处。未成者即散,已溃者即消。

【主治】　①《疬疡机要》:疮毒未成脓者及小儿丹瘤。

②《小儿痘疹方论·附方》:小儿痘毒肿焮作痛,未成者,或已溃者。

【加减】　加乳、没尤妙。

神功散(3)

【方源】　《丹台玉案》卷五。

【组成】　杜仲(童便煎)120 克,橘核(同杜仲炒)45 克,黄柏(炒令褐色)15 克。

【用法】　上药研为末。每次 9 克,空心酒调下。

【主治】　肾虚血滞、闪挫等一切腰痛。

神龙散

【方源】　《鸡峰普济方》卷二十四。

【组成】　胡桐律、雄黄各 90 克。

【用法】　入坩锅子内,以文武火烧,烟尽为度;取出火,以小瓦子盖口,掘地坑子放于内,用新土培,留口出烟;经宿,研细,入真麝香少许。用时先以温浆水漱口,再取药少许,掺贴患处。

【主治】　走马牙疳。

神仙粥(1)

【方源】　《寿世保元》卷四。

【组成】　山药(蒸熟,去皮)500 克,鸡头实(煮熟去壳,捣为末)250 克,粳米 150 克。

【用法】　上以慢火煮成粥。空心食之。

【功用】　补虚劳,益气强志,壮元阳,止泄精。

【主治】　劳瘵泄精。

【加减】　加韭子末 60～90 克尤妙。

神仙粥(2)

【方源】　《惠直堂方》卷一。

【组成】　葱白(连根叶)7 条,生姜(捣碎)5 大片,白糯米 60 克。

【用法】　以水煎清粥,再入老醋,乘热饮之。待汗大出而愈。

【主治】　伤寒阴阳两感,初起发寒热。

【加减】　病人肚内饱胀,不思饮食,去糯米。

神圣丹

【方源】　《大全本草》引《简要济众方》(见《医方类聚》卷一二二)。

【组成】　砒霜(研)1.5 克,黑豆面 3 克。

【用法】　上药研为细末,滴水为丸,如小豆大,雄黄为衣。每次 1 丸,未发时,空心面东以新水送下。

【主治】　疟疾。

神圣散

【方源】　《普济方》卷二七七。

【组成】　苦杏仁(炒焦)、出衣粉子(炒黄色)、牛粪(烧灰)各等份。

【用法】　上药研为细末。冷水调,用翎毛扫之,或用香油调涂。

【主治】　汤火所伤。

神曲汤

【方源】　《普济方》卷四十三。

【组成】　神曲(炒黄)、莱菔子(炒黄)各等份。

【用法】　上药研为散。每次 9 克,水煎,去渣,入麝香少许,再煎,温服,不拘时候。

【主治】　三焦滞气。

神曲散(1)

【方源】　《太平圣惠方》卷七十九。

【组成】　神曲(微炒令黄)90 克,熟干地黄 60 克,白术 30 克。

【用法】　上药研为细散。每次 6 克,以粥饮调下,每日 3～4 次。

【主治】　①《太平圣惠方》:产后冷痢,脐下绞痛。

②《普济方》:妇人生产多,脐下冷,数痢,瘦不能食,令人腹发花色。

神曲散(2)

【方源】　《鸡峰普济方》卷十四。

【组成】　附子 1 个,神曲、干姜各 21 克。

【用法】　上药研为细末。每次 6 克,空心米饮调下。温酒尤佳。

【主治】　中寒,下痢脓血及妇人漏下。

神朱散

【方源】　《小儿卫生总微论方》卷八。

【组成】　赤小豆(炒)6 克,槐花(炒)6 克,麝香少许。

【用法】　上药研为细末。每次 1.5 克,临卧温酒送下。

【功用】　解疮疹后余毒。

【主治】　小儿疮疹。

神助散

【方源】　《圣济总录》卷一二七。

【组成】　槟榔、黄连(去须)各等份。

【用法】　上药研为末,先用活鳝鱼1条,掷于地,候鳝困盘屈,以竹针贯之。覆疮。

【主治】　瘘疮,十余年不愈。

神应丹

【方源】　《世医得效方》卷五。

【组成】　砒石30克,绿豆18克。

【用法】　上药同煮,以豆烂为度,取出砒石,入黄丹30克,同研烂,用纸做卷,如豆筒;又入砒石、黄丹,以黄泥固济,复烧红为度;又入黄丹30克,面糊为丸,如粟米大,又以黄丹60克为衣。每次2粒,新井花水送下。得效即止。

【主治】　肺气喘急,晨夕不得睡,不问新久。

【宜忌】　《古今医统大全》:忌热物一日。

神应散(1)

【方源】　《圣济总录》卷五十八。

【组成】　滑石(研)、寒水石(研)各15克。

【用法】　上药研为散,用生鸡子1枚,凿破,去黄留清,调和药末,令如稠膏,却纳在鸡壳内,以纸封口,用盐泥固济,晒干,炭火内烧令通赤,放冷,去土并壳,取药研令绝细为度。每次大人6克,小儿1.5克,米饮调下。

【主治】　消渴,饮水不休。

神应散(2)

【方源】　《普济方》卷三四六。

【组成】　王不留行、穿山甲(炮)、白药子各等份。

【用法】　上药研为末,用好面120克。每次9克,食后猪肉汤调下。

【功用】　下奶。

【主治】　产后无乳汁。

神应散(3)

【方源】　《古今医统大全》卷六十引《医学集成》。

【组成】　延胡索、白胡椒、小茴香各等份。

【用法】　上药研为末。每次6克,酒调下。

【功用】　散气开郁。

【主治】　寒疝,诸疝,心腹痛不可忍。

神应散(4)

【方源】　《奇效良方》卷二十四。

【组成】　草乌(炮裂)、细辛(去土)各15克,好茶45克。

【用法】　上药研为细末。每次1.5克,临卧浓茶点服。

【主治】　一切头风。

神应膏

【方源】　《杨氏家藏方》卷十四。

【组成】　牛皮胶(多年陈者,捶碎)500克,生姜(取汁)500克,肉桂(去粗皮,为细末)30克。

【用法】　先将胶于铫内用水煎溶,次下姜汁在内,搅熬稀稠得所,即逐渐抄肉桂末在内,慢火搅极匀,倾入瓷罐子内,密封贮。每用药摊于患处,以纸花子2~3层盖覆,其痛即止,渐渐平复。如药熬下多日变硬,再于火上熔动;如太稠,即入生姜自然汁搅匀,如前用之。

【功用】　消肿定痛。

【主治】　闪仆伤损。

神妙散

【方源】　《杨氏家藏方》卷十九。

【组成】　豆豉(炒焦)30克,白矾(枯过)15克,腻粉3克。

【用法】　上药研为极细末。先净洗疮,剃去发;烧秤锤通红,淬入小便中,热洗去疮皮令净,血出无妨,用软帛子拭干,生油涂药敷之。

【主治】　小儿头疮,瘑肥秃疮。

神枣散

【方源】　《外科方外奇方》卷四。

【组成】　大枣1个(去核),真铜绿(须铜上刮下者)不拘多少,鳖头1个(煮取净骨,打碎)。

【用法】　将铜绿、鳖骨填满枣内,将枣合紧线扎,煅存性,为末。先将秋海棠根叶煎汤洗疮,后用清水调敷。

【主治】　痔疮。

神品散

【方源】　《喉科紫珍集》卷下。

【组成】　白矾 15 克,猪牙皂 15 克,黄连(新瓦上炙干)15 克。

【用法】　上药研为细末。吹于喉内,有痰任流。

【主治】　喉风、喉蛾及一切喉闭。

神健散

【方源】　《普济方》卷三四〇。

【组成】　石菖蒲、赤石脂各 30 克,干姜 15 克。

【用法】　上药研为散。每次 6 克,空腹米饮调下,1 日 3 次。

【主治】　妊娠下痢及水泻不止,米谷不消化者。

神效丸

【方源】　《丹台玉案》卷三。

【组成】　使君子(炒)120 克,胆南星 60 克,槟榔 60 克。

【用法】　上药研为末,炼蜜为丸。每次 50 丸,空心砂糖汤送下。

【主治】　好食诸物,停积成黄疸者。

【加减】　如好吃生米,加麦芽 500 克;好吃茶叶,加茶叶 500 克;好吃黄泥,加壁土 500 克;好吃黑炭,加黑炭 500 克,随其所好加入。

神效方

【方源】　《惠直堂方》卷二。

【组成】　大蒜数个(捣烂)、大黄、皮消各 30 克。

【用法】　上捣成膏。贴患处。即消。

【主治】　痞积。

神效散(1)

【方源】　《太平圣惠方》卷六十。

【组成】　槐鹅(锉,微炒)30 克,皂荚子仁(微炒)15 克,丁香 15 克。

【用法】　上药研为细散。每次 3 克,食前以粥饮调下。

【主治】　气痔。

神效散(2)

【方源】　《圣济总录》卷六十八。

【组成】　鹿角胶(炙令燥)、黄柏(去粗皮)各 15 克,杏仁(汤浸,去皮尖,麸炒黄)49 枚。

【用法】　上药研为散。每次 3 克,用白面 3 克,温水同调下,食后再服。

【主治】　①《圣济总录》:呕血、咯血。
②《普济方》:吐血后虚热,胸中痞,口燥。

神效散(3)

【方源】　《圣济总录》卷一〇九。

【组成】　石决明、黄连(去须)、密蒙花各 30 克。

【用法】　上药研为散。每次 6 克,食后、临卧熟水调下。

【主治】　眼时见黑花,经年不愈,羞明。

神效散(4)

【方源】　《圣济总录》卷一二一。

【组成】　草乌、青盐、皂荚各 9 克。

【用法】　上药于瓦器内烧灰存性。每用 0.5 克,揩牙。

【主治】　牙缝出血。

神效散(5)

【方源】　《普济方》卷一五一引《卫生家宝》。

【组成】　苍术、麻黄(去筋)、甘草各等份。

【用法】　上药研为粗末。每次 15 克,水煎,去渣,分 2 次温服。

【主治】　四时伤寒时气。

神效散(6)

【方源】　《保命歌括》卷十三。

【组成】　透明雄黄、松县黄丹各 6 克,马牙硝 9 克。

【用法】　上药研为极细末。令病人仰卧,用银簪取药少许,点鼻大角,缓缓 2～3 次,少顷复旧。

【主治】　腰痛不能转侧。

神效膏

【方源】　《类编朱氏集验方》卷十二。

【组成】　灶灰汁(即是饼药)、蛎壳灰(筛细)、糯米(舂白)。

【用法】　上先将瓦盆载饼药在日里晒,要得稍温,仍将一把灰、一把米,层层撒在瓦盆内,其灰、米上约留1.5厘米饼药,就把在日里晒;灰、米发变如角黍然,时或添饼药在日里晒。如用药时,取出上件药以淡饼药调之,入钵中研成膏,用手敷在疮上,以早为上。如疮方发肿时,便可敷药,才干便敷,以消散为效,不可中辍;其肿又移在别处,再以药如前敷之,才移便是作效;如疮已聚脓血,则以药敷四畔,只留其头,使之血出,亦以血尽疮口合为度。其疮口或皮肤有破损处,千万不可敷药,痛不可忍。如妇人、小儿只宜用清水或十分淡饼药调之,或以信纸先安在疮上,然后以药敷纸上,更宜斟酌。无日则以火代之,先用饼药在温火上熏热,既入米灰,则不可用火煮。

【主治】　痈疽,一切毒疮。

神验散

【方源】　《圣济总录》卷一六九。

【组成】　鲮鲤甲(火炮黄色,全者)20片,地龙(去土,炒)20枚,紫草5枚。

【用法】　上药研为细散。每次1.5克,温酒调下。药后用衣盖,即红色出。

【主治】　小儿疮子黑色及出不快。

神黄散(1)

【方源】　《外科精义》卷下。

【组成】　黄柏末500克,黄丹(炒紫色)60克,雄黄(另研)30克。

【用法】　上药研为末,研匀。每用新水调如糊,敷扫,以小纸花贴,稍干,以蜜水润之。

【主治】　一切热肿,疼痛。

神黄散(2)

【方源】　《仙拈集》卷四。

【组成】　神黄(搓热)500克,雄黄、净硫黄各15克。

【用法】　用河水煮,温敷疮上,冷即易。敷10余次红润者可治,干枯不红、不知痛,出黑血者死。

【主治】　发背,阴毒紫黑,平陷不起。

神捷散

【方源】　《圣济总录》卷一五六。

【组成】　石菖蒲(切作片子,于面内炒)、赤石

脂(大火内煅通赤)各30克,干生姜15克。

【用法】　上药研为散。每次6克,空腹米饮调下,1日3次。

【主治】　妊娠下痢及水泻不止,米谷不消化者。

神液丹

【方源】　《眼科锦囊》卷四。

【组成】　食盐、银朱、白硇砂精。

【用法】　上药研为细末。用1小粟粒许点眼。

【主治】　诸般内障及干燥眼。

神橘丸

【方源】　《简明医彀》卷三。

【组成】　神曲(炒)、陈皮、苍术各等份。

【用法】　上药研为细末,神曲糊丸,如梧桐子大。每次100丸,姜汤送下。

【主治】　中脘宿食留饮,酸蜇心痛,口吐酸水。

神翳散

【方源】　《医学入门》卷七。

【组成】　真蛤粉、谷精草各30克。

【用法】　上药研为末,每次6克,用生猪肝1片(如3指大),劈开糁药在上,卷定,以线缚之,用浓米泔煮熟为度。取出稍冷,细嚼煮肝,米泔送下。

【主治】　目内翳障及疹疮后余毒不散,目生翳膜,隐涩多泪。

【宜忌】　忌炙煿毒物。

【加减】　或加石燕、槟榔,磨刺尤妙。如小儿疳眼,加夜明砂等份。

神应妙方

【方源】　《集验良方》卷二引朱渊停方。

【组成】　鲜鲫鱼1尾,阳春砂仁30克,洋糖1撮。

【用法】　上同捣烂如泥,去骨,入蚌壳内。合于脐眼上,用布一幅捆好。24小时脐中有黄水流出,其病松快即愈。病深者未能全消,照前法再敷,以愈为度。

【主治】　黄疸病。

神效癣药

【方源】　《饲鹤亭集方》。

【组成】　硫黄、樟脑、密陀僧。

【用法】　上药研为细末。麻油调和，布包擦之。每日吃生长生果 100 个，20 日痊愈。

【主治】　蛇皮风癣。

神仙一黄散

【方源】　《冯氏锦囊·杂症》。

【组成】　硫黄、黄丹(炒)、川白芷各等份。

【用法】　上药研为细末。用少许吹鼻中。10 余次即止。

【功用】　温补其精血。

【主治】　小儿脑冷，鼻孔中出浆水，日久不愈，气息甚恶者。

神仙一袋烟

【方源】　《外科十三方考》。

【组成】　猩红 3 克，百草霜 12 克，铅粉 3 克。

【用法】　上药研为末，混入丝烟内，或卷入卷烟中。如吸烟法吸之。口流涎水而愈。

【主治】　杨梅结毒。

神圣自利膏

【方源】　《普济方》卷一四三引《德生堂方》。

【组成】　黄连(碾末)60 克，巴豆(带壳与黄连和匀)15 克。

【用法】　上药研为细末。作 3 次用，葱白自然涎汁调成膏，敷贴脐上。不时大便自利。如不通，再上，行即止。

【主治】　伤寒及诸证大便闭，结连不通，腹肚胀满疼痛；病者体虚，不欲服药通利者。

神曲补中丸

【方源】　《杨氏家藏方》卷六。

【组成】　神曲(炒)150 克，干姜(炮)90 克，花椒(炒出汗，去目)90 克。

【用法】　上药研为细末，别用神曲末 90 克煮糊为丸，如梧桐子大。每次 50 丸，食前温米饮送下。

【主治】　脾胃虚寒，饮食迟化，胸膈痞闷，腹胁胀满，口苦无味，恶心咽酸，倦怠嗜卧，滑泄下利。

神妙橡实散

【方源】　《太平圣惠方》卷五十九。

【组成】　橡实 60 克，干楮叶(炒炙)30 克。

【用法】　上药研为细散。每次 3 克，煎乌梅汤调下，不拘时候。

【主治】　水谷痢，无问老少，日夜百余行。

神效三仙散

【方源】　方出《苏沈良方》卷九，名见《仙拈集》卷四。

【组成】　决明子不拘多少(为末)，水银、轻粉各少许。

【用法】　上同为散。先以物擦破癣上，再以散敷之。

【主治】　癣，日久者。

神效三良散

【方源】　《普济方》卷三三一。

【组成】　吴茱萸(墨豆同炒)、寒食面、干姜(炮)各 30 克。

【用法】　上药研为散。每次 6 克，食前温酒调下，1 日 3 次。

【主治】　妇人五色带下不止。

神效三妙散

【方源】　《仙拈集》卷四。

【组成】　硫黄、雄黄各 3 克，白胡椒 2.4 克。

【用法】　上药研为末。香油调搽。

【主治】　脓窠疮。

神效天麻汤

【方源】　《卫生宝鉴》卷九。

【组成】　胡麻(研)250 克，天麻 60 克，乳香(研)21 克半。

【用法】　上药研为末。每次 15 克，腊茶调下，1 日 3 次，服半月。两腰眼灸 40 壮。

【主治】　疠风。

【宜忌】　忌动风物。

神效火龙膏

【方源】　《摄生众妙方》卷四。

【组成】　生姜自然汁 100 毫升，牛皮胶(明亮者，用水熬化)60 克，麝香(真正者，研细)6 克。

【用法】　将胶汁倾入姜汁内，再煎待稠黏，将麝香末搅入,俟温暖适宜,却量手足湿痛处长短阔窄均匀摊开冷定,自不粘贴衣被,不必用油纸,7～8日后渐次脱去,如前法再熬贴。不过六七次自愈。

【主治】　湿症,手足湿痛。

神效白术丸

【方源】　《普济方》卷一六五引《卫生家宝》。

【组成】　半夏240克,神曲180克。

【用法】　上药研为细末,生姜自然汁和作饼子,以纸裹,当风处候干;用面30克,白术30克,同为末,生姜自然汁为丸,如梧桐子大。每次30丸,姜汤送下,不拘时候。

【主治】　痰壅喘嗽,不下饮食。

神效疔毒丸

【方源】　《青囊秘传》。

【组成】　雄黄、大黄、巴豆各9克。

【用法】　杵烂,面糊为丸,如凤仙花子大。轻者每次9丸,重者21丸,极重者30丸。

【主治】　疔毒。

【宜忌】　宜慎用。

神效瘰疬方

【方源】　《医宗金鉴》卷六十四。

【组成】　白胶香、海螵蛸、降真香(心无土气者)各等份。

【用法】　上药研为末,温水调稠,薄纸摊贴。

【主治】　瘰疬初起。

神验胎动方

【方源】　《张文仲方》引《徐王效方》(见《外台秘要》卷三十三)。

【异名】　川芎散(《圣济总录》卷一五五)、当归汤(《圣济总录》卷一五九)、佛手散(《普济本事方》卷十)、催生神妙佛手散(《妇人良方大全》卷十二)、归芎汤(《医学心悟》卷五)。

【组成】　当归18克,川芎12克。

【用法】　水400毫升,酒350毫升,煮取300毫升,分3次服。若胎死即出。血上心腹满者,如汤沃雪。

【功用】　①《圣济总录》:安胎止痛。

②《卫生家宝产科备要》:缩胎催生。化恶血,生好血。

③《普济方》:调益营卫,滋养血气。

④《摄生众妙方》:补血活血,生新逐败。

⑤《纲目拾遗》:引血归经。

【主治】　①《张文仲方》引《徐王效方》:胎动。

②《圣济总录》:妊娠腹痛不可忍;子死腹中血气不清。

③《本事方》:妊孕五七月,因事筑磕著胎,或子死腹中,恶露下,疼痛不止,口噤欲绝,

④《卫生家宝产科备要》:产后血虚迷闷,眩晕耳鸣,不省人事,胸膈不快,恶心呕逆,血崩口噤,头痛发热,如伤寒证者。

⑤《妇人良方大全》:伤胎、崩中、金疮、拔牙去血过多,昏晕欲倒者。

⑥《普济方》:诸疾气血虚羸,短气,腹中疼痛,面体少色,心忪惊悸,虚烦汗出,时发寒热,倦久无力。

⑦《医学心悟》:产后淤血停积,阻碍新血,不得归经,恶露不绝,腹痛。

神验黄连丸

【方源】　《外台秘要》卷二十五引《近效方》。

【组成】　黄连30克,茯苓60克,阿胶(炙)30克。

【用法】　上先捣黄连、茯苓为末,以少许水溶阿胶,和为丸,众手丸之,晒干,量患轻重,每次30～40丸,空腹以饮送下。渐渐加至60丸。常用之极效。

【主治】　痢疾,无问寒热。

神验噎膈方

【方源】　《良方集腋》卷上。

【组成】　威灵仙(水浸1宿取出,捣汁)60克,食盐4.5克,狗宝末0.9克。

【用法】　上药共调和,炖温服。服之少顷,病者觉上焦胸膈之间气机旋扰作动,勿令呕,次日仍用威灵仙60克,浸之隔宿,如前捣汁,入食盐4.5克,刮入狗宝末1.2克,调服之,觉动处略下;第三日仍如前法再用威灵仙60克,绞汁入食盐4.5克,狗宝末1.5克,调服,少停,动更下,则大便下黑血痰涎。下之后正气虚耗。必须预备三剂,服之则气机通利,病即愈矣。

【主治】　噎膈。

【宜忌】　愈后必得食淡一年,庶不再发,倘不能食淡,再发不治矣。

神授目露丹

【方源】　《良朋汇集》卷一。

【组成】　干糟糟头 180 克,生姜 120 克。

【用法】　上药共捣成饼,或焙或晒干,每 30 克入炙甘草 6 克,研末。每次 6 克,入盐少许,开水调,代茶服,不拘时候。随愈时时可服。

【主治】　噎。

神仙少卧益力方

【方源】　《太平圣惠方》卷九十四。

【组成】　白术、麻黄(去根节)、甘草各 30 克。

【用法】　上药研为细散。每次 6 克,食后开水调服。

【功用】　益气力。

【主治】　《普济方》引《卫生家宝方》:四时伤寒时气。

神效观音救苦丹

【方源】　《冯氏锦囊·杂症》卷十九。

【组成】　麝香 3 克,朱砂 6 克,硫黄 9 克。

【用法】　上各为细末,先将硫黄化开,次入朱、麝同化,倾入瓷器内;候干再研末,隔火化开,候干,切作如粞、如米大,贮瓷瓶内,慎勿出气,珍藏听用。用时将药置患处(重者用药米粒大,轻者用药粞粒大),以灯火点着,候至火灭,连灰罨于肉上,立见痊愈,只须一壮,不必复灸;若患处阔大,连排数壮,一起灸之(此药灸时不甚热痛,灸后并不溃脓)。

【主治】　①《冯氏锦囊》:一切风寒湿气,流注作痛,手足踡挛,小儿偏搐,口眼㖞斜,妇人心腹痞块攻痛,不问年深月久。

②《外科全生集》:小疖。

神效秘传立胜散

【方源】　《鸡峰普济方》卷二十七。

【组成】　花椒、豆豉各 10 粒。

【用法】　入口烂嚼,吐在手心中,次将天南星末调匀得所。涂所伤处,手擦微热,自有黄水出尽,未愈,更作此药。

【主治】　中蛇、蜈蚣、蝎、蜂、蜘蛛、射工、沙虫等毒。

既济丹

【方源】　《普济方》卷一九七引《经效济世方》。

【组成】　附子(炮,去皮,炒)30 克,朱砂 15 克。

【用法】　上药研为末,以半夏面末做糊为丸,如梧桐子大。疟发日,以井花水吞下 1 丸,默想药至丹田。

【主治】　疟疾。

屋土散

【方源】　《洞天奥旨》卷十一。

【组成】　瓦上陈土 9 克,炒黄柏 9 克,生甘草 6 克。

【用法】　上各为细末。用蜜与醋同调,外涂患处。

【主治】　胡漏丹。乃肝经虚火外发,从阴上起红肿。

退赤汤

【方源】　《普济方》卷七十四引《备急千金要方》。

【组成】　干艾叶(烧灰)6 克,宣连(为末)6 克,古铜钱 10 枚。

【用法】　上入大盏内,开水泡,放冷澄定,取上清者,以水隔盏浸令冷,以所浸泡铜钱点之。1 日内取愈。

【主治】　眼暴赤。

退毒饮

【方源】　《仁斋直指方论》卷二十三。

【组成】　穿山甲(醋炙焦)15 克,猪苓(醋微炙)9 克。

【用法】　上药研为末。每次 6 克,食前老酒调下;次以法醋煮肥皂,研膏敷之。

【主治】　便毒肿结。

退翳丸

【方源】　《永乐大典》卷一一一四一二引《眼科诀髓》。

【组成】　蛇蜕 5 条,海螵蛸 60 克,甘草 15 克。

【用法】　上药研为末,米饮为丸,如绿豆大。每次 15 丸,米饮送下。

【主治】　小儿浮翳。

退翳散

【方源】　《是斋百一选方》卷九。

【组成】　真蛤粉(别研细)、谷精草(生,令为细末)各 30 克。

【用法】　上药研为末。每次 6 克,用生猪肝 1 片如 3 指大,劈开,撒药在上,再用麻线扎之,浓米泔 1 碗,煮肝熟为度,取出放冷。食后、临睡细嚼,却用原煮肝米泔送下。

【主治】　目内翳障,或疮疹后余毒不散。

【宜忌】　忌一切毒物,不可食鸡、鸭子。

退火回生丹

【方源】　《痘疹心法》卷二十三。

【组成】　滑石 3 克,朱砂 3 克,冰片 0.3 克。

【用法】　上药研为细末。每次 1 克,冷水调下。得睡少时,神安气宁,痘转红活。

【主治】　①《痘疹心法》:痘中狂妄。

②《医方考》:痘证血热枯涩者。

【方论】　《医方考》:火炎则水干,是故枯涩。用滑石、辰砂导去其热,此灶底抽薪之意;入冰片者,欲其速达而无壅滞也。

除风散

【方源】　《圣济总录》卷十八。

【组成】　防风(去叉)、蝎梢(炒)各 30 克,白花蛇头(酒浸,炙)2 枚。

【用法】　上药研为散。每次 3 克,温酒调下。

【主治】　紫癜风。

除泡散

【方源】　《种痘新书》卷三。

【组成】　滑石(飞过)120 克,白术、白芷各 30 克。

【用法】　上药研为末。以银针挑破其痘,令去清水,将此末撒之,内服实浆散。

【主治】　痘有水泡者,或痘有湿烂流水出。

除疸丸

【方源】　《感证辑要》卷四。

【组成】　倭硫黄 90 克,净青矾 30 克。

【用法】　上药研为细末,水泛为丸,姜半夏粉 30 克为衣。每次 3～4.5 克,开水送服。

【主治】　阴黄,黄而昏暗如熏黄色,而无烦渴热象者。

除热粉散

【方源】　《幼幼新书》卷十五引《婴孺方》。

【组成】　雷丸 90 克,牡蛎、肉桂各 30 克。

【用法】　为粉。粉儿身。

【主治】　伤寒,余热不退。

眉毛脱落丹

【方源】　《青囊秘传》。

【组成】　大皂角、鹿角、松毛各等份。

【用法】　上烧炭存性,为末。姜汁调擦,立出。

【主治】　毛发脱落。

蚤休散

【方源】　《药奁启秘》。

【组成】　重楼(晒干,研末)不拘多少。

【用法】　上药用菊花露同蜜调敷。

【主治】　疔疮肿痛。

孩儿散

【方源】　《东医宝鉴·外形篇》卷四引《医学入门》。

【组成】　熊胆 15 克,孩儿茶 6 克,冰片 1 克。

【用法】　上药研为末,人乳调。涂肛上,热汁自出而肛收。

【主治】　肛脱热肿。

结杀膏

【方源】　《中国医学大辞典》。

【组成】　结杀(香木,产西方诸国,花极馨香,熬之成膏)、胡桃仁、香油。

【用法】　和涂。

【主治】　头风白屑。

绛　雪

【方源】《古今医统大全》卷十四。

【组成】 冰片3.5克,硼砂3克,珍珠9克。

【用法】 上研匀。每次1克,掺于舌上,津咽之。

【主治】 唇口生疮,声哑。

绛雪散(1)

【方源】《寿世保元》卷五。

【组成】 白矾(枯)30克,朱砂3克,生姜2片。

【用法】 上药研为末。每次4.5克,轻者3克,空腹以开水送下。

【主治】 诸心气痛不可忍者。

绛雪散(2)

【方源】《救急选方》卷上引刘长春方。

【组成】 朱砂3克,金箔3叶,白矾(枯)30克。

【用法】 上药研为细末。每次4.5克,轻者3克,空腹以开水送下。

【主治】 诸心气痛,不可忍者。

十　画

珠粉散

【方源】《古今医鉴》卷十五引翟散官方。

【组成】 轻粉30克,珍珠6克,天竺黄18克。

【用法】 上药研为细末。将疮用槐条煎汤洗净后搽药。即愈。

【主治】 杨梅疮。

珠黄散

【方源】《疡科捷径》卷下。

【组成】 濂珠10克,犀角6克,人中黄30克。

【用法】 上药研为末。每次1克,灯心汤调下。

【主治】 胎中积热所致的小儿脐突。

珠玉二宝粥

【方源】《医学衷中参西录》上册。

【组成】 生山药、生薏苡仁各60克,柿霜饼24克。

【用法】 先将山药、薏苡仁捣成粗渣,煮至烂熟,再将柿霜饼切碎,调入融化,随意服之。

【功用】 补肺健脾养胃。

【主治】 脾肺阴分亏损,饮食懒进,虚热劳嗽,并一切阴虚之证。

【方论】 山药、薏苡仁皆清补脾肺之药,然单用山药,久则失于黏腻;单用薏苡仁,久则失于淡渗;唯等分并用,乃可久服无弊。又用柿霜之凉可润肺,甘能归脾者,以为之佐使。病人服之不但祛病,并可充饥,不但充饥,更可适口,用之对证,病自渐愈。即不对证,亦无他患,诚为至稳善之方也。

【验案】 劳嗽 一少年因感冒懒于饮食,犹勤稼穑,枵腹力作,遂成劳嗽,过午发热,彻夜咳吐痰涎。医者因其年少,多用滋阴补肾之药,间有少加参、芪者,调治2月不效,饮食减少,痰涎转增,渐至不起,脉虚数兼有弦象,知其肺脾皆有伤损也,授以此方,俾1日2次服之,半月痊愈。

蚕灰散

【方源】《鸡峰普济方》卷二十四。

【组成】 蚕子灰6克,人中白3克,麝香少许。

【用法】 上药研为细末。贴齿龈上,1日3遍为妙,涎出吐了。

【主治】 温疳齿。

蚕茧散

【方源】《医学入门》卷八。

【组成】 蚕茧3个,白术、信石各3克。

【用法】 俱火煅,为末。撒烂肉上。

【主治】 瘰疬已破。

秦艽散

【方源】《圣济总录》卷一一七。

【组成】　秦艽(去苗土)、柴胡(去苗)各 30 克。

【用法】　上药研为散。每次 9 克,割猪肝 3 片,用酒煮之,去肝,取酒调药温服。

【主治】　虚劳口疮久不愈。

秦皮汤(1)

【方源】　《外台秘要》卷二引张文仲方。

【组成】　秦皮、升麻、黄连各 30 克。

【用法】　水煎,冷之,仰眼,以绵绕箸头,取汤以滴眼中,如屋漏状,须臾复用,1 日 5～6 次。

【主治】　伤寒病热毒气入眼,生赤脉赤膜,白肤白翳者及赤痛不得见光,痛毒烦恼者。

【宜忌】　忌猪肉、冷水。

秦皮汤(2)

【方源】　《外台秘要》卷二十一引《近效方》。

【组成】　秦皮 30 克,栀子 2 枚,淡竹叶 1 握。

【用法】　上切,绵裹,水煎,以绵滤取,洗眼。

【主治】　黑睛及瞳仁莹薄有疮翳。

【宜忌】　滤液宜净器物盛之;不可用辛辣及温药洗之。

秦皮汤(3)

【方源】　方出《外台秘要》卷二十一引谢道人方,名见《圣济总录》卷一〇三。

【组成】　秦皮、黄连各 30 克,苦竹叶一升。

【用法】　水煎,洗眼。

【主治】　眼忽肿痛,盲。

【宜忌】　忌猪肉。

秦皮散

【方源】　《太平惠民和剂局方》卷七。

【组成】　秦皮、滑石(桂府者,捣碎)、黄连(去须)各 300 克。

【用法】　上药研为细末。每用 1.5 克,沸汤泡,去渣,温热频洗。

【主治】　①《太平惠民和剂局方》:成人小儿风毒赤眼肿痛,痒涩眵泪,昏暗羞明。

②《古今医统大全》:痘毒入眼。

秦艽散(1)

【方源】　《圣济总录》卷一一七。

【组成】　秦艽(去苗土)、柴胡(去苗)各 30 克。

【用法】　上药研为散。每次 9 克,割猪肝 90 克,用酒煮之,去肝,取酒调药温服。

【主治】　虚劳口疮久不愈。

秦艽散(2)

【方源】　《小儿药证直诀》卷下。

【组成】　秦艽(去芦头,切,焙)、甘草(炙)各 30 克,干薄荷(勿焙)15 克。

【用法】　上药研为粗末。每次 3～6 克,水煎,食后温服。

【主治】　潮热减食,蒸瘦。

【方论】　《小儿药证直诀类证释义》:秦艽退蒸,薄荷清热,炙甘草和中,故能治潮热减食,蒸瘦。

秦艽煮散

【方源】　《普济方》卷一九五引《太平圣惠方》。

【组成】　秦艽(去苗土)105 克,芒硝 30 克。

【用法】　上药研为末。用牛乳 200 克,煎至 100 毫升,食前分 2 次温服。

【主治】　黄疸。身体面黄及爪甲、小便俱黄,心神烦闷。

秦川剪红丸

【方源】　《永类钤方》卷四。

【组成】　芫花(醋煮)30 克,巴豆(去油)9 粒,甘遂 30 克。

【用法】　上药研为末,面糊为丸,如梧桐子大,候干,用红罗包之,绢线扎系,剪断。每次 1 丸,醋汤送下。

【主治】　气膈。

桂心汤(1)

【方源】　方出《太平圣惠方》卷四十七,名见《普济方》卷二〇三。

【组成】　肉桂 60 克,木瓜(干者)60 克,乌梅 60 克。

【用法】　上药研为散。每次 15 克,水煎,去渣温服,1 日 3 次。

【主治】　霍乱,脚转筋。

桂心汤(2)

【方源】　《圣济总录》卷二十五。

【组成】　肉桂(去粗皮)30 克,槟榔(锉)、半夏(汤洗 7 遍、炒)各 15 克。

【用法】　上药研为粗散。每次 12 克,加生姜 5 片,水煎,去渣,食前温服。

【主治】　伤寒心下有饮,悸动不定。

桂心汤(3)

【方源】　《圣济总录》卷三十八。

【组成】　肉桂(去粗皮)90 克,厚朴(去粗皮,涂生姜汁,炙)120 克,枳实(去瓤,麸炒)150 克。

【用法】　上药研为粗末。每次 9 克,加生姜 3 片,水煎,去渣温服,不拘时候。

【主治】　霍乱心腹痛,烦呕不止。

桂心汤(4)

【方源】　《圣济总录》卷六十三。

【组成】　肉桂(去粗皮)、干姜(炮)、半夏(汤洗去滑,炒)各 9 克。

【用法】　上药研为粗末。每次 9 克,加生姜 3 片,水煎,去渣,空腹温服。

【主治】　脾胃虚寒,呕吐不止。

桂心汤(5)

【方源】　《外台秘要》卷七引《集验方》。

【组成】　肉桂 12 克,生姜 9 克,吴茱萸 6 克。

【用法】　酒煎,去渣,分 3 次温服。

【主治】　寒疝,气来往冲心腹痛。

【宜忌】　忌生葱。

桂心散(1)

【方源】　方出《肘后备急方》卷一,名见《外台秘要》卷七。

【组成】　肉桂、当归各 30 克,栀子 14 枚。

【用法】　上药研为散。每次 1.5 克,酒送下,1 日 3～5 次。

【主治】　①《肘后备急方》:猝心痛及久心病发作有时节者。

②《太平圣惠方》:小儿心痛不止。

【宜忌】　《外台秘要》:忌生葱。

桂心散(2)

【方源】　《医心方》卷十五引《令李方》。

【组成】　黄芪 18 克,白芍 12 克,肉桂 3 克。

【用法】　上药研为散。每次 3 克,酒送下,1 日 3 次。

【主治】　痈肿。

桂心散(3)

【方源】　《太平圣惠方》卷八十九。

【组成】　肉桂、乱发灰各 10 克,干姜(炮裂,锉)5 克。

【用法】　上药研为散。每次 1.5 克,以冷水调下,不拘时候。

【主治】　小儿鼻出血,心闷。

桂心散(4)

【方源】　《普济方》卷四十六。

【组成】　肉桂(去粗皮)、荜茇、细辛(去苗叶)各等份。

【用法】　上药研为散。每用 0.5 克,先含温水一口,即搐药于鼻中;偏头痛,随痛左右用之。

【主治】　脑风头痛。

桂心散(5)

【方源】　《医略六书》卷三十。

【组成】　肉桂 45 克,蒲黄 90 克,延胡索(酒炒)45 克。

【用法】　上药研为散。每次 9 克,砂糖灰汤煎,去渣温服。

【主治】　产后恶血冲心痛,脉紧涩滞者。

【方论】　产后恶血不下,上冲心膈,故心气窒塞,心痛不休焉。肉桂温经通闭,开心气之窒塞;蒲黄破瘀下行,降恶血之冲逆;延胡索活血以通经脉也。为散,砂糖汤煎,使淤血消化,则新血自生,而恶血无不下,安有上冲心膈,心痛不已之患乎。

桂心粥

【方源】　《医方类聚》卷一〇六引《食医心鉴》。

【组成】　肉桂 4 克,茯苓 6 克,桑白皮 12 克。

【用法】　水煎,去渣,量事著米煮粥食之。

【主治】　胸膈气壅结,饮食不下。

桂心膏

【方源】　方出《太平圣惠方》卷三十六,名见

《圣济总录》卷一一四。

【组成】　鸡脂(炼成下)150 克,肉桂 15 克,野葛 15 克。

【用法】　上药研为粗散,以鸡脂熬,去渣成膏。每用笔管纳入少许膏,炙令管热,侧卧滴入耳中。

【主治】　①《太平圣惠方》:久耳聋。

②《圣济总录》:耵聍。

桂附丸

【方源】　《类编朱氏集验方》卷三。

【组成】　补骨脂(炒)60 克,附子(炮)、肉桂各 30 克。

【用法】　酒糊为丸。每次 50 丸,空心酒送下。

【主治】　五种腰痛。

桂附散

【方源】　《太平圣惠方》卷十。

【组成】　肉桂 30 克,附子(炮裂,去皮脐)30 克,甘草(炙微赤,锉)15 克。

【用法】　上药研为粗散。每次 9 克,加生姜 3 克,水煎,去渣,稍热服。衣覆出汗。

【主治】　伤寒中风,身体痛,不烦躁,能自转侧,脉浮虚者。

桂枝汤(1)

【方源】　《普济方》卷一四七引《鲍氏方》。

【组成】　桂枝 30 克,白芍 45 克,甘草 30 克。

【用法】　上药研为散。每次 15 克,水煎,食前服。盖被取微汗。

【主治】　①《普济方》引《鲍氏方》:伤风头痛,鼻鸣干呕,发热自汗恶风,或寒热汗出则少解,如疟状,脉浮洪虚大。

②《杂病源流犀烛》:感冒过汗。

【加减】　盛夏时及淋家、酒家、衄家,于桂枝汤加黄芩,名阳旦汤;或夏日只用本方增白芍,名建中汤。

桂枝汤(2)

【方源】　《外台秘要》卷十四引《深师方》。

【组成】　肉桂、甘草(炙)各 9 克,大枣(一方用生姜 150 克)12 枚。

【用法】　水煎服。

【主治】　中风汗出,干呕。

【宜忌】　忌生葱、海藻、菘菜。

桂枝汤(3)

【方源】　《伤风约言》。

【组成】　桂枝、白芍各 6 克,生姜 9 克。

【用法】　水煎合,去渣顿服。中病即止。

【主治】　外感风寒,脉浮数者。

桂香汤

【方源】　《医钞类编》卷十七。

【组成】　当归、川芎、肉桂。

【用法】　上药研为末。每次 12～15 克,水、酒同煎服。

【主治】　产后腹痛不可忍。

桂浆粥

【方源】　《药粥疗法》引《粥谱》。

【组成】　肉桂 2～3 克,粳米 50～100 克,红糖适量。

【用法】　将肉桂煎取浓汁去渣,再用粳米煮粥,待粥煮成后,调入桂汁及红糖,同煮为粥。或用肉桂末 1～2 克,调入粥内同煮服食。

【功用】　补阳气,暖脾胃,散寒止痛。

【主治】　肾阳不足,畏寒怕冷,四肢发凉,阳痿,小便频数清长,脉搏微弱无力;脾阳不振,脘腹冷痛,饮食减少,大便稀薄,呕吐,肠鸣腹胀,消化不良,以及寒湿腰痛,风寒湿痹,妇人虚寒性痛经。

桂心三物汤

【方源】　《备急千金要方》卷十三。

【组成】　肉桂 60 克,胶饴 250 克,生姜 60 克。

【用法】　上药研为散。水煮,去渣纳饴,分 3 次服。

【主治】　心中痞,诸逆悬痛。和脾气,缓急痛。凡心痛之属虚冷者宜之。

桂术加葱汤

【方源】　《辨证录》卷一。

【组成】　白术 15 克,肉桂 3 克,葱 1 茎。

【用法】　水煎服。

【主治】　冬月伤寒,五六日腹痛利不止,厥逆无脉,干呕而烦。

桂枝加附子汤

【方源】 《云岐子脉诀》。

【组成】 肉桂、附子(炮)各 30 克,甘草 10.5 克。

【用法】 上药研为散,水煎服。

【主治】 腹痛,脉迟缓。

桂附杜仲汤

【方源】 《会约医镜》卷七。

【组成】 肉桂 9 克,附子(急则用生附子) 9~12 克,杜仲 6 克。

【用法】 热服。如上焦假热拒格,冷服。

【主治】 真寒腰痛,六脉弦紧,口舌青,阴囊缩,身战栗。

【加减】 如膝冷而痛,加牛膝 6~9 克;如兼湿者,加苍术 6 克。

桂苓甘草汤

【方源】 《伤寒全生集》卷三。

【组成】 桂枝、茯苓、甘草。

【用法】 水煎服。

【主治】 水停心下而悸者。

桂枝生姜枳实汤

【方源】 《金匮要略》卷上。

【组成】 桂枝、生姜各 90 克,枳实 5 枚。

【用法】 水煮,分 3 次温服。

【功用】 ①《医宗金鉴》:通阳气,破逆气。

②《金匮要略方义》:行气消痞,温中化饮。

【主治】 ①《金匮要略》:心中痞,诸逆心悬痛。

②《金匮要略方义》:胃脘痞闷,气逆上攻作痛,呕恶暖气,畏寒喜热者。

【宜忌】 《外台秘要》:忌生葱。

【方论】 ①《金匮玉函经二注》:枳实、生姜,原以治气塞,况于痞乎?故较前条稍减轻分两,使痞者下其气以开之。悬痛属饮者,得生姜以散之,既足建功矣。乃去陈皮而用桂枝者,以所逆非一,或肾气上冲,正未可知,桂伐肾邪,正其能事,不但调和营卫,为去痞臣也。

②《金匮要略心典》:桂枝、枳实、生姜辛以散

逆,苦以泄痞,温以祛寒也。

③《金匮要略方义》:方中重用枳实快气消痞,以桂枝通阳降逆,以生姜散寒化饮,三药相合,使气行则痞消,阳盛则饮化,气畅饮消则诸痞逆痛自愈。

【验案】 吐水 《金匮要略今释》引《成迹录》:一妇人患吐水,水升胸间,漫漫有声,遂致吐水,每日晡而发,至初更乃己。诸医与大小柴胡汤及小半夏汤之类,无效。先生诊之,用桂枝枳实生姜汤,乃全愈。

桔梗汤

【方源】 《普济方》卷二八六引《卫生家宝》。

【组成】 桔梗、甘草、薏苡仁各 60 克。

【用法】 上药研为粗末。每次 15 克,水煎,去渣服。

【主治】 肺痈初萌。

桔梗散(1)

【方源】 《太平圣惠方》卷六。

【组成】 桔梗(去芦头)22.5 克,甘草(炙微赤,锉)30 克,茯苓 60 克。

【用法】 上药研为散。每次 9 克,水煎,去渣温服,不拘时候。

【主治】 肺痿咳嗽,胸中满而振寒,脉数,咽干或渴,时时出唾,又吐脓如米粥者。

桔梗散(2)

【方源】 《太平圣惠方》卷十。

【组成】 桔梗(去芦头)90 克,甘草(生用)60 克,苦参(锉)15 克。

【用法】 上药研为粗散。每次 15 克,水煎,去渣温服,不拘时候。

【主治】 伤寒三二日,咽喉痛。

桔梗半夏汤

【方源】 《圣济总录》卷二十五。

【组成】 桔梗(锉,炒)、半夏(姜汁制,切,焙)、陈橘皮(汤浸,去白,焙)各 30 克。

【用法】 上药研为粗末。每次 12 克,加生姜 3 片,水煎,去渣热服。

【功用】 顺气消痞。

【主治】 ①《圣济总录》:伤寒冷热不和,心腹

痞满,时发疼痛。

②《玉机微义》:胸膈痰涎不利,气逆呕哕;痰气不降,咽肿欲成喉痹者。

桔梗枳壳汤

【方源】《仁斋直指方论》卷五。

【组成】 枳壳(制)、桔梗各 60 克,甘草(炒)15 克。

【用法】 上药研为散,每次 12 克,加生姜 5 片,水煎,温服。

【主治】 ①《仁斋直指方论》:诸气痞结满闷。

②《医方类聚》:气不下降,大便不通。

桔梗甘草防风汤

【方源】《小儿痘疹方论》。

【组成】 桔梗(炒)、甘草(炙)、防风各等份。

【用法】 上药研为粗散。每次 9 克,水煎,去渣,徐徐温服,量大小加减。

【主治】 ①《小儿痘疹方论》:小儿痘疹,风热咽喉不利。

②《普济方》:小儿疹子已出,口舌生疮,咽干壮热,饮水咳嗽,痰涎不利。

桔梗甘草栀子汤

【方源】《医方类聚》卷二六五引《疮疹方》。

【组成】 桔梗 15 克,甘草 15 克,栀子 7.5 克。

【用法】 上药研为粗末。每次 9 克,水煎服。

【主治】 疮疹心烦者。

桔梗甘草鼠粘子汤

【方源】《医方类聚》卷二六五引《疮疹方》。

【组成】 桔梗、甘草、鼠粘子(微炒)各等份。

【用法】 上药研为粗末。水煎,食后温服。

【主治】 疮疹,咽膈不利。

瓜蒌汤(1)

【方源】《医心方》卷十二引《范汪方》。

【组成】 瓜蒌 12 克,黄连 6 克,甘草 12 克。

【用法】 水煎服。

【主治】 消渴。日饮一斛,小便亦如之。

瓜蒌汤(2)

【方源】《内经拾遗方论》卷二。

【组成】 瓜蒌 1 枚(大者,重 30～60 克者,连皮捣烂),甘草(蜜炙)6 克,红蓝花 1.5 克。

【用法】 水煎,温服,不拘时候。

【主治】 左胁气痛。

瓜蒌散(1)

【方源】《太平圣惠方》卷五十九。

【组成】 瓜蒌 1 枚,白矾 30 克,白石英 30 克。

【用法】 上二味入瓜蒌中,以湿纸裹烧,候赤为度,待冷,捣细研为散。每次 3 克,食前以粥饮调下。

【主治】 休息痢。

瓜蒌散(2)

【方源】《圣济总录》卷四十九。

【组成】 瓜蒌根 90 克,墨 30 克,铅丹 15 克。

【用法】 上药研为细散,和匀。每次 3 克,新汲水调下,1 日 3 次,不拘时候。

【主治】 膈消。

瓜蒌散(3)

【方源】《圣济总录》卷一〇一。

【组成】 瓜蒌实 1 枚,青盐(细研)30 克,苦杏仁(去皮尖)21 粒。

【用法】 上取瓜蒌,开顶作盖子,取出瓤并子,用青盐、杏仁同瓜蒌瓤并子纳入瓜蒌内,却将顶盖盖了,麻线系定,盐泥固济,炭火煅烟尽,去泥取药为末。早夜揩牙。

【主治】 须黄白。

瓜蒌散(4)

【方源】《普济方》卷七十三引《卫生家宝方》。

【组成】 小团瓜蒌(篱上长藤蔓,结实如弹子大,色红,皮上无毛,九十月间采,晒干)、槐花(炒)、赤芍各等份。

【用法】 上药研为末。每次 6 克,临卧温酒下。

【主治】 赤眼,痛不可忍。

瓜蒌麝香散

【方源】《圣济总录》卷一四一。

【组成】 瓜蒌(新黄大者)1 枚。

痞满,时发疼痛。

②《玉机微义》:胸膈痰涎不利,气逆呕哕;痰气不降,咽肿欲成喉痹者。

【用法】　上以刀开下顶子,不去瓤,选不蛀皂荚子填满,却取开下顶子盖,别用纸筋泥固济约5厘米厚,以炭火簇合烧令红,放一地坑内出火毒,1宿取出,加麝香末3克,研令极细,入瓷盒盛。每次3克,米饮调下,温酒亦得。

【主治】　牝痔及一切内外痔,疼痛不可忍者。

瓜蒌薤白白酒汤

【方源】　《金匮要略》卷上。

【组成】　瓜蒌实(捣)1枚,薤白15克,白酒7升。

【用法】　同煎,分2次温服。

【主治】　胸痹。喘息咳唾,胸背痛,短气,寸口脉沉而迟,关上小紧数。

【方论】　①《金匮要略论注》:人之胸中如天,是气用事,故清肃时行,呼吸往还,不愆常度,津液上下,润养无壅。痹则虚而不充,其息乃不匀而喘,唾乃随咳而生。胸为前,背为后,其中气痹则前后俱痛,上之气不能常下,则下之气不能时上而短矣。寸口主阳,因虚伏而不鼓,则沉而迟;关主阴,阴寒相搏,则小紧而数,数者,阴中挟燥火也。故以瓜蒌开胸中之燥痹为君,薤白之辛温以行痹着之气,白酒以通行荣卫为佐。其意谓胸中之阳气布,则燥自润,痰自开,而诸证悉愈也。

②《医方集解》:此上焦膻中药,膻中,两乳中间,经曰:膻中者,臣使之官,喜乐出焉。喻嘉言曰:胸中阳气如离照池空,旷然无外,设地气一上,则窒塞有加,故知胸痹者,阴气上逆之候也。仲景微则用薤白白酒以益其阳,甚则用附子干姜以消其阴,世医不知胸痹为何病,习用豆蔻、木香、诃子、三棱、神曲、麦芽等药,坐耗其胸中之阳,亦相悬矣。

③《金匮玉函经二注》:栝楼性润,专以涤垢腻之痰。薤白臭秽,用以通秽浊之气,同气相求也。白酒熟谷之液,色白上通于胸中,使佐药力上行极而下耳。

④《金匮要略方论本义》:栝楼实,苦以降气也;薤白独多用,升阳散聚也;白酒更多用,温中和血也。徐徐煎取,温温再服,缓以治上,汤以荡邪也。诚治胸痹之善术也。

⑤《金匮要略心典》:胸中阳也,而反痹,则阳不用矣。阳不用,则气之上下不相顺接,前后不能贯通,而喘息、咳唾、胸背痛、短气等证见矣。更审其

脉,寸口亦阳也,而沉迟则等于微矣;关上小紧,亦阴弦之意,而反数者,阳气失位,阴反得而主之,《易》所谓阳凝于阳,《书》所谓牝鸡司晨也。是当以通胸中之阳为主。薤白、白酒辛以开痹,温以行阳;栝楼实者,以阳痹之处,必有痰浊阻其间耳。

⑥《绛雪园古方选注》:君以薤白,滑利通阳;臣以瓜蒌实,润下通阴;佐以白酒,熟谷之气上行药性,助其通经活络,而痹自开。

⑦《金匮悬解》:胸痹之病,凡喘息咳唾即胸背疼痛、短气、喘促,寸口之脉沉而迟,关上脉小而紧数,是中气不通,浊阴上逆,气道痞塞而不通也。瓜蒌薤白白酒汤,瓜蒌涤瘀而清烦,薤白、白酒开壅而决塞也。

⑧《金匮方歌括》:方中用瓜蒌开胸结;薤白宣心阳;尤妙在白酒散痹通阳,引气血环转周身,使前后之气贯通无碍,则胸中旷若太空,有何胸痹之患哉?

⑨《王旭高医书六种》:薤白滑利通阳,瓜蒌润下通阴,佐以白酒熟谷之气,上行药性,助其通经活络,而痹自开。胸中阳也,而反痹,则阳不用矣。阳不用则气上下不相顺接,其津液必凝滞而为痰,故喘息咳唾、胸背痛、短气等证见矣。脉紧沉迟为阳虚之验,故主以通阳。

⑩《医方论》:薤白通阳,瓜蒌散闭结之气,再加白酒以行气血,自能消阴翳而开痹结。故不必用辛散耗血之品,以伤至高之元气也。

【验案】　冠心病　《陕西中医》(1983,4:23):应用本方加减:瓜蒌30克,薤白、丹参、赤芍、红花、川芎、降香各15克。4～6个月为1疗程。共治疗冠心病104例。结果:显效38例,改善61例,无效5例;84例心电图治疗后变化:显效4例,好转30例,无效50例。

桃仁汤

【方源】　《圣济总录》卷二十九。

【组成】　桃仁(去皮尖双仁,炒)、槐子、艾各30克。

【用法】　上药研为粗散。每次15克,加大枣3枚,水煎,去渣温服。

【主治】　伤寒狐惑病。

桃仁散

【方源】　方出《太平圣惠方》卷五十,名见《普

济方》卷二○五。

【组成】　桑白皮(锉)30 克,桃仁(汤浸,去皮尖双仁,麸炒微黄)30 克,木香 15 克。

【用法】　上药研为散。每次 9 克,加生姜 15 克,水煎,去渣,稍热服,不拘时候。

【主治】　膈气,心胸烦闷,常欲呕吐,汤水不下。

桃仁膏

【方源】　《三因极一病证方论》卷十八。

【组成】　桃仁(去皮尖)、白矾、五倍子各等份。

【用法】　上药后二味为末,研桃仁膏拌匀敷之。

【主治】　产后阴肿烦闷。

桃皮酒

【方源】　《外台秘要》卷二十引《小品方》。

【组成】　桃皮(削去黑皮,取黄皮)1500 克,麦曲 300 克,秫米 300 克。

【用法】　水煮桃皮取汁,分别渍曲、饭,酿如酒法,熟,漉去渣。每次服 30～50 毫升,1 日 3 次,耐酒者增之。以体中有热为候,小便多者即是病去便愈。

【功用】　《本草纲目》:利小便。

【主治】　水肿。

【宜忌】　忌生冷、酒、面、一切毒物。

桃奴散

【方源】　《幼幼新书》卷三十一引《吉氏家传》。

【组成】　干桃(枝上自干者)30 克,舶上硫黄、木香各 6 克。

【用法】　上药研为末。每次 3 克,木香汤调下。

【主治】　吊肾。

桃红散

【方源】　《是斋百一选方》卷十六。

【组成】　龙骨 15 克,白矾(飞)15 克,黄丹(飞)少许。

【用法】　上药研为末。每用少许,掺在疮口上,先用口含浆水,洗净揩干,用药贴之。以愈为度。

【功用】　生疮口。

桃红膏

【方源】　《梅氏验方新编》卷二。

【组成】　风化石灰 120 克。

【用法】　上药铁锅炒热,入大黄末 30 克,再同炒红,取起,入肉桂末 15 克,共和匀,米醋调成膏,摊厚帛上。贴之。

【主治】　腹胁积痛。

桃花散(1)

【方源】　《医方类聚》卷一九○引《烟霞圣效》。

【组成】　腻滑石 120 克,赤石脂 3 克。

【用法】　上药研为细末,入黄丹少许,如桃花色。每日上药 1 遍,上用膏药贴之。

【功用】　生肌止痛。

【主治】　一切疮口不收。

桃花散(2)

【方源】　《活幼心书》卷下。

【组成】　好石灰(用纱净筛)300 克,清油 60 克,大黄(锉碎,水浸透取汁)15 克。

【用法】　石灰先用铁铛炒令带熟,次入大黄汁,清油和匀,以慢火炒如桃花色,乌盆盛之,倾出在内,浮而不沉,鹅翎拂聚纸上,别着瓦器收藏。凡是破损伤痕,用涂立效。仍服疏风散、活血散。

【主治】　①《活幼心书》:一切破损,肢体出血作痛。

②《先醒斋医学广笔记》:跌损,刀伤,狗咬烂脚。

桃花散(3)

【方源】　《全国中药成药处方集》(沈阳方)。

【组成】　石膏、川贝母各 15 克,朱砂 3 克。

【用法】　上药研为细末。周岁小儿每次 0.3 克,2-3 岁儿每次 0.6～0.9 克,开水送下。

【功用】　清肺镇惊,化痰止咳。

【主治】　气喘痰鸣,烦渴喜饮,惊恐不宁,肺热咳嗽,痰壅气促,内热喘息。

【宜忌】　忌辛辣、腥腻食物。大便溏泻者忌服。

桃灵散

【方源】　《梅氏验方新编》卷二。

【组成】　白矾1.5克,五灵脂3克,乳香(去净油)2.4克。

【用法】　上药研为细末。遇痛时每次1克,酒送下。

【主治】　胃气痛。

桃白皮散

【方源】　方出《肘后备急方》卷七,名见《圣济总录》卷一四七。

【组成】　斑蝥虫(去足翅,炙)4枚,桃皮、红大戟各15克。

【用法】　上药各治下筛。以米清饮服。

【主治】　蛊毒。

桃皮膏

【方源】　《圣济总录》卷一〇一。

【组成】　桃皮(去粗黑者)(锉,水煮,去渣,先温服一半,余留洗头)150克,豉(炒,研)15克,白面(炒)15克。

【用法】　先以桃皮汁洗头,并吃讫,后以水调豉、面末敷之。

【主治】　白秃发落。

【主治】　小儿脓耳。

桃红散(1)

【方源】　《幼幼新书》卷二十七引毛彬方。

【组成】　人参(去芦,洗,锉)、藿香(去梗用叶)、曲(红色)各7.5克。

【用法】　上药研为细末。每次1.5克,米饮调下,不拘时候。

【主治】　脾胃虚弱乘冷,吐泻不定,不问冷热。

桃红散(2)

【方源】　《圣济总录》卷一三五。

【组成】　铅丹(炒)15克,白蔹(为末)30克,胡粉60克。

【用法】　上药研为细散。每用少许,疮上干撒后贴膏药。

【功用】　生肌肉。

【主治】　诸疮。

桃红散(3)

【方源】　《杂类名方》引张正爱方。

【组成】　滑石30克,赤石脂9克,黄丹6克。

【用法】　上药研为细末。干贴。

【功用】　生肌止痛。

桃红散(4)

【方源】　《普济方》卷二八四。

【组成】　白及、石膏(煅)、黄丹(炒)。

【用法】　上药研为末。干贴之。

【主治】　痈疽。

桃红散(5)

【方源】　《普济方》卷四〇七。

【组成】　白矾(煅)60克,嫩松香(末)120克,黄丹(煅)60克。

【用法】　上药研为末。用烛油调敷之。

【主治】　小儿奶癣疮。

桃花丸

【方源】　《赤水玄珠》卷八。

【组成】　赤石脂、干姜、白胡椒。

【用法】　上药研为细末,为丸如梧桐子大。每次6克,米饮调下,不拘时候。

【主治】　泄泻。

桃花汤(1)

【方源】　《伤寒论》。

【组成】　赤石脂(1/2全用,1/2筛末)500克,干姜30克,粳米300克。

【用法】　以水煮干姜、粳米令熟,去渣。温服210毫升,纳赤石脂末3克,1日3次。

【功用】　《注解伤寒论》:固下,散寒,止利。

【主治】　①《伤寒论》:少阴病二三日至四五日,腹痛,小便不利,下利不止,便脓血者。

②《温病条辨》:痢无度,脉微细,肢厥,不进食。

【方论】　①《医方考》:此方用赤石脂,以其性寒而涩,寒可以济热,涩可以固脱;用干姜者,假其热以从治,犹之白通汤加人尿、猪胆,干姜黄连黄芩人参汤用芩、连,彼假其寒,此假其热,均之假以从治耳;用粳米者,恐石脂性寒损胃,故用粳米以和之。向使少阴有寒,则干姜一两,岂足以温?而石脂一斤之多,适足以济寒而杀人矣!岂仲景之方乎?

②《金匮要略心典》：此治湿寒内淫,脏气不固,脓血不止者之法。赤石脂理血固脱,干姜温胃祛寒,粳米安中益气。崔氏去粳米加黄连、当归,用治热利,乃桃花汤之变法也。

③《绛雪园古方选注》：桃花汤,非名其色也,肾脏阳虚用之,一若寒谷有阳和之致,故名。石脂入手阳明经,干姜、粳米入足阳明经,不及于少阴者,少阴下利便血,是感君火热化太过,闭藏失职,关闸尽撤,缓则亡阴矣。故取石脂一半,同干姜、粳米留恋中宫,载住阳明经气,不使其陷下;再纳石脂末方寸匕,留药以沾大肠,截其道路,庶几利血无源而自止,其肾脏亦安矣。

④《金匮要略浅注》：此为利伤中气及于血分,即《内经》阴络伤则便血之旨也。桃花汤类,米以安中益气,赤石脂入血分而利湿热,后人以过涩疑之,是未读《本草经》之过也。

⑤《医宗金鉴》：初病下利便脓血者,大承气汤或芍药汤下之。热盛者,白头翁汤清之。若日久滑脱,则当以桃花汤养肠固脱可也。

⑥《金匮要略方义》：下利便脓血,属热者居多。本方乃温涩之剂,其所治之下利脓血,当为虚寒之证。方中赤石脂为君药,《本经》言其主泄痢肠癖,脓血阴蚀,下血赤白;臣以干姜温中散寒;佐以粳米养胃和中。三药共奏温里固肠,止血和中之效,为下利脓血及久痢滑脱,证属虚寒者常用方剂。其临床见症,当有腹痛喜温,按之痛减,下血晦黯,舌淡苔白,脉迟细无力等。

⑦《伤寒发微》：少阴为病,水凝而血败,寒水过多,不及注渗膀胱而为溺,乃溢入回肠而下利,水寒血凝,浸成朽腐,乃便脓血,非温化其寒,而填止其湿,不惟下利不止,而脓血又将加剧。此证下利而见脓血,与《金匮要略》先便后血不同,故桃花汤方治,宜与《金匮要略》黄土汤略相似。方中用赤石脂,与用灶中黄土同,用干姜与用附子同,用粳米与用甘草同。惟下血为湿热伤血而下注,与水寒伤血不同,故彼方有黄芩,而本方无之。下血为鲜血,与腐败而成脓血者又不同,故彼方有养血之阿胶、地黄,而本方无之。此则二证之不可通治者也。盖此证寒湿为第一因,由寒湿浸灌致内脏血络腐败为第二因,由下利而脾精耗损为第三因。方治所以用赤石脂为主药,干姜次之,而粳米又次之也。

⑧《伤寒论三注》：盖下利至于不止,热势已大衰,而虚寒滋起矣。故非固脱如赤石脂不能愈也。且石性最沉,味涩易滞,不以辛散之味佐之,不能取效。加粳米者,脾与胃先得其养,不特中和已也。然则半全半末者,意仲景为便脓血非细故,欲全力止脱,特用石脂斤许,但全用则气味不出,纯末则又难于下咽,殆亦斟酌其当而为之者欤。

【验案】　①慢性肠炎　《浙江中医杂志》(1982,8:378):王某,女,52岁。1981年4月21日诊。患者久有慢性肠炎病史,大便溏薄,腹痛绵绵。今年正月初四因食油腻,下利不止,服土霉素、氯霉素、呋喃唑酮(痢特灵)等药后泻利稍减,但仍是日十余行,呈白色黏冻状,兼见小便不利,腹部冷痛,四肢发凉,面色青黄,精神萎靡,口淡不渴,舌淡苔白,脉沉无力。证属脾阳虚衰,下元失固。治宜补脾回阳,温中固涩。方用赤石脂30克,粳米60克,干姜15克。服6剂,腹痛消失,大便已转正常。

②癃闭　《中医杂志》(1984,7:18):曾某,女,42岁。1978年4月5日诊。1977年10月起即作腹痛,少腹拘急,尿少而频,日排尿仅100~200毫升。曾经双氢克尿塞、呋塞米(速尿)治疗,尿量增至1500~2000毫升,腹胀随减,停药诸症又发。中药曾服八正散、五苓散、济生肾气丸、滋肾通关丸等剂,亦仅服药时症状好转,停药复如旧,病趋重笃,刻下面色苍白,形体肥胖,口和纳differ,恶心欲呕,心烦易怒,少腹拘急,腹胀尿少,尿意频频,尿色白浊,大便干,三四日一行,舌暗淡肥大,脉沉紧。此属脾肾阳气衰惫,枢机不运,气化无权。治宜温运脾肾阳气,枢转气机,方拟桃花汤:赤石脂60克,干姜、粳米各30克,清水煎至米烂熟为度,去渣,分昼三夜一温服,2日后大便通,小便利,色白浊,精神好转,寐安,纳食稍增,余症减轻。嘱再2剂,煎服法同前。4日后尿量增,腹胀、少腹拘急和心烦欲呕等证已除,面色转红润,纳增,舌体肥胖,苔净,脉沉紧,此中阳已运,肾气来复,原方再进,10日后舌脉复如常人,小便正常,大便通畅,遂以调理脾肾之剂善后。

③上消化道出血　(《福建中医药》1994,6:7)以本方:赤石脂15~30克,炮姜炭5克,山药30克,乌贼骨30克,白及30克,三七6克,生大黄3克,炙甘草3克为基本方,阴血亏虚加阿胶15克;气虚加生晒参10克,黄芪15克;偏热加地榆30克,黄连3克;肾阳虚加附子6~10克;治疗脾胃虚

寒型上消化道出血 32 例。结果:2 天内大便隐血转阴者 17 例,3 天内转阴者 11 例,4 天后转阴者 2 例,2 例胃癌 5 天未转阴。《注解伤寒论》:涩可去脱,赤石脂之涩以固肠胃;辛以散之,干姜之辛以散里寒;粳米之甘以补正气。

桃花汤(2)

【方源】 《医心方》卷十一引《范汪方》。

【组成】 赤石脂(捣筛)60 克,干姜 60 克,附子 30 克。

【用法】 水煎服。

【主治】 下痢赤白脓血。

桃花散(1)

【方源】 《医方类聚》卷一九〇引《烟霞圣效》。

【组成】 腻滑石 120 克,赤石脂 3 克。

【用法】 上药研为细末,入黄丹少许,如桃花色。每日上药 1 遍,上用膏药贴之。

【功用】 生肌止痛。

【主治】 一切疮口不收。

桃花散(2)

【方源】 《万病回春》卷七。

【组成】 桃花信 1 块。

【用法】 桑柴火内烧红,淬入细茶浓卤内,如此 7 次,去信,将茶卤入雄黄 1 块,研末入卤内。用鸡翎频扫患处。

【功用】 止痛生肌。

【主治】 癣气上攻,牙腮腐烂。

桃花散(3)

【方源】 《活幼心书》卷下。

【组成】 好石灰(用纱净筛)300 克,清油 30 毫升,大黄 15 克(锉碎,水浸透取汁)。

【用法】 石灰先用铁铛炒令带熟,次入大黄汁,清油和匀,以慢火炒如桃花色,乌盆盛之,倾出在内,浮而不沉,鹅翎拂聚纸上,别着瓦器收藏。凡是破损伤痕,用涂立效。仍服疏风散、活血散。

【主治】 ①《活幼心书》:一切破损,肢体出血作痛。

②《先醒斋医学广笔记》:跌损,刀伤,狗咬烂脚。

桃花散(4)

【方源】 《丹台玉案》卷六。

【组成】 石灰 300 克,大黄(切片,同炒红色,筛去大黄)90 克。

【用法】 以水牛胆汁拌匀炒过石灰装入胆内阴干,为末。搽患处。

【主治】 刀刃所伤,出血不止。

桃花散(5)

【方源】 《伤科方书》。

【组成】 乳香(炙)、没药(炙)、血竭(炙)各等份。

【用法】 上药研为细末。水调外敷。

【主治】 跌打损伤。

桃花膏

【方源】 《经验良方》。

【组成】 麻油 120 毫升,白蜡 48 克,赤降汞。

【用法】 加赤降汞炼和至桃花色为度,贴患部。

【主治】 梅毒疮疡。

桃杏丸

【方源】 《仙拈集》卷一。

【组成】 苦杏仁、核桃仁、生姜各等份。

【用法】 研为膏,炼蜜为丸,如弹子大。每次 1 丸,细嚼生姜汤送下。

【主治】 咳嗽。

桃根汤

【方源】 《备急千金要方》卷五。

【组成】 桃根、李根、梅根各 60 克。

【用法】 上药研为散。水煮,去渣。浴儿。

【功用】 令终身无疮疥。

桃胶散(1)

【方源】 《杨氏家藏方》卷二十。

【组成】 石膏、木通、桃胶(炒作末)各 15 克。

【用法】 上药研为细末。每次 6 克,水煎,食前通口服。

【主治】 血淋。

桃胶散（2）

【方源】《妇人良方大全》卷二十二。

【组成】 桃胶（瓦上焙干）、沉香、蒲黄（隔纸炒）各等份。

【用法】 上药研为末。每次 6 克，食前陈米饮调下。

【主治】 产后痢下赤白，里急后重，绞刺疼痛。

桃蜜膏

【方源】《嵩崖尊生全书》卷十三。

【组成】 杜仲 120 克，补骨脂 60 克，桃仁30 个。

【用法】 炼蜜为膏。空腹滚水服。

【主治】 腰痛。

桃仁承气汤

【方源】《伤寒大白》卷三。

【组成】 桃仁、大黄、枳壳。

【用法】 水煎服。

【主治】 蓄血腹痛。

桃仁雄黄膏

【方源】《医宗金鉴》卷四十九。

【组成】 桃仁、雄黄末。

【用法】 桃仁研膏，合雄黄末，鸡肝切片，蘸药纳户中。其虫一闻肝腥，皆钻肝内吮食，将肝提出，其病即愈。

【主治】 阴痒。

桃叶蒸痔方

【方源】《外台秘要》卷二十六引《删繁方》。

【组成】 桃叶一斛、细糠、胡麻（熬）各一斗。

【用法】 合煮至细糠熟为度，纳小口瓮中，将肛门对瓮口坐，以便桃叶气熏入肛门。

【主治】 五痔。

桃花生肌散

【方源】《医林纂要探源》卷十。

【组成】 风化石灰（水澄过）250 克，大黄 120克，栀子 60 克。

【用法】 合炒至石灰红色取起，去大黄、栀子，用石灰。撒疮口。须退冷陈久而后用。

【功用】 散瘀生肌，蚀恶肉，敛疮口。

核桃丸

【方源】《良朋汇集》卷二。

【组成】 补骨脂（酒浸，炒）60 克，杜仲（炒去丝）30 克，核桃仁 500 克。

【用法】 上药研为末，将桃仁共捣成膏为丸，如弹子大。每次 1 丸，早、晚用酒或滚白水送下。

【主治】 诸虚百损。

真元饮

【方源】《石室秘录》卷一。

【组成】 熟地黄 6 克，当归 15 克，甘草 3 克。

【用法】 水煎服。

【主治】 气喘而脉微涩者。

真丹散

【方源】《外台秘要》卷三十四引《崔氏方》。

【组成】 真丹（研）10 克，白矾（烧，研）20 克，川芎 40 克。

【用法】 上药研为散，以囊盛，著阴中，虫当死尽。

【主治】 阴痒似有虫状，烦闷。

真珠散

【方源】《斑疹备急》。

【组成】 瓜蒌根 30 克，蛇蜕（全，炙）3 克。

【用法】 上药研为末。用羊子肝 1 枚，劈开去筋膜，掺入药 6 克，用麻缕缠定，以米泔内煮熟，任意与吃，如少小未能吃羊肝，以熟羊肝研和为丸，如黄米大，以生米泔下 10 丸，乳头上与亦可，1 日 3次，儿小未能食肝，与乳母食之佳。

【主治】 斑疱疮疹入眼疼痛，翳膜眼赤羞明。

莽草散（1）

【方源】《幼幼新书》卷三十五引张焕方。

【组成】 莽草、寒水石、硝石各 15 克。

【用法】 上药研为细散。每用以新汲水调涂患处。

【主治】 小儿废灶火丹，丹发从足跗起，正匀赤。

莽草散（2）

【方源】 《鸡峰普济方》卷二十一。

【组成】 细辛、莽草各 15 克。

【用法】 上药研为细末，入麝香少许。每用 4.5 克，水煎，热含冷吐。

【主治】 风肿牙痛。

莲子散

【方源】 《世医得效方》卷七。

【组成】 莲子 14 个，草芽茶 14 个，乳香随上二药多少入。

【用法】 上同捣，以纸裹煨透。先以黄连汤洗患处，然后以药生贴之。

【主治】 诸痔。

莲心散

【方源】 《普济方》卷三十九。

【组成】 莲子（瓦上焙干，为末）49 粒，建茶 6 克，蜜 15 克。

【用法】 用井花水调服。

【功用】 通阴阳，利大小便。

【主治】 大小便不通。

莲肉散

【方源】 《奇效良方》卷三十四。

【组成】 莲子、益智仁、龙骨（五色者）各等份。

【用法】 上药研为细末。每次 6 克，空腹用清米饮调下。

【主治】 小便白浊，梦遗泄精。

莲肉膏

【方源】 《医学入门》卷三。

【组成】 莲子、粳米（各炒）各 120 克，茯苓 60 克。

【用法】 上药研为末，沙糖调成膏。每次 15 克，白滚汤送下。

【主治】 病后胃弱，不能饮食。

莲壳散

【方源】 《儒门事亲》卷十二。

【组成】 棕皮（烧灰）、莲壳（烧灰存性）各 15 克，香附（炒）90 克。

【用法】 上药研为末。每次 9～12 克，食前米饮调下。

【主治】 血崩。

莲花散

【方源】 方出《本草纲目》卷三十三引《孙氏集效方》，名见《医学六要·治法汇》卷六。

【组成】 莲花蕊、黑牵牛头（末）各 45 克，当归 15 克。

【用法】 上药研为末。每次 6 克，空心酒送下。

【主治】 久近痔漏。

【宜忌】 忌热物。

莲房饮

【方源】 《温热经解》。

【组成】 莲房炭 2 枚，阿胶 9 克，棉花子炭 14 粒。

【用法】 水煎服。

【主治】 妇人血崩者。

莲葱饮

【方源】 《济众新编》卷七。

【组成】 大葱白（连根）三茎，莲根 15 克。

【用法】 水煎，葱烂熟，去葱、莲，入阿胶珠 6 克，搅令溶化，空腹服。

【主治】 老人、虚人大便秘结。

【宜忌】 忌和蜜服。

莲子六一汤

【方源】 《仁斋直指方论》卷十。

【组成】 莲子心（莲心）180 克，甘草（炙）30 克。

【用法】 上药研为末。每次 6 克，食后灯心 1 小撮，煎汤调下。

【主治】 心热，小便赤浊。

莴苣熨方

【方源】 《圣济总录》卷九十四。

【组成】 莴苣（切）250 克，皂角（锉碎）3 挺，花椒（去目及闭口者，炒出汗）30 克。

【用法】　少用水煮令相得,不可太稀,乘热用布裹熨肿处,冷即易,频熨自消。

【主治】　阴疝肿缩疼痛。

荷叶散

【方源】　《太平圣惠方》卷八十。

【组成】　荷叶 3 份、延胡索 3 份。

【用法】　上药研为散。水煎,去渣,入地黄汁60 毫升,更煎,分 2 次温服,不拘时候。

【主治】　①《太平圣惠方》:产后七日内,恶血不散,时时冲心,闷绝不识人。

②《医略六书》:产后烦心,脉涩数者。

【宜忌】　《济阴纲目》:忌肉食 1 日。

【方论】　《医略六书》:产后血滞夹热,心包阳气不舒,故不能滋养心主而发烦不安焉。延胡索化血滞以通心;生地黄滋心血以退热,荷叶升阳散瘀以和中也。为散,米饮煎,使血滞化而热自解,则心包之阳气发舒而心气清和,心神得养,何发烦之不瘥哉。

莨菪丸

【方源】　《太平圣惠方》卷五十九。

【组成】　莨菪子(水淘去浮者,水煮令芽出,晒干,炒令黄黑色,细碎研)500 克,酽醋 600 毫升,青州枣(煮,去皮核)300 克。

【用法】　以醋煮二味为膏,候可丸即丸,如梧桐子大。每次 20 丸,食前以粥饮送下。

【主治】　痢疾时久不愈,变种种痢,兼脱肛。

莨菪散

【方源】　《圣济总录》卷七十八。

【组成】　莨菪子(炒黄)15 克,鳖头(烧灰)2枚,铁精(研)15 克。

【用法】　上药研为末。每次 6 克,空腹米饮调下,日晚再服;仍将药末少许裹肛上,炙故麻履底接入,即不出。

【主治】　痢后脱肛。

盐术散

【方源】　《仁斋直指方论》卷二十。

【组成】　苍术(日换米泔,浸 7 日,刮去皮,细切,入青盐 30 克,同炒黄,去盐不用)120 克,木贼(去节,童尿浸 1 宿,晒)60 克。

【用法】　上药研为末。每次 3 克,温米泔调下,或掺入饮食中任服。

【主治】　目内外障。

盐煎散

【方源】　《杨氏家藏方》卷五。

【组成】　川楝子(麸炒,去核)、青橘皮(去白)、草乌(炮,去皮脐)。

【用法】　上药研为细末。每次 6 克,入盐少许,水煎,食前温服。

【主治】　冷气攻冲,心腹撮痛。

恶实散(1)

【方源】　方出《本草衍义》卷十,名见《圣济总录》卷一二三。

【组成】　牛蒡子(微炒)、荆芥穗各 30 克,甘草(炙)15 克。

【用法】　上药研为末。每次 6 克,食后夜卧汤点服。当缓取效。

【功用】　疏风壅涎唾。

【主治】　咽膈不利。

恶实散(2)

【方源】　《圣济总录》卷一一八。

【组成】　恶实(炒)、乌梅(去核)各 15 克,甘草(炙,锉)7.5 克。

【用法】　上药研为散。每次 9 克,入童便少许,水煎,和滓乘热含漱,冷吐,1 日 3 次。

【主治】　唇肿生核。

恶实散(3)

【方源】　《圣济总录》卷一八一。

【组成】　恶实(炒)、木通(锉)、蒺藜子(炒去角)各 30 克。

【用法】　上药研为散。每次 1.5 克,以水捣羊子肝汁调下,早晨、日晚各 1 次。

【主治】　小儿风翳,散漫侵瞳人及风疳眼。

起枕散

【方源】　《理瀹骈文》。

【组成】　延胡索、当归、肉桂。

【用法】　上药研为末。掺膏贴。

【主治】　妇人产后儿枕痛。

真良汤

【方源】　《中国内科医鉴》。

【组成】　茶实、南星、薄荷。

【用法】　水煎,去渣温服。

【主治】　小儿喘急。

真珠散

【方源】　《圣济总录》卷一六八。

【组成】　太阴玄精石 30 克,石膏 22.5 克,冰片 1.5 克。

【用法】　上药研为极细末。每次 1.5 克,新汲水调下。

【主治】　小儿夹风蕴热。

栗皮丸

【方源】　《圣济总录》卷一二四。

【组成】　栗子上皮(为末)15 克,乳香(研)、鮎鱼肝各 7.5 克。

【用法】　上同研为丸,如梧桐子大。看骨远近,绵裹 1 丸,水润,外留绵线吞之,即钩出。

【主治】　诸骨鲠在喉不出。

速效心痛滴丸

【方源】　《部颁标准》。

【组成】　牡丹皮、川芎、冰片。

【用法】　上药制成丸剂,每晚重 40 毫克。舌下含化服,每次 3～9 丸,1 日 3 次。急性发作时 12～18 丸。

【功用】　凉血活血,宽胸止痛。

【主治】　血热瘀阻,轻、中度胸痹心痛,烦热口渴,舌红苔黄。

破块丸

【方源】　《世医得效方》卷三。

【组成】　荜茇、大黄各 30 克(各生用)。

【用法】　上药研为末,入生麝香少许,炼蜜为丸,如梧桐子大。每次 30 丸,空腹冷酒送下,或温冷汤送下,1 日 3 次。

【主治】　受瘴结成气块,留于腹中,不能消散者。

破坚散

【方源】　《疡科选粹》卷四。

【组成】　白胶香、海螵蛸、降真香(取心)各等份。

【用法】　上药研为末。掺患处,外以湿纸掩之。一夕而退。

【主治】　瘰疬未破者。

破经丸

【方源】　《普济方》卷三三五。

【组成】　巴豆 7 个,苦葶苈子 9 克,皂角 6 克(一方不用皂角)。

【用法】　上药研为末,炼蜜为丸,如弹子大。每次 1 丸,先用麻丝缠定,坐 1 夜;不行,再 1 丸。如觉寒热取下赤白水,再用 1 丸,取一行。后用四物汤补之。

【主治】　妇人血气不行,脐腹疼痛。

破棺丹

【方源】　《口齿类要》。

【组成】　青盐、白矾、白硇砂各等份。

【用法】　上药研为末。吹患处。有痰吐出。

【主治】　①《口齿类要》:咽喉肿痛,水谷不下。②《良朋汇集》:乳蛾闭塞,缠喉。

破癖汤

【方源】　《千金翼方》卷十九。

【组成】　白术、枳实(炙)、柴胡各 90 克。

【用法】　上药研为散。水煮,分 3 次服,1 日 3 次。

【主治】　癖积。

【宜忌】　《医方类聚》引《烟霞圣效方》:忌桃李,雀肉,一切发病之物。

破石合剂

【方源】　《浙江中医学院学报》(1983,3:31)。

【组成】　穿破石 100 克,三棱 50 克,马鞭草 50 克。

【用法】　上药制成 100 毫升复方破石合剂。消化道晚期癌肿每次 30 毫升,1 日 3 次;食管癌日服 100～150 毫升,不拘时,少量频服;其他肿瘤日服 2 次,早、晚各 50 毫升,住院观察 30～45 天为 1 疗程。

【主治】　晚期恶性肿瘤。

【验案】　晚期恶性肿瘤　《浙江中医学院学报》(1983,3:31):用本方治疗晚期恶性肿瘤 31 例,均为全身扩散转移的晚期癌症,其中 8 例肝癌,1 例慢性粒细胞白血病,8 例胃癌,5 例食管癌,1 例直肠癌,3 例宫颈癌,2 例乳腺癌,1 例肺癌,1 例纵隔淋巴肉瘤,1 例脂肪肉瘤。结果:显效 5 例,有效 19 例,无效 7 例,近期总有效率为 77.42%。

珠圣散(1)

【方源】　《魏氏家藏方》卷九。

【组成】　白矾、胆矾各等份。

【用法】　上药研为细末,飞过,入麝香。擦牙。

【主治】　牙痛。

珠圣散(2)

【方源】　《普济方》卷二八四。

【组成】　蜗牛(细研)2 个,瓜蒌瓤(为末)12 克,黄蜀葵花叶(皆可为末)6 克。

【用法】　用蜀葵花捣汁,以前药末和研调黏。涂疮上,留口。1 日 3 次。

【主治】　一切痈疽肿毒不消。

珠效汤

【方源】　《圣济总录》卷六十六。

【组成】　干柿(细切,炒令焦黑)、干薄荷叶、陈皮(去白,焙)各 30 克。

【用法】　上药研为粗末。每次 9 克,水煎,去渣温服,1 日 3 次。

【主治】　咳逆。

夏枯草汤

【方源】　《名家方选》。

【组成】　夏枯草 9 克,大黄 6 克,甘草 4 克。

【用法】　水煎,顿服。

【主治】　瘰疬马刀,不问已溃未溃。

【宜忌】　宜节食肉物,饮醇酒。

夏枯草散

【方源】　《冯氏锦囊·杂症》卷六引《简要济众方》。

【组成】　夏枯草、香附各 30 克,甘草 12 克。

【用法】　上药研为末。每次 4.5 克,茶清调下。

【主治】　厥阴郁火,目珠痛,夜则痛甚,或用苦寒药点上反痛甚者。

夏桑菊颗粒

【方源】　《部颁标准》。

【组成】　夏枯草 500 克,野菊花 80 克,桑叶 175 克。

【用法】　口服,每次 10～20 克,1 日 3 次。

【功用】　清肝明目,疏风散热,除湿痹,解疮毒。

【主治】　风热感冒,目赤头痛,高血压,头晕耳鸣,咽喉肿痛,疔疮肿毒等症,并可作清凉饮料。

逐水散

【方源】　《鸡峰普济方》卷十九。

【组成】　生商陆、赤豆各 90 克,鲫鱼 3 个。

【用法】　药实鱼腹中,以麻线缚之,水煮赤豆烂,去鱼,空腹中食之,以鱼汁送下。不汗利即愈。

【功用】　消肿满。

逐虫煎

【方源】　《仙拈集》卷三。

【组成】　苦楝皮 60 克,使君子、生姜各 30 克。

【用法】　加蜜 60 克,水煎,露 1 宿,择初旬五更,徐徐热服。

【主治】　诸虫。

换肌散

【方源】　《普济方》卷三〇一引《卫生家宝》。

【组成】　密陀僧(研细,炒)3 克,腻粉 3 克,黄柏皮(研为末,用炒)4.5 克。

【用法】　上药研为末。先以温汤洗,软帛挹干,掺上。患甚者不过 3 次,敷药即愈。

【主治】　下疳,兼一切恶疮。

换神丹

【方源】　《医方类聚》卷一一三引《烟霞圣效》。

【组成】　黑牵牛 30 克,葛根(锉)30 克,朱砂

（去皮）30 个。

　　【用法】　上药研为细末。每次 5 克,用热酒调,空心送下,更用热酒再服。

　　【主治】　一切酒病,通身黄肿,不思饮食者。

柴胡汤(1)

　　【方源】　《圣济总录》卷六十。

　　【组成】　柴胡(去苗)15 克,甘草(炙)7.5 克。

　　【用法】　加白茅根 1 握,水煎,去渣温服。

　　【主治】　①《圣济总录》:黄疸。
②《仁斋直指方论》热疸。

柴胡汤(2)

　　【方源】　《症因脉治》卷一。

　　【组成】　柴胡、防风、荆芥。

　　【用法】　水煎,去渣温服。

　　【主治】　病在少阳,风寒发热,脉弦而数。

　　【加减】　伤寒,加羌活、独活;伤风,加防风。

柴胡饮

　　【方源】　《伤科汇纂》卷七。

　　【组成】　柴胡 15 克,红花 9 克,大桃仁(不去尖)(研末)9 克。

　　【用法】　将柴胡、红花用酒煎好,调桃仁末热服。

　　【主治】　大怒及从高坠下,血积肋下,左边痛。

柴胡散(1)

　　【方源】　《圣济总录》卷一一九。

　　【组成】　柴胡(去苗)、升麻各 30 克,栀子 15 克。

　　【用法】　上药研为散。每次 3 克,熟水调下,1 日 3 次。

　　【主治】　舌本强,两边痛。

柴胡散(2)

　　【方源】　《补要袖珍小儿》卷四。

　　【组成】　柴胡、地骨皮、甘草各 15 克。

　　【用法】　上锉散。每次 6 克,水煎服。

　　【主治】　小儿骨蒸潮热,面黄瘦弱。

柴苓两解汤

　　【方源】　《会约医镜》卷十一。

　　【组成】　柴胡 6 克,黄芩 9 克,栀子 3 克。

　　【用法】　水煎,温服。

　　【主治】　表邪未解,里证又热,尿赤,口渴,烦躁,脉滑数者。

　　【加减】　黄疸,加茵陈 6 克。

柴胡二连丸

　　【方源】　《保婴撮要》卷十九。

　　【组成】　柴胡、宣黄连、胡黄连。

　　【用法】　上药各为末,面糊为丸,如梧桐子大。每次 20～30 丸,以白汤送下。

　　【主治】　小儿痘后,因肝经实火而致寅、卯、申、酉时热甚,或兼搐。

柴胡石膏汤

　　【方源】　《袖珍方大全》卷四引《太平圣惠方》。

　　【组成】　柴胡 120 克,甘草 60 克,石膏 240 克。

　　【用法】　上药研为散。每次 24 克,加生姜 5 片,水煎,去渣温服,不拘时候。

　　【主治】　①《袖珍方大全》引《太平圣惠方》:妊妇伤暑,头痛恶寒,身热躁闷,四肢疼痛,项背拘急,口干燥。

　　②《景岳全书》:少阳阳明,外感挟火,头痛口干,身热恶寒拘急。

　　【加减】　气虚体冷,加人参 120 克。

柴胡防风汤

　　【方源】　《症因脉治》卷四。

　　【组成】　柴胡、防风、羌活。

　　【用法】　水煎,温服。

　　【主治】　风木之邪所致风气霍乱,头痛身热,上吐下泻,心腹绞痛,甚则转筋。

鸭子煎

　　【方源】　方出《续本事方》卷六,名见《东医宝鉴·杂病篇》卷十。

　　【组成】　生姜(取自然汁)300～600 克,鸭蛋(打碎,入姜汁内搅匀)1 只。

　　【用法】　用水同煎,入蒲黄 9 克,重煎 5～7 沸,空腹温服。

　　【主治】　妇人胎前产后赤白痢。

鸭脂膏

【方源】 《圣济总录》卷一二七。

【组成】 鸭脂 90 克,胡粉 60 克,巴豆(去壳,细研去油尽)15 克。

【用法】 先熔脂,入二味末调如膏。每日 3～5 次涂疮上。

【主治】 蚯蚓瘘。

蚌壳散

【方源】 方出《便易经验集》,名见《卫生鸿宝》卷五。

【组成】 蚌壳(煅)15 克,轻粉 1.5 克,冰片 0.3 克。

【用法】 上药研为末。用银花汤调,搽 2～3 次,结痂收功。

【主治】 火革疮。男女乳上湿疮,脓血淋漓成片,飞红无痂,痛痒不休。

蚣蝎散

【方源】 《集验背疽方》。

【组成】 赤足蜈蚣(去头足,生用)1 条,全蝎(去丁爪,要有尾者,生用)3 个,木香 3 克。

【用法】 上药研为细末。每用时先以猪蹄汤洗疽了,以此药 1 克许撒于膏药上,近疮口处贴。

【主治】 风毒所胜,痈疽疮口小而硬。

【宜忌】 若疮口阔大及不硬则不必用此。

蚊蛤散

【方源】 《片玉痘疹》卷十二。

【组成】 五倍子(炒焦)3 克,铜绿 1.5 克,蚕蜕纸(烧灰)3 克。

【用法】 上药研为细末。先将米泔水洗过后,搽牙。

【主治】 小儿痘疮收靥之后,齿生走马牙疳。

恩袍散

【方源】 《赤水玄珠》卷九。

【组成】 蒲黄、干荷叶、茅根各等份。

【用法】 上药研为末。每次 9 克,浓煎桑白皮汤,食后温服。

【主治】 咯血、呕血、唾血及烦躁咳嗽。

铁液散

【方源】 《杨氏家藏方》卷十九。

【组成】 铁粉 9 克,马牙硝 12 克,蛤粉 30 克。

【用法】 上药研为细末。每次 1 克,乳食后、临卧以温荠汁调下。

【主治】 小儿肺经积热,涎盛咳嗽,睡卧不安。

铁粉散(1)

【方源】 《小儿卫生总微论方》卷十九。

【组成】 铁华粉、硼砂各 7.5 克,白矾(生)15 克。

【用法】 上药研为末。每次 1.5 克,冷水调下。

【主治】 小儿喉痹肿闷。

铁粉散(2)

【方源】 《普济方》卷三二六。

【组成】 当归、磁石(酒浸)、铁粉各等份。

【用法】 上药研为末。米饮调下,隔夜用角药,次日服此。

【主治】 䶃疾。子宫不收,或痛不可忍。

【备考】 角药:用铁屑、螺青为末,磨刀水调,敷玉门上。

铁箍散(1)

【方源】 《疡医大全》卷八引吴丹垣方。

【组成】 五倍子(微炒)30 克,生大黄 12 克,秋芙蓉叶 18 克(一方有寒食面 15 克)。

【用法】 醋入杓内熬滚,投药末搅匀,敷患上,留顶,以纸盖之;干则以醋扫之。

【主治】 阳疮肿疡,根脚散漫。

【宜忌】 阴疽以及皮色不变、漫肿无头者不可敷。

【备考】 《疡科遗编》有陈小粉。

铁箍散(2)

【方源】 《疮疡经验全书》卷一。

【组成】 多年陈小粉(炒黑)120 克,五倍子末 30 克,龟甲(火煅存性)30 克。

【用法】 上药研为细末。醋、蜜调敷颈项,常用余醋润之,以助药力。

【主治】 弄舌喉风。

铁箍散(3)

【方源】 《经验各种秘方辑要》。

【组成】 鲜鸭蛋(用黄,煎油)10个,虾蟆头(炭火烧存性)3个,银珠9克。

【用法】 同蛋油搅匀,入瓷瓶内封口,勿令泄气。用鹅毛将油扫疮边周围,留顶以出毒气。

【功用】 束疮根。

【主治】 痈疽发背,诸般肿毒,对口诸毒痛不可忍。

铁精散

【方源】 《圣济总录》卷一三九。

【组成】 铁精末(研)、磁石(研)、滑石(研)各等份。

【用法】 上药研为极细末。粉肠上,后以温酒调下3克,空腹、日午、夜卧各1次,夜半再1次。

【主治】 金疮肠出。

铅丹膏(1)

【方源】 《圣济总录》卷一八二。

【组成】 铅丹300克,风化石灰、猪脂各500克。

【用法】 上药研为细末,以猪脂搜作饼,火烧通赤,如此5次,药成为末。湿疮干贴;如干疮,即作膏,用猪脂调纸上贴。

【主治】 小儿恶疮。

铅丹膏(2)

【方源】 《圣济总录》卷一〇二。

【组成】 铅丹120克,苦杏仁(汤浸,去皮尖)14枚,白蜜120克。

【用法】 先将苦杏仁研如膏,次入铅丹及蜜,更研令极细,用绢袋盛,入瓷瓶子内盛,坐在汤中煮,去渣。临点时,以少许井花水于碗中,铜箸蘸少许,点在目眦头。

【主治】 胎赤不计久近。

铅红散

【方源】 《宣明论方》卷三。

【组成】 舶上硫黄、白矾灰各15克。

【用法】 上药研为末,入黄丹少许,染与病人面色同。每次1.5克,津液涂之,洗漱罢及临卧再上。服防风通圣散速效。

【主治】 风热上攻阳明经络而致肺风,面鼻紫赤刺癥疹。

铅霜散(1)

【方源】 《太平圣惠方》卷三十六。

【组成】 铅霜3克,冰片15克,滑石3克。

【用法】 上药研为细散。每用少许贴疮上。有涎即吐却。

【主治】 口舌疮。

铅霜散(2)

【方源】 《太平圣惠方》卷九十一。

【组成】 铅霜15克,绿豆粉15克。

【用法】 上药研为细散。以芸薹菜汁调,涂之。

【主治】 小儿浑身赤,或瘀肿,或如火丹,烦渴,壮热。

铅白霜散

【方源】 《宣明论方》卷十五。

【组成】 铅白霜6克,铜绿6克,白矾6克。

【用法】 上药研为末。以翎羽扫上疮,以温浆水漱之。

【主治】 大小人口疮,牙齿腐蚀,气臭出血。

铅砂蒸剂

【方源】 《眼科锦囊》卷四。

【组成】 铅白砂12克,玫瑰露36克,烧酒18克。

【用法】 上药煎沸,乘温熏蒸眼目。

【主治】 睑浮肿。

秘红丹

【方源】 《医学衷中参西录》上册。

【组成】 川大黄细末3克,肉桂细末3克,生赭石细末18克。

【用法】 将大黄、肉桂末和匀,用赭石末煎汤送下。

【主治】 肝郁多怒,胃郁气逆,致吐血、衄血,吐衄之证屡服他药不效者;无论因凉因热,服之皆有捷效。

【方论】　平肝之药,以桂为最要,而单用之则失于热;降胃止血之药,以大黄为最要,胃气不上逆,血即不逆行也,而单用之又失于寒;若二药并用,则寒热相济,性归和平,降胃平肝,兼顾无遗。况俗传方,原有用此二药为散,治呕血者,用于此证当有捷效。而再以重坠之药辅之,则力专下行,其效当更捷也。

【加减】　身体壮实而暴得呕血者,大黄、肉桂细末各 4.5 克,将生赭石末 18 克与之和匀,分 3 次服,白开水送下,约一点半钟服每次。

【验案】　①吐血　一妇人,年近三旬,咳嗽痰中带血,剧时更大呕血,常觉心中发热。其脉 1 分钟 90 至,按之不实。投以滋阴宁嗽降火之药数剂无效。自言夜间睡时,常作生气恼怒之梦,怒极或梦中哭泣,醒后必然呕血。遂用本方,呕血顿愈,恼怒之梦,亦以此不作。后又遇呕血者数人,投以此方,皆随手奏效。

②经行吐衄　《山东中医杂志》(1987,6:20):应用本方,每日 1 剂,分早晚 2 次服,治疗经行吐衄 37 例中,最小 17 岁,最大 42 岁;单纯吐血者 3 例,单纯鼻出血者 21 例,吐衄并见者 13 例。结果:均全部治愈。

③老年性支气管扩张咯血　《陕西中医》(1995,4:147):应用本方:大黄末 5 克,肉桂末 3 克,生代赭石末 5 克,分成 5 包,每次 1 包,1 日 3 次,3 天为 1 疗程,治疗老年性支气管扩张咯血 35 例。结果:显效 25 例,有效 7 例,总有效率 91.5%。

秘方枳壳汤

【方源】　《医学正传》卷五引《太平惠民和剂局方》。

【组成】　枳壳(麸炒黄色)30 克,黄连(以槐花 120 克同炒,去槐花不用)60 克。

【用法】　量水煎浓汁,食前温服。

【主治】　①《医学正传》引《太平惠民和剂局方》:大便肠风下血。

②《症因脉治》:膏粱厚味,致热积腹痛。

秘方蝉花散

【方源】　《葆光道人眼科龙木集》。

【组成】　蝉花 30 克,菊花 120 克,白蒺藜 60 克。

【用法】　上药研为末。每次 9 克,清水调下。

【主治】　白膜遮睛。

秘传刀伤药

【方源】　《增广大生要旨》。

【组成】　龙眼肉核(研细末)60 克,石榴皮 21 克,梅片 1 克。

【用法】　敷折骨伤处。

【功用】　止血。

【主治】　折骨伤。

【备考】　愈后无瘢。

秘传三仙丹

【方源】　《何氏济生论》卷二。

【组成】　柏枝、槐角子、白矾。

【用法】　面糊为丸,如梧桐子大。每次 100 丸,临卧以冷茶送下。

【主治】　咳嗽。

秘传三圣散

【方源】　《育婴家秘》卷二。

【组成】　白滑石(水飞)45 克,甘草 7.5 克。

【用法】　和匀,作 3 份:一用青黛 3 克和匀,名安魂散,早以淡竹叶汤下;一用朱砂(水飞)3 克和匀,名镇心散,午用灯心汤送下;一用苦梗细末和匀,名定魄散,晚用紫苏叶汤送下。

【主治】　小儿胎痫。

秘传三意酒

【方源】　《松崖医径》卷下。

【组成】　枸杞子、生地黄各 250 克,火麻仁(蒸)150 克。

【用法】　上切细,用无灰好酒 1 大坛,以生绢盛药入不津坛内,春、秋浸 10 日,夏浸 7 日,冬浸半月。适量服用。

【主治】　虚损。

秘传干捶膏

【方源】　《松崖医径》卷下。

【组成】　蓖麻子(去壳)30 克,松香(嫩者)15

克,乳香3克。

【用法】　上用铁锤于石上捣成膏。敷毒上,外用纸盖之。

【主治】　疮疡疖毒。

秘传玉锁丹

【方源】　《太平惠民和剂局方》卷五(续添诸局经验秘方)。

【组成】　茯苓(去皮)120克,龙骨60克,五倍子180克。

【用法】　上药研为末,水为丸。每次40丸,空腹以盐汤送下,1日3次。

【主治】　心气不足,思虑太过,肾经虚损,真阳不固,漩有遗沥,小便白浊如膏,梦寐频泄,甚则身体拘倦,骨节酸痛,饮食不进,面色黧黑,容枯肌瘦,唇口干燥,虚烦盗汗,举动力乏。

秘传降气汤

【方源】　《普济方》卷三二五引《卫生家宝》。

【组成】　真降香、没药、麒麟竭各3克。

【用法】　上药研为末。每次3克,磨真降香温酒调下。

【主治】　血气攻刺,如钻针所刺,痛不可忍及一切败血成积。

秘传神应散

【方源】　《松崖医径》卷下。

【组成】　蛤蟆(小者,背绿眼光者是用)1只,白矾6克,大枣(去核)2枚。

【用法】　上共捣成膏,作1丸,火煅存性,为细末。笔尖蘸药点患处。

【主治】　牙疳。

秘传除厉散

【方源】　《松崖医径》卷下。

【组成】　陈老龟甲(火煅)3克,轻粉6克,杏仁(去皮尖)30个。

【用法】　上药研为细末。用猪胆汁调敷。

【主治】　杨梅疮。

秘验桃花散

【方源】　《丹台玉案》卷六。

【组成】　石灰300克,大黄(切片,同炒红色,筛去大黄)150克。

【用法】　炒过石灰,以水牛胆汁拌匀,复装入胆内阴干,为末。搽患处。

【主治】　刀刃所伤,出血不止。

透肌散

【方源】　《医学正传》卷八。

【组成】　紫草茸、绿升麻、甘草各3克。

【用法】　上切细,水煎服。或与消毒饮同煎服尤妙。

【主治】　外实之人,皮膏厚,肉腠密,毒气难以发泄,痘疹因出不快。

透关散

【方源】　《圣济总录》卷一二二。

【组成】　雄黄(研)、猪牙皂(蜜炙,去皮)、藜芦各6克。

【用法】　上药研为细散。每用1克,分弹入两鼻中。关透涎出,愈。

【主治】　男子、妇人喉痹口噤,牙关紧。

透顶散

【方源】　《冯氏锦囊秘录·杂症》卷三。

【组成】　川芎末、薄荷末、朴硝各等份。

【用法】　上药研为末,研匀。每用少许,吹鼻中。

【主治】　小儿脑热,脑枕骨痛,闭目不开;或太阳穴寒痛,攒眉啼哭,两目赤肿。

透经丸

【方源】　《普济方》卷二七二。

【组成】　大黄60克,黑牵牛(半生半熟)75克。

【用法】　上药研为细末,用皂角10枚揉碎,水煮至熟,去渣用汁为丸,如梧桐子大。每次20丸,渐次虚实,加至40丸,用温水送下。

【主治】　热毒肿疮。

透泉散

【方源】　《鸡峰普济方》卷十六。

【组成】　猪悬蹄甲、穿山甲、漏芦各15克。

【用法】 上将猪悬蹄甲、穿山甲炒焦色,同漏芦为末。每次6克,食后以温酒调下。

【功用】 下奶。

倒阳汤

【方源】 《石室秘录》卷二。

【组成】 玄参90克,肉桂3克,麦冬90克。

【用法】 水煎服。

【主治】 虚火炎上,肺金之气不能下行,以致强阳不倒。

【方论】 此方妙在元参以泻肾中浮游之火,尤妙肉桂引其入宅而招散其沸越之火,同气相求,火自回舍;况麦冬又助肺金之气清肃下行,以生肾水,水足火自息矣。

倍陈汤

【方源】 《医学入门》卷七。

【组成】 陈皮12克,人参6克,甘草1.2克。

【用法】 水煎服。

【主治】 胃虚呃逆。

倍灵丸

【方源】 《洪氏集验方》卷四。

【组成】 槐花180克,五倍子90克,五灵脂90克。

【用法】 上药研为细末,面糊为丸,如梧桐子大。每次30丸,米饮送下。

【主治】 肠风下血。

倍轻散

【方源】 《普济方》卷三六一引《经验良方》。

【组成】 猪腰子1个,五倍子(末),轻粉。

【用法】 猪腰子开作2片,去膜心,将五倍子末用轻粉纳入腰子内,同砂糖和面固济腰子缝,炭火上炙焦为末。清油调涂。

【主治】 小儿胎风疮。

倍香膏

【方源】 《类编朱氏集验方》卷六。

【组成】 五倍子(烧存性)、乳香少许、降真香少许。

【用法】 上药研为末。用津液调少许,搽痔上。

【主治】 痔疾。

健忘预知散

【方源】 《医方易简》卷六。

【组成】 虎骨(酥炙)、白龙骨、远志各等份。

【用法】 上药研为末。生姜汤调服,1日3次。

【主治】 健忘。

射干汤(1)

【方源】 《圣济总录》卷四十四。

【组成】 射干240克,大青90克,石膏(碎)300克。

【用法】 上药研为粗末。每次15克,入蜜15克,水煎,去渣温服,不拘时候。

【主治】 脾实,咽干口燥,舌本肿强,腹胁满胀,大便涩难。

射干汤(2)

【方源】 《圣济总录》卷一七六。

【组成】 射干、半夏(汤浸洗7遍,焙)各30克,肉桂(去粗皮)45克。

【用法】 上药研为粗末。5-6岁儿每次3克,加生姜少许,水煎,去渣温服。

【主治】 小儿上气喘息,如水鸡声。

射疮坏脓丸

【方源】 《圣济总录》卷一三八。

【组成】 砒霜1.5克,白矾、铅丹各1克。

【用法】 上药研为细末,面糊为丸,如麻子大。先于毒处安药1丸,外以膏药花子掩定,微觉痒痛即脓出。

【主治】 痈疽疮疖未有头。

臭黄膏

【方源】 《太平圣惠方》卷九十一。

【组成】 臭黄20克,硫黄10克,葱白(细切)1茎。

【用法】 上药研为细末,用青油30毫升,入锅子内,熬令熟,下小件蜡及葱白,次下硫黄、臭黄搅令匀,膏成,以瓷盒中盛。旋旋涂之。

1009

【主治】　小儿胎中受风,长后或身体生疥,瘙痒不止。

脂连丸

【方源】　《仁斋直指小儿方论》卷三。

【组成】　胡黄连 15 克,香润五灵脂 30 克。

【用法】　上药研为末,猪胆汁为丸,如麻子大。每次 15 丸,米饮送下。

【主治】　小儿五疳潮热,肚胀发焦。

脂草饮

【方源】　《辨证录》卷一。

【组成】　甘草、赤石脂各 3 克,人参 6 克。

【用法】　水煎服。

【主治】　冬月伤寒八九日,腹痛,下利便脓血,喉中作痛,心内时烦。

脏连丸

【方源】　《外科大成》卷二。

【组成】　黄连 500 克,槐花 250 克。

【用法】　上药研为末。用雄猪肥壮大肠,以酒醋洗净,入药扎两头;次用韭菜 2500～3000 克,一半铺甑底,药肠盘于上,一半盖之,文火蒸之,以肠脂化尽、肠皮如油纸薄为度;去肠取药晒干,稀糊为丸,如梧桐子大。每次 9 克,以开水送下,1 日 2 次。

【主治】　痔漏,肠风下血及水泻痢疾。

胶艾饮

【方源】　方出《世医得效方》卷十四,名见《普济方》卷三四四。

【组成】　生艾汁 30 毫升,阿胶、白蜜各 60 克。

【用法】　合煎,稍热服之。

【主治】　漏胎下血,胎上冲,手足逆冷欲死。

胶胡散

【方源】　《外科启玄》卷十二。

【组成】　烟胶 15 克,羊胡子(烧灰)1 撮,轻粉 3 克。

【用法】　上药研为末。湿则干搽,干则油调。

【主治】　羊胡子疮。

胶蜜汤

【方源】　《仁斋直指方论》卷十五。

【组成】　连根葱白 3 片,透明阿胶(炒)6 克,蜜 2 匙。

【用法】　新水煎,去葱,入阿胶、蜜溶开,食前温服。

【主治】　老人、虚人大便秘涩。

胶髓膏

【方源】　《外科启玄》卷十二。

【组成】　轻粉 3 克,花椒末 1.5 克,烟胶 3 克。

【用法】　上药研为末。将猪骨髓入铫内煎熟,调搽上。

【主治】　恋眉疮。

【主治】　小儿伤风咳嗽不住兼痃呷。

胶艾榴皮汤

【方源】　方出《备急千金要方》卷二,名见《张氏医通》卷十五。

【组成】　阿胶、艾叶、酸石榴皮各 6 克。

【用法】　上药研为散。水煮,去渣,纳胶令烊,分 3 次服。

【主治】　妊娠注下不止。

【方论】　《千金方衍义》:艾叶温血,阿胶佐之;榴皮固脱,艾叶辅之。允为安胎断痢之专药,不在药味之繁多也。

狼牙散

【方源】　方出《太平圣惠方》卷三十六,名见《圣济总录》卷一一五。

【组成】　狼牙、白蔹、竹蛀屑各 9 克。

【用法】　上药研为细末。每用少许,纳于耳中。

【主治】　聤耳,有脓水塞耳。

高良姜汤(1)

【方源】　《外台秘要》卷六引《广济》。

【组成】　高良姜 150 克,木瓜 1 枚,杜梨枝叶 90 克。

【用法】　水煮,绞去渣,空腹分 3 次温服。

【主治】　霍乱,冷热不调,吐痢。

高良姜汤(2)

【方源】　《圣济总录》卷九十九。

【组成】　高良姜(锉)7.5克,苦楝皮(干者,锉)60克,白胡椒30粒。

【用法】　上药研为粗末。每次9克,水煎,去渣,空腹服。服讫卧少时,未得吃食,或吐或泻即愈。

【主治】　蛔虫。

高良姜汤(3)

【方源】　《圣济总录》卷一八四。

【组成】　高良姜(锉)15克,肉桂(去粗皮)30克,木瓜(干者,去瓤)60克。

【用法】　上药研为粗末。每次9克,水煎,去渣温服,不拘时候。

【主治】　乳石发,霍乱转筋及心腹痛。

高良姜汤(4)

【方源】　《医学六要·治法汇》卷五。

【组成】　高良姜、厚朴、肉桂。

【用法】　水煎,去渣,稍温服。

【主治】　因寒,心胀痛。

高良姜散(1)

【方源】　方出《太平圣惠方》卷四十七,名见《普济方》卷二〇三。

【组成】　高良姜(锉)15克,肉桂30克,木瓜(干者)60克。

【用法】　上药研为散。每次9克,水煎,去渣热服,不拘时候。

【主治】　霍乱。吐利过多,遍身筋转及心腹痛。

高良姜散(2)

【方源】　《太平圣惠方》卷七十八。

【组成】　高良姜(锉)、当归(锉,微炒)、草豆蔻(去皮)各30克。

【用法】　上药研为细散。每次6克,以粥饮调下,不拘时候。

【主治】　产后霍乱吐利,腹内疼痛。

高良姜粥

【方源】　《太平圣惠方》卷九十七。

【组成】　高良姜(锉)90克,羊脊骨(捶碎)1具。

【用法】　水煮,去骨取汁,用米60克,入葱、椒、盐做粥食。

【主治】　脾胃冷气,虚劳羸瘦,不能下食。

离中丹

【方源】　《医学衷中参西录》下册。

【组成】　生石膏(细末)60克,甘草(细末)18克,朱砂末4.5克。

【用法】　上和匀。每次3克,白水送下,1日2次;热甚者,1次可服4.5克。

【主治】　肺病发热,咳吐脓血;暴发眼疾,红肿作痛,头痛牙痛,一切上焦实热之症。

【加减】　咳嗽甚,加川贝15克;咯血多,加三七12克;大便不实,去石膏30克,加滑石30克,用生山药面15~30克熬粥,送服此丹;阴虚作喘,山药粥送服。

离骨散

【方源】　《串雅补》卷四。

【组成】　大活鲫鱼(去肠)1个。

【用法】　上入白玉簪花根9克,皮消令满,缝好,大碗盖住,令出白霜,扫下收贮。点少许于牙根上,即落。

【功用】　点牙。

【主治】　患牙。

疳劳丸

【方源】　《续名家方选》。

【组成】　茶毗处煤21克,甘草9克,麝香1克。

【用法】　上糊丸。15岁以上,每次2克,空心以黄芪汤送下,日2夜1次。

【主治】　疳劳初发,咳嗽盗汗黄瘦。

疳疾散

【方源】　《沈绍九医话》。

【组成】　白术、鸡内金各15克,猪联贴30克。

【用法】　猪联贴焙干,和上药共为细末。每饭后服1.5~3克,汤水送服。

【主治】　小儿疳疾。

【备考】　猪联贴,即猪脾脏。

疳积珍珠散(1)

【方源】　《梅氏验方新编》卷三。

【组成】　肥厚左牡蛎 2500 克,好香醋 3500 毫升。

【用法】　上药将牡蛎用醋煅,以酥为度,放干净凉地土上去火气,拣起净肉,为极细末,收贮听用。每岁 0.3 克,每次用未落水鸡软肝 1 个,用银簪挑去筋膜,干布抹去血水,竹刀划开,将药撒上,放饭镬上蒸熟,不加盐,淡吃。

【主治】　小儿疳膨食积,面黄肌瘦,且生翳障。

【宜忌】　挑鸡肝忌铁器。

疳积珍珠散(2)

【方源】　《梅氏验方新编》卷三。

【组成】　肥厚左牡蛎 250 克,好香醋 400 毫升。

【用法】　将牡蛎用醋煅,以酥为度,放干净凉地土上去火气,拣起净肉,为极细末,收贮听用。每岁 0.3 克,每次用未落水鸡软肝 1 个,用银簪挑去筋膜,干布抹去血水,竹刀划开,将药撒上,放饭镬上蒸熟,不加盐,淡吃。

【主治】　小儿疳膨食积,面黄肌瘦,且生翳障。

【宜忌】　挑鸡肝忌铁器。

疳疮轻粉散

【方源】　《医方大成》卷八引《经验方》。

【组成】　抱鸡卵壳、鹰爪黄连、轻粉各等份。

【用法】　上药研为末。以煎过清油调涂。

【主治】　外肾疳疮。

阆阆霜

【方源】　《喉科紫珍集》卷上。

【组成】　青礞石(消煅)、石膏(煅)、硼砂、万年干各等份。

【用法】　上药研为细末。每次 3 克,铁锁磨水灌下,存滓;再磨再灌,其痰即化。

【功用】　化痰。

【主治】　咽喉诸症,痰涎壅盛,已行探吐后;梅核气。

烧丹丸

【方源】　《济阳纲目》卷四十六。

【组成】　虢丹、晋矾各 30 克。

【用法】　用砖凿一窠,先安丹,次安矾,以炭火煅,取出细研,以不经水猪心血为丸,如绿豆大。每次 10～20 丸,橘皮汤送下。

【主治】　癫痫,无问阴阳冷热。

烧丹散

【方源】　《医方类聚》卷一八四引《吴氏集验方》。

【组成】　橄榄核、黄丹。

【用法】　烧灰,入麝香少许为末。先葱椒盐汤洗,再将火点动撒之。

【主治】　漏疮。

烧白散

【方源】　《绛囊撮要》。

【组成】　大枣(去核)、人中白。

【用法】　将人中白填入大枣内,烧焦为末,入麝香少许。搽之。

【主治】　牙疳。

烙脐丸

【方源】　《太平圣惠方》卷七十六。

【组成】　豆豉 6 克,黄蜡 6 克,麝香少许。

【用法】　同捣令烂,熟捻作饼子,断脐讫,安脐上,灸 3 壮,艾炷切小麦大,若不啼,灸至 5～7 壮,灸了,以封脐散封之。不得令湿著,恐脐肿。

【主治】　小儿断脐。

酒渣粉

【方源】　《中西医结合皮肤病学》。

【组成】　京红粉、轻粉、元明粉各等份。

【用法】　上药研为细末,用猪油调敷。

【功用】　解毒消肿,杀菌止痒。

【主治】　酒渣,痤疮,传染性湿疹样皮炎,脓疱疮。

酒煎饮

【方源】　《六经方证中西通解》卷三。

【异名】　三黄酒(《中国医学大辞典·补遗》)。

【组成】　黄连、黄芩各 9 克,大黄 6 克。

【用法】　先用火酒炒大黄全焦,再入黄连,加酒炒至大黄色黑为度,即纳水煮,取出频频细呷。

【主治】　①《六经方证中西通解》:呕逆不进食者。

②《中国医学大辞典》:下痢呕吐。

酒浸芍药散

【方源】　《圣济总录》卷九十二。

【组成】　白芍 150 克,生地黄(切、焙)90 克,虎骨(酒浸,炙)60 克。

【用法】　上药研为粗散。酒浸 1 宿,焙干,再捣罗为散。每次 9 克,空腹温酒调下。日午、夜卧再服。

【主治】　骨极,骨髓中痛。

酒煮黄连丸

【方源】　《魏氏家藏方》卷七。

【组成】　黄连(去须)150 克,厚朴(去粗皮)90 克,肉豆蔻(面裹煨)30 克。

【用法】　上药研为粗散。用无灰酒、米醋各 300 毫升,慢火熬尽,烈日晒干为末,再用酒醋打面糊为丸,如梧桐子大。每次 50～70 丸,米饮送下。

【功用】　厚肠胃,止泄泻。

【主治】　泻痢。

消气丸

【方源】　《普济方》卷三八二。

【组成】　木香 3 克,萝卜子(巴豆 7.5 克炒黄色,去巴豆不用)15 克。

【用法】　上药研为细末,糊丸如绿豆大。3 岁儿 30 丸,用米饮送下。

【主治】　小儿气疳,腹胀喘粗。

消风散

【方源】　《医方类聚》卷二十四引《急救仙方》。

【组成】　白芷、全蝎(去尖)、人参各 30 克。

【用法】　上药研为末。每次 6 克,中午间止吃粥,晚间不吃夜饭,次日空心温酒调下。早饭放迟吃,身上微燥为妙。

【主治】　大风。

【宜忌】　①《医方类聚》引《急救仙方》:忌生姜、胡椒,一切性热之物。

②《卫生易简方》:须令病人别居静室,断酒戒

色,耐性宽心。忌一切发风动气、荤腥、盐、酱、生姜、胡椒、生冷、性热之物。止素食淡饭糜粥乃可治疗。

硝石散(1)

【方源】　《太平圣惠方》卷三十五。

【组成】　硝石、白矾、砒霜各 15 克。

【用法】　上药研为细末,于瓷盒中盛,盐泥固济,候干,炭火中烧令通赤,取出,向地中三日,出火毒,研细如粉。咽喉肿闭处,点少许便破。

【主治】　喉痹。热毒气盛,痛肿不已。

硝石散(2)

【方源】　方出《太平圣惠方》卷九十一,名见《普济方》卷四○六。

【组成】　赤小豆 30 克,滑石 15 克,寒水石 7.5 克。

【用法】　上药研为细末。每用 1.5 克,以冷水调涂患处。一方用猪脂。

【主治】　小儿萤火丹。发如灼,初从额起,胁下正赤而多痛。

硝石散(3)

【方源】　《圣济总录》卷五十八。

【组成】　硝石、茜草、铅霜各 30 克。

【用法】　上药研为散。每次 3 克,冷水调下。

【主治】　三消渴疾。

硝石散(4)

【方源】　《景岳全书》卷六十。

【组成】　硝石、人中白各等份,冰片少许。

【用法】　上药研为末。用少许吹入鼻中。

【主治】　风邪犯脑,头痛不可忍。

消疔散

【方源】　《良方集腋》卷下。

【组成】　雄黄(研末)3 克,乌梅(打烂)3 个,蜒蚰 2 条。

【用法】　上药共捣烂,涂疔上。根即拔出。

【主治】　疔疮。

消肿散(1)

【方源】　《圣济总录》卷一三五。

【组成】 附子(生,去皮脐,锉)、石硫黄(研)、天南星(生)各 15 克。

【用法】 上药研为细散,醋调涂向肿处,干则易之。

【功用】 追风毒。

消肿散(2)

【方源】 《医方类聚》卷一七七引《吴氏集验方》。

【组成】 天南星 75 克,赤小豆、草乌各 60 克。

【用法】 上药研为末。米醋调涂肿处。

【主治】 痈疖肿毒。

消肿散(3)

【方源】 《洞天奥旨》卷十一。

【组成】 乳香、白及、火丹草各 3 克。

【用法】 上各为末。羊脂调涂。

【主治】 野火丹。

消肿散(4)

【方源】 《仙拈集》卷二。

【组成】 槐花(烧酒略炮,晒干)、牛膝、木瓜各 9 克。

【用法】 上药研为末。每次 6 克,黄酒送下。

【主治】 腿肿痛。

消河饼

【方源】 《古今医鉴》卷六。

【组成】 大田螺 4 个,大蒜(去皮)5 个,车前子(为末)9 克。

【用法】 上研成饼,贴脐中,以手帕缚之。贴药后少顷,小便出,1~2 饼即愈。

【主治】 ①《古今医鉴》:水肿膨胀。

②《惠直堂方》:水肿,小便闭淋。

消炎散

【方源】 《眼科临症笔记》。

【组成】 硼酸 9 克,白矾 3 克,冰片 0.6 克。

【用法】 水冲洗罨,1 日 3 次。

【功用】 消炎退赤。

【主治】 五脏积热,肝火旺盛,上攻于头目,头痛目胀,风轮高起,左目旋螺突出,疼痛不已,热泪

常流,惟厥阴弦紧。

消疬散

【方源】 《外科百效》卷二。

【组成】 牛胶(米糠炒成珠)500 克,穿山甲(壁土炒成珠)500 克,大黄(好酒九蒸九晒,取末)120 克。

【用法】 上药研为细末。每次 6~9 克,酒调下。

【主治】 瘰疬、痰核、流注未破者。

【备考】 已破者,用加味五海饮数帖,酒煎调消疬散同服。

消毒丸(1)

【方源】 《卫生宝鉴》卷九。

【组成】 大黄、牡蛎(烧)、僵蚕(炒)各 30 克。

【用法】 上药研为末,蜜为丸,如弹子大。每次 1 丸,新汲水化下,不拘时候。

【主治】 时疫疙瘩恶证。

【方论】 《医方考》:《内经》:陷脉为瘘,留连肉腠。谓阳毒乘脉之虚而陷入之,便壅结而为瘘核,留连于肉腠之间,正此疫毒疙瘩之谓也。苦能下热,故用大黄;咸能软坚,故用僵蚕、牡蛎。

消毒丸(2)

【方源】 《普济方》卷二七三。

【组成】 丁香 6 克,黄丹 3 克,巴豆 3 克。

【用法】 上药研为细末,水打面糊为丸,如萝白子大。每次 3~4 丸,冷水送下。

【主治】 疔疮。

消毒散(1)

【方源】 《太平惠民和剂局方》卷十。

【组成】 牛蒡子 180 克,荆芥 30 克,甘草(炙)60 克。

【用法】 上药研为粗末。每次 3 克,水煎,去渣,食后温服。

【主治】 ①《太平惠民和剂局方》:小儿疮疹已出,未能匀透及毒气壅遏,虽出不快,壮热狂躁,咽膈壅塞,睡卧不安,大便秘涩。成人小儿上膈壅热,咽喉肿痛,胸膈不利。

②《活幼心书》:小儿急惊风毒,赤紫丹瘤,咽喉

肿痛,九道有血妄行及遍身疮疥。

③《便览》:口舌生疮,牙根臭烂。

【宜忌】　若大便利者,不宜服之。

消毒散(2)

【方源】　《圣济总录》卷一二〇。

【组成】　晚蚕蛾、五倍子、密陀僧各等份。

【用法】　上药研为散。每用少许撒贴。

【主治】　①《圣济总录》:唇口并齿龈有疮肿,疼痛臭气及一切恶疮。

②《普济方》引《医方集成》:两唇肿裂。

消毒散(3)

【方源】　《儒门事亲》卷十二。

【组成】　当归、荆芥、甘草各等份。

【用法】　上药研为末。每次 9~15 克,水煎,去渣,热漱之。

【主治】　喉肿。

消毒散(4)

【方源】　《施圆端效方》引洛州张孔目方(见《医方类聚》卷一七九)。

【组成】　大黄、牙消、青黛各等份。

【用法】　上药研为细末。水调,鸦翎扫。立消。

【主治】　疙瘩肿毒。

消毒散(5)

【方源】　《御药院方》卷十。

【组成】　黄芩、黄柏各 30 克,大黄(生用)15 克。

【用法】　上药研为细末。每用生蜜水调药如稀稠糊,摊在绯绢花子上,随目赤左右贴于太阳穴,如干,用温水频润。

【主治】　眼赤肿,疼痛不定;兼治疮肿不消。

消毒散(6)

【方源】　《赤水玄珠》卷二十九。

【组成】　黄连 15 克,地骨皮 30 克,朴硝 90 克。

【用法】　上药研为末。每次 1.5 克,水煎,去渣停冷,用鸡翎扫之。

【主治】　一切恶疮赤肿,疼痛。

消毒膏

【方源】　《圣济总录》卷十。

【组成】　马牙硝(烧赤,研)30 克,乌头(大者 2 枚,烧存性,研)22.5 克。

【用法】　上药研为末。每用 9 克,以白面 9 克,加生姜汁同熬成膏,摊于帛子上热贴,每日换 2 次。

【主治】　风毒走注疼痛,筋脉挛急。

消积丸

【方源】　《医学正传》卷八。

【组成】　丁香 9 个,砂仁 12 个,巴豆(去皮心膜及油)2 个。

【用法】　上药研为细末,面糊为丸,如黍米大。3 岁以上每次 3~5 丸,3 岁以下每次 1~2 丸,温水送下。

【功用】　磨积。

【主治】　小儿腹痛,口中气温,面黄色,目无精彩,或白睛多及多睡畏食,或大便酸臭者。

消疳丸

【方源】　《惠直堂方》卷四。

【组成】　芦荟(煅)30 克,胡黄连 15 克,五谷虫(先洗,瓦焙干)60 克。

【用法】　上药研为末,炼蜜为丸,如弹子大。每次 1 丸,空心米饮汤送下。至腹小,服理脾丸。

【主治】　疳眼。因饮食失节,以致腹大面黄,肝血不能养目。

【宜忌】　忌面食、炙煿、发物。

消疳散

【方源】　《首批国家级名老中医效验秘方精选·续集》。

【组成】　马铃薯、白矾、冰片(配伍比例为10:3:5)。

【用法】　将药物按比例制成粉末,混合备用。用时将消疳散与蜂蜜加开水调成糊状,外敷于病灶区皮肤上,24 小时更换 1 次,10 次为 1 疗程。

【主治】　附骨疽(漫性化脓性骨髓炎)。

消黄膏

【方源】　《医学入门》卷八。

【组成】 朴硝、大黄各 30 克(或入麝香 1.5 克)。

【用法】 上药研为末,用大蒜捣膏。贴积块。

【主治】 癥瘕。

消痔散

【方源】 《中医外科学讲义》。

【组成】 煅田螺 30 克,煅咸橄榄核 30 克,冰片 1.5 克。

【用法】 上药研为细末。用油调敷痔上。

【功用】 消痔,退肿,止痛。

【主治】 内痔脱出,直肠脱垂。

消痞丸

【方源】 《仙拈集》卷一。

【组成】 鸡蛋 5 个,阿魏 1.5 克,黄蜡 30 克。

【用法】 铜勺内煎化,分作 10 块。每次 1 块,早晨滚汤送下。或腹痛,解出如胶漆之物自愈。

【主治】 男妇痞块。

消翳丸

【方源】 《杨氏家藏方》卷十九。

【组成】 朱砂(研)、指甲末(水净洗,拭干,用木贼草打,取细末)各等份。

【用法】 上药研为极细末,以露水搜为丸,如芥子大。每用 1 丸,于夜卧时以新笔蘸水点在眼内,至中夜更点一丸。

【主治】 小儿斑疮,眼生障翳。

消癣酒

【方源】 《仙拈集》卷三。

【组成】 红花 15 克,当归 90 克,苎麻嫩根 300 克。

【用法】 用好酒 5000 毫升,煮 3 小时,埋土内 3 日,取出服之,10 日全消。

【主治】 癣疾。

消水肿膏

【方源】 方出《本草纲目》卷四十六引《仇远稗史》,名见《杂病广要》。

【组成】 田螺、大蒜、车前子各等份。

【用法】 上捣膏。敷贴脐上。水从便旋而出。

【主治】 水气浮肿。

消乳痰丸

【方源】 《幼幼新书》卷十九引《刘氏家传》。

【组成】 大半夏(罗卜 1 个,切头子大,水煮) 15 克,人参 6 克。

【用法】 上焙,为细末,姜汁糊丸,如绿豆大。每次 20～30 丸,食后姜汤送下。宜常服。

【主治】 小儿痰涎。

消朦眼膏

【方源】 《部颁标准》。

【组成】 珍珠粉、冰片、硼砂。

【用法】 上药制成膏剂,每支装 2.5 克,密封,避光,置阴凉处。涂入结膜囊内,涂后最好作温热敷 30 分钟,每次适量(如绿豆大小),1 日 2～4 次。

【主治】 角膜炎症,角膜溃疡所致的角膜斑痕及角膜混浊。

硝石半夏丸

【方源】 《圣济总录》卷五十。

【组成】 硝石、半夏(汤洗 7 遍去滑,焙)各 15 克。

【用法】 上药先捣半夏为末,次入硝石,同研令细,再入白面 30 克,拌匀,更罗过,滴水为丸,如绿豆大。每次 20 丸,生姜汤送下。

【功用】 化痰。

【主治】 肺热,胸中痰实,咽喉不利。

消炎利胆片

【方源】 《中国药典》。

【组成】 穿心莲 868 克,溪黄草 868 克,苦木 868 克。

【用法】 用乙醇加热提取,浓缩成稠膏,制成糖衣片。口服,每次 6 片,1 日 3 次。

【功用】 清热,祛湿,利胆。

【主治】 肝胆湿热引起的口苦,胁痛和急性胆囊炎,胆管炎。

消食断下丸

【方源】 《备急千金要方》卷十五。

【组成】 曲、大麦芽各 300 克,吴茱萸 120 克。

【用法】　上药研为末。炼蜜为丸,如梧桐子大。每次 15 丸,1 日 3 次。

【主治】　寒冷脏滑者。

消黄栀子汤

【方源】　《医学摘粹》。

【组成】　大黄 12 克,芒硝 9 克,栀子 9 克。

【用法】　水煎,热服。

【主治】　阳黄,汗出腹满者。

消痰止嗽膏

【方源】　《同寿录》卷二。

【组成】　米白糖 500 克,好猪板油 120 克,谷雨前茶叶 60 克。

【用法】　用水洗茶叶,将板油去膜切碎,连苦茶、米糖同下熬化,听用。每次 30～60 克,开水冲服。

【主治】　咳嗽。

消瘤碧玉散

【方源】　《医宗金鉴》卷六十六。

【组成】　硼砂 9 克,冰片、胆矾各 1 克。

【用法】　上药研为细末。用时以箸头蘸药点患处。

【功用】　开结通喉,搜热。

【主治】　喉瘤。

海藻汤

【方源】　《圣济总录》卷一二五。

【组成】　海藻(洗去咸汁,炙)250 克,小麦面 15 克,特生礜石(煅)150 克。

【用法】　上药以经年陈醋拌小麦面焙干,再蘸醋焙,以醋尽为度,入二药为末。每次 6 克,水煎,去渣温服,1 日 2 次,不拘时候。

【主治】　五瘿。

海金沙散

【方源】　《圣济总录》卷九十八。

【组成】　海金沙、滑石(碎)各 7.5 克,腻粉 3 克。

【用法】　上药研为散,再研匀。每次 3 克,温汤调下。

【主治】　砂石淋。

海浮石散

【方源】　《仁斋直指方论》卷十八。

【组成】　海浮石、麦冬、赤茯苓。

【用法】　将海浮石研为细末。每次 6 克,煎麦冬、赤茯苓汤调下。

【主治】　肾气热证,小便秘涩黄色。

浮石散(1)

【方源】　方出《普济本事方》卷六,名见《普济方》卷一七六。

【组成】　海浮石、舶上青黛各等份,麝香少许。

【用法】　上药研为细末。每次 3 克,温汤调下。

【主治】　消渴。

【方论】　《本事方释义》:浮石气味咸平,入手太阴;舶上青黛气味苦辛微寒,入足厥阴,麝香气味辛温,入手足少阴,能引药入经络,凡消渴之病,必因阳盛阴亏,津液内涸所致,故以咸平微苦寒之味助其阴,犹恐不能直入病所,又以辛香走窜之品引其入里,无不效验矣。

浮石散(2)

【方源】　《医方类聚》卷一七九引《新效方》。

【组成】　海浮石(研为粉)、黄丹(研)各 30 克,巴豆(去壳膜油)20 粒。

【用法】　上药研为末。每用少许,外敷患处。死肌恶肉如推下也。

【主治】　死肌恶肉。

涂脐散

【方源】　《松峰说疫》卷二。

【组成】　井底泥、青黛、伏龙肝。

【用法】　共为末,调匀。涂脐上,干再换。

【主治】　孕妇瘟疫,恐伤胎气者。

浮萍丸

【方源】　方出《太平圣惠方》卷三十六,名见《普济方》卷二九九。

【组成】　浮萍(末)7.5 克,黄丹 7.5 克,麝香(细研)3 克。

【用法】 上药研为末,炼蜜为丸,如弹子大。每次 1 丸,含化。

【主治】 口疮久不愈。

涂摩膏

【方源】 《鸡峰普济方》卷二十二。

【组成】 护火草(大叶者。亦名景天)、生姜(不洗,和皮)、盐各等份。

【用法】 研为膏。涂摩痒处。如遍身瘾疹,涂发甚处,余自消。

【主治】 瘾疹。

浴风汤

【方源】 《普济方》卷三二六。

【组成】 蛇床子、吴茱萸(汤浸 7 次,石灰炒干)、草乌各等份。

【用法】 上药研为细末。煎汤洗之,1 日 3～5 次。

【主治】 阴中痒痛。

涤风散

【方源】 《仁斋直指方论》卷二十。

【组成】 黄连(去须)、蔓荆子各 15 克,五倍子 9 克。

【用法】 上药研为细末。分 3 次,用新水煎,滤清汁,以手沃洗。

【主治】 风毒攻眼,赤肿痒痛。

涤寒汤

【方源】 《是斋百一选方》卷五。

【组成】 陈皮 60 克,天南星、草果(炮,去皮)各 120 克。

【用法】 上药研为散。每次 12 克,加生姜 20 片,水煎,去渣,食前服。

【主治】 痰饮。

涤痰丸

【方源】 《部颁标准》。

【组成】 牵牛子(炒)150 克,大黄 500 克,黄芩 150 克。

【用法】 口服,每次 6 克,1 日 1 次。

【功用】 清热化痰,开郁化痞。

【主治】 痰火郁结,气急痫痛,湿热咳嗽,胸满作喘,痰涎壅盛,大便燥结。

【宜忌】 孕妇忌服。

流水汤

【方源】 《外台秘要》卷十七引《小品方》。

【组成】 半夏 6 克,粳米 30 克,茯苓 12 克。

【用法】 水煎服,日 3 次,夜 2 次。

【主治】 虚烦不得眠。

【宜忌】 忌羊肉、饧、醋物。

流伤饮

【方源】 《伤科秘方》。

【组成】 刘寄奴 3 克,骨碎补 15 克,延胡索 15 克。

【用法】 水煎,加童便 30 毫升冲服。

【主治】 跌仆挫伤,筋骨碎断,内有淤血者。

【加减】 如伤重,加山羊血 3 克,或加地龙(去垢,炙,为末)2 条。

流星串

【方源】 《串雅补》卷二。

【组成】 红曲 30 克,澄茄 120 克,香附 120 克。

【用法】 上药研为末。每次 3 克,开水调服。

【主治】 积滞,大便红。

润肌膏

【方源】 《外科正宗》卷四。

【组成】 麻油 120 毫升,当归 15 克,紫草 3 克。

【用法】 上同熬,药枯滤清,将油再熬,加黄蜡 15 克,化尽,倾入碗内,顿冷。搽擦患处。

【主治】 秃疮干枯,白斑作痒,发脱。

润肠丸

【方源】 《魏氏家藏方》卷七引《李防御五痔方》。

【组成】 大黄(湿纸裹煨,锉细)、枳壳(去瓤,麸炒)、当归(去芦)各等份。

【用法】 上药研为细末,炼蜜为丸,如梧桐子大。每次 20～30 丸,白汤送下。

【主治】 痔疮已用枯药,痔将焦枯,粪门急迫,恐大便坚实难出者。

润肠汤

【方源】　《古今医鉴》卷八。

【组成】　蜂蜜 30 毫升,香油 15 毫升,朴硝 6 克。

【用法】　水煎数沸,温服。

【主治】　虚人、老人大便秘结。

润肠散

【方源】　《扁鹊心书·神方》。

【组成】　枳实(麸炒)、青皮、陈皮各 30 克。

【用法】　上药研为末。每次 12 克,水煎,空腹服。

【主治】　老人气虚中风及产后大便不通。

润肺散(1)

【方源】　《博济方》卷二。

【组成】　甜葶苈子(铫子内纸衬,慢火内炒热)30 克,肉桂 30 克,马兜铃(大者,微炒)2 枚。

【用法】　上药研为细末。每次 3 克,水煎,放温,食后时时呷一口,可自早至午服尽。

【主治】　①《博济方》:肺气壅滞,咳嗽不已。
②《圣济总录》:壅滞咳嗽,面带浮肿。

润肺散(2)

【方源】　《鸡峰普济方》卷十一。

【组成】　阿胶、苦杏仁各 30 克,糯米五合。

【用法】　上药研为细末。每次 3 克,开水调下,不拘时候。

【主治】　肺虚咳嗽。

润涸汤

【方源】　《辨证录》卷六。

【组成】　熟地黄 60 克,白术 30 克,巴戟天 30 克。

【用法】　水煎服。

【功用】　大补肾水,兼补肾火。

【主治】　阴已痿弱,肾水燥,见色不举,若勉强入房,耗竭其精,则大小便牵痛,数至圊而不得便,愈便则愈痛,愈痛则愈便。

【方论】　此方用熟地黄以滋肾中之真阴,巴戟天以补肾中之真阳,虽补阳而仍是补阴之剂,则阳生而阴长,不至有强阳之害,二者补肾内之水火,而不为之通达于其间,则肾气未必遽入于大小之肠也。加入白术以利其腰脐之气,则前后二阴,无不通达,何至有干燥之苦,数圊而不得便哉。

润燥汤

【方源】　《万氏家传点点经》卷一。

【组成】　桃仁、苦杏仁、大黄各 6 克。

【用法】　共研末。水煎,蜜兑服。

【主治】　大便不通,小便自利;酒疾湿毒成淋,气凝血枯,小便不通,小腹作痛,肿结肾囊。

粉香散

【方源】　《圣济总录》卷一三二。

【组成】　腻粉 6 克,乳香 3 克,葱(煨熟,去焦皮)1 根。

【用法】　上药研为末。与葱同研如膏,摊在帛上贴疮,3 日 1 换。

【主治】　恶疮。

浸洗药

【方源】　《证治准绳·疡医》卷四。

【组成】　赤梗、红花、蜈蚣。

【用法】　水煎,浸洗之。

【主治】　足心痈。

涩肠丸

【方源】　《玉机微义》卷五十。

【组成】　龙骨、海螵蛸、诃子(炮,去核)各等份。

【用法】　上药研为末,糊为丸,如小豆大。每次 30 丸,米汤送下。

【主治】　小儿下痢赤白,后重频并。

涩肠散

【方源】　《婴童百问》卷八。

【组成】　诃子(炮)、赤石脂、龙骨。

【用法】　上药研为末。用腊茶少许和药掺肠头上,绢帛揉入;治痢,米汤调。

【主治】　小儿久痢,大肠脱出不收。

粉　散

【方源】　《外台秘要》卷十七引《张文仲方》。

【组成】　白粉、干姜、牡蛎(熬)各 30 克。

【用法】　上药研为散。欲卧时粉阴下,至起亦粉。疏布袋中扑之佳。

【主治】　阴下湿痒,痿弱。

粉艾丹

【方源】　《种福堂方》卷四。

【组成】　猪胆汁、宫粉、艾。

【用法】　先用猪胆汁浴净,再用宫粉调涂碗内晒干,用艾熏至老黄色,取下为末。绢袋扑之。

【主治】　胎癣。

粉代散

【方源】　《医略六书》卷二十二。

【组成】　轻粉 9 克,代赭石(煅)90 克、白矾 90 克。

【用法】　上药研为散。每次 9 克,米饮调下。

【主治】　气逆痰壅,病痫脉弦者。

【方论】　气逆不化,痰涎上壅,闭遏心包,而神明失指,故病壅时发焉。轻粉劫痰,搜涤经络之伏结;代赭石镇坠,下平逆气之有余;白矾化湿却水,治痰生之源,以杜绝其根。俾痰化气平,则膻中无逆上之气,而神明得主宰之权,焉有痫病不瘳乎?此劫痰镇坠之剂,为痰逆病痫之专方。

粉身散

【方源】　《肘后备急方》卷八引姚大夫方。

【组成】　川芎、白芷、藁本各等份。

【用法】　上药研为粗散。纳米粉中,以涂粉于身。

【功用】　辟温病。

粉草饮

【方源】　《奇效良方》卷六十九。

【组成】　甘草(生用)30 克,白矾(生)15 克,延胡索 30 克。

【用法】　上药研为细末。每次 1.5 克,水煎,去渣放冷,细细呷之。

【主治】　中药毒,吐逆躁烦。

粉霜丸(1)

【方源】　《证治准绳·幼科》卷八引《仙人水鉴》。

【组成】　粉霜、白丁香各 3 克,巴豆(不出油)1 枚。

【用法】　上药研为末,烂饭为丸,如绿豆大。每次 2 丸,井花水送下。

【主治】　小儿疳,一切泻。

粉霜丸(2)

【方源】　《普济方》卷二一一。

【组成】　粉霜 6 克,腻粉 3 克,砒霜 3 克。

【用法】　上药研为末,以烧饭为丸,如黍米大。每次 3 丸,空心以冷水送下。

【主治】　赤白痢,诸药不效者。

益母丸

【方源】　《灵验良方汇编》卷上。

【组成】　益母草 120 克,白术 30 克,黄芩 24 克。

【用法】　炼蜜为丸,如弹子大。清汤送下;虚人,安胎饮送下。可以常服。

【主治】　孕妇诸证。

【加减】　有气,加木香;胸膈不舒,加紫苏子、陈皮。

益母汤

【方源】　《古今医鉴》卷十二。

【组成】　益母草(锉)15 克,川芎、当归各 6 克。

【用法】　水煎,去渣,入黄酒、童便调服。

【功用】　大有补益,去旧生新。

【主治】　产后恶露不尽,攻冲心腹,或作眩晕,或寒热交攻。

益肺散

【方源】　《鸡峰普济方》卷十一。

【组成】　糯米炒黄、阿胶、黄芪各 30 克。

【用法】　上药研为细末。每次 6 克,煎鹿胶汤调下,不拘时候。

【功用】　调益肺胃,收敛营卫。

益康灵

【方源】　《云南中医学院学报》(1993,2:21)。

【组成】　何首乌、葛根、三七等药。

【用法】　上药制成片剂。口服。

【主治】　高脂血症。

益母草汤

【方源】　《圣济总录》卷一六〇。

【组成】　益母草（干者）30 克，藕节（干者）、人参各 15 克。

【用法】　上药研为粗末。每次 6 克，加生姜 3 片，水煎，去渣温服。

【主治】　产后血晕烦闷。

益母草散

【方源】　《太平圣惠方》卷八十。

【组成】　益母草、干藕节、红花各 30 克。

【用法】　上药研为散。每次 9 克，加生姜 3 克，水煎，去渣温服，不拘时候。

【主治】　产后恶血冲心，烦闷多渴。

益智仁散

【方源】　《育婴秘诀》。

【组成】　益智仁、补骨脂（炒）、茯苓各等份。

【用法】　上药研为细末。盐汤调服。

【主治】　遗尿。

益气润肠膏

【方源】　《部颁标准》。

【组成】　白术、地黄、女贞子。

【用法】　制成煎膏剂，密封，置阴凉干燥处。口服，每次 30 克，1 日 3 次。

【功用】　润畅通便、健胃利气。

【主治】　大便秘结引起的腹胀，饮食乏味，口干舌燥等证，对于老年人便秘效果尤佳。

益母佛手散

【方源】　《胎产要诀》卷二。

【组成】　川芎 3 克，益母草（忌铁器）6 克，当归（酒洗，去芦）21 克。

【用法】　临月之时可常服。

【功用】　胎前调理。

【加减】　虚，加人参。

宽中汤

【方源】　《续名家方选》。

【组成】　蚕豆（炒）6 克，糖霜 3 克，鸡子黄 1 枚。

【用法】　先煮蚕豆，去渣，入糖霜及鸡子黄搅匀，临卧、空心顿服。

【主治】　腹中挛急，大便燥结。

宽肠丸

【方源】　《普济方》卷二九五。

【组成】　黄连、枳壳、百药煎各等份。

【用法】　上药研为末，用水糊丸，如梧桐子大。每次 30 丸，用米汤送下。

【主治】　痔漏。

宽带汤

【方源】　《辨证录》卷十一。

【组成】　白术 60 克，杜仲 30 克，甘草 6 克。

【用法】　水煎服。

【主治】　妇人脾胃不足，带脉拘急，小腹之间自觉紧迫，急而不舒，断难生子。

家莲散

【方源】　《古今医鉴》卷五。

【组成】　莲子（泡，去皮心，微火焙干）120 克，厚朴（姜炒）30 克，干姜（炒黑）30 克。

【用法】　上药研为细末。每次 6～9 克，米饮调下，1 日 3 次。

【主治】　经年久泻冷泄及休息痢。

家秘戊己汤

【方源】　《症因脉治》卷四。

【组成】　白芍、甘草、陈皮。

【用法】　水煎服。

【主治】　血虚腹痛兼气滞者。

家秘神术汤

【方源】　《症因脉治》卷四。

【组成】　苍术、防风、石膏。

【用法】　水煎服。

【主治】　风热霍乱。头痛身热，上吐下泻，心腹绞痛，甚则转筋。

家秘滋肾丸

【方源】　《症因脉治》卷三。

【组成】　黄柏 60 克,知母 60 克,肉桂 6 克。

【用法】　上药研为细末,玄武胶为丸。

【主治】　肾痹。肾火上炎,腰痛遗精,小便时时变色,足挛不能伸,骨痿不能起。

调中汤

【方源】　《鸡峰普济方》卷十三。

【组成】　厚朴 120 克,枳实 90 克,肉桂 30 克。

【用法】　上药研为粗末。每次 15 克,水煎,去渣温服。

【主治】　脾胃不调,冷气暴折,客乘于中,寒则气收聚,聚则壅遏不通,卒然胀满,余无所苦,脉弦迟。

调中饮

【方源】　《伤寒绪论》卷下。

【组成】　苍术(泔浸麻油炒)6 克,白术(生)、厚朴(姜汁炒)各 9 克。

【用法】　水煎,去渣温服。

【主治】　食积,类伤寒,但身不痛者。

调中散

【方源】　《太平圣惠方》卷九十三。

【组成】　厚朴(去粗皮,涂生姜汁,炙令香熟)30 克,木香 15 克,黄连(去须,微炒)30 克。

【用法】　上药研为粗散。每次 3 克,水煎,去渣,温服,不拘时候。

【主治】　小儿水谷痢不止,羸瘦腹胀,不欲饮食。

调气饮

【方源】　《金匮玉函经·附遗》。

【组成】　黄蜡、阿胶各 9 克。

【用法】　上同溶化,入黄连末 15 克搅匀,分 3 次热服。

【主治】　赤白痢,少腹痛不可忍,下重,或面青,手足俱变者。

调经益母片

【方源】　《部颁标准》。

【组成】　益母草 1500 克,冰糖草 525 克,丹参375 克。

【用法】　上药制成片剂。口服,每次 2～4 片,1 日 2 次。

【功用】　调经活血,祛瘀生新。

【主治】　月经不调,经期腹痛,产后淤血不清,子宫收缩不良。

调胃承气汤

【方源】　《伤寒论》。

【异名】　小承气汤(《医方类聚》卷五十三引《神巧万全方》)、调胃承气散(《医方大成》卷一)、承气汤(《外科发挥》卷六)。

【组成】　大黄(去皮,清酒洗)12 克,甘草(炙)6 克,芒硝 24 克。

【用法】　水煎大黄、甘草,去渣,纳芒硝,更上火微煮令沸,少少温服。

【功用】　①《内经拾遗方论》:推陈致新以和中。

②《医方集解》:除热荡实,润燥软坚,甘平和缓。

【主治】　①《伤寒论》:伤寒脉浮,自汗出,小便数,心烦,微恶寒,脚挛急,反与桂枝误攻其表,胃气不和,谵语者;发汗后,不恶寒,但热,属实者;太阳病未解,但阴脉微者;伤寒十三日,过经谵语,自下利,脉和,内实者;太阳病,过经十余日,心下温温欲吐,而胸中痛,大便反溏,腹微满,郁郁微烦,先此时自极吐下者;阳明病,不吐不下,心烦者;太阳病三日,发汗不解,蒸蒸发热者;伤寒吐后,腹胀满者。

②《口齿类要》:中热,大便不通,咽喉肿痛,或口舌生疮。

③《医方集解》:渴证中消,善食而瘦。

④《温病条辨》卷二:热结旁流。阳明温病,纯利稀水而无粪者。

【方论】　①《医方考》:大黄苦寒,可以荡实;芒硝咸寒,可以润燥;甘草甘平,可以和中,此药行,则胃中调而里气承顺,故曰调胃承气。

②《医宗金鉴》:本方有调和承顺胃气之义,非若大、小专攻下也。《经》曰:热淫于内,治以咸寒,火淫于内治以苦寒,君大黄之苦寒,臣芒硝之咸寒,二味并举,攻热泻火之力备矣。更佐甘草之缓,调停于大黄、芒硝之间,又少少温服之,使其力不峻则不能速下而和也。

③《古方选注》:调胃承气者,以甘草缓大黄芒

硝留中泄热,故曰调胃,非恶硝、黄伤胃而用甘草也。泄尽胃中无形结热,而阴气亦得上承,故亦曰承气。其义亦用制胜,甘草制芒硝,甘胜咸也,芒硝制大黄,咸胜苦也。去枳实厚朴者,热邪结胃劫津,恐辛燥重劫胃津也。

④《成方便读》:治阳明病不恶热,口渴便秘,满腹拒按,中、下焦燥实之证。故但以大黄除热荡实,芒硝润下软坚。加炙甘草者,缓其急而和其中。不用枳、朴者,恐伤上焦气分。大黄用酒浸者,欲减其苦寒速之之性而微下之,令胃和则愈耳!

【验案】 蛔厥(蛔虫性肠梗阻) 《上海中医药》(1966;2:62):王某,女,73 岁。先患泄泻二天,日下数十次,经治泻止,继而腹胀,二便不通,腹痛,痛极汗出,烦躁不安,呕吐黄色稀水,先后吐出蛔虫四条,诊为蛔虫性肠梗阻,其时口唇干燥,腹胀如鼓,脉象沉细,舌苔黄厚,证属蛔厥。但正气不足,未宜猛下,以调胃承气汤和之。生大黄 9 克,玄明粉 9 克,生甘草 3 克。药后当天大便四次,粪色先黑后黄,中夹蛔虫七条,呕吐止,腹胀消,当晚进牛奶少许,次日即进流质饮食。

调气滋补温肠丸

【方源】 《赤水玄珠》卷十五。

【组成】 沉香(另为末)30 克,肉苁蓉 60 克。

【用法】 上药研为末,用麻子仁汁打糊为丸,如梧桐子大。每次 70 丸,空心米饮送下。

【主治】 发汗,利小便,亡津液,以致大便秘结。

陵鲤甲散

【方源】 《外台秘要》卷二十四引《删繁方》。

【组成】 陵鲤 1 头(取甲爪,炙),肉桂 10 克,当归 6 克。

【用法】 上药研为散。每次 3 克,酒调服,1日 3 次。

【主治】 发背及乳房痈肿。

陷水散

【方源】 《鸡峰普济方》卷十九。

【组成】 红大戟 15 克,当归、陈皮各 30 克。

【用法】 上药研为细末。每次 15 克,水煎,去渣,临卧腹空时温服。

【主治】 十种水气极甚,肿从脚起,入腹难忍。

陷伏散

【方源】 《痘疹仁端录》卷十四。

【组成】 蝉蜕、姜蚕(姜汁炒)。

【用法】 上药研为末。每次 3 克,紫草汤送下。

【主治】 痘疮陷伏。

陷胸散

【方源】 《普济方》卷一五二引《太平圣惠方》。

【组成】 大黄 45 克,甘草 15 克,枳实(去瓤)15 克。

【用法】 上药研为末。每次 9 克,水煎,温温和滓服。汗出为度。6 日内多使此散,如无证不用。

【主治】 热病喘急及心胸闷结,喘不定。

难产散

【方源】 《慎斋遗书》卷十。

【组成】 人参、炮姜、肉桂。

【用法】 水煎服。

【主治】 难产。

桑枝煎

【方源】 《脚气治法总要》卷下。

【组成】 桑枝(如箭直者,细锉,熬令微黄)3000 克,白蜜 30 克,黄明胶(炙)30 克。

【用法】 水煎桑枝,去渣,再以重汤煎,下白蜜、黄明胶收膏,入瓷器中封贮之。每次 15 克,以开水或无灰酒化服。

【主治】 脚气,四肢拘挛,遍体风痒干燥,咳嗽上气。

桑枣酒

【方源】 《仙拈集》卷二。

【组成】 桑叶(九月经霜者,阴干)、大枣各500 克,好酒 2500 毫升。

【用法】 上药入坛内煮。每次 30 毫升,空腹服。不可多饮。

【主治】 虚劳痰嗽。

桑白皮汤(1)

【方源】 《圣济总录》卷八十二。

【组成】　桑白皮 60 克,苦杏仁(去皮尖双仁,炒)30 克,槟榔(生,锉)90 克。

【用法】　上药研为粗末。每次 15 克,水煎,去渣,温服,早、午、晚各 1 次。

【主治】　脚气水肿。

桑白皮汤(2)

【方源】　《圣济总录》卷八十二。

【组成】　桑白皮(炙黄)90 克,陈皮(汤浸,去白,焙)30 克,葶苈子(纸上炒令紫色,别捣)60 克。

【用法】　上除葶苈子外,共为粗末,入葶苈子末再捣匀。每次 9 克,先用大枣 5 枚,水煎,去渣,入药末再煎,去渣温服。

【主治】　脚气。面目水肿,上气眠卧不得,若卧气欲绝。

桑寄生汤

【方源】　《圣济总录》卷一五四。

【组成】　桑寄生(炙令黄,锉碎)15 克,当归(炙,锉)45 克,川芎(锉)30 克。

【用法】　上药研为粗末。每次 9 克,以水、酒各半煎,去渣温服,早晨、午时、晚间各 1 次。

【主治】　妊娠胎漏,淋沥下血,脐腹疼痛。

桑螵蛸散(1)

【方源】　《圣济总录》卷一八二。

【组成】　桑螵蛸(烧存性)10 枚,腻粉 3 克,麝香 1.5 克。

【用法】　上药研为细散。生油脚调,鸡翎扫,候干,有裂处再扫。

【主治】　小儿一切疮癣,痒痛不止。

桑螵蛸散(2)

【方源】　《胎产心法》卷下。

【组成】　真桑螵蛸(炒)、白龙骨(煅)、牡蛎(煅)各等份。

【用法】　上药研为末。每次 9 克,食前水饮调服。

【主治】　妇人小便数及遗尿不禁。

桑白皮根煎

【方源】　《外台秘要》卷十六引《删繁方》。

【组成】　桑白皮(东引,切)30 克,狼牙 9 克,茱萸根皮(东行)15 克。

【用法】　酒煎服。

【主治】　肺劳热,生肺虫,在肺为病。

桑根白皮散

【方源】　《太平圣惠方》卷四十四。

【组成】　桑白皮(锉)30 克,酸枣仁(微炒)30 克,薏苡仁 30 克。

【用法】　上药研为散。每次 12 克,水煎,去渣,食前温服。

【主治】　腰脚疼痛,筋脉挛急,不得屈伸,坐卧皆难。

通气丸

【方源】　《仙拈集》卷二。

【组成】　甘草、甘遂各 1.5 克,麝香 0.3 克。

【用法】　上药研为末。入葱管内,塞耳中。

【主治】　气闭耳聋。

通气散(1)

【方源】　《幼幼新书》卷三十九引张涣方。

【组成】　象牙(烧)、鹅羽(烧)各 3 克,磁石皂子大(烧)。

【用法】　上药研为细末。每次 1.5 克,新汲水调下。

【主治】　误吞铜钱物及钩绳之类,鲠于咽喉。

通气散(2)

【方源】　《普济方》卷二七八。

【组成】　陈皮(去蒂)500 克,阿胶(炒)120 克,甘草 120 克。

【用法】　上药研为散。每次 15 克,水煎,去渣温服。

【主治】　诸肿毒初发。

通气散(3)

【方源】　《医林改错》卷上。

【组成】　柴胡 30 克,香附 30 克,川芎 15 克。

【用法】　上药研为末。每次 9 克,开水调下,早、晚各 1 次。

【主治】　耳聋,不闻雷声。

通正散

【方源】　《圣济总录》卷二十五。

【组成】　丁香、干柿蒂各 30 克,莲子(去心)50 枚。

【用法】　上药研为细散。每次 6 克,温酒或饭饮调下。

【主治】　伤寒诸虚气上逆,哕逆呕吐。

通玄丹

【方源】　《太平圣惠方》卷九十三。

【组成】　巴豆 30 克,油 300 毫升,麝香(细研)3 克。

【用法】　先入油于铫内,以急火煎巴豆,看爆出者收之,去皮心,纸裹压去油,入麝香研,以粟米饭为丸,如麻子大。每次 2 丸,冷水送下。

【主治】　小儿囊痈久不愈,腹多鼓胀,痈如枣花。

通闭汤

【方源】　《医略六书》卷二十八。

【组成】　枳壳(炒)4.5 克,防风 4.5 克,甘草2.4 克。

【用法】　水煎去渣,温服。

【主治】　孕妇感冒,大便秘结,脉浮。

【方论】　妊娠感冒,风邪直入大肠,而大便秘结,谓之风秘,胎孕因之不安。防风祛外邪以通风秘,枳壳泻滞气以疏肠结,甘草缓中和胃也。水煎温服,使风邪外解则滞气通行,而津液四布,胎得所安,岂有大便秘结之患乎?

通闭散

【方源】　《明医指掌》卷七。

【组成】　香附、陈皮各 15 克,茯苓 30 克。

【用法】　上药研为末。每次 6 克,水煎,空腹服。

【主治】　①《明医指掌》:血热成淋。
②《证治汇补》:气壅小便不利。

通关汤

【方源】　《元和纪用经》。

【组成】　吴茱萸(入黑牵牛 90 克同炒香熟,拣牵牛别取头末 15 克)90 克,青木香 15 克。

【用法】　上药研为末。每次 6 克,水煎,温服,1 日 3 次。

【主治】　疝气。

通关散(1)

【方源】　《良朋汇集》卷一。

【组成】　生天南星、生半夏、猪牙皂各等份。

【用法】　上药研为细末。每用少许吹鼻内。有嚏可治,无嚏不可治。

【主治】　中风不语,不省人事,牙关紧闭,汤水不入者。

通关散(2)

【方源】　《女科指掌》卷一。

【组成】　猪牙皂 3 克,细辛 0.6 克,麝香少许。

【用法】　上药研为末。搐鼻取嚏。

【主治】　妇人血厥,平居无病,忽如死人,身不动摇,目闭口噤。

通关散(3)

【方源】　《中国药典》。

【组成】　猪牙皂 500 克,鹅不食草、细辛各250 克。

【用法】　上药研为极细末。每用少许,吹鼻取嚏。

【功用】　通关开窍。

【主治】　突然气闭昏厥,牙关紧闭,不省人事。

【宜忌】　孕妇慎用。

通灵散

【方源】　《奇效良方》卷三十四。

【组成】　益智仁、茯苓、白术各等份。

【用法】　上药研为细末。每次 6 克,用白汤或温酒调服,不拘时候。

【主治】　心气不足,小便滑,赤白二浊。

通苓散

【方源】　《症因脉治》卷四。

【组成】　麦冬、淡竹叶、车前子。

【功用】　流湿润燥。

【主治】　湿热痢。湿热结于膀胱,小水不利。

通顶散（1）

【方源】　《类编朱氏集验方》卷一引《叶氏录验方》。

【组成】　黄蹋蹋（为末）、雄黄各 7.5 克（研，飞），北细辛（为末）15 克。

【用法】　上和匀。挑少许搐入鼻中，即醒。

【主治】　初中风，口噤，不省人事，或伤风头痛昏眩。

通顶散（2）

【方源】　《御药院方》卷一。

【组成】　藜芦（去苗土）15 克，蹋蹋花（去土）3 克，藿香叶（去土）6 克。

【用法】　上药研为细末。每用纸拈蘸药，鼻内搐，不拘时候。

【主治】　风痰眩晕，头目大痛及偏正不定发作，神志昏愦，或冒风寒，鼻塞声重。

通乳汤

【方源】　《外科医镜》。

【组成】　牡蛎（炒）9 克，川贝（去心）6 克，核桃仁 1 个。

【用法】　水煎，加酒服。

【主治】　乳汁不通，或经络凝滞，将成痈肿者。

通经饮

【方源】　《仙拈集》卷三引《汇编》。

【组成】　厚朴（炙）60 克，桃仁、红花各 9 克。

【用法】　水煎，分 2 次空腹服。

【主治】　妇人月水不通。

通经散

【方源】　《儒门事亲》卷十二。

【组成】　陈皮（去白）、当归各 30 克，甘遂（以面包，不令透水，煮百余沸，取出，用冷水浸过，去面焙干）。

【用法】　上药研为细末。每次 9 克，临卧温汤调下。

【功用】　《东医宝鉴·外形篇》：下水湿。

【主治】　打仆损折，汤沃火烧，卒疝，寒疝，痹痛及手足麻木不仁；蛇虫所伤；风水，喘不能食，遍身皆肿等。

【宜忌】　闪朒膝踝肘腕大痛、腰胯胁痛、杖疮落马、坠堕打仆者，忌热酒。

通草散

【方源】　方出《备急千金要方》卷六，名见《三因极一病证方论》卷十六。

【组成】　通草、细辛、附子各等份。

【用法】　上药研为末。以蜜和，绵裹少许，纳鼻中。

【主治】　①《备急千金要方》：鼻塞。

②《三因极一病证方论》鼻塞，气息不通，不闻香臭，并有息肉。

【方论】　《千金方衍义》：鼻塞，必有息肉阻碍，气道不得贯通之故，故以散结通气为主。方用通草开通关窍，细辛解散结邪，附子流行经络，立方最捷。

【备考】　方中通草，《三因极一病证方论》作"木通"。《普济方》有辛夷 3 克。

通神丸

【方源】　《普济方》卷一九七引《卫生家宝》。

【组成】　神桃 14 个（桃木上自干不落者），黑豆 30 克，巴豆 7 粒（去壳并心膜，研细）。

【用法】　上药研为末，冷水为丸，如梧桐子大，以朱砂为衣。清晨面东以井花水吞下。

【主治】　五种疟疾，热多寒少及诸疟不效者。

【宜忌】　《古今医统大全》引《余家秘宝方》：忌食生冷、鱼腥、油腻、黏滑。

通神散

【方源】　《圣济总录》卷九十八。

【组成】　粟米 30 克，故笔头（烧灰）2 枚，马蔺花（烧灰）7 朵。

【用法】　上药研为细散。每次 6 克，温酒调下。痛不可忍者，连进 3 服。

【主治】　气淋，结涩不通；砂石淋。

通幽汤

【方源】　《医略六书》卷二十八。

【组成】　大黄 9 克，黄芩 4.5 克，车前子 9 克。

【用法】　水煎，去渣温服。

【主治】　孕妇二便不通,脉数者。

【方论】　胎热内壅,气化不利,故二便不通,大腹膨胀,胎孕因之不安。大黄通秘宽胀,黄芩清热安胎,车前子清热以利小便也。水煎温服,使胎热内化,则二便自通而膹胀无不退、胎孕无不安矣。

通秘散

【方源】　《鸡峰普济方》卷十八。

【组成】　陈皮、香附、茯苓各等份。

【用法】　上药研为粗末。每次 6 克,水煎,去渣,食前服。

【主治】　①《鸡峰普济方》:气淋。

②《类编朱氏集验方》:血淋痛不可忍者。

通秘煎

【方源】　《仙拈集》卷一。

【组成】　枳实 15 克,大黄 21 克,瓜蒌 12 克。

【用法】　水煎服。

【主治】　伤寒热结不解。

通窍散

【方源】　《眼科临证笔记》。

【组成】　黄丹(水飞)15 克,轻粉 9 克,珍珠 1 颗。

【用法】　上药研为细末,吹耳。左目病,吹左耳;右目病,吹右耳。

【功用】　退翳。

【主治】　痘后害目症(痘疹性结角膜炎),两目赤胀,热泪常流,怕光羞明,风轮周围点点而起白膜,但不头痛。

通淋散

【方源】　《仙拈集》卷二。

【组成】　海金沙、滑石各 30 克,甘草 7.5 克。

【用法】　上药研为末。每次 6 克,麦冬煎汤调下,1 日 2 次。

【主治】　膏淋如油。

通喉散

【方源】　《圣济总录》卷一二二。

【组成】　黄连(去须)、矾石、猪牙皂(去皮子)各等份。

【用法】　上于瓦器内煅过,成细散。每用 1～1.5 克,吹在喉中。取出涎愈。

【主治】　风热上攻,咽喉肿痛。

通膈丸

【方源】　《斑论萃英》。

【组成】　大黄、牵牛、木通各等份。

【用法】　上药研为细末,滴水为丸,如粟粒大。每次 30～50 丸,量虚实加减。

【功用】　《证治准绳·幼科》:利上下气血。

【主治】　①《斑论萃英》:斑出青干黑陷,身不大热,大小便涩,热在内者。

②《治痘全书》:痘因内伤,腹热足冷,胀满,大小便不利者。

通脉冲剂

【方源】　《部颁标准》。

【组成】　丹参、川芎、葛根各 500 克。

【用法】　制成冲剂。口服,每次 10 克,1 日 2～3 次。

【功用】　活血通脉。

【主治】　缺血性心脑血管疾病,动脉硬化,脑血栓,脑缺血,冠心病,心绞痛。

通肠解毒汤

【方源】　《辨证录》卷十。

【组成】　生甘草、大黄、金银花各 30 克。

【用法】　水煎服。

【功用】　解毒通利。

【主治】　因服断肠草,初则胸前隐隐作痛,久则气不能通及至腹痛,大小便俱不能出。

【方论】　方用金银花、生甘草以解其毒,用大黄迅逐以通其气,毒解气通,断肠之草何能作祟哉。

通顶石南散

【方源】　《幼幼新书》卷六引《龙木论》。

【异名】　石南散(《本草纲目》卷三十六)。

【组成】　石南 30 克,藜芦 1 克,瓜蒂 5～7 个。

【用法】　上药研为细末。每用少许,搐鼻,1 日 2 次,通顶为妙。

【功用】　《银海精微》:利膈,开风痰。

【主治】　①《幼幼新书》引《龙木论》:小儿通睛

外障;初因失误,筑打头面额角,倒蹙扑下,令小儿肝受惊风,使目通睛。

②《银海精微》:肝受风痰盛,瞳人开大眼不收而展缩者。

通便灵胶囊

【方源】 《部颁标准》。

【组成】 番泻叶 1200 克,当归、肉苁蓉各 150 克。

【用法】 上药制成胶囊。口服,每次 5～6 粒,1 日 1 次。

【功用】 泻热导滞,润肠通便。

【主治】 热结便秘,长期卧床便秘,一时性腹胀便秘,老年习惯性便秘。

通脉四逆汤

【方源】 《伤寒论》。

【组成】 甘草(炙)6 克,附子(大者)(生,去皮,破八片)1 枚,干姜 9 克(强人可 12 克)。

【用法】 水煎,去渣,分 2 次温服。其脉即出者愈。

【功用】 ①《注解伤寒论》:散阴通阳。

②《重订通俗伤寒论》:回阳通脉。

③《医宗金鉴》:回阳胜寒。

【主治】 ①《伤寒论》:少阴病,下利清谷,里寒外热,手足厥逆,脉微欲绝,身反不恶寒,其人面色赤,或腹痛,或干呕,或咽痛,或利止脉不出者。下利清谷,里寒外热,汗出而厥者。

②《备急千金要方》:霍乱,吐利已断,汗出而厥,四肢拘急不解,脉微欲绝。

③《永类钤方》:霍乱,腹痛,呕吐泄泻,发热恶寒,小便自利属少阴者。

④《卫生宝鉴·补遗》:四肢冷,身不热,恶心,踡足卧,或引衣被自覆,不渴,或下利,或大便如常,脉沉微不数,或虽沉实按之则迟弱,此名冷厥。男子阳易,头重不欲举,眼中生花,腰踝内连腹痛,身重少气,阴肿入里,腹内绞痛。

【宜忌】 《普济方》引《十便良方》:忌海藻、菘菜、猪肉。

【方论】 ①《古今名医方论》:通脉四逆是于水中温土。里寒外热,浑是肾中阴寒逼阳于外,故君以干姜,树帜中宫;臣以国老,主持中外;更以附子,大壮元阳,共招外热返之于内。盖此时生气已离,存亡俄顷,若以柔缓之甘草为君,何能疾呼外阳?故易以干姜,然必加甘草与干姜等分者,恐丧亡之余,姜、附之猛,不能安养夫元气,所谓有制之师也。其加减法内,面色赤者加葱,后人遂以葱白为通脉四逆,不知阳亡于外,更用葱以助其散,则气从汗出,而阳无由内返也,岂不误耶?盖白通立名,因下利脉微,用葱白以通上下之阳;此里寒外热,用通脉以通内外之阳,故主方不用葱也。宜详辨之。

②《古方选注》:通脉四逆,少阴格阳,面赤阳越欲亡,急用干姜、生附夺门而入,驱散阴霾,甘草监制姜附烈性,留顿中宫,扶持太和元气,借葱白入营通脉,庶可迎阳内返。推仲景之心,只取其脉通阳返,了无余义矣。

③《历代名医良方注释》:此方与四逆汤三药同,但加重干姜,方名通脉四逆汤,是其所以通,端在干姜,原无疑义。窃干姜守而不走,其何能通,而此能通者,盖谷入于胃,脉道乃行,中气鼓荡,是为行脉之本。若下焦脉绝,本为不治,但仅寒邪凝阻,而脉不通,则加干姜温暖中气,以鼓舞之,兴奋体工,由中以达四末,脉即可复,不通之通,乃妙于通,仲景用干姜之神化如此。脉资生于中焦谷气,此方已求到资生源头,是此方通脉,较强心以复脉,尤深一层。

【加减】 面色赤者,加葱九茎;腹中痛者,去葱,加白芍 60 克;呕者,加生姜 60 克;咽痛者,去芍药,加桔梗 30 克;利止脉不出者,去桔梗,加人参 60 克。

【验案】 霍乱 《冉雪峰医案》:田某儿媳患霍乱寒多,渴不欲饮,饮亦喜热,舌苔白,吐泻多清水,不太臭,惟耽搁时间过久,救治较迟,肢厥筋挛,皮瘪目陷,六脉全无,病已造极,拟大剂温肾以启下焦生气、温脾以扶中宫颓阳,作最后挽救,拟通脉四逆汤加重其剂,方用:甘草 6 克,干姜 18 克,乌附 24 克。隔三时复诊,吐泻未止,厥逆未回,嘱照原方再进 1 剂;隔二时又再复诊,吐泻虽缓,厥逆仍未回,俨似正气与邪气同归于尽状,细审细察,探其手心,微有温意。曰:生机在此。盖正气过伤,迟迟其复,兆端已见,稍候即当厥回向愈,嘱其续将三煎药服完,另用前方,姜、附各减为 9 克,并加党参 12 克,夜间作 2 次缓服。翌晨复诊,厥回脉出,已能起坐,特精力匮乏,为拟理中加知母、栝楼根善后。

骊龙散

【方源】　《疮疡经验全书》卷九。

【组成】　珍珠 2.4 克，牛粪 30 克，铁锈 30 克。

【用法】　上药研为细末。以猪脑加醋调敷疮

口 3～5 次，干再易之。

【主治】　发背痈疽，破与不破二者之间。

【宜忌】　《证治准绳·疡医》：凡发毒品味忌食。

十一画

理中汤

【方源】　《医略六书》卷二十八。

【组成】　白术 9 克，炮姜 4.5 克，炙甘草 4.5 克。

【用法】　水煎，去渣温服。

【主治】　孕妇心气疼痛，脉迟者。

【方论】　胎寒气逆，上犯心包，故心气冷痛，食卒不下焉。白术健脾土以安胎，炮姜暖中气以逐冷，炙草缓中益胃以除痛也。水煎，温服，使土暖气温，则冷气自化而胎得所安，何有心气冷痛、食卒不下之患哉。

理中附子汤

【方源】　《鸡峰普济方》卷十四。

【组成】　干姜、甘草、附子各 30 克。

【用法】　上药研为粗末。每次 15 克，水煎，去渣温服。

【主治】　下痢呕逆，胸中闷乱，心腹并痛，手足躁扰，卧不安席，服药但增烦热，利不禁，脉小者。

梅枣汤

【方源】　《普济方》卷二〇八引《护命方》。

【组成】　大枣 10 枚，罂粟壳 1 枚，乌梅 10 个。

【用法】　上药研为粗末。每次 6 克，水煎，去渣温服，不拘时候。

【主治】　水泻不止。

梅实丸

【方源】　《圣济总录》卷三十二。

【组成】　梅实肉、大枣、酸枣仁(炒)各等份。

【用法】　上同捣成膏，为丸如弹子大。每次 1 丸，临卧含化。

【主治】　伤寒后，胆冷不得睡。

梅姜散

【方源】　《魏氏家藏方》卷七。

【组成】　棕榈、乌梅、干姜各等份（并烧存性）。

【用法】　上药研为细末。每次 6 克，米饮调下，不拘时候。

【主治】　脏毒泻血不止，妇人血崩漏下。

梅疮点药

【方源】　方出《外科启玄》卷十二，名见《疡医大全》卷三十四。

【组成】　白砒、猪精肉各 30 克，大枣 15 克。

【用法】　上捣如泥，外用黄泥固，火煅红取出，为细末。用鹅胆汁调搽上。

【主治】　杨梅疮。

梅毒擦药

【方源】　《外科十三方考》。

【组成】　胆矾末、白矾末、水银各 10.5 克。

【用法】　上入香油少许于药末之中，研匀至不见水银星珠时为度。用时命患者坐于无风处，取药少许，涂于两足心中，以两手对准足心摩擦良久，再涂药少许，仍照前再擦，擦后即盖被睡卧，连擦 3 日，以通圣散煎水沐浴 1 次，更服内疏黄连汤或败毒散。不问新久皆效，旬日见效。

【主治】　杨梅毒疮。

【备考】　愈后再服草薢汤，有热者，加芩、连；气虚者加参、芪；血虚者，加四物。

乾坤夺命丹

【方源】　《经验奇效良方》。

【组成】 生白信石(研极细面)30克,生硫黄(研极细面)60克,白蜡90克。

【用法】 将蜡熔化,即下二味合匀,出锅作丸,每丸1.2克。白水送下。

【主治】 一切气寒、食寒、阴寒及男子肾寒,妇人白带,白痢疾,下泻,一切下部寒凉之症。

豉汤(1)

【方源】 《太平圣惠方》卷九十七。

【组成】 豉30克,葱白(去须,切)12克,生姜(切)30克。

【用法】 水煮,去渣,分2次温服。

【主治】 妊娠伤寒头痛。

豉汤(2)

【方源】 《圣济总录》卷八十一。

【组成】 豉90克,花椒(生用)30克,生姜(和皮,锉)1000克。

【用法】 水煮,贮在小瓮子中,著二小木横瓮下,足踏木上,汤不得过三里穴,以故衣塞瓮口,勿令通气,微著糠火烧瓮,使汤常热,如瓮中大热,歇令片时。浸脚了,急将绵衣盖两足令暖,勿令触冷见风,临卧浸之佳。

【主治】 脚气缓弱,痛痹肿满。

豉尿汤

【方源】 方出《备急千金要方》卷九,名见《外台秘要》卷三引《救急》。

【组成】 好豉(绵裹)30克,葱白(切)30克,童便毫升。

【用法】 先熬豉、葱令相得,则投小便煮,分2次服,徐徐服之。覆令汗。

【主治】 ①《备急千金要方》:疫气伤寒,三日以前不解者。

②《外台秘要》引《救急》:天行热气头痛,骨肉酸痛壮热等疾。

③《张氏医通》:温病初起烦热,虚人风热,伏气发温及产后感冒。

【备考】 本方方名,《张氏医通》引作"葱白香豉汤"。

豉薤汤

【方源】 张文仲引陶氏方(见《外台秘要》卷二)。

【组成】 豉30克,栀子14枚,薤白15克。

【用法】 水煎,分3次服。

【主治】 ①《外台秘要》引《小品方》:温毒及伤寒内虚,外热攻肠胃,下黄赤汁及如烂肉汁。赤滞,伏气腹痛诸热毒。

②《太平圣惠方》:伤寒暴痢腹痛。

③《圣济总录》:乳石发,赤白痢,兼热烦闷。

④《治痘全书》:痘疮下痢,后重烦躁。

【方论】 《医方集解》:栀、豉苦寒,能升能散;薤白辛温,能开胸痹及大肠气滞。

菴䕡酒

【方源】 《太平圣惠方》卷七十二。

【组成】 菴䕡子500克,桃仁(汤浸,去皮尖双仁)60克,大麻仁90克。

【用法】 上药研为末,于瓷瓶内,以酒浸,密封头,5日后。每次90毫升,温饮,渐加至150毫升,1日3次。

【主治】 妇人夙有风冷,留血结聚,月水不通。产后脏腑风虚,恶血凝滞,致月水不通。

菝葜酒

【方源】 《圣济总录》卷八十四。

【组成】 菝葜(水煮,去渣澄清)1500克,曲(药汁浸曲2日)5000克,白糯米30千克。

【用法】 将糯米净淘,控干炊饭,候熟倾出,如人体冷暖,入前药汁并曲末拌匀,瓮中盛之,春、夏5~7日,秋、冬10余日,然后量人性饮,每日5~6次。常令酒力相续。

【主治】 脚气屈弱积年,腰脊挛痹及腹内坚结者。

菖蒲散

【方源】 《圣济总录》卷一六三。

【组成】 石菖蒲、瓜蒌根各30克,黄连(去须)15克。

【用法】 上药研为散。每次6克,以新汲水调下,1日3次。

【主治】 产后津液减耗,虚渴引饮。

萝卜菜粥

【方源】 《太平圣惠方》卷九十七。

【组成】　萝卜菜 250 克,羊肾 1 对(去脂膜),粳米 60 克。

【用法】　切细煮粥,调和如常法。空腹食之。

【主治】　五劳七伤,阴囊下湿痒。

黄连片

【方源】　《部颁标准》。

【组成】　黄连(姜汁炒)210 克,吴茱萸(盐炙)35 克,木香 70 克。

【用法】　粉碎成细粉,用淀粉糊适量制粒,干燥,压制成片或包糖衣,每片(或片心)重 0.32 克。口服,每次 5~8 片,1 日 3 次。

【功用】　泻火止痛。

【主治】　脘胁疼痛,嗳气吐酸,大便热泻。

黄芍熟地汤

【方源】　《辨证录》卷十。

【组成】　熟地黄 60 克,山茱萸、白芍各 30 克。

【用法】　水煎服。

【主治】　晨夕之间,时多怒气,不必有可怒之事而心烦意躁,不能自遣,至夜则口干舌燥,只有一更睡熟,余则终夜常醒。

草麻膏

【方源】　《普济方》卷九十二。

【组成】　大草麻子 14 枚,巴豆(去皮)7 枚。

【用法】　上为泥,成膏子后,加麝香 1.5 克,一处和成膏子。如左患,安药于右手劳宫穴内,用纸 7 层,盖定药丸上,碗坐在药上,碗用热沸水蒸之。

【主治】　口眼㖞斜不正。

草薢酒

【方源】　《圣济总录》卷八十五。

【组成】　草薢、杜仲(去粗皮,炙)各 90 克,枸杞子皮根(洗)150 克。

【用法】　上锉细,用好酒 2500 毫升于净瓶内浸,密封,重汤煮 4 小时许,取出候冷,旋暖饮之,常令微醉,不拘时候。

【主治】　风湿腰痛及湿痹不散。

草薢散(1)

【方源】　方出《太平圣惠方》卷四十四,名见

《圣济总录》卷八十五。

【组成】　草薢 60 克,桂(去粗皮)22.5 克,杜仲(去粗皮,锉,炒)30 克。

【用法】　上药研为散。每次 6 克,温酒调下,不拘时候。

【主治】　腰脚冷痹不仁,行步无力。

草薢散(2)

【方源】　《圣济总录》卷九十九。

【组成】　草薢(锉,炒)、白芜荑(微炒)、狗脊(去毛,锉)各 9 克。

【用法】　上药研为散。每次 6 克,温酒调下。欲服药,先隔宿吃牛肉干脯 1 片,次日空腹服药,虫下即愈。

【主治】　蛔虫发作。

菟丝散

【方源】　《普济方》卷二三六引《指南方》。

【组成】　菟丝子(酒浸透)、五味子各 30 克,生干地黄 60 克。

【用法】　上药研为末。每次 6 克,食前米饮调下。

【主治】　骨蒸。

菟丝子水

【方源】　《中医皮肤病学简编》。

【组成】　干菟丝子、鹤虱、蛇床子各 31 克。

【用法】　水煎,熏洗。

【主治】　肛门瘙痒。

菊女饮

【方源】　《辨证录》卷六。

【组成】　女贞子 30 克,甘菊花、麦冬各 15 克。

【用法】　水煎服。

【主治】　双目不痛,瞳神日加紧小,口干舌苦。

菊花酒

【方源】　《太平圣惠方》卷九十五。

【组成】　菊花、生地黄、枸杞子根各 500 克。

【用法】　上药捣碎,以水煮取汁,炊糯米 35 千克,细曲碎,同拌令匀,入瓮密封,候熟澄清。每温服 50 毫升,1 日 3 次。

【功用】　壮筋骨补髓,延年益寿耐老。

菊花散(1)

【方源】　《圣济总录》卷一〇二。

【组成】　菊花、牛蒡子(炒)、甘草(炙微赤,锉)各15克。

【用法】　上药研为末。每次6克,温水调下。

【主治】　肝虚,风毒气眼目昏,多泪涩痛。

菊花散(2)

【方源】　《圣济总录》卷一〇四。

【组成】　菊花(焙)、排风子(焙)、甘草(炮)各30克。

【用法】　上药研为散。每次9克,夜卧时温水调下。

【主治】　热毒风上攻,目赤头眩,眼花面肿。

菊花煎

【方源】　《眼科阐微》卷二。

【组成】　菊花、石菖蒲、白矾(生用)。

【用法】　上药煎汤,浸真青绢搽之。

【主治】　目中有翳,目痒或闷。

菩萨散

【方源】　《鸡峰普济方》卷十八。

【组成】　菩萨退、犀角末各15克,独扫20穗。

【用法】　上药研为细末。每服3克,空腹米饮调下。

【主治】　血淋。

菠白散

【方源】　《部颁标准》。

【组成】　菠菜子450克,白及300克,百部150克。

【用法】　上药制成散剂。口服,每次10克,1日3次。

【功用】　润肺,祛痰。

【主治】　痰中带血,午后发热,咳嗽。

菇蒋根羹

【方源】　《圣济总录》卷一八八。

【组成】　菇蒋根(生嫩者,洗,切细)、冬瓜(去瓤,细切)各250克,盐豉15克。

【用法】　水煎盐豉,去豉,下前二味,入醋作羹,分3次食。

【主治】　消渴口干。

黄丹丸

【方源】　《普济方》卷二一一。

【组成】　黄丹30克,白面15克,巴豆9枚。

【用法】　以水调搅,候澄清,倾却上面者,用底下稠者为丸,如绿豆大。每次30丸,以冷水送下。

【主治】　赤白痢。

黄丹散

【方源】　《太平圣惠方》卷七十三。

【组成】　白矾21克,川芎、黄丹各30克。

【用法】　上药研为末。以谷囊盛,纳阴中。虫当自出。

【主治】　妇人阴痒,似有虫状,烦闷。

黄丹膏

【方源】　《普济方》卷三〇〇。

【组成】　巴豆(去壳)21粒,清油60毫升,黄丹45克。

【用法】　清油煎豆黑色,去豆,用黄丹入油慢火熬,搅匀做膏。煎冬橘叶汤洗净涂之。

【主治】　脚折(脚鞁)。

黄石散

【方源】　《杨氏家藏方》卷二。

【组成】　狗肝1具,硝石、黄丹各4.5克。

【用法】　硝石、黄丹为末,将狗肝劈开,撒药在内,以麻缠缚,用水煮熟,去麻,将肝、药一顿细嚼,用煮肝药汁送下,不拘时候。

【主治】　心风发狂。

黄龙散

【方源】　《医方类聚》卷一九二引《施圆端效方》。

【组成】　黄柏、龙骨、赤石脂各30克。

【用法】　上药研为细末。好油调,扫疮;或干贴之。

【主治】　湿疳疮癣,黄汁浸淫,色如香瓣。

黄白散

【方源】　《万病回春》卷五。

【组成】　黄柏、孩儿茶、白矾各等份。

【用法】　上药研为细末。凡患人先用陈仓小米熬汤,候冷漱口洁净,次将药末掺患处。

【主治】　口疮及口中疳疮。

黄瓜丸

【方源】　《太平圣惠方》卷八十四。

【组成】　黄连(去须)30克、胡黄连15克。

【用法】　上药研为末,用黄瓜1枚,去瓤,入药末,后以盖子盖定,用大麦面裹烧,令面匀焦,去面捣熟为丸,如绿豆大。7岁儿每次7丸,以温水送下。

【主治】　小儿浑身及面色俱黄。

黄瓜霜

【方源】　《急救经验良方》。

【组成】　焰硝8克,白矾2克。

【用法】　将大黄瓜瓤取出,纳硝、白矾于内,悬风处,俟霜出刮下,加冰片少许,为细末。用时吹患处。

【主治】　喉证。

【宜忌】　吹药时不可又服别药。

黄米丸

【方源】　《东医宝鉴·杂病篇》卷六引《医学入门》。

【组成】　干丝瓜100克,巴豆14粒,陈仓米如丝瓜之多少。

【用法】　丝瓜去皮剪碎,和巴豆肉同炒,以巴豆色黄为度,去巴豆,又以陈仓米同炒米黄色,去瓜取米,为末,水为丸,如梧桐子大。每次100丸,以汤送下。数服即愈。

【主治】　水蛊。

黄芩汤(1)

【方源】　《医心方》卷二十引张仲景方。

【组成】　栀子60克,香豉9克,黄芩6克。

【用法】　水煎,分3次服。以衣覆卧,亦应有汗。

【主治】　散发动,腹内切痛。

黄芩汤(2)

【方源】　《医方类聚》卷五十三引《神巧万全方》。

【组成】　黄芩、赤芍各30克,甘草(炙)15克。

【用法】　上药研为末。每次12克,水煎,去渣温服。

【主治】　①《医方类聚》引《神巧万全方》:阳明病,口干但漱水不欲咽者,必衄也;阳明脉浮,发热,口鼻中燥,能食者,亦衄。

②《景岳全书》引钱氏方:挟热下痢,头痛胸满,大渴;或寒热胁痛,脉洪大而实者。

③《世医得效方》:挟热作疹疮不出,烦躁不得眠。

黄芩汤(3)

【方源】　《宣明论方》卷十一。

【组成】　白术、黄芩各等份。

【用法】　上药研为末。每次9克,加当归6克,水煎,稍温服。

【主治】　妇人孕胎不安。

黄芩汤(4)

【方源】　《普济方》卷二七八。

【组成】　黄芩、瓜蒌、甘草。

【用法】　上药研为散。每次15克,水煎服。

【主治】　汗后余毒,颊肿痛。

黄芩散(1)

【方源】　《圣济总录》卷二十三。

【组成】　黄芩(去黑心)、甘遂(麸炒黄)、龙胆(去芦头)各30克。

【用法】　上药研为散。每次3克,以冷水调下,更令病人饮水,腹满则吐。

【功用】　疗积热。

【主治】　伤寒。烦热不解,谵言妄语,欲发狂走。

黄芩散(2)

【方源】　《普济方》卷七十二引《卫生家宝》。

【组成】　黄芩30克,淡豆豉(研)90克。

【用法】　上药研为末。每次 9 克,用熟猪肝裹药同吃,温汤送下,不拘时候,1 日 3 次。

【主治】　小儿肝热,眼生障晕,不能视物。

【宜忌】　忌酒、面。

黄连丸(1)

【方源】　《外台秘要》卷二十五引《近效方》。

【组成】　茯苓 60 克,阿胶(炙)、黄连各 30 克。

【用法】　先捣黄连、茯苓为末,以少许水溶阿胶为丸,众手丸之,晒干。量患轻重,每次 30～60 丸,空腹以饮送下。

【主治】　①《外台秘要》引《近效方》:痢,无问冷热。

②《太平惠民和剂局方》:肠胃气虚,冷热不调,下痢赤白,状如鱼脑,里急后重,脐腹疼痛,口燥烦渴,小便不利。

③《幼幼新书》引《庄氏家传》:小儿痢。

④《世医得效方》:肺热咯血,热泻,诸疳作热频泻。

黄连丸(2)

【方源】　方出《太平圣惠方》卷五十三,名见《普济方》卷一七九。

【组成】　黄连(去须)、黄丹(炒令紫色)、豆豉(炒干)各 15 克。

【用法】　上药研为末,入黄丹研令匀,软饭为丸,如梧桐子大。每次 15 丸,食后以温水送下。

【主治】　①《太平圣惠方》:消渴。

②《普济方》:消渴,饮水绝多,身体黄瘦。

黄连丸(3)

【方源】　《圣济总录》卷二十六。

【组成】　黄连(去须,炒)60 克,木香、吴茱萸(汤洗 3 遍,炒干)各 30 克。

【用法】　上药研为末,面糊为丸,如梧桐子大。每次 20 丸,空心、食前以米饮送下。

【主治】　伤寒后一切痢疾,无问冷热,腹痛。

黄连丸(4)

【方源】　《圣济总录》卷九十四。

【组成】　黄连(去须)、熟艾(炙)、苦杏仁(去皮尖,别研)各 15 克。

【用法】　上药研为末,炼蜜为丸,如梧桐子大。每次 20 丸,空心以盐汤送下。

【主治】　阴疝肿缩。

黄连丸(5)

【方源】　《圣济总录》卷一〇三。

【组成】　黄连(去须,水洗净,细锉,用水浸 5 宿,用绵滤过,银石器熬成膏)500 克,冰片(研)3 克,朱砂(研)7.5 克。

【用法】　后两味为细末,入前黄连膏内旋丸,如绿豆大。每用 1 丸,新汲水浸过,点目眦内。

【主治】　肝热眼目赤痛。

黄连丸(6)

【方源】　《圣济总录》卷一七三。

【组成】　黄连(去须)30 克,白芜荑(去皮,炒)15 克,麝香(研)3 克。

【用法】　上药研为末,面糊为丸,如麻子大。1－2 岁每次 10 丸,以温米饮送下,1 日 3 次。

【主治】　小儿疳,或口齿生疮,或肛门伤烂。

黄连丸(7)

【方源】　《奇效良方》卷三十三。

【组成】　黄连(碾为末)500 克,牛乳汁、生地黄各 500 克。

【用法】　上将汁熬膏,搓黄连末为丸,如小豆大。每次 20 丸,少呷汤送下,每日 3 次。

【功用】　生津液,除干燥,长肌肉。

【主治】　消渴,口舌干,小便数,舌上赤脉。

黄连丸(8)

【方源】　《杂病源流犀烛》卷十七。

【组成】　黄连(分作 4 份:一生研,一炒研,一炮研,一水浸晒研)120 克,条芩、防风各 30 克。

【用法】　面糊为丸。每次 50 丸,米泔浸枳壳水送下。

【主治】　肠胃积热及因酒毒下血,腹痛作渴,脉弦数者。

【加减】　冬月,加酒蒸大黄 30 克。

黄连汤(1)

【方源】　《外台秘要》卷三引《深师方》。

【组成】 黄连(去毛)9 克,黄柏、当归各 6 克。

【用法】 水煮,去渣,纳蜜 30 克,微火煎,分 3 次服。

【主治】 ①《外台秘要》引《深师方》:天行诸下。

②《太平圣惠方》:时气热毒下痢。

【宜忌】 忌猪肉、冷水。

黄连汤(2)

【方源】 《圣济总录》卷三十六。

【组成】 黄连(去须)45 克,当归(切,焙)30 克,干姜(炮)15 克。

【用法】 上药研为粗末。每次 9 克,水煎,去渣,临发时服。

【主治】 肺疟心虚。

黄连汤(3)

【方源】 《圣济总录》卷一五六。

【组成】 黄连(去须,捣碎,炒)、黄柏(去粗皮)各 90 克,白术 120 克。

【用法】 上药研为粗末。每次 15 克,加生姜 3 片,水煎,去渣温服,1 日 3 次。

【主治】 妊娠下痢频并,后重里急。

黄连汤(4)

【方源】 《圣济总录》卷一七八。

【组成】 黄连(去须)30 克,黄柏(去粗皮,炙)、阿胶(炙燥)各 15 克。

【用法】 上除阿胶外,为粗末。每次 1.5 克,入阿胶 1 片,水煎,去渣,空心、日午、近晚各 1 服。

【主治】 小儿热痢。

黄连汤(5)

【方源】 《保命集》卷中。

【组成】 黄连(去须)、当归各 15 克,甘草(炙)6 克。

【用法】 上药研为散。每次 15 克,水煎,食后温服。

【主治】 ①《保命集》:湿毒下血,大便后下血,腹中不痛。

②《医碥》:湿毒便血,不痛,血色不鲜,或紫黑如豆汁。

黄连汤(6)

【方源】 《洁古家珍》。

【组成】 黄连(炒)、黄柏(炒)、甘草各等份。

【用法】 上药研为散。水煎,食前温服。

【主治】 因服热药过多,小便不利,或脐下闷痛不可忍。

黄连汤(7)

【方源】 《普济方》卷七十四引《选奇方》。

【组成】 干姜(净洗)、黄连、苦杏仁各 15 克。

【用法】 上药研为粗末。绵包之,开水泡,闭目乘热洗之。

【主治】 暴赤眼。

黄连汤(8)

【方源】 《类编朱氏集验方》卷九引何清之方。

【组成】 鹰爪黄连(去毛节)7 茎,杏仁(去皮尖)7 粒,北枣 7 枚(大枣)。

【用法】 用新瓦盆存贮,以纸覆盖,入水慢火熬,放地上去火毒,候冷,存在汤瓶上,蒸温不要热。病者仰卧,令人滴药汁在眼尖角近鼻者,候口中有苦味,即是药透。

【主治】 火眼。

黄连饮

【方源】 《类编朱氏集验方》卷六。

【组成】 胡黄连、乌梅、灶下土各等份。

【用法】 上药研为末。腊茶清调下,空腹温服。

【主治】 血痢。

黄连酊

【方源】 《中医皮肤病学简编》。

【组成】 黄连 25 克,花椒 10 克,70%乙醇 100 毫升。

【用法】 浸泡 3 日后,外用。

【主治】 体癣。

黄连酒

【方源】 方出《肘后备急方》卷三,名见《圣济总录》卷三十五。

【组成】 常山、黄连各 90 克,酒 10 千克。

【用法】 经宿渍之,晓以瓦釜煮,每次服 200 毫升。热当吐,冷当利。

【主治】 久疟。

黄连散(1)

【方源】 《太平圣惠方》卷七十四。

【组成】 黄连(去须)、栀子、当归(锉,微炒)各 15 克。

【用法】 上药研为粗散,分为 3 份,每次 1 份,水煎,去渣,分 2 次温服,不拘时候。

【主治】 妊娠热痢,腹痛烦闷。

黄连散(2)

【方源】 《太平圣惠方》卷九十。

【组成】 黄连(去须)30 克,胡粉、甘草(锉)各 22.5 克。

【用法】 上药研为散。以腊月猪脂和如膏,涂于故帛上贴,1 日 2 换。

【主治】 小儿头面身体生疮,黄水出。

黄连散(3)

【方源】 《圣济总录》卷二十七。

【组成】 黄连(去须)30 克,槟榔(锉)、甘草(炙)各 15 克。

【用法】 上药研为散。每次 6 克,入蜜少许如汤点,放温服,不拘时候。

【主治】 伤寒发斑。

黄连散(4)

【方源】 《圣济总录》卷三十七。

【组成】 黄连(去须)、当归(切,焙)各 30 克,干姜(炮)15 克。

【用法】 上药研为散。每次 9 克,水煎,放温,临发时服,如茶点,或热水调服亦得。

【主治】 疟痢。

黄连散(5)

【方源】 《圣济总录》卷一○一。

【组成】 黄连(去须)450 克,木兰皮 300 克,大猪肚(去筋膜)1 个。

【用法】 上二味为末,纳猪肚中,缝合口,入甑

内,蒸令熟,取出细切,晒干,捣罗为散。每次 6 克,空腹、临卧温水调下。

【功用】 令肤光白。

【主治】 面暗。

黄连散(6)

【方源】 《圣济总录》卷一一八。

【组成】 黄连(去须)、升麻、龙胆各 30 克。

【用法】 上药研为散。绵裹如弹子大,临卧以新汲水浸过,含化咽津。

【主治】 脾胃积热,风冷乘之,唇肿结核。

黄连散(7)

【方源】 《圣济总录》卷一三五。

【组成】 黄连(去须)、木香、槟榔(锉)各等份。

【用法】 上药研为散。干敷疮上,1 日 3 次。

【功用】 敛一切疮口,生肌止痛。

【主治】 《卫生宝鉴》:多年不效疮。

黄连散(8)

【方源】 《普济方》卷二九九引《海上方》。

【组成】 黄连、白胡椒、牙消各等份。

【用法】 上药研为末。冷水漱口,后以此药搽疮上,搽去顽涎便效。

【主治】 口疮。

黄连散(9)

【方源】 《古今医统大全》卷六十六。

【组成】 黄连、黄柏(炙)、胡粉(炒)。

【用法】 上药研为末。香油调敷;猪油亦可。

【主治】 面部热毒恶疮。

黄连散(10)

【方源】 《疡科选粹》。

【组成】 白矾 2.25 克,黄连 1.5 克,冰片 0.5 克。

【用法】 上药研为末,绵裹纳耳中。

【主治】 耳脓经年不愈。

黄连煎(1)

【方源】 《太平圣惠方》卷八十九。

【组成】 黄连(去须)30 克,芦荟、冰片(别研)各 7.5 克。

【用法】　先将黄连、芦荟捣罗为末,以新绵裹,水煮,去药绵,入冰片,以瓷瓶子内收,每日 2～3 次点眼。

【主治】　小儿眼胎风赤烂,不以年月发歇频频,视物泪出,涩痛不可忍。

黄连煎(2)

【方源】　《圣济总录》卷一○三。

【组成】　黄连(去须,捣末)3 克,大枣(擘破)3 枚,灯心(擘碎)1 握。

【用法】　水煎,以新绵滤去渣,纳瓷盒中。每用铜箸点少许目眦头,1 日 3～5 次,临卧再点。

【主治】　目赤痛。

黄连膏(1)

【方源】　方出《备急千金要方》卷六,名见《普济方》卷二九九。

【组成】　猪膏、白蜜各 500 克,黄连 30 克。

【用法】　合煎,搅令相得。每含如半枣大,1 日 4～5 次,夜 2 次。

【主治】　口疮,咽喉塞不利,口燥。

黄连膏(2)

【方源】　《圣济总录》卷一○九。

【组成】　黄连(去须,捣)、竹叶(净洗,切)各 60 克,大枣(焙干,为末)30 克。

【用法】　先将竹叶以水煎,去竹叶,下黄连、枣末,入白蜜 15 克煎,绵滤去渣,重煎如稀饧,纳瓷瓶中。每以箸点目眦头,1 日 3～5 次。

【主治】　肝脏壅热,目中生胬肉,冲贯黑睛,赤痛不可上。

黄连膏(3)

【方源】　《圣济总录》卷一八一。

【组成】　黄连(去须)21 克,大铜钱 30 克,白矾(烧灰)7.5 克。

【用法】　用铜器盛,入白蜜各 90 克,以水于饭上炊,绵滤去渣,贮瓷盒内。点眼。

【主治】　小儿眼烂眦痒痛泪出,不能视物,风伤则痛。

黄连膏(4)

【方源】　《普济方》卷七十四。

【组成】　黄连(去须)、腻粉各 10 克,蕤仁(去皮)5 克。

【用法】　先将去皮蕤仁烂研如膏,后入黄连、腻粉,同置一处研了后,以新绵厚裹于外,梨少许,以新汲水于净器内澄滤,候至清,良久滤汁,仰卧将药裹温药,点眼 10 余次。

【主治】　暴赤眼痛,浑浑眼涩。

黄吹散

【方源】　《朱仁康临床经验集》。

【组成】　牛黄 0.3 克,硼砂 30 克,冰片 1.5 克。

【用法】　先将牛黄入乳钵中研细,加月石研细,最后加冰片研细,装瓶勿泄气。用吹管吹药入内。

【功用】　清热利咽。

【主治】　咽喉肿痛腐烂,口糜、舌碎。

黄鸡羹

【方源】　《古今医统大全》卷八十七。

【组成】　黄雌鸡 1 只(治如常),粳米 100 克,葱白 1 握。

【用法】　上同煮做羹,下五味以煮盐,空腹食之。

【主治】　老人烦渴,小便黄,无力。

黄矾散

【方源】　《太平圣惠方》卷八十九。

【组成】　黄矾 15 克,海螵蛸、黄连(去须)各 7.5 克。

【用法】　上药研为末,绵裹如枣核大,塞耳中,1 日 3 次。

【主治】　小儿聤耳出脓水。

黄明膏

【方源】　《验方新编》卷十一。

【组成】　牛皮胶 30 克。

【用法】　入铜器内,好醋和煮,用筷子时时搅动,煮好加铅粉、黄丹各 6 克,搅匀,收入罐内,放水中拔去火毒,用布摊贴。

【主治】　对口发背,鱼口便毒及一切痈疽肿毒。未成即消,已成拔脓生肌。

【备考】 方中铅粉,《青囊全集》作"轻粉"。

黄金散(1)

【方源】 《医方类聚》卷一八五引《经验良方》。

【组成】 矾金、半夏各30克,风化石灰120克。

【用法】 上药研为末。凡有损伤,干掺上。

【功用】 止血定痛。

【主治】 金刃所伤。

黄金散(2)

【方源】 《痘疹仁端录》卷十四。

【组成】 麻黄6克,麝香0.3克,蝉蜕3克。

【用法】 上药研为末。成人每次6克,小儿1.5～3克,紫草汤调下。

【主治】 痘疹初点表闭。

黄金散(3)

【方源】 《良朋汇集》卷六。

【组成】 香附(炒)120克,当归36克,五灵脂(炒)30克。

【用法】 上药研为细末。每次15克,空心以醋调服。

【主治】 妇人血崩不止。

黄金膏

【方源】 《疡医大全》卷七。

【组成】 猪板油120克,乳香(去油)、没药(去油)各6克。

【用法】 熬枯去渣,加黄蜡、白蜡各30克,熔化再加黄柏末15克,搅匀候冷,加冰片3克,成膏。摊贴。

【功用】 拔毒生肌。

【主治】 痈疽。

黄金露

【方源】 《眼科锦囊》卷四。

【组成】 鸡子白、泊夫蓝各2克,人乳汁48克。

【用法】 上调匀。点眼中。

【主治】 痛眼,羞明怕日。

黄柏汤(1)

【方源】 《太平圣惠方》卷八十九。

【组成】 黄柏(锉)、秦皮各30克,蕤仁(汤浸去皮)9克。

【用法】 上药研为散。每取15克,加大枣5枚,水煎,去渣,适寒温洗之。

【主治】 小儿胎赤眼。

黄柏汤(2)

【方源】 《圣济总录》卷七十六。

【组成】 黄柏(去粗皮,炙)、黄连(去须)各60克,木香30克。

【用法】 上药研为粗末。每次15克,水煎,去渣,食前温服,1日3次。

【主治】 血痢昼夜不止。

黄柏散(1)

【方源】 《太平圣惠方》卷八十七。

【组成】 黄柏(微炙,捣为末)30克,青黛15克,麝香3克。

【用法】 上药研为末。每取少许撒贴疮上,1日3～4次。

【主治】 小儿口疮,齿龈生烂肉,以及口臭,虫蚀作孔。

黄柏散(2)

【方源】 《圣济总录》卷一六七。

【组成】 黄柏(去粗皮)45克,釜底黑煤(研)22.5克,乱发灰(研)7.5克。

【用法】 先捣黄柏为末,入二味合研令匀。敷脐中。

【主治】 小儿脐风,汁出不止。

黄柏散(3)

【方源】 《类编朱氏集验方》卷十四。

【组成】 鸡子壳、黄柏树皮、朴硝各等份。

【用法】 上药研为末。白水调涂。

【主治】 汤火伤。

黄柏散(4)

【方源】 《普济方》卷三○二。

【组成】 黄柏、黄芩各等份(为末)、萝卜叶(捣细。如无,用子亦可)。

【用法】 上药研为末。以酸米醋调敷患处,多多用,药干,醋解之。

【主治】 寒湿金疮举发,打仆伤损。

黄柏散(5)

【方源】 《万病回春》卷八。

【组成】 黄柏30克,轻粉9克。

【用法】 上药研为末。用猪胆汁调涂,湿则干撒。

【主治】 臁疮湿痛;遍身热疮。

黄柏膏

【方源】 《圣济总录》卷一一三。

【组成】 黄柏(去粗皮,锉)30克,蕤仁15克,大枣(青州者)3枚。

【用法】 慢火水煎,去渣,以净瓷瓶子收。每用铜箸点眼,1日3～5次。

【主治】 风热冲目,多生眵。

黄茧膏

【方源】 《千金珍秘方选》。

【组成】 黄茧子1个,胆矾1.5克,黄连0.3克。

【用法】 黄茧子剪去一头,纳入胆矾、黄连,将人乳灌满,饭上蒸。临卧擦眼皮上三四次。

【主治】 眼癣。

黄药散

【方源】 《太平圣惠方》卷三十三。

【组成】 黄药、木香各30克,大黄(锉)90克。

【用法】 上药研为细散。每用好浆水调为膏,摊生绢上,贴眼睑上下,不得入眼,干即易之。

【主治】 斑豆疮入眼。

黄香膏

【方源】 《卫生鸿宝》卷二。

【组成】 松香、东丹(研细,纳胡葱管内,饭上蒸熟,取出,用腊月腌猪油擂和)各等份,青皮。

【用法】 将松香、东丹装满青皮内,对合,在灯上烧沥取油,埋土中1个月,出火毒则不痛。将少许涂疮上,药自化开。

【主治】 小儿胎毒,爱痢满头肥疮。

黄胖散

【方源】 《经验良方》。

【组成】 铁粉60克,姜、肉桂各30克。

【用法】 上药研为末。每次12～15克,开水调服。

【主治】 黄胖病。

黄芪汤(1)

【方源】 《太平惠民和剂局方》卷六(续添诸局经验秘方)。

【组成】 绵黄芪、陈皮(去白)各15克。

【用法】 上药研为细末。每次9克,用大麻仁(烂研)30克,以水投,滤去渣,于银石器内煎,候有乳起,即入白蜜10克,再煎令沸,调药末,空腹、食前服。常服即无秘涩之患,此药不冷不燥。

【主治】 年高老人,大便秘涩。

黄芪汤(2)

【方源】 《兰室秘藏》卷下。

【异名】 调元汤(《痘疹心法》卷二十三)、参芪饮(《证治准绳·幼科》卷四)。

【组成】 黄芪6克,人参3克,炙甘草1.5克。

【用法】 水煎,去渣,食远服。加白芍尤妙。

【功用】 《仁斋直指小儿方论》:内固外护,扶阳助气。

【主治】 ①《兰室秘藏》:小儿惊风。

②《证治准绳·幼科》:小儿虚弱痘证。元气虚弱,精神倦怠,肌肉柔慢,面青晄白,饮食少进,睡卧宁静而不振者,不分已出未出者。

【宜忌】 《痘疹心法》:气壮实者不宜。

【方论】 ①《兰室秘藏》:此三味皆甘温能补元气,甘能泻火,《内经》云:热淫于内,以甘泻之,以酸收之。白芍酸寒,寒能泻火,酸味能泻肝而大补肺金,所补得金土之位大旺,火虚风木何由而来克土,然后泻风之邪。

②《仁斋直指小儿方论》:人参、黄芪、甘草性味甘温,专补中气而能泻火,故虚火非此不去也。三味之剂借以治痘,以人参为君,黄芪为臣,甘草为佐,上下相济,治虽异而道则同。予尝计其药性之功,用黄芪能固表,人参能固内,甘草能解毒,究其治痘之宜治,必须此三味之神品。

黄芪汤(3)

【方源】 《保命集》卷中。

【组成】　黄芪、白术、防风各等份。

【用法】　上药研为散。水煎15～21克,水煎,温服。

【功用】　止汗。

【主治】　伤寒太阳证,春夏有汗,脉微而弱,恶风恶寒。

【加减】　汗多,恶风甚者,加桂枝。

黄芪汤(4)

【方源】　《妇人良方大全》卷十二。

【组成】　糯米、黄芪、川芎各30克。

【用法】　水煎,温服。

【功用】　《景岳全书》:安胎。

【主治】　胎动不安,腹痛下黄汁。

黄芪散(1)

【方源】　《普济方》卷一八八引《指南方》。

【组成】　黄芪、糯米、阿胶(炒燥)各等份。

【用法】　上药研为末。每次6克,米饮调下,不拘时候。

【主治】　①《普济方》引《指南方》:吐血。
②《景岳全书》:嗽久劳嗽唾血。

黄芪散(2)

【方源】　《圣济总录》卷五十九。

【组成】　黄芪(锉)、桑白皮(锉细)各30克,葛根(锉)60克。

【用法】　上药研为散。每次9克,开水调下,不拘时候。

【主治】　三消渴疾,肌肤瘦弱,饮水不休,小便不止。

黄芪散(3)

【方源】　《圣济总录》卷八十九。

【组成】　黄芪(锉)、人参、地骨皮各等份。

【用法】　上药研为散。每次3克,煎陈小麦汤调下,温服,不拘时候。

【主治】　虚劳。盗汗不止。

黄芪散(4)

【方源】　《圣济总录》卷一四二。

【组成】　黄芪(锉)、枳壳(去瓤,麸炒)各90克,防风(去叉)45克。

【用法】　上药研为散。每次6克,空腹米饮调下,日晚再服。

【主治】　血痔下血。

黄芪散(5)

【方源】　《小儿药证直诀》卷下。

【组成】　牡蛎(煅)、黄芪、生地黄各等份。

【用法】　上药研为末。煎服,不拘时候。

【主治】　①《小儿药证直诀》:小儿虚热盗汗。
②《普济方》:小儿血虚,自汗潮热。

黄芪散(6)

【方源】　《医学纲目》卷十七。

【组成】　黄芪、木通、葛根。

【用法】　上药研为粗末。水煎服。

【主治】　盗汗。

黄芪散(7)

【方源】　《养老奉亲书》。

【组成】　黄芪60克,防风45克,甘草(炙)30克。

【用法】　上药研为末。每次3克,如茶点眼。

【主治】　上焦风热毒疮肿及发背热毒。

黄绢汤

【方源】　《慈幼新书》卷首。

【组成】　生丝黄绢(剪碎)、白丹皮、白及各3克。

【用法】　同煎至绢烂如饧,空腹顿服,不得作声。

【主治】　产伤膀胱,不能小便,渗湿苦楚。

黄蜡膏

【方源】　《东医宝鉴·杂病篇》卷八。

【组成】　香油、黄蜡、松脂各等份。

【用法】　上熔化,待凝贴之。加油发灰尤妙。

【功用】　生肌。

【主治】　诸疮。

黄漆丸

【方源】　《名家方选》。

【组成】 大黄9克,生漆4.5克,面粉7.5克。

【用法】 上药研为末,炼蜜为丸。每次3克,开水送下,1日3次。

【主治】 妇人血癥痼瘕,积年不愈者。

黄蕊散

【方源】 《魏氏家藏方》卷九。

【组成】 黄柏(微炒)30克,青黛15克,麝香(别研)3克。

【用法】 上药研为细末。每取少许撒贴痛处,1日3~4次。

【主治】 口臭,虫蚀作孔。

黄瓜蒂散

【方源】 《普济方》卷三八六。

【组成】 瓜蒂14枚,小豆20枚,糯米40粒。

【用法】 上药研为散。吹少许入鼻中,令黄水去,残药末,尽水调服之。得吐黄水即愈。

【主治】 小儿诸黄,三岁忽发,心满坚硬,脚手心热。

黄杨头汤

【方源】 《详要胎产问答》。

【组成】 黄杨头7个,白糖1撮,阳春砂仁(研末)1粒。

【用法】 冲和,临月朝晨服,不拘次数。

【功用】 宽胸瘦胎易生。

黄连饮子

【方源】 《太平圣惠方》卷十。

【组成】 黄连(去须)10克,糯米20克,寒水石30克。

【用法】 上捣碎。水煎,去渣,不拘时候,分2次温服。

【主治】 伤寒毒气未散,发豌豆疮。

黄鸡馄饨

【方源】 《古今医统大全》卷八十七。

【组成】 黄雌鸡肉150克,白面210克,葱白(切细)6克。

【用法】 上同做馄饨。如常法煮食。

【主治】 老人胃弱不进饮食,痿瘦。

黄柏皮散

【方源】 《普济方》卷四〇八。

【组成】 黄柏、白矾(枯)、朴硝各等份。

【用法】 上药研为末。干搽患处。

【主治】 小儿滞颐,生疮赤烂。

黄瓜蒌散

【方源】 《太平圣惠方》卷七十三。

【组成】 黄瓜蒌1枚,白矾90克,猬皮(锉)1片。

【用法】 入瓷瓶内,盖口,以炭火渐煅令通赤,候冷取出,细研。每次6克,食前以枳壳汤调下。

【主治】 妇人痔疾。

黄雌鸡饭

【方源】 《圣济总录》卷一九〇。

【组成】 黄雌鸡(去毛及肠肚)1只,生百合(净洗择)1颗,白粳米饭60克。

【用法】 将粳米饭、百合入鸡腹内,以线缝定,用五味汁煮鸡令熟,开肚,取百合、粳米饭,和鸡汁调和食之;鸡肉食之亦妙。

【功用】 补益。

【主治】 女子产后虚羸。

黄雌鸡羹

【方源】 《养老奉亲书》。

【组成】 黄雌鸡(理如食法)1只,粳米(淘净)60克,葱白3克。

【用法】 上切鸡,和煮做羹,下五味,少著盐,空腹食之。渐进常效。

【主治】 ①《养老奉亲书》:老人烦渴,小便黄色无度。

②《圣济总录》:女子产后虚损。

黄芩白术汤

【方源】 《万氏女科》卷二。

【组成】 黄芩、白术各15克,紫苏叶7.5克。

【用法】 加生姜5片,水煎服。

【主治】 妊娠中湿,或因早行感雾露之气,或冒雨,或久居下湿之地,或汗出取冷水浴之,其证发热,骨节烦痛,身体重著,头痛鼻塞。

黄芩芍药散

【方源】　《医方类聚》卷二一五引《医林方》。

【组成】　白芍 24 克,黄芩、茯苓各 9 克。

【用法】　上药研为末。每次 12 克,水煎,去渣温服。

【功用】　养阴去热。

【主治】　妇人诸热。

黄连木香汤

【方源】　《医方类聚》卷一八四引《经验秘方》。

【组成】　枳壳(去瓤,生用)30 克,黄连 30 克,木香 6 克。

【用法】　上先隔宿煎枳壳汤停起,次日清晨,用水煎黄连、木香,去渣,入冷枳壳汤和,空腹服。

【主治】　肠风下血。

黄连苦参汤

【方源】　《普济方》卷二一二。

【组成】　黄连 12 克,苦参 6 克,阿胶 9 克。

【用法】　上药研为末,水煮,去渣,适寒温。每次 60 毫升,少少益至 250 毫升,1 日 3 次,服汤尽者复合,以愈为度。

【主治】　得病羸劣,服药不愈,因作肠滑,下痢脓血,日数十行,腹中绞痛,身热如火,头痛如破,其脉如涩。

黄连泻心汤(1)

【方源】　《证治要诀类方》卷一。

【组成】　大黄、黄连各 30 克,甘草 15 克。

【用法】　上用滚汤浸,绞出津汁。分作 2 服,温服,不拘时候。

【主治】　伤寒阳痞,时有热证者。

【备考】　原书用本方治上症,宜先用桔梗枳壳汤,后用本方。

黄连泻心汤(2)

【方源】　《疡科心得集》卷上。

【组成】　黄连、黄芩、甘草。

【用法】　水煎,温服。

【主治】　一切火热壅肿疮疡。

黄连胡粉膏

【方源】　《外台秘要》卷三十四引《集验方》。

【组成】　黄连 60 克,胡粉 3 克,水银(同研令消散)30 克。

【用法】　捣黄连为末,相和合,皮裹,熟挼之,自和合也。以敷乳疮。诸湿痒黄烂肥疮。

【主治】　妇人女子乳头生小浅热疮,搔之黄汁出,浸淫为长,百疗不愈者;小儿头疮月蚀,口边肥疮窝疮。

黄连点眼方

【方源】　《圣济总录》卷一○三。

【组成】　铅丹(研)60 克,黄连(去须)、蜜各 120 克。

【用法】　上同和,先蒸 1 次,再晒 1 日,绵裹,如鸡头子大。冷水浸,点眼。

【主治】　目赤热痛,障翳不退。

黄连养目膏

【方源】　《惠直堂方》卷二。

【组成】　黄连 18 克,当归 9 克,防风 6 克。

【用法】　水煎取浓汁,用丝绵滤净,加白蜜 30 克,重汤煎成膏,瓷器贮。牙簪点大眦。

【主治】　风热时眼赤肿,迎风流泪,畏日羞明。

黄连清肺饮

【方源】　《类证治裁》卷六。

【组成】　黄连、栀子、豆豉。

【用法】　水煎,温服。

【功用】　清解。

【主治】　鼻塞属肺火盛者。

黄连犀角散

【方源】　《普济方》卷三十八。

【组成】　黄连、犀角(屑)各 90 克。

【用法】　水煮,去渣,纳豉 30 克,更煮,去渣,分 2 次服。

【主治】　下血如小豆汁。

黄连解毒汤

【方源】　《治疫全书》卷五。

【组成】 黄连、黄芩、栀子各等份。

【用法】 水煎,温服。

【主治】 一切火热,表里俱盛,狂躁烦心,口燥咽干,大热干呕,错语不眠,吐血衄血,热甚发斑。

【宜忌】 倘非实热,不可轻投。

黄连滴眼方

【方源】 《仁斋直指方论》卷二十。

【组成】 鹰爪黄连(净)6克,干艾叶少许,苦真杏仁(去皮)1个。

【用法】 上药研为末,新汲水浸1日,滤清汁。仰卧,以帛蘸,滴入眼中,鼻内见苦味,即药透也。或新水浸黄连,瓷器盛,重汤炖浓汁,以熟艾烧存性,入药用。

【主治】 热眼赤肿疼痛。

黄狗下颏散

【方源】 《证治准绳·疡医》卷四。

【组成】 黄狗下颏(连舌、连皮毛劈下,入罐,盐泥封固,铁盏盖口煅,觉烟清即止,务宜存性。用时研极细)、白蔹末、豌豆粉各等份。

【用法】 上各15克为率,酒调,空腹服。外为敷药,香油调敷患处。其验以服药后出臭汗及熟睡为准。

【主治】 ①《证治准绳·疡医》:肚痛、少腹痛及腿上贴骨痛、发背等下部痈疽。

②《疡医大全》:环跳疽。

黄芪六一汤

【方源】 《外科正宗》卷三。

【组成】 黄芪(半生,半蜜水炒)18克,甘草(半生,半炙)4.5克,人参3克。

【用法】 水煎,食远服。

【主治】 流注溃后,脓水出多,口干作渴,烦躁不宁。

黄芪当归汤

【方源】 《赤水玄珠》卷八。

【组成】 当归、黄芪各30克,糯米50克。

【用法】 上药研为末。水煎,分四服。

【主治】 妊娠下痢,腹痛,小便涩。

黄芪赤风汤

【方源】 《医林改错》卷下。

【组成】 黄芪(生)60克,赤芍、防风各3克。

【用法】 水煎服。小儿减半。治瘫腿,多用一分,服后以腿自动为准,不可再多。

【主治】 瘫腿,诸疮诸病,或因病虚弱。

【验案】 ①咀嚼肌胀痛 《中医杂志》(1981,8:70):倪某某,男,33岁,工人。右咀嚼肌前缘咀嚼时胀痛近年,咬牙时疼痛加剧,嚼食受限,舌下痛。予黄芪赤风汤加全当归、制乳没。10剂后,病愈十之六,改加全当归、制乳没、陈皮,续进10剂而病遂愈。

②三叉神经痛 《中医药学报》(1984,5:56):李某某,女,53岁,工人,1980年12月6日来诊。有头痛史,在某医院检查诊断为"三叉神经痛"。投本方加乳香、蜈蚣。前后共服14剂,头痛完全消失,恢复原工作,嘱经常用此方加白术泡开水代茶饮,并加服补中益气丸以善后,半年后随访,未复发。

③唇风 《中医药学报》(1984,5:57):张某某,59岁,社员。患者自述下唇肿痛及灼热感已半年,诊为"唇风"。投黄芪赤风汤加虫蜕、乳香,水煎服。外用鸡蛋清调冰片、黄连末以搽唇部。守方服至12剂后,唇颤动已完全停止,局部疼痛麻木亦消失,唇色已滑润如常。嘱患者停药服八珍丸培补气血以巩固疗效,随访至今未复发。

黄芪赤昆汤

【方源】 《中医症状鉴别诊断学》。

【组成】 黄芪、昆布、赤小豆。

【功用】 健脾利湿。

【主治】 脾虚胎水之轻者。症见腹部增大之快与妊月不符,胸闷气喘,四肢水肿,四肢无力,不思饮食,面色淡黄。

黄芪补气汤

【方源】 《傅青主女科》卷下。

【异名】 黄芪补血汤(《辨证录》卷十二)。

【组成】 黄芪(生用)60克,当归(酒洗)30克,肉桂(去粗皮,研)1.5克。

【用法】 水煎服。

【主治】 妊妇有畏寒腹痛因而堕胎者。

黄芪桃红汤

【方源】 《医林改错》卷下。

【组成】　黄芪(生)240克,桃仁(研)9克,红花6克。

【用法】　水煎服。

【主治】　产后抽风,两目天吊,口角流涎,项背反张,昏沉不省人事。

黄雌鸡馄饨

【方源】　《养老奉亲书》。

【组成】　黄雌鸡肉150克,白面210克,葱白(切细)60克。

【用法】　切肉做馄饨,下椒酱五味,调和煮熟,空心食之,1日1次。

【功用】　益脏腑,悦泽颜色。

【主治】　老人脾胃气弱,不多食,瘦瘠。

黄蜡解毒丸

【方源】　《摄生众妙方》卷七。

【组成】　黄蜡90克,雄黄3克,白矾(为末)120克。

【用法】　将黄蜡化开,入雄黄、白矾末,不住手为丸。每次20～30丸,空心以酒送下。

【主治】　痔漏已收功者。

黄连炉甘石散

【方源】　《原机启微》卷下。

【组成】　炉甘石500克,黄连120克,冰片量入。

【用法】　先以炉甘石置巨火中,煅通红为度;另以用水1碗,纳黄连于水内,却以通红炉甘石淬7次,就以所贮瓷器置日中晒干,然后用黄连研为细末;欲用时以30～60克再研极细,旋量入冰片。每用少许,井花水调如稠糊,临睡以箸头蘸敷破烂处;不破烂者,点眼内眦,锐眦尤佳。

【主治】　眼眶破烂,畏日羞明。

【宜忌】　不宜使入眼内。

【方论】　方以炉甘石收湿除烂为君,黄连苦寒为佐,龙脑去热毒为使。诸目病者俱可用,病宜者治病,不宜者无害也。

黄芩黄连甘草汤

【方源】　《保命歌括》卷六。

【组成】　黄芩(酒炒)、黄连(酒炒)、生甘草各等份。

【用法】　上药研为散。每次9克,水煎,徐徐呷之。

【主治】　小儿大头瘟病。

黄芪紫草人参汤

【方源】　《丹溪心法附余》卷二十三。

【组成】　黄芪(酒炒)、紫草(酒炒)、人参各等份。

【用法】　上药研为粗末。每次15克,水煎,加酒服。

【主治】　痘疮表虚黑陷。

硇砂丸

【方源】　《医林改错》卷下。

【组成】　白硇砂(红色者,研细)6克,皂角100个,干醋500克。

【用法】　白硇砂、皂角入醋内浸3日,入砂锅内熬之将干,将锅底硇砂拌于皂子上,候干,以微火焙干。每晚嚼5～8粒,1日早晚2次,开水送下。

【主治】　瘰疬鼠疮,满项满胸,破烂流脓者。

硇砂散

【方源】　《圣济总录》卷一一〇。

【组成】　硇砂(明净者,生用)0.5克,蓬砂1.5克,龙脑3克。

【用法】　上药各为末,再同研令匀细。每以少许,撒放翳上,1日3～4次。

【主治】　斑疮入眼及诸般眼疾。

雪煎

【方源】　《备急千金要方》卷九。

【组成】　麻黄5千克,苦杏仁4.2千克,大黄(如金色者)90克。

【用法】　上药研为散。以雪水渍麻黄3宿,纳大黄,搅令调,炊以桑薪,煮取汁,复纳釜中,捣苦杏仁,纳汁中复炊之,绞去渣,置铜器中,又以雪水合煎,搅令调,药成可丸,冷凝,丸如弹子大,密盛药,勿令泄气。每次1丸,开水适寒温服之,立汗出。

【主治】　伤寒。

【方论】　《千金方衍义》:方中大料麻黄、苦杏仁,虽有些微大黄,必从麻杏走表,然后缓通余热。

雪蛤灵芝酒

【方源】　《部颁标准》。

【组成】　哈蟆油、狗肾各 2500 克,灵芝 5000 克。

【用法】　制成酒剂。口服,每次 15～25 毫升,1 日 2 次。

【功用】　温肾壮阳。

【主治】　阳痿遗精,腰膝酸软,精气不足,头晕失眠。

捷妙丹

【方源】　《重楼玉钥》卷上。

【组成】　猪牙皂(切碎)30 克,丝瓜子 36 克。

【用法】　用新瓦文火炙干为细末,加冰片少许收固。每吹入鼻中,打喷 1～2 次即消,在左吹右,在右吹左;双蛾者,左右并吹。

【主治】　双单蛾风。

排脓散

【方源】　《痘疹仁端录》卷十四。

【组成】　蟾末 6 克,麝香 0.3 克,人参 9 克。

【用法】　上药研为散。米酒下。

【主治】　小儿痘疮,脓期黑陷,浆水不起。

推车丸

【方源】　《医方类聚》卷一二九引《急救仙方》。

【组成】　白面 250 克,白矾 60 克,青矾 30 克。

【用法】　同炒令赤色,醋煮米糊为丸。枣汤送下 30 丸。

【主治】　黄肿、水肿。

推气散

【方源】　《医宗必读》卷八。

【组成】　枳实、川芎各 15 克,甘草(炙)6 克。

【用法】　上药研为细末。每次 9 克,姜汤送下。

【主治】　左胁刺痛。

接骨丹

【方源】　《良朋汇集》卷五。

【组成】　小黄米面、皂角末、发灰。

【用法】　用蜡醋熬成膏。贴患处。

【功用】　①《良朋汇集》:止痛。

②《仙拈集》:续筋接骨,消肿。

【主治】　跌打损伤。

接骨散(1)

【方源】　《圣济总录》卷一四四。

【组成】　自然铜(火烧,醋淬 3 次,研)30 克,木炭(火烧,醋淬 2 次)250 克,白丝(烧灰)90 克。

【用法】　上药研为细散。每次 3 克,煎苏木酒调下。病甚损伤折骨者,服讫,绵衣包裹了,次服没药丸。

【主治】　伤折筋骨。

接骨散(2)

【方源】　《理伤续断方》。

【组成】　硼砂 4.5 克,水粉、当归各 3 克。

【用法】　上药研为末。每次 6 克,煎苏木汤服讫,时时但饮苏木汤。立效。

【功用】　接骨续筋,止痛活血。

【主治】　飞禽骨断,从高坠下,驴马跌折,筋断骨碎,痛不可忍。

接骨散(3)

【方源】　《丹溪心法附余》卷十六。

【组成】　黄麻(烧灰)60 克,头发(烧灰)30 克,乳香 15 克。

【用法】　上药研为末。每次 9 克,温酒调服。

【主治】　跌仆闪胸,骨折疼痛。

接骨药膏

【方源】　《中药制剂汇编》。

【组成】　马钱子、枳壳粉各 9 克,草乌 3 克。

【用法】　上药研为细末,加适量凡士林调成软膏。先将骨折复位,小夹板固定,外敷药膏,包扎。3～5 天换药每次。

【功用】　通经活络,消肿止痛。

【主治】　闭合性骨折,关节扭伤,软组织挫伤。

接骨续筋片

【方源】　《部颁标准》。

【组成】　蜥蜴 500 克,骨碎补(炒)333 克,穿山甲 167 克。

【用法】　上药制成片剂。口服,每次 5 片,1
日 3 次。

【功用】　活血化瘀,消肿止痛。

【主治】　软组织损伤、骨折等。

捻头散

【方源】　《永乐大典》卷一〇三三引《经验普济
加减方》。

【组成】　延胡索、川苦楝子、皂角灰各 9 克。

【用法】　上药研为末。每次 6～9 克,捻头汤
调下。

【主治】　小儿大小便不通。

探胎散

【方源】　《证治准绳·女科》卷四。

【组成】　皂角(去皮)、甘草(炙)各 3 克,黄连
1.5 克。

【用法】　上药研为细末,作 1 服。温酒调服。

【功用】　妇人胎气有无疑惑之间,以此探之,
有胎即吐,无则不吐。

掺药(1)

【方源】　《瑞竹堂经验方》卷五。

【组成】　白龙骨 20 克,寒水石 30 克,虢丹
(飞)10 克。

【用法】　上药研为细末。干贴疮。

【主治】　诸疮口脓水不干。

掺药(2)

【方源】　《疮疡经验全书》卷十三。

【组成】　海巴子(煅存性,一名贝子)。

【用法】　上药研为极细末。每 30 克末,加冰
片 1.5 克,五色粉霜 1 克,再研,盛瓷罐。外用。

【主治】　下疳疮。

掺脐散

【方源】　方出《颅囟经》卷下,名见《保婴易知
录》卷下。

【组成】　白矾(煅过)3 克,龙骨 6 克。

【用法】　上药研为细末。入麝香少许,每次使
拭脐干掺之。用帕裹,避风。

【主治】　小儿脐中不干。

掺疳散

【方源】　《人己良方》。

【组成】　煅人中白、煅文蛤各 15 克,冰片
3 克。

【用法】　上药研为细末。撒数次。

【功用】　收口生肌。

【主治】　下疳疮。

救生散(1)

【方源】　《医方类聚》卷二六五引《施圆端效
方》。

【组成】　真蒲黄。

【用法】　以银器内,慢火炒令深紫色,细研,每
药 30 克,入真麝香 1 克,研匀。每次 1～1.5 克,入
薄荷汁 5 点,温酒调下。

【主治】　小儿斑疹出不快,倒陷昏愦,喘满欲
死者。

救生散(2)

【方源】　《普济方》卷三五六。

【组成】　乌蛇蜕 1 条,蝉蜕 14 个,血余炭(即
胎发)1 个。

【用法】　上烧灰。每次 6 克,温酒调下,并进
2 服,仰卧霎时。

【主治】　孕妇逆生。

救苦散

【方源】　《袖珍方大全》卷三。

【组成】　粟壳(制)、当归、白芷各等份。

【用法】　上药研为散。每次 30 克,水煎,去
渣,通口服,不拘时候。

【主治】　痈疽疔疮。

【加减】　痛甚,加乳香。

救荒丹

【方源】　《惠直堂方》卷四。

【组成】　黑豆(洗净)500 克。

【用法】　上蒸 3 遍,晒干,去皮为末,火麻子
300 克,汤浸 1 宿,捞出晒干,用牛皮胶水拌晒,去
皮淘净,蒸 3 遍,捣,渐次下黑豆末和匀,用糯米粥

为丸,如拳大。入甑蒸,取出晒干,瓷器内盛,不令见风。每次3块,但饱为度。

【功用】　辟谷疗饥,容颜佳胜,更不憔悴,滋润脏腑。

救破汤

【方源】　《辨证录》卷二。

【组成】　川芎、细辛、白芷各3克。

【用法】　水煎服。

【主治】　头痛如破,走来走去无一定之位者。

【方论】　盖川芎最止头痛,非用细辛则不能直上于巅顶,非用白芷则不能尽解其邪气,而遍达于经络也。虽如藁本他药,未尝不可止通,然而大伤元气,终逊川芎散中有补之为得也。

救乳化毒汤

【方源】　《洞天奥旨》卷十五。

【组成】　金银花、蒲公英各15克,当归30克。

【用法】　水煎服。

【主治】　乳痈、乳吹初起。

救割全生汤

【方源】　《石室秘录》卷四。

【组成】　人参(或用黄芪60克代之)30克,当归90克,荆芥9克。

【用法】　水煎服。

【主治】　遍身发痒。

虚哮汤

【方源】　《仙拈集》卷一引《汇编》。

【组成】　麦冬90克,桔梗9克,甘草6克。

【用法】　水煎服。一剂即愈。不必加去痰之药,加则不效矣。

【主治】　热哮,伤热伤暑而发,并盐哮、酒哮。

常山汤(1)

【方源】　方出《肘后备急方》卷三,名见《外台秘要》卷五。

【组成】　常山6克,甘草4.5克,豉(绵裹)30克。

【用法】　水煎服。当快吐。

【主治】　①《肘后备急方》:疟无时节发者。

②《外台秘要》:疟发作无常,心下烦热者。

【宜忌】　节饮食,忌海藻、菘菜、生葱、生菜等。

常山汤(2)

【方源】　《圣济总录》卷三十五。

【组成】　常山、乌梅各30克,甘草(并生用)22.5克。

【用法】　上药研为粗末。每次6克,入生姜3片,水煎分,去渣,不拘时候温服。

【主治】　久疟不愈。

常山饮

【方源】　《活幼心书》卷下。

【组成】　常山、槟榔各60克,乌梅(和核)30克。

【用法】　前二味各锉片,各用醇酒酿,常山炒干,槟榔晒干,仍同乌梅研。每次6克,水煎,热未发先空心凉服。

【主治】　疟后单热不退。

【宜忌】　忌鸡、酒、羊、面、生果、毒物。

【加减】　如寒热经久不除者,加此剂于小柴胡汤或藿香饮内同煎服。

常山散(1)

【方源】　《外台秘要》卷五引《广济方》。

【组成】　常山15克,升麻6克,蜀漆3克。

【用法】　上药研为散。每6克,和井华水煮米半合,顿服。少间则吐,吐讫则愈。

【主治】　疟疾。

【宜忌】　忌生葱、生菜及诸果子、生冷、油腻等物。

常山散(2)

【方源】　《太平圣惠方》卷五十六。

【组成】　恒山30克,甘草(生用)15克,麝香(细研)3克。

【用法】　上药研为粗散。每次9克,水煎,去渣,食前温服。得大吐即效。

【主治】　鬼疟。

常山散(3)

【方源】　《圣济总录》卷三十四。

【组成】　常山末 30 克,砒霜(研)7.5 克,朱砂(研)3 克。

【用法】　上药研为末,入白面糊和做饼子,油内煮焦黑为度,再研极细。每次 1.5 克,夜半冷茶清调下。

【主治】　诸疟,寒热往来,止而复发。

常山铤散

【方源】　《杨氏家藏方》卷三。

【组成】　常山、川乌(生,去皮脐)、甘草(炙)各等份。

【用法】　上药研为散。每次 4.5 克,用好酒煎,露 1 宿,至发日五更初服。

【主治】　疟疾。

常山煎酒

【方源】　《外台秘要》卷三十六引《删繁方》。

【组成】　常山 60 克,肉桂 30 克,甘草 15 克。

【用法】　酒煎,去渣分服。

【主治】　小儿疟。

眼敷膏

【方源】　《新药转正标准》。

【组成】　五倍子、黄芩、冰片。

【用法】　制成软膏。外用,取适量涂敷于外眼病变部位,1 日 3 次。

【功用】　清热解毒消肿止痛,化瘀散结,除湿收敛。

【主治】　针眼(即金黄色葡萄球菌、链球菌等感染的麦粒肿)。

蚺蛇胆散

【方源】　《圣济总录》卷一八〇。

【组成】　蚺蛇胆(研)、石胆(研)、冰片各 6 克。

【用法】　上药研为细散。每用少许,涂疮上,1 日 3～5 次。

【主治】　小儿口疮。

蚯蚓膏

【方源】　《保婴易知录》卷下。

【组成】　陈京墨 6 克,朱砂 9 克,麝香 3 克。

【用法】　上药研为末,用蚯蚓头上白浆和药成

丸,重 0.2 克。每次 1 丸,用金银器烧红淬入乳内,将乳调药服之。

【主治】　小儿胎惊搐。

蛇皮散

【方源】　《圣济总录》卷一二八。

【组成】　蛇蜕、露蜂房、乱发各 15 克。

【用法】　上烧灰存性,研细。每次 6 克,温酒调下,1 日 3 次。

【主治】　附骨痈肿,根在脏腑。

蛇黄散

【方源】　方出《太平圣惠方》卷六十五,名见《普济方》卷三〇〇。

【组成】　蛇蜕(置净瓷器中,以烛焰熏之,火着去烛,匀烧令焦)、臭黄各 30 克,绿矾(烧熟)7.5 克。

【用法】　上药研为细末,以铜盒子贮之,先以热小便置于铜钞锣中,嚼 20 枚苦杏仁,吐于小便中,搅令相得,以疮足浸之。候痒,即以铜篦子洗,拨出脓血,取烂帛裹之,候干,还以铜篦子敷散令满,以故帛虚裹疮指,入大袜中。每日一洗,依前法用,每洗行药,软即拨去药,恐咬落疮筋。

【主治】　甲疽。

蛇蜕散(1)

【方源】　《斑疹备急》。

【组成】　马勃 30 克,皂角 14 个,蛇蜕(全者)1 条。

【用法】　上入小罐子内,封泥烧,不得出烟,存性,研为末。每次 3 克,食后温水调下。

【主治】　斑疹入眼,翳膜侵睛成珠子。

蛇蜕散(2)

【方源】　《小儿痘疹方论》。

【组成】　蛇蜕(为末)6 克,瓜蒌仁(研烂)15 克。

【用法】　用羊肝 1 片劈开,入药末 6 克,线扎紧,用米泔煮熟。频与儿食,或乳母食。

【主治】　痘毒目翳。

蛇蜕散(3)

【方源】　《圣济总录》卷一三六。

【组成】　蛇蜕(白者)45 克,露蜂房、乱发各 15 克。

【用法】　上药研为细末。每次 6 克,空心米饮调下,盖覆出汗;更服。

【主治】　疔肿。

蛇蝎液

【方源】　《中医皮肤病学简编》。

【组成】　蛇蜕 60 克,全蝎、蜂房各 15 克。

【用法】　浸泡于食醋 200 毫升中,历 24 小时。外用。

【主治】　疖。

蛇蝎散

【方源】　《浙江中医杂志》(1982,6:273)。

【组成】　蕲蛇、全蝎、蜈蚣各等份。

【用法】　上药研细末。每日 3 克,分 1～3 次服,10 天为 1 疗程。

【主治】　坐骨神经痛。

【验案】　坐骨神经痛　《浙江中医杂志》(1982,6:273):用本方治疗坐骨神经痛 52 例。结果:治愈 42 例,其中服 1 个疗程者 28 例,2 个疗程者 9 例,3 个疗程者 5 例;好转 6 例;无效 4 例。

蛇床子散(1)

【方源】　《圣济总录》卷一三七。

【组成】　蛇床子、黄连、腻粉各等份。

【用法】　上药研为散。用小油调涂之。腻粉多入不妨。

【主治】　久患湿癣不愈。

蛇床子散(2)

【方源】　《外科传薪集》。

【组成】　蛇床子、川黄柏各 500 克,生石膏 1000 克。

【用法】　湿毒疮,小青油调敷;脓滚疥疮,麻油调敷。

【主治】　湿毒疮,脓滚疥疮。

蛇黄饼子

【方源】　《鸡峰普济方》卷十九。

【组成】　白丁香、蛇黄、南硼砂(炒)各等份。

【用法】　盒子盛,纸泥固济,用桑木火烧盒子通赤,取出放冷,研细,入少白面,滴水做饼子,如芡实大。空心嚼细,熟水送下,1 日 3 次;第 2 日 2 饼,第 3 日 3 饼,第 4 日 4 饼,第 5 日 5 饼,第 6 日 6 饼,第 7 日 7 饼,第 8 日 8 饼,如水行即止。如不及 8 日,但水行,住服。如牙缝内有血,虽水出亦死。

【主治】　水气所伤。

蛇床鹤虱粉

【方源】　《中医皮肤病学简编》。

【组成】　蛇床子、鹤虱、黄柏各 10 克。

【用法】　上药研为细末。撒布,干包。

【主治】　足癣糜烂型。

鄂诸小金丹

【方源】　《类编朱氏集验方》卷一。

【组成】　晚蚕沙(炒熟)、草乌(生用)各等份。

【用法】　上药研为末,生地黄龙为丸,如少则加醋糊为丸。每次 4～5 丸,白汤送下。多则麻人。

【主治】　诸风。

野通散

【方源】　《奇效良方》卷六十五。

【组成】　干野人粪(炭火煅为灰)、冰片、麝香各少许。

【用法】　上药研为细末。每次 3 克,新汲水入蜜调下。

【主治】　痘疮出不快,并伤寒不语。

【备考】　野人乃狝猴也,黄绒毛长面赤者。若人家养者,肉及屎皆不主病,为其食息杂,违其本意也。

野葛膏

【方源】　《太平圣惠方》卷九十。

【组成】　野葛根末、猪脂、羊脂各 30 克。

【用法】　水煎,搅令匀,滤去渣,盛于瓷器中。候冷涂之。

【主治】　小儿白秃疮,无发苦痒。

悬痈饮

【方源】　《仙拈集》卷四。

【组成】　大粉草(水浸,火炙 3 次)120 克,甘草、当归各 90 克。

【用法】 水煎,去渣,再煎稠膏。每用 9 克,好酒化膏空腹下。未成即消,已成即溃,溃即敛。

【主治】 悬痈。在肛门、前阴根后两相交界处,初起如松子大,渐如莲子粗,数十日后如桃李样。

悬楼散

【方源】 《普济方》卷四十五。

【组成】 悬楼(焙干,锉细)1 枚,赤瓜子(焙干)7 枚,大力子(焙黄色,牛蒡子是也)120 克。

【用法】 上药研为细末。每次 9 克,食后温酒、茶清任下。

【主治】 偏正头痛。

【宜忌】 忌动风热之食。

铜青丸

【方源】 《杨氏家藏方》卷十一。

【组成】 铜青 3 克,苦杏仁(去皮尖)4 枚,轻粉少许。

【用法】 上药研为细末,搜和,分作 4 丸。每次 1 丸,开水化开洗。

【主治】 暴赤眼,肿痛难开,或生翳障。

铜青汤

【方源】 《普济方》卷七十五引《太平圣惠方》。

【组成】 防风 9 克,铜青、苦杏仁(去尖不去皮)各 12 克。

【用法】 上切细,于盏中新汲水浸,汤瓶上顿令极热。乘热洗之。

【主治】 风睑,青赤眼。

【加减】 如痛者,加当归数片。

铜绿散

【方源】 《圣济总录》卷一一七。

【组成】 铜绿(研)3 克,铅丹(炒,研)15 克,白芷(焙)7.5 克。

【用法】 上药研为末。取少许撒舌上。

【主治】 口疮,久患不愈。

银白散

【方源】 《普济方》卷三六八。

【组成】 石膏(水飞)9 克,腻白滑石 30 克,甘草(炙,锉)3 克。

【用法】 上药研为细末。每次 9 克,煎薄荷汤送下,白汤亦得,不拘时候。

【主治】 小儿伤寒,伤暑,伏热泄泻,自利烦渴,口燥咽干,中暑发渴,疮疹等。

银花散

【方源】 《仙拈集》卷三。

【组成】 金银花(微炒,研末)。

【用法】 上用白糖调,不住服。若以银花 500 克,甘草 120 克,白糖加入,和匀成膏,每日早、晚服 1～2 匙,解一切毒。

【功用】 稀痘。

银杏汤(1)

【方源】 《医学探骊集》卷六。

【组成】 白果(去皮,鲜者捣如泥,干者捣面)7 个,葱头(连须,洗净)3 个,黑姜 6 克。

【用法】 酒煎百沸,沉清,再入童便服之。

【主治】 产后伤寒。

【方论】 此方用白果,非取其善于发,乃取其善于涩也;以黑姜、葱、酒发汗,以白果涩之,汗虽出无碍。

银杏汤(2)

【方源】 《名家方选并续集》。

【组成】 苦杏仁 10 个,冰糖 6 克,甘草少许。

【用法】 水煎服。

【主治】 妇人淋沥疼痛,不可忍者。

银青丸

【方源】 《医方类聚》卷六十七引《简易方》。

【组成】 铜青(细研)15 克,川姜(洗,为末)30 克,炉甘石(煅,研)不拘多少。

【用法】 上药研为末,滴水为丸,如龙眼大。以纱袋盛于当风处。每用 1 粒,沸汤泡洗,再温再洗。

【功用】 洗诸眼患。

银松散

【方源】 《中西医结合皮肤病学》。

【组成】　银朱 3 克,松香 9 克,冰片 6 克。

【用法】　上药研为细末,加花生油调敷。

【功用】　解毒杀菌,消炎止痒。

【主治】　匍行性皮炎,掌跖脓疱病,脓疱性或水疱性湿疹等。

银粉散

【方源】　《全国中药成药处方集》(沈阳方)。

【组成】　煅水银 30 克,轻粉 9 克,冰片 3 克。

【用法】　上药研为极细末,将患处洗净,干撒。

【功用】　杀菌防腐,止瘙痒。

【主治】　痔疮溃烂,下部湿疮,浸淫溃腐,并上阴部瘙痒。

【宜忌】　头、面部禁用。

银黝膏

【方源】　《内外科百病验方大全》。

【组成】　银黝 120 克,黄丹 150 克,真麻油 500 毫升。

【用法】　上先将油慢火熬开,再下银黝,用桑枝不住手搅动,俟青烟初起时,然后入丹,熬至滴水成珠,放水中一二日,拔去火毒。用布摊贴。

【主治】　瘰疬及一切无名肿毒。

移山过海丹

【方源】　《治疹全书》卷下。

【组成】　雄黄、小麦麸、新鲜蚓粪。

【用法】　上药临用醋调。从致命处半边渐渐涂遍,则自移过不致命之处。

【主治】　痘疮后,痈疽生在致命处者。

甜葶苈汤

【方源】　《伤寒总病论》卷五。

【组成】　甜葶苈子(炒)、苦杏仁(炒)、麻黄各等份。

【用法】　上药研为粗末。每次 6 克,水煎,温温分减服。

【主治】　小儿伤寒,咳嗽,胸膈痰壅,喉中呀呷声。

甜葶苈散

【方源】　《太平圣惠方》卷八十三。

【组成】　甜葶苈子(隔纸炒令紫色)、贝母(煨微黄)各 10 克,肉桂 5 克。

【用法】　上药研为细散。每次 1.5 克,以清粥饮调下。

【主治】　小儿咳嗽喘粗,不得睡卧。

梨汁煎

【方源】　《太平圣惠方》卷八十九。

【组成】　大鹅梨(去皮核)1 枚,黄连 6 克,冰片 3 克。

【用法】　先将梨烂研,绞取汁,绵裹黄连末,于梨汁内浸半日,入龙脑令匀。点眼,1 日 3～4 次。

【主治】　小儿热毒冲眼,缘目生疮,热痛不止。

偷刀散

【方源】　《慈幼新书》卷十一。

【组成】　大黄、白芷各 6 克,穿山甲 3 克。

【用法】　上药研为末,作 2 次服。空心酒调下。

【功用】　便毒未成者,内消;已成者,脓从大便下。

敛毒散

【方源】　《仁斋直指方论》卷二十二。

【组成】　天南星、赤小豆、白及各等份。

【用法】　上药研为末。井水调敷四围,软帛贴之。

【功用】　收毒。

【主治】　痈疽。

敛疮丹

【方源】　《洞天奥旨》卷十五。

【组成】　马勃 30 克,轻粉 3 克,三七根末 9 克。

【用法】　上药研为细末。先用葱盐汤洗净,拭干,以药末敷之。即愈。

【主治】　臁疮不敛。

敛口生肌散

【方源】　《医方易简》卷十。

【组成】　花蕊石、乳香、没药各 30 克。

【用法】　上药研为末,药须用极真者,先将花蕊石在炭火中煅红,蘸二味令烟,再煅再蘸,末尽为度,取出置地上出火毒。

【功用】　敛口生肌。

敛气归源饮

【方源】　《古方汇精》卷一。

【组成】　黄芪(蜜炙)、黑豆、浮小麦各等份。

【用法】　水煎服。

【主治】　盗汗不止。

猪肝丸

【方源】　《医学入门》卷八。

【组成】　猪肝1具,巴豆50粒。

【用法】　将巴豆扎在肝内,以醋500毫升,慢火熬令烂熟,去巴豆,捣烂,入三棱末,为丸,如梧桐子大。每次5丸,热酒送下。

【主治】　一切癥瘕刺痛,数年不愈者。

猪肝散(1)

【方源】　《疯门全书》。

【组成】　石决明、夜明砂各6克,猪肝60克。

【用法】　上药都拌匀,以竹刀切肝作2片,但令相连勿断;以药末敷于肝内,以线扎紧,勿令泄出口,取米泔水入砂罐内,并入猪肝同煮。卧时连肝服之。

【主治】　目内起白翳。

猪肝散(2)

【方源】　《幼科直言》卷四。

【组成】　雄猪肝1片(重15克),谷精草3克,白僵蚕(酒炒)7条。

【用法】　上药共入砂罐内,加井水煨,去渣,吃汤并肝,1日1次。

【主治】　小儿一切疳瘕,病后失调,四肢无力,精神倦怠,骨瘦如柴;疳眼羞明,雀朦怕亮,痘后目病,翳膜遮睛。

猪肝羹

【方源】　《太平圣惠方》卷九十七。

【组成】　猪肝(细切,去筋膜)1具,葱白(去须,切)1握,鸡子3枚。

【用法】　上以豉汁中煮作羹,临熟,打破鸡子,投在内食之。

【功用】　补肝。

【主治】　肝脏虚弱,远视无力。

猪肚丸

【方源】　《慎斋遗书》卷八。

【组成】　癞蛤蟆1只,白胡椒3克,猪肚1枚。

【用法】　上以白胡椒纳癞蛤蟆口内,用猪肚1枚,包缝煮烂,为丸服。

【主治】　食积停痰肿。

猪尾膏

【方源】　《保婴撮要》卷十八。

【组成】　小猪尾尖血(刺血)10克,脑子少许、辰砂(末)3克。

【用法】　上同为膏。以木香汤化下。

【主治】　①《保婴撮要》:痘疮黑陷倒靥。

②《痘疹金镜录》:心神不静。

【方论】　《古方选注》:猪尾性动,生脑性窜,入里治下,与鸡冠血升表治上,二者有上下表里之分。尾血利内窍,破真阴;佐以朱砂安内神,木香汤行外瘀,究非王道之品也。如厚禀孩童痘发五六朝,表受风寒,内血瘀滞而浆靥,或触秽污,紫黑焦枯,平阔倒靥者,用之可转凶为吉;若内热而变脚阔顶平,色白形空,气血虚倒堵者,用之反凶。

猪苓丸

【方源】　《圣济总录》卷七十四。

【组成】　猪苓(去黑皮)15克,肉豆蔻(去壳,炮)2枚,黄柏(去粗皮,炙)7.5克。

【用法】　上药研为末,米饮为丸,如绿豆大。每次10丸,食前熟水送下。

【主治】　肠胃寒湿,濡泻无度,嗜卧不食。

猪苓汤

【方源】　《圣济总录》卷一五七。

【组成】　猪苓(去黑皮)、木通(锉)、桑白皮(锉)各30克。

【用法】　上药研为粗末。每次9克,入灯心少许同煎,去渣,食前温服。

【主治】　妊娠小便不通,脐下硬痛。

猪苓散(1)

【方源】　《金匮要略》卷中。

【组成】 猪苓、茯苓、白术各等份。

【用法】 上药研为散。每次 3 克,米饮调服,1日 3 次。

【功用】 ①《金匮要略心典》:崇土逐水。

②《医宗金鉴》:利水,止呕吐。

【主治】 ①《金匮要略》:呕吐而病在膈上,后思水者。

②《普济方》引《肘后备急方》:黄疸及狐惑病。

【宜忌】 《外台秘要》:忌桃、李、雀肉、醋物。

【方论】 ①《金匮要略论注》:病在膈上,大约邪热搏饮,至于思水,则饮邪去故曰解。急与之,恐燥邪不堪也。然元阳未复,正须防停饮再发,故以猪苓去水为君,茯苓、白术以培其正气。不用姜半其呕已止。

②《金匮要略方义》:呕后思水(包括口渴)概有两种,一者为呕后伤津,津少作渴;一者为痰饮呕吐,饮随呕去,不得化津而渴。

【验案】 ①水逆证 《东医宝鉴·杂病篇》:一人每呕水二三碗,诸药不效,但吃井华水一口即止,用此药即愈。

②肠套叠 《湖南省老中医医案选》:刘某,男,26 岁。忽患腹痛如刀割,腹胀如鼓,大便不通,大渴。每饮一大杓,饮下不久即呕出,呕后再饮,寝室满地是水。诊断为“肠套叠”,须用大手术,痛延至三日,医皆束手,危在旦夕。诊其脉沉紧而滑,首用白术、茯苓、猪苓各 15 克,水煎服,呕渴皆除,大便即通。继用附子粳米汤,腹痛、腹胀等证亦渐痊愈。

猪苓散(2)

【方源】 《太平圣惠方》卷七十五。

【组成】 猪苓(去黑皮)60 克,紫苏叶、木通各30 克。

【用法】 上药研为细散。每次 6 克,食前以温水调下。

【主治】 妊娠身体水肿,腹胀,小便不利,微渴引饮,气急。

猪肾羹

【方源】 《圣济总录》卷一九〇。

【组成】 猪肾(去筋膜,细切)1 对,陈皮(洗,切)4 克,花椒(去目并合口,炒出汗)30 粒。

【用法】 用五味汁作羹,空腹食。

【主治】 耳聋、耳鸣,如风水声。

猪乳散

【方源】 《仁斋直指小儿方论》卷一。

【组成】 琥珀、防风各 3 克,朱砂 1.5 克。

【用法】 上药研为末。每次 1 克,猪乳调,拭入口中。

【主治】 ①《仁斋直指小儿方论》:小儿胎惊。

②《医学入门》:月内夜啼,惊惕抽掣。

猪肺汤

【方源】 《不居集》上集卷十七。

【组成】 猪肺 1 个,萝卜子 15 克,白芥子30 克。

【用法】 五味调和。饭后食之。

【主治】 肺经燥痰。

猪胆汤

【方源】 《备急千金要方》卷十。

【组成】 猪胆、苦酒各 90 毫升,鸡子 1 枚。

【用法】 上合煎,强人尽服之;赢人须煎六七沸,分 2 次服。汗出即愈。

【主治】 伤寒五六日斑出。

【方论】 《千金方衍义》:发斑而用猪胆、苦酒、鸡子,必阳毒陷于阴分而见咽痛之故;若邪在阳分,正当助其㷀发,必无酸收之理。方中猪胆泻肝火,苦酒收阴气,鸡子润咽痛,服之使呕,鼓毒发于阳分,汗出则愈,乃长沙少阴例中苦酒汤之变法,以补长沙之未逮。

猪胆煎

【方源】 《太平圣惠方》卷八十九。

【组成】 猪胆 1 枚,冰片 7.5 克,马牙硝15 克。

【用法】 上药研为末,都拌匀,纳猪胆中,牢系,悬于壬方,阴干后取出,纳瓷盒中。每用麻子许,水化点之,1 日 3~4 次。

【主治】 小儿缘目生疮,肿痛。

猪脂酒

【方源】 《圣济总录》卷一五九。

【组成】 猪脂(切)30 克,白蜜 15 克,酒 45

毫升。

【用法】　相和,同煎,分3次服,未下,再依前法制服。

【主治】　子死腹中,气血凝滞不下。

猪胰酒

【方源】　《证类本草》卷十八引《崔元亮海上方》。

【组成】　猪胰1具。

【用法】　上细切,与青蒿叶相和,以无灰酒微火温之;乘热纳猪胰和蒿叶,相共暖,使消尽;又取桂心末30克纳酒中。每日平旦、午时、夜间各空腹服30毫升。

【主治】　脾气不足,暴冷入脾,冷痢久不愈,舌上生疮,饮食无味,纵吃食下还吐,小腹雷鸣,时时心闷,干皮细起,膝胫酸痛,两耳绝声,四肢沉重,渐瘦劣重,成鬼气;妇人血气不通,逆饭忧烦,常行无力,四肢不举;丈夫痃癖,两肋虚胀,变为水气。

【宜忌】　忌热面、油腻等食。

猪膏饮

【方源】　《圣济总录》卷一五八。

【组成】　猪膏210克,白蜜90克,生地黄(切)60克。

【用法】　上先将猪膏、地黄相和,煎令赤色,去却地黄,纳蜜,搅匀,分2次温服。

【主治】　妊娠堕胎后,血不出,上抢心痛烦愦。

猪膏酒

【方源】　《外台秘要》卷十六引《删繁方》。

【组成】　猪膏210克,生姜汁60毫升。

【用法】　以微火煎,下酒150毫升,和煎,分3次服。

【主治】　①《外台秘要》引《删繁方》:肝劳虚寒,关格劳涩,闭塞不通,毛悴色夭。

②《内经拾遗方论》:骨痹挛节。

③《普济方》:两胁满,筋脉急。

④《医方考》:筋极之状,令人数转筋,十指爪甲皆痛,苦倦不能久立。

【方论】　《医方考》:是疾也,若以草木之药治之,卒难责效。师曰:膏以养筋,故假猪膏以润养之;等以姜汁者,非辛不足以达四末故也;复熬以酒者,以酒性善行,能浃治气血,无所不至,故用之以

为煎也。

猪靥散

【方源】　《圣济总录》卷一二五。

【组成】　猪靥(炙)14枚,半夏(汤洗去滑)22枚,人参30克。

【用法】　上药研为散。每次3克,温酒调下,临卧垂头服。

【主治】　气瘤瘿。

猪蹄汤(1)

【方源】　《圣济总录》卷一六六。

【组成】　母猪蹄(细锉)1具,白油麻(洗,研细)60克,蛴螬(炙干为末)7枚。

【用法】　先将猪蹄用水煮令熟,入研了油麻再煮俱熟,却入蛴螬末,略煮便顷出,细绢滤,澄清。温服,不拘时候。

【主治】　妇女产后因病乳汁少或不下。

猪蹄汤(2)

【方源】　《女科指掌》卷五。

【组成】　猪蹄1枚,通草60克,葱白3茎。

【用法】　水煮,入酒少许调服。

【功用】　下乳。

【主治】　妇人素有痰在冲任,乳汁少而面色带黄。

猪肝蜜酒

【方源】　《古今医统大全》卷八十五。

【组成】　猪肝、白蜜、醇酒各30克。

【用法】　共煮,分3次服。若难吃,随多少,细细吃之。

【主治】　产妇胎水下早,干滞难产。

猪膏金银花酒

【方源】　方出《医方集解》,名见《成方切用》卷八。

【组成】　猪脂60克,酒150克。

【用法】　加金银花煮,饮。

【主治】　疮疥。

脱甲散

【方源】　《古今医鉴》卷十四。

【组成】　雄黄、蝉蜕皮(去土)、人顶骨(烧灰)各 3 克。

【用法】　上药研为细末。每次 2 克,米汤调下。

【主治】　痘疮甲不落,不能靥者。

脱肛散

【方源】　《古今医统大全》卷七十四引复斋方。

【组成】　磁石、军姜各 3 克,白矾 1.5 克。

【用法】　上药研为极细末,以葱涎调,以绵絮蘸,塞肛内。其疮自翻出,疮即愈。

【主治】　脱肛,内痔。

脱骨丹

【方源】　《外科十三方考》。

【组成】　水银 24 克,硝酸 30 克,白矾 15 克。

【用法】　同煅至烟尽时为度,亦可兑入硇砂合用。

【主治】　疮疡有腐肉者。

脱烂散

【方源】　《仙拈集》卷四。

【组成】　雄黄、黄丹各 30 克,白硇砂 7.5 克。

【用法】　熔蜡和,入疮内,至三日腐肉自脱。

【功用】　去腐生肌。

【主治】　疮疡。

脱肛洗药

【方源】　《万病回春》卷七。

【组成】　苦参、五倍子、陈壁土各等份。

【用法】　水煎汤洗,次用木贼末搽上。

【主治】　脱肛。

象牙丸

【方源】　《圣济总录》卷一二四。

【组成】　象牙屑、海螵蛸(去甲)、陈皮(汤浸,去白,焙)各 9 克。

【用法】　上药研为末,用寒食稠饧为丸,如鸡头实大。含化咽津。

【主治】　骨鲠在喉中不出。

旋覆花汤

【方源】　《金匮要略》卷下。

【组成】　旋覆花 90 克,葱 14 茎,新绛少许。

【用法】　水煎,顿服之。

【主治】　①《金匮要略》:肝着。其人常欲蹈其胸上,先未苦时,但欲饮热。寸口脉弦而大,弦则为减,大则为芤,减则为寒,芤则为虚,寒虚相搏,此名曰革,妇人则半产漏下。

②《张氏医通》:虚风袭入膀胱,崩漏鲜血不止。

【方论】　①《沈注金匮要略》:旋覆花咸温软坚散结,以葱助其驱风而下饮逆;新绛引入血分宣血,俾血行则风灭,着自开矣。

②《张氏医通》:旋覆花性专下气,兼葱则能散结祛风;佐以蚕丝专补膀胱,加以红蓝花染就,深得本经散结气之旨。

③《金匮要略心典》:详《本草》旋覆花治结气,去五脏间寒热,通血脉;葱主寒热,除肝邪;绛帛入肝理血,殊与虚寒之旨不合。然肝以阴脏而舍少阳之气,以生化为事,以流行为用,是以虚不可补,解其郁聚即所以补;寒不可温,行其血气即所以温。

④《金匮要略浅注补正》:葱白以通胸中之气,如胸痹而用薤白之例;旋覆花以降胸中之气,如胸满噫气而用旋覆花之例也;唯新绛乃茜草所染,用以破血,正是治肝经血着之要药。

⑤《古方选注》:旋覆花汤,通剂也,治半产漏下,乃通因通用法。仲景云:妇人三十六病,千变万端,无不因虚、积冷、结气三者而成。故用旋覆花散结气,通血脉,全用葱之青白,开积冷,安胎气,佐以茧丝补脾气。绛乃红蓝花染就,并得乌梅、黄柏之监制,则通血脉之中,仍有收摄之妙。余因其义,采用新绛和血,青葱管利气,再复理气血之品,配合成方,移治郁结伤中,胸胁疼痛等证,屡有殊功,并识之。

⑥《金匮要略方义》:本方首见于《五脏风寒积聚篇》之肝着,但篇中无方;后见于《妇人杂病篇》之半产漏下。综观全方,乃行气散结、活血通络之剂。方中以旋覆花为君药,《本经》言其"味咸温,主结气胁下满",李时珍谓"其功只在行水下气通血脉尔",今多用以行痰水,降逆气。葱为通阳之品,与旋覆花相伍,可温通阳气,宽胸解郁。少佐新绛,取其入血分以活血通络。三药相合,具有温阳解郁,行气活血之功。适用于肝经气血郁滞而属寒凝之证。对于肝着病之胸胁痞闷不舒,甚或胀痛,"常欲蹈其胸上""但欲饮热"者,比较恰当。叶天士医案中常

以此方随证加归须、桃仁、泽兰,郁金之类,治胸胁胀满,收效良好。对于半产漏下属于血瘀者亦可运用。若属气血不足者,不宜与之。

【验案】　①胁痛　《程杏轩医案》:家若谷兄乃郎胁痛。感证已逾两月,胁痛依然不愈,按外感胁痛,病在少阳,内伤胁痛,病在厥阴。今外邪解经多日,胁痛何以不瘳,既无情志抑郁,定属动作闪力之伤,外邪引发耳。夫久痛在络,络主血,防其蓄瘀动红,从金匮肝着例,用旋覆花汤一法。

②肝着《广东中医》(1962,7:36):郑锡晃,男,成人。以胸次不舒,心中懊恼,甚则坐卧不安,历时三月未愈而就诊于余。诊其脉象:两寸脉大,其余正常。症状表现又无发热、头痛、心悸。以胸次不舒,病久入络,为肝着之象。处方:旋覆花9克,绛纬6克,青葱茎7条。目的在于通络脉,舒肝郁,宣阳散结。果然一服而愈。

③崩漏　《江苏中医杂志》(1981,3:19):戴某某,女。1975年来我处就诊。自诉于去年小产后,阴道出血至今未净。诊脉细数,舌红润,苔白,小腹部时有隐痛,下血量虽不多,但终日淋漓不清,其症显属半产后淤血结聚,用旋覆花汤治之。处方:旋覆花(布包)10克,新绛(茜草)12克,青葱10根,生地黄15克,当归10克,白芍6克,川芎6克。3剂。服药后下血块数枚,血渐止,腹亦不痛,继以十全大补汤调理而愈。

旋覆花散

【方源】　方出《太平圣惠方》卷四十,名见《医方类聚》卷二十引《神巧万全方》。

【组成】　旋覆花、萆薢(锉),虎头骨(涂酥炙令黄)各15克。

【用法】　上药研为细散。欲发时,以温酒调下6克。衣盖出汗,立愈。

【主治】　偏头痛。

商陆豆

【方源】　《圣济总录》卷七十九。

【组成】　商陆(切如麻豆)、赤小豆各等份,鲫鱼(去肠存鳞)3枚。

【用法】　将生商陆、赤小豆实鱼腹中,以绵缚之,水缓煮豆烂,去鱼只取2味,空腹食之,以鱼汁送下。甚者过2日,再为之,不过3剂。

【主治】　水气肿满。

鹿角散(1)

【方源】　《备急千金要方》卷二十三。

【组成】　鹿角3份,甘草1份。

【用法】　上药治下筛。和以鸡子黄,于铜器中,置于温处,灸上敷之,1日2次。

【主治】　妇人乳生疮,疼痛欲死,不可忍。

鹿角散(2)

【方源】　《太平圣惠方》卷七十一。

【组成】　鹿角60克,甘草15克。

【用法】　上药研为细散。用鸡子白和,于铜器中暖令温,敷患处。

【主治】　妇人乳痈成疮,久不愈,脓汁出,疼痛欲死,不可忍。

鹿角散(3)

【方源】　方出《太平圣惠方》卷七十四,名见《妇人良方大全》卷十四。

【组成】　鹿角屑30克。

【用法】　入葱白5茎,豉15克,水煎,去渣温服。

【主治】　妊娠热病,胎夭腹中。

鹿角膏

【方源】　《医方类聚》卷一七二引《千金月令》。

【组成】　鹿角(烧作炭,候冷,捣筛为末)1只,麦饭石250克,白敛(为末)36克。

【用法】　上药研为细末,各取15克,以米醋煎,令稀稠如糊,以新净瓷器盛之。用故帛涂药贴疮上,1日1易,脓出为度,疮退,即膏敷之。

【主治】　①《医方类聚》引《千金月令》:发背。②《太平圣惠方》:毒肿,痛不可忍。

鹿茸胶

【方源】　《北京市中药成方选集》。

【组成】　老鹿茸500克。

【用法】　上将鹿茸切块,洗净,煎七昼夜,加黄酒、冰糖各36克,收胶。每次6~9克,用黄酒或白水炖化服。

【功用】　壮阳补脑,生精补髓。

【主治】 四肢无力,腰膝酸软,肾虚阳痿,妇女崩漏带下。

鹿茸散

【方源】《太平圣惠方》卷九十三。

【组成】 鹿茸(去毛,涂酥炙微黄)、甘草(炙微赤,锉)、诃黎勒皮(煨,用皮)各15克。

【用法】 上药研为细散。每次1.5克,以粥饮调下,不拘时候。

【主治】 小儿赤白痢不止。

鹿蹄汤

【方源】《饮膳正要》卷二。

【组成】 鹿蹄4只,陈皮、草果各6克。

【用法】 上药煮令熟烂,取肉,入五味。空腹食之。

【主治】 诸风虚,腰足疼痛,不能践地。

鹿角胶散(1)

【方源】《太平圣惠方》卷三十。

【组成】 鹿角胶(研碎,炒令黄燥)、覆盆子、车前子各30克。

【用法】 上药研为细散。每次6克,食前以温酒调下。

【主治】 虚劳梦泄。

鹿角胶散(2)

【方源】《圣济总录》卷六十九。

【组成】 鹿角胶(炙燥)、黄柏(去粗皮,蜜炙)各300克,苦杏仁(汤去皮尖双仁,麸炒)49枚。

【用法】 上药研为细散。每次3克,用温水调下,不拘时候。

【主治】 呕血后虚热,胸中痞,口燥。

鹿角霜丸

【方源】《三因极一病证方论》卷十二。

【组成】 鹿角霜、茯苓、秋石各等份。

【用法】 上药研为末,面糊为丸,如梧桐子大。每次50丸,米汤下。

【主治】 膏淋。多因忧思失志,意舍不宁,疲极乏力,或伤寒湿,浊气干清,小便淋闭,或复黄赤白黯如脂膏状。

麻子粥

【方源】《圣济总录》卷一九○。

【组成】 蓖麻子250克,附子(炮裂,去皮脐,别捣末)60克。

【用法】 上将麻子淘净,晒干为末。每次60克,水研匀,细布绞取汁,入附子末3克,相和,与粟米同煮粥,空腹食。不得用漆匙。

【主治】 肠风秘结。

麻仁汤

【方源】《圣济总录》卷八十三。

【组成】 麻子仁(炒熟,研如膏)150克,大豆(炒熟)30克,桑白皮(锉细,炒)90克。

【用法】 麻仁与桑白皮拌匀,每次15克,以水先煎大豆,豆熟,去豆下二药煎,去渣温服,早、午、晚各1次。

【主治】 脚气气急,大小便涩,通身水肿,渐成水候。

麻豆汤

【方源】《千金翼方》卷十七。

【组成】 大麻(熬研)10克,乌豆(以水煮取汁,去豆)60克,桑白皮(切)15克。

【用法】 以豆汁煎药服。

【主治】 遍身肿,小便涩者。

麻鸡丸

【方源】《普济方》卷三八○引《傅氏活婴方》。

【组成】 大麻子(炒过)不拘多少,乌鸡1只。

【用法】 用大麻子和饭饲乌鸡,经1~2个月。如用,去毛粪,以乌豆300克同蒸烂,去骨捣烂为丸。痁用随意汤使,空腹吞下。

【主治】 一切痁积,骨蒸劳热,面黄瘦削,腹内癖块等。

麻黄汤(1)

【方源】《圣济总录》卷六十一。

【组成】 麻黄(去根节)、葛根(锉)、白术各30克。

【用法】 上药研为粗末。每次15克,水煎,去渣,食后温服。

【主治】　风黄,病人爱笑,腰背急,手足强,口干,舌上生疮,三部脉乱。

麻黄汤(2)

【方源】　《儒门事亲》卷十五。

【组成】　麻黄(不去节)、甘草(生用)、苦杏仁(生用)。

【用法】　上药研为粗末,每次6～9克,水煎,温服。

【主治】　因风寒衣服薄致嗽。

麻黄散(1)

【方源】　《太平圣惠方》卷七十八。

【组成】　麻黄(去根节)、白术、独活各30克。

【用法】　上药研为散。每次12克,以水、酒各半煎,去渣温服,不拘时候。

【主治】　产后中风痉,通身拘急,口噤,不省人事。

麻黄散(2)

【方源】　《圣济总录》卷一八二。

【组成】　麻黄(去根节)、升麻各15克,硝石(研)30克。

【用法】　上药研为散。每次1.5克,井华水调下,空腹、日晚各1次。

【主治】　小儿丹,若入腹及下部阴卵,百药不愈者。

麻黄散(3)

【方源】　《医方类聚》卷二六三引《医林方》。

【组成】　麻黄(去节)15克,人参、苦杏仁(去皮尖,微炒)各9克。

【用法】　上药研为细末。每次3克,生姜3片,水煎,去渣,食后温服。

【主治】　小儿冬月伤寒,连声呷呀,咳嗽不绝者。

麻黄散(4)

【方源】　《普济方》卷五十一。

【组成】　麻黄、甘草、苦杏仁各90克。

【用法】　上药研为末。每次3克,以酒调下,1日3次。

【主治】　面暗。

麻雀粥

【方源】　方出《本草纲目》卷四十八引《食治方》,名见《长寿药粥谱》。

【组成】　雀儿(如常治)5只,粟米100克,葱白3茎。

【用法】　先炒雀熟,入酒100毫升,煮少时,下葱、米,加水煮作粥食。

【功用】　①《本草纲目》:补益老人。

②《长寿药粥谱》:壮阳暖肾益精。

【主治】　①《本草纲目》引《食治方》:老人脏腑虚损羸瘦,阳气乏弱。

②《长寿药粥谱》:中老年人阳虚羸弱,阳痿,肾虚多尿,腰酸怕冷等证。

麻黄附子汤

【方源】　《金匮要略》卷中。

【组成】　麻黄9克,甘草6克,附子(炮)1枚。

【用法】　水先煮麻黄,去上沫,纳诸药煮,温服,1日3次。

【功用】　《金匮要略释义》:温经发汗,兼顾肾阳。

【主治】　水病,其脉沉小。

麻黄栀子汤

【方源】　《圣济总录》卷六十一。

【组成】　麻黄(去根节)15克,栀子7枚,甘草(炙)21克。

【用法】　水煎,去渣,食后分2次温服。

【主治】　阴黄。病人寒热并十指疼痛,鼻中煤生。

麻黄续命汤

【方源】　《保命集》卷中。

【组成】　防风90克,苦杏仁、麻黄各60克。

【用法】　水煎,温服。

【主治】　中风,无汗恶寒。

麻黄附子甘草汤

【方源】　《伤寒论》。

【组成】　麻黄(去节)、甘草(炙)各6克,附子

（炮，去皮，破八片）1枚。

【用法】　先煮麻黄，去上沫，纳诸药煮，去渣服，1日3次。

【功用】　《伤寒论讲义》：温经解表。

【主治】　①《伤寒论》：少阴病，得之二三日无里证。

②《卫生宝鉴补遗》：病人寒热而厥，面色不泽，冒昧，两手忽无脉，或一手无脉。

③《景岳全书》：风湿通身浮肿。

④《医方集解》：气水，脉沉虚胀。

⑤《张氏医通》：少阴病脉沉发热及水肿喘咳。

【方论】　①《沈注金匮要略》：麻黄附子汤中以附子固护表里之阳，且助麻黄、甘草通阳散邪。俾邪出而真阳不出，即开鬼门之变法也。……麻黄、附子一散一补，固本通阳，则病去而不伤阳气。

②《证治准绳·伤寒》：麻黄、甘草之甘以散表寒，附子之辛以温寒气。

③《医宗金鉴》：此少阴脉而表反热，便于表剂中加附子以预固其阳，是表热阳衰也。夫发热无汗太阳之表，脉沉但欲寐少阴之里，设用麻黄开腠理，细辛散浮热，而无附子以固元阳，则太阳之微阳外亡。惟附子与麻黄并用，则寒邪散而阳不亡，此里病及表，脉沉而当发汗者，与病在表脉浮而发汗者径庭也。若表微热则受寒亦轻，故以甘草易细辛，而微发其汗，甘以缓之与辛以散之者，又少间矣。

④《古方选注》：以熟附固肾，不使麻黄深入肾经劫液为汗，更妙在甘草缓麻黄，于中焦取水谷之津为汗，则内不伤阴，邪从表散，必无过汗亡阳之虑矣。

【验案】　伤寒少阴病　《经方实验录》：余尝治上海电报局高君之公子，年五龄，身无热，亦不恶寒，二便如常，强呼之醒，与之食，食已，又呼呼睡去。按其脉，微细无力。余曰：此仲景先圣所谓少阴之为病，脉微细，但欲寐也。顾余知治之之方，尚不敢必治之之验，请另乞诊于高明。高君自明西医理，能注强心针，顾又知强心针仅能效于一时，非根本之图，强请立方。余不获已，书：熟附片2.4克，净麻黄、炙甘草各3克，与之，又恐其食而不化，略加六神曲、炒麦芽等消食健脾之品。次日复诊，脉略起，睡时略减。当与原方加减。

麻黄细辛附子汤

【方源】　《伤寒论》。

【组成】　麻黄（去节）60克，细辛6克，附子（炮去皮，破8片）1枚。

【用法】　以水先煮麻黄，去上沫，纳诸药煮，去渣温服，1日3次

【功用】　①《伤寒论讲义》：温经解表。

②《方剂学》：助阳解表。

【主治】　①《伤寒论》：少阴病，始得之，反发热，脉沉者。

②《三因极一病证方论》：少阴伤寒，口中和，而背恶寒，反发热倦怠，自汗而渴，其脉尽寸俱沉而紧者。

③《内科摘要》：肾脏发咳，咳则腰背相引而痛，甚则咳涎。又治寒邪犯齿致脑齿痛。

④《东医宝鉴·杂病篇》：少阴病但欲寐，发热脉沉。

⑤《景岳全书》：寒气厥逆头痛，脉沉细者。

⑥《张氏医通》：水肿喘咳。大寒犯肾，暴哑不能出，咽痛异常，卒然而起，或欲咳而不能咳，或无痰，或清痰上溢，脉弦紧，或数疾无伦。

【方论】　①《注解伤寒论》：麻黄之甘以解少阴之寒，细辛、附子之辛以温少阴之经。

②《金镜内台方议》：少阴病，当无热，今反发热者，邪在表也。虽脉沉，以始得病，则邪气未深，故当温剂微取汗以散之。故用附子为君，以温经散寒；细辛之辛，以散少阴之寒邪为臣；麻黄能发汗，用之为佐使。以此三味之剂发汗，非少阴则不敢用也。

③《医方考》：病发于阴者，当无热。今少阴病始得之，何以反发热也？此乃太阳经表里相传之证故耳！盖太阳膀胱经与少阴肾经相为表里，肾经虚，则太阳之邪由络直入肾藏。余邪未尽入里，故表有发热；真寒入肾，故里有脉沉。有太阳之表热，故用麻黄以发汗；有少阴之里寒，故用辛、附以温中。

④《伤寒来苏集》：少阴主里，应无表症，病发于阴，应无发热，今始受风寒便发热，似乎太阳而属之少阴者，以头不痛而但欲寐也。《内经》曰：逆冬气而少阴不藏，肾气独沉，故少阴之发热而脉沉者，必于表剂中加附子，以预固其里。盖肾为坎象，二阴不藏，则一阳无蔽，阴邪因得以内侵，孤阳无附而外散耳。夫太阳为少阴之表，发热无汗，太阳之表不得不开；沉为在里，少阴之本不得不固。设用麻黄

开腠理,细辛散浮热,而无附子以固元气,则少阴之津液越出,太阳之微阳外亡,去生远矣。惟附子与麻黄并用,内外咸调,则风寒散而阳自归,精得藏而阴不扰。此里病及表,脉沉而当发汗者,与表病及里,脉浮而可发汗者径庭矣。若得之二三日,表热尚未去里症亦未见,麻黄未可去当以甘草之和中,易细辛之辛散,佐使之任不同,则麻黄之势亦减,取微汗而痊,是又少阴发表之轻剂矣。二方皆少阴中风托里解外法。

⑤《伤寒溯源集》:察其发热则寒邪在表,诊其脉沉则阴寒在里。表者,足太阳膀胱也;里者,足少阴也。肾与膀胱一表一里为一合,表里兼治,故以麻黄大发太阳之汗,以解其在表之寒邪;以附子温少阴之里,以补其命门之真阳;又以细辛之气温味辛专走少阴者,以助其辛温发散。三者合用,补散兼施,虽微发汗,无损于阳气矣。故为温经散寒之神剂云。

⑥《绛雪园古方选注》:用麻黄发太阳之表汗,细辛散少阴之浮热,相须为用。欲其引麻黄入于少阴,以出太阳陷入之邪,尤借熟附合表里以温经,外护太阳之刚气,内固少阴之肾根,则津液内守,而微阳不致外亡,此从里达表,由阴出阳之剂也。

⑦《医宗金鉴》:夫发热无汗,太阳之表不得开。沉为在里,少阴之枢,又不得固。设用麻黄开腠理,细辛散浮热,而无附子以固元阳,则少阴之津液越出,太阳之微阳外亡,去生便远矣。惟附子与麻黄并用,则寒邪虽散而阳不亡。

⑧《伤寒论本旨》:仲景用麻黄先煎一二沸去上沫者,取其发表迅速也。先煮减水二升者,杀其轻扬之性,欲其徐缓与诸药和合同行也。此方细辛、附子皆少阴里药,欲使麻黄和合,由里祛邪出表,故麻黄先煮减水二升,则与前之葛根汤先煮麻、葛同一义也。

⑨《医方论》:此症机窍,全在反发热,脉沉五字。盖太阳之邪,初传少阴,故脉症如此。方中用细辛、附子温肾,以捍卫本经,格外来之邪不使深入;用麻黄以散太阳之邪,使之仍从原路而出。只此三味,而治法之妙如此,非仲景其敦能?

⑩《医学衷中参西录》:用附子以解里寒,用麻黄以解外寒,而复佐以辛温香窜之细辛,既能助附子以解里寒,更能助麻黄以解外寒,俾其自太阳透入之寒,仍由太阳作汗而解,此麻黄附子细辛汤之妙用也。

【验案】　①肾咳　《江苏中医杂志》(1982,2:37):黄某,女,40岁,农民。患者发热畏寒,身痛咳嗽,曾经中西医治疗,缠绵不愈,已历数月。阅前所服方药,多以参苏饮、止嗽散等方治疗,终难收效。余诊时,患者自诉周身畏寒,喜厚衣,咳嗽则腰背相引而痛,咳甚则吐涎,口不渴,二便无异常。诊其脉沉细而迟,舌质淡而苔薄润,面色淡暗无华。证属少阴阳虚,复受寒邪,肺气不宣所致,乃投麻黄附子细辛加五味子治之。麻黄6克,附子3克,细辛4克,五味子3克,水煎服。患者服药至2剂时,畏寒已除,咳嗽已减其大半,继服原方3剂而安。

②暴暗　《江苏中医杂志》(1982,2:37):邹某,男,30岁,全南人。常易感冒,本次患伤风鼻塞流涕,咳嗽声嘶已有20余天,经中西药治疗,病情未见改善。余诊之,其脉沉细无力,舌质淡而胖嫩,苔薄白。视其面色惨淡忧郁,身穿厚衣,头戴风雪帽,声音嘶哑。细询之,常易感冒,微热则自汗畏风,四肢不温,喜欲蒙被而卧,脉证合参,诊为少阴伤寒,寒客会厌。拟助阳解表,宣肺散寒,仿麻黄附子细辛汤加味。麻黄4克,附子6克,细辛4克,桔梗6克,水煎服。患者服上方1剂,觉声嘶减轻,2剂而畏风除,声音已恢复正常。

③无汗症　《上海中医杂志》(1982,8:35):黄某,女,68岁。1980年6月10日初诊,13年前曾患风湿性心脏病,经治疗症状控制。但此后,一年四季从未小汗,天寒睡眠不佳,天热则睡眠良好,但神疲怕风,纳少无味,前后延医十余年,未收效验。时值仲夏,天气炎热,无汗出,周身不舒,欲求汗出则快。患者面色无华,扪之体肤无汗,舌质淡红,舌苔白滑,脉沉缓。又因患者早年患风湿病,故辨证为寒湿入侵,内舍于脏,久之肾阳折损,不能温煦肌腠,无力鼓汗达表,终年不得汗泄。拟助阳透表,投麻黄附子细辛汤治之。炙麻黄10克,炮附片12克,细辛4克。服3剂后,即有小汗出,周身颇感舒适。7剂后,汗出如平人,肢体舒达,不料10年痼疾,竟获效于1周,原方续进7剂,以为巩固。

④风湿性关节炎　《重庆中医药杂志》(1988,4:7):应用本方加减:麻黄10克,附片12克(先煎1小时),细辛6克,羌活10克,独活10克,威灵仙15克,乳香6克,没药6克,桂枝10克,甘草3克。儿童用量酌减,行痹者加防风10克,白芷10克,秦艽

10克,海风藤20克;痛痹者加干姜6克,肉桂6克;着痹者加苡仁15克,苍术12克,豨莶草20克,络石藤20克,千年健15克;热痹者加银花15克,连翘15克,黄柏15克,桑枝15克;久痹兼虚者加桑寄生10克,杜仲15克,续断15克,山药12克;顽痹者加地龙15克,全蝎10克,穿山甲(炮)15克,白花蛇1条,乌梢蛇15克。水煎服,每日1剂,治疗风湿性关节炎85例,其中相当于中医的行痹者17例,痛痹者28例,着痹者28例,热痹者4例,顽痹者8例。结果:痊愈(临床症状消失,辅助检查正常,2年内未复发)62例,占73%;显效(临床症状消失,辅助检查大致正常,1年内未复发)10例,占11.7%;好转(临床症状明显改善,辅助检查大致正常,半年内未复发)11例,占12.9%;无效(临床症状及辅助检查无明显改善)2例,占2.4%;总有效率97.6%。

⑤病态窦房结综合征　《实用中西医结合杂志》(1991,5:280):应用本方加减:炙黄芪24克,桂枝12克,制附子(先煎)12克,肉桂6克,炙麻黄9克,生地黄20克,麦冬15克,五味子10克,川芎12克,当归12克,甘草9克。服用期间,一律停用对心率有影响的西药。治疗病态窦房结综合征50例,其中冠心病28例,高血压、心肌炎各5例,心肌病7例,病因不明5例。结果:显效(症状消失,平卧心率增加10次/分以上)14例;有效(症状减轻,平卧心率增加2~9次/分)27例;无效(症状未改善,平卧心率增加<2次/分)9例;恶化(上述指标有恶化倾向)无;总有效率82%。

⑥小儿寒痰咳嗽　《实用中西医结合杂志》(1992,6:377):应用本方加减:麻黄、附片(先下)、细辛各3~6克,治疗小儿寒痰咳嗽70例。结果:痊愈(咳嗽、喘息、痰鸣消失,听诊两肺呼吸音清,啰音消失,X线检查正常)51例;显效(上述症状明显减轻,肺部听诊啰音消失,痰鸣音明显减少,X线检查肺纹理增粗)13例;好转(咳、喘、痰、鸣及肺部啰音如故或加重)2例;总有效率为97.2%。

⑦胸痹　《国医论坛》(1993,1:18):应用本方加减:麻黄、桂枝各10克,附片(先煎)、瓜蒌、薤白、半夏各15克,细辛5克,炙甘草6克。治疗胸痹81例,显效:胸部闷痛诸症消失,心电图等检查正常;有效:诸症明显减轻,心电图等检查情况好转;无效:症状及心电图等情况无变化。结果:显效36

例,有效38例,无效7例。曾对61例显效及有效患者随访半年,疗效巩固。

⑧太少两感证　《广西中医药》(1996,3:8):以本方加减,治疗本虚复感外邪的太少两感证38例,结果:治愈33例,其中9例服药4剂,16例服药6剂,8例服药10剂,5例中断治疗。

⑨戒毒　《中成药》(1998,2:22):运用本方加减,治疗吸毒者9例,并与对照组6例以美沙酮治疗相比较。结果:治疗组近期疗效100%(P<0.01);远期疗效77.78%(P<0.05);改善全身淤血状况,即舌质紫黯状况改善较为显著(P<0.05)。说明运用本方加减进行戒毒治疗,其疗效显著,戒断反应消除快,疗程短,不易产生药物依赖性,复吸率低,整个治疗过程无不良反应。

⑩腰腿痛　《陕西中医》(1998,11:495):用本方加味:炙麻黄10克,炮附子5~15克,细辛3克,川芎、桑寄生、白芍各12克,独活、炙甘草各10克,治疗腰腿痛55例。结果:临床治愈49例,好转7例。

【实验研究】　①抗变态反应作用《国外医学·中医中药分册》(1987,2:110):用正常雄性豚鼠支气管肌及卵白蛋白致敏的支气管进行探讨。结果表明本方对支气管平滑肌有扩张作用,尤其对致敏支气管肌能抑制5-HT收缩;对NE的舒张作用呈协同作用。

②对大鼠肥大细胞组胺游离的抑制作用　《日本耳鼻喉科学会会报》(1994,3:531):炎症的急性期治疗以含有麻黄的方剂为主,炎症的亚急性和慢性期治疗以含有柴胡的方剂为主。此次通过实验研究探讨了麻黄剂(麻黄附子细辛汤)和柴胡剂(柴陷汤),对大鼠肥大细胞中组胺游离的作用。结果表明,麻黄附子细辛汤可抑制大鼠肥大细胞中组胺的游离,其中麻黄是起主要作用的药物。另外,柴陷汤也同样能抑制组胺的游离。

麻黄连轺赤小豆汤

【方源】　《此事难知》。

【组成】　麻黄、连轺各30克,赤小豆15克。

【用法】　上锉如麻豆大。每次30克,水煎,去渣温服。

【主治】　身热不去,瘀热在里发黄,小便微利。

【验案】　①荨麻疹　《上海中医药杂志》

(1965,1:39):陆某,男,27岁。患荨麻疹状若地图形,全身瘙痒甚剧,时愈时作,缠绵6年。近年来复发次数增多,影响工作及睡眠,身感微恶寒,脉细数,苔薄白,体温37℃,其他无特殊症状。处方:麻黄连翘赤小豆汤加僵蚕。服药1剂后,症状大减,服2剂而荨麻疹消失。为巩固疗效,原方继服2剂,至今未再复发。

②荨麻疹 《陕西中医》(1989,11:499):应用本方加减:炙麻黄、连翘、银花、三角胡麻、蝉衣、蛇床子、牛蒡子、赤芍各10克,赤小豆50克,小蓟30克,浮萍20克;风寒袭表加荆芥、防风各10克;风热加菊花10克,减炙麻黄为5克;腹痛加白芍30克;瘙痒难忍加地肤子、白鲜皮各10克;反复发作的慢性荨麻疹加防风10克,黄芪30克;用文火煎煮赤小豆,熟后滤汁去豆纳诸药,再煎半小时即可,一次性煎约500ml,分早、晚2次服;治疗荨麻疹118例。结果:痊愈(风团、瘙痒消失,随访1年以上未复发)65例,显效(风团、瘙痒消失3个月,1年以内时有复发)46例;有效(服药期间症状消失,10天至3个月复发)4例;无效(服6剂症状未减或虽减轻但10天以内又反复发作,需配抗过敏治疗者)3例;总有效率为97.5%。

③急性湿疹样皮炎 《国医论坛》(1990,3:14):应用本方加减:麻黄9克,连翘15克,白桑皮30克,苦杏仁9克,生姜9克,大枣6克,大青叶3克;症见皮损腥红灼热加生石膏、生地黄;渗液多加苦参、黄柏;瘙痒甚加徐长卿、白鲜皮;药疹重用甘草30克,赤小豆60克;发于上部者加蝉衣6克,菊花20克;发于下部者加牛膝9克,车前子15克;同时水煎,前2煎早、晚各服1次,第3煎药汁热水洗浴或湿敷;治疗急性湿疹样皮炎100例,其中急性湿疹28例,黄水疮20例,接触性皮炎15例,药疹13例,间接性皮炎9例,隐翅虫皮炎7例,脂溢性皮炎6例,日光性皮炎2例。结果:痊愈76例,显效24例,有效率达100%。用药最多为日光性皮炎1例,服药25剂而愈。

④瘙痒性皮肤病 《陕西中医》(1990,5:225):应用本方加减:麻黄9克,连翘、荆芥、防风各15克,桑白皮15~30克,苦杏仁12克,赤小豆30~60克,生姜6克,甘草6~30克,地肤子30克;瘙痒甚加乌蛇、蒺藜、僵蚕;搔破流水加苦参、土茯苓、滑石;皮肤粗糙肥厚加当归、首乌、鸡血藤;丘疹形成

结节加桃仁、红花、赤芍;药物过敏重用甘草30克,赤小豆60克,大青叶30克,水煎2次分早晚内服,第3煎药汁加热水洗浴。治疗瘙痒性皮肤病130例。结果:痊愈(皮疹消退,瘙痒消失)78例;好转(皮疹退有轻度痒感)49例;无效3例,总有效率为97%。

【实验研究】 止痒作用 《辽宁中医杂志》(1996,1:44):采用组胺诱导豚鼠皮肤局部瘙痒及右旋糖酐诱导小鼠全身瘙痒模型,研究麻黄连翘赤小豆汤及加减方(原方加荆芥、防风、地肤子)的止痒作用。结果表明,二者对两种模型动物均有显著的抑制瘙痒反应的作用。加减方虽然优于原方,但是二者之间没有显著性差异。方中主要药物麻黄的有效成分麻黄碱也有显著的止痒作用。

鹿角屑汤

【方源】 《伤寒总病论》卷六。

【组成】 鹿角屑30克。

【用法】 葱白5茎,豉15克,水煎,去渣温服。

【主治】 妊娠热病,胎死腹中。

康肤酊

【方源】 《部颁标准》。

【组成】 百部200克,辣蓼50克,薄荷2克。

【用法】 上药制成酊剂。外用。喷于患处,每次适量,1日数次。

【功用】 润肤止痒,杀虫去臭。

【主治】 各种皮肤瘙痒、湿疹、神经性皮炎等皮肤瘙痒症。

痔漏无双丸

【方源】 《北京市中药成方选集》。

【组成】 白矾、黄蜡各2400克,朱砂480克。

【用法】 将白矾、朱砂为极细末,混合均匀,黄蜡溶化为小丸。每次6克,温开水送下。

【功用】 消肿止痛。

【主治】 痔疮漏疮,肛门肿痛,坚硬不消,痛痒难忍。

惊调散

【方源】 《普济方》卷三六九。

【组成】 冰片7.5克,麝香1.5克,荆芥(微

炒,焙,末之)30克。

【用法】 上将脑、麝各为末,入药令匀。每次1.5克,以好茶半盏调下,和滓服。重者6克,小儿少许,不拘时候。

【主治】 诸般伤寒伤风,体虚热,上膈有涎,烦躁不省人事者。

清耳膏

【方源】 《医方类聚》卷七十八引《吴氏集验方》。

【组成】 附子(生)、石菖蒲、蝉蜕(生,去土)各等份。

【用法】 上药研为末。耳痛,麻油调入;耳痒,生姜汁调成锭子,以红绵裹定,入耳中,药干便换。

【主治】 耳内或痒或痛。

清肌散

【方源】 《普济方》卷一○八。

【组成】 黑狗脊、甘草、荆芥各等份。

【用法】 上生用为末。冷水调,去渣服半碗,入口即效。

【主治】 暴发瘾疹,出而暴没,或作酸痛。

清阳散

【方源】 《青囊秘传》。

【组成】 硼砂60克,朱砂6克,冰片1.5克。

【用法】 上药研为细末。吹口。

【主治】 ①《青囊秘传》:喉症红肿者。

②《外科传薪集》:咽喉肿痛、胀痛者。

清肝片

【方源】 《部颁标准》。

【组成】 板蓝根500克,茵陈250克,甘草100克。

【用法】 上药制成片剂。口服,每次4～6片,1日3次。

【功用】 清热解毒,疏肝退黄。

【主治】 急、慢性肝炎。

清空膏

【方源】 《医学探骊集》卷四。

【组成】 卤水6克,冰片0.3克,白面30克。

【用法】 用鸡子清和,不稀不稠,敷患处。

【主治】 头顶肿痛,在头顶之上,或在督脉部位,或在太阳经部位,或在少阳经部位,肿痛一块,其痛与拔发相似,几不可忍。

清骨散

【方源】 《何氏济生论》卷五。

【组成】 银柴胡、地骨皮、牡丹皮。

【用法】 上药研为散。水煎服。

【主治】 骨蒸。

清香散

【方源】 《仙拈集》卷二。

【组成】 小茴香、荔枝核、青皮各等份。

【用法】 上药研为末。每次6克,酒调下。

【主治】 外肾肿大如斗。

清涎散

【方源】 《外科传薪集》。

【组成】 硼砂30克,元明粉9克,大梅片1克。

【用法】 上药研为细散。吹口。

【主治】 牙痛。

清神香

【方源】 《医事启源》。

【组成】 朱砂3克,沉香9克、百草霜各9克。

【用法】 上药研为末,和匀,分为7帖。剪纸幅,铺药末,捻为7条子,树之香炉中,点火条头,卷纸作筒如笋状以覆之,令烟不散,其尖上穿一小孔。患者含冷水就孔嗅之,全7日而止。

【主治】 疮毒头痛及咽喉破烂,瘰疬、眼疾,服药无效者。

清神散

【方源】 《太平圣惠方》卷八十七。

【组成】 恶实(微炒)、木通(锉)、晚蚕沙各9克。

【用法】 上药研为细散。每次1.5克,以温水调下,1日3次。

【主治】 小儿眼疳及疱疮入眼。

清凉散(1)

【方源】 《圣济总录》卷二十二。

【组成】　麻黄(去根节,煎撇去沫,焙)、大黄(锉)、芍药各 30 克。

【用法】　上药研为细散。每次 3 克,砂糖冷水调下,食后服。

【主治】　时气头目昏痛,久积热毒,鼻口出血。

清凉散(2)

【方源】　《内外验方秘传》。

【组成】　生石膏240 克,胡黄连60 克,青黛30克。

【用法】　上药研为极细末。

【功用】　清火定痛。

【主治】　一切红肿破烂作痛,并腿足红烂疼痛,时流脓水。

清凉膏(1)

【方源】　《卫生鸿宝》卷二。

【组成】　石灰 1 块,香油 30 克,雄黄末少许。

【用法】　将石灰凉水化开,加水打浑,少时取清水兑香油,打搅成膏,加雄黄末少许,再打匀。鹅翎扫患处。

【主治】　丹毒,缠腰火丹。

清凉膏(2)

【方源】　《中医皮肤病学简编》。

【组成】　石膏 156 克,青黛 6 克,冰片 3 克。

【用法】　共研为细末,以凡士林或麻油调匀,贴创口。

【主治】　下肢溃疡。

清暑汤

【方源】　《银海指南》卷三。

【组成】　藿香、青蒿、滑石。

【用法】　水煎服。

【主治】　夏月贪凉饮冷,遏抑阳气,以致头痛恶寒,相火上炎,两目红肿,眵泪如脓,甚者色带黄滞,睛珠翳障及深秋伏暑内发,赤涩羞明。

【方论】　暑必伤气,藿香辛温通气;暑必兼热,青蒿苦寒清热;暑必挟湿,滑石甘淡除湿。

【加减】　或合四君,或合六味,或合生脉、异功、逍遥辈,均可随证酌用。

清魂散

【方源】　《丹溪治法心要》卷七。

【组成】　苏木 15 克、人参 30 克,童便 50毫升。

【用法】　水、酒共煎服。

【主治】　产后血晕。

清上梅苏丸

【方源】　《寿世保元》卷二。

【组成】　乌梅(不拘多少,清水洗净,取肉)250克,白砂糖 250 克。

【用法】　上药研为细末,入南薄荷头末 250克,共捣成膏,丸如弹子大。每用 1 丸,口中嚼化。行路备之,解渴最妙。

【功用】　清上焦热,润肺生津止渴。

清火栀麦片

【方源】　《部颁标准》。

【组成】　穿心莲 800 克,栀子、麦冬各 100 克。

【用法】　上药制成片剂。口服,每次 2 片,1日 2 次。

【功用】　清热解毒,凉血消肿。

【主治】　咽喉肿痛,发热,牙痛,目赤。

清热明目茶

【方源】　《部颁标准》。

【组成】　决明子(炒)270 克,菊花 10 克,甜叶菊 20 克。

【用法】　粉碎成粗粉,过筛,混匀,装袋,每袋重 3 克。连袋用开水泡服,每次 1 袋。

【功用】　清热祛风,平肝明目。

【主治】　高血压,头眩,头痛,目赤目糊等症。

清火栀麦胶囊

【方源】　《部颁标准》。

【组成】　穿心莲 800 克,栀子、麦冬各 100 克。

【用法】　上药制成胶囊。口服,每次 2 粒,1日 2 次。

【功用】　清热解毒,凉血消肿。

【主治】　咽喉肿痛,发热,牙痛,目赤。

淋洗方

【方源】　《古今医统大全》卷六十引《太平惠民和剂局方》。

【组成】　雄黄(研)、甘草、白矾(研)各 30 克。

【用法】　上药研为细末。每次 30 克,水煎,去渣,通手洗肿处,良久再暖洗之。候汗出愈。

【主治】　阴疝肿痛不能忍及阴肿大。

淋渫羊桃汤

【方源】　《圣济总录》卷八十一。

【组成】　羊桃、葫芦各 90 克,桑叶 500 克。

【用法】　水煮,去渣,用淋渫脚,不拘时候。以肿消为度。

【主治】　脚气痛肿,行履不得。

淮南子茯苓散

【方源】　《医心方》卷二十六引《大清经》。

【组成】　茯苓、白术各 120 克,稻米 4000 克。

【用法】　上药研为末。每次 3 克。宜久服。

【功用】　轻身,益气力,发白更黑,齿落更生,视物不清,延年益寿,老而更少。

淡豉散

【方源】　《小儿卫生总微论方》卷十八。

【组成】　淡豉(炒黑焦干)、绛矾各 30 克,腻粉 6 克。

【用法】　上药研为末,入腻粉研匀。先以桑柴灰淋汁热洗疮净,用甘草末撒疮上,后以生油调药涂之,湿者干撒。

【主治】　小儿头疮。

淡竹叶粥

【方源】　《太平圣惠方》卷九十七。

【组成】　淡竹叶 1 握,粳米 30 克,茵陈 15 克。

【用法】　水煎,去渣取汁,投米作粥食之。

【主治】　小儿心脏风热,精神恍惚。

渗脐散

【方源】　《医宗金鉴》卷五十。

【组成】　白矾、龙骨(煅)各 6 克,麝香少许。

【用法】　上研细末。干撒脐中。

【主治】　小儿脐湿。

羚羊角饮

【方源】　《圣济总录》卷六十九。

【组成】　羚羊角(镑)45 克,肉桂(去粗皮)60 克,大黄(锉、炒)30 克。

【用法】　上药研为粗末。每次 9 克,水煎,去渣冷服,不拘时候。

【主治】　卒呕血。

断下汤

【方源】　《鸡峰普济方》卷十三。

【组成】　赤石脂 15 克,龙骨 180 克,当归 60 克。

【用法】　上药研为粗末。每次 9 克,水煎,去渣温服。

【主治】　滑泄久不愈。

断血药

【方源】　《医学入门》卷八。

【组成】　金毛狗脊 30 克,白矾 9 克,血竭少许。

【用法】　上药研为末。撒上。

【功用】　止血。

【主治】　金疮出血不止及诸疮疼痛,脓血不干,久不生肌。

断鬼丹

【方源】　《济阳纲目》卷二十三。

【组成】　砒 6 克,雄黄、绿豆各 15 克。

【用法】　上药研为细末,面糊为丸,如筷头大,朱砂为衣。每次 1 丸,用桃、柳枝煎汤露 1 宿,临发日空心面向东服。

【主治】　疟。

【宜忌】　忌食热物,并鱼腥油腻十日。

断膈散

【方源】　《医心方》卷九引《效验方》。

【组成】　瓜蒂 2 枚,赤小豆、人参各 60 克。

【用法】　上药研为散。每次 3 克,以温汤和下。当呕病愈。

【主治】　痰病。

断魔如圣丹

【方源】 《宣明论方》卷十三。

【组成】 信砒 3 克,蜘蛛(大者)3 个,雄黑豆 49 粒。

【用法】 上药研为末,滴水为丸,如豌豆大。如来日发,于次早以纸裹 1 丸,入耳内。

【主治】 疟疾。

寄生散

【方源】 《外台秘要》卷十七引《必效方》。

【组成】 桑寄生、鹿茸(炙)、杜仲各 9 克。

【用法】 上药研为散。每次 6 克,酒下,1 日 3 次。

【主治】 肾虚腰痛。

密陀僧散(1)

【方源】 《太平圣惠方》卷八十九。

【组成】 密陀僧、白矾、夜明砂(微炒)各 6 克。

【用法】 上药研为细末。用少许干贴,1 日 3 次。

【主治】 小儿聤耳。

密陀僧散(2)

【方源】 《太平圣惠方》卷九十。

【组成】 密陀僧 30 克,黄连(去须)1 克,槟榔 1 克。

【用法】 上药研为细散。用撒疮上,1 日 3 次。

【主治】 小儿疽肿穴后及恶疮肿,脓水虽收,肌肉不生。

密陀僧散(3)

【方源】 《圣济总录》卷一二八。

【组成】 密陀僧、自然铜各 15 克,杏仁(去皮尖双仁)27 枚。

【用法】 入药在苦竹筒内,纸封筒口,慢火煨,候筒黄色取出,研细末。看疮肿大小用药,以新汲水调匀,用鸡翎扫药涂。

【主治】 附骨痈。

密陀僧散(4)

【方源】 《圣济总录》卷一三二。

【组成】 密陀僧、谷精草各 7.5 克,雄黄 15 克。

【用法】 上药研为散。每用少许,干撒疮上。

【主治】 恶疮。

密陀僧散(5)

【方源】 《证治准绳·幼科》。

【组成】 密陀僧 30 克,轻粉 6 克,麝香 0.5 克。

【用法】 上药研为细末。于乳钵内杵匀。每用 1.5 克,擦患处。

【主治】 走马疳,齿焦黑烂。

盗汗正气汤

【方源】 《便览》卷三。

【组成】 黄柏、知母(炒)各 4.5 克,甘草(炙) 1.5 克。

【用法】 水煎服。

【主治】 盗汗。

续命汤

【方源】 《经效产宝》卷中。

【组成】 白蜜 15 克,生姜 1 片。

【用法】 同煎,候蜜色赤,投童子小便 30 毫升,去姜,更煎两沸,顿服之。

【主治】 产后骤血不止。

续骨膏

【方源】 《类编朱氏集验方》卷十三。

【组成】 黄柏、半夏、桂花。

【用法】 上药研为末,生姜自然汁调涂肿痛,如药干,频上姜汁为佳。

【主治】 打仆、伤损、骨折。

绵灰散

【方源】 《圣济总录》卷九十八。

【组成】 好白绵(烧灰存性,研)120 克,麝香(研)0.5 克。

【用法】 上药研为散。每次 6 克,温葱酒调下,连服 3 服。

【主治】 气淋结痛不通。

绵煎散

【方源】 《永乐大典》卷一四九四七引《烟霞圣

效方》。

【组成】　瞿麦、石膏(乱纹者)、赤石脂各等份。

【用法】　上药研为细末。每次15克,绵裹,水煎服。

【主治】　妇人胎前产后吐血,血晕,发虚热,小便不通,脐腹痛。

绵大戟散

【方源】　《良朋汇集》卷二。

【组成】　绵大戟9克,广木香3克。

【用法】　上药研为末,作1服。加蜜15克,水调服。

【主治】　水蛊,气蛊。

【宜忌】　忌盐百日。

绿云汤

【方源】　《普济方》卷一八三。

【组成】　新嫩侧柏叶(不用坟墓上,去土净,米泔浸7日,如在开水内淖过亦得)500克,甘草120克,生姜(与侧柏叶同捣细,晒或焙令干)250克。

【用法】　上药研为细末。每次3克,食后开水点下。

【功用】　利头目,辟风邪。

【主治】　上气。

绿白散

【方源】　《洞天奥旨》卷十二。

【组成】　石绿、白芷、黄柏各3克。

【用法】　上药研为末。先以甘草水洗疮,拭净敷之。

【主治】　鼻疳,肾疳,头疮,耳疮。

绿枣丹

【方源】　《青囊秘传》。

【组成】　大枣(去核)、铜绿1块(包在大枣内煅红),冰片少许。

【用法】　上药研为细末。撒之。

【主治】　下疳,龟头烂去一半者。

绿矾散

【方源】　方出《太平圣惠方》卷六十五,名见《仁斋直指方论》卷二十四。

【组成】　芦荟、麝香各15克,绿矾(烧灰)60克。

【用法】　上药研为散。以绢袋子盛,纳所患指于袋中,以线缠定,不令动摇。以愈为度。

【主治】　甲疽疮,手指青点黯。

绿袍散(1)

【方源】　《医方类聚》卷七十三引《经验秘方》。

【组成】　青黛、朴硝、冰片各少许。

【用法】　上药研为末。擦患处。

【主治】　风壅牙痛。

绿袍散(2)

【方源】　《卫生宝鉴》卷十一。

【组成】　黄柏120克,甘草(炙)60克,青黛30克。

【用法】　上前二味为末,入青黛研匀。每用1.5克,干撒口内。

【主治】　老幼口疮,多时不效者。

【宜忌】　忌醋、酱、盐一二日。

绿袍散(3)

【方源】　《东医宝鉴·外形篇》卷二。

【组成】　黄柏(蜜炙)30克,青黛9克,冰片1克。

【用法】　上药研为末。撒患处,吐出涎即愈。

【功用】　《北京市中药成方选集》:清胃热,消肿止痛。

【主治】　①《东医宝鉴·外形篇》:口疮。②《北京市中药成方选集》:口舌生疮,胃热牙疳,口臭糜烂。

绿袍散(4)

【方源】　《重楼玉钥续编》。

【组成】　上铜青、白芷各3克,甘草1.5克。

【用法】　上药研为细末。同黄袍散吹之。

【主治】　口疳腐烂。

绿袍散(5)

【方源】　《麻疹集成》卷四。

【组成】　铜绿、蚕蜕纸、人中白。

【用法】　上药研为散。外敷。

【主治】　麻后口疮,余热未透,毒壅上焦心脾之火。

绿银散

【方源】　《小儿卫生总微论方》卷十七。

【组成】　铜绿、密陀僧各 9 克,白及(烧存性)27 克。

【用法】　上药研为细末。每次 1.5 克,津唾调涂腋下,3～5 日 1 次。以效为度。

【主治】　腋气。

绿雄散

【方源】　《万氏家抄方》卷三。

【组成】　雄黄 2.1 克,绿矾 1 克,硼砂(煅)1.5 克。

【用法】　上药研为极细末。吹入。如热痰甚,用生硼砂。

【主治】　喉疮毒盛,或有虫者。

绿豆乳香托里散

【方源】　《备急灸法》。

【组成】　绿豆粉 30 克,乳香 15 克。

【用法】　上药研为末。生草水调下。

【功用】　托毒气不入。

十二画

琥珀饮

【方源】　《仁斋直指方论》卷十六。

【组成】　琥珀。

【用法】　上药研为细末。每次 6 克,加灯心草 1 握,脑荷少许,煎汤调下。

【主治】　尿血。

琥珀散(1)

【方源】　《活人心统》卷下。

【组成】　滑石(飞过)30 克,甘草 18 克,琥珀 3 克。

【用法】　上药研为末。每次 6 克,空腹以汤调服。

【主治】　血淋涩痛。

琥珀散(2)

【方源】　《疡医大全》卷十一。

【组成】　炉甘石(煅)30 克,琥珀(细竹纸包,捶研)6 克,冰片 1 克。

【用法】　上药研为极细末。点眼。

【主治】　诸般外障,红赤羞明,风热火眼,血缕斑疮翳膜,眼弦烂生眵流泪。

琥珀散(3)

【方源】　《名家方选》。

【组成】　琥珀、鳖甲、大黄各等份。

【用法】　上药研为末。每次 6 克,温酒送下,1 日 2 次。

【功用】　消淤血。

【主治】　经闭血癖,腹痛。

琥珀膏(1)

【方源】　《太平圣惠方》卷七十八。

【组成】　琥珀(细研)、生地黄汁各 30 克,生姜汁 15 克。

【用法】　慢火熬成膏。每次 5 克,以温酒调下,不拘时候。

【主治】　产后血气上攻,呕逆烦闷。

琥珀膏(2)

【方源】　《丹溪心法》卷三。

【组成】　大黄、朴硝各 30 克。

【用法】　上药研为末,大蒜同捣为膏。贴之。

【主治】　①《丹溪心法》:积聚痞块。

②《杂病源流犀烛》:胁肋痛。

琥珀膏(3)

【方源】　《惠直堂方》卷三。

【组成】　黑砂糖(慢火熬成小球,烧存性)。

【用法】　每 3 克加轻粉 0.6 克,麝香少许,麻油调敷。甲入肉者,一二日即去。

【主治】　嵌甲。

琥珀膏贴积丸

【方源】　《保命歌括》卷二十七。

【组成】　大黄、朴硝各 30 克。

【用法】　上药研为末,以大蒜捣膏贴之。

【主治】　积聚。

斑蝥膏

【方源】　《医事启源》。

【组成】　斑蝥(为末)180 克,黄蜡 270 克,猪脂 90 克。

【用法】　先煮蜡、脂令消化,离火,入斑蝥末,搅令凝结。或摊于布,或摊于纸,贴患所,盖以坚膏,令不动。贴后一夜起疱,以针出水。其毒浅者,宜薄而日换;毒深者,宜厚而久贮。若病已愈,欲令生皮,换贴黄蜡膏。

【功用】　拔毒去痛,呼脓除腐。

【主治】　毒聚血结为患,如痛风、梅毒、跌仆闪挫,一切淤血凝滞者。

替针丸(1)

【方源】　《外科精义》卷下引《保生信效方》。

【组成】　陈坏米末 3 克,白硇砂 1.5 克,雄雀粪(直者)21 粒。

【用法】　上药研为细末,粳米粥为丸,如粳米样。每用 1 丸,粘在疮头上,以膏贴之。

【功用】　《中国医学大辞典》:溃痈脓。

【主治】　①《外科精义》引《保生信效方》:诸疮疖,脓水已成未溃者。

②《证治准绳·幼科》:痘痈,脓已成不溃。

替针丸(2)

【方源】　《简明医彀》卷八。

【组成】　巴豆(不去油)1 粒,油盐豆豉(含去皮,令软)14 粒,真麝香少许。

【用法】　上二药同研烂,入麝香捏成小饼,安疮头上。如有孔不大,溃出脓,捻作小麦样,用纸捻送入,痛少时脓大出。肉色黯不得去,用巴豆肉炒黑,捣成膏涂之。

【主治】　疮疡脓成不溃者。

替针丸(3)

【方源】　《绛囊撮要》。

【组成】　雄麻雀屎、乳香(去油)、没药(去油)各 9 克。

【用法】　上药研为末,飞面为丸,如黍米大,晒干用。利针拨破疮头,粘上膏药盖之。即破。

【功用】　追脓去腐止痛。

【主治】　疮疡。

替针膏

【方源】　《普济方》卷二七八引《应验方》。

【组成】　信、江子、斑蝥。

【用法】　上药研为细末,丸如小麦粒大。每用时针挑破,安药在内,膏药贴上。

【主治】　疮肿。

替针丁香散

【方源】　《普济方》卷二八四。

【组成】　草乌、硇砂、白丁香(坚者)。

【用法】　上药研为末,酸醋调。点将破者,令速溃。

【功用】　《中国医学大辞典》:溃痈脓。

【主治】　痈疽,脓成将破者。

楮叶汤

【方源】　《太平圣惠方》卷九十三。

【组成】　楮树叶(微炙)20 片,木瓜(切)15 克,人参(去芦头)7 克。

【用法】　水煎,去渣,量儿大小分减,细细温服,不拘时候。

【主治】　小儿痢渴不止,或时呕逆,不下食。

楮皮汤

【方源】　《太平圣惠方》卷八十八。

【组成】　楮树白皮(锉)、赤小豆、茯苓(锉)各 30 克。

【用法】　上药和匀。每次 1.5 克,水煎,去渣,分 2 次服,1 日 3~4 次。

【主治】　小儿水气,肿满不消。

楮枝汤

【方源】　《太平圣惠方》卷五十四。

【组成】　细楮枝、细桑枝(锉)各 30 克,黑豆 60 克。

【用法】　水煎,去渣,温服,1 日 3~4 次。

【主治】　水蛊,遍身肿。

楮实散

【方源】　《御药院方》卷十。

【组成】　楮桃儿、土瓜根、商陆各等份。

【用法】　上药研为细末。每用少许，早晨洗擦患处，后用桃仁膏。

【功用】　去皱皱，悦皮肤。

椒丸

【方源】　方出《肘后备急方》卷一，名见《元和纪用经》。

【组成】　乌头、花椒各6克，干姜4克。

【用法】　上药研为末，炼蜜为丸，如大豆大。每次4丸，酒饮送下。不知，稍加之。

【主治】　①《肘后备急方》：卒心痛。久患常痛，不能饮食，头中疼重。

②《元和纪用经》：冷邪郁痹，头中痛空，厚衣不暖，心腹痛，不能食。

椒汤

【方源】　《外台秘要》卷二十二引《删繁方》。

【组成】　花椒30克，白矾15克，肉桂30克。

【用法】　水煮，去渣含之，漱齿勿咽汁。

【主治】　虫齿痛。

椒艾囊

【方源】　《古今医统大全》卷五十九。

【组成】　艾叶(揉)250克，花椒(净)500克，草乌(为粗末)60克。

【用法】　上和装成套，如包袱，裹足底及足胫，不得用履，即用火烘踏于上，下有微火，椒、艾得微火，自然热气入足，而寒湿气、诸风毒气皆疏散矣，痛甚者立止痛。

【主治】　脚气、风气、毒气。

椒术酒

【方源】　《仙拈集》卷一。

【组成】　苍术300克，花椒120克，老酒2500毫升。

【用法】　共贮瓶内，扎口封固，安米在上，以重汤煮至米熟为度。初饮尽醉，盖暖出一身臭汗，即愈。

【主治】　半身不遂。

椒目膏

【方源】　《杨氏家藏方》卷二十。

【组成】　椒目、石菖蒲各6克，巴豆(连皮研)1枚。

【用法】　上药研为细末，以蜡搜为锭子。塞耳内，1日1易。

【主治】　耳内如风雨声或如钟声及暴聋者。

椒附汤

【方源】　《是斋百一选方》卷六。

【组成】　花椒(去目)、干姜(生用)、附子(去皮脐，生用)各等份。

【用法】　上药研为粗末。每次9克，水煎，温服，不拘时候。

【主治】　骤然腹痛注下，或滑肠频并，多有冷沫。

椒肾羹

【方源】　《太平圣惠方》卷九十七。

【组成】　花椒(去目及闭口者，酒浸一宿)30枚，白面90克，羊肾(去脂膜，细切)1对。

【用法】　上取椒入面内，拌令匀，热水中下，并羊肾煮熟，入五味调和，做羹。空腹食之。

【主治】　下焦久冷，虚损。

椒盐散

【方源】　《仁斋直指方论》卷二十一。

【组成】　花椒、白盐、露蜂房(炒)各等份。

【用法】　上锉细。每次6克，以井水、葱白煎，热含冷吐。

【主治】　①《仁斋直指方论》：齿虫痛。

②《太平惠民和剂局方》(续添诸局经验方)：新久风牙、虫牙，攻注疼痛，日夜不止，睡卧不安，或牙松动，睑颊水肿。

③《御药院方》：舌肿强及龈肿不消。

椒豉丸

【方源】　方出《肘后备急方》卷四，名见《瞿仙活人方》。

【组成】　巴豆(去心皮，熬之)1枚，椒目14

枚,豉 16 粒。

【用法】 上药研为末,为丸。每次 2 丸,当吐利,吐利不尽更服 2 丸。

【主治】 ①《肘后备急方》:暴宿食留饮不除,腹中为患。

②《臞仙活人方》:浮肿。

椒硼散

【方源】 《仙拈集》卷二。

【组成】 花椒(去白,炒出汗)4.5 克,铜青、硼砂各 3 克。

【用法】 上研末。搽患处。

【主治】 牙疳。

椒姜大麦汤

【方源】 《医学摘粹》卷二。

【组成】 大麦芽(炒)30 克,花椒 3 克(炒),干姜 9 克。

【用法】 上药研为末。水煎服。

【主治】 谷劳不能食。怠惰嗜卧,肢体烦重,腹满善饥而不能食,食已则发,因谷气不行。

棕艾散

【方源】 《圣济总录》卷一四三。

【组成】 棕榈灰 60 克,熟艾(捣罗成者)30 克。

【用法】 上用熟鸡子 2 个,同研得所,别用炮附子(去皮脐)为末。每次附子末 3 克,水煎放温,调前药 6 克,空腹服。

【主治】 肠风,泻血不止。

棕灰散

【方源】 《圣济总录》卷一五四。

【组成】 棕榈皮(烧灰)、原蚕沙(炒)各 30 克,阿胶(炙燥)22.5 克。

【用法】 上药研为散。每次 6 克,温酒调下,不拘时候。

【主治】 妊娠胎动,下血不止,脐腹疼痛。

散丸汤

【方源】 《辨证录》卷九。

【组成】 茯苓、野杜若根枝、沙参各 30 克。

【用法】 水煎服。服此方后,即用当归补血汤数剂以补气血。

【主治】 膀胱热结,气化不利,癃闭,小水不利,睾丸牵痛,连于小肠相掣而疼,睾丸日大,往往有囊大如斗而不能消者。

【方论】 此方之奇,奇在杜若非家园之杜若也,乃野田间所生蓝菊花是也。此物性寒而又善发汗,且能直入睾丸以散邪,故用以助茯苓、沙参,既利其湿,又泻其热,所以建功特神。

散疔散

【方源】 《青囊秘诀》卷上。

【组成】 夏枯草、紫花地丁各 30 克,连翘 9 克。

【用法】 水煎服。

【主治】 疔疮。

散消汤

【方源】 《辨证录》卷六。

【组成】 麦冬 30 克,玄参 60 克,柴胡 3 克。

【用法】 水煎服。4 剂口渴止,8 剂肌肤润,20 剂不再消也。

【功用】 润肺舒肝。

【主治】 肺胃燥热,肌肉消瘦,四肢如削,皮肤飞屑,口渴饮水。

散肿围药

【方源】 《古今医统大全》卷七十九。

【组成】 大黄、无名异(炒)、木耳(炒)各等份。

【用法】 上药研为极细末。用蜜水调,围四旁肿处。

【功用】 消肿定痛。

【主治】 杖疮青肿未破者。

款气汤

【方源】 《圣济总录》卷一七五。

【组成】 牵牛子(炒熟)、马兜铃各 30 克,木香 15 克。

【用法】 上药研为粗末。每次 3 克,水煎,去渣温服,不拘时候。

【主治】 ①《圣济总录》:小儿心腹气胀,喘粗不下食。

②《普济方》引《全婴方》:小儿疳气食积。

款肺散

【方源】　《小儿卫生总微论方》卷十四。

【组成】　僵蚕(净洗,去丝头足,焙干)150克,延胡索(去皮)90克。

【用法】　上药研为末。每次1.5克,淡韭汁温调服之。

【主治】　小儿风壅痰盛,咳嗽气急,壮热颊赤,昏愦呕吐,面目浮肿,乳食减少。

朝真丹

【方源】　《太平惠民和剂局方》卷六。

【组成】　硫黄(生,研细)900克,白矾(煅)210克,朱砂(研,为衣)90克。

【用法】　上研匀,水浸蒸饼为丸,如梧桐子大,朱砂为衣。每次30丸,温米饮送下,不拘时候。

【主治】　肠胃虚弱,内受风冷,或饮食生冷,内伤脾胃,泄泻暴下,日夜无度,肠鸣腹痛,手足厥寒。

彭君麋角粉

【方源】　《遵生八笺》卷四。

【组成】　麋角(解为段)30克。

【用法】　去心中黑血色恶物,用米泔浸,夏3日、冬10日1换,泔浸约1个月以上,似欲软,即取出,入甑中蒸之,覆以桑白皮,候烂如蒸芋,晒干,粉之,入伏火硫黄30克。每次9克,以酒调下。

【功用】　延年益寿。

酥蜜粥

【方源】　《本草纲目》卷二十五。

【组成】　酥油、蜂蜜、粳米。

【功用】　①《本草纲目》:养心肺。

②《药粥疗法》:补五脏,益气血,润燥。

【主治】　《药粥疗法》:体弱羸瘦,虚劳低热,肺痿肺燥,咳嗽咯血,皮肤枯槁粗糙,大便干结。

【宜忌】　《药粥疗法》:平素肥胖,或痰湿内盛,大便溏薄之人,不宜多服。

【备考】　《药粥疗法》本方用法:先用粳米加水煮粥,待沸后加入酥油及蜂蜜,同煮为粥,温热食用。

酥蜜煎(1)

【方源】　《千金翼方》卷十九。

【组成】　酥300克,白蜜900克,芒硝60克。

【用法】　于银器中以慢火熬成膏,收瓷器中。每次15克,口津咽下,不拘时候。

【功用】　①《千金翼方》:益气力。

②《太平圣惠方》:除烦热。

【主治】　消渴。

酥蜜煎(2)

【方源】　《古今医统大全》卷八十七。

【组成】　酥油60克,白蜜、姜汁各150毫升。

【用法】　上和,微火煮稠。空腹服半匙。

【主治】　老人气噎,吐逆不能食。

酥蜜煎(3)

【方源】　《古今医统大全》卷八十七。

【组成】　藕汁150毫升,白蜜150毫升,生地黄汁300毫升。

【用法】　上和,微火煎令如饧。空腹缓缓含咽15毫升。

【主治】　老人淋病,小便痛涩。

【宜忌】　忌热及炙物。

酥蜜煎(4)

【方源】　《古今医统大全》卷八十七。

【组成】　酥油60毫升,白蜜、姜汁各150毫升。

【用法】　上和,微火煮稠。空腹服15毫升。

【主治】　老人气噎,吐逆不能食。

葛连丸

【方源】　《医学入门》卷七。

【组成】　葛根花、黄连各120克。

【用法】　上药研为末,用大黄末熬膏为丸,如梧桐子大。每次100丸,温水送下;或煎服。

【主治】　①《医学入门》:饮酒过多,热蕴胸膈,以致吐、衄。

②《古今医鉴》:时令酷暑,上焦积热,忽然吐血垂死者。

葛根汤(1)

【方源】　《外台秘要》卷一引《崔氏方》。

【组成】　葱白14茎,豉(绵裹)15克,葛根

(切)30 克。

【用法】　水煎,分 2 次服。药后温覆取汗,汗不出更服。

【主治】　伤寒服葱豉汤后不得汗者。

葛根汤(2)

【方源】　《保婴撮要》卷四。

【组成】　葛根 12 克,麻黄 3 克,肉桂 6 克。

【用法】　每次 6 克,水煎服。

【主治】　太阳病,项强,恶风无汗及恶寒刚痉。

葛粉散

【方源】　《太平圣惠方》卷九十一。

【组成】　葛根粉 90 克,甘草(生,锉)30 克,石灰(炒)30 克。

【用法】　上药研为末。扑于疮上。以愈为度。

【主治】　小儿夏月痱疮及热疮。

葛根桂枝人参汤

【方源】　《辨证录》卷一。

【组成】　葛根 9 克,桂枝 1.5 克,人参 3 克。

【用法】　水煎服。

【主治】　冬月伤寒,太阳阳明合病,头痛,下利。

葡萄酒

【方源】　《太平圣惠方》卷九十五。

【组成】　干葡萄末 500 克,细曲末 250 克,糯米 15 千克。

【用法】　上炊糯米令熟,候稍冷,入曲并葡萄末,搅令匀,入瓮盖覆,候熟。即时饮 50 毫升。

【功用】　驻颜,暖腰肾。

葱　粥

【方源】　《太平圣惠方》卷九十六。

【组成】　葱白(去须,切)10 茎,黄牛乳、粳米各 100 克。

【用法】　上先以乳炒葱令熟,即入米水,依寻常煮粥,食之。

【主治】　五淋,小便赤涩,脐下急痛。

葱开水(1)

【方源】　《圣济总录》卷一八三。

【组成】　葱白(切)3 茎,栀子(擘碎)14 枚,豉 60 克。

【用法】　水煎,去渣,早晨、午时、至晚分 3 次服。

【主治】　乳石发动生疮,热气冲胸。

葱开水(2)

【方源】　《全生指迷方》卷四。

【组成】　陈皮(洗,切)9 克,天葵子 30 克,葱白(切)3 茎。

【用法】　五煎服。

【主治】　卒暴小便不通,脐腹膨急,气上冲心,闷绝欲死,由忍尿劳役,或从惊恐,气无所伸,乘并膀胱,气冲胯系不正,脉右手急大。

【备考】　《普济方》引《指南方》有石韦。

葱豉汤(1)

【方源】　《圣济总录》卷二十二。

【组成】　葱白(细切)2 茎,豉 30 克,花椒(去目并闭口,炒出汗)49 粒。

【用法】　上药研为粗末。水煎,去渣,顿热服。汗出愈,未愈更煎服。

【主治】　①《圣济总录》:疫疠病始得之,头痛壮热。

②《普济方》:妊娠七月,伤寒壮热,赤斑变为黑斑,溺血。

葱豉汤(2)

【方源】　《圣济总录》卷一九〇。

【组成】　豉 30 克,葱白(去须,切)1 握,生姜(切)30 克。

【用法】　水煎服。

【主治】　妊娠伤寒头痛。

葱豉粥

【方源】　《太平圣惠方》卷九十七。

【组成】　豉 30 克,葱白(去须,切)1 握,粳米 60 克。

【用法】　水煮葱、豉取汁,入米煮作粥。不拘时候食之。

【主治】　骨蒸烦热,咳嗽,四肢疼痛,时发寒热。

葱液膏

【方源】　方出《太平圣惠方》卷三十六,名见《圣济总录》卷一一五。

【组成】　葱汁21克,细辛7.5克,附子(炮裂,去皮脐)7.5克。

【用法】　上捣细辛、附子为末,以葱汁调令稀。灌入耳中。即出。

【主治】　耵聍塞耳聋,强坚挑不可得出者。

葱蒲膏

【方源】　方出《太平圣惠方》卷六十八,名见《圣济总录》卷一四○。

【组成】　葱白30克,蒲公英150克,豉30克。

【用法】　上捣烂。贴之,用醋面纸封。

【主治】　恶刺。

葱蜜汤

【方源】　《冯氏锦囊秘录》卷三。

【组成】　葱白3茎。

【用法】　水煎,去葱,入炒阿胶及生蜜溶化,食前服。

【主治】　婴孩虚秘。

葱蜜膏(1)

【方源】　《寿世保元》卷九。

【组成】　生葱、生蜜各适量,猪胆汁1个。

【用法】　共捣成饼。贴患处,日换3～4次。

【主治】　痈疽发背、无名肿毒初起。

葱蜜膏(2)

【方源】　《验方新编》卷十一。

【组成】　葱头、灰面、白蜜各等份。

【用法】　上捣融。烘热敷之。

【主治】　无名肿毒初起,肿痛,尚未成脓者。

葱白饮子

【方源】　《太平圣惠方》卷九十二。

【组成】　葱白2茎,木通、冬葵果各15克。

【用法】　水煎,去渣,量儿大小,以意加减服之。

【主治】　小儿小便涩少,妨闷不通。

葱白豉汤

【方源】　《备急千金要方》卷二十四。

【组成】　葱白15克,豉30克,甘草6克。

【用法】　水煎服。

【主治】　礜石发则令人心急口噤,骨节痛强,或节节生疮,始觉发者。

葱尖薄荷汤

【方源】　《医林纂要探源》卷十。

【组成】　葱尖7茎,薄荷、菊花各1.5克。

【用法】　煎薄荷、菊花熟,泡葱碗内,乘热熏目,须用巾幅罩其前,使药气萃于目,少顷,目间有汗,乃徐徐饮之。

【主治】　目伤风赤肿。

葱豉安胎汤

【方源】　《外台秘要》卷三十三引《删繁方》。

【组成】　香豉(熬)、葱白(切)各30克,阿胶(炙)60克。

【用法】　水煮二物,去渣,下阿胶更煎,胶烊服。

【主治】　妇人怀妊,胎动不安。

葱豉葛根汤

【方源】　《重订通俗伤寒论》卷十一。

【组成】　鲜葱白2枚,淡豆豉9克,葛根4.5克。

【主治】　伤寒愈后,伏热未尽,复感新邪,头痛发热,恶风或恶寒,舌燥口渴,或兼咳嗽。

葶苈丸(1)

【方源】　《太平圣惠方》卷三十六。

【组成】　甜葶苈子(长流水洗净,微火熬,捣为末)30克,苦杏仁(汤浸,去皮)15克,盐花6克。

【用法】　上药研为末,更入腊月猪脂3克,和研如泥,硬软得所,丸如枣核大。每次绵裹1丸,纳耳中,2日1换。初安药,2～3日耳痛,出恶脓水,四体不安,勿惧之。

【主治】　①《太平圣惠方》:耳中常有哄哄声者。

②《圣济总录》:耳聋。

葶苈丸（2）

【方源】　《全生指迷方》卷四。

【组成】　甜葶苈子（炒）、续随子（去皮，研）各15克，干笋30克。

【用法】　上药研为细末，熟枣为丸，如梧桐子大。每次7丸，煎扁竹汤送下。

【主治】　先因小便不利，后身面浮肿，经水不行，此水乘淤血，名曰水分。

葶苈汤

【方源】　《普济方》卷二八六。

【组成】　葶苈子（隔纸后炒紫色，别研如膏）1弹子大，桑根白皮（微火细锉）30克，大枣（拣洗，去核）12枚。

【用法】　先煎桑白皮、大枣，去渣，入葶苈膏，搅化，再煎，温服。良久当吐恶物或微利。其疾减后，宜服补肺药。

【主治】　肺痈咳嗽，上喘气急，不得卧，涕唾稠黏，胸膈不利。

葶苈散

【方源】　《普济方》卷一六二引《仁存方》。

【组成】　黄葶苈子（炒，捣细）、桑白皮、陈皮（去白）各30克。

【用法】　上药研为末。每次9克，加大枣2枚，水煎，去渣温服。

【主治】　气喘满急，腹胀不得卧。

落痔膏

【方源】　《普济方》卷二九六引《卫生家宝》。

【组成】　灰苋灰20千克，纯白炭灰10千克。

【用法】　上各淋取灰汁500毫升，取酽清灰汁入铛内煎。却用风化石灰，入细绢罗子内罗过，临时旋将汁少许，调风化石少许。筻子挑药点痔头，少时拭去又点，数度，如黑色，其痔自焦落，更看落后里面，以石榴子内平，便用盐汤洗，不得出风，后用封疮木槿散。

【主治】　十三般痔。

落翳神应方

【方源】　《古今医统大全》卷六十一。

【组成】　鹅不食草3克，川芎1个，踯躅花2克。

【用法】　上药研为细末，吹入鼻中，3～4次即落。

【主治】　一切翳膜。

蒌连丸

【方源】　方出《是斋百一选方》卷十二，名见《医方类聚》卷一二五引《简易方》。

【组成】　瓜蒌、黄连。

【用法】　上药研为细末，研麦冬取自然汁，和药为丸，如绿豆大。每次十五至二十丸，熟水吞下。

【主治】　消渴。

葵子汤（1）

【方源】　方出《太平圣惠方》卷五十八，名见《普济方》卷二一四。

【组成】　冬葵子、青橘皮（汤浸，去白瓤，焙）各30克，生茅根（锉）60克。

【用法】　上药研为末，入葱白5茎，水煎，去渣，食前分为3服。

【主治】　气壅不通，小便沥结，脐下烦闷、疼痛。

葵子汤（2）

【方源】　《圣济总录》卷一七九。

【组成】　冬葵子（陈者）、石韦（去毛）各21克，滑石（别研）45克。

【用法】　上药研为粗末。5—6岁儿每次3克，加大枣2枚，水煎，去渣，分2次温服，早晚食前各1次。

【主治】　小儿诸淋。

葵子散（1）

【方源】　《外台秘要》卷三十二引《古今录验》。

【组成】　冬葵子、柏子、茯苓各等份。

【用法】　上药研为散。每次3克，酒调下，1日3次。

【功用】　《圣济总录》：令面光白。

【主治】　面疮疼痛，搔之黄汁出及色面黑黯。

葵子散（2）

【方源】　《太平圣惠方》卷七十五。

【组成】 葵子、茯苓、汉防己各 60 克。

【用法】 上药研为细散。每次 3 克,食前以粥饮调下。

【主治】 妊娠身体浮肿,小便不利,洒淅恶寒。

葵子散(3)

【方源】 《古今医统大全》卷八十三。

【组成】 葵子、车前子、乱发(烧灰)各等份。

【用法】 上药研为细末。每次 6 克,茶汤调下。

【主治】 孕妇转脬,小便数日不通。

葵根汤

【方源】 《杂病源流犀烛》卷十六。

【组成】 冬葵子根 30 克,黄芪、白术各 9 克。

【用法】 水煎,温服。

【主治】 痰饮,痰极腥臭,或带脓血者,必致肺胃痈。

葵根饮

【方源】 《圣济总录》卷九十五。

【组成】 冬葵子根 1 大握,胡荽 60 克,滑石(为末)30 克。

【用法】 上将前二味水煎,入滑石末,分 3 次温服。

【主治】 小肠积热,小便不通。亦治血淋。

粟壳散

【方源】 《普济方》卷二一一。

【组成】 罂粟壳 30 克,陈皮 15 克。

【用法】 上药研为细末。每次 9 克,加乌梅 1 个,水煎,温服。

【主治】 热痢,便血无度。

粟煎散

【方源】 《杨氏家藏方》卷七。

【组成】 罂粟壳(蜜炙黄色)10 枚,甘草(半炙黄,半生用)30 克。

【用法】 上药研为粗末。每次 9 克,入粟米 50 克,水煎,去渣。食前空心温服。

【主治】 久痢不愈,或赤或白,或淤血作片,后重疼痛,日夜无度。

煮肝方

【方源】 《疡医大全》卷十一。

【组成】 石决明(煅,研)1 个,黄蜡(溶化)60 克。

【用法】 上药为丸。用驴肝(或猪羊肝)1 叶,竹刀刮开,将丸纳肝内,以线扎紧煮熟,露 1 宿。清晨炖热食之。

【主治】 雀目。

煮鸡丸

【方源】 《幼幼新书》卷二十引《庄氏家传》。

【组成】 黄脚雌鸡(净)1 只,柴胡、黄连各 120 克。

【用法】 上药为粗末,夹生绢袋盛,缝鸡腹中,煮极烂,漉出骨和药,焙干捣末,酒面糊为丸,如绿豆大。每次 20 丸,以汤送下,不拘时候。量病情加减。

【主治】 小儿骨蒸及一切疳症。

煮肾散

【方源】 《圣济总录》卷一三七。

【组成】 附子(炮裂,去皮脐)、花椒各 15 克。

【用法】 上药研为细末。用猪肾 1 对,竹刀切开,去筋膜,每只入药末 3 克,盐 1 捻相合。布线缠缚,以好酒于瓷器内煮约八分熟,五更初,不得漱口及语话,去线旋旋嚼,细呷煮药汁送下,食少白粥,当晚微利;次日煮熟吃,须连日服,服尽再作。

【主治】 风癣。

煮黄丸

【方源】 《保命集》卷中。

【组成】 雄黄(别研)30 克,巴豆(生用,去皮,研烂入雄黄末)15 克。

【用法】 上药入白面 60 克,再研和匀,滴水为丸,如梧桐子大。先将浆水煎沸,下药 24 丸,煮三十沸,捞入冷浆水中,沉冰冷。一时下 1 丸,1 日 24 时,加至微利为度,用浸药水送下。

【主治】 酒食失节,致伤脾胃,胸腹胀满,胁肋疝癖刺痛。①《保命集》:胁下疝癖痛。②《卫生宝鉴》:一切酒食所伤,心腹满闷不快。③《赤水玄珠》:饮食过多,心腹胀满,胁肋走气。疝癖刺痛。

煮猪肠方

【方源】　《经验广集》卷二。

【组成】　木耳、青菜、猪肠。

【用法】　共煮。常食。

【主治】　便血。

越涎散

【方源】　《普济方》卷三六六。

【组成】　牙消、白矾(枯)、细辛各等份。

【用法】　上药研为末。揩擦牙上,出涎。

【主治】　小儿牙根宣露。

越脾汤

【方源】　《医方一盘珠》卷三。

【组成】　升麻(去节)9克,石膏(煨)24克,甘草3克。

【用法】　加生姜,用水煎服。

【主治】　风肿感冒,初起体实者,得汗自消。

硫麦丸

【方源】　《医林绳墨大全》卷九。

【组成】　硫黄、荞麦面(炒)各30克,牡蛎21克。

【用法】　上为丸。空心以酒送下。

【主治】　妇人白带。

硫黄丸

【方源】　方出《太平圣惠方》卷四十,名见《普济方》卷四十四。

【组成】　硫黄、硝石各30克。

【用法】　上药同研,入铫子内,熔作汁,候冷取出,更入石膏末30克,同研令细,用软粳米饭为丸,如梧桐子大。每次5丸,以温水送下。频服之愈。

【主治】　①《太平圣惠方》:偏头痛。

②《普济方》:中暑。

硫黄茶

【方源】　《太平圣惠方》卷九十七。

【组成】　硫黄(细研)、紫笋茶(末)、诃黎勒皮各9克。

【用法】　上相合令匀,以水依常法煎茶。稍热服之。

【功用】　止泻痢。

【主治】　宿滞冷气。

硫黄饼

【方源】　《医学入门》卷八。

【组成】　矾制硫黄30克。

【用法】　上药研为末,用水调成饼,贴瓷碗底,覆转,用蕲艾30克,花椒9克,为末,火燃熏干硫黄。临用先以柳、桃、桑、槐、楮五枝煎汤洗拭,然后用麻油调硫黄末搽之;如干疮,用猪油调搽。

【功用】　杀虫止痒。

【主治】　虫疮及冷疮,喜就火炙汤泡者。

【加减】　如退热,治干痒出血,须用黄芩、黄连、大黄,或松香、樟脑;退肿止痛,须用寒水石、白芷;止痒杀虫,用狗脊、蛇床子、白矾;杀虫,用芜荑、水银、硫黄,甚者加藜芦、斑蝥;干脓,用无名异、松皮炭;头疮,加黄连、方解石;脚上疮,加黄柏;阴囊痒,加吴茱萸。

硫黄兜

【方源】　《医级》卷八。

【组成】　硫黄(水煮7次,去臭气,白色用)、巴豆霜(去油净)、轻粉各30克。

【用法】　上药研为细末,用棉布做夹肚兜1个,先以棉衬之,筛药于上令匀,再绷绵盖覆,用针密行之。系腹上。

【功用】　行气泄水。

【主治】　臌胀。

硫黄散(1)

【方源】　《备急千金要方》卷三。

【组成】　硫黄、海螵蛸各15克,五味子3克。

【用法】　上药研为末。以粉其上,1日3次。

【主治】　①《备急千金要方》:妇人阴脱。

②《景岳全书》:产后阳气虚寒,玉门不闭。

硫黄散(2)

【方源】　《世医得效方》卷十。

【组成】　生硫黄、轻粉各3克,苦杏仁(去皮)14个。

【用法】　上药研为末。生饼药调,临卧时涂,早则洗去。

【主治】　酒渣鼻及妇人鼻上生黑粉刺。

硫黄散（3）

【方源】　《普济方》卷二八一。

【组成】　坯子、硫黄各 15 克，白矾 45 克。

【用法】　上药研为末。先取羊蹄根自然汁擦动，然后敷之。

【主治】　癣及紫白癜风。

硫黄散（4）

【方源】　《普济方》卷三〇六。

【组成】　雄黄、硫黄、紫石英。

【用法】　上捣末，以绛囊盛之，外敷伤处。

【主治】　熊虎爪牙所伤，毒痛。

硫黄膏

【方源】　《家庭治病新书》。

【组成】　硫黄 9 克，樟脑 3 克，大风子油 30 克。

【用法】　上研末，调和成膏。外涂之。

【主治】　风湿浸淫血脉，致生疮疥，瘙痒不绝。

硫椒蛋油

【方源】　《中医皮肤病学简编》。

【组成】　生硫黄、花椒各 9 克，鸡蛋 1 个。

【用法】　将鸡蛋一头打开，去蛋清，留蛋黄，将药装入鸡蛋内，混合搅拌，放瓦上慢火焙干，连壳研成细粉，以细罗罗去渣滓，用香油拌和，成褐色糊状软膏。外用。

【主治】　银屑病。

硫黄涂敷方

【方源】　《圣济总录》卷一三三。

【组成】　硫黄（细研）、蘑茹（末）各 30 克，斑蝥（去翅足，细研）15 克。

【用法】　上药研为末和匀，先用盐汤洗疮，后涂敷疮上。如干者以猪脂调涂，1 日 3 次。

【主治】　月蚀疮，息肉。

雄朱散（1）

【方源】　《普济方》卷三七六。

【组成】　雄黄、朱砂各等份。

【用法】　上药研为末。每次 3 克，猪心血夹薤水调下。

【主治】　诸痫。口眼相引，上视涎流，手足抽掣，头项反张，腰背强直。

雄朱散（2）

【方源】　《普济方》卷二五四引《卫生家宝》。

【组成】　牛黄、雄黄各 3 克，朱砂 1.5 克。

【用法】　上药研为末。每挑 3 克，床下烧；3 克用酒调灌之。

【主治】　鬼魇。夜住客官驿及久无人居冷房，睡中为鬼物所魇，且闻其人呃呃作声，叫唤不醒者。

雄矾丸

【方源】　《医方集解》。

【组成】　黄蜡 60 克，白矾 30 克，雄黄 6 克。

【用法】　先将蜡溶化，候少冷，入矾、雄黄和匀为丸。每次 10～20 丸，以酒送下。

【主治】　蛊毒，蛇、犬、虫咬毒。

雄黄丸（1）

【方源】　方出《太平圣惠方》卷五十六，名见《普济方》卷二三八。

【组成】　雄黄（细研，水飞过）90 克，清漆 30 克，米醋 900 毫升。

【用法】　上药于五月五日，以糠火煎，待可丸即丸，如小豆大。每次 1 丸，以温酒送下，不拘时候。或蛇蝎螫伤，涂之立效。

【主治】　恶气走注疼痛。

雄黄丸（2）

【方源】　方出《太平圣惠方》卷五十六，名见《普济方》卷二五四。

【组成】　独颗蒜 10 枚，雄黄 3 克，苦杏仁（汤浸，去皮尖双仁）6 克。

【用法】　上研为丸，如麻子大。每次 3 丸，空腹以粥饮送下。静坐少时，鬼毛自爪甲中出矣。

【主治】　鬼气。情志好悲，或心乱如醉，如狂言惊怖，面壁悲啼，梦寐喜魇，乍寒乍热，心腹满，短气不能食。

雄黄丸（3）

【方源】　《鸡峰普济方》卷二十二。

【组成】　砒霜 4 克,雄黄 15 克,雄黑豆(拣小者,去皮研之)47 个。

【用法】　上药同研匀,滴水为丸,如黄米大。看口大小,用药入在疮口内;或未破以针剔见血,贴药丸在上,以膏覆之。

【主治】　瘰疬疮。

雄黄酊

【方源】　《中医皮肤病学简编》。

【组成】　雄黄粉 50 克,冰片 0.5 克,乙醇 100 毫升。

【用法】　混合外用。

【主治】　带状疱疹,单纯疱疹。

雄黄散(1)

【方源】　方出《肘后备急方》卷五,名见《太平圣惠方》卷四十四。

【组成】　雄黄、白矾(为末)各 6 克,麝香 1.5 克。

【用法】　捣敷患处。

【主治】　女子阴疮。

雄黄散(2)

【方源】　《太平圣惠方》卷八十九。

【组成】　雄黄(细研)15 克,黄芩、曾青(细研)各 7.5 克。

【用法】　上药细研令匀。以绵裹豇豆大,塞耳中,日再换之。

【主治】　小儿聤耳,汁出,外边生恶疮息肉。

雄黄散(3)

【方源】　《太平圣惠方》卷四十三。

【组成】　雄黄(细研)、赤小豆、瓜叶各 15 克。

【用法】　上药研为细散。每次 3 克,以温水调下。当吐立愈;良久不吐,再服。

【主治】　中恶心痛,气急胀满,厌厌欲死。

【备考】　《普济方》有瓜蒂,无瓜叶,用温浆水调服。

雄黄散(4)

【方源】　《太平圣惠方》卷八十八。

【组成】　雄黄(细研)、麝香(细研)、犀角末各

15 克。

【用法】　上同研令匀。每次 1.5 克,以温水调下,1 日 4～5 次。

【主治】　小儿飞蛊,状如鬼气。

雄黄散(5)

【方源】　《圣济总录》卷十八。

【组成】　雄黄、硫黄、白矾(并研如粉)各 9 克。

【用法】　合研令匀。以炼成猪脂调和,涂疮上。

【主治】　疬疡风,面颔颈项忽生斑驳,其状如癣。

雄黄散(6)

【方源】　《保命集》卷中。

【组成】　雄黄、瓜蒂、赤小豆各 3 克。

【用法】　上药研为细末,每次 1.5 克,温水调下,以吐为度。

【主治】　久疟不能食,胸中兀兀,欲吐而不能吐者。

雄黄散(7)

【方源】　《小儿卫生总微论方》卷十一。

【组成】　雄黄(研细,水飞)、乳香(研细)各 7 克,白矾(飞过)(研细)3 克。

【用法】　上同研匀。每次婴孩 1 克,2－3 岁 1.5 克,乳食前陈米饮调下,1 日 3 次。

【主治】　肠胃虚冷,下痢频并,腹痛不可忍,后重努肛脱。

雄黄散(8)

【方源】　《普济方》卷七十三。

【组成】　雄黄(细研)15 克,细辛 0.5 克,龙脑(细研)1.5 克。

【用法】　上研令匀。每至夜卧时,以铜箸点之。

【主治】　目赤烂。

雄黄散(9)

【方源】　《类编朱氏集验方》卷七。

【组成】　雄黄、细辛、麝香。

【用法】　上药研为末。搐入鼻中。

【主治】　鼻痔。

雄黄散（10）

【方源】　《医方类聚》卷一六七引《施圆端效方》。

【组成】　雄黄、半夏（生）、干姜（生）各等份。

【用法】　上药研为细末，贴咬处及恶疮上。

【主治】　蛇咬及恶疮痛。

雄黄散（11）

【方源】　《赤水玄珠》卷二十八。

【组成】　雄黄3克，黄柏6克，麝香0.3克。

【用法】　上药研为细末，先用艾汤净洗，后搽药。

【主治】　麻毒入胃，牙肉黑烂出血，走马疳症。

雄黄散（12）

【方源】　《种痘新书》卷十一。

【组成】　雄黄、黄柏各6克，蛇床子3克。

【用法】　上药研为细末，先以艾叶煎汤洗净患处，然后用此药末敷上。

【主治】　牙疳。

雄硫散

【方源】　《仙拈集》卷二。

【组成】　雄黄、铅粉各3克，硫黄1.5克。

【用法】　上药研为末。乳汁调涂，次日温水洗去。如此3次即愈。

【主治】　面上鼻渣、酒刺。

雄槟丸

【方源】　《医方考》卷五。

【组成】　雄黄、槟榔、白矾各等份。

【用法】　上药研为细末，米饭为丸，如粟米大。每次1.5克，食远服。

【主治】　腹中干痛有时者，为虫痛也。

【方论】　干痛者，不吐不泻而但痛也；有时者，淡食而饥则病，厚味而饱则否也。《浮粟经》曰：腹疾干痛有时，当为虫。此之谓也。是方也，雄黄、白矾、槟榔，皆杀虫之良剂也，故主之。虫盛者，以吐、下驱虫之剂加之，视人虚实可也。

雄麝散（1）

【方源】　方出《太平圣惠方》卷五十七，名见《圣济总录》卷一四九。

【组成】　雄黄7.5克，麝香3克。

【用法】　二味同研细，用蓝汁调少许，涂咬处。更饮少许蓝汁良。

【主治】　蜘蛛咬伤。

雄麝散（2）

【方源】　《济生方》卷五。

【组成】　雄黄、麝香末各0.5克。

【用法】　上用生羊肺如指大，以刀切开，内雄黄等末，以肺裹。吞之。

【主治】　五种蛊毒。

雄麝散（3）

【方源】　《仁斋直指小儿方论》卷二。

【组成】　雄黄3克，乳香1.5克，麝香0.5克。

【用法】　上药研为细末。每用0.5克，刺雄鸡冠血调灌之。

【主治】　小儿客忤，腹痛危急。

雄麝散（4）

【方源】　《青囊秘传》。

【组成】　麝香9克，真雄精15克，净巴豆霜9克。

【用法】　研细末，将瓷器收贮，勿令出气。

【功用】　化腐定痛。

【主治】　一切痈疽发背，初溃时用之；杨梅疮亦可用。

雄猪肚丸

【方源】　《方症会要》卷二。

【组成】　白术（土炒）120克，莲子（去心皮）500克，雄猪肚（不下水者）。

【用法】　将白术、莲子共研细末，量猪肚大小，去油净，装药入肚内，以线缝之，文武火煮极烂，捣为丸，如梧桐子大。每次6～9克，早上或中午用米汤送下。

【主治】　脾泄，妇人崩漏。

【备考】　凡遇消渴症，去白术，用黄连、天花粉各120克，如法连用酒炒制莲子250克，仍如前法制入猪肚内为丸。常服止渴生津。

雄矾瓜蒂散

【方源】　《医方考》卷三。

【组成】 雄黄、白矾、苦瓜蒂(炒)各 1.5 克。

【用法】 共为末,酒服。

【主治】 虫证。呕而流涎,脉平者。

【方论】 虫动则流涎,胃痒则令呕,脉平者,得平人无病之脉,不迟不数,无寒无热也。雄黄气悍,明矾苦涩,杀虫之品也;佐以瓜蒂之善涌,则虫立吐而出矣。又曰:实而能吐者,主以此方;虚而不能吐者,宜主伤寒门乌梅丸。

雄黄圣饼子

【方源】 《脾胃论》卷下。

【组成】 雄黄 15 克,巴豆(去油、心膜)100 个,白面(罗过)300 克。

【用法】 上药除白面入丸用,余药同为细末,共面和匀,用新汲水和作饼子,如手大。以水再煮,候浮於汤上。漉出,控,旋看硬软搞剂为丸,如梧桐子大,捏作饼子。每次 5～7 饼,加至 10～15 饼,嚼食食前茶、酒任下。

【主治】 一切酒食所伤,心腹满不快。

雄黄朱砂方

【方源】 方出《千金翼方》卷二十,名见《普济方》卷三〇八。

【组成】 雄黄、朱砂、常山各等份。

【用法】 上于五月五日使童便搞合之,取敷疮上。

【主治】 ①《千金翼方》:沙虱毒。
②《普济方》:溪毒。

雄黄淋洗方

【方源】 方出《肘后备急方》卷五,名见《圣济总录》卷九十四。

【组成】 雄黄、白矾各 60 克,甘草 15 克。

【用法】 上药研为散。每次 30 克,水煎,通手淋洗至冷,候汗出愈。

【主治】 《肘后备急方》:阴茎中卒痛,不可忍;颓卵大如斗者。《圣济总录》:阴肿。

雄黄解毒散

【方源】 《痈疽神验秘方》。

【组成】 雄黄 30 克,白矾 120 克,寒水石(煅)45 克。

【用法】 上药研为末。每次 30 克,用开水冲,熏洗患处。

【功用】 解毒。

【主治】 ①《痈疽神验秘方》:一切痈肿溃烂。
②《疡科捷径》:诸风疮痒。

【备考】 《疡科捷径》本方用法:共为细末,凉水调敷。

雄黄款冬花散

【方源】 《普济方》卷二十七。

【组成】 款冬花、佛耳草各 15 克,明雄黄(研)3 克。

【用法】 上药研为末,置于碗内,停灰火上,铄药熏,纸盖碗口留眼。频嗅吸药烟。其嗽即止。

【主治】 肺痿喘嗽,痰涎壅盛。

搽牙散

【方源】 《良朋汇集》卷三。

【组成】 猪牙皂 21 克,煅五味子、细辛各 9 克。

【用法】 每日清晨搽牙。

【功用】 黑发须。

搽药方

【方源】 《东医宝鉴·杂病篇》卷八引《医学入门》。

【组成】 苦杏仁 14 枚(针挑火上烧半生半熟),轻粉 3 克,片脑 0.1 克。

【用法】 上药研为末。猪胆汁或香油调搽。

【主治】 杨梅天疱,遍身疮烂。

揩齿皂荚散

【方源】 《圣济总录》卷一二一。

【组成】 皂角、鸡肠草(烧)各 250 克,青盐 60 克。

【用法】 上药研为细散。每日用以揩齿。

【功用】 涤除腐气,令牙齿坚牢,齿槽固密,诸疾不生。

提疬丹

【方源】 《青囊秘传》。

【组成】 巴豆(去壳)、白信、降药各等份。

【用法】　上药研为末,饭和为丸,量核大小外用之。

【主治】　瘰疬。

【备考】　此为强烈腐蚀剂,用后痰核脱腐成窟窿,损及血络,易致大出血,宜慎用。病位在颈动脉处勿用。

提脓丹

【方源】　《全国中药成药处方集》(武汉方)。

【组成】　冰片 3 克,轻粉 30 克,红粉 90 克。

【用法】　上药混合碾细,成净粉 90%～95% 即得。洗净患处,将上药薄撒,加盖寻常膏药。

【主治】　痈毒溃烂,脓多不出,疮口扩大。

【宜忌】　痈脓已净者忌用。

揭毒散

【方源】　《青囊秘传》。

【组成】　大黄 30 克,朴硝 45 克,白及 21 克。

【用法】　上药研为末。井水调,外敷。

【主治】　热性肿毒。

搜脓散

【方源】　《御药院方》卷十。

【组成】　黄芪、白芍、白芷各等份。

【用法】　上药研为细末。每用少许,干撒患处,上用膏药敷贴,1 日 1 换。

【主治】　诸疮脓汁不绝,腐肉未尽。

紫　方

【方源】　《圣济总录》卷二十八。

【组成】　紫草、荆芥、恶实各等份。

【用法】　上药研为粗末。每次 9 克,水煎,去渣温服。

【主治】　伤寒发斑疹豆疮。

紫　汤

【方源】　《外台秘要》卷十四引《肘后备急方》。

【组成】　鸡屎 60 克,大豆 30 克,防风(切)90 克。

【用法】　以水先煮防风取汁,豆、鸡屎二味锅中熬之令黄赤色,用酒淋之,去渣,然后用防风汁和,分 2 次服。衣覆取汗,忌风。

【主治】　中风。无问男子妇人,中风脊急,身矮如弓。

紫龙丹

【方源】　《痘疹会通》卷三。

【组成】　玳瑁石(火煅酒淬七次)、没石子各 60 克,赤石脂 30 克。

【用法】　上药研为末,每次 3 克,开水调服。

【主治】　痘疮灌脓三日。

【加减】　热泻,兼四苓散服。

紫苏汤(1)

【方源】　方出《太平圣惠方》卷四十五,名见《普济方》卷二四二。

【组成】　紫苏叶 90 克,白前 30 克,桑根白皮(锉)60 克。

【用法】　上药研为粗散。每次 12 克,加生姜 4 克,水煎,去渣温服,不拘时候。

【主治】　脚气,上气不止。

紫苏汤(2)

【方源】　《圣济总录》卷八十二。

【组成】　紫苏叶(锉)45 克,茯苓(去黑皮)30 克,陈橘皮(汤浸,去白,焙)15 克。

【用法】　上药研为粗末。每次 9 克,加生姜(拍破)4 克,水煎,去渣,空腹温服,日晚再服。

【主治】　脚气肺气,不问冷热。

【加减】　若患人四体热者,加麦冬(去心,焙)30 克;冷者,加厚朴(去粗皮,生姜汁炙)30 克;小便涩少者,加桑白皮(炙)30 克,大便秘结者,加槟榔仁(锉)30 克,霍乱腹胀,加甘草 30 克(炙,锉);疟,加黄连、人参,皆随病状以意加减。

紫苏汤(3)

【方源】　《圣济总录》卷八十三。

【组成】　紫苏叶 45 克,吴茱萸(汤浸去涎,炒黄)、橘皮(汤浸,去白,焙)各 7.5 克。

【用法】　上药研为粗末。每次 9 克,水煎,去渣,入童便 30 毫升,温服。

【主治】　脚气冲心,闷乱不识人,呕逆,饮食不下。

紫苏饮

【方源】　《圣济总录》卷三十一。

【组成】　紫苏叶(锉)30克,生姜(切)15克,豉60克。

【用法】　水煎,去渣,食前分2次温服。

【主治】　伤寒温病愈后,起早及饮食多致劳复。

紫金丸

【方源】　《幼幼新书》卷二十九引《庄氏家传》。

【组成】　黄连(锉如茱萸细,用茱萸30克同炒令紫黑色,去吴茱萸不用)30克。

【用法】　上药研为末,猪胆为丸,大小任便。未断乳小儿可粟米大10丸,加至20丸,米饮送下。或大人伏暑冲热,即茱萸倍之为末,而用米饮调下;或小儿大瘕泻,亦倍茱萸,此以意观冷热增减茱萸也。常服大消疳积,当为丸服,遇急病散服。

【功用】　消疳积。

【主治】　小儿、大人感阴冷伏热泻痢。

紫金丹

【方源】　《张氏医通》卷十四。

【组成】　琥珀、降香、血竭各等份。

【用法】　上药研为极细末。敷伤处。敷此无瘢痕。

【主治】　金疮出血不止。

紫金散(1)

【方源】　《普济方》卷二七五。

【组成】　白矾、黄丹各30克,白硇砂9克。

【用法】　上药研为末,于铫子内同炒,去尽水为度,量疮贴之。

【功用】　追毒,去死肉。

【主治】　恶疮。

紫金散(2)

【方源】　《普济方》卷四〇三。

【组成】　紫草、蛇蜕(炒焦)、牛李子(炒)各15克。

【用法】　上药研为粗末。每次3克,水煎,去渣温服。

【主治】　小儿疮疹不快,倒靥。

紫金散(3)

【方源】　《明医指掌》卷八。

【组成】　信石3克,雄黄、硼砂(炒)各4.5克。

【用法】　上药研为末。拨开疮口敷之2次。

【主治】　疔疮。

紫金箍

【方源】　《仙拈集》卷四。

【组成】　鲜鸭蛋(煮熟,去皮,入锅内煎出油)3个,蛤蟆头(炭内烧存性)3个,银朱9克。

【用法】　上药研为末,搅蛋油内,收贮。遇毒痛不可忍者,用鹅翎扫疮周围,留顶出毒,能束紧疮根。

【主治】　肿毒恶疮。

紫金膏(1)

【方源】　《普济方》卷二九六引《卫生家宝方》。

【组成】　穿山甲(煨过)30克,乳香(细研如粉)1.5克,没药(细研如粉)6克。

【用法】　上研匀。每用少许,以津调涂疮上。即愈。

【主治】　翻花痔。

紫金膏(2)

【方源】　《梅氏验方新编》卷七。

【组成】　红矾、皂矾(煅)、净松香各60克。

【用法】　上药研为极细末,麻油调成膏。先洗葱艾汤拭干,厚涂此膏,上盖油纸,3日1洗换。

【主治】　臁疮溃久,其色紫黑。以及杨梅结毒,腐烂作臭,脓水淋漓。

紫参散

【方源】　《圣济总录》卷七十五。

【组成】　紫参22.5克,肉豆蔻(去壳)30克,乌贼鱼骨(去甲)60克。

【用法】　上药研为细散。每次3克,食前温米饮调下。

【主治】　赤痢腹痛。

紫菀丸

【方源】　《鸡峰普济方》卷十一。

【组成】　紫菀30克,半夏、阿胶各15克。

【用法】　上药研为细末,面糊为丸,如梧桐子大。每次20丸,临卧米饮送下。

【主治】　肺胃劳伤,痰涎咳嗽。

紫菀散

【方源】　《太平圣惠方》卷八十三。

【组成】　紫菀(炙,去苗土)、贝母(煨微黄)各15克,款冬花7.5克。

【用法】　上药研为细末。每次1克,以清粥饮调下,1日3~4次。

【主治】　小儿咳嗽。

紫葳散

【方源】　《鸡峰普济方》卷十六。

【组成】　紫葳60克,当归、蓬莪术各30克。

【用法】　上药研为细末。每次6克,空心冷酒调下。

【主治】　妇人、室女月候不通,脐腹绞痛,一切血疾。

紫霜丸

【方源】　《圣济总录》卷一七五。

【组成】　代赭石(捣末)60克,苦杏仁(去皮尖双仁,炒,研)3克,巴豆(去皮心膜,出油尽,研)7枚。

【用法】　上药研为细末,水浸,炊饼为丸,如黄米大。每次3丸,温米饮送下。

【功用】　《普济方》:消积聚。

【主治】　小儿乳食不消。

紫阳黑散

【方源】　《婴童百问》卷一。

【组成】　麻黄(不去节)30克,大黄15克,苦杏仁(去皮尖)7.5克。

【用法】　上药研为散,略烧存性,再以苦杏仁少许,研膏和之,密器盛贮。每3克,乳汁调下。

【功用】　解利热气。

【主治】　①《婴童百问》:变蒸。

②《准绳·幼科》:小儿变蒸壮热,亦治伤寒发热。

紫河车丸

【方源】　《证治准绳·幼科》卷二。

【组成】　紫河车(肥厚者)1个。

【用法】　洗净,重汤蒸烂,研化,入人参、当归末为丸,如芡实大。每次5~6丸,乳汁化下。

【主治】　小儿痫证。

紫茄子根散

【方源】　《太平圣惠方》卷二十四。

【组成】　紫茄子根(切,晒干,捣罗取末)500克,白药末60克,甘草(炙微赤,捣罗取末)30克。

【用法】　上药相和令匀。每次6克,以温水调下,早饭后至晚,常均匀服3次。

【主治】　大风疾。

紫草如圣汤

【方源】　《小儿卫生总微论方》卷八。

【组成】　紫草(去粗梗)60克,陈皮(去白,焙干)30克。

【用法】　上药研为末。每次5克,加葱白2茎,水煎,去渣温服,不拘时候。乳儿与乳母兼服之,断乳令自服。

【功用】　减毒。

【主治】　①《小儿卫生总微论方》:疮疹才初出。

②《治痘全书》:痰涎惊狂。

【方论】　《奇效良方》:妙选方云,疮疹气匀则出快,紫草滑窍,去心腹邪气,陈皮快气,葱白发散,开泄腠理也。

紫草润肌膏

【方源】　《幼科金针》卷下。

【组成】　紫草3克,当归1.5克,麻油120毫升。

【用法】　同熬药枯,滤清去渣,将油再熬,加黄蜡15克熔化,倾入碗内,顿冷听用。涂敷患处。

【主治】　火烫发疱腐烂。

紫砂生肌散

【方源】　《外科大成》卷四。

【组成】　朱砂(入铜勺内,安火上,上盖红炭数块,炙朱砂紫色为度)12克,轻粉6克,冰片0.6克。

【用法】　上药研为细末。每用些许,撒于患处,以琼花膏盖之。

【功用】　生肌。

【主治】　杨梅疮。

掌中散

【方源】　《普济方》卷三九四。

【组成】　白豆蔻(去壳)14个,甘草(半生半炙)30克,缩砂仁14个。

【用法】　上药研为末。逐旋安掌中,令儿干坝,小儿干撒口中。

【主治】　小儿乳食即吐下,不能水乳者。

喝　散

【方源】　《普济方》卷六十五引《德生堂方》。

【组成】　丁香、石膏、川芎各等份。

【用法】　上药研为细末。用手指点唾津,蘸药末擦牙,吐去涎再擦。

【主治】　牙痛。

喉闭饮

【方源】　《仙拈集》卷二。

【组成】　巴豆(3生,4炒存性)7粒,雄黄9克,郁金1个。

【用法】　上药研为末,每次3克,茶调细呷。如口噤咽塞,以竹筒吹药入喉中,须臾吐利即醒。

【主治】　缠喉风,单双蛾。

喉症通闭散

【方源】　《集成良方三百种》。

【组成】　青盐、白矾各3克,硼砂1.5克。

【用法】　上药研为细末。吹之,痛止闭开。

【主治】　咽喉肿痛,点水不下。

蛤粉丸

【方源】　《圣济总录》卷一一〇。

【组成】　蛤粉(好者,研极细)、黄蜡各等份。

【用法】　上先熔蜡,入蛤粉为丸,如梧桐子大。用残猪子肝1片,以箸扎作孔子,捏药丸入孔中,以麻缕缠系周遍,用清水煮熟,取出切作薄片,热吃。仍将煮药汤熏眼。

【主治】　①雀目,不拘年月远近,但黄昏不见物者。

②《仙拈集》:肝虚。

【备考】　本方改为散剂,名蛤粉散(见《仙拈集》)、蜡肝散(见《经验广集》)。《仙拈集》本方用法:黄蜡熔汁,入蛤粉相和得所,每用刀切下6克,以猪肝60克,剖开掺药在内,麻绳扎定,水煮熟,乘热熏之,至温并肝食之。

蛤粉散(1)

【方源】　《类证活人书》卷二十一。

【组成】　谷精草、蛤粉各等份。

【用法】　上药研为末。每次3克,猪肝60克,劈开掺药卷,青竹叶裹,麻缕缠定,水煮令熟,入收口瓷罐内熏眼,候温取食,1日1次。不过10日退。

【主治】　小儿疮子入眼。

蛤粉散(2)

【方源】　《普济方》卷二七四。

【组成】　蛤粉、白矾各少许,核桃(烧灰)1个。

【用法】　上药研为细末。油调涂之。

【主治】　夏月抓破皮肤成疮。

蛴螬点眼方

【方源】　《太平圣惠方》卷三十三。

【组成】　蛴螬(捣绞为汁)5枚,曾青3克,朱砂6克。

【用法】　上先研曾青、朱砂如粉,后入蛴螬汁同调,令稀稠得所。每点少许,极妙。

【主治】　斑豆疮入眼不退。

景天花散

【方源】　《圣济总录》卷十一。

【组成】　景天花(慢火焙干)3克,红曲(拣)15克,朴硝9克。

【用法】　上药研为细散。每次6克,食后、临卧温酒调下。

【主治】　脾肺风毒,遍身发瘖癗,瘙痒烦躁。

黑龙散

【方源】　《丹台玉案》卷六。

【组成】　山木炭、黄连、大黄各等份。

【用法】　上药研为末。以生桐油调敷患处。

【主治】　一切汤火伤。

黑白散（1）

【方源】　《万病回春》卷四。

【组成】　黑牵牛、白牵牛各 4.5 克。

【用法】　各取头末各 4.5 克，用公猪腰子 1 个，竹刀破开，去筋膜，入药末在内，线扎纸裹水湿，灰火内煨熟，去纸。空腹嚼吃，至巳时腹中打下先脓后血，毒气出尽，永不再发。

【主治】　痔漏。

【宜忌】　忌半日饮食。

黑白散（2）

【方源】　《明医指掌》卷八。

【组成】　百草霜 9 克，轻粉 4.5 克分。

【用法】　上药研为末。狗油调，搽患处。

【主治】　汤烫火烧，烂去肌肉见骨者。

黑光汤

【方源】　《疡医大全》卷二十八。

【组成】　千里光 1 大把，苍术苗 1 中把，朝东墙头草 1 小把。

【用法】　上药同水入罐内，绢帛包裹，勿令泄气，煮百沸。先用麝香擦患处，后以药熏之。2～3 次即愈。

【主治】　鹅掌风。

黑豆汤（1）

【方源】　《圣济总录》卷一〇四。

【组成】　黑豆（生用）、羌活（去芦头）、恶根实（去茎，洗，锉，焙）。

【用法】　上药研为粗末。每次 15 克，水煎，去渣，入乳糖 3 克，食后、临卧温服。

【主治】　目风赤热痛。

黑豆汤（2）

【方源】　《叶氏女科》卷二。

【组成】　黑豆 90 克，淡竹叶（洗）20 片，甘草 9 克。

【用法】　水煎服。

【主治】　妊娠不慎饮食，误食毒物、毒药而胎动者。

黑豆酒

【方源】　《圣济总录》卷一六二。

【组成】　酒 2500 毫升，鸡屎白 50 克，黑豆（打碎）300 克。

【用法】　先将黑豆铛中炒令香熟，即入鸡屎白，同炒良久，以酒投入，取出，以绢滤去渣，将酒瓷器盛。每次 30 毫升，温服，不拘时候。

【主治】　妇人产后腰背反折，四肢不随。

黑纸拈

【方源】　《圣济总录》卷一四三。

【组成】　密陀僧（煨）、黄连（去须）、沥青各等份。

【用法】　上药研为末，用纸作拈子。以津唾蘸药末，拈入窍内。觉微微痒即住，不可尽拈也。

【主治】　痔瘘久不愈。

黑虎汤

【方源】　《疡医大全》卷二十二。

【组成】　玄参 500 克，柴胡 9 克，生甘草 30 克。

【用法】　水煎服。未破者即消，已破者生肌自愈。

【主治】　无名肿毒。

【方论】　玄参退浮游之火，得甘草之助，解其迅速之威；得柴胡之佐，能舒抑郁之气，又有引经之味，引至毒处，大为祛除。用至 500 克，力量更大，又是补中兼散，则解阴毒，不伤阴气，所以建功。若些小之证与非阴证，不必用此重剂。

【加减】　生头面者，加川芎 60 克，附子 6 克；生身左右前后者，加当归 60 克，甘菊花 30 克，附子 1 克；生手足四肢者，加白术 60 克，茯苓 30 克，附子 1.5 克。

黑虎散

【方源】　《普济方》卷三〇二。

【组成】　黑狗头 1 个，猪牙皂 3 个，盐梅 5 个。

【用法】　用香油 360 毫升，同浸 1 宿，前药九炙九浸（如煎，有人唾浸投之），炙油干存性，研细为用。

【主治】　一切金伤。

黑参丸

【方源】　《御药院方》卷九。

【组成】　黑参、天冬（去心，焙）、麦冬（去心，炒）各30克。

【用法】　上药研为末，炼蜜为丸，如弹子大。每次1丸，以绵裹，嚼化咽津。

【主治】　口舌生疮久不愈。

黑神丸

【方源】　《杂病源流犀烛》卷二十八。

【组成】　胡芦巴、石菖蒲各120克，皂角（去皮弦）6克。

【用法】　面糊为丸。每次4.5克，开水送服。

【主治】　少腹痛。

黑神散（1）

【方源】　《杨氏家藏方》卷十三。

【组成】　硫黄（碎）、密陀僧（碎）、黄丹各60克。

【用法】　上同炒令烟绝，细研为末。用少许掺之，1日2次。

【主治】　漏疮。

黑神散（2）

【方源】　《圣济总录》卷二十七。

【组成】　附子（去脐皮，烧令烟尽）90克，麻黄（去节）30克，桂（去粗皮）15克。

【用法】　上药研为细散。每次6克，蜜汤调下。

【主治】　阴毒伤寒。

黑神散（3）

【方源】　《鸡峰普济方》卷十四。

【组成】　乌梅、干姜、大枣各等份。

【用法】　上同烧存性。每次3克，空腹温米饮调下。

【主治】　冷热痢，脓血不止。

黑神散（4）

【方源】　《证治准绳·幼科》卷八。

【组成】　龙胆草（锉）、青胆矾各等份。

【用法】　上用坩埚一个，先入胆矾在内，次入龙胆草，用盐黄泥固济，留一眼子，周围用炭火烧，至眼子上断烟为度，放冷，取出研细，入麝香少许。如有患人，看疮内大小干擦贴之；牙痛，干擦牙根；有鲜血出并肿烂牙，擦之即愈。

【主治】　小儿走马疳。

黑散子（1）

【方源】　《太平圣惠方》卷七十六。

【组成】　麻黄（去根节）、大黄（锉）、苦杏仁（汤浸，去皮尖双仁）各30克。

【用法】　上同炒令黄黑，为细散。1月儿每次0.3克，100日儿每次0.5克，以乳汁下，抱儿令得汗，汗出以粉粉之。

【主治】　小儿身体壮热，变蒸时患伤寒时气。

黑散子（2）

【方源】　《仁斋直指方论》卷二十六。

【组成】　隔年莲蓬、败棕榈、头发（并烧存性）各等份。

【用法】　上药研为末。每次6克，煎南木香汤调下，或只用棕榈烧灰，米汤调下亦可。

【主治】　诸窍出血。

黑牛髓煎

【方源】　《饮膳正要》卷二。

【组成】　黑牛髓、生地黄汁、白沙蜜（炼去蜡）各250克。

【用法】　上和匀，煎成膏。空心酒服。

【主治】　肾虚弱，骨伤败，瘦弱无力。

黑生肌散

【方源】　《青囊立效秘方》卷一。

【组成】　川文蛤炭、乌梅各30克，生石膏90克。

【用法】　乳至无声。

【功用】　收口。

【主治】　对口、搭背，脓毒已尽，四边毫无红肿。

【宜忌】　若毒未尽，误用过早，反致护毒，痛复作。

黑矾洗剂

【方源】　《中医皮肤病学简编》。

【组成】　蛇床子、苦参、黑矾各30克。

【用法】　煎后熏洗阴部。

【主治】　阴部瘙痒。

黑神散子

【方源】　《医方类聚》卷二五八引《保童秘要》。

【组成】　麻黄（去节）8克,大黄（锉）4克,杏仁（去皮尖）8克。

【用法】　上以麸同炒黑色,去麸为末。每次1.5克,温酒调下。

【主治】　小儿壮热。

遗花散

【方源】　《青囊秘传》。

【组成】　轻粉、飞东丹、猪牙皂各等份。

【用法】　上药研为细末。天花出在左眼,吹右耳;天花出在右眼,吹左耳。

【主治】　小儿痘出目中。

遗尿散

【方源】　《部颁标准》。

【组成】　灯草蕲500克,益智仁（盐炒）、朱砂各25克。

【用法】　上药制成散剂。口服,每次5克,1日2次。

【功用】　暖肾,涩尿。

【主治】　睡中遗尿。

铺脐药饼

【方源】　《证治汇补》卷六。

【组成】　真轻粉6克,巴豆120克,生硫黄3克。

【用法】　上药研为末,成饼。先以新绵铺脐上,次铺药饼,外以帛紧束之,如人行十里许,即下水,待行3～5次,即去药,以温粥补之。1饼可治十人。

【主治】　胀满。

锁精丸

【方源】　《类编朱氏集验方》卷二。

【组成】　补骨脂（炒）、青盐各120克,茯苓60克。

【用法】　上药研为末,酒糊为丸。每次30丸,空心酒或盐汤送下。

【主治】　①《类编朱氏集验方》:小便白浊。

②《奇效良方》:下元虚弱,小便白浊,或白带淋漓,小便频数。

【备考】　《奇效良方》有五味子;《证治准绳·类方》有五倍子。

锅粑散

【方源】　《卫生鸿宝》卷一。

【组成】　干饭锅粑（净末）120克,松花60克,腊肉骨头15克。

【用法】　上药研为末。砂糖调服,不拘时候。

【主治】　白泻不止。

稀痘酒

【方源】　《痘疹仁端录》卷十三。

【组成】　麻黄、紫草（煎汁）各9克,蟾酥0.1克。

【用法】　酒煎服。

【功用】　散毒稀痘。

稀涎散（1）

【方源】　《儒门事亲》卷十二。

【组成】　猪牙皂（不蛀者,去皮弦,炙）30克,绿矾、藜芦各15克。

【用法】　上药研为细末。每次1.5～6克,斡开牙关,浆水调下灌之。

【功用】　吐顽痰。

【主治】　①《儒门事亲》:膈实中满,痰厥失音,牙关紧闭,如丧神守。

②《赤水玄珠》:哮嗽。

【方论】　《医方考》:白矾之味咸苦,咸能软顽痰,苦能吐涎沫;皂角之味辛咸,辛能利气窍,咸能去污垢。名之曰稀涎,固夺门之兵也。

稀涎散（2）

【方源】　《医学入门》卷八。

【组成】　皂角、半夏、白矾各等份。

【用法】　上药研为末。每次6克,开水调服,即吐。

【主治】　中风,肢散涎潮,膈塞气闭不通。

稀涎散（3）

【方源】　《活人方汇编》卷一。

【组成】　白矾、枯矾各3克,牙皂(炙黄,去皮)6克。

【用法】　上药研为细末。每次3～6克,开水调下。探吐浮痰则已,不宜多吐。

【功用】　探吐风痰,疏通喉膈。

【主治】　中风初起,痰涎潮涌,牙关紧闭,汤药难进者。

稀痘膏

【方源】　方出《万氏女科》卷一,名见《仙拈集》卷三。

【组成】　大麻子(去壳,取肉,拣肥者)36粒,朱砂(为极细末,须逗红劈砂为妙)3克,麝香0.15克。

【用法】　将朱砂、麝香共为细末,然后入大麻共研极细成膏。于5月5日午时搽小儿头项、心窝、背心、两手心、两足心,两肘弯并两腋窝、两腿弯,共13处俱要搽到,勿使药有余剩。搽后不可洗动,待其自落。

【功用】　小儿免麻痘。

鹅石散

【方源】　《普济方》卷三八七引《全婴方》。

【组成】　鹅管石4.5克,井水石9克,朱砂1.5克(一方无朱砂)。

【用法】　上药研为末。每3岁服1克,杏仁汤调下。

【主治】　小儿咳嗽,涎盛不通,喉中鸣响。

鹅胆膏

【方源】　《疡科选粹》卷六。

【组成】　苦杏仁(去皮尖)7个,轻粉、胆矾各1.5克。

【用法】　上药研为极细末,鹅胆调,点疮上。

【主治】　杨梅疮。发于面,不便见人;或发于肛门,不便大解。

鹅黄散

【方源】　《外科正宗》卷三。

【组成】　真轻粉、石膏、黄柏各等份。

【用法】　上药研为极细末。干掺烂上,即可生疤,再烂再掺,毒尽乃愈。

【功用】　解毒止痛,收干。

【主治】　杨梅疮。溃烂成片,脓秽多而疼痛甚者。

鹅毛管眼药

【方源】　《全国中药成药处方集》(南京方)。

【组成】　光明眼药粉、水飞制甘石各30克,冰片1克。

【用法】　共同乳至极细无声时,以眼药膏擦匀,分做成条,晾干后,以鹅翎(煮沸消毒)装之,用蜡封口。

【功用】　消炎。

【主治】　风火赤眼,羞明,痛痒流泪。

御方三仙散

【方源】　《续本事方》卷一。

【组成】　蓬莪术30克,小茴香(拣净)60克,阿魏(真者)9克。

【用法】　上药研为末。每次6克,温酒调下。

【主治】　肾气。

御院麝香散

【方源】　《医学纲目》卷十七。

【组成】　白矾(枯过,另研)、白龙骨(粘舌者,另研)各15克,麝香(另研)0.5克。

【用法】　上药研为末。每用少许,先将冷水洗净鼻内血涕,然后吹药于鼻中;或以湿纸蘸药塞鼻,尤妙。

【主治】　鼻出血不止。

舒宁汤

【方源】　《解围元薮》卷四。

【组成】　薜荔枝叶梗500克,花椒90克,侧柏叶120克。

【用法】　煎浓汁久洗,自然伸直。

【主治】　手指挛曲者。

舒胸片

【方源】　《中国药典》。

【组成】　三七、红花各100克,川芎200克。

【用法】　上药制成糖衣片1000片。口服,每次5片,1日3次。

【功用】　活血,祛瘀,止痛。

【主治】　淤血阻滞,胸痹心痛;跌打损伤,淤血肿痛;冠心病、心绞痛、心律失常、软组织挫伤。

【宜忌】　孕妇慎用,热证所致淤血忌用。

舒筋散

【方源】　《普济方》卷一五四引《仁斋直指方论》。

【组成】　延胡索(炒)、肉桂(去粗皮)、当归各等份。

【用法】　上药研为末。每次 6 克,食前温酒调下。

【功用】　和血化气。

【主治】　风淫血刺,身体疼痛,四肢拘挛。

舒腹贴膏

【方源】　《部颁标准》。

【组成】　姜膏 150 克,樟脑 240 克,薄荷脑 30 克。

【用法】　上药制成膏剂。揭去贴面隔衬,根据病情按穴位贴敷:①胃痛恶心呕吐者,贴中上脘、足三里、胃俞。②腹痛腹泻可贴神阙、下脘、天枢、足三里。③食欲缺乏,脾胃虚弱者常贴 2～3 个穴位,2～4 小时换。儿童每次选贴 1～2 个穴位,每穴 1/4～1/2 张,每 2 小时换,或遵医嘱。

【功用】　温中散寒,行气止痛。

【主治】　胃脘痛,腹痛腹胀,恶心,呕吐,食欲不振,肠鸣腹泻,小儿泄泻。

【宜忌】　①先将穴位处洗净,然后贴敷。②孕妇慎用。③皮肤病患者慎、禁用。④如贴敷后有皮肤发红、局部痒者停用。

猬皮汤

【方源】　《鸡峰普济方》卷十七。

【组成】　穿山甲(烧灰存性)30 克,肉豆蔻末 60 克,猬皮(烧灰)30 克。

【用法】　上药研为细末。每次 1.5 克,妇人醋汤调下。

【主治】　下血及诸痔成脓血。

猬皮散

【方源】　方出《备急千金要方》卷二十四,名见

《圣济总录》卷一四二。

【组成】　磁石 120 克,肉桂 30 克,猬皮 1 枚。

【用法】　上药研为粗散。每次 3 克,开水调服,1 日 1 次,即缩。

【主治】　①《备急千金要方》:肛出。

②《圣济总录》:气痔。

【宜忌】　慎举重及急带衣,断房室周年乃佳。

【方论】　《千金方衍义》:以磁石镇摄真阴;桂心导散虚热;猬皮专治五痔阴蚀。

【备考】　方中磁石,《赤水玄珠》作"礞石"。

猴马油

【方源】　《仙拈集》卷四。

【组成】　猴姜、马前子、香油各等份。

【用法】　将油、药共入锅内,煎枯去渣,澄清调搽。

【主治】　秃疮。

猴枣化毒丹

【方源】　《疡科心得集·家用膏丹丸散方》。

【组成】　珍珠 1 克,血珀 1.5 克,飞滑石 2.4 克。

【用法】　上药研为末。每次 1 克,乳汁调下。

【主治】　幼孩遍体胎火胎毒,臀赤无皮,声嘶鼻塞,或赤游丹毒。

脾阴丸

【方源】　《饲鹤亭集方》。

【组成】　六神曲、韭菜子各 150 克,沉香 15 克。

【用法】　神曲糊为丸服。

【主治】　腹臌胸闷,饮食不思,小便短赤,气喘难卧。

脾泄丸

【方源】　方出《丹溪心法》卷二,名见《医学正传》卷二。

【组成】　炒白术 120 克,炒神曲 90 克,炒白芍 105 克(冬月及春初用肉豆蔻代之)。

【用法】　上药研为细末,神曲糊为丸服。

【主治】　脾泻。

脾胃积膏

【方源】　《摄生众妙方》卷五。

【组成】　鸡子5个,阿魏1.5克,黄蜡30克。

【用法】　锅内煎,分作10服,细嚼空腹温水送下。诸物不忌,腹作痛无妨,10日后,大便下血,乃积化也。

【主治】　脾胃积。

脾泻饭匙丸

【方源】　《摄生众妙方》卷五。

【组成】　饭匙干末500克,莲子(去心)、怀庆山药(炒香,各为末)各半斤。

【用法】　以饭匙末,量取打糊为丸,如梧桐子大。

【主治】　①《摄生众妙方》:霍乱。
②《医学入门》:内伤脾胃。

敦阜糕

【方源】　《景岳全书》卷五十一。

【组成】　白面(炒黄)60克,白术(炒黄)30克,破故纸(炒)15克。

【用法】　共为末,加白糖适量,制如糕法。用清滚汤食前调服。

【主治】　久泻久痢,肠滑不固及妇人带浊。

【加减】　如胃寒者,每30克末加炒干姜末1.5～3克;如气有不顺,或痛或呕,每30克末加丁香3克;如滑泄不禁者,每30克加粟壳末(炒黄)3克。

痘毒膏

【方源】　《青囊秘传》。

【组成】　红花120克,紫草30克,猪板油500克。

【用法】　上将猪油烊化,入药煎枯,去渣,下黄占、白占(烊化)各30克。候冷摊贴。

【主治】　痘毒,烂腐破溃者。

痘疳丹

【方源】　方出《理瀹骈文》,名见《经验方汇钞》。

【组成】　人中白30克,铜绿4.5克,麝香3克。

【用法】　上共为细末。用茶洗口齿净,以指蘸药,搽患处。

【主治】　痘疹余毒,牙龈破烂出血,或成走马牙疳者。

痞块膏

【方源】　《青囊秘传》。

【组成】　大黄、朴硝各30克。

【用法】　上药研为末,以大蒜同打成膏。外贴。

【主治】　痞块。

痢带灵

【方源】　《中药制剂汇编》。

【组成】　牛、羊角及蹄甲(炭)1000克,白及50克。

【用法】　将牛、羊角及蹄甲,洗刷干净,晾干,置密闭容器内,加热闷煅6～8小时,至全部角质炭化,放冷取出,制成极细粉,白及亦制成细粉,合并混匀,水泛为丸,干燥,包红色糖衣,每500粒重75克。每次20粒,口服,1日3次。

【功用】　止痢,止带,止血。

【主治】　赤白痢疾,崩漏带下。

痢必灵片

【方源】　《部颁标准》。

【组成】　苦参500克,白芍250克,木香150克。

【用法】　上药制成片剂。口服,每次8片,1日3次,儿童酌减。

【功用】　清热利湿。

【主治】　湿热痢疾,热泻,腹痛等症。

痢泻灵片

【方源】　《部颁标准》。

【组成】　拳参140克,穿心莲100克,苦参170克。

【用法】　上药制成片剂。口服,每次6～8片,1日3次。

【功用】　清热解毒,止痢,止泻。

【主治】　湿热痢疾、热泻。

【宜忌】　久痢虚寒者慎用;脾虚寒泻者忌用。

痢疾茶剂

【方源】　《吉林医药资料》。

【组成】 马齿苋 3 份,白头翁 1 份,黄柏 1 份。

【用法】 将上药晒干或烘干,碾成细粉,用 30%～40%乙醇浸泡 24～36 小时,后滤出乙醇,回收之,将药晒干研如面。每次 5 克,1 日 3～4 次,小儿酌减。

【功用】 清热祛湿,消炎止痢。

【主治】 细菌性痢疾。

阑尾 1 号

【方源】 《新急腹症学》。

【组成】 红藤、紫花地丁、川楝子。

【用法】 水煎服。

【功用】 清热解毒,理气止痛。

【主治】 瘀滞型阑尾炎。

焰硝散

【方源】 《续名家方选》。

【组成】 焰硝、石膏、樟脑各等份。

【用法】 上研极细末。和水涂眼四周,若倒睫,则用镊子拔除睫毛后涂之。

【主治】 烂弦倒睫。

湿生虫丸

【方源】 《太平圣惠方》卷三十三。

【组成】 白胡椒 10 颗,湿生虫 1 枚,巴豆(去壳)1 枚。

【用法】 先研胡椒令细,次下巴豆、湿生虫等研令匀,用软饭和丸,如绿豆大。以绵裹 1 丸咬之,有涎即吐却。

【主治】 ①《太平圣惠方》:牙痛。

②《圣济总录》:风齿疼痛。

湿风痛风汤

【方源】 《解围元薮》卷四。

【组成】 石楠叶、马鞭草、辣蓼。

【用法】 煎汤浸洗。

【主治】 痛风。

湿疡气雾剂

【方源】 《新药转正标准》

【组成】 黄柏、黄连、当归等。

【用法】 制成气雾剂。取下帽,将罩横插于喷头上,将瓶体倒置,摇匀药液,揿压揿扭,距疮面 20 厘米喷射,1 日 4～6 次。

【功用】 清热燥湿,解毒止痒。

【主治】 急性湿疹见有皮肤红斑、渗液、瘙痒等属于湿热毒邪蕴于肌肤者。

【宜忌】 ①在使用中如出现皮肤红肿或过敏等现象应停止使用。

②小儿面部湿疹应防止将药液喷入眼内。

温中丸

【方源】 《医方类聚》卷一五三引《施圆端效方》。

【组成】 山药 60 克,干姜(炮)、甘草(炒)各 30 克。

【用法】 上药研为细末,炼蜜为丸,如小弹子大。每次 1 丸,食前白汤化服。

【功用】 温中和胃,补脾肾气虚。

【主治】 心腹疼痛。

温中汤(1)

【方源】 《外台秘要》卷十引《古今录验》。

【组成】 甘草(炙)9 克,肉桂 12 克,生姜 50 克。

【用法】 水煎服。

【主治】 上气喘急,胸中满,咽喉不利,气逆抢心。

【宜忌】 忌生葱,海藻、菘菜。

温中汤(2)

【方源】 《鸡峰普济方》卷十四。

【组成】 白芍、肉桂各 15 克,吴茱萸 150 个。

【用法】 上药研为粗末。每次 6 克,加生姜 3 片,水煎,去渣,空心温服。

【主治】 痢疾腹痛。

温通汤

【方源】 《医学衷中参西录》上册。

【组成】 椒目(炒,捣)24 克,小茴香(炒,捣)6 克,威灵仙 9 克。

【用法】 水煎服。

【主治】 下焦受寒,小便不通。

【加减】 凉甚者,酌加肉桂、附子、干姜;气分虚者,宜加人参,助气分以行药力。

温清丸

【方源】 《丹溪心法》卷五。

【组成】 干姜 30 克,滑石、甘草各 60 克。

【用法】 上药研为末,泛丸服。

【主治】 ①《丹溪心法》:反胃。

②《医学正传》:泄泻或兼呕吐者。

温解散(1)

【方源】 《仙拈集》卷二。

【组成】 高良姜 45 克,吴茱萸 120 克,白胡椒 60 克。

【用法】 上药研为末。每次重者 1.5 克,轻者 1 克,温酒送下。

【主治】 心胃因冷气刺痛。

温解散(2)

【方源】 《仙拈集》卷二。

【组成】 荔枝核(炒黄)、陈皮、硫黄(火中熔化,投水中去毒,研细)各等份。

【用法】 上药研为末,饭和为丸,如梧桐子大。每次 15 丸,其痛立止。若痛甚,略加 5~6 丸,不要再多了。

【主治】 疝气上冲,如有物筑心脏,欲死,手足厥冷者。

温洗眼目方

【方源】 《续名家方选》。

【组成】 干姜、肉桂各等份,白矾减半。

【用法】 盛绛囊,渍热汤。淋眼中,日数次。

【主治】 冷泪眼。

温脾平胃陈粟汤

【方源】 《圣济总录》卷一三一。

【组成】 陈粟米(微炒)30 克,干姜(炮裂)15 克,甘草(炙)120 克。

【用法】 上药研为散。每次 15 克,水煎,去渣,空腹温服,晚再服,以愈为度。

【主治】 发背。热渴饮冷太过,致胃寒呕吐。

溃坚丸

【方源】 《产科发蒙·附录》。

【组成】 生漆、大黄、面粉各等份。

【用法】 上药练蜜为丸,如梧桐子大。每次 20~30 丸,开水送下。

【主治】 经闭血瘕腹痛者。

溃疡丸

【方源】 《新中医》(1976,2:28)。

【组成】 白及粉 12 克,甘草粉 18 克,蜂蜜 30 克。

【用法】 上药制丸 3 粒。每次 1~2 丸,1 日 3 次。亦可作汤剂,水煎,蜂蜜兑服。

【功用】 益胃止血。

【主治】 溃疡病。

【加减】 若胃酸多,加乌贼骨;痛剧,加延胡索、白芍。

【验案】 十二指肠溃疡 赵某,男,23 岁。上腹部烧灼样疼痛 3 年多,伴有泛酸、呕血、柏油样大便 3 次,经 X 线胃肠钡餐检查证实为十二指肠溃疡。大便隐血试验阳性,经服溃疡丸后,1 周疼痛消失,51 天后再做 X 线胃肠钡餐检查,见十二指肠球部溃疡面(壁龛)已修复,大便隐血试验阴性,即治愈出院。二年后随访未复发。

溃平宁冲剂

【方源】 《部颁标准》。

【组成】 大黄浸膏、白及各 250 克,延胡索粗碱 20 克。

【用法】 上药制成冲剂。开水冲服,每次 4 克,1 日 3~4 次。

【功用】 止血,止痛,收敛。

【主治】 胃溃疡,十二指肠溃疡,合并上消化道出血。

滑石汤(1)

【方源】 《圣济总录》卷二十六。

【组成】 滑石(碎)、冬葵果、榆白皮(锉)各等份。

【用法】 上药研为粗末。每次 12 克,水煎,去渣,食前温服。

【主治】 伤寒小肠有伏热,状如热淋磣痛。

滑石汤(2)

【方源】 《外台秘要》卷三引《集验方》。

【组成】　滑石(研)28克,葶苈子(纸上熬令紫色,捣)12克,大黄(切)4克。

【用法】　水煎,顿服。兼捣葱敷小腹,干即易之。

【主治】　天行病腹胀满,大小便不通。

滑石粉

【方源】　《圣济总录》卷一三八。

【组成】　滑石(研)、绿豆粉(研)、枣叶(干者为末)各30克。

【用法】　上药研为细末。遍敷之。

【主治】　夏月痱盛。

滑石散(1)

【方源】　《医心方》卷十二引《范汪方》。

【组成】　冬葵果、滑石各30克,通草60克。

【用法】　上药研为散。每3克,酒下,1日3次。

【主治】　淋病。

滑石散(2)

【方源】　方出《医心方》卷十二引《范汪方》,名见《外台秘要》卷二十七引《古今录验》。

【组成】　滑石60克,瓜蒌90克,石韦(去毛)15克。

【用法】　上药研为散。每次3克,以大麦粥清下,1日2次。

【主治】　①《医心方》引《范汪方》:小便利多或白精从溺后出。

②《外台秘要》引《古今录验》:热淋,小便数病,膀胱中热。

滑石散(3)

【方源】　《医心方》卷十二引《令李方》。

【组成】　滑石、石韦各30克,通草15克。

【用法】　上药研为散。每次3克,酒下,1日3次。

【主治】　淋。胞满,不得小便。

滑石散(4)

【方源】　《太平圣惠方》卷七十二。

【异名】　滑石汤《圣济总录》卷五十三。

【组成】　滑石、寒水石各60克,冬葵果15克。

【用法】　上药研为末。水煎,去渣,食前分2次温服。

【主治】　妇人脬转,小便数日不通。

滑石散(5)

【方源】　方出《太平圣惠方》卷七十四,名见《圣济总录》卷九十六。

【组成】　滑石、木通(锉)、冬葵果(微炒)。

【用法】　上药研为散。每次12克,加葱白少许,水煎,去渣温服,不拘时候。

【主治】　①《太平圣惠方》:妊娠子淋,小便涩痛;热淋,小肠不利,茎中急痛。

②《圣济总录》:小便不利,赤涩疼痛。

滑石散(6)

【方源】　《医方类聚》卷一三六引《施圆端效方》。

【组成】　冬葵果15克,滑石、石膏各45克。

【用法】　上药研为粗末。每次12克,水煎,去渣,食前温服。

【主治】　胞转,小便不通。

滑石散(7)

【方源】　《圣济总录》卷九十五。

【组成】　滑石(碎)、海金沙、木通(锉)各等份。

【用法】　上药研为散。每次6克,空心浓煎灯心汤调下。

【主治】　小便淋涩,疼痛不通。

滑石散(8)

【方源】　《圣济总录》卷九十五。

【组成】　滑石(碎)、朴硝(研)、木通(锉)各30克。

【用法】　上药研为散。每次6克,温水调下,不拘时候。以通为度。

【主治】　小便卒不通。

滑石散(9)

【方源】　《圣济总录》卷一一〇。

【组成】　滑石、龙骨各7.5克,手爪甲(烧)4克。

【用法】　上药研为细末。以新笔涂药,点珠管上,1 日 3～4 次。

【主治】　目卒生珠管。

滑石散(10)

【方源】　《万氏家抄方》卷六。

【组成】　软滑石(炒,细研)、白芍、珍珠(研)。

【用法】　滑石、白芍同煎,去白芍,将滑石飞过,加珍珠再研,敷烂痘,但不可敷厚,恐厚则闭气。

【主治】　痘臭烂,脓血淋沥。

滑石粥

【方源】　《圣济总录》卷一九〇。

【组成】　滑石(别研)15 克,瞿麦穗 30 克,粳米 150 克。

【用法】　以水先煎瞿麦,滤去渣,将汁入米,煮如常粥,将熟时入盐、葱白少许,方入滑石末,煮令稀稠得所。分作 3 次食之。

【主治】　产后小便不利,淋涩。

滑肌散

【方源】　《救偏琐言·备用良方》。

【组成】　滑石 180 克,甘草 60 克,绿豆粉 90 克。

【用法】　上药研为极细末。包于绢内扑之。

【主治】　痘浆足半靥,红晕未收,壮热未和。

滑胎饮

【方源】　《医略六书》卷二十九。

【组成】　猪油、白蜜各 50 克,醇酒 150 毫升。

【用法】　水煎,去渣,分 2 次温服。

【主治】　胞死、胞干、脉涩甚者。

【方论】　产妇子死腹中,胞干胎粘,故腹中胀闷,小腹重坠不安焉。猪油滋九地之阴以滑胎,白蜜润九天之液以滑胎。酒以行之,使天泰地交,则产门润泽,而死胎无不速下,胀闷无不自除,何小腹重坠之不痊哉。

滑胎散(1)

【方源】　《明医指掌》卷九。

【组成】　滑石(水飞)18 克,冬葵子 15 克,甘草 3 克。

【用法】　上药研为末。每 6 克,白汤调下或酒下。

【主治】　坐草太早,努力太多,以致难产。

滑胎散(2)

【方源】　《丹台玉案》卷五。

【组成】　枳壳 60 克,滑石、粉草各 30 克。

【用法】　上药研为末。每次 6 克,空腹开水调下。

【功用】　瘦胎易生。

【主治】　妊娠临月。

滑涩汤

【方源】　《古今医统大全》卷八十五。

【组成】　红花(胚子者)30 克。

【用法】　酒 100 毫升,煎至 50 毫升,乌梅汤 30 毫升并服。口噤,灌之。

【主治】　产后血积未绝,闷乱气闭欲绝。

滑石甘桔汤

【方源】　《普济方》卷一一七引《鲍氏方》。

【组成】　滑石 150 克,甘草 30 克,桔梗 30 克。

【用法】　上药研为末。每次 6 克,水煎,食前服,旋利愈,病在膈上食后服。

【主治】　脏腑蕴热,气实燥渴,心神烦躁,口苦唇焦,咽膈不快至于肿痛,小便秘涩,大便亦实,感冒烦渴。

滑石代赭汤

【方源】　《金匮要略》卷上。

【异名】　百合滑石代赭汤(《备急千金要方》卷十)、百合代赭汤(《伤寒全生集》卷四)、百合滑赭汤(《医学入门》卷四)。

【组成】　百合(擘)7 枚,滑石(碎,绵裹)90 克,代赭石(如弹丸大,碎,绵裹)1 枚。

【用法】　先以水洗百合,渍 1 宿,当日沫出,去其水,更以泉水煎,去渣,别以泉水煎滑石、代赭石,去渣,后合和,重煎,分 2 次温服。

【主治】　百合病下之后者。

【方论】　①《金匮玉函经二注》赵以德:百合安心定胆,益志五脏,为能补阴也;用滑石、代赭石佐以救之,滑石开结利窍,代赭石除脉中风痹瘀血。

②《金匮要略心典》:百合病不可下而下之,必伤其里。百合味甘平微苦,色白入肺,治邪气,补虚清热;复以滑石、代赭石者,盖欲因下药之势,而抑之使下,导之使出,也在下者引而竭之之意也。

③《金匮要略释义》:以百合润肺而养阴,滑石清热而利小便,代赭石重镇而降逆气。

滑石白鱼散

【方源】　《金匮要略》卷中。

【组成】　滑石、乱发(烧)、白鱼各 10 克。

【用法】　上药研为散。每次 1.5 克,饮下,1 日 3 次。

【主治】　①《金匮要略》:小便不利。

②《张氏医通》:消渴、小便不利,小腹胀痛有淤血。

【方论】　①《金匮玉函经二注》赵以德:滑石利窍;发乃血之余,能消淤血,通关便,本草治妇人小便不利,又治妇人无故溺血;白鱼去水气,理血脉,可见皆血剂也。

②《金匮要略心典》:《别录》云:白鱼开胃下气,去水气;血余疗转胞,小便不通;合滑石为滋阴益气,以利其小便者也。

滑石矾石甘草散

【方源】　《方极》。

【组成】　滑石、白矾各 180 克,甘草 90 克。

【用法】　上药研为末。每次 3 克,温汤送下。

【主治】　淋痛,小便不利者。

滋血汤

【方源】　《太平惠民和剂局方》卷九(宝庆新增方)。

【组成】　赤石脂(火煅红)、海螵蛸(去壳)、侧柏叶(去枝)各 150 克。

【用法】　上药研为细末。每次 6 克,用热饭饮调下,1 日 3 次,不拘时候。

【主治】　妇人劳伤过度,致伤脏腑,冲任气虚,不能约制其经血,或暴下,谓之崩中,或下鲜血,或下淤血,连日不止,淋沥不断,形羸气劣,倦怠困乏。

滋肾饮

【方源】　《易氏医案》。

【组成】　黄柏 9 克,青盐、升麻各 3 克。

【用法】　水煎,频频漱之,咽下。

【主治】　齿痛。

【验案】　齿痛　一人患齿病,每有房劳,齿即俱长,痛不可忍,热汤凉水,俱不得入;凡有恼怒,病亦如之。10 年前尚轻,10 年后殊甚,每发必 3～5 日,呻吟苦状难述,竟绝欲,服补肾丸,清胃饮俱不效。1 日因疾作,7 日不饮食,诊其脉,上二部俱得本体,惟二尺洪数有力,愈按愈坚,此肾经火邪太盛也。以滋肾饮饵之,药入口,且漱且咽,随觉丹田热气升上,自咽而出,复进,其痛顿止,齿即可叩,遂愈,永不再作。

滋阴清胃饮

【方源】　《不知医必要》卷二。

【组成】　生石膏(杵)6 克,熟地黄 12 克,泽泻(盐水炒)4.5 克。

【用法】　水煎,频频饮。

【主治】　胃火兼阴虚牙痛。

普连软膏

【方源】　《赵炳南临床经验集》。

【组成】　黄柏面、黄芩面各 30 克,凡士林 240 克。

【用法】　直接涂于皮损上,或用软膏摊在纱布上,敷于患处,或加入其他药粉作为软膏基质。

【功用】　清热除湿,消肿止痛。

【主治】　脓疱疮(黄水疮),急性亚急性湿疹(风湿病),烫烧伤,单纯疱疹(火燎疱)、银屑病、红皮症。

曾青丹

【方源】　《太平圣惠方》卷九十五。

【组成】　曾青 120 克,黄丹 30 克,白锡 60 克。

【用法】　先研曾青、黄丹,安于坩埚内,上以白锡为屑盖之,后入炉,以炭烧之,候锡溶,即取出,放冷细研,以白粱米饭和丸,如绿豆大。每次 5 丸,空心以冷水送下。

【功用】　压热镇心。

【主治】　癫痫,惊风。

曾青散

【方源】　《普济方》卷五十五引《海上方》。

【组成】　雄黄 21 克,曾青 1.5 克,黄芩 3 克。

【用法】　上药研为细末。每用小许纳耳中,有汁出,即以绵子捻干用之。

【主治】　耳有恶疮。

寒痛散

【方源】　《仙拈集》卷二。

【组成】　荔枝核(炮焦)、小茴香(炒)各 30 克,吴茱萸 3 克。

【用法】　上药研为末。每次 6 克,好酒入盐少许调服。

【主治】　疝气腹痛。

寒水石散(1)

【方源】　《圣济总录》卷一八〇。

【组成】　寒水石(烧通赤地上,碗合一宿,出火毒)、白矾(熬令汁枯)、铅白霜各 10 克。

【用法】　上药研为散。每用少许,撒口疮上,食后临卧用。以愈为度,咽津无妨。

【主治】　小儿口疮。

寒水石散(2)

【方源】　《苏沈良方》卷十。

【组成】　寒水石、滑石(水研如泔,扬去粗者,存细者,沥干更研无声乃止)各 90 克,甘草粉(生)30 克。

【用法】　量儿大小,皆与 1 服,热月,冷水下;寒月,温水下。加龙脑更良。

【功用】　行小肠,去心热。

【主治】　小儿因惊心气不行,郁而生涎,逆为大疾及心热不可安卧。

寒水石粥

【方源】　《太平圣惠方》卷九十六。

【组成】　寒水石(捣碎)60 克,粳米 100 克,牛蒡根(切)120 克。

【用法】　水煎,去渣,下米煮粥食之。

【主治】　心下烦热多渴,恍惚。

遂愈散

【方源】　《圣济总录》卷一七六。

【组成】　滑石末 3 克,丁香(为末)14 粒,藿香末 1.5 克。

【用法】　上同研匀细。每次 1.5 克,生油调下。

【主治】　①《圣济总录》:小儿哕逆不止,乳食不进。

②《普济方》:小儿吐泻霍乱不安,烦躁不得睡,腹胀,小便赤涩,烦渴闷乱及伤寒霍乱。

强力脑心康

【方源】　吉林省通化白山制药三厂。

【组成】　丹参、王浆、蜂蜜。

【用法】　制成口服液,每支 10 毫升。口服,早、晚各 1 支。

【主治】　冠心病,神经衰弱,头痛。

犀角散(1)

【方源】　《太平圣惠方》卷七十七。

【组成】　犀角屑 30 克,升麻、木香各 21 克。

【用法】　上药研为散。每次 9 克,水煎,去渣温服,不拘时候。

【主治】　妊娠中恶,腹痛心闷。

犀角散(2)

【方源】　《太平圣惠方》卷九十三。

【组成】　犀角屑、黄连(去须,微炒)各 15 克,榉树皮(锉)30 克。

【用法】　上药研为粗散。每次 3 克,水煎,去渣温服,不拘时候。

【主治】　小儿热痢不愈。

犀角散(3)

【方源】　《圣济总录》卷五十六。

【组成】　犀角(镑)、木香各 15 克,麝香(细研)0.3 克。

【用法】　上药研为散。每次 6 克,空腹以熟水调下,未止再服。

【功用】　去恶气。

【主治】　卒中恶,心腹刺痛。

犀黄散

【方源】　《外科全生集》卷四。

【组成】　犀黄、朱砂各 0.3 克,元精石 60 克。

【用法】　上和匀,研极细末。吹之立愈。

【主治】　舌硬生衣,牙关不开。

犀角地黄汤

【方源】　《瘟疫论》卷上。

【组成】　地黄 30 克,白芍、犀角(镑碎)各 6 克。

【用法】　先将地黄温水润透,铜刀切作片,石臼内捣烂,再加水调糊,绞汁听用;其滓入药同煎,药成去渣,入前汁合服。

【主治】　蓄血证,服桃仁承气汤后,而出血过多,余焰尚存者。

犀角地榆汤

【方源】　《圣济总录》卷一七八。

【组成】　犀角(镑)、地脉草各 30 克,地榆(锉) 22.5 克。

【用法】　上药研为粗末。1—2 岁儿每次 1.5 克,入蜜半匙,水煎,去渣,分 2 次温服。

【主治】　小儿蛊毒血痢。

隔纸膏

【方源】　《摄生众妙方》卷八。

【组成】　蕲艾(末)、飞丹、韶粉。

【用法】　以生桐油调匀,摊纸上。先以葱、椒、米泔水洗过,隔纸贴之。

【主治】　臁疮。

疏痘丹

【方源】　《疮疡经验全书》卷四。

【组成】　活兔(冬月用活兔杀血,大瓷盆内阴干刮下)30 克,雄黄 6 克,朱砂 9 克。

【用法】　上药研为细末,用白雄鸡冠上的血和前药为丸,如细绿豆大。待小儿发热时与服 6～7 丸,用白酒浆和砂糖汤送下,则出豆稀矣。

【功用】　稀痘。

疏气黄芪丸

【方源】　《圣济总录》卷一五七。

【组成】　黄芪(锉)、枳壳(去瓤,麸炒)各 30 克,威灵仙 60 克。

【用法】　上药研为末,用面糊为丸,如小豆大。每次 30 丸,温水送下,不拘时候。未通稍加之。

【主治】　妊娠大便不通。

疏风枳壳汤

【方源】　《赤水玄珠》卷二十五。

【组成】　紫苏子、枳壳各 9 克,苦杏仁(去皮尖)6 克。

【用法】　水煎,频频与服。以大便通利,热退为度。若大便仍不行,用葱煎汤,洗其腰腹。取热葱以脐上下揩之,使其气透则通利矣。或用生葱尖按入谷道立通。

【主治】　内素有热,或有冒风,发热咳嗽,面赤气粗,大便秘结者。

【加减】　热甚者,加黄芩。

絮灰散

【方源】　《圣济总录》卷一四三。

【组成】　破絮(烧灰)、枳壳(去瓤,麸炒)各 15 克。

【用法】　上药研为散。每次 6 克,入麝香少许,空腹、食前用陈米饮调下。

【主治】　肠风泻血。

缓和剂

【方源】　《眼科锦囊》卷四。

【组成】　蜀葵根 15 克,亚麻仁 12 克,小麦蒸饼(干者)30 克。

【用法】　上药研为末,混和,温汤为糊,摊纸上。贴于顽固之部。

【主治】　硬睑硬睛。

十三画

瑞龙膏

【方源】 《外科大成》卷四。

【组成】 鲜鲫鱼(大者)1尾,鲜山药如鱼长1条(去皮)。

【用法】 先将鱼入石臼内杵烂,次入山药,再杵如泥,量加冰片,和匀。摊敷肿处,绵纸盖之,黄酒润之。

【主治】 一切肿毒,对口、乳痈、便毒红肿焮痛者,不问未成已成。

瑞红散

【方源】 《幼幼新书》卷十引《王氏手集》。

【组成】 朱砂 0.3 克,蝎梢 30 条,僵蚕 30 个(直者)。

【用法】 上药研为末。每次 1～1.5 克,薄荷金银汤调下。逐日可常服之。

【主治】 小儿诸惊。

填窍止氲汤

【方源】 《辨证录》卷三。

【组成】 麦冬 30 克,熟地黄 60 克,石菖蒲3 克。

【用法】 水煎服。

【主治】 耳中出血,涓涓不绝,流三日不止而人死。

【方论】 方中用熟地黄以填补肾经之水,麦冬以息心包之焰,二经之火息,而耳窍不闭,则有孔可钻,虽暂止血,未必不仍然越出也。故用石菖蒲引二味直透于耳中,又引耳中之火,而仍返于心包,火归而耳之窍闭矣。如此用药之神,真有不可思议之妙。

煴气散

【方源】 《永类钤方》卷二十一。

【组成】 木香 7.5 克,净青皮(巴豆 30 粒同炒豆黄色,去巴)15 克。

【用法】 上药研为末。3 岁 1.5 克,空心米汤调下。

【主治】 腹胀气粗,并疳食攻,面目浮肿。

椿皮饮

【方源】 《圣济总录》卷一四六。

【组成】 椿白皮、东柳枝(并细锉)各 60 克,阿魏(好者)少许。

【用法】 水煎,去渣,空腹顿服。吐出恶物即愈,吐后服蜂窠散。

【功用】 解一切药毒。

椿花散

【方源】 《杨氏家藏方》卷十三。

【组成】 臭橘、鸡冠花、椿花各等份。

【用法】 上药研为散。每用药末 60 克,水煎,乘热淋渫。

【主治】 痔疾。

椿根皮汤

【方源】 《古今医统大全》卷八十三。

【组成】 臭椿皮、荆芥、藿香各等份。

【用法】 上药研为粗散。煎汤熏洗。既入即止。

【主治】 妇人阴痒突出。

楝实散

【方源】 《杨氏家藏方》卷十八。

【组成】 川楝子(去核)(微炒)、甘草(微炒)各15 克,瓜蒌根 30 克。

【用法】 上药研为细末。每次 6 克,乳食空时煎紫苏汤调下。

【主治】 小儿疳黄羸瘦,好食泥土,蛔虫绞痛,发歇往来。

楝根汤

【方源】 《圣济总录》卷一七四。

【组成】 苦楝皮(有子者)、酸石榴根、槐根各1 握(切碎,用东引者)。

【用法】 水煎,去渣,空腹顿服。

【主治】 小儿蛔虫攻心腹痛。

楝花粉敷方

【方源】 《圣济总录》卷一三八。

【组成】 苦楝花(焙干)不拘多少。

【用法】 上药研为细末,入蚌粉、滑石末各少许,研匀。日频敷之。

【主治】 痱子瘙痒。

槐子丸

【方源】 《太平圣惠方》卷九十二。

【组成】 槐子、(微炒)、黄芩各 30 克,樗藤子(去壳,炙令黄)2 枚。

【用法】 上药研为末,以水浸蒸饼为丸,如绿豆大。每次 5 丸,以桑耳汤送下,1 日 3～4 次。

【主治】 小儿痔疾。鼠乳生肛边,烦热疼痛。

槐叶汤

【方源】 方出《备急千金要方》卷六,名见《圣济总录》卷一一六。

【组成】 槐叶 15 克,葱白(切)3 克,豉 9 克。

【用法】 水煎服。

【主治】 ①《备急千金要方》:鼻窒,气息不通。②《千金方衍义》:鼻塞有时略通。

【方论】 《千金方衍义》:方中以槐叶清解蕴热,葱、豉解散风毒也。

槐皮丸

【方源】 《圣济总录》卷九十九。

【组成】 槐皮(干者,锉)、桃仁(去皮尖双仁,生用)、楝实(去核,生用)各 15 克。

【用法】 上药研为末,炼猪膏为丸,如人指大。以绵裹,导下部中。

【主治】 蛲虫在胃,渐加羸弱。

槐花汤(1)

【方源】 《魏氏家藏方》卷七。

【组成】 橡斗子、白矾(枯)各 7.5 克,槐花 30 克(二味同炒黄色)。

【用法】 上药研为细末。每次 6 克,温酒调下,不拘时候。

【主治】 酒毒便血,经年不效者。

槐花汤(2)

【方源】 《治痘全书》卷十三。

【组成】 槐花、麝香、赤小豆。

【用法】 水煎服。

【主治】 痘疮,余热温壮,齿龈宣肿,牙痛不能嚼物,面赤而黄,或烦。

槐花散(1)

【方源】 《幼幼新书》卷三十引张涣方。

【组成】 槐花(炒)30 克,蒲黄 15 克,川面姜 7.5 克。

【用法】 上药研为细末。每次 1.5 克,新水调下。

【主治】 衄血。

槐花散(2)

【方源】 《洁古家珍》。

【组成】 青皮、槐花、荆芥穗各等份。

【用法】 上药研为末。水煎,空腹热服。

【主治】 血痢久不止,腹中不痛,不里急后重。

槐花散(3)

【方源】 《古今医统大全》卷四十二。

【组成】 黄连、枳壳各 9 克,槐花 30 克。

【用法】 以槐花炒二味药,去花不用,只将二味用水煎,空腹服。

【主治】 肠胃不调,下血不止。

槐肤酒

【方源】 《仙拈集》卷四。

【组成】 槐子、地肤子、紫花地丁各 3 克。

【用法】 水煎,冲黄酒,热服。出汗愈。

【主治】 发背,疔疮。

槐白皮汤

【方源】 方出《太平圣惠方》卷三十,名见《普济方》卷三〇一。

【组成】 槐白皮 60 克,黄柏、香茅叶各 45 克。

【用法】 水煎,去渣,看冷暖洗之。

【主治】 虚劳,阴湿痒生疮。

槐白皮散

【方源】《太平圣惠方》卷三十四。

【组成】 槐白皮、地骨皮、松节(锉)各30克。

【用法】 上药研为散。每用15克,水煎,去渣。热含冷吐。

【主治】 齿风,疼痛不止。

榆羊丸

【方源】《洞天奥旨》卷九。

【组成】 地榆60克,当归90克,羊蹄后壳3副(土炒)。

【用法】 上共为末,饭为丸。每次9克,于未饮食饭前服之,1日3次。1月即愈,不再发。

【主治】 各种痔。

【方论】 地榆出脏之湿热也;当归补新血也;羊蹄壳直达于直肠,故用此为使,且此物亦去湿热,相济成功。

榆根散

【方源】《洞天奥旨》卷十六。

【组成】 地榆(为细末)500克,三七根末90克,苦参末120克。

【用法】 上和匀。凡虎咬伤,急用猪油贴之,随贴随化,连地榆等三味末掺之,随湿随掺。血即止,而痛即定。

【主治】 虎咬伤,血大出,溃烂疼痛。

榆白皮散(1)

【方源】《圣济总录》卷一五七。

【组成】 榆白皮(锉)、王不留行、滑石各30克。

【用法】 上药研为细散。每次6克,煎灯心汤调下。

【主治】 妊娠小便不通,心神闷乱,少腹急痛。

榆白皮散(2)

【方源】《鸡峰普济方》卷十六。

【组成】 榆白皮90克,当归60克,熟地黄120克。

【用法】 上药研为粗末。每次15克,加生姜3片,水煎,去渣温服,不拘时候。

【主治】 妊娠忽暴下血及胎躁不动摇。

榆白皮散(3)

【方源】《妇人良方大全》卷十六。

【组成】 榆白皮、甘草各60克,冬葵果30克。

【用法】 上药研为粗末。每次6克,水煎,去渣温服。

【主治】《医略六书》:产难窍道干涩,脉涩者。

【方论】《医略六书》:方中榆白皮滑以去着,生甘草甘以泻热,冬葵果滑胎利窍以催生也。为散水煎,使窍道滑利则产门无干涩之患,而胎孕无留着之虞,何而生产艰难不顺哉!

榆白皮散(4)

【方源】《医方类聚》卷一三三引《经验良方》。

【组成】 榆白皮15克,瞿麦、甘草各21克。

【用法】 上药研为细末。每次6克,热水调下。

【主治】 诸淋,水道涩痛。

【加减】 血淋,加蒲黄,热汤服。

酪酥煎丸

【方源】《外台秘要》卷三引《深师方》。

【组成】 酪酥、蜜各90克,大青30克。

【用法】 合煎3沸。稍稍敷口。以愈为度。

【主治】 天行热盛,口中生疮。

鼓皮汤

【方源】 方出《太平圣惠方》卷八十八,名见《圣济总录》卷一七七。

【组成】 败鼓皮(炙令黄,锉)21克,苦参(锉)30克,蘘荷根30克。

【用法】 上药研为粗散。每次3克,水煎,去渣温服,1日3~4次。

【主治】 小儿中蛊毒。腹内如石,面目青黄,小便淋沥,变易无常。

蒜 酒

【方源】《圣济总录》卷八十四。

【组成】 蒜(去心,切,炒)20克,桃仁(去皮尖双仁,炒,研)10克,豉(炒香)10克。

【用法】 以生绢袋盛,纳净瓷瓮中,用好酒浸,密封头,春夏3日,秋冬7日。初服30毫升,加至

60 毫升,量性饮之,1 日 3～4 次,常令有酒色。

【主治】 初觉似有脚气。

蒜 煎

【方源】 《外台秘要》卷三十一引《广济方》。

【组成】 剥蒜 200 克,牛乳 500 克,牛膝(末)120 克。

【用法】 上以蒜纳牛乳中煎之,候蒜消尽,搅勿住手,下牛膝末,煎成于器中贮之。每次 30 克,食前以酒和服。

【主治】 冷气。

【宜忌】 忌羊血。

蒜连丸

【方源】 《魏氏家藏方》卷七。

【组成】 黄连 30 克(去须,锉,用茱萸 30 克同炒,去茱萸)。

【用法】 上药研为细末,独头大蒜湿纸裹煨熟,研烂,搜黄连为丸,如梧桐子大。每次 30 丸,食前米饮送下。

【主治】 脏腑虚滑。

蒜肚丸

【方源】 《风痨臌膈四大证治》。

【组成】 猪肚 1 个,大蒜头 10 个,砂仁 30 克。

【用法】 上药入肚中,以线缝好,煮至肚烂为度,服之。泄气即愈。

【主治】 单腹胀,肠覃属气实者。

蓝花酒

【方源】 《仙拈集》卷一。

【组成】 靛花 9 克,酒 50 毫升,鸡子清 1 个。

【用法】 搅匀,服下。

【主治】 大头疫。

蓝机圣矾脑膏

【方源】 《普济方》卷四十四引《江阴方》。

【组成】 肉桂、附子、半夏各等份(并生用)。

【用法】 上以姜汁调膏。贴之。

【主治】 两额角并头顶痛。

蓖麻膏

【方源】 《经验广集》卷四。

【组成】 沥青 30 克,蓖麻 49 粒,苦杏仁(去皮尖)13 粒。

【用法】 上共捣,自然粘软成膏。贴之。

【主治】 鼠疮,不拘已破未破。

蓬术散

【方源】 《妇科玉尺》卷一。

【组成】 蓬术、干漆、核桃。

【用法】 上药研为末。酒调下。

【主治】 妇人血气游走。

蓬莪汤

【方源】 《普济方》卷三一一。

【组成】 莪术 15 克,没药 30 克,当归 45 克(一方无没药)。

【用法】 上药研为粗末。每次 6 克,水煎,去渣温服,1 日 3 次。若为细末,热酒调下亦得。

【主治】 伤仆疼痛。

蓬莪散

【方源】 《鸡峰普济方》卷十。

【组成】 蓬莪术、小茴香、生茶各等份。

【用法】 上药研为细末。每次 6 克,加盐、葱白各 6 克,水煎,空心和滓温服。

【主治】 小便暴不通。

蓬莪术散

【方源】 《圣济总录》卷七十三。

【组成】 蓬莪术(煨,锉)、附子(炮裂,去皮脐)各 15 克,白胡椒 7.5 克。

【用法】 上药研为散。每次 1.5 克,醋汤调下,不拘时候。

【主治】 癖气发歇冲心,疼痛不知人。

蒺藜丸

【方源】 《医略六书》卷二十四。

【组成】 蒺藜(去刺,炒)90 克,乌头(姜汁炮)30 克,栀子(姜汁炒)60 克。

【用法】 上药研为末,淡盐水捣为丸。每次 9 克,沸汤送下。

【主治】 寒束湿热疝痛,脉弦数者。

【方论】 寒束湿热之邪,闭遏经气,不能统运其流行之机,故邪结成疝,小腹疼痛不止焉。蒺藜疏厥阴之经,乌头逐外束之寒,栀子清内蕴湿热也。盐水丸,沸汤下,使湿热并化,则经气清和,而寒邪无不外解,疝气无不内消,何疼痛之不除哉？此分解之剂,为寒束湿热疝痛之专方。

蒺藜汤

【方源】《圣济总录》卷九十四。

【组成】 蒺藜(炒,去角)、附子(炮裂,去皮脐)、山栀子仁各30克。

【用法】 上药研为散。每次15克,水煎,去渣,食前温服。

【主治】 阴疝。

蒲公散

【方源】《古今医鉴》卷九。

【组成】 蒲公英(净,炒)120克,血余炭(洗净)120克,青盐(研)120克。

【用法】 用瓷罐盛蒲公英1层,血余炭1层,青盐1层,盐泥封固,腌(春、秋5日,夏3日,冬7日),桑柴火煅令烟尽为度,候冷取出,碾为末。每次3克,清晨酒调服。

【功用】 乌须生发。

蒲灰酒

【方源】《医林纂要探源》卷十。

【组成】 旧蒲包(烧灰存性,包盐者为妙)、蚯蚓泥、砂糖。

【用法】 和酒调下。

【主治】 刑伤,杖伤。

蒲桃浆

【方源】《养老奉亲书》。

【组成】 蒲桃汁、藕汁各100毫升,白蜜30毫升。

【用法】 上相合,微火温,三沸即止,空腹服50毫升,食后服50毫升,常服殊效。

【主治】 老人五淋秘涩,小便紧痛,膈闷不利者。

蒲黄汤

【方源】《普济方》卷二一一。

【组成】 干姜、雀粪、蒲黄各15克。

【用法】 上药研为末。用软饭为丸,如梧桐子大。每次10丸,以粥饮送下,不拘时候。

【主治】 赤白下痢。

蒲黄酒

【方源】《外台秘要》卷二十引《范汪方》。

【组成】 蒲黄、小豆、大豆各30克。

【用法】 以清酒煮取300毫升,去豆,分3次服。

【主治】 风虚水气,通身肿,亦治暴肿。

蒲黄散(1)

【方源】《外台秘要》卷二十五引《深师方》。

【组成】 蒲黄45克,当归30克,鹿茸(烧)1枚。

【用法】 上药研为散。每次3克,食前饮调下,1日3次。

【主治】 ①《外台秘要》引《深师方》:卒下血。
②《备急千金要方》:妇人漏下不止。

蒲黄散(2)

【方源】《医心方》卷十二引《深师方》。

【组成】 甘草、干姜、蒲黄各9克。

【用法】 上药研为末。每次6克,酒调下,1日3次。

【主治】 卒下血。

蒲黄散(3)

【方源】《医心方》卷七引《令李方》。

【组成】 蒲黄、桐皮、甘草各60克。

【用法】 上药研为末。粉创上。

【主治】 阴蚀疮。

蒲黄散(4)

【方源】《千金翼方》卷二十。

【组成】 蒲黄300克,当归、肉桂各60克。

【用法】 上药研为散。每次3克,酒调下,日3次夜1次。

【主治】 被打,腹中有淤血。

蒲黄散(5)

【方源】《太平圣惠方》卷八十九。

【组成】　蒲黄、露蜂房(微炙)各 7.5 克,白鱼 3 克。

【用法】　上药研为末。每用少许,酒调,敷重舌口中疮上,1 日 3 次。

【主治】　小儿重舌,口中生疮涎出。

蒲黄散(6)

【方源】　《圣济总录》卷一五一。

【组成】　蒲黄、毡灰、炒面各 15 克。

【用法】　上药研为细散。每次 6 克,煎地黄酒调下。

【主治】　妇人月水久不绝。

蒲黄散(7)

【方源】　《普济方》卷三二九。

【组成】　补骨脂(炒黄)、蒲黄(炒)、千年石灰(炒黄)各等份。

【用法】　上药研为细末。每次 9 克,空心用热酒调服。

【主治】　妇人血海崩。

蒲黄散(8)

【方源】　《世医得效方》卷六。

【组成】　生姜自然汁 30~60 克,鸭蛋(打碎,入姜汁内搅匀)1 个,蒲黄 9 克。

【用法】　合煎,入蒲黄煎 5~7 沸,空腹温服。

【主治】　妇人胎前产后赤白痢。

蒲黄散(9)

【方源】　《中国接骨图说》。

【组成】　马鞭草、蒲黄、乌头各 12 克。

【用法】　上入无灰酒或霹雳酒炼为泥。涂患处,以绢或纸覆之,用火针熨其上。

【主治】　骨节疼痛。

蒲黄膏

【方源】　《中医皮肤病学简编》。

【组成】　鲜蒲公英(洗净,捣泥状)125 克,雄黄 10 克,冰片 3 克。

【用法】　上药混合均匀。外用。

【主治】　急性炎症非化脓期及淋巴腺结核。

【宜忌】　药物保存时间,不要超过 24 小时。

蒸脐补气散

【方源】　《内外科百病验方大全》。

【组成】　五灵脂、夜明砂、白矾各 30 克。

【用法】　上药研为细末,分为 4 包,存贮听用。每逢春分、秋分、夏至、冬至先一日,避风,用温水将脐眼洗净,纳麝香 0.15 克于脐内,将蒸面为圈,烘微温安脐上,药 1 包铺圈内,以蕲艾绒做团放药末上,用香火烧燃,烧完用荞面做饼如圈大(如无荞麦,麦粉亦可)盖圈上,俟药冷,缓缓取下。久久行之,不可间断,受益无穷。

【主治】　气虚体倦,肚腹畏寒,下元虚冷。

【宜忌】　忌茶 7 日。

禁鼠丹

【方源】　《洞天奥旨》卷十三。

【组成】　猫粪 3 克,轻粉 0.3 克,三七根 1.5 克。

【用法】　上各焙干,为细末。填满疮口,即结靥而愈。

【主治】　鼠啮疮。

硼砂散(1)

【方源】　《圣济总录》卷一八〇。

【组成】　硼砂(研)、矾蝴蝶(研)、密陀僧(研)各 1.5 克。

【用法】　上用生蜜 120 克,与药同熬紫色,以新水冰冷,瓷合盛。每用以鸡翎敷之。

【主治】　小儿口疮。

硼砂散(2)

【方源】　《普济方》卷三六一。

【组成】　硼砂、豆粉、朱砂各等份。

【用法】　上药研为末。掺口中。

【主治】　小儿变蒸,生口疮。

感应丸

【方源】　《普济方》卷一七二。

【组成】　苦杏仁(生)、巴豆(去皮)、晋大枣(去核)。

【用法】　大枣中装巴豆 2 个,同苦杏仁纸裹,水蘸湿,烧熟,捣烂为丸,如绿豆大,用油单纸包裹备用。每次 5～7 丸,空心送下。

【主治】 积聚,宿食不消。

雷丸散

【方源】 《外台秘要》卷二十三引《古今录验》。

【组成】 雷丸、肉桂、牡蛎(熬)各 1.5 克。

【用法】 上药研为末。粉身,每日 3 次。

【功用】 止汗。

【主治】 热汗。

雷金散

【方源】 《卫生宝鉴》卷十四。

【组成】 雷丸末 2.4 克,郁金末 2.1 克,黑牵牛子末 4.5 克。

【用法】 上药研为末。每次 3 克,用时以生油调下,饭压之。

【主治】 诸虫。

雷火神针

【方源】 《外科正宗》卷三。

【组成】 蕲艾 9 克,丁香 1.5 克,麝香 0.6 克。

【用法】 药与蕲艾揉和,先将夹纸作筒,如指粗大,用艾药灌入筒内垒实。临用以肖山纸 7 层平放患处,将针点着一头,对患处隔纸捺实,待不痛方起针,病甚者再针 1 次。7 日后火疮大发,自取功效。

【主治】 风寒湿毒袭于经络为患,漫肿无头,皮色不变,筋骨疼痛,起坐艰难,不得安卧。

搐鼻方

【方源】 《世医得效方》卷十七。

【组成】 雄黄、没药各 3 克,乳香 1.5 克。

【用法】 上药研为末。每用少许,如左侧痛,搐入左鼻,又吹入左耳;如右侧痛,搐右鼻,吹入右耳。

【主治】 牙痛。

搐鼻药

【方源】 《普济方》卷三七四。

【组成】 蜈蚣(赤脚全头者)1 条,蝎梢 4 尾,僵蚕(直者,去嘴,生用)7 个。

【用法】 上药研为细末。用鹅毛管吹入鼻中,取嚏。

【主治】 小儿惊风。

搐鼻散

【方源】 《济阳纲目》卷一○二。

【组成】 细辛(去叶)、皂角(去皮弦)各 30 克,半夏(生用)15 克。

【用法】 上药研为极细末,瓷瓶收贮,勿泄气。每用 3～6 克,吹入鼻孔中取嚏。

【主治】 ①《医学心悟》:魇梦不醒。

②《医钞类编》:缢死、压死、中恶。

③《喉证指南》:诸喉证,牙关紧急,不省人事。

搐鼻碧云散

【方源】 《原机启微》卷下。

【组成】 鹅不食草 6 克,青黛、川芎各 3 克。

【用法】 上药研为细末。先噙水满口,每用如米许,搐入鼻内,以泪出为度,不拘时候。

【主治】 ①《原机启微》:眼目肿胀红赤,昏暗羞明,瘾涩疼痛,风痒鼻塞,头痛脑酸,外翳攀睛,眵泪稠黏。

②《外科正宗》:结毒入于巅顶,以致头痛胀痛如破者。

【方论】 ①《原机启微》:以鹅不食草解毒为君;青黛去热为佐;川芎大辛,除邪破留为使。升透之药也,大抵如开锅盖法,常欲使邪毒不闭,令有出路。然力少而锐,搐之随效,宜常搐以聚其力,诸目病俱可用。

②《成方便读》:青黛、川芎清肝火而疏肝郁,鹅不食草能开肺而取嚏。用治肺之药,吹入肺之窍,使金令下行,肝邪自愈,翳障自除耳。

暖阳汤

【方源】 《辨证录》卷九。

【组成】 白术、肉苁蓉各 30 克,附子 3 克。

【用法】 水煎服。

【主治】 大便秘结。

暖脏丸

【方源】 《魏氏家藏方》卷七。

【组成】 吴茱萸、黄连各等份。

【用法】 上药研为细末,用大蒜头煨熟,研烂为丸,如梧桐子大。每次 30 丸,空腹、食前米饮送下。

【主治】 泻痢。

暖脐膏

【方源】 《外台寿世》卷一。

【组成】 香油 500 毫升,生姜(切片)500 克,黄丹(飞过)240 克。

【用法】 熬膏,摊布。加红药丸贴脐上。

【主治】 水泻、白痢。

【宜忌】 孕妇忌贴。

【备考】 红药丸用硫黄 9 克,母丁香 3 克,麝香 1 克,独蒜数枚捣如泥,研匀为丸,如桐子大,飞朱砂为衣。

蜈蚣散

【方源】 《保命集》卷中。

【组成】 蜈蚣 1 对,鳔 9 克,左蟠龙(炒,烟尽为度。野鸽粪是也)15 克。

【用法】 上药研为细末。每次 3 克,清酒调下。次当下之。

【主治】 破伤风。

【宜忌】 但有里证不可服。

蜗牛膏(1)

【方源】 《奇效良方》卷五十一。

【组成】 蜗牛 1 枚,冰片、麝香各少许。

【用法】 上同研烂,用瓷盒盛,次早取汁。外敷疮上。

【功用】 《医学入门》:止痛消肿。

【主治】 痔。

蜗牛膏(2)

【方源】 《摄生众妙方》卷七。

【组成】 冰片 0.5 克,熊胆 1 克,蜗牛(大者)(去壳研烂)1 个。

【用法】 上共研成膏。入水 1～2 滴,涂患处。

【主治】 痔。

【宜忌】 忌酒及动风发物。

蜂房汤

【方源】 《圣济总录》卷一二〇。

【组成】 蜂房(炙,劈碎)1 枚,豉 49 粒,花椒(去目并合口者)14 粒。

【用法】 水煎,去渣,热含冷吐。若齿龈肿者尤效。

【主治】 牙痛有虫。

蜣螂丸

【方源】 《太平圣惠方》卷六十。

【组成】 蜣螂(5 月 5 日收,去足翅,微炙,捣末)7 枚,新牛粪 15 克,好肥羊肉(炒令香)30 克。

【用法】 上捣如膏,为丸如莲子大。用时炙令热,以新绵薄裹,纳肛门中。经半日,少吃饭即大便中虫俱出。

【主治】 肛门痒,或出脓血,傍有虫生孔窍内。

蜀椒汤(1)

【方源】 《圣济总录》卷一一九。

【组成】 花椒(去目并闭口,炒出汗)、盐(研)、土蜂房各 9 克。

【用法】 上药研为粗末。每次 15 克,入葱白少许拍破,水煎,热漱冷吐,1 日 3～5 次。

【主治】 牙齿疼痛。

蜀椒汤(2)

【方源】 《圣济总录》卷一二〇。

【组成】 花椒(去目并闭口者)、肉桂(去粗皮)各 30 克,白矾(烧灰)15 克。

【用法】 上药研为粗末。每次 9 克,水煎,去渣,热含冷吐,以愈为度。

【主治】 龋痛。

蜀漆散

【方源】 《金匮要略》卷上。

【组成】 蜀漆(洗去腥)、云母(烧 2 日夜)、龙骨各等份。

【用法】 上药研为散。未发前以浆水调下 1.5 克,临发时服 3 克。

【主治】 牡疟,疟多寒者。

【方论】 ①《医方考》:病源于顽痰癥瘕者,此方主之。顽痰乃至阴所化,癥瘕乃凝结之阴,故令人有寒无热。蜀漆、云母、龙骨既经烧炼,则味涩而辛热,味涩可以固既脱之阳,辛热可以消固结之阴。

仲景治火劫亡阳之证,于桂枝汤去白芍加蜀漆、龙骨辈,名曰救逆汤,是二物之为纯阳可知。云母烧二日夜,则寒性亦去而纯阳矣,宜仲景之用之也。

②《金匮玉函经二注》:心者牡脏也,邪在心而成疟,故曰牡疟。何以言之?心肺居上,阳也,而心乃阳中之阳,今邪气结伏心下,则心虚。《内经》曰:心虚者,热收于内,则阳气不行于外,故外寒。积聚津液以成痰,是以牡疟反多寒也。用蜀漆和浆水以吐所结之痰邪;龙骨以疗气伏心下者;云母安脏补虚,以除内收之热。若夫温疟亦用是,少加蜀漆治者,亦为邪气结伏在心下,致伤气而不入于阴,反独盛在外,以成热而不寒,故亦以此去其所结也。

③《张氏医通》:蜀漆性升,上涌顽痰最速,云母性温,开发阴邪最猛,二味相须,较之常山,阳起石更捷。又恐涌泄太过,即以龙骨敛固其津,仍取龙性纯阳,同气相求,佐上药以发越阴分伏匿之邪,则牡疟之寒自已。

④《金匮要略心典》:疟多寒者,非真寒也。阳气为痰饮所遏,不得外出肌表,而但内伏心间。心,牡脏也,故名牡疟。蜀漆能吐疟痰,痰去则阳伸而寒愈;取云母、龙骨者,以蜀漆上越之猛,恐并动心中之神与气也。

⑤《古方选注》:《金匮要略》云牡疟,《外台秘要》曰牡疟,皆言心经之疟也。心为阴中之阳,邪气结伏于心下,心阳郁遏不舒,疟发寒多热少,不可谓其阴寒也。主之以蜀漆散,通心经之阳,开发伏气,而使营卫调和。蜀漆,常山苗也,苗性轻扬,生用能吐;云母在土中,蒸地气上升而为云,故能入阴分,逐邪外出于表;然邪气久留心主之宫城,恐逐邪涌吐,内乱神明,故佐以龙骨镇心宁神,则吐法转为和法矣。

【加减】　温疟,加蜀漆6克。

蜀葵花散

【方源】　《普济方》卷三〇七。

【组成】　雄黄6克,李子仁3克,蜀葵花叶(五月五日午时采)1.5克。

【用法】　上药研为末。先用针于蝎伤痛处拨,再用药搽之。

【主治】　蝎子咬。

锡灰膏

【方源】　《疡医大全》卷十九。

【组成】　锡灰(筛取细者)7.5克,轻粉4.5克,葱白1根。

【用法】　上药同生犍猪油(去皮、膜)捣膏。搽疮上。

【主治】　马蚁窝,血疯疮,痒极不可忍者。

锦节丸

【方源】　《济生方》卷二。

【组成】　真锦灰、藕节灰各15克,滴乳香(别研)3克。

【用法】　上药研为细末,炼蜜为丸,如龙眼大。每次1丸,食后及临卧嚼化。

【主治】　咯血,呕血。

锦琥汤

【方源】　《首批国家级名老中医效验秘方精选》。

【组成】　大黄(锦纹)、半夏各10～15克,琥珀5～15克。

【用法】　大黄、半夏水煎成200毫升,用100毫升冲琥珀5～10克,1次服完,每日早晚各服1次。初用本方,药量从轻到重,因人而异,服用前3剂时大黄用量10克,病人服药后,大便每日不超过2次,大黄可用到15克。个别患者服药后有轻度腹痛,不用停药,2日后腹痛可自行缓解。

【主治】　慢性前列腺炎。

锭子疮药

【方源】　《青囊秘传》。

【组成】　尖槟30克,西丁、皮消各15克。

【用法】　上药研为末。吐涎放手掌心,搓之作锭用。

【主治】　疗疮。

催生如意丹

【方源】　《救产全书》。

【组成】　明乳香末3克,鸡蛋清1个,人参6克。

【用法】　人参煎汁,滚汤冲入乳香末、鸡蛋清碗内,用筷急搅均匀,乘热服之。

【主治】　将产胞衣水破后,腰腹并痛,阵阵紧急者。

愈风汤

【方源】　《小儿卫生总微论方》卷六。

【组成】　香附(炒,揉去毛)、川芎、羌活(去芦)各等份。

【用法】　上药研为细末。每次 3 克,入酒 2 滴,水煎,温服,急者汤酒调服。

【主治】　小儿中风,瘛困不省。

愈肝丸

【方源】　《部颁标准》。

【组成】　当药 1000 克,茵陈 800 克,黄芩 5 克,维生素 C 10 克。

【用法】　上药制成片剂。口服,每次 5 片,1 日 3 次。

【功用】　利湿退黄,恢复肝功能。

【主治】　急性黄疸型肝炎和急性无黄疸型肝炎。

愈哕汤

【方源】　《普济方》卷一三八。

【组成】　香附(炒)90 克,陈皮、生姜(切)各 30 克。

【用法】　水煮,温服。

【主治】　伤寒下后哕者。

愈疸汤

【方源】　《仙拈集》卷一。

【组成】　地骨皮 90 克,砂仁 30 克,黑枣(砂仁藏内)120 克。

【用法】　分为 4 剂。水煎,露 1 宿,五更热服。深者 3 帖必效。

【主治】　黄疸。

鼠屎汤

【方源】　《外台秘要》卷二引崔氏方。

【组成】　栀子(擘)14 枚,豉 15 克,鼠屎(两头尖者)27 枚。

【用法】　水煎,去渣顿服。

【主治】　伤寒劳复。

鼠脂方

【方源】　《太平圣惠方》卷三十六。

【组成】　鼠脂 15 克,青盐 3 克,地龙(系头捻取汁)1 条。

【用法】　以鼠脂、地龙汁调青盐,温过绵蘸之,即侧卧,捻滴耳中。

【主治】　久聋,二三十年不愈者。

鼠粘子散

【方源】　《普济方》卷六十三。

【组成】　鼠粘子(铫子内以文武火隔纸炒令香为度)30 克,甘草 7.5 克,荆芥 15 克。

【用法】　上药研为细末。每次 3 克,水煎令沸,去渣温服。

【功用】　大调胸膈。

【主治】　上焦壅热,咽膈肿痛不利。

馏水石膏饮

【方源】　《医学衷中参西录》上册。

【组成】　生石膏(轧细)60 克,甘草 9 克,麻黄 6 克。

【用法】　上用蒸汽水(僻处若无汽水,可用甘澜水代之)煎,分 6 次温服。前 3 次,1 小时服 1 次,后 3 次,1 个半小时服 1 次。病愈则停服,不必尽剂,下焦觉凉者,亦宜停服。

【主治】　胸中先有蕴热,又受外感,胸中烦闷异常,喘息迫促,其脉浮洪有力,按之未实,舌苔白而未黄者。

【方论】　此方取汽水轻浮之力,能引石膏上升,以解胸中之烦热;甘草甘缓之性,能逗留石膏不使下趋,以专其上行之力;少佐麻黄解散太阳之余邪,兼借以泻肺定喘,而胸中满闷可除。

腻香散

【方源】　《普济方》二九九引《旅舍方》。

【组成】　黄柏(蜜炙)3 克,腻粉、麝香各少许。

【用法】　上研匀。贴之,1 日 3 次。

【主治】　口舌唇吻等疮。

腻粉散

【方源】　《御药院方》卷八。

【组成】　腻粉 6 克,藜芦 15 克、狼毒末 9 克。

【用法】　上药拌匀。用于擦患处。

【主治】　皮肤受风邪,发作痒痛诸疮。

腻粉膏

【方源】　《圣济总录》卷一一〇。

【组成】　腻粉、水银、粉霜各 6 克。

【用法】　用瓷钵令男子溺 60 后,用桃子内铺纸一层,衬三味药,以湿纸罩桃面,中心留一窍,如指大,以前瓷钵复之。用湿纸封缝,更以湿沙厚拥四面,钵上置水一盏,慢火熬,候干冷取钵,扫取水银。令患者就病目卧,取药半豆大,纳在耳中,少时目痒揉之,翳随手落。

【主治】　痘疮入目生翳,累治不效者。

腹痛煎

【方源】　《仙拈集》卷三。

【组成】　木通、白芍、五灵脂(炒)各等份。

【用法】　每次 15 克,水醋各半煎,温服。

【主治】　妇人脐腹疼痛。

解表汤

【方源】　《圣济总录》卷二十二。

【组成】　甘草(炙,锉)、黑豆各 60 克,生姜 75 克。

【用法】　上药研为散。每次 15 克,水煎,去渣顿服。厚衣盖复出汗。

【主治】　初得伤寒时气,壮热头痛。

解毒丹

【方源】　《药奁启秘》。

【组成】　青黛、黄柏各 6 克,熟石膏 60 克。

【用法】　上药研为末。麻油调敷。

【主治】　湿疮痒痛红肿。

解毒汤(1)

【方源】　《小儿痘疹方论》。

【组成】　黄连 1 克,金银花、连翘各 1.5 克。

【用法】　水煎服。

【主治】　小儿一切热毒肿痛,或风热侵犯脾胃,肌肤瘙痒。

解毒汤(2)

【方源】　《痘治理辨》。

【组成】　荆芥、甘草、鼠粘子。

【用法】　加生姜 1 片,水煎服。

【主治】　痘症十四日前后。

解毒散(1)

【方源】　《良朋汇集》卷五。

【组成】　川乌、草乌、藤黄各等份。

【用法】　上药研为末。用醋调,搽患处。

【主治】　无名肿毒疮。

解毒散(2)

【方源】　《外科证治全书》卷五。

【组成】　白矾 120 克,雄黄 30 克,贯众 60 克。

【用法】　上药研为细末。和滚水,待温洗之。后用集芳散。

【主治】　一切痈疽溃久恶腐甚者。

解热方

【方源】　《仁斋直指方论》卷二十二。

【组成】　小黑豆 60 克,紫苏叶 1 茎,姜 7 片。

【用法】　上细锉。煎汤,食后服。

【主治】　瘰疬四畔红肿多汁,属热证者。

解魅丹

【方源】　《辨证录》卷十。

【组成】　白矾 6 克,甘草、藜芦各 3 克。

【用法】　水煎,执病人灌之。

【主治】　火热在胃,致发狂症,裸体瞠目,大诟且怯人,不使近医,药治之即倾于地,无可如何。

解心痛片

【方源】　《部颁标准》。

【组成】　瓜蒌 360 克,香附、淫羊藿各 180 克。

【用法】　上药制成片剂。口服,每次 6~8 片,1 日 3 次。

【功用】　宽胸理气,通脉止痛。

【主治】　治疗冠心病,胸闷,心绞痛。

解毒仙草

【方源】　《疡医大全》卷三十四。

【组成】　金银花嫩枝叶。

【用法】　每年二、三月金银花未曾起花时采取嫩枝叶,即放篮内盖住,不可见太阳,携回挂风头阴干,用时以纸包置杯中,俟燥研细。每次 3 克,加黑铅 3 克,土茯苓(打碎)240 克,水煎服,每日早、午、晚各 1 次。

【主治】　杨梅结毒。

【宜忌】　宜食瓜子、花生、茶、醋、公鸡、鲤鱼、猪首、牛羊肉、虾子。

解酒化毒丹

【方源】　《古今医鉴》卷四。

【组成】　白滑石(水飞)1 片,葛根、大甘草各 90 克。

【用法】　上药研为末。每次 9 克,不拘时候以冷水调下,1 日 2～3 次。

【主治】　饮酒过多,遍身发热,口干烦渴,小便赤少。

解散甘草汤

【方源】　《医心方》卷二十引《深师方》。

【组成】　甘草 45 克,茯苓、生姜各 30 克。

【用法】　水煎,分 3 次服。

【主治】　服石散发,烦闷不解。

新三妙散

【方源】　《赵炳南临床经验集》。

【组成】　黄柏面 300 克,寒水石面 150 克,青黛面 30 克。

【用法】　上和匀,直接撒布,或用鲜芦荟蘸搽,或用植物油调成糊状外用。

【功用】　除湿清热,解毒止痒。

【主治】　急性湿疹、婴儿湿疹、过敏性皮炎、脓疱病。

新备急丸

【方源】　《古今名方》引金如寿经验方。

【组成】　巴豆霜 80 毫克,生大黄末 80 毫克,生黄连末 140 克。

【用法】　共和匀,装入肠溶胶囊,每粒 0.3 克,每次 2～3 粒,温开水送下,1 日 1 次。一定要用温开水送下,服药后 4 小时未排便的,再服 1 次。如体温过高,可用金银花 30 克煎水,待冷却后送服本丸。

【功用】　通里峻下,清热解毒。

【主治】　各种类型阑尾炎,尤其是急性单纯性阑尾炎(瘀滞型)、急性蜂窝织炎、阑尾炎(蕴热型)。

新定白术汤

【方源】　《医学从众录》卷六。

【组成】　白术、杜仲(生用)各 15～30 克,附子 6～9 克。

【用法】　水煎,空腹服。

【主治】　腰痛而重,诸药不效者。

【加减】　脉沉而微,口中和,加肉桂 3 克;脉沉而数,口中热,去附子,加黄柏 3 克。

慎火草散

【方源】　《太平圣惠方》卷九十一。

【组成】　慎火草、紫葛根(锉)、硝石各 15 克。

【用法】　上药研为细散,用冷水调涂之,干即再涂,以愈为度。

【主治】　小儿一切丹。

煨肾散

【方源】　《御药院方》卷六。

【组成】　甘遂(生)15 克,木香 30 克。

【用法】　上药研为细末,每次用药 6 克,以猪腰子 1 只,薄劈开,去筋膜,掺药在内淹匀,用荷叶裹定,外用湿纸包,以麻缕缠定,更用水蘸过,干湿得所,于文武火内煨熟,纸干为度,临卧细嚼,少用温酒送下。当下黄水。

【主治】　肾经积水不散,流于经络,腿膝挛急肿闷,往来疼痛。

粳酥粥

【方源】　《圣济总录》卷一九〇。

【组成】　真酥 90 克,芜荑仁(微炒,别捣末)10.5 克。

【用法】　上先取白粳米半升净淘,以水多少煮粥,候熟下酥,并芜荑末搅匀。

【主治】　久淋不愈。

溻痒汤

【方源】　《外科医镜》。

【组成】　蛇床子 30 克,川椒、白矾各 9 克。

【用法】　水煎,乘热熏之,温则洗之,数日即愈。

【主治】　妇人阴蚀疮。

溺绿散

【方源】　《济阳纲目》卷一〇七。

【组成】　溺垢(即妇人尿桶中白垢,火煅)3克,铜绿1克,麝香0.5克。

【用法】　上药研为末。敷之。

【主治】　小儿走马牙疳。

塞耳丸(1)

【方源】　《外台秘要》卷二十二引《广济方》。

【组成】　巴豆2枚(去皮,熬),桃仁(去皮,熬)2枚,松脂大豆许。

【用法】　上药捣,做2丸。绵裹塞耳中。

【主治】　耳鸣。

塞耳丸(2)

【方源】　《仙拈集》卷一。

【组成】　蜘蛛(大者1个,小者3个),人言3克,黑豆49枚。

【用法】　上药研为末,滴水为丸,如豌豆大。先夜以1丸献于北斗下,次早纸裹塞耳中,男左女右。

【主治】　疟疾。

塞鼻瓜蒂散

【方源】　《太平圣惠方》卷三十七。

【组成】　瓜蒂、藜芦各10克。

【用法】　上药研为细散。每次1.5克,用狗胆汁和,绵裹,塞于鼻中,1日3次。

【主治】　鼻塞不闻香臭。

辟疫丹

【方源】　《赤水玄珠》卷一。

【组成】　雄黄末30克,麝香1.5克。

【用法】　用黑枣肉捣为丸,如枣核大,朱砂为衣。绵包,塞入鼻中,男左女右,入病家不染疫气。

【功用】　预防瘟疫。

辟秽丹

【方源】　《医方类聚》卷一六九引《经验良方》。

【组成】　细辛15克,甘松30克,川芎60克。

【用法】　上药研为细末,水为丸,如弹子大,久窨为妙。每烧1丸。加麝香少许尤好,无亦可。

【功用】　辟秽气。

辟瘟丹

【方源】　《回生集》卷上。

【组成】　大枣1000克,茵陈(切碎)240克,大黄(切片)240克。

【用法】　诸药合为锭,每晨焚之。

【功用】　却时症瘟气。

辟瘟汤

【方源】　《圣济总录》卷三十三。

【组成】　甘草、大黄各6克,皂角3克(并生用)。

【用法】　水煎,去渣,空腹热服。至晚下恶物为效。

【主治】　时疫瘟疠。

十四画

稠黏。

碧云汤

【方源】　《扁鹊心书·神方》。

【组成】　荆芥60克,牛蒡子(炒)、真薄荷各30克。

【用法】　上药研为末。每次9克,食后茶送下。

【主治】　风痰上攻,头目昏眩,咽喉疼痛,涎涕

碧云膏

【方源】　《太平圣惠方》卷三十二。

【组成】　腊月猪脂(炮,去渣)150克,铜绿(细研)30克,腻粉15克。

【用法】　将药盛油瓷瓶内,以篦子搅令匀后,冷凝结为膏。每用先以热盐浆水洗眼后,涂大豆许

于赤烂处,1日3次。

【主治】　眼赤烂。

碧天丸

【方源】　《兰室秘藏》卷上。

【组成】　白矾6克,铜绿(研)21克,瓦粉(炒黑)30克。

【用法】　先研白矾、铜绿令细,旋旋入粉,同研匀,熟水和之,共为100丸。每次1丸,开水浸2~4小时,临卧洗至觉微涩为度,瞑目便睡。

【主治】　目疾累服寒凉药不愈,两眼蒸热,如火之熏,赤而不痛,满目红丝,血脉贯睛,督闷昏暗,羞明畏日,或上下睑赤烂,或冒风沙而内外眦皆破。

【宜忌】　此药治其标,若里实者不宜用。

碧玉散(1)

【方源】　《普济方》卷三八一。

【组成】　铜青9克,麝香、轻粉各0.5克。

【用法】　上药研为细末。手指捻药末,搽牙,临卧时用药贴在疮上。

【主治】　牙疳肿烂。

碧玉散(2)

【方源】　《医方类聚》卷七十五引《经验秘方》。

【组成】　腊月黑犍牛胆1枚,朴硝、白矾各等份。

【用法】　上研细,装胆内,挂房檐背阴处阴干,取出研细。以苇筒吹患处。

【主治】　双单乳蛾,咽喉极肿,气不能出,水不能下。

碧玉散(3)

【方源】　《袖珍方大全》卷三。

【组成】　铜绿、硼砂、白矾各等份。

【用法】　为细末。油调搽。

【主治】　癣。

碧玉散(4)

【方源】　《古今医统大全》卷八十一。

【组成】　青黛、黄柏末、滑石末各6克。

【用法】　以青黛调和如泥。用皂角刺挑去疮水,次敷药。

【主治】　天疱疮。

碧玉散(5)

【方源】　《外科证治全书》卷一。

【组成】　黄柏末、大枣(焙干存性,为末)各等份,白矾减半。

【用法】　上药研为细末。香油调敷。

【主治】　燕窝疮。生于下颏,初如粟如豆,色红热微痒痛,破津黄水,颇类黄水疮,但疙瘩如攒,属脾胃湿热者。

碧玉散(6)

【方源】　《外科证治全书》卷二。

【组成】　硼砂9克,胆矾、冰片各21克。

【用法】　上药研为细末。用时以箸头蘸点患处。

【主治】　喉瘤。形如圆眼核大,红丝相裹,或单或双,生于喉旁,亦有顶大蒂小者,属肝胆郁怒郁热而成。

碧霞丹

【方源】　《儒门事亲》卷十五。

【组成】　铜绿、白土、芒硝各等份。

【用法】　上药研为末,丸如皂子大。每用1丸,开水研化,洗之。

【主治】　赤眼暴发,赤瞎。

碧霞膏

【方源】　《医方类聚》卷七十引《施圆端效方》。

【组成】　黄丹60克,白矾30克,净蜜250毫升。

【用法】　上先将黄丹炒紫色,入白矾,蜜内熬紫色,入水再煎稀稠合宜,瓷器内盛。每用15克,开水化开,热洗眼,冷即再温再洗。

【主治】　赤眼肿痛,生疮,一切目疾。

碧霞挺子

【方源】　《活法机要》。

【组成】　铜绿30克,白硇砂6克,蟾酥3克。

【用法】　上药研为细末,烧饭和作挺子。每用刺不觉痛者,须刺血出,方按药在内,以膏贴之。

【主治】　恶疮透了不觉疼痛者。

碧玉通神散

【方源】　《普济方》卷三六五。

【组成】　黄柏(蜜涂炙,取末)15克,青黛0.3克,冰片少许。

【用法】　上和匀。候儿睡着,干撒口中及置舌下咽之。

【主治】　口疮。

熬漆丸

【方源】　《圣济总录》卷九十九。

【组成】　好漆、醇酒、白蜜各100克。

【用法】　于铜器中和匀,微火熬令可丸,如鸡头大。每次1丸,宿勿食,空腹温酒送下,虫未下再服。

【主治】　蛲虫在胃,令人渐羸。

榼藤子丸

【方源】　《圣济总录》卷一四二。

【组成】　榼藤子15克,威灵仙(拣净,锉碎,水淘洗过,焙干)、大黄(煨过)各60克。

【用法】　上药研为末,炼蜜为丸,如梧桐子大。每次30丸,空腹、食前温米饮送下。

【主治】　肠痔。下部肿痛,便血后重,坐卧不安。

槟半丸

【方源】　《不居集》上集卷二十六。

【组成】　半夏30克,槟榔、雄黄各9克。

【用法】　上为丸,如鸡头大。每次20丸,开水送服。

【主治】　薄薄欲吐,恶心欲倒。

槟黄丸

【方源】　《顾松园医镜》卷十四。

【组成】　鸡心槟榔、雄黄、绿矾各等份。

【用法】　上药研为末,饭为丸,如米大。每次3～9克,空腹开水送服。

【主治】　胃脘心腹因虫作痛,痛有休止,面生白斑,或吐清水,淡食而饥则痛,厚味而饱则安。

槟榔丸

【方源】　《圣济总录》卷一二五。

【组成】　槟榔(锉)、海藻(洗去咸,焙)、昆布(洗去咸,焙)各90克。

【用法】　上药研为末,炼蜜为丸,如弹子大。每次1丸,含化。

【主治】　瘿病,咽喉肿塞。

槟榔汤(1)

【方源】　《圣济总录》卷八十二。

【组成】　槟榔(锉)60克,桑白皮90克,黑豆15克。

【用法】　上药研为粗末。每次15克,水煎,去渣温服,日3夜1次。

【主治】　湿毒脚气,肿满,小便少。

槟榔汤(2)

【方源】　《圣济总录》卷九十九。

【组成】　槟榔(为粗末)14枚,薤白(细切)、盐豉各9克。

【用法】　水煎,去渣,分3次服,隔宿勿食,次日早晨空腹服。

【主治】　寸白虫。

槟榔汤(3)

【方源】　《医学入门》卷四。

【组成】　槟榔、枳壳各等份,黄连少许。

【用法】　水煎,温服。

【主治】　结胸痞气未成。

槟榔散(1)

【方源】　《太平圣惠方》卷四十五。

【组成】　槟榔30克,木香、小茴香子(微炒)各15克。

【用法】　上药研为散。每次9克,童子小便煎,去渣温服,不拘时候。

【主治】　脚气冲心,烦闷不识人。

槟榔散(2)

【方源】　《太平圣惠方》卷六十七。

【组成】　槟榔、黄连(去须)、木香各30克。

【用法】　上药研为细散。薄贴于疮上。

【功用】　长肉止痛,生肌。

【主治】　《太平惠民和剂局方》:痈疽疮疖脓溃之后,外触风寒,肿结硬,脓水清稀,出而不绝,内腠空虚,恶汁臭败,疮边干急,好肌不生及疔痔瘘恶疮,连滞不愈,下痓疮,浸溃不敛。

槟榔散(3)

【方源】《太平圣惠方》卷八十三。

【组成】 槟榔、厚朴(去粗皮,涂生姜汁炙令香熟)各15克,丁香7.5克。

【用法】 上药研为粗散。每次3克,水煎,去渣温服,不拘时候。

【主治】 小儿气不和,心腹胀满,不欲乳食。

槟榔散(4)

【方源】《圣济总录》卷八十三。

【组成】 槟榔(锉)5枚,大腹皮7枚,木香30克。

【用法】 大腹皮细锉,木香、槟榔各捣为末。每次以童子小便先煎大腹皮1枚,木香末6克,去渣,次下槟榔末9克,煎沸,和滓空心温服,1日2次。

【主治】 脚气水肿,渐变成水,心腹胀满,大小便不通,气急喘息。

槟榔散(5)

【方源】《圣济总录》卷九十九。

【组成】 石榴根(锉)、陈皮(汤浸,去白,焙)、桑根白皮各30克。

【用法】 上药研为细末。每次6克,水煎,去渣,五更初调生槟榔末,至天欲明不泻,至晓又一服。如虫母未下,再服,或泻不止,吃冷粥止之。

【主治】 寸白虫。

槟榔散(6)

【方源】《小儿卫生总微论方》卷十八。

【组成】 槟榔、铜绿、贝母各等份。

【用法】 上药研为细末。如患干口疮,生蜜调扫之;若患湿口疮,干掺。

【主治】 诸口疮。

槟榔散(7)

【方源】《保命集》卷中。

【组成】 槟榔6克,木香4.5克,轻粉少许。

【用法】 上药研为粗末。用荆黄汤调服。如为丸亦可,用水浸蒸饼为丸,如小豆大,每次20丸,

食后。

【主治】 暴吐,上焦气热所冲。

槟榔散(8)

【方源】《杨氏家藏方》卷二十。

【组成】 槟榔(鸡心者)、干漆(炒令烟出)各30克,石灰(火煅放冷)90克。

【用法】 上药研为细末。每次3克,用热汤调,放温服,不拘时候。

【主治】 虫动心痛。

槟榔煎

【方源】《圣济总录》卷九十九。

【组成】 槟榔(炮,锉)5枚,酸石榴根皮30克。

【用法】 先将槟榔为粗末,与石榴根各均分作3份,水煎,绞去渣,入粟米50克,煮如粥,平旦空腹顿吃。利下虫即效。

【主治】 蛔虫。

槟蜡散

【方源】《千金珍秘方选》。

【组成】 槟榔(晒干,研末)、黄蜡(研碎)、大麦粉各6克。

【用法】 上药研为末,和匀,用红糖拌吃。如脐凸腹软者不效。

【主治】 疳膨食积。

槟榔饼子

【方源】《普济方》卷三八六。

【组成】 槟榔7.5克,郁李仁(浸,去皮,微炒)15克。

【用法】 上药研为末。以大麦面30克,和做饼子,扒灰内煨熟。量儿大小与吃,以温水下之。即得通利气下也。

【主治】 小儿水气,四肢水肿,腹胁烦闷。

酸枣仁汤(1)

【方源】《圣济总录》卷三十一。

【组成】 酸枣仁(炒)90克,麦冬(去心,焙)60克,地骨皮(锉)30克。

【用法】 上药研为粗末。每次9克,加生姜3

片,水煎,去渣温服,不拘时候。

【主治】 伤寒后,虚烦不得眠睡,头目昏眩。

酸枣仁汤(2)

【方源】 方出《本草纲目》卷三十六引《简便方》,名见《万病回春》卷四。

【组成】 酸枣仁、人参、茯苓各等份。

【用法】 上药研为末。每次 3 克,米饮调下。

【主治】 ①《本草纲目》引《简便方》:睡中汗出。

②《万病回春》:多睡及不睡。

【备考】 本方用法,《万病回春》作:水煎服。如不要睡,即热服;如要睡,即冷服。

酸枣仁散

【方源】 《太平圣惠方》卷六十八。

【组成】 酸枣仁(微炒)、川芎、甘草(炙)各60 克。

【用法】 上药研为细散。每次 6 克,用温水调下,1 日 4 次。

【主治】 金疮烦闷。

酸石榴皮散

【方源】 《圣济总录》卷七十六。

【组成】 酸石榴皮、枳壳(麸炒微黄,去瓤)各30 克,当归(锉,微炒)15 克。

【用法】 上药研为细末。每次 6 克,粥饮调下。

【主治】 血痢久不止。

酸枣参苓饮

【方源】 《幼科证治大全》。

【组成】 人参、茯苓、酸枣仁。

【用法】 上药研为末。每次 6 克,米饮调下;或水煎服。

【主治】 小儿盗汗。

蔷薇膏

【方源】 《太平圣惠方》卷六十五。

【组成】 蔷薇(锉,春、夏用枝,秋、冬用根)1000 克,铅丹(炒令紫色)450 克,松脂(炼成者)300 克。

【用法】 用油先煎蔷薇待黑,即去渣,下松脂候消,绵滤过,下铅丹,文火煎,搅勿停手,待色变凝成膏。帛上摊贴,1 日 2 换。

【主治】 恶疮不识名者。

蔚金散

【方源】 《儒门事亲》卷十二。

【组成】 蔚金(即郁金)、滑石、川芎各 15 克。

【用法】 上药研为细末。每次 3～6 克,量虚实加减,以韭汁调,空心服之。

【主治】 头痛眩晕,头风恶心,沐浴风;风寒湿三气合而为痹及手足麻木不仁者。

截疳散

【方源】 《杨氏家藏方》卷十八。

【组成】 蝼蛄(大者,用砒少许,同蝼蛄以盐泥固济,用火烧令通赤,放冷用)2 枚。

【用法】 取出蝼蛄灰,入麝香少许,研细为末。先将盐汤漱口,后用鹅毛点药扫患处。

【主治】 小儿走马牙疳,牙龈溃烂。

截疟雄神丸

【方源】 《摄生众妙方》卷四。

【组成】 雄黄、人参、神曲各 15 克。

【用法】 上药研为末,5 月 5 日午时用粽子尖7 个和为丸,如赤豆大。病未发时,面东服 7 丸,无根水送下。

【主治】 疟疾。

磁石散(1)

【方源】 《圣济总录》卷七十八。

【组成】 磁石(火煅,醋淬)120 克,桂(去粗皮)30 克,猬皮(炙令黄熟)1 枚。

【用法】 上药研为末。每次 6 克,米饮调下。

【主治】 肛门不收,里急后重。

【宜忌】 慎举重及急衣带,断房室周年。

磁石散(2)

【方源】 方出《备急千金要方》卷二十五,名见《太平圣惠方》卷六十八。

【组成】 磁石、滑石、铁精各 90 克。

【用法】 上药研为末,粉肠上。后用磁石末,每次 3 克,开水调服,日 5 次,夜 2 次。

【主治】　金疮肠出。

【方论】　《千金方衍义》:肠出不可稍懈,急须镇摄以敛固之。镇摄无如铁精,敛固无如磁石;用滑石者,取其滑泽利窍,可无艰涩之虞。内服磁末,子母相招,手足相援,莫切于此。

磁石丸

【方源】　《鸡峰普济方》卷二十五。

【组成】　磁石(好者)120 克,肉桂 60 克,猬皮 1 枚。

【用法】　上药研为细末,汤泡蒸饼为丸,如梧桐子大。每次 50 丸,空腹、食前米饮送下,1 日 2 次。

【主治】　脱肛。

【备考】　候服药、吃食罢,腹中稍空,即用新生铁加水煮取汁,微热淋洗,至夜临卧时再淋洗 1 次,用鳖头(自死者)1 枚烧成灰,为细末,撒凸出肛门上,炙旧履底按熨之令入。

磁石酒

【方源】　《圣济总录》卷一一四。

【组成】　磁石(捣碎,绵裹)15 克,木通、石菖蒲(米泔浸,切,焙)各 250 克。

【用法】　以绢囊盛,用酒浸,寒 7 日,暑 3 日。每饮 50 毫升,1 日 2 次。

【主治】　耳聋耳鸣,常如风水声。

磁石羊肾粥

【方源】　《圣济总录》卷一九〇。

【组成】　磁石(捣碎,绵裹,置器中)250 克,羊肾(去脂膜,研烂)1 对,米 150 克。

【用法】　用水先煮磁石取汁,下羊肾及米煮粥,临熟入酒 30 毫升,调和如常法。空腹服。

【功用】　养肾脏,强骨气,益精髓,除烦热。

【主治】　耳聋。

雄黄丸

【方源】　《圣济总录》卷九十六。

【组成】　雄黄(研如粉)45 克,干姜(锉,入盐 12 克,同炒黄色)15 克。

【用法】　上药研为末,用干蒸饼为末,入水内

拌和捣熟为丸,如绿豆大。每次 10～20 丸,空腹盐汤送下。

【主治】　①《圣济总录》:小便滑数。
②《本草纲目》:肾消尿数。

蜡矾丸

【方源】　《丹台玉案》卷六。

【组成】　黄蜡 500 克,白矾(研末)240 克,朱砂(研细)24 克。

【用法】　上先以蜡熔开,入明矾末,搅和投水中,众手丸如绿豆大,朱砂为衣。每次 100 丸,白滚汤送下。

【功用】　护心膜,防毒气攻心。

【主治】　发背痈疽,并一切肿毒。

蜡油膏

【方源】　《万病回春》卷七。

【组成】　腊猪油(半生半熟)、雄黄、水银各等份。

【用法】　和匀,先将水洗净脓汁,后敷药。

【主治】　小儿头疮。

蜡酥煎

【方源】　《圣济总录》卷一八八。

【组成】　黄蜡(先熔令销,倾入水内拨去渣)、酥、牛乳各 120 克。

【用法】　上同和于铫内煎,以柳木篦搅匀,倾瓷盒内。每次 15 克,含化,不拘时候。

【主治】　肺损,吐血紫黑色不止。

蜡煎散

【方源】　《鸡峰普济方》卷十一。

【组成】　防风、桑白皮、甘草(米泔浸 1 日)各等份。

【用法】　上药研为细末。每次 6 克,以蜡 1 块同煎,去渣,食后温服。

【主治】　壅嗽。

蜘蛛膏

【方源】　《医林纂要》卷九。

【组成】　蜘蛛(须黑色腹大者)1 个,铜绿 1.5 克。

【用法】　上药研为细末,麝香少许合和。擦齿上。

【主治】　走马牙疳。其证初作口臭,转见齿黑,久则龈烂,热血迸出,甚则牙皆脱落者。

蜘蛛枯矾散

【方源】　《中医皮肤病学简编》。

【组成】　蜘蛛(腹大色黑)1 个,白矾 12 克,明雄黄 3 克。

【用法】　将白矾放入铁勺内,再将蜘蛛打死,放在白矾上面,用火烧炼,使白矾无稀液,蜘蛛干为度,凉后取出,加入明雄黄,共为细末,贮好。用少许吹入口内,1 日 2 次。

【主治】　鹅口疮。

蝉朱散

【方源】　《普济方》卷三六一。

【组成】　蝉蜕(水洗过)、朱砂、茯苓各 30 克。

【用法】　上药研为末。临卧用鸡冠血并蜜汤调下。

【主治】　小儿夜啼。

蝉蜕散(1)

【方源】　《治痘全书》卷十三。

【组成】　蝉蜕、白芷、地骨皮各等份。

【用法】　上药研为散。每次 1.5 克,酒调下。

【主治】　痘疮,表有风热而痘色滞者。

蝉蜕散(2)

【方源】　《小儿药证直诀》卷下。

【组成】　蝉蜕(去土,取末)30 克,猪悬蹄甲(罐子内盐泥固济,烧存性)60 克,羚羊角(细末)6 克。

【用法】　上药研为末,入羚羊角拌匀。每次 1 克,百日外儿 1.5 克,3 岁以上 3～6 克,食后温水或新水调下,日 3～4 次,夜 1～2 次。

【主治】　斑疮入眼,半年以内者。

蝉蜕猪肝散

【方源】　《痘疹定论》卷二。

【组成】　猪肝(切尖)120 克,兔粪 8 枚,蝉蜕(去头足)24 只。

【用法】　先将兔粪、蝉蜕用清水于瓷罐内慢火熬滚,令性味俱出,后将猪肝切成薄片(若深黑羯羊肝更好),入于汤内,一刻即熟,先饮汤,后食肝。

【主治】　痘后毒火上攻,两目有翳膜遮盖黑珠者。

【宜忌】　性情戒躁暴恼怒。忌煎、炒、辛热之物。

罂粟汤

【方源】　《类编朱氏集验方》卷十。

【组成】　罂粟壳、甘草、乌梅各等份。

【用法】　上药研为散。白水煎服。

【主治】　妇人妊娠痢疾,里急后重,百药不效者。

罂粟散

【方源】　《普济方》卷三二一。

【组成】　罂粟壳(去白瓤)10 枚,陈木香(如小钱大)1 块,陈皮(去瓤)1 枚。

【用法】　上药研为粗末。水煎,温服。

【主治】　产前产后痢,不问赤白。

罂粟粥

【方源】　《奇效良方》卷十八。

【组成】　白罂粟米 100 克,人参(为末)6 克,生山芋(细切)50 克。

【用法】　水煮,入生姜自然汁及盐泥少许,搅匀,分 2 次服,不拘时候。

【主治】　翻胃,不下食。

箍药

【方源】　《遵生八笺》卷十八。

【组成】　当归、黄柏、羌活各等份。

【用法】　上药研为细末。疮初起,将鹭崩藤擂汁,调敷疮之四围。自然收小,出毒水,不可掩于疮头,恐毒气不出为害也。

【主治】　痈疽疔毒。

箍药奇方

【方源】　《良朋汇集》卷五。

【组成】　鲜鸭蛋(煮熟去皮,入锅内煎出油)3 个,虾蟆头(炭火内烧存性,为末)2 个,银朱(共搅蛋油内)9 克。

【用法】　瓷罐收贮,封口,勿令泄气。遇对口发背诸毒,疼痛不可忍者,用鹅翎绷疮周围,留顶以出毒气。

【主治】　发背痈疽,诸般肿毒。

熏疥方

【方源】　《外科大成》卷四。

【组成】　核桃(油者更佳,取仁)1个,胶枣肉1个,水银0.6克。

【用法】　上研匀,入壳内,合口,糊纸条封缝2层。用时取红炭置炉内,将药挑安火上,不住拨转,令桃壳遍黑,火将入内时,将炉入被内,令患者曲膝驾被熏之,以绢帛护阴囊,塞被头,露头面,候烟尽取出。次日其疥更甚,由内毒尽发于外也。避风二日,照前再熏1个,则疮结痂,陆续脱愈,至重者不过3个。

【主治】　疥疮。

熏洗汤

【方源】　《眼科阐微》卷二。

【组成】　石菖蒲、地锦草、菊花各等份。

【用法】　上煎汤。先以热气熏之,后温而洗之。后服杞实粥。

【功用】　通窍。

【主治】　年老日久,气血衰弱,翳膜遮睛,瞳神昏暗。

熏疥饼子

【方源】　《外科大成》卷四。

【组成】　银朱9克,桑木炭15克,大枣21个。

【用法】　共捣如泥,分6丸,晒干。每用1丸,熏被。

【主治】　疥疮。

僧矾散

【方源】　《赤水玄珠》卷二十六。

【组成】　密陀僧6克,白矾3克,冰片少许。

【用法】　上药研为末。先用苦参汤,或防风、荆芥汤洗,再以上药敷患处。

【主治】　脱肛。

鼻痔散

【方源】　《医宗金鉴》卷五十二。

【组成】　青黛3克,麝香少许,熊胆1.5克。

【用法】　上药研为细末。干者用猪脊髓调贴,湿者干上。

【主治】　鼻痔。

膈气丸

【方源】　《青囊秘传》。

【组成】　五灵脂、阿魏各9克,猪胆汁3个。

【用法】　上将五灵脂研末,阿魏炖烊,入猪胆汁和丸晒干,叫童子吐涎,润湿透,再晒再吐润,如此八九次晒干。每次7~9丸。

【主治】　痰膈。

【备考】　方中童子涎,可用竹沥代之。

辣椒风湿膏

【方源】　《部颁标准》。

【组成】　辣椒250克,薄荷30克,冰片30克。

【用法】　上药制成膏剂。贴于患处。

【功用】　祛风散寒,舒筋活络,消肿止痛。

【主治】　关节疼痛,腰背酸痛,扭伤瘀肿及慢性关节炎和未溃破的冻疮等。

【宜忌】　①皮肤表面有破口的患处及溃破的冻疮不宜使用。

②敷贴后若有不适,应停止敷贴。

膏　药

【方源】　《外科启玄》卷十一。

【组成】　真麻油、清桐油各250毫升,猪毛90克。

【用法】　二油煎滚,下猪毛熬化后,下黄丹240克,滴水成珠,去火毒。摊贴。

【主治】　发背诸疮。

膏蜜汤

【方源】　《普济方》卷三四九。

【组成】　猪膏15克,白蜜、生地黄(切)各30克。

【用法】　用猪膏煎地黄赤色,出之,纳蜜和之令调。分5次服,1日3次。

【主治】　产后余血冲心,痛急欲死。

瘦胎散

【方源】　《寿世保元》卷七。

【组成】　枳壳 15 克,香附 9 克,甘草 4.5 克。

【用法】　上药研为末。每次 6 克,开水调下,临月服之。

【功用】　缩胎易产。

【主治】　胎肥壅隘,动止艰辛。

瘦胎饮子

【方源】　《类编朱氏集验方》卷十。

【组成】　香附(炒)120 克,缩砂(炒)90 克,甘草(炙)30 克。

【用法】　上药研为细末。每次 6 克,米饮调下。

【功用】　①《类编朱氏集验方》:妊娠自九月十月服,永无惊恐。

②《本草纲目》:顺胎。

漆香散

【方源】　《圣济总录》卷九十九。

【组成】　干漆(炒令烟出)60 克,雄黄(研)15 克,麝香(研)3 克。

【用法】　先捣干漆为细末,次入雄黄、麝香,再同研匀,以密器盛之。每次 3 克,食前煎苦楝根汤调下,小儿以意加减。

【主治】　大人小儿腹中虫动,痛发不止。

漆煎丸

【方源】　方出《外台秘要》卷二十六引《肘后备急方》,名见《普济方》卷二三九。

【组成】　清漆(绵滤过。一方用好盐)、白蜜、清酒各 250 毫升。

【用法】　同搅令匀,于铜锅中,微火煎,常令沸,不住手搅,候如膏,可丸即止,丸如雀卵大。每次 1 丸,隔宿不食,空心温酒化破送下。虫即下,不下再服。亦可丸如梧桐子大。每次 20 丸,空心酒送下。

【主治】　蛔虫、蛲虫在胃,令人渐渐羸瘦。

漱牙羌活散

【方源】　《普济方》卷六十五。

【组成】　薄荷 4.5 克,羌活 3 克,大黄 1.5 克。

【用法】　上药研为散。水煎,去渣,温漱冷吐,咽亦无妨。

【主治】　牙痛。

滴耳油

【方源】　《全国中药成药处方集》(北京方)。

【组成】　核桃仁油 60 克,冰片 6 克,麝香 3 克。

【用法】　调匀,滴入耳内。

【功用】　消炎止痛。

【主治】　耳内生疮,流脓流水,肿痛作痒。

滴眼汤

【方源】　《伤寒总病论》卷三。

【组成】　秦皮、升麻、黄连各 15 克。

【用法】　水煎,绵包箸头蘸汤,滴入眼中,频频用之。

【主治】　内障不见物,由病后不慎酒、面、炙煿五辛所致者。

滴鼻栀子仁煎

【方源】　《太平圣惠方》卷三十七。

【组成】　栀子、苦参、木通(锉)各 30 克。

【用法】　上锉细,以好酒 120 毫升,煎令香,去渣,倾于瓷盒中。旋以少许,滴入鼻中。

【主治】　风热,鼻内生疮。

漏芦散(1)

【方源】　《太平惠民和剂局方》卷九。

【组成】　漏芦 75 克,蛇蜕(炙)10 条,瓜蒌(急火烧令焦存性)10 个。

【用法】　上药研为细散。每次 6 克,温酒调下。

【主治】　乳妇气脉壅塞,乳汁不行;经络凝滞,乳内胀痛,留蓄邪毒,或作痈肿。

【备考】　方中瓜蒌,《景岳全书》作土瓜根。

漏芦散(2)

【方源】　《圣济总录》卷一三二。

【组成】　漏芦、黄芩(去黑心)各 30 克,米粉 15 克。

【用法】　上药研为细散。水调如膏,涂于乳上。

【主治】　乳汁不时泄,蓄积于内,遂成痈,名妒乳。

漏芦散（3）

【方源】　《普济方》卷三四六引《博济方》。

【组成】　漏芦、地锦、蔓荆子各等份。

【用法】　上药研为末。温酒调服。

【功用】　产后下奶。

蜜酒

【方源】　《本草纲目》卷二十五引孙真人方。

【组成】　沙蜜、糯米饭各500克，面曲150克。

【用法】　熟水同入瓶内，封7日成酒。寻以蜜入酒代之亦良。

【主治】　风疹，风癣。

蜜脂煎

【方源】　《圣济总录》卷一四九。

【组成】　白蜜、腊月猪脂各50克，雄黄（细研）9克。

【用法】　上药先将蜜并脂煎沸，倾在瓷盆中，入雄黄搅转，通口旋旋饮之。

【主治】　蜂螫，毒不出，痛不定。

蜜胆导方

【方源】　《圣济总录》卷二十六。

【组成】　白蜜90克，猪胆1枚，腻粉4克。

【用法】　先炼蜜，次下猪胆汁，慢火煎成膏，入腻粉相和为丸，如枣核大。以薄绵裹，纳下部中，未通再用。

【主治】　伤寒后，大便秘涩，服药不通。

熊胆散

【方源】　《良方合璧》卷上。

【组成】　熊胆15克，孩儿茶6克，冰片3克。

【用法】　上药研为末。用人乳调点患处。热汁自下而肛收矣。

【主治】　脱肛气热者，痔疮。

蜜调方

【方源】　《医学探骊集》卷五。

【组成】　郁李仁（研极细面）15克，芝麻酱、蜂蜜各60克。

【用法】　少加滚水调和一处，温服。

【主治】　虚弱之人，大便燥结。

蜜煎止痒丹

【方源】　方出《石室秘录》卷四，名见《疡医大全》卷二十三。

【组成】　蛇床子、楝树根各9克，甘草3克。

【用法】　上药研为细末。同蜜煎成，作1条，导入粪门，听其自化。1条即止，痒而愈。

【主治】　脏头风。

嫩鼠丹

【方源】　《卫生鸿宝》卷六。

【组成】　嫩鼠（未生毛者）不拘多少，韭菜根与鼠等量（同捣烂）。

【用法】　入陈石灰末，掺干做饼，阴干。用时以刀刮末，敷伤处，包裹。

【功用】　止血生肌。

【主治】　金疮。

翠云散

【方源】　《外科传薪集》。

【组成】　熟石膏15克，牛黄、铜绿各3克。

【用法】　上药研为细末。用葱管1根，一头置菜油中，然后再蘸此药置耳中，每日换2次。

【主治】　小儿耳中漏脓。

缩汗煎

【方源】　《仙拈集》卷二。

【组成】　黄芪、白芍各15克，桂枝9克。

【用法】　水煎，入酒温服。

【主治】　自汗、盗汗。

缩肛散

【方源】　《种福堂方》卷二。

【组成】　鳖头（煅）1个，白矾1克，五倍子（煅）1克。

【用法】　上药研为极细末。撒之。

【主治】　脱肛。

缩砂汤

【方源】　《仁斋直指方论》卷十四。

【组成】　朱砂、黄连、木贼。

【用法】 上药研为末。每次 6 克,米饮调下。

【主治】 大肠虚而挟热,脱肛红肿。

缩砂散

【方源】 《普济方》卷六十四。

【组成】 砂仁、甘草、贯众各等份。

【用法】 上药研为粗末。如一切鲠,以绵裹少许含之,旋旋咽津,久则随痰出。

【主治】 骨鲠。

缩胎散

【方源】 《普济方》卷三四〇。

【组成】 枳壳、香附各 60 克,甘草 45 克。

【用法】 上药研为末。孕妇未产前,日常服,如茶点之。能缩胎生产绝易,须百沸汤点下。

【主治】 妊娠下痢赤白,心腹痛,小便涩。

缩阳秘方

【方源】 《古今医鉴》卷八。

【组成】 水蛭 9 条,麝香、合香各等份。

【用法】 上药研为细末,蜜少许为饼。遇阳兴时,即将少许擦左足心,即时萎缩。过日复兴,再擦。

【主治】 阳兴。

十五画

增补拈痛汤

【方源】 《万氏家传点点经》卷一。

【组成】 天麻、川芎各 6 克,葱 7 茎。

【用法】 水、酒煎服。

【主治】 阳火升腾,不拘酒伤。

【宜忌】 禁风忌油。

增损缩脾饮

【方源】 《易简方》。

【组成】 草果 12 克,乌梅 90 克,甘草 75 克。

【用法】 上药研为散。每次 15 克,加生姜 10 片,水煎,浸以熟水令极冷,任意饮服。

【功用】 解伏热,除烦渴,消暑毒,止吐利。

【主治】 霍乱之后,服热药太多,致烦躁口渴者。

樗根散

【方源】 《苏沈良方》卷八。

【组成】 樗根皮 30 克,枳壳 15 克,甘草(炙)7.5 克。

【用法】 上药研为末。每次 6 克,食前粥饮送下。

【主治】 水泻。里急后重,数走圊者。

樗树皮散

【方源】 《太平圣惠方》卷五十九。

【组成】 樗树皮(炙黄,锉)30 克,甘草(炙微赤)7.5 克,花椒(去目及闭口者,微炒去汗)5 粒。

【用法】 水浸 1 宿,煎,去渣,食前温服。

【主治】 赤白久痢不止。

橡实散(1)

【方源】 《太平圣惠方》卷五十九。

【组成】 橡实、酸石榴皮(微炒)、黄牛角(烧灰)各 30 克。

【用法】 上药研为细末。每次 6 克,以粥饮调下,不拘时候。

【主治】 赤白痢,日夜不禁。

橡实散(2)

【方源】 《圣济总录》卷七十六。

【组成】 橡实(满壳入密陀僧末,炭火煅赤,为末)2 枚,诃黎勒皮(为末)与前等份。

【用法】 上药研为细末,分作 5 服,空腹、食前米饮调下。

【主治】 新久脓血痢。

橡斗子散

【方源】 《续易简方》卷四。

【组成】 橡斗子、槐花(同炒黄色)各 30 克,白矾 7 克。

【用法】 上药研为细末。每次 6 克,温酒调下。

【主治】　酒痢便血,经年不愈者。

樟冰散

【方源】　《惠直堂方》卷二。

【组成】　艾1.5克,花椒(开口者)7粒,樟脑9克。

【用法】　上药盛碗内,上用一碗对合扣紧,用纸封固,下以炭火炙之,冷定开,取升上碗内白霜。取少许纳牙内。

【主治】　牙痛。

樟脑丹

【方源】　《洞天奥旨》卷八。

【组成】　樟脑、雄黄各9克。

【用法】　上药研为末。先用荆芥根剪碎,煎开水,温洗良久,看烂破紫黑处,以针刺出血,再洗3～4次,然后用樟脑、雄黄末麻油调匀,上出水,次日再洗再扫,以愈为度。

【主治】　瘰疬溃烂,牵至胸前、两腋或两肩上,块如芥子大,四五年不愈者。

【宜忌】　专忌酒色。

樟雄散

【方源】　《医级》卷八。

【组成】　樟脑、风化消、雄黄各等份。

【用法】　上药研为末。掺擦牙缝。

【主治】　虫蚀牙痛。

䴙耳散

【方源】　《疡科遗编》卷下。

【组成】　石首鱼枕骨(炙)60克,胭脂(炙)3克,冰片9克。

【用法】　共研匀细。吹耳内。

【主治】　小儿䴙耳流脓。

聪明汤

【方源】　《古今医鉴》卷八。

【组成】　白茯苓、远志(甘草水泡)、石菖蒲(去毛)各90克。

【用法】　上药研为极细末。每日9～15克,煎汤,空心食后服,不拘次数。

【主治】　不善记而多忘者。

敷药

【方源】　《外科全生集》卷四。

【组成】　人指甲、血余炭。

【用法】　上置瓦上炙存性,研细末,每30克药粉加麝香3克,再研匀细。日敷患处。

【功用】　长肉收口。

【主治】　梅杨结毒。

敷疮药

【方源】　《普济方》卷四○八。

【组成】　剪草、宣连、苦参各等份。

【用法】　上药研为细末。洗了,次用麻油、轻粉调敷。

【主治】　湿疮。

敷药合掌散

【方源】　《普济方》卷二七二引《澹寮方》。

【组成】　槟榔(为末)5个,硫黄(生者,研细)15克,腻粉1.5克。

【用法】　上和匀。每次3克,安于手心内,油调,夜卧时涂外肾,不得洗手,拭令干。

【主治】　身生疮,百药不效。

敷鼻蚯蚓散

【方源】　《太平圣惠方》卷三十七。

【组成】　白颈蚯蚓1条(韭园内者),猪牙皂、皂角各1挺。

【用法】　纳于瓷瓶中,烧熟,研细。先洗鼻内令净,以蜜涂之,敷药少许在内,令清水下尽。

【主治】　鼻中息肉。

蕙草汤

【方源】　《外台秘要》卷二引《范汪方》。

【组成】　蕙草9克,黄连12克,当归6克。

【用法】　水煮,适寒温饮,1日3次。

【主治】　伤寒,发热下痢。

【宜忌】　忌猪肉、冷水等物。

蕤仁膏(1)

【方源】　《太平圣惠方》卷三十二。

【异名】 藁仁散(《圣济总录》卷一○四)。

【组成】 藁仁(去赤皮、细研)12克,腻粉、龙脑各2克。

【用法】 上都研令匀细。每日3次点之。

【主治】 风毒冲眼赤痛,晕翳不退。

藁仁膏(2)

【方源】 《圣济总录》卷一○四。

【组成】 藁仁(去皮,研)、胡黄连(末)各7.5克,鸡子(去黄留清)1枚。

【用法】 上以绵裹,纳鸡清中,浸1宿。点眼,1日数次,后则洗之。

【主治】 眼暴赤热毒。

藁仁膏(3)

【方源】 《万氏家抄方》卷三。

【组成】 藁仁(净仁,用纸裹笔管碾去油)、硼砂各3克,麝香1克。

【用法】 同研极细末,收入瓷瓶贮之。点眼内。

【主治】 翳障。

藁仁洗眼汤

【方源】 《圣济总录》卷一○五。

【组成】 藁仁(去皮,研)30克,苦竹叶(洗,细切)3握、细辛(去苗叶)15克。

【用法】 上以水二升,煎取一升,滤去渣。微热洗眼,冷即再暖,以愈为度。

【主治】 眼飞血赤脉及发痛。

撒合散

【方源】 《外科证治全书》卷四。

【组成】 真降香、五倍子、松香各等份。

【用法】 上药研为细末,收贮听用。

【主治】 金疮。

撮肿汤

【方源】 《医方类聚》卷七十三引《吴氏集验方》。

【组成】 北细辛(去土)、独活、鹤虱各等份。

【用法】 上药研为散。每次12克,水煎,放温漱口。

【主治】 牙痛作肿。

蝎蚣散

【方源】 《外科大成》卷一。

【组成】 全蝎、蜈蚣、木香。

【用法】 上药研为末。掺之,上以膏药盖之。

【主治】 风毒所胜,疮口紧硬,贴膏无脓者。

墨蒜散

【方源】 《普济方》卷二七二。

【组成】 大蒜、鼠屎、京墨各等份。

【用法】 上药研为末。调敷之。

【主治】 诸疮着白痂复发。

镇元丸

【方源】 《产论》。

【组成】 水银、黑锡、朱砂各30克。

【用法】 于铁盆中以柳片搅之,以不见星为度,糊丸。先以夜寅刻分服其半,不已则于次日寅刻再与之。

【主治】 产后癫狂。

镇心散(1)

【方源】 《圣济总录》卷七。

【组成】 白牵牛子(半生半炒)、防风(去叉)、甘草(锉)各30克。

【用法】 上药研为细末。每次6克,新汲水调下。

【主治】 瘫缓风。四肢缓弱无力。

镇心散(2)

【方源】 《普济方》卷二一五。

【组成】 大黄、车前子、乱发灰。

【用法】 上药研为细末。每次6克,食前葱汤调下。

【功用】 镇保心气,宁养神志,宣畅气血,解诸邪壅。

【主治】 黄疸鼻出血,小水淋痛,目赤暴肿,或作飞血证。

镇坎散

【方源】 《全国中药成药处方集》(杭州方)。

【组成】　大西瓜1只,春砂仁30克,独子大头蒜49枚。

【用法】　先将西瓜蒂边开一孔,挖出瓜瓤,只留沿皮无子者,将砂仁及蒜头装入,仍用瓜蒂盖好,用坛头泥以陈酒化开,涂于瓜上令遍,于泥地上挖一小坑,用砖将瓜搁空,下以炭火煅之,四周均烧,约煅半日熄火,待其自冷,次日打开去泥净,取瓜炭及药,研为细末。每次3～6克,陈酒或米饮送下。

【功用】　调气利水。

【主治】　蓄水臌胀。腹大异常,胀硬如鼓,气逆喘满,二便不畅,面目浮肿。

镇逆汤

【方源】　《山东中医杂志》(1992,3:54)。

【组成】　代赭石30克,竹茹15克,枇杷叶12克。

【用法】　上药煎至20分钟左右滤出,反复煎30分钟许取汁。将2次药液总入搅匀温服。轻者每日1剂,重者日进2剂。

【主治】　呃逆。

【验案】　呃逆　《山东中医杂志》(1992,3:54):治疗呃逆200例,结果:轻者1剂而愈,重者亦不过6剂。

镇惊丹

【方源】　《不知医必要》卷二。

【组成】　当归9克,朱砂(研末)0.6克。

【用法】　用猪心1只,切片,同蒸。连汁食之。

【主治】　夜寐惊悸。

镇心省睡益智方

【方源】　《千金翼方》卷十六。

【组成】　远志(去心)300克,益智子、石菖蒲各240克。

【用法】　上药研为末,每次3克,醇酒送服。

【主治】　①《千金翼方》:心风。

②《医钞类编》:风湿多眠,狐惑多眠。

僵蚕丸

【方源】　《仁斋直指方论》卷二十一。

【组成】　僵蚕(炒)、白矾(生)。

【用法】　上药研为末,以白梅为丸,如皂子大。

每次1丸,薄绵包入喉。少顷涎水出而愈。

【主治】　①《仁斋直指方论》:喉风。

②《杂病源流犀烛》:疫盛急喉闭。

僵蚕散

【方源】　《普济方》卷三〇六。

【组成】　马鞭梢(烧灰)12克,雄鼠粪(炒)20枚,白僵蚕(炒)15克。

【用法】　上药研为末。以猪脂60克,调敷咬处。1日3次。

【主治】　被马咬伤损皮肉,疼痛。

镇惊散

【方源】　《眼科锦囊》卷四。

【组成】　鹿角霜6克,铁锈1.5克,冰片0.6克。

【用法】　上药研为末。开水送下。

【主治】　小儿惊风,二目直视。

德生丹

【方源】　《本草纲目》卷五十二引《集简方》。

【组成】　人乳(无病妇人)30克,麝香末少许、木香末6克。

【用法】　将瓷碟晒极热,置乳于中,次入麝香末、木香末,调匀服,后饮浓茶,即阳败。次日服接命丹,服毕,面、膝俱赤,如醉思睡,只以白粥少少养之。

【主治】　虚损劳瘵。

僵蚕散(1)

【方源】　《圣济总录》卷一三七。

【组成】　僵蚕(炒去丝)40枚,斑蝥(全者,生用)20枚,腻粉3克。

【用法】　上药研为细末。干癣用生油调涂,湿癣只干揩贴之。并候黄水出,以及数数痒痛,永除根本,亦无瘢痕。

【主治】　一切新干湿癣。

僵蚕散(2)

【方源】　《普济方》卷六十九。

【组成】　僵蚕、藁本、白芷各等份。

【用法】　上药研为细末。每以少许揩牙痛处,用盐水灌漱。

【主治】　风壅牙痛。

僵蚕散(3)

【方源】　《普济方》卷三七二。

【组成】　僵蚕(微炒)、全蝎(微炒)、莨菪子(微炒令黄)各1枚。

【用法】　上药研为细散。用温酒调,注入口中。令睡,汗出即愈。如睡多,不用惊起。如一二岁患,急即顿服之,稍慢即分3次服。

【主治】　小儿天吊及急惊风搐搦。

僵蚕全蝎散治方

【方源】　《慈禧光绪医方选义》。

【组成】　僵蚕9克,全蝎(去毒)2个,香皂3个。

【用法】　共捣成泥,随意糊之。温酒或开水和服亦可。

【功用】　祛风痰,止痉挛。

【主治】　面肌抽筋,口眼㖞斜。

鲤鱼汁

【方源】　《圣济总录》卷一九〇。

【组成】　鲤鱼(煮治如食法)1条(约重250克),葵菜(去根)6茎,葱白(细切)2茎。

【用法】　以水五盏,煮令熟,入少许盐,取却鱼菜等,将汁饮之。

【主治】　妊娠小便淋。

鲤鱼汤

【方源】　《医心方》卷二十三引葛氏方。

【组成】　鲤鱼1500克,葱白50克,香豉30克。

【用法】　水煮,分2次服。

【主治】　产后虚羸,自汗出。

鲤鱼煮豆

【方源】　《古今医统大全》卷八十七。

【组成】　大豆1000克,白术30克,鲤鱼500克。

【用法】　以水煮令豆烂熟。空腹常食,以汁咽之。

【主治】　老人水肿,手足俱胀。

鲤鱼鳞散

【方源】　《普济方》卷三五一。

【组成】　鲤鱼鳞60克,乱发、故绯帛各30克。

【用法】　上同入瓶子内,以瓦子盖,盐泥缝,渐次着火烧令通赤为度,候冷取出,细研为散,入曲末30克,更同研令匀。每次6克,以热酒调下,不拘时候。

【主治】　产后腹痛。

鲫鱼散

【方源】　方出《太平圣惠方》卷四十四,名见《普济方》卷三〇一。

【组成】　鲜鲫鱼(去肠肚、鳞)1尾。

【用法】　以密陀僧细研,满填鱼腹内,用线缝合,用慢火炙令干,不得焦黑,捣为末,入麝香3克,细研。每用药,先以暖盐浆水洗令净洁,用软帛拭干,避风贴散,以帛慢系,每日1洗1换。

【主治】　阴生疮蚀欲落者。

鲫鱼膏

【方源】　《仙拈集》卷四。

【组成】　活鲫鱼(重90～120克,去鳞、肠、骨)1尾,鲜山药、发垢各30克。

【用法】　共捣烂。初起者满敷即消,已成形者留头出毒,换1～2次即愈。

【主治】　对口,发背。

鲫鱼羹

【方源】　《饮膳正要》卷二。

【组成】　大鲫鱼(新鲜者,洗净,切片)1头,小椒(为末)6克,草果(为末)3克。

【用法】　用葱3茎,煮熟,入五味。空腹食之。

【主治】　久痔,肠风,大便常有血。

鲫鱼胆膏

【方源】　方出《太平圣惠方》卷三十六,名见《圣济总录》卷一一四。

【组成】　鲫鱼胆1枚,乌驴脂少许,生油15克。

【用法】　和匀,纳于葱管中7日,滴于耳

内,愈。

【主治】　耳聋。

熟艾汤

【方源】　《圣济总录》卷六十九。

【组成】　熟艾(用糯米半合炒)、松黄、侧柏叶(炙)各 15 克。

【用法】　上药研为粗末。每次 9 克,水煎,去渣温服,不拘时候。

【主治】　心经蕴热,舌上血出,以及诸失血。

斋半散

【方源】　《普济方》卷三七三引《卫生家宝》。

【组成】　半夏、厚朴各 60 克。

【用法】　用浆水煮,去厚朴,只用半夏为细末,入真生脑子少许和药。每周岁 1.5 克,腊茶清调下,1 日 2 次。久服不妨。不是风候,不入脑。

【功用】　去涎去风。

【主治】　惊风,涎潮搐搦。

摩　膏

【方源】　《圣济总录》卷一四五。

【组成】　蓖麻子(去皮,研)45 克,草乌(生,为末)15 克,乳香(研)3 克。

【用法】　上药和匀,量多少加炼成猪脂研为膏。每取少许,涂伤处,炙手摩之令热辄效。如痛甚不可摩,即涂肿痛处。

【主治】　①《圣济总录》:打仆内损疼痛。

②《证治准绳·类方》:风毒攻注,筋骨疼痛。

澄水饮

【方源】　《圣济总录》卷五十八。

【组成】　银汤瓶内碱、水萍(焙干)、葛根(锉)各等份。

【用法】　上药研为粗末。每次 15 克,水煎,去渣温服。

【主治】　渴疾。

鹤顶红

【方源】　《疡医大全》卷三十四。

【组成】　苦杏仁、轻粉、银朱各 1.5 克。

【用法】　上药研为细末。鹅胆汁调点。痔干,以唾津润湿,干掺,痔潮,干搽。

【主治】　杨梅疮及鸡冠痔。

鹤虱散

【方源】　《太平圣惠方》卷九十二。

【组成】　鹤虱、大黄(锉碎,微炒)各 7.5 克,川朴硝 15 克。

【用法】　上药研为粗散。水煎,去渣,3 岁儿温服 15 毫升,1 日 3 次。

【主治】　小儿多吐蛔虫。

熨痛膏

【方源】　《杨氏家藏方》卷四。

【组成】　干姜(炮)、大麦(炒)各 60 克。

【用法】　上药研为细末。每用 30 克,以童便 250 毫升同熬成膏,稀稠得所,趁热用篦子摊上痛处,纸盖,以帛子包裹系定,烧新瓦片,以厚纸裹,熨药上,令干透。

【主治】　寒湿客搏经络,四肢骨节疼痛。

豫知散

【方源】　方出《备急千金要方》卷十四,名见《医方类聚》卷一五九引《永类钤方》。

【组成】　龙骨、虎骨、远志各等份。

【用法】　上药研为粗散。每次 3 克,食后服,1 日 2 次。

【功用】　聪明益智。

【主治】　①《备急千金要方》:好忘。

②《医方类聚》引《永类钤方》:神思虚弱。

【方论】　《千金方衍义》:龙骨入肝敛魂;虎骨透骨追风,风从内发而上扰于窍者,非此不治;更取远志交通上下,以病本阴邪,专力久服可以永息虚阳,恒保贞固。

十六画

橘　饮

【方源】《元和纪用经》。

【组成】 陈皮 180 克,甘草 60 克,干姜 30 克。

【用法】 上药研为散,分 16 服。加生姜 1.5 克,水煎,去渣温服。

【主治】 呕咯不止及伤寒呕灿。

【加减】 有痰,加半夏 7 粒,破之;有寒,加附子 1 枚。

橘甘丸

【方源】《东医宝鉴》卷五引《医学正传》。

【组成】 陈皮、生姜(焙干)、神曲(炒)各等份。

【用法】 上药研为末,温水为丸,如梧桐子大。每次 50～70 丸,米饮送下,1 日 2 次。

【主治】 气嗽,痰嗽。

橘皮汤(1)

【方源】《外台秘要》卷三引《近效方》。

【组成】 陈皮、茯苓各 9 克,生姜 12 克。

【用法】 水煮,去渣,分 5～6 次温服,中间任食,1 日服尽。

【主治】 天行壮热,呕逆不下食。

【宜忌】 忌大酢、蒜、面。

橘皮汤(2)

【方源】《医心方》卷九引《医门方》。

【组成】 陈皮、干姜各 6 克,人参 4.5 克。

【用法】 水煎服。

【功用】 止呕。

橘皮汤(3)

【方源】《圣济总录》卷三十九。

【组成】 陈皮(汤浸,去白,焙)、栀子各 60 克。

【用法】 上药研为粗末。每次 9 克,加豉 15 克,水煎,去渣温服,1 日 3 次。

【主治】 霍乱吐后,烦满呕逆。

橘皮汤(4)

【方源】《圣济总录》卷四十。

【组成】 陈皮(汤浸,去白,焙)、枇杷叶(拭去毛,炙)各 60 克,甘草(炙)30 克。

【用法】 上药研为粗末。每次 9 克,加生姜 2 片,水煎,去渣温服。

【主治】 霍乱,呕哕不止。

橘皮汤(5)

【方源】《圣济总录》卷四十八。

【组成】 陈皮(汤浸,去白,炒)、麻黄(去节根)各 30 克。

【用法】 上药研为粗末。每次 15 克,加小麦 15 克,水煎至小麦熟,去渣温服,不拘时候,1 日 3 次。

【主治】 肺气虚乏,胸喉中干。

橘皮汤(6)

【方源】《证治准绳·类方》卷四。

【组成】 陈皮(去白)、人参(去芦)、紫苏叶各 30 克。

【用法】 上药研为散。每次 24 克,加生姜 5 片,水煎,去渣温服,不拘时候。

【主治】 脚气。痰壅呕逆,心胸满闷,不思饮食。

橘皮散(1)

【方源】《圣济总录》卷七十六。

【组成】 陈皮(汤浸,去白,焙,炒,为末)30 克,冬瓜汁、生姜汁各 30 毫升。

【用法】 上药合调令匀。每次 15 毫升,如赤多,增瓜汁;白多,增生姜汁,和开水调下。

【主治】 赤白痢。

橘皮散(2)

【方源】《医方类聚》卷五十三引《神巧万全方》。

【组成】 陈皮、人参各 15 克,生姜 7.5 克。

【用法】　水煎,去渣,稍热服,不拘时候。

【主治】　胃虚呕哕不止。

橘姜丸

【方源】　《医学入门》卷七。

【组成】　陈皮、生姜(同捣,焙干)各60克。

【用法】　上药研为末,用神曲末60克,打糊为丸,如梧桐子大。每次30～50丸,食后临卧米饮送下。

【主治】　久患气嗽。

橘蒜丸

【方源】　《类编朱氏集验方》卷四。

【组成】　大蒜(去皮,每瓣攒一窍,入去壳巴豆1粒,用湿纸裹,煨熟,去巴豆不用)。

【用法】　用蒜捣成膏,入橘红末与蒜膏杵为丸,如梧桐子大。每次30～50丸,米饮、姜汤送下。

【主治】　心腹痛胀。

橘皮甘草汤

【方源】　《鸡峰普济方》卷十三。

【组成】　陈皮9克,生姜6克,甘草3克。

【用法】　上药研为散。水煎服,不拘时候。

【主治】　中暑。身大热,背微恶寒,心中烦闷,时时欲呕,渴不能饮,头目昏痛,恶见日光,遇凉稍清,起居如故,其脉虚大而数。

橘皮枳实汤

【方源】　《伤寒总病论》卷六。

【组成】　枳实、麦冬各22.5克,陈皮30克。

【用法】　上药研为粗末。每次15克,加生姜4片,水煎,去渣温服。

【主治】　妊娠伤寒,四五日以上,心腹胀,渴不止,腰痛重。

橘皮枳实生姜汤

【方源】　《金匮要略》。

【处方】　陈皮12克,枳实9克,生姜6克。

【用法】　水煎服。

【功用】　行气开郁,和胃化饮。

【主治】　胸痹,胸中气塞,短气。

【方论】　①《金匮要略直解》:气塞短气,非辛温之药不足以行之,陈皮、枳实、生姜辛温,同为下气药也。《内经》曰:病有缓急,方有大小。此胸痹之缓者,故用君一臣二之小方也。

②《金匮要略方义》:本方与茯苓杏仁甘草汤均治胸痹胸中气塞短气之证。前者是肺气不利,饮停胸膈,重在停饮,故治宜宣肺化饮,而用茯苓、苦杏仁;此方主治乃肺胃气滞,气阻饮停,重在气滞,治宜行气开郁。故方中以橘皮为君,行肺胃之气而宣通气机;臣以枳实,行气除满而利五脏;佐以生姜,散结气而降逆化饮。三者相合,行气开郁,和胃化饮,使气行痹散,胃气因和,而胸脘气塞之症自除。

③《中国医学大辞典》:重用橘皮、生姜之大辛大温者,散胸中之饮邪;枳实之圆转苦辛者,泄胸中之闭塞。

【验案】　咳嗽　《中医杂志》(1964,6:22):何某,男,34岁。咳嗽已5年,久治未愈。西医学认为支气管炎,屡用棕色合剂、青霉素等药;中医学认为"久嗽",常用半夏露、麦金杏仁糖浆等,皆不效。细询咳虽久而不剧,痰亦不多,其主要症状为入夜胸中似有气上冲至咽喉,呼吸作声,短气,胃脘胸胁及背部均隐隐作痛,畏寒,纳减,脉迟而细,苔薄白。颇似《金匮要略》胸痹胸中气塞短气症。乃以橘枳生姜汤加味治之。处方:陈皮12克,麸炒枳实9克,生姜15克,姜半夏、茯苓各12克,服药3剂后,诸症消退,胁背痛亦止。唯胃脘尚有隐痛,再拟原方出入,五年宿疾,基本痊愈。

薤白散

【方源】　《普济方》卷二一一引《肘后备急方》。

【组成】　薤白(切,如泥)、陈皮各30克,好乳60毫升。

【用法】　先煎薤熟后下余乳及陈皮末搅匀,再煎,空腹分2次服,如啜茶。

【主治】　赤白痢。

薏苡仁散

【方源】　《太平圣惠方》卷四十二。

【组成】　薏苡仁、附子(炮裂,去皮脐)各60克,甘草(炙微赤,锉)30克。

【用法】　上药研为散。每次9克,加生姜3克,水煎,去渣,稍热频服之。

【主治】　胸痹,心下坚痞缓急。

醒风汤

【方源】 《易简方》。

【组成】 天南星、防风各 60 克,甘草 30 克。

【用法】 上药研为粗末。每次 9 克,水煎,空腹温服。

【主治】 ①《易简方》:卒中风痰壅。

②《是斋百一选方》:男子妇人左瘫右痪,口眼㖞斜,中风口噤,全不能语及半身不遂,手足顽麻,一切风疾。

③《类编朱氏集验方》:诸风痰作,头目眩晕。

醒脾散

【方源】 《幼幼新书》卷十引《茅先生方》。

【组成】 马芹子、僵蚕、丁香各等份。

【用法】 上药研为末。每次 3 克,用炙橘皮汤调下。

【主治】 小儿慢脾风。

醒睡散

【方源】 《普济方》卷四〇〇引危氏方。

【组成】 僵蚕 6 克,威灵仙 9 克,红大戟 3 克。

【用法】 上药研为末。每次 1.5 克,腊茶清调下。

【主治】 小儿诸病后多睡。

颠倒散

【方源】 《古今医鉴》卷八。

【组成】 大黄、滑石、皂角各 9 克。

【用法】 上药研为末。空心温酒调下。

【主治】 脏毒实热,或大便不通,或小便不通,或大小便俱不通。

【加减】 如大便不通,加大黄 9 克;小便不通,加滑石 9 克;大小便俱不通,加大黄、滑石各 9 克。

薤开水

【方源】 方出《太平圣惠方》卷四十七,名见《普济方》卷二〇三。

【组成】 薤白(切)1 握,生姜(切)15 克,陈皮(汤浸,去白瓤,焙)30 克。

【用法】 水煎,去渣,分 2 次温服。

【主治】 霍乱,干呕不息。

薤白面

【方源】 《圣济总录》卷一八八。

【组成】 薤白(切)、生姜(切)各 15 克,面 30 克。

【用法】 以醋煮薤白、生姜,拌面,次用水同煮令熟,空腹温食。

【主治】 伤寒后水谷痢。

薤白饼

【方源】 《圣济总录》卷一八九。

【组成】 薤白(细切)1 握,鸡子黄 3 枚,蜜蜡 7.5 克。

【用法】 上合和,入面少许,做煎饼。空腹食之。

【主治】 水痢及赤白痢。

薤豉粥

【方源】 《外台秘要》卷三引《救急方》。

【组成】 薤白(切)、香豉各 30 克,白米 120 克。

【用法】 水煮豉,滤去渣,下薤及米,煮为稀粥食。

【主治】 天行干呕若哕,手足逆冷。

薤糯饼

【方源】 《小儿卫生总微论方》卷十二。

【组成】 薤白、蜜、糯米粉。

【用法】 先以薤白杵如泥,同蜜和糯米粉研做饼。炙熟与吃。

【主治】 小儿疳气瘦弱,下痢白脓,久而不愈及腹胀。

薏苡饮

【方源】 《济众新编》卷七。

【组成】 薏苡仁粉 60 克,真荏子(炒)、紫苏子(炒)各 30 克。

【用法】 紫苏子、真荏子用水细磨,滤取汁煮,入薏苡粉成粥,和蜜用;或单,薏苡仁做末煮粥亦好。

【功用】 久服令人能食。轻身、胜瘴气。

【主治】 肺痿、肺气吐脓血,咳嗽;又治风湿痹,筋脉挛急,干湿脚气,老人咳喘。

薏苡仁丸

【方源】　《家塾方》。

【组成】　薏苡仁 30 克,大黄 15 克,土茯苓 60 克。

【用法】　上药研为末,炼蜜为丸,如弹子大。每次 1 丸,1 日 3 次。

【主治】　小儿头疮,胎毒;大人诸疮。

薏苡仁汤

【方源】　《儒门事亲》卷十二。

【组成】　桔梗 30 克,甘草 60 克,薏苡仁 90 克。

【用法】　上锉,如麻豆大。每次 15 克,水煎,入糯米为引,米软为度,食后服之。

【主治】　咳嗽。

薏苡附子败酱散

【方源】　《金匮要略》卷中。

【组成】　薏苡仁 30 克,附子 6 克,败酱草 15 克。

【用法】　上药研为末。每次 5 克,水煎,顿服。小便当下。

【功用】　《中医方剂学》:排脓消肿。

【主治】　肠痈之为病,其身甲错,腹皮急,按之濡如肿状,腹无积聚,身无热,脉数,此为肠内有痈脓。

【方论】　①《金匮玉函经二注》:血积于内,然后错甲于外,经所言也。肠痈何故亦然耶?痈成于内,血泣而不流也。惟不流,气亦滞,遂使腹皮如肿,按之仍濡。虽其患在肠胃间,究非腹有积聚也。外无热而见数脉者,其为痈脓在里可知矣。然大肠与肺相表里,腑病而或上移于脏,正可虞也。故以保肺而下走者,使不上乘。附子辛散以逐结,败酱苦寒以祛毒而排脓。务令脓化为水,仍从水道而出,将血病解而气亦开,抑何神乎。

②《金匮要略心典》:薏苡破毒肿,利肠胃为君;败酱一名苦菜,治暴热火疮,排脓破血为臣;附子则假其辛热以行郁滞之气尔。

③《古方选注》:小肠痈,仲景详言腹无积降,昭然是气结而成,奈诸家以方中附子炎据,纷纷注释

是小肠寒冷凝结成痈,抑何荒谬若此,余因悬内照之鉴以明之。盖心气抑郁不舒,则气结于小肠之头,阻传导之去路,而为痈肿,即《内经》所谓藏不容邪,则还之于腑也。故仲景重用薏苡开通心气,荣养心境,佐以败酱化脓为水,使以附子一开手太阳小肠之结,一化足太阳膀胱之气,务令所化之毒,仍从水道而出,精微之奥,岂庸浅者所能推测耶?

④《金匮要略论注》:痈乃血脉间病,肠为阳明,阳明主一身肌肉,故必其身甲错。腹为肠之府,故腹皮急,热毒之气上鼓也。气非有形,故按之濡,然皮之急虽如肿状,而实无积聚也。病不在表,故身无热。热虽无而脉数,痈为血病,脉主血也,故曰此为肠痈。薏苡寒能除热,兼下气胜湿,利肠胃,破肿毒,故以为君。败酱善排脓破血,利结热毒气,故以为臣。附子导热行结,入为反佐。

【验案】　①慢性阑尾炎　《陕西中医》(1990,8:365):应用本方开水煎服,将药渣敷右天枢穴附近。腹痛甚加川楝子、延胡索、没药各 10 克;发热恶寒,恶心欲呕,大便秘结加半夏 10 克,生大黄 6 克,金银花 30 克;右下腹压痛、反跳痛加红藤 30 克,白芍 20 克,甘草 10 克;腹胀纳呆加桃仁 10 克,夏枯草 15 克;孕妇加桑寄生、黄芩各 10 克,川断 15 克;白细胞或分类中性粒细胞增高者加蒲公英 40 克,连翘 10 克;治疗慢性阑尾炎 93 例。结果:症状、体征消失为痊愈,共 78 例;症状消失,但右下腹仍有深压痛,或可触及条索状肿块为好转,共 11 例;中途改行手术者为无效,共 4 例;总有效率为 95.6%。

②痢疾　《浙江中医学院学报》(1995,5:26):用本方:薏苡仁、败酱草各 30 克,附子 5 克,每日 1 剂,水煎服治疗痢疾 23 例。结果:痊愈 18 例,好转 2 例,无效 3 例。治疗时间最短 4 天,最长 21 天。

③直肠炎　《新中医》(1997,12:38):以本方加味:薏苡仁 20 克,附子、败酱草、牡丹皮各 12 克,大黄 6 克,水煎服,21 天为 1 个疗程,治疗慢性直肠炎 45 例。结果:痊愈 33 例,有效 9 例,无效 3 例,总有效率 85%。

薄芥汤

【方源】　《洞天奥旨》卷十三。

【组成】　薄荷、荆芥、苦参各 6 克。

【用法】　煎汤,洗之。即愈。

【主治】　火斑疮。天气严寒,向火烘手,炙伤皮肤,因而成斑,变成痛痉。

薄荷汤

【方源】　《医方类聚》卷一九七引《御医撮要》。

【组成】　冰片、薄荷(阴干)120克,荆芥60克,甘草30克。

【用法】　上药研为细散。每次3克,开水调下。

【功用】　顺风气,清头目。

薄荷散

【方源】　《普济方》卷三六九。

【组成】　薄荷30克,蝎7.5克,天南星(灰炒通黄赤色)15克。

【用法】　上药研为细末。周岁儿每次1.5克,连根葱白煎汤下,不拘时候。

【主治】　小儿伤风伤寒,肢体壮热,手足冷,呻吟惊悸,睡卧不安。

薄荷六一散

【方源】　《部颁标准》。

【组成】　滑石600克,薄荷60克,甘草100克。

【用法】　上药制成散剂。密闭,防潮。布包煎服,每次9~15克,1日1~2次。

【功用】　祛暑热,利小便。

【主治】　暑热烦渴,小便不利。

噤口丹

【方源】　《脉因证治》卷上。

【组成】　半夏12克,人参24克。

【用法】　加生姜,水煮干,焙,为末。以姜粉入香附为丸服。

【主治】　噤口痢,呕不纳食;亦治痢吐食。

鲮鲤甲散(1)

【方源】　方出《太平圣惠方》卷八十一,名见《圣济总录》卷一三二。

【组成】　穿山甲(炙微黄)、木通(锉)各30克,自然铜(细研)15克。

【用法】　上药研为细散。每次6克,以温酒调下,不拘时候。

【主治】　吹奶,不可忍。

鲮鲤甲散(2)

【方源】　《圣济总录》卷一五三。

【组成】　鲮鲤甲(炙令焦黑)、肉桂(去粗皮)、当归(切,焙)各15克。

【用法】　上药研为散。每次6~9克,早、晚空心温酒调下。

【主治】　发背、痈疽等疮,疼痛,肌肉不生。

辨毒散

【方源】　《圣济总录》卷一四六。

【组成】　阿魏(研)、青盐(研)、甘草各30克。

【用法】　上药研为散。如遇有毒物处,每次3克,空腹开水送下。若食著毒物,立便吐出。

【主治】　一切毒及药毒。

磨积散

【方源】　《北京市中药成方选集》。

【组成】　使君子90克,海螵蛸(去硬壳)210克,朱砂30克。

【用法】　上药研为细末,装袋重3克。小儿每次1.5克,白糖水调下,1日2次。3岁以下小儿酌减。

【功用】　消疳磨积。

【主治】　小儿积聚痞块,腹胀坚硬,面色痿黄,不思饮食。

【宜忌】　忌食生冷及难消化之食物。

磨翳膏

【方源】　《普济方》卷八十引《圣济总录》。

【组成】　空青6克,冰片9克,蕤仁(口含去皮壳)30克。

【用法】　上药于乳钵内研,合盛。取点之。

【主治】　目生膜肤翳。

凝水石散

【方源】　《圣济总录》卷一六九。

【组成】　凝水石、滑石(水研令如泔浆,荡取细者,沥干,更研无声乃止)各60克,甘草(生末)30克。

【用法】　上药研令匀。每次1.5克,量儿大小加减,热月冷水调下,寒月温水调下;凡被惊及心热,卧不安,皆与一服,加冰片更良。

【功用】 行小肠,去心热,儿自少惊,亦不成疾。

【主治】 小儿惊热,身体温壮,小便涩少。

凝水石粥

【方源】 《圣济总录》卷一九〇。

【组成】 凝水石(捣碎,绢袋盛)30克,牛蒡茎(别煮令熟,研)12克,白米90克。

【用法】 先煮凝水石,次下牛蒡,并汁再煎令沸,下米煮粥,候熟,空心食,1日1次。

【主治】 发背痈疽,毒攻寒热。

凝水石煎

【方源】 《圣济总录》卷一三一。

【组成】 凝水石、石膏、蜜各250克。

【用法】 上药研为末,水煎令稠,即下蜜,更煎成煎,用瓷盒盛。每次15克,空心含化咽津。

【主治】 发背痈疽,发大渴,口干不可止。

凝水石涂方

【方源】 《圣济总录》卷十八。

【组成】 凝水石(研为细末)、水银各120克,腻粉30克。

【用法】 滴水研如薄泥,病人卧于密室,先将一半药遍身涂之,除咽喉心上不涂,以两手摩令极热,次夜更将余药准前涂搭。或当夜或次日,脏腑取下恶物,但吃温补药,1月皮肤复旧,2月眉睫生,甚者半岁必再发,准前用药则永安也。

【主治】 大风癞病。

【宜忌】 忌一切动风物。

壁钉散

【方源】 《卫生鸿宝》卷二。

【组成】 银朱、磁石(为末)各等份,壁钉虫6~7枚(潮湿处取,状如海狮,紫黄色,瘦而光滑,雨后多着墙上,连壳捣烂)。

【用法】 上和匀,阴干为末。每用荔枝肉少许,捣烂和药,贴患处,膏盖。立时止痛,疔即拔出。

【主治】 诸疔。

避火丹

【方源】 《全国中药成药处方集》(济南方)。

【组成】 刘寄奴、地榆、大黄各等份。

【用法】 上药研为极细末,香油调擦。

【主治】 火伤烫伤。

避秽香

【方源】 《医宗金鉴》卷五十八。

【组成】 苍术、大黄、茵陈。

【用法】 上锉细,枣肉为饼,置炉中烧之。

【功用】 避邪秽。

【主治】 秽气触犯,痘疮暴痒。

避寒术

【方源】 《医心方》卷二十六引《灵奇方》。

【组成】 白术90克,防风60克,莨菪子(熬之)25克。

【用法】 上药研为末。每次3克,连服勿废。

【功用】 避寒,冬不用衣。

避岚气方

【方源】 《续本事方》卷二。

【组成】 苍术120克,荆芥、甘草各30克。

【用法】 上药研为细末。每次3克,开水点,早晨服。凡入烟瘴之地,宜修合随行。

【功用】 清头目,避岚气。

十七画

藿芦散(1)

【方源】 《圣济总录》卷九十九引《肘后备急方》。

【组成】 藿芦(炙黄)120克,干漆(炒令烟尽)60克,吴茱萸(水浸2日,每日3次换水,洗去涎,焙干微炒)15克。

【用法】 上药研为细散。每次6克,空腹以粟米稀粥调下。

【主治】 三虫。

藋芦散（2）

【方源】　《圣济总录》卷五十六。

【组成】　藋芦 30 克,干漆(炒烟出)、萹蓄(炒)各 7.5 克。

【用法】　上药研为散。每服 6 克,粥饮调下,空腹、日午、临卧各 1 次。若心腹胀满不能食饮,即以羊子肝、蒜齑做羹食之,能取干痨虫。旦服则暮下。

【主治】　蛔虫心痛,懊侬。

【宜忌】　百日内勿食酱。

檀香饮

【方源】　《圣济总录》卷一三五。

【组成】　白檀香、沉香各 7.5 克,槟榔 1 枚。

【用法】　上三味,各于砂盆中以水细磨,滤去渣,银石铫内煎沸,候温。分作 3 服。

【功用】　解恶毒风肿。

藁本散

【方源】　《普济方》卷三八二。

【组成】　藁本(去苗)、当归(切,焙)、苦杏仁(汤浸,去皮尖)各 15 克。

【用法】　上药研为散。每用 0.5 克。绵裹,纳虫孔中。看虫孔渐小为效。

【主治】　漏痔虫蚀。

擦牙散（1）

【方源】　《疡医大全》卷十六。

【组成】　青果(煅存性)120 克,旱莲草 500 克,青盐 120 克。

【用法】　上药研为细末。擦牙。

【功用】　固齿。

擦牙散（2）

【方源】　《古今医统大全》卷九十一。

【组成】　白梅(烧存性)、枯矾各 3 克,人中白(取夜壶中者佳)。

【用法】　将人中白煅红,退冷,同研极细,先用韭根、茗浓煎汤,以鸡毛洗牙去腐净,见血方可敷药,须遍摩烂者。

【主治】　痘毒牙疳腐烂。

擦牙定痛散

【方源】　《赤水玄珠》卷三。

【组成】　薄荷叶、天花粉、樟脑各等份。

【用法】　上药研为末。擦患处。

【主治】　一切牙痛,风热肿痛。

擦牙益笑散

【方源】　《中国医学大辞典》。

【组成】　龙眼肉 500 克,食盐 120 克。

【用法】　火煅,研细粉,冰片随加。每日早晨擦牙。

【功用】　久擦固齿,杀虫。

【主治】　心肝肾诸火牙痛。

螵蛸散（1）

【方源】　《普济方》卷三五四引《便产须知》。

【组成】　海螵蛸、白矾、五倍子各等份。

【用法】　上药研为末,研桃仁拌匀。敷之。

【主治】　产后房劳、举重,能令发作清水续续,小便淋露不止。

螵蛸散（2）

【方源】　《瑞竹堂经验方》卷五。

【组成】　海螵蛸、白胶香各 6 克,轻粉 1.5 克。

【用法】　将海螵蛸、白胶香同为细末,却入轻粉,再于乳钵内研极细。先用清油将疮润了,然后将药末干掺疮上。

【主治】　头上疮,俗名黏疮。

螵蛸散（3）

【方源】　《药奁启秘》。

【组成】　海螵蛸、朱砂、冰片各等份。

【用法】　上药研为末。吹入;或香油调敷耳外。

【主治】　湿热诸疮,耳内出脓,耳痒。

魏灵丹

【方源】　《鲁府禁方》卷一。

【组成】　真阿魏、五灵脂各等份。

【用法】　上药研为细末,用黄狗胆汁为丸,如绿豆大。每次 5～7 丸,小儿 3 丸,开水送下;有痰,生姜汤送下。

【主治】 噎食、转食、痞疾,中满中窄,贲豚伏梁,肥气癥瘕。

【宜忌】 忌生冷、葱、蒜、鱼、面。

魏角镇痉丸

【方源】 《经验良方》。

【组成】 阿魏末、鹿角(炙油)各 6 克,龙胆适量。

【用法】 上调和,取 0.06 克为 1 丸。每次 5 丸,1 日数次。

【主治】 神经病郁忧,病痫痉挛。

黛红散

【方源】 《续名家方选》。

【组成】 青黛、黄连、红花各等份。

【用法】 上药研为末。食前涂舌上。

【主治】 舌上赤烂,生小疮。

黛柏散

【方源】 《中西医结合皮肤病学》。

【组成】 青黛、冰片各 3 克,黄柏 6 克。

【用法】 上药研为细末。用花生油调敷。

【功用】 消炎杀菌,除湿止痒。

【主治】 急性渗出性皮炎、脓疱疮等。

臁疮药方

【方源】 《瑞竹堂经验方》卷五。

【组成】 轻粉 3 克,黄连末 6 克。

【用法】 上用猪胆 1 个,针刺 7 孔,滴下胆汁于盏内,将药调和。摊满疮口上,用白纸数层盖药,以无粉青绢紧紧拴住,过 10 日再换药,如法紧拴。

【主治】 臁疮。

臁疮隔纸膏

【方源】 《文堂集验方》卷四。

【组成】 松香(火上化开,倾入水中,取起)30 克,乳香、血竭各 9 克。

【用法】 上药研为末,香油调,摊贴纸上,用针刺数百孔。反贴疮上,贴时先用米泔水温洗净,3 日 1 换。

【主治】 臁疮。

鸳霜散

【方源】 《中国接骨图说》。

【组成】 鸳 1 只,红花、人参各 30 克。

【用法】 鸳去嘴、足、翅、肠,以红花、人参填入腹中,纳土器内,盐泥封固,烧存性,为细末。每次 3 克,热酒送下。

【主治】 一切久年打仆痛。

麋脐丸

【方源】 《普济方》卷二十引《家藏经验方》。

【组成】 麋茸、膃肭脐各等份。

【用法】 上药研为细末,用肉苁蓉打糊为丸。每次 70 粒,温酒送下。

【主治】 脾虚。

濡肠饮

【方源】 《辨证录》卷九。

【组成】 熟地黄 60 克,当归、肉苁蓉各 30 克。

【用法】 水洗,淡水浸,1 日换水 5 次,水煎,空腹服。

【功用】 补肾水,润大肠。

【主治】 肾虚大便闭结,口干舌燥,咽喉肿痛,头目昏晕,面红烦躁。

濡咽煎

【方源】 《鸡峰普济方》卷十九。

【组成】 甘草 90 克,酥、蜜各 300 克。

【用法】 上药纳蜜中,煎如薄膏。含咽之。

【主治】 渴,口舌燥涩。

濡脏汤

【方源】 《备急千金要方》卷十五。

【组成】 葛根、猪膏各 60 克,大黄 30 克。

【用法】 上药研为散。水煮,去渣,纳膏,煎,澄清。强人顿服,羸人分 2 次服。

【主治】 大便不通六七日,腹中有燥屎,寒热烦迫,短气,汗出,胀满;亦治大小便不通。

糠锌油

【方源】 《中医外科学》。

【组成】 糠馏油 5 克,氧化锌、花生油各

50 克。

【用法】　外搽,每日 3～4 次。

【功用】　止痒,消炎,减少渗出。

糠地糊膏

【方源】　《赵炳南临床经验集》。

【组成】　糠焦油 5 克,地榆粉 10 克,液化酚 1 克。

【用法】　用氧化锌糊膏,加到 100 克,直接涂于皮损处。

【功用】　消炎杀菌,止痒剥脱,软化浸润。

【主治】　亚急性慢性肥厚性皮肤病,神经性皮炎、湿疹等。

十八画

藕实羹

【方源】　《太平圣惠方》卷九十六。

【组成】　藕实(新嫩者)90 克,甜瓜皮(切)120 克,莼菜(切)120 克。

【用法】　上药入豉汁中,相和做羹,调和食之。

【功用】　去渴,补中,养神益气,除百疾,令人心神悦畅。

【主治】　烦热。

藕浆散

【方源】　《普济方》卷三九○。

【组成】　粉霜 30 克,黄丹 1.5 克。

【用法】　上药研为末。每次 2 岁 0.5 克,用藕汁调下。

【主治】　小儿大渴不止,饮水无度,烦渴不食,并疮痘燥渴,心躁。

藜芦散(1)

【方源】　《太平圣惠方》卷六十六。

【组成】　藜芦(去芦头,以鸡子 1 枚取白,涂炙令尽)30 克,蘑茹 30 克,雄黄(细研)60 克。

【用法】　上药研为细散,入雄黄末,更研令匀。敷疮上,不得入眼。

【主治】　蚍蜉瘘,浮核不尽,以及诸息肉在肌中。

藜芦散(2)

【方源】　《圣济总录》卷一一九。

【组成】　藜芦(去芦头)15 克,附子(炮裂,去皮脐)、麝香(研)各 7.5 克。

【用法】　上药研为散。每用 1.5 克,撒于齿上。如牙有虫孔,即以绵裹少许纳之。

【主治】　牙痛。

藜芦散(3)

【方源】　《普济方》卷四十八。

【组成】　贯众 30 克,藜芦 6 克,漏芦 9 克。

【用法】　上药研为细末。先洗净疮,候干,油调涂。

【主治】　秃疮。

蹲鸱丸

【方源】　《全国中药成药处方集》(杭州方)。

【组成】　香梗芋艿(净粉)5 千克。

【用法】　上药研为细末,用漂淡陈海蜇、大荸荠各 500 克煎汤为丸。每次 9 克,开水送下。

【功用】　消痰软坚,化毒生肌。

【主治】　新久瘰疬,结核浮肿,硬块疼痛,不论已溃未溃。

瞿麦汤

【方源】　《魏氏家藏方》卷七。

【组成】　苦杖、瞿麦各等份。

【用法】　上药研为细末。每次 15 克,加灯心草 30 茎,水煎,不拘时候服。

【主治】　小便不通。

鹭鸶藤酒

【方源】　《备急灸法》。

【组成】　忍冬花嫩苗叶 150 克,木通(捶碎)、甘草(生,锉)各 30 克。

【用法】　同入瓦器内,用水文武火缓缓煎,入好无灰酒同煎,滤去渣,分为 3 服。

【主治】　痈疽发背。

十九画

藿香散（1）

【方源】 《圣济总录》卷十七。

【组成】 藿香叶、零陵香、莎草根（炒去毛）各等份。

【用法】 上药研为散。每次6克，食后腊茶清调下，1日3次。

【主治】 风，头旋目眩，痰逆恶心，不思饮食。

藿香散（2）

【方源】 《幼幼新书》卷二十七引《婴童宝鉴》。

【组成】 藿香、香薷（并为末）各7.5克，茯苓（末）6克。

【用法】 上药研为末。每次4.5克，姜汤调下。

【主治】 霍乱吐泻。

藿香散（3）

【方源】 《小儿卫生总微论方》卷十四。

【组成】 藿香（去土）21叶，枳壳2片（去瓤，湿纸裹，煨令熟），蚌粉（枳壳大）1块。

【用法】 上药研为细末。婴小服1克，2—3岁服1.5克，蜜水调下。

【主治】 不因风寒所得，肺胃气不和而咳嗽。

藿香汤

【方源】 《小儿卫生总微论方》卷十六。

【组成】 藿香（去土）、肉豆蔻（面裹煨）、甘草各7.5克。

【用法】 上药研为细末。每次1.5克，水煎，温服，连服3服，不拘时候。

【主治】 小儿发疟不止。

【备考】 服灵豆膏后，续服本方补之。

藿香饮

【方源】 《不知医必要》卷三。

【组成】 党参（去芦，饭蒸）、藿香各3克，陈皮1.5克。

【用法】 加生姜1小片，水煎服。

【主治】 小儿腹痛。

藿胆鼻炎胶囊

【方源】 《部颁标准》。

【组成】 苍耳子提取物76克，广藿香油26.7毫升，精制猪胆干膏65克。

【用法】 上药制成胶囊。口服，每次2粒，1日3次。

【功用】 清风热，通鼻窍。

【主治】 慢性鼻炎，慢性鼻旁窦炎及过敏性鼻炎。

藿香半夏散

【方源】 《太平惠民和剂局方》卷三。

【组成】 丁香15克，藿香叶30克，半夏（汤浸洗7遍，微炒黄色）60克。

【用法】 上药研为散。每次6克，加生姜7片，水煎，去渣，食前温服。

【主治】 胃虚中寒，停痰留饮，哕逆呕吐，胸满噎痞，短气倦息，不入饮食。

蟾灰散

【方源】 《幼幼新书》卷二十五引丁左藏方。

【组成】 干蛤蟆（大者，烧存性）1个，五倍子各3克，麝香少许。

【用法】 上药研为末。蜜调，涂齿根。

【主治】 小儿走马疳。

蟾麝散

【方源】 《普济方》卷三○一。

【组成】 胆矾6克，蟾酥1克，麝香少许。

【用法】 上药研为细末，用蒸饼心为丸，如芥子大。按在疮内。

【主治】 痔疮漏。

蟾酥膏

【方源】 《古今医统大全》卷六十四。

【组成】 蟾酥少许、巴豆(去油,研如泥)、苦杏仁(烧)。

【用法】 上研如泥,以绵裹,如粟米大。如蛀牙,扎入蛀处;如风牙,扎入牙缝中,吐涎尽愈。

【主治】 风蛀诸牙疼痛。

蟾酥走黄丹

【方源】 《证治准绳·疡医》卷二。

【组成】 朱砂(研)、黄丹(飞)、白面各等份。

【用法】 上药研为末,取蟾酥为丸,如麦粒大。先刺疮口,次按1粒在疮口内,仍以水沉膏贴之;又以5～7丸,葱汤吞下。发汗即愈。

【主治】 疔疮走黄。

蟾酥丸

【方源】 《丹溪心法附余》卷十六。

【组成】 雄黄、乳香各一钱,蟾酥一厘。

【用法】 上药用黄酒、热面糊和丸,如绿大豆。每服三丸,用葱白汤送下。服之微汗即愈,若不退再一服。

【主治】 切诸恶疮,已发未发。

鳗鲡黑散

【方源】 《眼科锦囊》卷四。

【组成】 乌(去内脏者)1只。

【用法】 严寒之时,浸于粪坑中,约30日而取出,以清水洗净之,加车前子3克,红花30克,同烧灰存性,为末,和鳗鲡服之。

【主治】 小儿疳伤眼。

蟹爪饮

【方源】 方出《备急千金要方》卷二,名见《圣济总录》卷一五九。

【组成】 蟹爪、阿胶各30克,甘草15克。

【用法】 以东流水先煮蟹爪、甘草,去渣,纳胶冷烊,顿服。

【主治】 动胎及产难;子死腹中;并妊两儿,一死一生,令死者出,生者安。

【方论】 《重庆堂医学随笔》:蟹爪尖专下死胎,甘草奠安中气,不使尸气上乘,阿胶滑利前阴。若双胎一死一生者,蟹爪又安生胎,阿胶专于育神,甘草培植生气,服之令死者出,生者安。

麒麟血散

【方源】 《太平圣惠方》卷六十七。

【组成】 麒麟血30克,生人牙齿、密陀僧各15克。

【用法】 上药研为末。以鸡毛拂于疮口内,却用膏药贴之。

【主治】 伤折落马,车辗压损,一切伤,皮破肉作疮者。

【宜忌】 不得经着风水。

麒麟竭散

【方源】 《普济方》卷三三五。

【组成】 麒麟竭、阿魏(面煨,面熟为度)各7.5克,肉桂15克。

【用法】 上药研为细散。每服3克,以热酒调下。

【主治】 妇人血气攻刺,小腹痛不可忍。

鳖甲散

【方源】 《圣济总录》卷六十八。

【组成】 鳖甲(锉作片子)30克,蛤粉(鳖甲相和,于铫内炒香黄色)30克,熟地黄(晒干)45克。

【用法】 上药研为细散。每次6克,食后腊茶清调下。服药讫,可睡少时。

【主治】 呕血不止。

二十画及以上

糯米膏

【方源】 《杨氏家藏方》卷二十。

【组成】 石灰(须矿灰,以少水化开)18克,木炭灰(须旋于烧熟火上轻抄取白者)9克。

【用法】 上药拌匀,以水少许调令稀稠得所,瓷盏内盛,以竹篦子摊平,然后拣好糯米 30 粒,每粒插一半在灰内,以好纸遮盖盏口,毋令透气,候 4～5 日取 1～2 粒,看在灰内者,若化作粥浆可用矣。如未化,更候 1～2 日。如取靥子,先净洗过,以竹削针,灯上燎过,其尖梢利,先轻手于靥周围略拨动,即以竹针轻挑糯米浆汁,匀布拨动处,靥上不用,须臾微赤,不痛,不作脓,三数日即作痂,勿剥,任其自落,不作瘢痕,其靥自落。

【功用】 出靥子。

糯米膏

【方源】 方出《医学纲目》卷二十,名见《东医宝鉴·杂病篇》卷九。

【组成】 糯米 2000 克,皂角(切碎)1000 克,铜钱(同炒至半焦黑,去铜钱)100 枚。

【用法】 上药研为末,用好酒调膏,厚纸摊。贴患处。

【主治】 跌仆筋断骨折。

露蜂房散(1)

【方源】 《太平圣惠方》卷三十四。

【组成】 露蜂房、花椒(去目及闭口者,微炒去汗)各 15 克,白盐 3 克。

【用法】 上药研为散。每用 15 克,以醋浆水煎,去渣,热含冷吐。

【主治】 牙齿疼痛。

露蜂房散(2)

【方源】 《太平圣惠方》卷三十八。

【组成】 露蜂房、荨苨、甘草(生用)各 30 克。

【用法】 上药研为散。每次 12 克,水煎,去渣温服。不拘时候。

【主治】 丹石发动,令人体热烦痛,心躁口干。

露蜂房散(3)

【方源】 《太平圣惠方》卷六十。

【组成】 露蜂房(微炒)、槐花(微炒)、黄芪(锉)各 60 克。

【用法】 上药研为细末,每次 3 克,食前以粥饮调下。

【主治】 痔疾。风热毒气攻下部,生疮肿痛。

露蜂房散(4)

【方源】 《太平圣惠方》卷六十。

【组成】 露蜂房(炙黄)、猬皮(炙令焦黄)各 15 克,麝香 3 克。

【用法】 上药研为细末。每次用 1.5 克敷之,1 日 3～5 次。

【主治】 痔瘘,脓血出不止。

露蜂房散(5)

【方源】 《圣济总录》卷一三二。

【组成】 露蜂房、蛇蜕各 1 个。

【用法】 上药同于碗内烧过为灰。每看疮口大小,用腻粉少许和匀,生油调,鸡翎扫之。

【主治】 头面上生无名疮,黄水不止。

霹雳散(1)

【方源】 《杨氏家藏方》卷十六。

【组成】 香附(去毛)180 克,川乌(炮,去皮、尖)、石灰(油炒)各 60 克。

【用法】 上药研为细末。每次 6 克,食前烧秤锤淬酒调下。

【主治】 妇人经脉妄行,血崩不止。

霹雳散(2)

【方源】 《万氏家传幼科发挥》卷二。

【组成】 踯躅花 0.5 克,雄黄 1 克,麝香少许。

【用法】 上药研为末。用灯心蘸少许,插入鼻孔。得嚏即醒。

【主治】 小儿中恶、眩仆、四肢厥冷,两手握拳,不能喘息。

霹雳散(3)

【方源】 《秋疟指南》卷二。

【组成】 生大黄、吴茱萸各 3 克,黄芩 9 克。

【用法】 水煎服。

【主治】 痢症胀闭,有宿食,发呕。

【宜忌】 此药只可服 3 次,不可多服。

麝香丸(1)

【方源】 《中藏经》卷下。

【组成】 麝香、乳香各 7.5 克,巴豆(去皮)14 粒。

【用法】　上药研为末,入枣肉,和成剂,丸作挺子。看疮远近任药,以乳香膏贴之。以效为度。

【主治】　一切气漏疮。

麝香丸(2)

【方源】　《圣济总录》卷一七三。

【组成】　麝香(研)3克,使君子(去壳,半生半炮)、无食子(半生半炮)各2枚。

【用法】　上药研为末,以薄面糊为丸,如小绿豆大。每次3～5丸,米饮送下。

【主治】　小儿疳痢不止。

麝香丸(3)

【方源】　《普济方》卷五十四引《卫生宝鉴》。

【组成】　麝香(分)1.5克,全蝎14个,猫儿薄荷(裹麝香、全蝎,瓦上焙干)14叶。

【用法】　上药研为细末,滴水铲作挺子,塞耳内极妙。

【主治】　耳内虚鸣。

麝香散(1)

【方源】　《外台秘要》卷二十引《小品方》。

【组成】　麝香1克,芫花(熬)、甘遂各3克。

【用法】　上药研为散。每次1.5克,酒服。

【主治】　水肿。

麝香散(2)

【方源】　《外台秘要》卷七引《广济方》。

【组成】　麝香(研)10克,生犀角(屑)、青木香各20克。

【用法】　上药研为散。每次3克,空肚以开水服。

【功用】　去恶气。

【主治】　卒中恶。心腹刺痛。

【宜忌】　忌五辛。

麝香散(3)

【方源】　方出《太平圣惠方》卷四十,名见《普济方》卷二九九引《十便良方》。

【组成】　生牛皮(烧灰)、燕窠土(烧赤)各15克,麝香1.5克。

【用法】　上药都细研令匀,以生油调,每日2～3次涂之。

【主治】　头生恶疮。

麝香散(4)

【方源】　方出《太平圣惠方》卷九十三,名见《圣济总录》卷一七八。

【组成】　乱发灰、鹿角屑(炒令微焦)各15克,麝香3克。

【用法】　上药研为细散,每次1.5克,以粥饮调下,每日3～4次。

【主治】　小儿血痢不止。

麝香散(5)

【方源】　《圣济总录》卷七十。

【组成】　麝香6克,滑石末、人中白各15克。

【用法】　上药研为散。每次6克。热酒调下。

【主治】　鼻衄不止。

麝香散(6)

【方源】　《圣济总录》卷一一七。

【组成】　麝香(研)0.5克,胡黄连3克,槟榔(生,锉)1枚。

【用法】　上药研为细散。旋敷之。

【主治】　口疮。

麝香散(7)

【方源】　《圣济总录》卷一一九。

【组成】　麝香0.5克,定粉3克,黄蜡15克。

【用法】　先细研前二味,后熔蜡调之,摊在纸上。每临卧时煎做片子,贴所患齿龈上。

【主治】　齿历蠹。

麝香散(8)

【方源】　《圣济总录》卷一二九。

【组成】　麝香(研)7.5克,麒麟竭、密陀僧(煅)各30克。

【用法】　上药研为细散。先用盐汤洗疮拭干,取活鳝鱼1条锉细研,拓疮上1宿,明旦揭看有虫,即去,再拭干,涂敷散子,每日3～5次。

【主治】　附骨疽,久不愈。

麝香散(9)

【方源】　《圣济总录》卷一三一。

【组成】　麝香(研)1.5克,蒺藜、紫背荷叶各15克。

【用法】　上药研为散。每量疮大小,临时干贴疮上。

【主治】　发背疮。冲破,疼痛不可忍。

麝香散(10)

【方源】　《圣济总录》卷一六〇。

【组成】　麝香(别研)7.5克,乌鸦毛(烧)、虎粪(烧灰)各15克。

【用法】　上药研为散,研匀。每次6克,温酒调下。

【主治】　产后血邪,语言妄乱。

麝香散(11)

【方源】　《三因极一病证方论》卷十五。

【组成】　麝香、黄矾、青矾各等份。

【用法】　上药研为末。小便后敷之。

【主治】　炉精疮。

麝香散(12)

【方源】　《幼幼新书》卷三十三引郑愈方。

【组成】　麝香少许,矾(煅)3克,五倍子6克。

【用法】　上药研为末。拈纸点耳中。

【主治】　聤耳。

麝香散(13)

【方源】　《小儿卫生总微论方》卷十八。

【组成】　蜘蛛1个,坯子胭脂、麝香各少许。

【用法】　晒干,上为细末。每用少许许,以鹅毛管吹入耳。

【主治】　小儿聤耳,内生疮,或有脓汁。

麝香散(14)

【方源】　《普济方》卷六十五引《海上方》。

【组成】　全蝎3个,麝香0.5克,细辛6克。

【用法】　上药研为细末。干搽牙痛处,涎出尽,方用盐汤漱。

【主治】　诸般牙痛。

麝香散(15)

【方源】　《御药院方》卷八。

【组成】　麝香(研)1.5克,枳壳(去瓤)7.5克(麸炒),白丁香60克。

【用法】　上药研为细末。每次6克,食后用温酒调匀服。

【主治】　瘰疬结核,肿硬不消,疼痛。

麝香散(16)

【方源】　《御药院方》卷十。

【组成】　麝香、血竭各1.5克,猬皮30克。

【用法】　上药先研猬皮并血竭为细末,次入麝香拌匀。每服1.5克,食前温酒调服,1日2次。

【主治】　下部脱血,或痔漏瘘久不愈。

麝香散(17)

【方源】　《济生方》卷五。

【组成】　白矾30克,黄丹(炒)4.5克,麝香0.5克。

【用法】　上药研为细末。干擦牙疳处,频上。

【主治】　①《济生方》:急疳,恶蚀肉损。
②《普济方》:疮疡溃后,脓水出之不已。

麝香散(18)

【方源】　《普济方》卷二九八。

【组成】　瓜蒌(新黄大者)(以刀开下顶子,不去瓤。选不蛀皂角填满,却取开下顶盖,别用纸筋泥固济,以炭火簇合烧令红,于一地坑内出火毒1宿,取出)1枚,麝香末3克。

【用法】　上药研为细末,入瓷盒盛。每次3克。米饮调下;温酒亦得服。一剂永除根本。

【主治】　牝痔,以及一切内外痔疮,痛不可忍者。

麝香散(19)

【方源】　《普济方》卷三〇七。

【组成】　麝香(细研)、雄黄(细研)、半夏(生用)各6克。

【用法】　上药研为细末。敷之。

【主治】　蛇螫人,窍出血。

【宜忌】　凡蛇疮未愈。禁热食。犯此便发。

麝香散(20)

【方源】　《疮疡经验全书》卷七。

【组成】　香附 30 克,铜青 15 克,麝香 1.5 克。

【用法】　上药研为细末。用米泔洗净,疮湿干掺,疮干用油调搽。

【主治】　小儿眉疳疮,耳额疮,并牙疳。

麝香散(21)

【方源】　《医学心悟》卷四。

【组成】　真麝香 6 克,冰片 1 克,黄连 3 克。

【用法】　共为末。1 日夜吹 5～6 次。

【主治】　肺经蕴热,致生喉瘤。生于喉傍,形如圆眼,血丝相裹。

麝香煎

【方源】　《太平圣惠方》卷八十七。

【组成】　麝香 0.3 克,定粉、黄柏末各 15 克。

【用法】　上药研为细散。以好蜜 30 克。于瓷器内,先煎沸,即入药末相和,更煎,放冷,于患处贴之,1 日 4～5 次。

【主治】　小儿疳蚀齿龈,兼颊腮内疮烂。

麝香涂方

【方源】　《外台秘要》卷二十三引《古今录验》。

【组成】　麝香(研)、雌黄(研)各等份。

【用法】　上药研为散。取虾蟆背白汁和涂疮孔中,每日 1 次。

【主治】　鼠瘘。

麝香琥珀丸

【方源】　《医学从众录》卷八。

【组成】　土鳖虫(炙存性)30 克,血珀末 15 克,麝香 9 克。

【用法】　酒打和为丸。每次 1 克,开水送服。

【主治】　经闭。

四味药方

一 画

一匕金

【方源】 《活幼心书》卷下。

【组成】 穿山甲(汤浸透,取甲锉碎,同热灰铛内慢火炒令黄色)15克,红曲(炒)、川乌(1枚,灰火中带焦炮)各7.5克。

【用法】 上药研为末,再入麝香0.3克,同在乳钵杵匀。每次3克,用葱白浓煎汤调下。

【主治】 痘疮黑陷,或变紫暗色,证在急危者。

一井金

【方源】 《医方类聚》卷一八○引《吴氏集验方》。

【组成】 麝香3克,乳香1克,朱砂1.5克,砒霜6克。

【用法】 上药研为细末。如遇患处,以生麻布微擦破,用云母膏药,中间掺此药末,量疮口大小,3日换1次。其毒成块子肉落下,或化作清水。

【主治】 瘰疬。

【宜忌】 切须忌色欲数月。

一扫方

【方源】 《疡科遗编》卷下。

【组成】 大风子核30克,轻粉、水银各9克,猪油90克。

【用法】 先将大风子核炒燥,同轻粉研极细,再同水银搅和,猪油打烂,加棉花衣1团,共捣匀。揩患处。

【主治】 一切干湿疥疮。

一扫光

【方源】 《万病回春》卷七。

【组成】 细茶(口嚼烂)9克,水银(入茶内研)3克,猪牙皂、花椒各6克。

【用法】 上药研为细末。香油调搽。

【主治】 小儿头上肥疮,或多生虮子,搔痒成疮,脓水出不止。

一字散(1)

【方源】 《幼幼新书》卷九引《吉氏家传》。

【组成】 雄黄(研)、朱砂(研)各3克,川乌(生)、藜芦各1.5克。

【用法】 上药研为末,后入朱砂。急慢惊风,磨刀水下1克。

【主治】 小儿急慢惊风。

一字散(2)

【方源】 《普济方》卷三七四引《卫生家宝》。

【组成】 全蝎(褐色者)1只,赤脚蜈蚣1条(并新瓦焙),朱砂1.5克,麝香少许。

【用法】 上药研为末。每次1克,薄荷汤调下。先以些少,用管子吹入鼻中。自然通窍。

【功用】 截风定搐。

【主治】 婴孩惊风。

一炁丹

【方源】　《医学集成》卷二。

【组成】　人参、附子、冰片、麝香各适量。

【用法】　上药研为末。糊为丸服。

【主治】　关格脉细挟冷者。

一炮散

【方源】　《疡科遗编》卷下。

【组成】　真犀黄、冰片各2克,雄精3克,皮硝(炒,研)4.5克。

【用法】　先将硝炒燥,同雄精研细,方入犀黄、冰片,共研极匀,瓷瓶密贮,勿使出气。临用吹入喉间。

【主治】　单乳蛾并及喉风、喉痹,饮食不下,命在危急。

一笑散

【方源】　《种福堂方》卷三。

【组成】　火硝3克,冰片、明雄黄各0.3克,玄明粉1.5克。

【用法】　上药研为细末。擦患处。

【主治】　牙痛。

一捻散

【方源】　《圣济总录》卷一八〇。

【组成】　青黛、黄柏(去粗皮)、诃子(炮,去核)、密陀僧各等份。

【用法】　上药研为散。取1捻撒舌上;如喉咽内有疮,撒喉中,微微咽津。

【主治】　小儿口疮。

一扫光散

【方源】　《全国中药成药处方集》(抚顺方)。

【组成】　黄丹、官粉、松香、白矾各等份。

【用法】　上药研为细末。撒敷患处,干则用香油调敷之。

【功用】　止痛止痒,消炎。

【主治】　黄水疮,湿热成毒,皮肤腐绽,黄水浸润,蔓延无已,头面耳轮,传染周遍,秃疮。

【宜忌】　忌辛辣、发物。

一捻金丹

【方源】　《古今医鉴》卷十六。

【组成】　腊月黑牛胆(装入石灰120克、白矾30克,阴干取出)1个,黄丹(炒)30克。

【用法】　上药研为末。敷之。

【主治】　①《古今医鉴》:金疮,疮。

②《寿世保元》:凡一切手足皮肤偶然出血不止,或枪刀刺伤,或伤破手腕,血长流不止。

一粒金丹

【方源】　《古今医鉴》卷十五引桑文台方。

【组成】　砒霜(以荞麦面包,灰火煨令焦,取出去面皮)30克,雄黄、朱砂各4.5克,荞面(炒)3克。

【用法】　前3味药研为末,水煮荞面糊为丸,如豌豆大。每次1丸,空心凉开水送下,1日1次。7日效。

【主治】　杨梅恶疮及疟疾。

【宜忌】　忌热物。

一捻金散(1)

【方源】　《圣济总录》卷一二二。

【组成】　恶实(炒)、马牙硝(研)、矾蝴蝶(研)各7.5克,甘草(炙,锉)15克。

【用法】　上药研为散。每次撒1克于舌上。

【主治】　风热咽喉肿痛,饮食烦闷。

一捻金散(2)

【方源】　《御药院方》卷九。

【组成】　蝎梢6克,川芎30克,华阴细辛、白芷各15克。

【用法】　上药研为细末。每次少许,以指蘸药擦牙痛处,吐津,误咽不妨,不拘时候。

【主治】　牙痛。

一擦无踪

【方源】　《外科方外奇方》卷三。

【组成】　上血竭3克,硫黄、腰黄、白矾各1.5克。

【用法】　上药研为细末,用青布药作筒,浸真菜油内令透,钳火上烧着,瓷盆盛油,待凝取擦。

【主治】　疥,癣,肥疮。

一灵三圣散

【方源】　《济阴纲目》卷十二。

【组成】　干荷叶、干生地黄、牡丹皮、生蒲黄（另研）各9克。

【用法】　前三味浓煎汤，调入蒲黄末。一服即定。

【主治】　①《济阴纲目》：产后败血冲心，发热，妄言奔走，脉虚大者。

②《竹林女科》：心神闷乱，发狂言，或中风痰或躁烦，或血瘀元虚。

二　画

二术丸

【方源】　《陈素庵妇科补解》卷一。

【组成】　白术（土炒）240克，苍术（泔浸）、生姜（切片）各120克，大枣（去皮核，同生姜屑煮）100个。

【用法】　上药以枣肉为丸。每日空心米饮下100丸。

【主治】　妇人脾胃虚弱，始则行经血少而色淡，后且闭绝不通；并治男子、小儿脾虚洞泻。

【方论】　苍、白术辛温，性雄壮，脾胃二经主药也。脾胃虚寒服之，则饮食倍进，肌肉渐充。然虚人服术恐中满，故又加姜、大枣以辅之。大枣甘温，脾药也，用以为引；生姜辛温，气药也，用以为佐。不特治妇人，凡男子、小儿脾虚洞泻者皆宜。

二冬汤

【方源】　《惠直堂方》卷二。

【组成】　麦冬30克，天冬12克，茯苓4.5克，车前子3克。

【用法】　水煎服。

【主治】　肺消，气喘痰嗽，面红虚浮，口烂咽肿，饮水过多，饮讫即溺者。

二皮汤

【方源】　《圣济总录》卷一四二。

【组成】　桃皮、李皮、萹蓄、苦参各30克。

【用法】　水煮，去渣，熏洗，候冷即止，1日2次。

【主治】　肠痔。

二合散

【方源】　《外科大成》卷三。

【组成】　铅粉（炒）、槐花（炒）各等份，老松香30克，银朱12克。

【用法】　上药研为末。纸卷成条，香油浸透，火燃着，一头滴下油药，以器接之，用调前药，涂敷患处。

【主治】　黄水、头炼、眉炼、耳蚀、羊胡子、燕窠、脓窠等疮。

二豆汤

【方源】　方出《太平圣惠方》卷四十五，名见《圣济总录》卷八十四。

【组成】　黑豆150克，赤小豆90克，吴茱萸30克，食盐10克。

【用法】　上药都和匀。水煮，去渣，于避风处，稍热淋蘸。

【主治】　脚气肿满。

二皂饮

【方源】　《疡医大全》卷三十四引沈员峤方。

【组成】　肥皂子（独核者）20粒，皂角子30粒，苦参、金银花各30克。

【用法】　河水、井水合煎，露1宿，次早空心热服，其毒自消。

【主治】　杨梅疮。

二沥汤

【方源】　《圣济总录》卷三十二。

【组成】　竹沥、梨汁、荆沥各60毫升，陈酱汁15毫升。

【用法】　上药搅令匀，以绵滤过，分4次温服，空心、日晚各1次。

【主治】　伤寒失声不语。

二豆饮

【方源】　《经验良方》。

【组成】　小黑豆、绿豆(淘)各 450 克,赤小豆 60 克,甘草节 60 克。

【用法】　每日水煮,任意食豆饮汁。痘疹流行时,预服痘自不发,虽出必稀少。

【功用】　防痘,稀痘。

二矾散

【方源】　《济阳纲目》卷一〇六。

【组成】　雄黄、郁金各 15 克,白矾(生用)7.5克,胆矾 1.5 克。

【用法】　上药研为细末。以竹管吹入喉中。

【主治】　咽喉乳蛾。

二香散(1)

【方源】　《医方类聚》卷一〇二引《吴氏集验方》。

【组成】　赤芍 15 克,姜黄 7.5 克,木香 6 克,丁香 49 粒。

【用法】　上药研为粗末。每次 9 克,水煎,去渣,发时热服。

【主治】　心脾痛。

【宜忌】　忌生冷。

二香散(2)

【方源】　《医部全录》卷一五二。

【组成】　赤龙爪、苦丁香各 20 个,苦葫芦子 1撮,麝香少许。

【用法】　上药研为末。用纸捻子蘸药末点之。

【主治】　鼻息肉。

二瓶糁

【方源】　《徐评外科正宗》卷二。

【组成】　延胡索 15 克,猪牙皂 3 克,麝香 1克,丁香 3 克。

【用法】　上药各研为极细末,再称准,共研极匀,瓷瓶收贮,勿令泄气。掺溃疡膏中。

【功用】　呼脓拔毒,止痛。

【宜忌】　凡肌薄无肉之地,必用此药,切不可用九一丹。

二粉散

【方源】　《外科启玄》卷十二。

【组成】　定粉 15 克,轻粉 1.5 克,白矾 1 克,蕲艾 30 克。

【用法】　前 3 味药研为末,用油调,溶于大瓷碗底内,匀开;次用蕲艾 30 克,于炭火上烧烟熏碗内粉,待艾尽为度,覆地上出火毒。逐早搽面即愈。

【主治】　妇女面生粉花疮。

二黄丹

【方源】　《中医皮肤病学简编》。

【组成】　硫黄、雄黄各 31 克,冰片、樟脑各1.5 克。

【用法】　上药研为细末。香油调搽。

【主治】　疥。

二黄汤(1)

【方源】　《普济方》卷三八五引胡洽方。

【组成】　大黄、黄芩各 12 克,甘草(炙)9 克,细辛 6 克。

【用法】　水煎服。

【主治】　温壮。

【加减】　著惊,加钩藤 6 克。

二黄汤(2)

【方源】　《圣济总录》卷三十三。

【组成】　麻黄(去根节)、大黄(锉,炒)、瓜蒌根各 30 克,甘草(炙,锉)15 克。

【用法】　上药研为粗末。每次 15 克,水煎,去渣,食后温服。

【主治】　伤寒后变成疟,口干烦渴。

二黄膏

【方源】　《世医得效方》卷十九。

【组成】　巴豆 20 粒,黄蜡 30 克,雄黄、硫黄各3 克。

【用法】　清油 90 克煎巴豆微黑,去巴豆,入黄蜡化讫,研雄黄、硫黄,温入成膏。患处洗净,抹敷2～3 次。

【主治】　一切疮疹,痘后疮。

二蜕散

【方源】　《杨氏家藏方》卷十三。

【组成】　蛇蜕(细剪令碎)、蝉蜕(细剪碎)各

120克,白矾(火煅)30克,皂角(研为末)2根。

【用法】　上药共和令匀,分为6贴。每用时,以药1贴于瓦器内烧,坐在桶中,桶盖上做一小窍,正坐熏之。

【主治】　痔漏久不愈者。

二丁冲剂

【方源】　《部颁标准》。

【组成】　紫花地丁、蒲公英、板蓝根、半边莲各500克。

【用法】　制成冲剂。每次20克,开水冲服,1日3次。

【功用】　清热解毒,利湿退黄。

【主治】　热疖痈毒,湿热黄疸,外感风热,咽喉肿痛,风热火眼等症。

二地黄丸

【方源】　《嵩崖尊生全书》卷六。

【组成】　生地黄、熟地黄、玄参、石斛各适量。

【用法】　上药研为末,炼蜜为丸,如梧桐子大。每次6克,温开水送服。

【主治】　肝虚,眉眶痛,羞明畏日。

二子二石汤

【方源】　《中医症状鉴别诊断学》。

【组成】　硼砂、海浮石、胖大海、诃子各适量。

【用法】　水煎服。

【功用】　除痰化瘀,消肿散结。

【主治】　血瘀痰聚,声嘶,痰浊凝聚为主,可见声带息肉。

二白干葛汤

【方源】　《伤寒大白》卷一。

【组成】　葱白、白芷、葛根、升麻各适量。

【用法】　水煎服。

【主治】　阳明表邪头痛,额前痛连眼眶,脉洪而长,发热无汗者。

【加减】　症兼太阳者,加羌活、防风、川芎;症兼少阳者,加柴胡、川芎;呕恶,合二陈平胃散;有火者,加栀、连。

二冬二皮汤

【方源】　《辨证录》卷二。

【组成】　麦冬、天冬、地骨皮、牡丹皮各60克。

【用法】　水煎服。

【功用】　滋水泻火。

【主治】　头面肿痛,口渴心烦,一旦卒中,手足抽搐,言语不出,口眼㖞斜。

二冬苓车汤

【方源】　《辨证录》卷六。

【组成】　麦冬90克,天冬30克,茯苓15克,车前子9克。

【用法】　水煎服。

【主治】　肺消。气喘痰嗽,面红虚浮,口舌腐烂,咽喉肿痛,得水则解,每日饮水约得一斗。

二母二冬汤

【方源】　《症因脉治》卷二。

【组成】　知母、贝母、麦冬、天冬各适量。

【用法】　水煎服。

【功用】　清养肺胃,润燥化痰。

【主治】　①《症因脉治》:内伤噎膈;燥热咳喘,甚则烦满身肿。

②《医略六书》:阴虚热炽,肺金受烁,干咳虚烦,脉濡涩。

【方论】　《医略六书》:方中天冬清心润肺以益肾水;麦冬润肺清心以生津液;川贝母凉心解郁,清肺气以化热痰;肥知母滋肾涤热,除虚烦以润肺金。洵为润燥除烦之剂,乃干咳虚烦之专方。

【加减】　痰多,酌加青黛、海石;肠枯,酌加当归、白芍;气凝痰滞,酌加半夏、香附,以行本方之滞;肾水竭,酌加生地黄、熟地黄;元气虚,酌加人参。

二地二冬汤

【方源】　《医略六书》卷十九。

【组成】　生地黄15克,麦冬(去心)9克,熟地黄15克,天冬(去心)9克。

【用法】　水煎,去渣温服。

【主治】　阴虚肺燥,干咳虚烦,脉虚数者。

【方论】　阴虚肺燥,干咳无痰,此水不济火,而金水不能相生焉,故口燥心烦不已。生地黄滋阴以壮九天之水,而心火降;熟地黄补肾以滋九地之阴,而肾水升;天冬清心滋水;麦冬润肺生津。务使水升火降,则燥润咳除,而心烦口燥,无不自解矣。

十枣汤

【方源】　《伤寒论》。

【异名】　三星散(《普济方》卷三八〇引《傅氏活婴方》)、大枣汤(《伤寒大白》卷三)。

【组成】　芫花(熬)、甘遂、大戟各等份。

【用法】　上药各为散,以水先煮大枣肥者 10个,去渣纳药末。强人服 3 克,羸人服 1.5 克,温服之。若下少病不除者,明日更服,加 1.5 克。得快下利后,糜粥自养。

【功用】　攻逐水饮。

【主治】　①《伤寒论》:太阳中风,下利呕逆,其人汗出,发作有时,头痛,心下痞硬满,引胁下痛,干呕短气,汗出不恶寒,表里未和者。

②《金匮要略》:悬饮;咳家,其脉弦,为有水;支饮家,咳烦胸中痛。

③《宣明论方》:水肿腹胀,并酒食积胀,疝癖坚积,蓄热,暴痛,疟气久不已;风热燥甚,结于下焦,大小便不通;实热腰痛及小儿热结,乳癖积热,作发惊风潮搐,斑疹热毒不能了绝者。

④《普济方》引《傅氏活婴方》:积疳,遍身水肿。

⑤《妇科玉尺》:带下,湿而挟热,大便或泄或闭,小便塞。

【方论】　①《金镜内台方议》:下利呕逆者,里受邪也。若其人絷絷汗出,发作有时者,又不恶寒,此表邪已解,但里未和。若心下痞硬满,引胁下痛,干呕,短气者,非为结胸,乃伏饮所结于里也。若无表证,亦必烈快之剂泄之乃已。故用芫花为君,破饮逐水;甘遂、红大戟为臣;佐之以大枣,以益脾而胜水为使。经曰:辛以散之者,芫花之辛,散其伏饮。苦以泄之者,以甘遂、红大戟之苦,以泄其水。以缓之者,以大枣之甘,益脾而缓其中也。

②《本草纲目》:十枣汤驱逐里邪,使水气自大小便而泻,乃《内经》所谓洁净府,去宛陈莝,法也。芫花、红大戟、甘遂之性,逐水泻湿,能直达水饮窠囊隐僻之处,但可徐徐用之,取效甚捷,不可过剂,泻人真元也。陈言《三因方》以十枣汤药为末,用枣肉和丸,以治水气喘急浮肿之证,盖善变通者也。

③《金匮要略论注》:脉沉为有水,故曰悬饮;弦则气结,故痛。主十枣汤者,甘遂性苦寒,能泻经隧水湿,而性更迅速直达;大戟性苦辛寒,能泻脏腑之

水湿,而为控涎之主;芫花性苦温,能破水饮窠囊,故曰破澼须用芫花;合大枣用者,大戟得枣既不损脾也。盖悬饮原为骤得之证,故攻之不嫌峻而骤,若稍缓而为水气喘息浮肿。

④《伤寒附翼》:仲景利水之剂种种不同,此其最峻者也。凡水气为患,或喘或咳,或利或吐,或吐或利而无汗,病一处而已。此则外走皮毛而汗出,内走咽喉而呕逆,下走肠胃而下利。水邪之泛溢者,既浩浩莫御矣,且头痛短气,心腹胁下皆痞硬满痛,是水邪尚留结于中,三焦升降之气,拒隔而难通也。表邪已罢,非汗散所宜;里邪充斥,又非渗泄之品所能治,非选利水之至锐者以直折之,中气不支,亡可立待矣。甘遂、芫花、大戟,皆辛苦气寒,而禀性最毒,并举而任之,气同味合,相须相济,一举而水患可平矣。然邪之所凑,其气已虚,而毒药攻邪,脾胃必弱,使无健脾调胃之品主宰其间,邪气尽而元气亦随之尽,故选枣之大肥者为君,预培脾土之虚,且制水势之横,又和诸药之毒,既不使邪气之盛而不制,又不使元气之虚而不支,此仲景立法之尽善也。用者拘于甘能缓中之说,岂知五行承制之理乎?

⑤《绛雪园古方选注》:攻饮汤剂,每以大枣缓甘遂、大戟之性者,欲其循行经隧,不欲其竟走肠胃也,故不名其方而名法,曰十枣汤。芫花之辛,轻清入肺,直从至高之分去宛陈莝,以甘遂、红大戟之苦,佐以大枣甘而泄者缓攻之,则从心及胁之饮,皆从二便出矣。

⑥《成方切用》:芫花大戟之辛苦,以逐水饮,甘遂苦寒,能直达水气所结之处,以攻为用。三药过峻,故用大枣之甘以缓之,益土所以胜水,使邪从二便而出也。十枣汤、小青龙汤主水气干呕,桂枝汤主太阳汗出干呕,姜附汤主少阴下利干呕,吴茱萸汤主厥阴吐涎沫干呕。王海藏曰:表有水,用小青龙;里有水,用十枣。李时珍曰:仲景治伤寒太阳证,表未解心下有水气而咳,干呕,痛引两胁,或喘、或咳,十枣汤主之。盖青龙散表邪,使水从汗出,内经所谓开鬼门也。十枣主里邪,使水从二便出,没经所谓洁净腑,去宛陈莝也。或问十枣汤,桂枝去桂加茯苓白术汤,皆属饮家,俱有头痛项强之证,何也? 张兼善曰:太阳经多血少气,病人表热微渴,恣饮水浆,为水多气弱,不能施化。本经血气因凝滞,致有头痛项强之患,不需攻表,但宜逐饮,饮尽则自

安。杜壬曰:里未和者,盖痰与燥气,壅于中焦,故头痛干呕,汗出短气,是痰膈也。非十枣不能除,但此汤不宜轻用,恐损人于一忽。

⑦《医方论》:十枣汤乃逐水之峻剂,非大实者不可轻试,至河间之三花神佑丸除大枣而加大黄、黑丑,已是一味峻猛,不复留脾胃之余地,更加轻粉,则元气搜刮殆尽,病虽尽去,而人亦随亡,可知仲景以十枣命名,全赖大枣之甘缓,以救脾胃,方成节制之师也。

⑧《成方便读》:观其表证已解,则知不因误下,并非水热互结而成胃实之比。故不用大黄、芒硝荡热软坚,但以芫花、甘遂、红大戟三味峻攻水邪之品而直下之。然水邪所结,脾气必虚,故治水直,必先补脾,以土旺则自能胜水,脾健则始可运行,且甘缓其峻下之性,此其用大枣之意矣!凡杂病水鼓证正不甚虚者,皆可用之。

⑨《伤寒论今释》:芫花、大戟,亦是全身性逐水药,峻烈亚于甘遂,而芫花兼主喘咳咽肿。大枣之用,旧注皆以为培土健脾,惟吉益氏云:主治挛引强急,旁治咳嗽。今验十枣汤证,其腹必挛,则吉益之说是也。

⑩《山西中医》(1985,2:50):对于方中谁是主药的问题,历来看法不一,如王晋三认为:芫花之辛,轻清入肺,直从至高之分去宛陈莝,以甘遂、红大戟之苦,佐以大枣甘而泄者缓攻之,则从心及胁之饮,皆从二便出矣。而陈蔚则认为:三味皆辛苦寒毒之品,直决水邪,大伤元气,柯韵伯谓参、术所不能君,甘草又与之相反,故选十枣以君之,一以顾其脾胃,一以缓其峻毒。后世医家多从柯琴、陈蔚之说,然据《方剂学》中说:主药是针对病因或主证而起主要治疗作用的药物。甘遂、芫花、红大戟三味药都为苦寒峻下逐水之品,而大枣只具有补脾益胃,缓和药性的作用,故而用之益气护胃,缓和峻药之烈性,减少甘遂、芫花、红大戟所引起的不良反应,使之下不伤正,只起因主药之偏而为监制之用的佐药作用。仲景之所以用十枣命名者,度因本方与它方相比佐药相当重要而已。

【验案】 ①悬饮 《金匮玉函要略辑义》引《嘉定县志》:唐杲,字德明,善医。太仓武指挥妻,起立如常,卧则气绝欲死,杲言是为悬饮,饮在喉间,坐之则坠,故无害;卧则壅塞诸窍,不得出入而欲死也。投以十枣汤而平。

②肾炎水肿 《经方实验录》:南宗景先生曰:舍妹患腹胀病,初起之时,面目两足皆微肿,继则腹大如鼓,辘辘有声,渴喜热饮,小溲不利,呼吸迫促,夜不成寐,愚本《内经》开鬼门,洁净府之旨,投以麻黄、附子、细辛合胃苓散加减,服后虽得微汗,而未见何效。西医诊为肾脏炎症,与以他药及朴硝等下利,便泻数次,腹胀依然,盖以朴硝仅能下积,不得下水也。翌日,忽头痛如臂,呕吐痰水则痛稍缓。愚曰,此乃水毒上攻之头痛,即西医所谓自家中毒。乃拟方用甘遂0.9克(此药须煨透,服后始未致作呕,否则吐泻并作),红大戟、芫花炒各4.5克。因体质素不壮盛,改用枣膏和丸,欲其缓下,并令侍役先煮红米粥以备不时之需。药后4~5小时,腹中雷鸣,连泻粪水10余次,腹皮弛缓,头痛也除,唯神昏似厥,呼之不应,进已冷之红米粥1杯,即泻止神清;次日腹中微有水气,因复投十枣丸4.5克,下其余水,亦祛疾务尽之意。嗣以六君子汤补助脾元,调理旬日,即获痊愈。

③胃酸过多症 《福建中医药》(1963,3:42):用十枣汤:将红大戟、芫花、甘遂各7.5克研细末,大枣10个,先将大枣煎汤2碗,早晨空腹服1碗,1小时后,将药末投入另1碗中服下。服后可有胸中呕恶,腹内嘈杂感,2小时后开始泻下2~3次,泻后自觉疲倦,可用大枣煮粥食之,再用党参、茯苓、橘红、半夏、大枣煎服善后。治疗胃酸过多症14例。结果:痊愈14例,无1例复发。

④肝硬化腹水 《上海中医药杂志》(1963,6:14):用逐水法为主,治疗肝硬化腹水25例,从逐水效果看,十枣汤较好。

⑤结核性胸膜炎 《中医药学报》(1994,1:53):应用芫花、甘遂、红大戟各等份,研为细末备用,另用肥大枣15枚煎汁3000毫升备用,于清晨空腹先服枣汤150毫升,5分钟后将配制的药末4克用剩余枣汤送服,并配合抗结核药,治疗结核性胸膜炎28例。结果:胸水24小时内吸收者13例,48小时内吸收者9例,72小时以上吸收者6例。

⑥渗出性胸膜炎 《陕西中医》(1998,5:279):用甘遂、红大戟、芫花研末各1~4克,大枣10枚,同水煎,清晨顿服或早晚分服,患结核者配抗结核药,肺炎者加抗生素,压迫症状严重者配合抽液;治疗渗出性胸膜炎27例。结果:治愈15例,显效7例,有效2例,总有效率为79.2%。

⑦高眼压　《陕西中医》(2007,5:533)：口服"十枣汤"胶囊3次以内,治疗急性闭角型青光眼术前顽固性高眼压因常规用降眼压西药疗效不明显的患者31例37只眼,结果：服药1~3次眼压下降至20毫米汞柱以下者16例19只眼,服药3次眼压下降至24毫米汞柱左右者12例14只眼,服药3次眼压下降不显著者3例4只眼。提示十枣汤应用于急性闭角型青光眼术前顽固性高眼压是一种新的行之有效的方法。

⑧骨折肿胀　《四川中医》(2009,1:90)：将140例四肢新鲜骨折后肿胀的患者随机分为两组,分别采用十枣汤和消肿散治疗,进行疗效评价。结果：两组显效率比较有显著性差异($\chi^2=37.17$,$P<0.01$)。说明十枣汤治疗四肢新鲜骨折肿胀的疗效明显优于消肿散。

十全方

【方源】　《普济方》卷三十四。
【组成】　黄芩、郁金各30克,白术7.5克。
【用法】　上药研为末。每次5克,加板蓝根少许,水煎服。汗出效。未得汗,再服即愈。
【主治】　妊娠患时气。

丁术汤

【方源】　《妇科玉尺》卷二。
【组成】　丁香、白术、人参、甘草各适量。
【用法】　水煎,去渣温服,不拘时候。
【主治】　妊娠体困肢懒,或眩晕嗜卧,恶心呕吐,浆粥不入,甚至恶寒发热者。

丁香汤(1)

【方源】　《圣济总录》卷四十七。
【组成】　丁香、藿香叶、附子(炮裂,去皮脐)各8克,干姜(炮)4克。
【用法】　水煎,去渣,徐徐呷尽。
【主治】　胃寒,胸膈闷满,面目水肿,饮食不化。

丁香汤(2)

【方源】　《圣济总录》卷一七六。
【组成】　丁香6克,白胡椒3克,槟榔(锉)1枚。

【用法】　上药研为粗末。每次1.5克,加白茅根少许,水煎,去渣温服,不拘时候。
【主治】　小儿胃气虚寒,呕吐不止,不下乳食。

丁香汤(3)

【方源】　《续本事方》卷三。
【组成】　藿香15克,巴豆20粒,丁香49粒,粟米30克。
【用法】　先将粟米、巴豆肉同炒令色赤,去巴豆不用,只使粟米与丁香、藿香同研为末。每次6克,米汤调下。
【功用】　开胃进食。

丁香散(1)

【方源】　方出《中藏经》卷六,名见《类证活人书》卷十一(王作肃增注)。
【组成】　丁香、柿蒂各3克,甘草、高良姜各1.5克。
【用法】　上药研为末。用热汤猛点,趁热服。
【主治】　①《中藏经》：伤寒咳逆、噎、汗。
②《医方集解》：久病呃逆因于寒者。

丁香散(2)

【方源】　《普济方》卷二〇六引《卫生家宝》。
【组成】　丁香14枚,北大枣10个,灯心草14根,糯米(净洗)少许。
【用法】　水煎,食前服。
【主治】　呕吐哕。
【加减】　冷呕甚者,丁香加至21枚。

丁香散(3)

【方源】　《魏氏家藏方》卷七。
【组成】　丁香(不见火)7.5克,肉豆蔻(面裹,煨)2枚,附子(炮,去皮脐,锉如豆块)30克,生姜(净洗,和皮切碎,同附子入铫内,慢火炒令姜干为度)120克。
【用法】　上药研为细末。每次6克,空心、食前温粥饮调下,1日3次。
【主治】　一切冷气泻,脾泄,腹内刺痛。

丁香散(4)

【方源】　《御药院方》卷九。

【组成】 丁香、荜茇、蝎梢、大椒各 7 个。

【用法】 上药研为细末。每用少许,以指蘸药擦于牙痛处,有津即吐。

【主治】 牙痛。

丁香散(5)

【方源】 《医方类聚》卷二一二引《仙传济阴方》。

【组成】 丁香、柿蒂、枇杷叶、陈皮各等份。

【用法】 上药研为末。水调服。

【主治】 妇人上膈受风寒,气不顺,致嗝噎不住者。

丁胡三建汤

【方源】 《古今医鉴》卷十。

【组成】 丁香、高良姜、肉桂各 4.5 克。

【用法】 前 3 味水煎,用白胡椒 50 粒,炒黄色研为末,调入汤药内,顿服。

【主治】 ①《古今医鉴》:冷心痛,面青唇黑,手足厥冷。

②《寿世保元》:胃脘痛,属寒者。

丁香止痛散

【方源】 《卫生宝鉴》卷十三。

【组成】 高良姜 150 克,小茴香(炒)、甘草(炙)各 45 克,丁香 15 克。

【用法】 上药研为末。每次 6 克,沸汤点服,不拘时候。

【主治】 ①《卫生宝鉴》:心气痛不可忍。

②《医方考》:寒气腹痛。

【方论】 《医方考》:寒气入经,涩而稽迟,故令腹痛。《经》曰:得炅则痛立止。炅,热也,故用丁香、小茴香、高良姜之辛热者以主之;而复佐以甘草者,和中气于痛损之余也。

丁香柿叶汤

【方源】 《丹溪心法附余》卷一。

【组成】 丁香、柿叶各 3 克,甘草(炙)、高良姜各 15 克。

【用法】 上药研为末。每次 6 克,用热汤点服,不拘时候。

【主治】 咳逆噎汗阴证者。

丁香柿蒂汤

【方源】 《症因脉治》卷二。

【组成】 丁香、柿蒂各 6 克,人参 3 克,生姜 5 片。

【用法】 水煎服。

【主治】 胃寒呃逆,脉迟者。

【方论】 ①《医方集解》:丁香泄肺温胃而暖肾,生姜去痰开郁而散寒,柿蒂苦涩而降气,人参所以辅真气使得展布也。火呃亦可用者,盖从治之法也。

②《医林纂要探源》:本方用丁香下暖肾命,治冲脉之寒气上冲,中暖脾胃,去积秽之沉寒宿壅,上泻肺邪,去上焦风寒湿热;柿蒂苦涩寒,涩能补敛肺气,以受胃气之上辅,而不至于游散,苦能降泄肺气,以平上焦之虚热,而不至于冲逆;丁香自下而上,以主于祛寒,柿蒂自上而下,以主于泻热,使寒热得其平,而上下不相拒,则逆气平矣;人参以补正气;生姜所以行胃气而升之。

丁香柿蒂散

【方源】 《医方类聚》卷一一三引《施圆端效方》。

【组成】 丁香、柿蒂、青皮、陈皮各等份。

【用法】 上药研为细末。每次 9 克,水煎,去渣温服,不拘时候。

【主治】 诸种呃噫,呕吐痰涎。

丁香柿蒂竹茹汤

【方源】 《医方考》卷三。

【组成】 丁香三粒,柿蒂、竹茹各 9 克,陈皮 3 克。

【用法】 水煎服。

【主治】 大病后,中焦气塞,下焦呃逆。

【方论】 大病后,五脏皆伤,升降失常,故令中焦痞塞;五脏之阴既伤,则少阳之火奋于下,故令下焦呃逆,直冲清道而上也。是方也,丁香、陈皮,辛温也,理中气之痞塞;竹茹、柿蒂,苦寒者也,疗下焦之呃逆。或问降逆何以不用栀、柏? 余曰:此少阳虚邪,非实邪也,故用竹茹、柿蒂之味薄者以主之;若栀、柏味厚,则益戕其中气,痞塞不益盛乎? 古人盖亦深权之矣。

七仙条

【方源】《药奁启秘》。

【组成】 白降丹、熟石膏、红升丹各等份,冰片少许。

【用法】 上药研为细末,糊为条,阴干听用。插入疮口,上盖薄贴。

【功用】 拔漏管。

【主治】 一切疮毒阴疽,日久成漏,脓水淋漓不断。

七层丹

【方源】《朱仁康临床经验集》。

【组成】 银朱 60 克,樟丹 125 克,铜绿 30 克,松香 250 克。

【用法】 各药依次入乳钵内,研极细末。用香油调,摊贴疮面。有新鲜肉芽时,改用生肌药。

【功用】 拔毒去腐。

【主治】 小腿臁疮,疮面腐肉不清。

七枣散

【方源】《苏沈良方》卷三。

【组成】 乌头(大者,炮良久,移一处再炮,去皮脐)1 个。

【用法】 上药研为细末,都作 1 服。用大枣 7 个,生姜 7 片,葱白 7 寸,水煎,疾发前先食枣,次温服。

【主治】 ①《苏沈良方》:脾寒疟疾。

②《仁斋直指方论》:久疟但寒,或寒重热轻。

七情汤

【方源】《女科切要》卷三。

【组成】 肉桂、陈皮、人参、甘草各适量。

【用法】 水煎服。

【主治】 妊娠内伤七情,胎动不安者。

八卦串

【方源】《串雅补》卷二。

【组成】 茵陈、苍术各 3 克,白术、槟榔各 1.5 克。

【用法】 上药研为末。作一服。

【主治】 一切黄病。

人乳膏

【方源】《内外科百病验方大全》。

【组成】 人乳(男用女胎乳,女用男胎乳)、藕汁、白蜜、甜酒(原汁)各等份。

【用法】 同煎,加童便熬至滴水成珠。每日空心服 15 克。病深者多服。

【主治】 血虚火旺,消补两难者。

【宜忌】 忌服寒凉药。

人参汤(1)

【方源】 方出《肘后备急方》卷三,名见《医心方》卷二十二引《产经》。

【组成】 生姜 150 克,人参、甘草各 60 克,大枣 12 枚。

【用法】 水煎服。

【主治】 ①《肘后备急方》:肺痿咳嗽,吐涎沫,心中温温,咽燥而不渴者。

②《医心方》引《产经》:妊娠咳逆若伤寒咳。

③《医心方》引《古今录验》:吐血。

【方论】《千金方衍义》:肺痿日久,胃气并虚,虽用甘草,不得人参协助之力,无以建温肺之功;且津气既衰,不能胜干姜之燥,故易生姜散肺之络;佐以大枣运脾之津。土沃金生,虚则补其母,上皆属寒主治。

人参汤(2)

【方源】《医心方》卷九引《耆婆方》。

【组成】 人参、粟米各 60 克,茯苓 90 克,麦冬 30 克。

【用法】 水煎服。

【主治】 内虚上热下冷,气上,头痛,胸烦。

人参汤(3)

【方源】《圣济总录》卷三十一。

【组成】 人参、茯苓(去黑皮)、苦杏仁(去皮尖双仁,研细)各 15 克,粳米适量。

【用法】 上药除苦杏仁外,锉如麻豆。每次 9 克,入粳米 100 余粒同煎,米熟去渣,空心温服。

【主治】 伤寒后,虚烦,心胸满闷,腹胀微喘。

人参汤(4)

【方源】《圣济总录》卷五十五。

【组成】　人参45克,吴茱萸(汤浸去涎,焙干,炒)30克。

【用法】　上药研为粗末。每次9克,加生姜(拍碎)3克,大枣(擘破)2枚,水煎,去渣温服,早、午各1次。

【主治】　心痛。

人参汤(5)

【方源】　《圣济总录》卷三十九。

【组成】　人参、炙甘草、陈皮(汤浸,去白,焙)各60克。

【用法】　上药研为粗末。每次9克,加葱白3克,水煎,去渣温服。

【主治】　霍乱干呕;上气心腹胀满。

【加减】　如觉心闷,加茯苓7.5克。

人参汤(6)

【方源】　《圣济总录》卷一六九。

【组成】　人参3克,葡萄苗0.3克,林檎1枚,木猴梨7枚。

【用法】　水煎,去渣放冷,时时令吃。

【主治】　小儿痘疮将出。

人参汤(7)

【方源】　《圣济总录》卷一六二。

【组成】　人参、陈皮(去白,切,焙)、干姜(炮)、甘草(炙)各30克。

【用法】　上药研为粗末。每次9克,水煎,去渣温服,1日3次。

【主治】　产后霍乱吐痢。

人参汤(8)

【方源】　《饮膳正要》卷一。

【组成】　新罗参(去芦,锉)120克,陈皮(去白)30克,紫苏叶60克,白糖500克。

【用法】　水熬,去渣澄清,任意饮之。

【功用】　顺气,开胸膈,止渴生津。

人参饮(1)

【方源】　《圣济总录》卷五十八。

【组成】　人参30克,茯苓(去黑皮)、甘草(炙)各15克,麦冬(去心)7.5克。

【用法】　水煎,去渣,温顿服之。

【主治】　消渴,胸膈烦闷,燥渴,饮水无度。

人参饮(2)

【方源】　《圣济总录》卷一七九。

【组成】　人参、龙骨、地龙粪各15克,乌梅(去核,炒干)7枚。

【用法】　上药研为粗末。1~2岁每次1.5克,水煎,去渣,早、午各1服。

【主治】　小儿夏秋患痢后,渴不止,变作疳。

人参散(1)

【方源】　《千金翼方》卷二十四。

【组成】　人参、干姜、白芷、甘草各30克。

【用法】　上药研为散。每次3克,食前以饮送下,1日3次。

【主治】　寒热,瘰疬在颈如杏李。

人参散(2)

【方源】　《普济方》卷三十四引《太平圣惠方》。

【组成】　人参、白茯苓、茯苓(去木)各30克,丹砂(另研)15克。

【用法】　上药研为末。每次3克,粥饮调下,不拘时候。

【主治】　胆虚,睡卧不安,多惊悸。

人参散(3)

【方源】　《圣济总录》卷一五六。

【组成】　人参、陈皮(汤浸去白,焙)、甘草(炙)各90克,生姜(洗,切作片子,焙)150克。

【用法】　上药研为散。每次6克,沸汤调下。

【主治】　妊娠咳嗽。

人参散(4)

【方源】　方出《是斋百一选方》卷十二,名见《普济方》卷一七六。

【组成】　牛鼻木(洗净,锉细。男患用雌,女患用雄)2个,甘草、人参各15克,白梅(大者)10个。

【用法】　水煎,滤去渣,热服。

【主治】　消渴。

人参散(5)

【方源】　《普济方》卷一五八引《经验良方》。

【组成】　人参、茯苓、紫苏叶各 30 克,枳壳(去瓤,麸炒)15 克。

【用法】　上药研为粗末。每次 9 克,水煎,去渣,温热服。

【主治】　老人痰嗽逾年。

人参散(6)

【方源】　《普济方》卷三九四。

【组成】　人参(末)15 克,丁香(末)7.5 克,藿香(末)、甘草(炙)各 15 克。

【用法】　上药和匀。每次 1～1.5 克,饭饮送下。

【主治】　小儿吐逆。

人参散(7)

【方源】　《证治准绳·类方》卷三。

【组成】　人参、麝香、冰片各少许。

【用法】　上药研为末。甘草汤调服。

【主治】　①《证治准绳·类方》关格。

②《张氏医通》:噎膈反胃,关格不通。

【方论】　《张氏医通》:此云岐子治噎膈胃反、关格不通九方之一。用独参汤峻补其胃,稍加脑、麝,以发越其气,得补中寓泻之至诀。乃肥盛气虚、痰窒中脘、及酒客湿热、郁痰固结之专剂。以中有脑、麝,善能开结利窍散郁也。

【备考】　①《医门法律》:此方辄用脑、麝,耗散真气,才过胸中,大气、宗气、谷气交乱,生机索然尽矣,能愈病乎?

②《医门法律》与《张氏医通》,均称此方出云岐子,考今《云岐子保命集》关格门无此方。

人参煎

【方源】　《圣济总录》卷六十五。

【组成】　人参(末)30 克,瓜蒌(取肉,捣研)、酥、蜂蜜各 60 克。

【用法】　上药调匀,盏子盛,于饭上蒸 9 度。每次 15 克,温水化下,1 日 3 次。

【主治】　积年咳嗽。

人中黄散

【方源】　《杂病源流犀烛》卷十七。

【组成】　人中黄、茜根汁、姜汁、竹沥各适量。

【用法】　上药研为末。每次 12 克或 9 克,用茜根汁、姜汁、竹沥和匀服之。

【主治】　吐痰夹血,心烦骨蒸者。

人参饮子

【方源】　《产宝诸方》。

【组成】　大腹皮(锉碎)、人参、甘草(炙)各 15 克,陈皮(和瓤)2 个。

【用法】　上药研为粗末。每次 10 克,银石器内水煎,温服,不拘时候。

【功用】　安胎宽气,止腹痛。

人参石膏汤

【方源】　《洁古家珍》。

【组成】　人参 15 克,石膏 30 克,知母 21 克,甘草 12 克。

【用法】　上药研为粗末。水煎,食后服。

【主治】　膈消,上焦燥渴,不欲多食。

人参竹叶汤

【方源】　方出《备急千金要方》卷二十一,名见《普济方》卷一七九。

【组成】　葛根 500 克,人参、甘草各 30 克,竹叶 1 把。

【用法】　上药研为散。以水一斗五升,煮取五升,渴即饮之,日三次夜二次。

【主治】　热病后虚热,渴,四肢烦痛。

人参阿胶饮

【方源】　《普济方》卷一八八。

【组成】　糯米 60 克,阿胶 1 片(小者 2 片),生姜少许、人参末 1.5 克。

【用法】　用糯米洗净煮粥,入阿胶、生姜同煎,候微温烊化,入人参末搅和,不拘时服。

【主治】　呕血。

人参桔梗散

【方源】　《圣济总录》卷一六八。

【组成】　人参、茯苓(去黑皮)、桔梗(微炒)、甘草(炙,锉)各等份。

【用法】　上药研为散。每次 1.5 克,开水调下。

【主治】　小儿风热。

人参蜀椒汤

【方源】　《圣济总录》卷三十六。

【组成】　人参 15 克，花椒（去目及闭口者，炒出汗）7.5 克，干姜（炮）30 克，阿魏（面和作饼，炙）22.5 克。

【用法】　上药锉，如麻豆大。每次 9 克，水煎，未发前去渣温服。

【主治】　胃疟腹满。

儿茶轻粉散

【方源】　《中医皮肤病学简编》。

【组成】　孩儿茶、鸡内金各 3 克，轻粉 1.5 克，冰片 1 克。

【用法】　上药研为细末。外敷。

【主治】　女阴溃疡。

儿滞灵冲剂

【方源】　《部颁标准》。

【组成】　小槐花、广山楂、茯苓、槟榔各适量。

【用法】　制成冲剂。每块重 7 克。密封防潮。开水冲服，1—3 岁每次 1 块，4—6 岁 1 块半，1 日 2～3 次。

【功用】　消食健脾，清热导滞。

【主治】　小儿疳积，纳差，腹胀，腹痛，泻下，发热，精神怠卷，消瘦，面黄，毛发枯焦等及小儿单纯性消化不良具有上述证候者。

九仙散

【方源】　《儒门事亲》卷十五。

【组成】　九尖蓖麻子叶 9 克，白矾（飞过）6 克，荷叶适量。

【用法】　上用猪肉 120 克，薄批，棋盘摊开，掺药二味，荷叶裹，文武火煨熟。细嚼，白汤送下，后用干食压之。

【主治】　咳嗽痰涎。

九乌散

【方源】　《中国接骨图说》。

【组成】　曼陀罗花 3 克，露蜂房、鸠粪各 1 克，反鼻 3 克（一方无反鼻）。

【用法】　上药研为细末，以麻酒饮服。实人 3 克，虚人 2.5 克。昏沉不醒者，与浓煎茗 1 碗为妙。

【功用】　麻醉整骨。

九虫散

【方源】　《医心方》卷七引承祖方。

【组成】　藜芦、干漆（炙）各 60 克，贯众 30 克，狼牙 30 克。

【用法】　上药研为散。每次 15 克，以羊肉羹汁调服，1 日 3 次。

【主治】　诸虫。

九转丹

【方源】　《内外验方秘传》。

【组成】　净红升丹 60 克，煅石膏 120 克，雄黄（水飞）、桃丹各 6 克。

【用法】　上药研为细末，研至无声。放膏药上贴之。

【功用】　提毒祛脓脱腐。

九月束胎丸

【方源】　《女科指掌》卷四。

【组成】　白术、枳壳、黄芩、甘草各适量。

【用法】　上药以粥为丸。每次 30 丸，饮送下。

【功用】　束胎。

三　画

三生散

【方源】　《明医指掌》卷六。

【组成】　乌头（炮）3 克，白附子（炮）6 克，天南星（炮）、陈皮（炮）各 7.5 克，生姜 3 片。

【用法】　水煎服。

【主治】　风上攻头脑，痰滞上行，以致偏正头痛。

三化汤

【方源】　《保命集》卷中。

【组成】　厚朴、大黄、枳实、羌活各等份。

【用法】　上药锉,如麻豆大。每次 90 克,水煎,终日服之,不拘时候。以微利为度。

【主治】　①《保命集》:中风内有便溺之阻隔者。

②《医学入门》:中风九窍俱闭,唇缓舌强。

③《医学心悟》:中风入脏,热势极盛,闭结不通。

④《文堂集验方》:大肠燥闭,不见虚症者。

【宜忌】　《玉机微义》:非内实者不可用。

【方论】　①《医方考》:大黄、厚朴、枳实,小承气汤也。上焦满,治以厚朴;中焦满,破以枳实;下焦实,夺以大黄;用羌活者,不忘乎风也。服后二便微利,则三焦之气无所阻塞,而复其传化之职矣,故曰三化。

②《增补内经拾遗》:三者,风、滞、痰也。化,变化以清散之也。方用羌活以化风,厚朴、大黄以化滞,枳实以化痰,故曰三化。

【验案】　阳明发狂证　《名医类案》:滑伯仁治一僧,病发狂谵语,视人皆为鬼,诊其脉,累累如薏苡子,且喘且抟。曰:此得之阳明胃实。《素问》云:阳明主肉,其经血气并盛,甚则弃衣升高,垣骂詈。遂以三化汤三四下,复进以火剂(黄连解毒汤)乃愈。

三石水

【方源】　《朱仁康临床经验集》。

【组成】　炉甘石、滑石、赤石脂各 90 克,冰片 9 克。

【用法】　上药研为细末,加入蒸馏水 10 升中,最后加入甘油,配成药水。用时摇动,然后用毛笔涂布皮损上。

【功用】　收湿止痒。

【主治】　丘疹性湿疹,皮肤瘙痒症,脂溢性皮炎,过敏性皮炎。

三仙饮

【方源】　《医方一盘珠》卷四。

【组成】　熟附子、肉桂、干姜各 6 克。

【用法】　艾叶为引,水煎服。

【主治】　真阳耗散之阴症,手足厥冷,脐下微痛,两目昏昏神不足者。

三生饮(1)

【方源】　《易简方》。

【组成】　天南星 30 克,川乌、生附子各 15 克,木香 7.5 克。

【用法】　上药研为散。每次 15 克,加生姜 10 片,水煎,去渣温服。

【主治】　①《易简方》:卒中,昏不知人,口眼㖞斜,半身不遂,咽喉作声,痰气上壅,无问外感风寒,内伤喜怒,或六脉沉伏,或指下浮盛;兼治痰厥饮厥,及气虚眩晕。

②《仁斋直指小儿方论》:柔痉自汗,肢体厥冷。

③《类编朱氏集验方》:虚怯之人发痰疟。

④《中风、诠》:卒中壅塞,昏仆不醒,脉沉无热。

【宜忌】　《岭南卫生方》:若挟热中风者,不宜。

【方论】　①《明医杂著》薛己按:三生饮乃行经络、治寒痰之药,有斩关夺旗之功。每次必用人参两许,以祛其邪而补助真气。否则不惟无益,适足以取败矣。观先哲用芪附、参附等汤,其义不见。

②《删补名医方论》引柯琴:此取三物之大辛大热者,且不炮不制,更佐以木香,乘其至刚至锐之气而用之,非专以治风,兼以治寒也。然邪之所凑,其气必虚,但知勇于攻邪,若正气虚而不支,能无倒戈之患乎? 必用人参两许以驾驭其邪,此薛己真知确见,立于不败之地,而收万全之效者也。今之畏事者,用乌、附分数,必制熟而后敢用,更以芩、连监制之,乌能挽回如是之危证哉?

③《医方集解》:此足太阴、阳明、厥阴、手少阳药也。天南星辛烈,散风除痰;附子猛峻,温脾逐寒,乌头轻疏,温脾逐风。二药通行经络,无所不至。皆用生者,取其力峻而行速也。重加人参,所以扶其正气,少佐木香,所以行其逆气也。

④《中风斠诠》:痰涎壅塞,而脉已沉,且身无热,则唇舌淡白,可想而知。是为寒痰上涌,胸中清阳之气,已为浊阴闭塞不通,非燥烈大温,不能开泄。此方三者俱用其生,非仅为回阳计,正赖其雄烈刚燥,始能驱除浊阴,苟得阴霾一开,寒痰少减,即当随证用药,似此大燥大烈,非可多服频服也。

三生饮（2）

【方源】《傅青主男科》。

【组成】　人参 30 克,生半夏、生天南星各 9 克,生附子 1 个。

【用法】　水煎,急灌之。

【功用】　固正气,祛痰。

【主治】　跌倒昏迷,或自卧而跌在床下,中风不语。

三生散

【方源】《中藏经》卷下。

【组成】　草乌 7 个,厚朴 30 克,甘草(并生用) 9 克。

【用法】　前 3 味药研为末。每次 3 克,加大枣 7 个,水煎服,重者灌之。

【主治】　猝死,阴盛四逆,吐泻不止。

三白汤

【方源】《医学入门》卷四。

【组成】　白芍、白术、茯苓各 3 克,甘草 1.5 克。

【用法】　水煎,温服。

【主治】　伤寒虚烦,或泄或渴。

三白散

【方源】《眼科临症笔记》。

【组成】　白矾 9 克,硼砂 6 克,冰片 1.5 克。

【用法】　上药研为细末。秋梨 1 个去皮核,捣匀涂之。

【主治】　炎性睑肿,暴发赤痒。

三白膏

【方源】《解围元薮》卷四。

【组成】　大风子白肉、冰片、水银、车米各适量。

【用法】　和研不见星。涂 2～3 次即愈。

【主治】　风疬癣疮乖烂。

三圣丸

【方源】《疡医大全》卷三十五。

【组成】　水银、潮脑各 6 克,大风子 50 粒。

【用法】　上药研为极细末,加柏油 6 克,研匀为丸。周身滚之。

【主治】　疥疮。

【加减】　若兼脓窠,加硫黄 3 克。

三圣散

【方源】《产科发蒙》卷一。

【组成】　蒲黄(醋炙)、棕榈(烧存性)、乱发(烧存性)各等份,童便适量。

【用法】　上药研为细末。每次 3 克,童便和下;急则淡醋汤下亦得。

【功用】　止血。

【主治】　妊娠呕血。

三圣膏

【方源】《仙拈集》卷四。

【组成】　花椒、松香、黄蜡各 1.2 克。

【用法】　共研,用连根葱白 14 段,捣烂,作夹纸膏。贴之。

【主治】　臁疮溃烂。

三皂丸

【方源】《太平圣惠方》卷二十七。

【组成】　皂角 5000 克,皂角树皮、皂角刺各 500 克。

【用法】　上药烧成灰,以水淋取汁,更于灰上再淋;如此 3～5 次,即煎之,候稍凝,入研麝香 0.3 克,用童便浸蒸饼为丸,如小豆大。每日空心以温水送下 7 丸。

【主治】　急劳,烦热体瘦。

三妙散

【方源】《仙拈集》卷二引《医方选要》。

【组成】　苍术(米泔浸,盐炒)、黄柏(酒浸,炙)、牛膝各 15 克。

【用法】　水煎,空心服。

【主治】　脚气。

三矾散

【方源】《太平圣惠方》卷三十四。

【组成】　青矾、黄矾各 15 克,白矾灰 7.5 克,麝香 3 克。

【用法】　上药研为细末。每用 1.5 克,敷于疮上。有涎即吐却。

【主治】　牙齿急疳。

三奇散

【方源】　《治痢捷要新书》。

【组成】　黄芪 60 克,枳壳、防风、吴茱萸各30 克。

【用法】　上药研为末。每次 6～9 克,米饮调下。

【主治】　风入肠胃,痢疾下重。

三拗汤(1)

【方源】　《扶寿精方》。

【组成】　麻黄、细茶、甘草(火炮,去皮)各 15克,石膏 30 克。

【用法】　水煎,分 3 次温服。

【主治】　痰涎咳嗽。

三拗汤(2)

【方源】　《医方一盘珠》卷九。

【组成】　麻黄茸、苦杏仁、桔梗、荆芥各 3 克。

【用法】　水煎服。

【主治】　麻疹初发之时喘者。

三味汤

【方源】　《普济方》卷一九七引《大衍方》。

【组成】　厚朴 9 克。草果 3 个,甘草 6 克。

【用法】　加生姜 6 克,切作片子,上药水煎,未发前作 2 服尽。

【主治】　脾疟。

三物汤

【方源】　《赤水玄珠》卷七。

【组成】　桑皮(蜜炙)、百部根、马兜铃各等份。

【用法】　水煎服。

【主治】　大人、小儿久嗽。

三物散

【方源】　《鸡峰普济方》卷十四。

【组成】　黄连 12 克,当归、石榴皮、吴茱萸各9 克。

【用法】　上药研为细末。每次 6 克,水煎,去渣温服。

【主治】　血痢。

三香散(1)

【方源】　《医学入门》卷七。

【组成】　沉香、紫苏子、白豆蔻各等份。

【用法】　上药研为细末。每次 6 克,柿蒂煎汤调下。

【主治】　胃冷呃逆,经久不止。

三香散(2)

【方源】　《痧胀玉衡》卷下。

【组成】　木香、沉香、檀香各等份。

【用法】　上药研为细末。每次 1.5 克,砂仁汤微冷调下。

【主治】　痧症过饮冷水,痧不愈者。

三疝汤

【方源】　《东医宝鉴·外形篇》卷四引《医学集成》。

【组成】　车前子 6 克,小茴香、葱白各 3 克,沙参 2 克。

【用法】　水煎服。

【主治】　膀胱气肿痛。

三宝散

【方源】　《医方类聚》卷二十三引《经验秘方》。

【组成】　冰片、牛黄、朱砂各 6 克。

【用法】　上药研为细末。每次 3 克,取竹沥油调服。

【主治】　风昏气厥不省,痰壅失音。

三神汤

【方源】　《普济方》卷一七七引《郑氏家传渴浊方》。

【组成】　乌梅、茯苓、枳壳、白术各 30 克。

【用法】　上药研为细末。每次 6 克,用糯藁头煎服。

【主治】　消渴。

【加减】　有热者,酌加黄连,去茯苓、白术。

三倍汤

【方源】　《太平惠民和剂局方》卷十(吴直阁增

诸家名方)。

【组成】 草豆蔻仁60克,甘草30克,生姜、炒盐各150克。

【用法】 上药杵和匀,入瓷器内淹1宿,焙干研为末。沸汤点服。

【主治】 脾胃不和,胸膈闷满,饮食不化,呕逆恶心,或霍乱呕吐,心腹刺痛,肠鸣泄痢,水谷不分。

三黄汤(1)

【方源】 《备急千金要方》卷十五。

【组成】 大黄9克,黄芩6克,甘草3克,栀子14枚。

【用法】 水煎服。

【主治】 下焦热结,不得大便。

【方论】 《千金方衍义》:此于伊尹三黄汤中以栀子、甘草之轻剂易去黄连之苦寒,使速分利阴阳,不致重味侵犯中州也。

【加减】 若大秘,加芒硝6克。

三黄汤(2)

【方源】 《笔花医镜》卷三。

【组成】 黄芩、黄柏、黄连、大黄各3克。

【用法】 浓煎,将丝绵作乳头状,蘸药时时令吮,每日5～6次,不必尽剂。

【功用】 解小儿胎毒。

三黄散(1)

【方源】 《杨氏家藏方》卷十三。

【组成】 黄丹(水飞)60克,黄柏皮(去粗皮)、黄连(去须)各120克,白矾(枯)30克。

【用法】 上药研为细末。津唾调敷。

【主治】 漏疮。

三黄散(2)

【方源】 《普济方》卷四○六。

【组成】 大黄、黄柏、黄连各等份。

【用法】 上药研为末。猪胆汁调涂头心及贴脚心。

【主治】 一切丹肿毒。

三黄散(3)

【方源】 《医方类聚》卷二一八引《仙传济阴诸方》。

【组成】 防风、枳壳各15克,大黄6克。

【用法】 上药研为末。薄荷煎汤调下。

【主治】 妇人大便秘结。

三黄散(4)

【方源】 《万氏家传点点经》卷一。

【组成】 大黄、黄芩、黄柏各6克。

【用法】 上药研为细末。用开水泡散15克,入乳汁1杯在内,入饭上蒸,拿起令冷,用鹅翎常刷数次。以退红为度。

【主治】 酒病,骨节红肿,或已溃而红肿,久注不退。

三痘汤

【方源】 《景岳全书》卷六十三。

【组成】 大黑豆、赤小豆、绿豆(淘净)各等份。

【用法】 用甘草浸水去渣,以甘草水煮豆熟为度。逐日空心任意饮其汁。冬月煮热,令儿常食豆为妙。

【主治】 痘疹未发时。

三白饼子

【方源】 《重订通俗伤寒论》。

【组成】 白面粉、白糖各6克,饴糖饼(化汁)。

【用法】 三药捻作饼子,炉内炙熟,铲出,加轻粉12克捣匀,分作2～3服。令病人食尽,吐出病根即愈。体虚及年幼者,分4～5次服之。

【功用】 搜涤瘀积,涌痰。

【主治】 哮证,因酸盐过食,遇冷饮食而发。

三豆饮子

【方源】 《伤寒总病论》卷四。

【组成】 赤小豆、黑豆、绿豆各一升、甘草30克。

【用法】 净淘,水煮熟。逐日空心任性食豆饮汁7日,永不发。预服此则不发。

【功用】 ①《伤寒总病论》:预防痘疹。

②《世医得效方》:活血解毒。

【主治】 ①《伤寒总病论》:天行疮痘。

②《古今医统大全》:时行瘟疫。

③《痘疹金镜录》:痘蕴热烦躁。

【备考】　①《医学正传》：三豆淘净,同甘草用雪水(无则用长流水)煮豆熟为度,去甘草,将豆晒干,又入汁再浸再晒,汁尽为度,逐日取豆水煮,任意食之。

②《古今医统大全》：饮之 7 日后疮必发快。

三黄洗剂

【方源】　《外伤科学》。

【组成】　大黄、黄柏、黄芩、苦参各等份。

【用法】　上药研为细末。10～15 克加入蒸馏水 100 毫升、医用苯酚 1 毫升,摇匀,以棉签蘸搽,每日多次。

【功用】　①《外伤科学》：清热止痒,保护收敛。

②《中医耳鼻喉科学》：解毒除湿。

【主治】　①《外伤科学》：各种急性无渗出性皮炎,单纯性皮肤瘙痒。

②《中医症状鉴别诊断学》：风热湿毒耳痒。

③《中医耳鼻喉科学》：旋耳疮。患处红肿、痛、瘙痒,出水者。

④《中医外科学》：急性皮肤病、疖病等有红肿、痒,渗液者。

三川神应汤

【方源】　《解围元薮》卷四。

【组成】　川芎、牛膝各 1.5 克,川黄连、土黄连各 3 克。

【用法】　先以饭团 750 克,将竹刀括去皮,只用白肉,不用黄色,打碎,不见铁器,水煎,去渣入药,再煎,又用雄猪肝煎油 3 匙入内服。

【主治】　疬疮。

三仙延寿酒

【方源】　《奇方类编》卷下。

【组成】　上好堆花烧酒 1 坛,龙眼肉 500 克,桂花 120 克,白糖 240 克。

【用法】　封固经年,愈久愈妙。常饮,每日 1 小盅。

【功用】　补益。

【主治】　《串雅外编》：肾虚精冷。

【宜忌】　饮不可过多。

三味曲末丸

【方源】　《明医杂著》卷六。

【组成】　神曲(炒)90 克,苍术(泔浸 3 宿,洗净日干,炒)45 克,陈皮 30 克。

【用法】　上药研为末,生姜汁煮神曲糊为丸。生姜汤送下,每日 2 次。

【主治】　中脘宿食流饮,酸蜇心痛,口吐清水。

三品一条枪

【方源】　《外科正宗》卷二。

【组成】　白矾 60 克,白砒 45 克,雄黄 6 克,乳香 3 克。

【用法】　砒、矾共为细末,入小罐内,加炭火煅红,青烟已尽,旋起白烟,红片时上下红彻,取罐顿地上 1 宿,取出,约有砒、矾净末 30 克,加雄黄、乳香,共研极细,厚糊调稠,搓成如线条,阴干。凡前症有孔者,入孔内,无孔者,先用针放孔窍,早、晚插药 2 次。插至 3 日后,孔大者每插 10 余条,插至 7 日,患孔药条满足方住。以后所患四边自然裂开大缝,共至 14 日前后,其疔核、瘰疬、痔漏诸管,自然落下,随用汤洗,搽上玉红膏,虚者兼服健脾之药。

【主治】　十八种痔,五漏翻花,瘰疬,疔疮,发背,脑疽。现用于早期宫颈癌。

【宜忌】　《中成药研究》(1981,8:27)：本方治早期宫颈癌的禁忌证为：①宫颈鳞癌早期浸润脉管型者(淋巴管、血管内有栓者)；②宫颈鳞癌早期浸润,癌灶汇合、融合者；③宫颈鳞状上皮原位癌、宫颈鳞癌早期间质浸润波及阴道穹者；④老年妇女,宫颈高度萎缩者；⑤单纯颈管癌不便观察浸润深度者；⑥并发急性传染病或心、肝、肾脏等脏器有严重疾病者。

【验案】　早期宫颈癌　《中成药研究》(1981,8:27)：将本方改成饼、杆状剂型,外敷于宫颈局部,临床对照观察治疗早期宫颈癌 210 例,获得较好疗效。其中宫颈间变 1 例,宫颈原位癌 140 例,宫颈鳞癌 69 例。临床近期治愈 204 例,近愈率 97.1%。其中 4 例患者于治后 1 至 4 年各足月妊娠正常分娩,母子健存,6 例患者治疗后病情恶化,改用放疗或手术切除。

【实验】　①化学成分研究　《中成药研究》(1981,8:27)："三品"制剂,是比较复杂的无机化合物。经用火焰发射光谱分析和经 X 光衍射仪检测,证明制剂主要有效成分为三价砷,制剂中三氧化二砷的含量以 15%±1% 为宜。

②抗肿瘤作用　《中成药研究》(1981,8:27):抑瘤试验证明三价砷有直接杀伤瘤细胞作用,其杀瘤作用是渐进性的,治愈过程是:凝固坏死→结痂→痂皮下瘢痕愈合;实验进一步还证明"三品"杀伤瘤组织的范围,与其有效剂量局部分布区相一致。

③临床前毒性试验　《中成药研究》(1981,8:27):动物实验证明,给最大耐受量时,实验动物骨髓无明显抑制,肝、肾功能未见明显影响。临床前人体试用,局部一次最大药量为 0.8 克(约 16 毫克/公斤)。人体毒、副反应,轻者早期出现恶心、呕吐、纳减等,数天内可自行恢复;重者腹泻、排深棕色稀便,心电图检查 ST 段明显下降至 T 波倒置。

三黄巨胜汤

【方源】　《伤寒大白》卷二。

【组成】　黄芩、黄连、大黄、石膏各适量。

【用法】　水煎服。

【主治】　①《伤寒大白》:伤寒,中有积热,身热多汗,二便赤闭,目赤唇焦,谵妄,口渴欲饮。

②《古今医彻》:斑毒。

三黄朱砂煎

【方源】　《产科发蒙》卷三。

【组成】　黄连、黄芩、大黄各等份。

【用法】　每次 6 克,水煎,临服入朱砂 3 克,搅匀服。

【主治】　产后颠狂,言语错乱,神思不安,如有鬼祟者。

三味谷精草散

【方源】　《永类钤方》卷二十一引《小儿痘疹方论》。

【组成】　谷精草 30 克,生蛤粉 60 克,生黑豆皮 6 克。

【用法】　上药研为细末,猪肝 1 叶,竹刀劈作 2 片,掺药缚好,放瓦器内,慢火煮熟。令儿食之,不拘时候。

【主治】　①《永类钤方》引《小儿痘疹方论》:小儿痘疹,热毒攻肝,眼生翳膜。

②《保婴撮要》:痘疹,翳膜遮睛障瞳子。

三黄熟艾汤(1)

【方源】　《类证活人书》卷十八。

【组成】　黄芩、黄连、黄柏各 9 克,熟艾 6 克。

【用法】　水煎,去渣温服。

【功用】　①《类证活人书》:除热止利。

②《普济方》:解毒。

【主治】　①《类证活人书》:伤寒四五日而大下,热利时作,白通汤诸药多不得止者。

②《世医得效方》:时行毒痢。

③《普济方》:疮正出,下利黄赤脓血,身热大渴,乃毒入大肠。

④《证治准绳·幼科》:痘后咽塞喉痹;小儿脏腑积滞,下痢赤白。

⑤《济阴纲目》:妊娠挟热下痢。

三黄熟艾汤(2)

【方源】　《治痘全书》卷十三。

【组成】　黄连、黄芩、栀子、艾叶各适量。

【用法】　水煎服。

【主治】　痘中热痢。

【方论】　此治痘中热痢之良剂也。艾叶止痢,而必用之以佐三黄者,取其气温所以制寒也。

三白草肝炎糖浆

【方源】　《部颁标准》。

【组成】　三白草 450 克,地耳草 300 克,黄芩、茯苓各 150 克。

【用法】　上药制成糖浆。口服,每次 15~20 毫升,1 日 3~4 次。

【功用】　清热利湿,舒肝解郁,祛瘀退黄,利胆降酶。

【主治】　急性黄疸和无黄疸型肝炎,迁延性、慢性肝炎等。

干姜汤(1)

【方源】　《圣济总录》三十八。

【异名】　四正汤(《圣济总录》卷一六二)、四味回阳饮(《景岳全书》卷五十一)。

【组成】　干姜(炮)、甘草(炙)、人参各 60 克,附子(炮裂,去皮脐)1 枚。

【用法】　上 4 味药研为散,如麻豆大。每次 18 克,水煎,去渣温服。

【主治】　①《圣济总录》:霍乱吐下,虚冷厥逆。

②《景岳全书》:元阳虚脱,危在顷刻者。

【加减】　下甚者,加龙骨(捣,研)60 克;腹痛不止,加当归(切,焙)60 克。

干姜汤(2)

【方源】　《圣济总录》卷七十七。

【组成】　干姜(炮)、黄柏(去粗皮,炒)、阿胶(炒令燥)、酸石榴皮(炒)各 30 克。

【用法】　上药研为粗末。每次 9 克,水煎,去渣温服,不拘时候。

【主治】　积年痢,困笃,肠极滑。

干姜散(1)

【方源】　《太平圣惠方》卷五十九。

【组成】　干姜(炮裂,锉)60 克,栀子 14 枚。

【用法】　上药研为散。每次 9 克,加薤白 7茎,豆豉 15 克,水煎,去渣稍热服,不拘时候。

【主治】　赤白痢。

干姜散(2)

【方源】　《太平圣惠方》卷五十九。

【组成】　干姜(炮裂,锉)90 克,附子(炮裂,去皮脐)45 克,龙骨 60 克。

【用法】　上药研为细散。每次 3 克,煎乌梅汤调下,不拘时候。

【主治】　久冷痢,食不消化,脐腹疼痛。

干葛饮

【方源】　《普济方》卷二八八。

【组成】　黄芩、朴硝各 15 克,葛根 30 克。

【用法】　上 3 味药研为散。每次 9 克,用枇杷叶去背上白毛,净洗同煎,不拘时服。

【主治】　发背作渴。

干葛散

【方源】　《元和纪用经》。

【组成】　绵黄芪、白茯苓各 120 克,甘草、葛根各 60 克(葛汁中粉尤佳)。

【用法】　上药研为末。每次 3 克,以沸汤调下。

【功用】　凉膈,止烦渴咽干。

干漆汤

【方源】　《圣济总录》卷五十六。

【组成】　干漆(炒烟尽)30 克,白胡椒 7.5 克。

【用法】　上药研为粗末。每次 3 克,入葱白、麝香各少许,水煎,去渣温服。

【主治】　虫咬心痛。

干漆散

【方源】　《圣济总录》卷一七九。

【组成】　干漆(炒烟出)3 克,使君子(取肉)14枚,楝木皮(东边皮厚者,晒干,去粗皮)30 克,芜荑 4.5 克。

【用法】　上药研为散。每次 1.5 克,白砂糖开水调下。

【主治】　小儿疳虫腹痛。

干荔枝汤

【方源】　《寿亲养老新书》卷三。

【组成】　蔗糖(糖球亦好)500 克,大乌梅(润者)60 克(汤浸,时复换水,澄去酸汁,不去核,焙干)、桂枝(去皮,为末)、生姜(薄切作片,焙干)各60 克。

【用法】　上先将乌梅、生姜为细末,入在蔗糖内,与桂枝末拌和匀,再取粗隔过,如茶点吃。欲作膏子吃,乌梅用去核,修事如上法,不焙,桂作小片为末,姜切片不焙,用水煎,汤调服;暑热心烦,并水调服。

【主治】　暑热。

干荷叶散(1)

【方源】　《普济方》卷三〇一引《仁斋直指方论》。

【组成】　干荷叶、牡蛎粉、蛇床子、浮萍各等份。

【用法】　上药研为细末,用罗筛。每次 12 克,水煎,滤去渣,淋汁洗。避风冷。

【主治】　阴囊肿痛,湿润瘙痒,及阴萎弱。

干荷叶散(2)

【方源】　《医略六书》卷三十。

【组成】　干荷叶(炒)、刘寄奴、桃仁泥、生蒲黄各 90 克。

【用法】　上药研为散。每次 9 克,童便煎,去渣温服。

【主治】　恶露不下,脉滞者。

【方论】 产后血瘀,冲任不能营运于经,故腹痛不止,恶露不下焉。干荷叶升阳散瘀,桃仁泥破血开结,生蒲黄破瘀下血,刘寄奴破血通经,为散,童便煎,使瘀化气调,则清阳上升而浊阴下降,何患腹痛不退,恶露不通乎?

干姜双黄汤

【方源】 《麻症集成》卷四。
【组成】 干姜、黄芩、黄连、人参各适量。
【用法】 水煎服。
【主治】 泻久成痢。

干葛石膏汤

【方源】 《症因脉治》卷一。
【组成】 葛根、知母、石膏、甘草各适量。
【用法】 水煎服。
【主治】 伤寒阳明经半表半里证。口渴消水,昼夜皆热,六脉洪数而长;湿热腹胀,烦渴口淡。
【加减】 心烦躁,酌加麦冬、竹叶;呕而多痰,酌加半夏;烦渴痰多,酌加花粉;小便涩,酌加木通、灯心草;腹皮热,酌加地骨皮、黄连。

干葛防风汤(1)

【方源】 《症因脉治》卷一。
【组成】 葛根、防风、石膏、甘草各适量。
【用法】 水煎服。
【主治】 阳明外感风热,齿痛,脉右关浮数。

干葛防风汤(2)

【方源】 《伤寒大白》卷二。
【组成】 葛根、防风、荆芥、甘草各适量。
【用法】 水煎服。
【主治】 表邪火郁,阳明身痒,如虫行皮中。

干葛羌活汤

【方源】 《症因脉治》卷二。
【组成】 葛根、羌活、防风、白芷各适量。
【用法】 水煎服。
【主治】 外感风寒眩晕,身热无汗,恶寒拘紧,头痛身痛,时时冒眩,右脉浮紧,属阳明寒邪者。

干葛神术汤

【方源】 《伤寒大白》卷三。

【组成】 葛根、苍术、防风、石膏各适量。
【用法】 水煎服。
【功用】 宣发胃气。
【主治】 阳明湿热,闭郁中焦,胃阳不能敷布,但头汗,周身无汗。

干葛清胃汤

【方源】 《症因脉治》卷四。
【组成】 升麻、葛根、甘草、川黄连各适量。
【用法】 水煎服。
【主治】 酒积腹痛,口苦舌干者。
【加减】 口干脉大,酌加石膏、知母。

干葛解肌汤

【方源】 《伤寒大白》卷一。
【组成】 葛根、升麻、防风、荆芥各适量。
【用法】 水煎服。
【功用】 散阳明表邪,发阳明伏斑。
【加减】 恶寒身痛,酌加羌活;时寒时热,酌加柴胡;腰痛足冷,酌加羌活。

干姜黄芩黄连人参汤

【方源】 《伤寒论》。
【异名】 四味人参汤(《小儿卫生总微论方》卷七)、干黄芩连人参汤(《医学入门》卷四)、干姜黄连黄芩汤(《伤寒大白》卷二)、人参黄芩黄连干姜汤(《麻科活人全书》卷三)。
【组成】 干姜、黄芩、黄连、人参各90克。
【用法】 水煎,去渣,分2次温服。
【主治】 ①《伤寒论》:伤寒,本自寒下,医复吐下之;寒格,更逆吐下,食入口即吐者。
②《张氏医通》:胃虚客热痞满。
【方论】 ①《注解伤寒论》:食入口即吐,谓之寒格;更复吐下,则重虚而死,是更逆吐下。与干姜黄芩黄连人参汤以通寒格。辛以散之,甘以缓之,干姜、人参之甘辛以补正气;若以泄之,黄连、黄芩之苦以通寒格。
②《医方考》:中气既虚且寒,便恶谷气,故食入口即吐。入口即吐者,犹未下咽之谓也。用干姜之辛热,可以散寒;用人参之甘温,可以补虚;复用芩、连之苦寒者,所以假之从寒而通格也。
③《伤寒本旨》:食入口即吐者,阻在上脘,阴阳

不相交通,故以干姜、芩、连寒热并用,通其阴阳,辛苦开泄以降浊;人参补正而升清,则中宫和而吐利可止矣。

④《伤寒论今释》:本方证,胃虽热而肠则寒,故芩、连与干姜并用,以其上热下寒,故入厥阴篇。

【验案】　①冒风伤胃　《伤寒论方运用法》:患者,女,6岁。前日注射百日咳疫苗,当夜发寒热。某医给服下剂后,反见饮食入口即吐,胸痛,大便3日未解。神志昏沉,肛温38℃,舌苔黄白,舌尖红,脉沉细。证属发热冒风,复伤其胃。干姜黄芩黄连人参汤加味:干姜6克,黄芩6克,黄连4.5克,党参6克,桂枝4.5克,半夏4.5克,服1剂。药后神志清醒,肛温37.5℃,吐止,胸痛除。

②胃虚呕吐　《伤寒论汇要分析》:林某,50岁。患胃痛已久,经常呕吐,胸间痞闷,一见食物便产生恶心感,有时勉强进食少许,有时食下即呕,口微燥,大便溏泄,脉虚数。与干姜黄芩黄连人参汤:横纹潞党参15克,干姜9克,黄芩6克,黄连4.5克,水煎,待稍温时分四次服。一剂后呕恶泄泻均愈。

土瓜根散(1)

【方源】　《金匮要略》卷下。

【组成】　土瓜根、白芍、桂枝、土鳖虫各90克。

【用法】　上药研为散。每次3克,酒调服,1日3次。

【主治】　带下,经水不利,少腹满痛,经一月再见者;亦主阴肿。

【方论】　①《金匮玉函经二注》:土瓜根者,能通月水,消淤血,生津液,津生则化血也;白芍主邪气腹痛,除血痹,开阴寒;桂枝通血脉,引阳气;虫破血积,以消行之,非独血积冲任者有是证,肝藏血,主化生之气,与冲任同病,而脉循阴器,任、督脉亦结阴下,故皆用是汤治之。

②《张氏医通》:土瓜根,黄瓜根也,往往以瓜蒌根代用,考之《本经》,瓜蒌根性味虽同苦寒,而无散淤血,通月闭之功,此治虽专,惜乎其力、缓,故以桂粥之,白芍煎之,与旋覆花汤之用新绛不殊。

③《金匮要略浅注》:土瓜,即王瓜也,主驱热行瘀;佐以虫之蠕动逐血,桂、芍之调和阴阳,为有制之师。

土瓜根散(2)

【方源】　《太平圣惠方》卷十。

【组成】　土瓜根、麦冬(去心)各30克,甘草(炙微赤,锉)、枇杷叶(拭去毛,炙微黄)各15克。

【用法】　上药研为粗散。每次12克,水煎,去渣温服,不拘时候。

【主治】　伤寒,烦渴不止。

土瓜根散(3)

【方源】　《太平圣惠方》卷五十五。

【组成】　土瓜根、瓜蒌根、甘草(炙微赤,锉)、枳壳(麸炒微黄,去瓤)各15克。

【用法】　上药研为散。每次9克,水煎,去渣温服,不拘时候。

【主治】　脾黄。

土茯苓汤

【方源】　《医林纂要探源》卷十。

【组成】　土茯苓12克,黄柏、生黄芪各6克,生甘草3克。

【用法】　水煎服。

【主治】　杨梅疮,鱼口,肾痱。

【方论】　淫疮之毒本于下,唯土茯苓解之,以其形状亦似此疮累累下生成串,皮赤肉白,团如粳饭,而甘淡能解其热;其相火溢于血,唯黄柏制之,抑相火之药,唯此入血分;唯肾纳气,肾亏则气不足,而毒不能外出,故黄芪、甘草以托之,药平而大功可奏也,必须如此大剂。

下气汤

【方源】　《备急千金要方》卷十七。

【组成】　半夏15克,生姜50克,人参45克,陈皮9克(一方无人参)。

【用法】　上药研为散。水煮,去渣,分3服,1日3次。

【主治】　气满腹胀。

下虫散

【方源】　《古今医鉴》卷八。

【组成】　使君子(去壳)、槟榔各30克,雄黄15克。

【用法】　上药研为末。每次大人9克,苦楝根煎汤下。

【主治】　大人、小儿腹内有虫。

【备考】　方中雄黄,《东医宝鉴·内景篇》引作"大黄"。

下虫煎

【方源】　《仙拈集》卷二。

【组成】　乌梅1个,老姜3片,榧子7个,花椒14粒。

【用法】　加黑糖少许同煎,空心服。

【主治】　腹内诸虫。

下乳散

【方源】　《医方类聚》卷二三八引《徐氏胎产方》。

【组成】　粳米、糯米各30克,莴苣子(并淘净)、生甘草各15克。

【用法】　上药研为极细末。煎汁,去渣,分作3服。

【功用】　下乳。

下胎方

【方源】　《古今医统大全》卷八十五引《广济方》。

【组成】　天花粉12克,肉桂、牛膝、豆豉各9克。

【用法】　上为散。水煎服。

【功用】　下胎,并下死胎。

下疳八宝丹

【方源】　《青囊秘传》。

【组成】　制炉甘石9克,扫盆、五倍子各3克,青黛1.5克。

【用法】　上药研为末。掺之。

【主治】　下疳。

下疳神效散

【方源】　《青囊秘传》。

【组成】　陈蛤粉30克,青黛1克,冰片0.3克,人中白(煅)9克。

【用法】　上药研为末。掺之。

【主治】　下疳。

大风丹

【方源】　《血证论》卷八。

【组成】　大风子9克,硫黄、明雄各6克,白矾3克。

【用法】　上药研为末。灯油调搽。

【主治】　癣痒各疮。

大风膏(1)

【方源】　《摄生众妙方》卷八。

【组成】　水银3克,生白矾9克,松香15克,柏油烛27克。

【用法】　将诸药研细,入柏油烛同研,黑色为度,疥癣抓破敷之。

【主治】　疥疮。

大风膏(2)

【方源】　《外科启玄》卷十二。

【组成】　大风子100个,白矾1.5克,花椒末、轻粉各3克。

【用法】　上药研为末。用真柏油调搽。

【主治】　裙边疮。

大豆饮

【方源】　《圣济总录》卷一六五。

【组成】　大豆(炒)300克,小麦150克,蒲黄15克,吴茱萸(炒)30克。

【用法】　上药研为粗末。每次15克,水煎去渣温服。

【主治】　产后下痢赤白,久不止,身面虚肿。

大豆酒

【方源】　《圣济总录》卷一二九。

【组成】　大豆(紧小者)、麻子仁(研碎)各900克,乌蛇1条(去头尾皮骨,重120克,捶碎)。

【用法】　上药相和令匀,就甑内蒸,临熟去甑底汤,将好酒4500毫升,就甑内中淋,候酒热又淋,凡7~8遍,入瓷瓶中密封。候冷,量性饮之。常带酒气佳。

【主治】　热毒风肿成痈,日夜热痛。

大青汤(1)

【方源】　方出《肘后备急方》卷二,名见《外台秘要》卷二引《深师方》。

【异名】　大青四物汤(《类证活人书》卷十八)、

阿胶汤(《圣济总录》卷二十七)、阿胶大青汤(《古今医彻》卷一)。

【组成】　大青 12 克,甘草、阿胶各 6 克,豆豉 24 克。

【用法】　水煎大青、甘草,去渣,纳豉煮,去渣,乃纳胶。分 4 次服。

【功用】　①《外台秘要》引《深师方》:止下痢。

②《备急千金要方》:除热,止吐泻。

【主治】　①《肘后备急方》:伤寒、时疫、温病得至七八日,发汗不解,及吐下大热。

②《外台秘要》引《深师方》:伤寒劳复。

③《备急千金要方》:下利不止,斑出。

④《普济方》:伤寒一二日及十余日,发黄疸,斑出,烦躁不得卧。

【宜忌】　《外台秘要》引《深师方》:忌菘菜、海藻。

【方论】　《千金方衍义》:大青乃蓝之一种,善解陷伏至阴之邪;豆豉专搜少阴不正之气;阿胶滋血润燥;甘草解毒和中。不特为阳毒发斑之专药,一切时行温热汗吐不解,下利不止,并得用之,取其解散阴经热毒也。

大青汤(2)

【方源】　《外台秘要》卷三引《延年秘录》。

【组成】　大青 9 克,栀子(擘)14 枚,广角(屑)3 克,豆豉 15 克。

【用法】　水煎服。

【主治】　天行壮热头痛,遍身发疮如豌豆者。

大青汤(3)

【方源】　《圣济总录》卷一六八。

【组成】　大青、甘草(炙)、麻黄(去根节)各 15 克,大黄(锉,炒)7.5 克。

【用法】　上药研为粗末。2—3 岁儿每次 1.5 克,水煎,去渣,食后服。

【主治】　小儿诸热,服药吐利后,身壮热,精神昏昧,或微利而内有热结。

大青散

【方源】　《太平圣惠方》卷十。

【组成】　大青 45 克,川升麻、甘草(炙微赤,锉)各 60 克。

【用法】　上药研为散。每次 15 克,加豉 12 克,水煎,去渣温服,不拘时候。

【主治】　伤寒身面发斑。

大枣汤(1)

【方源】　《医心方》卷二十一引《小品方》。

【组成】　大枣 10 枚,黄芪 9 克,阿胶 24 克,甘草 12 克。

【用法】　水煮取汁,纳阿胶令烊,分 3 次服。

【主治】　妇人五崩,下赤、白、青、黄、黑。

大枣汤(2)

【方源】　《圣济总录》卷四十一。

【组成】　大枣(去核,焙,别捣)50 枚,生地黄(切,焙)250 克,阿胶(炙令燥)、甘草(炙,锉)各 90 克。

【用法】　上药除大枣外,研为粗末,再作一处捣匀。每次 15 克,水煎,去渣温服,日 2 次夜 1 次,不拘时候。

【主治】　恚怒伤肝,胸中菀结,或至呕血者。盖气血相搏而厥逆。

大饼子

【方源】　《幼幼新书》卷二十八引《石壁经》。

【组成】　大附子(破,炮,净)2 片,韶粉(附子大)1 块,藿香 15 克,丁香 50 粒。

【用法】　上药研为末,滴水为饼,如棋子大。每次 1 饼,饭饮化下。

【主治】　惊泻。

大桂汤

【方源】　《备急千金要方》卷十六。

【组成】　肉桂 5 克,半夏 15 克,生姜 5 克,黄芪 12 克。

【用法】　上药研为散。水煎服。

【主治】　虚羸,胸膈满。

大黄汤(1)

【方源】　《备急千金要方》引蒋家方(见《外台秘要》卷五)。

【组成】　大黄、常山、升麻、甘草(炙)各 9 克。

【用法】　水煎,发前尽服。任取吐痢。

【主治】　患瘴热实,兼吐痢者。

【宜忌】　忌海藻、菘菜、生葱、生菜。

大黄汤(2)

【方源】　《脚气治法总要》卷下。

【组成】　红雪(研)、大黄(锉)各 30 克,木香(锉)、黑豆各 60 克。

【用法】　水煎取汁,浸大黄,去渣,不限早晚,分 3 次温服。以通为度。

【主治】　脚气,大便秘涩,服诸药不通,风毒攻心,气闷心欲狂,热闷口干,喉中如火生,秘涩不通。

大黄汤(3)

【方源】　《圣济总录》卷三十。

【组成】　大黄(锉,炒)30 克,桃仁(汤浸,去皮尖双仁,炒黄,研)15 克,水蛭(米炒黄)7.5 克,木通(锉)15 克。

【用法】　上四味,除桃仁外,为粗末,加桃仁同研令匀。每次 6 克,水煎,去渣温服,不拘时候。

【主治】　伤寒,内有淤血,大便不利,小腹急痛。

大黄汤(4)

【方源】　《圣济总录》卷三十五。

【组成】　大黄(生)15 克,甘草(锨,锉)、常山(锉)、桂皮(去粗皮)各 7.5 克。

【用法】　上药研为末。每次 15 克,水煎,去渣,未发前温服。

【主治】　间日疟。

大黄汤(5)

【方源】　《圣济总录》卷四十九。

【组成】　大黄(锉,炒)4.5 克,甘草(炙,锉)7.5 克,桑白皮(炙,锉)22.5 克,葱白(并根)3 根。

【用法】　上药锉,如麻豆大,加童便 75 毫升同煎,去渣,空腹温服。

【主治】　肺热,久咳嗽,涕唾多。

大黄汤(6)

【方源】　《圣济总录》卷一八〇。

【组成】　大黄(锉,炒)、柴胡(去苗)、防风(去叉)、甘草(炙)各 7.5 克。

【用法】　上药研为粗末。每次 3 克,水煎,去渣温服,食后、临卧各 1 次。

【主治】　小儿脑热,鼻干无涕。

大黄汤(7)

【方源】　《圣济总录》卷一八四。

【组成】　大黄(锉,炒)、白芍、赤茯苓(去黑心)各 30 克,大麻仁(别研)15 克。

【用法】　上药除麻仁外,为粗末。每次 15 克,加麻仁,水煎,去渣,分 2 次温服。

【主治】　乳石发动,热结,小便淋涩,小腹痛。

大黄散(1)

【方源】　《太平圣惠方》卷八十四。

【组成】　大黄(锉碎,微炒)15 克,甘草(炙微赤,锉)15 克,黄芩 15 克,枳壳(麸炒微黄,去瓤)15 克。

【用法】　上药研为粗散。每次 3 克,以新汲水调下,3 岁以下可服 1.5 克。不拘时候。

【主治】　小儿斑疮,大便壅滞,心神烦躁。

大黄散(2)

【方源】　《圣济总录》卷十三。

【组成】　大黄(锉)60 克,瓜蒌根、甘草(生,锉)、马牙硝(研)各 30 克。

【用法】　上药研为散。每次 6 克,食后开水调下。

【主治】　热毒水肿,遍身生疮。

大黄散(3)

【方源】　《保命集》卷中。

【组成】　栀子、大黄、郁金各 15 克,甘草 7.5 克。

【用法】　上药研为细末。每次 15 克,水煎,食后温服。微利则已。

【主治】　上焦热而烦,不能睡卧。

大黄散(4)

【方源】　《普济方》卷三十九。

【组成】　大黄(炮)、甘草、滑石各 15 克,绿豆 30 克。

【用法】　上药研为细末。每次 6 克,新汲水调,去渣服之。

【主治】　大小便不通。

大戟散

【方源】　《古今医统大全》卷六十四。

【组成】　红大戟 90 克,露蜂房(炒)、细辛各 30 克,防风 15 克。

【用法】　上药研为散。每次 15 克,水煎,不拘时热漱。

【主治】　风火诸牙疼痛。

大干葛汤

【方源】　《伤寒大白》卷二。

【组成】　葛根、石膏、大黄、枳壳各适量。

【用法】　水煎服。

【功用】　双解阳明表里,清手阳明大肠热。

【主治】　头痛,手足多汗,大便不行,脐腹胀满。

大已寒丸

【方源】　《太平惠民和剂局方》卷二(绍兴续添方)。

【组成】　荜茇、肉桂各 400 克,干姜(炮)、高良姜各 600 克。

【用法】　上药研为细末,水煮面糊为丸,如梧桐子大。每次 20 丸,食前米饮送下。

【主治】　久寒积冷,脏腑虚弱,心腹痛,胁肋胀满,泄泻肠鸣,自利自汗,米谷不化,阳气暴衰,阴气独盛,手足厥冷;伤寒阴盛,神昏脉短,四肢怠惰。

大风子油

【方源】　《北京市中药成方选集》。

【组成】　大风子油 6000 克,麝香 0.3 克,冰片 30 克,硼酸 300 克。

【用法】　将麝香、冰片研为细粉,与大风子油、硼酸混合均匀,装瓶重 30 克,封固。擦患处。

【功用】　除风湿,润皮肤。

【主治】　①《北京市中药成方选集》:皮肤诸疮,粉刺疥癣,面部雀斑,白癜风,酒渣鼻。

②《赵炳南临床经验集》:皮肤扁平苔癣。

大风子膏(1)

【方源】　《疬疡机要》卷下。

【组成】　大风子油、白矾(枯)各 60 克,真轻粉 30 克,柏油 180 克。

【用法】　上 3 味药研为末,将柏油熔化和匀。涂患处。

【主治】　一切疮疥、脓窠等疮。

大风子膏(2)

【方源】　《增补内经拾遗》卷四引《集验方》。

【组成】　大风子(去壳)10 个,木鳖子(去壳)10 个,硫黄、轻粉各 1 克。

【用法】　上药捣成膏。不时以自己唾津调擦患处。

【主治】　肺风并鼻。

【加减】　如有肉瘤者,加冰片 0.3 克。

大半夏汤

【方源】　《御药院方》卷五。

【异名】　橘皮汤(《痘疹心法》卷十一)。

【组成】　半夏、茯苓(去皮)、陈皮、生姜各 7.5 克。

【用法】　水煎,滤去渣,临睡温呷。

【主治】　①《御药院方》:痰饮及脾胃不和。

②《丹溪心法》:恶心,欲吐不吐,心中兀兀,如人畏舟船。

大芎黄汤

【方源】　《保命散》卷中。

【组成】　川芎 60 克,羌活、黄芩、大黄各 30 克。

【用法】　上药研为散。每次 15～21 克,水煎分,去渣温服,不拘时候。以利为度。

【主治】　①《保命集》:破伤风,脏腑秘,小便赤,自汗不止。

②《景岳全书》:破伤风,邪传于里,舌强口噤,项背反张,筋惕搐搦,痰涎壅盛。

大安补散

【方源】　《普济方》卷二四〇引《海上方》。

【组成】　大附子(去皮脐,炮)1 个,肉桂末、粉姜末各 3 克。

【用法】　加葱白 6 克,水煎,先吃葱白,次服药。

【主治】　脚气。

【宜忌】　忌甘草10日。

大豆卷散

【方源】　《育婴秘诀》卷三。

【组成】　黑豆(水浸生芽,取出晒干)、贯众、板蓝根、炙甘草各等份。

【用法】　浆水煎服。

【主治】　误服热药而发热者。

【备考】　浆水者,乃粟米泔水也。

大固阳汤

【方源】　《世医得效方》卷八。

【组成】　附子(炮,切作8片)30克,白术、干姜各15克,木香7.5克。

【用法】　上药研为散。水煎,去渣,放冷灌服。

【主治】　脱阳证。或因大吐大泻之后,四肢逆冷,元气不接,不省人事;或伤寒新瘥误行房,小腹紧痛,外肾抽缩,面黑气喘,冷汗自出。

大建中汤

【方源】　《金匮要略》卷上。

【组成】　花椒(去汗)9克,干姜12克,人参6克。

【用法】　水煎,去渣,纳阿胶饴30克,微火煮,分2次温服。

【功用】　①《医方论》:补心脾,祛寒气。

②《中医方剂学讲义》:温中补虚,降逆止痛。

【主治】　①《金匮要略》:心胸中大寒痛,呕不能饮食,腹中寒,上冲皮起,出见有头足,上下痛而不可触近。

②《备急千金要方》:饮食下咽,自知偏从一面下流,有声决决然。

③《金匮要略心典》:心腹寒痛,呕不能食,腹中虫物乘之而动。

④《医部全录》:阴黄。

⑤《医宗金鉴》:厥逆,脉伏。

⑥《金匮要略今释》引《类聚方广义》:寒饮升降,心腹剧痛而呕;疝瘕腹中痛者;又治挟蛔虫者。

【宜忌】　《医方发挥》:实热内结,湿热积滞,阴虚血热等腹痛忌用。

【方论】　①《金匮要略论注》:心胸中本阳气治

事,今有大寒与正气相阻,则痛;正气欲降,而阴寒上逆,则呕;胃阳为寒所痹,则不能饮食;便腹中亦寒,气浮于皮肤而现假热之色,乃上下俱痛而手不可近。此寒气挟虚满于上下内外。然而过不在肾,故以干姜、人参合饴糖以建立中气,而以椒性下达者,并温起下焦之阳,为温中主方。

②《金匮要略心典》:心腹寒痛,呕不能食者,阴寒气盛而中土无权也。上冲皮起,出见有头足,上下痛而不可触近者,阴凝成象,腹中虫物乘之而动也。是宜大建中脏之阳,以胜上逆之阴,故以蜀椒、干姜温胃下虫,人参、饴糖安中益气也。

③《医林纂要探源》:脾胃得命火之温,而能消纳饮食,蒸化气血。花椒所以益命火而宣达其阳也。膻中得胃气之输,而后能宣布条达,喜乐出焉,干姜所以暖胃气而驱除其冷也。胃腑盛阳,寒淫匪能轻犯,寒入三阴而后犯之,以气血衰而阳气弱也,故人参补之。君之以饴糖以养脾胃,资变化,滋气血,润阴燥,化坚结。此所以建中,中立而正气行,气血足,寒淫自散,不为病矣。

④《成方便读》:夫阳受气于胸中,胸中之阳不足,则阴寒得以乘之,为痛为呕,所由来也。然寒为无形之邪,必赖有形之物,或痰、或血、或食、或虫以为依据,否则虽满痛而决不拒按,以至手不可近也。但痰、血、虫、食均有见证可察,如此证之上冲皮起出见有头足之形,可见非痰非血非食,其为虫痛也无疑。而蛔动入膈者,皆因脏寒而来,故治法必先温建中脏,而后蛔可安,寒可除。用人参、饴糖补中,以干姜之热守而不走,以复其阳,更用花椒之大辛大热,上至肺而下至肾,逐寒暖胃,散积杀虫,自然虫去正安,法之尽善者也。

⑤《历代名医良方注释》:冉雪峰:查此方为温中散寒,建立中气,而旋转上下之方也。不曰温中补中,而曰建中大建中者。盖腹中寒气上冲,上干阳位,致心下大寒痛,则中气为寒邪侵逼,颓废不振,更何待言,所以发现痛呕,不能饮食等症。本方从建中着手,所谓病在上下,治其中也。此际补中而虚未可复,宽中而气未可通,故唯借椒姜之大辛大温者,兴奋鼓舞,建力中气于既败之余,而重加饴糖,又复饮粥,纯在培育中焦生生之气斡旋,迥非他项温窜之品,一过无余者可比,妙在人参,可以助饴糖之培养,可以助姜椒之兴奋。大气一转,其结乃散,太阳既出,爝火皆消。人以后天谷气为本,中之

阳回,则上下之阳俱回,上下之阳回,而中气安有不建立之者乎? 所以谓之大也,不治痛而痛自止,不温下而下之阴除,不温上而上之阳宣,立方之妙如此。

⑥《方剂学》:本方所治心胸大寒痛,乃是阳虚阴盛所致。阳虚则阴盛,阴盛则寒生,阴寒气上逆,则心胸中大寒痛,呕不能饮食,甚则可上冲皮起如有形,上下攻冲而剧痛,手不可触近。若内有寒饮僻积,则肠中漉漉有声。此时急当温中补虚,祛寒降逆,方可痛止呕平。所以本方用花椒为君,味辛性热,温脾胃而助命火,散寒除湿,并可下气散结。干姜为臣,温中散寒,助蜀椒建中阳,散逆气,止痛平呕。人参、胶饴为佐使,甘温补中益气以养脾胃。如此配合,虽已对证,但邪甚势急,服药须及时,故方后注明,初服后如一炊顷,或如饮粥二升,便当更服,使药力相继,一鼓成功。然而病虽去,胃气未必便复,所以当1日。食糜粥,将养胃气,此亦《素问·脏气法时论》毒药攻邪,五谷为养之意。同时,还考虑到阳气素虚,易感风寒,所以温覆之,以免外寒入里而复发。

【验案】 ①咳嗽 《南雅堂医案》:诊得脉左细右虚,咳嗽日久,吸短如喘,肌表微热,形容渐致憔悴,虑成内损怯症,奈胃纳渐见减少,便亦带溏,若投以寒凉滋润之品,恐嗽疾未必能治,而脾胃先受损伤,岂云妥全,昔贤谓上损过脾,下损及胃,均称难治,自述近来背寒忽热,似虑先理营卫为主,宗仲师元气受损,甘药调之之例,用建中加减法。桂枝3克,白芍9克,炙甘草2.5克,炙黄芪3克,饴糖6克,加大枣3枚,同煎服。

②吐血 《临证指南医案》:许某,48岁。劳倦伤阳,形寒,失血,咳逆,中年不比少壮火亢之嗽血。黄芪建中汤。

③伤寒 《印机草》:病经一月,两脉虚浮,自汗恶气,此卫虚阳弱。人身之表,卫气主之。凡所以温分肉,肥腠理,司开阖者,皆此卫气之用,故《经》曰:阳者卫外而为固也。今卫气一虚,则分肉不温,腠理不密,周身毛窍,有开无合,由是风之外入,汗之内出,其孰从而拒之,用黄芪建中汤以建立中气,而温卫实表也。桂枝、生姜、芍药、甘草、大枣、饴糖、黄芪。

④过敏性鼻炎应 《辽宁中医杂志》(1990,5:39):用本方加减:黄芪50克,党参、山药各30克,

白术、白芍、桂枝各15克,大枣5枚,生姜3片;有热加黄芩15克,白芍改为20克,去巴戟天;水煎服,1日1剂。连续用药最短1周,最长20天,停用抗组胺药,治疗过敏性鼻炎60例。结果:显效(服药后临床症状消失,鼻腔黏膜恢复正常颜色,停药后3个月之内不复发)50例,占83.3%;有效(临床症状消失,鼻黏膜恢复正常颜色,停药后1～3个月内复发,但症状减轻或发作间隔时间延长者)10例,占16.6%。

⑤血卟啉病 《江苏中医》(1994,11:477):用黄芪建中汤加味:黄芪20克,炒白芍30克,桂枝15克,炙甘草、生姜各10克,大枣5枚,饴糖30克;腹痛甚者,加元胡15克;湿重呕吐甚者,加砂仁、半夏10克;腹胀者,加枳壳。

⑥乙肝病毒携带者 《浙江中医学院学报》(1995,3:26):用本方加味:生黄芪、饴糖、桂枝、生白芍、生甘草、大枣、金钱草、丹参、木瓜、黄芩、白术、郁金,每日1剂,水煎服,3个月为1个疗程,治疗乙肝病毒携带者100例。对照组50例不服任何药。结果:治疗组HBsAg转阴60例,HBeAg转阴者68例;对照组分别为5例,7例。3个月中治疗组未发现转化为急性肝炎,对照组转化3例。两组比较差异显著($P<0.01$)。

⑦白细胞减少症 《浙江中医杂志》(1995,10:443):用本方合黄连解毒汤,头晕乏力明显者加白术、当归;四肢酸软明显者加党参、茯苓;失眠心悸明显者加石菖蒲、远志;反复感染者加重黄芪、黄连用量;治疗白细胞减少症25例。结果:用药10～20天后痊愈17例,好转5例。

⑧便秘 《新中医》(1996,3:31):用本方加女贞子、桔梗为基本方,治疗虚证便秘50例。结果:痊愈31例,显效15例,好转4例。

⑨胃十二指肠溃疡 《吉林中医药》(1996,5:10):以本方为主,食积加焦三仙、鸡内金;反酸加黄连、吴茱萸;便秘加番泻叶;治疗胃十二指肠溃疡12例。结果:痊愈9例,好转2例,无效1例,总有效率为91%。

⑩小儿厌食症 《河南中医》(1998,2:51):用黄芪建中汤加减:黄芪、桂枝、杭白芍、生姜、大枣、炙甘草、炒谷芽、砂仁,常规煎服,1周为1个疗程,治疗小儿厌食症32例。结果:痊愈26例,好转6例。

大追毒散

【方源】 《宣明论方》卷十。

【组成】 甘草 30 克,苍术、麻黄(去节)各 60 克,滑石 120 克。

【用法】 水煎,去渣温服。

【主治】 伤寒两感。

大活血汤

【方源】 《医方类聚》卷一八八引《施圆端效方》。

【组成】 川大黄 30 克,当归 0.3 克,麝香少许。

【用法】 上药研为细末。每次 9～15 克,加醋 30 毫升,水煎,食前和渣温服。大便下黑血为验。

【主治】 打仆损伤,落马坠车,淤血,大便不通,红肿暗青,疼痛昏闷,蓄血内壅欲死。

大黄敷方

【方源】 《圣济总录》卷一三五。

【组成】 大黄(锉,炒)30 克,木通(锉)、葶苈子(纸上炒)、莽草各 15 克。

【用法】 上药研为末。以水和敷之,干即易。

【功用】 消肿。

【主治】 毒肿,初觉肿痛。

大提毒丹

【方源】 《青囊立效秘方》卷二。

【组成】 陈降药 9 克,红升 3 克,生石膏 45 克,朱砂 3 克。

【用法】 乳至无声便用。掺疮上,隔 6 日即可上收功药。

【主治】 梅毒、臁疮久不愈。

大蒜糊剂

【方源】 《中医皮肤病学简编》。

【组成】 独头蒜 10 克,豆豉 2 克,精食盐 0.5 克,5％醋酸(食用醋)2 毫升。

【用法】 上药混合,捣烂如泥。外敷,每次敷 20～30 分钟,3 日 1 次。

【主治】 神经性皮炎。

大橘皮汤

【方源】 《外台秘要》卷二引《深师方》。

【组成】 陈皮、甘草(炙)各 30 克,生姜 120 克,人参 60 克。

【用法】 水煎,去渣,分 3 次服。

【主治】 ①《外台秘要》引《深师方》:伤寒呕哕,胸满虚烦不安。

②《伤寒标本》:伤寒汗下后胃虚者。

【宜忌】 忌海藻、菘菜。

大豆甘草汤

【方源】 《杏苑生春》卷八。

【组成】 甘草 90 克,丹参、黄芩、白蔹各等份。

【用法】 上药研为散。每次 15 克,水煎,帛蘸频溻之。

【主治】 茎上湿痒作疮,及注干疮。

【备考】 本方名“大豆甘草汤”,但方中无大豆,疑脱。

大黄泻肝散

【方源】 《证治准绳·类方》卷七。

【组成】 郁李仁、荆芥各 7.5 克,甘草、大黄各 15 克。

【用法】 水煎,食后服。

【主治】 乌风内障。

大黄厚朴汤

【方源】 《镐京直指》卷二。

【组成】 制锦纹 18 克,炙枳壳 9 克,川厚朴 6 克,炙广木香 4.5 克。

【用法】 水煎服。

【主治】 下痢赤白,一二日间,腹痛拒按,里急后重,脉实体强。

大蛇皮涂方

【方源】 《圣济总录》卷十八。

【组成】 蛇蜕(大者,烧作灰用)1 条,石硫黄(研)、槲皮(烧作灰)各 6 克。

【用法】 上药研为极细末,以清熟漆调和,勿令稠硬,薄涂白驳处。欲涂药时,先以巴豆 1 粒中截,用平处摩,令皮微起,然后敷药。

【主治】 面项身体白驳风。

大黄硝石汤

【方源】 《金匮要略》卷中。

【异名】　大黄黄柏栀子芒硝汤(《脉经》卷八)、大黄汤(《千金翼方》卷十八)、大黄黄柏皮栀子硝石汤(《外台秘要》卷四)、大黄黄柏汤(《普济方》卷一四二)、消黄汤(《杂病源流犀烛》卷十六)。

【组成】　大黄、黄柏、硝石各 120 克,栀子 15 枚。

【用法】　水煮,去渣;纳硝更煮,顿服。

【主治】　①《金匮要略》:黄疸腹满,小便不利而赤,自汗出,此为表和里实。

②《金匮要略今释》:热淋暴淋,不见血者。

③《金匮要略今释》引《类聚方广义》:嘈杂,胸中煎熬,腹满有块,二便不利,或口中觉苦辛酸咸等,此症后为膈噎者。

【方论】　①《金匮方论衍义》:热邪内结,成腹满、自汗,大黄、硝石,荡而去之;膀胱内热,致小便不利而赤,必黄柏、栀子凉以行之。此下黄疸重剂也。

②《金匮要略论注》:此为黄疸之有里无表者言之,谓疸色黄,见于表矣,乃腹痛,小便不利且赤,里热可知。黄疸最难得汗,乃自汗,则表从汗解,故曰此为表和里实。实者邪也,有邪则宜去,故主大黄硝石汤。大黄、硝石解气血中之实热,黄柏苦寒主下焦,栀子虽轻浮在上,能使里热从上而下,故以为使,且轻浮则与郁结相宜也。

③《金匮要略心典》:腹满小便不利而赤为里实,自汗出为表和。大黄、硝石亦下热去实之法,视栀子大黄及茵陈蒿汤较猛也。

④《医宗金鉴》:腹满、小便不利而赤,里病也;自汗出,表和也。里病者,湿热内甚,用栀子清上焦湿热,大黄泻中焦湿热,黄柏清下焦湿热,硝石则于苦寒泻热之中,而有燥烈发散之意,使药力无所不至,而湿热悉消散矣。

⑤《金匮要略方义》:此乃湿热黄疸之下法,用于热甚里实,热多湿少者。文中言其症自汗出,是为外邪已解之象,但身黄不退,却见腹满、小便不利而赤,是为湿热熏蒸,热盛于里之故,故云此为表和里实。治之之法,热在里,当下之。方中大黄与硝石并用,峻攻里热实邪,使湿热从大便而下。然湿邪内郁,不利小便,非其治也,故佐以栀子清里热而导湿热从小便出。复以黄柏之苦寒,助清热祛湿之力。药虽四味,苦寒之气较胜,泻下之力较猛,非里实热盛者,切莫轻投。若热势较轻者,可先用茵陈

蒿汤或栀子大黄汤。

⑥《历代名医良方注释》:查此方较上栀子大黄汤,更进一层,乃疗黄疸之峻法也。茵陈汤之利湿,栀子大黄汤之清热,用疗湿热郁滞之黄疸,本为适应,但湿热蕴结已紧,淋巴肿硬,浊液胶着,清之不去,利之不除,则唯本方大清其热,大散其结乃可。本方视前方,栀子加一枚,大黄用四两,加倍,即用加倍大黄,又用加倍黄柏,为二与八之比。茵陈方栀子大黄方,均分温三服,本方为顿服。折合计算,不啻加三倍、六倍。尤重要者,兼重用硝石,硝石与芒硝,均能消物,本经谓均化五金八石,故称硝。芒硝为硫酸钠,硝石为硝酸钾,润便则芒硝为优,攻坚则硝石为强。黄疸重者,胶着变质,固结坚牢,非有次大力之硝石,其何以济。硝石碱能软坚,渗透力大,消能化物,溶解力大,是除黄之力。硝石较大黄为更猛悍,两两合用,相得益彰。湿热多着气分,故前方气药破滞已足,而色素变质,牵及实质,则非本方不为功,大药治病,端赖周详。主治条文,标出表和里实四字,审察有表无表,无表乃可径情攻里,其用盖亦兢兢矣。

【验案】　黄疸　《静俭堂治验》:荻原辨藏患黄疸,更数医,累月不见效,发黄益甚,周身如橘子色,无光泽,带黯黑,眼中黄如金色,小便短少,色黄如柏汁,呼吸迫促,起居不安。求治于予,乃以指头按胸肋上,黄色不散,此疸证之尤重者也。乃合茵陈蒿汤、大黄硝石汤,作大剂,日服三四贴。三十日,黄才散去,小便清利而痊愈。

【备考】　①《金匮玉函要略述义》按:硝石,即火硝。②《金匮要略今释》:硝石,《脉经》《备急千金要方》并作芒硝,日医亦多用芒硝,盖非。宋本、俞桥本,硝石并误作滑石。

万一丹

【方源】　《喉科指掌》卷一。

【组成】　乳香(去油)、血竭、没药(去油)、硼砂各 3 克。

【用法】　上药研为末。吹入口内。其血即止。

【主治】　误用刀针,流血不止。

万金散

【方源】　《医学正传》卷八引阮氏方。

【组成】　防风、人参、蝉蜕各等份。

【用法】　上3味药切细。每次12克,入薄荷3叶,水煎,温服。

【主治】　痘疮出不红润。

【加减】　热而实者,加升麻。

万安丸

【方源】　《医宗金鉴》卷四十五。

【组成】　牵牛子(头末)、白胡椒、木香、小茴香(焙)各等份。

【用法】　上药研为末,水泛为丸。量虚实服。

【主治】　带下。

万安散

【方源】　《圣济总录》卷一七九。

【组成】　海金沙、滑石、续随子(炒)各15克,蝼蛄(炒令黑)7枚。

【用法】　上药研为细散。每次1.5克,空心、食前煎灯心汤温调下。

【主治】　小儿小便不通欲死。

万灵膏

【方源】　《普济方》卷二七六。

【组成】　香油、黄蜡各60克,乳香、龙骨各适量。

【用法】　将乳香、龙骨研为末,先将香油煎过,次下二味搅匀,冷,摊油纸上。贴之。

【主治】　臁疮。

【备考】　方中乳香、龙骨用量原缺。

万金丸

【方源】　《普济方》卷三七四引《瑞竹堂经验方》。

【组成】　蒿节内虫、朱砂、轻粉、麝香少许(一方不用)。

【用法】　先以朱砂、轻粉为末,入蒿虫研匀,入麝香,丸如黍米大,每次半岁至1岁儿1丸,2岁2丸,3岁3丸,乳汁送下;或冷水亦得。一方男取女乳,女取男乳。

【主治】　慢惊风,急惊风。

万益丹

【方源】　《重楼玉钥》卷上。

【组成】　滴乳香(去尽油)、没药(去尽油)、真血竭、硼砂各30克。

【用法】　上药研为极细末。每用少许,吹入刀患处。

【主治】　金刃所伤,血流不止。

寸金散(1)

【方源】　《圣济总录》卷六十九。

【组成】　新蒲黄9克,新白面6克,牛黄(研)、生冰片各1.5克。

【用法】　上药研为极细末。每次3克,食后、临卧生藕汁调下,1日2次。

【主治】　心经烦热,血妄行,舌上血出不止。

【备考】　《景岳全书》:亦可掺舌上。

寸金散(2)

【方源】　《鸡峰普济方》卷二十四。

【组成】　蝉壳、紫河车、白术、川芎各等份。

【用法】　上药研为细末。每次1.5克,米饮调下。

【主治】　小儿未满百日,惊痫,胎风抽搦。

寸金散(3)

【方源】　《普济方》卷三二六引《卫生家宝》。

【组成】　蛇床子、韶脑、胡芦巴、紫稍花各等份。

【用法】　上药研为细末。每次15～21克,用水淋洗之。

【主治】　妇人子肠不收。

上下兼养丹

【方源】　《石室秘录》卷三。

【组成】　熟地黄30克,杜仲、麦冬各15克,北五味子6克。

【用法】　水煎服。

【主治】　肾气虚而腰痛、头痛。

山药汤

【方源】　《饮膳正要》卷二。

【组成】　山药(煮熟)500克,粟米(炒,为面)150克,苦杏仁(炒令过熟,去皮尖,切如米)1000克。

【用法】 每次 6 克,加酥油少许,空心白汤调下。

【功用】 补虚益气,温中润肺。

山芋拔刀

【方源】 《圣济总录》卷一八九。

【组成】 干山芋(末)60 克,白面 120 克,羊肉(炒)120 克,生姜汁 60 毫升。

【用法】 上药先用生姜汁和面,并山芋末切作拔刀。煮熟,以羊肉调和,空腹食。

【主治】 脾胃气虚,不嗜食,四肢无力,渐羸瘦。

山豆根汤

【方源】 《医林纂要探源》卷十。

【组成】 山豆根、射干、猪牙皂各 6 克,苦杏仁(去皮尖)10 粒。

【用法】 煎浓汁含漱,稍稍咽之。

【主治】 喉痹。

【方论】 山豆根降泻心火,主治喉痛;射干去君相二火,散血消肿,除痰结核;猪牙皂辛咸,行肝木之郁,散心火之结,荡除秽浊,破肿消坚,涌吐痰涎,通关利窍;苦杏仁降逆气,破坚,润心肺。

口腔炎喷雾剂

【方源】 《部颁标准》。

【组成】 露蜂房、皂角刺各 750 克,蒲公英、忍冬藤各 1500 克。

【用法】 制成雾剂。口腔喷雾用。每次向口腔挤喷药液适量,1 日 3～4 次,小儿酌减。

【功用】 清热解毒,消炎止痛。

【主治】 口腔炎,口腔溃疡,咽喉炎等;对小儿口腔炎症有特效。

千金丸

【方源】 《幼幼新书》卷二十四引《灵苑方》。

【组成】 川楝子、川芎各等份。

【用法】 上药研为末,以猪胆汁杵和为丸,如麻子大。量儿大小加减丸数,每以饭饮送下,1 日 2 次。常服 3～5 丸。

【主治】 ①《幼幼新书》引《灵苑方》:小儿一切疳,久服令儿肥壮无疾。

②《普济方》引《经验良方》:小儿五种疳气,面色萎黄,肌瘦不食乳。

千捶膏

【方源】 《急救经验方》。

【组成】 鲜桃仁 30 克,松香 90 克,樟脑 9 克,朱砂 1.5 克。

【用法】 先将桃仁捣碎,入松香再捣,后入樟脑、朱砂,同捣成膏。量疖大小贴之,1 日 1 换。轻者吸收,重者出头。

【功用】 去腐生新。

【主治】 大小火疖及初起红肿疼痛麻痒之疖。

千缗汤

【方源】 《妇人良方大全》卷六。

【组成】 齐州半夏 7 枚(炮制,四片破之),皂角(去皮,炙)12 克,甘草(炙)9 克,生姜 6 克。

【用法】 水煎,顿服。

【主治】 ①《妇人良方大全》:痰喘不能卧。

②《医门法律》:风痰壅盛喘急,日夜不得卧,人扶而坐者。

【方论】 《医方考》:痰涎上涌,喉中有声,不渴者,此方主之。湿土生痰,故用半夏以燥湿;气塞则痰滞,故用皂角以利气;肺苦气上逆,故用甘草以缓急。又甘草能益脾,皂角能去垢,半夏能破逆。曰千缗者,重其效也。

千里健步散

【方源】 《外科正宗》卷三。

【组成】 细辛、防风、白芷、草乌各等份。

【用法】 上药研为末,掺在鞋底内。如底干,即以水微湿过。

【主治】 远行两脚肿痛。

千金保孕方

【方源】 《妇科玉尺》卷二。

【组成】 糯米(煮粥)300 克,杜仲(捣去丝,拌粥晒干,再拌再晒,粥完为度,炒,研)240 克,川续断 180 克,山药 120 克。

【用法】 上药打糊为丸。空心米汤送下。

【功用】 固胎。

【主治】 胎动不安。

千金藿香汤

【方源】《幼科释谜》卷六。

【组成】　藿香30克,生姜90克,青竹茹、炙草各15克。

【用法】　每次15～18克,水煎服。

【主治】　毒气吐下腹胀,逆害乳哺。

【加减】　热,加升麻15克。

千金牡丹皮散

【方源】《医学心悟》卷四。

【组成】　牡丹皮9克,薏苡仁15克,桃仁10粒、瓜蒌仁(去壳,去油,净)6克。

【用法】　水煎服。

【主治】　腹内痈。

【备考】《备急千金要方》治肠痈用薏苡仁、牡丹皮、桃仁、瓜瓣仁。《医学心悟》此方,即以上方中之瓜瓣仁改为瓜蒌仁。

川芎汤

【方源】《圣济总录》卷一二一。

【组成】　川芎(锉)45克,防风(去叉)、薏苡仁各30克,细辛(去苗叶)15克。

【用法】　上药研为粗末。每次15克,水煎,去渣,热含冷吐,咽津无妨。

【主治】　风冲牙齿摇动。

川芎饮

【方源】《圣济总录》卷一五四。

【组成】　川芎、当归(切,焙)、竹茹各30克,阿胶(炙燥)22.5克。

【用法】　上药研为粗末。每次9克,水煎,去渣温服,早晨、午时、至晚各1次。

【功用】　止血安胎。

【主治】　妊娠漏胎,下血过多,腹中刺痛。

川芎散(1)

【方源】《圣济总录》卷一一六。

【组成】　川芎、辛夷各30克,细辛(去苗叶)22.5克,木通(锉)15克。

【用法】　上药研为散。每用少许绵裹塞鼻中,湿即易之。

【主治】　鼻塞不闻香臭。

川芎散(2)

【方源】《医部全录》卷一八三。

【组成】　川芎、当归、茯苓、厚朴各等份。

【用法】　水煎服。

【主治】　妊娠卒心痛,气欲绝。

川椒散

【方源】《普济方》卷六十九。

【组成】　露蜂房(去土)、僵蚕(净)、花椒(去籽)、茄蒂各等份。

【用法】　上药并烧存性。入盐擦之,去涎即愈。

【主治】　牙风肿痛。

川芎三黄汤

【方源】《仁斋直指方论》卷二十一。

【组成】　大黄(湿纸裹蒸)、川芎、黄连(净)、黄芩各等份。

【用法】　上药研为末。每次6克,食后井水调服。

【主治】　实热衄血。

川芎升麻汤

【方源】《小儿卫生总微论方》卷八。

【组成】　川芎、升麻、当归(去芦,洗净)、白芍各15克。

【用法】　上药研为粗末。每次3克,水煎,去渣温服,不拘时候。

【功用】　御风透肌,发疮。

【主治】　痘疹已出,未能匀遍,或毒气壅遏,虽出不快。

川芎通气散

【方源】《备急灸法》。

【组成】　天花粉(洗净,为细末)、川芎(不见火,为细末)、穿山甲(头顶上甲,炒,为细末)各等份。

【用法】　前3味药每次15克,用瓜蒌1个,取子并肉研细,入无灰黄酒滤去渣,重汤煎熟,却将此酒来调药,食后稍空服。

【主治】　头脑上痛肿。

川连枳壳汤

【方源】　《症因脉治》卷三。

【组成】　川黄连、枳壳、陈皮、甘草各适量。

【主治】　湿热痿软，身体重着，走注疼痛。首如裹，面壅肿，小便黄赤，手足发热，小筋弛长，脉沉而数，积热在里。

广泽汤

【方源】　《辨证录》卷六。

【组成】　麦冬 60 克,生地黄 30 克,车前子、刘寄奴各 9 克。

【用法】　水煎服。

【功用】　益肾补肺,利水。

【主治】　大病之后,肾水竭,膀胱枯,不能小便。

小　串

【方源】　《串雅补》卷二。

【组成】　天南星、半夏、滑石各 30 克,巴霜 15 克。

【用法】　上药研为细末,饭为丸。每次 0.5 克,空心姜汤送下。大便行 3 次,即以白粥止之。

【主治】　伤风冷痰,寒积积水。

小灵丹

【方源】　《疮疡经验全书》卷五。

【组成】　石中竹根 250 克,防风、荆芥各 120 克,细辛 300 克。

【用法】　上药合为一处,绢袋贮坛内,文武火煮,放阴处,7 日后服之。每次 30 毫升,空腹服。

【功用】　补十二经络,起阴发阳;开三焦,破积气;益子息,安五脏;除心热,壮筋骨;活气血,白发变黑。

【主治】　湿气风瘫。

小蓟散

【方源】　《世医得效方》卷十七。

【组成】　百草霜、小蓟、附子(炒,去毛)、真蒲黄各 15 克。

【用法】　上药研为末。揩牙齿上。立愈。

【主治】　牙齿宣露出血。

小膏子

【方源】　《博济方》卷三。

【组成】　丹参 30 克,黄蜡 15 克,豆豉 30 克。葱白 5 根。

【用法】　先将油煎沸,次入参、豉、葱白煎,即滤出,然后入蜡,匀搅,入瓷盒子内盛。每患即涂之。

【主治】　冻耳,兼疗湿癣。

小三黄丸

【方源】　《医心方》卷二十引《小品方》。

【组成】　大黄 3 克,栀子 14 枚,黄芩 6 克,豆豉 9 克。

【用法】　水先煮三味令数沸,以豆豉纳汤中,分 2 次服。

【功用】　杀石热,除实。

【主治】　服石散,盛热实不除,心腹满,小便赤,大行不利,逆中胸中,口焦燥,目赤熏热。

小乌沉汤

【方源】　《嵩崖尊生全书》卷八。

【组成】　乌药 3 克,甘草 0.3 克,香附 6 克,黑豆 30 粒。

【用法】　水煎服。

【主治】　癫病鼻血不止。

小白术散

【方源】　《鸡峰普济方》卷十九。

【组成】　白术、甘草各 30 克,茯苓 15 克,桑白皮 22.5 克。

【用法】　上药研为细末。每觉渴时点 3 克服,无拘服数。水消后,寻常可服补益散。

【主治】　风寒之气客于肾经,风与气搏,面目卒然如水,身无痛,形不瘦,不能食,脉大紧。

小半夏汤

【方源】　方出《备急千金要方》卷十八,名见《普济方》卷一六七。

【组成】　半夏 30 克,生姜 5 克,肉桂 9 克,甘草 3 克。

【用法】　上药研为散。水煎服。

【主治】　病心腹虚冷,游痰气上,胸胁满,不下食,呕逆,胸中冷者。

小补血汤

【方源】　《产孕集》卷下。

【组成】　川芎9克,党参30克,阿胶15克,生姜6克。

【用法】　水煎,温服。

【主治】　产后血虚头痛,痛连巅顶,掣引脑项,紧急欲死。厥阴少阳阳明之脉,会于巅,络于额,贯于脑,骤亡其血,脉络不安,故震动而痛。

小建中汤

【方源】　《便览》卷一。

【组成】　肉桂、陈皮、干姜、甘草各等份。

【用法】　水煎,空心温服。

【主治】　腹痛。

小降气汤

【方源】　《杏苑生春》卷四。

【组成】　香附120克,甘草(炙)36克,砂仁15克,沉香6克。

【用法】　上药研为细末。每次6克,盐汤点服。

【主治】　气滞不得升降,胸膈痞闷,喘促短气,及留饮吞酸,胁下支结,常觉妨碍者。

小承气汤(1)

【方源】　《云岐子脉诀》。

【组成】　生地黄、黄芩、栀子仁各30克,大黄15克。

【用法】　水煎服。以利为度。

【主治】　三阳合病,脉紧数而弦,狂言谵语,阳明实者。

小承气汤(2)

【方源】　《古今医统大全》卷九十一。

【组成】　大黄、枳实、甘草各等份。

【用法】　加大枣1个,水煎,食前温服。

【主治】　痘疹热甚,内蕴不出,渴喘烦闷,手足心并胁下有汗,或谵语惊搐,二便秘涩者。

【宜忌】　报点欲出不可服。

小柏叶汤

【方源】　《鸡峰普济方》卷十。

【组成】　侧柏叶、艾叶、干姜、阿胶各等份。

【用法】　上药研为粗末。每次6克,水煎,去渣温服。

【主治】　呕血不止。

小独活汤

【方源】　《外台秘要》卷三十四引《深师方》。

【组成】　独活240克,葛根180克,生姜150克,甘草(炙)60克。

【用法】　水煎服。微汗佳。

【主治】　①《外台秘要》引《深师方》:产后中风,口噤不知人。

②《备急千金要方》:血气痛,劳伤。

小柴胡汤

【方源】　《症因脉治》卷二。

【组成】　柴胡、黄芩、广皮、甘草各适量。

【用法】　水煎服。

【主治】　呕血兼少阳经见证者。

小调中汤

【方源】　《医学入门》卷八。

【组成】　黄连(煎水浸甘草)、甘草(煎水浸黄连)、瓜蒌仁(煎水浸半夏)、半夏(煎水浸瓜蒌仁。各炒水干为度)各等份。

【用法】　加生姜,水煎,温服。或姜汁糊为丸服。

【主治】　一切痰火及百般怪病。

小陷胸汤

【方源】　《伤寒大白》卷三。

【组成】　瓜蒌、熟半夏、黄连、甘草各适量。

【用法】　水煎服。

【主治】　少阳表里热邪,兼有痰结者。

小通气散

【方源】　《世医得效方》卷六。

【组成】　陈皮(去白)、紫苏叶、枳壳(去瓤)、木通(去皮节)各等份。

【用法】　上药研为散。每次 12 克,水煎,温服。

【主治】　虚人忧怒伤肺,致令大便秘涩。或服燥药过,大便秘者。

小理中汤

【方源】　《太平惠民和剂局方》卷十(吴直阁增诸家名方)。

【组成】　苍术(米泔浸,焙)150 克,生姜 2500 克,甘草(生用)300 克,盐(炒)450 克。

【用法】　上锉,同碾,腌 1 宿,焙干,碾为细末。每次 3 克,空腹开水点下。

【功用】　温中逐水去湿。

【主治】　脾胃不和,中寒上冲,胸胁逆满,心腹绞痛;饮酒过度,痰逆恶心,或时呕吐,心下虚胀,隔塞不通,饮食减少,短气羸困;肠胃冷湿,泄泻注下,水谷不分,腹中雷鸣;霍乱吐痢,手足厥冷;胸痹心痛,逆气结气。

小黄芩汤

【方源】　《圣济总录》卷二十一。

【组成】　黄芩(去黑心)30 克,大黄(锉,炒)60 克,枳壳(去瓤,麸炒)、大腹(锉,醋炒)各 30 克。

【用法】　上药研为粗末。每次 9 克,水煎,去渣温服,不拘时候。

【主治】　伤寒八九日,大便不通,心神闷乱。

小提毒丹

【方源】　《青囊立效秘方》卷二。

【组成】　陈降香 3 克,红升 9 克,生石膏 45 克,青黛 3 克。

【用法】　乳研至无声听用。掺疮,隔 4 日 1 次,后即可用收功药。

【主治】　梅毒、臁疮久不愈。

小儿疳积糖

【方源】　《部颁标准》。

【组成】　葫芦茶 781 克,独脚金 234 克,槟榔 469 克,苦楝皮 156 克。

【用法】　制成颗粒,每包重 10 克。密封。清晨和临睡前用开水冲服,2—4 岁每次 5 克。5 岁以上 10～15 克,1 日 2 次。

【功用】　健胃消食,去积驱虫。

【主治】　小儿疳积,消瘦烦燥,食欲缺乏,夜睡不宁,腹胀呕吐。

小陷胸加枳实汤

【方源】　《温病条辨》卷二。

【组成】　黄连、枳实各 6 克,瓜蒌 9 克,半夏 15 克。

【用法】　急流水煎服。

【主治】　阳明暑温,水结在胸,脉洪滑,面赤身热头晕,不恶寒,但恶热,舌上黄滑苔,渴欲凉饮,饮不解渴,得水则呕,按之胸下痛,小便短,大便闭。

【方论】　暑兼湿热,热甚则渴,引水求救,湿郁中焦,水不下行,反而上逆则呕;胃气不降,则大便闭。故以黄连、瓜蒌,清在里之热痰,半夏除水痰而强胃;加枳实者,取其苦辛通降,开幽门而引水下行也。

飞丹散

【方源】　《景岳全书》卷五十。

【组成】　飞丹、人中黄(白黄妙)、轻粉、水粉各等份。

【用法】　上药研为末。凡湿烂者可以干掺,外用油纸包盖;若干陷者,以猪骨髓或猪油调贴之,先以百草煎汤,趁热熏洗,然后贴之,日洗数次。

【主治】　寒湿、风湿脚腿等疮。

飞雪汤

【方源】　《太平圣惠方》卷十。

【组成】　麻黄(去根节)、石膏(杵碎)各 90 克,芫花 30 克,大黄 60 克。

【用法】　水煎取汁,放冷,披发仰卧,以淋其囟门。血住即止。

【主治】　伤寒衄血数升不住者。

马齿散

【方源】　方出《太平圣惠方》卷六十五,名见《圣济总录》卷一二九。

【组成】　马齿苋(干者)30 克,木香、印成盐、丹砂(细研)各 7.5 克。

【用法】　上药研为细散,都研令匀。敷之,1

日 3～4 次。

【主治】　甲疽。

马明汤

【方源】　《名家方选》。

【组成】　马明退 3 克(随人壮少),青黛 1.5 克,大黄 0.6 克,甘草 1 克。

【用法】　水煎,适寒温服。

【主治】　小儿痄虫症。

马兜铃汤(1)

【方源】　《普济方》卷一六三。

【组成】　桔梗 90 克,甘草(炒)30 克,马兜铃(炒)60 克。

【用法】　上药研为末。每次 15 克,加糯米 30 克,水煎,去渣温服。

【主治】　喘嗽。咽燥烦渴,咳脓血腥臭。

【加减】　水肿者,加茯苓、白术各 15 克。

马兜铃汤(2)

【方源】　《圣济总录》卷四十八。

【组成】　马兜铃 7 个,桑白皮(锉)90 克,升麻 30 克,甘草(炙,锉)60 克。

【用法】　上药锉,如麻豆大。每次 15 克,水煎,去渣温服。

【主治】　肺热实卒嗽,气促急妨闷,喘息不安。

马兜铃散

【方源】　《普济方》卷一六三。

【组成】　马兜铃(炒)、甘草(炒)、百部、苦杏仁(去皮尖,炒熟)各 30 克。

【用法】　上药研为末。每次 9 克,水煎,去渣,食后温服。

【主治】　喘嗽,咳脓涎。

子芩散(1)

【方源】　《普济方》卷三七五。

【组成】　升麻、黄芩、广角屑各 1 克,大黄 2 克。

【用法】　水煎,候温渐与服。

【主治】　惊痫发热。

【宜忌】　忌面、猪、鱼、醋物。

子芩散(2)

【方源】　《普济方》卷三八五。

【组成】　黄芩、升麻、冰片、大黄各 1 克。

【用法】　水煎,温服。

【主治】　小儿胸壮热。

【宜忌】　乳母忌热面、动风物。

子药

【方源】　《咽喉秘集》。

【组成】　朱砂 2 克,硼砂、延胡索(制)各 15 克,冰片 1.5 克。

【用法】　上药研为末。吹喉。

【功用】　生新去腐。

【主治】　喉中溃烂。

四　画

元戟膏

【方源】　方出《医宗必读》卷七,名见《仙拈集》卷一。

【组成】　红大戟、芫花、甘遂、海藻各等份。

【用法】　上药研为细末,用酽醋调面和药,摊绵纸上。覆贴肿处,以软帛裹住。

【主治】　腹满如石,或阴囊肿大。

【备考】　先用甘草嚼,后用此。

元霜锭

【方源】　《千金珍秘方选》。

【组成】　猪牙皂(煨,切片,研)120 克,延胡索(生晒,研)90 克,青黛 2 克,当门子 3 克。

【用法】　上药研为极细末,将冷水拌打成锭,每重 1 克。以冷水磨服。吐出顽痰即愈。

【主治】　喉风急闭,痰如潮涌,命在顷刻。

元朱丹

【方源】《增订治疗汇要》卷下。

【组成】 硼砂、玄明粉(制)各 15 克,朱砂 2 克,冰片 1.5 克。

【用法】 上药研为细末。吹之。

【功用】 长肌肉,生新去腐。

【主治】 喉中溃烂。

天附散

【方源】《普济方》卷三六七。

【组成】 天麻 30 克,附子、甘草各 15 克,防风 30 克。

【用法】 上药研为末。以熟汤调服。

【主治】 小儿一切风疾。

【加减】 若急惊,加朱砂、龙脑少许,煎薄荷汤下。

天茄散

【方源】《幼幼新书》卷十引《家宝》。

【组成】 茄种(见霜者,焙)、附子(炮,净)各 15 克,羌活(焙)7.5 克。

【用法】 上药研为末。5—7 岁 1.5 克,加麝香少许,酒调服,1 日 3 次。愈止。

【主治】 小儿惊退,汗不溜,筋不舒,不能行。

天疮散

【方源】《外科传薪集》。

【组成】 滑石 30 克,粉甘草 15 克,白矾 9 克,绿豆粉 15 克。

【用法】 上药研为细末。撒布患处。

【主治】 天疱疮。

天麻汤

【方源】《圣济总录》卷一六〇。

【组成】 天麻、诃黎勒(炮过,用皮)、木香各 30 克,芸薹子(微炒)15 克。

【用法】 上药研为粗末。每次 6 克,水煎,去渣温服,相次再服。

【主治】 产后血晕。

天蓼散

【方源】《太平圣惠方》卷二十四。

【组成】 天蓼叶(焙干)500 克,天麻 90 克,何首乌(去黑皮,酒炒),王不留行(微炒)各 60 克。

【用法】 上药研为细散。每次 6 克,以热浆水调下,不拘时候。

【主治】 ①《太平圣惠方》:大风疾。
②《圣济总录》:恶风。

天门冬酒

【方源】《太平圣惠方》卷九十五。

【组成】 醇酒、糯米(淘净)各 4500 克,细曲末 500 克,天冬煎(去心皮,捣绞取汁,缓火煎如稀饧)1500 克。

【用法】 先以酒浸曲,候曲发热,炊糯米为饭,适寒温,将天冬煎,都拌和令匀,入不津中,密封,秋夏 7 日,数看,勿令热过;春冬 21 日,候熟,取酒。每次饮 30～50 毫升,1 日 2 次。

【功用】 延年不老。

天门冬煎

【方源】 方出《肘后备急方》卷三,名见《圣济总录》卷四十九。

【组成】 生天冬(捣取汁)、酒各 1000 克,饴 100 克,紫菀 40 克。

【用法】 置铜器中,于汤上煎可丸。每次如杏子大 1 丸,1 日 3 次。

【主治】 肺痿咳嗽,吐涎沫,心中温温,咽燥而不渴者。

天灵盖散(1)

【方源】《太平圣惠方》卷六十。

【组成】 天灵盖(炙黄)、桃仁(汤浸,去皮尖双仁,研)、熏陆香各 15 克,麝香(细研)0.3 克。

【用法】 上药研为细散,以猪脂,取姜葱一根研调如膏。涂于故帛上贴之。

【主治】 痔疾。肛门边结核,寒热,疼痛不可忍。

天灵盖散(2)

【方源】《圣济总录》卷一二九。

【组成】 天灵盖(酥炙)30 克,狗骨(烧灰)、白矾(烧灰)各 45 克,麝香(研)3 克。

【用法】 上药研为散。干敷疮口,1 日 3～5

次。以愈为度。

【主治】　附骨疽疮及阴疮久不愈。

天南星膏

【方源】　方出《是斋百一选方》卷十六,名见《普济方》卷二八六。

【组成】　大天南星 30 克,厚黄柏 15 克,赤小豆 30 克,皂角(不蛀者,烧存性)1 挺。

【用法】　上药研为末,新汲水调成膏。皮纸摊贴之。已结即破,未破即散。

【主治】　风毒痈疖。

天浆子散

【方源】　《圣济总录》卷一七〇。

【组成】　天浆子、僵蚕(炒)、干蝎(炒)各 3 枚。

【用法】　上三味药研为散。每次 1 克,煎麻黄汤调下,1 日 3 次,不拘时候。汗出为效。

【主治】　小儿慢惊风。

开心散

【方源】　《备急千金要方》卷十四。

【组成】　远志、人参、石菖蒲各 30 克,茯苓60 克。

【用法】　上药研为散。每次 3 克,饮送下,1日 3 次。

【主治】　健忘。

开脬煎

【方源】　《产科发蒙》卷二引周定方。

【组成】　石韦(去毛)、茯苓、车前子、冬葵果各等份。

【用法】　上药研为粗散。每次 15 克,水煎服。

【主治】　妊娠小便不通。

井泉石散

【方源】　《圣济总录》卷一八一。

【组成】　井泉石(为末,再研,飞过)、蝉壳(去土)、蛇蜕皮(炙)、甘草(炙)各 30 克。

【用法】　上药研为散。每次 1.5～3 克,蜜水调下。

【主治】　小儿热盛攻眼,及斑疮入眼。

不二丸

【方源】　《小儿卫生总微论方》卷十。

【组成】　巴豆 30 粒(去皮心膜,研,另用好黄连 15 克,水浸浓汁,染纸 2 张,裹巴豆,压去油)、朱砂(研末,水飞)、寒食饼(炒)各 3 克。

【用法】　上药研为细末,滴水为丸,如绿豆大。每次 1 丸,新水磨化,不拘时候。

【主治】　伤食吐泻不止。

不二散(1)

【方源】　《袖珍方大全》卷一。

【组成】　人言(研为末)30 克,飞面(与人言用水和软饼,锅内焙干为末)120 克,白扁豆末、细茶末各 60 克。

【用法】　上药同和匀。每次 1.5 克,发前半日,用温茶调下,再用水荡下。

【主治】　疟疾。

【宜忌】　忌酒、面、鱼等。

不二散(2)

【方源】　《外科方外奇方》卷四。

【组成】　密陀僧 9 克,硫黄 30 克,草乌 9 克,红砒 3 克。

【用法】　上药研为细末,米醋调搽。

【主治】　汗斑。

不换金正气散

【方源】　《治痘全书》卷十三。

【组成】　人参、五味、麦冬、苦杏仁各适量。

【用法】　水煎服。

【主治】　痘疮,触犯邪气者。

【方论】　触犯邪气,入则正气虚,驱邪不主扶正,则邪未必能驱。此用和平扶正之药,无过于生脉散之三味,所以五味、人参、麦冬,大有见也;大凡气一触则滞,更加苦杏仁以佐之。

木瓜丸

【方源】　《普济方》卷二〇二。

【组成】　木瓜(去皮瓤,切,焙)10 枚,木香 90克,人参 45 克,肉豆蔻(去皮)15 克。

【用法】　上药研为粗末。每次 6 克,水煎,去

渣温服,不拘时候。

【主治】 霍乱,心下气痞不通。

木瓜汤(1)

【方源】 《鸡峰普济方》卷十四。

【组成】 米斗子 60 克,木瓜、干姜、甘草各 30 克。

【用法】 上药研为细末。每次 6 克,米饮调下,不拘时候。

【主治】 泻不止。

木瓜汤(2)

【方源】 《传信适用方》卷下。

【组成】 木瓜(生,去皮瓤,薄切片子)1500 克,生姜(洗净,薄切片子)、甘草(生用,细锉碎)各 500 克,盐(筛拣令净)560 克。

【用法】 上药同入盆内拌匀,罨 1 宿后,于日中晒,不住搅,候水脉尽,慢火焙干,急研为细末,入瓷器贮之。每次 6 克,开水点服。

【功用】 《御药院方》:调气利膈,消痰止嗽。

【主治】 《御药院方》:胸膈烦闷,口干多渴,并治脚气。

木耳散

【方源】 《产科发蒙·附录》引《是斋百一选方》。

【组成】 陈棕、木耳、莲房、槐木(各煅存性)各等份。

【用法】 上药研为细末。每次 9 克,温酒或米汤调下。

【主治】 血崩。

木香汤(1)

【方源】 《圣济总录》卷八十二。

【组成】 青木香、生黑豆皮各 60 克,大黄(锉,炒)、红雪(别研)各 30 克。

【用法】 上药除红雪外,并为粗末。每用 15 克,水煎,入红雪 9 克,去渣,不限早、晚,分 2 次温服。

【主治】 风毒攻心,闷乱狂躁,咽燥口干,气欲绝或秘涩。

木香汤(2)

【方源】 《医方类聚》卷一四一引《瑞竹堂经验方》。

【组成】 黄连、木香、干姜各 7.5 克,乳香 15 克。

【用法】 上药研为细末。每次 6 克,空心用米饮汤调下。

【主治】 赤白痢久不愈。

木香散(1)

【方源】 《圣济总录》卷七十六。

【组成】 木香、肉豆蔻(去壳)、槟榔(1/2 生,1/2 炮)各 30 克,干姜(炮)15 克。

【用法】 上药研为散。每次 7.5 克,米饮调下。

【主治】 下痢赤白。

木香散(2)

【方源】 《圣济总录》卷一四一。

【组成】 木香、槟榔(大者,锉)、黄连各 7.5 克,莽草叶 15 克。

【用法】 上药研为散。每用 15 克,水煎,熏洗后,用温水调匀,以纸花子贴之。

【主治】 痔疮。

木香散(3)

【方源】 《幼幼新书》卷二十一引《吉氏家传》。

【组成】 白术、人参、茯苓、川芎各等份。

【用法】 上药研为末。每次 1.5 克,饭饮调下。

【功用】 和气进食。

【主治】 小儿胃气不和。

【备考】 本方名木香散,但方中无木香,疑脱。

木香散(4)

【方源】 《普济方》卷二〇七。

【组成】 罂粟壳 60 克,神曲、干姜各 15 克,甘草 30 克。

【用法】 上药研为粗末。每次 9 克,水煎,去渣,不拘时候服。

【主治】 泻痢。

【备考】 本方名木香散,但方中无木香,疑脱。

木香散(5)

【方源】 《沈氏女科辑要》卷下引王师复方。

【组成】　莪术、木香、丁香、甘草各适量。

【用法】　上药研为散。盐汤下。

【主治】　妊娠四五月后，忿怒忧思，饮食失节至胸腹间气刺满痛，或肠鸣呕逆减食。

木香糁

【方源】　《仁斋直指方论》卷二十二。

【组成】　木香、鸡心槟榔、虢丹(煅)各3克,轻粉1.5克。

【用法】　上药研为细末。掺疮口。

【功用】　收疮口。

木通饮

【方源】　《圣济总录》卷九十六。

【组成】　木通(锉)45克,冬葵果(炒)15克,滑石(碎)60克,石韦(去毛,炙)30克。

【用法】　上药研为粗末。每次15克,水煎,去渣温服,不拘时候。

【主治】　小便出血。

木通汤

【方源】　《圣济总录》卷一六九。

【组成】　木通、枳壳(去瓤,麸炒)、甘草(炙)、紫草茸各等份。

【用法】　上药研为粗末。每次6克,水煎,去渣,分3次温服。

【主治】　小儿疮疱出不快,或黑陷。

木通散(1)

【方源】　《女科指掌》卷五。

【组成】　木通15克,土贝母9克,白芷6克,甘草3克。

【用法】　水煎,顿服。

【主治】　催乳。

木通散(2)

【方源】　《麻症集成》卷四。

【组成】　木通、通草、地龙、紫金花各适量。

【用法】　上药研为末。米汤下。

【主治】　麻疹后,湿热水肿,流于四肢。

木通膏

【方源】　方出《太平圣惠方》卷三十六,名见

《普济方》卷五十三。

【组成】　鹅毛翎根筒7根,灯心草7根,木通30克,地龙2条。

【用法】　上药相和,烧为灰,细研。每用1.5克,以生油调,倾入耳中,便用绵子塞耳,且侧卧良久,如此3次。

【主治】　耳聋。

木防己膏

【方源】　《备急千金要方》卷三。

【组成】　木防己250克,茵芋150克。

【用法】　上药研为散,以苦酒2700克,渍1宿,猪膏1200克,煎成膏。炙手摩千遍愈。

【主治】　产后中风。

木香煮散

【方源】　《是斋百一选方》卷六。

【组成】　木香、吴茱萸(去枝梗)各60克,甘草(炙)15克,罂粟壳(去顶蒂隔,蜜炙)120克。

【用法】　上药研为散。每次9克,水煎,去渣,食前温服。

【主治】　泻不止。

木馒头散

【方源】　《杂病源流犀烛》卷十七。

【组成】　木馒头(烧存性)、棕灰、乌梅、炙甘草各等份。

【用法】　上药研为末。每次6克,水煎服。

【主治】　风邪入脏,或食毒积热,大便鲜血,疼痛肛出,或久患酒痢者。

木瓜槟榔丸

【方源】　方出《太平圣惠方》卷四十五,名见《普济方》卷二四二。

【组成】　槟榔60克,木香30克,木瓜(大者)1枚,吴茱萸(汤浸7遍,焙干,微炒)15克。

【用法】　上药研为末,割木瓜头作盖子,去瓤,纳药末于中,却盖,以竹签签定,于饭甑中蒸烂为丸,如梧桐子大。每次6克,开水送下。

【主治】　湿脚气上攻,心神闷乱,不能下食。

木香塌气丸

【方源】　《脉因证治》卷下。

【组成】 白胡椒、草豆蔻(面裹,煨)、木香各 6 克,蝎梢(去毒)10.5 克。

【用法】 上药为丸,如梧桐子大。每次 6 克,开水送下。

【主治】 肿胀。

王公汤

【方源】 《洞天奥旨》卷十五。

【组成】 王不留行、蒲公英各 30 克,生甘草 15 克,车前子 9 克。

【用法】 水煎服。

【主治】 小肠痈。

五色串

【方源】 《串雅补》卷二。

【组成】 黑牵牛子末 120 克,槟榔 60 克,生大黄 30 克,木耳 60 克。

【用法】 上药研为细末。每次 9 克,白汤送下。

【主治】 一切虫积、食积、痰积、气积、血积、寒积、水饮。

五灵散

【方源】 《类编朱氏集验方》卷十一。

【组成】 天南星、五灵脂、陈皮各 3 克,草乌(为末)1.5 克。

【用法】 上药用羊胆汁调。贴之。

【主治】 小儿脐风。

五虎汤

【方源】 《同寿录》卷二。

【组成】 紫苏子、生姜、乌梅、葱头各 1 撮。

【用法】 水煎,砂糖冲服。

【主治】 外感伤寒,不能出汗,寒入腠理,舌卷眼翻,甚是危笃。

五果茶

【方源】 《济众新编》卷七。

【组成】 核桃 10 个,银杏 15 个,大枣 7 个,生栗(留外皮)7 个。

【用法】 加生姜(细切)1 块,水煎服。

【主治】 老人气虚,外感咳嗽。

【加减】 或加银杏,或加核桃九粒和蜜,或砂糖尤好。无外气,只咳嗽,去生栗,加黄栗。

五美散

【方源】 《青囊秘传》。

【组成】 黄丹、白矾、黄柏各 9 克,熟石膏(尿浸者更妙)30 克。

【用法】 上药研为细末,和匀。香油调敷。

【主治】 一切疮痍,脓疥,作痛痒。

五倍散

【方源】 方出《是斋百一选方》卷十五,名见《普济方》卷三〇一。

【组成】 五倍子、甘草、滑石各 3 克,虢丹 1 克。

【用法】 上药研为细末。先以甘草汤或浆水洗之,敷药。

【主治】 下疳。

五淋散(1)

【方源】 《脉因证治》卷二。

【组成】 牛膝根、天葵子、滑石、瞿麦各适量。

【用法】 上药研为散。每次 9 克,水煎,空心服。

【主治】 五淋

【加减】 冷淋,加附子;热淋,加黄芩;血淋,加栀子;膏淋,加秋石、石韦;气淋,小腹满闭,加沉香、木香。

五淋散(2)

【方源】 《奇效良方》卷六十四。

【组成】 茯苓 18 克,赤芍、当归(去芦)、甘草(生用)各 6 克。

【用法】 上药锉碎。每次 9 克,水煎,空心服。

【主治】 小儿肾气不足,膀胱有热,水道不通,淋沥不出,或尿如豆汁,或如砂石,或冷淋如膏,或热淋便血。

五淋散(3)

【方源】 《血证论》卷八。

【组成】 栀子、车前子、当归各 9 克,甘草 3 克。

【用法】　水煎服。

【功用】　清心平肝利水。

【主治】　心遗热于小肠,结而为淋。

五加皮酒

【方源】　《外科大成》卷二。

【组成】　五加皮240克,当归150克,牛膝120克,无灰酒3000毫升。

【用法】　合煮。1日服2次,以醺为度。

【主治】　鹤膝风。

五味子汤(1)

【方源】　《圣济总录》卷二十八。

【组成】　五味子(炒)30克,附子(炮裂,去皮脐)、木香、槟榔各21克。

【用法】　水煎服。

【主治】　痈疮疔肿。初起局部红肿热痛,或发热恶寒;疮形如粟,坚硬根深,状如钉丁,舌红,苔黄,脉数。

【方论】　①《方剂学》:痈疮疔毒,多由脏腑蕴热,火毒结聚。故治用清热解毒为主,以便积热火毒清解消散。方以银花两清气血热毒为主;紫花地丁、紫背天葵、蒲公英、野菊花均各有清热解毒之功,配合使用,其清解之力尤强,并能凉血散结以消肿痛。加酒少量是行血脉以助药效。

②《中医杂志》(1984,4:52):方中金银花、野菊花,功擅清热解毒散结,金银花入肺胃,可解中上焦之热毒,野菊花入肝经,专清肝胆之火,二药相配,善清气分热结;蒲公英、紫花地丁均具清热解毒之功,为痈疮疔毒之要药;蒲公英兼能利水通淋,泻下焦之湿热,与紫花地丁相配,善清血分之热结;紫背天葵能入三焦,善除三焦之火。五药合用,气血同清,三焦同治,兼能开三焦热结,利湿消肿。

【验案】　疗疮　《广东中医》(1958,6:24):丁某,男,28岁,3天前喉部发生疗疮,疼痛异常,颈项不能转动,曾经注射青霉素90万单位,并内服磺胺类药物,但病情无好转,渐趋严重。处方:金银花15克,杭菊9克,蒲公英9克,天葵子9克,紫花地丁9克,金石斛9克。服2剂即愈。

五味子汤(2)

【方源】　《杏苑生春》卷七。

【组成】　五味子、人参、麦冬、陈皮各等份。

【用法】　水煎,温服。

【主治】　喘促脉大而厥。

五加四灵散

【方源】　《外科大成》卷四。

【组成】　五加皮、骨碎补、川续断、威灵仙各10.5克。

【用法】　陈酒煎服。

【主治】　跌仆损伤。

五灵至圣散

【方源】　《辨证录》卷三。

【组成】　五灵脂(研绝细末)9克、白薇各9克,细辛、骨碎补(各研为细末)各1.5克。

【用法】　先用滚水含漱齿至净,然后用前药末1.5克,滚水调如稀糊。含漱齿半日,至气急急吐出,如是者3次,痛止而虫亦死矣,断不再发。

【主治】　虫牙痛。多食肥甘,牙破损而作痛,如行来行去者。

【方论】　盖齿痛原因虫也。五灵脂、白薇最杀虫于无形,加入细辛以散火,骨碎补以透骨,引五灵脂、白薇直进于骨内,则虫无可藏,尽行剿杀,虫死而痛自止也。

牙疳散(1)

【方源】　《丹溪心法附余》卷二十二。

【组成】　珍珠7个,铜青0.3克,白矾(煅)9克,千里沉石灰1.5克。

【用法】　上药研为细末。用米泔水搅口,贴。

【主治】　牙疳。

牙疳散(2)

【方源】　《医宗金鉴》卷五十二。

【组成】　人中白(煅存性)、绿矾(烧红)、五倍子(炒黑)各等份,冰片少许。

【用法】　上药研为极细末。先用水拭净牙齿,再以此散敷之。

【主治】　牙疳。

【加减】　有虫者,加槟榔。

牙疳散(3)

【方源】　《医学衷中参西录》上册。

【组成】　煅甘石 60 克,镜面朱砂 6 克,牛黄、珍珠(煅)各 1.5 克。

【用法】　上药研为细末。日敷 3 次。

【主治】　牙疳。

牙痛药(1)

【方源】　《青囊秘传》。

【组成】　月白石、火硝、青盐、冰片各等份。

【用法】　上药研为末。搽之。

【主治】　牙痛。

牙痛药(2)

【方源】　《北京市中药成方选集》。

【组成】　荜茇、蟾酥、花椒(炒)、精盐(炒)各 15 克。

【用法】　上为细粉,过罗,用面糊为小丸。用患牙咬之,或裹药棉少许含之。

【功用】　散风止痛杀虫。

【主治】　胃热受风,风火牙痛,虫吃牙痛,凉热皆痛。

牙痛立止散

【方源】　《丁甘仁医案》。

【组成】　荜茇 3 克,花椒、石膏各 1.5 克,青盐 1.2 克。

【用法】　上药研为细末。点于痛处。

【功用】　立能止痛。

【主治】　牙痛。

车前饮

【方源】　《医略六书》卷二十八。

【组成】　车前子 9 克,生地黄 15 克,黄芩 4.5 克,草梢 2.5 克。

【用法】　水煎,去渣温服。

【主治】　孕妇小便淋沥涩痛,脉数。

【方论】　妊娠湿热伤阴,水源不能清利,故小便淋沥涩痛,胎孕因之不安焉。生地黄滋阴壮水以安胎,车前子利水通淋以化热,黄芩清热安胎,草梢泻火缓痛也。水煎温服,使湿热并解,则真水内充而气得施化,小便无不清利,何涩痛淋沥之有? 胎孕无不安矣。

车前散

【方源】　《幼幼新书》卷三十引张涣方。

【组成】　牡蛎(烧为粉)15 克,车前子、甘草(炙微赤,锉)、川朴硝各 7.5 克。

【用法】　上药研为散。每次 3 克,水煎,去渣温服。量儿大小加减,不拘时候。

【主治】　小儿热积小肠,甚则尿血。

车前子汤

【方源】　《圣济总录》卷九十八。

【组成】　车前子、葵根各 12 克,木通 9 克。

【用法】　水煎,去渣,下芒硝末 15 克,分 4 次温服。

【主治】　热淋,小便赤涩疼痛。

车前子散

【方源】　《圣济总录》卷一〇三。

【组成】　车前子、决明子(微炒)、蒺藜子、枳壳(去瓤,麸炒)各 30 克。

【用法】　上药研为散。每次 6 克,食后温水调下,临卧再服。

【主治】　目赤肿痛。

车前子煎

【方源】　《圣济总录》卷一五九。

【组成】　车前子(以布裹,于水中熟揉之,令光滑,不用捣)、生地黄汁、白蜜各 300 克,好酥 150 克。

【用法】　四味相和,微火煎,常令如鱼眼沸起,即泻于瓷器中。每次 15 克,以开水调,通口服之。

【主治】　难产。

太一散

【方源】　《普济方》卷四十五。

【组成】　川芎、石膏、藜芦、甘草(生)各等份。

【用法】　上药研为细末。每次少许,鼻内搐之。微嚏为妙。

【功用】　发散风壅,上清头目。

【主治】　偏正头痛。

太乙膏

【方源】　《仁斋直指方论》卷二十二。

【组成】 好虢丹 75 克,男生发团(洗,焙)6 克,木鳖子(碎)3 枚,肥白巴豆 18 粒。

【用法】 用香油慢火先煎巴豆、木鳖、发团,更换柳枝搅,顿冷炉,绢滤,再暖入净虢丹,换柳枝频搅,候色变,滴入水成珠,随意入乳香末,再煎沸,倾入瓷器,候凝,覆泥 3 日。贴用。

【主治】 痈疽,发背,恶毒。

太阳膏

【方源】 《鲁府禁方》卷二。

【组成】 川乌、天南星、白芷各适量。

【用法】 上药研为细末,用葱白连须同药捣烂。贴太阳穴上,纸盖之。

【主治】 头痛头风。

太一麝香汤

【方源】 《圣济总录》卷十五。

【组成】 草乌(生用)30 克,细辛(去苗叶)、新茶芽各 60 克。

【用法】 上药研为散,如麻豆大。每次 9 克,入真麝香少许,水煎,去渣热服。

【主治】 风邪客于脑,头痛至甚。

太仓公蜂房散

【方源】 《洞天奥旨》卷十六。

【组成】 露蜂房(烧灰)10 克,冰片 2 克,僵蚕 1 条,乳香 20 克。

【用法】 上药研为细末。吹喉。

【主治】 喉痹肿痛。

巨胜酒

【方源】 《医方类聚》卷二十四引《食医心鉴》。

【组成】 巨胜(炒)900 克,薏苡仁 300 克,生地黄(切)150 克。

【用法】 上药以生绢袋盛,用酒 600 毫升浸,经 3~5 宿,任性暖服之。

【主治】 ①《医方类聚》引《食医心鉴》:风虚湿痹,足膝无力,筋挛急痛。

②《养老奉亲书》:老人风虚痹弱,四肢无力,腰膝疼痛者。

止血散

【方源】 《杂病源流犀烛》卷三十。

【组成】 血竭末、白胶香、松香、白芷末各适量。

【用法】 掺之。

【功用】 止血。

【主治】 跌仆闪挫,血流不止者。

止红散

【方源】 《杨氏家藏方》卷八。

【组成】 柴胡(去苗)30 克,胡黄连、宣连各 15 克。

【用法】 上药研为细末,入朱砂少许研匀。每次 6 克,水煎,食后通口服。

【主治】 心肺客热,咳嗽咯血。

止咳散

【方源】 《眼科临症笔记》。

【组成】 桑白皮、川贝母、麦冬各 9 克,甘草 3 克。

【用法】 水煎服。

【主治】 结膜下出血。因肺热或百日咳,亦有因剧烈呛咳、呕吐、外伤,或妇女逆经,突然目睛气轮变红,有紫血块,不痛不痒者。

止迷汤

【方源】 《疡医大全》卷三十九。

【组成】 白茯苓 15 克,生甘草 6 克,瓜蒂 7 个,陈皮 1.5 克。

【用法】 水煎服。

【主治】 误服蒙汗药。

止逆汤

【方源】 《辨证录》卷一。

【组成】 附子 3 克,白术 9 克,车前子 21 克,吴茱萸 1.5 克。

【用法】 水煎服。

【功用】 温肾。

【主治】 ①《辨证录》:寒邪入肾而兼入于小肠腑,小腹作痛,两足厥逆。

②《医学集成》:体虚中寒,两足厥冷,腹痛溺闭。

止痛丹

【方源】 《眼科临症笔记》。

【组成】　大黄 15 克,芒硝 9 克,血竭 1.5 克,没药 4.5 克。

【用法】　上药研为细末。虚弱者分为 2 次服,壮者 1 次服完。

【主治】　急性结膜炎。眼忽赤肿,热泪恒流,怕日羞明,酸涩疼痛。

【加减】　如痛甚者,加田三七 1 克。

止痒汤

【方源】　《中医皮肤病学简编》。

【组成】　皮胶 125 克,白矾(研末)、硫黄、蛤蟆草各 31 克。

【用法】　上药放入砂锅内,加水煮沸,熏洗。

【主治】　皮肤瘙痒症。

止痛水

【方源】　《部颁标准》。

【组成】　闹羊花、防己各 300 克,延胡索、细辛各 150 克。

【用法】　制成水,每瓶装 5 毫升,密封,置阴凉干燥处。饭后服,每次 5 毫升,1 日 2 次。

【功用】　镇静止痛。

【主治】　头痛、牙痛、关节痛、痛经及各种神经痛。

止痛散

【方源】　《太平圣惠方》卷三十六。

【组成】　铅霜、白矾(烧灰)、黄柏(末)各 9 克,麝香 3 克。

【用法】　上药研为散。每于有疮处贴少许。有涎即吐之。1 日 3～5 次。

【主治】　口舌疮。

止痛膏

【方源】　《太平圣惠方》卷六十八。

【组成】　羊脂、松脂、猪脂各 21 克,蜡 15 克。

【用法】　上药取猪、羊脂于铫子内,以肥松木节点火,煎沸,次下松脂、蜡等,令熔,搅和,倾于新瓷器内盛。1 日 2～3 次涂之。

【功用】　《普济方》:止痛灭瘢。

【主治】　①《太平圣惠方》:汤火所损,昼夜热痛。

②《证治准绳·疡医》:灸疮。

止汗红粉

【方源】　《世医得效方》卷九。

【组成】　麻黄根、牡蛎(火煅)各 30 克,赤石脂、龙骨各 15 克。

【用法】　上药研为末,以绢袋盛。如扑粉用之。

【主治】　自汗。

止汗粉药

【方源】　《外台秘要》卷二十三引《集验方》。

【组成】　牡蛎(熬)、麻黄根各 60 克,附子(炮) 15 克。

【用法】　上药研为末。以白粉 500 克和合,粉汗。

【主治】　汗出不止。

【宜忌】　汗止,忌猪肉。

止汗温粉

【方源】　《三因极一病证方论》卷十。

【组成】　川芎、白芷、藁本各 10 克。

【用法】　上药研为末,入米粉 30 克。绵裹扑体上。

【主治】　自汗。

止痛仙丹(1)

【方源】　《石室秘录》卷一。

【组成】　人参、天南星各 9 克,茯苓 15 克,附子 3 克。

【用法】　水煎服。

【主治】　中恶,中痰。

【加减】　虚人,多加人参至 15 克。

止痛仙丹(2)

【方源】　《石室秘录》卷一。

【组成】　贯众、白芍、栀子各 9 克,甘草 6 克。

【用法】　水煎服。

【主治】　心痛有火者。

止嗽烟筒

【方源】　《直指附遗》卷八。

【组成】　冬花蕊、鹅管石、雄黄、艾叶各等份。

【用法】　上药研为末,用纸卷筒内,用火点烟,入口内吞下,就用水吞一口以塞烟气,立效。

【主治】　咳嗽。

止血血竭散

【方源】　《普济方》卷六十七。

【组成】　血竭 6 克,龙骨 7.5 克,食盐不拘多少,多年石灰不拘多少。

【用法】　上药研为末。贴牙疳。

【主治】　牙疳。

止血定痛片

【方源】　《部颁标准》。

【组成】　三七、花蕊石(煅)各 258 克,海螵蛸、甘草各 172 克。

【用法】　上药制成片剂。口服,每次 6 片,1 日 3 次。

【功用】　散瘀,止血,止痛。

【主治】　十二指肠溃疡疼痛,出血,胃酸过多。

止泻利颗粒

【方源】　《部颁标准》。

【组成】　杨梅根、钻地风、山楂各 400 克,金银花 200 克。

【用法】　制成冲剂。开水冲服,每次 1 袋,1 日 3 次,儿童酌减。

【功用】　收敛止泻,解毒消食。

【主治】　湿热泄泻,痢疾,久泻久痢,伤食泄泻等。

止泻暖脐膏

【方源】　《青囊秘传》。

【组成】　丁香 3 克,白胡椒 9 克,硫黄 6 克,绿豆粉 15 克。

【用法】　上药研为细末。撒膏药上,对脐贴之。

【主治】　①《青囊秘传》:湿邪入腹,腹痛泄泻。

②《丁甘仁家传珍方选》:一切暑湿寒邪痧疫,腹痛泄泻。

止逆奠安汤

【方源】　《石室秘录》卷六。

【组成】　人参、白术各 60 克,肉桂、丁香各 6 克。

【用法】　水煎服。

【主治】　伤寒少阴症,吐利兼作,又加心烦,手足四逆。

【方论】　人参救元阳之绝,原有奇功;白术救脾胃之崩,实有至效;丁香止呕;肉桂温中,又能止泻。救中土之危亡,奠上下之变乱,转生机于顷刻,杜死祸于须臾,舍此方又何有别方哉。

止渴圣效散

【方源】　《幼幼新书》卷二十八引王氏。

【组成】　葛根、白芷、黄丹(生、炒各半)、细墨各 60 克。

【用法】　上药研为细末。每次 1.5 克,倒流水调下。

【主治】　小儿吐痢气虚,津液减耗,生疮烦渴,饮水不休,面肿足浮,腹大头细,小便利白,全不吃食。

内托散

【方源】　《儒门事亲》卷十二。

【组成】　大黄、牡蛎各 15 克,甘草 9 克,瓜蒌 2 个。

【用法】　上药研为末。水煎,去渣,露冷服。

【功用】　辟风邪。

【主治】　①《儒门事亲》:背疮少愈,或疮口未合,疮痂未敛,风痒时作者。

②《普济方》:诸肿毒恶疮。

内补散

【方源】　《太平圣惠方》卷五十九。

【组成】　黄连(去须,微炒)30 克,甘草(炙微赤,锉)、干姜(炮裂,锉)、紫笋茶(微炒)各 15 克。

【用法】　上药研为细散。每次 6 克,以粥饮调下,不拘时候。

【主治】　赤白痢。

内金散

【方源】　《活幼心书》卷下。

【组成】　鸡内金 30 克,白芷、铜青各 15 克,麝香 1 克。

【用法】　前三味为末,仍以麝香乳钵内杵匀。每次 1～1.5 克,干擦患处。先用温盐水灌漱,后敷药。

【主治】　牙根肉臭烂黑色,有虫作痛。

内托黄芪散

【方源】　《医方类聚》卷一九二引《施圆端效方》。

【组成】　黄芪、连翘、葛根、甘草各等份。

【用法】　上药研为细末。每次 9 克,水煎,去渣,食前温服。

【主治】　诸疮证。

贝母散(1)

【方源】　《圣济总录》卷一七五。

【组成】　贝母(去心)、皂角(炒焦色黄)各 15 克,葶苈子(隔纸炒)22.5 克,甘草(炙,锉)15 克。

【用法】　上药研为散。每次 1.5 克,乳食后米饮调下。

【主治】　小儿感寒咳嗽,痰涎不利。

贝母散(2)

【方源】　《鸡峰普济方》卷十七。

【组成】　贝母 30 克,紫菀 9 克,麦冬 45 克,杏仁 22.5 克。

【用法】　上药研为细末。每次 9 克,水煎,去渣温服,1 日 3 次。

【主治】　咳嗽上气,喘急失声。

贝母元参汤

【方源】　《四圣心源》卷八。

【组成】　贝母、元参各 9 克,甘草、黄芩各 6 克。

【用法】　水煎,热漱徐咽。

【主治】　口疮热肿。

【加减】　热甚,加黄连、石膏。

化云汤

【方源】　《辨证录》卷六。

【组成】　黄连 9 克,当归 30 克,玄参 60 克,升麻 6 克。

【用法】　水煎服。

【主治】　邪热内蕴,郁而不发,热极生斑,身中如红云一片者。

化阳汤

【方源】　《医学集成》卷三。

【组成】　玄参 60 克,熟地黄 30 克,车前子 9 克,肉桂 3 克。

【用法】　水煎服。

【主治】　阴虚溺闭。

化毒饮

【方源】　《丹台玉案》卷六。

【组成】　赤芍、当归、甘草、大黄各 3 克。

【用法】　水煎,不拘时服。

【主治】　火丹遍身红肿。

化积散

【方源】　《审视瑶函》卷三。

【组成】　白丁香 5 粒,净朴硝少许,白硇砂 0.3 克,冰片少许。

【用法】　上研极细腻无声。点之。

【主治】　眼生鱼子石榴症,其状一片,外面累颗聚萃而生,或淡红,或淡白色,状如榴子绽露于房,其病红肉颗,或四、或六、或八,四角生来,障满睛珠,视亦不见,是血部瘀实之病。

化雪丹

【方源】　《中医皮肤病学简编》。

【组成】　桃油、五倍子、白矾各 30 克,冰片 1 克。

【用法】　上药研为细末。先用 2% 碳酸氢钠溶液,洗涤患者口腔,再撒布药粉。

【主治】　鹅口疮。

化斑汤(1)

【方源】　《痘麻绀珠》卷十七。

【组成】　水杨柳、紫草、荆芥、甘草各适量。

【用法】　水煎服。

【主治】　痘毒紧凑心肝二经,形如蚊咬者。

化斑汤(2)

【方源】　《古今医统大全》卷九十一。

【组成】　石膏（煨令透）、知母各 30 克，人参 21 克，甘草 1.5 克。

【用法】　上药研为极细末。每次 1.5 克，熟水调下；或调涂唇上。

【主治】　①《古今医统大全》：小儿斑疹。

②《医方考》：胃热发瘢，脉虚者。

【方论】　《医方考》：胃热者，口燥烦渴也。胃主肌肉，故胃热则肌肉斑烂；脉虚者，壮火食气，而脉无力以充实也。唯其胃热，故用石膏之寒；唯其脉虚，故用人参之补；知母养其营，甘草养其卫。

化痞膏

【方源】　《疡医大全》卷二十一引徐声土方。

【组成】　活鲫鱼 2500 克，苋菜 5000 克。

【用法】　同入坛内盖好，俟鲫鱼、苋菜化成臭水，倾入净锅内，加麻油 2500 克，穿山甲 120 克，熬枯滤清，复入净锅内熬至滴水成珠，入密陀僧细末收之，老嫩得宜，收贮，用红布或缎摊贴。

【主治】　痞积。

化痰丸

【方源】　《普济方》卷一五七。

【组成】　天南星、生姜、半夏、白矾各 45 克。

【用法】　上药研为细末，水糊为丸，如梧桐子大。每次 20 丸，食后温开水送下，1 日 2 次。

【主治】　咳嗽涎喘。

化耳草方

【方源】　《易简方便医书》卷二。

【组成】　雄黄 3 克，轻粉 2.4 克，白硇砂 9 克，冰片 0.15 克。

【用法】　上药研为细末。用草笔点上，化为水，每日点 5～7 次。

【主治】　耳蕈。

仓公散

【方源】　《全生指迷方》卷三。

【组成】　瓜蒂、藜芦、雄黄（研）、白矾（火煅一伏时，研）各等份。

【用法】　上药研为末。以豆许吹鼻内。醒为度。

【主治】　郁冒血厥。居常无苦，忽然如死，身不动，默默不知人，目闭不能开，口噤不能语；或似有知而恶闻人声；或但如眩冒，移时乃醒者。

【验案】　郁冒血厥　《普济方》：樟镇宝全小僧善医术。1 日，偶偕往铺中市药，药铺主人请僧就视一病。僧因拉予同到病者榻前，扶一病妇，年约 50，闭目昏默，医者五六辈环视问之，皆以三生饮、顺元散对。僧诊脉后，一揖而出，病家邀之不来。主人曰：以仓公散吹入鼻中，嚏而醒，后与药。问之，则曰：诸医家但不察耳，此病乃郁冒血厥，许学士《本事方》白薇汤其证也，若风药则谬矣。

仓米汤

【方源】　《备急千金要方》卷十五。

【组成】　仓粳米（净，淘干，漉）250 克，薤白（去青，切细）1 握，羊脂（熬）300 克，香豉（水煎，澄清）300 克。

【用法】　先以羊脂煎薤白令黄，并米纳豉汁中煎，空腹温服。得快利止；若利不止，更服如前。利后进粳米豉粥。若复作，更服 1 剂。

【主治】　小腹冷气积聚，结成冷痢，日夜三四十行。

仓公壁钱散

【方源】　《洞天奥旨》卷十六。

【组成】　壁钱 7 个，白矾 3 克，冰片 1 克，孩儿茶 3 克。

【用法】　上药各为末，包矾烧灰，研为细末。竹管吹入喉。

【主治】　乳蛾。

牛车散

【方源】　《医学集成》卷三。

【组成】　白芍、牛膝各 30 克，车前子 9 克，黄柏 6 克。

【用法】　水煎服。

【主治】　赤带。

牛胆丸

【方源】　方出《经验方》引张用方（见《证类本草》卷十七），名见《鸡峰普济方》卷十七。

【组成】　犍牛儿胆、猥胆各 1 个，腻粉 5 克，麝香 2 克。

【用法】　将猬胆汁等三味和匀,入牛胆内,悬于檐前,49日熟,旋取为丸,如大麦粒,用纸捻送疮内。候追出恶物是验。

【主治】　痔漏。

牛黄散(1)

【方源】　《太平圣惠方》卷三十六。

【组成】　牛黄、冰片、朱砂各10克,太阴玄精60克。

【用法】　上药研为细散。每次用药1.5克,先于重舌上以铍针针破出血,用盐汤漱口,然后掺药于舌下,咽津。

【主治】　重舌,口中涎出,水浆不收。

牛黄散(2)

【方源】　《太平圣惠方》卷八十五。

【组成】　牛黄10克,马牙硝、铁粉、龙齿各30克。

【用法】　上药研为细散。每次1.5克,乳食后以熟水调下。

【主治】　小儿惊痫,壮热心躁,发歇不定。

牛黄散(3)

【方源】　《太平圣惠方》卷八十五。

【组成】　牛黄、铅霜各10克,天竺黄15克,马牙硝30克。

【用法】　上药研为细散。每次1.5克,以熟水调下,不拘时候。

【主治】　小儿风痫,睡中惊叫,两眼翻露及脐风撮口,天钓惊风。

牛黄散(4)

【方源】　《救急选方》卷上引《幼幼新书》。

【组成】　甘草60克,郁金30克,马牙硝15克,朱砂6克。

【用法】　上药研为细末。每次1.5~3克,新汲水调下。

【主治】　走马疳。

【备考】　本方方名牛黄散,但方中无牛黄,疑脱。

牛黄散(5)

【方源】　《宣明论方》卷十四。

【组成】　肉桂、郁金各30克,马牙硝120克,甘草15克。

【用法】　上药研为末。每次3克,新汲水调下;若是小儿,10岁服1.5克,5岁以下服1克。

【主治】　小儿上焦壅热,诸眼疾。

【备考】　本方名牛黄散,但方中无牛黄,疑脱。

牛黄散(6)

【方源】　《疡科捷径》卷下。

【组成】　牛黄、蟾酥、冰片、麝香各10克。

【用法】　上药研为末。搽之。

【主治】　马鹿龙疔。

牛蒡散(1)

【方源】　《普济方》卷三六一。

【组成】　防风、荆芥、甘草、牛蒡子(炒)各等份。

【用法】　上药研为散。水煎服。

【主治】　小儿变蒸生疮。

牛蒡散(2)

【方源】　《伤寒全生集》卷四。

【组成】　牛蒡子、麻黄、天南星、牛膝各适量。

【用法】　上药锉碎,于石器内入好酒同研细,另用火烧地坑赤色,以药放在坑内,再用炭火烧令黑色,取出为末。每次3克,好酒送下;水、姜煎服亦可。

【主治】　伤寒大汗已出,因而露风,则汗不流通,风邪乘虚袭于经络,故手足挛搐,不能屈伸而筋脉拘急。

牛膝汤

【方源】　《证治汇补》卷八。

【组成】　牛膝、当归各9克,黄芩4.5克,琥珀末少许。

【用法】　水煎、去渣温服。

【功用】　《医略六书》:破瘀通窍。

【主治】　血瘀小便不通。

【方论】　《医略六书》:牛膝化淤血,以通利二便,当归破血瘀,以调和经脉,黄芩清瘀热肃金,琥珀散淤血利水也。水煎温服,使血化气行,则水府廓清,而蓄泄如常,安有小便涩痛不通之患乎。此破瘀通窍之剂,为血瘀溺闭之专方。

牛角䚡散

【方源】 《太平圣惠方》卷六十。

【组成】 牛角䚡(烧灰)60克,槐耳(微炙)30克,臭椿根(微炙)60克,屋松(微炙)60克。

【用法】 上药研为细散。每次3克,食前以温粥饮调下。

【主治】 积年肠风不止,或发或歇。

牛蒡根散

【方源】 《伤寒图歌活人指掌》卷五。

【组成】 牛蒡子10条,麻黄、牛膝、天南星各18克。

【用法】 上药锉细,于砂盆内研细,用好酒同研,以新布捩取汁后,用炭火烧一地坑子内通赤,去火扫净,将药汁放坑内,再烧令黑色,取出,于乳钵内细研。每次1.5克。温开水送服。

【主治】 伤寒汗不流,是汗出时盖覆不周,故腰背手足搐搦。

牛黄生金散

【方源】 《普济方》卷四〇四。

【组成】 虎杖、滑石各30克,甘草7.5克,藿香3克。

【用法】 上药研为细末。每次3克,水煎,去渣,通口服。儿大增之。

【功用】 解利疮子。

【主治】 小儿痘疹。

牛黄利膈丸

【方源】 《普济方》卷一六九引《海岱居士方》。

【组成】 大黄、黑牵牛子(头末)各120克,甘遂15克,芒硝90克。

【用法】 上药研为细末,滴水为丸,如梧桐子大。每次80丸,温水食前送下。量虚实加减,或50~60丸亦可。

【主治】 新久积聚,胸胁胀满。

牛黄通膈汤

【方源】 《卫生宝鉴》卷八。

【组成】 牛黄(研)、朴硝(研)各9克,大黄、甘草(炙)各30克。

【用法】 上药除研药为末外,每次30克,水煎,去渣,入牛黄、朴硝一半调服。以利为度,未利再服。

【主治】 ①《卫生宝鉴》:初觉中风一二日属实证者。

②《普济方》:风痰。

升气汤

【方源】 《仙拈集》卷二。

【组成】 当归30克,川芎15克,柴胡、升麻各9克。

【用法】 水煎服。

【主治】 大小便气闭。

【加减】 孕妇、老年人加人参3克。

升阳汤(1)

【方源】 《兰室秘藏》卷下。

【组成】 炙甘草15克,麻黄(不去节)、防风各24克,羌活45克。

【用法】 上药研为散。每次15克,水煎,去渣,空心稍热服之。

【功用】 升阳气。

【主治】 足太阳经寒,恐则气下行,发为阳跷痫疾。

升阳汤(2)

【方源】 《杂病源流犀烛》卷九。

【组成】 连节麻黄、防风各24克,苍术45克,炙甘草15克。

【用法】 水煎,空心服。

【主治】 痫证,昼日发作者。

升麻丸

【方源】 《圣济总录》卷一一七。

【组成】 升麻、黄连(去须)、黄柏(炙,锉)、杏仁(汤浸,去皮尖双仁)各30克。

【用法】 上药研为末,研杏仁如膏,加炼蜜90克,以药末并杏仁膏合和为丸,如弹子大。每次1丸,含化咽津。

【主治】 口糜生疮。

升麻汤(1)

【方源】 《外台秘要》卷二十三引《古今录验》。

【组成】　甘草（炙）、升麻、石膏（碎）、牡丹皮各 30 克。

【用法】　水煎，分 3 次服。

【主治】　咽喉生疮。

【宜忌】　忌海藻、菘菜。

升麻汤（2）

【方源】　《备急千金要方》卷五。

【组成】　升麻、生姜、射干各 6 克，陈皮 3 克。

【用法】　水煎服。

【主治】　小儿喉痛，若毒气盛便咽塞；大人咽喉不利。

【方论】　《千金方衍义》：升麻引射干上行散结，姜、橘开提痰气。

升麻汤（3）

【方源】　《千金翼方》卷十八。

【组成】　升麻、大黄各 12 克，前胡、栀子各 9 克。

【用法】　水煎服。

【主治】　强壮人身有大热，热毒流四肢骨节，急痛不可忍，腹中烦满，大便秘涩。

升麻汤（4）

【方源】　《圣济总录》卷一四九。

【组成】　升麻 90 克，龙胆、葳蕤、大青各 30 克。

【用法】　上药研为粗末。每次 15 克，水煎，去渣温服，未愈频服。

【主治】　中水毒，寒热。

升麻汤（5）

【方源】　《圣济总录》卷一七〇。

【组成】　升麻、白芍、甘草（炙）、大黄（锉，炒）各 15 克。

【用法】　上药研为粗末。1—2 岁儿每次 3 克，水煎，去渣，乳食后温服，1 日 3 次。

【主治】　小儿惊啼，乳不消化。

升麻散

【方源】　《御药院方》卷九。

【组成】　升麻、香附、细辛、莽草各等份。

【用法】　上药研为细末。每用 9 克，水煎，去渣，热漱冷吐，1 日 3 次。

【主治】　阳明经受风邪入齿，牵引牙槽，疼痛不止。

升麻含丸

【方源】　《医心方》卷五引《僧深方》。

【组成】　生射干汁 180 克，当归、升麻各 30 克，甘草 21 克。

【用法】　后三味研为末，以射干汁为丸，绵裹如弹丸。含，稍咽其汁，日 3 夜 1 次。

【功用】　消热下气。

【主治】　咽喉卒肿痛，咽唾不得。

升麻白虎汤

【方源】　《麻疹阐注》卷一。

【组成】　石膏、知母、甘草、升麻各适量。

【用法】　水煎服。

【主治】　温热发斑。

升麻玄参汤（1）

【方源】　《痘疹仁端录》卷十一。

【组成】　升麻 6 克，玄参 9 克，甘草 3 克，石膏 30 克。

【用法】　水煎服。

【主治】　蕴毒发斑咽痛。

升麻玄参汤（2）

【方源】　《证治汇补》卷三。

【组成】　升麻、玄参、葛根、甘草各等份。

【用法】　水煎服。

【主治】　外感热甚发斑，隐隐未透。

升麻细辛汤

【方源】　《魏氏家藏方》卷九。

【组成】　升麻、荆芥、防风（去芦）各 15 克，细辛（去土）30 克。

【用法】　上药研为粗末。每次 12 克，水煎，去渣热服；漱令冷，吐之。为细末揩齿，良久吐出，温盐汤漱之亦得。

【主治】　风牙痛。

升麻黄芪汤

【方源】　《医学衷中参西录》上册。

【组成】　生黄芪15克,当归12克,升麻、柴胡各6克。

【用法】　水煎服。

【主治】　转胞,小便滴沥不通。

【验案】　产后小便不利　一妇人,产后小便不利,遣人询方。俾用生化汤加白芍,治之不效,复来询方。言有时恶心呕吐,小便可通少许。愚恍悟曰:此必因产时努力太过,或撑挤太甚,以致胞系了戾,是以小便不通。恶心呕吐,则气机上逆,胞系有提转之势,故小便可以稍通也。遂为拟此汤,1剂而愈。

升麻葛根汤

【方源】　《太平惠民和剂局方》卷二。

【异名】　升麻散(《斑疹备急》)、升麻汤(《类证活人书》卷十六)、四味升麻葛根汤(《小儿痘疹方论》)、平血饮(《观聚方要补》卷八引《澹寮方》)、解肌汤(《普济方》卷三六九)、葛根升麻汤(《玉机微义》卷五十)、葛根汤(《片玉痘疹》卷六)、升麻饮(《赤水玄珠》卷七)、干葛汤(《症因脉治》卷三)、四味升葛汤(《疡医大全》卷三十三)。

【组成】　升麻、白芍、甘草(炙)各300克,葛根450克。

【用法】　上药研为粗末。每次9克,水煎,去渣,稍热服,不拘时候,1日2～3次。以病气去,身清凉为度。

【功用】　①《外科集腋》:升散阳明之邪毒。

②《中医大辞典·方剂分册》:辛凉解肌,透疹解毒。

【主治】　①《太平惠民和剂局方》:大人、小儿时气温疫,头痛发热,肢体烦痛,及疮疹已发及未发。

②《类证活人书》:寒暄不时,人多疾疫,乍暖脱衣,及暴热之次,忽变阴寒,身体疼痛,头重如石。

③《阎氏小儿方论》:伤寒、温疫、风热,壮热头痛,肢体痛,疮疹已发未发。

④《观聚方要补》引《澹寮方》:遍身生疮,脓血脊胀,极痛且痒。

⑤《赤水玄珠》:脾脏发咳,咳而右胁下痛,痛引肩背,甚则不可以动。

⑥《古今名医方论》:阳明表热下利,兼治痘疹初发。

⑦《疡科心得集》:牙痛、咬牙托腮。

⑧《异授眼科》:目上下皮肿而硬者。

⑨《外科集腋》:烂喉丹痧初起,头胀恶寒。

【宜忌】　《医方集解》:斑疫已出者勿服,恐重虚其表也。伤寒未入阳明者勿服,恐反引表邪入阳明也。

【方论】　①《古今名医方论》(柯韵伯):升麻、葛根提胃脘之阳,散肌肉之浮热;芍药、甘草泻肝胆之火,以解胃腑之实热,有汗则发,无汗则止。葛根禀性甘凉,可以散表实,协升麻以上升,则使清阳达上,而浊阴降下可知。白芍收敛阴精,甘草缓急和里,则下利自止可知。治里仍用表药者,以表实下利,而非里实故也。痘疹自里达表,出于少阴而发于太阳,初起则内外皆热,故亦宜于凉散耳!

②《医方集解》:此足阳明药也,阳明多气多血,寒邪伤人,则血气之壅滞,辛能达表,轻可去实,故以升葛辛轻之品,发散阳明表邪。阳邪盛则阴气虚,故用芍药敛阴和血,又用甘草调其卫气也。升麻、甘草升阳解毒,故又治时疫。

③《中医大辞典·方剂分册》:葛根清热解肌透疹;升麻升阳透表;白芍药和营泻热;甘草调和诸药。合用则解肌透疹,和营解毒。

【验案】　①阳明热毒　《慎柔五书》:丁会成,年40余。春季右腿正面忽痛麻。诊之,右三部洪数五、六至,问口渴?曰:是也。升麻葛根汤2帖而愈。

②头面湿疹《浙江中医学院学报》(1986,5:10):曹某,女,成,脉细弦,舌红有白苔,颜面部发生疣状物甚多,先发于前额,近来向面部扩展,无痛无痒。证属湿邪郁于肌肤不化,拟健脾化湿为治:升麻、白芷、生甘草各5克,煨葛根、地肤子各10克,赤芍6克,薏苡仁30克,服2剂后基本痊愈。

③细菌性痢疾　《四川中医》(1987,7:19):应用本方加味:葛根12克,升麻、赤芍各9克,甘草5克。热重者加黄连9克,银花20克;湿重者加广藿香15克,苍术9克;腹痛剧者加木香;纳谷不香者加焦山楂30克。剂量根据病情灵活应用,水煎服,每日1剂。治疗急性细菌性痢疾50例,结果:3天以内治愈者19例,4～6天治愈者27例,1周以内好转者3例,无效者1例。

升麻鳖甲汤去雄黄蜀椒方

【方源】　《金匮要略》卷上。

【组成】　升麻、甘草各 60 克,当归 30 克,鳖甲(手指大 1 片,炙)。

【用法】　水煎,顿服,老小可服。取汗。

【主治】　阴毒之为病,面目青,身痛如被杖,咽喉痛。

长德散

【方源】　《产科发蒙》卷六。

【组成】　麻叶(阴干,收瓷器内,埋烧麦糠火中)、血竭、虎骨、广角各 6 克。

【用法】　上药研为细末。每次 3.6 克,好酒送下。以微醺为妙。产后 7 日止服。

【功用】　预防产后诸疾。

【宜忌】　凡服此药,产讫不须依椅,唯宜平卧。

长生活命丹

【方源】　《女科指掌》卷一。

【组成】　人参 6 克,生姜 2 片,莲子 8 个,麦芽(炒)1.5 克。

【用法】　水煎,另以锅焦饭 30 克研末,调服。

【功用】　开胃。

【主治】　产后脾虚伤食,或误服消导,大伤脾胃,不进饮食者。

乌龙散(1)

【方源】　《博济方》卷四。

【组成】　龙骨、黄丹、定粉、猪指甲子各等份。

【用法】　上药同入瓷器罐内,安药,以物塞口,用火煅令通赤,放冷取出,研为末。每次 1.5 克,米饮调下。

【主治】　小儿秋后泻痢,久患不愈,大肠滑泄。

乌龙散(2)

【方源】　《圣济总录》卷一八一。

【组成】　海螵蛸、贝齿、猪指甲各 30 克。

【用法】　上药同入沙合子内,用盐泥固济,令干,烧通赤为度,取出细研。每次 1.5 克,用羊子肝 1 具,剖开,掺药在内,麻缕扎定,粟米泔煮熟为度,细嚼,米饮下。

【主治】　小儿斑疮入眼,生翳膜遮睛。

乌龙膏

【方源】　《医方大成》卷八引《济生方》。

【组成】　木鳖子(去壳)、半夏各 60 克,水粉 120 克,草乌 15 克。

【用法】　上药于铁铫内,慢火炒令转焦,为细末,出火毒再研。以水调敷疮。

【功用】　收赤晕。

【主治】　①《医方大成》引《济生方》:一切肿毒痛疽。

②《医宗金鉴》:扶桑骨外破者。

【备考】　方中水粉,《医方类聚》作"小粉"。

乌龙髓

【方源】　《是斋百一选方》卷二十。

【组成】　汉防己、白矾各 30 克,当归 60 克,桑椹子(须是大紫黑者)100 个。

【用法】　上药以瓷罐盛,用麻油 360 克浸,以纸数重紧扎定罐口,于饭甑上蒸,饭熟为度,取出埋地下,窨 100 日。用以染髭大妙。

【功用】　乌髭。

乌头汤

【方源】　《圣济总录》卷六十七。

【组成】　乌头(生用)30 克,苍术 60 克。

【用法】　上药水浸 7 日,刮去皮,焙干,为粗末。每次 6 克,加生姜 3 片,大枣(擘)2 枚,水煎,去渣热服。

【主治】　冷气心腹满胀,脐腹撮痛,吐逆泄泻。

乌头散(1)

【方源】　《太平圣惠方》卷四十八。

【组成】　川乌(大者,炮裂,去皮脐)10 枚,桂枝 60 克。

【用法】　上药研为细散。每次 6 克,入生姜 3 片,水煎,次入蜜 15 克,更煎沸令熟,每于食前和渣温服之。

【主治】　寒疝,腹中痛,手足逆冷,身体疼痛,针灸、诸药所不能住者。

乌头散(2)

【方源】　《普济方》卷六十八引《博济方》。

【组成】　川乌(生者,去皮脐,坐正角炙)2 枚,干姜(生用,去皮)、甘草各 1 枣子大。

【用法】　上药研为散。每用少许,含水搐鼻。

左痛搐右,右痛搐左,以愈为度。

【主治】　风蚀牙痛。

乌头散(3)

【方源】　《苏沈良方》卷十。

【组成】　川乌(炮,去皮)90克,川楝子、槟榔、木香各30克。

【用法】　上药研为末。每次6克,水煎,入盐少许,温服。

【主治】　①《苏沈良方》:反胃。

②《普济方》:年深膈气反胃,常有痰涎,时时呕吐,胸中多酸水,吐清水无时,腹中痛楚,或时秘结,或时冷滑。

乌头散(4)

【方源】　《圣济总录》卷一三六。

【组成】　川乌、吴茱萸、硫黄、莨菪子各30克。

【用法】　上药研为散。用生油调如糊,涂患处,1日3～5次。即愈。

【主治】　诸疥。

乌豆汤

【方源】　《圣济总录》卷八十二。

【组成】　乌豆(淘,水煎取汁)300克,甜竹叶15克,桑白皮(锉)90克,大腹皮(锉)7枚。

【用法】　上药先煎豆汁,浸药1宿;明旦同药煎,去渣,分2次温服。

【主治】　风毒脚气攻心,心闷倒仆,失音不语,困甚者。

乌附膏

【方源】　《活幼心书》卷下。

【组成】　绵川乌(生用)、绵附子(生用)各15克,雄黄6克。

【用法】　上药研为末,用生葱和根、叶细切烂杵,入药末同煎,做成膏。贴陷处。

【功用】　《医宗金鉴》:温中理脾。

【主治】　小儿囟门下陷。

乌金丸

【方源】　《青囊秘传》。

【组成】　陈京墨500克,陈皮、没药、百草霜飞面各9克。

【用法】　将墨炖软,入药,做49丸,贮紫砂盆内,煮1日1夜不停止,阴干待用。修合时要净室。

【主治】　妇人胎前产后三十六症。

乌金散(1)

【方源】　《鸡峰普济方》卷十七。

【组成】　木鳖子(去皮及青膜)45克,没药、枳壳各30克,核桃3个。

【用法】　以清油灯焰内烧存性,研为细末。每次6克,空心米饮调下。觉痛即愈,血立止。

【主治】　肠风泻血。

【宜忌】　忌生冷、油腻。

乌金散(2)

【方源】　《普济方》卷七十。

【组成】　茯苓、人参、细辛、麝香各等份。

【用法】　上药研为细末。临卧刷牙鬓,至齿不落。

【主治】　牙疳;一切风证。

乌金散(3)

【方源】　《普济方》卷三〇九。

【组成】　桑白皮(焙、锉)、独栗(连壳切,焙)、自然铜(煅,淬碎)各30克,羊胫炭60克。

【用法】　上药研为末。每次6克,无灰酒调下,1日3次。伤在上,食后服;伤在下,食前服。

【功用】　接骨。

【主治】　伤折。

乌金锭

【方源】　《经验奇方》卷上。

【组成】　川五倍子(剖,洗,焙燥)、生肥皂(去子弦筋,焙燥)各60克,乳香(去油)、没药(去油)各18克。

【用法】　上药各为细末,和匀。用真米醋捣烂做锭,每重6克。晒极燥,储洋铁筒。用时真米醋磨浓,鸡毛扫敷患处,随干随敷。日近者可散。或已作脓觉痛者,宜留出患头,敷四围,亦能收小速愈。

【主治】　痈疮初起,火盛红肿者。

乌金膏(1)

【方源】　《圣济总录》卷一三〇。

【组成】　麻油 500 克,铅丹(冬月 180 克)120 克,蜡 120 克,血余鸡子大 1 团。

【用法】　上药先炒铅丹令黑,即下油及发,以柳木篦不住搅,滴水中,候可丸即止,便下蜡更煎,蜡消后即盛瓷器内。随疮大小贴之。

【主治】　一切恶疮肿。

乌金膏(2)

【方源】　《青囊秘传》。

【组成】　桐油(入锅熬,起白星为度)500 克,黄蜡(熔化)45 克。

【用法】　入研细大黄末 500 克,搅匀,再入冰片 0.6 克。摊贴。

【主治】　足三阴湿热,腿脚红肿皮破,脂脓浸淫不止,痛痒非常者。

乌鱼散

【方源】　《幼幼新书》卷五引张涣方。

【组成】　海螵蛸(烧灰)30 克,干蜣螂(烧灰)、蒲黄(研)各 15 克,枯矾 7.5 克。

【用法】　上药研为末。每 1.5 克,以鸡子黄调涂。咽津无妨。

【主治】　小儿初生重舌。

乌倍散

【方源】　方出《是斋百一选方》卷十二,名见《普济方》卷三〇〇。

【组成】　草乌 15 克,白牵牛子 45 克,五倍子(全者)120 克,龙骨 7.5 克。

【用法】　三物捶碎,炒五倍子令焦黑色,去三物不用,只取五倍子为末。疮干用麻油调涂,湿即干贴。

【主治】　嵌甲。

乌梅丸

【方源】　《袖珍方大全》卷三。

【组成】　神曲、乌梅、麦芽、冰片各适量。

【用法】　甘草膏子为丸服。

【功用】　①《袖珍方大全》:令人不醉。

②《丹溪心法附余》:消酒食。

乌梅汤

【方源】　《羊毛温证论》。

【组成】　乌梅 40 枚,冰片、金银花各 9 克。

【用法】　共熬汁去渣,下冰糖 90 克化,冷服。

【主治】　羊毛温邪,毒火冲逆,呕吐有虫,水浆不入,烦躁胸闷;并治暑火呕痰,胸胁刺痛,乍热心烦。

乌梅散(1)

【方源】　《圣济总录》卷五十九。

【组成】　乌梅(焙)、麦冬(去心,焙)各 45 克,生地黄(焙)90 克,甘草(炙)30 克。

【用法】　上药研为散。每次 6 克,温熟水调下,不拘时候。

【主治】　虚躁暴渴。

乌梅散(2)

【方源】　《普济方》卷一八八。

【组成】　马鞭草 6 克,罂粟壳(大者,去瓤梗)4 个,甘草 6 克,大乌梅 1 个。

【用法】　上药研为粗末。每次 9 克,水煎,去渣,空心、日午、临卧服。

【主治】　呕血。

乌蛇散

【方源】　《永乐大典》卷九七六引《卫生家宝》。

【组成】　乌蛇(炙,去皮骨)30 克,鼠粪(新者)50 粒,皂角(不蛀者)1 挺。

【用法】　上用新瓦上煅存性,加麝香少许,研为末。金银汤调服少许。

【主治】　小儿惊痫,并急慢惊。

乌头铤散

【方源】　《普济方》卷二四三引《指南方》。

【组成】　川乌(生)、肉桂、花椒各 30 克,葱 2 根。

【用法】　上药研为散。水煎,趁热蒸气先熏,以衣覆之,勿泄气。候可通手淋渫洗之。

【主治】　膝胫痿弱,脚气。

乌贼骨膏

【方源】　《圣济总录》卷一三〇。

【组成】　海螵蛸(去甲,研末)、旧船灰(研末)各 30 克,铅丹(研)90 克,清油 360 克。

【用法】　先熬油令沸,下铅丹,以柳木篦搅,候黑色,即将前二味药末再搅令匀,滴水内成珠子得所,以瓷盒盛。故帛上摊贴,1日2次。以愈为度。

【主治】　一切疮肿。

乌头细辛散

【方源】　《普济方》卷二四三。

【组成】　川乌、白芷、细辛、防风(不见日阴干)各等份。

【用法】　生用为末。每用3克,于鞋内铺,或用绢囊盛之,以足踏之妙。

【主治】　脚气不能行步。

乌附椒姜汤

【方源】　《重订通俗伤寒论》。

【组成】　川乌(炒黑)、附子(炮黑)各9克,花椒(炒黑)3克,黑炮姜4.5克。

【用法】　水煎服。

【功用】　温阳散寒,止痛。

【主治】　寒痹。

匀气散

【方源】　《仁斋直指方论》卷十五。

【组成】　连须葱(不得洗,带土)1根,姜1块,盐2匙,淡豉21粒。

【用法】　同研烂,捏作饼。烘热,掩脐中,以帛扎定,良久气透自通,不然再换1剂。

【主治】　小便、大便不通。

丹油膏

【方源】　《疡医大全》卷七。

【组成】　真麻仁500克,桃枝、柳枝各300克。

【用法】　浸七日,入锅内熬至滴水成珠,滤去渣,对入飞过血丹240克,收成膏。贴患处。

【主治】　一切疮疖。

丹参汤

【方源】　《永乐大典》卷一〇三三引《婴孺方》。

【组成】　丹参、硝石、甘草(炙)等份(并杵为末)。

【用法】　加大枣3个,水煮,去渣,下药末3克,又煮3沸去渣,5岁儿服15毫升,不愈再服。

【主治】　小儿大便不通,腹满。

丹参散

【方源】　《幼幼新书》卷三十五引张涣方。

【组成】　丹参、桑白皮各60克,甘菊花、莽草各30克。

【用法】　上药研为粗末。每次15克,水煎,避风浴。

【主治】　小儿天火丹发遍身,赤如绛,痛痒甚。

丹砂丸

【方源】　《圣济总录》卷三十五。

【组成】　朱砂(研)、阿魏(研)各1.5克,砒霜(研)3克,豉(汤浸,去皮,研)49粒。

【用法】　上药研为细末,滴水为丸,分作49丸。每次1丸,如脾寒,取东南枝上桃心、柳心各7枚,煎汤放冷送下;寻常疟发时,新汲水送下。

【主治】　鬼疟。

丹砂煎

【方源】　《圣济总录》卷十五。

【组成】　朱砂(细研,水飞滤过后,焙干更研如粉)90克,石膏(研细)150克,黄连(去须,捣筛)500克,生地黄(研取自然汁,不得入水)600毫升。

【用法】　以清水先煮石膏、黄连,去渣,次下生地黄汁,又煎如稠饧,始下火,取丹砂粉投之,匀搅,贮于不津器中,更搅,待冷即住手。每次半弹丸大,以温水调下,1日2次。

【主治】　风癫疾,时发时省,涉历年月。

【宜忌】　服药后只得吃淡饭、蔓菁菜等。

丹砂散(1)

【方源】　《太平圣惠方》卷五十五。

【组成】　朱砂、铁粉各15克,马牙硝30克。

【用法】　上药研为细末。每次3克,磨犀角水调下,不拘时候。

【主治】　鬼黄。

丹砂散(2)

【方源】　《圣济总录》卷一一一。

【组成】　朱砂(研如粉)、龙齿(烧灰)各60克,干姜(炮)15克,衣内白鱼(令干)40枚。

【用法】　上药于净乳钵中,为极细末。仰卧点眼,令人以小指甲点少许。

【主治】　虚热目赤生肤翳,眦痒风泪;白翳。

丹砂散(3)

【方源】　《眼科锦囊》卷四。

【组成】　真朱砂1.5克,滑石(生)3克,石膏(煅)6克,白矾2克。

【用法】　上药研为细末。和解乳汁,点之。

【主治】　恶血眼满肿者。

丹粉散

【方源】　《圣济总录》卷一四三。

【组成】　铅丹、盐豆豉各30克,腻粉15克,大蒜(去皮,切)1颗。

【用法】　上药先捣蒜令烂,后入余药,同捣做薄饼,焙干,为细散。每以少许贴之,1日3~5次。

【主治】　痔瘘有疮成窍,脓血不止。

丹白生母汤

【方源】　《辨证录》卷六。

【组成】　白芍、生地黄各30克,牡丹皮15克,知母3克。

【用法】　水煎服。

【主治】　风消。脾肺燥热,肌肉消瘦,四肢如削,皮肤飞屑,口渴饮水。

风化散

【方源】　《圣济总录》卷一三九。

【组成】　风化石灰末300克,干姜(生用)21克,生栗子末、白药子末各150克。

【用法】　上药取端午日捣罗为散。凡有金疮即敷之。

【功用】　止血定痛。

【主治】　金疮。

风油膏

【方源】　《外伤科学》。

【组成】　轻粉4.5克,东丹(广丹)、朱砂(水飞)各3克。

【用法】　上药研为细末,先以麻油120克,煎微滚,入黄蜡30克再煎,以无黄沫为度,取起离火,再将药末渐渐投入,调匀成膏。涂擦患处。或再加热烘疗法,效果更好。

【功用】　润燥,杀虫,止痒。

【主治】　鹅掌风,神经性皮炎,皲裂疮等皮肤皲裂,干燥作痒。

风热散

【方源】　《仙拈集》卷二。

【组成】　川芎、白芷、石膏(煅)荆芥各等份。

【用法】　上药研为末。每次3克,白汤调下。

【主治】　因风热而头痛者。

风湿定片

【方源】　《部颁标准》。

【组成】　八角枫1500克,白芷50克,徐长卿150克,甘草20克。

【用法】　上药制成片剂。口服,每次4片,1日2次,6天为1个疗程。

【功用】　活血通络,除痹止痛。

【主治】　风湿性关节炎,颈肋神经痛,坐骨神经痛。

【宜忌】　儿童、孕妇、过度衰弱有并发症者禁服。

风湿痹痛药酒

【方源】　《部颁标准》。

【组成】　老鹳草600克,丁公藤(蒸)300克,桑白皮、豨莶草各150克。

【用法】　制成药酒。密封。口服,每次15~30毫升,1日2~3次。

【功用】　祛风除湿,通痹止痛。

【主治】　风寒湿痹,四肢麻木,腰膝酸软,骨节疼痛。

风衣散

【方源】　《丁甘仁家传珍方选》。

【组成】　飞龙丹、凤凰衣各3克,轻粉1.2克,冰片0.3克。

【用法】　上药研为末,瓷瓶贮。外用掺之。

【主治】　下疳。

风丹荆汤

【方源】　《辨证录》卷六。

【组成】　牡丹皮 30 克,防风、荆芥各 1.5 克,甘菊花 15 克。

【用法】　水煎服。

【主治】　目痛之后,眼角刺触,羞明喜暗。

六一丸

【方源】　《银海精微》卷下。

【组成】　蛤粉、黄连、木贼、香附各适量。

【用法】　上药研为末,面糊为丸。茶送下。

【主治】　热泪。

六一汤

【方源】　《医方类聚》卷一〇二引《御医撮要》。

【组成】　白术 360 克,甘草、人参各 60 克。

【用法】　上药研为细散。每次 3 克,入盐少许,如茶点进。

【功用】　养脾胃,进饮食。

文蛤散

【方源】　《痘疹全书》卷下。

【组成】　雄黄、白矾各 1.5 克,五倍子(去虫)6 克,蚕蜕纸(烧灰)3 克。

【用法】　上药研为细末。以米泔水洗净,以药敷上,1 日 3～4 次。以平为度。

【主治】　疹毒之后,牙龈黑烂,时时出血,呼吸气息,名为走马疳。

火门串

【方源】　《串雅补》卷二。

【组成】　蛤粉、木通各 9 克,熟大黄、丁香各 3 克。

【用法】　上药研为末。水煎服。

【主治】　泄泻,红白痢疾。

火府散

【方源】　《永类钤方》卷二十。

【组成】　生地黄、木通各 30 克,黄芩(净)、甘草(炙)各 15 克。

【用法】　上药研为散。每用 6 克,水煎,温服,不拘时候。

【主治】　①《永类钤方》:面赤咬牙,发热,唇口干燥,小便赤涩,一切虚实邪热。

②《万氏家传幼科发挥》:心热及小便赤,夜啼。

③《证治准绳·幼科》:小便出血。

火焰散

【方源】　《类证活人书》卷十六。

【组成】　舶上硫黄、黑附子(去皮,生用)、新腊茶各 30 克。

【用法】　上药研为细末,先用好酒调药,分大新碗 5 口中,于火上摊荡令干,合于瓦上,每一碗下烧熟艾一拳大,直至烟尽,冷即刮取,却细研,入瓷盒盛。每次 6 克,酒煎服,有火焰起,勿讶。

【主治】　伤寒恶侯。

心安宁片

【方源】　《部颁标准》。

【组成】　葛根 213 克,山楂 244 克,制何首乌 183 克,珍珠粉 3 克。

【用法】　上药制成片剂。口服,每次 4～5 片,1 日 3 次。

【功用】　养阴宁心,化瘀通络,降血脂。

【主治】　血脂过高,心绞痛以及高血压引起的头痛,头晕,耳鸣,心悸。

双枣汤

【方源】　《杨氏家藏方》卷五。

【组成】　附子(去毛)240 克,青橘皮(去白,炒令黄)180 克,甘草(炙)15 克。

【用法】　上药研为细末。每次 6 克,加大枣 2 个,水煎,食前服;或入盐汤点亦得。

【主治】　脾胃不和,胸膈不快,饮食停滞,气不升降,腹胁胀痛,呕逆恶心。

双治汤

【方源】　《辨证录》卷二。

【组成】　附子、黄连、甘草各 3 克,白芍 15 克。

【用法】　水煎服。

【主治】　胃痛,得寒则痛,得热亦痛。

【方论】　用黄连以清心火,用附子以祛胃寒。用白芍、甘草为君,使两家有和解之好。盖芍药、甘草,最能入肝平木,肝气既平,自然不去克胃,而又去生心,调和于心胃之间,实有至理,非漫然而用之者也。

双莄散

【方源】　《杨氏家藏方》卷四。

【组成】　金毛狗脊(去毛)、吴茱萸(生用)、山茱萸(生用)、木鳖子(去壳)各30克。

【用法】　上药研为散,分作4次用。每用水煎数沸,趁热先熏,后去渣淋渫。

【主治】　寒湿脚气。

双解散

【方源】　《医学集成》卷三。

【组成】　大黄、滑石各18克,猪牙皂、甘草各3克。

【用法】　水煎服。

【主治】　二便闭,实证者。

引血归经汤

【方源】　《石室秘录》卷三。

【组成】　生地黄27克,荆芥3克,麦冬9克,玄参9克。

【用法】　水煎服。

【主治】　血病不肯归经,或上或下,或四肢皮毛各处出血者。

孔子枕中神效方

【方源】　《医心方》卷二十六引《葛氏方》。

【异名】　孔子大圣知枕中方(《备急千金要方》卷十四)、孔子枕中散(《千金翼方》卷十六)、龟甲散(《圣济总录》卷一八六)、补心汤(《医方类聚》卷一五九引《永类钤方》)、孔子大圣枕中方(《医学纲目》卷十六)、孔子大圣枕中汤(《赤水玄珠》卷十四)、枕中丹(《证治宝鉴》卷六)、大聪明枕中方(《医林绳墨大全》卷四)、孔圣枕中丹(《医方集解》)、大圣枕中方(《医略六书》卷二十二)、枕中丸(《全国中药成药处方集》南京方)。

【组成】　龟甲、龙骨、远志、石菖蒲各等份。

【用法】　上药研为末。每次3克,食后开水调服,1日3次。

【功用】　①《医心方》引《葛氏方》:益智。

②《圣济总录》:开心智,强力益志。

③《医方集解》:补心肾

【主治】　①《备急千金要方》:好忘。

②《类证治裁》:癫久不愈。

【方论】　《医方集解》:此手足少阴经药也。龟者介虫之长,阴物之至灵者也;龙者鳞虫之长,阳物之至灵者也;借二物之阴阳,以补我身之阴阳,借二物之灵气,以助我心之灵气也;远志苦泻热而辛散郁,能通肾气,上达于心,强志益智;菖蒲辛散肝而香舒脾,能开心孔而利九窍,去湿除痰;又龟甲能补肾,龙骨能镇肝,使痰火散而心肝宁,则聪明开而记忆强矣。

【验案】　健忘　《广西中医药》(1996,4:19):以本方改为口服液,治疗心肾不交型健忘证60例,结果:近期治愈21例,显效24例,有效12例,无效3例,总有效率95%。

巴豆方

【方源】　方出《肘后备急方》卷七。名见《普济方》卷三〇八。

【组成】　鼠妇虫、豆豉各21克,巴豆(去心)3枚。

【用法】　合猪脂涂之。

【主治】　卒中射工水弩毒。

水茶

【方源】　《外科百效全书》卷二。

【组成】　上品细茶(去梗)500克。

【用法】　用甘草浓煎取汁,调儿茶末180克,冰片3克,拌透细茶。次日晒干。每次适量,开水泡饮。

【主治】　口舌生疮。

水龙散

【方源】　《医级》卷八。

【组成】　白矾、黄丹各1.5克,麝香0.3克,水龙骨(即船底老油灰,煅,研)3克。

【用法】　上药研为细末。以棉梃子搅尽耳内脓水,用药1克,掺灌耳中,1日2次。

【主治】　肾热上冲,耳内生脓肿痛,或因浴水入耳,留湿生脓,名聍耳。

【宜忌】　耳内勿令风入。

水银膏

【方源】　方出《肘后备急方》卷五(附方)引《小

品方》，名见《刘涓子鬼遗方》卷五。

【组成】　水银、白矾、蛇床子、黄连各60克。

【用法】　上药研为散，以腊月猪膏下水银搅，不见水银，膏成。敷疮。

【功用】　《刘涓子鬼遗方》：散热。

【主治】　疥癣恶疮，并小儿头疮。

水解散(1)

【方源】　《外台秘要》卷三引《古今录验》。

【组成】　麻黄(去节)30克，黄芩22.5克，白芍15克，肉桂7.5克。

【用法】　上药研为散。每次6克，暖水调下，覆令出汗，1日2次。

【功用】　解肌出汗。

【主治】　天行热气，外生疱疮疼痛。

【宜忌】　忌海藻、菘菜、生葱。

水解散(2)

【方源】　《备急千金要方》卷九。

【组成】　肉桂、甘草、大黄各60克，麻黄120克。

【用法】　上药研为散。患者以生熟汤浴讫，每次3克，以开水下，1日3次。覆取汗，或利便愈。

【主治】　时行头痛、壮热一两日。

五　画

功劳去火片

【方源】　《新药转正标准》。

【组成】　功劳木、黄柏、黄芩、栀子各适量。

【用法】　上药制成片剂。口服，每次5片，1日3次。

【功用】　清热解毒。

【主治】　实热火毒型急性咽炎、急性胆囊炎、急性肠炎。

【宜忌】　本品仅适用于实热火毒、三焦热盛之证，虚寒者慎用，虚寒重症者禁用。

艾叶汤(1)

【方源】　《太平圣惠方》卷十。

【组成】　艾叶(细锉，炒微黄)、生地黄各15克，阿胶(杵碎，炒令黄燥，为末)7.5克。

【用法】　上药和匀，分为2服。水煎，去渣，下赤马通汁15克，搅令匀，不拘时候，放温频服。以愈为度。

【主治】　伤寒衄血及吐血，连日不绝，欲死。

艾叶汤(2)

【方源】　《普济方》卷二三一。

【组成】　伏道艾叶、生姜各等份、苦杏仁(生，去皮尖)、松节明子木各适量。

【用法】　上先将明子锉碎，水煎数沸，次下艾、生姜煎，去渣，临卧先嚼杏仁烂后，汤送下。

【主治】　男女虚劳咳嗽，痰涎不止。

【加减】　若便血，去苦杏仁。

艾叶散(1)

【方源】　方出《备急千金要方》卷十二，名见《太平圣惠方》卷三十七。

【组成】　干姜、阿胶、侧柏叶各60克，艾1把。

【用法】　上药研为散。以水煮，纳赤马通汁300毫升，煮取100毫升，顿服。

【主治】　呕血内崩上气，面色如土。

艾叶散(2)

【方源】　《杨氏家藏方》卷十三。

【组成】　鹤虱、艾叶、樗藤子、白胶香各等份。

【用法】　上药研为散。用瓦饼子内烧烟，熏患处。

【主治】　漏疮。

艾叶散(3)

【方源】　《杏苑生春》卷八。

【组成】　艾叶、五倍子、白胶香、苦楝根皮各等份。

【用法】　上药研为细末，做香炷。放在长桶内，坐熏疮处。

【主治】　漏疮。

艾叶洗剂

【方源】　《中医皮肤病学简编》。

【组成】　艾叶、防风各 62 克,雄黄、花椒各 6 克。

【用法】　煎水熏洗。

【主治】　慢性湿疹、过敏性皮炎、泛发性神经皮炎。

平胃散

【方源】　《宁坤秘笈》卷上。

【组成】　茯苓、炙甘草、山药、陈皮各等份。

【用法】　上药研为末。每次 6 克,开水调下。

【主治】　春天胎前泄泻。

平祟散

【方源】　《医学心悟》卷六。

【组成】　黄连 0.6 克,甘草、冰片各 0.3 克,硼砂 1 克。

【用法】　人乳调,点两眼角。

【主治】　眼珠忽然肿胀突出。

平胬丹

【方源】　《药奁启秘》。

【组成】　乌梅(煅存性)、硼砂各 4.5 克,扫盆 1.5 克,冰片 1 克。

【用法】　上药研为极细末。掺疮口,上盖薄贴。

【主治】　疮痈有胬肉突出者。

平胬散

【方源】　《赵炳南临床经验集》。

【组成】　乌梅 9 克,煅石膏、轻粉各 3 克,硼砂 6 克。

【用法】　直接撒布水肿胬肉的疮面上,纱布压扎。

【功用】　祛湿收敛,平胬肉。

【主治】　各种疮面水肿肉芽增生。

【宜忌】　新鲜疮面,脓毒未净者勿用;对汞过敏者禁用。

平和饮子

【方源】　《颅囟经》卷下。

【组成】　人参、茯苓、甘草(炙)、升麻各 6 克。

【用法】　水煎,时时与之。

【主治】　①《普济方》:小儿疮疹及诸疮疼痛,烦渴不宁者。

②《幼科类萃》:婴儿变蒸,于三日后进一服,可免百病。

【宜忌】　乳母忌油腻。

【加减】　冷,加白术 1.5 克;热,加芒硝 1.5 克。

平肝救血汤

【方源】　《竹林女科》卷三。

【组成】　当归、麦冬(去心)各 30 克,川芎 15 克,三七(研)3 克。

【用法】　水煎服。

【主治】　产后厥阴感邪,呕吐,两胁胀满,便血。

平肌贴瘰疬膏

【方源】　《普济方》卷二九一。

【组成】　灯心草灰、乳香、黄丹、定粉各 15 克。

【用法】　上药用麻油 120 克,煎成膏子。贴患处。

【主治】　瘰疬。

天澳灵片

【方源】　《部颁标准》。

【组成】　板蓝根 500 克,刺五加 525 克,金银花 25 克,冬虫夏草 10 克。

【用法】　上药制成片剂。口服,每次 4 片,1 日 3 次。

【功用】　清热解毒,益肝补肾。

【主治】　急、慢性乙型肝炎及表面抗原健康带毒者。

正气散

【方源】　《温热经解》。

【组成】　藿香、川朴、陈皮各 4.5 克,茯苓 9 克。

【用法】　水煎服。

【主治】　秋令伏暑内蕴,泄泻者。

【加减】　腹痛者,加建曲、麦芽、山楂、鸡内金、木香;呕吐者,加左金丸、六一散、竹茹;舌苔白腻者,加豆蔻、砂仁、草果、苍术、建曲;舌苔黄腻者,加酒芩、滑石、竹叶、猪苓、白通草;口渴者,加竹叶心、荷叶边、青蒿、莲子心、连翘。

正容散

【方源】　方出《本草纲目》卷三十,名见《医宗金鉴》卷六十三。

【组成】　樱桃枝、紫萍、猪牙皂、白梅花各适量。

【用法】　研和。日用洗面。

【主治】　雀卵斑黑干。

【备考】　《医宗金鉴》本方用法:兑鹰粪白9克共研。

正禅方

【方源】　《千金翼方》卷十二。

【组成】　春桑耳、夏桑子、秋桑叶各等份。

【用法】　上药研为末。水煮小豆令大熟,以桑末30克合煮微沸,着盐豉服之,1日3次。饱服无妨,3日外稍去小豆。

【功用】　轻身,明目,益智。

正气天香散

【方源】　《证治宝鉴》卷五。

【组成】　干姜、沉香、紫苏叶、乌药各适量。

【用法】　上药研为末。每次6克,水煎服,1日3次。

【主治】　妇人性执,气痛。

玉芝饮

【方源】　《幼幼新书》卷三十四引《博济方》。

【异名】　玉芝散(《圣济总录》卷一八一)。

【组成】　甘草、石膏(研如粉)各120克,藿香22.5克,栀子(去皮,炒令香)180克。

【用法】　上药研为细末。每次6克,以新汲水调下。

【主治】　小儿膈上壅热,唇口生疮,咽喉肿痛。

玉肌散

【方源】　《外科正宗》卷四。

【组成】　绿豆半升、滑石、白芷、关白附各

6克。

【用法】　上药研为细末。每次12克,每晚用鸡蛋清调搽。

【主治】　①《外科正宗》:一切风湿雀斑,酒刺、白屑风,皮肤作痒者。

②《中医皮肤病学简编》:脂溢性皮炎。

玉尘散

【方源】　《御药院方》卷九。

【组成】　寒水石(烧)90克,马牙硝(枯)3克,铅白霜1.5克,南硼砂15克。

【用法】　上药研为细末,每用少许干掺口疮上,咽津无妨,不拘时候。

【主治】　大人小儿咽喉肿痛,口舌生疮。

玉钥匙

【方源】　《三因极一病证方论》卷十六。

【组成】　焰硝45克,硼砂15克,冰片22.5克,白僵蚕7.5克。

【用法】　上药研为末,和匀。以竹管吹1.5克许入喉中。立愈。

【主治】　风热喉痹,及缠喉风。

玉容丸

【方源】　《外科百效》卷二。

【组成】　铅粉90克,白及、白蔹各15克,干胭脂1个。

【用法】　上药研为细末,鸡子白调为丸,如肥皂大。日日洗面,容自嫩。

【主治】　面疮。

玉容膏

【方源】　《古今医鉴》卷十五。

【组成】　香油60克,黄蜡(二味化开)30克,黄丹末3克,寒水石(火煅)30克。

【用法】　上药研为细末,熔化为膏。纸摊,贴患处。

【功用】　生肌止痛。

【主治】　发背痈疽溃烂。

玉屑膏(1)

【方源】　《太平圣惠方》卷十四。

【组成】　玉屑、密陀僧、附子(生,去皮脐,捣细罗为末)、珊瑚各 60 克。

【用法】　上药研为细末。每度以药末 6 克,用真牛酥调匀,夜卧时涂面,来日以温浆水洗之。

【主治】　伤寒热毒发豌豆疮,愈后满面瘢痕。

【备考】　方中白附子,原书卷四十作附子。

玉屑膏(2)

【方源】　《御药院方》卷十。

【组成】　轻粉、定粉各 9 克,密陀僧 6 克。

【用法】　上药研为细末,用皂角子取白仁,以热浆水浸成膏子,调药稀稠得所。涂患处,不拘时候。

【主治】　面颊手指肌肤皱涩不泽。

玉液膏

【方源】　《疡医大全》卷七。

【组成】　香油 60 克,黄蜡 30 克。

【用法】　将香油熬滚,入黄蜡化开,再以黄丹、寒水石(煅)各 30 克研细投入,熔化为膏。摊贴。

【功用】　生肌止痛。

【主治】　发背痈疽溃烂。

玉锁丹

【方源】　《鸡峰普济方》卷十四。

【组成】　补骨脂、葫芦巴、吴茱萸各 120 克。

【用法】　上药炒香熟,捣罗为细末。分一半用羊白肠盛药末,酒煮香熟,去白肠,取药末。一处同分下药末同拌和匀,用煮药酒煮白面糊为丸。每次 50～100 丸,空心温酒或盐汤送下。

【主治】　男子肾脏小肠等疾,及饮酒过多,大便滑泻青沫,遍数频并。

玉锁匙

【方源】　《活人心统》卷下。

【组成】　僵蚕、硼砂(煅)、白芷各等份,冰片少许。

【用法】　上药研为末。每用少许,指揩牙床上。

【主治】　牙疳。

玉蕊散

【方源】　《鸡峰普济方》卷十四。

【组成】　滑石 60 克,硫黄 30 克,丁香、肉豆蔻各 15 克。

【用法】　上药研为细末。每次 3 克,食前米饮调下。

【功用】　止吐逆。

玉颜膏

【方源】　《寿世保元》卷八。

【组成】　黄柏(去皮)30 克,绿豆粉 120 克,生甘草 120 克,红花 60 克。

【用法】　上药研为极细末,香油调成膏。从耳前眼唇面上并涂之,1 日 3～5 次。

【主治】　痘疮初起。

【备考】　痘疮初出,先用此药涂面。若用之早,则痘疹不生于面;用之迟,虽出亦稀少。

玉柱杖散

【方源】　《准绳、幼科》卷八。

【组成】　黄芪 60 克,茯苓 15 克,人参、白术各 30 克。

【用法】　上药研为末。每次 3 克,水煎,温服。

【主治】　小儿疳瘦。

玉钥匙散

【方源】　《良方集腋》卷上。

【组成】　僵蚕(炒,研极细)4.5 克,冰片 2 克,牙硝、硼砂各 9 克。

【用法】　用新顷银罐,先硼后硝,屑屑间炼,如枯矾之状,松脆为贵,置冷地出净火气,研细末,再加僵蚕、冰片,以极细无声为度。点于患处。

【主治】　咽喉肿痛。

【宜忌】　宜置瓷瓶勿令泄气。

【加减】　如咽喉腐烂者,加西黄、廉珠、劈砂各 1 克,研细并入。

玉竹麦门冬汤

【方源】　《温病条辨》卷二。

【组成】　玉竹 9 克,麦冬 9 克,沙参 6 克,生甘草 3 克。

【用法】　水煎,分 2 次服。

【主治】　燥伤胃阴。

【加减】　土虚者,加生扁豆;气虚者,加人参。

古瓦汤

【方源】　《三因极一病证方论》卷十。

【组成】　葛根、天花粉、人参、鸡内金(净洗,焙干)各等份。

【用法】　上药研为末。每次 7 克,用多年古瓦碓碎煎汤调下,不拘时候服。

【主治】　消肾消中,饮水无度,小便频数。

去恶散

【方源】　《医学入门》卷八。

【组成】　雄黄 3 克,巴豆(同研如泥)1 个,乳香、没药(各末研匀)少许。

【用法】　雄黄、巴豆同研如泥,入乳香、没药,又再研匀。每取少许点上。

【主治】　诸疮毒有恶肉不能去者。

去刺全目丹

【方源】　《石室秘录》卷四。

【组成】　冰片 3 克,黄连 3 克,硼砂 1.5 克,甘草 3 克。

【用法】　上药研为细末,无声为度。用人乳调少许,点肉尖上,觉眼珠火炮出,一时收入而愈。

【主治】　眼内长肉二条,长一寸,如线香之粗,触出于眼外,此乃肝胆之火,长此异肉。

术附汤(1)

【方源】　《医方类聚》卷五十四引《通真子伤寒括要》。

【组成】　白术 30 克,附子(炮,去皮脐)30 克,桂枝 30 克,甘草(炙)15 克。

【用法】　上药研为粗末。每次 12 克,水煎,去渣热服,不拘时候。

【主治】　太阳病与阳明合病,而自利者。阳明病当多汗,而反无汗,身如虫行,皮中痒者,此久虚也。厥阴病,因风湿相搏,身体疼痛,不能转侧,脉浮涩者。

术附汤(2)

【方源】　《活幼口议》卷十九。

【组成】　附子(炮裂)半个,白术 3 克,干姜(炮)6 克,甘草(炙)3 克。

【用法】　上药研为散。每次 3 克,水煎,去渣与服。手足暖止之。

【主治】　①《活幼口议》:小儿脏腑虚寒,泄泻洞痢,手足厥冷。

②《古今医统大全》:湿温,小便不利。

术附汤(3)

【方源】　《云岐子脉诀》。

【组成】　白术、附子(炮,去皮脐)、干姜(炮)、肉桂各 30 克。

【用法】　上药研为散。每次 30 克,水煎,食前服。

【主治】　心上寒,寸口脉迟。

术附汤(4)

【方源】　《会约医镜》卷十。

【组成】　人参、白术各 9 克,附子 4.5 克,干姜 3 克。

【用法】　水煎,冷服。

【主治】　命门火衰,中真寒而外假热,外热烦躁,腹痛胀闷,下泻而兼脓血,六脉无力,右尺更弱,或大而散。

术归桂草汤

【方源】　《辨证录》卷十二。

【组成】　白术、当归各 15 克,肉桂 1.5 克,炙甘草 3 克。

【用法】　水煎服。

【主治】　产后血虚,小腹痛。

术附姜苓汤

【方源】　《温病条辨》卷三。

【组成】　白术 15 克,附子 9 克,干姜 9 克,茯苓 15 克。

【用法】　水煎服。

【主治】　湿久伤阳,痿弱不振,肢体麻痹,痔疮下血。

术桂防豨汤

【方源】　《辨证录》卷二。

【组成】　白术 60 克,肉桂 9 克,防己 3 克,豨莶草 15 克。

【用法】　水煎服。

【主治】　露宿于星月之下,寒湿之气入于骨髓之内,腰痛不能转侧者。

术桂豆苓汤

【方源】　《辨证录》卷一。

【组成】　肉桂 3 克,白术 30 克,茯苓 9 克,肉豆蔻 1 枚。

【用法】　水煎服。

【主治】　少阴入肾,而兼入于小肠之腑,小腹作痛,两足厥逆。

术桂草玄丹

【方源】　《辨证录》卷十一。

【组成】　白术 60 克,肉桂 3 克,甘草 3 克,延胡索 3 克。

【用法】　水煎服。

【主治】　妇人下焦寒湿相争,经水将来,三、五日前脐下疼痛,状如刀刺,寒热交作,下如黑豆汁,既而经来,因之无娠。

甘豆汤

【方源】　《幼科类萃》卷三。

【组成】　甘草 3 克,黑豆 6 克,淡竹叶 10 片。

【用法】　上药研为散。加灯心草 7 根,水煎,不拘时候服。

【主治】　小儿胎热。

甘松散

【方源】　《圣济总录》卷一二〇。

【组成】　甘松 7.5 克,猪肾(薄劈,炙干)1 对,芦荟(研)15 克,腻粉(研) 7.5 克。

【用法】　上药研为散。临卧时,先以浆水净漱口,后以药贴患处。有涎即吐之。

【主治】　风疳,虫蚀肉尽。

甘草汤(1)

【方源】　《医心方》卷二十二引《产经》。

【组成】　甘草(炙)6 克,厚朴 9 克,干姜 6 克,当归 6 克。

【用法】　水煎,分 3 次服。

【主治】　妊娠霍乱。

甘草汤(2)

【方源】　《医心方》卷五引《疗眼方》。

【组成】　甘草、黄柏、苦参、当归各 6 克。

【用法】　水煎,待冷洗眼,1 日 5～6 次。

【主治】　眼为物所触中,疼痛、肿赤、结热。

甘草汤(3)

【方源】　《外台秘要》卷三十八。

【组成】　甘草(炙)、人参、黄连各 30 克,栀子仁 21 枚。

【用法】　水煎服。

【功用】　服石药后,脾肺苦热,饮水过量,遂成痢疾。

甘草汤(4)

【方源】　方出《太平圣惠方》卷五十五,名见《普济方》卷一九五。

【组成】　甘草 30 克(炙微赤,锉),栀子 30 克,黄柏(锉)30 克,白术 30 克。

【用法】　上药研为散。每次 12 克,水煎,去渣温服,1 日 4～5 次。

【主治】　脾脏瘀热不散,心神烦乱,小便赤涩,或汗出如柏汁。

甘草汤(5)

【方源】　《圣济总录》卷七十五。

【组成】　甘草(炙,锉)15 克,黄连(去须,炒)、附子(炮裂,去皮脐)各 22.5 克,阿胶(炙令燥)15 克。

【用法】　上药研为粗散。每次 15 克,水煎,去渣,空心、日午温服,1 日 2 次。

【主治】　冷痢下,色白,食不消。

甘草汤(6)

【方源】　《圣济总录》卷一〇三。

【组成】　甘草(炙)、甘竹茹(细切)各 30 克,芦根(锉)60 克,新粟米 90 克。

【用法】　上药研为粗末。每次 15 克,水煎,去渣,食后服,临卧再服。

【主治】　眼赤肿痛。

甘草汤(7)

【方源】　《圣济总录》卷一四四。

【组成】　甘草(炙,锉)、茯苓(去黑皮)、肉桂(去粗皮)、苦杏仁(去皮尖双仁,炒)各30克。

【用法】　上药研为粗末。每次9克,水煎,去渣温服,不拘时候。

【主治】　诸伤损,恶血积滞腹中。

甘草汤(8)

【方源】　《圣济总录》卷一四五。

【组成】　甘草(炙)30克,茯苓(去黑皮)30克,苦杏仁(汤浸,去皮尖双仁,炒,研)22.5克,人参30克。

【用法】　上药除苦杏仁外,研为粗末,入杏仁拌匀。每次9克,水煎,去渣温服,不拘时候。

【主治】　坠仆,伤损肺气,咳唾血出。

甘草汤(9)

【方源】　《圣济总录》卷一五九。

【组成】　甘草(锉)30克,肉桂(去粗皮)15克,香豆豉(炒)60克。

【用法】　上药研为粗末。每次15克,水煎,去渣,用鸡子1枚,取清打转入药内,再同煎,稍热服,须臾未下,再作服。

【主治】　子死腹中未下。

甘草汤(10)

【方源】　《温氏经验良方》。

【组成】　甘草3克,当归6克,白术6克,薤白2克。

【用法】　用鸡汤去净油煎服。

【主治】　曾伤八月胎者。

甘草散

【方源】　《圣济总录》卷一三三。

【组成】　甘草(末)、青蛙(自死者,烧作灰)、母猪蹄甲(烧作灰)、救月杖(烧灰)各30克。

【用法】　上药研为细末,拌匀。以蜜涂敷疮上,1日3～5次。

【主治】　月蚀疮。

甘草煎

【方源】　《圣济总录》卷一一七。

【组成】　甘草(炙,为末)15克,猪膏120克,白蜜60克,黄连(去须,为末)30克。

【用法】　上药先煎脂令沸,去渣,下蜜并药等,慢火熬成煎。每次15克,含咽津。以愈为度。

【主治】　口疮。

甘桔汤

【方源】　《种痘新书》卷十二。

【组成】　甘草、桔梗、玄参、炒芩各适量。

【用法】　水煎,频频噙咽。

【主治】　痘,口干,咽喉疼痛。

甘遂丸

【方源】　《普济方》卷五十六引《海上方》。

【组成】　甘遂、通草、细辛、附子各等份。

【用法】　上药研为末。以白雄犬胆和为丸,如枣核大。绵裹纳鼻中。辛热涕出,4～5次愈。

【主治】　鼻齆及鼻塞不闻香臭,亦治息肉。

甘遂散

【方源】　《太平圣惠方》卷八十八。

【组成】　甘遂(煨令微黄)7.5克,青橘皮(汤浸,去瓤,锉,焙)15克,黄芩15克,大黄(锉碎,微炒)15克。

【用法】　上药研为粗散。每次3克,水煎,去渣,量儿大小,分减服之。以利即止。

【功用】　①《太平圣惠方》:破癖除热。

②《普济方》:破结散气。

【主治】　①《太平圣惠方》:小儿内有伏热诸候,腹内痞结,虽服汤得利,而滞实不去,心下坚满,按之则啼。

②《普济方》:胸膈热实,腹有留饮,肠内气结而胀,时或壮热。

甘露汤

【方源】　《圣济总录》卷一〇九。

【组成】　葳蕤(焙)120克。

【用法】　上药研为粗末。每次6克,加薄荷2叶,生姜1片,蜜少许,水煎,去渣,食后、临卧服。

【主治】　眼见黑花,赤痛昏暗。

甘菊花汤

【方源】　《圣济总录》卷一六七。

【组成】　甘菊花 30 克,甘草(炙)7.5 克,防风(去叉)15 克,山茱萸 7 枚。

【用法】　上药研为粗末。每次 3 克,水煎,去渣,分 3 次温服,早晨、日午、晚后各 1 服。

【主治】　小儿鼻多涕,是脑门为风冷所乘。

甘草干姜汤

【方源】　《疝气证治论》

【组成】　甘草、干姜各 15 克,花椒、附子各 9 克。

【用法】　水煎服。

【主治】　诸疝泄利者。

甘草大豆汤

【方源】　《外科精义》卷下引《太平圣惠方》。

【组成】　甘草 90 克,赤皮葱 3 根,大豆 30 克。

【用法】　上药用水煮豆熟为度。用槐条 1 握同煮,取清汁热淋浴,冷即再温。

【主治】　外阴蚀,下疳,痈疮肿痛。

甘草归蜡膏

【方源】　《赵炳南临床经验集》。

【组成】　甘草 60 克,当归、蜂蜡各 30 克,香油 120 克。

【用法】　涂于纱布上再外敷,或做成油纱条高压无菌备用。

【功用】　祛脓长肉,和血生肌,收干固皮。

【主治】　疮疡久不敛口。

甘草附子汤

【方源】　《伤寒论》。

【异名】　四物附子汤(《外台秘要》卷十九引《深师方》)、附子汤(《外台秘要》卷十九引《古今录验》)、白术附子汤(《外台秘要》卷十五引《近效方》)、桂枝附子汤(《三因极一病证方论》卷五)、桂枝甘草附子汤(《类聚方》)。

【组成】　甘草(炙)6 克,附子(炮,去皮,破)2 枚,白术 6 克,桂枝(去皮)12 克。

【用法】　水煮,去渣,温服,1 日 3 次。

【功用】　《外台秘要》引《近效》:暖肌补中,益精气。

【主治】　①《伤寒论》:风湿相搏,骨节疼烦,掣痛不得屈伸,近之则痛剧,汗出短气,小便不利,恶风不欲去衣,或身微肿者。

②《外台秘要》引《近效方》:风虚头重眩,苦极不知食味。

【宜忌】　《外台秘要》引《近效》:忌海藻、菘菜、猪肉、生葱、桃、李、雀肉等。

【方论】　①《内台方议》:风则卫伤,湿流关节,风湿相搏,两邪乱经,故骨节疼烦,掣痛不得屈伸,近之则痛剧。风胜则卫气不固,汗出短气,恶风不欲去衣,为风在表也。湿胜则水气不行,小便不利,或身微肿,为湿气内搏也。故用附子为君,除湿祛风,温经散寒;桂枝为臣,祛风固卫;白术去湿为使;甘草为佐,而辅诸药。疏风去寒湿之方也。

②《医方考》:风湿相搏,故骨节疼烦;伤风则恶风,故不欲去衣;小便不利,而大便燥者,为热;今小便不利而大便反快,则湿可知矣。附子之热,可以散寒湿;桂枝之辛,可去解风湿;甘草健脾,则湿不生;白术燥脾,则湿有制。是方也,以桂、附之辛热而治湿,犹之淖潦之地,得太阳暴之,不终朝而湿去,亦治湿之一道也。

③《金匮玉函经二注》周扬俊:汗出短气,恶风不欲去衣,邪风袭入而中,卫之正气俱虚也;小便不利,身微肿者,中外为湿所持,而膀胱之化不行也,安得不以甘、术和中,桂、附去邪耶?然此症较前条更重,且里已受伤,曷为反减去附子耶?此条风湿半入里,入里者妙在缓攻,仲景正恐附子多则性猛且急,骨节之窍未必骤开,风湿之邪岂能托出?徒使汗大出而邪不尽尔。君甘草者,欲其缓也,和中之力短,恋药之用长也。

④《古方选注》:甘草附子汤,两表两里之偶方,风淫于表,湿流关节,阳衰阴盛,治宜两顾。白术、附子顾里胜湿,桂枝、甘草顾表化风,独以甘草冠其名者,病深关节,义在缓而行之,徐徐解救也。

【验案】　①风湿痛　《外台秘要》引《古今录验》:骠骑使吴谐,以建元元年八月二十六日始觉如风,至七日,卒起便顿倒,髀及手皆不随,通引腰背疼痛,通身肿,心多满。至九月四日服此汤一剂,通身流汗,即从来所患悉愈。

②寒痹　《上海中医药杂志》(1965,6:26):单用本方治疗寒痹 2 例,西医诊断为慢性腰骶关节炎继发坐骨神经痛。其中一例已有十余年病史,均获治愈。作者认为,凡属风湿寒痹,即使没有汗出恶

风、短气、小便不利等症,用本方亦可取效。

③风湿性心脏病　《河北中医》(1986,6:45):某女,45岁。素患风湿性心脏病、心悸短气、汗出恶风、关节冷痛、痛有定处、下肢浮肿、小便不利、舌淡苔白、脉沉弦。此为风湿相搏,日久不愈,邪从寒化。治宜温脾化湿散寒为主,佐以强心通阳。药用:炙甘草 15 克,炮附子 10 克,白术 10 克,桂枝 5 克,茯苓 15 克,煎服。1 个月后,心悸短气较前减轻,关节已不疼痛,下肢浮肿消失,小便正常。

甘草茵陈汤

【方源】　《医学摘粹》。

【组成】　茵陈 9 克,栀子 9 克,大黄 9 克,甘草 6 克。

【用法】　水煎,热服。

【主治】　阳黄属谷疸,腹满尿涩者。

甘草营实汤

【方源】　《眼科锦囊》卷四。

【组成】　大黄、营实各 9 克,白桃花、甘草各 6 克。

【用法】　水煎服。

【主治】　胃中支饮,腹中雷鸣,或吐黄水,郁热上攻眼目者。

甘草鼠粘汤

【方源】　《杂病源流犀烛》卷二十四。

【组成】　炙甘草 60 克,桔梗(米泔浸 1 夜,炒) 30 克,鼠粘根 60 克。

【用法】　上药研为末。每次 6 克,加阿胶 3 克,水煎服。

【主治】　肺热,咽喉痛。

甘桔元射汤

【方源】　《四圣悬枢》卷三。

【组成】　甘草 6 克,桔梗 6 克,玄参 3 克,射干 3 克。

【用法】　流水煎,热服。

【主治】　少阴咽痛者。

甘桔柴苓汤

【方源】　《四圣悬枢》卷三。

【组成】　甘草(生)3 克,桔梗 6 克,柴胡 3 克,黄芩 3 克。

【用法】　流水煎,温服。

【主治】　咽痛。

【加减】　风盛咽燥,加生地黄、白芍。

甘遂半夏汤

【方源】　《金匮要略》卷中。

【组成】　甘遂(大者)3 枚,半夏(水煮,去渣) 12 枚,白芍 5 枚,甘草如指大(炙)1 枚。

【用法】　水煎,去渣,入蜜 150 克再煎,顿服。

【功用】　《张氏医通》:祛痰逐饮。

【主治】　①《金匮要略》:痰饮,病者脉伏,其人欲自利,利反快,虽利心下续坚满,此为留饮欲去故也。

②《类聚方广义》:饮家心下满痛,欲呕吐,或胸腹挛痛者。

【方论】　①《金匮要略直解》:留者行之,用甘遂以决水饮;结者散之,用半夏以散痰饮。甘遂之性直达,恐其过于行水,缓以甘草、白蜜之甘,收以白芍之酸,虽甘草、甘遂相反,而实有以相使,此酸收甘缓,约之之法也。《灵枢经》曰:约方犹约囊,其斯之谓欤!

②《古方选注》:甘遂反甘草。反者,此欲下而彼欲上也。乃以白芍约之,白蜜润之,则虽反而甘遂仍得下渗。《灵枢》有言:约方约囊是也。甘遂、半夏逐留饮弥漫于肠胃之间,虽利而续坚满,苟非以甘草、白蜜与甘遂大相反者激而行之,焉能去其留着之根。相反为方,全赖白芍酸可胜甘,约以监反,庶不溷乱中焦而为害。

③《金匮要略心典》:脉伏者,有留饮也。其人欲自利,利反快者,所留之饮从利而减也。虽利,心下坚满者,未尽之饮,复注心下也。然虽未尽而有欲去之热,故以甘遂、半夏因其势而导之。甘草与甘遂相反,而同用之者,盖欲其一战而留饮尽去,因相激而相成也。白芍、白蜜,不特安中,抑缓药毒耳。

【验案】　①留饮　《续名医类案》:吴孚先治西商王某,气体甚厚,病留饮,得利反快,心下积坚满,鼻色鲜明,脉沉。此留饮欲去而不能尽去也,用甘遂、半夏、白芍,加白蜜五匙顿服,前症悉瘳。或问:甘遂与甘草其性相反,用之无害而反奏效,何也?

曰:正取其性之相反,使自相攻击,以成疏瀹决排之功。

②肺源性心脏病腹水　《四川中医》(1984,1:25):徐某,女,46岁。患肺源性心脏病伴腹水已年余。用强心利尿药后,病反加剧。症见胸满腹胀,四肢水肿,喉间痰鸣,心悸而烦不得卧,气短欲绝,面色晦暗,唇周发绀,二便不通,不食不饥,口不渴,舌胖淡,苔润,脉弦而结代。证属脾肾两虚,痰饮内阻,元气欲脱。拟甘遂半夏汤化裁:人参15克,甘草3克煎汤,送服甘遂蜜丸(即本方)3克。服后四小时下大便3次,先下黑粒状,继下浆糊样便,小便亦通,胸满肢肿,痰鸣等症均已见轻,呼吸好转,颜面转微白,唇周淡红,胃纳好转。翌日,投木香12克,人参15克,甘草3克煎汤吞服甘遂蜜丸3克。服后二便畅通,继以八味丸固本,经治月余,诸症消失,至今6年,未复发。

③腹壁脂肪增多症　《江西中医药》(1982,3:45):蒋某,女,32岁。患者腹部逐渐增大已4月,经中西药治疗无效而转外地某医院。诊时见:腹部膨隆,大如妊娠8个月,按之松软如棉絮,自觉胀闷不舒,沉重乏力,神疲嗜睡,纳减便溏,经闭3月,白带量多,质清稀而有腥味,小便清长,舌淡苔白腻,脉沉滑。证属脾虚失运,痰湿内停。治以健脾涤痰,方用甘遂半夏汤加减。处方:甘遂9克,半夏9克,白芍9克,炙甘草9克,白术12克,茯苓18克。3剂。药后腹胀大为减轻,精神转佳,食纳增加,白带减少,唯大便溏泻反剧,泻下之物黏腻如鱼冻,余无不适。原方继进3剂,腹胀大已减三分之二,余症俱觉好转,大便仍间有黏腻物,脉沉滑,原方再进3剂。2年后,患者至某医院分娩遇见,谓药后健如常人,腹大全消,带止经行,尔后怀孕。

④肾积水　《黑龙江中医药》(1995,5:36)以本方加减:甘遂1.4克,半夏、白芍、炙甘草、桂枝各10克,茯苓、白术、白蜜各15克,小便不利加桔梗,大便不通加大黄,腰膝酸软加黄芪、牛膝,治疗肾积水19例,结果:痊愈12例,好转5例,无效2例,总有效率89.47%。

【实验】　利尿作用　《经方研究》:李春响等实验报告,用本方100%水提取液进行家兔利尿作用的实验,每公斤体重给药1毫升,药后30分钟时5分钟内尿液,与药前5分钟内的尿液比较无明显增加,但1小时后5分钟内尿量与药前5分钟内尿量比较,有显著增加。

甘草干姜人参汤

【方源】　《脉因证治》卷三。

【组成】　甘草120克,干姜60克,人参30克,大枣3个。

【用法】　水煎服。

【主治】　肺痨。

甘草桔梗射干汤

【方源】　《医学摘粹》。

【组成】　甘草(生)6克、桔梗9克,半夏9克,射干9克。

【用法】　水煎,热漱,徐服。

【主治】　咽喉肿痛生疮。

甘桔加阿胶紫菀汤

【方源】　《医学纲目》卷十七。

【组成】　甘草60克,桔梗30克,阿胶、紫菀各15克。

【用法】　上药研为散。每次15克,水煎温服。

【主治】　肺痿唾脓血。

甘草干姜茯苓白术汤

【方源】　《金匮要略》卷中。

【异名】　甘姜苓术汤(原书同卷)、甘草汤(《外台秘要》卷十七引《古今录验》)、肾着汤(《备急千金要方》卷十九)、除湿汤(《三因极一病证方论》卷九)、苓姜术甘汤(《类聚方》)、茯苓干姜白术甘草汤(《奇正方》)。

【组成】　甘草、白术各60克,干姜、茯苓各120克。

【用法】　水煎,分3次温服。

【功用】　①《医宗金鉴》:补土制水,散寒渗湿。

②《血证论》:和脾利水。

③《谦斋医学讲稿》:温脾化湿。

【主治】　①《金匮要略》:肾着之病,其人身体重,腰中冷,如坐水中,形如水状,反不渴,小便自利,饮食如故。病属下焦,身劳汗出,衣里冷湿,久久得之。腰以下冷痛,腰重如带五千钱。

②《圣济总录》:胞痹,小便不利,鼻出清涕者。

③《金匮要略讲义》:呕吐腹泻,妊娠下肢浮肿,

或老年人小便失禁，男女遗尿，妇女年久腰冷带下等，属脾阳不足而有寒湿者。

【宜忌】《外台秘要》：忌海藻、菘菜、桃李、雀肉、酢物。

【方论】 ①《医方考》：肾着于湿，腰冷如冰，若有物者，此方主之。肾主水，脾主湿，湿胜则流，必归于坎者，势也，故曰肾着。腰为肾之府，湿为阴之气，故令腰冷如冰；若有物者，实邪着之也。干姜，辛热之物，辛得金之燥，热得阳之令，燥能胜湿，阳能曝湿，故象而用之；白术、甘草，甘温之品也，甘得土之味，温得土之气，土胜可以制湿，故用以佐之；白茯苓，甘淡之品也，甘则益土以防水，淡则开其窍而利之，此围师必缺之义也。

②《金匮要略心典》：其病不在肾之中脏，而在肾之外府，故其治法不在温肾以散寒，而在燠土以胜水。甘、姜、苓、术，辛温甘淡，本非肾药，名肾着者。原其病也。

③《金匮要略方义》：本方所治之肾着病非肾之本脏为病，乃寒湿痹着于腰部所至。腰者，肾之府，故以"肾着"名之。此证多起于劳动汗出之后，衣里冷湿，久而久之，寒湿内侵，下注于腰部，故腰以下冷痛，如坐水中，腰重"如带五千钱"。邪着于肌里，未伤及脏腑，故小便自利，饮食如故。邪虽外受，但无表证，且时日已久，非外散可解，当温中胜湿从内温化。方中以干姜为君药，温中祛寒；茯苓为臣药，淡渗利湿；干姜、茯苓二者配合，一温一利，使寒祛湿消，以除病之本。佐以白术，健脾燥湿，俾脾气健运，则湿去而不复聚。使以甘草调和脾胃，而理中州。四药相伍，共奏燠土胜湿之效，是为寒湿腰痛之良剂。

【验案】 ①肾着 《广东中医》(1962，7：31)：杜某，女，52岁。腰痛，腰部重倦有冷痹感，两侧髋关节痛，行动拘急痛，俯仰困难，四肢倦怠无力已5个月余，治疗无效。诊其脉沉迟，此肾着证也，肾虚而寒湿所侵，腰受冷湿着而不去，治宜温通驱寒湿为治，拟用肾着汤。处方：白术30克，云苓30克，干姜30克，炙甘草15克，2剂，水煎，温服。后以原方加桂枝、杜仲，共进8剂而愈。

②半身出汗 《陕西中医》(1984，3：26)：本方治疗半身出汗12例，病程最长2.5年，最短半年；有布氏杆菌病史者2例，风湿性心脏病史1例，非特异性结肠炎病史3例。病者皆有脾阳不足，寒湿内盛的症状，如汗出、身冷、畏寒等。结果：治愈9例，好转3例。服药最少2剂，最多12剂。

③滑精 《金匮要略今释》引《古方便览》：一士人，年七十三，平生小便频数，腰冷如坐水中，厚衣覆盖而坐，精液时泄不自禁，诸治并无效，如此已十余年矣。余诊之，心下悸，即与此方而痊愈。

④带下 《浙江中医杂志》(1985，4：175)：丁某，女，44岁。带下年余，近半月来加重，色白清稀，绵绵不绝，少腹隐痛，头晕乏力，面色苍白，形寒肢冷，腰酸，舌胖苔白，脉小略滑。乃寒湿阻滞胞宫。处方：茯苓、白术各30克，干姜、甘草各10克，苍术20克，煎服。四剂后，带下明显减少，腰痛、头晕明显好转。

⑤腰椎间盘疝 《实用中西医结合杂志》(1997，3：292)：用本方加大剂量，治疗腰椎间盘疝40例。药用：干姜60克，白术30克，茯苓30克，炙甘草30克，苔腻者加苍术30克；下肢麻木者加薏苡仁30克；下肢疼痛加青风藤30克，木瓜30克。每日1剂，水煎，分3次服。结果：12例服药1剂后缓解，其余28例多在服药3剂后缓解，最多不过10剂，其中25例经治疗后症状消失，15例最终仍遗留下肢麻木或酸胀感，10例复发，再用本方仍可缓解，无1例出现副作用。

【实验】 对肠管的兴奋作用 《经方研究》：王培忠等报道，甘姜苓术汤的水煎液在小量时对家兔离体肠管有轻微的兴奋作用；加大剂量后，其兴奋作用未见明显加强。认为其水煎液兴奋肠管的作用与剂量关系不大。

石干散

【方源】 《痘疹传心录》卷十五。

【组成】 木香3克，甘遂1.5克，麝干6克，蛤蟆(火逼干)1只。

【用法】 上药研为末。每次3克，好酒调下。

【主治】 臌胀。

石子汤

【方源】 《明医指掌》卷九。

【组成】 猪肾(去脂膜，用竹刀切作4片)1对，香薷60克，葱白头60克，白芍60克。

【用法】 分2帖。水煎服。

【主治】 蓐劳。产后虚赢，寒热自汗，气促。

石韦汤(1)

【方源】　《圣济总录》卷九十八。

【组成】　石韦(去毛)、瞿麦(取穗)、冬葵果(炒)、车前子各 30 克。

【用法】　上药研为粗末。每次 9 克,水煎,去渣温服,不拘时候。

【主治】　卒淋。

石韦汤(2)

【方源】　《圣济总录》卷一七九。

【组成】　石韦(去毛)、瞿麦各 45 克,滑石 30 克。

【用法】　上药研为粗末。5－6 岁儿每次 3 克,加小麦 100 粒,水煎,去渣温服,如人行 10 里再服。

【主治】　小儿小便不通。

石韦散(1)

【方源】　《圣济总录》卷九十五。

【组成】　石韦(去毛)、瞿麦穗、冬葵果各 60 克,滑石(碎)150 克。

【用法】　上药研为散。每次 9 克,食前温水调下。

【主治】　小便不利。

石韦散(2)

【方源】　《活幼口议》卷二十。

【组成】　石韦(去毛)、海金沙、木通、滑石各适量。

【用法】　上药研为末。水煎,通口服。

【主治】　小儿热淋、沙淋、石淋。

石灰散

【方源】　《太平圣惠方》卷六十二。

【组成】　风化石灰 10 克,小麦面 20 克,皂角灰 10 克,白蔹 10 克。

【用法】　上药研为细散。以酽浆水和如面糊,涂贴,1 日换 3～4 次。

【主治】　一切肿及发背、乳痈等。

石珍散

【方源】　《古方汇精》卷二。

【组成】　石膏(煅)120 克,青黛、黄柏各 36 克,井泥(晒干)24 克。

【用法】　上药各取净末,研细和匀收贮。用生地黄汁调敷。

【主治】　一切火疮、天疱疮。

石南汤

【方源】　《圣济总录》卷一八二。

【组成】　石南叶 30 克,花椒(去目及闭口者,炒出汗)15 克。

【用法】　水煎,去渣,下硝石、白矾各 15 克,搅令溶,以绵涂于疹处,干即易。

【主治】　小儿风疹。

石辛散

【方源】　《普济方》卷六十七引《海上方》。

【组成】　寒水石 10 克,细辛 1.5 克,荜茇 3 克,荆芥 6 克。

【用法】　上药研为末。掺之。

【主治】　牙疳急露宣。

石胆煎

【方源】　《圣济总录》卷一一七。

【组成】　石胆(烧、研末)1.5 克,蜜 30 克,黄柏末 3 克,蟾酥(研)1.5 克。

【用法】　先于铛中慢火煎蜜,次下药末,煎如饧。每含如杏核大。吐津,不得咽。

【主治】　口疮疼痛。

石胆散(1)

【方源】　《太平圣惠方》卷三十六。

【组成】　石胆 4 克,麝香 1.5 克,苦杏仁(汤浸,去皮尖双仁,生研)8 克,腻粉 3 克。

【用法】　上药研为末。每取少许,掺于疮上。良久吐出涎水愈。

【主治】　口疮经久,肿痛赤烂,不能下食。

石胆散(2)

【方源】　《幼幼新书》卷二十五引张涣方。

【组成】　石胆 30 克,地龙(洗净)7.5 克,须发(烧灰)、莨菪子(生用)各 15 克。

【用法】　上药研为细末,入麝香 3 克,同研匀。

每次 1 克,贴于疮上。

【主治】　鼻𪽂病。𪽂虫上蚀于鼻,赤痒及连唇生疮赤烂。

石胆散(3)

【方源】　《御药院方》卷九。

【组成】　石胆 9 克,胡桐律 15 克,蟾酥 15 克,轻粉抄 3 克(称重 1.5 克)。

【用法】　上药研为细末。每用少许,食后、临卧敷贴患处。吐津,误咽不妨。

【主治】　齿龈肿痛生疮,或欲成𪽂,乍愈乍发。

石淋散

【方源】　《续名家方选》。

【组成】　海浮石、阿胶各 3 克,木通、甘草各 1.5 克。

【用法】　上药研为散。水煎服。

【主治】　砂石淋。

石榴汤

【方源】　《圣济总录》卷四十。

【组成】　酸石榴(大者)1 枚,黄连(去须)30克,干姜(炮)60 克。

【用法】　上药研为散。每次 15 克,水煎,去渣,加阿胶 2 片令烊,顿服之,不拘时候。

【主治】　冷利洞泄及赤白滞痢。

石碱膏

【方源】　《经验良方》。

【组成】　石碱、密陀僧各 36 克,黄蜡 36 克。

【用法】　上药文火炼和,下火而俟稍冷,加冰片 3 克,麻油少许,研和为膏。贴患部。

【主治】　癫疾,足心等腐蚀者。

石膏汤

【方源】　《圣济总录》卷十二。

【组成】　石膏(碎)22.5 克,滑石 15 克,白茅根(锉)、萹蓄(锉)各 22.5 克。

【用法】　上药研为粗末。每次 9 克,水一盏,煎至七分,去渣,食后热服。

【主治】　中风,头痛烦热,口干,小便赤。

石膏散(1)

【方源】　《太平圣惠方》卷二十三。

【组成】　石膏(研)30 克,甘草(炙微赤,锉)30克,苍术(锉,炒微黄)30 克,麻黄根 30 克。

【用法】　上药研为细散。每次 6 克,不拘时候,以温浆水调下。

【主治】　风虚汗出不止。

石膏散(2)

【方源】　《症因脉治》卷一。

【组成】　石膏、川芎、白芷、葛根各适量。

【用法】　上药研为细末。水煎服。

【主治】　外感头痛。

石膏散(3)

【方源】　《眼科全书》卷三。

【组成】　石膏 15 克,麻黄 30 克,干姜 22.5克,何首乌 15 克。

【用法】　上药研为末。每次 6 克,水煎,食后服。

【主治】　雷头风,白内障。

石膏散(4)

【方源】　《证治汇补》卷四。

【组成】　川芎 30 克,石膏 90 克,白芷 45 克,黄芩 45 克。

【用法】　水煎服。

【功用】　《医略六书》:清热散火。

【主治】　痰火头痛。

【方论】　《医略六书》:白芷散阳明之痰湿,石膏散炎上之火邪,川芎活血于头,黄芩清热于隔,使痰火顿除,则经络通畅,而清阳上奉,头痛无不愈矣。

石榴皮汤

【方源】　《医心方》卷二十二引《产经》。

【组成】　安石榴皮 60 克,当归 90 克,阿胶(炙)60 克,熟艾(如鸡子大)2 枚。

【用法】　水煎,分 3 次服。

【主治】　妊娠暴下不止,腹痛。

石榴皮散

【方源】　《圣济总录》卷一七八。

【组成】　酸石榴皮(微炒)、干姜(炮裂)、黄连(去须)、诃黎勒(煨,去核)各9克。

【用法】　上药研为细散。每次1.5克,空心、午后各用米饮调下。

【主治】　小儿脓血痢。

石膏二母汤

【方源】　《温热经解》。

【组成】　石膏9克,川贝母6克,知母6克,甘草3克。

【用法】　水煎服。

【主治】　胃中有火,午前咳嗽者。

石膏升麻散

【方源】　《古今医统大全》卷六十四。

【组成】　石膏、升麻、地骨皮、羊胫骨灰各等份。

【用法】　上药研为末。每用少许,频擦牙齿根上。

【主治】　足阳明经虚,风热所袭,流传牙齿,攻蛀牙龈,致肿结妨闷,甚者与龈间津液相搏,化为脓汁。

【备考】　《景岳全书》:或加麝香少许更妙。

石膏枯矾膏

【方源】　《中医皮肤病学简编》。

【组成】　煅石膏18克,白矾18克,雄黄6克,冰片1克。

【用法】　上药研为极细末,加凡士林187克,调成软膏。外用。

【主治】　阴囊湿疹。

左金汤

【方源】　《不知医必要》卷二。

【组成】　白术(净)、陈皮各4.5克,黄连2.4克,吴茱萸(泡)1.2克。

【用法】　水煎服。

【主治】　肝火胁痛。

龙骨散(1)

【方源】　《医心方》卷十二引《古今录验》。

【组成】　桑耳90克,白矾60克,牡蛎60克,龙骨90克。

【用法】　上药研为散。每次9克,水煎服,1日3次。

【主治】　遗尿。

龙骨散(2)

【方源】　《太平圣惠方》卷九十三。

【组成】　龙骨7.5克,胡粉(炒令黄色)7.5克,白矾7.5克,黄连(去须,锉碎,微炒)15克。

【用法】　上药研为细散。每次1.5克,以米饮调下,1日3次。

【主治】　小儿疳痢,日夜不止。

龙骨散(3)

【方源】　《太平圣惠方》卷九十三。

【组成】　龙骨30克,枳壳(麸炒微黄,去瓤)15克,当归(锉,微炒)15克,黄连(去须,微炒)30克。

【用法】　上药研为粗散。每次3克,水煎,去渣温服,不拘时候。

【主治】　小儿暴痢。

龙骨散(4)

【方源】　《圣济总录》卷七十六。

【组成】　龙骨15克,黄连(去须)、牡蛎(烧为粉)各30克,乌梅(焙干)22.5克。

【用法】　上药研为散。每次6克,食前温米饮调下。

【主治】　赤白痢,肠胃虚滑。

龙骨散(5)

【方源】　《圣济总录》卷一三二。

【组成】　龙骨、海螵蛸(去甲)、胡粉各15克,铅丹(炒紫色)3克。

【用法】　上药研为细末。先用盐汤洗了,贴之,1日3～5次。

【主治】　发际疮,初生如黄米大,或痒或痛。

龙骨散(6)

【方源】　《普济方》卷二一六。

【组成】　龙骨、桑螵蛸、瓜蒌根、黄连各适量。

【用法】　上药研为散。每次6克,食前以粥饮调下。

【主治】　小便数而多。

龙骨散（7）

【方源】　《普济方》卷二九七。

【组成】　龙骨（煅）、白芷、黄丹、寒水石（煨）各等份。

【用法】　上药研为末。掺疮口上。

【主治】　痔漏。

龙骨散（8）

【方源】　《普济方》卷三〇一。

【组成】　海螵蛸、赤石脂、龙骨、孩儿茶各等份。

【用法】　上药研为末。干贴之。

【主治】　疳疮。

龙骨散（9）

【方源】　《赤水玄珠》卷二十六。

【组成】　白矾、龙骨、胭脂胚各 3 克，麝香少许。

【用法】　上药研为细末。先以棉裹杖子拭去耳中脓，再吹 1 克入耳中，1 日 2 次。

【主治】　小儿诸脓耳。

【加减】　加海螵蛸 3 克尤妙。

【备考】　《幼幼集成》有铅丹 6 克。

龙骨散（10）

【方源】　《诚书》卷六。

【组成】　龙骨（煅）3 克，轻粉 1.5 克，黄连 4.5 克，白矾 1.5 克。

【用法】　上药研为末。干掺脐中。

【主治】　小儿脐内疮。

龙骨散（11）

【方源】　《古今医统大全》卷八十四。

【组成】　龙骨（煅）、当归、香附（炒）各 30 克，棕毛灰 15 克。

【用法】　上药研为细末。每次 12 克，空心米汤调下。

【主治】　妇人血崩不止。

【宜忌】　忌油腻、鸡鱼、炙物。

龙香丸

【方源】　《幼幼新书》卷二十三引《谭氏殊圣》。

【组成】　母丁香 3 个，麝香少许，青黛 3 克，蟾蜍（去肚炙黄）1 只。

【用法】　上药研为散。煮浆水饭为丸，如粟米大。每次 3 丸，温水送下。

【主治】　小儿多热发惊，口内饶干，面色青，咬甲爱盐，仍吃土，时时咳嗽，夜多声，气疳传脏，心头痛，掏眼、眉，不转睛。

龙胆汤（1）

【方源】　《圣济总录》卷六十。

【组成】　龙胆、秦艽（去苗土）各 45 克，升麻 30 克。

【用法】　上药研为粗末。每次 15 克，水浸药 1 宿，平旦煎，加黄牛乳 15 克，再煎，去渣，空心温服，1 日 2 次。取利为度。

【主治】　阴黄。

龙胆汤（2）

【方源】　《普济方》卷九十六。

【组成】　防风、黄连、龙胆、僵蚕（炒）各 15 克。

【用法】　上药研为粗末。每次 15 克，水煎，去渣温服。

【主治】　五脏生风发痉，日夜数十发者。

龙涎散

【方源】　《普济方》卷二九五。

【组成】　龙骨、密陀僧、花蕊石、黄柏各 9 克。

【用法】　上药为末。每用少许，干敷上。

【功用】　生肌。

【主治】　痔漏。

龙脑散

【方源】　《小儿卫生总微论方》卷二十。

【组成】　冰片（研）7.5 克，黄柏（研末）15 克，白面 60 克，腊茶（研末）30 克。

【用法】　上药拌匀。每以新绵揾药扑上，破者敷之。

【主治】　痱疮。

龙脑膏

【方源】　《小儿卫生总微论方》卷二十。

【组成】　冰片 1 克,麝香 1 克,砒霜 1 克,白蔹 1 克。

【用法】　上药研为细末,用猪胆汁调药,适稀稠。以纸任帛涂上。即愈。

【主治】　走马急疳蚀口鼻。

龙硼丹

【方源】　《痘疹仁端录》卷七。

【组成】　硼砂、青黛、山豆根各 1.5 克,冰片 0.15 克。

【用法】　上药研为末。吹喉。

【主治】　痘后咽喉肿痛。

龙蜕散

【方源】　《世医得效方》卷十四。

【组成】　蝉蜕(烧存性)30 克,大蛇蜕(火烧存性)1 条,滑石 15 克,葵子(微炒)30 克。

【用法】　上药研为末。每次 3 克,顺流水微温暖调下。不可使热汤。

【功用】　催生。

龙腾饮

【方源】　《产论》卷一。

【组成】　川芎、黄芩、黄连各 3 克,大黄 1.5 克。

【用法】　以开水渍之,须臾绞去渣,顿服。

【主治】　妊娠盛怒而气暴逆,吐血衄血,或突然胸痛者。

龙骨海蛤散

【方源】　《秘传外科方》引《李防御五痔方》。

【组成】　芜荑 30 克,龙骨 7.5 克,海蛤(煅)7.5 克,密陀僧 4 克。

【用法】　上药研为末。先掺,次用贴痔膏贴,1 日 1 次。

【主治】　痔疮。

龙蛇换骨丹

【方源】　《虺后方》。

【组成】　草乌(去皮尖,切片)250 克,生姜(切片)250 克。

【用法】　共入锅内,焙炒干,为细末,加麝 0.6

克,加白荆皮研末,与前药等份平对。每次 2 克,酒调下。如伤风寒,不对白荆皮末,每次 1 克,俱卧时酒调下。忌风取汗为度。

【主治】　半身不遂,风瘫骨痛,麻痒不仁。

东封丹

【方源】　《喉科种福》卷四。

【组成】　皂角末、燕巢泥、千步土(即门限下土)、秽桶下土各适量。

【用法】　葱白捣汁,和烧酒调各药,敷喉外肿处。

【主治】　风火喉,痛而微痒,色鲜红,有表证者。

东流饮

【方源】　《古今医鉴》卷八。

【组成】　细茶 1 撮,生芝麻 1 撮,生桃仁 7 枚,大黄 3～9 克。

【用法】　用长流水生擂碎服。

【主治】　大便热结闭塞。

归气汤

【方源】　《辨证录》卷四。

【组成】　麦冬 9 克,北五味子 3 克,熟地黄 9 克,白术 6 克。

【用法】　水煎服。

【主治】　久嗽伤肺后,忽然大喘不止,痰出如泉,身汗如油。

归血散

【方源】　《杨氏家藏方》卷二十。

【组成】　荆芥(锉碎)、大麦(生)、黑豆(生)各 30 克,甘草 6 克。

【用法】　上药拌匀。水煎,去渣,食后、临卧作 2 次温服。

【主治】　男子、妇人、老幼小便溺血。

归苓散

【方源】　《女科秘旨》卷四。

【组成】　当归、川芎、茯苓各 9 克,厚朴 4.5 克。

【用法】　水煎服。

【主治】　临产猝然心痛。

归姜汤

【方源】　《医学心悟》卷五。

【组成】　当归9克,黑姜3克,酸枣仁(炒)4.5克,大枣(去核)5枚。

【用法】　水煎服。

【主治】　产后心慌自汗。

【加减】　若服后自汗仍多,心慌无主,恐其晕脱,加人参6克,熟附子3克。

归胶饮

【方源】　《盘珠集》卷下。

【组成】　阿胶、炙甘草、当归、葱白各适量。

【用法】　水煎服。

【主治】　气壅攻腰胁痛。

归芍大黄汤

【方源】　《症因脉治》卷二。

【组成】　当归、白芍、大黄、牡丹皮各适量。

【用法】　水煎服。

【主治】　眩晕,左手脉数,燥火伤血者。

归荆安枕汤

【方源】　《辨证录》卷十二。

【组成】　当归15克,牡丹皮3克,荆芥9克,山楂10粒。

【用法】　水煎服。

【主治】　妇人产后淤血成团未散,小腹疼痛,甚则结成一块,手按之益痛,此名儿枕痛。

归姜羊肉汤

【方源】　《类证治裁》卷八。

【组成】　羊肉500克,当归150克,生姜180克,黄芪120克。

【用法】　先以水煮羊肉取汁,下后3味,分4服,煮食。

【主治】　产后下焦虚,脏寒腹痛。

【加减】　有恶露,加肉桂90克。

归麦榆草汤

【方源】　《辨证录》卷十。

【组成】　生甘草60克,当归30克,麦冬30克,地榆15克。

【用法】　水煎服。

【主治】　一时短见,服盐卤之毒,口咸作渴,腹中疼痛。

田螺膏

【方源】　《证治准绳·类方》卷七。

【组成】　田螺(去壳)7枚,撮地金钱多枚,生地黄根、田茶菊叶各等份。

【用法】　上药同捣烂,贴太阳穴及眼泡。

【主治】　眼睛肿胀突出,及赤眼生翳膜。

田螺捻子

【方源】　《血证论》卷八。

【组成】　田螺3枚,冰片1.5克,白砒1.5克,硇砂3克。

【用法】　捣和,米糊为捻子。着患处。

【功用】　化腐,去瘀肉,枯血痣。

田螺解胀敷脐方

【方源】　《寿世新编》。

【组成】　大田螺1个,雄黄3克,甘遂3克,麝香0.3克。

【用法】　先将药末和田螺捣如泥,以麝香置脐,放药脐上,以物覆之束好。待小便大通去之。

【主治】　一切臌胀,肚饱发胀,小便不通。

四平散

【方源】　《良方合璧》卷下。

【组成】　黄柏、血丹、胆矾、烟胶(在牛圈内买带黑色者)各等份。

【用法】　上药研为极细末。先剃头发,后用麻油调和末药敷上;疮干者,用湿药;疮湿者,用干药。

【主治】　瘌痢头并耳内脓水。

四龙丹

【方源】　《救伤秘旨》。

【组成】　煅石膏150克,淡黄丹、乳香(去油)、没药(去油)各15克。

【用法】　上药研为细末。外用。

【功用】　止血生肌。

【加减】　夏令,加冰片少许。

四仙丹

【方源】　《儒门事亲》卷十五。

【组成】　枸杞子(春甲乙采杞叶,夏丙丁采花,秋庚辛采子,冬壬癸采根皮)。

【用法】　上药研为末,以桑椹汁为丸。每次50丸,茶清、酒任下。

【功用】　《普济方》:乌髭驻颜,明目延年。

【主治】　诸风疾。

四仙汤

【方源】　《观聚方要补》卷八。

【组成】　土茯苓30克,牛膝、皂角刺各12克,五加皮15克。

【用法】　水煎,空腹服。

【主治】　疯瘫不能起止,并梅毒见疯症。

【宜忌】　忌牛肉、茶、醋、烧酒、麻油。

四仙散

【方源】　《仙拈集》卷四。

【组成】　花椒、白矾各15克,盐9克,羊蹄根18克。

【用法】　共捣烂,米醋18克调匀。夏布包扎,每日刮破擦2～3次。

【主治】　癣。

四生散(1)

【方源】　《世医得效方》卷十二。

【组成】　罂粟壳(去萼蒂赤颏,半生半炙)、黑豆(半生半炙)、甘草(半生半炙)、生姜(半生半炙)各适量。

【用法】　上药研为散。每次6克,水煎,温服。

【主治】　①《世医得效方》:下痢。

②《普济方》:赤痢,因大肠停积,热毒得之,或点滴鲜血。

【加减】　如呕,食不入,加人参少许。

四生散(2)

【方源】　《医方易简》卷五。

【组成】　黄丹180克,明松香180克,半夏180克,石膏180克(生90克,熟90克)。

【用法】　上药研为末。敷之。

【主治】　跌打损伤。

四白散(1)

【方源】　《圣济总录》卷七十五。

【组成】　龙骨、白石脂、胡粉(蒸令黄)、白矾(烧成灰)各15克。

【用法】　上药研为散。每次6克,米饮调下。

【主治】　冷痢。

四白散(2)

【方源】　《外科大成》卷三。

【组成】　糯米15克,巴豆(取肉)5枚。

【用法】　用夏布包之扎之,取石灰鹅卵大1块,开水泡化,以水煮米包成饭,取出,乘热加硇砂末3克,杵匀,仍加石灰水,研如糊,瓷罐收之。点之。

【功用】　点痣去斑。

四汁饮(1)

【方源】　《圣济总录》卷九十八。

【组成】　葡萄(自然汁)、蜜、生藕(自然汁)、生地黄(自然汁)各150毫升。

【用法】　上药和匀。每次30毫升,加水100毫升,银石器内慢火煎沸,温服,不拘时候。

【主治】　热淋,小便赤涩疼痛。

四汁饮(2)

【方源】　《仙拈集》卷一。

【组成】　韭汁、姜汁各50毫升,牛乳100毫升,竹沥30毫升。

【用法】　和匀,煎热温服,1日2次。

【主治】　反胃噎膈,大便燥结。

四汁饮(3)

【方源】　《重订通俗伤寒论》。

【组成】　竹沥、梨汁、萝卜汁各50毫升,鲜石菖蒲汁20毫升。

【用法】　合煎,分3次温服。

【功用】　肃清痰火以醒神。

【主治】　风寒夹痰,痰涎虽吐,而神识时清时昏者。

四汁煎

【方源】　《圣济总录》卷三十八。

【组成】　生藕汁、生葛汁、木瓜汁各30毫升，生姜汁15毫升。

【用法】　银器中慢火熬如饧。每次15克，含化，徐徐咽津。

【主治】　霍乱吐呕。

四汁膏

【方源】　《仙拈集》卷一。

【组成】　梨汁100毫升，姜汁、白蜜各50毫升，薄荷（研末）90克。

【用法】　和匀，煮沸，任意服。

【功用】　降痰。

【主治】　痰壅盛。

四圣丹（1）

【方源】　《万氏家抄方》卷六。

【组成】　珍珠30克，豌豆（烧灰存性）、血余（烧灰存性）各15克，冰片1克。

【用法】　上药研为细末，用油胭脂调成膏。先将银簪拨开疔口，以药填入，即变红活。

【主治】　痘疔。

【方论】　《医方考》：珍珠能出毒止痛，二灰能烂毒化血，胭脂能利血拔毒，冰片能利窍行滞。

四圣丹（2）

【方源】　《痘麻绀珠》卷十八。

【组成】　绿豆、豌豆、赤小豆（各烧存性）、珍珠（研细）各30克。

【用法】　上药研为散。外涂。

【主治】　痘疮干燥，其根焦黑。

四圣饮（1）

【方源】　《赤水玄珠》卷八。

【组成】　何首乌、白芷、青皮、陈皮各适量。

【用法】　水煎，空心服。

【主治】　久疟。

四圣饮（2）

【方源】　《产科发蒙》。

【组成】　藿香、高良姜、陈皮、莪术各等份。

【用法】　每次9克，热汤浸，去渣饮用。

【主治】　气攻呕吐，诸药不效者。

四圣散（1）

【方源】　《三因极一病证方论》卷十五。

【组成】　海藻（洗）、石决明（煅）、羌活、瞿麦穗各等份。

【用法】　上药研为末。每次6克，米汤调下，1日3次，下清水尽为妙。

【主治】　瘰疬，用花蛇散取转后。

四圣散（2）

【方源】　《杨氏家藏方》卷二。

【组成】　白矾、川甜硝、盆硝、寒水石各等份。

【用法】　上药入坩锅子内，揭口，用炭火煅令烟尽，取出候冷，为细末。每次3克，食后新汲水调下，1日3次。

【主治】　心经蕴蓄，惊热成痫，潮作热盛，膈实涎多，大便秘涩，及寻常上焦壅盛，膈热痰多。

四圣散（3）

【方源】　《医方类聚》卷七十引《施圆端效方》。

【组成】　当归30克，甘草120克，白芍60克，黄连90克。

【用法】　上药研为细末。水煎，洗目并吃。

【主治】　赤眼。

四圣散（4）

【方源】　《普济方》卷六十引《德生堂方》。

【组成】　荆芥、牛蒡子（炒，碾细）、紫河车各9克，大黄18克。

【用法】　上药研为散。每次15克，水煎，食后临卧时，先漱后咽。

【主治】　咽喉口齿，喉闭，乳蛾。

【加减】　大实者，大黄再加用。

四圣散（5）

【方源】　《痘疹心法》卷二十二。

【异名】　四圣珍珠散（《痘疹全书》卷下）、四圣膏（《医宗金鉴》卷五十七）、四圣丹（《痘麻绀珠》卷十八）。

【组成】　绿豆、豌豆(各烧存性)各49粒,珍珠7.5克,油头发(烧存性)7.5克。

【用法】　上药研为末,胭脂汁调,先以银簪拨开黑疮,此涂之。

【主治】　痘疔,痘不起发,变异而痛者。

四圣散(6)

【方源】　《古今医统大全》卷八十五。

【组成】　黄芩、白术、砂仁、阿胶各等份。

【用法】　上药研为细末。每次6克,艾汤调下。

【主治】　①《古今医统大全》:漏胎下血。

②《竹林女科》:胎动属脾虚而血热者。

四圣散(7)

【方源】　《古今医统大全》卷八十五。

【组成】　黄芩、白术、白芍各30克,砂仁15克。

【用法】　水煎服。

【主治】　妊娠不能饮食,冲心欲死,遍身疼痛。

四圣散(8)

【方源】　《证治准绳·幼科》卷六。

【组成】　紫草、黄芪、甘草、木通各适量。

【用法】　水煎服。

【主治】　痘疮黑陷,倒靥不起,发不红活,小便不利。

【加减】　热甚色紫,倍加紫草、芩、连、红花;大便秘,加枳壳;如常,加糯米。

四圣散(9)

【方源】　《李氏医鉴》卷八。

【组成】　白芷、枳壳、冬葵果、木通各6克。

【用法】　水煎服。

【功用】　催生。

四圣散(10)

【方源】　《良朋汇集》卷四。

【组成】　宫粉、黄丹、松香、白矾(飞)各等份。

【用法】　上药研为细末。疮湿干用,干则油调。

【功用】　①《全国中药成药处方集》(兰州方):渗湿消毒,杀菌止痒。

②《全国中药成药处方集》(天津方):收敛生肌。

【主治】　①《良朋汇集》:黄水疮,小儿肥疮胎毒。

②《全国中药成药处方集》(天津方):皮肤湿痒,薄皮疮,浸淫疮。

【备考】　《全国中药成药处方集》(天津方)本方用法:用花椒油调敷患处,脓水过多者干敷。

四圣散(11)

【方源】　《痘学真传》卷七。

【组成】　紫草、白芍、黄芪、木通各等份。

【用法】　上药研为散服。每次3克,水煎服。

【主治】　痘在七八期,盛浆未足,火毒未解者。

【方论】　紫草凉血以解毒,白芍实腠以养血,黄芪补气以助浆,恐气血滞而不行,再用木通流走关节,令心家之火泄于小肠。

四圣散(12)

【方源】　《仙拈集》卷二。

【组成】　白矾30克,蓖麻子7粒,乌梅5个,麝香少许。

【用法】　上药研为末,丝绵裹,塞鼻内。息肉自消。

【主治】　鼻痔。

四圣散(13)

【方源】　《仙拈集》卷四。

【组成】　雄黄、白矾、松香(一方作定粉)、五倍子各等份。

【用法】　上药研为末。香油调搽。

【主治】　秃疮,肥疮,黄水疮,旋耳疮。

四圣散(14)

【方源】　《纲目拾遗》卷四引《王安采药方》。

【组成】　山海螺(一名白河车)、紫河车、红石膏、白石膏各适量。

【用法】　上药为散服。

【主治】　肠痈,便毒,脏毒,乳痈疽。

四圣散(15)

【方源】　《风痨臌膈四大证治》。

【组成】　白术、川连、陈皮、甘草各适量。

【用法】　上药研为散服。

【主治】　嘈杂，心膈痛而呕。

四圣散（16）

【方源】　《伤科汇纂》卷七。

【组成】　草乌、白芷、山柰、当归各等份。

【用法】　上药研为末。每次量人强弱，或 2 克，或 3 克，酒调下。

【主治】　跌打疼痛。

【宜忌】　慎勿多服。

四圣散（17）

【方源】　《全国中药成药处方集》（吉林方）。

【组成】　松香、铜绿、樟丹、枯矾各等份。

【用法】　上药研为细末。敷于患处，用消毒药布包好。

【功用】　利湿解毒，止痒消肿，杀菌化腐。

【主治】　风火毒疮，黄水疮，湿毒瘙痒，皮肤诸疮。

【宜忌】　有毒，不可入口。

四圣膏（1）

【方源】　《古今医统大全》卷三十四引《经验方》。

【组成】　黄芪叶、独蒜、盐、穿山甲各适量。

【用法】　共研末，上以好醋成饼。量疮大小贴之。痞化为脓水，从大便出。

【主治】　痞块。

四圣膏（2）

【方源】　《普济方》卷一一二。

【组成】　当归、没药、大川乌各等份。

【用法】　上药研为末。用不蛀皂角 24 个，捶碎，水煎数沸，去渣，入锅内熬成膏，入前药搅匀。贴于患处。

【主治】　鹤膝风及诸风疾。

四圣膏（3）

【方源】　《普济方》卷二七九。

【组成】　清油 250 克，巴豆（去皮）9 克，当归 15 克，轻粉 3 克。

【用法】　将油慢火熬，次下巴豆、当归，熬至黑焦，去渣，又下黄蜡、轻粉。每用量疮搽之。

【主治】　风痦疥癣，或痛经年不效者，及一切恶疮。

四圣膏（4）

【方源】　《仙拈集》卷四。

【组成】　银朱 6 克，铜绿 4.5 克，松香、杭粉各 9 克。

【用法】　上药研为末。桐油调搽，作隔纸膏贴之。

【主治】　臁疮。

四皮汤

【方源】　《圣济总录》卷二十九。

【组成】　槐白皮、柳白皮、桑白皮、桃白皮各等份。

【用法】　上药研为细散。每用 120 克，以浆水煎，去渣。熏洗下部。

【主治】　伤寒狐惑，毒攻下部，肛内生疮。

四灰散

【方源】　《种痘新书》卷十。

【组成】　旧棕、老杉树皮、胎发、脐带各适量。

【用法】　俱烧灰存性。调酒服。

【主治】　女子经行出痘。

四红丸

【方源】　《饲鹤亭集方》。

【组成】　当归、阿胶各 120 克，蒲黄、血余炭各 60 克。

【用法】　阿胶烊化，为丸服。每次 15 克，每日两次。

【功用】　《中药成方配本》：和血，止血。

【主治】　崩漏下血不止，血败带淋，面黄肌瘦，饮食不思，骨节酸痛，及诸血证。

四灵散

【方源】　《丹溪心法附余》卷二十四。

【组成】　瓜蒂 3 克，人参芦 6 克，赤小豆、甘草各 3 克。

【用法】　上药研为细末。每次 3～6 克，或少至 1.5 克,量情与之,食后蔍汁调下。

【主治】　中风,痰迷心窍,癫狂烦乱,人事昏沉,痰涎壅盛及五痫、心风。

四陈汤

【方源】　《医学心悟》卷三。

【组成】　陈皮(去白)、陈香橼(去穰)、陈枳壳(去穰,面炒)、陈茶叶各等份。

【用法】　上药研为末。每次 9 克,开水点服。

【主治】　干霍乱,欲吐不得吐,欲泻不得泻,变在须臾者。

四妙丸(1)

【方源】　《疡科心得集》卷下。

【组成】　苍术、黄柏、当归、生地黄各适量。

【用法】　上药研为末,水为丸服。

【主治】　湿热在经,筋骨疼痛,疮疡遍体,而兼血虚者。

【加减】　若湿热甚者,细生地黄、当归或易萆薢、薏苡仁亦可。

四妙丸(2)

【方源】　《成方便读》卷三。

【组成】　二妙丸加牛膝、薏苡仁各适量。

【主治】　痿证。

【方论】　二妙丸治湿热盛于下焦而成痿证者。加牛膝,为三妙丸,牛膝补肝肾强筋骨,领苍术、黄柏入下焦而祛湿热也;再加薏苡仁,为四妙丸,因《内经》有云:治痿独取阳明。阳明者主润宗筋,宗筋主束筋骨而利机关也。薏苡仁独入阳明,祛湿热而利筋络。故四味合而用之,为治痿之妙药也。

【验案】　血精　(《福建中医药》1998,4:7)以本方加味:苍白术、黄柏、薏苡仁、牛膝、滑石、大小蓟、甘草梢。治疗血精 11 例,结果:11 例全部治愈,服药最多 20 剂,最少 10 剂。

四妙煎

【方源】　《仙拈集》卷二。

【组成】　槐花子、桃核仁、细茶叶、芝麻各 15 克。

【用法】　瓦罐盛药,水煎,热服。

【主治】　肩臂筋骨疼痛。

四苓汤

【方源】　《瘟疫论》卷下。

【组成】　茯苓 6 克,泽泻 4.5 克,猪苓 4.5 克,陈皮 3 克。

【用法】　长流水煎服。

【主治】　①《瘟疫论》:瘟疫停饮,烦渴思饮,引饮过多,自觉水停心下。

②《会约医镜》:瘟疫水停心下,饱闷痞胀,胸胁滞塞。

四苓散(1)

【方源】　《丹溪心法》卷二。

【组成】　白术、猪苓、茯苓各 45 克,泽泻 75 克。

【用法】　上药研为散。每次 15 克,水煎,热服。

【功用】　①《痘疹金镜录》:利小便。

②《全国中药成药处方集》:健脾止泻,利水除湿。

【主治】　①《丹溪心法》:泄泻。

②《痘疹金镜录》:痘内热。

③《医方考》:湿生于内,水泻,小便不利。

④《寿世保元》:麻疹已出,泄泻不止。

⑤《证治汇补》:湿气在中,清浊混乱,小便短少,大便溏泻。

⑥《张氏医通》:小便赤涩胀痛,及温热时行烦渴。

⑦《文堂集验方》:小儿阴囊忽肿痛。

⑧《杂病源流犀烛》:伏暑浊病。

⑨《幼科释谜》:风寒湿邪不解,烦渴欲饮者。

⑩《笔花医镜》:伏暑小便不通。

【方论】　《医方考》:湿胜则濡泻。故湿生于内者,令人水泻;湿并于大肠,故小便不利。白术燥而淡,燥则能健脾,淡则能利湿;茯苓甘而淡,甘则能补中,而淡亦渗湿矣;猪苓苦而淡,泽泻咸而淡,苦者有渗利而无补益,咸者直能润下而兼渗利。丹溪曰:治湿不利小便,非其治也。

【加减】　湿,加苍术,甚者,苍白二术同加(炒用);火,加木通、黄芩。

【验案】　①腹痛泄泻　《临证指南医案》:薛某,腹满下至少腹,三阴都已受伤,而周身疥疮,数年不断,脉络中必有湿热,就腹痛泄泻,腑阳不通,不独偏热偏寒之治,常用四苓散,猪苓 9 克,茯苓 9 克,泽泻 4.5 克,生于术 3 克,椒目 1.5 克。

②美尼埃病　《四川中医》(1994,4:26):应用四苓散加味:白术 15 克,泽泻、茯苓、猪苓各 30 克。呕吐者,加制半夏、生姜;眩晕重者,加天麻;脘闷不食者,加砂仁,耳鸣甚者,加石菖蒲。每日 1 剂,水煎,分 2 次温服,治疗美尼埃病 45 例。结果:45 例均获愈(头晕目眩、耳鸣、恶心呕吐消失,听力减退好转,或不再加重,随访 1 年不复发者),其中服药最少者 3 剂,最多者 30 剂。

四苓散(2)

【方源】　《会约医镜》卷二十。
【组成】　猪苓、茯苓、泽泻、木通各适量。
【用法】　水煎服。
【主治】　一切湿症。

四奇汤

【方源】　《医方类聚》卷一六五引《吴氏集验方》。
【组成】　草果(去皮)60 克,生姜(切)90 克,陈皮(去白)60 克,甘草(炙)45 克。
【用法】　上药捣碎,腌 1 宿,焙干,研为末。每次 12 克,入盐少许,开水点服。
【功用】　快脾消酒。

四齿散

【方源】　《医学入门》卷八。
【组成】　人齿、猫齿、狗齿、猪齿各 7.5 克。
【用法】　砂锅固济,火煅通红,候冷,为末。每次 1.5 克,热酒调服。
【主治】　痘不红,不起发,色灰白,或黑陷而焦。

四贤散

【方源】　《千金珍秘方选》。
【组成】　白矾、松香、五倍子、雄黄各等份。
【用法】　上药研为末。麻油调敷。
【主治】　癞疮并肥疮。

四明饮

【方源】　《万病回春》卷五。

【组成】　大黄、葛花、泽泻、石决明各等份。
【用法】　水煎服。
【主治】　一切眼目肿。

四物汤(1)

【方源】　《外台秘要》卷三十六引《小品方》。
【组成】　桔梗、紫菀各 3 克,甘草(炙)1 克,麦门冬(去心)7 克。
【用法】　水煎服。
【主治】　小儿十日以上至五十日,卒得暴咳,吐乳呕逆,昼夜不得息。

四物汤(2)

【方源】　方出《备急千金要方》卷十九,名见《圣济总录》卷五十三。
【组成】　葛根汁、生地黄汁、赤蜜各 60 毫升,麦冬汁 30 毫升。
【用法】　上药研搅调,微火上煎,分 3 次服。
【主治】　骨实,苦酸痛烦热。
【方论】　《千金方衍义》:肝只是有余,肾只是不足,若人身中骨实髓充,极为美事,岂有反用药治之理?盖缘风热入于头额眉棱骨间酸痛烦热,故用葛根专走阳明之经,以祛上盛之邪,兼滋胃中津气,使水升火降于一弹顷;并地黄、麦冬汁,及赤蜜滋培津血,以杜风火之复入也。

四物汤(3)

【方源】　《理伤续断方》
【处方】　白芍 9 克,当归 9 克,熟地黄 12 克,川芎 6 克。
【用法】　水煎服。
【功用】　调益营卫,滋养气血。
【主治】　血虚,面色萎黄,眩晕失眠,唇淡,舌淡脉弱;妇女营血虚滞,月经不调,痛经,闭经,崩漏;妊娠胎动不安,产后恶露不下;以及各科疾病属于血虚或血行不畅者。
【方论】　①《医垒元戎》:熟地黄补血,如脐下痛,非此不能除,乃通于肾经之药也;川芎治风,泄肝木也,如血虚头痛,非此不能除,乃通肝经之药也;芍药和血理脾,如腹中虚痛,非此不能除,乃通脾经之药也;当归和血,如血刺痛,非此不能除,乃通肾经之药也。

②《医方集解》：川芎，血中之气药也，通肝经，性味辛散，能行血滞于气也；地黄，血中血药也，通肾经，性味甘寒，能生真阴之虚也；当归，血中主药也，通肝经，性味辛温，分三治，全用活血，各归其经也；白芍，阴分药也，通脾经，性味酸寒，能和血，治血虚腹痛也。此特血病而求血药之属者也。

③《医方考》：气、血，人身之二仪也。天地之道，阳常有余，阴常不足。人与天地相似，故阴血难成而易亏。是方也，当归、白芍、地黄，味厚者也，味厚为阴中之阴，故能生血；川芎味薄而气清，为阴中之阳，故能行血中之气。然草木无情，何以便能生血？所以谓其生血者，以当归、白芍、地黄能养五脏之阴，川芎能调营中之气。五脏和而血自生耳。若曰四物便能生血，则未也。当归辛温能活血，白芍酸寒能敛血，熟地甘濡能补血。又曰：当归入心脾，白芍入肝，熟地黄入肾，乃川芎者，彻上彻下而行血中之气者也。此四物汤所以为妇人之要药，而调月者必以之为主也。

④《古今名医方论》柯韵伯：是方乃肝经调血之专剂，非心经生血之主方也。当归甘温和血，川芎辛温活血，白芍酸寒敛血，地黄甘平补血。四物具生长收藏之用，故能使营气安行经隧也。若血虚加参、芪，血结加桃仁、红花，血闭加大黄、芒硝，血寒加桂、附，血热加芩、连，欲行血去芍，欲止血去芎，随所利而行之，则又不必拘泥于四矣。若妇人数脱其血，故用以调经种子。如遇血崩、血晕等症，四物不能骤补，而反助其滑脱，则又当补气生血，助阳生阴长之理。盖此方能补有形之血于平时，不能生无形之血于仓促；能调阴中之血，而不能培真阴之本。为血分立法，不专为女科套剂也。

⑤《绛雪园古方选注》：四物汤，物，类也；四者相类而仍各具一性，各建一功，并行不悖。芎、归入少阳主升，芍、地入厥阴主降。川芎，郁者达之；当归，虚者补之；白芍，实者泻之；地黄，急者缓之。能使肝胆血调，阴阳气畅，故为妇人专剂。

⑥《成方便读》：补血者，当求之肝肾。地黄入肾，壮水补阴；白芍入肝，敛阴益血，二味为补血之正药。然血虚多滞，经脉隧道，不能滑利通畅，又恐地、芍纯阴之性，无温养流动之机，故必加以当归、川芎辛香温润，能养血而行血中之气者，以流动之。总之，此方乃调理一切血证，是其所长，若纯属阴虚血少，宜静不宜动者，则归、芎之走窜行散，又非所

宜也。

⑦《景岳全书》：治血之剂，古人多以四物汤为主，然亦有宜与不宜者。盖补血行血无如当归，但当归之性动而滑，凡因火动血者忌之，因火而嗽，因湿而滑者，皆忌之；行血散血无如川芎，然川芎主性升而散，凡火载血上者忌之，气虚多汗，火不归原者，皆忌之；生血凉血无如熟地，敛血清血无如芍药，然二物皆凉，凡阳虚者非宜也，脾弱者非宜也，脉弱身凉，多呕便溏者，皆非宜也。故凡用四物以治血者，不可不查其宜否之性。

⑧《冯氏锦囊秘录》：经曰：血主濡之。四物皆濡润之品，故为血分主药。地黄甘寒，入心肾以沃血之源；当归辛温，入心脾而壮主血、摄血之本；芍药酸寒，入肝家而敛疏泄之血海；川芎阴中之阳，可上可下，通足三阴而行血中之气。

⑨《医林纂要探源》：地黄非肝家专药，而芍药则以泻肝，唯其君以当归，协以川芎，并归于肝，则地、芍亦从之入肝以滋阴养血。且归、芎主血中之阳，以动荡者来之而血归焉；地、芍主血中之阴，以静敛者安之而血藏焉。此则所以调剂之，而不使有香窜妄行之失。

⑩《谦斋医学讲稿》：四物汤内地、芍、芎、归的配合，前人譬作春夏秋冬四个不同的气候，认为不仅在加减上，而且用量的轻重上，均能改变其性质。例如单用或重用地、芍，便是偏于滋阴；单用或重用芎、归，便是偏于活血。因此，一般用作养血的用量，熟地、当归较重，白芍次之，川芎又次之；在不用熟地的时候，白芍的用量又往往重于当归。这是用四物汤平补血虚的大法。

【验案】　①月经失调　《湖北中医杂志》(1990，1：31)：应用本方加减：生地黄、川芎各10克，白芍12克，当归、香附各15克，茯苓18克，甘草8克；月经先期血热加黄芩、栀子、续断、地榆；月经后期血寒加黄芪、干姜、艾叶、丹参；月经量少血滞者加延胡索、青皮、泽兰叶；经量多气虚者加黄芪、白术、酸枣仁、远志。水煎服，每日1剂，治疗180例。结果：痊愈174例，好转5例，无效1例。

②痛经　《湖北中医杂志》(1990，2：16)：应用本方加白芷、木香、香附各10克，为散为基本方；气滞血瘀加牛膝、益母草、桃仁、红花、五灵脂；寒湿凝滞加艾叶、肉桂、吴茱萸、干姜、小茴香；气血虚弱加黄芪、党参、茯苓、女贞子、山药；肝郁气滞加柴胡、

川楝子;子宫发育不良加紫石英、仙灵脾、巴戟、肉苁蓉;肝肾阴虚加枸杞、女贞子、山茱萸、山药;膜样痛经加血竭、苏木、土鳖虫;水煎服。共治疗痛经57 例。结果:有效 25 例,好转 25 例,无效 7 例。

③胎位不正　《山东中医杂志》(1988,1:24):应用本方去熟地黄,加白术、茯苓各 15 克。每晚服1 剂,3 剂为 1 个疗程,治疗 80 例胎位不正患者。服药 1 个疗程后,每周复查胎位 1 次,连查 2 周,转正后再服 1 个疗程,以巩固疗效。结果:80 例中横位 8 例,斜位 2 例,均转正位;臀位 70 例,转正 65例;总矫正胎位率为 93.8%。

④肩周炎　《山东中医杂志》(1988,3:48):应用本方加桂枝 9 克,生姜 3 片,甘草 6 克为基本方,寒气盛者加附片、干姜;兼见寒热者加防风、连翘;疼痛不止加羌活、威灵仙;局部红肿、灼痛拒按者去生姜,加石膏、贝母、鹿衔草;病久活动受限较重者加红花、桃仁。治疗肩周炎 48 例,取得了满意疗效。

⑤过敏性鼻炎　《吉林中医》(1993,3:25):应用本方加味:生地黄 24 克,当归 15 克,赤芍 15 克,川芎 6 克,苍耳子 9 克,辛夷 9 克,徐长卿 30 克,水煎服,每日 1 剂,15 天为 1 个疗程,治疗 2～4 个疗程,观察疗效 1 年。治疗过敏性鼻炎 42 例中。结果:症状消失,鼻黏膜肿胀及颜色复常,涂片 EOS阴性者为治愈,共 23 例;症状明显减轻或部分症状消失,发作次数减少或发作时间缩短,鼻黏膜肿胀颜色改善,涂片 EOS 多数呈阴性者为好转,共 13例;症状与发作情况无明显变化者为无效,共 6 例;总有效率为 85.7%。

⑥静脉血回流障碍　《和汉医药学杂志》(1994,4:332):用本方或合用桂枝茯苓丸,治疗 8例患有下肢及阴部静脉曲张,并有腹股沟部压痛的孕妇。给药方法为先给予四物汤 7.5 克/天,如无良好效果再并用桂枝茯苓丸 7.5 克/天。疗效判定标准:静脉曲张及伴随症状全部消失为显效;静脉曲张及伴随症状减轻为有效;全部症状均未改善为无效。结果:一般患者在服药 3～8 日后腹股沟部压痛均获改善,分娩后静脉曲张轻度存在的只有 1例(妊娠 34 周开始治疗),全部病例均未发现妊娠、分娩及胎儿的异常。

【实验】　①抗贫血作用　《中医研究通讯》(1963,8:3):本方能促进急性贫血时动物血细胞的再生,主要表现为网织红细胞的转变成熟。《陕西中医学院学报》(1986,2:40):对放血所致的小白鼠急性失血性贫血,给以本方后,经粒细胞、红细胞比例、有核细胞百分率的骨髓象观察及骨髓染色形态和数量的观察,发现本方可使骨髓造血功能改善,从而促进贫血的恢复。

②对免疫功能的作用　《江苏中医杂志》(1980,2:32):通过对人外周血淋巴细胞转化及活性花瓣的体外实验,发现本方有显著的促进作用,提示既能增多淋巴细胞的数目,又能促进其功能,对细胞免疫有促进作用。《中医药研究参考》(1957,1:24):本方可显著抑制特异性体液免疫。实验发现,本方对羊红细胞致敏之小鼠脾脏之溶血空斑数,即抗体形成细胞数以及血凝素的效价,能显著降低。

③抗放射线损伤作用　《国外医学·中医中药分册》(1984,5:305):对于全身软 X 线 2000 拉德(rad)照射小鼠 30 天生存率的实验表明,以四物汤甲醇提取物 2 克/千克在照射前 5 分钟给药,可以显著延长动物的生存时间,水提物 0.25 克/千克也有显著效果。拆方单味药实验表明,除川芎有以上显著效果外,余之药均无此作用。

④对子宫的作用日本　《东洋医学会志》(1972,1:66):四物汤加紫草能使子宫呈高度兴奋状态;加芸苔子可迅速使子宫收缩,以至呈痉挛状态。

⑤对微量元素在体内吸收的促进作用　(《中成药》1997,2:33)潘氏等运用 Z-8000 型原子吸收光谱仪对实验动物家兔在四物汤煎液胃饲前后血浆中微量元素铜、锌、铁的含量变化进行了测定,并以元素对照液及空白对照液作比较。实验结果表明:四物汤煎液组家兔的血浆中铜、铁的含量增加值均不同程度地高于元素对照液组及空白对照液组,提示四物汤有促进铁、铜体内吸收的作用;四物汤煎液组和元素对照液组的血锌含量的增加值均高于空白对照液组,提示了四物汤的补血、调经作用具有某种物质基础。

⑥诱导突变的作用　《南京中医药大学学报》(1998,1:23):周氏等以小鼠骨髓细胞微核为指标,观察了本方抗环磷酰胺诱导突变的作用。结果表明:本方能明显抑制环磷酰胺所致小鼠骨髓细胞微核率的增高($P<0.01$),使其恢复正常水平,与我

们用姐妹染色单体互换为指标的实验结果相符。认为本方确具有良好的抗突变作用。

【备考】　《妇人良方大全》：此药不知起于何代，或云始自魏·华佗。今《产宝方》乃末梁时节度巡官咎殷所撰，其中有四物散，国朝太平兴国中修入《圣惠方》者数方。自后医者易散为汤，虽无杰特之功，但善用者若驭良马，以意驱策之，则随意无所不至，自可珍也。自皇朝以来，名医于此四物中增损品味，随意虚实寒燠，无不得其效者，然亦非止妇人之疾可用而已。

四物汤（4）

【方源】　《圣济总录》卷八十二。

【组成】　甘草（炙，锉）、陈皮（汤浸，去白，焙）各 6 克，葱白（锉）14 茎，赤小豆（拣）15 克。

【用法】　水煎，去渣，分 3 次温服。

【主治】　脚气冲心。

四物汤（5）

【方源】　《症因脉治》卷二引王海藏方。

【组成】　熟地黄、白芍、牡丹皮、当归各适量。

【用法】　水煎服。

【功用】　补血。

【主治】　血虚咳嗽；肝阴不足，小便不利。

四物汤（6）

【方源】　《医灯续焰》卷十四。

【组成】　贝母（去心）、紫菀（去苗土）、桔梗（炒）各 30 克，甘草（炙）15 克。

【用法】　上药研为末。每次 9 克，水煎，去渣稍冷服，不拘时候。

【主治】　肺痈吐脓，五心烦热，壅闷咳嗽。

【加减】　如咳嗽甚，加去皮尖苦杏仁 3 枚同煎。

四和汤

【方源】　《仙拈集》卷三引危未功方。

【组成】　当归 15 克。

【用法】　水煎，倒出，加麻油、好酒、白蜜各 30 毫升，和匀，吃下即生。

【主治】　妇人水浆已破，过时不产。

四和膏

【方源】　《圣济总录》卷一三四。

【组成】　麻油、松脂各 60 克，黄蜡、肉桂（去粗皮，为末）各 30 克。

【用法】　上药同熬成膏。涂之。

【主治】　漆疮遍身，燉赤疼痛。

四宝丹

【方源】　《青囊秘传》。

【组成】　黄柏、赤石脂、大贝母、青黛各等份。

【用法】　上药研为细末。掺之。

【主治】　臁疮。

四宝汤

【方源】　《疡医大全》卷十六。

【组成】　当归、生地黄、升麻、赤芍各 9 克。

【用法】　水煎，服一半；留一半漱口，吐去。

【主治】　牙痛。

四珍丹

【方源】　《幼幼新书》卷二十六引张涣方。

【组成】　干大蟾（去足，纳胡黄连 15 克在腹内，线缝，湿纸裹，泥固烧赤）1 枚，芦荟 15 克，麝香 0.3 克。

【用法】　研白面糊为丸，如黍米大。每次 5～7 粒，粥饮送下。

【主治】　诸疳羸瘦，毛发焦黄，口鼻生疮。

四草饮

【方源】　《医级》卷八。

【组成】　荷包草、平地蘑、三白草、神仙对坐草各适量。

【用法】　水煎服。

【主治】　酒浆过度，发黄肿胀，湿热侵脾，大小便不利。

四香汤

【方源】　《圣济总录》卷一四一。

【组成】　莎草根 30 克，黑狗脊 15 克，甘松、黄熟香（上好极香者）各 7.5 克。

【用法】　上药研为粗末。每用 15 克，水煎，盛在深盆中，便令患者于上面坐，围衣被熏之，勿透气，候下得手，便淋溻患处，直候药冷即止，不得揩拭，便盖覆卧。若渫了，临卧将被以火焙稍暖更妙。

【主治】　丈夫、妇人患痔，不论有疮无疮。

四顺汤

【方源】　《圣济总录》卷五十。

【组成】　贝母(去心)、桔梗(炒)、紫菀(去苗土)各30克，甘草(炙，锉)15克。

【用法】　上药研为粗末。每次9克，水煎，去渣，稍冷服，不拘时候。

【主治】　肺痈吐脓，五心烦热，壅闷咳嗽。

【加减】　如咳嗽甚，入去皮尖杏仁3枚同煎。

四顺饮

【方源】　《症因脉治》卷四。

【组成】　当归、大黄、白芍、怀生地黄各适量。

【用法】　水煎服，不拘时候。

【主治】　燥火腹痛，大便秘结。

四顺散(1)

【方源】　《养老奉亲书》。

【组成】　麻黄(去节)、苦杏仁(去皮)、荆芥(炙)、甘草(炙)各等份。

【用法】　上药研为末。每次3克，入盐汤点，热服。

【主治】　老人四时伤寒。

四顺散(2)

【方源】　《圣济总录》卷六十五。

【组成】　干姜(炮裂)、甘草(炙，锉)、陈皮(汤浸，去白，焙)、苦杏仁(汤浸，去皮尖双仁，炒，别研)各等份。

【用法】　上四味，除杏仁外余为末，入苦杏仁再研匀。每次3克，空心、食前以沸汤点服，1日3次。

【主治】　肺寒久嗽。

四顺散(3)

【方源】　《幼幼新书》卷十九引《张氏家传》。

【组成】　银州柴胡(去芦)、真地骨皮、白桔梗各9克，甘草(炙)4.5克。

【用法】　上药焙干，为末。每次1.5～3克，大小加减，水煎，温服。

【主治】　小儿风热，肌瘦，五心烦热，不长肌肉，面黄痿瘦，夜卧不安，时发虚汗；或脏腑泄泻变痢，难服凉药。

四顺散(4)

【方源】　《鸡峰普济方》卷十一。

【组成】　麻黄、苦杏仁、干姜各15克，甘草7.5克。

【用法】　上药研为细末。每次5克，入盐少许，水煎，去渣稍热服，不拘时候。

【主治】　嗽。

四胜丸

【方源】　《圣济总录》卷一六四。

【组成】　代赭石、干姜(炮)、龙骨各30克，附子(炮裂，去皮脐)22.5克。

【用法】　上药研为末，面糊为丸，如梧桐子大。每次20丸，空心，食前米饮送下。

【主治】　产后水泻不止。

四胜散

【方源】　《青囊秘传》。

【组成】　大黄90克，蛇床子90克，熟虎90克，黄柏30克。

【用法】　上药研为末。小青油调搽。

【主治】　一切湿毒臁疮。

四逆汤

【方源】　《普济方》卷一四一引《十便良方》。

【组成】　干姜(炮裂，锉)22.5克，附子(炮裂，去皮脐)、肉桂各30克，甘草15克(炙微赤，锉)。

【用法】　上药研为粗散。每次15克，水煎，去渣热服，不拘时候。良久吃热粥，以助药力，汗出为度。

【主治】　两感伤寒，阴阳二毒交并，身体手足厥逆，心中热闷，强语，三部脉微细。

四逆散

【方源】　《伤寒论》。

【组成】　甘草(炙)、枳实(破，水渍，炙干)、柴胡、白芍各等份。

【用法】　上药研为末。每次方寸匕，白饮和服，1日3次。

【功用】 ①《注解伤寒论》:散传阴之热。

②《伤寒大白》:疏通肝胆血脉,调和胃家中气,清热。

③《伤寒贯珠集》:辅正逐邪,和解表里。

④《谦斋医学讲稿》:疏肝理脾,调气去滞。

【主治】 ①《伤寒论》:少阴病,四逆,其人或咳、或悸、或小便不利、或腹中痛、或泄利下重。

②《玉机微义》:寒邪变热传里,小便不利,腹中痛或泄利。

③《明医指掌》:阳邪传里腹痛。阳厥轻者。

④《景岳全书》:阳气亢极,四肢厥逆,在臂、胫之下。

⑤《证治汇补》:热郁腹痛。

⑥《类聚方广义》:痢疾累日,下利不止,胸胁苦满,心下痞塞,腹中结实而痛,里急后重者。

【宜忌】 ①《景岳全书》:阴证厥逆上过于肘,下过于膝,乃不当用。

②《福建中医药》(1983,4:15):如属寒厥的四肢不温不宜用,肝阴虚或中气虚寒者亦不宜用。

【加减】 悸者,加桂枝 1.5 克;腹中痛者,加附子(炮裂)1 枚。

【方论】 ①《注解伤寒论》:四逆散以散传阴之热也。《内经》曰:热淫于内,佐以甘苦,以酸收之,以苦发之。枳实、甘草之甘苦,以泻里热;白芍之酸,以收阴气;柴胡之苦,以发表热。

②《金镜内台方义》:四逆为传经之邪,自阳热已退,邪气不散,将若传阴而未入也。此只属阳,故与凉剂以治之。用甘草为君,以和其中,而行其四末;以枳实为臣,而行结滞;以白芍为佐,而行荣气;以柴胡为使,而通散表里之邪也。

③《医学入门》:以邪渐入深,则手足渐冷,是以枳实之苦,佐甘草以泻里热;白芍之酸,以收阴气;柴胡之苦,以发表热。经曰:热淫之内,以酸收之,以苦发之是也。如咳者,肺寒气逆,下痢者,肺与大肠为表里,加五味子以收逆气,干姜以散肺寒;悸者,气虚而不能通行,心下筑筑然悸动,加桂枝以通阳气;小便不利,加茯苓以淡渗之;里虚腹痛,加附子以补虚;泄利后重,下焦气滞也,加薤白以泄气滞。

④《医方考》:此阳邪传至少阴,里有结热,则阳气不能交接于四末,故四逆而不温。用枳实,所以破结气而除里热;用柴胡,所以升发真阳而回四逆;

甘草和其不调之气;白芍收其失位之阴。

⑤《张氏医通》:柴胡为来路之引经,亦藉以为去路之向导;用枳实者,扫除中道,以修整正气复回之路也。夫阴为阳扰,阳被阴埋,舍和别无良法,故又需白芍以和其营,甘草以和其胃,胃气和而真阳敷布,假证愈而厥逆自除。

⑥《伤寒论三注》周扬俊:少阴至于四逆,热深而厥亦深矣。热邪内入,欲其散,非苦寒如柴胡不足以升散也;欲其泄,非苦降如枳实不足以下泄也。且阳邪入则必至于刃阴,故欲其收,非酸寒如白芍不足以收之也;合甘草以和中。仍是二味祛邪,二味辅正,无偏多偏少于其间者,邪正各为治也。

⑦《伤寒大白》:本是阳症,因热邪内传阴经而厥冷,故以柴胡、白芍疏通肝胆,伸肝气外达,则肝主四末而四肢自暖。又以枳实、甘草疏通阳明里气,伸胃阳外布,则胃主手足而手足自温。

⑧《成方便读》:以柴胡自阴而达阳,邪自表而里者,仍自里而出表,使无形之邪,以此解散。然邪既自表而里,未免有形之痰食留恋。其邪结不开,邪终不能尽彻。故以枳实破结除痰,与柴胡一表一里,各得其宜。而以白芍甘草,护阴和中,相需相济,自然邪散厥回耳。

【验案】 ①热厥 《广东医学》(1965,2:25):龚某,女,83 岁。发热 5 天,头昏痛,口干苦,渴饮,大便 3 天未行,小便色红而短,昏眩不能起床,四肢冰冷,体温 38.3℃,苔白厚,脉弦有力。属热厥。年事虽高,仍须解郁泻热,使邪去正复,厥逆自回。方用四逆散加味:柴胡 6 克,白芍 6 克,枳实 6 克,甘草 6 克,甘菊花 12 克,黄芩 9 克。翌晨来诊,体温已正常(36.8℃)。

②热厥腹痛 《广西中医药》(1984,4:33):梁某,女,22 岁。1965 年 6 月 20 日初诊:腹痛急暴,喜按,面色青,手足欠温,怕冷,脘腹胀满,嗳气、矢气则痛减,肠鸣,便溏,小便清利,舌苔薄白,脉沉细略弦。此为肝气不疏,气滞则血凝,气血不行,故面青、肢冷;气机不畅,则脘腹胀满,暴痛;因无食滞痞块,故喜按。治宜疏肝理气。处方:柴胡 4.5 克,白芍 12 克,枳实 9 克,炙甘草 4.5 克,木香(后下)3克,砂仁 4.5 克。连服 2 剂,腹痛消除。

③慢性阑尾炎《伤寒论临床研究》:果某,女性,44 岁,家庭妇女,1962 年 9 月 19 日初诊。自二月前发现右下腹髂窝处作痛,每于过劳或紧张时疼

痛发作,曾于某医院诊为慢性阑尾炎。此次疼痛发作2天,呈交替性胀痛与牵引痛,已两天未能缓解,但无恶心呕吐。食欲睡眠二便均可,既往无其他病史。舌质正常,苔白,脉沉弦。心肺无异常。下腹回盲部明显压痛,但无抵抗紧张。证属肝气郁结,阳郁于里,不能宣达,拟舒肝和胃为治,用四逆散倍芍药。处方:柴胡12克,枳壳6克,白芍18克,甘草6克。服下首剂之后,于右髂窝处有痛热感,翌日疼痛减轻大半,服药2剂疼痛消失,劳动亦未再发,唯偶尔稍有似痛非痛之感,服药3剂后,疼痛消失未发,脉象弦消失转弱,嘱将前方隔日服1剂,服用7剂,以巩固疗效。至10月4日复查,诸自觉症状消失未复发,脉沉而缓和,遂将前方7剂共为细末,早、晚各服10克,为善后处理。

④胆道蛔虫病 《福建中医药》(1962,2;37):用本方加乌梅、川楝子治疗胆道蛔虫51例,全部治愈出院。作者指出,本方用于木郁土壅之四肢厥逆、咳、悸、小便不利,腹中痛,泄利下重的少阴证,取柴胡升阳达表,疏肝利胆,冀其奥狄氏括约肌松弛;得白芍之酸甘能柔肝缓急而止痛;更配梅、楝之酸苦驱退蛔虫;又助枳实宽中下气,使蛔虫从大便排出。

⑤咳嗽 《福建医药杂志》(1979,2;57):王某,女,25岁,工人,于1978年8月20日就诊。患者咳嗽1个月未愈,呈阵咳无痰,伴心烦少寐,时有欲呕、吐酸水,纳食正常,小溲赤,舌质红,苔薄黄,脉左弦。此乃肝失疏达,郁而化火,上逆于肺(木火刑金),肺失清肃,胃失和降所致。宜疏肝解郁,佐以清肺止咳。处方:柴胡5克,白芍9克,枳壳5克,郁金9克,黄芩9克,胆南星5克,粉甘草5克。上方服1剂诸症锐减,续服2剂痊愈。

⑥慢性胆囊炎 《山东中医杂志》(1985,4;19):栾某,女,50岁。反复发作性右胁下疼痛1年余,某医院诊断为慢性胆囊炎。两天前因恼怒而引发,右胁胀痛,寒热往来,嗳气泛恶,咽干口苦,痛处拒按,舌质红,苔薄黄,脉弦数。证属肝胃不和。治宜疏肝理气,和胃止痛。处方:柴胡9克,白芍9克,枳实6克,黄芩6克,半夏9克,生甘草6克。3剂后胁痛减轻,寒热消失。原方去黄芩继服3剂,疼痛缓解,饮食正常。

⑦肠神经官能症 《新医药学杂志》(1975,7;43):王某,女,30岁。大便溏泻已数年,腹胀肠鸣,里急后重,常因心情不畅而加重,多次大便培养阴性,无痢疾史。医诊为肠神经官能症。慢性病容,舌偏红,苔微黄,脉弦滑,为热阻气滞证,方用四逆散加薤白。处方:柴胡6克,白芍6克,枳实4.5克,薤白3克,甘草3克。2剂好转,共服8剂愈。

⑧胃溃疡 《和汉医药学会志》(1986,3;344):用四逆散提取剂治疗胃溃疡28例。结果:8周后显效9例(32%);有效11例(39%)。有效率为71%。其中17例活动期胃溃疡呈瘢痕化,疼痛的改善度为93%,100%自觉症状减轻。此外发现,转氨酶呈有意义的降低,嗜酸性白细胞增加。

⑨胆汁反流性胃炎 《浙江中医学院学报》(1998,5;20):用本方加味(制香附、陈皮、川芎、半夏等)治疗胆汁反流性胃炎57例,并随证加减;对照组47例,用胃复安、硫糖铝片,两组均以1个月为1个疗程。结果:治疗组痊愈28例,好转23例,总有效率为89.5%;对照组痊愈5例,好转21例,总有效率为55.3%。两组疗效经统计学处理有显著性差异(P<0.01)。

⑩肝硬化腹水 《山西中医》(1999,2;33):应用四逆散加味结合西药治疗肝硬化腹水32例,并设单纯西药治疗33例作对照。结果:治疗组治愈9例,显效19例,无效4例,总有效率为87.5%;对照组治愈5例,显效15例,无效13例,总有效率为60.6%。两组疗效比较有显著差异(P<0.05)。

【实验】 ①对心脏功能的影响 《仲景学说研究与临床》(1985,1;35):本方对麻醉猫有显著的升压作用,对心脏泵功能的影响,主要是通过增加心室舒张时心肌纤维收缩成分延长的最大速度和增加后负荷来实现的,与去甲肾上腺素作用类似,但强度较弱,作用持续时间较长。

②对免疫功能的影响 《仲景学说研究与临床》(1985,1;52):本方水醇沉液对小鼠腹腔巨噬细胞的吞噬功能有较明显的促进作用。认为其所以能治疗阑尾脓肿和急性胆囊炎,可能与其增加机体防御功能有关。

③解痉作用 《仲景学说研究与临床》(1985,1;52):本方水醇沉液对离体兔肠呈抑制作用,临床用于治疗急腹症及消化道疾病,可能与其解痉作用有关。此外,还有对抗乙酰胆碱及氯化钡所致的肠痉挛作用。

④毒性试验 《辽宁中医杂志》(1986,7;41):静脉连续注射四逆散水醇沉液,研究对实验动物心

脏的毒性作用。在低浓度时抗休克、升压和抗心律失常作用均显著,对心、肝、肾、脾、肺皆无毒性作用。但随浓度的升高(7.0 克/千克),家兔不仅出现房室传导阻滞,同时心率减慢,S—T 段下移。认为对伴有传导阻滞的休克病人应慎用,并密切观察心电图的改变。

四神丸

【方源】　《类编朱氏集验方》卷六。

【组成】　白芷、枳壳(烧存性)、川百药煎(烧)、乌梅(并烧存性)各等份。

【用法】　上药研为末,糊为丸,如梧桐子大。每次 50 丸,空心米饮送下;熟水亦得。

【主治】　一切大便下血。

四神汤(1)

【方源】　《圣济总录》卷四十八。

【组成】　麻黄(去根节,汤浸去沫)30 克,苦杏仁(去皮尖双仁,麸炒)25 枚,甘草(炙)15 克,五味子 30 克。

【用法】　上药研为散,如麻豆大。每次 15 克,水煎,去渣温服。仰卧片时。

【主治】　肺喘。

四神汤(2)

【方源】　《仙拈集》卷一。

【组成】　紫苏子 9 克,核桃(打碎)5 个,生姜 3片,葱白 6 克。

【用法】　水煎,热服。出微汗即解。

【主治】　风寒两感。

【加减】　夏月,去葱不用。

四神散(1)

【方源】　《医方类聚》卷二十引《神巧万全方》。

【组成】　干蝎、瓜蒂、赤小豆、雄黄(透明者)各15 克。

【用法】　上药研为末。每次 6 克,温水调下。以吐为度。

【主治】　卒中风,痰壅盛,不记人事,并中恶等疾。

四神散(2)

【方源】　《医方类聚》卷六十七引《神巧万全方》。

【组成】　黄连、黄柏各 15 克,胆矾、朴硝各7.5 克。

【用法】　上以矾、硝一处于铫内熬过令枯,却同连、柏同杵细,罗为末。每用 1 克,于净盏内汤投澄清洗。

【主治】　一切热毒眼。

【加减】　赤烂,加腻粉、麝香;障翳,加冰片、白硇砂各少许。

四神散(3)

【方源】　《圣济总录》卷十六。

【组成】　地龙(去土,炒)、干蛤蟆(烧灰存性)各 3 克,藜芦 1.5 克,冰片(研)少许。

【用法】　上药除冰片外为细散,再研匀。每用少许,先满口含水,男左女右,搐入鼻内。揉痛处,良久痛定。

【主治】　偏头痛。

四神散(4)

【方源】　《类编朱氏集验方》卷十。

【组成】　花椒 4 粒,血柏树根(嫩者)30 克,甘草 15 克,细叶禾瓯根 30 克。

【用法】　上药研为散。每次 6 克,酒煎,通口服。

【主治】　妇人血崩。

【宜忌】　大忌鸡、鸭子及一切毒物。

四神散(5)

【方源】　《医方类聚》卷一六九引《备预百要方》。

【组成】　腻粉、硫黄、铅丹各 30 克,信砒一目。

【用法】　上药研为末,以银器略烧,稍歇,更细研。用绢裹之,纳井花水中,有顷出,拭疮上,经 3日洗浴。拭之勿伤肌肤。

【主治】　紫白癣。

四神散(6)

【方源】　《古今医统大全》卷六十三。

【组成】　雄黄、食盐(炒)、花椒各 3 克,皂角子(烧灰)1 枚。

【用法】　上药研为末。吹在大牙根上。

【主治】　噤口风,牙关不开。

四神散(7)

【方源】　《仙拈集》卷四。

【组成】　白矾、雄黄各 3 克,黄柏、轻粉各 1.5 克。

【用法】　上药研为末。入猪油捣匀敷。

【主治】　坐板疮。

四神膏

【方源】　《袖珍方大全》卷三引《太平圣惠方》。

【组成】　姜汁、红糟、猪脂、食盐各等份。

【用法】　共研烂熟,炒,擦入皲裂内,一时锥痛,少顷便皮软皲合,2~3 次用擦即安。

【主治】　手足皲裂如蒸梨,虽春夏亦如此。

四效散

【方源】　《袖珍方大全》卷三引《太平圣惠方》。

【组成】　密陀僧 6 克,麝香、冰片各 1.5 克,铜绿 1 克。

【用法】　上药研为末。先用浆水洗拭,干敷。

【主治】　鼠乳痔漏。

四消丸(1)

【方源】　《饲鹤亭集方》。

【组成】　猪牙皂、香附、五灵脂、黑白丑各等份。

【用法】　为丸服。

【功用】　《全国中药成药处方集》(北京方):消积理气,行水止痛。

【主治】　①《饲鹤亭集方》:一切气积、血积、食积、痰积致成胸腹满闷,呕吐疼痛。

②《丸散膏丹集成》:饱闷胀满,呕吐,憎寒壮热。

③《全国中药成药处方集》(北京方):气滞停水,胃脘作痛,胸腹胀满,便秘瘀阻,咽喉肿痛,风虫牙痛及风痫。

四消丸(2)

【方源】　《全国中药成药处方集》(禹县方)。

【组成】　生大黄、黑白丑、五灵脂、香附各 500 克。

【用法】　上药研为细末,水泛为丸。每次 6 克,白开水送下。10 岁小儿每次 3 克。

【功用】　消酒,消气,消痰,消食。

【宜忌】　孕妇忌用。

四润煎

【方源】　《仙拈集》卷二。

【组成】　火麻仁(研,浸取汁)15 克,芝麻(研,水浸取汁)9 克,桃仁(去皮尖)、荆芥穗(炒)各 30 克。

【用法】　入盐少许,同煎服。

【主治】　老年大便闭涩不通。

四通汤

【方源】　《圣济总录》卷一七七。

【组成】　桔梗(炒)、大黄(锉,炒)各 15 克,陈皮(汤浸,去白,焙)、紫菀(去苗土)各 7.5 克。

【用法】　上药研为粗末。每次 3 克,水煎,去渣,食后温服,1 日 2 次。

【主治】　小儿痰壅结实。

四黄丸

【方源】　《永类钤方》卷二。

【组成】　宣连、大黄、栀子、黄芩各适量。

【用法】　略炒,研为末,炼蜜为丸。嚼化。

【主治】　酒毒,肺热咳红。

四黄散

【方源】　《朱仁康临床经验集》。

【组成】　大黄末 15 克,黄柏末 15 克,雄黄末 15 克,硫黄末 15 克。

【用法】　上药研为细末。麻油调搽。

【功用】　清热解毒消肿。

【主治】　发际疮(毛囊炎)、疖肿、脓疱疮。

四黄煎

【方源】　《产科发蒙》卷一。

【组成】　黄连、黄芩、大黄、地黄各等份。

【用法】　水煎服。

【主治】　妊娠鼻衄。

四皓饮

【方源】　《普济方》卷三六九。

【组成】　大黄、川芎、甘草、荆芥各等份。

【用法】　上药研为散。水煎去渣，量儿大小加减服之。

【主治】　小儿伤寒，头痛发热，心躁。

四温丹

【方源】　《疡科纲要》卷下。

【组成】　上肉桂（去粗皮）60克，北细辛（去净泥垢）30克，干姜24克，公丁香15克。

【用法】　上药研为粗末。小证各用0.6～0.9克，上用温热薄贴盖之；大证别用9～15克，调入湿煦薄贴料中摊贴，再加麝香0.1～0.3克。

【主治】　痈疽初起，不论深浅、大小。

【宜忌】　阳发风火热毒禁用。

四箍散

【方源】　《疮疡经验全书》卷九。

【组成】　黄柏、川乌、赤小豆各30克，石精黄4.5克。

【用法】　上药研为细末。和匀水调，冬天用蜜调。

【主治】　痘毒。

四精膏（1）

【方源】　《女科切要》卷八。

【组成】　人乳、象精、白蜜、藕汁各等份。

【用法】　熬膏，加苏合油调匀。浴后满身涂之。1月之内，遍体嫩滑香润。

【主治】　妇人身涩不滑。

四精膏（2）

【方源】　《扶寿精方》。

【组成】　蜂蜜（花之精）、羖羊胆（草之精）、青鱼胆（水之精）、人乳（人之精）各等份。

【用法】　瓷杯盛，蒸熟，入瓷瓶中，油纸黄蜡封固，悬井中7日取起。点眼，以匙抄少许，入口咽下亦可。

【主治】　眼目赤障热痛。

四精膏（3）

【方源】　《仙拈集》卷二。

【组成】　蜂蜜、熊胆、人乳、青鱼胆各等份。

【用法】　入铜勺熬成膏，加冰片少许，入瓷器收贮。点眼。

【主治】　风热时眼。

四磨汤

【方源】　《济生方》卷二。

【异名】　四磨饮（《证治要诀类方》卷二）。

【组成】　人参、槟榔、沉香、天台乌药各适量。

【用法】　上药各浓磨水，合煎，放温服。或下养正丹尤佳。

【功用】　①《中医方剂学讲义》：破滞降逆，兼以扶正。

②《医方发挥》：顺气降逆，宽中补虚。

【主治】　①《济生方》：七情伤感，上气喘息，妨闷不食。

②《普济方》：七情郁滞，痰气上壅，喘急声促。

③《杏苑生春》：水肿。

④《张氏医通》：一切气塞，痞闷不舒，不时暴发。

【方论】　①《医方集解》：此手太阴药也。气上宜降之，故用槟榔、沉香，槟榔性如针石，沉香入水独沉，故皆能下气；气逆宜顺之，故用乌药；加人参者，降中有升，泻中带补，恐伤其气也。

②《医宗金鉴》：七情随所感皆能为病，然壮者气行而愈，弱者气著为病。愚者不察，一遇上气喘息，满闷不食，谓是实者宜泻，辄投破耗等药，得药非不暂快，初投之而应，投之久而不应矣。若正气既衰，即欲消坚破滞，则邪气难伏，法当用人参先补正气，沉香纳之于肾，而后以槟榔、乌药从而导之，所谓实必顾虚，泻必先补也。四品气味俱厚，磨则取其气味俱足，煎则取其气味纯和，气味齐到，效如桴鼓也。

③《成方便读》：以槟榔、沉香之破气快膈峻利之品，可升可降者，以之为君；而以乌药之宣行十二经气分者助之；其所以致气之逆者，虚也。若元气充足，经脉流行，何有前证？故以人参辅其不逮，否则气暂降而郁暂开，不久又闭矣，是以古人每相需而行也。若纯实无虚者，即可去参加枳壳。

④《历代名医良方注释》：此方乃醒气、散气、降气、纳气，而又维护正气之方也。气喘分两大纲，一在上为实，乃肺气不通调；一在下为虚，乃肾气不归根。本方证治，兼而有之。盖七情感伤，郁滞苑结，

气喘而急,上而不下,留滞膈间空膜之地,形成气膈。方制槟榔以开之,乌药以异之,沉香以降之纳之。又用人参之大有力者,主持其间,俾气有统摄,不致散漫耗蚀,上下循环,营周不休,以归复于生理正常。尤妙在四药皆磨,既取其气味之全,又取其缓缓斡旋,不过攻过补,致令转变气损气滞反应之嫌。

【验案】 ①胃脘痛 《新中医》(1983,7:11):许某,男,39岁,教师。罹患胃脘疼痛反复发作已3年之久。自感胃部胀痛满闷,按之则舒,攻冲季胁,嗳气频作,纳呆,舌质正常,苔薄白,脉沉弦。经钡餐造影诊断为浅表性胃炎,证属肝疏失调,横犯中州之木侮土。拟降逆解郁,益举中气,处方:乌药、沉香(另冲)、炒槟榔、党参、枳壳各10克,炒赤芍、软柴胡各6克,4剂,水煎,日服2次。服药后痛胀略减,冲气已平,嗳气仍作,继以原方减槟榔、柴胡消导升疏之品,加半夏降逆醒脾。连进四剂,诸证均减。原方改散剂续进2剂善后,未再复发。

②梅核气 《新中医》(1983,7:12):郭某,女,44岁,干部。患者咽喉似有异物感,已有年余,咽之不下,吐之不出,如物梗咽,但进食吞咽正常,曾经多方治疗不显,患者疑为恶变,情绪紧张,精神淡漠,不思饮食,胸中不适,夜不成寐,舌尖红,苔薄白,脉弦细。良由七情郁结,气机不畅,津液失于输布以致痰气交阻而成梅核气证,法宜开郁散结,调理气机为主。处方:乌药、沉香、海藻、槟榔、生甘草、浙贝母各10克,参须4.5克,石斛15克,生麦芽30克。4剂后咽部稍感舒适,饮食猛增,夜已入睡,效不更法,连进13剂,患者喜告病已衰其大半,其效之速,出余所料,后改为丸剂,并嘱其注意饮食起居,经远期追访未再发。

四磨饮

【方源】 《古今医统大全》卷四十一引《易简方》。

【组成】 沉香、乌药、枳实、槟榔各等份。

【用法】 开水磨服。

【功用】 《医略六书》:导滞降逆。

【主治】 ①《古今医统大全》引《易简方》:诸气。

②《症因脉治》:伤损喘逆。

③《医略六书》:气结于中,滞逆不降,脉沉。

【方论】 《医略六书》:怒逆于中,气结不降,此肝胃受病,故胀满气喘不止。槟榔导逆气,枳壳泻滞气,乌药、沉香下气以平喘胀也。俾滞化气行,则结伏自解,而逆气无不平,何喘胀之有？虚人去枳壳加人参,非专补气,乃使槟榔、沉香、乌药得人参之力,则下气更速耳。

【验案】 痰喘 《续名医类案》:柴屿青治程别驾尊人,高年忽患痰喘,不进饮食,诊其脉有根,决无意外事。用四磨汤内加人参30克,一服而愈。

四藤片

【方源】 《部颁标准》。

【组成】 异型南五味子1250克,忍冬藤625克,石蒲藤1250克,春根藤625克。

【用法】 上药制成片剂。口服,每次4片,1日1～2次。

【功用】 祛风利湿,消炎镇痛。

【主治】 风湿性关节炎。

四魔粉

【方源】 《解围元薮》卷四。

【组成】 白硇砂、斑蝥、江子、银油各适量。

【用法】 上药研为细末。凡风症高肿,紫黑成块坚顽者,将楮叶擦损苦皮,以药擦上,贴膏即烂去。

【主治】 麻风。

四君子汤

【方源】 《保命集》卷下。

【组成】 白术、人参、黄芪、茯苓各等份。

【用法】 上药研为粗末。每次18～21克,水煎,去渣,食远温服。

【功用】 益气。

【主治】 ①《保命集》:肺损而皮聚毛落。

②《奇效良方》:吐泻转筋,身热脉长。

③《证治准绳·类方》:真气虚弱,短气脉弱。

四将军汤

【方源】 《证治汇补》卷三。

【组成】 甘遂、红大戟、苦葶苈子、大黄各适量。

【用法】 水煎服。

【功用】　《明医指掌》：通便遂水。

【主治】　人壮病实，便秘可下者。

四将军散

【方源】　《痘麻选要》。

【组成】　大黄、槟榔、葶苈子、牵牛子各适量。

【用法】　各味论儿之大小轻重施之。

【主治】　马脾风。

四子明目散

【方源】　《眼科临症笔记》。

【组成】　黑豆 250 克，冬瓜子 120 克，蒺藜子 150 克，菠菜子 60 克。

【用法】　俱用盐炒，研为末。每次 9 克，1 日 2 次。

【功用】　明目。

【主治】　瞳孔缩小症。两眼瞳孔小如粟米，不痛不痒，视物昏蒙。

【备考】　初期本方有效，久则无效。

四圣挑疔丹

【方源】　《同寿录》卷三。

【组成】　珍珠 14 粒，豌豆 49 粒（烧存性），血余炭 6 克（酒洗净，烧存性），干胭脂不拘多少。

【用法】　上药研为细末。点疔内。

【主治】　痘疔。

四妙勇安汤

【方源】　方出《验方新编》卷二，名见《中医杂志》(1956,8:409)。

【组成】　金银花、玄参各 90 克，当归 60 克，甘草 30 克。

【用法】　水煎服。

【功用】　《方剂学》：清热解毒，活血止痛。

【主治】　脱骨疽。此症生手足各指，或云生手足第四指者是。或生指头，或生指节指缝，初生或白色痛极，或如粟米起一黄疱，其皮或如煮熟大枣，黑色不退，久则溃烂，节节脱落，延至手足背腐烂黑陷，痛不可忍。

【方论】　①《方剂学》：银花甘寒入心，善于清热解毒，故重用为主药，当归活血散瘀，玄参泻火解毒，甘草清解百毒，配银花以加强清热解毒之力，用量亦不轻，共为辅佐。四药合用，既能清热解毒，又能活血散瘀，是治疗脱疽的良方。

②《中医方剂临床手册》：本方重用银花清热解毒为主药；玄参滋阴清热为辅药；当归和血和营为佐药；甘草和中解毒为使药。本方特点：药味少，效用专。治疗脱疽溃烂，热毒正盛，而阴血耗伤者，甚为合适。

【验案】　①血栓闭塞性脉管炎《中医杂志》(1956,8:409)：沧县专区第一人民医院老中医释宝山，自 1955 年 7 月至 10 月，用本方治疗动脉栓塞性坏疽症 34 例，一般服药 5～20 剂即大体痊愈。举例：患者杨瑞芬，1954 年 3 月患病，曾经 20 多位医师治疗，未见好转。1955 年 10 月来诊治时，左脚已成青紫色，脚趾开始溃烂，瘙痒钻心，疼痛，已决定截肢。服本方 4 剂后，疼痛即止；服 10 剂后，脚趾开始脱落，不久伤口长出新肉而愈。

②下肢溃疡　《福建医大学报》(1973,2:45)：本方加减治疗 2 例下肢慢性溃疡，获得良好效果。举例：男性，56 岁。小腿慢性溃疡已 30 年，经各种抗菌素及换药等治疗均无效。右小腿外下方及左小腿中前方各有一鸡蛋大小的慢性溃疡，周围皮肤伴有色素沉着及轻度水肿。入院后溃疡面用霉夫奴尔溶液清洁换药，内服本方，经治月余而愈。

③红斑性肢痛症　《中医杂志》(1979,12:34)：以本方加紫花地丁、连翘治疗红斑性肢痛症 4 例，均获痊愈。举例：患者两足自踝关节以下均呈弥漫性肿胀，剧痛，痛时红而热，遇热则甚，得凉则安，苔黄舌红，口干渴。用四妙勇安汤并配合乳香、没药、红花、当归泡洗患肢，共治 2 月余，病情稳定，痊愈出院。

④静脉炎　《吉林中医药》(1986,4:18)：支某，女，31 岁。因宫外孕大出血休克，行下肢静脉剖开自体输血及输液，7 日后腹部切口愈合拆线，左下肢静脉剖开及大隐静脉所经处红肿硬痛，腹股沟淋巴结肿大。行局部湿敷，理疗，肌内注射青链霉素，口服抗感染药治疗 2 周无效，体温 39℃，白细胞 15×10^9/L，精神不振，食欲减退，下肢活动受限。拟清热通经，活血散瘀，方用四妙勇安汤：金银花 100 克，玄参 100 克，当归 60 克，甘草 30 克，水煎服。3 剂后，热退，局部疼痛及水肿明显减轻，食纳倍增。原方药量各减半，继服 3 剂，诸症俱除。1 周后痊愈出院。

⑤视网膜静脉阻塞　《浙江中医药杂志》（1995，10：454）：用本方（金银花、玄参、当归、甘草）为基本方，气虚者加黄芪；血虚者加阿胶；阴虚者加生地黄、女贞子；阳虚者加补骨脂、仙灵脾；新鲜出血者加槐花、参三七；后期伤阴者，加熟地、山茱萸。每日1剂，水煎服，3周为1个疗程，治疗视网膜静脉阻塞32例。结果：治愈15例，有效15例，总有效率为93.7%。

⑥痛风性关节炎　《湖南中医学院学报》（1996，1：18）：用本方合四妙散：金银花、当归、玄参、苍术、黄柏、薏苡仁、牛膝、金钱草、没药、乳香、甘草为基本方；局部关节红肿热痛甚者，加商陆20g，甘遂20g，泽兰30g，水煎外洗，每日1次；治疗痛风性关节炎16例。结果：经2～4个疗程的治疗，临床治愈8例，好转6例，总有效率93.7%。

⑦髂股静脉血栓形成　《陕西中医》（1998，2：51）：用本方加味：药用金银花、元参、川芎、当归、大黄、枳壳、甘草为基本方，并随证加减，配合静脉滴注低分子右旋糖酐、复方丹参液等，治疗髂股静脉血栓形成27例。结果：临床治愈19例，显效9例，总有效率100%。

⑧臁疮　《江苏中医》（1999，1：26）：用本方为基本方，湿热重者，加川朴、苍术、知母、泽泻；血瘀明显者，加桃仁、红花、虎杖；气血两虚者，加党参、炙黄芪、生地黄、白术、鸡血藤；治疗臁疮35例。结果：痊愈（炎症消失，疮面完全愈合）24例，占68.6%；显效（炎症消退，疮面缩小80%以上）7例，占20%；好转（炎症减轻，疮面缩小50%以上）3例，占8.6%；无效（治疗前后疮面无明显变化）1例，占2.8%；总有效率97.2%。

【实验】　①对血栓闭塞性脉管炎血液流变学特性的观察　《山东中医学院学报》（1979，4：38）：用本方对血栓闭塞性脉管炎湿热型和血瘀型病人治疗前后的血液流变学特性进行观察，认为本病患者血浆黏度比正常人高，红细胞电泳时间延长，血沉快，血液处于黏度高、易聚的状态。用本法治疗后，湿热型病人血浆黏度降低，红细胞电泳时间变快；血瘀型病人治疗前血黏度比正常人高，治疗后则下降，红细胞和血小板电泳变快。此结果与本病患者不正常之血液流变学特征相对应，提示了活血化瘀治疗可使血液黏聚状态好转或消除，临床症状得以改善。

②抗炎作用　《南京中医药大学学报》（1994，6：27）：马氏等观察了本方的抗炎作用。发现：本方对二甲苯所致的小鼠耳壳肿胀、醋酸引起的小鼠腹腔毛细血管通透性增高和由角叉菜胶、蛋清所致的大鼠足跖肿胀均有显著的抑制作用。

四味大黄汤

【方源】　《幼幼新书》卷十一引《婴孺方》。

【组成】　大黄12克，白芍、当归、甘草（炙）各6克。

【用法】　1月儿服1杏核许，100日儿科杏核大小，以此为率，水煎服，1日3次，日夜可4服。服汤令母抱之，令小汗出；病甚者，令大汗出，汗后温粉粉之；下痢者，勿令出汗也。

【主治】　少小众痫，乳哺不时，发温壮，吐利惊掣，胎寒腹痛，痫。

【加减】　发热，加麻黄（去节）；反折戴眼掣缩者，加细辛；乳哺不消，壮热有实者，倍大黄；下痢者，减大黄。

四味当归汤（1）

【方源】　《外台秘要》卷七引《范汪方》。

【组成】　当归、肉桂、干姜各9克，甘草（炙）6克。

【用法】　上药切。水煎服，1日3次。

【主治】　寒腹痛。

【宜忌】　忌海藻、菘菜、生葱。

【加减】　虚冷激痛甚者，加黄芪、芍药各6克。

四味当归汤（2）

【方源】　《圣济总录》卷九十四。

【组成】　当归（焙）、生姜、白芍药各60克，羊肉（切，去脂膜）250克。

【用法】　先以水煮羊肉烂熟去肉，以汁煮药，候熟，去渣澄清，温服，不拘时候。

【主治】　卒疝，腹痛里急。

四味异功散

【方源】　《疡医大全》卷三十。

【组成】　松香（炼老）、白矾、银粉各等份。

【用法】　上药研为细末。先将持猪汤或米泔水熬洗，去净疮屑，拭干秽水，干则麻油调搽，湿则干掺。

【主治】　黄水疮。

四味如圣汤

【方源】　《普济方》卷六十三。

【组成】　桔梗、枳壳、麦冬、甘草各等份。

【用法】　上药研为散。每次 9 克,水煎,去渣温服。

【主治】　咽喉肿痛。

【加减】　加荆芥、防风各 3 克尤妙。

四味拔毒散

【方源】　《经验方》卷上。

【组成】　滑石 150 克,铅粉 60 克,炉甘石(入烊银罐内烧透,以黄连汁煅淬数次)30 克。

【用法】　上药研为细末,陈菜油调敷。

【主治】　热疖初起,及一切湿毒、胎毒。

四味茴香散

【方源】　《医学入门》卷七。

【组成】　乌药(酒浸 1 宿,焙)、高良姜、小茴香、青皮各 30 克。

【用法】　上药研为末。每次 6 克,发时热酒调服。

【主治】　风寒伤肝,囊茎抽痛,俗名小肠气,痛不可忍。

四味茯苓汤

【方源】　《魏氏家藏方》卷七。

【组成】　黄连 150 克,藿香叶 60 克,阿胶(粉炒)30 克,茯苓(去皮)45 克。

【用法】　上药研为散。每次 12 克,水煎,去渣,早、晚食前温服。

【主治】　伏暑泻痢,不进饮食,赤痢腹痛。

四味黄芩汤

【方源】　《圣济总录》卷六十一。

【组成】　黄芩(去黑心)、当归各 30 克,黑豆、茅根各 15 克。

【用法】　上药各锉细,分作 3 服。每次水煎,去渣,食前温服,1 日 3 次。

【主治】　肠黄,心中闷绝,肠内疼痛,状如刀刺。

四味葵根汤

【方源】　《圣济总录》卷一五七。

【组成】　冬葵根 1 握(洗去土,冬即用子),车前子、木通(细锉)各 90 克,阿胶(炙令燥)60 克。

【用法】　上药研为粗末。每次 21 克,水煎,去渣,食前温服。

【主治】　妊娠小便不通,脐下满痛。

四味舒筋汤(1)

【方源】　《症因脉治》卷三。

【组成】　独活、当归、苍术、黄柏各等份。

【用法】　水煎服。

【主治】　外感筋挛,湿热伤于太阳者;或腿足肿痛,脚筋挛缩。

四味舒筋汤(2)

【方源】　《症因脉治》卷三。

【组成】　秦艽、木瓜、苍术、黄柏各适量。

【用法】　水煎服。

【主治】　阳明经湿热筋挛。

四味截疟汤

【方源】　《症因脉治》卷四。

【组成】　何首乌 15 克,羌活 7.5 克,山楂 3.6 克,青皮 2 克。

【用法】　上药合煎,露 1 夜,临发时五更温好服之。

【主治】　诸疟。

四物地榆汤

【方源】　《杂病源流犀烛》卷十五。

【组成】　川芎、当归、白芍、地榆各适量。

【用法】　水煎服。

【主治】　痢疾,伤血分。

四物当归汤(1)

【方源】　《医心方》卷九引《范汪方》。

【组成】　当归、人参各 30 克,半夏 15 克,白蜜 15 克。

【用法】　上药研为散。水煎,分 2 次服。

【主治】　胃反不受食,食已呕出。

四物当归汤(2)

【方源】　《圣济总录》卷五十七。

【组成】　当归(切,焙)30 克,肉桂(去粗皮)、甘草(炙,锉)、干姜(炮裂)各 45 克。

【用法】　上药研为粗末。每次 6 克,水煎,去渣温服,空心、日午、临卧各 1 次。

【主治】　寒中腹痛。

四物钩藤汤

【方源】　《医方一盘珠》卷八。

【组成】　当归、川芎、白芍、生地黄、钩藤各适量。

【用法】　水煎服。

【主治】　急惊,目动筋挛,木旺血虚者。

四物胶薄贴

【方源】　《外台秘要》卷三十四引《集验方》。

【组成】　阿胶(炙)、大黄、莽草、细辛各等份。

【用法】　上药研为末,以鸡子白和涂纸上。贴肿,频易,昼夜贴之。割纸穿如钱大,出肿头。

【主治】　乳痈。

四物解毒汤

【方源】　《杂病源流犀烛》卷二十八。

【组成】　枳壳、白术、槐角、秦艽各等份。

【用法】　水煎服。

【主治】　痔头向上,是大肠热甚,收缩而上者。

四物澄波散

【方源】　《圣济总录》卷一〇五。

【组成】　胆矾(走水,洗去沙土)12 克,干姜(炮裂)15 克,滑石(研)、秦皮(去粗皮)各 30 克。

【用法】　上药研为散。每用 1.5 克,以沸汤浸,澄清洗之。

【主治】　眼连睑赤烂,涩痛羞明。

四制白术散

【方源】　《证治准绳·幼科》卷四。

【组成】　白术 240 克(分作 4 份,1 份砂仁炒,1 份糯米炒,1 份麸皮炒,1 份壁土炒)。

【用法】　拣净,研为末,量大小,乳酒调服。

【功用】　调脾。肢体羸瘦,愈未几而痘随出。

四炒健脾散

【方源】　《奇效良方》卷十七。

【组成】　苍术(麸炒)120 克,干姜(灰炒)120 克,乌头(以江水浸 7 日,取出切片,以盐 120 克炒干;或先切片子,以江水浸 2 日,炒黄为度,同盐取出)180 克,甘草(炒)150 克。

【用法】　上药共研为细末。每次 3 克,食前用白汤入盐调服。

【功用】　进食。

四草定痛汤

【方源】　《证治准绳·疡医》卷六。

【组成】　山薄荷、宝塔草、矮金屯叶、皱面藤叶各适量。

【用法】　上药生采叶,擂酒服;根、梗煎酒服。

【主治】　打仆跌堕压磕等伤肿痛。

四顺附子汤

【方源】　《妇人良方大全》卷八。

【组成】　生附子(去皮脐)、白姜(炮)、甘草、人参各 30 克。

【用法】　上药研为散。每次 12 克,水煎,去渣,空心服。

【功用】　峻补。

【主治】　①《妇人良方大全》:下痢纯白,状如鱼脑,脐腹冷痛,日夜无度,手足逆冷;或有呕逆,全不入食,饮食欲温而恶冷,六脉微细;甚者,四肢逆冷,六脉沉绝。

②《奇效良方》:吐泻过多,手足逆冷,六脉沉细,气少不语;及霍乱转筋,肉冷汗出,呕宛。

【宜忌】　凡痢疾虽体寒,手足逆冷,冷汗自出,六脉沉伏,不宜轻用附子。

【加减】　吐泻、腹痛,加桂 15 克;小便不利者,加茯苓 15 克。

四味土木香散

【方源】　《中国药典》。

【组成】　土木香 200 克,苦参(去粗皮)200 克,珍珠秆(去粗皮心)100 克,山奈 50 克。

【用法】　上药研为粗末,过筛混匀,即得。每次 2.5～3.6 克,水煎服,1 日 2～3 次。

【功用】　清瘟解表。

【主治】　瘟病初期,发冷发热,头痛咳嗽,咽喉肿痛,胸胁作痛。

四味鼠粘子汤

【方源】　《疮疡经验全书》卷八。

【组成】　鼠粘子(炒)60 克,甘草(炙)、升麻各 4.5 克,射干 7.5 克。

【用法】　上药研为散。每次 9 克,水煎,温服。

【主治】　《幼幼集成》:麻疹咽喉疼痛,饮食艰难。

【备考】　《幼幼集成》本方用法:灯心草为引,水煎热服。

四逆加人参汤

【方源】　《伤寒论》。

【异名】　四顺汤(《肘后备急方》卷二)、人参四顺汤(《鸡峰普济方》卷五)、四顺饮(《易简方》)、回阳饮(《医学集成》卷一)、人参四逆汤(《古方选注》卷上)、四味回阳饮(《伤寒温疫条辨》卷四)。

【组成】　甘草(炙)30 克,附子(生,去皮,破 8 片)1 枚,干姜 22.5 克,人参 15 克。

【用法】　水煎,去渣,分 2 次温服。

【主治】　①《伤寒论》:霍乱,恶寒,脉微而复利,利止,亡血也。

②《肘后备急方》:霍乱吐下,腹痛干呕,手足冷不止。

③《备急千金要方》:霍乱转筋,肉冷,汗出,呕宛者。

④《鸡峰普济方》:表里俱虚,伤冒寒冷,腹胁胀满,呕逆痰涎;及邪中阴经,手足厥冷,既吐且利,小便频数,里寒,身体疼痛,脉细微,下利清谷,头痛恶寒,亡阳自汗。

【宜忌】　《外台秘要》:忌海藻、菘菜、猪肉。

【方论】　①《注解伤寒论》:恶寒脉微而利者,阳虚阴胜也。与四逆汤温经助阳,加人参生津液益血。

②《伤寒绪论》:亡血本不宜用姜、附以损阴,阴虚又不当用归、芍以助阳。此以利后恶寒不止,阳气下脱已甚,故用四逆以复阳为急也。其所以用人

参者,不特护持津液,兼阳药得之,愈加得力耳。设误用阴药,必腹满不食,或重加泄利呕逆,转成下脱矣。

③《千金方衍义》:直中阴寒用姜、附,温经而救四肢逆冷,因病以立名也;霍乱加人参,助姜、附回阳而使四肢温顺,勒名以彰实也。与当归四逆加生姜吴茱萸助力回阳一义。

④《古方选注》:四逆加人参,治亡阴利止之方。盖阴亡则阳气亦与之俱去,故不当独治其阴,而以干姜、附子温经助阳,人参、甘草生津和阴。

【验案】　①伤寒虚阳外浮　《寓意草》:徐国桢伤寒六七日,身热目赤,索水到前,复置不饮,异常大躁,将门窗洞启,身卧地上,辗转不快,更求入井。余诊其脉,洪大无伦,重按无力。于是以附子、干姜各 15 克,人参 9 克,甘草 6 克,煎成冷服。服后寒战。夏齿有声,以重绵和头覆之,缩手不肯与诊,阳微之状如著,再与前药 1 剂,微汗热退而安。

②心动过缓　《伤寒解惑论》:张某,女,中年。胸中满闷,手足发凉,脉沉迟,西医诊为心动过缓症。为处四逆加人参汤方,五六剂痊愈,后未再发。

③急性胃肠炎　《伤寒论临床实验录》:裴某,男,58 岁。夏令因饮食不节,患急性胃肠炎,初起发热恶寒,头痛脘闷,继则吐利交作,腹痛,烦躁不安;曾服导滞分利止呕药两剂,而吐利不止,渐至四肢厥逆,心烦身出冷汗,口干舌燥,饮食不思,脉象微细欲绝。此乃吐利之后中气大伤,心阳衰竭,阴气不继之证。治疗时扶阳救逆固属重要,而补中气生津血,又属刻不容缓。吉林参 6 克,干姜 10 克,炮附子 10 克,甘草 18 克。服药 1 剂后,四肢回暖,吐利不作,心不躁烦,能安然入寐。3 剂后症状消失,精神安静,食欲渐展,脉象虚缓,后以和胃化滞之剂调理而愈。

④吐血　《江西中医药》(1959,5:30):黄某,男,64 岁。骤患呕血盈盆,气息奄奄,闭目不语,汗出如珠。诊其脉沉微,肢冷如冰,危在顷刻。此证气随血脱,唯有大剂益气回阳,摄血归经。处方:参须 9 克,炙北香 30 克,附子 12 克,炮干姜 6 克,炙甘草 6 克。翌日复诊,肢温汗敛血止,唯精神疲惫,声音低微,脉息较起,但仍甚微弱。虽有转机,尚未脱险,原方加白术 9 克,白芍 9 克而愈。

四逆汤加生姜方

【方源】　《圣济总录》卷二十五。

【组成】　甘草(炙,锉)30 克,干姜(炮)22.5克,附子(炮裂,去皮脐)半枚,生姜(切,焙)45 克。

【用法】　上药研为粗末。每次 15 克,水煎,去渣,温服。

【主治】　伤寒少阴证呕哕者。

代刀散

【方源】　《杏苑生春》卷六

【组成】　草乌、荜茇各 4.5 克,花椒、细辛各6 克。

【用法】　生研为末。用少许,揩患牙处内外。其牙自落。

【主治】　牙痛。

代针散(1)

【方源】　《良朋汇集》卷五。

【组成】　桑木灰 21 克,矿子灰 15 克,荞麦秸灰 30 克,茄科灰 30 克。

【用法】　放锅内,水煮,用布袋滤去渣,铁勺熬。如疮大,将此药画个十字即破,其脓就出;如诸般大疮有疔角腐肉不脱,用此药水洗之即去。

【主治】　肿毒数日,内有脓不得自破者;又点面上雀斑黑痣。

代针散(2)

【方源】　《囊秘喉书》卷上。

【组成】　胆南星 1 克,指甲、冰片、朱砂各少许。

【用法】　将指甲用双红纸卷好,灯上烧炭存性,研为末,入朱砂、冰片、胆星研和。吹入喉中。少顷即出脓血自愈。

【主治】　乳蛾成脓不穿。

代针膏

【方源】　《外科发挥》卷一。

【组成】　乳香 15 克,白丁香(细直者是)、巴豆(去壳,炒焦)、碱各 1.5 克。

【用法】　上药研为末。热水调,点疮头上,常以碱水润之,勿令干。

【主治】　疮疡脓热不溃。

代参膏

【方源】　《中国医学大辞典》。

【组成】　潞党参、绵黄芪、于潜术、龙眼肉各等份。

【用法】　　熬成膏子,加白冰糖收贮。滚水调服。

【功用】　补中气,生津液,润肺健脾,开胃进食;常服补诸虚,除百病。

【主治】　《中药成方配本》:心脾两亏,气血衰弱,心悸神疲,畏寒自汗。

代赭丸

【方源】　《圣济总录》卷七十四。

【组成】　代赭石(煅赤)、干姜(炮)、龙骨各 30克,附子(炮裂,去皮脐)22.5 克。

【用法】　上药研为末,研软饭为丸,如梧桐子大。每次 30 丸,空心米饮送下,日午再服。

【主治】　水泻肠鸣,脐腹撮痛。

代赭石丸

【方源】　《仁斋直指方论》卷二十二。

【组成】　代赭石(煅,醋淬,研)、磁石(煮米醋数沸,蘸 7 次,研)、白矾、牡蛎灰各适量。

【用法】　上药研为细末,神曲糊为丸,如小豆大。每次 50 丸,食前艾并生姜煎汤送下。漏血处,以热艾揉和血竭塞,1 日 3 换。

【主治】　痔变为瘘,脓血不止。

仙传膏

【方源】　《疡医大全》卷三十七。

【组成】　滑石、大黄、赤石脂各等份。

【用法】　上药研为细末。蜜调敷。

【主治】　杖后重伤,死血郁结,呕逆不食,并夹伤肉烂。

仙炉脂

【方源】　《洞天奥旨》卷八。

【组成】　香炉盖上胭脂 9 克,黄连 6 克,青黛 6克,冰片 0.6 克。

【用法】　上药各为细末。鸡子清调,或猪脂调敷。

【主治】　小儿天疱疮。

仙露汤

【方源】　《医学衷中参西录》上册。

【组成】　生石膏(捣细)90 克,玄参 30 克,连翘 9 克,粳米 15 克。

【用法】　上药用水煎至米熟,其汤即成,温服。

【主治】　寒温阳明证,表里俱热,心中热,嗜凉水,而不至燥渴,脉象洪滑,而不至甚实,舌苔白厚,或白而微黄,或有时背微恶寒者。

仙露梅

【方源】　《外科方外奇方》卷三。

【组成】　大青梅子 1500 克,青盐 120 克,食盐 60 克,活蜗牛(杵烂)40 个。

【用法】　共拌匀,隔 1 夜以后日晒夜收,盐尽为度。瓷器收贮。每取肉少许含咽。

【主治】　咽喉大症垂危者。

仙传惊风丸

【方源】　《经验奇方》卷上。

【组成】　雌雄蜘蟆(须至立冬日向稻田内提取,放瓦片上文火焙干,研细末)各 100 只,麻黄 1.5 克,真琥珀 1.5 克,顶朱砂 1 克。

【用法】　上药各为细末,和匀再研,清水和为丸,每丸约重 1.5 克。临用时取 1 丸,研细末,用钩藤煎汤调送。服下 1～2 丸即愈。

【主治】　幼孩各项惊风。

仙鸾催生方

【方源】　年氏《集验良方》卷五。

【组成】　当归 24 克,川芎 15 克,白芷 7.5 克,枳壳 12 克。

【用法】　水煎,温服。

【功用】　催生。

外消散

【方源】　《活幼心书》卷下。

【组成】　大黄、牡蛎(用熟黄泥包裹,火煅透,出地上候冷用)各 15 克,朴硝 6 克。

【用法】　上前 2 味研为末,乃入朴硝,乳钵内同杵匀。每次 3～6 克,取田螺 3 枚净洗,再以水养 1 宿,去螺用水,调涂肿处。即消。

【主治】　婴孩初出,旬日外脐突,或痛或不痛,痛则啼声不已;小儿感温热相搏,致阴器肤囊浮肿。

【备考】　治阴器肤囊肿,车前子煎汤调上药敷患处。

冬瓜汤

【方源】　《辨证录》卷五。

【组成】　冬瓜(煎水)1 个,白术 90 克,车前子 15 克,肉桂 6 克。

【用法】　冬瓜水煎药服。

【主治】　臌胀。

外敷神膏

【方源】　《医学入门》卷七。

【组成】　大黄、朴硝各 120 克,麝香 3 克。

【用法】　上药研为末,每 60 克,和大蒜捣成膏。敷患处。

【主治】　男妇积聚胀满,血蛊。

冬麻子粥

【方源】　《太平圣惠方》卷九十六。

【组成】　冬麻子 150 克,白粱米 90 克,薄荷 30 克,荆芥 30 克。

【用法】　水煮薄荷等,去渣取汁,用研麻子,滤取汁,并米煮作粥。空腹食之。

【主治】　中风,五脏壅热,言语謇涩,手足不遂,神惰冒昧,大肠涩滞。

冬葵子汤

【方源】　《何氏济生论》卷三。

【组成】　冬葵子、滑石、香茹各 60 克,木瓜(去皮)1 枚。

【用法】　上药研为末。每次 15 克,水煎服,1 日 5 次。

【主治】　干霍乱,二便不通,烦热胸闷。

冬葵子散(1)

【方源】　《圣济总录》卷一五七。

【组成】　冬葵子(微炒)、榆白皮(细锉)、滑石(研)、阿胶(炙令燥)各 30 克。

【用法】　上药研为散。每次 6 克,温水调服,不拘时。

【主治】　妊娠小便不通,小腹胀痛。

冬葵子散(2)

【方源】　《古今医鉴》卷十二。

【组成】　木通、栀子、冬葵子、滑石各 15 克。

【用法】　水煎,空心温服。

【主治】　孕妇转胞,小便不通。

【备考】　此药滑胎,临月可用,六七个月以前不可用。

冬葵根汤

【方源】　《圣济总录》卷一五七。

【组成】　冬葵根(干者,洗。冬即用子)30 克,车前草(干者,切)30 克,木通(细锉)90 克,大黄(锉炒)15 克。

【用法】　上药研为粗末。每次 15 克,水煎,去渣,食前温服。

【主治】　妊娠大小便不通,七八日以上,腹胀督闷。

冬茯苏贝汤

【方源】　《辨证录》卷十。

【组成】　紫苏叶 9 克,麦冬 60 克,贝母 9 克,茯苓 15 克。

【用法】　水煎服。

【主治】　口渴之极,快饮凉水,水抑肺气而不升,忽然瘖哑,不能出声。

失笑散(1)

【方源】　《杨氏家藏方》卷十一。

【组成】　细辛(去土叶)、高良姜、香白芷、荜茇各等份。

【用法】　上药研为细末。左边牙痛,口含水搐左鼻;右边牙痛,搐右鼻;如擦牙亦得。

【主治】　牙痛,不问久新。

失笑散(2)

【方源】　《洁古家珍》。

【组成】　荆芥穗 30 克,朴硝 60 克。

【用法】　上药研为粗末。萝卜、葱同煎汤,淋洗。

【主治】　肾肿。

失痛散

【方源】　《产科发蒙》。

【组成】　滑石、黄丹、甘草各 6 克,质干 3 克。

【用法】　上药研为极细末,鸡子清和调。先入手帛于热汤中,绞取熨患处,便敷。

【主治】　产后阴门肿痛。

生化汤

【方源】　《傅青主女科·产后编》卷上。

【组成】　当归 30 克,川芎 9 克,白术 3 克,香附 3 克。

【用法】　水煎服。

【主治】　产后气虚,胞衣不下,腹必胀痛。

【加减】　加人参 9 克更妙。

生生丹

【方源】　《首批国家级名老中医效验秘方精选》。

【组成】　青黛 40 克,天花粉 30 克,牛黄 20 克,芦荟 10 克。

【用法】　按比例共为细末,制成水丸,每日 3 克,分 2 次口服。

【功用】　清髓热解毒,开心窍泻肝。

【主治】　慢性粒细胞白血病。症见发热、形体消瘦,口舌溃疡,大便干结、肝脾肿大,胁肋胀痛,胸痛、胫骨压痛。

【方论】　本方启迪于《冷庐医话》所载靛花功用,悟出清髓中之热,不致壅瘀的机制。方中青黛清热解毒凉血为君,牛黄清心开窍解毒为臣,佐以芦荟泻火清肝解郁,使之花粉清热生津。研究表明,青黛具有增强网状内皮系统功能,提高机体免疫能力,抑制白血病毒之作用,花粉对肿瘤细胞有较明显的抑制作用,芦荟有较高的抗癌效用。慢性粒细胞白血病是一组发生于造血干细胞水平上髓性细胞异常增殖和分化的血液系统恶性疾病,居白血病发病率的第三位。胡氏所拟"生生丹"始用于 1972 年,此方标本兼顾,每救人于危难,且无毒副作用。其医术精湛,治学严谨,可见一斑。

【验案】　刘某,男,56 岁。1988 年因腹痛就医。症见:腹痛便结纳差乏力,舌质红,苔薄黄,脉弦滑。西医检查,左颌下淋巴结 1.5 厘米×1.5 厘米,固定无触痛,肝剑突下 6 厘米肋下 3 厘米,脾肋下 7 厘米,质中等硬,胸骨、胫骨压痛(＋)。血象:白细胞 15 万,幼稚细胞占 40%。骨髓象:有核细胞增生极度活跃,粒系增生以中晚幼为主。遂予上方。2月后,白细胞至 7600/立方毫米,幼稚细胞消失,症状、体征转阴。

生发膏

【方源】 《续名家方选》

【组成】 生地黄、附子、山椒、白蜡各 15 克。

【用法】 上药以麻油浓煎如膏。涂发。

【主治】 秃发。

生肉方

【方源】 《类编朱氏集验方》卷十二。

【组成】 腊月猪脂、松脂(煮过,收水上白者)、黄蜡(煮过,收净洁者)各 60 克,清麻油 180 克。

【用法】 慢火熬成膏。先将温水洗去旧药,拭干,用纸剪一大围子,涂药于上,盖疮上。如痒,不得动,此生肉故也。1 日 1 次换药。

【主治】 痈疽发背溃后不敛。

【宜忌】 切戒毒物。

生肌方

【方源】 《圣济总录》卷一三五。

【组成】 鸡内金(阴干)、槟榔(锉)、木香、黄连(去须)各等份。

【用法】 上药研为末。贴之,取愈为度。

【主治】 疮口不合,及治金疮。

生肌药

【方源】 《魏氏家藏方》卷九。

【组成】 石膏(煅)、虢丹、当归(去芦)各 36 克,乳香(别研)15 克。

【用法】 上药研为细末。用麻油调,涂疮口,外以揭毒膏贴之,1 日 1 换。

【功用】 生新肉,去恶肉脓毒,渐令口合。

生肌散(1)

【方源】 《普济方》卷三六三。

【组成】 白矾(飞过,在地上 1 宿)、白胶香(别研)、韶粉各 30 克,腻粉 3 克。

【用法】 上药研为细末。麻油调涂疮上。

【主治】 小儿头上疮。

生肌散(2)

【方源】 《袖珍方大全》卷三。

【组成】 寒水石(煅)3 克,龙骨(煅)15 克,干胭脂 2 克,轻粉 1 克。

【用法】 上药研为末。干贴。

【主治】 痔瘘等疮去尽败肉后。

【加减】 疮嫩,寒水石、干胭脂加龙骨;疮老,止依方。

生肌散(3)

【方源】 《跌损妙方》。

【组成】 五倍子、炉甘石、孩儿茶、龙脕皮各等份。

【用法】 上药研为末。瓷器贮用。外用。

【主治】 刀伤成疮,脓水难干,肌肉不生。

【备考】 《跌损妙方校释》:方中龙脕皮,疑为芦荟。

生肌散(4)

【方源】 《便览》卷四。

【组成】 白龙骨(煅)、白蔹、乳香、没药各适量。

【用法】 上药研为极细末。掺之。粗则反痛。

【功用】 收疮口。

【主治】 痈疽。

生肌散(5)

【方源】 《圣济总录》卷一三五。

【组成】 墙上多年白蚬壳(火煅通赤,去火候冷,研)、无名异(为末)、密陀僧(火煅过)各 3 克,麝香少许。

【用法】 更入麝香少许,同研令匀细。每用少许,掺疮口上。

【主治】 诸恶疮,疮口生肉颇迟者。

生肌散(6)

【方源】 《普济方》卷六十九。

【组成】 白矾、白鲜皮、黄柏、白芷各等份。

【用法】 上药研为末。先服如意汤毕,上此药。

【主治】 骨槽风,走马牙疳及金疮。

生肌散(7)

【方源】 《痈疽神验秘方》。

【组成】　木香6克,黄丹、白矾各15克,轻粉6克。

【用法】　上药各为细末。用猪胆汁拌匀,晒干,再研细,掺患处。

【功用】　解毒,去腐,搜脓。

【主治】　①《痈疽神验秘方》:疮口不合。
②《杂病源流犀烛》:伤寒狐惑,上唇生疮或下唇生疮;内痔疮脓出者。

【方论】　薛己按:此方乃解毒去腐搜脓之剂,非竟自生肌药也,盖毒尽则肉自生。常见患者往往用龙骨、血竭之类以求生肌,殊不知余毒未尽,肌肉何以得生,反增溃烂耳。若此方诚有见也。

生肌散(8)

【方源】　《外科大成》卷二。

【组成】　盘鸡(煅存性)3克,血竭、孩儿茶各1.5克,冰片0.3克。

【用法】　上药研为末。吹入漏孔内。

【功用】　收口。

【主治】　痔漏用内消退管丸后,毒将尽,肉长管出者。

生肌散(9)

【方源】　《外科方外奇方》卷二。

【组成】　川文蛤(炒)6克,乳香(去油)、没药各3克,白矾1.5克

【用法】　上药研为末。吹入漏孔内。

【功用】　生肌收口。

生金散

【方源】　《疡科选粹》卷七。

【组成】　千年石灰(研细)适量。

【用法】　6月6日捣韭汁拌成饼,阴干收贮,腊月复细研,以牛胆汁拌匀,装入胆中,悬挂阴干。临阵时,每用灰18克,血竭12克,研极细,遇有伤者,虽皮开肉裂,敷之包裹,罔不即联。

【主治】　刀斧初伤。

生茶散

【方源】　《鸡峰普济方》卷十八。

【组成】　蓬莪术、茴香、生茶各等份。

【用法】　上药研为细末。每次6克,盐6克,

葱白3克,水煎,和渣空心服。

【主治】　暴患小便不通。

生脉散(1)

【方源】　《辨证录》卷九。

【组成】　人参30克,麦冬60克,北五味子3克,黄芩3克。

【用法】　水煎服。

【主治】　小便不出,中满作胀,口中甚渴,投以利水之药不应,属于肺气干燥者。

【方论】　夫膀胱者,州都之官,津液藏焉,气化则能出矣。上焦之气不化,由于肺气之热也。肺热则金燥而不能生水,投以利水药,益耗其肺气,故愈行水而愈不得水也。治法当益其肺气,助其秋令,水自生焉。方用生脉散治之。生脉散补肺气以生金,即补肺气以生水是矣。何以加黄芩以清肺,不虑伐金以伤肺乎?不知天令至秋而白露降,是天得寒以生水也。人身肺金之热,不用清寒之品,何以益肺以生水乎?此黄芩之必宜加入于生脉散中,以助肺金清肃之令也。

生脉散(2)

【方源】　《医门补要》卷中。

【组成】　西洋参、生地黄、麦冬、五味子各适量。

【用法】　水煎服。

【主治】　暑伤气弱。

生姜汤(1)

【方源】　《太平惠民和剂局方》卷十。

【组成】　干生姜100克,白面(炒)150克,甘草(炒)650克,苦杏仁(去皮尖,麸炒,别研)500克。

【用法】　上药以炒盐1100克同为末。每次1.5克,如茶点吃,常服1克,不拘时候。

【功用】　消食化痰,宽利胸膈。

【主治】　酒食所伤。心胸烦满,口吐酸水,呕逆不定,饮食无味,胸膈不快。

生姜汤(2)

【方源】　《圣济总录》卷一八一。

【组成】　生姜(切)60克,升麻(锉)60克,射干(锉)60克,陈皮(汤浸,去白)30克。

【用法】　上药锉,如麻豆大。每次 9 克,水煎,去渣温服。

【主治】　小儿咽喉肿痛,毒气热极,咽塞不利。

生姜饮

【方源】　《普济方》卷三六六。

【组成】　天南星(略炮)15 克,生姜 12 克,陈皮 15 克。

【用法】　上药锉。每次 9 克,加紫苏 5 叶,水煎服。

【主治】　风邪风毒,缠喉不语。

生姜散

【方源】　《圣济总录》卷四十七。

【组成】　生姜(切,炒)90 克,蓬莪术(锉炒)30 克,陈皮(汤浸,去白,炒)、甘草(锉,炒)各 60 克。

【用法】　上药研为散。每次 3 克,入盐少许,开水点服。

【主治】　胃反,吐逆不止,心膈不利,饮食减少。

生犀汤

【方源】　《圣济总录》卷一三六。

【组成】　生犀角(镑)1 克,贝齿(生用,先捣后研)30 克,羚羊角(镑)45 克,升麻(生用)52.5 克。

【用法】　上药研为粗末。每次 9 克,水煎,食后去渣服,日 2 夜 1 次。

【主治】　诸风毒气,身体疼痛,面目暴肿,肿连手足。

生犀散

【方源】　《医方类聚》卷一五七引《施圆端效方》。

【组成】　升麻 60 克,郁金 15 克,大黄、甘草各 30 克。

【用法】　上药研为细末。每次 9 克,水煎,和渣温服,不拘时候。

【主治】　一切积毒伏热,吐血衄血,呕咳咯血,伤寒杂病下血。

生地黄汤

【方源】　《备急千金要方》卷十二。

【组成】　生地黄 50 克,大枣 5 枚,阿胶、甘草各 9 克。

【用法】　上药研为散。水煎服。

【主治】　忧恚呕血,烦满少气,胸中痛。

【方论】　《千金方衍义》:方下虽治忧恚呕血,而实肺沮吐血之方。酒气逆满则肝浮胆横,每致动肝悖乱。生地黄治伤中血痹,阿胶主心腹内崩,甘草和脏腑寒热,大枣养胃气安中,藉此以统地黄归就丹田,以资少阳生发之气也。

生地黄饮

【方源】　《医钞类编》卷七。

【组成】　生地黄、黄芩(炒)、阿胶(炒)、柏叶(炒)各适量。

【用法】　水煎服。

【主治】　血热,小便出血。

生地黄散(1)

【方源】　《医方类聚》卷十引《简要济众方》。

【组成】　生地黄 30 克,白茅根 30 克,木通(锉)30 克。

【用法】　上药研为粗散。每次 9 克,入葱白 9 克,水煎,去渣,空心、食前频服。

【主治】　小肠实热,心中烦闷,少腹热痛,小便赤涩或出血。

生地黄散(2)

【方源】　《赤水玄珠》卷二十一。

【组成】　生地黄 6 克,黄芩(炒)15 克,阿胶(炒)、侧柏叶(炒)各 3 克。

【用法】　水煎,食前服。

【主治】　血热尿血。

生地黄粥

【方源】　《太平圣惠方》卷九十六。

【组成】　生地黄(取汁)150 克,蜜 100 克,米 90 克,车前叶(取汁)90 克。

【用法】　先以水煮米成粥,次入诸药汁及蜜,更煎,分 2 次服。

【主治】　小便出血,磣痛。

生地黄饮(1)

【方源】　《圣济总录》卷二十九。

【组成】　生地黄汁、生藕汁、生姜汁、生蜜各60克。

【用法】　上药和匀，分作3服。每次微煎，食后、临卧服。

【主治】　时疾壮热，头痛，鼻衄不止；胃气盛实，壅涩不宣，蕴积为热，口干烦渴。

生地黄饮(2)

【方源】　《诚书》卷七。

【组成】　生地黄、熟地黄、地骨皮、枸杞子各3克。

【用法】　上药研为末。蜜汤调下。

【主治】　衄血。

生地黄煎

【方源】　《普济方》卷三五二引《太平圣惠方》。

【组成】　童便、生地黄汁、生藕汁各300克，生姜汁900克。

【用法】　上药先煎前三味，约三分减二，次下姜汁，慢火煎如稀饧。每次30克，暖酒调下。

【主治】　产后血气不调，腹中生瘕结而不散，痛无定处。

生芦根汤

【方源】　《外台秘要》卷三引《集验方》。

【组成】　灯心草3克，生麦冬(去心)12克，人参(切)12克，生芦根(切)30克。

【用法】　水煎服。

【主治】　天行后气膈，呕逆不下食。

生芦根饮

【方源】　方出《备急千金要方》卷十六，名见《外台秘要》卷二。

【组成】　生芦根(切)60克，青竹茹45克，粳米90克，生姜30克。

【用法】　上药研为散。水煎服。

【主治】　伤寒后哕，干呕不下食。

生藕汁饮

【方源】　《圣济总录》卷一九〇。

【组成】　生藕汁30克，地黄汁30克，蜜15克，淡竹叶(切，以水煎取汁)30克。

【用法】　上药汁同煮沸熟，分3次温服，日2夜1次。

【主治】　产后恶血不利，壮热虚烦。

生地黄四物汤

【方源】　《笔花医镜》卷二。

【组成】　生地黄9克，当归、赤芍各4.5克，川芎3克。

【用法】　水煎服。

【主治】　血淋。

生肌地栗粉

【方源】　《古方汇精》卷二。

【组成】　荸荠(去皮，磨粉)30克，真象牙屑、川贝、云苓各15克。

【用法】　上药研为末，和匀，再研极细。掺膏上用。

【功用】　收口。

【主治】　一切外患溃后，余肉已尽，新肌未生。

生肌桃红散

【方源】　《御药院方》卷九。

【组成】　寒水石粉90克，朱砂(飞)6克，甘草(炒)1克，冰片1克。

【用法】　上药研为细末。每用少许，干捻有窍处。

【主治】　齿龈内出血，并有窍眼，时时吐血。

生阴壮髓丹

【方源】　《石室秘录》卷三。

【组成】　玄参90克，麦冬60克，熟地黄90克，山茱萸60克。

【用法】　水煎服。

【主治】　肾水不足，阳明火旺，骨髓空虚，痿废不立。

生附白术汤

【方源】　《三因极一病证方论》卷二。

【组成】　附子(生，去皮脐)、干姜各15克，白术30克，甘草(炙)7.5克。

【用法】　上药研为散。每次12克。水煎，去渣，食前服。

【主治】　中风湿,昏闷恍惚,胀满身重,手足缓纵,自汗,失音不语,便利不禁。

生津地黄汤

【方源】　《万氏家抄方》卷六。

【组成】　天花粉、生地黄、知母、麦冬(去心)、甘草。

【用法】　水煎服。

【主治】　痘疹,内实作热,大便坚实而渴者。

生姜半夏汤

【方源】　《疝气证治论》。

【组成】　生姜 12 克,半夏、吴茱萸、附子各 6 克。

【用法】　水煎服。

【主治】　诸疝呕吐不止,饮食不纳。

生液寄生散

【方源】　《普济方》卷三四五引《护命》。

【组成】　桑寄生 15 克,人参 9 克,甘草(炙)6 克,沉香 3 克。

【用法】　上药研为细末。每次 5 克,水煎服。

【主治】　产后正气不足,咽喉干,口无津液,饮食减少,大腑不调。

生地黄汁饮子

【方源】　《太平圣惠方》卷十九。

【组成】　生地黄汁 30 毫升,独活(锉)60 克,附子(炮裂,去皮脐)1 枚,淡竹沥 30 毫升。

【用法】　先以水煮独活、附子,取汁,纳生地黄汁及竹沥,更煎沸,温服 50 毫升,每日 3 次。

【主治】　中风不语,舌根强硬。

生肌麒麟竭散

【方源】　《太平圣惠方》卷六十四。

【组成】　麒麟竭 30 克,诃黎勒 30 克,黄连(去须)30 克,槟榔 1 枚。

【用法】　上药研为末。看疮眼大小,薄敷疮上。以愈为度。

【主治】　脚上生疮疼痛,伤风毒,脓水不止。

白及肺

【方源】　《喉科心法》卷下。

【组成】　白叶猪肺 1 具,白及片 30 克。

【用法】　猪肺挑去血筋血膜,洗净,同白及入瓦罐,加酒淡煮熟,食肺饮汤;或稍用盐亦可,或将肺蘸白及末食更好。

【主治】　肺痨肺烂。

白及散(1)

【方源】　《医学启蒙》卷四。

【组成】　款冬花、紫菀、白及、阿胶各等份。

【用法】　水煎服。

【主治】　肺痨。多年咳嗽,肺痨咳唾脓血,及肺破不愈。

白及散(2)

【方源】　《胎产秘书》卷下。

【组成】　白及、凤凰衣、桑螵蛸各等份。

【用法】　入猪脬内,煮烂食之。

【主治】　产后伤脬,小便淋数不止。

白及膏

【方源】　《普济方》卷三一四。

【组成】　高良姜、白及、沥青各等份。

【用法】　上药研为细末,嚼芝麻,水同熬为膏,入冷水共淀,用绯绢 1 片,火上摊作膏。贴疮上。

【主治】　蝼蛄疮。

白牙散

【方源】　《普济方》卷七十。

【组成】　升麻根 120 克,羌活根、龙胆根、羊颈骨各 90 克。

【用法】　上药研为极细末,以纱罗子罗骨灰,作微尘末,和匀。卧时刷牙,先以温水漱口,用少许搽之。

【主治】　牙龈绽肉,有牙疳肿痛,牙动欲落,牙齿不长,髭黄口臭。

白玉膏(1)

【方源】　《三因极一病证方论》卷十四。

【组成】　杏仁(去皮尖,别研)21 粒,花椒(去目,出汗,为末)49 粒,清油 30 克,酒蜡 15 克。

【用法】　文武火熬,用柳青枝打紫黑色,绵滤过,再熬,滴水成珠,收净器内。看疮大小,做新月样纸花团丸贴,候晕收,更促小疮头聚,用槟连散敷。

【功用】　收缩痈疽,令不蔓衍。

【主治】　痈疽疮疡。

【宜忌】　①《三因极一病证方论》:切忌用冷药外贴,逼毒气入里杀人。

②《普济方》:凡贴大恶疮,毒气方盛,不可以药当上贴,恐遏散毒气,疮益大。

白玉膏(2)

【方源】　《医方类聚》卷一七七引《新效方》。

【组成】　乳香末、芸香末各3克,铅粉6克,蓖麻子(去壳,研如泥)30克。

【用法】　上以蓖麻泥和三味末,安石上,捶打成膏,干湿得所。摊厚纸上,贴之。

【功用】　排脓止痛。

【主治】　溃疡。

白玉膏(3)

【方源】　《疡科选粹》卷五。

【组成】　炉甘石(火煅)30克,蜂蜜15克,象牙末9克,轻粉(将草纸转注火上烧)15克。

【用法】　雄猪板油21克,捶千余下,和同一处,将罐盛之。临用以油纸作膏,贴在患处。

【主治】　臁疮。

白玉膏(4)

【方源】　《同寿录》卷四。

【组成】　炉甘石(净,三黄制)30克,蜂蜜(净)15克,水粉9克,冰片3克。

【用法】　上药研为细末,用拣净板油1块,同研成膏。隔纸贴之。

【主治】　臁疮连年不愈。

白玉膏(5)

【方源】　《串雅补》卷五。

【组成】　铅粉60克,铜绿3克,炉甘石30克,板油30克。

【用法】　同研成膏。隔纸贴之。

【主治】　寒湿疮。

白玉膏(6)

【方源】　《梅氏验方新编》卷六。

【组成】　铅粉12克,轻粉6克,冰片2克,制油(冬熟猪油炖烊、滤清,每油210克,配白蜡9克)7.5克。

【用法】　上药搅匀作膏。贴之。

【主治】　一切破伤。

白玉膏(7)

【方源】　《外科方外奇方》卷四。

【组成】　白龙骨、煅石膏、制甘石、铅粉各等份。

【用法】　猪油成膏。外贴。

【主治】　臁疮。

白术丸

【方源】　《明医指掌》卷九。

【组成】　白术(炒)60克,黄芩15克,白芍21克,红白葵花7.5克。

【用法】　上药研为极细末,蒸饼糊为丸。每次50丸,空心煎四物汤送下。先以小胃丹开导,后用此补之。

【主治】　赤白带。

白术汤(1)

【方源】　《圣济总录》卷八十。

【异名】　四君子汤(《太平惠民和剂局方》卷三新添诸局经验秘方)、白术散(《类编朱氏集验方》卷二)、四圣汤(《活幼口议》卷二十)、人参散(《普济方》卷三九四)、温中汤(《医部全录》卷四三六)、四君汤(《文堂集验方》卷四)。

【组成】　白术、茯苓(去黑皮)、人参、甘草(炙)各等份。

【用法】　上药研为粗末。每次15克,水煎,去渣温服。

【功用】　①《太平惠民和剂局方》(新添诸局经验秘方):温和脾胃,进益饮食,辟寒邪瘴雾气。

②《医方类聚》引《澹寮方》:平调脏腑,通顺三焦,育神养气,暖胃消谷。

③《普济方》:补五脏,生津液,调气血,解虚烦,益肌体。

④《古今医统大全》:调理脾胃,进乳食,止泄泻。

⑤《医学入门》:扶胃降火,补虚固本。

⑥《古今医鉴》：大补阳气。

⑦《简明医彀》：补元气，养脾胃。

【主治】　①《圣济总录》：水气渴，腹胁胀满。

②《太平惠民和剂局方》(新添诸局经验秘方)：荣卫气虚，脏腑怯弱，心腹胀满，全不思食，肠鸣泄泻，呕哕吐逆。

③《医方类聚》引《澹寮方》：脾胃不和，形气怯弱，肢体倦怠，腹胁膨胀，饮食减少，嗜卧乏力，及病后羸弱，食不复常。

④《普济方》：小儿脾胃虚弱，哕逆不止，心神烦闷，吐泻，气虚烦渴。

⑤《玉机微义》：肺损，皮聚而毛落。

⑥《内科摘要》：脾胃虚弱，饮食少进，或肢体肿胀，肚腹作痛；或大便不实，体瘦而黄；或胸膈虚痞，痰嗽吞酸。

⑦《古今医鉴》：气虚脾泻不止。

⑧《医方考》：面色萎黄。

【方论】　①《丹溪心法附余》：四君子汤用白术、人参、茯苓、甘草者，白术则健脾燥湿，人参则补肺扶脾，茯苓则降气渗湿，甘草则补胃和中，譬如宽厚和平之君子，而不为奸险卒暴之行也。《和剂》之等份，愚以为药为君臣，剂之大小，又人之所处何如也。

②《医方考》：人参甘温质润，能补五脏之元气；白术甘温健脾，能补五脏之母气；茯苓甘温而洁，能致五脏之清气；甘草甘温而平，能调五脏愆和之气。四药皆甘温，甘得中之味，温得中之气，犹之不偏不倚之君子也，故曰四君子。

③《医灯续焰》：白术强土健运，茯苓渗湿燥脾，甘草守气于中宫，人参益气于五脏，皆主脾胃者，以人身真气即水谷之气也。四药冲和平淡而能补气维阳，诚君子哉。

④《医方集解》：此手足太阴、足阳明药也。人参甘温，大补元气为君；白术苦温，燥脾补气为臣；茯苓甘淡，渗湿泻热为佐；甘草甘平，和中益土为使也。气足脾运，饮食倍进，则余脏受荫，而色泽身强矣。

⑤《伤寒绪论》：气虚者，补之以甘，参、术、苓、草，甘温益胃，有健运之功，具冲和之德，故为君子。盖人之一身，以胃气为本，胃气旺则五脏受荫，胃气伤则百病丛生。故凡病久不愈，诸药不效者，惟有益胃、补肾两途，故用四君子，随证加减。无论寒热

补泻，先培中土，使药引津气四迄，则周身之机运流通，水谷之精微敷布，何患其药之不效哉！是知四君子为司命之本也。

⑥《绛雪园古方选注》：汤以君子名，功专健脾和胃，以受水谷之精气，而输布于四脏，一如君子有成人之德也。入太阴、阳明二经，然其主治在脾，故药品分两皆为偶数。白术健脾阳，复人参保脾阴，炙草和胃阴，复茯苓通胃阳，大枣悦脾，生姜通胃。理运阴阳，刚柔相济，诚为生化良方。

⑦《成方便读》：以脾喜温燥，土旺即可生金，故肺脾两虚者，尤当以补脾为急。脾为后天之源，四脏皆赖其荫庇，不独肺也。而又佐以茯苓渗肺脾之湿浊下行，然后参术之功，益彰其效，此亦犹六味丸补泻兼行之意。然必施之以甘草，而能两协其平，引以姜、枣，大和营卫，各呈其妙，是以谓之君子也。

⑧《张氏医通》：四君子乃胃家气分之专药，胃气虚而用之，功效立见，即血虚用四物，亦必兼此。故八珍之主治，不独气血两虚也，即血虚者亦须兼用。但补气则偏于四君，补血则偏于四物，若纯用血药，不得阳生之力，阴无由以化也。方中白术，若治脾胃虚衰，大便不实，或呕恶不食，合用炒焦，方有健运之力。如肺胃虚燥，咳嗽失血，须用陈米饭上蒸过十余次者，则转浊为清，转燥为润，是以异功散、八珍汤及归脾、逍遥等方内，并宜蒸者，即阴虚干咳，略呕白血，总无妨碍，更加白蜜拌蒸，犹为合宜。其于轻重炮制之间，全用者之活法权变，举此可以类推三隅矣。

⑨《时方歌括》：胃气为人之本，参、术、苓、草从容和缓，补中宫土气，达于上下四旁，而五脏六腑皆以受气，故一切虚证皆以此方为主。若加陈皮，则有行滞进食之效；再加半夏，即有除痰宽胀之功；再加木香、砂仁，则行气之药多于补守，凡肿满痰饮结聚等症，无不速除，此犹人所易知也。而为数方之主，则功在人参。人皆曰人参补气补阳，药温藉之以尽其力量，而余则曰人参补阴养液，燥药得之则臻于和平。故理中汤中姜、术二味，气胜于味以扶阳；参、草二味，味胜于气以和阴。此汤以干姜易茯苓，去其辛而取其淡，亦阴阳兼调之和剂也。

【验案】　①虚寒泄泻　《静香楼医案》：中气虚寒，得冷则泻，而又火生齿龈。古人所谓胸中聚集之残火，腹内久积之沉寒也。此当温补中气，脾土厚则火自敛，四君子汤加益智仁、干姜。

②胃脘痛 《广西中医药》(1983,6:49):用四君子汤为主方,气虚甚者加黄芪;血虚甚者加当归;偏寒者加干姜、高良姜或吴茱萸;湿重者加半夏;反酸者加海螵蛸、煅瓦楞子;气滞者加陈皮、木香;腹痛甚者加延胡索。每日1剂,水煎服。治疗以脾胃虚寒为主证的胃脘痛38例,其中急性胃炎2例,胃、十二指肠球部溃疡17例,慢性胃炎12例,胃、十二指肠球部溃疡合并慢性胃炎6例,胃下垂1例。结果治愈26例,有效12例。平均住院58天。

③慢性肝炎 《中医杂志》(1983,8:592):以本方加黄芪为基本方,治疗慢性活动性肝炎40例,其中肝郁脾虚型15例,肝肾阴虚型12例,脾肾阳虚型6例,气阴两虚型7例。治疗4~5个月,均获痊愈;HBsAg转阴28例(70%),HBsAg滴度下降6例;免疫学指标、肝功能及生化指标均恢复正常。

④小儿低热 《四川中医》(1984,1:44):华某,男,6岁,平素脾胃虚弱,经常大便溏薄,纳食不香。1个月前因中毒性消化不良住院治疗,吐泻止后,低热长期不退,经多种化验检查,诊断为"功能性低热"。就诊时所见:面色㿠白,肢倦乏力,语声低微,不思饮食,时觉口干喜热饮,额角及两手心发热,舌质胖润,苔薄白,脉细缓无力,体温37.5~38.5℃。病属吐后脾胃虚弱,元气受损,虚阳外浮之发热,治宜四君子汤补气健脾,加山药、花粉滋养脾胃之阴,以期阴平阳秘。5贴后热退病愈。

⑤妊娠恶阻 《黑龙江中医药》(1989,1:4):马某,女,25岁,妊娠2个月,食欲缺乏,恶心欲吐,因症状加重而入院,西药治疗4天未见疗效,频频呕吐,不能进食,食入加剧,吐黄绿苦水,脘闷,倦怠乏力,思睡,舌淡苔薄,脉滑无力,以四君子汤加陈皮20克,竹茹15克,厚朴10克,1剂即觉脘内舒适,恶心减轻,呕吐未作,能进食。服第4剂药的午后,恶心微作,持续约1小时,但终未吐出,而后恶心消失,食欲增进。

⑥消化道恶性肿瘤 《河北中医》(1997,2:40):李氏等用本方为主治疗中晚期消化道恶性肿瘤71例。药用:党参或人参、白术、茯苓、黄芪、甘草。淤血明显者加三棱、莪术、丹参;淋巴结转移者加山慈菇、黄药子、夏枯草、八月札、荔枝核;阴虚者加沙参、生地黄、麦冬、鳖甲、百合;阳虚者加仙茅、淫羊藿、巴戟天、补骨脂。药后效果理想,其生存期及生存质量明显高于同期单纯放化疗的同类患者。

⑦小儿喘息性支气管炎 《实用中西医结合杂志》(1998,11:986):陈氏等用本方加黄芪煎汤口服,并配合丙种球蛋白肌内注射,15天1次,6次为1个疗程,防治小儿喘息性支气管炎90例。结果:显效33例,好转51例,总有效率为93.3%。

⑧清除自由基、降低脂质过氧化反应 《中国医药学报》(1994,1:49):以本方治疗脾气虚型胃肠病患者60例,测定治疗前后血清总超氧化物歧化酶(SOD)和丙二醛(MDA)的变化,结果显示本方有清除自由基、降低脂质过氧化反应的功能。

⑨口腔溃疡 《新中医》(1995,6:27)以四君子汤为基本方,食积加鸡内金、山楂;胃热加石膏;脾虚便溏加厚朴、肉豆蔻;肝经湿热加栀子、白芍、生薏苡米;阴虚火旺加黄柏、知母、麦冬。治疗复发性口腔溃疡312例,结果痊愈255例,显效44例,无效13例。

⑩慢性浅表性胃炎 《现代中西医结合杂志》(2001,10:1453):以本方:人参(选用广明参)30克,白术10克,茯苓10克,甘草6克,加水微火煎煮,去渣,于饭前半小时口服,4周为1个疗程。治疗慢性浅表性胃炎脾胃虚弱型105例,其中男67例,女38例。结果:临床痊愈7例(19.44%),显效13例(36.11%),有效11例(30.56%),无效5例(13.89%),总有效率86.11%。

【实验】 ①对控制饲料小鼠的肝脏和胸腺组织核酸含量的影响 《辽宁中医杂志》(1984,3:36):将17~20克的封闭群小鼠随机分为6组,进行饲料控制实验。结果显示,小鼠的体重、胸腺重和肝重均非常明显下降;胸腺重量系数和肝重量系数亦均非常明显下降。小鼠胸腺、肝脏中RNA含量均明显下降;DNA含量在胸腺中下降,在肝脏中升高。胸腺重和肝重有显著促进恢复作用,尤以后者更显著。四君子汤有促进胸腺细胞恢复增殖作用,对肝细胞则无此作用。四君子汤对正常小鼠的体重、胸腺重、肝重以及胸腺和肝脏中核酸含量均无显著影响。

②免疫功能 《中西医结合杂志》(1984,6:363):以四君子汤不同比率配伍,将小鼠分为实验组与对照组进行实验。结果,四君子汤能明显提高小鼠腹腔巨噬细胞吞噬功能。四君子汤中党参、白术、茯苓二药配伍(除配炙甘草外)或三药配伍都能提高小鼠腹腔巨噬细胞的吞噬功能,其配伍基本呈

相加作用。

③对胰腺功能的影响　《辽宁中医杂志》(1989,3:43):四君子汤能够促进萎缩的胸腺恢复,其作用不是通过促进食欲,增加进食量实现,而是相对特异地作用于胸腺,促进皮质细胞的增殖和分化。对正常小鼠胸腺结构则无明显影响。

④抗自由基损伤　《中药药理与临床》(1992,4:1):四君子汤能明显改善衰老模型小鼠出现的体力下降,御寒能力和对缺氧的耐受力降低,并降低脂质过氧化物(LPO)含量和脑 B 型单胺氧化酶(MAO－B)活力,升高血清超氧化物歧化酶(SOD)的活力。证明四君子汤确有抗自由基损伤的功能,以延缓衰老。

⑤对大鼠实验性贫血模型的影响　《山西中医》(1992,4:32):用四君子汤(人参、茯苓、白术、甘草各等份)、四物汤(当归、熟地黄、白芍、川芎各等份)、八珍汤(人参、茯苓、白术、甘草、当归、熟地黄、白芍、川芎各等份)3 方分别经浸泡煎煮、过滤,分别制成 100% 浓度的药液。选健康雄性 SD 大鼠,分成正常组、贫血模型组及补气、补血、气血双补 3 个治疗组。贫血模型以皮下注射 2% N-乙酰苯肼生理盐水溶液,首剂量为 20 毫克/100 克体重,以后 2 次减半制得。结果:补气法对溶血性贫血大鼠的疗效最好,气血双补法次之,补血法较差。

⑥诱导肿瘤细胞凋亡　《山东中医杂志》(2004,4:228):通过本方对荷瘤小鼠抑瘤和诱导肿瘤细胞凋亡的实验研究,提示本方可以显著抑制荷瘤小鼠肿瘤生长,有明显的抑瘤作用。该方在体内没有诱导肿瘤细胞凋亡的作用,可能通过间接作用而发挥治疗肿瘤的效果。

白术汤(2)

【方源】　《鸡峰普济方》卷十九。

【组成】　白术、甘草各 12 克,桑白皮 9 克,茯苓 6 克。

【用法】　上药研为末。每次 3 克,觉渴时开水点服,不拘时候。

【主治】　水气口渴;脾虚气上,食少发渴。

【宜忌】　切不可饮冷。

白术汤(3)

【方源】　《保命集》卷中。

【组成】　白术、白芍各 9 克,干姜(炮)15 克,甘草(炙)6 克。

【用法】　上药研为粗末。每次 15 克,水煎,去渣取清,宜温服之。

【主治】　大肠经动,下痢为鹜溏。大肠不能禁固,卒然而下成水泄,青色,其中或有硬物,欲起而又下,欲了而不了,小便多清,得之秋冬者。

【加减】　甚则去干姜,加附子 9 克。

白术饮

【方源】　《圣济总录》卷三十二。

【组成】　白术、人参、生姜(切)各 15 克,甘草(炙)7.5 克。

【用法】　上药锉,如麻豆大。水煎,去渣,食前分 2 次温服。

【主治】　伤寒后胃虚,不思饮食。

白术酒

【方源】　《太平圣惠方》卷七十四。

【组成】　白术 45 克,独活 30 克,黑豆(炒令熟)30 克。

【用法】　上药锉细。以酒煎,去渣,分 4 次温服,幼口灌之。得汗即愈。

【主治】　妊娠中风,口噤,言语不得。

【方论】　《医略六书》:妊娠风中少阴,经气闭塞,口噤不开,不得言语,胎独难安焉。黑豆滋补少阴之脏以培本,独活疏通少阴之经以逐邪,合之白术健脾气以开发神机,酒煎活血脉以行其经络也。务使经气健旺,则邪自利散而脏气调和,口噤无不自开。

白术散

【方源】　《鸡峰普济方》卷二十四。

【组成】　白术 30 克,厚朴 75 克,陈皮 60 克,甘草 45 克。

【用法】　上药研为细末。每次 6 克,水煎,和渣温服。

【功用】　和养脾胃。

白石丸

【方源】　《扶寿精方》。

【组成】　五灵脂(炒烟尽,研细)、阿魏(研细)

各等份。

【用法】　用雄黄、狗胆汁为丸,如黍米大。每次 30 丸,空心唾津送下。

【主治】　痞块、疳积、噎膈。

【宜忌】　忌羊肉、醋、面。

白龙丹

【方源】　《证治准绳·类方》卷七。

【组成】　炉甘石 3 克,玄明粉 1.5 克,硼砂 1 克,冰片 0.3 克。

【用法】　上药研为细末。点眼。

【主治】　一切火热眼及翳膜胬肉。

白龙散(1)

【方源】　《圣济总录》卷一六七。

【组成】　天浆子(有虫者)1 枚,僵蚕(直者,炒)1 枚。

【用法】　上药研为散,加腻粉少许,以薄荷自然汁调灌之,取下毒物;量儿大小,分作 2 服,亦得。

【主治】　小儿脐风。

白龙散(2)

【方源】　《御药院方》卷九。

【组成】　西硼砂 3 克,铅霜、冰片各 1 克,寒水石(水飞)30 克。

【用法】　上药研为细末。每用少许,干掺舌上,咽津,不拘时候。

【主治】　大人小儿咽喉肿痛,满口生疮。

白豆顶

【方源】　《串雅补》卷一。

【组成】　扁豆 10.5 克,雨茶 10.5 克,白信 4.5 克,密陀僧 4.5 克。

【用法】　上药研为细末,面糊为丸,分作 10 丸。每次密 1 丸,冷浓茶送下。

【主治】　一切痰证。

白芷散(1)

【方源】　《太平圣惠方》卷六十一。

【组成】　白芷 30 克,黄连(去须)30 克,地榆(锉)30 克。

【用法】　上药研为细散。每用以鸡子白调,涂布上贴疮,1 日换 3～4 次。

【主治】　痈疮已溃。

白芷散(2)

【方源】　《圣济总录》卷一一七。

【组成】　白芷末 3 克,铜绿 3 克,僵蚕 4 枚,干胭脂 1.5 克。

【用法】　上药研为末。每用少许,以鸡翎子扫疮。有涎吐之,不得咽津。

【主治】　口舌生疮,久不愈。

白芷散(3)

【方源】　《鸡峰普济方》卷二十二。

【组成】　黄连、槟榔、木香、白芷各等份。

【用法】　上药研为细末。掺所伤处,血便止。如妇人血晕,以童便调 3 克;如脏毒诸血,以水煎服。

【主治】　金铁所伤,及破伤风。

白芷散(4)

【方源】　方出《仁斋直指方论》卷二十一,名见《普济方》卷五十七。

【组成】　苦杏仁(水浸,去皮,焙)、细辛、白芷各 3 克,全蝎(焙)2 个。

【用法】　上药研为末。麻油调敷。

【主治】　鼻痛。

白芷散(5)

【方源】　《普济方》卷三六五。

【组成】　香白芷末 15 克,盐绿 3 克,五倍子 0.3 克,麝香少许。

【用法】　上药研为细末,每用 1 克,掺疮上。

【主治】　小儿口疮。

白矾丸

【方源】　《圣济总录》卷七。

【组成】　白矾(生研)、陈皮(去白,炒)、肉桂(去粗皮)各 30 克。

【用法】　上药研为细末,枣肉为丸,如弹子大。每次 1 丸,含化咽津,不拘时候。

【主治】　中风不语,失声,及声嘶不出。

白矾散(1)

【方源】　《太平圣惠方》卷三十六。

【组成】　白矾(烧灰)7.5克,黄药末7.5克,腻粉7.5克,麝香3克。

【用法】　上药研为细散。每取1克,掺在疮上,以意加减用之。

【主治】　恶口疮久不愈。

白矾散(2)

【方源】　《太平圣惠方》卷八十九。

【组成】　白矾灰15克,龙骨末15克,黄丹(微炒)15克,麝香1克。

【用法】　上药研为细末。先用绵杖子蘸却耳中脓水,用散少许,分为两处,掺在耳内,1日3次。

【主治】　小儿聤耳,汁出不止。

【宜忌】　勿令风入。

白矾散(3)

【方源】　《圣济总录》卷一八〇。

【组成】　白矾(煅,焙,研)30克,硝石(研)、雄黄(研)各7.5克,苦参末15克。

【用法】　上药研为细散。每次1.5克,冷水调下。

【主治】　小儿走马喉痹。

白矾散(4)

【方源】　《普济方》卷二七七。

【组成】　雄黄、白矾各等份。

【用法】　用乌梅3个捶碎,巴豆1个合研为末。每用1.5克,油调敷患处。

【主治】　马汗入肉。

白矾散(5)

【方源】　《古今医统大全》卷六十三。

【组成】　白矾(枯)、没药、乳香、铜绿各等份。

【用法】　上药研为细末。掺之。

【主治】　赤口疮。

白矾煎

【方源】　《圣济总录》卷一一七。

【组成】　白矾(末)、铅丹(研)各30克,附子(去皮脐,生为末)、屋下火煤各15克。

【用法】　上药研为末,入白蜜90克煎,入竹筒盛,饭上炊1次。每用少许含。吐涎出。

【主治】　口疮。

白虎丹

【方源】　《奇方类编》卷上。

【组成】　生矾30克,白矾30克。

【用法】　上药研为末,用艾叶熬汤,打面糊60克为丸,如黑豆大,雄黄为衣。每次大人5丸,小儿3丸,开水送下。

【主治】　水泻痢疾。

白虎汤(1)

【方源】　《伤寒论》。

【组成】　知母18克,石膏(碎)50克,甘草(炙)6克,粳米18克。

【用法】　前3味药水煎,水煮米熟,汤成去渣,温服,1日3次。

【功用】　清热生津。

①《阎氏小儿方论》:解暑毒。

②《注解伤寒论》:解内外之热。

③《麻科活人全书》:清肺金,泻胃火实热。

【主治】　阳明气分盛热。壮热面赤,烦渴引饮,大汗出,脉洪大有力或滑数。

①《伤寒论》:伤寒,脉浮滑,此以表有热,里有寒;三阳合病,腹满身重,难以转侧,口不仁面垢,谵语遗尿,发汗则谵语,下之则额上生汗,手足逆冷,若自汗出者;伤寒,脉滑而厥者;里有热。

②《太平惠民和剂局方》:伤寒大汗出后,表证已解,心中大烦,渴欲饮水及吐或下后七八日,邪毒不解,热结在里,表里俱热,时时恶风,大渴,舌上干燥而烦,欲饮水数升者;夏月中暑毒,汗出恶寒,身热而渴。

③《医学入门》:一切时气,瘟疫杂病,胃热咳嗽、发斑,小儿疮疱瘾疹伏热。

④《痧证汇要》:温病身热,自汗口干,脉来洪大,霍乱,伤暑发痧。

【宜忌】　①《伤寒论》:伤寒脉浮,发热无汗,其表不解者,不可与。

②《温病条辨》:脉浮弦而细者,不可与也;脉沉者,不可与也;不渴者,不可与也;汗不出者,不可与也。

【方论】　①《伤寒明理论》:白虎,西方金神也,应秋而归肺;夏热秋凉,暑热之气,得秋而止。秋之令曰处暑,是汤以白虎名之,谓能止热也。知母味苦寒,《内经》曰:热淫所胜,佐以苦甘。又曰:热淫于内,以苦发之。欲彻表寒,必以苦为主,故以知母为君。石膏味甘微寒,热则伤气,寒以胜之,甘以缓之,欲除其热,必以甘寒为助,是以石膏甘寒为臣。甘草味甘平,粳米味甘平,脾欲缓,急食甘以缓之,热气内蕴,消灼津液,则脾气燥,必以甘平之物缓其中,故以甘草、粳米为使。

②《金镜内台方议》:汗出不恶寒,反恶热,若脉沉实,大便秘者,为阳明热甚,属大承气汤下之。今此脉洪大,烦渴能饮水者,为肺热甚也,属白虎凉之。经曰:热淫所胜,佐以甘苦,以知母之苦为君,大治肺热;以石膏之寒,佐之为臣;甘能散热,甘草、粳米之甘,为佐为使,以救其热之气,而缓其中者也。且此四味之剂,论之为白虎者,以其为金神秋令肃杀之意,大治伤寒大热汗出,烦渴饮水者,为神禁之方也。

③《医方考》:石膏大寒,用之以清胃;知母味厚,用之以生津;大寒之性行,恐伤胃气,故用甘草、粳米以养胃。是方也,唯伤寒内有实热者可用之。若血虚身热,证象白虎,误服白虎者死无救,又东垣之所以垂戒矣。

④《伤寒来苏集》:石膏大寒,寒能胜热,味甘归脾,质刚而主降,备中土生金之体;色白通肺,质重而含脂,具金能生水之用,故以为君。知母气寒主降,苦以泄肺火,辛以润肺燥,内肥白而外皮毛,肺金之象,生水之源也,故以为臣。甘草皮赤中黄,能土中泻火,为中宫舟楫,寒药得之缓其寒,用此为佐,沉降之性,亦得留连于脾胃之间矣。粳米稼穑作甘,气味温和,禀容平之德,为后天养命之资,得此为佐,阴寒之物,则无伤损脾胃之虑也。煮汤入胃,输脾归肺,水精四布,大烦大渴可除矣。

⑤《医方集解》:烦出于肺,躁出于肾,石膏清肺而泻胃火,知母清肺而泻肾火,甘草和中而泻心脾之火,或泻其子,或泻其母,不专治阳明气分热也。

⑥《古今名医方论》:邪入阳明,故反恶热,热越故汗出,因邪热铄其津液,故渴欲饮水,邪盛而实,故脉洪大,半犹在经,故兼浮滑。然火炎土燥,终非苦寒之味所能治。经曰:甘先入脾。又曰:以甘泻之。以是知甘寒之品,乃泻胃火,生津液之上剂也。石膏甘寒,寒胜热,甘入脾,又质刚而主降,备中土生金之体,色白通肺,质重而含脂,具金能生水之

用,故以为君;知母气寒主降,苦以泄肺火,辛以润肾燥,故为臣;甘草为中宫舟楫,能土中泻火,寒药得之缓其寒,使沉降之性皆得流连于胃;粳米气味温和,禀容平之德,作甘稼穑,得二味为佐,阴寒之物,庶无伤损脾胃之虑也。煮汤入胃,输脾归肺,水精四布,大烦大渴可除矣。白虎为西方金神,取以名汤,秋金得令而炎暑自解矣。更加人参,以补中益气而生津,协和甘草、粳米之补,承制石膏、知母之寒,泻火而土不伤,乃操万全之术者。

⑦《绛雪园古方选注》:白虎汤治阳明经表里俱热,与调胃承气汤为对峙。调胃承气导阳明腑中热邪,白虎泻阳明经中热邪。石膏泄阳,知母滋阴,粳米缓阳明之阳,甘草缓阳明之阴。因石膏性重,知母性滑,恐其疾趋于下,另设煎法,以米熟汤成,俾辛寒重滑之性得粳米,甘草载之于上,逗留阳明,成清化之功。名曰白虎者,虎为金兽,以明石膏、知母之辛寒,肃清肺金,则阳明之热自解,实则泻子之理也。

⑧《伤寒贯珠集》:阳明者,两阳之交,而津液之府也。邪气入之,足以增热气而耗津液,是以大烦渴不解。方用石膏辛甘大寒,直清胃热为君,而以知母之咸寒佐之;人参、甘草、粳米之甘,则以之救津液之虚,抑以制石膏之悍也。曰白虎者,盖取金气彻热之义云耳。

⑨《温热经纬》:白虎者西方之金神,司秋之阴兽。虎啸谷风冷,凉风酷暑消,神于解热,莫如白虎。石膏、知母,辛甘而寒,辛者金之味,寒者金之性,辛甘体寒,得白虎之体焉。甘草、粳米,甘平而温,甘取其缓,温取其和,缓而且和,得伏虎之用焉。饮四物之成汤,来白虎啸啸,阳气者以天地之疾风名也。风行而虎啸者,同气相求也,虎啸而风生者,同声相应也,风生而热解者,物理必至也。

⑩《成方便读》:热淫于内,治以甘寒,凡暑热炎蒸之气,无不有伤于肺,肺伤必求救图胃,于是胃汁被耗,均燎原之火,不戢自焚,故见如上等证。方中用石膏以清胃,知母以清肺,且二味互为其功,既可退热,又可存阴。更恐知母之苦降,石膏之寒重,有伤于中,特加甘草、粳米,养胃安脾,使热除正气无伤耳。

【验案】①中暑　《生生堂治验》:某儿,8岁,中暑,身灼热烦渴,四肢懈惰,一医与白虎汤,二旬余日,犹不效,先生曰:某医之治,非不当,然其所不

效者,以剂轻故也,即倍前药与之,须臾发汗如流,至明日善食,不日复故。

②温热　《岳美中医案集》:汪某,男,54岁。患感冒发热,入某医院,在治疗中身热逐步上升,曾屡进西药解热药,旋退旋起,8天后仍持续发热达38.8℃,口渴,汗出,咽微痛,脉象浮大,舌苔薄黄。此为温热已入阳明,内外虽俱大热,但尚在气分,以白虎汤加味以治,处方:生石膏60克,知母12克,粳米12克,炙甘草9克,鲜茅根(后下)30克,鲜芦根30克,连翘12克。水煎,米熟汤成,温服。下午及夜间连进2剂,热势下降,体温38℃,次日原方续进2剂,热即下降到37.4℃,后将石膏量减至45克,2剂后体温已正常。

③热厥证　《中医杂志》(1964,11:22):史某,女性,38岁,农民。急诊时病人已陷入昏迷3小时。发热已2日,急性热性病容,体质营养良好,全身多汗,皮肤湿润,体温40.5℃,手足微冷,心搏急速,口腔干燥,白色薄苔,脉滑而有力,腹诊腹壁紧张度良好,无抵抗,压痛。来院后静脉注射25%葡萄糖100毫升,服白虎汤原方。6小时后病人诉口渴,给饮凉开水少量,次日神志清楚,诉头痛乏力,体温38.5℃,续服前方,病情续有好转,第3日恢复常温,又5日痊愈。

④三阳合病　《天津医药》(1979,8:357):某男,70余岁。秋患伤寒证,不治,久而化热,便难溲赤,头常晕,渐加剧,不能起坐,坐则房屋旋转。发热间或恶寒,继则昏瞀,发则口木舌强不能言,手足亦不能动,耳聋,呼之如无所闻,目灼灼直视,约需1小时始复常态,时谵语。曾数就医,均以老年体虚,治当滋补,服药无效,病反日进。其中有认为病有热象,当用清凉者,投之小效。迁延至春不愈,后来我处诊治。脉六部洪滑,舌苔黄厚,口渴引饮。与三阳合病相近,治当用白虎汤。处方:鲜茅根120克,生石膏60克,知母、花粉各15克,粳米9克,甘草6克。服药后病人顿觉清爽,眩晕大减,是日昏瞀仅发2次,但脉之洪滑不减,知其蕴热尚炽,原方加量,先煎茅根,取汤去渣,再入余药,煎取清汤3碗,每小时1碗,日尽1剂。2天后身即不重,耳不聋,转侧自如,昏瞀已不发。又服6~7剂,口亦不渴,舌苔渐薄,大便亦通,更进5剂,头晕始去。

⑤烧伤　《广西中医药》(2006,5:24):将二度烧伤患者79例分为2组,2组均对创面给予清创,外涂湿润烧伤膏。治疗组40例加用:生石膏(包煎)30g,知母、粳米各18g,炙甘草6g,水煎,温服,每日2次;对照组39例。结果:治疗组创面渗液消失时间为22.6±5.3h,对照组为37.1±7.8h,两组创面渗液消失时间比较有非常显著性差异;治疗组创面愈合时间为15.89±2.63天,对照组为19.60±3.32天,两组愈合时间比较有显著性差异。

【实验】　抗乙脑作用　《中华医学杂志》(1964,7:456):用本方煎剂于实验性小白鼠流行性乙型脑炎病毒感染的治疗中,与大青叶提取物、竹叶石膏汤、安宫牛黄散等对照组相比较,本方能提高小白鼠存活率,经统计学处理,有显著性差异。

白虎汤(2)

【方源】　《普济方》卷一三五引《三因极一病证方论》。

【组成】　知母、甘草(炙微赤,锉)各30克,麻黄(捣碎)6克,粳米30克。

【用法】　上药锉细,以水煮米熟为度,去渣,分3次温服,不拘时候。

【主治】　阳毒伤寒,服桂枝汤,大汗出后,大渴,烦躁不解,脉洪大者。

白乳散

【方源】　《幼幼新书》卷三十六引《惠眼观证》。

【组成】　白丁香15克,乳香、黄丹、白及各7.5克。

【用法】　上药研为末。水调涂帛上贴。

【主治】　痈毒。

白金汤

【方源】　《圣济总录》卷四十九。

【组成】　桑白皮(炙,锉)、桔梗(炒)各15克,甘草(炙)、紫苏叶各0.5克。

【用法】　上药研为粗末。每次9克,水煎,去渣,食后温服。

【功用】　①《圣济总录》:解五劳、益肌肉。

②《御药院方》:利肺下痰,止烦渴。

【主治】　肺经壅热。

白金散

【方源】　《古今医鉴》卷十五。

【组成】 黄柏、猪胆、轻粉、香油各适量。

【用法】 黄柏分作手指大小条，慢火炙热，淬猪胆汁中，用 2 枚，每炙每淬，汁尽为度，研细，入轻粉 3 克余。香油调敷患处。

【主治】 下疳疮。

白药散

【方源】 《圣济总录》卷七十。

【组成】 白药子 75 克，生地黄汁 60 毫升，生藕汁 20 毫升，生姜汁少许。

【用法】 捣白药为末。每次 6 克，先煎药汁令沸，入熟水 30 毫升，搅匀，食后温饮之。

【主治】 衄血，汗血。

白面丸

【方源】 《鸡峰普济方》卷二十四。

【组成】 砒霜(于熨斗内炒出烟)3 克，黄丹 3 克，白面 3 克。

【用法】 前 2 味药加麝香 0.3 克，同研，入面糊为丸，搓作铤。每有患者，少蘸生油填在痛处，仍挑洗，去牙缝内烂肉，然后用药方效。

【主治】 大人小儿疳，虫蚀，牙龈出血及走马疳。

白饼子

【方源】 《活幼口议》卷十八。

【组成】 白矾(枯白净)30 克，腻粉 3 克，白面 15 克，胡粉(炒)3 克。

【用法】 上药和匀，水搜作饼，如钱大。每次半饼，大者 1 饼，饭饮磨化。

【主治】 小儿秋痢，号曰毒痢，纯下白，腹肚痛。

白前汤

【方源】 《外台秘要》卷十引《深师方》。

【组成】 徐长卿 12 克，紫菀、半夏(洗)各 9 克，大戟(切)6 克。

【用法】 水煎服。

【主治】 久咳逆上气，身体浮肿，短气胀满，昼夜倚壁不得卧，喉常作水鸡鸣。

【宜忌】 忌羊肉、饧。

【方论】 《千金方衍义》:咳逆上气而见肢体浮肿，作水鸡声，乃水饮溢于肺胃，流入百骸。故用徐长卿以疏肺气，紫菀以散血气，半夏以涤痰气，京大戟以利水气，皆从《金匮要略》泽漆汤中采出。京大戟之利水与泽漆不殊。

白前散

【方源】 方出《外台秘要》卷九引《近效方》，名见《太平圣惠方》卷三十七。

【组成】 徐长卿 9 克，桑白皮、桔梗各 6 克，甘草(炙)3 克。

【用法】 水煎，空腹顿服。

【主治】 久咳唾血。

【宜忌】 忌猪肉、海藻、菘菜。

白莲散

【方源】 《御药院方》卷八。

【组成】 花碱 6 克，桑柴灰(炒)3 克，风化石灰 1.5 克，糯米 9 克。

【用法】 上药一处，盛在小瓷罐儿内，上用瓦盖口，用黄泥固济，以文武火焙定半时，取出药，用乳钵研为极细末。每用先用针尖拨过，用药少许干贴。

【功用】 《普济方》:去黑子诸般瘤瘰。

【主治】 瘢痕或瘀青。

【宜忌】 忌油腻物及当风行立。

白蔹汤

【方源】 《太平圣惠方》卷六十一。

【组成】 白蔹、黄芩、赤芍、丹参各 30 克。

【用法】 上药锉细。以水煮，以帛浸拓肿上，频频换之。

【主治】 痈肿溃后。

白膏药

【方源】 《鸡峰普济方》卷二十二。

【组成】 乳香 30 克，沥青、寒水石(并研为末)各 60 克，轻粉(同前合研令匀)15 克。

【用法】 入石器内，慢火熔，不住用箆子搅匀如泥，先手上涂油，圆得成膏子，以熟水浸 3 日，瓷盒子收之。临用先以温盐蕹汁洗疮拭干，摊作纸花子贴之，5 日 1 换。

【主治】 发背，诸痈肿恶疮。

【宜忌】　忌食辛酸热毒物。

白蔹散

【方源】　《普济方》卷二八五。

【组成】　白蔹、乌头(炮)、黄芩各等份。

【用法】　上药研为末。和鸡子白敷上。

【主治】　痈肿。

白蔹膏

【方源】　《圣济总录》卷一〇一。

【组成】　白蔹、白石脂、苦杏仁(汤浸,去皮尖双仁,研)各15克。

【用法】　上药研为末,更研极细,以鸡子白调和,稀稠得所,瓷盒盛。每临卧涂面上,明旦以井花水洗之。

【主治】　面粉渣。

白薇汤

【方源】　《全生指迷方》卷三。

【组成】　白薇、当归各30克,人参15克,甘草(炙)7.5克。

【用法】　上药研为散。每次15克,水煎,去渣温服。

【主治】　①《全生指迷方》:郁冒血厥,居常无苦,忽然如死,身不动,默默不知人,目闭不能开,口噤不能语,又或似有知而恶闻人声,或但如眩冒,移时乃寤。

②《医学入门》:产后胃弱不食,脉微多汗。

【方论】　《本事方释义》:白薇气味苦咸微寒,入足阳明;当归气味辛甘微温,入手少阴、足厥阴;人参气味甘温,入足阳明;甘草气味甘平,入足太阴,通行十二经络。以咸苦微寒及辛甘微温之药和其阴阳,以甘温甘平之药扶其正气,则病自然愈也。

白癞方

【方源】　方出《肘后备急方》卷五,名见《外台秘要》卷三十引《范汪方》。

【组成】　苦参1000克,露蜂房60克,曲(一方加猬皮)1000克。

【用法】　水渍药2宿,去渣,黍米1000克,酿熟。稍饮,1日3次。

【主治】　①《肘后备急方》:鼠瘘,诸恶疮。

②《外台秘要》引《范汪方》:遍身白屑瘙痒。

白马毛散

【方源】　《备急千金要方》卷四。

【组成】　白马毛60克,龟甲120克,鳖甲90克,牡蛎48克。

【用法】　上药研为散。每次9克,水煎服。

【主治】　带下。

【方论】　①《医方考》:气陷于下焦则白带;血陷于下焦则赤带。以涩药止之,则未尽之带留而不出;以利药下之,则既损其中,又伤其下,皆非治也。白马得乾之刚,毛得血之余,血余可以固血,乾刚可以利气,固血则赤止,利气则白愈,此用马毛之意也。龟、鳖、牡蛎,外刚而内柔,离之象也,去其柔而用其刚,故可以化癥,可以固气。化癥,则赤白之成带者,无复中留;固气,则营卫之行不复陷下,营不陷则无赤,卫不陷则无白矣。

②《千金方衍义》:此方与后白马蹄丸功用相仿,而白马毛与白马蹄功用亦相仿,龟、鳖二甲相为辅佐亦相仿。唯牡蛎咸寒入肾,有软坚止漏之能,可抵禹余粮、磁石之功,其主赤白带下亦《本经》之旨。

白平安散

【方源】　《中药成方配本》。

【组成】　薄荷精60克,冰片18克,煅石膏粉300克,飞滑石粉300克。

【用法】　各取净末,共研至极细为度,装瓶,每瓶1.5克。每用少许吹鼻。

【功用】　解暑辟秽。

【主治】　感受暑热,头昏脑涨。

白术酿酒

【方源】　《备急千金要方》卷八。

【组成】　白术(切)、地骨皮、荆实各500克,菊花200克。

【用法】　以水煮,去渣澄清,取汁酿米1000克,用曲如常法。酒熟,多少随能饮之,常取半醉,勿令至吐。

【功用】　补心志,定气。

【主治】　①《备急千金要方》:厉风损心,心虚寒,气性反常,心手不随,语声冒昧。

②《普济方》：中风，手足不遂，神识冒昧及心风虚寒。

【方论】《千金方衍义》：白术治风寒湿痹，地骨皮治五内邪气周痹风湿，荆实治筋骨间寒热湿痹拘急，菊花治诸风头眩肿痛恶风湿痹。

白石脂汤

【方源】《圣济总录》卷一七七。

【组成】白石脂30克，蜀漆15克，附子（炮裂，去皮脐）7.5克，牡蛎（煅）30克。

【用法】上药锉，如麻豆大。1－2岁儿每次3克，水煎，去渣，空心、午后分2次温服。更量儿大小加减。

【主治】小儿客忤吐利。

白头翁汤（1）

【方源】《伤寒论》。

【组成】白头翁6克，黄柏9克，黄连9克，秦皮9克。

【用法】水煎服。

【功用】①《注解伤寒论》：散热厚肠。

②《中医方剂学》：清热解毒，凉血止痢。

【主治】①《伤寒论》：热利下重，欲饮水者。

②《医宗金鉴》：厥阴下利，属于热者，下重，便脓血。

③《伤寒今释》引《类聚方广义》：眼目郁热，赤肿阵痛，风泪不止。

④《温病条辨》：噤口痢，热气上冲，肠中逆阻似闭，腹痛在下尤甚。

⑤《中西医结合治疗急腹症》：阿米巴性肝脓肿。

【宜忌】《千金翼方》：忌猪肉、冷水。

【方论】①《伤寒来苏集》：四味皆苦寒除湿胜热之品也。白头翁临风偏静，长于驱风，盖脏腑之火，静则治，动则病，动则生风，风生热也。故取其静以镇之，秦皮木小而高，得清阳之气，佐白头翁以升阳，协连、柏而清火，此热利下重之宣剂。

②《医方集解》：此足阳明、少阴、厥阴药也。白头翁苦寒，能入阳明血分而凉血止澼；秦皮苦寒性涩，能凉肝益肾而固下焦；黄连凉心清肝；黄柏泻火补水，并能燥湿止利而厚肠，取其寒能胜热，苦能坚肾，涩能断下也。

③《医宗金鉴》：厥阴下利，属于寒者，厥而不渴，下利清谷；属于热者，消渴下利，下利便脓血也。此热利下重，乃火郁湿蒸，秽气奔逼广肠，魄门重滞而难出，即《内经》所云：暴注下迫者是也。君白头翁，寒而苦辛；臣秦皮，寒而苦涩，寒能胜热，苦能燥湿，辛以散火之郁，涩以收下重之利也；佐黄连清上焦之火，则渴可止；使黄柏泻下焦之热，则利自除也。

【验案】①阿米巴痢疾　《千家妙方》：用本方煎服，每日1剂，治疗14例阿米巴痢疾，10例完全治愈（症状完全消失，连查大便2～3次，未再发现阿米巴滋养体或包囊）；4例好转（症状减轻，查大便阿米巴滋养体或包囊仍为阳性）。

②慢性非特异性溃疡性结肠炎　《吉林中医药》（1983，2：25）：用本方加减：白头翁、苦参各50克，地榆、黄连、白芍各25克，大黄、甘草各15克，水煎，保留灌肠，共治疗慢性非特异性溃疡性结肠炎19例。结果：痊愈15例，好转3例，无效1例。

③肺炎　《浙江中医杂志》（1986，12：551）：用本方加减：白头翁16克，黄连、黄芩各6克，秦皮9克，风热闭肺加苦杏仁、麻黄、鱼腥草、僵蚕、大青叶、生石膏、葶苈子、甘草、丹参、白花蛇舌草；热烁营阴加生地、玄参、地骨皮、丹参、麦冬、天花粉；气血两燔加生地黄、玄参、沙参、柴胡、丹参、白花蛇舌草，共治疗肺炎67例。结果：痊愈56例，无效11例。

④泌尿系感染　《黑龙江中医药》（1986，6：40）：用本方加木通、萹蓄各15克，车前子、瞿麦各10克，治疗泌尿系感染63例；其中急性泌尿系感染19例，获显效9例，有效8例，无效2例，总有效率为89.5%；慢性泌尿系感染急性发作者44例，获显效20例，有效15例，无效8例，总有效率为81.9%。

⑤滴虫性肠炎　《陕西中医》（1989，1：30）：应用白头翁汤加减：山药30克，白头翁、生白芍各12克，秦皮、生地榆、三七各10克，鸦胆子60粒，用白蔗糖水送服1半，再将余药煎汤服，其相去时间，宜至30分钟，所余1半，至煎汤药渣时，仍如此服法，治疗滴虫性肠炎18例。结果：均获痊愈。

⑥急性结膜炎　《国医论坛》（1991，2：43）：应用本方加味：白头翁15克，黄连7克，黄柏、秦皮、木贼各10克，治疗天行赤眼87例，均呈突然患病，

眼睑结膜红肿疼痛,眵多黏结,且有大量水样分泌物,脉多数实,舌苔黄腻。结果:全部治愈于 1～3 剂之间,其中 1 剂愈者 26 例,2 剂愈者 41 例,3 剂愈者 20 例。

⑦急性盆腔炎　《河南中医》(1994,3:156):用白头翁汤:白头翁、黄连、黄柏、秦皮为基本方,产后恶露不净者,加贯众炭、益母草;气虚多汗者,加炙黄芪、党参;体温在 39℃ 以上者,加银花、公英;少腹疼痛甚者,加香附、橘核仁;盆腔包块者,加穿山甲、赤芍;盆腔积液者,加生薏苡仁、瞿麦;食欲缺乏者,加陈皮、茯苓、砂仁;大便干结者,加大黄;常规煎服,10 天为 1 个疗程,治疗急性盆腔炎 107 例。结果:治疗 1 个疗程痊愈者 67 例,2 个疗程痊愈者 40 例。

⑧慢性结肠炎　《河南中医》(1995,3:147):以本方保留灌肠,出血者,加云南白药 1/2 支,溃疡者,加锡类散 1/2 支。给药方法:中药 1 剂,加水 700ml 浸泡,煎至 150ml,使用前加入中成药,保留灌肠,每晚 1 次。药液温度以 38～42℃ 为宜。灌肠前嘱病人排空大便,左侧卧位,臀部抬高,14 号导尿管涂液状石蜡后插入肛门 15～20cm,将药液缓缓注入或用吊瓶滴入直肠内,16 天为 1 个疗程;不愈者间隔 1 周再行第 2 个疗程治疗;治疗慢性结肠炎 120 例。结果:痊愈 82 例,有效 36 例,无效 2 例(为放射性直肠炎),总有效率为 98.3%。

⑨急性菌痢　《实用中西医结合杂志》(1996,12:761):用本方:白头翁 18 克,黄柏 15 克,黄连 9 克,秦皮 15 克;发热者加荆芥、防风;头痛,身痛加葛根、羌活;泻下白多,加苍术、藿香;腹胀痛者加木香、枳壳、三仙;治疗急性细菌性痢疾 30 例。结果:治愈 28 例,好转 1 例,总有效率为 96.7%。

⑩慢性细菌性痢疾　《南京中医药大学学报》(1997,5:311):用本方加味(加赤石脂、穿心莲、黄芪、木香、川芎、甘草),方法为:上方水煎,用适温之煎液,每晚睡前作保留灌肠 1 次,连灌 5 天,休息 2 天,7 天为 1 个疗程,最多者治疗 4 个疗程,治疗慢性细菌性痢疾 87 例。结果:治愈 65 例,临床治愈 15 例,好转 7 例,总有效率为 100%。

【实验研究】　①抗菌作用　《四川中医》(1986,8:4):用打孔法进行抗菌试验,本方中的各药白头翁、黄连、黄柏、秦皮均有抗菌作用。其中以黄连、秦皮抗菌作用最强,黄柏次之,白头翁最弱。方中如增

大黄连用量,抑菌效力明显增大。白头翁对溶组织阿米巴原虫有抑制作用,因而认为治疗阿米巴痢疾应加大白头翁的用量,才能收到较好的疗效。

②抗菌作用　《中国中医基础医学杂志》(1998,3:23):宋氏等观察了白头翁汤及其清热解毒药(蒲公英、紫花地丁、鱼腥草、败酱草)相配伍对正常大鼠和大肠埃希菌内毒素造型家兔的影响。结果发现:本方能使大肠埃希菌内毒素造型家兔血浆内毒素明显减少,血液黏度明显增加,凝血酶原时间明显缩短,血球压积明显增高,5-HT 明显减少,纤溶活性减弱,对家兔机体起到明显的保护作用。且其作用不是活血引起的,而是通过清热解毒对抗大肠埃希菌内毒素对家兔的损害,防止 DIC 的发生和炎性反应,达到解毒目的的。

白头翁汤(2)

【方源】　《普济方》卷二一二。

【组成】　白头翁 60 克,黄连、黄柏皮、椿皮各 90 克。

【用法】　上药锉为散。每次 15 克,水煎,去渣服。

【主治】　热痢滞下,下血连月不愈。

白头翁汤(3)

【方源】　《普济方》卷三九七。

【组成】　黄连(去须)30 克,白头翁、酸石榴皮(炙)、犀角(镑屑)各 15 克(一方无犀角)。

【用法】　上药研为散。1～2 岁儿每次 1.5 克,水煎,去渣温服。

【主治】　小儿热毒下痢如鱼脑,手足壮热。

白头翁汤(4)

【方源】　《杏苑生春》卷四。

【组成】　白头翁 6 克,黄连 9 克,黄柏 6 克,陈皮 6 克。

【用法】　水煎服。

【主治】　湿热痢疾。

【方论】　治一切湿热痢疾,法当清理湿热也。经云:苦可以胜热。是以用白头翁、黄连、黄柏、陈皮等诸苦寒之剂,以胜湿清热。

白芍药汤

【方源】　《活幼心书》卷下。

【组成】　白芍 45 克,泽泻(去粗皮)21 克,甘草(炙)9 克,薄桂皮(去粗皮)4.5 克。

【用法】　上药研为散。每次 6 克,水煎,空心温服。

【主治】　①《活幼心书》冷疝腹痛,及误汗误下之坏证伤寒,并宜先服,次投对证之剂。②《幼科类萃》:胎寒腹痛。

【加减】　误汗误下,加人参、南木香各 6 克;脐下痛,加生姜及盐同煎,或加钩藤。

白芜荑散

【方源】　《圣济总录》卷一七九。

【组成】　白芜荑 45 克,狼牙草 30 克,白蔹 15 克。

【用法】　上药研为散。每次 3 克,以苦酒 60 克,空腹调下。

【主治】　小儿寸白虫。

白附子散

【方源】　《外台秘要》卷三十二引《古今录验》。

【组成】　附子、青木香、天南星各 60 克,麝香 0.6 克。

【用法】　上药研为散。以水和,涂面。

【主治】　面疮痒肿。

白茅根汤

【方源】　方出《太平圣惠方》卷五十八,名见《普济方》卷二一四。

【组成】　滑石、芭蕉根各 15 克,墨旱莲 30 克,白茅根(锉)30 克。

【用法】　上药研为粗散。每次 12 克,水煎,去渣,食前温服。以利为度。

【主治】　热淋涩痛,热极不解。

白矾灰散(1)

【方源】　方出《太平圣惠方》卷三十六,名见《普济方》卷五十五。

【组成】　白矾灰 7.5 克,冰片 22.5 克,海螵蛸 7.5 克,蒲黄 15 克。

【用法】　上药研为细散。每以 1.5 克,绵裹塞耳,1 日 3 易。

【主治】　耳出脓水,久不绝。

白矾灰散(2)

【方源】　《太平圣惠方》卷八十九。

【组成】　白矾灰、黄柏(锉)、海螵蛸、龙骨各 15 克。

【用法】　上药研为细散。以绵缠柳杖,蘸去脓血尽,干掺药末于耳内,1 日 3 次。

【主治】　小儿聤耳有脓血,疼痛不止。

白定眼药

【方源】　《普济方》卷七十六。

【组成】　可铁刺(如无,以白及粉代之)、阿飞勇各 3 克,李子树胶 12 克,白锡粉(炒,水飞)24 克。

【用法】　上药研为细末,鸡子清为锭,用奶女儿乳汁,于光磨石上磨汁。不拘时点眼。

【功用】　定痛,消肿,去翳。

白树鸡粥

【方源】　《医方类聚》卷一四一引《食医心鉴》。

【组成】　白树鸡(洗择,细切。一名白木耳)90 克,米 90 克,薤白(切)15 克。

【用法】　上药相和于豉汁中,煮作粥。空心食之。

【主治】　肠滑,赤白下痢。

白牵牛散

【方源】　《圣济总录》卷八十引《膜外气方》。

【组成】　白牵牛子(炒)、青橘皮(去白,焙,炒)、木通(锉)各 30 克。

【用法】　上药研为散。每次 3 克,煎商陆汤调下。大便下黄水为度。

【主治】　膜外水气。

白扁豆丸

【方源】　《普济方》卷一九七。

【组成】　白扁豆(炒)30 克,绿豆(炒)60 克,好信(醋煮)15 克。

【用法】　上药研为末,入白面 120 克,水为丸,如梧桐子大。临发日五更服 1 丸,用凉水送下。

【主治】　疟疾。

白清胃散

【方源】　《部颁标准》。

【组成】　石膏 360 克,玄明粉 90 克,硼砂 90 克,冰片 18 克。

【用法】　制成散剂,每瓶装 3 克,密封。吹敷患处,每次少量,1 日数次。

【功用】　清热、消肿、止痛。

【主治】　胃火上升引起的牙龈疼痛,口舌生疮。

白蒺藜散

【方源】　《慈幼新书》卷十一。

【组成】　松香(透明者,化开倾地上,候冷用)、黄丹各 30 克,白蒺藜(炒)、白鲜皮(炒)各 15 克。

【用法】　上药研为末。先将冷粥洗过患处,敷上,以油片扎之。如已作脓血,鲜肉汤洗之。

【主治】　刀伤、人咬、狗咬及跌打损伤。

白蒲黄片

【方源】　《部颁标准》。

【组成】　白头翁 830 克,蒲公英 830 克,黄芩 83 克,黄柏 83 克。

【用法】　上药制成片剂,每片重 0.3 克,密封。口服,每次 3～6 片,1 日 3 次。

【功用】　清热凉血,解毒消炎。

【主治】　肠炎、痢疾等。

白蓝脂方

【方源】　《外台秘要》卷三十二引《古今录验》。

【组成】　白蓝(即白蔹)6 克,白矾(烧)6 克,石脂 6 克,杏仁(去尖皮)3 克。

【用法】　上药研为散。鸡子和,夜涂面,明旦以井花水洗之。

【主治】　面黑似土,面疮。

白藕汁膏

【方源】　《丹溪治法心要》卷三。

【组成】　黄连末、生地黄汁、牛乳汁、自然藕汁各 500 克。

【用法】　上将诸汁慢火熬膏,入黄连末为丸。每次 20～30 丸,温水送下,日服数次。

【主治】　消渴。

白术茯苓散

【方源】　《万氏家传广嗣纪要》卷九。

【组成】　白术、白茯苓各 60 克,防己、木瓜各 90 克。

【用法】　上药研为细末。每次 3 克,食前沸汤调下,1 日 3 次。肿消止药。

【主治】　妊娠七八月后,两脚肿甚者。

白术姜黄汤

【方源】　《医方类聚》卷八十三引《澹寮方》。

【组成】　姜黄 120 克,白术(炒)60 克,羌活 30 克,甘草 30 克。

【用法】　上药研为粗末。每次 9 克,水煎,食后服。

【主治】　肘臂痛。

白皮小豆散

【方源】　《脚气治法总要》卷下。

【组成】　赤小豆 30 克,桑白皮(锉)60 克,紫苏(锉)9 克,生姜 15 克。

【用法】　水煎至豆熟。取豆食;去渣,余汁饮之。

【主治】　脚气,小便涩,两足肿,气胀。

白术理中汤

【方源】　《万氏家抄方》卷一。

【组成】　茯苓、白术、甘草(炙)、干姜各等份。

【用法】　每次 9～12 克,水煎服。

【主治】　脏中积冷,立夏后泄泻时作,或小腹疼痛。

【加减】　寒甚,加附子;腹痛,加白芍;肾气动,去术,加桂。

白虎葛根汤

【方源】　《伤寒大白》卷一。

【组成】　知母、石膏、葛根、白芷各适量。

【用法】　水煎,去渣,温服。

【主治】　阳明里热头痛,有汗发热,脉洪而数,烦渴引水。

【加减】　若带太阳表邪,加羌活、防风、川芎;症兼少阳者,加柴胡、川芎;小便黄赤,加木通、滑石;大便不通,有下症者,加酒煮大黄。

白银透罗丹

【方源】　《普济方》卷一七三。

【组成】　寒食面 21 克,巴豆(去皮出油,研泥)9 克,天南星、半夏各 4.5 克。

【用法】　上药研为末,滴水为丸,捏作饼子,如梧桐子大。每次 7 丸,食后熬煮,冷浆淘过,冷水送下。

【主治】　积块食积,大便不行,疼痛不忍。

【宜忌】　忌食热物等。

瓜　饮

【方源】　《外台秘要》卷十八引《张文仲方》。

【组成】　生瓜(水煮,去渣)1 枚,白术 120 克,甘草(炙)30 克,生姜 60 克。

【用法】　上药纳瓜汁中煮,去渣,分 3 次温服。

【主治】　脚气,呕逆不得食。

【宜忌】　忌桃、李、雀肉、海藻、菘菜。

瓜蒂散

【方源】　《儒门事亲》卷十二。

【组成】　瓜蒂 75 个,赤小豆 75 粒,人参(去芦)15 克,甘草 15 克。

【用法】　上药研为细末。每次 3～6 克,量虚实加减用之,开水调下服之。

【主治】　伤寒六七日,因下后,腹满无汗而喘。

瓜蒂吹鼻散

【方源】　《太平圣惠方》卷五十五。

【组成】　瓜蒂 14 枚,赤小豆 14 粒,秫米 14 粒,丁香 14 粒。

【用法】　上药研为细散。取如豆大纳鼻中,痛搐之。须臾当出黄汁,或从口中出升余即愈。

【主治】　黄疸。面目爪甲皆黄,心膈躁闷。

冯氏秘传膏药

【方源】　《青囊秘传》。

【组成】　青槐嫩枝 500 克,香麻油 500 克,鸡子 4 枚。

【用法】　先将麻油煎滚,入青槐枝熬至黄色,捞去;再入鸡子熬至枯,再捞去;再熬至滴水成珠,入铅粉 500 克,收膏。

【主治】　一切无名肿毒。

汉防己散

【方源】　方出《外台秘要》卷十一引《肘后备急方》,名见《普济方》卷一七九。

【组成】　瓜蒌、黄连、汉防己、铅丹各 30 克。

【用法】　上药研为散。每次 5 克,食后用醋和服,1 日 3 次。当强饮水,须臾恶水,不复饮矣。

【主治】　①《外台秘要》引《肘后备急方》:消渴,肌肤羸瘦,或虚热转筋,不能自止,小便数。

②《普济方》:消渴,饮水过多,不知厌足。

立应散

【方源】　《幼幼新书》卷十五引张涣方。

【组成】　石榴花(取末,焙干)、葛根(为末)、蒲黄(研)各 15 克。

【用法】　上药研为细末。每次 1.5 克,取生地黄汁调下。

【主治】　小儿伤寒,血热妄行,鼻衄不止。

立效方

【方源】　《云岐子保命集》卷下。

【异名】　立效散(《济阴纲目》卷十四)。

【组成】　粳米、糯米各 15 克,莴苣子(并淘净)30 克,生甘草 15 克。

【用法】　上药研为细末。水煎,去渣,分作 3 服。立下。

【功用】　下乳汁。

立效散(1)

【方源】　《幼幼新书》卷九引《王氏手集》。

【组成】　藿香、蝎(略炒)各 60 克,麻黄(去节)30 克,细辛 15 克。

【用法】　上药研为末。每次 1～3 克,藿香汤调下。

【主治】　小儿急慢惊风。

立效散(2)

【方源】　《御药院方》卷九。

【组成】　百草霜(研细)、沧盐(研细)各 3 克,麝香(拣去皮毛,另研极细)1.5 克,乳香(研细)1.5 克。

【用法】　上药研为细末。每用少许,口噙温水,随牙痛一边鼻内搐之,不拘时候。

【主治】　牙疼不可忍。

立效散(3)

【方源】　《幼科类萃》卷二十五。

【组成】　硼砂、冰片、雄黄、朴硝各 1.5 克。

【用法】　上药研为极细末。干掺。

【主治】　小儿咽喉痹痛,不能吞咽。

立效散(4)

【方源】　《丹溪心法附余》卷二十二。

【组成】　青黛、黄柏末、白矾、五倍子末各 3 克。

【用法】　上药研为细末。用米泔水搅,口内贴。

【主治】　小儿走马疳。

立效散(5)

【方源】　《仙拈集》卷一。

【组成】　木香 9 克,胆矾 3 克,麝香 0.3 克。

【用法】　葱汁调灌。即苏。

【主治】　风痰危急,汤水不下。

立效散(6)

【方源】　《仙拈集》卷一。

【组成】　当归、肉桂、玄胡、天麻各等份。

【用法】　水煎服。

【主治】　骨节疼痛。

立效散(7)

【方源】　《不知医必要》卷二。

【组成】　高良姜、草乌、细辛、荆芥各等份。

【用法】　上药研为末。用少许擦牙。有涎则吐之。

【主治】　风虫牙痛。

立消汤

【方源】　《洞天奥旨》卷十四。

【组成】　蒲公英 30 克,金银花 120 克,当归 60 克,玄参 30 克。

【用法】　水煎,饥服。

【功用】　攻散诸毒。

【主治】　痈疽发背,或生头项,或生手足臂腿腰脐之间、前阴粪门之际,以及肺痈、肠痈。

立消散(1)

【方源】　《丹台玉案》卷三。

【组成】　皂角刺、朴硝、黄连、冰片各等份。

【用法】　上药研为末。掺患处,再煎黄连汤时时呷之。

【主治】　重舌。

立消散(2)

【方源】　《中医皮肤病学简编》。

【组成】　赤小豆、风化硝、赤芍、枳壳各 15 克。

【用法】　上药研为细末服。

【主治】　女阴溃疡。

立催芎归汤

【方源】　《仙拈集》卷三。

【组成】　当归 30 克,川芎 15 克,益母草 18 克,硝石 9 克。

【用法】　水煎,候温一气饮下。少顷即产。

【主治】　临盆难产,或子死腹中。

玄霜

【方源】　《袖珍方大全》卷三。

【组成】　薄荷梗(烧存性)120 克,硼砂、盆硝、胆矾各 6 克。

【用法】　上药研为末,以油调点患处。

【主治】　喉痹。

玄英散

【方源】　《太平圣惠方》卷九十五。

【组成】　川朴硝(瓦瓶烧令通赤,细研如粉)2500 克,淡竹沥 1000 毫升,牡蛎粉 500 克,黑豆。

【用法】　将竹沥拌硝,令匀湿,用大竹筒 1 枚,先以牡蛎粉 250 克,筑入筒中,次下硝后,又以牡蛎粉 250 克筑之,以蜡纸三重封之,勿令通气,安在甑中,四面以黑豆埋之,令没筒口,蒸 2 小时,待冷,去豆开筒,去牡蛎粉,取硝细研如粉。每日食后,水调 3 克服之。

【功用】　祛风热,利三焦,耐寒暑,驻容颜。

玄胡散

【方源】　《证治准绳·幼科》卷三。

【组成】　延胡索 30 克,天南星 60 克,朴硝 15 克,巴豆(去油)14 个。

【用法】　上药研为末,芸薹汁调。毛翎扫之。

【主治】　小儿赤流。

玄精石散

【方源】　《小儿卫生总微论方》卷十八。

【组成】　太阴玄精石、寒水石（研）各 6 克,轻粉、麝香各少许。

【用法】　上药研为细末。先以淡浆洗去疮痂,拭干,油调药涂之,甚者不过再。

【主治】　小儿头疮。

玄母菊英汤

【方源】　《辨证录》卷六。

【组成】　玄参 60 克,干菊花 30 克,知母 9 克,熟地黄 60 克。

【用法】　水煎服。

【主治】　太阴脾火之痿,善用肥甘之物,食后即饥,少不饮食,便觉头红面红,两足乏力,不能行走。

玄麦甘桔颗粒

【方源】　《中国药典》

【组成】　玄参 400 克,麦冬 400 克,甘草 400 克,桔梗 400 克。

【用法】　制成冲剂,每袋装 10 克。开水冲服,每次 10 克,1 日 3～4 克。

【功用】　清热滋阴,祛痰利咽。

【主治】　阴虚火旺,虚火上浮,口鼻干燥,咽喉肿痛。

宁火丹

【方源】　《辨证录》卷五。

【组成】　玄参 30 克,甘草 3 克,生地黄 9 克,青蒿 15 克。

【用法】　水煎服。

【主治】　春月伤风脉浮,发热口渴,鼻燥衄血。

【方论】　玄参、生地黄以解其胃中之炎热,泻之中仍是补之味;青蒿同甘草用之,尤善解胃热之邪,使火从下行而不上行也,且青蒿更能平肝经之火。脉浮者,风象也,肝火既平,则木自安,而风何动哉!

必胜散

【方源】　《圣济总录》卷四十六。

【组成】　白术、甘草（炙）、五味子（微炒）各 120 克,干姜（炮）105 克。

【用法】　上药研为散。每次 6 克,加盐少许,沸汤点服,不拘时候。

【主治】　脾气虚弱,不思饮食。

必效丹

【方源】　《幼幼新书》卷二十九引张涣方。

【组成】　黄连 60 克,大枣 150 克,干姜 30 克,明矾 15 克。

【用法】　瓦器盛,泥盐固济,留一窍,木炭火烧,烟息为度,取出为末。面糊为丸,如黍米大。每次 10 丸,米饮送下。

【主治】　血痢频并。

必效散

【方源】　《圣济总录》卷一四三。

【组成】　黄牛角鳃（细锉）、鲮鲤甲（细锉）各 60 克,铅丹（研）30 克,乳香（研）7.5 克。

【用法】　上药研为末,拌匀。每用 9～15 克,如烧香法,安盆器内,用板盖上,开窍坐,就疮熏之,烟尽即止。

【主治】　痔瘘久不愈者。

必效饮子

【方源】　《传信适用方》卷二引王景明方。

【组成】　罂粟壳 7.5 克,木香 7.5 克,甘草（炙）6 克,地榆 6 克。

【用法】　上药研为末。每次 6 克,米饮调下。

【主治】　赤白痢。

必用四圣散

【方源】　《医方大成》卷十引《简易方》。

【组成】　紫草茸、木通（去节）、甘草、枳壳（去白麸炒）各等份。

【用法】　上药研为散。每次 6 克,水煎服。

【主治】　小儿疮疹出不快透及倒压一切恶候。

半夜散

【方源】　《解围元薮》卷四。

【组成】　未生毛小鼠（捣烂,搭在壁上风干,焙黄香,研细）、土鳖虫（灰）、钻粪虫（灰）、白占各

15 克。

【用法】　掺之。

【主治】　风癫。

半桂汤

【方源】　《医学入门》卷四。

【组成】　半夏、桂枝、甘草各 6 克,生姜 5 片。

【用法】　水煎,徐徐咽之。

【主治】　少阴客寒下利,脉微弱而咽痛。

半夏丸

【方源】　《太平圣惠方》卷二十二。

【组成】　半夏 15 克,天南星 15 克,干蝎 15 克,乌头(去皮脐)15 克。

【用法】　上药并研为末,以黑豆面糊为丸,如绿豆大。每次 10 丸,以温生姜汤送下,不拘时候。

【主治】　急风吐涎,四肢拘急,腰背强硬。

半夏汤(1)

【方源】　《外台秘要》卷七引《小品方》。

【组成】　半夏(洗)300 克,生姜 500 克,肉桂 180 克,吴茱萸 30 颗。

【用法】　上药切细。以水煮,绞去渣,分 5 次温服。

【主治】　胸膈不利,腹中胀,气急妨闷。

【宜忌】　忌羊肉、饧、生葱、油腻。

半夏汤(2)

【方源】　《备急千金要方》卷十六。

【组成】　半夏 300 克,生姜 500 克,茯苓、肉桂各 150 克。

【用法】　上药研为散。每次 5 克,水煎服。

【主治】　逆气,心中烦闷,气满呕吐,气上。

【加减】　少气,加甘草 90 克。

半夏汤(3)

【方源】　《备急千金要方》卷十六。

【组成】　半夏 300 克,生姜、肉桂各 150 克,橘皮 120 克。

【用法】　上药研为散。每次 15 克,水煎服。

【主治】　逆气心腹满,气上胸胁痛,寒冷心腹痛,呕逆及吐不下食,忧气结聚;亦治霍乱后吐逆

腹痛。

【方论】　《千金方衍义》:此方专以破气为主,故于七气汤中除去人参、甘草,易入陈皮以破滞气。

半夏汤(4)

【方源】　《备急千金要方》卷十八。

【组成】　半夏、吴茱萸各 90 克,生姜 180 克,附子 1 枚。

【用法】　上药研为散。每次 9 克,水煎服,1 日 3 次。

【主治】　痰饮,辟气,吞酸。

【方论】　《千金方衍义》:此以曲直作酸,故用吴茱萸通达肝气以佐半夏、附子,仍用生姜开豁痰辟也。

半夏汤(5)

【方源】　《千金翼方》卷五。

【组成】　半夏 30 克,生姜 15 克,茯苓、厚朴各 12 克。

【用法】　上药研为散。水煎服。

【主治】　妇人胸满,心下坚,咽中贴贴如有炙腐,咽之不下,吐之不出。

半夏汤(6)

【方源】　《外台秘要》卷七引《广济方》。

【组成】　半夏(洗)30 克,生姜 50 克,肉桂 18 克,槟榔(末)6 克。

【用法】　上药切细。水煎,绞去渣,分 5 次温服。

【主治】　胸胁不利,腹中胀,气急妨闷。

【宜忌】　忌羊肉、饧、生葱、油腻。

半夏汤(7)

【方源】　《圣济总录》卷一八四。

【组成】　半夏(汤洗去滑,切,焙)30 克,白薇(炒)60 克,干姜(炮)、甘草(炙,锉)各 15 克。

【用法】　上药研为粗末。每次 9 克,水煎,去渣,空心温服。

【主治】　乳石发热,干呕烦热。

半夏汤(8)

【方源】　《苏沈良方》卷五。

【组成】　齐州半夏(炮裂,四破之)7枚,皂角(去皮,炙)9克,甘草6克,生姜6克。

【用法】　水煎,顿服。

【功用】　①《苏沈良方》:急下涎。

②《普济方》引《仁存方》:定喘下痰。

半夏汤(9)

【方源】　《圣济总录》卷六十六。

【组成】　半夏、生姜、陈皮各60克,肉桂(去粗皮)30克。

【用法】　上药研为散,分作2剂。水煎,去渣,分2次空腹温服。

【主治】　气逆,食则呕吐。

半夏汤(10)

【方源】　《类编朱氏集验方》卷五。

【组成】　半夏(每个切作4块,煨)21个,姜(煨)1块,甘草(煨)6克,皂角(煨,无虫蛀者,去皮)9克。

【用法】　上药研为粗末。水煎服。

【主治】　嗽。

半夏散(1)

【方源】　《太平圣惠方》卷十八。

【组成】　半夏30克,川大黄30克,乳香30克。

【用法】　上药研为细散。以葱白(细切)90克,入诸药,同捣为膏。涂肿上,干即重换。

【主治】　热病,毒气壅为疮肿。

半夏散(2)

【方源】　方出《太平圣惠方》卷五十,名见《普济方》卷二〇五。

【组成】　半夏15克,芦根(锉)30克,生姜15克,甜葶苈子(隔纸炒令紫色)15克。

【用法】　上药研为散,水煎,去渣,不拘时候服。

【主治】　五噎。

半夏散(3)

【方源】　《普济方》卷三〇七。

【组成】　麝香、雄黄、半夏、巴豆各等份。

【用法】　上药研为末。敷之。

【主治】　蛇咬。

半贝姜茶饮

【方源】　《重订通俗伤寒论》。

【组成】　姜半夏、川贝、生姜、细芽茶各9克。

【用法】　用阴阳水煎服。

【主治】　胎疟,寒热平均者。

半夏生姜汤(1)

【方源】　《圣济总录》卷六十六。

【组成】　半夏(汤洗七遍去滑,焙)150克,生姜250克,人参45克,陈皮(汤浸,去白,焙)90克。

【用法】　上药锉细,如麻豆大。每次15克,水煎,去渣温服,不拘时候。

【主治】　上气腹胀。

半夏生姜汤(2)

【方源】　《治痘全书》卷十四。

【组成】　半夏、陈皮、黄芩、生姜各适量。

【用法】　水煎服。

【主治】　暖气,热毒郁于中,欲发而不得发。

半夏茯苓陈皮汤

【方源】　《济阳纲目》卷十八。

【组成】　半夏(泡)、茯苓、陈皮(去白)、生姜各4.5克。

【用法】　上药研为散。水煎,去渣,临卧服。

【功用】　消饮止呕,和中顺气。

半夏茯苓汤加丁香汤

【方源】　《医宗金鉴》卷四十一。

【组成】　半夏9克,茯苓6克,丁香3克,生姜9克。

【用法】　水煎服。

【主治】　伏饮虚者。

半夏棋子粥

【方源】　《太平圣惠方》卷九十七。

【组成】　半夏(汤洗七遍去滑)6克,干姜(炮裂)3克,白面90克,鸡子白1枚。

【用法】　上药研为末,与面及鸡子白相和,搜,切作棋子,熟煮,别用熟水淘过。空腹食之。

【主治】　脾胃气弱,痰哕呕吐,不下饮食。

半夏解毒汤

【方源】　《校注妇人良方》卷七。

【组成】　黄柏(炒)、黄芩(炒)、栀子(炒)、半夏各等份。

【用法】　每次 15 克,水煎服。

【主治】　一切暑热毒,五心烦躁,口舌咽干。

加味三星汤

【方源】　《洞天奥旨》卷五。

【组成】　金银花 60 克,蒲公英 30 克,甘草 9 克,玄参 30 克。

【用法】　水煎服。

【主治】　阳疽。

加味元冬汤

【方源】　《辨证录》卷十。

【组成】　玄参 30 克,丹参 9 克,麦冬 30 克,北五味子 3 克。

【用法】　水煎服。

【主治】　心火克肺,口渴,舌上无津,两唇开裂,喉中干燥,遂致失音。

加味化肾汤

【方源】　《辨证录》卷五。

【组成】　熟地黄 60 克,山茱萸 30 克,肉桂 9 克,巴戟天 15 克。

【用法】　水煎服。

【主治】　肾中无火,朝食暮吐,或暮食朝吐,或食之 1 日,至三日而尽情吐出者。

加味甘桔汤(1)

【方源】　《医林绳墨大全》卷八。

【组成】　甘草、桔梗、诃子、木通各适量。

【用法】　水煎,入生地黄汁少许服。

【主治】　风寒失音。

加味甘桔汤(2)

【方源】　《医宗金鉴》卷五十八。

【组成】　牛蒡子(炒)、桔梗、生甘草、射干各

适量。

【用法】　水煎服。

【主治】　痘疹呛水,火盛热毒壅于会厌,咽门肿痛,水不易入,溢于气喉,气喷作呛。

加味戊己汤

【方源】　《症因脉治》卷二。

【组成】　白芍、甘草、黄柏、知母各适量。

【主治】　脾阴不足,土中之火刑金,而致内伤嗽血。

加味百顺丸

【方源】　《医学集成》卷二。

【组成】　大黄 60 克,桃仁 30 克,红花 15 克,猪牙皂 6 克。

【用法】　上药研末为丸。每次服 6～9 克。

【主治】　有形之积聚。

加味阴阳散

【方源】　《寿世保元》卷六。

【组成】　黄连、干姜、青黛、孩儿茶各等份。

【用法】　上药研为末,每用少许搽患处。

【主治】　口舌生疮。

加味补血汤(1)

【方源】　《辨证录》卷十二。

【组成】　黄芪 60 克,当归 30 克,升麻 1.5 克,益母草 9 克。

【用法】　水煎服。

【主治】　妇人气虚,产后五六日,胞衣留于腹中,经治仍胞衣不下,又无烦躁昏晕之状者。

加味补血汤(2)

【方源】　《辨证录》卷十。

【组成】　黄芪、当归各 15 克,升麻 3 克,北五味子 10 粒。

【用法】　水煎服。

【主治】　脱肛。

加味补血汤(3)

【方源】　《辨证录》卷十一。

【组成】　当归、黄芪各 30 克,荆芥 9 克,白术

15 克。

【用法】　水煎服。

【主治】　妇女经水过多，行后复行，面色萎黄，人倦无力。

加味荆芥散

【方源】　《中医妇科治疗学》。

【组成】　炒荆芥、桃仁、五灵脂、荠菜各 9 克。

【用法】　水煎，温服，不拘时候。

【功用】　化瘀祛风。

【主治】　产后血晕，血瘀又感风邪，头晕且痛，时或昏闷，微有寒热，无汗，腹痛拒按，少腹硬痛，心下满急，神昏口噤，舌略带青，苔薄白，脉浮缓而涩。

加味参附汤

【方源】　《妇人良方大全》卷八。

【组成】　大附子(炮)75 克，大人参 30 克。

【用法】　上药研为散。每次 12 克，加生姜 10 片，丁香 15 粒，米 1 撮，水煎，空心温服。

【主治】　①《妇人良方大全》：妇人滞下，脏腑虚冷，四肢逆冷，六脉沉绝。

②《校注妇人良方》：寒痢阳气脱陷，呕吐不食，手足俱冷。

加味将军汤

【方源】　《医学探骊集》卷五。

【组成】　犀牛角 6 克，羚羊角 6 克，真锦纹大黄 120 克。

【用法】　水煎，温服。早晨空心服药，俟其大泻后，至晚不可与食。其人不能饮烧酒者，用烧酒 120 克，香油 60 克；能饮 60 克者，用烧酒 180 克，香油 60 克，折杨枝百根，将油、酒兑一处，用杨枝搅之，每根搅 50～60 下，搅完将油、酒火上微温，令病人以羹匙饮之，饮尽为度。病者既 1 日不食，饮完此酒，必大醉思睡，任其睡去，不可惊动。饮此酒有呕者，有不呕者，其形不一，及其睡醒，再与粥或淡汤食之，其病若失。如觉有不爽之处，可取鸠尾、中脘针之，留 5 小时乃出针，针后服清镇丹 1 剂。

【主治】　狂病或登高而歌，或弃衣而走，或妄见妄言，或打人骂人者。

加味姜附汤

【方源】　《世医得效方》卷四。

【组成】　附子(炮)、干姜、人参各 30 克，甘草 15 克。

【用法】　上药研为散。每次 12 克，水煎，空心服。

【主治】　吐泻过多，手足逆冷，气少不语，六脉沉伏。

【加减】　腹痛，加肉桂；小便不利，加茯苓，每料各 15 克。

加味珠黄散

【方源】　《喉痧症治概要》。

【组成】　珍珠粉 2 克，西黄 1.5 克，琥珀 2 克，西瓜霜 3 克。

【用法】　上药研为细末。吹喉部。

【功用】　消肿止痛，化毒生肌。

【主治】　喉症。

加味芪桂汤

【方源】　《辨证录》卷十。

【组成】　黄芪 90 克，肉桂 9 克，补骨脂 6 克，牛膝 9 克。

【用法】　水煎服。服后必有大汗如雨。

【主治】　鹤膝风，足胫渐细，足膝渐大，骨中酸痛，身渐瘦弱。

加减三黄丸

【方源】　《杂病源流犀烛》卷十七。

【组成】　大黄、黄芩、黄连、生地黄各等份。

【用法】　研末为丸服。

【主治】　消中。

加减四物汤

【方源】　《济阴纲目》卷九。

【组成】　当归、白芍、生地黄、黄芩各等份。

【用法】　上药锉。每次 24 克，水煎服。

【主治】　妊妇伤寒，热极发斑，状如锦纹者。

加减瓜蒂泌

【方源】　《医学探骊集》卷五。

【组成】　瓜蒂 30 克，藜芦 30 克，硼砂 30 克，郁金 18 克。

【用法】　上药研为末。每次 9 克，滚水冲服。

【主治】　癫病。呆呆痴痴,喜怒哀乐,发之皆不中节,或忘前失后,或言语不伦,或无故喜怒,或忽位忽止而体壮者。

加减安神丸

【方源】　《医学集成》卷三。

【组成】　生地黄 30 克,黄连 15 克,犀角 9 克,甘草 3 克。

【用法】　加朱砂末 3 克,冲服。

【主治】　癫证火盛者。

加味当归补血汤

【方源】　《医门八法》卷四。

【组成】　当归身(炒)15 克,炙黄芪 15 克,党参 15 克,乌梅(去核)5 个。

【用法】　水煎服。

【主治】　产后大汗。

加减桃仁承气汤

【方源】　《云岐子脉诀》卷三。

【组成】　桃仁 15 克,大黄 30 克,甘草 7.5 克,肉桂 9 克。

【用法】　水煎,食后服,以利为度,未利再服。

【主治】　血瘀下焦,脉沉芤者。

圣功散

【方源】　《圣济总录》卷七十八。

【组成】　干姜(炮)、五倍子各 30 克,诃黎勒(煨,去核)、甘草(炙,锉)各 15 克。

【用法】　上药研为细散。每次 6 克,食前米饮调下。

【主治】　冷热不和,下痢赤白,脐腹作痛,里急后重。

圣术煎

【方源】　《景岳全书》卷五十一。

【组成】　白术(用冬术味甘佳者,炒)15～60克,干姜(炒)、肉桂各 3～6 克,陈皮(酌用或不用)。

【用法】　水煎,温热服。若痛胀觉甚者,即以此煎送神香散。

【主治】　饮食偶伤,或吐或泻,胸膈痞闷,或胁肋疼痛,或过用克伐等药,致伤脏气,有同前证,而脉息无力,气怯神倦者。亦治寒湿泻痢呕吐。

【加减】　若治虚寒泻痢、呕吐等证,任意加用人参、炙甘草之类。若治中虚感寒,任意加用麻黄、柴胡。

【验案】　肝硬化腹水　《浙江中医》(1995,4:153):用本方加减:生白术 50 克、干姜、肉桂各 5 克,陈皮 10 克,每日 1～2 剂,水煎服,10 天为 1 个疗程。气滞湿阻者加枳实、厚朴;湿热蕴结者去肉桂,加茵陈、黄芩;脾肾阳虚者加茯苓、制附子;腹水甚者白术用至 90～120 克,泽泻 50 克;治疗肝硬化腹水 95 例。结果:治愈 51 例,好转 33 例,总有效率 88.42%。

圣红丸

【方源】　《医方类聚》卷一一三引《施圆端效方》。

【组成】　巴豆(和皮生用)25 个,苦杏仁(生用)75 个,铅丹 45 克,白面 120 克。

【用法】　上药先以前二味研烂,次下丹、面,研匀,滴水为丸,如大豆大。每次 3～4 丸,食后以新水送下。

【主治】　酒食过伤,心腹疼痛,痞闷不消。

圣散子

【方源】　《圣济总录》卷六。

【组成】　附子(炮裂,去皮脐,取中心者用)、伏龙肝、牡蛎(烧)各等份。

【用法】　上药研为散。用 3 岁乌鸡冠血调1.5 克,如口歪向左边,即涂药在右口角;若歪向右边,即涂药在左口角,才见口正,当即急洗去药,迟洗即牵过口角,慎之。

【主治】　中风。

圣方痔药

【方源】　《续本事方》卷七。

【组成】　白矾、血俞(即蛤蝓)、石竹(即瞿麦)各 15 克,白胡椒 20 粒。

【用法】　上用瓦灌盛,泥固济,猛火煅通红,取出去泥用药,细研为末。五更时用不语津调敷痔头上。

【主治】　痔疾。

皮脂散

【方源】　《中国医学大辞典》引马氏方。

【组成】　青黛(飞)、黄柏各 6 克,熟石膏 60 克,烟膏 72 克。

【用法】　上药研为细末。麻油调敷。

【主治】　浸淫疮,黄水湿毒,蔓延成片,久而不愈。

发灰散

【方源】　方出《小儿卫生总微论方》卷十八,名见《医部全录》卷四一五。

【组成】　血余炭(烧灰)、故絮灰、黄连(去须土)、干姜各等份。

【用法】　上药研为末。每用少许敷上。

【主治】　小儿口傍疮,久不软。

发声散

【方源】　《赤水玄珠》卷三引《三因极一病证方论》。

【组成】　瓜蒌 1 枚,僵蚕(微炒)1.5 克,桔梗 21 克,甘草(炒)9 克。

【用法】　上药研为细末。少许干掺。

【主治】　咽痛烦闷,咽物即痛,不宜寒凉药过泄之者。

六　画

戎盐汤

【方源】　《圣济总录》卷一二〇。

【组成】　戎盐 7.5 克,地骨皮 30 克,细辛(去苗叶)15 克,生地黄(切,焙)30 克。

【用法】　上药研为粗末,每次 15 克,水煎,去渣热渫,1 日 3 次。

【主治】　肾虚齿痛。

戎盐散

【方源】　《永乐大典》卷一〇三七引《医方妙选》。

【组成】　戎盐 30 克,附子 1 枚,雄黄(细研,水飞)15 克。

【用法】　上药研为细末。每用少许,以雄鸡血调涂患处。

【加减】　咽喉肿痛,左右有红,或只一边红紫,长大,水米难下,用此 3 克,朴硝 3 克,和匀掺喉中,咽津;如喉中生赤肿,或有小白头疮,用前散 3 克,白矾(细研)1.5 克,干掺。

发疹紫草散

【方源】　《医方类聚》卷二六四引允拱辰方。

【组成】　紫草、甘草、糯米、黄芪各 4.5 克。

【用法】　上药研为末。水煎服。

【主治】　①《医方类聚》引《小儿药证直诀》:麻疹,痘疮黑陷。

②《明医杂著》:痘疹黑陷,气血虚弱,疮疹不起。

母丁香饼

【方源】　《鸡峰普济方》卷十四。

【组成】　五灵脂 30 克,丁香 14 个,母丁香 7 个。

【用法】　上药研为细末,用犬胆和为丸,如豌豆大,捏扁阴干。每次 1 饼子,倒流水送下。

【主治】　吐逆不止。

【主治】　小儿鬼火丹,两臂赤起如李子。

地龙饮

【方源】　《仁斋直指方论》卷十二。

【组成】　生地龙(研细)3 条。

【用法】　加生姜汁、薄荷汁、生蜜各少许,新汲水调下。

【主治】　瘴疟、诸疟,大热烦躁。

【加减】　如热炽,加樟脑少许。

【备考】　《理瀹骈文》本方用法:涂胸口。

地丁饮

【方源】　《验方新编》卷十一。

【组成】　紫花地丁 30 克,白矾、甘草各 9 克,银花 90 克。

【用法】　水煎服。

【主治】　疔疮。

地血散

【方源】　《普济方》卷一五三引《类证活人书》。

【组成】　茜根 12 克,大豆 6 克,黄药子、甘草各 30 克。

【用法】　上药研为细末。每次 9 克,新汲水调下。

【功用】　《卫生宝鉴》:解一切毒。

【主治】　①《普济方》引《类证活人书》:热毒深入吐血。

②《卫生宝鉴》:一切呕血咯血及诸热烦躁。

地黄丸

【方源】　《鸡峰普济方》卷十一。

【组成】　石菖蒲 120 克,蜜 15 克,生地黄汁 50 毫升。

【用法】　上药研为膏,蒲黄为丸,如弹子大。每次 1 丸,食后新水化下。

【主治】　心经热。

地黄汤(1)

【方源】　《医学纲目》卷三十七引《婴孩妙诀》。

【组成】　生地黄、赤芍、当归、川芎各等份。

【用法】　上药研为粗散。水煎,去渣服。

【主治】　小儿荣中热及肺痈,鼻出血生疮,一切丹毒。

【加减】　如鼻出血,临熟加生蒲黄少许;生疮,加黄芪等份;丹毒,加防风等份。

地黄汤(2)

【方源】　《鸡峰普济方》卷十。

【组成】　生干地黄 37.5 克,白芍、牡丹皮各 30 克,玄参 22.5 克。

【用法】　上药研为粗末。每次 6 克,水煎,去渣,食后、临卧温服。

【主治】　衄血。

【加减】　伏热者,以犀角代玄参。

地黄散(1)

【方源】　《圣济总录》卷四十三。

【组成】　生地黄汁 900 毫升,蛤粉 500 克,郁金(锉)60 克,甘草(炙,锉)90 克。

【用法】　上用地黄汁拌和三味令匀,晒干为散。每次 3 克,食后、临卧用新汲水调下,1 日 3 次。

【主治】　心经积热烦郁。

地黄散(2)

【方源】　《圣济总录》卷一○五。

【组成】　生干地黄(焙)、大黄(锉,炒)、朴硝(研)各 60 克,没药(研)15 克。

【用法】　上药研为散。每次 3 克,食后、临卧温水调下。

【主治】　飞血赤脉及血灌瞳人疼痛。

地黄散(3)

【方源】　《世医得效方》卷十六。

【组成】　生地黄 30 克,白芍药、当归、甘草各 15 克。

【用法】　上药研为散。每次 9 克,水煎,食后温服。

【主治】　混睛外障,因毒风积热,白睛先赤而后痒痛,迎风有泪,闭涩难开,或时无事,不久又发,年深则睛变成碧色,满目如凝脂,横赤如丝。

地黄散(4)

【方源】　《幼幼新书》卷三十引《吉氏家传》。

【组成】　绿豆粉、滑石各 30 克,生干地黄 60 克,甘草(炙)15 克。

【用法】　上药研为末。每次 6 克,小儿 8 岁以下每次 1.5 克,新汲水调下。

【主治】　小儿心脏、脾、肝积热,下传小肠,尿血。

【宜忌】　忌热食、酸、咸。

地黄粥

【方源】　《脚气治法总要》卷下。

【组成】　肥好地黄 120 克。

【用法】　取汁去渣,做粥,候粥半熟,即以绵裹椒 100 粒,生姜 1 片投粥中,候熟出之,再以羊肾(去脂膜)1 具,细切如韭叶大,入粥中同煮熟,加盐适量食之。

【功用】　补虚。

【主治】　脚气。

地黄煎(1)

【方源】　《圣济总录》卷一七九。

【组成】　生地黄汁、刺蓟汁各 60 克,苦杏仁(汤浸,去皮尖及双仁,麸炒黄,研)30 克,阿胶(炙令燥,碾为末)15 克。

【用法】　上药同入银器中,慢火熬为煎。每次 3 克,新汲水化下,不拘时候。

【主治】　小儿鼻衄。

地黄煎(2)

【方源】　《医略六书》卷二十一。

【组成】　生地黄 500 克,麦冬 240 克,川芎 30 克,生姜 30 克。

【用法】　上药分别擂绞净汁,盐花少许,煎膏噙化。

【功用】　壮水散滞。

【主治】　阴虚血滞鼻痛,脉虚微数者。

【方论】　阴虚血滞,清肃之令不行,无以分布营气以上荣于鼻,故鼻准作痛特甚。生地黄滋阴以大壮其水,川芎活血以上荣于鼻,麦冬之凉润能清心火,佐川芎以除肺燥,生姜之温行善开肺气,率地黄以止鼻痛也。绞汁取其味之清,煎膏得其力之醇,盐花润下,噙而化之,俾阴精上奉,则血滞顿行,而肺燥自润,安有鼻准作痛特甚之患乎?

地黄膏

【方源】　《太平圣惠方》卷三十四。

【组成】　生地黄(取汁)500 克,胡桐泪(细研)15 克,麝香(细研)1 克,白矾(烧灰细研)15 克。

【用法】　先于银器中煎地黄汁,欲凝,下诸药,搅勿住手,膏成,于瓷盒中盛。每用少许,涂齿根下。

【主治】　①《太平圣惠方》:牙齿宣露,齿根挺出,时出脓血不止。

②《普济方》:骨槽风痛。

地榆饮(1)

【方源】　《圣济总录》卷一六五。

【组成】　地榆(锉,焙干)、酸石榴皮各 30 克,黄连(去须)90 克,当归(锉,炒)60 克。

【用法】　上药研为粗散。每次 9 克,水煎,去渣,食前温服。

【主治】　产后赤白痢,久不止,脐腹酸痛。

地榆饮(2)

【方源】　《普济方》卷三九七。

【组成】　地榆 21 克,甘草 15 克,白芍 3 克,当归 3 克。

【用法】　上为饮子。每次 3 克,水煎,去渣服。

【主治】　小儿冷热痢,腹痛,赤白频并。

地榆饮(3)

【方源】　《保婴撮要》卷七。

【组成】　地榆 6 克,甘草、赤芍(炒)、枳壳各 3 克。

【用法】　水煎服。

【主治】　小儿冷热痢,腹痛下痢,赤白频并。

地榆散(1)

【方源】　《太平圣惠方》卷五十九。

【组成】　地榆、臭椿树皮(炙)、狼牙、黄芩各 15 克。

【用法】　上药研为散。每次 15 克,水煎,去渣,分 2 次温服,不拘时候。

【主治】　久血痢不愈。

地榆散(2)

【方源】　《太平圣惠方》卷九十三。

【组成】　地榆(微炙,锉)30 克,黄柏(去粗皮,微炙,锉)30 克,马蔺子(微炒)15 克,荔根(锉)30 克。

【用法】　上药研为粗散。每次 3 克,以水煎,去渣温服,不拘时候。

【主治】　小儿血痢。

地榆散(3)

【方源】　《圣济总录》卷七十六。

【组成】　地榆、酸石榴皮(焙,锉)、木贼各 30 克。

【用法】　上药研为散。每次 3 克,食前煎诃黎勒汤调下。

【主治】　肠胃虚热,血痢。

地榆散(4)

【方源】《御药院方》卷八。

【组成】 地榆、荆芥、葫藘、苦参各等份。

【用法】 上药研为粗末。每次 60 克,水煎,去渣,避风处热淋洗患处,冷即再温。

【主治】 足胫湿毒肿满,按之不起。

地锦汤

【方源】《鸡峰普济方》卷十七。

【组成】 菜叶、千针草、酸草子、地锦草各等份(阴干)。

【用法】 上药研为细末。每次 6 克,开水调下,食后温服。

【主治】 肠风下血。

地骨皮汤(1)

【方源】《圣济总录》卷五十三。

【组成】 地骨皮、柴胡(去苗)、甘草(炙,锉)各 30 克,胡黄连 7.5 克。

【用法】 上药研为粗末。每次 9 克,水煎,去渣温服。

【主治】 骨实热烦痛。

地骨皮汤(2)

【方源】《圣济总录》卷一一九。

【组成】 地骨皮 30 克,细辛(去苗叶)15 克,生地黄(切)30 克,戎盐(研)15 克。

【用法】 上药研为粗末。每用 15 克,水煎,去渣,热漱冷吐。以愈为度。

【主治】 牙痛,吃物不得。

地骨皮汤(3)

【方源】《证治准绳·疡医》卷五。

【组成】 地骨皮 250 克,当归 120 克,盐 60克,白矾末 30 克。

【用法】 上药锉细。每用药 150 克,水煎,去渣,再煎,收瓷器中,用绵蘸拭患处。

【主治】 风瘾疹。

地骨皮散(1)

【方源】《太平圣惠方》卷二十七。

【组成】 地骨皮 60 克,麦冬(去心)60 克,甘草(炙微赤,锉)30 克。

【用法】 上药研为散。每次 9 克,加小麦 100粒,水煎,去渣温服,不拘时候。

【主治】 虚劳,口中苦渴,骨节烦痛。

地骨皮散(2)

【方源】《幼幼新书》卷三十四引《博济方》。

【组成】 地骨皮、麦芽各 30 克,猪牙皂 15 克,青盐 30 克。

【用法】 上药同捣令匀,粗入锅内炒过,再为末。每用先以盐水漱口,再用药末掺擦。

【主治】 骨槽风,牙齿宣露,肿痒浮动,疼痛时作,或龈烂生疮。兼治口疮。

地骨皮散(3)

【方源】《医方类聚》卷十引《简要济众方》。

【组成】 地骨皮 60 克,紫苏叶 30 克,桑白皮45 克,甘草(炙)30 克。

【用法】 上药研为散。每次 6 克,水煎,去渣,食后、临卧温服。

【主治】 肺脏风热,喘促上气,胸膈不利,烦躁鼻干。

地骨皮散(4)

【方源】《活幼口议》卷十八。

【组成】 生地黄 15 克,真地骨皮、细辛各 7.5克,五倍子(炒令黑)6 克。

【用法】 上药研为细末。每用少许敷之。

【主治】 小儿肾疳,龈腭、牙肉烂腐臭,鲜血常出。

地黄饮子

【方源】《外台秘要》卷三十五引《广济方》。

【组成】 生地黄汁 9 克,生姜汁 9 克,诃黎勒(末)6 克,白蜜 30 克。

【用法】 上药相和调匀。分温服之。微利尤良。

【主治】 小儿心腹满,吃食不下。

地榆合剂

【方源】《中医皮肤病学简编》。

【组成】　地榆 33 克,黄连 33 克,黄柏 33 克。

【用法】　上药研为末。再加冰片 1 克,调菜油 100 毫升,搽患处。

【主治】　烫伤。

地苓芍桂汤

【方源】　《辨证录》卷五。

【组成】　熟地黄 60 克,茯苓 15 克,白芍 15 克,肉桂 1.5 克。

【用法】　水煎服。

【主治】　伤风后下利,咽痛,胸满心烦。

地骨白皮汤

【方源】　《太平圣惠方》卷二十四。

【组成】　地骨白皮 250 克,白杨皮 15 克,盐 30 克,白矾末 30 克。

【用法】　上药锉细。每用药 150 克,水煎,去渣,更煎,收瓷器中,用绵蘸拭所患处。

【主治】　风瘾疹。

地榆芍药汤

【方源】　《保命集》卷中。

【组成】　苍术 240 克,地榆 90 克,卷柏 90 克,白芍药 90 克。

【用法】　上药研为散。每次 30 克,水煎,去渣温服。

【主治】　泻痢脓血,乃至脱肛。

地榆防风散

【方源】　《保命集》卷中。

【组成】　地榆、防风、地丁香、马齿苋各等份。

【用法】　上药研为细末。每次 9 克,温米饮调下。

【主治】　破伤中风,半在表、半在里,头微汗,身无汗。

地榆黄连散

【方源】　方出《太平圣惠方》卷九十三,名见《普济方》卷三九七。

【组成】　地榆(微炙,锉)、黄连(去须,微炒)、木香各 15 克,当归(锉,微炒)9 克。

【用法】　上药研为粗散。每次 3 克,水煎,去渣温服,不拘时候。

【主治】　小儿赤白痢,不欲饮食,四肢瘦弱。

朴硝汤

【方源】　《杨氏家藏方》卷十三。

【组成】　荆芥、薄荷、朴硝各 30 克,白矾 60 克。

【用法】　上药研为散。每用 30 克,水煎数沸,熏患处,通手淋洗。

【主治】　热毒结成痔疾,肿胀热痛,坐卧不安。

朴硝散

【方源】　《幼科释谜》卷五。

【组成】　大黄、牡蛎各 15 克,朴硝 6 克。

【用法】　每次 3~6 克,用田螺 1 枚,洗净浸 1 宿,水调涂。

【主治】　①《幼科释谜》:小儿脐突,或痛或不痛;感湿热,阴及囊肿。

②《梅氏验方新编》:小儿脐疮。

芍药汤(1)

【方源】　《备急千金要方》卷三。

【组成】　白芍、干地黄、牡蛎各 15 克,肉桂 9 克。

【用法】　上药研为散。水煎服,1 日 3 次。

【主治】　产后虚热头痛,亦治腹中拘急痛者。

【方论】　《千金方衍义》:产后虚热虚烦,浑是虚火上炎之候,白芍、地黄专清血热,恐其闭拒,乃以肉桂散之,牡蛎能解虚热上蒸之头痛,以其咸降也。

芍药汤(2)

【方源】　《幼科折衷》卷上。

【组成】　白芍、泽泻、肉桂、甘草各适量。

【用法】　水煎服。

【主治】　小儿湿热积滞于大肠,而成脱肛者。

【备考】　治上证,宜少加大黄以泻其积滞之气。

芍药饮

【方源】　《圣济总录》卷二十。

【组成】　赤芍、川芎各 120 克,附子(炮裂,去皮脐)60 克,甘草(炙)90 克。

【用法】　上药研为散。每次 15 克,水煎,去渣温服。

【主治】　风湿痹,皮肤厚,肌肉痛,不可屈伸。

芍药散(1)

【方源】　《普济方》卷四〇七。

【组成】　赤芍、黄连、蛇床子各适量。

【用法】　上药研为末。加轻粉 1.5 克,麻油调涂。洗破立效。

【主治】　小儿奶疥癣癫。

【宜忌】　忌幼风物。

芍药散(2)

【方源】　《医心方》卷十五引《令李方》。

【组成】　白芍 10 克,大黄 10 克,白蔹 10 克,甘草 6 克。

【用法】　上药研为末,和调之。每次 1.5 克,酒送下,1 日 2 次。

【主治】　久痛疽漏。

芍药甘草汤

【方源】　《伤寒大白》卷四。

【组成】　白芍、甘草、石膏、荆芥各适量。

【用法】　水煎,去渣温服。

【功用】　调和阴血。

【主治】　伤寒脉浮,自汗出,小便数,心烦,微恶寒,脚挛急,咽干烦躁。

【方论】　此方妙在石膏、荆芥辛凉上焦,润其咽干烦躁,又借其辛凉入血,助白芍、甘草下缓肝急,使其足伸。

芍药地黄汤(1)

【方源】　《外台秘要》卷二引《小品方》。

【异名】　犀角地黄汤(《备急千金要方》卷十二)、地黄汤(《伤寒总病论》卷三)、解毒汤(《小儿卫生总微论方》卷八)、解毒散(《杨氏家藏方》卷十九)。

【组成】　白芍 12 克,地黄 30 克,牡丹皮 9 克,犀角屑 3 克。

【用法】　水煎,去渣温服,1 日 2 次。

【功用】　①《外台秘要》引《小品方》:消化淤血。

②《方剂学》:清热解毒,凉血散瘀。

【主治】　①《外台秘要》引《小品方》:伤寒及温病,应发汗而不发之,内瘀有蓄血,其人脉大来迟,腹不满,自言满者;鼻出血呕血不尽,内余淤血,面黄,大便黑者。

②《景岳全书》引《太平惠民和剂局方》:劳心动火,热入血室,呕血衄血,发狂发黄,小儿痘疮血热。

③《小儿卫生总微论方》:小儿脏腑蕴热,积毒发泻,斑疮稠密,脓血大盛,狂躁发渴,咽嗌不利,遍身溃烂,苦无全肤,不能转侧,疼痛不任。

④《杨氏家藏方》:小儿疮疱出足,壅盛喘急,浸淫成片。

⑤《类编朱氏集验方》:小肠淋沥出血,疼痛难忍,心血妄行,出血。

⑥《此事难知》:蓄血证实者。

【宜忌】　①《普济方》:体衰弱不宜用。

②《医贯》:若阴虚火动吐血与咳咯者,可以借用成功;若阴虚劳力及脾胃虚者,俱不宜。

【方论】　①《医方考》:心主血,生地黄所以凉心血;肝纳血,白芍所以和肝血;火能载血,牡丹皮所以去血中伏火;热能行血,生犀角所以解诸经之热。

②《医方集解》:此足阳明、太阴药也。血属阴,本静,因诸经火逼,遂不安其位而妄行。犀角大寒,解胃热而清心火;白芍酸寒,和阴血而泻肝火;牡丹皮苦寒,泻血中之伏火;生地大寒,凉血而滋水,以共平诸经之僭逆也。

③《千金方衍义》:血得辛温则散,得苦寒则凝。此方另开寒冷散血之门,特创清热解毒之法,全是犀角通利阳明,以解地黄之滞;犹赖赤芍、牡丹皮下气散血,允为犀角、地黄之良佐。

④《医宗金鉴》:吐血之因有三:曰劳伤,曰努伤,曰热伤。劳伤以理损为主,努伤以去瘀为主,热伤以清热为主。热伤阳络则呕血,热伤阴络则下血。是汤治热伤也,故用犀角清心去火之本,生地凉血以生新血,白芍敛血止血妄行,牡丹皮破血以逐瘀。此方虽曰清火,而实滋阴;虽曰止血,而实去瘀。瘀去新生,阴滋火熄,可为探本穷源之法也。

【加减】　有热如狂者,加黄芩 6 克。

【验案】　①胃出血　《中医杂志》(1958,5:339):谢某,男,36 岁。有胃痛史,忽然大痛,吐紫血块,大便亦下血块,头汗淋漓,心慌头晕,吐下不止,脉洪大,诊为胃出血。投犀角地黄汤,4剂愈。

②咯血　《中医杂志》(1958,5:339):胡某,男,42岁。咳痰带血1月余,右胸痛连后背,口中腥臭,继之呕血,脉细数,头晕眼花,心烦气短,咳嗽胸痛,诊为肺出血。投犀角地黄汤,加阿胶、枇杷叶。3剂服后止血,后用千金苇茎汤3剂愈。

③崩漏　《中医杂志》(1958,5:339):冯某,女,31岁。突然血崩,时下时止,缠绵3月余,消瘦,贫血,头晕气喘,手足心午后发烧,脉细数,投犀角地黄汤,1剂崩止,3剂愈。

④血小板减少性紫癜　《中医杂志》(1963,11:12):以犀角地黄汤为主,治疗11例原发性血小板减少性紫癜。患者均有不同部位、不同程度的出血症状,并均有发热及不同程度的头晕眼花,心悸无力等贫血症状,其中2例因大量失血而发生昏迷。采用清热凉血解毒法为主,服用此汤后,多见出血症状首先停止,出血时间缩短,血小板数上升,血块收缩随之改善。

⑤荨麻疹　《广西中医药》(1990,4:6):应用本方加味:犀角(水牛角30克,锉粉冲服)3克,生地黄、赤芍、牡丹皮各10克,僵蚕6克,紫草6克,紫花地丁10克,水煎内服,治疗荨麻疹30例。结果:服药3剂痊愈者27例,服药9剂,显效2例,无效1例,总有效率96.57%。

⑥玻璃体积血　《中西医结合眼科》(1991,2:101):以本方加减:犀角(水牛角30克)1克,赤芍12克,生地黄30克,牡丹皮10克,丹参10克,麦冬6克,茜草10克,玄参12克,石决明20克,茅根30克,旱莲草30克,治疗玻璃体积血36例。其中12例由高血压视网膜动脉硬化性出血并发,6例由视网膜静脉周围炎,8例由糖尿病视网膜病变,10例由外伤引起。结果:经1~2个月用药,2例无进步,其余出血皆退,治愈率为94.4%。

⑦红斑性肢痛症　《南京中医药大学学报》(1995,4:36):用本方加减:水牛角、生地黄、丹参、赤芍、玄参、石斛为基本方;热毒炽盛加黄连解毒汤;下焦湿热重加导赤散;大便秘结加大承气汤;肺胃热盛加白虎汤;另配合外敷青敷散、针灸等;治疗红斑性肢痛症30例。结果:全部获得临床痊愈,见效最快4天,最长7天,平均疗程14.5天。

⑧过敏性紫癜　《中国医药学报》(1998,3:77):以本方加味,治疗过敏性紫癜57例,并设对照组43例,治疗用一般钙剂、镇静药和维生素静脉输入。结果:治疗组治愈52例,占91.22%,好转4例,占7.02%,无效1例,占1.76%;对照组治愈28例,占65.12%,好转12例,占27.9%,无效3例,占3.98%。两组有明显差异,P<0.05。

芍药地黄汤(2)

【方源】　《普济方》卷一三九。
【组成】　白芍、生地黄、黄芩、牡丹皮各15克。
【用法】　水煮,去渣温服,1日3次。
【主治】　伤寒发热疹出血,并有积,喜忘如狂,鼻衄面黄,大便黑;时行本有蓄血,腹胁满如鼓者。

芍药栀豉汤

【方源】　《云岐子保命集》卷下。
【组成】　白芍、当归、栀子各15克,香豉9克。
【用法】　上药锉细。每次30克,水煎服。
【主治】　产后虚烦不得眠。

芍药润燥丹

【方源】　《辨证录》卷八。
【组成】　白芍、山药各30克,炒栀子9克,芡实30克。
【用法】　水煎服。
【主治】　怒气伤肝,忽然梦遗,久而不止,凡增烦恼,泻精更多,其症两胁多闷,火易上升于头目,饮食倦怠,发躁发胀。

芍药黄连汤

【方源】　《幼科折衷》卷上。
【组成】　黄连、当归、白芍、甘草各适量。
【用法】　调天水散服。
【主治】　小儿下痢白积腹痛,里急后重。

芍药黄芪汤

【方源】　《全生指迷方》卷二。
【组成】　白芍9克,黄芪、甘草(炙)、青蒿(阴干)各30克。
【用法】　上药研为散。每次15克,水煎,去渣,食后温服。
【主治】　①《全生指迷方》:阴气亏少,少水不能制盛火,发热从背,或从手足渐渐遍身,或昼发而夜宁,或夜发而至旦即消。口舌干燥,欲饮水而不能,其脉虚疾而小。

②《普济方》:阴虚发热。

芎归汤

【方源】　《万氏女科》卷三。

【组成】　川芎、当归(俱不洗炒)各 15 克,连须葱白 5 根,生姜(焙干)5 片。

【用法】　水煎,食后服。

【功用】　补阴血。

【主治】　产后去血过多,阴血已亏,阳气失守所致的头痛。

芎归饮

【方源】　《不知医必要》卷二。

【组成】　川芎 6 克,当归 9 克,红花 3 克,桃仁(杵)12 粒。

【用法】　水煎服。

【功用】　散血兼补。

【主治】　饱食用力,或因持重,努伤脉络,失血涌吐,或跌仆打伤,令人大吐者。

芎辛汤(1)

【方源】　《普济方》卷四十七引《十便良方》。

【组成】　川芎(米泔水浸 3 日,切,焙)120 克,细辛 7.5 克,甘草 30 克,白芷 7.5 克。

【用法】　上药研为细末。每次 6 克,白汤点下,不拘时候。

【主治】　伤风气壅,鼻塞清涕,头目昏眩。

芎辛汤(2)

【方源】　《张氏医通》卷十四。

【组成】　川芎 4.5 克,细辛 1.5 克,甘草(炙)1.8 克,生姜 5 片。

【用法】　水煎,食后热服。

【主治】　热厥头痛。

【加减】　有热,加酒黄芩 4.5 克;不应,更加石膏 9 克,乌头 3 克;胃虚者,去白芷,易白术,使邪气无内贼之患;兼患客邪,加葱白、香豉;产妇用豆淋酒煎服。

芎辛散

【方源】　《类编朱氏集验方》卷一引《鸡峰普济方》。

【组成】　北细辛 30 克,川芎 30 克,甘草 7.5 克。

【用法】　上药研为末。每次 6 克,加薄荷 7 片,水煎,去渣温服,不拘时候。

【功用】　治风化痰,清利头目。

【主治】　中风,不思饮食。

芎芷散

【方源】　《仁斋直指方论》卷十九。

【组成】　川芎、白芷、荆芥穗、软石膏(煅)各等份。

【用法】　上药研为末。每次 3 克,食后沸汤调下。

【主治】　头风风壅。

芎芷丸

【方源】　《济生方》卷五。

【组成】　香白芷、川芎各等份。

【用法】　上药研为细末,炼蜜为丸,如鸡子大。食后临卧嚼化。

【主治】　口气热臭。

芎黄汤(1)

【方源】　《儒门事亲》卷十五。

【组成】　大黄、荆芥、川芎、防风各等份。

【用法】　上药研为散,大作剂料,水煎,去渣服之。以利为度。

【主治】　头目眩晕。

芎黄汤(2)

【方源】　《医学发明》卷九。

【组成】　羌活、川芎、大黄各 30 克,甘草 15 克。

【用法】　上药研为散。每次 15 克,水煎,去渣温服。

【主治】　实邪风热相合,风性急,火摇动焰而旋转,其脉弦而紧洪,风热发狂。

芎归阿胶汤

【方源】　方出《外台秘要》卷三十三引《集验方》,名见《胎产救急方》引《养生必用》(见《医方类聚》卷二二四)。

【组成】　川芎、阿胶(炙)、当归、青竹茹各 90 克。

【用法】　以水煎煮银 1000 克,去银,纳药煎,分 3 次服。

【主治】　妊娠动胎去血,腰腹痛。

芎归胶艾汤

【方源】　《胎产救急方》引孙真人方(见《医方类聚》卷二二四)。

【组成】　川芎、川当归、阿胶各(炒)90 克,甘草 30 克。

【用法】　上药锉。每次 15 克,加陈艾 10 叶,水煎服。

【主治】　胎动下血。

老柏皮散

【方源】　《太平圣惠方》卷三十三。

【组成】　老柏白皮(锉)60 克,乌梅(微炒)30 克,细辛 60 克,地肤子 60 克。

【用法】　上药研为细散。每次 6 克,食后以温水调下。

【主治】　眼雀目,至暮无所见。

耳底散

【方源】　《全国中药成药处方集》(南昌方)。

【组成】　白矾、黄丹、青花龙骨各 10.2 克,麝香 0.2 克。

【用法】　上药研为细末。先用温开水蘸药棉,将耳中脓水洗净,再将药末用鸭毛或棉条蘸入耳内或吹入耳内。

【功用】　《全国中药成药处方集》(吉林方):解毒止痒,杀菌消炎。

【主治】　①《全国中药成药处方集》(南昌方):耳内肿痛流脓水。

②《全国中药成药处方集》(吉林方):耳膜炎,疼痛难忍。

耳炎散

【方源】　《中药知识手册》。

【组成】　猪胆膏、白矾、黄连粉、樟脑各适量。

【用法】　上药研为散,以棉裹塞耳孔内。

【功用】　清火解毒,收敛燥湿。

【主治】　耳内肿痛,流出脓水。

夺门丹

【方源】　《石室秘录》卷四。

【组成】　柞木枝 30 克,当归 60 克,川芎 30 克,人参 30 克。

【用法】　水煎服。

【主治】　产妇交骨不开。

夺命丹(1)

【方源】　《鸡峰普济方》卷二十四。

【组成】　干蛤蟆(烧为灰)1 个,蝉蜕、蛇蜕各 7.5 克。

【用法】　上药研为末,麝香少许研匀。但凡一切疳,至午后服 1.5～3 克,2 岁即服 1 克,热米饮调下。后煎桃柳汤放温,浴儿后,便用青衣盖之,当有虫出,即效。

【主治】　小儿五疳。

夺命丹(2)

【方源】　《普济方》卷二七四。

【组成】　朱砂 1.5 克,干胭脂 0.3 克,蟾酥 3 克。

【用法】　上药研为末。用带根葱 1 根,破开将药放入,用火烧软,每次 3 克,须嚼碎用好酒下,汗出为妙。

【主治】　疔疮。

夺命丹(3)

【方源】　方出《云岐子保命集》卷下,名见《证治准绳·女科》卷五。

【组成】　干荷叶、生地黄、牡丹皮各等份。

【用法】　上浓煎汤,调蒲黄末 6 克服。一服即定。

【主治】　产后败血冲心,发热,狂言奔走,脉虚大者。

夺命丹(4)

【方源】　《傅青主女科·产后编》卷上。

【组成】　蛇蜕、蚕故子(烧灰不存性)、血余炭各3克,乳香1.5克。

【用法】　上药研为细末。酒调下。

【主治】　临产未产时,目翻口噤,面黑唇青,口中吐沫,命在须臾。

夺命汤

【方源】　《医宗金鉴》卷四十二。

【组成】　吴茱萸、肉桂、泽泻、白茯苓各适量。

【用法】　水煎,温服。

【主治】　冲疝、厥疝痛上攻,脐悸,奔豚气上行。

夺命散(1)

【方源】　《永乐大典》卷九八○引《婴孩妙诀》。

【组成】　川乌尖、附子尖(生用,去皮)各7个,蝎梢7枚、石绿少许。

【用法】　上药研为末。用软鸡翅上药入喉中,逐旋惹出,频用帕子拭之。

【主治】　小儿慢惊风。

夺命散(2)

【方源】　《普济方》卷三七四引《保生集》。

【组成】　赤脚蜈蚣(去足,生用)1条,瓜蒂、藜芦、葱白(去须)各6克。

【用法】　上药研为末。每发搐,用1克吹鼻中。

【主治】　小儿惊风,涎潮搐搦,眼上不下,喘急,急慢惊风。

夺命散(3)

【方源】　《普济方》卷六十一引《卫生宝鉴》。

【组成】　胆矾(别研)30克,白僵蚕(内末)30克,乌龙尾(别研)30克,天南星(内末)15克。

【用法】　上药和匀。每用少许,以鸡羽湿点药扫喉中,涎出,再点药入喉。候涎化为黄水出,方用温水漱口。

【主治】　喉风。

夺命散(4)

【方源】　《普济方》卷六十。

【组成】　胆矾、芒硝、甘草、青黛各3克。

【用法】　上药研为末。每用少许,用筒儿吹在喉中。

【主治】　咽喉痛。

夺命散(5)

【方源】　《袖珍方大全》卷三。

【组成】　白矾(枯)、僵蚕(炒去丝)、硼砂、皂角(末)各等份。

【用法】　上药研为末。少许吹喉中。痰出愈。

【主治】　急喉风。

夺命散(6)

【方源】　《本草纲目》卷十七引《便民方》。

【组成】　紫蝴蝶根3克,黄芩、生甘草、桔梗各1.5克。

【用法】　上药研为末。水调顿服。

【主治】　喉痹不通,浆水不入。

达生散

【方源】　《郑氏家传女科万金方》卷三。

【组成】　车前子30克,秋葵子(炒,研)、白芷各9克,枳壳6克。

【用法】　上药研为末。水调服。

【主治】　难产。

【加减】　连日未产,加牛膝6克;痛而急坠者,加大腹皮2.4克;血虚无阵痛,加当归、白芍、红花各9克。

百马汤

【方源】　《首批国家级名老中医效验秘方精选》。

【组成】　百部10克,马兜铃3克,炙甘草6克,大枣4枚。

【用法】　水煎服。

【功用】　降气止咳,补益脾肺。

【方论】　方中百部、马兜铃擅于降气止咳,对于痉咳连连之症颇有捷效。而证多起于体虚,久咳必伤肺气,若专于攻邪则重伤其气,此病势缠绵之因也,故对体虚者,能否恰如其分地运用攻补兼施之法,是速愈本病之关键。本方用大枣、炙甘草即示扶正之意,唯马兜铃性寒而味甚苦,婴儿服之易吐,当以轻剂取效(3~4克),配用枣、草可调其味。

体若虚寒者,更助以温补之品,则量虽小而可获事半功倍之效。临证时,据其证候特点,加味调治。

【加减】　本方为治百日咳的基础方。若外感风邪、痰热束肺,证见发热、流涕、咳嗽阵作,夜间尤甚,痰黄、舌质略红、苔薄白、脉滑数,以百马汤选加麻黄、防风、前胡、桔梗、大青叶、连翘等;若痰浊互结、肺络受阻,证见痉咳连连,面赤发憋、涕泪俱出、痰黏难咳,咳甚呕吐黏痰或伴食物,可予百马汤选加紫苏子、葶苈子、鹅管石、沙参、地龙;偏热者再加毛冬青、重楼;若肺阴不足,正虚邪恋,病久阴伤,余热留恋,证见低热不退,或五心烦热,咳嗽痰少,盗汗、口干、咽红,以百马汤选加青黛、海蛤粉、沙参、麦冬、五味子、花粉;若中运不健、肺脾两虚,素体虚弱,或病久正伤,证见面色萎黄,咳嗽无力,纳呆便溏,自汗盗汗,百马汤选加党参、白术、陈皮、半夏、鹅管石。

【验案】　邝某,男,3岁半,1979年11月26门初诊。咳嗽3个多月,加剧月余,呈阵发性咳嗽,每晚10余次、痰多、时现气促,曾用多种西药未效。舌淡苔薄白,脉细数,双肺音稍粗,未闻啰音。证属脾虚痰盛,肺络受阻。处方:麻黄4克、党参、沙参、鹅管石各15克,白术、百部、茯苓各10克,紫苏子、炙甘草、葶苈子各6克,马兜铃3克,大枣4枚,共服7剂,咳嗽大减,偶而晚间阵咳1～2次。以百合汤合六君子汤续进4剂,咳愈。

【备考】　此方为黎氏经验方,其治百日咳之法,不论证属何型,皆以"百马汤"为基础方治之。

百花散

【方源】　《御药院方》卷八。

【组成】　百花巢(烧烟尽为度)、蛇床子(炒令焦黄)各60克,零陵香、藿香叶各30克。

【用法】　上药研为散。每次30克,水煎,临卧趁热淋洗。

【功用】　补元阳,通血脉。

【宜忌】　避风寒。

百部散(1)

【方源】　《圣济总录》卷一一六。

【组成】　百部60克,款冬花、贝母(去心)、白薇各30克。

【用法】　上药研为散。每次3克,米饮调下。

【主治】　肺实,鼻塞不闻香臭。

百部散(2)

【方源】　《御药院方》卷五。

【组成】　款冬花、百部各30克,知母、贝母(去心,炒)各15克。

【用法】　上药研为细末。每次9～12克,食后用温开水送下。

【主治】　咳嗽无问新久,冷热并宜。

百消丸

【方源】　《全国中药成药处方集》(兰州方)。

【组成】　牵牛子1000克,五灵脂240克,香附、大黄各750克。

【用法】　上药研为细末,水为小丸。每次9克,开水送下,1日2次。

【功用】　消积,消胀,利水。

【主治】　肉积、食积、水积、气积及消化不良。

百合茅根汤

【方源】　《重订通俗伤寒论》。

【组成】　苏百合、生桑皮、通草各3克,鲜茅根50支。

【用法】　水煎服。

【功用】　清肺气以滋化源。

【主治】　阳水肿,已用宣上发汗,通利小便,水肿已退者。

百合桔梗鸡子汤

【方源】　《四圣心源》卷九。

【组成】　百合9克,桔梗7.5克,五味子3克,鸡子白1枚。

【用法】　水煎,去渣,入鸡子清,热服。

【主治】　失声,声嘶。

百合荔楝乌药汤

【方源】　《首批国家级名老中医效验秘方精选·续集》。

【组成】　生百合40克,川楝子20克,荔枝核15克,乌药15克。

【用法】　先将上药用适量清水浸泡30分钟,再放火上煎煮30分钟,每剂煎3次,将3次煎出的药液混合,早饭前半小时和晚间睡前各服 1 次。

【功用】　养阴和胃,理气止痛。

【主治】　慢性胃炎消化道溃疡,症见胃脘痛,腹胀,恶心,反酸,食少纳呆等。中医学辨证属阴虚气滞者。

【方论】　方用百合润肺养阴,《本经》称其能治"邪气腹胀心痛",肺气降则诸气皆降。川楝子疏肝行气,乌药理气止痛,荔枝核不仅擅治疝气,睾丸肿痛,而且对胃寒气滞的疼痛确有较佳疗效。

【加减】　腹胀加枳实、麦芽、香橼皮;胁胀加郁金、木香、青皮;嗳气加木香、莱菔子;痛甚加白芍、甘草;刺痛加蒲黄、五灵脂;反酸加川黄连、吴茱萸;恶心加藿香、陈皮;口渴饮冷加石膏;口干不欲饮加麦冬、生地黄、玉竹、玄参;信少加山楂、神曲、麦芽;气短乏力加党参、桂枝;腹泻加白术、茯苓;便秘加火麻仁。

死鼠膏

【方源】　《太平圣惠方》卷六十六。

【组成】　死鼠(中形者)1 枚,乱发 60 克,松脂 90 克,黄丹(炒令黄色)90 克。

【用法】　用油 500 克,以文火煎鼠、发,候凉,以绵滤去渣,同入铛中;然后下松脂、黄丹,以柳木篦搅令匀,膏成,于瓷器中盛。每用涂贴,1 日 2 易之。

【主治】　鼠瘘。

托里散

【方源】　《普济方》卷二八五。

【组成】　甘草 30 克,黄芪、桔梗、青橘皮各 15 克。

【用法】　上药研为细末。每次 3 克,水煎,去渣,食后、临卧温服。

【主治】　疮毒,疽,疥,发背,肿毒。

扫雪散

【方源】　《外科全生集》卷四。

【组成】　独核皂角(分开,去核,以洋糖填入),巴豆(每片加 2 粒半)。

【用法】　将皂角仍旧合好,扎紧泥裹,入火煅,取出,去泥,研细,加入轻粉、槟榔末各 2.4 克,再研。剃头后,以滚灰汤洗,以香油调敷,至愈乃止。

【主治】　①《外科全生集》;腊梨疮。

②《外科证治全书》:秃疮。初起小者如豆,大者如钱,其痒难堪,挠破出水,结白脓痂,日久延蔓成片,发尽根绝,此症多系胎毒。

至圣散

【方源】　《幼幼新书》卷二十六引赵舍人方。

【组成】　白蚬壳(泥中多年,色白圆小)、密陀僧(同蚬壳煅)各 30 克,无名异 15 克。

【用法】　上药研为细末,入麝香 1.5 克研末,盐汤温浆水洗,掺药,膏药盖。

【主治】　疳疮年深见骨,或干或湿。

至宝丹

【方源】　《良方集腋》卷上。

【组成】　蜗牛(即背包蜒蚰,极大者,煅)5 枚,孩儿茶 6 克,活松树皮(煅存性,勿沾灰尘)6 克,冰片(研)2 克。

【用法】　上药研为细末,吹之。立效。

【主治】　结毒喉烂,蒂舌落,上腭穿破。

当归丸

【方源】　《斑论萃英》引张元素方。

【组成】　当归 15 克,甘草 3 克,黄连、大黄各 7.5 克。

【用法】　先将当归熬膏子,入后 3 味药末为丸,如白胡椒大。3 岁以下儿 10 丸,7—8 岁儿 20 丸,食前清米饮送下。渐加至以利为度。

【主治】　①《斑论萃英》:斑疹大便实秘,能饮食而内实。

②《医学纲目》:小儿痘疮大便秘。

③《玉机微义》:伤寒斑见,无大热,脉虚,秘闷。

④《医学入门》:疥疮血热便秘及痘疹已出,声嘶喘急,便秘等证。

当归汤(1)

【方源】　《备急千金要方》卷三。

【组成】　当归 60 克,生姜 150 克,白芍 60 克,羊肉 500 克。

【用法】　水煮羊肉熟,取汁煎药,适寒温服,1 日 3 次。

【主治】　①《备急千金要方》:妇人寒疝,虚劳不足,产后腹中绞痛。

②《普济方》:卒疝,腹痛里急。

当归汤(2)

【方源】　《备急千金要方》卷十三。

【组成】　当归、肉桂各9克,干姜12克,附子15克。

【用法】　水煎服。

【主治】　久寒宿疾,胸腹中痛,短气,时滞下痢。

当归汤(3)

【方源】　《圣济总录》卷一二一。

【组成】　当归(焙干)30克,肉桂(去粗皮)、甘草(炙)各15克,白矾(熬枯)7.5克。

【用法】　上药研为粗末。每用9克,水煎,去渣,热漱冷吐,1日2~3次,即愈。

【主治】　酒后,牙齿血涌出。

当归汤(4)

【方源】　《圣济总录》卷一六〇。

【组成】　当归(切,焙)45克,白芍45克,肉桂(去粗皮)30克,桃仁(汤浸,去皮尖双仁,炒黄)49个。

【用法】　上药研为粗末。每次9克,水煎,去渣温服,不拘时候。

【主治】　产后恶血不尽,腹内坚痛,不可忍。

当归汤(5)

【方源】　《圣济总录》卷一六三。

【组成】　当归(切,焙)、白芍、木通(锉)各30克。

【用法】　上药研为粗末。每次12克,入生地黄6克,水煎,去渣温服,不拘时候。

【主治】　产后虚烦腹痛。

当归汤(6)

【方源】　《圣济总录》卷一六五。

【组成】　当归(切,炒)、广角屑、黄芩(去黑心)各30克,黄连(去须)60克。

【用法】　上药研为粗末。每次9克,水煎,去渣温服,不拘时候。

【主治】　产后赤白痢,脐腹撮痛。

当归饮

【方源】　《圣济总录》卷一五五。

【组成】　当归(切,焙)30克,川芎、阿胶(炙炮)各22.5克,白术60克。

【用法】　上药研为粗末。每次9克,水煎,去渣温服,1日3次。

【主治】　妊娠胎萎燥。

当归酒

【方源】　《圣济总录》卷一五八。

【组成】　当归(炙令香,锉)、白芍(锉,炒)各60克。

【用法】　上药研为粗散。每次9克,以无灰酒50毫升,加生地黄汁30毫升,于银器内,慢火煎,去渣温服。以恶血下为度。

【主治】　妊娠堕胎后,血不出。

当归散(1)

【方源】　《太平圣惠方》卷三十四。

【组成】　当归、肉桂、甘草各15克,白矾(烧令汁尽)30克。

【用法】　上药研为粗散,分为3份。水煎,去渣,热含冷吐。

【主治】　牙缝忽然出血。

当归散(2)

【方源】　《太平圣惠方》卷四十三。

【组成】　当归(锉碎,微炒)、木香、槟榔、麝香(细研)各30克。

【用法】　上药研为细散,入麝香研令匀。每次6克,以童便煎,和渣温服,不拘时候。

【主治】　恶疰,胁肋连心刺痛。

当归散(3)

【方源】　《太平圣惠方》卷七十五。

【组成】　当归(锉,微炒)30克,阿胶(捣碎,炒令黄燥)30克,甘草(炙微赤,锉)30克。

【用法】　上药研为散。每次12克,加葱白5克,水煎,去渣温服,不拘时候。

【主治】　妊娠腰痛。

当归散（4）

【方源】 《太平圣惠方》卷八十三。

【组成】 当归（锉，微炒）、枳壳（麸炒微黄，去瓤）、赤芍、川大黄（锉，微炒）各 15 克。

【用法】 上药研为粗散。每次 3 克，水煎，去渣，放温，量儿大小，分减服之。

【主治】 小儿冷热不调，腹内多痛。

当归散（5）

【方源】 《普济方》卷七十三引《圣济总录》。

【组成】 轻粉、当归（切，焙）各 7.5 克，防己、龙胆各 15 克。

【用法】 上药研为散。每次 3 克，食后温水调下。

【主治】 目赤涩，翳膜遮障，时多热泪。

当归散（6）

【方源】 《小儿卫生总微论方》卷十一。

【组成】 当归（焙）、白芍（炒）、黄连（去须）、枳壳（去瓤，麸炒黄）各 9 克。

【用法】 上药研为细末。每次 15 克，水煎，温服。

【主治】 热痢下血。

【加减】 下血多者，加甘草 6 克同煎，乳食前服。

当归散（7）

【方源】 《儒门事亲》卷十二。

【组成】 当归 30 克，龙骨（炒赤）60 克，香附（炒）9 克，棕毛灰 15 克。

【用法】 上药研为末。每次 12 克，空心米饮送下。

【主治】 血崩。

【宜忌】 《普济方》：忌油腻、鸡、猪、鱼、兔等物。

当归散（8）

【方源】 《普济方》卷二一五引《余居士选奇方》。

【组成】 当归、白芷、川芎、蒲黄各等份。

【用法】 上药研为末。每次 6 克，温米饮调下。

【主治】 小便下血不止。

当归散（9）

【方源】 《普济方》卷三二九。

【组成】 当归、白芍、香附（炒）、棕毛皮各等份（一方无棕毛皮）。

【用法】 上药研为末。食前米饮汤调下。

【主治】 血崩。

当归散（10）

【方源】 《妇人良方大全》卷十二。

【组成】 当归 90 克，阿胶、甘草各 60 克，葱白 30 克。

【用法】 上药研为细散。水煎，去渣，分 5 次温服。

【主治】 妊娠气壅攻腰，痛不可忍，兼治腹痛。

当归散（11）

【方源】 《妇人良方大全》卷二十一。

【组成】 当归、羌活各 30 克，延胡索 15 克。

【用法】 上药研为细末。用猪腰子 1 只，切作片，入药末 6 克，水煎，同腰子吃。

【功用】 产后补虚益血。

当归散（12）

【方源】 《医方类聚》卷六十九引《王氏集验方》。

【组成】 黄连（去须）、当归（去芦）、赤芍、苦杏仁（去皮尖）各等份。

【用法】 上药同煮，绢帛滤过，趁热洗，冷即再温，勤洗。

【主治】 暴赤眼。

当归散（13）

【方源】 《医方类聚》卷二一〇引《医林方》。

【组成】 夏枯草、当归、白芍、干姜各等份。

【用法】 上药研为细末。每次 9 克，食前、空心米汤调下。

【主治】 妇人赤白带下。

当归散（14）

【方源】 《婴童百问》卷四。

【组成】　甘草(炙)1.5克,桔梗、陈皮、当归各3克。

【用法】　水煎服,不拘时候。

【主治】　小儿囟门陷下;小儿夜啼,脏寒而腹痛,面青手冷,不吮乳。

当归膏

【方源】　《外科枢要》卷四。

【组成】　川当归30克,麻油(真正者)120克,淮庆生地黄30克,黄蜡30克。

【用法】　先将当归、地黄入油煎黑,去渣,入蜡溶化,候温搅匀,即成膏矣。用涂患处,将纸盖之。肉未坏者,用之自愈;肉已死,而用之自溃,新肉易生,亦不结痂,又免皴揭之痛。

【功用】　去腐肉,生新肉。

【主治】　发背痈疽汤火诸症,不论肉未坏或已死者。

当合丸

【方源】　《中国接骨图说》。

【组成】　百草霜30克,赤豆(炒至红色为度)3克,萍蓬(炒黑)15克,蝮蛇(酒炙)3克。

【用法】　上药研为末。温酒送下。

【主治】　打仆伤损,兼下血。

当归大黄汤(1)

【方源】　《伤寒大白》卷二。

【组成】　当归、大黄、生地黄、甘草各适量。

【用法】　水煎服。

【主治】　燥火下血及呕血、咯血,大便干结。

当归大黄汤(2)

【方源】　《伤寒大白》卷二。

【组成】　当归、大黄、广皮、甘草各适量。

【用法】　水煎服。

【功用】　专清大肠。

【主治】　下血。

当归大黄汤(3)

【方源】　《伤寒大白》卷四。

【组成】　当归、生大黄、川黄连、甘草各适量。

【用法】　水煎服。

【主治】　发斑。热重便硬,有下症者。

【方论】　此方凉大肠血热。以斑症属血,故加当归;斑症不宜大下,故加甘草。

当归芍药汤

【方源】　《云岐子脉诀》卷四。

【组成】　当归、白芍、熟地黄各30克,干姜15克。

【用法】　上药研为散。每次30克,水煎,食前服。

【功用】　养血补虚。

【主治】　崩中白带。

当归补血汤(1)

【方源】　《陈素庵妇科补解》卷一。

【组成】　当归(去尾)36克,炙黄芪30克,生姜3片,大枣5个。

【用法】　水煎服。

【主治】　妇人气虚血少,经水三月一来,名曰居经,艰于子息,其脉微而涩。

【方论】　脉微而涩,微者,阳气虚;涩者,阴血少。黄芪味甘温,以补气;当归味辛温,以补血。芪救其脉之微,归救其脉之涩。更有姜、枣之一辛一甘以和营卫,立方之最当者。每日一剂,气血自然充满。

当归补血汤(2)

【方源】　《鲁府禁方》卷四。

【组成】　红花15克,黄芪、当归、独活各30克。

【用法】　水煎服。

【主治】　打伤,血气不足。

【宜忌】　忌风。

【加减】　有风,加羌活30克。

当归补血汤(3)

【方源】　《症因脉治》卷四。

【组成】　当归、黄芪、柴胡、白芍各适量。

【用法】　水煎服。

【主治】　三阴久疟不愈,并一切血虚发热。

【宜忌】　邪盛者不可用。

当归补血汤(4)

【方源】　《金匮翼》卷三。

【组成】　黄芪 30 克,当归 6 克,生地黄 15 克,生甘草 3 克。

【用法】　水煎,食前温服。

【主治】　血虚发热。

当归茴香散

【方源】　《疝瘕积聚编》。

【组成】　当归、小茴香、附子、高良姜各等份。

【用法】　水煎,温服。

【主治】　寒疝,小腹痛。

当归厚朴汤

【方源】　《仁斋直指方论》卷十三。

【组成】　当归(炒)、厚朴(制)各 60 克,肉桂 90 克,高良姜 150 克。

【用法】　上药研为散。每次 9 克,水煎,食前服。

【主治】　肝经受寒,面色青惨,厥而泄利。

当归黄芪汤

【方源】　《圣济总录》卷一六三。

【组成】　当归(锉,焙)、黄芪(锉细)、白芍各 60 克,生姜(切,焙)150 克。

【用法】　上药研为粗末,分作 8 服。水煎,去渣温服。

【主治】　产后腰足酸痛,转侧不得,壮热汗出,气短心悸。

当归银花汤

【方源】　《症因脉治》卷四。

【组成】　当归、金银花、生地黄、生甘草各适量。

【用法】　水煎,去渣温服。

【功用】　凉血润燥。

【主治】　燥热痢,燥火伤血,下痢赤积,腹中作痛,脉息细数。

当归补血汤加防风连翘方

【方源】　《医方考》卷六。

【组成】　当归、防风各 3 克,黄芪 15 克,连翘 6 克。

【用法】　水煎服。

【主治】　疥疮有血无脓,瘙痒不止者。

【方论】　有血无脓,此表气不足也。诸痒属虚,虚者可补,故用当归、黄芪大补其气血。乃防风者,引归、芪直达于表,二物得之而效愈速也。若连翘者,解诸经之客热而已。此药服之数剂,诸疮化毒生脓,又更服之,得脓满毒尽,则去病根,而无温瘤之患;若脓日久不干者,去黄芪,加白术、茯苓以燥之,如治烂豆之法则善矣。

光明洗眼方

【方源】　《医方考》卷五。

【组成】　古青钱 10 文,黄连 3 克,苦杏仁(去皮)7 枚,艾叶 3 片。

【用法】　水煎,澄清 1 宿,次日频频洗之。

【主治】　风热眼眶红烂者。

【方论】　铜性清肃,可以胜热明目;黄连苦燥,可以泻热坚肤;艾叶辛温,可使驱风胜湿;苦杏仁辛润,可使利气泽皮。

吐乳散

【方源】　《揣摩有得集》。

【组成】　扁豆(炒)4.5 克,豆蔻(研)3 克,砂仁(炒)3 克,半夏 3 克。

【用法】　水煎服。

【主治】　小儿脾胃积滞,乳食则吐,受寒则吐,受湿则吐,受热则吐。

【加减】　夏天加伏龙肝 3 克,云苓 3 克,竹茹 1 克。

吐血猪肺汤

【方源】　《吉人集验方》。

【组成】　猪肺 1 个。

【用法】　洗极净,以朱砂 1 克,花椒每岁 1 粒,灌入肺中,将肺挖 7 孔,每孔放桃仁 1 粒,放瓦钵内煮出自然汁来,不可放水,连肺食尽。

【主治】　呕血。

吕雪丹

【方源】　《温氏经验方》。

【组成】　冰片 0.2 克,硼砂 3 克。

【用法】　用萝卜 1 个,同煮熟,入冷水内一夜,水底沉结如冰者佳,取出,加青黛 0.3 克,研为极细末,收瓶内。用时吹患处。

【主治】 孕妇咽喉破烂疼痛。

回生膏

【方源】 《村居救急方》卷一。

【组成】 白矾、黄丹、干姜各等份。

【用法】 上药研为末,连须葱数茎同捣。敷脐,以热砖烙之。

【主治】 阴证腹痛。

回毒膏

【方源】 《同寿录》卷末。

【组成】 麻油 120 克,番木鳖(去毛)30 克,壮人头发 90 克,飞丹 60 克。

【用法】 番木鳖入麻油中煎枯,捞出木鳖,入壮人头发熬化,候滴水成珠,加飞丹收成膏。贴之。

【主治】 痘后疮毒。

回神膏

【方源】 《普济方》卷三〇〇。

【组成】 生姜汁、红糟、猪脂、盐各适量。

【用法】 上药研烂炒熟,搽入皲裂内。一时虽痛,少顷便皮软皲合。2～3 次搽即安。

【主治】 手足皲裂,如蒸梨状,虽春、夏亦如此。

回疮锭子

【方源】 《外科精义》卷下。

【组成】 草乌 30 克,蟾酥 21 克,巴豆(去皮)2克,麝香 1 克。

【用法】 上药研为细末,面糊和,捻作锭子。如有恶疮透丁不痛无血者,用针深刺到痛处有血,用此锭子纴之,上用膏贴之。

【主治】 疔疮。

回阳救急酒

【方源】 《全国中药成药处方集》(南昌方)。

【组成】 公丁香 30 克,肉桂 30 克,樟脑 30 克。

【用法】 上药研为粗末,稀布袋盛装入有嘴瓷坛,灌入顶上干酒 1500 毫升,端午节午时浸备用。每次 15～20 滴,冷白开水冲下,10 分钟未效,再服

20 滴。转筋者可以用酒擦患处。

【主治】 阴寒霍乱,吐泻交作,手足厥冷,转筋,唇淡面白;并治阴寒腹痛。

【宜忌】 泄泻后重不畅者忌服,忌食生冷瓜果。

回毒即消丹

【方源】 《医部全录》卷四九六。

【组成】 净金银花 15 克,生甘草 3 克,人参 6克,黑参 9 克。

【用法】 水煎,与小儿服之。

【主治】 痘疹回毒。

曲术丸

【方源】 《脉因症治》卷下。

【组成】 朱砂、陈皮、苍术、神曲(炒)各适量。

【用法】 上药研为末,曲为丸。姜汤送下。

【主治】 吞酸。中脘有饮则嘈,宿食则酸。

曲末索饼

【方源】 《养老奉亲书》。

【组成】 神曲末(捣为面)60 克,白面 150 克,生姜汁 90 克,白羊肉 60 克。

【用法】 以姜汁搜神曲末,和面做饼,加羊肉及下酱椒五味煮熟。空心食之,1 日 1 次,常服尤佳。

【主治】 老人脾胃气弱,食不消化,羸瘦,举动无力,多卧。

肉红膏

【方源】 《鲁府禁方》卷四。

【组成】 猪脂油(炼去渣)60 克,黄蜡(入一处化开)30 克,银朱 1.5 克,花椒末 3 克。

【用法】 上药调匀。用纸摊贴。

【功用】 止痛,起疔。

【主治】 贴棒疮、疔疮。

肉桂汤

【方源】 方出《太平圣惠方》卷四十七,名见《普济方》卷二〇二。

【组成】 肉桂(末)30 克,诃黎勒皮(末)7.5克,巴豆(去皮心,研,纸包压去油)1 枚。

【用法】　上药除桂,先将二味绵裹,入汤浸良久,搦下黄汁,更入酒 30 克,下肉桂末令匀,顿服。须臾得吐痢。

【主治】　干霍乱。

肉豆蔻散(1)

【方源】　《太平圣惠方》卷二十八。

【组成】　肉豆蔻(去壳,以大麦面用水和如饼剂子,裹豆蔻于灰火内煨,面黄熟为度,放冷取出豆蔻,别研为末)3 枚,黄连(去须)15 克,木香 15 克。

【用法】　上药除豆蔻外,研为散。每次 6 克,水煎,去渣。调下豆蔻末 3 克,不拘时候。

【主治】　虚劳久痢,腹痛不可忍者。

肉豆蔻散(2)

【方源】　《医方类聚》卷十引《简要济众方》。

【组成】　肉豆蔻仁(面裹,火煨熟)15 克,黑附子(去皮脐,盐炒)15 克,朱砂(去皮)15 克,木香 4 克。

【用法】　上药研为散。每次 3 克,空心、食前米饮调下。

【主治】　脾脏气不和,多痰逆,食饮无味,腹胁疼痛,大肠虚滑。

竹叶汤(1)

【方源】　《医心方》卷二十引《古今录验》。

【组成】　淡竹叶 6 克,甘草 3 克,白术 3 克,大黄 6 克。

【用法】　水煎服。

【功用】　除胸中热,益气。

竹叶汤(2)

【方源】　方出《太平圣惠方》卷五十五,名见《圣济总录》卷六十一。

【组成】　小麦 30 克,竹叶 1 握,生姜(切)15 克。

【用法】　水煎,去渣,入马粪汁 15 毫升搅匀,分 2 次服。

【主治】　走马黄。眼目黄赤,烦乱狂言,起卧不安,气力强壮,唯爱嗔怒,怒目高声,打骂他人,犹如癫醉。

【备考】　走马黄,速宜点烙肝俞二穴、百会穴、风府穴、关元穴、肾俞二穴、下廉二穴、上脘穴、中脘穴,次烙手足心,并服本方。

竹叶汤(3)

【方源】　《女科撮要》卷下。

【组成】　茯苓、麦冬、黄芩各 90 克。

【用法】　每次 12 克,加竹叶 5 片,水煎服。

【主治】　子烦。妊娠心惊胆怯,烦闷不安。

【加减】　若因血虚烦热,宜兼用四物;若因中气虚弱,宜兼四君。

竹叶粥

【方源】　《太平圣惠方》卷九十七。

【组成】　竹叶(洗净)50 片,石膏 90 克,砂糖 30 克,粳米 60 克。

【用法】　煎石膏等二味,去渣澄清,用米煮粥,粥熟,入砂糖食之。

【功用】　《药粥疗法》:清心火,除烦热。

【主治】　①《太平圣惠方》:膈上风热,头目赤痛,目视模糊。

②《圣济总录》:发背痈疽,诸热毒肿。

③《饮食疗法》引《老老恒言》:内热目赤头痛;时邪发热。

④《饮食疗法》:温热病口渴多饮,心烦,目赤,口舌生疮糜烂,小便黄赤短少,或淋痛,以及小儿高热惊厥,中暑。

【宜忌】　《饮食疗法》:凡胃寒病人或阴虚发热者不宜选用。在发热期间,竹叶粥宜煮稀薄,不要稠厚。

竹叶煎

【方源】　《太平圣惠方》卷三十二。

【组成】　竹叶(洗净,切)30 克,大枣 5 枚,古字钱 7 个,黄连(去须,捣为末)15 克。

【用法】　上药令和,纳铜器中,水煎,绵滤去渣,又重煎,纳瓷瓶子中盛。每以铜箸头取少许,点目眦头,1 日 3~5 次。

【主治】　眼赤痛。

竹皮汤

【方源】　《外台秘要》卷九(注文)引《深师方》。

【组成】　生竹皮 9 克,紫菀 6 克,饴糖 50 克,生地黄汁 30 毫升。

【用法】 水煎,分 3 次服。

【主治】 咳逆,下血不息。

【宜忌】 忌芜荑。

【方论】 《千金方衍义》:咳逆下血,而用竹茹清胃,紫菀和血,饴糖滋津,地黄逐血,然必不经火焙之鲜者方有散血之功,若止血之用,必明标干地黄矣。设无鲜者,不妨以干者酒浸,或稍加肉桂,热因热用,要在临时权变可也。

竹茹汤

【方源】 《麻科活人全书》卷三。

【组成】 竹茹、陈皮、柿蒂、山楂各适量。

【用法】 水煎服。

【主治】 麻症收后,余毒留于胃脘,呕吐不止。

竹茹饮

【方源】 《外台秘要》卷三引《延年秘录》。

【组成】 竹茹 6 克,生姜 9 克,黄芩 6 克,栀子 6 克。

【用法】 水煎,去渣,分 3 次温服。

【主治】 天行五日,头痛壮热,食则呕者。

【宜忌】 忌蒜、热面、生冷等五日。

竹蚪散

【方源】 《圣济总录》卷一八一。

【组成】 竹蚪粪 30 克,白矾(熬令枯)15 克,雄黄 6 克,麝香 1 克。

【用法】 上药研为细末。先用绵裹杖子拭干耳中,次以药少许掺之。

【主治】 小儿聤耳出脓汗,疼痛不可忍者。

竹沥饮子

【方源】 《太平圣惠方》卷八十三。

【组成】 竹沥、荆沥、消梨汁各 20 克,陈酱汁 5 克。

【用法】 上药相和,微温服,量儿大小增减。

【主治】 小儿中风,失音不语,昏沉不识人。

先锋散

【方源】 《眼科锦囊》卷四。

【组成】 硼砂 3 克,瓜蒂 1.5 克,冰片 0.3 克,

大戟 2 克。

【用法】 上药研为末。搐鼻。热泪如溅者奏效。

【主治】 痘疮攻眼。

朱砂丸(1)

【方源】 《类编朱氏集验方》卷十。

【组成】 朱砂(研)15 克,乳香(研)30 克。

【用法】 上药研为末,须用端午日取猪心血为丸,如梧桐子大。每次 1 丸,乳香汤送下。

【功用】 催生,救危急。

朱砂丸(2)

【方源】 《宣明论方》卷十三。

【组成】 信砒、甘草各 3 克,朱砂 6 克,大豆 49 粒。

【用法】 上药研为末,滴水为丸。匀分作 49 服,发日早晨日欲出,煎桃心汤送下。

【主治】 脾胃虚疟,有邪热毒者。

【宜忌】 忌热物。

朱砂顶

【方源】 《串雅补》卷一。

【异名】 白玉顶。

【组成】 天南星、半夏、滑石各等份,巴豆适量。

【用法】 上药研为细末。每次 2 克,加巴豆霜 0.1 克,开水下。

【主治】 一切痰症。

朱砂散(1)

【方源】 《普济方》卷二九九。

【组成】 朴硝、寒水石、朱砂、甘草各等份。

【用法】 上药研为细末。贴少许。

【主治】 口疮。

朱砂散(2)

【方源】 《幼科指掌》卷三。

【组成】 朱砂、硼砂各 3 克,玄明粉 1.5 克,冰片少许。

【用法】 上药研为末。吹之。

【主治】 小儿初生,忽不吮乳,口中上腭形如

粟米,或珠子黄色,或生牙龈上,或遍口相连,如悬珠之形,名曰思惊。

朱砂膏(1)

【方源】《太平圣惠方》卷九十一。

【组成】 朱砂15克,胡粉60克,水银15克。

【用法】 点少水,都研令水银星尽,以腊月猪脂90克,入铫子内,慢火上熔化,去渣,入朱砂等搅成膏,以瓷盒盛,候冷涂之。

【主治】 小儿头上燎浆起,如针盖,一二日后,面上及胸背生疮。

朱砂膏(2)

【方源】《袖珍方大全》卷三。

【组成】 瓜蒂(末)9克,密佗僧(研)6克,朱砂1.5克,冰片少许。

【用法】 上药研为末。干,津调贴;湿,干贴。

【主治】 痔瘘。

朱粉丹

【方源】《鸡峰普济方》卷十四。

【组成】 巴豆3克,粉霜、硇砂各1.5克。

【用法】 上药研为末,黄蜡6克熔成汁,下药搅匀,为丸如绿豆大。每次1丸,米饮送下,未知再进。

【主治】 积痢。下痢纯脓,或赤或白,脐腹撮痛,痛即痢下,已即痛,其脉紧大而疾,此由饮食失宜,留而不去,与冷气相搏所致。

朱粉散(1)

【方源】《济生方》卷五。

【组成】 枯矾30克,干胭脂4.5克,轻粉1.5克,麝香少许。

【用法】 上药研为末。油调,扫口疮;或干贴。

【主治】 白口疮恶及牙疳蚀。

朱粉散(2)

【方源】《东医宝鉴·杂病篇》卷十一。

【组成】 朱砂1粒,轻粉1片,僵蚕7个,蝎3个。

【用法】 上药先将蚕、蝎微炒燥,取出待冷,同砂、粉研为细末。却以母乳汁调抹于儿口内。

【主治】 急慢惊风。

朱黄散

【方源】《医学探骊集》卷三。

【组成】 明朱砂3克,京牛黄0.3克(合一处研极细面),真犀牛角6克,真羚羊角6克。

【用法】 水煎,冲朱、黄面服。

【主治】 年老或虚弱之人伤寒发狂者。

朱雄丸

【方源】《普济方》卷三五七。

【组成】 雄黄、朱砂各3克,蓖麻子(去皮)14粒,蛇蜕12克。

【用法】 上药研为细末,浆水饭为丸,如弹子大。临产时,先以椒汤淋洗脐下,次以药安于脐中,用油纸数重敷药上,以帛系之。须臾即生,急取下。一方用蜡纸亦可。

【主治】 难产,横生倒生,或胎死不出。

朱麝散

【方源】《普济方》卷三八五。

【组成】 青黛10克,干地龙(微炒,为末)7条,麝香5克,朱砂10克。

【用法】 上药研散。每次1.5克,以饮调下。

【主治】 小儿烦热,昏闷多睡。

朱砂丹

【方源】《卫生宝鉴》卷十六。

【组成】 朱砂(一半入药,一半为衣)、信砒、雄黄各15克。

【用法】 上药研为末,加白面18克,同研匀,滴水为丸,如梧桐子大,朱砂为衣。每次1丸,星宿全时用无根水送下。

【主治】 疟疾。

【验案】 疟痢　征南副帅大武木儿,已未奉勅立息州,其地卑湿,军多病疟痢,予合朱砂丹、白术安胃散,多痊效。

朱砂散

【方源】《活人心统》卷一。

【组成】 滑石30克,寒水石30克,甘草30克,朱砂1.5克。

【用法】 上药研为末。每次6克,井花水或童便调下。

【主治】 伤寒内热不解,心烦恍惚,小便赤色,烦渴。

朱砂白芷散

【方源】 《伤寒全生集》卷二。

【组成】 白芷 30 克,朱砂 15 克。

【用法】 上药研为末。每次 6 克,茯苓、麦冬汤调下。

【主治】 伤寒盗汗,阴虚火动。

朱砂定痛散

【方源】 《外科大成》卷三。

【组成】 软石膏(煅)30 克,胡黄连(末)1 克,朱砂(末)1.5 克,冰片 1 克。

【用法】 上药研为末,收罐内。如口内则掺之,喉内则吹之,1 日 5～7 次,咽之。

【主治】 ①《外科大成》:口舌生疮,咽喉肿痛。②《医宗金鉴》:鼻疮。

朱砂万亿丸

【方源】 《全国中药成药处方集》(沈阳方)。

【组成】 野大黄、干姜、寒食面各 60 克,巴豆霜 30 克。

【用法】 上药研为极细末,面糊为小丸,每丸 0.45 克重。每次 3 丸,开水送下;若中恶口噤者,则用黄酒送下。

【功用】 通调脾胃,消坚化滞。

【主治】 饮食停滞,腹胀痛满,大便燥结,食滞胃肠。

【宜忌】 禁生冷油腻,孕妇忌服。

伏龙散

【方源】 《外科真诠》卷下。

【组成】 伏龙肝 9 克,炒黄柏 9 克,上冰片 0.6 克。

【用法】 上药研为末。用鸡子清调搽。

【主治】 鬼火丹。先面上赤肿,后渐渐由头而下,至身亦赤肿,是手足阳明经内风热。

伏龙肝散(1)

【方源】 方出《太平圣惠方》卷七十,名见《普济方》卷三一九。

【组成】 生地黄汁、刺蓟汁、生麦冬汁各 30 毫升,伏龙肝(末)适量。

【用法】 暖三味汁,调下伏龙肝末 3 克。饮服。

【主治】 妇人鼻衄。

伏龙肝散(2)

【方源】 《活幼心书》卷下。

【组成】 伏龙肝 30 克,鳖头骨 15 克,百药煎 7.5 克。

【用法】 上药焙,研为末。每用 6～9 克,浓煎紫苏汤,候温和清油调涂患处。并如前法浴洗拭干方上药。

【主治】 阴证脱肛。

【备考】 方中百药煎,《幼科指掌》作“白芍药”。

伐阴汤

【方源】 《医方类聚》卷一六四引《吴氏集验方》。

【组成】 砂仁、肉桂各 7.5 克,生姜 15 克,甘草 9 克。

【用法】 水煎服。

【主治】 解菌蕈毒。

伤寒汤

【方源】 《石室秘录》卷三。

【组成】 桂枝 3 克,甘草 3 克,陈皮 3 克,葛根 3 克。

【用法】 水煎服。

【主治】 伤寒初起,鼻塞目痛,项强头痛,脉浮紧。

延生方

【方源】 《医学入门》卷六。

【异名】 延生第一方(《古今医鉴》卷十四)。

【组成】 初生脐带、朱砂、生地黄、当归各适量。

【用法】 初生脐带落后,取置新瓦上,用炭火四围,烧灰存性。若脐带有 1.5 克,入飞过朱砂(为末)0.75 克,用生地黄、当归煎浓汁调匀抹儿上腭间及乳母乳头上,1日至晚服尽为度。次日遗下秽浊之物,终身永无痘疹诸疾。

【功用】　《古今医鉴》:预解胎毒,免痘。

延寿酒

【方源】　《寿世保元》卷十。

【组成】　好上等堆花烧酒1坛,肉桂(去壳)500克,桂花120克,白糖240克。

【用法】　药入酒坛封固经年,愈久愈佳。其味清美香甜,每随量饮,不可过醉。

【功用】　安神定志,宁心悦颜,香口却疾,延年。

延胡索汤

【方源】　《名家方选》。

【组成】　延胡索3克,当归、桂枝各2.1克,干姜1.8克。

【用法】　水煎服,1日2次。长服益佳。

【主治】　妇人经闭,时腹痛里急者。

延胡索散

【方源】　《普济方》卷三九二。

【组成】　延胡索、小茴香(炒)、甘草、莪术各9克。

【用法】　上药研为散。每次3克,水煎,温服。

【主治】　气积食积成块,及盘肠气痛,肠中一切冷痛。

自然铜散(1)

【方源】　《圣济总录》卷一三四。

【组成】　自然铜、密陀僧(并煅,研)各30克,甘草、黄柏(并为末)各60克。

【用法】　上药研为细末,收密器中。水调涂或干敷。

【主治】　一切恶疮,及火烧、汤烫。

自然铜散(2)

【方源】　《杨氏家藏方》卷二。

【组成】　黄柏(厚者)15克,自然铜15克,细辛(去叶土)7.5克,白胡椒49粒。

【用法】　上药并研为细末。每遇头痛、头风发时,先含水一口,后用药1克搐鼻中,左痛左搐,右

痛右搐。搐罢吐去水,口咬箸头,沥涎出为度。

【主治】　头风疼痛至甚。

血竭散

【方源】　《喉科种福》卷四。

【组成】　血竭6克,熊胆1.5克,麝香0.06克。

【用法】　上药研为末。甘草汤送下。

【主治】　小儿乳蛾,将成脓,欲溃不溃,阻塞气隧。

血脂灵片

【方源】　《部颁标准》。

【组成】　泽泻500克,决明子500克,山楂500克,制何首乌500克。

【用法】　上药制成片剂。密封。口服,每次4～5片,1日3次。

【功用】　活血降浊,润肠通便。

【主治】　瘀浊内盛而致的高脂血症。

全蝎散(1)

【方源】　《仁斋直指小儿方论》卷一。

【组成】　全蝎(焙)1个,琥珀、朱砂各少许。

【用法】　上药研为末。每次1克,麦冬煎汤调下。

【主治】　诸惊胎痫。

全蝎散(2)

【方源】　《御药院方》卷十一。

【组成】　全蝎11个,朱砂(研)、干胭脂各3克,薄荷12克。

【用法】　上药研为细末。每次1.5克,乳汁调下。

【主治】　小儿急慢惊风,痰实壅塞,胸膈不利。

全蝎散(3)

【方源】　《普济方》卷三五〇。

【组成】　全蝎、麝香少许、砂糖、朱砂。

【用法】　上药研为末。用颈白地龙捣如泥,以井花水调前药服之。

【主治】　产后中风,诸风。

会稽赖公常山汤

【方源】　《外台秘要》卷五引《崔氏方》。

【组成】　常山 90 克,石膏(碎,绵裹)240 克,甘竹叶(切)1 把,糯米 100 粒。

【用法】　水煎,分 3 次服。取药渣石膏裹置心上,余置左右手足心。

【主治】　①《外台秘要》引崔氏方:疟疾。

②《备急千金要方》:治疟间日发者,或夜发者方。

③《圣济总录》:疟疾发渴,饮水不止者。

④《中藏经·附录》:妊娠患疟。

【宜忌】　忌生葱、生菜。

合明散

【方源】　《普济方》卷三六三。

【组成】　蛤粉、石决明、甘草各等份。

【用法】　上药研为末。每次 1.5 克,食后煮猪肝汁调下。

【主治】　小儿雀目,至夜不见物。

【备考】　《古今医统大全》:有夜明砂。

合掌散

【方源】　《普济方》卷二八〇引《仁存方》。

【组成】　羌活、独活、硫黄、轻粉各 6 克。

【用法】　上药研为末。用麻油脚敷涂手心中,搽热嗅了,却搽在疮上。

【主治】　疥疮。

杀九虫散

【方源】　《千金翼方》卷二十四。

【组成】　漏芦、贯众、干漆(熬)各 60 克,狼牙 30 克。

【用法】　上药研为散。每次 15 克,水煎服,1 日 3 次。

【主治】　寒疝心痛,及虫啮心痛。

杀虫芜荑散

【方源】　《太平圣惠方》卷九十。

【组成】　芜荑(微炒)21 克,葶苈子(微炒)30 克,白矾(烧令汁尽)30 克,吴茱萸(微炒)15 克。

【用法】　上药研为细散。以生油调,涂疮上,1 日 2 次。

【主治】　小儿头面及身体生疮,久不愈,瘙痒。

交合汤

【方源】　《辨证录》卷四。

【组成】　人参 15 克,熟地黄 60 克,黄连 1 克,肉桂 1.5 克。

【用法】　水煎服。

【主治】　怔忡。

产宝汤

【方源】　《济阴纲目》卷八。

【组成】　川芎、当归、茯苓、厚朴(制)各 3 克。

【用法】　水煎服。

【主治】　妊娠卒心痛,气欲绝。

玄骨饮

【方源】　《圣济总录》卷五十八。

【组成】　猪脊骨 30 克,大枣 20 枚,甘草(微炙,锉)、干姜(炮)各 4 克。

【用法】　水煎,发时量意加熟水服。

【主治】　消渴。

产后逐瘀片

【方源】　《部颁标准》。

【组成】　益母草 1248 克,当归 156 克,川芎 178 克,炮姜 78 克。

【用法】　上药制成片剂。口服,每次 3 片,1 日 3 次。

【功用】　活血调经,去瘀止痛。

【主治】　产后淤血不净,少妇腹痛。

冲和汤

【方源】　《杨氏家藏方》卷二十。

【组成】　生姜(切、焙)120 克,草果(去皮)21 克,甘草(炙)21 克,半夏(炙)7.5 克。

【用法】　上药研为细末,入白盐(炒)30 克和匀。每次 6 克,沸汤点服。

【功用】　醒酒快膈,消痰助胃。

决流汤

【方源】　《傅青主男女科》。

【组成】　黑丑 6 克,甘遂 6 克,肉桂 30 克,车前子 30 克。

【用法】　水煎服。

【主治】　水臌,满身皆肿,按之如泥。

【宜忌】　忌食盐三月,犯之则不救。

【方论】　牵牛、甘遂,最善利水,又加之肉桂、车前子,引水以入膀胱,利水而不走气,不使牛、遂之过猛也。

冰片散

【方源】　《中医皮肤病学简编》。

【组成】　冰片 15 克,煅白矾 6 克,黄柏 6 克,小麦面(烧灰)10 克。

【用法】　上药研为细末。吹入小儿口腔。

【主治】　口炎。

冰心散

【方源】　《喉科种福》卷五。

【组成】　冰片 1 克,黄柏 1.5 克,白矾 2 克,灯心草(烧存性)3 克。

【用法】　上药研为末。吹入口腔。

【主治】　少阴水亏,不能上济君火,致阴火沸腾,咽喉生疮,声音不出。

冰玉散

【方源】　《景岳全书》卷五十一。

【组成】　生石膏 30 克,硼砂 21 克,冰片 1 克,僵蚕 3 克。

【用法】　上药研为极细末,小瓷瓶盛贮。敷之,吹之。

【主治】　牙疳,牙痛,口疮,牙龈出血,喉痹。

冰硫散

【方源】　《外科正宗》卷四。

【组成】　硫黄 30 克,樟冰、花椒、生白矾各 6 克。

【用法】　上药研为末,先用白萝卜 1 个,抠空其内,将药填满,复将原皮盖之,湿纸包 3～4 层,炭火内煨 1 小时许,待冷取开,用药同熟猪油调稠,搽患上。

【主治】　风湿凝聚而生纽扣风,久则瘙痒如癣。

冰硼散(1)

【方源】　《外科正宗》卷二。

【组成】　冰片 1.5 克,朱砂 2 克,玄明粉、硼砂各 15 克。

【用法】　上药研为极细末。吹搽患上,甚者日搽 5～6 次。

【功用】　《中国药典》:清热解毒,消肿止痛。

【主治】　①《外科正宗》:咽喉口齿新久肿痛,及久嗽痰火咽哑作痛。

②《外科大成》:舌胀痰包,重舌木舌。

③《医宗金鉴》:口疮,白点满口。

④《药奁启秘》:小儿鹅口白斑,肿连咽喉,及一切喉痛,乳蛾。

【宜忌】　《全国中药成药处方集》:忌食辛辣、荤、面等物。

冰硼散(2)

【方源】　《痧胀玉衡》卷下。

【组成】　硼砂、天竺黄各 6 克,朱砂 0.6 克,玄明粉 0.24 克。

【用法】　上药研为末。吹入喉中。

【主治】　痧证咽喉肿痛。

冰硼散(3)

【方源】　《经验各种秘方辑要》。

【组成】　冰片 1 克,硼砂 3 克,胆矾 1.5 克,灯心草灰 4.5 克。

【用法】　上药研为细末。每用少许吹入喉中。

【功用】　吐痰涎,出毒气。

【主治】　白喉。

冰硼散(4)

【方源】　《全国中药成药处方集》(济南方)。

【组成】　冰片 22.5 克,硼砂 22.5 克,生石膏 60 克,玄明粉 60 克。

【用法】　上药研为极细末。每次 1.5 克,吹患处。

【主治】　咽喉肿痛,口舌生疮等症。

【宜忌】　忌辛辣之物。

冰熊散

【方源】　《丹台玉案》卷二。

【组成】　朱砂 30 克,冰片 6 克,熊胆 6 克。

【用法】　上药研为细末。鸡子白调搽,1 日 3 次。

【主治】　足底心烂。

冰螺散

【方源】《嵩崖尊生全书》卷六。

【组成】 田螺（去壳晒干）1个，白砒（用面裹煨熟）0.6克，冰片0.06克，白硇砂0.12克。

【用法】 上药研为末。将痣挑损点之，糊纸盖之，3日自脱。

【主治】 面上黑痣。

冰霜梅苏丸

【方源】《部颁标准》。

【组成】 薄荷叶6克，乌梅6克，薄荷0.1克，蔗糖640克。

【用法】 上药制成丸剂。每次2粒，随时含化。

【功用】 生津，止渴，祛暑。

【主治】 受暑受热，头晕心烦，口渴思饮，口燥咽干。

汗斑散

【方源】《青囊秘传》。

【组成】 扫盆1.5克，蛇床子6克，密陀僧3克，雄黄6克。

【用法】 上药研为末。外搽。

【主治】 汗斑。

汤泡饮

【方源】《万病回春》卷三。

【组成】 粟壳（蜜水炒）9克，乌梅（去核）1个，甘草6克，蜜15克。

【用法】 用滚水泡浸，去渣，分3次服。

【主治】 ①《万病回春》：久痢不愈，无分赤白。②《良朋汇集》：大人小儿红白痢疾，里急后重，疼痛难忍，日夜无度已久者。

【宜忌】《良朋汇集》：初起者不可服。

汤泡散

【方源】《异授眼科》。

【组成】 当归、赤芍、黄连、蝉蜕各适量。

【用法】 上药研为末。滚水泡，每次6克，趁热熏眼，温服。

【主治】 肝经不足，肺气太过，目中障如偃月而疼痛。

汤脚散

【方源】《圣济总录》卷八十四。

【组成】 地椒、蒺藜、莽草、荆芥各等份。

【用法】 上药研为末。煎汤淋浸。

【主治】 脚气。

壮水汤

【方源】《辨证录》卷三。

【组成】 熟地黄60克，生地黄30克，荆芥（炒黑）6克，三七根末9克。

【用法】 水煎，调三七根末服。

【主治】 血犯浊道，久吐血，百计止之而不效者。

【方论】 熟地黄与生地黄同用，补精之中，即寓止血之妙，荆芥引血而归于经络，三七根即随之而断其路径，使其入而不再出也。火得水而消，气得水而降，此中自有至理也。

安中散

【方源】《圣济总录》卷六十三。

【组成】 小麦（炒黄）120克，干姜（锉，炒）30克，甘草（炙）、陈曲（炒）各15克。

【用法】 上药研为散。每次6克，以大枣煎汤调下。

【功用】 除邪热，和胃进食。

【主治】 干呕。

安肺散

【方源】《卫生宝鉴》卷十二。

【组成】 麻黄（不去节）60克，甘草（炙）30克，御米壳（去顶，炒黄）120克。

【用法】 上药研为末。每次9克，加乌梅1个，水煎，去渣，临卧温服。

【主治】 咳嗽无问新久。

安胃汤

【方源】《便览》卷三。

【组成】 五味子、生甘草、炙甘草、乌梅、黑枣各适量。

【用法】 水煎服。

【主治】　胃热,食后复助其火,汗出如雨。

安胎散

【方源】　《济阴纲目》卷八。

【组成】　白术、当归各3克,黄芩4.5克,甘草(炙)1克。

【用法】　水煎服。

【功用】　安胎。

【主治】　《医略六书》:妊娠胎动,脉微数者。

【方论】　《医略六书》:白术健脾生血,当归养血荣胎,甘草泻火缓急,黄芩清热安胎。为散水煮,俾热化血荣,则冲任完固,而胎得所养,胎无不安,何胎动之有?

【加减】　如腹胀,加神曲、麦芽;气虚泄泻,加人参、陈皮;潮热,加柴胡;气上逆,加枳壳。

安眠散

【方源】　《普济方》卷一六二。

【组成】　罂粟壳(去蒂瓤)、苦杏仁、乌梅、甘草各等份。

【用法】　上药研为散。每次15克,水煎,卧服。

【主治】　一切咳嗽,夜不得卧眠。

安崩汤

【方源】　《医学集成》卷三。

【组成】　人参6克,黄芪、白术各30克,三七9克。

【用法】　水煎服。

【主治】　①《医学集成》:大崩不止。

②《性病》:五崩。一曰热病下血;二曰寒热下血;三曰经来未断房事,则血漏;四曰经来举重,伤冲任;五曰产后脏开经利,不省人事者。

【备考】　《性病》本方用法:水煎前药,调三七根末。

安和饮子

【方源】　《普济方》卷二一一。

【组成】　罂粟壳7.5克,木香7.5克,甘草3克,地榆6克。

【用法】　上药研为末。每次6克,米饮调下。

【主治】　赤白痢。

安妊进食汤

【方源】　《简明医彀》卷七。

【组成】　黄芩(条实者)、白芍、白术各30克,砂仁15克。

【用法】　分四剂。水煎服。

【主治】　妊妇不食,胎气冲心,遍身疼痛欲死。

安胎寄生汤

【方源】　《外台秘要》卷三十三注文引《小品方》。

【组成】　桑寄生15克,白术15克,茯苓30克,甘草(炙)10克。

【用法】　水煎服。

【主治】　①《外台秘要》引《张文仲方》:妊娠流下。

②《景岳全书》:妊娠下血,或胎不安,或腰腹作痛。

【宜忌】　忌海藻、菘菜、酢物、桃、李、雀肉。

【加减】　若人壮者,可加白芍2.4克;若胎动不安,腹痛端然有所见,加干姜1.2克。

安惊保命丹

【方源】　《普济方》卷三七四。

【组成】　冰片1片,朱砂1粒,全蝎(去尾足)1个,僵蚕1个。

【用法】　上药研为细末。用奶乳调服之。

【主治】　小儿惊风。

羊肉汤(1)

【方源】　《济众新编》卷二。

【组成】　血羊脯60～90克,生姜60克,肉桂、干姜各15克。

【用法】　水煎服。

【功用】　双补气血。

【主治】　男子、妇人阳虚瘦弱。

【加减】　血虚,加白芍药(酒炒黄)6克。

羊肉汤(2)

【方源】　《备急千金要方》卷三。

【组成】　羊肉1000克,成择大蒜(去皮,切)90克,香豉60克。

【用法】　水煮,去渣,纳酥 60 克更煮,分 3 次温服。

【主治】　产后中风,久绝不产,经水不利,乍赤乍白;及男子虚劳冷甚。

【方论】　《千金方衍义》:羊肉汤治风入胞门痼疾,故用择蒜浊恶之味,与羊肉、香豉同煮,以蒜能碎除恶气,豉能解散秽腐,更纳乳酥之润,引领瘀垢下趋,当归生姜羊肉汤之变法也。

羊肉汤(3)

【方源】　《外台秘要》卷三十四引《广济方》。

【组成】　肥羊肉 500 克,当归、甘草(炙)、白芍各 12 克。

【用法】　上以水煮羊肉,取汁煮药服。

【主治】　产后内虚,寒入腹,腹中绞痛下赤,烦毒谵语见鬼。

羊肝煎

【方源】　《圣济总录》卷一八八。

【异名】　羊肝羹(《古今医统大全》卷八十七)。

【组成】　羊肝(细切)1 具,羊脊膂肉(细切)1 条,陈曲末 90 克,枸杞子根(切,以水煮,去渣)150 克。

【用法】　先以枸杞子根汁重煎令沸,次入肝、陈曲末,并葱豉汁调和,渐渐煎如稠糖,分作 3 服,早起、日午、夜卧食之。

【主治】　①《圣济总录》:虚劳。
②《古今医统大全》:老人虚损。

羊肾粥

【方源】　《遵生八笺》卷十一。

【组成】　枸杞叶 250 克,米 90 克,羊肾(碎切)2 个,葱头(干者亦可)5 个。

【用法】　同煮粥,加些盐味食之。

【主治】　腰脚疼痛。

羊肾羹

【方源】　《圣济总录》卷一九〇。

【组成】　羊肾(去筋膜,细切)1 对,生山芋(去皮)120 克,葱白(擘碎)1 握,生姜(细切)6 克。

【用法】　做羹如常法。空腹食。

【主治】　耳聋耳鸣。

羊骨汤

【方源】　《圣济总录》卷一八八。

【组成】　羊脊骨(连喉者)1 具,豆豉、白粟米各 90 克,薤白(切)15 克。

【用法】　水煮,去渣,渴即温汁量意饮之,以愈为度。

【主治】　消渴。

羊须散

【方源】　《疡科选粹》卷三。

【组成】　羊须、荆芥、干枣(去核)各 6 克。

【用法】　上烧炒存性,入腻粉 1.5 克,为末。先以温水洗净,香油调搽。

【主治】　①《疡科选粹》:面上、耳边黄水疮。
②《杂病源流犀烛》:羊须疮。

羊脑膏

【方源】　方出《备急千金要方》卷二十五,名见《普济方》卷三一一。

【组成】　羊脑 30 克,胡桃脂、血余炭、胡粉各 15 克。

【用法】　上药研为末,和调如膏。敷,生布裹之。

【主治】　四肢骨碎,筋伤蹉跌。

羊胫灰散

【方源】　《明医指掌》卷八。

【组成】　地骨皮 15 克,羊胫灰 15 克,石膏 15 克,升麻 15 克。

【用法】　上药研为末。擦齿上。

【主治】　牙痛难忍。

羊肉索饼

【方源】　《圣济总录》卷一八九。

【组成】　白面 120 克,鸡子(取清)2 枚,生姜汁 30 克,羊肉(炒臛)120 克。

【用法】　上将鸡子清、生姜汁和面做索饼,煮熟入羊肉调和。空腹食。

【主治】　脾胃气弱,见食呕逆,瘦劣。

羊肉当归汤

【方源】　《外台秘要》卷三十四引《许仁则方》。

【组成】　肥羊肉(去脂膜)500 克,当归 150 克,生姜 180 克,黄芪 120 克。

【用法】　以缓火煮羊肉,取汁澄清,纳药煮,去渣温服。

【功用】　补气力。

【主治】　产后虚弱,兼腹痛。

【加减】　若恶露下不尽,加肉桂 90 克;恶露下多,有风,加川芎 90 克;有气,加细辛 60 克;有冷,加吴茱萸 30 克;有热,加生地黄汁 60 克。

军中第一仙方

【方源】　《跌损妙方》。

【组成】　生狗头(将肉刮尽,文火煅存性,为末)1 个,指甲炭、血余炭各 3 克,陈松香 15 克。

【用法】　上药研为末。掺伤处。以 4 味各等份,用酒调服亦可。

【主治】　断骨,刀伤。

异功散

【方源】　《证治准绳·幼科》卷一。

【组成】　龙骨(煅)、薄荷叶、蛇床子各 6 克,轻粉 1.5 克。

【用法】　上药研为极细末。少许干掺脐。

【主治】　脐疮。

导气汤

【方源】　《医方集解》。

【组成】　川楝子 12 克,木香 9 克,小茴香 6 克,吴茱萸(汤泡)3 克。

【用法】　长流水煎服。

【主治】　①《医方集解》:寒疝疼痛。

②《医方简义》:偏坠、小肠疝痛之证。

【方论】　此足厥阴、少阴药也。川楝苦寒,能入肝舒筋,使无挛急之苦,又能导小肠、膀胱之热从小水下行,为治疝之主药;木香升降诸气,通利三焦,疏肝而和脾;小茴香能入肾与膀胱,暖丹田而祛冷气;吴茱萸入肝肾气分,燥湿而除寒。三者皆辛温之品,用以宣通其气,使小便小利,则寒去而湿除也。

导赤饮

【方源】　《痘疹活幼至宝》卷终。

【组成】　生地黄、茯苓、木通、麦冬各等份。

【用法】　加灯心草 1 团,水煎服。

【主治】　小儿心经热,小便赤。

导赤散

【方源】　《小儿药证直诀》卷下。

【组成】　生地黄、生甘草、木通各等份(一本不用甘草,用黄芩)。

【用法】　上药研为末。每次 9 克,入竹叶,水煎,食后温服。

【功用】　《方剂学》:清热利水。

【主治】　①《小儿药证直诀》:心热目内赤,目直视而搐,目连眨而搐;视其睡,口中气温,或合面睡,及上窜咬牙。

②《太平惠民和剂局方》(淳祐新添方):大人小儿心经内虚,邪热相乘,烦躁闷乱;传流下经,小便赤涩淋涩,脐下满痛。

③《保婴撮要》:心经有热盗汗,小肠实热生疮,作渴发热,小便秘赤。

④《万氏家传幼科发挥》:心热夜啼,急惊。

⑤《寿世保元》:麻疹已出谵语,小便闭塞。

⑥《证治汇补》:痫证咬牙者。

⑦《医宗金鉴》:热气熏蒸胃口,以致满口糜烂,甚于口疮,色红作痛,甚则连及咽喉,不能饮食;心火刑金,火热喘急;孕妇因膀胱水病热甚尿涩而少腹作痛。

【方论】　①《医方考》:是方也,生地黄可以凉心,甘草梢可以泻热;佐之以木通,则直走小肠、膀胱矣。名曰导赤者,导其丙丁之赤,由溺而泄也。

②《古今名医方论》:钱氏制此方,意在制丙丁之火,必先合乙癸之治。生地黄凉而能补,直入下焦,培肾水之不足,肾水足,则心火自降;佐以甘草梢,下行缓木之急,即以泻心火之实,且治茎中痛;更用木通盗小肠之滞,即以通心火之郁,是一治两得者也。此方凉而能补,较之用苦寒伐胃,伤其生气者远矣。

③《医方集解》:此手少阴、太阳药也。生地黄凉心血,竹叶清心气,木通降心火入小肠,草梢达茎中而止痛。

④《古方选注》:生地入胃而能下利小肠;甘草和胃而下疗茎中痛;木通、淡竹叶皆轻清入腑之品,同生地黄、甘草,则能从黄肠导有形之热邪入于赤

肠,其浊中清者,复导引渗入黑肠而令气化,故曰导赤。

⑤《小儿药证直诀笺正》:方以泄导小水为主,虽曰清心,必小溲黄赤短涩者可用。一本有黄芩,则清肺热,所以宣通水道之上源也。

【验案】　①淋证《广西中医杂志》(1965,2:17):用本方治疗小便淋证15例,其中砂淋5例,气淋7例,血淋3例,均见小便短涩,痛引脐中,甚则腰痛、腰胀、脉弦数或细数,苔白腻或薄黄等。以本方为基础,砂淋加海金沙、萹蓄、金钱草;血淋加白茅根、生侧柏叶、小蓟;气淋加川朴、香附。结果:痊愈9例,好转6例。

②血淋　《南雅堂医案》:小溲血淋,茎中作痛,系热入膀胱,止血非其所宜,拟用钱氏导赤散加味治之。处方:生地黄9克,木通6克,知母4.5克,黄柏(炒)4.5克,淡竹叶9克,甘草2.4克,水同煎服。

③产后尿闭　《江西中医药》(1959,8:28):作者用本方治愈产后尿闭多例。列举两例典型病案,在使用本方前曾用过补中益气汤、生化汤、四物汤等,但疗效不显,改用本方后痊愈,且无再度复发现象。

④梦遗　《金匮翼》:娄全善云,一壮年梦遗白浊,与涩精药益甚,改用导赤散大剂服之,遗浊皆止。

⑤结膜充血　《上海中医药杂志》(1982,11:10):张某某,男,25岁。主诉:两眼发红生眵将近一月,用过多种眼药水无效。检查:两眼睑结膜弥漫性充血,球结膜接近二眦部充血明显,舌赤,脉数。症由心火,治当清降。处方:导赤散加黄芩。5剂后复诊,充血减退,眼眵已无。再予原方5剂而愈。

⑥手、足、口综合征　《辽宁中医杂志》(1986,12:35):以本方为基本方,湿热型加灯心草、板蓝根、重楼、黄芩;热重于湿型加石膏、知母、栀子、连翘、板蓝根、大青叶、重楼、僵蚕;温重于热型加茯苓、泽泻、苍术、黄柏、板蓝根、重楼、滑石,去生地黄;治疗手、足、口综合征50例。结果:服药3~6剂,痊愈46例,无效4例,总有效率为92%。

⑦口腔溃疡　《湖南中医杂志》(1989,1:45):应用本方加银花、连翘、焦栀子各10g为基本方,口渴甚加天花粉;咽红肿加桔梗、山豆根;治疗口腔溃

疡63例。结果:痊愈61例,好转2例,平均服药1~4剂,总有效率为100%。

⑧小儿鼻出血　《浙江中医学院学报》(1997,5:39):用本方加味(连翘、白茅根、黄芩),治疗小儿鼻出血60例。对照组用安络血针肌内注射,维生素C片口服。结果:治疗组痊愈42例(70%),显效13例,有效5例,总有效率为100%;对照组痊愈15例(49%),显效12例,有效4例,总有效率为100%。两组痊愈率比较有显著差异。

⑨病毒性心肌炎　《江苏中医》(1998,5:15):用本方加味:生地黄、木通、甘草梢、竹叶为基本方,胸闷加丹参、川芎、枳实;心悸加酸枣仁、茯苓、远志;气急乏力加万年青根、北五加皮、太子参;心前区痛加赤芍、三七、延胡索、红花;早搏加大甘草剂量;身热口干加金银花、连翘、板蓝根、玉竹、麦冬;治疗病毒性心肌炎55例。另设对照组37例,用ATP等西药。结果:治疗组痊愈42例,好转11例,总有效率为94.54%。对照组痊愈15例,好转9例,总有效率为55.79%。

导气除湿汤

【方源】　《医学发明》(人卫本)卷八。

【组成】　羌活4.5克,当归3克,枳实、大黄各1.5克。

【用法】　水煎,去渣,空心温服。

【主治】　脚气肿痛。

阳粉散

【方源】　《元和纪用经》。

【组成】　麻黄(连节)、藁本、白芷各15克,米粉120克。

【用法】　上药研为末。扑之。

【功用】　止汗。

【主治】　病当发汗,汗不止而致亡阳。

防己汤

【方源】　《全生指迷方》卷三。

【组成】　防己90克,人参120克,肉桂60克,茯苓120克。

【用法】　上药研为散。每次15克,水煎,去渣温服。

【主治】　皮水,由肺气久虚,为风邪所客,气不

得运,百脉闭塞,气结阴聚成水。腹满,按之没指,随手而起,余与正水皆同,但四肢聂聂动,其脉亦浮。

防己散

【方源】　方出《备急千金要方》卷二十四,名见《普济方》卷二五一。

【组成】　防己、防风、甘草、肉桂各 30 克。

【用法】　上药研为散。每次 6 克,冷水调下。

【功用】　解芫花毒。

防风汤(1)

【方源】　《普济方》卷一四二。

【组成】　防风、甘草(炙)各 30 克,天南星 9 克,生姜(炙)6 克。

【用法】　水煎,去渣温服,1 日 3 次。

【主治】　少阳病,筋牵急而疼痛,发作有时,此为痹也。

防风汤(2)

【方源】　《保命集》卷下。

【组成】　苍术 120 克,防风 90 克,当归 45 克,羌活 45 克。

【用法】　上药研为粗末。每次 30～60 克,水煎,取汁,连续常服,不拘时候。

【功用】　正脾胃之气,兼除风邪。

【主治】　产后经水适断,感于异证,手足抽搐,咬牙昏冒,服增损柴胡汤及秦艽汤后,前证已退,用此调治。

防风散(1)

【方源】　《普济方》卷一〇五引《指南方》。

【组成】　防风 30 克,羌活 15 克,甘草 7.5 克。

【用法】　上药研为粗末。每次 15 克,水煎,去渣,加麝香 1 克,温服。

【主治】　①《普济方》引《指南方》:贼风口歪。
②《妇人良方大全》:卒然口眼㖞斜,言语牵急,四肢如故,别无所苦。

防风散(2)

【方源】　《圣济总录》卷一〇七。

【组成】　防风(去叉)60 克,菊花 120 克,蒺藜(炒,去角)、恶实(炒)各 30 克。

【用法】　上药研为散。每次 9 克,食后以熟水调下。

【主治】　肝风,目睛不正,视物偏斜。

防风膏

【方源】　《普济方》卷三一五。

【组成】　当归、防风、黄蜡各 30 克,黄丹(飞过,炒)15 克。

【用法】　以油 120 克先煎当归、防风,候紫黑色,却入炒过黄丹,以绵滤过,入黄蜡收膏。

【主治】　灸疮。

【加减】　若要止痛,加乳香 30 克。

防俭饼

【方源】　《寿世保元》卷十。

【组成】　栗子、大枣、核桃、柿饼各等份。

【用法】　四果去核皮,于碓内一处捣烂揉匀,捻作厚饼,晒干收之。随意食之。

【功用】　救荒辟谷。

防葵散

【方源】　《云岐子保命集》卷下。

【组成】　防葵 30 克,木香 15 克,柴胡、黄芩各 15 克。

【用法】　上药研为散。每次 15 克,水煎服。

【主治】　伤寒汗下后,脐左有动气者。

防喘汤

【方源】　《千家妙方》引庄奕周方。

【组成】　冬虫夏草 10 克,黄芪 12 克,大枣 10 枚,猪肺(不落水)1 具。

【用法】　取猪肺与诸药清水炖烂,饮其汤,食其肺。

【功用】　保肺益气。

【主治】　支气管哮喘属肺气虚弱,卫外不固,有发作先兆者。

【验案】　王某,女,45 岁。干部,患支气管哮喘已 10 多年,每因气候骤变或感冒均发作,经过多方治疗,未见效果。曾注射人血丙种球蛋白 6 次,预防感冒及哮喘发作,均未奏效。查见患者语言声低,疲乏无力,平时汗多,纳食二便尚可,脉细弱,舌淡苔薄。证系肺气虚弱,卫外不固。嘱用防喘汤,以保肺益气,在气候变化、有感冒或哮喘发作先兆时用之。平时可常服六君子丸(汤)之类药物,如此半年即未见哮喘发作。

防风饮子

【方源】 《幼幼新书》卷三十七引《惠眼观证》。

【组成】 防风、甘草(炙)、连翘各30克,栀子15克。

【用法】 上药研为末。每次6克,水煎,去渣服。

【主治】 小儿风虚疮癣。

防风石膏汤

【方源】 《伤寒大白》卷一。

【组成】 防风、石膏、葛根、白芷各适量。

【用法】 水煎熟,热服。取汗。

【主治】 风温项强,病在阳明。

【加减】 症兼太阳,加羌活;兼少阳,加柴胡。

防风当归散

【方源】 《此事难知》。

【组成】 防风、当归、川芎、地黄各30克。

【用法】 上药研为散。每次30克,水煎,去渣温服。

【功用】 祛风养血。

【主治】 ①《此事难知》:发汗过多,发热头面摇,卒口噤,背反张者,太阳兼阳明也。
②《妇科玉尺》:产后痉。

防风苍术汤

【方源】 《杏苑生春》卷四。

【组成】 麻黄2.4克,防风3克,苍术6克,白术9克。

【用法】 水煎熟,热服。取汗。

【功用】 散风邪,健脾疏壅。

【主治】 风壅肝木,损伤脾土,不能输布水湿,飧泄身热,脉弦腰重,微汗头痛。

【方论】 麻黄解热助表,防风以散风邪,苍术、白术补中健脾,疏壅湿以止泄。

防风泻白散

【方源】 《症因脉治》卷二。

【组成】 防风、桑白皮、地骨皮、甘草各适量。

【用法】 水煎服。

【主治】 哮病外有感冒,身发热者;或风寒喘咳,以风气为胜者。

防风神术汤

【方源】 《伤寒大白》卷一。

【组成】 防风、苍术、甘草、石膏各适量。

【用法】 水煎服。

【主治】 风湿热三气头痛。

【加减】 风气胜者,倍防风,加羌活;湿气胜者,倍苍术,加白芷;热气胜者,倍石膏,加黄柏;太阳见症,加藁本;阳明见症,加升麻;少阳见症,加柴胡。通加川芎少许,上行头角。

防独神术汤

【方源】 《症因脉治》卷一。

【组成】 白术、黄柏、防风、独活各适量。

【用法】 水煎服。

【主治】 湿热腰痛,内热烦热,自汗口渴,二便赤涩,酸痛沉重,右关细数者。

收火汤

【方源】 《辨证录》卷三。

【组成】 熟地黄90克,山茱萸30克,茯苓15克,肉桂9克。

【用法】 水煎,冷服。

【功用】 大补肾水,引火归脏。

【主治】 少阴肾火上炎咽喉之阴蛾。咽喉肿痛,日轻夜重,喉间亦长成蛾,自觉一线干燥之至,饮水咽之少快,至水入腹,而腹又不安,吐涎如水甚多,将涎投入清水中,即时散化为水,亦有勺水不能下咽者。

收汗汤

【方源】 《医学集成》卷三。

【组成】 黄芪、当归各45克,五味子3克,桑叶7片。

【用法】 水煎服。

【主治】 大汗伤阳。

收阳粉

【方源】 《御药院方》卷八。

【组成】　藁本、麻黄根、白芷各 15 克,米粉 30 克。

【用法】　上药研为细末,搅和匀,纱帛包。扑敷汗出、腿痛处。

【主治】　一切虚汗、盗汗、自汗及漏风。

收带汤

【方源】　《辨证录》卷十二。

【组成】　白术、杜仲、人参各 30 克,荆芥 6 克。

【用法】　水煎服。

【功用】　大补任督之气。

【主治】　妇人产后亡血过多,无血以养任、督,带脉崩堕,水道中出肉线 1 条,长三四尺,动之则痛欲绝,随溺而随下,每作痛于腰脐。

收珠散

【方源】　《伤科补要》卷三。

【组成】　血竭 6 克,冰片 0.6 克,乳香(去油)12 克,没药(去油)12 克。

【用法】　上药研为极细末,瓷瓶收贮。点之。

【主治】　目受外伤,眼珠落出。

【备考】　《外科集腋》有龙骨。《外科集腋》本方用法:上为末,井花水调稠,以银针蘸药点之。或用银针蘸井花水拔去血筋,将收珠散敷之,随用青绢挪上。先用还魂汤,次服明目生血饮。

收脓散

【方源】　《急救仙方》卷四。

【组成】　海金沙、乳香、白及、雄黄各等份。

【用法】　上药研为末。入疮口。次以乳香膏贴之。

【主治】　痔证。

收湿粉

【方源】　《朱仁康临床经验集》。

【组成】　铅粉 310 克,松香末 310 克,白矾 310 克,五倍子末 150 克。

【用法】　上药研为细末,调和。用药末直接掺于皮损上,或用麻油调敷疮面。

【功用】　收湿止痒。

【主治】　湿疹渗水多时。

如圣丸

【方源】　《普济方》卷六十。

【组成】　僵蚕、天南星、马勃各等份。

【用法】　上药研为细末,用盐梅生姜汁为丸,如弹子大。噙化。

【主治】　九种咽喉。

如圣散(1)

【方源】　方出《太平圣惠方》卷六十五,名见《太平惠民和剂局方》卷八(吴直阁增诸家名方)。

【组成】　水银(并胡粉点少许水,研令星尽)7.5 克,胡粉 30 克,蛇床子(捣为末)15 克,黄连(去须,捣为末)22.5 克。

【用法】　上件药,都以生麻油和如稀膏。每用药时先以盐浆水洗疮令净,后以药涂之,干即更换。

【功用】　《太平惠民和剂局方》(吴直阁增诸家名方):活血脉,润皮肤,散风邪,止瘙痒。

【主治】　①《太平圣惠方》:干疥久不愈,皮肤瘙痒。

②《太平惠民和剂局方》(吴直阁增诸家名方):肺脏风毒,攻发皮肤,血气凝涩,变生疥疮,瘙痒,搔之皮起作痂,增展侵引,连滞不愈。

如圣散(2)

【方源】　《保婴撮要》卷十四。

【组成】　五倍子 6 克,冰片 3 克,黄连 1.5 克,炉甘石(煅)1 克。

【用法】　上药研为末。干敷。

【主治】　下疳腐久不愈。

【加减】　毒未尽者,加黄连末 1 克。

如圣散(3)

【方源】　《鲁府禁方》卷四。

【组成】　冰片、白矾各 8 克,火硝 6 克,胆矾 5 克。

【用法】　上药研为细末。点眼。

【主治】　蝎螫眼病。

如圣散(4)

【方源】　《圣济总录》卷一〇七。

【组成】　肉桂(去粗皮)、郁金各 15 克,芒硝 60 克,甘草 7.5 克。

【用法】　上药研为散。每次 3 克,临卧新汲水调下。服药毕去枕卧少时,令药行到眼中,觉痛泪出为度。小儿 10 岁 1.5 克,5 岁以下 1 克。

【主治】　上焦壅热,一切眼疾。

如圣散(5)

【方源】　《御药院方》卷九。

【组成】　雄黄(细研)、藜芦(厚,去皮用心,并生用)、白矾(飞)、猪牙皂(去皮,炙黄)各等份。

【用法】　上药研为细末。每用少许,各鼻内擂之。

【主治】　时气缠喉风,渐入咽塞,水谷不下,牙关紧,不省人事。

如圣散(6)

【方源】　《卫生宝鉴》卷九。

【组成】　麻黄(烧灰)15 克,芒硝 7.5 克,麝香少许,冰片少许。

【用法】　上药研为末。擂鼻内。

【主治】　眼目偏痛及头风。

如神汤

【方源】　《类编朱氏集验方》卷一。

【组成】　金毛狗脊(去毛)、吴茱萸(生用)、山茱萸(生用连核)、木鳖子(去壳)各 30 克。

【用法】　上药研为散,分作 4 剂。每用水煎数沸,趁热熏后,去渣淋洗。

【主治】　一切风寒暑湿瘴,诸般脚气。

如神散(1)

【方源】　《圣济总录》卷七十四。

【组成】　附子(炮裂,去皮脐)、白术(捶碎,用浆水煮半日,焙干)各 30 克,干姜(炮)、甘草(炙,锉)各 15 克。

【用法】　上药研为散。每次 3 克,空心温米饮调下;如热泻,新水调下。

【主治】　洞泄,不拘冷热,注下不止。

如神散(2)

【方源】　《普济方》卷二一一。

【组成】　白芍、当归、吴茱萸、黄连(炒赤色)各等份。

【用法】　上药研为末。每次 6 克,空心食前米饮调下,1 日 3 次。

【主治】　肠胃气虚,冷热不调,下痢赤白,状如鱼脑,里急后重。

如神散(3)

【方源】　《仙拈集》卷一。

【组成】　粟壳(醋炒)120 克,苦杏仁 75 克,五味子(焙干)30 克,白矾 15 克。

【用法】　上药研为末。每次 6 克,白汤调下。

【主治】　诸般咳嗽。

如神散(4)

【方源】　《灵验良方汇编》卷一。

【组成】　何首乌(制)30 克,当归 9 克,陈皮 6 克,煨生姜 9 克。

【用法】　水煎服。

【主治】　气血已虚,久疟不止。

【加减】　邪未净,加柴胡 3 克;力欠者,加人参 6 克。

如雪汤

【方源】　《圣济总录》卷一二四。

【组成】　朴硝、黑豆皮(生)、木香各 30 克,大黄(生)15 克。

【用法】　上药除朴硝外,研为粗末。每次 15 克,水煎,去渣,下朴硝 3 克,搅令匀,不拘时候温服。以微利为度。

【主治】　膈热咽干,风毒攻心,狂闷。

如意散

【方源】　《御药院方》卷八。

【组成】　干漆(生)、黑狗脊(生)、轻粉(研)、黄芪(生,研)各 30 克。

【用法】　上药研为细末。每用药前,先微搔破,以生油调药如稀糊,搽患处,1 日 2～3 次。

【主治】　疥疮时发痒痛。

如圣加枳实汤

【方源】　《云岐子保命集》卷下。

【组成】　甘草、桔梗、枳实(炒)各 15 克。

【用法】　上药锉细。每次 15 克,入五味子 1.5 克,水煎服。

【主治】　伤寒噫气。

如圣加吴茱萸汤

【方源】　《云岐子保命集》卷下。

【组成】　甘草、桔梗、吴茱萸(炒)各15克。

【用法】　上药锉细。每次15克,入五味子1.5克,水煎服。

【主治】　伤寒气逆而甚,无汗下证。

妇宝丸

【方源】　方出《女科万金方》,名见《墨宝斋集验方》卷上。

【异名】　四制香附丸(《墨宝斋集验方》)。

【组成】　香附不拘斤两(分作4份,1份盐水浸煮,焙干;1份童便浸煮,焙干;1份与栀子120克同炒,去栀子;1份醋浸煮,焙干)。

【用法】　上药研为末,醋糊为丸,如梧桐子大。空心服50～60丸,醋汤或盐汤、米饮、酒皆可送下。

【主治】　妇人经候不调。

【宜忌】　《墨宝斋集验方》:忌萝卜、豆腐、葱白。

好乳汤

【方源】　《痘疹仁端录》卷九。

【组成】　人参3克,人乳30克,桔梗3克,枇杷叶3片。

【用法】　上药共煎,去渣服。

【功用】　养浆。

【主治】　痘浆已起。

观音救苦膏

【方源】　《仙拈集》卷四。

【组成】　绿豆粉、黄柏、黄连各3克。

【用法】　上药研为末。用猪胆1个,倾入碗内,调匀敷伤处。

【功用】　止痛消瘀。

【主治】　杖疮。

观音救命散

【方源】　《普济方》卷三九五。

【组成】　木香3克,黄连30克。

【用法】　水煮木香、黄连,去黄连,只以木香干焙为末。分2～3服,量儿大小与之,加灯心草数茎,大枣1枚,乳食前煎汤调下。

【主治】　小儿热泻。

红膏

【方源】　《太平圣惠方》卷四十。

【组成】　朱砂30克,麝香15克,牛黄4克,雄黄21克。

【用法】　上药研为细末,令匀,以面脂和为膏。匀敷面上。经宿粉刺自落。

【主治】　面上粉刺。

【宜忌】　避风。

红玉散

【方源】　《医级·杂医类方》卷八。

【组成】　白矾、黄丹各1.5克,水龙骨(即船底老油灰,煅,研)3克,海螵蛸6克。

【用法】　上药研为细末。以棉梃子搅尽耳内脓水,用药1克,掺灌耳中,每日2次。勿令风入。

【主治】　聤耳流脓。

红玉膏(1)

【方源】　《良朋汇集》卷三。

【组成】　鸡子10个,血余炭15克,黄蜡150克,黄丹150克。

【用法】　香油200～300克,熬滚入鸡子,炸黑枯捞去;入血余炭,炸令尽;再入黄蜡,化开住火,看锅内四边油定,下飞过黄丹。搅匀成膏,任用摊贴。

【主治】　恶疮疔毒,乳花无名,痛不可忍。

红玉膏(2)

【方源】　《医宗金鉴》卷五十九。

【组成】　紫草30克,红花30克,当归60克,黄蜡90克。

【用法】　用香油250克,先将药炸焦去渣,后下黄蜡令匀,以冷为度。摊贴患处。

【主治】　痘后痈毒。

红花散(1)

【方源】　《太平圣惠方》卷三十七。

【组成】　红花30克,诃黎勒(兼核生用)3枚,川朴硝150克。

【用法】　上药研为粗末。每次9克,以酒、水煎,去渣,入赤马通 30 克,温服,不拘时候。

【主治】　呕血。

红花散(2)

【方源】　《胎产新书·女科秘要》卷三。

【异名】　红花汤(《叶氏女科》卷一)。

【组成】　红花、黄芩、苏木各 2.4 克,花粉 1.8 克。

【用法】　水煎,空心服。

【功用】　推血下行。

【主治】　妇人月经从口鼻出,五心发热,咳嗽气急。

红吹药

【方源】　《喉科紫珍集·补遗》。

【组成】　熟软石膏 15 克,生硬石膏 9 克,冰片 1 克,朱砂 6 克。

【用法】　上药研为细末。吹喉。

【主治】　口疮,咽喉实火。

红灵药

【方源】　《青囊秘传》。

【组成】　滑石 30 克,银粉 30 克,轻粉 30 克,熟石膏 120 克。

【用法】　上药研为末,外用。

【主治】　湿疹。

红桃丹

【方源】　《外科十三方考》引《一壶天书》。

【组成】　新出窑矿子石灰 120 克,猫骨(煅存性)1 具,白碱 12 克,银朱 9 克。

【用法】　上药研为细末,用冷水将药末投入搅匀。俟静置澄清时,再放糯米若干粒于药上,泡一宵。俟米胀如水晶色时,挑米点于患处。多点数次,其核自散。

【主治】　马刀瘰疬未穿者。

【备考】　此方腐蚀性极大,故点用时当极端注意,不可伤及好肉。

红桃散

【方源】　《普济方》卷三六八。

【组成】　石膏、寒水石各 30 克,冰片、麝香各

少许。

【用法】　上药研为末。灯心汤调下,量大小加减服之。

【主治】　小儿夹惊伤寒,头痛壮热,涎潮,惊悸多哭,气粗心烦;及治气壅,膈节不通。

红娘丸

【方源】　《魏氏家藏方》卷九。

【组成】　红娘子、白矾(枯)、全蝎、真石灰各等份。

【用法】　先将饼药盛于盏内,火上煎,候微沸即投石灰,次投诸药末即为丸,微干。以绵包丸安患处。

【主治】　虫牙。

红铜片

【方源】　《外科传薪集》。

【组成】　硫黄 120 克,白矾 6 克,红砒 1.5 克,土朱 3 克。

【用法】　上药研为细末,将药入锅内熔化,倾出,做成锭子。每用以毛钵用香油磨下,涂疮上。

【主治】　油脓窠疮。

红绵散

【方源】　《小儿卫生总微论方》卷十八。

【组成】　信砒 3 克,坯子胭脂 9 克,麝香 1 克。

【用法】　上药研为末,以柳絮滚和匀。每用黄米少许,掺入耳中。如绕耳生疮,脓汁不愈者,以此敷疮上,纸片封之。

【主治】　小儿聤耳,内生疮,或有脓汁。

红雪散

【方源】　《卫济宝书》卷下。

【组成】　黄柏、黄连各 45 克,黄丹(隔纸炒)1 克,轻粉 6 克。

【用法】　上药研为末,外用。

【功用】　敛疮口,长肉。

【主治】　疮口溃后,烂肉、瘀脓日久不尽。

红膏药(1)

【方源】　《外科传薪集》。

【组成】　蓖麻子(去壳)1000 克,老松香 500

克,东丹 15 克,麝香 6 克。

【用法】　先将蓖麻子研烂,加松香打和;再加麝香,再打;看老嫩,老者加蓖麻子,嫩者加松香。隔滚水炖烊,摊小膏药贴之。

【主治】　《青囊秘传》:汗毛疳及一切疖肿。

红膏药(2)

【方源】　《外科传薪集》。

【组成】　老松香 250 克,牡丹皮 9 克,银朱 3 克。

【用法】　用蓖麻子去壳,打成胶。外用。

【主治】　疮疡。

红芍药散

【方源】　《医方类聚》卷十引《简要济众方》。

【组成】　红芍 30 克,大黄 15 克,甘草 15 克,地黄(干者)30 克。

【用法】　上药研为散。每次 6 克,水煎,食后临卧温服。

【主治】　脾脏热,唇焦口气,引饮不止。

红肉药捻

【方源】　《赵炳南临床经验集》。

【组成】　京红粉 15 克,上肉桂面 15 克,雄精 3 克,珍珠 3 克。

【用法】　制成药捻,外用。

【功用】　回阳生肌,活血提脓。

【主治】　阴症窦道,痰管,脓疡,瘰疬,鼠疮,以及附骨阴疽,久溃不敛者。

【宜忌】　阳症窦道及对汞剂过敏者禁用。

红蓝花汤

【方源】　《圣济总录》卷一六〇。

【组成】　红蓝花 60 克,紫葛 30 克,白芍 30 克。

【用法】　上药研为粗末。每次 15 克,水煎,去

渣,再入生地黄汁 15 克更煎,温服,不拘时候。

【主治】　产后血晕,心烦闷。

红蓝花散(1)

【方源】　方出《太平圣惠方》卷三十七,名见《普济方》卷一九〇。

【组成】　红蓝花 60 克,伏龙肝 30 克,甘草(生用)15 克。

【用法】　上药研为细末。每次 6 克,食后煎竹茹汤调下。

【主治】　心肺热极,吐血不止。

红蓝花散(2)

【方源】　《太平圣惠方》卷三十七。

【组成】　红蓝花 60 克,伏龙肝(以水浸,滤取汁)30 克,血余炭 30 克,甜竹茹 90 克。

【用法】　上药研为散。每次 9 克,以伏龙肝水煎,去渣,频频温服。

【主治】　心热,呕血不止。

红花白芷防风饮

【方源】　《医学从众录》卷七。

【组成】　红花、白芷、防风各 15 克,威灵仙 9 克。

【用法】　酒煎服。取汗。

【主治】　历节,四肢疼痛。

红花桃仁汤

【方源】　《伤寒大白》卷二。

【组成】　红花、桃仁、赤芍、当归各适量。

【用法】　水煎服。

【功用】　行血活血。

【主治】　宿血。

【加减】　加山楂、香附,以散凝结;加栀子,以散热结;加韭汁,以散寒结。

七　画

麦门冬汤(1)

【方源】　《小儿卫生总微论方》卷十四。

【组成】　麦冬(去心)30 克,紫菀(去芦)22.5 克,甘草 7.5 克,桂枝 15 克。

【用法】　上药研为末。每次 6 克,水煎,以绵

蘸滴儿口中,昼夜 4～5 遍。仍节乳哺。

【主治】 初生儿 10 日至 50 日,卒得瞀咳,吐乳呕逆,暴嗽昼夜不息。

麦门冬汤(2)

【方源】 《内科摘要》卷下。

【组成】 麦冬(去心)、防风、白茯苓各 6 克,人参 3 克。

【用法】 水煎服。

【主治】 火热乘肺,咳唾有血。

麦门冬汤(3)

【方源】 《痘疹传心录》卷十五。

【组成】 当归、芍药、麦冬、生地黄各适量。

【用法】 水煎服。

【主治】 痘疹。便实燥渴,津液不足,血枯不荣。

麦门冬汤(4)

【方源】 《慈幼新书》卷首。

【组成】 麦冬、黄芩、茯苓、淡竹叶各适量。

【用法】 水煎服。

【主治】 妊娠子烦,心常惊悸。

麦门冬饮(1)

【方源】 《圣济总录》卷一八三。

【组成】 麦冬(去心,绞汁)、生地黄(绞汁)、小蓟(切碎,绞汁)各 30 毫升,伏龙肝末 60 克。

【用法】 三味汁相和匀。每次 30 毫升,入伏龙肝末 6 克调下,1 日 2 次。

【主治】 卒吐血,口鼻俱出者。

麦门冬饮(2)

【方源】 《普济方》卷二六〇。

【组成】 麦冬(去心)30 克,甜竹叶 15 克,生姜 15 克,小麦 12 克。

【用法】 水煎,分 2 次温服。

【主治】 服石药后,若觉食不下,兼呕。

麦门冬散(1)

【方源】 方出《太平圣惠方》卷四十七,名见《普济方》卷二二〇。

【组成】 麦冬(去心)15 克,桑叶 30 克,生姜 15 克,粱米 15 克。

【用法】 上药研为散。水煎,去渣,加蜜更煎,放令温,时时呷之。

【主治】 霍乱吐泻,烦渴心躁。

麦门冬散(2)

【方源】 《医方类聚》卷二六五引《经验良方》。

【组成】 桔梗(去芦)、牛蒡子(微炒)各 60 克、麦冬(去心)、甘草(生用)各 15 克。

【用法】 上药研为散。每次 6 克,水煎,去渣放温,时时令呷,或顿灌之,儿小乳母无孕者,亦可服。

【主治】 小儿疮疹,毒气上攻,咽嗌不下,口舌生疮,不能吮乳。

麦门冬甘草汤

【方源】 《杏苑生春》卷三。

【组成】 麦冬、甘草各 9 克,竹叶 15 片。

【用法】 加大枣 2 枚,用水煎熟,食前服。

【主治】 外感病愈后劳役,复烦热不退。

麦门冬清肺饮

【方源】 《种痘新书》卷十二。

【组成】 牛蒡子(炒)、石膏、马兜铃各等份。

【用法】 糯米为引,水煎服。

【主治】 麻疹咳嗽出血,或呛哽食。

【加减】 出血,加栀仁。

寿胎丸

【方源】 《医学衷中参西录》上册。

【组成】 菟丝子(炒熟)120 克,桑寄生 60 克,续断 60 克,真阿胶 60 克。

【用法】 将前三味药轧细,水化阿胶和为丸,每丸 0.3 克重(干足)。每次 20 丸,开水送下,1 日 2 次。

【主治】 滑胎。

【方论】 胎在母腹,若果善吸其母之气化,自无下坠之虞。且男女生育,皆赖肾脏作强。菟丝大能补肾,肾旺自能荫胎也;寄生能养血,强筋骨,大能使胎气强壮,故《本经》载其能安胎;续断亦补肾之药;阿胶系驴皮所熬,最善伏藏血脉,滋阴补肾,故《本经》亦载其安胎也。

【加减】 气虚者,加人参60克;大气陷者,加生黄芪90克;食少者,加炒白术60克;凉者,加炒补骨脂60克;热者,加生地黄60克。

【验案】 ①先兆流产 《贵阳中医学院学报》(1991,4:29):应用本方加味:菟丝子20克,续断15克,桑寄生20克,阿胶(烊化冲服)10克,黄芩6克。血热者加生地黄15克,旱莲草15克,苎麻根15克,地榆10克;气虚者加党参15克,黄芪12克,白术12克;阳虚者加补骨脂10克,仙鹤草15克,艾叶炭10克;腰痛者加杜仲15克。水煎服,每日1剂,分3次服,10剂为1个疗程。治疗先兆流产103例,年龄最大者41岁,最小者22岁,其中23～30岁者84例,占81.5%。结果:有效为用药后阴道出血停止,症状消失,尿乳凝试验阴性;或超声检查为活胎;或正常分娩者,共89例,占86.4%。无效为症状加剧,阴道出血不止;或量增加,不能继续妊娠者;或有难免流产、不全流产、完全流产者,共14例,占13.6%。

②习惯性流产 《山西中医》(1995,3:34):以本方为基本方,气虚者加党参、黄芪;血虚者加当归、白芍;血热者加黄芩;阴虚内热者加生地黄、女贞子、旱莲草;早孕反应重者加陈皮、砂仁、紫苏梗;脾虚者加白术;阴道出血多者加仙鹤草、陈棕炭、煅龙牡。治疗习惯性流产140例。结果:痊愈120例,显效15例,无效5例,总有效率96.43%。

【实验】 对小鼠脾细胞DNA损伤的防护作用 《河南中医》(1994,6:347):高氏等为探讨张锡纯所拟寿胎丸的抗畸胎作用机制,用昆明种小鼠给予寿胎丸煎液灌胃5天后,腹腔注射环磷酰胺,24小时后处死取脾脏制成细胞悬液,采用DNA解旋荧光法测定计算出其双链DNA剩余率,与生理盐水灌胃5天后腹腔注射环磷酰胺组小鼠比较,结果说明寿胎丸对环磷酰胺诱发小鼠脾细胞DNA损伤具有极明显的防护作用。

进食散

【方源】 《治疹全书》卷下。

【组成】 神曲(炒)、麦芽(炒)、砂仁、山楂各适量。

【用法】 上药研为散服。

【功用】 醒脾和胃。

【主治】 疹后不食。

远志散

【方源】 《御药院方》卷八。

【组成】 远志(去心)、五味子(焙)、蛇床子各等份。

【用法】 上药研为细末。每用药末15克,加葱白3克,水煎,去渣,热淋渫。

【主治】 茎中痛,及囊缩,津液不行。

远彻膏

【方源】 《活幼心书》卷下。

【组成】 穿山甲(尾足上者佳,烧透)6克,五灵脂(净者)6克。

【用法】 上药研为细末,次以巴豆(去壳研碎)6克和前药末,仍用大蒜12克,去上粗皮,于砂钵内烂杵如泥。做1饼纳脐中,以绢帕系之。外以掌心火上烘热,熨至8～9次,闻腹中微响即通。

【主治】 大小府秘涩,投诸药无验,不拘老幼。

攻寒汤

【方源】 《普济方》卷一九九。

【组成】 高良姜、肉桂心各30克,甘草90克。

【用法】 将姜、桂碎锉,以清油15克煎,不住搅,候焦褐色,取出,旋放冷,三味同为末。空心沸汤入盐点服。

【功用】 复阳气,逐寒邪,辟瘴疫。

杜仲酒(1)

【方源】 《外台秘要》卷十七引《经心录》。

【组成】 杜仲250克,丹参250克,川芎150克。

【用法】 上药切,以酒3000克渍5宿。随性少少饮之。

【主治】 卒腰痛。

杜仲酒(2)

【方源】 《医心方》卷六引《备急千金要方》。

【组成】 桑寄生、杜仲、鹿茸、肉桂各等份。

【用法】 上药研为末。每次3克,酒调下,1日3次。

【主治】 五种腰痛。

杖疮膏

【方源】　《仙拈集》卷四。

【组成】　当归 60 克,黄蜡、白蜡各 3 克,香油 120 毫升。

【用法】　将当归入油煎枯去渣,入二蜡熔化成膏。贴患处。

【主治】　杖疮。

杉木汤

【方源】　《救三死方》引郑洵美方(见《证类本草》卷十四引《本草图经》)。

【组成】　杉木节 30 克,橘叶(切)30 克(无叶,可以皮代之),大腹槟榔(合子碎之)7 枚,童便 90 毫升。

【用法】　共煮,分 2 次服。若一服得快利,即停后服。

【主治】　①《救三死方》引郑洵美方:脚气痞绝,胁中有块大如石,欲死不知人。

②《圣济总录》:干脚气头痛,腰足酸痛,心躁渴闷,汗出气喘。

③《杂病源流犀烛》:兼治霍乱,上气闷绝者。

【方论】　《医方考》:是方也,杉木节质重而气芳,质重则能达下,气芳则能疏壅;橘叶味苦而厚,过于青皮,槟榔质实而重,等于铁石,味厚则泄,质重则降,故能令邪气大下;童便,咸寒物也,咸则能引邪气以走浊阴,寒则能平热气使不上逆。《经》曰:道之远者,制大其服,故其量数五升云。

【验案】　脚气　元和十二年,柳子厚得脚气,夜半痞绝,胁有块,大如石,且死,因大寒不知人三日,家人号哭。荥阳郑洵美传杉木汤,服半食顷,大下。三下,气通块散。

却蛔散

【方源】　《幼幼新书》卷二十六引《殊圣》。

【组成】　苦楝皮(有子者良,阴干,内赤色者不用)、鹤虱、密陀僧各 15 克,白槟榔(炮,趁热杵)1 个。

【用法】　上药研为细末。每次 3 克,米饮下。

【主治】　疳蛔。

却暑散

【方源】　《三因极一病证方论》卷五。

【组成】　茯苓、甘草(生)各 120 克,寒食面、生姜(搜面令匀)各 500 克。

【用法】　上药研为末。每次 6 克,新汲水调下,或汤点服,不拘时候。

【主治】　冒暑伏热,头目眩晕,呕吐泄利,烦渴,背寒,面垢。

豆豉膏

【方源】　《幼幼新书》卷五引茅先生方。

【组成】　豆豉、天南星、白蔹、赤小豆各 15 克。

【用法】　上药研为末。每次 7 克,用芭蕉自然汁调。涂脐四边,1 日 1 次。

【主治】　①《幼幼新书》:小儿脐风。

②《古今医统大全》:小儿脐突。

豆蔻散(1)

【方源】　《是斋百一选方》卷六。

【组成】　陈粟米 30 克,肉豆蔻(面裹煨)、五味子、赤石脂(研)各 15 克。

【用法】　上药研为细末。每次 6 克,粟米汤饮调下,1 日 3 次。

【主治】　滑泄。

豆蔻散(2)

【方源】　《活幼口议》卷十八。

【组成】　肉豆蔻(煨)1 个,胡粉(炒)6 克,龙骨(生)3 克,白矾 3 克。

【用法】　上药研为末。每次 3 克,温饭饮调服,不拘时候。

【主治】　婴孩小儿肠胃虚弱,糟粕不聚,泻痢不止,或赤或白,冷热不调,日夜频并,愈而又发。

【宜忌】　忌荤腥之物,咸之属。

【方论】　胡粉性滞,用之以滞其肠,令不虚滑;豆蔻温脏之药,安和肠胃;龙骨、白矾涩肠止痢,大肠虚滑下痢,日夜无度者,用之随愈。

豆蔻子汤

【方源】　《外台秘要》卷六引《广济方》。

【组成】　豆蔻(碎)7 枚,生姜 150 克,人参 30 克,甘草(炙)30 克。

【用法】　水煎,去渣,分 2 次温服。

【主治】　呕逆不下食,腹中气逆。

【宜忌】　忌海藻、菘菜。

豆蔻附子散

【方源】　《圣济总录》卷七十四。

【组成】　肉豆蔻(面裹炮熟)、附子(去皮脐，锉，盐炒)、朱砂(去皮)各 15 克，木香 4 克。

【用法】　上药研为细散。每次 3 克，食前米饮调下。

【主治】　脾胃久寒，大肠虚滑洞泄。

芙蓉膏

【方源】　《疡医大全》卷八。

【组成】　芙蓉叶(秋采)18 克，榆面 60 克，生大黄 15 克，芒硝 30 克。

【用法】　上药研为细末，葱汁、童便调。敷患处，留顶。

【功用】　收根束毒，初起敷之可消。

【主治】　阳疮红肿。

芫花散(1)

【方源】　《外台秘要》卷二十六引《范汪方》。

【组成】　芫花、狼牙、雷丸、桃仁(去皮尖)。

【用法】　上药研为散。宿勿食，每次 3 克，平旦以饮送下。

【功用】　下虫。

【主治】　蛲虫。

芫花散(2)

【方源】　《圣济总录》卷三十三。

【组成】　芫花 60 克，吴茱萸 45 克，芸薹子 30 克。

【用法】　上药研为散。每用散 15 克，以黄米糟 30 克，入酒煮如糊，摊于蜡纸上，贴痛处。

【主治】　伤寒后风虚气滞，攻腰胯疼痛，坐卧艰难。

芫黄散(1)

【方源】　《鸡峰普济方》卷二十二。

【组成】　雄黄 15 克，白芫黄 7.5 克，吴茱萸 7.5 克，白矾少许。

【用法】　以白矾水调前药末，涂在疮上。

【主治】　疮。

芫黄散(2)

【方源】　方出《续本事方》卷十，名见《东医宝鉴·杂病篇》卷八。

【组成】　白芫黄 30 克，槟榔、吴茱萸各 15 克，硫黄(别研)6 克。

【用法】　上药研为末。麻油调，抓破揩。

【主治】　疥癣，不以新久。

苇茎汤

【方源】　《外台秘要》卷十引《古今录验》。

【异名】　千金苇茎汤(《金匮要略》卷上附方)。

【组成】　苇茎 30 克，薏苡仁 15 克，桃仁(去皮尖两仁者)50 个，瓜瓣 15 克。

【用法】　上药研为散。以水先煮苇茎，去渣，悉纳诸药煮，分 2 次服。

【功用】　①《成方便读》：散结通瘀，化痰除热。

②《医方发挥》：清肺化痰，逐瘀排脓。

【主治】　①《外台秘要》引《古今录验》：肺痈，吐如脓。

②《备急千金要方》：肺痈，咳有微热，烦满，胸心甲错，咳唾脓血，胸中隐隐痛，或口干喘满，时时振寒发热，舌上苔滑，其脉数实。

③《太平圣惠方》：肺痈，咳，其声破嘎，胸前皮甲错。

【宜忌】　《医方发挥》：本方药物多为滑利之品，并有活血去瘀作用，故孕妇慎用。

【方论】　①《医门法律》：此方不用巴豆，其力差缓。然以桃仁亟行其血，不令成脓，其意甚善。合之苇茎、薏苡仁、瓜瓣，清热排脓，行浊消瘀，润燥开痰，收功必胜。亦堂堂正正，有制之师也。

②《金匮要略论注》：此治肺痈之阳剂也。盖咳而有微热，是在阳分也；烦满，则挟湿矣；至胸中甲错，是内之形体为病，故甲错独见于胸中，乃胸上之气血两病也。故以苇茎之轻浮而甘寒者，解阳分之气热；桃仁泻血分之结热；薏苡下肺中之湿；瓜瓣清结热而吐其败浊，所谓在上者越之耳。

③《千金方衍义》：薏苡下气利水，《本经》治筋急拘挛，不可屈伸，能清脾湿祛肺热，所以虚劳咳嗽、肺痿、肺痈虚火上乘者，取以为下引之味；但性专利水，津气受伤者，服之每致燥渴，不若取其根一味捣汁，热饮三合，连饮三五次，不拘痈之已溃未

溃,服之最捷。甜瓜瓣专于开痰,《别录》治腹内结聚,破溃脓血,善逐垢腻而不伤伐正气,为肠胃内痈要药。桃仁治淤血血闭,性专下走,而无上逆之虞。苇茎专通肺胃结气,能使热毒从下便泄去,以其中空善达诸窍,用茎而不用根,本乎天者亲上也。

④《绛雪园古方选注》:苇,芦之大者;茎,干也。是方也,推作者之意,病在膈上,越之使吐也。盖肺痈由于气血混一,营卫不分,以二味凉其气,二味行其血,分清营卫之气,因势涌越,诚为先着。其瓜瓣当用丝瓜者良。时珍曰:丝瓜经络贯串,房隔联属,能通人脉络脏腑,消肿化痰,治诸血病,与桃仁有相须之理。薏苡仁下气,苇茎上升,一升一降,激而行其气血,则肉之未败者,不致成脓,痈之已溃者,能令吐出矣。今时用嫩苇根,性寒涤热,冬瓜瓣性急趋下,合之二仁,变成润下方,借以治肺痈,其义颇善。

⑤《金匮方歌括》:此方以湿热为主。咳而微热烦满,胸中甲错者,是湿热之邪结在肺也。肺既结,则阻其气血不行而为痈矣。方用苇茎解气分之热结;桃仁泄血分之热结;薏苡仁利湿,清结热之源;瓜瓣排瘀,开结热之路。

⑥《温热经纬》:苇茎形如肺管,甘凉清肺,且有节之物生于水中,能不为津液阂隔者,于津液之阂隔而生患害者,尤能使之通行。薏苡色白味淡,气凉性降,秉秋金之全体,养肺气以清肃,凡湿热之邪客于肺者,非此不为功也。瓜瓣即冬瓜子,冬瓜子依于瓤内,瓤易溃烂子能不泡,则其能于腐败之中自全生气,即善于气血凝败之中全人生气,故善治腹内结聚诸痈,而涤脓血浊痰也。桃仁入血分而通气。合而成剂,不仅为肺痈之妙药,竟可瘳肺痹之危疴。

⑦《成方便读》:痈者,壅也,犹土地之壅而不通也。是以肺痈之证,皆由痰血火邪,互结肺中,久而成脓所致。桃仁、甜瓜子皆润燥之品,一则行其瘀,一则化其浊;苇茎退热而清上,薏苡仁除湿而下行。方虽平淡,其散结通瘀、化痰除热之力实无所遗。以病在上焦,不欲以重浊之药重伤其下也。

⑧《医学衷中参西录》:《备急千金要方》苇茎汤,释者谓用茎而不用根者,以肺原在上,取其乎天者亲上也。而愚则以为不然。苇之根居于水底,其性凉而善升,患大头瘟者,愚常用之为引经要药,是其上升之力可至脑部,而况于肺乎?且其性凉能清

肺,中空能理肺气,而又味甘多液,更善滋养肺阴,则用根实胜于茎明矣。

⑨《金匮要略方论本义》:肺痈欲成未成之际,图治当早者也。苇小芦大,一物也。苇茎与芦根同性,清热利水,解渴除烦。佐以薏苡仁,下气宽中,桃仁润肺滑肠,瓜瓣亦润燥清热之品。一服再服,注云当吐如脓,可见为痈虽结而脓未成,所以可治也。此于胸中甲错一证辨之,最为得当。凡治肺痈无外感,因内热熏灼者,以此方为第一义也。

【验案】　①化脓性支气管炎　《上海中医药杂志》(1959,2:15):用苇茎汤治疗化脓性支气管炎3例,均获显著疗效。一患者为双侧慢性化脓性支气管炎,发热不规则,咳脓痰,每日100～400毫升,经用抗生素治疗虽见改善,但停药即复发。用苇茎汤治疗后,1周内热退,咳嗽显减,脓痰减少。观察1月,未见复发。

②病毒性肺炎　《安医学报》(1959,4:371):用千金苇茎汤治疗24例病毒性肺炎,且均为病变较广泛者。服用苇茎汤后,咳嗽,咳痰显著减轻。7例发热者,4例于1日内退至正常,平均2～7日退热。24例中20例病变完全吸收,3例部分吸收,1例无改变。肺炎好转率为95.8%。有效病例中,肺炎吸收时间4～30日不等,平均11.6日,1周内吸收者占45%。

③肺脓疡　《实用中医内科杂志》(1989,1:37):应用本方加减:苇根30～60克,冬瓜仁30克,玉米15～30克,桃仁9克,蒲公英30克,金银花30克,紫花地丁30克,连翘15克,黄连9克,栀子9克,甘草3克为基本方;口渴加石膏、花粉;咳血加白及、仙鹤草;治疗肺脓疡16例。结果:治愈13例,好转2例,无效1例,有效率为93.75%,治愈率为81.2%。

④上颌窦炎　《浙江中医杂志》(1993,5:213):应用本方加味:芦根30克,桃仁10克,薏苡仁,冬瓜仁各15克。热盛者加银花、连翘;清涕加细辛、桂枝;黄脓涕加连翘、忍冬藤;治疗上颌窦炎86例,结果:临床症状和体征消失,随防6个月未发者为治愈,共59例;临床症状和体征消失,6个月内有复发者为有效,共20例;经治疗2～3个疗程后,体征消失,疗效不能巩固反复发作者为无效,共7例;总有效率为91.9%。

⑤小儿肺炎　《陕西中医》(1994,7:342):用本

方加味:苦杏仁、枇杷叶、鱼腥草、黄芩为基本方,高热者加生石膏、金银花;气急者加葶苈子、桑白皮;咳甚痰多者加紫菀、款冬花;大便秘结者加生大黄;治疗小儿肺炎42例。结果:痊愈37例,好转5例。

⑥小儿迁延性咳嗽　《浙江中医杂志》(1998,3:134):用本方加味:鲜芦根、生薏苡仁、桃仁、炒冬瓜子、黄芩、沙参、生甘草,身热痰黄气促者加野荞麦、炙枇杷叶、桑白皮;痰黏难咳者加竹沥、半夏、浙贝;咳剧面赤,痰带血丝者加仙鹤草、干地龙、丹参;便干者加瓜蒌仁、大黄;纳少口干,舌红苔少者加元参、山楂、神曲。治疗小儿迁延性咳嗽52例。结果:治愈30例,有效17例。

芸苔散(1)

【方源】　《妇人良方大全》卷二十引《杨氏产乳》。

【组成】　芸薹子(隔纸炒)、当归、肉桂、赤芍各等份。

【用法】　上药研为细末。每次7克,温酒调下。

【主治】　①《妇人良方大全》:产后恶露不下,血结不散,冲心刺痛,并产后心腹诸疾。

②《普济方》:妇人产后血晕及九窍内出血,烦渴不止,欲死者。

芸苔散(2)

【方源】　《世医得效方》卷十四。

【组成】　芸薹子、生地黄各等份。

【用法】　上药研为末。每次12克,加生姜7片、酒、水各50毫升,童便少许,煎服。

【主治】　产后血气冲心,不记人事。

芙朴感冒胶囊

【方源】　《部颁标准》。

【组成】　木芙蓉叶4500克,厚朴(制)750克,陈皮1250克,牛蒡子(炒)1250克。

【用法】　口服,每次2~4粒,1日2次。

【功用】　清热解毒,宣肺利咽,理气宽中。

【主治】　风热或风热挟湿感冒出现的高热头痛、咽痛、肢体酸痛、鼻塞、胃纳减退等症。

花叶洗剂

【方源】　《中医皮肤病学简编》。

【组成】　野菊花1500克,千里光1000克,土荆芥500克,食盐30克。

【用法】　水加至药面,煎出1/3~1/2药液,用作湿敷。

【主治】　湿润糜烂性皮肤病。

花蕊石散

【方源】　《普济方》卷二七五引《卫生家宝》。

【组成】　花蕊石(煅过)45克,黄柏皮15克,黄连30克。

【用法】　上药研为末。入轻粉和匀。先用温盐水洗疮令净,以帛拭干,即以津调药涂疮上。

【主治】　无名恶疮穿溃,经久不愈,及痈疽溃烂,脓不干。

花藤薜荔汤

【方源】　《洞天奥旨》卷十四。

【组成】　薜荔60克,金银花90克,生黄芪30克,生甘草6克。

【用法】　水煎服,渣再煎服。一剂即消。

【主治】　发背,诸疮痈初起。

苁蓉杏仁汤

【方源】　《四圣心源》。

【组成】　甘草6克,苦杏仁6克,白蜜30克,肉苁蓉9克。

【用法】　水煎,入白蜜温服。

【主治】　津亏木燥,大便艰难。

苁蓉通便口服液

【方源】　《新药转正标准》。

【组成】　肉苁蓉、何首乌、枳实(麸炒)、蜂蜜。

【用法】　制成口服液。口服,每次10~20毫升,1日1次。睡前或清晨服用。

【功用】　滋阴补肾,润肠通便。

【主治】　中老年人、病后产后等虚性便秘及习惯性便秘者。

苓术芍葵丸

【方源】　《医学入门》卷八。

【组成】　白术60克,黄芩15克,红白葵花7.5克,白芍21克。

【用法】　上药研为末,蒸饼为丸。煎四物汤送下。

【主治】　结痰白带。

苍术汤(1)

【方源】　《兰室秘藏》卷中。

【组成】　防风、黄柏各 3 克,柴胡 6 克,苍术 9 克。

【用法】　水煎,去渣,空心服。

【主治】　湿热腰腿疼痛。

苍术汤(2)

【方源】　《小儿卫生总微论方》卷十。

【组成】　人参(去芦)、芦蒡各 15 克,扁豆藤 60 克,苍术 30 克。

【用法】　上药研为细末。每次 6 克,水煎,去渣温服,不拘时候。

【主治】　小儿霍乱吐泻。

苍术散(1)

【方源】　《圣济总录》卷一○三。

【组成】　苍术 30 克,蝉蜕、木贼(锉)、黄芩(去黑心)各 15 克。

【用法】　上药研为散。每次 3 克,食前新汲水调下。服后仰卧少时。

【主治】　目赤痛。

苍术散(2)

【方源】　《类编朱氏集验方》卷二。

【组成】　苍术(炒)250 克,麻黄(去节)45 克,杏仁(去皮尖,炒)60 克,甘草(炒)60 克。

【用法】　上药研为细末。每次 6 克,沸汤调下,不拘时候。

【主治】　四时伤寒、疫疾。

苍耳散

【方源】　《普济方》卷一五一引《圣济总录》。

【组成】　珍珠(研)7.5 克,肉桂(去粗皮)7.5 克,鸡子(去壳,炒令黑色,研)2 枚,苍耳(晒干)90 克。

【用法】　上药研为散。每次 6 克,空心用井花水调下。

【功用】　辟瘟疫疠。

苍防汤

【方源】　《伤寒大白》卷一。

【组成】　苍术、防风、白芷、川芎各适量。

【用法】　水煎服。

【功用】　燥湿散风。

【主治】　项强,风湿居多。

【加减】　兼热者,加石膏、黄芩;兼太阳表症,加羌活;少阳寒热,加柴胡。

苍连丸

【方源】　《医学入门》卷七。

【组成】　苍术 60 克,香附 75 克,黄芩(炒)、黄连(炒)各 15 克。

【用法】　上药研为末。瓜蒌瓤为丸服。

【主治】　湿痰发热。

苍金砂散

【方源】　《杂类名方》卷二十。

【组成】　苍耳子(微炒存性)30 克,白硇砂 9 克,雄黄 9 克,蟾酥不以多少。

【用法】　将疮四围刺破,以小油调药末,置于疮内,绯帛封之。数日疔自出。如疮入腹呕逆者,煎苍耳子浓汁饮之。

【主治】　疔疮。

苍术石膏汤

【方源】　《保命集》卷中。

【组成】　苍术 15 克,石膏 15 克,知母(锉)4.5 克,甘草 3 克。

【用法】　水煎,温服。

【主治】　湿温,身多微凉,微微自汗,四肢沉重。

【方论】　《古方选注》:苍术、石膏刚剂燥之,又得石膏、知母辛咸降之,以甘草佐苍术,知母佐石膏,刚柔相配,不伤脏腑之正气,可谓详审精密矣。虽与白虎汤相似,其义各有微妙。

苍术芍药汤

【方源】　《保命集》卷中。

【组成】　苍术 60 克,白芍 30 克,黄芩 15 克。

【用法】　上药研为散。每次 30 克,加淡味桂 1.5 克,水煎,温服。

【主治】　①《保命集》:太阴脾经受湿,水泄注下,体微重微满,困弱无力,不欲饮食,暴泄无数,水谷不化,腹痛甚者。

②《活法机要》:痢疾痛甚者。

苍半苓陈汤

【方源】　《杂病源流犀烛》卷十六。

【组成】　苍术、半夏、茯苓、陈皮各适量。

【主治】　停饮,时吐酸水,非关食滞者。

苎麻粥

【方源】　《圣济总录》卷一九〇。

【组成】　生苎麻根(洗净,煮取汁)30 克,白糯米 60 克,大麦面 30 克,陈皮(浸,去白,炒,研末)15 克。

【用法】　以水煮似常式粥,稀稠得所,熟后方入盐花少许,平分作 2 服,空腹热食之。

【主治】　妊娠胎不安,腹中疼痛。

【宜忌】　宜常食。

芦荟散(1)

【方源】　《太平圣惠方》卷八十七。

【组成】　芦荟 8 克,黄柏末 8 克,青黛 4 克,雄黄 4 克。

【用法】　上药研为细散。以少许敷疮上,1 日 3 次。

【主治】　小儿鼻疳,虫蚀鼻,痒痛不止。

芦荟散(2)

【方源】　《太平圣惠方》卷九十三。

【组成】　芦荟 15 克,定粉 15 克,黄丹(微炒)22.5 克,夜明砂(微炒)22.5 克。

【用法】　上药研为细散。每次 1.5 克,以粥饮调下,1 日 3 次。

【主治】　小儿疳痢不止。

芦根汤(1)

【方源】　方出《备急千金要方》卷二,名见《类证活人书》卷十九。

【组成】　生芦根 30 克,知母 12 克,青竹茹 9

克,粳米 30 克。

【用法】　上药研为散。水煮,稍稍饮之。

【主治】　妊娠头痛壮热,心烦呕吐,不下食。

芦根汤(2)

【方源】　《伤寒总病论》卷三。

【组成】　芦根 30 克,生姜 6 克,陈皮、枇杷叶各 9 克。

【用法】　上药研为散。水煎,去渣温饮。

【主治】　天行预后,劳复发热,呕吐,食不下。

【加减】　心烦躁,加石膏 60 克。

芦根汤(3)

【方源】　《圣济总录》卷四十。

【组成】　芦根 90 克,人参 45 克,薤白(洗,切)7 茎,枇杷叶(拭去毛)30 克。

【用法】　上药研为散。每次取 5 克,水煎,去渣,空心温服。

【主治】　霍乱,心烦干呕。

芦荟散

【方源】　《圣济总录》卷一七二。

【组成】　芦荟(研)、人中白(研)、蛤蟆(炙黄)各 15 克,麝香(研)7.5 克。

【用法】　上药研为散,再合研令细。每次 1～1.5 克,熟水调下,1 日 2 次,不拘时候。后当下恶物。

【主治】　小儿无辜疳气,寒热积滞不化,心腹胀痛。

芦根饮

【方源】　《医心方》卷十四引《集验方》。

【组成】　生芦根(切)30 克,青竹茹 30 克,粳米 90 克,生姜(切)6 克。

【用法】　水煎,随便饮。不愈重作。

【主治】　伤寒后干呕不食。

【方论】　《医方集解》:此足太阴、阳明药也。芦根甘寒,降伏火,利小水;竹茹甘寒,除胃热,清燥金;生姜辛温,祛寒饮,散逆气,二者皆能和胃,胃和则呕止;加粳米者,亦借以调中州也。

芦根散

【方源】　《太平圣惠方》卷六十八。

【组成】　芦根（锉）30 克，蓝叶 30 克，不灰木（以牛粪烧）60 克，紫檀 15 克。

【用法】　上药研为细散。每次 3 克，以蓝汁调下，粥饮调服亦得，不拘时候。

【主治】　卒中毒箭。

苏气汤

【方源】　《辨证录》卷五。

【组成】　人参 30 克，陈皮 3 克，枳壳 1 克，石菖蒲 1.5 克。

【用法】　水煎服。

【主治】　气虚之极之厥证。忽然之间，如人将冷水浇背，陡然一惊，手足厥冷，遂不知人，已而发热，则渐渐苏醒，1 日。三四次如此，脉必微而无力，而舌必滑润也。

【方论】　此方重用人参以补气，益之陈皮、枳壳宽中消痰，则人参苏气更为有神；益之石菖蒲者，引三味直入心中，则气不能散于心外也。

苏杏粥

【方源】　《济众新编》卷七。

【组成】　紫苏子（水沉去浮者，净洗，炒）、真荏子（有热则生用，有寒则炒用）、苦杏仁（泡，去皮尖，水沉去毒）各等份。

【用法】　以水细磨下筛，取汁，入米煮粥，和蜜用。

【功用】　调中下气，利大小便，润心肺，消痰气，益五脏，宁肺气，行风气，滑肠胃，通血脉，润肌肤。

【主治】　上气咳逆，咳嗽喘急，霍乱反胃。

苏醒汤

【方源】　《症因脉治》卷二。

【组成】　当归、川芎、荆芥、紫苏子各适量。

【用法】　水煎服。

【主治】　产后血虚风热，身热昏沉。

苡仁赤小豆汤

【方源】　《外科集腋》卷二。

【组成】　薏苡仁、赤小豆、防风、甘草各适量。

【用法】　水煎服。

【主治】　脾胃感受风邪，内虚不能收摄之唇

瞤动。

走马牙疳敷药方

【方源】　《医方考》卷六。

【组成】　黄连 30 克，雄黄 3 克，胆矾 1 克，冰片 0.15 克。

【用法】　上药研为末。掺之。

【主治】　牙疳。

赤云丹

【方源】　《外科方外奇方》卷二。

【组成】　轻白炉甘石 30 克，黄连汁（煅淬 7 次），大冰片 9 克，水飞朱砂 24 克。

【用法】　上药研为末。外点疮口。

【功用】　生肌收口。

赤龙散

【方源】　方出《儒门事亲》卷十五，名见《普济方》卷五十六。

【组成】　赤龙爪、苦丁香各 30 个，苦葫芦子不拘多少，麝香少许。

【用法】　上药研为末。点患处。

【主治】　鼻中肉蝼蛄。

赤白煎

【方源】　方出《仙拈集》卷三引《碎金》，名见《经验广集》卷三。

【组成】　白术 15 克，茯苓 6 克，车前子 3 克，鸡冠花（赤用赤，白用白）6 克。

【用法】　水煎服。

【主治】　赤白带下。

赤箭散

【方源】　《圣济总录》卷六十一。

【组成】　赤箭 30 克，天竺黄 15 克，牛黄 0.3 克，铅白霜 3 克。

【用法】　上药研为散。每次 3 克，食后煎金银汤调下。

【主治】　人黄，面青掩口，恶闻人声，或似癫狂。

【备考】　人黄，急宜灸烙，先烙承浆穴，次烙第三椎，次烙下脘，次烙期门，不愈，灸肺俞后心百壮。

若脉息动止,常共鬼语,此不堪治。若无此证,宜服赤箭散。

赤小豆汤

【方源】　方出《证类本草》卷二十五引《本草图经》,名见《方剂辞典》。

【组成】　赤小豆 15 克,大蒜 1 头,生姜 7.5克,商陆根 1 条。

【用法】　赤小豆、大蒜、生姜并碎破,商陆根切,同水煮,豆烂汤成,适寒温,去大蒜等,细嚼豆,空腹食之,旋旋啜汁令尽。肿立消便止。

【主治】　水气脚气。

赤芍药汤

【方源】　《圣济总录》卷四十五。

【组成】　赤芍、生地黄(焙)各 30 克,大黄(锉,炒)、甘草(炙)各 15 克。

【用法】　上药研为粗末。每次 6 克,水煎,去渣,食后温服。

【主治】　脾瘅脏热,唇焦口气,引饮不止。

赤豆薏苡仁汤

【方源】　《外科大成》卷四。

【组成】　赤小豆、薏苡仁(炒)、防己、甘草各等份。

【用法】　水煎,食远服。

【功用】　排脓。

【主治】　①《外科大成》:胃痈,脉洪数者,脓已成也。

②《疡科捷径》:大小肠痈,湿热气滞瘀凝所致者。

【方论】　《血证论》:脓者,血化为水也,故排脓之法,不外乎破血利水。赤豆芽入血分,以疏利之,助其腐化,薏苡仁、防己即从水分排逐其脓,甘草调和诸药,使得各奏其效。

杏仁汤

【方源】　《圣济总录》卷一○四。

【组成】　苦杏仁(去皮)14 枚,黄连(去须)7枚,腻粉 6 克,砂糖 3 克。

【用法】　于晨朝睡觉未语时,口内将苦杏仁与黄连同嚼烂,并余药,尽入生绢内,线系,以沸汤浸

洗之。

【主治】　暴赤眼,涩痛肿痒。

杏仁散

【方源】　方出《外台秘要》卷三十四引《肘后备急方》,名见《太平圣惠方》卷七十三。

【组成】　苦杏仁(烧末)、雄黄、白矾(烧)各 10克,麝香 5 克。

【用法】　上药和。敷之,1 日 3 次。

【主治】　女子阴中疮。

杏仁煎

【方源】　《外台秘要》卷九引《延年秘录》。

【组成】　苦杏仁(去皮尖,捣研)150 克,生姜汁 60 克,酥 30 克,蜜 90 克。

【用法】　以水研苦杏仁取汁,纳铜铛中煎,纳姜汁煎如稀糖,纳酥、蜜煎令如稠糖。每次 15 克,开水调服,日 3 次,夜 1 次。

【主治】　气嗽。

【宜忌】　忌猪肉。

杏仁霜

【方源】　《外科真诠》卷下。

【组成】　杏仁霜 9 克,明雄黄 9 克,轻粉 6 克。

【用法】　上药研为末。用猪胆汁调服。

【主治】　癫疯。

杏黄散

【方源】　《洞天奥旨》卷十五。

【组成】　硫黄 15 克,苦杏仁(去皮双仁,研烂)6 克,轻粉 3 克。

【用法】　上药研为末,临卧时用萝卜汁调敷赤处。

【主治】　赤鼻酒皶,粉刺。

杏霜汤

【方源】　《太平惠民和剂局方》卷十。

【组成】　粟米(炒)60 克,甘草(炒)10 克,盐(炒)16 克,苦杏仁(去皮尖,麸炒,别研)10 克。

【用法】　上药研为末。每次 3 克,开水点下,不拘时候。

【功用】　调肺气,利胸膈,常服悦泽颜色,光润

皮肤。

【主治】　①《太平惠民和剂局方》：咳嗽痰逆。

②《医方类聚》引《御医撮要》：肺感寒邪，胸膈不利，咽喉肿痛。

杏仁饮子

【方源】　《备急千金要方》卷十八。

【组成】　苦杏仁 40 枚，柴胡 12 克，紫苏子 30 克，橘皮 30 克。

【用法】　上药研为散。水煮，分 3 次服。常作饮服。

【主治】　暴热嗽。

【方论】　《千金方衍义》：嗽起于暴，是实非虚，苦杏仁、紫苏子、橘皮皆泄肺之品，柴胡散寒热之邪。

杏仁煮散

【方源】　《圣济总录》卷一二一。

【组成】　苦杏仁（汤浸，去皮尖双仁）、细辛（去苗叶）、地骨皮各 15 克，白胡椒 7.5 克。

【用法】　上药研为散。量牙患处长短，做绢袋子，盛药逢合，用浆水煎，取药袋子，趁热咬之，冷即易去。

【主治】　牙齿根挺出，动摇疼痛。

杏仁细辛膏

【方源】　方出《仁斋直指方论》卷二十一，名见《古今医统大全》卷六十二。

【组成】　苦杏仁（水浸，去皮，焙）、细辛、白芷各 3 克，全蝎（焙）2 个。

【用法】　上药研为末，麻油调敷。

【主治】　鼻痛。

杏仁石膏防己汤

【方源】　《温热经解》。

【组成】　苦杏仁 6 克，石膏 9 克，木防己 3 克，茯苓 9 克。

【用法】　水煎服。

【主治】　热食咳者。

李氏家传快气汤

【方源】　《普济方》卷三三七引《产经》。

【组成】　枳壳 150 克，砂仁、香附、甘草各 60 克。

【用法】　上药各净称，同炒，研为末。每次 9 克，开水调服。

【功用】　宽中快气，抑阳辅阴，入月滑胎易产。

【主治】　妊娠恶阻。

两生汤

【方源】　《辨证录》卷五。

【组成】　肉桂 6 克，附子 3 克，熟地黄 60 克，山茱萸 30 克。

【用法】　水煎服。

【主治】　朝食暮吐，或暮食朝吐，或食之 1 日，至三日而尽情吐出者。

【方论】　此方水火两旺。脾胃得火气而无寒冷之虞，得水气而无干涩之苦，自然上可润肺而不阻于咽喉，下可温脐而不结于肠腹矣。

束胎丸

【方源】　《丹溪心法》卷五。

【组成】　炒黄芩（夏 30 克，春、秋 22.5 克，冬 15 克），白术（不见火）30 克，茯苓（不见火）22.5 克，陈皮（忌火）90 克。

【用法】　上药研为末，粥为丸，如梧桐子大。每次 30～40 丸，空心开水送下。

【功用】　①《丹溪心法》：妊娠八月束胎。

②《摄生众妙方》：扶助母气，紧束儿胎。

【主治】　《摄生众妙方》：妊娠七八个月，恐胎气展大难产。

【方论】　《医方考》：凡患产难者，多由内热灼其胞液，以致临产之际，干涩而难；或脾气怯弱，不能运化精微，而令胞液不足，亦产难之道也。故用白术、茯苓益其脾土而培万物之母；用黄芩清其胎热，泻火而存胞液；用陈皮者，取其辛利，能流动中气，化其肥甘，使胎气不滞，儿身勿肥耳。此束胎之义也。

束胎饮

【方源】　《大生要旨》。

【组成】　白术（炒）60 克，茯苓 21.5 克、陈皮 30 克，黄芩 30 克。

【用法】　水煎服。妊娠 7～8 个月服此。

【功用】　敛束胎气,易产。

【主治】　因肥甘凝滞,以致胎儿肥大;或因胎中有火,热盛而胎液干涩,而致难产者。

还阳汤

【方源】　《圣济总录》卷二十七。

【组成】　不灰木 30 克,延胡索 15 克,太阴玄精石 7.5 克。

【用法】　上药研为粗末。每次 6 克,加葱白 3 克,水煎,去渣温服,不拘时候。

【主治】　伤寒阴毒,四肢厥冷,时有汗。

还肾汤

【方源】　《辨证录》卷六。

【组成】　熟地黄 90 克,甘草 3 克,肉桂 1.5 克,牛膝 15 克。

【用法】　水煎服。

【主治】　中暑热之气,徒泻其暑热,暑散而肾火不能下归,两足冰冷,上身火热,烦躁不安,饮水即吐。

还魂汤

【方源】　《备急千金要方》卷二十五。

【组成】　麻黄 90 克,肉桂心 60 克,甘草 30 克,杏仁 70 粒。

【用法】　上药研为散。水煎服。

【主治】　卒感忤,鬼击飞尸,诸奄忽气绝,无复觉,或已死咬口,口噤不开。

【方论】　《千金方衍义》:此即《伤寒论》"太阳例"中麻黄汤,以肉桂易桂枝入肝以招其魂;麻黄入肺以通其魄;苦杏仁入络以降其逆;甘草入腑以缓其暴,暴逆散而魂魄安矣。

扶金汤

【方源】　《外台秘要》卷十四引《古今录验》。

【组成】　葛根 9 克,独活 6 克,附子(炮)3 克,石膏(碎,绵裹)15 克。

【用法】　水煎服。

【主治】　中风发三秋,脉浮大而洪长。

【宜忌】　忌猪肉、冷水等物。

扶衰仙凤酒

【方源】　《万病回春》卷四。

【组成】　肥线鸡(将绳吊死,去毛屎不用)1 只。

【用法】　将鸡切四大块,再切入生姜 120 克,胶枣 250 克,用好酒共装入一大坛内,将泥封固坛口,重汤煮 1 日,凉水拔出火毒。每次以空腹将鸡酒连姜、枣随意食之。

【主治】　诸虚百损,五劳七伤,瘦怯无力及妇人赤白带下。

扼虎膏

【方源】　《圣济总录》卷三十五。

【组成】　胭脂、阿魏各 1 大豆许。

【用法】　上药研为末,以大蒜肉研和为膏,用大桃核 1 枚劈开,去仁取 1 片,以药膏子填在核内。疟发时,用药桃核覆在手虎口上,男左女右,令药着肉,以绯帛系定,经宿乃去,疟更不发。

【主治】　疟疾。

抑气散

【方源】　《济生方》卷六。

【组成】　香附(炒净)120 克,茯苓(去木)30 克,陈皮 60 克,甘草(炙)30 克。

【用法】　上药研为末。每次 6 克,食前用沸汤调服。

【主治】　①《济生方》:妇人气盛于血,变生诸证,头晕膈满。

②《医方一盘珠》:气盛血衰,月经前后不如期,不孕。

【方论】　《医方集解》:此手太阴少阳药也。经曰:高者抑之。香附能散郁气,陈皮能调诸气,茯苓能安心气,甘草能缓逆气,气得其平,则无亢害之患矣。

抗粘汤

【方源】　《中国中西医结合杂志》(1994,4:202)。

【组成】　金樱子根 50 克,一枝黄花 30 克,平地木 15 克,夜交藤 15 克。

【用法】　用水 1000 毫升,文火煎熬至沸后 30 分钟,药液约 200 毫升即可服。每次 200 毫升,早、晚 2 次,连服 1 个月为 1 个疗程。

【功用】　清热,解毒,抗炎,消肿,镇静,解痉,止痛,止血,抗粘。

【主治】　肠粘连。手术后阵发性腹痛,或腹部饱胀感伴肠鸣,嗳气或矢气后症状缓解,偶有呕吐,腹部膨隆,偶见肠型或蠕动波,轻度压痛。无固定部位。

【验案】　用上方治疗肠粘连 570 例,结果:显效与有效 534 例,占 94%。

护肛膏

【方源】　《古今医统大全》卷七十四引《医学集成》。

【组成】　白及、石膏(煅)、黄连各等份。

【用法】　上药研为末,以鸡子清调如膏。搽上,煎油纸如月样圈痔,护四旁好肉,每洗 1 次,换药 1 次。

【主治】　痔疮。

护心散(1)

【方源】　《揣摩有得集》。

【组成】　绿豆粉 15 克,朱砂(水飞)1.5 克,乳香(去油)3 克,黄蜡 3 克。

【用法】　上药研为细末。开水冲服。

【功用】　护心,预防毒气入内。

【主治】　一切疔毒。

护心散(2)

【方源】　《疮疡经验全书》卷二。

【组成】　青靛 60 克,雄黄 15 克,麝香少许,苍耳灰 6 克。

【用法】　上药研为细末。每次 6 克,蜜水调下。

【主治】　疔疮烦躁作渴,恶毒攻心。

护肝宁片

【方源】　《部颁标准》。

【组成】　垂盆草 850 克,虎杖 500 克,丹参 250 克,灵芝 200 克。

【用法】　上药制成片剂。口服,每次 4～5 片,1 日 3 次。

【功用】　清热利湿,益肝化瘀,舒肝止痛;退黄,降低谷丙转氨酶。

【主治】　急性肝炎及慢性肝炎。

连芤散

【方源】　《幼幼新书》卷二十引张涣方。

【组成】　黄连(去须)、秦艽(去苗)各 30 克,甘草 15 克,天灵盖(涂酥,炙黄)1 个。

【用法】　上药研为细末。每次 1.5 克,粥饮调下。

【主治】　小儿骨热肌瘦。

连翘汤

【方源】　《保命集》卷下。

【组成】　连翘 1000 克,瞿麦 500 克,大黄 90 克,甘草 30 克。

【用法】　上药研为散。每次 30 克,水煎,早食后巳时服。服药 10 余日后,可于临泣穴灸 14 壮。服药不可住止,至 60 日决效。

【主治】　瘰疬马刀。

连翘散

【方源】　《普济方》卷三六一。

【组成】　连翘、荆芥、防风、甘草各等份。

【用法】　上药研为末。白水点服。

【主治】　小儿变蒸,焦啼惊热。

连理汤

【方源】　《医略六书》卷十九。

【组成】　白术 9 克(炒),炮姜 6 克,炙甘草 3 克,黄连 3 克。

【用法】　水煎,去渣温服。

【功用】　温中清膈。

【主治】　胃寒膈热,格食心烦,脉细数者。

【方论】　白术培既伤之土,俾复健运之常,炮姜逐胃家之寒,得司熟腐之职,炙甘草和胃兼益中州之气,黄连清火专解膈间之热也。使热化寒消,则脾胃健旺,而纳化有权,清阳自奉,格食烦心无不并解矣。

连翘饮

【方源】　《类证活人书》卷二十。

【组成】　连翘、防风、甘草(炙)、栀子各等份。

【用法】　上药研为末。每次 6 克,水煎,去渣温服。

【主治】　①《类证活人书》：小儿伤寒，一切热。

②《斑论萃英》：小儿一切热及疮疹。

③《外科精义》：疮疡疖肿，一切恶疮，疼痛烦渴，大便溏泄，虚热不宁。

④《普济方》：疮痘入目生翳。

连蛤散

【方源】　《外科大成》卷三。

【组成】　黄连、文蛤、黄柏、白芷各等份。

【用法】　上药研为末，用水调，摊于碗内，覆于砖上，烧艾熏之，以黑干为度，再研为末。清油调敷。

【主治】　头敛头疮。

连蕾汤

【方源】　《丹台玉案》卷三。

【组成】　黄连（吴茱萸炒）9克，香薷30克，乌梅3个。

【用法】　水煎，食前服。

【主治】　受暑下痢鲜血。

连翘散

【方源】　《杨氏家藏方》卷十二。

【组成】　连翘、鬼箭羽、瞿麦、甘草（炙）各等份。

【用法】　上药研为细末。每次6克，临卧米泔水调下。

【主治】　瘰疬结核不消。

连翘防风汤

【方源】　《医方类聚》卷二六五引《疮疹方》。

【组成】　连翘、防风、柴胡、甘草各等份。

【用法】　上药研为粗末。每次9克，水煎，温服。

【主治】　小儿疮疹，少阳出不快，脉弦者。

步莲散

【方源】　《医方类聚》卷二一一引《琐碎录》。

【组成】　牡蛎（火煅）、白矾（火枯干）、黄丹、密陀僧各等份。

【用法】　上药研为细末。掺足趾缝中。

【功用】　辟脚汗，除秽气。

吹口丹

【方源】　《赤水玄珠》卷二十八。

【组成】　黄连、青黛、孩儿茶、冰片各等份。

【用法】　上药研为末，吹之。

【主治】　口疳。

吹喉散（1）

【方源】　《太平惠民和剂局方》卷七。

【组成】　蒲黄30克，芒硝240克，青黛45克。

【用法】　上药用生薄荷汁300毫升，将芒硝、青黛、蒲黄合一处，用瓷罐盛，慢火熬令干，研细。每用1～1.5克，掺于口内，良久出涎，吞之不妨。或喉中肿痛，用筒子入药1.5克许，用力吹之。

【主治】　三焦大热，口舌生疮，咽喉肿塞，神思昏闷。

吹喉散（2）

【方源】　《鸡峰普济方》卷二十一。

【组成】　铜绿、胆矾、僵蚕、芒硝各等份。

【用法】　上药研为细末。吹在喉中。

【主治】　咽喉闭塞。

吹喉散（3）

【方源】　《医方类聚》卷七十五引《施圆端效方》。

【组成】　青黛30克，芒硝60克，僵蚕（炒）、甘草各15克。

【用法】　上药研为细末。吹咽喉中。频用大效。

【主治】　咽喉肿痛。

吹喉散（4）

【方源】　《奇方类编》卷上。

【组成】　冰片0.6克，僵蚕0.15克，硼砂7.5克，芒硝22.5克。

【用法】　上药研为末。用苇管吹喉内患处。

【主治】　喉蛾。

吹鼻散（1）

【方源】　《太平圣惠方》卷七十六。

【组成】　蜗牛壳（炒黄色），蛤蟆灰2克，瓜蒂

（末）少许,麝香（细研）2克。

【用法】　上药研为细末。每用少许,吹入鼻中。

【主治】　小儿一切疳,眼鼻痒,发干频揉。

吹鼻散（2）

【方源】　《太平圣惠方》卷八十七。

【组成】　瓜蒂20个,赤小豆（炒熟）20粒,胡黄连15克,倒钩棘针20个。

【用法】　上药研为细散。每日早晨,以少许吹鼻中,兼用粥饮调1克灌之。

【主治】　小儿一切疳。

吹鼻散（3）

【方源】　《圣济总录》卷十五。

【组成】　芦荟（研）、冰片（研）、瓜蒂（捣）、芒硝（研）各等份。

【用法】　上药研为末。每用少许,吹之。

【主治】　脑痈头痛。

吹喉冰硼散

【方源】　《喉科家训》卷三。

【组成】　梅花冰片1克,真西硼砂3克,真胆矾1.5克,精烧灯心灰4.5克。

【用法】　上药研为极细末。吹之。

【主治】　白喉有外邪夹杂者。

吹鼻点头散

【方源】　《圣济总录》卷十五。

【组成】　细辛（去苗叶）、高良姜、瓜蒂各7.5克,芒硝15克。

【用法】　上药研为细散。每用新汲水满含一口,搐药少许入鼻中。良久即定。

【主治】　脑风头痛。

吹喉珍珠生肌散

【方源】　《喉科心法》卷下。

【组成】　好龙骨9克,真象皮9克,赤石脂9克,真珍珠3克。

【用法】　上药研为极细末,至无声为度,收贮听用。撒布疮面。

【功用】　生肌长肉,平口收功。

【主治】　一切喉症,腐去孔深及不生新肌等症。

【宜忌】　此散不能独用,只能镶用,吹此散专主生肌,而无拔毒之功也。

时雨散

【方源】　《伤寒总病论》卷六。

【组成】　苍术120克,甘草、麻黄各60克,猪牙皂4挺。

【用法】　上药研为末。每次6克,水煎,和渣温服。盖覆取汗出。

【主治】　冬夏伤寒,时行寒疫。

时珍正容散

【方源】　《医宗金鉴》卷六十三。

【组成】　猪牙皂、紫背浮萍、梅花、甜樱桃枝各30克。

【用法】　上药焙干,兑鹰粪白9克,共研为末。每早、晚用少许,在手心内,水调匀,搓面上,良久,以温水洗面。

【主治】　雀斑。

吴茱萸丸

【方源】　方出《太平圣惠方》卷二十六,名见《普济方》卷十五。

【组成】　鸡子（去黄）5个,吴茱萸根（东引者,为末）90克,蜡90克,粳米粉30克。

【用法】　将茱萸根末与米粉和令匀,于铜器中以鸡子及熔蜡为丸,如小豆大。每次20丸,空腹以粥饮送下。虫当自下。

【主治】　肝劳,或生长虫,恐畏不安,眼中赤脉。

吴茱萸汤（1）

【方源】　《伤寒论》。

【组成】　吴茱萸（洗）6克,人参90克,生姜（切）18克,大枣（擘）12枚。

【用法】　水煎,去渣温服。

【功用】　①《普济方》:温里助阳散寒。

②《中医方剂学讲义》:温中补虚,降逆散寒。

【主治】　①《伤寒论》:阳明病,食谷欲呕者。少阴病,吐利,手足逆冷,烦躁欲死者。厥阴病,干呕,吐涎沫,头痛者。

②《金匮要略》:呕而胸满者。

③《肘后备急方》:食毕噫醋及醋心。

④《张氏医通》:胃气虚寒。

【方论】　①《金匮要略论注》:胸乃阳位,呕为阴邪,使胸中之阳气足以御之,则未必呕,呕亦胸中无恙也。乃呕而胸满,是中有邪乘虚袭胸,不但胃不和矣。虚邪属阴,故以吴茱萸之苦温善驱浊阴者为君,人参补虚为佐,而以姜、枣宣发上焦之正气也。

②《伤寒附翼》:少阴吐利,手足厥冷,烦躁欲死者,此方主之。按少阴病,吐利,烦躁四逆者死,此何复出治方。要知欲死是不死之机,四逆是兼胫臂言,手足只指手掌言,稍甚微甚之别矣。少阴之生气注于肝,阴盛水寒,则肝气不舒而木郁,故烦躁;肝血不荣于四末,故厥冷;水欲出地而不得出,则中土不宁,故吐利耳。病本在肾,而病机在肝,不得相生之机,故欲死。势必温补少阴之少火,以开厥阴之出路,生死关头,非用气味之雄猛者,不足以当绝处逢生之任也。吴茱萸辛苦大热,禀东方之气色,入通于肝,肝温则木得遂其生矣。苦以温肾,则水不寒,辛以散邪,则土不扰,佐人参固元气而安神明,助姜枣调营卫以补四末,此拨乱反正之剂。与麻黄附子之拔帜先登,附子真武之固守社稷者,鼎足而立也。若命门火衰,不能熟腐水谷,故食谷欲呕。若干呕、吐涎沫而头痛,是脾肾虚寒,阴寒上乘阳位也,用此方鼓动先天之少火,而后天之土自生,培植下焦之真阳,而上焦之寒自散,开少阴之关,而三阴得位者,此方是欤。

③《古今名医方论》:仲景救阳诸法,于少阴四逆汤,必用姜、附;通脉四逆汤,加干姜分两,其附子生用;附子汤,又加生附子二枚。所以然者,或壮微阳使外达,或招飞阳使内返,或如断鳌之极,以镇元阳之根柢,此在少阴真阳命蒂,故以回阳为亟也。至其治厥阴,则易以吴茱萸,而并去前汤诸药,独用人参、姜、枣有故。盖人身厥阴肝木,虽为两阴交尽,而九地一阳之真气,实起其中,此谓生阳。此之真气大虚,则三阴浊气直逼中上,不唯本经诸症悉具,将阳明之健运失职,以致少阴之真阳浮露,且吐利厥逆,烦躁欲死,食谷欲呕,种种丛生矣。吴茱萸得东方震气,辛苦大热,能达木郁,又燥气入肝,为能直入厥阴,招其垂绝不升之生阳以达上焦,故必

用以为君;而又虑无真元气以为之合,则一阳不徒升也。于是去药之燥渗酸泻与偏阳亢气者,择人参之清和而大任之,以固元和阳为之辅,取姜、枣和胃而行四末。独用人参,当着眼。斯则震、坤合德,木、火、土同气以成一阳之妙用,而足三阴之间,皆成生生之气矣。诸症有不退者乎? 盖仲景之法,于少阴重固元阳,于厥阴则重护生气。学者当深思而得之矣。

④《医方集解》:此足厥阴少阴阳明药也。治阳明食谷欲呕者,吴茱萸、生姜之辛以温胃散寒下气;人参、大枣之甘以缓脾益气和中;若少阴证吐利厥逆,甚至于烦躁欲死、胃中阴气上逆,将成危候,故用吴茱萸散寒下逆,人参、姜、枣助阳补土,使阴寒不得上干,温经而兼温中也,吴茱萸为厥阴本药,故又治肝气上逆,呕涎头痛。

⑤《绛雪园古方选注》:吴茱萸汤,厥阴阳明药也。厥阴为两阴交尽,而一阳生气实寓于中,故仲景治厥阴以护生气为重,生气一亏,则浊阴上于阳明,吐涎沫、食谷欲呕、烦躁欲死,少阴之阳并露矣,故以吴茱萸直入厥阴,招其垂绝之阳,与人参震坤合德,以保生气,仍用姜、枣调其营卫,则参、茱因之以承宣中下二焦,不治心肺,而涎沫得摄,呕止烦宁。

⑥《医门棒喝》:吴茱萸苦辛而热,气燥入肝,故其平肝气,泄胃浊之功最速。因其厥阴中相火为寒邪所激,直冲犯胃,呕吐涎沫,故又头痛,以厥阴之脉上巅顶也。故以吴茱萸散寒平肝为君。若桂枝等汤,生姜用150克,配大枣12枚,以调营卫;此生姜用300克,以散逆之呕,使胃浊随吴茱萸而下泄,大枣仍用12枚,配参以助气和中,取生姜升清降浊,与彼之用姜、枣调营卫不同。若元阳之气根于肾,由肝胆而升,行于三焦,乃名相火,是故护生阳之气,必以参、附为先。若吴茱萸之热,其苦降辛散重用为君,反致耗散阳和,所以全赖参、枣之甘温固中,则吴茱萸得建平肝泄浊之功,而呕吐烦躁等证皆可愈。

⑦《医学衷中参西录》:吴茱萸汤之实用,乃肝胃同治之剂也。至于此证烦躁欲死,非必因肝邪盛极,实因寒邪阻塞而心肾不交也。盖人心肾之气,果分毫不交,其人即危不旋踵。至于烦躁欲死,其心肾几分毫不交矣。夫心肾之所以相交者,实赖脾胃之气上下通行,是以少阴他方中皆用干姜,而吴

茱萸汤中则重用生姜至 300 克,取其温通之性,能升能降,以开脾胃凝滞之寒邪,使脾胃之气上下通行,则心肾自能随脾胃气化之升降而息息相通矣。

⑧《伤寒论辨证广注》:吴茱萸汤之义,其略已见于阳明病食谷欲呕及少阴病吐利手足厥冷二条之中矣。然两条之证系借用,不若此条厥阴病干呕吐涎沫头痛,为正治之方也。吴茱萸色绿,得震、坤之气,性辛烈而味苦厚,入足厥阴木之脏,善治痰涎上攻头痛,兼能温中,下厥冷气,止呕吐,故用之为君,以散泄寒气;人参甘温,能补五脏诸虚不足者也,故用之为臣,以补中气,敛涎沫;生姜辛温,为呕家圣药,故用之为佐使;以大枣能和吴茱萸之毒,合人参之甘,配以生姜之辛,而能发散寒邪,补益中州,奠安胃气。盖头痛虽由厥阴经寒之气上攻,实系胃中虚寒之极所致,得温得补,则寒气散而呕吐止,头痛亦除矣。

⑨《伤寒论三注》:吴茱萸气味俱厚,为阳中之阴;气辛,故性好上;味厚,故又善降;其臭臊,故专入肝,而脾胃则旁及者也。寇氏言其下逆气最速;东垣云浊阴不降,厥气上逆胀满,非吴茱萸不为功。然则仲景立吴茱萸汤,本为治厥阴病,乃于阳明之食呕而用之,何哉?盖脾胃既虚,则阳退而阴寒独盛,与辛热之气相宜,况土虚则木必乘,乘则不下泄,必上逆,自然之理也。然后知未得谷前已具上逆之势,况谷入而望其安胃耶?此非味厚能降者不能治之也。故以人参补胃而姜、枣益脾散滞,不与奠土者有殊功欤。故左金丸兼川连去肝家之火,用之神效,绝不以辛热为嫌。黄连炒吴茱萸,治寒利色白者,亦随手而验,更不以下滞为虑。彼取其降,此取其辛,故有器使之道,学者不可以不知也。

【验案】　①头痛　《皇汉医学》:一人初患头痛,次日腹痛而呕,手足厥冷,大汗如流,正气昏冒,时或上攻,气急息迫,不能语言,予吴茱萸汤,诸证顿除。

②厌食　《伤寒解惑论》:一男性,壮年,每日只能勉强进食一二两,不知饥饱,予健脾消导药不效,胸闷,脉弦迟,舌质正常,舌苔薄白黏腻。当是胃寒挟浊。予吴茱萸汤加神曲试治,重用吴茱萸 15 克。次日食欲大振。

③呕吐　《浙江医学》(1960,6:261):一男性,30 岁。患病 3 年余,呈规律性呕吐涎沫,先后曾用多种药物治疗无效,经胃肠造影诊断为瀑布状胃。

方用:吴茱萸 24 克,党参 30 克,生姜 30 克,大枣 5 个,半夏 12 克。服 1 剂呕止,原方再服 20 余剂,观察 2 个月余未见再发。

④呃逆　《伤寒论方古今临床》:姚某,男,43 岁。呃逆每发于食后,吐物皆为积食痰涎,历 2 个月余,面色苍黄,精神萎靡,形体消瘦,食不甘味,脉来细迟,舌苔白润,舌质淡胖,治宜温中化饮,降逆止呕,用吴茱萸 9 克,党参 15 克,生姜 15 克,大枣 5 个,半夏 6 克,茯苓 9 克。服 3 剂呃逆渐平,再服 4 剂获愈。

⑤神经官能症　《上海中医药杂志》(1982,4:18):用本方随证加减,治疗神经官能症 32 例,其症多伴有干呕、吐涎沫、手足逆冷、胸满烦躁等肝胃虚寒之证者。结果:痊愈 28 例,无效 4 例。一般服药 3 剂后,始见效果。

⑥上消化道癌　《陕西中医》(1997,1:9):用本方:吴茱萸、红参各 10 克,生姜 30 克,大枣 12 枚,每日 1 剂,水煎服,5 剂为 1 个疗程,治疗上消化道癌并发泛吐清涎证 157 例。结果:痊愈 115 例,显效 21 例,有效 17 例,总有效率为 97.5%。

⑦神经性呕吐　《湖南中医杂志》(1998,2:42):以本方加减,湿盛者加藿香、佩兰;胸胁胀者加沉香、青皮;舌红心烦热者加黄连、竹茹;吐伤胃阴口干者加沙参、麦冬;治疗神经性呕吐 68 例。结果:显效 53 例,有效 15 例,总有效率为 100%;对照组 20 例用维生素、地西泮(安定)等治疗,显效 4 例,有效 6 例,无效 10 例,总有效率为 50%。

【实验】　止呕制酸作用　《中药药理与临床》(1988,3:9):实验证明本方对硫酸酮引起的家鸽呕吐,有明显镇吐效果,减少呕吐次数,延长形成呕吐所需时间;显著抑制胃液、尤其是胃酸分泌。使胃液量下降,胃液酸度降低,呈明显的制酸效果。应用正交设计进行分析研究,结果表明止呕效果最强,配伍生姜时,其作用增强,而与人参、大枣配伍,可降低原方的毒性。

吴茱萸汤(2)

【方源】　《鸡峰普济方》卷十四。

【组成】　黄连 120 克,吴茱萸、当归各 22.5 克,石榴皮 90 克。

【用法】　上药研为粗末。每次 9 克,水煎,去渣,食前温服。

【主治】　积冷,赤白痢下不断,变成赤黑汁,形如烂鱼腹肠,疼痛,不能饮食。

吴茱萸饮

【方源】　《圣济总录》卷七十一。

【组成】　吴茱萸(汤洗,焙干)、桃仁(汤浸,去皮尖双仁)各7.5克,黑豆15克。

【用法】　上药同炒,以黑豆熟为度。用童便300毫升,浸少顷,煎,去渣服,空心、日午、夜卧各1次。

【主治】　肾脏久积成奔豚,气注小腹急痛,发即不识人。

吴茱萸散

【方源】　《鸡峰普济方》卷二十二。

【组成】　槟榔30克,硫黄15克,吴茱萸3克,川乌1个。

【用法】　上药研为细末。掺疮上;干者油调敷之。

【主治】　风寒湿注,下成疮。

旱螺散

【方源】　《医学入门》卷八。

【组成】　白田螺壳(煅过)、冰片、麝香、轻粉各少许。

【用法】　上药研为末。香油调搽。

【主治】　下疳疮。

牡丹饮

【方源】　《圣济总录》卷一六〇。

【组成】　牡丹皮30克,大黄(锉,炒)30克,肉桂(去粗皮)30克,桃仁(汤浸,去皮尖,炒令黄色)40个。

【用法】　上药研为粗末。每次9克,水煎,去渣,空腹温服。

【主治】　产后腹中恶血不除,苦身强痛。

牡丹散

【方源】　《圣济总录》卷八十五。

【组成】　牡丹皮、萆薢、白术、肉桂(去粗皮)各等份。

【用法】　上药研为散。每次9克,温酒调下。

【主治】　肾虚腰痛。

牡蛎粉

【方源】　《小儿卫生总微论方》卷十五。

【组成】　牡蛎粉60克,麻黄根30克,蛇床子、干姜各15克。

【用法】　上药研为细末。每用5克,新绵包扑有汗之处。

【主治】　诸汗。

牡蛎散(1)

【方源】　《太平圣惠方》卷十三。

【组成】　牡蛎(烧为粉)30克,龙骨45克,黄连(去须,微炒)30克,乌梅(微炒)22.5克。

【用法】　上药研为细散。每次6克,以粥饮调下,不拘时候。

【主治】　伤寒壮热,下痢烦渴。

牡蛎散(2)

【方源】　《太平圣惠方》卷七十二。

【组成】　牡蛎粉、车前子、肉桂、黄芩各15克。

【用法】　上药研为细散。每次6克,以粥饮调下,1日3~4次。

【主治】　妇人伤中尿血。

牡蛎散(3)

【方源】　《太平圣惠方》卷八十三。

【组成】　牡蛎粉30克,麻黄根30克,赤石脂30克。

【用法】　上药研为细散。入米粉60克,拌令匀。每日及夜间常扑之。

【主治】　小儿盗汗不止。

牡蛎散(4)

【方源】　《太平惠民和剂局方》卷八。

【组成】　黄芪(去苗土)、麻黄根(洗)、牡蛎(米泔浸,刷去土,火烧通赤)各30克。

【用法】　上药研为粗散。每次9克,加小麦100余粒,水煎,去渣热服,1日2次,不拘时候。

【功用】　《中医方剂学讲义》:敛汗固表。

【主治】　①《太平惠民和剂局方》:诸虚不足及新病暴虚,津液不固,体常自汗,夜卧即甚,久而不止,羸瘠枯瘦,心忪惊惕,短气烦倦。

②《普济本事方》:虚劳盗汗不止。

③《普济方》:梦遗精淋沥。

【方论】　①《医方集解》:此手太阴少阴药也。陈来章曰:汗为心之液,心有火则汗不止,牡蛎、浮小麦之咸凉,去烦热而止汗,阳为阴之卫,阳气虚则卫不固,黄芪、麻黄根之甘温,走肌表而固卫。

②《成方便读》:黄芪固卫益气,以麻黄根领之达表而止汗;牡蛎咸寒,潜其虚阳,敛其津液;麦为心谷,其麸则凉,用以入心,退其虚热耳。此治卫阳不固,心有虚热之自汗也。

【验案】　手术后汗症　《浙江中医药杂志》(1998,5:254):用本方随证加减:麻黄根、浮小麦、生黄芪、煅牡蛎,自汗为主加白术、防风;盗汗为主,偏血虚加党参、白术、当归;偏阴虚加知母、地骨皮等。治疗手术后汗症 57 例。结果:痊愈 21 例,显效 35 例。

牡蒙散

【方源】　《太平圣惠方》卷三十。

【组成】　牡蒙 30 克,菟丝子(酒浸 2 日,晒干,别捣为末)60 克,柏子仁 30 克,肉苁蓉(酒浸 1 宿,去皱皮,炙干)60 克。

【用法】　上药研为细散。每次 3 克,食前以温酒调下。

【主治】　虚劳,阴下湿痒,生疮及萎弱。

牡黄二子煎

【方源】　《中医皮肤病学简编》。

【组成】　煅牡蛎 31 克,大黄 31 克,地肤子 31 克,蛇床子 31 克。

【用法】　水煎,浸洗再湿敷。

【主治】　足癣。

针头丸(1)

【方源】　《鸡峰普济方》卷十四。

【组成】　白胡椒末、硫黄各 0.3 克,巴豆(去皮膜,不出油,研)2 粒,黄蜡 1.2 克。

【用法】　上药研为末,熔蜡为丸,米粒大。大人每次 2~3 丸,米饮送下,不拘时候。

【主治】　水泻。

针头丸(2)

【方源】　《小儿卫生总微论方》卷十一。

【组成】　朱砂 1.5 克,信砒 3 克,巴豆(用油煎)7 个,硫黄 1 克。

【用法】　上药研末,用黄蜡熔化,旋丸针头大。每次 1 丸,食前米饮送下。

【主治】　积利、久利、滞利,一切诸利,多日不愈。

针头散

【方源】　《医方类聚》卷一九一引《疮科通玄论》。

【异名】　针毒散(《普济方》卷二七五)。

【组成】　信砒 1.5 克,雄黄 1.5 克,乳香 6 克,麝香少许。

【用法】　上药研为细末。每用少许,贴在疮上,膏药封之。

【功用】　追毒去死肉。

【主治】　恶疮。

利湿散

【方源】　《医学探骊集》卷六。

【组成】　宫粉 30 克,白矾 30 克,硼砂 15 克,轻粉 3 克。

【用法】　上药研为极细末。先用针刺出毒水,继用纸捻蘸药末下在针孔内,外用膏药敷之;俟其孔稍大,再多上,用棉花、白布裹之。数日可愈。

【主治】　踝下湿郁疔疮,但觉其中如有溃脓之意者。

利膈散

【方源】　《御药院方》卷九。

【组成】　黑牵牛(炒)、甘草(炒)各 120 克,防风 30 克,牛蒡子(炒)240 克。

【用法】　上药各慢火炒令熟,与防风同为细末。每次 6 克,开水点药,澄清服,不拘时候。

【主治】　咽喉诸疾,肿痛生疮。

利痰散子

【方源】　《慈幼新书》卷九。

【组成】　白丑 15 克,槟榔 3 克,茵陈、木香各 1.5 克。

【用法】　上药研为末。每次 3 克,白汤送下。

【主治】　小儿惊痫、寒热、痘疹诸疾,兼痰而生他病者。

利肝解湿汤

【方源】　《辨证录》卷十一。

【组成】　白芍 60 克,茯苓 30 克,干鸡冠花 15 克,炒栀子 9 克。

【用法】　水煎服。

【功用】　解肝中之火,利膀胱之水。

【主治】　妇人肝经湿热,带下色青,甚则色绿,如绿豆汁,稠黏不断,其气亦腥。

利窍通耳方

【方源】　《慈禧光绪医方选议》。

【组成】　木通 3 克,全蝎(去毒)1.5 克,胭脂边 0.6 克,麝香 0.15 克。

【用法】　上药研为细末。每次少许,用绵包裹,纳于耳中。

【主治】　耳聋耳闭。

【方论】　方中麝香芳香通窍,木通通九窍,全蝎有毒,可疗疮疡肿毒。胭脂亦芳香通窍,合用之当具利窍通耳之功。

乱发汤(1)

【方源】　《外台秘要》卷六引《小品方》。

【组成】　血余炭(烧灰)15 克,小蒜 14 个,附子(炮)30 克,甘草(炙)60 克。

【用法】　水煎,去渣温服。

【主治】　霍乱,诸药不能疗者。

【宜忌】　忌猪肉、海藻、菘菜。

乱发汤(2)

【方源】　《圣济总录》卷一二九。

【组成】　血余炭 15 克,苦杏仁(捶碎)21 个,甘草(锉)30 克,盐花 15 克。

【用法】　以浆水煎,滤去渣,通手洗疮上,1 日 2～3 次。若有脓血,洗取净后,以绢帛缚定。

【主治】　附骨疽。

乱发灰散

【方源】　《圣济总录》卷一一七。

【组成】　血余炭、黄连(去须)、故絮灰各 30 克,干姜(炮)15 克。

【用法】　上药研为散。再研匀。不拘多少,敷疮上,1 日 3～5 次,以愈为度。

【主治】　①《圣济总录》:口吻生疮。

②《普济方》:口吻生疮及口旁恶疮。

伸膈汤

【方源】　《辨证录》卷九。

【组成】　瓜蒌 9 克,半夏 9 克,枳壳 3 克,甘草 3 克。

【用法】　水煎服。

【主治】　痰在膈上,大满大实,气塞不能伸,药怯而不得下。

伯州散

【方源】　《霉疠新书》。

【组成】　蟹(取生淡水中,甲大 10～13 厘米者)、反鼻(酒浸 1 宿,各烧存性)、鹿角(男子乳浸,日晒干 3 遍,烧存性)各 45 克,沉香 15 克。

【用法】　上药研为细末。每次 1.5 克,无灰温酒送下,1 日 3 次。

【主治】　一切顽疮结毒漏疮。

【验案】　恶性风湿性关节炎伴难治性皮肤溃疡　《日本东洋医学杂志》(1995,5:141):恶性风湿性关节炎(MRA)关节以外的症状较多,约 30% 的患者有皮肤溃疡。松田康平此次报道了 2 例各种西药治疗无效,而应用伯州散使 MRA 患者行皮肤溃疡改善的经验。病例 1,男性,44 岁,双侧足跟部外侧到跟腱旁,出现皮肤溃疡。病例 2,女性,46 岁,右臀部出现皮肤溃疡。在皮肤科治疗近 1 个月,均未见改善。给予伯州散 3 克/天。结果:病例 1 在 1 周后皮肤溃疡改善,2 个月后溃疡面已基本结痂。病例 2 在 2 周后皮肤溃疡结痂痊愈。本次治疗效果表明该方对各种治疗无效的难治性皮肤溃疡患者亦有疗效。

佛手散

【方源】　《是斋百一选方》卷十。

【组成】　芒硝(研)30 克,僵蚕(去丝)15 克,青黛(研)3 克,甘草(生)7.5 克。

【用法】　上药研为细末。以少许掺喉中,如闭甚,以竹管吹入,寻常咽喉间不快亦可用。

【主治】　缠喉风。

皂角散

【方源】　《普济方》卷三〇六。

【组成】　葱、盐、全蝎、皂角各适量。

【用法】　上药研为细末。先用净水洗口,以独蒜切片,按在伤口上,后将药末放在蒜上,用艾灸出黄水为度。

【主治】　疯犬咬伤。

皂角膏

【方源】　《幼幼新书》卷二十三引汉东王先生方。

【组成】　大皂角(烧)1个,糯米(炒黑)30克,草乌(生)6克,黄皮(炒黑)9克。

【用法】　上药研为末,井花水调贴。

【主治】　风疳气攻,项下生核。

皂荚散

【方源】　《圣济总录》卷一一九。

【组成】　皂角(不蛀者)60克,升麻30克(二味入瓶子内,固济,留一孔,烧令烟绝,取出细研),杏仁(去皮尖双仁,研)30克,凝水石(捣末)60克。

【用法】　上药研为末。每用3克,贴患处。

【主治】　齿疳风齼。

皂荚子散

【方源】　《太平圣惠方》卷六十。

【组成】　皂角(麸炒微黄焦)100个,槐鹅(微炒)30克,牛角尖屑(微炒)30克,露蜂房(微炒)30克。

【用法】　上药研为细散。每次6克,食前以粥饮调下。

【主治】　痔疾,下血日夜无定,久不愈者。

近侍汤

【方源】　《鸡峰普济方》卷二十五。

【组成】　砂仁60克,丁香0.3克,甘草9克,盐30克。

【用法】　上药研为细末。每次6克、开水点服。

【功用】　和脾胃。

返魂汤

【方源】　《幼幼集成》卷二。

【组成】　净麻黄(去节)6克,杏仁(去皮)7个,葱白6克,炙甘草6克。

【用法】　水煎服。

【功用】　开通肺窍。

【主治】　因毒气闭塞肺窍,中恶卒死。

含膏丸

【方源】　《本草图经》引《箧中方》(见《证类本草》卷十)。

【组成】　曹州葶苈子(纸衬,熬令黑)30克,知母30克,贝母30克。

【用法】　上药研为末,以枣肉15克,白砂糖45克,同入药中和为丸,如弹丸大。每次以新绵裹1丸含之,徐徐咽津,甚者不过3丸。

【主治】　咳嗽。

谷神散

【方源】　《是斋百一选方》卷六。

【组成】　楮实(青者,蒸1次,晒干用)500克,甘草(炙)30克,陈仓米30克,干姜30克。

【用法】　上药研为细末。饭饮调下。

【主治】　夏月暴泻。

谷精汤

【方源】　《圣济总录》卷一四一。

【组成】　谷精草、白矾、荆芥、丑橘各15克。

【用法】　水煎,去渣,趁热先熏,候温和洗之。

【主治】　牝痔生疮。

谷精散

【方源】　《证治准绳·类方》卷七。

【组成】　谷精草、猪蹄退(炒)、绿豆皮、蝉蜕各等份。

【用法】　上药研为末。每次9克,食后米泔调下。

【主治】　斑疮翳膜眼。

谷精草散(1)

【方源】　《太平圣惠方》卷三十四。

【组成】　谷精草(烧灰)7.5克,白矾灰7.5克,蟾酥(炙)1片,麝香少许。

【用法】　上药研为散。每取少许,敷于患处。

【主治】　①《太平圣惠方》：牙齿风疳，齿龈宣露。

②《圣济总录》：牙齿历蠹。

谷精草散(2)

【方源】　《太平圣惠方》卷八十七。

【组成】　谷精草30克，苍术(去皮，锉，微炒)7.3克，蛇蜕灰7.3克，定粉3克。

【用法】　上药研为细散。每次3克，用羊子肝1具，以竹刀劈开，掺药在内，用钱缠定，米泔煮熟。乘热先熏过眼，次服其汁，后食其肝。

【主治】　小儿眼疳，赤痒者。

犹龙汤

【方源】　《医学衷中参西录》上册。

【组成】　连翘30克，生石膏(捣细)18克，蝉蜕(去足土)6克，牛蒡子(炒捣)6克。

【用法】　水煎服。

【主治】　胸中素蕴实热，又受外感，内热为外感所束，不能发泄而致温病，时觉烦躁，或喘，或胸胁痛，其脉洪滑而长。

【加减】　喘，倍牛蒡子；胸痛，加丹参、没药各9克；胁下痛，加柴胡、川楝子各9克。

【验案】　①表寒内热证　一妇，年30余。胸痛连胁，心中发热，服开胸、理气、清火之药不效。后愚诊视，其脉浮洪而长。知其上焦先有郁热，又为风寒所束，则风寒与郁热相搏而作痛也。治以此汤，加没药、川楝子各12克，1剂得汗而愈。

②喘咳　一叟，年过7旬。素有劳病，因冬令伤寒，劳病复发，喘而且咳，而3日间，痰涎壅盛，上焦烦热。诊其脉，洪长浮数。投以此汤，加玄参、潞党参各12克，1剂汗出而愈。

肝肾丸

【方源】　《症因脉治》卷四。

【组成】　当归、白芍、天冬、生地黄各适量。

【用法】　上药研为末，以水泛为丸服。

【主治】　阴虚小便不利。

肠痈汤

【方源】　《医心方》卷十五引《集验方》。

【组成】　薏苡仁30克，牡丹皮9克，桃仁9

克，冬瓜仁30克。

【用法】　水煎服。

【功用】　《千金方衍义》：排脓解毒。

【主治】　①《医心方》引《集验》：肠痈。

②《备急千金要方》引崔氏：腹中疠痛，烦毒不安或胀满不思饮食，小便涩，此病多是肠痈；妇人产后虚热者多成斯病。纵非痈疽，疑是便服。

③《疡医大全》：胃痛，小便赤涩，腹满不食。

【方论】　《千金方衍义》：此为《金匮要略》薏苡仁、附子、败酱散之变方，以治脓成脉数不可下之证。虑附子助热，易以牡丹；又因败酱难觅，易以瓜瓣；更加桃仁以助牡丹之力。

肠风黑散

【方源】　《太平惠民和剂局方》卷六(宝庆新增方)。

【组成】　败棕(烧)、木馒头(烧)、乌梅(去核)、甘草(炙)各60克。

【用法】　上药研为细末。每次6克，水煎，空腹温服。

【主治】　荣卫气虚，风邪冷气进袭脏腑之内，或食生冷，或啖炙煿，或饮酒过度，积热肠间，致使肠胃虚弱，糟粕不聚，大便鲜血，脐腹疼痛，里急后重，或肛门脱出，或久患酒痢，大便频并。

龟鹿二仙胶

【方源】　《北京市中药成方选集》。

【组成】　鹿角2400克，龟板2400克，冰糖240克，黄酒144克。

【用法】　先将鹿角、龟板浸泡7天，换清水刷洗，取出，连同糖、酒，用香油72克煎制成胶后，装槽散热凝固，出槽切成小块长方形。每次6～9克，黄酒炖化服，或白开水亦可。

【功用】　补气补血，强壮身体。

【主治】　气虚血亏，骨蒸潮热，夜梦遗精，精神疲倦。

应梦散

【方源】　《证治汇补》卷五。

【组成】　人参30克，核桃仁(连衣)2枚，生姜5片，大枣2枚。

【用法】　水煎，临卧服。

【主治】　肾气烦冤,喘促不得卧。

应痛散

【方源】　《圣济总录》卷一四一。

【组成】　荆芥、桑白皮、地榆各30克。

【用法】　上药研为散。每用9克,加丑橘(拍破)2枚,水煎,倾出,就熏疮,极痛,候下得手时,方可淋洗。

【主治】　一切痔疾。

疔疮塞鼻丹

【方源】　《集成良方三百种》。

【组成】　小枣(烧熟去核)3个,巴豆3个,银朱1克,雄黄1克。

【用法】　上捣为长丸。绵纸包裹,当中截开,塞两鼻孔,盖衣出汗。

【主治】　疔疮。

疗肺宁片

【方源】　《部颁标准》。

【组成】　百部313克,穿心莲313克,羊乳根313克,白及156克。

【用法】　上药制成片剂。口服,每次10片,1日3次。

【功用】　润肺,清热,止血。

【主治】　肺结核。可与其他抗结核药物合并使用。

快气汤

【方源】　《太平惠民和剂局方》卷十(续添诸局经验秘方)。

【组成】　甘草(炙)540克,干姜(炮)1250克,粟米(炒)900克,桔梗(炒)1500克。

【用法】　用炒盐360克,同研为细末。每次3克,食前沸汤点服。

【主治】　脾胃虚冷,酒食所伤,胸膈不快,呕逆恶心,反酸吐水,口淡舌涩,不思饮食。

快斑饮

【方源】　《活幼心书》卷下。

【组成】　麻黄(去节存根)45克(略以酒浸透1宿,焙干),红色曲15克,肉桂(去粗皮)、甘草各

9克。

【用法】　上药研为末。每次3克,用温开水调服,不拘时候。

【主治】　痘疮出不快。

快脾散

【方源】　《普济方》卷二十五引《家藏经验方》。

【组成】　甘草(炙)600克,草果(不去皮)300克、生姜1200克,盐450克。

【用法】　生姜切作片,余药锉,同盐焙干,研为细末。每次6克,开水点服,不拘时候。

【主治】　脾胃不和,呕吐酸水,饮食减少。

快膈散

【方源】　《小儿卫生总微论方》卷十。

【组成】　甘草(炙)15克,高良姜(微炮)、肉豆蔻(面裹煨)、丁香各7.5克。

【用法】　上药研为细末。每次1.5克,新汲冷水调下。

【主治】　霍乱吐逆,服药多即吐。

冻疮消酊

【方源】　《部颁标准》。

【组成】　肉桂1.5毫升,红花20克,冰片10克,樟脑30克。

【用法】　制成酊剂。外用,擦患处,每日数次。

【功用】　活血祛瘀,止痒止痛,消肿。

【主治】　冻疮,压疮。

【宜忌】　禁内服,勿涂擦皮肤溃烂处。

冷香散

【方源】　《医学探骊集》卷四。

【组成】　炉甘石60克,秋石60克,冰片2.4克,麝香0.6克。

【用法】　上药研为极细末,瓷器盛之。闻之。

【主治】　内有七情之伤,触动无根之火,鼻孔肿痛。

冷香饮子

【方源】　《杨氏家藏方》卷三。

【组成】　草果仁60克,甘草(炙)30克,陈皮(去白)15克,附子(炮,去皮脐)7.5克。

【用法】　上药研为散。每次 15 克,水煎,去渣沉冷,旋旋服之,不拘时候。

【主治】　①《杨氏家藏方》:伏暑烦躁,引饮无度。

②《医方考》:夏月饮食,杂以水果、寒冷之物食之,胸腹大痛,霍乱者。

③《张氏医通》:中暑,内夹生冷饮食,泻利。

④《杂病源流犀烛》:内伤夹暑者,暑月房劳,兼膏粱水果杂进,至周身阳气不伸,四肢厥逆拘急,呕吐。

【方论】　①《医方考》:草果辛温,善消肉食;附子辛热,能散沉寒;橘红之辛,可调中气;甘草之温,堪以健脾。而必冷服者,假其冷以从治,《内经》所谓"必伏其所主,而先其所因"也。

②《古方选注》:草果、陈皮,温脾去湿定呕;炙甘草、生姜,奠安脾经阴阳;以炮附子通行经络,交接上下。用饮子者,轻清留中也;冷服者,缓而行之也。

【验案】　太阴伤寒　《清代名医医案大全·叶天士医案》:脉沉微,腹痛吐利汗出,太阴伤寒,拟冷香饮子:炮淡附子,草果,陈皮,甘草,煎好候冷服。

沥青膏

【方源】　《卫生宝鉴》卷十九。

【组成】　黄蜡、沥青各 30 克,芫荽子、黄丹各 9 克。

【用法】　上药研为末。小油 90 克熬,擦。不需洗。

【主治】　小儿黏疮。

没药散

【方源】　《圣济总录》卷一〇五。

【组成】　没药 45 克,麒麟竭、大黄(炒)、芒硝各 30 克。

【用法】　上药研为细散。每次 9 克,空心、食后以熟水调下,1 日 3 次。

【功用】　《全国中药成药处方集》(沈阳方):破血积,止疼痛,消瘀退翳。

【主治】　①《圣济总录》:血灌瞳仁。

②《银海精微》:心脾胃得热,致胞肉生疮。

③《秘传眼科龙木论》:血灌瞳仁,外障。

④《全国中药成药处方集》(沈阳方):眼胞生

疮,目赤生翳,疼痛难忍;或被物伤,血灌瞳仁,漏睛脓血,白睛赤红,淤血胬肉遮睛。

沉香丸

【方源】　《袖珍方大全》卷三。

【组成】　沉香、朱砂、木香各 15 克。

【用法】　上药甘草膏子为丸,朱砂为衣。每次 3 克,温开水送服。

【主治】　酒病。

沉香汤(1)

【方源】　《圣济总录》卷五十五。

【组成】　沉香(锉)、鸡舌香各 30 克,熏陆香(研)15 克,麝香(研,去筋膜)7.5 克。

【用法】　上药研为细末。每次 9 克,水煎,去渣,食后温服。

【主治】　久心痛。

沉香汤(2)

【方源】　《医方类聚》卷一〇二引《御医撮要》。

【组成】　沉香 120 克,乌药、麦芽各 60 克,甘草 90 克。

【用法】　上药研为细散。每次 1.5 克,如茶点进。

【功用】　补脾元,消酒食。

沉香散(1)

【方源】　《普济方》卷二〇四。

【组成】　沉香、木香、枳壳各 7.5 克,乌药 12 克。

【用法】　上药研为细末。每次 6 克,加盐少许,以沸汤调下。

【主治】　膈气。

沉香散(2)

【方源】　《全国中药成药处方集》(沈阳方)。

【组成】　鸡内金 60 克,大盆沉 30 克,海蛤粉、海浮石各 15 克。

【用法】　上药研为极细末。每次 6 克,饭前以黄酒冲服。服后 3 小时微汗为宜。

【功用】　消水止痛,镇咳去痰。

【主治】　咳嗽气逆,胸胁刺痛,呼吸气促,肋部蓄水,背寒胸满,大便泄泻,小便不利,腹胀肢肿,夜不能卧,痰饮湿盛,脾不行水,遍身水肿。

【宜忌】　忌烟、酒、腥辣。

沉香四磨汤

【方源】　《观聚方要补》卷三引《卫生家宝》。

【组成】　沉香、木香、槟榔、乌药各适量。

【用法】　浓磨水煎服。

【主治】　冷气攻冲,心腹疗痛。

沉香降气汤

【方源】　《太平惠民和剂局方》卷三(绍兴续添方)。

【组成】　香附(炒,去毛)120克,沉香54克,砂仁144克,甘草360克。

【用法】　上药研为细末。每次3克,加盐少许,凌旦雾露,空心沸汤点服。

【功用】　①《太平惠民和剂局方》(绍兴续添方):开胃消痰,散壅思食。

②《丸散膏丹集成》:通顺气血。

【主治】　①《太平惠民和剂局方》(绍兴续添方):阴阳壅滞,气不升降,胸膈痞塞,心腹胀满,喘促短气,干哕烦满,咳嗽痰涎,口中无味,嗜卧减食;及胃痹留饮,噫醋闻酸,胁下支结,常觉妨闷;中寒咳逆,脾湿洞泄,两胁虚鸣,脐下撮痛;脚气,毒气上冲,心腹坚满,肢体水肿。

②《普济方》:小儿因乳母忧闷愁思虑,或有忿怒之气乳儿,随气而上,不能运化而致气奶呕吐。

③《医略六书》:气逆眩晕,脉沉涩者。

④《丸散膏丹集成》:妇人经水不调,小腹刺痛。

【方论】　《医略六书》:气逆于中,肝气不降,此眩晕之发于气逆焉,郁怒人多此。沉香降气以疏逆,香附调气以解郁,砂仁理气醒脾胃,甘草缓中和脾胃也,为散沸汤下,使逆气降而肝气平,则脾胃调而运化如常,何气逆眩晕之不已哉。

沈氏止衄丹

【方源】　《杂病源流犀烛》卷十七。

【组成】　香附60克,川芎30克,黑栀子、黄芩各15克。

【用法】　上药研为末。每次6克,以开水调下。

【主治】　火热上升而衄极甚,或不止者。

羌活汤(1)

【方源】　《保命集》卷中。

【组成】　羌活、独活、防风、地榆各30克。

【用法】　上药研为散。每次15克,水煎,去渣温服。

【主治】　破伤风,服左龙丸利后及搐瘛不已。

【加减】　有热,加黄芩;有涎,加半夏。

羌活汤(2)

【方源】　《症因脉治》卷一。

【组成】　羌活、独活、柴胡、防风各适量。

【用法】　水煎,去渣温服。

【主治】　寒邪伤营,发热,无汗,恶寒。

羌活散

【方源】　《元和纪用经》。

【组成】　羌活90克,茯苓、薏苡仁各30克。

【用法】　上药研为散。分8服,每以水煮耗半绞汁,入淡竹沥15克,再煎沸,温服。

【主治】　①《元和纪用经》:筋急拘挛,不可屈伸,风湿瘫痹,头昏目眩,骨节酸痛,无问久新及风水浮肿。

②《三因极一病证方论》:风湿入脾,致唇口蠕动,唇揭,头痛目眩及四肢水肿,如风水状。

羌活木通汤

【方源】　《伤寒大白》卷一。

【组成】　羌活、独活、木通、车前子各适量。

【用法】　水煎服。

【功用】　双解太阳表里。

【主治】　太阳热结膀胱,脉浮,外发热,内烦躁,作渴饮水,小便不利。

羌活防风汤

【方源】　《症因脉治》卷三。

【组成】　羌活、防风、甘草、陈皮各适量。

【用法】　水煎服。

【主治】　湿温,头痛项强,骨节烦痛,两胫逆冷,为太阳表症者。

羌活附子汤

【方源】　《医学心悟》卷三。

【组成】　羌活 3 克,附子、干姜各 1.5 克,炙甘草 2.4 克。

【用法】　水煎服。

【主治】　客寒犯脑,脑痛连齿,手足厥冷,口鼻气冷。

羌蒡蒲薄汤

【方源】　《中医方剂临床手册》。

【组成】　羌活 9～15 克,牛蒡子 9 克,蒲公英 15～30 克,薄荷叶 3～6 克。

【用法】　水煎,分 2～3 次服。

【功用】　解表,清热解毒。

【主治】　外感发热,如流行性感冒、上呼吸道感染、扁桃体炎、腮腺炎等。

【方论】　本方的配伍特点是辛温与辛凉同用,有较强的发散外邪作用;蒲公英的清热解毒与牛蒡子的清宣肺气相配伍后,还有宣肺清热的作用。

【加减】　咳嗽等肺气不宣明显时,加桔梗、杏仁、前胡;咽喉肿痛严重者,加板蓝根、射干、马勃;胸闷、胃呆、泛恶、舌苔厚腻等湿浊中阻者,加厚朴、半夏、枳壳、六曲。

羌活黄芩苍术甘草汤

【方源】　《玉机微义》卷五十引易老方。

【组成】　羌活、黄芩、苍术、甘草各等份。

【用法】　上药研为散。水煎服。

【主治】　壮热体重而渴,或泻。

完善丸

【方源】　《验方新编》卷七。

【组成】　夏枯草 240 克,甘草节 120 克,连翘(去子,为末)120 克,金银花 500 克。

【用法】　煎浓汤为丸。每次 9 克,晨以盐汤送下。

【功用】　去瘘生肌。

【主治】　痔瘘。

牢牙散(1)

【方源】　《圣济总录》卷一二〇。

【组成】　皂角 5 梃(烧存性,小者用 10 梃),附子(生)1 枚,乳香(研)15 克,麝香(研)少许。

【用法】　上药研为散。如常揩齿,良久漱之,频用。

【主治】　风䵟出血及牙浮动。

牢牙散(2)

【方源】　方出《三因极一病证方论》卷十六,名见《医学纲目》卷二十九。

【组成】　槐枝、柳枝(切碎)各 60 克,皂角 7 茎,盐 3 克。

【用法】　上药同入瓷瓶内,黄泥固济,糠火烧 1 夜,候冷,取出,为细末。用如常法。

【功用】　牢牙,祛风冷。

【主治】　齿龋宣露,不问老少。

【验案】　牙痛脱落　有石佛庵主年七十余,云祖上多患齿痛脱落,得此方效,数世用之,牙白齐密。

牢牙散(3)

【方源】　《兰室秘藏》卷中。

【组成】　羌活 30 克,龙胆(酒洗)45 克,羊胫骨灰 60 克,升麻 120 克。

【用法】　上药研为细末,以纱罗子罗骨灰作微尘末,和匀。卧时贴在牙龈上。

【主治】　牙龈肉绽有根,牙䵟肿痛,牙动摇欲落,牙不长,牙黄口臭。

牢牙散(4)

【方源】　《济生方》卷五。

【组成】　全蝎(去毒)7 个,细辛(洗净)9 克,草乌(去皮)2 个,乳香(别研)6 克。

【用法】　上药研为细末。每用少许擦患处,须臾以温盐水盥漱。

【主治】　一切齿痛,不问久新。

牢牙散(5)

【方源】　《普济方》卷七十。

【组成】　寒水石、生定粉、龙骨、海螵蛸各等份。

【用法】　上药研为细末。不时用少许搽牙,误咽无妨。

【功用】　牢牙,定疼痛。

牢牙赴筵散

【方源】　《普济方》卷七十。

【组成】　香附、高良姜、盐各 90 克,细辛 30 克。

【用法】　上药研为末。作齿药常用。

【功用】　牢牙。

牢牙固齿明目散

【方源】　《万病回春》卷五。

【组成】　槐枝叶、柳枝叶各不拘多少。

【用法】　切碎,水浸 3 日,熬出浓汁,去条、叶、渣、梗,入青盐 1000 克,白盐 1000 克,同汁熬干,研末。擦牙、漱口,吐出;洗眼。

【功用】　牢牙固齿,明目。

诃黎勒汤

【方源】　《圣济总录》卷七十八。

【组成】　诃黎勒(煨,去核)、草豆蔻(去皮,炒)、延胡索各 15 克,干姜(炮)7.5 克。

【用法】　上药研为粗末。每次 9 克,水煎,去渣,食前温服。

【主治】　肠虚冷热不和,赤白下痢,里急后重。

诃黎勒散(1)

【方源】　《圣济总录》卷六十五。

【组成】　诃黎勒(紧实者,炮熟,去核)不拘多少。

【用法】　上药研为细散。每次 6 克,用猪胰(去脂膏)1 枚劈开,掺药在内,更入打破乌梅 1 枚合定,以芭蕉叶包之,外以湿纸重裹,煨令香熟,去纸、叶、乌梅,只将药并胰慢慢嚼吃,1 日 2～3 次。

【主治】　咳嗽。

诃黎勒散(2)

【方源】　《圣济总录》卷七十四。

【组成】　诃黎勒、母丁香各 5 枚,肉豆蔻(面裹,烧)1 枚,甘草(炙,锉)3 克。

【用法】　上药研为散。每次 1.5 克,食前以米饮调下。

【主治】　泄痢无度。

补气汤

【方源】　《普济方》卷三十五引《十便良方》。

【组成】　五味子(须用辽东者)90 克,甘草 15

克,白盐(炒)30 克(同拌,置器中露 1 宿,取出焙干),吴茱萸 15 克。

【用法】　上药研为细末,干净瓷瓶中盛。每次 3 克,以熟汤送下,不拘时候。

【功用】　生胃中津液。

【主治】　上焦虚热,夜卧口干。

补肌散

【方源】　《杂病源流犀烛》卷三十。

【组成】　点椒 15 克,兽脑骨、红内硝、白芷各 6 克。

【用法】　上药研为末。掺即安。或已落,有血丝未断,掺齿龈间,亦可复牢。

【功用】　生肌,疗伤齿。

【主治】　跌仆闪挫伤齿。

补肝汤

【方源】　《千金翼方》卷十一。

【组成】　甘草(炙)、黄芩、人参、肉桂各 6 克。

【用法】　上药研为散。水煎,去渣,分 3 次服。

【主治】　肝气不足。

【宜忌】　忌生葱、海藻、菘菜。

补肝散

【方源】　《症因脉治》卷三。

【组成】　当归、白芍、羌活、秦艽各适量。

【用法】　水煎服。

【主治】　内伤筋挛。肝经血少生风,皮肤干竭,通身燥痒,手足难于举动,渐至肌肉黑瘦,筋脉挛缩。

补肺法

【方源】　《续本事方》卷五。

【异名】　补肺汤(《普济方》卷二十六)、干嗽补肺膏(《杂病源流犀烛》卷一)、补肺膏(《鸡鸣录》)。

【组成】　地黄(生,净洗)1000 克,生姜 120 克,苦杏仁 60 克,蜜 120 克。

【用法】　上捣如泥,瓦合盛,饭上蒸。每日五更,挑 30 克咽下。

【主治】　①《续本事方》:喘嗽。

②《杂病源流犀烛》:肺中无津液,干嗽,其脉细涩,必兼气弱或促,乃痰郁火邪于肺中,轻则连咳数

十声方有痰出,重则虽多咳亦无痰。

补胃汤

【方源】　《证因方论集要》卷二引黄锦芳方。

【组成】　山药(炒)、扁豆(炒)、甘草(炙)、饴糖各等份。

【用法】　水煎服。

【主治】　除中。胃阳空虚,思食自救,凡病痢之后多有是症。

【方论】　胃阴空虚,仲景谓其胃虚本不能食,反能食者,为除中,此即中气将除之谓。若复进用苦寒,则胃已虚而成莫治之症。此方重进山药、扁豆,能养胃阴;炙甘草、饴糖能复脾阳,但用稼穑作甘之旨,如是则中气健矣。

补肺散

【方源】　《普济方》卷一八八引《卫生宝方》。

【组成】　猪肺(不破者)1 具,雌黄(研细)9 克,蒲黄(炒熟)9 克,桑白皮(为末)15 克。

【用法】　上药和匀,入白面少许,水灌入肺内,用绳子缚肺口,煮熟任意吃之。

【主治】　肺破呕血、嗽血不愈者。

补骨散

【方源】　《疡科选粹》卷八。

【组成】　古铜钱、乳香、没药(为细末)各30 克。

【用法】　先将铜钱用铜丝并穿,以活桑木为柴,烧钱至红,在米醋内淬之,再烧再淬 7～10 次,取碗底沉下铜锈屑,就以醋洗净炭灰,瓷瓶收贮。用时以黑雄鸡 1 只,清水煮熟,去肉用骨,以醋炙酥,为末,加入乳香、没药末,铜屑亦研极细,和匀,取患人顶心发 1 缕,烧灰,和前药末 0.75 克,好酒调服,如吐再一服。痛止不可再用。

【功用】　《杂病源流犀烛》:补骨。

【主治】　①《疡科选粹》:跌伤,夹伤。

②《杂病源流犀烛》:跌仆夹伤,筋伤骨损。

【宜忌】　终身忌食荸荠。

补烂丹

【方源】　《疡科遗编》卷下。

【组成】　烟胶(炙)、黄柏各 30 克,白矾 15 克,轻粉 9 克。

【用法】　上药研为细末。用桐油调敷,外用油纸捆缚。

【主治】　烂腿。

补益散

【方源】　《鸡峰普济方》卷十九。

【组成】　陈皮、大腹皮、小茴香各 30 克,肉桂15 克。

【用法】　上药研为细末。每次 3 克,温米饮调下,1 日 3 次。

【主治】　水肿消后常服。

【宜忌】　忌生冷、咸、酸、酒面、油腻、鸡、猪等发风物,大忌针灸、饮酒、毒物。

补脾丸

【方源】　《丹溪心法》卷三。

【组成】　白术 250 克、苍术、茯苓、陈皮各90 克。

【用法】　上药研为细末,粥为丸服。

【主治】　伤食。

补漏丸

【方源】　《外科学讲义》。

【组成】　夏枯草 240 克,甘草节 120 克,连翘(去子)120 克。

【用法】　上药研为末,以金银花 1000 克,煎浓汤为丸。每次 9 克,早晨空心淡盐汤送下。

【主治】　痔瘘。

补阴制火汤

【方源】　《辨证录》卷三。

【组成】　熟地黄 60 克,山茱萸、芡实各 30 克,肉桂 3 克。

【用法】　水煎服。

【主治】　肾火不足,不交感而两耳无恙,一交接妇女,耳中作痛,或痒发不已,或流臭水,以凉物投之则快甚。

补肾地黄酒

【方源】　《养老奉亲书》。

【组成】　生地黄(切)100 克,大豆(熬之)200

克,生牛蒡根(切)100克。

【用法】　上药以绢袋盛之,以酒1000毫升浸之5～6日。每次30～50毫升,任性空心温服。恒作之尤佳。

【功用】　润皮毛,益气力,补虚止毒,除面皯。

【主治】　老人风湿久痹,筋挛骨痛。

补络补管汤

【方源】　《医学衷中参西录》上册。

【组成】　生龙骨(捣细)30克,生牡蛎(捣细)30克,山茱萸(去净核)30克,三七(研细)6克。

【用法】　水煎,药汁送服三七末。

【主治】　咯血呕血,久不愈者。

【加减】　服之血犹不止者,可加赭石细末15～18克。

补虚利腰汤

【方源】　《辨证录》卷二。

【组成】　熟地黄30克,杜仲15克,补骨脂3克,白术15克。

【用法】　水煎服。

【主治】　肾虚腰痛,动则腰痛,自觉其中空虚无着者。

【方论】　熟地黄补肾水也,得白术则利腰脐而熟地不腻;杜仲、补骨脂补火以止腰痛者也,得熟地黄则润泽而不至干燥。调剂相宜,故取效最捷耳。

补脾止带汤

【方源】　《中医症状鉴别诊断学》。

【组成】　白术、泽泻、女贞子、海螵蛸各适量。

【用法】　水煎服。

【主治】　脾虚白带。带下绵绵,质黏,劳累后更甚,每兼有水肿或腹胀。

补漏生肌散

【方源】　《审视瑶函》卷四。

【组成】　白矾、轻粉、血竭、乳香各等份。

【用法】　上药共研极细末。对瘘处吹点,外用盐花、白矾少许,煎水洗之。

【主治】　目疾,阳瘘。日间流水,色黄赤者。

补心气口服液

【方源】　《新药转正标准》。

【组成】　黄芪、人参、石菖蒲、薤白各适量。

【用法】　制成口服液,口服,每次10毫升,1日3次。

【功用】　补益心气,理气止痛。

【主治】　气短、心悸、乏力、头晕等心气虚损型胸痹心痛。

良姜汤

【方源】　《经验良方》。

【组成】　高良姜、小茴香、桂枝、陈皮各等份。

【用法】　水煎服,或为泡剂,或为散药。

【主治】　胃虚腹痛,食难化者。

良姜散

【方源】　《仁斋直指方论》卷十三。

【组成】　高良姜、藿香、陈皮各30克,甘草(炙)22.5克。

【用法】　上药研为散。每次9克,水煎服。

【主治】　霍乱。

灵异膏

【方源】　《普济方》卷三〇五。

【组成】　川郁金(真者)30克,生地黄(去土)60克,粉草30克,腊月猪板脂500克。

【用法】　上锉,如豆粒大,入脂内煎黑焦色,滤去药渣,入明净黄蜡120克,熬化,逐渐入搅匀,用瓷器盛,贮水浸之,久,去水收之。每用时先以冷水洗疮,挹干,敷药在疮上,外用白纸贴之。汤烫火烧不须水洗。

【功用】　止血定痛。

【主治】　杖疮、金疮、颠扑皮破,汤火所伤,久年恶疮,冻疮。

灵砂丹

【方源】　《医方类聚》卷一一二引《经验秘方》。

【组成】　苦杏仁(去皮尖)10个,南巴豆(去皮膜油)30个,好白面30克,黄丹9克。

【用法】　先以苦杏仁、巴豆研极细,入黄丹研如泥,方入面滴新水为丸,如黄米大。每次3丸。比及取积,服药先服白粥3日,除粥外,休吃他物。

【主治】　二十四般积证。脾积,不思饮食;肺积,上喘咳嗽;肾积,腰痛耳鸣;胆积,口苦舌干;食积,口吐酸水;大肠积,风痔瘘;小肠积,五种淋涩;惊积,涎潮发搐;气积,四肢虚肿;风积,遍身麻木;水积,腹肿足细;虚积,夜多盗汗;劳积,吃食不肥;冷积,脐腹疼痛;疟积,发寒发热;酒积,面色萎黄;忧积,翻胃吐食;血积,精脉不调;心积,心狂发热;肝积,令人眼涩;暑积,怕热眼涩;痢积,便脓便血;疳积,头发如柳;脾积,吃泥吃土。

【宜忌】　孕妇勿服。

阿胶丸

【方源】　《太平圣惠方》卷五十九。

【组成】　阿胶(捣碎,炒令黄燥)60克,乌梅(微炒)60克,黄连(去须,微炒)60克。

【用法】　上药研为末,用煨蒜研为丸,如梧桐子大。每次30丸,食前粥饮送下。

【主治】　休息气痢。

阿胶汤(1)

【方源】　方出《备急千金要方》卷十八,名见《圣济总录》卷九十九。

【组成】　阿胶、当归、青葙子各60克,艾叶30克。

【用法】　上药研为散。每次12克,水煎,去渣,分3次服。

【主治】　①《备急千金要方》:虫蚀下部痒,谷道中生疮。

②《圣济总录》:脉痔,下部痒痛,生疮出血。

【方论】　《千金方衍义》:青葙治虫,艾叶导热,阿胶、当归以和其血。

阿胶汤(2)

【方源】　《圣济总录》卷四十三。

【组成】　阿胶(炙燥)60克,肉桂(去粗皮)、生姜(切,焙干)各15克,黄连(去须)22.5克。

【用法】　上药研为粗末。每次15克,水煎,去渣,稍热服,1日3次。

【主治】　小肠寒,肠中㽷痛,下赤白。

阿胶汤(3)

【方源】　《圣济总录》卷一四四。

【组成】　阿胶(炙燥)、艾叶各60克,干姜(炮)15克,白芍30克。

【用法】　上药研为粗末。每次9克,水煎,去渣温服,不拘时候。

【主治】　①《圣济总录》:坠堕伤损,气血瘀滞疼痛。

②《普济方》:从高堕下伤五脏,微者唾血,甚者吐血,及金疮伤经崩中。

阿胶汤(4)

【方源】　《圣济总录》卷一五四。

【组成】　阿胶(炒令燥)30克,川芎45克,当归(切,焙)60克,甘草(炙)30克。

【用法】　上药研为粗末。每次9克,水煎,去渣,空心、日午、临卧温服。

【主治】　妊娠胎动不安,腹痛。

阿胶汤(5)

【方源】　《圣济总录》卷一五五。

【组成】　阿胶(炙燥)45克,当归(切,焙)30克,甘草(炙,锉)22.5克,白术60克。

【用法】　上药研为粗末。每次9克,水煎,去渣温服,1日3次。

【主治】　妊娠胎萎燥,全不转动。

阿胶饮

【方源】　《三因极一病证方论》卷十二。

【组成】　阿胶(炒)60克,牡蛎(煅取粉)、鹿茸(切,酥炙)、桑螵蛸各120克。

【用法】　上药研为散。每次15克,水煎空心服;或作细末,饮调亦好。

【主治】　小便遗尿不禁。

阿胶散(1)

【方源】　《太平圣惠方》卷十三。

【组成】　阿胶(捣碎,炒令微燥)30克,黄连(去须,微炒)22.5克,葛根(锉)30克,黄芩22.5克。

【用法】　上药研为粗散。每次9克,水煎,去渣温服,不拘时候。

【主治】　伤寒,壮热头痛,四肢烦痛,未经发汗,下之太早,遂令汗出,下痢不止。

阿胶散(2)

【方源】　《普济方》卷三四二引《卫生家宝》。

【组成】　阿胶(捣碎,炒令燥)、甘草(炙)各 15 克,当归(洗,切,焙)9 克,川芎 30 克。

【用法】　上药研为细末。每次 9 克,水煎,去渣,空心、食前温服。

【主治】　胎动不安。

阿胶散(3)

【方源】　《普济方》卷五十九。

【组成】　阿胶(炒燥)、蒲黄、黄芪(锉细)各 9 克。

【用法】　上药研为细散。每次 3 克,生地黄汁调下。

【主治】　舌上血出不止。

阿魏丸

【方源】　《太平圣惠方》卷三十四。

【组成】　阿魏、臭黄、砒黄、雄黄各 7.5 克。

【用法】　上药研为细散,以端午日粽子为丸,如梧桐子大。如牙痛在右边,即纳左边鼻中,以纸捻子塞之,合口闭气,良久即定。如患蛀牙,纳 1 丸,有涎即吐去。

【主治】　牙痛。

阿胶棋子

【方源】　《圣济总录》卷一八九。

【组成】　阿胶(炙燥,为末)30 克,干姜(炮裂,为末)15 克,薤白(煮烂,细研)7 茎。

【用法】　上药以面 150 克拌和,薄切如棋子大,熟煮,空腹食之;少入五味调和亦得。

【主治】　泄痢。

阿胶驻车丸

【方源】　《治痘全书》卷十三。

【组成】　当归、黄连、干姜、阿胶各适量。

【用法】　上药研为末,阿胶 60 克炒成珠,醋煮膏和末药为丸,如梧桐子大。每次 20 丸,食前米饮送下,1 日 3 次,小儿研化服。

【主治】　痘中央红白痢者。

【方论】　大凡痢无寒症,皆因气血之受热毒,故有红白二种。痢之所为红白者,血热也。故以当归和血治本,黄连解热治标。犹恐黄连寒滞,更以干姜佐之,一则从治,一则治寒。阿胶益气止痢,用

以带补,王道也。

阿胶麻仁汤

【方源】　《四圣心源》卷六。

【组成】　生地黄 9 克,当归 9 克,阿胶(研)9 克,麻仁(研)9 克。

【用法】　水煎,去渣,入阿胶,烊化,温服。

【主治】　阳盛土燥,大便坚硬者。

【加减】　结甚,加白蜜半杯;胃热,加芒硝、大黄;精液枯槁,加天冬、龟板。

阿魏通经丸

【方源】　《经验良方》。

【组成】　铁粉 30 克,阿魏、芦荟、没药各 9 克。

【用法】　上药研为末,取 0.06 克为 1 丸。每次 15 丸,1 日数次。

【主治】　子宫冲逆,因经闭者。

陈皮粥

【方源】　《圣济总录》卷一九〇。

【组成】　陈皮(汤浸,去白,焙)30 克,苎麻根(刮去土,晒干)30 克,高良姜(末)9 克,白粳米(择净)50 克。

【用法】　上除粳米外研为散。每次 15 克,水煎,去渣,加粳米,盐 3 克,煮作常式粥食之,早、晚各 1 次。

【主治】　妊娠冷热气痛,连腹不可忍。

附子方

【方源】　方出《政类本草》卷十引《孙兆口诀》,名见《普济方》卷四十四引《澹寮方》。

【组成】　附子(炮)、石膏(煅)各等份。

【用法】　上药研为末,加冰片、麝香各少许。每次 1.5 克,茶酒送下。

【主治】　头痛。

附子汤(1)

【方源】　方出《太平圣惠方》卷十二,名见《普济方》卷一四〇。

【组成】　甘草(炙微赤,锉)30 克,附子(炮裂,去皮脐)15 克,干姜(炮裂,锉)30 克,赤芍 30 克。

【用法】　上药研为散。每次 15 克,水煎,去

渣,稍热服,不拘时候。

【主治】 伤寒大热,汗出热不去,腹内拘急,四肢厥冷,并下利。

附子汤(2)

【方源】 《圣济总录》卷十三。

【组成】 附子(炮裂,去皮脐)9克,花椒(去目并闭口,炒出汗)3克,苦杏仁(去皮尖双仁,炒黄)6克,白术12克。

【用法】 水煎服。

【主治】 漏风汗出不止。

附子汤(3)

【方源】 《圣济总录》卷四十。

【组成】 附子(去皮,锉)1枚,葱(拍碎)250克,花椒(绵裹)、生姜(切碎)各30克。

【用法】 水煎,入瓷盆中,滤去渣,以盐浆水解之,冷热得所,淋洗。

【主治】 霍乱转筋。

附子汤(4)

【方源】 《圣济总录》卷七十四。

【异名】 甘草汤(《普济方》卷二)。

【组成】 附子(炮裂,去皮脐)、甘草(炙,锉)、阿胶(炙燥)各15克,黄连(去须,炒)30克。

【用法】 上药研为散。每次15克,水煎,去渣,空心温服,1日2次。

【主治】 肠胃寒湿,濡泻不止及冷痢色白,食不消化。

附子饮

【方源】 《圣济总录》卷二十一。

【组成】 附子(炮裂,去皮脐)、白术各15克,桔梗、细辛(去苗叶)各30克。

【用法】 上药锉,如麻豆大。每次15克,水煎,去渣,空心温服。衣盖取汗,或得吐即愈。如未吐、汗,再服。

【主治】 伤寒头痛壮热,恐成阴毒。

附子散

【方源】 《太平圣惠方》卷四十七。

【组成】 附子(炮裂,去皮脐)30克,干姜(炮

裂,锉)15克,甘草(炙微赤,锉)22.5克,肉桂22.5克。

【用法】 上药研为散。每次9克,水煎,去渣温服,不拘时候。

【主治】 霍乱吐泻,欲垂命者。

附子半夏汤

【方源】 《扁鹊心书·神方》。

【组成】 附子、生姜各45克,半夏、陈皮(去白)各60克。

【用法】 上药研为末。每次21克,加生姜7片,水煎服。

【主治】 胃虚冷痰上攻,头目眩晕,眼昏呕吐等证。

附子松脂膏

【方源】 《外台秘要》卷三十二引《千金翼方》。

【组成】 附子、松脂各60克,蔓荆子(捣筛)120克。

【用法】 以乌鸡脂和,瓷器盛,密缚头,于屋北阴干,百日药成。马膏和,以敷头如泽。

【功用】 生发。

【宜忌】 勿近面。

附子泻心汤

【方源】 《伤寒论》。

【组成】 大黄12克,黄连6克,黄芩6克,附子(炮,去皮,破,别煮取汁)6克。

【用法】 以开水400毫升渍之,须臾,绞去渣,纳附子汁,分2次温服。

【功用】 《伤寒论讲义》:泻热消痞,扶阳固表。

【主治】 ①《伤寒论》:伤寒心下痞,而复恶寒汗出者。

②《简明医彀》:心下痞,恶寒汗出,有阳证仍在,又见脉沉,足冷身重。

③《张氏医通》:寒热不和,胁下痞结。

④《类聚方广义》:老人停食,瞀闷昏倒,不省人事,心下满,四肢厥冷,面无血色,额上冷汗,脉伏如绝,其状仿佛中风者,谓之食郁食厥。

【方论】 ①《绛雪园古方选注》:用三黄彻三焦而泻热,即用附子彻上下以温经。三黄用麻沸汤渍,附子别煮汁,是取三黄之气轻,附子之力重,其

义仍在乎救亡阳也。

②《伤寒贯珠集》：按此证，邪热有余而正阳不足，设治邪而遗正，则恶塞益甚；若补阳而遗热，则痞满愈增。此方寒热补泻并投互治，诚不得已之苦心，然使无法以制之，鲜不混而无功矣。方以麻沸汤渍寒药，别煮附子取汁，合和与服，则寒热异其气，生熟地异其性，药虽同行，而功则各奏，乃先圣之妙用也。

③《伤寒论译释》：此汤治上热下寒之证，确乎有理，三黄略浸即绞去渣，但取轻清之气，以去上焦之热，附子煮取浓汁，以治下焦之寒，是上用凉而下用温，上行泻而下行补，泻其轻而补其重，制度之妙，全在神明运用之中，是必阳热结于上，阴寒结于下用之。若阴气上逆之痞证，不可用也。

④《金镜内台方议》：心下痞者，乃虚热内伏也。又如恶寒汗出者，本为表未解，当用桂枝汤。若脉微弱者，加附子，今此有痞症，故用之。大黄黄连泻心汤中加附子，用之去痞以固阳也。

⑤《医方考》：心下痞，故用三黄以泻痞；恶寒，汗出，故用附子以回养。无三黄，则不能以去痞热；无附子，恐三黄益损其阳。热有附子，寒有三黄，寒热并用，斯为有制之兵矣，张机谓医家之善将将者也。俗医用寒则不用热，用热则不用寒，何以异于胶柱而鼓瑟乎？

⑥《医方论》：伤寒痞满，在心胸而不在胃，故用三黄以泻痞而去热；然恶寒，汗出，阳气亦虚，故用附子温肾固阳。寒热并用，各有精义，非仲景其孰能之。

⑦《医方集解》：伤寒心下满硬而痛者，为结胸，为实；硬满而不痛者，为痞，为虚。经曰：心下痞，按之濡，关脉浮者，大黄黄连泻心汤；心下痞而复恶寒汗出者，附子泻心汤，大抵诸痞皆热，故攻之多寒剂，此加附子，恐三黄重损其阳，非补虚也。或下后复汗，或下后阳虚，故恶寒汗出，诸泻心汤皆治伤寒痞满，满在心胸不在胃也；若杂病痞满，有寒热虚实之不同。《保命集》云：脾不能行气于四脏，结而不散则为痞。伤寒之痞，从外之内，故宜苦泄；杂病之痞，从内之外，故宜辛散。

【验案】　①热痞兼阳虚证　《伤寒论译释》：肖琢如治宁乡某生，得外感数月，屡变不愈，延诊时，自云：胸满，上身热而汗出，腰以下恶风，时夏历6月，以被围绕，取视前所服方，皆时俗清利，搔不着痒之品，舌苔淡黄，脉弦，与附子泻心汤。阅2日复

诊，云药完2剂，疾如失矣，为疏后方而归。

②慢性肾衰竭　《浙江中医学院学报》(1995，4：34)：郭氏等用本方加味：淡附子、黄连、黄芩、大黄、马鞭草、六月雪，并随证加减，治疗慢性肾衰竭37例。对照组37例，药用肾安注射液。结果：治疗组有效20例，好转14例，总有效率为91.89％。对照组有效9例，好转15例，总有效率为64.86％。在症状改善方面治疗组优于对照组。

③神经性头痛　《云南中医杂志》(1995，3：30)：以本方加减，治疗神经性头痛40例，结果：治愈28例，好转10例，无效2例，总有效率为95％。疗程最短7天，最长40天，平均26天。

④慢性肾衰竭　《河南中医》(2008，5：3)：用本方灌肠治疗慢性肾衰竭56例，根据肾功能尿素氮、血肌酐检查及临床症状进行疗效判断。结果：显效13例，有效34例，无效9例，总有效率84％。

附子硫黄散

【方源】　《圣济总录》卷十八。

【组成】　附子(生用，去皮脐)1枚，石硫黄(别研)15克。

【用法】　上药研为细散。加胡粉7.5克，轻粉少许，同繁柳汁和匀。临卧揩患处3～5遍，早晨温浆水洗去。

【主治】　紫癜风斑点。

陀柏散

【方源】　《中西医结合皮肤病学》。

【组成】　密陀僧9克，黄柏6克，冰片3克。

【用法】　上药研为细末。用花生油调敷。

【功用】　清热除湿，止痒祛风。

【主治】　各种湿疹。

陀僧散

【方源】　《洞天奥旨》卷十三。

【组成】　密陀僧30克，轻粉3克，熟石膏6克，白矾6克。

【用法】　上药研为末。湿则干敷，干则桐油调搽。

【主治】　足趾湿烂。

妙应散(1)

【方源】　《幼幼新书》卷二十九引张涣方。

【组成】　莨菪(淘,炒黑)、天台乌药各 15 克,白面 7.5 克,冰片 1.5 克。

【用法】　上药研为末。每次 1 克,食前蜜汤调下。

【主治】　①《幼幼新书》引张涣方:小儿久痢脱肛。

②《普济方》:小儿大肠虚冷,肛门脱出。

妙应散(2)

【方源】　《普济方》卷二九六引《卫生家宝》。

【组成】　胡荽子(用纸盛锅内,慢火炒令香熟)、芸薹子(用纸盛锅内炒)、补骨脂(生用)各等份。

【用法】　上药研为末。每次 9 克,煨核桃 1个,嚼烂,空腹米饮调下。

【主治】　五痔结核痒痛,时有脓血,远年不愈。

【宜忌】　忌酒、面、毒物 1 月。

妙灵丹

【方源】　《疡科遗编》卷下。

【组成】　雄精 9 克,银朱 6 克,硼砂 4.5 克,蜈蚣(炙焦)3 克。

【用法】　上药研为细末。用茶汁调抹患处,1日 4～5 次。渐即消散。

【主治】　手指生疮,并一切足臂疮痈,漫肿酸痛。

忍冬散

【方源】　《小儿卫生总微论方》卷二十。

【组成】　忍冬藤(干者)15 克,甘草节 15 克,大黄(生)15 克。

【用法】　上药研为细末。每用 9 克,水煎,调乳香末 1.5 克,量大小渐渐与服。

【功用】　《奇效良方》:预防小儿渴疾愈后发痈疽。

【主治】　小儿痈疖。

忍冬膏

【方源】　《本草纲目》卷十八引《乾坤秘蕴》。

【组成】　金银藤 120 克,磁石 9 克,香油 500毫升。

【用法】　上药熬枯,去渣,入黄丹 240 克,待熬至滴水不散,如常摊用。

【主治】　诸般肿痛,金刃伤疮,恶疮。

鸡子汤(1)

【方源】　《幼幼新书》卷十七引《肘后备急方》。

【组成】　鸡子 1 枚,甘遂 2 克,甘草(炙)、黄芩各 15 克。

【用法】　鸡子 1 枚,少抠开出白,投水中熟搅,吹去渣,纳药煮,随儿大小服。

【主治】　小儿六七岁,心腹坚痞,时时寒热如疟,服紫丸六十日吐下,痞仍坚者。

【加减】　若坚实多者,加芒硝、细辛各 30 克。

鸡子汤(2)

【方源】　《叶氏女科》卷一。

【组成】　鸡子 3 枚,葱 3 茎,姜 30 克。

【用法】　将葱、姜共捣如泥,鸡子去壳和匀,入麻油 15 克,锅内同炒,酒煮,温服。

【主治】　妇女崩久不止。

鸡子膏

【方源】　《太平圣惠方》卷九十。

【组成】　新鸡子(去壳)2 枚,轻粉 15 克,麝香(研细)0.3 克,妇人油头发(如鸡子大)1 团。

【用法】　先将鸡子入铫子内熬,次下发令消,以绵滤过,入轻粉、麝香,搅令匀,以瓷盒盛。每用先洗净患处,拭干,涂之。

【主治】　小儿头疮及白秃疮。

鸡子羹

【方源】　《太平圣惠方》卷九十六。

【组成】　鸡子 3 枚,莼叶(切)500 克,淡竹笋(去皮,切)120 克。

【用法】　以豉汁中煮作羹,临熟,破鸡子投入羹中食之。

【功用】　止渴。

【主治】　心下烦热。

鸡舌丹

【方源】　《中国接骨图说》。

【组成】　桂心末 30 克,丁香 3 克,肉桂 6 克,糯米 60 克。

【用法】　上药研为细末,用密绢罗筛出,陈酱汁和匀,鸡翎扫搽患处。

【主治】　新旧诸般打仆。

鸡舌散

【方源】　方出陶隐居方(见《肘后备急方》卷六),名见《医心方》卷四引《效验方》。

【组成】　鸡舌香、藿香、青木香、胡粉各60克。

【用法】　上药研为散。纳腋下,绵裹之。常作愈。

【主治】　狐臭。

鸡肝散(1)

【方源】　《冯氏锦囊·杂症》卷五。

【组成】　透明雄黄(研碎)4.5克,桑白皮(焙燥,为粗末)15～18克,鸡内金(瓦上炙燥,捣碎)1个。

【用法】　用上药掺雄鸡软肝上,酒酿煮熟,去药食肝。忌铁器。

【主治】　疳积坏眼,白翳。

鸡肝散(2)

【方源】　《惠直堂方》卷四。

【组成】　白芙蓉叶(阴干)9克,肉果(面裹煨,去油)1个,胡黄连1.5克。

【用法】　上药同雄鸡肝1具,加酒浆1碗,重汤煮熟,去药食肝。

【主治】　小儿疳积。

鸡肝散(3)

【方源】　《仙拈集》卷二。

【组成】　鸡肝(不落水)1个,芙蓉叶(烘燥)3克,豆蔻1.5克,龙胆2克。

【用法】　上药研为末。共入鸡肝内,饭锅内蒸熟食之。

【主治】　眼痛难开者。

鸡鸣散(1)

【方源】　《圣济总录》卷一二六。

【组成】　牵牛子末30克,胡粉3克,大黄(蒸末)6克,朴硝(炼成粉)9克。

【用法】　上药研为散。鸡鸣时,以井花水调服9克,以利为度,不利再服。

【主治】　气瘰疼痛及热毒结核,或多烦闷,热而不寒者。

鸡鸣散(2)

【方源】　《伤科方书》。

【组成】　生地黄6克,大黄9克,苦杏仁(去衣)3克,当归(酒洗)4.5克。

【用法】　用生水、酒煎服。

【主治】　跌打淤血攻心,脉绝欲死。

鸡金散

【方源】　《仙拈集》卷二。

【组成】　鸡肫皮、青盐各3克,细辛、花椒各1.5克。

【用法】　上药研为末。擦牙痛处。

【主治】　牙痛。

鸡骨三仙丹

【方源】　《外科十三方考》。

【组成】　水银30克,扫粉24克,铅粉9克。

【用法】　先将银窝以炭火煅红,再下水银、扫粉,仍煅红开裂,冷定取起,次下乌骨鸡脚胫骨,又将煅过之水银、扫粉二物盖于鸡骨上,又下火煅红,直至烟尽为度,冷定取起,捡去鸡骨不用,又下前二味,次下铅粉盖面,再用火煅,俟粉带红色时,起出即成。

【主治】　痔瘘。

驱邪散

【方源】　《普济方》卷三四一。

【组成】　高良姜45克。

【用法】　上药以猪胆汁浸一宿,用东壁炒焦,去土,洗切焙之,以北大枣1个,先焙令干,碾同前药为末。每次6克,水煎,候疟发时服。

【主治】　妊娠伤寒,营卫虚弱,脾脏受湿,变成疟疾。

驱毒散

【方源】　《北京市中药成方选集》。

【组成】　轻粉15克,红粉15克,孩儿茶30克,冰片6克。

【用法】 上药研为细末。敷患处;或以香油调敷患处亦可。

【功用】 化腐生肌,除湿解毒。

【主治】 诸毒,疮痒,溃后流脓水,疼痛刺痒,久不生肌。

驱蛲虫汤

【方源】 《方剂学》。

【组成】 使君子 10 克,榧子 15 克,槟榔 6 克,萹蓄 9 克。

【用法】 空腹顿服,连服 2～3 日。如不愈,7 日后再服。外用棉球蘸煤油或汽油适量,每晚放入

肛门内,次晨取出,连用 7～10 天。

【功用】 驱除蛲虫。

【主治】 蛲虫病。

驴蹄散

【方源】 《圣济总录》卷一三三。

【组成】 驴蹄(烧灰)20 片,密陀僧(研)7.5 克,轻粉 3 克,麝香 1.5 克。

【用法】 上药研为末。先拭去脓汁,次用药干掺,1 日 3～4 次。

【主治】 肾脏风毒,下注生疮。

八 画

青龙汤(1)

【方源】 《医心方》卷十引张仲景方。

【组成】 麻黄(去节,去末)12 克,细辛 6 克,干姜 6 克,半夏(洗)6 克。

【用法】 水煎服。

【主治】 四肢疼痛,面目水肿。

青龙汤(2)

【方源】 《医心方》卷十八引《范汪方》。

【组成】 升麻 6 克,龙胆 3 克,葳蕤 3 克,大青 3 克。

【用法】 上药研为散。水煎服。

【主治】 中溪毒,寒热。

【加减】 不静复作,加小附子 1 枚,四破之,分作 3 服。

青龙膏

【方源】 《刘涓子鬼遗方》卷四。

【组成】 白矾(火炼,末之)60 克,熟梅(去核)600 克,盐 90 克,大钱 27 枚。

【用法】 上药于铜器中,猛火投之,磨灭成末,乃和猪脂捣杵。以涂疮上。痛甚勿怪,此膏蚀恶肉尽。复着敷蛇衔膏涂之,令善肉复生。

【功用】 蚀恶肉。

【主治】 痈疽。

青皮汤

【方源】 《医学纲目》卷十九引东垣方。

【组成】 青皮、防风、当归、甘草(生)各等份。

【用法】 上药研为散,分作 4 服。水煎,去渣,空心温服,1 日 3 次。

【功用】 《证治准绳·疡医》:流气活血。

【主治】 便毒。

青皮饮

【方源】 《嵩崖尊生全书》卷九。

【组成】 青皮 3 克,白术 7.5 克,木通 1.5 克,甘草 3 克。

【用法】 水煎服。

【主治】 怒气致暖。

青皮散

【方源】 《普济方》卷三九四。

【组成】 青皮、滑石、硫黄(研)各 3 克。

【用法】 上药研为末。每次 1.5 克,藿香汤调下。

【主治】 小儿吐奶。

青芝丹

【方源】 《顾氏医径》卷六。

【组成】 飞青黛 90 克,滑石 45 克,黄柏

30 克。

【用法】　上药研为细末。以鸡子白、菊汁和入调匀,涂敷伤处。

【主治】　烫火伤。

青冰散

【方源】　《重楼玉钥》卷上。

【组成】　胆矾 6 克,硼砂 6 克。

【用法】　上药研为末,取青鱼胆 1 个,将药末入胆内,阴干去皮,再研极细,加冰片 0.6 克,收固。每遇喉闭、双单蛾等症,以男左女右吹入鼻中。

【主治】　喉闭,双单蛾。

青苇散

【方源】　方出《太平圣惠方》卷六十一,名见《普济方》卷二八六。

【组成】　青苇(锉)2 根,薏苡仁 60 克,甜瓜子 60 克,桃仁(汤浸,去皮尖)50 枚。

【用法】　上药捣碎。先以水煎苇,去渣,入薏苡仁等同煎,分 2 次温服,不拘时候。

【主治】　肺痈咳,其声破嘎,体有微热,烦满,胸前皮甲错。

青矾散(1)

【方源】　《太平圣惠方》卷三十四。

【组成】　青矾、黄矾、石胆、干地龙(烧灰)各 6 克。

【用法】　上药研为末。以绵裹纳在蛀孔中,每日 1 换。得恶血及碎骨出尽为度。

【主治】　急疳,虫蚀牙齿彻骨碎。

青矾散(2)

【方源】　《疡科选粹》卷三。

【组成】　白矾 30 克,龙骨 6 克,黄丹 6 克,麝香 1 克。

【用法】　上药研为末。干掺。

【主治】　脓耳及小儿断脐不干。

青金丹(1)

【方源】　《普济方》卷三八〇。

【组成】　定粉、冰片、丁香、麝香各适量。

【用法】　上药研为末。外用。

【主治】　乳癖。

青金丹(2)

【方源】　《幼科指掌》卷四。

【组成】　人中白 15 克,青黛、白矾各 9 克,冰片 1 克。

【用法】　上药研为末,马鞭草捣汁拌药末晒干,重研。先以盐水洗出血,拭净搽之。

【主治】　走马牙疳。

青金汤

【方源】　《杨氏家藏方》卷二十。

【组成】　砂仁 30 克,豆蔻 30 克,薄荷叶(去土)60 克,甘草(微炙)15 克。

【用法】　上药研为细末。每次 3 克,沸汤点下。

【主治】　酒食所伤及呕逆恶心,头目昏晕,神志不爽。

青胃散

【方源】　《疡科遗编》卷上。

【组成】　姜黄、白芷、细辛、川芎各等份。

【用法】　上药研为细末。先将盐汤漱口,然后蘸药擦牙。

【主治】　骨槽风,体虚而寒者。

青金散(1)

【方源】　《圣济总录》卷一七三。

【组成】　铅丹、莨菪子、胡粉各 15 克,大枣 20 枚。

【用法】　上药合一处杵作团,烧令通赤,取出候冷研细。每次 1.5 克,空腹米饮调下,晚后再服。

【主治】　小儿一切疳痢。

青金散(2)

【方源】　《小儿卫生总微论方》卷八。

【组成】　蒺藜 15 克,栀子 15 克,青黛(研)15 克,轻粉(研)3 克。

【用法】　上药研为末。每用少许,生麻油调涂瘢上。

【主治】　疮疹愈而瘢不消。

青金散(3)

【方源】　《儒门事亲》卷十二。

【组成】　芒硝1.5克,青黛1.5克,乳香、没药各少许。

【用法】　上药研为细末。鼻内搐之。

【主治】　①《儒门事亲》:目暴赤肿痛不能开者。

②《普济方》:鼻息肉,闭塞疼痛。

青金锭

【方源】　《遵生八笺》卷十八。

【组成】　延胡索9克,麝香0.3克,青黛0.2克,猪牙皂(火煨)14枚。

【用法】　上药研为极细末,清水调做锭,重1.5克,阴干听用。将此药1锭,取井花水凉水磨化,用棉纸蘸药汁滴入鼻孔进喉内。痰响,取出风痰得生。

【主治】　男女中风痰厥,牙关紧闭,不得开口,难以进药,并双鹅喉闭,不能言及小儿惊风,痰迷不省。

青金膏

【方源】　《疮疡经验全书》卷四。

【组成】　乳香、信石、轻粉各3克,青黛6克。

【用法】　上药研为末。油调,新笔付纸上阴干,每用少许放患处,以白纸封之。

【主治】　走马牙疳,蚀损腐烂。

青莲膏

【方源】　《太平圣惠方》卷四十一。

【组成】　莲子汁900毫升,生苣胚油300毫升,牛乳300毫升,甘草(细锉)60克。

【用法】　上药相和,于铛内以慢火煎,才似鱼眼沸便搅,勿住手,直至沫尽为熟,澄清,滤去渣,盛不津器中。每用候夜卧时,低枕仰卧,每鼻孔内点3~5点,如小豆大,至6~7遍止,良久乃起,有唾须唾,却勿得咽之,即啜少汤饮。如此点半年,白者变黑,落者重生。

【主治】　血虚眉发须不生。

【宜忌】　忌生蒜、萝卜、辛辣物。

青盐散

【方源】　《魏氏家藏方》卷九。

【组成】　蝎梢、白胡椒各3克,干姜6克,青盐(别研)3克。

【用法】　上药研为细末,入瓷盒内。揩齿间,良久,盐汤漱之。

【主治】　牙痛,时时浮动。

青黄散

【方源】　《遵生八笺》卷十八引舒伯明方。

【组成】　血竭30克,雄黄30克,铜青1.2克,胆矾1.2克。

【用法】　上药研为末。掺上。五六日即愈。

【功用】　收水。

【主治】　下疳疮症。

青蒿丸

【方源】　《医级》卷九。

【组成】　青蒿(九月采)、芥穗各等份。

【用法】　童便浸3日,晒燥,乌梅汤为丸。每日服6克,酒送下。

【主治】　肝虚劳热,体倦食减,或夜自汗。

青蒿散

【方源】　《袖珍小儿方》卷四。

【组成】　青蒿9克,甘草3克,乌梅1个,小麦50粒。

【用法】　上药研为散。水煎,去渣,分3次服。

【主治】　小儿肌瘦潮热。

青黛汤

【方源】　《治疫全书》卷五。

【组成】　青黛1.5克,生甘草6克,金银花(净)1.5克,瓜蒌半个。

【用法】　酒、水煎服,自愈。

【主治】　①《治疫全书》:流注,瘟疫余邪未尽,头项身体生发疙瘩。

②《松峰说疫》:两腮肿,发颐。

青黛散(1)

【方源】　《太平圣惠方》卷三十四。

【组成】　青黛、柑子皮各30克,干蛤蟆(烧灰)1枚,生地黄汁适量。

【用法】　上药研为细散。以生地黄汁调,贴龈上,1日2次。

【主治】　齿龈红肿,日夜疼痛不止。

青黛散(2)

【方源】　《太平圣惠方》卷六十六。

【组成】　青黛(细研)7.5克,麝香(细研)3克、莨菪子7.5克,竹茹7.5克。

【用法】　上药研为末。用少许纳疮孔中,更以后雄黄膏贴之。

【主治】　多年冷瘘疮。

青黛散(3)

【方源】　《太平圣惠方》卷九十。

【组成】　青黛7.5克,人粪(烧灰)15克,蜗牛(烧灰)15克,麝香7.5克。

【用法】　上药研为细散。量疮大小敷之。若鼻内有疮,以散少许吹在鼻内,1日3次。

【主治】　小儿疳疮,或生口面,或生身上。

青黛散(4)

【方源】　《太平圣惠方》卷九十二。

【组成】　青黛7.5克,苦楝皮(微炙,锉)30克,鹤虱7.5克,槟榔1枚。

【用法】　上药研为细散。每次1.5克,先吃淡肉脯少许,后以粥饮调下,1日2~3次。

【主治】　小儿寸白虫,连年不除,面无颜色,体瘦少力。

青黛散(5)

【方源】　《小儿卫生总微论方》卷十一引时举方。

【组成】　青黛7.5克,干藕节30克,密陀僧15克,汉罗(乃旱螺)7.5克。

【用法】　上药研为末。每次1.5克,米饮调下,不拘时候。

【主治】　下利发渴不止。

青黛散(6)

【方源】　《外科集腋》卷二。

【组成】　青黛、薄荷、木鳖子(煅,去皮)、冰片各等份。

【用法】　上药研为末。掺入耳中。

【主治】　脓耳肿痛初起。

青黛散(7)

【方源】　《中医外科学讲义》。

【组成】　青黛60克,石膏120克,滑石120克,黄柏60克。

【用法】　上药研为细末。干掺或麻油调敷患处。

【功用】　收湿止痒,清热解毒。

【主治】　一般湿疹,肿痒出水。

青黛膏

【方源】　《中医皮肤病学简编》。

【组成】　青黛31克,蛤壳粉9克,石决明粉6克,冰片1克。

【用法】　上药研为细末。油调外用。

【主治】　下腿溃疡。

青小豆方

【方源】　《医方类聚》卷一三三引《食医心鉴》。

【组成】　青小豆12克,冬麻子(微炒)21克,生姜(切)3克,粳米12克。

【用法】　水研滤麻子,取汁,并投生姜、豆煮粥。空心食之。

【主治】　小便不通,淋沥闭痛。

青木香丸

【方源】　《续名家方选》。

【组成】　香附9克,黄柏(黑霜)6克,胡黄连3克,青木香1.5克。

【用法】　上药研末为丸。每次6克,温开水送服。

【主治】　诸虫属热者。

青木香汤

【方源】　《医心方》卷十五引《深师方》。

【组成】　青木香30克,白芍30克,白蔹30克,川芎30克。

【用法】　水煮,去渣,温洗疮,1日3次。

【主治】　痈疽,疮臭烂。

青木香散

【方源】　《医心方》卷四引《范汪方》。

【组成】 青木香 60 克,附子 30 克,白灰 30 克,白矾 15 克。

【用法】 上药研为散。粉之,掺腋下。

【主治】 腋臭。

青火金针

【方源】 《奇效良方》卷二十四。

【组成】 焰硝 30 克,青黛、川芎、薄荷各 3 克。

【用法】 上药研为细末。口噙水,用此药些少搐鼻。

【主治】 头风牙痛,赤眼,脑泻,耳鸣。

青竹茹汤

【方源】 《普济方》卷二○六。

【组成】 生芦根(切)30 克,青竹茹 30 克,粟米 24 克,生姜 6 克。

【用法】 上药研为散。水煎服。

【主治】 伤寒后,哕干呕,不下食。

青葙子散

【方源】 《圣济总录》卷七十八。

【组成】 青葙子、苦参、甘草(生,锉)各 30 克。

【用法】 上药研为散。每次 3 克,食前暖生地黄汁调下。

【主治】 疳湿疮,蚀口齿及下部。

青黛海石丸

【方源】 《症因脉治》卷二。

【组成】 青黛、海石、瓜蒌、川贝母各适量。

【用法】 上药研末为丸服。

【主治】 肺经咳嗽,肺有热痰。

枇杷叶饮

【方源】 《圣济总录》卷四十。

【组成】 枇杷叶(拭去毛)7.5 克,芦根(洗,焙)22.5 克,人参 7.5 克。

【用法】 上药研为粗末。每次 15 克,入薤白 6 克,水煎,去渣温服;有顷再服。

【主治】 霍乱,心烦懊不得安卧。

枇杷叶散(1)

【方源】 《证治准绳·幼科》卷八。

【组成】 枇杷叶(去毛,阴干)30 克,栀子 15 克,百部、槟榔各 7.5 克。

【用法】 上药研为细末。每次 9 克,儿小者 6 克,更小 3 克,白汤调下。

【主治】 鼻疳赤烂。

枇杷叶散(2)

【方源】 《不居集》上集卷十五。

【组成】 枇杷叶、薏苡仁、麦冬、橘红各等份。

【用法】 上药研为细末。每次 9 克,白汤调下。

【功用】 降肺气。

【主治】 劳嗽。

帐 汤

【方源】 《传信适用方》卷四。

【组成】 帐曲 120 克,甘草 30 克,檀香 0.3 克,白盐 30 克。

【用法】 上药研为末。点服,入冰片少许尤奇。

【功用】 解毒。

松叶酒

【方源】 《名家方选》。

【组成】 松叶 9 克,乌头、羌活各 3 克。

【用法】 以好酒渍之 7 宿。每日饮 30～50 毫升。

【主治】 脚气,手足不仁或挛急及风湿身体疼痛不已者。

松香膏

【方源】 《北京市中药成方选集》。

【组成】 松香 480 克,樟脑 30 克,冰片 6 克,白硇砂 15 克。

【用法】 将松香、樟脑、白硇砂放入瓷罐内,熔化成膏,候温再兑冰片粉,和匀。摊贴患处。

【主治】 疖子、疮疡,红肿坚硬无头,或溃后流血无脓,久不生肌。

松脂条

【方源】 《仙拈集》卷二。

【组成】 巴豆、石菖蒲、松脂、黄蜡各适量。

【用法】　上药研为末,和调。纳耳中,抽之。

【主治】　耳聋。

松脂贴

【方源】　《医心方》卷十五引《效验方》。

【组成】　苦杏仁 30 克,蜡蜜 30 克,松脂 30 克,厚朴 30 克。

【用法】　上药研为末,和调。外用。

【主治】　痈肿赤痛及已溃。

松烟散

【方源】　《圣济总录》卷九十五。

【组成】　墨(水浓研汁) 30 毫升,酒 30 毫升,葱白(拍破)3 茎,轻粉(研)1.5 克。

【用法】　同煎,放温,去葱白,顿服即通。

【主治】　小便不通。

松黄散

【方源】　《饲鹤亭集方》。

【组成】　松香(葱制)、樟丹、官粉、白矾各等份。

【用法】　上药研为末。敷之。

【主治】　黄水疮。

松叶浸酒

【方源】　《太平圣惠方》卷九十五。

【组成】　松叶 5000 克,独活 300 克,麻黄(去节)300 克。

【用法】　上药锉细,入生绢袋盛,以酒 15000 毫升,入瓮密封渍之,春、秋 7 日,冬 10 日,夏 5 日,候日足。每次温饮 30 毫升,1 日 3 次。

【主治】　一切风挛跛躄痛闷,手不上头,腰背强直,两脚酸痛,顽痹不能久立,半身不遂,头风,耳聋目暗,见风泪出,鼻不闻香臭,唇口生疮,恶疰流转如锥刀所刺。

松香合剂

【方源】　《中医皮肤病学简编》。

【组成】　肉桂 50 克,松香粉 100 克,樟脑 25 克,95％乙醇 500 毫升。

【用法】　先将肉桂浸于乙醇内,历 3～5 日后,再加其余二味药。外用。

【主治】　冻疮。

画眉膏

【方源】　《袖珍小儿方》卷七。

【组成】　栀子(炒存性)3 个,雄黄、朱砂各少许。

【用法】　上药研为末,入香油、轻粉少许,调匀。候儿睡着,浓抹于两眉中。醒来自然不吃奶。未效,再用即效。

【功用】　断乳。

苦参汤(1)

【方源】　《圣济总录》卷七十八。

【组成】　苦参、青葙子各 30 克,甘草(炙,锉)、熊胆(研)各 15 克。

【用法】　上药除熊胆外研为粗末。每次 12 克,水煎,去渣,入胆 3 克,搅和,空心顿服,日午再煎服之。

【主治】　疳匿蚀下部。

苦参汤(2)

【方源】　《济生方》卷八。

【组成】　苦参、蛇床子、白矾、荆芥各等份。

【用法】　上药煎汤。放温洗。

【主治】　疥疮。

苦参汤(3)

【方源】　《普济方》卷三〇一。

【组成】　槐皮、苦参、黄柏、香薷各适量。

【用法】　煮汁洗之。

【主治】　阴囊下湿痒疮。

苦参汤(4)

【方源】　《眼科龙木集》卷七。

【组成】　苦参、地骨皮各 15 克,丹参 9 克,乳香(另研)9 克。

【用法】　上药研为散。每次 15 克,水煎,去渣温服,不拘时候。

【主治】　眼常见黑花如绳牵者。

苦参汤(5)

【方源】　《家庭治病新书》。

【组成】　苦参 15 克,花椒、黄柏各 4.5 克,地肤子 9 克。

【用法】　水煎服。

【主治】　风湿浸淫血脉,致生疮疥,瘙痒不绝者。

苦参酒

【方源】　方出《肘后备急方》卷五,名见《圣济总录》卷十八。

【组成】　苦参 500 克,露蜂房 60 克,曲 1000 克。

【用法】　以水渍药 2 宿,去渣,黍米 1000 克,酿熟,稍饮,1 日 3 次。

【主治】　白癞,鼠瘘恶疮。

苦参散(1)

【方源】　《太平圣惠方》卷十七。

【组成】　苦参(锉)30 克,黄芩 60 克,甘草(炙微赤,锉)15 克。

【用法】　上药研为粗散。每次 15 克,水煎,去渣,入生地黄汁 20 毫升,搅令匀,分 2 次温服,不拘时候。

【功用】　解毒气。

【主治】　①《太平圣惠方》:热病三日。
②《圣济总录》:伤寒欲发狂。

苦参散(2)

【方源】　《圣济总录》卷七十八。

【组成】　苦参、白矾(熬令汁尽)、青葙子各 15 克,藜芦 7.5 克。

【用法】　上药研为散。每用 6 克,小儿只用 3 克,置竹筒中吹下部。

【主治】　疳蚀人下部,通见五脏,痢下脓血,举体不安,遍身疼痛,面无颜色,手足虚肿。

苦瓠散

【方源】　《备急千金要方》卷二十二(注文)引《古今录验》。

【组成】　苦瓠 30 克,蛇蜕、蜂房各 15 克,梁上尘 20 克。

【用法】　上药研为粗散。以粉为粥和,敷纸上贴之 3 日。

【主治】　浸淫疮。

苦参洗剂

【方源】　《中医皮肤病学简编》。

【组成】　苦参 62 克,金银花 31 克,黄柏 31 克,蛇床子 15 克。

【用法】　水煎洗。

【主治】　瘙痒性及炎症性皮肤病。

苓姜术桂汤

【方源】　《温病条辨》卷二。

【组成】　茯苓 15 克,生姜 9 克,炒白术 9 克,桂枝 9 克。

【用法】　水煎服。

【功用】　运脾胃,宣通阳气。

【主治】　寒湿伤脾胃两阳,寒热,不饥,反酸,形寒,或脘中痞闷,或酒客湿聚。

苓甘栀子茵陈汤

【方源】　《医学金针》卷二。

【组成】　茵陈、茯苓各 9 克,栀子、甘草各 6 克。

【用法】　水煎,热服。

【主治】　湿证,便涩,腹中胀满。

【加减】　若湿热在脾,当加大黄、芒硝;如湿热但在肝家,而兼脾肾寒湿,当加干姜、附子;若膀胱无热,但用猪苓,利其小便可也。

茅根汤(1)

【方源】　《圣济总录》卷一五七。

【组成】　茅根(锉碎)、滑石、车前子(微炒)、大黄(锉碎,微炒)各 45 克。

【用法】　上药研为粗末。每次 12 克,水煎,去渣,食前温服。

【主治】　妊娠大小便不通,结闷气急,胀满欲死。

茅根汤(2)

【方源】　《活幼口议》卷十八。

【组成】　生地黄汁、生蜜、酒各 30 毫升,茅根(捣,煎汁如稠糖)30 克。

【用法】　上药煎相和,温服。

【主治】　小儿伤寒后鼻中出血,五七岁以上至大人为红汗。

茅根饮子

【方源】　《外台秘要》卷二十七引《延年秘录》。

【组成】　茅根 30 克,茯苓 9 克,人参、干地黄各 6 克。

【用法】　水煎服。

【主治】　胞络中虚热,时小便如血色。

茅根干葛汤

【方源】　《伤寒全生集》卷二。

【组成】　茅根、葛根、半夏、姜汁各适量。

【用法】　加生姜 3 片,水煎服。

【主治】　温病有热,饮冷变哕者。

茅术地榆汤

【方源】　《清代名医医案大全》二册。

【组成】　茅术、地榆皮、槐花炭、郁金各适量。

【用法】　水煎服。

【主治】　脾虚不能化湿统血,血杂于水湿之中,大便下注不止。

枣术丸

【方源】　《圣济总录》卷一九八。

【组成】　白术(净括去皮,细锉)3350 克,白蜜 312 克,炼成松脂粉 125 克,枣膏 125 克。

【用法】　将术捣碎,纳釜中水煮,绞去渣,却纳铜器中,入白蜜、松脂粉、枣膏,文火煎之,搅和令匀,候凝如膏,丸如弹子大,放干,盛不津器中。每次 3 丸,含化咽之,1 日 3 次。

【功用】　辟谷。

枣叶散

【方源】　《普济方》卷三〇八。

【组成】　大枣叶、侧柏叶、生铁衣、晚蚕沙各等份。

【用法】　上药研为散。生麻油和如泥,先灸咬处,涂之,愈。

【主治】　蜘蛛作疮。

枣信丹

【方源】　《全国中药成药处方集》(武汉方)。

【异名】　加味信枣丹、信枣丹。

【组成】　信石(煅)1.5 克,黄柏(末)15 克,芦荟 3 克,大枣 15 克。

【用法】　混合碾细,成净粉 80%～85% 即得。先用米泔水漱净疳毒,后涂此药于坚硬或腐烂处,用药多少视患处大小而决定。

【主治】　牙疳腐烂,色紫牙摇,腮硬、腮穿。

【宜忌】　切勿咽下。

枣姜汤

【方源】　《饮膳正要》卷二。

【组成】　生姜(切作片)500 克,大枣(去核,炒)900 克,甘草(炒)60 克,盐(炒)60 克。

【用法】　上药研为末,拌匀。每次 12 克,空腹用开水点服。

【功用】　和脾胃,进饮食。

雨益汤

【方源】　《医学集成》卷二。

【组成】　熟地黄 60 克,人参、麦冬各 30 克,山漆 9 克。

【用法】　水煎服。

【主治】　肺肾火盛,皮毛出血。

矾艾煎

【方源】　《仙拈集》卷四。

【组成】　白矾 120 克,蕲艾、苦楝皮、大椿皮各 250 克。

【用法】　煎汤浸浴。数次愈。

【主治】　大麻风。

矾脂散

【方源】　《圣济总录》卷一八一。

【组成】　白矾(熬令汁枯)、松脂、木香、花胭脂各 9 克。

【用法】　上药研为散。每用绵拭脓后,满耳填药。

【主治】　聤耳,脓水不绝。

郁金散(1)

【方源】　《伤寒总病论》卷四。

【组成】　郁金(甘草 6 克,水煮干,去甘草,切片,焙干,为细末)1枚,真冰片(炒)1.5克。

【用法】　上药研为末。每次 3 克,以生猪血 5~7 滴,新汲水调下。

【主治】　斑痘始有白疱,忽搐入腹,渐作紫黑色,无脓,日夜叫,烦乱者。

郁金散(2)

【方源】　《圣济总录》卷六十九。

【组成】　郁金 30 克,当归(切,焙)15 克。

【用法】　上药研为散。每次 3 克,以生姜、乌梅汤调下。

【主治】　心脏积热,血脉壅盛,舌上血出。

郁金散(3)

【方源】　《圣济总录》卷七十。

【组成】　郁金、甘草(炙)、青黛各 15 克。

【用法】　上药研为散。每次 6 克,以鸡子白调下。

【主治】　衄血,汗血。

郁金散(4)

【方源】　《圣济总录》卷一一八。

【组成】　郁金 15 克,白矾(生研)7.5 克,铅霜(研)7.5 克,槟榔(锉)15 克。

【用法】　上药研为散。每次 1.5 克,食后冷熟水调下,1 日 2 次。

【主治】　口舌疮。

郁金散(5)

【方源】　《普济方》卷二一一。

【组成】　川郁金、槐花、甘草(炒)各 30 克。

【用法】　上药研为细末。每次 9 克,食前豆豉汤调下。

【主治】　一切热毒痢,下血不止。

郁金膏

【方源】　《惠直堂方》卷四。

【组成】　生地黄 60 克,郁金 90 克,腊猪油 560 克。

【用法】　熬枯,去渣,加甘草末 30 克,黄蜡 120 克,搅匀摊贴。疮毒未成留头。

【主治】　刀伤,火伤,疮疡。

郁李仁饮

【方源】　《圣济总录》卷一六五。

【组成】　郁李仁(去双仁皮尖,研如膏)、朴硝(研)各 30 克,当归(切,焙)、生干地黄(焙)各 60 克。

【用法】　上 2 味为粗末,与郁李仁、朴硝和匀。每次 9 克,水煎,去渣温服,未通更服。

【主治】　产后肠胃燥热,大便秘涩。

郁李根汤

【方源】　《外台秘要》卷二十二引《广济方》。

【组成】　郁李根 150 克,川芎 60 克,细辛 60 克,生地黄 120 克。

【用法】　水煎,去渣。先以盐汤漱口,然后温含之,冷即吐,更含取愈。

【主治】　齿牙风,挺出疼痛。

奇想补心丸

【方源】　《种福堂方》卷二。

【组成】　柏子仁(去油,为末)1000 克,白术(炒)500 克,生地黄(焙)500 克,大枣(蒸熟)1500 克。

【用法】　炼蜜为丸,如弹子大。每次 1 丸,1 日 3 次。

【功用】　补益。

【主治】　《集验良方》:怔忡。

拓肿方

【方源】　《备急千金要方》卷二十二。

【组成】　大黄、黄芩、白蔹、芒硝各 30 克。

【用法】　上药研为散。水煮取汁,故帛纳汁中,以拓肿上,干即易之,无度数,昼夜为之。

【主治】　痈疽,疔肿。

拔疔散

【方源】　《顾氏医径》卷六。

【组成】　壁钉虫 6 枚,银朱、磁石各 9 克,土贝 15 克。

【用法】　上药研为末。菊汁调涂。

【主治】　疔疮。

拔疔膏

【方源】　《青囊秘传》。

【组成】　银朱、荔枝肉、蜗牛、鲜虾肉各适量。

【用法】　同捣为膏。贴之。

【主治】　疔疮。

拔毒散（1）

【方源】　《普济方》卷二七八引《外科精要》。

【组成】　石膏（生用）120 克，寒水石（生用）120 克，黄柏、甘草各 30 克。

【用法】　上药研为细末。每用新水调扫之，油涂之，或纸花贴，干则以凉水润之亦妙。治疔肿，水煎服。

【主治】　热毒丹肿，游走不定；亦治疔肿。

拔毒散（2）

【方源】　《外科全生集》卷四。

【组成】　巴霜、雄黄、麝香各 3 克，冰片 1.5 克。

【用法】　上药研为细末。掺膏上贴之，则毒气尽拔，便无后患。

【功用】　拔一切毒。

【宜忌】　胎前产后之妇忌用。

拔毒膏

【方源】　《眼科锦囊》卷四。

【组成】　朱砂、甘草各 3 克，巴豆 1.5 克，狼粪 3 克（烧存性者）。

【用法】　上药以蓖麻子油调和之。贴鱼尾，小钱大。

【主治】　痘疹入目。

拔脓净（1）

【方源】　《上海市药品标准》。

【组成】　红升丹、乳香、没药、穿山甲各适量。

【用法】　上药研为末。撒患处。

【功用】　排脓止痛，祛腐生新。

【主治】　窦道、瘘管、慢性骨髓炎窦道、压疮、手术后伤口感染，以及其他感染创面，脓肿破溃。

拔脓净（2）

【方源】　《部颁标准》。

【组成】　乳香（制）40 克，没药（制）40 克，穿山甲（砂炙）40 克，红粉 20 克。

【用法】　制成粉末。外用。取药粉适量，撒于患处后，患面小者，用黑膏药外贴，患面大者，用创灼膏外贴（亦可用凡士林代），再用纱布衬垫，胶布固定。分泌物较多，每日换药 1 次，分泌物较少，2～3 日换药 1 次。

【功用】　拔脓去腐，生肌止痛。

【主治】　疮疡溃后腐肉不脱，压疮及慢性瘘道。

拔管方

【方源】　《外科方外奇方》卷二。

【组成】　紫硇砂 1.2 克，蜣螂 1.5 克，红升丹 1.2 克，冰片 1.2 克。

【用法】　上药研为细末。吹入。

【功用】　拔疮管。

拈痛散

【方源】　《仙拈集》卷二。

【组成】　樟脑、硼砂、青盐、芒硝各 3 克。

【用法】　上药研为末。敷之。

【主治】　风火虫牙。

抵圣汤

【方源】　《圣济总录》卷六十九。

【组成】　阴地蕨、紫河车（锉）、贯众（去毛上）、甘草（炙、锉）各 15 克。

【用法】　上药研为粗末。每次 9 克，水煎，去渣，食后温服。

【主治】　男子、妇人吐血后膈上虚热。

抵当丸

【方源】　《伤寒论》。

【组成】　水蛭（熬）20 个，虻虫（去翅足，熬）20 个，桃仁（去皮尖）25 个，大黄 9 克。

【用法】　捣分 4 丸。每次 1 丸，水煎服。晬时当下血，若不下者，更服。

【主治】　伤寒有热，下焦蓄血，少腹满，小便自利者。

【方论】　①《伤寒贯珠集》：此条证治与前条大同，而变汤为丸，未详何谓？尝考其制，抵当丸中水蛭、虻虫减汤方 1/3，而所服之数，又居汤方 6/10，是缓急之分，不特在汤丸之故矣。此其人必有不可不攻,而又有不可峻攻之势,如身不发黄,或脉不沉结之类,仲景特未明言耳。有志之士,当不徒求之语言文字中也。

②《伤寒寻源》:同一抵当而变汤为丸,另有精义。经云:伤寒有热,少腹满,应小便不利,今反利者,为有血也,当下之,宜抵当丸。盖病从伤寒而得,寒主凝位,血结必不易散,故煮而连渣服之,俾有形质相者得以逗留血所,并而逐之,以视汤之专取荡涤者,不同也。

【验案】　①蓄血证　《普济本事方》:有人病伤寒七八日,脉微而沉,身黄发狂,小腹胀满,脐下冷,小便利。予曰:仲景云太阳病身黄,脉沉结,小腹硬,小便不利者,为无血也;小便自利,其人如狂者,血证谛也。投以抵当丸,下黑血数升,狂止,得汗解。经云:血在上则忘,在下则狂。太阳膀胱,随经而蓄于膀胱,故脐下膨胀,由阑门渗入大肠,若大便黑者,此其症也。

②胁痛　《名医类案》:虞恒德治一人,年四十余,因骑马跌仆,次年左胁胀痛,医与小柴胡汤,加草龙胆、青皮等药,不效。诊其脉,左手寸、尺皆弦数而涩,关脉芤而急数,右三部唯数而虚。虞曰:明是死血症(脉涩为血少,又云失血之后,脉必见芤;又曰关内逢芤则内痈作)。论脉固属血病,然断之曰死血,亦因跌仆胁胀痛故耶)。用抵当丸1剂,下黑血2升许。后以四物汤加减调理而安。

③经瘀腹痛　《经方实验录》:常熟鹿苑钱钦伯之妻,经停九月,腹中有块攻痛,自知非孕。医予三棱、莪术多剂,未应。当延陈葆厚先生诊,先生曰:三棱、莪术仅能治血结之初起者,及其已结,则力不胜矣。吾有药能治之,当予抵当丸9克,开水送下。入夜,病者在床上反复爬行,腹痛不堪;天将旦,随大便下污物甚多,其色黄。白、红夹杂不一,痛乃大除。次日复诊,乃予加味四物汤,调理而愈。

④高脂血症　《浙江中医药杂志》(1998,10:447):李氏用本方(每次1丸,1日2次,4周为1个疗程)治疗高脂血症59例。结果:显效51例,有效15例,总有效率为97.1%。对照组44例用脂必妥,显效27例,有效9例,总有效率81.82%。两组比较差异显著($P<0.01$)。

抵当汤

【方源】　《备急千金要方》卷四。

【组成】　虎掌、大黄各12克,桃仁30枚,水蛭20枚。

【用法】　水煎服。当下恶血为度。

【主治】　月经不利,腹中满,时自减;并男子膀胱满急。

抵圣散(1)

【方源】　《圣济总录》卷十。

【组成】　虎胫骨(打破,酒浸,蘸酒旋炙,令黄脆为度)不拘多少。

【用法】　上药研为散。每次1.5克,入薄荷末3克,人参末1.5克,煎乳香酒调下。

【主治】　白虎风,骨髓疼痛,至夜转甚。

抵圣散(2)

【方源】　《圣济总录》卷一四三。

【组成】　椿根白皮(焙)、蒺藜子(炒)、枳壳(去瓤,鼓炒)、防风(去叉)各30克。

【用法】　上药研为散。每次3克,白汤点下。

【主治】　肠风下血。

拨云散

【方源】　《普济方》卷八十一。

【组成】　白蒺藜(去刺角,全净)120克,甘草(生熟使)、防风、羌活各30克。

【用法】　以清明水净洗,于日中晒干,勿令尘土入内,杵罗为末。不时煎汤洗。

【主治】　眼一切昏暗浮云,翳膜侵遮。

转头丹

【方源】　《石室秘录》卷四。

【组成】　人参30克,当归90克,川芎60克,红花9克。

【用法】　水煎,速灌之。

【主治】　妊妇气血亏虚,以致胎气不顺,子亦无力,不能转头,手足先出,而为难产者。

转气救吐汤

【方源】　《辨证录》卷一。

【组成】　人参30克,旋覆花3克,代赭石末3克,茯苓15克。

【用法】　水煎服。

【主治】　冬月伤寒汗下后,又加大吐气逆,呕吐饱闷,胸中痞满,时时发厥,昏晕欲死,谵语如见神鬼,且知生人出入者。

斩邪丹

【方源】　《宣明论方》卷十三。

【组成】　绿豆、小豆各 30 粒,牛砂、信砒各 3 克。

【用法】　上药研为末,同研细,滴水为丸,匀分作 10 丸。早晨每次 1 丸,用新倒流水送下。

【主治】　诸般疟疾,无时不止者。

斩鬼丹

【方源】　《串雅补》卷一。

【组成】　生绿豆、马料豆(水浸,去皮)各 40 粒,朱砂 1.5 克,白信(布包,绿豆煮过用)1.5 克。

【用法】　上药研为细末,为丸,作 49 粒。每次 1 粒,小儿半粒,临期之日清晨清汤送下。

【主治】　脾寒疟疾。

斩烂散

【方源】　《经验女科》。

【组成】　肉桂 3 克,白芷 6 克,滑石 9 克,斑蝥 5 个。

【用法】　水煎服。

【主治】　胎死腹中,面青口舌黑,指甲青者。

【宜忌】　面不青黑,指甲如色,不可用。

软骨散

【方源】　《圣济总录》卷一二四。

【组成】　茯苓(去黑皮)、陈皮(汤浸,去白,焙)各 15 克,甘草(炙,锉)、砂仁各 7.5 克。

【用法】　上药研为散。每用 6 克,先掺口中,次用新水咽下。

【主治】　喉咽诸鲠。

软脚散

【方源】　《集验良方拔萃》卷一。

【组成】　防风 15 克,白芷 15 克,川芎 7.5 克,细辛 7.5 克。

【用法】　上药研为细末,瓷瓶收贮。倘行远路者,撒少许于鞋内,步履轻便,不生疹疱,足汗皆香。

【功用】　远行健步。

虎力散

【方源】　《部颁标准》。

【组成】　制草乌 700 克,三七 100 克,断节参 50 克,白云参 150 克。

【用法】　制成散剂。口服:0.3 克,1 日 1～2 次,开水或温酒送服。外用:撒于伤口处。

【功用】　驱风除湿,舒筋活络,行瘀,消肿定痛。

【主治】　风湿麻木,筋骨疼痛,跌打损伤,创伤流血。

【宜忌】　孕妇慎用。

虎力散胶囊

【方源】　《部颁标准》。

【组成】　制草乌 700 克,三七 100 克,断节参 50 克,白云参 150 克。

【用法】　制成胶囊。口服:每次 3 克,开水或温酒送服,1 日 1～2 次。外用:将内容物撒于伤口处。

【功用】　驱风除湿,舒筋活络,行瘀,消肿定痛。

【主治】　风湿麻木,筋骨疼痛,跌打损伤,创伤流血。

【宜忌】　孕妇慎用。

虎杖红药子膏

【方源】　《千家妙方》。

【组成】　红药子适量,虎杖适量,麻油 60 毫升,冰片 10 克。

【用法】　将红药子研细末,过筛,再炒至浅灰色;虎杖加水久熬成膏,以 500 克加麻油 60 毫升,冰片 10 克调和,后再加入红药子粉搅匀成膏。涂于患处,1 日 3～4 次。

【功用】　清热解毒,滋润生肌。

【主治】　过敏性皮炎并溃烂感染。

肾着汤

【方源】　《血证论》卷八。

【组成】　白术、大枣、甘草、附子各等份。

【主治】　《血证论》评释:腰以下冷痛,腹重如带五千钱。

肾炎四味片

【组成】　细梗胡枝子 2083 克,黄芩 375 克,北京石韦 500 克,黄芪 500 克。

【用法】　上药制成片剂。口服,每次 8 片,1日 3 次。

【功用】　活血化瘀,清热解毒,补肾益气。

【主治】　慢性肾小球肾炎。

明睛散

【方源】　《太平惠民和剂局方》卷七(吴直阁增诸家名方)。

【组成】　赤芍、当归(去芦,洗,焙)、黄连(去须)、滑石(细研)各 150 克。

【用法】　上药研为细末,入研滑石拌匀。每用 1.5 克,沸汤点,澄清去渣,热洗。

【功用】　退翳膜。

【主治】　外障。风毒上攻,眼痛赤肿,或睑眦痒烂,时多热泪昏涩。

【宜忌】　忌一切腌藏、鱼酢、酒、面等毒物。

明目化积丸

【方源】　《鲁府禁方》卷三。

【组成】　牛黄、冰片各 3 克,熊胆 6 克,麝香 2 克。

【用法】　上药研为极细末,人乳为丸,如米大。每用 2 丸,入眼,合久自化。

【主治】　小儿疳积热甚,眼岔。

昆布丸

【方源】　《圣济总录》卷六十二。

【组成】　昆布(洗去咸,焙末)30 克,春杵头细糠 30 克。

【用法】　用老牛涎 30 克,生百合汁 30 克,慢火煎,入蜜搅成膏,搜前药和丸,如鸡头子大。含化咽津。

【主治】　膈气噎塞,食物不下。

国老散

【方源】　《幼幼新书》卷二十引《聚宝方》。

【组成】　甘草(炙)、银柴胡、秦艽、大乌梅(焙干)各 60 克。

【用法】　上药研为末。每次 1～2 克,食后热汤点服。

【功用】　去三焦壅滞,退虚热。

【主治】　骨蒸热久,不思饮食。

【宜忌】　忌食炙煿之物。

固齿膏

【方源】　《诚书》卷七。

【组成】　何首乌、生地黄、牛膝各等份、旱莲草(取汁)。

【用法】　上药煎百沸,将成膏入食盐,每日取用漱口。

【主治】　齿根动摇。

房蜂窠散

【方源】　《普济方》卷六十五。

【组成】　房蜂窠、苍耳、花椒、茄子蒂各等份。

【用法】　上药研为细末。每用 6～9 克,盐汤调灌漱之。

【主治】　牙痛。

固真散

【方源】　《慎斋遗书》卷七。

【组成】　山药、芡实、莲子、茯苓各等份。

【用法】　上药研为末。兼服补阴之剂。

【主治】　元阴不足之肾泄,水谷不分,至而即去,去有常度,日夜一次或二次。

固胎散

【方源】　《松崖医径》卷下。

【组成】　黄芩 15 克,白术 30 克,砂仁(炒)、阿胶珠各 9 克。

【用法】　上药研为细末。每次 6 克,煎艾汤调下。

【主治】　胎漏下血。

固元利关煎

【方源】　《古方汇精》卷一。

【组成】　香附 9 克,红花 1.2 克,制首乌 15 克,炙黄芪 4.5 克。

【用法】　白水煎,露 1 宿,清晨热服。

【主治】　阴阳久疟。

和经汤

【方源】　《元和纪用经》。

【组成】　白芍 60 克,赤芍 30 克,干姜 15 克,当归 21 克。

【用法】　上药研为末,若豆米粒。每次 9 克,以文火水煎,取清汁,温服,1 日 4 次。

【功用】　温血和经。

【主治】　妇人赤白带下。

和胃饮

【方源】　《景岳全书》卷五十一。

【组成】　陈皮、厚朴各 4.5 克,干姜(炮)3～6 克,炙甘草 3 克。

【用法】　水煎,温服。

【主治】　①《景岳全书》:寒湿伤脾,霍乱吐泻,及痰饮水气,胃脘不清,呕恶胀满,腹痛等证。

②《妇科玉尺》:孕妇胃寒气实,胎气上逼者。

【加减】　此方凡藿香、木香、丁香、茯苓、半夏、扁豆、砂仁、泽泻之类,皆可随宜增用之;若胸腹有滞,而兼时气寒热者,加柴胡。

【备考】　此即平胃散之变方也。凡呕吐等症,多有胃气虚者,一闻苍术之气亦能动呕,故以干姜代之。

和胎饮

【方源】　《理瀹骈文》。

【组成】　紫苏子、黄芩、白术、甘草各适量。

【用法】　水煎,外抹胸背。

【主治】　妊娠感受风寒。

【加减】　太阳经,加羌、防、芎、藁、葱、姜;自汗者,去葱,加白芍。

和气四七汤

【方源】　《症因脉治》卷四。

【组成】　枳壳、厚朴、陈皮、紫苏子各适量。

【用法】　水煎服。

【主治】　外感休息痢,气凝积滞,脉涩滞者。

【加减】　红积多,加山楂;白积多,加炒神曲。

知母汤(1)

【方源】　《外台秘要》卷三引《延年秘录》。

【组成】　知母 6 克,枳实(炙)9 克,栀子 9 克,豆豉(熬,别裹)6 克。

【用法】　水煎服。

【主治】　欲似天行四五日热歇后,时来时往,恶寒微热,不能食者。

【宜忌】　忌蒜、面。

知母汤(2)

【方源】　《圣济总录》卷二十三。

【组成】　知母(焙)、人参、石膏(碎)各 30 克,甘草(炙)15 克。

【用法】　上药研为粗末。每次 9 克,水煎,去渣温服,不拘时候。

【主治】　伤寒大汗后,烦渴及热不解。

知母汤(3)

【方源】　《普济方》卷一三二。

【组成】　知母、葛根、白术、甘草(炙)各 30 克。

【用法】　水煎,去渣温服。

【主治】　阳明病,身冷而内烦者。

知母散

【方源】　《太平圣惠方》卷十七。

【组成】　知母 30 克,枳实(麸炒微黄)45 克,栀子 45 克。

【用法】　上药研为散。每次 15 克,入豆豉少许,水煎,去渣温服,不拘时候。

【主治】　热病三日,经发汗热退后,尚寒热往来,不能饮食。

知母石膏汤(1)

【方源】　《症因脉治》卷三。

【组成】　知母、石膏、葛根、甘草各适量。

【用法】　水煎服。取微汗。

【功用】　清燥。

【主治】　燥火伤于肺,上消,烦渴引饮,唇口干裂,寸脉浮数。

知母石膏汤(2)

【方源】　《症因脉治》卷四。

【组成】　知母、石膏、竹叶、麦冬各适量。

【用法】　水煎服。取微汗。

【主治】　阳明燥热,运气小便不利,右脉数大。

知母石膏汤(3)

【方源】　《伤寒大白》卷三。

【组成】　知母、石膏、麦冬、粳米各适量。

【用法】　水煎服。取微汗。

【功用】　清里热。

【主治】　表邪已解,里热自汗。

知母麻黄汤

【方源】　《伤寒图歌活人指掌》卷四。

【组成】　知母9克,麻黄、甘草、白芍各6克。

【用法】　水煎服。取微汗。

【主治】　伤寒愈后昏沉。

知柏天地煎

【方源】　《症因脉治》卷二。

【异名】　家秘天地煎(《症因脉治》卷二)。

【组成】　黄柏60克,知母60克,天冬120克,生地黄120克。

【用法】　水煎成膏。每次15克,开水调服。

【主治】　肾经咳嗽,左尺滑数;阴精不足,喘逆,脉两尺细数;肾阴不足,小便不利,脉细数。

知柏戊己汤

【方源】　《症因脉治》卷二。

【组成】　知母、黄柏、甘草、白芍各适量。

【用法】　水煎服。

【主治】　脾阴不足,火冲眩晕,暴发倒仆,昏不知人,甚则遗尿不觉,少倾汗出而醒,仍如平人,右关细数。

知柏补血汤

【方源】　《症因脉治》卷二。

【组成】　知母、黄柏、黄芪、当归各适量。

【用法】　水煎服。

【主治】　脾阴不足,火冲眩晕,暴发倒仆,昏不知人,甚则遗尿不觉,少倾汗出而醒,仍如平人,右关脉细数。

制肝散

【方源】　《辨证录》卷五。

【组成】　白芍30克,吴茱萸1.5克,黄连3克,茯苓15克。

【用法】　水煎服。

【主治】　肝木克胃土,饮食入胃即吐。

季德胜蛇药片

【方源】　《部颁标准》。

【组成】　七叶一枝花、蟾蜍皮、蜈蚣、地锦草。

【用法】　口服:第1次20片,以后每隔6小时续服10片,危急重症者将剂量增加10~20片并适当缩短服药间隔时间。不能口服药者,可行鼻饲法给药。外用:被毒虫咬伤后,以本品和水外搽,即可消肿止痛。

【功用】　清热,解毒,消肿止痛。

【主治】　毒蛇、毒虫咬伤。

垂柳膏

【方源】　《小儿卫生总微论方》卷二十。

【组成】　垂柳枝150克,苦参60克,黄芩30克。

【用法】　上药研为散,每用30克,水煎,去渣,研入好墨汁15克搅匀,再熬成膏,以瓷盒盛,候冷。用少许涂疮上。

【主治】　漆疮痒痛。

使君子汤

【方源】　《银海精微》卷下。

【组成】　使君子3个,轻粉0.3克,葱珠数颗。

【用法】　使君子、轻粉研为细末,入鸡蛋1个搅匀,以湿纸包,煨熟蛋,息火气。空心与葱珠吃,连吃4~5个蛋止,不可多用。

【功用】　杀疳虫。

【主治】　小儿三五岁,因疳伤有虫,身如劳瘵,面色萎黄,眼内红肿或突者。

使君子散(1)

【方源】　《杨氏家藏方》卷十八。

【组成】　使君子(炮,去壳)20个,芜荑仁(别研)15克,槟榔1个,大腹子2个。

【用法】　上药研为细末,次入芜荑仁同研匀。每次3~6克,饮食前煮猪肉汤调下。

【主治】　小儿饮食不调,恣食肥腻,虫作痛,唇面青白,呕吐痰沫,发歇往来。

使君子散（2）

【方源】　《寿世保元》卷八。

【组成】　使君子（去壳）3克,槟榔3克,雄黄1.5克。

【用法】　上药研为末。每次3克,苦楝根皮煎汤调下。

【主治】　虫痛。

使君子散（3）

【方源】　《证治准绳·幼科》卷八。

【组成】　使君子（瓦上炒,为末）10个,甘草（胆汁浸1夕）、白芜荑各6克,苦楝子（炮,去核）5个。

【用法】　上药研为末。每次3克,水煎服。

【主治】　小儿蛔疳。

使君子散（4）

【方源】　《采艾编翼》卷二。

【组成】　使君子6克,假柚柑叶（干末）6克,山柚麻干叶（末）6克。

【用法】　上药研为末,另青黛3克,共拌匀。每次1克,蒸猪肝或腊肉或鳝鱼及开粥食。

【主治】　疳症。

侧柏叶汤

【方源】　《医学集成》卷二。

【组成】　侧柏叶（炒）、炮姜各15克,艾绒（炒）9克,马屎（炒）24克。

【用法】　水煎服。

【主治】　呕血,久吐不止。

【方论】　《血证论》:热气藏伏于阴分,逼血妄行不止。用姜、艾宣发其热,使行阳分,则阴分之血无所逼而守其经矣。侧柏叶属金,抑之使降;马为火畜,同气相求,导之使下,则余烬之瘀,一概蠲去,此为热伏阴分从治之法。

爬山虎叶药酒

【方源】　《中药制剂汇编》。

【组成】　鲜爬山虎叶3500克,活雄螃蟹2个,活土鳖虫4个,白酒500克。

【用法】　将鲜爬山虎叶洗净,切碎,与螃蟹、土鳖虫一起放入白酒内浸泡7天备用。每日早、晚各服1酒杯。

【功用】　活血祛湿。

【主治】　风湿性关节炎。

乳香丸（1）

【方源】　《小儿卫生总微论方》卷十三。

【组成】　乳香末、青皮（去瓤,炒黄,为末）各7.5克,槐花半合（炒,末）、风化石灰（研细）15克。

【用法】　上药研为末,匀细为丸。每次1.5克,槐花汤调下,不拘时候。

【主治】　虫动心腹疼痛。

乳香丸（2）

【方源】　《卫生宝鉴》卷十一。

【组成】　明乳香、轻粉各1.5克,砒霜（研）、麝香各少许。

【用法】　先将乳香为细末,入轻粉、麝香、砒霜,再研细和匀为丸,如黄豆大。夜卧先漱口齿净,后以细杖子粘药丸,搽牙疳处。至明便效。

【主治】　走马牙疳。

【宜忌】　忌食酱、醋、盐。

乳香散（1）

【方源】　《太平圣惠方》卷二十二。

【组成】　乳香15克,真降香30克,石胆7.5克。

【用法】　上药研为细散。每次3克,以真黄牛乳20克,热暖,空心调下。

【功用】　涌吐痰沫。

【主治】　风痫,时久不愈。

乳香散（2）

【方源】　《鸡峰普济方》卷二十二。

【组成】　花蕊石（烧令赤）120克,试剑草、乳香各15克,新瓦末少许。

【用法】　上药研为细末,再入乳钵内研细,瓷器盛之,密封。打损、刀伤、斧斫出血,掺药患处,用帛子系之,勿令着水,3日内肌肉便生。如有肿脓、水疮并阴毒、走马疳疮之类,用蔺汁净洗,用麻油润过后,用药掺之。

【主治】　诸般恶疮及打仆者。

乳香散(3)

【方源】　《保命集》卷下。

【组成】　乳香、没药各3克,白矾(飞)1.5克,铜绿少许。

【用法】　上药研为细末。外掺用。

【主治】　赤口疮。

乳香散(4)

【方源】　《施圆端效方》引朝歌狄殿试方(见《医方类聚》卷七十)。

【组成】　乳香、盆硝、青黛各15克,冰片少许。

【用法】　上药研匀。疼边鼻内搐1克。

【主治】　偏正头痛损眼,目赤痛睛痛。

乳香散(5)

【方源】　《施圆端效方》引朝城李道祥方(见《医方类聚》卷一九二)。

【组成】　乳香、石膏、半夏各15克,腻粉少许。

【用法】　上药研为细末,干贴疮口上。

【主治】　一切恶疮,毒气痛闷。

乳香膏

【方源】　《普济方》卷三一三。

【组成】　黄蜡45克,淀粉75克,乳香30克,油120毫升。

【用法】　上药用瓷碗盛油、蜡,放汤锅熬,消尽蜡,入乳香、淀粉,用柳枝搅沫散,放冷水内去火毒。量疮摊帛纸随用。

【主治】　发背,痈疽,肿毒,一切疮疖。

【宜忌】　忌铁器。

乳香饼子(1)

【方源】　《太平圣惠方》卷六十四。

【组成】　蔓菁根45克,乳香30克,黄连(去须)30克,苦杏仁(汤浸,去皮)49枚。

【用法】　上药捣作饼子。依肿处大小贴,干即易之。

【主治】　一切恶毒肿。

乳香饼子(2)

【方源】　《圣济总录》卷一三五。

【组成】　乳香、麒麟竭、没药(并细研)各5克。

【用法】　上药研为细末,以狗胆和成膏,捏作饼子,如榆荚大。每用时看疮大小,以饼安疮上,外用膏药贴定。

【功用】　止痛生肌。

【主治】　疮疡。

乳香护心散

【方源】　《丹溪心法附余》卷十六。

【组成】　绿豆粉120克,乳香30克,朱砂6克。

【用法】　上药研为细末。每次6克,甘草汤调下。

【主治】　痈疽、疔疮、恶疮毒气攻心。

乳香定痛散(1)

【方源】　《医方类聚》卷一九一引《医林方》。

【组成】　罂粟壳210克,白芷90克,甘草60克。

【用法】　上药研为粗末。每次9克,入乳香3克,水煎,去渣温服。

【主治】　一切肿痛不止。

乳香定痛散(2)

【方源】　《医方类聚》卷一九一引《烟霞圣效方》。

【组成】　罂粟壳(去顶蒂)60克,拣甘草24克,麻黄(去节)36克。

【用法】　上药研为细末。每次9克,生姜15克,擦磨成姜汁,先煮滚沸,下药,再煮沸,放温服之。如痛止为度,未止再服。

【主治】　诸疮疼痛,及一切诸痛。

乳香定痛散(3)

【方源】　《保婴撮要》卷十四。

【组成】　乳香、没药各15克,滑石30克,冰片3克。

【用法】　上药研为细末。搽患处。痛即止。

【主治】　伤损及一切疮疡,溃烂疼痛。

念珠丸(1)

【方源】　《普济本事方》卷四。

【组成】　乳香(乳钵坐水盆中研)、白硇砂(飞)各9克,黄蜡30克。

【用法】　乳香研细,硇砂同研匀,熔蜡为丸,分作108丸,以线穿之,露1夕,次日用蛤粉为衣。每次1丸,用乳香汤送下。

【主治】　膀胱疝气,外肾肿胀,痛不可忍。

念珠丸(2)

【方源】　《本草纲目拾遗》卷八引《张氏必效方》。

【组成】　乳香(去油,净)6克,龙眼肉9克,黄蜡60克。

【用法】　和药末为丸,如弹子大,分为108丸,蛤粉为衣,用线穿起露1宿收贮。每次3丸,乳香汤送下。

【主治】　阴疝偏肿,囊中疼痛难忍。

金　丹

【方源】　《外科传薪集》。

【组成】　黄牛粪(煅)、黄柏、人中白(盐泥固封,煅)各30克,冰片3克。

【用法】　上药研为末。吹之。

【主治】　走马牙疳,腐烂。

金不换

【方源】　《纲目拾遗》卷七引周慎庵方。

【组成】　藤黄(研细末)30克、麻油120毫升,白蜡15克,黄蜡30克。

【用法】　将二蜡入麻油内,铜杓熬化,取起,放地上,徐徐下藤黄末,不住手搅匀,以尽为度,即成膏,用油纸摊贴。敷于患处,绸帕敷好。

【主治】　跌打刀伤。

金化散

【方源】　《博济方》卷四。

【组成】　大黄(湿纸裹,煨)、葛根、甘草(炙)、川朴硝(别研细)各等份。

【用法】　上药研为细末。每次1.5克,水煎,食后温服。

【功用】　化痰利膈。

【主治】　小儿惊热。

金白散

【方源】　《仙拈集》卷二。

【组成】　鸡内金(焙干)30克,白芷15克,铜绿3克,麝香0.3克。

【用法】　上药研末。搽患牙。

【主治】　牙根臭烂、黑色,有虫。

金华散

【方源】　《青囊秘传》。

【组成】　大黄90克,熟石膏90克,姜黄60克。

【用法】　上药研为末。马兰根汁调敷。

【主治】　一切火症。

金花散(1)

【方源】　《圣济总录》卷三十。

【组成】　郁金、甘草(炙,锉)、青黛各15克。

【用法】　上药研为散。每次6克,用鸡子白调下。

【主治】　伤寒吐血不止。

金花散(2)

【方源】　《圣济总录》卷一三五。

【组成】　黄柏60克,雄黑豆(紧小者是也)30克,大黄15克。

【用法】　上药研为散,浸甘草水调如膏。量肿处大小摊贴,以纸盖之。

【主治】　热毒肿。

金粉汤

【方源】　《圣济总录》卷六十八。

【组成】　熟地黄(焙)、蒲黄各30克,川芎15克。

【用法】　上药研为粗末。每次9克,入糯米14粒,水煎,去渣温服。

【主治】　呕血。

金粉饼

【方源】　《圣济总录》卷一三二。

【组成】　郁金、绿豆粉各15克,白蔹7.5克。

【用法】　上药研为末。用芒硝水和作饼贴之。

【主治】　髭须疮,有脓窠。

金粉膏

【方源】　《圣济总录》卷一三一。

【组成】　锡(用板瓦盛炭火,安锡在上,扇之,候锡成灰,研末)120克,密陀僧(入罐子内,以盏子盖口,盐泥固济,勿令透气,用炭火煅,不闻药气为度,取出放冷)120克。

【用法】　上药研为极细末。量疮大小,临时入腻粉少许,以鸡子黄调如膏,摊在疮上,以绯帛盖。

【主治】　发背,痈疽,疮。

金屑丸

【方源】　《续名家方选》。

【组成】　菊名石、硫黄、木香各30克,伏龙肝60克。

【用法】　上药研为末,为丸金箔6枚为衣。

【功用】　解毒。

【主治】　食毒及痢疾,中风,心痛,一切急卒病。

金黄散(1)

【方源】　《博济方》卷三。

【组成】　蒲黄15克,延胡索30克,肉桂7.5克。

【用法】　上药研为细末。每次3克,用乌梅汤放冷调下。

【主治】　产后恶血攻心,时发躁。

【方论】　《济阳纲目》:蒲黄生用,性凉逐瘀;肉桂去皮,性热行血;乌梅酸收涤污。此方以凉行血,集方者,泾渭自分,用方者毋得朱紫不辨。

金黄散(2)

【方源】　《圣济总录》卷二十九。

【组成】　郁金、甘草(炙)各15克,黄药子、黄柏(去粗皮,炙)各7.5克。

【用法】　上药研为细散。每次6克,冷水调下,不拘时候,以止为度。

【主治】　伤寒鼻衄不止。

金黄散(3)

【方源】　《杂病源流犀烛》卷二。

【组成】　硼砂9克,雄黄4.5克,朱砂2克。

【用法】　鲜薄荷打汁调敷。

【主治】　疹后重舌,并两颊骨疙瘩。

金粟丸

【方源】　《普济方》卷一五七。

【组成】　罂粟壳(去筋,蜜炒)30克,五味子15克,苦杏仁(炒)15克,核桃仁15克。

【用法】　上药研为末,炼蜜为丸,如弹子大。每次1丸,水煎服。

【主治】　一切嗽。

金锁丹

【方源】　《会约医镜》卷十三。

【组成】　莲子180克,芡实(炒)300克,石莲子60～120克,金樱膏1000克。

【用法】　上药研为末,以金樱膏为丸。空腹淡盐汤送下。

【功用】　固精益寿。

【主治】　嗜欲太过,精滑不固。

【宜忌】　忌葵菜、车前子。

金露散

【方源】　《鸡峰普济方》卷十一。

【组成】　人参、白术各21克,五味子21克,甘草7克。

【用法】　上药研为细末。每次6克,白汤点服,不拘时候。

【功用】　①《鸡峰普济方》:平补气。

②《类编朱氏集验方》:平顺肺气。

【主治】　《类编朱氏集验方》:咳嗽。

金不换散

【方源】　《杨氏家藏方》卷十六。

【组成】　当归(洗,焙)、乌龙尾(灶屋上垂尘是也)、飞罗面各15克,朱砂(别研)6克。

【用法】　上药研为细末。每次6克,烧秤锤通红投酒中,食前用此酒调下。

【主治】　妇人冲任脉虚,血海暴崩,淋漓不断。

金珀硝石散

【方源】　《首批国家级名老中医效验秘方精选》。

【组成】　海金沙 100 克,苏琥珀 40 克,净芒硝 100 克,南硼砂 20 克。

【用法】　上药共研极细末,装瓶备用。1 日 3 次,每次以白开水送服 5~10 克。

【功用】　活血散瘀,利尿通淋。

【主治】　砂石淋。

【方论】　本方由一派攻伐渗利之品组成,药专力猛。海金沙甘寒、利水通淋,为治淋之要药;琥珀甘平,活血散瘀,利尿通淋,即可排石又可止痛;芒硝咸苦寒,能逐实化石;硼砂甘咸凉,因其为碱性,可使黏膜去垢,口服用于尿道杀菌,特别是尿为酸性时,可使之成为碱性,这对于排石和防止继发尿路感染都是有益的。

金星地蟮散

【方源】　方出《太平圣惠方》卷三十九,名见《普济方》卷二五一。

【组成】　金星地蟮末 6 克,婆婆石 1.5 克,牛蒡根(切碎,焙干)30 克,灶下黄土 30 克。

【用法】　上药研为细散。每次 3 克,以热酒调下。

【功用】　解毒药。

金星追涎丹

【方源】　《喉舌备要》。

【组成】　薄荷 30 克,花椒 15 克,细辛 30 克,樟脑 30 克。

【用法】　上药研为细末,放铜锅内,上以瓷碗盖之,文武火炼,取霜外用。

【主治】　风火牙痛,虫牙。

金疮蜜药方

【方源】　《经验奇效良方》。

【组成】　真香油 240 克,肥当归 30 克,黄蜡 30 克,白蜡 90 毫升。

【用法】　先将油熬开,再入当归炸至枯焦,过灯花绵纸淋净,去渣,再熬开,入蜡融化,端下凉透,入罐听用。

【功用】　化腐生肌,止痛活血。

【主治】　一切金疮溃烂。

金莲稳步膏

【方源】　《古今医统大全》卷八十三。

【组成】　黄连、黄柏、黄丹、荆芥各等份。

【用法】　上药研为细末。掺患处,布扎缚,自然平稳不痛。

【主治】　妇人足趾缝坏痈。

金箔麝香丸

【方源】　《幼幼新书》卷十九引《孔氏家传》。

【组成】　郁金 30 克,皂角 3 枚,巴豆 40 个。

【用法】　上药都拍破,用水同煎,只拣郁金,切作片子,焙干,为末,以面糊为丸,如粟米大,以麝常熏之。每次 5~7 丸,米饮送下。

【功用】　退热。

【主治】　小儿潮热。

金疮草药灵散

【方源】　《普济方》卷三〇三引《家藏经验方》。

【组成】　韭菜、刺蓟草、试剑草各 500 克。

【用法】　上药同捣烂如泥;次入绢筛石灰不拘多少,再捣令匀,捏作饼子,以瓦盆盛贮,安置静室中,晒令极干收。如常用之。

【主治】　金疮。

金梅清暑颗粒

【方源】　《部颁标准》。

【组成】　金银花、乌梅、淡竹叶、甘草各适量。

【用法】　制成颗粒。每次 15 克,开水冲服,1 日 2 次。

【功用】　清暑解毒,生津止渴。

【主治】　夏季暑热,口渴多汗,头昏心烦,小便短赤,并防治痧痱。

受拜齿药

【方源】　《普济方》卷七十。

【组成】　香附 250 克,细辛、盐各 60 克,生姜 500 克。

【用法】　取香附子新大者,去粗皮,细锉;用生姜 500 克研取汁,拌和香附子,浸 5~7 日,取出香附,不用姜渣汁;后将细辛与香附子、盐用瓦炒存性。逐日揩牙。

【功用】　令牙齿坚牢,龈槽固密,诸疾不生。

狗肠丸

【方源】　《洞天奥旨》卷九。

【组成】　黑狗肠(煮烂)1 副,象牙(末)120 克,细茶(末)120 克,五倍子(末)120 克。

【用法】　连肠为末,为丸如梧桐子大。每次 9 克,饥时用淡盐汤送服。如不能丸,少加煎蜜为丸。

【主治】　瘰疬。

【宜忌】　忌煎炒热物,尤忌房事。

狗茎散

【方源】　《幼幼新书》卷三十一引《婴孺方》。

【组成】　狗茎(烧)1 具,白术 30 克,猪苓 20 克,肉桂 10 克。

【用法】　上药研为末。每次 3 克,米饮汁调服,1 日 2 次。

【主治】　少小偏。

狗胆丸

【方源】　《医略六书》卷三十。

【组成】　肉桂 90 克。

【用法】　上药研为末,狗胆汁和醇酒,入红花末 30 克,糊为丸。每次 3 克,温酒化下。

【主治】　产后恶血上冲,心痛,脉细涩者。

【方论】　产后恶血上冲,心气不降,故心膈窒塞,心痛不休。肉桂温经通闭,狗胆破瘀下行,醇酒以行血,红花以活血。糊丸以缓之,温酒以下之,使瘀化气行,则心无窒碍,而络脉融合。

狗骨涂敷方

【方源】　《圣济总录》卷一三五。

【组成】　狗颊连齿骨、煅铁屑、虎粪、鹿角各 60 克。

【用法】　上药研为散。每用猪脂调,纳疮孔中,1 日换 5～6 次。以愈为度。

【主治】　瘰疬。

肥疮药

【方源】　《药奁启秘》。

【组成】　黄柏 9 克,黄丹 9 克,白矾 9 克,嫩松香 30 克。

【用法】　上药研细末。麻油调敷。

【主治】　肥疮浸淫,及苍蜊头。

鱼脑石散

【方源】　《中医耳鼻喉科学》。

【组成】　鱼脑石粉 9 克,冰片 0.9 克,辛夷花 6 克,细辛 3 克。

【用法】　上药研为细末。吹鼻。

【主治】　鼻窒、鼻槁、鼻渊。

兔粪散

【方源】　方出《摄生众妙方》卷十,名见《赤水玄珠》卷二十八。

【组成】　兔粪 240 克,蝉蜕、木通各 60 克,甘草 15 克。

【用法】　上药研为末。煎汤,频服。

【主治】　小儿痘疹,眼中生翳。

【方论】　《痘学真传》:兔性本凉,喜食谷精草;粪名明月砂,言得秋令,独能明目,用以为君;蝉蜕轻扬去翳,亦禀秋金,俱用平肝;木通泄火下行;甘草调和药味。凡痘后目翳目肿,羞明痒痛,此方最妙。

炙肝散

【方源】　《医方类聚》卷八十五引《经验良方》。

【组成】　瓜蒌(不去皮,用瓤,瓦上焙干)1 枚,乌梅(大者,去核,同前药焙)5 个,杏仁(去皮尖,熬,炒,别研)21 粒。

【用法】　上药研为末。每次 3 克,猪肝 1 片,切开入药在肝内,火上炙熟,放冷,食后及临夜服,嚼,津液吞下。

【主治】　咯血不止。

利阳汤

【方源】　《辨证录》卷十。

【组成】　熟地黄 60 克,玄参、麦冬、沙参各 30 克。

【用法】　水煎服。

【主治】　人有终日举阳,绝不肯倒,然一与女合,又立时泄精,精泄之后,随又兴起。

京三棱散

【方源】　《太平圣惠方》卷四十九。

【组成】　京三棱(微煨,锉)90 克,益智子(去皮)30 克,吴白术 30 克,木香 30 克。

【用法】　上药研为散。每次 9 克,水煎,去渣,稍热服,不拘时候。

【主治】　疝癖气,每发痛不能食。

夜尿宁丸

【方源】　《部颁标准》。

【组成】　肉桂、桑螵蛸、补骨脂(盐制)、大青盐。

【用法】　上药制成丸剂,每丸重9克,密封,置阴凉干燥处。温开水送服,每次1丸,1日3次,10岁以下减半。

【功用】　补肾散寒,止湿缩尿。

【主治】　适用于小孩尿床症。

育婴延龄解毒丸

【方源】　《万氏家传幼科发挥》卷一。

【组成】　断脐带(连胞,不拘长短剪取,新瓦上焙干)3克,生甘草末6克,黄连末3克,朱砂(飞)1.5克。

【用法】　上药研为末,生白砂糖调和,瓷罐收贮。每次少许,纳儿口中,以乳送下,1日1次。

【功用】　解胎毒,初生小儿宜服。

炊帚散

【方源】　《太平圣惠方》卷二十四。

【组成】　故炊帚15克,甑带15克,履底15克,蛇蜕15克。

【用法】　上药以月蚀夜,伺候正蚀时,都烧之成灰,研令细。每次6克,以温酒调服,不拘时候,仍以醋调药如膏,以涂傅驳上即消。

【主治】　疬疡风,面及项忽生白驳,状如白癣。

炉倍油膏

【方源】　《中医皮肤病学简编》。

【组成】　炉甘石9克,五倍子9克,冰片3克,黄连15克。

【用法】　上药研为细末,油调成膏。外用。

【主治】　湿疹。

炎消汤

【方源】　《古今名方》引易玉泉方。

【组成】　阳白孢(又名炎见消)、白牛膝各15克,地榆12克,算盘子树兜(野南瓜兜)18克。

【用法】　水煎服。

【功用】　清热解毒,消肿止痛。

【主治】　风湿喉痹,乳蛾,喉风等急性咽喉炎症。

法制青皮

【方源】　《串雅外编》卷三。

【组成】　青橘皮(浸去苦味,瓤,拣净)500克,白盐花150克,炙甘草180克,小茴香120克。

【用法】　水煮,不住搅,勿令着底;候水尽,慢火焙干,勿令焦;去甘、茴,只取青皮密收用。

【功用】　醒酒,益胃,消食。

法制人参膏

【方源】　《寿世保元》卷十。

【组成】　人参(清河大而坚者)120克,白檀香(为末)6克,白豆蔻(为末)4.5克。

【用法】　上用甘草膏同煎为膏。每次6克,开水化服。

【功用】　补元气,生津液,轻身延年。

【主治】　《串雅外编选注》:脾胃虚弱,消化功能减退。

【方论】　《串雅外编选注》:人参是常用的滋补强壮药,功能扶脾养胃,补中益气,配合檀香、白豆蔻、片脑等芳香化气药法制,使人参补而不滞。

法制枳实

【方源】　《串雅外编》卷三。

【组成】　枳实500克,檀香15克,冰片3克。

【用法】　上药研为末,用甘草膏为衣。随时细嚼。

【功用】　消胀满逆气,除胸胁痰癖。

【主治】　《串雅外编选注》:腹部膨胀,呕吐或呃逆,胸满胁痛,痞闷不舒。

【方论】　《串雅外编选注》:本方以枳实为主药,功能行气破结,祛痰,消痞满;佐以檀香、冰片芳香化气,甘草膏和脾胃。诸药配合,可达到消胀、降气、宽胸、利膈的目的。

泄肝散

【方源】　《银海精微》卷下。

【组成】　栀子、荆芥、大黄、甘草各适量。

【用法】　上药研为粗末。每次9克,水煎,去渣温服,不拘时候。

【主治】　肝热,赤眼肿痛。

泄热汤

【方源】　《圣济总录》卷一二二。

【组成】　大黄(炮)、甘草(炙)各30克,芒硝(研)、防风(去叉)各15克。

【用法】　上药研为粗末。每次9克,水煎,去渣温服,不拘时候。

【主治】　咽喉闭塞不通。

泄水至神汤

【方源】　《辨证录》卷五。

【组成】　大麦须60克,茯苓30克,白术60克,赤小豆9克。

【用法】　水煎服。

【功用】　急泄其水。

【主治】　臌胀。下身胀而上身未胀,正初起之病。

【方论】　方中白术、茯苓健脾胃之土,又能通脾胃之气。则土之郁可解,土郁既解,力足以制水矣,况大麦须能消无形之水,赤小豆能泄有形之湿,合而相济,自能化水,直出于膀胱,由尾闾之间尽泻而出也。

油引散

【方源】　《小儿卫生总微论方》卷十八。

【组成】　石燕子雌雄(用砖垒一地炉,木炭火煅白色为末)1对,虢丹(飞)等份,轻粉、麝香各少许(量入)。

【用法】　上药研为末,同研匀。先以绵撚子搌耳中脓汁尽时侧卧,掺药1克许,入耳中,以好油一滴引下。

【主治】　小儿聤耳内生疮,或有脓汁。

油煎散

【方源】　《太平惠民和剂局方》卷九(绍兴续添方)。

【组成】　五加皮、牡丹皮、赤芍、当归(去芦)各30克。

【用法】　上药研为末。每次3克,将青铜钱1文,蘸油入药,水煎,温服,1日3次。煎不得搅,吃不得吹。

【功用】　常服能肥妇人。

【主治】　妇人血风劳,形容憔悴,肢节困倦,喘满虚烦,吸吸少气,发热汗多,口干舌涩,不思饮食。

油蜜煎

【方源】　《济阴纲目》卷十。

【组成】　香油、蜂蜜、小便各150毫升。

【用法】　上和匀,铜锅内慢火煎,掠去沫,调白滑石末30克,或益母草末搅匀。顿服。外以油、蜂蜜于母腹脐上下摩之。

【主治】　难产。

【方论】　《医略六书》:临蓐胞破浆干,产门干涩,儿身不能转动,故难产,经日不下焉。香油以滑之,蜂蜜以润之,童便以降之,滑石以开之,益母以遂之,使胎即离胞,转身即下,更以油、蜜涂产母脐腹,向下摩按,则经府润泽而胎不久羁,何有产难经日不下之患?

油调立效散

【方源】　方出《太平圣惠方》卷六十五,名见《太平惠民和剂局方》卷八(吴直阁增诸家名方)。

【组成】　黄柏(微炒,锉)、绿矾、轻粉、硫黄各等份。

【用法】　上药研为细散,都研令匀。以生油调涂之。

【主治】　湿疥遍身。

泻子汤

【方源】　《辨证录》卷四。

【组成】　玄参90克,甘菊花30克,知母9克,天花粉9克。

【用法】　水煎服。

【主治】　阳明胃火盛,热病发狂,腹满不得卧,面赤心热,妄见妄言,如见鬼状。

泻白散

【方源】　《小儿药证直诀》卷下。

【异名】　泻肺散(原书同卷)、泻肺汤(《证治准绳·幼科》卷九)。

【组成】　地骨皮、桑白皮(炒)各30克,甘草(炙)3克。

【用法】　上药研为散。入粳米5克,水煎,食前服。

【功用】　①《保婴撮要》:化痰止咳,宽气进食。②《方剂学》:泻肺清热,止咳平喘。

【主治】　①《小儿药证直诀》:小儿肺盛,气急喘嗽。

②《斑论萃英》:肺热目黄,口不吮乳,喘嗽。

③《保婴撮要》:肺经有热生疮。

④《医方集解》:肺火皮肤蒸热,洒淅寒热,日晡尤甚,喘嗽气急。

【方论】　①《本草纲目》:桑白皮、地骨皮皆能泻火。从小便去甘草泻火而缓中,粳米清肺而养血,此乃泻肺诸方之准绳也。元医罗天益言其泻肺中伏火而补正气,泻邪所以补正也。若肺虚而小便利者,不宜用之。

②《医方考》:肺火为患,喘满气急者,此方主之。肺苦气上逆,故喘满;上焦有火,故气急,此丹溪所谓气有余便是火也。桑白皮味甘而辛,甘能固元气之不足,辛能泻肺气之有余;佐以地骨之泻肾者,实则泻其子也;佐以甘草之健脾者,虚则补其母也。此云虚实者,正气虚而邪气实也。又曰:地骨皮之轻,可使入肺,生甘草之平,可使泻气,故名以泻白。

③《古今名医方论》:季楚重曰:《经》云,肺苦气上逆。上逆则上焦郁热,气郁生涎,火郁生热,因而治节不行,壅甚为喘满肿嗽。泻白者,正金之令,驱气之逆,非劫金而泻之也,法使金清则气肃。桑根白皮,禀西方燥金之气,甘辛能入肺而泻气之有余;地骨皮凉平,调不足之阴,能清阴中之火,滋肾子以清母;甘草益土和中,且生能泻火,补母土以食子,泻补交致,金元自正;于以佐桑皮而行诸气之愤郁,鲜不达矣,较之黄芩、知母,苦寒伤胃者远矣。夫火热伤气,救肺之治有三:伤寒邪热侮肺,用白虎汤除烦,此治其标;内症虚火烁阴,用生脉散益阴,此治其本;若夫正气不伤,郁火又甚,则泻白散之清肺调中,标本兼治,又补二方之不及也。

④《医方集解》:此手太阴药也。桑白皮甘益元气之不足,辛泻肺气之有余,除痰止嗽;地骨皮寒泻肺中之伏火,淡泄肝肾之虚热,凉血退蒸;甘草泻火而益脾;粳米清肺而补胃,并能泻热从小便出。肺主西方,故曰泻白。

⑤《绛雪园古方选注》:肺气本辛,以辛泻之,遂其欲也。遂其欲当谓之补,而仍泻者,有平肺之功焉。桑白皮、甘草其气俱薄,不燥不刚,虽泻而无伤于娇脏。《经》言:肺苦气上逆,急食苦以泄之。然肺虚气逆,又非大苦大寒如芩、连、栀、柏辈所宜,故复以地骨皮之苦,泄阴火,退虚热,而平肺气。使以甘草、粳米,缓桑、骨二皮于上,以清肺定喘。

⑥《医林纂要探源》:桑白皮甘酸微辛,补敛肃清之气,而泻其邪火,为清肺君药。地骨皮甘淡,甘则能补,凡甘淡之味能上行而补肺,以其补土而上浮,则土能生金;而淡者又水之源,金能生水,故凡甘淡上行者,又多能泻火而下滋肾水;凡木之根皮,其气上行,其体在下,地骨皮上行则泻肺中之伏火而解肌热、止嗽定喘,又淡渗下行,而泻肝肾之虚热,以凉血退骨蒸。此所治症,虽曰肺火,实亦本肝肾之火上行,故用地骨皮,兼清上下也。甘草生用能补土,上行而泻肺火。泻火者,清之、散之,非必抑而下之;粳米补敛肺气。

⑦《温病条辨》:历来注此方者,只言其功,不知其弊。如李时珍以为泻肺诸方之准绳,虽明如王晋三、叶天士,犹率意用之。愚按此方治热病后,与小儿痘后,外感已尽真气不得归元,咳嗽上气,身虚热者甚良。若兼一毫外感,即不可用。如风寒风温正盛之时,而用桑白皮、地骨皮,或于别方中加桑白皮,或加地骨皮,如油入面,锢结而不可解矣。

⑧《成方便读》:夫肺为娇脏而属金,主皮毛,其性以下行为顺,上行为逆。一受火逼,则皮肤蒸热,喘嗽气急之证见矣。治此者,皆宜清之降之,使复其清肃之令。桑白皮可行皮,白能归肺,其甘寒之性,能入肺而清热,固不待言,而根者入土最深,能清而复降。地骨皮深入黄泉,无所底止,其甘淡而寒之性,能泻肺中之伏火,又能入肝肾,凉血退蒸。可知二皮之用,皆在降肺气,降则火自除也。甘草泻火而益脾,粳米清肺而养胃。泻中兼补,寓补于宜,虽清肺而仍固本耳。

⑨《小儿药证直诀笺正》:此为肺火郁结,窒塞不降,上气喘急者之良方。桑白皮、地骨皮,清泄郁热,润肺之燥,以复其顺降之常。惟内热上扰,燥渴舌绛者为宜。若外感寒邪,抑遏肺气,鼻塞流涕,咳嗽不爽,法宜疏泄外风,开展肺闭者,误用是方,清凉抑降,则更增其壅矣。

⑩《四川中医》(1988,7:13):地骨者深入黄泉,又称仙杖子,禀地之阴气最厚,寒凉至极,幼儿虽肺热为患,然风邪外袭,更用地骨岂不引邪入肝肾之

阴,则咳嗽难愈。前贤吴鞠通力主外感不可妄用泻白散,以余较之,桑白寒凉之性较地骨称逊一筹,故地骨勿施,桑白可用也;且华盖散等名方亦用桑白。

【验案】　①咳嗽　《谢映庐医案》:杨协胜之女,寒热咳嗽,腹痛泄泻。医者未知痛一阵泻一阵属火之例,木强反跋之理,妄用消耗之剂,渐至面浮气促,食减羸瘦,又误用芪、术之药,潮热愈重,痛泻愈多,延绵2个月,众谓童痨难治。乞诊于余,先与戊己丸作汤,2剂痛泻顿止,继以泻白散合生脉汤,2剂潮嗽皆安。

②痘衄　《保婴撮要》:一小儿痘疮衄血,右寸脉数,此肺金有火也,用泻白散而血止,但四肢倦怠,用益元汤而愈。

③肺结核盗汗　《安徽中医学院学报》(1986,1:33):杨某,男,26岁,工人。1979年3月11日就诊。患浸润性肺结核,盗汗长期不愈,虽用抗痨药物,但每夜汗出均浸湿枕褥。由于长期汗出过多,耗伤津液,故口燥咽干,五心烦躁,身体消瘦,颧红,舌质红绛,脉细数。即用桑白皮、地骨皮各30g,生甘草10g,浮小麦50g,水煎服。共服8剂,盗汗即止。

④荨麻疹　《安徽中医学院学报》(1986,1:33):王某,女,49岁,1977年7月14日就诊。患荨麻疹6年余,时发时止,累经中西药物治疗,其效不佳。患者为病所苦,急躁心烦,夜难入睡。曾于1973年赴省医院诊断为:顽固性荨麻疹。经治疗后已愈。半年后因迁居新房,室内尚潮湿,数月后复发。瘙痒难忍,搔之随手增大,尤以四肢为重。遇热加剧,得冷稍减,冬轻夏重,反复2年多,延至1977年夏,皮疹遍及全身,唇厚如肿,触摸疹块处有灼热感,舌质红,苔薄黄,脉浮数。余即以风热挟湿论治,拟用桑白皮、地骨皮各30克,甘草、苦参各10克,蝉蜕20克捣碎,水煎服。相继服用12剂而疹消。为巩固疗效,将前方碾为细末,每次6克,1日2次,连服2月,至今7年未发。

⑤老年肺炎　《湖南中医杂志》(1996,5:14):以本方加减:桑白皮25g,地骨皮、黄芩、车前子各15g,甘草6g,葶苈子、枇叶、知母各10g,浙贝母12g,随证加减,治疗老年肺炎58例。结果:显效50例,好转7例,无效1例,总有效率为98%。

⑥呼吸系统疾病　《山东中医杂志》(1997,12:547):用本方加味:桑白皮、地骨皮、生甘草、山药、桔梗、炙百部、炙枇杷叶、川贝母、炒苦杏仁、炒紫苏子,治疗呼吸系统疾病300例。上呼吸道感染者加金银花、连翘、玄参、金灯笼;肺炎咳吐黄痰者加天竺黄、前胡、浙贝母、鱼腥草;干咳为主者加沙参、麦冬、百合、生地黄;气虚者加黄芪、党参、白术;气阴两虚者加太子参、黄精,重用山药。结果:临床治愈120例,显效162例,总有效率为94%。

⑦小儿热退后咳嗽　《天津中医药》(2008,1:80):用泻白散原方治疗小儿热退后咳嗽35例。结果:治愈12例,显效10例,有效10例,无效3例,总有效率为91.4%。

泻心汤

【方源】　《症因脉治》卷二。

【组成】　黄连、半夏、生姜、甘草各适量。

【用法】　水煎服。

【主治】　火逆上冲,呃逆不止。

泻肝汤

【方源】　《医方类聚》卷六十五引《龙树菩萨眼论》。

【组成】　人参3克,栀子6克,黄芩6克,甘草(炙)3克。

【用法】　水煎服。

【主治】　眼虚风,见物若花蝇者。

泻肝散(1)

【方源】　《仁斋直指方论》卷二十。

【组成】　栀子、荆芥、大黄、甘草各等份。

【用法】　上药水煎。每次6克,食后服。

【主治】　①《仁斋直指方论》:肝热,赤眼肿痛。
②《济阴纲目》:肝实热,眼昏痒痛,全无翳障,头亦不旋,或五脏风毒,突起睛高,倒睫拳毛,及时行暴赤。

【宜忌】　《张氏医通》:详此四味,治白睛赤痛则可,治风轮赤痛则不可。

泻肝散(2)

【方源】　《世医得效方》卷十六。

【组成】　郁李仁、荆芥各7.5克,甘草(炙)、大黄各15克。

【用法】　上药研为散。每次9克,水煎,食后温服。

【主治】 乌风,眼虽痒痛,而头不旋,但渐渐昏暗,如物遮定,全无翳障,或时生花,此肝有实热。

泻肝散(3)

【方源】 《眼科全书》卷六。

【组成】 郁李仁、荆芥、甘草、栀子各适量。

【用法】 水煎,食后服。

【主治】 大小眦赤肿痛,生肉翳者。

泻毒神丹

【方源】 《洞天奥旨》卷十三。

【组成】 大黄30克,生甘草6克,白矾30克,当归90克。

【用法】 水煎数碗饮之。立时大泻则生,否则毒入于脏无可救矣。

【功用】 解砒毒。

【主治】 中砒毒,发紫茬。

泻痢宁片

【方源】 《部颁标准》。

【组成】 黄芩175克,地锦草350克,秦皮175克,地榆175克。

【用法】 上药制成片剂,密封,置阴凉干燥处。口服,每次6片,1日3次。儿童酌减。

【功用】 清热燥湿,凉血解毒,止泻止痢。

【主治】 大肠湿热,血热毒盛,泻泄腹痛,下痢后重,肠炎菌痢见上述证候者。

泻心各半汤

【方源】 《症因脉治》卷三。

【组成】 黄连、甘草、桑白皮、地骨皮各适量。

【用法】 水煎服。

【主治】 肺热腹胀,属心火刑金者。

泻心导赤散

【方源】 《医宗金鉴》卷四十二。

【组成】 生地黄、木通、黄连、甘草梢各适量。

【用法】 开水渍服之。

【主治】 口疮糜烂,泄泻。吐舌,面红烦渴,尿赤涩。

泻脾大青汤

【方源】 《圣济总录》卷一二四。

【组成】 大青、升麻、大黄(锉,炒)各60克,生地黄(切,焙)90克。

【用法】 上药研为粗末。每次6克,水煎,去渣温服。利即愈。

【主治】 咽喉唇肿,口舌糜烂,口甘面热。

泼火散(1)

【方源】 《杨氏家藏方》卷三。

【组成】 青橘皮(去白)、赤芍、黄连(去须)、地榆各等份。

【用法】 上药研为细末。每次3克,浆水调下;热泻用冷水调下,不拘时候。

【主治】 ①《杨氏家藏方》:中暑,烦躁发渴,口苦舌干,头痛恶心,不思饮食;血痢;妇人热崩。

②《是斋百一选方》:中暑昏迷,不省人事欲死者。

【加减】 蓄热,血妄行,加甘草等份。

泼火散(2)

【方源】 《饲鹤亭集方》。

【组成】 生大黄9克,黄连3克,白蔹9克,地榆9克。

【用法】 上药研为末。香油调敷。

【主治】 汤泡火伤。

泽兰汤

【方源】 《鸡峰普济方》卷十七。

【组成】 泽兰叶90克,当归、白芍各30克,甘草15克。

【用法】 上药研为粗末。每次15克,水煎,去渣温服,不拘时候。

【功用】 ①《鸡峰普济方》:养血益阴。

②《校注妇人良方》:益阴血,制虚火。

【主治】 阴虚血弱,阳往乘之,火逼水涸,津液焦枯,妇人经候微少,渐渐不通,手足骨肉烦痛,日就赢瘦,渐生潮热,其脉微数。

治中丸

【方源】 《续本事方》卷三。

【组成】 巴豆1粒,乌梅2个,丁香3粒,白胡椒5粒。

【用法】 上药研为细末,饭为丸,如梧桐子大。每次5~7丸,细嚼,以丁香汤送下;小儿1丸。

【主治】　酒食伤。

治血散

【方源】　《医部全录》卷二七四。

【组成】　茜根 120 克,大豆、黄药子、甘草各 60 克。

【用法】　上药研为末。每次 6 克,新汲水调下。

【功用】　解一切毒。

【主治】　一切呕血、出血及诸热烦躁。

【加减】　痰嗽带有血,加人参 60 克。

治疔膏

【方源】　《先醒斋医学广笔记》卷三。

【组成】　透明松香、沥青各 15 克,麻子 6 克。

【用法】　大青石上以铁锤锤细,锤至前药粘死锤上,拈起如清水为度;又加飞丹 3 克,再锤数百下,取收小瓷杯内。如遇初起疔毒,将小瓷杯隔汤寻化,以新青布照疔疮一般大小,用竹箸摊膏药,贴之。痛即止,少顷毒水渐渐流尽,疔根如灯心 1 条拔出,仍用原旧膏贴上,至重者再换 1 膏药,痊愈矣。

【主治】　疔疮初起。

【加减】　冬季,加麻子 1.5 克。

治喉散

【方源】　《同寿录》卷二。

【组成】　冰片 22.5 克,僵蚕 15 克,硼砂 7.5 克,芒硝 22.5 克。

【用法】　上药研为末。用苇管吹喉内患处。

【主治】　喉证。

治惑桃仁汤

【方源】　《仁斋直指方论》卷八。

【组成】　桃仁(浸,去皮,焙)、槐子、艾叶各 30 克,大枣 15 枚。

【用法】　水煎服。

【主治】　狐惑,虫食其脏,上唇疮,其声哑。

卷柏散

【方源】　《杨氏家藏方》卷四。

【组成】　卷柏(盐汤煮 1 时,焙)10 克,槟榔 20

克,黑牵牛子(生)10 克,甘遂(生)10 克。

【用法】　上药研为细末。每次 6 克,煎葱白汤调下,五更初服。至辰巳间取下,如鱼冻相似,当日只吃淡粥。

【主治】　寒湿脚气肿痛,不能履地。

【宜忌】　忌甘草 1 日。

定吐饮

【方源】　《幼科折衷》卷上。

【组成】　半夏、生姜、薄荷、藿香(一方无藿香)各适量。

【用法】　水煎服。

【主治】　小儿慢惊,吐不止。

定命丸

【方源】　《圣济总录》卷二十七。

【组成】　硫黄(研)、吴茱萸(汤浸,焙干,炒,捣为末)、芒硝(研)各 8 克,巴豆(去皮心膜)4 克。

【用法】　上药研为末,软饭为丸,如弹子大。每用 1 丸,先以椒煎汤浸手良久,男左女右执手中。汗出即愈。

【主治】　阴毒伤寒。

定命散

【方源】　《太平圣惠方》卷八十七。

【组成】　干蛤蟆(烧为灰)1 个,蛇蜕(炒令黄)7.5 克,蝉蜕 7.5 克,麝香末 1.5 克。

【用法】　上药研为末,加麝香末 1.5 克,研匀。每次 1.5 克,午时以暖水调下。

【主治】　小儿五疳。

定胃汤

【方源】　《石室秘录》卷六。

【组成】　熟地黄 90 克,山茱萸 90 克,肉桂 9 克,茯苓 9 克。

【用法】　水煎服。

【功用】　大补肾中之水火。

【主治】　反胃,朝食暮吐,暮食朝吐。

定粉散

【方源】　《幼幼新书》卷二十九引郑愈方。

【组成】　淀粉、龙骨、黄丹(煅过)各 6 克,诃子

(煨熟,取肉)3 个。

【用法】　上药研为末。每次 1.5 克,粥饮送下。

【主治】　小儿疳痢、五色痢。

定痛汤

【方源】　《经效产宝》卷上。

【组成】　川芎、当归、茯苓、厚朴(炙)各 9 克。

【用法】　水煎服。

【主治】　妊娠卒心痛,气欲绝。

【宜忌】　忌食猪肉、菘菜、醋等物。

定痛散(1)

【方源】　《御药院方》卷九。

【组成】　华细辛(生)15 克,香白芷(生)30 克,乌头(生)30 克,乳香 9 克。

【用法】　上药研为细末。每用少许,擦牙痛处,有津吐之,咽津无妨。

【主治】　牙风疼痛。

定痛散(2)

【方源】　《丹溪心法附余》卷十二引《御药院方》。

【组成】　细辛(生)15 克,草乌(生)30 克,全蝎 15 克,乳香 6 克。

【用法】　上药研为末。每用少许,擦牙痛处,引涎吐之,须臾,以盐汤灌漱即止。

【主治】　牙风疼痛。

定光朱砂膏

【方源】　《眼科龙木集》。

【组成】　滑石(水飞)、砂蜜各 15 克,朱砂、片脑各少许。

【用法】　上药研为极细末,炼蜜作膏。每用铜箸点大小眦内。

【主治】　心虚而小眦赤者。

定志补心汤

【方源】　《千金翼方》卷十五。

【组成】　远志(去心)、石菖蒲、人参、茯苓各 12 克。

【用法】　上药研为散。水煎服。

【主治】　心气不足,心痛惊恐。

定命一字散

【方源】　《太平圣惠方》卷八十三。

【组成】　干蛤蟆(炙令焦黄)1 个,葶苈子(隔纸炒令紫色)、五灵脂、苦杏仁(汤浸,去皮尖双仁,麸炒微黄)各适量。

【用法】　上药各研为细散,各抄 3 克,调和令匀。每次 1 克,以清粥饮调下。

【主治】　小儿咳逆上气喘息。

实脾散

【方源】　《幼科类萃》卷六。

【组成】　川芎、茯苓、甘草、白术各适量。

【用法】　上药研为散。用水煎,食远服。

【主治】　小儿余热不除。

实脾调气丸

【方源】　《明医指掌》卷四。

【组成】　白术 60 克,人参 30 克,广陈皮 15 克,神曲 30 克。

【用法】　上药研为细末,水为丸。每次 6 克,空心米饮送下。

【主治】　脾虚水肿。

刷牙散

【方源】　《普济方》卷七十。

【组成】　乌药、麝香、胆矾、轻粉各等份。

【用法】　上药研为细末。临卧温浆水漱刷,将药遍口内漱刷之。30 日头白再黑。

【功用】　乌发。

建脾汤

【方源】　《医方类聚》卷一九八引《吴氏集验方》。

【组成】　小茴香(别炒)60 克,甘草(锉)120 克,白盐(炒)180 克,高良姜(水煮,控干,切作片子,以麻油炒)120 克。

【用法】　先将高良姜、甘草、盐同炒,令甘草紫色,入茴香,同研为末。每次 6 克,空心沸汤点服。

【功用】　快脾胃,进饮食。

刷牙药

【方源】　《医方类聚》卷七十二引《王氏集验

方》。

【组成】　青矾(半生半枯)27克,细辛(去土)、五倍子(去土)、白茯苓(去土)各15克。

【用法】　上药研为细末。5～7日刷1次。

【主治】　牙痛。

降气汤

【方源】　《医方类聚》卷一九五引《修月鲁般经》。

【组成】　白芷、苍术、甘草、香附各等份。

【用法】　上药研为末。热水调服,米饮亦可。

【功用】　降气。

参术汤

【方源】　《脉因证治》卷下。

【组成】　人参、白术、栀子、香附各适量。

【用法】　水煎服。

【主治】　虚疝,脉豁大者。

参附汤

【方源】　《圣济总录》卷五十九。

【组成】　人参、附子(炮裂,去皮脐)、青黛各15克。

【用法】　上药研为散。每次6克,加楮叶(切)1片,水煎,去渣温服,日2夜1次。

【主治】　消肾。饮水无度,腿膝瘦细,小便白浊。

参连汤

【方源】　《痢疟纂要》卷十。

【异名】　参连饮(《医学集成》卷二)。

【组成】　人参、黄连、粳米、石莲子各适量。

【用法】　水煎汤。徐徐呷之。

【主治】　噤口痢,食不能入。

参连散

【方源】　《松峰说疫》卷三。

【组成】　人参、黄连(共为细末)各等份,麝香、冰片各少许。

【用法】　水煎服。

【主治】　疙瘩瘟。先寒后热,浑身发疙瘩,赤紫黑色,渐至大,恶寒发热。

参龟丸

【方源】　《洞天奥旨》卷九。

【组成】　人参30克,瓦松(干者)9克(此物最不易干、佩身半月即干,妙在取人之气),茯苓150克,活龟1个。

【用法】　将上药各研为末,以绵纸同龟包10余层,则龟不能出,微火焙之,龟死则用武火焙之。将药末取出另包,惟焙龟干,捣碎再焙干,全身用之,同药、蜜为丸。每日只服30丸,半料而漏管俱消而愈。

【主治】　各种痔瘘。

【宜忌】　忌房事三月,鹅肉则终身忌之,犯之则痛生,急以瓦松数条,加皮消数钱,煎汤热熏温洗可救。上方不可妄由加减。

参黄汤

【方源】　《顾氏医径》卷五。

【组成】　人参、大黄、甘草、青皮各适量。

【用法】　水煎服。

【主治】　小儿积痢侵久,或愈而复发。

参甘苓夏汤

【方源】　《医学金针》卷八。

【组成】　人参、茯苓、半夏各9克,甘草6克。

【用法】　水煎服。

【功用】　扶阳降逆,调营卫。

【主治】　痘抱鼻环唇者。

参术加桂汤

【方源】　《辨证录》卷十一。

【组成】　茯苓30克,白术30克,肉桂3克,人参15克。

【用法】　水煎服。

【主治】　妇人肾气不旺,胞胎之水气不化;小水艰涩,腹中作胀,两腿虚浮,不能怀孕。

参术附半汤

【方源】　《辨证录》卷八。

【组成】　人参30克,附子6克,半夏9克,白术30克。

【用法】　水煎服。

【主治】　一时病疟,寒气入于阳明,自卯足寒,自酉分方热,至寅初乃休,1日。一夜只苏一时。

参术附枣汤

【方源】　《辨证录》卷一。

【组成】　人参 30 克,白术 60 克,附子 3 克,炒酸枣仁 15 克。

【用法】　水煎服。

【主治】　冬月伤寒,四、五日后,手足逆冷,恶寒身蜷,脉又不至,复加躁扰不宁,不止阳绝也,阴亦将绝矣。

参归保母汤

【方源】　《顾氏医镜》卷四。

【组成】　人参、当归、牛膝、乳香各适量。

【用法】　水煎服。

【功用】　扶养母元,以下死胎。

【主治】　临产六七日,胞衣已破,而子不见下,子死腹中者。

参耳五味晶

【方源】　《部颁标准》。

【组成】　人参 50 克,麦冬 50 克,银耳 40 克,五味子 9 克。

【用法】　制成颗粒剂。吞服或开水冲服,每次 15 克,1日 2~3 次。

【功用】　益气养阴,润肺生津。

【主治】　头晕眼花,心悸失眠,久咳伤肺,虚热烦渴,自汗盗汗,神疲乏力。

参麦茯苓粥

【方源】　《喉科心法》卷下。

【组成】　真人参 3 克,茯苓 18 克,麦冬(去心) 15 克,粳米 50 克。

【用法】　共为末,同熬成粥。先以盐汤漱口,再食粥。

【主治】　津液不足,及邪盛正虚。

参附芪蛎汤

【方源】　《产科发蒙》卷四。

【组成】　人参、黄芪、附子、牡蛎各等份。

【用法】　上药作大剂。水煎,温服。

【主治】　产后绝汗如雨,手足清冷者。

参苓术附汤

【方源】　《胎产心法》卷下引朱丹溪方。

【组成】　人参 21 克,白术(土炒)9 克,茯苓、附子(制)各 3 克。

【用法】　水煎服。

【主治】　产后虚泻,眼昏不识人。

参苓麻草汤

【方源】　《辨证录》卷一。

【组成】　麻黄 3 克,人参 9 克,茯苓 30 克,甘草 3 克。

【用法】　水煎服。

【主治】　冬月伤寒,头痛,遍身亦痛。

参茸归桂饮

【方源】　《证治宝鉴》卷八。

【组成】　人参、鹿茸、当归、桂枝各适量。

【用法】　水煎服。

【主治】　疟疾,素虚人或病后、疮后、产后有汗者。

参草姜枣汤

【方源】　《重订通俗伤寒论》。

【组成】　别直参 9 克,炙甘草 3 克,鲜生姜 1.5 克,大枣 4 枚。

【用法】　水煎服。

【功用】　培元养正。

【主治】　邪实正虚,应下失下。气虚甚而邪实者,气短息促,四末微冷,大便至十余日不通,矢气频转,腹满不舒,躁则惕而不安,手足瘛疭,静则独语如见鬼。循衣摸床,舌淡红,苔前中截娇嫩而薄,后根灰腻而腐,脉寸虽微,两尺沉部反坚。

参神枣艾汤

【方源】　《古今名方》引张志兴经验方。

【组成】　人参、茯苓、黑枣仁各 30 克,焦艾叶 45 克。

【用法】　水煎服。

【功用】　补气止血,调复冲任。

【主治】　崩漏日久,荣血虚极,冲任不固。症见月经已止,突然出血,继则大量出血,出血如注,面色如土,声音低微、舌淡、无苔、六脉沉细欲绝。

【加减】　头昏气短气急,加麦冬、五味子;如崩漏已止,气血仍虚,则宜用养阴安神、补气补血之剂以善其后。

参芪术附汤

【方源】　《医学集成》卷二。

【组成】　人参、黄芪、焦白术各 30 克,附子 15 克。

【用法】　水煎服。

【主治】　中风脱证。

参芪归附汤

【方源】　《辨证录》卷二。

【组成】　人参 30 克,黄芪 60 克,附子 9 克,当归 30 克。

【用法】　水煎服。

【主治】　气虚而阳亡,一时猝倒,状似中风,自汗不止,懒于语言。

参燕麦冬汤

【方源】　《重订通俗伤寒论》。

【组成】　北沙参、麦冬各 9 克,光燕条 3 克,冰糖 12 克。

【用法】　水煎服。

【功用】　①《重订通俗伤寒论》:清补肺脏。

②《湿温时疫治疗法》:滋养气液。

【主治】　①《重订通俗伤寒论》:风燥犯肺,干咳失血者,经治将愈,以此善后。

②《湿温时疫治疗法》:五色痢,阴虚欲脱,挽救得转者。

参芪首乌补汁

【方源】　《部颁标准》。

【组成】　党参 170 克,黄芪 100 克,制何首乌 170 克,黄精 170 克。

【用法】　口服,每次 15 毫升,1 日 2～3 次。

【功用】　补气养血,益肝肾。

【主治】　气血不足,肝肾亏损贫血,神经衰弱,产后血亏。

承气汤

【方源】　《备急千金要方》卷九。

【组成】　枳实 5 枚,大黄 12 克,芒硝 15 克,甘草 6 克。

【用法】　上药研为散。水煮,适寒温分 3 次服。

【主治】　①《备急千金要方》:少阴病得之二三日,口燥咽干者。少阴病得之六七日,腹满不大便者。

②《普济方》引《备急千金要方》:下血。

【方论】　《千金方衍义》:变大承气为调胃承气,专取甘草通调之力以缓硝、黄之急也。更加枳实于调胃承气方中,较大承气中厚朴,虽辛温、辛苦不同,而泄满之功则一。

承气浴汤

【方源】　《理瀹骈文》。

【组成】　当归 60 克,大黄 30 克,芒硝、甘草各 15 克。

【用法】　煎汤摩腹。或熬膏贴。

【主治】　大肠燥结。

细辛丸

【方源】　《仙拈集》卷二。

【组成】　细辛、石菖蒲、木通各 3 克,麝香 0.3 克。

【用法】　上药研为末。绵裹塞耳中。即愈。

【主治】　耳闭。

细辛汤

【方源】　《圣济总录》卷一二一。

【组成】　细辛 30 克,白芷、川芎、露蜂房各 7.5 克。

【用法】　上药研为散。水煎,去渣。热含冷吐。

【主治】　齿不生及齿风连面疼痛。

细辛散(1)

【方源】　《太平圣惠方》卷三十四。

【组成】　细辛 15 克,露蜂房 15 克,槐枝(锉细)60 克,盐花 30 克。

【用法】　上药研为散。每用 15 克,水煎,去渣,热含冷吐。

【主治】　齿龈连颌肿痛,频发动无时。

细辛散(2)

【方源】　《圣济总录》卷一一九。

【组成】　细辛(去苗叶)、蟾酥(炙干)、瓜蒂、黄连(去须)各 7.5 克。

【用法】　上药研为散。每用 3 克,涂贴齿龈上,1 日 3～5 次。

九　画

贯众散

【方源】　《太平圣惠方》卷九十二。

【组成】　贯众、狗脊、仙鹤草、萆薢(锉)各 30 克。

【用法】　上药研为粗散。每次 3 克,水煎,去渣温服,不拘时候。

【主治】　小儿蛔虫攒心,合眼扑手,心闷。

珍珠丸

【方源】　《幼幼新书》卷十引郑愈方。

【组成】　樟脑、麝香各 1 克,粉霜、轻粉各 3 克。

【用法】　上药研为细末,用糯米汁为丸,如芥子大。每次三丸,糯米汤送下。

【主治】　小儿惊风。

珍珠散(1)

【方源】　《永乐大典》卷一一四一二引《卫生家宝》。

【组成】　晚蚕沙 60 克,谷精草 30 克,夜明砂 30 克,石决明(煅)90 克。

【用法】　上药研为细末。每次 5 克,米泔水调,如赤肿上翳,用猪肝夹药扎定,泔水煎,先熏后服。

【主治】　目翳。

珍珠散(2)

【方源】　《明医指掌》卷八。

【主治】　牙龈炎。

经验烫伤药

【方源】　《丁甘仁家传珍方选》。

【组成】　炙龟板 90 克,蝉蜕 90 克,生军 90 克,荞麦 90 克。

【用法】　上药研为末。用菜油调敷。

【功用】　止痛。

【主治】　水火烫伤,皮脱肉烂,疼痛不堪。

【组成】　朴硝(净者)3 克,炉甘石 6 克,麝香少许,冰片少许。

【用法】　上药为极细粉。点眼内眦。

【主治】　一切眼病。

珍珠散(3)

【方源】　《外科传薪集》。

【组成】　珍珠 15 克,石膏(煅)15 克,西黄 0.3 克,冰片 0.6 克。

【用法】　上药研为细末。外掺疡面。

【功用】　生肌长肉。

垣衣散

【方源】　《太平圣惠方》卷四十一。

【组成】　垣衣(晒干,捣罗为末)30 克,铁精 30 克,合欢木灰 60 克,水萍末 30 克。

【用法】　上药相和,为极细末。旋以生油调如膏。涂于不生处,日夜再涂,即生。

【主治】　眉发髭不生。

枯矾散

【方源】　《外科正宗》卷四。

【组成】　白矾 15 克,石膏(煅)、轻粉、黄丹各 9 克。

【用法】　上药研为末。温汤洗净患处,搽药。

【主治】　妇人三阳风湿下流,凝结不散,足趾作痒,湿烂;或足底弯曲之处痒湿。

枯痔药

【方源】《外科全生集》卷四。

【组成】白矾30克,红砒、白砒各9克。

【用法】共入阳城罐内,外围炭火,烧至矾熔烟起,即砒毒,忌立上风闻气,俟烟尽白矾去炭,次日取出研粉。每取3克,加水飞朱砂0.3克,再研和匀,临用以津调药,时拂乃愈。

【主治】痔瘘。

枯痔散

【方源】《外科十三方考》引周伯纯方。

【组成】白砒30克,白矾15克,明雄30克,倭硫黄15克。

【用法】先将前三味入砂锅内,用泥固罐口,中开一孔,以火煅之,待孔中烟尽时,加入硫黄,如前封之,再煅至烟尽,取出研末备用。用时以蜂蜜调涂痔上,1日3次。黄水出尽,其核自落。

【主治】痔瘘。

枯瘤膏

【方源】方出《世医得效方》卷十九,名见《仙拈集》卷四。

【组成】甘草、红大戟、芫花、甘遂各适量。

【用法】甘草煎膏。笔蘸涂瘤傍四围,干后复涂,共3次;然后以红大戟、芫花、甘遂等分为末,醋调,别笔涂敷其中。不得近著甘草处。次日缩小,又以甘草膏小晕3次,中间仍用红大戟、芫花、甘遂如前法,自然焦缩。

【主治】小瘤。

枳芎散

【方源】《医宗金鉴》卷四十三。

【组成】枳壳、抚芎、郁金、甘草各适量。

【用法】水煎服。

【主治】淤血轻之左胁痛。

枳壳丸

【方源】《医方类聚》卷一八四引《经验秘方》。

【组成】枳壳60克,好黄连60克。

【用法】上药研为细散,以猪脏长30厘米,入光草乌2个在内,线结定两头,用300毫升醋煮烂,去草乌,将猪脏研成膏,和前药末为丸,如梧桐子大。每次50丸,空腹米饮汤送下。

【主治】肠风下血。

枳壳汤(1)

【方源】《圣济总录》卷一六二。

【组成】枳壳(去瓤,麸炒)、甘草各22.5克,白胡椒7.5克,人参30克。

【用法】上药研为粗末。每次15克,水煎,去渣温服,不拘时候。

【主治】产后霍乱吐利,厥逆不食。

枳壳汤(2)

【方源】《圣济总录》卷一八四。

【组成】枳壳(去瓤,麸炒)150克,栀子7个,豆豉(微炒)60克,大黄(锉,炒)60克。

【用法】上药研为粗末。每次12克,水煎,去渣温服,空心、晚后各1次。

【主治】乳石发动,干呕。

【加减】强壮者,加大黄30克。

枳壳汤(3)

【方源】《普济方》卷一八五。

【组成】枳壳、滑石各60克,甘草30克。

【用法】上药研为散。每次9克,用冷臭橘叶7片同煎,温服。

【主治】胸痹,胁下秘结。

枳壳散(1)

【方源】《普济本事方》卷三引庞老方。

【组成】枳壳(去瓤,锉,麸炒)、白术各15克,香附(麸炒,舂去皮)30克,槟榔9克。

【用法】上药研为细末。每次6克,米饮调下,1日3次,不拘时候。

【主治】心下蓄积,痞闷,或作痛,多噫败卵气。

【方论】《本事方释义》:枳壳气味苦寒,入足太阴;白术气味甘温,入手足太阴;香附气味苦平,入足厥阴;槟榔气味辛温,入足太阴。此心下积聚痞闷,脘中不爽,多噫败卵气,胀痛者,皆由中气馁弱不振,以甘温守中,而用破气消积之药攻病,则正气不伤而宿病顿去矣。

枳壳散(2)

【方源】《普济方》卷二九七。

【组成】 枳壳、木鳖子、防风、萆薢各6克。

【用法】 上药研为末。每用15克,水煎,熏洗3～5次即效。

【主治】 肠风痔瘘。

枳壳散(3)

【方源】《治痘全书》卷十四。

【组成】 枳壳6克,生地黄3克,紫草6克,酒制大黄2.4克。

【用法】 上药研为散。水煎服。

【主治】 痘欲回未回,壮热不退,痰实烦闷,大便坚实,卧则哽气者。

枳实丸

【方源】《症因脉治》卷一。

【组成】 枳实、厚朴、槟榔、木香各适量。

【用法】 上药研末为丸服。

【功用】 消导。

【主治】 内伤四肢不举,忽尔倒仆,手足偏枯,外无表症,唯内热便秘尿赤,右脉滑实。

【加减】 小便不通,加黄连、木通。

枳实汤(1)

【方源】《圣济总录》卷二十九。

【组成】 枳实(去瓤,麸炒)、栀子各7.5克,豆豉(绵裹)30克,雄鼠粪(微炒)17个。

【用法】 上药研为粗末。用淘米泔先煎,后下药,再煎,去渣,分作2服,食前温服,未效再服。

【主治】 伤寒大病愈后,劳复阴阳易。

枳实汤(2)

【方源】《圣济总录》卷五十九。

【组成】 枳实(去瓤,麸炒)、茯苓(去木)、葛根(锉)、石膏各75克。

【用法】 上药研为粗末。每次9克,水煎,去渣温服,不拘时候。

【主治】 内热暴渴不止。

枳实汤(3)

【方源】《圣济总录》卷六十一。

【组成】 枳实(去瓤,麸炒)15克,瓜蒌实(并瓤用)1个,厚朴(去粗皮,生姜汁炙)90克。

【用法】 上药锉,如麻豆大。每次15克,水煎,去渣温服,空心、日晚各1次。

【主治】 胸痹。

枳实汤(4)

【方源】《圣济总录》卷一○六。

【组成】 枳实(去瓤,麸炒)、苦参、车前子各30克,黄连(去须)15克。

【用法】 上药研为粗末。每次15克,水煎,去渣,食后服,临卧再服。

【主治】 目风大毒,赤肿胀痛,热泪出。

枳实汤(5)

【方源】《症因脉治》卷四。

【组成】 厚朴、陈皮、麦芽、枳实各等量。

【用法】 水煎服。

【主治】 肠胃停食泄痢。

枳实散(1)

【方源】《太平圣惠方》卷二十二。

【组成】 枳实(微炒令黄)22.5克,独活45克,石膏30克,蒴藋30克。

【用法】 上药研为粗散。每次9克,酒煎,去渣温服,不拘时候。

【主治】 风头晕,起倒无定。

枳实散(2)

【方源】《症因脉治》卷三。

【组成】 枳实、莱菔子、麦芽、山楂各适量。

【用法】 上药研为散。水煎,去渣温服,不拘时候。

【主治】 食积,腹胀急,按之实痛,脉右关多滑,或沉实,或滑动,或弦急。

枳橘散

【方源】《医学集成》卷三。

【组成】 枳壳、橘红、片姜黄各6克,甘草3克。

【用法】 上药研为散。水煎服,不拘时候。

【主治】 右胁痛。

枳朴香砂汤

【方源】　《症因脉治》卷四。

【组成】　枳壳、厚朴、香附、砂仁各适量。

【用法】　水煎服。

【主治】　气结腹痛，心腹胀者。

枳壳大黄汤

【方源】　《症因脉治》卷四。

【组成】　大黄、枳壳、桔梗、甘草各适量。

【用法】　水煎服。

【主治】　燥伤气分，下利白积，腹中作痛，脉洪数。

枳壳青皮饮

【方源】　《症因脉治》卷四。

【组成】　枳壳、青皮、木通、紫苏梗各适量。

【用法】　上药研为散。水煎服，不拘时候。

【主治】　气结腹痛，痛攻胁肋。

枳壳栀子大黄汤

【方源】　《伤寒图歌活人指掌》卷四。

【组成】　枳壳 1 个，肥栀子 3 个，豆豉 30 克，大黄（如簿棋子大）5 个。

【用法】　水煎服。

【主治】　伤寒食复发热。

枳实芍药干姜甘草汤

【方源】　《云歧子保命集》卷下。

【组成】　枳实（麸炒）15 克，白芍 15 克，干姜（炮）15 克，甘草 15 克。

【用法】　上药锉细。每次 15 克，水煎服。

【主治】　伤寒汗下后，气逆，利不止，属寒者。

柏叶汤（1）

【方源】　《金匮要略》卷中。

【组成】　侧柏叶、干姜各 9 克，艾 6 克。

【用法】　上药以水 500 毫升，马通汁 100 毫升，合煮取 100 毫升，分 2 次温服。

【主治】　呕血不止者。

【方论】　①《张氏医通》：血逆不止，当责之于火旺。故用柏叶治其旺气；即兼姜、艾之辛温散结，使无留滞之患；更加马通导之下行。非近世专用柏叶、棕灰、血余之属可比。

②《金匮方论衍义》：夫水者，遇寒则沉潜于地，遇风则波涛汹涌，起于平陆。人身之血，与水无异也。侧柏叶禀西方金气，其味温，故可制肝木之逆，使血有所藏也；艾叶之温，入内而不炎，可使反火归阴，宿藏于地下。所以二药本草俱云其止吐血也。马者，午也，阴生于午；屎又属午，阴之降者；血生于心，心亦午也，用马通以降血逆，为使，尤为相宜。以三味药观之，不惟治吐血不止，而下血者亦可治之。

【实验】　对激素的影响　《中国中医基础医学杂志》(1998，2：57)：宋氏等观察了本方（去马通汁）与泻心汤对脾胃虚寒胃出血模型血清去甲肾上腺素、多巴胺及 5-羟色胺的影响。结果表明：脾胃虚寒胃出血模型组血清去甲肾上腺素低于正常对照组；模型组服用柏叶汤后，血清去甲肾上腺素及多巴胺含量上升；而服用泻心汤后无上升趋势。

柏叶汤（2）

【方源】　《普济方》卷二一五引《十便良方》。

【组成】　生地黄 9 克，侧柏叶 6 克，黄芩 3 克，阿胶 6 克。

【用法】　水煎，去渣，入阿胶烊化服。

【主治】　小便下血。

柏叶汤（3）

【方源】　《医方简义》卷三。

【组成】　侧柏叶 6 克，生地黄 30 克，炒蕲艾 1.5 克。

【用法】　加荷叶 1 片，水煎服；或加藕汁 1 杯冲入，更加童便 1 盏冲服。

【主治】　血热妄行，吐血盈碗。

柏叶散

【方源】　《太平圣惠方》卷十一。

【组成】　青柏叶 30 克，生地黄 30 克，阿胶（捣碎，炒令黄）7.5 克。

【用法】　上药研为末。水煎，去渣，别搅马通汁 30 毫升相和，更煎，分 3 次温服，不拘时候。

【主治】　伤寒吐血不止。

柏叶膏

【方源】　《圣济总录》(人卫本)卷一三四。

【组成】　侧柏叶(焙)、栀子各 30 克,胡粉(研)15 克。

【用法】　上药研为末,以羊髓 150 克,火熔消,和药,以木杵研。涂患外,1 日 3 次。

【主治】　汤火伤。

柏皮汤(1)

【方源】　《外台秘要》卷二(注文)引《范汪方》。

【组成】　黄柏 60 克,黄连 120 克,栀子(擘)14 个,阿胶(炙)30 克。

【用法】　水煎,去渣,纳胶令烊,分 2 次温服。

【主治】　伤寒后下利脓血。

【宜忌】　忌猪肉、冷水。

柏皮汤(2)

【方源】　《仁斋直指方论》卷十三。

【组成】　黄柏皮 90 克,黄芩 60 克,黄连 30 克。

【用法】　上药锉。每次 12 克,水煎,入阿胶末 1.5 克,再煎少顷,温服。

【主治】　①《仁斋直指方论》:协热泄泻,亦治血痢。

②《医学入门》:热毒吐血。

柏皮散

【方源】　《杨氏家藏方》卷十二。

【组成】　赤小豆、天南星(生用)、黄柏各 30 克,土朱 7.5 克。

【用法】　上药研为细末。新汲水调成膏子,摊在纸上贴之。

【主治】　一切风热毒气,赤肿疼痛。

柏皮膏

【方源】　《圣济总录》卷一三五。

【组成】　黄柏皮 90 克,当归 30 克,薤白 150 克,猪脂 500 克。

【用法】　上四味,除薤白、猪脂外,细锉,熬脂令沸,下诸药煎,候薤白赤黑色,以绵布绞去渣,瓷合盛。涂敷疮上,1 日 3～5 次。

【主治】　灸疮发肿,火毒疼痛。

柏黄散

【方源】　《医学纲目》卷三十四。

【组成】　黄芩 37.5 克,侧柏叶、蒲黄各 30 克,伏龙肝 30 克。

【用法】　上药研为散。水煎,分 2 次服。

【主治】　经血不止。

柏子仁酒

【方源】　《圣济总录》卷七。

【组成】　柏子仁(生研)60 克,鸡粪白(炒)60 克,肉桂(去粗皮)60 克,生姜(不去皮,切)30 克。

【用法】　上药研为粗末,共炒令焦色,乘热投酒 1800 毫升,候冷滤去渣。每次 30 毫升,空心、日午、夜卧服。

【主治】　中风失音不语。

柏桂生麦汤

【方源】　《辨证录》卷六。

【组成】　麦冬 30 克,黄柏 9 克,生地黄 15 克,肉桂 1 克。

【用法】　水煎服。

【主治】　肺燥肾虚,小便不通。

栀子汤(1)

【方源】　方出《肘后备急方》卷二,名见《外台秘要》卷一引《古今录验》。

【组成】　大黄、麻黄各 6 克,栀子 14 个,豆豉 9 克。

【用法】　水煎服。当小汗及下痢。

【主治】　时气病起诸劳复。

栀子汤(2)

【方源】　《外台秘要》卷三十七引《小品方》。

【组成】　栀子、甘草(炙)、芒硝(汤成下)、黄芩各 6 克。

【用法】　水煎,分 2 次温服。取利即愈。

【主治】　因热食及啖诸热饼肉,致小便稠数者。

栀子汤(3)

【方源】　方出《外台秘要》卷二十二引《古今录验》,名见《普济方》卷二九九。

【组成】　大青 12 克,栀子、黄柏各 3 克,白蜜 15 克。

【用法】　水煎,去渣,下蜜更煎,含之。

【主治】　口疮,咽喉中塞痛,食不得入。

栀子汤(4)

【方源】　《备急千金要方》卷十。

【组成】　栀子 14 个,恒山 90 克,车前叶(炙干)14 个,秫米 14 粒。

【用法】　上药研为散。水煎,分 3 服,未发前、发时、发后各 1 次。

【主治】　疟,经数年不愈者。

栀子汤(5)

【方源】　《圣济总录》卷六十。

【组成】　栀子 15 克,枳壳(去瓤,麸炒)0.3克,大黄(锉,炒)30 克。

【用法】　上药研为粗末。每次 9 克,入豆豉20 粒,水煎,去渣温服,不拘时候。

【主治】　黄疸,心中烦热。

栀子汤(6)

【方源】　《普济方》卷三五二。

【组成】　白芍 12 克,牡丹皮、虻虫各 9 克,栀子 14 个。

【用法】　水煎服。

【主治】　产后月水不调,及腹内胀不除,身强痛。

栀子汤(7)

【方源】　《易氏医案》。

【组成】　黑栀子、人参、麦冬、乌梅各适量。

【用法】　水煎服。

【主治】　妇人身倦怠,呵欠,口干饮冷,饮食不进,脉右寸微沉,右尺洪大侵上。

【方论】　方中栀子炒黑,以去三焦屈曲之火,人参、麦冬以收肺中不足之金,乌梅酸以收之,火势既降,金体自坚,气畅血和而愈。

【验案】　肺火病　一妇人患浑身倦怠,呵欠,口干饮冷,一月不食,强之食数粒而已。诸治不效。次年更甚,肌消骨露。诊之三焦,脉洪大侵上,脾肺二脉微沉,余部皆和平。以栀子汤饮之,进二服,即知饥喜食,旬日气体充实如常。

栀子膏

【方源】　《医心方》卷十八引《小品方》。

【组成】　栀子 20 个,白蔹 150 克,黄芩150 克。

【用法】　上药研为散。以水 500 毫升,麻油100 毫升合煎,令水气竭,去渣冷之,淋疮。

【功用】　去热毒,宽肌皮。

【主治】　卒被火烧,苦剧痛闷绝,不识人。

栀子仁汤(1)

【方源】　《圣济总录》卷二十八。

【组成】　栀子仁、柴胡(去苗)、芒硝(别研)、茵陈各 15 克。

【用法】　上除芒硝外,各研为细末。水煎,去渣,下芒硝,搅令匀,分 3 次温服,不拘时候。取利为度。

【主治】　伤寒急黄。

栀子仁汤(2)

【方源】　《圣济总录》卷一八三。

【组成】　栀子 10 个,黄芩(去黑心)、大黄(锉炒)各 90 克。

【用法】　上药研为粗末。每次 15 克,入香豉20 克,水煎,去渣,食前温服。

【主治】　乳石发,体热烦闷,口中疮烂,表里如烧,痛不能食。

栀子仁汤(3)

【方源】　《圣济总录》卷一八四。

【组成】　栀子 21 个,甘草(炙令赤色,锉)60克,人参 60 克,黄连(去须)60 克。

【用法】　上药研为粗末。每次 12 克,水煎,去渣温服,早晨、日午、晚后食前各 1 次。

【主治】　乳石发,下痢。

栀子仁汤(4)

【方源】　《明医杂著》卷六。

【组成】　郁金、枳壳(麸炒)、升麻、栀子(炒)各等份。

【用法】　每次 15 克,水煎服。

【主治】　①《明医杂著》:时毒肿痛,大便秘结。②《医钞类编》:热燥而咳者。

栀子仁散(1)

【方源】　《太平圣惠方》卷八十三。

【组成】　栀子、甘草(炙微赤,锉)、黄连(去须)、黄芩各15克。

【用法】　上药研为粗散。每次3克,水煎,去渣温服。

【主治】　小儿胃中热,日渐肌瘦。

栀子仁散(2)

【方源】　《太平圣惠方》卷九十二。

【组成】　栀子5个,茅根(锉)15克,冬葵根15克,甘草(炙微赤,锉)7.5克。

【用法】　上药研为粗散。每次3克,水煎,去渣温服,不拘时候。

【主治】　小儿小便不通,脐腹胀闷,心神烦热。

栀子大黄汤

【方源】　《金匮要略》卷中。

【组成】　栀子14个,大黄30克,枳实5个,豆豉30克。

【用法】　水煎,分3次温服。

【主治】　①《金匮要略》:酒黄疸,心中热痛。

②《肘后备急方》:酒疸,心懊痛,足胫满,小便黄,饮酒发赤斑黄黑。

【方论】　①《金匮玉函经二注》:栀子、香豉皆能治心中懊侬,大黄荡涤实热,枳实破结逐停,去宿积也。

②《张氏医通》:此即枳实栀子豉汤之变名也。大病后劳复发热,服枳实、栀子、豉三味,复令微汗,使余热从外而解;若有宿食,则加大黄从内而解。此治酒疸之脉沉者,用此方以下之。

③《金匮要略心典》:酒家热积而成实,为心中懊侬或心热痛,栀子、淡豉彻热于上,枳实、大黄除实于中,亦上下分消之法也。

④《金匮要略方义》:此乃治酒疸之方。酒疸者,嗜酒伤中,湿热内蕴所致。症见心中懊侬而热,不能食,时欲吐。湿热熏蒸于上,故心中烦热不安。湿热内阻,清浊相干,浊气上逆,故不能食,而时时欲吐。治当泄热祛湿,开郁除烦。方中以栀子清热除烦而利小便,豆豉散胸中之郁而止懊侬。二者相伍,即栀子豉汤,具有清宣胸中郁热,除烦躁止懊侬之效。枳实破气开痞,使浊气下降;大黄泄热开瘀,与栀子相合,更能导热下行,俾湿热郁结从二便分消。故本方对于酒疸或其他黄疸偏于热盛而见心

中烦热不安者,均有卓效。此方与茵陈蒿汤均用栀子、大黄,但彼方以茵陈为主,配伍栀子、大黄,重在清热利湿,泄热通便,主治湿热黄疸而见心胸不安,腹满者。此方以栀子为主,配伍枳实、大黄、豆豉,重在泄热除烦,主治酒疸而见心中懊侬或热痛者。

栀子升麻汤

【方源】　《伤寒全生集》卷三。

【组成】　升麻、柴胡、栀子、生地黄各适量。

【用法】　水煎服。

【功用】　探吐。

【主治】　阳毒发斑、发狂;温热病发狂。

栀子金花汤

【方源】　《张氏医通》卷十六。

【异名】　金花汤(《胎产心法》卷上)。

【组成】　黄连、黄芩、黄柏、栀子各3克。

【用法】　以开水渍,须臾绞去渣,分2次温服。

【主治】　①《张氏医通》:热毒内蕴。

②《胎产心法》:妊娠伤寒,发热大渴者。

【备考】　方中诸药用法原缺,据《胎产心法》补。

栀子柏皮汤

【方源】　《寒温条辨》卷五。

【组成】　栀子9克,甘草9克,茵陈9克,黄柏9克。

【用法】　水煎,温服。

【主治】　伤寒,湿热郁于肌表,身热发黄者。

栀子滑石汤

【方源】　《古今医统大全》卷十八。

【组成】　大黄、黄柏各6克,栀子15个,滑石12克。

【用法】　水煎,去渣澄清,顿服。

【主治】　黄疸,腹满,小便不利,面赤自汗。

栀连戊己汤

【方源】　《症因脉治》卷三。

【组成】　栀子、川黄连、白芍、甘草各适量。

【用法】　水煎服。

【功用】　清脾火,兼清肝火。

【主治】　热气积于脾中之积热酸软,脉弦数者。

栀桃枳楂散

【方源】　《医学入门》卷六。

【组成】　栀子、桃仁、枳核、山楂各等份。

【用法】　上药研为末。于砂钵内入姜汁,用水烫起,煎,热服。

【主治】　阳明湿热传入太阳,恶寒发热,小腹连毛际间闷痛不可忍。

【加减】　加吴茱萸,治食积与淤血成痛及冷热不调疝气。

枸杞酒

【方源】　《韩氏医通》卷下。

【组成】　枸杞子 15 克,黄连(炒)9 克,绿豆 3 克。

【用法】　上药绢袋盛之,凡米 2500 克造酒饮服。

【主治】　火证。

枸杞羊肾粥

【方源】　《圣济总录》卷一八九。

【组成】　枸杞子 500 克,羊肾(细切)1 对,米 90 克,葱白 14 根。

【用法】　上细切,加五味煮粥如常法。空腹食。

【主治】　阳气衰,腰足疼痛,五劳七伤。

柳灰散

【方源】　《洞天奥旨》卷十一。

【组成】　柳枝(烧灰)15 克,荆芥(炒,末)6 克,滑石 9 克,生甘草 6 克。

【用法】　上药研为末。水调涂之。

【主治】　天灶丹。

柳华散

【方源】　《校注妇人良方》卷二十四。

【组成】　黄柏(炒)、蒲黄、青黛、人中白(煅)各等份。

【用法】　上药研为末。敷之。

【主治】　热毒口疮。

柳花散

【方源】　《外科正宗》卷四。

【组成】　黄柏(净,末)30 克,青黛 9 克,肉桂 3 克,冰片 0.6 克。

【用法】　上药研为细末,共再研,瓷罐收贮。每用少许,吹之。

【主治】　思烦大甚,多醒少睡,虚火发动,口破色淡,斑白点细,甚者陷露龟纹,脉虚不渴。

柳枝散

【方源】　《御药院方》卷九。

【组成】　柳枝、槐枝(切碎)各 150 克,盐 120 克,皂角(不蛀者)7 梃。

【用法】　上药同入瓷瓶中,黄泥固济,糠火烧 1 宿后,冷取出,研细。擦牙。

【功用】　牢牙去风。

【主治】　牙诸疾。

柳枝膏(1)

【方源】　《圣济总录》卷一一九。

【组成】　柳枝(锉)30 克,防风(去叉,锉)、细辛(去苗叶,锉)、盐花各 7.5 克。

【用法】　水煎,去渣更煎成膏,以瓷器收。每用薄纸,剪如柳叶,涂药贴齿上。

【主治】　齿历蠹。

柳枝膏(2)

【方源】　《鸡峰普济方》卷二十二。

【组成】　麻油 250 毫升,黄丹 90 克,乳香 9 克,柳枝 30 克。

【用法】　如常法熬成,然后入乳香搅匀,贮器中。外贴。

【主治】　灸疮。

柳絮散

【方源】　《圣济总录》卷一八一。

【组成】　柳絮、谷精草、石决明、夜明砂各等份。

【用法】　上药研为散。每次 3 克,猪肝 1 片劈开,掺药在内,以线子扎定,米泔煮,乘热以汤熏眼,良久服之,1 日 1 次。

【主治】　小儿斑疮入眼。

柳絮矾散

【方源】　《圣济总录》卷一七二。

【组成】　柳絮矾 15 克,铅白霜 30 克,马牙硝 7.5 克,芒硝 7.5 克。

【用法】　上药研为散。每次 1 克,冷水调下。

【主治】　小儿疳渴不止。

柽花散

【方源】　《医方类聚》卷二十四引《烟霞圣效方》。

【组成】　柽柳花(无花用叶,无叶用枝,然不及用花)、蛤粉、当归、甘草各等份。

【用法】　上药研为末。每次 12 克,温水调下。略睡,良久再服。

【主治】　遍身风瘙痒,重则昏迷不省。

胡桃散

【方源】　《古今医统大全》卷四十二。

【组成】　核桃仁(去油)120 克,皂角刺(炒焦) 60 克,补骨脂(微炒)45 克,槐花(炒)30 克。

【用法】　上药研为末。每次 6 克,米饮或汤调下。

【主治】　肠风便血。

【宜忌】　老人更宜服。

胡荽散

【方源】　《经验良方》。

【组成】　胡荽子、小茴香各 15 克,桂、肉豆蔻各 6 克。

【用法】　上药研为末。每次 6 克,开水调服。

【主治】　疝气腹胀,久泻。

胡粉散(1)

【方源】　《外台秘要》卷二十四引《深师方》。

【组成】　胡粉(熬)20 克,黄连 30 克,甘草(炙)20 克,竹茹 20 克。

【用法】　上药研为末,以粉敷疮上,1 日 3 次。

【主治】　瘭疽,浸淫多汁。

胡粉散(2)

【方源】　《太平圣惠方》卷六十五。

【组成】　胡粉、黄连(去须)、蛇床子、白蔹各 15 克。

【用法】　上药研为末。面脂调涂,湿即干贴之。

【主治】　干癣痒不止。

胡粉散(3)

【方源】　《杨氏家藏方》卷十九。

【组成】　龙骨、胡粉(炒黄色)、白矾(飞过)、黄连(去须)各等份。

【用法】　上药研为细末。每次 1.5 克,乳食前温米饮调下。

【主治】　小儿下痢,日夜频并。

胡粉散(4)

【方源】　《外科正宗》卷四。

【组成】　杭粉 30 克,轻粉、石膏(煅)、蛤粉各 9 克。

【用法】　上药研为极细末。将疱挑破,揩干掺之;或用丝瓜叶捣汁调搽亦好;如冬月无此,用染布青缸汁调搽。

【主治】　天疱红肿发热,急胀疼痛。

胡麻散

【方源】　《圣济总录》卷一九八。

【组成】　胡麻子、白茯苓(去黑皮)、生干地黄(焙)、天冬(去心,焙)各 240 克。

【用法】　上药研为细散。每次 5 克,食后温水调下。

【功用】　益寿延年,去客热。

胡椒汤

【方源】　《圣济总录》卷一六二。

【组成】　白胡椒 7.5 克,干姜(炮)15 克,诃黎勒皮(炒)30 克,甘草(炙)22.5 克。

【用法】　上药研为粗末。每次 9 克,水煎,去渣,空心、食前温服。

【主治】　产后霍乱,吐利不止,腹痛。

胡桐泪散

【方源】　《圣济总录》卷一二〇。

【组成】　生地黄(取汁)500 克,白矾(枯,研)

15 克,麝香(细研)7.5 克,胡桐泪(细研)15 克。

【用法】　上药研为极细末,与生地黄汁相和令匀,于银器中,即以文武火慢慢煎成膏。每用 1 克,食后、夜卧以药于牙龈上涂之。有津即咽。

【主治】　骨槽风痛,龈肿齿疏。

胡桐律散

【方源】　《太平圣惠方》卷八十七。

【组成】　胡桐律、麒麟竭、白矾、黄丹各 9 克。

【用法】　上药研为细末。每用 1 克,贴牙缝,不拘时候。

【主治】　小儿口齿疳。

胡黄连散(1)

【方源】　《太平圣惠方》卷九十三。

【组成】　胡黄连末 15 克,白龙骨末 15 克,白矾(烧令汁尽)15 克,胡粉(微炒)7.5 克。

【用法】　上药研为细散。1 岁儿每次 1 克,2 岁儿每次 1.5 克,以米饮调下。

【主治】　小儿疳痢久不愈,肌肉消瘦,面黄发焦,啼叫不恒。

胡黄连散(2)

【方源】　《卫生宝鉴》卷十一引麻孝卿方。

【组成】　胡黄连 1.5 克,细辛、宣黄连各 9 克,藿香 3 克。

【用法】　上药研为末。每用 1.5 克,干掺口内,漱吐之。

【主治】　口糜。

胡黄连散(3)

【方源】　《古今医统大全》卷八十一。

【组成】　胡黄连 30 克,五倍子 15 克,孩儿茶 6克,麝香 0.6 克。

【用法】　上药研为极细末。先洗,后上药。

【主治】　疳疮。

胡椒馄饨

【方源】　《圣济总录》卷一八九。

【组成】　白胡椒、干姜(炮)各 15 克,诃梨勒皮4 个。

【用法】　上药研为末,取精羊肉 120 克,细切

和药,以面裹作小馄饨子,煮熟,空腹食之。以饱为度。

【主治】　气痫。

封囟散

【方源】　《幼幼新书》卷六引《王氏家传》。

【组成】　柏子仁、防风、天南星各 120 克。

【用法】　上药研为细末。每用 3 克,猪胆汁调匀,稀稠得所,摊绯帛上,随囟大小贴,1 日 1 换,时时汤润。

【主治】　囟开崎陷,咳嗽鼻塞。

封脐散

【方源】　《幼幼新书》卷四引张涣方。

【组成】　好川当归(洗去土,焙干)15 克,天浆子(微炒)3 个,血余炭(烧灰存性)3 克。

【用法】　上药研为细末,入麝香 1 克拌匀。每用 1~1.5 克,敷脐中,时时用。

【主治】　婴儿脐风。初生断脐之后,因乳母不慎,或洗浴水入脐中,或儿尿在困袍之内,湿气伤于脐中,或解脱,风冷邪气所乘,令儿脐肿多啼,不能哺乳者。

荆芥汤(1)

【方源】　《鸡峰普济方》卷二十四。

【组成】　薄荷叶、荆芥、牛蒡子、甘草各 30 克。

【用法】　上药研为粗末。每次 15 克,水煎,去渣温服。

【主治】　小儿瘙痒成瘾疹者。

荆芥汤(2)

【方源】　《仁斋直指方论》卷二十一。

【组成】　荆芥、龙脑薄荷、升麻、细辛各等份。

【用法】　上药研为末。每次 6 克,以沸汤点,漱口含咽,并擦牙。

【主治】　风热齿痛。

荆芥汤(3)

【方源】　《症因脉治》卷三。

【组成】　荆芥、防风、薄荷、地肤子各适量。

【用法】　水煎,去渣温服。

【功用】　辛凉散表。

【主治】　表有湿热,腹胀大,身热,脉浮。

荆芥饮

【方源】　《圣济总录》卷六十九。

【组成】　荆芥、栀子、黄芩(去黑心)、蒲黄各30克。

【用法】　上药研为粗末。每次 9 克,水煎,去渣冷服,不拘时候。

【主治】　呕血不止。

荆芥散(1)

【方源】　《续本事方》卷二。

【组成】　荆芥、石膏(煅)各等份。

【用法】　上药研为细末。每次 6 克,加生姜 3 片,连须葱白 6 克,水煎,食后服。

【主治】　头风。

荆芥散(2)

【方源】　《御药院方》卷十。

【组成】　荆芥、当归、赤芍各 30 克,黄连60 克。

【用法】　上药研为粗末。每用 6 克,水煎,滤去渣,热洗眼。

【主治】　肝塞滞,热毒不可宣通,目急痒痛。

荆芥散(3)

【方源】　《赤水玄珠》卷十五。

【组成】　荆芥 30 克,芒硝 60 克。

【用法】　用萝卜、葱同煎汤,洗患处。

【主治】　肾肿。

荆槐散

【方源】　《圣济总录》卷一四一。

【组成】　荆芥、槐花(炒)、枳壳(麸炒,去瓤)、黄芪(锉)各等份。

【用法】　上药研为末。每次 6 克,米饮调下,不拘时候。

【主治】　鼠乳牡痔,便血,疼痛不可忍者。

荆沥饮子

【方源】　《太平圣惠方》卷十九。

【组成】　荆沥 30 毫升,生葛根汁 20 毫升,蜜15 毫升,竹沥 30 毫升。

【用法】　上药相和令匀,温服 20 毫升,不拘时候。

【主治】　中风失音不语,手足转动不得。

荆防二妙丸

【方源】　《症因脉治》卷三。

【组成】　荆芥、防风、苍术、黄柏。

【用法】　上药研为末,水泛为丸服。

【主治】　外感痿症。阳明经下部湿热,下肢瘫痪,痿弱不能举动,关节重痛,脉沉数者。

荆芥桔梗汤

【方源】　《小儿卫生总微论方》卷十九。

【组成】　荆芥、桔梗(去芦)、甘草(生)、牛蒡子(炒)各等份。

【用法】　上药研为细末。每用 3 克,水煎,去渣温服。

【主治】　小儿喉中生疮。

南吕丸

【方源】　《家塾方》。

【组成】　黄芩 120 克,甘遂、青礞石各 6 克,大黄 24 克。

【用法】　上药研为末,糊丸如梧桐子大。每次20～40 丸,温水送下,1 日 3 次。

【主治】　诸痰饮咳嗽,大便不利者。

【备考】　本方乃滚痰丸,以甘遂代沉香。

茜根散

【方源】　《太平圣惠方》卷十八。

【组成】　茜根 30 克,黄芩 22.5 克,栀子 7.5克,阿胶(捣碎,炒令黄燥)15 克。

【用法】　上药研为散。每次 12 克,水煎,去渣温服,不拘时候。

【主治】　热病,下痢脓血不止。

荜茇散(1)

【方源】　《博济方》卷二。

【组成】　虎头王字骨(即额骨)(酥炙)、荜茇(微焙)、人参、羚羊角屑各等份。

【用法】　上药研为末。每次 6 克,临卧、食后温水调下。

【主治】 噎疾。

荜茇散（2）

【方源】 《御药院方》卷九。

【组成】 荜茇 6 克,蝎梢、高良姜各 3 克,草乌头尖(生,不去皮)1.5 克。

【用法】 上药研为细末。指蘸擦牙痛处。吐津、误咽无妨。

【主治】 牙痛。

荜茇散（3）

【方源】 《御药院方》卷九。

【组成】 高良姜、白胡椒、荜茇、细辛各等份。

【用法】 上药研为细末。每用少许,噙温水,随痛处鼻内搐。

【主治】 牙齿疼痛。

荜茇散（4）

【方源】 《普济方》卷三〇七。

【组成】 荜茇、轻粉、蕤仁、木鳖子各等份。

【用法】 上药研为细末。蜇着右边,以少许点左眼;蜇着左边,点右眼。

【主治】 蝎蜇卒痛,药未及者。

荜茇散（5）

【方源】 《辨证录》卷七。

【组成】 荜茇 9 克,白芍 15 克,当归 15 克,牛乳 250 克。

【用法】 同煎,空腹顿服。

【功用】 利气消湿泻热。

【主治】 痢疾。湿热更兼气滞,中气不顺,口中作嗳,下痢不止。

【方论】 方中荜茇最能顺气,且去积滞更神,入之于归、芍之中,更能生长阴血;佐之牛乳者,牛乳属阴,乳乃血类,无形之阴血不能遽长,用有形之阴血以滑其肠中之迫急,则血既无伤,阴又不损,转能佐气以去其结滞,故奏功甚捷,取效独奇耳。

荜茇散（6）

【方源】 《串雅补》卷五。

【组成】 荜茇 3 克,蟾酥 1 克,烧盐 3 克,花椒

6 克。

【用法】 上药研为细末。指蘸擦牙痛处。

【主治】 牙痛。

荜茇粥

【方源】 《医方类聚》卷九十四引《食医心镜》。

【组成】 荜茇、白胡椒、肉桂(为末)各 6 克,米 90 克。

【用法】 上药研煮作粥,下荜茇等末,搅和,空腹食之。

【主治】 心腹冷气刺痛,腹胀不能下食。

草豆饮

【方源】 《医略六书》卷二十五。

【组成】 黑豆 100 粒,生草梢 9 克,滑石 9 克,秋石 15 克。

【用法】 水煎,去渣温服。

【功用】 益肾通淋。

【主治】 砂淋涩痛,脉沉涩。

【方论】 热蕴胯中,气不施化,煎熬津液而成砂石,故溲溺淋沥涩痛异常焉。黑豆解毒润燥,益肾气以通津液;生草泻火,缓中和脾胃以资气化;秋石咸寒,益阴壮水,涤热除烦;更以滑石通窍利水,务使胯中气化,则砂石自消,而小便如常,何淋沥痛急之不瘥哉! 此益肾通淋之剂,为砂淋痛甚之专方。

草还丹

【方源】 《医学纲目》卷五。

【组成】 赤蒿 4500 克,童便 9000 毫升。

【用法】 文武火熬,约童便减至 6000 毫升,去蒿,再熬至 300 毫升,入猪胆 7 个,再熬数沸,用甘草末收和为丸,如梧桐子大。每次 50 丸,开水送下。

【主治】 阴虚骨蒸。

草乌头散（1）

【方源】 《圣济总录》卷一二一。

【组成】 草乌(实大者,分作 3 份,1 份烧存性,2 份烧黑色为度)30 克,青盐 15 克,细辛(去苗叶)15 克,地龙(去土)7.5 克。

【用法】 上药研为散。早、夜如齿药揩牙动

摇处。

【主治】 牙动摇疼痛及骨槽风。

草乌头散(2)

【方源】 《普济方》卷六十九。

【组成】 两头尖7个,草乌7个,全蝎7个,僵蚕(去嘴足)7个。

【用法】 上药研为细末。用指点擦于痛处。涎唾勿咽,然后漱之吐出。

【主治】 牙风疼痛。

草龙胆散

【方源】 《普济方》卷三六六。

【组成】 龙胆、钩藤、枳壳、升麻各等份。

【用法】 水煎,日日灌漱之。

【主治】 牙根宣露。

草豆蔻汤

【方源】 《圣济总录》卷三十九。

【组成】 草豆蔻(去皮)0.3克,黄连(去须)30克。

【用法】 上药研为粗末。每次9克,加乌豆50粒,生姜3片,水煎,去渣温服,1日3次。

【主治】 霍乱心烦渴,吐利不下食。

草豆蔻散(1)

【方源】 《太平圣惠方》卷五十九。

【组成】 草豆蔻(去皮)30克,白石脂30克,当归(锉,微炒)30克,干姜(炮裂,锉)30克。

【用法】 上药研为散。每次6克,以粥饮调下,不拘时候。

【主治】 水谷痢不止,腹内疼痛。

草豆蔻散(2)

【方源】 《圣济总录》卷四十七。

【组成】 草豆蔻(去皮,锉)240克,生姜(和皮切作片子用)500克,甘草(炙,锉)120克,陈皮(去白,焙)30克。

【用法】 上药和匀,入银器内,用水慢火熬令水尽,取出焙干为散。每次3克,沸汤点之,夏月煎作冷熟水服。

【主治】 胃寒气逆,呕哕不止。

草豆蔻拨刀

【方源】 《太平圣惠方》卷五。

【组成】 草豆蔻(去皮)2枚,高良姜15克,生姜汁溲白面120克,生姜汁15克。

【用法】 上药前2味锉细,水煮,并生姜汁溲白面为拨刀,羊肉汁内煮令熟,空腹食之。

【主治】 脾胃气虚弱,呕逆,不能饮食。

茵陈汤(1)

【方源】 《外台秘要》卷四引《必效方》。

【组成】 茵陈12克,大黄9克,黄芩9克,栀子9克。

【用法】 水煎服。

【主治】 一切黄。小便黄色及身黄者。

【宜忌】 忌羊肉、酒、面、热物。

茵陈汤(2)

【方源】 《普济方》卷一四二引《澹寮方》。

【组成】 茵陈、栀子各9克,秦艽、升麻各12克。

【用法】 上药研为散。每次9克,水煎,去渣,食后服。

【主治】 ①《普济方》引《澹寮方》:伤寒发汗有留热,身面皆黄,多热,食不减。

②《普济方》:黄疸,小便赤。

茵陈蒿汤

【方源】 《幼幼集成》卷四。

【组成】 茵陈4.5克,黄柏、黑栀子各3克,灯心草10茎。

【用法】 水煎滚,热服。

【主治】 头汗至颈而还,将欲发黄。

茵陈四逆汤

【方源】 《伤寒微旨论》卷下。

【组成】 甘草、茵陈蒿各60克,干姜45克,附子(破8片)1个。

【用法】 上药研为末。水煎,去渣放温,分4次服。

【主治】 ①《伤寒微旨论》:阴黄。病人脉沉细迟,肢体逆冷,上自汗出。

②《卫生宝鉴·补遗》：阴黄。皮肤凉又烦热，欲卧水中，喘呕，脉沉细迟无力；皮肤冷，心下硬，按之痛，身体重，背恶寒，目不欲开，懒言语，自汗，小便利，大便了而不了，脉紧细而发黄。

【方论】 《医方考》：此阴证发黄也。阴寒盛于下，则戴阳于上，故上体见阳证，下体见阴证；阴盛于下，故见阴脉之沉迟，兼阴证之四逆；阳戴于上，故见阳证之发黄，上体之自汗也。茵陈，治黄之要药，故无分寒热而用之；附子、干姜、炙甘草，回阳之要品也，故有阴寒即用之。然必冷服者，恐姜、附发于上焦阳盛之区，而下部阴寒之分反不及也。

茵陈栀子汤

【方源】 《东医宝鉴》卷六引《医学纲目》。

【组成】 茵陈9克，大黄6克，栀子、枳壳各3克。

【用法】 水煎服。

【主治】 谷疸。

茵栀黄口服液

【方源】 《部颁标准》。

【组成】 茵陈提取物12克，栀子提取物6.4克，黄芩苷40克，金银花提取物8克。

【用法】 制成口服液。口服，每次10毫升，1日3次。

【功用】 清热解毒，利湿退黄。有退黄疸和降低谷丙转氨酶的作用。

【主治】 湿热毒邪内蕴所致急性、迁延性、慢性肝炎和重症肝炎。也可用于其他型重症型肝炎的综合治疗。

茵陈苓术黄连汤

【方源】 《辨证录》卷七。

【组成】 茵陈9克，茯苓、白术各15克，黄连6克。

【用法】 水煎服。

【主治】 心疸，烦渴引饮，一饮水即停心下，时作水声，胸前时多汗出，皮肤尽黄，两目独白，为心中虚热。

茴香汤

【方源】 《活幼心书》卷下。

【组成】 茴香(炒)、高良姜(锉，用东壁土炒)各45克，苍术(如前制)60克，甘草(炙)30克。

【用法】 上药研为末。每次3克，烧盐汤调，空心服。

【功用】 和脾胃，进饮食，理腹痛，散邪气。

茱萸四逆汤

【方源】 《伤寒全生集》卷二。

【组成】 山茱萸(汤泡)、附子(泡)、干姜各6克，炙甘草4.5克。

【用法】 水煎，入姜汁温服。

【主治】 ①《伤寒全生集》：厥阴伤寒，呕吐涎沫及吐利逆冷，烦躁脉沉。

②《古今医统大全》：厥阴中寒，小腹痛甚。

【加减】 胃虚寒，加丁香、人参、白术、陈皮。

茯苓丸

【方源】 《普济方》卷二二九。

【组成】 茯苓(去黑皮)、地骨皮、铁精(亦名轻铁)180克，天灵盖(童便浸，煮)90克。

【用法】 上药研为末，饭为丸，如梧桐子大。每次3丸，食后煎汤送下，1日2次。

【主治】 热劳咳嗽。

茯苓汤(1)

【方源】 《医心方》卷二十一引《深师方》。

【组成】 茯苓9克，甘草6克，白芍6克，肉桂6克。

【用法】 水煎，分3次服。

【主治】 月经至，绞痛欲死。

茯苓汤(2)

【方源】 《备急千金要方》卷十八。

【组成】 茯苓12克，半夏9克，生姜5克，肉桂6克。

【用法】 上药研散。水煎服。

【主治】 胸膈痰满。

【宜忌】 《普济方》：忌酢物、羊肉、生葱、猪肠。

【方论】 《千金方衍义》：痰气聚于胸中，使用小半夏加茯苓汤，不得桂心之辛散，难以逐破的之功。冷极加附子，是指真阳虚者而言，气满加槟榔，是指痰气盛者而言，非谓二味可以并入一方也。

【加减】　冷极者,加大附子 12 克;气满者,加槟榔 21 个。

茯苓汤(3)

【方源】　《圣济总录》卷八十二。

【组成】　茯苓(去黑皮)、干姜(炮)、泽泻各 60 克,肉桂(去粗皮)21 克。

【用法】　上药研为粗末。每次 9 克,水煎,去渣,空心、日午、近晚温服。

【主治】　脚气,腰脊膝浮肿。

茯苓汤(4)

【方源】　《圣济总录》卷一七七。

【组成】　茯苓(去黑皮)、人参、黄芩(去黑心)、大黄(锉,炒)各 15 克。

【用法】　上药研为粗末。8—9 岁儿每次 6 克,水煎,去渣温服,1 日 2 次。

【主治】　小儿痰实壮热。

茯苓汤(5)

【方源】　《圣济总录》卷一七九。

【组成】　茯苓(去黑皮)、冬葵果、木通(锉)、车前子各 15 克。

【用法】　上药研为粗末。5—6 岁儿每次 3 克,水煎,去渣温服。

【主治】　小儿小便不通。

茯苓散(1)

【方源】　《圣济总录》卷三十七。

【组成】　茯苓(去黑皮)90 克,肉桂(去粗皮)、麻黄(去节)、甘草(炙,锉)各 30 克。

【用法】　上药研为散。每次 9 克,新汲水调服,不拘时候。

【主治】　疟病但热不寒,遍身发黄,小便涩滞。

茯苓散(2)

【方源】　《圣济总录》卷一二三。

【组成】　茯苓(去黑皮)、贯众、砂仁、甘草(炙)各 30 克。

【用法】　上药研为细散。每用 3 克,掺喉中,以水送下。

【主治】　喉中生谷贼,结肿疼痛,饮食烦闷。

茯苓散(3)

【方源】　《鸡峰普济方》卷十八。

【组成】　五味子、阿胶、茯苓各 15 克,黄芪 30 克。

【用法】　上药研为细末。每次 6 克,米饮调下,不拘时候。

【主治】　①《鸡峰普济方》:血淋。

②《普济方》引《十便良方》:血淋不可进凉药者。

茯苓散(4)

【方源】　《杨氏家藏方》卷九。

【组成】　茯苓(去皮)60 克,砂仁 30 克。

【用法】　上药研为细末,入盐 6 克,用精羊肉批作大片,掺药在上,炙熟。空心食之,然后饮酒适量。

【主治】　梦中虚滑遗精。

茯苓散(5)

【方源】　《御药院方》卷九。

【组成】　茯苓(去皮)30 克,细辛(去苗)、香白芷各 30 克,寒水石(生用,研)120 克。

【用法】　上药研为细末。每用少许擦牙痛处,含口良久,吐去津,然后用温水撽之,不拘时候。

【主治】　牙痛及牙龈肿痛。

茯神散

【方源】　《圣济总录》卷三十一。

【组成】　茯苓(去木)、柴胡(去苗)、陈皮(去白,炒)、甘草(炙)各 30 克。

【用法】　上药研为粗末。每次 15 克,水煎,去渣温服,不拘时候。

【主治】　伤寒后虚烦,心腹不快。

茯苓木通汤

【方源】　《圣济总录》卷二十六。

【组成】　茯苓(去黑皮)、木通(锉)、车前子叶、滑石各 60 克。

【用法】　上药研为粗末。每次 15 克,水煎,去渣,空心温服。

【主治】　伤寒后下焦热,小便不通。

茯苓贝母汤

【方源】　《圣济总录》卷六十六。

【组成】　茯苓(去黑皮)30克,泽泻(锉)、贝母(焙)、桑白皮(炙,锉)各22.5克。

【用法】　上药研为粗末。每次9克,水煎,去渣温服,不拘时候。

【主治】　肺经虚气,肿满喘疮,气促咳嗽。

茯苓甘草汤

【方源】　《伤寒论》。

【组成】　茯苓60克,桂枝(去皮)60克,甘草(炙)30克,生姜(切)90克。

【用法】　水煎,去渣,分3次温服。

【功用】　《伤寒论讲义》:温中化饮,通阳利水。

【主治】　①《伤寒论》:伤寒汗出不渴者;伤寒厥而心下悸者。

②《圣济总录》:伤寒发汗后,腹下气满,小便不利。

③《普济方》引《仁斋直指方论》:心下停水,忪悸。

④《内科摘要》:膀胱腑发咳,咳而遗溺。

⑤《疝癥积聚编》:疝作奔豚。

【方论】　①《普济方》:茯苓、甘草之甘,益津液而和卫,桂枝、生姜之辛,助阳气而解表。

②《内台方议》:今此汗出而渴者,为邪不传里,但在表而表虚也。故与茯苓为君而益津和中;甘草为臣辅之;以桂枝为佐,生姜为使,二者之辛而固卫气者也。

③《伤寒附翼》:此厥阴伤寒发散内邪之汗剂,凡伤寒厥而心下悸者,宜先治水,后治其厥,不尔,水渍入胃,必作利也。此方本欲利水,反取表药为里症用,故虽重用姜、桂,而以里药名方耳。厥阴伤寒,先热者后必厥,先热时必消渴。今厥而心下悸,是下利之源,斯时不热不渴可知矣。因消渴时饮水多,心下之水气不能入心为汗,蓄而不消,故四肢逆冷而心下悸。肺为水母,肺气不化,则水气不行。茯苓为化气之品,故能清水之源;桂枝、生姜,则从辛入肺,使水气通于肺,以行营卫阴阳,则外走肌表而为汗矣;佐甘草以缓之,汗出周身,而厥自止,水精四布,而悸自安。以之治水者,即所以治厥也。伤寒心悸无汗而不渴者,津液未亏,故也用此方大发其汗。用姜、桂与茯苓等分,而不用白芍、大枣,是大发其汗。佐甘草者,一以协辛发汗,且恐水渍入胃也。

【验案】　心下停水　《伤寒论临床实验录》:程某,男,48岁。平素脾气衰弱,常患噫气胃满,消化滞呆之证。后在溽暑季节,贪食瓜果,而患腹泻。服健脾利水之剂,腹泻止,而胸脘满闷异常,逆气上冲,烦躁不宁,头眩欲呕,心下漉漉作水声,四肢逆冷,舌质淡,而苔白腻,脉象沉弦。此为脾不健运,水湿停潴之证。故以扶阳温胃行水之茯苓甘草汤治之。处方:桂枝15克,茯苓24克,生姜15克,甘草3克。连服2剂,而躁烦不作,脘闷消失,冲逆平息,脉象虚软。后以健脾行水之剂,调理而愈。

茯苓半夏汤

【方源】　《全生指迷方》卷三。

【组成】　茯苓120克,半夏(汤洗7遍)7.5克,旋覆花9克,甘遂(锉末,炒)3克。

【用法】　上药研为散。水煎,去渣,将甘遂末分2服,用药汁调服。以利为度。

【主治】　酒疸。心下懊痛,足膝胫满,小便黄,面发赤斑,由大醉当风入水,湿加于热,内蒸脾气。

茯苓钩藤汤

【方源】　《普济方》卷三七六。

【组成】　钩藤、茯苓各12克,甘草(炙)、大黄(煨)各6克。

【用法】　水煎服。

【主治】　少小七日以后患痫。

茯苓桂枝甘草大枣汤

【方源】　《伤寒论》。

【异名】　茯苓桂甘汤(《仁斋直指方论》卷十八)、苓桂甘枣汤(《类聚方》)、桂苓甘枣汤(《医级》卷七)。

【组成】　茯苓30克,桂枝(去皮)12克,甘草(炙)6克,大枣(擘)15枚。

【用法】　以甘澜水先煮茯苓,纳诸药煮,去渣温服,1日3次。

【功用】　《注解伤寒论》:降肾气。

【主治】　①《伤寒论》:发汗后,其人脐下悸,欲作奔豚者。

②《圣济总录》:伤寒发汗后,腹下气满,小便不利。

【方论】　①《注解伤寒论》:本方用茯苓以伐肾邪,桂枝能泄奔豚,甘草、大枣之甘滋助脾土以平肾水气。煎用甘澜水者,扬之无力,取不助肾气也。

②《金镜内台方议》:难经云:肾之积,名曰奔豚,发于小腹,上至心下,若豚状。或上或下无时,久不已,令人喘逆,骨痿少气,以夏丙丁日得之,今此发汗后,脐下悸,欲作奔豚者,虽无丙丁日得之。然乃汗者心之液,汗多则心虚。肾气因斯而动也,丙丁亦即心也,故与茯苓为君,以其能伐肾邪而利水道。桂枝为臣,能泄肾之邪气。甘草为佐,大枣为使,以补其中而益土气,令其制水。甘澜水者,取其不助肾邪也。

③《医方考》:汗后则心液虚,肾者水藏,欲乘心火之虚而克之,故脐下悸,欲作奔豚而上凌于心也。茯苓甘淡,可以益土而伐肾邪;桂枝辛热,可以益火而平肾气;甘草、大枣之甘,可以益脾,益脾所以制肾也。煎以甘澜水者,扬之无力,取其不助肾气尔。

④《金匮要略心典》:此发汗后心气不足,而后肾气乘之,发为奔豚者。脐下先悸,此其兆也。桂枝能伐肾邪,茯苓能泄水气。然欲治其水,必益其土,故又以甘草、大枣补其脾气。甘澜水者,扬之令轻,使不益肾邪也。

⑤《绛雪园古方选注》:肾气奔豚,治宜泄之制之。茯苓、桂枝通阳渗泄,保心气以御水凌,甘草、大枣补脾土以制水泛,甘澜水缓中而不留,入肾而不着,不助水邪,则奔豚脐悸之势缓。是方即茯苓甘草汤恶生姜性升而去之,其义深且切矣。

⑥《医宗金鉴》:此方即苓桂术甘汤去白术加大枣倍茯苓也。彼治心下逆满,气上冲胸,此治脐下悸,欲作奔豚。盖以水停中焦,故用白术;水停下焦,故倍茯苓。脐下悸,是邪上干心也,其病由汗后而起,自不外乎桂枝之法。仍以桂枝、甘草补阳气,生心液;倍加茯苓以君之,专伐肾邪;用大枣以佐之,益培中土;以甘澜水煎,取其不助水邪也。土强自可制水,阳建则能御阴,欲作奔豚之病,自潜消而默化矣。

⑦《金匮要略释义》:汗为心液,发汗后心气虚,肾气乃动,肾邪将上凌心,故行见脐下悸,此时当用药饵伐肾邪,俾奔豚不至作,主以茯苓桂枝甘草大枣汤者,以茯苓能伐肾邪,保心气,为汗后动水之

对症良药。桂枝宣心阳下气,甘草、大枣缓其迫促和其冲潮也。

⑧《金匮要略方义》:奔豚有悸恐怒得之者,有汗后复感寒邪得之者。本方所治,乃因汗后心阳虚,水邪内动,以致脐下动悸,欲作奔豚之证。方中重用茯苓为君药,淡渗利湿,泄水饮,治胸胁逆气(《本草经》)。臣以桂枝,既能助心阳,化水饮,又能降冲气,止奔豚。苓、桂相合,更能交通心肾,温阳化饮。佐以甘草、大枣培土制水,以抑水饮之内动。药仅四味,共奏补土制水,泄饮降冲之功,其用甘澜水者,取其轻扬而不助水湿也。本方与桂枝加桂汤证同为汗后心阳虚,冲气上逆所致者。前方乃汗后感寒,阳虚阴乘,表寒仍在,故重用桂枝;本方乃汗后阳虚,水饮内动,欲作奔豚,故重用茯苓。此外,二者之病情亦有轻重之不同。

【验案】　胃神经官能症　《辽宁中医杂志》(1982,12:27):顾某,男,63岁,1971年7月8日来诊。脐下动悸,其势下趋,时轻时剧,日夜不休,甚则影响入睡,如此已2个月。精神疲惫,颇为叫苦。脉弦虚滑,舌苔淡黄边有齿印,此为气血流行失畅,郁而求伸,因而脐下悸动。加味苓桂甘草汤:茯苓15克,桂枝6克,炒白术10克,炙甘草5克,大枣15枚,夜交藤30克,紫丹参15克,合欢皮12克,龙牡各30克,服药3剂,病愈2/10。改方:茯苓18克,桂枝9克,炒白术10克,炙甘草6克,大枣20枚,龙牡蛎各30克,淮小麦30克,百合12克,生地黄12克,3剂脐下动悸完全消失,安然入睡已3夜矣。谁知停药后,又见小有发作,遂于7月18日再次就诊。自诉药后病情大有好转,但未见巩固。询之口不干,足见本方对证,效不变方,5剂而愈,1年后随访未复发。

茯苓桂枝白术甘草汤

【方源】　《伤寒论》。

【异名】　苓桂术甘汤(《金匮要略》卷中)、桂苓甘术汤(《医方集解》)。

【组成】　茯苓12克,桂枝(去皮)9克,白术、甘草(炙)各6克。

【用法】　水煎,去渣,分3次温服。

【功用】　①《注解伤寒论》:和经益阳。

②《医方集解》:升阳化气。

③《中医方剂学》:健脾渗湿,温化痰饮。

【主治】　①《伤寒论》：伤寒，若吐若下后，心下逆满，气上冲胸，起则头眩，脉沉紧，发汗则动经，身为振振摇者。

②《金匮要略》：心下有痰饮，胸胁支满，目眩；短气有微饮。

【方论】　①《注解伤寒论》：阳气不足者，补之以甘，茯苓、白术生津液而益阳也；里气逆者，散之以辛，桂枝、甘草，行阳散气。

②《金匮方论衍义》：心胞络脉，循胸出胁下；《灵枢》曰：胞络是动，则病胸胁支满。故此痰饮积其处而为病也。目者，心之使：心有痰水，精不上注于目，故眩。本草谓茯苓能治痰水，伐肾邪。痰，水类也，治水必自小便出之。然其性淡渗，手太阴引入膀胱，故用之为君；桂枝乃手少阴经药，能通阳气，开经络，况痰水得温则行，用之为臣；白术者，治风眩、燥痰水、除胀满，故以佐茯苓；然中满者勿食甘，而此用甘草何也？盖桂枝之辛，得甘则佐其发散，和其热而使不僭也；复益土以制水。甘草有茯苓，则不支满，而反渗泄。本草又曰：甘草能下气，除烦满是也。

③《金镜内台方议》：此阳气外内皆虚也，故用茯苓为君，白术为臣，以益其不足之阳。经曰：阳不足者，补之以甘，是也；以桂枝为佐，以散里之逆气；以甘草为使，而行阳气，且缓中也。

④《伤寒附翼》：君以茯苓，以清胸中之肺气，则治节出而逆气自降；用桂枝以补心血，则营气复而经络自和；白术既培伤之元气，而胃气可复；甘草调和气血，而营卫以和，则头自不眩而身不振摇矣。

⑤《金匮要略心典》：痰饮，阴邪也，为有形。以形碍虚则满；以阴冒阳则眩。苓、桂、术、甘温中祛湿，治痰饮之良剂，是即所谓温药也。盖痰饮为结邪，温则易散，内属脾胃，温则能运耳。

⑥《绛雪园古方选注》：此太阳、太阴方也，膀胱气钝则水蓄，脾不行津液则饮聚。白术、甘草和脾以运津液，茯苓、桂枝利膀胱以布气化。崇土之法，非但治水寒上逆，并治饮邪留结，头身振摇。

⑦《医宗金鉴》：此汤救麻黄之误汗，其邪尚在太阳，故主以桂枝，佐以甘草、苓、术，是扶表阳以涤饮也。

⑧《汉方简义》：用淡渗之茯苓为君，先通降其依附之水饮，辛温之桂枝以补助其被残之阳气，更用气温味甘兼苦辛之白术，甘能补中，苦能降逆，辛能散寒，以扶正祛邪，甘平之甘草，更固守其中，因此四味，皆辛甘温平之阳药，责于渗泄中，已寓长阳消阴之功用矣。岂仅为吐下后顾及中焦而已哉！

【验案】　①饮证　《伤寒论诠解》：陈某，女，52岁。大便秘结，五六日一行，坚如羊屎，伴有口渴，但又不能饮，自觉有气上冲，头晕，心悸，胸满。每到夜晚上冲之势加甚，而头目昏眩则更甚。周身轻度水肿，小便短少不利，面部虚浮，目下色青，舌胖质淡，苔则水滑。处方：茯苓30克，桂枝10克，白术10克，炙甘草6克。服2剂，头晕、心悸与气冲等证均减。2诊仍于上方加肉桂3克，泽泻12克，服2剂，口干止，大便自下，精神转佳，冲气又有进一步的减轻。3诊用苓桂术甘与真武汤合方，服3剂，诸证皆除。

②咳嗽　《湖北中医医案选集》：胡某，男，34岁。少年体弱，常患咳嗽，吐痰沫，轻则用生姜擦背即愈，重则延医治疗；至成年后，每发则背心怕冷，需热手按摩觉舒，屡发屡治，难获远效。近因伤风，旧病又发，咳唾清痰，头晕目眩，胸胁胀满，口淡食少，心下如有物跳动，背部怕冷如掌大之处尤甚。脉沉细而弦，舌嫩，苔白滑，无发热身痛证，呼吸短浅难续，尿清量少，大便自调。宜用温阳化饮之苓桂术甘汤：茯苓12克，桂枝6克，焦白术6克，炙甘草6克，外用药饼熨其背部冷处。5剂药尽，诸证悉平，现已观察2年，竟未复发。

③咳而遗尿　《伤寒论方医案选编》：姜某，女，35岁，农民。患者于1962年6月生产一孩（第4胎），产后匝月，感受寒邪，引起咳嗽。咳嗽1个月余即发现咳嗽时小便滴沥而出，夜间咳嗽尤甚，小便淋漓尤多，曾经中西医治疗，未见显效。胸部X线透视正常，听诊两肺底部有稀疏湿性啰音，未见其他异常病变。就诊时病已逾16个月，咳痰不多而色白，纳食正常，舌苔薄白，脉象弦细。处方：茯苓15克，桂枝6克，白术9克，甘草3克，服药3剂症大减，服6剂咳止，尿遗亦愈。

④颈性眩晕症　《内蒙古中医药》（1994，2：5）：以本方加味：茯苓、桂枝、白术、炙甘草、半夏、川芎为基本方，痰浊甚者重用茯苓、半夏、白术，并加泽泻；兼热者，生甘草易炙甘草加泽泻；兼气虚者加党参，血瘀明显者重用川芎，酌加红花，治疗颈性眩晕症55例。结果：显效24例，好转25例，无效6例，总有效率89％。

⑤产后尿潴留　《浙江中医杂志》(1997,1；12)：梁氏用本方加味治疗产后尿潴留 75 例。药用：茯苓、炒白术、桂枝、炒当归、生黄芪、炙甘草，小腹隐痛、恶露量少者加益母草、制香附、台乌药；潮热汗出量多者加白芍、鲁豆衣；口淡纳差、便溏者加炒山药、炒党参、大枣。每日 1 剂，水煎服，连服 3 天。结果：服 2 剂小便通解者 21 例，服 3 剂通解者 37 例，服 3 剂通但解出不畅者 13 例。服 3 剂后转方，小便得通者 15 例。

⑥内耳眩晕症　《山西中医》(1997,4；19)：以本方味：茯苓 30 克，泽泻、白术各 20 克，炙甘草、桂枝、姜半夏各 10 克，天麻 5 克为基本方；呕吐明显加生姜 5 克；有热象者去桂枝，加黄芩 15 克；肝阳上亢加天麻至 10 克，杭菊花 15 克；兼头痛者加白芍 20 克，川芎 10 克；有淤血表现者加红花 5 克；气虚明显者，加党参 15 克，黄芪 20 克；腹胀中满者，去炙甘草，加麦芽 10 克，治疗内耳眩晕症 58 例。结果：痊愈 41 例，显效 15 例，无效 2 例，总有效率 96.6%。

荡胸汤

【方源】　《医学衷中参西录》上册。

【组成】　瓜蒌仁(新炒者，捣)60 克，生赭石(研细)60 克，紫苏子(炒，捣)18 克，芒硝(冲服)12 克。

【用法】　以水 400 毫升，煎取清汁 200 毫升，先温服 100 毫升，结开，大便通行，停后服。若其胸中结犹未开，过 2 小时再温服 100 毫升。若胸中之结已开，而大便犹未通下，且不觉转矢气者，仍可温服 50 毫升。

【主治】　寒温结胸，其证胸膈痰饮与外感之邪互相凝结，上塞咽喉，下滞胃口，呼吸不利，满闷短气，饮水不能下行，或转吐出。

荡寒汤(1)

【方源】　《石室秘录》卷六。

【组成】　白术 90 克，肉桂 9 克，丁香 3 克，吴茱萸 3 克。

【用法】　水煎服。

【主治】　伤寒直中少阴肾经，畏寒，腹痛作呕，手足厥逆，有手足俱青，甚则筋青囊缩。

【方论】　此方妙在独用白术 90 克，则腰脐之

气大利；又得肉桂，以温热其命门之火；丁香、吴茱萸止呕逆而反厥逆，则阴寒之邪，何处潜藏，故一剂而回春也。

荡寒汤(2)

【方源】　《医学集成》卷二。

【组成】　焦白术 60 克，人参 15 克，附子 12 克，良姜 9 克。

【用法】　水煎服。

【主治】　寒中少阴，手足青黑。

药　针

【方源】　《良朋汇集》卷五。

【组成】　肉桂、干姜、丁香各 3 克，蛤蟆(去筋骨，用腿肉)1 只。

【用法】　上药研为末，用腿肉捣烂和药，作如针。插管孔内，1 日 1 次。

【主治】　瘘疮。

药　墨

【方源】　《部颁标准》。

【组成】　香墨粉 312 克，熊胆 1.5 克，冰片 2.7 克，麝香 1.2 克。

【用法】　制成块状。用水研汁冲服，每次 3~6 克；外用涂抹患处。

【功用】　清热解毒，凉血止血。

【主治】　咯血、衄血、呕血、便血，外敷疮疖。

药丝线

【方源】　《外科传薪集》。

【组成】　芫花 15 克，壁钱 6 克，草乌 15 克，白扣线 9 克。

【用法】　瓷罐内慢火水煮，不晒，阴干。遇症将丝线扎系。每日收紧，其患自然枯黑。

【主治】　瘿瘤，痔菌。

药赤豆

【方源】　《梅氏验方新编》卷二。

【组成】　赤小豆 250 克，大蒜头 3 个，生姜 15 克，商陆根 30 克。

【用法】　水煎，俟豆熟透，去姜、蒜、商陆根，以汁拌豆，空心食之。食完肿自消。

【主治】 水气肿胀。

查术膏

【方源】 《症因脉治》卷四。

【组成】 白术、楂肉、陈皮、甘草各适量。

【用法】 煎膏服。

【主治】 脾虚多食,停积成痢。

赴筵散(1)

【方源】 《太平惠民和剂局方》卷七(吴直阁增诸家名方)。

【组成】 高良姜(去芦)、草乌(去皮)、细辛(去土叶)、荆芥(去梗)各60克。

【用法】 上药研为末。每用少许,于痛处擦之。有涎吐出,不得吞咽,良久用温盐汤灌漱,其痛即止。

【功用】 止牙宣,辟口气。

【主治】 风牙、虫牙攻注疼痛,昼夜不止,痛不可忍,睡卧不安,牙龈宣露,动摇欲脱,或腮颔水肿,龈烂血出。

赴筵散(2)

【方源】 《普济方》卷二九九引《德生堂方》。

【组成】 黄柏250克,青黛120克,白矾60克,芒硝60克。

【用法】 上药研为细末。撒上。

【主治】 口疮。

赴筵散(3)

【方源】 《普济方》卷七十四。

【组成】 芒硝3克,砂糖1弹子大,轻粉3克,杏仁(去皮)7个。

【用法】 上药研如膏。水调滤过,洗眼3～5次。

【主治】 暴赤眼。

赴筵散(4)

【方源】 《医方类聚》卷二一二引《仙传济阴方》。

【组成】 细辛、荜茇、附子皮、川乌皮各适量。

【用法】 上煎汤噙漱,口满吐之。

【主治】 妇人牙痛颊肿,脾虚血弱,气不升降,

受暴风热。

赴筵散(5)

【方源】 《种痘新书》卷十二。

【组成】 薄荷、黄柏、黄连各等份。

【用法】 加青黛,上药研为细末。咽痛吹入,口疮敷之。

【主治】 口疮,咽痛。

南朱膏

【方源】 《小儿卫生总微论方》卷五。

【组成】 大天南星60克。

【用法】 上药研为末,用腊月黄牛胆取汁和之,却入胆中,如胆汁少许,量可用之,窨干为细末,入朱砂末3克,麝香少许,煎甘草膏子和剂,丸如鸡头子大,每1岁半丸,熟水化下,不拘时候;如一胆盛天南星末不尽,用二胆亦得。

【主治】 急慢惊风,吊眼撮口,搐搦不定,壮热困重。

砒霜丸

【方源】 《太平圣惠方》卷三十四。

【组成】 砒霜1.5克,干地龙9克,巴豆(去壳)6枚。

【用法】 上药研为末,以猪胆汁为丸,如麻豆大。绵裹1丸,于病处咬之。有涎即吐。

【主治】 牙痛。

砒霜散(1)

【方源】 方出《太平圣惠方》卷三十四,名见《普济方》卷六十七。

【组成】 干胆(烧灰)1枚,核桃(烧灰)10枚,砒霜0.3克,荞麦面(烧灰)90克。

【用法】 上药研为细末。每用1克,于患处撒。

【主治】 牙风疳,脓血出,根有虫。

砒霜散(2)

【方源】 《太平圣惠方》卷六十五。

【组成】 砒霜3克,硫黄10克,密陀僧10克,轻粉6克。

【用法】 上药研为细末。若癣干,即以生油调

涂；若癣湿，即用药末掺之。

【主治】　癣。不问干湿，积年不愈。

砒黄熏方

【方源】　《圣济总录》卷一三六。

【组成】　砒黄(研)、雄黄(研)、石硫黄(研)各15克，熟艾150克。

【用法】　上药研为细末，将药铺在纸上令匀，紧卷如饼样，用面糊粘却，切为4段，患人早食，及大小便了，当仰卧，安药于4口瓦内，两腋下两腿下，以火烧烟出，先用旧布单盖上，以厚衣覆，不令通风，候汗出，至晚药烟尽，即去药瓦，以愈为度。

【主治】　诸疥。

砂糖丸

【方源】　《疡科选粹》卷七。

【组成】　砂糖、白炭灰、紫苏叶、滑石各等份。

【用法】　上药研为末，为丸如芡实大。含口中，以唾津咽下。骨即下。

【主治】　鱼骨鲠。

牵牛丸(1)

【方源】　《杂病源流犀烛》卷四。

【组成】　牵牛子、大黄、槟榔、雄黄各适量。

【用法】　上药研为末，水泛为丸服。

【主治】　虫聚，噎塞，反胃。

牵牛丸(2)

【方源】　《永类钤方》卷二十一。

【组成】　黑牵牛子、白牵牛子(各半生半炒，取末)、青皮、陈皮各等份。

【用法】　上药研为末，糊为丸。3岁每次30丸，米汤送下。小肿常服自消。

【主治】　疳气，头面浮，四肢肿。

牵正散

【方源】　《全国中药成药处方集》(吉林方)。

【组成】　白附子(制)12克，天麻12克，全蝎6克，僵蚕(麸炒)6克。

【用法】　上药研为细末。每次4.5克，温开水送下，小儿酌减。

【功用】　疏风镇惊。

【主治】　中风初起，口眼㖞斜，半身麻木，惊痫抽搐。

【宜忌】　孕妇忌服。

厚朴汤

【方源】　《肘后备急方》卷二。

【组成】　厚朴(炙)12克，肉桂6克，枳实(炙)5枚，生姜9克。

【用法】　水煎，分3次服。

【主治】　①《肘后备急方》：霍乱烦呕腹胀。
②《外台秘要》引《深师方》：脾冷实，下痢。

【宜忌】　《外台秘要》引《深师方》：忌生葱。

厚朴散

【方源】　《圣济总录》卷六十三。

【组成】　厚朴(去粗皮)500克，生姜(去粗皮，切，焙)250克，大枣(去核，焙)300克，甘草120克。

【用法】　水煮，烂捣，拍作饼子，焙干，再捣为散。每次3克，沸汤点下。

【主治】　干呕。

轻黄散

【方源】　《普济方》卷三〇一。

【组成】　大黄(烧灰存性)9克，黄柏(烧灰存性)6克，轻粉少许，久年壁土(东向者)3克。

【用法】　上药拌匀。先用温热水洗净血水，以绵帛拭干，然后药干撒。

【主治】　玉茎上生疮，不干见骨者。

【宜忌】　切忌房事。

轻腰汤

【方源】　《辨证录》卷二。

【组成】　白术30克，薏苡仁30克，茯苓15克，防己1.5克。

【用法】　水煎服。

【功用】　利腰脐之气，以祛风利湿。

【主治】　因房劳力役，又感风湿，腰脐之气未通，风湿入于肾而不得出之腰痛，两腰重如带三千文，不能俯仰者。

【备考】　此方惟利湿而不治腰，又能利腰脐之气，一方而两治之也。然不可多服者，以肾宜补而不可泻，防己多用必至过泄肾邪。肾已无邪可祛，而反损正气,故宜用补肾之药(三圣汤),而前药(本方)不可再用矣。

轻珠散

【方源】 《疡科捷径》卷下。

【组成】 轻粉 3 克,濂珠 1 克,冰片 1 克,白蔹 3 克。

【用法】 上药研为细末。麻油调敷。

【主治】 透肠疔。

点药

【方源】 《外科正宗》卷三。

【组成】 苦杏仁(去皮尖)49 粒,雄黄 3 克,轻粉 6 克。

【用法】 先将苦杏仁捣细,加雄黄、轻粉细末,再研匀。猪胆调点。

【主治】 杨梅疮。

点眼丹

【方源】 《丹台玉案》卷四。

【组成】 芒硝 6 克,麝香、朱砂、雄黄各 1.5 克。

【用法】 上药研为细末,瓷罐收贮。临病以银簪蘸药点两眼内。立时取效。

【主治】 一切头痛,心腹绞痛,及绞肠痧,盘肠气痛,疝痛。

点眼膏

【方源】 《古今医鉴》卷五引黄宾江方。

【组成】 初胎粪(炙干)3 克,雄黄 1.5 克,黄连 1.2 克,冰片少许。

【用法】 上药研为极细末,水调。点两眦。神效。

【主治】 一切赤白痢及噤口危急之症。

点眼地黄膏

【方源】 《医学入门》卷七。

【组成】 生地黄 30 克,黄连 30 克,黄柏、寒水石各 15 克。

【用法】 用地黄捣自然汁和成饼子。用时衬纸点眼上。

【主治】 被物撞打及风热暴赤肿痛,目热泪出。

【加减】 如火烧汤泼,再加黄芩、栀子、大黄各等份为末,酒调敷。

点眼杏仁膏

【方源】 《圣济总录》卷一〇九。

【组成】 苦杏仁(汤浸,去皮尖双仁,研如膏)15 克,黄连(去须,锉)15 克,青盐 15 克,轻粉 3 克。

【用法】 先以水煎苦杏仁、黄连,滤去渣,入盐及轻粉,更煎,入盒中盛候冷。每日点 3 次。

【主治】 目生胬肉,风翳障。

点眼黄连煎(1)

【方源】 《太平圣惠方》卷三十二。

【组成】 黄连(去须)15 克,朴硝 7.5 克,蜜 10 克。

【用法】 取大梨 2 枚,剜作坑子,留蒂作盖子,用绵裹诸药末,纳入梨中,以盖子覆之,冬月 24 小时,夏月从旦至暮即得,勿令有尘污,取其汁。每日滴眼 3～5 次。

【主治】 眼赤痛。

点眼黄连煎(2)

【方源】 《圣济总录》卷一〇四。

【组成】 黄连(去须)21 克,甘竹叶 30 克,乌梅 14 枚,古钱 14 枚。

【用法】 上除古钱外为末,入钱,开水渍药半日,煎,绵滤,密封勿泄气。每日滴眼 3 次。

【主治】 风毒目赤痛。

韭根散

【方源】 方出《太平圣惠方》卷五十七,名见《普济方》卷三〇六。

【组成】 豆豉 30 克,雄鼠粪 30 克,苦杏仁 30 克,韭根 30 克。

【用法】 上药相和烂研。敷被咬处。

【主治】 涟犬咬人,疼痛不止。

咽喉通闭散

【方源】 《梅氏验方新编》卷一。

【组成】 青盐 3 克,白矾 3 克,硼砂 3 克,玄明粉 3 克。

【用法】 上药研为细末。吹之。吐尽痰涎

即愈。

【功用】　消肿止痛。

【主治】　咽喉肿痛,滴水不下。

咽喉碧玉散

【方源】　《御药院方》卷九。

【异名】　碧玉散(《卫生宝鉴》卷十一)、罗青散(《瑞竹堂经验方》卷五)。

【组成】　青黛、芒硝、蒲黄、甘草末各30克。

【用法】　上药研为细末。每用药少许干掺在咽,咽内细细咽津,绵裹噙化亦得。若作丸,砂糖为丸,每30克作50丸。每次1丸,噙化咽津亦得。

【主治】　①《御药院方》:心肺积热上攻,咽喉肿痛闭塞,水浆不下,或生喉疖、重舌、木舌肿胀。

②《瑞竹堂经验方》:咽喉单双乳蛾。

咽痛甘桔汤

【方源】　《简明医彀》卷二。

【组成】　桔梗12克,甘草9克,荆芥4.5克,玄参3克。

【用法】　水煎服,卧床慢咽。

【主治】　喉痹,缠喉风,多感于酒腥辛辣厚味,七情痰火,发则通连颈项,头面肿胀;伤寒少阴咽痛及阴证下虚痛。

【加减】　详脉证属热,渐加牛蒡子、连翘、天花粉、僵蚕、射干、山豆根、薄荷、芩、连、栀、柏、防风、升麻、生地、当归择用;大便秘,加大黄;小便涩,加木通。

贴胁膏

【方源】　《太平圣惠方》卷三十三。

【组成】　川大黄、玄参、川芒硝各30克。

【用法】　上药研为细散,以生地黄汁调匀,摊于帛上。贴之下睑。

【主治】　眼白睛肿胀,赤涩热痛。

贴脐饼子

【方源】　《普济方》卷一六九。

【组成】　穿山甲(炮燥)、五灵脂、巴豆(去皮)、大蒜(去皮)各9克。

【用法】　上药研为细末,同研如泥,作饼子9克大。用绵裹1饼,安脐中,着物系定。觉热药行

宣取效。

【主治】　虚中积滞,腹胀痞痛,大小便不通。

星术丸

【方源】　《杂病源流犀烛》卷十四。

【组成】　白术30克,胆南星、青皮、陈皮各9克。

【用法】　面糊为丸服。

【主治】　茶积。好饮茶成癖积,或喜吃干茶叶而成积,面黄,胸膈或空或胀无常。

星姜饮

【方源】　《仁斋直指方论》卷八。

【组成】　天南星(略炮)15克,生姜12克,陈皮9克。

【用法】　上药锉。每次9克,加紫苏子5叶,水煎服。

【主治】　风邪风毒,缠喉不语。

星苏散

【方源】　《仁斋直指小儿方论》卷二。

【组成】　天南星(略炮)适量。

【用法】　上药研为散。每次2克,加生姜4片,紫苏子5叶,水煎,却入雄猪胆汁少许,温服。

【主治】　小儿诸风,口噤不语。

胃乐片

【方源】　《中医方剂临床手册》。

【组成】　海螵蛸、甘草、乳香、没药各适量。

【用法】　上药制成片剂。每次4~6片,开水送服,1日4次。

【功用】　制酸,止痛。

【主治】　胃痛,胃酸过多者。

胃复宁胶囊

【方源】　《部颁标准》。

【组成】　麦芽(炒)160克,六神曲(炒)120克,颠茄浸膏5克,鸡蛋壳15克。

【用法】　制成胶囊。口服,每次4~6粒,1日3次。

【功用】　消令化积,止痛,制酸。

【主治】　胸腹胀满,食欲缺乏,胃及十二指肠

溃疡。

骨痹汤

【方源】　《首批国家级名老中医效验秘方精选》。

【组成】　杭白芍 30～60 克,生甘草 10 克,木瓜 10 克,威灵仙 15 克。

【用法】　水煎服。

【功用】　滋补肝肾、祛邪止痛。

【主治】　骨质增生,包括颈椎骨质增生、腰椎骨质增生、足跟骨质增生等引起的疼痛、麻木等症。

【方论】　骨痹汤是由芍药甘草汤加味而成,方中芍药、甘草酸甘化阴以缓筋急,药性守而不走;加入木瓜性味之酸温,威灵仙药性之辛温,加强了柔筋缓急止痛作用,同时取其温通走窜的功效以达到祛寒、除湿、通络的目的。

【加减】　颈椎骨质增生,加葛根 30 克,姜黄 10 克;气虚者加生黄芪 15～30 克;疼痛剧烈者加桃仁 10 克,红花 10 克;腰椎骨质增生,加川续断 30 克,桑寄生 30 克;足跟骨质增生,加牛膝 15 克,淫羊藿 10 克;因方中白芍用量较大,脾弱者服药后会出现便溏甚至腹泻,此时可加入白术或苍术 10～15 克以健脾祛湿。

秋霜散

【方源】　《鸡峰普济方》卷二十四。

【组成】　胆矾、白矾各 60 克,麝香、轻粉各少许。

【用法】　上药研为末。先以盐水漱口,次以少药干掺,沥涎少时,1 日 1 次。

【主治】　口舌疳疮。

【宜忌】　慎肥腻滋味等物。

钟乳生附汤

【方源】　《魏氏家藏方》卷二。

【组成】　钟乳粉、附子(生,去皮脐)各 15 克,天南星 30 克。

【用法】　上药研为细末。每次 6 克,加生姜 30 克,水煎,去渣服,不拘时候。

【主治】　肺虚寒,咳嗽痰壅。

钩藤汤

【方源】　《幼科指掌》卷三。

【组成】　钩藤、枳壳、延胡索各 1.5 克,甘草 1 克。

【用法】　水煎服。

【主治】　小儿盘肠内钩,啼哭,两手足上撒,或弯身如虾者。

钩藤饮(1)

【方源】　《圣济总录》卷一七二(人卫本)。

【组成】　钩藤、甘草(炙)、人参、瓜蒌根各 9 克。

【用法】　上药研为粗末。每用 3 克,水煎,去渣,空心、午后温服。

【主治】　小儿惊痫,腹大项细。

钩藤饮(2)

【方源】　《圣济总录》卷一六八。

【组成】　钩藤、升麻、甘草(炙)、人参各 15 克。

【用法】　上药研为粗末。每次 3 克,水煎,去渣温服,空心、午后各 1 次。

【主治】　小儿壮热不安。

复脉汤

【方源】　《医门补要》卷中。

【组成】　炙甘草、西洋参、火麻仁、生地黄、麦冬各适量。

【用法】　水煎服。

【功用】　益阴生脉。

复黄片

【方源】　《实用中医外科学》。

【组成】　生地榆 10 千克,生蒲黄 4.5 千克,生槐角 4.5 千克,生大黄 1.5 千克。

【用法】　上药除生地榆、生槐角煎汁浓缩外,其余均为细末,将浓汁吸入细末内,做成颗粒,轧片,每片为 0.3 克。每次 5 片,1 日 2～3 次。

【功用】　清化肠热,通便止血。

【主治】　内痔实热便血。

复方石韦片

【方源】　《部颁标准》。

【组成】　石韦 740 克,黄芪 740 克,苦参 740 克,萹蓄 740 克。

【用法】　上药制成片剂。口服，每次 5 片，1日 3 次，15 天为 1 个疗程，可连服 2 个疗程。

【功用】　清热燥湿，利尿通淋。

【主治】　小便不利，尿频，尿急，尿痛，下肢浮肿等症；也可用于急慢性肾小球肾炎，肾盂肾炎，膀胱炎，尿道炎，见有上述症状者。

复方羊角片

【方源】　《部颁标准》。

【组成】　羊角 1050 克，川芎 350 克，白芷 350克，制川乌 250 克。

【用法】　上药制成片剂。口服，每次 5 片，1日 3 次。

【功用】　平肝，镇痛。

【主治】　偏头痛，血管性头痛，紧张性头痛及神经性头痛。

复方黄连散

【方源】　《中医皮肤病学简编》。

【组成】　黄连 31 克，青黛 6 克，朴硝 1.5 克，冰片 1.5 克。

【用法】　上药研为细末。外用。

【主治】　鹅口疮。

复方千日红片

【方源】　《中药知识手册》。

【组成】　千日红、鼠曲草、平地木、四季青。

【用法】　作片剂。每次 4～5 片，开水送服，1日 3 次。

【功用】　清热化痰，止咳平喘。

【主治】　慢性支气管炎。

复方五味子酊

【方源】　《部颁标准》。

【组成】　五味子 63 克，党参 23.4 克，枸杞子15.6 克，麦冬 15.6 克。

【用法】　制成酊剂。口服，每次 5 毫升，1日2～3 次。

【功用】　养阴，补血，安神。

【主治】　过度疲劳，神经衰弱，健忘，失眠等症。

复方五指柑片

【方源】　《部颁标准》。

【组成】　五指柑 900 克，十大功劳 900 克，岗梅 600 克，山芝麻 600 克。

【用法】　上药制成片剂。口服，每次 4～6 片，1日 3 次。

【主治】　中毒性消化不良，急、慢性胃肠炎，痢疾，风热感冒。

复方羊角颗粒

【方源】　《部颁标准》。

【组成】　羊角 300 克，川芎 100 克，白芷 100克，制川乌 75 克。

【用法】　制成颗粒剂。每次 8 克，开水冲服，1日 2～3 次。

【功用】　平肝、镇痛。

【主治】　偏头痛，血管性头痛，紧张性头痛，也可用于神经痛。

【宜忌】　肝大、肝风患者不宜使用。

复方补骨脂酊

【方源】　《中医皮肤病学简编》。

【组成】　补骨脂 30 克，菟丝子 20 克，栀子 20克，75％乙醇 200 毫升。

【用法】　上药前 3 味研为粗末，浸于乙醇中成酊剂。外用。

【主治】　白癜风。

复方灵芝冲剂

【方源】　《部颁标准》。

【组成】　灵芝 240 克，柴胡 100 克，五味子 100克，郁金 100 克。

【用法】　制成冲剂。口服，每次 5 克，1日 2次，小儿减半。

【功用】　保护肝脏，降低谷丙转氨酶，退黄。

【主治】　急性传染性黄疸型肝炎，迁延性肝炎，慢性肝炎，单项谷丙转氨酶升高等症。

复方春砂颗粒

【方源】　《部颁标准》。

【组成】　砂仁叶油 10 毫升，化橘红 300 克，白术 300 克，枳壳 200 克。

【用法】　制成冲剂。每次 10 克，开水冲服，1日 3 次。

【功用】　行气温中,健脾开胃,止痛消胀。

【主治】　脾胃虚寒引起的胃脘痛和消化不良。

复方黄连素片

【方源】　《部颁标准》。

【组成】　盐酸小檗碱 17 克,木香 114 克,白芍 160 克,吴茱萸 40 克。

【用法】　上药制成片剂。口服,每次 3～4 片,1 日 2～3 次。

【功用】　清热燥湿,行气,止痛,止痢止泻。

【主治】　大肠湿热,赤白下利,里急后重或暴注下泻,肛门灼热。

复方三七口服液

【方源】　《部颁标准》。

【组成】　三七(鲜)170 克,黄芪 100 克,人参 20 克,葛根 14 克。

【用法】　制成口服液。口服,每次 10～30 毫升,1 日 1～2 次,或遵医嘱。

【功用】　抗衰,扶正培本,益气强心,健脾固本,滋阴润燥,生津止咳;提高机体免疫力,升高白细胞和血色素。

【主治】　神倦乏力,气短心悸,阴虚津少,口干舌燥;也用于肿瘤病人虚衰及放疗、化疗手术后出现的一切虚症。

复方马齿苋洗方

【方源】　《赵炳南临床经验集》。

【组成】　马齿苋 120 克,蒲公英 120 克,如意草 120 克,白矾 12 克。

【用法】　上药研为粗末,装纱布袋内,加水煮沸 30 分钟。用软毛巾蘸汤溻洗,或溻洗后加热水浸浴。

【功用】　清热解毒,除湿止痒。

【主治】　多发性疖肿,脓疱疮。

复方羚角降压片

【方源】　《部颁标准》。

【组成】　羚羊角 8.6 克,夏枯草 582 克,黄芩 186 克,槲寄生 582 克。

【用法】　上药制成片剂。口服,每次 4 片,1 日 2～3 次。

【功用】　降低血压,预防中风。

【主治】　高血压,充血性头晕胀痛。

复方枇杷止咳冲剂

【方源】　《部颁标准》。

【组成】　川贝母 35 克,枇杷叶 435 克,桔梗 130 克,薄荷 0.8 克。

【用法】　制成冲剂。每次 10～20 克,开水冲服,1 日 3 次。

【功用】　止咳祛痰。

【主治】　伤风咳嗽,支气管炎。

香儿粉

【方源】　《中医皮肤病学简编》。

【组成】　麝香 0.3 克,孩儿茶 15 克,轻粉 6 克,冰片 6 克。

【用法】　配成软膏。外用。

【主治】　麻风溃疡。

香儿散

【方源】　方出《种杏仙方》卷二,名见《东医宝鉴·内景篇》卷四。

【组成】　真麝香 1.5 克,葱白(捣取汁)1 茎,孩儿茶 9 克,琥珀 0.75 克。

【用法】　上药各为细末。用开水调前药,入葱汁,空心服。

【主治】　小便淋血或砂膏如条,其痛如刀割。

香甲散

【方源】　《圣济总录》卷一〇四。

【组成】　青橘皮(汤浸去白,焙)30 克,甘草(炙)60 克,川芎 120 克,甘菊花 250 克。

【用法】　上药研为散。每次 6 克,沸汤调下,不拘时候。

【主治】　风毒上攻头目,痛彻眉骨,眼渐昏暗。

香苏散

【方源】　《太平惠民和剂局方》卷二(绍兴续添方)。

【组成】　香附(炒香,去毛)、紫苏叶各 120 克,甘草(炙)30 克,陈皮(不去白)60 克。

【用法】　上药研为粗末。每次 9 克,水煎,去渣热服,不拘时候,1 日 3 次;若作细末,只服 6 克,入盐点服。

【主治】　①《太平惠民和剂局方》(绍兴续添方)：四时瘟疫、伤寒。

②《医方集解》：四时感冒，头痛发热，或兼内伤，胸膈满闷，嗳气恶食。

③《叶氏女科》：妊娠霍乱。

④《杂病广要》：鱼蟹积。

⑤《医方简义》：子悬。

【方论】　①《医方考》：南方风气柔弱，伤于风寒，俗称感冒。感冒者，受邪肤浅之名也。《内经》曰：卑下之地，春气常存，故存东南卑下之区，感风之证居多。所以令人头痛、发热，而无六经之证可求者，所感人也由鼻而入，实于上部，不在六经，故令头痛、发热而已。是方也，紫苏子、香附、陈皮之辛，所以疏邪而正气；甘草之甘平，所以和中而辅正尔。

②《医方集解》：此手太阴药也，紫苏疏表气而散外寒，香附行里气而消内壅，橘红能兼行表里以佐之，甘草和中，亦能解表为使也。

③《医略六书》：夹气受邪，清阳抑遏，故发热头痛，胸满胁痛焉。脉弦浮，是气郁风淫之象。紫苏全用，顺气而能散气分之邪，兼行血分，香附生用，发汗而能行血中之气，善于解郁；陈皮利气，甘草缓中，生姜、葱白解散头胁之邪，而发热自退，痛满无不除矣。此散邪解郁之剂，即缓中止痛之方也。

④《医林纂要探源》：紫苏辛温，补肝祛风发汗，亦表散风寒主药；香附辛温，行肝气于脾胃，以祛郁宣滞，此用治内也；陈皮辛行肝气，苦理脾胃，去白则轻而能表，此以兼行内外；甘草缓肝和中；加姜、葱煎，以祛风表汗为主。此表里兼治，而用药有条理，亦良方也。此补肝而平胃也。

⑤《医方发挥》：本方证为风寒外束，内有气郁。风寒在外，不用发散之品不能解除；内有气滞不用理气之药则气机不得舒畅；所以本方以疏散风寒与理气药物组合而成。本方选用辛温解表的紫苏子以解在表的风寒，兼理气机，为方中主药，香附辛苦性平，开郁散滞为辅药；以橘皮助香附理气化滞为佐药；甘草调和诸药为使药，四药合用，共奏疏风散寒，理气和中之功。

【验案】　慢性萎缩性胃炎　《甘肃中医学院学报》(1998,1:25)：用本方加味：香附、紫苏梗、佛手、大腹皮、陈皮、枳壳、台乌药、麦芽、百合、苦杏仁、白

蔻仁为基本方，偏热加酒制大黄；偏寒加干姜；每日1剂，水煎，餐前半小时服，3个月为1个疗程，治疗慢性萎缩性胃炎 26 例。结果：显效 21 例，无效 5 例，总有效率为 80.77％。

香芎汤

【方源】　《云岐子脉诀》。

【组成】　香附 45 克，白芍、当归各 30 克，川芎 15 克。

【用法】　上药研为粗末。水煎 30 克，食前服。

【主治】　败血不止，面色无光，脉微。

香连丸

【方源】　《袖珍小儿方》卷六。

【组成】　黄连(去毛，以吴茱萸 60 克炒，去茱萸用黄连)30 克，木香 6 克，诃子(面煨)15 克。

【用法】　上药研为末，面糊为丸，如绿豆大。每次 20 丸，米饮吞下。

【主治】　积泻下痢，里急后重，夜起频并。

香连散

【方源】　《圣济总录》卷三十三。

【组成】　木香 15 克，黄连(去须)30 克，青橘皮(去白，焙)15 克，栀子 7.5 克。

【用法】　上药研为散。每次 6 克，米饮调下，不拘时候。

【主治】　伤寒后，下痢脓血，疼痛。

香附散

【方源】　《普济方》卷五十五。

【组成】　香附末 9 克，干胭脂 3 克，密陀僧 3 克，轻粉少许。

【用法】　上药研为细末。每用少许，吹入耳中。

【主治】　耳内有脓水不干。

香矾散(1)

【方源】　《普济方》卷三六〇引《太平圣惠方》。

【组成】　白矾 15 克，龙骨 3 克，黄丹 3 克，麝香(研)少许。

【用法】　上药研为细末。每用干掺之。

【主治】　小儿断脐之后不干，及脓出耳中。

香矾散（2）

【方源】　《普济方》卷二七五引《卫生家宝》。

【组成】　白矾 15 克,乳香(先飞矾,令溶后,下乳香,飞住)7.5 克,麝香、轻粉各 1.5 克。

【用法】　上药研为细末。先用盐汤或浆水洗过,干贴或掺患处。

【主治】　恶疮及嵌甲。

香枳汤

【方源】　《普济方》卷三十九。

【组成】　枳壳、防风、槟榔、甘草各 30 克。

【用法】　上药研为末。每次 6 克,空心热汤调服。

【功用】　调风顺气。

【主治】　大便秘结。

香茶散

【方源】　《鸡峰普济方》卷十八。

【组成】　细辛、草乌各 7.5 克,陈茶芽 6 克,麝香(候熟入)少许。

【用法】　上药前 3 味研为细末。每次 9 克,水煎,临熟入麝香少许服。

【主治】　痰癖头痛。

香胆丸

【方源】　《普济方》卷二九六。

【组成】　九犍牛儿胆、胃各 1 个,轻粉 1 克,麝香 0.4 克。

【用法】　将胃、胆汁、轻粉、麝香和匀,入牛胆内,悬于览前 49 日,熟,旋取为丸,如麦粒大。却送入疮内。后追退出恶物是验,疮口渐合,生面盖疮内一遍,出恶物。

【主治】　痔瘘脱肛。

香桃串

【方源】　《串雅补》卷二。

【组成】　巴豆半粒,桃仁 15 克,枳实 3 克,大黄 3 克。

【用法】　水煎服。

【主治】　血积。

香薷粥

【方源】　《太平圣惠方》卷七十四。

【组成】　香薷叶(切)30 克,生姜(切)15 克,人参(去芦头)15 克。

【用法】　水煎,去渣,研入白米 50 克,煮稀粥饮之。

【主治】　妊娠霍乱吐泻,心烦多渴。

香粉散（1）

【方源】　《瑞竹堂经验方》卷五。

【组成】　白矾 9 克,巴豆(去皮)2 粒,轻粉少许,麝香(研)少许。

【用法】　于铁器内飞白矾,至沸,入巴豆在上,矾枯,去巴豆不用。为细末,和合吹喉。

【主治】　乳蛾。

香粉散（2）

【方源】　《古今医鉴》卷十五。

【组成】　松香、白矾、花椒各 1.5 克,水粉 1 克。

【用法】　上药研为末。实放葱内,扎住两头,白水煮沸,用时去葱皮,擦患处。

【主治】　小儿头上肥疮。

香豉汤（1）

【方源】　《外台秘要》卷二十五引《删繁方》。

【组成】　香豉 30 克,白术 18 克,薤白(切)30 克,升麻 6 克。

【用法】　水煎服。

【主治】　下焦冷热不调,暴下赤白痢。

【宜忌】　《普济方》:忌食桃、李、雀肉等。

香豉汤（2）

【方源】　《圣济总录》卷一八四。

【组成】　豆豉 60 克,栀子 14 枚,葱白(切)30 克,黄芩(去黑心)90 克。

【用法】　上药除葱白外,研为粗末。每次先以水煮葱、豉,下药 12 克,更煎,去渣温服。

【主治】　乳石发动,内有虚热,胸腹痞满,外风湿不解,肌肉拘急。

香豉汤（3）

【方源】　《普济方》卷一五九。

【组成】　香豉（炒）30 克，花椒（炒出汗，研）10 克，干姜 6 克，猪肪 60 克。

【用法】　上药研为末。纳肪药中，水煎服。

【主治】　三十年咳逆上气，咽喉如水鸣鸣，或唾脓血不能疗者。

香豉饮（1）

【方源】　《圣济总录》卷九十三。

【组成】　香豉 7.5 克，生地黄 30 克，葱白 15 克。

【用法】　上药研为散，以童便浸 1 宿，平旦煎，去渣，空腹、日午分 2 次温服。

【主治】　骨蒸肿气，每至日晚即恶寒壮热，颊色赤，不下食，日渐瘦。

香豉饮（2）

【方源】　《圣济总录》卷一七八。

【组成】　香豉（微炒）7.5 克，栀子（去皮）5 枚，黄连（去须）7.5 克。

【用法】　上药研为粗末。每次 3 克，入薤白（切）2 茎，水煎，去渣，分 2 次温服，空心、日晚各 1 次。

【主治】　小儿毒热血痢。

香椒散（1）

【方源】　《杨氏家藏方》卷十一。

【组成】　草乌（生用）、白胡椒、乳香（别研）、蝎梢（不去毒）各等份。

【用法】　上药研为末。擦牙痛处。吐涎，立愈。

【主治】　牙痛。

香椒散（2）

【方源】　《仁斋直指方论》卷二十一。

【组成】　香附、花椒（炒）、补骨脂（炒）各 6 克，荜茇 3 克。

【用法】　上药研为末。和炒盐 6 克，擦敷。

【主治】　①《仁斋直指方论》：冷证齿痛。②《普济方》：虫证牙痛。

香葛汤

【方源】　《医级》卷七。

【组成】　香薷、葛根、厚朴、扁豆各适量。

【主治】　暑月郁闷，胸膈不舒，或作呕泄。

香橙汤

【方源】　《杨氏家藏方》卷二十。

【组成】　橙子（大者，破去核，切作片子，连皮用）1500 克，生姜（去皮，切片，焙干）150 克。

【用法】　于净砂盆内烂研如泥，次入炙甘草末 60 克，檀香末 15 克，并溲和捏作饼子，焙干为细末。每次 3 克，入盐少许，沸汤点服。

【功用】　宽中，快气，消酒。

香薷汤

【方源】　《外台秘要》卷六引《救急方》。

【组成】　生香薷（切）9 克，小蒜（碎）9 克，厚朴（炙）6 克，生姜 3 克。

【用法】　水煎，分 3 次温服。得吐痢止。

【主治】　霍乱，腹痛吐痢。

香蟾散

【方源】　《小儿卫生总微论方》卷十二。

【组成】　干蟾蜍（涂酥，炙微黄）1 枚，蜣螂（去翅足，微炒）6 克，麦芽（微炒）6 克，神曲（微炒）6 克。

【用法】　上药研为细末。每次 1.5 克，粥饮调下，不拘时候。

【主治】　小儿食疳，羸瘦不进乳食。

香白芷散

【方源】　《圣济总录》卷一八〇。

【组成】　香白芷 15 克，盐绿 3 克，五倍子 7.5 克，麝香少许。

【用法】　上药研为细散。每用 1 克，掺疮上。

【主治】　小儿口疮。

香果健消片

【方源】　《部颁标准》。

【组成】　蜘蛛香（炒焦）250 克，草果（去壳，炒焦）100 克，木香（炒）70 克，糯米 80 克。

【用法】　上药制成片剂。口服，每次 2～5 片，1 日 3 次。

【功用】　健胃消食。

【主治】　消化不良,气胀饱闷,食积腹痛,胸满腹胀。

香菊感冒颗粒

【方源】　《部颁标准》。

【组成】　藿香 40 克,香薷 24 克,野菊花 40 克,青蒿 40 克。

【用法】　制成颗粒。口服,每次 10～15 克,温开水冲服,1 日 3 次。

【功用】　疏风解表,芳香化湿,清暑解热。

【主治】　四时感冒,尤其对夏季感冒发热,头痛,胸闷无汗等,更为适宜。

重粉散

【方源】　《疡科遗编》卷下。

【组成】　轻粉(夹纸炒)9 克,铅粉 9 克,甲片(炙)9 克,漂冬丹 9 克。

【用法】　上药研为末。用油调敷。

【主治】　小儿月蚀疮。

便立丹

【方源】　《普济方》卷二九一。

【组成】　黄丹、雄黄、龙骨(煅)、金脚信(研)。

【用法】　上药研为末,捏作饼子。脓水干,葱白汤洗过,贴在疮上。

【主治】　疬疮。

保元汤

【方源】　《博爱心鉴》卷上。

【组成】　人参 3 克,黄芪 9 克,甘草 3 克,肉桂 1.5 克。

【用法】　水煎服。

【功用】　①《全国中药成药处方集》(沈阳方):滋养益气,扶弱补虚。

②《方剂学》:补气温阳。

【主治】　①《简明医彀》:元气虚弱,精神倦怠,肌肉柔慢,饮食少进,面青㿠白,睡卧宁静,痘顶不起,浆不足,及有杂证。

②《全国中药成药处方集》:气血不足,婴儿怯弱,痘毒内陷,面色苍白,气陷久泻,肢体无力,肺脾虚弱,恶寒自汗。

【宜忌】　①《简明医彀》:血热毒壅之火证禁用。

②《全国中药成药处方集》(沈阳方):禁忌生冷。

【方论】　①《博爱心鉴》:人参益内,甘草和中,实表宜用黄芪,助阳须凭肉桂。前三味得三才之道体,后一味扶一命之巅危。

②《古今名医方论》引柯韵伯:参、芪非桂引道,不能独树其功;桂不得甘草和平气血,亦不能绪其条理。

保牙散

【方源】　《寿世保元》卷六。

【组成】　软石膏 30 克,川乌 9 克,草乌 9 克,花椒 9 克。

【用法】　上药俱生用研为末。擦牙漱口。吐之立已。

【主治】　风牙肿痛。

保赤散

【方源】　《中国药典》。

【组成】　六神曲(炒)250 克,巴豆霜(制)400 克,天南星(制)400 克,朱砂 250 克。

【用法】　制成散剂,每瓶装 0.09 克。口服,小儿 6 个月至 1 岁每次 0.09 克,2－4 岁每次 0.18 克。

【功用】　消食导滞,化痰镇惊。

【主治】　小儿冷积,停乳停食,大便秘结,腹部胀满。

【宜忌】　泄泻者忌服。

保金汤

【方源】　《不居集》上集卷十。

【组成】　人参、玉竹、百合各适量。

【用法】　猪肺清汤煎服。

【主治】　痰嗽喘急虚劳之人,不宜用麦冬、五味子者。

【方论】　肺为娇脏,而朝百脉,一身元气所主者也。今虚劳日久,喘嗽痰多,火盛刑金,而有不利于麦冬、五味子者。故以玉竹之清润,能清权衡治节之司;以人参之补阴,能益后天营卫之本;以百合之酸温,能收先天癸水之源。加以猪肺载诸药入肺,而不走他脏。三气通而三才立,则水升而火降,而痰嗽气喘自定矣。

【加减】　咳嗽者,加枇杷叶、款冬花;食少泄泻者,加薏苡仁、扁豆;虚汗者,加桑叶、浮麦;见血者,加丹参、紫菀;便血者,加地榆、扁豆、白芍。

保心宁胶囊

【方源】　《部颁标准》。

【组成】　丹参干浸膏 167 克,三七 100 克,当归干浸膏 83 克,枳壳干浸膏 83 克。

【用法】　制成胶囊。口服,每次 2～4 粒,1 日 3 次。

【功用】　活血化瘀,行气止痛。

【主治】　心绞痛,心律失常,改善冠心病症状等。

保安延寿方

【方源】　《医方易简》卷四。

【组成】　金银花 9 克,生甘草 6 克,黑料豆 15 克,黄土 15 克。

【用法】　水煎服。

【主治】　四时瘟疫,传染时气。

【宜忌】　孕妇勿服。

保赤万应散

【方源】　《全国中药成药处方集》(杭州方)。

【组成】　朱砂 30 克,胆星 30 克,巴豆霜 9 克,六神曲 45 克。

【用法】　上药研为细末。每次 0.1～0.15 克,温开水送服。

【功用】　下痰化积,开窍安神。

【主治】　食积痰多,腹胀,小儿痫症瘄痰,虫积腹痛,胃呆腹胀,大便酸臭,气急痰壅,状类惊风。

信枣散

【方源】　《证治宝鉴》卷十。

【组成】　大枣(去核)、信石、人中白、铜青末。

【用法】　上将信石纳入大枣内,烧存性,加人中白、铜青,研末。外敷。

【主治】　牙疳。

信毒内消丹

【方源】　《中医验方汇选》。

【组成】　火硝、白矾、甘草、绿豆各 30 克。

【用法】　上药研为细末。用冷开水调下或灌之。

【主治】　信石中毒。

顺气散(1)

【方源】　《魏氏家藏方》卷八。

【组成】　槟榔 10 个,诃子(去核,生用)10 个,沉香(不见火)7.5 克。

【用法】　上药研为散,作 1 服。加紫苏叶 30 叶,水煎,去渣服,不拘时候。

【主治】　久有脚气,时上攻冲,往来不定,流传肠胃,转气雷鸣。

顺气散(2)

【方源】　《脉因证治》卷下。

【组成】　川厚朴 30 克,大黄 12 克,枳壳 6 克,赤芍适量。

【主治】　消中能食,小便赤。

【备考】　本方赤芍用量原缺。

顺风散

【方源】　《救伤秘旨》。

【组成】　大黄 9 克,生地黄、熟地黄、川芎各 15 克。

【用法】　上药研为末。每次 9 克,空心温酒送下。

【主治】　损伤后恶气上升,呕吐不止。

泉石散

【方源】　《普济方》卷四〇四。

【组成】　井泉石(先为末,再研,水飞)、蝉蜕、蛇蜕、甘草各 30 克。

【用法】　上药研为末。每次 1.5～3 克,蜜水调下。

【主治】　小儿风热攻眼,及斑疮入眼。

【宜忌】　忌油腻。

追风散

【方源】　《瑞竹堂经验方》卷三。

【组成】　贯众、鹤虱、荆芥各等份。

【用法】　上药研为散。每用 6 克,加花椒 50 粒,水煎,去渣热漱,吐去药。立效。

【主治】　诸般牙痛。

追毒丸

【方源】　《证治准绳·疡医》卷二。

【组成】　蛤蟆粪 20 克,偏虫、雄黄、黄丹各 10 克。

【用法】　上药研为末,水为丸,如米大。将疮拨开头,入药在内,以膏药贴之。

【主治】　疔疮发背。

追毒丹

【方源】　《饲鹤亭集方》。

【组成】　明雄精、马牙硝各 30 克,当门子麝香 9 克,白冰片 3 克。

【用法】　上药精选上品,5 月 5 日正午时,同研至无声,晶瓶收藏,黄蜡封口,勿走泄香味。临用以骨簪略润津唾,蘸点大眼角(即目内眦),男左女右,闭目静坐片时,伤处自流毒水,痛止肿消。每月只滴 2 次,不宜过多。

【主治】　蛇伤,狗咬。

【宜忌】　忌食赤豆百日,并勿渡水。

追毒散(1)

【方源】　《外科精义》卷下引成子玉方。

【组成】　五灵脂、乌头(炮)、白干姜(炮)各 30 克,全蝎 15 克。

【用法】　上药研为细末。用少许掺疮口中;深者纸捻蘸药纳入疮口内,以膏贴之。或水浸蒸饼令浸透,搦去水,和药令匀,捻作锭子,每用纳入疮口中。

【主治】　一切恶疮,脓水不快者。

追毒散(2)

【方源】　《青囊秘传》。

【组成】　五灵脂、乌头(炮)、僵蚕各 30 克,全蝎 15 克。

【用法】　上药研为末。掺之。

【主治】　一切恶疮,脓水不收。

追虫取积散

【方源】　《万病回春》卷四。

【组成】　槟榔(末)6 克,黑丑(头末)6 克,陈皮

(末)2.4 克,木香(末)1.5 克。

【用法】　上药研为末,研匀。每次 15 克,小者 9 克,砂糖汤送下,五更服。泻 3～4 次,以米汤补之。

【主治】　诸虫。

【宜忌】　忌鱼腥、油腻之物三五日。

禹治汤

【方源】　《辨证录》卷八。

【组成】　白术 30 克,茯苓 30 克,薏苡仁 30 克,车前子 9 克。

【用法】　水煎服。

【功用】　利气去淋。

【主治】　感湿气而成淋者,其人下身重,尿管不痛,所流者清水而非白浊。

【方论】　此方利水而不耗气,分水而不生火,胜于五苓散实多。盖五苓散有猪苓、泽泻,未免过于疏决;肉桂大热,未免过于熏蒸,不若此方不热不寒,能补能利之为妙也。大约服此汤至十剂,凡有湿症无不尽消,不止淋病之速愈也。

禹余粮丸

【方源】　《鸡峰普济方》卷十四。

【组成】　禹余粮、石脂、干姜、附子各等份。

【用法】　上药研为细末,水煮面糊为丸,如梧桐子大。每次 30 丸,米饮送下,不拘时候。

【主治】　下焦痢。

鬼仙丹

【方源】　《疑难急症简方》。

【组成】　莲须、芡实、石莲子(研末)各 300 克,金樱子 1500 克。

【用法】　将金樱子熬成膏,搅上三味末为丸。每次 30～50 丸,空心盐水送下。

【主治】　男子嗜欲太过,精血不固而多热。

食肉青龙膏

【方源】　《刘涓子鬼遗方》卷四。

【组成】　白矾(火炼,末之)60 克,熟梅(去核)600 克,盐 90 克,大钱 27 枚。

【用法】　于铜器中,猛火投之,摩灭成末,乃和猪脂捣杵。以涂疮上。甚痛勿怪,此膏蚀恶肉尽,

复看可敷蛇衔膏涂之,令善肉复生。

【主治】　痈疽。

独参汤

【方源】　《医钞类编》卷十三。

【组成】　人参(不拘多少)、炒米、煨姜、红枣各适量。

【用法】　浓煎服。

【功用】　急救元阳。

【主治】　大惊卒恐,气虚气脱。

独活汤(1)

【方源】　《医心方》卷二十三引《产经》。

【组成】　独活、当归、常陆、白术各60克。

【用法】　水煎服。覆取汗。

【主治】　产后诸风,肿气百病。

独活汤(2)

【方源】　《经效产宝》卷中。

【组成】　独活6克,干姜9克,甘草3克,生姜9克。

【用法】　水煎服。

【主治】　①《经效产宝》:产后中风,口噤,不任大小。

②《普济方》:产后中风,身体强直,角弓反张,重者名为蓐风。

独活汤(3)

【方源】　《幼幼新书》卷十一引《婴孺》。

【组成】　独活、麻黄(去节)、人参各6克,大黄12克。

【用法】　水煎服。

【主治】　小儿痫,手足掣疭,十指颤,舌强。

胜金散(1)

【方源】　《医方类聚》卷二十四引《烟霞圣效方》。

【组成】　斑蝥头、蝎梢尾、草乌(尖)、黑附子(底)各等份。

【用法】　上药研为细末。每次1克,新水送下。汗出为效。

【主治】　一切破伤风。

胜金散(2)

【方源】　《普济方》卷三六八。

【组成】　天南星30克,附子15克,雄黄6克。

【用法】　上药研为末。每次3克,葱白3克,水煎服。

【主治】　小儿伤寒热惊风,麻豆疮疹潮热。

胜火神丹

【方源】　《石室秘录》卷一。

【组成】　熟地黄90克,麦冬90克,玄参180克,山茱萸30克。

【用法】　水煎服。

【主治】　发狂。

胜湿饼子

【方源】　《医学正传》卷四。

【组成】　黑丑(取头末15克)30克,白丑(取头末15克)30克,甘遂(连珠者)15克。

【用法】　上药研为极细末;外用荞麦面45克,连药末都拌匀,水调,捏作饼子,放饭上蒸熟。每次1饼,空腹嚼,茶清送下,以利为度。

【主治】　远年脚气,足胫肿如瓜瓠者。

【宜忌】　忌甘草、菘菜、生冷、油腻、鱼腥等物。

胎毒散

【方源】　《揣摩有得集》。

【组成】　五倍子(焙黄)9克,白芷9克,花椒(炒,去子)9克,白矾3克。

【用法】　上药研为细末。香油调搽,湿则干敷。

【主治】　胎毒,小儿初生浑身湿烂。

急救回生丹

【方源】　《医学衷中参西录》上册。

【组成】　朱砂(顶高者)4.5克,冰片1克,薄荷冰0.6克,粉甘草(细末)3克。

【用法】　上药研为细末。分作3次服,开水送下,约半小时服1次。若吐剧者,宜于甫吐后急服之;若于将吐时服之,恐药未暇展布即吐出。服后温覆得汗即愈。服1次即得汗者,后2次仍宜服之;若服完1剂未全愈者,可接续再服1剂。若其吐泻已久,气息奄奄,有将脱之势,但服此药恐不能挽回,宜接服急救回阳汤。

【主治】　霍乱吐泻转筋,诸般痧症暴病,头目眩晕,咽喉肿痛,赤痢腹痛,急性淋证。

【宜忌】　《全国中药成药处方集》:体弱者及孕妇忌服。

【方论】　朱砂能解心中窜入之毒,且又重坠,善止呕吐,俾服药后不致吐出;此方中冰片,宜用樟脑炼成者,因樟脑之性,原善振兴心脏,通活周身血脉,尤善消除毒菌,特其味稍劣,炼之为冰片,味较清馥,且经炼而其力又易上升至脑,以清脑中之毒也;薄荷冰善解虎列拉(即霍乱)之毒,且其味辛烈香窜,无窍不通,无微不至,周身之毒皆能扫除,矧与冰片又同具发表之性,服之能作汗解,使内蕴之邪由汗透出,且与冰片皆性热用凉,无论症之因凉因热,投之皆宜也;粉甘草最善解毒,又能调和中宫,以止吐泻,且又能调和冰片、薄荷冰之气味,使人服之不致过于苛辣也。

【验案】　霍乱脱证　辽宁寇姓媪,年过六旬。孟秋下旬染霍乱,经医数人调治两日,病势垂危。其证从前吐泻交作,至此吐泻全无,奄奄一息,昏昏似睡,肢体甚凉,六脉全无,询之略能言语,唯觉心中发热难受。处方:镜面朱砂4.5克,粉甘草(细面)3克,冰片1克,薄荷冰0.6克,共研细末,分作3次服。病急者40分钟1次,病缓者1小时服1次,开水送下。复诊:将药末分3次服完,心热与难受皆愈强半。

疥灵丹

【方源】　《外科方外奇方》卷三。

【组成】　硫黄、水银各3克,油核桃仁30克,生猪板油30克。

【用法】　上药共捣如泥。闻嗅及擦患处。

【主治】　疥疮。

疥药一扫光

【方源】　《北京市中药成方选集》。

【组成】　核桃仁30克,大风子30克,水银(炙)3克,红矾4.5克。

【用法】　上捣成细泥,每丸6克重。每用1丸,擦心口处。

【功用】　祛风除湿,杀虫止痒。

【主治】　干疥,浓疱疥,湿疥,刺痒难受。

【宜忌】　①《北京市中药成方选集》:切勿入口。
②《全国中药成药处方集》(天津方):忌鱼腥、发物。

疮药消风散

【方源】　《普济方》卷二七二。

【组成】　葱白(细捣)10根,猪油(去膜,捣)、白矾、轻粉、水银各等份。

【用法】　上药研为末。调敷之。

【主治】　疮。

疯油膏

【方源】　《中医外科学讲义》。

【组成】　轻粉4.5克,牡丹皮3克,飞朱砂3克。

【用法】　上药研为细末,先以麻油120毫升煎微滚,入黄蜡30克再煎,以无黄沫为度,取起离火,再将药末渐渐投入,调匀成膏。涂擦患处。

【功用】　润燥,杀虫,止痒。

【主治】　鹅掌风,银屑病(牛皮癣),慢性湿疹等皮肤皲裂,干燥作痒。

恒山汤

【方源】　《太平圣惠方》卷十三。

【组成】　恒山9克,甘草(生用)9克,蜀漆4.5克,犀角屑4.5克。

【用法】　水煎服。须臾当吐为效。

【主治】　伤寒结胸,烦满,喘息稍急,汤饮不下。

恒山散

【方源】　《太平圣惠方》卷八十六。

【组成】　恒山15克,川大黄15克,肉桂7.5克,甘草(炙微赤,锉)15克。

【用法】　上药研为散。每次3克,水煎,去渣,未发前温服,得吐利为度;如未吐利,再服。

【主治】　小儿疟疾,痰壅烦闷。

洞庭汤

【方源】　《鸡峰普济方》卷二十五。

【组成】　橘子(和皮称)500克,甘草、生姜、盐各 120 克。

【用法】　上药捣烂作饼子，火上焙干为末。每次 6 克，开水点服。

【功用】　和气。

洞天救苦丹

【方源】　《外科全生集》卷四。

【组成】　有子蜂窠、鼠矢（尖者）、青皮、楝树子（立冬后者佳）各等份。

【用法】　上药研为细末。每次 9 克，陈酒送服，服后要隔两日再服。

【主治】　①《外科全生集》：瘰疬延烂至肩胸胁下，不堪之极者。

②《验方新编》：乳痈、乳癌及瘰疬破烂。

洗肝散

【方源】　《续本事方》卷四。

【组成】　黄芩、甘草各 15 克，菊花、人参各 30 克。

【用法】　上药研为细末。每次 3 克，热水调下。

【主治】　风痛眼。

洗毒汤

【方源】　《普济方》卷三〇一引《外科精要》。

【组成】　苦参、防风、甘草、露蜂房各等份。

【用法】　上药研为散。水煮浓汁，洗疮肿痛。

【主治】　蚀疮。

洗毒散

【方源】　《普济方》卷二七五。

【组成】　麻黄、地骨皮、蛇床子、紫花地丁各等份。

【用法】　上药研为粗末。每次 15 克，水煎，去渣温服。

【主治】　一切恶疮，多时不效，风寒久冷。

洗眼方

【方源】　《证治准绳·幼科》卷一。

【组成】　黄连、秦皮、灯心草、大枣各等份。

【用法】　上用竹筒煎汤，洗眼。

【主治】　婴孩胎受热毒，生下两目不开。

洗眼药（1）

【方源】　《保命集》卷下。

【组成】　诃子 60 克，黄丹 120 克，蜜 240 克，柳枝 150 克。

【用法】　水煎，洗眼。

【功用】　明目。

洗眼药（2）

【方源】　《类编朱氏集验方》卷九。

【组成】　韶粉、防风、朴硝、饼子铜青。

【用法】　上药研为细末。每用 1 克，温汤调洗，不拘时候。

【主治】　眼病。

洗心饮子

【方源】　《普济方》卷一七九引《广南摄生》。

【组成】　甘草、白芍、栀子、苦杏仁（去尖，研入）各等份。

【用法】　上药研为散。每次 9 克，水煎，食后温服。

【主治】　胃热渴。

洗杨梅疮方

【方源】　《医学入门》卷八。

【组成】　地骨皮、荆芥、苦参、细辛各 15 克。

【用法】　煎汤，先蒸，后洗。遍身出汗为效。如洗务要汤宽，浸洗良久方佳。

【主治】　杨梅疮。

洗眼升麻汤

【方源】　《圣济总录》卷一〇八。

【组成】　升麻 22.5 克，秦皮（去粗皮，锉）、黄连（去须）、玉竹各 30 克。

【用法】　上药研为粗末，作 3 次服。水煎，绵滤去渣，洗眼。

【主治】　时气病后，毒气攻目赤烂。

洗眼石胆散

【方源】　《圣济总录》卷一一三。

【组成】　石胆（煅令白，去火毒）、滑石（研）各 30 克，秦皮（为末）15 克，轻粉 6 克。

【用法】　上药研为末。每次 1 克,汤浸候温,闭目洗两眦头。以冷为度。

【主治】　眼忽结肿。

洗眼汤泡散

【方源】　《银海精微》卷下。

【组成】　当归、赤芍、黄连、苦杏仁各适量。

【用法】　上药研为细末。用水汤泡洗,1 日 2 次。

【主治】　时眼,热眼。

洗眼连竹汤

【方源】　《圣济总录》卷一〇四。

【组成】　黄连(去须)、淡竹叶各 7.5 克,秦皮 11 克,蛇蜕 4 克。

【用法】　水煎,绵滤去渣,夜卧时白绢点药汁洗眼。

【主治】　风毒攻眼,暴赤涩痛。

洗眼明睛散

【方源】　《续本事方》卷四。

【组成】　朴硝 30 克,青矾少许。

【用法】　上药研为末。用水调,文武火煎干,出火毒 1 宿;次用蔓荆子、防风(二味为极细末)各 9 克,再入前 2 味同拌匀。每次 1 克,用百沸汤洗。

【主治】　气毒赤肿热痛眼。

洗眼黄连散

【方源】　《儒门事亲》卷十五。

【组成】　当归、赤芍、黄连、黄柏各等份。

【用法】　上药研为散。以雪水或甜水浓煎汁,热洗。

【主治】　一切风毒赤目。

活龙散

【方源】　《医学入门》卷四。

【组成】　活地龙(洗净,研烂)4 条,姜汁少许,蜜 15 克,薄荷汁少许。

【用法】　上药用新汲水调和,徐徐灌尽,渐次凉快,未效再服。自然汗出而解。

【主治】　阳毒,累经药下不通,结胸硬痛;或稍

通而复再结,喘促热燥狂乱。

【加减】　若热炽者,加冰片少许。

活血汤

【方源】　《症因脉治》卷二。

【组成】　当归、赤芍、牡丹皮、红花各适量。

【用法】　水煎服。

【主治】　血虚劳伤之血痹症。

济阴汤

【方源】　《医学衷中参西录》卷上。

【组成】　熟地黄 30 克,生龟甲(捣碎)15 克,生杭芍 15 克,地肤子 3 克。

【用法】　水煎服。

【主治】　阴分虚损,血亏不能濡润,小便不利。

【方论】　以熟地黄为君;辅以龟板,以助熟地黄之润;白芍善利小便,以行熟地黄之滞;少加地肤子为向导药。

前胡汤

【方源】　《圣济总录》卷六十一。

【组成】　前胡(去苗)45 克,茯苓(去黑皮)60 克,甘草(炙,锉)30 克,苦杏仁(汤浸,去皮尖双仁,炒)14 枚。

【用法】　上药研为粗末。每次 9 克,水煎,去渣,空心温服。

【主治】　胸痹。胸中气满塞,短气。

养生汤

【方源】　《竹林女科》卷一。

【组成】　黄芪 6 克,当归、白芍、甘草各 3 克。

【用法】　水煎,不拘时服。

【功用】　补脾养血。

【主治】　妇人三十二三岁,气血盛实,热结血闭,脐腹疼痛,手不可近者,先以三军丸荡其瘀秽后以本方润其营卫。

养荣汤

【方源】　《嵩崖尊生全书》卷十四。

【组成】　川芎 4.5 克,当归 6 克,炙甘草 1.5 克,桃仁 10 个。

【用法】　水煎服。

【主治】　产后潮热有汗,大便不通,口燥舌干而渴,汗出谵语,便秘。

【加减】　便秘,加肉苁蓉 3 克,陈皮(炒)1.2 克,麻仁 6 克;汗多,加黄芪、麻黄根各 3 克,人参 6 克;燥渴,加麦冬、人参各 3 克;腹满便实,加麦冬 3 克,枳壳 1.8 克;汗出谵语,加茯苓、远志、酸枣仁、柏子仁、黄芪、人参、白术各 3 克。

养神丸

【方源】　《眼科锦囊》卷四。

【组成】　阿片(极品)3 克,麝香 0.6 克,酸枣仁 9 克,甘草 1 克。

【用法】　上药研为末,糊为丸,如粟粒大。每次 10 丸,临卧白汤送下。

【主治】　不寝,咳嗽,诸般疼痛及眼目赤痛,难眠等。

【宜忌】　妄用过量,却有害。

养卫化毒汤

【方源】　《片玉痘疹》卷九。

【组成】　人参、黄芪(炙)、当归、甘草各适量。

【用法】　水煎服。

【主治】　痘疮已成浆,或寒战,或咬牙,单见一症者可治。

养血润肠煎

【方源】　《首批国家级名老中医效验秘方精选·续集》。

【组成】　首乌(用鲜者更好)15 克,当归 9 克,赤芍 9 克,火麻仁 15 克。

【用法】　每日 1 剂,小火水煎,分 2 次服。

【功用】　养血润肠,增液通便。

【主治】　血虚肠燥引起的大便秘结,其特征是患者大多具有血虚阴亏,津枯内热见证。如面色多苍白或潮红,或有眩晕,心悸,口干,烦热为寐,脉多细数或细软,色质多红而少津。或知质淡而津干,大便三四天甚至七八天一行。粪便干硬呈粒状,解时非常困难,甚至要用手指挖出。

【方论】　生首乌味甘,性微温,能补肝肾而益精血,润肠通便;当归性味甘温,是养血补血的要药。《本草备要》谓之"润燥滑肠"。生赤芍味苦性凉,有清热凉血之功效,能下气泻肝通顺血脉,与首乌、当归配伍既有养血补血,又有下气活血的作用,相得益彰。火麻仁味甘性平,能润燥滑肠,为常用之润下药,本方用药配伍精当,针对血虚津枯肠燥的病机重养血润燥滑肠,辅以下气活血通脉。所以能图徐徐缓下之功,治本而见长效。

首乌鳖甲汤

【方源】　《重订通俗伤寒论》。

【组成】　生首乌、炙鳖甲各 30 克,乌梅 6 克,冰糖 18 克。

【用法】　用雪水、滚水合煎,去渣温服。

【功用】　清滋阴血,截疟。

【主治】　胎疟,病在阴分,血虚者,夜热神烦。

宣风散

【方源】　《保命集》卷下。

【组成】　川芎、甘菊各 6 克,乳香、没药各 9 克。

【用法】　上药研为极细末。每用少许鼻内搐之。

【主治】　眼风毒发肿,鼻中欲嚏,嚏多大损而生疮。

宣阳汤

【方源】　《医学衷中参西录》卷上。

【组成】　野台参 12 克,威灵仙 4.5 克,麦冬(带心)18 克,地肤子 3 克。

【用法】　水煎服。

【主治】　阳分虚损,气弱不能宣通,致小便不利。

【方论】　以人参为君,辅以麦冬以济参之热,灵仙以行参之滞,少加地肤子为向导药,名之曰宣阳汤,以象日象暑。

【验案】　水肿、癃闭　一媪,年 60 余,得水肿证,延医治不效。时有专以治水肿名者,其方秘而不传,服其药自大便泻水数桶,一身水尽消,言忌咸百日,可保永愈。数日又见肿,旋复如故。服其药 3 次皆然,而病人益衰惫矣。盖未服其药时,即艰于小便,既服药后,小便滴沥全无,所以旋消而旋肿也。再延他医,皆言服此药愈后复发者,断乎不能调治。后愚诊视,其脉数而无力。愚曰:脉数者阴分虚也,无力者阳分虚也。膀胱之腑,有上口无下口,水饮必随气血流行,而后能达于膀胱,出为小便。此脉阴阳俱虚,致气化伤损,不能运化水饮以达膀胱,此小便所以滴沥全无也。爰立二方,曰宣阳汤、济阴汤,二方轮流服之,以象日月寒暑相推,往来屈伸相感之义。俾先服济阴汤,取其贞下起元也,服到 3 剂小便稍利,再服宣阳汤亦 3 剂,小便大利;又再服济阴汤,小便直如泉涌,肿遂尽消。

宣肺汤

【方源】　《是斋百一选方》卷五。

【组成】　细辛、甘草各 30 克,防风(去芦)60克,麻黄(不去根节)120 克。

【用法】　上药研为散。每次 9 克,水煎,去渣温服。

【主治】　喘。

宣毒散

【方源】　《保命集》卷下。

【组成】　芒硝、雄黄、乳香、没药各等份。

【用法】　上药研为极细末,以少许鼻内搐之。

【主治】　眼发赤肿,毒气侵睛胀痛。

宣白承气汤

【方源】　《温病条辨》卷二。

【组成】　生石膏 15 克,生大黄 9 克,苦杏仁粉6 克,瓜蒌皮 4.5 克。

【用法】　水煎服。

【主治】　阳明温病,喘促不宁,痰涎壅滞,右寸实大,肺气不降者。

穿牙散

【方源】　《济生方》卷五。

【组成】　全蝎(去毒)7 个,细辛(洗净)9 克,草乌(去皮)2 个,乳香(别研)6 克。

【用法】　上药研为细末。每用少许擦患处。须臾以温盐水盥漱。

【主治】　一切齿痛,不问久新。

穿粉散

【方源】　《医宗金鉴》卷六十五。

【组成】　轻粉(研,隔纸微炒)、穿山甲(炙)、铅粉、黄丹(水飞过)各 9 克。

【用法】　上药研为极细末。香油调敷。

【主治】　①《医宗金鉴》:旋耳疮。
②《中医皮肤病学简编》:外耳湿疹,黄水疮。

穿山甲膏

【方源】　《圣济总录》卷一四四。

【组成】　穿山甲(烧灰)、虎胫骨(烧灰)各 30克,鸡舌香(生用)1 枚,麝香(研)少许。

【用法】　上药研为细末。每用 3 克,看所患大小,以黄米粥摊在纸上,候温,掺药末在粥上,封裹所伤处,疼痛立止,隔日换贴之。

【主治】　伤折筋骨。

姜附汤

【方源】　《外科枢要》卷四。

【异名】　参术姜附汤(《景岳全书》卷六十四)。

【组成】　人参、附子(炮,去皮脐)各 30 克,干姜(炮)、白术各 15 克。

【用法】　水煎服。

【主治】　疮疡,真气亏损,或误行汗下,或脓血出多,失于补托,以至上气喘急,自汗盗汗,气短头晕。

姜附散

【方源】　《魏氏家藏方》卷五。

【组成】　生附子 21 克,生姜 500 克,白胡椒、丁香(研末,不见火)各 15 克。

【用法】　用生姜(肥者)500 克,取自然汁,同附子入砂器内,慢火煮,候附子化为糊,须不住用匙搅动,恐焦,直至姜汁煮耗尽,挑入银器内,四面摊开,顿重汤上,时复搅转,重摊过,候药九分干,可以捻不粘缀手,尽取出,捻成小饼子,顿在筛子内,或晒或焙干,碾为细末,再入胡椒、丁香末。空心米饮调下。

【主治】　脾虚胃寒。

姜莪汤

【方源】　《圣济总录》卷一五五。

【组成】　姜黄、蓬莪术(煨)、藿香叶各 30 克,甘草(炙)15 克。

【用法】　上药研为粗末。每次 6 克,水煎,去

渣温服,不拘时候。

【功用】　和气思食。

【主治】　妊娠腹痛,中满。

姜黄散

【方源】　《赤水玄珠》卷十二。

【组成】　姜黄、甘草、羌活各 30 克,白术 60 克。

【用法】　水煎服。

【主治】　臂痛,非风、非痰者。

【加减】　腰以下痛者,加海桐皮、当归、白芍。

姜葱膏

【方源】　《梅氏验方新编》卷七。

【组成】　生姜 500 克(取自然汁 120 毫升),葱 汁 120 毫升。

【用法】　共煎成膏,入牛胶少许,麝香 0.3 克, 摊布上,贴。

【主治】　流痰疼痛,不红不肿,皮肉冰冷。

姜橘汤

【方源】　《简明医彀》卷三。

【组成】　橘红 12 克,干姜(略打破,湿纸包, 煨,再打碎)21 克,大枣 1 枚,粟米 1 撮。

【用法】　水煎,细呷。

【主治】　病后或虚弱人一切呕吐,不纳药食。

姜连木香饮

【方源】　《医级》卷八。

【组成】　干姜、黄连、木香、甘草各适量。

【用法】　水煎服。

【主治】　邪伤太阴,腹痛,下利后重,或寒热交 结,不得升降者。

姜苓术草汤

【方源】　《温热经解》。

【组成】　生姜 9 克,茯苓 9 克,白术 9 克,甘草 3 克。

【用法】　水煎服。

【主治】　寒湿下痢,色纯白者。

姜桂大顺散

【方源】　《症因脉治》卷二。

【组成】　干姜、肉桂、苦杏仁、甘草各适量。

【用法】　水煎服。

【主治】　呕吐酸水,脉弦迟者。

祛寒汤

【方源】　《医学集成》卷二。

【组成】　焦白术 15 克,肉桂 9 克,吴茱萸 6 克,丁香 3 克。

【用法】　水煎服。

【主治】　厥逆腹痛,筋青囊缩。

祛风湿药酒

【方源】　《部颁标准》。

【组成】　三叶青藤 200 克,九层风 300 克,红 鱼眼 300 克,山风 200 克。

【用法】　制成药酒。口服,每次 25 毫升,1 日 3 次。

【功用】　祛风化湿,活络止痛。

【主治】　痹证,风湿性关节炎,类风湿关节炎, 肩周炎。

【宜忌】　开放性肺结核,胃溃疡及其他溃疡出 血,急性肝炎,风湿性心脏病,孕妇慎用。

祛风杀虫肥皂

【方源】　《疡医大全》卷二十八。

【组成】　百部(新鲜者,洗净,晒干,蒸烂)300 克,紫背浮萍(阴干,温火焙燥,为末)、鲜肥皂各 120 克,浮皮消 60 克。

【用法】　共捣烂至极细,为丸如青梅大。早、 晚洗浴净脸,用以遍擦。

【主治】　大麻风。

神手膏

【方源】　《普济方》卷五十一。

【组成】　石灰 30 克,斑蝥 7 个。

【用法】　上蘸苦竹、麻油少许,却和匀,石灰揭 调,然后入酽醋少许搅和。用时先用刀剔破痣,再 取药适量入于内涂之。

【功用】　去痣。

神功散

【方源】　《御药院方》卷五。

【组成】　雄黄(飞)15克,款冬花、甘草(炙)、肉桂(去粗皮)各30克。

【用法】　上药研为细末,入雄黄令匀。每用1.5克,吸入咽喉中,不拘时候。

【主治】　久咳嗽。

神术汤(1)

【方源】　《伤寒大白》卷一。

【组成】　苍术、石膏、防风、葛根各适量。

【用法】　水煎服。

【主治】　湿温见风项强。

【加减】　症兼太阳少阳,加羌活、柴胡。

神术汤(2)

【方源】　《伤寒大白》卷四。

【组成】　防风、熟苍术、石膏、甘草各适量。

【用法】　水煎服。

【主治】　疫病湿热在表。

神白丹

【方源】　《宣明论方》卷三。

【组成】　铅白霜7.5克,轻粉15克,粉霜30克(用白面18克和作饼子,炙熟,同研)。

【用法】　上药研为末,水为丸,如梧桐子大。每次10～15丸,以米饮送下。

【主治】　伤寒积热及风生惊搐,或如狂病,诸药不效。

神应散(1)

【方源】　《类编朱氏集验方》卷二。

【组成】　茯苓、甘草、黄芩、地骨皮各等份。

【用法】　水煎服。

【主治】　四时瘟疫伤寒。

神应散(2)

【方源】　《寿世保元》卷六。

【组成】　雄黄、白矾、藜芦(生用)、猪牙皂(炙黄)各等份。

【用法】　上药研为末。每次豆大1粒,吹鼻内。

【功用】　吐痰。

【主治】　时气缠喉,入喉肿塞,水谷不下,牙关紧闭,不省人事。

神应膏(1)

【方源】　《世医得效方》卷十一。

【组成】　黄柏30克,真绿豆粉45克,甘草120克,红花60克。

【用法】　上药研为末。生清油调涂两眼四畔。

【功用】　护眼,防豆花入眼生翳,令疮痘面上亦少。

神应膏(2)

【方源】　《万病回春》卷五。

【组成】　乳香、没药各(为末)30克,皮胶90克,生姜(取自然汁)1000毫升。

【用法】　先将生姜汁入砂锅内煎数沸,入皮胶化开,将锅取下坐灰上,方入乳、没末,搅匀成膏。用不见烟的狗皮摊膏药,贴患处。仍用鞋底炙热,时时在膏药上运动熨之。

【主治】　痛风,骨节疼痛。

【宜忌】　勿犯铁器。

神秘散

【方源】　《三因极一病证方论》卷十三。

【组成】　阿胶(炒)30克,鸡肶胵45克,白仙茅15克,团参7.5克。

【用法】　上药研为末。每次6克,空腹时糯米饮调下。

【功用】　定喘,补心肾,下气。

【主治】　喘。

神效散(1)

【方源】　《普济本事方》卷六。

【组成】　海浮石、蛤粉、蝉蜕(去头足)各等份。

【用法】　上药研为细末。每次9克,用鲫鱼胆7个调服,不拘时候。

【主治】　渴疾,饮水不止。

【方论】　①《古方选注》:浮石、蛤粉、鲫鱼胆三者,以咸胜苦,以苦胜辛;辛,肺之气味也;佐以蝉蜕轻浮上升,引领三者直达肺经,解热止渴;且海浮石、蛤粉之咸,皆平善无过,非但止渴,兼能利水,可无聚水之变幻。世医但以滋阴寒剂救燎原之火,孰知火热既消,反不能消水,转成中满肿胀。

②《本事方释义》：白浮石气味咸平,入手太阴;蛤粉气味咸平,入足少阴;蝉蜕气味咸甘寒,入足少阴、厥阴;鲫鱼胆为引子,取其咸苦,能引药入里也。病因消渴,饮水不止,以咸平微寒之药制之,则阳气潜伏,阴气自然稍苏矣。

神效散(2)

【方源】　方出《医学纲目》卷三十六,名见《东医宝鉴·杂病篇》卷十一。

【组成】　丁香1粒,全蝎1个,朱砂1克,人血1滴。

【用法】　上药研为末。男用男左手中指血,女用女右手中指血,蘸末擦唇上。

【主治】　小儿慢惊风。

神效散(3)

【方源】　《惠直堂方》卷三。

【组成】　硼砂、白硇砂、皂矾(明透者)、盐各1.5克。

【用法】　上药研为粗末,入铁杓加水炒干,再炒至绿色为度,又研细末。用时以针将疮刺破见血,以银簪蘸药点入疮口,面糊为膏,摊纸上,贴1～2层。

【主治】　疔疮危笃者。

神验散(1)

【方源】　《圣济总录》卷一四一。

【组成】　当归(切、焙)30克,白矾60克,桑蛾(黄紫色者)60克,木耳60克。

【用法】　上药研为散。每次3克,空心食前粟米粥调下。

【主治】　痔疾。

神验散(2)

【方源】　《活人心统》卷三。

【组成】　延胡索(炒)15克,小茴香15克,葛根7.5克,炒盐3克。

【用法】　上药研为末。每次6克,温酒调下。

【主治】　小肠疝气。

神授方

【方源】　《古今医统大全》卷七十九。

【组成】　鲜生地黄1000克,糟姜瓜旧糟500克,生姜120克,赤小豆250克。

【用法】　上捣烂,同炒热,以帛裹罨伤处,夹缚定。

【主治】　伤筋闪骨痛甚。

神圣饼子

【方源】　《宣明论方》卷十五。

【组成】　海螵蛸30克(5月5日前先准备下),莴苣菜45克,青蓟草45克,石灰120克。

【用法】　同杵烂,作饼子,晒干。用时旋刮敷之。此药上后无脓,退痂便愈。

【主治】　一切打扑金石刀刃伤损,血出不止者。

【备考】　《古今医统大全》无石灰,有韭菜。

神圣热药

【方源】　《御药院方》卷七。

【组成】　白花蛇肉、黑乌蛇肉、紫色雄黄各6克,锦纹大黄15克。

【用法】　上药研为细末。成人每次9～12克,10岁以下小儿每次4.5～6克,水煎,食后稍热服。

【主治】　时疾。

神效灸饼

【方源】　《杂病广要》引《疬疡全书》。

【组成】　广木香4.5克,白芷3克,麝香(共末)0.3克,蓖麻子(去壳)120克。

【用法】　上捣为1饼。放患处,用新布5层盖饼上,将纸卷大筒,蘸麻油火,于布上掼之,觉痛即止。

【主治】　鹤膝风及湿气痛风。

神方夺命丹

【方源】　《普济方》卷二七五。

【组成】　透明雄黄30克,肥巴豆(不去油心)120粒,金鼎砒45克,黄蜡(熔开)120克。

【用法】　上药各研为极细末,入蜡中搅匀,取出火,重汤泡匀为丸,如小麻子大。量老幼加减服之。每次50～200丸,临睡温熟水送下。不动,其丸经过脏腑,只下清黄黑水则病去;如药未下,再服则药病俱下矣。

【主治】　疔肿,痈疽,发背,诸恶疮及食牛马肉发黄者。

神仙不老丹

【方源】《鲁府禁方》卷二。

【组成】 牛乳 300 毫升,干山药末 120 克,无灰好黄酒 60 毫升,童便(去头尾)60 毫升。

【用法】 共和一处,重汤煮,以浮沫出为度,取出。每次 30 克,温服,1 日 3 次。

【功用】 补益。

神仙止血散

【方源】《普济方》卷三○三。

【组成】 龙骨(五色,紧者)30 克,诃子 30 克,白石脂 15 克,苎麻叶 15 克。

【用法】 上药研为细末。每次 4.5 克,水调服。

【功用】 止血。

【主治】 金疮血不止。

神仙夺命散

【方源】《幼幼新书》卷十引郑愈方。

【组成】 人中白 30 克,麝香 3 克,蜈蚣(全者)1 条,芒硝 6 克。

【用法】 上药研为细末。每用少许,搐鼻。

【主治】 小儿惊风吊眼。

神仙珍珠散

【方源】《医方类聚》卷八十九引《经验秘方》。

【组成】 生朱砂 3 克,真麝香 1.5 克,白矾 15 克,珍珠(未穿者尤佳)7 粒。

【用法】 上药研为细末。每次 3 克,百沸白汤调匀服之。

【主治】 心脾气痛。

神仙救苦散

【方源】《医方类聚》卷七十三引《医林方》。

【组成】 芒硝 3 克,骷髅石(烧)3 克,没药少许,良姜 3 克。

【用法】 上药研为细末。临用加乳香少许,噙水,搐鼻。

【主治】 头痛牙痛。

神妙龙骨散

【方源】《幼科指掌》卷一。

【组成】 龙骨 6 克,黄丹 3 克,白矾 3 克,麝香少许。

【用法】 上药研为细末。外敷。

【主治】 小儿初生月后,脐中有汁不愈者。

神药治枣儿

【方源】《普济方》卷一○○引《德生堂方》。

【组成】 皂角(去皮弦,锉碎)500 克,麻黄(去节)1 克,大枣 300 克,好京墨 9 克。

【用法】 皂角、麻黄、京墨入砂锅内熬,滤去渣,再将药水熬成膏,却下大枣在膏内,慢火熬令干,则药味皆入大枣中,用瓦瓶盛,纸盖瓶上。每日吃枣 1 枚,至 3～5 日为度。吃后,次早风痰涎皆从粪便中下。

【主治】 诸风痫危急之证。

神效木瓜汤

【方源】《魏氏家藏方》卷八。

【组成】 吴茱萸(陈者,以沸汤泡 7 次,炒)120克,干木瓜(细锉,焙干)105 克,橘叶(洗,焙干,切)120 克,大腹子(细锉)75 克。

【用法】 上药锉,如米粒大,拌和。每次 7.5 克,水浸 1 小时,然后以慢火煎,去渣,澄清汁,温服,早、晚食前及临卧时各 1 次。

【功用】 疏导毒气。

【主治】 脚气。由风湿毒气乘虚攻注下经所致者。

神效五彩散

【方源】《眼科锦囊》卷四。

【组成】 白矾 15 克,黄柏 12 克(烧者 6 克,生者 6 克),胆矾 1 克,铅丹 1.5 克。

【用法】 上药研为细末。用水和解,上火微温,涂抹眼胞上,日数回。

【主治】 风眼疫眼,其他瞀肉,肿痛者。

神效四仙汤

【方源】《墨宝斋集验方》卷上。

【组成】 陈麻黄、甘草各 6 克,细茶 12 克,生白果(去壳,将肉捣碎)7 粒。

【用法】 水煎,热服取汗。

【功用】 定喘。

【主治】　喘急欲死者。

神效肚痛丸

【方源】　《疮疡经验全书》卷五。

【组成】　黄蜡、飞丹各 30 克,巴豆 7 枚,杏仁(去皮尖,二味研烂)49 粒。

【用法】　将蜡熔化,加丹为丸。每次 7 丸,姜汤送下。

【主治】　腹痛。

神效破棺散

【方源】　《普济方》卷六十三。

【组成】　胆矾、铜绿、僵蚕、朴硝各等份。

【用法】　上药研为末。每用 1 克,竹筒吹入喉中;如走马喉闭,牙关紧急,不省人事,用铁物斡开口,以冷水调 1 克灌之。

【主治】　咽喉疮毒肿痛。

神效麝香散

【方源】　《是斋百一选方》卷九。

【组成】　草乌(用大者,炮裂,去皮脐尖,锉如麻豆大,入盐再炒焦黄)、华阴细辛(去土叶)各 60 克,草茶(微碾,勿令细)120 克。

【用法】　上药研为细末。每次 5 克,入麝香少许,茶清调下,临卧或食后服之。

【主治】　偏正头痛,夹脑风,连眉项颈上彻腮顶疼痛不可忍者。

神效光明眼药

【方源】　《饲鹤亭集方》。

【组成】　麝香 1 克,冰片 4.5 克,制炉甘石 30 克,地粟粉 15 克。

【用法】　上药研为细末。用时滴入眼角内。

【功用】　消肿止痛。

【主治】　云翳山障,胬肉攀睛,迎风流泪,昏花气蒙,风火烂眼,并治 72 种目疾。

神仙敷毒失笑饼

【方源】　《疡医大全》卷八。

【组成】　黄泥(煨熟)1 大块,连须葱 1 大把,蜂蜜 50 毫升,雄黄 1 克。

【用法】　上药杵烂,作 1 饼。乘热敷毒上。如干了则再敷。

【主治】　初起一切痈疽大毒。

扁豆汤

【方源】　《外台秘要》卷六引《广济方》。

【组成】　扁豆叶 30 克,香薷叶 30 克,木瓜 1 枚,干姜 30 克。

【用法】　水煎,绞去渣,分 3 次温服。

【主治】　霍乱吐痢。

扁柏散

【方源】　《普济方》卷一八九。

【组成】　沿街草、栀子叶、地竹、扁柏各等份。

【用法】　先将蒜、姜,水研饮之,令睡,随后将四件用水煎服。

【主治】　男子衄血。

扁鹊四圣散

【方源】　《痘学真传》卷七。

【组成】　紫草、白芍、黄芪、木通各等份。

【主治】　痘在七八朝盛浆未足,火毒未解之际。

【方论】　紫草凉血解毒,白芍实腠以养血,黄芪补气以助浆,恐气血滞而不行,再用木通流走关节,令心家之火泄于小肠。

退云散

【方源】　《审视瑶函》卷四。

【组成】　红珊瑚、珍珠、朱砂、硼砂各等份(俱生用)。

【用法】　上药研为极细末。每日点 2 次。

【主治】　痘疹后目生翳。

退管散

【方源】　《外科传薪集》。

【组成】　猪肺管(不可伤,将管上油膜去净,以瓦焙干)1 个,鹅管石 3 克,白砒 1.2 克,朴硝 1 克。

【用法】　上药研为细末,以葱水面浆为药条,插入管内,如此 3 次,其管退出。

【主治】　漏管。

退翳散

【方源】　《银海精微》卷上。

【组成】　真蛤粉、谷精草、夜明砂各适量。

【用法】　上药研为细末,用猪肝 60 克切开,掺药于内,以麻扎定煮,水冷,将肝同药细嚼,煮肝本汁咽下。

【主治】　小儿痘疹入目,疼痛泪出,怕日羞明难开,久发变为白膜。

【宜忌】　忌诸般毒物。

退阴如圣散

【方源】　《医方类聚》卷一四一引《医林方》。

【组成】　白芍 60 克,陈皮 3 克,干姜 1.5 克,高良姜 1.5 克。

【用法】　上药研为细末。每次 9 克,食前白汤调下。

【主治】　水痢,脉微而迟。

除风散

【方源】　《眼科临证笔记》。

【组成】　白矾 9 克,花椒 3 克,艾叶 6 克,青盐 3 克。

【用法】　水煎,熏洗。

【主治】　炎性睑肿,眼睑暴发赤痒,肿胀如杯。

【加减】　痒甚,加蛇床子。

【验案】　炎性睑肿　韩某,男,工人。忽然眼肿胀,赤痛流泪,按其脉,左关弦数,右关细数,视其目,眼胞肿胀坚硬,气轮之上起红疱,热泪长流。此乃脾经湿热,肝火旺盛所致。用尖刀从小眦穿至大眦之边,微出血,外以除风散洗罨,内服消毒饮,2 剂而轻。

除疳散

【方源】　《麻症集成》卷三。

【组成】　煅人中白、煅文蛤、烧蚕蜕纸、铜青。

【用法】　上药研为散。用米泔水洗净敷之,以平为度。

【主治】　牙疳臭烂。

柔肝润筋汤

【方源】　《首批国家级名老中医效验秘方精选·续集》。

【组成】　白芍 15 克,蝉蜕 3 克,葛根 12 克,丝瓜络 10 克。

【用法】　水煎服。

【功用】　柔肝润筋。

【主治】　重症肌无力证属肝不主筋者,表现为阴虚,偏干热,症见口干,便结,舌质红。须与脾虚气陷者相鉴别,表现气虚,略偏于寒,症见口中和,大便溏,舌质淡。

【方论】　白芍柔肝缓急,蝉衣息风,葛根升津润燥,丝瓜络疏肝通络。

【加减】　若阴亏明显者加制首乌、桑椹;阳亢明显者加石决明、天麻、钩藤;目疾加菊花、谷精草;盗汗加煅牡蛎;便结加草决明;关节僵硬疼痛加木瓜、薏苡仁。

结水汤

【方源】　《圣济总录》卷八十。

【组成】　黄连(去须)、大黄(锉碎,醋拌炒干)、甘遂(微炒)、葶苈子(炒令紫)各 30 克。

【用法】　上药研为粗末。每次 6 克,水煎,去渣温服,1 日 2 次。

【主治】　水蛊,内肿即冷,外肿即热,气急无力。

绛雪散

【方源】　《宣明论方》卷十。

【组成】　黄芩、黄丹、汉防己、瓜蒌实各等份。

【用法】　上药研为细末。每次 6 克,临卧时以温浆水调下。

【主治】　消渴,饮水无度,小便数者。

【备考】　《普济方》有黄连。

十　画

珠香散

【方源】　《赵炳南临床经验集》。

【组成】　煅研珍珠 4.5 克,当门子 1.5 克,琥珀粉 15 克,滴乳香 30 克。

【用法】　上药研为末。薄撒患处。

【功用】　养血润肤,生肌固皮。

【主治】　一切清洁疮面,及烧、烫伤,上皮生长迟缓。

【宜忌】　撒布疮面后,往往很快结痂,切勿清除其痂皮,以防影响上皮生长。

珠粉散

【方源】　《普济方》卷二九九。

【组成】　白矾 30 克,干胭脂 4.5 克,轻粉 1.5 克,麝香少许。

【用法】　上药研为末。油调,掺口疮,或干贴。

【主治】　口舌恶疮,及牙疳蚀。

珠黄散(1)

【方源】　《绛囊撮要》。

【组成】　西牛黄 1.5 克,冰片 15 克,珍珠 18 克,煅石膏 150 克。

【用法】　上药研为极细末,盛瓷瓶内,勿令泄气。用时吹入。

【主治】　口疳,喉痛。

珠黄散(2)

【方源】　《温证指归》卷三。

【组成】　珍珠 2 克,牛黄 2 克,川贝母 6 克,朱砂 2 克。

【用法】　上药研为细末。每次 1 克,开水调服。

【主治】　小儿突然惊搐不醒,少定又惊,或一连数十次者;舌干,舌赤,舌黑,头重不立者。

珠黄散(3)

【方源】　《中医眼科学》。

【组成】　珍珠粉 2.1 克,犀黄 3 克,朱砂 2.1 克,麝香 2.1 克。

【用法】　上药研为细末,瓷瓶收贮。用时点于内眦。

【主治】　火疳,白膜侵睛。

珠蛤散

【方源】　《中医皮肤病学简编》。

【组成】　熟石膏 62 克,煅蛤粉 31 克,黄柏 15 克,冰片少许。

【用法】　上药研为细末,麻油调敷。

【主治】　湿疹、皮炎、烧伤、溃疡。

【备考】　方中冰片用量原缺。

顽癣方

【方源】　《外科正宗》卷四。

【组成】　川槿皮 6 克,轻粉 1.5 克,斑蝥 7 个,大风子 7 个。

【用法】　河、井水共煎。笔蘸涂之。

【主治】　顽癣。

蚕香散

【方源】　《圣济总录》卷一一四。

【组成】　蚕蜕纸(已出者,烧灰)、海螵蛸(去甲)、染胭脂各 3 克,麝香(研)1.5 克。

【用法】　上药研为散。满塞耳中不动,候自落。未愈,再用。

【主治】　耳脓久不愈。

蚕消散

【方源】　《惠直堂方》卷二。

【组成】　焰硝 30 克,官硼 15 克,冰片 1.5 克,僵蚕 3 克。

【用法】　上药研为末。掺患处。

【主治】　牙痛兼喉痹。

蚕蛾散

【方源】　《救伤秘旨》。

【组成】　晚蚕蛾、白芷、当归、陈石灰各等份。

【用法】　上药研为细末。敷患处。

【功用】　止血,定痛,生肌。

【主治】　《疡科选粹》:刀斧伤。

蚕蜕散

【方源】　《片玉痘疹》卷十二。

【组成】　白矾 6 克,人中白(刮,以火煅令白)6 克,五倍子 6 克,蚕蜕纸(烧灰)6 克。

【用法】　上药研为末。先以米泔水洗,后用蛴螬虫翻转,蘸水洗净败血,后以此药敷之。

【主治】　痘疹后牙宣,牙龈生疮,时时出血;走马疳。

蚕退纸散

【方源】　《片玉心书》卷五。

【组成】　蚕蜕纸(烧灰)1.5克,人中白(烧过)1.5克,红褐片(烧灰)1.5克,白矾(枣肉包烧,烟尽取用)1.5克。

【用法】　上药研为末。搽之。

【主治】　牙疳。

秦艽汤(1)

【方源】　《圣济总录》卷八十八。

【组成】　秦艽(去苗土)、柴胡(去苗)、知母、甘草(锉,炙)各30克。

【用法】　上为粗末。每次9克,水煎,去渣温服,不拘时候。

【主治】　虚劳潮热,咳嗽,盗汗不止。

秦艽汤(2)

【方源】　《医宗金鉴》卷六十九。

【组成】　秦艽18克,石菖蒲、当归各9克,葱白5茎。

【用法】　水煎,食远服。

【主治】　妇人阴疮。

秦艽散(1)

【方源】　《太平圣惠方》卷七十五。

【组成】　秦艽(去苗)15克,甘草(炙微赤,锉)15克,鹿角胶(捣碎,炒令黄燥)15克。

【用法】　上药研为散。每次9克,入糯米50粒,水煮米熟为度,去渣温服,不拘时候。

【主治】　妊娠胎动,烦热不安。

秦艽散(2)

【方源】　方出《本草纲目》卷十三引《太平圣惠方》,名见《全生指迷方》卷四。

【组成】　秦艽、阿胶(炒)、艾叶各等份。

【用法】　上药研为末。每次9克,加糯米50粒,水煎服。

【主治】　①《本草纲目》引《太平圣惠方》:胎动不安。

②《鸡峰普济方》:妇人脏腑不调。

【备考】　本方方名,《妇人良方大全》引作"秦艽汤"。

秦艽散(3)

【方源】　《圣济总录》卷九十三。

【组成】　秦艽(去苗土)、柴胡(去苗)、甘草(炙,锉)、乌梅(取肉,焙)各60克。

【用法】　上药研为散。每次3克,食后、临卧以沸汤调下。

【主治】　骨蒸潮热,烦渴引饮,不思饮食。

秦艽散(4)

【方源】　《幼幼新书》卷十九引郑愈方。

【组成】　秦艽、柴胡、大黄各9克。

【用法】　上药研为末。每次1.5克,入韭黄3克,水煎,去渣温服,不拘时候。

【主治】　小儿潮热。

秦皮汤(1)

【方源】　《外台秘要》卷二引《范汪方》。

【组成】　秦皮90克,黄连120克,白头翁60克,阿胶90克。

【用法】　水煮,绞去渣,纳胶令烊,适寒温食前服,1日2次。

【主治】　伤寒腹中微痛不止,下利。

【宜忌】　忌猪肉、冷水。

秦皮汤(2)

【方源】　《圣济总录》卷一三五。

【组成】　秦皮(锉)45克,防风(去叉)90克,车前子(微炒)60克,黄连(去须)22.5克。

【用法】　上药研为粗散。每次15克,水煎,去渣,食后、临卧温服。

【主治】　热肿,惧向暖处,周身毒热蒸人者。

秦椒散

【方源】　方出《太平圣惠方》卷四十一,名见《圣济总录》卷一八七。

【组成】　白芷30克,旋覆花30克,秦椒(去目及闭口者,微炒去汗)30克,肉桂60克。

【用法】　上药研为细散。每次6克,以井花水调下,1日3次。

【功用】　《圣济总录》:补虚益髭发,延年驻颜。

【主治】　人年未至四十,头须尽白。

桂车汤

【方源】　《辨证录》卷八。

【组成】　车前子 30 克,肉桂 1 克,知母 3 克,王不留行 6 克。

【用法】　水煎服。

【功用】　泻膀胱之火以利水。

【主治】　膀胱之火壅塞,以致小便流白浊,如米泔之汁,如屋漏之水,或痛如刀割,或涩似针刺,溺溲短少,大便后急。

桂心汤(1)

【方源】　《圣济总录》卷一四四。

【组成】　肉桂(去粗皮)、当归(切,焙)、蒲黄各 60 克,大黄(蒸,焙)45 克。

【用法】　上药研为粗末。每次 6 克,水煎,去渣温服,不拘时候。得血利为度。

【主治】　伤损滞血在腹中,坠堕内损,吐唾出血。

桂心汤(2)

【方源】　《普济方》卷三九五。

【组成】　甘草(炙)、牡蛎(煅赤)、白芍药、肉桂各 90 克。

【用法】　上药研为粗末。1 岁儿每次 3 克,水煎,顿服,1 日 2 次。

【功用】　除热止痢。

【主治】　小儿利下吐逆,壮热,数日不止,不得乳哺,或形羸困疲者。

桂附汤

【方源】　《兰室秘藏》卷中。

【组成】　黄柏(为引用)、知母各 1.5 克,肉桂 3 克,附子 9 克。

【用法】　水煎,去渣,食远热服。

【主治】　①《兰室秘藏》:白带腥臭,多悲不乐。

②《竹林女科》:阳气虚极,大寒之证,带久不止,下流白滑如涕,腥气难闻,多悲不乐。

【方论】　《玉机微义》:此补阳气极虚,用黄柏等为引用,又升降阴阳药也。

桂枝汤(1)

【方源】　《备急千金要方》卷五。

【组成】　桂枝 15 克,甘草 75 克,紫菀 15 克,麦冬 45 克。

【用法】　水煮,以绵着汤中,捉绵滴儿口中,昼夜 4～5 次与之。

【主治】　婴儿猝得謦咳,吐乳呕逆,暴嗽昼夜不得息。

【宜忌】　宜节乳哺。

【方论】　《千金方衍义》:桂枝汤风伤卫药也,以本方无治謦咳药,故去芍药、姜、枣,而易紫菀、门冬引领桂枝、甘草以开发肺胃逆气,皆长沙方中变法,岂特婴儿主治哉!

桂枝汤(2)

【方源】　《保命集》卷中。

【组成】　桂枝、白术、白芍药各 15 克,甘草(炙)6 克。

【用法】　上药研为散。每次 15 克,水煎,去渣取清,宜温服之。

【主治】　①《保命集》:大肠经动,下痢为鹜溏,大肠不能禁固,卒然而下,成水泄,青色,其中或有硬物,欲起而又下,欲了而不了,小便多清。

②《济阳纲目》:内寒泄泻。

桂枝汤(3)

【方源】　《摄生众妙方》卷四。

【组成】　肉桂、麻黄(去节,用枝)各等份。

【用法】　上药加生姜 3 片,葱 1 根,水煎,温服。取汗。

【主治】　伤寒感冒。

桂枝汤(4)

【方源】　《症因脉治》卷一。

【组成】　桂枝、白芍、麻黄、甘草各适量。

【用法】　水煎服。

【主治】　西北方冬令伤寒,太阳经风伤卫,有汗,恶风,脉浮缓。

桂枝散

【方源】　《幼幼新书》卷二十一引郑愈方。

【组成】　赤芍、肉桂、藿香、白术各 6 克。

【用法】　上药研为末。每次 1.5 克,饭饮调下。

【功用】　调气。

【主治】　小儿气逆取转后。

桂苓汤

【方源】《圣济总录》卷八十二。

【组成】　肉桂(去粗皮)90克,泽泻(锉)、赤茯苓(去黑皮,锉)、干姜(炮)各60克。

【用法】　上药研为粗末。每次9克,水煎,去渣,早、午、晚各服1次。

【主治】　脚气上喘,心下妨闷。

桂丁定痛散

【方源】《医醇賸义》卷四引徐相任方。

【组成】　肉桂1.5克,丁香3克,澄茄4.5克,磁石9克。

【用法】　上药研为极细末。分作12次服。

【主治】　夏、秋劳动口渴,多饮冷水,心腹作痛,诸药不效。

【方论】　此方温之以桂、丁、澄茄,恋之以磁石,使药力不至一过就了,不论男妇老幼皆可服。

桂枝石膏汤

【方源】《保命集》卷中。

【组成】　桂枝15克,石膏、知母各45克,黄芩30克。

【用法】　上为粗末,分作3次服。每次以水煎,迎发而服之。

【主治】　疟无它证,邪气所舍深,隔日发,先寒后热,寒少热多。

桂枝皂角汤

【方源】《古今医统大全》卷四十五。

【组成】　桂枝30克,甘草15克,大枣(去核)12枚,皂角(炙,去皮弦)4条。

【用法】　水煎,分3次服。

【主治】　肺痿。

桂枝羌活汤

【方源】《保命集》卷中。

【组成】　桂枝、羌活、防风、甘草(炙)各15克。

【用法】　上药研为粗末。每次15克,水煎,温服清,迎发而服之。

【主治】　①《保命集》:处暑前疟病,头痛项强,脉浮,恶风有汗。

②《顾氏医径》:风疟,先伤于风,后伤于寒,先热后寒,热多寒少,身自汗出。

【方论】《医方集解》:此足太阳药也。疟分六经,故仿仲景伤寒例,以防风、羌活散太阳之邪,而以桂枝主有汗也。

【加减】　如吐者,加半夏曲等份。

【备考】《顾氏医径》有生姜。

桂枝栀子汤

【方源】《伤寒总病论》卷三。

【组成】　栀子12个,豆豉15克,桂枝、麻黄各9克。

【用法】　水煎,下豉再煎,去渣,温服。

【主治】　伤寒已愈,劳复如初,脉浮无汗者。

【加减】　自汗者,去麻黄。

桂枝姜附汤

【方源】《温病条辨》卷一。

【组成】　桂枝18克,干姜9克,白术(生)9克,熟附子9克。

【用法】　水煎服。

【主治】　寒湿伤阳,经络拘束,形寒不渴,脉缓,舌淡或白滑。

【方论】　形寒脉缓,舌白不渴,而经络拘束,全系寒证,故以姜、附温中,白术燥湿,桂枝通行表阳也。

桂苓薏羌汤

【方源】《辨证录》卷七。

【组成】　茯苓30克,羌活6克,薏苡仁30克,桂枝9克。

【用法】　水煎服。

【主治】　太阳痉病。感湿热之气,忽又伤风,口噤不能言,项背强,脚手挛急,角弓反张。

桂麝椒雄膏

【方源】　方出《种福堂方》卷二,名见《医学从众录》卷五。

【组成】　肉桂3克,麝香1克,雄黄2.1克,花椒7枚。

【用法】　上药研为极细末。纳脐中,外以膏药贴之。

【主治】　虚寒疟。

【宜忌】　孕妇忌贴。

桂枝去芍药汤

【方源】　《伤寒论》。

【组成】　桂枝(去皮)9克,甘草(炙)6克,生姜(切)9克,大枣(擘)12枚。

【用法】　水煎服。

【功用】　《伤寒论方医案选编》:解肌祛风,去阴通阳。

【主治】　①《伤寒论》:太阳病,下之后,脉促胸满者。

②《伤寒论方解》:太阳经,经医误投泻下剂后,头痛、发热、汗出、恶风等证未解,既未成痞,亦未结胸,心下不痞硬,按之亦不痛,但觉气上冲胸,胸满而微闷,脉紧躁而并居寸口,关尺部在相形之下反觉不鼓指。

【方论】　①《尚论篇》:用桂枝之辛甘,以亟散太阳之邪;其去白芍之意,酸收二字不足尽之,以误下故不敢用,恐其复领阳邪下入腹中也。

②《伤寒贯珠集》:邪气仍在阳分,故以桂、甘、姜、枣甘辛温药,从阳引而去之;去白芍者,恐酸寒气味,足以留胸中之邪,且夺桂枝之性也。

桂枝加葛根瓜蒌汤

【方源】　《此事难知》。

【组成】　桂枝、白芍、葛根、瓜蒌根各7.5克。

【用法】　上药研为末。水煎服。

【主治】　柔痉有汗。

桂苓五味甘草汤

【方源】　《金匮要略》卷中。

【组成】　茯苓12克,桂枝(去皮)12克,甘草(炙)9克,五味子6克。

【用法】　水煎服。

【主治】　青龙汤下已,多唾口燥,寸脉沉,尺脉微,手足厥逆,气从小腹上冲胸咽,手足痹,其面翕热如醉状,因复下流阴股,小便难,时复冒者。

【宜忌】　《外台秘要》:忌海藻、菘菜、生葱。

【方论】　《金匮要略心典》:服青龙已,冲气不归,而仍上逆也。茯苓、桂枝,能抑冲气,使之下行;然逆气非敛不降,故以五味之酸敛其气;土厚则阴

火自伏,故以甘草之甘补其中也。

【验案】　①冲气上逆　《上海中医药杂志》(1984,6:31):陈某,女,40岁。1979年10月26日来诊,因情志因素致阵发性脐下悸已8个月,每日发作3～5次,发作时自觉从少腹有气上冲、胸闷喉痒,唇麻齿抖,语言不利,面色潮红,并有冷气下行,足冷腿软,步履困难,近一月来症状加重,头痛畏光,视力减退,发作完毕,一切如常,苔薄白,脉滑数有力。冲气上逆,治拟平冲降气,桂苓五甘汤主之。处方:茯苓、桂枝各12克,甘草9克,五味子24克,共服21剂,诸证消失,随访2年,未复发。

②气厥(癔病)　《上海中医药杂志》(1984,6:31):范某,女,60岁。每因生气出现脐下悸,惊恐气短,四肢发冷,遂即昏倒,小便失禁,甚时每日发作5～6次,历时半年余,西医诊断为癔病。苔薄白,脉滑数有力,辨证为气机逆乱,蒙蔽清窍,发为气厥。处方:茯苓、桂枝各12克,甘草9克,五味子24克,服6剂后,除略有心悸外,余证悉平,继服24剂病告痊愈,随访无恙。

桂枝甘草龙骨牡蛎汤

【方源】　《伤寒论》。

【组成】　桂枝(去皮)6克,甘草(炙)12克,牡蛎(熬)12克,龙骨12克。

【用法】　水煎,去渣,温服,1日3次。

【功用】　①《伤寒来苏集》:安神救逆。

②《经方发挥》:潜阳,镇惊,补心,摄精。

【主治】　①《伤寒论》:火逆下之,因烧针烦躁者。

②《经方发挥》:心悸,虚烦,脏躁,失眠,遗精,阳萎。

【方论】　①《注解伤寒论》:辛甘发散,桂枝、甘草之辛甘也,以发散经中火邪;涩可去脱,龙骨、牡蛎之涩,以收敛浮越之正气。

②《伤寒贯珠集》:桂枝、甘草,以复心阳之气;牡蛎、龙骨,以安烦乱之神。

③《古方选注》:桂枝、甘草、龙骨、牡蛎,其义取重于龙、牡之固涩。仍标之曰桂、甘者,盖阴钝之药,不佐阳药不灵。故龙骨、牡蛎之纯阴,必须借桂枝、甘草之清阳,然后能飞引入经,收敛浮越之火、镇固亡阳之机。

【验案】　①惊悸　《经方发挥》:殷某,女,28

岁。患者心悸善惊,稍劳则惕惕而动,并喜手按其胸,时有虚烦,已二年之久。近一年来上证增重,日轻夜重,睡眠后惊悸而醒。神志迟呆,记忆力锐减,失眠,自汗,胃纳不佳,手足易次。曾多次用西药调治及服用中药安神养血之品不效。就诊时病情日渐加重,且常恐惧不安,天黑后一人不敢外出,在室中常幻听到有人呼唤她的名字,如无人伴随时,呼唤之声越来越大,惊惕更甚,以致每晚不敢独自在家,诊脉细而弱。考虑为心阳虚衰所致,给予桂枝甘草龙骨牡蛎汤二剂。服后自觉心悸善惊大有好转。又连服五剂,诸证悉愈。后用此方配制丸药服一月之久,以后概未复发。

②遗精　《经方发挥》:曹某,男,20岁,未婚学生。由手淫引起梦遗一年多,起初三至五日遗精一次,以后发展到每日遗精,虽服过不少的滋补固涩药品,效果不佳。伴有头晕眼花,心悸失眠,精神不振,潮热,自汗盗汗,面白,肌肉削瘦,腰腿疼困,乏力等证,脉细缓无力,舌光无苔。予以桂枝甘草龙骨牡蛎汤为主,加减出入,日服一剂,共治疗不到两月,诸证悉愈。观察二年,并未复发。

③失眠　《经方发挥》:石某,男,45岁,干部。患失眠十余年,逐渐加重。近一年来,有时几乎通宵不寐,时觉虚烦不安。虽累用安眠、镇惊之中、西药,疗效不显,时好时坏,伴有头晕、心悸、耳鸣、易汗、手足不温等证;胃纳尚可,不欲饮水,小便清长,大便稀薄;脉沉迟无力,舌淡,舌胖有齿痕。以桂枝甘草龙骨牡蛎汤加茯苓等,服十三四剂后,睡眠基本正常,以后虽有反复,但证状轻微不足为害。又以此方剂制成丸药,常服以巩固疗效。

④心脏期前收缩　《湖南中医学院学报》(1994,1,23):用本方加味(红参、丹参、苦参,并随证加减)治疗心脏期前收缩 30 例。结果:显效 16 例,有效 8 例,总有效率 80%。其中服药最多 50 剂,最少 10 剂,平均 15 剂。并发现根据病人的病情轻重其治疗效果有一定差异。

桔梗汤(1)

【方源】　《圣济总录》卷三十八。

【组成】　桔梗(锉,炒)30克,甘草(炙)、附子(炮裂,去皮脐)各 60 克,干姜(炮)30克。

【用法】　上药研为散。每次 9 克,水煎,去渣温服。

【主治】　霍乱。吐利已定,汗出厥冷,四肢拘急,腹中痛不解,脉欲绝。

桔梗汤(2)

【方源】　《圣济总录》卷一二三。

【组成】　桔梗(锉,炒)、甘草(生)、恶实(微炒)各 30 克。

【用法】　上药研为粗末。每次 9 克,加竹叶10 片,水煎,去渣温服,不拘时候。

【主治】　咽喉内生疮疼痛;咽喉干痛,吐咽不利。

桔梗汤(3)

【方源】　《圣济总录》卷一七二。

【组成】　桔梗(锉,炒)15 克,黄柏(去粗皮,炙,锉)、大黄(锉,炒)各 7.5 克。

【用法】　上药研为粗末。每次 6 克,加生地黄长(拍破)6 克,水煎,去渣温服,早、晚各 1 次。

【主治】　小儿脑疳。头发作穗,头皮光急,或有疮,或时腮颔肿,眼目不明,积渐赢弱。

桔梗汤(4)

【方源】　《圣济总录》卷一七五。

【组成】　桔梗(炒)、紫菀(去苗土)各 22.5 克,麦冬(去心,焙)30 克,甘草(炙,锉)7.5 克。

【用法】　上药研为粗末。每次 3 克,水煎,去渣温服。

【主治】　小儿暴嗽,吐乳呕逆,不得息。

桔梗汤(5)

【方源】　《伤寒大白》卷二。

【组成】　桔梗、半夏、陈皮、枳实各适量。

【用法】　水煎,去渣温服。

【主治】　痰结饱闷眩晕者。

【加减】　若恶寒发热,加羌活、防风;里有积热,加栀子、黄连;阳明见症,加白芷、天麻;少阳见症,加柴胡、川芎。

桔梗汤(6)

【方源】　《医方一盘珠》卷七。

【组成】　桔梗、甘草各 9 克,葱 3 茎,豆豉12 克。

【用法】　水煎,缓缓服。

【主治】　产后外感风寒,咳嗽。

桔梗冬花片

【方源】　《部颁标准》。

【组成】　桔梗300克,款冬花37克,远志(制)63克,甘草20克。

【用法】　上药制成片剂。口服,每次6~8片,1日3次。

【功用】　镇咳祛痰。

【主治】　咳嗽痰多,支气管炎。

桔梗荆芥汤

【方源】　《医林纂要探源》卷九。

【组成】　甘草(生)6克,桔梗3克,牛蒡子3克,荆芥3克。

【用法】　水煎服。

【主治】　痘疹初发热而声音遂废,热壅肺而金不清者。

栝楼汤

【方源】　《圣济总录》卷一四六。

【组成】　瓜蒌根、桑白皮(细锉)各90克,麦冬(去心,焙)30克,葛根(锉)60克。

【用法】　上药研为粗末。每次9克,水煎,去渣温服,不拘时候。

【主治】　饮酒发渴,又欲饮酒。

栝楼散(1)

【方源】　《医心方》卷十二引《范汪方》。

【组成】　石韦20克,通草10克,瓜蒌20克,天葵子40克。

【用法】　上药研为散。每次3克,先食以麦粥送下,1日3次。

【主治】　淋病。

栝楼散(2)

【方源】　《普济方》卷四〇一。

【组成】　瓜蒌、贝母、荆芥各等份。

【用法】　上药研为末。用紫草同煎,连3服。

【主治】　欲出痘疹。

栝楼根散

【方源】　《杨氏家藏方》卷十。

【组成】　熟地黄、生地黄、葛根、瓜蒌根各等份。

【用法】　上药焙干,研为细末。每次6克,温米饮调下,不拘时候。

【主治】　消渴,饮水不止。

栝楼薤白半夏汤

【方源】　《金匮要略》卷上。

【组成】　瓜蒌实(捣)1枚,薤白9克,半夏24克,白酒300毫升。

【用法】　同煎,温服。

【主治】　胸痹不得卧,心痛彻背者。

【宜忌】　《外台秘要》引《范汪方》:忌羊肉、饧。

【方论】　①《金匮要略心典》:胸痹不得卧,是肺气上而不下也;心痛彻背,是心气塞而不和也,其痹为尤甚矣。所以然者,有痰饮以为之援也。故于胸痹药中加半夏以逐痰饮。

②《古方选注》:君以薤白,滑利通阳;臣以栝楼实,润下通阴;佐以白酒熟谷之气,上行药性,助其通经活络而痹自开,而结中焦而为心痛彻背者,但当加半夏一味,和胃而通阴阳。

【验案】　①冠心病　《福建中医》(1988,1:41):张某,男,54岁,干部。初诊自诉心窝部闷痛彻背伴短气,间歇性发作已半个月,常于饭后或劳累时诱发,每次2~3分钟,心电图提示心肌供血不足,诊断为冠心病心绞痛。舌质淡暗,黄白腻,脉细弦,证为气滞血瘀所致之胸痹。处方:瓜蒌、薤白、葛根、丹参各15克,半夏、当归各10克,赤芍、桑寄生各12克,水煎服。每日1剂,连服5剂后症减,原方去葛根,加郁金10克、黄芪15克,连服30剂,随访半年胸痛未复发。

②慢性胆囊炎　《吉林中医药》(1996,3:11):以本方为基本方,据证加味,治疗慢性胆囊炎46例,结果:痊愈34例,好转9例,无效3例,总有效率93.5%。

③心脏神经官能症　《四川中医》(1999,3:29):用本方加减:脾气不足,纳差乏力,加党参、白术、茯苓;血瘀较重,舌有瘀点,加赤芍、川芎、丹参;焦虑失眠者加酸枣仁、合欢花、五味子;治疗心脏神

经官能症 36 例,结果:症状消失不复发为痊愈,共 25 例,占 70%;症状明显减轻或偶发为显效,共 6 例,占 17%;虽仍有症状,但较轻,可以从事日常工作生活为有效,共 3 例,占 8%;治疗前后症状无变患者或加重为无效,共 2 例,占 5%。总有效率 95%。

桃仁丸

【方源】　《普济方》卷三九五。

【组成】　桃仁、苦杏仁、巴豆各 1 枚,朱砂少许。

【用法】　上药研为末,饭为丸,如米大。每次 1 丸,以米饮送下。

【主治】　霍乱吐泻。

桃仁散

【方源】　《普济方》卷三五一。

【组成】　桃仁 60 枚,厚朴 30 克,白芍 30 克,当归 30 克。

【用法】　水煎服。

【主治】　妇人产后血下不尽,腹痛不可忍。

【加减】　未愈,加锦纹大黄 30 克。

桃皮汤(1)

【方源】　《备急千金要方》卷十八。

【组成】　桃皮、艾叶各 30 克,槐子 90 克,大枣 30 枚。

【用法】　水煎,顿服。

【主治】　蛲虫、蛔虫及痔蜃,虫蚀下部生疮。

【方论】　《千金方衍义》:桃根白皮散血杀虫,艾叶温血导火,槐子益肾清火,大枣入脾以通津液。

桃皮汤(2)

【方源】　《圣济总录》卷一〇一。

【组成】　桃皮(去粗黑色者,锉)90 克,面(炒)、豆豉(炒,研)各 15 克,白米(研)30 克。

【用法】　水煎,去渣,放温。沐头,每日用之。

【主治】　白秃发落。

桃皮汤(3)

【方源】　《圣济总录》卷一七九。

【组成】　白桃皮、黄连(去须,炒)、龙骨各 30

克,丁香 14 枚。

【用法】　上药研为粗末。每次 9 克,水煎,去渣温服。

【主治】　小儿下痢,烦渴。

桃红散(1)

【方源】　《卫济宝书》卷下。

【组成】　黄丹(隔纸炒)30 克、硫黄 21 克,吴茱萸 21 克,轻粉 12 克。

【用法】　上药研为细末,用麻油调和,再干之。洗疮,拭后掺之。

【主治】　疮口未合,烂臭,瘀肉未去,时水出。

桃红散(2)

【方源】　《杨氏家藏方》卷十二。

【组成】　寒水石(煅粉)18 克,五倍子(取末)12 克,坏子胭脂(别研)6 克,麝香(别研)3 克。

【用法】　上药研为细末。用温水洗疮净,拭干,掺疮口内。

【功用】　生肌,止脓水。

【主治】　疮肿。

桃红散(3)

【方源】　《普济方》卷三〇三。

【组成】　石灰 300 克,大黄(锉作骰子块,同炒至石灰淡红色,去大黄,用石灰)120 克,当归、海桐皮各 30 克。

【用法】　上药研为末。敷之。

【主治】　金疮出血。

桃花丹

【方源】　《医略六书》卷三十。

【组成】　大黄(醋煮)90 克,代赭石(醋煅)90 克,桃花(炒黑)90 克。

【用法】　上药研为末,薄荷汁为丸。每次 9 克,沸汤送下。

【主治】　血胀,噎食,脉洪涩大。

【方论】　产后血瘀,肝胃不能输化,而胃气上逆,故胸腹胀满,噎食不下焉。桃仁破淤血,以润胃燥,炒黑,不伤好血;代赭石镇逆气以平厥阳,醋煅,引之入肝;醋煮大黄,以搜涤其血。薄荷汁丸,百沸汤下,使淤血消化,则胃气自平,而腹胀无不退,噎食无不下矣。

桃花散（1）

【方源】　《瑞竹堂经验方》卷五。

【组成】　赤蔹(炒)、白蔹(炒)、黄柏(炒)各9克,轻粉3克。

【用法】　上药研为细末。先煎葱白盐汤洗净,拭干,敷药末于疮口上。

【主治】　诸疮口不合。

桃花散（2）

【方源】　《嵩崖尊生全书》卷六。

【组成】　黄柏3克,青黛6克,肉桂3克,冰片0.6克。

【用法】　上药研为末。敷之。

【主治】　口破色淡,白斑细点,不渴。

桃花散（3）

【方源】　《惠直堂方》卷四。

【组成】　滑石15克,龙骨6克,白及3克,赤石脂30克。

【用法】　上药研为末。掺之。

【主治】　痘后疮成毒。

桃花散（4）

【方源】　《中国医学大辞典》引马氏方。

【组成】　石膏(煅)60克,轻粉30克,桃丹15克,冰片1.5克。

【用法】　研极细末。掺于疮口,外用膏贴。外皮破碎者,以此敷之立结皮。

【功用】　提脓拔毒,生肌收口。

【主治】　①《中国医学大辞典》引马氏方:痈疽疮疡溃后,脓水淋漓,口不收敛。
②《中医皮肤病学简编》:冻疮。

桃花散（5）

【方源】　《全国中药成药处方集》(西安方)。

【组成】　松香6克,白矾6克,黄丹15克,冰片3克。

【用法】　上药研为细末,可作10份。涂搽于患部,1天1次,香油调搽。用温开水洗去疮痂再搽药。

【主治】　白秃疮。

桃花粥

【方源】　《温病条辨》卷三。

【组成】　人参9克,炙甘草9克,赤石脂(细末)18克,白粳米60克。

【用法】　先煮参、草,去渣,再入粳米煮粥顾,纳石脂末,顿服。

【主治】　温病七八日以后,脉虚数,舌绛苔少,下利日数十行,完谷不化,身虽热者。

【加减】　或先因过用寒凉,脉不数,身不热者,加干姜9克。

桃红洗剂

【方源】　《中医皮肤病学简编》。

【组成】　桃仁90克,桂枝90克,红花30克,川芎30克。

【用法】　水煎,熏洗。

【主治】　冻疮。

桃仁承气汤（1）

【方源】　《儒门事亲》卷十二。

【组成】　桃仁(去皮尖)12个,肉桂、甘草、芒硝各15克。

【用法】　上药研为散。每次9～15克,水煎,去渣温服。

【主治】　妇人月事沉滞,数月不行,肌肉不减。

桃仁承气汤（2）

【方源】　《普济方》卷一三四引《德生堂方》。

【组成】　枳实3克,厚朴6克,桃仁(去皮尖,切碎)24个,大黄(另研下)9克。

【用法】　水煎,却下大黄末再煎沸,去渣温服。大便内下黑白血粪为愈。此下之重剂。

【主治】　伤寒鼻出血及大便秘结,小便黑赤如血,此小腹中有淤血故也。

桃仁承气汤（3）

【方源】　《正体类要》卷下。

【组成】　桃仁、芒硝、甘草各3克,大黄6克。

【用法】　水煎服。

【主治】　伤损,血滞于内作痛,或发热、发狂。

真珠散（1）

【方源】　《袖珍方大全》卷十二引《太平圣惠方》。

【组成】　芒硝 21 克，白滑石 30 克，乳香 4.5克，冰片少许。

【用法】　上药研为细末。每次 1 克，口噙水，搐鼻内。

【主治】　偏正头痛头风。

真珠散（2）

【方源】　《圣济总录》卷一○七。

【组成】　珍珠末、丹砂（研）各 22.5 克，贝齿（灰火中烧，为末）5 枚，干姜 7.5 克。

【用法】　上药研为细末。每仰卧点少许，敷眼中，合眼少时。

【主治】　肝虚，目风泪出。

真珠散（3）

【方源】　《备急千金要方》卷六引《删繁方》。

【组成】　光明朱砂 15 克，贝齿（炭上熟烧为末）5 枚，衣中白鱼 7 枚，干姜 3 克。

【用法】　上药研为散，仰卧，令人取小指爪挑少许入目中，取愈为度。

【主治】　①《备急千金要方》引《删繁方》：目白肤风泪下。

②《千金翼方》：目翳覆瞳，睛不见物。

真珠散（4）

【方源】　《圣济总录》卷一一一。

【组成】　珍珠末、琥珀末各 10 克，丹砂末 5克，白硇砂（好者，研）6 克。

【用法】　上药研为细末。点之，1 日 3～5 次。

【主治】　风热上攻，眼生花翳及有赤脉，冲贯黑睛。

真珠煎

【方源】　《外台秘要》卷十六引《删繁方》。

【组成】　珍珠（研）3 克，白蜜 30 克，鲤鱼胆 1枚，鲤鱼脑 1 枚。

【用法】　上药和合，微火上煎沸，绵裹纳目中，汁当出，药歇，更为之。

【主治】　肝气虚寒，眼青盲不见物。

【方论】　《千金方衍义》：真珠散热消障，鲤鱼胆、脑除风涤热，兼用蜜解毒润燥。总取异类有情，功胜草根木实。

真珠粉丸

【方源】　《嵩崖尊生全书》卷十三。

【组成】　盐柏、知母、牡蛎、蛤粉各适量。

【用法】　米糊为丸服。

【主治】　年壮久无欲事，满泄。

真珠退翳散

【方源】　《仁斋直指方论》卷二十。

【组成】　白泽石膏、海螵蛸、真蚌粉各等份，小珠少许。

【用法】　上药研为细末。每次 3 克，食后、临卧用第 2 次米泔调下。

【功用】　退翳。

荸荠退翳散

【方源】　《中医眼科学讲义》。

【组成】　硼砂、冰片、麝香、荸荠粉各适量。

【用法】　上药研为细末。点眼。

【主治】　宿翳。

莽草汤

【方源】　《圣济总录》卷一八二。

【组成】　莽草、防风（去叉）、附子（炮裂，去皮脐）、牡蛎（煅过）各 30 克。

【用法】　上药研为粗散。水煎，去渣，适寒温浴儿。避风。

【主治】　小儿瘾疹。

莲花蕊散

【方源】　《医学纲目》卷二十七引丹溪方。

【组成】　莲花蕊、黑牵牛头末各 45 克，当归15 克，矾红少许。

【用法】　上药研为末。每次 9 克，先忌食肉5～7 日，空心令食肉一顿，取温酒下药。约 4 小时，取下脓血或虫是效。

【主治】　痔瘘二三十年不愈者。

莲枣麦豆汤

【方源】　方出《种福堂方》卷二,名见《医学实在易》卷五。

【组成】　莲子7粒,黑枣7个,浮麦30克,黑豆30克。

【用法】　水煎服。

【主治】　盗汗。

莴苣饮

【方源】　《圣济总录》卷一六六。

【组成】　莴苣子(淘)30克,糯米、粳米(淘)各15克,甘草15克。

【用法】　用甘草15克煎汁,研前3味,滤去渣,分作3服。

【功用】　补脾胃,通乳汁。

【主治】　产后乳汁不下。

【方论】　《药粥疗法》:莴苣微苦,配合甘草以矫味,同米煮粥以增强补脾胃通乳汁之功效。

荷叶散

【方源】　《圣济总录》卷三十七。

【组成】　干荷叶(大者)1片,砒霜(研)7.5克,绿豆15克,甘草(炙)7.5克。

【用法】　上药研为散。每次1.5克,冷水调下。吐出痰效。

【主治】　山岚瘴气,痰滞呕逆,时发寒热。

莨菪子散

【方源】　《圣济总录》卷六十五。

【组成】　莨菪子(新者)、木香、雄黄(无石者,研)各15克。

【用法】　先捣前2味为细散,与雄黄同研,令匀;用青纸1张,先以羊脂涂,次以散药再渗脂上,卷裹之。早晨空腹,烧令烟出,吸咽,1日3次。

【主治】　三十年呷嗽。

盐花丸

【方源】　方出《太平圣惠方》卷三十六,名见《圣济总录》卷一一五。

【组成】　甜葶苈子(长流水洗净,微火熬,捣令细)30克,山杏仁(汤浸,去皮)15克,盐花6克。

【用法】　上药研为细末,更入腊月猪脂3克,和捣如泥,看硬软得所,丸如枣核大。每用1丸,绵裹,纳耳中,2日1换。初安药2～3日,耳痛,出恶水,四体不安,勿惧之。

【主治】　两耳肿痛,或耳中常有哄哄者。

盐绿散

【方源】　《太平圣惠方》卷三十四。

【组成】　盐绿、麝香(细研)、黄连(去须)各7.5克,石胆3克。

【用法】　上药同于乳钵内细研为散。每次1克,掺于湿纸片子上贴之,1日2～3次,不过10日即愈;忽患口疮者,绵裹1.5克含之。

【主治】　齿漏疮,虫蚀齿疼痛,出脓水不绝。或疳齿虫蚀不觉,片片自落,齿痒痛。

盐蜜煎

【方源】　《圣济总录》卷六十一。

【组成】　盐(捣末)15克,蜜30克,皂角(捣末)7.5克。

【用法】　先将盐入铫子内,次下蜜、皂角末,慢火煎可丸,候冷,丸如枣核大,以轻粉滚为衣。纳下部中,良久大便通利。

【主治】　脾黄。胀满,气冲胸膈,大肠不通。

芪术防桂汤

【方源】　《辨证录》卷二。

【组成】　黄芪60克,白术120克,防己3克,肉桂3克。

【用法】　水煎服。

【主治】　大病之后,湿气入于肾宫,误服补肾之药,腰痛如折,久而成为伛偻者。

恶实根粥

【方源】　《圣济总录》卷一八八。

【组成】　恶实根(去黑皮,切)300克,生姜(切)90克,陈皮(去白,切)60克,青粱米(净淘)90克。

【用法】　以水先煮,去渣,下米煮粥。空腹食之。

【主治】　中风不语。

恶疮死肉锭子

【方源】　《儒门事亲》卷十五。

【组成】　巴豆(去皮油)3克,五灵脂15克,黄丹(飞)6克,枯矾3克。

【用法】　上药研为细末,以糊和丸为锭子。入疮内用之。

【主治】　恶疮死肉。

栗树叶洗剂

【方源】　《中医皮肤病学简编》。

【组成】　鲜板栗树叶250克,生甘草31克,雄黄粉15克,铁锈粉31克。

【用法】　水煎,外洗。

【主治】　漆性皮炎。

速验饮

【方源】　《丹台玉案》卷四。

【组成】　艾叶9克,香薷、藿香各12克,黄连6克。

【用法】　水煎服,不拘时候。

【主治】　寒暑相搏,霍乱转筋,烦渴闷乱。

速止水泻冲剂

【方源】　《部颁标准》。

【组成】　粳米30克,茶叶10克,干姜5克,食盐2克。

【用法】　制成冲剂。每次14克,小儿减半,开水冲服,1日3次,饭后2小时服用。

【功用】　温中,健胃,消食,止泻。

【主治】　胃肠受寒,消化不良,水泻不止。

【宜忌】　服药期间忌食生冷及油腻食品。

起废神丹

【方源】　《石室秘录》卷一。

【组成】　麦冬、熟地黄、玄参、五味子。

【用法】　上药用量均略大于常量。水煎,早、午、夜各服100毫升。

【主治】　阳明火烧尽肾水,痿症久不效者。

破气丸

【方源】　《普济方》卷一八一引《鲍氏方》。

【组成】　硫黄、焰硝(炒成子)、陈皮、青皮各120克。

【用法】　上药研为末,糊为丸。每次30丸,空心米饮送下。

【主治】　气积块,久近一切气。

破颜丹

【方源】　《辨证录》卷三。

【组成】　朱砂10克,麝香1.5克,冰片3克,雄黄30克。

【用法】　上药研为细末。将末搽于痛处。口吐涎而痛立止。

【主治】　人有多食肥甘,热气在胃,胃火日冲于口齿之间,而湿气乘之,湿热相搏而不散,乃虫生于牙,牙破损而作痛,如行来行去者,乃虫痛也。

逐尸饮

【方源】　《辨证录》卷八。

【组成】　人参1克,白术6克,山茱萸15克,鳗鱼骨(烧灰)3克。

【用法】　水煎服。

【主治】　人有感染尸虫,遂至酿成传尸痨。

逐气散

【方源】　《博济方》卷三。

【组成】　樟柳根(去皮,薄切,阴干,日晒,亦可为末)不拘多少。

【用法】　用黄颡鱼3头,大蒜3个,绿豆30克,水煮以豆烂为度,先将豆任意吃后,却以汁调药末6克服。其水即化为气消也。

【主治】　①《博济方》:水疾。

②《苏沈良方》:水气,或四肢悉满,不能坐卧。

【验案】　水气　《苏沈良方》:省郎王申病水气,四体悉满,不能坐卧,夜倚壁而立,服1剂顿愈。

逐邪丸

【方源】　方出《太平圣惠方》卷五十二,名见《普济方》卷二〇〇。

【组成】　湿生虫49枚,百节虫49枚,砒霜(细研)9克,棕子角7枚。

【用法】　5月5日,日未出时,于东南上寻取两般虫令足;至午时,面向南,都研,丸如小豆大。每于发前,手内把1丸,嗅7遍。

【主治】　疟疾,往来寒热,发歇无时。

逐寒散

【方源】　《杨氏家藏方》卷十。

【组成】 蛇床子60克,藁本、茵陈各30克,防风15克。

【用法】 上药研为散。每次15克,水煎,放温,去渣,淋洗。

【主治】 膀胱肿硬,下部痒痛,阴汗不止。

捉痛散

【方源】 《医方类聚》卷七十三引《吴氏集验方》。

【组成】 晋矾120克,生姜(连皮切片)500克。

【用法】 以银石器熬令黄色,不得焦,入升麻7.5克,北细辛15克,同为末。擦之。

【主治】 风蛀牙痛。

换肌丸

【方源】 《疡医大全》卷三十五。

【组成】 白砒、水银各1克,油核桃15克,大风子3克。

【用法】 上药研为末,不见星为度,绢包。每临卧时,擦心口片时。

【主治】 疥疮。

【宜忌】 忌口味。

换骨丹

【方源】 《三因极一病证方论》卷十五。

【组成】 九肋鳖甲(去裙)、海蜈蚣(细锉)各15克。

【用法】 以盐泥固济,候干,火煅存性,为末;巴豆15克,去皮膜,顺手研,青州枣3500克,去核,入巴豆膏在枣中,火烧令焦,存巴豆性,将枣、巴豆烂研如泥,入前药末,同研匀,以醋煮糊为丸,如绿豆大。每次7丸,虚者4～5丸,用温甜汁下。候利恶物如脓血、烂鱼肠即住。

【主治】 大风。

热炎宁颗粒

【方源】 《中国药典》。

【组成】 蒲公英300克,虎杖300克,败酱草300克,半枝莲150克。

【用法】 制成颗粒剂,每袋16克。每次16～32克,开水冲服,1日2～4次,或遵医嘱。

【功用】 清热解毒。

【主治】 风热感冒,发热,咽喉肿痛,口苦咽干,咳嗽痰黄,尿黄便结,化脓性扁桃体炎,急性咽炎,急性支气管炎,单纯性肺炎。

柴防煎

【方源】 《不知医必要》卷二。

【组成】 柴胡、防风、桔梗各6克,甘草3克。

【用法】 水煎服。

【主治】 温热时疟。

柴胡汤

【方源】 《幼科指掌》卷一。

【组成】 柴胡、人参、甘草、龙胆草各3克。

【用法】 水煎服。

【主治】 小儿变蒸实热。

柴胡散(1)

【方源】 《太平圣惠方》卷五十三。

【组成】 柴胡(去苗)60克,乌梅(微炒)60克,甘草(炙微赤,锉)30克,麦冬(去心)45克。

【用法】 上药研为散。每次12克,水煎,去渣温服,不拘时候。

【主治】 暴渴,心神烦闷,口舌干焦。

柴胡散(2)

【方源】 《世医得效方》卷十六。

【组成】 柴胡、黄芩、白芍各15克,甘草7.5克。

【用法】 上药研为散。每次9克,水煎服。兼以药坠洗之。

【主治】 小儿眼胞患斑疮,热气冲透睛中,疼痛泪出,翳如银片,肿涩难开。

柴胡散(3)

【方源】 《医方类聚》卷二二七引《徐氏胎产方》。

【组成】 柴胡6克,大黄6克,黄芩4.5克,甘草3克。

【用法】 水煎,临发日,五更温服。必取利为愈。

【主治】 ①《医方类聚》引《徐氏胎产方》:妊娠疟疾。

②《医略六书》:孕妇疟疾,脉洪数者。

【宜忌】　忌油、面、辛热等物。

【方论】　《医略六书》:柴胡升解抑遏之阳邪,黄芩清降内壅之邪热,甘草缓中泻火,大黄泻热退胀也。为散水煎,使热壅下泄,则清阳上敷,而寒热无不退,胎孕无不安矣!

柴胡防风汤(1)

【方源】　《伤寒大白》卷二。

【组成】　柴胡、防风、葛根、甘草各适量。

【用法】　水煎服。

【主治】　少阳、阳明表邪。

【加减】　恶寒身痛,加羌活;饱闷,加枳壳、厚朴;呕吐,加半夏、厚朴。

柴胡防风汤(2)

【方源】　《伤寒大白》卷二。

【组成】　柴胡、防风、荆芥、甘草各适量。

【用法】　水煎服。

【主治】　少阳身痒。

柴胡防风汤(3)

【方源】　《伤寒大白》卷三。

【组成】　柴胡、防风、荆芥、前胡各适量。

【用法】　水煎服。

【主治】　少阳自汗,表症多。

柴葛芩连汤

【方源】　《症因脉治》卷四。

【组成】　柴胡、葛根、黄芩、黄连各适量。

【用法】　水煎服。

【主治】　中热泻,热在表。

柴胡羌活汤

【方源】　《症因脉治》卷二。

【组成】　柴胡、羌活、防风、川芎各适量。

【主治】　少阳风寒眩晕,左脉弦紧。

柴胡养阴汤

【方源】　《明医指掌》卷四。

【组成】　柴胡 12 克,当归 6 克,陈皮 6 克,知母 3 克。

【功用】　《医略六书》:养营解表。

【主治】　①《明医指掌》:阴分虚,邪气盛,无汗而疟。

②《医略六书》:久疟不解,脉弦数。

【方论】　《医略六书》:柴胡解表散邪,知母润燥清热,当归养血脉以益营,陈皮利中气以和胃。水煎温服,使胃气调和,则营阴自充,而卫气振发,疟邪自外解,何久疟之不愈哉!

柴胡茯苓汤

【方源】　《圣济总录》卷九十三。

【组成】　柴胡(去苗)60 克,茯苓(去黑皮)、白术、枳壳(去瓤,麸炒)各 45 克。

【用法】　上药研为粗末。每次 9 克,水煎,去渣,食后温服,1 日 2 次。

【主治】　癥癖气壮热,咳嗽骨蒸。

柴胡桃仁汤

【方源】　《医学摘粹》。

【组成】　柴胡 9 克,桃仁 9 克,石膏 9 克,骨碎补 9 克。

【用法】　水煎半杯,热服,徐咽。

【主治】　虫牙。

柴胡地骨皮汤

【方源】　《圣济总录》卷一六八。

【组成】　柴胡(去苗)、地骨皮、桔梗(炒)各 30 克,甘草(炙)15 克。

【用法】　上药研为粗末。每次 3 克,水煎,去渣,食后、临卧温服。

【主治】　小儿潮热,饮食不为肌肉,黄瘁,夜卧不安,时有虚汗。

哮喘宁颗粒

【方源】　《部颁标准》。

【组成】　黄芩 300 克,牡丹皮 225 克,桂枝 225 克,甘草 150 克。

【用法】　制成颗粒。5 周岁以下儿童每次 5 克,5—10 岁 10 克,10—14 岁 20 克;成人可适量增加或遵医嘱,开水冲服,1 日 2 次。

【功用】　宣肺止咳,清热平喘。

【主治】　肺热哮喘。

唤痔散

【方源】　《外科集腋》卷五。

【组成】　灵磁石 30 克,枯矾 15 克,干姜(治,另研)1 克,草乌尖(生)1.5 克。

【用法】　上药研为末。姜汁调,敷痔上。

【主治】　痔疮。

晕可平冲剂

【方源】　《部颁标准》。

【组成】　代赭石 750 克,夏枯草 300 克,半夏 300 克,车前草 300 克。

【用法】　制成颗粒剂。开水冲服,每次 10 克,1 日 3 次。

【功用】　潜阳镇肝。

【主治】　内耳晕症,头晕,目眩症。

铁扫帚

【方源】　《古今医鉴》卷十五引徐鲤川方。

【组成】　硫黄不拘多少,砒石少许。

【用法】　上药研为末,入白萝卜内,火烧存性,取出为细末听用;另用香油 120 毫升,入鸡子 3 个煎熟,去鸡子不用;再用花椒 120 克,油内煎至焦黑,去椒不用。用香油调药搽患处。

【主治】　疥癣血风,诸疮瘙痒难当。

铁屑膏

【方源】　《仁斋直指方论》卷二十二。

【组成】　煅落铁屑 15 克,狗头连齿骨(炙黄)30 克,鹿角(烧灰)30 克,真轻粉 3 克。

【用法】　上药研为细末。用猪脂调敷。

【主治】　漏疮,露干者。

铁掬散

【方源】　《幼幼新书》卷三十一引茅先生方。

【组成】　天南星、铁焰粉、甘菊、草乌各 6 克。

【用法】　上药研为末。每次 7 克,用葱涎调,涂阴上,以纸贴之;小儿疝气,贴脐。

【主治】　小儿疝气,吊起外肾。

铁箍丹

【方源】　《疡医大全》卷八引何龙泉方。

【组成】　五倍子(炒枯黑)120 克,陈小粉(炒黄)、赤小豆(炒)各 60 克,乳香 15 克。

【用法】　上药研为细末。醋调,敷四围。

【主治】　一切肿毒。

铁箍散(1)

【方源】　《外科集腋》卷一。

【组成】　五倍子(炒)100 克,陈小粉(炒)250 克,大黄 50 克,花粉 50 克。

【用法】　上药研为末。醋调敷。

【主治】　一切无名肿毒。

铁箍散(2)

【方源】　《理瀹骈文》。

【异名】　金箍散、铁井阑。

【组成】　苍耳草灰、芙蓉叶、赤小豆末各适量。

【用法】　上药研为散。醋调围敷。

【主治】　痈毒,疔。

铁罐膏

【方源】　《普济方》卷三一四。

【组成】　桑柴炭、荞麦稭灰、石灰各 150 克,芦灰少许。

【用法】　瓦罐旁钻一孔塞住,灰填罐内,用水注满,厚纸封固 24 小时,用芦筒插在旁孔内,细淋之,尽其水,将水于小锅内慢火熬,用铁片续搅不休,看稀稠滴水内不散为度,用铁罐子盛,封定口。量疮大小贴用。

【功用】　止痛追毒,去死肉。

【主治】　一切恶疮内毒,肠风痔瘘。

【备考】　方中芦灰,《证治准绳·疡医》作"炭灰"。

铁砂三黄汤

【方源】　《产科发蒙》卷二。

【组成】　铁砂、大黄、黄连、黄芩各适量。

【用法】　水煮,温服。

【主治】　妇人肝郁盛怒,气逆躁扰;或不省人事。

铅丹散

【方源】　《圣济总录》卷五十八。

【组成】　铅丹(研)30 克,瓜蒌 90 克,黄连(去须)、白石脂各 45 克。

【用法】　上药研为散。每次 6 克,食后以浆水调下。

【主治】　消渴羸瘦,小便不禁,久内燥引饮不已。

铅粉膏

【方源】　《中医皮肤病学简编》。

【组成】　铅粉(煅黄)9 克,松香 9 克,黄丹 3克,香油 60 毫升。

【用法】　常法熬膏。外用。

【主治】　疠。

铅霜散(1)

【方源】　方出《太平圣惠方》卷五十三,名见《普济方》卷一八〇。

【组成】　铅霜、腻粉、柳絮矾、川朴硝各7.5 克。

【用法】　上药研为细散。每次 1.5 克,以冷水调下,1 日 4~5 次。

【主治】　渴利烦热,皆生痈疽,赤肿疼痛,心烦不得眠卧。

铅霜散(2)

【方源】　《杨氏家藏方》卷十一。

【组成】　硼砂、柿霜、糖霜、铅白霜各等份。

【用法】　上药研为细末。每次 1.5 克,食后逐旋掺咽下。

【功用】　清凉咽膈。

【主治】　咽喉肿痛。

铅霜散(3)

【方源】　《普济方》卷三六五。

【组成】　铅白霜、粉霜、马牙硝、朱砂各 6 克。

【用法】　上药研为末。每次少许,罨于口内。

【主治】　上焦热,口生白疮,膈中疳气。

秘方匀气散

【方源】　《葆光道人眼科龙木集》。

【组成】　香附(炒)、甘草、苍术、茴香各 30 克。

【用法】　上药研为细末。每次 9 克,盐汤调下。

【主治】　目不痛不痒而赤昏。

秘方顺肝散

【方源】　《葆光道人眼科龙木集》。

【组成】　生地黄、当归、大黄、瓜蒌各等份。

【用法】　上药研为末。每次 3 克,开水调下;或用新汲水调下。

【主治】　目赤而不痛。

秘方揩牙散

【方源】　《世医得效方》卷十七。

【组成】　高良姜、细辛、花椒、草乌各等份。

【用法】　上药研为末。以指蘸少许揩牙上,噙少时,开口流去涎。

【主治】　牙痛,遇吃冷热独甚。

秘传白膏药

【方源】　《直指·附遗》卷二十二。

【组成】　官白粉 45 克,赤石脂(煅)30 克,樟脑 15 克,轻粉 7.5 克。

【用法】　上药研为细末。以生猪油(去膜)捣烂,和前药调匀,先将生肌散掺上,后贴之。

【主治】　痈疽。

秘传夺命丹

【方源】　《喉科紫珍集》卷上。

【组成】　白矾、僵蚕(炒,去丝)、硼砂、皂角末各等份。

【用法】　上药研为细末。每用少许,吹入喉中,有痰吐出。

【主治】　急喉风,痰涎壅塞。

秘传郁金散

【方源】　《葆光道人眼科龙木集》。

【组成】　郁金、大黄、朴硝各等份。

【用法】　上药研为末,用桃条、生地黄自然汁调服,点瞳。

【主治】　血侵睛(赤眼)。

秘传擦牙散

【方源】　《济阳纲目》卷一〇七。

【组成】　蒲公英(连根花,四月间采,阴干)90

克,青盐 30 克,牛膝 9 克。

【用法】　用千年瓦 2 个,将前药放在内,用蚯蚓粪固济,掘一地炉,用黑片粪烧,稍存性为度,取出为细末。早晚擦牙,咽之。

【功用】　固牙,乌须发,壮筋骨。

透耳筒

【方源】　《奇效良方》卷五十八。

【组成】　椒目、巴豆、石菖蒲、松脂各 3 克(一方无松脂)。

【用法】　上药研为末,摊令薄,卷作筒子。塞耳内,1 日 1 易。

【主治】　肾虚耳聋,耳中如风水声,或如钟鼓声。

透肌汤

【方源】　《医学纲目》卷三十七引《世医得效方》。

【组成】　紫草、白芍、升麻、秫米粉(炒)各 15 克。

【用法】　水煎服。

【主治】　痘不透。

透肌散

【方源】　《杨氏家藏方》卷十三。

【组成】　山慈菇(冬用根,夏用苗,焙)、白矾(生)、地茄儿(焙)、白及各 30 克。

【用法】　上药研为细末,入飞罗面拌匀。每用少许,冷水调稀稠得所,贴患处;痈疽发背肿满,以药敷疮周围,留病处头脑,次用纸盖贴之。

【主治】　痔疾,痈疽发背肿满。

透泉散

【方源】　《圣济总录》卷九十六。

【组成】　滑石 30 克,甜消(研)、甘草各 15 克,琥珀(研)7.5 克。

【用法】　上药研为细末。每次 6 克,空心、食前煎灯芯汤调下。

【功用】　通利小肠。

【主治】　小便赤涩。

透窍丹

【方源】　《春脚集》卷二。

【组成】　龙骨、麝香、冰片各适量。

【用法】　上药研为极细末,用雄鼠胆汁 1 枚,合作 3 丸。用绵裹塞耳内,不可取出,一夜即能通音。

【主治】　聋。

透顶清神散

【方源】　《敖氏伤寒金镜录》。

【组成】　猪牙皂、细辛、白芷、当归各等份。

【用法】　上药研为细末。令病人先噙水一口,以药少许,吹鼻内,吐出水,取嚏为度;如未嚏,仍用此药吹入。

【功用】　开窍苏神。

【主治】　伤寒热蓄于内,舌见红色,不问何经;瘟疫之家,不拘已未患者;神识昏愦,人事不知。

【方论】　此方取细辛、皂角,善能刺激神经以开窍;配以白芷之芳香上达,当归之通脉舒筋,仿通关散之意以吹鼻取嚏。

透明雄黄散

【方源】　《普济方》卷六十五。

【组成】　透明雄黄 3 克,透明滴乳 3 克,去节麻黄 15 克,紧细香白芷 1 克。

【用法】　上药各为细末。用纸紧卷作捻儿,约 10 厘米长,捻一头尖,用津液蘸药在纸尖头上,入耳内。即愈。

【主治】　牙痛。

透膈宽肠散

【方源】　《宣明论方》卷七。

【组成】　白牵牛子 30 克,芒硝 90 克,大黄 60 克,甘遂 15 克。

【用法】　上药研为细末。每次 3 克,食后温蜜水调下,疏动止。

【主治】　肠间壅实,膈热难行者。

倍黄散

【方源】　《医方类聚》卷一八五引《吴氏集验方》。

【组成】　五倍子 30 克,白芷 15 克,石灰 90 克,堇泥 7.5 克。

【用法】　上药研为末。滴水为丸,作饼,晾干,刮下,掺。

【功用】　止血,生肉,排脓。

【主治】　刀斧伤,恶疮。

健阳酒

【方源】　《同寿录》卷一。

【组成】　当归、枸杞子、补骨脂各9克。

【用法】　共入好烧酒1000毫升内,隔汤煮1小时,无灰好酒浸蒸亦可。次日尽量饮。

【功用】　壮阳助神,暖精髓,健筋骨。

健身糖浆

【方源】　《部颁标准》。

【组成】　黄花稔600克,狗脊600克,鸡血藤300克,沙氏鹿茸草600克。

【用法】　上药制成糖浆。口服,每次15毫升,1日2次。

【功用】　益气活血,舒筋活络。

【主治】　劳倦乏力,关节及腰背酸痛,月经失调,贫血失眠。

健胃止痛片

【方源】　《部颁标准》。

【组成】　曼陀罗浸膏2克,草豆蔻192克,干姜128克,乌药192克。

【用法】　上药制成片剂。口服,每次6片,1日2～3次。

【功用】　温胃散寒,顺气止痛。

【主治】　胃寒,脘腹胀痛。

【宜忌】　青光眼患者忌用。

健脾止带方

【方源】　《首批国家级名老中医效验秘方精选》。

【组成】　白术50克,泽泻10克,女贞子20克,海螵蛸25克。

【用法】　药物用水浸泡后,文火煎二次,取汁300毫升,分两次服。

【功用】　健脾利湿,养阴止带。

【主治】　脾气虚弱(体虚)引起的白带异常。

【方论】　古人认为带下病成因不离水湿,而湿又由脾虚而生。后世各家大多遵此立法施治。湿多兼寒兼热,而本方施治重点在脾虚之带病,并不兼寒兼热。故方中重用白术以健脾祛湿,复用泽泻以利湿扶脾,辅以女贞子养阴滋肾,乌贼骨固涩止带。诸药合用,共奏健脾止带之功。

【加减】　凡症见:带下色白或淡黄、质黏稠、无臭气、绵绵不断,面色萎黄,四肢不温,精神疲倦,纳少便溏或两足跗肿,舌淡苔白或腻,脉缓弱者可投用本方。若带下量多,清稀如水者可加鹿角霜10克;兼水肿者,加益母草30克;兼食欲缺乏者,加陈皮10克;兼血虚者,可加当归10克,白芍10克。

射干汤(1)

【方源】　《圣济总录》卷四十四。

【组成】　射干240克,大青90克,石膏(碎)300克。

【用法】　上药研为粗末。每次15克,入蜜15克,水煎,去渣温服,不拘时候。

【主治】　脾实,咽干口燥,舌本肿强,腹胁满胀,大便涩难。

射干汤(2)

【方源】　《幼幼新书》卷三十四引张涣方。

【组成】　射干、升麻各30克,马牙硝、马勃各15克。

【用法】　上药研为细末。每次3克,水煎,去渣放温,食后带热服。

【主治】　小儿风热上搏于咽喉之间,血气相搏而结肿,乳食不下。

射干煎

【方源】　《备急千金要方》卷十五。

【组成】　射干240克,大青90克,石膏300克,赤蜜300克。

【用法】　水煎,去渣,下蜜,再煎,分3次服。

【主治】　①《备急千金要方》:舌本强直,或梦歌乐而体重不能行。

②《圣济总录》:脾实,咽干口燥,舌本肿强,腹胁满胀,大便涩难。

【方论】　《千金方衍义》:射干苦寒有毒而能解毒,为喉痹咽痛专药,舌本强直,亦宜用之,以其能破宿血散结气也;大青解心下热毒,泻肝胆实火,正所以祛心胃之邪热;石膏治心下逆气,舌焦不能息,腹中坚痛,肢体沉重;赤蜜主心腹邪气,止痛解毒,且能安五脏,和百药。

射干鼠粘子汤(1)

【方源】　《小儿痘疹方论》。

【组成】　鼠粘子(炒,杵)120克,甘草(炙)、升麻、射干各30克。

【用法】　上药研为粗散。每次9克,水煎,去渣,徐徐温服。

【主治】　小儿痘疮余毒所致壮热,大便坚实,或口舌生疮,咽喉肿痛。

射干鼠粘子汤(2)

【方源】　《片玉痘疹》卷十三。

【组成】　射干、牛蒡子、桔梗、甘草各适量。

【用法】　水煎服。

【主治】　小儿疹见形,咽喉肿痛者。

臭灵丹

【方源】　《外科大成》卷四。

【组成】　硫黄30克,油核桃30克,水银3克,生猪脂油30克。

【用法】　捣匀任用。如脓疥,挑破搽之,微痛,三次愈。

【功用】　《医宗金鉴》:润燥杀虫。

【主治】　①《外科大成》:干疥。

②《医宗金鉴》:湿疥。

③《中医皮肤病学简编》:顽癣,溃疡。

臭梧桐洗剂

【方源】　《中医皮肤病学简编》。

【组成】　臭梧桐31克,野菊花31克,地肤子31克,白矾10克。

【用法】　水煎。熏洗。

【主治】　慢性湿疹。

狼牙散

【方源】　《太平圣惠方》卷五十七。

【组成】　狼牙30克,鹤虱(纸上微炒过)30克,贯众30克,芜荑仁30克。

【用法】　上药研为细散。每次3克,以粥饮调下,良久再服。以虫出为度。

【主治】　九虫在肠胃,令人心烦,吐逆。

胭脂膏

【方源】　《医林纂要探源》卷九。

【组成】　胭脂(生用,为主)、珍珠(生用,研末)、豌豆(烧存性,为末)、血余炭(烧存性,研末,或炒发出油,取用之)。

【用法】　上药研为末,调入胭脂拌匀,候用。以银簪刺破,口含清水,吸去秽血,用此膏填入疮内,则诸痘自皆红润;或用紫草油亦可。

【功用】　除血热壅结。

【主治】　贼痘,痘疔。凡报痘后将起胀时,诸痘未起,而有先起虚大如金黄者,名曰贼痘;有大而色黑者,名曰痘疔。

【方论】　胭脂以色,豌豆以形,血余以血活血,珍珠以阴和阳,要以除其血热之壅结者而已。去败群之羊,而群羊和矣。

胶香散

【方源】　《外科启玄》卷十二。

【组成】　轻粉3克,白胶香6克,大风子15个,烟胶6克。

【用法】　上药研为末。用煎鸡蛋黄调搽上。

【主治】　胎毒疮。

【加减】　搽上如痒,加枯矾1.5克。

胶粉散

【方源】　《外科启玄》卷十二。

【组成】　烟胶30克,燕窝土9克,轻粉3克,枯矾1.5克。

【用法】　上药研为末。熟油调,搽患处。

【主治】　燕窝疮。

胶豉汤

【方源】　《太平圣惠方》卷七十九。

【组成】　阿胶(捣碎,炒令黄燥)30克,豆豉30克,薤白(切)10茎,生姜(切)30克。

【用法】　水煎,去渣,食前温服。

【主治】　产后虚冷下痢,及血液输泻腹痛。

胶艾芎归汤

【方源】　方出《备急千金要方》卷十八,名见

《张氏医通》卷十五。

【组成】　阿胶、当归、青葙子各 9 克,艾叶 6 克。

【用法】　水煎服。

【主治】　虫蚀下部痒,谷道中生疮。

【方论】　《千金方衍义》:青葙治虫,艾叶导热,阿胶、当归以和其血。

高良姜汤

【方源】　《备急千金要方》卷十三。

【组成】　高良姜 15 克,厚朴 6 克,当归、肉桂各 9 克。

【用法】　水煎服。

【主治】　①《备急千金要方》:卒心腹绞痛如刺,两胁支满,烦闷不可忍。

②《普济方》引《指南方》:劳风。

【方论】　《千金方衍义》:心腹绞痛而见胁满如刺,明系木邪凌上之实证,故用高良姜、厚朴温散滞气,当归、肉桂温散结血,兼行心肝肺三经以破寒积也。

烧腰散

【方源】　《医学集成》卷三。

【组成】　杜仲、补骨脂、青盐各等份。

【用法】　入猪腰或羊腰内烧食。

【主治】　肾虚腰痛,脚膝酸软。

烧脾散

【方源】　《太平惠民和剂局方》卷三(宝庆新增方)。

【组成】　赤芍、干姜(炮)各 180 克,高良姜(油炒)300 克,甘草(炙)120 克。

【用法】　上药研为末。每次 7 克,白汤点下,不拘时候。

【主治】　脾胃虚弱,久寒积冷,心气脾痛,冷痰翻胃,脐腹刺痛,呕吐恶心,不思饮食;妇人血气攻刺,腹胁撮痛。

烟筒方

【方源】　《古今医统大全》卷四十四。

【组成】　冬花蕊、鹅管石、雄黄、艾叶各等份。

【用法】　上药研为末,卷纸筒内。用火点烟入口吞下,即吞水一口塞烟气。

【主治】　一切犯寒咳嗽,遇冬便作。

凉胃汤

【方源】　《医宗必读》卷八。

【组成】　黄连 3.6 克,甘草 12 克,陈皮(去白)6 克,茯苓(去皮)12 克。

【用法】　水煎服。

【主治】　①《医宗必读》:脾胃有热,消谷善饥,溺色黄赤。

②《杂病源流犀烛》:胃气盛,身以前皆热。

凉解汤

【方源】　《医学衷中参西录》上册。

【组成】　薄荷叶 9 克,蝉蜕(去足土)6 克,生石膏(捣细)30 克,甘草 4.5 克。

【用法】　水煎服。

【功用】　凉散。

【主治】　温病表里俱觉发热,脉洪而兼浮者。

凉心利水汤

【方源】　《辨证录》卷九。

【组成】　麦冬 30 克,茯苓 15 克,莲子 3 克,车前子 9 克。

【用法】　水煎服。

【功用】　泻心火,利膀胱。

【主治】　心火亢极,小便不通,点滴不能出,急闷欲死,心烦意躁,口渴索饮,饮而愈急。

凉血四神煎

【方源】　《外科医镜》。

【组成】　槐花 9 克,生地黄 12 克,牡丹皮 6 克,茯苓 6 克。

【用法】　水煎服。

【主治】　舌上出血,重舌。

凉血地黄汤

【方源】　《袖珍方大全》卷三引《经验方》。

【组成】　生地黄、赤芍、当归、川芎各等份。

【用法】　水煎,去渣,食后温服。

【主治】　荣中有热及肺壅鼻出血生疮,一切丹毒。

【加减】　鼻衄,加蒲黄、黄芩;丹毒,加防风。

凉血护肌膏

【方源】　《传信适用方》卷三。

【组成】　天南星(生,末)240克,雄黄(别研)30克,白矾(生,末)120克。

【用法】　上药研为细末,用生地黄捣汁调涂四围。

【功用】　《普济方》:活经络,生肌肉。

【主治】　①《传信适用方》:痈疽疮疖。
②《普济方》:发背。

凉血解仓散

【方源】　《元和纪用经》。

【组成】　解仓(一名余容,即芍药)赤芍、白芍各30克,当归、甘草各60克。

【用法】　上药研为末。每次12克,水煎服,不拘时候,小儿量岁增减。

【功用】　凉血。

【加减】　有热,加大黄(炮熟)60克。但欲凉血,大黄只用15克,复加解仓成120克,当归成90克,甘草如旧。

硝石散

【方源】　《魏氏家藏方》卷九。

【组成】　硝石、蒲黄、青黛、甘草(炙)各等份。

【用法】　上药研为细末。干掺口中,津咽下。

【主治】　积热喉闭,舌肿口疮。

消疟饮

【方源】　《古方汇精》卷一。

【组成】　鲜首乌(打碎)15克,白甘葛根6克,甘草、细茶各3克。

【用法】　阴阳水慢火煎,露1宿,清晨服。

【主治】　三日久疟。

消炉散

【方源】　《眼科临症笔记》。

【组成】　煅甘石(水飞)15克,大消15克,白硇砂1克,梅片1克。

【用法】　上药研为极细末。每晚点1次。先刺睛明一穴,外点消炉散。

【主治】　胬肉攀睛。

消毒饮

【方源】　《世医得效方》卷十六。

【组成】　大黄(煨)15克,牛蒡子(炒)7.5克,甘草7.5克,荆芥15克。

【用法】　上药研为散。每次9克,水煎,食后温服。

【主治】　肝壅淤血,两睑上下初生如粟米大,渐渐大如米粒,或赤或白,不甚疼痛,坚硬者。

消毒散(1)

【方源】　《小儿卫生总微论方》卷八引《备急千金要方》。

【组成】　牛蒡子(炒,纸衬)60克,甘草(锉,炒)15克,荆芥穗30克,防风30克。

【用法】　上药研为粗末。每次5克,水煎,去渣温服。

【主治】　①《小儿卫生总微论方》:痘疹已未出,咽喉肿痛。
②《保婴撮要》:痘疮,大便不通。
③《医学正传》:疮发身痛。
④《寿世保元》:麻疹既出一日而又没者,为风寒所冲,麻毒内攻。
⑤《痘疹仁端录》:痘后将发痈毒。

【宜忌】　下利者,不可与服。

【方论】　《医方考》:牛蒡子疏喉中风壅之痰,荆芥穗清膈间风壅之热,生甘草缓喉中风壅之气;乃防风者,散诸风不去之邪也。

消毒散(2)

【方源】　《普济方》卷二七五。

【组成】　大黄、黄连各1.5克,地骨皮30克,朴硝9克。

【用法】　上药研为粗末。每用9克,水煎,去渣,冷用,鸡翎扫于疮肿处。

【主治】　恶疮,赤肿瘤。

【备考】　《医方类聚》引《疮科通玄论》有巴豆30克。

消指散

【方源】　《石室秘录》卷四。

【组成】　硼砂7.5克,瓦葱30克,冰片1克,人参 3 克。

【用法】　上药研为末。以刀轻刺出血,刺在生出指上,即时出水,敷少许在血流之处,随出随掺,以血尽为度。流 3 日不流水矣,而痛亦少止,再用化水汤(人参、白术、生甘草、牛膝、萆薢、薏苡仁、半夏、白芥子)煎服 4 剂,则指尽化为水,外用膏药加生肌散敷贴。

【主治】　脚板下忽生二指,痛不可忍者。

消食丸

【方源】　《备急千金要方》卷十五。

【组成】　小麦芽、神曲各 300 克,干姜、乌梅各 120 克。

【用法】　上药研为末,蜜为丸,如梧桐子大。每次 15～40 丸,开水送服,1 日 2 次。

【主治】　①《备急千金要方》:数年不能食者及寒在胸中,反胃翻心者。

②《太平惠民和剂局方》:脾胃俱虚,不能消化水谷,胸膈痞闷,腹胁时胀,连年累月,食减嗜卧,口苦无味,虚羸少气,胸中有寒,饮食不下,反胃翻心,霍乱呕吐,及病后新虚,不胜谷气,或因病气衰,食不复常。

消疬丸

【方源】　《饲鹤亭集方》。

【组成】　玄参、土贝、牡蛎各等份。

【用法】　夏枯草汤泛丸。每次 9 克,夏枯草汤送下。

【主治】　阴虚火盛灼液成痰,痹于络,致生颈项痰串,马刀瘰疬。

消积散

【方源】　《仙拈集》卷三。

【组成】　黑丑(半生半熟)、槟榔、大黄各 9 克,木香 1.5 克。

【用法】　上药研为末。每次 0.3～0.6 克,黑糖调滚水下。

【主治】　小儿食积,肚硬筋青,并下虫积。

消疳散

【方源】　《仙拈集》卷四。

【组成】　苦参、孩儿茶、密陀僧、蛤粉各等份。

【用法】　上药研为末。湿则干上,干则用猪油调搽,每日 3～4 次。

【主治】　结毒下疳。

消疽膏

【方源】　《仙拈集》卷四。

【组成】　松香、宫粉、细六安茶各 9 克,蓖麻仁(去皮)29 粒。

【用法】　上药研为末,先将蓖麻捣烂,然后入药末,捣成膏。如干,少加麻油捣匀。摊青布上,贴患处,再以棉纸(大些)盖好,扎住。

【主治】　一切疽。

消痔散(1)

【方源】　《疮疡经验全书》卷三。

【组成】　密陀僧 3 克,信石 4.5 克,白矾 3 克。

【用法】　陀僧、矾四边,信居其中,放在新瓦上煅,烟尽为度,入地下过夜,出火毒,取出,加麝香 0.6 克,为末。吹入鼻孔内。时用手指揉鼻,其药味渐入痔,易化水矣。外用搜湿面团塞鼻孔,使药味上行,1 日 3～4 次。

【主治】　鼻痔。

消痔散(2)

【方源】　《外科大成》卷三。

【组成】　白硇砂 3 克,轻粉、雄黄各 1 克,冰片 1.5 克。

【用法】　上药研为细末。用草梗咬毛蘸药,点痔上,1 日 5～7 次。渐化为水。

【主治】　鼻痔。

消瘅膏

【方源】　《外科大成》卷四。

【组成】　鲫鱼 1 尾,血余炭(鸡子大)1 团,猪汁油 500 克。

【用法】　煎枯去渣,加黄蜡 30 克,熔化成膏。涂之。

【主治】　瘰疬,瘰疬。

消炎片

【方源】　《部颁标准》。

【组成】　蒲公英 446 克,紫花地丁 446 克,野菊花 446 克,黄芩 446 克。

　　【用法】　上药制成片剂。口服,每次 4～6 片,
1 日 3～4 次。

　　【功用】　抗菌消炎。

　　【主治】　呼吸道感染,发热,肺炎,支气管炎,
咳嗽有痰,疖肿等。

消痔栓

　　【方源】　《部颁标准》。

　　【组成】　龙骨(煅)89 克,轻粉 40 克,冰片 83
克,珍珠(制)41 克。

　　【用法】　上药制成栓剂。外用,每次 1 枚,1
日 1 次,洗净肛门,将药塞入。

　　【功用】　收敛,消肿,止痛,止血。

　　【主治】　内、外痔药。

　　【宜忌】　孕妇禁用。

消暑神丹

　　【方源】　《石室秘录》卷一。

　　【组成】　人参 15 克,青蒿 21 克,香薷 9 克,白
术 15 克。

　　【用法】　水煎服。

　　【主治】　中暑,发渴引饮。

　　【方论】　此方之妙,妙在人参以固元气,而后
青蒿始得以散其邪。虽青蒿一味,亦能解暑,似不
必人参之助;然解暑而不补气,暑虽解矣,人必弱
也。惟与参同用,则祛邪之中,而有补正之道,暑散
而不耗散真气,自然奏功如响。方中况有白术以健
脾,香薷以追热,又用之咸宜乎?

消痰益康

　　【方源】　《部颁标准》。

　　【组成】　满山红 200 克,人参叶 150 克,黄芪
(炙)100 克,枸杞子 100 克。

　　【用法】　上药制成糖浆。口服,每次 10 毫升,
1 日 3 次。

　　【功用】　祛痰,止咳平喘,补阳益气。

　　【主治】　久咳及慢性气管炎,肺源性心脏病。

消饮倍术丸

　　【方源】　《普济方》卷一六四。

　　【组成】　白术 150 克,削术 90 克,肉桂 30 克,

干姜 120 克。

　　【用法】　上药研为末,面糊为丸,如梧桐子大。
每次 30 丸,食后温米饮送下。

　　【主治】　胃虚,五饮酒癖,头痛眩,胃干呕,饮
流肠间,动则有声。

消炎止痛散

　　【方源】　《实用正骨学》。

　　【组成】　血花、牡蛎、黄连各 15 克,麝香 1 克。

　　【用法】　上药研为细末。贮瓷瓶内,用时蜜调
敷患部。

　　【主治】　非骨伤性的,较严重的皮肤肿胀
疼痛。

　　【方论】　血花活血,牡蛎软坚,黄连、麝香消炎
止痛。

消肿痛醋膏

　　【方源】　《部颁标准》。

　　【组成】　黄柏 125 克,半夏 125 克,五倍子(面
炒,去虫)125 克,伸筋草 125 克。

　　【用法】　上药制成膏剂。外用,涂于患处,约
1.5 毫米厚,其上盖 5～6 层纱布。

　　【功用】　清热解毒,活血祛瘀,消肿止痛。

　　【主治】　闭合性软组织损伤,带状疱疹,流行
性腮腺炎,血栓静脉炎等。

　　【宜忌】　开放性软组织损伤及颜面损伤禁用;
用药后出现红痒小丘疹或小水疱,应暂停药,并用
冷开水清洗,皮肤反应消失后,可继续敷药。

消食顺气片

　　【方源】　《部颁标准》。

　　【组成】　蜘蛛香 425 克,草果(去壳)10 克,鸡
内金 15 克,糯米 50 克。

　　【用法】　上药制成片剂。口服,每次 4～6 片,
1 日 3 次。

　　【功用】　消食健胃。

　　【主治】　消化不良,气胀饱闷,食积引起的腹
胀腹痛。

消食健胃片

　　【方源】　《部颁标准》。

　　【组成】　山楂 1000 克,六神曲(麸炒)150 克,

麦芽(炒)150 克,槟榔 120 克。

【用法】 上药制成片剂。嚼服,每次 6～8 片,1 日 1～3 次,小儿酌减。

【功用】 开胃消食,消积。

【主治】 食欲缺乏,消化不良,脘腹胀满。

消疳化虫丸

【方源】 《杏苑生春》卷六。

【组成】 芜荑、黄连、神曲、浮小麦各等份。

【用法】 上药研为细末,面糊为丸,如黍米大。随儿大小加减,空心米汤送下。

【主治】 小儿因疳生虫,五心烦热者。

消瘤二反膏

【方源】 《外科大成》卷四。

【组成】 甘草、红大戟、芫花、甘遂各适量。

【用法】 先用甘草煎浓膏,笔蘸涂瘤四围,待干再涂,共 3 次;次以大戟、芫花、甘遂等份为末,以醋调,另用笔蘸药涂其中,不得近着甘草处。次日则缩小些,又以甘草膏涂四围,比先小些,中涂照前,自然渐渐缩小而消矣。

【主治】 瘿瘤,瘰疬,结核。

消瘤神应散

【方源】 《外科大成》卷四。

【组成】 山慈姑、浮海石、昆布、贝母各等份。

【用法】 上药研为末。每次 6 克,白滚水调下。

【主治】 瘿瘤。

消炎退热冲剂

【方源】 《部颁标准》。

【组成】 大青叶 400 克,蒲公英 400 克,紫花地丁 150 克,甘草 50 克。

【用法】 水煎煮 2 次,每次 2 小时,合并煎液,滤过,滤液浓缩成稠膏,加乙醇 3 倍量,搅拌,静置 24 小时,滤过,回收乙醇,浓缩至约 100 毫升,加蔗糖粉 950 克,淀粉适量,制成颗粒,干燥,每袋重 10 克(相当于总药材 10 克)。每次 10 克,开水冲服,1 日 4 次。

【功用】 清热解毒,凉血消肿。

【主治】 感冒发热,上呼吸道感染,咽喉肿痛及各种疮疖肿痛。

海仙膏

【方源】 《万病回春》卷八。

【组成】 何首乌、苦参各等份。

【用法】 上药锉片,用香油浸过,煎至焦枯滤去渣,称香油 500 克净,再煎沸,徐徐入密陀僧、水粉各 120 克成膏。外敷。

【主治】 风损诸疮,痈疽肿毒。

海带散

【方源】 《圣济总录》卷六。

【组成】 海带(炒)15 克,乌梅、天南星(生)各 30 克,麝香(别研,后入)15 克。

【用法】 上药研为细末,入瓷盒内,勿令透气。如患急,以 1.5 克于腮里牙关上揩,便自开口。

【主治】 风口噤,牙关不开。

海蛤散(1)

【方源】 《太平圣惠方》卷五十八。

【组成】 海蛤 45 克,石燕 15 克,白盐(炒)7.5 克,鱼脑中石子 15 克。

【用法】 上药研为细散,入乳钵中,研令极细。每次 3 克,以葱白(切)5 茎、甘草(生用,锉)6 克煎汤调下,食前频服即通。

【主治】 小肠壅热,小便赤涩淋沥,疼痛不通。

海蛤散(2)

【方源】 《圣济总录》卷一二一。

【组成】 海蛤(烧灰)1 枚,硫黄(研)15 克,干漆(炒令烟尽,研细)15 克。

【用法】 上药更加麝香少许,细研为散。先用净帛拭患处,以药敷之。有涎吐却。

【主治】 牙齿宣露。

海金沙散

【方源】 《保婴撮要》卷十五。

【组成】 海金沙、郁金、滑石、甘草各等份。

【用法】 上药研为末。每次 1.5 克,白汤调下。

【主治】 下焦湿热,不施化而小便不利。

浮昏膏

【方源】 《宣明论方》卷十四。

【组成】 好崖蜜 500 克,黄连 30 克,没药 15 克,黄丹(炒紫色)30 克。

【用法】 以黄丹入蜜同熬黑,煎黄连成稠汁,入二药内煎熬稠,更入没药末同熬数沸,滤去渣。洗患处,甚妙;后更用通天散搐鼻。

【主治】 一切风眼,疼痛不可忍者。

流积丸

【方源】 《脉因证治》卷上。

【组成】 青黛、黄芩、浮海石、神曲(炒)各适量。

【用法】 上药研为末,水为丸服。

【主治】 痰积下流,肠虚而泄。

润下汤

【方源】 《医钞类编》卷七。

【组成】 牛膝 30 克,降香、苏木、栀子各 3 克。

【用法】 水煎,童便兑服。

【主治】 负重奔走,纵情女色,六淫受伤,血从脊上,或呕或吐,势如潮涌,不可抑遏。

润肠丸

【方源】 《医学集成》卷三。

【组成】 熟地黄、酒当归、肉苁蓉各 30 克,人参 15 克。

【用法】 上药研为细末,炼蜜为丸,如梧桐子大。每次 20～30 丸,白汤送下。

【主治】 产后便结。

润肠膏

【方源】 《医学正传》卷三。

【组成】 新取威灵仙(捣汁)120 克,生姜(捣汁)120 克,真麻油 60 克,白砂蜜(煎沸,掠出上沫)120 克。

【用法】 同入银石器内搅匀,慢火煎,候如饧,时时以箸挑食之。

【主治】 噎膈,大便燥结,饮食良久复出及朝食暮吐,暮食朝吐者。

润泽丸

【方源】 《普济方》卷二八〇。

【组成】 大黄 30 克,黑牵牛(半生半熟)、天仙子各 30 克。

【用法】 上药研为细末,用皂角子为丸,如梧桐子大。每次 50～70 丸,温水送下。

【主治】 遍身热疮疥。

润燥丹

【方源】 《辨证录》卷二。

【组成】 熟地黄 60 克,白芍 30 克,柴胡 1.5 克,天花粉 9 克。

【用法】 水煎服。

【主治】 素多内热,肾水不足以养肝,肝木太燥,生风颠仆,目不识人,左手不仁。

润血饮子

【方源】 《明医指掌》卷五。

【组成】 阿胶 30 克,竹沥 15 毫升,人乳 15 毫升,蜜 30 克。

【用法】 水煎阿胶化开,加竹沥、人乳、蜜,徐徐服之。

【主治】 血槁成噎。

润阴坚骨汤

【方源】 《石室秘录》卷三。

【组成】 玄参 30 克,熟地黄 60 克,麦冬 30 克,牛膝 6 克。

【用法】 水煎服。

【主治】 痿病。阳明胃火,铄尽肾水,骨中空虚,久卧床席,不能辙起。

【方论】 此方之妙,全不在治阳明,而直治肾经以补其匮乏。肾水一生,则胃火自然息焰,况又有麦冬以清肺气,牛膝以坚膝胫。故以此方长治之,则痿废之状可免。

浸 酒

【方源】 《太平圣惠方》卷二十一。

【组成】 虎胫骨(涂酥,炙令黄)500 克,侧子(炮裂,去皮脐)150 克,当归(锉,微炒)150 克。

【用法】 上药研为细散,以生绢袋盛,以清酒 15 升浸之,春、夏 3 日,秋、冬 7 日。每次温服 30 毫升,不耐酒人,随性饮之,常令醺醺。

【主治】 风腰脚疼痛冷痹。

涌涎汤

【方源】　《活人方汇编》卷一。

【组成】　人参 3 克,桔梗 6 克,猪牙皂(炙,去皮)1.5 克。

【用法】　水煎,加盐 10.5 克,乘热服,服后以鹅翎探吐,未尽,再服。

【主治】　中风,胸次痰结,痞满不和。

浚牛膏

【方源】　《证治准绳·幼科》卷四。

【组成】　大田螺。

【用法】　用葱、盐,加少许麝香,捣烂为膏。热烘细绢摊,贴小腹,用手摩之。

【主治】　儿辈小腹硬胀刺痛,小便赤涩难通,欲尿则啼,不尿则痛,未愈而痘随发。

粉灰散

【方源】　《洞天奥旨》卷十二。

【组成】　轻粉 3 克,大枣(烧灰)3 克,蚯蚓粪(火焙干)15 克,生甘草 1.5 克。

【用法】　上药各为末。油调搽。

【主治】　小儿耳烂生疮。

粉肌散

【方源】　《元和纪用经》。

【组成】　川芎 30 克,白术、藁本(去土)各 60 克,米粉 120 克。

【用法】　上药研为末。粉身。

【功用】　辟温。

粉汗散(1)

【方源】　《杨氏家藏方》卷二十。

【组成】　麻黄 30 克,牡蛎(烧赤)30 克,龙骨 15 克,赤石脂 15 克。

【用法】　上药研为细末。盛以绢袋,如扑粉扑之。

【主治】　汗出过多。

粉汗散(2)

【方源】　《普济方》卷三九〇。

【组成】　黄连(生)、牡蛎(煅)、贝母各 3 克,糯米 90 克。

【用法】　上药研为细末。用生绵绢包药,扑有盗汗处。

【主治】　小儿睡中遍身盗汗。

粉黄膏

【方源】　《洞天奥旨》卷十。

【组成】　蛤粉 30 克,石膏 15 克,轻粉 15 克,黄柏 15 克。

【用法】　上药研为细末。暑天用无根水,秋、冬用麻油调敷。

【主治】　黄水疮。

粉霜散

【方源】　《中医皮肤病学简编》。

【组成】　粉霜 6 克,砒霜 1 克,黄丹(飞过)10 克,天南星 10 克。

【用法】　上药研为细末。用菜油 20 毫升,调敷患处。

【主治】　足跟溃疡。

益肺汤

【方源】　《辨证录》卷三。

【组成】　麦冬 60 克,天冬 15 克,生地黄、玄参各 30 克。

【用法】　水煎服。

【主治】　肾火乘肺,两目生翳,其色淡绿,瞳子痛不可当。

益黄散

【方源】　《幼科类萃》卷五。

【组成】　陈皮 30 克,青橘皮、诃子、甘草(炙)各 15 克。

【用法】　上药研为粗末。每次 6 克,水煎,食前温服。

【主治】　小儿脾疳泄泻。

益心宁神片

【方源】　《部颁标准》。

【组成】　人参茎叶总皂苷 10 克,藤合欢 1000 克,五味子 500 克,灵芝 500 克。

【用法】　上药制成片剂。口服,每次 5 片,1

日 3 次。

【功用】 补气生津,养心安神。

【主治】 心悸气短,多梦失眠,记忆力减退,神经衰弱等症。

益母草散

【方源】 《普济方》卷三四八引《仁存方》。

【组成】 生益母草汁 30 毫升(根亦可),生地黄汁 10 毫升,童便 10 毫升,鸡子清 1 个。

【用法】 上煎药汁令热,入鸡子清搅匀,作 1 服。

【主治】 产后血晕心闷乱,恍惚如见鬼。

益智仁散

【方源】 《幼科指掌》卷三。

【组成】 益智仁、补骨脂、茯苓、乌药各适量。

【用法】 上药研为末。每次 3 克,米饮送下。

【主治】 遗尿。

益母地黄汤

【方源】 《景岳全书》卷六十一。

【组成】 生地黄、益母草各 6 克,当归、黄芪(炒)各 3 克。

【用法】 加生姜,水煎服。

【主治】 妊娠跌坠,腹痛下血。

益智二伏汤

【方源】 《家庭治病新书》。

【组成】 益智仁 4.5 克,茯苓、茯神各 9 克,糯米 30 克。

【用法】 水煎服。

【主治】 小儿遗尿或尿白浊。

兼气散

【方源】 《外台秘要》卷十一引《广济方》。

【组成】 瓜蒌 90 克,石膏(研)90 克,甘草 90 克,甘子皮 60 克。

【用法】 上药研为散。每次 3～6 克,食后煮大麦饮送服,日 2 次,夜 1 次。

【主治】 消渴。

【宜忌】 忌热面、海藻、菘菜。

宽中散

【方源】 《医林纂要探源》卷九。

【组成】 枳壳 3 克,赤芍 2.4 克,甘草(炙)2.4 克,当归 5 克。

【用法】 上药研为散。水煎服。

【主治】 痘疮服燥药太过,津液耗散,大便秘结者。

【方论】 便秘似实而由虚变实,则未敢以实而破之。且痘证尤不敢轻下也。枳壳为宽其中,赤芍为清其热,而当归以润之,甘草以和之。秘者可通矣。

宽脾散

【方源】 《证治准绳·幼科》卷三。

【组成】 川芎、茯苓、甘草、白术各适量。

【用法】 上药研为散。水煎,食远服。

【主治】 小儿余热不除。

家秘黄芩汤

【方源】 《症因脉治》卷三。

【组成】 黄芩、栀子、柴胡、甘草各适量。

【用法】 水煎服。

【主治】 少阳里热,不得卧。

家秘木通羌活汤

【方源】 《症因脉治》卷三。

【组成】 木通、桔梗、羌活、荆芥各适量。

【用法】 水煎服。

【主治】 太阳里热不得卧,身热汗出,口渴引饮,小便不利。

家秘枳壳黄连汤

【方源】 《症因脉治》卷四。

【组成】 黄连、枳壳、木通、甘草各适量。

【用法】 水煎服。

【主治】 中热泻。发热口渴,唇干齿燥,小便赤涩,腹中一泛即泻,一泻即止,少顷复痛复泻,肛门如火,粪色多黄。

瓷药散

【方源】 《太平圣惠方》卷七十三。

【组成】　白瓷药(细研)30克,侧柏叶(微炙)30克,柏树细枝(锉,炒黄)30克,茜根(锉)30克。

【用法】　上药研为细散。每次6克,热酒调下,不拘时候。

【主治】　妇人崩中,下血不止。

【备考】　方中茜根,《普济方》作茜根。

烫伤膏

【方源】　《朱仁康临床经验集》。

【组成】　生大黄30克,地榆60克,麻油500毫升,黄蜡60克。

【用法】　麻油入锅加温,加入黄蜡熔化,离火,加入药末调和成膏。直接涂布疮面。

【功用】　清火,解毒,收敛。

【主治】　水火烧烫伤。

烫火软膏

【方源】　《全国中药成药处方集》。

【组成】　乳香9克,没药9克,藤黄9克,黄蜡60克。

【用法】　将上药(黄蜡除外)用麻油300毫升炸枯去渣,再入黄蜡收膏,用丝绵过滤,分装圆铁盒,每盒重18克。用药少许涂患处,不愈再涂。

【主治】　烫伤,火伤。

羞明立胜散

【方源】　《明医指掌》卷八。

【组成】　黄连9克,秦皮6克,防风6克,黄芩6克。

【用法】　水煎,用新羊毛笔蘸刷洗眼。

【主治】　风热攻目,隐涩难开。

调元汤

【方源】　《幼科指南》卷上。

【组成】　黄芪3克,人参1.5克,炙甘草1克,白芍药1.5克。

【用法】　水煎服。

【主治】　小儿吐泻大病之后,浑身壮热,欲成慢惊风者。

调中汤(1)

【方源】　《圣济总录》卷四十七。

【组成】　人参、茯苓(去黑皮)各300克,紫河车、甘草(生)各60克。

【用法】　上药研为粗末。每次9克,水煎,去渣,空心、食前温服。

【主治】　胃热肠寒,食已辄饥,小腹痛胀。

调中汤(2)

【方源】　《阴证略例》。

【组成】　白术、干姜、茯苓、甘草各等份。

【用法】　上药锉,如麻豆大。每次15克,水煎服。

【主治】　内伤寒。寒热间作,腕后有斑三五点,鼻中微血出,两手脉沉涩,胸膈四肢,按之殊无大热。

【方论】　内伤寒,完颜小将军病寒热间作,腕后有斑三五点,鼻中微血出,两手脉沉涩,胸膈四肢,按之殊无大热,此内伤寒也。问之,因暑卧殿角伤风,又渴饮冰酪水,此外感者轻,内伤者重,外从内病,俱为阴也。故先斑后衄,显内阴症,寒热间作,脾亦有之,非少阳之寒热也,与调中汤数服而愈。

调气散

【方源】　《类编朱氏集验方》卷六。

【组成】　生姜15克,葱(根叶并用)1茎,盐15克,豆豉30粒。

【用法】　捣烂,安脐中。良久即通。

【主治】　老人大小便不通。

调经酒

【方源】　《医方易简》卷一。

【组成】　全当归150克,远志150克,生甘草9克。

【用法】　上药用稀布袋盛之,以甜白酒5000毫升,如无好者,陈绍酒亦可,浸过7日,晚上温服。慎无间断,将要服完再制,经调乃止。

【主治】　经水不调,气血乖和,不能受孕,或生过一胎,停隔多年者。

【方论】　方中全当归以行血养血,远志、生甘草以散血中之滞,行气消痰。

调经健胃丸

【方源】　《部颁标准》。

【组成】　大黄 800 克,五灵脂 75 克,红花 50 克,百草霜 10 克。

【用法】　上药制成丸剂。口服,每次 15 克,晚临睡前服。10—15 岁减半。

【功用】　活血调经,消积化滞。

【主治】　月经失调,淤血积聚,行经腹痛,赤白带下,经出闭止,瘕痞块,鼓胀膨闭,气滞食积,红白痢疾,胃气疼痛。

【宜忌】　孕妇忌服;年老体虚者慎用。服药期间忌食生冷、腥荤及不易消化的食物。

调脾通结汤

【方源】　《首批国家级名老中医效验秘方精选·续集》。

【组成】　白术 30 克,苍术 30 克,枳壳 10 克,肉苁蓉 20 克。

【用法】　用适量清水先将药物浸泡 30 分钟,每剂煎 2 次,每次慢火煎 1 小时左右,将 2 次煎的药液混合,分 2～3 次温服。

【功用】　调中润肠通便。

【主治】　适用于各种便秘(虚秘)。如习惯性便秘、全身虚弱致排便动力减弱引起的便秘等。

诸葛行军散

【方源】　《奇方类编》卷下。

【组成】　绿豆粉、麻黄(去节)、干姜、陈皮各不拘多少。

【用法】　上药研为细末。每次 9 克,凉水调服。

【主治】　感冒风寒。

调经汤

【方源】　《古今医鉴》卷十一。

【组成】　香附(童便制)120 克,炙甘草 30 克,茯苓 45 克,陈皮(泡去白,炒)60 克。

【用法】　上药研为末。每次 6 克,空心用滚汤调下。

【主治】　月经不调而无子者。

调胃承气汤(1)

【方源】　《普济方》卷四〇四。

【组成】　大黄、芒硝、甘草各等份,生姜 3 片。

【用法】　先煎大黄、甘草、姜,后入硝,水煎去渣,温服。

【主治】　①《普济方》:热留胃中发斑及服热药过多而发斑。

②《医宗金鉴》:小儿肥甘过度,必生内热,以致发热蒸蒸,小便赤涩,面赤唇焦,舌燥而渴,脉实有力者。

调胃承气汤(2)

【方源】　《伤寒大白》卷四。

【组成】　大黄、枳壳、厚朴、甘草各适量。

【用法】　水煎服。

【主治】　伤寒阴厥。用温复阳太过,不耐辛温,胃热谵语。

调脉葛根汤

【方源】　《伤寒大白》卷一。

【组成】　葛根、前胡、防风、甘草各适量。

【用法】　水煎服。

【主治】　阳明表邪项强之症。

【加减】　若太阳见症,加羌活;少阳见症,加柴胡;里有积热,唇焦口渴加知母、石膏。

陷胸汤

【方源】　《备急千金要方》卷十一。

【组成】　大黄、瓜蒌实、黄连各 6 克,甘遂 3 克。

【用法】　上药研为散。水煎服。

【主治】　胸中心下结积,饮食不消。

【方论】　《千金方衍义》:小陷胸用半夏、黄连、栝楼实以涤胸中痰垢,大陷胸用大黄、芒硝、甘遂以散心下结硬。此以食积仓廪而蕴热,故于小陷胸中除去半夏,参入大陷胸中大黄,乃革去大小二字,仅取陷胸之名,以除水谷陈气,而与有形坚积略无干预也。

桑耳散(1)

【方源】　《太平圣惠方》卷七十三。

【组成】　桑耳(微炙)60 克,阿胶(捣碎,炒令黄燥)30 克,茜根(锉)30 克,熟干地黄 60 克。

【用法】　上药研为细散。每次 6 克,以粥饮调下,不拘时候。

【主治】　妇人崩中,下血不止,渐致虚困黄瘦。

桑耳散(2)

【方源】 《鸡峰普济方》卷十五。

【组成】 麝香 3 克,晚蚕沙 1 克,桐皮 60 克,桑耳 15 克。

【用法】 上药研为散。每次 6 克,以热酒调下,不拘时候。

【主治】 妇人崩中,下血不止,渐加虚困黄瘦。

桑杏汤

【方源】 《疡医大全》卷二十七。

【组成】 桑白皮 24 克,朴硝 30 克,乳香、苦杏仁各 6 克。

【用法】 先煎桑、杏,再入乳香、朴硝,封口化尽,先熏后洗。

【功用】 小脚,使足大能小,其软如绵。

桑白皮汤(1)

【方源】 《普济方》卷一九二。

【组成】 桑白皮、楮白皮、泽漆叶各 90 克,大豆 150 克。

【用法】 上药研为散。每次 15 克,水煎,温服。

【主治】 膀胱石水,四肢瘦,腹肿。

桑白皮汤(2)

【方源】 《圣济总录》卷九十八。

【组成】 桑白皮(锉)45 克,茅根(锉)75 克,木通(锉)、干百合(锉)各 60 克。

【用法】 上药研为粗末,每次 9 克,水煎,去渣温服,不拘时候。

【主治】 气淋结涩,溲便不利。

桑白皮散

【方源】 《医方类聚》卷十引《简要济众方》。

【组成】 桑白皮(锉细,炒)30 克,甘草(炙黄色)15 克、大黄(锉,炒)各 15 克。

【用法】 上药研为散。每次 6 克,入葱白 6 克,水煎,去渣,食后、临卧温服。

【主治】 肺热久嗽不愈,涕唾多者。

桑根白皮汤

【方源】 《圣济总录》卷八十二。

【组成】 桑白皮 30 克,槟榔(锉)5 枚,黑豆 15 克,生姜(洗、切、焙)15 克。

【用法】 上药研为粗末。每次 15 克,水煎,去渣温服,不拘时候。

【主治】 湿毒脚气,肿满,小便少。

桑菊葱豉饮

【方源】 《集成良方三百种》卷中。

【组成】 冬桑叶 9 克,菊花 9 克,淡豆豉 4.5 克,葱白 6 克。

【用法】 水煎服。

【主治】 温症初起。

通气汤(1)

【方源】 《外台秘要》卷八引《深师方》。

【组成】 半夏(洗)24 克,生姜 18 克,肉桂 9 克,大枣 3 枚。

【用法】 水煎服。

【主治】 ①《外台秘要》引《深师方》:胸满气噎。

②《普济方》:膈气,咽喉噎塞,胸膈填满,不思饮食。

【宜忌】 忌羊肉、饧、生葱。

【方论】 《千金方衍义》:通气者,解散胸中逆满之痰,以通噎塞之气也。姜、半所以豁痰,肉桂所以开结,大枣以布脾胃之津气也。

【备考】 《御药院方》有吴茱萸。

通气汤(2)

【方源】 《外台秘要》卷八引《广济方》。

【组成】 半夏(洗)、生姜各 18 克,陈皮、肉桂(切)各 9 克。

【用法】 水煎服。

【主治】 胸胁气满,每食气噎。

【宜忌】 忌羊肉、生葱、饧等。

通气散

【方源】 《校注妇人良方》卷八。

【组成】 陈皮、紫苏叶、枳壳(面炒)、木通各 3 克。

【用法】 水煎服。

【主治】 ①《校注妇人良方》:虚人忧怒,以致伤肺与大肠,不能传送,大便秘结。

②《济阴纲目》:产后大小便不通。

通圣饼

【方源】　《活幼心书》卷下。

【组成】　净黄连(锉为末)6克,巴豆、生蒜各1个,生盐1.5克。

【用法】　于石钵内烂杵,捻作饼子。贴脐,再紧搓干艾,切作绿豆大5枚,作5次安脐间饼子上,以火灸之。

【主治】　大腑闭涩,连日不通,满腹膨胀,气壅闷乱,服药罔效。

【备考】　方中巴豆用量原缺。

通汗煎

【方源】　《仙拈集》卷一。

【组成】　生姜(拍碎)30克,葱白(连须)7茎,茶叶6克,黑糖9克。

【用法】　水煎,热服。盖被出汗,即愈。如无汗,以葱汤催之,然亦不可太过。

【主治】　伤寒感冒。

通耳丸

【方源】　《奇效良方》卷五十八。

【组成】　穿山甲(用大片,以蛤粉炒赤色,去粉)、蝎梢各7个,麝香少许。

【用法】　上药研为细末,以蜡入麻油为丸。绵裹塞耳内。

【主治】　卒聋及肾虚耳鸣,耳内作风水声、钟声。

通关散(1)

【方源】　《世医得效方》卷十三。

【组成】　细辛、薄荷叶、猪牙皂(去子)、雄黄各3克。

【用法】　上药研为末。每用少许,以铜管吹入鼻中,候喷嚏,然后进药。

【功用】　《景岳全书》:开通牙关。

【主治】　①《世医得效方》:卒暴中风,昏塞不省,牙关紧急,药不得下咽。

②《景岳全书》:时毒痈肿,鼻塞气闭。

通关散(2)

【方源】　年氏《集验良方》卷四。

【组成】　硼砂3克,胆矾6克。

【用法】　上药研为末,入青鱼胆内阴干,加山豆根3克,研细,瓷器收贮。外吹患处。流涎即愈。

【主治】　乳蛾及喉内一切热毒。

通关散(3)

【方源】　《喉科紫珍集》卷下。

【组成】　猪牙皂(瓦上焙存性)30克,川芎15克,麝香0.3克,北细辛9克。

【用法】　上药研为细末。吹入鼻中。或喉口等症,脓成胀痛而畏刀针者,候熟用此吹鼻,其脓自出。

【主治】　一切喉风,口噤不开,痰逆不知人事;或喉症已成脓,怕刀针者。

通关散(4)

【方源】　《串雅补》卷二。

【组成】　猪牙皂9克,巴豆仁21粒,大枳壳(去瓤子皮膜)1个。

【用法】　将猪牙皂(切片)及巴豆仁入枳壳内,合住以线扎紧;分数次晒干,切片,共研为细末。用时加沉香3克,白滚水调下。

【主治】　关隔不通,翻胃噎膈。

通关散(5)

【方源】　《中国药典》。

【组成】　细辛300克,猪牙皂300克,薄荷120克,麝香6克。

【用法】　上除麝香外,余为极细末,将麝香与末研匀。每用少许,吹鼻取嚏。

【功用】　开窍取嚏。

【主治】　中风痰厥,昏迷不省。

【宜忌】　孕妇慎用。

通里汤

【方源】　《寿世保元》卷九。

【组成】　川芎、羌活、黄芩、大黄各6克。

【用法】　水煎,温服。

【主治】　破伤风。邪传入里,痰涎壅塞,舌强口噤,项背反张,筋惕搐搦,胸腹满闷,便溺闭赤,时或汗出,脉洪数而弦。

通灵散

【方源】　《医学入门》卷七。

【组成】　蒲黄、五灵脂各 30 克,木通、赤芍各 15 克。

【用法】　每次 12 克,水煎,临熟入盐少许,通口服。

【主治】　①《医学入门》:九种心痛。

②《医钞类编》:死血作痛。

通苓散

【方源】　《古今医统大全》卷十六。

【组成】　麦冬、淡竹叶、车前穗、灯心草各等份。

【用法】　水煎服。

【主治】　伤暑,潮热烦渴,小便不利。

通顶散(1)

【方源】　《仁斋直指方论》卷二十一。

【组成】　瓜蒂、藜芦各 3 克,皂角 1.5 克,麝香少许。

【用法】　上药研为末。吹些入鼻。

【主治】　①《仁斋直指方论》:鼻塞。

②《奇效良方》:风热眼痛,肿胀作楚。

通顶散(2)

【方源】　《儒门事亲》卷十二。

【组成】　石膏、川芎、瓜蒂各等份,藜芦少许。

【用法】　上药研为细末。鼻内搐之。

【主治】　风疾。

通经丸

【方源】　《眼科锦囊》卷四。

【组成】　钢铁 30 克,大黄 30 克,没药 15 克,冰糖适宜。

【用法】　上药研为末,糊为丸,如梧桐子大。每次 50 丸,白汤送下。

【主治】　妇人月经不利,男子劳瘵,或诸般内障及属于虚证之病。

通草汤(1)

【方源】　《外台秘要》卷二(注文)引《古今录验》。

【组成】　通草 9 克,生芦根(切)30 克,陈皮 6 克,粳米 30 克。

【用法】　水煮,去渣,随意稍饮。不愈更作,取愈止。

【主治】　①《外台秘要》引《古今录验》:伤寒后呕哕。

②《张氏医通》:伤寒胃热呕逆。

通草汤(2)

【方源】　《幼幼新书》卷三十引《婴孺方》。

【组成】　通草、甘草、滑石各 6 克,冬葵果 3 克。

【用法】　水煎服。

【主治】　小儿小便不通。

通脉散

【方源】　《首批国家级名老中医效验秘方精选·续集》。

【组成】　沉香 30 克,檀香 30 克,制乳香 30 克,三七 30 克。

【用法】　上药研为细末。每次 3～6 克,汤水冲吞。

【功用】　活血化瘀,通脉定痛。

【主治】　通治各种症型冠心病心绞痛。

【方论】　方中制乳香、三七活血通脉,沉香、檀香芳香定痛,全方合奏通脉定痛之功,乃治冠心病心绞痛之良方。

通音煎

【方源】　《笔花医镜》卷一。

【组成】　白蜜 500 克,川贝母 60 克,款冬花 60 克,核桃仁(去皮,研烂)360 克。

【用法】　上将川贝母、款冬花为末,四味和匀,饭上蒸熟。开水送服。

【主治】　①《笔花医镜》:音哑。

②《集验良方拔萃》:喉癣。

通神散(1)

【方源】　《太平圣惠方》卷七十三。

【组成】　菝葜(锉)30 克,蛇床子 30 克,木贼 30 克,桑蛾(微炙)30 克。

【用法】　上药研为细散。每次 6 克,以粥饮调下,不拘时候。

【主治】　妇人崩中下血不止。

通神散(2)

【方源】　《仙拈集》卷二。

【组成】　五灵脂、白矾、干姜各 9 克,木香1.5 克。

【用法】　上药研为末。每次 3 克,烧酒调下。

【主治】　心胃痛。

通真丸

【方源】　《医方大成》卷五。

【组成】　萆薢、补骨脂、黑牵牛子各等份,淮乌药 15 克(用巴豆 30 克煮熟,去巴豆)。

【用法】　上药研为末,面糊为丸,如梧桐子大。每次 10 丸,空心盐汤送下。如利数行,欲止之,以冷水洗手即止。

【功用】　通利。

【主治】　脚气,大便秘结者。

通脑散

【方源】　《御药院方》卷十。

【组成】　寒水石(烧通赤,研细)6 克,冰片(另研细)3 克,南硼砂(另研)3 克,芒硝(另研细)1.5 克。

【用法】　上药研为极细末。每用少许,搐鼻,不拘时候。

【主治】　目赤脑热。

通鼻散

【方源】　《医宗金鉴》卷七十三。

【组成】　葫芦壳(烧灰)、石钟乳、胆矾、冰片各等份。

【用法】　上药研为末。吹入鼻内,1 日 2～3次,出黄水。

【主治】　杨梅结毒,毒入巅顶,头痛如破,鼻塞不通。

通滞汤

【方源】　《嵩崖尊生全书》卷十四。

【组成】　当归(全)、香附、延胡索各 6 克,川芎3 克。

【用法】　酒煎,热服。

【主治】　经水未行疼痛。

【加减】　壮人,加炒大黄。

通滞散

【方源】　《名家方选并续集》。

【组成】　香附(半炒半生)、阿胶(炒)、马钱子、大黄各等份。

【用法】　上药研为末。每次 3 克,温酒送下,1日 2 次。

【主治】　经闭带下,或痢后腹中生块,手足痿弱者。

通气噎汤

【方源】　《外台秘要》卷八引《集验方》。

【组成】　半夏(洗)9 克,肉桂 9 克,生姜 24克,羚羊角 9 克。

【用法】　水煎服。

【主治】　气噎。

【宜忌】　忌羊肉、生葱、饧。

通便宁片

【方源】　《新药转正标准》。

【组成】　番泻叶干膏粉、牵牛子、砂仁、白豆蔻。

【用法】　上药制成片剂。口服,每次 4 片,1 日 1次,如服药 8 小时后不排便再服 1 次,或遵医嘱。

【功用】　宽中理气,泻下通便。

【主治】　实热便秘。症见:腹痛拒按,腹胀纳呆,口干口苦,小便短赤,舌红苔黄,脉弦滑数。

【宜忌】　孕妇忌服。体虚者忌长服、久服。部分患者服药后,排便前有腹痛感。

通白四逆汤

【方源】　《症因脉治》卷四。

【组成】　炙甘草、熟附子、干姜、葱白各适量。

【用法】　水煎服。

【主治】　寒伤太阴,腹冷如冰,每至五更则绵绵而痛,时欲大便,便而滑利,粪色淡白而不黄。

通关利窍散

【方源】　《丹台玉案》卷二。

【组成】　麝香 3 克,半夏 9 克,青黛 3 克,猪牙皂 15 克。

【用法】　上药研为细末。用少许吹鼻。有嚏者生,无嚏不治。

【主治】　中风。不省人事,牙关紧闭,汤水难进。

通络头风汤

【方源】　《首批国家级名老中医效验秘方精选》。

【组成】　川芎 10～30 克,当归 10～20 克,细辛 5 克,蜈蚣 2 条。

【用法】　①先将药物用冷水浸泡 15 分钟,浸透后煎煮。首煎沸后文火煎 20 分钟。二煎沸后文火煎 20 分钟。煮好后两煎混匀,量以 200 毫升为宜,每日服 1～2 剂,早、晚分服或 6 小时 1 次。②宜在头痛发作时服药,效果更好。③患感冒时不宜服此药。④服此汤剂,一般不需其他镇痛药。

【功用】　活血化瘀,通络祛风止痛。

【主治】　血管神经性头痛、三叉神经痛、良性颅内压增高等病。症见剧烈的偏正头痛,甚则泛恶呕吐,用镇痛药或麻醉药难以镇痛,舌偏淡紫,舌下络脉多呈淡紫而长,脉弦或涩,妇女常在经期前发作。中医辨证属于风痰淤血阻清窍络脉之偏正头痛顽症。

【方论】　本方系《卫生宝鉴》芎归汤加细辛、蜈蚣组成。收效之因有二:一则药少而精,针对性强。方中主药川芎,辛温味薄气雄,功擅疏通,上行头目,下行血海,擅理气活血,搜风止痛;当归养血活血,功专通经止痛,辅川芎增强止痛之效,抑川芎辛窜太过之弊;细辛祛寒止痛,蜈蚣通络搜风,二味虽为佐使之药,然不可缺,乃本方行军破敌之先行,止痛获效之上品。二则量大而专,有的放矢。前人以为川芎辛温香窜不可过用,其实不然。顽症痼疾,不用足量,难以获效。余用川芎,最小量起于 15 克,以后递增其量,对头痛剧烈者,常用之 30 克以上,实践证明并无伤阴香窜之弊,当然与当归性柔而润防止不良反应有关,此君臣佐使配伍之妙也。另外细辛不过钱之说,亦不足信。余用细辛止痛,最少起于 3 克,递增至 9 克,并无不良反应;蜈蚣有毒,人皆畏之,但治淤血头痛,确有祛风镇痛、搜风通窍,逐瘀止痛之效,1 剂药用 2 条或 3 条,并无毒性反应,研末冲服其效更著。再者随证加减,伍

以适当引经药,更能提高疗效。

【加减】　头部冷痛加白芷;头部热痛加甘菊、苍耳子;头痛如锥如刺如灼加僵蚕、生石膏,蜈蚣研末冲服;三叉神经痛加生白芍、白芥子、白芷;妇女经期头痛当归量大于川芎;后头痛加羌活;前头痛加白芷;偏头痛加柴胡;巅顶痛加藁本。

【验案】　张某,男,48 岁,1987 年 12 月 10 日初诊。患者头痛 10 余年,经常发作,发则头痛难忍,伴有恶心呕吐,用镇痛药不能止痛,持续多日不能止。常由过劳、受寒或情绪郁怒诱发。西医诊为血管神经性头痛,历经中西医诊治未愈。近因用脑太过,气候严寒而发,始则视物模糊,羞明怕光,前额及眼眶胀痛,继则头顶及前额两额侧剧痛难忍,如锥如刺如裂,曾用奈福泮(强痛定)、麦角、哌替啶(杜冷丁)不能止痛,畏寒怕风,频频恶心呕吐,甚苦,诊脉弦紧,舌质暗赤边有紫气,舌下络脉淡紫粗长而怒张,舌苔白滑,头维、印堂及百会穴有压痛,血压及体温正常。脉证合参,证属血瘀夹寒之头风证。治以通络化瘀,兼祛风寒,通络头风汤加味。处方:川芎 30 克,当归 15 克,细辛 15 克,白芷 15 克,藁本 10 克,蜈蚣(研末冲服)3 条,水煎,昼夜服 2 剂,6 小时 1 次,服药 2 剂,头痛基本停止,泛恶呕吐亦平。原方减量,每日 1 剂,1 日后,诸症消失,偶有失眠,余无所苦,舌脉均转正常,随访半年未再发。

通脑丁香散

【方源】　《太平圣惠方》卷八十七。

【组成】　丁香、蜗牛壳(炒令黄)、赤小豆、不蛀皂角各 3 克。

【用法】　上药研为细散。每取少许,以竹管吹入鼻中,1 日 2 次。若病重者,鼻内出虫子。

【主治】　小儿脑疳,头发干竖作穗,眼有白膜,鼻头有疮。

通便大柴胡汤

【方源】　《医学衷中参西录》卷五。

【组成】　柴胡 9 克,薄荷 9 克,知母 12 克,大黄 12 克。

【用法】　水煎服。

【主治】　伤寒温病,表证未罢,大便已实者。

【方论】　方中用防风、薄荷以散表邪,所以防邪之内陷;用柴胡以升之,所以防邪之下陷也。

【加减】　若治伤寒，以防风易薄荷。

【验案】　伤寒　一人，年二十余，伤寒六七日，头痛恶寒，心中发热，咳吐黏涎，至暮尤寒热交作，兼眩晕，心中之热亦甚，其脉浮弦，重按有力，大便五日未行。投以此汤，加生石膏 18 克，芒硝 12 克，下大便二次，上半身微见汗，诸病皆见轻，唯心中犹觉发热，脉象不若从前之浮弦，而重按仍有力，拟投以白虎加人参汤，恐当下后，易作滑泻，遂以生山药代粳米，连服两剂而愈。

通脉四逆加芍药汤

【方源】　《伤寒活人指掌》卷五。

【组成】　甘草 18 克，附子(大者)1 枚，干姜 30 克，芍药 18 克。

【用法】　水煎服。

【主治】　少阴腹痛，或泄利下重。

绣球丸

【方源】　《串雅补》卷五。

【组成】　苦参 30 克，黄柏 15 克，白矾 7.5 克，雄黄 30 克。

【用法】　上药研末，水和为丸服。

【主治】　疥疮。

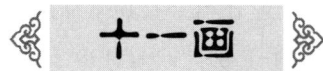

十一画

理中汤(1)

【方源】　《伤寒论》。

【异名】　人参汤(《金匮要略》卷上)、治中汤(《备急千金要方》卷二十)、理中煎(《鸡峰普济方》卷十二)、人参理中汤(《校注妇人良方》卷二十)、干姜理中汤(《中国医学大辞典》)。

【组成】　人参、干姜、甘草(炙)、白术各 90 克。

【用法】　水煎，去渣温服，1 日 3 次。服汤后，如食顷，饮热粥，微自温，勿发揭衣被。

【功用】　①《太平惠民和剂局方》：温中逐水，止汗去湿。

②《三因极一病证方论》：理中脘，分利阴阳，安定血脉。

③《普济方》引《德生堂方》：温中散寒，固卫止汗。

④《明医指掌》：祛寒温脾固胃。

⑤《简明医彀》：温养脾胃，补益气血，助阳固本。

【主治】　①《伤寒论》：霍乱，头痛发热，身痛，寒多不用水者。

②《金匮要略》：胸痹，心中痞气，气结在胸，胸满，胁下逆抢心。

③《医心方》引《产经》：产后下利。

④《备急千金要方》：霍乱吐下胀满，食不消，心腹痛。

⑤《太平惠民和剂局方》：脾胃不和，中寒上冲，胸胁逆满，心腹疼痛，痰逆恶心，或时呕吐，心下虚痞，膈塞不通，饮食减少，短气羸困；肠胃冷湿，泄泻注下，水谷不分，腹中雷鸣；伤寒时气，里寒不热，霍乱吐利，手足厥冷；胸痹心痛，逆气结气。

⑥《三因极一病证方论》：伤胃呕血者。胀满，食不消，心腹痛。

⑦《仁斋直指小儿方论》：小儿柔痉，厥冷自汗。

【宜忌】　《外台秘要》：忌海藻、菘菜、桃、李、雀肉。

【加减】　若脐上筑者，肾气动也，去白术，加肉桂；吐多者，去术，加生姜；下多者，还用白术；悸者，加茯苓；渴欲得水者，加白术；腹中痛者，加人参；寒者，加干姜；腹满者，去术，加附子 1 枚。

【方论】　①《伤寒论后辨》：阳之动，始于温，温气得而谷精运，谷气升而中气赡，故名曰理中。实以燮理之功，予中焦之阳也。若胃阳虚，即中气失宰，膻中无发宣之用，六腑无洒陈之功，犹如釜薪失焰，故下至清谷，上失滋味，五脏凌夺，诸症所由来也。参、术、炙草，所以固中州，干姜辛以守中，必假之以焰釜薪而腾阳气。是以谷入于阴，长气于阳，上输华盖，下摄州都，五脏六腑皆以受气矣。此理中之旨也。

②《医方集解》：此足太阴药也。人参补气益脾，故以为君；白术健脾燥湿，故以为臣；甘草和中补土，故以为佐；干姜温胃散寒，故以为使。以脾土

居中,故曰理中。

③《温病条辨》:理中汤温中散寒,人参、甘草,胃之守药;白术、甘草,脾之守药;干姜能通能守,上下两泄者,故脾胃两守之;且守中有通,通中有守,以守药作通用,以通药作守用。

④《伤寒寻源》:盖理中者,理中焦之寒也。寒在胃上,取丸药之缓,逗留于上,以温胃而散寒;若寒胜热之霍乱,利在急温,则不宜丸而宜汤。缓宜丸,急宜汤,此先圣之成法,不可紊也。

【验案】　①脾虚泄泻　《江西医药》(1964,3:149):王某,男性,39岁,初诊于1949年2月11日。病患腹泻已逾一年,经常肠鸣,大便稀溏,日下八九次,食欲欠佳,完谷不化,曾经数十医诊而少效。予诊时,患者面色惨白无华,精神疲乏,腹部稍胀而喜按,舌苔浮有一层黄色厚腻,脉细迟。此是脾虚泄泻,法宜补中益土,方用仲景理中汤:人参9克,炒白术9克,黑干姜7.5克,炙甘草6克。连服六剂即愈。

②胃脘痛　《续名医类案》:一妪胃痛久,诸药不应,六脉微小,按之痛稍定,知中气虚而火郁为患也。投理中汤一服遂愈。

③中虚血脱　《静香楼医案》:疟发而上下血溢,责之中虚,而邪又扰之也,血去既多,疟邪尚炽,中原之扰,未为已也,谁能必其血之不复来耶?谨按古法,中虚血脱之证,从无独任血药之理,而疟病经久,亦必固其中气,兹拟理中一法,止血在是,止疟亦在是,唯高明裁之。

④妊娠胃胀　《医宗己任编》:吴餐霞室人,患妊娠胃口膜胀,不思饮食,口渴,下利,面少精采,医以消导寒凉与之,病转甚而胎不安。予曰:此得于饮食后服凉水所致耳。投以大剂理中汤,数剂而愈。

⑤口疮　《齐氏医案》:张思良口舌常破,如无皮状,或咽喉作痛,服凉药愈痛,以理中汤令伊常服而不发。

⑥复发性口疮　《浙江中医杂志》(1992,10:474):应用本方加减:党参,白术,炮姜,炙甘草。脾虚甚者,以红参易党参;有寒象者,加肉桂;有热象者,加黄连。每日1剂,水煎服,治疗复发性口疮106例,男性47例,女性59例;年龄最小1岁,最大72岁;病程最短3个月,最长24年。结果:全部治愈,疗程最短2天,最长17天。

⑦小儿多涎症　《广西中医药》(1992,2:15):以本方加减:党参10～18克,益智仁5～10克,干姜5～8克,甘草4～6克,白术8～10克。每日1剂,水煎服,治疗小儿多涎症(滞颐)42例,其中男性38例,女性4例;年龄3.5～9岁;病程最短20个月,最长3年。结果:吐涎消失、随访3月无复发者为痊愈,计40例;服药时吐涎消失或减轻,停药不到半月复发而症状较前为轻,属好转,计2例;全部病例均有效。

⑧小儿秋冬季腹泻　《成都中医学院学报》(1987,1:29):以本方加减:红参,白术,炮姜,炙甘草,四肢不温或厥冷者加附子和(或)肉桂;夹热象者加黄连、乌梅;口渴加葛根;泄下无度可适加罂粟壳、赤石脂;有惊跳者加钩藤或龙骨、牡蛎;剂量视年龄大小灵活掌握。每日1剂,日服3～6次,治疗小儿秋、冬季腹泻34例,其中男27例,女7例;年龄4个月到20个月。结果:本组全部治愈。

【实验】　抗大鼠实验性胃溃疡作用　《陕西中医》(1987,7:333):该实验通过对照观察证实,理中汤确有显著促进实验性胃溃疡愈合的作用,并对实验性胃溃疡的发生有保护作用。实验表明,理中汤能降低胃液中游离盐酸浓度,从而减轻对膜的侵蚀和减少胃蛋白酶激活,对溃疡发生起到了保护作用;理中汤还能促进醋酸型胃溃疡愈合,说明它能够促使黏膜细胞再生修复。因此,理中汤既能抑制攻击因子,又能强化防御因子,通过两方面综合作用发挥其抗溃疡作用。

理中汤(2)

【方源】　《外台秘要》卷三十八。

【组成】　人参、肉桂、甘草(炙)各9克,干姜6克。

【用法】　水煎服。

【主治】　石发后霍乱吐多者,必转筋,不渴,即脐上筑者,肾气虚。

勒马听徵散

【方源】　《外科大成》卷三。

【组成】　白砒0.3克,麝香1克,青黛(飞)30克,青绵(扯碎)1根。

【用法】　上药用清油拌匀收之。用时先以清米泔水漱口净,次以针尖批些许塞牙根缝内。

【主治】　①《外科大成》:牙疳臭烂者。

②《医宗金鉴》:走马牙疳,牙缝黑腐不尽及腐烂深坑,药不能到。

梅肉散

【方源】　《名家方选》。

【组成】　乌梅、栀子各 9 克,巴豆 3 克,轻粉少许。

【用法】　上药研为细末。每次 3 克,开水调服。

【主治】　诸恶疮。

梅花散

【方源】　《疮疡经验全书》卷二。

【组成】　寒水石、龙骨、血竭、黄丹各适量。

【用法】　上药研为细末。干掺。

【主治】　瘰瘤,或有破者。

梅苏丸

【方源】　《串雅外编》卷三。

【组成】　白糖 1000 克,乌梅 1000 克,紫苏叶 60 克,炒盐 4.5 克。

【用法】　上药研为细末,滴水为丸,如芡子大。每次 1 丸,含化,不拘时候。

【功用】　生津止渴。

梅实散

【方源】　《鸡峰普济方》卷五。

【组成】　白梅 1450 克,白檀 30 克,盐 750 克,甘草 1500 克。

【用法】　上药研为细末。每次 3 克,开水点下,或干掺舌上咽津亦得,不拘时候。

【功用】　调中止渴,去痰滞,消宿酒。

【主治】　霍乱烦热,心腹不安;诸症少力气弱,吐逆不利,肢体倦痛,好睡口干,或伤寒燥渴,虚劳骨蒸,产妇气刺。

梅实膏

【方源】　《圣济总录》卷一三七。

【组成】　乌梅(取肉)14 枚,大蒜(去皮,切)14 枚,屋尘(细筛)、盐各 90 克。

【用法】　上药先研乌梅,次下大蒜、屋尘、盐等,和研令细,以醋调成膏,取涂癣上,1 日 3～5 次,即愈。

【主治】　干湿癣。

梅疮擦药

【方源】　《冯氏锦囊·外科》卷十九。

【组成】　水银 30 克,胆矾、白矾各 1.5 克,麝香 0.6 克。

【用法】　先将矾、香于石器中为细末,后入水银,加香油少许研匀,分作 3 份。以右手托药擦左足底,左亦如之,擦时须吃参汤补接。

【主治】　梅疮。

梅毒生肌散

【方源】　《古方汇精》卷二。

【组成】　软石膏、白龙骨各 9 克,海蛸螵 3 克,松香 1.5 克。

【用法】　上药研为细末。用粗夏布包药末扑患处。

【主治】　梅疮。

乾坤丸

【方源】　《名家方选》。

【组成】　乾牛、茯苓、薯蓣各 30 克,大枣(去核)40 个。

【用法】　上药研为末,面糊为丸,如梧桐子大。每次 20 丸,开水送服。

【主治】　心气虚劳,及劳瘵初发。

乾一老人汤

【方源】　《杂症会心录》卷下。

【组成】　黑豆 15 克,甘草 9 克,金银花 15 克,鲜黄土 15 克。

【用法】　水煎服。

【功用】　①《杂症会心录》:除疫毒而退热邪。

②《证因方论集要》:解毒扶元。

【主治】　《证因方论集要》:疫证初发热者。

【方论】　《证因方论集要》:甘寒、甘平以解热毒之邪,把守少阴门户,诚妙方也。

豉心粥

【方源】　《圣济总录》卷一九〇。

【组成】　豆豉心(以百沸汤泡,细研)60克,桃仁(汤浸,去皮尖,研)30枚,白米90克,柴胡(去苗,末)9克。

【用法】　先将前3味常式煮粥,欲熟时,入柴胡末,搅匀食之。

【主治】　诸种疟疾,往来寒热。

菴闾饮

【方源】　《圣济总录》卷一五二。

【组成】　菴闾子(微炒)、熟地黄(焙)、蒲黄(微炒)、当归(切,焙)各60克。

【用法】　上药研为粗末。每次9克,水煎,去渣,空腹、日午、临卧温服。

【主治】　妇人卒漏下,先多后少,日久不断。

拨萁散

【方源】　《圣济总录》卷三十四。

【组成】　拨萁、贯众(摘碎,刮去毛)各30克,人参、甘草(炙,锉)各15克。

【用法】　上药研为散。每次6克,水煎,温服。如热渴即冷作饮。

【主治】　一切伏热,烦躁困闷。

菖蒲散(1)

【方源】　《小儿卫生总微论方》卷十五。

【组成】　石菖蒲、肉桂、远志(去心,甘草水煮)各9克。

【用法】　上药研为细末。每次3克,水煎,温服,不拘时候。

【主治】　感风寒客于哑门,卒不能语。

菖蒲散(2)

【方源】　《普济方》卷三三五。

【组成】　石菖蒲、高良姜、肉桂各30克,香附60克。

【用法】　上药研为末。每次6克,热汤调下。

【主治】　妇人血气痛。

菖蒲羹

【方源】　《圣济总录》卷一九〇。

【组成】　石菖蒲(米泔浸1宿,锉,焙)60克,猪肾(去筋膜,细切)1对,葱白(擘碎)15克,米(淘)90克。

【用法】　先以水煮菖蒲,去渣取汁,入猪肾、葱白、米及五味作羹,如常法。空腹服。

【主治】　耳聋,耳鸣如风水声。

萝卜子散(1)

【方源】　《太平圣惠方》卷八十三。

【组成】　萝卜子7.5克,皂荚(煨熟,去皮)10枚,麻黄(去根节)7.5克,甘草(炙微赤,锉)7.5克。

【用法】　上药研为粗散。每次3克,加灯心草20茎,水煎,去渣,分为2服,不拘时候。

【主治】　①《太平圣惠方》:小儿咳逆,上气喘促。

②《普济方》:喘急,作呀呷声。

萝卜子散(2)

【方源】　《不居集》上集卷十四。

【组成】　萝卜子、地骨皮、柏子仁、五味子各90克。

【用法】　上药研为细末。每次9克,空心米饮下。

【主治】　呕血虚损。

葳蕤汤

【方源】　《圣济总录》卷三十一。

【组成】　葳蕤、柴胡(去苗)、羚羊角(镑)各30克,石膏(碎)15克。

【用法】　上药研为粗末。每次15克,水煎,去渣温服,不拘时候。

【主治】　伤寒数日,余热不解,时发寒热。

萸术杜柞汤

【方源】　《辨证录》卷七。

【组成】　山茱萸、白术各30克,柞木枝、杜仲各3克。

【用法】　水煎服。

【主治】　贪酒好饮,久经岁月,湿热所积,变成痢疾,虽无崩奔之状,而有溏鹜之苦,终年累月而不愈。

萸术益桂汤

【方源】　《辨证录》卷十。

【组成】　山茱萸 15 克,白术 30 克,肉桂 3 克,益智仁 3 克。

【用法】　水煎服。

【主治】　夜卧遗尿,畏寒喜热,面黄体怯,大便溏泄,小水必勤。

萆薢散

【方源】　方出《备急千金要方》卷十九,名见《普济方》卷一五四。

【组成】　牡丹皮 6 克,萆薢、肉桂、白术各 9 克。

【用法】　上药研为末。每次 3 克,酒下,1 日 3 次。亦可作汤服。

【主治】　肾虚腰痛。

萆薢分清散

【方源】　《杨氏家藏方》卷九。

【组成】　益智仁、川萆薢、石菖蒲、乌药各等份。

【用法】　上药研为细末。每次 9 克,入盐少许,水煎,食前温服。

【主治】　真元不足,下焦虚寒,小便白浊,频数无度,漩面如油,光彩不定,漩脚澄下,漩如膏糊,或小便频数,虽不白浊。

【验案】　①慢性前列腺炎　《广西中医药》(1982,4:29):李某,男,32 岁。结婚五年无子,会阴部胀痛,小便频数短赤,尿后泌出米汤样黏液,滴沥难尽,遗精、早泄、阳萎,经检查诊断为慢性前列腺炎。拟方:萆薢 15 克,茯苓 12 克,车前子 12 克,黄柏 10 克,栀子 10 克,益智仁、乌药、芡实各 12 克,桃仁 8 克,当归 10 克,甘草梢 5 克,共服药 30 余剂,病告痊愈。次年喜得一子。

②尿道炎　《新中医》(1995,6:48):以本方为主治疗非淋菌性尿道炎 58 例,7 天为 1 个疗程,结果:痊愈(临床症状消失,尿道口分泌物或前列腺液涂片阴性)45 例,无效(2 个疗程临床症状仍在,涂片阳性者)13 例。

③阳萎　《贵阳中医学院学报》(1996,4:62):用本方:萆解、石菖蒲、丹参、黄柏、车前子、甘草,尿频、尿急、尿隐痛者加栀子、白花蛇舌草;伴腰酸不适者加杜仲、川牛膝;伴早泄者加芡实、菟丝子、五味子;伴梦遗失精者加石仙桃;性欲减退者加淫羊

藿、肉苁蓉;会阴部、大腿内侧及耻骨毛际处酸胀、似痛非痛者加柴胡、乌药、白芍;前列腺液脓细胞增高者加败酱草、蒲公英;前列腺液中卵磷脂小体减少者加黄柏、熟地黄;治疗前列腺炎所致阳萎 108 例。结果:治愈 21 例,显效 32 例,有效 20 例,无效 35 例。

菟丝地萸汤

【方源】　《辨证录》卷八。

【组成】　熟地黄 30 克,山茱萸 15 克,菟丝子 30 克,巴戟天 15 克。

【用法】　水煎服。

【主治】　过于好色,入房屡战,以博欢趣,则鼓勇而斗,不易泄精,渐则阳事不刚,易于走泄,于是骨软筋麻,饮食渐少,畏寒。

菊甘散

【方源】　《银海精微》卷下。

【组成】　菊花 120 克,甘草 15 克,生地黄 120 克,白蒺藜(去刺,炒)60 克。

【用法】　上药研为末。每次 6 克,食后米泔水下。

【主治】　能近视,不能远视者。

菊花汤

【方源】　《圣济总录》卷十六。

【组成】　菊花、石膏(碎)各 30 克,川芎 15 克,甘草(炙)30 克。

【用法】　上药研为粗末。每次 9 克,水煎,去渣热服,不拘时候。

【主治】　风头痛。

黄丹散(1)

【方源】　《太平圣惠方》卷九十三。

【组成】　黄丹 15 克,莨菪子 15 克,黄明胶 15 克,青州枣(去核)30 枚。

【用法】　上药捣做一团,烧令通赤,放冷,为细散。每次 1.5 克,以米饮调下,1 日 3～4 次。

【主治】　小儿一切痢久不愈。

黄丹散(2)

【方源】　《永乐大典》卷一〇三七引《大方》。

【组成】 白矾、龙骨、黄丹各 3 克,麝香 1.5 克。

【用法】 上药研为细末。先以绵杖子拭耳内令净,后用纸捻子蘸药入耳内。

【主治】 小儿丹肿。

黄龙汤

【方源】 《类证活人书》卷十九。

【组成】 柴胡 30 克,黄芩、人参、甘草(炙)各 10 克。

【用法】 上药锉,如麻豆大。每次 15 克,水煎,去渣温服。

【主治】 妊妇寒热头痛,默默不欲饮食,胁下痛,呕逆痰气;及产后伤风,热入胞宫,寒热如疟;并经水适来适断,病后劳复,余热不解。

黄龙散(1)

【方源】 《圣济总录》卷一七二。

【组成】 销金银锅下黄龙灰(细研)30 克,麝香(研)0.3 克,银末小豆大,蟾蜍 1 枚(1/2 烧灰,1/2 炙干捣末)。

【用法】 上药研为细散。于虫蚀处疮上敷之。

【主治】 小儿疳虫蚀唇口鼻。

黄龙散(2)

【方源】 《鸡峰普济方》卷十。

【组成】 鲫鱼(大者,不去皮鳞,只去肠肚)1 头,荜茇、木香各 7.5 克,黄连 15 克。

【用法】 上药研为细末。纳鱼腹中,以数重湿纸裹,入灰火内烧熟,去皮骨后焙干,为细末。每次 5 克,空心米饮调下。

【主治】 脾毒脏毒下血,肠风下血。

黄叶汤

【方源】 方出《世医得效方》卷十五。名见《普济方》卷三二九。

【组成】 黄芩、黄柏各 3 克,黄连(去毛)9 克。

【用法】 水煎,去渣,入炒阿胶末 15 克,再煎,空心温服,1 日 3 次。

【主治】 崩漏。

【加减】 腹痛,加栀子 9 克。

黄白散

【方源】 《医方大成》卷八引《简易》。

【组成】 雄黄、白矾、细辛、瓜丁各等份。

【用法】 上药研为细末。搐于鼻中。

【主治】 鼻息肉,鼻痔。

黄芩丸

【方源】 《圣济总录》卷一七五。

【组成】 黄芩(去黑心)、黄连(去须)各 15 克,附子(炮裂,去皮脐)15 克。

【用法】 上药研为末,用黄雌鸡肥嫩者 1 只,去毛,勿令着水,腹上开一小窍子,取去肠肚,纳药末,于饭上蒸软,即取出晒干,不用鸡。研为末,软饭为丸,如绿豆大。每次量儿大小 10～20 丸,米饮送下,1 日 3 次,不拘时候。

【主治】 小儿丁奚,腹大项细,贪食不充肌肉,黄瘁。

黄芩汤(1)

【方源】 《伤寒论》。

【组成】 黄芩 9 克,白芍 6 克,甘草(炙)6 克,大枣(擘)12 枚。

【用法】 水煎服。

【功用】 《伤寒论讲义》:清热止痢。

【主治】 ①《伤寒论》:太阳与少阳合病,自下利者。

②《小儿卫生总微论方》:伤寒口舌诸病,舌黄,舌黑,舌肿,舌裂,舌上生芒刺,舌上出血。

③《卫生宝鉴》:协热下利,脐下热,大便赤黄,或有肠垢者。

④《医学入门》:冬月阳明症,潮热发作有时,脉但浮者,为有风,宜有汗,而天寒无汗,夜睡必有盗汗。

⑤《证治准绳·幼科》:下利而头痛胸满,口苦咽干,或往来寒热而呕,其脉浮大弦者。

⑥《麻科活人全书》:伏气发温,小肠膀胱三焦胆腑合病自痢。

⑦《幼幼集成》:小儿麻疹发热自利。

⑧《杂病源流犀烛》:正气虚,伏邪更重,往来寒热,头痛呕吐稍愈后,浑身壮热。

⑨《随息居重订霍乱论》:温病变霍乱。

【方论】　①《注解伤寒论》：虚而不实者，苦以坚之，酸以收之，黄芩、白芍之苦酸以坚敛肠胃之气；弱而不足者，甘以补之，甘草、大枣之甘以补固肠胃之弱。

②《内台方议》：黄芩为君，以解少阳之里热，苦以坚之也；芍药为臣，以解太阳之表热而行营气，酸以收之也；甘草为佐，大枣为使，以辅肠胃之弱而缓中也。

③《医方集解》：黄芩以彻其热，而以甘、芍、大枣和其太阴，使里气和则外证自解。

④《伤寒贯珠集》：热气内淫，黄芩之苦，可以清之；肠胃得热而不固，白芍之酸，甘草之甘，可以固之。

⑤《医林纂要探源》：太阳郁热，则上烁肺而下遗大肠，故用黄芩以除肺肠之热；少阳郁热，则木乘土，故用芍药以泻相火而和太阴；寒淫于内，治以甘热，故用甘草、大枣以治寒，且以厚脾胃生气血而治自利。

⑥《霍乱论》：黄芩清解温邪，协白芍泄迫血之热，而以甘、枣奠安中土。

【验案】　痢疾　《陕西新医药》(1979,9:31)：盛某，男，26岁。夏季间患痢疾，痢下脓血便，红多白少，腹部挛急而痛，肛门作坠，身热，脉弦数，舌苔黄。治以调气和血，清热燥湿。处方：白芍9克，甘草3克，黄芩9克，广木香(后下)6克。连服3剂，下痢止，腹痛除。

【实验】　药理作用　《中国中药杂志》(1990,2:115)：动物实验表明，黄芩汤具有非常明显的抗炎、退热、解痉、镇痛和一定镇静作用。

黄芩汤(2)

【方源】　《外台秘要》卷二十二引《古今录验》。

【组成】　黄芩、黄连、甘草(炙)、黄柏各30克。

【用法】　水煎，含之，冷吐取愈。

【主治】　口疮，喉咽中塞痛，食不得入。

黄芩汤(3)

【方源】　《外台秘要》卷三引《延年秘录》。

【组成】　黄芩9克，栀子9克，白芍9克，豆豉(绵裹)15克。

【用法】　水煎服。

【主治】　天行五六日，头痛，骨节疼痛，腰痛，兼痢。

【宜忌】　忌蒜、热面等五日。

黄芩汤(4)

【方源】　《千金翼方》卷二十二。

【组成】　黄芩6克，栀子(擘)14枚，葱白6克，豆豉(绵裹)9克。

【用法】　水煎服。

【主治】　虚石发，内有客热，胸中痞，外有风湿不解，肌中急挛。

黄芩汤(5)

【方源】　《圣济总录》卷二十七。

【组成】　黄芩(去黑心)30克，栀子30克，甘草(炙)30克，芒硝15克。

【用法】　上药研为粗末。每次9克，水煎，去渣温服，不拘时候。

【功用】　除胃内瘀热。

【主治】　伤寒发斑，烦躁。

黄芩汤(6)

【方源】　《圣济总录》卷一〇八。

【组成】　黄芩(去黑心)、大黄(锉，炒)各60克，栀子30克，豆豉(炒)90克。

【用法】　上药研为粗末。每次9克，水煎，去渣，食后临卧温服。

【主治】　丹石发动，发热，心腹胀满，小便赤，大便难，胸中烦躁，目赤痛。

黄芩汤(7)

【方源】　《圣济总录》卷一八三。

【组成】　黄芩(去黑心)90克，石膏(碎)150克，甘草(炙，锉)、升麻各60克。

【用法】　上药研为粗末。每次15克，水煎，去渣放冷，用漱口，1日10次；喉咽有疮，稍稍咽之。

【主治】　食饮失度，乳石发，口中发疮。

黄芩汤(8)

【方源】　《世医得效方》卷十四。

【组成】　黄芩、白术、朱砂、当归各等份。

【用法】　上药研为散。每次9克，水煎，温服。

【主治】　胎孕不安。

黄芩饮

【方源】　《普济方》卷二六○。

【组成】　黄芩9克,栀子14枚,干姜6克,芒硝6克。

【用法】　水煮,绞去渣,下芒硝调,分2次温服。

【主治】　服乳石觉大热,不得通泄。

黄芩散(1)

【方源】　《圣济总录》卷一二五。

【组成】　黄芩(去黑心)、黄柏(去粗皮,锉)、黄连(去须)、郁金各15克。

【用法】　上药研为散。入寒食面15克,水调。贴之。

【主治】　诸瘤血出。

黄芩散(2)

【方源】　《幼幼新书》卷十八引丁时发方。

【组成】　黄芩、栀子、黄丹各等份。

【用法】　上药研为末。用牛蒡子叶杵汁调,涂在顶门。

【主治】　小儿斑疮入眼。

黄芩散(3)

【方源】　《小儿卫生总微论方》卷七。

【组成】　黄芩、枳壳(去瓤,麸炒)、大黄、大腹子各15克。

【用法】　上药研为粗末。每次4.5克,水煎,去渣服,不拘时候。

【主治】　伤寒五六日,大便不通,热燥闷乱。

黄芩散(4)

【方源】　《普济方》卷四○四。

【组成】　黄芩、大黄各15克,栀子9克,玄参18克。

【用法】　上药研为粗末。每次30克,水煎服。

【功用】　解余毒。

【主治】　疮毒出尽后呕吐。

黄连汤(1)

【方源】　《医心方》卷十一引《小品方》。

【组成】　黄连12克,当归9克,干姜9克,厚朴6克。

【用法】　水煎服。

【主治】　春月暴热,解脱饮冷,或眠湿地,中冷腹痛,下青黄汁,疲极欲死。

黄连汤(2)

【方源】　《太平圣惠方》卷九十。

【组成】　黄连(去须)60克,甘草60克,苦参150克,柳枝并叶60克。

【用法】　上药研为散。每用90克,水煮,去渣,看冷热洗浴。

【主治】　小儿头面身体生疮,出黄脓水。

黄连汤(3)

【方源】　《普济方》卷一四三引《类证活人书》。

【组成】　黄连(去须,炒)30克,黄芩(去黑心)22.5克,栀子7.5克,阿胶(炙令燥)15克。

【用法】　上药研为粗末。每次9克,水煎,去渣,食前温服。

【主治】　伤寒热病愈后,下痢脓血不止。

黄连汤(4)

【方源】　《圣济总录》卷七十八。

【组成】　黄连(去须)120克,熟艾(炒)60克,苦参、槐白皮各90克。

【用法】　上药锉细,如麻豆大。每次15克,水煎,去渣温服。

【主治】　痔湿部疮烂。

黄连汤(5)

【方源】　《圣济总录》卷一○八。

【组成】　黄连(去须)120克,白芍60克,黄芩(去黑心)、秦艽(去苗)各30克。

【用法】　上药研为粗末。每次15克,水煎,去渣,食后、临卧服。

【主治】　时气病后目赤痛。

黄连汤(6)

【方源】　《圣济总录》卷一二三。

【组成】　黄连(去须)3克,豆豉15克,薤白(切)4茎,猪胆半个。

【用法】　先以童便煎黄连、豉、薤白,去渣,下猪胆煎,空腹顿服,每隔日依法再服。

【主治】　喉中生疮,久患积劳,不下食,日渐羸瘦。

黄连汤(7)

【方源】　《圣济总录》卷一七八。

【组成】　黄连(去须)30克,干姜(炮)、艾叶(炒)各15克,乌梅3枚。

【用法】　上药研为散。每次6克,水煎,去渣,空腹温服。

【主治】　小儿赤白痢,腹痛。

黄连汤(8)

【方源】　《御药院方》卷十。

【组成】　黄连(去须)、秦皮、苦竹叶(切)、薄荷叶各30克。

【用法】　上药锉,如麻豆大。每用15克,水煎,绵滤去渣,就热淋洗,不计度数。

【功用】　散头面热。

【主治】　目赤肿痛。

黄连汤(9)

【方源】　《医方类聚》卷一五七引《施圆端效方》。

【组成】　黄连(净)45克,黄柏(去皮)、黄芩、栀子各30克。

【用法】　上药研为散。每次12克,水煎,去渣温服,不拘时候。

【主治】　一切积毒伏热,赤目口疮,咽喉糜烂;酒毒烦躁;伤寒蓄热在中,身热狂躁,昏迷不食。

黄连饮

【方源】　《外台秘要》卷三十七引《小品方》。

【组成】　黄连、甘草(炙)各3克,葳蕤6克。

【用法】　水煮,去渣,纳朴硝3克,顿服。得微利止。

【主治】　热上肝膈,腰肾冷极而腰痛如折,两目欲脱。

黄连散(1)

【方源】　方出《外台秘要》卷二十五引《肘后备急方》,名见《太平圣惠方》卷五十九。

【组成】　黄连(去须,微炒)60克,龙骨60克,阿胶(捣碎,炒令黄燥)60克,艾叶(微炒)60克。

【用法】　上药研为散。每次9克,食前煮仓米粥饮调下。

【主治】　休息痢,多时不愈,肌体瘦瘁。

黄连散(2)

【方源】　《太平圣惠方》卷三十六。

【组成】　黄连(去须)30克,血余炭30克,故絮灰30克,干姜30克。

【用法】　上药研为散。每取敷于疮上。

【主治】　唇吻生疮。

黄连散(3)

【方源】　《太平圣惠方》卷五十三。

【组成】　黄连(去须,捣罗为末)60克,生地黄汁30毫升,生瓜蒌汁30毫升,牛乳30毫升。

【用法】　上用3味汁相和,每次30毫升,调下黄连末3克,不拘时候。

【功用】　润肺心。

【主治】　消渴。

黄连散(4)

【方源】　方出《太平圣惠方》卷五十三,名见《普济方》卷一七九。

【组成】　枇杷叶(拭去毛,炙微黄)30克,芦根(锉)60克,甘草(炙微赤,捣)21克,黄连(去须)30克。

【用法】　上药研为散。每次12克,水煎,去渣,每于食后温服。

【主治】　暴渴,心神烦闷,口舌干焦。

黄连散(5)

【方源】　《太平圣惠方》卷六十五。

【组成】　黄连(去须)30克,胡粉(细研)30克,黄柏(锉)30克,雄黄(细研)15克。

【用法】　上药研为散。先以温浆水洗疮,然后取药敷之。

【主治】　癣湿痒不可忍。

黄连散(6)

【方源】　《太平圣惠方》卷六十五。

【组成】　黄连(去须)30克,槟榔30克,丁香4克,麝香(细研)1.5克。

【用法】　上药研为散,入麝香研令匀。先用盐浆水洗,候干以药掺之。

【主治】　恶疮疼痛不可忍。

黄连散(7)

【方源】　《圣济总录》卷一三九。

【组成】　黄连(去须)、槟榔(锉,生用)、木香、白芷各15克。

【用法】　上药研为散,掺所伤处,血即止。如妇人血晕,以童便调下3克;如脏毒泻血,以水煎服。

【主治】　金刃所伤,出血不止;妇人血晕;脏毒泻血。

黄连散(8)

【方源】　《杨氏家藏方》卷十一。

【组成】　乳香(别研)4.5克,黄连(去须)30克,荆芥100穗,灯心草100茎。

【用法】　上药研为散。每用9克,水煎,滤去渣,热洗。

【主治】　①《杨氏家藏方》:眼睑赤烂。

②《普济方》引《永类钤方》:肝受风热,睑眦赤烂。

黄连散(9)

【方源】　《医方类聚》卷七十引《神效名方》。

【组成】　当归、赤芍、黄连、黄柏各等份。

【用法】　上药锉。以雪水或甜水浓煎汁,热洗眼。

【主治】　一切风毒赤目。

黄连散(10)

【方源】　《儒门事亲》卷十五。

【组成】　黄连、黄柏(去粗皮)、草决明、轻粉各等份。

【用法】　上药研为细末。用生小油调药于疮上涂之。

【主治】　小儿头疮。

黄连散(11)

【方源】　《普济方》卷二一一。

【组成】　黄连30克,黄芩30克,当归30克,赤石脂30克。

【用法】　上药研为细散,每次6克,以粥饮调下,不拘时候。

【主治】　热痢烦渴腹痛。

黄连散(12)

【方源】　《普济方》卷三五五。

【组成】　黄连30克,黄芩、䗪虫、熟地黄各30克。

【用法】　上药研为末。每次3克,酒下,1日3次。

【主治】　产后下痢。

黄连膏(1)

【方源】　《圣济总录》卷一〇八。

【组成】　黄连(去须)30克,蕤仁、决明子、秦皮(去粗皮)各15克。

【用法】　上药研为末。水煎,以绵滤去渣,澄清,点注眼中,1日3次。

【主治】　目眽眽不明。

黄连膏(2)

【方源】　《华氏医方汇编》卷二。

【组成】　黄连30克,黄柏、大黄(俱为末)各90克,当归150克。

【用法】　以麻油煎至归枯,渣滤去,入大黄90克烊化,再下三黄末,搅匀陈用。

【主治】　湿毒脚癣溃烂。

黄吹药

【方源】　《喉科紫珍集》卷下。

【组成】　明雄9克,软石膏15克,硬石膏15克,泥片1克。

【用法】　上药研为细末。吹之。

【主治】　喉症。

黄灵丹(1)

【方源】　《集验良方》卷一。

【组成】　金伦僧90克,轻粉3克,麝香1克,冰片1克。

【用法】　上药研为极细末。瓷瓶收贮。外掺。

【主治】　下部湿盛,黄水手、扒足趾诸疮。

黄灵丹（2）

【方源】　《内外验方秘传》。

【组成】　大黄 120 克,黄柏 30 克,胡黄连 60 克,生石膏 60 克。

【用法】　晒脆,研为细末。外掺。

【主治】　腿胫红肿臭烂,流脓淌水,延开他处。

黄柏丸

【方源】　《圣济总录》卷七十五。

【组成】　黄柏（去粗皮,炙)22.5 克,乌梅（炒干)30 克,熟艾（微炒)30 克,甘草（炙,锉)15 克。

【用法】　上药研为末,水为丸服。

【主治】　白滞痢及食不消化。

黄柏汤（1）

【方源】　《圣济总录》卷二十六。

【组成】　黄柏（去粗皮)、阿胶（锉,炒燥)各 15 克,黄连（去须,锉炒)30 克,山栀子仁 7.5 克。

【用法】　上药锉,如麻豆大。每次 9 克,水煎,去渣,食前温服。

【主治】　伤寒后下痢脓血。

黄柏汤（2）

【方源】　《医方类聚》卷二〇八引《简易方》。

【组成】　黄芩、黄柏各 3 克,黄连（去毛)9 克。

【用法】　水煎,去渣,加炒阿胶末 15 克,再煎,空心温服。

【加减】　腹痛,加栀子 9 克。

黄柏散（1）

【方源】　《太平圣惠方》卷五十九。

【组成】　黄柏（炙微赤,锉)30 克,当归（锉,微炒)30 克,黄连（去须,微炒)30 克,地榆（锉)22.5 克。

【用法】　上药为细末,每次 6 克,以粥饮调下,不拘时候。

【主治】　血痢日夜不止,腹中绞痛,心神烦闷。

黄柏散（2）

【方源】　《圣济总录》卷一三七。

【组成】　黄柏（去粗皮)、黄连（去须)、胡粉（研)各 30 克,雌黄（研细)15 克。

【用法】　上药研为散。先以米泔清洗净,拭干敷药,1 日 3 次。

【主治】　湿癣痒不可忍。

黄柏散（3）

【方源】　《儒门事亲》卷十五。

【组成】　黄柏、白及、白蔹各等份,黄丹少许。

【用法】　上药研为细末。凉水调涂。

【主治】　蜂巢、缠腰等疮。

黄柏散（4）

【方源】　《普济方》卷三〇〇。

【组成】　黄柏 30 克,五倍子 6 克,密陀僧少许,甘草少许。

【用法】　除黄柏外为末,水调匀,敷于黄柏上,火炙 3～5 次,炙尽药末为度。将黄柏切薄片,临睡贴之,天明即愈。

【主治】　茧唇。

黄柏散（5）

【方源】　《中医皮肤病学简编》。

【组成】　黄柏 78 克,青黛 6 克,肉桂 3 克,冰片 1 克。

【用法】　上药研为细末。外用。

【主治】　口炎。

黄香饼

【方源】　《圣济总录》卷一三二。

【组成】　黄柏 30 克,郁金 15 克,乳香 0.3 克。

【用法】　上药研为末。用槐花水调作饼。于疮口贴之。

【主治】　卷毛疮,在头中,初生如葡萄,痛不止。

黄香散

【方源】　《验方新编》卷十一。

【组成】　硫黄、花椒各 15 克。

【用法】　上药研为末,加生姜、葱头各 15 克,和生猪板油捣融,用布包好。烘热,时时擦之,其效甚速。

【主治】　疥疮。

黄香膏

【方源】　《验方新编》卷八。

【组成】　松香(白水煮透,取出放冷水内搓洗,再煮再洗,如此 9 次,倒地待冷取起)30 克,轻粉 9 克,银朱 3 克,白蜜少许。

【用法】　上药炼老成珠,加菜油少许,炖热搅匀,看疮之大小作饼。置疮上,将绸条扎住。24 小时取下,用滚水搓洗极净,翻转再贴。只要 1 个药饼直贴到好,不须另换。待疮好,将此药饼洗净收好,如遇此疮,再与别人贴。此饼若医过 3 人之后,贴上即好,若医过 10 人,贴上更能速愈,奇绝妙绝。

【主治】　臁疮,及一切痈毒大疮,日久不愈。

黄芪汤(1)

【方源】　《圣济总录》卷一五二。

【组成】　黄芪(锉)45 克,阿胶(炙燥)60 克,甘草(炙,锉)30 克,大枣(去核)50 颗。

【用法】　上药研为粗末。每次 9 克,水煎,去渣,空心、食前温服。

【主治】　妇人漏下赤白,淋漓不断。

黄芪汤(2)

【方源】　《杨氏家藏方》卷十三。

【组成】　黄芪、甘草、地骨皮、防风(焙干)各等份。

【用法】　上药研为散。每用 15 克,水煎,滤去渣,通手淋洗。

【主治】　痔疾。

黄芪汤(3)

【方源】　《类编朱氏集验方》卷十三。

【组成】　枳实(炒,为末)30 个,黄芪 60 克,甘草 15 克,大枣(同枳实末捣烂,慢火焙焦黄)30 个。

【用法】　上药研为末。每次 6 克,食后以米饮调服。

【主治】　伤损大吐血,或因酒食饱,低头掬损,吐血至多,并血妄行,口鼻俱出,但声未失者。

黄芪散(1)

【方源】　《太平圣惠方》卷十七。

【组成】　黄芪(锉)30 克,麦冬(去心)30 克,瓜蒌根 30 克,甘草(锉,生用)15 克。

【用法】　上药研为散。每次 15 克,水煎,去渣温服,不拘时候。

【主治】　热病烦渴,日夜吃水。

黄芪散(2)

【方源】　《普济方》卷三十八引《指南方》。

【组成】　黄芪 60 克,甘草 15 克,枳实(去皮)30 个,青州枣(2 味捣烂,去核焙干,慢火煨)20 个。

【用法】　上药研为细末。每次 6 克,米饮调下。

【主治】　大便远血。

黄芪散(3)

【方源】　《普济方》卷四〇三。

【组成】　嫩黄芪、柴胡、苏木、紫草各等份。

【用法】　水煎服。

【主治】　雪天疮疹难出,皮肤温壮,头烧足冷,呵欠困闷,无时惊悸。

黄芪散(4)

【方源】　《鸡峰普济方》卷十八。

【组成】　黄芪 30 克,薏苡仁 15 克,人参 7.5 克,甘草 6 克。

【用法】　上为细末。每次 3 克,水煎,去渣,食后温服。

【功用】　通流荣卫,调适阴阳。

【主治】　久嗽痰多,虚烦食少。

黄粉散

【方源】　《普济方》卷三〇一。

【组成】　五倍子、黄柏、滑石、轻粉各等份。

【用法】　上药研为细末。贴之。数次即愈。

【主治】　阴囊上生疮,黄水流注,有妨行步。

黄蜡膏(1)

【方源】　《圣济总录》卷一四四。

【组成】　黄蜡 150 克,肉桂(去粗皮)、吴茱萸(炒,为末)各 30 克,盐(火烧)7.5 克。

【用法】　上三味研为细末,麻油 150 毫升熔黄蜡,与药末同煎数沸搅匀,倾出,瓷盒收。每用看所伤大小摊贴,频易之。

【主治】　伤折风肿疼痛。

黄蜡膏（2）

【方源】　《是斋百一选方》卷十二。

【组成】　麻油15毫升，黄蜡30克，光粉、五倍子末各少许。

【用法】　麻油慢火煎沸，入黄蜡同煎候溶，即入光粉、五倍子末少许，熬令稠紫色为度。先以热汤洗，火上烘干，即用药敷，薄纸贴之。其痛立止，入水亦不落。若合药入粉多则硬而成块，旋以火炙动，挑敷。

【主治】　冬月手足拆裂。

黄丹软膏

【方源】　《中医皮肤病学简编》。

【组成】　黄丹12克，黄柏粉12克，白矾6克，凡士林70克。

【用法】　上药研为细末，与凡士林调成软膏。外用。

【主治】　神经性皮炎。

黄水疮散

【方源】　《全国中药成药处方集》（呼和浩特方）。

【组成】　穿山甲、轻粉、官粉、樟丹各等份。

【用法】　上研为细面。外敷。

【主治】　黄水疮。

黄芩饮子

【方源】　《外台秘要》卷三十七引薛侍郎方。

【组成】　黄芩12克，栀子14枚，葛根12克，芒硝9克。

【用法】　水煎，绞去渣，下芒硝调之，分2次温服。

【主治】　服食之后觉大热，不得通泄。

黄连含汤

【方源】　《普济方》卷三六五。

【组成】　黄连、白矾、细辛各12克，藜芦（炙）6克。

【用法】　水煮。本疮含满口，冬可暖之。儿大解语，可用含之；儿小，但以绵搵拭疮上。

【主治】　小儿口疮，如月蚀状，赤黑似瘤有窍，如有虫，吮之有血。

黄连饮子

【方源】　《太平圣惠方》卷十八。

【组成】　黄连（去须，微炒）6克，栀子（捶碎）2枚，豆豉12克，薤白（切）12克。

【用法】　水煎，去渣，分2次温服，不拘时候。

【主治】　热病，便痢无度，烦愤不安。

黄连洗汤

【方源】　《外台秘要》卷二十一引《小品方》。

【组成】　黄连90克，秦皮60克，升麻60克，蕤仁15克。

【用法】　水煎，绞去渣，适寒温以洗目。

【主治】　眼漠漠。

黄雄漆丸

【方源】　《解围元薮》卷三。

【组成】　严漆30克，蟹黄15克。

【用法】　拌匀，晒，渐去面上汗水，待尽，又加水飞雄黄、猪牙皂末各15克，为丸，不可见日，晒则不干。每次1克，温酒送下。

【主治】　蛇皮鱼鳞，痒风癫风，一切危重之症。

黄牛脑子酒

【方源】　《医学入门》卷三。

【组成】　牛脑髓（薄切）一个，白芷、川芎末各9克。

【用法】　同入瓷器内加酒煮熟，趁热服之。尽量一醉，睡后酒醒，其疾如失。

【主治】　远年近日偏正头风。

黄白牛车散

【方源】　《辨证录》卷十一。

【组成】　牛膝30克，车前子9克，黄柏6克，白芍30克。

【用法】　水煎服。

【主治】　妇人忧思伤脾，又加郁怒伤肝，于是肝火内炽，下克脾土，而脾土不能运化，湿热之气，蕴结于带脉之间，肝火焚烧，肝血不藏，亦渗于带脉之内，带脉因脾气之伤，约束无力，湿热之气随气下陷,同血俱下,致患赤带,似血非血。

黄芩芍药汤(1)

【方源】　《赤水玄珠》卷二十八。

【组成】　黄芩9克,白芍、升麻各6克,甘草3克。

【用法】　水煎服。

【主治】　①《赤水玄珠》:麻痘滞下。

②《医方考》:肠胃热泻。

【方论】　《医方考》:黄芩可以清之,白芍可以寒之,升麻可以举之,甘草可以调之。

黄芩芍药汤(2)

【方源】　《伤寒大白》卷二。

【组成】　黄芩、白芍、黄连、甘草各适量。

【用法】　水煎服。

【主治】　阳明表热而衄;湿热伤于少阳,下利,寒热口苦。

黄芩羌活汤

【方源】　《会约医镜》卷六。

【组成】　防风、羌活各4.5克,黄芩、甘草各3.6克。

【用法】　水煎服。

【主治】　眉棱骨痛,外挟风寒,内成郁热,有兼痰湿者。

黄芩茅花汤

【方源】　《杏苑生春》卷五。

【组成】　黄芩、茅花各6克,白芍4.5克,甘草3克。

【用法】　上药研为散。用水浓煎,常服。

【主治】　上膈极热而衄者。

黄连马通汤

【方源】　《外台秘要》卷六引《深师方》。

【组成】　小豆6克,黄连(去毛)6克,马通汁18毫升,吴茱萸6克。

【用法】　水煎服。

【主治】　天行毒病,或下不止,咽痛。

【宜忌】　忌猪肉、冷水。

黄连甘乳膏

【方源】　《赵炳南临床经验集》。

【组成】　黄连粉30克,乳香粉30克,炉甘石粉60克,去湿药膏(或凡士林)210克。

【用法】　调匀成膏。外敷患处。

【功用】　解毒收敛,止痛生肌。

【主治】　下肢溃疡(臁疮),女阴溃疡(阴蚀),脓疱疮(黄水疮)。

【宜忌】　用药前后勿用水洗患处。

黄连龙骨汤(1)

【方源】　《外台秘要》卷三引《崔氏方》。

【组成】　黄连9克,黄柏9克,熟艾3克,龙骨6克。

【用法】　水煎服。

【主治】　时行数日而大下,热痢时作。

【宜忌】　忌猪肉、冷水。

【方论】　黄连、黄柏、龙骨止利除热,熟艾除热毒止利。

黄连龙骨汤(2)

【方源】　《伤寒图歌活人指掌》卷四。

【组成】　黄连30克,黄芩、白芍各7.5克,龙骨15克。

【用法】　分3服。水煎,去渣服。

【主治】　少阴脉沉,腹痛,咽痛,苦烦,体尤有热。

黄连当归汤

【方源】　《圣济总录》卷七十四。

【组成】　黄连(去须)、当归(切,焙)、甘草(炙,锉)各60克,酸石榴皮(锉,炒)120克。

【用法】　上药研为粗散。每次15克,水煎,去渣,空心食前温服。

【主治】　洞泄寒中,水谷不化。

黄连泻心汤

【方源】　《古今医统大全》卷十四。

【组成】　黄连、生地黄、知母各4.5克,甘草1.5克。

【用法】　水煎,温服。

【主治】　①《瘟疫论》:大头时疫。

②《证治宝鉴》:心脉实,舌干,或破或肿者。

黄连茱萸汤

【方源】 《普济方》卷二一一。

【组成】 黄连 12 克,吴茱萸、当归各 3 克,石榴皮 9 克。

【用法】 水渍黄连一夕,明旦更入水煮,分 3 次服。

【主治】 积冷彻白痢下不断,变成赤黑血汁烂鱼脑,肠疼痛,枯瘦不能饮食。

黄连枳壳汤

【方源】 《症因脉治》卷四。

【组成】 黄连、枳壳、陈皮、甘草各适量。

【用法】 水煎服。

【主治】 湿热痢。无表邪,腹痛后重,由湿火伤于气分者。

黄连点眼方

【方源】 《圣济总录》卷一〇三。

【组成】 黄连(宣州者,去须,捣末)7.5 克,芒硝(研)3 克,蜜(绵滤过)15 克(与前药和匀)。

【用法】 取消梨 1 颗,割顶作盖,去核,如瓮子,将诸药纳于梨中,以盖子覆之,冬月半月,夏月 1 日,倾出,以绵绞去渣,以汁点之。

【主治】 目赤肿痛,烦热昏暗并障翳。

黄连香薷散

【方源】 《症因脉治》卷四。

【异名】 黄连香薷饮(《外科大成》卷三)。

【组成】 黄连、香薷、白扁豆、厚朴各适量。

【用法】 水煎熟,冷服。

【主治】 ①《症因脉治》:暑湿腹痛之症,热令当权,忽尔腹中作痛,肠中作响,痛泻交作,脉洪大者,此暑湿霍乱之类。

②《外科大成》:暑热所逼而致夏月鼻出血,脉虚身热,大汗口渴者。

【加减】 呕吐,加藿香;胸前饱闷,加枳壳;小便不利,加六一散、木通汤;大便结,加大黄;恶寒身热,加羌活、防风。

黄连消暑丸

【方源】 《医方集解》。

【组成】 半夏、茯苓、甘草各 10 克,黄连 6 克。

【用法】 上药研为末,水为丸服。

【主治】 伏暑烦渴而多热痰。

黄连犀角汤(1)

【方源】 《外台秘要》卷二引《深师方》。

【组成】 黄连(去毛)12 克,乌梅(擘)14 枚,犀角 9 克,青木香 15 克。

【用法】 水煎,分 2 次服。

【主治】 ①《外台秘要》引《深师方》:伤寒及诸病之后,内有疮出下部烦者。

②《医学入门》:狐惑,咽干唇焦,口燥热盛。

③《医略六书》:肛门生虫下脱,脉数者。

④《寒温条辨》:狐惑病,咽干声嘎。

【宜忌】 忌猪肉、冷水。

【方论】 《医略六书》:犀角清心胃之火及肠,黄连清心脾之火及肛,木香调气醒脾胃,乌梅杀虫收脱肛。为散涣渣,以诱入虫口也,使蓄热顿化,则肠胃肃清而虫自不生,亦无不化,肛门焉有下脱之虞? 此清热杀虫之剂,为虫蚀脱肛之专方。

黄连犀角汤(2)

【方源】 《医学纲目》卷三十二。

【组成】 黄连 15 克,犀角 30 克,乌梅 7 个,没药 7.5 克。

【用法】 水煎服。

【主治】 伤寒及诸病之后,内有蟨出下部者。

黄连解毒汤

【方源】 方出《肘后备急方》卷二,名见《外台秘要》卷一引《崔氏方》。

【异名】 解毒汤(《保命集》卷中)、火剂汤(《脉因证治》卷上)、黄连黄柏汤(《伤寒总病论》卷三)、既济解毒汤(《医方类聚》卷五十六引《修月鲁般经》)、三黄解毒汤(《外科十法》)、三黄汤(《不居集·下集》卷四)。

【组成】 黄连 9 克,黄柏、黄芩各 6 克,栀子 14 枚。

【用法】 水煎,分 2 次服。

【主治】 ①《肘后备急方》:烦呕不得眠。

②《外台秘要》引《崔氏方》:大热盛,苦烦闷,干呕,口燥,呻吟,错语不得卧。

③《外科发挥》：流注、积热疮疡，焮肿作痛，烦躁饮冷，脉洪数或口舌生疮，或疫毒发狂。

④《古今医统大全》：一切火热毒，狂躁烦心，口燥舌干，热势之甚者及吐下后，热不解而脉洪，喘急，郑声目赤，睛痛。

⑤《医方考》：阳毒，上窍出血，里热壅盛者。

⑥《幼幼集成》：呕血，并便前下血；麻疹出后，仍发热烦躁，麻未出尽。

⑦《医林纂要探源》：丹毒有热甚速甚者，初发。

【宜忌】　《外台秘要》引《崔氏方》：忌猪肉、冷水。

【方论】　①《医方考》：用黄连泻心火，黄芩泻肺肝之火，黄柏泻肾火，栀子泻上下之火。

②《医方集解》：此手足阳明、手少阳药也。三焦积热，邪火妄行，故用黄芩泻肺火于上焦，黄连泻脾火于中焦，黄柏泻肾火于下焦，栀子泻三焦之火从膀胱出。盖阳盛则阴衰，火盛则水衰，故用大苦大寒之药，抑阳而扶阴，泻其亢甚之火，而救其欲绝之水也，然非实热不可轻投。

③《医方论》：此治实邪实火，表里俱盛之剂。故用黄芩泻肺火，黄连泻心火，黄柏泻肾火，又用栀子令上焦之热邪委婉而下，三焦通治，药力颇峻。若表里俱热，胸痞便秘谵语者，便当去黄芩，加大黄以通之，使滞去而热亦退，须细辨之。

④《删补名医方论》：君以黄连直解心经火毒也，黄芩泻肺经火毒，黄柏泻肾经火毒，栀子通泻下焦火毒，使诸火毒从膀胱出。

⑤《临床应用汉方处方解说》：黄连苦寒，清湿热、泻火，入肝、心、脾；黄芩苦寒，泻火除湿，入肺与大肠；黄柏苦寒，清热去湿，入肾与膀胱；栀子苦寒，泻上、中、下三焦之郁火，入心包、三焦。

【验案】　①反胃　《生生堂治验》：间街五条比大坂屋德兵卫之妻，年二十六，月事不常，朝食辄吐之暮，暮食则吐之朝，每吐上气烦热，头痛、眩晕，时医或以为翻胃治之，曾无寸效，其面色焰焰，而脉沉实，心下至小腹拘挛，而所按尽痛。先生曰：有一方可以治矣。乃与黄连解毒汤3贴，前症颇愈，后数日，卒然腹痛，泻下如块，月事寻顺也，三旬复旧。

②胆道感染　《浙江中医药》(1977，2：33)：郑某，男，35岁，农民，1974年5月3日初诊。诉右上腹持续疼痛，痛连右肩，发热，干呕，目微黄腻，脉象弦数。既往曾患胆囊炎，证属肝胆湿热。治以清热

利胆，方用黄连解毒汤加枳壳、广木香、大黄（后下）、茵陈。3剂后腹痛减轻，大便日解2次，原方去大黄，继服3剂，诸症缓解。

③肠热脱肛　《浙江中医药》(1977，2：33)：徐某，男，4岁，1975年3月1日初诊。脱肛已年许，每次便后肛门脱出，曾服补中益气汤无效，症属脾胃积热，下注大肠，治拟黄连解毒汤加地榆、枳壳，服药7剂后，脱肛已愈，诸症消失。

④幼儿湿疹　《浙江中医药》(1977，2：34)：某某，男，产下月余。额头湿水浸淫，面部脓痂成片，耳颈皮肤红赤，烦躁多啼，尿赤。内服黄连解毒汤，每日1剂；外用黄柏、滑石、煅石膏、青黛，研细末敷患处，服药4剂而愈。

⑤脓疱疮　《浙江中医药》(1977，2：34)：徐某某，男，6岁，1974年4月26日初诊。皮肤丘疹抓痒，感染成疮，脓疱疮臀部较多，四肢也发，脉数。治拟清热解毒，黄连解毒汤加金银花、连翘，5剂愈。

⑥脑血管障碍后遗症　《新药と临床》(1992，9：176)：以本方治疗脑血管障碍后遗症14例，其中脑卒中后遗症11例，脑动脉硬化1例，脑挫伤1例，脑血管性痴呆1例。结果：自觉症状（如头痛、肩凝、焦躁等）改善10例(71.4%)。他觉症状无明显改善，只有2例改善(14.3%)。但3例患者上睑下垂明显改善，表明本方可改善椎动脉，尤其是中脑的脑血流。

⑦脑损伤恢复期　《辽宁中医杂志》(1994，8：368)：以本方治疗脑损伤恢复期14例。结果：在服用1个疗程后，10例自觉症状（头痛、失眠、烦躁）明显改善，有效率为71.4%；第2个疗程后，8例精神症状消失，4例自觉症状消失，2例无效改用其他药物治疗，1例肢体功能有部分恢复；第3个疗程后，4例自觉症状消失，1例肢体功能完全恢复，1例肢体功能有改善，视神经损伤1例无明显改善。

⑧脑血管意外　《陕西中医》(1995，9：377)：用本方加味：大便秘结者加生地黄、生大黄；神昏者加安宫牛黄丸；上消化道出血者加三七粉；并配合脱水、降压等，治疗脑血管意外45例。结果：基本治愈12例，显著进步17例，进步7例，总有效率为80%。

⑨急性白血病合并真菌感染　《中国中西医结合杂志》(1997，2：120)：张氏等用本方合白虎汤为

主治疗急性白血病合并真菌感染 21 例。结果:痊愈 20 例,无效 1 例。

⑩毒血症 《中国中西医结合杂志》(1998,12:754):在用西药常规治疗同时,加服黄连解毒汤加味(黄连、黄芩、黄柏、栀子、金银花、连翘、大黄),治疗烧伤回吸期毒血症 21 例,并与单纯西药治疗组对照。结果:两组患者体温下降所需时间、治疗 5 天后主要症状改善情况比较,治疗组均优于对照组。

【实验】 ①抗病原微生物作用 《中医杂志》(1958,10:704):黄连解毒汤具显著的抗菌作用。且难于形成耐药性。对单味黄连产生耐药性的细菌,可在原抑菌浓度的 32 倍环境中生长,但对黄连解毒汤耐药者,仅能于 4 倍抑菌浓度生长。《中成药研究》(1986,12:39):黄连解毒汤对金黄色葡萄球菌所致小鼠腹腔感染也有保护作用,能降低死亡率。试验表明:以本方煎剂 25 克/千克灌服,对照组死亡率为 90%,本方死亡率仅 30%。

②降压作用及对血液系统和心血管系统的影响 《国外医学·中医中药分册》(1981,1:56):黄连解毒汤的降压作用以黄连、黄柏为最强,去黄连、黄柏后作用消失,但本方去黄芩后作用最强,单去黄连则出现快速耐受性。其降压机制不是通过对末梢的乙酰胆碱及儿茶酚胺的影响,但能增强乙酰胆碱的作用。《汉方医学》(1986,8:17):对实验性轻中度高血压大鼠,每日给予本方 1 克/千克,可见明显的降压效果,作用迅速,给药翌日即可见血压下降,5～7 日即能使血压恢复正常。本方的特点是仅使过高的血压降至正常,而不会使其降至正常水平以下,这与许多降压西药不同,此外,本方可使脑卒中易发性大鼠的脑卒中发作减少。

③止血作用 《汉方医学》(1982,3:13):本方对热盛之出血有良效,对Ⅷ因子、Ⅸ因子等内凝因子有活性,家兔凝血酶原时间测定表明对外凝系统无影响。对于双香豆素(华法林)所致小鼠出血死亡,黄连解毒汤可明显延缓死亡时间。本方有一定促凝止血效果。

④解热作用 《中药通报》(1986,1:51):黄连解毒汤具显著的解热效果,对内毒素所致家兔发热,黄连解毒汤的解热作用起效较慢,但持续时间长,给药后 6 小时发热兔体温仍继续下降。

⑤对血小板功能的影响 《临床血液》(1992,10:1527):在正常人的血小板中加入各种浓度的本方汤液,使之作用 30 分钟,用各种兴奋剂刺激,探讨了对其凝集功能。结果:本方抑制肾上腺素凝集最强,低深度时亦能抑制肾上腺素与其他兴奋剂组合而成的肾上腺素增效作用,认为本方是其他药物所不能比拟的独特的抗血小板剂。

⑥对药物诱发性应激负荷的效果 《和汉医药学杂志》(1994,3:264):以丁苯那嗪作为诱发物质,探讨了黄连解毒汤对丁苯那嗪负荷后自主运动量的影响。结果提示,本方对正常小鼠的自主运动量无影响;而对于丁苯那嗪应激负荷小鼠有增加自主运动量的作用,表明有恢复疲劳的效果。

⑦对乏氧和学习记忆的影响 《中成药》(1996,8:27):实验表明,本方灌胃给药明显增强小鼠单侧颈总动脉结扎后脑血液和氧的供应,对乙醇和 D-半乳糖所致的小鼠记忆障碍有明显的改善作用,并抑制 D-半乳糖所致的脑内丙二醛含量的升高,且具明显抑菌作用。

黄连熟艾汤

【方源】 《伤寒总病论》卷三。

【组成】 黄连、黄柏各 45 克,龙骨 30 克,熟艾 15 克。

【用法】 水煮,去渣,分 2 次温服。

【功用】 除热止痢。

【主治】 伤寒四日而大下,热利时作,白通诸药多不得止者。

黄柏升麻汤

【方源】 《伤寒总病论》卷三。

【组成】 黄柏、升麻、甘草(生)各 15 克。

【用法】 水煮,入地黄汁 30 毫升再煎。分 2 次服,细呷。

【主治】 天行口疮。

黄芪建中汤

【方源】 《医方考》卷一。

【组成】 黄芪、肉桂各 4.5 克,白芍 9 克,甘草 3 克。

【用法】 水煎服。

【主治】 伤寒汗后身痛,脉迟弱者。

【方论】 黄芪、甘草之甘,补中气也,然肉桂中有辛,同用之足以益卫气而实表;白芍之酸,收阴气也,桂中有热,同用之足以利荣血而补虚。此方以建中名者,建立中气,使其生育荣卫,通行津液,则表不虚而身痛自愈矣。

黄雌鸡肉粥

【方源】　《太平圣惠方》卷九十六。

【组成】　黄雌鸡(去毛羽肠脏)1只,粳米300克,黄芪(锉)30克,熟干地黄45克。

【用法】　上同煮,令极熟,去药及鸡骨,取汁并肉,和米煮作粥,入酱,一如食法调和,空腹食之;作羹及馄饨,任意食之亦得。

【功用】　补益五脏。

【主治】　膀胱虚冷,小便数不禁。

黄连白头翁汤

【方源】　《圣济总录》卷一四八。

【组成】　黄连(去须)30克,白头翁、醋石榴皮(炙)、犀角(镑屑)各15克。

【用法】　上药研为粗末。1-2岁儿每次1.5克,水煎,去渣,分2次温服。

【主治】　小儿热毒下痢如鱼脑,手足壮热。

黄疸茵陈冲剂

【方源】　《部颁标准》。

【组成】　茵陈332克,黄芩188克,大黄(制)125克,甘草32克。

【用法】　制成颗粒。每次10~20克,开水冲服,1日2次。

【功用】　清热利湿,退黄疸。

【主治】　急、慢性黄疸型传染性肝炎。

黄芩半夏生姜汤

【方源】　《内科摘要》卷下。

【组成】　黄芩(炒)、生姜、甘草(炙)、半夏各6克。

【用法】　水煎服。

【主治】　①《内科摘要》:胆府发咳,呕苦水如胆汁。

②《痘疹世医心法》:痘疹吐利者。

黄连竹茹橘皮半夏汤

【方源】　《温热经纬·三时伏气外感篇》。

【组成】　黄连、竹茹、陈皮、半夏各适量。

【用法】　水煎服。

【主治】　幼儿脾胃失伤,呕逆者。

【方论】　王士雄:于橘皮竹茹汤去生姜之温,甘草之甘;加黄连之苦寒,以降诸逆冲上之火;半夏之辛开,以通格拒搏结之气。

硇砂丸

【方源】　《鸡峰普济方》卷九。

【组成】　肉豆蔻、木香、白硇砂各7.5克。

【用法】　用白面9克,与木香和为饼子,将白硇砂饼子拌匀,以木香饼子包裹,作球子,安药球子120克于铜钱垛上,以炭火逼,候匀,遍黄色为度,碾为细末,滴水为丸,如梧桐子大。每次3~5丸,空心米饮送下。

【主治】　瘤冷沉积,胁下作块。

硇砂散

【方源】　《外科正宗》卷四。

【组成】　白硇砂3克,轻粉1克,冰片0.15克,雄黄1克。

【用法】　上药研为末。用草桔咬毛蘸药勤点痔上,1日5~6次,自然渐化为水而愈。

【功用】　《全国中药成药处方集》:消毒、化坚、散肿。

【主治】　①《外科正宗》:鼻生息肉,初起如瘤子,渐大下垂,名为鼻痔。

②《医宗金鉴》:由肝经怒火,肾经相火,胃经积火凝结而成的耳痔、耳蕈、耳挺,微肿闷痛,色红皮破,痛引脑巅。

爽气汤

【方源】　《传信适用方》卷四。

【组成】　白术30克,砂仁(炒)120克,冰片(去土)3克,甘草(炙)45克。

【用法】　上药研为细末。入盐点服。

【功用】　爽气。

雪消散

【方源】　《万病回春》卷七。

【组成】　芒硝60克,真紫雪3克,盐1克。

【用法】　上药研为末。入竹沥,用开水调敷。

咽津无妨。

【主治】　木舌。

掩脐法

【方源】　《世医得效方》卷六。

【组成】　连根葱(带土不洗)1茎,生姜1块,淡豆豉21粒,盐10克。

【用法】　上药同研烂,捏饼。烘热,掩脐中,以帛扎定。良久气透自通。

【主治】　大小便不通。

捷效化毒散

【方源】　《世医得效方》卷十一。

【组成】　人粪、猫粪、猪粪、犬粪各等份。

【用法】　冬月取上药,于高处黄土窖5日,取出,即用砂锅盛盖,盐泥固济,晒干,烧令通红,取出去火毒,为末,入麝香少许。每日1克,蜜调匀,温汤化下;或挑少许于舌上,用乳汁咽之。此药以毒攻毒,纵然疮出亦少快,无恶证。

【主治】　痘疮欲发未发者。

排脓汤(1)

【方源】　《金匮要略》卷中。

【组成】　甘草6克,桔梗9克,生姜3克,大枣10枚。

【用法】　水煎服。

【功用】　①《金匮要略心典》:行气血,和荣卫。

②《古方选注》:开提肺气,调和营卫。

【主治】　①《金匮要略》:疮痈,肠痈。

②《张氏医通》:内痈,脓从呕出。

【方论】　①《古方选注》:排,斥也;脓,血肉所化也。甘、桔、姜、枣,仍从上焦开提肺气,调和营卫,俾气行而脓自下。

②《金匮教学参考资料》:排脓汤以桔梗、甘草清热利气排脓,生姜、大枣和营卫,助正达邪。

【验案】　①肺痈　《金匮要略今释》引《续建殊录》:一男子,患肺痈,其友人佐氏投药,尔后脓自口鼻出,两便皆带脓,或身有微热,时恶寒,身体羸瘦,殆知不可药,乃来求治。先生与以排脓汤及伯州散,经日而瘳。

②淋病　《金匮要略今释》引《续建殊录》:加州士人某者,来在浪华,患淋病7年,百治无效。先生诊之:小腹挛急,阴头含脓,疼痛不能行步,乃作排脓汤与之,服之数日,旧疴全瘳。

③痈　《金匮要略今释》引《成绩录》:一男子患痈,所谓发背,大如盘。一医疗之,三月而不愈,因转医,加外治,肿痛引股,小便难,大便不通,腹硬满,短气微喘,舌上无苔,脉弦数。先生视其硬满,与以大黄牡丹皮汤,虽秽物下,硬满减,唯发背自若,喘满时加,浊唾粘沫如米粥,因与以排脓汤,兼服伯州散,吐黏痰数升,诸愈。

排脓汤(2)

【方源】　《嵩崖尊生全书》卷七。

【组成】　黄芪、白芷、五味、人参各等份。

【功用】　排脓补气。

【主治】　肺痈已吐脓后。

排脓散

【方源】　《金匮要略》卷中。

【组成】　枳实16枚,白芍18克,桔梗6克。

【用法】　上药研为散。取鸡子黄1枚,以药散与鸡黄相等,揉和令相得,饮和服之,1日1次。

【主治】　①《金匮要略》:疮痈,肠痈。

②《方极》:疮家胸腹拘满,若吐黏痰,或便脓血者。

【方论】　①《金匮要略心典》:枳实苦寒,除热破滞为君,得白芍药则通血,得桔梗则利气,而尤赖鸡子黄之甘润,以为排脓化毒之本也。

②《古方选注》:排,斥也;脓,血肉所化也。枳实、赤芍佐以桔梗,直从大肠泄气破血,斥逐其脓。

③《金匮要略释义》:气行则水行,水行则脓尽,故排脓必用桔梗开利其气以行其水,并佐枳壳为之助;因脓由血化,故兼利血,而用白芍;唯血既腐化而成脓,则去血必多,一面排脓以去其气分之实,而用鸡子黄以补其血分之虚。

④《金匮要略方论集注》:是方白芍行血分之滞而不伤阴,桔梗利气分之结而不损阳,枳实导水以消肿,鸡子黄调胃以护心安神。允为排脓之良剂也。

【验案】　便脓血　《金匮要略今释》引《成绩录》:加贺侯臣某,便脓血既五年,来浪华从医治之亦三年。一门生,与桂枝加术附汤及七宝丸,不治,遂请先生诊之。腹满挛急,少腹硬,底有物,重按则痛,乃与排脓散。受剂而去,未几,来谢曰:宿疴尽除矣。

推气散

【方源】　《证治汇补》卷二。

【组成】　枳壳、肉桂、白芍、青皮各适量。

【用法】　上药研为细末。每次 9 克,姜汤送下。

【功用】　平肝降气。

捻金散

【方源】　《普济本事方》卷十。

【组成】　紫草茸、升麻、糯米各 15 克,甘草(炙)7.5 克。

【用法】　上药研为粗末。每次 12 克,水煎,去渣温服;并渣再作一服。

【功用】　内消麻痘疮,令疮无瘢痕。

【主治】　小儿麻痘疮欲出,浑身壮热,情绪不乐,不思饮食。

接骨仙丹

【方源】　《惠直堂方》卷三。

【组成】　五铢钱(火煅、醋淬 49 次,重 3 克)5个,甜瓜子 15 克,珍珠(腐煮,布包捶碎)6 克,狗胎骨(煅)3 克。

【用法】　上药共研极细末。每次 6 克,随患上下,饥饱酒送下。

【主治】　跌打损伤,筋断骨碎。

接骨消肿止痛方

【方源】　《良朋汇集》卷五。

【组成】　苏木 30 克,好麻(剪碎,锅内炒灰)15克,乳香、没药(为末)各 9 克。

【用法】　苏木、麻灰用黄酒煎熟去渣,冲入药内,碗合少时,温服。出汗效。

【功用】　接骨消肿止痛。

控涎散

【方源】　《片玉痘疹》卷八。

【组成】　朱砂 0.6 克,雄黄 1 克,儿茶 1.5 克,川柏 1.5 克。

【用法】　上药研为极细末。每用少许吹之。

内服加味鼠粘子汤。

【主治】　痘疮,咽中生疮作痛,饮食哽塞而呕哕者。

探生散

【方源】　《普济方》卷三七五引《全婴方》。

【组成】　没药、雄黄各 3 克,乳香 1.5 克,麝香 1 克。

【用法】　上药研为细末。用少许吹鼻。以此定死生,如眼泪、鼻涕俱出者,可治。

【主治】　小儿急慢惊风,诸药无效者。

掺药

【方源】　《疮疡经验全书》卷五。

【组成】　鸡黄皮(焙)、血竭、花蕊石、冰片各适量。

【用法】　上药研为细末。湿用干掺,干用清油调搽。

【主治】　左右搭肩。

掺疮口药

【方源】　《医方类聚》卷一九一引《王氏集验方》。

【组成】　乳香、没药、海螵蛸、赤石脂各等份。

【用法】　上药研为末。掺疮上。

【功用】　定痛敛口。

【主治】　诸疮。

掺耳抵圣散

【方源】　《圣济总录》卷一一五。

【组成】　瓜蒂、麝香(研)、地龙、地丁各 15 克。

【用法】　上药研为散。每以少许掺耳内。

【主治】　耳重。

救生汤

【方源】　《嵩崖尊生全书》卷十四。

【组成】　全当归 30 克,川芎 6 克,龟板(炙脆,打碎)1 片,血余炭(烧灰存性)6 克。

【用法】　水、酒煎服。

【功用】　催生。

【加减】　虚人或产多力衰者,加人参 9 克。

救左汤

【方源】　《惠直堂方》卷一。

【组成】 熟地黄 30 克,白芍 15 克,柴胡 1 克,花粉 4.5 克。

【用法】 水煎服。

【主治】 中风后,左手不仁,或目不识人。

救生散

【方源】 《御药院方》卷九。

【组成】 雄黄(另研)、藜芦、猪牙皂(生,去皮尖)、白矾(生用,另研)各 6 克。

【用法】 上除研药外,研为细末,入研药同研匀细。每用 1 克,搐两鼻内。出黄水为效。

【主治】 咽喉闭塞,气息难通。

救死丹

【方源】 《辨证录》卷十。

【组成】 生甘草 60 克,瓜蒂 7 个,玄参 60 克,地榆 15 克。

【用法】 水煎服。

【主治】 服砒霜毒,疼痛欲死者。

【方论】 甘草最善解毒,得瓜蒂必上涌而吐,砒霜原能上升,故引之而尽出也。然而砒霜又善下行,得玄参、地榆最解大肠之火毒,砒之火毒从上而出,走下者不过余毒耳,又得玄参、地榆而解之,则上下共相解氛,毒何能施其燥烈之虐哉?况玄参、地榆俱是润中解毒,所以能制其酷也。唯服下不能吐者,此肠胃已坏,不可救矣。

救苦丹

【方源】 《医学集成》卷三。

【组成】 白矾 30 克,火消、硼砂、明雄黄各 15 克。

【用法】 上药研为末。每次 3 克,阴阳水调下;或烟油为丸,香橼汤送下,更效。

【主治】 霍乱。

救苦散

【方源】 《仙拈集》卷四。

【组成】 血竭、白蜡各 3 克,朱砂、轻粉各 6 克。

【用法】 上药研为末。搽上。

【主治】 杖疮久烂,有深坑者。

救命汤

【方源】 《医心方》卷九引《极要方》。

【组成】 麻黄 12 克,甘草(炙)6 克,大枣 5 枚,夜干(如博子)2 枚。

【用法】 以井花水煮麻黄,纳余药煮,分 4 次服。

【主治】 上气,气逆满,喘息不通,呼吸欲死者。

救逆汤

【方源】 《胎产心法》卷中。

【组成】 人参 30 克,当归 90 克,川芎 60 克,红花 9 克。

【用法】 水煎,速服。久之不顺,再煎再服。

【主治】 产母气血素亏,子无力转头,手足先出者。

救痒丹

【方源】 《疡医大全》卷十三。

【组成】 龙骨 3 克,冰片 1 克,皂角刺(烧灰存性)1 条。

【用法】 上药研为细末,用雄鼠胆 1 枚,水调匀,加人乳再调如厚糊,尽抹入耳孔内。

【主治】 耳痒。

救心荡寒汤

【方源】 《石室秘录》卷六。

【组成】 人参 90 克,高良姜 9 克,附子 9 克,白术 90 克。

【用法】 水煎服。

【主治】 阴寒直少阴肾中,手足青黑者。

【方论】 此方妙在良姜入心,同附子斩关直入,然非参、术之多用,亦不能返元阳于无何有之乡也,故必须多用而共成其功耳。

救产止痉汤

【方源】 《辨证录》卷七。

【组成】 人参 15 克,当归 30 克,川芎 9 克,荆芥(炒黑)3 克。

【用法】 水煎服。

【主治】 妇人新产之后,忽然手足牵搐,口眼喝斜,头摇项强,甚则角弓反张。

【方论】　此方即佛手散之变,大补其气血之虚,加之人参则气更旺矣。气旺而邪不敢敌,况有荆芥引血归经之药,血既归经,而邪何能独留？况荆芥原能祛邪而不损正气,故可两用之,以出奇耳。倘不补气血,唯事祛风,则血舍更空,风将直入,是立杀其妇矣,可不慎哉！

救腑回阳汤

【方源】　《辨证录》卷一。

【组成】　人参 15 克,附子 3 克,肉桂 6 克,巴戟天 30 克。

【用法】　水煎服。

【主治】　严寒之时,忽感阴冷直入于腑,手足身皆冷,面目色青,口呕清水,腹中雷鸣,胸胁逆满,体寒发颤,腹中觉有冷气一裹直冲而上,猝不知人。

【方论】　此方用人参以扶胃气,用肉桂以回阳,亦不必更借巴戟天之为君矣。不知巴戟天补心肾之火,心肾之火旺,而三焦之火更旺矣。且巴戟天生胃气而回阳,故用之为君,尤能统人参、附、桂同心之将,而扫荡祛邪,寓剿于抚之中也。

救肠败毒至圣丹

【方源】　《石室秘录》卷四。

【组成】　金银花(煎水)27 克,当归 15 克,地榆 21 克,薏苡仁 15 克。

【用法】　水煎服。

【主治】　肠痈。

救肺败毒至圣丹

【方源】　《石室秘录》卷四。

【组成】　玄参、麦冬、生甘草各 15 克,金银花 27 克。

【用法】　用水煎金银花取汁浸前药,加水煎服。

【主治】　肺痈。

虚风汤

【方源】　《幼幼新书》卷九引郑愈方。

【组成】　黑附子(炮,去皮脐)、天南星(大者,生去皮)各 1 个,白附子 7 个。

【用法】　上药研为末。每次 1.5 克,入蝎梢 1 个,水煎,微热服。

【主治】　小儿慢惊风。

虚六散

【方源】　《嵩崖尊生全书》卷九。

【组成】　滑石 15 克,甘草、黄连各 3 克,吴茱萸 1 克。

【用法】　上药研为末。每次 6 克,水煎服。

【主治】　湿热所致吞酸,泻泄,肛门热。

虚热煎

【方源】　《仙拈集》卷三。

【组成】　当归 30 克,川芎 6 克,黄芪 15 克,炮姜 1.5 克。

【用法】　水煎,入童便少许和匀服之。

【主治】　产后血虚发热。

常山汤

【方源】　《全生指迷方》卷二。

【组成】　常山、知母、甘草(炙)各 90 克,麻黄(去节)30 克。

【用法】　上药研为散。每次 15 克,水煎,去渣温服,以糜粥助取汗。

【主治】　疟疾,或寒已而热,或热已而寒,或寒热战栗,头痛如破,身体拘急,数欠,渴欲饮冷,或晡时而发,或间日而作,至期便发,发已即如常,其脉自弦。

常山饮(1)

【方源】　《圣济总录》卷三十七。

【组成】　常山 60 克,干漆(炒烟出)2 克,甘草(炙锉)30 克,豆豉(生用)30 克。

【用法】　上药研为粗末。每次 15 克,水煎,去渣,空心温服。吐出黄痰效。

【主治】　山岚瘴气,面黄力劣,寒热往来,心胸烦闷。

常山饮(2)

【方源】　《慎斋遗书》卷八。

【组成】　常山、槟榔、知母、贝母各适量。

【用法】　水煎,露 1 宿,来晨温服。

【主治】　瘴气发疟。

常山饮（3）

【方源】《理瀹骈文》。

【组成】　常山、草果、陈皮、甘草各适量。

【用法】　炒，嗅。不必煎食亦愈。

【主治】　老年疟疾。

常山酒

【方源】　方出《太平圣惠方》卷五十二，名见《圣济总录》卷三十五。

【组成】　恒山 21 克，乌梅（生用）15 克，甘草（生用）15 克。

【用法】　上药研为散。以酒浸 1 宿，早晨去渣，暖令温，顿服。

【主治】　痰实疟，发歇不止。

常山大黄汤

【方源】《外台秘要》卷五引《深师方》。

【组成】　常山 9 克，甘草（炙）9 克，前胡 6 克，大黄 9 克。

【用法】　水煎，下大黄再煎，分澄令冷服。

【主治】　疟结实积热，烦扰迷冒，寒热但多。

【宜忌】　忌海藻、菘菜、生葱、生菜等。

唾沫膏

【方源】《饲鹤亭集方》。

【组成】　真象皮（切片）240 克，苏木屑、粒红花各 120 克。

【用法】　上药用新汲水入砂锅熬至象皮糜烂，沥去渣，再下黄明胶 120 克，上火融化；俟凝定，排笔蘸刷厚绵纸上，每料可刷 50～60 张，凉干。临用剪取，口津润湿贴之。

【主治】　木石金刃磕伤，皮破血出；诸疮不敛，百虫所螫。

蛇床汤

【方源】《普济方》卷三〇一。

【组成】　蛇床子、吴茱萸、荆芥、细辛各适量。

【用法】　上药各少许，煎汤洗之。多年壁上土细碎，纱袋盛扑即可。

【主治】　囊湿。

蛇床散

【方源】《普济方》卷三〇一。

【组成】　花椒、荆芥、火草、蛇床子各适量。

【用法】　水煎洗，后用鸡子清调朴硝末涂之。

【主治】　阴囊生疮疼痛。

蛇蜕散

【方源】《普济方》卷四〇四。

【组成】　蛇蜕、马勃、皂角（不蛀者）、谷精草各等份。

【用法】　同入瓦藏瓶内，用盐泥固济，木炭火烧令通赤，于地坑子内出火毒，候冷取出，细研为末。每次 1 克，温米泔调下。

【主治】　小儿斑疮入眼。

蛇蜕皮散

【方源】《太平圣惠方》卷三十五。

【组成】　蛇蜕 7.5 克，白梅（微炒）7.5 克，牛蒡子 15 克，甘草（生用）7.5 克。

【用法】　上药研为细散。每用绵裹 3 克，汤浸少时，含咽津。

【主治】　咽喉闭不通。

蛇黄散

【方源】　方出《太平圣惠方》卷六十五，名见《普济方》卷三〇〇。

【组成】　蛇蜕（置净瓷器中，以烛烧令焦）30 克，臭硫黄 30 克，绿矾（烧熟）7.5 克。

【用法】　上药研为细末，以铜盒子贮之，先以热小便置于铜钞锣中，嚼 20 克杏仁，吐于小便中，搅令相得，以疮脚浸之。候痒即洗，拨出脓血。1 日 1 洗，依前法用，每洗行药，软即拨去药，恐咬落疮筋。

【主治】　甲疽。

蛇蜕膏

【方源】《医宗金鉴》卷六十四。

【组成】　蜜蜂 21 个，蛇蜕 3 克，蜈蚣（端午前收者佳）2 条。

【用法】　用香油 120 克，将前 3 药入油，用文武火煎枯，捞去渣；入淀粉 60 克，用如箸粗桑急搅候冷,出火气 7 日夜。用纸摊贴患处。

【主治】　瘰疬溃后。

蛇床子汤

【方源】　《外科正宗》卷四。

【组成】　蛇床子、当归、威灵仙、苦参各 15 克。

【用法】　水煎数滚,入盆内。先熏,待温浸洗。

【主治】　肾囊风,湿热为患,疙瘩作痒,搔之作痛者。

蛇床子散

【方源】　《鸡峰普济方》卷二十二。

【组成】　蛇床子、硫黄、白胡椒各等份,轻粉少许。

【用法】　上药研为细末。每用先净洗疥,用菜油调药末搽之。

【主治】　疥。

蛇床子膏

【方源】　《太平圣惠方》卷六十六。

【组成】　蛇床子(末)90 克,黄蜡 60 克,血余炭(细研)15 克,大麻油 120 克。

【用法】　以文火养油,先煎蛇床子十数沸,滤去渣,次下血余炭并蜡,熬成膏。旋取,摊于帛上贴之。

【主治】　瘰疬瘘,作数孔。

圈毒散

【方源】　《良朋汇集》卷五。

【组成】　榆树面、飞罗面、乳香、没药各等份。

【用法】　上药研为细末,无根水调搽,自远远围上,其肿自归聚一处,轻者自行消散。

【主治】　肿毒。

铜青散(1)

【方源】　《太平圣惠方》卷三十四。

【组成】　铜青末 1.5 克,谷精草末 6 克,砒霜 1.5 克,马齿苋灰 1.5 克。

【用法】　上药研为细末。临卧时,先以热浆水漱口,后以手指取药少许,揩于齿龈上,便合口,候良久,满口津即吐之。

【主治】　齿漏疳。

铜青散(2)

【方源】　《世医得效方》卷十二。

【组成】　川白芷(生)15 克,芒硝 3 克,铜青 7.5 克,麝香 1 克。

【用法】　上药研为末。干敷口角及擦齿上。

【主治】　走马疳。口内生疮,牙龈溃烂,齿黑欲脱,或出血臭气。

铜青膏

【方源】　《疡科选粹》卷八。

【组成】　好片子松香 500 克,净蓖麻 60 克,苦杏仁 45 克。

【用法】　将蓖麻、苦杏仁研极烂,将松香化开,投 2 味搅清,用布滤在水缸内,加铜青(研极细)60 克,将松香和匀,揉抽千遍。外敷。

【主治】　手足干裂。

银末丸

【方源】　《太平圣惠方》卷二十二。

【组成】　银末 15 克,铁粉 30 克,黑猫儿粪(炒)30 克,黄丹 60 克。

【用法】　上药研为末,以醋饭为丸,如绿豆大。如患 5 年,服 15 丸;患 10 年,服 20 丸;患 15 年,服 30 丸。初服时,于食前以热酒送下。如服 5 服不吐不泻,即第 6 服用水煎黄芪末 6 克,和温酒下丸药。须臾吐黏痰,每日空腹服之不绝,半月其疾永不发。

【主治】　风痫。积年不愈,发时迷闷吐沫,或作牛声。

银杏散

【方源】　《外科大成》卷二。

【组成】　雄黄、干白果、朝脑、生矿子灰各等份。

【用法】　上药研为末。用干烧酒调敷。

【主治】　阴湿疮,瘙痒彻骨不可忍者。

银杏膏

【方源】　《寿世保元》卷三。

【组成】　陈细茶(略焙,为细末)120 克,白果(1/2 去白膜,1/2 去红膜,捣烂)120 克,核桃仁 120

克(擂),家蜜250克。

【用法】　上药入锅内炼成膏。不拘时候服。

【主治】　久年咳嗽吐痰。

银饮子

【方源】　《太平圣惠方》卷八十三。

【组成】　银150克,石膏60克,寒水石60克,蚕蛹茧60克。

【用法】　水煎,次下蛹茧,更煎,去渣温服,不拘时候。

【主治】　小儿热渴不止。

银青散

【方源】　《古方汇精》卷二。

【组成】　白螺壳(取墙头上白色者佳,火煅,拣去泥,研细,取净末)30克,橄榄核(火煅存性,研,取净末)、寒水石(另研极细,取净末)各6克,梅花冰片(临用时,每药6克,配冰片0.3克)。

【用法】　上药研为末,以瓷瓶盛贮,勿使出气。临用时以麻油调搽;其湿处,干掺之。

【主治】　男子下疳,痛极潮痒;女子阴户两旁淫湿,疮疡脓水淋漓,红瘰肿痛,并玉茎梅疮蛀腐;小儿痘疤横烂,痘后余毒不清,满头发黄疱等疮。

银粉散

【方源】　《普济方》卷二八一。

【组成】　轻粉、黄丹、白胶香、沥青各等份。

【用法】　上药研为细末,麻油调。拭净或抓破,竹篦挑搽。

【主治】　一切顽癣及牛皮癣。

银黄平喘气雾剂

【方源】　《新药转正标准》。

【组成】　麻黄、白果、苦参、黄芩。

【用法】　制成气雾剂。用时将本品倒置,喷头圆孔对准口腔,在用力吸气的同时,立即按阀门上端喷头,药液成雾状喷入口腔,闭口数分钟。每次喷3～4次,7天为1个疗程。每次使用宜间隔3～4小时,或遵医嘱。

【功用】　平喘,止咳,祛痰。

【主治】　哮喘(包括支气管哮喘、喘息性支气管炎以及其他原因引起的哮喘),喘咳气促,痰鸣痰稠,咳出不利,胸闷胁胀,口渴喜饮,喘甚则汗出,不能平卧,舌红苔腻,脉滑数者。

【宜忌】　不宜频繁使用。

移花散

【方源】　《外科传薪集》。

【组成】　牡丹皮、轻粉、猪牙皂各3克,大冰片1.5克。

【用法】　上药研为细末。小儿痘出眼中,左眼吹右耳,右眼吹左耳。

【主治】　小儿痘出眼中。

甜葶苈丸

【方源】　方出《太平圣惠方》卷四十六,名见《普济方》卷一五九。

【组成】　臭硫黄30克,贝母(煨微黄)30克,血余炭(烧灰)15克,甜葶苈子(隔纸炒令紫色)30克。

【用法】　上药研为末,溶蜡为丸,如半枣大。每夜绵裹1丸,含咽下。

【主治】　积年咳嗽,肺气不利,喘息。

甜葶苈散(1)

【方源】　方出《太平圣惠方》卷六十一,名见《普济方》卷二八五。

【组成】　甜葶苈子15克,木通(锉)15克,大黄(生,锉)15克,莽草15克。

【用法】　上药研为细散,以水和如稀膏。涂肿上,干再涂。

【主治】　一切痈疽肿毒。

甜葶苈散(2)

【方源】　《普济方》卷一六三。

【组成】　甜葶苈子(隔纸炒令紫色)30克,桑白皮(锉)30克。

【用法】　上药研为散。每次6克,入灯心草3克,大枣5枚,水煎,去渣,食后服。

【主治】　咳嗽喘急。

第三大腹子散

【方源】　《三因极一病证方论》卷十四。

【组成】　大腹子(炒)、肉桂、小茴香(炒)、陈皮各 15 克。

【用法】　上药研为末。每次 6 克,米饮送下。

【功用】　水肿取转后,调正胃气,进食。

梨甘饮

【方源】　方出《本草纲目》卷三十引《简易方》,名见《松峰说疫》卷五。

【组成】　梨木皮、大甘草各 30 克,黄秫谷(为末)30 克,锅底煤 3 克。

【用法】　上药研为细末。每次 9 克,开水调下,1 日 2 次。

【主治】　伤寒,温疫。

敛肌散

【方源】　《杨氏家藏方》卷十二。

【组成】　牡蛎(炙)、密陀僧(研)、橄榄核(烧灰)、腊茶各等份。

【用法】　上药研为细末。干掺疮上,如干掺不上,即以油调敷之。

【主治】　下疳疮。

敛汗汤

【方源】　《辨证录》卷七。

【组成】　黄芪 30 克,麦冬 15 克,北五味子 6 克,桑叶 14 片。

【用法】　水煎服。

【主治】　大病之后,无过而遍身出汗,日以为常,是阳气之虚,外泄而腠理不能自闭。

敛肺汤

【方源】　《杂病源流犀烛》卷二。

【组成】　北五味子 9 克,黄芩 6 克,麦冬 9 克,甘草 1.5 克。

【主治】　疹收之后,喘急闷乱,头折眼吊,胸膛高陷,角弓反张,目睛直视,唇白面黄,口眼㖞斜,名曰肺气耗散,正气不归原也。

猪心丸

【方源】　《医门补要》卷中。

【组成】　猪心(不下水,切片,焙脆,研末)1个,甘遂 9 克,石菖蒲 4.5 克。

【用法】　上药研为末,用贝母 9 克煎汤为丸。

每日早晨以生铁落 60 克煎汤送下。虚人、小儿须服少许。

【主治】　痰火入心发狂。

猪肝散(1)

【方源】　《证治准绳·类方》卷七。

【组成】　蛤粉、黄丹、夜明砂各等份。

【用法】　上药研为末。猪肝切开,入药末,用线扎,米泔水煮熟,不拘时候嚼服,原汁送下。

【主治】　雀目。

猪肝散(2)

【方源】　《幼科直言》卷二。

【组成】　谷精草 9 克,大黑豆 15 克,蛤蜊壳(擂碎)30 克。

【用法】　用雄猪肝 30 克,以竹刀划破,同药入砂罐内,井水煮熟。令儿食肝,或饮汤少许。药渣勿用,以愈为度。

【主治】　小儿痘后翳膜遮睛。

猪肝膏

【方源】　《圣济总录》卷一一二。

【组成】　猪肝(于净铛中以水同药煮)1 具,积豆花、槐花、地黄花各 30 克。

【用法】　捣罗为末,和肝煮 2 小时,上有凝脂作片,掠取于瓷钵中,以火暖之,上有似酥片者,即收入瓷盒中。以铜箸点眼。

【主治】　内障青盲,风赤翳膜。

猪苓汤

【方源】　《云岐子脉诀》。

【组成】　猪苓、滑石、泽泻、阿胶(炒)各等份。

【用法】　前 3 味先煎,去渣,后入阿胶化开,食前温服。

【主治】　淋沥失血,脉芤者。

猪肾羹

【方源】　《圣济总录》卷一八八。

【组成】　猪肾(切)1 对,枸杞子叶(切)500 克,猪脊膂(去脂膜,切)1 条,葱白(切)14 茎。

【用法】　上以五味汁作羹,空腹食之。

【功用】　益气。

【主治】　虚赢。

猪脂丸

【方源】　《杂病源流犀烛》卷四。

【组成】　苦杏仁、松仁、白蜜、橘饼各120克。

【用法】　以猪油（熬净）同捣，时时食之。

【主治】　反胃，久闭不通，服通剂过多，血液耗竭，转加闭结者。

猪脂膏

【方源】　《圣济总录》卷一八二。

【组成】　猪脂（炼过）120克，附子（生，去皮脐）、花椒（生，去目闭口者）各7.5克，食盐（研）22.5克。

【用法】　上药研为末，入脂内熬过。候冷涂之，以愈为度。

【主治】　小儿游肿。

猪膏煎

【方源】　《备急千金要方》卷三。

【组成】　猪膏300克，清酒150克，生姜汁300克，白蜜300克。

【用法】　煎令调和成膏。每次5克，随意以酒调服。

【主治】　①《备急千金要方》：妇女产后体虚，寒热自汗出。

②《千金方衍义》：脾约便秘。

【宜忌】　《千金方衍义》：若病人旧有微溏者禁用。

【方论】　《千金方衍义》：产后体虚寒热，且自汗多而津液外泄，久之大便涩难，所以专取猪膏、蜜、酒之润，以滋肠胃之枯槁。

猪苓木通汤

【方源】　《伤寒大白》卷四。

【组成】　猪苓、茯苓、泽泻、木通各适量。

【用法】　水煎服。

【主治】　阳明热结。

脚汗牡蛎散

【方源】　《景岳全书》卷六十。

【组成】　牡蛎（煅）、白矾、密陀僧、黄丹各等份。

【用法】　上药研为细末。每用少许，干掺足趾缝中。即收。

【功用】　除秽气。

【主治】　脚汗。

旋覆半夏汤

【方源】　《产科发蒙》卷二。

【组成】　旋覆花、半夏、茯苓、青皮各适量。

【用法】　水煎，温服。

【主治】　痰饮在胸膈呕不止，心下痞硬者。

商陆汤

【方源】　方出《太平圣惠方》卷七十五，名见《圣济总录》卷一五七。

【组成】　商陆15克，桑白皮（锉）30克、羌活15克。

【用法】　上药研为粗散。每次12克，入赤小豆100粒，水煎，去渣，食前温服。

【主治】　妊娠四肢浮肿，皮肉拘急，小便不利。

商陆酒

【方源】　《太平圣惠方》卷九十五。

【组成】　商陆末（白色者）2500克，天冬末2500克，细曲（捣碎）5000克，秫米（净淘）67千克。

【用法】　先炊米熟，放如人体温；另煎熟水放冷，都拌和令匀，入不津瓮中密封，酿60日成，去渣。随性饮之。5日食减，20日腹满绝谷，不复用食；尸虫并去，瘢痕皆减。

【功用】　祛尸虫，灭瘢痕。

【宜忌】　忌犬肉。

商陆煮豆方

【方源】　《圣济总录》卷九十七。

【组成】　商陆（干者）、红大戟（锉，炒）各7.5克。

【用法】　上药研为粗末。加大枣（去核）10枚，用水煎，下黑豆15克，同煎至水尽，拣取黑豆。初吞3粒，稍加之，以通利为度。

【主治】　大便不通。

商陆逐水散

【方源】　《鸡峰普济方》卷十九。

【组成】 白商陆根(去粗皮,薄切,阴干或焙干,为末)。

【用法】 用黄颡鱼 3 个,大蒜 3 瓣,绿豆 30 克,水煮豆烂为度。先食豆,饮汁送下;又以汁下药 6 克。水化为气内消。

【主治】 水气。

【验案】 水气 《鸡峰普济方》:省郎王申病水气,四肢悉病,不能坐卧,昼夜倚壁而立,服此 1 剂,顿愈。

鹿角散(1)

【方源】 方出《肘后备急方》卷五,名见《太平圣惠方》卷六十四。

【组成】 鹿角 150 克,白蔹 30 克,牡蛎 120 克,附子 30 克。

【用法】 上药研为散。和苦酒涂帛上,贴肿处,燥复易。

【主治】 皮肉卒肿起,狭长赤痛。

鹿角散(2)

【方源】 《太平圣惠方》卷六十五。

【组成】 鹿角(烧灰)30 克,轻粉 15 克,百合(生研)15 克,木槿花 30 克。

【用法】 上药研为细散。入腻粉、百合,生油调涂,1 日 2 次。

【主治】 一切恶疮不愈者。

鹿角胶丸

【方源】 《证治汇补》卷八。

【组成】 鹿角胶、熟地黄、血余炭各适量。

【用法】 上药研为末,茅根汁为丸。盐汤送下。

【主治】 溺血。

【方论】 《医略六书》:鹿角胶补精血以壮肾阳;熟地黄补肾水以养真阴;血余炭灰止血溢,生新血也。胶丸,淡盐汤下,使阳旺阴充,则阴阳既济,而血自归经,何患溺血久不止哉?此温肾止血之剂,为阳虚溺血久不止之专方。

麻药(1)

【方源】 《石室秘录》卷一。

【异名】 麻肺丹(《伤科汇纂》卷七)、麻沸散(《华佗神医秘传》卷三)。

【组成】 羊踯躅 9 克,茉莉花根 3 克,当归 30 克,石菖蒲 21 克。

【用法】 水煎服,即人如睡寝。

【功用】 ①《石室秘录》:任人刀割,不痛不痒。

②《华佗神医秘传》:能令人麻醉,忽忽不知人事,任人劈破,不知痛痒。

【主治】 《华佗神医秘传》:腹中癥结,或成龟、蛇、鸟、兽之类,各药不效,必须割破小腹,将前物取出;或脑内生虫,必须劈开头脑,将虫取出者。

麻药(2)

【方源】 《咽喉经验秘传》。

【组成】 细辛、天南星、半夏、猪牙皂各等份。

【用法】 上药研为细末。用少许放患处,便不知痛,可用刀针。

【功用】 止痛。

麻子粥

【方源】 《圣济总录》卷一九〇。

【组成】 麻子(研烂)335 克,生薄荷(切细)30 克,生荆芥(切细)30 克,白粱米(淘净)200 克。

【用法】 水煮麻子等 3 味,滤去渣,下米煮粥,空腹食。

【主治】 中风,五脏壅热,言语謇涩,精神昏昧,大便涩滞。

麻根散

【方源】 《太平圣惠方》卷五十八。

【组成】 麻根 30 克,大麻子 30 克,黄芩 30 克,血余炭 15 克。

【用法】 上药研为粗散。每次 12 克,水煎,去渣,每于食前温服。

【主治】 卒淋,小便不通,疼痛烦闷,坐卧不得。

麻黄汤(1)

【方源】 《伤寒论》

【处方】 麻黄(去节)9g,桂枝(去皮)6g,甘草(炙)3g,苦杏仁(去皮尖)9g。

【用法】 水煎,温服。覆取微似汗,不须啜粥,余如桂枝法将息。

【功用】　发汗解表,宣肺平喘。

【主治】　外感风寒,恶寒发热,头身疼痛,无汗而喘,口不渴,舌苔薄白,脉浮而紧。现用于流行性感冒、支气管炎、支气管哮喘、某些皮肤疾病等具有上述症状者。

【验案】　①《伤寒明理论》:《本草》有曰:轻可去实,即麻黄、葛根之属是也。实为寒邪在表,皮腠坚实,荣卫胜,津液内固之表实也,非腹满便难之内实也。《圣济经》曰:汗不出而腠密,邪气胜而中蕴,轻剂所以扬之,即麻黄、葛根之轻剂耳。麻黄味甘苦,用以为君者,以麻黄为轻剂而专主发散,是以为君也;桂枝为臣者,以风邪在表又缓,而肤理疏者,则必以桂枝解其肌,是用桂枝为臣;寒邪在经,表实而腠密者,则非桂枝所能独散,必专麻黄以发汗,是当麻黄为主,故麻黄为君而桂枝所以为臣也。《内经》曰:寒淫于内,治以甘热,佐以辛苦者,是兹类欤!甘草味甘平,苦杏仁味甘苦温,用以为佐使者;《内经》曰:肝苦急,急食甘以缓之。肝,荣者之主也;伤寒荣胜卫固,血脉无利,是专味甘之物以缓之,故以甘草、苦杏仁为之佐使。且桂枝汤主中风,风则伤卫,风邪并于卫,则卫实而荣弱,仲景所谓汗出恶风者,此为荣弱卫强者是矣。故桂枝汤佐以白芍,用和荣也;麻黄汤主伤寒,寒则伤荣,寒邪并于荣,则荣实而卫虚,《内经》所谓承气之所并为血虚,血之所并为气虚者是矣。故麻黄佐以苦杏仁,用利气也。若是之论,实处方之妙理,制剂之渊微,该通君子,熟明察之,乃见功焉。

②《金镜内台方议》:麻黄味苦辛,专主发汗,故用之为君;桂枝味辛热,以辛热之气佐之散寒邪,用之为臣;苦杏仁能散气解表,用之为佐;甘草能安中,用之为使;《经》曰:寒淫于内,治以甘热,佐以辛苦是也;先圣配此四味之剂,以治伤寒者,乃专主伤寒脉浮紧,恶寒无汗者之所主也。若脉微弱自汗者,不可服此也。

③《医方考》:麻黄之形,中空而虚,麻黄之味,辛温而薄;空则能通腠理,辛则能散寒邪,故令为君;佐以桂枝,取其解肌;佐以苦杏仁,取其利气;入甘草者,亦辛甘发散之谓。

④《伤寒论条辨》:麻黄味苦而性温,力能发汗以散寒,然桂枝汤中忌麻黄,而麻黄汤中用桂枝,何也?曰:麻黄者,突阵擒敌之大将也;桂枝者,运筹帷幄之参军也。故委之以麻黄,必胜之算也;监之

以桂枝,节制之妙也。甘草和中而除热,苦杏仁下气而定喘,惟麻黄有专功之能,故不须啜粥之助。

⑤《伤寒来苏集》:麻黄色青入肝,中空外直,宛如毛窍骨节状,故能旁通骨节,除身痛,直达皮毛,为卫分驱风散寒第一品药;然必借桂枝入心通血脉,出营中汗,而卫分之邪乃得尽去而不留,故桂枝汤不必用麻黄,而麻黄汤不可无桂枝也;杏为心果,温能散寒,苦能下气,故为驱邪定喘之第一品药;桂枝汤发营中汗,须啜稀热粥者,以营行脉中,食入于胃,浊气归心,淫精于脉故尔;麻黄汤发卫中汗,不须啜稀热粥者,此汗是太阳寒水之气,在皮肤间,腠理开而汗自出,不须假谷气以生汗也。

⑥《医方集解》:此足太阳药也。麻黄中空,辛温气薄,肺家专药,而走太阳,能开腠散寒;皮腠,肺之所主,寒从此入,仍从此出;桂枝辛温,能引营分之邪,达之肌表,桂入营血,能解肌,营卫和,始能作汗;苦杏仁苦甘,散寒而降气;甘草甘平,发散而和中;《经》曰:寒淫于内,治以甘热,佐以苦辛是已。

⑦《绛雪园古方选注》:麻黄汤,破营方也。试观立方大义,麻黄轻清入肺,苦杏仁重浊入心,仲景治太阳初病,必从心营肺卫入意也;分言其功能,麻黄开窍发汗,桂枝和阳解肌,苦杏仁下气定喘,甘草安内攘外,四者各擅其长,有非诸药之所能及。兼论其相制七法,桂枝外监麻黄之发表,不使其大汗亡阳;甘草内守麻黄之出汗,不使其劫阴脱营;去姜、枣者,姜性上升,又恐碍麻黄发表;枣味缓中,又恐阻苦杏仁下气。辗转回顾,无非欲其神速,一剂奏绩。若喜功屡用,必不戢而召亡阳之祸矣。故服已又叮咛不须啜粥,亦恐有留恋麻黄之性也。

⑧《医宗金鉴》:凡风寒在表,脉浮紧数无汗者,皆表实也,宜麻黄汤主之。名曰麻黄汤者,君以麻黄也。麻黄性温,味辛而苦,其用在迅升,其能在固表。证属有余,故主以麻黄必胜之算也;监以桂枝制节之妙也。苦杏仁之苦温,佐麻黄逐邪而降逆;甘草之甘平,佐桂枝和内而拒外。

⑨《医学衷中参西录》:麻黄发汗,力甚猛烈,先煮之去其浮沫,因其沫中含有发表之性也。麻黄不但善于发汗,且善利小便,外感之在太阳者,间有由经入腑而留连不去者,以麻黄发其汗,则外感之在经者可解;以麻黄得其小便,则外感之由经入腑者,亦可分消也。且麻黄又兼入手太阴,能泻肺定喘,俾外感之由皮毛窜入肺者,亦清肃无遗。是以发太

阳之汗者不但麻黄,而仲景定此方时独取麻黄也。桂枝味辛性温,亦具发表之力,而其所发表者,唯在肌肉之间,故善托肌肉中之寒外出,且《神农本草经》谓其主上气咳逆吐吸,是桂枝不但能佐麻黄发表,兼能佐麻黄入肺定喘也。苦杏仁味苦性温,《神农本草经》亦谓其主咳逆上气,是亦能佐麻黄定喘可知,而其苦降之性又善通小便,能佐麻黄以除太阳病之留连于腑者,故又加之以为佐使也。至于甘草之甘缓,能缓麻黄发汗之猛烈,兼能解苦杏仁之小毒,即以填补出汗后之汗腺空虚也。药止四味,面面俱到,且又互相协助,此诚非圣手莫办也。

⑩《伤寒指掌》:凡风寒初感,先入皮毛肌表,外症便有头痛、项强、身痛、腰痛、骨节烦痛、发热、恶寒。此皆太阳经之见症。如无汗而脉浮紧,此营卫俱强而表实也,用麻黄汤以发表,使营卫之邪从皮毛而出,则诸症自除矣。

⑪《医方论》:仲景立方之祖,医中之圣也。所著《伤寒》《金匮要略》诸书,言言典要,为后人度尽金针。即如伤寒太阳一症,头绪最繁,有风伤卫者,有寒伤营者,有风寒两伤营卫者。不得其解,无所措手。今观其用桂枝汤治风伤卫,用麻黄汤治寒伤营,大青龙汤治风寒两伤营卫。劈分三项,开三大法门,后人察脉辨证,庶不至于偾事。但仲景本为随受随发,冬月之正伤寒而设,非可以此法混施于春温、温疫等症。后人不明此理,一概混投,误人实多。于是辨论者纷纷而起,遂将温证寒证纠缠不已。愈辨愈明者固多,愈辨愈晦者亦不少。予则以为春温归春温,温疫归温疫,伤寒归伤寒,各分门类划然了然,不必互相引证,反使人多所惶惑也。

【验案】 ①伤寒呕血 《名医类案》:陶尚文治1人伤寒4～5日,呕血不止,医以犀角地黄汤等治而反剧。陶切其脉浮紧而数,若不汗出,邪何由解?遂用麻黄汤1服,汗出而愈。

②儿童银屑病 《浙江中医杂志》(1965,2:28):麻黄汤合四物汤加减,治疗儿童银屑病10例,服药4～40剂,平均19剂。结果:痊愈2例,基本痊愈5例,显著进步2例,进步1例。

③流行性感冒 《新医药资料》(1975,4:32):患者多为青年矿工,平素身体壮实,多起病急骤,恶寒发热,寒热俱甚,头痛身痛,鼻塞流涕,无汗,脉浮紧,用荆防败毒散疗效不佳者,遂投麻黄汤,一般服2～3剂即汗出热退而愈。

④小儿发热 《新中医》(1985,9:28):应用本方加减:麻黄、桂枝、苦杏仁、甘草各6g,上药为1—3岁量,水煎2次共100ml,1日分3次温服;4—7岁上述4味药各8g,水煎2次共140ml,1日分3次温服;8岁以上者上述4味药各10g,水煎2次共200ml,1日分3次温服;服后加衣被令其微汗,热退停药;治疗小儿发热175例。结果:痊愈(服药2天内,体温降至正常,主症消失)164例。无效(服药2天,体温仍在38℃以上,主证未消失者)11例。

⑤周围神经病 《浙江中医学院学报》(1996,1:24):用本方加减:麻黄6g,桂枝6g,橘络6g,甘草6g,研粉冲服,日服2次,治疗周围神经病38例;对照组38例用维生素B_1、地巴唑。结果:治疗组总有效率68.75%,对照组23.68%。两组比较差异显著($P < 0.05$)。

麻黄汤(2)

【方源】 《外台秘要》卷九引《深师方》。

【组成】 麻黄(去节)12克,肉桂6克,甘草6克,大枣(劈)14枚。

【用法】 水煮,去渣,分3次温服。

【主治】 新久咳嗽,唾脓血,连年不愈,昼夜肩息。

【宜忌】 忌海藻、菘菜、生葱等物。

麻黄汤(3)

【方源】 《外台秘要》卷十引《深师方》。

【组成】 麻黄(去节)240,射干6克,甘草(炙)12克,大枣6枚。

【用法】 先煮麻黄,去上沫,纳诸药,煮取汁,分3次服。

【主治】 脉浮咳逆,咽喉水鸡鸣,喘息不通,呼吸欲死。

【宜忌】 忌海藻、菘菜等。

麻黄汤(4)

【方源】 《外台秘要》卷三十四引《古今录验》。

【组成】 麻黄(去节)、黄连、蛇床子各30克,酢梅10枚。

【用法】 水煎,洗之。

【主治】 妇人阴肿,苦疮烂。

麻黄汤（5）

【方源】　《外台秘要》卷一引《崔氏方》。

【组成】　麻黄(去节)6克,葛根9克,葱白14茎,豆豉(绵裹)30克。

【用法】　水煎,分3次服。

【主治】　①《外台秘要》引《崔氏方》:伤寒,服葛根汤不得汗,恶寒而拘急者。

②《类证活人书》:伤寒一二日,头项、腰背痛,恶寒,脉紧无汗者。

麻黄汤（6）

【方源】　《备急千金要方》卷十。

【组成】　麻黄、瓜蒌根、大黄各12克,甘草3克。

【用法】　水煎,分为3服,未发前、食后、临发各服1次。服后皆厚覆取汗。

【主治】　疟疾须发汗者。

【方论】　《千金方衍义》:疟宜发汗,必壮热脉实,不得不用麻黄急开肌表以泄外淫之邪;更审便溺燥结,又不得不用大黄并疏里气以通内蕴之滞。麻黄力猛,甘草和之;大黄性暴,瓜蒌根濡之,方得兼济之妙。服后厚覆取汗,必非夏秋时疟治例,即当寒月,苟非北方禀赋之强亦难效用,用方者不可不审,反归咎于立方之过也。

麻黄汤（7）

【方源】　《圣济总录》卷六十六。

【组成】　麻黄(去根节,煎,去沫,焙)6克,甘草(生用)9克,苦杏仁(去皮尖双仁,麸炒)21枚,乌梅(捶碎)7枚。

【用法】　水煎,去渣,食后温服。

【主治】　咳嗽声嘶。

麻黄汤（8）

【方源】　《圣济总录》卷一八〇。

【组成】　麻黄(去根节)15克,肉桂(去粗皮)7.5克,射干7.5克,苦杏仁(汤浸,去皮尖双仁,炒)7.5克。

【用法】　上为粗末。每次3克,水煎,去渣,食后分2次温服。

【主治】　小儿喉痹,咽喉傍肿,喉中噎塞。

麻黄汤（9）

【方源】　《圣济总录》卷八十七。

【组成】　麻黄(去根节)30克,甘草(锉)、苦杏仁(汤浸,去皮尖双仁)各10克,蛤粉(青色者为上,如无青色者,白亦得)15克。

【用法】　上药研为粗末,分作2服。每次以水于银石器内煎熬成膏,绞汁,临卧温服。

【主治】　急热劳;产后血风,搐却腰脚者。

麻黄酒

【方源】　《普济方》卷九十三引《鲍氏方》。

【组成】　麻黄、木鳖子、杏仁、大黄各等份。

【用法】　以好酒煎,浸别酒频服。

【主治】　诸风左瘫右痪,历节走注疼痛。

麻黄散

【方源】　《太平圣惠方》卷九。

【组成】　麻黄(去根节)15克,干姜(炮裂,锉)9克,葱白3茎,豆豉30克。

【用法】　上药研为散。水煎,去渣,分3次稍热服,不拘时候。衣盖出汗。

【主治】　①《太平圣惠方》:伤寒初觉,头项腰脊痛,恶寒。

②《普济方》:伤寒一二日,头项及腰脊拘急疼痛,浑身烦热,恶寒无汗,脉紧。

麻子仁酒

【方源】　《圣济总录》卷九。

【组成】　麻子仁(炒)200克,黑豆(紧小者,炒)200克,鸽粪(炒)200克,垂柳枝60克。

【用法】　先以酒煮柳枝;炒鸽粪、麻仁、黑豆等令黄,乘热投于柳枝酒内,须臾去渣令净。每次旋取100～200毫升温服,空心、临卧各1次。

【主治】　偏风。手足不遂,口面㖞斜。

麻黄根汤

【方源】　《圣济总录》卷八十九。

【组成】　麻黄根(锉)、牡蛎(煅)、黄芪(锉)各等份。

【用法】　上药研为粗末。每次9克,加葱白3克,水煎,去渣温服。

【主治】　虚劳盗汗不止。

麻黄根散

【方源】　《太平圣惠方》卷二十三。

【组成】　麻黄根 60 克,附子(炮裂,去皮脐)30 克,牡蛎(烧为粉)60 克。

【用法】　上药研为细散。以药末 30 克,和白米粉 1000 克,拌令匀,以粉汗上。即止。

【主治】　①《太平圣惠方》:风虚汗出不止。
②《圣济总录》:大虚汗出欲死,或自汗不止。

麻桂术甘汤

【方源】　《症因脉治》卷三。

【组成】　麻黄、桂枝、白术、甘草各适量。

【用法】　水煎服。

【主治】　寒湿腹胀,身重身冷无汗。

麻黄杏仁汤

【方源】　《症因脉治》卷二。

【组成】　麻黄、苦杏仁、桔梗、甘草各适量。

【用法】　水煎服。

【主治】　伤寒咳嗽,寒伤肺,无郁热,恶寒无汗,头痛喘咳,脉浮紧者。

【加减】　肺热,加石膏;头痛身痛,加羌、防。

麻黄羌活汤

【方源】　《保命集》卷中。

【组成】　麻黄(去节)、羌活、防风、甘草(炙)各 15 克。

【用法】　上药研为粗末。每次 15 克,水煎,温服。

【主治】　①《保命集》:疟病,头痛项强,脉浮,恶风无汗者。
②《医宗金鉴》:寒疟。先寒后热,寒多热少,身无汗。

【方论】　《杏苑生春》:《经》云:风寒外袭,治以辛温,汗之则愈。故用麻黄辛温发表,羌活、防风等散风,佐以甘草缓中和药。

麻黄黄芩汤

【方源】　《洁古家珍》。

【组成】　麻黄(去根节)、黄芩(去心)、炙甘草

各 15 克,桂 7.5 克。

【用法】　上药研为散。每次 30 克,水煎服。

【主治】　太阳经疟,夜发昼愈。

麻黄紫草汤

【方源】　《奇效良方》卷六十五。

【组成】　麻黄(去节)、人参各 7.5 克,苦杏仁(去皮尖)7 枚。

【用法】　上药研为粗末。每次 6 克,用紫草 6 克,水煎,去渣服,1 日 2 次。

【主治】　疮子不出。

【宜忌】　服本方时,不可服其他药。

麻黄杏仁甘草石膏汤

【方源】　《伤寒论》。

【异名】　麻黄杏子甘草石膏汤(原书)、麻黄杏仁汤(《普济方》卷三六九)、麻黄杏子草膏汤(《赤水玄珠》卷二十九)、麻杏甘石汤(《张氏医通》卷十六)、四物甘草汤(《千金方衍义》卷九)、麻杏石甘汤(《医宗金鉴》卷五十九)。

【组成】　麻黄(去节)12 克、杏仁(去皮尖)9 克,甘草(炙)6 克、石膏(碎,绵裹)30 克。

【用法】　先煮麻黄,去上沫,纳诸药,再煮,去渣温服。

【功用】　①《伤寒论讲义》:清宣肺热。
②《方剂学》:辛凉宣泄,清肺平喘。

【主治】　①《伤寒论》:伤寒发汗后,汗出而喘,无大热者。
②《医垒元戎》:太阳与阳明合病,喘而胸满。
③《医宗金鉴》:温热内发,表里俱热,头痛身痛,不恶寒反恶热,无汗而喘,大烦大渴,脉阴阳俱浮。
④《医钞类编》:痘疹烦喘渴燥,如疹初出不透,无汗喘急。
⑤《清代名医医案精华》:肺痈。风伤皮毛,热伤血脉,身热咳逆,痰有腥味,脉象数大。
⑥《方剂学》:外感风邪,身热不解,有汗或无汗,咳逆气急,甚或鼻煽,口渴,舌苔薄白或黄,脉浮滑而数者。

【宜忌】　《古今名医方论》:脉浮弱、沉紧、沉细,恶寒恶风,汗出而不渴者,禁用。

【方论】　①《医方考》:脉阴阳俱盛者,旧有热

也;重感于寒者,新有寒也。凡疟寒热相搏,邪正分争,并于表,则阳实而阴虚,阴虚生内热,阳实生外热,中外皆热,故见其烦渴而身热,恶热莫任也;并于里,则阴实而阳虚,阳虚生外寒,阴实生内寒,中外皆寒,故见其鼓颔而战栗,恶寒莫任也;若其邪正分争,并之未尽,则寒热交集,鼓颔战栗,烦渴身热并至矣。此论常疟寒热之理也。温疟先热后寒者,以其先有旧热后伤寒也。方中有麻黄、苦杏仁,可以解重感之寒;有石膏、甘草,可以解旧有之热。

②《古今名医方论》:石膏为清火之重剂,青龙、白虎皆赖以建功。然用之不当,适足以召祸,故青龙以恶寒、脉紧,用姜、桂以扶卫外之阳;白虎以汗后烦渴,用粳米以存胃脘之阳也。此但热无寒,佐以姜、桂,则脉流急疾,斑黄狂乱作矣;长气于阳,谵语、腹胀、蒸蒸发热矣。亢则害者,承乃制,重在存阴者,不必虑其亡阳也。故于麻黄汤去桂枝之辛热,取麻黄之开,苦杏仁之降,甘草之和,倍石膏之大寒,除内蓄之实热,斯溱溱汗出,而内外之烦热悉除矣。此治寒深入肺,发为喘热也。汗既出矣,而喘是寒邪未尽,若身无大热,则是热壅于肺。故以麻黄散邪,石膏除热,苦杏仁利肺,于青龙汤内减麻黄,去姜、桂,稳为发散除热清肺之剂也。石膏去热清肺,故肺热亦可用。

③《绛雪园古方选注》:喘家作桂枝汤,加厚朴、杏子,治寒喘也。今以麻黄、石膏加杏,治热喘也。麻黄开毛窍,苦杏仁下里气,而以甘草载石膏辛寒之性,从肺发泄,俾阳邪出者出,降者降,分头解散。喘虽忌汗,然此重在急清热以存阴,热清喘定,汗即不辍,而阳亦不亡矣。观二喘一寒一热,治法仍有营卫分途之义。

④《医宗金鉴》:喘不在胃而在肺,故不须粳米;其意重在存阴,不必虑其亡阳也,故于麻黄汤去桂枝之监制,取麻黄之专开,苦杏仁之降,甘草之和,倍石膏之大寒,除内蓄之实热,斯溱溱汗出,而内外之烦热与喘悉除矣。

⑤《伤寒贯珠集》:发汗后,汗出而喘,无大热者,其邪不在肌腠,而入肺中。缘邪气外闭之时,肺中已自蕴热。发汗之后,其邪不从汗而出之表者,必从内而并于肺耳,故以麻黄、苦杏仁之辛而入肺者,利肺气,散邪气。甘草之甘平,石膏之甘辛而寒者,益肺气,除热气,而桂枝不可更行矣。盖肺中之邪非麻黄、苦杏仁不能发;而寒郁之热,非石膏不能

除。甘草不特救肺气之困,抑以缓石膏之悍也。

⑥《伤寒论本旨》:此方治汗出而喘无大热者,汗出则表气已通,故身无大热。因其里邪化热,闭塞肺窍而喘,恐麻黄发表迅速,故先煮减二升,以缓其性,使与诸药和合而内开肺窍;则甘草载住石膏清热,佐苦杏仁利气,俾气降窍通,热去喘定,而汗自止矣。如小青龙汤证由内水外寒而喘,杂证由肾虚而喘,老年有痰火而喘,更有多种不同,皆当详辨其因,不可误用也。

⑦《医学衷中参西录》:用麻黄协杏仁以定喘,伍以石膏以退热,热退其汗自止也。复加甘草者,取其甘缓之性,能调和麻黄、石膏,使其凉热之方溶和无间,以相助成功,是以奏效甚捷也。

⑧《中国医药汇海·方剂部》:盖以石膏清其里热;有汗者,得麻黄疏泄,而壅者亦宣;无汗者,得麻黄疏散,而闭者亦开;有苦杏仁以定喘,甘草以泻火,烦热乌有不解者乎?

⑨《伤寒论讲义》:麻黄配石膏,清宣肺中郁热而定喘;石膏用量多于麻黄一倍,借以鉴制麻黄辛温之性而转为辛凉清热之用;苦杏仁宣降肺气,协同麻黄以治喘;甘草和中缓急,调和诸药。

⑩《退思集类方歌注》:麻黄汤治寒喘也;此去桂枝而重用石膏,治热喘也。按《伤寒论》原文本作汗出而喘,无大热者,柯韵伯《伤寒来苏集》改作无汗而喘,大热者,颇属理正辞明。盖汗出何可更用麻黄,无大热何可更用石膏,其说是良。然以余阅历,喘病肺气内闭者,往往反自汗出;外无大热,非无热也,热在里也,必有烦渴、舌红见症。用麻黄是开达肺气,不是发汗之谓,重用石膏,急清肺热以存阴,热清喘定,汗即不出而阳亦不亡矣。且病喘者,虽服麻黄而不作汗,古有明训,则麻黄乃治喘之要药,寒则佐桂枝以温之,热则加石膏以清之,正不必执有汗无汗也。

【验案】 ①过敏性哮喘 《浙江中医药》(1979,8:301):叶某,女,28岁。1977年10月11日诊。患者因鼻炎引起过敏性哮喘已8年,秋冬季节发作频繁。近感风寒,身热,有汗,鼻塞多涕,咳嗽气喘,胸膈烦闷,口唇发绀,便秘,口苦而渴,舌苔薄黄,脉浮数。证属风寒在表,肺有郁热,失其宣降,法当宣肺泻热,降气平喘。处方:麻黄3克,生甘草3克,生石膏15克,苦杏仁、桑白皮、瓜蒌皮、紫苏子各9克,生代赭石30克。服药3剂,气喘

平,循法继续治疗,诸证皆得改善,以后复发,均用该方获效。

②小儿发热 《湖北中医杂志》(1987,1:15):应用本方加减:生石膏15~30克(1岁以内15克,1岁以上30克),麻黄6克(出汗体弱者用炙麻黄),苦杏仁10克,生甘草6克;热毒甚者加金银花10克,连翘10克;咳嗽者加桔梗10克;腹泻加黄连6克;治疗小儿外感发热40例。结果:服药后12小时热退至正常者为有效,共39例;无效1例;有效率为97.5%。

③小儿外感咳喘 《南京中医学院学报》(1988,2:26):应用本方加减:炙麻黄3~6克,苦杏仁3~10克,石膏10~20克,炙甘草3克,桑白皮3~10克,黄芩3~10克,黛蛤散(包煎)10~20克。水煎,少量多次服,每日1剂。肛温在39℃以上、面红苔黄、脉数加金银花10克,蒲公英10克;痰难咳出加鲜竹沥;阴虚舌红苔剥加沙参10克,麦冬10克;治疗小儿外感咳喘100例,全组均有咳喘气促,多伴发热、舌红苔黄,中医辨证为实热型。根据疗效标准(治愈:咳喘平,热退,体温正常,肺部啰音或哮鸣音消失,胸部X线转为正常;好转:服药后症状改善,最终经中西医结合治愈;无效:服药6剂以上不见病情好转)判定。结果:治愈72例,好转25例,无效3例。

④膀胱炎 《实用中西医结合杂志》(1992,1:52):应用本方加减:生麻黄7克,生石膏35克,苦杏仁7克,生甘草15克;石膏先煎15分钟,后下诸药;治疗膀胱炎35例。结果:痊愈(临床症状消失,尿常规检查正常)35例。其中5天愈者15例,6天愈者14例,7天愈者6例。

⑤小儿支原体肺炎 《日本东洋医学杂志》(1993,5:112):以小儿支原体肺炎恢复期咳嗽、口渴为适应证,给予本方获得良好效果。对象组(西药与本方并用组)18例,并设对照组(西药单独治疗组)13例。结果:对象组全部病例服用本方后咳嗽消失、抗生素服用时间均较对照组明显缩短(P<0.001)。认为麻杏石甘汤可缩短抗生素的治疗时间,获得良好的治疗效果。

⑥急性荨麻疹 《陕西中医》(1994,12:541):用本方加味(浮萍、乌蛇、乌梅),治疗急性荨麻疹48例,并随证加减,5剂为1个疗程。结果:痊愈(皮疹及自觉症状均消失)34例,好转(皮疹消退

50%,症状明显减轻,停药后无加重)1例,总有效率为72.9%。

⑦慢性支气管炎急性发作 《南京中医药大学学报》(1996,1:59):用本方加减:炙麻黄、苦杏仁、生石膏、黄芩、姜半夏、陈皮、黛蛤散、广郁金、生甘草、广地龙,咳喘痰黄黏稠量多,或腥臭者加鱼腥草、金银花;气逆痰阻,大便干结者加生大黄、全瓜蒌;喘息气短咳痰无力者加生黄芪、焦白术;舌红欠津,痰热伤阴者加太子参、麦冬;治疗慢性支气管炎急性发作46例。结果:显效34例,有效8例,无效4例。

【实验】 ①对小鼠皮肤迟发反应的影响 《中西医结合杂志》(1990,10:600):小鼠实验表明,麻杏石甘汤可提高细胞免疫功能,调整T淋巴细胞亚群间的比例关系,使小白鼠吞噬指数、脾指数、血清溶血素增高,使小白鼠皮肤迟发反应增强。

②退热作用 《中成药研究》(1992,5:26):以家兔为对象,采用灌胃法给药对麻杏石甘汤、生、熟石膏的退热作用进行了对比观察。结果表明:3者都有不同程度的退热作用。同时既为本方中的有机、无机两类成分的"协同"作用提供了佐证,也为金属络合物药物的实际应用展示了前景。

③清热解毒作用 《中成药》(1996,12:32):动物实验提示,用本方对伤寒——副伤寒三联杆菌苗所致家兔体温升高有显著降低作用,对鸡胚流感病毒有显著抑制作用,对小鼠肺炎病毒所致的肺指数升高无明显影响,但能明显地降低鼠肺炎病毒所致小鼠的死亡率,提示麻杏石甘汤对小鼠肺炎病毒不直接产生抑制作用,而通过它种途径产生作用。

④降低呼吸道炎 《新中医》(1998,4:41):经对本方拆方研究,证明原方及去苦杏仁后均有缓解天竺鼠立即性反应期之呼吸阻力、降低呼吸道炎症,但去苦杏仁后对呼吸道阻力及多形核白细胞比数降低的效果较差,显示苦杏仁在本方配伍中的重要性。

麻黄杏仁薏苡甘草汤

【方源】 《金匮要略》卷上。

【组成】 麻黄(去节,汤泡)15克,甘草(炙)30克,薏苡仁15克,苦杏仁(去皮尖,炒)10个。

【用法】 上药研为粗散。每次12克,水煎,去渣温服。有微汗避风。

【功用】《方剂学》：发汗解表,祛风利湿。

【主治】　①《金匮要略》：汗出当风或久伤取冷所致风湿,一身尽痛,发热,日晡所剧者。

②《古方新用》：风湿性荨麻疹,症见日晡所加剧者。

【宜忌】《外台秘要》卷十九引《古今录验》：忌海藻、菘菜、桃李、雀肉等。

【方论】　①《金匮方论衍义》：身尽疼痛,湿也;发热日晡所剧者,风也。若汗出当风而得之者,则先客湿而后感风;若久伤取冷得之者,则伤风而后中湿。注文若是。其谓日晡所剧为风者,则义未了。予按《内经》太阴阳明论曰:太阴阳明为表里,脾胃脉也;外合肌肉。故阳受风气,阴受湿气。所以风湿客之,则一身肌肉尽痛。夫阳气者,一日而主外,平旦人气生,属少阳;日中阳气隆,属太阳;日西气门内闭,属阳明。是故阳明之气主于申西,所以日晡所剧也。方用麻黄治寒湿,取汗为主;苦杏仁利气,薏苡仁除风热湿痹,为臣;甘草和脾胃,解肌肉,为使。

②《金匮要略论注》：一身尽痛发热,则是湿由皮毛遍体蒸郁,不止关节矣。但未淫于肌肉,故身不重。风为湿所搏,故无汗。尤日晡所剧,日晡为申西时金之气,肺主之,肺之合皮毛,风湿从肺之合而浸淫内着,至肺金旺时助邪为疟而加甚,与湿从下受者不同,故曰此为风湿。然皮毛受邪,风何以夹湿,所以知因汗当当风或久伤取冷所致。故以麻黄、苦杏仁利肺气,微发汗以清皮毛之邪。但肺病必传肝,皮毛必及肌肉,故以薏苡仁、炙甘草壮筋悦脾,而祛风胜湿,此前方去桂、术加薏苡仁,而炙草独多,余剂概轻,治在上故小其制也。

③《金匮要略心典》：此亦散寒除湿之法。日晡所剧,不必泥定肺与阳明,但以湿无来去,而风有休作,故曰此名风湿。然虽言风而寒亦在其中,观下文云,汗出当风,又曰久伤取冷,意可知矣。盖痉病非风不成,湿痹无寒不作,故以麻黄散寒,薏苡仁除湿,苦杏仁利气,助通泄之用,甘草补中,予胜湿之权也。

④《古方新用》：方中麻黄散寒,薏苡除湿,苦杏仁利气,助麻黄之力;甘草补中,给薏苡以胜湿之权。

⑤《金匮要略方义》：此方所治之证,系风湿在表,而微有化热之象者。风湿在表,法当一身尽痛。

湿邪化热,则发热日晡所剧。盖湿属阴邪,旺于阴分,日晡乃阴气将盛之时,以邪得所助,其势加甚,故其热增剧。方中用麻黄为君,重在解表发汗,宣肺化湿,使风湿从汗而解。臣以甘草,取其甘以缓之,既可缓急止痛,又缓麻黄之峻,因病情轻缓,勿令其发汗太过。更以薏苡仁利湿兼治湿郁所化之热。复以苦杏仁宣利肺气,使之气化则湿亦化。综合诸药,发汗宣肺,祛湿清热,有散有利,表里分消。全方药力轻缓,用量亦轻,故为风湿在表微有化热之轻证而设。服后取汗,俾风湿外散,邪有去路。

【验案】　①多发性疣　《新医药学杂志》(1978,1:30):唐某,男,战士。双手背、前臂有百数个赘生物,诊为多发性疣。曾用维生素B$_{12}$加普鲁卡因局部封闭治疗无效,改用上方,服9剂后,赘生物开始剥落而愈。

②风湿性感冒　《云南中医学院学报》(1978,3:14):李某,男,36岁,工人。1975年因汗出风吹,以致汗郁皮下成湿,湿郁化热,今发热已10余日不解,每日下午热势增重,全身痛重。伴有咽痛而红肿,咳嗽痰白而黏稠,无汗,自用辛凉解表药,更增恶寒,舌苔白腻,脉濡缓略浮,遂议为风湿性感冒。因风湿郁闭,湿阻气机,气机不畅而出现各症,劝其试服麻杏薏甘汤。处方:麻黄、苦杏仁各10g,薏苡仁30g,甘草7g,更加秦艽10g,豆蔻仁7g,仅服1剂,果然热退身安,咽已不痛,咳嗽亦舒。劝其更服2剂,以巩固疗效。

③扁平疣　《甘肃中医学院学报》(1995,3:28):用本方治疗扁平疣12例。病程日久,疹色晦暗加桃仁、红花、三棱、莪术,每日1剂,水煎服,药渣再煎1次,以纱布包之,敷洗患处。结果:全部有效。

康复灵栓

【方源】《部颁标准》。

【组成】　大黄246克,孩儿茶10克,紫草100克,冰片7克。

【用法】　上药制成栓剂。阴道给药,每次1粒,1日1次。睡前将栓剂放入阴道深处。

【功用】　清热解毒,燥湿杀虫,收敛止痒。

【主治】　各种病因所致的阴道炎症。

减味竹叶石膏汤

【方源】《温病条辨》卷二。

【组成】　竹叶 15 克,石膏 24 克,麦冬 18 克,甘草 9 克。

【用法】　水煎煮取 300 毫升,1 小时服 100 毫升,约 3 小时令尽。

【主治】　阳明温病,脉浮而促者。

清火片

【方源】　《部颁标准》。

【组成】　大青叶 400 克,大黄 100 克,石膏 50 克,薄荷 0.65 克。

【用法】　上药制成片剂。口服,每次 6 片,1 日 2 次。

【功用】　清热泻火,通便。

【主治】　咽喉肿痛,牙痛,头目眩晕,口鼻生疮,风火目赤,大便不通。

【宜忌】　无实热者及孕妇慎用。

清虫散

【方源】　《全国中药成药处方集》(禹县方)。

【组成】　使君子 15 克,榧子、槟榔、雄黄各 4.5 克。

【用法】　上药研为细面。小儿 2 岁服 1 克,白开水送下。

【主治】　虫积。

清肌散

【方源】　《世医得效方》卷十八。

【组成】　败毒散 45 克,天麻、薄荷各 9 克,蝉蜕(去足翼)14 个。

【用法】　分作 6 服。每次加生姜 3 片,水煎,温服。

【主治】　风寒暑湿外搏肌肤,发为瘾疹,遍身瘙痒,或赤或白,口苦咽干,或作寒热。

清利汤

【方源】　《丹台玉案》卷三。

【组成】　大黄 18 克,芒硝 12 克,栀仁子、黄柏各 6 克。

【用法】　水煎服,不拘时候。

【主治】　黄疸腹胀,小便不利,表和里实者。

清金膏

【方源】　《应验简便良方》卷上。

【组成】　天冬、麦冬、茯苓、川贝母各 500 克。

【用法】　水熬成膏。每日服数匙。

【功用】　润肺清火。

【主治】　劳病吐血。

清肺汤

【方源】　《杂病源流犀烛》卷一。

【组成】　五味子、五倍子、黄芩、甘草各等份。

【用法】　水煎服。

【主治】　久咳失音。

清肺饮

【方源】　《证因方论集要》卷二引黄锦芳方。

【组成】　黄芩、生地黄、阿胶、甘草梢各适量。

【用法】　水煎服。

【主治】　肺热移于小肠,溺血,饮食如故。

【方论】　黄芩以清肺热;阿胶以润肺燥;生地黄以泻心火;甘草稍以通小肠,直入血分,不杂气药。

清毒散(1)

【方源】　《普济方》卷四〇六。

【组成】　寒水石(煅)、黄柏末各 30 克,黄丹(炒)15 克,朴硝 15 克。

【用法】　上药研为细末。每次少许,凉水调,鸡翎蘸药扫上,干则再换。

【主治】　小儿腮耳颔赤肿红晕。

清毒散(2)

【方源】　《异授眼科》。

【组成】　大黄、荆芥、牛蒡子、甘草各适量。

【用法】　水煎服。

【主治】　风湿眼痛。

清胃散(1)

【方源】　《医宗金鉴》卷六十三。

【组成】　姜黄、白芷、细辛、川芎各等份。

【用法】　上药研为细末。先以盐汤漱口,再以此散擦牙痛处。内服清阳散火汤。

【主治】　骨槽风初起。乃手少阳三焦,足阳明胃二经风火,起于耳前,连及腮颊筋骨隐痛,肿硬难消,热不盛者。

清胃散（2）

【方源】　《青囊秘传》。

【组成】　僵蚕、白芷、细辛、川芎各等份。

【用法】　上药研为细末,吹患处。

【主治】　风牙作痛。

清浊饮

【方源】　《仙拈集》卷二。

【组成】　木通21克,滑石9克,甘草12克,蔓荆子6克。

【用法】　水煎,空心服。

【主治】　赤白浊。

清热汤

【方源】　《杏苑生春》卷五。

【组成】　防风15克,羌活18克,黄芩9克,甘草2.1克。

【用法】　水煎,食后温服。

【功用】　疏风清热。

【主治】　风热眉棱骨痛。

清凉散

【方源】　《圣济总录》卷一〇九。

【组成】　珍珠、琥珀、朱砂各30克,冰片15克。

【用法】　上药各研细末,再和研匀,以不津器盛。点如常法。

【主治】　眼生胬肉,钩割后点用。

清凉膏（1）

【方源】　《证治准绳·类方》卷七。

【组成】　生天南星、薄荷叶各15克,荆芥、百药煎各9克。

【用法】　上药研为末,井水调成膏,贴眼角上。

【主治】　①《证治准绳·类方》:目赤肿痛。

②《景岳全书》:眼目赤肿不能开,痛闷热泪如雨。

清凉膏（2）

【方源】　《外科传薪集》。

【组成】　桐油500克,菜油500克,铅粉30克,血余炭120克。

【用法】　先血余炭油烧,烧至化后,铅粉和入,再用丹收。

【主治】　一切热毒疮疖。

清暑汤

【方源】　《伤寒大白》卷二。

【组成】　黄连、香薷、厚朴、甘草各适量。

【用法】　开水泡服。

【功用】　散暑邪,宣腠理。

清解汤

【方源】　《医学衷中参西录》上册。

【组成】　薄荷叶12克,蝉蜕（去足土）9克,生石膏（捣细）18克,甘草4.5克。

【用法】　水煎服。

【主治】　温病初得,头痛,周身关节酸痛,肌肤壮热,背微恶寒,无汗,脉浮滑者。

清源丹

【方源】　《医学探骊集》卷五。

【组成】　大乌豆（生用）50粒,砒石12克,雄黄（研）3克,朱砂（研）3克。

【用法】　将砒石研为细面,用砂器微火上炙紫色;将大乌豆水泡去皮,烂捣如泥,再将雄黄面同砒石入乌豆泥内和匀,为100丸,以朱砂为衣。每疟先天发过,次日用凉水送1丸。服1次即愈。

【主治】　疟疾。

【宜忌】　服药后前半日,不可用热饮食。

清肺饮子

【方源】　《袖珍方大全》卷四引《汤氏方》。

【组成】　桑白皮、地骨皮、黄芩、生地黄各等份。

【用法】　水煎,食后服。

【功用】　凉膈。

【主治】　衄鼻。

清凉散煎

【方源】　《医方类聚》卷六十五引《龙树菩萨眼论》。

【组成】　黄连克（粗捣,用水煮1宿）500克,芒硝(烧过)15克。

【用法】　二味相和,水煎,临熟时,即下蕤仁、冰片,做丸如弹子大。有患者,即用1丸,以猪胆熟水调,频点。

【主治】　眼昏暗,生暴翳。

清气利咽汤

【方源】　《喉科枕秘》卷二。

【组成】　生荷叶、生侧柏叶、生地黄各适量。

【用法】　水煎,入童便15毫升,温服。

【主治】　蕴热上壅,咽喉肿痛者。

清开灵胶囊

【方源】　《新药转正标准》。

【组成】　胆酸、水牛角粉、黄芩提取物、珍珠层粉。

【用法】　制成胶囊。口服,每次2～4粒,1日3次,儿童酌减或遵医嘱。

【功用】　清热解毒,镇静安神。

【主治】　温热病引起的高热不退,烦燥不安,咽喉肿痛,舌红或绛,苔黄,脉数者;多用于湿热型肝炎和上呼吸道感染症。

【宜忌】　本品多用于湿热型,久病体虚患者出现腹泻的慎用。

清阳柳华散

【方源】　《外科传薪集》。

【组成】　黄柏30克,青黛30克,硼砂30克,人中白(煅)30克。

【用法】　上药研为末。吹患处。

【主治】　咽喉红肿。

清胃豁痰汤

【方源】　方出《丹溪心法》卷三,名见《杏苑生春》卷四。

【组成】　天南星、半夏、软石膏、香附各适量。

【用法】　水煎服。

【功用】　《杏苑生春》:豁痰疏郁。

【主治】　①《丹溪心法》:嗳气,胃中有火有痰。②《杏苑生春》:胃中痰饮郁成酸症。

清热光明液

【方源】　《眼科阐微》卷二。

【组成】　秋白大梨1枚,黄连末9克,冰片1克,硼砂(煅)2克。

【用法】　将梨去皮,截上少许作盖,将核去净,入黄连末,仍用梨盖之,四围竹钉钉住,入碗内,重汤煮烂,拧汁,铜勺内熬,不必太老,冷定,加冰片、硼砂,搅匀。点之。眼甚肿烂,热气炙人,不敢用点洗者,用此立效。

【主治】　痰盛,眼肿烂。

清热灵颗粒

【方源】　《部颁标准》。

【组成】　黄芩250克,连翘250克,大青叶250克,甘草50克。

【用法】　制成颗粒剂。用开水冲服,周岁以内小儿每次5克,1—6岁每次10克,1日3次;7岁以上每次15克,1日3～4次。

【功用】　清热解毒。

【主治】　感冒发热,咽喉肿痛等症。

清凉华盖饮

【方源】　《医学衷中参西录》上册。

【组成】　甘草18克,生明没药(不去油)12克,丹参12克,知母12克。

【主治】　肺中腐烂,浸成肺痈,时吐脓血,胸中隐隐作痛,或旁连胁下亦痛者。

【方论】　甘草为疮家解毒之主药,且其味至甘,得土气最厚,故能生金益肺,凡肺中虚损糜烂,皆能愈之。特其性微温,且有壅滞之意,而调以知母之寒滑,则甘草虽多用无碍,且可借甘草之甘温,以化知母之苦寒,使之滋阴退热,而不伤胃也。丹参性凉清热,色赤活血,其质轻松,其味微辛,故能上达于肺,以宣通脏腑之毒血郁热而消融之。乳香、没药同为疮家之要药,而消肿止痛之力,没药尤胜,故用之以参赞丹参,而痈疮可以内消。三七化瘀解毒之力最优,且化淤血而不伤新血,其解毒之力,更能佐生肌药以速于生肌,故于病之剧者加之。至脉虚者,其气分不能运化药力,方虽对证无功,又宜助以人参。而犹恐有肺热还伤肺之虑,是以又用天冬,以解其热也。

【加减】　病剧者,加三七(捣细送服)6克;脉虚弱者,酌加人参、天冬各数克。

清凉解毒散

【方源】　《疡疡机要》卷下。

【组成】　大黄、黄柏、栀子、寒水石（煅）各等份。

【用法】　上药研为末。调搽。

【功用】　止痛消毒。

【主治】　天疱疮或作燉痛。

清热利胆冲剂

【方源】　《部颁标准》。

【组成】　连钱草200克，荷包草200克，凤尾草200克，紫花地丁200克。

【用法】　制成颗粒剂。口服，每次15克，1日3次。

【功用】　清热利湿，消炎利胆。

【主治】　胆囊炎，胆结石伴胆囊炎。

清肝聪耳代茶饮

【方源】　《慈禧光绪医方选议》。

【组成】　菊花6克，石菖蒲4.5克，远志3克，白芍9克。

【用法】　水煎，代茶饮。

【功用】　清肝聪耳。

【主治】　耳病。

淋洗苦参汤

【方源】　《太平圣惠方》卷六十一。

【组成】　苦参30克，防风60克，露蜂窝60克，甘草60克。

【用法】　上药锉细。水煎，去渣热洗，汤冷即住。

【主治】　痈疮烂坏。

淮南丸

【方源】　《普济方》卷二三七。

【组成】　车前子、车下李根皮、石长生、徐长卿各等份。

【用法】　上药研为粗末，作方囊贮。系衣带及头，若疰一家，以合此共带之；又临入疰舍，取此药自烧作屑，以水服之。

【主治】　女子、小儿诸般疰证，心闷乱，头痛呕吐。

羚羊泻白散

【方源】　《麻疹阐注》卷二。

【组成】　生桑皮、地骨皮、甘草、羚羊角各适量。

【用法】　水煎服。

【主治】　麻疹已出而喘，鼻干口燥者；麻疹后喘急属实，气壮胸满，身热便闭而无汗者。

断下丸

【方源】　《妇科不谢方》。

【组成】　头二蚕沙（炒）90克，蔓荆子（炒）60克，海螵蛸（研，去甲）30克，樗根白皮30克。

【用法】　上药研为末，面糊为丸。每次6克，午后开水送服。

【功用】　燥中宫之湿。

【主治】　湿热白崩。

断红饮

【方源】　《辨证录》卷三。

【组成】　白芍、当归各30克，荆芥（炒黑）9克，三七根末9克。

【用法】　水煎服。

【功用】　止血。

【主治】　大怒吐血，色紫，气逆，两肋胀满作痛。

断砂散

【方源】　《万病回春》卷三。

【组成】　甘草、干姜、川乌（炮）、白矾（炒盐）各等份。

【用法】　上药研为末。每次6克，白水送下。

【主治】　青筋。

剪草散

【方源】　《瑞竹堂经验方》卷五。

【组成】　土槿树皮（杭州者）240克，剪草120克，白及120克，巴豆（连壳研）14个。

【用法】　上药研为细末。新汲水调为糊，厚厚敷于癣上，干即去之，再敷。

【主治】　顽癣，久不能愈。

【宜忌】　不须抓破。

盖体汤

【方源】　《洞天奥旨》卷十五。

【组成】　木耳 60 克,牡丹皮 30 克,苏木 15 克,小蓟 15 克。

【用法】　水煎服。

【主治】　杖疮。

密香散

【方源】　《杨氏家藏方》卷十二。

【组成】　黄连、密陀僧、槟榔、木香各等份。

【用法】　上药研为细末。每用少许掺疮口,如脓干,以津唾调敷之。

【主治】　臁上生疮,浸溃不止,疮口不敛,肌肉不生。

密陀僧散

【方源】　《太平圣惠方》卷九十三。

【组成】　密陀僧(细研)、淀粉(微炒)、黄丹(微炒)、龙骨各 9 克。

【用法】　上药研为细散。每次 1.5 克,以粥饮调下,1 日 3～4 次。

【主治】　小儿痢久不愈,日夜度数无恒。

续断散

【方源】　《医略六书》卷二十八。

【组成】　生地黄 150 克,续断(炒炭)90 克,白芍(炒)45 克,当归 90 克。

【用法】　上药研为散。每次 15 克,荆芥灰汤送下。

【主治】　孕妇尿血,脉虚数者。

【方论】　妊娠血虚,邪伏血不归经,故尿血不止,谓之溺血。生地黄滋阴壮水以凉血;续断灰补经续绝以定血;当归养血脉以归经;白芍敛阴血以止血;为散,荆芥灰汤下,使经血内充,则邪得外解,而血无妄行之患,何溺血不止者,胎孕无不安焉。

续筋丹

【方源】　《伤科汇纂》卷七。

【组成】　土鳖虫、三七、血竭、龙骨各等份。

【用法】　上药研为细末。用津唾调搽。

【功用】　接续断筋。

续阴救绝汤

【方源】　《辨证录》卷八。

【组成】　人参 60 克,白术 90 克,附子 3 克,巴戟天 30 克。

【用法】　水煎服。

【功用】　补阳。

【主治】　房事大泄,精尽阳脱。

【方论】　此方补阳气之圣药也。用人参回绝续于无何有之乡,用白术以通利其腰脐之气,用附子以追其散失之元阳,用巴戟天补其心肾之阳,纯是补阳之药,则阳回而阴亦回也。倘不用人参,只用附、术、巴戟亦可夺命于须臾,然无参为君主之味,则附子之热无以驾驭,恐有阳旺阴消之弊。倘能以补之药济其后,亦不至有偏胜耳。

绵茧散

【方源】　《痘疹传心录》卷十五。

【组成】　绵茧(烧灰存性)9 克,白矾 30 克,密陀僧 15 克,白芷(炒黑)15 克。

【用法】　上药研为末。湿则干掺,干则蜜调敷。

【主治】　①《痘疹传心录》:痘疳蚀疮。

②《痘科类编释意》:痘疮发热不结疮,遍身出清水。

绿云散(1)

【方源】　《小儿卫生总微论方》卷十九。

【组成】　螺青、芒消、生蒲黄、生甘草各等份。

【用法】　上药研为细末。每次 3 克,生姜自然汁调,细细含咽。若已闭塞不通者,用苇筒入药吹入喉中。重舌、木舌,生姜汁调涂患处。肿痛咽颔者,依此用之。

【主治】　喉痹,马喉,缠喉,乳鹅,重舌,木舌,一切咽喉之疾。又口疮,舌上生疮。

绿云散(2)

【方源】　《古今医统大全》卷六十一。

【组成】　坯子(以乳汁调涂碗内四周,上以皮纸瞒围,中取一孔,以艾叶搓作筋箸子大条,燃烟熏入碗内,久之其药干黄色为度,又调又熏如此 3 次毕,取下)120 克,铜绿 13.5 克,冰片 1.5 克。

【用法】　上药研为极细末,瓷罐收密,勿泄气。每次1克,蜜水调搽烂弦上。

【主治】　烂弦风眼。

绿豆散

【方源】　《永乐大典》卷一〇三七引《大方》。

【组成】　芒硝、大黄、绿豆各等份。

【用法】　上药研为细末。每次用鸡子清调敷。

【主治】　小儿赤肿丹毒。

【加减】　如恶物所伤,更有点子,加入冰片、麝香、白硇砂少许同贴。

绿袍散(1)

【方源】　《医方类聚》卷七十引《施园端效方》。

【组成】　蝎尾(去毒用)25个,铜绿、青盐各6克,轻粉1克。

【用法】　上药研为细末。每用3克,浆水调洗,1日3次。

【主治】　风毒,眼连眶赤烂,拳毛倒睫。

绿袍散(2)

【方源】　《走马疳急方》。

【组成】　山屠粉(即黄柏末)、兰宝华(即青黛)、羽舶灰(即枯矾)、玉虚磅(即冰片)。

【用法】　前3味各研细末,和成柳叶色,然后加入后1味少许再研匀用。

【主治】　走马疳。遍口生疳,作秽臭烂,延及咽喉,败坏甚速。

十二画

琥珀丸

【方源】　《痘诀余义》。

【组成】　滑石180克,粉甘草30克,朱砂9克,琥珀15克。

【用法】　上药研为细末,米汤为丸服。

【主治】　痘疹初出,风烦不宁。

琥珀汤

【方源】　《圣济总录》卷五十三。

【组成】　琥珀(研)30克,阿胶(炙燥)15克(别捣),葱白(切)14茎,车前草(锉)90克。

【用法】　先煎葱并车前草,滤去渣,次下胶末候消,次又下琥珀末微煎过,分3次温服,不拘时候。

【主治】　胞转。脐下急满,或因霍乱而得。

琥珀膏

【方源】　《李氏医鉴》卷五。

【组成】　大黄60克,芒硝30克,麝香3克。

【用法】　上药研为末,以大蒜同捣为膏。摊贴,外以油纸覆缚。

【主治】　积聚癥瘕。

琥珀珍珠散

【方源】　《普济方》卷三七四引《保生集》。

【组成】　全蝎、僵蚕、朱砂、轻粉各等份。

【用法】　上药研为末。每次1克,用奶乳调下。

【主治】　婴孩惊风。

斑蝥水

【方源】　《中医皮肤病学简编》。

【组成】　砒霜0.5克,白矾5克,斑蝥3克,白醋50毫升。

【用法】　上将前3味药入醋泡7天,备用。用时震摇,以棉花蘸药液涂患处,3天1次,连续3次。复发时再用。

【主治】　体癣。

斑蝥膏

【方源】　《太平圣惠方》卷九十。

【组成】　斑蝥(去翅足)2枚,松脂90克,巴豆(去皮心,以浆水煮过,与斑蝥研令细)10枚,雄雀粪(为末)30克。

【用法】　先取松脂入铫子内熔化,入斑蝥、巴豆熬成膏。捏作饼子,热贴在瘰病上,候穴,用生肌膏贴之,1日2次,以愈为度。

【主治】　小儿瘰疬不穴。

斑浮鸠散

【方源】　《医心方》卷五。

【组成】　斑浮鸠(治如食法,炙令熟)1头,决明子150克,细辛60克,防风60克。

【用法】　上药研为散,合封15日,为末。每次3克,酒送下,日3夜2次。

【主治】　眼青盲无所见。

博金散

【方源】　《医方类聚》卷一四一引《经验秘方》。

【组成】　人参(去芦)30克,茯苓(去皮)60克,络石藤60克,龙骨(略煅)30克。

【用法】　上药研为细末。每次9克,空心米饮汤送服,临卧再服。

【主治】　①《医方类聚》引《经验秘方》:脱肛自泄。

②《普济方》引《仁存方》:因于酒色,土邪干水,心肾不济,虚热便浊。

③《古今医统大全》:气虚精脱自遗。

椒仁丸

【方源】　《普济方》卷二四三引《指南方》。

【组成】　花椒仁、商陆、陈皮、桑白皮各等份。

【用法】　上药研为细末,面糊为丸,如梧桐子大。每次30丸,米饮送下,以通为度。

【功用】　《鸡峰普济方》:通利小便。

【主治】　①《普济方》引《指南方》:脚气。膝胫痿弱,胸中痞闷,小便不通。

②《普济方》引《卫生家宝方》:血分。妇人经水断绝,继则四肢浮肿,小便不通。

③《鸡峰普济方》:足膝虚肿。

椒艾汤

【方源】　《杨氏家藏方》卷十二。

【组成】　石菖蒲(锉)30克,花椒7.5克,艾叶(锉)7.5克,葱白9克。

【用法】　水煎数沸,淋渫。

【功用】　祛风湿。

【主治】　遍身生疮疥,或下部湿痒,脚气。

椒石散

【方源】　《鸡鸣录》。

【组成】　花椒、生石膏各3克,荜茇6克,青盐3克。

【用法】　共研细。点疼处。

【主治】　风火牙痛。

椒豆饮

【方源】　方出《是斋百一选方》卷十七,名见《普济方》卷二五一。

【组成】　汉花椒49粒,黑豆14粒,乌梅(打破)2个,甘草节(碎)3克。

【用法】　水煎,温服。

【功用】　解砒毒。

椒茶饼

【方源】　《古今医鉴》卷五。

【组成】　花椒(去目,隔纸焙)90克,芽茶45克,桑白皮末45克,飞罗面(炒)45克。

【用法】　上药研为细末,炼蜜作饼,每重3克许。细嚼,米饮下。

【功用】　止呕吐。

【主治】　反胃。

椒梅汤

【方源】　《医方一盘珠》卷二。

【组成】　花椒3克,乌梅3枚、大葱3个,槟榔3克。

【用法】　水煎服。

【主治】　虫症。腹痛口渴,饮水不已,兼呕清水。

棉花止血丹

【方源】　《青囊立效秘方》卷二。

【组成】　棉花6克,黄连6克,牛黄0.6克,犀角3克。

【用法】　上研为末,墨汁为丸。每次1.5克,开水送服。

【主治】　血流不止。

棕叶汤

【方源】　《续名家方选》。

【组成】　红花、荆芥、僵蚕各 6 克,棕榈叶 15 克。

【用法】　水煎,温服。

【主治】　中风初发,手足麻痹者。

棕榈散

【方源】　《鸡峰普济方》卷十。

【组成】　棕榈、荆芥、桦皮、龙骨各等份。

【用法】　上药研为细末。每次 6 克,米饮调下。

【主治】　鼻衄不止已久。

散疟汤

【方源】　《辨证录》卷五。

【组成】　柴胡 6 克,何首乌、白术各 15 克,青皮 6 克。

【用法】　水煎服。

【主治】　春月伤风八九日,病如疟状,发热恶寒,热多寒少,口不呕吐。

散寒汤

【方源】　《石室秘录》卷三。

【组成】　甘草 3 克,桔梗 9 克,半夏 3 克,射干 3 克。

【用法】　水煎服。

【主治】　风寒犯肺,鼻塞出嚏,咳嗽不已,吐痰如败絮。

散精汤

【方源】　《辨证录》卷八。

【组成】　刘寄奴 30 克,车前子 15 克,黄柏 1.5 克,白术 30 克。

【用法】　水煎服。

【主治】　行房忍精,膀胱之火壅塞,致小便流白浊;如米泔之汁,如屋漏之水,或痛如刀割,或涩似针刺,溺溲短少,大便后急。

【方论】　此方用白术以利腰脐之气,用车前以利水,用黄柏以泻膀胱之火,用寄奴以分清浊,而此味性速,无留滞之虞,取其迅速行水止血,不至少停片刻也。

散膝汤

【方源】　《辨证录》卷十。

【组成】　黄芪 150 克,防风 9 克,肉桂 15 克,茯苓 30 克。

【用法】　水煎服。服后拥被而卧,听其出汗,汗出愈多,病去愈速。

【主治】　鹤膝风。足胫渐细,足膝渐大,骨中酸痛,身渐瘦弱,属风湿者。

【方论】　黄芪原畏防风,得防风而功更大。多用黄芪,正恐人之难受,加入防风,能于补中以行其气;得肉桂之辛散,引入阳气,直达于至阴之中;又得茯苓共入膀胱,利水湿之邪,内外兼攻,内既利水,而外又出汗,何风湿之不解哉?

散热饮子

【方源】　《保命集》卷下。

【组成】　防风、羌活、黄芩、黄连各 30 克。

【用法】　上药研为散。每次 15 克,水煎,食后温服。

【主治】　眼暴赤发肿。

【加减】　大便秘涩,加大黄 30 克;痛甚,加当归、地黄;烦躁不能眠睡,加栀子 30 克。

散风清火汤

【方源】　《眼科阐微》卷三。

【组成】　防风、羌活、荆芥各 3 克,酒芩 6 克。

【用法】　水煎服。

【主治】　肥人眼症属风热者。

款花汤

【方源】　《疮疡经验全书》卷二。

【组成】　款冬花(去梗)4.5 克,甘草(炙)3 克,桔梗 6 克,薏苡仁 6 克。

【用法】　水煎服。

【主治】　肺痈。嗽而胸满振寒,脉数,咽干,大渴,时出浊唾腥臭,日久吐脓如粳米粥状者。

款肺汤

【方源】　《圣济总录》卷六十五。

【组成】　贝母(去心)、桔梗(炒)、紫菀(去苗土)各 30 克,甘草(炙,锉)22.5 克。

【用法】　上药研为粗末。每次 9 克,水煎,去渣,食后温服。

【主治】　五心烦热,肢体倦怠,夜卧壮热,咳嗽。

期颐饼

【方源】 《医学衷中参西录》上册。

【组成】 生芡实180克,生鸡内金90克,白面250克,白砂糖不拘多少。

【用法】 先将芡实用水淘去浮皮,晒干,轧细,过罗;再将鸡内金轧细,置盆内浸以滚水半日许;再入芡实、白糖、白面,用所浸原水,和作极薄小饼,烙成焦黄色。随意食之。

【主治】 老人气虚,不能行痰,致痰气郁结,胸次满闷,胁下作痛,诸气虚痰盛者;兼治疝气。

【方论】 鸡内金以补助脾胃,大能运化饮食,消磨瘀积,食化积消,痰涎自除;再者,老人痰涎壅盛,多是下焦虚惫,气化不摄,痰涎随冲气上泛,芡实大能敛冲固气,统摄下焦气化,且与麦面同用,一补心、一补肾,使心肾相济,水火调和,而痰气自平矣。

葛根汤(1)

【方源】 《疡医大全》卷十六。

【组成】 葛根6克,赤芍4.5克,茯苓1.5克,甘草1.5克。

【用法】 水煎服。

【主治】 牙痛。

【加减】 风胜,加荆芥、防风、薄荷;火胜,加连翘、生地黄、牡丹皮、牛蒡子。

葛根汤(2)

【方源】 《医学心悟》卷六。

【组成】 葛根3克,升麻3克,甘草1.5克,赤芍4.5克。

【用法】 水煎服。

【主治】 牙痛。

【加减】 风胜,加荆芥、防风、薄荷;火胜,加连翘、牡丹皮、生地黄、牛蒡子。

葛根饮

【方源】 《外台秘要》卷三引《延年秘录》。

【组成】 葛根12克,葱白9克,豆豉15克,米30克。

【用法】 先煮葛根,纳葱白更煮,去葛及葱渣,纳豉及少许米,煮之沸,并滤去米等渣,分4次服。当有汗出即愈,明旦又更作服。

【主治】 热病劳复,身体痛;天行,壮热烦闷。

【宜忌】 忌猪肉、蒜等。

葛根饮子(1)

【方源】 《太平圣惠方》卷十七。

【异名】 葛根汤(《圣济总录》卷二十二)。

【组成】 葛根(锉)15克,赤芍(锉)15克,豆豉15克,葱白(切)3茎。

【用法】 水煎,去渣,不拘时候服。

【主治】 热病,头痛目痛,心中烦躁。

葛根饮子(2)

【方源】 《鸡峰普济方》卷十九。

【组成】 葛根、麦冬、竹茹、菝葜各15克。

【用法】 上药研为粗末。水煎服。或熬粥食之亦佳。

【功用】 止渴。

【主治】 消渴。

葛花平胃散

【方源】 《症因脉治》卷一。

【组成】 葛花、苍术、厚朴、广皮、甘草各适量。

【用法】 水煎服。

【功用】 散湿热。

【主治】 酒湿成瘫者。

【宜忌】 戒酒。

【加减】 有热,加栀子、黄连。

葛根石膏汤

【方源】 《症因脉治》卷四。

【组成】 葛根、石膏、知母、粳米各适量。

【用法】 水煎服。

【主治】 燥火腹痛,口干脉数者。

葛根黄芩黄连汤

【方源】 《伤寒论》。

【异名】 葛根汤(《医方类聚》卷五十三引《神巧万全方》)、黄连葛根汤(《普济方》卷三六九)、葛根黄连黄芩汤(《内台方议》卷三)、葛根黄芩汤(《伤寒全生集》卷三)。

【组成】　葛根15克,甘草(炙)6克,黄芩9克,黄连9克。

【用法】　先煮葛根,纳诸药煮,去渣,分2次温服。

【功用】　《疡科心得集》:解表清里。

【主治】　①《伤寒论》:太阳病,桂枝证,医反下之,利遂不止,喘而汗出者。

②《保婴撮要》:疹后身热不除。

③《方极》:项背强急,心悸而不利者。

④《疡科心得集》:外疡火毒内逼,协热便泄。

⑤《中国医学大辞典》:酒客热喘。

【宜忌】　《外台秘要》:忌猪肉、冷水、海藻、菘菜。

【方论】　①《金镜内台方议》:用葛根为君,以通阳明之津而散表邪;以黄连为臣,黄芩为佐,以通里气之热,降火清金而下逆气;甘草为使,以缓其中而和调诸药者也。且此方亦能治阳明大热下利者,又能治嗜酒之人热喘者,取用不穷也。

②《医方考》:病在表而下之,则虚其里,阳邪乘虚而入,故协热而利不止;表有头痛,发热恶寒,故曰表证尚在;里有热邪,故喘而汗出。表证尚在,故用葛根、甘草之辛甘以解表;里有热邪,故用黄芩、黄连之苦寒以清里。

③《伤寒附翼》:君气轻质重之葛根,以解肌而止利;佐苦寒清肃之芩、连,以止汗而除喘;用甘草以和中。先煮葛根后纳诸药,解肌之力优,而清中之气锐,又与补中逐邪之法迥殊矣。

④《古今名医方论》:喻嘉言:太阳病原无里证,但当用桂枝解外,若反下之,则邪热之在太阳者,未入阳明之经,已入阳明之腑,所以其脉促急,其汗外越;其气上奔则喘,下奔则泻,故舍桂枝而用葛根,以专主阳明之表。加芩、连以清里热,则不治喘而喘自止。不治利而利自止。此又太阳两解表里变法也。

⑤《医方集解》:此足太阳、阳明药也。表证尚在,医反误下,邪入阳明之腑,其汗外越,气上奔则喘,下陷则利,故舍桂枝而用葛根,专治阳明之表,加芩、连以清里热,甘草以调胃气,不治利而利自止,不治喘而喘自止矣。又太阳表里两解之变法也。

⑥《绛雪园古方选注》:是方即泻心汤之变,治表寒里热。其义重在芩、连肃清里热;虽以葛根为君,再为先煎,无非取其通阳明之津;佐以甘草缓阳明之气,使之鼓舞胃气而为承宣苦寒之使。清上则喘定,清下则利止,里热解而邪亦不能留恋于表矣。

⑦《医宗金鉴》:太阳病,桂枝证,宜以桂枝解肌,而医反下之,利遂不止者,是误下,遂协表热陷入而利不止也。今下利不止,脉促有力,汗出而喘,表虽未解而不恶寒,是热已陷入阳明,即有桂枝之表,亦当从葛根黄芩黄连汤主治也。方中四倍葛根以为君,芩、连、甘草为之佐。其意专解阳明之肌表,兼清胃中之里热,此清解中兼解表里法也。

⑧《退思集类方歌注》:此条喘汗为轻,下利不止为重,故药亦先治其利。但下利乃寒热虚实俱有之证,脉促急者,则为热邪无疑。表虽未解,则不当用桂枝之辛热,故用葛根之甘凉以解表。因喘汗而利,用芩、连之苦以坚阴。甘草不特和胃,且以和表里也。若脉微弱,则属桂枝人参汤矣。

⑨《汉方简义》:方以甘平之葛根,能散阳邪,兼能起阴气者,用至250克,且先煮之,奉以为君。更以甘平之甘草,能缓中,以解风热之搏结;苦平之黄芩,能疗胃中热,且以清肺止喘;苦寒之黄连,取其形之生成相连属,而名之曰连者,以清其自胃及小肠与大肠三腑,亦生成相连属者之热。得胃调肠,厚以止其利,更清心以止汗。且三物平配,胥听令于既入胃又解肌、既散阳又起阴之葛根,不但误入阳明之腑邪解,而太阳之经邪亦解。立方者圣乎而至于神矣!

⑩《伤寒论方解》:本方是解热剂而不是解表剂。前贤因葛根能协助麻、桂以发汗解肌,便误认葛根为解表药。但《本经》只说它发汗解表。尽管《别录》曾说它解肌发表出汗,但根据临床经验,葛根必须在麻、桂配合之下,才可以起一些解肌发汗作用,否则只能解热、解毒、解渴而已。本方里的葛根不配以麻、桂而配以芩、连,可见其主要作用是解热而不是解表。如误用于发热而恶寒未罢的太阳病,就非但无效,反可能撤其热而招致不良的后果。

【验案】　①小儿麻痹症　《中华儿科杂志》(1958,6:529):以本方加味:葛根、黄芩、黄连、甘草、生石膏、银花、白芍、全蝎、蜈蚣,并随症稍作加减,治疗小儿麻痹症129例。结果:患肢呈深度完全麻痹,失去自主运动功能的重型患者52例中痊愈17例,好转35例;尚能自主活动,但不能走路,不能站立的中型患者67例,痊愈33例,好转34

例;能自主活动,能站立行走,但肢体软弱无力的轻型患者 10 例全部治愈。一般中型及轻型病例,多在 1 个月左右痊愈,最快的 1 例仅 1 周而愈。

②痢疾　《江苏中医》(1960,5:33):用本方治疗急性细菌性痢疾 40 例,其中发病 1 日内者 23 例(占 57.5%)。粪培养痢疾杆菌阳性者 26 例(其中福氏 18 例,施氏 5 例,宋内氏 3 例);阴性者 14 例。结果:平均退热时间为 27.76 小时,腹痛消失平均4.57 日,里急后重消失平均 3.47 日,食欲恢复正常平均 2.5 日,便次恢复正常平均 2.83 日,粪检转阴平均 4 日,粪培养转阴平均 3 日,阴转率 69.3%,总有效率达 72.5%。

③小儿急性湿热泻　《浙江中医》(1977,9:392):用本方加味为:葛根、黄芩各 5 克,黄连 2 克,炙甘草 5 克为基本方,发热重者加金银花;纳呆者加麦芽、山楂;尿少者加车前草、茯苓、泽泻、薏苡仁;口渴者加麦冬、石斛;每日 1 剂,水煎服,3 天为1 个疗程;并与西药治疗的 110 例进行对照,治疗小儿急性湿热泻 120 例。结果:治疗组显效(用药1~2 天,腹泻次数减少到每天 2 次以下,大便性状恢复正常,临床症状完全消失)51 例,有效 45 例,总有效率为 80%。对照组中显效 44 例,有效 37例,总有效率为 73.64%。

④嗜酸性胃炎　《湖北中医杂志》(1990,1:9):应用本方加减:葛根 10 克,黄芩 10 克,黄连 10 克,甘草 5 克为基本方;全身有风疹块者加薄荷 7 克,蝉蜕 7 克;午后傍晚低热者加银柴胡 10 克,青蒿 10克;治疗嗜酸性胃炎 30 例。结果:临床治愈(泄泻腹痛止,粪便成形,体温正常,血象及 X 线胃肠道表现均正常)27 例;显效(临床症状基本消失)2 例;无效 1 例。

⑤伤寒、副伤寒　《江西中医药》(1992,2:20):应用本方加减:葛根 15 克,黄连 20 克,黄芩 30 克,甘草 3 克。治疗伤寒、副伤寒 200 例。结果:显效(治疗 1 个疗程,临床症状及体征消失,血培养或肥达反应转阴,白细胞恢复正常)116 例;有效(治疗 2个疗程,临床症状及体征消失,实验室检查转阴者)82 例;无效 2 例;总有效率为 99%。

⑥小儿病毒性肠炎　《贵阳中医学院学报》(1995,2:23):用本方加味:加藿香、草豆蔻、板蓝根、乌梅、茯苓、白术、石榴皮,配合腹部电热吹风,治疗小儿病毒性肠炎 51 例。结果:51 例中除 4 例

合并肺炎,6 例中度脱水者合用西药外,均用本方治愈。治疗最短 1 天,最长 3 天。

⑦放射性直肠炎　《山东中医杂志》(1997,12:551):用本方为基本方,腹痛腹胀甚者加白芍、木香、槟榔;里急后重为主者加白芍、当归、木香、槟榔;水泻者去黄芩、黄连,加莲子、茯苓、薏苡仁、白扁豆;厌食恶心者加半夏、陈皮、生姜、山楂;尿急尿频者加小蓟、车前子、萹蓄、瞿麦、甘草梢、木通;溃疡者加仙鹤草、姜炭、地榆、茜草;5 天为 1 个疗程,共服用 3 个疗程;治疗放射性直肠炎 21 例。结果:治愈 12 例,好转 7 例,总有效率为 90.5%。

⑧婴幼儿秋季腹泻　《实用中西医结合杂志》(1998,12:1109):将本方制成微丸,1~5 岁小儿每次 1 克,1 岁以下小儿每次 0.5 克,3 次/日,治疗婴幼儿秋季腹泻 48 例;并与用庆大霉素、叶酸、多酶片等西药的 42 例对照。结果:治疗组止泻与退热天数均明显少于对照组,两组比较差异显著($P < 0.01$)。

⑨小儿上呼吸道感染　《中国医院药学杂志》(2004,12:768)方法:将 140 例上呼吸道感染风热证小儿患者随机分成 2 组,分别应用葛根芩连微丸和银翘解毒片治疗,观察 3 天体温、主要症状、体征改善情况及不良反应。结果:葛根芩连微丸组降温起效时间和解热时间均明显快于对照组($P < 0.05$),能缓解因风热感冒引起的各项主证和次证;综合疗效愈显率 80.3%,中医证候疗效愈显率86.36%,呼吸道病毒转阴率 90.9%,尚未发现不良反应。

【实验】　①提高免疫功能　《河南中医》(1984,4:4):运用本方为主治疗秋季幼儿腹泻,其有效病例经检测发现,E-玫瑰花结形成率较治疗前有明显提高,平均增加 22.4%,表明本方有较好的提高机体细胞免疫功能的作用。

②抗缺氧作用　《辽宁中医杂志》(1987,6:37):实验结果表明,本方水醇法提取液对氰化钾等引起的急性动物缺氧现象有不同程度的对抗作用,使急性缺氧的动物存活时间延长。

③抗菌降温作用　《中药通报》(1987,6:49):体内实验表明,本方对肺炎双球菌、痢疾杆菌有显著的抗菌作用。同时对五联疫苗感染引起的高热家兔有显著的降温作用,其降温效果与阿斯匹林相比无明显差异。

④对动物胃肠运动的影响及抗炎作用 《实用中西医结合杂志》(1995,11:658):谢氏等观察了复方葛根芩连汤(即葛根芩连汤加白芍药、槟榔、苍术、厚朴、白头翁、木香)对动物胃肠运动的影响及抗炎作用。结果发现:本方能明显抑制小白鼠的肠推进功能,可阻断乙酰胆碱及氧化钡对肠肌的痉挛作用,因而达到抑制肠蠕动,除痛止泻作用;对二甲苯所致小鼠耳下炎症及蛋清所致大白鼠足跖炎症有明显抑制作用。认为抗炎、调整胃肠功能的双重作用,是本方治疗急性胃肠炎、细菌性痢疾的药理基础。

葛根升麻加芍药汤

【方源】 《医学正传》卷八。

【组成】 升麻、葛根、甘草(炙)各 3 克,白芍 6 克。

【用法】 水煎,温服,不拘时候。

【主治】 痘疮发时身痛,若红点方见,为寒所折,而肉体有热之轻者。

葡萄煎

【方源】 《太平圣惠方》卷九十六。

【组成】 葡萄(绞取汁)150 毫升,藕汁 150 毫升,生地黄汁 150 毫升,蜜 150 毫升。

【用法】 上相和,煎如稀饧。每于食前服 60 毫升。

【主治】 热淋。小便涩少,磣痛沥血。

葱白汤(1)

【方源】 《圣济总录》卷二十二。

【组成】 葱白(烂研)60 克,生姜(细切)30 克,豆豉(拍碎)30 克,细茶末 6 克。

【用法】 水煎葱并姜,次下豉,煎少时即入茶末,去渣顿服。厚衣盖覆取汗。

【功用】 发汗。

【主治】 时气。

葱白汤(2)

【方源】 《圣济总录》卷八十四。

【组成】 葱白(切)7 茎,甘草(炙)60 克,陈皮(去白,焙)45 克,生姜(切)30 克。

【用法】 水煎,去渣,分 3 次温服。

【主治】 金石毒脚气。

葱白汤(3)

【方源】 《圣济总录》卷一四九。

【组成】 葱白(切)90 克,豆豉 120 克,葛根 60 克,升麻 21 克。

【用法】 上药锉,如麻豆大。每次 12 克,水煎,去渣温服,移时又服。

【主治】 中水毒、溪毒,如伤寒状。

葱苏散

【方源】 《医级》卷七。

【组成】 紫苏叶、葱白、生姜、川芎各适量。

【用法】 水煎服。

【主治】 胎前产后感邪,表症悉具者。

葱涎膏

【方源】 《普济方》卷三六三。

【组成】 猪牙皂、皂角、天南星、赤小豆各等份。

【用法】 上药研为末。每次 7 克,用生葱自然汁调,涂囟上 2 次。其鼻孔开,即愈。

【主治】 小儿囟风伤寒。

葱桃散

【方源】 《万氏家抄方》卷一。

【组成】 细茶、生姜(捣)、核桃肉(研)、葱白(捣)各 6 克。

【用法】 上药以水一大碗,煎七分,热服。盖被出汗。

【主治】 伤风初起,头痛发热,鼻塞畏寒。

葱豉汤

【方源】 《太平圣惠方》卷九。

【组成】 葱白(切)3 茎,麻黄(去根节,锉)30 克,豆豉 30 克,姜(拍碎)15 克。

【用法】 水煎,去渣,分为 3 服,不拘时候,稍热频服。衣覆出汗。

【主治】 伤寒初得一日,壮热头痛。

葱豉荷米煎

【方源】 《重订通俗伤寒论》卷二。

【组成】 鲜葱白(切碎)1 茎,淡豆豉 6 克,薄荷(冲)3 克,生粳米 30 粒。

【用法】 水煎服。衣覆出汗。

【功用】 和中发汗。

【主治】 小儿伤寒初起一二日,头痛身热,发冷无汗。

葶苈散

【方源】 《普济方》卷三八六。

【组成】 葶苈子(炒)、防己、甘遂、红大戟各等份。

【用法】 上药研为末。3 岁每次 3 克,食前以桑白皮汤调下。

【主治】 小儿水肿气粗。

葶苈大枣汤

【方源】 《金匮翼》卷七引元戎方。

【组成】 葶苈子(炒紫色,杵成丸)60 克,麻黄、五味子各 15 克,大枣 20 枚。

【用法】 水煮葶苈子、大枣,去渣,纳麻黄、五味子各 15 克,取清,分 2 日服。一剂尽愈。

【主治】 痰实肺闭,气不得宣,呼吸壅滞,喘急妨闷,胸膈痞痛彻背者。

葵子散

【方源】 方出《太平圣惠方》卷七十四,名见《普济方》卷三三八。

【组成】 冬葵果、滑石、木通(锉)各 30 克。

【用法】 上药研为散。每次 12 克,入葱白 6 克,水煎,去渣温服,不拘时候。

【主治】 妊娠患子淋,小便涩痛。

【备考】 《普济方》有榆白皮。

葵根汤

【方源】 《圣济总录》卷九十八。

【组成】 葵根 30 克,胡荽 30 克,淡竹叶 30 克,滑石末 9 克。

【用法】 上将前三味锉细,分作 3 服。每次滑石末 3 克,水煎,去渣温服。

【主治】 血淋。

葵根散

【方源】 《圣济总录》卷一七二。

【组成】 葵根(切)、赤小豆、土瓜根各 30 克,麝香(研)22.5 克。

【用法】 上药研为散。每用 1 克,贴疮。

【主治】 小儿漏疳口疮。

葵菜粥

【方源】 《圣济总录》卷一九〇。

【组成】 葵菜(择取叶并嫩心)150 克(细切),粟米(净淘)90 克,葱白(去须叶)30 克(细切)。

【用法】 水煮葵菜取汁,下米并葱白,更入浓煎豉汁适量,同煮为粥,空心顿食之;食不尽,分作两度,1 日取尽。

【主治】 诸淋。小便赤涩,茎中疼痛。

葵子蜀黍汤

【方源】 《产科发蒙》卷二。

【组成】 冬葵果、蜀黍、木通、滑石各等份。

【用法】 每次 12 克,水煎,温服。

【主治】 子淋,小便涩痛。

焚香透膈散

【方源】 《宣明论方》卷九。

【组成】 雄黄、佛耳草、鹅管石、款冬花各等份。

【用法】 上药研为末。每用药 3 克,放香炉上焚烧令烟出。开口吸烟在喉中。

【主治】 劳嗽,胸膈壅滞痞满。

煮肺汤

【方源】 《外科启玄》卷十二引《备急千金要方》。

【组成】 猪肺(洗净血臊,入药扎定)1 具,青黛(福建靛花,末)6 克,川蜜 9 克,大枣 9 枚。

【用法】 上药共入肺内扎定,下锅煮熟,患者自己食之,2~3 次吃尽。

【主治】 肺痿。咯脓血,或自汗,呕吐,消渴,大小便不利。

逼毒散

【方源】 《证治准绳·疡医》卷二引刘氏方。

【组成】 黄药子、白药子各 30 克,赤小豆 60 克,雄黄 3 克。

【用法】 上药研为末。水调敷。

【主治】 发背痈疽,脓尽四面皮黏,恐有脓毒攻起者。

越涎散

【方源】 《普济方》卷三六六。

【组成】 鸭嘴胆矾、乌梅(大者,去皮,用巴豆3粒,去壳,入纸裹煨,去巴豆用)1个。

【用法】 上药研为末。用黄秋串根煎吞,醋调少许,点入口内,令含咽,少顷必吐出痰。

【主治】 小儿风热喉痹。

趁风膏

【方源】 《三因极一病证方论》卷二。

【组成】 穿山甲(左瘫用左足,右瘫用右足)、红海蛤(如棋子者)、川乌(大者,生用)各60克。

【用法】 上药研为末。每用15克,捣葱白汁,和成厚饼,贴在患侧足中心,用旧帛裹紧缚定,于无风密室中坐椅上,椅前放汤一盆,将贴药足于汤内浸,候汗出即去了药。病未尽除,依此法隔15～20天再做1次。

【主治】 中风,手足偏废不举。

【宜忌】 周身汗出,宜避风;忌口远欲以自养。

趁痛丸

【方源】 《宣明论方》卷十三。

【组成】 甘遂、红大戟、芫花、黑牵牛子各等份。

【用法】 上药研为末,以荞面同末和作丸,煮熟。每次3克,以利为度。相虚实加减。

【主治】 走注疼痛,妇人经脉注滞,水肿腹胀。

硫黄散(1)

【方源】 方出《太平圣惠方》卷四十四,名见《普济方》卷三〇一。

【组成】 硫黄15克,赤石脂15克,麝香3克,轻粉3克。

【用法】 上药都和研如粉。先以甜淡浆水,温洗令净,挹干贴之。

【主治】 阴上生疮。

硫黄散(2)

【方源】 《太平圣惠方》卷五十九。

【组成】 硫黄(细研)15克,肉豆蔻30克,棕榈皮(烧灰)30克,阿魏(面裹煨面熟为度)7.5克。

【用法】 上药研为细散。每次3克,食前粥饮调下。

【主治】 休息痢不止,腹中疼痛。不思饮食。

【备考】 方中阿魏,《普济方》作"阿胶"。

硫黄散(3)

【方源】 《太平圣惠方》卷六十五。

【组成】 硫黄15克,斑蝥(去翅足)15克,冰片30克,轻粉7.5克。

【用法】 上药细研如粉,以面脂调如泥。痒痛时,抓破后以药揩之。

【主治】 湿癣,痒痛不可忍。

硫黄散(4)

【方源】 《太平圣惠方》卷六十五。

【组成】 硫黄7.5克,硝石15克,轻粉15克,白矾(烧灰)15克。

【用法】 上细研如粉,以生麻油调膏涂之。

【主治】 风癣久不愈,皮肤痒痛。

硫黄散(5)

【方源】 《圣济总录》卷一七二。

【组成】 硫黄(研)15克,干漆(炒烟尽)30克,文蛤(烧灰)60克。

【用法】 上药研为细散,每用1.5克,入麝香少许,研令细。用故绵拭去疮上恶血,然后用药敷之。

【主治】 小儿急疳,虫蚀唇鼻口齿。

硫黄散(6)

【方源】 《卫生宝鉴》卷十三。

【组成】 硫黄、花椒、石膏、白矾各等份。

【用法】 上药研为细末。以生油调搽。

【主治】 疥。

硫黄散(7)

【方源】 《普济方》卷二八〇引《仁存方》。

【组成】 硫黄、荆芥、黑狗脊、蛇床子各适量。

【用法】 上药研为末,油调成膏。先以火炙疮令痒,抓破,用麻油涂敷于手心,擦热嗅了,再搽疮上。

【主治】　疥疮。

硫黄药酒

【方源】　《普济方》卷二六五引《本草》。

【组成】　硫黄、花椒各 60 克,诃子 72 个。

【用法】　各以生绢夹袋子盛,麻线系口,用酒10 000 毫升,浸泡 10 日,硫黄永不更换,椒一季 1换,诃子 72 日 1 换,饮酒 1000 毫升,即再入酒 1000毫升。每日早、晚各服 50 毫升。

【功用】　暖水脏,乌发鬓,明目润肤,益寿延年。

硫黄洗方

【方源】　《外台秘要》卷三十四引《集验方》。

【组成】　硫黄(研)、蛇床子各 40 克,菟丝子50 克,吴茱萸 60 克。

【用法】　上药研为散,每用 5 克,水煎,洗玉门。

【主治】　①《外台秘要》引《集验良方》:产后冷,玉门开不闭。

②《梅氏验方新编》:产后阴户突出。

硫黄补火丸

【方源】　《理瀹骈文》。

【组成】　硫黄 18 克,母丁香 15 克,麝香 3 克。

【用法】　上药研末,独头蒜为丸,如豆大,朱砂为衣。每次 1 丸,纳脐眼中,上贴红缎膏。

【主治】　男子精寒痿弱,白浊遗精;女子宫寒虚冷,赤白带下;寒泄。

硫黄涂敷方

【方源】　《圣济总录》卷一三六。

【组成】　硫黄、花椒(去目及闭口者)、吴茱萸、黄柏各 30 克。

【用法】　上药研为散,用生油调如糊。涂敷疥上,1 日 2～3 次。

【主治】　诸疥。

雄辛散

【方源】　《瑞竹堂经验方》卷五。

【组成】　细辛、荜茇、雄黄、麝香各等份。

【用法】　上药研为细末。每次 6 克,好酒调下。

【主治】　恶蛇及疯狗所伤。

雄鸡酒

【方源】　《仙拈集》卷二。

【组成】　雄鸡(白毛黑骨)1 只。

【用法】　将鸡用绳吊死,退去毛、屎,切作 4块,入生姜 120 克,胶枣 250 克,陈酒 3000 克,装入大坛内,泥封口,重汤煮 1 日,凉水拔去火毒,空腹连姜、枣食之。

【主治】　五劳七伤,并妇人赤白带下。

雄轻散

【方源】　《仙拈集》卷四。

【组成】　雄黄 4.5 克、轻粉 3 克,苦杏仁(去皮)13 粒。

【用法】　上药研为末。用雄猪胆汁调敷。

【主治】　杨梅、天疱并一切恶疮。

雄黄丸

【方源】　《普济方》卷三八三。

【组成】　雄黄(研)、黄连(去须)、木香各 8 克,麝香 4 克。

【用法】　上药研为散。每次 1.5 克,米饮送下。

【功用】　杀虫。

【主治】　小儿疳。

雄黄散(1)

【方源】　《太平圣惠方》卷九十。

【组成】　雄黄(细研)22.5 克,白矾(烧令汁尽)15 克,井盐 7.5 克,莽草 15 克。

【用法】　上药研为细散。以生油调,可疮涂,1日 3 次。

【主治】　小儿头面、身体生疮,皮肤赤,瘙痒。

雄黄散(2)

【方源】　《圣济总录》卷一四〇。

【组成】　雄黄(细研)8 克,粉霜(研)4 克,蛄蜋(为末,生用)4 枚,巴豆(去壳,别研如泥,生用)3 粒。

【用法】　上药研为散。以铜箸头,取乳汁调点疮上,频频用之。

【主治】 药毒箭头在身诸处,未出。

雄黄散(3)

【方源】 《圣济总录》一四八。

【组成】 雄黄(研)、麝香(研)、干姜(炮为末)各15克,巴豆(去皮膜心,出尽油,研)7.5克。

【用法】 上药研为散。每次6克,以新汲水调下。

【主治】 诸毒蛇咬,毒气攻心迷闷。

雄黄散(4)

【方源】 《圣济总录》卷一七二。

【组成】 雄黄7.5克,水银(与雄黄同研令星尽)1.5克,铜绿3克,麝香1克。

【用法】 上药研匀,以瓷盒盛,每先以新绵揾去血,甚者剪去恶肉贴之,1日3次。

【主治】 小儿急疳及骨槽风蚀动唇口。

雄黄散(5)

【方源】 《圣济总录》卷一七三。

【组成】 雄黄(研)、黄连(去须)、木香各8克,麝香(研)4克。

【用法】 上药研为散。每次1.5克,米饮调下。

【功用】 杀虫。

【主治】 小儿疳。

雄黄散(6)

【方源】 《保命集》卷下。

【组成】 雄黄(研)3克,巴豆(去皮研)1个。

【用法】 2味同研如泥,入乳香、没药少许,再研细,少上,恶肉自去。

【主治】 诸疮有恶肉,不能去者。

雄黄散(7)

【方源】 《儒门事亲》卷十二。

【组成】 雄黄、乳香、没药各等份,麝香少许。

【用法】 上药研为末,量疮大小干贴。

【主治】 ①《儒门事亲》:疮疡。

②《普济方》:刀箭所伤。

雄黄散(8)

【方源】 《仁斋直指方论》卷二十一。

【组成】 雄黄1.5克,瓜蒂2个,绿矾3克,麝香少许。

【用法】 上药研为细末。搐些入鼻。

【主治】 鼻窒,息肉。

雄黄散(9)

【方源】 《类编朱氏集验方》卷十四。

【组成】 雌黄末、雄黄末、麝香末各3克。

【用法】 取生羊肺如指大,以刀开,纳雄黄等物,以肺裹吞下。

【主治】 五积蛊毒。

雄黄散(10)

【方源】 《古今医统大全》卷六十三。

【组成】 雄黄、没药、乳香各3克,轻粉少许。

【用法】 上药研为细末。掺之。

【主治】 白口疮。

雄黄散(11)

【方源】 《外科正宗》卷四。

【组成】 雄黄(明亮者)6克,蟾酥(微焙)0.6克,冰片0.3克,轻粉1.5克。

【用法】 上药研为细末。新汲水调涂,纸盖,1日3次。

【主治】 天蛇毒初起,红肿发热,疼痛彻心者。

雄黄散(12)

【方源】 《证治准绳·幼科》卷六。

【组成】 雄黄、白矾各3克,麝香0.5克,人中白1.5克。

【用法】 上药研为末。吹入鼻中。如吹不入,用麻油润使进。

【主治】 牙疳。痘后牙龈溃烂。

雄漆丸

【方源】 《疡医大全》卷二十八。

【组成】 真漆(入蟹黄15克,拌匀晒之,渐渐去浮面上水)30克,明雄黄、牙皂各15克。

【用法】 上药研为末,和匀为丸,不可见日,阴干。每次3克,酒送下。

【主治】 大麻风。

雄麝散(1)

【方源】 《杨氏家藏方》卷十二。

【组成】 蛇蜕(于熨斗内烧留性)120克,雄黄(别研)30克,血竭(别研)6克,麝香(别研)6克。

【用法】 上药研为细末,研匀。每用少许,干掺患处。

【功用】 化息肉,辟臭气,止痛,散寒邪,干脓长肉,敛疮口及治嵌甲。

雄麝散(2)

【方源】 《杨氏家藏方》卷十八。

【组成】 干漆(炒青烟尽)、使君子(炮去壳)各9克,雄黄(别研)15克,麝香(别研)3克。

【用法】 上药研为细末。每次1.5克,煎苦楝根汤调下,不拘时候。

【主治】 小儿虫动,心腹撮痛,口吐涎沫。

雄麝散(3)

【方源】 《中医皮肤病学简编》。

【组成】 雄黄30克,麝香3克,肉桂3克,白胡椒3克。

【用法】 上药共研极细末,装入瓶内,密封。用时掺在膏药内,外敷。

【主治】 疖,毛囊炎,疽,流注。

雄黄蜡丸

【方源】 《普济方》卷三〇七。

【组成】 煮酒蜡15克,木鳖子(去壳)3个,巴豆(去皮)14粒,雄黄末3克。

【用法】 上药除蜡外研匀,化蜡为丸,如弹子大。用时以火炙磨痛处。

【主治】 蝎蜇,疼痛不可忍者。

雄黄夺命散

【方源】 《育婴秘诀》卷二。

【组成】 黑白丑各45克(取头末15克),大黄、槟榔各15克,木香9克。

【用法】 上药研为末。3岁每次6克,温水调服。

【主治】 小儿肺胀,喘急,胸高气逆,两胁扇动,鼻张闷乱,嗽喝声嗄,痰涎潮塞,俗谓之马脾风。

雄黄斑螯酊

【方源】 《中医皮肤病学简编》。

【组成】 斑螯6克,雄黄2克,鲜山楂31克,95％乙醇260毫升。

【用法】 上药浸于乙醇内1周后,过滤,外用。

【主治】 神经性皮炎。

雄黄麝香散

【方源】 《普济方》卷三〇八。

【组成】 雄黄、麝香、干姜各等份。

【用法】 上药捣筛,以射罔和之,著小竹筒带之行,急便用敷疮。

【主治】 竹中青蜂螫人,兼治众蛇虺之毒。

揩齿麝香散

【方源】 《圣济总录》卷一二〇。

【组成】 麝香(研)0.3克,小豆面(微炒)90克,花椒(去目及闭口,炒出汗,为末)30克,青盐(研)30克。

【用法】 上药研为细末。揩齿。

【主治】 肾虚齿痛。

提毒丹

【方源】 《疡科遗编》卷下。

【组成】 漂东丹30克,巴豆20粒,蓖麻仁20粒,白丁香10粒。

【用法】 上药先将巴豆去净油,再同诸药打和,阴干,研细。临用掺疮上。

【主治】 痈疽溃后,腐肉不去,新肉不生。

插耳皂荚丸

【方源】 《太平圣惠方》卷三十四。

【组成】 皂荚1挺,豆豉30克,蒜(去皮)1头,巴豆(去皮,麸炒微黄)7粒。

【用法】 上药研为散。每用1克,绵裹如梧桐子大。随病左右纳耳中。

【主治】 牙痛。

搜脓散

【方源】 《瑞竹堂经验方》卷五。

【组成】 白芍、轻粉各9克,川芎、白芷各

30 克。

【用法】 上药研为细末。疮平者,掺药在上;内疮已深,须用纸拈蘸药,入于疮口内。

【主治】 疮内有脓不能自出。

援命拒寒汤

【方源】 《辨证录》卷一。

【组成】 白术 90 克,肉桂 9 克,补骨脂 9 克,杜仲 9 克。

【用法】 水煎服。

【主治】 直中阴寒,肾经独受,身颤手颤者,此为命门火冷,不能拒寒使然。

紫云膏(1)

【方源】 《古今医鉴》卷十五。

【组成】 黄蜡 30 克,松香 15 克,黄丹 9 克,香油 120 克。

【用法】 上药共入铁锅内,用柳条去皮搅之,文武火熬。摊油纸贴之,或搽涂患处。

【主治】 瘰疬及一切顽疮溃烂久不愈,并杖疮、小儿头疮。

紫云膏(2)

【方源】 《部颁标准》。

【组成】 紫草 50 克,地榆 50 克,当归 50 克,冰片 5 克。

【用法】 上药制成膏剂。外用适量,摊于纱布上贴患处,每日换药 1 次。

【功用】 清热解毒,去腐生肌。

【主治】 水火烫伤,溃烂化脓。

【宜忌】 敷药期间忌食酸、腥食物。

紫正散

【方源】 《重楼玉钥》卷上。

【组成】 紫荆皮 6 克,荆芥 2.4 克,北防风 2.4 克,北细辛 1.2 克。

【用法】 宜蒸不宜煎。

【主治】 喉风初起,恶寒发热,头痛,大便秘结,小便赤涩。

紫龙丹

【方源】 《程松崖先生眼科应验良方》。

【组成】 冰片 0.75 克,真云麝子 1.5 克,血东丹 9 克,扫盆(即顶好轻粉)6 克。

【用法】 上药研为极细末。如左眼睛有翳膜,将药吹入右耳内;如右眼有翳膜,将药吹入左耳内,用棉塞紧,一周时再吹,重者数次必愈。

【主治】 翳膜。

紫苏汤(1)

【方源】 《圣济总录》卷二十四。

【组成】 紫苏叶 30 克,麻黄(去根节,汤煮,掠去沫,焙)45 克,苦杏仁(汤浸,去皮尖双仁,炒)60 克,甘草(炙,锉)15 克。

【用法】 上药研为粗末。每次 9 克,水煎,去渣温服,不拘时候。

【主治】 伤寒咳嗽。

紫苏汤(2)

【方源】 《四圣悬枢》卷二。

【组成】 紫苏叶 9 克,桂枝 9 克,苦杏仁 9 克,甘草(炙)9 克。

【用法】 流水煎,热服。覆衣取汗。

【主治】 一日太阳寒疫,头痛、发热、恶寒者。

紫金散

【方源】 《外科精义》卷下。

【组成】 白矾 15 克,砒霜 3 克,石胆 1.5 克。

【用法】 上药研为细末,入黄丹 6 克。每用按入疮口内,以膏贴之。

【主治】 瘰疬久不愈。

紫金锭

【方源】 《仙拈集》卷四。

【组成】 五倍子(煮烂)、肥皂各 60 克,乳香、没药(去油)各 30 克。

【用法】 上药研为末,捶搓成锭,晒干。用时用醋在瓦钵底磨汁,笔涂患处,干再涂。

【功用】 止痛消肿。

【主治】 一切肿毒恶疮。

紫参散

【方源】 《幼幼新书》卷三十引《九籥卫生》。

【组成】 臭椿根皮、贯众、酸石榴皮(烧灰存性)、紫参各等份。

【用法】 上药研为细末。每次 3 克,米饮调下;腹痛,煎艾汤调下。

【主治】 小儿下血痛。

紫草汤

【方源】 《圣济总录》卷六十一。

【组成】 紫草(去苗)、吴蓝各 30 克,木香、黄连(去须)各 15 克。

【用法】 上药研为粗末。每次 15 克,水煎,去渣,食后温服。

【主治】 病人先体热身赤,后却凉,遍身有赤点起。

紫草散

【方源】 《小儿痘疹方论》。

【组成】 紫草、甘草、黄芪(炙)、糯米各 4.5 克。

【用法】 水煎服。

【主治】 痘疹黑陷,气血虚弱,疮疹不起。

紫菀汤

【方源】 《郑氏家传女科万金方》卷三。

【组成】 紫菀 30 克,防风 15 克,竹茹 12 克,白蜜 15 克。

【用法】 水煎服。

【主治】 孕妇咳嗽不止。

紫菀散

【方源】 《圣济总录》卷一七六。

【组成】 紫菀(去苗)30 克,苦杏仁(去皮尖双仁,炒)、细辛(去苗叶)、款冬花各 7.5 克。

【用法】 上药研为散。2－3 岁儿每次 1.5 克,米饮调下,1 日 3 次。

【主治】 小儿咳逆上气,喉中有声,不通利。

紫雪膏

【方源】 《圣济总录》卷一三一。

【组成】 花椒(去目并闭口,炒出汗,为末)49 粒,苦杏仁(去皮尖双仁,研)21 粒,清麻油 30 克,酒蜡(白者)15 克。

【用法】 先将清麻油并酒蜡于铫子内煎令匀沸,次下蜀椒、杏仁,用柳篦搅令黄赤色成膏,滴在水碗中不散,盛瓷器中。每次以故帛上涂贴,1 日 2 易。

【主治】 诸发背,脑疽,一切恶疮。

紫银茶

【方源】 《外科全生集》卷四。

【组成】 牛蒡子、忍冬藤、紫花地丁草、白甘菊各等份。

【用法】 水煎服。

【主治】 杨梅结毒,恶疮复发者。

紫葳散

【方源】 《杨氏家藏方》卷二。

【组成】 凌霄花(取末)15 克,硫黄(别研)30 克,轻粉 3 克,核桃(去壳)4 枚。

【用法】 上先将前三味和匀,后入核桃仁同研如膏子。用生绢蘸药频频揩之。

【主治】 肺有风热,鼻生齄疱。

紫霞膏

【方源】 《疡科心得集·家用膏丹丸散方》。

【组成】 嫩松香 180 克,糠青(研)60 克,乳香(去油,研)、没药(去油,研)各 15 克。

【用法】 用麻油 180 克,熬至滴水成珠,下松香再煎,下糠青再熬,自有紫色,离火,下乳香、没药。外用。

【主治】 老年结毒,穿溃不敛。

紫草油膏

【方源】 《中医皮肤病学简编》。

【组成】 紫草根 20 克,当归 20 克,胡麻油 200 毫升。

【用法】 上药用文火煎枯,去渣,再加黄蜡 30～40 克成膏。外用。

【主治】 剥脱性皮炎。

紫苏和胎饮

【方源】 《会约医镜》卷十四。

【组成】 紫苏子、黄芩、白术各 4.5 克,甘草 3 克。

【用法】 水煎服。

【主治】 妊娠伤寒,勿拘日数,但见恶寒,发热,头痛,病在表。

紫草升麻汤

【方源】　《云岐子保命集》卷下。

【组成】　紫草(嫩者)、升麻、甘草(炙)各15克。

【用法】　上药锉细。每次9克,加粳米50粒,水煎服。

【主治】　小儿斑出不快者,或未出者。

紫草四圣散

【方源】　《保婴撮要》卷十七。

【组成】　紫草、木通、甘草(炒)、黄芪(炒)各等份。

【用法】　上药研为散。每次6克,水煎服。

【主治】　痘疮出迟倒靥,或小便赤涩发热。

紫草承气汤

【方源】　《证治准绳·幼科》卷六。

【组成】　厚朴60克,大黄120克,枳实30克,紫草30克。

【用法】　上药研为粗末。每次15克,水煎,温服。以利为度。

【主治】　身热,脉数,大便秘而腹胀,此热毒壅遏也;或疮半未出,而喘息腹胀,其人大便不通,烦躁作渴,谵语不安者。

【方论】　《古方选注》:紫草承气汤,大黄功专荡涤,为斩关夺门之将,痘科用之,盖为毒滞脾经而设,痘从命门出诸太阳经,逆上至脾俞,毒气太盛,即从脾经肆虐,若迅雷之不及掩耳,初起板而不松,紫而干滞,粒粒顶陷,叫哭抽掣,烦乱昏愦,此毒伏血中,不能载毒而出,转输各脏之俞,急急重用大黄,破脾经之实,泻血中之滞;复以紫草内通血脉,外达皮毛。洞泻者用之而反实,不食者用之而胃气开,有泻至数度而精神不减,有用至斤许而肌肉始松,然必是脾经毒壅者,方为至当。若毒闷命门不发,或转输肝肺,而用大黄,非理也。费建中曰:毒出郁伏而重者,重与之攻,而转与之散,此方是也。

【加减】　如未利,加芒硝1克。

紫草枳壳汤

【方源】　《奇效良方》卷六十五。

【组成】　紫草、木通、甘草(炙)、枳壳(麸炒)各等份。

【用法】　上药研为粗末。每次9克,水煎,去渣温服。

【主治】　疱子出不快,倒靥。

【方论】　大抵壅瘀则营卫不行,令出不快则倒靥,用枳壳宽大肠,木通利小肠,紫草滑窍,治心腹蓄邪气,皆易出也。大便秘涩者,无不可用。

紫梗半夏汤

【方源】　《医林绳墨》卷八。

【组成】　紫苏子、桔梗、半夏、甘草各适量。

【用法】　水煎服。

【主治】　暴感风寒,则咽喉紧缩妨碍。

喉痛灵片

【方源】　《部颁标准》。

【组成】　水牛角浓缩粉50克,野菊花375克,荆芥375克,南板蓝根750克。

【用法】　上药制成片剂。口服,每次4～6片,开水送服,1日3～4次。

【功用】　清热,解毒,消炎,清咽喉。

【主治】　咽喉炎,急性化脓性扁桃体炎,感冒发热,上呼吸道感染,疔疮等。

蛤粉丸

【方源】　《医学六要·治法汇》卷六。

【组成】　黄柏(炒)、知母、蛤粉各500克。

【用法】　上药研为末,粥为丸,青黛为衣。每次6克,开水送服。

【主治】　虚热遗滑。

蛤粉散(1)

【方源】　《外科正宗》卷四。

【组成】　蛤粉、石膏(煅)各30克,轻粉、黄柏(生研)各15克。

【用法】　上药研为细末。凉水调搽;冬月麻油调亦好。

【主治】　因日晒风吹暴感湿热,或因内餐湿热之物,风动火生所致黄水疮,于头面耳项忽生黄色,破流脂水,顷刻沿开,多生痛痒。

【备考】　《古方汇精》有五倍子,无轻粉。

蛤粉散(2)

【方源】　《疡科心得集·方汇》卷下。

【组成】 蛤粉 30 克,轻粉、白及各 9 克,冰片 1 克。

【用法】 上药研为末。掺患处。

【主治】 湿热痛疮。

黑豆汤

【方源】 《圣济总录》卷四十三。

【组成】 黑豆(小者)30 克,防风(去叉)9 克,甘草(炙,锉)、麦冬(去心)各 12 克。

【用法】 水煎,温服,不拘时候。

【主治】 心膈虚烦,燥渴至甚。

黑豆粥

【方源】 《太平圣惠方》卷九十六。

【组成】 黑豆、桑枝(锉)、构皮(锉)各 15 克。

【用法】 水煮取汁,入米煮作粥,空腹食之。

【功用】 利小便,除浮肿。

【主治】 水气。

黑灵散

【方源】 《博济方》卷四。

【组成】 穿山甲半个,黑鲤鱼皮半个,小儿发 15 克,皂荚(不蛀者)9 克。

【用法】 上药同入于瓷瓶子内,用盐泥固济,先用文武火烧,次用大火煅之令赤热,放冷,取出研细。每次 1.5 克,温酒调下。

【主治】 妇人远年血气甚者。

黑金散

【方源】 《普济方》卷三二九。

【组成】 香附 30 克,白芷 9 克,莲房 10 个,糊刷 2 个(败棕亦可,上 4 味通要炒焦黑留性)。

【用法】 上药研为细末。每次 6 克,用米饮调下,或霹雳酒亦得,不拘时候。

【主治】 妇人血气虚损,经事不调,多因气滞不散,月水过多,崩中漏下不止。

黑神丹

【方源】 《医方类聚》卷一一二引《烟霞圣效方》。

【组成】 荞面 18 克,大黄 30 克,槟榔(拣尖用)1 对,细墨 12 克。

【用法】 上药研为细末。用冷水和成,分作

13～15 丸,用文武炭轻火烧动。每次 1 丸。如服药人,住食 1 日,临卧,醋浸药如泥,研如面糊相似,先吃一口醋,如服药后,又一口醋送下。

【主治】 远年近日酒食积病。

【宜忌】 但服白粥三二日,忌生硬物。

黑铅散

【方源】 《幼幼新书》卷二十五引《茅先生方》。

【组成】 黄丹、蛇床子(炒令黑)、地龙(炒令黑)各 15 克,青矾(煅过)7.5 克。

【用法】 上药研为末。每次 1 克,揩牙龈上,1 日 3 次。

【主治】 小儿走马牙疳。

黑散子(1)

【方源】 《博济方》卷三。

【组成】 藁本、升麻、皂荚(不蛀者烧灰存性)各 15 克,石膏 45 克。

【用法】 上药研为散。卧时以手指蘸药揩擦齿上,微漱,存药气。

【功用】 牢牙去疳。

【主治】 牙疳宣露。

黑散子(2)

【方源】 《普济方》卷二十二。

【组成】 青州大枣 500 克,生姜 500 克,厚朴 30 克,甘草 45 克。

【用法】 慢火炒黑焦,置地上出火毒,为末。每次 6 克,水煎,空心服。

【功用】 补益脾胃。

黑癣药

【方源】 《银海指南》卷三。

【组成】 青葱、苦杏仁、松香各适量。

【用法】 松香、苦杏仁等分研,大管青葱将 2 味装满,入陈菜油内浸透,烧,研细。临用麻油调,或凤凰油调。

【主治】 湿毒眼癣,满面脓窠。

黑豆饮子

【方源】 《太平圣惠方》卷七十九。

【组成】 黑豆 30 克,小麦 30 克,蒲黄 30 克,

吴茱萸(汤浸7遍,焙干微炒)15克。

【用法】　水煎,去渣,分4次温服,不拘时候。

【主治】　产后赤白痢久不断,头面身体皆肿。

遇仙丹(1)

【方源】　方出《是斋百一选方》卷十八引孔世贤方,名见《妇人良方大全》卷十七。

【组成】　朱砂、雄黄各4.5克,蓖麻(去皮)14粒,蛇蜕30克。

【用法】　上药研为细末,浆水饭为丸,如弹子大。临产时,先用椒汤淋渫脐下,次安药于脐内,用蜡纸数重敷药上,以邦帛系之。

【功用】　催生。

【主治】　《东医宝鉴·杂病篇》:横逆产恶候,及死胎不下。

遇仙丹(2)

【方源】　《青囊立效秘方》卷一。

【组成】　净红升30克,生石膏60克,水飞桃丹6克,银珠3克。

【用法】　研至无声。外用。

【功用】　提毒,去脓脱腐。

遇仙汤

【方源】　《普济方》卷三四六。

【组成】　当归、肉桂各15克,白芷、甘草各21克。

【用法】　水煎,食前热服。

【主治】　恶露不快,肠痛满胀;或血室有冷滞不快者。

稀痘汤

【方源】　《疡医大全》卷三十三。

【组成】　升麻、葛根、白芍、甘草各等份。

【用法】　水煎服。看耳后红筋枝叶,乃两经齐发未出。

【主治】　初发热,痘未出者。

【加减】　如一经未发者,加牛蒡子。

稀涎散

【方源】　《治痘全书》卷十四。

【组成】　山豆根、薄荷、熊胆、茶芽各适量。

【用法】　先将薄荷洗口,为末吹。

【主治】　①《治痘全书》:口疮。

②《痘疹仁端录》:痘至七八朝,咽喉紧锁疼痛。

③《丸丹膏散集成》:痘疮靥不收。

鹅黄散

【方源】　《外科正宗》卷四。

【组成】　绿豆粉30克,滑石15克,黄柏9克,轻粉6克。

【用法】　上药研为细末。以软绢帛蘸药扑之。

【功用】　止痛收干。

【主治】　痤痦疮。作痒,抓之皮损,随后又痛。

御米汤

【方源】　《小儿卫生总微论方》卷十一。

【组成】　御米(和壳用)10粒,甘草(炙)6克,当归(去芦,洗,焙)7.5克,黄连(去须)7.5克。

【用法】　上药研为末。每次3克,乳食前米饮调下。

【主治】　赤白痢。

御容擂鼻散

【方源】　《普济方》卷四十六。

【组成】　川芎、细辛、芒硝、藁本各等份。

【用法】　上药研为细末。口含水,鼻中笔筒吹之。立效。

【主治】　头风,面上肿毒。

释眉丹

【方源】　《洞天奥旨》卷九。

【组成】　黄连(油调涂碗内,艾烟熏过入)1.5克,皂矾(末)8克,轻粉(末)8克,冰片(末)4克。

【用法】　麻油少许,再调涂之,数次痊愈。

【主治】　恋眉疮。

痘后回毒膏

【方源】　《蕙怡堂方》卷四。

【组成】　麻油120克,番木鳖(去毛)30克。

【用法】　上药同煎枯,捞出木鳖,入壮人头发90克,熬化,滴水成珠,加飞丹60克,收成膏。外贴。

【主治】　痘后余毒,兼治诸般热毒。

痞膏

【方源】《医方易简》卷三。

【组成】葱白汁 120 克,姜汁 120 克,水胶 24 克。

【用法】以好黄酒 200 毫升,与上药同熬,滴水成珠,摊狗皮上。贴患处,待痞化尽去膏。

【主治】小儿痞块。

痞块膏

【方源】《蕙怡堂方》卷四。

【组成】花椒(开口者)49 粒,五倍子(整者)7 粒。

【用法】上用真麻油 120 克,熬枯去渣,入铅粉 60 克,收成膏,离火入麝香 3 克,搅匀。摊贴患处。

【主治】食积,痞胀。

【备考】妇女须候经净贴之。否则不效。

痛泄要方

【方源】方出《丹溪心法》卷二,名见《医学正传》卷二引刘草窗方。

【组成】炒白术 90 克,炒白芍 60 克,炒陈皮 45 克,防风 30 克。

【用法】水煎或为丸服。

【主治】①《丹溪心法》:痛泄。

②《医林纂要探源》:肝木乘脾,痛泻不止。

【加减】久泻,加升麻 18 克。

【方论】①《医方考》:泻责之脾,痛责之肝,肝责之实,脾责之虚。脾虚肝实,故令痛泻。是方也,炒术所以健脾,炒芍所以泻肝,炒陈所以醒脾,防风所以散肝。或问痛泻何以不责之伤食? 余曰:伤食腹痛,得泻便减,今泻而痛不止,故责之土败木贼也。

②《医方集解》:此足大阴厥阴药也,白术苦燥湿,甘补脾温和中;白芍寒泻肝火,酸敛逆气,缓中止痛;防风辛能散肝,香能舒脾,风能胜湿,为理脾引经要药;陈皮辛能利气,炒香尤能燥湿醒脾,使气行则痛止。数者皆以泻木而益土也。

【验案】①小儿风寒型泻泄《四川中医》(1994,9:42):运用痛泻要方全方,水煎频服,每日 1~2 剂,对于有中度脱水者,给予少量静脉补液,对于轻度脱水者,不予静脉补液。治疗小儿风寒型泻泄 34 例。结果:痊愈(大便成形,全身症状消失,大便镜检无异常,病原学检查阴性)26 例,好转(大便次数及水分减少,全身症状改善,粪镜检脂肪球或红、白细胞偶见)6 例。

②慢性结肠炎《山东中医杂志》(1995,10:444):用本方加山药、谷芽、麦芽为基本方,腹痛剧者加延胡索,白芍用量加大;肝郁气滞者加木香、枳壳、厚朴;气郁化火者加川楝子;肠中湿浊郁结者加制大黄、槟榔、黄连;脾气虚者加党参、扁豆、黄芪、薏苡仁;脾肾阳虚者合四神丸。味治疗慢性结肠炎 32 例。结果:痊愈 21 例,好转 9 例,总有效率为 93.75%。

③原发性痛经《实用中西医结合杂志》(1996,4:249):用本方:白术 9 克,白芍 30 克,陈皮 12 克,防风 9 克为基本方,经行不畅,色紫挟块者加五灵脂、蒲黄;少腹冷痛者加肉桂、艾叶;经红量多者加牡丹皮、栀子。每日 1 剂,水煎服,每次经前 5 天开始服用,至经期过停服,连服 3 个月。治疗原发性痛经 102 例。结果:痊愈 53 例,好转 38 例,总有效率近 90%。

④肠道易激综合征《新中医》(1998,3:49):以本方为基本方,便秘者改用生白术,加紫苏子 10 克;久泻不愈者加升麻 6 克。治疗肠易激综合征 33 例,结果:显效 18 例,有效 10 例,总有效率 84.8%;并设对照组 24 例,用硝苯地平(心痛定)、谷维素治疗,结果:显效 8 例,有效 6 例,总有效率 58%。

滞肠散

【方源】《活幼口议》卷十九。

【组成】真铅粉(炒)15 克,白石脂 6 克,白矾 6 克,白龙骨 3 克。

【用法】上药研为末。每次 1.5 克,大者 3 克,温米饮调下。

【主治】婴孩小儿肠胃虚寒,脏腑久冷,泄泻不止。

湿郁汤

【方源】《丹溪心法》卷三。

【组成】白芷、苍术、川芎、茯苓各适量。

【用法】水煎服。

【主治】湿郁,周身走痛,或关节痛,遇阴寒则发,脉沉细。

湿疹粉

【方源】　《朱仁康临床经验集》。

【组成】　煅石膏末 310 克,白矾末 150 克,白芷末 60 克,冰片 15 克。

【用法】　先将冰片、白芷研细,后加煅石膏末、枯矾末,同研极细。渗水多时,用药末外掺;流水少时,用植物油调如糊外搽,亦可加入其他药膏外用。

【功用】　收湿止痒。

【主治】　湿疹,脚湿气。

湿痰丸

【方源】　方出《丹溪治法心要》卷二,名见《重订通俗伤寒论》。

【组成】　天南星 30 克,半夏 60 克,蛤粉 90 克。

【用法】　上药研为末。蒸饼为丸,如梧桐子大,上青黛 6 克为衣。每次 6 克,陈皮汤送服。

【功用】　燥湿痰。

【主治】　湿痰。

湿乌梅荔枝汤

【方源】　《是斋百一选方》卷二十。

【组成】　乌梅(大而有肉者,先以汤浸 3～5 次,去酸水,取肉碾烂,与糖同熬)30 个,肉桂(入汤内)15 克,球糖(临时添减,与乌梅同熬得所即止)500 克,生姜(取汁,加减多少用)250 克。

【用法】　上熬成膏,看可便住火。用汤或水调服。

【功用】　解渴。

温　粉

【方源】　《类证活人书》卷十三。

【组成】　白术、藁本、川芎、白芷各等份。

【用法】　上药研为细末。每用 30 克,以米粉 90 克和匀,外扑周身。

【主治】　伤寒,汗多不止。

温中汤(1)

【方源】　《刘涓子鬼遗方》卷四。

【组成】　甘草(炙)6 克,干姜 6 克,附子(炮

裂,去皮)6 克,花椒(去目,闭口者,出汗)4.5 克。

【用法】　水煎服。

【主治】　痈疽取冷过多,寒中下痢,食完出者。

【宜忌】　《普济方》:忌海藻,菘菜,猪肉,冷水。

温中汤(2)

【方源】　《三因极一病证方论》卷十一。

【组成】　厚朴(去皮,细锉)、甘草(锉细)、生姜(洗,切)、青州枣(切)各等份。

【用法】　前 2 味捣令得所,入生姜杵匀,取出,同枣焙令微燥,入锅慢火炒令紫色,焙干为细末。每次 5 克,空腹生姜汤点服,以知为度。

【主治】　虚人老人,饮啖生冷,多致腹胀,心下痞满,有妨饮食,或刺痛泄利,气痞滞闷。

温中汤(3)

【方源】　《续易简》卷二。

【组成】　钵参、白术、茯苓、干姜(炮)各 30 克。

【用法】　上药研为细末。每次 6 克,空腹、食前盐汤米饮调服。

【主治】　老人吐泻不止。

温六丸

【方源】　《疹科正传》。

【组成】　滑石 180 克,甘草 30 克,黄连 60 克,红曲 60 克。

【用法】　上药研为细末,滴水为丸服。

【主治】　红白痢疾。

温肾汤(1)

【方源】　《千金翼方》卷十七。

【组成】　茯苓、干姜、泽泻各 6 克,肉桂 9 克。

【用法】　水煎服。

【主治】　腰脊膝脚浮肿不遂。

温肾汤(2)

【方源】　《圣济总录》卷五十三。

【组成】　茯苓(去黑皮)、白术、泽泻、干姜(炮)各 120 克。

【用法】　上药研为散。每次 12 克,水煎,去渣温服,空心,食前各 1 次。

【主治】　胞痹。小便不利,腰脊疼痛,腹背拘

急绞痛。

温肾汤（3）

【方源】 《辨证录》卷一。

【组成】 人参 9 克,熟地黄 30 克,白术 30 克,肉桂 6 克。

【用法】 水煎服。

【主治】 冬月伤寒,一二日即自汗出,咽痛,吐利交作。

温泉饮

【方源】 《辨证录》卷十。

【组成】 白术 30 克,巴戟天 30 克,益智仁 9 克,肉桂 3 克。

【用法】 水煎服。

【主治】 夜卧遗尿,畏寒喜热,面黄体怯,大便溏泄,小水必勤,此由肾虚,膀胱开合不利所致。

温脾丸

【方源】 《儒门事亲》卷十二。

【组成】 砒石 3 克,甘草 6 克,紫河车 9 克,豆粉 120 克。

【用法】 上药研为末,滴水为丸。每次 1.5 克,作 10 丸,临卧无根水送下。

【主治】 疟。

温脾汤

【方源】 《普济方》卷二一一引《肘后备急方》。

【组成】 人参、干姜、附子各 60 克,大黄 90 克。

【用法】 水煎服。

【主治】 脾胃中冷结实,头痛壮热,但苦下痢,或冷滞赤白如鱼脑。

温脾散（1）

【方源】 《颅囟经》卷上。

【组成】 附子、干姜、甘草(炮,锉)各 15 克,白术 30 克。

【用法】 上药研为末。每次 1.5 克,空心米饮送下。

【主治】 小儿脾冷水泻,乳食不消,吃奶频吐。

【宜忌】 忌鲜鱼、毒物。

温脾散（2）

【方源】 《儒门事亲》卷十二。

【组成】 紫河车、绿豆各 30 克,甘草 15 克,砒石(另研)3 克。

【用法】 上药研为细末。后入砒,研匀。每次 1.5 克,新水调下,如是隔日发,直待临睡服药;如频日发,只夜深服。

【主治】 ①《儒门事亲》:疟疾。
②《卫生宝鉴》:疟疾寒热发歇,多时不愈。

【宜忌】 忌荤、酒、鱼、兔等。

温胃煮散

【方源】 《圣济总录》卷四十七。

【组成】 人参末 6 克,附子末 1.5 克,生姜(切碎)7.5 克。

【用法】 上药和匀。水煎,以鸡子 1 枚,取清打转,空心顿服。

【主治】 胃中虚冷,中脘气满,不能转化,善饥不能食。

温肠开闭汤

【方源】 《辨证录》卷九。

【组成】 巴天戟 30 克,白术 30 克,山茱萸 15 克,附子 6 克。

【用法】 水煎服。

【主治】 大便闭结,小腹作痛,胸中嗳气,畏寒畏冷,喜饮热汤。

温肾茯苓汤

【方源】 《圣济总录》卷八。

【组成】 茯苓(去黑皮)、干姜(炮)、泽泻各 30 克,桂(去粗皮)45 克。

【用法】 上药研为粗末。每次 15 克,水煎,去渣,空心、食前、夜卧各 1 次温服。

【主治】 冷湿风虚,腰重不随,脚膝浮肿。

温粉扑肌散

【方源】 《救偏琐言》卷十。

【组成】 黄连、贝母、牡蛎粉各 15 克,粳米粉 300 克。

【用法】 上药研为细末。包于绢内扑之。

【主治】　汗出不止。

渴忒饼儿

【方源】　《饮膳正要》卷二。

【组成】　渴忒36克,新罗参30克,石菖蒲(各为细末)3克,砂糖90克。

【用法】　将渴忒用葡萄酒化成膏,和上药末和匀为剂,用诃子油印作饼。每用1饼。徐徐噙化。

【功用】　生津止渴。

【主治】　渴,嗽。

滑石汤(1)

【方源】　《外台秘要》卷三十六引《广济方》。

【组成】　滑石15克,黄芩12克,冬葵果6克,车前草(切)12克。

【用法】　水煎,1~4服15毫升,1日2次。

【主治】　小儿热极,病小便赤涩或不通,尿辄大啼呼。

滑石汤(2)

【方源】　《圣济总录》卷二十六。

【组成】　滑石60克,葶苈子(微炒)、防己各30克,木香15克。

【用法】　上药研为粗末。每次9克,水煎,去渣,空心温服,日晚再服。

【主治】　伤寒时行,少腹胀满,小便不通。

滑石散(1)

【方源】　方出《外台秘要》卷二十七引《经心录》,名见《医心方》卷十二。

【组成】　滑石60克,地榆皮30克,冬葵果30克。

【用法】　上药研为散。每次6克,煮麻子汁和服。即通。

【主治】　大小便不通。

滑石散(2)

【方源】　方出《太平圣惠方》卷五十三,名见《普济方》卷一七六。

【组成】　密陀僧(细研)15克,黄连(去须)15克,滑石(细研)15克,瓜蒌根15克。

【用法】　上药研为细末,研药令匀。每次3克,用清粥饮调下,不拘时候。

【主治】　消渴。吃水渐多,小便涩少,皮肤干燥,心神烦热。

滑胎散

【方源】　《圣济总录》卷一五九。

【组成】　槐子(炒)、麦芽(炒)、当归(切,焙)、滑石各等份。

【用法】　上药研为散。每次6克,温酒调下,不拘时候。

【主治】　妇人诸般恶产。

滑胎催生散

【方源】　《太平圣惠方》卷七十六。

【组成】　冬葵果30克,滑石、蒲黄、木通(锉)各15克。

【用法】　上药研为散。每次3克,食前以温水调下。

【功用】　令儿易生。

滋阴清燥汤

【方源】　《医学衷中参西录》上册。

【组成】　滑石30克,甘草9克,生白芍12克,生山药30克。

【用法】　水煎服。

【主治】　温病外表已解,其人或不滑泻,或兼喘息,或兼咳嗽,频吐痰涎,确有外感实热,而脉象甚虚数者。

【验案】　温病　一夫人年近七旬,身体羸弱,谷食不能消化,唯饮牛乳,或间饮米汤少许,已二年卧床,不能起坐矣。于戊午季秋受温病。脉甚细数,按之微觉有力,发热咳嗽,吐痰稠黏,精神昏愦,气息奄奄。投以本方,减滑石之半,加玄参15克,1剂病愈强半。又煎渣取清汤1茶盅,调入生鸡子黄1枚,服之全愈。愈后身体转觉胜于从前。

滋胃和中代茶饮

【方源】　《慈禧光绪医方选议》。

【组成】　竹茹(朱拌)3克,鲜青果(去尖,研)10个,厚朴花1.5克,羚羊角1.5克。

【用法】　水煎,温服。

【主治】　气虚痰生,精神委顿,舌短口干,胃不纳食。

溉喉汤

【方源】 《辨证录》卷三。

【组成】 熟地黄 60 克,麦冬 30 克,甘草 3 克,白薇 1.5 克。

【用法】 水煎服。

【功用】 补肾水,益肺气,滋其化源。

【主治】 喉癣。生于咽门之间,以致咽喉疼痛。其症必先作痒,面红耳热而不可忍,其后则咽唾之时,时觉干燥,必再加咽唾而后快,久则成形而作痛,变为杨梅之红癀,或痛或痒而为癣。

曾青散

【方源】 《太平惠民和剂局方》卷七(续添诸局经验秘方)。

【组成】 曾青 120 克,蔓荆子(去皮)60 克,防风(去苗)、白姜(炮)各 30 克。

【用法】 上药研为细末。每用少许,搐入鼻中。

【主治】 一切风热毒气上攻,两眼多生眵泪,怕日羞明,隐涩难开,眼烂赤肿,或痒或痛;及时行暴赤眼,睛昏涩痛。

普救散

【方源】 《洪氏集验方》卷三。

【组成】 苍术(米泔浸 3 日,切,焙干)500 克,干葛(切,焙)250 克,甘草(炙赤色,切细)120 克。

【用法】 上药研为粗末。每次 7 克,水煎,去渣热服。

【主治】 四时伤寒,浑身发热,四肢疼痛,头重眼痛,不问阴阳二证。

【宜忌】 不得犯铜铁器。

【备考】 《魏氏家藏方》有香白芷 180 克。

寒通汤

【方源】 《医学衷中参西录》上册。

【组成】 滑石 30 克,生白芍 30 克,知母 24 克,黄柏 24 克。

【主治】 下焦蕴蓄实热,膀胱肿胀,溺管闭塞,小便滴沥不通。

【验案】 癃闭 一人,年 60 余,溺血数日,小便忽然不通,2 日之间滴沥全无。病人不能支持,自以手揉挤,流出血水少许,稍较轻松。揉挤数次,疼痛不堪揉挤。惶惶无措,求为诊治。其脉沉而有力,时当仲夏,身覆厚被,犹觉寒凉,知其实热郁于下焦,溺管因热而肿胀不通也。为拟此汤,1 剂稍通,又加木通、海金沙各 6 克,服 2 剂全愈。

寒解汤

【方源】 《医学衷中参西录》上册。

【组成】 生石膏(捣细)30 克,知母 24 克,连翘 4.5 克,蝉蜕(去足土)4.5 克。

【用法】 水煎服。

【主治】 周身壮热,心中热而且渴,舌上苔白欲黄,其脉洪滑,或头犹觉痛,周身犹有拘束之意者。

【验案】 温病 一人,年 40 余。为风寒所束不得汗,胸中烦热,又兼喘促。医者治以紫苏子降气汤,兼散风清火之品,数剂病益进。诊其脉,洪滑而浮,投以寒解汤,须臾上半身即出汗,又须臾,觉药力下行,至下焦及腿亦皆出汗,病若失。

寒水石散

【方源】 《普济方》卷四〇六。

【组成】 寒水石、石膏、黄连、黄柏各 30 克。

【用法】 上药研为末。水调刷患处。

【主治】 小儿丹毒游走不定,赤肿疼痛。

道合汤

【方源】 《鸡峰普济方》卷二十五。

【组成】 削术(米泔浸 1 宿,控干,隔纸炒)500 克,甘草、白盐各 180 克,椒子(隔纸炒,于净地纸上摊之,用碗盖之)120 粒。

【用法】 上药研为散。每次 6 克,加姜、枣,水煎服。

【功用】 健脾胃,进饮食。

强记汤

【方源】 《辨证录》卷四。

【组成】 熟地黄、麦冬、生酸枣仁各 30 克,远志 6 克。

【用法】 水煎服。

【功用】 补心肾。

【主治】　健忘。因年老肾水竭,心血涸,致近事多不记忆,虽人述其前事,犹若茫然。

强身口服液

【方源】　《部颁标准》。

【组成】　人参 30 克,麦冬 200 克,黄芪 300 克,五味子 100 克。

【用法】　制成口服液。口服,每次 10 毫升,1 日 3 次。

【功用】　补气提神,固表止汗,生津止渴。

【主治】　体质虚弱,心悸气短,虚汗口渴,神疲乏力,食欲缺乏。

【宜忌】　外感风寒者慎用。

犀角汤(1)

【方源】　《圣济总录》卷二十八。

【组成】　犀角(镑)60 克,麻黄(去根节)、黄连(去须)各 45 克,木香 30 克。

【用法】　上药研为粗末。每次 15 克,水煎,去渣温服。

【主治】　伤寒热毒气盛,发疮如豌豆。

犀角汤(2)

【方源】　《圣济总录》卷一六八。

【组成】　犀角(镑)15 克,升麻 7.5 克,大黄(锉,炒)7.5 克,石膏(捣研)22.5 克。

【用法】　上药研为粗末,入石膏拌匀。每次 1.5 克,水煎,去渣放温。

【主治】　小儿壮热不除。

犀角汤(3)

【方源】　《名家方选》。

【组成】　犀角 1.8 克,白芍 2.1 克,川芎 1.5 克,生地黄 2.4 克。

【用法】　水煎服。

【主治】　妊娠口中热,生疮者。

犀角饮(1)

【方源】　《圣济总录》卷四十七。

【组成】　犀角(镑)、枇杷叶(炙,去毛)、葛根(锉)、麦冬(去心,焙)各 30 克。

【用法】　上药研为粗末。每次 9 克,水煎,去渣温服,不拘时候。

【主治】　胃实热。呕哕,吐逆不食,头痛烦渴。

犀角饮(2)

【方源】　《幼幼新书》(古籍本)卷十八引《全生指迷方》。

【组成】　犀角(镑)、甘草(炙)各 15 克,防风 60 克,黄芩 30 克。

【用法】　上药研为粗末。每次 15 克,水煎,去渣温服。

【主治】　痘疹已出未出者。

犀角散(1)

【方源】　《圣济总录》卷一六九。

【组成】　犀角(镑)15 克,牛黄(研)3 克,青黛(研)、熊胆(研)各 7.5 克。

【用法】　上药研为散,再和匀。每次 1 克,乳汁调下,1 日 2 次。

【主治】　小儿多惊,身体壮热,吐乳不止。

犀角散(2)

【方源】　《普济方》卷三六九。

【组成】　犀角屑、甘草、牛蒡子、荆芥各等份。

【用法】　上药研为粗末。每次 3 克,水煎,临卧、食前温服。

【主治】　小儿心经热,天行夜发壮热,夜啼,及伤寒诸病。

犀角散(3)

【方源】　《奇效良方》卷六十五。

【组成】　犀角(镑)、甘草(炙)各 15 克,防风 60 克,黄芩 15 克。

【用法】　上药研为粗末。每次 9 克,水煎,去渣温服,不拘时候。

【主治】　小儿疮疹。不恶寒,但烦躁,小便赤涩,多渴,或有赤斑点者。

犀角大青汤

【方源】　《伤寒图歌活人指掌》卷五。

【组成】　大青 1 克,栀子 10 枚,犀角屑 7.5 克,豆豉 12 克。

【用法】　水煎服。

【主治】　斑疮出,烦痛。

犀角黄连汤

【方源】　《医林绳墨大全》卷一。

【组成】　犀角(磨)9克,黄连6克,乌梅4个,木香9克。

【用法】　水煎,入犀角、木香汁匀服。

【主治】　①《医林绳墨大全》:狐惑。

②《治痘全书》:痘后牙疳。

犀角人参饮子

【方源】　《备急千金要方》卷十六。

【组成】　犀角、人参各90克,薤白150克,粟米50克。

【用法】　水煮取汁,下米煮令米熟,分4次服。

【主治】　呕逆,胃气虚,邪风热,不下食。

隔纸膏(1)

【方源】　《医部全录》卷二○二引《疮疡全书》。

【组成】　面粉、白蜡各30克,黄蜡24克,冰片3克。

【用法】　先用麻油90克,火上熬化二蜡,随下面粉,次下冰片,为隔纸膏。贴之。5日后痛即止,肉即生矣。

【主治】　小便疳疮大烂者。

隔纸膏(2)

【方源】　《寿世保元》卷九。

【组成】　白矾9克,密陀僧9克,龙骨(煅)9克,黄丹(水飞)9克。

【用法】　用布针将油纸刺孔,桐油调药摊上。贴患处。

【主治】　脚胫上生疮肿痛,顽毒溃烂,久不已。

隔纸膏(3)

【方源】　《疮疡经验全书》卷三。

【组成】　黄柏(蜜炙)、飞丹各6克,轻粉、面粉各3克。

【用法】　桐油调,作隔纸膏。贴之。

【主治】　妇人血风疮。

疏痛安涂膜剂

【方源】　《部颁标准》。

【组成】　透骨草143克,伸筋草143克,红花48克,薄荷脑6.7克。

【用法】　制成膜剂。涂患处或有关穴位。1日2～3次。

【功用】　舒筋活血,消肿止痛。

【主治】　头面部神经痛,面神经麻痹,急、慢性软组织损伤及其他部位神经痛。

【宜忌】　外用药,忌内服。偶有过敏性皮疹,停药后即可恢复。皮肤破损处不宜使用。

缓攻汤

【方源】　《辨证录》卷七。

【组成】　白芍30克,枳壳1.5克,大黄3克,槟榔1.5克。

【用法】　水煎服。

【主治】　大肠湿热痢疾。

十三画

楝子汤

【方源】　方出《备急千金要方》卷二十二,名见《太平圣惠方》卷六十五。

【组成】　楝实300克,地榆根、桃皮、苦参各150克。

【用法】　上药研为散。水煮取汁,稍温洗之,1日1次。

【主治】　①《备急千金要方》:疮疥。

②《太平圣惠方》:癣疮,经年久不愈者。

楝实膏

【方源】　《圣济总录》卷一六九。

【组成】　楝实(去核,炒)、槐子各30克。

【用法】　上药并拍碎,用狗脂、鹅脂各120克,同于铜铫内,以文武火煎,去渣,入在瓷盒中,候凝。

涂瘢痕,1日2次。

【功用】 灭瘢痕。

【主治】 小儿疹痘穴后。

槐芽散

【方源】 《圣济总录》卷一一二。

【组成】 槐芽、胡黄连、杨梅青各30克,冰片(研)3克。

【用法】 上药研为散。随左右吹在鼻内。候鼻中有黄水出,数日即愈。

【主治】 ①《圣济总录》:青盲。

②《普济方》:雀目,及内外障眼。

槐花散(1)

【方源】 《苏沈良方》卷七。

【组成】 皂角(去皮,烧烟绝)、白矾(熬沸定)、槐花(炒黄黑色)、甘草(炙)各等份。

【用法】 上药研为末。每次6克,白汤调下。

【功用】 化胃膈热涎。

【主治】 ①《苏沈良方》:热吐。

②《普济方》:膈热生涎,呕吐。

【验案】 呕吐 嘉兴李使君,曾病呕,每食讫辄吐,如此二月,服反胃药愈甚,或谓有痰饮,投半夏旋服之,亦皆不验。服之即时愈。又有一老青衣病呕,与服之,又愈。

槐花散(2)

【方源】 《普济本事方》卷五。

【组成】 槐花(炒)、柏叶(烂杵,焙)、荆芥、枳壳(去瓤,细切,麸炒黄)各等份。

【用法】 上药研细末。每次6克,食前用清米饮调服。

【主治】 肠风脏毒。

【方论】 ①《本事方释义》:槐花气味苦寒,入手足阳明、厥阴,侧柏叶气味苦辛微寒,入足太阴;荆芥穗气味辛温,入足太阳、少阳,枳壳气味苦寒,入足太阴。此脏毒肠风下血不止,纯用辛凉苦寒之药,以泄肠胃之热,血得凉而宁静,则病自然减耳。

②《医方集解》:此手足阳明药也。侧柏叶养阴燥湿,最清血分;槐花疏肝泻热,能凉大肠;荆芥散瘀搜风;枳壳宽肠利气。

槐枝汤

【方源】 《圣济总录》卷一一九。

【组成】 槐枝(锉)50克,升麻、莽草、胡桐泪各30克。

【用法】 上药研为粗末,分3服。每次用水煎,通口漱漱。

【主治】 牙痛。

槐枝散

【方源】 《太平圣惠方》卷三十四。

【组成】 槐枝、巨胜子(炒令黑色)、生地黄各30克,皂荚1梃。

【用法】 上药并锉细,入一新瓷瓶中盛,固济于瓶口上,只留一窍,如钱孔大,然后以文火烧,候瓶内药烟绝为度,便取出,为细散。每用揩齿甚良。

【功用】 去风,令齿白净。

槐梅膏

【方源】 《外科全生集》卷四。

【组成】 苏合油、槐花粉各30克,猩胆、冰片各15克。

【用法】 上药研和,加嫩膏45克,再研,封固,勿使漏气。临用涂患处,1日2次。内服杜痔丸。

【主治】 外痔。

槐花枳壳散

【方源】 《普济方》卷二九六。

【组成】 槐花、黄连、枳壳(炒)、百药煎各60克。

【用法】 上药研为末。每次9克,空心饭水调服。

【主治】 诸种痔便血。

榆丁散

【方源】 《医宗金鉴》卷七十五。

【组成】 防风、地榆、紫花地丁、马齿苋各15克。

【用法】 上药共研细末。每次9克,温米汤调下。

【主治】 ①《医宗金鉴》:破伤风,头汗多出,而身无汗者。

②《伤科汇纂》:破伤风,证在半表半里者。

榆仁丸

【方源】　《小儿药证直诀》卷下。

【组成】　榆仁(去皮)、黄连(去头)各30克。

【用法】　上药研为细末。用猪胆7个,破开取汁,与2药同和入碗内,甑上蒸9日,每日1次,候日数足,研麝香1.5克,汤浸1宿,蒸饼同和成剂,丸如绿豆大。每次5~20丸,米饮送下,不拘时候。久服。

【主治】　疳热瘦悴有虫。

榆砂汤

【方源】　《医学入门》卷七。

【组成】　地榆12克,砂仁7枚,生甘草4.5克,炙甘草3克。

【用法】　水煎,温服。

【主治】　结阴便血不止,渐渐极多者。

榆白皮汤(1)

【方源】　《圣济总录》卷九十五。

【组成】　榆白皮、甘草(炙,锉)各45克,滑石90克,肉桂(去粗皮)30克。

【用法】　上药研为散。每次12克,水煎,去渣食前服,1日3次。

【主治】　①《圣济总录》:大小便俱不通。

②《普济方》:妊娠大小便不通。

榆白皮汤(2)

【方源】　《医方类聚》卷二二九引《王岳产书》。

【组成】　榆白皮15克,冬葵果12克,甘草6克,肉桂3克。

【用法】　水煎,无时顿服。须臾即生。

【主治】　难产,及胎不转动。

榆地玄归汤

【方源】　《辨证录》卷十。

【组成】　地榆9克,当归30克,玄参30克,生地黄30克。

【用法】　水煎服。

【功用】　急泻肠中之火。

【主治】　大肠之火奔迫而出,不必大便而脱肛,疼痛非常。

榆槐脏连丸

【方源】　《成方便读》卷三。

【组成】　黄连60克,槐米、地榆炭各345克,猪大肠(洗净)500克。

【用法】　先将地榆、槐米装入猪大肠内,用米泔水煮烂,和入黄连,打为丸服。

【主治】　湿热郁于大肠,逼于血分,症见新久痔漏,肠风下血,脱肛痛痒,肠痈脏毒。

【方论】　方中黄连之苦寒性燥,专除湿热者为君;而以地榆、槐米之凉血疏风者佐之;因病在大肠,故以猪大肠引之入肠,然后三药得以建其功而除其病耳。脏连丸一方,种种不同,似推此方为独得。

蓝子散

【方源】　《刘涓子鬼遗方》卷二。

【组成】　蓝子150克,升麻240克,甘草(炙)120克,王不留行120克。

【用法】　上药研为末。每次7克,冷水调下,日3夜2次;以及以3克水和匀,涂疮上。

【主治】　金疮,中浪药。

蓝吹药

【方源】　《喉科紫珍集·补遗》。

【组成】　熟软石膏15克,生硬石膏9克,冰片1克,青黛9克。

【用法】　上药共研为细末。吹口疮、咽喉。

【主治】　口疮、咽喉实火。

蓝根饮

【方源】　《圣济总录》卷一四六。

【组成】　蓝根(锉)30克,芦根(锉)30克,绿豆(研)7.5克,淀脚绡(研)30克。

【用法】　先将蓝根、芦根以水煎,去渣,次将后2味和匀,分3次服。

【主治】　①《圣济总录》:中药毒。

②《景岳全书》:毒药、热药诸毒。

蓬莪散

【方源】　《博济方》卷五。

【组成】　蓬莪术、僵蚕各 30 克,苏木 30 克,没药 15 克。

【用法】　上药研为细末。每次 6 克,水煎,温服,1 日 3～5 次。

【主治】　伤仆疼痛。

蒺藜散

【方源】　《证治准绳·幼科》卷六。

【组成】　蒺藜、甘草、羌活、防风各等份。

【用法】　上药研为细末。每次 6 克,水调服。

【主治】　痘疹入眼。

蒲桃煎

【方源】　《医方类聚》卷一三三引《食医心鉴》。

【组成】　蒲桃(绞取汁)、藕汁、生地黄汁、蜜各 150 毫升。

【用法】　上药相和,煎如稀饧,食前服 20～30 毫升,1 日 2 次。

【主治】　热淋,小便涩少,磢痛滴血。

蒲黄饮

【方源】　《普济方》卷一八九。

【组成】　糯米(炒)、蒲黄、青黛、白面各 30 克。

【用法】　上药研为末。每次 15 克,水调下。

【主治】　呕血,鼻衄不止。

蒲黄散

【方源】　《太平圣惠方》卷八十九。

【组成】　蒲黄 7.5 克,伏龙肝 15 克,血余炭 7.5 克。

【用法】　上药研为细末。每用 1.5 克,暖生地黄汁调下,不拘时候。

【主治】　小儿吐血不止。

蒲黄膏

【方源】　方出《太平圣惠方》卷三十六,名见《卫生宝鉴》卷十。

【组成】　细辛 7.5 克,蒲黄 7.5 克,苦杏仁(汤浸,去皮尖双仁)22.5 克,曲末(微炒)22.5 克。

【用法】　上药研为末,研苦杏仁如膏,和匀,捻如枣核大。绵裹塞耳中,1 日 1 易,以愈为度。

【主治】　耳卒聋。

蒲槐散

【方源】　《圣济总录》卷七十。

【组成】　蒲黄、槐花各 15 克,防己、人参各 7.5 克。

【用法】　上药研为散。每次 3 克,食后新汲水调下。

【主治】　鼻衄不止。

蒲公英汤

【方源】　《经验良方》。

【组成】　蒲公英、芦根、野艾蒿各 6 克,大黄 3 克。

【用法】　水煎服。

【主治】　黄疸。

蒲地蓝消炎片

【方源】　《部颁标准》。

【组成】　黄芩 450 克,蒲公英 1200 克,苦地丁 300 克,板蓝根 450 克。

【用法】　上药制成片剂。口服,每次 5～8 片,1 日 4 次,小儿酌减。

【功用】　清热解毒,抗炎消肿。

【主治】　疖肿、腮腺炎、咽炎,淋巴腺炎,扁桃体炎等。

蒸膝汤

【方源】　《辨证录》卷十。

【组成】　生黄芪 240 克,金钗石斛 60 克,薏苡仁 60 克,肉桂 9 克。

【用法】　水煎服,即拥被而卧,觉身中有汗意,再服,必两足如火之热,切戒不可坐起,任其出汗,至汗出到涌泉之下,始可缓缓去被,否则万万不可去也。

【主治】　鹤膝风。足胫渐细,足膝渐大,骨中酸痛,身渐瘦弱,属水湿者。

【备考】　《外科证治全书》有牛膝。

硼砂丹

【方源】　《张氏医通》卷十五。

【组成】　硼砂(生研)、白矾(生研)各 3 克,西牛黄、人爪甲(焙脆,研)各 0.3 克。

【用法】　上药研为极细末。以烂白霜梅肉9克研糊作丸,分作4丸。嚼化。

【功用】　涌顽痰。

【主治】　缠喉风,风热喉痹。

硼砂散(1)

【方源】　《圣济总录》卷一二二。

【组成】　硼砂(研)、甘草(锉)各7.5克,芒硝、人参各15克。

【用法】　上药研为细散。每次1.5克,含化咽津,不拘时候。

【主治】　咽喉紧肿疼痛;咽喉生疮,腥臭疼痛。

硼砂散(2)

【方源】　《普济方》卷二九九引《海上名方》。

【组成】　青黛、石膏、硼砂、冰片各适量。

【用法】　上药研为末。抄1.5克,临卧敷口内。

【主治】　口疮。

硼砂散(3)

【方源】　《鸡峰普济方》卷二十一。

【组成】　硼砂、白矾、蛇蜕、皂角刺(火烧)各15克。

【用法】　上药研为细末。每用少许吹入喉中。血出是效。

【主治】　喉闭不通者。

搏金散

【方源】　《普济方》卷二一七。

【组成】　人参30克,茯苓60克,络石藤60克,龙骨(煅)30克。

【用法】　上药研为末。每次6克,空心、临卧米饮调下。

【主治】　①《普济方》:脱精自泄。

②《奇效良方》:便浊。皆缘心肾水火不济,或因酒色,遂至以甚,谓之土淫。

搐鼻药

【方源】　《三因极一病证方论》卷十六。

【组成】　荜拨、高良姜各7.5克,白芷3克,细辛1.5克。

【用法】　上药研为末。每次少许,先含水一口,分搐鼻内,吐水即止。

【主治】　八般头风及眩晕、恶心吐逆、诸药不治者。

搐鼻散(1)

【方源】　《普济方》卷六十五引《海上方》。

【组成】　红豆、荜拨、高良姜、威灵仙各等份。

【用法】　上药研为细末。每用少许,搐入鼻中。

【主治】　牙痛,诸药不效者。

搐鼻散(2)

【方源】　《古今医统大全》卷六十一。

【组成】　黄丹、朴硝各30克,雄黄9克,没药1.5克。

【用法】　上药研为细末。先令患人口含温水,然后以管吹入鼻中,左目病则吹左鼻,右目病则吹右鼻。

【主治】　一切火眼及内障。

【宜忌】　久患眼疾而甚者不可吹。

搐药斩邪散

【方源】　《御药院方》卷九。

【组成】　藜芦(去苗)21克,川芎15克,细辛(去苗叶)7.5克,草乌10个。

【用法】　上药研为细末。每用少许,鼻内搐之。

【主治】　喉中肿痛不消,及痰盛气不宣通。

搐药麻黄散

【方源】　《兰室秘藏》卷上。

【组成】　麻黄30克,当归3克。

【用法】　上药研为粗末,炒黑色,入麝香、乳香少许,共为细末。含水,鼻内搐之。

【主治】　内外障眼。

搐鼻如圣散

【方源】　《成方切用》卷三。

【组成】　皂角(去皮弦,炙)、白矾、雄黄、藜芦各适量。

【用法】　上药研为末。搐鼻。

【主治】　缠喉急痹,牙关紧闭。

暖胃膏

【方源】　《验方新编》卷四引林屋山人方。

【组成】　生姜(捣取自然汁碗许)500 克,牛皮胶、乳香末、没药末各 15 克。

【用法】　同煎,胶化离火,将药作 3～5 张大膏药。每用 1 张,贴胃脘痛处,用绸绑捆;6 小时后,取周岁小孩所穿之鞋 1 双,铜锣上烘极热,在膏上轮流熨之,熨至膏硬,换膏再贴,再绑 6 小时再熨,至愈为止。止后用熨胃丸。

【主治】　胃脘痛。

睛明散

【方源】　《秘传眼科龙木论》卷七。

【组成】　黄连(去须)、当归(去芦,洗)、赤芍药、滑石(细研)各 150 克。

【用法】　上药研为细末,研滑石拌匀。每用 1.5 克,沸汤点,澄清去渣,热洗。

【功用】　退翳膜。

【主治】　外障风毒上攻,眼痛赤肿,或睑眦痒烂,时多热泪昏涩。

【宜忌】　忌一切腌藏、鱼酢、酒、面等物。

蜈蚣油

【方源】　《洞天奥旨》卷十。

【组成】　蜈蚣(为末,不可经火)10 条,白芷(为末,白者佳)9 克,雄黄(为末)9 克,生甘草 9 克。

【用法】　将后 3 药浸于香油 60 克内 3 日。再以油调蜈蚣末涂搽患处,随浸随调外搽亦可。

【主治】　蛇窠疮;亦治蛇咬伤成疮。

蜈蚣散

【方源】　《洞天奥旨》卷十三。

【组成】　白芷(取白色者)30 克,雄黄 15 克,蜈蚣 3 条,樟脑 9 克。

【用法】　上药各研为极细末。以香油调搽肿处,随干随扫。蛇毒尽出而愈。

【主治】　蛇咬疮。

蜈蚣膏

【方源】　《验方新编》卷十一。

【组成】　大蜈蚣(长 15 厘米者)8 条,土木鳖子 14 个,真小磨麻油 500 克。

【用法】　将前 2 药放麻油内泡 3 日,用文武火熬起青烟,将渣捞净(不净贴之作痛),加入黄丹 120 克,用柳枝不住手搅动,熬至滴水成珠,用罐收贮,浸冷水中数日,拔去火毒。用时以布摊贴。贴之数日即效。

【功用】　拔毒生肌。

【主治】　一切已破无名恶毒,无论久近轻重者;并治疯犬及百虫咬伤。

蜈硝散

【方源】　《千家妙方》上册。

【组成】　蜈蚣 12 克,全蝎 56 个,火硝 6 克,甘草 6 克。

【用法】　上药研为细末,分作 28 包。每日早、晚各 1 包,白凉开水送下。

【功用】　化腐生肌,解毒消肿。

【主治】　胸椎骨结核属阴毒内泛证者。

蜗牛散(1)

【方源】　《圣济总录》卷一七二。

【组成】　蜗牛(干者)、白狗粪灰、蛤蟆灰各 0.3 克,麝香(研)少许。

【用法】　上药研为散。每用 1 克,吹鼻中,并以蜜和涂齿上。

【主治】　小儿口齿疳。唇口痒痛,龈肉赤黑色,气息臭秽,牙齿摇动。

蜗牛散(2)

【方源】　《世医得效方》卷七。

【组成】　蜗牛螺 1 个,冰片、麝香各少许。

【用法】　上同入瓦器内盛,顿逼半日,自化成水。用时以少许点疮上。

【主治】　痔肿胀,作热如火。

蜗蜂丹

【方源】　《洞天奥旨》卷九。

【组成】　蜗牛 10 个,黄蜂窠 6 克,生甘草 3 克,白矾 3 克。

【用法】　将蜗牛捣烂,涂秃遍透;再将后 3 味研为细末,以猪油调敷,如用熊油调搽更妙。

【主治】　秃疮。

蜗牛子膏

【方源】　方出《太平圣惠方》卷三十六,名见《普济方》卷五十三。

【组成】　蜗牛子、石胆、钟乳石各 6 克。

【用法】　上药研为细末。炭火烧令通赤,候冷取出,研入冰片少许。每用油调药少许,滴入耳中。

【主治】　耳聋。

蜂房散

【方源】　方出《仁斋直指方论》卷二十一,名见《普济方》卷六十八。

【组成】　僵蚕、蜂房(炒)各等份,樟脑0.15 克。

【用法】　上药研为末。将皂角研浓浆,煮少顷,和作小丸,塞痛孔。

【主治】　虫蛀牙痛。

蜂窝散

【方源】　《杂病源流犀烛》卷二十三。

【组成】　蜂房 1 个,白胡椒、花椒各适量,黄柏(如指大)3 片。

【用法】　在蜂房每孔内入胡椒、花椒各 1 粒,用碗盛之,入水令满,再加黄柏,以碟盖纸封固,重汤煮 2 小时,取出。候温噙漱之,良久吐出。

【功用】　杀虫。

【主治】　齿疳。由饮食余渣,积齿缝间,腐肉之气淹渍,致齿龈有孔,虫生其间,蚀一齿尽,又蚀一齿,致成此病。

蜂房酿酒

【方源】　《太平圣惠方》卷二十四。

【组成】　露蜂房 150 克,苦参 2000 克。

【用法】　上药锉细,水煮,去渣,浸曲 2250 克,炊秫米 30 千克,入曲拌和,如常酝法,酒熟压去糟。每于食前暖 50 毫升服之。

【主治】　乌癞。

煦育膏

【方源】　《霉疠新书》。

【组成】　沥青(细研)、黄蜡、牛脂、麻油各30 克。

【用法】　先煮麻油片时许,更下黄蜡、牛脂令熔化,乃入沥青末搅转,离火用细旧绢滤净,纳瓷器。外贴患处。

【功用】　祛腐生新。

【主治】　痈疽发背,诸般恶疮溃烂。

锡灰膏

【方源】　《疡科纲要》卷下。

【组成】　纸锭灰(筛取极细者)、牡丹皮、冰片、猪板油各适量。

【用法】　捣匀。摊贴患处。

【主治】　远年臁疮。

锦灰散

【方源】　《圣济总录》卷一六七。

【组成】　锦帛(烧灰,微存性)3 克,雄鼠粪(微炒)7 粒,大枣(去核)1 克,麝香(研)少许。

【用法】　上药研为散。看脐欲落不落时,即用药封之。

【主治】　小儿初生至七日,脐风发肿,欲落者。

【宜忌】　忌外风入。

锦红片

【方源】　《方剂学》引上海龙华医院方。

【组成】　生大黄、蒲公英、红藤、厚朴各适量。

【用法】　上药制成片剂。每次 4 片,1 日3 次。

【功用】　①《方剂学》:清热解毒,活血消痈。

②《中医外科学》:清热解毒,行气通腑,活血消肿。

【主治】　急性阑尾炎。

简易玉红膏

【方源】　《外科方外奇方》卷二。

【组成】　真香油 600 克,血余炭 15 克,鸡子 10 枚。

【用法】　香油火上熬滚,下净头发、鸡子搅匀,熬枯去渣,下黄占 150 克,化开离火,再入飞丹 150克,搅匀之。摊贴。

【功用】　生肌收功,止痛拔毒。

催生散

【方源】　《增补内经拾遗》卷四。

【组成】　车前子 15 克,当归 9 克,白芷 6 克,红花 4.5 克(体弱者减半)。

【功用】　催生。

催蜇丹

【方源】　《证治准绳·幼科》卷六。

【组成】　虎牙、人牙(酥炙)各 1 枚。

【用法】　上药研为细末。和人参、丁香末,乳酒和服。

【主治】　小儿痘逾八九朝,脓浆虽不充裕,突然寒战咬牙。

催生神圣散

【方源】　《女科万金方》。

【组成】　车前子 30 克,冬葵果 9 克,白芷 9 克,枳壳 9 克。

【用法】　水煎,不拘时温服。

【功用】　催生。

【加减】　连日未产者,加牛膝 6 克;痛而紧坠,则入大腹皮 24 克;欲产不产而无痛阵者,血虚,则加白芍、川芎、当归、红花各 3 克。

催生万金不传遇仙丹

【方源】　方出《是斋百一选方》卷十八,名见《妇人良方大全》卷十七。

【组成】　蓖麻子(去壳)14 粒,朱砂(研)、雄黄(研)各 4.5 克,蛇蜕(烧存性)30 克。

【用法】　上药研为末,浆水饭和丸,如弹子大。临产时先用椒汤淋渫脐下,次安药 1 丸于脐中,用蜡纸数重覆上,以阔帛束之。须臾即生,急取下药,1 丸可用 3 次。

【功用】　催生。

鼠肉煎

【方源】　《太平圣惠方》卷八十八。

【组成】　鼠肉(生用)150 克,鳖甲(生用)22.5 克,陈皮(汤浸,去白瓤,焙)15 克,甘遂(为末)7.5 克。

【用法】　水煎,去渣,下甘遂末,匀搅,100～200 日儿奶癖,1 日服尽 15 克;2－3 岁儿 1 日服尽 30 克。如利多即少服,看儿虚实与服之。如利不止,煮大麦面汤解;煮鼠肉汁做粥服之亦佳。

【主治】　小儿癥瘕羸瘦。

鼠屎汤

【方源】　《外台秘要》卷二引《古今录验》。

【组成】　鼠屎 21 枚,豆豉(绵裹)30 克,栀子(擘)7 枚,大黄(切)9 克。

【用法】　水煎,分 3 次服。微取汗,应小鸭溏下。

【主治】　伤寒劳复。

鼠粘子汤

【方源】　《类证活人书》卷二十一。

【组成】　鼠粘子(炒香)120 克,甘草(炙)30 克,防风 15 克,荆芥 60 克。

【用法】　上药研为末。每次 6 克,食后临卧沸汤点服,1 日 3 次。老幼皆宜服。

【功用】　①《类证活人书》:利咽膈,化痰涎,止嗽。春、冬间常服免生疮疖。

②《医略六书》:疏风散热。

【主治】　①《类证活人书》:小儿疹痘欲出,未能得透皮肤,热气攻咽喉,眼赤心烦者。

②《太平惠民和剂局方》(吴直阁增诸家名方):大人、小儿内蕴邪热,咽膈不利,痰涎壅嗽,眼赤睑肿,腮项结核,痈肿毒聚,遍身风疹,瘴毒赤瘰及疮疹已出未出,不能快透者。

【方论】　《医略六书》:方中防风散风邪以胜湿,荆芥走血分以疏风,甘草缓中泻火,大力子力能疏散风热,以发痧疹也。水煎温服,使风散湿除,则遏热亦外泄而痧疹无不透矣,此疏风散热之剂,为痧疹不出之专方。

鼠屎栀子豉汤

【方源】　《外台秘要》卷二引《古今录验》。

【组成】　豆豉(绵裹)30 克,鼠屎 21 枚,栀子(擘)7 枚、麻黄(去节)9 克。

【用法】　水煎服。

【主治】　伤寒食不消,劳复脉实者。

魁蛤散

【方源】　《太平圣惠方》卷九十二。

【组成】　魁蛤(细研)21 克,狗阴(炙令黄)1 具,白术 15 克,肉桂 7.5 克。

【用法】　上药研为散。1－2 岁儿每次 1.5

克，空心粥饮调下，晚后再服，酒送下。

【主治】 小儿阴喇。

愈浊丸

【方源】 方出《丹溪心法》卷五，名见《仙拈集》卷二。

【组成】 高良姜、白芍、黄柏（炒成灰）各6克，椿树根皮45克。

【用法】 上药研为末，粥为丸，如梧桐子大。每次40～50丸，空心服。

【主治】 带下赤白浊。

【备考】 方中高良姜，《仙拈集》作“干姜”。

腻粉散

【方源】 《太平圣惠方》卷六十五。

【组成】 轻粉30克，黄连（去根末）30克，胡粉（炒令微黄）30克，松脂30克。

【用法】 上药都细研。先以温浆盐水洗疮令净，拭干，以散敷之；如疮干，用生油调涂。以愈为度。

【主治】 月蚀疮。

腰子汤

【方源】 《医学入门》卷三。

【组成】 猪腰子1枚，香蕈、葱白、白芍各30克。

【用法】 水煎，温服。

【主治】 产后蓐劳，虚羸喘促，寒热如疟，肢痛面黄。

腹痛水

【方源】 《部颁标准》。

【组成】 儿茶酊400克，辣椒酊30克，蟾酥酊47.5克，薄荷油7.5克。

【用法】 制成水剂。口服，每次5～10毫升，1日2～3次，服时振摇。

【功用】 温中止痛，解毒辟秽，和胃止泻。

【主治】 胃痛，腹痛，恶心腹胀，呕吐泄泻，急性胃肠炎，胃痉挛。

鹏雪青

【方源】 《眼科全书》卷六。

【组成】 大黄、黄连、秦皮、活石各等份。

【用法】 上药研为末。每次3克，汤泡，澄清，洗眼。

【主治】 眼生翳膜。

解肌汤

【方源】 《外台秘要》卷一引《古今录验》。

【组成】 葛根12克，麻黄（去节）、茯苓各9克，牡蛎（熬）6克。

【用法】 水煎服。得汗通则止。

【主治】 伤寒发热，身体疼痛。

【宜忌】 忌酢物。

解表散

【方源】 《太平圣惠方》卷十三。

【组成】 附子（炮裂，去皮脐）30克，麻黄（去根节）30克，干姜（炮裂，锉）15克，薄荷7.5克。

【用法】 上药研粗末。每次15克，水煎，去渣，不拘时候热服。衣盖出汗。

【主治】 两感伤寒，毒气传受，阴阳交并。

解毒丸

【方源】 《三因极一病证方论》卷十五。

【组成】 瓜蒌根90克，甘草（炒）15克，大黄（生）7.5克，朴硝（别研）7.5克。

【用法】 上药研为末，面糊为丸，如绿豆大。每次20～30丸，白汤送下。

【主治】 大风。

解毒丹

【方源】 《中医皮肤病学简编》。

【组成】 熟石膏62克，黄柏15克，青黛9克，轻粉3克。

【用法】 上药研为细末。麻油调敷。

【主治】 湿疹，皮炎，烧伤，溃疡。

解毒汤

【方源】 《仙拈集》卷二。

【组成】 黄连、当归各3克，苦参、荆芥各6克。

【用法】 水煎，食远服。

【主治】 肠风下血，不论粪前粪后。

解语汤

【方源】 《女科撮要》卷下。

【组成】 附子(炮)、防风、天麻、酸枣仁(炒)各30 克。

【用法】 每次 9 克,水煎服。

【主治】 产后风客心脾,舌强不言。

解湿汤

【方源】 《医学集成》卷三。

【组成】 白芍 60 克,茯苓 30 克,鸡冠花干 15 克,炒栀子 9 克。

【用法】 水煎服。

【主治】 青带。

解癖汤

【方源】 《辨证录》卷八。

【组成】 白术 60 克,茯苓 15 克,肉果 2 枚,柞木枝 15 克。

【用法】 水煎服。

【功用】 解酒毒,益脾肾。

【主治】 酒积。久则脾肾两亏,五更作泻,淹淹忽忽,饮食少思,时多呕吐,盗汗淋漓。

解药毒方

【方源】 《类编朱氏集验方》卷十四引《类编》。

【组成】 生姜、赤小豆、山豆根、黑蛤粉各适量。

【用法】 捣掠姜汁,研后 3 味为末。调敷之。

【主治】 狼毒中毒。

【验案】 狼毒中毒 王仲礼嗜酒,壮岁时疮舶发于鼻,延于颡,心甚恶之,服药弗效。僧法满使服何首乌丸,当用 1000 克,适坟仆识草药,乃掘得之。其法忌铁器,但入砂钵中,藉黑豆蒸熟,既成,香味可人,念所蒸水必能去风证,以脖面,初觉极热,渐加不仁,至晚大肿,眉、目、耳、鼻浑然无别,望之者莫不惊畏。王之母高氏曰:凡人感风癫,非 1 日积,吾儿遇毒,何至于是? 吾闻生姜汁、赤小豆解毒,山豆根、黑蛤粉能消肿。亟命仆捣掠姜汁,以三味为末,调敷之。中夜即消,到晓如初。盖先采何首乌,择焉不精,为狼毒杂其中,以致此挠也。

解恶仙丹

【方源】 《石室秘录》卷五。

【组成】 人参 9 克,茯苓 15 克,天南星 9 克,附子 3 克。

【用法】 水煎服。

【主治】 中恶中痰。

【加减】 虚人,加人参至 30 克。

解恶神丹

【方源】 《石室秘录》卷六。

【组成】 金银花 90 克,生甘草 15 克,白矾 15 克,白芷 9 克。

【用法】 水煎服。

【功用】 解恶,化毒。

【主治】 中恶。犯蛇毒之气与各虫之毒气,其症肚胀腹大,气满口喘,身如爆裂而不可忍之状,大便闭结,小便黄赤,甚则阴头胀大,疼痛欲死者。

解毒牛黄丸

【方源】 《种痘新书》卷十二。

【组成】 郁金、牛黄各 3 克,苦杏仁 14 个,巴豆(去油)1.5 克。

【用法】 共研为末,米糊为丸。每次 3 克,白芍药汤送下。

【主治】 痘后余毒,痰壅惊悸。

解毒乌龙膏

【方源】 《仙拈集》卷四。

【组成】 木鳖子(去壳)、半夏各 60 克,小粉 120 克,草乌 15 克。

【用法】 上于铁勺内慢火焙至黑色为度,研细。以新汲水调搽,1 日 1 换。

【主治】 诸毒高肿焮痛,赤晕不消。

解毒银花散

【方源】 《嵩崖尊生全书》卷十二。

【组成】 忍冬枝叶花(并用)60 克,生黄芪 120 克,甘草 30 克,酒 600 克。

【用法】 水煎服。

【主治】 阴毒不起,色变紫黑。

解结舒气汤

【方源】 《辨证录》卷三。

【组成】 白芍 30 克,当归 30 克,炒酸枣仁 30 克,郁李仁 9 克。

【用法】 水煎服。

【功用】 补肝胆之血,解肝胆气结。

【主治】 惊悸之后,肝胆气结,致目张不能瞑。

鲍鱼羹

【方源】 《圣济总录》卷一九〇。

【组成】 鲍鱼(切细)250 克,麻子仁(别研)45克,香豉(别研)15 克,葱白(切碎)9 克。

【用法】 先取鲍鱼肉,以水煮熟,后入麻仁、豉、葱白等煮作羹。任意食之。

【主治】 产后乳汁不下。

韵姜汤(1)

【方源】 《是斋百一选方》卷二十。

【组成】 生姜 500 克,甘草 150 克,盐 180 克,砂仁 90 克。

【用法】 先将甘草炙过,用姜、盐为碎块子,同腌 1 宿,焙干,乘热罨 1 宿,砂仁为细末,汤点如常服。

【功用】 温脾益胃,消酒化食。

【主治】 胸膈痞闷,呕吐恶心。

韵姜汤(2)

【方源】 《医方类聚》卷一六五引《吴氏集验方》。

【组成】 生姜(不洗,薄切)500 克,乌梅(捶碎,焙令焦)120 克,甘草(炙,锉)120 克,盐(炒)120 克。

【用法】 同拌 1 宿,晾干入,焙为末,开水点服。

【功用】 醒酒。

新法枯痔散

【方源】 《外科十三方考》卷下。

【组成】 新石灰 60 克,干碱(即干碳酸钠粉)60克,青黛 15 克,冰片 15 克。

【用法】 先将石灰,青黛二物研细,然后加入干碱、冰片再研匀,即成。须用瓶严密紧封备用。用时以水调和涂痔核上。

【主治】 痔核。

新定薏仁汤

【方源】 《医学从众录》卷六。

【组成】 薏苡仁 30 克,附子 3～6 克,木瓜 4.5克,牛膝 6～9 克。

【用法】 水煎,空心服。

【主治】 腰痛筋挛,难以屈伸者。

【加减】 如脉洪,重按有力,口中热,去附子,加白术 15 克。

慎火草散

【方源】 《圣济总录》卷一七四。

【组成】 慎火草(干者)15 克(景天草是也),丹参、麻黄(去根节,先煎,掠去沫,焙)、白术各7.5 克。

【用法】 上药研为散。1－2 岁儿,每次 1.5克,3－4 岁儿,每次 3 克,浆水调服,1 日 3 次。量儿大小加减。

【主治】 小儿汗出中风,一日之时,儿头颈腰背热,二日即腹热,手足不屈。

煅落铁屑膏

【方源】 方出《备急千金要方》卷二十三,名见《太平圣惠方》卷六十六。

【组成】 煅落铁屑、狗颊车连齿骨(炙)、虎粪、鹿皮(合毛烧灰)各等份。

【用法】 上药研为末,以猪膏和。纳疮中,须臾易之,1 日 5～6 次。

【主治】 一切漏。

漏肿汤

【方源】 《外科精义》卷下。

【组成】 白芍、丹参、黄芩(去黑心)、白蔹各等份。

【用法】 上药研为散。每次 15 克,水煎,帛蘸,频渫之。

【主治】 外阴蚀,下疳泡疮肿痛。

粳米饮

【方源】 《圣济总录》卷一八九。

【组成】 仓粳米(净淘,控干)120 克,薤白 7茎,羊肾脂 150 克,豆豉 30 克(水煎,去渣澄清)。

【用法】 熬肾脂,煎薤白令熟,入豉汁与米同煮,空腹食之。

【主治】 冷痢寒结不散,日夜无度。

塞鼻甘遂散

【方源】　《太平圣惠方》卷三十七。

【组成】　甘遂、细辛、附子(炮裂,去皮脐)、木通(锉)各9克。

【用法】　上药研为细散。每用1.5克,以绵裹塞入鼻中。

【主治】　鼻塞不闻香臭。

【宜忌】　勿触风冷。

辟温粉肌散

【方源】　《元和纪用经》。

【组成】　川芎30克,白术、藁本(去土)各60克,米粉120克。

【用法】　上药研为末。粉肌。

【功用】　辟温。

障脐汤

【方源】　《辨证录》卷三。

【组成】　大黄1.5克,当归、生地黄各30克,地榆9克。

【用法】　水煎服。

【主治】　脐中流血,其血不十分多,夹水流出,人亦不十分狼狈。

十四画

碧云散

【方源】　《慈禧光绪医方选议》。

【组成】　鹅不食草9克,细辛4.5克,苏薄荷9克,青黛(飞净)9克。

【用法】　上药研极细面。以瓶盛之,勿令泄气,分装2瓶。每次6克,开水冲服。

【主治】　头痛,眵泪稠黏及风痒鼻塞。

碧玉膏

【方源】　《医方类聚》卷一七七引《新效方》。

【组成】　乳香(松香亦可)6克,铜青3克,篦麻仁、木鳖子各1.5克。

【用法】　上药研为细末,和匀,置石上。铁斧捶打,如硬,添篦麻,软,添松香,得所为度。涂故帛上贴之,有脓拭净再贴,亦粘肉。

【主治】　痈疽肿毒软疖。

【加减】　未溃者,加巴豆3～5粒。

碧金散

【方源】　《鸡峰普济方》卷二十二。

【组成】　蜈蚣(全者,一雌一雄,其雌者小,雄者大)1对,麝香1.5克,铜绿6克,绿矾3克。

【用法】　上药研为末,先将铜绿、蜈蚣同研细,续入麝香、绿矾研极细。每用时先以大针拨去疮口死肉,至有血出,急捻一纸条抄药少许在上,觉药微行,急点少油在疮上揩匀,次以沉水膏花子贴盖疮口,量疮势大小用之。

【主治】　疔疮及发背,脑疽,脚气下注,一切恶疮。

碧霞丹

【方源】　《惠直堂方》卷三。

【组成】　铜绿30克,蟾酥6克,巴豆霜3克,麝1.5克。

【用法】　上药研为细末,用蜗牛捣为丸,如米粒大。刺疮出血,入药粒,膏盖之。

【主治】　疔疮不痛者。

碧螺膏

【方源】　《外科大成》卷一。

【组成】　松香(取嫩白成片者佳,为末,筛过,用铜盆以猪油遍擦之,入水至滚,入香,不住手搅之,以香沉底为度,即倾冷水内,拔扯不断为度)500克,麻油90克。

【用法】　将麻油煎至滴水成珠,入松香,文火熔化,看老嫩取起,离火住滚,徐徐入糠青、胆矾各15克,以柳枝左搅,以匀为度。如老加熟猪油6～9克。用绿纸薄摊,贴之。

【主治】　下部湿疮疥癣,结毒痰串病疮。

墙衣散

【方源】　《外台秘要》卷三十二引《千金翼方》。

【组成】　墙衣(晒干,捣末)50克,铁精10克,合欢木灰20克,水萍末30克。

【用法】　上药研为末。以生油和少许如膏,以涂发不生处,日夜2次,即生发。

【功用】　生发。

楛藤散

【方源】　《圣济总录》卷一四三。

【组成】　楛藤子(生油涂,炙熟,取肉)3个,续断、鸡冠花(炒)、海螵蛸(去甲,炙)各30克。

【用法】　上药研为散。每次6克,空心温酒调下,日晚再服。

【主治】　诸痔瘘,脓血不绝,羸瘦。

榴花散

【方源】　方出《太平圣惠方》卷三十七,名见《圣济总录》卷七十。

【组成】　人中白7.5克,石榴花15克,故绵灰15克。

【用法】　上药研为细末,入麝香3克更研令匀。每用少许,吹入鼻中。

【主治】　鼻出血久不止,诸药无效者。

槟榔汤(1)

【方源】　《圣济总录》卷五十六。

【组成】　槟榔(微煨)2枚,酸石榴皮(微炒)21克,桃符(锉碎)1枚,胡粉7克。

【用法】　上药研为粗末。每次6克,水煎,又下酒30毫升,更煎取沸,去渣,空心温服,日晚再服。

【主治】　虫心痛,绞刺不可忍。

槟榔汤(2)

【方源】　《圣济总录》卷五十七。

【组成】　槟榔(锉)、诃梨勒(煨,去核)各60克,吴茱萸(陈者,淘7遍,焙干,炒)45克,陈皮(汤浸,去白,焙)90克。

【用法】　上药研为粗末。每次15克,水煎,去渣,空腹温服,1日2次。

【主治】　息积,胁下气逆满闷。

槟榔汤(3)

【方源】　《普济方》卷二四五。

【组成】　槟榔(碎)3枚,生姜9克,陈皮6克,苦杏仁(去皮尖)10枚。

【用法】　水煎服。

【功用】　下气消胀。

【主治】　诸脚气,定时候间腹满,不能食者。

槟榔散(1)

【方源】　《太平圣惠方》卷八十八。

【组成】　槟榔15克,川大黄(锉碎,微炒)15克,牵牛子(微炒)15克,甜葶苈子(隔纸炒令紫色)15克。

【用法】　上药研为细散。每次1.5克,以温水调下,1日2～3次。量稍大增之,以利为效。

【主治】　小儿水气,肿满喘促,坐卧不安。

槟榔散(2)

【方源】　《圣济总录》卷七十一。

【组成】　槟榔(锉)、诃梨勒(煨,去核)各60克,吴茱萸(陈者,汤洗,焙干,炒)45克,牵牛子(微炒)90克。

【用法】　上药研为散。每次3克,空心童便调下。如患阴阳二毒、伤寒及脚气亦可服。

【主治】　贲豚气逆,冲心满闷。

槟榔散(3)

【方源】　《圣济总录》卷一三三。

【组成】　槟榔(锉)15克,干猪粪(烧存性)15克,龙骨7.5克,轻粉6克。

【用法】　捣罗前三味,入腻粉研匀。先以盐汤洗疮,熟绢拭干,以生油调药如膏,贴疮,3日1易。

【主治】　里外臁疮,远年不愈者。

【宜忌】　忌无鳞鱼、炸热面。

槟榔散(4)

【方源】　《圣济总录》卷一四五。

【组成】　槟榔(生,锉)、黄连(去须)、木香各30克,龙骨(煅过)15克。

【用法】　上药研为散。随疮大小敷之。

【功用】　止痛生肌。

【主治】　伤损,疮口不合。

槟榔散(5)

【方源】　《圣济总录》卷一七九。

【组成】　槟榔(锉)1 枚,酸石榴皮(锉)、苦楝子根(锉)、陈皮(汤浸,去白,焙)各 7 克。

【用法】　上药研为散。每次 1.5 克,米饮调下,食前服。

【主治】　小儿虫痛频发,面青,呕吐冷痰,渐至肌瘦。

槟榔粥

【方源】　《太平圣惠方》卷九十七。

【组成】　槟榔(熟水磨令尽)1 枚,生姜汁 15 克,蜜 50 克,粳米 100 克。

【用法】　先将米煮粥,欲熟,次下槟榔汁等,更煮令熟,空心顿服。

【主治】　①《太平圣惠方》:脚气心腹妨闷。

②《圣济总录》:脚气喘闷,大肠壅涩。

酸枣饮

【方源】　《外台秘要》卷十七引《延年秘录》。

【组成】　酸枣仁 30 克,茯苓 6 克,人参 6 克,生姜 9 克。

【用法】　水煎,去渣服。

【主治】　虚烦不得眠。

【宜忌】　忌酢物。

酸粉液

【方源】　《喉科家训》卷一。

【组成】　玄明粉 15 克,西硼砂 12 克,猪牙皂 6 克。

【用法】　共研为细末。以酸醋 30 克和匀,外用。

【功用】　退炎,消肿,除痰。

【主治】　咽头、喉头各种肿痛,痰多。

蔷薇根散

【方源】　《太平圣惠方》卷三十六。

【组成】　蔷薇根皮 120 克,黄柏(锉)60 克,川升麻 60 克,生地黄 150 克。

【用法】　上药研为散。每次 15 克,水煎,去渣,温温含咽。

【主治】　口舌疮,攻胸中皆生疮。

蔷薇遗粮汤

【方源】　《霉疬新书》。

【组成】　茯苓 21 克,蔷薇根 15 克,桔梗 6 克,五加皮 3 克。

【用法】　水煎,温服,不拘时候。

【主治】　结毒,咽喉破凿者。

截疟饮

【方源】　《幼科秘诀》。

【组成】　全当归 9 克,川芎 9 克,甘草 9 克,何首乌(新而大者佳)60 克。

【用法】　阴阳水煎,临日面朝东,五更温服。

【主治】　久疟成劳者。

豨莶散

【方源】　《证治准绳·疡科》卷一。

【组成】　豨莶草(其叶长如牛舌,其气如猪臭者)、小蓟根、五爪龙、生大蒜各等份。

【用法】　上药研为细散。每次 6 克,用酒和匀,滤去渣服。得大汗通身而愈。

【主治】　痈疽发背及一切疔毒。

【备考】　本方方名,据剂型当作"豨莶酒"。

雌黄散

【方源】　《太平圣惠方》卷八十七。

【组成】　雌黄(细研)7.5 克,箬叶(炙令黄色)30 克,黄芩 4 克,螺蛳壳(炙令黄)7.5 克。

【用法】　上药研为末。夜间即与贴,掺在齿龈及疮上。

【主治】　小儿忽有疳疮,口及齿龈生烂肉,口臭。

蜡矾丸

【方源】　《重楼玉钥》卷上。

【组成】　黄蜡 30 克,白矾 15 克,乳香(去尽油)4.5 克,没药(去尽油)4.5 克。

【用法】　后 3 味共研为细末,即用黄蜡为丸。每次 6 克,开水送下。

【主治】　喉风穿腮出脓者。

蜡弹丸

【方源】　《三因极一病证方论》卷十六。

【组成】　茯苓 60 克,山药(炒)90 克,苦杏仁(去皮尖,炒)45 克,黄蜡 60 克。

【用法】　上药研为末。研匀,熔蜡为丸,如弹子大,每次 1 丸,盐汤嚼下。

【主治】　①《三因极一病证方论》:耳虚聋。

②《普济方》:肾虚耳聋。

③《证治准绳·类方》:肺虚,耳虚聋。

【方论】　《准绳·类方》:山药、茯苓、苦杏仁皆入于太阳,山药大补阴气,唯苦杏仁利气,乃补中有通也。

蜡薤饼

【方源】　《圣济总录》卷一八九。

【组成】　白蜡 30 克,鸡子(取黄)3 枚,薤白(研细)5 根,白面 90 克。

【用法】　上以鸡子黄与薤白、面等调作饼子,用蜡代油煎取熟,空心食之。

【主治】　赤白痢。

蝉蜕散

【方源】　《普济方》卷三六〇引《傅氏活婴方》。

【组成】　蝉蜕、朱砂、麝香、冰片各等份。

【用法】　上药研令匀。贴儿唇上。

【主治】　撮口。

蝉蜕膏

【方源】　《治痘全书》卷十三。

【组成】　蝉蜕、白芷、地骨皮、白芍各等份。

【用法】　熬膏服。

【主治】　痘痒不能食,色淡白者。

管仲散

【方源】　《御药院方》卷七。

【组成】　黄连、贯众、甘草各 9 克,骆驼蓬 15 克。

【用法】　上药研为细末。每次 9 克,冷水调下。

【功用】　解一切诸热毒及食毒、酒毒、药毒。

管仲黄连散

【方源】　《医方类聚》卷一二九引《医林方》。

【组成】　贯众、黄连、板蓝根、山豆根各等份。

【用法】　上药研为粗末。每次 9 克,水熬汤,漱之。

【主治】　水气。

熏痔汤

【方源】　《圣济总录》卷一四二。

【组成】　苦桃皮、李根皮、萹蓄、苦参各 30 克。

【用法】　水煎,去渣,趁热熏洗,1 日 3～5 次。

【主治】　脉痔。生疮痒痛,下部如虫啮。

熏陆香散

【方源】　《太平圣惠方》卷七十一。

【组成】　熏陆香 15 克,百合 4 克,雄鼠粪 4 克,盐 1.5 克。

【用法】　上药研为细散。用醋调涂贴。

【主治】　妇人乳痈,肿未穴,痛不可忍;已成疮,久不愈者。

【备考】　方中雄鼠粪,《圣济总录》作"雄雀屎"。

熏痔立效方

【方源】　《圣济总录》卷一四三。

【组成】　蛇蜕(细剪令碎)120 克,蝉蜕(细剪令碎)120 克,白矾(生研)30 克,皂荚(为末)2 梃。

【用法】　上 4 味拌匀,分为 6 帖。每用 1 帖,瓷碗内如烧香法,盛入桶内,烧令烟出,就上坐熏之,烟尽即止。

【主治】　痔瘘久不愈者。

僧铅散

【方源】　《医方类聚》卷一九二引《施圆端效方》。

【组成】　密陀僧 15 克,甘草(炒焦)7.5 克,黄丹(炒)3 克,麝香 7.5 克。

【用法】　上药研为细末。干贴,或油调上。

【主治】　下阴疳疮。

鼻衄丹

【方源】　《青囊秘传》。

【组成】　龙骨、蒲黄各 3 克,茅针花 1.5 克,冰片 0.6 克。

【用法】　上药共研为细末。吹于鼻中。

【主治】　鼻出血。

鼻疳散

【方源】　《仙拈集》卷二。

【组成】　乳香、没药、孩儿茶、鸡内金(焙黄)各3克。

【用法】　上药研为末。搽患处。

【主治】　鼻颡诸疳。

膏　药

【方源】　《虺后方》。

【组成】　牛皮胶 500 克,姜汁 250 克,瓦上白霜 60 克。

【用法】　苍耳草汁共熬成膏。布摊贴。

【主治】　风寒湿气,左瘫右痪,三五年不能动。

瘘疮止水丸

【方源】　《青囊秘传》。

【组成】　云母粉 120 克,樟冰 3 克(先将云母粉放 1/2 于银碗内垫底,次入樟冰,上再以云母粉盖之,火煅樟冰,气出即止),黑铅 18 克(铁勺内化开,入铜绿 18 克,立取出)。

【用法】　先将上药依方配好,两味和匀,开水为丸。每次 1 克,涂疮。

【主治】　瘘疮。

潄风散

【方源】　《御药院方》卷九。

【组成】　荆芥、藁本、细辛、香附各等份。

【用法】　上药研为粗末。每用 15 克,水煎,去渣,热漱冷吐,不拘时候。

【主治】　牙齿疼痛,龈肿。

潄毒散

【方源】　《御药院方》卷九。

【组成】　薄荷叶 9 克,荆芥 15 克,细辛 3 克,地骨皮(去粗皮)30 克。

【用法】　上药研为粗末。每用 21 克,水煎,去渣,食后温漱冷吐。

【主治】　风热上攻,牙齿疼痛,久而不愈。

潄口沉香散

【方源】　《御药院方》卷九。

【组成】　香附 240 克,沉香、升麻各 30 克,华细辛 15 克。

【用法】　上药研为细末。每用 6 克,水煎,去

渣,温漱冷吐,快咽不妨,1 日 3～4 次,不拘时候。

【主治】　牙槽热毒之气冲发,牙龈肿痛或生疮。

滴露膏

【方源】　《医学探骊集》卷六。

【组成】　大风子(去皮)24 粒,江子仁(要肥润者)36 粒,核桃(去皮)1 个,水银(炙成泥或成面用)3 克。

【用法】　上药前 3 味用香油炙紫色,入水银细研成膏。从头顶往下,有疥无疥之处,遍身全行抹到,唯男子前裆,妇人两乳不抹,此两处若见药膏,恐其溃烂;抹后用微火烤之,半日后,其遍身必起一层红点,三五日即干,结小薄靥,其湿毒已全托出,永不再发。

【主治】　疥疮。

漏芦汤

【方源】　《备急千金要方》卷二。

【组成】　漏芦、通草各 6 克,石钟乳 30 克,黍米 50 克。

【用法】　水煎,候米熟,滤去渣,温服,不拘时候。

【主治】　产后无乳汁。

漏芦散

【方源】　《备急千金要方》卷二。

【组成】　漏芦 15 克,石钟乳、瓜蒌根各 30 克,蛴螬 90 克。

【用法】　上药研为末。每次 3 克,食前糖水下,1 日 3 次。

【主治】　妇人乳无汁。

蜜　饵

【方源】　《千金翼方》卷十二。

【组成】　白蜜 200 克,腊月猪脂肪 100 克,胡麻油 50 克,干地黄末 100 克。

【用法】　上药合和,以铜器重釜煎令可丸,为丸如梧桐子大。每次 3 丸,1 日 3 次,以知为度。

【功用】　久服肥充益寿,补虚。

【主治】　羸瘦,乏气力。

蜜葱猪胆汤

【方源】　《医林改错》卷下。

【组成】 猪胆(取汁)1个,白蜜(调和一处)132克,葱头4个,黄酒250毫升。

【用法】 用酒煎葱,将酒冲入蜜胆内服之。立效。

【功用】 《医林改错注释》:清热润燥,通阳开窍。

【主治】 通身肿,腹不大。

熊胆散

【方源】 《御药院方》卷十。

【组成】 熊胆3克,雄黄、轻粉各1.5克,麝香1克。

【用法】 上药研为细末。干掺药于疮口上。

【主治】 痔瘘。疮口不合,脓汁清稀,肿硬不消。

翠玉膏

【方源】 《外科精义》卷下。

【组成】 明沥青120克,铜绿60克,芝麻油9克,猪胆3个。

【用法】 先于炭火上溶开沥青,入油令沸,下铜绿、胆汁搅匀,倾滤入新水中,用手搏搦于瓷器收贮,用绯光绢上。看疮大小摊贴,不换。

十五画及以上

增抗宁片

【方源】 《部颁标准》。

【组成】 白芍250克,黄芪417克,大枣375克,甜叶菊500克。

【用法】 上药制成片剂。口服,每次6片,1日4次。

【功用】 益气健脾,养阴生津,清热,并能提高机体免疫功能。

【主治】 化疗、放疗及不明原因引起的白细胞减少,青春型痤疮,亦可用于慢性迁延性肝炎的治疗。

增损四物汤

【方源】 《医学正传》卷七引《良方》。

【组成】 当归、川芎、生地黄、柴胡各等份。

【主治】 软疖脓水逗留,愈后复发。

缩砂汤(1)

【方源】 《太平惠民和剂局方》卷十(宝庆新增方)。

【组成】 丁香皮(不见火)180克,砂仁(不见火)、甘草(炒)各360克,桔梗(焙)180克。

【用法】 上药研为细末。每次3克,入盐少许,食前沸汤点下。

【功用】 消滞气,宽胸膈,健脾胃,进饮食,止呕吐。

【主治】 一切冷气,心腹刺痛,胸膈痞闷,胁腹胀满,呕逆恶心,饮食无味,脾胃不和,酒食多伤,呕吐不止。

缩砂汤(2)

【方源】 《医方类聚》卷一九八引《居家必用》。

【组成】 砂仁120克,乌药60克,附子(炒)60克,甘草(炙)60克。

【用法】 上药研为细末。每次6克,加炒盐,沸汤点服。

【功用】 常服快气进食。

【主治】 中酒者。

【用法】 上药细切。每次15克,水煎,温服。

【主治】 产后阴虚发热,或日间明了,暮发寒热。

樗皮丸

【方源】 《医学纲目》卷三十四。

【组成】 白芍15克,高良姜(烧灰)9克,黄柏(炒成炭)6克,椿根皮45克。

【用法】 上药研为末,以粥和丸。每次30~50丸,空腹米饮吞下。

【主治】 赤白带有湿热者。

樗皮散

【方源】 《医学六要·治法汇》卷一。

【组成】 樗根白皮60克,槐角仁120克,白矾

60 克,甘草(炙)30 克。

【用法】　上药研为细末。每次 9 克,清米饮调下。

【主治】　下血及血痢,下后不止。

槲叶饮

【方源】　《圣济总录》卷一五二。

【组成】　槲叶脉(炙,锉)75 克,地榆(锉)60 克,阿胶(炒令燥)、青竹茹各 30 克。

【用法】　上药研为粗末。每次 9 克,水煎,去渣温服,日 2 夜 1 次。

【主治】　妇人经血不得止。

橡实汤

【方源】　《圣济总录》卷七十六。

【组成】　橡实壳(炒)、甘草(炙)、荔枝壳、石榴皮各等份。

【用法】　上药研为细末。每次 15 克,水煎,去渣温服。

【主治】　赤白痢疾。

樟丹油膏

【方源】　《疡科纲要》卷下。

【组成】　锌养粉、牡丹皮、凡士林、樟冰各适量。

【用法】　上药同杵匀成膏,樟冰分量视痒轻重而定。用时先洗洁净,拭干脓水,再涂此膏,重者用绵纱轻裹,1 日 1 换。

【主治】　游风湿注,黄水疮,脓窝疮,脓水浸淫,痒不可忍。

橄榄汤

【方源】　《是斋百一选方》卷二十。

【组成】　百药煎(细切作片子)90 克,檀香(锉,焙)、白芷各 15 克,甘草(炙)30 克。

【用法】　上药研为细末。沸汤点服。

【功用】　《遵生八笺》:止渴生津。

聤耳流脓药

【方源】　《疡科纲要》卷下。

【组成】　龙骨、白矾各 9 克,黄丹 6 克,元寸 0.6 克。

【用法】　上药各研为细末。先以核桃肉打油滴入,绵花卷净,后入本药,再滴核桃油 2 滴。

【主治】　聤耳流脓。

赭遂攻结汤

【方源】　《衷中参西录》上册。

【组成】　生代赭石(轧细)60 克,芒硝 15 克,干姜 6 克,甘遂(轧细,药汁送服)4.5 克。

【用法】　水煎,送服甘遂末。若呕多者,可先用代赭石 30 克,干姜 1.5 克煎服,以止其呕。

【主治】　因饮食过度,或因恣食生冷,或因寒火凝结,或呕吐日久,胃气冲气皆上逆而不下降,宿食结于肠间,不能下行,大便多日不通。

【方论】　朴硝虽能软坚,然遇大便燥结过甚,肠中毫无水分者,其软坚之力将无所施;甘遂辛窜之性,最善行水,能引胃中之水直达燥结之处,而后朴硝因水气流通,乃得大施其软坚之力;特是甘遂力甚猛悍,以攻决为用,能下行亦能上达,若无以驾驭之,服后恒至吐泻交作,况此证多得之涌吐之余,或因气机不能下行,转而上逆,未得施其攻决之力,而即吐出者,故用代赭石以镇逆,干姜以降逆;且干姜性热,芒硝性寒,二药并用,善开寒火之凝结,使肠间停滞得以下行。

【加减】　热多者,去干姜;寒多者,酌加干姜数钱。

敷药六仙散

【方源】　《保婴撮要》卷十一。

【组成】　苦参、独活、大风子(去壳油)、白矾各 15 克。

【用法】　上药研为末。柏油调敷。

【主治】　诸疳疮疥。

敷贴脚气药

【方源】　《类编朱氏集验方》卷一。

【组成】　红大戟、吴茱萸、大黄、肉官桂各等份。

【用法】　上药研为细末。酸醋调敷痛处。

【主治】　脚气。

蕤仁洗汤

【方源】　《医心方》卷二十引《深师方》。

【组成】　蕤仁 20 枚,细辛 15 克,苦竹叶 1 枚,黄连 30 克。

【用法】　水煎,洗眼。

【主治】　目赤肿痛。

搽痰方

【方源】　《医学纲目》卷三十六。

【组成】　川乌、白附尖(去皮,生用)各 7 个,蝎梢 7 枚,石绿少许。

【用法】　上药研为末,一处和匀。用软鸡翎蘸药入喉中,频以帕子拭之。

【主治】　慢惊风。

嗓亮丸

【方源】　《万病回春》卷五。

【组成】　人乳 120 克,白蜜 120 克,梨汁 120 克,香椿芽汁(如无,用淡香椿为末)120 克。

【用法】　上药共一处和匀,重汤煮熟。白滚水送下,不拘时候。

【主治】　久失音,声哑。

嗽漱方

【方源】　《痘后方》。

【组成】　蕲艾 6 克,花椒 6 克,黑枣 6 克,连须葱 7 根。

【用法】　水煎豆熟为度。温嗽漱。

【主治】　咳嗽。

蝎倍散

【方源】　《普济方》卷五十五。

【组成】　五倍子(炒)30 克,全蝎(烧存性)9 克,白矾(枯)3 克。

【用法】　上药研为末,入麝香少许。吹入耳中。

【主治】　聤耳,脓出不止。

蝎螫膏

【方源】　方出《医学纲目》卷二十,名见《东医宝鉴·杂病篇》卷八。

【组成】　全蝎 7 枚,斑蝥 10 枚,巴豆肉 20 枚,香油 30 克。

【用法】　上药同熬,候色焦去渣,入黄蜡 3 克候熔收膏。朝擦暮愈,勿损皮肉。

【主治】　银屑病。

蝎梢梃子

【方源】　《杂病源流犀烛》卷二十三。

【组成】　穿山甲(以蛤粉炒赤)1 大片,蝎梢 7 个,麝香少许。

【用法】　上药共为末,以麻油化蜡和作梃子。绵裹塞之。

【主治】　耳卒鸣,且失聪。

蝌蚪拔毒散

【方源】　《医宗金鉴》卷六十二。

【组成】　寒水石(研极细末)、净皮硝(研极细末)、大黄(研极细末)各等份,蛤蟆子(初夏时,河内蝌蚪成群,大头长尾者,捞来收坛内,泥封口,埋至秋天,化成水)。

【用法】　用蝌蚪水 1 大碗,入前药末各 60 克,阴干再研匀,收瓷罐内。用时以水调涂患处。

【主治】　一切火毒,瘟毒,无名大毒。

镇风散

【方源】　《外科正宗》卷四。

【组成】　鳔胶(切段,微焙)、杭粉(焙黄)、皂矾(炒红色)各 30 克,朱砂(另研)9 克。

【用法】　上药研为细末。每次 6 克,无灰热酒调服;如猪羊等风,发时昏倒,不省人事者,每次 9 克。外灸伤处 7 壮,知疼痛者乃为吉兆。

【主治】　破伤风。诸药不效,事在危急者。

镇逆白虎汤

【方源】　《医学衷中参西录》上册。

【组成】　生石膏(捣细)90 克,知母 45 克,清半夏 24 克,竹茹粉 18 克。

【用法】　水煎服。

【主治】　伤寒温病,邪传胃腑,燥渴身热,白虎汤证俱,其人胃气上逆,心下满闷者。

镇逆承气汤

【方源】　《衷中参西录》上册。

【组成】　芒硝 18 克,代赭石(研细)60 克,生石膏(捣碎)60 克,潞党参 15 克。

【用法】　水先煎后 3 味,汤将成加芒硝,煎取清汁,温服。

【主治】　寒温阳明腑实,大便燥结,当用承气汤下之,而呕吐不能受药者。

僵蚕散

【方源】　《圣济总录》卷一七二。

【组成】　僵蚕(炒)、芒硝(研)、郁金、干蝎(去土,炒)各15克。

【用法】　上药研为散。每次1克,乳汁调服,甚者1.5克,不拘时候。

【主治】　小儿天钓。

鲤鱼汤

【方源】　《太平圣惠方》卷九十七。

【组成】　鲤鱼(治如食法)1条,生姜(切)30克,豆豉30克,葱白(去须,切)15克。

【用法】　以水煮鱼等令熟,空腹和汁食之。

【主治】　妊娠,胎脏壅热,不能下食,心神躁闷。

鲤鱼粥

【方源】　《圣济总录》卷一九〇。

【组成】　鲤鱼(治如食法)1条,糯米50克,葱(细切)14茎,豆豉15克。

【用法】　以水煮鱼,去鱼,入糯米、葱、豉煮粥食之。

【功用】　妊娠安胎。

【主治】　妊娠胎动不安。

鲤鱼羹

【方源】　《普济方》卷二五九。

【组成】　鲤鱼(制如食法)1条,莼菜120克,葱白30克。

【用法】　上药调和豆豉汁,煮作羹食之。

【主治】　脚气冲心烦躁,言语错谬。

鲫鱼汤

【方源】　《备急千金要方》卷二。

【组成】　鲫鱼1条,猪脂250克,漏芦240克,石钟乳240克。

【用法】　切猪脂,鱼不须洗治,清酒合煮,鱼熟药成,绞去渣,适寒温,分5次服。

【功用】　下乳汁。

【主治】　妇人产后乳汁不行。

鲫鱼围药

【方源】　《青囊秘传》。

【组成】　鲫鱼1条,山药12克,白砂糖少许,火石(即打火石)1小块(一方有苏木屑,生猪油)。

【用法】　上药并打烂,围肿处。

【主治】　一切无名肿毒。

熟艾丸

【方源】　《圣济总录》卷一六四。

【组成】　熟艾(炒)120克,附子(炮裂,去皮脐)、陈皮(去白,切,炒)、干姜(炮)各30克。

【用法】　上药研为末,面糊为丸,如梧桐子大。每次30丸,食前米饮送下。

【主治】　产后冷泻,日久不止。

摩挲石散

【方源】　《秘传眼科龙木论》卷五。

【组成】　摩挲石少许,曾青、冰片、石胆各6克。

【用法】　上药研为细末。早晨、夜后滴眼。

【主治】　血灌瞳仁外障。

瘫痪乌龙方

【方源】　《秘传大麻风方》。

【组成】　川乌(炮,去皮尖)15克,五灵脂(淘去沙)15克。

【用法】　上药研为末,加冰片少许,麝香0.3克,共为细末,滴井水为丸,如皂角子大。每次1丸,以生姜汁化开,临卧五更好酒调下。疾轻者数日见效,1年以上者1月可愈。

【主治】　麻风。

鹤虱饮

【方源】　《圣济总录》卷五十六。

【组成】　鹤虱(微炒)、苦楝皮(有子者良,焙)各30克,硇砂(研如粉)7.5克。

【用法】　前2味研为粗末,入白硇砂研药和匀。每次9克,水煎,下芒硝末3克,煎沸去渣,空心服。

【主治】 蛔咬心痛。

橘皮汤（1）

【方源】 《圣济总录》卷一四六。

【组成】 陈皮（汤浸，去白，炒）、葛根（锉）、甘草（炙，锉）、石膏（打碎）各30克。

【用法】 上为粗末。每次9克，水煎，去渣温服，不拘时候。

【主治】 饮酒过度，酒毒积在肠胃，或呕吐不食，渴多引饮。

橘皮汤（2）

【方源】 《圣济总录》卷一七五。

【组成】 陈皮（汤浸，去白，焙）、肉桂（去粗皮）各30克。

【用法】 上药锉，分作3贴。每贴，加薤白（细切）5根，黍米50克，以水同煮稀粥熟，去药，分2次服。

【主治】 小儿脾胃虚冷，气逆不能饮食。

橘叶青盐汤

【方源】 《医学从众录》卷六。

【组成】 乌梅3个，鲜橘叶9克，青盐1克，花椒6克。

【用法】 水煎，空心服。

【主治】 肝气胀。

橘皮干姜汤

【方源】 《伤寒图歌活人指掌》卷五。

【组成】 陈皮、通草、干姜、人参各适量。

【用法】 水煎，去渣，分2次服。

【主治】 ①《伤寒图歌活人指掌》：咳逆哕恶。
②《医学入门》：伤寒初病，但恶寒，不发热，口中和，脉微细而呃逆者。

橘皮甘草汤

【方源】 方出《肘后备急方》卷二，名见《外台秘要》卷三。

【组成】 甘草30克，升麻15克，生姜90克，陈皮60克。

【用法】 水煮，顿服之。

【主治】 ①《肘后备急方》：伤寒呕不止。

②《普济方》：呕哕不止，病源伏热在胃，令人胸满则逆，气逆则哕。若大下后，胃气虚，亦可致哕。

【宜忌】 《外台秘要》：忌海藻、菘菜。

橘皮茱连散

【方源】 《张氏医通》卷十五。

【组成】 陈皮18克，吴茱萸9克，黄连（同吴茱萸炒）30克，竹茹30克。

【用法】 上药研为散。每次3克，水煎服。

【主治】 痘疮初起，干呕而哕。

薤白饮（1）

【方源】 《圣济总录》卷三十二。

【组成】 薤白（切）5茎，生姜（切）30克，附子（炮裂，去脐皮，锉）7.5克。

【用法】 水煎，去渣，再煎沸，入鸡子白1枚，搅匀，空心温服。

【主治】 伤寒后脾胃虚冷，呕逆不下食。

薤白饮（2）

【方源】 《圣济总录》卷一七八。

【组成】 薤白（切）10茎，香豉45克，栀子5枚，黄连（去须）15克。

【用法】 上药除香豉、薤白外，余为粗末。1—2岁儿每次3克，入香豉14粒，薤白（切）1根，水煎，去渣，分2次温服。

【主治】 ①《圣济总录》：小儿血痢。
②《普济方》：毒热蛊毒。

薏苡仁汤

【方源】 《外科发挥》卷四。

【组成】 薏苡仁、瓜蒌仁各9克，牡丹皮、桃仁（去皮尖）各6克。

【用法】 水煎，空心服。

【主治】 肠痈。腹中绞痛，或胀满不食，小便涩；妇人产后恶露不尽，或经后淤血作痛，或肠胃停滞，淤血作痛，或作痈患。

薄荷甘桔杏子汤

【方源】 《医方简义》卷二。

【组成】 薄荷3克，甘草1.5克，桔梗4.5克，苦杏仁（去皮尖）9克。

【用法】　水煎服。

【主治】　冬温初起,咳嗽,微热微汗,脉浮大者。

薄荷散

【方源】　《扁鹊心书·神方》。

【组成】　薄荷 60 克,桔梗 90 克,防风 60 克,甘草 30 克。

【用法】　上药研为末。每次 12 克,灯心草煎汤下。

【主治】　心肺壅热,头目不清,咽喉不利,精神昏浊,小儿膈热。

醒脑静注射液

【方源】　《部颁标准》。

【组成】　麝香 7.5 克,郁金 30 克,冰片 1 克,栀子 30 克。

【用法】　制成注射剂。肌内注射,每次 2～4毫升,1 日 1～2 次,或遵医嘱。

【功用】　清热泻火,凉血解毒,开窍醒脑。

【主治】　流行性乙型脑炎,肝性脑病,热入营血,内陷心包,高热烦躁,神昏谵语,舌绛脉数。

噙化上清丸

【方源】　《部颁标准》。

【组成】　薄荷 800 克,硼砂 10 克,甘草 20 克,石膏 20 克。

【用法】　上药制成丸剂。含化,每次 3～5 丸,1～2 小时 1 次。

【功用】　清热散风。

【主治】　上焦风热,咽喉肿痛,口燥舌干,头目不清,口渴心烦,咽干声嘶。

鲮鲤甲散

【方源】　《太平圣惠方》卷六十六。

【组成】　鲮鲤甲(炙令黄色)60 克,白矾(泥裹,烧半日)30 克,赤足蜈蚣(炙令黄色)2 条,雄鸡膊黄皮(炙干)1 具。

【用法】　上药研为细散。以 3 年醋调,敷于疮上。

【主治】　蚁瘘。

磨积丸

【方源】　方出《续本事方》卷十,名见《普济方》卷三八〇。

【组成】　川乌 3 克,淀粉 9 克,艾灰 6 克,龙骨6 克。

【用法】　上药研为末,滴水为丸,如龙眼核大,做饼子。每次 1 饼,饭饮磨下。

【主治】　小儿疳积,黄瘦吐食。

磨积散

【方源】　《证治准绳·幼科》卷四。

【组成】　干蒿、陈皮、麦芽、蚕沙各适量。

【用法】　加生姜,水煎服。与消导饮相兼用。

【功用】　消食理脾。

【主治】　小儿饮食过度,伤损脾胃,或饱闷,或吞酸,或吐泻未愈而痘随出。

瘰疬膏

【方源】　《普济方》卷二九一。

【组成】　灯心草灰、乳香、黄丹、淀粉各 15 克。

【用法】　用麻油 120 克,煎成膏子。贴之。

【主治】　瘰疬。

瘿瘤膏

【方源】　《疡科遗编》卷下。

【组成】　甘遂、红大戟、芫花各 9 克,白砒 1.5 克。

【用法】　上药研为末,掺膏上贴之。渐消。

【主治】　一切痰瘤。

澡豆

【方源】　《千金翼方》卷五。

【组成】　苜蓿香、土瓜根、商陆、青木香各 30 克。

【用法】　上药煎水。洗手面。

【功用】　令人面手白净。

避寒术

【方源】　《医心方》卷二十六引《灵奇方》。

【组成】　雄黄、泽泻、椒、附子各等份。

【用法】　上药研为末,井花水服之。

【功用】　避寒,冬可单衣。

藁本散(1)

【方源】　《圣济总录》卷一二一。

【组成】　藁本(去苗叶)、升麻、皂荚(烧存性)

各 15 克,石膏 45 克。

【用法】　上药研为散。临卧时以手揩蘸搽齿上,微漱存药气。

【主治】　牙齿风龋,龈肿宣露,脓出气臭。

藁本散(2)

【方源】　《杨氏家藏方》卷二十。

【组成】　藁本 120 克,黑牵牛 60 克,黑豆 30 克,皂角 10 梃。

【用法】　上药研为末。如澡豆常洗之。

【主治】　面多风刺。

擦牙散

【方源】　《疡医大全》卷十六。

【组成】　上好食盐(成块者,煅)、骨碎补、生软石膏各 120 克,新鲜槐花 60 克。

【用法】　捣烂为团,晒干再磨末。擦牙。

【功用】　固齿。

【主治】　齿龃。

擦牙止痛固齿方

【方源】　《万病回春》卷五。

【组成】　石膏(煅)500 克,青盐 120 克,白芷 60 克,细辛 30 克。

【用法】　上药研为细末。擦牙。

【功用】　止痛固齿。

螵蛸散

【方源】　《普济方》卷三〇一。

【组成】　桑螵蛸灰、胡粉、朱砂、麒麟竭各 7.5 克。

【用法】　上药研为细粉。贴于疮上。

【主治】　阴疮或痒。

螺壳散

【方源】　《太平圣惠方》卷九十一。

【组成】　螺壳(烂者)30 克,血余炭(烧灰)15 克,龙胆末 15 克,胡粉 15 克。

【用法】　上药研为细散。以油脚调涂。

【主治】　疮疡湿癣痒不可忍。

魏铁丸

【方源】　《经验良方》。

【组成】　阿魏 6 克,芦荟、铁粉、生姜各 3 克。

【用法】　上药研为末,为丸重 0.06 克。每次 10 丸,1 日 3～4 次。

【主治】　臌胀。

繁柳散

【方源】　《圣济总录》卷一三五。

【组成】　繁柳(焙干,烧灰)60 克,白蔹 30 克,赤小豆、大黄(锉)各 30 克。

【用法】　上药研为细散。以新汲水调和如糊,涂贴肿上,干即易,以愈为度。

【主治】　毒肿。

濡肠汤

【方源】　《辨证录》卷九。

【组成】　熟地黄、当归各 30 克,升麻 1.5 克,牛膝 9 克。

【用法】　水煎服。

【主治】　肾虚大便闭结,口干舌燥,咽喉肿痛,头目昏晕,面红烦躁。

藕汁饮(1)

【方源】　《圣济总录》卷一六〇。

【组成】　藕汁 15 毫升,生地黄汁 15 毫升,生姜 1 克,酒 30 毫升。

【用法】　先煎地黄汁令沸,次下藕汁、生姜汁与酒,更煎,放温。时时饮之。

【主治】　产后恶露不下,或下未尽,有热。

藕汁饮(2)

【方源】　《类编朱氏集验方》卷七。

【组成】　生藕汁、生地黄汁、大蓟汁各 90 毫升,生蜜 30 毫升。

【用法】　将药汁调和合匀。每次 30 毫升,细细冷呷之,不拘时候。

【主治】　呕血、出血不止。

藕汁散

【方源】　《圣济总录》卷六十八。

【组成】　茯苓(去黑皮)、生地黄(焙)、蒲黄各等份。

【用法】　上药研为细末。每次 6 克,生藕汁

30 毫升调匀,顿服。

【主治】　呕血。

藕汁木耳煎

【方源】　《重订通俗伤寒论》。

【组成】　生藕汁 30 毫升,童便 30 毫升,酒 15 毫升,木耳 9 克(洗去砂,瓦上焙脆,研入。白者更佳,但用 3 克)。

【用法】　上药各汁和匀服,1 日 3 次。

【功用】　和血宁络。

【主治】　远行负重,劳伤失血,气逆于上,胸胁闷痛,甚则呼吸亦痛,咳嗽带红,此劳力伤气。

藜芦粉

【方源】　《魏氏家藏方》卷八。

【组成】　藜芦、硫黄(别研)各 1.5 克,斑蝥(去头足翅)10 枚,轻粉 3 克。

【用法】　上药研为细末,以清油调和。候癣痒发,先以布揩擦动,次用药涂之。

【主治】　诸般癣疥。

藤子散

【方源】　《圣济总录》卷一四一。

【组成】　榼藤子 1 枚,鸡冠花 30 克,鲮鲤甲(鳞)7 片。

【用法】　上药都入藏瓶内,盐泥固济,留一小眼子,用炭火烧,烟绝为度,入麝香少许,同研细。每次 3 克,温酒调下,1 日 3 次,不拘时候。与嘉谷散相间服。

【主治】　牝痔。

藤花散

【方源】　《医方类聚》卷一七七引《施圆端效方》。

【组成】　鹭鸶藤(茎叶花附)、黄芪、生甘草、瓜蒌根各 15 克。

【用法】　上药研为粗末。每次 15 克,酒煎,去渣温服,1 日 3 次,不拘时候。

【主治】　痈疽。

礞石散

【方源】　《普济方》卷一六九。

【组成】　青礞石(研)60 克,滑石(研)30 克,青

黛 15 克,轻粉 6 克。

【用法】　上药研为末。每次 3 克,面汤调下,急以水漱口。未服药前 1 日,先吃淡粥,至晚服药,候次日晚未动,再服 1.5 克,取下恶物,更以汤粥将息。如是无积,药随大便下,并无所损忌,次日将息。

【主治】　一切积,不问虚实,冷热酒食,远年日久。

瞿麦汤(1)

【方源】　《幼幼新书》卷三十引《婴孺方》。

【组成】　瞿麦、石韦(去毛)各 15 克,滑石 30 克,小麦 30 克。

【用法】　水煎服。

【主治】　小儿小便不通。

瞿麦汤(2)

【方源】　《普济方》卷三五四。

【组成】　瞿麦、黄芩、通草各 15 克,大枣 12 枚。

【用法】　每次 12 克,水煎服。

【主治】　产后淋痛。因虚损有热气客于胞中,血随小便出,为血淋。

瞿麦散(1)

【方源】　《儒门事亲》卷十二。

【组成】　甘遂(制)15 克,瞿麦、葛根、麦芽各 30 克。

【用法】　上药研为末。每次 6 克,酒调下。

【主治】　酒积。

瞿麦散(2)

【方源】　《普济方》卷二一五。

【组成】　瞿麦、滑石、生地黄、郁金各适量。

【用法】　上药研为散。每次 9 克,水煎,去渣温服,不拘时候。

【主治】　血淋及尿血,水道中涩痛,经络腑脏热甚,则血散其常经,而成血淋。

藿香汤(1)

【方源】　《备急千金要方》卷五。

【组成】　藿香 30 克,生姜 9 克,青竹茹、甘草

各 15 克。

【用法】　水煎服。

【主治】　小儿毒气吐下,腹胀,逆害乳哺。

【方论】　《千金方衍义》:藿香汤专取竹茹之清胃,得藿香以正气,甘草以和中,借生姜之辛散,以定霍乱。

藿香汤(2)

【方源】　《圣济总录》卷三十八。

【组成】　藿香(去梗)15 克,白芷、砂仁(去皮)各 30 克,丁香 7.5 克。

【用法】　上药研为粗末。每次 6 克,水煎,去渣热呷,不拘时候。

【主治】　霍乱,吐利不止。

藿香散(1)

【方源】　《小儿药证直诀》卷下。

【组成】　麦冬(去心,焙)、半夏、甘草(炙)各 15 克,藿香叶 30 克。

【用法】　上药研为末。每次 1.5～3 克,水煎,食前温服。

【主治】　脾胃虚有热,面赤,呕吐涎嗽及转过度者。

【备考】　周学海按:聚珍本有石膏 15 克。

藿香散(2)

【方源】　《普济方》卷四十六引《海上方》。

【组成】　全蝎 8 个,荜茇 15 克,川乌 15 克,川芎 15 克。

【用法】　上药研为末。每用少许,搐入鼻中;或以茶清食后调服亦可。

【主治】　首风。

藿香散(3)

【方源】　《是斋百一选方》卷十九。

【组成】　藿香叶、人参、茯苓各 7.5 克,丁香 3 克。

【用法】　上药研为细末。每次 5 克,水煎,去渣温服,不拘时候。

【主治】　小儿脾胃虚弱,乳食不调,时作身热,或吐或泻不定。

藿香散(4)

【方源】　《普济方》卷三九四。

【组成】　藿香、丁香、代赭石、甘草(炙微赤,锉)各 15 克。

【用法】　上药研为散。每次 1.5 克,以温水调下,不拘时候。

【主治】　小儿呕吐不止。

藿香散(5)

【方源】　《普济方》卷三九四。

【组成】　神曲、藿香各 15 克,丁香(见火)7.5 克,肉豆蔻 1 个。

【用法】　上药研为细末。每次大者 3 克,小者 1.5 克,煎香楠汤调下。

【功用】　定惊,止吐。

【主治】　小儿吐。

藿香散(6)

【方源】　《普济方》卷三九五。

【组成】　藿香 30 克,丁香 3 克,木香、砂仁各 15 克。

【用法】　上药研为末。每次 1.5 克,水煎,通口服。

【主治】　小儿吐利不止。

藿香乌药散

【方源】　方出《是斋百一选方》卷六,名见《普济方》卷二〇一。

【组成】　藿香叶、乌药、香附(炒)各 15 克,甘草(炙)7.5 克。

【用法】　上药研为粗末。水煎,温服。

【主治】　霍乱。

蟾蜜膏

【方源】　《种福堂方》卷三。

【组成】　飞盐 1.5 克,葱白 3 茎,活蛤蟆 3 个,蜜 90 克。

【用法】　上药共捣一处,敷之。

【主治】　对口疮。

鳖鱼汤

【方源】　《接骨图说》。

【组成】　鳖鱼 6 克,当归 1.8 克,川芎 1.5 克,大黄 1.2 克。

【用法】　水煎服,1日二次。

【主治】　打仆折伤。

鳔风散

【方源】　《嵩崖尊生全书》卷九。

【组成】　鳔胶(微焙,杭粉炒黄色)、皂矾(炒黄色)各30克,朱砂9克。

【用法】　上药研为末。每次9克,热酒送下。

【主治】　痫症。

蟹爪汤

【方源】　《备急千金要方》卷二。

【组成】　蟹爪30克,甘草、肉桂各6克,阿胶9克。

【用法】　水煎,去渣,纳胶烊尽服。

【主治】　妊娠僵仆失据,胎动转上抢心,甚者血从口出,逆不得息,或注下血一斗五升,胎不出,子死则寒,熨人腹中,急如产状,虚乏少气,困顿欲死,烦闷反复。

【方论】　《千金方衍义》:蟹爪、肉桂温散积滞,阿胶、甘草和血安中,迟则难于为力矣。若胎息未损,仍得子母双全。设胎气已伤,而不急下,并母亦不得而救也。蟹性横行破血,故妊娠忌食,而伤胎下血,子死腹中,下胞衣方多用之,以其触之即脱,格物致知之道也。

麒麟竭散

【方源】　《普济方》卷三〇一。

【组成】　麒麟竭15克,坐篮草90克,黄柏15克。

【用法】　上药研为末,入轻粉0.3克,都研令匀。如疮破有脓水,即干上;如无脓水,即以生油调涂。

【主治】　虚劳阴湿生疮。

癣膏药

【方源】　《良方合璧》卷下。

【组成】　番木鳖30克,葱白须30克,铅粉30克,麻油500克。

【用法】　上药熬膏,用桑枝频搅,收至滴水成珠,倾在清水中,浸7日。用布摊贴癣处。

【主治】　癣。

鳖甲汤

【方源】　《名家方选》。

【组成】　鳖甲、桃仁各3.6克,虎杖3克,大黄1克。

【用法】　水煎,1日服2剂。血块秽物,当从大便下。

【主治】　癖块腹满寒热。

鳖头散(1)

【方源】　方出《备急千金要方》卷二十四(注文)引《肘后备急方》,名见《太平圣惠方》卷六十。

【组成】　磁石120克,肉桂30克,猬皮1个,鳖头1个。

【用法】　上药研为末。每次3克,饮送下,1日1次。

【主治】　肛出,妇人阴脱出。

【宜忌】　慎举重及急带衣,断房室周年乃佳。

鳖头散(2)

【方源】　《普济方》卷三九八。

【组成】　东壁土1.5克,鳖头(炙焦)1个,五色龙骨1.5克,卷柏1.2克。

【用法】　上药研为散。以粉敷之,按纳之。

【主治】　小儿久痢脱肛。

獾油

【方源】　《北京市中药成方选集》。

【组成】　大黄30克,生石膏30克,地榆30克,獾油480克。

【用法】　獾油炸药料,去净渣,装瓶重30克。敷患处。

【功用】　消肿止痛。

【主治】　水火烫伤,红肿起疱,浸淫溃烂。

灌舌丹

【方源】　《辨证录》卷六。

【组成】　熟地黄、麦冬各30克,沙参、地骨皮各15克。

【用法】　水煎服。

【主治】　日间口燥,舌上无津,至夜卧又复润泽。

糯米汤

【方源】　《小儿卫生总微论方》卷十。

【组成】　糯米 100 粒,木香、黄连(去须)。

【用法】　上药锉碎如米,同炒至米焦黄,去木香、黄连不用,只以米为末。后用枇杷叶去毛净,焙干,等分为末,和匀。白汤调服 1.5 克,不拘时候。

【主治】　吐泻不止。

糯米干姜汤

【方源】　《普济方》卷二〇三。

【组成】　糯米(为末)60 克,干姜(炮,为末)、甘草(生用,为末)、人参(为末)各 6 克。

【用法】　上药各末拌匀。冷水调下 9 克,不拘时候。

【主治】　霍乱转筋。

【加减】　因胃气虚,吐泻转筋,术附汤和木瓜盐煎服,或理中汤煎服亦良。

露蜂房散

【方源】　《御药院方》卷九。

【组成】　红大戟 90 克,防风 15 克,露蜂房(炒黄)、细辛各 30 克。

【用法】　上药研为细末。每用 15 克,水煎,去渣,热漱冷吐,不拘时候。

【主治】　牙齿疼痛。

露蜂房灰散

【方源】　《太平圣惠方》卷九十二。

【组成】　露蜂房灰、血余炭各 7.5 克,滑石 30 克,海蛤 15 克。

【用法】　上药研为细散。以温水调下 1.5 克,不拘时候。

【主治】　小儿血淋,日夜淋沥,小腹及阴中疼痛。

癫狂龙虎丸

【方源】　《部颁标准》。

【组成】　牛黄 180 克,巴豆霜 180 克,白矾 180 克,朱砂 60 克。

【用法】　上药制成丸剂。口服,每次 6 丸,1 日 1 次,重症每次 10 丸,或遵医嘱。

【功用】　攻泻祛痰,开窍醒神,镇惊安神。

【主治】　痰迷心窍,神识皆乱,叫骂不寐,毁物殴人,或精神抑郁,哭笑无常。

【宜忌】　孕妇及体虚者忌服;忌食猪肉。

霹雳汤

【方源】　《扁鹊心书·神方》。

【组成】　川附子(炮去皮脐)150 克,肉桂(去皮尽)60 克,当归 60 克,甘草 30 克。

【用法】　上药研为细末。每次 15 克,加生姜 7 片,水煎,和渣通口服。小儿止 3 克。

【主治】　脾胃虚弱,因伤生冷成泄泻,米谷不化,或胀、或痛、或痞,胸胁连心痛,两胁作胀,单腹膨胀,霍乱吐泻;中风、半身不遂;脾疟;黄疸;阴疽,入蚀骨髓;痘疹黑陷,急慢惊风,气厥发昏;阴阳伤寒,诸般冷病寒气。

霹雳锭

【方源】　《外科方外奇方》卷三。

【组成】　猪牙皂(火煨)140 个,延胡索(生晒,研)60 克,飞青黛 2 克,麝香 3 克。

【用法】　上药研为细末,水和成锭,每重 0.6～0.9 克,晒干收贮,勿令泄气。如遇牙关紧闭,即从鼻孔灌入,药下即开。每次 1 锭,重者加服小锭,磨汁冲服。

【主治】　喉风,喉痹风,双单乳蛾,斑痧,小儿惊风。

麝红散

【方源】　《杨氏家藏方》卷十二。

【组成】　蝎梢(去毒,烧干取末)7 枚,坯子燕脂(别研)1.5 克,乳香(别研)1 克,麝香(别研)1.5 克。

【用法】　上药并研令匀。每用以斡耳子挑少许入耳中,每日夜 3～4 次。

【功用】　定痛。

【主治】　脓耳。

麝香散(1)

【方源】　方出《肘后备急方》卷五。名见《普济方》卷二七八。

【组成】　麝香、熏陆香、青木香、鸡舌香各

6 克。

【用法】　上药研为散。水煎服。

【主治】　①《肘后备急方》:卒毒肿起,急痛,已入腹者。

②《备急》引《小品》(见《外台秘要》):妒乳。

【宜忌】　《备急》引《小品》(见《外台秘要》):忌蒜、面、酒、牛、马、猪肉。

麝香散(2)

【方源】　《太平圣惠方》卷九十。

【组成】　麝香、蚱蛇胆、黄矾(瓜州者)、芦荟各7.5 克。

【用法】　上药研为细散。先以温水洗疮,后取药 1 克,敷于疮上。口内恶气,贴药 1 克,1 日 3 次。

【主治】　小儿头面生疳疮,口中臭气。

麝香散(3)

【方源】　方出《太平圣惠方》卷三十七,名见《普济方》卷三一九。

【组成】　人中白 7.5 克,石榴花 30 克,故绵灰30 克,麝香 15 克。

【用法】　上药研为细散。每取少许吹鼻中。

【主治】　鼻出血久不止,诸药无效者;或妇人鼻出血,出血数升,不知人事。

麝香散(4)

【方源】　《太平圣惠方》卷九十二。

【组成】　郁香(研入)3 克,草薢(锉)30 克,苦楝皮(锉)30 克。

【用法】　上药研为细散。以猪胆 3 枚取汁,和令匀,晒干后,都研为末。每次 1.5 克,以芜荑汤调下。

【主治】　小儿蛔虫咬心痛,或吐清水。

麝香散(5)

【方源】　《圣济总录》卷一一四。

【组成】　麝香、细辛(去苗叶)、干姜(炮)、阐颧根(洗净,焙)各 6 克。

【用法】　上药研为散。患左耳,吸入右鼻,患右耳吸入左鼻,不拘时候。

【主治】　耳聋。

麝香散(6)

【方源】　《刘氏家传》引季琬方,见《幼幼新书》卷二十五。

【组成】　麝香 3 克,黄蘗 30 克,青黛 15 克,雄黄(飞)7.5 克。

【用法】　上药研为极细末。先以棉缠箸擦齿上,蚀损死肌,以软帛拭去恶血,量疮大小干掺。日夜 5 次。或血盛并多不定者加淀粉 15 克,同研用如前法。

【主治】　小儿走马急疳。口臭齿烂及攻蚀唇鼻腮颊。

麝香散(7)

【方源】　《仁斋直指方论》卷二十二。

【组成】　直雀屎(研)3 克,斑蝥(去头足翅)4.5 克,樟脑、麝香各少许。

【用法】　上药研为细末。法醋调少许。点在有头处,立破,急用煎黄连汤洗去。

【主治】　痈疽已结而头不破。

麝香散(8)

【方源】　《医方类聚》卷一九一引彭德梁国英御史家传秘方。

【组成】　细腻荞面 90 克,青盐 30 克。

【用法】　水和荞面裹青盐,以文武火烧透断烟,捣罗为细末,入麝香、轻粉少许。温水洗漱洁净,将药于疳口干贴。

【功用】　消肿去毒,生肌敛肉。

【主治】　牙疳。

【宜忌】　忌食诸物肉菜湿面。

麝香散(9)

【方源】　《证治准绳·类方》卷七。

【组成】　香附、椒目各等份,苍术、麝香各少许。

【用法】　上药研为细末。吹鼻中。

【主治】　眼冷泪不止。

麝香散(10)

【方源】　《圣济总录》卷一〇〇。

【组成】　乌雌鸡 1 只(笼罩,勿与食 3 日,只与水吃,至第 4 日后,日以活蜣螂与鸡食之,饱后便下粪,焙干,取 30 克),麝香 0.3 克,獭肝(炙熟干)30 克。

【用法】　上药研獭肝为散,次入麝香、鸡粪,再研极细。每次9克。以米饮调下,1日3次。

【主治】　诸疰。

麝香膏

【方源】　《圣济总录》卷一三○。

【组成】　麝香(研)、雄黄(研)、珍珠(研)各30克,猪脂(量用)。

【用法】　上药研为末,猪脂调如糊。涂敷恶肉上,1日2次。

【主治】　发背痈疽及诸恶疮生恶肉。

麝胆散

【方源】　《施圆端效方》引张君玉方,名见《医方类聚》卷七十三。

【组成】　铜绿15克,生白矾7.5克,胆矾3克,麝香少许。

【用法】　上药研为细末,研匀。敷上牙蚀处。

【主治】　走马牙疳,急恶候。

麝粉散

【方源】　《圣济总录》卷一三五。

【组成】　麝香(研)1.5克,轻粉3克,马兜铃根7.5克,黄柏15克。

【用法】　上药研为散。用油调涂。

【主治】　热毒肿。

麝香轻粉散

【方源】　《济众新编》卷五引《医林》。

【组成】　乳香、白矾各30克,轻粉15克,麝香1.5克。

【用法】　上药研为末。每用3克,干涂之。

【主治】　①《济众新编》:疳蚀疮。
②《东医宝鉴》:天疱疮烂及诸恶疮。

麝香琥珀膏

【方源】　《活人心统》卷下。

【组成】　大黄120克,朴硝120克,麝香3克。

【用法】　上药研为末,每次60克,以大蒜捣膏。敷患处。即令胀满断消。

【主治】　男女积聚,胀满血蛊。

蠲毒丸

【方源】　《魏氏家藏方》卷八。

【组成】　黑牵牛子(炒存性)500克,白胶香、补骨脂(破故纸)各120克(修事如常),不蛀皂角30梃。

【用法】　将皂角捶碎,滚汤中泡浓汁,以绢滤过,熬成膏丸。每次30丸,米饮送下,不拘时候。

【主治】　脚气。

麟血散

【方源】　《接骨图说》。

【组成】　乳香、麟血、红花、面粉。

【用法】　热酒醋和匀。

【主治】　折伤。

鼹鼠丸

【方源】　《眼科锦囊》卷四。

【组成】　鼹鼠(烧存性者)1头,轻粉1.5克,巴豆1.2克,海人草3克。

【用法】　糊为丸服。

【主治】　小儿疳眼难治者及翳膜。